Pflege

Praxis und Theorie der
Gesundheits- und Krankenpflege

Pflege

Praxis und Theorie
der Gesundheits- und Krankenpflege

Liliane Juchli

unter Mitarbeit von
Elisabeth Müggler und Marie-Louise Dudli

8., überarbeitete Auflage

510 Abbildungen, 132 Tabellen

1997
Georg Thieme Verlag
Stuttgart · New York

Schwester Liliane Juchli
Lehrerin für Krankenpflege und Erwachsenenbildung
Kloster Ingenbohl
CH-6440 Ingenbohl (Schweiz)

Schwester Elisabeth Müggler
Schule für Gesundheits- und Krankenpflege
Spital Limmattal
CH-8952 Schlieren

Marie-Louise Dudli
Abteilung Weiterbildung
Kantonsspital
CH-9007 St. Gallen

1.–5. Auflage unter didaktischer Mitwirkung von Prof. Dr. A. Vogel, D-79252 Stegen-Wittental

Die Deutsche Bibliothek – CIP-Einheitsaufnahme

Juchli, Liliane:
Pflege : Praxis und Theorie der Gesundheits- und Krankenpflege ; Tabellen / Liliane Juchli. Unter Mitarb. von Elisabeth Müggler und Marie-Louise Dudli. [Zeichn.: Christiane und Michael von Solodkoff]. 8., überarb. Aufl. – Stuttgart ; New York : Thieme 1997

1. Auflage 1973 2. Auflage 1976 3. Auflage 1979	Allgemeine und spezielle Krankenpflege
4. Auflage 1983 5. Auflage 1987 6. Auflage 1991	Krankenpflege
7. Auflage 1994	Pflege

1. italienische Auflage 1979
2. italienische Auflage 1985
3. italienische Auflage 1994
1. holländische Auflage 1980/81
2. holländische Auflage 1981/82
3. holländische Auflage 1982/83

Zeichnungen: Christiane und Dr. Michael von Solodkoff, D-69151 Neckargemünd

Umschlaggrafik: Rüdiger Gay und Astried Rothenburger, D-70180 Stuttgart

Rüdigerstraße 14, D-70469 Stuttgart
Printed in Germany
Satz: Gulde-Druck GmbH, D-72070 Tübingen (Ventura Publisher 4.1.1)
Druck: Appl, D-86650 Wemding
Verarbeitung: Großbuchbinderei Monheim GmbH, D-86653 Monheim
ISBN 3-13-500008-7

1 2 3 4 5 6

Vorwort zur 8. Auflage

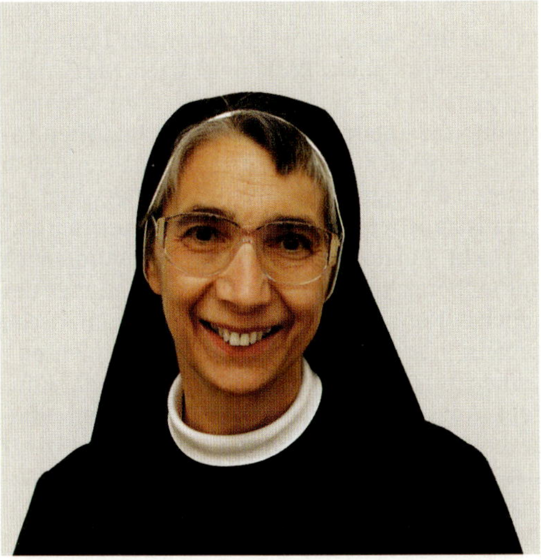

Mit der 7. Auflage hatte sich 1994 das Standardwerk „Pflege" mit einem neuen Kleid auf den Weg gemacht und hat sich einmal mehr bewährt. Hineingeraten in eine Zeit höchster Intensität, neuer Erkenntnisse und tieferer Einbindung in die Pfegeforschung und Pflegewissenschaft, versucht es, Schritt zu halten, neue Erkenntnisse und Erfahrungen aufzunehmen und für den Leser nutzbar zu machen.

Eine Konsequenz davon ist, daß diese 8. Auflage bereits jetzt, im Jahre 1997 vor Ihnen liegt. So konnten die in der 7. Auflage neu aufgenommenen Themenkreise, wie Kinästhetik, Basale Stimulation, Validation, Begleiten in Krisensituationen u. a. überprüft, ergänzt und verbessert werden. Das gleiche gilt für Pflegesituationen, die heute ganz besonders von neuen Erkenntnissen profitieren. Neu überarbeitet wurden die Grundlagen zu den Aktivitäten des täglichen Lebens (ATL), deren Inhalte überprüft und aktualisiert. Eine umfassende Überarbeitung erfuhren auch die Teilgebiete der Injektion, der Anästhesie, das Neglect-Phänomen bei Hemiplegie, das Pflegekonzept bei Paraplegie wie überhaupt die neuropsychologische Rehabilitation bei Patienten mit zerebralen Störungen. Jedes Kapitel wurde überprüft und wo nötig auf den neuesten Stand gebracht. Das gilt auch für eine ganze Reihe von Abbildungen und Tabellen.

Einmal mehr haben sich auch die Verantwortlichen des Georg Thieme Verlages mit großem Engagement, man könnte auch sagen, mit gewachsener Liebe zu diesem Werk, für eine höchstmöglich ansprechende Gestaltung eingesetzt, womit sie dem Buch ein sichtbares „Gütesiegel" mit auf den Weg gegeben haben.

Die 8. Auflage steht an der Schwelle zu einem neuen Jahrtausend. Ich möchte dieses Buch als eine Brücke sehen, ist es doch durch seine lange Tradition gleichsam auch so etwas wie „ein Spiegel der Geschichte". Doch nicht rückwärtsgewandt, sondern in klarer Fahrt nach vorn soll es gleichsam ein Gefährt sein, das der Pflege hinein ins dritte Jahrtausend die Richtung weist: offen und zielgerichtet wie auch neugierig und veränderbar. Und dies immer im Blick auf das Wesentliche: die Ausrichtung und Orientierung am Menschen in seiner individuellen Situation, seinem Gewordensein (Biographie) wie auch seinem höchst persönlichen Prozeß im Werden, Sein und Vergehen; und darin die Ehrfurcht und den Respekt vor der Würde dessen, der sich uns anvertraut.

In diesem Sinne entlasse ich auch diese 8. Auflage und wünsche ihr eine gute Fahrt über die Schwelle der Jahrtausendwende.

Zürich/Ingenbohl,
im Frühjahr 1997

Schwester
Liliane Juchli

Vorwort zur 7. Auflage

Die Zeit, in der wir leben, ist eine Zeit des Umbruchs, die uns Pflegende nicht nur herausfordert, sondern uns auch neue Wege und Möglichkeiten eröffnet. Die Entwicklung eines durch eine lange Tradition geprägten Berufes (s. Vorwort zur 6. Auflage) hin zur Professionalisierung ist ein Prozeß, der allen Betroffenen ein hohes Maß an Flexibilität und Veränderungsbereitschaft abverlangt. *Pflege als Profession* ist beides: Chance und Auftrag, Möglichkeit und Anforderung. Die bewußte und gezielte Ausrichtung auf Professionalität ist mehr als eine kosmetische Garnitur, mehr auch als die Zugabe eines „Mehr oder Weniger" an Beruflichkeit. Eine Profession fordert eine klare Qualifikation und bietet gleichzeitig auch etwas an, nämlich die Möglichkeit der Neukonstruktion (Neubildung) unserer Berufsidentität. Professionelle Pflege steht auf einer Grundlage, für die wir Pflegende selber Verantwortung oder doch ein hohes Maß an Mitverantwortung zu tragen haben. Ich sehe zwei Säulen, die sowohl der Theorie wie der Praxis verpflichtet sind:

- die Lehre und Forschung und damit die Forderung der Pflegewissenschaft einerseits,
- das qualifizierte Pflegehandwerk andererseits.

Beides bedeutet Aufwertung des eigenständigen Berufs- und Pflegebewußtseins, das abgestützt ist auf dem Vorhandensein und der Umsetzbarkeit von Pflegetheorien und Pflegekonzepten.

Mit anderen Worten: Erst die Präsenz von wissenschaftlich überprüfbarem Wissen ermöglicht eine professionell verstandene Pflege sowie das analytische Erheben von Pflegebedarf, das Erkennen von relevanten Pflegeproblemen, die Planung und Durchführung der Pflege wie auch der Kontrolle der gegebenen Pflege.

Professionelle Pflege unterscheidet sich von der nichtprofessionellen dadurch, daß sie erfaßbar, nachweisbar und kontrollierbar ist.

Dieses Buch will und kann dazu einen Beitrag leisten.

Es orientiert sich zunehmend an grundlegenden Aspekten des Pflegewissens und setzt, davon abgeleitet, die Schwerpunkte im Bereich des Pflegehandwerks. In diesem Sinne ist auch die 7. Auflage eine Weiterentwicklung.

Es wurden diejenigen Veränderungen vorgenommen, die der Aktualität des Wissensgrades entsprechen und die der Richtung der Professionalisierungstendenz Rechnung tragen. Die Grundlagenkapitel 1–4 sind neu konzipiert und gewichtet und die Kapitel „Aktivitäten des täglichen Lebens" erheblich ausgebaut. Soweit als möglich wurden die heutige Auffassung von Pflege und die grundsätzlichen Entwicklungstendenzen miteingebracht. Aufgewertet und erweitert wurde auch der Teilbereich „Begleiten in Krisensituationen des Lebens". Neu sind dabei die Kapitel „Traumatische Lebenseinbrüche – Hoffnung lernen und lehren", „Leben mit bedingter Gesundheit" sowie das Konzept „Angst und Schmerzen". Der vierte Teil „Pflege bei Störungen der normalen Funktion" zeigt sich etwas gerafft, da Pflegenden für diesen Bereich genügend gute Literatur zur Verfügung steht. Der letzte Abschnitt des Buches „Mithilfe bei diagnostischen und therapeutischen Maßnahmen" erfuhr eine dem heutigen Stand des Wissens entsprechende Anpassung.

Neu ist auch die Gewichtung der Impulsbilder und Symbolbilder; sie möchten hinführen zur ganzheitlichen Erfassung des Menschen in seinem Befinden und in seinem Lebensumfeld. Leben kann nur ganzheitlich verstanden werden. Zur rational-analytischen Ebene muß die emotional-kreative kommen; sowohl im Lehren und Lernen als auch in der Pflege brauchen wir beide. In diesem Sinn möchte das Buch Wege aufzeigen. Es wird versucht, neben der kognitiven Ebene immer auch die kreative anzusprechen. Ein Zugang zu dieser zweiten Ebene ist das Bild. Es kann im Betrachter u. U. viel mehr auslösen, als Worte es können. Und genau darin liegt die Absicht dieser Bilder.

Die *Impulsbilder*, den Kapiteln 5–25 vorangestellte Fotos, sind als einführendes Blitzlicht gedacht. Sie wollen an das Thema, die Situation heranführen, Vorstellungen und Gedankengänge wecken, Gefühle hervorlocken, die Fantasie anregen, Erinnerungen abrufen und Gespräche in Gang bringen. Das Bild kann uns mitten ins Thema führen und jenes Wesentliche aufdecken, das Worte nie zu zeigen vermögen.

Die Holzschnitte, *Symbolbilder*, die in den Kapiteln 5–25 den Bereich der Pflege (Situations- und Pflegeeinschätzung) eröffnen, möchten wie ein Landschaftsbild betrachtet werden. Mit dem Künstler *Heinz Keller* haben wir aus der Fülle seiner Arbeiten jene herausgesucht, die in irgendeiner Weise Assoziationen zum Inhalt des Kapitels auslösen können. Es sind Bilder, die die Fantasie anregen und das kreative Denken und Handeln anbahnen möchten. Denn auch für die Pflege gilt: Wenn wir keine Fantasiebilder mehr haben, wird sie seelenlos und zu einer Sache, die man abhaken kann, degradiert. Die Kreativität gibt der Außenwelt (unserem äußeren Tun) ihr Inneres – natürlich auch der Innenwelt ihr Äußeres. Symbolbilder sind die Wurzeln des Bewußtseins, denn sie stammen aus dem Unbewußten; sie sind der Stoff der psychischen Realität und der Stoff, der unsere spielerische und künstlerische Seite anregt. „Pflege ist eine Kunst" (Florence Nightingale). Eine Kunst aber muß gepflegt werden, dann wächst *Kultur* als Grundlage professioneller Pflege.

Jedes Bild spricht für sich und erzählt seine eigene Geschichte. Wenn nun der Betrachter dazukommt, beginnt die Auseinandersetzung: Zum Bild kommt die Sprache hinzu. Wo sie sich aufeinander zu bewegen, ergibt sich Bildsprache, und es entstehen Sprachbilder. Darin ist die Absicht der Bilder erfüllt: Sie werden Zugang zu etwas; man könnte auch sagen, das Bild ist die Architektur, die erschlossen, der Kristall, der geborgen, aber auch die Nuß, die aufgebrochen werden muß. Das aber braucht Zeit und Muße, Innehalten und Hinhören, dann wird die Bildbetrachtung zur Bildungszeit, deren Kristallisationspunkt der Mensch in seiner Vielschichtigkeit und Mehrdimensionalität ist.

In solcher Sichtweise gilt es auch die *Umschlaggrafik* zu verstehen. Entstanden aus einem „Höhlenbild", zeigt sie zwei Figuren, die im Begriff sind, eine vor ihnen liegende Wand zu überwinden. Mit ihren Schrunden und Rissen steht diese gleichnishaft für die Hindernisse des Lebens – und der Pflege in ihrem Aufbruch. Was wir heute brauchen, ist die Dynamik und Standfestigkeit, die Zielgerichtetheit und Solidarität, die diese beiden Figuren, die sich aufgemacht haben, das Leben zu meistern, ausstrahlen.

Es ist meine Hoffnung, daß dieses Buch, das der Dynamik der Entwicklung verpflichtet ist, wegweisend dazu sein kann.

Mit großem Engagement haben die Verantwortlichen des Georg Thieme Verlages sich für eine umfassende und zeitgemäße Neugestaltung eingesetzt. Die verschiedenen didaktischen Textelemente wurden farblich elegant differenziert. Sämtliche Zeichnungen sind neu und wirken durch den Einsatz von Farbe übersichtlicher und frischer. Auch nahezu alle Tabellen und Fotos wurden neu erstellt. Schließlich wurden ganz neue Schriften verwendet. Somit kann diese siebte Auflage nicht nur die Inhalte betreffend, sondern auch von der Gestaltung her in einem ganz neuen Kleid erscheinen.

Ein neues Kleid ist wie ein neuer Frühling: Zeichen des Lebens und der Lebendigkeit und so ein Signal der Hoffnung, das der Zukunft und der Entwicklung verpflichtet ist. Mit solcher Hoffnung entlasse ich dieses Buch auf seinen Weg, begleitet von meinem Wunsch, daß es viele Pflegende in ihrer Arbeit unterstützen möge: den Lernenden Lernhilfe, den Pflegenden ein Nachschlagewerk, allen aber Beistand in der Orientierung und Gestaltung einer menschlichen Pflege.

Zürich/Ingenbohl, im Sommer 1994

Schwester Liliane Juchli

Aus dem Vorwort zur 6. Auflage

Am 1. Juli 1969 schrieb Sr. Fabiola Jung, die damalige Schulleiterin der Schwesternschule am Theodosianum in Zürich im Vorwort zum Vorläufer dieses Buches:

„Innerhalb von neun Jahren erscheint unser ‚Praktikumsheft' in dritter, verbesserter und erweiterter Auflage. Seine Anfänge nahm es in den Fünfzigerjahren mit vervielfältigten Einzelskripten. Jetzt ist es zum Buch geworden, dessen Inhalt in der umfassenden Krankenpflege besteht.

In der ganzheitlichen Pflege ist das Kennen und Verstehen des Krankheitsbildes Voraussetzung. Darum wird es immer kurz miteinbezogen. Meines Erachtens sind diese theoretischen Grundlagen in dem Rahmen gehalten, der für angehende Krankenschwestern angemessen ist. Mögliche Überschneidungen mit medizinischen und chirurgischen Kapiteln unserer Lehrer werden sich für die Lernschwestern nur vorteilhaft auswirken.

Nebst verschiedenen ergänzenden Kapiteln wurde das große Gebiet der Intensivpflege neu aufgenommen. Das Kennen von Vitalzeichen, der Äußerungen eines Atem- und Herzstillstandes und der entsprechenden Sofortmaßnahmen sowie die Betreuung von Patienten an Überwachungs- und Beatmungsgeräten gehört heute in den Rahmen der Ausbildung in allgemeiner Krankenpflege. Wenn gute Grundkenntnisse vorhanden sind, ist die diplomierte Schwester fähig, Aufgaben und Verantwortung auf verschiedenen Gebieten der umfassenden Krankenpflege zu übernehmen.

Nur durch gut fundiertes berufliches Wissen und fachliches Können ist der Krankenschwester das ganzheitliche Erfassen des Patienten und wahre Einfühlung möglich. Die Schwester wird so seine gesamte Krankheitssituation miterleben.

Schon heute, und sicher in der nahen Zukunft, zählt der Computer den Puls, mißt Fieber und Blutdruck, zeigt Änderungen im Befinden des Patienten an, alarmiert bei Gefahr und schaltet die rettenden Apparaturen ein. Dadurch bleibt der Schwester mehr Zeit für die menschlichen und seelischen Bedürfnisse des Kranken sowie für pädagogische und betriebspsychologische Aufgaben. Krankenpflege ist und bleibt im Letzten echte Hilfe am leidenden Menschen. Möge dieses Buch etwas zur ganzheitlichen und fachgerechten Hilfe am kranken Menschen beitragen."

Wenn ich heute diese Zeilen lese, spüre ich ein Zweifaches:

1. das Engagement unserer ordenseigenen Krankenpflegeschule bzw. des damaligen noch sehr kleinen Schulteams für die Entwicklung der Krankenpflege bzw. von Unterrichtsinhalten in einer Zeit, in der keine aktuellen Lehrbücher zur Verfügung standen, an denen wir uns hätten orientieren können. Sr. Fabiola Jung, der weitblickenden Schulleiterin, und Sr. Beda Högger, meiner damaligen Mitarbeiterin, gilt an dieser Stelle ein Dankeschön. Ohne sie gäbe es wohl auch diese 6. Auflage nicht;
2. die Sichtweise der Krankenpflege der 60er Jahre in ihrer Ausrichtung am medizinischen Denken und an Arzt- bzw. Betriebsorientierung wie aber auch in ihren ersten Schritten auf dem Weg, ein eigenständiger Beruf zu werden. Interessant dabei ist der Schlußsatz: „Möge dieses Buch etwas zur ganzheitlichen und fachgerechten Hilfe am kranken Menschen beitragen." Und in diesem Satz, so meine ich, ist auch heute, mehr als 20 Jahre später, die Zielsetzung der Krankenpflege ausgesagt:
   - die *Orientierung der Pflege* am Wesentlichen, nämlich am Menschen, an seinen Bedürfnissen und an seinem Befinden;
   - die *Fachkompetenz:* die Erlernung und Einübung eines umfassenden Fachwissens und -könnens als Grundlage für eine professionelle Berufsausübung.

Wir stehen heute in einer schnellebigen Zeit wie nie zuvor. Davon ist auch die Krankenpflege betroffen. Die Auseinandersetzung mit den Theorien und Modellen der Krankenpflege hat seit dem Erscheinen der 5. Auflage (1987) noch zugenommen. Das gleiche gilt für die Eigenständigkeit im Denken, die Besinnung auf die Inhalte und Elemente der Pflege und deren Wirksamkeit sowie für die Entwicklung der Pflegeforschung durch die Berufsangehörigen selbst. Es ist nicht länger zu übersehen, daß es dem Berufsstand der

Krankenschwestern und Krankenpfleger mit der Professionalisierung und Autonomie ernst ist, auch wenn noch viele Schritte zu tun sind. So ist z.B. nicht zu leugnen, daß die Bedingungen in einem auf Leistung und Prestige ausgerichteten System (z.B. im Krankenhaus), in dem viele Pflegende arbeiten, alles andere als günstig bzw. „menschenfreundlich" sind. Hier gilt es an Veränderungen mitzuarbeiten, so z.B. durch Öffentlichkeitsarbeit der Berufsverbände, die mehr als bisher sich organisatorisch solidarisieren müssen, damit Mißstände behoben und pflegefeindliche Strukturen verändert werden können.

Diese berufspolitische und berufsstrategische Aufgabe ist Voraussetzung dafür, daß ganzheitliche Pflegemodelle überhaupt in die Praxis umgesetzt werden können. Das gilt natürlich auch für die Ansätze in diesem Buch! Wo Pflegende unter ungünstigen Bedingungen arbeiten, werden sie Behandlungen „erledigen" und minimale, an der Grenze der Sicherheit sich bewegende Pflege durchführen müssen. Sie werden aber nicht dem Menschen, weder sich selbst noch dem Patienten, gerechtwerden können. In dieser Situation wird dann auch der Anspruch dieses Buches wie überhaupt der Wunsch nach ganzheitlicher Pflege zu einer Belastung (weil unmöglich).

Professionelle und eigenständige Pflege der Zukunft bedarf deshalb eines Zweifachen:

- der *Schaffung von Bedingungen*, also von strukturellen und organisatorischen Veränderungen. Hier müssen wir berufspolitisch aktiv werden. Nicht im Alleingang, sondern zusammen mit allen davon Betroffenen, sei dies nun innerhalb der Gesundheitsberufe (inkl. Ärzte) oder der Gesellschaft als Ganzem (gesellschaftspolitische Dimension).
  Dafür Anleitung oder gar Hilfe zu bieten, ist nicht Aufgabe dieses Buches, seine Umsetzbarkeit hingegen ist davon abhängig;
- der *Förderung von Bewußtsein für die Inhalte und die Ausrichtung der Pflege* (als Beruf). Hier möchte das Buch die Bestrebungen hin zu einem professionell orientierten Bildungskonzept unterstützen, wie auch jenen Pflegenden Hilfe bieten, die im (auch ungünstigen) Pflegealltag den Blick aufs Ganze nicht verlieren möchten.

Zürich/Ingenbohl, im Februar 1991

Schwester Liliane Juchli

Dank

Ein Werk, das seit den ersten Anfängen auf 25 Jahre zurückblicken kann (1969/1973 – 1997) verdankt dies in erster Linie der Treue seiner Leserinnen und Leser. So denke ich beim Fertigstellen dieser 8. Auflage ganz besonders an Sie alle, die Sie diesem Buch durch all die Jahre hindurch die Treue hielten.

Mein Dank gilt all jenen, die von Auflage zu Auflage mit Hinweisen, Ergänzungs- und Verbesserungsvorschlägen mit mir ins Gespräch gekommen sind, und all jenen, die mich immer wieder ermuntert haben und mir auf meinem Weg beratend und stützend zur Seite standen.

- Mein Dank gilt somit all jenen Kolleginnen und Kollegen, deren Name hier nicht auftaucht und die doch in vielen Mosaikteilchen an diesem Werk mitgewirkt haben.
- Danken möchte ich auch meinen Mitschwestern hier im Haus, die durch unzählige kleine Dienste die Arbeit begleitet und mir erleichtert haben.
- Mein Dank gilt einmal mehr den Verantwortlichen des Ordens, dem ich angehöre (Barmherzige Schwestern vom Heiligen Kreuz, Ingenbohl, Schweiz). Sie haben mir zum 8. Mal Zeit und Mittel zur Verfügung gestellt, damit ich diese Neuauflage realisieren konnte.

Mein besonderer Dank gilt selbstverständlich all jenen Personen, die das Buch in seiner gesamten Konzeption begleitet haben. In erster Linie sind es

- *Sr. Elisabeth Müggler*, Schulleiterin am Theodosianum, Schule für Gesundheits- und Krankenpflege, Spital Limmattal. Sie hat ihren reichen Erfahrungsschatz in die Beratung zu dieser Auflage miteingebracht.
- *Marie-Louise Dudli*, Leiterin der innerbetrieblichen Schulung am Kantonsspital St. Gallen, hat große Teile des Manuskripts durchgelesen und kreativ mitbeeinflußt. Sie stand mir unermüdlich zur Seite, sowohl bei der Sammlung aktuellen Sachwissens wie bei der Mobilisierung von Kolleginnen und Fachpersonen, die einzelne Kapitel auf Richtigkeit und Aktualität hin prüften. Mein Dank gilt auch Deinen engeren Mitarbeiterinnen am Kantonsspital St. Gallen. Namentlich sind es *Anne-Christine Vögele*, Sachbearbeiterin für Aus-, Fort- und Weiterbildung, und Cornelia Schmidli-Bless, Pflegeforschungsbeauftragte.

Auch für diese 8. Auflage konnte ich auf viele Expertinnen und Experten der verschiedenen Sachgebiete zurückgreifen. Erwähnen möchte ich vor allem die Mitarbeiterinnen und Mitarbeiter am *Kantonsspital St. Gallen*. Mein Dank gilt insbesondere dem Hebammenteam, dem Pflegeteam für Geburtshilfe, dem Team für Gynäkologie sowie dem Team für medizinische Intensivpflege.

Namentlich erwähnen möchte ich

- Agnes Glaus, Oberschwester Onkologie-Med C, Dr. U. Hess, Oberarzt Hämatologie (Kap. 28) und Dr. W. F. Jungi, Kantonsarzt (Kap. 24).
- Martin Ruprecht, Leiter Weiterbildung Intensivpflege (Kap. 35).
- Wolfram Schuhwerk, Leiter Weiterbildung Anästhesiepflegepersonal; *gemeinsam mit* Marianne Riesen, Lehrerin in Ausbildung; Martin Lysser, Schulleiter USZ; Corinne Lyoth, Anästhesieschwester; Susanne Hofer, Pflegeexpertin; Anna Gruber, Hygienefachfrau (Kap. 3b).

Mein Dank gilt auch den Mitarbeiterinnen und Mitarbeitern an der Schule für Gesundheits- und Krankenpflege *Theodosianum* am *Spital Limmattal.* Ich konnte jederzeit Hilfe bekommen, wenn ich weiterführende Ergänzungen brauchte oder Fragen der Klärung bedurften.

Des weiteren haben die folgenden Damen und Herren einzelne Kapitel durchgelesen bzw. standen für Informationen oder Mithilfe zur Verfügung.

- Heidi Bauder und Mitarbeiterinnen, Institut für Kinästhetik IFK, Aarau (Kinästhetik).
- Carlo Colombo, AKP, Höfa I RN, Referenzzentrum für blutübertragbare Infektionen im Gesundheitsbereich, Universitätsspital Zürich, Abteilung für Infektionskrankheiten und Spitalhygiene Zürich (HIV, AIDS).
- Lehrer(innen)team des Ostschweizerischen Kinderspitals, St. Gallen (Kap. 18).
- Dr. phil. R. Andenmatten, Kantonsapotheker des Kantons Thurgau, Münsterlingen (Umgang mit Medikamenten).
- Margrith Bühler, Leitende Spitalhygieneschwester, Universitätsspital, Zürich,

und Sr. Fausta Collet, St. Claraspital, Basel (Krankenhaushygiene)
- Dora Dörries und Pflegeteam, Schulthess-klinik, Zürich (Orthopädie).
- Veronika Geng, Assistentin Pflegedirektion, und Enrico Meuli, Pflegedirektor, Schweizer Paraplegikerzentrum Nottwil.
- Dr. phil. P. Hagemann, Zentrallaboratorium, Kantonsspital Frauenfeld (Laboratoriums-medizin).
- Gerhard Kammerlander, Krankenpfleger, Embrach (dermatologische Pflege).
- Christine Müller, AKP, Höfa I, Spital Baden (beratende und aktive Mitarbeit bei verschiedenen Teilgebieten).
- Rosmarie Roth-Rüfenacht, Instruktorin, Inselspital, Bern (Stomapflege).
- Hardy-Thorsten Panknin, Berlin (Kap. 9).

L. Juchli

Inhaltsverzeichnis

I Konzeptueller Rahmen

1 Grundlegende Gedanken zur Pflege

Jede Auffassung – und damit auch jede *Theorie* und *Praxis* der Gesundheits- und Krankenpflege (bzw. der Pflege) – wird bestimmt, verändert und neu geprägt von zeit- und kulturabhängigen Bedingungen, unter deren Gesetzmäßigkeit auch die Welt und die Gesellschaft sich formen und verändern.

Es entstehen *Strukturen*, und es verändern sich *Werte*, wobei zu sagen ist, daß sich eigentlich nicht die Werte selbst verändern, sondern die Wertträger (die Menschen), die ihrerseits eine veränderte Einstellung gegenüber diesen Werten entwickeln. Das gilt natürlich auch für die Strukturen, in denen Gesundheits- und Krankheitspflege angeboten wird, und für die Träger(innen) dieses Berufs bzw. deren Werteinschätzung und Werteinstufung („Was sind Inhalte der Pflege? Wie sollen wir uns selbst und unseren Beruf verstehen?"). Nicht die Pflege verändert sich; was sich verändert, sind die Bedingungen (Strukturen, Erwartungen), in denen gepflegt werden muß, und es verändern sich die Pflegenden selbst, die diese Bedingungen ihrerseits befragen, annehmen oder verändern wollen.

Auch aus diesem Grund sollen in diesem ersten Kapitel vorerst einige Zusammenhänge aufgezeigt werden, die als Beeinflussungsfaktoren die Pflege (als Teil der Lebenswelt) in ihrer *Entwicklung* und *Veränderung* mitbetreffen.

1.1 Entwicklungsprozesse in Welt und Gesellschaft

Die *Veränderungen*, die sich in unserer Berufsentwicklung gezeigt haben und immer noch zeigen, sind nie als isoliertes Geschehen zu betrachten. Sie sind Teil einer größeren historischen Entwicklung, die das Gesamt von Welt und Gesellschaft betreffen. Der heutige Mensch erfährt mehr als der frühere laufend Veränderungen. Daß wir heute mehr davon wahrnehmen, hängt einerseits mit der Schnellebigkeit, andererseits mit der Leichtigkeit zusammen, mit der die Informationen über die ganze Welt laufen. Durch die Vielfalt und Höchstleistungsfähigkeit unserer Kommunikationssysteme (Medien, Telesysteme) erleben wir Chancen und Probleme solcher Veränderungsprozesse hautnah. Die Entdeckung eines neuen Heilmittels wird uns ebenso in die Wohnung geliefert wie die bedrückenden Probleme zunehmender Arbeitslosigkeit, die Umweltbelastung und Klimafragen, die offenen Fragen der Drogen- und AIDS-Thematik usw.

Im positiven Sinn hat uns diese Entwicklungsdynamik natürlich auch sehr viel gebracht: Mehr Information bedeutet mehr Wissen, die Entwicklung der Technik ermöglicht uns fast unbegrenzte Bewegungs- und Reisefreiheit. Ferne Länder und Kulturen sind uns nahegerückt (vielleicht zu nahe, wie die Schwierigkeiten im Umgang mit Fremdarbeitern, Asylanten zeigen).

Auch *Unruhe* und *Unsicherheit* im Bereich von Werten und Normen haben zugenommen. Bisher tragende Werte werden in Frage gestellt, sog. alte und neue Werte stehen sich oft diametral entgegen. Ein typisches Beispiel ist die Schulmedizin und die Erfahrungsmedizin. Vergleiche lassen sich nur schwer herstellen, da es kein gemeinsames Meßinstrument gibt.

Die *medizinische Praxis* z. B., von der die Pflege des vergangenen Jahrhunderts beeinflußt und geprägt wurde, steht noch fest im technischen und naturwissenschaftlichen Denken, dessen Fortschritt nicht nur *Hoffnung* und *Erfolg* (mehr und bessere Diagnose- und Therapiemöglichkeiten), sondern zunehmend auch *Unbehagen* (fortschreitende Spezialisierung und Unpersönlichkeit) mit sich gebracht hat.

Diese ganz kurzen Hinweise sollen genügen, um aufzuzeigen, daß sowohl die Medizin als auch die Pflege nicht statische Werte sind, sondern *Prozesse in Raum und Zeit*. Sie sind also nicht isoliertes Geschehen, das sich von der übrigen Welt abspalten kann, sondern Teil dieser Welt als Ganzes.

1.1.1 Zeit im Wandel

■ „Es wird behauptet, daß in unserer Zeit alle zehn Jahre ein neues Jahrhundert beginnt. Ich wäre geneigt, dem zuzustimmen. Es ist dies eine unbequeme Situation, denn es ist natürlich nicht so leicht, heutzutage mit Zeitgenossen aus zwei oder drei verschiedenen Jahrhunderten zu leben." ■

Dieses Wort des belgischen Kardinals Léon Suenens könnte in ganz besonderer Weise in die Situation unserer Krankenhäuser bzw. Pflegegruppen hineingesprochen sein. Es macht uns drei Dinge deutlich:

- Die *Welt* und die *Menschheit* stehen in einem Entwicklungsprozeß, der linear abläuft: von Jahrhundert zu Jahrhundert.
- Der *Mensch als einzelner* steht individuell in diesem Entwicklungsprozeß; das bedeutet, daß wir niemals alle gleichzeitig die gleiche Entwicklungsstufe wahrnehmen und realisieren.
- *Berufsgruppen* und *Berufsverständnis* sind von diesen beiden Tatsachen abhängig und beeinflußt.

Zwar ist die Entwicklung unseres Berufs in die allgemeine Entwicklung eingebunden (Tab. 1.**1**), aber gleichzeitig hat es immer Menschen gegeben, und es wird sie notwendigerweise immer geben, die weit vorausdenken und weit vorausschauen. Andere gibt es, die, wenn vielleicht auch mit Zögern, das Vorausgedachte in die Realität hineinholen. Und es gibt schließlich eine dritte Gruppe, die dort verharren möchte, wo sie gerade steht.

So gibt es auch angesichts einer Wandlung der Werte in der Pflege heute drei grundsätzliche *Einstellungen*:

- nämlich jene der *Hoffnungsvollen, mutig nach vorne Offenen* und *Forschenden*;
- jene, die *trotz* Schwierigkeiten den Pflegealltag auf sich nehmen;
- sowie jene der *Resignierten*. Für diese letzte Gruppe besteht die Notwendigkeit des Umdenkens nicht. Sie wollen in eingefahrenen Gleisen und in der bisherigen Denk- und Handlungsweise verharren, sind „allergisch" gegenüber jeder Einstellung, die Althergebrachtes in Frage stellt. Diese Haltung hat es neuen Ansätzen schon immer schwer gemacht, zum Durchbruch zu gelangen.

Trotz dieser nicht zu übersehenden Tendenzen des Festhaltenwollens sind heute viele Berufsangehörige grundsätzlich getragen von dem *Wissen*, daß der Professionalisierungsprozeß eine Chance bedeutet und daß die Neubesinnung auf Ganzheitlichkeit und Integration uns ein neues Berufsverständnis ermöglichen kann.

Damit stehen wir in der Auseinandersetzung und in einem Umschwung, von dem letztlich die ganze Welt – auch die Medizin – betroffen ist. Stehenbleiben in diesem *Prozeß* ist nicht möglich. Sowohl unser persönliches Leben als auch die Menschheitsgeschichte und deren Spiegelbild – die Geschichte unseres Berufs – stehen in diesem Geschehen in einer nach vorne offenen Entwicklung. Sichtbar wird diese Geschichte aber erst, wenn wir in großen Zeiträumen denken. Davon gibt Tab. 1.**1** einen Eindruck.

1.1.2 Bewußtsein und Welt im Wandel

Die Entwicklung von Welt und Bewußtsein ist gleichzusetzen mit der *Entwicklung der Menschheitsgeschichte*. Es ist hier sicher nicht der Ort, diese Entwicklung ausführlich zu beschreiben (dafür muß auf die weiterführende Literatur verwiesen werden).

Tab. 1.**1** gibt einen knappen Überblick, insbesondere über den Zusammenhang zwischen der allgemeinen Entwicklung und dem Wandel unseres Berufs.

> Mit Leichtigkeit läßt sich der Weg vom Helfen über die Verberuflichung zum Beruf und die aktuelle Weiterentwicklung vom Beruf über die Professionalisierung zur Profession verfolgen.

Ein Blick in die allgemeine Geschichte zeigt uns, wie mit der Menschheits- und Bewußtseinsentwicklung sich auch *Strukturen* und *Normen* verändern. Denn der Jäger und Sammler der Frühzeit sieht und erlebt Welt und Menschen anders als der seßhafte Ackerbauer und Viehhirte des frühen Mittelalters; der Städter wieder anders als der Landbewohner. Der Industriearbeiter und der Wissenschaftler des 19. Jahrhunderts hatten eine andere Sicht der Wirklichkeit als der moderne Mensch des auslaufenden 20. Jahrhunderts.

So entstanden und entstehen stets neue unterschiedliche Sichtweisen und Weltbilder:

Nach **soziokultureller und gesellschaftlicher Betrachtungsweise** sind Menschen in bestimmte *Schichten* hineingeboren, aus denen sie nicht oder nur schwer ausbrechen können. Sie gehören bestimmten *Ständen* an und werden in *Klassen* eingeteilt (Arme, Reiche – Unterprivilegierte, Mittelstand, gehobene Gesellschaftsklassen usw.) oder nach ihrer *Tätigkeit* bestimmten Kategorien zugeordnet: Arbeiter, Angestellte, Führungskräfte.

Nach **wissenschaftlichem Standort**. Die Naturwissenschaften sehen den Menschen und die Welt unter anderen Fragestellungen als die Geisteswissenschaften; die Humanwissenschaften wieder anders als die Sozial- und Wirtschaftswissenschaften (als Handlungswissenschaften). So beschreibt die *Biologie* den Menschen als „leben-

Tabelle 1.1 Bewußtsein, Welt- und Pflegeverständnis im Wandel der Zeit. Einige Redewendungen zu diesen Zeitströmungen finden Sie S. 448 (Sprachkultur im Wandel)

Zeitepochen	Bewußtseins-strukturen	Ausdrucksformen des Menschen	Pflege als Beruf
Vorzeit bis Frühzeit	archaisch und magisch Jäger und Sammler	– Götter und Dämonen-orientierung – Raumlosigkeit – Ichlosigkeit – Zeitlosigkeit	– Zauberer, Medizinmann und weise Frauen beschwören Götter und Dämonen – noch kein(e) Beruf/Pflege in unserem Sinn
Frühzeit bis Mittelalter *Agrarzeitalter*	mythisch und intuitiv seßhafte Ackerbauern und Städtebauer	– Naturorientierung in Harmonie und Einbettung: gläubig und beseelt – geozentrisches Universum: Einheit von Mensch und Gott Innenorientierung – Kollektiv mit partizipativer Beziehungsform (Verbundenheit von Ich und Du, „Wir-Gefühl“) – Zeitgefühl: zyklisch, rhythmisch, ungebunden	– intuitives Denken und Tun – christliche Motivation: Berufung, Nächstenliebe, religiöser Dienst – Entwicklung des diätetischen Modells: Sorge für das Gesunde und die Harmonie des Lebens – *Pflege* als mütterliche Tätigkeit: heilen und bewahren **Pflegekunst – Helfen**
Wende	Die wissenschaftliche Revolution im 17. Jahrhundert stürzt dieses Weltgefüge und fragt nach ❖ Wahrheit → Nützlichkeit und Wirtschaftlichkeit ❖ Erkenntnis → Entwicklung der Wissenschaft und Technik		

Neuzeit
Maschinen- und Industriezeitalter
	mental
	rational
	analytisch
	Wissenschaftler und Industriearbeiter
		– Technik- und Wissenschafts-orientierung: pragmatisch, abstrakt, theoretisch
		– heliozentrisches Universum: unendlich, ohne Gott, dafür:
		  – materiell, zweckhaft
		  – zerstückelnd, analysierend Außenorientierung
		– Individualität ohne großen Bezug zum Kollektiv, dafür um so mehr zu Materie und Technik
		– Zeitgefühl: linear, abhängig, zeithaft
			– Rationalisierung und Technik bestimmen den Beruf
			– belohnte Dienstleistung/Job
			– medizinische Ausrichtung → medizinischer Hilfsberuf (Zunahme der Abhängigkeit)
			– *Pflege* wird aufgeteilt in „Gebiete“ = lineares Denken:
			  – Grundpflege
			  – Behandlungspflege
			  – spezielle Pflege
			Pflegetechnik – Beruf

Wende	Das auslaufende 20. Jahrhundert bringt eine erneute Umorientierung. Schwerpunkte sind ❖ die Informatik und Elektronik mit den immer differenzierteren Kommunikationssystemen – technische Entwicklung ❖ die ganzheitliche Betrachtungsweise des Menschen – personale Entwicklung		

Moderne
Informationszeitalter (kybernetisches oder kommunikatives Zeitalter)
	integral (verbindend, komplementär) ganzheitlich
	Weltraum-Mensch personaler Mensch
		– ganzheitliche Orientierung
		– Außen- *und* Innenorientierung: Integration
		– personaler Bezug zum Ganzen: ethische und ökologische Verantwortlichkeit
		– Zeitgefühl: freiheitlich mit mehr Bewußtheit für Rhythmen und dynamische Prozesse
			– ganzheitliche Betrachtungsweise (komplementär)
			– Alternativen werden mit einbezogen (additiv)
			  – entscheidungsaktiv
			  – professionell, ganzheitlich
			– Neugewichtung der Elemente der Pflege Neuausrichtung auf den eigenständigen Bereich
			– *Pflege* als Problemlösungs- und Beziehungsprozeß
			Pflegekunde – Profession

digen Organismus"; die *Psychologie* entwirft ein Bild vom Menschen, das vom „Bewußtsein" des einzelnen ausgeht; die *Medizin* geht vom „wohlfunktionierenden Organismus" aus, handelt vom gesunden Menschen und behandelt den kranken; die *Religion* spricht den Menschen unter dem Gesichtspunkt seines Heils und seiner Erlösung an usw. So lassen sich für alle anderen Wissenschaften – die Soziologie, die Geschichte, die Sozialpsychologie, die Psychiatrie und Psychoanalyse, die Philosophie, die Astronomie und die Astrophysik – bestimmte Sichtweisen zum Thema „Welt und Mensch" beschreiben.

Nach **zeitgeschichtlichen Epochen**. Aus Tab. 1.**1** ist ersichtlich, wie sehr die Merkmale der jeweiligen Zeitepochen die Bewußtseinsstrukturen und Ausdrucksformen des Menschen beeinflussen. Jede Zeit hat ihren eigenen Stil und ihre eigene Werthaltung.

- Die *Frühzeit* bis hinein ins *Mittelalter* ist geprägt von einem Weltbild der Geschlossenheit und des Lebens in und mit der Natur. Das Weltverständnis ist ein *geozentrisches*, das meint ein Weltsystem, das die Erde als Mittelpunkt betrachtet. Die Grenze ist Gott selbst, der die Schleusen des Himmels öffnet und schließt und somit über das Wohl und Wehe der Menschen wacht. Alles lebt in Abhängigkeit und Übereinstimmung mit den natürlichen und göttlichen Gesetzen.
- Mit *Kopernikus* (deutscher Astronom 1473–1543) ändert sich diese Weltsicht radikal. Das sog. kopernikanische Weltsystem ist ein *heliozentrisches*, d.h., die Sonne ist Weltmittelpunkt. Der Einfluß auf das Weltverständnis hat nachhaltige Folgen. Die Natur wird zunehmend zum Feld, auf dem experimentiert und manipuliert wird (was sich bis hin zur modernen Genmanipulation fortgesetzt hat). Wirtschaftliches Denken nimmt überhand und damit Zweckgerichtetheit (was ist machbar?), Funktionalität (funktioniert es?) und Geldwirtschaft (was bringt es?). Es war dies ein guter Boden für die
- *Entwicklung des Materialismus*. Es handelt sich dabei um eine Denkrichtung, die die ganze Wirklichkeit (einschließlich Seele und Geist) auf Kräfte oder Bedingungen der Materie zurückführt und sie beweisbar und meßbar machen will. Dies bringt eine Aufwertung der exakten Wissenschaftlichkeit auf Kosten der personalen Werte mit sich. Umgekehrt hat diese Entwicklung der abendländischen Kultur und Gesellschaft einen mächtigen Auftrieb gegeben. So sind auch in der Medizin großartige Erfolge möglich geworden (z.B. Transplantationsmedizin). Natürlich ist dieses Denksystem des Materialismus nur *eine* Auswirkung solcher Entwicklung menschlichen Denkens. Es haben sich parallel dazu auch andere Erkenntnistheorien geformt (auf die hier nicht eingegangen werden kann).
- Das *auslaufende 20. Jahrhundert* ist geprägt von der *Informatik* (Wissenschaft von der Theorie und Anwendung des Computers), es hat sich eine eigentliche *Informationsgesellschaft* gebildet. Man beschreibt damit die nachindustrielle Gesellschaft, deren Struktur durch die revolutionäre Entwicklung der Informationstechniken stark beeinflußt ist. Dieser Entwicklungsschub ist vergleichbar mit jenem vom Agrar- ins Maschinenzeitalter. Dank der Geschwindigkeit, mit der heute Informationen gesammelt, verarbeitet, gespeichert und verbreitet werden können, haben sich noch einmal ganz neue Möglichkeiten der Weltbetrachtung und Weltbeeinflussung eröffnet (womit natürlich auch die Gefahr der Steuerung, Selektion und Manipulation von Informationen gegeben ist). Mit der Steuerung, Regelung und Verarbeitung der Informationen befaßt sich die moderne Wissenschaft der *Kybernetik*.
- *Kybernetisches Denken* prägt denn auch den *Beginn des 21. Jahrhunderts*. Solches Denken betrachtet einen Vorgang oder einen Gegenstand nicht mehr isoliert, sondern in seinem strukturellen Zusammenhang und versucht die vielen und unterschiedlichen Elemente miteinander in Beziehung zu bringen. So können erstmals komplexe Systeme (in Technik und Natur) erforscht und beeinflußt werden. In diesem Sinn wird heute die Natur bzw. die Umwelt betrachtet. Kybernetische Analysen (das Wissen, wie alles zusammenspielt) genügen aber nicht, um wirksame Veränderungen, z.B. im Bereich der Umwelterhaltung, in Gang zu bringen. Es braucht dazu den Menschen bzw. sein gleichermaßen wachsendes *Bewußtsein*, verbunden mit einer ebenso bewußten *Verantwortlichkeit für das Ganze*. Auf die Probleme, die in diesem Zusammenhang anstehen und unserer Generation zur Bewältigung auferlegt sind, wies F. Vester (1984) schon vor 10 Jahren hin:

■ „Die Realität, in der sich alles Leben abspielt, ist jedoch nicht das, als was sie uns die Schulen und Universitäten präsentieren: ein Sammelsurium von getrennten Einzelbereichen wie Agrar-

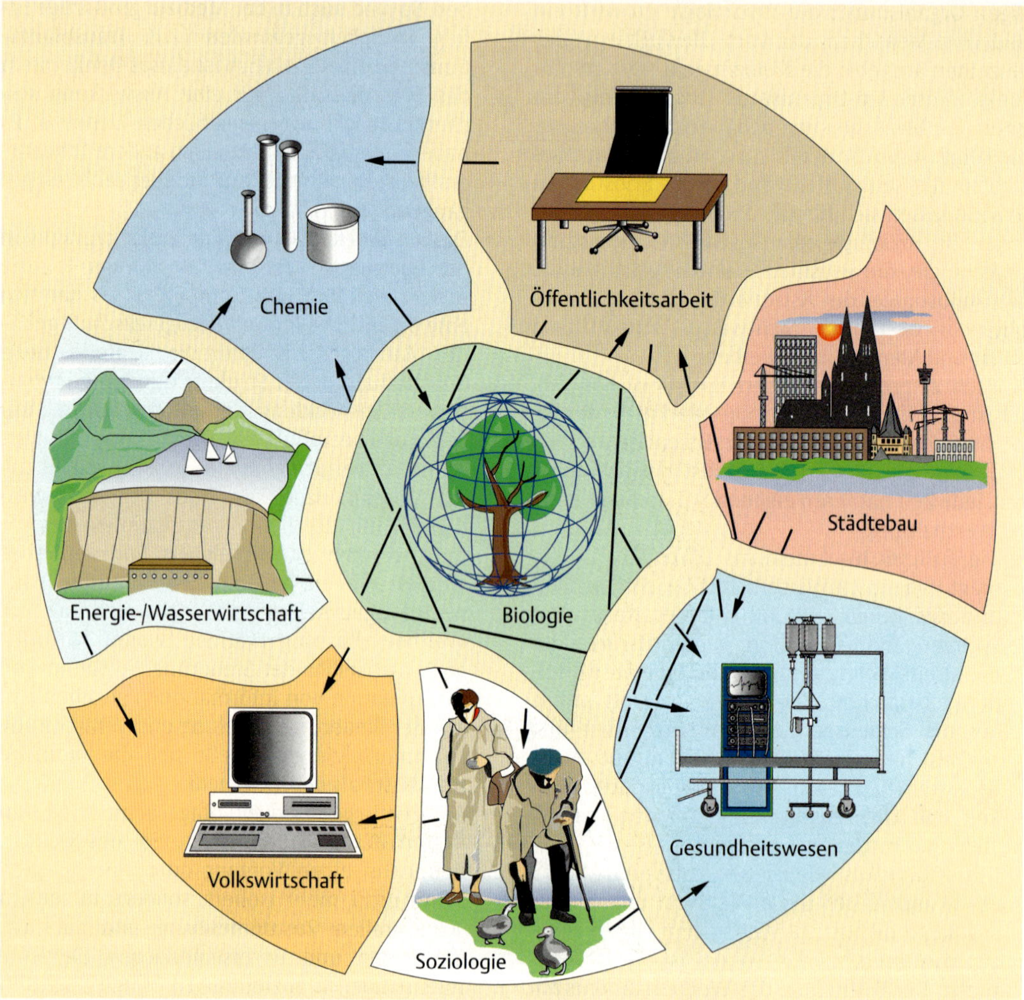

Abb. 1.**1** Die natürlichen Zusammenhänge und Wechselbeziehungen eines Systems werden durch künstliche Einteilung in Fachressorts durchtrennt. Wir erfahren nichts mehr über die Wirklichkeit, nur noch über ihre Teile (nach Vester).

wirtschaft, Verkehrswesen, Chemie, Geographie, Betriebswissenschaft, Abfallbeseitigung und Bauwesen – alles schön geordnet nach Ressorts und Fachbereichen und damit zu Bruchstücken auseinandergerissen, sondern diese Realität ist ein vernetztes System, in dem es oft weniger auf jene Einzelbereiche ankommt als auf die Beziehungen zwischen ihnen. Doch gerade dieses Netz [auf der Abb. 1.**1** ausgedrückt durch die Pfeile] ist bei unserer angelernten Betrachtungsweise zerstört, der Systemcharakter entschlüpft unserer Betrachtung, er findet in keinem Lehrplan Platz." ■

Wichtigste Aufgabe unserer Zeit ist deshalb ein ganzheitliches Denken, das die Einzelteile/Lebensbereiche in einem größeren Zusammenhang zu sehen vermag (vernetztes Denken).

1.1.3 Menschenbilder im Wandel

Es ist klar, daß die oben beschriebene Welt- und Bewußtseinsentwicklung auch Auswirkungen hatte und hat auf die Art und Weise, wie der Mensch sich selbst versteht. Diese Wandelbarkeit ist in Tab. 1.**1** als *Ausdrucksformen* beschrieben. Hier einige Ergänzungen:

Der **Frühmensch** ist ein intuitiv-religiöser Mensch. Er erfaßt die Welt nicht denkend, sondern fühlend. Er hat nicht ein Bild, man müßte eher sagen: er lebt gleichsam im Bild (und in Bildern). Er erlebt sich eingebettet in eine mystische Einheit, in der es faktisch keine Grenzen gibt.

Das **frühe Christentum** hebt die „Gottebenbildlichkeit“ hervor und damit auch die Würde jedes einzelnen Menschen (Gen. 1,27). Der Mensch wird von Gott her betrachtet und definiert. Er ist der Homo sapiens, „Geistträger und Krone der Schöpfung“. Dieses „hohe Menschenbild“ wurde jedoch nur dem Mann zuerkannt. Die Frau war ein Mensch zweiter Ordnung, dem Manne untertan und nur als Teil von ihm überhaupt erwähnenswert. (Eine Wirklichkeit, die dem Frauendasein und dem Frauenbild eine bis heute anhaltende Nichtwertung beschert hat.)

Die **kopernikanische Wende** hat daran vorerst nichts verändert. Erst mit dem Aufkommen von Wissenschaft und Technik im

18.–19. Jahrhundert verändert sich die Sichtweise vom Menschen grundlegend. Es ist vor allem der aufkommende Darwinismus, der sich radikal vom christlichen Menschenbild abwendet und ein eigenes entwickelt, ein biologisch-naturalistisches. 1748 erscheint das Buch des französischen Arztes Lamettre „L'homme machine“ – der Maschinenmensch war geboren. Er ist der berechenbare, reparierbare (hier hat die Reparativmedizin ihre Wurzeln) und, wenn defekt, wegwerfbare Mensch. Das Seelische hat da nichts zu suchen (Virchow sagt denn auch, daß er nie eine Seele gesehen habe, obwohl er unzählige Körper seziert habe). Es ist ein Menschenbild, das ausgezeichnet in die *patriarchale Weltsicht* hineinpaßt: Es zählt, was meßbar, zählbar, analysierbar ist. Vorherrschend ist der Homo faber, der Werkzeugmensch; der, der alles im Griff hat. Sogenannte weibliche Werte und Fähigkeiten wie Emotionalität, Intuition, Helfen usw. zählen nicht, sie werden in den privaten Raum abgeschoben und sind nicht erwähnenswert.

Im **frühen 20. Jahrhundert** entstand die moderne philosophische Anthropologie. Sie begreift den Menschen nicht mehr nur als Erkenntnissubjekt, sondern als ein Seinswesen. Max Scheler versucht als einer der ersten die Stellung des Menschen im Kosmos zu beschreiben.

Parallel dazu begannen auch die anderen Wissenschaften sich mit dem Menschenbild auseinanderzusetzen und ihr je eigenes zu entwickeln, womit **erstmals** viele verschiedene Menschenbilder nebeneinander im Gespräch waren. Seither haben die Diskussionen über das Menschenbild nicht mehr aufgehört: Vergleiche/Abgrenzungen, Annahme/Ablehnung sind die Inhalte.

Umbruchzeiten

Umbruchzeiten, wie wir sie auch heute erleben, bringen immer Diskussionen und Kontroversen zu Wertfragen hervor. Bisherige Erklärungsmodelle werden in Frage gestellt, neue Ansätze werden gesucht. Immer gilt: Die globalen Erklärungsmodelle ändern sich, auch wenn die Grundfrage die gleiche geblieben ist. Ein neues System, ein neuer Denkansatz tritt an die Stelle des alten, wenn er größere Erklärungskraft in sich vereint, d. h., wenn er anstehende Probleme für die jeweilige Kultur/Gesellschaft/Zeit besser bzw. effizienter zu lösen vermag. Ein solcher Übergang von einem Theoriemodell zu einem andern wird **Paradigmawechsel** genannt. Mehr Wissen und mehr Bildung verändern die Sichtweise und bringen es mit sich, daß sich Menschen andere Gedanken machen. Das ist eine Situation, die wir in neuerer Zeit in unserem Beruf sehr gut wahrnehmen können.

Mit zunehmender Orientierung *an ganzheitlichen Zusammenhängen* entstehen neue Versuche, ein möglichst ganzheitliches Menschenbild zu beschreiben. Das Leib-Seele-Geist-Problem ist ebenso ein Thema wie der Personbegriff. Paul Tournier entwickelt z.B. seine „Médecine de la personne“ (personorientierte Medizin) und Viktor Frankl „die Logotherapie“, die sich an der Sinnhaftigkeit und damit am Geistigen im Menschen orientiert.

Abschließend möchte ich mich noch der Frage zuwenden, die eigentlich zu Beginn hätte gestellt werden müssen: **Was beinhaltet das Menschenbild?** Sichtbar geworden ist bereits: Es sind Auffassungen, Bestimmungen, Beschreibungen, die immer geprägt sind von Gesellschaft und Kultur, vorausgesetzt, sie werden öffentlich anerkannt oder doch diskutiert.

Im „Herder Frauenlexikon“ finde ich diese Definition:

■ „Unter ‚Menschenbild‘ soll hier die Gesamtheit jener Vorstellungen von Eigenschaften, Vermögen und Begrenzungen des Menschen verstanden werden, die als ihm wesensmäßig erachtet und innerhalb eines Kulturkreises von einer Vielzahl von Menschen geteilt werden. Alle früheren und heutigen Menschenbilder stellen den Versuch dar, den Menschen und seine Bestimmung im Dasein schlechthin zu erfassen und ihn vom Nicht-Menschlichen, sei es der Natur oder dem Göttlichen, Transzendenten, abzugrenzen. Wie alle geistigen Entwürfe des Menschen ist auch das Menschenbild immer eingebettet in die ideelle und materielle Verfaßtheit einer Gesellschaft und steht im Zusammenhang mit dem Weltbild einer Kultur bzw. eines Kulturkreises... Verschiedene Zeiten und Kulturen haben verschiedene Menschenbilder hervorgebracht; andererseits können innerhalb einer Kultur – wie z. B. der unsrigen – verschiedene Menschenbilder gleichzeitig existieren und miteinander konkurrieren" (H. Albersmeyer-Bingen). ■

1.2 Entwicklung von Medizin und Pflege

Lange Zeit war die Pflege Kranker ein typisch weiblicher Hilfsberuf, der zuerst im Dienste der *Kirche* stand, die sich um das *Heil* der Menschen bemühte, und später im Dienste der *Medizin*, deren Anliegen die *Heilung* kranker Menschen war. Im Zuge dieser Entwicklung wurde die Krankenpflege mehr und mehr zu einem von außen bestimmten (fremdbestimmten) Beruf. Andere haben für uns definiert, was Pflege sein soll und was nicht, eine Tatsache, die sowohl in der Veränderung des Berufsverständnisses als auch des Selbstbewußtseins der Pflegenden selbst eine nachhaltige Rolle spielte (und immer noch spielt).

Der Weg vom kollektivgeprägten, z. T. kirchlich-religiös oder/und arztabhängigen bzw. medizinorientierten Hilfsberuf zur *eigenständigen Beruflichkeit* und zu einem selbstbewußten Pflegeverständnis ist lang. Prägungen verändern sich nur langsam – aber sie verändern sich, und sie werden sich weiter verändern.

In Anlehnung an Tab. 1.**1** kann gesagt werden, daß die dort gezeigte Entwicklung von der Pflegekunst zur Pflegekunde sich gleichsam in den letzten 30–40 Jahren abgespielt hat (Tab. 1.**2**).

1.2.1 Medizin und Pflege in der Geschichte

Krankwerden und Sterben sind Urerfahrungen des Menschen aller Völker und Zeiten.

Der *kranke Mensch in den Ur- und Frühkulturen* wird in der jüngsten Zeit zunehmend erforscht. Das Wissen über die frühesten Stufen der Menschheit (Tab. 1.**1**) läßt uns vermuten, daß der Mensch zur Befriedigung seiner Grundbedürfnisse wie auch bei Störungen seines Körperbefindens in ähnlicher Weise vorgegangen ist wie das Tier, nämlich instinktgebunden und triebhaft. Dazu Schipperges (1985):

■ „Ursache und Wirkung waren grobsinnlich faßbar: Der Mensch schützt sich vor den Unbilden der Witterung und der Jahreszeiten, er findet Räume und Rhythmen für Schlafen und Wachen, für Bewegung und Ruhe, für Arbeit und Erholung. Er sucht und findet instinktiv diejenige Nahrung, die ihm bekommt, und es unterliegt auch keinem Zweifel, daß er auf gleiche Weise pflanzliche, tierische und mineralische Nahrungsstoffe fand, die seinem Körper zur Überwindung von Störungen von Nutzen waren. Erbrechen und Abführen wurden ihm dadurch ebenso zu natürlichen Lebensäußerungen wie das Bluten und Schwitzen, das Gebären und Sterben mit all ihren körperlichen Nöten.

Die beiden eindrücklichsten Modelle für solches Primärverhalten sind gleichzeitig diejenigen, die in der Geschichte der Menschheit und der Heilkunde die nachhaltigsten Prägungen hinterlassen haben: die Geburtshilfe und die Unfallhilfe. Die Alltagserscheinung des Gebärens zwang zu Erfahrungen, die die Natur selbst vorgab: Reale Eingriffe beim Geburtsakt wie Ziehen,

Tabelle 1.**2** Pflegeverständnis der vergangenen Jahrzehnte → Zukunft

Pflegekunst	bis in die 50er Jahre	sehr intuitive und unreflektiert-individuelle Pflege noch wenig Eigenbewußtsein Motivation ist die Nächstenliebe, das Helfen
Pflegetechnik	60er und 70er	Entwicklung von Techniken, Vereinheitlichung von Pflegeabläufen und Methoden Arzt- und Medizinorientierung Aufwertung der Behandlungspflege auf Kosten der Grundpflege
Pflegekunde	nach 1980 → Zukunft	neue Bewußtheit für Werte wie Eigenständigkeit, Ganzheitlichkeit, Interdisziplinarität, Gesundheit – Pflegeforschung und Pflegetheorien bahnen den Weg für ein neues Pflegeverständnis – eindeutigere Orientierung an der Pflege selbst, Pflege wird Profession

Drücken, Schneiden entstanden auch hier zunächst als eher reflektorische Hilfeleistungen.

Ähnliches gilt für die Unfallhilfe. Man sah beim Tier, wie Wunden ausgesaugt und angefeuchtet wurden; Fremdkörper wurden herausgezogen oder herausgebissen, schmerzhafte Stellen geknetet oder gekühlt. Ein beim Sturz gebrochener Arm, ein abgehackter Finger, eine zerquetschte Zehe rufen nicht nur Reflexe zur Ruhigstellung oder Blutstillung hervor, sondern lehren auch den hilfreichen Gebrauch der Schiene und des Stockes, und das alles vor jeder rationalen Begründung.

Rechnet man noch hinzu die natürliche Schwäche des Kranken, des Kindes, des Greises, so entsteht auch hieraus ein vorrationales *Schon- und Pflegeverhalten*, das einfach über die leibhaftigen Sinne läuft. Das Stillen von Hunger und Durst, die Erfahrung der wohltuenden Wirkung von Wärme, Licht, Wasser oder auch nur Ruhe, von physischer und psychischer Unterstützung und Kontakt, all dies wird durch die Sinneserfahrung des Menschen gleichsam bereitgestellt für die spätere Einarbeitung in rationale, natürliche und allgemeine Konzepte.“ ■

Kranksein in der Antike und im Mittelalter. Hier ist in erster Linie zu denken an die Entwicklung der *abendländischen Medizin*, deren Beginn vor allem mit dem Namen *Hippokrates von Kos* (460–370 v. Chr.) verbunden ist. Es ist bemerkenswert, daß bei ihm ein hochmodernes Wort erscheint, nämlich *kybernetes* (steuern): Der Arzt war für Hippokrates ein Mensch, der „um den Kurs weiß und der mit mäßiger Hand das Steuer führt“ – eben steuert.

Es sind uns u.a. folgende Leitsätze hippokratischen Denkens überliefert (Schipperges 1985):

1. Nie ohne Grund eingreifen, d.h., erst dann therapieren, wenn man eine Indikation gestellt hat.
2. Möglichst sichere, möglichst einfache und möglichst rasch wirkende Mittel wählen, um die akute Not zu wenden.
3. Die heiltechnischen Eingriffe immer wieder unterbrechen, um der „Natur“ Zeit zu lassen, spontan zu wirken (natura sanat – medicus curat).
4. Nur ja keinen Schaden zufügen (nil nocere), d.h., keinen Eingriff wagen, der nicht wieder gutzumachen wäre! Immer daran denken, daß dicht neben dem Nutzen auch die Noxen (Schädigungen) stehen.

Von großer Bedeutung ist sowohl in der Antike wie im Mittelalter der *Naturbegriff* bzw. die Bedeutung der Natur in bezug auf gesund und krank wie auch auf das Verständnis der Welt überhaupt.

■ „In der hippokratischen Schrift ‚Über die Diät‘ heißt es ganz schlicht und einfach: ‚Alles im Körper ist Nachahmung der Welt im Ganzen.‘ Ohne diesen Zusammenhang mit dem Weltganzen, dem Universum, ohne diesen Ort im All, werden wir nichts von der Natur des Menschen und seiner Bestimmung verstehen. Der Grundbegriff für diese Weltordnung, die zugleich Lebensordnung sein soll, ist ‚kosmos‘, was zunächst nichts anderes meint als die ‚Rechtsgemeinschaft der Dinge‘, aller Dinge in der großen und der kleinen Welt, damit auch die Harmonie ihrer Elemente, den Rhythmus ihrer Aktionen, die Lebensordnung in einer durch und durch geordneten Welt, mehr noch einer ständig zu ordnenden Welt!

Die Natur selbst, schreibt Plinius in seiner ‚Naturgeschichte‘, hat gewissermaßen schon immer als solche die Heilkunde ausgeübt … Die praktische Erfahrung, sie ist und sie war immer die Lehrmeisterin aller Dinge und so auch der Heilkunde“ (Schipperges 1985). ■

So wird einsehbar, warum die alte Heilkunde spricht:

- vom Wesen und Walten der Elemente,
- von den vier Säften des Körpers, den vier Temperamenten usw.,
- von der Diätetik = der Lehre von der Lebensregel und vom Lebensstil.

Medizin und Pflege

Medizin und Pflege sind noch eine Einheit und stehen im Dienst des Lebens und darin im Dienst der Gesundheit. Sie sind (was modern anmuten kann) natur- und umweltorientiert, d.h. ökologisch und ganzheitlich.

So betrachtet ist Diätetik im Grunde eine *Kultur*, ein Lebensstil: die *Kunst*, so vernünftig und so gesund wie möglich zu leben. Wo gesundes Leben als Kunst betrachtet wird, erstaunt es nicht, daß F. Nightingale (1820–1910) parallel dazu auch die *Krankenpflege als Kunst* bezeichnet, nämlich als die kreative Fähigkeit, die Kunst des Lebens zu ermöglichen, und dies in erster Linie, indem sie die Bedingungen schafft, damit die Natur walten kann (S. 54).

Die *Rolle* und *Funktion* der Gesundheits- und Krankenpflege der Zukunft wird diesem nach wie vor gleichbleibenden Anspruch gerechtwerden müssen. Es gilt Antwort auf die menschlichen

Entwicklung von Medizin und Pflege

	Medizin	Pflege
Vor unserer Zeitrechnung	*Hippokrates von Kos* um 460 – 370 v. Chr. Er verstand den Menschen in seiner Ganzheit als Teil der Gesamtnatur. Sein Kampf galt den beeinträchtigenden Kräften von innen und von außen – *Medicus curat.*	Arzt und „Schüler" dienten der Unterstützung oder der Lenkung der „physis". Die Aufgabe des Schülers war in erster Linie die Beobachtung und die Unterstützung der großen Heilerin Natur, d. h., die *Natur* bestimmte die „Pflege" – *Natura sanat.*
1. Jahrhundert	Christus und seine Nachfolger prägten die „Geschichte der Barmherzigkeit und der Nächstenliebe" bis in die Neuzeit.	Frauen und Männer übernahmen den Dienst am Notleidenden. *Pflege ist Berufung*, situationsbezogen – *heilend – helfend – unterstützend* (Caritas, Diakonie) = religiöser Dienst.
Frühes Mittelalter	Die Medizin entwickelt ein gegenständliches Krankheitsdenken.	Die Ursprungswerte gehen dort, wo sie nicht bewußt gepflegt werden, unter. Krankenpflege wird losgelöst vom ursprünglichen oder religiösen Dienst zu sinnentleertem, untergeordnetem „Mägdedienst".
Mittelalter (Schwelle Neuzeit)	*Paracelsus* (1493 – 1541) Er ist seiner Zeit weit voraus und weiß sich einem Krankheitsbegriff verpflichtet, der vom „Menschen als Werdendem" geprägt ist. Ärztliche Tätigkeit sieht er als Auftrag, „den Kranken in seinem Werde- und Stufengang zu einem metaphysischen Ende zu begleiten".	„Weise Frauen" üben Heilkunde und Hebammendienste aus (Paracelsus hat, wie er selber sagte, von ihnen gelernt). Viele dieser Frauen wurden als Hexen verbrannt. Die Krankenpflege bleibt von deren Wissen unberührt und entwickelt sich mehr und mehr zu einem dem herrschenden System dienenden Hilfsberuf.
17.–18. Jahrhundert	Zeit der Aufklärung und Gegenaufklärung = medizinischer Materialismus oder Anfang der Körpermedizin. Krankheit wird als reparativ betrachtet.	Das neue Wissen beeinflußt die Krankenpflege zunehmend. Der Arzt organisiert, verordnet, ordnet an: Die Pflegerin wird zur ausführenden Person. Beginn der *tätigkeitsorientierten Pflege.*
19. Jahrhundert	Zeit der Grundlegung der modernen Medizin, die Ursachenforschung bestimmt zunehmend die Therapie. Bekannte Namen dieser Zeit sind: *Lister, Semmelweis, Koch, Pasteur, Billroth, Virchow* u. v. a.	Jahrhundert der *Berufskrankenpflege.* ❖ *Florence Nightingale* (1820 – 1910) setzt es durch, daß Krankenpflege zu einem öffentlich anerkannten Beruf wird, der gelehrt und gelernt werden muß. Es werden Krankenpflegeschulen gegründet. Vorerst ist die Ausbildung geprägt von der Entwicklung der Medizin. Die Orientierung ist eine medizinische. Die Schwerpunkte sind Fächer wie Medizin, Chirurgie, Anatomie, Physiologie sowie Assistenz des Arztes bei Verrichtungen und Beobachtung von Funktionen usw. Pflege ist *medizin-* und *krankheitsorientiert.* ❖ Das theoretische Fundament des Berufs verharrt lange Zeit auf dieser Ebene. Im Gegensatz zur Dynamik der Medizin fehlen der Krankenpflege vorerst die forschenden Impulse und die reflektierenden Einfälle.
20. Jahrhundert	Die *seelisch-geistige Wirklichkeit* wird zunehmend wiederentdeckt, das soziale Umfeld gewinnt an Bedeutung. Einige der wichtigsten Meilensteine sind: ❖ *Grundlegung der Tiefenpsychologie* durch *S. Freud* und deren Weiterführung zu immer neuen Dimensionen bis in die neueste Zeit durch Männer wie *C. G. Jung, A. Adler, A. Maslow, E. Fromm,* um nur einige zu nennen. ❖ *Neuformulierung des Krankheitsbegriffs* durch Forscher der Natur-, Medizin- und Humanwissenschaft. Bahnbrechend wurden: – *W. Cannon.* Er entdeckte die Steuermechanismen des menschlichen Organismus. In seinem Werk „Die Weisheit des Körpers" stellt er die These auf, daß es dem Organismus in allen Belangen darum gehe, sein inneres Milieu (Homöostase) im Gleichgewicht zu halten bzw.	Das 20. Jahrhundert bringt die Entwicklung zur *professionellen Pflege.* ❖ *Das Berufsbild der Krankenpflege verändert sich.* Die Impulse gehen von den angelsächsischen Ländern aus und beeinflussen den deutschen Sprachraum, langsam zwar, aber stetig. *Grundsatzdiskussionen* über das Selbstverständnis der Schwester, über die *Definition* der Krankenpflege, über theoretische Grundlagen und die Stellung des Berufes im veränderten Welt- und Menschenbild nehmen an Bedeutung zu:

Entwicklung von Medizin und Pflege (Fortsetzung)

	Medizin	Pflege
20. Jahrhundert	sich anzupassen, wenn es von physischer oder psychischer Seite her bedroht ist. – *Ludolf v. Krehl*, Heidelberg, wird als Begründer der „personalen Medizin" betrachtet. Von ihm stammt die Aussage: „Das Objekt der ärztlichen Tätigkeit ist der Mensch als Mensch." Er fordert die Einbeziehung des Seelischen einerseits und die Wertschätzung der Persönlichkeit andererseits. – *Viktor v. Weizsäcker* greift diese Einheit auf. Er gilt als Begründer der „anthropologischen Medizin" und der Psychosomatik. Er sagt: „Das kranke Individuum muß als Gewordenes betrachtet werden, d. h. als Ergebnis seiner ganz spezifischen Lebensgeschichte." Mit seiner Lehre, der sog. *Gestaltkreislehre*, prägt er ein neues Bild vom Menschen, insbesondere vom kranken Menschen, das für die Entwicklung psychosomatischen Denkens wegweisend war.	– *Hildegard Peplau* (1952) veröffentlicht ihr Buch „Zwischenmenschliche Beziehung in der Pflege" und beschreibt damit zum erstenmal *Pflege als Beziehungsprozeß*. – *Virginia Henderson* (1955) benennt den Menschen als ganzheitliches, unabhängiges Wesen mit Grundbedürfnissen, die er als Gesunder selber erfüllen kann. Krank ist derjenige, der die Kraft, den Willen und das Wissen nicht hat, um seine Bedürfnisse zu erfüllen. Bis 1960 gab es bereits *mehrere Modelle der Pflege*, und in den Jahren danach vergrößerte sich ihre Zahl ständig. Insbesondere im angloamerikanischen Raum. Es entwickeln sich Pflegetheorien, die zunehmend auch das deutschsprachige Europa beeinflussen. Mehr darüber lesen Sie in Kap. 4, S. 54 ff.
	Der Weg durch die Jahrhunderte führt uns heute an einen erneuten Übergang. Man spricht vom Weg zur **integralen Medizin,** die sich mehr als bisher wieder der Sorge für die Gesundheit zuwenden müsse.	Der Weg zur **Gesundheits- und Krankenpflege,** die sich an der Ganzheit des Menschen (personal, biographisch, als Bezogener zum Gesamt der Lebenswelt) orientiert, bahnt sich an.

Grundbedürfnisse zu geben, und dies im Dienst am möglichst gesunden Leben, entsprechend der jeweiligen Situation des betreffenden Menschen und der vorgegebenen gesellschaftlichen Lebensform.

1.2.2 Medizin und Pflege im Wandel

Zur **Medizin** im Wandel sei auf zwei Publikationen hingewiesen:

- F. Nager (1984) beschreibt die hoffnungsvollen Anzeichen konkreter Wende wie folgt:
  - vermehrte Offenheit für Integration und ganzheitliche Betrachtungsweise,
  - Neubesinnung auf die ärztliche Grundversorgung und damit auf den Hausarzt,
  - Bemühungen um Humanisierung der Krankenhäuser,
  - Förderung der präventiven Medizin sowie der Geriatrie und Rehabilitation.
- H. Schipperges (1981) nimmt Bezug auf die internationale Konferenz der WHO über primäre Gesundheitserziehung (1978) und weist hin auf die proklamierte Verlagerung des Schwergewichts von der kurativen Heiltechnik zu einer prävenierenden Heilkunde.

Zur **Pflege** im Wandel wird Bezug genommen auf die *Deklaration von Alma-Ata* und auf die Ziele der WHO in „Gesundheit für alle bis zum Jahr 2000"; hier definiert der beratende Ausschuß der Kommission der Europäischen Gemeinschaft (1980) Pflege wie folgt:

■ „Krankenpflege umfaßt eine spezifische und individuelle Verantwortung gegenüber den Kranken/Ratsuchenden und der Familie, die sich erstreckt auf
- die Pflegeleistung,
- die Förderung der Gesundheit, einschließlich der Gesundheitserziehung,
- die Verhütung von Krankheiten,
- die Feststellung ... der Bedürfnisse von Einzelpersonen und Gruppen sowie die Bereitstellung angemessener Hilfeleistung unter Berücksichtigung pflegerischer, psychologischer, sozialer und ethischer Aspekte im Krankenhaus und im weiteren Bereich." ■

In der *Wiener Erklärung* (erarbeitet von der Europäischen Pflegekonferenz der WHO 1988) heißt es weiterführend:

■ „Die Pflegenden sollen ihrer neuen Rolle dadurch gerecht werden, daß sie sich als Partner an der Entscheidungsfindung im Rahmen der Planung und Leitung der Gesundheitsdienste auf nationaler, regionaler und lokaler Ebene beteiligen, daß sie in stärkerem Maße dazu beitragen, daß Einzelpersonen, Familien und Gemeinwesen selbständiger werden und ihre Gesundheit selbst in die Hand nehmen.“ ■

Der Pflegeberuf, wie er hier – und für die Zukunft – deklariert wird, zeigt eine eindeutige Entwicklung hin zur **kurativen** und **präventiven** Pflege.

Entsprechende Veränderungsprozesse sind sichtbar, z. B.

- in der größeren Offenheit und Bewußtheit für eine *ganzheitliche* Betrachtungsweise und Integration der gesamten Lebenswelt (Eigenwelt, Umwelt, Mitwelt, Überwelt);
- in Modellen *gesundheitsorientierter Humanökologie*, die sich auf den Bereichen der klassischen Diätetik aufbauen;
- in der Rückbesinnung auf die primäre Gesundheitsversorgung: *präventive* Maßnahmen unterstützen die heutige Gesundheits- und Krankenpflege;
- in einem klareren Selbstbewußtsein und Selbstverständnis der Pflegenden: Reflexion und *Forschung* nehmen an Bedeutung zu.

Damit ist auch schon der **Auftrag der Gesundheits- und Krankenpflege des 21. Jahrhunderts** angesprochen: die *ganzheitliche* und *professionelle Pflege*.

Schritte, die zu tun sind, betreffen die Theorie und die Praxis.

Die **Praxis**, d. h. das Pflegehandwerk. Gefragt ist eine kritische und objektive Betrachtung der Pflegepraxis mit dem Ziel der Entwicklung einer eigenständigen und anerkannten Pflegekompetenz. Das bedeutet, daß sich unser Tun nicht mehr länger am Befund (medizinisches Denken), sondern am Befinden des Patienten orientieren muß. Dadurch werden seine individuelle Persönlichkeit, seine Lebensqualität und das, was sein Leben ausmacht (Biographie, Umgebung usw.), in die Pflege mit einbezogen. In der Orientierung an einem ganzheitlichen Modell der Pflege können neue und eigene (pflegespezifische) Schwerpunkte gesetzt werden, was uns ermöglicht, auch eigene Ziele zu setzen, so z. B.:

- Menschen auch dann zu helfen, wenn die Medizin nichts (mehr) tun kann: Schwerstkranken, Chronischkranken, Betagten, Sterbenden;
- Schwerpunkte dort zu setzen, wo gesunde Kräfte vorhanden und wo Ressourcen gezielt in die Bewältigung von Krankheit mit einbezogen werden können (statt sich auf Symptome und Defizite zu konzentrieren).

Die **Theorie**. Pflege als eigenständige Profession braucht auch eine eigene Pflegeforschung, und sie braucht die Förderung der Pflegewissenschaft, die der systematischen Entwicklung unseres Berufs dient. Informationen dazu finden Sie in Kapitel 4.

1.3 Gestaltung des Übergangs

Begriffe wie „Glasnost“ und „Perestroika“ stehen für Umdenkungsprozesse in der ehemals kommunistischen Welt. Beide Begriffe sind typisch und entscheidend für jede Art von Umorientierung, also auch für die Prozesse, die sich im Bereich der Pflege abzeichnen. Sie bezeichnen Bereiche des Geistes/des Denkens und beinhalten Offenheit und Wandlung. **Offenheit** ist die Kritikfähigkeit, sich selbst und seiner Geschichte gegenüber, **Wandlung** ist die Konsequenz neuen Denkens, Wahrnehmens und Bewußtwerdens, das sich in konkretes Handeln umsetzt.

Umbruch und **Aufbruch** geschehen immer zuerst im Denken: Einzelne (oder Gruppen) stellen die Situation, wie sie geworden ist, in Frage, wagen den Sprung über bisherige Denkmodelle und befassen sich mit neuen, unbekannten und noch ungenutzten Möglichkeiten.

Es gibt verschiedene Arten, mit neuen Ideen umzugehen. Man kann sich davon „überfahren lassen“ und kommt dabei „unter die Räder“ (fällt in die Resignation), oder man kann alles in Frage stellen, läßt gleichsam „keinen guten Faden am neuen Kleid“. Es gibt noch einen dritten Weg, und wir könnten diesen dritten Weg für uns wählen. Er beinhaltet das kritische und zugleich selbstbewußte Hinschauen auf das, was *bis jetzt von uns erarbeitet wurde*. Wir stehen nicht am Nullpunkt; professionelle Pflege ist kein „Novum“, sondern eine *Weiterführung*.

Wir haben zu **wählen**, wir können uns der Aufgabe stellen, oder wir können uns verweigern. Ersteres ist anstrengend und unbequem (und ist nicht für alle wünschenswert), letzteres aber ist lebensfeindlich und ohne Zukunft. Wir kennen ja auch das Glasnostwort von Gorbatschow: „Wer zu spät kommt, den bestraft das Leben.“

Wir leben heute gleichsam in einer Zeit des „nicht mehr" und des „noch nicht". Solche Zeiten sind Krisenzeiten und bedürfen der Bewältigung, was uns aber nur im Miteinander gelingt. Ich meine, zwei Dinge sind heute notwendig:

- *Bewußtsein für unsere Rolle.* Wer sind wir? Wer wollen wir sein? In einer Zeit der immer größer werdenden Spezialisierung (auch rund um den Patienten) braucht es eine Berufsgruppe, die sich für den *Gesamtansatz* (nicht zu verwechseln mit „alles") verantwortlich fühlt und die diese Verantwortung auch umzusetzen vermag. (Wer umsetzen will, muß selber stehen, braucht einen Standpunkt = Eigenständigkeit.)
- *Zielorientierung.* Was wollen wir? Wohin gehen wir? Darin liegt die Frage nach unserer Professionalität, d. h. die Entscheidung für eine qualifizierte Pflege, die als berufliche Pflege eine andere ist als die Laienpflege.

1.3.1 Die Vision

Umbrucherscheinungen sind Krisen, die auf Veränderung hinweisen. W. Bennis (1987) weist darauf hin, daß eine Organisation (auch der Pflegeberuf ist eine Organisation) ohne Visionen keine Zukunft hat und daß jede Krise zumindest mit dem Verlust bewegender Visionen zu tun hat.

Umgekehrt ist es die Kraft der Visionen, die uns helfen kann, Ziele zu erreichen. Visionen haben aus sich selbst wirkende Kraft. Sie erfüllen darin eine dreifache Aufgabe:

- Eine erste Aufgabe der Vision ist es, zwischen erwünschter und unerwünschter Zukunft zu unterscheiden, damit überhaupt Weichen für die Zukunft gestellt werden können.
- Die Vision weist aber nicht nur den Weg in eine wünschenswerte Zukunft, sondern gibt auch den verbindlichen Maßstab ab, ob die gegenwärtige Entwicklung dahin führt oder nicht. Anders ausgedrückt: Die Vision trägt kritische Kraft in sich (kritisch = unterscheidend).
- Die dritte Funktion der Vision ist, daß sie einen Vorwärtsdrang auslöst: den Wunsch und den Willen, die Lust und die Neugierde, sich auf Neues einzulassen.

„Nur wenn eine Organisation solche Visionen hat", so Bennis, „wird sie Ziele erreichen können." Davon abgeleitet gilt für unsere Berufsgruppe, daß wir Visionen brauchen und daß wir *Pflegende* brauchen, *die Visionen haben*; Pflegende, die Zukunftsperspektiven klären, diese mit sich selbst in Beziehung bringen und sich auf den Weg machen. Profession wird nur kommen, wenn viele von uns sie wollen, sie wirklich wollen (nicht nur auf dem Papier, sondern mit aller praktischen Konsequenz); wenn wir in der Lage sind, ein *eindeutiges Berufsbewußtsein zu entwickeln*, Pflegewissen zu vertiefen und dieses dadurch so verfügbar zu machen, daß das *Pflegehandwerk* davon konkret beeinflußt wird. Solche Ansätze sind da – und sie nehmen zu. Damit sie bestehen und in die Zukunft getragen werden können, brauchen sie aber *Menschen* – visionäre Frauen und Männer –, die allen Widerständen zum Trotz gewillt sind, die Ideen umzusetzen.

1.3.2 Theorien im Kreuzfeuer

Die **Profession** braucht eigenständige Theorien (Kap. 4). Das Interesse an Pflegetheorien und Pflegemodellen wächst. Wie auf S. 10 f. dargestellt, sind solche erstmals in den 50er Jahren in den USA entwickelt worden. In diesen frühen Theorien finden wir bereits die Wurzeln für unsere heutigen Professionalisierungsbestrebungen und für die Inhalte, die dabei von Bedeutung sind:

- der Pflegeprozeß, mit der Methode der Pflegeplanung,
- die Pflegeorientierung mit der Neugewichtung der eigentlichen Inhalte der Pflege selbst (als eigenständige Disziplin neben der Medizin).

Unterdessen sind über dreißig Pflegetheoretikerinnen am Werk, und ihre Ansätze stehen uns, zumindest als Zusammenfassung, auch im deutschsprachigen Europa zur Verfügung (Marriner-Tomey 1992). Es kann nun sicher nicht darum gehen, ein Modell (oder gar alle) zu übernehmen. Das ist auch deshalb nicht möglich und nicht zu empfehlen, weil sie in einem anderen Kulturraum entstanden sind. Trotzdem kann die Auseinandersetzung damit unser eigenes Denken so beeinflussen, daß über ein bewußtes Wahrnehmen unser Aufbruch in die Professionalität davon befruchtet wird.

Die **Berufsfindung**, wie sie heute ansteht, gelingt uns nicht über das Kopieren oder Nachahmen dessen, was andere uns vorlegen (weil ja alles so gut ist), aber auch nicht in der kategorischen Ablehnung (weil wir nicht alles nachvollziehen können), sondern in der ehrlich-offenen und mutigen Auseinandersetzung. Nur darin werden wir diese **Umbruchzeit als Chance** nutzen können.

Ich meine, daß es dabei auch darum gehen könnte, zu sehen und zu respektieren, was *auch bei uns* (wenn schon nicht seit den 50er, so doch seit den 70er Jahren) gewachsen ist; es ist gleichsam ein Teppich gelegt worden: gewoben und ausgebreitet im Haus der Pflege.

Nun gilt es, auf diesem Boden weiterzuarbeiten, ihn so zu gestalten, daß er unseren Visionen entsprechen kann. Im Umgehen mit dem, was ist, sollen die Grundelemente der Problemlösungsstrategie zum Einsatz kommen:

- Wahrnehmen und Überprüfen dessen, was ist, und Abwägen neuer Denkmöglichkeiten, eigenes kreatives Denken zulassend;
- Entscheiden für einen bestimmten, mir/uns gemäßen Stil;
- Umsetzen im bewußten Aufbruch auf ein gesetzes Ziel hin.

Schlüsselpunkt dabei ist das **eigene kreative Denken**. Kreatives Denken ist geniales Denken. Damit meine ich, daß nicht nur ein paar auserwählte Frauen (weit weg in den USA) geniale Denkerinnen sind (obwohl diese es bewiesen haben), sondern daß diese Fähigkeit irgendwie in uns allen liegt. Geniales Denken ist nicht einfach nur die Fortsetzung des Bisherigen, sondern *die Fähigkeit, sich das Ungewohnte und bisher Ungedachte vorzustellen*, darüber nachzusinnen und kleine Schritte der Umsetzung zu wagen; dies auch auf das Risiko hin, daß es (noch) nicht den Ansprüchen genügt. Wo alles schon fertig ist (fertig gedacht und fertig getan), stagniert Leben. Wo Neues möglich ist, fordert es unsere Phantasie und ist immer ein faszinierendes Unterfangen. So kann wachsen, was wir heute so sehr brauchen: *ein Denksprung über die bisherigen Denkmöglichkeiten hinaus*. Geniales Denken kann geübt und gelernt werden. Die Möglichkeit der Anbindung der Pflege an die Universität und die Fachhochschule ist darum eine echte Chance. Aber ebenso groß ist die Chance dort, wo Pflegende im ganz konkreten Praxisfeld den Weg in die Professionalisierung zu gestalten beginnen, im

- Wahrnehmen und Überprüfen der Pflege, die wir praktizieren;
- Zulassen und Abwägen neuer Denkansätze; nur ein Zuwachs an Wissen kann uns eine kritische Analyse und Neuorientierung bringen;
- Entscheiden für eine eigenständige Pflegekompetenz, basierend auf den durchdachten Wissensgrundlagen.

Das Ziel ist eine qualifizierte **Pflegekompetenz**.

Diesem Ansatz versucht auch dieses Buch immer besser gerecht zu werden. Es ist damit nun 25 Jahre unterwegs, bestrebt, Offenheit und Wandlung auszudrücken. In diesem Sinn ist es ein **Weg-Buch**. Es erhebt nicht den Anspruch, „Pflegekompetenz" oder gar ein „fertiges Modell" anzubieten, aber es bietet Entwicklungsschritte an, worin das „noch nicht" weiterkommen kann. Dieses „noch nicht" annehmen und es zu sehen auf dem Boden des „auch schon", ist eine echte Chance in jedem Umbruchprozeß.

Das **Ziel liegt in der klaren Entscheidung für die Pflege**. Der Weg dahin kann unterschiedlich verlaufen. Für die einen ist es eine Schnellstraße ohne Umwege, für andere ist es ein Wanderweg (die Fortbewegung ist eher langsam, dafür stetig), und für die dritten ist es ein Saumpfad. Ob so oder so, wichtig ist die *Vorwärtsbewegung*, und wichtig ist das *bewußte damit Umgehen*.

Dieser **Übergang der Pflege** hin zu **mehr Professionalität** wird von vielen Einflußfaktoren und Anforderungen mitbestimmt; einige seien hier genannt:

- Durch eine zunehmend multikulturelle Gesellschaft vermehrte Auseinandersetzung mit sozialen, kulturellen und religiösen Einflüssen.
- Zunehmende Technisierung verlangt Wissen und Fähigkeiten, die über die reine Pflege hinausgehen (Warten und Bedienen von Geräten, Umgang mit Computern).
- Rascher Wandel und ständige Neuerungen in der Medizin bedingen eine hohe Flexibilität und permanente Weiterbildung.
- Pflegende sind keine isolierte Berufsgruppe; professionelle Pflege setzt eine gute Zusammenarbeit mit allen medizinischen und verwandten Bereichen voraus.
- Es ist unerläßlich, ein professionelles Berufsbild zu entwerfen, eine Berufsfindung muß stattfinden. Konkurrenz in den eigenen Reihen darf durchaus vorhanden sein, solange sie nicht blockierend wirkt.
- Pflege muß definiert werden, d. h. weg von Schlagworten, hin zu konkreten Ideen und Taten.
- Anerkennung erfährt das Pflegepersonal durch Kompetenz, d. h. durch fundiertes Wissen und ständige Weiterbildung.

Zukunft der Pflege

Die Zukunft der Pflege ist die **qualifizierte Pflege**. Darauf zuzugehen ist faszinierend, aber auch mühsam, vielleicht unbequem bis zur Unerträglichkeit. In Anlehnung an ein Wort von Karl Rahner möchte ich diesen Exkurs abschließen mit der Vision: Die Pflege der Zukunft ist eine qualifizierte, professionelle Pflege, oder es gibt keine Zukunft der Pflege.

- Pflege sollte die Mitarbeit an wissenschaftlichen Studien bzw. eigene Studien ermöglichen oder beinhalten.
- Gesundheit und die Erhaltung der Gesundheit sind stärker zu werten → neue Möglichkeiten für Pflegende in der Präventivmedizin.

1.4 Übersicht zur Konzeption des Buches

Entwicklung und Standort der Pflege sind, wie wir gesehen haben, beeinflußt und geprägt von der Gesellschaft und der Geschichte, und auch der Mensch kann sich ihrem Einfluß nicht entziehen. Aber er steht als Individuum und Person diesen Gegebenheiten auch gegenüber und muß sich mit ihnen auseinandersetzen. Oft ergeben sich Gegensätze wie Technik–Mensch, Institution–Person, bei denen Erwartungen des Individuums den vorgegebenen Strukturen diametral entgegenlaufen können. Die bewußte Auseinandersetzung damit hat in unserem Beruf eine große Bedeutung (Abb. 1.**2**).

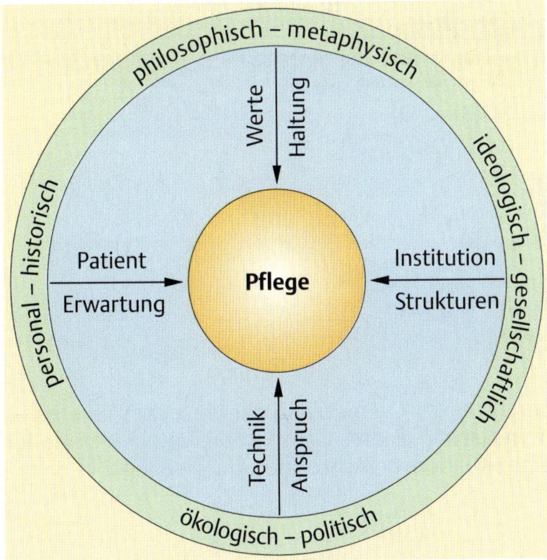

Abb. 1.**2** Kontext, der die Pflege beeinflußt.

Theoretische Rahmenkonzepte

Pflege steht nie in einem luftleeren Raum. Sie wird vielmehr geprägt und beeinflußt von Vorstellungen und theoretischen Denkmodellen (Leitlinien/Thesen S. 17). Diese sind es, die weitgehend den Pflegeprozeß in all seinen Schritten bestimmen. Rahmenkonzepte sind Grundlagen; man könnte auch sagen, sie sind so etwas wie der Schlüssel, der den Zugang zu einem bestimmten Pflegeverständnis ermöglicht. In Anlehnung an den Begriff der Schlüsselqualifikationen (S. 56) könnte man von *Schlüsselkonzepten* sprechen.

Die **Schlüsselkonzepte** für eine ganzheitlich verstandene Pflege werden in den Kapiteln 2 – 4 besprochen; es sind dies

- der Mensch als Person. Er ist Individuum und Beziehungswesen; darin steht er in Beziehung zu verschiedenen Ebenen: Eigenwelt, Mitwelt, Umwelt, Überwelt (Kap. 2);
- Gesundheit und gesundes Leben, Krankheit und Bewältigung von Krankheit (Kap. 3);
- Gesundheits- und Krankenpflege; Handlungskonzepte der Pflege/Pflegeprozeß (Kap. 4).

Konzepte der Pflege

Die Pflege selbst wird vorerst vom Leben und seinen Auswirkungen in der konkreten Alltagswirklichkeit gesehen. Als Ausdruck dafür stehen die *Aktivitäten des täglichen Lebens*, sie werden in den Kapiteln 5 – 16 beschrieben. Die Grundlagen zu den ATL-Konzepten sind S. 73 ff. nachzulesen.

Einige ausgewählte Konzepte der *Begleitung in Krisensituationen des Lebens* sind in den Kapiteln 17 – 25 abgehandelt. Hier kommen insbesondere die Elemente der Hilfe zur Selbsthilfe, also die pädagogischen und die ressourcenorientierten Anteile der Pflege zum Tragen.

Mit *existentiellen Erfahrungen bei Krankheit* befassen sich die Kapitel 26 – 35. Die exemplarisch gewählten Krankheitssituationen können Anstoß geben für die Gestaltung der Pflege in der je individuellen Situation, wo die ATL-Konzepte zu konkretisierten Pflegehandlungen umzusetzen und der Pflegeprozeß abzuleiten ist.

Die *Mithilfe bei diagnostischen und therapeutischen Maßnahmen* wird vor allem in der Krankenhauspflege bzw. in der Akutpflege von Bedeutung sein. In den Kapiteln 36 – 44 werden vor allem jene Maßnahmen berücksichtigt, die von der Pflegeperson ausgeführt oder bei denen sie maßgeblich mitbeteiligt ist und Qualität beeinflussen kann. Grundsätzlich sind alle diese Maßnahmen weisungsabhängig, d. h., sie brauchen die Anordnung des Arztes (S. 1028).

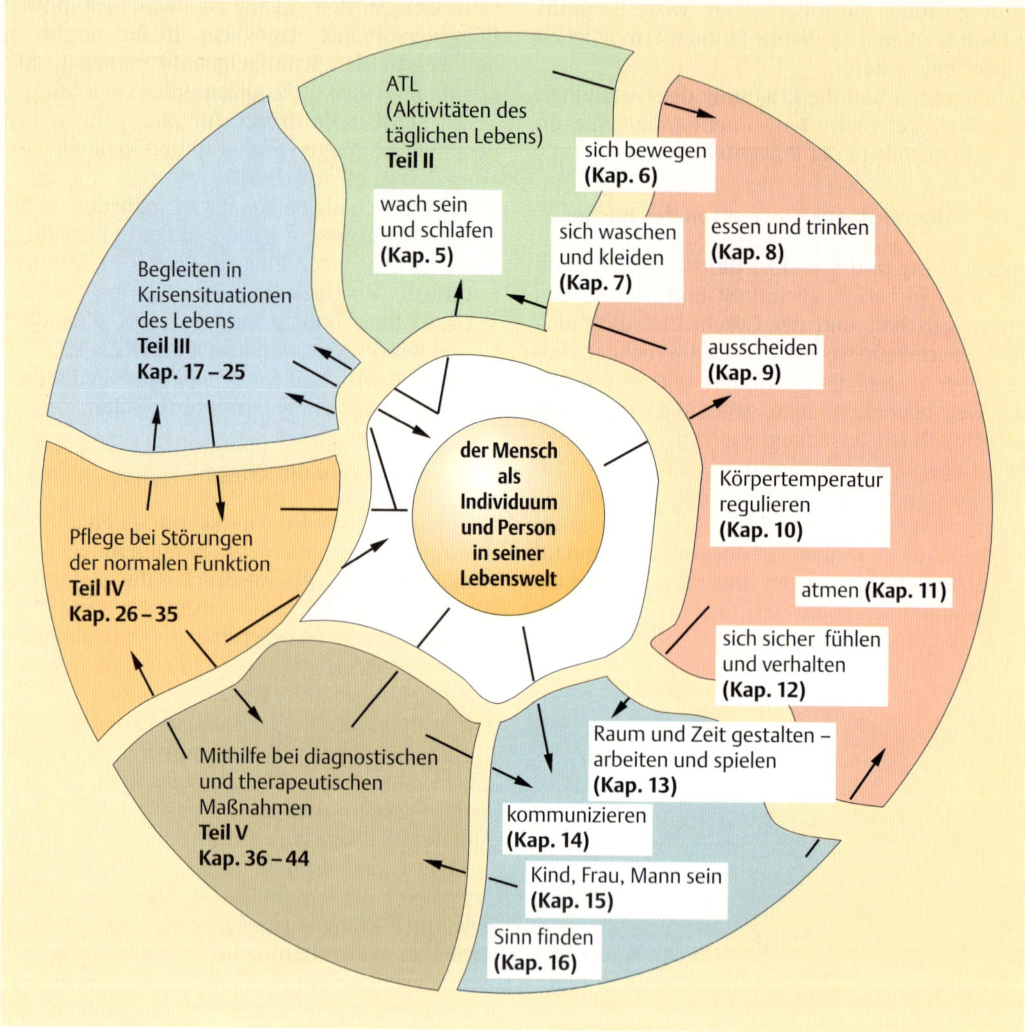

Abb. 1.**3** Übersicht über die Inhalte dieses Buches. Die Unterteilung in Einzelkapitel (Einzelbereiche) ist eine künstliche, vom Medium Buch aufgezwungen. Es gilt, in Unterricht und Praxis die Verbindung wiederherzustellen = Vernetzung der einzelnen Teile zu einem Ganzen. Dieses Ganze ist die Voraussetzung für eine situationsgerechte, individuelle Pflege.

Das Buch will kein Rezeptbuch sein

Bücher sind wie
- Leitlinien – man muß sie selber ausprobieren;
- Landkarten – man muß die Landschaft schon selber erkunden, wenn man mehr darüber wissen oder gar darin wohnen will;
- Wegweiser – gehen muß man schon selber;
- eine Richtschnur – man kann sich daran halten, muß aber nicht;
- ein Korb voller Gegenstände – wir können auswählen, prüfen, entscheiden, ob wir sie annehmen oder weglegen.
- Schatztruhen – die Schätze findet nur, wer die Anstrengung des Suchens nicht scheut.

Immer bleibt uns die freie Wahl – doch wir müssen sie treffen.

Leitlinien/Thesen

Thesen sind so etwas wie *Kernsätze*. Wenn einige zusammenkommen, bilden sie eine Struktur, ein Muster, das sich aus grundlegenden Gedanken zusammensetzt. Die folgenden Hauptthesen habe ich diesem Buch zugrunde gelegt:

1. Der **Mensch** ist eine Ganzheit und Einheit von Körper, Seele und Geist.
2. Der Mensch ist Person und als solche
   - Individuum = einmalig und einzigartig,
   - über sich hinaus verwiesen auf ein Du hin. Er ist Beziehungswesen.
3. Der Mensch ist ein Fragender und Suchender. Da er immer auch auf die Fragen nach den letzten Dingen stößt (die im eigentlichen religiöse Fragen sind), ist der Mensch auch ein religiöses Wesen. Doch nicht jeder kann diese Dimension erkennen oder für sich wahrnehmen.
4. **Gesundheit** ist mehr als „Abwesenheit von Krankheit". Gesundsein heißt, ein (wenn auch bedingtes) gelingendes Leben führen zu können, trotz erschwerender Umstände.
5. Gesundheit ist lernbar, und sie ist lebensbegleitende Aufgabe im Bereich aller Aktivitäten des täglichen Lebens (ATL), auf allen Ebenen der Lebenswelt.
6. Die grundlegende Motivation der **Pflege** ist der Mitmensch; je nach dem Maß und der Art der notwendigen Hilfe sind die Bereiche Gesundheitsbildung, Gesundheitsförderung bzw. -erhaltung, Kranksein und Krankbleiben (Sterben) oder Wiedergesundwerden betroffen.
7. Die *Kategorien der Pflege* sind:
   - Selbsthilfeanteile: Anleiten und Begleiten der Hilfe zur Selbsthilfe;
   - pädagogische Anteile: Lehren, Bilden;
   - ressourcenorientierte Anteile: Hervorlocken, Aktivieren, Stützen der inneren Kräfte und Möglichkeiten (Hoffnung, Vertrauen) sowie Informieren über und Inanspruchnehmen von äußeren Ressourcen;
   - Begleiten in Krisensituationen: im Leiden, bei chronischem Kranksein, im Sterbeprozeß;
   - Unterstützen der ATL dort, wo Eigenaktivität eingeschränkt ist, bzw. Übernehmen dort, wo diese nicht (mehr) zur Verfügung steht.
8. Pflege als Teil des gesamten Gesundheitswesens ist nur *interdisziplinär* zu sehen, da bei vielen Problemen nur eine multidisziplinäre Problemlösung echte Hilfe bringen kann.
9. *Berufliche Pflege* muß mit der Laienpflege zusammenarbeiten, denn nur im Miteinander können die anstehenden Gesundheitsprobleme gelöst werden. Gleichzeitig muß sie sich aber auch klar von dieser abgrenzen und unterscheiden durch eine besondere Qualifikation.
10. Pflegen ist eine Kunst, Nächstenliebe und Helfenwollen sind ihre Motivation. Professionelle Pflege ist die Kultivierung dieser menschlichen Anlage. Das Ziel ist eine *Kultur der Pflege*, die auf wissenschaftlichen Erkenntnissen abgestützt ein eigenes Pflegeverständnis entwickelt.

Weiterführende Literatur

Aktuell 94. Das Lexikon der Gegenwart. Harenberg, Dortmund 1993

Bennis, W., B. Nanus: Führungskräfte. Die vier Schlüsselstrategien erfolgreichen Führens, 5. Aufl. Campus, Frankfurt/M. 1992

Capra, F.: Wendezeit. Bausteine für ein neues Weltbild. Scherz, München 1992

Dätwyler, B., U. Lädrach: Professionalisierung der Krankenpflege. Recom, Basel 1987

Garhammer, E.: Menschenbilder. Impulse für helfende Berufe. Pustet, Regensburg 1989

Gebser, J.: Ursprung und Gegenwart, Beitrag zur Geschichte der Bewußtwerdung, 3 Bde. Deutscher Taschenbuch Verlag, München 1992

Gesundheit für alle „2000". Ziele der „Gesundheit für alle". Weltgesundheitsorganisation, Genf 1986

Juchli, L.: Heilen durch Wiederentdecken der Ganzheit, 5. Aufl. Kreuz, Stuttgart 1993

Juchli, L.: Ganzheitliche Pflege. Vision oder Wirklichkeit, 3. Aufl. Recom, Basel 1993

Lissner, A., R. Süssmuth, K. Walter: Frauenlexikon. Herder, Freiburg 1991

Mäckler, A., C. Schäfers: Was ist der Mensch. 1111 Zitate geben 1111 Antworten. DuMont, Köln 1989

Marriner-Tomey, A.: Pflegetheoretikerinnen und ihr Werk. Recom, Basel 1992

Nager, F.: Zwiespalt und Wandlung des Arztes. Schweiz. Ärzteztg 65 (1984) H. 3

Schipperges, H.: Homo patiens. Zur Geschichte des kranken Menschen. Piper, München 1985

Schipperges, H.: Der Arzt von morgen. Severin & Siedler, Berlin 1981

Tournier, P.: Bibel und Medizin. Wege zu einer menschlicheren Medizin, 6. Aufl. Humata, Bern o. J.

Vester, F.: Neuland des Denkens. Deutscher Taschenbuch Verlag, München 1993

2 Der Mensch – Wesensmerkmale und Lebenswelt

2.1 Was/wer ist der Mensch?

„‚Krummes Holz' – das war für den Philosophen Immanuel Kant (1724–1804) der Stoff, aus dem der Mensch gemacht ist. An diesem Holz haben vor ihm und nach ihm Legionen von Dichtern und Denkern gehobelt, um zu ergründen, was sein Kern wohl sei und was es im Innersten zusammenhält.

Der Mensch ist ‚... ein nicht festgestelltes Tier ...' (Friedrich Nietzsche), ‚... ein soziales Tier ...' (Charles Darwin), ‚... ein anbetendes Tier ...' (Charles Baudelaire) – diese Zitate sind in gewissem Sinne repräsentativ, denn wenn Menschen über sich selbst nachdenken, bemühen sie sich fast übereinstimmend, ihre Verhältnisse in dreierlei Hinsicht zu klären: Der erste Aspekt zielt auf Abgrenzung von anderen Lebensformen. Der zweite Aspekt richtet sich auf menschliches Miteinander, also auf die Erscheinungen des kulturellen und sozialen Lebens. Der dritte Aspekt zielt auf Transzendenz, auf jene Sphäre jenseits unserer Erfahrung und unseres Bewußtseins, in der auch das Göttliche angesiedelt wird" (Mäckler u. Schäfers 1989).

Damit sind die drei *Grundformen menschlichen Seins* angesprochen. *Zum ersten* ist der Mensch zuerst und vor allem ein Wesen, das sich selbst entsprechen muß. Er ist gleichsam seine eigene „Metapher" (Bild, bildlicher Ausdruck), und es gibt nur die je eigene Art, wie er sein **Selbstbild** erfüllen muß – vielleicht auf nicht vorher absehbare Weise, vielleicht auf Umwegen –, um „der zu werden, der er werden soll".

„Der Mensch kann **Ich** sagen und meint damit das was ist", sagt Martin Buber. Damit entscheidet er, wohin er gehört und wohin sein Leben gehen soll oder eben nicht gehen soll (er grenzt sich ab). Diese Abgrenzung kann aber keine absolute sein, denn auf dem Weg, den der Mensch geht, begegnet ihm das **Du**. Womit der *zweite* und der *dritte Aspekt* angesprochen sind. Der Mensch kann/muß mit diesem Du, das ihm entgegentritt, in Beziehung treten. Denn „alles wirkliche Leben ist Begegnung" (Buber). In der Begegnung/Beziehung beeinflußt der Mensch die Welt und wird von ihr beeinflußt. Welt ist immer das Gegenüber, der andere Mensch. **Welt** ist aber auch der Ort, wo man arbeitet, verhandelt, organisiert, wirtschaftet, gestaltet (oder verunstaltet). Diese Linien der Beziehung, sagt Martin Buber, schneiden sich im ewigen Du, die Menschen haben ihm viele Namen gegeben, die einen sprechen von **Gott**, andere vom Unbedingten oder von einem höheren Wesen.

Diese Bezogenheit des Menschen ist in Abb. 2.**1** dargestellt; die Beziehungsfelder (ausgehend von der Personmitte) zeigt Abb. 2.**2**.

Als **geistiges Wesen** (in dem der Mensch sich grundsätzlich vom Tier abgrenzt) erfährt der Mensch sein *Personsein*.

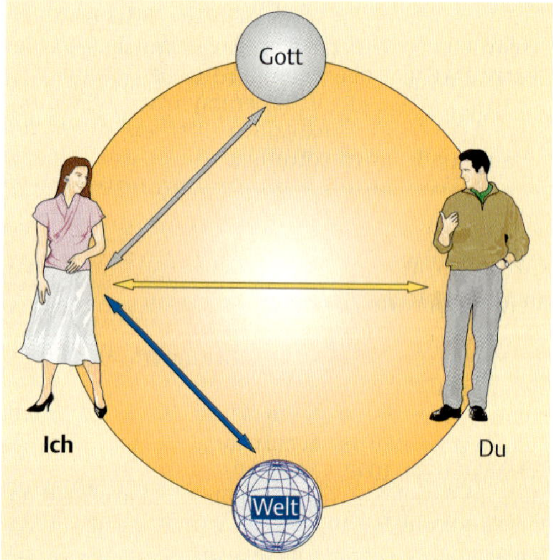

Abb. 2.**1** Die dreifache Bezogenheit des Menschen. Ich stehe in dialogischer Beziehung zum Du. Du verstanden als Welt, Mitmensch, Gott (höheres Wesen).

Der Mensch ist als Person
- bezogen auf sich selbst – Wesensmerkmale des Menschen;
- bezogen auf die Welt, in der er lebt – Umwelt und Mitwelt sowie im transzendenten Bezug auch zur Überwelt.

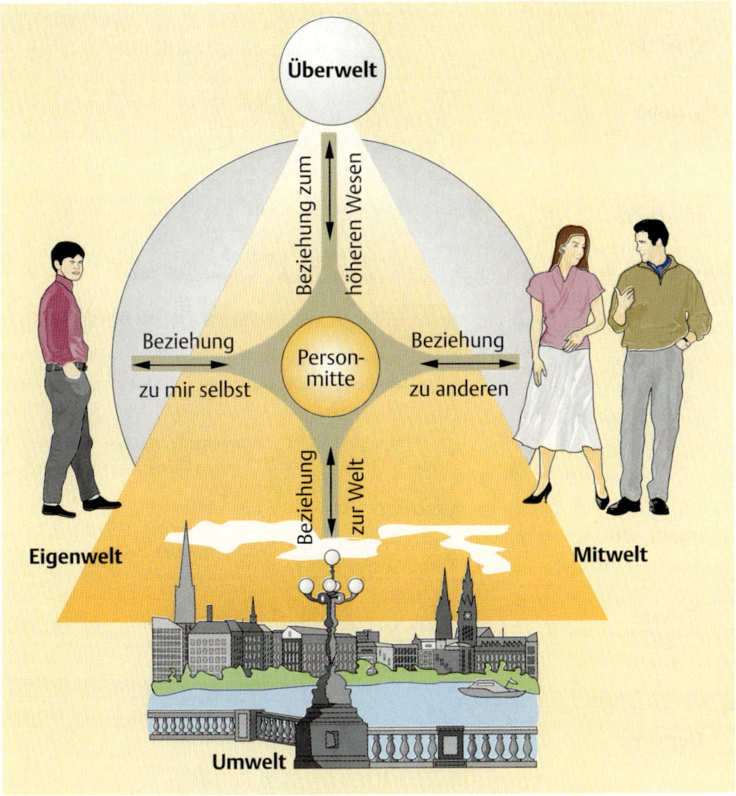

Abb. 2.**2** Die Beziehungsfelder des Menschen. Ausgehend von der eigenen Personmitte steht der Mensch in Beziehung zu sich selbst (Eigenwelt), zu den anderen Menschen (Mitwelt), zur Welt als Ort des Lebens (Umwelt) und zu einem ewigen Du (Überwelt).

Dazu wenden wir uns im folgenden zuerst dem *Körper-Seele-Geist-Problem* zu. Damit sind Begriffe angesprochen, denen wir im Alltag der Pflege immer wieder begegnen:

- der *Körper:* in der Körperpflege, Körpersprache, den Körperfunktionen, in körperlichen Störungen und Mißempfindungen usw.;
- aber auch der *Leib:* in der Leiblichkeit und im Leibbewußtsein, in der Leibhaftigkeit, in der wir Menschen erfahren;
- die *Seele/Psyche:* in der seelischen Gestimmtheit, in der psychischen Betreuung;
- der *Geist:* in den geistigen Ausdrucksformen (z. B. der Sprache), dann aber auch in Begriffen wie spirituell, transzendent.

2.2 Leib – Seele – Geist

▪ „Die Grunddimensionen des menschlichen Lebens sind von alters her: Körper, Seele und Geist. Auch wenn die Seele in der philosophischen Tradition einmal mehr dem Körper (im Sinne des beseelten Leibes) und einmal mehr dem Geist (im Sinne einer geistigen Seele) zugerechnet wurde und eine scharfe Abgrenzung dieser Bereiche immer umstritten war, lassen erkenntnistheoretische Überlegungen einen unkritischen Übergang von der biologischen auf die psychologische oder kommunikative Ebene nicht zu. Jeder Bereich hat seine eigene Logik" (Daniel Hell). ▪

Jeder Bereich steht zwar für sich, aber auch in Beziehung zu allen anderen, durchdringt diese und wird selber durchdrungen.

In diesem Sinn gibt es keine abgegrenzten Ebenen, keine Bereiche, die sich scharf voneinander abtrennen ließen, und dennoch spricht man vom *Aufbau des Menschen*. Wir meinen damit eine Systematisierung, die uns helfen kann, die ineinandergreifenden Schichten oder Stufen als solche wie in ihrem Zusammenwirken zu verstehen. In Abb. 2.**3** ist dieser Aufbau in Beziehung gesetzt zu den verschiedenen Bereichen (Kategorien) menschlichen Seins.

Der **menschliche Leib** in seiner Gestalt (Gestaltleib) trägt alle Bereiche in sich und übersteigt sie ganzheitlich. Das heißt, jeder Bereich

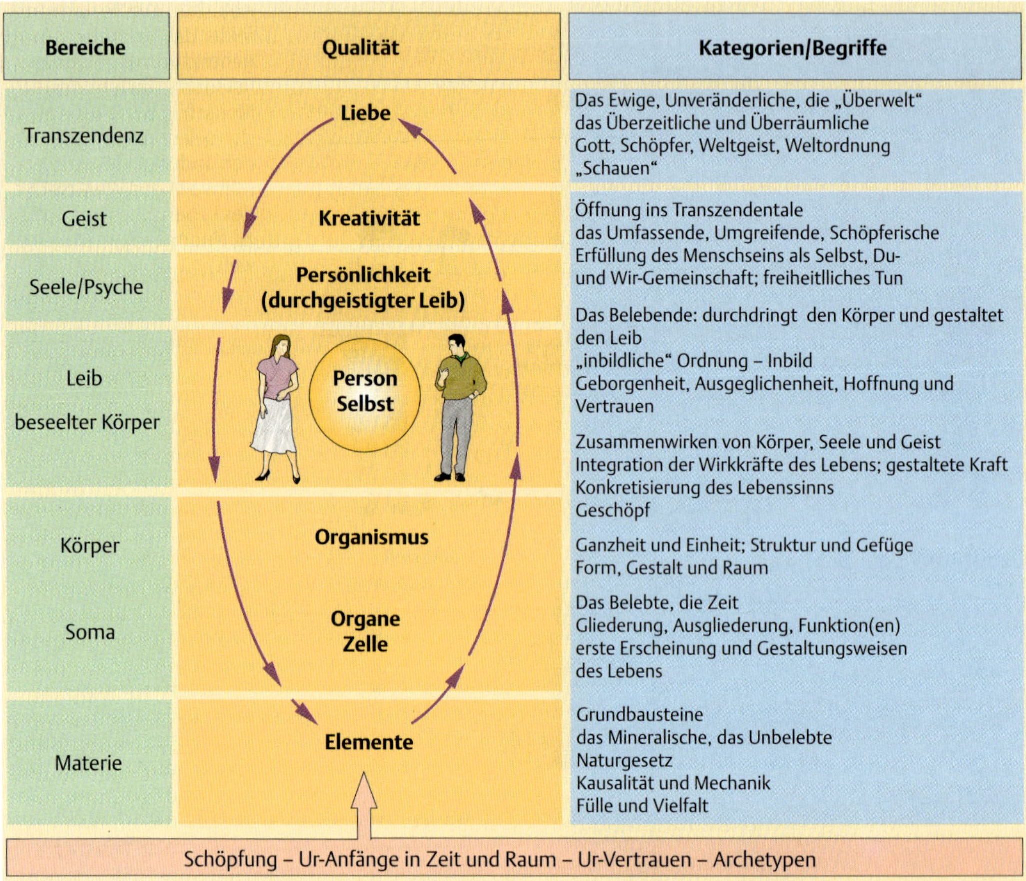

Abb. 2.**3** Aufbau und Beziehungssystem des Menschen (nach A. Vogel).

steht in Entsprechung zu den anderen. In diesem Sinn gibt es kein Unten und Oben, sondern nur ein Ganzheitlich-Einheitliches.

Obwohl Leib – Seele – Geist als Einheit untrennbar sind und der Mensch um diese Ganzheit weiß, kann er nicht darauf verzichten, die Teile im einzelnen zu beschreiben.

2.2.1 Strukturen, Systeme

Materie

Materie ist nichts eindeutig Bestimmbares, denn die Atomphysik lehrt uns, daß sie sowohl *Teilchen* als auch *Welle* ist. Das Wesen der Materie ist *Bewegung* (in ihrer Schwingung), und diese Bewegung ist unaufhörliche Verwandlung und unaufhörliche Änderung ihrer Schwingungsfrequenz. So betrachtet ist Materie nicht

■ „ein für allemal Da-Seiendes oder So-Seiendes, denn, wenn ich z. B denke, verwandeln sich Teilchen meiner Gehirnsubstanz, also Materie, in Energie, und diese Energie arbeitet als Bewußtsein, und Bewußtsein ist Geist. Ich sende Geist-Wellen aus, und sie können eine Veränderung der Materie in den Gehirnen meiner Leser bewirken. Längst ist mir klar, daß Materie Manifestation von Geist ist und sich unaufhörlich in unseren denkenden Gehirnen zu einer neuen Art des Seins verwandelt. Und was wird nach dem Sterben des Menschen aus dem Menschen? In der Atomphysik spricht man davon, daß Materie-Teilchen sowohl zerstörbar wie unzerstörbar sind“ (Luise Rinser). ■

Materie an sich ist sterblich. Aber da Materie in sich auch Verwandlung ist, bedeutet der Tod des Leibes *Verwandlung*. Mit anderen Worten: Tod bedeutet Befreiung unseres Geistleibes aus dem materiellen Leib, Aufwachen in ein anderes Bewußtsein. In der christlichen Terminologie spricht man dann von Auferstehung. Das ist der Punkt, an dem wir die Ebene des materiell Faßbaren verlassen und in die geistige Welt des Glaubens (oder eben des Nichtglaubens) eintreten.

Zellen und Gewebe

Die *Zelle* ist die grundlegende Einheit des Lebens. Sie ist die kleinste Ansammlung von Materie, von der gesagt werden kann, daß sie lebt. Jede Zelle baut sich aus vier verschiedenen Elementen auf: dem Kern, der Kernmembran, dem Zytoplasma und der Zellmembran. In den Zellen herrscht eine hochwirksame chemische Aktivität, die dem Stoffwechsel (Metabolismus) dient. Zellen (einzellige Organismen) vermehren sich durch Teilung, Mitose genannt. *Gewebe* entstehen durch Differenzierung und Spezialisierung von Zellen. Der menschliche Körper schließlich ist eine hochkomplizierte Organisation aus Millionen von Zellen, die sich zu Zellverbänden (Gewebe) zusammengeschlossen haben. Je nach Funktion unterscheiden wir verschiedene Gewebearten:

- Das *Epithelgewebe* erfüllt Schutzfunktion; es bedeckt die innere und äußere Körperoberfläche.
- Das *Muskelgewebe* ermöglicht Bewegung und Koordination einzelner Bewegungsabläufe.
- Das *Nervensystem* leitet Informationen (Impulse) von einem Körperteil zum anderen.
- Das *Bindegewebe* verbindet die verschiedenen Strukturen oder übt Schutzfunktion aus.

Organe und Organsysteme

Organe sind Funktionseinheiten, die in gegenseitiger Abhängigkeit funktionieren. Jene Organe, die zusammenwirken, bilden ein System, das *Organsystem*. Die Organsysteme übernehmen die entsprechenden lebenserhaltenden Funktionen und Aktivitäten. Man spricht hier von Lebensaktivitäten oder von *Aktivitäten des täglichen Lebens* (ATL) bzw. von *Regelkreisen*.

- Das *Atmungssystem* ermöglicht in seiner Funktion des Atmens den Sauerstoff- und Kohlensäureausgleich.
- Das *Herz-Kreislauf-System* ermöglicht die konstante Blutverteilung und Zirkulation.
- Das *Verdauungssystem* dient der Nährstoffaufnahme, der Assimilation und der Ausscheidung der Schlacken.
- Das *Urogenitalsystem* ist ein Ausscheidungssystem, das u.a. der Regulierung des Flüssigkeits- und Elektrolythaushaltes dient.
- Das *endokrine System* besteht aus mehreren Drüsen zur Bildung und Regulierung der Hormone, chemischer Wirkstoffe, die für den Aufbau des Organismus (Wachstumshormone), die Fortpflanzung (Geschlechtshormone) und die Lebenserhaltung (Regulatoren) verantwortlich sind.

2.2.2 Körper, Leib

Der Körper

Der Körper ist das Instrument unserer Anwesenheit in der Welt. Es ist eine Erfahrungstatsache und eine Selbstverständlichkeit, daß der Mensch einen Körper hat. Er ist ein *körperlich existierendes Individuum*, das typische körperliche Merkmale hat, so den Körperbau, die Körperbewegung. Wenn wir von seinem Erscheinungsbild sprechen, meinen wir hingegen die *leibliche Ausdrucksweise*, also das, was der Mensch individuell ausdrückt. Der Körper unterliegt biologischen Gesetzen und läßt sich beschreiben. Körperliche Vorgänge lassen sich messen und exakt bestimmen. Der Körper ist, oberflächlich betrachtet, auch der Bereich unseres Menschseins, der sich am besten darstellen läßt, und wir meinen denn auch, ihn gut zu kennen: Wir können seine Länge angeben, das Gewicht, den Umfang. Wir kennen auch die Konstitution, die Beschaffenheit der Haut usw. Wir können ihn im wahrsten Sinn des Wortes „begreifen". Wir definieren Menschen oftmals sogar nach ihrer Körperlichkeit (die Typologie nach Kretschmer ist am Körper orientiert). Wir sind auch vom Körper abhängig, wir können ihn nicht wählen. So kommt es, daß es Menschen gibt, die mit ihrem Körper nicht zufrieden sind, und sei es nur, daß ihnen die Nase zu lang ist; andere fühlen sich in ihrem Körper nicht zu Hause, sie fühlen sich gestört oder in Grenzen gehalten („Der Geist ist willig, aber das Fleisch ist schwach", Mt. 26,41).

Der Körper ist auch der Bereich, durch den wir Lust und Freude, andererseits aber auch Schmerzen und Leid erfahren. In ihm melden sich Lebensbedürfnisse wie Hunger und Durst, Schlafen und Wachen usw. In einzelnen Bereichen fungiert der Körper als Instrument unseres Willens; in anderen arbeitet er ohne willkürliche Einwirkung, also unwillkürlich, steuert selbst die Vorgänge, die für sein Bestehen von Bedeutung sind.

Wir haben nicht zu allen Vorgängen, die in unserem Körper ablaufen, das gleiche Verhältnis. Viele Menschen entwickeln ein zwiespältiges Gefühl zu ihrer Körperlichkeit. Das kommt auch daher, daß wir die Vorgänge in unserem Körper nicht selbstverständlich als identisch mit unserem Ich erfahren. Die Nahtstelle zwischen dem *Körper, den ich habe*, und dem *Leib, der ich bin*, kann jedoch z.B. in der therapeutischen Körperarbeit wie Eutonie, Rolfing, Bioenergetik usw. (Körpererleben S. 142) in der Weise erlebbar gemacht werden, daß die Pflege des Körpers und die Sorgfalt für die Gesamtheit der Körperlichkeit wieder mehr mit uns selbst in Beziehung stehen.

Der Leib

Der Leib (altgerm. lib = Leben) meint etwas „dem Leben Zugehöriges". Diese Bedeutung finden wir noch in Wendungen wie *leibeigen* („mit dem libe eigen" = dem Leben zugehörig) oder *Leibgedinge* (auf Lebenszeit ausbedungenes Einkommen).

Auf die Verwendung des Wortes im Sinne des Körperlichen beziehen sich z.B. *leibhaftig* (wirklich selbst) oder *leiblich* (blutsverwandt). Bezeichnenderweise wird „Leib" auch gebraucht, wenn es um den Unterbauch des Menschen geht: *Leibschmerzen, Leibesfrucht*. Schon in frühester Zeit wurde der Bauch mit dem Leben an sich in Beziehung gebracht. Die *Leibwache* war typischerweise für das Leben von Fürsten oder sonstigen Würdenträgern verantwortlich.

In diesen Wortbedeutungen wird offenbar, daß mit Leib *der beseelte bzw. der mit Leben erfüllte Körper* gemeint ist.

Wer dem Leib dient, dient dem Leben. Denn der Leib ist in sich auch Ausdruck des Lebens in seinem Werden. Wir sind **Leib in der Zeit,** Werdende im Kontinuum von Geburt und Tod. Der Leib erzählt die Geschichte (Biographie) des Menschen, er zeigt an, daß ich nicht eine Geschichte habe, sondern *daß ich diese Geschichte bin*. Meine Haltung, meine Bewegung, mein Ausdruck – jede Falte, jede Narbe und jede körperliche Fehlhaltung – sind Zeugen meines Gewordenseins: Ich bin Säugling, Kind, Jugendliche(r), Erwachsene(r), Betagte(r). Immer bin ich einverleibte Geschichte; Wachsen und Werden, meine Lebenszeit sind im Körper sichtbar: Als Leib in der Zeit *bin ich der beste Zeitmesser*.

Der Leib wird zum Ausdruck unseres *Gestaltwandels im Ablauf* von der Zeugung bis zum Tode. Dieses Werden und Vergehen zeigt sich als
- Gestaltentfaltung in der Embryonalperiode,
- Gestaltreifung bis zur Lebenshöhe,
- Gestaltwelkung im Alter.

Im Leibe wird sichtbar, was dem Körper widerfährt:
- Jugend und Vitalität,
- Gesundheit und Lebenszugewandtheit,
- Alter und Verlangsamung,
- Krankheit und Abhängigkeit.

2.2.3 Psyche, Seele, Geist

Diese drei Bereiche vermengen sich in unserem oft ungenauen Sprachgebrauch, nicht zuletzt deshalb, weil unser Weltbild auf unterschiedliche religiöse und philosophische Wurzeln zurückgeht. Seele und Geist lassen sich nicht so leicht definieren wie der Körper. Hinzu kommt, daß unter dem Begriff Leib seelische Ausdrucksformen bereits angesprochen wurden.

Psyche

Das Wort Psyche ist aus dem Griechischen entlehnt: „psȳchē" = Hauch, Atem; auch: Seele als Träger bewußter Erlebnisse. *Psychisch* bedeutet deshalb „zur Seele gehörig"; also Psychose = seelische Störung; Psychiater = Facharzt für seelische Krankheiten; Psychologie = Lehre von den Erscheinungen und Zuständen der Seele usw.

In der sprachlichen Bedeutung steht Psyche für die Gesamtheit jener Vorgänge und Funktionen, die im Gegensatz zum Seelischen *objektiviert* und *naturwissenschaftlich erfaßt* werden können.

Hier setzt die Psychodiagnostik an. Sie ist ein Instrument, um typische psychologische Charakteristika eines Individuums zu erfassen, ggf. zu messen: psychologische Tests, z.B. zum Erfassen von Persönlichkeitsmerkmalen sowie Vorgänge des Erlebens und des Verhaltens.

Seele

Seele ist, nach der Aussage der Bibel, etwas Geschaffenes, Geschöpfliches. „Gott schuf den Menschen als eine lebendige Seele" (Gen. 2,7). Sie ist, um sich ausdrücken zu können, auf den Körper angewiesen. Ihre Sprache ist die Sprache der Bilder und der Träume, oder sie bedient sich des Körpers: So kommen z.B. Trauer (Seele) und Tränen (Körper) zusammen. Umgekehrt geht es der Seele gut, wenn es auch dem Körper gut geht, also dann, wenn wir uns nicht bedrängt fühlen, wenn wir frei sind von Zwängen. So könnte man sagen, es gehe der Seele gut, wenn ich von mir sagen kann: „Hier bin ich, und es ist gut so." Ähnlich sagt es Theresia von Avila: „Tu deinem Leib Gutes, damit deine Seele Lust hat, in ihm zu wohnen."

Mit **Seele** oder **Psyche** umschreiben wir den inneren Erfahrungsbereich des Menschen, also das, was er fühlt, sich vorstellt, erinnert, erfährt und erlebt.

Diese Inhalte des „inneren Menschen" lassen sich nicht messen und nicht exakt bestimmen, sondern immer nur qualitativ vergleichend oder unterscheidend benennen. Wir könnten sagen, daß der Ausdruck *Seele* das Ganze der Innenvorgänge erfaßt, während der Ausdruck *Körper* das Ganze der äußeren Erscheinung umschließt, und daß die beiden in der Erfahrung der *Leiblichkeit* zusammenkommen.

Geist

Der Geist ist ein Begriff, der verschiedene Bereiche *mentaler Fähigkeiten* umfaßt: Verstand, Intellekt, Unterscheidungsvermögen, Urteilskraft, Einsichtsfähigkeit, Denkkraft sowie die Fähigkeit, kreative Synthesen zu bilden. Der Geist bedient sich sowohl der körperlichen Funktion des Gehirns als auch der psychischen Reaktionen des jeweiligen Individuums. Der Geist wirkt integrierend zwischen Körper und Seele und ist in der Lage zu ordnen, zu verstehen und das Erkannte umzusetzen. Dadurch gelingt die schöpferische Verarbeitung der Realität. Die Einsichtsfähigkeit und Erkenntnisbereitschaft des Geistes trägt in entscheidendem Maße dazu bei, daß psychische Veränderungen geschehen können. Willenskraft und Willensbekundungen sind ebenfalls *Kräfte* des Geistes.

Es ist auch der Geist, der *Verbindungen* schafft, denn der Geist hat auch kommunikative Aspekte. Es liegt in seinem Wesen, Kontakte herzustellen und Austausch zu ermöglichen. Deshalb ist die *Sprache* eine Ausdrucksmöglichkeit des Geistes und der sprachliche Kontakt eine Form geistigen Austauschs, die dem Menschen gegeben ist, damit Beziehungen und Begegnung möglich sind. Doch nicht nur die Sprache, die sich in Worten artikuliert, ist Ausdruck des Geistes, sondern auch die Schrift, die Kunst, die Technik. So sind denn die *Kulturleistungen* der Menschheit Gegenstand der Geisteswissenschaft.

Daß der Mensch die Fähigkeit hat, zu denken und darüber hinaus über sich selbst und die Welt nachzudenken, ja vorauszudenken, ist eine andere Dimension des Geistes.

Vor allem: Es ist der Geist, der den Menschen zum Menschen macht, der ihn vom Tier unterscheidet und ihm die Möglichkeit freiheitlichen Handelns gibt. Und es ist der Geist, so Martin Buber, der die „Beziehungskraft" des Menschen bewirkt. In „Ich und Du" beschreibt er dies so:

■ „Geist in seiner menschlichen Kundgebung ist Antwort des Menschen an sein Du ... Geist ist Wort. Und wie die sprachliche Rede wohl erst im Gehirn des Menschen sich worten, dann in seiner Kehle sich lauten mag, beides aber sind nur Brechungen des wahren Vorgangs, in Wahrheit nämlich steckt die Sprache nicht im Menschen, sondern der Mensch steckt in der Sprache und redet aus ihr, – so alles Wort, so aller Geist. Geist ist nicht im Ich, sondern zwischen Ich und Du ... Der Mensch lebt im Geist, wenn er seinem Du zu antworten vermag." ■

Dieses Aus-sich-Heraustreten und Antworten-Können ist wohl das tiefste Wesensmerkmal des Menschen.

Zusammenfassend ließe sich sagen: Es ist die geistige Dimension, die dem Menschen ermöglicht, sowohl mit sich selbst in Beziehung zu sein wie auch mit einem Du – Du verstanden als Welt, Mensch und Gott. Und es ist die geistige Dimension, die ihm ermöglicht, seinem Inneren nach außen Ausdruck zu geben: zwischenmenschliche Beziehungen zu gestalten, Spiritualität zu leben und die Welt verantwortlich mitzugestalten.

Menschlichkeit bedeutet demnach menschliches Sein und Wesen, ausgezeugt in der **leiblich-seelisch-geistigen Person,** sich verwirklichend im Denken, Wollen, Fühlen, Handeln, sich entfaltend in Bildung, Sittlichkeit, Kultur, Religion. In den verschiedenen weltanschaulich-religiösen Systemen, besonders in der christlichen Religion, verstanden als personale Verantwortung jedes menschlichen Individuums gegenüber der Menschheitsfamilie und gegenüber Gott (J. Hasenfuss).

2.3 Die Bereiche der Person

2.3.1 Geistigkeit der Person

Den Menschen als **Leib-Seele-Geist-Einheit** zu sehen, heißt ihn als individuelle Ganzheit zu sehen, aber noch nicht als Bezogener zur Welt. Es muß zu den drei Dimensionen eine vierte dazukommen: jene der **Person**; an sie ist der Geist des Menschen gebunden.

So steht der psychophysische Organismus dem Geist gleichsam gegenüber. Seine Organe dienen als Instrument. Sie ermöglichen dem Geistigen, daß es sich ausdrücken kann. Als Werkzeug hat der Körper Nutzwert, er ist Mittel zum Zweck. Der Gegenbegriff von Nutzwert ist die **Würde**.

„Würde kommt der Person allein zu, und sie kommt ihr zu unabhängig von allen vitalen und sozialen Begebenheiten" (Frankl). Davon abzuleiten wäre dann eine der wichtigsten Konsequenzen im Umgang mit dem Menschen, vor allem mit dem Schwerkranken, dem Verunstalteten, dem chronisch Kranken: Der Mensch ist und bleibt ein **Würdewesen**, und dies, wie immer auch sein Körper entstellt oder seine Psyche unangepaßt reagiert. Wer um die Würde weiß, hat auch unbedingte *Ehrfurcht* vor der menschlichen Person, und dies immer, unter allen Umständen und bis zuletzt. Im Zusammenhang mit der „Geistigkeit der Person" hat Frankl das Wort geprägt: „Der Geist wird nie krank ... Die geistige Person kann nicht erkranken, was erkranken kann, sind die Ausdrucksorgane des Geistes im Psychophysikum." Dadurch wird zwar der Ausdruck des Geistes gestört oder gar verhindert, aber anwesend in diesem Menschen bleibt er dennoch. Wer freilich nur den Organismus im Auge hat und nicht auch die dahinterliegende Person sieht, müßte den einmal irreparabel gewordenen Organismus (mangels Nutzwert) als Wegwerfprodukt betrachten, „von der hiervon unabhängigen Würde der Person weiß er ja nichts", so Frankl.

Konsequenz für die Pflege

Für uns Pflegende könnte die Konsequenz viel alltäglicher sein, nämlich: **Bewahren der Würde**, bewußte Ehrfurcht vor dem (wie auch immer „schwierigen" oder verunstalteten) Menschen, die sich in der Begegnung und in den Pflegeverrichtungen äußern müßte, d.h. in der Art und Weise, **wie** wir auf diesen Menschen zugehen, mit ihm und über ihn sprechen usw.

2.3.2 Ausdrucksformen der Person

Der Mensch ist immer Person, aber ob und wie er diese Personhaftigkeit lebt, hängt von seiner individuellen Entwicklungs- und Entfaltungsfähigkeit ab und davon, wie und ob er das ihm *Innewohnende* (Selbstbild S. 26) nach außen auszudrücken vermag. Dieses mein Mich-Ausdrücken (per-sonare) löst beim anderen Menschen immer Resonanz oder Dissonanz aus. Das heißt, wir können uns unserem Wesen gemäß (also stimmig) ausdrücken, oder wir finden nicht „den rechten Ton". Auf solchen Zusammenhang deutet die griechische Wortbedeutung „prospon" hin. Gemeint ist damit die Maske, die sich die Schauspieler vor das Gesicht hielten. Für das Gelingen des Spiels war jedoch nicht die Maske maßgebend, sondern der dahinter stehende, sich ausdrückende Mensch. Es hing alles davon ab, ob er den rechten Ton fand, um seiner Bestimmung (Rolle) einen gültigen Ausdruck zu geben. Analog dazu müßte die Person in ihrem „Sich-Ausdrücken in die Welt hinein" gesehen werden.

Personsein heißt demnach:
- das, was innen ist (Personkern), nach außen ausdrücken zu können, was auch heißt,
- dem eigenen Wesen zu entsprechen und das je Eigene, mir Gemäße zu leben, was im individuellen Lebensstil zum Tragen kommt.

Wo dies geschieht, geschieht Leben in seiner **Individualität** und **Persönlichkeit** als individuelles Menschsein **in und mit der Welt**. Die hinter den Ausdrucksformen stehende Person ist infolgedessen zu sehen als ein
- *geistiges Wesen*, das zusammen mit Körper und Seele eine Ganzheit und Einheit bildet;
- *Individuum*, einmalig und einzigartig in einer je eigenen Identität im höchst persönlichen Ich-Ausdruck;
- *nach außen Gerichteter*, in Kommunikation und verantwortlichem (ant-wortendem) Handeln dem anderen gegenüber, wie auch
- *Bezogener zur Welt*, die er zu gestalten vermag; schließlich als ein Wesen, das
- *sich von der Transzendenz* her, im Glauben, in der Hoffnung, der Sinnfindung begreifen kann.

Das hier Gesagte ist in Abb. 2.**4** zusammengefaßt (s. auch Buber 1983).

2.3.3 Ich-Ausdruck der Person

Wann immer wir den Menschen von seinem Ich her zu begreifen versuchen, tauchen Begriffe auf wie Personalität, Individualität und Persönlichkeit. Tatsächlich versteht sich die Person als *Ich* in verschiedenen Ausdrucksformen, so als
- **Ich bin** = Personalität und Ichbewußtsein,
- **Ich bin ich** = Individualität und Identität,
- **Ich bin jemand** = Persönlichkeit im Gesamt ihres Ausdrucks.

Personalität

In der Aussage „ich bin Person" ist sowohl Äußeres als auch Inneres angesprochen, ja, man könnte dem Menschen – in Anlehnung an Theodor Litt – mit dieser Umschreibung eine Einheitlichkeit und Geschlossenheit des Seins zusprechen, die es sonst in der Welt nicht mehr gibt, die einmalig und einzigartig ist.

Sie findet eben darin ihren prägnantesten Ausdruck, daß es dem Menschen gegeben ist, zu sich selbst „ich" zu sagen. *Ich bin* – das ist nicht nur ein Nachdenken über sich selbst im Sinne von Reflexion und Selbstbewußtsein, sondern es ist jene Fähigkeit des Menschen, das, was an ihm und in ihm vor sich geht, nicht nur geschehen zu lassen oder es abzuwehren, was auch das Tier könnte, sondern er kann alles auf den inneren Mittelpunkt zurückbeziehen und von daher werten und einordnen.

Nicht jede Person besitzt dieses **Ichbewußtsein**, denn auch der Mensch im Embryonalzustand und geistig Umnachtete oder Gestörte sind Personen. Wie immer sich die menschliche Person entwickelt, es ist und bleibt wahr, daß dieser Entwicklungsprozeß ein personaler (im Personkern gründender) ist. Davon ist abzuleiten, daß es weder „Unpersonen" noch „lebensunwertes Leben" gibt.

Individualität

„Ich-sein" heißt ferner Einmaligkeit: einmalig, nicht teilbar, im Tiefsten nicht einmal mitteilbar. Die Person ist etwas *Unteilbares*, sie läßt sich nicht weiter unterteilen, nicht aufspalten, sie ist und bleibt eine Einheit und Ganzheit. Das bedeutet auch, daß sie nicht *verschmelzbar ist*, sie bleibt sie selbst auch in Gemeinschaft. Als solche geht sie auch nicht in einer „höheren Ordnung" auf. Sie kann Mitglied eines solchen Ordnungsgefüges sein, vielleicht hörig und abhängig, aber nie kann sie darin aufgehen. Die Masse steht ihr immer gegenüber. Was als „juristische Person" bezeichnet wird, sind Gruppen und Gemeinschaften, eben keine Personen. Der Mensch, der sich ihnen verschreibt, in ihnen aufzugehen meint, geht höchstens in ihnen unter.

Im Gegensatz zur Person in ihrer Unteilbarkeit ist das Organische sehr wohl aufteilbar (Zellen) und auch austauschbar (Organverpflanzung). Nie aber läßt sich Individualität aufteilen, ein Stück davon wegnehmen oder gar verpflanzen. Der Mensch, der um diese Wirklichkeit weiß, erfährt

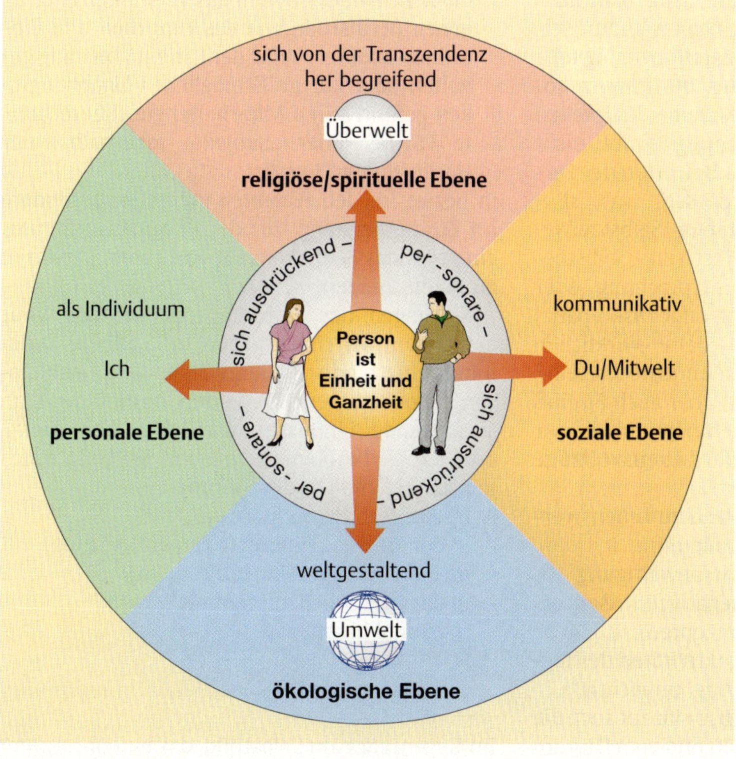

Abb. 2.**4** Die Bereiche und Ausdrucksformen der Person. Person ist dynamisch, will sich ausdrücken (personare), strebt über sich selbst hinaus.

und spricht: **Ich bin ich**. Darin findet er seine ihm zugemessene *Identität* (S. 489).

Dieses „Ich bin ich" meint nicht nur die Einzigartigkeit und Einmaligkeit meiner selbst. Jeder Mensch besitzt diese im gleichen Maß. Es gibt sehr wohl das allgemein Typische „der Mensch ist wie ...", aber keine Typisierung trifft den Menschen als Individuum, das zeigt sich schon an den Lebensgewohnheiten der einzelnen. Zwei Beispiele:

- Jeder Mensch muß essen – die *Eßgewohnheiten* (was, wann, wieviel) jedoch sind individuell und von vielen Faktoren (kulturellen, persönlichen, jahreszeitlichen) abhängig.
- Jeder Mensch muß schlafen – die *Schlafgewohnheiten* (wo, wie lange, wann) aber sind sehr verschieden und von vielerlei Faktoren beeinflußt. Betrachten wir dazu noch den biologisch-psychologischen Aspekt, so erkennen wir mit Leichtigkeit noch zusätzliche Einflußfaktoren (Alter, Stimmung usw.).

Selbstkonzept

Zum Selbstausdruck der Person gehört auch das Selbstbild des Individuums. Dieses Ich- oder Selbstbild bezieht sich auf die Selbstwahrnehmung der Person und umfaßt das Insgesamt seiner *Eigenschaften*. Das sind Einstellungen, Urteile und Gefühle, die sein *Verhalten* bestimmen, sowie die Art und Weise, wie es seine *Fähigkeiten* einsetzt. Die Selbstwahrnehmung bleibt nicht isoliert, sondern bestimmt das Bewerten der Person, also die Wertsetzung dessen, was ist = Selbsteinschätzung. So entstehen Selbstzufriedenheit, Selbstakzeptanz, Selbstwert, Selbstbewußtsein usw. sowie die Entsprechung oder Nichtentsprechung (Kongruenz oder Diskrepanz) zwischen dem *Real-Selbst* (dem wirklichen Selbst) und dem *Ideal-Selbst* (so möchte ich sein). Diese Selbstwahrnehmung hat aber auch Einfluß darauf, wie wir andere wahrnehmen und wie wir sie bewerten. Sie fließt in alle **Lebensvollzüge** mit ein und bestimmt

- die Einstellung zum Leben und zu Lebenswerten wie Gesundheit und Krankheit;
- die Lebens- und Krankheitsbewältigung (es kommt zu positiven oder negativen Krisenverläufen und Bewältigungskonzepten);
- die Wertung der einzelnen Aktivitäten des täglichen Lebens („was ist wichtig, unwichtig").

Im weiteren beeinflußt das Selbstkonzept auch die **Interaktionen** (vom Ich zum Du und vom Du zum Ich). In der Entwicklungsphase wird der Mensch geprägt von Bezugspersonen (im positiven Fall von solchen, die ein Ideal-Selbst verkörpern), umgekehrt prägt jeder natürlich auch jeden anderen. Praktisch heißt das, daß jede Kommunikation (verbal und averbal) von diesem „personalen Selbst" beeinflußt ist. Das *Aufeinandertreffen* von verschiedenen Selbstkonzepten ist im Zusammenleben unausweichlich. Es bestimmt auch die Interaktion: Pflegeperson – Patient.

Beispiel: Ein relativ stabiles „inneres Selbst", erworben durch eine gelungene Sozialisation, bestimmt, wie eine Pflegeperson Ereignisse (die Situation des Patienten, sein Befinden) wahrnimmt und wie sie darauf reagiert: sachlich, situationsbezogen, einfühlsam. Umgekehrt wird ein „unselbständiges Selbst" den Patienten abhängig halten bzw. ein „überhöhtes Selbst" den anderen unter Umständen überfordern. Mit anderen Worten: Das Selbstbild beeinflußt

- den *Denk- und Wahrnehmungsprozeß:* es resultiert ein einseitiges (z.B. krankheitsorientiertes) oder ein ganzheitliches Wahrnehmen;
- die *Verhaltensmuster* und die Art und Weise der Antwort auf Bedürfnisse und Forderungen anderer, entsprechend oder unreflektiert-überstülpend;
- die *Rollenbilder*, sowohl das Verständnis der eigenen Berufsrolle wie das Umgehen und Einordnen anderer: Wird der Patient abhängig gehalten oder zur größtmöglichen Unabhängigkeit geführt? Sind Mitarbeiter gleichberechtigte Partner oder „Subjekte innerhalb einer Hackordnung"? usw.

In bezug auf den *Patienten* gilt es, insbesondere im Zusammenhang mit der Pflegeeinschätzung, ein gesundes Selbstkonzept von einem gestörten zu unterscheiden.

Störungen des Selbstkonzepts können zwar auf beiden Seiten vorliegen, z.B. infolge Erziehungsfehlern oder Fehlentwicklungen. Unabhängig davon ist beim Patienten immer auch an schädigende Einflüsse durch Krankheit, Unfall oder soziale Probleme zu denken. Sie äußern sich je nach Art und Ort der Störung

- im Körperbild (body image),
- in der Rollenausübung (role performance),
- im Selbstwertgefühl (self esteem),
- in der persönlichen Identität (personal identity).

Persönlichkeit

Im Gegensatz zum Selbstbild, das innenbestimmt ist, bestimmt die Persönlichkeit unser *Auftreten nach außen.* So definiert der allgemeine Sprachgebrauch Persönlichkeit vom Eindruck her, den man auf andere macht. Dieser Eindruck kann eine Täuschung sein, aber auf Dauer gesehen wirkt doch das, „was wirklich diesen Menschen ausmacht“: seine individuelle Lebensgeschichte und Sozialisation, sein inneres Wesen (Selbstkonzept S. 26). Die Persönlichkeitstests setzen denn auch hier an. Sie fragen nicht nach Intelligenz und Leistungsvermögen, sondern nach „der Eigenschaftsmannigfaltigkeit der individuellen Person“, das sind Affektivität, soziale Einstellung, Interessen, Neigungen usw.

Man könnte auch sagen: Die Persönlichkeit ist das sich einverleibende Selbstbild.

Davon ist abzuleiten: Das Zentrum unserer Persönlichkeit ist der Personkern, der sich im Ich ausdrückt. Alle Entwicklung zu einer reifen Persönlichkeit hat es deshalb auch immer mit der **Ich-Bildung** zu tun. Jeder Mensch ist zwar bereits von der Geburt an Person, hat aber frühestens nach dem ersten Lebensjahr das *Bewußtsein*, eine eigene Person zu sein. Erst dann bezeichnet er sich selbst mit „Ich“. In dieser Zeit beginnt die Heranbildung der Persönlichkeit. Das Gelingen oder Mißlingen dieser Aufgabe entscheidet, ob und wie der Mensch die Probleme des Lebens und der Welt in Angriff nimmt und bewältigt.

Dennoch wäre es falsch zu sagen, daß diese Bildung eines Tages abgeschlossen wäre. Das Geistige im Menschen setzt sich ein Leben lang mit dem Leiblichen und Seelischen auseinander. Der Geist ist es, der Leben schafft und erneuert. Das heißt dann auch, daß der Mensch unter allen Umständen (und bis zuletzt) wandlungsfähig ist. Sowohl körperliche Abhängigkeit als auch Konfliktspannungen der Seele (z.B. bei Krankheit, Behinderung) können im Licht dieser Perspektive den einzelnen Menschen nicht daran hindern, einen neuen Stellenwert zu finden: Er kann sich neu orientieren, er kann eine neue Ausrichtung finden, er kann neue Selbsthilfekräfte organisieren.

Konsequenzen für die Pflege

Wo Pflegende den Menschen auch von dieser inneren Dimension her sehen können, werden sie leichter Zugang finden zu den **Selbsthilfeanteilen** (Regenerationskräften) des Kranken/Leidenden. Wo es uns gelingt, den Menschen hier abzuholen, wird *Hilfe zur Selbsthilfe* möglich und kann der „lebenschaffende Geist“ zur Wirkung kommen.

2.4 Die Bereiche der Beziehung

Menschsein heißt in Beziehung sein, Person will sich ausdrücken (per-sonare). Sie will aus sich heraus- und *sich selbst gegenübertreten* (**Eigenwelt**). Erst wo der Mensch sich mit sich selbst auseinandersetzt, kann er „er selbst“ werden. Diese Auseinandersetzung geschieht in erster Linie am *Du, das ihm entgegentritt* (**Mitwelt**). Der Mensch braucht das Gegenüber. Ohne dieses „andere Ich“ kann er auch sich selbst nicht wahrnehmen, ja vermag er letztlich nicht zu leben (Experiment zu Parma, 1268: Alle Kinder starben, als man ihnen die Beziehung entzog, S. 491). Martin Buber beschreibt dies in einem knappen Satz: „Ich werde am Du; ich werdend spreche ich Du.“ Dieses zwischenmenschliche Ich-Du ist der Raum, in dem Leben geschieht, weil Kontakt (Stromanschluß) entstanden ist. In solcher Verbindung und/oder Berührung kann etwas Neues entstehen. Buber (der wohl die tiefsten Aussagen zum Thema „Beziehung“ gemacht hat) meint: „Alles wirkliche Leben ist Begegnung.“ Diese Begegnung umschließt auch die **Umwelt**; das ist die Welt der Sinne und der Objekte (die natürliche und die künstliche Umwelt), die den Menschen beeinflussen und die von ihm beeinflußt werden. Und sie schließt auch die Verbindung mit ein zur **Überwelt**; das ist die Weise, wie der Mensch sich von der Transzendenz her versteht.

2.4.1 Humanökologischer Bereich

Bevor wir die Beziehungsbereiche im einzelnen betrachten, möchte ich den Blick aufs Ganze richten. Dazu hilft uns der Begriff der Humanökologie.

■ *Humanökologie* = Lehre von der gesamten Beziehung des Organismus zu seiner Umwelt, bezogen auf den *Menschen* (das Humane). Ökologie (griech. oikos = Haus, Wohnung) = Lehre von der Beziehung zwischen Menschen, Tieren, Pflanzen. Die Ökologie geht davon aus, daß die Beziehungen zwischen Lebensgemeinschaften des lebenden Organismus und ihrem Lebensraum (Biotop), d.h. die Beziehungen in einem abgegrenzten Ökosystem, vernetzt und durch Rückkoppelung, Querbeziehungen und Mehrfachwirkungen gekennzeichnet sind (Pschyrembel). ■

Das heißt: Humanökologie umfaßt

- die *natürliche Lebenswelt*, das ökologische Netz (Zusammenhänge und Verbindungen verschiedener Systeme, die in Austausch und Wechselwirkung stehen) und

- das *menschliche Sozialgefüge*, das Humane/Soziale sowie die *institutionelle Welt* (Infrastruktur, Sozialeinrichtungen).

In diesen Bereichen lebt der Mensch, in ihnen bleibt er gesund oder wird er krank. Gesundheit und Krankheit stehen in unmittelbarer Wechselbeziehung zur Lebenswelt des Menschen.

Das gleiche ist zu sagen zu den *Ressourcen* in der Gesundheits- und Krankenpflege dann, wenn wir Ressourcen auch in Beziehung bringen

zur **Mitwelt:**

- als *Beziehungsnetz:* Familienkreis, Freunde, Bekannte, Nachbarn. Hier liegt das natürliche „*Auffangnetz*" (Beziehungsgefüge) für den abhängigen/hilfsbedürftigen Menschen: Säugling, Kleinkind, Kranker, Behinderter, alter Mensch;
- als *Sozialsystem* = vom Menschen geschaffene Dienstleistungssysteme: ambulante oder institutionelle Einrichtungen und deren Dienste;

zur **Umwelt:**

- Als *Kräfte der Natur* steht uns eine Fülle von Lebens- und Heilmitteln zur Verfügung: Kräuter, Mineralstoffe, Licht, Wasser, Wärme usw.
- Als *Lebensraum und Wohnraum* bietet sie uns Schutz, Geborgenheit und Heimat.

In der heutigen prekären Umweltsituation (Luft- und Wasserverschmutzung, Ausbeutung des Bodens usw.) gewinnt die alte Diätetik wieder neue Aktualität (S. 46 f.). Hier wird unter den Stichworten *Licht* und *Luft, Wasser* und *Boden* der Natur als Lebensraum der höchste Stellenwert für ein gesundes Leben zugemessen. Die Schätze und Ressourcen dieser Lebenswelt gilt es in einer *gesamtheitlichen Gesundheitsbildung* wieder bewußter in unser Denken und Handeln zurückzuholen. In allen diesen Punkten ist bewußte Verantwortung zu übernehmen (private und öffentliche Gesundheits- und Umweltpolitik).

Mitgesehen werden muß schließlich auch die Beziehung zum **Geistigen**. Hier liegt die Fähigkeit des Menschen, seine religiöse Dimension (Gott) zu erkennen, und aus diesem Erkennen heraus seine Fähigkeit zur *Selbsttranszendenz* sowie zur *spirituellen* Ausdrucksweise: vertrauend und hoffend im Dialog zu sein. Darin wurzelt auch das *Gewissen*, im Sinne von „Standort finden" und „Antwort geben" = Verantwortlichkeit für das Gesamt der Schöpfung.

In Abb. 2.**5** sind die verschiedenen Beziehungsbereiche in der Einbindung ins Gesamtgefüge menschlichen Lebens dargestellt. Im folgenden werden die *vier hervorgehobenen Beziehungsbereiche* kurz erläutert.

Humanökologische Weltorientierung

Eine humanökologische Weltorientierung umfaßt also den Umkreis dessen, was vom Menschen als Inhalt seines **konkreten Lebensraumes** erlebt wird; es ist das Feld der Gegebenheiten, mit denen er in Kommunikation tritt und innerhalb derer sich sein Leben abspielt. Zu dieser Welt gehören Himmel und Erde, Landschaft und Tiere sowie die Dinge, die der Mensch gemacht hat (Einrichtungen und Werkzeuge, Wohn- und Kulturräume, Erzeugnisse der Kunst und der Wissenschaft). Es gehören dazu die Menschen, mit denen wir zusammenleben, die wechselnden Ereignisse und die dauernden Zustände, die unser Leben bewegen (Biographie).

2.4.2 Personaler, individueller Bereich – Eigenwelt

Eigenwelt ist individuelle, personale und eigene Welt; Erbgut und Anlage gehören dazu. Als *Erlebniswelt* ist sie zugleich in Verbindung zur viel größeren Welt, in und aus der der Mensch gründet; sie ist wesentlich auch *Innenwelt*. Aus Erleben (außen) und Rückgebundenheit (innen) erwächst allmählich das individuelle *Weltbild*, das in seinen Inhalten und Strukturen im letzten immer bezogen bleibt auf dieses individuell erlebende und werdende Selbst, das sich einen *Standpunkt* und *Standort in der Welt* erschafft. Hier geschieht Austausch und Wechselwirkung zwischen Eigenwelt und Mitwelt, die ein Leben lang der Gestaltung bedarf.

In diesem Werden erforscht der Mensch seine Möglichkeiten und die Grenzen seiner selbst im Wechsel zwischen positiver Selbsterhaltung und negativer Selbstsucht. Der junge Mensch erprobt seine Kräfte, wägt ab und probiert, was geht und was nicht geht. Auf diesem Weg lernt er sich selbst kennen: zunächst das Erlebnis seiner Einmaligkeit (Individuum sein), dann seine Fähigkeit zu wählen, zu entscheiden und zu verantworten. Darin formt sich individuelles Personsein aus in seiner jeweils eigenen Fülle und Unverwechselbarkeit. Im so geglückten Selbstwerdungsprozeß (viele sprechen von Selbstverwirklichung; Jung gebraucht den Begriff Individuation – Prozeß der Reifung und Differenzierung der Person –, was der Tatsache besser entspricht) nähert sich der Mensch mehr und mehr seiner eigenen Bestimmung und gewinnt dabei *Lebendigkeit* und *größere Freiheit* in der Entscheidung für den eigenen Weg, in der Verantwortlichkeit für das eigene Da-

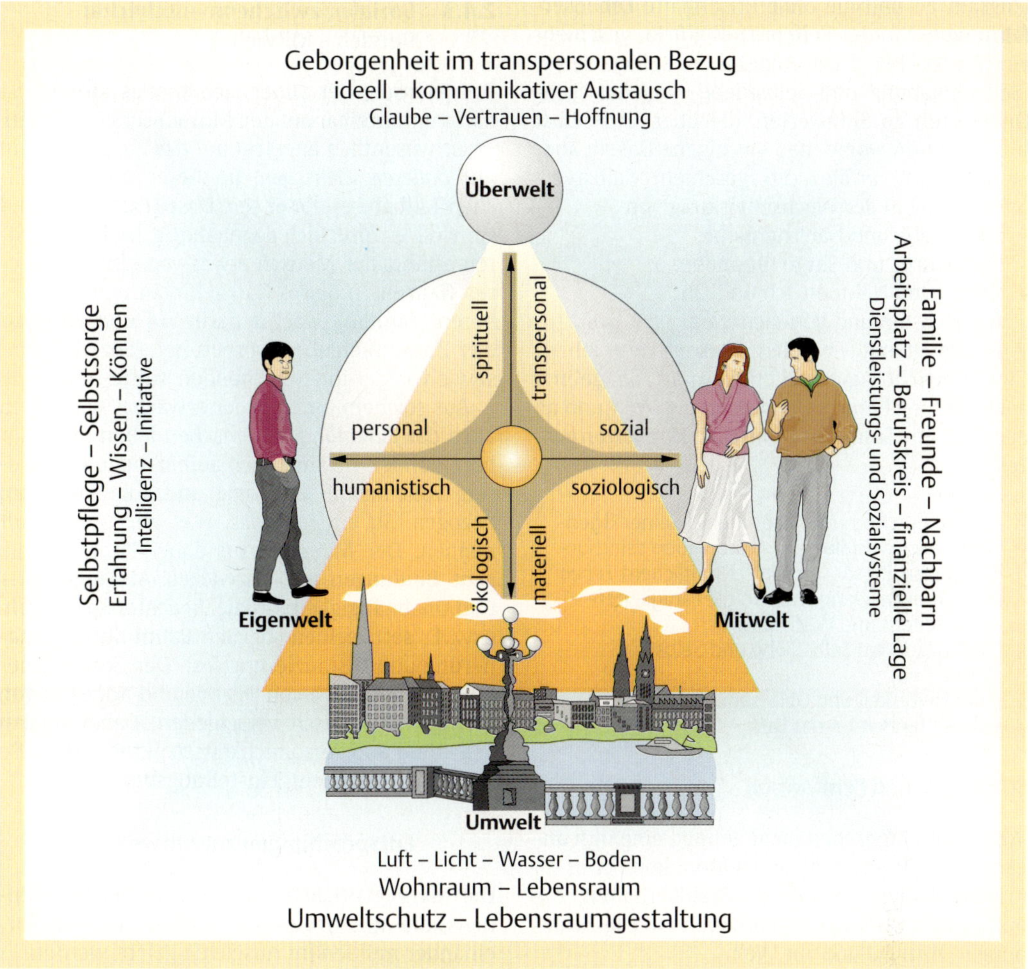

Abb. 2.**5** Humanökologische spirituelle Einbindung des Menschen. Es ergeben sich vier Beziehungsbereiche mit jeweils eigenen Ressourcen und Gestaltungsmöglichkeiten.

sein (Wesensgehorsam) und in der Gestaltung seines *Lebensstils*.

Dieses Streben individuellen Selbstseins greift aber zugleich über das Individuelle hinaus und richtet sich auf etwas außerhalb. Das entspricht der Wesensbestimmung des Personseins (Menschsein im personalen Sinn = per-sonare = über sich hinausgehen = hindurchtönen durch das eigene hindurch). Guardini hat das einmal so ausgedrückt: „Ich kann nicht ich selbst werden, wenn ich mich nicht hingebe an das, was ich nicht bin ... Ich kann mich lebendig verwirklichen nur wenn ich über mich hinausgehe ... zu den Dingen, zu den Menschen, zu den Ideen, zu den Werken und Aufgaben" (Guardini 1991). Frankl (1991) spricht in diesem Zusammenhang von *Selbsttranszendenz*, wenn er sagt, daß der Mensch sich nur in dem Maß verwirklichen kann, „in dem er seinen Sinn erfüllt, draußen in der Welt, aber nicht in sich selbst"; dies deshalb, weil Menschsein „über sich selbst hinaus auf etwas verweist, das nicht wieder er selber ist, auf etwas oder auf jemanden, auf einen Sinn, den es zu erfüllen gibt, oder auf mitmenschliches Sein, dem er begegnet" (s. auch Buber 1983).

Entsprechungen zur Eigenwelt

Der heranwachsende Mensch muß sein Ich aufbauen, er muß sich Selbständigkeit, Unabhängigkeit und Freiheit in einem oft schmerzhaften Prozeß erwerben. Die Lebensreife wächst ihm nur langsam zu und nie ohne krisenhafte Lebenserfahrungen. Wo der Reifeprozeß glückt, geschieht ein Zweifaches: das Annehmen seiner selbst (Selbstbejahung und Selbstliebe) *und* das Sich-Orientieren an Sinnwerten, die über sich selbst hinausweisen, von denen das eigene Dasein aber Sinnerfüllung erfährt. So geschieht Selbstverwirklichung in der Wechselwirkung von

- Selbstliebe und Nächstenliebe,
- Selbstsorge und Sorge für andere,
- Geben und Nehmen, Ich und Du,
- Auf-sich-hin und Von-sich-weg.

Wo dies gelingt, wo der Mensch ein labiles Gleichgewicht herzustellen vermag, da gelingt auch entsprechendes Handeln in der Welt und an der Welt im Sinne von *ethischer Verantwortlichkeit.*

> Die Entsprechung des Menschen zu seiner **Eigenwelt** ermöglicht ihm die Ausformung seines individuellen Personseins in freiheitlichem *Leben und Verhalten.* Darin wurzeln die Fähigkeiten
> - des Reifens und Wachsens,
> - der gesunden Selbstliebe und Selbstannahme,
> - der Heiterkeit und Gelassenheit,
> - der Offenheit für das Du.

Störungen und Fehlformen

Wo es dem Menschen nicht gelingt, eine ihm angemessene Position einzunehmen, kommt es zu Krisen, Störungen und/oder Fehlverhalten, die immer auch Auswirkungen haben auf die Beziehungen zum Du und zur Welt.

Fehlformen auf der Ich-Seite sind:

- *Das zu große Ich.* Der egozentrische (egoistische) Mensch lebt aus seinem Ich (außen) ohne Bezug zum Selbst (innen). Was er als Anspruch auf „Selbstverwirklichung" deklariert, hat deshalb zu seinem innersten Wesen keine Beziehung, ist *bloße Ich-Aufblähung* und *Ich-Bezogenheit.* In dieser Egozentrik kann er weder sich selbst begegnen noch Kontakte nach außen pflegen. Er gerät mehr und mehr in die Isolation, in Abwehr- und Verteidigungshaltung.
- *Das zu kleine Ich.* Der unter Minderwertigkeitsgefühlen Leidende kann sein zu schwaches Ich nicht abgrenzen, fühlt sich der Welt und den Unbilden preisgegeben und schwankt infolgedessen zwischen *Anpassung* (in deren Folge die Resignation nicht ausbleiben kann) und *Abwehr*, die je nach Situation als *Defensive* (Rückzug) oder *Aggression* durchbricht.

2.4.3 Sozialer, zwischenmenschlicher Bereich – Mitwelt

Der Mensch, der „über sich hinaus strebt", ist darin unmittelbar auf den Mitmenschen bezogen. Er ist wesentlich angelegt auf das *Zusammensein mit anderen Menschen.* In dieser mitmenschlichen Teilhabe erlebt er sein Dasein als erfüllt und sinnvoll, er fühlt sich dazugehörig. Im Dazugehören erfährt der Mensch etwas von einem größeren Ganzen. In dieses Ganze hinein wurde er geboren (Familie), wächst darin auf und wird für das Zusammenleben vorbereitet (Sozialisation) sowie von der ihn umgebenden Kultur bestimmt.

Aus solchem *Miteinander* erwächst schließlich auch das *Füreinander.* Menschen leben nicht nur miteinander, sie sind auch aufeinander angewiesen, voneinander abhängig und aufeinanderhin bezogen. So entsteht das, was wir *Gesellschaft* nennen. Der Mensch baut dabei Kontakte auf, geht Bindungen ein, entwickelt Abhängigkeits- und Unabhängigkeitsrituale, beachtet Spielregeln usw. Er setzt seinen sozialen Raum durch Annäherung und Distanzierung fest. Der Grad solcher Bezogenheit (auch von Distanz und Nähe) ist von Mensch zu Mensch verschieden. Dabei spielen Selbstbild und Persönlichkeitsstruktur eine große Rolle (Temperament, Einstellungstyp usw.).

Entsprechungen zur Mitwelt

Die Mannigfaltigkeit menschlichen Erlebenkönnens, die Strebungen des Miteinander und Füreinander müssen im Ausgleich gelebt werden. Es gilt ein gesundes Maß zu finden und zu setzen zwischen

- Ich und Du (Individuation und Partizipation),
- Distanz und Nähe,
- Zulassen und Ausgrenzen/Abgrenzen,
- Selbstliebe und Nächstenliebe.

Immer wieder müssen die individuellen Wünsche und Strebungen in Beziehung gebracht werden mit den kollektiven Normen und den Ansprüchen der Gruppe (Familie, Gemeinschaft). Es gilt auch zu lernen, daß das Du immer *der andere* ist, letztlich immer mir *fremd.* Ihm so zu begegnen, daß er er selbst sein kann, daß er sich in seinem Anderssein akzeptiert fühlt, ist eine Aufgabe, die gelernt werden muß. Als „Fremde" sind nicht nur Angehörige anderer Kulturen und Rassen zu verstehen, sondern auch das *uns* Fremde anderer Sozialschichten und Generationen. A. Kesselring unterscheidet zwei Dimensionen: „Fremd ist das mir persönlich Unbekannte, Unvertraute; und fremd ist das von außen Kommende, das entfernt von mir ist, nicht zu meinem Milieu gehört."

Die Entsprechung des Menschen zur **Mitwelt** und damit zur Beziehung vom Ich zum Du liegt in der Fähigkeit der Kommunikation und der Begegnung. Entsprechendes Verhalten ist getragen von Respekt und Ehrfurcht, Menschlichkeit und Menschenwürde. Darin wurzeln die Dimensionen
- des Mit- und Füreinanderseins,
- des Wohlwollens und sinnvollen Helfens,
- der Ehrfurcht und des Respekts dem Anderssein gegenüber.

Störungen und Fehlformen

Sie erwachsen aus einer gestörten, falsch oder nicht gelebten Beziehung. *Beziehungslosigkeit*, die schließlich zu Begegnungs- und Bindungsscheu führt, ist die eine Konsequenz, die andere ist *Verhaftung* und *Besitzenwollen*.

Beides – Beziehungslosigkeit wie Beziehungsverhaftung – ist immer ein zwischenmenschliches Problem, das konstruktives Zusammenleben verhindert. In der Pflege sind die Folgen u. U. sehr nachteilig:

- *Routine*, nicht im Sinne einer gekonnten Übung, sondern als ein Routinismus, in dem seelenlos mit Menschen umgegangen wird, als seien sie Sachen/Objekte.
- *Bemutterung, Bevormundung*, deren Ursache oft ein unkontrolliertes Helferbedürfnis ist oder aber eigene Hilflosigkeit, die nur ausgehalten werden kann, weil und indem man am Leidenden tätig wird, auch wenn es nutzlos ist oder vom Betroffenen selbst getan werden könnte.
- *Mißachtung der Würde der Person* fängt schon dort an, wo ältere Menschen routinemäßig mit „Opa" oder „Oma" angeredet oder gar geduzt werden.
- *Manipulation*. Das vom Lateinischen abgeleitete Wort bedeutet ursprünglich „etwas in die Hand nehmen". Im positiven Sinn liegt darin für den einzelnen die große Chance, daß er, sich selbst in die Hand nehmend, heranwächst zur Selbstwerdung und echten Selbstverwirklichung. Geläufiger ist das Wort im Sinn von
- *Macht/Machtausübung* über andere Menschen. Dies kann auf sehr subtile Art geschehen – auch in der Krankenpflege –, z. B. durch Zurückhalten von Informationen, durch Abhängighalten, Vermitteln von Überlegenheit usw. Immer nehmen wir dadurch dem anderen Menschen die Freiheit, die Selbstverantwortung und die Fähigkeit zu lernen.

2.4.4 Ökologischer, materieller Bereich – Umwelt

Der Mensch existiert nur in Abhängigkeit von der Welt und in Einbindung in die Gesetzesmäßigkeit der Natur; das sind die Naturgesetze, die ihn mit allen anderen Lebewesen verbinden. Als geistige Person steht der Mensch (als einziges Lebewesen) aber auch der Welt *gegenüber*. Er nimmt diese Welt (mehr oder weniger bewußt) als ein Draußen wahr. Diese Welt draußen ist aber nicht unabhängig von der Welt „drinnen". Tatsache ist vielmehr, daß sowohl die Quantität wie auch die Qualität dessen, was wir wahrnehmen, nie eindeutig reale Wirklichkeit ist. Diese ist vielmehr ein Produkt unserer Empfindung und unserer Wahrnehmung. Erstere ist eine Tätigkeit der Seele (S. 22 f.), letztere sowohl Ausdruck dessen, was unsere Sinne (Hören, Sehen, Tasten, Berühren, Schmecken, Riechen) wahrnehmen, als auch abhängig davon, wie unser inneres Selbst (Selbstkonzept) das Wahrgenommene interpretiert bzw. wertet und bewertet. Die Frage: „Wie wirklich ist die Wirklichkeit?" (Watzlawick) ist demnach eine berechtigte Frage in bezug auf unsere *Weltwahrnehmung*. Sie hat auch deshalb Bedeutung, weil davon unser *Verhalten*, die Art und Weise, wie wir die Welt verstehen, wie wir ihr entsprechen oder nicht entsprechen, abhängig ist.

Umwelt ist Welt, die vom Menschen gestaltet werden muß. Hier liegt seine Möglichkeit der schaffenden Teilhabe an der Schöpfung, d. h., „den Ackerboden zu bestellen" (Gen. 2,5) und „den Garten zu bebauen und zu behüten" (Gen. 2,15).

Solche *Gestaltung* kann sich erfüllen im ganz konkreten *Tätigsein*, das getragen ist vom Wunsch nach einem grundlegend Neuen (Forschungsdrang des Menschen, der sich schon beim ganz kleinen Kind zeigt), oder im Bestreben, das, was ist, zu erhalten und zu pflegen. Beides dient der Gestaltung der Welt, ist **Kulturauftrag** (kultivieren = lat. colere = bebauen, pflegen) und dient letztlich der Verwirklichung eines *überindividuellen Sinnwertes*, der hinweist auf das „Übersich-hinaus" der menschlichen Person (der Mensch gibt so oder so „den Ton an" in der Schöpfung). Immer bewirkt er etwas: Harmonie oder Disharmonie. Das heißt, sowohl Forschungsdrang als auch Tätigkeitsstreben können sich auch als Zerstörung auswirken.

Entsprechung zur Umwelt

Der aufgezeigte Unterschied zwischen der positiven und der negativen Nutzung des Tätigwerdens in der Welt weist darauf hin, wie sehr das Wohl und Wehe der Welt – Umwelterhaltung oder Umweltzerstörung – vom Bewußtseins- und Reifezustand und damit von der Verantwortlichkeit des Menschen – Individuum und Gruppen – abhängig ist. Nie vorher war dieses Menschheitsthema aktueller als in unserer Generation, die *wir heute* die Qualität der Welt von *morgen* bestimmen. Es gilt das rechte Maß zu finden zwischen
- Nutzen und Vernutzen/Ausbeuten,
- Bewahren/Erhalten und Zerstören,
- Fördern und Fordern, Sinn und Zweck.

Und es gilt in Entsprechung zu leben, bezogen auf
- die *natürliche* Lebenswelt. Sie braucht unseren Schutz und unsere Pflege, das verantwortliche Umgehen damit. Sowohl Individuum wie auch Kollektiv sind gemeinsam für Umweltschutz und Landschaftsgestaltung gefordert;
- die *künstliche* Lebenswelt. Im Zuge der Industrialisierung haben Einbrüche in die Natur immer mehr zugenommen. Verkehrsstrukturen, Wohnbereiche haben eine immer größere Rückwirkung auf Mensch und Natur. Planung und Gestaltung fangen im kleinen an, betreffen dann aber vor allem die gesellschaftlichen und politischen Wertsetzungen. Gesellschaft wie Politik werden aber auch von einzelnen getragen;
- die *technische* Umwelt. Sie umfaßt die Sachen und Werkzeuge, die der Mensch herstellt und die er zur Bewältigung des Alltags benötigt. Sachgerechtes Umgehen bedeutet die richtige Wahl bei der Anschaffung, die sachgerechte Wartung im Gebrauch und die umweltschonende Entsorgung.

> Die Entsprechung des Menschen zur **Umwelt** liegt im Kulturauftrag: im verantwortlichen Verhalten und Gestalten in der Welt und für die Welt. Darin wurzelt das Streben „schaffender Teilhabe“ im
> - Erhalten/Pflegen und Gestalten,
> - Suchen und Forschen,
> - im sachgerechten Verhalten und in der Liebe zu dem, was ist,
> - im sorgsamen Umgehen mit den Dingen und der Natur.

Störungen und Fehlformen

Sie liegen in der Beziehungslosigkeit des modernen Menschen zur belebten Natur und zum Wert der unbelebten Dinge, im einzelnen in
- Ausbeutung und Raubbau an der Natur und am gesamten Lebensraum;
- Mißbrauch von Tieren zu Forschungszwecken über das unvermeidliche Maß hinaus;
- Ausschöpfung der Ressourcen von Bodenschätzen und Wasser ohne Rücksicht auf die Möglichkeiten zur Regeneration;
- Konsumverhalten auf weitester Ebene, das zu einer Verbrauchs- und Wegwerfmentalität geführt und die Umwelt übermäßig belastet hat. Gleichzeitig nimmt die Diskrepanz zwischen armen und reichen Völkern zu, und die Verteilung der Güter wird von Jahr zu Jahr problematischer.

Schließlich gehört dazu auch das
- Überhandnehmen der Technik und in deren Folge das seelenlose Umgehen mit den Dingen, die uns zum verantwortungsvollen Gebrauch zur Verfügung stehen.

2.4.5 Spiritueller, transzendenter Bereich

Es ist die *geistige Dimension* des Menschen, die die spirituelle Ausdruckskraft bewirkt und den Zugang zum religiösen Erleben und damit zur Transzendenz ermöglicht. Wir gelangen hier an jenen Bereich der Wirklichkeit, der die Natur übersteigt (transzendiert), also auch an die Grenzen von Verstand und Vernunft, des menschlich Faßbaren überhaupt. Wir berühren die Sphäre des Jenseitigen, Ewigen, Absoluten, dem die Menschen den Namen Gott gegeben haben. Und hier stoßen wir an die uralten Fragen der Menschheitsgeschichte. Die existentiellen Fragen des Woher und des Wohin sind so betrachtet religiöse Fragen (und darin ist der Mensch auch ein Homo religiosus). In solchem Fragen liegt die Sehnsucht des Menschen, „über sich hinaus zu wollen“; es ist die Sehnsucht, Endlichkeit, Vergänglichkeit und Zufälligkeit zu überschreiten, eben zu transzendieren, um zu dem zu gelangen, was über das Irdische und Zeitliche hinausgeht.

Das individuelle Suchen, Streben und Fragen ist eng verbunden mit der Persönlichkeitsstruktur; jeder Mensch hat eine eigene Art, seine geistigen Fähigkeiten zu erleben und zu leben, ihnen spirituellen Ausdruck (oder Nichtausdruck) zu geben. Sowohl Bewußtwerden wie Ausdrucksmöglichkeit sind aber auch abhängig von den „Erkenntnisquellen", also davon, was an Wissen und tradierten Inhalten dem einzelnen zur Verfügung steht. Das kann eine Glaubensrichtung sein, eine Religionszugehörigkeit, eine philosophische Richtung. Die Grenzen zwischen Philosophie und Religion sind fließend, und sie können ineinander übergehen, z. B. dann, wenn philosophisches Fragen zur Überzeugung führt, daß es noch etwas anderes als Denken geben muß. „Unruhig ist unser Herz, bis es ruhet in dir" (Augustinus).

Die Strebungen nach dem Transzendenten gehören zu den ursprünglich-menschlichen Regungen. Frankl spricht in diesem Zusammenhang von „unbewußter Religiosität" und von einem „unbewußten Gott". Die Originalität dieser Strebungen wird auch nicht dadurch widerlegt, daß viele Menschen den Zugang dazu (noch) nicht für sich sehen bzw. ihm keinen Ausdruck geben können. Die Erfahrung lehrt, daß besonders die Nähe des Todes eine neue Konfrontation damit herausfordert (was in der Sterbebegleitung eine große Rolle spielt). Auch zeigt uns die Geschichte, wie viele Menschen solche Wandlung existentiell und zutiefst lebensverändernd an sich erfahren haben („In der Todesstunde ist alles anders", soll ein großer Denker einmal gesagt haben).

Entsprechungen zur Überwelt

Gläubigkeit *kann* sich als „Glaube an Gott" ausdrücken, muß es aber nicht, oder doch nicht offenkundig-sichtbar und artikulierbar. Die transzendente Zugehörigkeit kann sich auch als *Sinnglaube* im weitesten Sinn bemerkbar machen. Frankl zitiert in diesem Zusammenhang Albert Einstein, der gesagt haben soll: „Die Frage nach dem Sinn des Lebens stellen, heißt religiös sein." Denn die Frage nach dem Sinn beinhaltet letztlich auch die Frage *nach dem letzten Sinn*. Konkret damit konfrontiert wird der Mensch dann, wenn existentielle Lebensfragen anstehen: die Sinnfindung im Leiden, die Sinnorientierung in schwerer/chronischer Krankheit, die Grenzerfahrung im Sterben, letztlich in allen Fragen um das Woher und das Wohin menschlichen Lebens. Hier wird die transzendente Dimension ungemein konkret und letztlich unausweichlich.

Wenn wir in die Bubersche Literatur hineinschauen, stoßen wir auf den Begriff des „religiösen Humanismus". Hier wird zusammengesehen, was letztlich nicht getrennt werden darf: die *Religio*, d. h. die Anbindung und Einbindung an eine höhere Wirklichkeit *und* das *Humane* bzw. das Menschlische in seiner konkreten Wirklichkeit reflektierten und gelebten Lebens.

> Die Entsprechung des Menschen zur **transzendenten Dimension** (Überwelt) liegt in der Annahme seiner Geschöpflichkeit, Begrenztheit und Vergänglichkeit. Sie führt aber auch gerade darin hin zur Unausweichlichkeit menschlichen Fragens nach dem Woher und Wohin des Daseins in dieser Welt.
> Darin liegt die sinnsuchende und sinngestaltende Motivation des Menschen wie auch die Ehrfurcht vor dem Leben in seiner Würde bis zuletzt. Hier wurzelt
> - das ehrfürchtige Miteinanderumgehen,
> - die Hoffnung und das Vertrauen,
> - bewußtes und sinnerfülltes Menschsein,
> - die Religiosität in ihren spirituellen Ausdrucksformen.

Störungen und Fehlformen

Sie liegen nicht nur in den Folgen der Verdrängung und Verleugnung der transzendenten Ebene und in einer Sinnverschiebung auf das bloß Vergängliche, das letztlich in eine Enttäuschung führt, sondern auch

- in der Realitätsflucht, die durch Haltlosigkeit und Auflösung nur noch tiefer in die existentielle Leere führt;
- in der Sucht (Alkohol, Drogen, Medikamente), die auch nur eine Flucht in eine Scheinwelt bedeutet;
- in der Manipulation von Leben und Tod, sei es durch aktive Euthanasie oder sinnentleerte Lebensverlängerung auf der einen Seite, durch Gen- und Zeugungsmanipulation auf der anderen;
- in der Versachlichung des Subjektiven und Menschlichen (z. B. Wirtschaftlichkeit auf Kosten der Lebensqualität.

Weiterführende Literatur

Barz, H.: Vom Wesen der Seele. Kreuz, Stuttgart 1979

Becker, W.: Du bist reicher als du denkst. Entwicklungsschritte zur eigenen Persönlichkeit. Kreuz, Stuttgart 1990

Beesing, M., R. J. Nogosek, P. H. O. Leary: Das wahre Selbst entdecken. Eine Einführung in das Enneagramm. Echter, Würzburg 1992

Brocher, T.: Stufen des Lebens, 2. Aufl. Kreuz, Stuttgart 1977

Buber, M.: Ich und Du, 11. Aufl. Schneider, Heidelberg 1983

Buber, M.: Der Weg des Menschen nach der chassidischen Lehre, 11. Aufl. Schneider, Heidelberg 1993

Buber, M.: Das dialogische Prinzip, 6. Aufl. Schneider, Heidelberg 1992

Deissler, A.: Wer bist du, Mensch? Die Antwort der Bibel. Herder, Freiburg 1985

v. Dürckheim, K.: Vom doppelten Ursprung des Menschen. Herder, Freiburg 1991

Frankl, V.: Der Wille zum Sinn. Piper, München 1991

Frankl, V.: Sinnfrage in der Psychotherapie. Piper, München 1992

Fromm, E.: Über die Liebe zum Leben. Deutscher Taschenbuch Verlag, München 1986

Garhammer, E.: Menschenbilder. Impulse für helfende Berufe. Pustet, Regensburg 1989

Gebser, J.: Ursprung und Gegenwart, 3 Bde. Deutscher Taschenbuch Verlag, München 1992

Guardini, R.: Unterscheidung des Christlichen. Matthias-Grünewald-Verlag, Mainz 1991

Hampden-Turner, Chr.: Modelle des Menschen, 2. Aufl. Beltz, Weinheim 1991

Jacobi, J.: Der Weg zur Individuation. Rascher, Zürich 1965

Juchli, L.: Sein und Handeln. Ein ABC für Schwestern und Pfleger, 5. Aufl. Recom, Basel 1992

Juchli, L.: Heilen durch Wiederentdecken der Ganzheit, 5. Aufl. Kreuz, Stuttgart 1993

Jung, C. G.: Vom Werden der Persönlichkeit. In: Entwicklung der Persönlichkeit, 5. Aufl. Walter, Olten 1985

Lassalle, H.: Am Morgen einer besseren Welt. Herder, Freiburg 1984

Lersch, Ph.: Aufbau der Person, 11. Aufl. Springer, Berlin 1970

Lexikon der Psychologie, 6. Aufl. Herder, Freiburg 1988

Lissner, A., R. Süssmut: Frauenlexikon. Herder, Freiburg 1991

Litt, T.: Führen oder Wachsenlassen. Eine Erörterung des pädagogischen Grundproblems, 15. Aufl. Klett, Stuttgart 1976

Lukas, E.: Spannendes Leben. Ein Logotherapie-Buch. Quintessenz, Berlin 1991

Lukas, E.: Von der Trotzmacht des Geistes. Menschenbild und Methoden der Logotherapie. Herder, Freiburg 1993

Mäckler, A., C. Schäfers: Was ist der Mensch. 1111 Zitate geben 1111 Antworten. DuMont, Köln 1989

Moltmann, J.: Wer ist der Mensch? Benzinger, Einsiedeln 1975

Rattner, J.: Der Weg des Menschen. Europa, Wien 1981

Rogers, C.: Der neue Mensch, 4. Aufl. Klett-Cotta, Stuttgart 1991

Schipperges, H.: Homo patiens. Zur Geschichte des kranken Menschen. Piper, München 1985

Splett, J.: Lernziel Menschlichkeit. Philosophische Grundperspektiven. Knecht, Frankfurt/M. 1976

Teilhard de Chardin, P.: Das Tor in die Zukunft. Kösel, München 1984

3 Gesundheit und Krankheit Gesundheit erhalten – Krankheit bewältigen

„Gesundheit", „Gesundheitswesen", „Gesundheitsbildung", „Gesundheitsvorsorge", das sind Begriffe, die heute allgegenwärtig sind. Sie nehmen auch in den Medien einen immer breiteren Raum ein; kaum eine Zeitschrift, die nicht ihre spezielle „Gesundheitsspalte" bzw. ihren „Gesundheitsratgeber" hätte.

Fragt man beliebige Zeitgenossen nach der Bedeutung der Begriffe „gesund" und „krank", so erfährt man, was Augustinus einmal so formuliert hat: „Solange mich niemand danach fragt, ist's mir als wüßt ich's; doch fragt man mich, und soll ich es erklären, so weiß ich's nicht." Warum erscheint uns eine klare Aussage so schwer? Zunächst deshalb, weil Gesundheit bzw. Krankheit wie etwa Tag und Nacht polare Phänomene sind, die sich im wesentlichen völlig ausschließen. Es kann nicht Tag sein, wenn es Nacht ist – dies leuchtet uns in der Mittagshöhe oder um Mitternacht völlig ein. Wie aber ist es mit der Morgen- und Abenddämmerung? Ist es da noch Tag, oder ist es schon Nacht? Diese Übergangsfelder des „noch" und „schon" sind schwer zu fassen. Analog müssen wir die Begriffe Gesundheit und Krankheit sehen. Es fällt uns leicht, bei einer eindeutigen Diagnose mit bestehender Beeinträchtigung von Krankheit zu sprechen. Wie aber steht es bei Menschen, die sich schon bei geringer Anstrengung unwohl fühlen, schlecht schlafen oder die z.B. nach voll abgeheilten Wunden über Schmerzen klagen? Sind diese Menschen nun krank, oder sind sie gesund? Auch sie stehen im Übergangsfeld wie die Dämmerung zwischen Tag und Nacht. Es gibt Menschen, die „ein bißchen krank sind", andere, die „nicht völlig gesund sind". Wer also ist krank? Wer ist gesund? Was ist Gesundheit? Was ist Krankheit? Für Pflegende, die tagtäglich mit *Menschen* umgehen, *die sich irgendwo im Kontinuum „gesund – krank" befinden*, ist es wichtig, darüber mehr zu wissen, denn das **Gesundheitsverständnis** ist die Grundlage für ihr Pflegeverständnis, es bildet gleichsam den großen Rahmen, innerhalb dessen sich berufliches Handeln abspielt. Es ist deshalb von entscheidender Bedeutung, wie wir selbst Gesundheit und Krankheit definieren, wie wir damit umgehen – auch für uns selbst –, welche Wertsetzungen wir uns zu eigen machen, welchen Sichtweisen wir uns verpflichten und zuwenden. Mit anderen Worten: Unser eigenes Beurteilen von Gesundheit und Krankheit hat Auswirkung auf die Pflegequalität, die wir anstreben und die wir vertreten bzw. für die wir uns einsetzen.

3.1 Definition und Beschreibung

In der Auseinandersetzung mit den Grunderfahrungen „gesund" und „krank" können wir auf eine vieltausendjährige Erfahrung zurückgreifen (Tab. 1.**1**, S. 4). Es kann hier nicht darum gehen, eine Geschichte der Gesundheit und Krankheit anzubieten, dazu möchte ich auf den medizinhistorischen Überblick von Piet van Spijk (s. weiterführende Literatur) verweisen. Im folgenden finden Sie lediglich einige Blitzlichter dieser Geschichte, die aufzeigen, wie jede Zeit ihren eigenen Zugang zum Erleben von Gesundheit und Krankheit hatte.

3.1.1 Geschichtliches

Der **Mensch der Frühzeit** sah hinter der Krankheit böse Geister und Dämonen. Heilung und Hilfe wurde in Entsprechung vom *Zauberer*, vom Medizinmann oder der weisen Frau (der Hebamme) erwartet.

Die **alten Kulturvölker**, stellvertretend seien die *Griechen* erwähnt, lebten im mythologischen Denken; so ist es nicht verwunderlich, daß auch die Gesundheit mit Göttergestalten in Beziehung gebracht wurde. Am griechischen Götterhimmel waren es Asklepios und Hygieia.

Asklepios, der Gott der Heilkunst, stellt den großen göttlichen Heiler dar, der das Krankgewordene wieder gesund macht. Gesundheit wird hier als „Erlösung von Krankheit" verstanden und somit als Gegenteil von Krankheit. Auf eine kurze Formel gebracht: „Gesundheit ist bei Asklepios gleichzusetzen mit Abwesenheit oder dem Gegenteil von Krankheit" (van Spijk 1991). Im Gegensatz zu Asklepios symbolisiert die Göttin *Hygieia* nicht Heilung von Krankheit, sondern „Gesundheit an sich". Sie ist die „zur Gottheit erhobene Gesundheit im Sinne der Lebenskunst und der vernünftigen Lebensführung". Hier orientiert sich denn auch das Leitbild der *altgriechischen Diaita* (griech. diaita = Lebenseinteilung), die somit „Lebensordnung" bedeutet, also jene Art und Weise des Lebens, die der Gesundheit dient bzw. der Bereitschaft von Krankheit entgegenwirkt. Die daraus entstehenden „Diätregeln" sind auch heute noch (oder wieder) von großer Bedeutung (S. 46 f.).

Das **frühe Christentum** ist geprägt von Jesus Christus, dem Heilbringer. Sein heilendes Verhalten wird in vielen Heilungsgeschichten überliefert. Meist sind diese Heilungen verbunden mit einem Akt des *Glaubens*: „Sei getrost, Dein Glaube hat dich gerettet" (Mt. 9,22), oder sie sind *Zeichen* für das kommende, von Jesus verkündete Gottesreich. So heißt es beispielsweise bei der Heilung des Blindgeborenen, daß die „Werke Gottes an ihm offenbar werden sollen" (Joh. 9,3). Heilung und Gesundheit stehen nicht in erster Linie im Dienst am leidenden Körper, sondern dienen dem ganzen Menschen, bzw. seinem Heilsein, das ihm nur von Gott kommen kann. Jesus beruft Jünger in seine Nachfolge, damit „sie seine Werke weiterführen". Die Kunst des Heilens wird von Diakonen und Priestern übernommen; Genesung und Gesundung von Kranken bleibt bis weit ins Mittelalter hinein eingebettet in die Welt des Glaubens und ist mehr ein religiöses Geschehen als ein medizinisches.

Der **Beginn der Neuzeit** wird oft mit Descartes (1596 – 1650) datiert. Seine Grundregeln des Denkens führen zu einer Auffassung vom Menschen, „als sei er eine Maschine"; Gesundheit bedeutet hier das reibungslose Funktionieren der Maschine Mensch. Die wissenschaftliche Revolution wird damit in die Wege geleitet. Gesundheit wird als Norm definiert (Virchow), womit die Grundlage der statistischen Erfaßbarkeit gegeben ist. Von Bedeutung ist das, was meßbar und zählbar ist.

Gesundheit wird klassifiziert, Beschreibungen dienen der quantitativen Erfassung von Funktionen und Abläufen. Gesundheitsdefinitionen dieser Zeit orientieren sich an der Funktionstüchtigkeit der Organsysteme.

Das **20. Jahrhundert** bringt mit der Entwicklung der Psychologie (Sigmund Freud 1856 – 1939, Carl Gustav Jung 1875 – 1961) den individuellen Aspekt, das *Psychische*, mit ins Spiel. Der Gesunde ist nicht nur der funktionstüchtige Mensch, er muß auch genießen können, so die Definition Freuds von 1948: „Gesundheit bestimmt sich nach dem Maß von Leistungs- und Genußfähigkeit einer Person."

In diese Zeit hinein, nämlich 1946, deklariert die Weltgesundheitsorganisation die folgende, als **WHO-Definition** bekanntgewordene Gesundheitsbeschreibung:

■ „Gesundheit ist ein Zustand vollständigen körperlichen, geistigen und sozialen Wohlbefindens und nicht nur die Abwesenheit von Krankheit", und sie fährt fort: „Der Genuß des höchsten erreichbaren Gesundheitszustandes ist eines der Grundrechte jedes Menschen, unabhängig von der Rasse, der Religion, der politischen Einstellung und ökonomischer und sozialer Bedingungen." ■

Diese Definition war über Jahre die wohl bekannteste und meist zitierte. Das Faszinierende dieser Definition war der damals eher neue Ansatz der Ganzheitsbetrachtung. Sie beschränkte sich nicht nur auf den Körper, sondern versuchte, Gesundheit umfassend zu definieren; neu war vor allem der Bezug von Gesundheit und sozialem Umfeld. Richtigerweise stellt die WHO fest, daß Gesundheit etwas an sich Erstrebenswertes ist. Zunehmend wächst aber auch die Erkenntnis, daß daraus kein Absolutheitsanspruch gemacht werden darf; und es wächst das Bewußtsein, daß dieses Bestreben auch befragt und in Frage gestellt werden muß. Es ist unterdessen auch fast schon selbstverständliches Gedankengut, daß das Erreichenwollen einer „absoluten Gesundheit" einer Utopie gleichkommt, die mit der Dynamik des Lebens unvereinbar ist. Es scheint, daß gerade dieser Aspekt von der WHO übersehen wird. So lancierte sie noch Ende der 70er Jahre das Postulat der „Gesundheit für alle bis zum Jahr 2000". Zwar wurde diese Devise von sozialpolitischen und berufsbezogenen Arbeitsgruppen ernsthaft diskutiert, auch haben sich daraus Verbesserungen, insbesondere für Bevölkerungsgruppen in Drittweltländern, ergeben. Ebensosehr zeichnet sich aber auch ab, daß ein Gesundheitswesen mit gleichsam lückenloser Betreuung von der Wiege bis zum Grab finanziell nicht verkraftbar ist. Jeanne Hersch weist denn auch darauf hin, daß der Anspruch auf ein vollständiges Wohlergehen schon deshalb illusorisch sei, weil der Mensch sich seiner Sterblichkeit und Vergänglichkeit bewußt ist. Sie sagt wörtlich: „Leben ist gleichbedeutend mit der Fähigkeit, krank zu sein (und sei es auch nur ein Kranksein am Wissen um die eigene Sterblichkeit); Leben heißt sogar die meiste Zeit etwas krank zu sein." Sie definiert entsprechend: „Gesund ist demnach der, welcher die Perspektive seines Todes und einer möglichen Krankheit auszuhalten weiß" (Hersch 1981, zit. bei Spijk 1991).

Die bei der WHO fehlenden *dynamischen Aspekte* des Lebens und damit von Gesundheit und Krankheit werden in der Folge von vielen Autoren aufgenommen. Parallel mit der Entwicklung der Diskussion um ein ganzheitliches Menschenbild (S. 6 f.) entsteht auch eine Vielfalt ganzheitlicher Gesundheitsbegriffe, die wie die Menschenbilder verschiedene Facetten und Gewichtungen aufweisen.

3.1.2 Moderne Erkenntnisse

Der (sehr verkürzte) geschichtliche Abriß hat aufgezeigt, wie sehr das Verständnis von Gesundheit und Krankheit abhängig ist vom Erkenntnis- und Bewußtseinsstand der Menschen, abhängig auch von der Entwicklung der Wissenschaften einerseits und der Einsicht der einzelnen Individuen (Wertsetzung, subjektives Erleben) andererseits. Interessant ist die von Spijk erwähnte Studie aus Frankreich (1986). Darin werden Tausende von Personen danach gefragt, was sie unter Gesundheit verstünden. Es lassen sich zehn immer wiederkehrende Antworten herausschälen, wobei „sich wohlfühlen" am meisten genannt wird. In abnehmender Reihenfolge sind es diese zehn Faktoren:

- sich wohlfühlen,
- Gleichgewicht,
- sich in sehr guter Form fühlen,
- nicht krank zu sein,
- eine gute Moral zu haben,
- Lebenslust zu verspüren,
- allen Problemen gewachsen zu sein,
- sich selber gut zu kennen,
- persönliche Entfaltung,
- seinen Körper nicht zu fühlen.

Zwar taucht auch hier die Aussage auf „Gesundheit ist Abwesenheit von Krankheit" (an vierter Stelle), aber noch vorher wird Gesundheit gleichgesetzt mit „Gleichgewicht" und mit „sich in Form fühlen". Gesundheit, so ließe sich zusammenfassend sagen, ist kein endgültiger Zustand, der genau definierbar wäre, sondern ein dynamisches Gleichgewicht. Gesundheit wird auch nicht als körperliche Funktionstüchtigkeit deklariert, sondern als ein Befinden, das ebenso vom seelisch-geistigen Wohlbefinden wie von sozialen Faktoren abhängig ist.

Als Beispiel einer *dynamisch-verstandenen Gesundheitsbeschreibung* kann diejenige von Fritjof Capra gelten. Seine Definition läßt sich in die folgenden Punkte zusammenfassen:

- Gesundheit ist von Krankheit nicht scharf zu trennen.
- Gesundheit ist Gleichgewicht der physischen, psychischen und spirituellen Natur des Menschen.
- Gesundheit ist Harmonie des Menschen mit seiner Umwelt.
- Gesundheit äußert sich in einer bestimmten Funktionsweise, die in vielfältiger Art umschrieben werden kann.
- Gesundheit hat mit eigener Verantwortung zu tun.
- Gesundheit ist eine subjektive Erfahrung.
- Gesundheitsverständnis ist kulturell geprägt.
- Gesundheit ist Ausdruck der Flexibilität des lebenden Systems „Mensch".
- Überwinden von Krankheit kann ein erhöhtes Maß an Gesundheit zur Folge haben.

Eine solche Definition hat, will man sie ernst nehmen, tiefgreifende *Konsequenzen*:

- ❖ Der Mensch ist mehr als ein körperliches System mit Funktionsabläufen (die zu funktionieren haben). Er ist ein ganzheitliches Wesen mit körperlichen, seelisch-geistigen und sozialen Dimensionen, die ineinandergreifen und die voneinander abhängig sind (Körper, Seele, Geist S. 19 ff.).
- ❖ Störungen im körperlichen Bereich beeinflussen auch die seelisch-geistigen, wie umgekehrt emotionale Stimmungen auf die Körperfunktionen einwirken. Günstige wie ungünstige Lebensbedingungen bestimmen mit, wie Menschen sich fühlen und verhalten. Belastende soziale Umstände schwächen die Abwehrkräfte des Organismus und begünstigen somit körperliche Krankheit (Lebensstil S. 426 f.), Affektlage → Immunsystem → Gesundheit/Krankheit S. 427). Die Wechselwirkung und Vielfalt der Einflußfaktoren sind in Abb. 3.**1** zusammengefaßt.
- ❖ Wenn wir also davon ausgehen müssen, daß körperliche Erkrankungen Störungen im seelisch-geistigen Bereich oder im sozialen Einflußfeld widerspiegeln, dann kann es nicht genügen, die körperlichen Symptome zu beseitigen. Vielmehr geht es dann darum, die Zusammenhänge der Einflußfaktoren zu erkennen, und es geht weiter darum, negative Einflüsse zu bekämpfen (Risikofaktoren S. 45 f.) und positive Einflüsse, die unser Abwehrsystem unterstützen, zu stärken und zu fördern (Ressourcen S. 43 ff.).

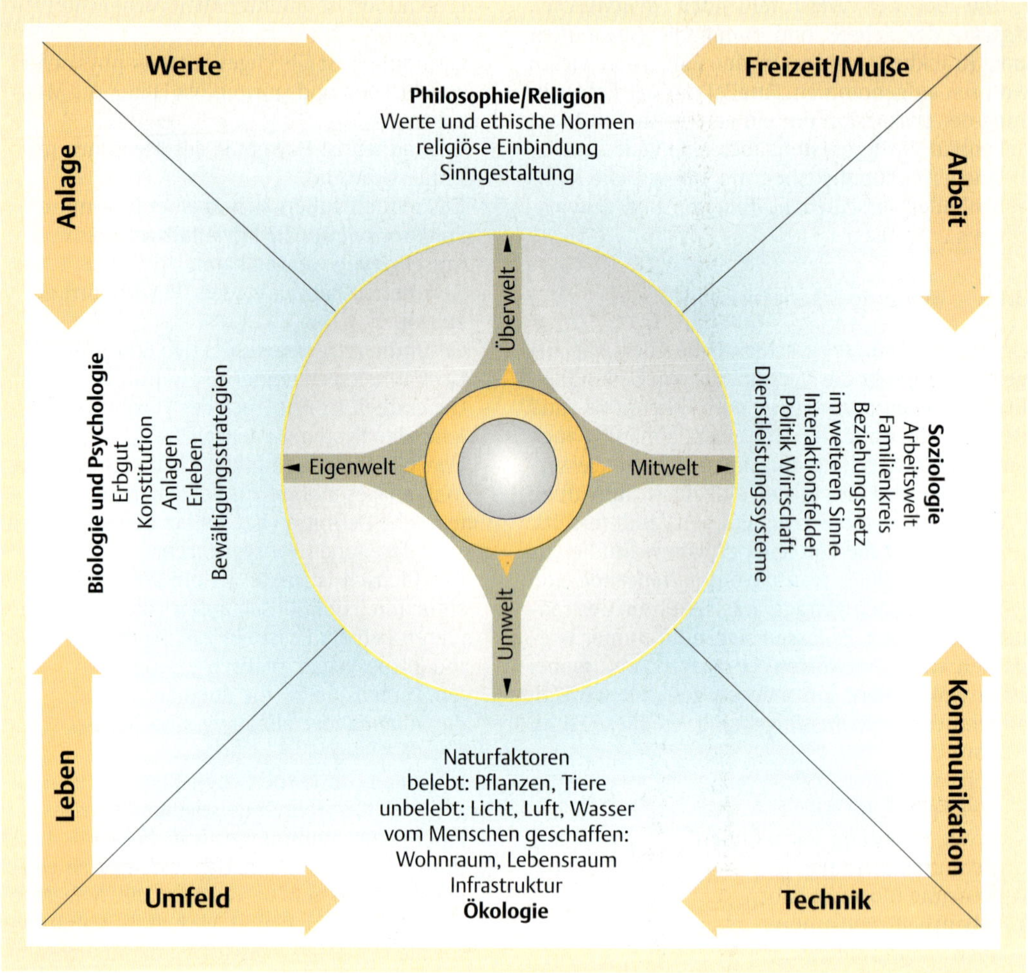

Abb. 3.**1** Wechselwirkung der Faktoren der Lebenswelt, die Gesundheit und Krankheit beeinflussen.

3.1.3 Definitionen und Begriffe

Gesundsein

Wir können uns dem Gesundheitsbegriff auch annähern, indem wir „gesund" durch „heil" ersetzen. Hier gibt es nur das Hauptwort „Heilsein", Heilheit als einen der Gesundheit entsprechenden Begriff gibt es nicht. *Heilsein* und Heilwerden – damit Gesundsein im weitesten Sinne – ist auch möglich, wo Gesundheit aus medizinischer Sicht nicht mehr erreicht werden kann und Krankheit bestehen bleibt.

Gesundsein orientiert sich am *Erleben* des Menschen, es ist nichts, was naturwissenschaftlich meßbar oder abstrakt erklärbar wäre. Gesundsein ist ein Befinden, eine Befindlichkeit und eine Gestimmtheit, die unabhängig von äußeren Symptomen ist. Symptomlosigkeit ist mit dem Leben ohnehin unvereinbar. Leben heißt am Wachstumsprozeß teilnehmen. Wachstum untersteht dem Gesetz der Dynamik (Abb. 3.**2**) und dem Stirb und Werde, folglich auch der Unumgänglichkeit, Wachstumsschmerzen und Krisen zu erfahren, Vergänglichkeit und Sterblichkeit zu akzeptieren. Wo sie angenommen und verarbeitet werden können, bergen sie auch die Chance des Wachsens und des Reifens, eine Leistung, die ohne bewußte Auseinandersetzung nicht möglich ist.

Aus dieser Sicht ist auch die **bedingte Gesundheit** (Kap. 22) zu verstehen, als gelingendes Leben, auch dann, wenn Einschränkungen unausweichlich und Bedingungen (z. B. gestörte Organ-

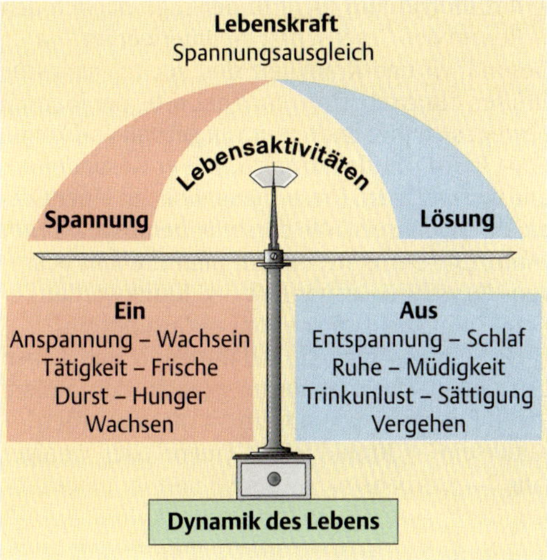

Abb. 3.**2** Gesundes Leben im dynamischen Gleichgewicht von Auf und Ab. Bei der Situationseinschätzung geht es darum, beides zu betrachten. Die Probleme können auf beiden Seiten liegen. Pflege hat die bestmögliche Balance zum Ziel.

funktionen) nicht zu verändern sind. Bedingtes gelingendes Leben und darin Gesundsein wäre demnach *die Kraft, mit der Lebenswirklichkeit* (mit dem was ist und unausweichlich bleibt) *zurechtzukommen*, so daß man frohen Herzens sagen kann: „Es geht." Solange „es geht", ist der Mensch in Bewegung, auf dem Weg und darin unterwegs zu stets neuen Möglichkeiten des Lebens und des jeweils eigenen Wachstums- und Reifeprozesses.

Kranksein

Der Frage nach dem Gesundsein stellt sich jene andere gegenüber: Was ist Krankheit? **Krankheit** ist ein vielschichtiges Geschehen, ist Störung der Ganzheit des Menschen, der Strukturen, der Integrität und der Anpassungsfähigkeit, und zwar

- auf der Organebene (Körper/Leib),
- in der inneren Natur (Seele/Geist),
- im Zusammenhang mit den Umgebungsstrukturen (Umwelt/Mitwelt).

Schädigende Einflüsse (Risikofaktoren) sind teils unausweichliche Begleiter des Lebens, teils verhütbare, selbstverursachte Folgezustände, die gleicherweise zu Störungen führen. Keine einzelne Störung bleibt isoliert, wenn nicht rasch eine Regulation bzw. eine Anpassung geschieht. Denn jede Ebene beeinflußt die andere, weshalb Krankheit nicht nur mit der Homöostase (inneres Gleichgewicht), sondern auch mit der Homöodynamik (gegenseitige Beeinflussung) etwas zu tun hat. *Homöostase* (griech. homoios = gleich; stasis = Stand, Position) meint die Fähigkeit des Körpers, trotz aller äußeren Veränderungen das Gleichgewicht seiner Funktion aufrechtzuerhalten; *Homöodynamik* bedeutet eine dynamische physiologische Stabilität (werden – vergehen – werden).

Krankheit im medizinischen Sinn fragt nach dem Mangel, den Symptomen, den Störungen. Wo wir statt dessen von **Kranksein** sprechen, betrachten wir jedoch nicht das „Objekt Krankheit", sondern „das Subjekt Mensch"; wir beobachten nicht Symptome, sondern nehmen die leidende Person wahr, ihr Erleben, ihr Befinden, ihre Situation (jeder Mensch leidet anders, weil er ein jeweils anderer ist). Das gibt uns einen ganz anderen Blickwinkel und auch eine andere Perspektive des Wahrnehmens und des Verstehens. In der Frage nach dem Menschen bleiben wir nicht dabei stehen, *daß* eine Störung aufgetreten ist, sondern wir fragen auch nach dem **Warum**. Interessante Hinweise ergeben sich dazu aus der Analyse der Redewendungen, die dem Schatz der Volksweisheit entstammen (Sie finden solche Redewendungen in fast allen Kapiteln des Buches). Teegen (1987) sowie Dethlefsen u. Dahlke (1992) haben festgestellt, daß sowohl Einstellungen als auch aktuelle Konflikte einen Einfluß haben auf das Entstehen und den Verlauf von Krankheit wie auf die Wahl des Organsystems. Hier geht es um die **Botschaft**, von der auch Rosette Poletti spricht, wenn sie sagt, daß der Patient sich mitteilen will, ja daß Krankheit für ihn vielleicht die einzige Möglichkeit ist, einen Appell zu setzen, einen Hilferuf an seine Mitmenschen. Umgekehrt ist natürlich auch die Krankheit eine Botschaft an den Patienten. Poletti (1985) formuliert das so: „Die Krankheit ist eine Form von Lebensausdruck, ist eine Art zu leben ... vielleicht die einzige Möglichkeit zu leben." Kranksein ist für viele eine Chance, für andere eine Flucht, weil sie das Leben (so wie es jetzt ist) nicht ertragen. Es ist wichtig, auch daran zu denken, wenn wir in der Pflege „Gesundwerden" als Ziel formulieren.

Hinter der Botschaft der Krankheit steht immer die Lebenswirklichkeit des betroffenen Menschen – ein Signal der Seele, das sich im Körper ausdrückt; aber nicht eines, das der Patient unter allen Umständen wahrnehmen muß oder kann. Wir können ihm vielleicht helfen, Signale zu erkennen und/oder zu verstehen und sie in Zusammenhang zu bringen mit Lebenssituationen, Konflikten und gefühlsmäßigen Reaktionen, aber das Umgehen damit kann ihm keiner abnehmen. Wo er dies für sich tut, kann es sein, daß er ein neues Gefühl für sich selbst und für das Umgehen mit sich selbst entwickeln kann, ein neues Ja zum Leben, vielleicht zum Leben „trotz allem". Krankheit so betrachtet ist immer auch Teil des **Entwicklungsprozesses des Menschen**, wird doch sichtbar, wie sehr der Mensch in seinen unterschiedlichen Schicksalssituationen auch ein sich entwickelndes Wesen ist. Heilung ist keine Reparatur an einem unveränderlich Bleibenden. Der Mensch ist auch im Falle der Krankheit auf Entwicklung angelegt. Solches Denken schließt nicht aus, daß das Auftreten einer Krankheit auch der medizinischen Intervention bedarf.

Bezugsebenen

Ein weiterer Aspekt, der im Zusammenhang mit Gesundheit und Krankheit zu beachten ist, sind die verschiedenen Bezugsebenen (oder Bezugssysteme) innerhalb der Lebenswelt. Nach v. Troschke (1974) lassen sich drei Ebenen unterscheiden. Die Krankheit kann alle drei, nur zwei oder nur ein System betreffen.

Individuum = *sich krank fühlen*. Das Maß kann dabei zwischen „fast nicht" (vorübergehend, unbedeutend) und „sehr stark" (ernsthaft, bedrohend) alle Übergänge annehmen.

Organismus = *in den Funktionen und Strukturen gestört*. Erfaßbare, meßbare, vergleichbare Störung der Homöostase bzw. deren Regelmechanismen. Die Untersuchungsbefunde sind in der Skala zwischen „leicht von der Norm abweichend" und „höchst pathologisch" einstufbar.

Gesellschaft = *leistungsunfähig sein*. Auch hier liegt die Streuung in allen Schattierungen zwischen „leicht abweichendem Verhalten" (die Normen nur geringfügig verletzend) und „überhaupt nicht angepaßt" (der Betroffene wird u.U. zwangsweise interniert).

An diesen drei Bezugsebenen orientiert sich die **psychosomatische Medizin**. Die folgende Formulierung stammt von E. Stern (1968):

■ „Von Erkrankung kann man in all den Fällen sprechen, in denen
- die Selbsterhaltung des Organismus gefährdet ist;
- ein Organ seine Funktion nicht erfüllen kann;
- die Arbeitsfähigkeit herabgesetzt ist;
- das normale Lebensgefühl gestört ist und die Unlustgefühle stärker als die Lustgefühle werden;
- das Individuum nicht in der Lage ist, sich den Regeln der Gesellschaft zu unterwerfen." ■

Gesundheit und Krankheit sind auch *dynamische* Größen ohne scharfe Trennlinie, d. h., der Mensch bewegt sich im *Kontinuum von gesund und krank*, er ist Erkrankender, Kranker, wie er Gesundender und Gesunder ist. Diese Dynamik ist in einer Grafik, die zwei Kreisläufe darstellt, herausgearbeitet (Abb. 3.**3**): Der erste Verlauf nimmt einen positiven Ausgang: Gesundheit → Krankwerden → Kranksein → Gesundwerden → Gesundsein.

Die einschränkende, gefährdende und Leben bedrohende Verlaufsform spiegelt der andere Verlauf wider: Gesundsein → Krankwerden → Kranksein → Krankbleiben (mehr oder weniger lang) → Sterben.

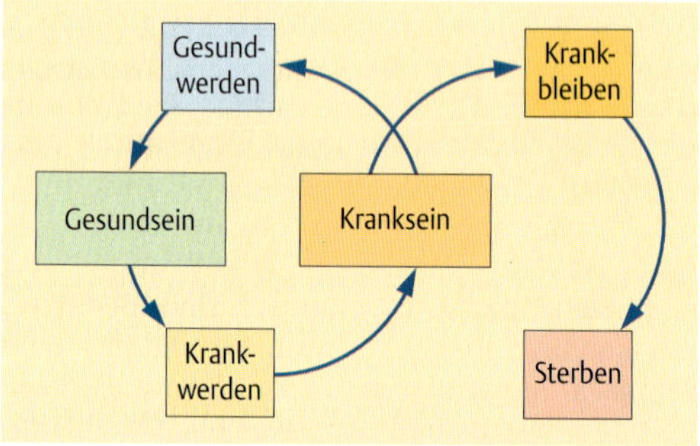

Abb. 3.**3** Die beiden Kreisläufe im Kontinuum von gesund und krank (nach v. Troschke).

Ein ganzheitlicher Gesundheitsbegriff

Eine rein naturwissenschaftliche Betrachtungsweise von Gesundheit und Krankheit stößt schnell an ihre Grenzen. Zentrales Anliegen einer **ganzheitlichen Sichtweise** umfaßt die menschlichen Belange in ihrer Gesamtheit: die physischen, psychisch-geistigen und sozialen Aspekte. Mit anderen Worten: *Gesundheit umfaßt den Lebens- und Umweltbezug des Menschen* (und sozialer Gruppen). Gesundheit ist auch kein statischer Zustand, sondern wird erlebt in dynamischen Lebens-, Gestaltungs- und Anpassungsprozessen. Ein ganzheitlicher Gesundheitsbegriff orientiert sich demnach

- *am Individuum*. Die Art und Weise, wie der einzelne sich *wahrnimmt*, wie er sich selbst und sein Wohlbefinden einschätzt, wie er Bedürfnisse und Mangel gewichtet und ausdrückt;
- *am Lebensstil*. Was auch immer auf den Menschen zukommen mag, was auch immer seine

Lebenserfahrungen sein mögen, das Lebensgrundmuster dieses Menschen, das sowohl von seiner Einstellung wie vom jeweiligen Geschehen geprägt ist, wird eine Rolle spielen. Dieses Lebensgrundmuster bestimmt das *Wie* des Umgehens mit der Lebenswirklichkeit;

- *an der Umwelt*. Ein Leben vollzieht sich im permanenten Austausch des einzelnen (und sozialer Gruppen) mit der Welt, sowohl mit der technischen als auch der natürlichen Umwelt. Die Qualität dieser Umwelt, ihr Zusammenwirken, auch mit den individuellen Begebenheiten, bestimmen die Gesundheit mit;
- *an den geistigen Fähigkeiten* (Wissen und die Fähigkeit, dieses einzusetzen). Sie sind die Grundlage dafür, daß das Individuum (oder Gruppen) sich der Lebensbedingungen überhaupt bewußt werden kann, und bestimmen auch, wie der eigene Gesundheitszustand wahrgenommen, wie Verhaltensstrategien entwickelt und wie Erkenntnisse in den Alltag integriert werden. Es sind die geistigen Fähigkeiten, die den Modus, d.h. das Muster, bestimmen, wie Menschen auf Umwelt/Lebensbedingungen einzuwirken, sie zu erhalten oder zu verändern imstande sind.

Durch einen derartigen Ansatz, der nicht nur die organisch-pathologische Ebene der Krankheitsrealität beschreibt, sondern die *psychische, geistige* und *soziale Wirklichkeit mit einschließt*, sie als Krankheit des **ganzen** Menschen begreift, wird deutlich, daß auch in Therapie und Pflege das Bemühen um den *ganzen Menschen* unverzichtbar ist. Wo ein ehrliches und mutiges Suchen nach Antworten auf so wesentliche Fragen wie diejenige nach Sinn und Bedeutung von Krankheit, Leiden und Sterben dazukommt, kann eine menschlich reife Beziehung zwischen Patient und Pflegeperson entstehen. In einer solchen Beziehung hat dann nicht nur die Sprache der sachlichen Befunde und Behandlungen ihren Raum, sondern auch das Ringen um die zentralen Fragen des Menschseins. Erst dann kann das Begleiten des Erkrankten jene Tiefe gewinnen, die für eine ganzheitliche Heilung unabdingbar ist.

3.2 Prävention und Gesundheitsbildung

3.2.1 Geschichtliches

■ „Die früher häufig auftretenden schweren Epidemien, welche Menschen zu Tausenden dahinrafften, wurden von Chronisten vielfach als gottgewollt und schicksalhaft dargestellt. Mit zunehmenden Fortschritten in den Bereichen Hygiene und Medizin wurden die gefährlichsten dieser übertragbaren Krankheiten diagnostiziert und der Forschung zugänglich. Bald entstanden Impfstoffe, welche – in landesweiten Impfprogrammen verabreicht – die Epidemien beherrschbar machten. Heute sind in unserem Land Cholera, Typhus, Tuberkulose, Pocken, Kinderlähmung und andere Krankheiten zurückgedrängt bzw. weitgehend ausgerottet worden. Kontinuierliche Maßnahmen wie Impfwesen und Meldepflicht für verschiedene übertragbare Krankheiten beugen einer erneuten Ausbreitung vor. Diese Erfolge der Medizin (sowie die Behandelbarkeit bei Auftreten der Infektion) haben zusammen mit der Verbesserung der allgemeinen Hygiene und der Lebensbedingungen zu einer deutlichen Zunahme der durchschnittlichen Lebenserwartung geführt.

Während sich Bund und Kantone lange Zeit auf die ihnen in Gesetzen und Verordnungen übertragenen gesundheitspolizeilichen und Hygieneaufgaben beschränkten (Grenzsanitätsdienst, Lebensmittelkontrolle, Impfwesen, Meldewesen usw.), sind gesundheitserzieherische Aktivitäten in erster Linie von privaten Trägerschaften entwickelt worden. Dabei wurden erste Maßnahmen vor allem in den Bereichen Unfallverhütung, Prävention des Alkoholismus sowie Krebs- und Tuberkulose-Vorbeugung erprobt“ (Schweiz. Stiftung für Gesundheitsförderung). ■

Die hier für die Schweiz beschriebene Entwicklung deckt sich mit Erfahrungen der übrigen deutschsprachigen Länder Europas. Ein wichtiger Durchbruch in der Entwicklung präventiven Denkens gelang 1978, als die Mitgliedstaaten der WHO (Weltgesundheitsorganisation) ein gemeinsames (europäisches) Konzept in die Wege leiteten. Dieses Konzept einer *ganzheitlichen präventiven Neuorientierung* soll die folgenden Kriterien erfüllen:

- Es muß zweckmäßig, wissenschaftlich fundiert, den sozialen Verhältnissen angepaßt und allgemein anwendbar und zugänglich sein.
- Es soll alle drei Stufen der Gesundheitsversorgung umfassen: die *primäre* (Gesunderhaltung), *sekundäre* (Reaktion auf Risikofaktoren verringern und ausschließen), *tertiäre* (Behandlung und Rehabilitation).

In den Diskussionen um die Umsetzbarkeit und Realisierung dieses Konzepts fordert der *Weltbund für Krankenpflege* (JCN) im Arbeitspapier der Landesvertreter 1985:

■ „... ein gut koordiniertes Bezugssystem zwischen diesen drei Stufen, aktive Mitarbeit der Gemeinschaft und politisches Engagement für die Schaffung einer größeren sozialen Gerechtigkeit im Gesundheitswesen. Die Verwirklichung des Konzepts der primären Gesundheitsversorgung macht weitere Veränderungen im Gesundheitssystem notwendig. Für eine leichtere Zugänglichkeit muß die Versorgung erweitert und, über die ambulante Pflege, stärker auf die Gemeinschaft ausgerichtet werden. Die Verlagerung von kurativen auf präventive und gesundheitsfördernde Maßnahmen setzt die Ermittlung von Risikogruppen voraus. In manchen Staaten sollte die Mitarbeit der Angehörigen herkömmlicher Gesundheitsberufe und der Gesundheitsschwestern vermehrt gefördert werden." ■

3.2.2 Die drei Stufen der Prävention

Zur Beschreibung der drei Stufen (Abb. 3.**4**) im folgenden die Definitionen von Schipperges (1988):

Tertiäre Prävention. Beginnen wir mit der tertiären Prävention, weil sie am ehesten noch den heiltechnischen Maßnahmen verwandt ist. Vor allem im herannahenden Zeitalter der chronisch Kranken werden wir uns mehr und mehr mit dem Phänomen einer eingeschränkten Gesundheit vertraut machen müssen und demzufolge auch mit jenen strategischen Konzepten, die uns zeigen, wie man mit Krankheit auf Dauer zu leben vermag.

Für diese therapeutisch begleitenden oder auch rehabilitierenden Maßnahmen stehen uns neuerdings die *Coping*verfahren zur Verfügung, die Ärzte, Pflegende wie Patienten mit dem Umgang mit Kranksein vertraut machen. Ziel des Copingprozesses ist die Analyse der Krankheitssituation, um daraus folgernd therapeutische Konzepte und nicht zuletzt auch präventive Maßnahmen abzuleiten.

Sekundäre Prävention. Am sorgfältigsten ausgebaut wurden bisher die Bereiche der *sekundären Prävention*, die sich mit der Beherrschung und Beseitigung der Risikofaktoren befassen. Als *Risikofaktoren* verstehen wir dabei alle diejenigen krankheitsauslösenden *Faktoren*, die im Körper selbst wirksam werden oder von der Umwelt aus auf das Individuum einwirken. Der Begriff *Risikoindikator* kennzeichnet dagegen alle diejenigen meßbaren und beobachtbaren Eigenschaften, welche einen anderen Risikofaktor nur anzeigen (indizieren), ohne selbst etwas zu „machen". Daß es in den letzten Jahren zu einem tiefgreifenden

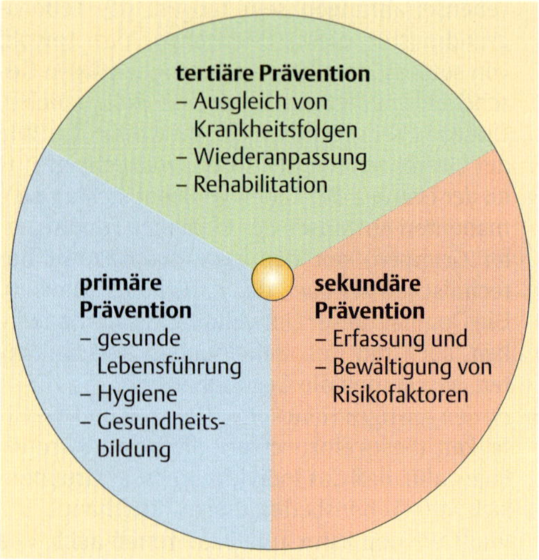

Abb. 3.**4** Maßnahmen der Prävention.

Wandel in der Theorie der Krankheitsentstehung gekommen ist, beruht darauf, daß uns die Epidemiologie mögliche Zusammenhänge aufgezeigt hat, an die niemand vorher auch nur zu denken gewagt hätte. Diese möglichen Zusammenhänge (z. B. zwischen Rauchen und Bronchitis oder zwischen bestimmten sozialen Faktoren und Blutdrucksteigerung) sind zusätzlich durch die Forschungen der neueren Physiologie verständlich gemacht worden.

Primäre Prävention. Unter Primärprävention verstehen wir alle diejenigen Maßnahmen im Vorfeld der Krankheit, die sich auf den gesunden Menschen und seine täglichen Lebensbedürfnisse richten, auf jenen Zustand also, in dem Krankheiten oder auch Risikofaktoren noch *nicht* in Erscheinung getreten sind, wo also alles darauf ankommt, die Gesundheit zu erhalten und zu fördern. Diese Kunst der gesunden Lebensführung umfaßt die Diätetik des einzelnen wie auch die Hygiene größerer Verbände und Gemeinschaften.

Aus dem Begriff der Diätetik als einer alle Therapie begründenden und begleitenden Maßnahme ergibt sich, daß primäre, sekundäre und tertiäre Prävention inhaltlich als eine Einheit gesehen werden müssen. Prävention in diesem Sinne bedeutet nichts Geringeres als ein Programm für den modernen Lebensstil.

3.2.3 Umsetzung der Prävention

Gesundheitsbildung – Ressourcen

Die Gesundheitsbildung umfaßt ein breites Spektrum gesunden Lebens. Sie dient der Gesundheitsförderung und entspricht der **primären Prävention**. Im Ausdruck „Förderung" liegt ein Auftragscharakter, den die Ottawa-Charta (1986) wie folgt definiert:

„Gesundheitsförderung zielt auf einen Prozeß, allen Menschen ein höheres Maß an Selbstbestimmung über ihre Gesundheit zu ermöglichen und sie damit zur Stärkung ihrer Gesundheit zu befähigen. In diesem Sinne ist die Gesundheit als ein wesentlicher Bestandteil des alltäglichen Lebens zu verstehen und nicht als vorrangiges Lebensziel. Gesundheit steht für ein positives Konzept, das in gleicher Weise die Bedeutung sozialer und individueller Ressourcen für die Gesundheit betont wie die körperlichen Fähigkeiten. Die Verantwortung für die Gesundheitsförderung liegt deshalb nicht nur bei dem Gesundheitssektor, sondern zielt über die Entwicklung gesünderer Lebensweisen hinaus auf die Förderung von umfassendem Wohlbefinden hin."

Die Gesundheitsförderung befaßt sich mit den **Gesundheitsressourcen** im weitesten Sinn

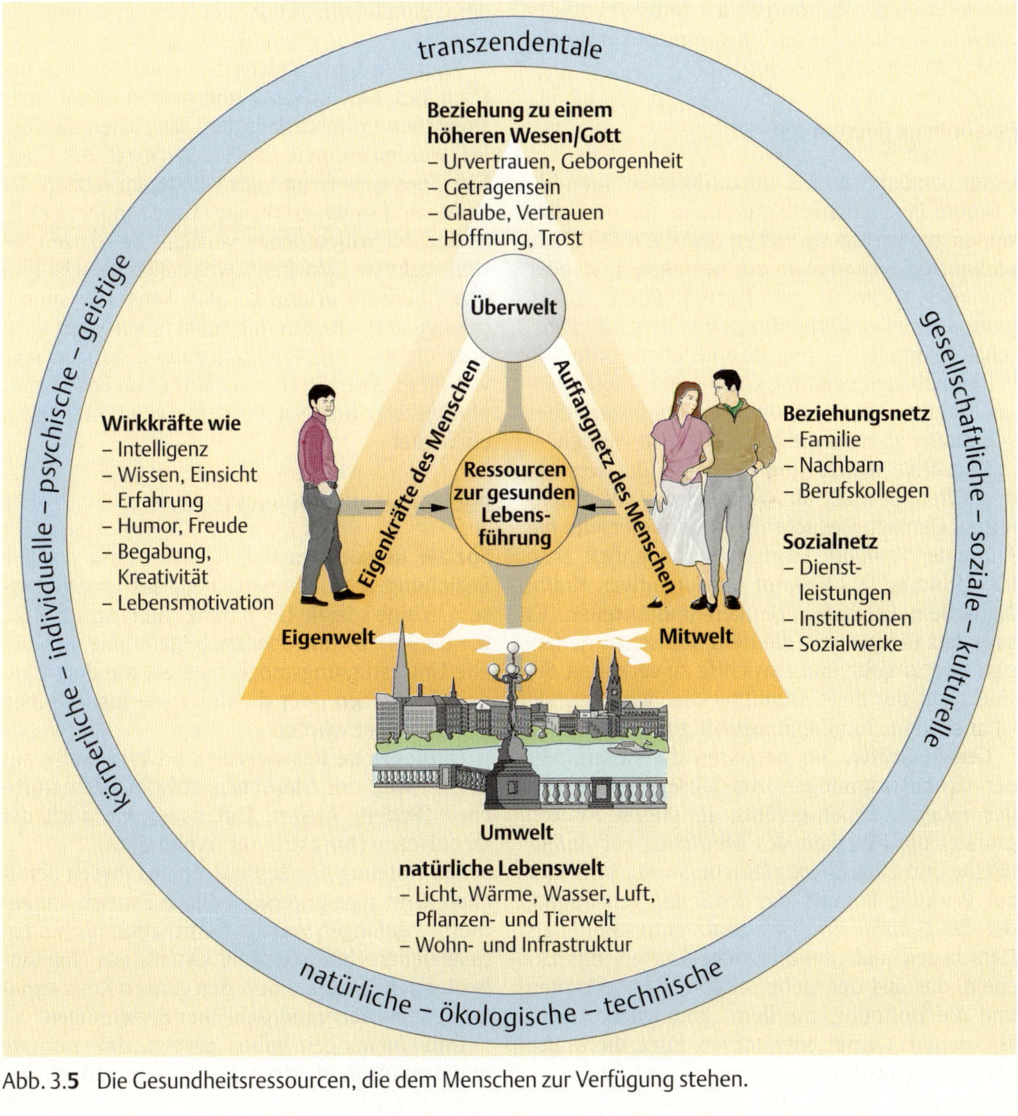

Abb. 3.**5** Die Gesundheitsressourcen, die dem Menschen zur Verfügung stehen.

(Abb. 3.**5**). Diese sind so lange nur brachliegende Möglichkeiten, als sie vom Individuum nicht erkannt und genutzt werden. Sie sollen deshalb im folgenden kurz beschrieben werden.

Ressourcen = franz. Quelle; engl. Bodenschätze; im Bankwesen Geldmittel. Man könnte den Begriff auch mit „Reserven" übersetzen. Im Gesundheitswesen wird er gebraucht, um „Kräfte, Fähigkeiten und Möglichkeiten" zu bezeichnen, die dem Patienten zur Verfügung stehen. Gesundheitsressourcen sind demnach Bereiche, die der Patient zur Gesunderhaltung und/oder zur Bewältigung der Krankheit einsetzen kann. Sie lassen sich in zwei große Gruppen einteilen: in die *persönlichen Ressourcen* (das sind die individuellen und die transpersonalen) und die *sozialen Ressourcen*. Diese umfassen die Ressourcen der Mitwelt und der Umwelt, weshalb sie auch als humanökologische Ressourcen bezeichnet werden.

Persönliche Ressourcen

Unter persönlichen Ressourcen versteht man bestimmte Persönlichkeitsmerkmale, die dem einzelnen zur Verfügung stehen und die ihm helfen, schwierige Situationen zu bestehen und/oder Krankheit zu bewältigen. Dazu gehören z.B. ein gesundes Selbstwertgefühl, oder es sind Eigenschaften und Haltungen, die eine lebensfördernde Wirkung haben wie Mut, Glaube, Kreativität, Flexibilität usw. Diese persönlichen Ressourcen oder Wirkkräfte können wie folgt unterteilt werden:

Kognitive Kräfte sind einerseits die *Verstandeskräfte*: Bewußtsein, Intelligenz, Wahrnehmung, Denken, Gedächtnis und andererseits die *Kräfte der Vernunft*: Einsicht, Besonnenheit, Sinn für Ordnung. Das Gesamt der kognitiven Kräfte dient dem Erkennen, Denken und Urteilen. Es sind dies Fähigkeiten, die dem Menschen helfen, sich zweckmäßig und einsichtig zu verhalten. Sie sind nicht nur der Gesundheit dienlich, ohne sie ist auch keine Krankheitsbewältigung möglich.

Gemütskräfte. Sie umfassen die Gesamtheit der Grundstimmungen, Antriebserlebnisse und des inneren Lebensgefühls. In diesen Kräften gründet die Fähigkeit des Menschen zur *Anteilnahme* und zum *Erleben* (Erlebniswelt). Was hier zur Wirkung kommt, das weiß der Volksmund, der das Gemüt – im Gegensatz zum Kopf – als *Herz* bezeichnet: das herzliche Lachen, das Lächeln, das aus der Liebe schöpft, das Vertrauen und die Hoffnung, die dem „kindlichen" (nicht kindischen) Gemüt entwachsen, kurz, die Kräfte der Innerlichkeit.

Schöpferische Kräfte. Sie sind eng verknüpft mit den *musischen* Kräften, jenen lebensfördernden Impulsen, die dem Spiel innewohnen (der Mensch ist auch ein Homo ludens), der Freude am Schönen, an Literatur und Kunst, an der Naturbetrachtung, überhaupt der Freude am Sein und am Sinnenhaften: am Musizieren, Tanzen, Singen, Gestalten. Zu den schöpferischen Kräften gehören auch die

Kräfte der Tiefe, die Bilder der Seele, die Welt der Träume, das Potential der Künstler. „Träumen lernen ist daher der Weisheit erste Stufe" – ob in der Imagination, in der Traumarbeit, im Bilderleben (Malen und Meditieren); es kann uns „ein Licht aufgehen"; es können Energien freigesetzt oder bis dahin unbewußte Kräfte in den Dienst des Gesundbleibens oder der Heilung genommen werden.

Transzendente Kräfte, die, obwohl sie den Bereich des Bewußtseins übersteigen, dank ihrer sinnlichen Erfahrbarkeit dem Menschen zugänglich werden können, sind die Wirkkraft des Glaubens, des Gebets und der Gnade, im letzten der Seins- und Gotteserfahrung. Transzendente Kräfte sind der willentlichen Verfügung entzogen, sie sind nicht im „Machen", wohl aber im schauenden Offensein erfahrbar. Man kann nur spüren (nie wissen), ob man mit ihnen in Verbindung ist oder nicht. Diese Wirkkräfte des Geistigen sind vor allem in der Sterbebegleitung von Bedeutung, wo Menschen meist größere Sensibilität dafür entwickeln.

Ressourcen der Mit- und Umwelt

Soziale Ressourcen sind in erster Linie positive Beziehungen zu Mitmenschen, das Eingebettetsein in eine soziale Umgebung (Auffangnetz S. 28 u. Abb. 3.**5**). Es sind aber auch materielle und ideelle Unterstützungsmöglichkeiten, die durch andere Menschen oder durch soziale Institutionen gewährleistet werden.

Ökologische Ressourcen sind Wirkkräfte aus der Umwelt des Menschen, sowohl der natürlichen (Boden, Wasser, Luft usw.) wie auch der technischen (Infrastruktur, Wohnraum).

Die Nutzung der Ressourcen aus diesen Bereichen kann sehr unterschiedliche Formen annehmen. Angefangen von der Information bis hin zur finanziellen Unterstützung umfaßt das (humanökologische) Auffangnetz den ganzen Kreis sozialer bzw. zwischenmenschlicher Beziehungen.

Untersuchungen haben gezeigt, daß isolierte und vereinsamte Menschen gesundheitlich gefährdeter sind als sozial eingebundene. Wer keinen Ort hat, wo er sein und bleiben kann, neigt auch dazu, seiner Gesundheit weniger Beachtung zu schenken; er vernachlässigt z. B. die Ernährung oder greift rascher zu Suchtmitteln (Alkohol, Drogen).

Zu den sozialen und ökologischen Ressourcen finden Sie in allen Kapiteln der ATL Informationen. Die ATL sind ja in erster Linie *Regelkreise gesunder Lebensführung* (s. dazu auch S. 90 ff.).

> Wo immer wir versuchen, das Insgesamt der **Gesundheitsressourcen** aufzuzählen, stoßen wir an die Grenze des nicht zählbaren. Ressourcen sind Wirkkräfte des Lebens und als solche, wie das Leben selbst, überall zu finden. Oft sind sie wie „Lichter im Dunkeln": Sie müssen hervorgelockt und der Gesundheit nutzbar gemacht werden. Hier liegen die **pädagogischen Anteile der Pflege.**

Krankheitsverhütung – Risiken

Die Krankheitsverhütung entspricht der **sekundären Prävention**. Sie befaßt sich mit den krankmachenden Faktoren, den sog. **Risikofaktoren und Stressoren**. Grundsätzlich können wir davon ausgehen, daß überall dort, wo sich Ressourcen befinden, auch Risiken zu erwarten sind. Eine Übersicht gibt Tab. 3.**1**.

Gesundheitsrisiken auf der **persönlichen** Ebene sind z. B. mangelndes Wissen, fehlende Eigenverantwortlichkeit und Handlungskompetenz. Auf der **sozialen** Ebene führen Beziehungsprobleme und Ungeborgenheit rasch zu Risikoverhalten. Auch finanzielle Probleme sind oft Verursacher von instabilen Lebensformen, die über kurz oder lang zu Gesundheitsproblemen führen. Im **ökologischen** Bereich haben die Gesundheitsrisiken infolge Technisierung ein nie vorher dagewesenes Ausmaß angenommen: Verkehrsunfälle, Luft-, Boden- und Wasserverschmutzung usw.

Krankheitsverhütung ist ohne Gesundheitsbildung nicht zu erreichen. Dem Verhüten müssen das Erkennen und die Einsicht vorausgehen: das Verstehen der Zusammenhänge, z. B. zwischen Rauchen und Bronchitis/Lungentumor, zwischen bestimmten sozialen Faktoren und Herzinfarkt oder zwischen Ernährungsgewohnheiten und Adipositas usw. So sind auch hier in erster Linie die **pädagogischen Anteile** der Gesundheitspflege gefragt.

Tabelle 3.**1** Überblick über Gesundheitsressourcen und -risiken (Beispiele) (aus Heim, E., J. Willi: Psychosoziale Medizin, Bd. II. Springer, Berlin 1986)

Systemebene	Gesundheitsressourcen	Gesundheitsrisiken
Mensch – Körper – Psyche – ganzer Mensch	gesundheitliche Handlungskompetenz, allgemeine Leistungsfähigkeit	Mangelernährung, ungenügendes Gesundheitswissen, allgemeine Vulnerabilität (Verwundbarkeit)
Mensch – Umwelt – Interaktion – Lebensgewohnheiten – Arbeit – Erholung	gesundheitsfördernder Lebensstil, befriedigende Arbeit, ausreichende Erholung	Rauchen, Mangelernährung, Bewegungsmangel, Arbeitsstreß, Schlafmangel
Soziale/kulturelle/ökonomische Umwelt – Gesundheitskultur – soziales Netz – Arbeitsverhältnisse – Gesundheits-, Bildungs- und Sozialwesen – sozioökonomische Verhältnisse	positive gesundheitsbezogene Werte und Normen, soziale Interpretation und Unterstützung, angemessene soziale Dienste, soziale Sicherheit und Gerechtigkeit	instabile oder negative gesundheitsbezogene Werte und Normen, soziale Isolierung, Arbeitslosigkeit, unzureichende soziale Dienste, Mangel an oder ungleiche Verteilung von sozialen Gütern
Natürliche/technische Umwelt – materielle Güter/Ressourcen – Mikroumwelt – Makroumwelt	ausreichende Versorgung mit Wasser und Nahrungsmitteln, angemessene Wohn- und Verkehrsverhältnisse sowie Kommunikationsmittel, Umweltschutz	Mangel an Wasser und Nahrungsmitteln, gefährliche Waren und Produkte, Wohn- und Verkehrsprobleme, Umweltverschmutzung, Plünderung der Natur

Auswahl als Anstoß zur Selbsteinschätzung

Das macht krank
- Unterdrückung der eigenen Bedürfnisse (zugunsten anderer) bis hin zur unkritischen Selbstaufgabe. Ich nenne solche Menschen die „Selbstverweigerer".
- Übersteigertes Harmoniestreben: Weil man – buchstäblich um jeden Preis – mit allen in Frieden leben möchte, werden Gefühle nicht zugelassen, Aggressionen hinuntergeschluckt. Das sind die „Fassadenkletterer", sie leben gefährlich.
- Deutliche Unfähigkeit, Gefühle zu zeigen: Diese Menschen igeln sich ein, sind berührungsscheu, abwartend bis zum Verklemmtsein – die „Panzerfahrer".
- Perfektionismus: übertriebenes Leistungsstreben. Bleibt der erwartete Erfolg aus, zwingt die Frustration diese Menschen zu immer noch mehr Leistung. Der Circulus vitiosus richtet sich schließlich gegen das eigene Immunsystem. Wo Arbeit im Übermaß und Frustration verquickt sind, ist Krankheit im Keim schon da. Das sind die „Arbeitssüchtigen" („Workaholics").
- Anpassungsmechanismen, die auf einseitigen moralischen Regeln und Normen basieren: Hier vergewaltigt der Mensch sich selbst, lebt nicht sein eigenes inneres Bild, sondern kopiert ein von außen bestimmtes fremdes Bild. Das ist „Leben aus zweiter Hand".

Das hält gesund
- Mut zu eigenen Bedürfnissen: wahrnehmen und zulassen.
- Mut zum Streiten: Friedensliebe und Durchsetzungswillen in beweglicher Balance halten (Spiel der Kräfte).
- Mut zu eigenen Gefühlen.
- Mut zur eigenen Mittelmäßigkeit und zur Unvollkommenheit.
- Mut zur Selbstverantwortung.

3.2.4 Gesundes Leben

Die heutige Gesundheitsforschung entspricht im wesentlichen unserem täglichen Erleben. Zur Gesundheit gehört nicht nur die körperliche Unversehrtheit, sondern auch das seelisch-geistige Wohlbefinden. Sowohl biologische Ursachen (Störung der Organe und Funktionen) als auch sozialpsychische Faktoren (zwischenmenschliche Konflikte, materielle Ungesichertheit) beeinflussen die Gesundheit. Auch besteht, wie wir oben gesehen haben, zwischen den Ressourcen und den Risiken eine Wechselwirkung. Unser Verhalten beeinflußt unsere Umgebung: Positives Lebensgefühl kann eine ganze Arbeitsgruppe beeinflussen (natürlich auch umgekehrt), gute Stimmung (ein Fest feiern) den Heilungsprozeß erheblich unterstützen. Unser Selbstwertgefühl bestimmt über den Lebensraum, den wir uns nehmen oder verweigern lassen usw.

Abschließend zum Themenkreis *Gesundheit – Krankheit* finden Sie nebenstehend eine Auswahl von **psychosozialen Belastungsfaktoren**, die unsere Gesundheit oft mehr belasten als pathophysiologische Einflüsse. Das gleiche gilt natürlich auch für die **gesunderhaltenden Faktoren**.

3.3 Modelle gesunden Lebens

3.3.1 Das diätetische Modell

Die alte Heilkunde, die noch nicht über die technischen Möglichkeiten der modernen Medizin unserer Zeit verfügte, beachtete in viel stärkerem Maße die Elemente der Gesunderhaltung und der Krankheitsverhütung. Schon im 5. und 4. Jahrhundert vor Christus entstanden „Gesundheitsmodelle", die im **Corpus hippocraticum** zusammengefaßt sind.

Gesundheit wurde hier definiert als das Gleichmaß der Kräfte in der richtigen Mischung und Ausgleichung. Dabei wurde unterschieden zwischen den *Res naturales* (den natürlichen Dingen und Vorgängen) und den *Res contra naturam* (den naturwidrigen, also krankheitserregenden Dingen und Vorgängen).

Von besonderer Bedeutung waren dabei die *Res non naturales*. Darunter verstand man Dinge und Vorgänge, die weder naturgegeben noch naturfeindlich sind, sondern die vom Menschen selbst in Eigenverantwortung herbeigeführt werden müssen, damit er gesund bleiben kann. Diese Res non naturales entsprechen den sechs Grundthemen des gesunden Lebens oder der Hygiene. Sie wurden von Schipperges wie folgt benannt:

1. Licht und Luft,
2. Speise und Trank,
3. Bewegung und Ruhe,
4. Schlafen und Wachen,
5. Absonderung und Ausscheidung,
6. Leidenschaften oder seelische Affekte.

Die Res non naturales wurden als „Regeln gesunder Lebensführung" bezeichnet, und die Lehre, die davon abgeleitet wurde, nannte man „diaita" = Diätetik. Dieser umfassende Begriff, der die gesamte Lebensführung im Sinne von Gesunderhaltung und Lebensordnung meint, wird heute leider nur noch für die Regelung der Nahrungsaufnahme (also Diät) gebraucht und damit seiner ursprünglichen, viel breiteren Bedeutung entkleidet.

Nicht nur um das gesunde Maß im Essen und Trinken ging es bei dieser Diätetik, sondern ebensosehr um das gute Umgehen mit Luft und Wasser, um die großen Rhythmen von Arbeit und Pause, von Wachsein und Schlafen; unter dem Punkt „seelische Affekte" auch um Leibesübungen und Sexualhygiene sowie um die Beherrschung der Leidenschaften, kurz um alles, was der Gesundheit dienlich und in der Lage ist, das Gleichgewicht zu bewahren bzw. die verlorene Mitte (das rechte Temperamentum) wiederzuerlangen.

Schipperges (1985) beschreibt die Res non naturales, also die Lebenskreise, wie folgt:

■ „Der erste Lebenskreis dieser Lebenskunst wurde gebildet von Licht und Luft, dem Bereich ‚Aer', der mit Wärme und Klima, Boden und Landschaft die Umwelt des Menschen bildet, eingeschlossen arkadische Täler, amöne Landschaften, die sanften Winde, das Atmosphärische eben –: der ätherische Gott, wie Hölderlin ihn in seiner ‚Heimkunft' genannt hat, er, der allein ist ‚kundig des Maßes, kundig der Atmenden auch'.

Unmittelbar mit der Umwelt verbunden sind die Lebensmittel im engeren Sinne: jene Frage der Ernährung, an der weitaus mehr das Heil der Menschheit hängt als wir annehmen. Es gibt in der Tat kaum etwas auf der Welt, von dem der Mensch abhängiger wäre als von der Nahrung. Nicht von ungefähr ist die Art der Einverleibung, der Modus der Restauration, immer auch schon als Symbol angesehen worden für geistige Assimilation, für existentielle Erfüllung. Durch Befolgen bestimmter Ernährungsvorschriften wahrt der Körper, wie nach dem Maß einer Richtschnur, den gleichen abgemessenen Zustand. So schon Pythagoras! Alles kommt hier auf gleiche und gerechte Verteilung an (isonomia). So Alkmaion! Was ‚größer als der Mund' ist, unangemessen in den Körper eindringt ohne ausgeschieden zu werden, bringt Unlust und Krankheit. So Antisthenes!

Alle Lust ist ja Auffüllung einer Leere – so Aristoteles in seiner Rhetorik –, und wird erst später: ‚höhere' Lust, Füllung mit ‚Erkenntnis', Einsicht, Weisheit. Bei Empedokles bereits dominiert diese physiologische Theorie der ‚Erfüllung', wonach ‚Leere' Schmerz bedeutet, Erfüllung aber Gleichgewicht und damit Lust. Das mittlere Maß der Nahrung, es schenkt auch seelische Fülle. Aus diesem klassischen ‚Homoiostase-Modell' der Antike heraus versteht man erst die durchlaufende Parallelität zwischen dem Arzt und dem Politiker, wie sie vor allem Solon herausgestellt hat und die einem Platon die medizinische Diätetik auch als ethisches Modell so interessant werden ließ.

Der dritte Lebenskreis betrifft die maßvolle Ausgewogenheit von Bewegung und Ruhe (motus et quies), Arbeit und Muße, Streß und Feierabend, und beide Pole maßvoll schwingend in ausgewogener Einheit. Ein letzter Lebenskreis umgreift die maßvolle Haushaltung unserer emotionalen Bereiche und damit jenen Bezirk einer Binnenökonomik, der von den ‚excreta et secreta' reicht bis hin zu den ‚affectus animi', den menschlichen Leidenschaften und Freudenschaften. Auf diesen Feldern erscheinen besonders empfindlich die Maßlosigkeiten, die kränken, erweist sich als heilsam das Maß." ■

3.3.2 Regeln gesunder Lebensführung

In **Hildegard von Bingens** „Heilkraft der Natur – Physica" ist umfassend alles gesammelt, was diese große Frau (Nonne und Ärztin) über die Kräfte der Natur herausgefunden hat. Hildegard, die 1098 bis 1179 im Rheinland gelebt hat, hat aber nicht nur die Natur und deren Heilkräfte erforscht, sondern in einem zweiten Teil ihres Gesamtwerkes „Causae et Curae" auch eigentliche Lehren über die gesunde Lebensweise entwickelt. Es geht in diesem Werk weniger um therapeutische oder reparative Hilfe, auch nicht um Heilmittel und Rezepte, als vielmehr um die *Heilkräfte* im Sinne einer geistigen Haltung in der Sorge für das Leben, für die Gesundheit und für den kranken Menschen, der, wie sie schreibt, über allem anderen einer harmonischen, der Schöpfung entsprechenden *Lebensordnung* und *Lebensführung* bedarf.

Vor diesem Hintergrund entwickelt Hildegard *sechs Regeln zu gesunder Lebensführung* als klassische Muster einer Lebensregel, die in vielem der alten *Diätetik* entspricht:

1. Regel: Umgang mit der Natur da draußen.
2. Regel: Maß und Ordnung in Speis und Trank.
3. Regel: Bewegung und Ruhe im Gleichgewicht.
4. Regel: Kultivierung von Wachen und Schlafen.
5. Regel: Umgang mit dem eigenen Körper und dem anderen Geschlecht
6. Regel: Vom gebildeten Umgang mit anderen.

In der Umsetzung dieser Regeln in gesundes Leben spielt bei Hildegard das *rechte Maß* eine entscheidende Rolle. In der Kunst des Maßhaltens sieht sie aber nicht eine lebensbeschränkende Askese, sondern eine Möglichkeit, Lust und Freude zu finden. Sie sagt wörtlich: „Die Lebensregel soll als Halt dienen, nicht aber zur Last werden." Sie versteht Maß als die Kunst, mit den Dingen in Harmonie zu sein. In solchen Aussagen mutet uns diese mittelalterliche Frau geradezu modern an. Dies ist wohl ein Grund, warum ihre Schriften heute wieder so aktuell geworden sind.

3.3.3 Moderne Gesundheitsprogramme

Wenn wir heute von Prinzipien der Lebensordnung sprechen, die sich im praktischen Leben zu verwirklichen haben, meinen wir damit die *Gesundheitsbildung* und die *Gesunderhaltung*. Als Grundlage kann auch heute noch das alte Leitbild der Diätetik dienen, da darin alle Aspekte des Lebens enthalten sind. **Schipperges** nennt drei Kriterien, von denen sich die Prinzipien einer ganzheitlichen Gesundheitsbildung ableiten lassen:

- Beim Umgang mit der Gesundheit haben wir es immer mit körperlichen Grundbedürfnissen zu tun, die sich nur in der alltäglichen Wirklichkeit befriedigen lassen.
- Die Regelkreise zur gesunden Lebensführung zeigen sich uns als ein in sich vernetztes System und können nur im Ensemble praktikabel werden.
- Bei der Gesundheitsbildung handelt es sich in erster Linie um die Kultivierung des persönlichen Lebensstils (diaita privata), eine Kultur, die dann aber auch in allen Punkten auf die öffentliche Gesundheitspflege (diaita publica) übergreift und die sich unserer Erfahrung nach nur in kleinen, überschaubaren Gemeinschaften (diaita communis) wirklich umsetzen läßt.

(Zur Kultivierung des persönlichen Lebensstils lesen Sie in Kap. 12 S. 380 und in Kap. 13 S. 426.)

Auch die modernen Prinzipien der Lebensordnung lassen sich in *sechs Lebenskreise* einteilen. Bezogen auf die Bedürfnisse und Notwendigkeiten unserer Zeit sind sie in Tab. 3.**2** den alten diätetischen Regeln gegenübergestellt. Schipperges bezeichnet diese *sechs Prinzipien* auch als Regelkreise.

Regelkreise der Lebensordnung:

1. Erfahrung mit der Umwelt,
2. Kultivierung der Lebensmittel,
3. Ordnung der Zeit,
4. Gleichgewicht von Arbeit und Muße,
5. Kultur des Leibes,
6. Beziehung zu den anderen.

Tabelle 3.**2** Programme der Diätetik und gesunder Lebensführung im Vergleich (aus Schipperges, H.: Die Regelkreise der Lebensführung. Deutscher Ärzte-Verlag, Köln 1988)

Diätetik	Gesunde Lebensführung
Licht und Luft	Umweltschutz (Umgang mit den natürlichen Lebensbedingungen von Luft, Licht, Wasser, Wärme, Boden, Klima, Landschaft, Wohnbereichen, Erholungszonen)
Speise und Trank	Ernährungskultur (Lebensmittelkunde, Ernährungswandel, Fehlernährung, Abusus in Speise, Trank, Drogenszenerie, Medikamentenkonsum, Lebensmittelhygiene)
Arbeit und Ruhe	Humanisierung der Arbeitswelt (Arbeitsplatzphysiologie und Leistungspathologie, Streß und Feierabend, Probleme der Freizeitgesellschaft, Gleichgewicht von Arbeit und Muße)
Schlafen und Wachen	Schlafkultur (Probleme der zirkadianen Rhythmik [Rund-um-die-Uhr-Forschung], Schlafqualität, Wachheitsgrade, Lärmstörungen und Lärmschäden)
Ausscheidungen und Absonderungen	innersekretorischer Stoffhaushalt (Bedeutung der Ausscheidung, Absonderungen, Hormone; biologisch informierte Badekultur; anthropologisch orientierte Sexualhygiene; alters- und berufsspezifisch bedingte Zivilisierung der innersekretorischen Gleichgewichte)
Anregungen des Gemüts	Regulation des Affekthaushalts (Bedeutung animalischer Affekte und humaner Leidenschaften; Regulationsstörungen der emotionalen Haushalte; Aufbau einer anthropologisch orientierten Psychohygiene)

3.3.4 Aktivitäten des täglichen Lebens

Die sechs Lebenskreise gesunder Lebensordnung können, da sie sich in der alltäglichen Wirklichkeit abspielen, auch als „Aktivitäten des täglichen Lebens" (kurz **ATL**) bezeichnet werden.

1972 habe ich sie erstmals in diesem Buch (2. Auflage) beschrieben, damals noch in Anlehnung an A. Maslow (S. 49 ff. u. 93 f.) und Virginia Henderson (S. 87) unter der Bezeichnung *Grundbedürfnisse*. Die Auseinandersetzung mit den Grundelementen des Lebens hat mich 1981 veranlaßt, diese Bezeichnung zu ändern und von „Aktivitäten des täglichen Lebens" (4. Auflage 1983) zu sprechen. Ich habe die Benennung der einzelnen ATL im Verlauf der Jahre nur unwesentlich verändert. Sie werden in der nachstehenden Reihenfolge auch in diesem Buch unter dem Hauptkapitel „Unterstützung und stellvertretende Übernahme der ATL" beschrieben (S. 74 ff.):

1. *Wach sein und schlafen:* Anpassung an den 24-Stunden-Rhythmus im Gleichgewicht von Wachen und Schlafen.
2. *Sich bewegen:* Aufrechterhaltung des Tonusgleichgewichts von Bewegung und Statik.
3. *Sich waschen und kleiden:* Verantwortung und Unabhängigkeit für die persönliche Pflege.
4. *Essen und trinken:* Aufrechterhaltung von genügender Nahrungs- und Flüssigkeitsaufnahme.
5. *Ausscheiden:* Regulierung des Ausscheidungsvorgangs und Kontrolle der Ausscheidung.
6. *Körpertemperatur regulieren:* Erhaltung der Wärme-Kälte-Regulation.
7. *Atmen:* Aufrechterhaltung des Lebens durch normale Atmung.
8. *Sich sicher fühlen und verhalten:* Verhüten von Risiken, Gefahren und Schäden – Sorge für die Lebenswelt.
9. *Raum und Zeit gestalten – arbeiten und spielen:* Aufrechterhaltung des Gleichgewichts zwischen Aktivität und Passivität, zwischen Arbeit und Muße, Beziehung zur Umwelt.
10. *Kommunizieren:* Gleichgewicht zwischen Individualität und Sozialität, sich ausdrücken können.
11. *Kind, Frau, Mann sein:* Aufrechterhaltung der menschlichen Fortpflanzung und des Gleichgewichts zwischen männlichen und weiblichen Lebensbezügen.
12. *Sinn finden im Werden, Sein, Vergehen:* Bewältigung von Lebens- und Entwicklungsprozessen, Bezug zu Religion und Ethik, zu Lebensfragen und Sterben.

Der Vergleich bzw. Bezug zu den Regeln der alten Heilkunde, der *Diätetik*, ist in Tab. 3.**3** dargestellt.

3.3.5 Grundbedürfnisse des Menschen

Abraham A. Maslow beschreibt den Menschen als aktiven Gestalter seiner Existenz; das bedeutet denn auch: Der Mensch hat die Fähigkeit und auch die *Motivation*, gesund zu leben. Maslow geht von dem „ganzheitlichen Wesen der menschlichen Na-

Tabelle 3.**3** Programme der Diätetik und der ATL im Vergleich

Diätetik	Aktivitäten des täglichen Lebens
Licht und Luft	*atmen*: gesundes Atmen in gesunder Luft und Umwelt *sich sicher fühlen und verhalten:* Umgang mit den Lebensbedingungen und der Umwelt *Körpertemperatur regulieren:* Wärmeausgleich, Sorge für das Wohlbefinden
Speise und Trank	*essen und trinken:* Ernährungskultur, Verhütung von Ernährungsproblemen
Arbeit und Ruhe	*Raum und Zeit gestalten:* Arbeit und Spiel, Lebens- und Erlebnisräume entwickeln *sich bewegen:* Gleichgewicht finden, Sorge für gesunde Bewegung
Schlafen und Wachen	*wach sein und schlafen:* bewußtes Gestalten von Tagesbewußtsein und Schlafkultur
Ausscheidungen und Absonderungen	*ausscheiden:* Ausscheidungsvorgänge regulieren, gesundes Umgehen damit, Regulierung des innersekretorischen Stoffhaushalts und darin Sexualhygiene und Geschlechtlichkeit: *als Mann oder Frau leben*, sich ausdrücken können *sich waschen und kleiden:* Körperpflege, Hautpflege, gesunde Körperkultur
Anregungen des Gemüts	*kommunizieren:* in Beziehung leben, Zwischenmenschlichkeit pflegen *Sinn finden:* Psychohygiene, Wertbewußtsein (Ethik, Religion), Lebensgestaltung

tur" aus und weist nach, daß der einzelne aus einer Anzahl von *Bedürfnissen* heraus handelt. Diese Bedürfnisse sind zwar individuell verschieden, dennoch liegt eine aufsteigende Linie von niederen zu höheren Bedürfnissen im Wesen des Menschen. Alle Bedürfnisstufen sind Schritte zur Selbstfindung und Selbstentfaltung; hier wurzelt denn auch der Begriff der Selbstverwirklichung. Mit der Einführung der Unterscheidung von *höheren* und *niederen Bedürfnissen* weist er darauf hin, daß im Menschen selbst eine Ordnung angelegt ist, in der nicht nur eine Werthierarchie vorgegeben ist, sondern auch Entscheidungsprinzipien zur Verfügung stehen. „Die Grundbedürfnisse", so Maslow, „arrangieren sich in einer ziemlich definitiven Hierarchie auf der Basis des Prinzips der relativen Mächtigkeit". Ein Beispiel dazu: Das Bedürfnis nach Nahrung ist stärker als das Bedürfnis nach Lernen. Erst wenn ersteres erfüllt ist, wird der Mensch frei, nach „Höherem zu greifen". Das heißt: Wer wirklich bedrängenden Hunger hat, wird seine Kräfte in erster Linie dafür einsetzen, etwas zu essen zu finden, und nicht dafür, einen Vortrag zu besuchen. „Hierarchie" deutet aber auch an, daß die Motivationen eines Menschen sich ständig ändern können. Ein Bedürfnis, das gestern noch wichtig war, kann heute ganz anders empfunden werden oder gar unwichtig erscheinen. Weiter gilt: Das gleiche Bedürfnis, das für den einen wichtig ist, kann für den andern unwichtig sein.

Bedürfnispyramide

Die von Maslow beschriebene Hierarchie der Bedürfnisse wird oftmals als Pyramide dargestellt. In Abb. 3.**6** ist sie eingebettet in
- die Entwicklung des Menschen als Person und Individuum,
- die Beziehungsebenen, in denen er steht und an denen er teilnimmt.

Da die Grundmotivationen der Menschen sich in etwa ähnlich sind, kann man ungefähr vorhersagen, in welcher Reihenfolge verschiedene Bedürfnisse wichtig werden. Die Bedürfnisklassen oder -stufen werden im folgenden beschrieben:
1. *Physiologische Bedürfnisse.* Es sind die Bedürfnisse, die am dringlichsten der Befriedigung bedürfen. Sie beziehen sich auf physiologische

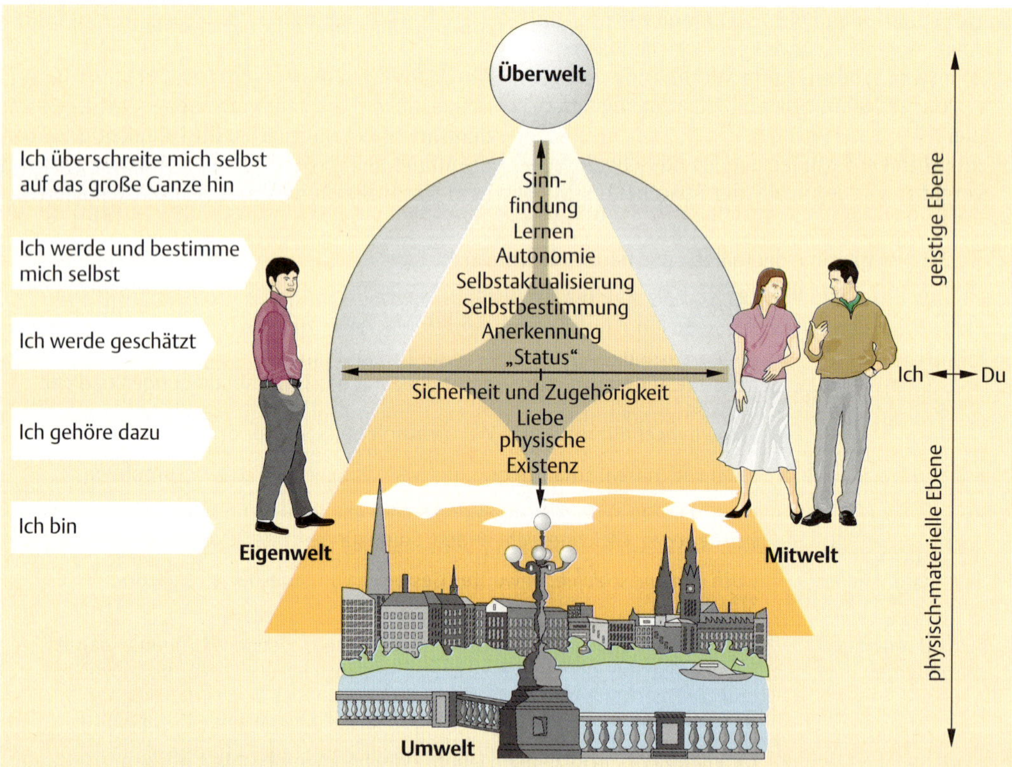

Abb. 3.**6** Bedürfnishierarchie nach Maslow und ihre Beziehung zur Person in ihrem Werden.

Prozesse, die dem Überleben bzw. der Homöostase des menschlichen Organismus dienen. Physiologische Bedürfnisse sind angeboren und erlernt. Sie beeinflussen die Bestrebungen und Reaktionen des Gesamtorganismus, weshalb sie nicht isoliert betrachtet werden können. Die physiologischen Bedürfnisse sind die vorherrschenden Bedürfnisse. Viele davon werden automatisch befriedigt, so daß das Alltagsverhalten des Menschen selten direkt von ihnen bestimmt wird. Im allgemeinen trifft der Mensch Vorkehrungen, um die physiologischen Bedürfnisse zu befriedigen, bevor diese sich akut bemerkbar machen; z. B. Einhalten eines Alltagsrhythmus zur Befriedigung der Bedürfnisse nach Nahrung, Bewegung, Schlaf, Ruhe, Entspannung, nach Wärme und Erfrischung, nach Schmerzverminderung und Reizsteigerung. Dort, wo physiologische Bedürfnisse akut in Erscheinung treten, können sie zum Hauptanliegen und zum dominierenden Wert werden, so daß vorübergehend die ganze Lebensphilosophie eines Menschen von ihnen geprägt werden kann.

2. *Bedürfnis nach Sicherheit.* Es ist das Bedürfnis, Bedrohung oder Gefahr zu vermeiden. Es drückt das Verlangen nach Zuverlässigkeit, Vertrauen oder nach Abhängigkeit aus. Wo Ordnung und Sicherheit im Leben fehlen, wird die Befriedigung des Sicherheitsbedürfnisses an erster Stelle stehen. Wer die Elementarbedürfnisse und das Sicherheitsbedürfnis befriedigt hat, fühlt sich frei für ein neues Streben und Wagen.
3. *Bedürfnis nach Zugehörigkeit und Liebe.* Es ist das Bedürfnis, zu lieben und geliebt zu werden. Es drückt das Verlangen nach Anschluß und Geselligkeit aus sowie den Wunsch, Menschen um sich zu haben, Freundschaften zu schließen, Verbindungen herzustellen und aufrechtzuerhalten.
4. *Bedürfnis nach Wertschätzung.* Hier geht es um zwei getrennte Bedürfnisarten. Zur *ersten* gehören Bedürfnisse, die mit Selbstachtung und Selbstschätzung zu tun haben. Sie drücken den Wunsch nach Stärke, nach Leistung und Kompetenz aus, nach Vertrauen in die Umwelt und Unabhängigkeit von der Meinung der Umwelt. Die *andere* Bedürfnisart stellt das Verlangen nach Respekt von anderen Menschen dar, nach Status oder Prestige innerhalb seiner sozialen Gruppe. Für Maslow ist das Bedürfnis nach Selbstschätzung wichtiger für die erfolgreiche Entwicklung eines Individuums als das Bedürfnis nach Fremdschätzung.
5. *Bedürfnis nach Selbstaktualisierung.* Es ist das Bedürfnis, das zu tun, was der einzelne tun muß; ein Forscher *muß* forschen, ein Maler *muß* malen, wer ein guter Arzt/Schwester/Pfleger sein will, *muß* ein guter Arzt/Schwester/Pfleger sein, wenn er/sie zur inneren Ruhe kommen will. Der Begriff Selbstverwirklichung verbindet die Vorstellung, daß sich alle Motivationen auf die Selbstentfaltung hin ausrichten, d. h. auf das Bedürfnis, sich zu erhalten und etwas zu gestalten: Seiender und Werdender zu sein.

Die folgenden Bedürfnisse zählt Maslow nicht mehr zu den Grundbedürfnissen, sondern bezeichnet sie als **höhere, geistige Werte**, die mit dem Selbstverwirklichungsstreben einhergehen können, aber nicht müssen.

6. *Bedürfnis, zu wissen und zu verstehen.* Es tritt auf, wenn die Grundbedürfnisse befriedigt sind oder Aussicht auf ihre Befriedigung besteht. Dann wird der Mensch neugierig und beginnt, seine Umwelt zu erkunden. Er verlangt nach größerer Erkenntnis und beginnt zu forschen, selbst unter schwierigen Bedingungen. Das gleiche gilt für die *ästhetischen Bedürfnisse.* Ob diese universal sind, scheint nicht eindeutig sicher zu sein. Sie können beobachtet werden bei Menschen, die nach Schönheit oder Harmonie geradezu dürsten. Diese Menschen können nicht anders, als nach Schönheit streben, so stark manifestiert sich ihr Verlangen danach.
7. *Bedürfnis nach Transzendenz.* Es meint des Menschen Sehnsucht nach *letzter Sinnfindung*, nach religiösen, mystischen Werten, das Bedürfnis nach Verehrung von etwas, was jenseits seiner sinnlichen Wahrnehmung und Vorstellung steht. Damit übersteigt der Mensch die personale Ebene und vermag zu seinem Gott „du“ zu sagen: transpersonaler Bezug und Selbsttranszendenz. Transzendenz ermöglicht die Teilnahme am Kosmos, am Göttlichen.

Der Mensch als verantwortliches Wesen
Allen diesen Modellen „gesunden Lebens“ ist gemeinsam, daß der Mensch in sich *Fähigkeiten* besitzt, die er zur Gestaltung seines Lebens einsetzen kann. Man könnte auch sagen: Ein gesunder Mensch *ist*, was ihm wichtig ist.

3.4 Hilfe bei Krankheit

3.4.1 Schulmedizin – Erfahrungsmedizin

Die heutige, bei uns praktizierte Schulmedizin entwickelte sich aus der wissenschaftlichen Forschung nach Ursachen und Beherrschen der Krankheiten. Dieses Modell ist in erster Linie ausgerichtet auf Analyse (Diagnostik) und Behandlung (Therapie) von Symptomen. In zahlreichen Krankheits- und vor allem für fast alle Unfallbehandlungen bietet sie denn auch die besten Erfolgschancen. Besonders erfolgreich ist die *Schulmedizin* in allen operativen Disziplinen, in der Intensivmedizin sowie in der Behandlung und Verhütung von Infektionskrankheiten. Diese Erfolge sind maßgeblich mitbeteiligt an der eindrücklichen Verlängerung unseres Lebens (vor 100 Jahren lag die Lebenserwartung bei 40 Jahren, heute sind es bereits 80 Jahre), für viele Patienten auch an einem wesentlichen Gewinn an Lebensqualität.

Trotzdem nimmt gerade in der heutigen Zeit das Unbehagen an einer zu einseitigen Wertung der Schulmedizin zu. Auf der Suche nach anderen Wegen des Heilens – solchen ohne starke Medikamente oder drastische Eingriffe in die Körperstrukturen – wurden neue Therapien propagiert. Solche unorthodoxen Therapien sind unter dem Namen *„alternative Praktiken"* bekannt geworden, wobei heute eher die Bezeichnung *„ergänzende Möglichkeiten"* oder *„additive Maßnahmen"* gebraucht wird. Als *Erfahrungsmedizin* gelingt es dieser Heilrichtung, sich langsam als anerkannte Disziplin zu etablieren. Im Einsatz von Hilfe bei Krankheit bzw. von Heilmethoden darf es sich aber nicht um ein Ausspielen der einen Richtung gegen eine andere handeln, auch nicht um ein Entweder-Oder; es muß vielmehr ein „Sowohl-Als-auch" geben. Die Wahl der richtigen Behandlung sollte immer im gemeinsamen Gespräch (Patient, Arzt, Angehörige) getroffen werden.

Neben einer Vielzahl von Angeboten, die zum Teil auch durch selbsternannte Meister propagiert werden (hier ist denn auch größte Vorsicht geboten), gelten heute einige klassische Alternativen als wertvolle Ergänzung zur Schulmedizin (Tab. 3.**4**). Die wichtigsten Körpertherapien finden Sie auf S. 147 f.

Tabelle 3.**4** Die bekanntesten alternativen Praktiken (aus Mills, S.: Wegweiser Heilmethoden. Rowohlt, Reinbek 1994)

Die Akupunktur
bietet die ganze Differenziertheit einer Lebens- und Gesundheitsauffassung, die sich in Tausenden von Jahren in China entwickelt hat und sich von der westlichen Medizin stark unterscheidet. In der Akupunktur verwendet man Nadeln zur Stimulierung von Punkten an den Kanälen der Lebensenergie oder Chi (Tschi gesprochen), die durch den Körper verlaufen und das Gleichgewicht seiner natürlichen Gesundheit beeinflussen.
Die chiropraktische Therapie
ist auf die Behandlung von Störungen in der Muskulatur oder im Bewegungsapparat durch Manipulationen an der Wirbelsäule spezialisiert. Probleme mit der Wirbelsäule können zu Störungen in der Versorgung der Nerven und des Kreislaufs führen. Durch die Behandlung dieser Probleme dient die Chirotherapie daher der Gesundheit im allgemeinen.
Die Homöopathie
beruht auf dem Prinzip „Gleiches heilt Gleiches". Sie betrachtet Krankheitssymptome als Ausdruck von Disharmonien in einem Menschen. Die subtile Wirksamkeit der Homöopathie zeigt die Tugenden eines medizinischen Systems, das eher energetisch als materiell auf Geist und Körper wirkt. Homöopathische Medikamente werden in extrem verdünnter Form verabreicht und wirken durch die Beeinflussung der „Lebenskraft" oder des Energiepegels des Körpers.
Die Kräutermedizin
behandelt Störungen mit Medikamenten, die ausschließlich pflanzlichen Ursprungs sind. Sie verbindet altes Wissen über Gesundheit und Heilung mit moderner pharmazeutischer Forschung und wählt Heilmittel, die auf die individuellen Bedürfnisse des Patienten abgestimmt sind. Das Ziel ist, dem Körper zu helfen, sich selbst zu heilen.

Alternative Praktiken in der Pflege

Sie finden in diesem Buch in allen Kapiteln Vorschläge und Angebote für das Einsetzen alternativer Pflegepraktiken. Viele bewegen sich im Bereich der *Kräuterbehandlung* (Wickel, Bäder, Einreibungen, Tees usw.). Sehr wichtig ist die gute Beziehung zur Ganzheit des Menschen, insbesondere der bewußte Kontakt zum Körper des Kranken; ich denke an das *Berühren* und an die Elemente der *basalen Stimulation*. Auch eigentliche *Körpertherapien*, wo dafür eine Ausbildung gemacht wurde, bieten große Chancen der Hilfe auf dem Weg zur Gesundheit oder des Lebens mit bleibender Behinderung. Nicht zu unterschätzen ist aber auch die Arbeit an den Gefühlen und an der positiven Einstellung dem Leben und der unausweichlichen Situation bei bleibender Behinderung gegenüber. Dies wird unter dem Stichwort der *Hoffnung* thematisiert.

Als Grundsatz könnte gelten:
- Die Methoden der Schulmedizin arbeiten in erster Linie an der Symptombekämpfung.
- Die Methoden der alternativen Praktiken suchen, stützen und fördern die Ressourcen.

Weiterführende Literatur

Balint, M.: Der Arzt, sein Patient und die Krankheit. Klett-Cotta, Stuttgart 1991

Blome, G.: Bewährung in der Krankheit, 2. Aufl. Bauer, Freiburg 1990

Dethlefsen, Th., R. Dahlke: Krankheit als Weg. Bertelsmann, München 1992

Drewermann, E.: Wort des Heils – Wort der Heilung. Patmos, Düsseldorf 1993

Gründel, J.: Gesundheit und Krankheit als Gabe und Aufgabe. Kyrios, Freiburg 1984

Heim, E., J. Willi: Psychosoziale Medizin, Bd. II. Springer, Berlin 1986

Hildegard von Bingen: Das große Gesundheitsbuch. Ratschläge und Rezepte. Pattloch, München 1983

Hildegard von Bingen: Heilkraft der Natur – „Physika". Rezepte und Ratschläge für ein gesundes Leben. Herder, Freiburg 1993

Hohler, A. E.: Von der schwierigen Entscheidung gesund zu sein, 2. Aufl. Heuwinkel, Neuallschwil/Basel 1990

Lukas, E.: Psychologische Vorsorge. Herder, Freiburg 1989

Maslow, A. H.: Psychologie des Seins, 4. Aufl. Fischer Taschenbuch Verlag, Frankfurt 1992

Maslow, A. H.: Motivation und Persönlichkeit. Rowohlt, Reinbek 1981

Mills, S.: Wegweiser Heilmethoden. Akupunktur, Chiropraktik, Homöopathie, Kräutermedizin, Osteopathie und Allgemeinmedizin im Vergleich. Rowohlt, Reinbek 1994

Mitscherlich, A.: Krankheit als Konflikt. Studium zur psychosomatischen Medizin, Bd. I/II. Suhrkamp, Frankfurt/M. 1974/1975

Navarro, F.: Die sieben Stufen der Gesundheit, Bd. I/II. Eine psychosomatische Sicht der Krankheit. Nexus, Frankfurt 1988

Orem, D. E.: Selbstpflegedefizit. Theorie der Krankenpflege. In Marriner-Tomey, A.: Pflegetheoretikerinnen und ihr Werk. Recom, Basel 1992

Pilgrim, U.: Denkpause. Einsicht und Hoffnung für Kranke. Baden Verlag, Baden/Schweiz 1988

Piper, H. Chr.: Kranksein: Erleben und Lernen, 5. Aufl. Kaiser, München 1992

Poletti, R.: Wege zur ganzheitlichen Krankenpflege, Recom, Basel 1985

Schipperges, H.: Der Arzt von morgen. Von der Heiltechnik zur Heilkunde. Severin & Siedler, Berlin 1981

Schipperges, H.: Hildegard von Bingen, 2. Aufl. Ein Zeichen für unsere Zeit. Knecht, Frankfurt/M. 1988

Schipperges, H., u. a.: Die Regelkreise der Lebensführung. Deutscher Ärzte-Verlag, Köln 1988

Spijk, P.: Definition und Beschreibung der Gesundheit. Ein medizin-historischer Überblick. Schriftenreihe der SGGP Nr. 22. Muri/Schweiz 1991

Stern, E.: Lebenskonflikte als Krankheitsursachen. Kindler, München 1968

Strehlow, W.: Das rechte Maß als Lebensprinzip. Lebensweise der hl. Hildegard. Kanisius, Freiburg/Schweiz 1990

Teegen, F.: Ganzheitliche Gesundheit. Rowohlt, Reinbek 1987

v. Troschke, J.: Psychosoziale Aspekte von Gesundheit und Krankheit. Themen der Krankenpflege 4. Urban & Schwarzenberg, München 1974

v. Weizsäcker, V.: Der kranke Mensch. Eine Einführung in die medizinische Anthropologie. Koehler, Stuttgart 1951

Wesiack, W.: Mut zur Angst. Der kreative Umgang mit Gesundheit und Krankheit. Trias, Stuttgart 1992

4 Gesundheits- und Krankenpflege

4.1 Grundlagen

4.1.1 Definitionen

Pflegetheorien spiegeln unterschiedliche Realitäten. Im Rahmen ihrer Entwicklung zeigen sie die jeweiligen Schwerpunkte der Pflege, deren soziokulturellen Kontext sowie den Ausbildungs- und Erfahrungshintergrund der verschiedenen Pflegetheoretikerinnen auf. Die Pflegetheorien helfen uns beim Gestalten und Verstehen unserer Pflegerealität, obwohl sie diese nie gänzlich zu erfassen vermögen. Seit Florence Nightingale reflektierten Pflegende ihr Handeln und versuchten, es zu beschreiben.

Eine *Auswahl von Definitionen* zur Pflege mag illustrieren, wie unterschiedlich sich die Perspektiven von Pflegetheoretikerinnen (die fast alle aus dem angelsächsischen Raum stammen) darstellen:

F. Nightingale (1860) meinte, daß jede Frau zu irgendeiner Zeit eine Krankenschwester wäre, insofern als die Krankenpflege in der Verantwortung für die Gesundheit des Menschen besteht. Gesundheitspflege nannte sie das Aufrechterhalten von ökologischen Gesundheitsfaktoren.

F. G. Abdellah (60er und 70er Jahre) definiert Pflege als „Dienst am einzelnen und an Familien; also für die Gesellschaft. Sie basiert auf Kunst und Wissenschaft, welche die Haltung, intellektuelle Kompetenz und technische Fähigkeit der einzelnen Krankenschwestern zu einem Wunsch und der Fähigkeit verschmelzen, kranken oder gesunden Menschen dabei zu helfen, mit ihren Gesundheitsbedürfnissen fertigzuwerden, welche unter allgemeinen oder spezifischen medizinischen Anweisungen durchgeführt werden können."

D. E. Orem (70er und 80er Jahre) definiert Pflege als Dienstleistung, die auf bewußtem Handeln beruht. Sie hilft und unterstützt einzelne, Familien oder Gruppen beim Überwinden von gesundheitsbezogenen Einschränkungen. Die Pflegehandlungen richten sich nach gesundheits- oder krankheitsbezogenen Bedürfnissen und Problemen, unabhängig vom Alter des Patienten und dem Pflegekontext.

Das Ziel der Pflege besteht darin, die Selbstpflegedefizite des Patienten festzustellen und die daraus resultierenden Bedürfnisse zu befriedigen.

Nach **M. Leininger** (70er und 80er Jahre) bezieht sich Pflege auf „Phänomene, die mit dem Verhalten verbunden sind, das einem anderen Menschen (oder einer Gruppe) hilft, ihn unterstützt oder befähigt, vorhandene oder erwartete Bedürfnisse, den menschlichen Zustand oder die Lebensweise zu verbessern."

Leininger spricht von *kultureller Pflege*, die sich bezieht „auf kognitiv bekannte Werte, Meinungen und Muster, die dem Individuum oder einer Gruppe helfen, sie unterstützen oder in die Lage versetzen, das Wohlbefinden zu erhalten, einen menschlichen Zustand oder eine Lebensweise zu verbessern sowie mit dem bevorstehenden Tod oder einer Behinderung fertigzuwerden."

M. Leininger meint, daß „menschliche Pflege ein universelles Phänomen ist, aber die Begriffe, Prozesse, strukturelle Formen und Pflegemuster sich in den verschiedenen Kulturen voneinander unterscheiden."

J. Travelbee (70er Jahre) definiert Pflege als einen zwischenmenschlichen Prozeß, „in dem die Krankenschwester einem einzelnen Menschen, einer Familie oder einer Gemeinschaft hilft, die Erfahrung von Krankheit und Leiden zu vermeiden oder mit ihr fertigzuwerden und, falls notwendig, eine Bedeutung in diesen Erfahrungen zu finden." Krankenpflege ist ein zwischenmenschlicher Prozeß, da es sich um eine Erfahrung handelt, die zwischen Pflegefachpersonen und einem Menschen oder einer Gruppe von Menschen stattfindet.

D. E. Johnson (80er Jahre) beschreibt Pflege als eine „externe Kraft, die durch eindrucksvolle Regulationsmechanismen oder durch die Bereitstellung von Ressourcen ausgeführt wird, um die Organisation des Patientenverhaltens zu bewahren, während der Patient im Streß ist. Als Technik und Wissenschaft bietet sie externe Hilfe vor und während der Störung des Systemgleichgewichtes und erfordert daher Kenntnisse über Ordnung, Störung und Kontrolle. Pflegehandlungen hängen nicht von medizinischer Autorität ab, aber sie ergänzen die Medizin."

C. Roy (70er und 80er Jahre) definiert Krankenpflege als ein „theoretisches Wissenssystem, das einen Analyse- und Handlungsprozeß vorschreibt, der sich auf die Pflege des Kranken oder potentiell kranken Menschen bezieht". Roys Ziel in der Krankenpflege besteht darin, „dem Menschen zu helfen, sich an Veränderungen seiner physiologischen Bedürfnisse, seines Selbstkonzeptes, seiner Rollenfunktion und seiner gegenseitigen Abhängigkeitsbeziehungen durch Krankheit und Gesundheit anzupassen".

B. Neumann (70er und 80er Jahre) beschreibt Krankenpflege als einen „einzigartigen Beruf, da er sich mit allen Variablen befaßt, welche die Reaktion des Individuums auf Streß beeinflussen". Da die Wahrnehmung der Krankenschwester die Pflege beeinflußt, sagt Neumann, daß das Wahrnehmungsfeld der Pflegenden genauso eingeschätzt werden muß wie das des Patienten.

M. E. Rogers (70er und 80er Jahre) beschreibt Krankenpflege als eine „humanistische Wissenschaft, die der mitfühlenden Sorge zur Erhaltung und Förderung der Gesundheit, dem Verhindern von Krankheit und der Pflege und Wiederherstellung der Kranken und Behinderten gewidmet ist". Weiter sagt sie, daß „Krankenpflege versucht, eine harmonische Interaktion zwischen der Umwelt und dem Menschen zu fördern, die Kohärenz und Integrität der Menschen zu stärken sowie die Struktur der Interaktion zwischen Mensch und Umwelt zur Verwirklichung des maximalen Gesundheitspotentiales zu leiten und umzustellen. Krankenpflege befaßt sich mit Menschen – allen Menschen –, gesunden und kranken, reichen und armen, jungen und alten. Die Orte der Pflegeausübung weiten sich in alle Bereiche aus, in denen es Menschen gibt: zu Hause, in der Schule, an der Arbeit, beim Spiel; in Krankenhäusern, Pflegeheimen, Kliniken; auf diesem Planeten, und sie bewegt sich jetzt in den Weltraum". Pflege ist im „intellektuellen Urteil verwurzelt. Professionelle Pflegepraxis hat keine abhängige Funktion, sondern nur Mitarbeiterfunktion".

J. J. Fitzpatrick (70er und 80er Jahre) unterscheidet zwischen dem Substantiv Pflege als Wissenschaft und Beruf, deren zentrales Interesse „die Bedeutung ist, die mit dem Leben (Gesundheit) verknüpft ist". Als Verb konzentriert sich das Pflegen auf die „Förderung des Entwicklungsprozesses zur Gesundheit hin, so daß die Individuen dahin geführt werden können, ihre Potentiale als Menschen zu entwickeln".

Roper/Logan/Thierney (1987 deutschsprachige Ausgabe) führen den Begriff *Lebensaktivitäten* ein, die von fünf Faktoren, nämlich körperlichen, psychischen, soziokulturellen, umgebungsabhängigen und politisch-ökonomischen, beeinflußt sind. Sie orientieren sich damit an der Komplexität des Lebens und sprechen deshalb von einem „Modell des Lebens", das aus fünf Komponenten besteht. Wichtig sind für sie Begriffe wie Lebensspanne, Abhängigkeits-Unabhängigkeits-Kontinuum und Individualität des Lebens.

4.1.2 Neue Ansätze des Pflegeverständnisses

In der Schweiz sind seit 1.1.1992 neue „Bestimmungen für die Diplomausbildung in Gesundheits- und Krankenpflege an den vom Schweizerischen Roten Kreuz anerkannten Schulen" in Kraft. Ausgangspunkt dieser Bestimmungen sind die pflegerischen Bedürfnisse der Bevölkerung, d.h. von

- Individuen und Gruppen,
- Neugeborenen, Kindern, Jugendlichen, Erwachsenen und Betagten,
- Gesunden, Akut- und Langzeitpatienten sowie Menschen mit erhöhtem Gesundheitsrisiko,

die in ihrer angestammten Umgebung bleiben oder in Institutionen des Gesundheits-, Sozial- und Erziehungswesens untergebracht sind.

Fünf Funktionen der Pflege

Das Gesamtangebot der Pflege, welches die pflegerischen Bedürfnisse abdeckt, wird in fünf sich gegenseitig ergänzende Funktionen (Tätigkeitsbereiche) zusammengefaßt:

Funktion 1: Aktivitäten des täglichen Lebens **unterstützen** oder stellvertretend **übernehmen**.

Funktion 2: **Begleiten** in Krisensituationen und während des Sterbens.

Funktion 3: **Mitwirken** bei präventiven, diagnostischen und therapeutischen Maßnahmen.

Funktion 4: **Mitwirken** an Aktionen zur Verhütung von Krankheiten und Unfällen sowie zur **Erhaltung** und **Förderung** der Gesundheit; sich **beteiligen** an Eingliederungs- und Wiedereingliederungsprogrammen.

Funktion 5: **Mitwirken** an der Verbesserung der Qualität und Wirksamkeit der Pflege und bei der Entwicklung des Berufs; **Mitarbeiten** an Forschungsprojekten des Gesundheitswesens.

Die fünf Funktionen bilden eine Art *konzeptuellen Rahmen*. Die fettgedruckten Begriffe weisen auf die Schwerpunkte der Pflege hin, die in der Begleitung und Beratung des Patienten, der Gesundheitsförderung sowie der Qualitätssicherung bzw. -förderung liegen.

Die *einzelnen Funktionen* können *nicht isoliert* betrachtet werden. So ist z.B. die Funktion 3, die in erster Linie das technische Können der Pflegenden beinhaltet, nicht losgelöst von den übrigen Funktionen, da die Aspekte der Begleitung, Unterstützung und Beratung des Patienten hier ganz besonders berücksichtigt werden müssen.

Alle fünf Funktionen bedingen die Fähigkeit zur Zusammenarbeit mit anderen an der Betreuung des Patienten beteiligten Personen.

Das Integrieren der Pflegehandlungen in die fünf Funktionen hilft den Pflegenden, ihre Tätigkeiten umfassend darzustellen, sie zu strukturieren, zu planen, auszuführen und schließlich zu beurteilen.

Darin wird sichtbar, daß den Pflegenden ein hohes Maß an Kompetenz abverlangt wird, die es einzuüben gilt. Man spricht auch von Schlüsselqualifikationen.

Schlüsselqualifikationen

Man kann beobachten, wie in Zeiten eines Paradigmawechsels das Bestreben besteht, auf Schlüsselqualifikationen zurückzugreifen. Im Industriebereich beispielsweise glaubte man, nur durch eine Ausbildung, die eine den Tätigkeitsanforderungen gemäße Qualifizierung garantiere, den Erfordernissen der sich rasant entwickelnden Anforderungen gerecht werden zu können.

Das Schweizerische Rote Kreuz (SRK) formuliert (1992):

„Bei Schlüsselqualifikationen handelt es sich um Haltungen, Verhalten, Fähigkeiten und Kompetenzen, die überall entwickelt und sowohl im privaten wie professionellen Leben gebraucht werden können."

Schlüsselqualifikationen beinhalten demzufolge eine Vielzahl von berufsübergreifenden persönlichen und fachbezogenen Fähigkeiten. Sie fördern den Unabhängigkeitsgrad, die Initiative und das Entdecken unter Einbezug der eigenen Ressourcen. Schlüsselqualifikationen erstrecken sich auf alle Bereiche des Lebens und umfassen

- persönlichkeitsbezogene Kompetenz,
- soziale und führungsmäßgie Kompetenz,
- strategische/kulturelle Kompetenz,
- fachliche/funktionale Kompetenz.

Erworben werden Schlüsselqualifikationen nur in ganz konkreten Situationen (im Praxisfeld). Hierbei müssen Methoden zur Anwendung kommen, welche die Lernenden dazu führen,

- ihre Vorgehensweisen zu reflektieren,
- das Allgemeine im Speziellen zu erkennen,
- soziale Erfahrungen bei der Lösung fachlicher Aufgaben zu machen,
- eine enge Verknüpfung von Theorie und Praxis herzustellen.

Die folgenden **Beispiele von Schlüsselqualifikationen** (Ausbildungsbestimmungen SRK 1992) sind nicht als vollständige Liste zu sehen. Sie können auch nie als endgültig erwerbbar gelten. Es sind vielmehr Ziele, die *lebenslanges Lernen* sowie *persönliche und berufliche Weiterbildung* voraussetzen:

- Pflegesituationen im gesamten und in ihren Elementen wahrzunehmen und zu beurteilen;
- Ressourcen bei sich und anderen wahrzunehmen, zu erhalten und zu entwickeln;
- Grenzen zu akzeptieren und geeignete Hilfe zu beanspruchen bzw. anzubieten;
- Veränderungen einer Situation zu erkennen sowie mittel- und langfristige Entwicklungen vorauszusehen;
- Prioritäten zu setzen, Entscheidungen zu treffen und Initiativen zu ergreifen;
- aufgrund von Prinzipien ein breites Repertoire an Methoden und Techniken einzusetzen;
- Pflegeverrichtungen geschickt und sicher auszuführen;
- sich situationsgerecht, verständlich und differenziert auszudrücken;
- zum Lernen zu motivieren, Verhaltens- und Einstellungsänderungen aufzuzeigen und zu unterstützen;
- die Wirkung des eigenen Handelns zu beurteilen und daraus zu lernen;
- ethische Grundhaltungen zu entwickeln und sie in der konkreten Situation zu vertreten;
- aus einer Grundhaltung der Wertschätzung heraus mit anderen zusammenzuarbeiten;
- im Wechselspiel zwischen Anteilnahme, Engagement und Distanz Beziehungen aufzunehmen, zu erhalten und abzulösen;
- Konflikte anzugehen, zu lösen oder auszuhalten;

- für Veränderungen und Neuerungen offen zu sein.

4.1.3 Professionalisierung

Die Professionalisierungsbestrebungen in der Pflege nehmen erfreulicherweise zu und werden die Pflege (Praxis und Theorie) zunehmend beeinflussen.

Was aber bedeutet Professionalisierung? Die Aussagen und Definitionen sind vielfältig. Im folgenden zwei Beispiele.

Professionalisierung nach Miller

Nach Miller (1988) hängt der Grad der Professionalisierung einer Pflegeperson davon ab, in welchem Grad sie folgendes Verhalten aufweist:

- Einschätzen, Planen, Ausführen und Evaluieren von Praxis, Theorie und Forschung in der Pflege.
- Akzeptieren, Unterstützen und Aufrechterhalten der Beziehung zwischen Praxis, Theorie und Forschung. Diese drei Elemente machen Pflege zur Profession und führen sie weg von der verrichtungsorientierten Aktivität.
- Diskutieren und Verbreiten von praktischem und theoretischem Wissen und neuen Erkenntnissen aus der Pflegeforschung im beruflichen Umfeld. Der Grad der Professionalisierung spiegelt sich in der Art der Unterstützung und Beratung von Mitpflegenden.
- Abstützen der Arbeit auf ethischen Regeln, die ihrerseits von internationalen und nationalen Pflegeverbänden ausgearbeitet werden. Da Krankenpflege eine Dienstleistung für andere darstellt, ist es dringend erforderlich, ethische Grundlagen und Regeln zu entwickeln.
- Das Bewußtsein, im Rahmen der Gesundheitserziehung in der Öffentlichkeit einen wichtigen Auftrag zu haben, der wahrzunehmen ist.

Professionalisierung nach Benner

Eine andere Einteilung von Professionalisierung beschreibt Patricia Benner schon 1982 und stützt sich auf fünf Stufen beruflicher Entwicklung:

Stufe I: Neuling. Anfängerinnen müssen sich auf Regeln verlassen können in ihren Handlungen, weil sie keine Erfahrung haben in den Situationen, in die sie gestellt werden. Die Befolgung von Regeln hat jedoch ihre Grenzen. Keine Regel kann dem Neuling sagen, welche Handlung in einer wirklichen Situation nun wichtig ist oder wann Ausnahmen gemacht werden können.

Stufe II: fortgeschrittene Anfängerin. Diese ist mit genügend wirklichen Situationen konfrontiert worden, um zu merken (oder vom Lehrer darauf hingewiesen zu werden), was für bedeutungsvolle Aspekte sich in diesen Situationen immer wiederholen. Eine fortgeschrittene Anfängerin braucht Hilfe, um Prioritäten zu setzen, da sie nach Regeln zu arbeiten gewohnt ist und erst damit beginnt, wiederkehrende bedeutungsvolle Muster zu erkennen. Sie kann noch nicht zuverlässig unterscheiden, was mehr oder weniger wichtig ist in komplexen Situationen.

Stufe III: kompetente Pflegende. Die typische kompetente Pflegende weist zwei bis drei Jahre berufliche Praxis auf. Sie kann ihr Handeln auf langfristige Ziele und Pläne ausrichten und erkennen, welche Aspekte einer Situation wichtig sind und welche weniger. Die kompetente Pflegende hat die Schnelligkeit und Flexibilität einer erfahrenen Schwester noch nicht erreicht. Ihre Kompetenz ist aber gekennzeichnet durch ein Gefühl der Sicherheit, allen Fällen in ihrer beruflichen Praxis gewachsen zu sein.

Stufe IV: erfahrene Pflegende. Sie nimmt Situationen als Ganzes wahr und nicht als Zusammensetzung einzelner Teile. Ihr ganzheitliches Verständnis erlaubt ihr, Entscheidungen zu treffen, weil sie rasch das Wichtigste herausfindet. Sie wägt nicht zuerst alle Möglichkeiten ab, sondern geht direkt auf das eigentliche Problem zu.

Stufe V: Pflegeexpertin. Sie verläßt sich nicht mehr auf analytisches Denken (Regeln, Leitfaden, Grundsätze), um in einer Situation zu handeln. Als Expertin mit einem großen Erfahrungshintergrund erfaßt sie eine Situation intuitiv richtig und geht unmittelbar das wesentliche Problem an, ohne zeitraubende Überlegungen über verschiedene Alternativen.

Die Pflegeexpertin zeichnet sich demzufolge durch intuitives Erfassen einer Situation aus. Es ist zwar ein Erfassen und Verstehen, ohne primär begründen zu können, was verschiedentlich als unlogisch abgetan wird. Hier aber handelt es sich um Erkennen von Mustern, um die Fähigkeit, Zusammenhänge wahrzunehmen aufgrund von Erfahrung aus verschiedensten analogen Situationen. Über formale Modelle hinaus wird die erfahrene Pflegefachfrau Gesamtsituationen erfassen, die nicht einfach gelernt werden können. Dieses erfassende Wissen bekommt etwas Einmaliges, Kreatives – vergleichbar mit künstlerischem Können.

Zu beachten ist, daß jeder Beginn, sei es in der Führung, in der Ausbildung oder bei beruflichem

Wechsel, wieder eine Neulingssituation beinhaltet und alle fünf Stufen – allerdings in unterschiedlichem Tempo – durchlaufen werden müssen.

(Benner geht davon aus, daß eine Pflegeperson mit langer Berufserfahrung nicht unbedingt zur Pflegeexpertin wird. Vielmehr birgt die langjährige Berufserfahrung die Gefahr der Routinisierung in sich, die die Wahrnehmung für ungewohnte Pflegesituationen beeinträchtigen kann.)

4.2 Pflegemodelle und -theorien, Pflegekonzepte, Forschung

4.2.1 Pflegemodelle und -theorien

Definition

Nach Meleis (1991) wurden Pflegemodelle und -theorien bisher gleichbedeutend verwendet. Die Definitionen für Pflegemodelle wurden auch auf Pflegetheorien übertragen und umgekehrt. Unsicherheiten unter den Pflegetheoretikerinnen entstanden, weil sie eine unterschiedliche Terminologie zur Definition von Modellen und Theorien verwendeten.

Einige Versuche wurden unternommen, mit Hilfe von Kriterien (Abstraktions-, Entwicklungs- und Spezifitätsgrad sowie Art und Weise der Verbindungen unter den einzelnen Konzepten) zwischen Pflegemodell und -theorie zu unterscheiden.

Das abwechselnde Verwenden von Begriffen, die gleichzeitig Pflegemodelle und -theorien umschrieben, war für die Semantiker (befassen sich mit der Bedeutung sprachlicher Zeichen) in der Pflege problematisch. Der Versuch, zwischen Modell und Theorie zu unterscheiden, endete bisweilen in haarspalterischen Diskussionen und bewirkte noch größere Verwirrung.

Drei miteinander verbundene Aspekte unterscheiden zwischen Pflegemodell und -theorie:
- Definitionen,
- Wechselbeziehungen,
- Abstraktionsgrad.

Die ersten zwei, die die Definition von Konzepten und deren Wechselbeziehung untereinander voraussetzen, sind laut Meleis für Pflegemodelle *und* -theorien Beurteilungskriterien. Der dritte Aspekt (Abstraktionsgrad) bezieht sich ausschließlich auf Pflegetheorien.

Meleis definiert eine Pflegetheorie als eine

■ „verständliche und zusammenhängende Begriffsbildung von erdachter oder beobachteter Wirklichkeit, die sich auf die Pflegepraxis bezieht und zum Ziel hat, Pflege zu beschreiben, zu erklären, vorauszusagen oder vorzuschreiben. Pflegetheorien werden entwickelt, um zentrale Fragen der Pflege zu beantworten". ■

Einige Pflegetheoretikerinnen wie Imogene King (im folgenden als Beispiel), Ida Orlando, Joyce Travelbee und Ernestine Wiedenbach beschreiben Pflege als *Interaktionsprozeß*.

Pflegetheorie nach King

King (University of South Carolina in Tampa) begann mit der Entwicklung ihrer Theorie in der Mitte der 60er Jahre. Sie gehört zu den Pionierinnen, die wesentlich zur Förderung der theoretischen Grundlagen der Pflege beigetragen haben.

Die *Schwerpunkte ihres Modells*, die Elemente Menschenbild, Gesundheit/Krankheit, Umwelt und Beziehungssysteme, werden im folgenden kurz vorgestellt.

Menschenbild. Die Theorie nach King basiert auf der Annahme, im Mittelpunkt des Handelns müsse der Mensch stehen. King verdeutlicht diesen anthropologischen Ansatz durch folgende Bestimmungen:
Individuen sind
- soziale Wesen,
- fühlende Wesen,
- vernünftige Wesen,
- reagierende Wesen,
- wahrnehmende Wesen,
- kontrollierende Wesen,
- zielgerichtete Wesen,
- handlungsorientierte Wesen,
- zeitorientierte Wesen.

■ „Individuen haben ein Recht auf Wissen über sich selbst... ein Recht, an Entscheidungen mitzuwirken, die ihr Leben und ihre Gesundheit beeinflussen... ein Recht, Gesundheitsfürsorge zu akzeptieren oder abzulehnen." ■

Gesundheit/Krankheit. Den positiven anthropologischen Bestimmungen entspricht auch Kings Verständnis von *Gesundheit*, die sie wie folgt definiert:
- Gesundheit beinhaltet die Fähigkeit, soziale Rollen zu erfüllen.
- Gesundheit ist ein dynamischer Zustand im Lebenskreislauf eines Individuums, die die laufende Anpassung an Streß beinhaltet. Die Stressoren gelangen von innen oder von außen an den Menschen heran. Das Ziel der Anpas-

sung ist der optimale Gebrauch der Ressourcen, um alle Möglichkeiten für das tägliche Leben auszuschöpfen.
- Die Entwicklungsprozesse sind am verbalen und nonverbalen Verhalten ersichtlich und können beobachtet, eingeschätzt und oftmals gemessen werden; dies alles, um die Gesundheit zu erhalten.
- Gesundheit bezieht sich auf die Art und Weise, wie ein Individuum mit den Streßsituationen, die das Wachstum und die Entwicklung eines Menschen mit sich bringen, fertig wird. Die Bewältigung der Streßsituationen findet im kulturellen Umfeld statt, in das der Mensch hineingeboren wurde und in dem er versucht, sich anzupassen.

Nach King ist *Krankheit* ein Abweichen vom Normalen; dies bedeutet ein Ungleichgewicht in der biologischen oder in der psychischen Struktur eines Menschen. Auch Konflikte im sozialen Beziehungsnetz einer Person können zu Krankheit führen.

Die **Pflege** wird als „Prozeß von Aktion, Reaktion und Interaktion" definiert, „in dem Krankenschwester und Patient sich gegenseitig über ihre Vorstellungen und Wünsche im Hinblick auf die Pflegesituation informieren. Durch gezielte Kommunikation stellen sie spezifische Ziele, Probleme und Interessen fest. Sie suchen nach Möglichkeiten, ein Ziel zu erreichen, und einigen sich auf einen Weg".

Die Pflege wird in drei Systeme gegliedert: das *personale*, das *interpersonale* und das *soziale* System. Für jedes System werden Konzepte beschrieben, um den Patienten als Person, die Beziehung zwischen Pflegeperson und Patient und das soziale Umfeld zu erläutern.

Umwelt und Beziehungssysteme. King schreibt: „Für die Krankenschwestern ist es wichtig zu verstehen, wie die Menschen mit ihrer Umwelt interagieren, um die Gesundheit zu bewahren." Offene Systeme enthalten Interaktionen, die zwischen dem System und seiner Umwelt auftreten. Das deutet darauf hin, daß die Umwelt sich ständig verändert. „Anpassungen an das Leben und die Gesundheit werden durch die Interaktionen des Individuums mit der Umwelt beeinflußt... Jeder Mensch nimmt die Welt als ganzer Mensch wahr, wenn er Transaktionen mit Individuen und Dingen in der Umgebung durchführt."

Ausgewählte Konzepte des **personalen** Systems sind:

- *Wahrnehmung.* Wahrnehmung wird als die Vorstellung jedes Menschen von der Wirklichkeit definiert. Nach Kings Ansicht beinhaltet dieses Konzept die Aufnahme von Energie und Verarbeitung, Speicherung und Abgabe von Informationen. Soll der Mensch in seiner Eigenart verstanden werden, so ist bedeutsam, wie und unter welchen Bedingungen er wahrgenommen wird. So sollte sich die Pflegeperson im klaren sein, daß ihre eigene Wahrnehmung durch „Haloeffekte" oder Etikettierung beeinflußt werden kann.
- *Selbst.* Dieses wird als dynamisch, offen und zielgerichtet dargestellt. In einem Zusammenspiel von Gedanken und Gefühlen erfährt der Mensch sich selbst in seiner individuellen Existenz.
- *Wachstum und Entwicklung.* Sie sind einerseits abhängig von der genetischen Ausstattung eines Menschen, andererseits aber auch von sinnvollen und befriedigenden Erfahrungen, die der einzelne im Laufe seines Lebens macht. Der Reifeprozeß wird auch durch die Umweltbedingungen eines Individuums beeinflußt.
- *Raum und Zeit.* Sie sind für die Pflege insofern wichtig, als gerade bei einem Krankenhausaufenthalt der Patient sich oft räumlich eingeschränkt fühlt, sein persönlicher Raum auf Bett und Nachtschränkchen eingeengt und die Zeiteinteilung ganz von der Krankenhausorganisation abhängig ist. Wenn die Pflegeperson sich dieser Konzepte bewußt ist, wird sie die Bedürfnisse des Patienten in diesem Bereich besser einschätzen und berücksichtigen können.

Im **interpersonalen** System werden die Konzepte beschrieben, die für den zwischenmenschlichen Bereich ausschlaggebend sind:

- *Interaktion.* Im Interaktionsprozeß besprechen zwei Menschen, was sie erreichen und wie sie vorgehen wollen. Der Interaktionsprozeß wird durch Wissen, Bedürfnisse, Ziele, Erwartungen und bisherige Erfahrungen der Beteiligten beeinflußt. Der Patient möchte beispielsweise bald wieder selbständig sein, erwartet jedoch, daß die Pflegeperson zunächst alles für ihn tut. Diese hat dasselbe Ziel, nämlich den Patienten zur Gesundung zurückzuführen, und erwartet, daß er aktiv mitarbeitet. In der Interaktion zwischen Krankenschwester und Patient werden zunächst die Erwartungen ausgesprochen, geklärt, gemeinsam ein Ziel gesetzt und der Pflegeverlauf geplant.

- *Kommunikation.* Durch Gespräche werden Informationen zwischen den beiden Partnern ausgetauscht und verarbeitet. Diese Kommunikation kann verbal und/oder nonverbal sein; sie ist niemals rückgängig zu machen.
- *Transaktion.* „Transaktionen werden als absichtliche Interaktionen definiert, die zum Erreichen des Ziels führen." Wenn Pflegeperson und Patient sich in der Interaktion auf ein Vorgehen geeinigt haben, handeln sie, um das gesteckte Ziel zu erreichen. Transaktionen sind immer auf das Erreichen eines Ziels angelegt.
- *Rolle.* Sie besteht aus einem Bündel von Verhaltensweisen, die von einem Menschen in einer bestimmten Position erwartet werden. Wenn die Erwartungen an eine Rolle sich unterscheiden, kommt es zu Rollenkonflikten und -verwirrung. Dies kann zu einer geringeren Effektivität in der Pflege führen.
- *Streß.* Streß ist ein „dynamischer Zustand, in dem ein Mensch mit der Umwelt interagiert". Streß ist die Antwort eines Individuums auf Personen, Objekte und Ereignisse, die Stressoren genannt werden. Ein Streßanstieg bei interagierenden Individuen kann zu einer Einengung des Wahrnehmungsfeldes führen und die Denkfähigkeit verringern.

Auch das **soziale** System wird durch verschiedene Faktoren bestimmt:

- *Organisation.* Die meisten Pflegenden arbeiten im Krankenhaus innerhalb von Organisationsstrukturen. Ihre Arbeit auf der Station wird häufig von anderen Organisationseinheiten (Küche, Labor usw.) beeinflußt.
- *Autorität, Macht, Status.* Das Wissen um diese Faktoren ist wichtig für Leistungseffizienz und Arbeitsatmosphäre im Team.
- *Beschlußfassung.* Beschlüsse beruhen auf der Auswahl einer Handlung aus einer Anzahl von Alternativen. Sie werden von Fakten und Wertvorstellungen bestimmt. Beschlüsse werden auf allen Ebenen von Organisationsstrukturen gefaßt und beziehen sich auf die Ziele der Organisation.

In der Pflegesituation müssen Pflegeperson und Patient gemeinsam Beschlüsse über die Pflegemaßnahmen fassen.

Schwerpunkt zur Theorie der Zielerreichung

Kings Theorie der Zielerreichung konzentriert sich auf das interpersonale System und die Interaktionen, die zwischen den Individuen, speziell in der Pflegeperson-Patient-Verbindung, stattfinden. Der Patient und/oder die Pflegeperson beginnen aufgrund ihrer Wahrnehmung in Gedanken zu handeln. Dieser Schritt der Interaktion ist nicht direkt sichtbar. Wenn die Interaktionspartner dann untereinander reagieren, kann diese Reaktion beobachtet werden. Auf die Reaktion folgt die Kommunikation, mit der die Partner versuchen, Störungen zu beseitigen und eine gemeinsame Basis für ihr Handeln festzusetzen. Sie stellen fest, welche Mittel und Wege es zur Zielerreichung gibt, und einigen sich auf eine der Möglichkeiten. Schließlich beginnen sie gemeinsam, zielorientiert zu handeln (Transaktion).

Aus der Zielerreichungstheorie leitet King folgende sieben Hypothesen ab:

1. Wahrnehmungskongruenz in der Pflegeperson-Patient-Beziehung erhöht die gemeinsame Zielsetzung.
2. Kommunikation steigert die gemeinsame Zielsetzung zwischen Pflegenden und Patienten und führt zu Zufriedenheit.
3. Zufriedenheit bei Pflegenden und Patienten bewirkt Zielerreichung in der Pflege.
4. Zielerreichung vermindert Angst und Streß in Pflegesituationen.
5. Zielerreichung steigert das Lernen des Patienten und seine Copingfähigkeit in Pflegesituationen.
6. Rollenkonflikte, die von Patienten, Pflegenden oder beiden Teilen erlebt werden, vermindern die Transaktionen in den Pflegeperson-Patient-Interaktionen.
7. Kongruenz in bezug auf Rollenerwartungen und -ausführungen steigert die Transaktionen in den Pflegeperson-Patient-Interaktionen.

Aus diesem Pflegeverständnis ergeben sich Rechte und Pflichten für Pflegende und Patienten:

- Der Patient hat das Recht, etwas über seine Krankheit zu erfahren.
- Der einzelne hat ein Recht darauf, an Entscheidungen mitzuwirken, die sein Leben und seine Gesundheit beeinflussen.
- Ärzte und Pflegende haben den Patienten über seine Krankheit und die Möglichkeiten der Therapie und Heilung zu unterrichten.
- Es ist möglich, daß die Ziele der Pflegeperson und des Patienten unterschiedlich sind.
- Jeder Patient hat das Recht, Pflege anzunehmen oder abzulehnen.

4.2.2 Pflegekonzepte

Pflegemodelle und -theorien haben Pflegekonzepte zum Inhalt. Diese sind unterschiedlich stark miteinander verknüpft. Im Zuge der Professionalisierung gewinnen sie zunehmend an Bedeutung. War Pflege in den letzten Jahrzehnten vorwiegend medizinisch geprägt (medizinisches Denkmodell), geht es heute um die Besinnung auf die *eigentlichen Inhalte der Pflege* selbst. Diese Orientierung an der Pflege, die Ausrichtung nach Pflegekonzepten, erleichtert den Pflegenden das Zurechtkommen in komplexen Pflegesituationen und deren Analyse.

Beispiele von Pflegekonzepten

Pflegekonzepte finden Sie in diesem Buch, z. B.
- Schmerz und Angst in Kap. 25,
- Streß in Kap. 13,
- Krise als Konzept auf S. 552 ff.,
- Hoffnungslosigkeit in Kap. 21,
- Abhängigkeit und Hilflosigkeit in Kap. 23.

Die einzelnen Pflegekonzepte können nicht isoliert voneinander betrachtet werden. Das folgende Beispiel mag das illustrieren: Schmerz bewirkt Streß; beide zusammen sind für den Patienten bedrohlich und können Angst auslösen. Schmerz kann zu einer Veränderung des Körperbildes führen, was wiederum das Gefühl des Verlustes nach sich zieht.

Sichtbar wird, daß Konzepte eigentlich Themen der Pflege sind, die verallgemeinernd erarbeitet und vorgestellt werden können. Käppeli (1986) beschreibt dies wie folgt:

■ „Damit man überhaupt mit Konzepten arbeiten kann, muß man sie erkennen und benennen. Man muß sie definieren und muß beschreiben, welche Indikatoren ihr Vorhandensein anzeigen. (Woran erkennt man, daß sich jemand teilweise oder ganz hilflos fühlt?) Definition und Beschreibung eines Konzeptes beinhalten zum Beispiel seine Ätiologie (biologische, psychologische, soziologische, kulturelle oder umweltbedingte Ursachen) sowie seine Erscheinungsformen und ihre sekundären Auswirkungen. (Was hat Hilflosigkeit zu tun mit Kontrolle, mit Motivation, mit Lernen? Wie reagiert eine Person seelisch-geistig und körperlich, wenn sie sich hilflos fühlt?) Ein Konzept zu definieren bedeutet, daß man unter Umständen fast unzählige individuelle Erscheinungsformen auf einige besonders typische oder häufig vorhandene Merkmale reduziert. So ist Hilflosigkeit gekoppelt mit Abhängigkeit oder bezogen auf das Entwicklungsstadium einer Person.“ ■

Konzepte sind demzufolge Verallgemeinerungen eines Phänomens mit allen Vor- und Nachteilen, die damit verbunden sind.

Pflegesituationen sind nie „allgemeiner Natur“, sie sind komplex, vielfältig und oft schwer einzuordnen. So ist es z. B. nicht immer leicht zu erkennen, welches Konzept bei einem bestimmten Patienten vordergründig ist. Nach Käppeli ist zu fragen: „Handelt es sich um Hilflosigkeit, Hoffnungslosigkeit oder Machtlosigkeit, wenn ein Patient resigniert?“

Sicher ist, daß das bewußtere Arbeiten mit Konzepten für die Entwicklung der Pflege von großer Bedeutung ist. Dazu nochmals Käppeli:

■ „Arbeiten mit Konzepten bedingt, daß Schwestern über Grundlagen im Bereich verschiedener wissenschaftlicher Disziplinen verfügen und diese à jour halten, damit sie ihnen in der Praxis zur Verfügung stehen. Erkennen von und Umgehen mit Konzepten verlangt, daß die Pflegende aufgrund ihres Wissens systematisch beobachten, Beobachtungen ordnen, Prioritäten setzen und Pflege davon ableiten kann. Das heißt, sowohl diszipliniertes Denken, intellektuelle Flexibilität und Kreativität sowie Einfühlung und Intuition sind nötig, um das Potential, das der Verwendung von Konzepten innewohnt, auszuschöpfen.“ ■

4.2.3 Pflegeforschung

Geschichtliche Entwicklung

Von jeher haben Menschen ihre eigenen Erfahrungen sowie äußere Geschehnisse in Frage gestellt. Sie haben nach Antworten gesucht, die dazu geeignet schienen, das Verständnis für ihre Umwelt und die vielfältigen Probleme, mit denen sie sich täglich konfrontiert sahen, zu vertiefen.

Geschichte der Menschheit

In der Geschichte der Menschheit herrschten zur Erklärung unbekannter Phänomene vier wesentliche Ansätze vor: Magie, Autorität, logisches Denken und wissenschaftliches Erforschen. Auch in der Pflege sind im Laufe der Jahre alle vier Ansätze herangezogen worden, um bestimmte Geschehnisse zu erklären oder Probleme zu lösen.

Magie. Sie machte übernatürliche Kräfte verantwortlich für Tatsachen, die sich nicht anders erklären ließen (magisches Weltbild = Glaube an Einheit zwischen Mensch und Welt, S. 4 f.).

Autorität. Später wurden Menschen zu Rate gezogen, die als besonders weise galten, also kraft ihrer Autorität über die nötigen Antworten verfügten. Aufgrund ihres großen Erfahrungsschatzes bzw. der Fähigkeit, Probleme intensiv zu durchdenken und Antworten zu formulieren, verließ man sich auf sie, wenn es darum ging, gültige Meinungen festzulegen. Auch heute noch werden zu vielen Problemen Expertinnen und Experten befragt. Man darf jedoch nicht vergessen, daß sog. Autoritäten nicht unbedingt immer die besten Lösungen finden.

Logisches Denken. Es bot dem Menschen das geistige Rüstzeug für eine „objektive" Erforschung seiner Umwelt. Die Logik stellt noch heute die Basis aller wissenschaftlichen Methodik dar. Dabei wird zwischen induktiver und deduktiver Methode unterschieden.

Induktiv: Diese Methode erklärt Beziehungen, indem sie Tatsachen durch Beobachtung ermittelt und aufgrund dieser Beobachtung zu Verallgemeinerung kommt.

Deduktiv: Entwicklung von Schlußfolgerungen aus verläßlichen Prämissen.

Wissenschaftliche Erforschung. Sie existiert seit ca. 300 Jahren und basiert auf den Prinzipien logischen Denkens.

Geschichte der Pflegeforschung

In der Geschichte der Pflege ist die folgende Entwicklung erkennbar:

Pflegeforschung in den **50er Jahren** wurde vorrangig von „fachfremden" Wissenschaftlerinnen und Wissenschaftlern durchgeführt. Das Pflegepersonal wurde zu einer der am häufigsten untersuchten Berufsgruppen, für die sich vor allem die Verhaltenspsychologie interessierte.

In der Pflegeforschung der **70er und 80er Jahre** war eine deutliche Tendenz zu Themen der Gesundheitsvorsorge bzw. Krankheitsverhütung zu verzeichnen. Außerdem war die Pflegeforschung anspruchsvoller geworden und orientierte sich stärker an einem theoretischen Rahmen.

In **Zukunft** werden in der Pflegeforschung Fragen der Lebensqualität und Gesundheitsförderung noch stärker an Bedeutung gewinnen.

Sinn und Zweck der Forschung

> Forschung ist nicht ein Inhalt der Ausbildung. Es kann aber wertvoll sein, daß auch Lernende die wichtigsten Grundelemente der Forschung kennen, da sie ihnen in der Literatur, in Diskussionen, u. U. sogar im konkreten Praxisfeld begegnen wird. In diesem Zusammenhang sollen die folgenden Ausführungen gesehen werden.

Warum Forschung? Und warum Pflegeforschung? Wird sie gebraucht? Ist sie tatsächlich so wichtig?

In der Vergangenheit haben sich Krankenschwestern und -pfleger zumeist auf Kenntnisse und Meinungen gestützt, die ihnen von Autoritäten vermittelt wurden, d. h., sie haben sich auf die Erfahrungen anderer Fachleute verlassen. Zudem wurden Forschungsergebnisse anderer wissenschaftlicher Disziplinen übernommen, ohne daß man überprüft hätte, ob sie eigentlich für den Pflegebereich taugten.

Moderne Forschungsmethoden sind Hilfsmittel, derer sich das Pflegepersonal bedienen kann, um die eigene Pflegepraxis zu überprüfen, d. h. wissenschaftlich festzustellen, ob die Praxis bestätigt werden kann oder Veränderungen angezeigt sind. Als Pflegende können wir uns auf verschiedene Weise für die Pflegeforschung engagieren:

- Reflexion der eigenen Arbeit und Formulieren von Fragen, die sich aus Beobachtungen ergeben. Diese Fragen können zu einer kleinen Forschungsarbeit (systematische Beobachtung) auf einer Station oder Klinik führen.
- Mithilfe bei der Datenerhebung für ein bestimmtes Pflegeforschungsvorhaben.
- Mitglied werden in einem Forschungsteam.
- Durchführen eines eigenen Forschungsvorhabens.

Doch nehmen wir an, Sie wollen sich nicht aktiv an der Pflegeforschung beteiligen. Was dann? Auch in diesem Fall tragen Sie eine große Verantwortung, die – im größeren Rahmen gesehen – die Forschung rechtfertigt: die Verantwortung, die Ergebnisse der Pflegeforschung in der Praxis anzuwenden (Funktion 5; „Neue Ausbildungsbestimmungen" SRK, S. 56).

Definition von Pflegeforschung. Im strengsten Sinne befaßt sich Pflegeforschung mit der systematischen Untersuchung der Pflegepraxis sowie mit Auswirkungen dieser Praxis auf die betroffenen Kranken bzw. die Gesundheit der Bevölkerung.

Das soll nicht heißen, daß die Erforschung verschiedener Aspekte der Pflegeausbildung nicht ebenso wichtig ist. Strenggenommen gehört sie jedoch nicht zur Pflegeforschung, sondern müßte eigentlich unter dem Begriff „Ausbildungsforschung" fungieren. In der Pflegeforschung unterscheidet man weiter zwischen Grundlagenforschung und angewandter Forschung, wobei letztere zur Zeit die größere Rolle spielt.

Ethische Aspekte der Pflegeforschung. In den letzten Jahren ist zunehmend Besorgnis darüber geäußert worden, daß die Rechte des Individuums möglicherweise nicht ausreichend geschützt

sind, wenn es als „Forschungsobjekt" benutzt wird. Grundlegende Faktoren des Persönlichkeitsschutzes sind:
- umfassende Information und freiwillige Zustimmung seitens aller Teilnehmer;
- vertrauliche Behandlung der erhobenen Daten;
- Schutz des Individuums vor eventuellen physischen und psychischen Schäden.

Der Forschungsprozeß

Wie auch der Problemlösungsprozeß (Pflegeprozeß S. 66 f.) hat der Forschungsprozeß verschiedene, einander folgende Schritte.

Problembestimmung

Sie ist unter den folgenden Aspekten anzugehen:
- Problem auswählen,
- Problem eingrenzen,
- Relevanz des Problems prüfen,
- Forschungsziel benennen.

Literaturstudium

Nachdem entschieden ist, welches Problem Gegenstand der Forschungsarbeit ist, muß ein vertieftes Literaturstudium folgen. Es gilt herauszufinden, wie weit die Forschung auf dem gewählten Gebiet bereits gekommen ist und welche theoretischen Überlegungen zum Thema existieren.

Relevante Fachliteratur zu einem bestimmten Thema kann heute leicht gefunden werden. Die amerikanische Pflegeforschung besitzt seit einiger Zeit einen Service, der unter dem Namen *Medline* bekannt wurde und auch im deutschsprachigen Raum zur Verfügung steht.

Das Literaturstudium hilft, das Forschungsprogramm klar abzugrenzen sowie den konzeptuellen Rahmen eines Forschungsobjekts zu definieren.

Ein weiteres grundlegendes Element des Forschungsprozesses ist die Hypothese.

Hypothese

Eine Aussage über die zu erwartenden Beziehungen zwischen den Faktoren oder Variablen einer wissenschaftlichen Untersuchung wird Hypothese genannt. Sie entsteht aus dem Zusammenspiel zwischen Problemstellung und theoretischen Voraussetzungen. Sie stellt eine vorläufige Lösung oder Erklärung des zu erforschenden Problems dar und gründet auf Beobachtung und Erfahrung sowie auf entsprechenden Hinweisen und Belegen aus der Literatur. Damit ist klar, daß es sich bei einer Hypothese nicht um eine reine Vermutung handelt.

Die Entwicklung der Hypothese ist ein äußerst wichtiger Schritt im Forschungsprozeß. Letztendlich bestimmt sie darüber, welche Art von Untersuchung durchgeführt wird und welche Variablen dabei untersucht werden.

Implizit folgt aus der Hypothese ein bestimmter *Versuchsplan*. Die Hypothese drückt eine Erwartung über das Ergebnis der Studie aus. Diese Erwartungshaltung bedeutet keineswegs eine Voreingenommenheit. Bei Aufstellung und Durchführung des Versuchsplans muß Objektivität walten, denn die Forschungsergebnisse können sowohl zur Bestätigung als auch zur Widerlegung der Hypothesen führen.

Durchführung eines Forschungsprojekts

Je nach Gegenstand der Forschung können unterschiedliche Instrumente eingesetzt werden. Im folgenden werden die wichtigsten Forschungsmethoden, Datenerhebung und Datenanalyse kurz besprochen.

Forschungsmethoden

Experimentelle Forschung

Charakteristiken wahrer Experimente sind Manipulation, Kontrolle und Randomisierung.

Manipulation. Der Untersucher/die Untersucherin tut etwas, zumindest mit einigen der untersuchten Personen. Er/sie wendet beispielsweise eine experimentelle Maßnahme an einigen der untersuchten Personen an, die er/sie bei anderen unterläßt.

Diese Intervention wird als unabhängige Variable bezeichnet. Beispiel für unabhängige und abhängige Variable: Beziehung zwischen Babys, die Vitamine (unabhängige Variable) bekommen, und deren Gewichtsgewinn (abhängige Variable).

Kontrolle. Der Untersucher/die Untersucherin führt eine oder mehrere Kontrollen ein; das bedeutet auch den Vergleich mit einer Kontrollgruppe. Der Begriff Kontrolle faßt alle Hauptaktivitäten innerhalb eines Experiments zusammen. Kontrolle wird erreicht durch Manipulation, durch Randomisierung, durch sorgfältiges Vorbereiten der Experimentprotokolle und durch das Einbeziehen einer oder mehrerer Vergleichsgruppen.

Randomisierung. Der Untersucher/die Untersucherin wählt Personen für die Kontroll- oder die Experimentgruppe zufällig aus. Hier operiert man mit dem Zufall, also nach dem „Münzenwurfprinzip".

Nachteile von Experimenten sind der *Hawthorne-Effekt* (das Wissen um die Teilnahme an einer Studie kann das Verhalten der untersuchten Population verändern, so daß Verzerrungen entstehen) und *ethische Probleme* im Zusammenhang mit der Manipulation von Variablen, Künstlichkeit der Untersuchungssituation und reduktionistischem Ansatz.

Quasiexperimente haben Ähnlichkeiten mit Experimenten. Sie sind die Manipulation der unabhängigen Variablen, jedoch fehlt eine der beiden Charakteristiken Randomisierung oder Kontrollgruppe.

Bei der Beurteilung der Resultate eines Quasiexperiments ist es wichtig, sich zu fragen, ob andere Variablen als die experimentelle Behandlung die Ergebnisse bewirkten. In diesem Zusammenhang wird eine Anzahl von Hypothesen, die die Gültigkeit herabsetzen, diskutiert:

- *Geschichte.* Ereignisse, die die abhängige Variable beeinflussen können.
- *Selektion.* Unterschiede in der Behandlung von Personen der Experiment- und Kontrollgruppe. Der Vergleich wird in der Folge erschwert bis unmöglich.
- *Entwicklung.* Ereignisse, die während der Studie vorkommen und die teilnehmenden Personen beeinflussen. In der Folge kann dann nicht unterschieden werden, ob das veränderte Verhalten der untersuchten Personen auf die Behandlung, deren Effekt untersucht werden soll, oder das Ereignis selbst zurückgeht.

Nichtexperimentelle Forschung

Deskriptive Forschung und Korrelationsstudien sind die beiden Hauptkategorien der nichtexperimentellen Forschung.

Deskriptive Forschung wird angewendet, um einige Phänomene zusammenzufassen, die von Interesse sind und die zu einem bestimmten Zeitpunkt existieren.

Korrelationsstudien sind angezeigt, um Beziehungen zwischen Variablen zu überprüfen.

Typen von nichtexperimenteller Forschung. Bei *retrospektiven Studien* beobachtet der Untersucher/die Untersucherin das Vorhandensein von einigen Phänomenen (abhängige Variable) und versucht deren Ursachen herauszufinden (unabhängige Variable). *Prospektive Studien* haben zunächst die Ursachen zum Gegenstand und beobachten dann auch die Folgen.

Schwächen von nichtexperimenteller Forschung. Dem Untersucher fehlt die experimentelle Kontrolle, weil er die unabhängige Variable nicht manipulieren kann und die Auswahl der Untersuchungspopulation zufällig ist.

Weitere Forschungsmethoden

Historische Forschung. Sie beschäftigt sich mit der Vergangenheit, aber auch sie ist der wissenschaftlichen Wahrheitssuche verpflichtet und bedarf sorgfältig geprüfter Methoden zur Datensammlung und -analyse. Die Forschungsmethode ist zwangsläufig dokumentarischer Natur, da die Ereignisse der Vergangenheit nicht mehr beobachtet werden können. Auch lassen sich keine Experimente durchführen, um Wahrheiten über vergangene Ereignisse aufzudecken.

Fallstudien. Es handelt sich um gründliche Untersuchungen eines Individuums, einer Gruppe, einer Institution oder einer anderen sozialen Einheit. Der Brennpunkt der Fallstudien liegt in der intensiven Analyse von Aspekten wie „warum handelt, denkt, verhält oder entwickelt sich eine Person auf eine spezifische Art und Weise".

Fallstudien eignen sich dort, wo Phänomene untersucht werden sollen, die noch nicht sehr bekannt sind. Die Resultate von Fallstudien können äußerst wichtig sein für eine nachfolgende Hypothesenbildung.

Feldstudien. Qualitative Forschung, die darauf zielt, Phänomene in einem natürlichen Rahmen zu beschreiben und zu untersuchen, wird oft zu den Feldstudien gezählt. Feldstudien werden „im Feld gemacht", und zwar in solchen Bereichen wie Krankenhäusern, Intensivpflegestationen, Pflegeheimen usw.

Der Zweck dieser Studien liegt darin, die Praxis, das Verhalten, Wertvorstellungen und Haltungen von Individuen oder Gruppen in ihrem Berufsalltag zu untersuchen.

Datenerhebung

Methoden

Interview. Bei Studien, die auf persönliche Daten, Ideen, Impressionen oder Meinungen der Versuchspersonen ausgerichtet sind, bietet sich das Interview als Methode der Datenerhebung an.

Es gibt zwei Arten von Interviews, strukturierte und unstrukturierte. Das strukturierte Interview ähnelt dem Fragebogen, da es einem festgelegten Muster von Fragen folgt. Die gewonnenen Daten sind objektiver als diejenigen des weniger formalisierten Interviews. Das unstrukturierte Interview verwendet nämlich offene Fragen, um freiere, spontanere Reaktionen zu ermöglichen. Solche Reaktionen sind aber schwieriger zu analysieren. Die Antworten des strukturierten Interviews müssen nach vorher festgelegten Kategorien analysiert werden.

Das strukturierte Interview kann einfacher dargestellt werden als das unstrukturierte. Um tatsächlich zu den gewünschten Daten zu führen, müssen die Fragen jedoch sorgfältig ausgewählt werden. Die Fragen, die in einem Interview gestellt werden, sind denen eines Fragebogens ähnlich. Da die Interviewdaten aber persönlich erhoben werden, besteht die Möglichkeit des Nachfragens bei auftretenden Unklarheiten.

Fragebogen. Der Fragebogen ist eine schriftliche Methode der Datenerhebung. Sein Vorteil gegenüber dem Interview besteht darin, daß er auch bei Versuchspersonen angewendet werden kann, die nicht am Untersuchungsort wohnen.

Die in einem Fragebogen aufgeführten Fragen können vorformulierte Antwortmöglichkeiten enthalten (z.B. wahr – falsch). Es können aber auch „offene" Fragen sein. Antworten auf letztere sind schwieriger zu analysieren. Manche Fragebogen enthalten Fragen beider Typen, um sowohl einfach zu strukturierende als auch spontane Antworten zu bekommen. Der Forschungszweck entscheidet im Einzelfall über die Art der eingesetzten Fragen.

Der Erfolg beim Einsatz eines Fragebogens hängt davon ab, wie sorgfältig er konstruiert wurde. Zunächst einmal sollten die Fragen den Untersuchungsbereich abdecken. Die Fragen sollen mit einer Gruppe vorgetestet werden, die der Stichprobe, die man untersuchen will, ähnlich ist, ohne mit ihr identisch zu sein. Die Bedeutung eines solchen Vortests kann nicht oft genug betont werden.

Ein Nachteil beim Einsatz von Fragebogen besteht in der Tatsache, daß nicht alle Mitglieder der ausgewählten Stichprobe den Fragebogen ausfüllen und zurücksenden; andere füllen ihn unvollständig aus. Ein weiterer Nachteil liegt in der Schwierigkeit, Fragen zu finden, die von allen Versuchspersonen gleich interpretiert werden. Darüber hinaus besteht bei vielen Versuchspersonen die Tendenz, so zu antworten, wie es ihrer Meinung nach von ihnen erwartet wird.

Schätzskalen. Sie sind nützlich, wenn es darum geht, ein numerisches oder verbales Werturteil über ein bestimmtes Element, bestimmte Faktoren oder ein Programm zu gewinnen. Mit Hilfe von Schätzskalen lassen sich subjektive Reaktionen auf Einstellungen, Ideen oder Eindrücke erlangen.

Die Anzahl der Stufen in einer Schätzskala ist in der Regel ungerade und beträgt 3 oder 5, seltener 7. Bei einer größeren Anzahl von Stufen könnte sich die Neigung der Versuchspersonen bemerkbar machen, extreme Urteile zu vermeiden.

Den einzelnen Stufen einer Schätzskala können numerische Werte (z.B. Noten von 1–5), aber auch qualitative Kriterien (z.B. stimmt überhaupt nicht bis stimmt völlig = 5 Stufen) zugeordnet werden.

Beobachtung. Die Methode der Beobachtung wird – allein oder in Kombination mit einer anderen Methode wie dem Interview oder dem Fragebogen – in der Pflegeforschung recht häufig eingesetzt. Die beobachtenden Personen können sich dabei verdeckt halten oder offen zu erkennen geben; oft vereinen sie aber auch Charakteristika beider Möglichkeiten. Es werden drei Arten der Beobachtung unterschieden:

- vollständige Beobachtung,
- teilnehmende Beobachtung,
- vollständige Teilnahme.

Bei der teilnehmenden Beobachtung wird die beobachtende Person Teil der erforschten Situation. Das größte Problem der teilnehmenden Beobachtung besteht in der Tatsache, daß es für Pflegekräfte oft schwierig ist, bei der Beobachtung von Pflegeprozessen Objektivität zu wahren und nicht selbst in die beobachteten Prozesse einzugreifen.

Gültigkeit und Zuverlässigkeit der Meßmethoden

Die Gültigkeit oder Validität eines Forschungsinstruments bezieht sich auf seine Meßgenauigkeit, d.h., es wird geprüft, ob es tatsächlich mißt, was es messen sollte oder zu messen vorgibt.

Die Zuverlässigkeit oder Reliabilität einer Meßmethode bezeichnet die Meßgenauigkeit in bezug auf Stabilität und Wiederholbarkeit der Meßergebnisse, also die Fähigkeit, bei wiederholter Anwendung zu den gleichen Daten zu gelangen.

Datenanalyse

Analyse qualitativer Daten

Die meisten einfacheren Studien sind deskriptiv und verlangen daher nach einer Gruppierung der Daten nach Häufigkeit, Prozentzahl oder Rangordnung, wobei sich diese durch die erreichten Punktzahlen bei einem Test, der Zahl von Antworten bei einem Fragebogen oder der Zahl von aufgezeichneten Beobachtungen ergeben kann. Bei komplexeren deskriptiven Studien und in der experimentellen Forschung werden oft noch differenziertere Darstellungen angewendet, so z. B. die Gruppierung nach Durchschnitts- oder Mittelwerten.

Die *statistische Analyse* von Daten ermöglicht Messungen zentraler Tendenzen wie
- arithmetischer Mittelwert,
- Modalwert (der am häufigsten auftretende Wert),
- Zentralwert (in der Mitte aller Werte liegend),
- Standardabweichung (bei einer Normalverteilung liegen ca. 68 % der Werte im Intervall von höchstens einer Standardabweichung),

aber auch differenziertere Maßstäbe, mit deren Hilfe sich einschätzen läßt, inwieweit die gewonnenen Ergebnisse verallgemeinert werden können.

Die *deskriptive Statistik* wird meist bei komplexen deskriptiven Studien und in der experimentellen Forschung gebraucht, wenn es darum geht, Daten verschiedener Gruppen miteinander zu vergleichen.

Ergebnisse, Schlußfolgerungen und Empfehlungen

Bei der Diskussion der Ergebnisse sowie der Formulierung von Schlußfolgerungen und Empfehlungen ist Vorsicht geboten. Schlußfolgerungen, die über die tatsächliche Aussagekraft der Daten hinausgehen, sollten vermieden werden.

Einschränkungen sollten im Forschungsbericht offen und ehrlich eingestanden werden. Häufige Einschränkungen beruhen auf
- zu kleinen oder nicht repräsentativen Stichproben (z. B. Patienten von nur einer Station);
- dem Einsatz von unzureichend getesteten Instrumenten zur Datenerhebung.

Es ist sehr wichtig, sich stets daran zu erinnern, daß die durch ein Forschungsvorhaben gewonnenen Schlußfolgerungen zu Ziel, Hypothese und Datenanalyse in Beziehung gesetzt werden müssen.

4.3 Pflegeprozeß

Wie aus den Kapiteln 1 – 3 ersichtlich ist, bedeutet Pflege eine ständige Auseinandersetzung mit Menschen, denen Pflegende in ihrer täglichen Arbeit begegnen. Menschenbild, Weltbild, Auffassung über Gesundheit und Krankheit der einzelnen Pflegeperson prägen deren Handlungen maßgeblich.

Pflege als Problemlösungsprozeß ist schon länger bekannt. Sie basiert auf den allgemeinen Problemlösungsschritten, die für die Pflege adaptiert wurden. Der Problemlösungsprozeß ist ein hilfreiches Instrument, das der Planung und Durchführung der Pflegehandlungen dient.

Der Pflegeprozeß ist in die folgenden Schritte (Abb. 4.**1**) unterteilt:
1. Pflegeanamnese / Informationssammlung (die Terminologie wird für den 1. Schritt nicht einheitlich gehandhabt).
2. Problemdefinierung und Ressourcenklärung.
3. Zielvereinbarung / Zielformulierung.
4. Ableiten von Pflegemaßnahmen / Planung von Pflegehandlungen.
5. Pflegeintervention / Durchführung der Pflegemaßnahmen.
6. Beurteilung der Wirkung der Pflege.

Bei der **Einschätzung der Situation** sind immer zwei Ebenen zu beachten, nämlich die Sicht der *Pflegeperson* und die Sicht des *Patienten*. Das Wahrnehmen von Pflegebedarf (der Patient ist gleichsam Kunde) und Pflegeangebot (durch die Pflegeperson) ist in Abb. II.**2** S. 92 exemplarisch dargestellt. Die Ebene des Patienten gewinnt im Rahmen der Qualitätsprüfung (S. 68) besondere Bedeutung.

Pflege als Beziehungsprozeß wird sichtbar, wenn man die Schritte der Problemlösung betrachtet. Nur im Miteinander ist eine echte Problemlösung möglich, d. h., eine gemeinsame Planung ist unerläßlich, wenn die Pflege effektiv sein soll. „Gemeinsam" bedeutet nicht nur, *mit* dem Patienten zu planen, sondern auch seine Bezugsperson(en) mit einzubeziehen, wenn er dies wünscht oder wenn seine Kommunikation erschwert ist. „Gemeinsam" heißt aber auch, all jene Personen zu berücksichtigen, die an der Betreuung des Patienten mitbeteiligt sind.

Pflege als Entscheidungsprozeß ist eine logische Folge obiger Denkschritte. Unzählige Male am Tag müssen sich Pflegende entscheiden, ob und wie sie handeln sollen. Die Fähigkeit zu entscheiden ist eine der wichtigsten Schlüsselqualifikationen (S. 56) und muß von den Pflegenden

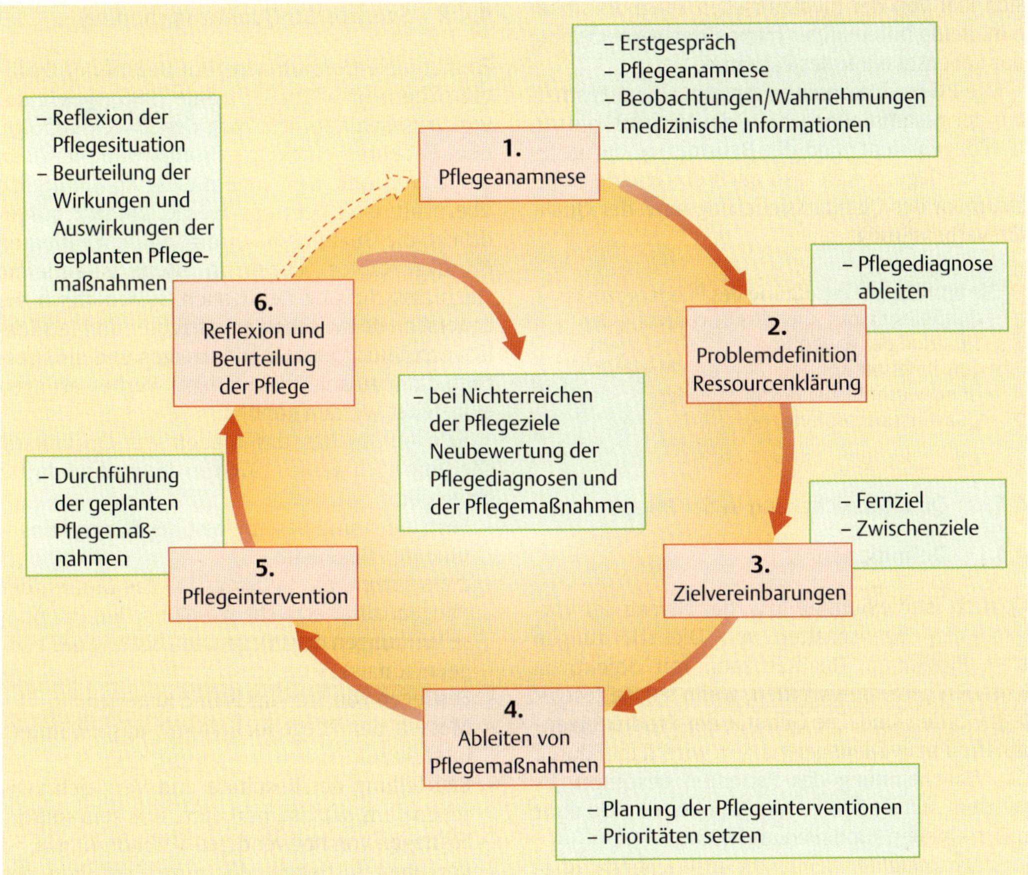

Abb. 4.**1** Regelkreis des Pflegeprozesses.

eingeübt und stets neu (an der Auswirkung) überprüft werden.

Die folgenden Schritte können für den Entscheidungsprozeß hilfreich sein:

1. Wahrnehmen des Patienten (Person, Zustand, Situation).
2. Problem(e) definieren, Ressourcen berücksichtigen.
3. Möglichkeiten zur Bewältigung des Problems formulieren.
4. Geeignete Möglichkeiten zur Problembewältigung auswählen.
5. Entsprechend handeln.
6. Resultate überprüfen.

Grundlagen des Pflegeprozesses sind Pflegeanamnese, -diagnose und -dokumentation. In der Praxis sprechen wir von **Pflegeplanung**.

Die **Pflegeanamnese,** d.h. die Informationssammlung als erster Schritt des Pflegeprozesses, wurde bisher noch kaum konsequent durchgeführt. Dabei ist daran zu denken, daß der Patient selbst der wichtigste Informationsträger ist. Von Bedeutung ist auch das Bewußtsein der Pflegenden für die Inhalte der Pflege (die fünf Funktionen der Pflege S. 55 f.).

Checklisten und Erfassungsblätter erleichtern die Informationssammlung, sind aber auch eine große Gefahr, da jede Reduktion auf ein Schema zwar die Kommunikation erleichtert, aber gleichzeitig auch eine Verarmung bedeuten kann (lesen Sie dazu Abschnitt II.4.2, S. 90 ff., wo Gewinn und Verarmung durch den Gebrauch von Checklisten ausführlicher beschrieben wird).

Die **Pflegediagnose** resultiert aus dem Prozeß sorgfältiger Informationssammlung und Analyse der Fakten. Pflegende brauchen dazu eine ganzheitliche Sichtweise. Es gilt die psychischen, physischen und sozialen Begebenheiten des Patienten zu berücksichtigen. Die Pflegediagnose muß sich klar von der medizinischen Diagnose abheben. Beide miteinander dienen der Verbesserung der Lebensqualität des Patienten.

Die **Pflegedokumentation** dient dem Festhalten der gesammelten Daten, der Verlaufskontrolle (Pflegebericht) und der Beurteilung der gegebenen Pflege. Sie ist also auch ein wichtiges Instrument der Qualitätssicherung bzw. der Qualitätsverbesserung.

> Die **praktische Umsetzung** des Pflegeprozesses
> - ermöglicht eine laufende Einschätzung der Situation des Patienten;
> - gewährleistet Kontinuität in der Pflege;
> - ist ein wesentlicher Bestandteil der Qualitätsüberprüfung.

4.4 Qualitätssicherung in der Pflege

4.4.1 Definitionen

Qualität ist die Summe bzw. das Niveau der vorhandenen Eigenschaften von Dienstleistungen bzw. Produkten. Qualität kann mit objektiven Kriterien gemessen werden, wenn solche festgelegt worden sind. Die Qualität der Produkteigenschaften bzw. Dienstleistungen wird dabei durch die Wahrnehmung des Patienten bestimmt. Es werden drei verschiedene Aspekte der Qualität unterschieden (Donabedian 1980):

- *Strukturqualität* beinhaltet ausreichende, qualitativ hochstehende Mittel, Anzahl und Qualifikation von Mitarbeitern, Geräte, Ausrüstungen usw., aber auch organisatorische und finanzielle Bedingungen.
- *Prozeßqualität* beinhaltet alle Aktivitäten der vorsorglichen, diagnostischen, therapeutischen und pflegerischen Verrichtungen.
- *Ergebnisqualität* zeigt das Resultat der Bemühungen der Leistungserbringungen im einzelnen und im ganzen.

Qualität ist also das Verhältnis von Ist- zu Soll-Werten von Leistungen. Ziel aller Maßnahmen ist die Optimierung dieses Verhältnisses.

Teilqualitäten. Qualität kann unterteilt werden in
- medizinische,
- pflegerische,
- medizintechnische,
- medizinisch-therapeutische,
- sozialpsychologische,
- ökonomische, logistische,
- organisatorisch-administrative

Komponenten.

4.4.2 Schritte der Qualitätssicherung

Es gibt viele Definitionen zum Begriff der Qualitätssicherung. Schmadl (in Sale 1990) spricht davon, daß Qualitätssicherung den Zweck verfolge, dem Patienten einen spezifischen Grad von Leistung zu garantieren, indem diese kontinuierlich überprüft und beurteilt werde. Anders ausgedrückt, die Qualitätssicherung soll dem Patienten ein akzeptables Niveau an Pflege garantieren. Qualitätssicherung heißt auch, systematisch die Unterschiede zwischen angestrebter und tatsächlich erreichter Qualität aufzuzeigen und die Ursachen dafür zu analysieren, damit Verbesserungen eingeleitet werden können.

Sale (1990) hat das Modell der Qualitätssicherung nach Lang (1976) in folgende Schritte eingeteilt:
- Feststellen und Beschreiben der Pflegephilosophie im Pflegeteam.
- Ziele setzen, die in bezug auf das Messen der Pflegequalität erreicht werden sollen (meßbare Wirkungen der Pflege und Leistung des Pflegepersonals).
- Festlegen von Standards und Kriterien.
- Messen der Pflegequalität mit ausgewähltem Instrument.
- Beurteilung der Resultate und Vergleich zwischen dem, was ist, und dem, was sein sollte.
- Festlegen von notwendigen Veränderungen.
- Vorgehen festlegen, das zum Erreichen des Standards führt.
- Erneutes Überprüfen innerhalb eines festgelegten Zeitraums.

4.4.3 Standards

Standards sind gültige und annehmbare Definitionen der Pflegequalität. Sie weisen ein der Patientenpopulation angepaßtes Niveau der Leistungsqualität auf und werden von den Pflegenden akzeptiert. Sie sind beobachtbar, erreichbar und meßbar. Gültige Standards basieren auf Forschungsergebnissen und berücksichtigen Veränderungen in der Praxis. Das Niveau der Leistungsqualität bezieht sich auf vorhandene Ressourcen.

Standards können auf verschiedenen Stufen gesetzt werden:
- *Universalstandards* betreffen die Berufsphilosophie und die Berufsethik. Sie sollen eine gute Berufspraxis sichern, sind aber zu allgemein gehalten, um gemessen zu werden.

- *Richtlinienstandards* treffen Aussagen zu einer guten Pflegepraxis, die von einer Institution angestrebt wird. Es handelt sich um ausdrückliche Erwartungen, die alle Patienten einer Institution betreffen.
- *Lokale, handlungsspezifische Standards* beschreiben Aktivitäten innerhalb einer Klinik oder Station und werden von Pflegenden der Fachabteilungen entwickelt. Sie stellen das Erbringen einer Leistung innerhalb einer festgelegten Zeitspanne dar und müssen annehmbar, erreichbar, beobachtbar und meßbar sein.

Standards werden mittels **Kriterien** beschrieben und gemessen:

- beschreibende Aussagen bezüglich Leistungsqualität, Verhalten, Umstände oder klinischem Zustand;
- relevante, meßbare Indikatoren der Standards;
- Spezifität bezüglich einer bestimmten Patientengruppe.

> Kriterien sollen meßbar, spezifisch, leicht verständlich, erreichbar und fachlich korrekt sein. Weiter sind sie periodisch zu überdenken und – wenn nötig – anzupassen. Sie beziehen sich auf physische, psychische und soziale Aspekte des Patienten.

Kendall (1987) konkretisiert Standards, indem sie sie aufteilt in Struktur-, Prozeß- und Ergebniskriterien:

- *Strukturkriterien.* Was muß vorhanden sein, um einen festgelegten Standard zu erreichen? Zu diesem Fragenkomplex gehören z. B. Hilfsmittel und Material, bauliche Voraussetzungen, andere Dienstleistungen, Anzahl und Ausbildungsgrad des Pflegepersonals, vorhandene Informationen, Weisungen, Konzepte.
- *Prozeßkriterien.* Was muß gemacht werden, um den Standard zu erreichen? Hierher gehören z. B. Techniken, Prozeduren, Pflegesysteme und -methoden, Patienten- und Angehörigeninformation, Dokumentation, Inanspruchnahme von Ressourcen, Bewertung der Kompetenz der Pflegeperson.
- *Ergebniskriterien.* Welche Wirkung hat die Pflege gezeigt?
  - Struktur → Ressourcen → Was brauche ich?
  - Prozeß → Handlungen → Was muß ich tun?
  - Ergebnis → Wirkungen → Resultat.

Im folgenden zwei Beispiele aus der Praxis. Sie zeigen, wie einzelne Standards von Pflegegruppen ihren Bedürfnissen gemäß erarbeitet werden können.

Pflegestandard – Beispiel 1

Thema: Eintritt eines Patienten auf der ORL-Klinik
Pflegeaktivität: Durchführen einer Pflegeanamnese
Zielbeschreibung: Die Pflegeperson erhält vom Patienten (evtl. von seiner Bezugsperson) persönliche Informationen, um eine den Bedürfnissen des Patienten angemessene und individuelle Pflege zu gewährleisten.
Das Gespräch findet innerhalb der ersten zwei Tage nach Eintritt des Patienten statt.

Strukturkriterien

- Kardexblatt, schriftlicher Pflegerapport von Pflege-/Altersheim.
- Krankengeschichte, Bericht des einweisenden Arztes (das soziale Umfeld des Patienten entnehmen).
- Ruhiger Ort für das Gespräch.

Prozeßkriterien

- Die Pflegeperson stellt sich als Bezugsperson vor.
- Sie nennt den Grund des Gesprächs.
- Die Pflegeperson vereinbart mit dem Patienten und evtl. seiner Bezugsperson den Ort und Zeitpunkt des Erstgesprächs.
- Die Pflegeperson befragt den Patienten/die Bezugsperson über
  - frühere Krankenhausaufenthalte des Patienten,
  - soziales Umfeld (Bezugspersonen, Beruf, Zivilstand),
  - Wohnverhältnisse (Erreichbarkeit, Treppe? Lift?),
  - Freizeitgestaltung (Hobbys, Tagesrhythmus),
  - spezielle Gewohnheiten (z. B. in bezug auf die Ernährung...),
  - Lebensaktivitäten (schlafen, sich bewegen, essen und trinken, ausscheiden, atmen, kommunizieren, Sinn finden, für Sicherheit sorgen),
  - Selbständigkeitsgrad bzw. Einschränkungen des Patienten und daraus resultierende Pflegebedürfnisse,
  - Hilfsmittel (z. B. Brillen, Kontaktlinsen, Gehhilfen...),
  - Hilfsbedürftigkeit vor Krankenhauseintritt (Spitex/soziale Dienste, Bezugspersonen),
  - Wünsche und eventuelle Ängste,
  - Bedeutung der jetzigen Krankheit für den Patienten,
  - Vorstellungen des Patienten zu Fragen der Rehabilitation (wozu muß der Patient in der Lage sein, damit er zu Hause wieder zurechtkommt, spezielle Ziele?).
- Die Pflegeperson vermerkt in der Pflegedokumentation die erhaltenen Informationen.

Ergebniskriterien

- Das Gespräch findet innerhalb der ersten zwei Tage nach Eintritt statt.
- Die Pflegeperson erhält ein umfassendes Bild der Situation des Patienten.

Erarbeitet vom Pflegedienst am Kantonsspital St. Gallen/Schweiz, Pflegegruppe der ORL-Klinik

Pflegestandard – Beispiel 2

Thema: Unterstützung der Aktivitäten des täglichen Lebens (ATL).
Pflegeaktivität: Unterstützen beim Essen und Trinken.
Zielbeschreibung: Die Pflegeperson unterstützt den Patienten beim Essen und Trinken so, daß er sich seiner Situation entsprechend wohlfühlt und die Nahrung selbständig einnehmen kann.

Strukturkriterien

- Informationen über Defizite des Patienten in der Ausübung der ATL Essen und Trinken sind im Kardex dokumentiert.
- Lagerungsmaterial ist auf der Station vorhanden und wird eingesetzt.
- Ergotherapeutische Hilfsmittel werden eingesetzt, wenn der Patient diese infolge seiner Einschränkung benötigt (sie sind dann auf Station vorhanden).
- Aktuelle Menükarten sind in jedem Zimmer aufgelegt.
- Richtlinienordner, Diagnostikordner und die Beschreibung der verschiedenen Kostformen sind auf der Station vorhanden.

Prozeßkriterien

- Wir informieren jeden Patienten am Eintrittstag über unser Verpflegungsangebot und die Essenszeiten. Dabei berücksichtigen wir die Fähigkeit des Patienten, Informationen zu verarbeiten (Sprache, Alter, kultureller Hintergrund).
- Bei speziell verordneter Ernährung (z. B. vor Operationen) oder Diäten informieren wir den Patienten über diese Verordnung und ihre Bedeutung.
- Wir notieren Wünsche oder Abneigungen des Patienten bezüglich Ernährung im Kardex.
- Die für die Gruppe verantwortliche Pflegende bestimmt jeden Morgen eine Pflegeperson, welche die Menüwünsche der Patienten erfragt und die Patienten informiert über aktuelle Wahlmöglichkeiten (z. B. Birchermüsli, Café complet, kalter Teller usw.).
- Wir treffen mindestens zehn Minuten vor dem Essenverteilen die nötigen Vorbereitungen, damit der Patient die Mahlzeit bequem einnehmen kann. Wir berücksichtigen dabei die eingeschränkte Mobilität des Patienten und wählen eine entsprechende Lagerung (s. Beispiele).
- Wir verteilen das Essen entsprechend der Zimmerreihenfolge und überprüfen beim Herausnehmen aus dem Wagen, ob das Essen entsprechend den Angaben auf der Essenskarte geliefert wurde.
- Wir achten auf Ordnung im Zimmer (keine Urinflaschen auf dem Nachttisch).
- Wir geben dem Patienten die Hilfsmittel, die er zum Essen und Trinken braucht.
- Wir richten das Essen, wo Defizite in der Mobilität des Patienten bestehen.
- Wir fragen bei dem Patienten nach, ob er zurechtkommt und die Mahlzeit ihm schmeckt.
- Nach dem Essen räumen wir das Essenstablett weg, reinigen den Eßplatz und lüften das Zimmer. Wir ermöglichen dem Patienten eine seinen Bedürfnissen entsprechende Mund-/Zahnpflege und unterstützen ihn bei deren Durchführung.
- Wir arbeiten mit den zuständigen Personen der Verpflegungsdienste (Küche, Ernährungsberatung) zusammen, wenn bei Patienten oder Pflegenden offene Fragen bezüglich Menüauswahl, Qualität der Verpflegung oder Ernährungstherapie auftreten.

Ergebniskriterien

- Spezielle Vorkehrungen zur Unterstützung der Selbständigkeit beim Essen und Trinken und Wünsche oder Abneigungen bezüglich Ernährung sind im Kardex vermerkt.
- Die physischen Einschränkungen des Patienten sind von der Pflegeperson so berücksichtigt, daß er selbständig essen und trinken kann.
- Der Patient bestätigt, daß seine situationsbedingten Einschränkungen so berücksichtigt sind, daß er sich beim Essen und Trinken seiner Situation entsprechend wohlfühlt.
- Der Patient bestätigt, daß er über das Verpflegungsangebot und die Menüauswahl informiert ist und die Auswahl täglich treffen kann.
- Bei speziell verordneter Diät bestätigt der Patient, daß er über deren Bedeutung informiert wurde.

Beispiele zur Unterstützung von Selbständigkeit und Wohlbefinden

- Bettlägerige Rückenpatienten
  - Seitenlagerung
  - Bettende tiefstellen
  - Rückenspiegel richten, Teller auf Thorax stellen
- Mobile Rückenpatienten
  - im Stehen essen
  - spezielle Nachfrage bei Patient mit
    Minervagips
    hartem Kragen
    Ripona-Gestell
- Bettlägerige, altersbedingt
  - hochrutschen, zurechtlagern
  - Eßtisch in die richtige Höhe und Nähe stellen
  - Dosen öffnen (Butter, Konfitüre ...)
  - Zwischen- und Spätmahlzeiten beachten
  - Trinkfläschchen abgeben
- Handpatienten
  - Brot streichen
  - Essen schneiden
  - Getränke einfüllen
- Alle Patienten
  - Urinflaschen vom Nachttisch räumen
  - Eßtische abräumen bzw. Patienten dazu auffordern
  - frische Servietten täglich oder nach Bedarf geben

(Die Liste ist nicht als vollständig zu betrachten.)

Erarbeitet vom Pflegedienst am Kantonsspital St. Gallen/Schweiz, Pflegegruppe der Klinik für Orthopädie.

4.4.4 Qualitätsmessung

Instrumente der Qualitätsmessung

Die Instrumente der Qualitätsmessung wurden bisher vor allem in den angloamerikanischen Ländern entwickelt und angewendet. Das ist der Grund, weshalb sie auch im deutschsprachigen Raum eigentlich nur unter ihrer originalen (englischen) Bezeichnung anzutreffen sind. Im folgenden werden einige dieser Instrumente kurz vorgestellt.

Quality Patient Care Scale (Qualpacs)

Amerikanisches Instrument, das sich auf die direkte und indirekte Interaktion des Pflegeteams mit dem Patienten bezieht. Qualpacs beinhaltet
- psychosoziale,
- physische,
- allgemeine,
- kommunikative,
- professionelle

Aspekte bzw. Standards. Zu diesen Standards sind Kriterien formuliert worden.

Um das Erfüllen der Kriterien festzustellen, sind folgende Interventionen notwendig:
- Gespräche mit den Pflegenden des Teams,
- Gespräche mit Patienten,
- direktes Beobachten der Pflege (nicht teilnehmend),
- Sichten der Pflegedokumentation.

Die Informationen werden durch speziell dafür geschulte, nicht im zu beobachtenden Team arbeitende Pflegepersonen gewonnen, und zwar durch direkte Beobachtung und indirekte Maßnahmen. Diese Personen sollen weder verbal noch nonverbal mit den Patienten, Teammitgliedern oder Bezugspersonen des Patienten kommunizieren. Sie dürfen auch nicht bei der Pflege mithelfen, außer wenn der Patient Risiken ausgesetzt wird. Um Verfälschungen bei den Resultaten möglichst zu vermeiden, sollten zwei Beobachter eingesetzt werden.

Rush Medicus

Ursprünglich amerikanisches Instrument. Ein konzeptueller Rahmen, der folgende Aspekte enthält, wurde für dieses Instrument entworfen:
- patientenzentrierte Vorgehensweise,
- Pflegeprozeß,
- Bedürfnisse des Patienten.

Innerhalb dieses konzeptuellen Rahmens wurden dann Kriterien und Subkriterien beschrieben. Informationen werden aus folgenden Quellen bezogen:
- Patienteninterviews,
- Interviews mit Pflegenden,
- Beobachtung der Pflege am Patienten,
- Beobachtung der Umgebung des Patienten,
- Beobachtung des Umfelds allgemein,
- Patientendokumentation,
- Schlußfolgerungen der Beobachter.

In England wurde die Rush-Medicus-Methode adaptiert und „Monitor" genannt. Monitor hat einen patientenzentrierten Ansatz und zwei miteinander verbundene Hauptkonzepte: individuelle Patientenpflege und Bedürfnisse des Patienten. Die Fragen zur Patientenpflege können in vier Bereiche eingeteilt werden:
- Einschätzung der Situation des Patienten und Planung der Pflege,
- physische Pflege,
- psychische Pflege,
- Evaluation der Pflege.

Um dieses Instrument anwenden zu können, braucht es geschulte Pflegepersonen, und zwar zwei pro Station. Eine der zwei Personen sollte den Fachbereich, dessen Pflege beurteilt wird, kennen.

Nursing Audit by Phaneuf

Dieses Instrument zur Qualitätsmessung basiert auf der Überprüfung des Pflegeprozesses. Diese kann retrospektiv, nach Austritt des Patienten oder laufend durchgeführt werden.

Neue Gesichtspunkte der Qualitätsüberprüfung

Neue Tendenzen im Bereich der Qualitätsüberprüfung zeigen die Grenzen der bisherigen Instrumente auf. Ansätze werden gefordert, die die unterschiedlichen Sichtweisen der an der Pflege des Patienten beteiligten Gruppen berücksichtigen.

Nolan u. Grant (1993) führen in ihrem Artikel zum Thema der Qualitätsüberprüfung aus, daß die heutige Qualitätsmessung auf folgenden irrigen Voraussetzungen beruht:
- Prämisse, daß pflegerische Dienstleistungen auf klar artikulierten und meßbaren Zielsetzungen basieren;
- Glauben an die experimentelle Methode;
- Annahme, daß ein Konsens zwischen den Pfle-

genden und anderen an der Pflege beteiligten Berufen besteht über angemessene Ergebnisse und den Weg, sie zu erreichen.

Die Autoren zeigen auch auf, daß die Qualitätsüberprüfung wichtige soziale, politische und wertorientierte Aspekte zum Inhalt hat, und stützen sich auf Guba u. Lincoln (1989), um drei Fragetypen zur Qualitätsmessung zu stellen:

- Ontologische Fragen, die Aspekte der Existenz und des Seins betreffen: Was ist das Wesen von Realität?
- Erkenntnistheoretische Fragen, die sich auf Herkunft, Wesen und Grenzen menschlichen Wissens beziehen: Wie können wir sicher sein zu wissen, was wir wissen?
- Methodologische Fragen, die sich auf Methoden, Systeme und Regeln für das Durchführen von Untersuchungen beziehen: Wie kommen wir zu den Antworten auf unsere Fragen?

Diese Fragen führen zu Resultaten in der Pflegequalitätsüberprüfung, die die jeweilige Situation berücksichtigen. Sie sind also kontext- und zeitbezogen. Das Ziel der Qualitätsmessung ist dann vielmehr Verständnis der jeweiligen Gegebenheiten als Verallgemeinerung.

Die Modelle, die der Qualitätsüberprüfung zugrunde liegen, sollen künftig pluralistisch sein und die subjektive Wahrnehmung des Patienten und aller an der Pflege Beteiligten berücksichtigen und vergleichen. Als Konsequenz dieses Ansatzes ergäbe sich dann für die Erfassung des Erfolgs selbst viel eher eine pluralistische als eine einheitliche Sichtweise.

Weiterführende Literatur

Benner, P.: From novice to expert. Amer. J. Nurs. 82 (1982) 400–407
Benner, P.: The Primary of Caring. Addison-Wesley, London 1989
Dätwyler, B., U. Lädrach: Professionalisierung der Krankenpflege. Recom, Basel 1987
Doenges, M. E.: Pflegediagnose und Maßnahmen. Huber, Bern 1993
Donabedian, A.: Exploration in Quality Assessment and Monitoring, Vol. I. Health Administration Press 1980
Drerup, E.: Modelle der Krankenpflege. Lambertus, Freiburg 1990
Fiechter, V., M. Meier: Pflegeplanung. Eine Anleitung für die Praxis. Recom, Basel 1990
Guba, E. G., Y. G. Lincoln: Fourth Generation Evaluation. Sage, Beverly Hills/USA 1989
Käppeli, S.: Was ist ein Konzept? Krankenpflege 10 (1986) 74
Käppeli, S.: Pflegekonzepte. Gesundheits-, entwicklungs- und krankheitsbezogene Erfahrungen. Huber, Bern 1993
Kendall, H.: Royal College of Nursing – Workshop for Nurse Managers on setting standards. Royal College of Nursing, London 1987
King, I. M.: A Theory for Nursing. Wiley, New York 1981
Koch, V., G. Thiele: Betriebswirtschaftslehre. Lambertus, Freiburg 1995
Korn, A., C. Helm-Kerkhoff: Qualitätssicherung in der allgemeinen Krankenpflege. Facultus, Wien 1994
Kozier, B., G. Erb: Concepts and Issues in Nursing Practice. Addison-Wesley, London 1988
Landwehr, N.: Neue Wege der Wissensvermittlung. Sauerländer, Aarau 1995
Lang, N.: Issues in quality assurance in nursing. ANA Issues in Evaluative Research 1976
Marriner-Tomey, A.: Pflegetheoretikerinnen und ihr Werk. Recom, Basel 1992
Meifort, B.: Schlüsselqualifikationen für gesundheits- und sozialpflegerische Berufe. Ergebnisse der Hochschultage Berufliche Bildung 1990. Leuchtturm, Magdeburg 1991
Meleis, A.: Theoretical Nursing Development and Progress, 2nd ed. Lippincott, Philadelphia 1991
Miller, B. U.: Just what is a profession? In Kozier, B., G. Erb: Concepts and Issues in Nursing Practice. Addison-Wesley, London 1988
Nolan, M., G. Grant: Service evaluation: time to open both eyes. J. advanc. Nurs. 9 (1993) 1434
Notter, L. E., J. R. Hott: Grundlagen der Pflegeforschung. Huber, Bern 1991
Polit, D. F., B. P. Hungler: Nursing Research, Principles and Methods, 3rd ed. Lippincott, Philadelphia 1987
Reetz, L.: Zur Bedeutung der Schlüsselqualifikationen in der Berufsbildung. In: Reetz, L., Reitmann, T.: Schlüsselqualifikationen. Dokumentation des Symposiums in Hamburg: „Schlüsselqualifikationen" – Fachwissen in der Krise. Feldhaus, Hamburg 1990
Roper, N.: W. W. Logan, A. J. Thierney: Die Elemente der Krankenpflege, 4. Aufl. Recom, Basel 1993
Sale, D.: Quality Assurance. Macmillan, New York 1990
Schweizerisches Rotes Kreuz: Bestimmungen für die Diplomausbildungen in Gesundheits- und Krankenpflege. 1992
v. Stösser, A.: Pflegestandards. Springer, Berlin 1992
Wildsorf, D.: Schlüsselqualifikationen. Die Entwicklung selbständigen Lernens und Handelns in der industriellen und gewerblichen Berufsausbildung. Lexika, München 1991

II Unterstützung und stellvertretende Übernahme der Aktivitäten des täglichen Lebens (ATL)

Ein Mensch ist glücklich, wenn er seine Fähigkeiten entwickeln kann.

II.1 Die Aktivitäten des täglichen Lebens

II.1.1 Geschichtlicher Hintergrund

Wie es *gesund* und *krank* als überlieferte Urerfahrungen des Menschen gibt (S. 35 ff.), so gibt es auch „Modelle gesunden Lebens" (S. 46 ff.). Die abendländischen Wurzeln gehen weit zurück und finden schließlich ihren klassischen Ausdruck im *Corpus Hippocraticum*, in jenen Schriften, die als „diätetisches Modell" bekannt und auch heute noch als die Wurzeln aller Modelle gelten können, die sich mit der Lebenssorge und der Gesundheitsbildung befassen. Die damals beschriebenen sechs Grundthemen gesunden Lebens wurden im Verlaufe der Geschichte von verschiedenen Denkern und Denkerinnen aufgenommen, weiterentwickelt und der jeweiligen Zeit entsprechend auch anders benannt. Spricht Hippokrates noch von den *sechs Sachen*, so sind es bei Hildegard von Bingen (1098 – 1179) *sechs Regeln*, die in der neueren Zeit von Schipperges (1988) als *Regelkreise der Lebensordnung* bezeichnet werden. Im Befragen der Grundmotivationen des Menschen hat Maslow (1954) schließlich den Begriff der *Grundbedürfnisse* (S. 49 f.) eingeführt. Virginia Henderson hat diese zum erstenmal mit der Pflege in Beziehung gebracht. Roper braucht später den Begriff der *Lebensaktivitäten*; ich selbst habe die Bezeichnung *Aktivitäten des täglichen Lebens (ATL)* vorgezogen (Begründung S. 49). Allen gemeinsam ist der Versuch, etwas über das Leben, die Lebensäußerungen und die Kunst gesunden Lebens auszusagen (ATL als Pflegekonzepte S. 15).

II.1.2 Die zwölf ATL

Wach sein und schlafen

Wachsein und Schlafen sind ebenso elementare Lebensvorgänge wie Atmen, Sichbewegen, Essen und Trinken.

Wachsein heißt auch Bewußtsein. Bewußtsein ist bewußtes Sein, wissend um sich selbst und die Welt. Der wache Mensch hat nicht Bewußtsein, sondern *ist* bewußt Seiender, ist selbst unterschiedlich waches, empfindendes, erlebendes, fühlendes, gestimmtes, rational-wissendes, tätiges Bewußtsein. Bewußtsein ist immer ein Bezogenes auf etwas, im Wissen um etwas. Damit ist die *psychische* und *soziale Dimension* des Bewußtseins sichtbar. Ausgehend von der Maslow-Pyramide handelt es sich primär um eine physiologische Aktivität (niedere Bedürfnisse), gehört aber gleichzeitig zu den höheren – *geistigen* – Aktivitäten im weitesten Sinn des Mitseins mit Menschen und Dingen und des Bezogenseins auf ein Höheres. Drei Funktionsbereiche werden unterschieden:
- Wachsein (Vigilanz),
- Bewußtseinshelligkeit (Luzidität) oder Bewußtseinsklarheit,
- Selbst-(Ich-)Bewußtsein, zu dem auch Erfahrungs- und Realitätsbewußtsein sowie Zeiterleben gehören.

Ohne Wachsein gibt es keine Bewußtseinsklarheit, ohne diese kein klares Ichbewußtsein, Erfahrungsbewußtsein, Realitätsbewußtsein und Zeiterleben.

Zu erwähnen wäre in diesem Zusammenhang auch das *Unbewußte* (Freud, Jung). Man nimmt an, daß sich im menschlichen Alltag nur ein kleiner Teil des Erlebens und Verhaltens in voller Bewußtseinsklarheit vollzieht. Vieles läuft automatisch, gewohnheitsmäßig ab (Gehen, Schreiben, Mimik). Bei solchen Automatismen ist das Ich nicht bewußt aktiv. Trotzdem schlafen wir nicht, denn wir reagieren absolut realitätsgerecht, d. h., wir sind grundsätzlich *wach*.

Schlafen ist der Ausgleich zum Wachsein. Der Weg vom Wachsein bis hin zum Tiefschlaf führt über Stufen (Abb. 5.**1**); Schlaf dient der Regeneration des Körpers, er dient seiner Kräfte und Regelkreise.

Der Schlaf ist die Brücke zum Unbewußten, das sich in *Träumen* ausdrückt. Außer den „gewöhnlichen" Träumen, in denen wir Tagesreste verarbeiten, spricht man von „großen" Träumen. Sie bringen uns in Beziehung mit unserer Seele, unseren energetisch-regenerierenden Kräften der Tiefe. Freud nannte den Traum den „Königsweg der Seele", Jung verstand ihn als „geheimnisvolle und erregende (Kräfte und Energien anregende) Botschaft des schöpferischen Urgrundes eines Menschen", andere Aussagen (Hark, Sanford) sprechen von „Gottes vergessener Sprache". Träume sind lebenswichtig für die geistige Gesundheit, sie sind gleichsam ein „ordnungschaffendes" und regulierendes System. Daher wohnt den von Generation zu Generation weitergegebenen Aussagen „über etwas schlafen" oder „den Seinen gibt's der Herr im Schlaf" eine große Weisheit inne. Träume bergen Ressourcen, die für eine kreative Lebensgestaltung genutzt werden können.

Unterstützung bei Wachsein und Schlafen

Gesundes und geregeltes Leben heißt Rhythmus und Zeitordnung (Kap. 13). Niemand kann ungestraft über längere Zeit sich diesem Rhythmus von Wachsein und Schlafen widersetzen. Wo wir es tun, reagiert sehr rasch die Signal- und Informationsrhythmik des Nervensystems: Das Wahrnehmen wird getrübt, die Reaktionen sind verlangsamt, die Entscheidungs- und Handlungsfähigkeit ist herabgesetzt. Es sind dies Störungen, die wir uns in einem Aufmerksamkeit fordernden Berufs- und Verkehrsleben eigentlich überhaupt nicht leisten können (Unfallgefahr, Fehleranfälligkeit). Wir sind daher gut beraten, uns immer wieder auf die physiologischen Gesetzmäßigkeiten zu besinnen und uns entsprechend zu verhalten.

Der **Kranke** braucht häufig unsere Unterstützung, um Störungen und Entgleisungen seiner Biorhythmik zu bewältigen bzw. neue Bewältigungsstrategien zu finden bezüglich

- Verständnis seiner begrenzten Leistungsfähigkeit,
- Gestaltung des individuell-sinnvollen Tag-Nacht-Rhythmus.
- ökonomischem Umgehen mit den Kräften, auch in Beziehung zum Maß, das die aktuell zu lebende Lebensphase ihm vielleicht als Grenze auferlegt.

Sich bewegen

Bewegung beinhaltet schon im Wort selber Aspekte wie gehen, laufen, fahren, den Ort verändern, unterwegs sein usw. = körperlicher Ausdruck. In Bewegung ist aber auch der Geist des Menschen und drückt sich aus als Gebärde, Geste, Zeichen. Die Bewegung ist gleichbedeutend mit Prozeß, Dynamik, Werden.

Die **Körperbewegung** ist in erster Linie Ausdruck der Strukturen des menschlichen Organismus (Gewebe, Bänder, Sehnen, Muskeln, Knorpel, Knochen). Das Zusammenspiel ist äußerst komplex und undenkbar ohne ordnendes Zentrum (Impulsempfänger, Befehlsgeber) im Zentralnervensystem (ZNS).

Der **Mensch als Individuum** mit Seele und Geist ist mehr als ein Bewegungsroboter. Ein Roboter ist zwar auch gesteuert und in Bewegung gesetzt; das, was er ausführt, ist aber programmiert, statisch und u.U. sehr unangepaßt. Der Mensch ist ein „Wunder der Technik", er vermag aber noch viel mehr, nämlich seine Bewegungen zu intelligenten Handlungen und sein Sich-vorwärts-Bewegen zu zielgerichtetem Gehen zu gestalten. Indem seine Abläufe beseelt und vergeistigt werden, sind seine Bewegungen Akte, die etwas im anderen Menschen in Bewegung setzen können. Er kann heilen, hegen, pflegen, helfen und behüten (er kann aber auch verletzen, verwunden, überfahren).

Unterstützung beim Sichbewegen

Die Unterstützung muß alle oben genannten Dimensionen berücksichtigen und mit einbeziehen.

Der **gesunde Mensch** lernt im Verlauf seines Lebens immer besser, wie groß bzw. beschränkt sein Radius ist. Er kann seine Kräfte schulen, Fähigkeiten einüben, Fertigkeiten erreichen. Der Mensch lebt in seiner Jugend voll auf Entfaltung hin, und das ist gut so. Er nimmt die Welt mit ihren Möglichkeiten gleichsam in Besitz, vermag sie auch zu beseelen (wenn er sich dessen bewußt ist!). Es gehört zur Kernfrage des Menschen, daß die Welt nur soweit existiert, als sie von ihm erfahren und durchschritten wird. Die Welt wäre tot, würde sie nicht von Menschen belebt, und wir entdecken die Welt, indem wir etwas davon (Dinge, Lebewesen, den Beruf usw.) in Gebrauch nehmen. Dadurch nehmen wir gleichsam teil an der Schöpfung, an der Entwicklung der Welt – wir halten sie in Bewegung und verändern sie (so verstanden ist Evolution nicht ein bloßes Phantasiegewebe, sondern Teil unseres Lebens).

Der **Kranke** muß lernen, mit eingeschränkten, verlorengegangenen oder u. U. nie gekannten (angeborene Behinderung) Bewegungsmöglichkeiten zu leben. Unsere Hilfe ist eine zweifache: die Unterstützung und Förderung der Strukturen und Funktionen (therapeutisch und begleitend) sowie die Stützung der inneren Ressourcen. Sich bewegen heißt ja nicht, im Vollbesitz aller Kräfte zu sein und diese um jeden Preis zu mehren, sondern meint u.U., lernen, mit Behinderungen zu leben, Behinderung in den Alltag mit einzubeziehen (auch die Behinderung unterliegt der Dynamik der Gegensätze: ein Minus schafft ein Plus). Es geht dann darum, dieses „Plus" (die Ressourcen) zu finden, zu fördern, um wieder ein sinnerfülltes, schöpferisches Leben führen zu können. Ein solcher Mensch übersteigt seine Behinderung, er lernt, mit Grenzen zu leben und findet eine neue Lebensqualität.

Sich waschen und kleiden

Sichwaschen und -kleiden sind Teile der Körperkultur, d.h. „Arbeit" an sich selbst. Es gibt keine *Körperkultur* ohne Bildung des ganzen Menschen. So gesehen werden die scheinbaren „Gewöhnlichkeiten des Alltags" zu wichtigen Werde- und Seinsprozessen.

Körperpflege und Kleidung dienen der Körperlichkeit, unterstützen und fördern unser Körper- und Organempfinden. In der Körperpflege und in der Bekleidung gestaltet der Mensch (mehr oder weniger bewußt) seine Leiblichkeit. Sie dienen dem Äußeren und unterstützen die Gesetze des Organismus (Schutz, Ausgleich).

Körperpflege und Bekleidung überschreiten diese Gesetze aber auch, indem sie sich in das geistige Sinngefüge des menschlichen Lebens einfügen. Die „Schönheit des Körpers" meint mehr als Schönheit der Formen, der Figur, des Gesichts usw., denn sie hat mit dem Charakter, dem Stil und somit mit dem *Bild des Menschen* etwas zu tun.

Unterstützung beim Sichwaschen und -kleiden

Die Unterstützung kann, wenn man von obigen Überlegungen ausgeht, nicht gegenständlich sein. Sie ist „Arbeit am Menschen" und somit im übertragenen Sinn Teilhabe an der Evolution.

Der **gesunde Mensch** muß verhindern, daß seine Indivdiualpflege zu einem bloßen *Körperkult* ausartet. Die Beschäftigung mit dem Körper, der Kleidung, dem Sichschmücken usw. soll gesteuert werden können und nicht willkürlich den Modeströmungen überlassen werden. Die echte Körperkultur, wie ja die Bildung überhaupt, kann nur bewußtgemacht und mit Geduld eingeübt werden. Der Mensch lernt dann zu unterscheiden: *Er hat nicht einen Körper, sondern er ist Leib.*

Der **Kranke** braucht in ganz unterschiedlichem Ausmaß Unterstützung, sowohl in bezug auf die Quantität als auch auf die Qualität. Unsere Hilfe muß so sein, daß alle seine Selbstaktivitäten zum Zuge kommen können. Wenn man davon ausgeht, daß „der Mensch sich selbst besitzt", daß sein Körper etwas ganz Individuelles ist, nur ihm gehörend und einzig in seinem Ausdruck, wird uns bewußt, wie groß die Ehrfurcht sein müßte, die allein die Berührung des Körpers eines anderen Menschen rechtfertigt. Unsere Unterstützung darf nie nur den Gegenstand „Körper" meinen (Körperpflege im reduzierten Sinn), sondern muß den „Menschen" sehen, und sie muß dem entsprechen, was dieser Mensch braucht, was sowohl seinem Wohlbefinden wie auch seiner Heilung dient.

Essen und trinken

Die Eßkultur hat eine vielfältige Geschichte. Sie zeigt uns, wie sehr das Essen und Trinken die nur biologische Ebene übersteigt.

Essen und Trinken dienen der Erhaltung der Kräfte *(Energiehaushalt), der Strukturen (Zellen, Gewebe) und Funktionen des Organismus.* Die Nahrungs- und Flüssigkeitsaufnahme ist der Regulator des Stoffwechsels, dieser aber ist in sich ein wichtiger Anteil der Homöostase (zusammen mit Herz- und Atemtätigkeit). Der lebensnotwendige Wasser- und Salzhaushalt (Elektrolyte) wird beim gesunden Menschen, ohne daß er daran denken muß, reguliert und im Gleichgewicht gehalten.

Essen und Trinken ist ein Bedürfnis der ganzen Person. Hunger und Durst zeigen einen Mangel an, der behoben werden muß. Wir wissen aber auch (z.B. durch die Motivationsforschung von Maslow), wie sehr das Bedürfnis/Verlangen (z.B. nach Nahrung) das Verlangen des einzelnen, individuellen *Menschen* und nicht das Verlangen eines Organs ist. Man weiß auch, wie sehr die Bedürftigkeiten ineinander übergehen bzw. sich gegenseitig beeinflussen. *Liebe* hat mit Hunger viel zu tun (Begriffe aus der Psychoanalyse: orale Phase, orale Persönlichkeitsstruktur usw.). Liebesprobleme führen häufig zu Ernährungsproblemen.

Unterstützung beim Essen und Trinken

Der **gesunde Mensch** hat es in der heutigen Zeit nicht leicht, gesund zu leben. Das Angebot entspricht der sich stets höher entwickelnden Produktionsspirale (Produktion → Werbung → Konsum → Produktion usw.) und nicht dem eigentlichen Bedarf. Der Mensch muß daher lernen, mit den Wirkungen der Werbung (vor allem den unbewußten) umzugehen und sich eigenständig zu verhalten. Die Gesundheitserziehung müßte mit der „Gesundheitsdestruktion" Schritt halten. Adipositas z. B. sollte nicht behandelt, sondern durch gesunde Ernährung *verhütet* werden. Kinder und junge Menschen brauchen in der Phase der Entwicklung (als Werdende) Zuwendung, Liebe und Geborgenheit, um nicht krankheitsanfällige oder lebensuntüchtige Erwachsene zu werden.

Der **Kranke** bedarf dann der Unterstützung, wenn er, aus welchen Gründen auch immer, nicht essen/trinken will, kann oder darf. Die Pflegeprobleme sind deshalb sehr verschieden und müssen nach jeweils eigenen Gesichtspunkten angegangen werden. Ein Patient in der postoperativen Phase (mit Nahrungskarenz zur Entlastung des Magen-Darm-Trakts) braucht ganz andere Unterstützung als der Kranke mit Störungen (z. B. infolge Passagehindernis, Entzündung) am Organsystem. Die Hilfeleistung muß daher situativ, zweckmäßig und gezielt sein. Bei nicht organisch bedingten Störungen haben die Aspekte der Lebensgestaltung und Lebensbewältigung oft eine höhere Bedeutung als die Art der Kostform. Das Ineinandergreifen beider macht die Krankheit aus, und *nur* das Ineinandergreifen beider kann Gesundheit ermöglichen (ein Gesetz, das exemplarisch für alle Bereiche gilt!).

Ausscheiden

Die Ausscheidung scheint auf den ersten Blick ein rein körperliches Geschehen zu sein. Als *Funktion* ist sie dies auch, aber die Mechanismen, die dabei einwirken, kommen aus *allen Bereichen des Menschseins.*

Die Ausscheidungsfunktion ist in erster Linie an intakte Körperorgane gebunden. Die Sammelorgane, Ableitungswege und Ausscheidungspforten müssen intakt sein. Diese wiederum sind auf eine Fülle von Steuerfunktionen angewiesen (ZNS, Enzym- und Hormonhaushalt usw.). Die Ausscheidung dient der Entschlackung, Entwässerung sowie der Entgiftung und ist somit ein wichtiger Anteil des inneren Balancegeschehens.

Die Ausscheidung beeinflußt den ganzen Menschen. Wie sehr die Ausscheidungstätigkeit das Kind für das ganze Leben prägt, hat Freud entdeckt. Von ihm stammt (analog zum oralen) der Begriff der analen Phase, des analen Charakters, der analen Persönlichkeitsstruktur. Frühkindliche Prägungen können dem Menschen ein positives oder negatives Lebensmuster mit auf den Weg geben. Die Erziehung hat zugleich einen wesentlichen Einfluß auf die Art und Weise des Schamverhaltens und auf das Ausmaß des Schamgefühls des Menschen.

Unterstützung beim Ausscheiden

Der **gesunde Mensch** sieht sich den gleichen Problemen gegenüber, wie sie schon bei der Ernährung aufgezeigt wurden. Das Nahrungsangebot, aus dem der moderne Mensch auszuwählen hat, steht unter dem Gesetz des „Super", d. h., es berücksichtigt nur die feinen Elemente der Nährstoffe und eliminiert die groben. So wird das Brot als Weißbrot (feines Nahrungsmittel) angeboten, und die Weizenkleie (Hülsen) muß zusätzlich als Obstipationsprophylaxemittel erstanden werden. Dieses Beispiel zeigt, wie sehr der Mensch darauf angewiesen ist, die notwendigen Informationen zur Verfügung zu haben, Zusammenhänge zu sehen und sie reflektieren zu können. Hier liegt ein weites Gebiet der Gesundheitsvorsorge in allen Lebensaltern.

Der **Kranke**, welcher der Unterstützung bei den Ausscheidungen bedarf, fühlt sich in seiner Integrität verletzt. Es ist schwerer, Hilfe bei den Ausscheidungsfunktionen in Anspruch zu nehmen als für irgend eine andere Aktivität des täglichen Lebens. Es ist sehr wichtig, daß wir uns als Pflegende dieser Gesetzmäßigkeiten bewußt sind. Unsere Aufgabe ist eine dreifache, denn es geht darum, die *organischen Funktionen* zu unterstützen, zu fördern, zu ersetzen usw., *und* auch darum, den *Menschen in seiner Würde* zu respektieren und zu erhalten, sowie auch darum, sich nur mit *Ehrfurcht* dem „Ort der Scham" zu nähern (entblößen, eindringen usw.).

Körpertemperatur regulieren

Die Temperaturregulierung untersteht den Gesetzen der inneren Regulation sowie den Einwirkungen des äußeren Klimas.

Die **Temperaturregulationszentren** liegen im ZNS. An der Aufrechterhaltung des normalen Wärmehaushalts sind aber z. B. die Durchblutung der Haut, die Wärmestrahlung und die Wärmeleitung durch die Haut und Lungen maßgeblich beteiligt. Die Temperaturregulierung ist deshalb eng mit der Fähigkeit des Körpers, trotz aller äußerer Veränderung das Gleichgewicht seiner Funktionen aufrechtzuerhalten, verbunden. Temperaturwerte geben somit Auskunft über Störungen der Homöostase.

Die **Temperatur** ist aber nicht nur eine objektiv meßbare Größe, sondern auch ein *subjektiv erfahrbarer Bereich*. Wärme und Kälte fühlt, empfindet, spürt man. Sie beeinflussen das Wohlbefinden als Ganzes sowie den Ablauf der einzelnen Aktivität des täglichen Lebens. Wer schon einmal versucht hat, in einem bitterkalten Winter in einem ungeheizten, schlecht isolierten Raum bzw. Bett einzuschlafen, weiß, was gemeint ist. Neben dem äußeren Wärme-Kälte-Faktor spielt auch der innere eine Rolle. Die „Nestwärme", die ein Vogelei braucht, damit es ausgebrütet werden kann, ist ein Symbol für die innere Wärme, ohne die ein Mensch nicht auskommen kann. Menschliche Entwicklung untersteht den Gesetzen des Werdens – Seins – Vergehens, sie alle bedürfen der begleitenden Wärme.

Unterstützung der Temperaturregulierung

Der **gesunde Mensch** bedarf des Wissens über die Zusammenhänge der inneren und äußeren Wärme-Kälte-Gesetze. Die Gesundheitserziehung erstreckt sich aber auch auf die Bekleidungshygiene. Die sog. pflegeleichten Kleidungsstücke entsprechen häufig nicht den Ansprüchen der Gesunderhaltung. Synthetische Stoffe bewirken, wenn sie direkt auf der Haut getragen werden, einen Wärmestau, bzw. sie machen die normale Atmung der Haut und damit die Wasserverdunstung unmöglich.

Der **Kranke** bedarf der Überwachung bezüglich der Temperaturwerte. Die Meßresultate können auf wichtige Krankheitsprozesse im Organismus hinweisen. Patienten mit gestörter Wärme- und Kälteregulation (Fieber, Hypothermie) brauchen neben der Beobachtung und Überwachung eine ganzheitliche, situationsgerechte Pflege, die sich nicht in erster Linie am *Befund* (z.B. 39 °C Fieber oder kein Fieber = krank oder nicht krank), sondern am *Befinden* und an der *Befindlichkeit* orientiert, eine Pflege also, die von der individuellen Wirklichkeit ausgeht.

Atmen

Atmen ist Leben, ist Ausdruck des Lebens schlechthin. Die Lebenskraft (Lebensenergie) ist von der biologischen Atmung ebensosehr abhängig wie von der geistig-pneumatischen.

Die **Atemfunktion** ist physiologisch überaus komplex. Man unterscheidet eine äußere (sichtbare) und eine innere (Gewebeatmung). Jede menschliche Zelle ist von dem intakten Atemvorgang abhängig, d.h., daß Störungen der Atmung nie nur Störungen der Atemorgane sind, sondern alle Gewebe beeinträchtigen und schädigen. Die Atmung ist zusammen mit der *Herz-Kreislauf-Tätigkeit* eine übergeordnete Vitalkraft und ein wesentlicher Bestandteil der Homöostase (des physiologischen Gleichgewichts), d.h., sie ist einer der wichtigsten Regler der physiologischen Stabilität.

Atmen ist auch eine geistige Tätigkeit. Der Geist wird Pneuma (Hauch, Atem) genannt, und es heißt von ihm, daß „er weht, wo er will". Die geistigen Kräfte des Menschen (Gemüt, Gefühl, Intuition, Erleben usw.) sind wie das Atmen einem steten Wechsel von Ein und Aus unterworfen, d.h., sie bewegen sich in der Polarität von Spannung und Entspannung.

Unterstützung beim Atmen

Der **gesunde Mensch** soll in erster Linie eine gesunde Luft zum Einatmen zur Verfügung haben. Die ganze Problematik der bloß produktiven Nutzung der Natur ist damit angesprochen, die, so wie sie in unserem Jahrhundert gehandhabt wird, Umweltverschmutzung, Tod der Gewässer und Ausbeutung des Bodens zur Folge hat. Gesunderhaltung ist demnach ein Postulat, das alle angeht und auf der Stufe des Individuums (Rauchen, Energieverbrauch usw.) ebensosehr verwirklicht werden muß wie auf politischer Ebene (sinnvolle Nutzung der Natur).

Der **Kranke**, welcher der Unterstützung bei der Atmung bedarf, ist sehr krank. Atemstörungen treffen den Menschen vital (Vitalfunktion) und existentiell. Atembehinderung ist, wie es der Name für die schwerste Störungsform aussagt, eine *Not. Atemnot* ist daher immer von existentieller Angst (Todesangst) begleitet. Es handelt sich dabei um eine Angst, die nicht wegdiskutiert oder weggenommen werden kann. Atemunterstützende Maßnahmen (Behandlung) wie Sauerstoffzufuhr, Oberkörperhochlagerung, Luftbefeuchtung usw.) sind nur ein Bruchteil der Not wendenden Maßnahmen. Betreuung und Begleitung sind ebenso wichtig. Der Atembehinderte braucht Luft (Sauerstoff, frische Luft = gelüftetes Zimmer), genügend Raum (er darf sich nicht eingeengt vorkommen) und menschliche Zuwendung: eine gute Atmosphäre.

Sich sicher fühlen und verhalten

Bei der Bedürfnispyramide von Maslow taucht das Sicherheitsbedürfnis unmittelbar nach den physiologischen Bedürfnissen auf. Es handelt sich um ein Bedürfnisbündel, das auf allen Ebenen einwirkt, an dem der Mensch selber aber auch aktiv-gestaltend mitwirken muß.

Der **Organismus** bedarf der Ordnung der Zellen, der Struktur der Gewebe und der Stabilität der Abläufe, um im physiologischen Gleichgewicht (Homöostase) zu bleiben.

Die **menschliche Person** bedarf der Gesetze von Raum und Zeit, der geordneten Freiräume und Grenzen sowie des Schutzes (Schutzräume, Schutzzonen, Schutzmaßnahmen), um in der Welt und im Leben bestehen zu können.

Die **Umwelt**, in der wir leben, bedarf der Sorge und der Gestaltung, damit sie uns als Lebensraum erhalten bleibt.

Unterstützung der Sicherheit

Der **gesunde Mensch** ist Teil eines großen Ordnungsgefüges und für sich selbst und für andere Gesetzen und Ordnungen verpflichtet. Die Erhaltung der Sicherheit hängt weitgehend mit dem Wissen um Zusammenhänge, Wechselwirkungen und Auswirkungen einzelner Handlungen zusammen. Gesundheitsbildung bzw. Gesunderhaltung wäre demnach vor allem Gewissensbildung. Denn Gewissen ist ja nichts anderes als *Wissen um die Werte der Tiefe*. In diesem Sinn ist „Gewissen haben" gleichzusetzen mit *Bewußtsein haben* bzw. mit der Bereitschaft, auf das „Sollen", das uns das Leben auferlegt, zu hören und entsprechend zu antworten = verantwortlich handeln.

Der **Kranke** kann u. U. in der Sorge um Sicherheit eingeschränkt sein, oder er ist aus mangelnder Achtsamkeit (infolge Unwissen, Unkenntnis, Unvorsichtigkeit usw.) krank geworden. Es kann aber auch sein, daß er infolge der Krankheit mit Gefühlen der Unsicherheit konfrontiert ist, die ihn belasten. Die Unterstützung hat dort einzusetzen, wo Mangel besteht (biologisch-physisch, psychisch-geistig). Das Ziel liegt im Beheben von aufgetretenen Schäden (Behandlung). Wo dies nicht oder nur teilweise möglich ist, gilt es neue Lebens- und Verhaltensmöglichkeiten einzuüben bzw. den Betroffenen auf diesem Weg zu begleiten.

Raum und Zeit gestalten – arbeiten und spielen

Der Mensch ist eingebettet in Raum und Zeit, d. h., er *hat* einen Körper, der als Raum im Raum steht, und er *ist* Leib, indem er im Ablauf der linearen Zeit mannigfachen Veränderungen (Geburt, Jugend, Alter, Tod) unterworfen ist.

Im subjektiven Zeiterleben kann die objektiv meßbare Zeit als Sinnzentrum der Lebensgestaltung erfahren werden. Lebensgestaltung greift dann über auf die Gestaltung des Raumes (Lebensumfeldes), der durch sinnvoll angewandte Zeit den Bedürfnissen des Menschen entsprechend verändert werden kann; der Raum aber bestimmt durch die Bedingungen, die er dem Menschen für sein Zeiterleben vorgibt, wiederum dessen Zeitempfindung und Zeitanwendung mit. Die harmonische Wechselwirkung dieser Bezüge ist nicht selbstverständlich, sondern kann Störungen erfahren.

Das Umgehen mit der Zeit wie die Gestaltung des Raumes sind ein wesentlicher Teil menschlichen Lebens – auch im Ablauf der Krankheits- und Gesundheitsphasen. Fördernde Pflege ist hier in erster Linie *Hilfe zur Selbsthilfe* und Schaffen eines Klimas, in dem *Erlebnis-* und *Lebensqualität* sich entwickeln können bzw. erhalten bleiben.

Die *physiologische Stabilität* ist vom rhythmischen Wechsel des Auf und Ab, des Werdens und Vergehens bestimmt. Alles im menschlichen Organismus ist im Fluß und in der Bewegung. Das „Ein" (Einatmung, Essen, Ruhen) ist das Gegenstück vom „Aus" (Ausatmung, Ausscheidung, Bewegen). Das eine ist ohne das andere nicht möglich. Der Gegenspieler ist naturnotwendig.

Die *psychologisch-geistige Stabilität* untersteht den gleichen Bedingungen, ja mehr: Die *ganze Welt* ist in diesen rhythmischen Wechsel integriert. Das haben vor weit mehr als viertausend Jahren asiatische Denker schon gewußt. Sie nannten die beiden Seiten oder Kräfte „Yang und Yin" und das überwölbende Ganze „Tao". Im Tao sein meint dann nichts anderes als im Gleichgewicht sein, im Lot sein. Dem muß dieser rhythmische Wechsel von *Anspannung* und *Entspannung* dienen. Daß viele Menschen unserer Zeit aus dem Gleichgewicht geraten sind und das rechte Maß verloren haben, gilt nicht nur für das richtige Verhältnis zu Arbeit und Muße, sondern auch für die meisten anderen Lebensbelange. Ein Zuwenig ist ebenso schädlich wie ein Zuviel; dies wird auch von der modernen Streßforschung bestätigt.

Unterstützung beim Gestalten von Raum und Zeit, Arbeiten und Spielen

Der **gesunde Mensch** muß die Gesetze des Ausgleichs kennen; er muß für sich selbst das Maß finden, um mit der Fülle der Alltagseinwirkungen zurechtzukommen, um zu leben, statt gelebt zu werden. Das Arbeits- und Freizeitverhalten des Menschen im „Computerzeitalter" ist zu einem großen Teil naturwidrig geworden und fordert seinen Tribut. Die sog. Managerkrankheiten nehmen zu. Die Gesundheitserziehung muß die *Lebensqualität* des Menschen neu definieren. Das einseitige „Haben" muß zugunsten des „Seins" relativiert werden (Fromm, Staehelin), auf Distreß zugunsten eines Wohlbefinden schaffenden Eustreß (Selye) verzichtet werden. Wie sehr Gesundheitserziehung eine einschneidende, veränderungsfördernde Aufgabe ist, ist an dieser ATL ablesbar.

Der **Kranke** ist auf einer oder auf mehreren Ebenen im Gleichgewicht gestört. Der ganze Organismus ist davon betroffen und reagiert mit Anpassungssymptomen (Streß). Je mehr die Pflegenden um die Anpassungs- und Bewältigungsmechanismen wissen, sie verstehen und bei der Pflege berücksichtigen *(für sich selbst und für den Patienten)*, um so besser kann die Wiederherstellung und Wiederzurückführung ins „gesunde Leben" angebahnt werden.

Kommunizieren

Kommunikation ist ein komplexes Geschehen und spielt sich auf allen Stufen des Menschseins ab.

Die **physiologischen „Werkzeuge"**, die der Sprache dienen, sind vielfältig, ja der ganze Körper dient der Sprache und dem Ausdruck: „er drückt sich aus", „lebt sich dar" = *Körpersprache*. Die *Sinnesorgane* ermöglichen einen umfassenden Informationsempfang, die eigentlichen *Sprechorgane* (Stimmapparat) dienen der Formgebung und die *Sprachzentren* im ZNS der Sprachsteuerung.

Die **Quelle der Sprache ist der Geist**. Der Geist ist es, der sich des Organismus – mit all seinen Möglichkeiten – bedient und der sich ausspricht. Die Sprache/Kommunikation steht deshalb in enger Wechselwirkung nicht nur mit den Sinnesorganen, sondern auch mit dem Bewußtsein des Menschen. Zusammen bewirken sie das *Wahrnehmen* (biologisches und psychologisches Zusammenwirken). Der *Bewußtlose* hat keine Sprache; der Bewußtseinsgestörte spricht sich unkontrolliert aus. Solch unkontrollierte Ausdrucksweisen werden von uns als fremd und furchterregend empfunden. Sie sind das aber nur deshalb, weil wir in einer anderen Bewußtseinsebene leben und archaische, primitive (im ursprünglichen Wortsinn) Ausdrucksweisen nicht oder nur schwer verstehen können. Hier ist uns das Wahrnehmen der ursprünglicheren (deshalb wichtigen!) Körpersprache eine große Hilfe.

Unterstützung beim Kommunizieren

Der **gesunde Mensch** bedarf der Möglichkeiten des Einübens der Sprache. Das Kind und der Jugendliche lernen durch Imitieren. Das Vorbild hat eine prägende Wirkung auf den Charakter und die werdende Persönlichkeit. Das gilt in ganz besonderem Ausmaß für die Sprache. Nur eine gepflegte Sprache (Sprachkultur) vermag diese unverfälscht und unentleert zu erhalten. Neue Worte sind meist nichts anderes als ein halber Ersatz für verlorengegangene Sinninhalte. Es wäre häufig richtiger, den Wert eines alten Wortes wiederzuentdecken (z.B. des Wortes „Pflege"), als daß neue Attribute (wie umfassende, patientenorientierte) gesucht werden.

Der **Kranke** muß Gelegenheit haben, sich auszudrücken. Es liegt in der Natur des Menschen, daß Störungen sich selbst zu regulieren versuchen. Das Kranke löst einen Gegenspieler aus, eine Kraft. Diese Kraft nennen wir *Ressource* (innere Hilfsquelle). Sie ist häufig verborgen und dem betreffenden Menschen u.U. noch nicht oder nicht mehr bewußt. Trotzdem vermag diese verborgene Lebenskraft sich auszudrücken, *Signale zu setzen*. Werden solche Signale vom Betreuer aufgefangen, entgegengenommen und beantwortet, können oft ungeahnte Kräfte freigesetzt, aktiviert und „in den Dienst genommen" werden. Ressourcen sind Teil des Gesunden und echte Quellen von Energien, die hervorgelockt und *bewußt*gemacht werden können.

Beispiel: Ein Foto eines Angehörigen (oder ein Buch, die Bibel z.B.), das auf den Nachttisch gelegt wird (scheinbar absichtslos), hat u.U. *Signalcharakter*. Es signalisiert die Zugehörigkeit zu anderen, die Heilung fördernden Menschen (oder zu einem höheren heilenden Wesen). Wenn wir den Kranken auf dieses Signal ansprechen, kann es sein, daß in ihm etwas frei wird, bewußt wird und in Bewegung kommt. Plötzlich kann er sich öffnen, sich aussprechen und die bis dahin ungenutzten Kräfte einsetzen. Es wird neue (verdeckte, vergessene) Lebensenergie frei. Ressourcen sind die realen Chancen und „inneren Heiler", die in einer tragenden Beziehung freigelegt werden können = therapeutische Pflege (dem tiefsten Wortsinn entsprechend). Ressourcen sind mehr bzw. etwas anderes als „voll intakte Funktionen". Ressourcen sind latent vorhandene Kräftepotentiale im Kranken oder in der Um- und Mitwelt.

Kind, Frau, Mann sein

Menschliche Existenz ist immer auch geschlechtliche Existenz. Sie beeinflußt das Bestreben, eine eigene Position zu finden, und bestimmt weitgehend mit, was wir als „persönliche und individuelle Identität" bezeichnen: *Frausein, Mannsein* geschlechtsspezifisch (Frauenrolle, Männerrolle), weltanschaulich (Lebensphilosophie) und beruflich. Das Leben – Lebenslauf und Lebensbiographie – ist mit geprägt von der Art und Weise, wie die geschlechtstypische eigene Rolle gelebt wird. Der Weg vom *Kind* zum reifen Menschen ist von *Übergängen* bestimmt: Schuleintritt, Studium, Beruf, Elternschaft, Pensionierung. Diese Übergänge sind, wo sie angenommen und bewältigt werden, Anstoß zu Entwicklungsprozessen, die immer auch begleitet sind von der Anforderung, sich in neue Beziehungs- und Bezugssysteme einzulassen: Kind sein in der Familie, Partnerschaft, Stellung im Beruf, das Alter – allein oder in Gemeinschaft. *Geschlechtsidentität* und *Geschlechtsrolle* beeinflussen dabei das geschlechtsgebundene Verhalten, ohne im letzten bestimmend zu sein. Frauen wie Männer können heute nahezu das gleiche tun, selbst wenn sie es in mancher Hinsicht auf verschiedene Weise tun.

Unterstützung bei der Rollenbewältigung und Geschlechtlichkeit

Der **gesunde Mensch.** Die Rollenfindung ist eine Aktivität des sich entwickelnden Menschen. Sie vollzieht sich langsam und prägt sich entsprechend tief ein. Die Gesundheitserziehung sollte demnach auch die Aspekte des werdenden Menschen (Kindsein) berücksichtigen, um auf ein reifes Frau- bzw. Mannsein hinzuwirken.

Der gesunde Mensch, das bin auch *ich selbst* als Pflegeperson. Lebensinhalte wie Sexualität, Erotik und Leiblichkeit sind ganz zuerst mir selbst zur Bewältigung aufgetragen. Es gilt, eine gesunde Beziehung zu diesen Lebensäußerungen zu finden. Sie ist die Grundlage für einen entkrampften und angstfreien Umgang mit gegengeschlechtlichen Patienten/Mitarbeitern oder mit tabuisierten Problemen (Homosexualität, AIDS usw.).

Der **kranke Mensch** braucht in erster Linie ein Klima, in dem Frausein/Mannsein eine selbstverständliche Akzeptanz erfährt, wo Probleme nicht unausgesprochen bleiben und Geschlechtlichkeit kein Tabu ist bzw. wo behutsam den Tabus Rechnung getragen wird. Das ist ein weites Feld:

- die Pflege des Körpers, die Berührung und die Intimpflege;
- die Art des Sprechens, ohne auszuweichen in Fachjargon, der mehr umschreibt als daß er anspricht;
- das Miteinander-Umgehen. Geschlechtsneutralität ist keine Lösung – auch nicht die geschlechtsneutrale Krankenpflege. Vielmehr müßten wir uns um eine „erotische Kultur" bemühen, in der auch die Zärtlichkeit ihren Platz hat. Wir haben schon fast vergessen, welch tiefgreifend-heilende Kraft in der zärtlichen Berührung liegt. Sie vermag auch bei einem kranken Menschen Schichten des inneren Erfahrens in Schwingung zu versetzen, die etwas in ihm anrühren und „verklären". Der Mensch spürt für einen Augenblick, daß es „das Heilende" gibt.
- Das *kranke Kind* ist über allem auf diese zärtliche Berührung angewiesen. Vielleicht liegt darin das Wichtigste überhaupt, was wir dem kranken Kind zu geben vermögen.

Sinn finden im Werden, Sein, Vergehen

Die Lebensaktivität „Sinn finden" umfaßt ein breites Spektrum von Lebensäußerungen. Der Mensch ist im tiefsten ein sinnorientiertes Wesen. In den Grundfragen der Menschheit „Woher komme ich?" „Wohin gehe ich?" „Wer bin ich?" fragt er letztlich nach Sinn. Darin liegt denn auch die religiöse Ebene des Menschseins. Im Fragenkönnen unterscheidet sich der Mensch vom Tier. Als Fragender ist er ein sinnsuchendes Wesen. In der Sinnfrage mit eingeschlossen ist aber auch die Möglichkeit der Sinngestaltung. Der Mensch ist (im Gegensatz zum Tier) den Bedingungen der Welt/der Situation nicht einfach ausgeliefert, er kann darauf reagieren. Er kann zwar die Bedingungen nicht verändern, aber er hat die Freiheit, so oder so damit umzugehen. Von ganz besonderer Bedeutung ist diese Fähigkeit der Sinnsuche und Sinngestaltung in *Grenzsituationen, Krisenerfahrungen und traumatischen Lebenseinbrüchen.* In solchen Situationen braucht der Mensch jene Fähigkeit, die Viktor Frankl als *„Selbsttranszen-*

denz" bezeichnet hat. Selbsttranszendenz bedeutet das Über-sich-Hinauswachsen, das nur gelingt, wenn der Mensch außerhalb dessen, was sein Leben erschüttert, etwas zu finden vermag, was ihm neuen Lebensinhalt vermittelt.

Im unabänderlichen Schicksal (unabänderlich ist z. B. auch das Älterwerden) hat der Mensch zu lernen, sich nicht *gegen* das Schicksal zu wehren, sondern *durch* das Schicksal hindurch zur Freiheit zu gelangen. Dann ändert sich zwar nichts daran, *daß* ein leidvolles Schicksal, eine Lebenskrise, ein Ablösungsprozeß ansteht und unausweichlich bleibt. Was sich aber ändern kann, ist das *Wie*, das *„Wie" des Damitumgehens,* also die Fähigkeit, trotzdem weitergehen zu können und darin seinem Leben noch einmal einen Sinn zu geben. Im letzten sind darin die Reifeprozesse des Menschen angesprochen. Immer hat er auch die Wahl, ob er sich ihnen stellen oder ob er sich „vom Schicksal schleifen lassen will".

Unterstützung bei der Sinnfindung

Der **gesunde Mensch** ist der sinnerfüllte Mensch. Er stellt sich den Fragen, die das Leben an ihn stellt, und ist bestrebt, mit den Situationen seines Lebensschicksals zurechtzukommen. Das gibt ihm zwar keine Gewähr, von Krisen verschont zu bleiben, wohl aber lernt er, sich seiner Lebensaufgabe nicht zu verschließen, was auch heißt, widrige Umstände als Herausforderung anzunehmen und anstehende Lebensdurchgänge (Reifekrisen) zu bewältigen.

Der **Kranke** bedarf u. U. der Unterstützung und Hilfe. Sei es, daß er infolge eines lähmenden oder wuchernden Sinnlosigkeitsgefühls krank geworden ist, sei es, daß Behinderung und unausweichliches Lebensschicksal oder der Tod akzeptiert und integriert werden müssen. Hilfe zur Sinnfindung vermag nur der reife Mensch zu geben, weshalb unsere Bemühungen in erster Linie unserer eigenen Bewußtwerdung und der reifen, echten Selbstwerdung zu gelten haben.

II.2 Die ATL im eigenen Leben

Der beste Zugang zum Verständnis von Leben und Lebensausdruck ist der Bezug zum eigenen Leben – der *eigene Erfahrungsbereich.* Dies bedeutet auch das Reflektieren und Wahrnehmen der eigenen Lebensgewohnheiten in der eigenen alltäglichen Wirklichkeit.

Bezüglich des Umgehens mit dieser Lebenswirklichkeit und dem Bewerten und Einschätzen der ATL im eigenen Leben stellt sich denn auch die Grundfrage: *Wie gesund lebe ich?*

Praktisch handelt es sich um Fragen wie diese:
- Wie geht es mir?
- Wie ist mein körperliches, emotionales und geistiges Wohlbefinden?
- Wie steht es mit der aktiven Sorge für meine Gesundheit? Wie hoch ist die Gewichtung des „Selbstservice"? Tue ich etwa für mein Auto mehr als für mich selbst?
- Wie groß ist meine Bereitschaft, etwas für mich selbst zu verändern – kurzfristig oder langfristig?

Gesundheitsbeeinträchtigendes Verhalten ist wie jedes menschliche Verhalten „eingeschliffen" und läßt sich nicht so einfach verändern. „Gesundheit muß ich selber wollen, doch vieles macht meine Entscheidung, gesund zu sein, unmöglich", sagt Hohler (1990) und spricht von der „schwierigen Entscheidung, gesund zu sein". Die Entscheidung zu treffen, z. B. das Rauchen (das doch eindeutig als Gesundheitsproblem diagnostiziert werden kann) zu lassen, fällt den meisten Menschen nicht leicht. Die Gründe können vielfacher Natur sein („ich brauche das einfach", kann man dann etwa hören). Hier benötigt der Betroffene vor allem unterstützend-erzieherische Maßnahmen oder, was noch besser wirken würde, die Selbstmotivation in der Aktivierung der inneren Kräfte (kognitive und emotionale Ressourcen S. 44).

II.2.1 Selbsteinschätzung

Der folgende *Selbsteinschätzungskatalog* beruht auf den 12 ATL. Er kann gebraucht werden
- zur Einschätzung der eigenen Gesundheit,
- als Grundlage zur Selbstpflege bzw. zur Veränderung ungesunder Lebensführung und falschen Gesundheitsverhaltens.

Beachte: Die Liste dient als Impuls und kann nicht den Anspruch auf Vollständigkeit erheben.

Eine mutige und ehrliche Selbsteinschätzung ist der erste Schritt zur Selbstpflege bzw. Selbstpflegeplanung. (Kreuzen Sie an, was für Sie stimmt.)

II.2.2 Selbstpflege

Der Selbsteinschätzung sollten logischerweise Konsequenzen folgen: die Bereitschaft, das eigene Gesundheitsverhalten kritisch zu beurteilen und wo nötig Schritte der Veränderung abzuleiten. Dem *Pflegeprozeß* zufolge geht es jetzt um die *Zielsetzung* und um die *Planung der Maßnahmen.*

Mein eigenes Umgehen mit den ATL

1. Wach sein und schlafen

- ☐ Ich fühle mich meist ausgeruht und frisch.
- ☐ Ich schlafe normalerweise genug; bei Schlafproblemen behelfe ich mich mit natürlichen Mitteln.
- ☐ Ich sorge für ein mir entsprechendes Schlafritual (Einstimmung in die Nacht).
- ☐ Ich nehme mir täglich eine Spanne Zeit, um mich zu zentrieren (Meditation, Entspannung usw.).
- ☐ Ich erlaube mir immer wieder einmal, nichts zu tun.
- ☐ Ich interessiere mich für meine Träume und für das, was sie mir sagen.

2. Sich bewegen

- ☐ Ich achte auf meine Haltung (Gehen, Stehen, Sitzen, rückenschonende Arbeitsweise).
- ☐ Ich sorge für ausreichende Bewegung (z. B. täglich mindestens 2 km zu Fuß).
- ☐ Ich steige häufig Treppen anstatt den Aufzug zu benutzen.
- ☐ Ich mache regelmäßig Gymnastik (täglich kurz oder 1 – 2 mal pro Woche 20 – 30 Minuten).
- ☐ Ich unternehme regelmäßig eine größere Anstrengung (Gartenarbeit, Radfahren, Wandern usw.).
- ☐ Ich bin geistig beweglich – ich bin meist konfliktfähig und wische Spannungen nicht unter den Tisch.

3. Sich waschen und kleiden

- ☐ Ich dusche regelmäßig.
- ☐ Ich reinige meine Zähne nach jedem Essen.
- ☐ Ich tue täglich etwas Gutes für meine Haut.
- ☐ Ich gönne mir von Zeit zu Zeit eine Gesichtsmassage (Schönheitspflege).
- ☐ Ich weiß, welche Kleider mir gut stehen, und kleide mich entsprechend.
- ☐ Ich trage fußgerechte Schuhe und wechsle sie regelmäßig.

4. Essen und trinken

- ☐ Ich esse regelmäßig und ausgewogen und nehme mir mindestens einmal täglich viel Zeit dafür.
- ☐ Ich trinke mäßig koffeinhaltige Getränke (weniger als 3 Tassen Kaffee, Schwarztee bzw. Cola).
- ☐ Mein Alkoholkonsum ist niedrig (normalerweise nicht mehr als 500 ml Bier oder 250 ml Wein).
- ☐ Ich meide raffinierten Zucker oder beschränke mich bei Süßigkeiten.
- ☐ Mein Körpergewicht ist nicht gesundheitsbelastend (bis 15 % über/unter Normalgewicht).
- ☐ Ich sorge dafür, daß mein/unser Tisch schön gedeckt ist. Eßkultur wird gepflegt.

5. Ausscheiden

- ☐ Meine Darmentleerung funktioniert normalerweise gut und regelmäßig.
- ☐ Bei Neigung zu Verstopfung behelfe ich mich mit natürlichen Mitteln.
- ☐ Ich unterstütze eine gute Nierenfunktion, indem ich genug trinke (mindestens 1 1/2 l täglich).
- ☐ Ich sorge dafür, daß ich mindestens 1 mal pro Woche ins Schwitzen komme (Sauna, Sport, körperliche Arbeit).
- ☐ Ich nehme Änderungen in meinen Ausscheidungsgewohnheiten bewußt wahr und konsultiere bei Auffälligkeiten den Arzt.
- ☐ Geben und Nehmen sind im Einklang (Beruf, Privatleben, Arbeit, Freizeit usw.).

6. Körpertemperatur regulieren

- ☐ Ich habe eine gute Durchblutung (Hände und Füße sind normalerweise nicht kalt).
- ☐ Ich bin abgehärtet.
- ☐ Ich kleide mich der Witterung entsprechend.
- ☐ Ich heize meine Räume nicht zu sehr (versuche, Energie zu sparen durch Tragen von Pullovern, Jacken usw.).
- ☐ Ich trage hautfreundliche, durchlässige Leibwäsche (keine Synthetics).
- ☐ Ich gönne mir genug innere Wärme, sorge für warme Atmosphäre in meinen Wohn- und Arbeitsräumen.

7. Atmen

- ☐ Ich nehme mindestens einmal täglich meinen Atem bewußt wahr.
- ☐ ich beginne den Tag mit einigen Atemübungen (möglichst am offenen Fenster).

Fortsetzung S. 84

Mein eigenes Umgehen mit den ATL (Fortsetzung)

- ☐ Ich benutze keine giftigen Reinigungsmittel und strapaziere meine Lunge nicht unnötig (durch Abgase, chemische Dämpfe, Sprays usw.).
- ☐ Ich nehme aktiv teil an der Sorge für reine Luft/ich bin Nichtraucher(in).
- ☐ Ich gönne mir genügend Atempausen (körperlich wie seelisch-geistig).
- ☐ Ich habe normalerweise einen „langen Atem" – nutze entsprechende Ressourcen.

8. Sich sicher fühlen und verhalten

- ☐ Ich verhalte mich verkehrssicher (als Fußgänger oder Autofahrer).
- ☐ Ich lasse Defekte in Geschäft und Haushalt sofort reparieren und benutze keine defekten Werkzeuge und Geräte.
- ☐ Ich informiere mich regelmäßig über aktuelle Risiken und Sicherheitsmaßnahmen.
- ☐ Ich kenne die Alarmsignale, kann Sirenenzeichen unterscheiden, weiß, wo der Feuerlöscher ist und kann mich entsprechend verhalten.
- ☐ Ich gehe sorgfältig und sparsam mit Medikamenten um (keine gewohnheitsmäßige Selbstmedikation, kein Drogenkonsum usw.), gebrauche möglichst natürliche Heilmittel und Tee.
- ☐ Ich gehe verantwortlich um mit Risiken (Infektionsprophylaxe, Impfungen, Fremd- und Selbstschutz).

9. Raum und Zeit gestalten – arbeiten und spielen

- ☐ Ich sorge für eine wohltuende Wohnsituation (Raumgestaltung, Pflanzen, Lichtqualität usw.).
- ☐ Ich beteilige mich aktiv am Umweltschutz und an der sachgerechten Entsorgung.
- ☐ Meine Arbeitsbedingungen sind richtig für mich (Arbeitsweg, Arbeitsart, soziale Sicherheit, Atmosphäre im Arbeitsteam).
- ☐ Ich kann mit meiner Zeit umgehen – weder Langeweile noch übermäßige Anspannung.
- ☐ Ich habe Zeit für Hobbys, lasse mich aber nicht von Freizeitindustrie und Massenmedien vereinnahmen.
- ☐ Ich fühle mich selten überfordert/unterfordert; meine Pausen stimmen für mich.

10. Kommunizieren

- ☐ Ich informiere mich über lokale und (inter-)nationale Ereignisse.
- ☐ Ich interessiere mich für kulturelle, politische, wirtschaftliche, gesellschaftliche und ökologische Probleme.
- ☐ Ich nehme an Wahlgängen und Volksabstimmungen teil.
- ☐ Ich habe Freude daran, mich durch Malen, Tanzen, Singen, Spielen auszudrücken und tue dies auch gemeinsam mit anderen.
- ☐ Ich nehme mir täglich Zeit, Beziehungen zu pflegen – Briefe zu schreiben, zu telefonieren, Besuche zu machen und zu empfangen.
- ☐ Ich bemühe mich, meine nächsten Nachbarn zu kennen, oder nehme am Leben des Stadtteils/Dorfes/Quartiers teil.

11. Frau, Mann sein

- ☐ Ich bin gern Frau/Mann, verdränge meine geschlechtsspezifische Anlage nicht.
- ☐ Ich bin sensibilisiert auf Probleme, die infolge geschlechtsspezifischer Werthaltungen entstehen (Erziehung, Sachzwänge, Sprache, Sexismus).
- ☐ Ich kann Gefühle zulassen, kann anderen verständlich machen, was ich empfinde.
- ☐ Ich freue mich über Zuwendung, Anerkennung und Lob von anderen.
- ☐ Ich praktiziere eine gesunde Sexualhygiene.
- ☐ Ich kann körperliche Nähe akzeptieren und genießen (Erotik, Leiblichkeit, Zärtlichkeit, Intimität).

12. Sinn finden

- ☐ Mein persönliches Dasein erscheint mir sinnvoll.
- ☐ Ich finde immer wieder Freude und Befriedigung in meinem Alltag.
- ☐ Ich freue mich, daß ich lebe, und habe Lust, mein Leben zu gestalten, Zukunftspläne zu machen.
- ☐ In Krisen und schweren Zeiten suche ich Hilfe, um deren Sinn und Bedeutung für mich herauszufinden, ich lasse mich in Zeiten des Leidens nicht niederdrücken.
- ☐ Ich kann Gedanken an Tod und Sterben zulassen.
- ☐ Ich habe meine persönliche religiöse/ethisch-weltanschauliche Orientierung und finde darin Kraft.

Auswertung S. 85

Auswertung

Zählen Sie bei jeder ATL die jeweiligen angekreuzten *Pluspunkte* zusammen (sie variieren von 1–6), und kreuzen Sie diese in der untenstehenden Skala an. Selbsteinschätzung: Da bei jeder ATL sechs Fragen zu beantworten waren, ergeben

6 Punkte – sehr gutes Gesundheitsverhalten
5 Punkte – gutes Gesundheitsverhalten
4 Punkte – befriedigendes Gesundheitsverhalten
3 Punkte – ab hier gilt es, einiges zu verändern

ATL	Einschätzung meines Gesundheitsverhaltens						
	1	2	3	4	5	6	Bemerkungen
1. Wachsein und schlafen 2. Sich bewegen 3. Sich waschen und kleiden							
4. Essen und trinken 5. Ausscheiden 6. Körpertemperatur regulieren							
7. Atmen 8. Sich sicher fühlen und verhalten 9. Raum und Zeit gestalten							
10. Kommunizieren – soziale Interessen 11. Frau, Mann sein 12. Sinn finden							

Das **Erstellen der Selbstpflegeplanung** könnte nach den folgenden *Kriterien* geschehen:

1. Daten auswerten, die bei der Selbsteinschätzung gewonnen wurden; ein (oder mehrere) Problem(e) herausgreifen und Ressourcen suchen, die helfen könnten, die „Problemgewohnheiten" zu verändern.
2. Ziele formulieren: Das will ich erreichen.
3. Maßnahmen/Schritte festlegen, die zur konkreten Veränderung hinführen; eine Zeitplanung erstellen: bis wann, wieviel, was... ?
4. Selbstkontrolle; wo möglich sich unterstützen lassen (von einer Kollegin, einem Lebenspartner).
5. Auswertung. Dazu könnten diese Fragen gebraucht werden: Habe ich mein Ziel erreicht? Was hat mir geholfen? Was hat mich gehindert? Wo bin ich „auf der Strecke" geblieben? Welche Erfahrungen habe ich gemacht? Wie wäre es gewesen, wenn jemand anderer den Plan für mich aufgestellt, für mich Ziele bestimmt hätte? Welche Konsequenzen leite ich ab für die Pflegeplanung bei Patienten?

Bezug zur Pflegeplanung. Die Erfahrung bei uns selbst (Selbstpflegeplanung) mag für viele auch der *Vorbereitung* für die Pflegeplanung bei Patienten dienen. Wer die Schwierigkeit der Umsetzung von Zielen in die Lebenswirklichkeit „am eigenen Leibe" erfahren hat, wird nicht mehr so leichtherzig *Ziele für den Patienten* erstellen wollen. Er/sie weiß dann aus eigener Erfahrung, daß nur Ziele erreicht werden können, die der Patient auch *erreichen will.*

Wichtig

- Erreichte Ziele sollen *honoriert* werden. Wo wir einen „Erfolg über uns selbst" errungen haben, dürfen wir uns auch daran freuen.
- Vielleicht lernen wir in der Begegnung mit uns selbst auch, daß es *Geduld* braucht in der Meisterung von Veränderungsprozessen und Gewohnheiten.
- Wieviel mehr gilt dies im *Umgehen mit anderen:* Vermitteln wir ihnen die Freude über „geglückte Lebensschritte"? Und was für uns selbst gilt (geduldig warten zu können), gilt erst recht für die Begleitung in Heilungsprozessen.

II.3 Die ATL als Pflegekonzepte

Konzepte befassen sich mit wahrnehmbaren Phänomenen, die vorerst abstrakt dargestellt werden können. So ist z. B. die ATL *Atmen* ein abstraktes Konzept, das sehr allgemein beschrie-

Tabelle II.1 Modelle im Vergleich

Die 14 Grundbedürfnisse des Menschen (nach Virginia Henderson; veränderte Reihenfolge)	**Die 12 Lebensaktivitäten (LA)** (nach Roper, Logan, Thierney; veränderte Reihenfolge)	**Die 12 Aktivitäten des täglichen Lebens (ATL)** (nach Liliane Juchli)
Ruhe und Schlaf	schlafen	wach sein und schlafen Anpassung an den 24-Stunden-Rhythmus im Gleichgewicht von Wachen und Schlafen
Bewegung und Einhaltung einer gewünschten Lage	sich bewegen	sich bewegen Aufrechterhaltung des Tonusgleichgewichts von Bewegung und Statik
Sauberkeit und Körperpflege (Schutz des Äußeren)	sich sauberhalten und kleiden	sich waschen und kleiden Verantwortung und Unabhängigkeit für die persönliche Pflege
Auswahl passender Kleidung, an- und ausziehen		
angemessene Nahrungs- und Flüssigkeitsaufnahme	essen und trinken	essen und trinken Aufrechterhaltung von genügender Nahrungs- und Flüssigkeitsaufnahme
Ausscheidung mittels aller Ausscheidungsorgane	ausscheiden	ausscheiden Regulierung des Ausscheidungsvorganges und Kontrolle der Ausscheidung
Aufrechterhaltung normaler Körpertemperatur	die Körpertemperatur regulieren	Körpertemperatur regulieren Erhaltung der Wärme-Kälte-Regulation
normale Atmung	atmen	atmen Aufrechterhaltung der Luftzufuhr (Sauerstoff) und der Kohlensäureabgabe
Vermeidung von Gefahren in seiner Umgebung und einer Gefährdung anderer	für Sicherheit der Umgebung sorgen	sich sicher fühlen und verhalten Verhüten von Risiken, Gefahren und Schäden
befriedigende Beschäftigungen Spiel oder Teilnahme an verschiedenen Unterhaltungsformen	sich beschäftigen	Raum und Zeit gestalten – arbeiten und spielen sich beschäftigen, Aufrechterhaltung des Gleichgewichts zwischen Aktivität und Passivität, zwischen Arbeit und Muße, Beziehung zur Umwelt
zum Ausdruck bringen von Empfindungen, Nöten, Furcht oder Gefühlen im Umgang mit anderen	kommunizieren	kommunizieren Steuerung des Gleichgewichts zwischen Individualität und Sozialität, Rückzug und Interaktion, Selbstbeziehung und Fremdbeziehung
	sich als Mann oder Frau fühlen und verhalten	Kind, Frau, Mann sein Aufrechterhaltung der menschlichen Fortpflanzung und des Gleichgewichts zwischen männlichen und weiblichen Lebensbezügen
Gott dienen entsprechend dem persönlichen Glauben lernen, entdecken oder Befriedigung der Wißbegier, die zu „normaler" Entwicklung der Gesundheit führt	sterben	Sinn finden im Werden, Sein, Vergehen Selbstwerdung, Selbsttranszendenz, Sterben, Bewältigung von Lebens- und Entwicklungsprozessen, Umgehenkönnen mit Grenzen, Reifen entsprechend der konstitutionellen und individuellen Veranlagung; Bezug zur Religion

Eine Weiterentwicklung der ATL-Liste, bezogen auf die Psychiatrie, von Chris Abderhalden, finden Sie S. 635.

ben werden kann. In der Praxis erst wird es konkretisiert, d. h., hier befassen wir uns mit der Atmung eines individuellen Menschen in einer individuellen Situation. Das abstrakte wird zum konkreten Konzept.

Konzepte sind so gesehen *Verallgemeinerungen* (Grundlagen dazu S. 60 f.); gerade darin aber sind sie hilfreich, um Orientierung und Übersicht zu geben. So sagen die ATL-Konzepte in ihrer Gesamtheit etwas aus über den Menschen in seiner

Vielschichtigkeit und der Komplexität seines Lebens in der alltäglichen Wirklichkeit. Sie bleiben aber so lange abstrakt, bis sie im Praxisfeld der Pflege zum Ausgangspunkt unseres Wahrnehmens (S. 91 ff.) und Handelns werden.

Modelle beschreiben gleichsam ein Bild (der Pflege). Sie beschreiben und definieren Konzepte und deren Wechselwirkung untereinander (S. 58).

II.3.1 Pflegemodelle im Vergleich

Zwei typische Modelle, die sich mit den Konzepten der ATL befassen, sind diejenigen von Virginia Henderson (sie gebraucht dafür die Bezeichnung *Grundbedürfnisse*) und von Roper/Logan/Thierney (sie sprechen von *Lebensaktivitäten*).

Virginia Henderson

Sie veröffentlichte 1955 ihre **vierzehn Grundbedürfnisse**, die auch im deutschsprachigen Raum große Bedeutung erlangten und als Grundlage eigenständiger Pflege anerkannt wurden. Wörtlich sagt sie:

▪ „Ob die Person, der man hilft, gesund oder krank ist, immer sollte die Schwester das unerläßliche menschliche Bedürfnis nach Nahrung, Unterkunft, Kleidung, nach Liebe und Anerkennung, nach einem Gefühl des Gebrauchtwerdens und des gegenseitigen Aufeinanderangewiesenseins im Auge behalten" (Grundregeln der Krankenpflege). Sie nennt diese Bedürfnisse dann Verrichtungen, die dem Leben dienen bzw. „die zur Gesundheit oder Genesung (oder zu einem friedlichen Tod) beitragen". ▪

Sie betont dabei das *kreative Element*, das Pflege zu einer Kunst macht, die die künstlerische Ausübung verlangt, und das der Künstler in einmaliger Art tun kann. Die Rolle der Krankenschwester sieht sie als Teil des medizinischen Teams; die Schwester steht aber primär im Dienst am Patienten und agiert und denkt in seinem Sinn.

Roper/Logan/Thierney

Das Pflegemodell dieser Theoretikerinnen ist im deutschsprachigen Raum unter dem Kürzel „Roper" bekannt geworden (deutsche Buchausgabe 1987). Sie beschreiben zwölf Lebensaktivitäten und sprechen in deren Gesamtschau von einem **Modell des Lebens** (S. 55).

Tab. II.**1** zeigt die beiden Modelle im Vergleich zu den **ATL**, wie sie in diesem Buch beschrieben werden.

II.3.2 Die Konzepte der ATL in neueren Pflegemodellen

AEDL-Strukturmodell

Monika Krohwinkel (1984, 1988) hat in ihrem Modell 11 Lebensaktivitäten nach Roper übernommen und erweitert mit: „die sozialen Bereiche des Lebens sichern" (12), „mit existentiellen Erfahrungen des Lebens umgehen" (13). Sie benennt die Bereiche Aktivitäten und existentielle Erfahrungen des Lebens (AEDL).

Mit der AEDL „soziale Bereiche sichern" möchte sie vor allem die nachklinischen Situationen, also die Zeit nach dem Krankenhausaustritt besser ins Blickfeld rücken. Die AEDL „mit existentiellen Erfahrungen umgehen" ist untergliedert in „die Existenz gefährdende Erfahrungen", „die Existenz fördernde Erfahrungen" und in „Erfahrungen, welche die Existenz fördern oder gefährden

Tabelle II.**2** Mit existentiellen Erfahrungen des Lebens umgehen (Beispiele) (nach Krohwinkel)

Die Existenz gefährdende Erfahrungen wie
– Verlust von Unabhängigkeit – Sorge/Angst – Mißtrauen – Trennung – Isolation – Ungewißheit – Hoffnungslosigkeit – Schmerzen – Sterben
Die Existenz fördernde Erfahrungen
– Wiedergewinnung von Unabhängigkeit – Zuversicht/Freude – Vertrauen – Integration – Sicherheit – Hoffnung – Wohlbefinden
Erfahrungen, welche die Existenz fördern oder gefährden
– kulturgebundene Erfahrungen wie Weltanschauungen, Glauben und Religionsausübung – lebensgeschichtliche Erfahrungen

können". Tab. II.**2** zeigt Beispiele, die diesen Begriffen zugeordnet sind.

Dem AEDL-Modell vorangestellt sind vier Schlüsselkonzepte der Pflege: Person, Umgebung, Gesundheit und Wohlbefinden, pflegerischer Handlungsprozeß (Pflegeprozeß). Zusammen bilden sie das Rahmenmodell ganzheitlich-fördernder Prozeßpflege (Krohwinkel 1993).

gsh-Pflegemodell

Gabriele S. Herberger (1990, 1995) beschreibt unter den Stichworten *ganzheitlich sinnvoll handeln (gsh)* ein Pflegemodell, dessen oberstes Leitprinzip ein Menschenbild ist, das den Menschen sieht „in Verantwortung für sich selbst als Individuum mit enger Beziehung an die Umwelt". Daher, so sagt sie, „sind die *Fähigkeiten zur gesunden Lebensführung (FGL)* das Wesentliche in der gsh-Systematik. Für die Umsetzung in die Praxis bietet sie Standardpflegepläne an, deren Zielsetzung der Qualitätsstufe „optimale Pflege" entspricht. Die Planungs- und Dokumentationsarbeit des Pflegeprozesses kann durch den Einsatz eines Softwareprogramms erleichtert werden.

Als übergeordnete Fähigkeit (F) stellt sie ihrer Liste das Verantwortungsbewußtsein im ganzheitlichen Verständnis von Körper, Seele und Geist voran, im übrigen entsprechen die von ihr gewählten „Fähigkeiten gesunder Lebensführung" F-1 bis F-11 in etwa den ATL (Tab. II.**3**).

Tabelle II.**3** Fähigkeiten zur gesunden Lebensführung, FGL (G. S. Herberger, D-1350 Dietzenbach)

F	Verantwortungsbewußtsein – eigene Fähigkeiten entdecken und entwickeln – Beziehungen wahrnehmen – tun und lassen
F-1	einatmen und ausatmen
F-2	das Blut bewegen und den Körper wärmen, Körpertemperatur
F-3	essen und trinken
F-4	ausscheiden
F-5	sich des Körpers bewußt sein
F-6	den Körper bewegen
F-7	schlafen und wachsein
F-8	die Haut pflegen
F-9	ankleiden und pflegen der äußeren Erscheinung
F-10	sich orientieren
F-11	sich verständigen

II.4 Die ATL im Gesamtrahmen der Pflege

II.4.1 Grundlegende Konzepte und Kategorien

Die ATL dürfen nie für sich allein gesehen werden. Sie stehen (wie schon S. 15 gesagt) immer in einem Gesamtrahmen, der sich auf ein ganzheitliches Denken stützt. Die grundlegenden Schlüsselkonzepte sind immer mitzusehen, nämlich

- der Mensch als Individuum und Beziehungswesen (Eigenwelt, Mitwelt, Umwelt, Überwelt);
- Gesundheit und gesundes Leben, Krankheit und Krankheitsbewältigung;
- Gesundheits- und Krankenpflege bzw. Handlungskonzepte der Pflege (Pflegeprozeß).

Aus diesen Schlüsselkonzepten wurden Leitlinien (S. 17) beschrieben, die die folgenden fünf *Kategorien der Pflege* beinhalten (Abb. II.**1**).

1. Selbsthilfeanteile der Pflege. Es geht dabei um die Anteile des Anleitens, Stützens und Förderns der Selbsthilfe, Anteile, die jedem Menschen zur Verfügung stehen, die aber in Krankheit oft blockiert sind (der Kranke fühlt sich hilflos und erwartet alle Hilfe von außen). Hier gilt es Wege aufzuzeigen, die der Verarbeitung von Krankheit und Krise dienen. Es geht um Prozesse der Bewältigung (Copingstrategien, Streßbewältigungsstrategien) und um das Anstoßen und Begleiten von Selbsthilfeprogrammen.

2. Pädagogische Anteile. Gesundheit und Gesundheitsbildung wie auch das Lebenlernen in einer neuen Situation (z. B. mit Behinderung, chronischer Krankheit) sind Entwicklungsprozesse, die lange – oft ein Leben lang – dauern können und die den Menschen in seiner Ganzheit betreffen. Diese Prozesse können nur dann wirksam werden, wenn der Betroffene seine Fähigkeiten erkennen und nutzen kann. Das Leben (neu) gestalten zu können, muß gelernt und gelehrt werden.

3. Ressourcenorientierte Anteile. Hier geht es um jene Aspekte der Pflege, die sich nicht am Kranken (am Mangel, am Defizit) orientieren, sondern am Gesunden und daran, wo und wie der Mensch (ob gesund oder krank) selbst etwas tun kann für sein Gesundbleiben, sein Wieder-gesund-Werden oder sein Lebenkönnen mit Krankheit. Das Hervorlocken, Aktivieren und Stützen der Gesundheitsressourcen ist der kreativste Anteil eigenständiger Pflege, wo vor allem

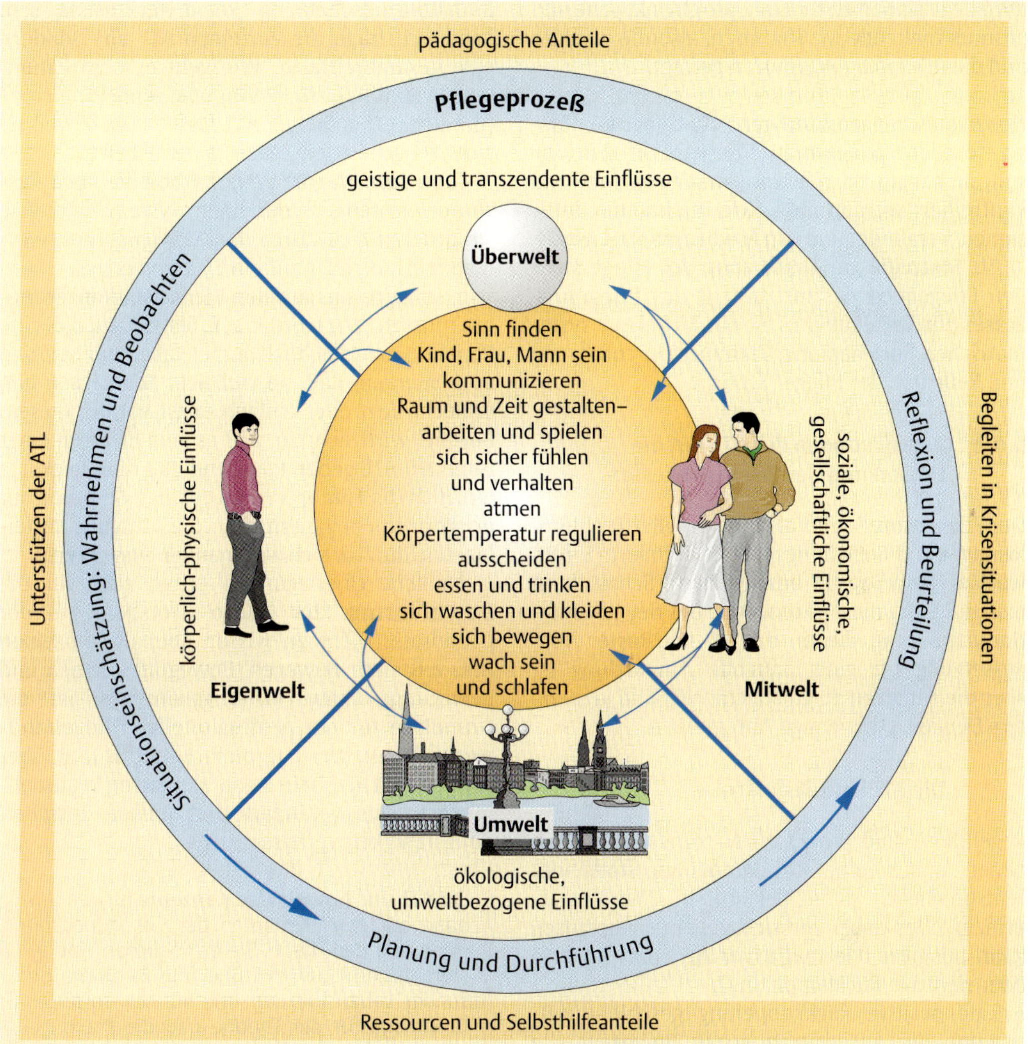

Abb. II.**1** Gesamtrahmen der Pflege: die ATL und ihre Einflußfaktoren, die Bereiche und Kategorien der Pflege.

auch alternative Maßnahmen zur Anwendung kommen können (heilsames Berühren, wohltuende Wickel usw.).

4. Begleiten in Krisensituationen des Lebens. Hier liegt das weite Feld des Mitgehens und Dabeibleibens auch in schwierigen Situationen des Lebens: in Krankheit und Krise, im Leiden, in der Angst und im Sterben. Begleiten heißt, auf den Gegenpol setzen, denn es gibt nichts im Leben, was nicht einen Gegenpol hätte. Der Gegenpol von Leiden ist die Freude, der Gegenpol von Angst ist die Hoffnung und ist das Vertrauen. Auf besonnenem und bewußtem Stützen dieser Kräfte des Lebens beruht die Würde des Menschen. Es gibt ihm die Kraft, die Angst und das Leiden zu meistern. Hier aber braucht der Mensch den anderen Menschen – einen, der gewillt ist, den Weg zu einer neuen Sinngestaltung mit ihm zu gehen.

5. Unterstützung der ATL. Gemeint ist die Unterstützung und stellvertretende Übernahme der Aktivitäten des täglichen Lebens, soweit und soviel der Kranke dies braucht. Es geht um die Sicherstellung der existentiellen Grundbedürfnisse des Lebens wie Ernährung, Bewegen, Schlafen usw. In der Pflege sind in erster Linie prophylaktische und gesunderhaltende Maßnahmen, also die primäre und die sekundäre Prävention gefragt.

Neben diesen eigenständigen Funktionen der Pflege steht jene pflegerische Intervention, die weisungsabhängig ist, d.h. vom Arzt verordnet und kontrolliert werden muß, wie Injektionen, Infusionen, Verabreichung von Medikamenten usw.

Als **Strategie** zur Umsetzung der Pflege steht den Pflegenden das Instrument des **Pflegeprozesses** zur Verfügung. Es ist ein Mittel zur systematischen Einschätzung, Planung, Durchführung und Reflexion der Pflege (S. 66 f.).

II.4.2 Auswirkungen der ATL auf die Umsetzung des Pflegeprozesses

Der Pflegeprozeß wird als individueller Problemlösungs- und Beziehungsprozeß definiert (S. 66 f. wird er grundlegend beschrieben). Schon beim ersten Schritt dieses Prozesses, bei der Informationssammlung, dienen die ATL als Raster. Voraussetzung für eine sinnvolle Anwendung ist aber die Fähigkeit zu *ganzheitlichem und vernetztem* Denken. Dazu einige Anregungen.

Die ATL sind Regelkreise

Regelkreise sind Prozesse (Wirkungsabläufe), in denen immer eine Rückkoppelung stattfindet (entsprechend dem bekannten Thermostatprinzip). Der dabei vor sich gehende Austausch kann positiver oder negativer Art sein (positive oder negative Rückkoppelung):

- Eine positive Rückkoppelung geschieht z.B., wenn die Auswirkung guten Bewegens die Ausscheidung unterstützt oder Einschlafprobleme beheben kann.
- Eine negative Rückkoppelung kann beobachtet werden, wenn unklare Signale (verbale, averbale Kommunikation) bei anderen Menschen Unsicherheit auslösen oder zu falschen Rückschlüssen im Bereich irgendeiner ATL führen.

Solche Zusammenhänge müssen beachtet werden, zuallererst bei der **Erfassung der Pflege**; die Checkliste der ATL kann dafür ein guter Raster sein, mehr aber auch nicht. Es gilt, *den Menschen* wahrzunehmen und *niemals eine einzelne Aktivität.* Und es gilt, die einzelne Aktivität in einem großen Rahmen zu sehen, also sowohl die momentane Situation wie auch die Einflußfaktoren und Rahmenbedingungen, die eine Wechselwirkung mitbestimmen. Praktisch heißt das, daß die Situationseinschätzung keine technische sein kann (ich frage die einzelnen ATL ab), sondern eine gesamtheitliche: Wie geht es dem Patienten? Wie fühlt er sich? Was sind seine Probleme? (die sich u.U. in keiner ATL fassen lassen, weil sie sich „zwischen den Zeilen" ausdrücken).

Grundsätzlich gilt: Weder Probleme noch Ressourcen lassen sich mit einem System einfangen, sie drücken sich durch den Menschen aus, weshalb wir uns nicht auf ein System verlassen können, sondern uns auf den Menschen konzentrieren müssen. Wir werden z.B. feststellen, daß eine Patientin oberflächlich atmet, aber wir werden auch merken, daß sie vielleicht Schmerzen hat, schlecht liegt oder einfach Angst hat. An diesem Beispiel wird sichtbar, daß es kein Erfassen einer *isolierten ATL* geben kann und daß die Checkliste lediglich als Hintergrundraster das *Gespräch mit der Patientin* begleiten kann. Sie kann uns mitteilen, wie die ATL sich aufeinander auswirken.

Ähnliche Überlegungen gelten auch für die **Durchführung der Pflege**. Trotzdem gilt der Grundsatz: Mehr zu wissen über die einzelnen ATL, z.B. über Bewegen, Bewegungsformen und Bewegungs- bzw. Haltungskonzepte, ist die Grundlage für ein **professionelles Pflegehandwerk**. Ebenso gilt, daß mehr Kenntnis (z.B. über verbale und averbale Signale) unseren Wahrnehmungsmodus verändert und unsere Entscheidungsfähigkeit verbessert usw.

> Die **ATL** sind **brauchbare Konzepte** für den Umgang mit den Elementen der Gesundheitsbildung und der Pflege. Sie ermöglichen eine systematische Übersicht über die Elemente gesunder Lebensführung und können somit als Grundlage für die Theorie und die Praxis genutzt werden. Das **Zusammenwirken der ATL,** die Vernetzung untereinander darf aber von jenen, die damit umgehen, nicht übersehen werden.

Die ATL sind Lebenskreise

Die **Realität**, in der sich Leben abspielt, sind nicht Systeme, Leitlinien und Theorien, sondern ein *vernetztes System* vielfältigster Einflüsse (Einflußfaktoren bei den 12 ATL in Kap. 5 – 16). Lebensstil, Lebenshintergrund und Lebenserfahrung haben gleicherweise Bedeutung, also das **Wie**: Wie lebt dieser Mensch sein Leben? Wie gestaltet er die einzelne ATL? Und ebenso hat Gültigkeit das **Warum:** Warum reagiert er so und nicht anders? Warum gerade jetzt? usw.

Um effektiv mit den ATL umgehen zu können, müssen demnach auch die **existentiellen Lebenserfahrungen** wie auch die vom einzelnen Individuum entwickelten *Muster der Krisenintervention* mit beachtet werden. Beides beeinflußt die ATL als solche *und* den Menschen in seiner Ganzheit. Darüber kann uns aber kein Buch Auskunft geben, und keine Checkliste vermag diese Informationen abzurufen. Sie liegen **im Menschen selbst**, in seiner Biographie und in seiner Art zu leben. Sowohl die Umwelt (Kultur, Gesellschaft) wie auch der individuelle Sozialisationsprozeß und die jeweils eigene Lebensgeschichte, die vom Erleben und Erfahren bestimmt ist, prägen den Ausdruck der einzelnen ATL. So ist eine Störung im Bereich der ATL „Ernährung" beeinflußt von früheren Erfahrungen und von den aktuellen Einflüssen.

Einige Beispiele:
Negative Erfahrungen, die eine zusätzliche *Gefährdung* bedeuten, sind frühere Erfahrungen mit
- Sorgen und Ängsten,
- Mißtrauen und Hilflosigkeit,
- Ungewißheit und Abhängigkeit,
- Schmerzen und Verlust/Sterben.

Positive Erfahrungen hingegen sind für die Bewältigung von Problemen/Schwierigkeiten *förderlich und hilfreich*. Es sind Grunderfahrungen von
- Freude, Zuversicht, Kreativität;
- Hoffnung, Vertrauen, Getragensein;
- gelungenen Lebensprozessen, positiv bewältigten Krisen.

Sie alle wirken sich sowohl auf den Ausdruck der Störung aus wie auch auf den Regenerationsprozeß im Bereich der einzelnen ATL. Von Bedeutung im Umgehen bzw. im Ausdruck der einzelnen ATL sind auch allgemeine Lebenserfahrungen und lebensgeschichtliche Prägungen wie Glauben und Religion, kulturelle Einbindung usw.

> Die **Summe der ATL** ist keine Sache, die man mittels Fragebogen in den Griff bekommen könnte, genausowenig wie man das Leben selbst in einen Raster einfangen kann. „Man sieht [hört, spürt] nur mit dem Herzen gut", sagt A. de Saint-Exupéry.

Trotzdem kann die Liste der ATL zur Erfassung der Situation eingesetzt werden und gute Dienste leisten. Voraussetzung ist, daß wir sie gleichsam als **Gedankengerüst** betrachten. Der **sinnvolle Einsatz** steht und fällt mit dem Menschen, der dieses Gerüst anwendet. „Das Gerüst ist nicht das Haus", sagt ein Kalenderspruch. Es kommt also alles darauf an, *wie* wir das Gerüst brauchen.

Auf das Haus bezogen: Wir brauchen das Gerüst, um entstandene Schwachstellen und Mängel auch von den möglichen Ursachen/Einflüssen her zu analysieren, wie auch, um gesunde Bausubstanz festzustellen, mit dem Ziel, dem Haus die notwendige Renovierung zukommen zu lassen. Ziele und Interessen sind auf das Haus bezogen. Alle Aktivitäten dienen dem bestmöglichen Wiederherstellen des Hauses.

Anders der Gerüstorientierte: Er vergißt das Haus, weil er auf das Gerüst fixiert ist. Seine Gedanken kreisen um das Gerüst und kommen gar nicht wirklich beim Haus an.

Analog dazu entsprechen die Liste der ATL dem Gerüst und der Mensch dem Haus. Ziel und Ausrichtung ist immer der Mensch: die Beziehung zu diesem Menschen, das echte Wahrnehmen.

Eine weitere **Gefahr von Checklisten**, wenn diese nicht bewußt gehandhabt werden, ist auch die Vermischung eigener Erfahrungen mit dem, was wir beim Patienten wahrnehmen oder nicht wahrnehmen. Das eigene Selbstkonzept, das eigene Umgehen mit der Gesundheit (die Wichtigkeit, die wir ihr beimessen) beeinflussen sowohl unser Wahrnehmen der ATL wie auch das, was wir als Pflegeangebot davon ableiten. Ob dieses dem Pflegebedarf wirklich entspricht, hängt *auch* davon ab, wie der Patient sich ausdrücken kann, wie er Wichtig und Unwichtig unterscheidet und wie sein Erfahrungshintergrund ist. Seine Wertung und unsere Wertung stehen in Wechselwirkung (Abb. II.**2**).

> Die **Checkliste der ATL** ist ein Instrument, nicht mehr und nicht weniger. Es kann nur dann wirksam zur Anwendung kommen, wenn Pflegende gelernt haben, den Menschen bewußt wahrzunehmen. Mehr von ihm wissen, ihn besser verstehen werden wir nur, wenn wir mit ihm in Beziehung kommen. Das Instrument ist die Landkarte, aber wir müssen auch *gehen* (zum Patienten hingehen und nicht an der Karte hängenbleiben).

II.4.3 Wahrnehmen und Beobachten

Die Wahrnehmung läßt sich nach Stevens (1993) in drei Zonen gliedern:

- „(1) Wahrnehmung der *äußeren Welt*. Hier ist der aktuelle sensorische Kontakt mit Gegenständen und Abläufen des gegenwärtigen Augen-

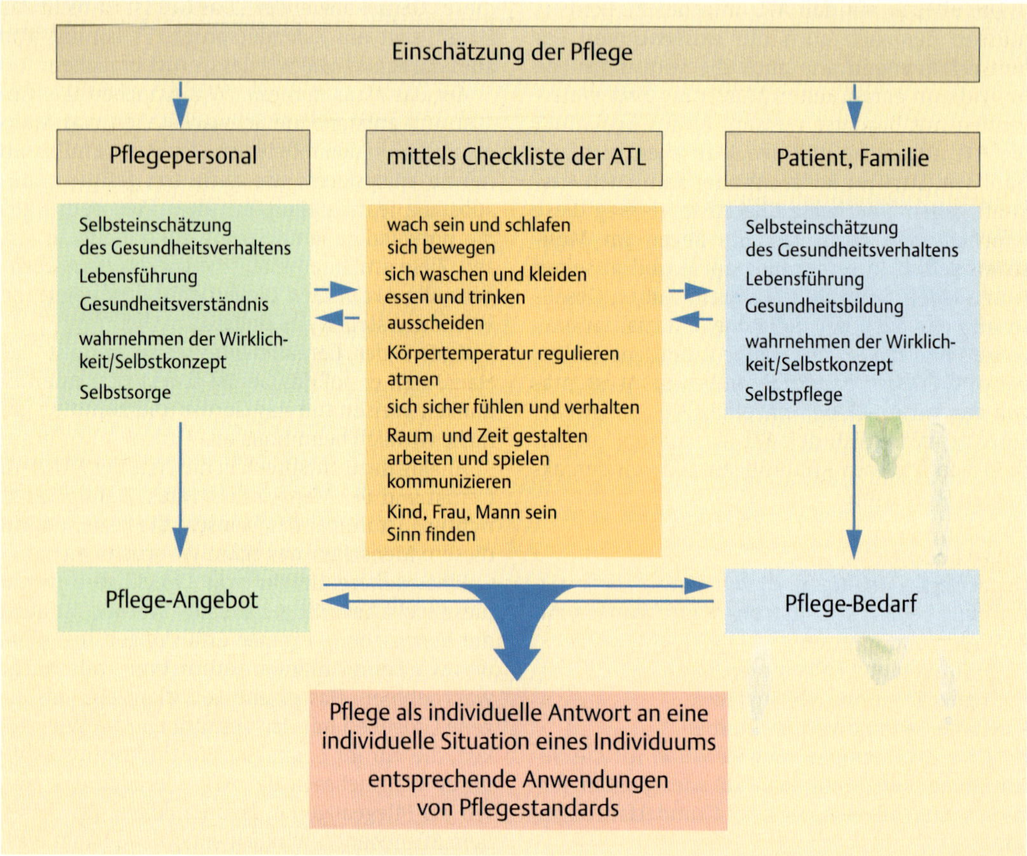

Abb. II.**2** Ob Pflegeangebot und Pflegebedarf sich decken, hängt im wesentlichen von der individuellen Wertung der ATL in bezug auf Wahrnehmen und Umsetzen in gelebtes Leben ab.

blicks gemeint: Kontakt mit dem, was ich jetzt gerade sehe, höre, rieche, schmecke oder berühre. Jetzt eben sehe ich, wie mein Stift über das Papier gleitet, Wörter formt, und ich höre ein summendes Geräusch. Ich rieche den Rauch des Feuers, ich fühle die Oberfläche des Papiers unter meinen Händen und habe den süßen Fruchtgeschmack von Erdbeeren in meinem Mund.

(2) Wahrnehmung der *inneren Welt*. Hier ist der aktuelle sensorische Kontakt mit gegenwärtigen inneren Vorgängen gemeint: das, was ich im Augenblick inseits meiner Haut fühle: Stechen, Muskelspannungen und Bewegungen, körperliche Manifestationen von Gefühlen und Emotionen, Unbehagen, Wohlgefühl usw. In diesem Moment spüre ich den Druck meines linken Zeigefingers, der das Papier festhält. Ich fühle eine unangenehme Spannung in meiner rechten Nackenseite, und wenn ich nun den Kopf bewege, wird es damit etwas besser, usw.

Diese beiden ersten Arten von Wahrnehmung umfassen alles, was ich von der gegenwärtigen Realität wissen kann, so, wie ich sie erlebe. Dies ist der solide Unterbau meiner Erfahrung; dies sind die Tatsachen meiner Existenz hier, so, wie sie sich in diesem Augenblick ereignen. Gleichgültig, was für Gedanken ich oder andre Menschen *über* diese Wahrnehmung entwickeln, sie *ist vorhanden*, und keine Diskussion, keine theoretische Betrachtung und kein Bedauern über sie kann sie nicht-existent machen. Die dritte Art von Wahrnehmung ist von den beiden ersten ganz verschieden: sie betrifft meine Wahrnehmung der *Bilder* von Dingen und Ereignissen, die *nicht* in der gegenwärtig sich abspielenden Realität existieren.

(3) Wahrnehmung, die sich auf die Aktivität der *Phantasie* gründet. Hierzu gehört jede mentale Aktivität jenseits der Wahrnehmung gegenwärtiger Erlebnisse: alles Erklären, sich Vorstellen, Interpretieren, Vermuten, Denken, Verglei-

chen, Planen, jede Erinnerung an Vergangenes, jedes Vorausnehmen der Zukunft usw. So z. B. bin ich jetzt gespannt, wie lange ich an diesem Buch schreiben werde. Ich stelle mir vor, wie es nach der Vollendung aussehen wird, und wie Sie, der Leser, darauf reagieren, d. h. ob Sie es nützlich finden und mir dafür wohlgesinnt sein werden, daß ich es geschrieben habe. All dies ist unrealistisch. Das Buch ist nicht fertig, ich sehe es noch nicht, und Sie können es weder sehen noch darauf reagieren. All dies existiert in meiner Phantasie, in meinem Einbildungsvermögen.

Und doch ist in dieser Phantasie einiges an Realität enthalten. Darüber kann ich mehr erfahren, wenn ich mich in meine Vorstellungen vertiefe und dabei auf meine körperlichen Gefühle, Empfindungen und Aktivitäten achtgebe.“ ■

Jede dieser drei Zonen hat bezüglich **Wahrnehmung und Beobachten in der Pflege** ihre Bedeutung.

Die *äußere Welt.* Alle fünf Sinne – Hören, Sehen, Tasten, Riechen, Schmecken – werden eingesetzt und dienen der ganzheitlichen Erfassung des Patienten in seiner individuellen Situation:

Ich *höre* was er mir sagt und erzählt (Biographie, Ressourcen, Probleme). Ich höre, was seine Angehörigen sagen. Ich höre Körpergeräusche, seelische Äußerungen (Seufzen), Schmerzäußerungen (Stöhnen, Schreien, Jammern, Klagen) usw.

Ich *sehe* und *ertaste* Gesundes und Krankes, Ressourcen und Symptome.

Ich *rieche* Gerüche, die der Patient mitbringt, die zu seiner Person gehören. Ich kann u. U. aber auch die Krankheit riechen (Ausdünstungen, Ausscheidungen usw.).

Die *innere Welt* zeigt sich mir nur im geduldigen Dasein und Offensein. Achtsamkeit und Wachsamkeit sind die Haltungen, die dafür notwendig sind. Wo sie gelingen, können ganz neue und zusätzliche Informationen erfaßt werden. Es kann sich dabei um Botschaften handeln, die verschlüsselt oder verdeckt ausgesendet werden und die von mir über meine Gefühle, meine Intuition oder meine Körperreaktionen wahrgenommen werden können.

Die *Aktivität der Phantasie* hat vor allem dort ihren Platz, wo wir im Nachdenken (z. B. im Pflegegespräch) Zeichen und Aussagen besser zu verstehen und einzuordnen suchen. Letztlich setzen wir diese Fähigkeit auf allen Stufen des Pflegeprozesses ein.

Ganzheitliches Wahrnehmen und Beobachten setzt alle unsere Fähigkeiten in Aktion. Vor allem aber bedarf es einer wachsamen und/oder achtsamen Einstellung. Martin Buber spricht in diesem Zusammenhang vom Beobachter und vom Betrachter:

■ „Der *Beobachter* ist ganz darauf gespannt, den Beobachteten sich einzuprägen, ihn zu ‚notieren‘. Er sucht ihn ab, zeichnet ihn auf. Und zwar ist er beflissen, so viele ‚Züge‘ als möglich aufzuzeichnen. Er lauert den Zügen auf, daß ihm keiner entgeht ... Der *Betrachter* ist nicht gespannt. Er nimmt die Haltung ein, die ihm den Gegenstand frei zu sehen gibt, und erwartet unbefangen, was sich ihm darbieten wird. Nur zu Anfang darf bei ihm Absicht walten, alles andere ist unwillkürlich ...

Dem Betrachter und dem Beobachter ist das gemeinsam, daß sie eine *Einstellung* haben, eben den Wunsch, den vor unseren Augen lebenden Menschen wahrzunehmen. ■

Eine dem Patienten gerecht werdende Pflege stützt sich auf die Wahrnehmung. Darum ist ihr im Bereich aller ATL (Kap. 5 – 17) viel Raum gegeben. So finden Sie unter dem Titel „Wahrnehmen und Beobachten“ jeweils grundlegende Informationen sowohl zu den *gesunden* als zu den *gestörten, krankheitsbedingten* Ausdrucksweisen des Menschen. Dabei ist immer auch zu bedenken, daß es keine eindeutige Trennung von gesund und krank geben kann (S. 38 ff.).

Wahrnehmungsbereiche

Die Wahrnehmungsbereiche einer ATL umfassen im weitesten Sinn jene vier Elemente, die bei jedem Kapitel mit angesprochen werden:

- *Einflußfaktoren* in allen Lebensbereichen: körperliche (biophysische), seelisch-geistige, soziale (einschließlich ökonomischer, gesellschaftlicher, politischer und kultureller Einflüsse) sowie ökologische bzw. Umgebungsfaktoren.
- *Beobachtung* von gesunden und kranken Lebensäußerungen. Hier werden die wichtigsten Informationen zum jeweiligen Themenbereich angeboten.
- Die *Sorge für das Gesunde* beinhaltet exemplarisch Aspekte der Gesundheitsbildung und Gesundheitsförderung, deren Umsetzung in erster Linie auf der Wahrnehmung beruht.

II.5 Die ATL in ihrer Reihenfolge

Die Reihenfolge der ATL in diesem Buch ist nicht zufällig. Sie kann gesehen werden im Zusammenhang mit der Bedürfnishierarchie nach Maslow (Kap. 3 und Abb. II.**3**). Es ergibt sich somit eine *hierarchische Abfolge*, die auch von „unten nach oben" gelesen werden kann, d. h., die einzelnen ATL können schwerpunktmäßig gesehen werden:

auf der physiologischen Ebene
1. wach sein und schlafen – Kap. 5
2. sich bewegen – Kap. 6
3. sich waschen und kleiden – Kap. 7
4. essen und trinken – Kap. 8
5. ausscheiden – Kap. 9
6. Körpertemperatur regulieren – Kap. 10
7. atmen – Kap. 11

auf der personal-sozialen Ebene
8. sich sicher fühlen und verhalten – Kap. 12
9. Raum und Zeit gestalten – arbeiten und spielen – Kap. 13

die geistige Ebene miteinschließend
10. kommunizieren – Kap. 14
11. Kind, Frau, Mann sein – Kap. 15
12. Sinn finden im Werden, Sein, Vergehen – Kap. 16

II.6 Beurteilung von Wissen und Können in der Pflege

In den Kapiteln 5 – 16 finden Sie exemplarisch jeweils am Schluß des Kapitels einen Impuls zur Reflexion über bestimmte Inhalte der ATL. Die Fragen dienen in erster Linie der Selbstreflexion (wie gehe *ich* mit der ATL um!) sowie der Hinführung zum Pflegeprozeßdenken.

In allen anderen Kapiteln wird darauf verzichtet, da Lernen in der Gesundheits- und Krankenpflege und daher auch Beurteilung von Wissen und Können im konkreten Praxisbezug (z. B. auch während der Praxisanleitung) geschieht. Besser als theoretische Fragestellungen dienen somit aktuelle Pflegesituationen und Qualitätsprobleme (natürlich auch gelungene Pflegequalität) zur Reflexion über das Gelernte und somit zur Beurteilung von Wissen und Können in der Pflege.

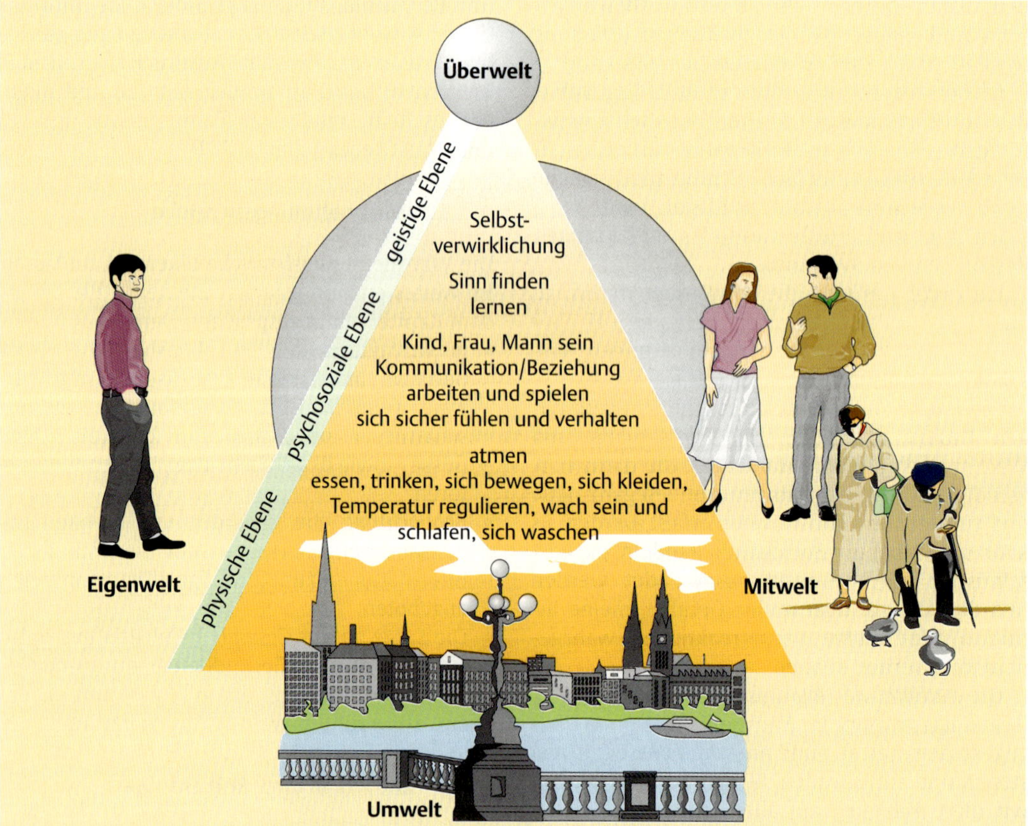

Abb. II.**3** Die verschiedenen Ebenen der ATL (in Anlehnung an die Pyramide von Maslow). Die drei Ebenen sind nicht abgrenzbar, sondern gehen ineinander über.

Weiterführende Literatur

Für alle 12 ATL (Kap. 5 – 16) habe ich immer wieder das Buch von H. Schipperges: Regelkreise der Lebensführung (Deutscher Ärzte-Verlag, Köln 1988) zu Rate gezogen. Die dort entwickelten Ansätze „gesunde Lebensführung" decken sich weitgehend mit meinem Pflegeverständnis, das sich primär am Gesunden orientiert. Ich habe dabei wertvolle Denkanstöße, Gedankengänge und Impulse gefunden, die mein eigenes Denken bestätigt, unterstützt und bereichert haben. In einigen Zitaten werde ich die Autoren selbst zu Wort kommen lassen.

Henderson, V.: Grundregeln der Krankenpflege. Karger, Basel 1970

Krohwinkel, M.: Der Pflegeprozeß am Beispiel von Apoplexiekranken. Nomos, Baden-Baden 1993

Maslow, A.: Motivation und Persönlichkeit. Rowohlt, Reinbek 1981

Roper, N., W. W. Logan, A. J. Thierney: Die Elemente der Krankenpflege. Recom, Basel 1993

Stevens, J. O.: Die Kunst der Wahrnehmung, 3. Aufl., Kaiser, München 1993

5 Wach sein und schlafen

Die Nacht ist die Mutter der Gedanken,
der Tag der Motor für das Tun.

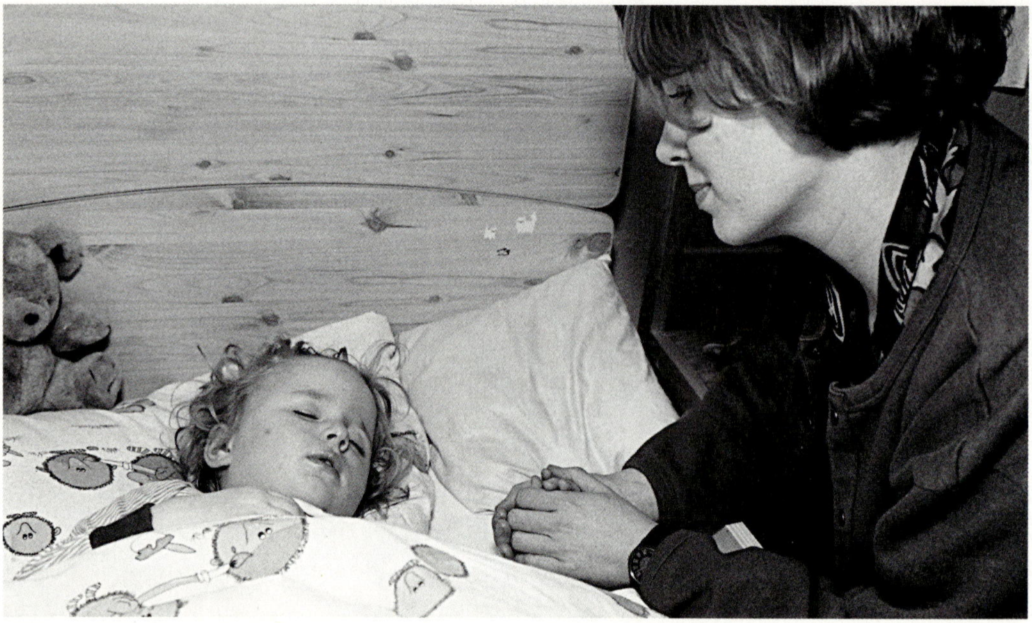

Foto: A. Duwentäster

Sequenzziel

Die *Gesunderhaltung* des Schlaf-wach-Rhythmus braucht in der heutigen Zeit und Welt unsere bewußte Auseinandersetzung. In diesem Kapitel finden Sie Informationen zum Umgehen mit Schlafen und Wachsein sowie zum richtigen Liegen im richtigen Bett, Anregungen zur Verhütung von Schlafstörungen bzw. Denkanstöße zum Bewältigen von Schlafproblemen.

Sie bekommen hier die ersten Hinweise zum Thema Krankwerden: Kranksein, zu Hause und Eintritt ins Krankenhaus, insbesondere Grundinformationen zum Krankenzimmer und zum Krankenbett. Die wichtigsten Spezialbetten werden vorgestellt, desgleichen auch das Lagerungsmaterial und die Prinzipien zur Lagerung. Das *Ziel* liegt darin, daß Sie die Situation des Kranken bezüglich Schlafgewohnheiten, Schlafproblemen und Lagerungsbedürfnissen erkennen und die Pflege entsprechend planen können.

Im Teilkapitel *Wahrnehmen* finden Sie zusätzlich Grundlagen für das Erfassen und Begleiten von unterschiedlichen Bewußtseinszuständen.

Prinzipien/Impulse

Personsein untersteht dem inneren Gesetz des Ausgleichs und der Dynamik. Sich ausdrücken (personare) braucht den Gegenpol des Sichzurückziehens. Der Aktivität steht die Passivität gegenüber, dem Wachsein-Wollen (Denken, Entscheiden, Handeln) das Passivsein-Dürfen (die Muße, das Träumen). So geschieht *geistige Regeneration*.

Die **Regelsysteme des Organismus** ermöglichen sowohl die Stoffwechselvorgänge (mit dem Zweck der Homöostase = Stoffausgleich) als auch den rhythmischen Ablauf der Lebensaktivitäten. Im Wachzustand arbeiten die Funktionen und Abläufe anders (meist schneller) als im Schlafzustand. Dadurch wird körperliche Regeneration und *Selbstregulation des Organismus* ermöglicht.

Die **Sozialität des Menschen** ist vom Tag-Nacht-Rhythmus mitbestimmt. Zeiten des Rückzugs wechseln mit Zeiten des In-Beziehung-Seins. Der Außenorientierung steht das Bedürfnis nach einem Intimraum, den öffentlichen Räumen (Arbeitsräume, Freizeiträume) die Intimität der individuellen Wohn- und Schlafräume gegenüber. Wachsein und Schlafen dienen auch dem *sozialen Ausgleich*.

Die meisten Menschen in unseren Breiten gehen jahraus, jahrein ungefähr zur selben Zeit zu Bett und stehen zur selben Zeit auf. Nur an den Wochenenden oder Feiertagen und im Urlaub kommt es zu gewissen Abweichungen der *Schlafzeit.*

Der gesunde Mensch stellt sich verhältnismäßig exakt auf einen 24-Stunden-Rhythmus ein, und die Schlafdauer bleibt einigermaßen konstant. Manche Menschen kommen mit wenig Schlaf aus, andere brauchen mehr.

Wie regelmäßig der *Ruhe-Aktivitäten-Rhythmus* ist, sieht man eindrucksvoll anhand von Langzeitaufzeichnungen. Die Abb. 5.**1** zeigt die Aktivität eines berufstätigen Mannes, die mit einem am Handgelenk getragenen Meßgerät (Aktometer) über ein Jahr aufgezeichnet wurde. Die Ruhezeit betrug ungefähr 6 1/2 – 7 Stunden und dauerte gewöhnlich von 0.30 bis 7.30 Uhr. Dieser Zeitrhythmus (Zeitstruktur) hängt natürlich von den individuellen Gewohnheiten ab, ist aber auch umweltbestimmt. Dazu A. Borbély:

„*Bettzeit und Aufstehzeit* können wir nur selten frei wählen, meistens sind sie bestimmt durch unser Leben in Familie und Gesellschaft sowie durch Arbeit oder Schule. Es gibt viele Gründe, warum wir in aller Regel in den Nachtstunden schlafen. Seit jeher zog sich der Mensch zur Nachtzeit in seine Behausung zurück, denn seine Betätigungsmöglichkeiten waren im Dunkeln eingeschränkt, die Risiken und Gefahren groß. Die Stunden nach Sonnenuntergang gehörten denn auch dem Haus und der Familie und dienten der Vorbereitung zur Nachtruhe. Mit der Einführung des künstlichen Lichtes, das nicht nur Häuser, sondern ganze Städte erhellt, wurde es möglich, die Tagesaktivität weit in die Abend- und Nachtstunden hinein zu verlängern."

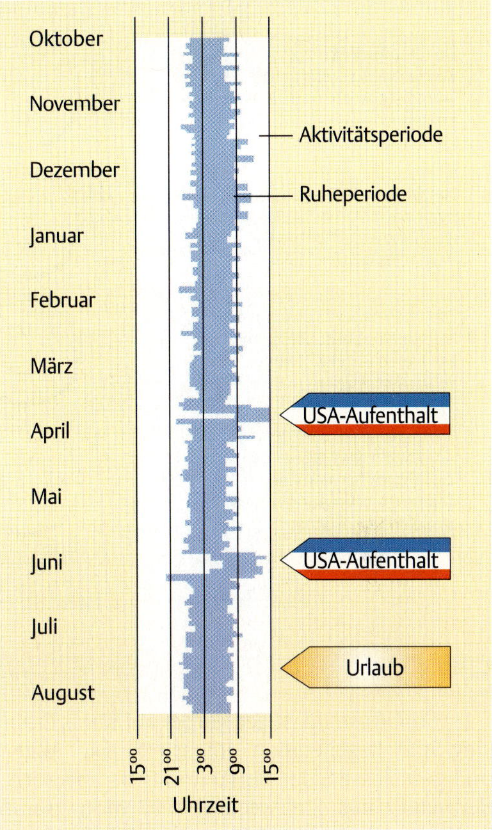

Abb. 5.**1** Aktogramm. Ruhe-Aktivitäten-Rhythmus einer Versuchsperson, der länger als ein Jahr kontinuierlich registriert wurde. Jede Markierungsebene entspricht einem Tag (von 15 Uhr bis anderntags 15 Uhr). Weiße Felder entsprechen Aktivitätsperioden, blaue Zwischenräume Ruheperioden. Die Zeit des Zubettgehens und Aufstehens variiert nur wenig. Zwei USA-Reisen verursachen wegen der Zeitzonenänderung deutliche Rhythmusverschiebungen. Im Sommerurlaub ist die Schlafzeit etwas verlängert. Das spätere Aufstehen an den Wochenenden ist aus den periodischen, blauen Einschnitten am Morgen ersichtlich (aus Borbély, A.: Das Geheimnis des Schlafes. Deutsche Verlags-Anstalt, Stuttgart 1974).

Viele Schlafprobleme des modernen Menschen sind auf die so entstandene Störung des Schlaf-wach-Rhythmus zurückzuführen.

Der Mensch braucht den regelmäßigen Schlaf; er dient dem Ausgleich zum Wachzustand.

Im *Wachzustand* ist der Mensch normalerweise aktiv (helle Felder im Aktogramm Abb. 5.**1**). Der Muskeltonus ist in Aktion, Herzschlag und Stoffwechsel sind gegenüber dem Schlafzustand erhöht.

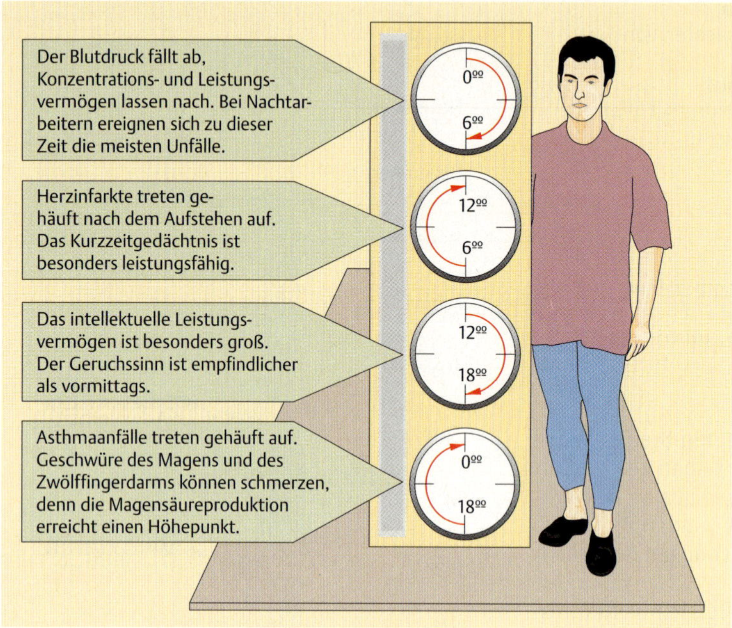

Abb. 5.**2** 24-Stunden-Biorhythmus. Körperliche und geistige Funktionen des Menschen werden durch eine innere Uhr im 24-Stunden-Takt gesteuert.

Im *Schlafzustand* ist der Körper auf Ruhe, Erholung und Regeneration eingestellt. Die Augen sind geschlossen, der Muskeltonus herabgesetzt, Herzschlag und Stoffwechsel sind verlangsamt. So sinkt auch die Körpertemperatur nach der ersten Tiefschlafphase langsam ab und steigt erst wieder beim Aufwachen (im Schlaf ist der Mensch kälteempfindlicher!).

Das *Ruhen* steht zwischen Aktivität und Schlaf. Typisch dafür ist die „Siesta" des Südländers, der sich in der höchsten Hitze des Tages zum Ruhen zurückzieht. Ruhezeiten dienen wie der Schlaf der Erholung, sie sind lebensnotwendig (Muße S. 419 f.).

Der *24-Stunden-Rhythmus* ist eingebunden in das Naturgeschehen von Tag und Nacht. In diese *zirkadiane Rhythmik* (dianus = täglich, über den Tag verteilt) sind auch die körperlichen Funktionen mit eingeschlossen (Abb. 5.**2** zeigt einige Beispiele). Die Wechselwirkung von Zeit und Leben wird durch die „Rund-um-die-Uhr-Forschung" (Chronobiologie S. 424 f.) zunehmend auch für die Gesundheit, sowohl für die Prävention wie auch für die Therapie, genutzt.

Die ATL „wach sein und schlafen" ist eng verknüpft mit der Art und Weise des Lebens bzw. mit dem Lebensstil des einzelnen Individuums. Es muß deshalb die ATL „Raum und Zeit gestalten" immer mitgesehen werden (Kap. 13): das Umgehen mit Zeit, Zeitstruktur, Zeitrhythmen wie auch mit Zeitproblemen und Zeitgestaltung. Ein besonderes Problem ist dabei auch die **Nachtwache**; deren Belastungsfaktoren sind S. 429 beschrieben.

Lesen Sie auch S. 74 f. u. S. 90 ff.

5.1 Beeinflussende Faktoren

Wachsein und Schlafen werden von sehr vielen Faktoren beeinflußt. Abb. 5.**3** zeigt ihre Zuordnung zu den verschiedenen Lebensbereichen.

5.1.1 Biophysiologische Faktoren

Das Alter beeinflußt den Schlaf: Kinder brauchen mehr Schlaf als Erwachsene (Tab. 5.**1**).

Tabelle 5.**1** Schlafbedarf in den verschiedenen Lebensabschnitten

	Stunden
Säugling	18–20
Kleinkind	12–14
Schulkind	10–12
Jugendlicher	8– 9
Erwachsener	6– 8
Betagter	um 6*

* Bzw. 12–14 Stunden, wenn man alle „Nickerchen" (Zerstückelungen) dazurechnet.

5.**3**

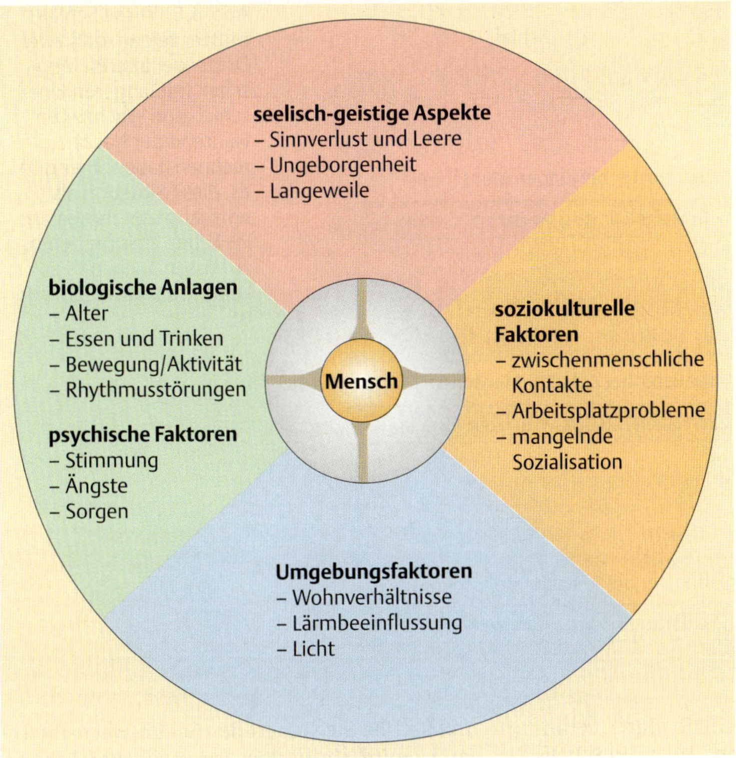

Abb. 5.**3** Einflußfaktoren auf den Schlaf.

5.**4**

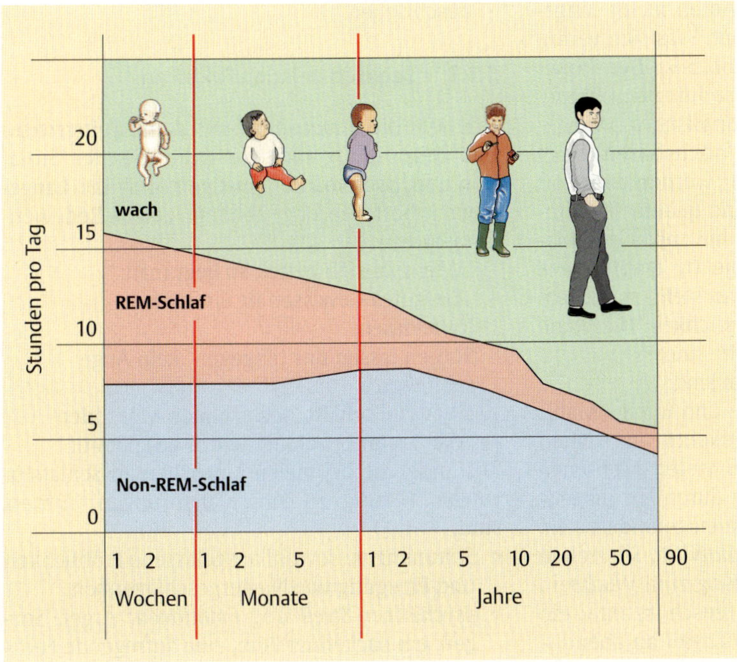

Abb. 5.**4** Schlafphasen und Lebensalter. Die Verteilung der Schlafstadien ist abhängig vom Lebensalter. Beim Neugeborenen macht der REM-Schlaf die Hälfte des Gesamtschlafes aus. Schon im Verlauf des ersten Lebensjahres verringert sich die REM-Schlafzeit drastisch, während die Non-REM-Schlafzeit praktisch gleich bleibt. Im Erwachsenenalter beträgt der REM-Schlafanteil nur noch 20–25 %.
Da die Abbildung auf Befunden beruht, die im Schlaflabor erhoben wurden, ist im Vergleich zu den aus Umfragen ermittelten Werten die Gesamtschlafdauer im Erwachsenenalter zu kurz. Es ist auch nicht nachgewiesen, daß die Schlafdauer im höheren Alter kürzer ist als im früheren Erwachsenenalter. Ferner ist zu beachten, daß das Lebensalter logarithmisch dargestellt ist, d. h., daß die Zeit mit zunehmendem Alter immer gedrängter erscheint (nach Roffwarg u. Mitarb.).

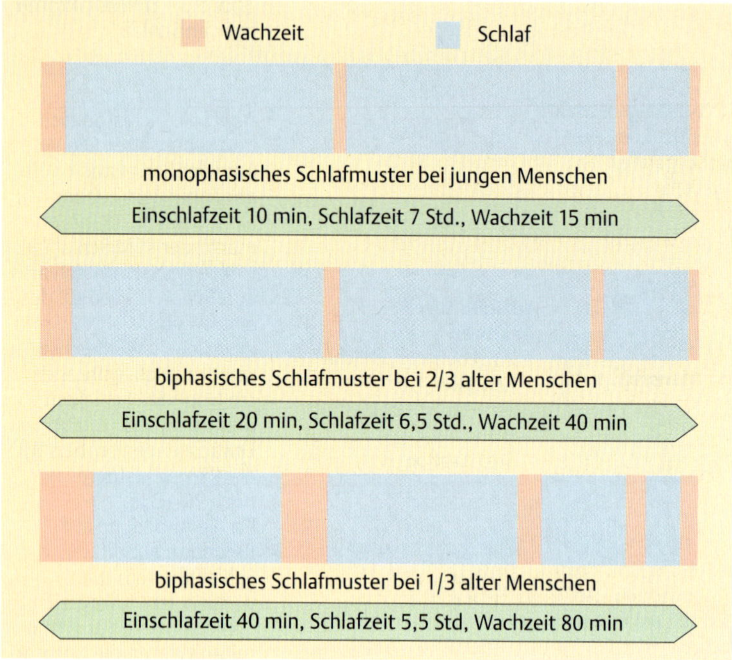

Abb. 5.**5** Diese Schlafmuster zeigen, daß zwei Drittel der älteren Menschen mit längeren Einschlaf- und Wachzeiten während der Nacht zu rechnen haben. Hier gilt es, diese Situation als normal anzunehmen und ins Leben zu integrieren, zu wissen auch, daß es keine krankhafte Störung ist.

Neben der *Schlafdauer* (Schlafbedarf) verändern sich im Verlauf des Lebens auch die Schlaf*tiefe* und die Schlaf*stadien*, wie Abb. 5.**4** sehr eindrücklich zeigt. Ältere Leute verbringen weniger Zeit im Tiefschlaf, der REM-Anteil bleibt hingegen bis ins hohe Alter konstant. Was sich verändert, ist das Schlaf*muster* (Abb. 5.**5**). Der früher monophasische (ohne Unterbrechung empfundene) Schlaf wird durch ein biphasisches (zweigeteiltes) Muster abgelöst. Die Wachphasen (beim Einschlafen und in der Nacht) werden dabei oft als unverhältnismäßig lang und qualitätsbestimmend erlebt, bis zum Gefühl hin „nicht geschlafen zu haben"; d. h., die subjektiv empfundene und erlittene (!) Schlafstörung steht in keinem Verhältnis zur objektiven Wirklichkeit. Hier kann die *Information* eine große Hilfe sein.
Physiologische Einflußfaktoren sind:

- *Essen und Trinken.* Schwere und üppige Mahlzeiten oder Kaffee und Alkohol am späten Abend beeinträchtigen bei vielen Menschen den Schlaf; andere können durch ein „nagendes Hungergefühl" am Schlafen gehindert sein.
- *Bewegung und körperliche Aktivität.* Sie stehen in konstanter Wechselwirkung zum Wachsein und Schlafen. Ein wacher Mensch ist aktiv, ein schläfriger passiv. Und ein Zuviel an abendlicher Aktivität kann ebenso schlafhindernd sein wie ein Zuwenig.
- *Innere Uhr.* Sie steuert den Schlaf-wach-Rhythmus; wird sie gestört (unangepaßte Lebensweise, Störung der Gewohnheiten usw.), entstehen Rhythmusprobleme. Sie sind im Kap. 13 beschrieben.

5.1.2 Seelisch-geistige Faktoren

Wie sehr die „innere Uhr" und damit Zeitstruktur und Zeitordnung auch von der seelischen Situation und/oder von der geistigen Aktivität (Langeweile, Überforderung) abhängt, zeigen Redewendungen wie:

- „Wie man sich bettet, so liegt man."
- „Ein gutes Gewissen ist ein sanftes Ruhekissen."
- Sorgen lassen uns hingegen „kein Auge schließen".
- „Wer viel schläft, den schläfert viel" oder
- „Wer zu lange schläft, wacht zu spät auf."

Zustände, die bei vielen Menschen zu Schlafstörungen (häufig zu Einschlafstörungen) führen, sind:

- *Stimmungen:* sowohl ausgelassene Fröhlichkeit und Erregung wie Niedergeschlagenheit;
- *psychischer Streß und Emotionen:* Ärger, Sorgen, ein packender Film, eine aufregende Fernsehsendung oder harte Diskussionen;

- *Verlust* von Lebensfreude, Lebensinhalt, Sinn und Geborgenheit (Grübelei);
- *Langeweile* und Unerfülltheit.

5.1.3 Soziokulturelle Faktoren

Sie stehen häufig in Wechselwirkung zu den seelisch-geistigen Faktoren, vor allem dann, wenn Ängste, Sorgen und Probleme die *zwischenmenschlichen Beziehungen* belasten:
- Konflikte in Partnerschaft und Familie;
- Konflikte am Arbeitsplatz, Mobbing;
- finanzielle Sorgen und Ungesichertheit;
- Leistungsdruck und großer Leistungswille (oft in Zusammenhang mit überhöhtem Sozialprestige), unklare Rollenverhältnisse usw.;
- mangelnde Sozialisation (Broken-home-Kinder, Randgruppen), fehlende Integration (Gastarbeiter, „Fremde" anderer Kulturen und Völker) oder Ausgrenzung (Arbeitslosigkeit).

5.1.4 Umgebungsfaktoren

Die störenden Faktoren können liegen in der
- *unmittelbaren Umgebung:* ungewohnte oder unbequeme Schlafstätte, extreme Außen- oder Innentemperaturen, schlecht gelüftete oder überheizte Schlafzimmer (ideal 16–18 °C), zu hohe oder zu geringe Luftfeuchtigkeit (relativer Wert ca. 50 %);
- *Lärm:* Fahrgeräusche, startende Motorfahrzeuge, Fluglärm, „laute Nachbarn" (Türenknallen, Musik, Fernsehen). Auch Lärm, der vom Schläfer nicht registriert wird (er wacht nicht auf), stört die Schlafqualität;
- *Licht:* flackernde Leuchtreklame vor dem Fenster, fehlende Abdunkelung;
- *Wetterlage:* viele Menschen werden im Schlaf auch von der Wetterlage beeinflußt. Schlafstörungen treten auf bei Vollmond, bei Föhn und bei Wetterumschlägen.

5.2 Wahrnehmen und Beobachten von Schlaf und Bewußtsein

5.2.1 Schlaf

Der Beobachtung des Schlafes dient heute ein eigener Wissenszweig: die Schlafforschung. Eine Reihe von Laboratorien widmet sich sowohl der Erforschung wie der Therapie des Schlafes*.

Die *Schlafqualität* und *Schlafdauer* sind ohne Meßgeräte schwer feststellbar, da Schlafen eine höchst subjektive Empfindung ist. Die effektiven Werte können eigentlich nur im *Schlaflabor* ermittelt werden. Der Patient verbringt die Nacht angeschlossen an das
- EEG (Elektroenzephalogramm) zur Registrierung von elektrischen Hirnströmen;
- EMG (Elektromyogramm) zur Messung der Muskelspannung;
- EOG (Elektrookulogramm) zur Messung von elektrischen Strömen, die durch die Augenbewegungen entstehen. Diese Ableitung ist zur Erkennung von REM- und Non-REM-Schlaf (s. unten) besonders wichtig.

Schlaftiefe und *Schlafphasen* werden im *Somnogramm* (Schlafkurve) registriert. In Abb. 5.**6** wird sichtbar, wie Leichtschlaf und Tiefschlaf wechseln und pro Nacht etwa 4- bis 5mal durchlaufen werden. Eine Sonderstellung nimmt dabei das sog. REM-Stadium ein. Es ist charakterisiert durch ein fast vollkommenes Fehlen des Muskeltonus und durch gleichzeitig auftretende rasche Augenbewegungen (rapid eye movements = REM). In diesem Zustand träumt der Mensch = *Traumphase*.

Die erste *Tiefschlafphase* ist in durchschnittlich 35–40 Minuten erreicht, die Tiefschlafdauer variiert zwischen 30 und 60 Minuten in der ersten Schlafperiode und nimmt dann ab.

Die *REM-Phasen* dagegen werden länger (10–50 Minuten). Die *Traumforschung* hat die Wichtigkeit des Träumens bewiesen: Hindert man eine Versuchsperson am Träumen, indem man sie regelmäßig zu Beginn der REM-Phase weckt, so stellen sich nach einiger Zeit Persönlichkeitsstörungen und Gesundheitsprobleme ein. (Da fast alle Schlafmittel die REM-Phase unterdrücken, kann davon ausgegangen werden, daß der durch Medikamente gewonnene Schlaf nicht erholsam wirkt.)

* GEBS = Gesellschaft zur Erforschung und Bekämpfung von Schlafstörungen e.V. München. – MCM = Medizinisches Zentrum, Mariastein: Klinisches Zentrum für Diagnose und akute Therapie von Schlafstörungen, Streß, chronobiologischen und psychobiologischen Dysregulationen u.v.a.

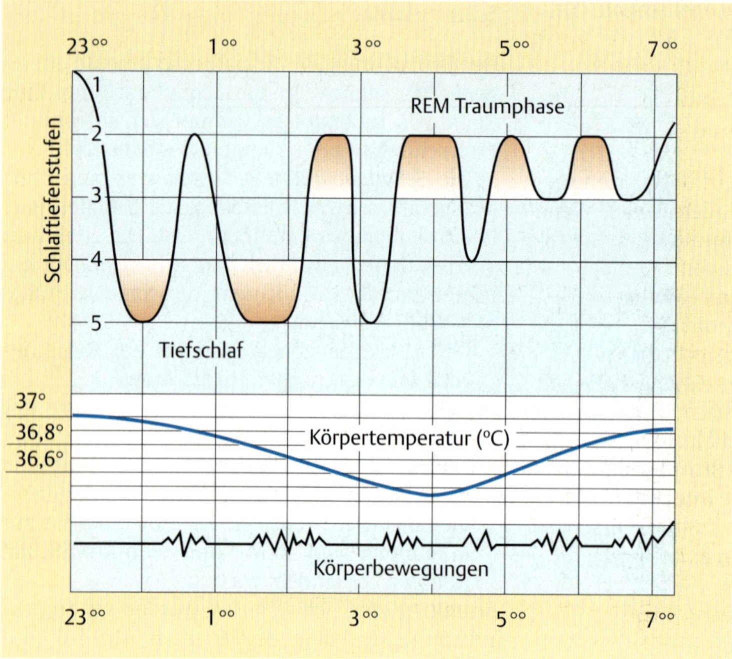

Abb. 5.**6** Schlafmuster beim Gesunden.
1 Wachzustand
2 Leichtschlaf oder REM-Schlaf, der die Traumphasen enthält
3, 4, 5 Tiefschlaf

Die *Schläfertypen* werden insbesondere im Volksmund charakterisiert. Da gibt es den „Morgenmuffel" oder den „Abendmuffel". Diese beiden Typen werden auch von der modernen Schlafforschung bestätigt. Sie unterscheidet den Abend- und den Morgenschläfer. Beim *Abendschläfer* tritt die Müdigkeit schon am frühen Abend ein, er legt sich gern früh schlafen und steht entsprechend früh auf. Der *Morgenschläfer* hingegen wird erst mittags voll aktiv, ist häufig ein Nachtarbeiter und verschläft am liebsten die ersten Morgenstunden.

5.2.2 Schlafstörungen

Die Faktoren, die den gesunden Schlaf stören, können in Gruppen eingeteilt werden:

- *Exogene Faktoren.* Oft sind es banale Störquellen wie ein ungewohnter Schlafraum, ein unbequemes Bett, schlechte Luft oder falsche Temperatur im Schlafzimmer, verstärkte Sinneseindrücke durch Geräusche, Lärm, Helligkeit oder hektische Aktivitäten in den Abend hinein.
- *Psychophysiologische Faktoren.* Sie werden ausgelöst durch akute oder chronische Konflikte sowie unterschiedliche körperliche und soziale Streßfaktoren. Schlafmindernd ist auch eine übersteigerte Erwartungshaltung an den Schlaf; gestört ist nicht der Schlaf, sondern die Einstellung zum Schlaf (Abb. 5.**7**).
  Die psychoreaktiven Schlafstörungen (Hyposomnien oder Insomnien) machen mit etwa 70–80 % die größte Gruppe der Schlafstörungen aus.
- *Organische Krankheiten.* Hier ist vor allem an Schmerzzustände zu denken, aber auch an Störquellen wie häufiges Wasserlassen, z. B. bei Prostataleiden, Atemnot und Husten bei Bronchialaffektionen oder Herzinsuffizienz. Auch neurologische Probleme sind oftmals Schlafstörer: Nervenschmerzen, Kopfschmerzen, Sensibilitätsstörungen (z. B. Mißempfinden wie Kribbeln). Zunehmend erforscht wird auch das *Schlafapnoesyndrom* (ausgeprägte Schläfrigkeit am Tag mit kurzzeitigen Einschlafattacken und typischen Apnoephasen in der Nacht). Ein weiteres Problem ist das *Restless-legs-Syndrom* (unruhige, ruhelose Beine, die das Einschlafen unmöglich machen). Es ist häufig Begleiterscheinung bei Stoffwechsel- und Nierenerkrankungen, auch an Eisenmangel ist zu denken sowie an Medikamentennebenwirkungen.
- *Psychische Krankheiten.* Charakteristisch sind die depressiven Störungen, die fast immer mit Schlafproblemen einhergehen; weiter sind es die Angstkrankheiten sowie Zwangsphänomene.

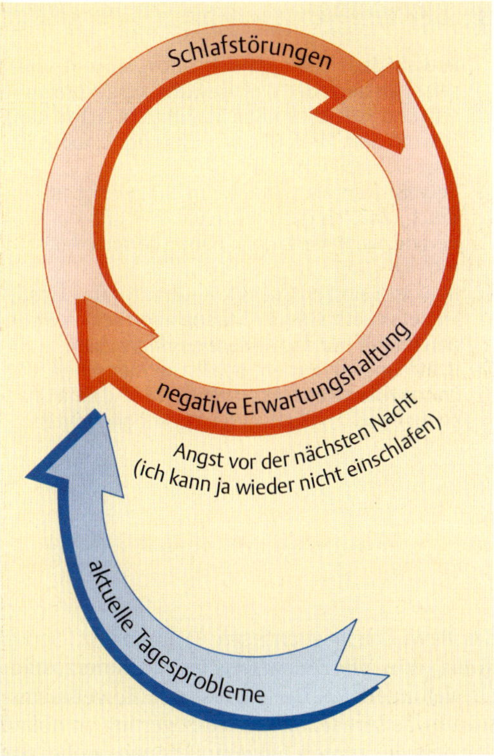

Abb. 5.**7** Der Teufelskreis gestörter Schlaf und Angst vor dem Nichtschlafenkönnen. Hilfe bringt nur das Durchbrechen des Gedankenmusters und der Erwartungshaltung.

- *Medikamente und Alkohol.* Alkohol als „Schlummertrunk" in kleinen Mengen macht müde und kann die Einschlafzeit verkürzen. Größere Mengen (etwa 1 g/kg Körpergewicht) führen nachweislich zu Störungen des Schlafmusters: Die REM- und Tiefschlafphasen verringern sich in der ersten Nachthälfte, der Schlaf wird oberflächlich, die Schlafdauer verkürzt sich, am nächsten Tag leidet der Betroffene an „Katerstimmung". Eine ähnliche Wirkung auf den Schlaf haben auch Schlafmittel aus der Gruppe der Barbiturate.
- *Das Alter.* Am häufigsten klagen über Siebzigjährige über Schlafstörungen, Frauen mehr als Männer. Es gilt zu wissen, daß Schlaf und Schlafgewohnheiten sich im Alter ändern (Abb. 5.**5**). Durch die wiederholten Wachphasen glauben diese Menschen oft, überhaupt nicht geschlafen zu haben. Hier hilft nur Aufklärung und Beratung, damit nicht einfach nach Medikamenten gegriffen wird.
- *Störungen des Schlaf-wach-Rhythmus.* Schichtarbeit ist die häufigste Ursache, zunehmend auch das Jetlagsyndrom (Zeitverschiebung bei Interkontinentalflügen). Hier entsteht ein Mißverhältnis zwischen „innerer" und „äußerer" Uhr mit Desynchronisation verschiedener Körperfunktionen: Schlafstörungen, Magen-Darm-Probleme u. a. Weitere Störungen des Schlaf-wach-Rhythmus sind Parasomnien, also Störungen der Schlafqualität; sie treten häufig im Kindesalter auf (aber nicht nur dort).

Schlaflosigkeit, wie immer sie sich manifestiert und wodurch immer verursacht, ist für den Betroffenen ein schwerwiegendes Gesundheitsproblem. Diese Menschen brauchen Hilfe (menschliche Begleitung und fachliche Beratung). Die Ursache zu beheben ist besser als die Überdeckung durch Medikamente. Hilfe bei Schlafproblemen S. 106 ff. u. S. 112 ff.

Unterscheidung der Schlafstörungen:

- *Einschlafstörungen:* Wer länger als eine halbe Stunde zum Einschlafen braucht, sollte gezielt auf eine Verbesserung des Einschlafens hinarbeiten.
- *Durchschlafstörungen:* Hier schläft der Betroffene zwar ein, wird aber während der Nacht immer wieder wach – man spricht dann von „zerhacktem Schlaf".
- *Störungen der Schlaftiefe:* Sie äußern sich darin, daß der Schläfer sich herumwälzt, häufig aus dem Schlaf aufschreckt und sich am Morgen wenig erholt, „ganz zerschlagen" fühlt.

Gewöhnlich treten die Störungen in Mischformen dieser Komponenten auf.

5.2.3 Wachsein, Bewußtsein

Die *Beobachtung des Wachzustands* umfaßt ein weites Spektrum von Lebensfunktionen, nämlich

- Merkfähigkeit, Reaktionsfähigkeit,
- Denkfähigkeit, Vorstellungskraft,
- Reproduktions- und Handlungsfähigkeit,
- Orientierungs- und Durchhaltevermögen.

Der *gesunde* Mensch ist im Wachzustand bei klarem *Bewußtsein*, d. h., er kann seinen Fähigkeiten und seinem Alter entsprechend auf äußere Reize reagieren. Er ist *orientiert* über sich selbst wie über Zeit und Ort.

Müdigkeit und *Schläfrigkeit* beeinflussen sowohl die physiologischen als auch die geistigen Fähigkeiten: Die Aufmerksamkeit nimmt ab und erlischt schließlich.

Bewußtsein wird als Gesamtheit und Ausdruck aller uns gegenwärtigen – also empfunde-

Elf Thesen zu Bewußtsein und Bewußtlosigkeit (nach Bienstein u. Fröhlich 1994)

1. Es gibt keine Bewußtlosen. Jedes menschliche Sein ist bewußtes Sein. Nur die Modalitäten und Formen, die für uns wahrnehmbar sind, sind unterschiedlich.
2. Bewußtes Sein ist die erlebte Seite des gelebten Lebens. Jeder kann nur subjektiv für sich bewußt sein.
3. Wenn ich den Eindruck der Bewußtlosigkeit eines Menschen habe, darf ich nur sagen, daß ich meine Unerreichbarkeit für ihn erlebe.
4. Jeder Mensch in einer Institution wird ein Stück weit zur Sache. Das gilt natürlich auch für Krankenhäuser und Heime.
5. Ich habe nicht ein Bewußtsein, sondern ein bewußtes Sein.
6. Bewußt-Sein heißt, mir meiner selbst, der anderen, der Welt bewußt zu sein. Ich bin immer schon und existentiell bedeutungsvoll für mich und andere.
7. Bewußt-Sein heißt, in sich selbst sowohl seiner selbst als auch der Welt bewußt zu sein (Bewußtsein und Selbstbewußtsein sind nicht zu trennen).
8. Bewußt-Sein umfaßt auch das sog. Unbewußte oder Unterbewußtsein.
9. Bewußt-Sein als „ich lebe mich" gelingt nur dadurch, daß ich das meiste von mir und der Welt gerade nicht verfügbar habe (Beispiel Autofahren).
10. Bewußt-Sein kann kein Kriterium für das Einstellen lebenserhaltender Maßnahmen sein – wir sehen immer nur das Äußere des Menschen.
11. Beatmungspatienten, apallische Menschen, psychisch Kranke und Altersverwirrte sind eine Chance für existentielle Begegnungsmöglichkeiten.

nen – psychischen Vorgänge definiert. Nach Jaspers ist es „das Ganze des momentanen Seelenlebens". Sonderformen des Bewußtseins sind einerseits die Bewußtlosigkeit, andererseits das Unbewußte.

Mit dem **Unbewußten** befassen sich die Tiefenpsychologie und die Psychotherapie. Die Tiefenpsychologie faßt das Unbewußte als einen eigenständigen Persönlichkeitsbereich auf, in dem zahlreiche seelische Vorgänge, obwohl nicht gegenwärtig, dennoch unser Verhalten tiefgreifend beeinflussen = *philosophisch-psychologischer Aspekt* des Bewußtseins.

Mit der **Bewußtlosigkeit** befaßt sich einerseits die *Bioneurologie.* Sie unterscheidet graduelle Übergänge und Stufen der Bewußtseinstrübung. Dieser Zugang ist für die Diagnostik, Therapie und Intensivüberwachung (Kap. 35) von Bedeutung.

Für die **Pflege** ist der *pädagogische Ansatz* (Andreas Fröhlich u. a.) von größerer Bedeutung, weil es hier um den Umgang mit Menschen geht, von denen wir (möglicherweise leichtfertig) sagen, sie seien bewußtlos. Die Thesen im obigen Merkblatt sind gekürzt wiedergegeben nach Bienstein u. Fröhlich (1994).

5.2.4 Bewußtseinsstörungen

Unter Bewußtseinsstörungen verstehen wir alle Abweichungen von der normalen Bewußtseinslage. Es handelt sich um Zustände, bei denen das Bewußtsein *quantitativ* (Somnolenz, Sopor, Koma) oder *qualitativ* (Delirien, Dämmerzustände) verändert ist. Die quantitative Bewußtseinsstörung äußert sich in der Verzögerung im Ablauf der obengenannten Einzelfunktionen, wobei das Ausmaß der Verzögerung dem Grad der Bewußtseinsstörung weitgehend entspricht (Tab. 5.**2**):

Benommenheit: verlangsamte lückenhafte, unpräzise Reaktionen.

Somnolenz: der Patient ist schläfrig, aber durch äußere Reize jederzeit weckbar.

Sopor: schlafähnlicher Zustand; nur starke Weckreize können den Patienten wecken.

Koma: Zustand, in dem der Patient durch äußere Reize nicht weckbar ist. Unbewußte reflektorische Vorgänge sind jedoch provozierbar. Nicht immer ist das Koma gleich tief. Die graduellen Unterschiede spezifiziert M. Mumenthaler wie folgt:

- auf (Schmerz-)Reize gezielte Abwehrbewegungen;
- auf (Schmerz-)Reize reagierend, aber ohne gezielte Abwehrbewegungen;
- keinerlei Reaktionen ablesbar, auch nicht auf starke Schmerzreize, jedoch erhaltene Reflexe (Lichtreaktion der Pupillen, Korneal-, Würg- und Muskeleigenreflexe);
- keinerlei Reaktionen auf starke Schmerzreize ablesbar und Erlöschen (aller oder einzelner) der genannten Reflexe bei erhaltener spontaner Atemtätigkeit, Kreislaufregulation und Herzaktion;

Tabelle 5.**2** Bewußtseinsstadien und Befunde (aus Huber, A., u. a.: Checkliste Krankenpflege, 4. Aufl. Thieme, Stuttgart 1994)

Stadium	Reaktionen des Patienten Sprache	Sensibilität	Motorik
Ansprechbar/wach	adäquate Antwort, prompt, spontan, normal, Mimik differenziert, Befehle werden sofort ausgeführt	spürt schon leichte Berührung mit den Fingerspitzen	bewegt spontan und seitengleich
Benommen	zeitlich und örtlich desorientiert, sehr gut weckbar, oft schweigend, Befehle werden verzögert ausgeführt, Mimik differenziert, unzusammenhängende Sprache, Verständnisschwierigkeiten, Echolalie	spürt Kneifen, Stechen	bewegt seitenungleich (Spontaneität, Kraft, Widerstand), nicht gezielt auf Befehl
Somnolent	desorientiert, apathisch, antriebslos, schläft ein, keine spontanen Worte, Lallen, Artikulation schlecht, Mimik undifferenziert	spürt Kneifen, Stechen	Abwehrbewegungen, bei Schmerz gezielt
Soporös	völlig desorientiert, kein Schmerzlaut, nur mit Schmerz weckbar, Mimik nur bei Schmerz	spürt Stechen	Abwehrbewegungen bei Schmerz ungezielt
Koma	keine Reaktionen ablesbar	spürt nichts bzw. kann uns nicht mehr sagen, daß er spürt	keine Reaktion außer einigen Reflexen erkennbar

- keinerlei Reaktion ablesbar, keine Reflexe und Sistieren der spontanen Atemtätigkeit (der Kreislaufregulation) bei erhaltener Herzaktion. Der Patient muß beatmet werden (der Kreislauf gestützt).

Weitere Symptome/Zeichen der Bewußtseinstrübung sind:
- Sensibilitätsstörungen,
- motorische Störungen,
- Koordinationsstörungen,
- Sprachstörungen.

Sie sind in Kap. 6 Bewegen (S. 143 ff.) und Kap. 14 Kommunizieren (S. 454 ff.) nachzulesen.

Die **Pflege** von bewußtseinsgestörten Patienten ist in Kap. 21 beschrieben.

Zum **Erkennen** von Bewußtseinstrübungen dient Tab. 5.**2** sowie das Glasgow-Schema (S. 655 f.).

5.2.5 Augensymptome

Die Augen sind am Schlaf-, Wach- und Bewußtseinszustand wesentlich mitbeteiligt.

Im *Wachzustand* sind die Augen geöffnet, die Pupillen, je nach Lichteinfall, mehr oder weniger weit. Im *Schlafzustand* sind die Augen geschlossen, die Pupillen sind klein.

Zur Einschätzung und Überwachung des *Bewußtseinszustands*, insbesondere bei Hirnerkrankungen und nach Unfällen, sind die Augenmotorik, die Pupillenmotorik und das Gesichtsfeld von sehr großer Wichtigkeit.

Augenmotorik

Wichtigste Störung der Augenmotorik ist die Lähmung; drei Typen werden unterschieden:
- Die *Abduzenslähmung* (Lähmung des 6. Hirnnervs) ist die häufigste Augenmuskellähmung. Da der N. abducens den äußeren Augenmuskel innerviert, ist das Auge bei seiner Lähmung einwärts gerichtet, wodurch Doppelbilder entstehen.
- Die vollständige *Okulomotoriuslähmung* (Lähmung des 3. Hirnnervs) führt zu einer Verdrehung des Augapfels nach außen/unten und zur Lähmung des Oberlids, so daß dieses herunterfällt. Gleichzeitig besteht eine innere Augenmuskellähmung.
- Die *innere Augenmuskellähmung* kann auch ohne Bewegungsstörungen des Augapfels auftreten; in diesem Fall sind nur die autonomen Fasern gelähmt. Die Pupille ist weit und lichtstarr. Ursache ist meist eine Druckschädi-

gung des N. oculomotorius (Blutung, Entzündungen oder Tumoren an der Schädelbasis). Eine einseitige Pupillenerweiterung ist ein wichtiges Frühsymptom, z.B. bei epiduralem Hämatom.

Pupillenmotorik

Normalerweise sind die Pupillen auf beiden Seiten gleich und mittelweit und reagieren auf Lichteinfall mit einer Verengung. Diese erfolgt beidseitig, auch wenn nur ein Auge beleuchtet wird. Auch bei Konvergenz (Nahsehen) verengen sich die Pupillen. Bei der *Pupillenstarre* fehlt die Licht- und Konvergenzreaktion. Ursache ist entweder eine schwere Schädigung des Auges (der Lichteinfall wird nicht registriert) oder eine innere Augenmuskellähmung (s. oben).

Prüfung des Pupillenreflexes S. 656.

Nystagmus (Zitterbewegung der Augäpfel)

Als Nystagmus bezeichnet man unwillkürliche, rhythmische Hin- und Herbewegungen der Bulbi, besonders auffallend, wenn der Patient von einer Seite zur anderen blickt. Nystagmus tritt auf bei multipler Sklerose, bei Erkrankungen des Kleinhirns sowie bei angeborenen und erworbenen Schädigungen des N. vestibularis.

Gesichtsfeld

Das Gesichtsfeld umfaßt den mit dem unbewegten Auge sichtbaren Teil des Raumes. Es wird mittels Perimeter festgestellt.

Gesichtsfeldeinengung (zeitweilige oder dauernde Verkleinerung des Gesichtsfelds) oder Gesichtsfeldausfall (Skotom) kann bei Netzhautschädigung, Glaukom oder infolge von Druck auf den Sehnerv (Tumor) entstehen.

5.3 Sorge für gesunden Schlaf

Was kann man gegen Schlafstörungen unternehmen? Sind Schlafmittel die einzig wirksame Lösung, oder gibt es noch andere Möglichkeiten? Führen Schlafstörungen zu gesundheitlichen Schädigungen? Das sind Fragen, die einer Pflegeperson immer wieder gestellt werden. Wenden wir uns zuerst der letztgenannten Frage zu. Dazu A. Borbély:

■ „Wenn der Schlaf während ein bis zwei Nächten gestört ist, reagieren manche Leute schon mit Sorge und Angst und befürchten nachteilige gesundheitliche Auswirkungen. Diese Befürchtungen sind unbegründet. Kurzdauernde, gelegentlich auftretende Schlafstörungen kommen bei den meisten Menschen vor und bedürfen keiner speziellen Behandlung, da sie gewöhnlich von selbst verschwinden. Auch die sich dadurch ergebende Verkürzung der Schlafdauer hat keine ernsthaften Auswirkungen auf Befinden oder Gesundheit. Stellt man fest, daß Schlafstörungen häufiger werden, sollte man zunächst versuchen, sich über die möglichen Ursachen klarzuwerden. Kommt man vielleicht von Problemen nicht los, die einen unaufhörlich beschäftigen? Sind es Spannungen im persönlichen oder beruflichen Bereich, die sich negativ auf den Schlaf auswirken? Füllen anspruchsvolle, anstrengende Tätigkeiten die Abendstunden aus, so daß sich die Probleme auch nachts im Kopf noch ‚weiterdrehen'? Oder ist es vielleicht das übermäßige Rauchen am Abend, das dann den Schlaf beeinträchtigt?" ■

Um auf diese Frage eine Antwort zu finden, gilt es, die *Selbstwahrnehmung* und *Selbsteinschätzung* zu üben.

5.3.1 Selbsteinschätzung

Hier geht es in erster Linie um Fragen wie diese:

- Wie beachte ich meine innere Uhr?
- Wie ist meine Einstellung zu Störfaktoren, die nicht zu beheben sind? Es stört, was innerlich stört!
- Wie schaffe ich mir Abstand und innere Ruhe? Wie gestalte ich den Abend?
- Habe ich mir ein Schlafritual angewöhnt? Für das Kind ist es z.B. das Märchen, das Vater oder Mutter erzählen, das Nachtgebet oder das Wiegenlied; für den Erwachsenen kann es ein Spaziergang sein oder das Lesen und Meditieren einer Schriftstelle. In immer gleichem Ablauf geschieht meist auch das Entkleiden, Duschen, Herrichten des Bettes usw.

Zur *Erforschung* möglicher Störungsquellen eignet sich z.B. die Checkliste auf S. 108.

5.3.2 Schlafhygiene

Die Schlafhygiene ist eng verknüpft mit dem *Lebensstil*, betrifft also all jene Bereiche, die anderweitig noch beschrieben werden:

- harmonisches Leben im Alltag, in der Familie, in der Arbeitswelt;
- gesunde Ernährung und maßvolles Umgehen mit Genußmitteln;

Die zehn Gebote für eine gesunde Schlafkultur (nach Kirch)

Im folgenden sind die wichtigsten natürlichen Wege zum guten Schlaf in Regelform (so kurz wie möglich) zusammengefaßt.

1. **Das persönliche Schlafprogramm berücksichtigen**
   Jeder Mensch ist anders, jeder schläft anders. Für die notwendige Schlafmenge gibt es keinen festen Wert. Darum: Sich nicht nach der Uhr richten, sondern nach dem Bedarf bzw. dem Ausgeschlafensein.
2. **Rhythmen und Gewohnheiten einhalten**
   Die Gewohnheiten beim Zubettgehen (Zeitpunkt, Schlafritual) nicht ohne zwingenden Grund abändern. Auch die Schlafkultur braucht Pflege.
3. **Einschlafgedanken steuern**
   Jeder macht sich vor dem Einschlafen seine eigenen Gedanken; das ist zwar nicht zu vermeiden, aber zu steuern. Ärger und Sorgen sind Schlaffeinde, schöne Erinnerungen und Gedanken des Friedens und der Versöhnung bewirken Entspannung.
4. **Sich ein schlafgerechtes Bett ermöglichen**
   Gute Matratze, leichte, der Jahreszeit und der individuellen Körperlänge angepaßte Decken; Kopfkissen, die die Schulterstufe ausgleichen.
5. **Lärm und Licht verbannen**
   Auch wenn wir meinen, daß Lärm- und Lichtreize nicht stören, wird die Schlaftiefe dadurch in jedem Fall negativ beeinflußt. Umgekehrt darf durch Lärmschutzmaßnahmen die Belüftung nicht leiden. Beim Lösen dieser Probleme können wir auch unsere Kreativität entdecken.
6. **Abends keine schweren Mahlzeiten**
   Zwischen der Abendmahlzeit und dem Zubettgehen sollen mindestens zwei Stunden vergehen. Schwere Mahlzeiten sind ebenso zu vermeiden wie abendliche Knabbereien. Auch Alkohol und Rauchen beeinträchtigen den Schlaf.
7. **Abendspaziergang ins Tagesprogramm aufnehmen**
   Unabhängig vom Wetter und von der Lust täglich einen Abendspaziergang machen. Dadurch kann der Tag ruhig ausklingen und können die Körperfunktionen sich harmonisieren. Schon 10–15 Minuten sind hilfreich.
8. **Keine Aufregung vor dem Schlafen**
   Krimis (Fernsehen, Lesen) sind Weckmittel. Das Schlafzimmer ist auch kein Ort für Aussprachen und heftige Diskussionen. Bei anhaltenden Spannungen sind Entspannungstechniken wie das autogene Training ein gutes Hilfsmittel.
9. **Nach dem Zähneputzen nicht mehr knabbern**
   Diese Disziplin dient sowohl der Zahnhygiene (Kariesprophylaxe) als auch der Pause, die die Verdauungsorgane benötigen. Auch Essen während der Nacht, z. B. nach nächtlichem Erwachen, belastet den Magen, kurbelt den Stoffwechsel wieder an und macht munter.
10. **Schlafmittel dürfen nicht zur Gewohnheit werden**
    Auf die Dauer bewirken Schlafmittel das Gegenteil eines erholsamen Schlafs, weil sie als eine Art von Narkose das richtige Verhältnis von Tief- und Traumschlafphasen stören. Grundsätzlich sollten zuerst die altbewährten Hausmittel und Naturheilmittel probiert werden.

- Pflege der musischen Kräfte in der Musik, im Spiel, im kreativen Gestalten – sie sind Heilkräfte, die der Harmonisierung dienen;
- Kultivieren der natürlichen Lebensbedürfnisse überhaupt, um vernünftig *und* sinnvoll leben zu können.

5.3.3 Tips bei Schlafproblemen

Viele unterschiedliche Verfahren erzielen ähnliche Wirkungen – aber nicht bei allen Menschen. Es gibt nicht das ideale Mittel. Menschen sind verschieden, und ebenso verschieden ist die Ansprechbarkeit auf die unterschiedlichen Mittel. Es gilt für sich selbst **das, was gut tut**, herauszufinden und mit Ausdauer einzusetzen.

Sehr wichtig ist, daß die Schlafprobleme nicht „lebensbestimmend" werden und man sich nicht „hilflos ausgeliefert" fühlt. Schlafgestörte benötigen das Gefühl einer gewissen Kontrolle über ihr Problem. Sie müssen wissen, daß sie selbst etwas tun können. Hier folgt deshalb eine Übersicht über gängige Methoden zur Beeinflussung von Schlafproblemen.

- *Bäder* fördern das Einschlafen, indem sie das Nervensystem beruhigen. Badesalze und Badeöle mit Extrakten von Heilkräutern (Baldrian, Heublumen, Hopfen u. a.) können dies unterstützen. Eine *Sauna* oder ein *Dampfbad*, abends besucht, machen ebenfalls müde und entspannen.
- Ein *kaltes Fußbad* wirkt gegen hohen Druck im Blutkreislauf und entlastet den Kopf. Eine Minute lang die Füße kniehoch in kaltes Wasser stellen. Füße nicht abtrocknen, und sofort ins Bett liegen (Kneippanwendungen S. 322 f. u. 327 f.).

Checkliste: Erforschung von schlafbeeinflussenden Faktoren

- ☐ – Ich schlafe zu wenig (7 Stunden oder weniger)
- ☐ + Ich schlafe genug (8 Stunden oder mehr)
- ☐ + Ich nehme die letzte Hauptmahlzeit spätestens 4 Stunden vor dem Schlafengehen ein
- ☐ – Ich nehme die letzte Hauptmahlzeit weniger als 4 Stunden vor dem Schlafengehen ein
- ☐ – Ich esse zwischen Abendessen und Schlafengehen zusätzlich (es ist falsch, den Magen, womit auch immer, zu belasten; erlaubt ist allenfalls etwas frisches Obst)
- ☐ – Ich trinke nach dem Abendessen noch Alkohol (von Ausnahmefällen abgesehen, sollte das unterlassen werden)
- ☐ + Ich rauche nicht (Nikotin als Nervenstimulans schadet dem Schlaf)
- ☐ – Ich rauche (je höher der Nikotinkonsum, desto mehr wird das Schlafzentrum negativ beeinflußt)
- ☐ + Ich unternehme abends einen kurzen, aber kräftigen Fußmarsch (durchatmen, körperliche Beanspruchung, geistiger Abstand vom Tage)
- ☐ + Das Schlafzimmer ist gut gelüftet und nicht zu warm (unter 18 °C)
- ☐ + Friedliches Abschließen des Tages und Ausklingen des Abends (Sammlung, Rückblick auf Positiva und Negativa des Tages, Abendgebet)
- ☐ + Keine aufregende Fernsehsendung vor dem Schlafen

Aus den Feldern, die Sie für sich angekreuzt haben, können Sie ersehen, welche Gewohnheiten Ihrem Schlaf abträglich sind (–) und welche schlaffördernd sind (+). Indem Sie Konsequenzen aus diesen Erkenntnissen ziehen, können Sie Ihrem Schlafzentrum zu Hilfe kommen.

- Bei kalten Füßen hilft ein *Wechselbad*: Je ein Eimer mit kaltem und mit 40 °C warmem Wasser bereitstellen. Zuerst die Füße 3–5 Minuten in das heiße, dann 1 Minute in das kalte Wasser stellen.
- Bei Durchschlafstörungen *naßkalte Fußwickel* (bei kalten Füßen heiße): ein Paar wollene (nicht triefend) nasse Kniestrümpfe anziehen, darüber ein Paar trockene, die Beine so in eine (möglichst naturwollene) Decke einschlagen. Die Socken können die ganze Nacht belassen werden, sofern sie nicht von selbst abgestreift werden.
- *Extrakte von Heilkräutern* können auch für *Einreibungen* gebraucht werden (Brust, Arme, Füße und Beine bis zum Knie mit Lavendelöl einreiben). Günstig ist auch der *Schlaftee*. Zwei Teemischungen sind unten angeführt.
- *Wärmeanwendungen* wirken gut bei motorischer Unruhe (bei Gesunden und Wahrnehmungsgestörten): warmes, abwärtsstreichendes Waschen; Arme gut körpernah einpacken, Decke an Körperseite legen – gleichsam ein „warmes Nest“ bauen.
- *Entspannung*. Schlechte Schläfer zeigen eine größere physiologische Aktivierung vor und während des Schlafes als gute Schläfer. Sie sind auch mehr störenden Gedankenmustern unterworfen. Hier können Entspannungsübungen helfen (Muskelentspannung, autogenes Training, Meditation, Phantasiereisen usw. (ergänzende Informationen S. 149 u. 113 f.).

Teemischungen für Schlafgestörte (aus Langen 1982)

Tee für ältere Leute mit Einschlaf- und Durchschlafstörungen

– Weißdornblüten *(Flores Crataegi)*	15,0 g
– Melissenblätter *(Folia Melissae)*	15,0 g
– Baldrianwurzel *(Radix Valerianae)*	10,0 g
– Hopfenzapfen *(Strobuli Humuli Lupuli)*	5,0 g
– Orangenblüten *(Flores Aurantii)*	5,0 g

1 Eßlöffel dieser Mischung mit 1/4 l lauwarmem Wasser übergießen und 5 Stunden unter gelegentlichem Umrühren ziehen lassen. Nach dem Abseihen füge man 2 Teelöffel Bienenhonig hinzu und trinke diesen Tee nach dem Abendessen schluckweise bis zum Schlafengehen.

Tee für Schlafgestörte mit leichten Depressionen, denen das Warten auf den Schlaf durch trübe Gedanken unerträglich erscheint und die bei nächtlichem Erwachen depressiv reagieren

– Baldrianwurzel *(Radix Valerianae)*	20,0 g
– Johanniskraut *(Herba Hyperici)*	20,0 g
– Melissenblätter *(Folia Melissae)*	10,0 g

2 bis 3 Teelöffel dieser Mischung mit 1/4 l kaltem Wasser übergießen. 12 Stunden unter gelegentlichem Umrühren ziehen lassen. 1/4 Stunde vor dem Schlafengehen mit Honig gesüßt trinken.

Merkblatt zum Bett und zum Liegen

Das Unterbett

Die Grundlage eines guten Bettes ist die Untermatratze. Sie soll eine flache Auflage bieten und ein verstellbares Kopfteil haben. Jede Muldenbildung muß vermieden werden. Ein verstellbares Fußteil kann sinnvoll sein, zu starke Fußhochlagerung ist jedoch schlecht, da sie wohl die Beine entlastet, den Kreislauf jedoch belastet.

Die Matratze

Für den Liegekomfort sind folgende Punkte wichtig:

Allgemeiner Härte- bzw. Weichegrad. Er kann individuell gewählt werden. Harte Matratzen sind nicht unbedingt erforderlich.

Anpassungsfähigkeit. Bei jedem Lagewechsel von Rücken- zu Seitenlage und umgekehrt muß die Matratze den verschiedenen Körperwölbungen (Schultern, Hüfte, Becken) kurzbogig nachgeben und gleichzeitig den Körper als Ganzes und besonders auch die Hohlstellen (Kreuz, Flanke) stützen.

Formbeständigkeit. Die Liegefläche darf nicht einsinken, und es darf sich keine Liegemulde entwickeln.

Wärmehaltung. Sie ist identisch mit der Wärmeisolation der Unterlage, d.h. der Matratze. Eingeschlossene Luft hat das beste Isolationsvermögen.

Flüssigkeitsaufnahme. Die Absorption der Körpertranspiration, sei sie in Form von Wasserdampf (Transpiratio insensibilis) oder flüssigem Schweiß, kann durch die Luft oder durch Flüssigkeitsaufnahme der Gewebe vor sich gehen. Beides ist in erster Linie Aufgabe der Polsterung bzw. Matratzenauflage.

Das Kissen

Wenn sich die Muskeln im Schultergürtel durch falsches Liegen im Schlaf verkrampfen, so können dadurch Schmerzen entstehen, die in Schultern und Arme ausstrahlen. Auch Kopfschmerzen oder Schnarchen können dadurch verursacht werden. In einer wissenschaftlichen Untersuchung wurde festgestellt, daß das Kopfkissen die Schlaftiefe, die für die gute Erholung maßgebend ist, mehr beeinflußte als die Matratze.

Die Wahl des richtigen Kissens hängt jedoch sehr von den individuellen Schlafgewohnheiten ab und muß im Einzelfall ausprobiert werden. Vom dicken Federkissen über das leichte Daunenkissen bis zum flachen Roßhaarkissen und dem altbewährten mit Hirse gefüllten kann alles richtig sein. Spezialkissen sind in verschiedenen Ausführungen und zu verschieden hohen Preisen erhältlich. Man sollte sie zur Ansicht kommen lassen und ausprobieren können.

Lesen im Bett

Falsch: Lenden-, Brust- und Halswirbelsäule sind stark gebeugt, die Ellenbogen nur punktförmig und die Oberarme überhaupt nicht abgestützt.

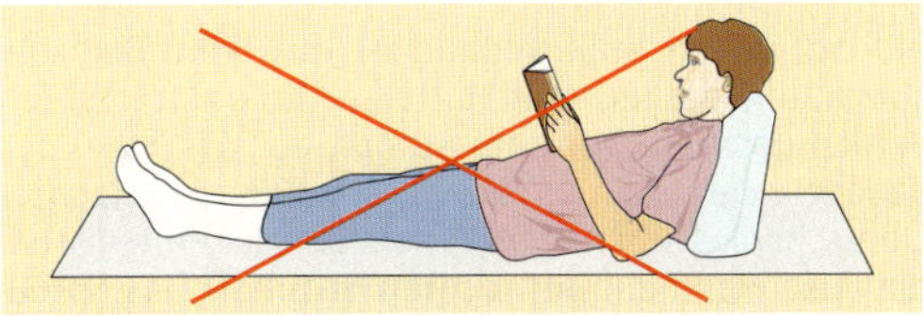

Richtig: Beide Unterschenkel ruhen auf einer Unterlage. Die Wirbelsäule ist gestreckt. Kopf und Halswirbelsäule liegen auf einem kleinen Spreukissen. Das Buch steht leicht erhöht auf einem kleinen Kissen in optimaler Lesedistanz. Die Oberarme ruhen auf der Unterlage. (Die gleiche Haltung kann auch erreicht werden, indem man sich vor dem Bett auf den Boden und die Unterschenkel auf das Bett legt.)

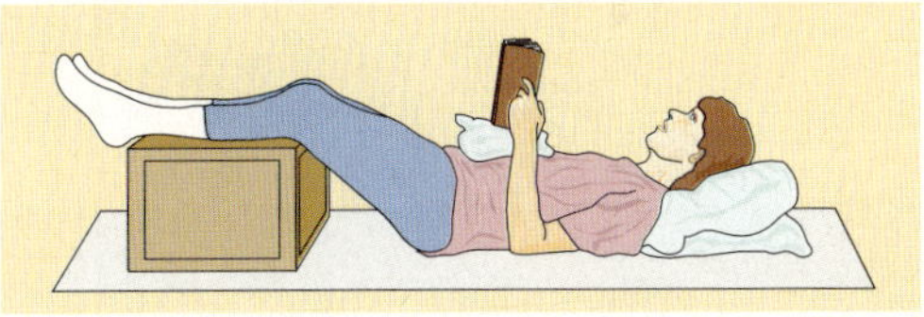

H. Baumgartner u. B. Fischer, Rheumaliga Zürich

Merkblatt für entlastendes Liegen

Entlastungsstellungen bei Rückenschmerzen

Lenden-, Brust- und Halswirbelsäule
Beide Unterschenkel liegen auf einer Unterlage, so daß beide Hüft- und Kniegelenke gebeugt sind. Die Hände liegen auf dem Rumpf. Der Kopf und die Halswirbelsäule sind durch ein Spreu- oder Hirsekissen unterstützt.

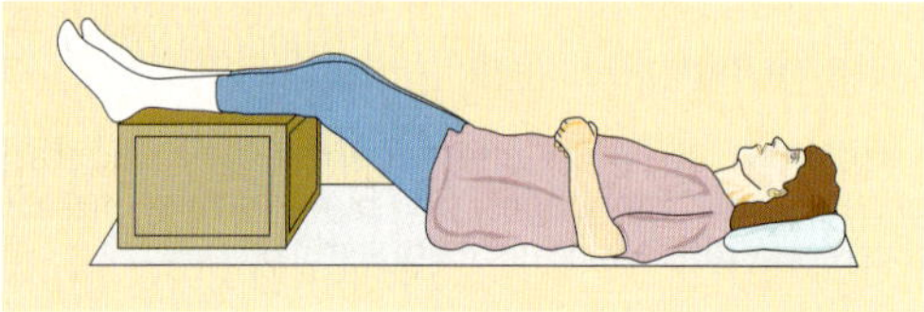

Auf der linken Seite liegend ist das linke Bein gestreckt und das rechte in Hüfte und Knie zum rechten Winkel gebeugt. Vor dem Rumpf, auf der Höhe des Bauches, liegt ein größeres Spreukissen. Rechter Oberschenkel und rechter Arm liegen auf dem Kissen, die linke Hand auf der rechten Schulter. Das Spreu- oder Hirsekissen unter dem Kopf muß so hoch sein wie die Schulter breit ist.

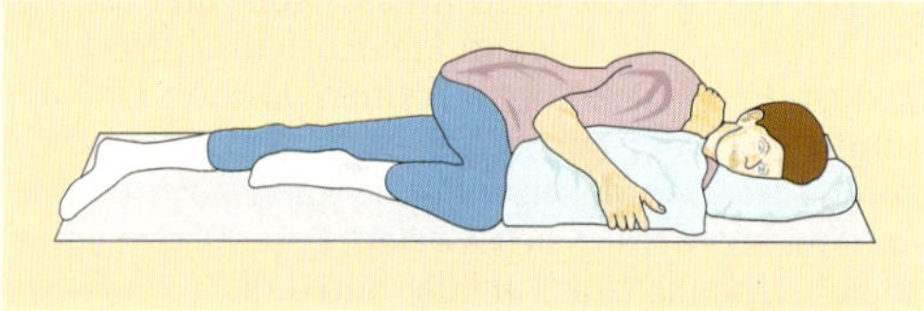

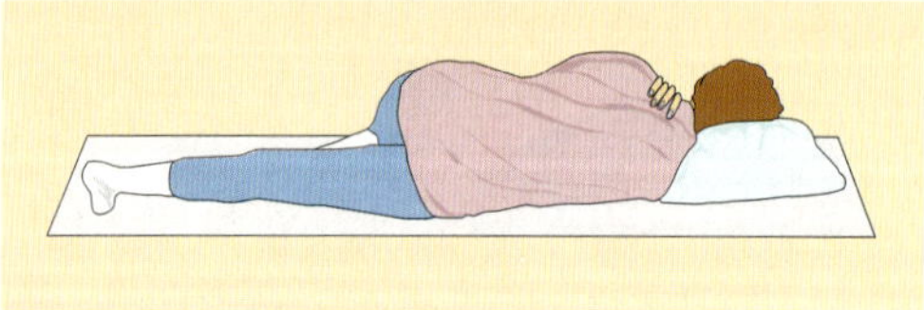

Auf der linken Seite liegend ist das linke Bein gestreckt; das rechte ist in Hüfte und Knie im rechten Winkel gebeugt und ruht horizontal auf einer Unterlage, die so groß ist, daß Ober- und Unterschenkel und Fuß darauf Platz finden. Der rechte Arm ruht auf einem Kissen. (Auf der rechten Seite liegend werden das linke Bein und der linke Arm in die Entlastungsstellung gebracht.) Der Kopf ruht auf einem kleineren Kissen, in welches man eine Mulde formt und das auch die Halswirbelsäule unterstützt. Das Kissen soll die Schulterpartie berühren, aber nicht unter die Schulter kommen.

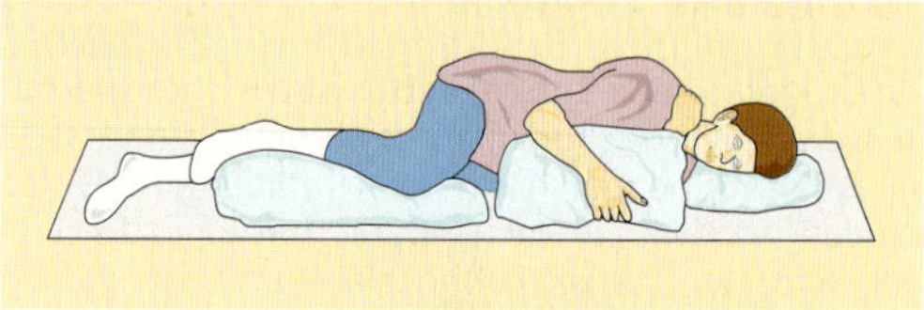

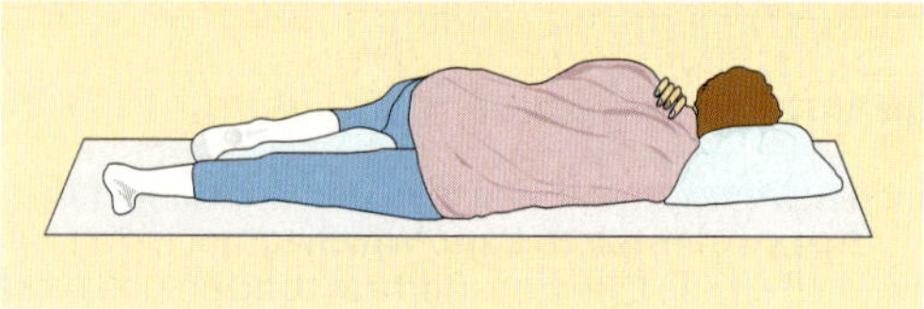

Halswirbelsäule und Nacken
Beide Unterschenkel liegen auf einer Unterlage, so daß beide Hüft- und Kniegelenke gebeugt sind. Die Oberarme liegen neben dem Kopf, die Ellenbogen sind zum rechten Winkel gebeugt, die Hände liegen auf Scheitelhöhe.

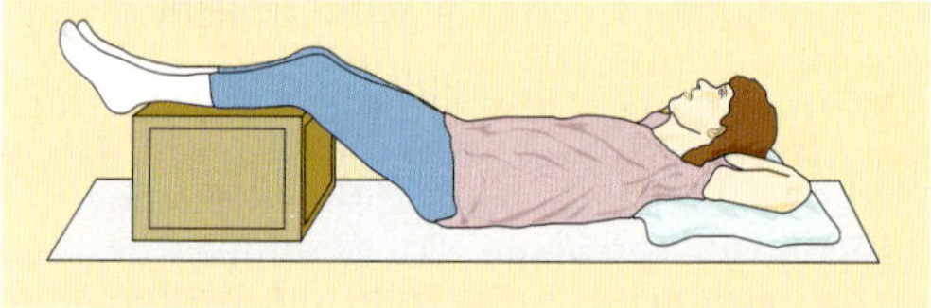

Zu dieser Entlastungsstellung brauchen Sie ein größeres und zwei mittlere Spreukissen. Das größere bildet eine Mulde für den Kopf und eine Unterstützung für die Halswirbelsäule. Die mittleren Kissen unterstützen rechts und links Ober- und Unterarme.

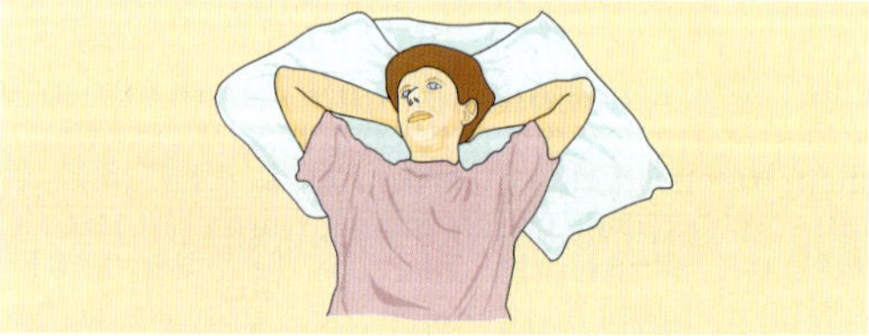

Wenn die Rücken- oder Nackenschmerzen zurückgehen, die Nachtruhe ungestört ist und Sie morgens ohne Schmerzen erwachen, so ist die Entlastungsstellung für Sie richtig. Sind die Schmerzen dadurch nicht beeinflußbar, so wenden Sie sich bitte an Ihren Arzt und/oder Physiotherapeuten.

Ergänzende Entlastungslagerungen finden Sie in Kap. 6 und Kap. 9.

H. Baumgartner u. B. Fischer, Rheumaliga Zürich

Eine *wohltuende Abendgestaltung* und ein *entspannendes Schlafritual* haben die beste schlafanstoßende Wirkung.

Nur schlafen gehen, wenn man auch wirklich müde ist; das Bett ist zum Schlafen da und nicht zum Essen, Lesen, Fernsehen – auch nicht zum Grübeln.

Wenn man 1/2 Stunde nach dem Zubettgehen noch nicht eingeschlafen ist, wieder aufstehen, in ein anderes Zimmer gehen und sich beschäftigen, bis man sich wirklich müde fühlt. Nach mißglücktem Einschlafversuch nicht deprimiert sein, sondern die Chance sehen, etwas anderes zu tun.

5.3.4 Richtiges Liegen im richtigen Bett

Ein gutes Bett ist Voraussetzung für einen guten Schlaf wie für ein rückenkonformes Liegen. Junge Leute tun gut daran, ihrem Rücken so viel Entlastung zu ermöglichen, daß sich ihr Rücken entspannen und von den Ansprüchen des Tages erholen kann. Noch viel mehr gilt dies für ältere Menschen, die oft unter Rheumaproblemen leiden. Es lohnt sich deshalb, dem Bett etwas größere Aufmerksamkeit zukommen zu lassen: Ein belasteter Rücken, schmerzende Gelenke, angespannte Haltemuskulatur müssen möglichst entlastet werden.

■ „Neben dem Liegekomfort soll auch die biologische Ruheordnung des Körpers beachtet werden. Im Ruhezustand fällt die Wärmeproduktion durch Muskelbewegung aus, der Körper muß vor Wärmeabgabe geschützt werden. Dies ist die Aufgabe von Bettzeug und Matratze. Andererseits kann es an den Auflageflächen zwischen Körper und Matratze zu einer Wärmestauung und vermehrter Transpiration kommen. Die Schweißabgabe soll von der Unterlage aufgefangen werden, damit der Körper nicht feucht liegt. Material, Form und Formbarkeit des Kissens müssen den Schlafgewohnheiten des einzelnen angepaßt sein, damit nicht durch schlechte Abstützung Schmerzen in Nacken, Hals oder Schultern entstehen" (H. Baumgartner u. B. Fischer – Rheumaliga). ■

Zu bemerken ist noch, daß *Kunstfasern* nur bei Allergikern eingesetzt werden sollten; es kann für sie das einzige Material sein, auf das sie nicht allergisch reagieren.

5.4 Pflegeprozeß: wach sein und schlafen

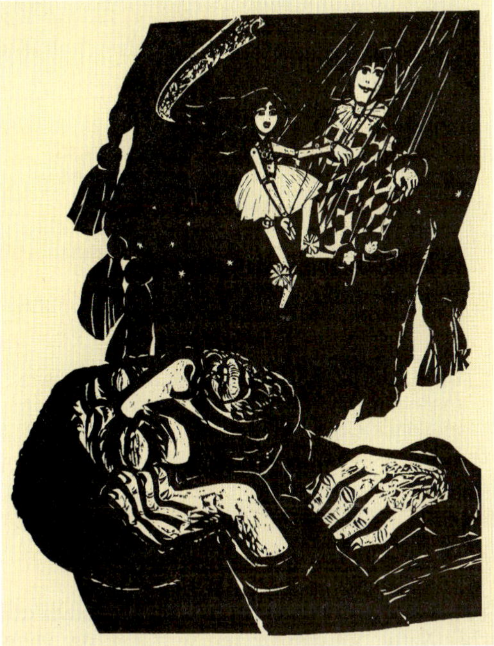

Traum eines alten Puppenspielers

5.4.1 Situationseinschätzung

Wachsein und Schlafen/Träumen sind elementare Lebensvorgänge. Sie werden bei vielen Gesundheitsproblemen mit betroffen.

Zur Erfassung der Situation dienen z.B. diese Fragen:

- Welche Ruhe- und Schlafgewohnheiten sind aus der Biographie des Patienten ersichtlich?
- Wie ist sein Schlaf-wach-Rhythmus?
- Wie stark stören Krankheit oder Behinderung den Schlaf oder das Bewußtsein?
- Welche Einschränkungen bringen Krankheit oder Krankenhausaufenthalt zusätzlich für den normalen Ablauf des Schlaf-wach-Rhythmus?

Die untenstehende *Checkliste* kann uns bei der Situationseinschätzung behilflich sein.

5.4.2 Standardisierter Pflegeplan

Die **Ziele** sind situationsbezogen. Je nach Befund und Befinden des Patienten dienen sie der Unterstützung und/oder Verbesserung von

- Bewußtsein: Wachsein, Orientierung usw.;
- Schlaf: Nachtschlaf, 24-Stunden-Rhythmus, Ruhe- und Liegemöglichkeiten.

Checkliste: wach sein und schlafen

☐ Schlaf ☐ Ruhe ☐ Bettruhe ☐ Nacht ☐ Tag ☐ Störfaktoren

Die folgenden Fragen könnten exemplarisch als Hilfe zum Erfassen der Bedürftigkeit bzw. der unterstützenden Hilfeleistung dienen

Ruhe und Schlaf

- ☐ Schlafritual und Schlaf-wach-Rhythmus sind bekannt, Anpassung wird nach Möglichkeit gewährt
- ☐ Das Gebot der Bettruhe (oder anderer Einschränkungen) ist erklärt und vom Kranken verstanden und akzeptiert worden
- ☐ Störfaktoren sind bekannt (Schmerzen, Unruhequellen, z. B. durch Schnarchen von Mitpatienten); sie werden aktiv angegangen
- ☐ Die Nachtruhe wird vorbereitet, alle Sicherheitsmaßnahmen sind getroffen (Bettrahmen, Informationen, Gespräche usw.)
- ☐ Ruhe vermittelnde Besuche sind für den Abend eingeladen, Unruhe ausströmende abgewiesen (auf den Tag verwiesen)
- ☐ Gesundheitserziehung bezüglich Schlaf-wach-Rhythmus ist in die Pflege mit einbezogen
- ☐ Die Nachtwache hat alle wichtigen Informationen über den Kranken zur Verfügung
- ☐ Schlaflosigkeit ist bekannt und mit dem Kranken im Sinne des gemeinsamen Suchens von „Wegen zur Bewältigung" besprochen

Bewußtsein

- ☐ Reaktionsvermögen und Merkfähigkeit sind überprüft
- ☐ Orientierungsfähigkeit – Person, Zeit, Ort – ist bekannt, notwendige Erleichterungen in der Pflegeplanung sind berücksichtigt
- ☐ …

Die **Maßnahmen** sind in erster Linie prophylaktischer Natur. Sie dienen der Beratung, der Hilfe zur Selbsthilfe und der Information. Im weiteren geht es um die Sorge für ein gesunderhaltendes und gesundheitsförderndes Umfeld. Das dem Pflegebedürftigen nächste Umfeld sind das *Bett*, der Stuhl, das Zimmer! Besondere Sorgfalt bedarf die Beachtung der Sicherheit und des Wohlbefindens für den Kranken oder Heimbewohner.

Die **Bewertung** der Pflege in ihrer Wirksamkeit bezieht sich auf das Wohlbefinden und auf die Heilungsförderung. Je nach Problemen, die sich (noch) zeigen oder die sich infolge Veränderung der gewohnten Situation, z. B. bei Krankenhaus- oder Heimeintritt oder durch eine eventuell belastende Therapie, ergeben, muß die Pflegeplanung modifiziert und müssen neue Wege der Pflege gesucht werden.

Pflegemaßnahmen

5.5 Hilfe bei Schlafstörungen

Kranke Menschen haben häufig Schlafprobleme; auch Menschen, die vorher keine hatten, beginnen daran zu leiden. Das hängt einerseits mit der *Einstellung* zusammen: Patienten gehen davon aus, daß sie besonders viel Schlaf brauchen, weil sie krank sind. Andererseits ist Kranksein eine *Situation*, die dem Schlafen auch nicht gerade förderlich ist. Zusätzlich belastend ist der *Eintritt ins Krankenhaus* (fremde Umgebung, ungewohntes Bett, fehlende Intimität bei Mehrbettenzimmer, ungewohnter Tagesrhythmus). Gleichzeitig unterliegt der Patient meist einer eingeschränkten Beweglichkeit (Bettruhe, Therapien), und/oder Sorgen und Ängste bedrücken ihn. Naheliegend ist es nun, mit einem Schlafmittel nachzuhelfen, eine Anspruchshaltung, die mit der stereotypen Frage „Brauchen Sie etwas zum Schlafen?" vielerorts von den Pflegenden noch unterstützt wird. Die Folge davon ist die Schlafmittelabhängigkeit. Solche negativen Verhaltensmuster zu verändern, setzt ein neues Denken voraus: *mehr Wissen, um anders handeln zu können.*

5.5.1 Schlafmedikamente

Die Therapie mit Schlafmedikamenten erfordert vom Patienten sehr wenig eigene Initiative: Er schluckt vor dem Schlafengehen die ihm vom Arzt (oder von sich selbst!) verschriebene Tablet-

Tabelle 5.3 Die wichtigsten Benzodiazepine (aus Friebel, U.: Schlafprobleme aktiv angehen. Trias, Stuttgart 1990)

Freiname	Handelsname	Wirkdauer
Bromazepam	Lexotanil	mittellang
Chlordiazepoxid	Librium, Multum	lang
Diazepam	Valium Roche, Diazepam u. a.	lang
Dikaliumchlorazepat	Tranxilium	kurz
Flurazepam	Dalmadorm u. a.	lang
Medazepam	Nobrium	lang
Prazepam	Demetrin	lang
Camazepam	Albego	mittellang
Lorazepam	Tavor	mittellang
Lormetazepam	Noctamid	mittellang
Oxazepam	Adumbran, Praxiten, Durazepam u. a.	mittellang
Temazepam	Planum, Remestan	kurz
Chlonazepam	Rivotril	lang
Flunitrazepam	Rohypnol	mittellang
Nitrazepam	Mogadan Roche u. a.	mittellang
Midazolam	Dormicum	kurz
Triazolam	Halcion	kurz
Clobazam	Frisium	lang

Lang = Halbwertszeit von mehr als 24 Stunden, d. h., nach 24 Stunden ist die Hälfte des Wirkstoffs abgebaut, die Hälfte noch wirksam.
Mittellang = Halbwertszeit von 5 – 24 Stunden.
Kurz = Halbwertszeit unter 5 Stunden

te und überläßt alles weitere der chemischen Wirkung des Medikaments. Er nimmt dabei Abend für Abend seine Tablette ein und ist überzeugt, ohne das Schlafmittel nicht mehr schlafen zu können. Durch dieses Verhalten wird er nach und nach die bequeme chemische Krücke als Dauerlösung akzeptieren und nicht versuchen, den Ursachen der Schlafstörung nachzugehen.

Zu den schlafbahnenden Substanzen gehört die heute wichtigste Gruppe der *Benzodiazepine* (Tab. 5.3). Diese Stoffgruppe wirkt zum einen sedierend, also beruhigend, zum anderen angstlösend. Bei den als Schlafmittel verwendeten Benzodiazepinen steht mehr die sedierende Wirkung im Vordergrund. Patienten, die diese Mittel nehmen, schätzen den Gewinn durch sie höher ein, als sich im Schlaflabor nachweisen läßt (dieser Eindruck hängt wahrscheinlich mit der gedächtnisschwächenden Wirkung zusammen). Die Dauer des Tiefschlafes und teils auch des REM-Schlafes wird durch Benzodiazepine ungünstig vermindert. 4 – 5 Wochen Einnahme dieser Mittel gelten bereits als Langzeitmedikation, nach der ein Wirkungsverlust und eine *Gewöhnung* mit der Gefahr der *Abhängigkeit* eintritt.

Benzodiazepine sollten deshalb nur kurzfristig und bei eindeutig situationsbedingten Schlafstörungen genommen werden, so bei kurzzeitigem extremen Streß oder z. B. nach einem operativen Eingriff.

Alte Menschen sollten mit der Einnahme vorsichtig sein, da die Mittel im Alter intensiver wirken, bei der Verschreibung aber nicht immer auf das Alter des Patienten geachtet wird.

Absolute *Kontraindikation* besteht bei Schwangeren und Stillenden.

5.5.2 Atemstimulierende Einreibung

Die Wirkung der atemstimulierenden Einreibung nach C. Bienstein (ASE) ergibt sich aus verschiedenen das Einschlafen fördernden Faktoren:

- Die *Atmung* wird verlangsamt und vertieft.
- Durch den *Hautkontakt* erfährt der Patient Zuwendung.
- Durch eine *Druckpunktmassage* wird ein positiver Einfluß auf sein Kreislauf- und Atemsystem ausgeübt.

Bienstein unterscheidet zwischen der belebenden und der beruhigenden Form. Die *beruhigende* Form wird überlichweise zur Schlafförderung

Hilfe bei Schlafstörungen als eigenständige Aufgabe in der Pflege

Es gibt keine Patentrezepte bei Schlafproblemen. Vordergründig wichtig ist die Analyse der Schlafstörungen und die Behebung von Ursachen, die nicht im medizinischen Bereich liegen. Wenn Schmerzen, Licht und ähnliche Störfaktoren wegfallen, der Patient nicht auf Schlafmittel fixiert wird („brauchen Sie etwas zum Schlafen?"), können Maßnahmen wie die atemstimulierende Einreibung eine echte Einschlafhilfe sein. Voraussetzung ist, daß wir uns, wenn auch nur 5–10 Minuten, ungestört auf den Patienten konzentrieren. Zu später Stunde, wenn Schlafmittel aufgrund der Halbwertszeit sowieso nicht mehr in Betracht kommen, bietet sich dieses Mittel geradezu an.

Alle Maßnahmen zur Schlafförderung, z. B. auch die beruhigende Ganzwaschung (S. 215), das gezielte Einsetzen von Heilkräuterextrakten, Wärme und Wasser usw. sollen (wie alle Tips bei Schlafproblemen – S. 107 f.) exakt dokumentiert werden, denn nur so sind sie der Überprüfung zugänglich, was für ihre Weiterentwicklung und spezifische Anwendung notwendig ist. Die Sorge für einen erholsamen Schlaf ohne Medikamente darf nicht als „private Initiative" einer Pflegeperson (gleichsam als Zugabe) betrachtet werden, sondern ist eine höchst wichtige Pflegehandlung im Bereich dieser ATL.

eingesetzt. Sie erfolgt entlang dem Haarwuchsverlauf (die belebende Einreibung geschieht gegen den Haarwuchsverlauf der Körperbehaarung; Abb. 7.**3** S. 206).

Die *genaue Beschreibung* einer solchen Einreibung findet sich in „Basale Stimulation in der Pflege" (Bienstein 1991, S. 63–70). Grundsätzlich wird sie am Rücken des Patienten durchgeführt. Man wählt dazu eine Wasser-in-Öl-Lotion (z. B. Niveau Milk blau) und verteilt sie vom Nacken zum Steiß, immer der Körperbehaarung folgend. Dabei sollen auch die Brustkorbseiten mitberücksichtigt werden. In kreisenden Bewegungen werden die Hände beiderseits der Wirbelsäule zum Steiß geführt unter Ausübung ganz spezifischer Drücke. Jeder Kreis sollte atemsynchron durchgeführt werden. Dabei ist der ruhige und gleichmäßige Atemrhythmus der Einreibenden von Bedeutung.

Wirkung der Einreibung. Die Streichung parallel der Wirbelsäule dient der Entspannung der Rückenmuskulatur und aktiviert die auf dem sog. Blasenmeridian liegenden Akupressurpunkte. Außerdem wird die Atemmechanik der Ausatmung unterstützt. Dies wird in einer zweiten Phase noch verstärkt, wenn der Thorax leicht ausgedrückt wird. Die weiterführende Bewegung dient schließlich der Erleichterung der Einatmung. Dadurch kann der Atemrhythmus des Patienten beruhigt werden, Verspannungen können gelöst und der Tonus harmonisiert werden.

Damit die Behandlung wirken kann, ist eine beruhigende Atmosphäre Voraussetzung. Dazu gehört die Vorbereitung des Zimmers (lüften, verdunkeln usw.) und des Patienten. Dieser soll schlafbereit sein (Blase entleert). Wichtig ist auch die *Ungestörtheit*, d. h., der Patient soll spüren, daß wir jetzt (während der Einreibung) ganz bei ihm sind. Schon dieser positive Körperkontakt tut gut und ist schlaf- und heilungsfördernd.

5.6 Kranksein zu Hause

Kranksein zu Hause ist wieder mehr in den Mittelpunkt der Diskussionen innerhalb des Gesundheitssystems gerückt. Die entsprechenden Dienste werden zunehmend ausgebaut und die Angebote entsprechend erhöht. Damit bekommt auch die **häusliche Pflege** einen neuen Stellenwert. Darüber finden Sie grundlegende Informationen im Kapitel 14, S. 466 f.

Hier geht es lediglich um das *Umfeld des Kranken*, also um das Krankenbett und das Krankenmobiliar, wo es sich von dem des Krankenhauses (folgende Abschnitte) unterscheidet und deshalb zusätzlich beachtet werden muß.

Grundsätzlich unterscheidet man das „kurze Kranksein", das meist in Selbstversorgung bewältigt werden kann, vom „langen Kranksein", das sowohl eine Situationseinschätzung wie auch eine Pflegeplanung braucht.

Bei **kurzfristigem Kranksein** zu Hause sind keine großen Veränderungen nötig; meist bleibt der Kranke in seinem Schlafzimmer und wird von Angehörigen versorgt.

Längeres Kranksein erfordert hingegen ein Krankenzimmer, das den individuellen Bedürfnissen sowie der Situation und dem Befinden des Kranken angepaßt ist; meist dient es als Wohn-, Liege- und Aufenthaltsraum.

Je größer das dem Kranken zur Verfügung stehende Umfeld ist, desto besser. Grundsätzlich sollen *folgende Bedingungen* erfüllt sein:

Die notwendige Pflege ist gewährleistet. Es geht dabei um zwei Aspekte: Zum ersten ist es die *Pflege selbst*: Wer steht zur Verfügung? Welche

Dienste werden gebraucht und müssen organisiert werden? Zum zweiten ist es der *Haushalt*. Der Ablauf des normalen bzw. gewohnten Lebensrhythmus darf nicht zu sehr beeinträchtigt sein. Spannungen und Streß wirken sich negativ auf den Heilungsverlauf aus. Für Betroffene – Kranke und Angehörige – habe ich das Buch „Pflegen, begleiten, leben“ geschrieben (Juchli 1992).

Bett und Bettzubehör müssen der Situation entsprechen. Das *Bett muß so gestellt* werden, daß es gut zugänglich ist. Für ein längeres Kranksein eignet sich das normale Privatbett nicht. Krankenbetten können gemietet werden. Sie sind einfacher als die Krankenhausbetten, unterscheiden sich aber von einem Privatbett durch die Höhe der Liegefläche (65 cm ab Boden) und durch ihre Rollfähigkeit. Auch lassen sich Pflegehilfen am Bett befestigen. Ein *Matratzenschutzbezug* und *Bettschutzeinlagen* ergänzen die übliche Ausstattung des Bettes.

Einrichtungen und Hilfsmittel. Diese können in Krankenmobiliarzentren bzw. bei den Sozialstationen ausgeliehen werden. Hier ist auch Auskunft zu bekommen über das Mieten eines Bettes sowie über Pflegematerialien usw. und deren Einsatz.

5.7 Kranksein im Krankenhaus

Die ersten Stunden und die ersten Begegnungen im Krankenhaus haben einen großen Einfluß darauf, wie Patienten ihren meist unfreiwilligen Aufenthalt erleben, was sich wiederum auf die Heilung auswirkt.

Zum *Eintritt des Patienten* ist ein Standard abgedruckt in Kap. 4, S. 69. Weitere Informationen dazu, sowie zum *Beziehungskreis des Kranken* und zu den *Interaktionsformen* finden Sie im Kap. 14 S. 468 ff.

Tabelle 5.**4** Farben und ihre Wirkungen (aus: Wie Sie Farbwirkungen nutzen. Besser leben 1989, Nr. 4)

	Rot	Blau	Grün	Gelb
Stimmung	Anregung, Dynamik, Aktivität, Energie	Harmonie, Sympathie, Freundschaft, Freundlichkeit	Ausgeglichenheit, Natürlichkeit, Beruhigung	Optimismus, Lebensfreude, Heiterkeit, Leichtigkeit
Symbolik	Hier regiert der Rotstift (Preisreduktion). Rote Zahlen schreiben. Rote Tinte zur Korrektur. Rote Ampeln und rote Verbotsschilder im Straßenverkehr als Signal für Gefahr. Rotes Kreuz	Ins Blaue fahren. Blau als Farbe der Treue. Blaues Blut haben. Mit einem blauen Auge davonkommen. Blaues Kreuz	Florierende Geschäfte. Farbe der Hoffnung. Jemandem nicht grün sein. Auf der grünen Seite sein = dem Herzen näher sein. Grünschnabel. Noch grün hinter den Ohren sein	Reife, symbolisiert durch goldene Ähren und den goldenen Herbst. Die „gelbe Karte“ als Verwarnung im Sport. Warnfarbe: gelb auf schwarzem Grund für leicht entflammbare, explosive Stoffe
Heilwirkung	Kreislauf aktivierend, Atmung fördernd, Rotlichttherapie	Streß abbauend, innere Ruhe und Entspannung fördernd. Blaue Operationswäsche	Ängste abbauend, innere Stabilität und Ausgeglichenheit fördernd	Schnellere Genesung, Steigerung des Selbstwertgefühls
Tradition/ Politik	Rote Fahne der Arbeiterbewegung und des Kommunismus. Rot als Farbe des Unmoralischen – Frauen mit roten Haaren wurden im Mittelalter als Hexen verbrannt	Blau machen: Färber machten im Mittelalter aus Waid mit Hilfe des Urins betrunkener Männer (Alkohol) blaue Farbe, daraus entstand auch der Begriff „blau sein“	Die Grünen und Greenpeace als Verkörperung für Umweltschutz, abgeleitet von Grün als Farbe für die Natur. Das grüne „E“ als Freiheitsfarbe für Europa (Zoll)	Farbe der Geächteten: im Mittelalter für die Prostituierten, der gelbe Davidstern für die Juden im Dritten Reich. Die „gelbe Gefahr“ als Bedrohung durch Asien

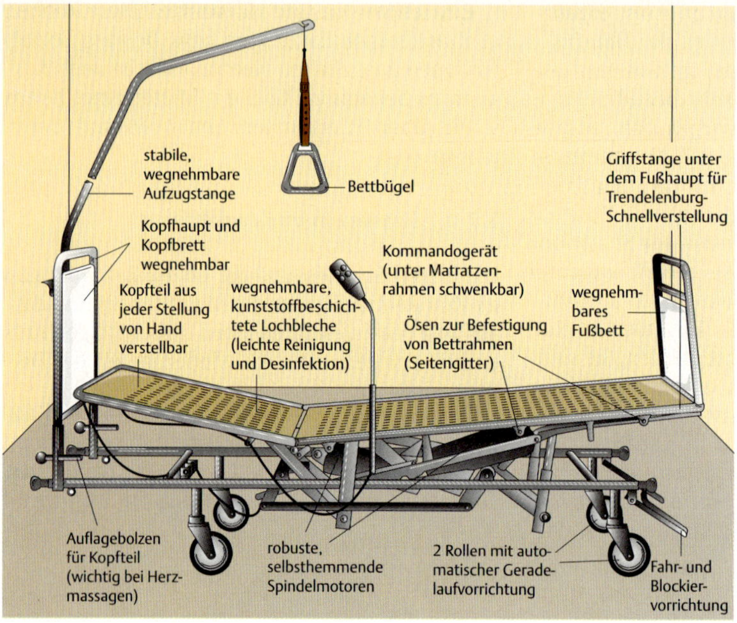

Abb. 5.**8** Das Krankenbett und seine Bezeichnungen.

Im folgenden finden Sie vorerst einige Informationen zum Krankenhauszimmer sowie zur Einrichtung und zur Gestaltung des Raumes.

Das **Krankenhauszimmer** muß einer zweifachen Anforderung genügen: Einerseits muß es den *funktionalen Abläufen* im Krankenhaus gerecht werden, andererseits soll es den *Bedürfnissen des Patienten*, der darin verweilen muß, bestmöglich entsprechen. Nicht immer kann man von einer idealen Lösung ausgehen. Oft sind die Zimmer zu klein (was für Patienten und Personal gleicherweise störend ist), oder der Kranke hat wenig Privatraum zur Verfügung.

Die **Einrichtung** des Krankenzimmers ist normalerweise standardisiert. Außer dem Bett hat der Patient einen Schrank, einen Nacht-/Bettisch sowie ein Kästchen für die Waschutensilien zur Verfügung. Zum Gesamtmobiliar gehören zusätzlich Tisch und Stühle, ein Sessel oder Lehnstuhl, Blumenwagen. Alle Einrichtungsgegenstände müssen abwaschbar und leicht zu desinfizieren sein.

Zur Grundeinrichtung gehören auch:
- Naßzelle (inner- oder außerhalb des Zimmers) mit Dusche und WC;
- Signalanlage: Schwesternruf oder Sprech- und Gegensprechanlage;
- direktes und indirektes Licht, zusätzliches Nachtlicht;
- Anschlüsse für Sauerstoff, Druckluft usw.;
- Telefon, eventuell Fernsehapparat und Radio;
- Trennwände, die für Pflegeverrichtungen (in Mehrbettenzimmern) zur Verfügung stehen.

Die **Gestaltung des Raumes** soll, wo immer möglich, den individuellen Wünschen Rechnung tragen. Insbesondere dort, wo Kranke über längere Zeit (Langzeitpflege) oder gar für immer (Pflegeheim) einen Raum „bewohnen“, soll für eine wohnliche und individuelle Atmosphäre Sorge getragen werden, z. B. durch
- Bilder, die dem Patienten/Bewohner entsprechen;
- Farben, die positiv stimmen. Weiß gestrichene Wände/Krankenzimmer können durch Farbtafeln (großformatige Farbdrucke von Impressionisten, evtl. in Wechselrahmen) aufgelockert werden. Wo möglich, sollen Bewohner zur eigenen künstlerischen Gestaltung animiert werden. Auch kleine Dekorationen, die jahreszeitlich gewechselt werden, wirken wohltuend; zu den Farbwirkungen s. Tab. 5.**4**;
- Nischen und „Wohnecken“ (Raum gestalten S. 425 f.), die sowohl den individuellen wie gemeinschaftsbezogenen Bedürfnissen gerecht werden;
- Gegenstände, die dem Patienten lieb und vertraut sind, sei es, daß sie ihn an die „gute alte Zeit“ erinnern oder mit der „Welt draußen“ verbinden.

5.8 Krankenbett

5.8.1 Normales Krankenbett

Das Krankenhausbett hat in den letzten Jahren eine riesige Entwicklung erfahren: von der einfachen manuellen Bedienung über die Hydraulik hin zur elektronischen Ausstattung (Abb. 5.**8**). Vernachlässigt wird immer noch eine an den menschlichen Körpermaßen orientierte Liegefläche mit einer Beugemöglichkeit, die den *physiologischen Bedingungen* entspricht (physiologisches Liegen und Bedingungen, die an das Bett gestellt werden müßten, S. 125).

Das moderne Krankenbett ist leicht zu bedienen (auch durch die Patienten selber). Die Lageverstellung (Niveau und Positionen) ist sehr vielfältig, besonders beim sog. Herzbett oder Intensivpflegebett.

Die Kriterien bei der Wahl von **Elektrobetten** sind:

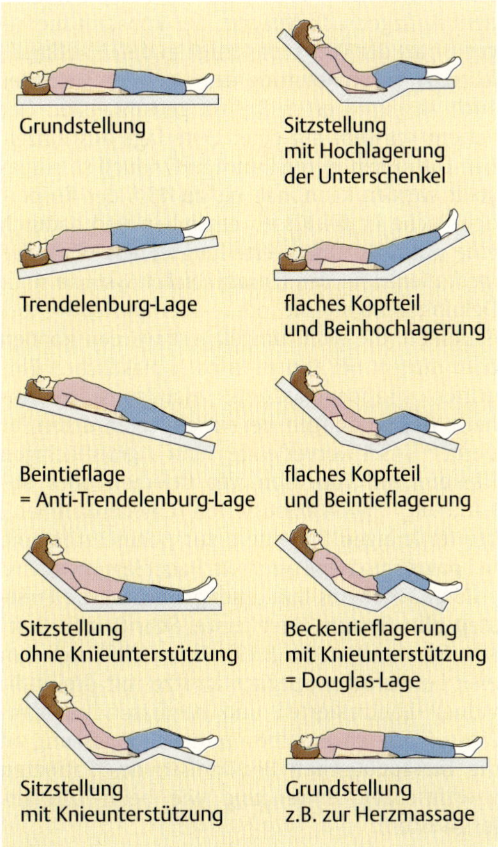

Abb. 5.**9** Verstellbares Krankenbett und mögliche Stellungen der Lagefläche.

- bestmöglicher Komfort für den Kranken, guter Bedienungszugang für die Lageveränderung (Abb. 5.**9**);
- einfache Handhabung der Positionsverstellungen und gute Rollfähigkeit;
- eine große Auswahl von Halterungen für das Anbringen von Therapie- und Pflegehilfen sowie Bettrahmen bei unruhigen Patienten;
- jegliches Material (gilt auch für die Bettausstattung) muß pflegeleicht sein.

Die **sachgerechte Ausstattung** des Krankenbettes vermittelt dem Patienten Sicherheit und fördert sein Wohlbefinden. In erster Linie ist die individuelle Situation ausschlaggebend für die Wahl des Bettenzubehörs: Liegegewohnheiten, Pflegebedürftigkeit, therapeutische und prophylaktische Notwendigkeiten.
Krankenbettypische Materialien sind
- Schutz für die Matratze;
- Bettschutzeinlagen (Unterlage, Quertuch, Spanntuch). Diese werden in Matratzenmitte straff über das Leintuch gespannt. Zur Auswahl stehen Stoffunterlagen, frotteebeschickte, wasserundurchlässige Tücher und eigentliche Saugunterlagen (waschbar oder aus Einwegmaterialien);
- Kissen und Decken nach Bedarf.

5.8.2 Therapeutische Lagerungssysteme

Sie dienen der gezielten therapeutischen Lagerung, der Dekubitusprophylaxe und/oder der basalen Stimulation. Im folgenden werden die gebräuchlichsten vorgestellt.

Superweichsysteme

Die **Superweichmatratze** (Abb. 5.**10**) ist eine Matratze aus „superweichem“ Material. Die dreiteilige Verarbeitung erlaubt eine leichtere Handhabung und gewährleistet eine längere Verwendbarkeit. Der Mittelteil, der den Großteil des Körpergewichts zu tragen hat, kann mit den anderen Teilen ausgetauscht werden; so wird die Abnutzung gleichmäßig verteilt. Die Matratzenteile sind geschützt durch eine sehr weiche, wasserfeste und wasserdampfundurchlässige Membran. Über die drei zusammengesetzten Matratzenteile legt man das übliche Bettuch.

Die Superweichmatratze wird überall dort eingesetzt, wo man eine bestmögliche Dekubitusprophylaxe erreichen will: bei Langzeitpatienten, bei alten Menschen, bei Wirbelsäulenverletzten (in diesem Fall häufig als Packbett, Abb. 5.**11**).

a

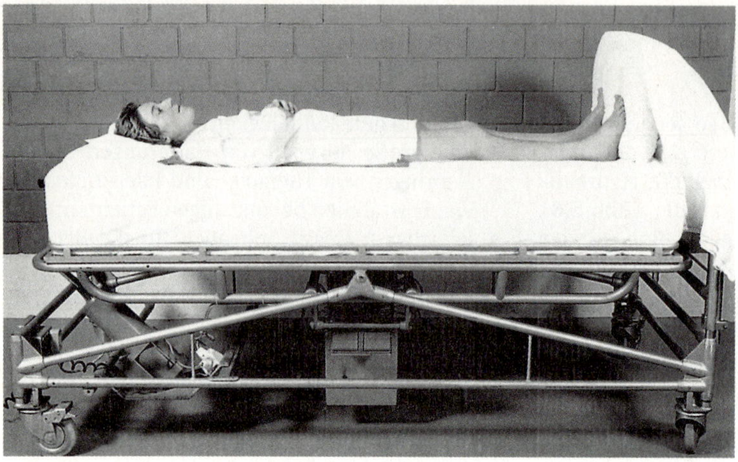

Abb. 5.**10** **a** Superweichbett. Lagerung des Patienten (Foto: Paraplegiker-Stiftung, Basel). **b** Superweichmatratze; sie ist dreiteilig. Superweich: Ein Stab von 1 cm^2 Oberfläche muß unter einem Belastungsdruck von 250 g das Material um 30–45 mm komprimieren können. Bezug zu den Druckwerten in Tab. 5.**5**, S. 126.

b

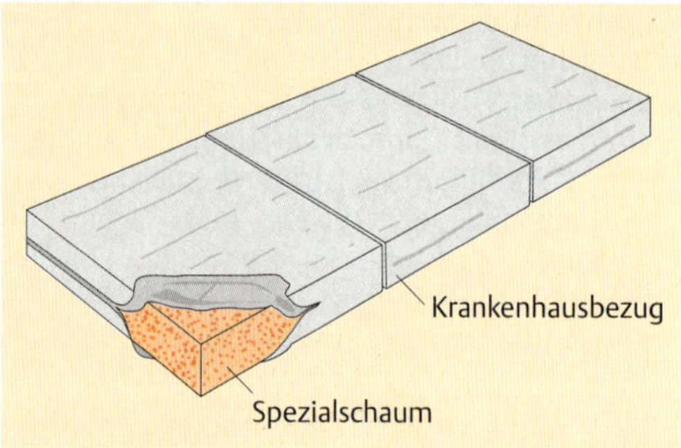

Herrichten des Superweichbetts. Die weiche Seite nach oben; die drei Teile *beim Umbetten* täglich systematisch verschieben, so daß der Mittelteil (mit dem größten Auflagedruck [Gesäßpartie]) sich wieder erholen kann und die Matratze ihr „Extraweich" möglichst lange behält. Eine Möglichkeit ist z. B., daß „automatisch" täglich der Fußteil nach oben, zum Kopf, kommt und ebenso „automatisch" die beiden anderen Teile nach unten verschoben werden.

Das Liegen auf dem *Superweichbett* ist nicht ohne *Risiken*. Vor- und Nachteile müssen gut erwogen werden. Die entsprechenden Informationen finden Sie S. 164.

Das **Packbett** (Abb. 5.**11**) ist aus verschiedenen Superweichkissen zusammengesetzt. Sie werden so gewählt und zusammengestellt, daß sowohl in Rücken- als auch in Seiten- und Bauchlage die Knochenvorsprünge frei liegen. Kleine Zwischenstücke verhindern ein Verrutschen der Quader und einen Wärmeverlust. *Anwendung* wie beim Superweichbett.

Luftkissensysteme

In den Spezialbetten nach dem **Low-air-loss-Prinzip** (Abb. 5.**12**) (z. B. Mediscus Monarch, KCI KinAir, Therapuls u. a.) wird der Patient mit einem Auflagedruck gelagert, der konstant niedriger ist als der Perfusionsdruck in den Hautkapillaren. Die Durchblutung des Gewebes ist daher auch an exponierten Stellen gewährleistet. Der Patient schwebt auf einer Unterlage aus einzelnen Luftkissen, deren Druck individuell so eingestellt werden kann, daß bis zu 40 % der Körperoberfläche in die Kissen einsinken und dadurch eine optimale Druckverteilung erzielt wird. Die *Indikationen für den Einsatz solcher Systeme* sind: Dekubitusprophylaxe oder -therapie sowie bei Patienten, die nicht umgelagert werden können oder dürfen, bei Patienten nach plastischen Eingriffen (Lappenplastiken, Hauttransplantationen), Verbrennungen, bei extrem gefährdeten Patienten (Schwerverletzte mit großflächigen Hämatomen, Patienten mit Ödemen oder Behandlung mit hochdosierten Catecholaminen), bei fettleibigen Patienten, zur Schmerztherapie bei onkologischen Patienten, Bauchlagerung usw.

Ein einfacheres Luftkissensystem ist die **First-step-plus-System** (der erste Schritt zur Luftstromtherapie) (Abb. 5.**13**). Es handelt sich um eine Luftkammer-Spezialmatratze mit drei individuell kontrollierten und heizbaren Luftkammern. Dadurch ist eine optimale Anpassung an die therapeutischen Bedürfnisse des Patienten gewährleistet. *Anwendung* wie beim Low-air-loss-System.

Das *Oberflächenmaterial* bei allen hier abgebildeten Luftkissensystemen besteht aus *Gore-Tex*.

a

b

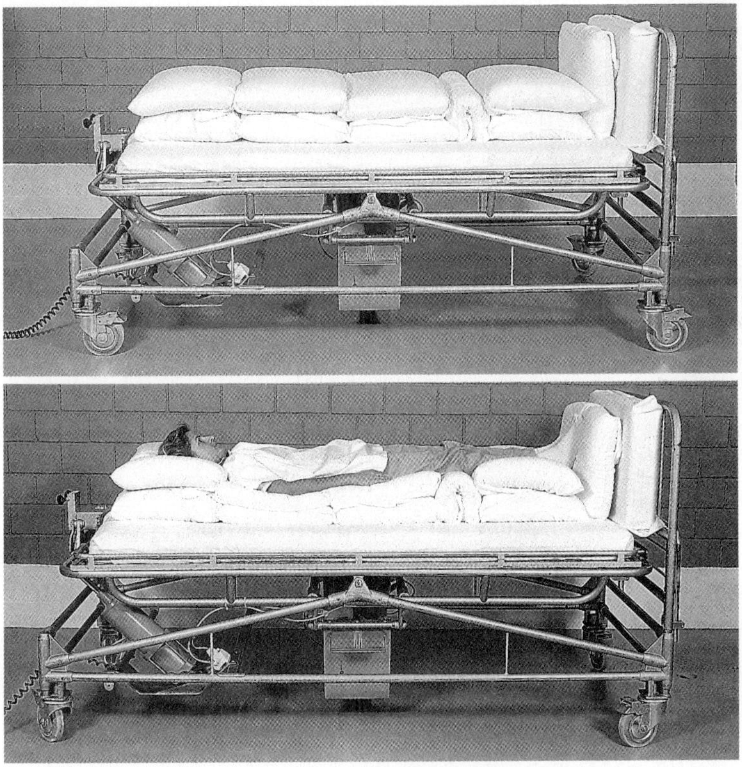

Abb. 5.**11** Packbett.
a Es besteht aus Superweichkissen.
b Lagerung des Patienten (Fotos: Paraplegiker-Stiftung, Basel).

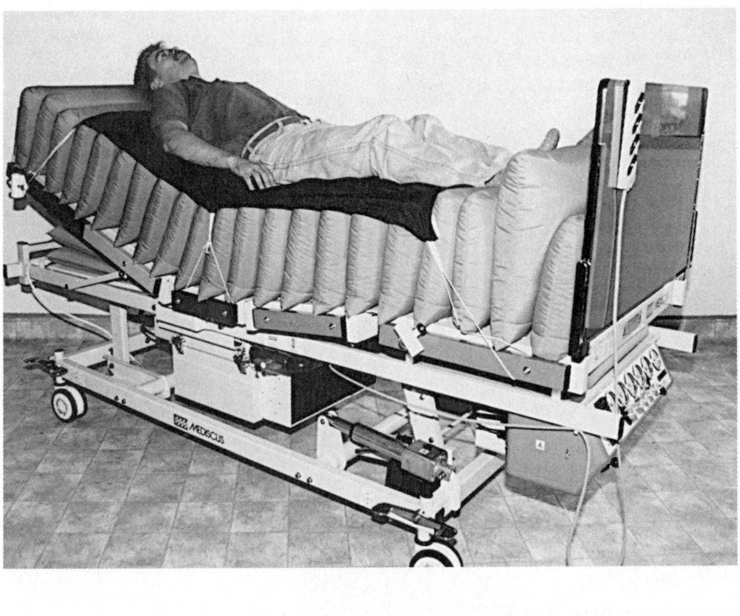

Abb. 5.**12** Luftkissensystem Low-air loss (Foto: KCI-Mediscus). Dieses System eignet sich sehr gut für die Bauchlage bei Lungenkomplikationen (als Alternative zur kinetischen Therapie).

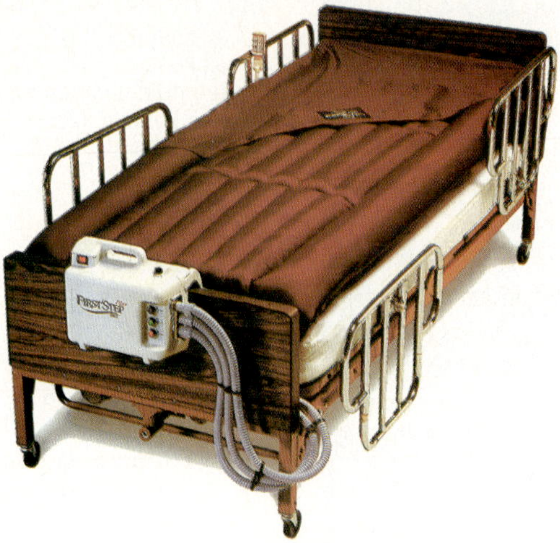

Abb. 5.**13** First-step-System. Durch die Möglichkeit, den Druck in drei Kammern auf das Gewicht des Patienten zu adaptieren, kann der Auflagedruck im Bereich des Kapillardrucks gehalten werden. Mit Heizung sowie Luftstromtherapie dank Gore-Tex-Material wird ein optimales Mikroklima für die Haut des Patienten erreicht (Foto: KCI-Mediscus).

a

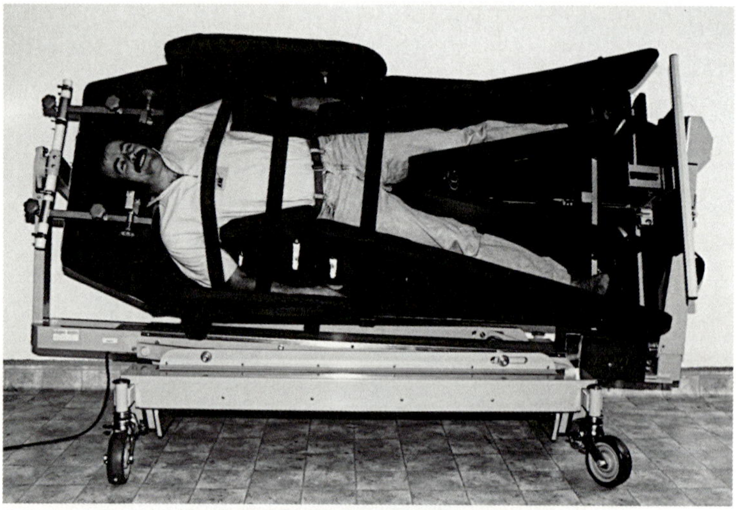

b

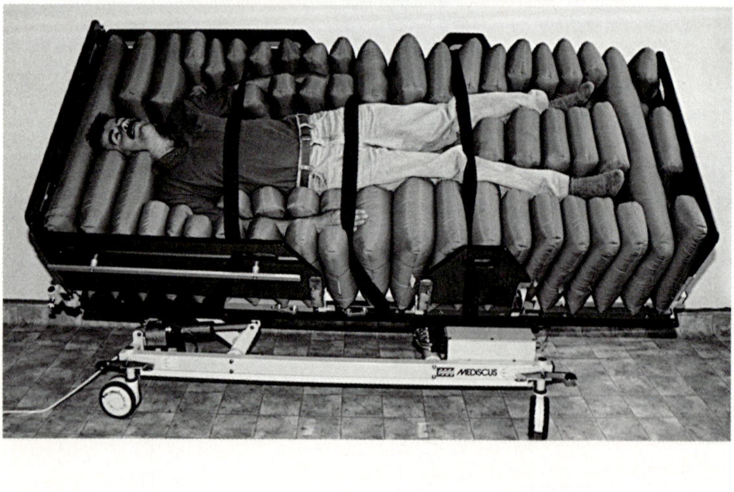

Abb. 5.**14** Kinetische Therapie.
a Rotorest-System.
b Mediscus-Pulmonair-System zur Luftstromtherapie.

Gore-Tex ist wasserdicht. Dies und der starke Luftstrom durch die Kissen sorgen für eine trockene Umgebung des Patienten ohne die Gefahr, ihn zu dehydrieren. Die Haut des Patienten bleibt trocken, die Bildung pathogener Keime wird vermindert. Die glatte Oberfläche der Luftkissen reduziert Reibungs- und Scherkräfte beim Verschieben des Patienten im Bett, schont dadurch zusätzlich die Haut und vermindert erheblich den Kräfteaufwand durch das Pflegepersonal.

Systeme für die kinetische Therapie

Unter kinetischer Therapie versteht man die kontinuierliche mechanische Drehung des Patienten in seiner Längsachse mit einem Winkel von mehr als 35 Grad beiderseits. Über die passive Bewegung des immobilisierten Patienten werden wichtige Körperfunktionen stimuliert (wirkt Verteilungsstörungen in den Lungen entgegen, fördert die Sekretmobilisation, stimuliert Nieren- und Darmfunktion).

Im Handel sind verschiedene Systeme, so das **Rotorest-Bett** (Abb. 5.**14a**), dessen Unterlage aus Schaumstoff besteht, sowie das **Mediscus-Pulmonair-Bett** (Abb. 5.**14b**) mit einem Luftkissensystem als Unterlage (s. oben). Diese Betten kommen zur *Anwendung* für die Prophylaxe und Therapie von schweren Lungenkomplikationen bei Patienten auf der Intensivstation, bei Wirbelsäulenverletzungen, Para- und Tetraplegien, neurologischen Erkrankungen usw.

Lagerungs- und Therapieplan zur basalen Stimulation

Spital: Abteilung: Patient: Jg.:

Diagnose: Therapieplan für die Zeit von: bis:

Typ Lagerungssystem:

Therapie / Zeit	**0**	**1**	**2**	**3**	**4**	**5**	**6**	**7**	**8**	**9**	**10**	**11**	**12**	**13**	**14**	**15**	**16**	**17**	**18**	**19**	**20**	**21**	**22**	**23**	**24**
Somatisch-basale Stimulation																									
Rückenlage weich (Ruhephase)	x	x	x	x	x	x							x	x	x										
Rückenlage hart							x					x													
Seitenlage re. weich (Ruhe)								x	x															x	x
Seitenlage re. hart																						x	x		
Seitenlage li.weich (Ruhe)																		x	x						
Seitenlage li. hart																				x	x				
Stimulation bei Körperpflege							x																		
Vestibulär-basale Stimulation																									
Kinetische Therapie										x	x					x	x								
Therapie / Zeit	**0**	**1**	**2**	**3**	**4**	**5**	**6**	**7**	**8**	**9**	**10**	**11**	**12**	**13**	**14**	**15**	**16**	**17**	**18**	**19**	**20**	**21**	**22**	**23**	**24**
Zusätzliche Maßnahmen																									
Vibrationstherapie												x													
Musiktherapie																		x							
Riechtherapie																		x							
Bewegungstherapie (Physio)									x						x										
Kopfteil hoch 30°	x	x	x	x	x	x												x	x						
Kopfteil hoch 60°							x					x													
Essen / Sondennahrung							x	x	x			x	x	x				x	x	x					

Abb. 5.**15** Beispiel für die Lagerung eines Patienten. Dieser Lagerungsplan berücksichtigt sowohl die Weichlagerung (Ruhephase) als auch die basale Stimulation.

Systeme zur Unterstützung der basalen Stimulation

In neueren Arbeiten (z. B. Bienstein u. Mitarb. 1997) über den Einfluß der Weichlagerung auf die Körperwahrnehmung wird nachgewiesen, daß eine weiche Lagerung nach gewisser Zeit die Körperwahrnehmung und -haltung beträchtlich verändern kann.

Für die basale Stimulation (S. 660 ff.) kommen heute moderne Patientenlagerungssysteme (Rotorest-, First-step-, Therakair-, Q_2-Plus-Systeme; Abb. 5.**13** und Abb. 5.**14a**) zum Einsatz, welche die vestibuläre und somatische Stimulation unterstützen.

Wenn solche Systeme gezielt verwendet werden, kann der Patient nachts in gewünschter Lage durchschlafen, ohne einen Dekubitus zu entwickeln, und somit Kräfte für die Therapien am Tag sammeln. Am Tag kann das Lagerungssystem ohne Aufwand zeitweise abgestellt werden, womit der Patient nun die gewünschte „harte" Lagerung zur Förderung der Wahrnehmung erhält.

Es erscheint sinnvoll, für Patienten mit Krankheitsbildern wie Hemi-, Para-, Tetraplegien oder multipler Sklerose, Patienten nach Schädel-Hirn-Trauma und in der gerontologischen Rehabilitation oder in der Neurorehabilitation usw. zur optimalen Lagerungstherapie einen Plan zu erstellen (Abb. 5.**15**).

> Bei der Anwendung von Lagerungssystemen zur Unterstützung der **basalen Stimulation** ist es notwendig, daß die Therapie, d. h. der Wechsel von Stimulation und Ruhephase, zeitlich den Bedürfnissen des Patienten angepaßt wird.

Sandbett

Eine Alternative bei speziellen Krankheitsbildern ist das Sandbett. Als Beispiel wird hier das **Fluidair-Bett** (high-air-loss-Prinzip) vorgestellt. (Abb. 5.**16**). Durch ständiges Aufwirbeln von Quarzsand mittels Luftstrom wird der Auflagedruck unter dem Kapillardruck gehalten.

Zum *Einsatz* kommt dieses Bett vor allem bei großflächigen Dekubitalgeschwüren und bei Patienten mit massiven Flüssigkeitsverlusten, wie z. B. bei Verbrennung.

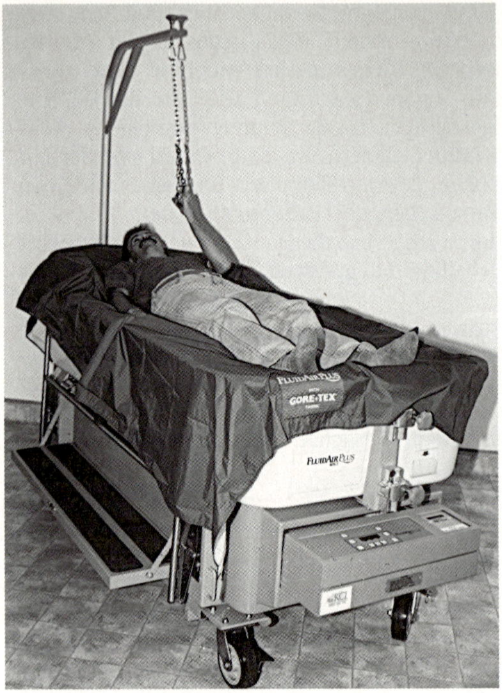

Abb. 5.**16** Sandbett.

Wahl und Anwendung von Spezialsystemen

Bei der Wahl von Spezialsystemen müssen wir vom Kosten-Nutzen-Faktor ausgehen. d. h., wir müssen uns überlegen, ob ein Spezialbett zum Einsatz kommen muß oder ob auch eine Spezialmatratze bzw. gezielt eingesetztes Lagerungsmaterial die erwünschte Wirkung erbringen kann.

Spezialmatratzen sind wesentlich **billiger**, auch können sie für jedes Bett verwendet werden. Die Firmen bieten heute eine Vielzahl solcher **Antidekubitussysteme** an. Grundsätzlich handelt es sich um Superweichsysteme oder Luftkissensysteme (s. oben). Mehr darüber unter Lagerungsmaterial S. 124 f.

Spezialbetten sind **teurer**. Sie stehen in Spezialkliniken (Rehabilitations- und Paraplegikerzentren) zur Verfügung, auch Intensivstationen verfügen meist über eine Auswahl von Spezialbetten. Da ihre Anschaffung teuer ist und die Betten nicht immer gebraucht werden, können sie bei Bedarf auch gemietet werden. Berechnungen haben gezeigt, daß bei aufgetretenem Dekubitus oder bei sehr hohem Dekubitusrisiko die Kosten für ein Spezialbett gerechtfertigt sind.

Mieten kann man Spezialsysteme in der Schweiz z. B. bei der Firma KCI-Mediscus. Die Firma bietet auch einen entsprechenden Service an.

Einsatz von Spezialsystemen. Wo spezielle Betten oder Matratzen eingesetzt werden, muß ihre Wirkungsweise, Anwendung und Wartung bekannt sein. Die *gezielte Beobachtung* und die sorgfältige Beachtung der therapeutischen Intervention muß gewährleistet sein. Die *Entscheidung* für den Einsatz von Spezialsystemen verlangt *Sachwissen*: Eine exakte Einschätzung der Situation und eine eindeutige Zielsetzung sind ebenso Voraussetzung wie das Wissen um die zur Verfügung stehenden Hilfsmittel und Bettentypen (dasselbe gilt auch für das *Lagerungsmaterial*).

Spezialbetten und Spezialmatratzen dienen in erster Linie der **Dekubitusprophylaxe** (Kap. 6).

5.9 Lagerungsmaterial

Neben den oben erwähnten *Spezialsystemen* steht heute eine Vielzahl von unterschiedlichem Lagerungsmaterial zur Verfügung; es ist gar nicht so einfach, das richtige auszuwählen. Nicht immer geben uns die Firmenprospekte echte, sachliche Informationen. Zum Angebot muß unser *Mitdenken* und *Mitentscheiden* dazukommen.

5.9.1 Auswahl und Materialien

Kriterien bei der Auswahl/dem Einkauf von Lagerungshilfsmitteln sind:

- Sicherheit und Wirksamkeit z.B. bezüglich Druckausgleich oder Ruhigstellung;
- Wohlbefinden des Patienten: verträglich, hautgerecht, möglichst natürliche Stoffe;
- Wirtschaftlichkeit: pflegeleicht und möglichst sterilisierbar.

5.9.2 Einsatz von Hilfsmitteln

Grundsätzlich kann man Lagerungshilfsmittel zur *Stützung* (Schienen, Kissen, Rollen usw.) sowie als *Unterlage* einsetzen. Unterlagen werden grundsätzlich in Weich- und Hohllagerungshilfsmittel unterteilt.

Zur **Weichlagerung** dienen Wassermaterialien, Felle, Schaumstoffprodukte, spezielle Materialien (Antidekubitussysteme, s. unten).

Zur **Hohllagerung** eignen sich Ringe (Luftringe, Gelringe usw.) und spezielle Matratzen (Lamellendrehbett u.a.).

Körperteile, bei denen die Hohllagerung in Frage kommt, sind das Sakralgebiet (z.B. nach gynäkologischen Operationen), die Fersen oder der Ellenbogen. Es stehen körperangepaßte kleine und große Ringe zur Verfügung.

Hilfsmittel zur Weichlagerung

Wasserkissen, Wasserbett

Bei den Wassermaterialien muß unterschieden werden zwischen dem traditionellen Wasserkissen und dem modernen Wasserbett.

Das *Wasserkissen* bietet keinen günstigen Druckausgleich; es wird deshalb in der Pflege kaum mehr verwendet. Die Wirkung des *Wasserbettes* ist günstiger, da sich die Gewichtsverteilung besser auf den gesamten Körper auswirkt. Da die Lagerung aber extrem weich ist, eignet sich das Wasserbett nicht, wo noch Restmobilität beim Patienten vorhanden ist (Risiko bei Superweichlagerung S. 164 f.).

Felle

Felle wirken leicht druckentlastend.

Kunstfelle haben gegenüber den Naturfellen den Vorzug, daß sie waschmaschinenfest sind. Als nachteilig erweist sich ihre mangelnde Feuchtigkeitsabsorption (nicht verwenden bei schwitzenden Patienten).

Fragen zur Auswahl von Lagerungsmaterial (nach Schröder 1988)

1. Wie wirkt das Material (Wirkprinzip)?
2. Welche anderen Wirkungen (Nebenwirkungen) sind zu beobachten (z.B. Schwitzen der Haut, Mobilitätseinschränkung)?
3. Wie fühlt sich der Patient auf dem Material?
4. Wird die Pflege durch das Material erleichtert oder erschwert (nicht nur die Dekubitusprophylaxe; z.B. Mobilisation, Lagerung „Oberkörperhochlagerung zum Essen“)?
5. Ist die Handhabung des Materials leicht oder umständlich?
6. Gibt es Faktoren, die die Anwendung des Materials einschränken (z.B. Inkontinenz)?
7. Ist das Material pflegeleicht (Reinigung, „Inspektion“)?
8. Können vom Material Gefährdungen für den Patienten ausgehen?

Naturfelle sind meist Felle, die von Merinoschafen gewonnen werden; sie unterliegen einer strengen Qualitätskontrolle. Echte Felle sind nur bei 30 °C waschbar, aber in jedem Fall desinfizierbar.

Die *Wirkung* des Lammfells ist vor allem dann ideal, wenn das Fell mit der Haut des Patienten in Berührung kommt. Es ermöglicht gute Druckverteilung, gute Luftzirkulation (dadurch bleibt die Haut trocken), geringe Reibung (knittert nicht). Der Patient liegt auf dem Fell fest, dadurch werden Scherkräfte weitgehend vermieden.

Einsatz der Felle. Als ganzes Fell (zum Liegen im Bett, Sitzen im Rollstuhl); als Ellenbogen- oder Fersenschoner ist zusätzlich zur Weichlagerung auch die Hohllagerung notwendig.

Antidekubitussysteme

Die neueren Antidekubitussysteme ersetzen die herkömmliche Wechseldruckmatratze. Sie sind aus hautfreundlichem, atmungsaktivem Material (z. B. Gore-Tex) hergestellt und eine kostengünstige Alternative zu den oben besprochenen Spezialbetten.

Gelkissen. Sie zeigen die gleichen physikalischen Eigenschaften wie das menschliche Fettgewebe. Bei kachektischen Patienten wird so ein „künstliches Fettpolster" angelegt. Der Druck wird dadurch gemindert. Die Gelkissen passen sich gut dem Körper an, ohne ihn in seiner Spontanbewegung zu behindern; dadurch ist eine gute Entlastung möglich (ohne die beim Wasserbett auftretende Einschränkung). Gelkissen sind in der Anschaffung sehr teuer.

Kliniplot-Kissen und -Matratzen. Es sind Würfelsysteme (in der Schweiz auch als „Toblerone-Systeme" bekannt). Die Würfel vergrößern die Kontaktflächen, wodurch der Auflagedruck vermindert und die Druckverteilung verbessert wird.

Beim *Einlegen* ins Bett darauf achten, daß die Würfelseite nach oben kommt.

Decubitex-Kissen und -Matratzen. Sie sind mit Polystyrolkügelchen gefüllt, wodurch die Druckentlastung und -verteilung erreicht wird.

Rhombofill-Kissenprogramme. Die Kissen sind mit rhombisch geschnittenen Luftzellenstäbchen gefüllt.

Kubivent-Systeme. Es handelt sich um belüftete Sitz- und Liegepolster, Schaumstoffeinsätze, die in ein flexibles Netz eingebaut sind.

Hilfsmittel zur Unterstützung

Neben den Schienen (Abb. 5.**17**) kommen die traditionellen Kissen zur Anwendung. *Spreukissen* sind grobkörnig und deshalb gut geeignet zur Stützung und Abstützung (z. B. als Bettverkürzer für die Füße). *Hirsekissen* sind feinkörniger und dadurch anschmiegsam an den Körper. Sie dienen als Unterlage und zur Stützung. Nackenrollen und Nackenkissen haben häufig eine Roßhaar- oder Spreufüllung.

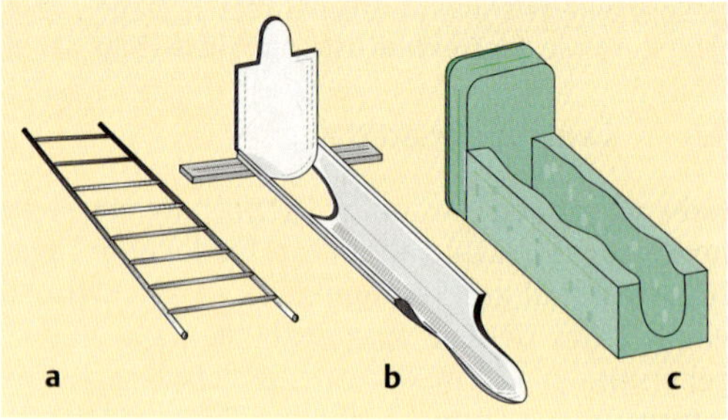

Abb. 5.**17** Verschiedene Schienen.
a Kramer-Schiene, **b** Volkmann-Schiene, **c** Keel-Schiene.

5.9.3 Wartung der Materialien

Reinigung und **Aufbewahrung** der Lagerungshilfsmittel müssen den hygienischen Anforderungen entsprechen.

- Soweit möglich, sterilisieren, sonst abwischen. z. B. mit Aldosan 0,5 %.
- Kunststoffmaterialien nach vorgegebener Gebrauchsanweisung behandeln (keinen Alkohol verwenden, er ist ein Kunststoffweichmacher).
- Aufbewahren: sauber, trocken, vor Staub geschützt, nicht eingepfercht oder zusammengedrückt. Gummi und gummiähnliche Materialien pudern, Kissen leicht aufblasen, nicht knicken.

Auch wo hygienisch einwandfreie Reinigung möglich ist, eignen sich *nicht kochbare* bzw. *nicht sterilisierbare* Materialien (dazu gehören die Lammfelle) **nicht** bei stuhl- oder/und urininkontinenten Patienten. Auch bei Kontaminationsrisiko ist nur sterilisierbares Material zu verwenden.

5.10 Lagerung des Kranken

Der *gesunde Mensch* sitzt und liegt, wie es seinen Bedürfnissen entspricht; er sucht sich seine optimale Lage selbst und bewegt sich so lange, bis er sie gefunden hat.

Dem *Kranken* ist dies nicht immer möglich, sei es, daß er infolge seiner Krankheit eingeschränkt ist oder daß therapeutische Gründe vorliegen. In diesem Fall muß der Patient sich lagern lassen.

5.10.1 Gute Lagerung

Eine gute Lagerung ist immer eine **physiologische Lagerung**. Sie hängt von vielen Faktoren ab:

- von der Geschicklichkeit und Einfühlung der Pflegeperson;
- von der Fähigkeit des Patienten, seine Wünsche zu äußern bzw. Korrekturwünsche vorzubringen. Oft spüren Patienten erst nach einiger Zeit, ob sie wirklich gut liegen (viele wagen es dann nicht, nachträglich um Änderung zu bitten);
- von vorhandenen Betten und entsprechendem Lagerungsmaterial. Die zur Verfügung stehenden Krankenhausbetten sind normiert und entsprechen nicht in jedem Fall den Maßen des Patienten; sie sind u.U. zu kurz oder zu lang. Die vom Bett diktierte Knickung entspricht dann nicht der physiologischen Körperknickung.

Unphysiologisches Liegen

In Abb. 5.**18** ist eine *unphysiologische Lagerung* zu sehen. Man kann mit Leichtigkeit davon ableiten, welche Probleme für den Patienten entstehen:

- Die Nahrungsaufnahme ist erschwert, seine Bewegungsfreiheit eingeschränkt.
- Rückenschmerzen treten auf.
- Die Beine sind unter Spannung, was zu einer Erhöhung des Gesamtspannungstonus führt.
- Dekubitus- und Thrombosegefahr nehmen zu.

Da die Beugung des Oberkörpers nicht in der Hüfte möglich ist, sondern in Beckenkammhöhe erfolgt, besteht erhebliche „Rutschgefahr", d.h., der Patient kämpft dauernd gegen das Hinunterrutschen. Dadurch treten auch vermehrt *Scherkräfte* auf (die Rückenhaut bleibt am Bett „haften", und das Innere des Körpers verschiebt sich der Schwerkraft folgend nach unten).

Physiologisches Liegen

In Abb. 5.**19** sehen Sie im Gegensatz dazu eine *physiologische Lagerung*. Der gesamte Rücken ist unterstützt, sowohl Oberkörper als auch Beine haben genügend Raum. Die Abknickung in der Hüfte entspricht den physiologischen Bedingungen. Die Bewegungsfreiheit und der Aktionsradius dieses Patienten sind weitaus größer als in der vorigen Situation. Er kann aktiver an seiner Umwelt teilnehmen, sein Spannungstonus wird physiologisch unterstützt, und die Tendenz zum Herunterrutschen ist weit geringer.

Diese physiologische Lagerung ist bei großen Patienten erschwert. Für sie liegt der Hüftknick zu weit oben, und dadurch wird der obere Teil des Bettes für sie zu kurz. Sie brauchen eine Verlängerung des Kopfteils und nicht, wie heute meist zu finden, eine Verlängerung des Fußendes. Es ist zu hoffen, daß die Hersteller auf entsprechende Anregungen (z.B. von Bienstein und Mitarbeitern) reagieren und in absehbarer Zeit Betten mit Oberkörperverlängerung angeboten werden.

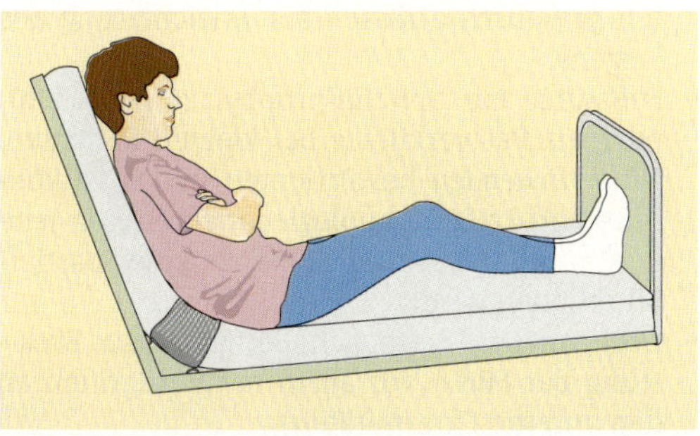

Abb. 5.**18** Unphysiologische Lagerung.

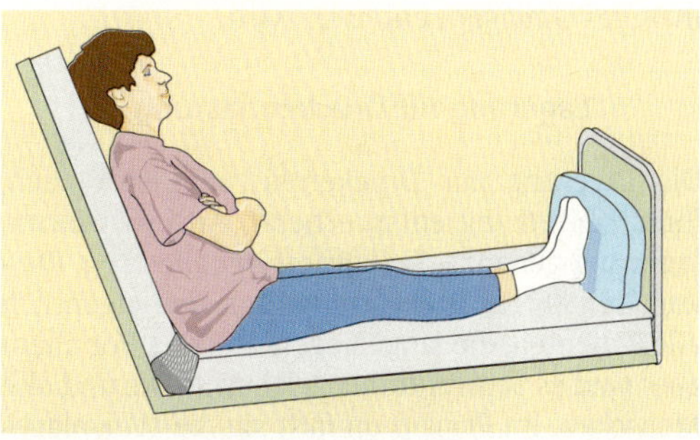

Abb. 5.**19** Physiologische Lagerung.

5.10.2 Lagerungsziele

Die wichtigsten Lagerungsziele sind
- Druckentlastung,
- therapeutische Ruhigstellung bzw. Ruhelage.

Druckentlastung

Druckeinwirkung ist das Hauptproblem beim bettlägerigen Patienten. Wenn nämlich auf einer Hautstelle über *lange Zeit* von außen ein *ununterbrochener Druck* ausgeübt wird, der über dem Druckwert liegt, mit dem die Kapillaren an dieser Hautstelle durchblutet werden, dann wird die Kapillardurchblutung unterbrochen, und die betroffene Hautstelle sowie die darunterliegenden Gewebe werden geschädigt. Druckentlastung ist demnach immer eine *prophylaktische* Maßnahme.

Die *Bestrebungen* gehen dahin, dem Gefährdeten eine Unterlage zu geben, deren Druck kleiner ist als der innen herrschende Kapillardruck = *Druckaufhebung* (z. B. durch Hohl- oder Weichlage). Von ebenso großer Bedeutung ist die *Druckverteilung* bzw. der *Druckausgleich*. Versuche haben gezeigt, daß ein hoher Druck, der nur kurze Zeit einwirkt, keine Schäden hinterläßt, z. B. Sitzen des Gesunden. In dem durch das Sitzen komprimierten Gewebe ist keine Zirkulation und damit kein Stofftransport (O_2, CO_2) möglich. Die liegenbleibenden Abfallstoffe verursachen Schmerzen, die dazu führen, daß der Gesunde diese Stelle entlastet, wodurch die Zirkulation sofort wieder einsetzt. Beim immobilen Patienten geschieht keine Entlastung. Andauernder, schon geringer Druck führt zu Ischämie mit Gewebezerfall (Dekubitus). Einige Beispiele von Druckeinwirkung (ohne Entlastungsbewegungen) sind aus Tab. 5.**5** ersichtlich. Sie zeigt, daß eingebettetes Lagerungsmaterial nicht genügt, wenn die betroffene Hautstelle nicht gleichzeitig durch regelmäßiges Umlagern entlastet wird.

Lagerung zur Druckentlastung

Die Lagerung zur Druckentlastung wird auch, ihrer Zielsetzung entsprechend, **Antidekubituslagerung** genannt. Sie kommt bei allen sog. Risikopatienten zur Anwendung. Das sind eigentlich alle Patienten, die lange liegen müssen. Vor allem aber sind es Schwerkranke, Fieberkranke und alte Menschen. Im Prinzip umfaßt sie die Weichlagerung, die Umlagerung und die Superweichlagerung.

Tabelle 5.**5** Druckeinwirkungen auf das Gewebe

Unterlage	Druck kPa	(mmHg)
Harte Platte	6,7 – 67,0	(50 – 500)
Stuhl aus Holz	6,0 – 53,0	(45 – 400)
Harte Platte mit 5 cm Schaumgummi überzogen	6,7 – 16,7	(50 – 125)
Silicon-Gelatine-Kissen	6,7 – 16,7	(50 – 125)
Superweichmatratze	4,0 – 6,1	(30 – 45)
Wasserbett, Sandbett	2,0 – 3,3	(15 – 25)
Kapillardruck	2,7 – 4,0	(20 – 30)

Da diese Lagerungsformen Teil der **Dekubitusprophylaxe** sind, werden sie dort besprochen (S. 158 ff.).

Therapeutische Ruhelage

Die therapeutische Ruhelage ist meist die **Rückenlagerung**. Sie ist die „übliche" Lage; Patienten nehmen sie spontan ein, wenn keine Gegenindikation besteht.

Sie ist die häufigste Lagerung in der Orthopädie und dient meist der Ruhigstellung und Fixation (z. B. bei Frakturen) oder der Stützung, z. B. bei Nacken- und Wirbelsäulenproblemen. Zur Anwendung kommen Schienen, Spreu- und Hirsekissen, Nackenrollen, Sandsäcke usw.

Die Lagerung auf dem Rücken mit leicht erhöhtem Oberkörper ist auch die häufigste Lagerungsart bei Schwerkranken, bei alten Menschen, in der postoperativen Phase. Sofern keine besonderen therapeutischen Lagerungsmaßnahmen verordnet sind, genügt die normale Ausstattung des Bettes. Eventuell sind zusätzlich notwendig
- kleines Nackenkissen oder andere vom Patienten gewünschte Kissen zur Erleichterung des Liegens;
- Fußstütze zur Spitzfußprophylaxe (Abb. 5.**20**) oder als Bettverkürzer bei kleinen Patienten. *Nicht anwenden* bei Patienten mit Spastikbereitschaft (z. B. Hemiplegiepatienten), da jede Berührung mit harten Unterlagen die Spastizität erhöhen wird;
- Deckenheber (Bettbogen, Bettgabel) zur Entlastung der Füße (vor allem nach Eingriffen an den unteren Extremitäten).

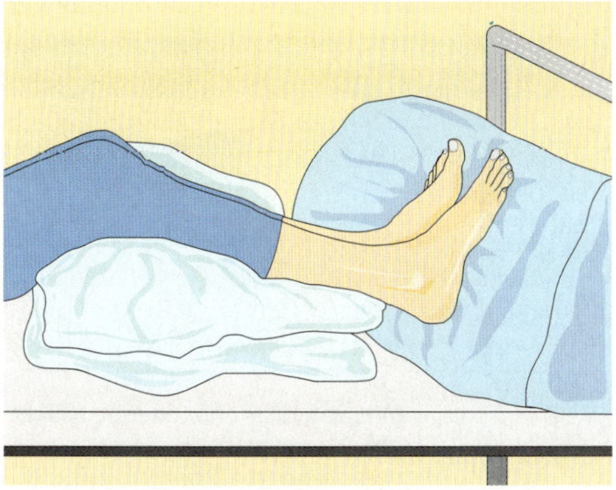

Abb. 5.**20** Fußstützen als Spitzfußprophylaxe. Vorsicht: fördert die Spastizität bei Patienten mit zentraler Lähmung.

Bei **Wahrnehmungsstörungen** und bei **längerer Bettlägerigkeit** ist es wichtig, den Füßen das „Bodenbewußtsein" zu erhalten. Eine Möglichkeit liegt darin, den Patienten sporadisch (täglich über Stunden) möglichst knöchelhohe Schuhe/Turnschuhe anzuziehen.

5.10.3 Häufige Lagerungsarten

In Tab. 5.**6** (S. 128) werden die verschiedenen Lagerungsmöglichkeiten gezeigt. In erster Linie soll die *Kapazität des Bettes* ausgenutzt werden (Abb. 5.**9**). Moderne Elektrobetten lassen sich in fast alle Stellungen bringen. Als Zwei- oder Vierknickbett ermöglichen sie auch therapeutische Lagerungen, ohne daß Kissen notwendig sind. Wichtig ist die Beachtung der physiologischen Knickstellung (Abb. 5.**19**).

Wo *keine ärztliche Verordnung* vorliegt, liegt es im Ermessen der Pflegenden, jene Lagerung vorzunehmen, die der Situation und den Bedürfnissen des Patienten am besten entspricht. Es bedarf dazu einer genauen Patientenanalyse, grundlegenden Wissens (Physiologie der Körperstrukturen) und – vor allem in schwierigen Situationen – recht vieler Phantasie.

Lagerungsgrundsätze

- So wenig Lagerungsmaterial wie möglich verwenden. Viele Kissen behindern die Bewegungsfreiheit des Patienten.
- Lagerungskissen so wählen, daß sie den individuellen Bedürfnissen entsprechen. Die verschiedenen Systeme können kombiniert werden.
- Bei vorauszusehender langer Liegezeit unbedingt frühzeitig Antidekubitussysteme einsetzen.
- Entscheidung treffen, ob Weich- oder Hohllagerung vorzuziehen ist.
- Bei der Lagerung daran denken: Je mehr Körperoberfläche aufliegt, desto besser ist die Druckverteilung.
- Immer gilt: Mobilität ist besser als Lagerung; das bedeutet, daß die *Restmobilität* möglichst gefördert werden muß.

So wichtig die Wahl und das Einsetzen von Hilfsmitteln auch sind, eines sollte dabei nicht passieren: vor lauter Technik das **Individuum Mensch** zu vergessen.

So gut eine Lagerung auch immer ist, eines darf nicht vergessen werden: besser als jede Lagerung ist die **Mobilität** des Patienten.

5.11 Betten des Patienten und Beziehen des Bettes

Wenn das *Betten* einmal gelernt ist, wird es zur Routine. Es ist darum wichtig, daß man sich rasch gewisse Handgriffe aneignet und nach zielgerichteten Überlegungen vorgeht:
- Rückenschonende Arbeitsweise.
- Möglichst wenig Schritte tun.
- Gute Zusammenarbeit mit der Hilfe.
- Aufwirbeln von Staub vermeiden.
- Gebrauchtwäsche direkt in den Wäschesack geben.

Um diesen Anforderungen zu entsprechen, bedarf es der Einübung einer möglichst *einheitlichen Arbeitsweise* innerhalb eines Krankenhauses. Abweichungen ergeben sich aus dem vorhandenen Pflegematerial oder aus stationsinternen Gewohnheiten.

Die *Vereinheitlichung der Pflegetechnik* erweist sich beim Betten als sehr zweckmäßig. So hat sich z. B. in der Schweiz das System des „Einheitsbettes" seit vielen Jahren bewährt. Es ist dabei jeder Handgriff sinnvoll durchdacht und Rücksicht genommen auf eine rückenschonende Arbeitshaltung.

Eine große Vereinfachung bietet heute das sog. Nordisch-Schlafen (Fixleintuch, großes Deckbett).

Tabelle 5.**6** Häufige Lagerungsarten

Bezeichnung	Besonderheiten	Indikation	Lagerung
Flachlagerung „Rückenlage“	– Bett flach – nur kleines Nackenkissen – evtl. Knierolle – Fußstütze	– einfache Entspannungslage – bei Wirbelsäulen-, Beckenfrakturen – nach Rückenoperationen – nach Lumbalpunktionen	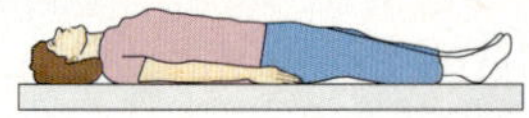
Oberkörperhochlagerung – leicht erhöht – halbsitzend – sitzend als Entlastungslagerung	– Kopfteil des Bettes ca. 30° erhöhen – 1–2 Kissen als Rückenstütze – Knierolle oder „Knieknick“ oder Füße abstützen – zusätzlich: Stützen der Arme, Thoraxraum ist frei	– zum Essen und Trinken – bei Herz- und Lungen-Erkrankungen; atemerleichternde Lage – nach gewissen Operationen, z. B. Strumektomie – nach intrakraniellen Eingriffen und Schädel-Hirn-Traumen	**Wichtig:** Der entstehende **Knick** (✱) des Bettes muß mit dem entsprechenden Körperteil, z. B. der Hüftgelenkebene, exakt übereinstimmen (vgl. Abb. 5.**19**). 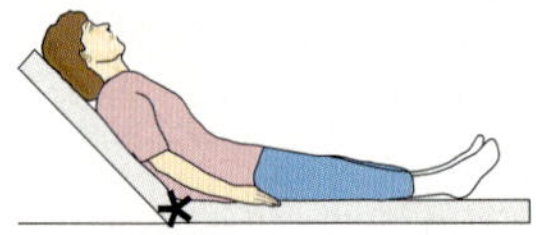
Beintieflagerung „schiefe Ebene“	– ganzes Bett schräg-, Fußende tiefstellen – Fußstütze – evtl. kleines Kniekissen oder Knieknick	– Förderung der Durchblutung – bei arterieller Durchblutungsstörung – nach Gefäßoperationen im arteriellen System	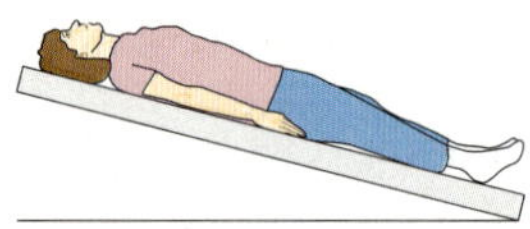
Beinhochlagerung	– Bett schräg- bzw. Fußende hochstellen – erkrankte Extremität auf Schiene – Knickung in der Leiste vermeiden – weiche Fußstütze	– Förderung des venösen Rückflusses – nach Venenoperationen – bei Venenentzündungen	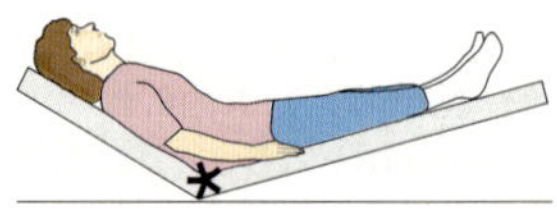
Bauchlagerung	– Kopfteil flach – kleines, flaches Kopfkissen – evtl. flaches Bauchkissen – Fußkissen (Entlastung der Zehen!)	– Entlastungslage, z. B. bei Dekubiti – Korrekturlage, z. B. bei Kontrakturen	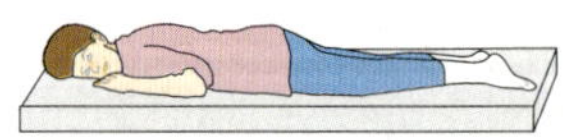
Seitenlage	– Kopfteil flach oder leicht erhöht – Stützkissen nach Bedarf: für Nacken, Rücken, Extremitäten, Füße – 30°- oder 90°-Seitenlage	– nach Lungenoperationen – therapeutische Lage bei Hemiplegie – zur Dekubitusprophylaxe	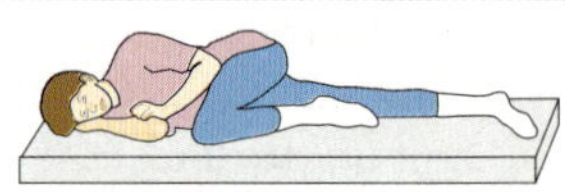
Trendelenburg-Lage „Schocklagerung“	– ganzes Bett schrägstellen = Fußende hoch, Kopf tief	– bei Kreislaufversagen – bei akuten Blutungen – im Schock	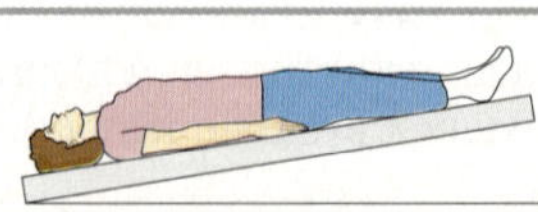

5.11.1 Vorbereitung

Bett

Für einen neuen Patienten kann das Bett gereinigt, desinfiziert und frisch bezogen von der *Bettenzentrale* angefordert werden. Steht diese Dienstleistung nicht zur Verfügung, obliegt die Verantwortung für saubere und desinfizierte Betten der Station.

Wäsche und Pflegemittel

Vor dem Betten werden vorbereitet bzw. bereitgestellt:

- *Frische Wäsche.* Sie wird auf einem Mehrzweckwagen mitgeführt oder liegt im sog. Pflegeschrank. Frische Wäsche wird nur mit sauberen Händen berührt.
- *Box mit Pflegematerial.* Sie enthält die üblichen Pflegemittel wie Puder, Einreibemittel (gewisse Pflegeverrichtungen lassen sich vorteilhaft mit dem Betten verbinden).
- *Wäschesackrolli für Schmutz- bzw. Gebrauchtwäsche.* Meist als fahrbares Gestell mit 2–3 Säcken, damit die Wäsche sofort sortiert werden kann. Die Säcke haben verschiedene Farben oder Farbstreifen, z. B. Grau für große, Blau für kleine Wäschestücke, Rot für Naßwäsche (verunreinigt mit Stuhl, Urin, Erbrochenem) und Gelb für infizierte Wäsche.

Respekt und Höflichkeit verlangen, daß man mit *sauberen Händen* auf den Mitmenschen und seine persönliche Sphäre zugeht. Bei der Krankenpflege ist zusätzlich an die Verhütung der Keimverschleppung zu denken (S. 392 ff.).

Patient

Das Betten hat für den teilweise oder ganz bettlägerigen Patienten eine große Bedeutung. Für ihn und für uns, die wir ihn pflegen, kann es die Möglichkeit zur ganzheitlichen Begegnung schaffen. Das heißt, daß wir

- bewußt ans Bett treten und mit dem Patienten Kontakt aufnehmen;
- zu erspüren versuchen, wie es ihm gerade jetzt zumute ist (Stimmung, Befinden usw.). Wir geben ihm Gelegenheit, sich zu äußern (Bedürfnisse, Fragen, Schmerzen, Ängste, Freuden);
- unsere Bewegungen der Situation und dem Zustand anpassen, das kann langsam-behutsam oder auch fröhlich-beschwingt sein;
- Handgriffe am Patienten bewußt und kompetent ausführen, nicht etwas, sondern *jemanden* berühren, lagern, einreiben usw.;
- ganz da sein, d. h. das, was wir tun, ganz tun, dann erfährt der Kranke unsere Pflege als „heilendes Tun" = therapeutische Pflege.

5.11.2 Technik des Bettens

Leeres Bett

- Zwei Stühle (dem Bett zugekehrt) ans Fußende stellen oder spezielles Gestell aufklappen.
- Bettbügel aufhängen, Nachttisch wegschieben.
- Kopfende des Bettes flachstellen (Niveau auf angepaßte Höhe).
- Decke von oben nach unten in die Hälfte falten und auf die Stühle legen (Patientenseite, d. h. die auf dem Patienten direkt aufliegende Seite, nach innen falten → Verhütung der Keimverschleppung).
- Obere Bettücher unter die Kissen strecken.
- Kissen (wenn zwei, diese miteinander) fassen und umgekehrt auf die Decke legen.
- Alle Bettücher ringsherum lösen (von unten nach oben gehend).
- Oberes Bettuch dritteln und ablegen (bei zusätzlicher Decke gleich vorgehen).
- Unterlage wenig gegen sich ziehen und in die Hälfte falten (gebrauchte Seite nach innen), ablegen – oder in den Wäschesack geben.
- Unterleintuch dritteln, leicht „ausschütteln" und damit zum Kopfteil des Bettes zurückkehren.
- Unterleintuch möglichst weit unter die Matratze einschieben, fixieren. Unterlage darüber (Bruchkante nach unten, da hier weniger Druck aufliegt).
- Oberes Leintuch (bzw. obere Bettücher) auf das Bett legen, oben einen zweifachen Umschlag legen.
- Oberleintuch (bzw. obere Bettücher) am Fußende des Bettes fixieren, Falte für die Füße vorsehen (wenn nötig korrigieren, sobald der Patient im Bett ist).
- Kissen leicht mit „Luft füllen" und plazieren.
- Decke auf das Bett legen.

Betten des bettlägerigen Patienten

Die Wahl der Methode richtet sich nach der Behinderung oder Bewegungseinschränkung des Patienten, je nachdem, ob er *sich auf die Seite drehen oder sich hochheben kann*. Es gibt keine Me-

thode, die für alle Patienten gilt. Ausschlaggebend sind immer
- Zustand und Situation des Patienten und
- unser Einfühlungsvermögen.

Aus beiden Aspekten resultiert das individuelle Vorgehen, das sich auf den folgenden Methoden abstützen kann.

Vorgehen

- Zwei Stühle (dem Bett zugekehrt) ans Fußende stellen oder Gestell aufklappen.
- Bettbügel aufhängen (wenn der Patient diesen nicht gebrauchen kann), Nachttisch wegstellen, Bett auf Arbeitshöhe.
- Decke von oben nach unten in die Hälfte falten und auf die Stühle legen (wie beim leeren Bett).
- Alle Bettücher ringsherum lösen (von unten nach oben gehend).
- Decktuch auf den Patienten legen.
- Oberes Bettuch (bzw. Bettücher) dritteln und auf die Decke legen (oder wenn nötig in den Wäschewagen geben).
- Kopfende des Bettes möglichst flachstellen.
- Kissen, außer dem Nackenkissen, wegnehmen und umgekehrt ablegen.

Das weitere Vorgehen ist bei Variante 1 und 2 verschieden.

Variante 1 – Der Patient kann sich auf die Seite drehen (Abb. 5.**21**):
- Den Patienten auf die Seite drehen, Kopf mit Nackenkissen stützen.
- Stoff- und undurchlässige Unterlage einzeln raffen und so weit wie möglich zum Patienten schieben.
- Unterleintuch strecken und fixieren (oben, unten, Mitte)
  oder
  durch ein *frisches* ersetzen.
- Bettschutzeinlage(n) einstecken und gerafft an den Patientenrücken heranschieben.
- Den Patienten auf die andere Seite drehen, auf gute Lagerung des Kopfes achten.
- Gebrauchte Bettwäsche wegnehmen und in den Wäschewagen geben.
- Unterleintuch und Unterlagen einzeln strecken und fixieren.
- Patient kann sich wieder auf den Rücken drehen.

Variante 2 – Der Patient kann sich hochheben (ohne Unterleintuchwechsel):
- Unterlage(n) von einer Seite nahe an den Patienten heranschieben.
- Unterleintuch vom Kopfende her strecken und fixieren.
- Frische Unterlage(n) einstecken und an den Patienten heranschieben.
- Patient hebt sich hoch: gebrauchte und frische Unterlage werden durchgezogen.
- Gebrauchte Bettwäsche in den Wäschewagen geben.
- Unterleintuch und Unterlagen von der anderen Seite einzeln strecken und fixieren.

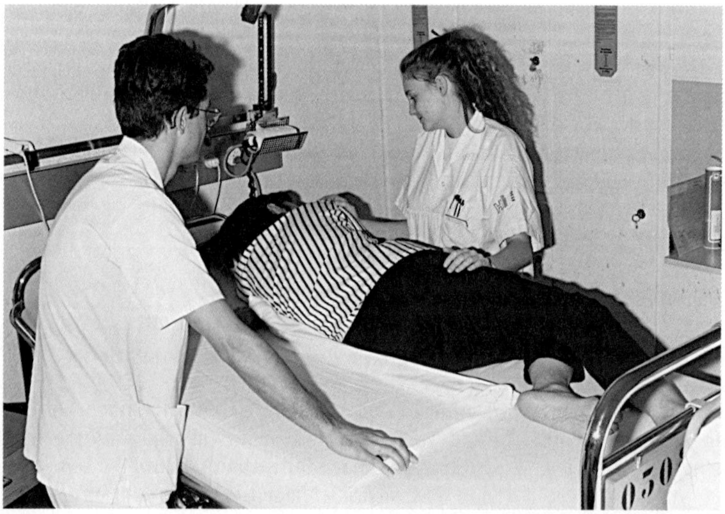

Abb. 5.**21** Wäschewechsel beim liegenden Patienten. Das alte Leintuch ist eingerollt, das frische wird eingebettet. Gleiches Verfahren mit der Unterlage (Foto: Kantonsspital St. Gallen).

Das *Beendigen des Bettens* bleibt sich gleich, ob Variante 1 oder 2 gewählt wurde:

- Den Patienten in die gewünschte Lage bringen.
- Die Kissen einbetten, Kopfende in die richtige Position bringen.
- Oberes Bettuch (bzw. Bettücher) auf den Patienten legen und oben einen zweifachen Umschlag legen, gleichzeitig etwas hinaufziehen. Dann
- am Fußende des Bettes fixieren, Falte für die Füße machen.
- Decke auf das Bett legen.

Pflegemaßnahmen beim Betten

- Das *Waschen von Rücken und Gesäß* läßt sich beim Schwerkranken am leichtesten und gründlichsten ausführen, wenn er auf der Seite liegt (z. B. beim Betten). Gesäß und Außenseite der Oberschenkel (inkl. Trochantergegend) bedürfen auf beiden *Seiten* der gründlichen Pflege.
- *Bettgymnastik, Durchatmen* usw. lassen sich mit dem Betten verbinden.
- Die *Häufigkeit* des frisch Bettens, Waschens usw. muß dem Zustand (Befinden, Befindlichkeit) angepaßt werden.

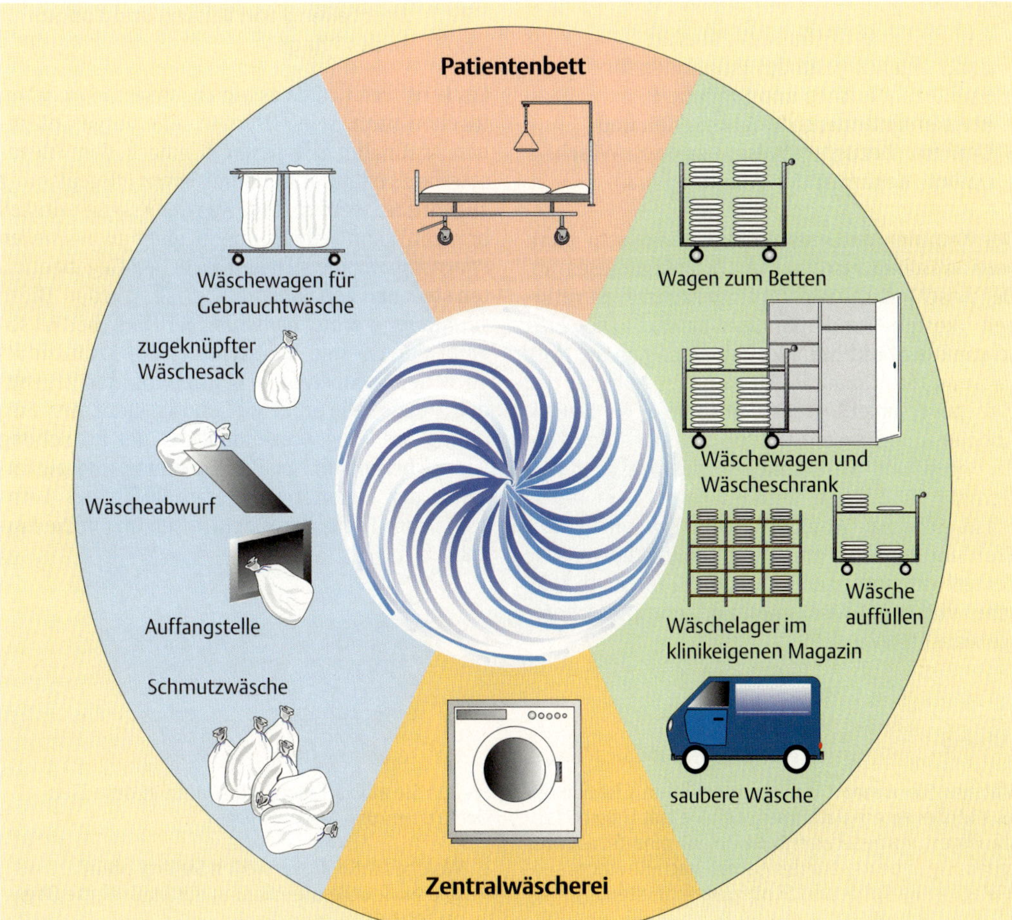

Abb. 5.**22** Kreislauf der Bett- und Patientenwäsche.

5.11.3 Wechseln der Patienten- und Bettwäsche

Regeln sind gegenüber dem Bedarf zweitrangig. Die Ansprüche und Bedürfnisse an die Hygiene sind beim heutigen Menschen (auch außerhalb des Krankenhauses) sehr groß. Dazu kommt, daß wir „Kinder einer Wegwerfgesellschaft" sind und gebrauchte Dinge (auch Wäsche) rasch durch neue bzw. frische ersetzen. Es geht darum, die Mitte zwischen dem Zuviel und dem Zuwenig zu finden, um sowohl den *individuellen* als auch den *ökologischen* und *ökonomischen* Gesichtspunkten gerecht zu werden.

Ausschlaggebend für den Wäschewechsel sind:

- Bedarf und Bedürfnis des Patienten;
- unser eigenes gesundes Empfinden für Sauberkeit, Frische und Schönheit;
- krankenhausinterne Möglichkeiten und Grenzen (bezüglich Wäscheangebot, Wäscheumlauf, Kapazität der Wäscherei u.a.).

Der Komplex der Wäschefrage hängt sehr stark vom *Wäschereisystem* eines Krankenhauses ab. Der Anschluß an eine Zentralwäscherei ist rationell, kosten- und personalsparend. Die Einschränkung besteht in der Anpassung an die Normierung (Stoffqualität, Masse u.a.); auch ist der Wäscheverschleiß größer. Sortieren, Verpacken, Abholen und Bringen richten sich nach den Forderungen und Möglichkeiten des Wäschereisystems.

Ein Schema (Abb. 5.**22**) veranschaulicht den Kreislauf der Bett- und Patientenwäsche von der Zentralwäscherei ans Krankenbett (saubere Wäsche) und vom Krankenbett zur Zentralwäscherei (gebrauchte Wäsche).

Beachte

- Bei allen Arbeiten am Bett dieses auf Arbeitshöhe stellen.
- Wäschewechsel so schonend wie möglich, bei Schwerkranken zu zweit.
- Intimsphäre (Schamgefühl) und Würde des abhängigen und hilfsbedürftigen Menschen respektieren.
- Beschmutzte Wäsche so rasch wie möglich wechseln.
- Gebrauchte oder schmutzige Wäsche nicht auf den Fußboden, sondern direkt in den Wäschesack.
- Infizierte Wäsche vorschriftsmäßig behandeln.

5.12 Beurteilung von Wissen und Können in der Pflege

Ein Lehrbuch hat, da es nur theoretische Angaben machen kann, seine Grenzen. Alle vorgeschlagenen Maßnahmen müssen demnach den Pflegestandards oder der *standardisierten Pflegeplanung* zugeordnet werden. Das, was der Kranke *wirklich* braucht, kann jedoch nur in einer *individuellen Pflegeplanung* die sich den aktuellen Gegebenheiten stets neu anpassen muß, erfaßt werden. Diese *situationsgerechte Anpassung der Pflege* bedarf sowohl der wachen Beobachtung des Kranken als auch der kompetenten Beurteilung der gegebenen Pflege. Die folgende Übung dient der Einübung des Pflegeprozeßdenkens, der Erreichung von Sicherheit in der Pflegeplanung und gleichzeitig der eigentätigen Verarbeitung des Lernstoffs zum Thema bzw. der Umsetzung in die Praxis.

Übung

Machen Sie anhand der vorgegebenen Checklisten (S. 112) bei einem Patienten (den Sie mit Hilfe der zuständigen Vorgesetzten auswählen) eine Situationserhebung in bezug auf den Schlaf-wach-Rhythmus sowie auf seine Ruhe- und Schlafgewohnheiten.

- Welche Probleme/Störungen können Sie beobachten?
- Wo liegen mögliche Selbsthilfebereiche (Ressourcen)?

Stellen Sie eine Pflegeplanung auf mit dem Ziel: *Der Kranke kann besser schlafen.*

- Welche *Maßnahmen* wollen Sie ergreifen?
- Wie wollen Sie die Wirkung der Maßnahme überprüfen?
- Wie begründen Sie die vorgeschlagenen Mittel?

Weiterführende Literatur

Bienstein, C., A. Fröhlich: Basale Stimulation in der Pflege. Bundesverband für spastisch Gelähmte, Düsseldorf 1991

Bienstein, C., A. Fröhlich: Bewußtlos. Eine Herausforderung für Angehörige, Pflegende und Ärzte. Selbstbestimmtes Leben, Düsseldorf 1994

Bienstein, C., G. Schröder u. a.: Dekubitus. Herausforderung für Pflegende. Thieme, Stuttgart 1997

Borbély, A.: Das Geheimnis des Schlafs. Ullstein, Berlin 1991

Dogs, W.: Konzentrative Entspannungstherapie, 19. Aufl. Braun, Duisburg 1993

Farady, A.: Deine Träume, Schlüssel zur Selbsterkenntnis, 14. Aufl. Fischer, Frankfurt 1992

Feyler, G.: Träume, Suchbilder der Seele, 2. Aufl. Bauer, Freiburg 1988

Finke, J., W. Schulte: Schlafstörungen. Ursachen und Behandlung, 2. Aufl. Thieme, Stuttgart 1979

Friebel, V.: Schlafprobleme aktiv angehen. Trias, Stuttgart 1990

Huber, A., B. Karasek-Kreutzinger, U. Jobin-Howald: Checkliste Krankenpflege, 4. Aufl. Thieme, Stuttgart 1994

Jecklin, E.: Arbeitsbuch Krankenbeobachtung, 2. Aufl. Fischer, Stuttgart 1992

Juchli, L.: Pflegen, begleiten, leben, 3. Aufl. Recom, Basel 1992

Kirch, K. M.: Schlafstörungen natürlich behandeln. Gräfe & Unzer, München o. J.

Kleinsorge, H.: Selbstentspannung, 8. Aufl. Fischer, Stuttgart 1991

Langen, D.: Sprechstunde: Schlafstörungen. Wieder gut schlafen lernen. Gräfe & Unzer, München 1982

Leibold, G.: Wie pflege ich Kranke zuhause richtig? Hädecke, Weil der Stadt 1982

Luban-Plozza, B.: Schlaf dich gesund, 8. Aufl. Trias, Stuttgart 1993

Pirsig, W.: Schnarchen. Hippokrates, Stuttgart 1988

Savanov, J.: Lagerungshilfsmittel in der Krankenpflege. Springer, Berlin 1988

Schultz, J. H.: Das autogene Training, 19. Aufl. Thieme, Stuttgart 1991

6 Sich bewegen

Nichts ist ewig,
alles Leben ist Fluß.

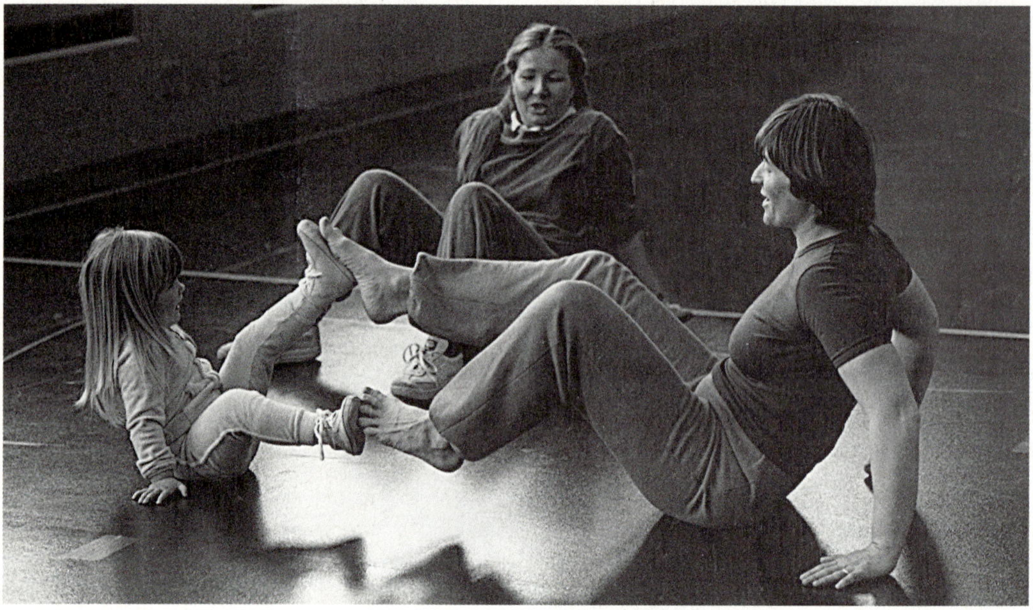

Foto: Ursula Markus, Zürich

Sequenzziel

Sie finden in diesem Kapitel Informationen zur ATL „sich bewegen". Sie werden feststellen, wie sehr sowohl die Gesunderhaltung und Gesundheitsförderung als auch die prophylaktischen Maßnahmen in Wechselwirkung stehen zu allen anderen ATL (wie auch zu anderen Störungen). Sie finden Lerninhalte in bezug auf das Beobachten des Gesunden und des Kranken, prophylaktische Maßnahmen, Hilfe und Anleitung zur Pflege, so z. B. die Anwendung der Kinästhetik in der Pflege, das Mobilisieren des Kranken und die Hilfe und Unterstützung bei Bewegungs- und Gehstörungen (Transfer, Sitzen, Gehen usw.). Das angebotene Wissen soll Ihnen helfen, Zusammenhänge besser zu verstehen und situationsgerecht zu handeln.

Prinzipien/Impulse

Die **menschliche Person** – *der innere Mensch* – nimmt teil am Leben und Erleben und drückt sich aus in Gestalt, Bewegung und Bewegtheit: Denken, Fühlen, Begehren und Fantasieren sind in steter Bewegung, sind gleichsam ein „bewegtes inneres Wirbeln". Wo diese Dynamik nach außen durchkommt, geschehen Selbstausdruck und Signalwirkung. Der Mensch lebt sich dar, *er ist Leib*.

Der **menschliche Organismus** – *der äußere Mensch* – ist in seinem Ausdruck und in seiner Bewegung und Beweglichkeit an intakte Körperstrukturen gebunden, an intakte Bänder, Sehnen, Gelenke, Knochen und Nerven. Dieses Bewegungsinstrument kann freiheitlich benutzt werden – der Mensch kann stehen, gehen, greifen –, ist aber auch begrenzt und Begrenzung unterworfen (je nach vorliegenden inneren und äußeren Bedingungen). Bewegung dient immer auch dem Körper selbst, dem Kreislauf, der Atmung, dem Zellstoffwechsel und somit dem Stoff- und Energieausgleich. Der Mensch braucht diese Funktionen, *er hat einen Körper.*

Auch die **Welt als ökosoziales System** steht in einem dynamischen Wechselspiel von gegenseitiger Beziehung und Beeinflussung. Nichts geschieht ohne Bezug zum anderen, und nichts steht für sich allein. Jede Bewegung zieht eine andere nach sich. Ohne Bewegung gibt es kein Leben. In der Ich-Du-Bewegung drücken wir uns aus, schaffen Distanz und Nähe: Der Mensch ist *Beziehungswesen.*

Der Bewegungsapparat ist das Instrument, mit dem der Mensch auf die Umwelt zugeht, um einerseits auf sie einzuwirken, andererseits sich selbst in ihr darzustellen.

Muskeln (aktiver Bewegungsapparat), Knorpel, Knochen und Gewebe (passiver Bewegungsapparat) ermöglichen, wenn sie in harmonischer Wechselwirkung sind, all jene Aktivitäten, die unter dem Begriff „sich bewegen" zusammengefaßt sind. Die die Gelenke bewegenden *Muskeln* (gesteuert durch das zentrale Nervensystem) arbeiten nach dem Gesetz der Mechanik. Ihre Wirkung hängt vom Hebelarm ab, d.h. vom Abstand des Muskelansatzes von der Gelenkachse, sowie vom Gelenktyp (Kugel-, Scharnier-, Ei- oder Drehgelenk). In jeder Ebene können zwei Hauptbewegungen ausgeführt werden. Da der Raum dreidimensional ist, sind sechs Hauptbewegungen möglich: Beugung, Streckung, Anziehen, Abspreizen, Außen- und Innenrollen. Darin geschieht *körperliche Aktivität*, ohne die eigentlich keine der anderen Aktivitäten des täglichen Lebens möglich ist: Atmen, Essen und Trinken, Sichwaschen und -kleiden usw., alle sind sie von der Bewegungsfähigkeit abhängig. Störungen in diesem Bereich ziehen eine Vielfalt anderer Lebenseinschränkungen nach sich. *Sich bewegen* heißt auch, die Lage von etwas oder jemand verändern. Darin ist die *geistige Aktivität* mit enthalten. *Beweglichkeit* und *Flexibilität* sind insbesondere dort verlangt, wo „sich etwas bewegt" und wo „etwas bewegt werden soll". Sich bewegen hat sowohl mit *Beweglichkeit* wie mit *Bewegtheit* etwas zu tun, ist demnach ein *äußerer* und ein *innerer* Vorgang.

Lesen Sie auch S. 90 ff. u. 75 f.

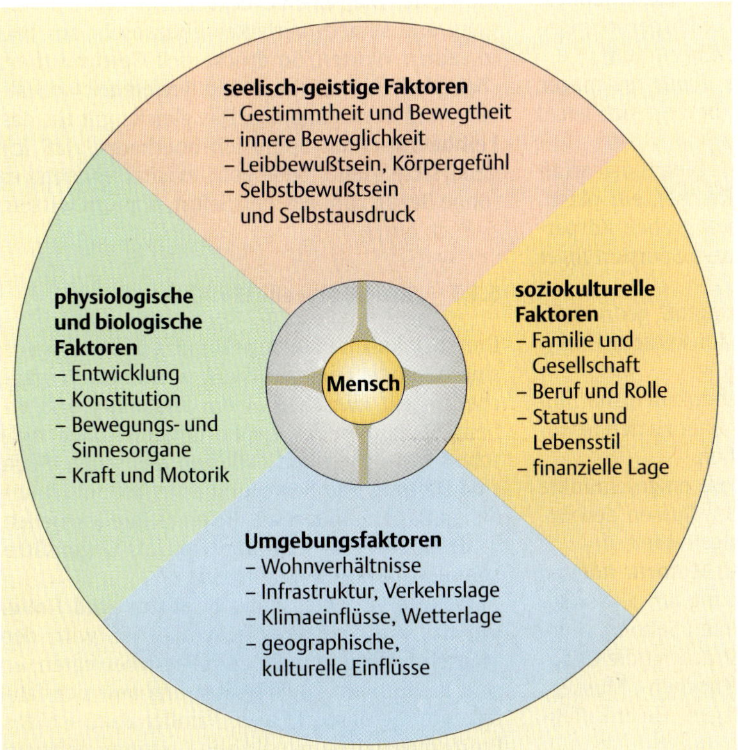

Abb. 6.**1** Einflußfaktoren auf das Bewegen.

6.1 Beeinflussende Faktoren

Die ATL „sich bewegen“ ist eine vielschichtige und komplizierte Lebensfunktion, die nicht nur alle anderen Funktionen beeinflußt, sondern auch selber von vielem beeinflußt wird (Abb. 6.**1**).

6.1.1 Biophysiologische Faktoren

Entwicklung und Älterwerden bedeuten auch Bewegung. Ein gesundes Kind ist ständig in Bewegung: Sich bewegend erforscht es seine Umwelt und lernt es das Leben kennen. Der Jugendliche, der sich im Vollbesitz seiner Kräfte fühlt, hat oft einen unbändigen Bewegungsdrang. Erwachsene werden gemessener in ihrem Bewegungsausdruck. Der alte Mensch erfährt zunehmend Bewegungseinschränkungen, im Extremfall sogar Verlust der Beweglichkeit. Sich bewegen können ist ein wichtiges Maß für die Unabhängigkeit des Menschen. Das kleine Kind wie der alte Mensch sind darin nicht unabhängig; im „noch nicht“ oder im „nicht mehr“ braucht der Mensch die Hilfe des anderen Menschen. Er bewegt sich im Prozeß von Abhängigkeit – Unabhängigkeit – wieder abhängig werden.

Körperliche Einflußfaktoren sind u. a. die **Konstitution** (lat. constitutio = Beschaffenheit, Zustand). Es leuchtet ein, daß die körperliche Disposition auch die Beweglichkeit beeinflußt.

- Der *leptosome, asthenische Typus* ist mager, schmal, aufgeschossen – er bewegt sich leicht und rasch.
- Der *athletische Typus* ist breit gebaut, hat straffe Formen (Brust, Bauch, Rumpf), ein plastisches Muskelrelief und einen groben Körperbau – er ist der typische aktive Sportlertyp, er bewegt sich gern und viel.
- Der *pyknische Typus* ist mittelgroß, gedrungen, mit weichbreitem Gesicht auf kurzem Hals – er ist wenig bewegungsfreudig.
- Der *dysplastische Typus* ist endokrin disharmonisch entwickelt – er gehört eher zu den bewegungsgehemmteren Menschen.

Die **Sinnesorgane**, insbesondere eingeschränkte Sehkraft und Hörfähigkeit, beeinflussen den Bewegungsfluß und die Bewegungsfreiheit.

Die **körperliche Kraft und Motorik** können gehemmt sein, d. h., jede Störung am Skelettsystem und der damit verbundenen Sehnen, Muskeln und Nervenbahnen beeinträchtigt die Unabhängigkeit in der Bewegung (Knochen-, Muskel-, Sehnenerkrankungen, Lähmungen, Gelenkaffektionen usw.).

6.1.2 Seelisch-geistige Faktoren

Neben den konstitutionellen Körpertypen sind es auch die *Charaktertypen*, die die Bewegung beeinflussen: Cholerisches, sanguinisches, phlegmatisches oder melancholisches Temperament haben ihr jeweils eigentypisches Haltungs- und Bewegungsmuster: *rasch* und *kräftig* der Choleriker, *leicht* und *schwebend* der Sanguiniker, *langsam* und *bedächtig* der Phlegmatiker, *ruhig* und *abwartend* der Melancholiker. Darin spiegelt sich auch die Ganzheit des Menschen als Leib-Seele-Geist-Einheit.

Die Wechselwirkung von Leib und Seele wurde schon von dem Philosophen L. Klages sehr eindrücklich formuliert: „Der Leib ist die Erscheinung der Seele, die Seele ist der Sinn des Leibes.“ Man könnte auch sagen: Der Körper, so wie er sich zeigt, bewegt und ausdrückt, ist der Ausdruck von Seele und Geist, und sie sind es letztlich, die den Körper – die Bewegungen – mit Leben erfüllen. Wenn der Theologe K. Rahner sagt: „Der Leib ist die raumzeitliche Gestalt des Geistes“, dann, so meine ich, sagt er genau das gleiche aus, nämlich daß jede physische Haltung und Bewegung zugleich etwas Psychisches und Geistiges bedeutet. Innere Harmonie oder Disharmonie des Menschen drückt sich in seiner Bewegung und seinem Verhalten ebensosehr aus wie in seinen Worten. So drückt sich **Gestimmtheit** (Befinden, Befindlichkeit und Bewegtheit) in Haltung und Bewegung aus. Das gleiche gilt für das **Leibbewußtsein**. Spüre ich überhaupt, daß *ich* gehe/sitze/stehe, oder geht *es*/sitzt *es*/steht *es* (ohne Bezug zum eigenen Selbst, ohne zu wissen, daß ich bin)?

6.1.3 Soziokulturelle Einflüsse

Die soziokulturellen Aspekte des Sichbewegens sind besonders eindrucksvoll, wenn man Vergleiche anstellt zwischen einem Südländer und einem Bewohner des hohen Nordens oder zwischen westlichen und östlichen Menschen. Auch sind Haltung und Bewegung eines bodenverbundenen Bauern anders als die eines Intellektuellen in der Stadt. Das Kind, die Frau als Gegensätze zum Betagten, zum Mann usw.

Weitere Aspekte sind z. B. **Status und Rolle**. Wo das Auto ein Prestigesymbol ist, wird der Mensch mehr und mehr zum Passivbewegten; er geht kaum mehr zu Fuß, fährt und läßt sich fahren, nimmt den Lift usw. Parallel dazu ist das **Freizeitverhalten** ein aktives Gestalten oder ein passives Konsumieren. Auch der **wirtschaftliche Aspekt** kann darüber entscheiden, ob ein Mensch sich aktiv betätigen *muß* (zu Fuß gehen, handwerkliche Arbeit) oder ob er sich fortbewegen lassen und versorgen lassen *kann*.

6.1.4 Umgebungsfaktoren

Es sind dies in erster Linie die bereits erwähnten **geographischen und klimatischen Verhältnisse**. Es leuchtet ein, daß der Mensch sich in der Hitze weniger und anders bewegt als bei kühler Witterung (Temperaturregulierung S. 308), in den hohen Bergtälern anders als im flachen Land.

Die **Wohnverhältnisse** spielen eine sehr große Rolle. Schon das Kind lernt Bewegungsräume wahrzunehmen und einzuschätzen. Frühe Einschränkungen des Bewegungsraumes wirken sich ebensosehr auf die menschliche Entwicklung aus wie die Erfahrung von weiten Räumen.

Stadtwohnungen sind in ihren Bewegungsräumen anders konzipiert als z.B. ein Bauernhaus. Ein eingebauter *Lift* verführt zu passivem Verhalten, wohingegen das Treppenhaus einen natürlichen „Trimm-dich-Pfad" darstellen könnte. Auch die Wohngegend spielt eine Rolle: Wohnen an stark befahrenen Straßen bewirkt ein anderes Bewegungsverhalten als das Wohnen im Eigenheim mit Garten.

Eine gute Infrastruktur, leicht erreichbare Erholungsräume, Spiel- und Sportangebote fördern die Entwicklung von Spiel- und Bewegungsdrang, enge Wohn- und Lebensräume lassen ihn verkümmern.

6.2 Wahrnehmen und Beobachten von Ausdruck und Bewegung

6.2.1 Die Ganzheit des Leibes

Der ganze Mensch ist Bewegung, der ganze Leib ist Ausdruck von Bewegtheit, und am ganzen Körper ist Bewegung möglich.

Das Gesicht (Physiognomie S. 198 f.) ist ebenso daran beteiligt wie die Extremitäten, die wir als eigentliche Bewegungsinstrumente bezeichnen: Die Arme und Hände sind zum Greifen da, die Beine und Füße zum Gehen.

Immerzu sendet *der Leib* seine Signale aus, nie ist es an ihm ganz still, nie ist er unbewegt (es sei denn im Tode). Seelische Gestimmtheit zeigt sich ebenso im Körper wie geistiges Tätigsein. Dieser innere Mensch drückt sich aus, wir sprechen von **Selbstausdruck** (Körpersprache S. 449 ff.). Wo der Mensch diesen Selbstausdruck nicht zuläßt, sein Inneres abblockt (sich zu sehr im Griff hat), zeigt sich dies in Starre und Unbeweglichkeit seines Körpers: Der Blick wird unlebendig, die Zähne sind zusammengebissen, die Mimik ist ebenso kontrolliert wie die Gestik. Steifheit und Verkrampfung sind die Folge. Wir haben dann etwa dieses Bild vor uns: hochgezogene Schultern, unbewegter Thorax (die Atmung wird flach, der Brustkorb sinkt ein), die Arme sind an den Körper gepreßt oder hängen schlaff herab, die Hände sind geschlossen (der Daumen nach innen gelegt und von der Hand umschlossen), die Beinbewegungen sind zögernd oder steif.

Sichbewegen und Beweglichkeit sind ebenso abhängig vom *Leibbewußtsein*, von der „Leibfreundlichkeit" (im Gegensatz zur „Leibfeindlichkeit") wie von *intakten Körperstrukturen* und Bewegungsmechanismen. Wer seinem Körper keinen Raum gibt und ihn „nicht zu Wort kommen läßt", der hemmt sein inneres seelisches Leben – seine Bewegtheit – ebensosehr wie seine körperliche Aktivität und damit seine Beweglichkeit.

Bewegung ist Ausdruck des ganzen Menschen, seelische Stimmung kommt in leiblicher Regung zum Ausdruck. Wo Ganzheit ist, da herrscht auch *Spannung zwischen den Polen, die die Ganzheit ausmachen*. Diese körperliche Spannung wird **Tonus** genannt. Er ist ausgeprägt im Wachzustand und in der Aktivität, und er läßt nach im Schlaf und im „Sich-gehen-Lassen". Eine eigentliche Tonuslosigkeit entsteht in der Ohnmacht.

Wo *Tonusregulation* gelingt, erfährt der Mensch Ausgleich und Wohlbefinden, ein Verhaltensmuster, das wir *Eutonie* nennen. Die *Phänomene des Tonus* können vor allem in der **Berührung** wahrgenommen werden: Spannung und Loslassen, Härte und Weichheit, Starre und Elastizität. Wenn wir solche Erscheinungen des Muskelspiels am anderen Menschen spüren, bekommen wir gleichsam einen „Begriff" davon, wie dieser Mensch sich fühlt, wie und ob er innen und außen im Einklang ist. In der Berührung begegnen wir einander, es geschieht Interaktion (S. 495 ff.).

Überforderung, Überanstrengung, Streß und Hektik lösen Tonusprobleme aus (natürlich auch Unterforderung, was z.B. bei Arbeitslosen zu enormen psychischen und körperlichen Belastungen führen kann). Die Tonuslage beeinflußt die Körperfunktion; so bewirkt ein herabgesetzter Tonus Abgespanntheit, Müdigkeit, Erschöpfung und Unlustgefühle. Die Wechselwirkung von innen und außen ist offensichtlich, d.h. der

Zusammenhang von innerer Spannkraft und körperlicher Kraft. Eine positive Affektlage entspricht einer positiven Spannkraft, die Energien freisetzt (Affektlage → Immunsystem → Gesundheit/Krankheit S. 427).

Dieses Zusammenwirken von inneren Vorgängen und körperlichen Auswirkungen wird in vielen Redensarten ausgedrückt. Im folgenden nur einige wenige Beispiele.

Bedrücktheit und Beklommenheit spiegeln sich in vielen Körperfunktionen wider:
- Da bleibt einem die Luft weg, oder es verschlägt uns den Atem.
- Der Atem stockt, man glaubt ersticken zu müssen.
- Es geht uns an die Nieren, oder es verdirbt uns den Appetit.

Bezogen auf Kopf, Hals und Rücken gibt es ganz besonders viele Redewendungen:
- Man kann sich den Kopf zerbrechen oder ist ohne Rückgrat.
- Man hat einen breiten Buckel oder zuviel auf den Schultern.
- Das Wasser steht einem bis zum Hals, oder man läßt sich zuviel aufhalsen.
- Es gibt das gebrochene Kreuz, den geknickten Nacken, und es kann u. U. den Kopf kosten.

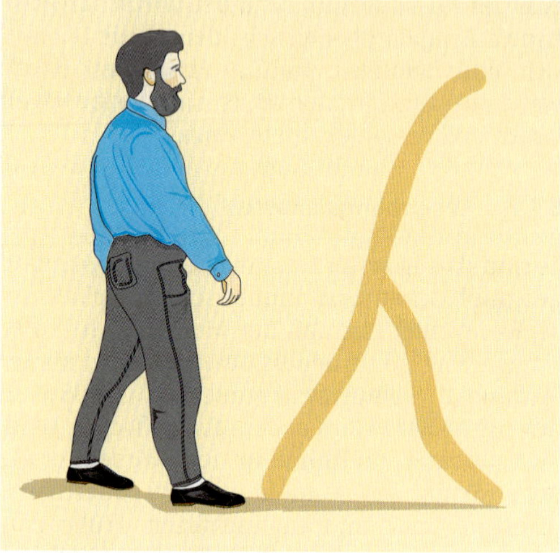

Abb. 6.**2** Chinesisches Zeichen für Mensch: ein Gehender (nach Schärli).

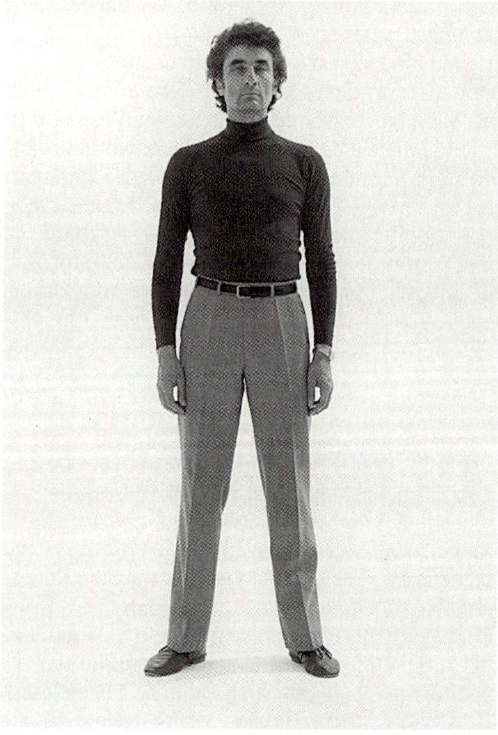

Abb. 6.**3** Samy Molcho zeigt Haltung (aus Molcho, S.: Körpersprache. Mosaik, München 1983).

6.2.2 Stehen – Gehen

„Der Mensch ist nicht zur Ruhe bestimmt“ (A. Diesterweg 1790); „der Mensch ist auf Expansion aus“ (H. Jansen 1929); und „der Mensch ist ein Gehender“, so beschreibt ihn die chinesische Kultur (Abb. 6.**2**). In all diesen Aussagen findet sich ein Gemeinsames: die Bewegung.

Stehen

Stehen hat mit *Haltung* zu tun und mit *Standpunkt*. Samy Molcho (1983) beschreibt Stehen (Abb. 6.**3**) so:

■ „Objektiv steht man gerade, wenn sich das Knochengerüst des Körpers ohne Muskelanstrengung im Gleichgewicht befindet. Der Kopf ruht waagrecht im Nacken, und der Blick ist geradeaus gerichtet. Die Schultern hängen gerade, Hände und Arme locker entlang des Körpers. Kopf, Hals und Wirbelsäule sind in eine gerade Linie gebracht, der Brustkorb hängt ohne Druck oder Zug in der Wirbelsäule. Das Becken unterstützt in gerader Position die darauf ruhenden Körperteile, die Beine schaffen in Beckenbreite die direkte Verbindung zur Erde, tragen das Gewicht des gesamten Körpers, das gleichmäßig zwischen Ferse und Ballen des Fußes verteilt ist. Wir haben das ganze Skelett in eine vertikale Linie gebracht, und durch den Zug der Schwerkraft stabilisiert sich der Körper; es ist, als sei er wie an einer Kette von oben gehalten. Die Energie strömt gleichmäßig durch die Muskeln den Körper hinauf und hinunter und schafft eine elastische Beziehung zu Erde und Raum. Solange dies geschieht, begegnen wir der Welt harmonisch.

Denn jeder Widerstand und jede Störung dieser Haltung bringt diesen Energiestrom zum Stau oder zur Entleerung. Das läßt sich ganz leicht demonstrieren.

Objektiv stehen nämlich nur wenige Menschen wirklich gerade. Was sie subjektiv als gerade Haltung empfinden, ist bei den meisten Menschen eine nach vorne hängende Haltung, die die Wirbelsäule mit einiger Muskelanstrengung belastet." ■

Die Bedeutung des Stehenkönnens können wir in der Sprache ablesen: Immer wieder werden wir herausgefordert, die Situation zu *ver-stehen*, Krisen *durchzu-stehen*. Widerwärtigkeiten müssen wir *über-stehen*, eine Prüfung *be-stehen*, einem Freund *bei-stehen* usw. Und es gilt auch dies: Wer nicht für sich *ein-stehen* kann, *ver-stellt* sich, er kann nicht *auf-richtig* sein und nicht für sich *gerade-stehen*. Vielleicht kann er nicht sehen, was ihm *zu-steht*, oder er hat nie gelernt, *zu sich zu stehen*.

Gehen

„Gehen ist eine bewußte Zweckbewegung" (Molcho 1983). Im Gehen kann der Mensch „etwas in Gang bringen". Wir bewegen uns entweder auf etwas zu, verfolgen ein Ziel, oder wir fliehen vor einer Konfrontation. Gehen ist das Urbild eines jeden *Prozesses* (lat. procedere = vorgehen). Wenn wir das Gehen einmal erlernt haben, machen wir uns keine Gedanken mehr darüber, wir gehen ganz selbstverständlich. Dabei ist Gehen ein schwieriger *Balanceakt*: Bei jedem Schritt verlassen wir einen sicheren Standort, in der Absicht, einen neuen zu erreichen. Dazwischen bewegen wir uns gleichsam im „luftleeren Raum", in der absoluten Ungesichertheit (Vorschlag: Im Zeitlupentempo einen Schritt Millimeter um Millimeter nach vorn tun und nachspüren, was dabei geschieht).

Gehen fordert unseren ganzen Organismus heraus. Wenn wir über längere Zeit auf einem harten Boden gehen (Pflegepersonen im Krankenhaus), ermüden unsere Füße rasch. Zur Entspannung brauchen sie einen Spaziergang auf unebenem Boden und in einem Umfeld, das alle unsere Sinne beansprucht (ein Spaziergang im Wald ist der beste Ausgleich für Füße und Gemüt).

Die **Gangart** ist von verschiedenen Faktoren abhängig. Ein junger Mensch geht leichtfüßiger als ein alter. Die Bezeichnung *leichter* oder *schwerer* Gang deutet auf seine Beziehung zum Boden hin, aber auch auf die körperliche Verfassung dieses Menschen und auf seine innere Gestimmtheit. Der heitere Mensch hat einen schwingenden Gang, sein Bewegungsablauf hat etwas Leichtes und Befreiendes. Das *Kind* steckt noch voller übermütiger Bewegungen, es schlenkert, hüpft, springt, dreht sich im Kreis. Ganz anders der *müde* Fußgänger. Sein Gang ist schlaff, der Körper ist nach vorn gebeugt, die Füße „kleben am Boden", die Beine werden gleichsam „mitgeschleppt", seine Bewegungen sind ohne Schwung und ohne Anmut.

Auch *Selbstbewußtsein* und Selbstwert drücken sich im Gang aus. Ein Mensch mit gefestigtem Selbstbewußtsein wird fest auftreten, seine Körperhaltung ist entspannt und aufrecht, sein Blick offen und frei. Wer hingegen wenig Selbstbewußtsein hat, wird alles daransetzen, so geräuschlos wie möglich seinen Weg zu gehen. Mit Vorliebe bewegen sich solche Menschen an den Wänden entlang (sie wagen nicht in den Raum einzugreifen, möchten niemanden auf sich aufmerksam machen). Ihre Bewegungen sind zögernd, ihr Blick ist gehalten.

6.2.3 Sitzen – Liegen

Sitzen

Sitzen ist eine Körperhaltung, die dem Organismus Entspannung und den Organen Entlastung gewährt. Wer lange auf den Füßen ist, setzt sich spontan, sobald sich die Gelegenheit dazu bietet. Trotz der Entspannung, die das Sitzen bietet, bleibt ein hohes Maß an Aktionsradius erhalten. Beim Sitzen ist der Körper imstande, ohne ständige Anspannung des gesamten Muskeltonus Aktivitäten fortzuführen, weshalb das Sitzen für viele Tätigkeiten eine gute Position ist. Viele Arbeiten lassen sich im Sitzen tatsächlich besser ausüben als im Stehen. Das gilt auch für viele Tätigkeiten im Bereich der Pflege! Sitzen ist auch die ideale Position für den *kommunikativen Austausch*. Es wirkt sich nicht nur aus, daß wir dabei entspannter sind, sondern wir signalisieren damit auch,

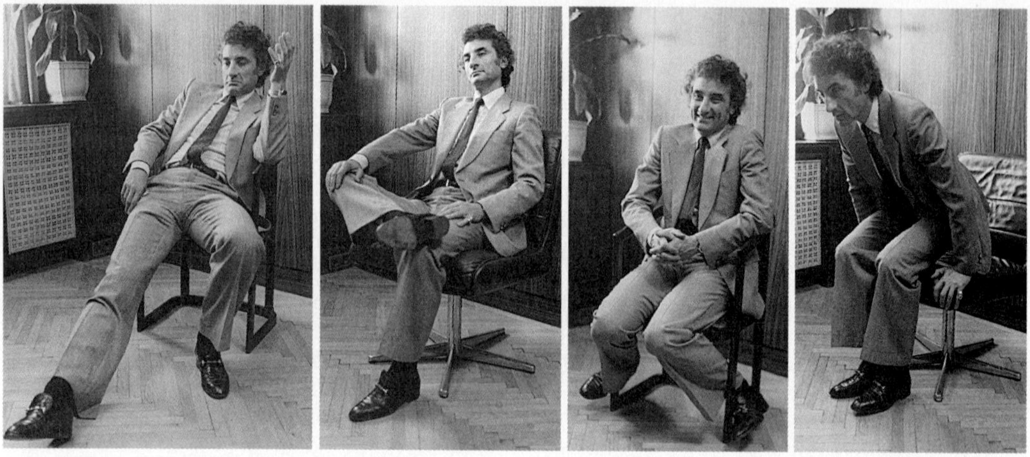

a–d

Abb. 6.4 Samy Molcho zeigt Sitzen. **a** Der offene legere Sitz demonstriert Vertraulichkeit; das gestreckte Bein drängt nach vorne und deutet den Anspruch auf ein größeres Territorium an. **b** Der Kopf weicht der direkten Konfrontationslinie aus, und während die offene Brusthaltung und der breite Sitz Selbstsicherheit ausweisen, baut das quergelegte Schienbein eine schützende Barriere. **c** Die Füße schlingen sich um das Stuhlbein: Mich bringst du hier nicht weg, das ist meine Position! **d** Ein kurzes Anheben, ein Zurechtrücken im Sitz: Er fühlt sich unbehaglich und möchte am liebsten gehen (aus Molcho, S.: Körpersprache. Mosaik, München 1983).

daß wir jetzt Zeit haben und uns Zeit nehmen wollen. Wer stehenbleibt, ist immer auch „auf dem Sprung". Beim Sitzen hat auch die räumliche Anordnung eine Bedeutung (*wer* sitzt *wem* und *wie* gegenüber). Die Beziehungen zwischen den Personen werden festgelegt, und die Rangordnung wird bestimmt. Auch die *Art und Weise*, wie jemand sitzt, also die **Sitzart**, erzählt vieles über die Person, die da sitzt. In Abb. 6.**4** zeigt Samy Molcho einige typische Sitzpositionen.

Liegen

Das Liegen ermöglicht eine vollkommene *Entspannung* aller Glieder und Muskeln, vor allem auch der Wirbelsäule. Trotzdem ist Liegen nicht mit Bewegungslosigkeit gleichzusetzen. Denn auch im Liegen bewegt sich der Mensch, auch wenn die Bewegungen feiner und unauffälliger sind. Der Mensch braucht das Liegen als *Ausgleich* zur aufrechten Körperhaltung, die ihm, wie der Name sagt, Haltung und Aufmerksamkeit abverlangt. Im Liegen ist Entspannung und Loslassen möglich. Der Mensch geht spontan in Liegehaltung, wenn er müde ist oder wenn er sich nicht wohl fühlt. In liegender Haltung kann sich der Körper erholen, Kräfte und Energien können sich regenerieren. Bei voller Entspannung stellt sich Schlaf ein (Ausgleich von Spannung und Entspannung, S. 149).

Die **Lage**, die der Mensch beim Liegen einnimmt, gibt Aufschluß über sein Befinden. Der Gesunde kann seine Lage mit Leichtigkeit verändern. Bei zunehmender Schwäche (Alter, Krankheit) läßt der Muskeltonus nach, die Veränderung der Lage wird schwierig oder ohne Hilfe nicht mehr möglich. Im schweren Fall haben Betroffene keine eigene Bewegungsmöglichkeit mehr. In der Pflege bedeutet das: „Wie wir sie betten, so bleiben sie liegen." Auch die Selbstregulationskräfte können nicht mehr zur Wirkung kommen. Das Liegen, das für den Gesunden keinerlei Probleme birgt, wird zur Gefahr: Druckstellen (Dekubitus), Fehlstellungen (Kontrakturen) entstehen, oder es kann infolge ungenügender Durchlüftung der Lungen zu Atelektasen oder Pneumonie kommen.

Auch Schmerzen wirken sich auf die Lage aus. Der Patient nimmt eine *Zwangs- oder Schonlage* ein. Typisch sind z. B. das Aufrechtsitzen bei Atemnot, die angezogenen Beine bei Bauchschmerzen, die embryonale Haltung bei Schutzbedürftigkeit.

Die **Rückenlage** gilt als die „Königsform des Liegens". Wer locker auf dem Rücken liegt, macht deutlich, daß er sich sicher fühlt. Wer zusätzlich „alle Viere von sich streckt", also Arme und Beine wohlig ausstreckt, signalisiert Entspannung und Wohlgefühl.

Seitenlage ermöglicht Ausgewogenheit und wirkt sich auf den Körper behaglich und zweckmäßig aus. Die entspannende Seitenlage ist auf S. 110 beschrieben bzw. illustriert.

6.2.4 Greifen – Umarmen

Die Hände

Die Hände sind das sensibelste Werkzeug und die ausdrucksstärksten Glieder des Menschen (Handpflege S. 220). Nahezu alles, was Menschen in ihrem Gehirn produzieren, setzen sie *mit den Händen um*. Mit der Hand können wir geben und nehmen, festhalten und loslassen. Hände können wehtun, aber sie können auch zärtlich sein, kosen und streicheln. Wir können sie zur Faust ballen oder sie zum Gruß reichen. Wir sagen z. B., daß wir einem Menschen „lieber nicht in die Hände fallen möchten". Umgekehrt sind wir glücklich, „in guten Händen zu sein", wenn wir krank und hilfsbedürftig sind. In der *Berührung* spielen die Hände eine wichtige Rolle (S. 495 ff.).

Die Fülle der Tätigkeiten, die unsere Hände ausführen, läßt sich gar nicht aufzählen. Aber es wäre lohnend, darüber etwas nachzudenken: Die Hände können ...

Die Arme

Die Arme ermöglichen das Zupacken, Helfen und Pflegen: Heben, Rollen, Ziehen, Schieben, Tragen usw. Im Miteinander von Menschen spielen die Arme eine wichtige Rolle. Menschen breiten die Arme aus, wenn sie jemanden willkommen heißen, sie können einen Trauernden „in die Arme nehmen" oder einem Hilfsbedürftigen „ihren Arm bieten" (was besser ist, als jemanden „auf den Arm zu nehmen"). Die Arme eines Menschen können einem anderen Schutz bieten und ihm Sicherheit gewährleisten. Im positiven Sinn sind die Arme Symbol der *Stärke* und der liebevollen Kraft, die schützt und hegt, im negativen Sinn sind sie Ausdruck von Gewalt und Gewalttätigkeiten.

6.2.5 Rückgrat und Wirbelsäule

Dem **Rücken** als der menschlichen Rückseite wird viel zuwenig Aufmerksamkeit geschenkt. Das ist vielleicht der Grund, warum so viele Menschen „am Rücken leiden". Er wird vernachlässigt oder falsch und übermäßig belastet. Verspannung verhindert die physiologische Beweglichkeit, was zu Abnutzungserscheinungen führt. Schmerzen und Störungen sagen uns dann, daß wir einen Rücken haben mit einem differenzierten Wirbelsystem, dessen Gesetzmäßigkeiten weder vernachlässigt noch willkürlich verändert werden können.

Das **aufrechte Rückgrat** verweist den Menschen auf sein „Aufrechtsein", „Aufgerichtetsein" und „Aufrichtigsein". Nur im Aufrechtsein bleibt der Mensch gesund, gewinnt er den rechten Stand, kann er sich frei im Raum bewegen und befindet er sich in einem guten, labilen Gleichgewicht. Wo der Mensch dieses „Aufrechtsein-Müssen" vernachlässigt, wo sich Fehlhaltungen einschleichen, werden Störungen nicht lange auf sich warten lassen. Störungen der Wirbelsäule wirken sich aber negativ auf alle anderen Körperfunktionen aus. Es kommt zu Gleichgewichtsverlust, Verspannung der Muskulatur, Überbelastung der Gelenke, Störung der Zirkulation und Nervenschmerzen. Dadurch tritt eine zunehmende Funktionsschwäche des gesamten Bewegungsapparats ein, was wiederum zu einer Mangeldurchblutung der inneren Organe führt.

Die neuralgische Stelle des Rückens ist das **Kreuzbein**. Alfons Rosenberg (1976) hat auf diesen Bereich hingewiesen als auf einen tragenden Wurzelbereich:

▪ „Ist die Wurzel krank oder in ihrer Funktion gestört, dann leidet der ganze Baum bis hin in seine Krone ... Ähnlich ist die Gesundheit oder Krankheit des ‚unteren Kreuzes' von grundlegender Wichtigkeit für die Ausbildung und das Gedeihen des ganzen Menschen." ▪

Die Häufigkeit von Kreuzschmerzen der Menschen unserer Zeit könnte somit auch ein Zeichen sein für mangelnde Verwurzelung und fehlende Einbindung in einen tragenden Grund. Die Botschaft dieses Zeichens zu verstehen hieße dann, sich mehr auf die eigene Mitte zurückzubesinnen, wieder sensibel zu werden für das, was unser Menschsein trägt und bestimmt: die Rückbesinnung auf das eigene Sein und auf das, was von innen her stimmt und stimmig ist. Nur darin findet der Mensch seinen ihm gemäßen „Rückhalt".

Die **Wirbelsäule** ist aus 33 Wirbeln zusammengesetzt, sie ist demnach nicht starr, sondern beweglich. Sie ermöglicht nicht nur das Sichaufrichten, sondern auch die Beugung. Die **Beweglichkeit** der Wirbelsäule erlaubt uns das Drehen, Wenden, Bücken, sie macht uns biegsam und elastisch, geschmeidig und anpassungsfähig. Ein verspannter Rücken wirkt dieser Fähigkeit entgegen, und ein falsch belasteter führt zu Abnutzungsschäden. Falschem Sitzen, Heben und Tragen muß konsequent entgegengewirkt werden (S. 150 ff.).

6.2.6 Körpererleben, Körperbild

Im alltäglichen Leben sind wir uns unseres Körpers kaum bewußt. Erst wenn ich mir eine Zehe anschlage, weiß ich, daß ich eine Zehe habe. Das gleiche gilt für alle anderen Organe/Organsysteme auch. Trotzdem ist unser Körper kein „Torso", sondern ein „objektiv-subjektives Geschehen". Dieses Miteinander wird als Körperschema oder Körperbild umschrieben. E. Heim definiert:

■ „Wir verstehen darunter sowohl die zentrale Repräsentation des Körpers und seiner motorischen Funktionen in einem imaginären Raum als auch körperbezogene gedankliche Vorstellungen und Gefühle." ■

Gemeint ist jene Fähigkeit des Menschen, die es ihm ermöglicht, den eigenen Körper *empfindungsmäßig* und *räumlich* richtig zu erfassen.

Der Begriff **Körperschema** (engl. body image) geht auf den Neurologen Head (1861 – 1940) zurück, der diesen Begriff u.a. zur Umschreibung der Phantomempfindlichkeit nach Amputation einsetzte.

In der **Neurologie** sind Körperschemastörungen als krankhafte Verzerrungen wichtig, z.B. Rechts-links-Störungen bei Hemiplegikern. Sie werden aber nicht mehr, wie von Head, als hirnlokale Läsionen interpretiert, sondern als *komplexe neuropsychologische* Symptome verstanden, die auf eine Störung in der Orientierung am eigenen Körper aufmerksam machen (Neglect-Phänomen; es ist in Kap. 25 beschrieben). Der Patient erfährt diese Beeinträchtigung bzw. den Verlust der Raumvorstellung und der Körperwahrnehmung sehr existentiell. So „vergißt" z.B. der Hemiplegiker seine gelähmte Seite – sie existiert für ihn einfach nicht mehr. Läßt man diese Patienten ein Strichmännchen zeichnen, fehlt der betroffene Arm, das Bein, oder sie stehen beziehungslos zu Rumpf und Kopf (Abb. 6.**5**).

Körperschemastörungen werden von O. Sacks in „Der Tag, an dem mein Bein fortging" sehr eindrücklich beschrieben. Der Erzähler schildert, was ein Betroffener an Angst und Unsicherheit erfährt, wenn er „sein Bein nicht mehr wahrnehmen kann". Das gleiche erlebt umgekehrt der (Bein-)Amputierte, dessen Körperschema die Amputation nicht nachvollzogen hat. Auch er leidet am Unwirklichen (Phantomschmerz).

Psychologisch wird das Körperschema als „erweitertes Ich" verstanden. Untersuchungen haben gezeigt, daß die Vorstellung von klaren Körpergrenzen auch ein *psychologisches Konzept* ist.

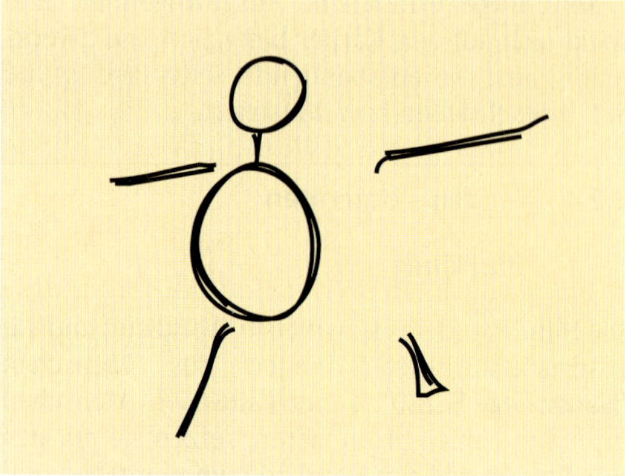

Abb. 6.**5** Zeichnung eines Hemiplegiepatienten mit Verlust des intakten Körperschemas.

Das im Laufe der frühkindlichen Entwicklung (Erfahrung, Erziehung, kulturelle Einflüsse) entstehende Körperschema hat

- reale Komponenten: die Vorstellung über die Beschaffenheit des eigenen Körpers = *Körper-Ich*;
- psychische Komponenten: Vorstellungen, wie der Körper sein sollte, die „gute Figur" = *Körperideal.*

Typische *psychologische Körperschemastörungen* liegen vor bei Gewichtsproblemen, bei der Adipositas und bei der Anorexia nervosa.

Veränderung des Körperbildes. Sie spielt im Verlauf des Lebens auch eine große Rolle. Sie ist sehr individuell und abhängig von vielen Faktoren (körperlich, seelisch, sozial). Wenn Menschen aufgefordert werden, sich selbst oder Teile ihres Körpers zu zeichnen, so drücken diese Zeichnungen (auch bei Gesunden) ganz unterschiedliche Empfindungen und Gewichtungen aus. Läßt man sie diese Zeichnungen zu einem späteren Zeitpunkt wiederholen, kann es zu großen Überraschungen kommen: Der gleiche Mensch erlebt sich, je nach Stimmung und Lebensgefühl, auch im Körper sehr verschieden (unabhängig von den Jahren, ob jung oder alt). Aber auch das kalendarische Alter verändert das Körperbild (junger Mensch, Erwachsener, Betagter), ebenso Krankheit und Behinderung, insbesondere dann, wenn sie bleibend sind. Annahme und Ablehnung der Wirklichkeit sind gleicherweise sichtbar wie Einseitigkeit und Kompensationsversuche. Auch bestimmte Geisteskrankheiten (z.B. Schizophrenie) können mit verzerrten oder verlorengegangenen Körpervorstellungen (parallel zum Ichbewußtsein) einhergehen.

Wichtigkeit des Körperschemas

Das *Bewußtwerden* der Wichtigkeit eines intakten Körperschemas nimmt heute Gott sei Dank zu. Die *neuen Körpertherapien* wie auch die *Kinästhetik in der Pflege* setzen hier an: Sie wollen „den Körper als etwas erleben lassen, was mit dem ganzen Menschen in Beziehung ist". Und sie wollen uns helfen, wieder mehr mit uns selbst, unserem Leib in Beziehung zu kommen. *In der Pflege* werden wir dadurch zu einem besseren Wahrnehmen und Einfühlungsvermögen sowie zu einem reicheren Bewegenkönnen gelangen.

6.2.7 Störungen der Beweglichkeit

Die Beweglichkeitsstörungen können sich auf so vielfältige Art und Weise ausdrücken, wie eben auch die Beweglichkeit an sich differenziert und vielfältig ist. Im folgenden werden die wichtigsten Bewegungsstörungen kurz erläutert.

Bewegungseinschränkungen

Die Bewegungseinschränkungen sind **lokal** verursacht, wenn der *Gang*, die *Haltung* und/oder die *Koordination der Bewegungsabläufe* gestört sind:

- Gang: Schrittlänge, Beckenkippung, Geschwindigkeit, Schwingung;
- Flexibilität und Stabilität der Bänder und Gelenke;
- Abläufe von Flexion, Extension, Rotation;
- Feinmotorik: Zugriff, Faustgriff, Koordination usw.

Die *Ursachen* der Bewegungseinschränkung sind vielfältig, sie können angeboren oder erworben sein. Bewegungseinschränkung, Funktionseinbuße und -verlust bedeuten immer *Verluste* an *Kommunikation* und *Identität*. Je größer die organische Barriere ist, um so größer wird häufig auch die Kommunikationsbarriere, die der Betroffene aufrichtet. Das zu verstehen und helfend damit umzugehen, ist eine der wichtigsten Problemlösungsmöglichkeiten im Umgang mit diesen Patienten.

Eine Vielzahl von Bewegungsstörungen ist nicht lokal, sondern **zentral** verursacht. Die Störung liegt im Bereich des *Zentralnervensystems*. Es kommt zu unterschiedlichen Beeinträchtigungen, die meist im Bereich der *Koordination* liegen. Auch psychische Probleme wirken sich aus:

- Eine *typische Koordinationsstörung* ist bei multipler Sklerose festzustellen *(Ataxie)*: Die Muskelgruppen spielen nicht mehr geordnet zusammen, was zur Folge hat, daß der Gang torkelnd (Gangataxie) und der Stand unsicher (Standataxie) werden; die Zielbewegungen mit Fingern, Händen oder Füßen sind nicht mehr zielsicher (lokomotorische Ataxie).
- *Kleinste Veränderungen* sind schon in der Schrift ersichtlich. Dies wird z. B. beim Patienten mit Leberzirrhose berücksichtigt, um den Verlauf der Krankheit zu beurteilen.
- Die *Bewegungsstereotypie* zeichnet sich aus durch stets gleichförmige Bewegungen. Diese werden ohne Ziel und Sinn wiederholt, z. B. Kopfbewegungen, Schaukelbewegungen. Diese sind u. U. Ausdruck für eine psychische Erkrankung.
- *Überschießende Bewegungen* sind auf eine Störung der Steuerzentrale zurückzuführen. Sie treten oft auf bei psychischen Problemen, bei Angstzuständen, Unsicherheit usw.
- Von *Bewegungsverarmung* spricht man z. B. bei Patienten mit Parkinson-Syndrom (S. 144 f.). Es sind die Willkür-, Mit- und Ausdrucksbewegungen eingeschränkt oder im schweren Fall sogar *erstarrt*.
  Ein eindrückliches Bild von *Bewegungsverlust* haben wir beim depressiven Patienten. Nichts kann seine starre Trauer durchbrechen und beleben, es geschieht höchstens eine „gemachte" Reaktion, eine leblose Geste.

Lähmungen

Lähmungen sind *Ausdruck zentral gestörter Motorik*. Sie können unvollständig (Parese) oder total (Plegie, Paralyse) sein. Lähmungen sind nie nur ein motorisches Problem. Sie sind immer auch „lähmender Einbruch" in die Biographie und damit in die Ganzheitsstruktur des betroffenen Menschen. Je nach *Ausmaß* der noch verbliebenen Bewegungsfähigkeit unterscheidet man folgende Lähmungsgrade (nach Haas u. Martin):

6 normale Kraft,
5 Bewegung gegen starken Widerstand möglich,
4 Bewegung nur gegen mäßigen Widerstand möglich,
3 Bewegung gegen schwache Schwerkraft möglich,
2 Bewegung nur noch unter Ausschaltung der Schwerkraft möglich,
1 kein Bewegungseffekt, jedoch noch mit dem Auge wahrnehmbare Muskelkontraktionen,
0 keinerlei Muskelaktivität.

Nach dieser Einteilung würden die Lähmungsgrade 0 und 1 eine Plegie (Paralyse) bezeichnen, die Lähmungsgrade 2 bis 5 eine Parese.

Je nach *Betroffenheit des Körperteils* unterscheidet man:
- Monoparese bzw. -plegie: eine Extremität (Arm oder Bein) ist betroffen;
- Hemiparese bzw. -plegie: Lähmung einer Körperhälfte (Abb. 6.**6**);
- Tetraparese bzw. -plegie: Lähmung aller vier Extremitäten (Querschnittlähmung);
- Paraparese bzw. -plegie: Lähmung zweier Extremitäten (meist beider Beine; Querschnittlähmung).

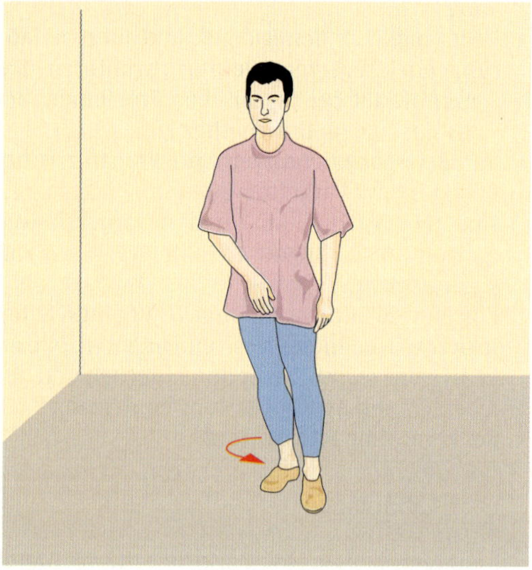

Abb. 6.**6** Typische Haltung eines Hemiplegikers.

Je nach *Lokalisation des Herdes* ist der Lähmungstyp unterschiedlich:

Periphere Lähmung – schlaffe Lähmung. Sie beruht auf einer Läsion im peripheren motorischen Neuron, das seine Nervenzellen im Vorderhorn des *Rückenmarks* hat.

Unterbrechung dieses Neurons an irgendeiner Stelle zwischen der Vorderhornzelle und den Endaufzweigungen der Neuriten führt immer zu *schlaffer Lähmung.*
- Der Muskeltonus ist herabgesetzt *(Hypotonie).*
- Die Muskelfasern werden *atrophisch.*
- Die grobe Kraft ist vermindert *(Parese)* oder aufgehoben *(Paralyse).*
- Die Reflexe sind abgeschwächt bis erloschen (keine pathologischen Reflexe).

Zentrale Lähmung, spastische Lähmung. Die Schädigung liegt im Bereich der *Pyramidenbahn,* z. B. durch Traumen, Tumoren, Gehirnblutung, Degenerationserscheinungen. Das Hauptsymptom der zentralen Lähmung ist die *spastische Bewegungsstörung.* Die Eigenreflexe sind gesteigert, die Fremdreflexe abgeschwächt, es sind pathologische Reflexe auslösbar.
- Die Kraft ist gemindert, die Feinmotorik beeinträchtigt.
- Der Muskeltonus ist spastisch erhöht.
- Keine Muskelatrophie (zu Beginn), da das periphere Neuron noch intakt bleibt.
- Herabsetzung der groben Kraft.

Wegen der Kreuzung der Pyramidenbahn führt eine Läsion rechts im Gehirn zur linksseitigen Lähmung und umgekehrt.

Extrapyramidale Bewegungsstörungen

Das *extrapyramidale System* ist eine im Zwischen- und Mittelhirn gelegene Ansammlung von Zellmassen, sog. Stammganglien. Es handelt sich dabei um ein wichtiges Zentralorgan, das die unwillkürliche Körperhaltung, die Mitbewegungen der Gliedmaßen bei Körperbewegung und vor allem den Muskeltonus beeinflußt und reguliert.

Läsionen in den Stammganglien führen zu verschiedenen Formen von Bewegungsstörungen, z. B. zum *choreatischen Syndrom,* zur *Athetose,* zum *Parkinson-Syndrom.* Da letzteres am häufigsten auftritt, soll es kurz beschrieben werden.

Parkinson-Syndrom

Das Parkinson-Syndrom (Schüttellähmung) ist die häufigste neurologische Erkrankung im fortgeschrittenen Alter. Es tritt auch auf als Begleiterscheinung bei Neuroleptikabehandlung.

Die drei *Kardinalsymptome* sind die Akinese, der Rigor und der Tremor.

Akinese = Bewegungsarmut und Bewegungshemmung. Die Patienten haben Schwierigkeiten, eine Bewegung in Gang zu bringen oder zu Ende zu führen (Abb. 6.**7**). Verarmung an mimischen und gestischen Ausdrucks- und Mitbewegungen.
- Die Bewegungen werden hölzern und automatenhaft, das Gesicht ist maskenartig.
- Die Sprache wird monoton und leise.
- Jede Bewegung wird gerade so weit ausgeführt, als sie zum Erreichen des Ziels notwen-

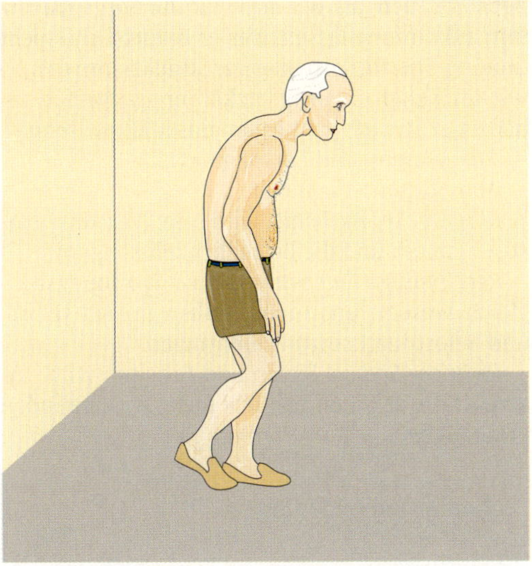

Abb. 6.7 Typische Haltung eines Patienten mit Parkinson-Syndrom.

dig ist. Später bleiben die Bewegungen auf halbem Wege stehen.
- Die Körperhaltung wird vornübergebeugt und hängend.
- Der Gang wird kleinschrittig und schlurfend.
- In schweren Fällen sind die Kranken nicht mehr in der Lage, eine Bewegung, in der sie sich befinden, abzubremsen. So laufen sie, wenn sie beim Gehen anhalten sollten, noch einige Schritte weiter.

Rigor = wachsender Widerstand, der in jeder Stellung der Gliedmaßen und in jedem Augenblick des Bewegungsablaufs gleich ist. Eine Entspannung der vom Rigor betroffenen Muskeln ist nicht möglich.

Bei passiven Bewegungen tritt das sog. *Zahnradphänomen* auf. Die Muskeln geben unter passiver Bewegung nicht gleichmäßig, sondern ruckartig nach.

Tremor, als Ruhetremor, als Ja- oder Nein-Tremor des Kopfes oder als sog. Pillendrehen an den Händen. Der Tremor ist an den Extremitätenenden ausgeprägter als an den proximalen Gliedmaßenabschnitten.

Bei der gezielten Willkürbewegung läßt der Tremor ebenso nach wie im Schlaf; hingegen nimmt er deutlich zu bei Gemütsbewegungen (Aufregung, Angst).

Neben den motorischen Störungen fallen Parkinson-Kranke durch vermehrten *Speichelfluß*, *Salbengesicht* (vermehrte Talgsekretion) und *Schwitzanfälle* auf. Auch die Temperaturregulierung ist gestört. *Psychische Störungen* äußern sich fast immer als depressive Verstimmung, gesteigerte Empfindlichkeit und Verlangsamung aller geistigen Funktionen.

Die *Behandlung* ist medikamentös (Belladonnapräparate, L-Dopa) und Krankengymnastik (Lockerungs- und Bewegungsübungen). In schweren Fällen wird eine operative Elektrokoagulation an den betroffenen Hirnabschnitten vorgenommen.

6.2.8 Sensibilitäts- und Reflexstörungen

Sensibilitätsstörungen

Sensibilität heißt Empfindung, im eigentlichen Sinn: empfinden mittels der Sinnesorgane, wobei vor allem das Wahrnehmen von Berührungs- und Temperaturreizen gemeint ist.

Verantwortlich dafür sind die *Rezeptoren* an Haut, Schleimhäuten und in Muskeln sowie die *sensiblen Fasern*, die für die Leitung zuständig sind (Schmerz S. 773 ff.).

Die **Oberflächensensibilität** wird über Rezeptoren vermittelt, die durch oberflächliche äußere Reize erregt werden: Schmerz, Temperatur- und Berührungsempfinden bzw. Empfindungsstörungen. Bei der **Tiefensensibilität** sind es die Rezeptoren, die auf Zustandsänderungen des Bewegungsapparats ansprechen (Propriorezeptoren): Bewegungssinn, Vibrations- und Druckempfinden (für Tiefendruck bzw. Druckschmerz). Bei Störungen verliert der Kranke das normale Bewegungs-, Lage- und Vibrationsempfinden (Hemiplegie). Das Ausmaß ist abhängig vom Ort der Schädigung.

Die Sensibilitätsstörungen werden unterschieden in:
- *Hypo-* oder *Analgesie*: herabgesetzte oder aufgehobene Schmerzempfindung;
- *Hyperalgesie*: erhöhte Schmerzempfindung;
- *Hypo-* oder *Anästhesie*: herabgesetzte oder aufgehobene Berührungs- (und Schmerz-) empfindung;
- *Parästhesie*: Mißempfindungen wie Kribbeln, Brennen;
- *Dysästhesie*: schmerzhaft empfundene, nicht spontan, sondern durch Berühren hervorgerufene Mißempfindungen.

Reflexstörungen

Reflexe sind eine unwillkürliche Antwort auf einen Reiz. Sie werden am entspannt liegenden Patienten geprüft. Durch einen Schlag mit dem Reflexhammer auf die Sehne wird der Muskel kurz gedehnt und antwortet reflektorisch mit einer Kontraktion. Bleibt die Kontraktion aus, fehlen die Reflexe (negativer Reflex). Wir unterscheiden Eigen- und Fremdreflexe.

Eigenreflexe. Der Reiz auf den Muskel wird mit der Kontraktion des Muskels beantwortet (Reizort und Erfolgsorgan sind also gleich). Beispiele: Bizepssehnen-, Patellarsehnen-, Achillessehnenreflex.

Fremdreflexe. Der auslösende Reiz erfolgt als Stimulation der Rezeptoren in der Haut, Erfolgsorgan ist der darunterliegende Muskel (die Muskelkontraktion folgt einem Hautreiz). Beispiel: Bauchdeckenreflex.

Pathologische Reflexe werden ausgelöst, wenn das motorische System zentral (Rückenmark, Gehirn) geschädigt ist. Wichtigstes Beispiel ist der *Babinski-Reflex*, der durch Bestreichen des äußeren Fußsohlenrandes des Patienten ausgelöst wird. Positiv: Großzehe geht langsam nach oben, die übrigen Zehen werden gespreizt und gebeugt. Ein positiver Babinski-Reflex ist ein Zeichen für eine Läsion der Pyramidenbahn, denn diese hemmt normalerweise die positive Reaktion. Da die Pyramidenbahn erst im Laufe des 1. Lebensjahres ausreift, ist ein positiver Babinski-Reflex beim Säugling noch normal.

6.3 Gesundes Körperbewußtsein

„Ein schwacher Körper schwächt den Geist." Diese Aussage von Jacques Rousseau hat auch heute noch Gültigkeit. Wir können nur so lange unseren Körperkräften und der Belastbarkeit des Leibes vertrauen, als wir auch für ihn Sorge tragen, ihm zukommen lassen, was er braucht, ihn nicht unnötig überfordern oder gar strapazieren (als ob wir im Keller einen Ersatzkörper zur Verfügung hätten). Letztlich geht es um das Maß zwischen

- Anspannung und Entspannung,
- Aktivität und Passivität.

Körperliche Aktivität wird die Muskeln elastisch halten und die Beweglichkeit steigern.

Regelmäßige Entspannung und Spannungsausgleich werden uns mehr „Ruhen in uns selbst" und Selbstdurchsetzung einbringen.

Richtiges Stehen, Sitzen und Arbeiten wird unsere Kräfte schonen und uns mehr Wohlbefinden ermöglichen.

Behinderung und Pflege

Behinderung von Haltung und Beweglichkeit wird unterschiedlich erfahren. Ich weiß nur dann, wie sehr ein Mensch behindert ist, wenn *er* es mir sagt. Für die Pflege ist eigentlich nicht das *Kennen* einer Behinderung (medizinischer Aspekt), sondern das *Erkennen* (menschlicher Aspekt) von Bedeutung. Erkennen kann ich nur, wenn ich mich dem Betroffenen zuwende.

6.3.1 Gesundheit und Bewegung

Zu Beginn der 90er Jahre kamen Studien in den USA zu vollständig neuen Erkenntnissen bezüglich Intensivtraining und körperlicher Aktivität mäßiger Intensität (Abb. 6.**8** a). Dank dieser Studien konnten Dauer, Intensität und Qualität der täglichen sinnvollen Bewegung klar definiert werden. Das Erstaunliche daran ist, daß dieses neue Maß an Aktivität sich bequem im Alltagsprogramm unterbringen läßt. Als optimale Quantität wurde ein täglicher Verbrauch von 400 kcal (Kilokalorien) definiert. Dies würde in etwa ei-

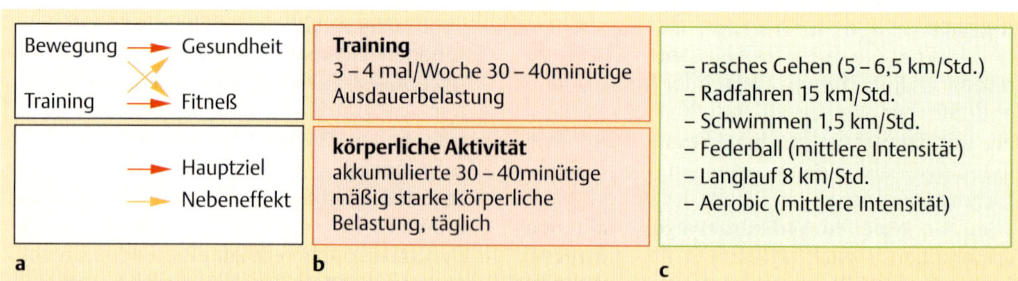

Abb. 6.**8** Bewegung und Gesundheit. **a** Unterschiedliche Zielsetzung zwischen Intensivtraining und Bewegung. **b** Maß der Aktivität bei Training und mäßiger Aktivität. **c** Beispiele von mittlerer Intensität.

nem intensiven Gehen während 30–40 Minuten entsprechen (Abb. 6.**8** b). Diese Erkenntnis hat die *Joggingwelle* abrupt gestoppt und dem *Walking (strammes Gehen)* Platz gemacht. Die Forschungsergebnisse zeigen überdies auf, daß dieses Maß der 30–40 Minuten in 5- bis 10minütige Aktivitätsbereiche über den ganzen Tag verteilt werden können, was die problemlose Integration in den Alltag möglich macht. Entscheidend ist eigentlich nur, daß dieses Training jeden Tag absolviert wird, was durch eine Änderung des Lebensstils (life style changing) erreicht werden kann. Der Einsteiger soll nur 3–5 Minuten Bewegung von mäßiger Intensität in seinen Alltag einbauen (Abb. 6.**8** c); diese Abschnitte sind dann im Verlauf der Zeit bis auf die gewünschten 30–40 Minuten zu steigern.

Mit diesem „aktiven Lebensstil kann die Mortalitätsrate der Bevölkerung um 12% gesenkt und die Lebensqualität erheblich verbessert werden" (Grundsatzpapier „Healthy People 2000", USA).

6.3.2 Bewegungs- und Körpertherapien

Im Bereich von *Haltung und Bewegung* gibt es eine Vielzahl von Bewegungstechniken, die eingeübt und erlernt werden können. Jede(r) muß selber herausfinden, was ihr/ihm guttut. Wichtig ist das regelmäßige Üben.

Besser jeden Tag ein 5-Minuten-Programm als gar nichts. Zu empfehlen ist tägliches Rückenturnen, vor allem für Menschen, die ihren Rücken bei der Arbeit immer wieder belasten müssen. (Dies gilt auch für Pflegende!) Abb. 6.**9** zeigt ein einfaches Programm für die tägliche Rückenstärkung.

Sie finden im folgenden eine kurze Zusammenfassung einiger wichtiger *Körpertherapien*. Es würde den Rahmen dieses Buches sprengen, eine vollständige Anleitung dazu zu vermitteln; daher muß auf die entsprechende Literatur bzw. auf hinführende Kurse verwiesen werden.

Alexander-Technik. Eine Methode, die nach ihrem Erfinder, F. Matthias Alexander, benannt ist. Sie wird als Haltungskorrektur bezeichnet. Ihre Wirkung geht jedoch weit darüber hinaus und versucht, Geist und Körper wieder miteinander in Einklang zu bringen.

Bioenergetik. Hier geht es um den Umgang mit der Lebenskraft (Bioenergie). Sie geht auf Alexander Lowen zurück, der tiefgreifende Zusammenhänge zwischen unserer Gestimmtheit und äußerem, körperlichem Geschehen entdeckte. Die Bioenergetik will Blockierungen bewußt machen, Fixierungen lösen, indem sie die Arbeit am Bewußtsein mit der Arbeit am Körper verbindet.

Kinesiotherapie. Kinesik = Zweig der Semiotik, der sich mit der Bedeutung der menschlichen Bewegung befaßt; Semiotik = Lehre von den Krankheitszeichen (griech. semeion = Zeichen). Ihr Begründer ist R. L. Birdwhistell. In die Therapie werden verschiedene Bewegungselemente eingebaut: Entspannung, Rhythmik, Gymnastik, Atmen. Das Ziel ist die Auflockerung und die Gewinnung neuer oder bisher verdrängter somatischer Aspekte der eigenen Person bzw. des Selbstbildes.

Polaritytherapie nach R. Stone geht davon aus, daß wir Menschen Felder von pulsierender Lebensenergie sind. Die Energie folgt den Gesetzen der Polarität. Mittels Körperarbeit, Bewegungsübungen, Bewußtwerden von Gedanken und Einstellungen kann der Mensch zu sich selber finden und mit sich in Einklang kommen. Wohlbefinden, Lebensfreude, aber auch Achtsamkeit für sich und die Umwelt sind das Ergebnis.

Reflexzonenmassage ist ein altes chinesisches und indisches Heilverfahren, bei dem die Fußsohlen, seltener auch die Handinnenflächen massiert werden. Dieses Wissen wurde von dem amerikanischen Arzt William H. Fitzgerald wiederentdeckt und weiterentwickelt. Die Reflexzonentherapie ist insbesondere bei funktionellen Störungen und Verspannungen von Nutzen. Bekannte Techniken für die Fußzonenreflexmassage sind die Handmassage, die Tretmassage, die Anwendung von Fußrollern.

Rolfing wurde von der Amerikanerin Ida Rolf entwickelt. Das Ziel liegt in der Entwicklung einer gesunden und natürlichen Körperhaltung und -bewegung durch Entfernung überflüssigen Gewebes mittels Tiefenmassage.

Yoga. Das Wort Yoga gehört zum indogermanischen Sprachschatz und hat eine direkte Entsprechung im deutschen „Joch" = anjochen, einspannen. Unter dieser Bedeutung entfaltete sich Yoga schon in der vorbuddhistischen Zeit in zwei Blickrichtungen: nach innen und nach (bzw. von) außen. Es handelt sich demnach um ein Selbsthilfesystem (innen) zur Wiederherstellung geschädigter Gesundheit (außen) bzw. zur körperlichen und geistigen Gesunderhaltung und Weiterentwicklung.

Feldenkrais-Methode. Sie kann *für Pflegende* eine sehr gute Hilfe sein, für sich selbst und für das Umgehen mit dem Körper des Kranken (sie wird deshalb etwas ausführlicher dargelegt). Es handelt sich um einen Lernprozeß, bei dem der Körper und die Koordination der Bewegung im

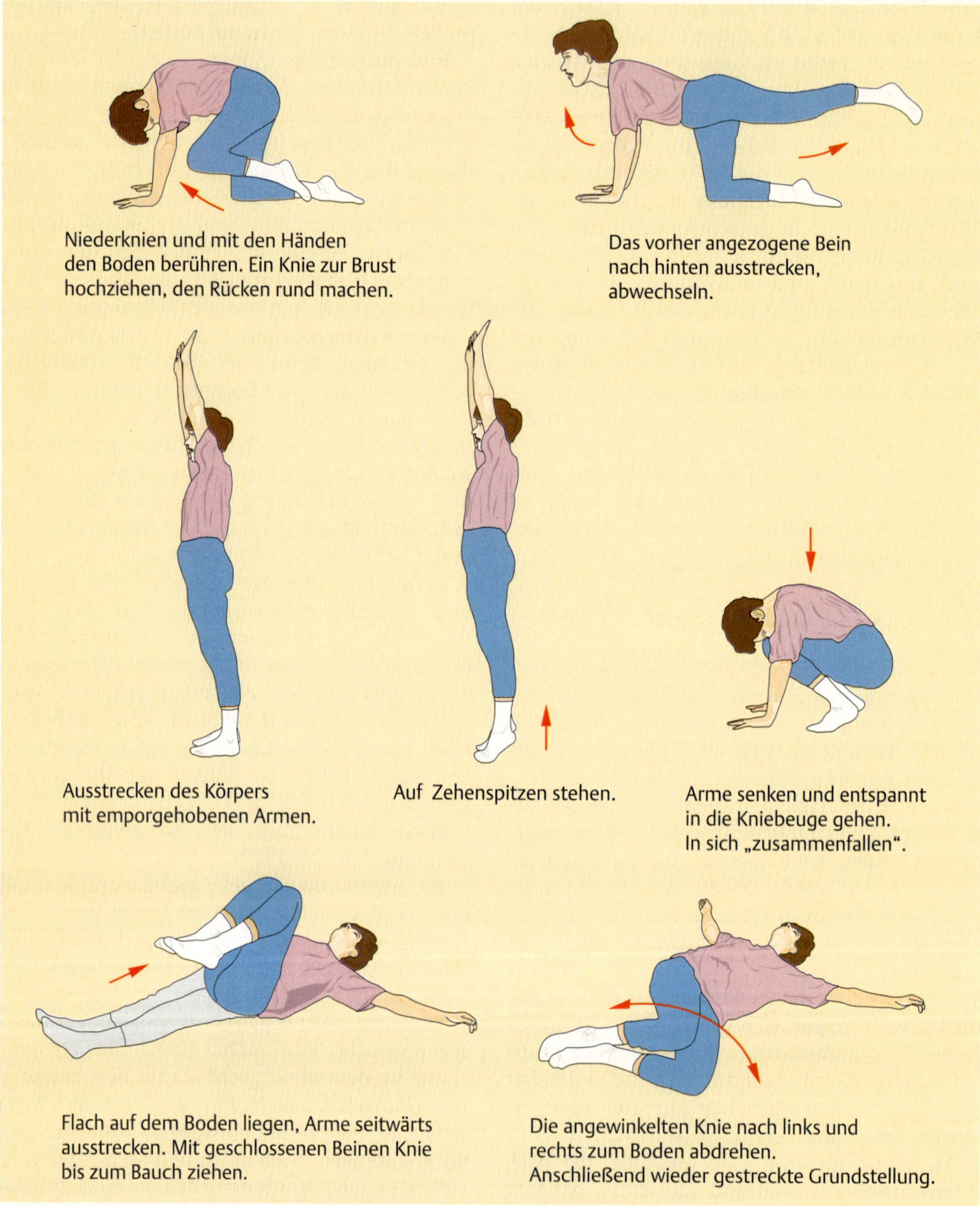
Niederknien und mit den Händen den Boden berühren. Ein Knie zur Brust hochziehen, den Rücken rund machen.
Das vorher angezogene Bein nach hinten ausstrecken, abwechseln.
Ausstrecken des Körpers mit emporgehobenen Armen.
Auf Zehenspitzen stehen.
Arme senken und entspannt in die Kniebeuge gehen. In sich „zusammenfallen“.
Flach auf dem Boden liegen, Arme seitwärts ausstrecken. Mit geschlossenen Beinen Knie bis zum Bauch ziehen.
Die angewinkelten Knie nach links und rechts zum Boden abdrehen. Anschließend wieder gestreckte Grundstellung.

Abb. 6.**9** Rückenturnen.

Mittelpunkt stehen. Die Methode ist nach dem Physiker und Physiologen Dr. Moshe Feldenkrais benannt. Feldenkrais erforschte die Frage, wie Haltung, Bewegung, Muskeln und Nervensystem zusammenhängen. Nach jahrelanger Arbeit in den Bereichen Physiologie, Neurologie und Entwicklungspsychologie gelang es ihm, seine theoretischen Erkenntnisse in eine effektive und praktische Lehrmethode umzusetzen.

Mit dieser Methode kann gelernt werden,

- seinen Körper bewußter wahrzunehmen,
- unökonomische Bewegungsgewohnheiten abzulegen,
- Fehlhaltungen zu korrigieren,

- mehr Beweglichkeit der Gelenke und des Skeletts zu erhalten,
- Muskelverspannungen abzubauen und damit verbundene Schmerzzustände zu lindern oder zu beseitigen,
- den Kreislauf und die Sensorik zu verbessern.

Die Feldenkrais-Methode ist in der Gruppe oder bei Einzelarbeit erfahrbar.

In der *Gruppenarbeit* „Bewußtheit durch Bewegung" werden Wahrnehmungsübungen und Bewegungsabfolgen nach Anleitung durchgeführt.

Die *Einzelarbeit* wird „funktionale Integration" genannt. Sie wird individuell gestaltet und richtet sich ganz nach den Bedürfnissen des Klienten. Sie findet Anwendung bei orthopädischen und neurologischen Krankheiten sowie bei streßbedingten Störungen und diffusen Schmerzen.

6.3.3 Spannung und Entspannung

Spannungsausgleich (mittlerer Tonus) ist die Basis der Gesundheit bzw. der Gesunderhaltung des Menschen. „Im Lot sein" heißt nicht, nie verspannt sein oder nie aufgelöst sein, sondern die Fähigkeit haben, immer wieder in die eigene Mitte zurückzukehren (Symbol dafür: Stehaufmännchen), *um bei sich selbst zu sein.*

Der Spannungsausgleich dient gleichzeitig der Ertüchtigung und der Gesunderhaltung der Körperfunktionen.

Entspannungstechniken haben in der heute so hektischen Welt eine zunehmende Bedeutung. Es wird denn auch bei der *Gesunderhaltung* und *Gesundheitsbildung* bei vielen ATL darauf verwiesen. Auch hier gilt, daß die einzelne Technik professionell, d.h. durch entsprechende Kurse, erlernt und eingeübt werden muß.

Die Entspannungstechniken wirken auf

- ❖ die Spannung der verschiedenen Muskelsysteme;
- ❖ die Wahrnehmung unterschiedlicher Spannungszustände, die Voraussetzung ist für
- ❖ die Veränderung der Spannung: Anspannung und Entspannung, Wärme- und Schwereempfinden, wohlige Müdigkeit und anschließend Frische.

Allen Entspannungstechniken gemeinsam ist die *Stimulierung der Entspannungsreaktion* (S. 433):

- Entspannungsübungen nach Jacobsen,
- Visualisierungsübungen nach Simonton,
- autogenes Training nach Schultz,
- meditative Leibarbeit nach v. Dürckheim,
- funktionelle Entspannung nach Fuchs,
- atemstimulierende Einreibung nach Bienstein.

Für alle diese Techniken gelten die gleichen Voraussetzungen:

- ❖ einüben (erlernen) und üben (ausüben durch regelmäßige Anwendung),
- ❖ Haltung der Ruhe und Passivität, des Geschehenlassens; sich Zeit nehmen, Zeit haben (z.B. 10–20 Minuten jeden Tag),
- ❖ Ungestörtheit: ruhiger Raum, bequeme Position.

6.3.4 Ergonomisches Bewegen

Ergonomisches Bewegen und Arbeiten sind für das Gesunderhalten des Organismus Voraussetzung. Ergonomie ist die *Lehre von der Beziehung von Mensch und Arbeitswelt.* Studien (z.B. Brügger, Munchinger, die SUVA Schweiz u.a.) haben gezeigt, daß richtige Körperhaltung und Wohlbefinden zusammenhängen und falsche Körperhaltung und Fehlbeanspruchung zu Bewegungsbehinderungen, Schonhaltung und rheumatischen Beschwerden an Rücken, Nacken, Schultern, Armen und Beinen führen.

Zur *Vermeidung* von Überbelastung und zur *Schonung des Rückens* empfiehlt die Rheumaliga Zürich die folgenden Regeln:

1. Bei auftretenden Schmerzen eine Entlastungsstellung einnehmen und gut und ruhig durchatmen.
2. Auf Abwechslung in der Haltung achten ermöglicht Entlastung.
3. Sitzen in tiefen, weichen Sesseln vermeiden.
4. Regelmäßiges Ausdauertraining schützt vor vorzeitiger Ermüdung und somit vor Haltungsschäden: Waldlauf, Langlauf, Schwimmen, Radfahren.
5. Vibrationsstreß im Auto vermeiden.

Die folgenden Haltungs- und Entlastungsprinzipien entnehme ich dem Merkblatt Nr. D.108 der Zürcher Rheumaliga nach den Vorschlägen von Dr. U. Schlumpf und U. Schönen, Physiotherapeutin:

Stehen

Freies Stehen. Immer die ganze Fußsohle aufsetzen, damit eine gleichmäßige, stabile Haltung zustande kommt. Breit stehen (aber nicht steif), dadurch wird die Unterfläche vergrößert. Gut besohlte Schuhe mit pufferndem flachen Absatz tragen.

Einige Übungen für den Alltag, so zwischendurch

1. Schultern vorwärts und rückwärts rollen.
2. Kopf nach links und nach rechts drehen.
3. Einem Flugzeug nachschauen, wie wenn es hinter der rechten Schulter aufsteigen und über der linken Schulter verschwinden würde – nachher umgekehrte Richtung.
4. Linkes Ohr zur linken Schulter führen, ohne die Schulter zu bewegen. Dasselbe rechts.
5. Schultern so stark als möglich nach oben und unten ziehen.
6. Bauchmuskeln während 8 Sekunden anspannen, dann entspannen.

Entlastendes Stehen. Wenn langes Stehen unumgänglich ist oder Schmerzen auftreten, abwechslungsweise die Entlastungspositionen aus Abb. 6.**10** einnehmen.

Sitzen

Richtiges Sitzen setzt eine Sitzfläche voraus, die so eingestellt ist, daß die Knie nicht höher sind als das Gesäß. Knie und Hüfte sind rechtwinkelig gebeugt. Die Rückenlehne soll eine Neigung von 110 – 120 Grad aufweisen. Eine bewegliche Rückenlehne ermöglicht entlastendes (dynamisches) Sitzen.

Entlastendes Sitzen am Tisch und auf dem Bürostuhl, Pausenstellungen und dynamisches Sitzen sind in Abb. 6.**11** gezeigt.

6.3.5 Rückenschonende Arbeitsweise

Die von Brügger u. a. erforschten ergonomischen Gesetze des Bewegens und Tragens sind von der SUVA (Schweizerische Unfallversicherungsanstalten) aufgenommen und in einem Merkblatt verarbeitet worden. Die folgenden Regeln entstammen im wesentlichen diesen Angaben. Sie gelten für die allgemeine Alltagsbewältigung, müssen aber für die Arbeit mit Patienten modifiziert werden. Darüber gibt der Abschnitt „Kinästhetik und Pflege" (S. 154 ff.) Auskunft.

Regeln für eine rückenschonende Arbeitsweise

Richtige Ausgangsstellung:
- Grätschstellung, Schrittstellung,
- Fußspitzen nach vorne (nicht nach außen),

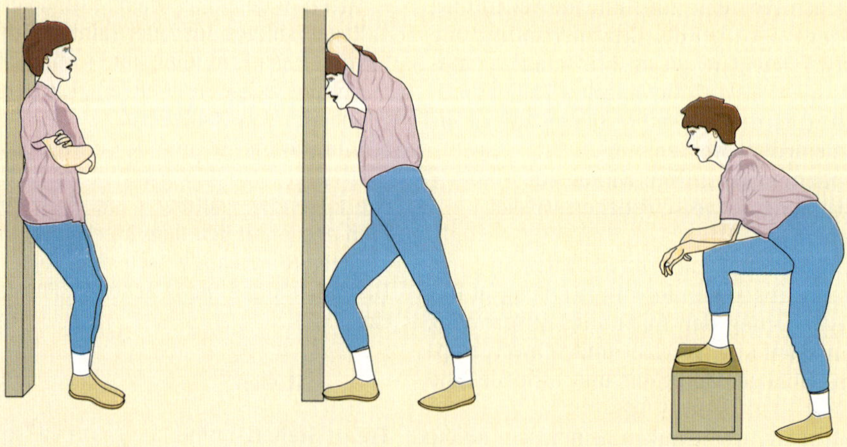

Gesäß, Schulter und Kopf lehnen an der Wand an (Parkierfunktion), und die Knie werden leicht gebeugt. Ruhige, tiefe Atemzüge.

Große Schrittstellung, Arme in Hochhaltung, Stirn und vorderes Knie an Wand gelehnt.

Ein Bein erhöht aufgestellt, Arme auf Oberschenkel aufgestützt und anderes Bein in leichter Beugestellung.

Abb. 6.**10** Entlastendes Stehen (aus Merkblatt 108, Rheumaliga Zürich).

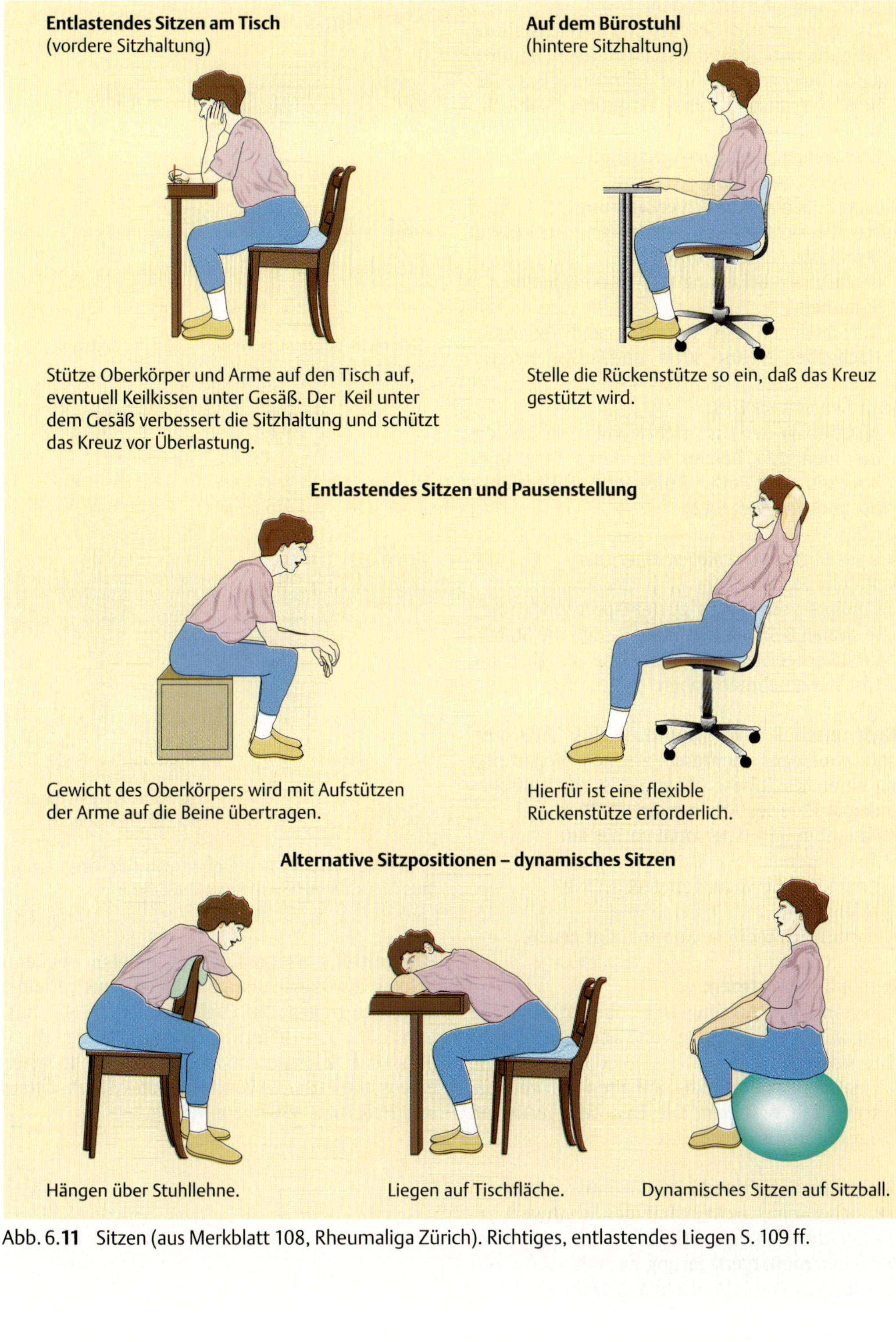

Abb. 6.**11** Sitzen (aus Merkblatt 108, Rheumaliga Zürich). Richtiges, entlastendes Liegen S. 109 ff.

- ganze Fußsohle am Boden.
  Durch die richtige Schritt- und Grätschstellung wird die Unterstützungsfläche größer, dadurch sind Gleichgewicht und Standfestigkeit verbessert (stabiler Stand, eingeübte Stabilisierungshaltung).
- Krankenbettniveau in Arbeitshöhe.

Richtige Schwerpunktverlagerung. Sie wird durch die richtige Ausgangsstellung ermöglicht und praktisch erreicht durch
- wechselnde Belastung der Beine (Spielbein – Standbein),
- Mitschwingen des Rumpfes und federndes Nachgeben in Hüft-, Knie- und Fußgelenken.

Beim *Heben einer Last*:
- Abschätzen der Last, richtig zufassen und die Last von den Beinen her durch langsames Strecken der Fuß-, Knie- und Hüftgelenke hochheben (Abb. 6.**12**).

Beim *seitlichen Verschieben einer Last*:
- Stabiler Stand.
- Gewichtsverlagerung zur entsprechenden Seite, wobei Beine, Becken und Rumpf die Stabilität übernehmen und die Arme lediglich die Last mitzunehmen haben.

Rhythmisches und koordiniertes Arbeiten. Sind zwei oder mehrere Personen gleichzeitig mit einer Arbeit beschäftigt, so ist rhythmisches und koordiniertes Arbeiten unerläßlich.
- Patient und Hilfspersonal vorher gut instruieren.
- Kräfte und Bewegungen gegenseitig abstimmen.
- Unmißverständliche Kommandos geben.

Regelmäßiges Atmen:
- Regelmäßige Atmung mit ruhigem Ein- und Ausatmen beim Tragen von Lasten über längere Strecken.
- Einatmen und Atmung anhalten bei kurzem, schwerem Anheben. Die Last wird während der Ausatmung abgesetzt.

Geeignetes Schuhwerk. Schuhe müssen bequem und sicher sein. Unzweckmäßiges Schuhwerk gefährdet die Stabilität des Fußes, besonders bei der Schwerpunktverlagerung nach der Seite (Abrutschen der Ferse, Verdrehen des Fußes).

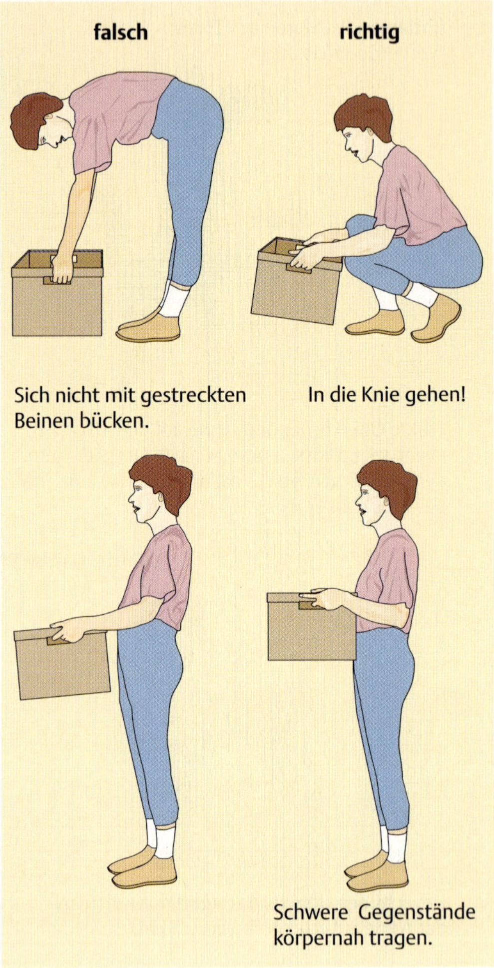

Abb. 6.**12** Bücken und Heben von schweren Lasten (aus Merkblatt 108, Rheumaliga Zürich).

Hilfsmittel einsetzen. Oft ist es eher Bequemlichkeit als überschüssige Kraft, die uns verleitet, Lasten zu tragen. Das Organisieren von Hilfsmitteln (oder von Helfern) ist eine Sache der Disziplin und Selbstverantwortung. Es steht heute eine große Auswahl von *Mehrzweckwagen, Liftern* und *Hebern* (S. 186 f.) zur Verfügung.

6.4 Pflegeprozeß: sich bewegen

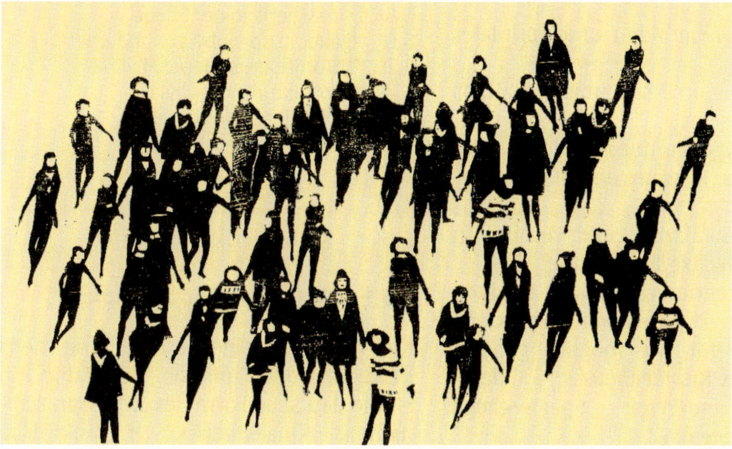

Eislaufen

6.4.1 Situationseinschätzung

Die unter „Wahrnehmen und Beobachten" (S. 137 ff.) angeführten Aspekte zeigen, wie vielschichtig und komplex die ATL „sich bewegen" ist. Sie kann nicht für sich allein betrachtet werden, da alle anderen ATL mit ihr zusammenhängen und sie selbst alle anderen mitbeeinflußt.

Dieser Wechselwirkung muß bei der Situationseinschätzung Rechnung getragen werden (ATL und Umgehen mit der Checkliste S. 91). Eine Checkliste (s. unten) kann zwar eine Hilfe sein, eine ganzheitliche Erfassung wird sie aber nie ermöglichen.

Hilfreich können diese Fragen sein:
- Wie sind der körperliche Zustand, die Beweglichkeit, die Bewegungsfähigkeit?
- Wie ist der psychisch-geistige Zustand?
- Wie sind die Bereitschaft und Motivation zur Aktivität?
- Wie sind der Gesamteindruck, das Körperbild?

6.4.2 Standardisierter Pflegeplan

Die **Ziele** bei Haltungs- und Bewegungsproblemen müssen möglichst individuell unter Berücksichtigung des *Abhängigkeitsgrades* des Patienten gesetzt werden.

Checkliste: sich bewegen

☐ Körperbild ☐ Mobilität ☐ im Bett ☐ im Raum ☐ im Freien

Die folgenden Fragen dienen exemplarisch zur Situationseinschätzung

☐ Die Gewohnheiten bezüglich Bewegung, Freizeitaktivitäten und Sport sind erfragt worden
☐ Der Kranke hat alle notwendigen Informationen über seine Bewegungseinschränkung bzw. -therapie
☐ Gespräche über eine evtl. Behinderung sind in die Pflege eingeplant
☐ Das größtmögliche Selbsthilfepotential des Kranken wird ausgeschöpft (immer wieder erfragt)
☐ Alle zur Verfügung stehenden Selbsthilfegeräte, die für den Kranken sinnvoll sind, sind mobilisiert und werden eingesetzt (wissen wir, was es alles gibt, was evtl. in einem Lager liegt, was angeschafft werden könnte?)
☐ Die Schmerzgrenze ist bekannt, wird akzeptiert
☐ Bewegungsmöglichkeiten und Sensibilität der Extremitäten sind bekannt
☐ Anregungen zur Gesunderhaltung sind in die Pflege miteinbezogen
☐ Unterstützung und Hilfe sind der Notwendigkeit (Bedarf) angepaßt (zweckmäßig, gezielt, sinnvoll)
☐ Der Selbständigkeitsgrad ist bekannt (immer neu), und es wird damit gearbeitet
☐ …
☐ …

Grundsätzlich sind es die folgenden Aspekte:
- Erhalten und/oder Wiederherstellen der Beweglichkeit,
- Vermitteln von Wohlbefinden und optimaler Lebensqualität,
- Einüben eines gesunden Bewegungsverhaltens und Körperbewußtseins,
- Mobilisieren von Regenerations- und Selbsthilfekräften – mögliche Ressourcen mit einbeziehen,
- Erkennen von Risikofaktoren und Verhindern von Schäden (Prophylaxe/Prävention).

Die **Maßnahmen** orientieren sich am Intakten und „noch Erreichbaren“: Die noch vorhandene Gehfähigkeit soll so gut wie möglich genutzt werden: *innerhalb des Krankenhauses* → Cafeteria, Aufenthaltsraum; *im Freien* → Spaziergänge im Park, kurze Ausgänge usw.

Gehbehinderte Patienten können durch die Angehörigen oder Pflegepersonen in diesen Aktivitäten unterstützt werden. Die auf S. 147 ff. genannten präventiven Maßnahmen sind immer auch therapeutische. Von ganz besonderer Bedeutung sind die **prophylaktischen Maßnahmen**. Sie werden in diesem Kapitel deshalb ausführlich besprochen. Prophylaktische Pflege ist *eigenständige* und eigenverantwortliche Pflege; sie beginnt mit dem Erkennen von Risikofaktoren. Von besonderer Bedeutung ist deshalb das Erstellen von brauchbaren Risikoerfassungsinstrumenten *(Risikoindikator)*, d.h. das Beschreiben von meßbaren und beobachtbaren Kriterien, die einen Risikofaktor anzeigen. Zum Erkennen der Dekubitusgefahr steht uns die von Bienstein und Mitarbeitern entwickelte *Norton-Skala* (S. 161 f.) zur Verfügung. Von Bedeutung ist weiterführend die Erarbeitung von *Meßinstrumenten*, durch die die Wirkung der prophylaktischen Maßnahmen kontrolliert werden kann.

Die **Bewertung** der Wirksamkeit der Pflege, sowohl des Heilungsverlaufs als auch des Wohlbefindens des Patienten, braucht solche Instrumente, um sinnvoll auf einen Prozeß reagieren zu können.

Die folgenden besprochenen Pflegemaßnahmen sind allgemeiner Natur, d.h., sie müssen den aktuellen und potentiellen Pflegeproblemen des Patienten angepaßt werden.

Pflegemaßnahmen

6.5 Kinästhetik in der Pflege

6.5.1 Definition und Prinzipien*

Kinästhetik ist eine Beschreibung menschlicher Bewegung und Funktion. Der Name Kinästhetik ist die deutsche Form des amerikanischen Eigennamens Kinaesthetics. Dr. Frank Hatch und Dr. Lenny Maietta, die Begründer dieses Handlungskonzeptes, haben diesen Eigennamen aus den Begriffen „Kinesis“ (Bewegung) und „aesthetics“ (Empfindung, Wahrnehmung) geprägt.

Das Handlungskonzept Kinästhetik basiert auf Forschungsergebnissen der Verhaltenskybernetik. Die Grundannahmen von Kinästhetik:

■ „Berührung ist das wirksamste Kommunikationsmittel, wenn es darum geht, Informationen über Bewegung weiterzugeben. Die Bewegungsgrundlage und Bewegungsfähigkeit, welche sich im Laufe eines Lebens in einem Menschen entwickelt, beeinflußt seine Gesundheit wie auch seine Interaktions- und Lernfähigkeit. Jeder Mensch, der einem Menschen mit eingeschränkter Beweglichkeit beistehen will, kann als wichtigstes Hilfsmittel auf seine eigene, geschulte Bewegungsfähigkeit zurückgreifen.“ ■

Kinästhetik in der Pflege

Kinästhetik in der Pflege ist keine neue Hebe- und Tragemethode. Die Kinästhetik vermittelt eine rückenschonende Arbeitsweise und unterstützt Patienten in Motivation und Mobilisation in ihrer Gesundheitsentwicklung. Die Ziele der Kinästhetik in der Pflege sind:
- Verbreitern der Bewegungs- und Anleitungsfähigkeiten von Pflegenden;
- Vermitteln eines Handlungskonzeptes zum Analysieren von Pflegesituationen;
- Fördern der Kreativität von Pflegenden, um schwierige Pflegesituationen zu meistern;

* Von einer Arbeitsgemeinschaft am Institut für Kinästhetik, IfK, Rain 34, Aarau, Schweiz.

- Gestalten von gemeinsamen Lernprozessen von Pflegenden mit Patienten und Schülern.

Das Handlungskonzept der Kinästhetik gliedert sich in sechs einzelne Konzepte, welche uns sechs verschiedene Blickwinkel auf eine Pflegeaktivität mit einem Patienten ermöglichen. Hinter diesen Konzepten stehen Prinzipien für Bewegung und Interaktion. Pflegende lernen, in einer ihre eigenen und die Ressourcen des Patienten in Einklang zu bringen, um die Tätigkeit möglichst einfach für beide Teile gestalten zu können. Das Schulungsangebot der Kinästhetik in der Pflege setzt sich wie folgt zusammen:

- *Grundkurse* (Vermittlung von grundlegenden Kenntnissen zu den einzelnen Konzepten, Erarbeiten von ersten Handling- und Bewegungsfähigkeiten).
- *Praktische Anleitung nach Grundkurs* (Unterstützung für die Anwendung vom Kinästhetik-Grundkurs im Berufsalltag auf Station).
- *Aufbaukurse* (Vertiefen der Konzeptkenntnisse, Verbreiterung der Handling- und Bewegungsfähigkeiten, Kennenlernen des kinästhetischen Analyserasters zur Unterstützung des Pflegeprozesses, das heißt für Bewegungsanamnese, Tätigkeitsanalyse und Pflegedokumentation).
- *Praktische Anleitung nach Aufbaukurs* (Erarbeiten von Lösungsmöglichkeiten für schwierige Mobilisationen in der Praxis zusammen mit Patienten).

Zusätzlich gibt es Trainerausbildungen, die in drei Stufen gegliedert sind:

- Stufe 1 für Berufsschullehrer in der Pflege,
- Stufe 2 für Grundkurstrainer,
- Stufe 3 für Aufbaukurstrainer.

Die Methodik aller Kinästhetikkurse gliedert sich in Bewegungserfahrungen am eigenen Körper und mit Kursteilnehmern (in praktischen Anleitungen mit Patienten), in einen Teil praktische Anwendungen, die ausprobiert und geübt werden am Krankenbett und in einen Teil Entwicklung von kognitivem Wissen anhand der jeweiligen Arbeitsbücher.

Die sechs Konzepte der Kinästhetik

Die folgenden Kurzbeschreibungen der sechs kinästhetischen Konzepte enthalten jeweils eine Inhaltsbeschreibung sowie ein paar Fragestellungen, um Ideen für die mögliche Gestaltung einer Bewegungsaktivität mit dem Patienten zu bekommen.

1. Konzept: Interaktion

Unterthema: Sinne

Inhalt: Führen und Folgen ist über verschiedene Sinne möglich. Am häufigsten benutzen wir, um Patienten in Bewegungsaktivitäten anzuleiten, Hören, Sehen und Tasten. Über den Tastsinn ist es am leichtesten, einer Bewegung zu folgen, um damit ein gemeinsames Ziel zu erreichen.

Anwendung: Über welchen Sinn können mein Patient und ich am leichtesten miteinander kommunizieren? Über welchen Sinn kann der Patient am leichtesten meinen Anweisungen für die Bewegungsaktivität folgen?

Unterthema: Bewegungselemente

Inhalt: Wir können die Zeit, den Raum und die Anstrengung in unserem Austausch über Bewegung frei gestalten. Unser Ziel ist dabei, einander gut zu verstehen, damit wir uns in der Bewegung gegenseitig leicht folgen können.

Anwendung: Mit welcher Geschwindigkeit können der Patient und ich Informationen, die notwendig sind, um sich in der Bewegung einander anzupassen, gezielt umsetzen? In welche Richtung gebe ich Informationen ab, damit der Patient meine Anweisungen versteht? Mit wieviel Anstrengung finde ich einen sicheren Kontakt zum Patienten um ihm für die Bewegung möglichst viel Selbstkontrolle zu lassen?

Unterthema: Interaktionsformen

Inhalt: Wir unterscheiden je nach Grad der Funktionsstörungen bei einem Patienten drei Formen der Interaktion, welche der Patient braucht, um seine Vitalfunktionen erledigen zu können.

Einseitig: Die Informationsabgabe von der Pflegenden aus hat zur Auswirkung, daß die Tätigkeit vom Patienten selber erledigt werden kann. Einseitige Interaktionen sind sinnvoll, wenn der Patient Funktionen wieder selber übernehmen kann. Heben, Tragen oder ruckartiges Bewegen von Patienten durch Pflegende sind auch einseitige Interaktionen. Diese bringen aber für beide Teile eine große Verletzungsgefahr mit sich und unterstützen den Patienten nicht in seiner Gesundheitsentwicklung.

Schritt nach Schritt: Es erfolgt ein Austausch von Informationen zwischen Pflegender und Patient mit zeitlichen Unterbrechungen. Information (Anweisung) und Reaktion (Antwort) liegen zeitlich auseinander. Die Schritt-nach-Schritt-Interaktion ist angezeigt, wenn der Patient Teile einer Aktivität unter Anleitung und mit kleinen Hilfestellungen durch die Pflegende selber durchführen kann.

Gleichzeitig/gemeinsam: Der Informationsfluß (Bewegungsaustausch) zwischen beiden Beteiligten ist ganz direkt. Anweisung und Antwort liegen zeitlich sehr nahe beieinander. Der Patient erhält ohne Unterbrechung während der ganzen Aktivität Hilfestellung durch die Pflegende. Diese gestaltet ihre Unterstützung so, daß der Patient möglichst viel Selbstkontrolle erfährt.

Anwendung: Über welche Interaktionsform kann mir der Patient folgen?

Reicht eine Information aus, damit der Patient alles selber macht? Braucht es verschiedene Informationen von mir und vom Patienten, die wechselseitig hin und her gehen, damit seine Vitalfunktionen gewährt sind, oder braucht es einen fortlaufenden, direkten Informationsaustausch während der ganzen Aktivität von mir zum Patienten?

2. Konzept: Funktionale Anatomie

Unterthema: Massen und Zwischenräume

Unsere Knochen haben die Funktion, Gewicht zu tragen, und unsere Muskeln die, Gewicht zu bewegen. Der menschliche Körper besteht aus sieben Teilen mit jeweils eigener Form und Größe, eigenem Gewicht und eigener Gestalt (Abb. 6.**13**). Die einzelnen Teile sind über Bewegungsebenen, die Zwischenräume, miteinander verbunden. Unser Gewicht liegt vor allem in den Massen. Die Zwischenräume leiten das Gewicht weiter von einer Masse zur nächsten, bis es irgendwo auf eine Unterstützungsfläche trifft. Die Bewegungsmöglichkeiten in den Zwischenräumen erlauben, die einzelnen Körperteile in verschiedene Richtungen zu bewegen, das heißt zu teilen. So müssen wir nie unser gesamtes Gewicht, sondern können in allen Aktivitäten einzelne Körperteile bewegen.

Anwendung: Was für eine Form und Beschaffenheit der Teile des Körpers haben mein Patient und ich, und welche anatomischen Bewegungsressourcen haben wir in unseren Zwischenräumen? An welchen Massen oder Zwischenräumen

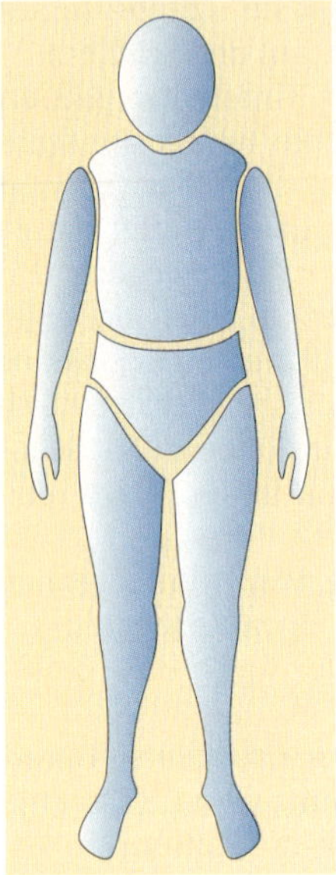

Abb. 6.**13** Massen und Zwischenräume.

haben der Patient oder ich Funktionsstörungen? Welche Körperteile sind gut beweglich und haben kräftige Muskeln oder Knochen? Welche Massen sind geeignet, um die Bewegung zu führen?

Unterthema: Orientierung

Inhalt: Die Anordnung (Reihenfolge) der Körperteile sowie die Referenzpunkte im Körper (oben, unten, vorne, hinten, Mitte, rechts, links) bleiben immer gleich, ob in Ruhe oder in Bewegung. Was sich verändert, ist die Beziehung der einzelnen Teile zueinander und die Orientierung im Raum. Bewegung braucht weniger Anstrengung, wenn wir die Bewegungsrichtung am Körper, an seinen Eigenschaften und Funktionen orientieren.

Anwendung: Benutzt mein Patient seinen Körper funktionsgerecht, und versteht er mit seinen anatomischen Ressourcen umzugehen, und wie ist es bei mir? Wie kann ich den Patienten unterstützen, damit er eine bessere Orientierung über seine Funktionsmöglichkeiten bekommt? Wie kann ich dem Patienten die Bewegungsrichtung für eine Gewichtsverlagerung deutlich machen?

3. Konzept: Menschliche Bewegung

Unterthema: Haltungs- und Transportbewegung

Inhalt: Der menschliche Körper hat Bewegungsebenen mit Möglichkeiten der Bewegung in *eine* Richtung und andere mit Bewegungsmöglichkeiten in *viele* Richtungen. Damit können wir grundsätzlich zwei verschiedene Arten von Bewegung ausführen. *Haltungsbewegung* hält unsere Massen in Beziehung und geht nur in eine Richtung. *Transportbewegung* ermöglicht uns, unsere Massen zu teilen, und geht in viele Richtungen. Bei parallelen Bewegungen benutzen wir unsere Transportressourcen nur in eine Richtung. Wir erfahren deshalb mehr Anstrengung, und es ist schwieriger, unsere einzelnen Massen im Gleichgewicht zu halten. Bei Spiralbewegungen benutzen wir unsere Haltungs- und Transportbewegung ausgewogener. Wir erfahren Bewegung mit weniger Anstrengung, und es ist leichter, unsere Massen im Gleichgewicht zu halten.

Anwendung: Wie integriert der Patient Haltungs- und Transportbewegung in Bewegungsaktivitäten? Braucht er von mir Unterstützung in Haltungs- oder Transportbewegung? Gestalten wir die Bewegungsaktivität eher parallel oder eher spiralförmig?

4. Konzept: Menschliche Funktion

Unterthema: einfache Funktionen (Grundpositionen)

Inhalt: Menschliche Funktion entsteht, wenn wir Haltungs- und Transportbewegung zielgerichtet einsetzen. Es gibt sieben Positionen, in denen es leicht ist, Funktion zu üben, da das Körpergewicht ganz direkt zur Unterstützungsfläche organisiert ist. Diese Positionen sind Rückenlage, Bauchlage, Sitzen, Hand-Knie-Stand, Einbein-Knie-Stand, Einbeinstand, Zweibeinstand.

Anwendung: In welchen Positionen kann mein Patient selber bleiben? Wieviel Unterstützung braucht er von mir, um in einer Position bleiben zu können? In welchen Positionen kann ich gut arbeiten? Welche Positionen wählen wir für unsere Aktivität?

Unterthema: Komplexe Funktion (Fortbewegung)

Ein Mensch kann sich am leichtesten fortbewegen, indem er sein Gewicht auf einer Unterstützungsfläche von einem Körperteil zu einem anderen verlagert. Wir kennen diese Art der Gewichtsverlagerung vom Gehen. Gehen ist in allen sieben Positionen möglich. Gehen ist leichter und effektiver, wenn das Gewicht über Extremitäten zur Unterstützungsfläche organisiert ist.

Anwendung: In welchen Positionen ist es meinem Patienten möglich, zu gehen? Welche Unterstützung braucht er von mir, um gehen zu können? Ist es für ihn leichter, in einer Position zu gehen oder von einer Position zu einer anderen? Von welcher zu welcher Position ist es für den Patienten am leichtesten, zu gehen?

5. Konzept: Anstrengung

Bewegung braucht Anstrengung. Es gibt grundsätzlich zwei Arten von Anstrengung: Zug und Druck. Wir können Zug und Druck gezielt einsetzen, um unser Körpergewicht leichter an einen neuen Ort zu bewegen. Die Anstrengung für eine Bewegungsaktivität
- kann der Patient alleine unternehmen,
- können Patient und Pflegende sich teilen,
- kann die Pflegende alleine aufwenden.

Anwendung: Mit welchen Körperteilen können mein Patient oder ich besser ziehen oder drücken? Gibt es in der Umgebung Dinge, auf die man gut drücken oder ziehen kann? Welche Art der Anstrengung benutze ich, um einen Körperteil zu entlasten, welche um einen anderen Körperteil zu belasten? Wer kann wieviel Anstrengung einbringen?

6. Konzept: Umgebung

Inhalt: Umgebung beeinflußt die Bewegung. Bewegungsaktivitäten gestalten sich unterschiedlich, wenn eine Umgebung
- weich oder hart,
- glatt oder rauh,
- eng oder weit,
- laut oder leise,
- hektisch oder ruhig,
- beweglich oder starr ist.

Anwendung: Wie kann ich die Umgebung gestalten, daß sie Bewegen leicht macht?

Wie kann ich eine Bewegungsaktivität verändern, damit die schwierige Umgebung nicht die Bewegung stört?

Anwendung der kinästhetischen Prinzipien

Einige Beispiele für die Integration der Kinästhetik in die Pflege sind in diesem Buch beschrieben beim Mobilisieren von Patienten (S. 176 ff.) und bei der Körperpflege (S. 210 ff.). Im übrigen sei auf die entsprechende Literatur verwiesen.

6.5.2 Kinästhetik und Bobath-Methode

Da in diesem Buch auch die Bobath-Methode vorgestellt wird (Hemiplegie S. 720 ff.), ist es wichtig, darauf hinzuweisen, daß sich die beiden Methoden z. T. widersprechen. In erster Linie liegt der Unterschied darin, daß das Bobath-Konzept eindeutig auf *therapeutischen Grundlagen* basiert und sich auf die Unterstützung von Hemiplegiepatienten konzentriert, während die Kinästhetik sich vorwiegend mit dem *Gesunden* befaßt.

So stehen bei Bobath z. B. die Hemmung des pathologischen Musters sowie die Förderung der Symmetrie im Körper im Vordergrund, indem Patienten über die gelähmte Seite mobilisiert werden. Die Kinästhetik dagegen orientiert sich an der Bewegung der gesunden Körperteile. Die von Lähmung betroffenen Körperteile werden mit einbezogen. Es sind verschiedene Zugänge, die schließlich beide der Bewältigung des Lebensalltags des Patienten dienen.

Pflege nach Kinästhetik geht vom Patienten *und* von der Pflegeperson aus. Die verbliebenen Bewegungsfähigkeiten des Betroffenen werden ebenso eingesetzt wie die Bewegungsfähigkeit der Pflegeperson. Dadurch kann der Betroffene seine „behinderte Beweglichkeit" erweitern.

Im Ausbildungsprogramm Kinästhetik in der Pflege erweitern die Teilnehmerinnen und Teilnehmer in erster Linie die eigenen Bewegungsfähigkeiten. Sie integrieren natürliche Bewegungsfunktionen in ihr persönliches Bewegungsmuster. Durch die Erfahrung am eigenen Körper erlernen sie Konzepte und Grundsätze, die es ihnen ermöglichen, sich leichter zu bewegen. Dieselben Konzepte werden angewendet, um Pflegehandlungen und Transfers gleichzeitig gemeinsam mit der Patientin oder dem Patienten durchzuführen. Der bewegungsbehinderte Mensch kann sich mit der gleichen Leichtigkeit mitbewegen und so Funktionen wiedererlernen. Lernen die Pflegenden dagegen die Anwendung des Bobath-Konzepts kennen, befassen sie sich vorwiegend mit den Bewegungseinschränkungen von Hemiplegikern. Sie lernen zwar auch normale Bewegungsabläufe kennen, erfahren und erweitern aber dabei ihre eigenen Bewegungsmöglichkeiten kaum.

Je nach Krankheitsbild, Gesundheitszustand und Gesamtsituation der Patienten kann das eine oder andere Konzept mehr oder weniger wirksam werden. Die Notwendigkeit, bei der Pflege *beide Ansätze* zu beachten, ist offensichtlich. Die Fähigkeit, dies zu tun, die Konzepte so zu kombinieren, daß sie sich ergänzen und dadurch den Behandlungserfolg vervielfachen, steigt mit den Kenntnissen, Fähigkeiten und Erfahrungen der Pflegenden in den beiden Fachgebieten.

6.5.3 Kinästhetik und Heben und Tragen

Die Grundsätze zu „Heben und Tragen" (S. 152) sind zwar sinnvoll, aber sie können nicht ohne Anpassung für das Umgehen mit Menschen angewandt werden. Ein ruckhaftes Bewegen (unter Kommando) eignet sich sehr wohl für tote Materie, aber nicht für lebende. Zwischen der statischen (tote Materie) und der dynamischen (lebende Materie) Belastung besteht ein großer Unterschied.

Die Kinästhetik ermöglicht den Schritt von der statischen zur dynamischen Körperhaltung. Sie zeigt, daß Menschen statt gehoben und getragen auch in den sog. Haltepositionen Sitzen und Liegen fortbewegt werden können. Dies geschieht einerseits durch Gewichtsverlagerung und Ausnützung der menschlichen Bewegungsmöglichkeiten, andererseits durch den Einsatz des Körpers der Pflegeperson als Gegengewicht und/oder als „Traggestell". Das Wegfallen des Anhebens von Patienten bedeutet für die Pflegenden eine sehr wesentliche Erleichterung ihrer Arbeit und eine bedeutende Verminderung des Gesundheitsrisikos.

6.6 Dekubitusprophylaxe und -therapie

6.6.1 Dekubitus

Dekubitus bedeutet Wundliegen – extrem langsam heilende, kompressiv-ischämische Hautläsion – Druckgeschwür, Drucknekrose.

Der Dekubitus ist keine eigenständige Erkrankung, sondern eine Folgekrankheit, die auf anderen Krankheiten, Schädigungen oder ungünstigen äußeren Umständen basiert. Dabei ist der einwirkende Druck zwar der Auslöser, nicht aber die Ursache der Entstehung. Als Ursache muß die fehlende oder verspätete Entlastung druckexponierter Hautgebiete gelten. Fällt der unter normalen Umständen selbsttätige Schutzvorgang der spontanen Druckdekompression aus, ist die Entwicklung eines Dekubitus zwangsläufig vorprogrammiert, wenn nicht eine fachkundige Prophylaxe betrieben wird (grundlegende Informationen bei Peiseler 1989).

Lokalisation

Grundsätzlich kann es (je nach Lagerung) an jeder Stelle des Körpers zu einem Dekubitus kommen. Die Mehrzahl entwickelt sich aber an einigen besonders gefährdeten Stellen (Abb. 6.**14**).

Da insbesondere ältere Menschen meist auf dem Rücken schlafen und Patienten oft in Rückenlage gebettet werden, befindet sich mehr als die Hälfte aller Dekubiti in der gewichtsbedingt am stärksten belasteten Kreuzbeinregion und an den Fersen. Durch den dünnen Weichteilmantel über den Knochen sind bei seitlicher Lagerung die Trochanteren der Oberschenkel sowie die Knöchel besonders gefährdet. Sitzende Patienten entwickeln bevorzugt in der Steiß- und Sitzbeinregion Druckgeschwüre. Insgesamt machen diese Lokalisationen über 75 % aller Dekubiti aus.

Seltener finden sich Druckschäden an Schulterblättern, Dornfortsätzen, Wirbelsäule, Brustbein, Ellenbogen, Kniescheiben, Hinterkopf und Ohrmuscheln. Bei adipösen Patienten können zwischen den Hautfalten an Gesäß, Leisten, Brüsten und Bauch Hautschäden mit ähnlichem Erscheinungsbild entstehen.

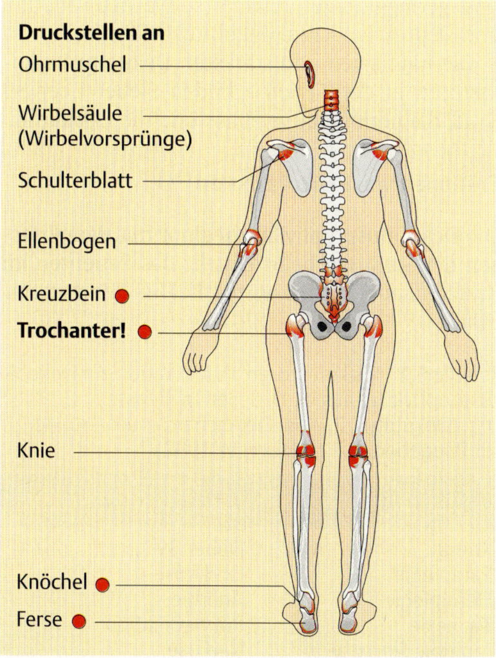

Abb. 6.**14** Lokalisation von Dekubiti. ● = Wichtigste Gefahrenzonen.

Längerfristiger Hautkontakt mit harten Fremdkörpern führt ebenfalls zu Drucknekrosen. Man beobachtet dies beispielsweise bei schlechtsitzenden Gipsverbänden oder lange liegenden Kathetern und Sonden, die dann Druckulzera in dem jeweiligen Organ (Nasen-Rachen-Raum, Luftröhre, Speiseröhre, Harnblase) verursachen. Dazu gehört auch das Dekubitalulkus der Portio bei Scheidenpessarträgerinnen.

Einteilung des Dekubitus

Nach Bienstein u. Mitarb. (1992) kann der Dekubitus wie folgt eingeteilt werden:

Zeitpunkt des Auftretens im Verhältnis zur vorbestehenden Erkrankung:
- **akuter** Dekubitus (Decubitus acutus), der bereits nach kurzen Liegezeiten (nach Stunden [Operation] oder Tagen) auftritt; er ist durch eine oberflächliche Hautschädigung gekennzeichnet;
- **chronischer** Dekubitus (Decubitus chronicus), der erst nach einer langen Liegezeit (nach mehreren Wochen oder Monaten der Bettlägerigkeit) entsteht; es handelt sich hier um ein tiefes, fauliges, sog. böses Druckgeschwür.

Ursachenzuschreibung nach Pflegebedingungen. Gemeint sind Dekubiti, die infolge „unzureichender Pflege" auftreten, also bei Patienten, die länger liegen und bei denen nur ungenügend prophylaktische Pflege vorgenommen wird. Diese Zuordnung ist nicht realistisch, da es immer auch sog. *unvermeidbare Geschwüre* gibt, die trotz intensiver pflegerischer Bemühung auftreten können.

Unterschiedliche Ursachenzuschreibungen. Hier steht die Bestimmung der Ursachen im Vordergrund. Da sich die Ursachen aber nur schwer differenzieren lassen, bringt diese Unterteilung nicht viel.

Die einzige für die Pflege relevante Unterteilung ist jene **nach ihrer Ausdehnung**, d. h. die Einteilung nach Stadien (ähnlich wie die Verbrennungswunden). Die heute gültigen Unterscheidungsmerkmale sind folgende:

Intertrigo. Intertrigo oder Wundsein, im Volksmund auch „Wolf" genannt, bezeichnet eine *Vorstufe des Druckgeschwürs*. Durch die Ansammlung von Feuchtigkeit (Urin, Schweiß, Stuhl), häufig in Verbindung mit krümeligen Substanzen (Puderreste, eingetrocknete Salbenreste), kommt es vornehmlich in Hautfalten zu *Rötung, Pustelbildung oder Fissuren*. Diese Symptome gehen oft in einen Dekubitus über.

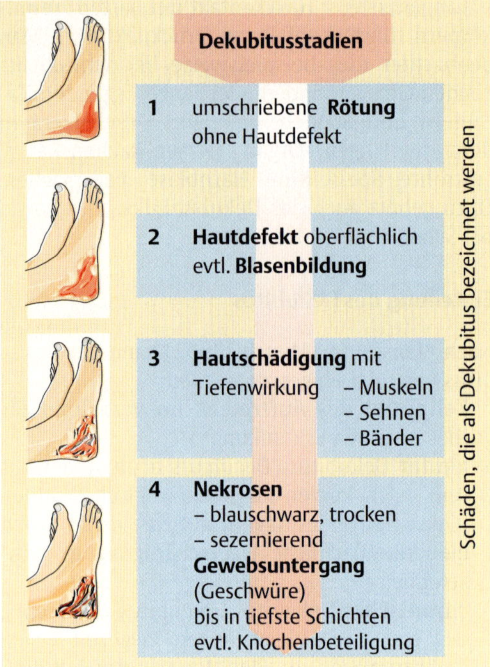

Abb. 6.**15** Dekubitusstadien. Gradeinteilung und Tiefenwirkung.

Dann wird unterschieden (Abb. 6.**15**):

Dekubitus 1. Grades. Die Haut ist *leicht gerötet*, aber nicht defekt. Die Symptome verschwinden im Frühstadium bei Druckentlastung.

Dekubitus 2. Grades. Die Haut zeigt bereits *Defekte*. Vor dem eigentlichen Defekt treten Blasen auf. Muskeln, Sehnen und Bänder sind nicht betroffen.

Dekubitus 3. Grades. Die *Hautschädigung* reicht oft bis auf das Periost. *Bänder und Sehnen sind sichtbar.*

Dekubitus 4. Grades. Es bilden sich *Nekrosen*. Diese können blauschwarz und trocken oder sezernierend sein. Häufig kommt es zum *Gewebeuntergang* mit Knochenbeteiligung in den tieferen Schichten.

6.6.2 Risikofaktoren, Disposition

Die wichtigsten Risikofaktoren sind für alle Patienten der **Auflagedruck** und die **Druckverweilzeit** (Abb. 6.**16**). Beide sind abhängig von der Liegezeit oder Liegeart bzw. von der Mobilität. Mit steigendem Mobilitätsgrad wird auch das Dekubitusrisiko geringer. Die Konsequenz für die Pflege ist eindeutig:

> Regelmäßige Entlastung der Auflagefläche, um die Dauer des Auflagedrucks so gering wie möglich zu halten.

Alle Krankheiten, die zu **Immobilität** führen, sind Risikofaktoren: Bewegungsbehinderungen, Lähmungen, Bewußtlosigkeit (Koma, Narkose). Die Wirkung der Immobilität ist natürlich nicht in jedem Alter gleich groß. Eine Rolle spielen auch unterschiedliche **zusätzliche Faktoren** wie reduzierter Allgemeinzustand, Fieber, schlechte Durchblutung. Zu beachten ist schließlich die Erhöhung der **Scherkräfte** bei unphysiologischer Lagerung oder bei unsachgemäßem Bewegen (Zerren von Haut und Muskeln).

Wie aus der Tab. 6.**1** hervorgeht, stellt die Gruppe der immobilisierenden, also in erster Linie durch Lähmung bedingten Krankheiten wie Paraplegie, Hemiplegie, multiple Sklerose auch bei einem *Jugendlichen* ein hochgradiges Dekubitusrisiko dar.

Krankheiten, welche die Kreislaufparameter betreffen, wie etwa Schock, Hypotonie, Hypoxie, Anämie, arterielle Verschlußkrankheit und Gewebeminderperfusion sowie Hypovolämie und Herzinsuffizienz, bedeuten beim jugendlichen Patienten ebenfalls ein Dekubitusrisiko. Dagegen sind jugendliche Patienten mit Fieber, Exsikkose und geringgradiger Anämie sowie bei Sedation und Depression kaum dekubitusgefährdet.

Die häufigsten und stärksten Dekubitusrisikofaktoren in der *Geriatrie* bilden Fieber über 39 Grad, die perioperative Phase und die Exsikkose.

Erkennen von Risikofaktoren

Die Dekubitusprophylaxe beginnt mit dem Erfassen der Situation beim Eintritt des Patienten im Krankenhaus / Heim bzw. mit Beginn der Immobilität.

Tabelle 6.**1** Risikofaktoren als Indikation zur Dekubitusprophylaxe (aus W. O. Seiler. In Bienstein, C., u. a.: Dekubitus, 2. Aufl. Deutscher Berufsverband für Pflegeberufe, Frankfurt / M. 1992)

In jedem Alter	In hohem Alter
Koma	Fieber 39 °C
Paraplegie	Exsikkose
Hemiplegie	Anämie
Kachexie	Prämedikation
multiple Sklerose	Narkose
Schock	Aufwachphase
Analgesie	starke Sedation
	schwere Depression

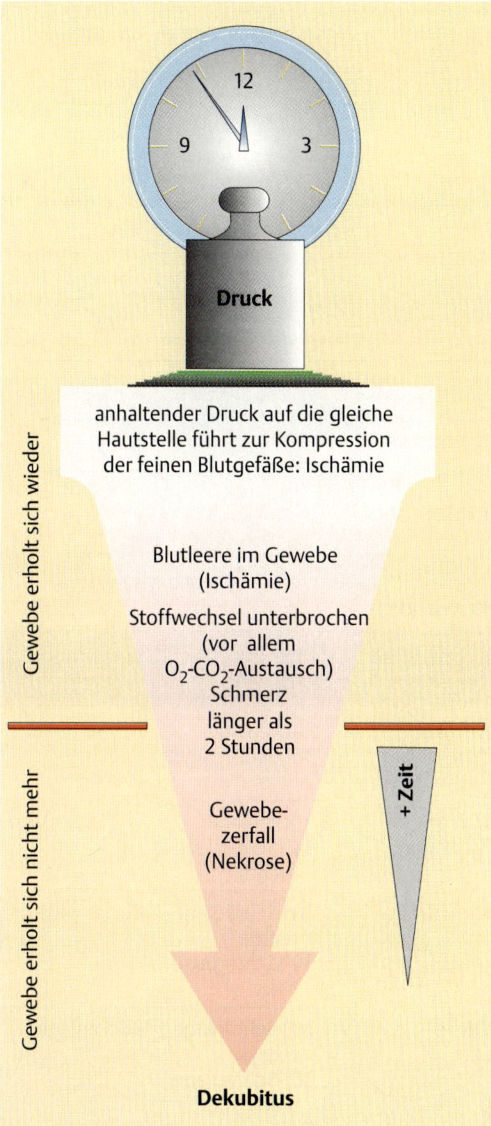
12
9
3
Druck
anhaltender Druck auf die gleiche Hautstelle führt zur Kompression der feinen Blutgefäße: Ischämie
Gewebe erholt sich wieder
Blutleere im Gewebe (Ischämie)
Stoffwechsel unterbrochen (vor allem O_2-CO_2-Austausch)
Schmerz
länger als 2 Stunden
Gewebe erholt sich nicht mehr
+ Zeit
Gewebezerfall (Nekrose)
Dekubitus

Abb. 6.**16** Entstehung des Dekubitus durch Zusammenwirken von Druck und Zeit.

> Der erste und wichtigste Schritt ist das Einschätzen des Risikogrades bzw. der Gefährdungsstufe. Dafür hat sich die Norton-Skala bestens bewährt.

Die Norton-Skala wurde bereits in den fünfziger Jahren von der Krankenschwester Doreen Norton entwickelt. Sie hat *fünf Faktoren* zusammengestellt und diese wieder in vier verschiedene Stadien eingeteilt (von geringer bis hoher Gefährdung):

- körperlicher Zustand des Patienten,
- geistiger Zustand des Patienten,
- Aktivität bzw. Fortbewegungsmöglichkeit,
- Beweglichkeit bzw. Einschränkung der Mobilität,
- Inkontinenz (die ein Hautproblem darstellt).

Unterdessen ist diese Norton-Skala erweitert worden und bildet heute ein wichtiges Instrument zur Erfassung der Dekubitusbereitschaft eines Patienten bzw. zum Erkennen des Gefährdungsgrades, anhand dessen die entsprechende Pflege abgeleitet werden kann. Mit der konsequenten Anwendung der Norton-Skala wird die Aufmerksamkeit aller Mitarbeiter für die Dekubitusprophylaxe geschärft, und eine frühzeitige Pflegeintervention kann einer Gefährdung gezielt und wirksam entgegenwirken.

Handhabung der Norton-Skala

Anhand der individuellen Patientenbeschreibung (Kriterien) und der Punktebewertung werden die Patienten eingeschätzt (Abb. 6.**17**). Bei einer Punktezahl von 14 oder weniger (bei der erweiterten Skala von 25 Punkten) muß eine unmittelbare Dekubitusgefährdung angenommen werden. Bei einer höheren Punktezahl ist ein Dekubitusrisiko zu diesem Zeitpunkt nicht anzunehmen.

Die *erweiterte Norton-Skala* erfaßt zusätzlich zu den oben erwähnten Kriterien:

- die Bereitschaft des Patienten zur Mitarbeit, also seine Motivation und Kooperation,
- das Alter des Patienten,
- den Hautzustand sowie
- Zusatzerkrankungen.

Das Einsetzen der Norton-Skala (insbesondere der erweiterten Skala) braucht eine gezielte Einübung und eine gemeinsame Interpretation der verschiedenen Kriterien (damit alle das gleiche darunter verstehen). Die Auswertung der Resultate muß regelmäßig, mindestens 1- bis 2mal wöchentlich vorgenommen werden. Bei Veränderung des Zustands ist eine zusätzliche Einschätzung notwendig.

Dem *Einschätzen der Situation* folgt die **Planung der Maßnahmen**. Vorliegende *Pflegestandards* dürfen uns nicht zu einer unüberlegten Handhabung der Dekubitusprophylaxe verleiten. Gute Standards sind zwar eine große Hilfe; sie müssen aber bei jedem Patienten entsprechend der Situation und des erfaßten Gefährdungsgrades angepaßt werden. In Abb. 6.**18** (S. 163) ist eine allgemeine Planung der Dekubitusprophylaxe vorgestellt. Die wichtigsten Pflegemaßnahmen sind:

Name:	Motivation Kooperation	Alter	Hautzustand	Zusatzerkrankung	körperlicher Zustand	geistiger Zustand	Aktivität	Beweglichkeit	Inkontinenz	Gesamtzahl:
	voll 4	<10 4	normal 4	keine 4	gut 4	klar 4	geht ohne Hilfe 4	voll 4	keine 4	
	wenig 3	<30 3	schuppig trocken 3	Fieber Diabetes Anämie 3	leidlich 3	apathisch teilnahmslos 3	geht mit Hilfe 3	kaum eingeschränkt 3	manchmal 3	
	teilweise 2	<60 2	feucht 2	MS, Ca, Kachexie Adipositas 2	schlecht 2	verwirrt 2	rollstuhlbedürftig 2	sehr eingeschränkt 2	meistens Urin 2	
	keine 1	>60 1	Allergie Risse 1	Koma Lähmung 1	sehr schlecht 1	stuporös (stumpfsinnig) 1	bettlägerig 1	voll eingeschränkt 1	Urin und Stuhl 1	

ursprüngliche Norton-Skala, Dekubitusgefahr bei 14 Punkten und weniger

erweiterte Norton-Skala, Dekubitusgefahr bei 25 Punkten und weniger

Abb. 6.**17** Norton-Skala zum besseren Erkennen der Dekubitusgefahr.

- Auflagedruck vermindern und Druckverweilzeit verkürzen.
- Blutzirkulation bzw. Hautdurchblutung verbessern.
- Risikofaktoren so gering wie möglich halten.

6.6.3 Dekubitusprophylaxe

Das **Ziel** der Dekubitusprophylaxe liegt in der Verbesserung der Sauerstoffversorgung des Blutes.

Druckgeschwüre entstehen hauptsächlich durch den Auflagedruck bei Liegen auf harten Matratzen bzw. beim Sitzen auf harten Sitzflächen, wenn Patienten *immobil während Stunden* in der gleichen Lage verbleiben. Der Auflagedruck pflanzt sich durch die Haut fort und wirkt in der Tiefe auf die ernährenden Blutgefäße. Übersteigt der Auflagedruck den Wert von 3 kPa, werden die Blutgefäße komprimiert, der Blutstrom versiegt, und ein totaler Sauerstoffmangel des betreffenden Hautareals entsteht (Abb. 6.**16**). In dieser Situation darf die *Druckverweilzeit* 2 Stunden nicht überschreiten. Liegt ein dekubitusgefährdeter Patient jedoch auf einer weichen Unterlage oder gar auf einer superweichen Matratze, wird der Auflagedruck durch den Polstereffekt unter 3 kPa gesenkt. Dadurch werden die Blutgefäße nicht vollständig komprimiert, und der Sauerstoffmangel ist infolgedessen nur partiell. In dieser Situation darf die Druckverweilzeit 2 Stunden überschreiten, d. h., der Patient kann längere Zeit auf einer Superweichmatratze liegen, ohne gefährdet zu sein. Jede Prophylaxemethode soll eine Verbesserung der Sauerstoffversorgung der Hautzellen an den fünf klassischen Dekubituslokalisationen (Tab. 6.**2**) anstreben.

Tabelle 6.**2** Lagerungsplan je nach gefährdeten Hautbezirken

Lokalisation der Gefährdung	Richtige Lagerung	Verbotene Lagerung
Rechter Trochanter	Rückenlage 30°-Schräglage links	90°-Seitenlage rechts
Linker Trochanter	Rückenlage 30°-Schräglage rechts	90°-Seitenlage links
Kreuzbein	30°-Schräglage rechts 30°-Schräglage links	Rückenlage
Ferse	30°-Schräglage rechts 30°-Schräglage links Freilagern Fersenschoner	Rückenlage
Sitzbein	Rückenlage 30°-Schräglage rechts 30°-Schräglage links	Sitzen

■ „Während es die Aufgabe des Arztes ist, durch eine adäquate medizinische Behandlung für eine Verbesserung der Sauerstoffzufuhr zu den Haut-

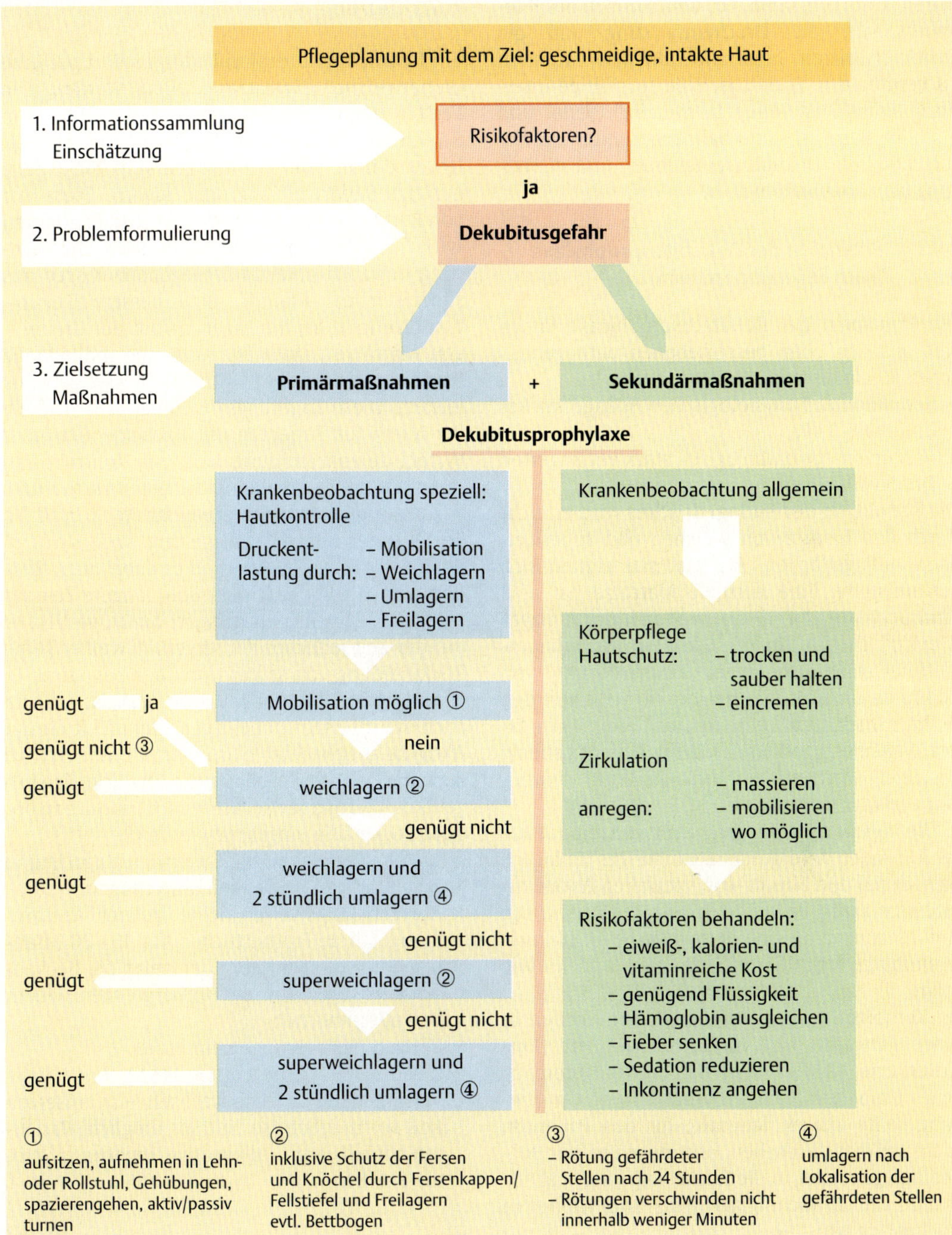

Abb. 6.**18** Planung der Dekubitusprophylaxe. Druckeinwirkung → Druckschaden, Druckentlastung → Aufheben der Druckwirkung (nach Lustig).

zellen zu sorgen, obliegt es dem Können des Pflegepersonals, die Druckeinwirkung und die Druckverweilzeit beim individuellen Patienten zu vermindern. Hierzu ist eine sorgfältige interdisziplinäre Ausbildung notwendig“ (Seiler und Stähelin, Basel; sie sind bahnbrechend in der Erforschung der Dekubitusentstehung und -verhütung bzw. -behandlung). ■

Prinzipien der Dekubitusprophylaxe
(nach Seiler und Stähelin)

Die Prinzipien der Dekubitusprophylaxe lassen sich aus den oben beschriebenen pathogenetischen Mechanismen ableiten:

- Reduktion des physiologischen Auflagedruckes unterhalb 3 kPa,
- Verkürzen der pathologisch stark verlängerten Druckverweilzeit auf unter 2 Stunden.

Die **Reduktion des Auflagedruckes** wird erreicht durch den Einsatz von weichen und superweichen Auflageflächen. Als Material eignen sich Schaumstoffe. Eine normale Matratze hat eine Eindruckhärte von 40 kPa, wodurch der Auflagedruck durchschnittlich 6 – 8 kPa beträgt. Schaumstoffmatratzen mit einer Eindruckhärte von 20 kPa nennt man *superweich*: sie reduziert den Auflagedruck im allgemeinen auf unter 3 kPa. Da der Weichheitsgrad einer Matratze nicht beliebig gesteigert werden kann, muß die Druckverweilzeit verkürzt werden.

Die **Verkürzung der Druckverweilzeit** auf unter 2 Stunden wird durch regelmäßiges Umlagern bzw. durch den Einsatz von speziellen Antidekubitusmatratzen bzw. Spezialbetten erreicht. Die Anforderungen an eine *automatische Antidekubitusmatratze* formulieren Seiler und Stähelin wie folgt:

■ „Kombination beider Prophylaxemethoden in einer Matratze, also superweiches Bett (Eindruckhärte 18 kPa), und gleichzeitig automatisches Umbetten alle 30 Minuten. Diese Umlagerung sollte extrem langsam, für den Patienten nicht spürbar geschehen, und zwar von der 30°-Schräglage rechts, in die Rückenlage und schließlich in die 30°-Schräglage links und wieder in Rückenlage usw.“ ■

Die heute gebräuchlichsten Superweichmatratzen und Spezialbetten, die diesem Anspruch genügen, sind S. 117 ff. beschrieben.

Als wichtigste *Interventionsmaßnahmen* werden im folgenden die Superweichlagerung und, wo diese nicht genügt, die zusätzlich notwendige Umlagerung besprochen.

Superweichlagerung

Ein Risikopatient muß unbedingt sofort auf eine „superweiche“ Matratze gelagert werden. Die Fersen schützt man zusätzlich mit Hilfe von Schaffellschuhen (Abb. 6.**19**). In den meisten Fällen wird man den Patienten zuerst in Rückenlage auf der Superweichmatratze lagern. Diese Art von Bettung ist bei über 90 % der Risikopatienten wirksam. Für manche Patienten bringt die Lagerung auf zwei aufeinanderliegenden Kissen aus superweichem Material eine bessere Dekubitusprävention als die Lagerung auf der dreiteiligen Matratze (damit ist auch eine individuelle Berücksichtigung der Bedürfnisse besser gewährleistet). Diese Lagerungsart eignet sich deshalb vor allem für Patienten mit Kachexie, extremer Wirbelsäulenkrümmung und bei Kontrakturen (alles größte Risikofaktoren für einen Dekubitus).

Anmerkung zum Superweichbett. So groß die Vorteile der Superweichlagerung auch sind, ist doch nicht zu vergessen, daß es dabei auch **Risiken** gibt. Wenn der Patient über längere Zeit auf einem Superweichbett gelagert bleibt, verliert er mit der Zeit jegliches Körpergefühl, weil er keine Rückmeldung von seiner Unterlage bekommt. Er kann sich nur schwer bewegen und „ist deshalb auch nur mühsam zu bewegen“; ihm fehlt die auf Aktivität ausgerichtete Stimulation. Dadurch wird auch die Orientierungslosigkeit verstärkt. Die folgenden Alternativen sollen bedacht und wenn nötig/zweckmäßig eingesetzt werden:

- Die Notwendigkeit der Superweichlagerung in regelmäßigen Abständen hinterfragen.
- Abwechslungsweise kleine Polster (zusammengefaltete Frottiertücher) für 15 – 20 Minuten unter die Schulter oder unter die Beckenschaufel legen, um die Körpergrenzen wieder bewußtzumachen.
- Entlastungslagerungen einsetzen, z. B. die A/V/I-Lagerung (S. 346 f.).
- Verschiedene Systeme wechselweise einsetzen und wo möglich (so bald als möglich) Patienten mobilisieren. Alternative Lagerungssysteme S. 118 f.

Umlagerung

Die regelmäßige Umlagerung ist nicht nur als Dekubitusprophylaxe nützlich, sondern hat auch Bedeutung für den Patienten als Abwechslung, Kreislaufaktivierung sowie Prophylaxe von Thrombosen und Pneumonien. Auch erleichtert das abwechselnde Lagern z. B. bei der 30°-Lage-

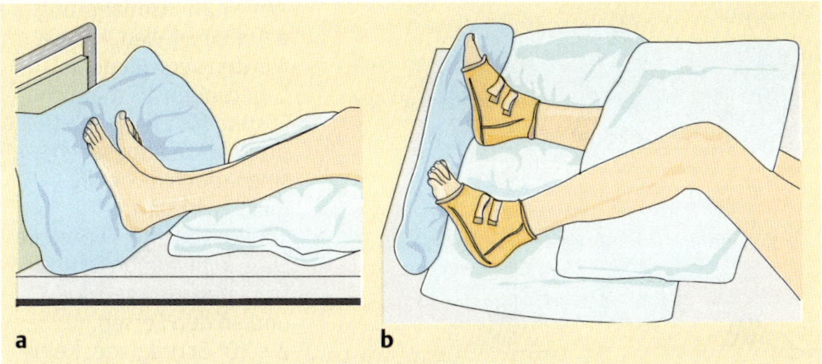

Abb. 6.**19** Spitzfuß- und Dekubitusprophylaxe.
a Das Kissen am Bettende dient einer Spitzfußprophylaxe und ermöglicht dem Patienten, durch gezielten Gegendruck seine Thromboseprophylaxe mitzugestalten und eine Dekubitusentstehung zu unterbinden (keine Kissen bei Spastizitätsgefahr!, d.h. bei zentral bedingter Lähmung).
b Bei der 30°-Seitenlage wird ein superweiches Kissen zwischen die Knie gelegt. Bei jeder Lagerung ist dafür zu sorgen, daß die Fersen frei liegen (evtl. Schaffellschuhe anziehen) → Hohllagerung.

rung in einem 2-Stunden-Rhythmus in Rücken-, Seiten- und eventuell Bauchlage die Kontrakturenprophylaxe.

Bei Patienten mit hohem Dekubitusgefährdungsrisiko braucht es zusätzlich zur Superweichlagerung unbedingt die Umlagerung. Es sind dies Patienten, die hochgradig untergewichtig (kachektisch) sind, Patienten mit Diabetes mellitus, Karzinomen, Fieber usw. Solche Patienten sind ohne Umbettung hoch gefährdet, weshalb zur Verminderung des Auflagedruckes unterhalb 3 kPa (durch Superweichunterlagen) ein zweistündliches Umbetten (Verkürzen der Druckverweildauer) dazukommen muß. Üblicherweise wird die 30°-Schräglage gewählt.

30°-Lagerung

Das Prinzip und die Vorteile der 2stündlichen Umlagerung ist in Abb. 6.**20** abzulesen. Die 30°-Körperdrehung wird bei Spezialmatratzen (S. 117 ff.) automatisch vorgenommen; auf der traditionellen Matratze wird sie mit Hilfe von Kissen oder anderen Hilfsmitteln erreicht (Abb. 6.**20c**). Wichtig dabei ist, daß die Körperachsen, d.h. Schultergürtel und Becken, parallel liegen. Es ist also darauf zu achten, daß die Hüfte nicht stärker gedreht wird als die Schulter.

Lagerung mittels schiefer Ebene

Nach Bienstein ist die Lagerung mittels schiefer Ebene eine der erfolgreichsten und am wenigsten arbeitsintensiven Lagerungsmöglichkeiten. Es wird dabei unter die Matratze ein Hilfsmittel eingebracht, das ca. 20 cm hoch ist und hierdurch eine Kippung der Matratze um 15–20° bewirkt. Der Patient braucht dabei nicht umgelagert zu werden, sondern sein Gewicht verlagert sich innerhalb seines Körpers mehr auf den tieferliegenden Körperteil (z.B. die gesamte linke oder rechte Körperhälfte). Zum Unterschieben unter die Matratze kann man alle Hilfsmittel verwenden, die sich nicht leicht zusammendrücken lassen (z.B. gerollte Bettdecke, Schaumstoffkissen, Schaumstoffkeile, Hirsekissen). Wichtig ist nur, die Matratze in der gesamten Längsseite zu unterstützen.

Andere Lagerungen

Rückenlagerung mit Kissen. Anstelle einer Superweichmatratze können auch Kissen verwendet werden. Zur *5-Kissen-Methode* braucht man ein Rückenkissen, ein Ober- und ein Unterschenkelkissen sowie ein Fußkissen (Abb. 6.**21**); es eignen sich dafür z.B. die Rhombofill-Kissen. Bei der *2-Kissen-Methode* wird unter den rechten oder linken Gesäßmuskel ein Kissen geschoben. Es können aber auch die auf S. 346 f. beschriebenen Entlastungslagerungen versucht werden.

Die *Oberkörperhochlagerung* kann, wenn sie richtig vorgenommen wird, das Sakrum entlasten. Es wird dabei mit einer Drehung der Hüftachse die Entlastung bewirkt (Abb. 6.**22**). Bei dieser Lagerung ist immer daran zu denken, daß im Sitzen das Gewicht der oberen Körperhälfte auf einer kleineren Fläche lastet als im Liegen, was zu einem größeren Druck führt und eventuell zu einer kürzeren Toleranzdauer.

Die *verschiedenen Lagerungshilfsmittel* wurden schon S. 123 ff. besprochen. Sie finden dort auch grundlegende Prinzipien und mögliche Anwendungen.

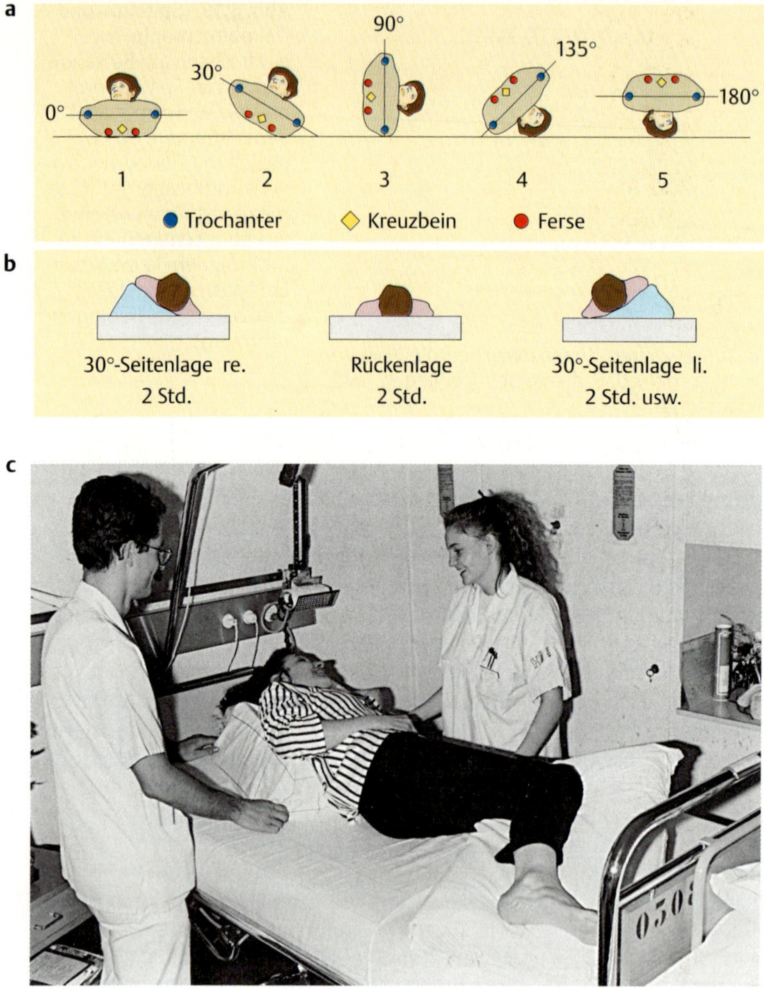

Abb. 6.**20** Umlagerung.
a Auflagestellen. Früher wurden verschiedene Lagerungen als mögliche Lösung für die Dekubitusprophylaxe angesehen; sie sind jedoch nicht alle gleich wirksam.
1 = Rückenlage: Die lokale Druckeinwirkung ist am stärksten am Kreuzbein und an den Fersen.
2 = 30°-Schräglage: Keine der fünf klassischen Ulkusprädilektionsstellen berührt die Unterlage.
3 = 90°-Seitenlage: Ein Hauptteil des Körpergewichts belastet den Trochanter. 4 = 135°-Schräglage: Ein Hauptteil des Körpergewichts belastet die Beckenkante. 5 = Bauchlage: Geeignet für jüngere Patienten, jedoch nicht für ältere.
b Lagerungs- bzw. Umlagerungsvorschläge je nach Lokalisation der Dekubitusgefährdung.
c Die 30°-Schräglage wird durch Unterlegen eines Keils unter eine Thoraxhälfte hergestellt (Foto: Kantonsspital St. Gallen).

Die **Lagerungsintervalle** können bei kontinuierlicher Hautüberwachung individuell gestaltet werden. Erfahrungen haben gezeigt, daß junge Patienten nicht unbedingt zweistündlich umgelagert werden müssen, wie dies für ältere Menschen unabdingbar ist. Idealerweise wird der von Seiler entwickelte Mobilitätstensor zur Überwachung eingesetzt. Wenn dieser registriert, daß sich ein Patient zwei Stunden lang nicht bewegt hat, gibt er ein Alarmzeichen, das Pflegende veranlassen soll, den Patienten unverzüglich umzulagern.

Es gibt **nicht** die **allein richtige Lagerungsplanung.** Erfahrungen sind eine große Hilfe, aber wir müssen immer davon ausgehen, daß jeder Patient uns mit einer individuellen Situation konfrontiert, die trotz Standards individuell gelöst werden muß. Ein Lagerungsdogmatismus oder ein „stures Anwenden" von Behandlungsprinzipien führt nur zu Diskussionen und hilft dem Patienten wenig. In Absprache z. B. mit der Physiotherapeutin wird entschieden werden müssen, ob bei einem Hemiplegiepatienten die 90-Grad-Lage nach Bobath unter allen Umständen richtig ist oder ob sie durch die 30-Grad-Lage ergänzt werden soll. Die beste Lagerung ist immer die **bestmögliche Entlastungslage** in der jeweils **individuellen Situation.**

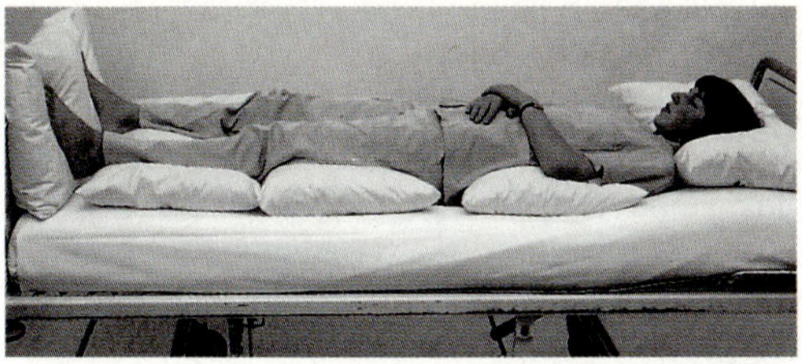

Abb. 6.**21** Die 5-Kissen-Lagerung auf dem Rücken wird so durchgeführt, daß die gefährdeten Stellen freiliegen (Foto: Gerhard Vogel, Heidelberg).

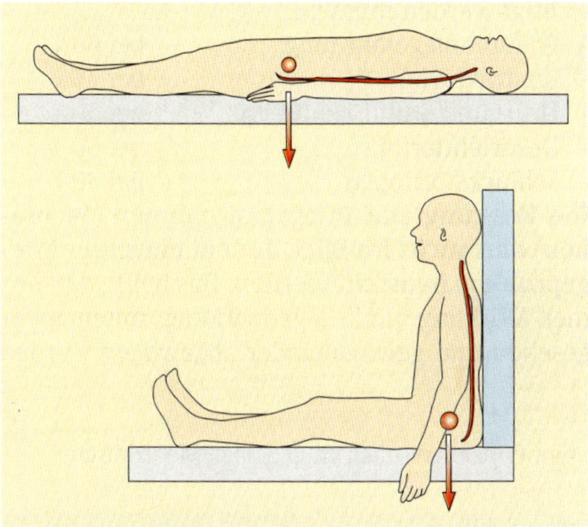

Abb. 6.**22** Umlagerungsbehandlung bei Drehung in der Hüftachse, eine kräfteschonende Methode, das Sakrum zu entlasten. Mit der Drehung in der Hüftachse wandert der Vektor des Körperschwerpunkts vom Sakrum zu den Sitzbeinhöckern (aus Braun, M.: Dekubitus. Springer, Berlin 1990).

Zusätzliche Pflegemaßnahmen

Es gibt *keine Pflegemaßnahme*, die die konsequente Lagerung und Umlagerung ersetzen könnte; doch es gibt ergänzende Maßnahmen, die zusätzlich eine Hilfe sein können.

Durchblutungsförderung. Die Zirkulation wird am besten mit der *Mobilisation*, d.h. durch das Bewegen und Bewegenlassen angeregt (dadurch kann immer auch eine Verbesserung der Hautdurchblutung bewirkt werden). Patienten mobilisieren, in den Sessel setzen (zur Veränderung der Lage) und alle 30–40 Minuten kurz anheben bzw. auf die Füße stellen. Auch kreislaufanregende Bäder können eingesetzt werden.

Sorgfältiges Vorgehen bei Mobilisation/Lagerung. Nicht zerren, reißen; auf Sitzposition achten: Verzerrung von äußerer Haut und tieferem Gewebe *(Scherkräfte)* wirken schädigend.

Hautpflege. Es gilt alles, was S. 205 ff. und insbesondere S. 217 f. dazu gesagt wird. Als hautschützende und nährende Salbe eignet sich Lanolin mit Vitaminzusätzen (Vita-Merfen, Mitosyl). Das Eincremen nach dem Waschen dient in erster Linie der Rückfettung der Haut.

Weiter ist zu beachten:

Saubere, trockene, weiche Wäsche. Falten vermeiden, Krümel sorgfältig entfernen. Schwitzt der Patient, muß u. U. verträglicheres Lagerungsmaterial verwendet werden.

Angepaßte Ernährung. Wo Ernährungsstörungen Mitursache eines Dekubitus sind, ist durch eine eiweiß- und vitaminreiche Kost vorzubeugen. Auch an eine ausreichende Flüssigkeitszufuhr ist zu denken. Als Zwischenmahlzeiten eignen sich Eiweißcocktail, Bouillon mit Ei, Quarkspeisen. Eine Vitaminanreicherung erzielt man durch Früchte, Gemüse bzw. Frucht- und Gemüsesäfte.

6.6.4 Dekubitusbehandlung

Der von Seiler vorgeschlagene Standardplan zur Dekubitustherapie beruht auf fünf Therapieprinzipien:

1. Wiederherstellung einer genügend großen, lokalen Gewebesauerstoffspannung durch Wiederherstellung der Blutversorgung mittels vollständiger Druckentlastung.
2. Entfernen der Nekrose durch chirurgisches oder enzymatisches Débridement. Einsatz wundreinigender Behandlungsmethoden.
3. Sanierung der lokalen Infektion möglichst ohne Einsatz von Lokaldesinfektionsmitteln.
4. Wahl von Wundverbänden, die physiologische Bedingungen für Granulationsbildung schaffen.
5. Behandeln oder Eliminieren der Dekubitusrisikofaktoren: z.B. Verbessern des Allgemeinzustands des Patienten, hyperkalorische Ernährung und Mobilisation.

Mit diesem *5-Stufen-Plan* kann eine den pathophysiologischen Gegebenheiten entsprechende Behandlung aufgebaut werden. Unkritisches Anwenden von „Hausmitteln" oder individuelle „Erfahrungen mit Dekubitusgeschwüren" dürfen nicht ausschlaggebend für die Therapieplanung sein.

Der **Therapieplan** ermöglicht nicht nur eine

- *Verbesserung der Durchblutung*, sondern auch
- *Kostensparung* durch Vereinfachung der Arz-

neimittelauswahl aus dem riesigen Marktangebot,
- leichte *Überprüfbarkeit* der Wirksamkeit auf jeder Stufe des Behandlungsplans.

Einem wirksamen Behandlungsplan vorausgehen muß die *Suche nach den Ursachen* einer verzögerten Wundheilung (die beim Dekubitus immer vorliegt!). Nach Seiler sind es fünf:
- Gewebehypoxie (Sauerstoffmangel im Gewebe),
- nekrotische Oberfläche,
- lokale Infektion,
- ungeeignete lokale Wundpflege,
- reduzierter Allgemeinzustand und Faktoren, die zur Immobilität und der damit verbundenen lokalen Druckeinwirkung auf die klassischen Dekubituslokalisationen führen.

Der Therapieplan wird vom Arzt erstellt und überwacht. Er bietet die Grundlage für die Pflege: Pflege- und Therapieplan müssen sich entsprechen (Tab. 6.**3**).

Patienten, wenn immer möglich, *nicht* auf den Dekubitusverband (auch wenn er gepolstert ist) lagern.

6.6.5 Ganzheitliche Sichtweise

Es ist wichtig, die Dekubitusgefährdung nicht für sich allein zu betrachten. Diese hängt ebenso mit vielen anderen Problemfeldern zusammen, wie auch die einzelnen ATL untereinander verquickt und voneinander beeinflußt sind und in gegenseitiger Abhängigkeit stehen (S. 88 ff.). Im folgenden *zwei Aspekte*:

Dekubiti dürfen nie isoliert gesehen werden, sondern nur im Zusammenhang mit anderen Pflegeproblemen. Erfahrungen haben gezeigt, daß zusätzlich folgende Problemfelder berücksichtigt werden müssen:
- Pneumoniegefährdung bei 60 %
- Kontrakturen bei 70 %
- Urin- und Stuhlinkontinenz bei 50 %
- Desorientierung bei 50 %
- Schluckstörungen bei 30 %

Die Wirkung von Pflegemaßnahmen (Techniken) darf nicht im Blick auf ein einzelnes Pflegeproblem beurteilt werden. Das heißt, daß immer Wirkung und Gegenwirkung miteinander gesehen und gegeneinander abgewogen werden

Tabelle 6.**3** Standardpflegeplan: Dekubitustherapie nach fünf Prinzipien (nach W. O. Seiler, Medizinisch-geriatrische Klinik, Kantonsspital Basel)

Ziele (5 Prinzipien)	**Ärztliche Verordnung Therapie und Pflege**
1. Druckentlastung komplette und dauernde Druckentlastung des Ulkus	– *superweiches Betten* mit z. B. 3teiliger superweicher Matratze – *Umbetten*, 2stündlich in 30°-Schräglage links und rechts (Tab. 6.**2**)
2. Nekroseentfernung nekrosefreier Dekubitus in 2 Wochen	– *Débridement* (Ausschneidung) bei großer Nekrose – *Enzymbehandlung* bei schmierigen Belägen
3. Lokalinfektion behandeln sauberes, rotes Granulationsgewebe	– nur wenn Lokalinfektion *Diagnostik der Infektion/Sepsis* – Ulkusumgebung gerötet, überwärmt, schmerzhaft, ödematös, – evtl. Fieber, Leukozytose *Therapie bei Infektion* – systemisch Antibiotika gemäß Resistenzprüfung
4. Wundverband – *Ulkustiefe mehr als 2 mm:* Ernährung (Sauerstoffzutritt, Wasser) und Schutz des jungen Granulationsgewebes – *Ulkustiefe weniger als 2 mm:* Schutz der jungen Epithelschicht	*Verbinden* – feuchte (Ringer-Lösung), dünne (maximal 1–2 mm) und luftdurchlässige Gazen – nur Paraffin-Gazen (ohne andere Zusätze)
5. Risikofaktoren beeinflussen Mobilisation	– hyperkalorische Ernährung – Fieber sofort senken – Reduktion der Sedation – *2stündliches Umbetten* – *Sitzen im Bett, am Bettrand, in Lehnstuhl setzen*

müssen. Auch dürfen Pflegemaßnahmen nicht nach einer Wirkung allein beurteilt und eingesetzt werden. Zu überlegen ist die *gesamtheitliche Wirkung*. Inhester (in Bienstein u. Mitarb. 1990) zeigt diese Wechselwirkung am Beispiel „Umlagern" (Tab. 6.**4**).

Tabelle 6.**4** Annahmen über mögliche Wechselwirkungen regelmäßiger Umlagerung

Pflegeproblem	Wirkungen
Dekubitus	Druckentlastung
Kontraktur	Dehnlagerung
Thrombose	Veränderung der Hämodynamik
Pneumonie	Drainage, Veränderung der Thoraxbeweglichkeit
Ruhe / Schlaf	gestört; Möglichkeit, Wach- und Schlafphasen zu beeinflussen
Schmerzen	Schonhaltung, zusätzlicher Reiz
Inkontinenz	verbesserte Körperwahrnehmung
Orientierung	Ansprache, Stimulation, Abwechslung usw.
Kommunikation	zusätzliche Gelegenheit

Diese Zusammenhänge zeigen uns, daß es eigentlich keine „einfache Pflegesituation" gibt. Jede ist komplex und einmalig. Jede verlangt eine individuelle Reflexion
- der Pflegeprobleme und ihrer Zusammenhänge;
- der Wechselwirkungen verschiedener Pflegemaßnahmen untereinander;
- der psychosozialen Aspekte pflegerischen Handelns: es gibt nicht *den* Patienten. Jeder hat seine eigene Biographie, seine eigenen Möglichkeiten und Ressourcen. Und nie zeigen sich Probleme „wie erwartet".

6.7 Thromboembolieprophylaxe

6.7.1 Thrombose

Thrombose bedeutet Blutpfropfbildung = Gerinnung von Blut innerhalb der Gefäße. Bevorzugte Stellen sind Oberschenkel- und Beckenvene. Mehr darüber in Kapitel 27.

Ursachen

Es sind im wesentlichen drei Faktoren, die häufig zusammenwirken (Virchow-Trias):
- *Verlangsamung der Blutströmung*, verursacht durch lange Bettruhe, Immobilität, Krampfadern, verminderte Herzkraft;
- *Veränderung der Gefäßwände* durch Entzündung (Phlebitis), Verengung durch Sklerose, Krampfadern, Schäden durch Verletzung oder nach Operationen;
- *Beschleunigung der Blutgerinnung* durch Bluteindickung (Flüssigkeitsmangel, Polyglobulie) oder durch Freisetzen von Gewebethrombokinase und Hyperkoagulabilität, verbunden mit Immobilität (postoperativ).

Gefährdete Personengruppen, Risikofaktoren

Es wurden zahlreiche Faktoren gefunden, die zu tiefen Venenthrombosen führen können und damit zur Lungenembolie prädisponieren. Die wichtigsten Risikofaktoren sind in Abb. 6.**23** zusammengefaßt.

Faktor	geringes Risiko				hohes Risiko
Alter	20 30	40	50	60	70
Gewicht	normal	Übergewicht + 10%	+ 15%	+ 20%	
Operationszeit	30	60		90 min	
tiefe Venenthrombose	keine Vorgeschichte		früher durchgemachte Thrombose		

Weitere bedeutende Risikofaktoren sind Herzinsuffizienz, venöse Insuffizienz, Sepsis und Schwangerschaft, Geburt. Auf keinen Fall verursachen alle tiefen Venenthrombosen Komplikationen; viele lösen sich auf natürliche Weise auf, ohne Probleme zu verursachen.

Abb. 6.**23** Risikofaktoren für Venenthrombosen.

Erkennen von Thrombosen

Frühzeichen bei beginnender Thrombose sind:
- Schmerzen entlang der Vene oder Fußsohlenschmerz;
- Überwärmung, später Rötung und Schwellung der betreffenden Extremität;
- Puls- und Temperaturanstieg (Entzündungszeichen).

6.7.2 Vorbeugende Maßnahmen

Ziel. Schutz vor Thrombose und Lungenembolie. Alle physikalischen *Maßnahmen* zur Thromboseprophylaxe haben die Aufgabe, die venöse Strömungsgeschwindigkeit in Bein und Becken zu erhöhen. Der in seiner normalen körperlichen Aktivität behinderte Patient soll damit ebenso wie ein Gesunder vor Thrombose und Lungenembolie geschützt werden.

Die *physikalischen Möglichkeiten* zur Erhöhung der venösen Strömungsgeschwindigkeit bestehen in

- Lagerung des Patienten;
- Sofort- und Frühaufstehen nach Operationen, nach der Geburt;
- Anregen der „Muskelpumpe“:
  - Wadenstimulation, Bettübungen,
  - auf dem Rücken liegend mit erhobenen Beinen „radfahren“.
- elastischer, äußerer Kompression der Beinvenen.

Lagerung des Patienten

Liegt ein Mensch im Bett auf dem Rücken, so muß das venöse Blut vom Knie bis zur Leiste den sog. Femoralisberg überwinden. Zum Ausgleich wird die *Hochlagerung beider Beine* um ca. 20° empfohlen. Da bei der üblichen Lagerung die Kniekehlen durchgedrückt sind (unangenehm für den Patienten), ist es vorteilhaft, die Beine mit leicht gebeugten Knien zu lagern.

Anregen der Muskelpumpe

Diese Maßnahmen dienen einerseits der *Tonisierung der Wadenmuskulatur* und andererseits der *Anregung des venösen Rückflusses.*
Übungen im Bett sind z. B.

- Kniekehle auf Matratze pressen – gute Methode für ältere Patienten, die manchmal die Bewegungen nicht mehr so gut koordinieren können.
- Waden anspannen und entspannen, auch das Wippen mit den Fußspitzen (Plantar- und Dorsalflexion) führt zu einer guten Anspannung der Wadenmuskulatur. Gleichzeitig wird das vertiefte Durchatmen angeregt, wodurch der venöse Rückfluß zusätzlich gefördert wird. Weiter wirken günstig das Heben und Senken des Fußes und das Kreisen der Füße.
- Bein aufstellen und strecken im Wechsel.
- Zehen einkrallen und spreizen im Wechsel.
- Beine aufstellen und das Gesäß abheben.
- Das *Pedaltreten* (Betätigen von Tretvorrichtungen im Bett, Bettfahrrad) wird von den meisten Patienten als angenehm empfunden und ermöglicht eine hohe venöse Strömungsgeschwindigkeit. Prophylaktisch günstig ist die Anwendung bereits *vor* dem Operationstag: bis 3mal täglich 5 Minuten, möglichst rasch.
- *Luftkissenschiene* zur intermittierenden Kompression.

Kompression der Venen

Bei einer *normal aktiven Person* wird der venöse Rückstrom durch Körperbewegungen gefördert. Die Kontraktion der Wadenmuskeln drückt die tiefen Venen des Unterschenkels zusammen. Hierdurch wird das aus den Arterien kommende Blut laufend aus den Venen herausgequetscht und der Kreislauf normalisiert.

Durch die Form der Venenklappen wird ein Rückfluß verhindert, sofern die Klappen ordnungsgemäß schließen.

Bei *erzwungener Immobilisierung,* z. B. während einer Operation, entspannen sich die Wadenmuskeln, so daß sich der Strom des venösen Blutes verlangsamt oder stagniert (Stase). Blut sammelt sich in den Taschen der Venenklappen an, so daß die Koagulation beginnen kann.

Die *elastische Kompression* hat die Aufgabe, die Rolle der Wadenmuskeln als Muskelpumpe zu unterstützen bzw. zu übernehmen, solange der Patient nicht mobilisiert ist. Um die Gefahr einer Konstriktion oder Druckumkehr auszuschalten, müssen

- Strümpfe mit richtig abgestuftem Kompressionsprofil oder
- zweckmäßige elastische Binden

verwendet werden.

Antithrombosestrümpfe

Prinzip. Bei bettlägerigen und total immobilen Patienten müssen *paßgenaue* Strümpfe (exaktes Abmessen!), oberschenkellang, *Tag und Nacht* getragen werden. Zur Körperpflege und zur Inspektion der Haut werden die Strümpfe zweimal täglich ausgezogen.

Antithrombosestrümpfe (AT-Strümpfe) bewirken eine Kompression von 2,4 kPa bis 1,1 kPa (18 mmHg bis 8 mmHg) (Fußknöchel bis Mitte Oberschenkel, Abb. 6.**24**). Sie sind angezeigt für Patienten, die eine beträchtliche Zeit im Bett verbringen, d. h., AT-Strümpfe sind „Bett-, Liege- oder Nachtstrümpfe“. Sie sind *nicht* geeignet für den mobilen Patienten. Patienten, die aufstehen, um sich am Waschbecken zu waschen, kann man die AT-Strümpfe vorher ausziehen, die Füße können so auch gepflegt und inspiziert werden.

Die *Wirksamkeit der Strümpfe* beruht auf der Verengung der subkutanen Venen (bei optimalem Andruck). Bei gleichem arteriellem Einstrom erhöht sich dabei die **Rückflußgeschwindigkeit** (schlechtsitzende Strümpfe hingegen senken die Strömungsgeschwindigkeit). Damit wird klar: Die Wirkung der Strümpfe kommt *nur beim liegenden Patienten* zur Geltung. Sobald beim Aufstehen die Muskelpumpe betätigt wird, ist der Andruck der Strümpfe von 1,1 – 2,4 kPa (8 – 18 mmHg) zu gering. Es gilt also, den *Mobilisationsplan* der Patienten zu beachten, um ein zweckmäßiges Anwenden der Strümpfe zu gewährleisten:

- Patienten, die ausreichend Bewegung haben, brauchen keine Strümpfe. Routinemäßiges Anwenden von AT-Strümpfen ist nicht nur ein unnötiger Kostenfaktor (Spezialstrümpfe sind sehr teuer), sondern auch ein Pflegefehler. Unnötiges Tragen womöglich noch schlecht angepaßter AT-Strümpfe schadet mehr als daß es nützt. Falsch ist also eine Pflege- oder Therapieverordnung, die lautet: Patienten tragen die AT-Strümpfe während des ganzen Krankenhausaufenthalts.
- AT-Strümpfe sind hingegen angezeigt, wenn die oben erwähnten Maßnahmen der Rückflußförderung nicht genügen. Es gilt, daran zu denken, daß all diese Maßnahmen wie auch die Sofort- und Frühmobilisation nur eine punktuelle Wirkung haben. Längere oder/und anhaltende Bettlägerigkeit ist eine Indikation für AT-Strümpfe. Auch operative Eingriffe, die vorübergehend eine Ruhigstellung des gesamten Organismus bewirken (wovon vor allem das Kreislaufsystem betroffen ist), sind eine klare Indikation.

Handhaben der AT-Strümpfe

Exaktes Abmessen der Beine mit einem speziellen Maßband. Die Maßstelle muß exakt gewählt werden, sie ist je nach Strumpftyp unterschiedlich (Abb. 6.**25**). AT-Strümpfe müssen straff anliegen, nur dann wirken sie (nie einfach über den Daumen peilen).

Anlegen der AT-Strümpfe nur im Liegen, bei entstauten Venen:

- Mit übergezogenen *Gummihandschuhen* können die AT-Strümpfe wie gewöhnliche Strümpfe angezogen werden.
  Sind keine Gummihandschuhe zur Verfügung,

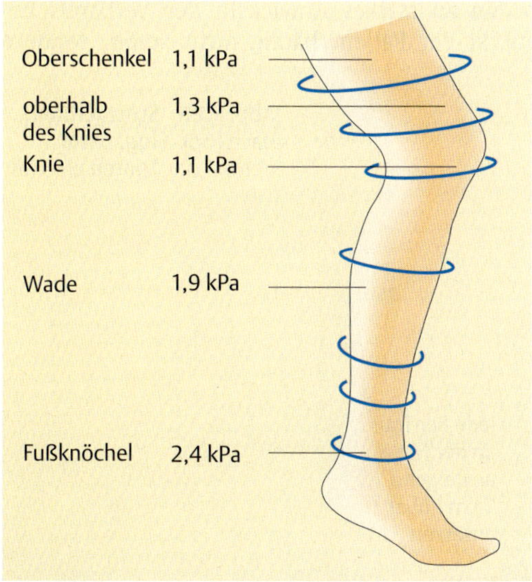

Abb. 6.**24** Antithrombosestrümpfe. Abgestufte Kompression. Erprobte Druckanordnung: am Oberschenkel 1,1 kPa, oberhalb des Knies 1,3 kPa, am Knie 1,1 kPa, an der Wade 1,9 kPa, am Fußknöchel 2,4 kPa.

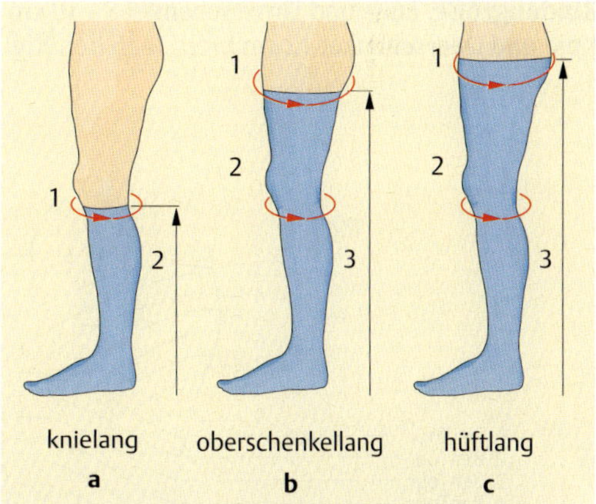

Abb. 6.**25** Messen. **a** Knielange Strümpfe: 1 = Umfang der Wade, 2 = Länge von der Kniekehle bis zur Ferse. **b** Oberschenkellange Strümpfe (geeignet für Patienten mit einem Oberschenkelumfang bis zu 63 cm; bei einem Umfang zwischen 64 und 81 cm sind hüftlange, bei einem Umfang von mehr als 81 cm sind knielange Strümpfe zu verwenden). 1 = Umfang des Oberschenkels, 2 = Umfang der Wade, 3 = Länge vom Gesäßmuskel bis zur Ferse. **c** Hüftlange Strümpfe: messen wie **b**.

- mit der Hand in den Strumpf fahren und die Innenseite nach außen stülpen (ohne Fußteil des Strumpfes). Dann den Fuß in den Strumpf stecken und diesen über das Bein hochstreifen.

Beobachtung und Hautpflege

Die Öffnung am Zehenteil des Strumpfes dient der Überwachung der Durchblutung. Weitere Maßnahmen sind:

- *Beobachtung* auf Rötung, Erwärmung, Schwellung (Hinweis auf thrombotisches Geschehen) oder Druckstellen (infolge Mangeldurchblutung).
- *Hautpflege.* Durch die Strümpfe kann die Haut weniger gut atmen, es kommt zur Austrocknung → Anwendung von Hautcreme oder Wasser-Öl-Emulsion.
- *Beine herzwärts ausstreichen.* Dies ist nach wie vor eine hochwirksame Methode (die leider vielerorts durch die Strümpfe verdrängt wurde).

Wickeln der Beine als Kompressionsverband

Elastische Wickelbinden sollen dann verwendet werden, wenn der Beinumfang für die AT-Strümpfe zu groß oder zu klein ist. Die Wahl der Binden richtet sich nach dem Umfang der Beine und nach der gewünschten Zugkraft.

Bindengröße. Fuß- und Unterschenkel 8 – 10 cm, Knie und Oberschenkel 12 cm breit. Man benötigt vier bzw. (bei größerem Umfang) sechs Binden: je drei für die eine Richtung und drei für die gegenläufige Richtung, um dem Verband Festigkeit zu geben. Zu beachten ist dabei, daß die Binden durch den Waschvorgang an Elastizität verlieren.

Wickeln von

- *Fuß, Fußgelenk und Ferse* in Achtertouren (Abb. 6.**26**). Zu vermeiden sind Faltenbildungen, Fensterbildungen (Fensterödem) und ein zu straffes Anlegen des Verbands (Abb. 6.**27 a**). Eine kritische Stelle ist der Fersenbereich, insbesondere dann, wenn der Patient über den Kompressionsverband etwas enge Hausschuhe anzieht und der Verband dadurch verrutscht (Patient beraten).
- *Unterschenkel* mittels Achtertouren (oder zirkulären Touren, Abb. 6.**27 b, c**). Bei den einzelnen Touren soll in der Regel etwa die Hälfte der Bindenbreite übereinanderliegen.
- *Knie* in Achtertouren (Schildkrötverband, Abb. 6.**27 d**).
- *Oberschenkel*, entweder fortlaufend in Achtertouren oder zirkulär.

Es sollte ein gewisser *Druckgradient* eingehalten werden, d. h., der Druck sollte vom Fuß ausgehend in Richtung Oberschenkel abfallen (bei umgekehrtem Vorgehen würde sich ein ähnlicher Effekt wie beim Anlegen einer Staubinde ergeben).

Ein zu starkes Anwickeln des Verbands bemerkt der Patient häufig nicht sofort, sondern

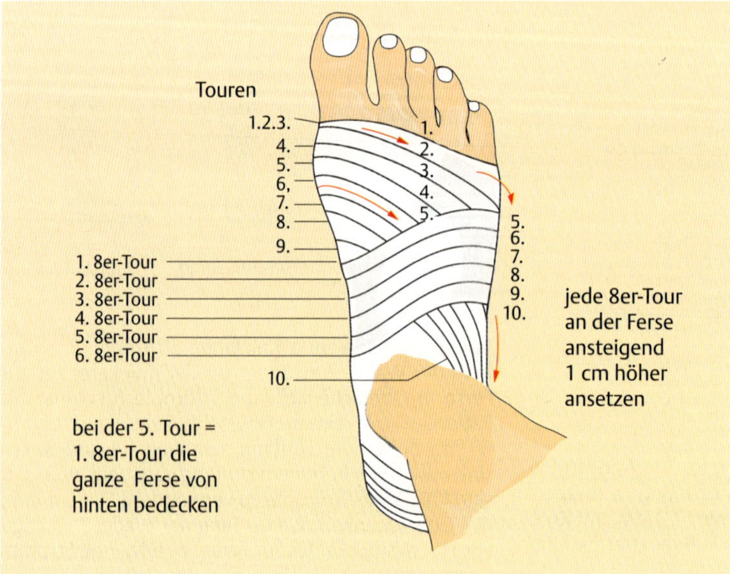

Abb. 6.**26** Stützverband nach Prof. Sigg, Basel. Verlauf der Touren am Fuß.

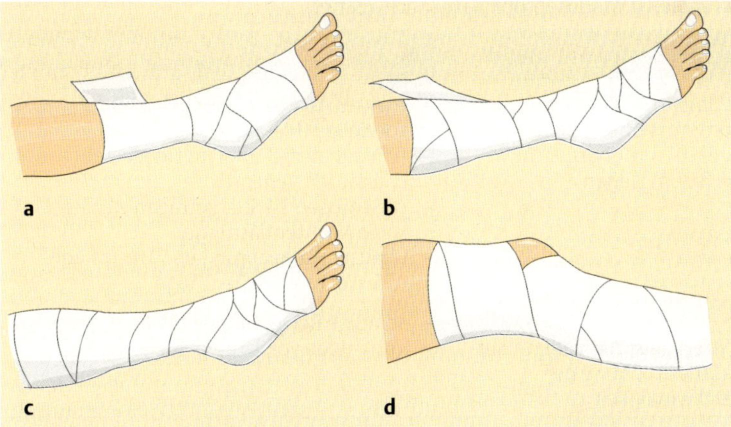

Abb. 6.**27a–d**
Anlegen des Kompressionsverbands (s. Text).

erst nach einiger Zeit (Schmerzen, Zyanose der Zehen).

Bereitet daher ein Kompressionsverband Schmerzen oder ist er zu fest oder zu locker angelegt, erfordert dies ein sofortiges Neuwickeln.

Druckkontrolle nach einer halben Stunde: Bei Rosafärbung der Zehen ist die Kompression richtig.

Antithrombosestrümpfe

- Vor dem Anlegen von Antithrombosestrümpfen und dem Wickeln der Beine muß der Patient ca. 20 Minuten liegen, da die *Venenentleerung* von größter Bedeutung ist für die gleichmäßige Druckentfaltung auf die Venen. Es verhindert auch das Einschießen von gestauten Blutresten in ausgesackten Venenabschnitten. Bei Patienten mit gestauten Beinvenen und Ödematisierung wird zusätzlich die notwendige Gewebeentwässerung gesichert.
- *Zur Entlastung* können die Beine für 10–15 Minuten etwa 15–30° hochgelagert werden, oder man hebt sie für 1 Minute auf 50–90° an.

Kompressionsstrümpfe bei Varizen

- Die speziellen Varizenstrümpfe haben einen *höheren Kompressionsdruck* (3,1–5,3 kPa ≈ 23–40 mmHg) als die AT-Strümpfe (1,1–2,4 kPa ≈ 8–18 mmHg).
- Sie bedürfen einer speziellen Verordnung für das *Anlegen*. Unbedingt vom Fachmann anmessen lassen; er übernimmt die notwendige Beratung des Patienten (auch über den Klinikaufenthalt hinaus).
- Die *Nachentlastung* muß regelmäßig vorgenommen werden, da eine zu lange anhaltende, starke Kompression der Venen eine Minderdurchblutung auslösen kann: Arztverordnung einholen.
- Zur Anwendung kommen sie nach Varizenoperationen.

Antikoagulation

Man versteht darunter die medikamentöse Thromboembolieprophylaxe, die bei Operationen, nach Geburt und bei längerer Bettruhe eingesetzt wird.

Antikoagulanzien sind blutgerinnungshemmende Mittel.

Anordnung und Dosierung durch den Arzt:

- *Low-dose-Heparin* – niedrig dosiertes Heparin. 1 mal 5000 E Heparin pro 24 Stunden s.c., die erste Dosis 2–4 Stunden präoperativ während 5–8 Tagen bis zur vollen Mobilisation. Keine Laborkontrollen notwendig, Gerinnungsfähigkeit des Blutes bleibt erhalten.
- *Dextran* verändert die Blutviskosität und die Thrombozytenaggregation. Gefahr der Volumenüberlastung bei Herzinsuffizienz.
- *Cumarin* eignet sich als Langzeit-Thromboembolieprophylaxe (orale Anwendung).

6.7.3 Planung der Thromboembolieprophylaxe

Die oben erwähnten Maßnahmen sind für den einzelnen Patienten gezielt einzusetzen. Auch hier gilt, daß gut fundierte *Pflegestandards* die fachgerechte, kontinuierlich richtige und koordinierte Pflege erleichtern, und es gilt (wie schon bei der Dekubitusprophylaxe S. 158 ff.), daß die Standards nach Bedarf individuell angepaßt werden müssen.

Beispiel eines *Standardplans* für die Thromboembolieprophylaxe in Tab. 6.**5**.

Maßnahmen bei aufgetretener Thrombose oder Thrombophlebitis S. 831 ff.

Tabelle 6.**5** Standardpflegeplan für die Thromboseprophylaxe (nach Reimer)

	Patienten mit geringem Thromboserisiko	
Maßnahmen	*Antithrombosestrümpfe (ATS)* abgestufte Kompression der Beinvenen, Erhöhung der Blutströmungsgeschwindigkeit bis 100 % zum Liegen	– exaktes Abmessen der Beine mit speziellem Maßband – Anlegen der ATS nur im Liegen bei entstauten Venen – ATS müssen 24 Std. getragen werden, keine Nachtentlastungen – tägliche Beobachtung und Hautpflege, ATS-Wechsel alle 2 – 3 Tage
	Frühmobilisation Stärkung des Kreislaufs, Aktivierung der Muskeln, 20 – 30 % Erhöhung der Strömungsgeschwindigkeit	– ständige Bewegung der Beine – Vermeiden von langem Stehen und Sitzen
	Low-dose-Heparin s. c. nach Verordnung Verhinderung der intravasalen Gerinnung hemmt die Wirkung von Thrombin auf Fibrinogen	
	Patienten mit erhöhtem Thromboserisiko	
Zusätzliche Maßnahmen	*passive und aktive Gymnastik* alle 4 – 6 Std. in Kooperation mit der Krankengymnastik Aktivierung der Muskelpumpe, kurzzeitige maximale Entleerung der Venen von stehendem Blut	kurze 50 – 90°-Hochlagerung sollte immer zu Beginn einer Übung stehen; Strömungsbeschleunigung bis zu 250 % zum Liegen Pedaltreten Anziehen und Strecken des Fußes gegen Widerstand; Strömungsbeschleunigung bis zu 90 % zum Liegen Fahrradfahren und Fußkreisen Anheben der Beine (Unterstützung durch Pflegeperson); Strömungsbeschleunigung bis zu 350 % zum Liegen isometrische Spannungsübungen nur aktive Durchführung möglich (Physiotherapie)
Merke	– Belastung bei der Frühmobilisation nach Leistungsfähigkeit – bei immobilen Patienten können die Übungen passiv durchgeführt werden – Kompressionsverbände (mittels elastischer Binden) anlegen, wenn die Patienten mit ATS nicht optimal versorgt sind; sie müssen alle 12 Std. erneuert werden	

6.8 Kontrakturenprophylaxe

6.8.1 Kontrakturen

Kontraktur (lat. contrahere = zusammenziehen) bedeutet Gelenksteife. Es handelt sich um eine Funktions- und Bewegungseinschränkung von Gelenken, die durch Verkürzungen von Muskeln und Sehnen sowie durch Schrumpfung der Gelenkkapsel verursacht ist. Es kommt zu Beuge-, Streck-, Abduktions- und Adduktionskontrakturen. Eine besondere Form ist der sog. **Spitzfuß**, der durch Druck der Bettdecke entstehen kann (Abb. 6.**28**). Kontrakturen führen nicht nur zu Bewegungshinderung, sondern auch zu Schmerzen.

Ursachen

Man kann die Kontrakturen nach ihrem Entstehungsmechanismus einteilen, er ist mitbestimmend für die Pflege.

Neurogene Kontrakturen entstehen bei zentralen (Apoplexie) und peripheren (z. B. Paraplegie) Lähmungen infolge von *Muskelungleichge-*

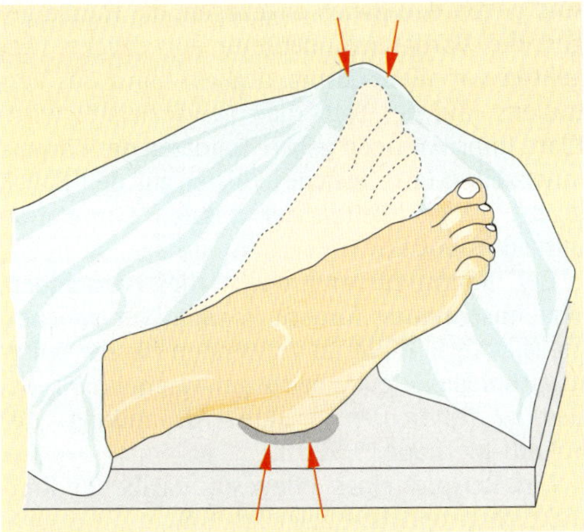

Abb. 6.**28** Spitzfußstellung durch den Druck von oben und unten.

wicht: Dem innervierten Muskel fehlt der Gegenspieler, er kontrahiert sich vermehrt und zieht das Gelenk in eine Fehlstellung. Nur gezielte, dauernde Bewegungstherapie sowie therapeutische Lagerung können etwas dagegen ausrichten.

Schmerzbedingte Kontrakturen sind eine latente Gefahr bei allen Verletzungen und Erkrankungen im Bereich von Gelenken, da alle Fehlhaltungen und Schonhaltungen schließlich zu Kontrakturen führen. Nur eine gezielte Schmerztherapie ermöglicht die Durchführung der notwendigen Bewegungstherapie.

Psychogene Kontrakturen können u.a. nach geringfügigen Verletzungen auftreten bei neurotischer Erlebnisverarbeitung, die dem Betreffenden nicht bewußt ist.

Kontrakturen infolge Pflege- bzw. Behandlungsfehlern treten auf bei

- *falscher Lagerung* – die Gelenke versteifen in Schonstellung, d.h. in einer Entspannungslage, die zur Gebrauchseinschränkung führt;
- *langer, unphysiologischer Ruhigstellung* in Gips oder Streckverbänden.

Risikofaktoren, Disposition

Jede längere Ruhigstellung und Bettlägerigkeit ist grundsätzlich Risikofaktor. Besonders gefährdet sind

- Patienten mit entzündlichen Gelenkerkrankungen (z.B. Polyarthritis, Gicht) oder Patienten mit degenerativen Gelenkerkrankungen (Arthrosen);
- Patienten mit Nervenlähmungen: Poliomyelitis, Hemiplegie, Paraplegie;
- Patienten mit Verletzungen oder Verbrennungen in Gelenknähe. Jede Narbe hat Schrumpfungstendenz. Über einem Gelenk hat der Narbenzug oft eine Kontraktur zur Folge.

Erkennen der Kontraktur

Die Bewegung der betroffenen Gelenke ist schmerzhaft und behindert:

- *Beugekontraktur:* Gelenksteife in Beugestellung durch Verkürzung der Muskeln an der Beugeseite → Streckung ist nicht möglich.
- *Streckkontraktur:* Gelenksteife in Streckstellung → Beugung ist aufgehoben bzw. erschwert.
- *Abduktionskontraktur:* Gelenksteife in Abduktionsstellung mit entsprechender Behinderung.

6.8.2 Vorbeugende Maßnahmen

Ziel. Erhalten der funktionellen Gelenkstellung sowie des harmonischen Bewegungsablaufes.

Die *Maßnahmen* zur Erreichung dieses Ziels liegen in erster Linie in der

- sachgerechten, möglichst physiologischen Lagerung,
- Aufrechterhaltung und im Fördern der Beweglichkeit durch Mobilisation und Bewegungsübungen.

Physiologische Lage

Wird keine spezielle therapeutische Lage verordnet, ist die mittlere Funktionsstellung zu wählen.

- *Schultergelenk:* Oberarm in Abduktionsstellung von 30°.
- *Ellenbogengelenk:* Unterarm im Winkel von ca. 100°, leicht erhöht, Hand in Pronationsstellung.
- *Hand:* leicht zur Streckseite gebeugt, Finger in leichter Schalenhaltung, Daumen in Oppositionsstellung zum Zeigefinger.
- *Hüftgelenk:* möglichst gestreckt; Patient liegt flach und gerade auf harter Matratze (Brett darunter).
- *Kniegelenk:* möglichst gestreckt.
- *Füße liegen an einer weichen Unterlage* (Fußstütze) an (Abb. 6.**28**), ein Bettbogen verhindert den Druck durch die Bettdecke.

Bewegungsübungen

Sie entsprechen den Bewegungsmöglichkeiten im dreidimensionalen Raum.

Die **passive Form** muß bei jedem bettlägerigen Patienten sofort, regelmäßig (mindestens 2mal täglich), konsequent (auf jedes Gelenk bezogen), sorgfältig angewendet werden. Die Bewegungen werden langsam, ausholend und mit beiden Händen ausgeführt. Das nächstliegende Gelenk muß dabei fixiert werden.

Sobald wie möglich wird die passive Form abgelöst durch die **assistive Form**, d. h., der Patient wirkt aktiv mit, sobald er dazu in der Lage ist. Der Übergang zur **aktiven Form** ist fließend. Werden Übungen gegen Widerstand eingebaut, spricht man von **resistiver Form**.

Kontrakturenprophylaktische Lagerungen

Sind aktive und passive Bewegungsübungen nicht durchführbar, bekommt die Lagerung ganz besondere Bedeutung. Durch einen regelmäßigen Wechsel zwischen Beuge- und Streckstellung der Gelenke soll die Inanspruchnahme aller Gelenkanteile gewährleistet sein.

Die *Lagerung in Streckstellung* verhindert die Verkürzung der Beugemuskeln. Der Patient liegt auf dem Rücken, die Oberarme sind im Schultergelenk leicht seitlich abgespreizt. Oberarm, Ellenbogengelenk, Unterarm, Handgelenk und Finger sind gestreckt und bilden eine gerade Linie. Das gleiche gilt für Hüftgelenk, Oberschenkel, Knie und Fußgelenk.

Im Wechsel dazu ermöglicht die *Lagerung in Beugestellung* die Verhinderung einer Verkürzung der Strecker. Der Patient liegt mit leicht erhöhtem Oberkörper auf dem Rücken, der Kopf ist mittels Kissen leicht nach vorn gebeugt. Das Ellenbogengelenk wird gebeugt, d. h., Ober- und Unterarm bilden einen Winkel von 90°. Die Fingergelenke sind im „Ballgriff" gebeugt. Durch das Unterlegen einer Knierolle werden die Kniegelenke leicht gebeugt, die Fußgelenke bilden mit dem Unterschenkel einen rechten Winkel. Fußstützen müssen immer gepolstert sein.

Vermeidung kontrakturenfördernder Bedingungen

Patienten, die für sich nicht mehr die Kontrolle übernehmen können, *sich bedroht fühlen* (z. B. Patienten mit apallischem Syndrom), reagieren oftmals mit starken Beugekontrakturen. Die Knie sind gegen den Bauch angezogen, die Hände gegen die Vorderarminnenseite angedrückt. Hier geht es vor allem darum, daß ein Klima des Vertrauens und der Sicherheit gewährleistet wird: Klare Informationen geben, Schützen der Körperinnenseiten (z. B. weiches Polster auf den Bauch legen), Möglichkeiten der basalen Stimulation nutzen (S. 660 f.).

Bei *Kontrakturbereitschaft* alles vermeiden, was Anspannung fördern könnte. Nur weiches, großflächiges Material verwenden für die Spitzfußprophylaxe, evtl. Bettbügel wegnehmen. Bei *Hemiplegiepatienten* exakte Anwendung der Bobath-Methode (S. 720 ff.).

Das Beispiel eines **Pflegestandards** zur Kontrakturenprophylaxe zeigt Tab. 6.**6**.

> Es wurden in diesem Kapitel absichtlich *drei verschiedene Standardpläne* (S. 68 ff.) gewählt:
> - Dekubitusprophylaxe S. 163,
> - Thromboembolieprophylaxe S. 174,
> - Kontrakturenprophylaxe oben.
>
> Alle diese Pläne eignen sich bei typischen Pflegeproblemen, die bei den meisten Patienten unter gleichen Bedingungen auftreten können.

6.9 Mobilisieren des Kranken *

Mobilisieren heißt in Bewegung bringen. In der *Kinästhetik* lehren wir die Pflegenden, mit den Patienten gehende Fortbewegungsaktivitäten zu gestalten. Unter Gehen verstehen wir fließende Gewichtsverlagerung von einem Körperteil zum nächsten auf einer Unterstützungsfläche. Jede Person bewegt sich anders. Ihre Art, sich zu bewegen, ist abhängig von z. B. Form und Größe der Körperteile, Körperspannung, Schmerzen, Verletzungen, Biographie, geistiger und psychischer Verfassung usw. Deshalb ist es schwierig, Patienten mit Techniken zu bewegen. Unsere Vorschläge für Mobilisation sind also nur als Beispiele zu verstehen, die an eine Patientensituation angepaßt werden müssen.

Wo Pflegende Kinästhetik kennen und einsetzen, werden sie erfahren, daß sie damit Kräfte sparen und daß der Patient mehr Selbstkontrolle erfährt und somit leichter mitarbeiten kann. Die Mobilisation von Hemiplegiepatienten ist auf S. 723 ff. nachzulesen.

* Von einer Arbeitsgemeinschaft am Institut für Kinästhetik, IfK, Rain 34, Aarau, Schweiz.

Tabelle 6.**6** Standardpflegeplan Kontrakturenprophylaxe (nach Freyenhagen)

Ziel	– Aufrechterhaltung der normalen Stellung und Beweglichkeit der Gelenke – Vermeiden einer Atrophie der Muskulatur
Gefährdete Patienten	– Patienten mit Hemiplegie – Querschnittgelähmte – Schwerkranke mit Bettruhe – Patienten mit Arthritis – Patienten mit PCP (primär chronische Polyarthritis) – Patienten mit Frakturen in den Extremitäten – bei der Ruhigstellung von Gelenken
Maßnahmen	– häufiger Lagewechsel (Gelenke in Funktionsstellung) – bei Bedarf Krankengymnastik einschalten – Bewegungsübungen an den Gelenken der Extremitäten (Knöchel, Knie, Hand, Ellenbogen, Schultern, Hüfte) passiv und aktiv *passiv:* – Patient ist total passiv – Schwester/Pfleger fixiert oberhalb des Gelenks – anderer Teil wird durchbewegt (mehrmals) *assistierend:* – Patient ist in der Lage, sich teilweise mit Hilfe der Schwester/des Pflegers zu bewegen und auch Restmöglichkeiten zu aktivieren *resistierend:* – gegen den manuellen Widerstand der Schwester/des Pflegers Übungen durchführen lassen (langsam steigern) *aktiv:* – Patient bewegt sich allein unter Anleitung
Information des Patienten	– aufklären über Gefährdung – informieren über Notwendigkeit, Art und Umfang der Bewegung – auffordern, Training bis zur Grenze der Beweglichkeit der Gelenke selbst durchzuführen
Beobachtung	– Gelenkstellung im Bett – funktionsgerechtes Sitzen – Schmerzen bei Bewegungsübungen – Beweglichkeit der Gelenke

6.9.1 Mobilisation im Bett

Versuchen Sie alle hier beschriebenen Bewegungsabläufe vorsichtig, langsam und mit wenig Anstrengung durchzuführen. Der Patient braucht nur Unterstützung für die Teile der Bewegung, die er nicht selber ausführen kann.

Ein Tip für Ihre eigene Gesundheit

Bewegen Sie Ihre eigenen Massen eine nach der anderen. Lassen Sie Ihre Hüftgelenke und Ihre Taille locker, wenn Sie jemanden bewegen oder im Bett pflegen. Lassen Sie häufig Ihr Gewicht von einem Fuß zum anderen wechseln.

Vom Liegen zum Sitzen an die Bettkante (Abb. 6.**29 a – d**)

Bringen Sie die Liegefläche des Bettes auf die Höhe Ihrer Hüftgelenke.

- Unterstützen Sie den Patienten, seine Beine aufzustellen.
- Drehen Sie ein Körperteil nach dem anderen von der Rückenlage in die Seitenlage.
- Helfen Sie dem Patienten, seinen Oberkörper auf die Arme zu stützen und das Gewicht von Kopf und Brustkorb in Richtung Becken zu verlagern.

a

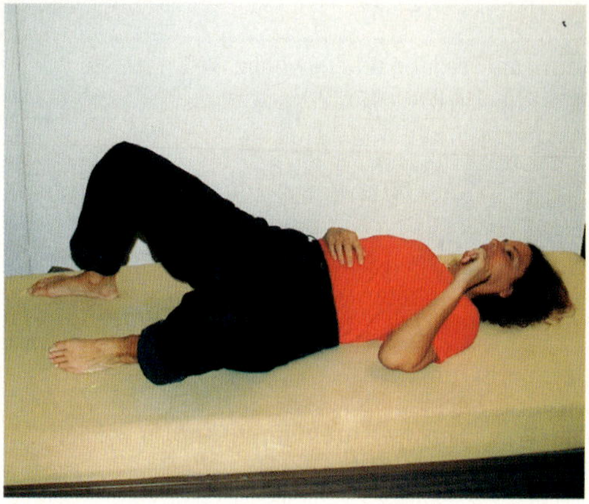

b

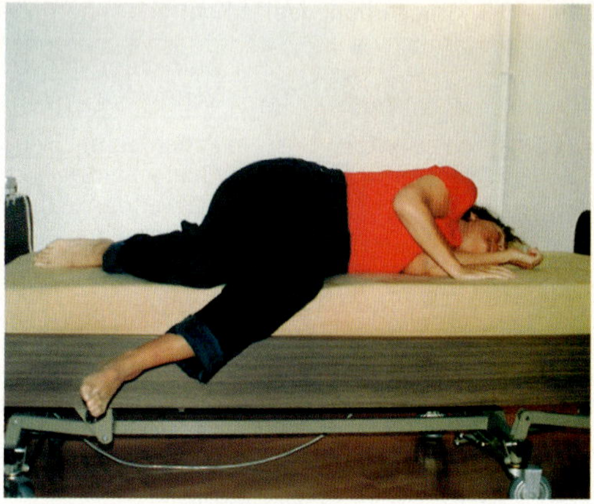

c

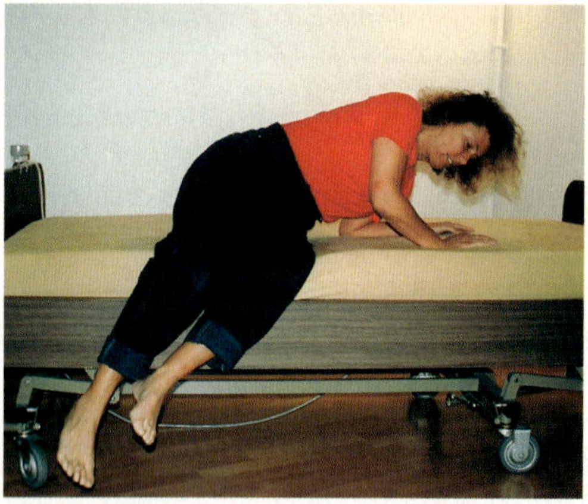

d

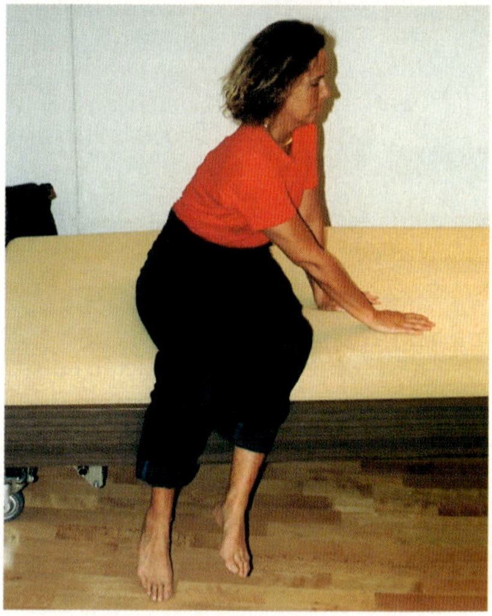

Abb. 6.**29a–d** Vom Liegen zum Sitzen an der Bettkante.

Vom Sitzen an der Bettkante zum Liegen

Führen Sie denselben Bewegungsablauf in umgekehrter Reihenfolge durch.

- Lassen Sie den Patienten mit beiden Händen auf einer Seite aufstützen und dann mit den Händen in Richtung Kopfende des Bettes gehen.
- Helfen Sie ihm dann, sich auf die Ellenbogen zu stützen und Kopf und Brustkorb ins Bett zu rollen.
- Während des Zurückrollens in die Rückenlage bewegen Sie ein Bein nach dem anderen ins Bett.

Überrollen in Seiten- oder Bauchlage im Bett

Grundsätzlich kann man einen Menschen von jeder Masse aus drehen. Wichtig ist dabei, ein Körperteil nach dem anderen in Bewegung zu bringen. Die Richtung der Bewegung in den einzelnen Körperteilen ist deshalb nicht nur Drehen, sondern Drehen und Strecken oder Drehen und Beugen, je nachdem, ob ich zur nächst höheren Masse oder zur nächst tieferen Masse Gewicht verlagern will.

Zum Kopfende bewegen in Rückenlage
(Abb. 6.**30a–d**)

- Helfen Sie Ihrem Patienten, eine Körperseite durch Rollen zur Seite zu entlasten und die Beine etwas anzuziehen.
- Durch Vorwärtsbeugen und Zurückrollen kann ein Körperteil nach dem anderen etwas höher im Bett in die Rückenlage zurückgebracht werden.

a b c d

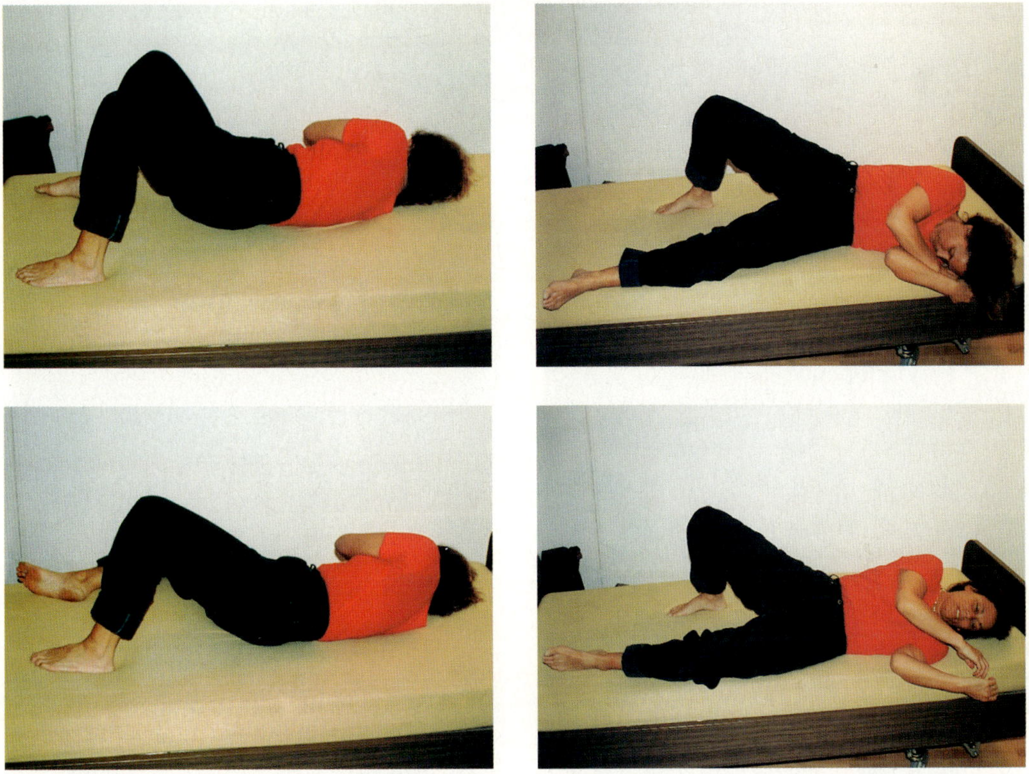

Abb. 6.**30 a – d** In Rückenlage zum Kopfende bewegen.

- Wiederholen Sie den Vorgang abwechselnd einmal rechts, einmal links, bis Sie am Ziel angekommen sind.
- Diese Bewegung beschreibt eine Zickzacklinie der einzelnen Körperteile vom Ausgangspunkt zum Ziel.

In Rückenlage liegend seitwärts im Bett bewegen

- Bewegen Sie ein Körperteil nach dem anderen in die gewünschte Richtung, oder leiten Sie den Patienten dazu an, dies selber zu tun.
- Entlasten Sie dazu jeweils einen Körperteil in Richtung eines nächsten, damit Sie zum Bewegen des Körperteils weniger Kraft benötigen.

6.9.2 Aufstehen und Transfer

Viele gesunde Menschen mit genügend Kraft gehen für gewöhnlich rückwärts ins Bett. Zu wissen, wie man vorwärts in ein Bett hineinkrabbelt und rückwärts wieder aus dem Bett, ist für ältere, schwache oder behinderte Patienten hilfreich.

Transfer vom Bett zum Stuhl

Abb. 9.**31** – 9.**33** zeigen drei verschiedene Varianten der Bewegungsabläufe.

- Stellen Sie den Stuhl parallel neben das Bett, möglichst nahe beim Patienten.
- Aufstehen bedeutet, das Gewicht vom Becken über die Beine in Richtung Füße zu verlagern.
- Dazu müssen die Beine des Patienten beim Sitzen an der Bettkante gut beweglich sein und die Füße den Boden erreichen.
- Wenn der Körper schwach ist, hilft es, sich beim Aufstehen auf die Hände im Bett aufzustützen oder sich an etwas festzuhalten und sich hochzuziehen.
- Unterstützen Sie Ihren Patienten, ein Körperteil nach dem anderen in Richtung Stehen zu bewegen und dann wieder zum Sitzen auf den Stuhl.
- Je schwächer Ihr Patient ist, um so mehr ist er darauf angewiesen, sein Gewicht mehrmals hin- und herzuverlagern, also viele kleine Schritte zum Stehen und wieder zum Sitzen zu machen.

a

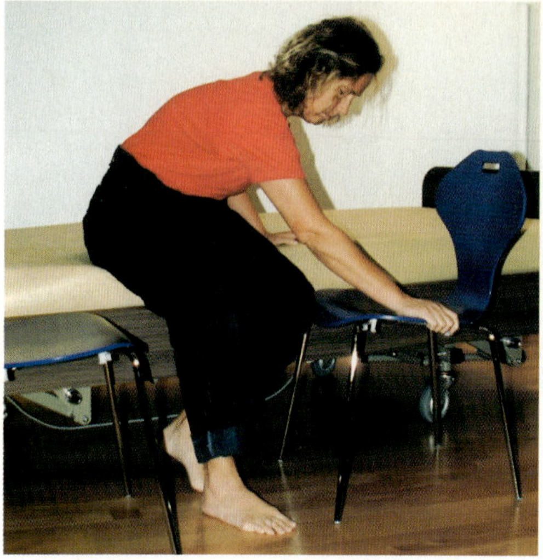

b

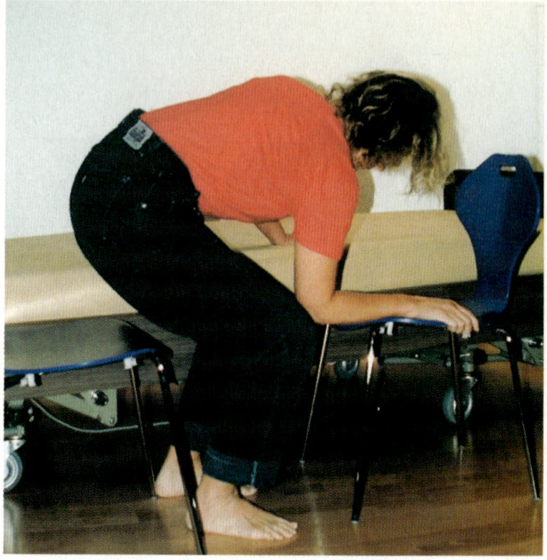

Abb. 6.**31** Variante 1: Vom Bett zum Stuhl.

a

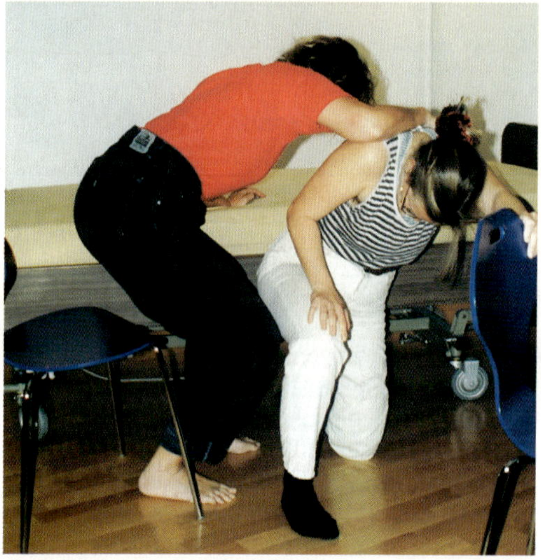

b

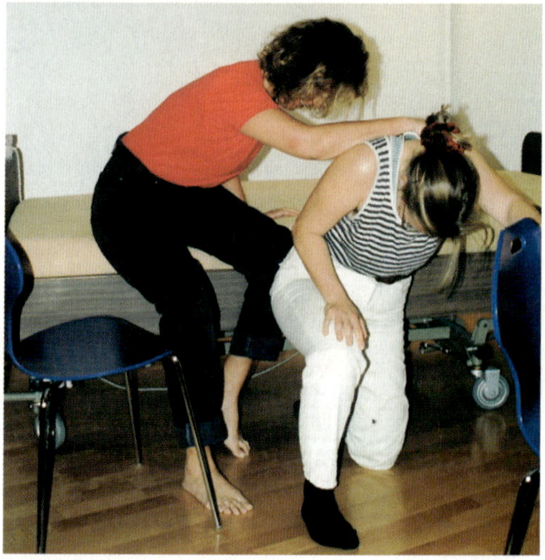

Abb. 6.**32** Variante 2: Vom Stuhl zum Bett.

Sitzen im Lehnstuhl oder Rollstuhl

- Sitzen bedeutet, daß das Körpergewicht vor allem über die Sitzhöcker zur Unterstützungsfläche kommt.
- Falls Ihr Patient schlecht sitzen kann, können Sie ein zusammengefaltetes Tuch unter seine Sitzhöcker legen.
- Somit wird das Becken etwas nach vorne gekippt, und dies wiederum richtet den Brustkorb auf.
- Ihr Patient wird so weniger mit dem Becken vom Stuhl wegrutschen und kann mit den Beinen besser den Fußboden oder die Fußraster erreichen.
- Auf diese Weise zu sitzen, kann Ihrem Patienten das Essen, Waschen und Ankleiden erleichtern.

a b c

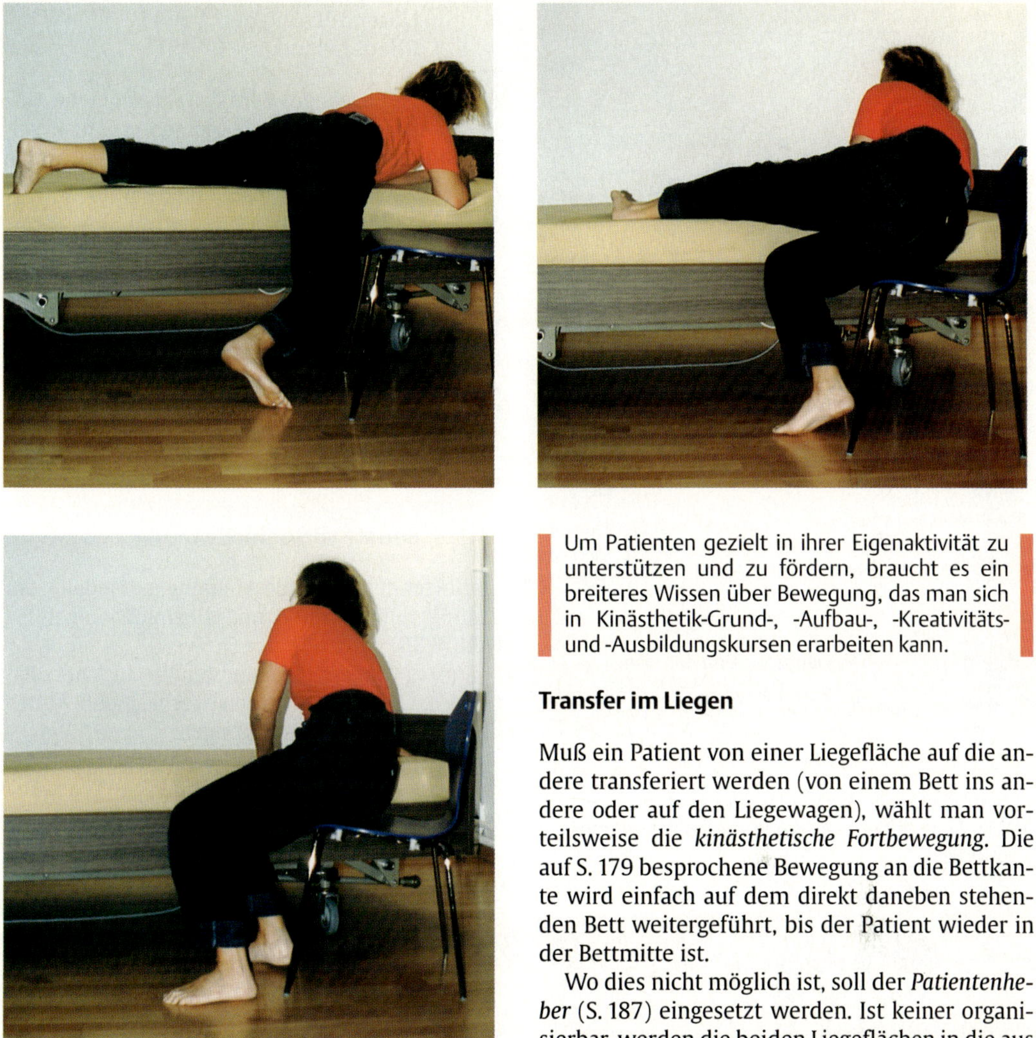

Abb. 6.**33** Variante 3: Vom Bett zum Stuhl.

Im Sitzen Fortbewegen im Stuhl

Zur Stuhlkante hin

- Lassen Sie den Patienten sich zurücklehnen.
- Entlasten Sie eine Körperseite und bewegen Sie diese in Richtung Stuhlkante.
- Wiederholen Sie den Vorgang auf der gegenüberliegenden Seite.

In Richtung Rückenlehne

- Lassen Sie den Patienten sich vorwärts beugen.
- Entlasten Sie eine Körperseite und bewegen Sie diese in Richtung Stuhlkante.
- Wiederholen Sie den Vorgang auf der gegenüberliegenden Seite.

Um Patienten gezielt in ihrer Eigenaktivität zu unterstützen und zu fördern, braucht es ein breiteres Wissen über Bewegung, das man sich in Kinästhetik-Grund-, -Aufbau-, -Kreativitäts- und -Ausbildungskursen erarbeiten kann.

Transfer im Liegen

Muß ein Patient von einer Liegefläche auf die andere transferiert werden (von einem Bett ins andere oder auf den Liegewagen), wählt man vorteilsweise die *kinästhetische Fortbewegung*. Die auf S. 179 besprochene Bewegung an die Bettkante wird einfach auf dem direkt daneben stehenden Bett weitergeführt, bis der Patient wieder in der Bettmitte ist.

Wo dies nicht möglich ist, soll der *Patientenheber* (S. 187) eingesetzt werden. Ist keiner organisierbar, werden die beiden Liegeflächen in die aus Abb. 6.**34** ersichtliche Stellung gebracht. Die am Bettende stehende Pflegeperson gibt mit dem Kommando die Handlungsschritte an:

1. Heben von der Bettmitte an den Bettrand.
2. Leicht zu sich drehen, anheben.
3. Transfer und ablegen.

6.9.3 Hilfe bei Gehbehinderung

Die Hilfe bei Gehbehinderten richtet sich nach der Art der Gehbehinderung und nach den Kräften und Möglichkeiten des Patienten. Die Auswahl von Hilfsmitteln soll gemeinsam mit dem Patienten und der Physiotherapeutin besprochen und bei Veränderung der Mobilität/Immobilität angepaßt werden. Für gutsitzende, feste Schuhe sorgen (keine Hausschuhe – Rutschgefahr).

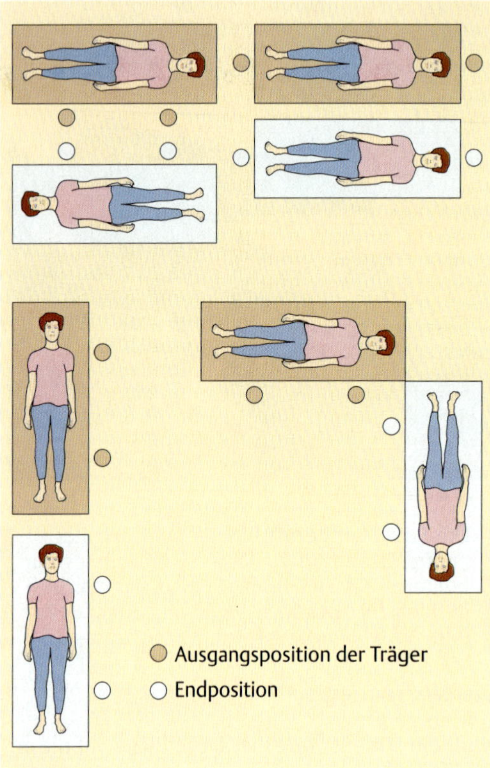

Abb. 6.**34** Mögliche Stellung der Betten beim Umbetten von Patienten. Beide Liegeflächen müssen arretiert sein.

Unterstützung durch zwei Pflegepersonen

Für „kurze Ausgänge" wird der Patient in die Mitte genommen. Beide Begleitpersonen stützen seine Unterarme und geben ihm von beiden Seiten Halt. Mit fortschreitender Stabilisierung genügt eine Person.

Unterstützen durch eine Pflegeperson

Die Pflegeperson nimmt Kontakt „an den Massen" des Patienten auf. Sie unterstützt mit einem Arm den Brustkorb, mit dem anderen den ihr näheren Arm des Patienten am Ellenbogen. Sie benutzt ihr Becken zum Kontakt am Becken des Patienten. Weitere Möglichkeiten zeigt Abb. 6.**35**.

Einsatz von Gehhilfen

Im folgenden sind die vielfältigen Modelle der Gehhilfen in ihren Grundprinzipien aufgeführt (Abb. 6.**36**):

Starres Gehgestell. Eignet sich für unsichere Patienten. Es ermöglicht den wechselnden Ablauf der Geh- und Stützbewegungen.

Bewegliches Gehgestell, einfach zu schieben. Ermöglicht dank der Gummikappen am fixen Teil ein sicheres Abstützen.

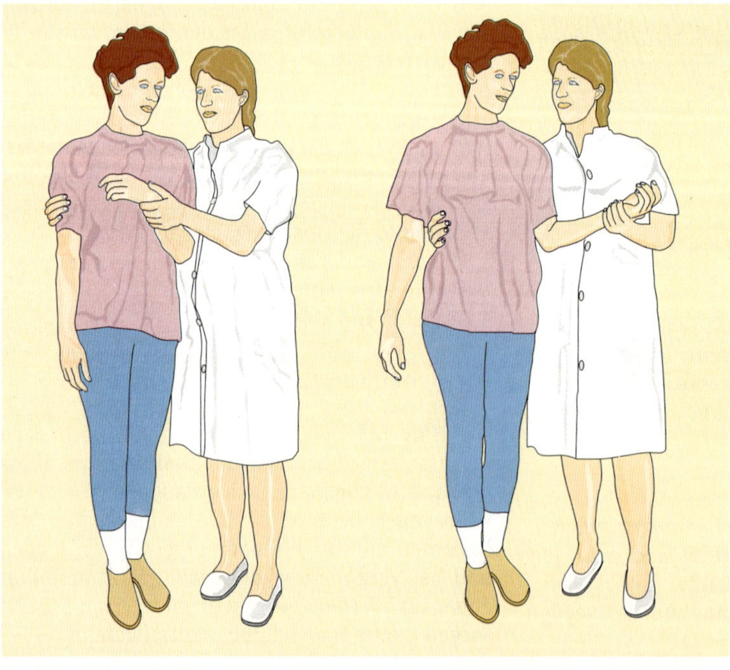

Abb. 6.**35** Gehen. Unterstützung durch Begleitperson.

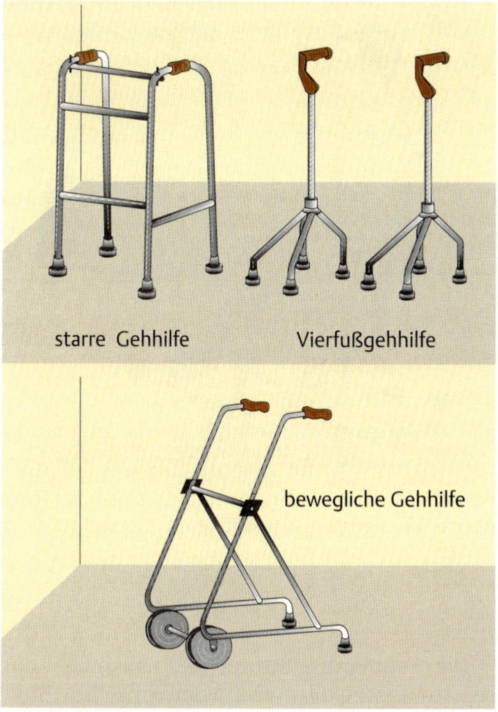

Abb. 6.**36** Gehhilfen

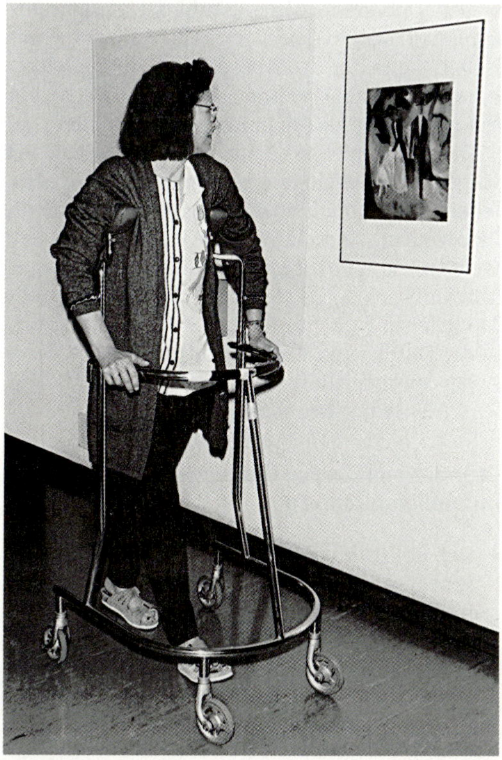

Abb. 6.**37** Gehen am Eulenburg (Foto: Kantonsspital St. Gallen.

Vierfußgehhilfe. Die vier Füße ermöglichen einen sicheren Stand. Diese Hilfe ist auch für das Treppensteigen geeignet.

Gehwagen (Eulenburg). Der Patient ist zusätzlich unter den Armen gehalten. Hier besteht aber auch die Gefahr der Überlastung des Schultergürtels (Abb. 6.**37**).

Anpassen der Gehhilfen. Alle Gehhilfen müssen der jeweiligen Körpergröße angepaßt werden. Sie müssen so eingestellt sein, daß das Becken gerade gehalten werden kann und ein aufrechter (nicht überstreckter) Gang möglich ist. Schultern und Arme sollen locker auf dem Handgriff aufliegen.

Einsatz von Gehstöcken

Gehstöcke werden bei jüngeren Patienten und insbesondere in der Orthopädie eingesetzt. Vor Gebrauch müssen die Stöcke angepaßt (Abb. 6.**38**) und der Gummipfropf auf Abnützung bzw. Intaktheit geprüft werden.

Das *Gehen mit den Stöcken* muß gelernt und geübt werden. Im folgenden ist der Gebrauch der Stöcke für den Zwei-, Drei- und Vierpunktgang beschrieben. Der Patient wird grundsätzlich angehalten, den Oberkörper leicht nach vorn zu neigen.

Zweipunktgang wird angewendet, wenn das kranke Bein absolut *unbelastet* sein muß:
○○ 1. beide Stöcke nach vorn,
● 2. krankes **Bein** nach vorn, unbelastet,
● 3. Schritt mit dem gesunden **Bein**.

Dreipunktgang = *partielle Belastung:*
○○ 1. *beide Stöcke* nach vorn,
● 2. krankes **Bein** nach vorn, abrollen, Sohlenkontakt ohne Belastung,
● 3. Schritt mit dem gesunden **Bein**.

Vierpunktgang kommt später, bei vermehrter Belastbarkeit, in Frage *(volle Belastung):*
●○ 1. linkes **Bein** und rechter *Stock*,
○● 2. rechtes **Bein** und linker *Stock*.

Das **Treppengehen** mit Stöcken
hinunter:
1. Stöcke auf die untere Stufe stellen,
2. erster Schritt mit dem kranken Bein,
3. zweiter Schritt mit dem gesunden Bein;

hinauf:
1. Stöcke auf die obere Stufe stellen,
2. erster Schritt mit dem gesunden Bein,
3. zweiter Schritt mit dem kranken Bein.

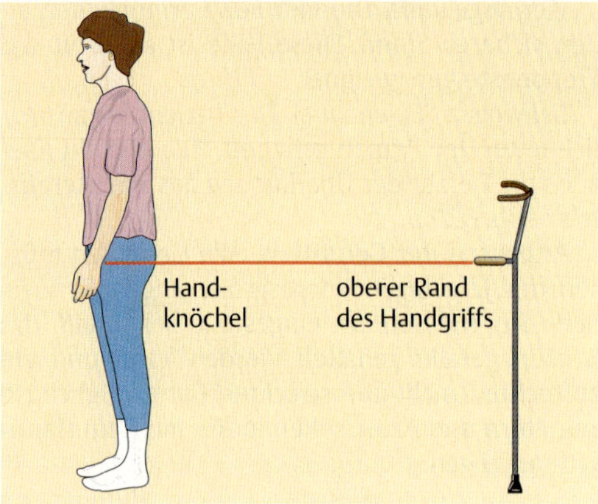

Abb. 6.**38** Anpassen der Gehstöcke:
- Stock neben den Fuß des Patienten stellen.
- Arm hängen lassen.
- Handgriff einstellen. Handgriff des Stocks auf gleicher Höhe wie die Handknöchel des Patienten.
- Unterarmstütze: 3–4 Finger breit unter den Ellenbogen.

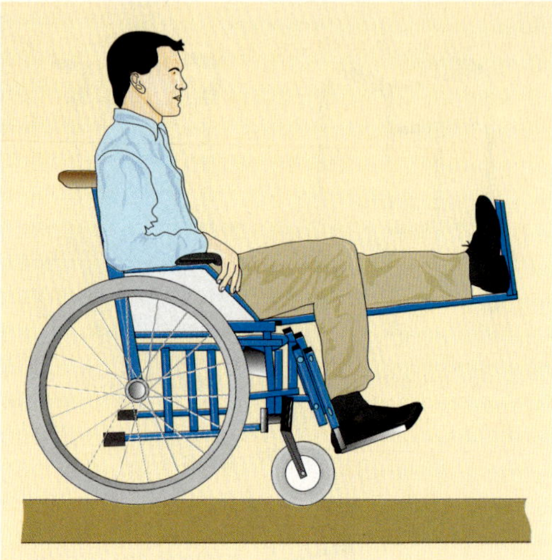

Abb. 6.**39** Rollstuhl mit waagerecht gestellter Beinstütze.

- Einseitiges Gehen verhindern (nach Erreichen der Belastungsfähigkeit den Patienten von beiden Stöcken entwöhnen).
- Gehen und Gehschule für Hemiplegiepatienten (S. 728).

Einsatz des Rollstuhls

Einen Rollstuhl benutzen zu müssen, bedeutet immer Einschränkung. Umgekehrt ermöglicht er dem von Behinderung Betroffenen eine höchstmögliche Fortbewegungsmöglichkeit. Rollstühle können durch den Fahrer selbst, d. h. aktiv, oder passiv durch einen Helfer bewegt werden. Die Hersteller von Rollstühlen bieten eine ganze Reihe unterschiedlicher Modelle an. Die Wahl eines Rollstuhls wird bestimmt
- von der Art der Körperbehinderung,
- von der speziellen Verwendung des Rollstuhls,
- von der Körperstruktur des Benutzers.

Bestandteile des Rollstuhls

Die immer gleichbleibenden Teile sind das Grundgestell mit Handgriff und Fußhebel, die Räder (Laufrad, Greifrad, Lenkrad), die Bremsen, der Sitz und die Rückenlehnen sowie die Beinstützen mit den Fußplatten. Durch die Scherenführung am Grundgestell kann der Rollstuhl zusammengeklappt werden und beansprucht so weniger Platz (Transport im Auto).

Die **Sonderausstattung** des Rollstuhls kann sehr unterschiedlich sein. Vom einfachen „Stuhl auf Rädern" bis zum raffinierten Elektrostuhl kann die Wahl getroffen werden.

Der **Universal-Fahrrollstuhl** ist zusammenklappbar. Durch einen zusätzlich angebrachten Hebel kann er vorübergehend um 5–7 cm schmaler gestellt werden, um z. B. durch eine schmale Toilettentüre hindurchzukommen.

Die Rückenlehne kann individuell gewählt werden, z. B. verlängert mit Kopfstütze. Die Armlehnen sind abnehmbar, das gleiche gilt für die Beinstützen (beim Transfer ins Auto oder ins Bett werden sie günstigerweise entfernt). Sie sind schwenkbar und verstellbar (Abb. 6.**39**). Spezielle Modelle sind z. B.:
- der Dusch- und Toilettenrollstuhl,
- der Sportrollstuhl,
- der Elektrorollstuhl usw.

Grundregeln für den Umgang mit Rollstuhlfahrern

- Der Rollstuhlfahrer ist ein mündiger Erwachsener, er kann für sich selbst Entscheidungen treffen.
- Der im Rollstuhl Sitzende hat einen anderen Blickwinkel als aufrechtgehende Menschen. Den Rollstuhl so hinstellen, daß möglichst gute Übersicht gewährleistet ist.

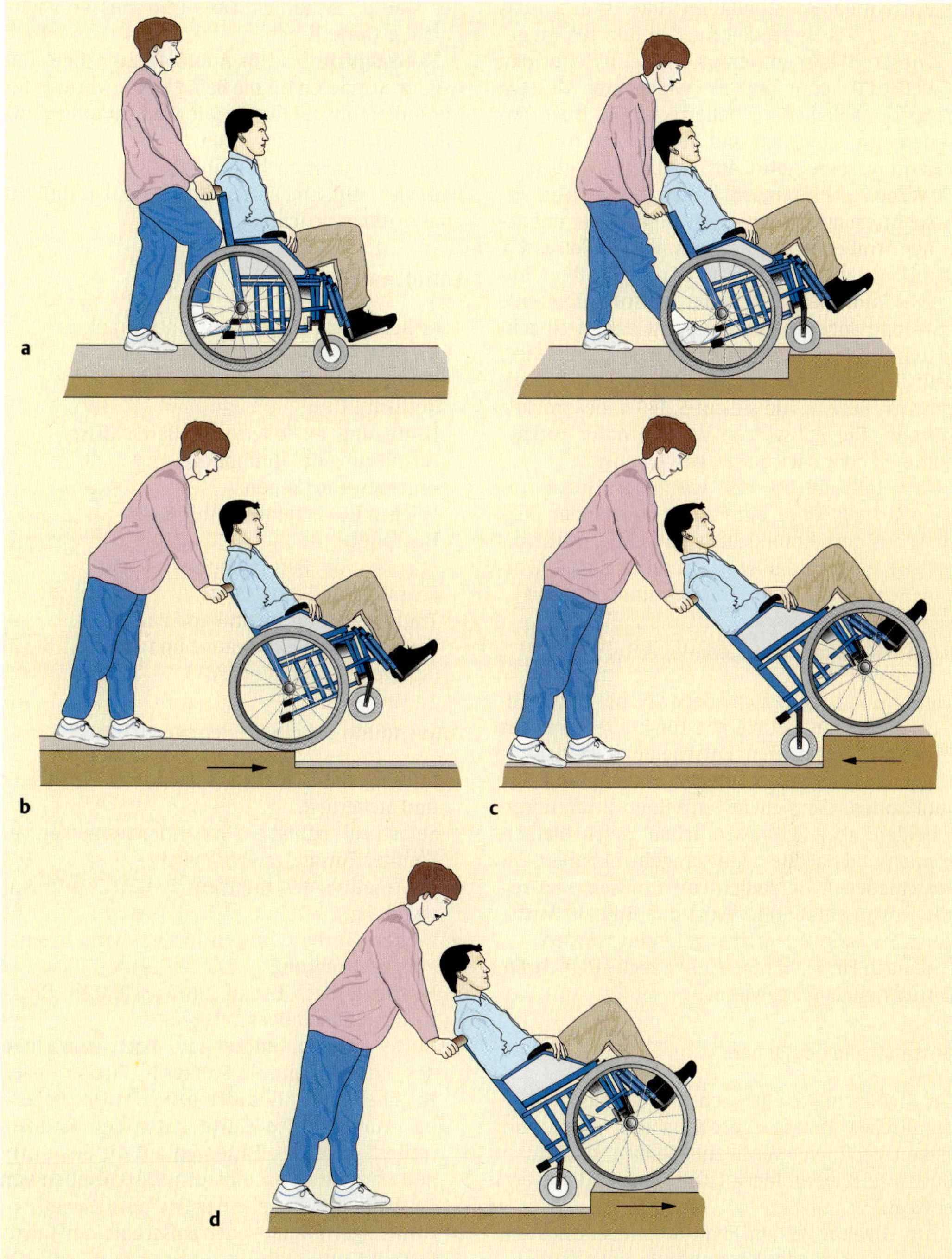

Abb. 6.**40** Überwindung von Schwellen und Bordsteinen. **a** Hinauf, **b** hinunter, wenn das kleine Rad vorn ist. **c** Hinunter, **d** hinauf, wenn das kleine Rad hinten ist.

- Braucht der Rollstuhlfahrer Hilfe, ist er auf das Gespür des Helfenden für den Rollstuhl angewiesen. Das setzt voraus, daß der Helfer den Rollstuhl kennt und die wichtigsten Gesetze für seine Bedienung beherrscht. Das Überwinden von Schwellen und Bordsteinen muß gelernt werden (Abb. 6.**40**). Bleibt man stehen, so werden die Bremsen immer festgestellt. Erschütterungen sind zu vermeiden. Bei unebenen Straßen langsam fahren. Vor Hindernissen, z. B. vor dem Kippen, den Rollstuhlfahrer immer informieren. Muß der Rollstuhl über eine Treppe angehoben werden, ist darauf zu achten, daß nur am *festen* Rahmen angefaßt wird.

Beim Transfer (ins Bett, ins Auto usw.) gelten die gleichen Regeln, wie sie auf S. 179 ff. besprochen wurden. Die Fußstützen werden dafür weggenommen oder nach außen geschwenkt.

Der Rollstuhl braucht, wie jedes Hilfsmittel, die *Wartung*. Wird ein Patient mit einem Rollstuhl aus dem Krankenhaus entlassen, muß vorher die Wohnung überprüft und angepaßt werden (Schwellen, Türen, Treppen sind Probleme).

6.9.4 Krankenheber, Krankenlifter

Die Entwicklung verschiedener Heber- bzw. Liftersysteme und -stühle hat zur kräftesparenden Pflege viel beigetragen. Entscheidend ist, daß die Pflegenden die verschiedenen Modelle und ihre Funktionen, die sich im einzelnen zwar unterscheiden, aber im wesentlichen gleich bleiben, kennen und daß sie damit umgehen können. Die verschiedenen Herstellerfirmen stellen eine reiche Dokumentation in Wort und Bild zur Verfügung. Sie kann jederzeit angefordert werden.

Je nach Firma werden Heber auch *Lifter, Airlift, Portolift, Ambulift* genannt.

Bestandteile des Hebers

Der **Hebearm** wird je nach Modell mittels ölhydraulischer Pumpe (geschlossenes Ventil zum Heben, geöffnetes Ventil zum Senken) oder durch Kurbel (z. B. beim Meca Lifter) auf- und abwärts bewegt.

Der **Drehbügel** am Ende des Hebearmes (als Spreiz-, Kreuz- oder Kombibügel) dient zum Einhängen der Gurte.

Die **Gurtsysteme** sind als Standardausstattung zweiteilig (Rücken- und Sitzgurt), die Arme sind immer außerhalb der Gurte zu legen. Die **Komfortgurte** sind 3- bis 4teilig. Sie bieten für Kranke mit stark eingeschränkter Beweglichkeit ein hohes Maß an Sicherheit. Die Arme müssen innerhalb der Gurte liegen.

Spezialgurte sind in Abb. 6.**41** zu sehen. Getrennte Schlaufen für die Beine bieten Vorteile für die Toilettenbenutzung sowie die Intimpflege, sie bieten auch mehr Sicherheit.

Der **Fahrrahmen** hat eine große Standsicherheit, vier (evtl. fünf) Räder, ist verstellbar und hat eine Arretiervorrichtung.

Einsatzmöglichkeiten

- Anheben und Höherlegen eines Kranken im Bett.
- Betten und Wäschewechsel (Unterlage, Bettuch).
- Benutzung der Toilette, der Bettschüssel, Ausführung der Intimpflege.
- Anheben vom Boden.
- Wiegen des Patienten (Abb. 6.**42**).
- Haarpflege.
- Transfer vom Bett in den Sessel oder Fahrstuhl und umgekehrt.
- Transfer auf die Toilette und zurück.
- Transfer in die Badewanne und zurück (spezielle Badelifter S. 231).

Anwendung bei einer Pflegeverrichtung

- Prüfung des Hebers auf Funktionstüchtigkeit und Sicherheit.
- Selbstprüfung: Ist ein situationsbezogener, gekonnter Einsatz gewährleistet?
- Information des Kranken (Gerät, Zweck, Anwendung).
- Weitere Vorbereitungen je nach vorgesehener Pflegeverrichtung.
- Bettdecke nach Bedarf zurückschlagen. Decktuch auf den Patienten legen.
- Gurte anlegen. Rückengurt nach Aufrichten des Kranken mittels Stützgriff, Sitzgurt nach Hochheben des Gesäßes bzw. der Oberschenkel. *Variante:* Die Gurte unter den Kranken „rollen", d. h., den Patienten auf die Seite drehen und die Gurte einlegen. Durchziehen von der behinderten Seite her und ausgleichen.
- Arme lagern inner- oder außerhalb der Gurte, je nach Gurtsystem.
- Heber (Grundgestell auf Beckenhöhe des Patienten) plazieren und einrasten.
- Befestigen der Gurte: Hebearm so weit senken, daß sie bequem eingehängt werden können. Die Befestigung auf Sicherheit prüfen.

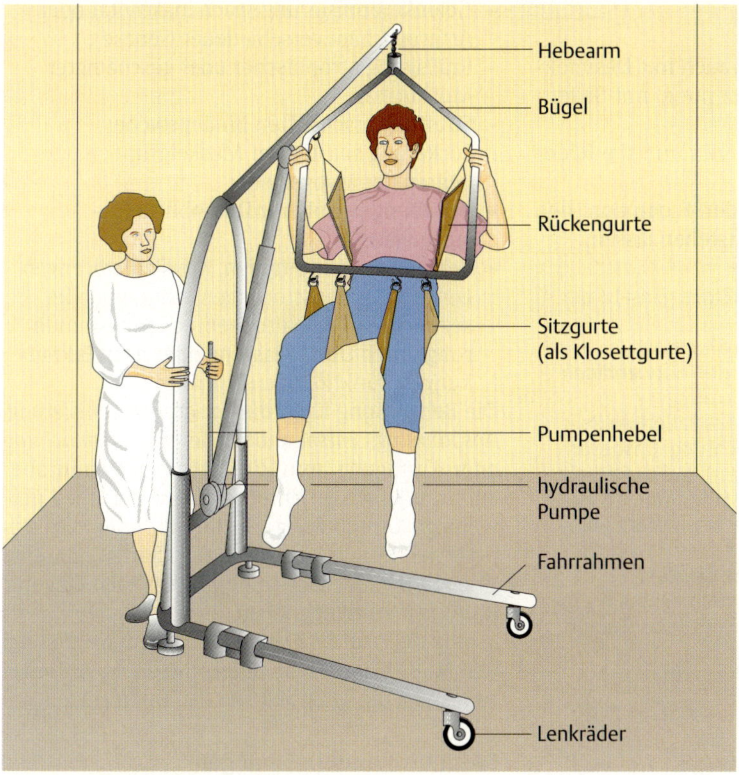

Abb. 6.**41** Patientenheber

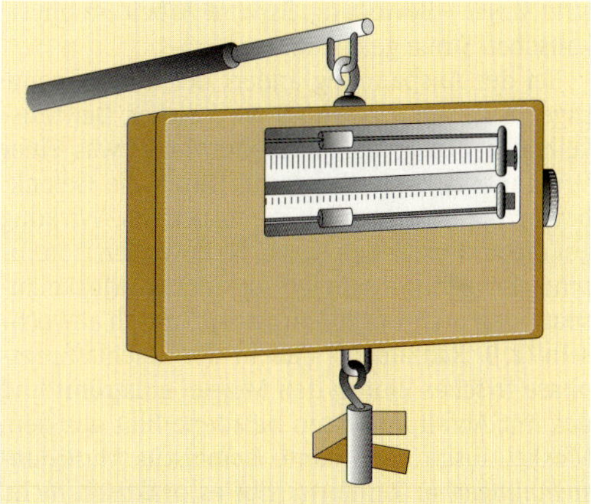

Abb. 6.**42** Hängewaage

- Anheben des Patienten durch gleichmäßige Pumpbewegungen über der Liegefläche.
- Ausführung der vorgesehenen Pflegeverrichtung, z. B. Wäschewechsel, Haarwäsche.
- Den Patienten absenken, nachdem überprüft wurde, daß er richtig über der Liegefläche schwebt.
- Gurte vom Heber lösen (Heber zur Seite stellen), entfernen (vgl. Anlegen der Gurte), Patient lagern und zudecken.

Transfer in den Sessel und umgekehrt

- Anheben wie oben.
- So fahren, daß Blickkontakt möglich ist.
- Mit dem Grundgestell des Lifters den Sessel unterfahren (Weitstellung nach Bedarf) und arretieren.
- Wenn der Kranke mit seinem Gesäß in der Mitte der Sitzfläche schwebt, Ventilschraube lösen und Patienten hinsetzen.
- Gurte vom Dreharm lösen (sie bleiben unter dem Patienten liegen) und den Fahrrahmen zur Seite stellen.
- Lage des Kranken prüfen, nach Bedarf korrigieren.
- Beim Transfer vom Sessel ins Bett gleiches Vorgehen in umgekehrter Reihenfolge. Beim Einhängen der Gurte wird die kürzestmögliche Befestigung gewählt (auf beiden Seiten gleich).

Pflege und Wartung

- Die Gurte nach jedem Gebrauch mit Desinfektionslösung abreiben (wenn nötig, mit Seifenlösung waschen).
- Das Gerät täglich desinfizieren und die Räder sauberhalten.
- Nötige Reparaturen durch den Fachmann; den Heber nicht „defekt" herumstehen lassen.

> Voraussetzung für zweckmäßigen Einsatz der Hebegeräte ist die
> - überlegte Einschätzung der Situation;
> - vollständige Vorbereitung der notwendigen Pflegemittel;
> - angemessene Information des Patienten über Gerät, beabsichtigte Verrichtung (insbesondere Abheben und Absenken) und Sicherheit der Maßnahme. Ihm Zeit lassen, damit er Ängste verarbeiten kann (selber kompetent informiert sein!);
> - geschickte Handhabung des Gerätes;
> - bei Transfer (z.B. ins Badezimmer) Tuch um den Kranken legen zum Schutz vor Zugluft und Schutz der Intimsphäre.

6.10 Krankengymnastik

Voraussetzung für eine optimale Funktion des Bewegungs- und Stützapparats unseres Körpers sind angemessene Druck-, Zug- und Spannungsreize auf Muskulatur, Binde- und Stützgewebe sowie Bewegungsreize für die Gelenke. Dieses Wissen wird therapeutisch genutzt. Reizdauer und -häufigkeit müssen für jeden Patienten festgelegt und dosiert werden (Verordnung, Therapieplan, Aufbauprogramme u.a.). Die Krankengymnastik ist ein wichtiger Pfeiler innerhalb einer ganzheitlichen *Rehabilitation* (Grundlagen Kap. 23). Das gymnastische **Training** geschieht in drei wesentliche Komponenten:

- *Muskelkrafttraining* durch tägliche, sehr wenige maximale Kontraktionen gegen großen Widerstand;
- *Ausdauertraining* durch häufige leichtere Übungen gegen kleinen Widerstand (je nach Kreislaufverhältnissen), aufbauend bzw. steigernd;
- *Reaktionsfähigkeits-* und *Geschicklichkeitstraining* durch häufige Wiederholung der gleichen Übungen unter gleichen oder verschiedenen Voraussetzungen (Selbsthilfetraining und Ergotherapie S. 707 f.).

Die **Aufgabenbereiche** der Krankengymnastik werden von Gillmann (1981) folgendermaßen beschrieben:

- Gelenkmobilisierung (nach Inaktivität oder Arthropathien verschiedener Genese);
- Kräftigung atrophischer oder geschädigter Muskulatur;
- Straffung erschlafften Bindegewebes;
- Lockerung spastischer Muskelgruppen und begrenzter Myogelosen;
- Behebung peripherer Durchblutungsstörungen;
- Behandlung von Atonien, Kreislaufstörungen, Lungenfunktionsstörungen, primären oder sekundären Fehlhaltungen, Leistungsminderung durch Überbelastung oder nach Erkrankungen, funktionellen Störungen.

Die Behandlung kann die *Lockerung, Tonisierung, Anspannung, Entspannung, Geschmeidigmachung* oder *Kräftigung* zum Ziel haben. Sie kann aber auch darauf ausgerichtet sein, eine eventuell notwendige Umschulung einzuleiten oder die körperlichen Voraussetzungen zu schaffen, um eine Wiedereingliederung in den Alltag nach längerer Krankheit zu ermöglichen.

Wie die Abb. 6.**43** und 6.**44** zeigen, werden bei den Maßnahmen sehr unterschiedliche Anforderungen an die Mitarbeit des Patienten gestellt.

6.10.1 Isotonische Übungen

Die isotonische Muskelanspannung ist *dynamische Arbeit* = Bewegung. Es wird Arbeit im physikalischen Sinne geleistet.

Bei der Anspannung ändert der Muskel seine Lage, er verkürzt sich und wird dicker. Der Muskelbauch drückt auf die Venenwand, was einer Venenmassage gleichkommt. Durch die Gelenkbewegung kommt noch die Druck-Sog-Wirkung auf die großen Venen hinzu. So bewirken isotonische Bewegungsübungen, bei denen Muskelanspannung und -erschlaffung rhythmisch abwechseln (z.B. Radfahren), daß in der Erschlaffungsphase frisches Blut in den Muskel einströmt und das mit Abfallprodukten beladene Blut aus dem Muskel ausströmen kann. *Isotonische Muskelanspannungen* in Reinform gibt es praktisch nicht, sie sind immer mit der isometrischen Muskelspannung (s. unten) verknüpft. Beispiel: Beim Hochheben des Armes erfolgt zunächst eine isometrische Muskelanspannung, bis die aufgewendete Anspannung (statische Anspannung) dem Gewicht des Armes entspricht. Erst jetzt, d.h. bei weiterer Anspannung des Muskels, setzt die isotonische Anspannungsform ein: Der Arm wird bewegt. Isotonische Übungen können *passive Maßnahmen* sein (durch Bewegung bei völlig ent-

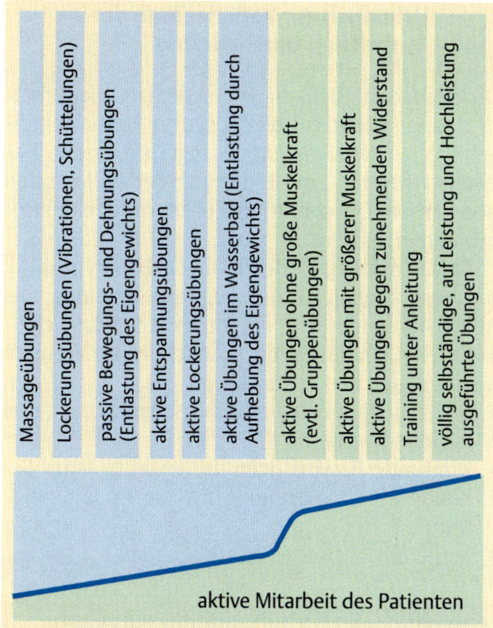

Abb. 6.**43** Aktive und passive Übungen in der Krankengymnastik (nach Gillmann).

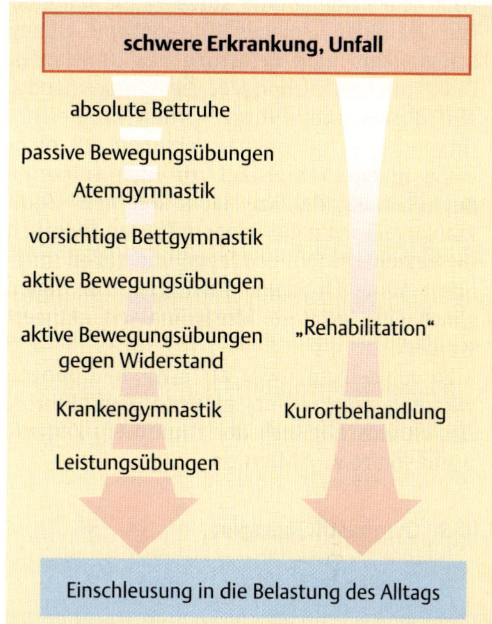

Abb. 6.**44** Stufenweise Steigerung der Intensität krankengymnastischer Übungen (nach Gillmann).

spannter Muskulatur durch den Helfer) oder *aktive Maßnahmen* gegen Widerstand (manuell oder mittels Apparaten) oder in physiologischem Milieu (Aktivierung der Muskelgruppen bei normalem äußerem Milieu).

6.10.2 Isometrische Übungen

Die isometrische Muskelanspannung ist *statische Haltearbeit* = Fixation. Es wird also keine Arbeit im physikalischen Sinne geleistet, sondern lediglich Spannung entwickelt. Bei der isometrischen Spannungsübung ändert der Muskel seine Spannung, aber die Lage bleibt dieselbe. Es wird eine höchstmögliche Anspannung der peripheren Muskelgruppen erzielt. Nach kurzem Wirkenlassen der maximalen Spannung erfolgt die Entspannung der Muskelgruppe.

Diese Übungen haben einen intensiven Reiz auf den Muskelstoffwechsel. Sie eignen sich besonders zur Mobilisierung der Muskelkraft nach längerer, durch die Krankheit bedingte Inaktivität, ohne Lungen und Herz zu belasten. Dies ist immer dann von großem Vorteil, wenn Bewegung angezeigt ist, um einem Muskelschwund vorzubeugen, aber eine absolute Schonung von Herz und Kreislauf notwendig ist (Patient mit Herzinfarkt, Lungenembolie u. a.).

Wichtig ist, daß der Kranke gut angeleitet wird und die Regeln (die z. B. Th. Hettinger in seinem Buch „Fit sein – fit bleiben: Isometrisches Muskeltraining für den Alltag" erwähnt) beachtet werden. Ich möchte diese Regeln hier anführen und für die Übungen auf das Büchlein verweisen, das in Wort und Bild reichliche Informationen gibt und eigentliche Programme entwickelt (weiterführende Literatur S. 193).

Grundregeln für isometrische Übungen:

1. Die einzelnen Muskelgruppen müssen gegen den jeweiligen Widerstand maximal angespannt und diese Anspannung muß etwa für 2 – 3 Sekunden aufrechterhalten werden.
2. Die Muskulatur soll nie ruckartig angespannt werden. Bei der Anspannung die Kraft jedoch zügig steigern.
3. Bei der Muskelspannung darf keine Bewegung ausgeführt werden. Der Widerstand muß daher so groß sein, daß eine Bewegung verhindert wird.
4. Während der einzelnen Übungen keine Preßatmung durchführen. Den notwendigen Trainingsreiz für die einzelnen Muskelgruppen erhält man auch, wenn man während der Übungen ganz normal atmet.

5. Nach jeder Übung eine kurze Pause von einigen Sekunden einlegen. Die einzelne Übung bringt kaum eine Belastung des Kreislaufes. Durch mehrere Übungen, die hintereinander ohne Pause durchgeführt werden, kann es naturgemäß, vor allem bei Personen mit nicht völlig intaktem Kreislauf, zu einer stärkeren Beeinflussung des Kreislaufs kommen. Herzkranke müssen daher längere Pausen zwischen die einzelnen Übungen legen und sollen möglichst keine Übungen ausführen, bei denen gleichzeitig größere Muskelmassen aktiviert werden.
6. Man sollte nicht mehr als etwa 15 Übungen während einer Übungsperiode durchführen. Das ist einschließlich der Pausen ein Zeitaufwand von etwa 2 Minuten.

6.10.3 Gymnastikübungen

Passive Bewegungsübungen

Sie werden zur Mobilisation von Gelenken bei längerer Inaktivität (z. B. Fixierung durch Schienen oder Extensionen, bei Gelähmten, Bewußtlosen u. a.) angewandt. *Dehnübungen* verhindern Beugekontrakturen. *Intensivere Übungen* dienen der Tonisierung und Stabilisierung des Kreislaufs. *„Schüttelungen"* bewirken Lockerung des Bindegewebes und Entspannung.

Aktive Bewegungsübungen

Sie dienen der notwendigen Tonisierung, damit auch bei schweren Krankheiten und nach großen Operationen der venöse Rückstrom gewährleistet ist: Aufrichten des Kranken, Pendeln der Beine, leichte Bewegungen. Solches *Kreislauftraining* strengt den Kranken nicht an; es dient der Thrombose- und Embolieprophylaxe sowie der *Stoffwechselgymnastik.*

Stoffwechselgymnastikübungen sind z. B.:

- Ellenbogen auf die Matratze aufstellen, Fäuste öffnen und schließen (Daumen nach innen halten).
- Ellenbogen aufstützen, Hände kreisen.
- Arme und Hände strecken, Ellenbogen beugen und Fäuste schließen.
- Beine hochhalten und strecken, beugen im Kniegelenk, radfahren.

Übungen zur Verbesserung der arteriellen Durchblutung

Durch regelmäßige, täglich mehrmals wiederholte Übungen wird mittels dosierter Fußbewegungen ein leichter Sauerstoffmangelreiz erzielt. Dadurch will man eine Eröffnung der Kollateralen und bessere Durchblutung der betroffenen Extremitäten erreichen.

Gefäßtraining. Bodenübungen, Beingymnastik zweimal täglich. Dafür eignen sich das aus Abb. 6.**45** ersichtliche Programm oder die *Gefäßübungen* nach Bürger oder Ratschow. Sie beruhen auf dem gleichen Prinzip:

- Beine hochheben und Oberschenkel mit den Händen festhalten.
- Kreisende Bewegungen der Füße, in jeder Sekunde eine Umdrehung für die Dauer von 2 Minuten.
- Beine für 2 Minuten herabhängen.

Bewegungen im Rhythmus des Patienten

Bewegt wird nicht eine Mechanik, sondern ein Mensch. Es ist wichtig, daß wir die zu berührende und zu bewegende Extremität „in die Hand nehmen", uns Zeit lassen, um uns einzufühlen und die Bewegungen dem Rhythmus des Patienten (Atem!) anzugleichen.

6.10.4 Massage

Massagetechniken sind uralte – wieder neu entdeckte – Behandlungsweisen. Obwohl man wenig über ihre exakte Wirkung weiß, kann man ihre Erfolge einwandfrei feststellen. Es sind

- *lokale Wirkungen* auf Haut, Bindegewebe und Muskulatur;
- *ganzheitliche Wirkungen:* der ganze Mensch wird davon berührt und fühlt sich besser.

Die Massage wird normalerweise von speziell ausgebildeten Fachkräften vorgenommen. Einfache Massagegriffe aber können von jedermann erlernt werden und finden in der täglichen Pflege (beim Waschen, Einreiben, Bewegen usw.) vielfältige Anwendung. Beispiele sind: Gesichtsmassage S. 207, Nasenmassage S. 317, Lymphdrainage S. 762 u. a.

Die Massage wirkt auf

- den venösen und lymphatischen Rückstrom (Ausstreichungen);

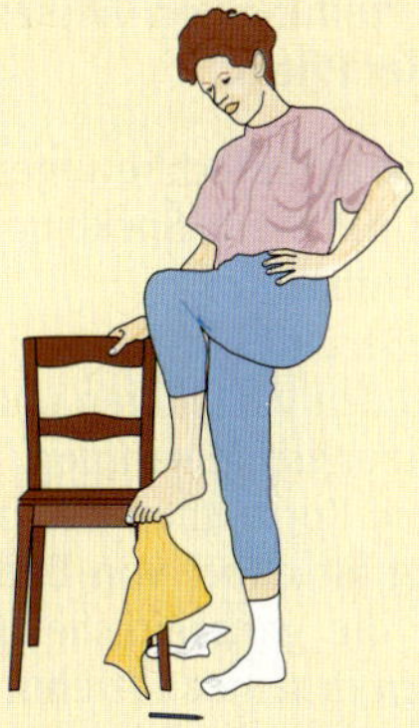

Für die Füße: Stellen Sie sich vor einen Stuhl. Am Boden haben Sie verschiedene Gegenstände verstreut – ein Taschentuch, einen Bleistift usw. Heben Sie mit den Zehen jeden dieser Gegenstände auf und legen ihn auf den Stuhl. Mit dem anderen Fuß nehmen Sie die Sachen wieder weg und legen sie wieder auf den Boden.

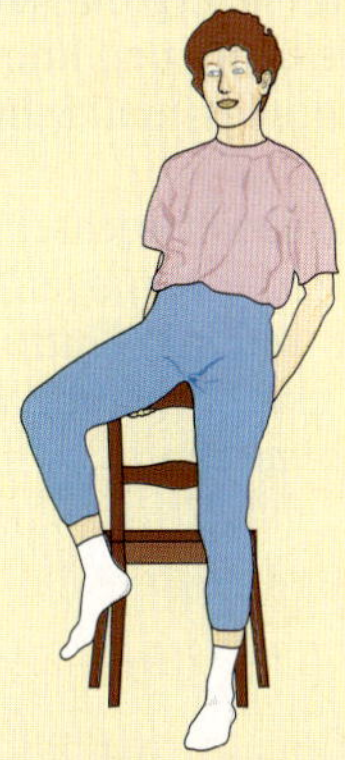

Für Schenkel und Waden: Drehen Sie sich mit dem Rücken gegen die Stuhllehne. Heben Sie das eine Knie so hoch Sie können; der Unterschenkel bleibt locker hängen. Nun führen Sie das Knie weit zur Seite, strecken das Bein aus und kehren wieder zur Ausgangsstellung zurück. Nach 5 – 6 Wiederholungen kommt das andere Bein dran.

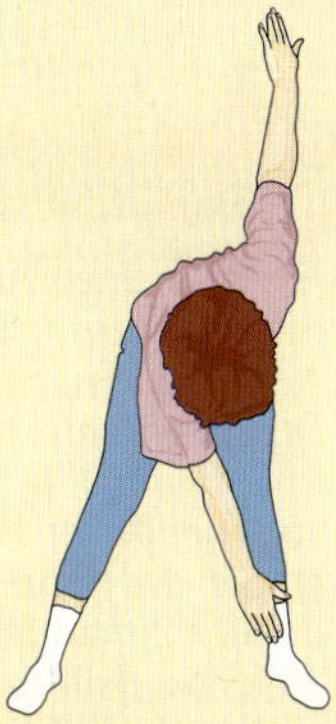

Für die Haltung: Stellen Sie sich mit gespreizten Beinen auf, die Arme seitlich ausgestreckt. Schwingen Sie den Körper nach rechts, und berühren Sie mit der linken Hand das rechte Fußgelenk. Richten Sie sich auf, und führen Sie dieselbe Übung nach links aus. Einige Male wiederholen.

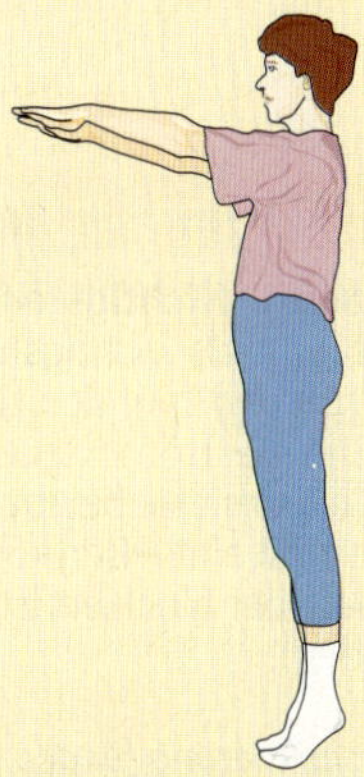

Für schmale Fußgelenke: Stolzieren Sie auf den Zehenspitzen mit gestreckten Knien durch das ganze Zimmer. Dann heben Sie die Zehen in die Luft und gehen denselben Weg, auf den Fersen auftretend, zurück.

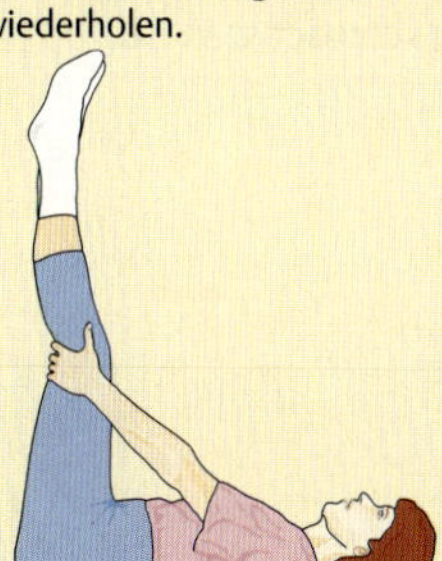

Sie liegen auf dem Rücken und halten die Beine im rechten Winkel hoch und pedalen weit ausholend mit den Beinen. Dann schütteln Sie die Beine kräftig durch, Schließlich strecken Sie ein Bein nach dem anderen schwungvoll aus, wobei auch Fußgelenke und Zehen mit gestreckt werden müssen.

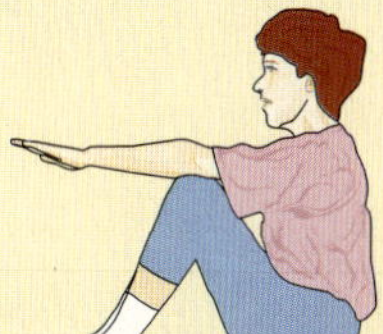

Diese Übung erfordert einiges Geschick: Setzen Sie sich auf den Boden, die Knie rechtwinklig angezogen. Heben Sie die Füße ca. 20 cm vom Boden, und halten Sie mit den Armen das Gleichgewicht. Nun strecken Sie beide Arme langsam hoch, biegen sie und strecken sie wieder und so fort. Die Füße dürfen dabei den Boden nicht berühren.

Abb. 6.**45** Täglich 10 Minuten Gymnastik zur besseren Durchblutung (Verhütung von Krampfadern).

- die Durchblutung (tiefergreifende, sog. erwärmende Griffe und Knetungen);
- den Tonus (Lockerungs- und Schwingungsgriffe);
- den lokalen Muskelstoffwechsel (vorwiegend Zirkelungen = Kreisbewegungen);
- die Reflexzonen, wodurch Blutzirkulation, O_2-Stoffwechsel und Entfaltung von Lebensenergie angeregt werden.

6.11 Beurteilung von Wissen und Können in der Pflege

Die Lebensaktivität Sichbewegen ist vielschichtig und umfaßt das breite Spektrum
- von der Beobachtung
- über das Berühren
- bis hin zu den vielfältigen und differenzierten Unterstützungsmaßnahmen.

Nicht nur die Korrektheit der pflegetechnischen Handhabung ist dabei von Bedeutung, sondern ebensosehr die *ganzheitliche Betrachtungsweise des Menschen* in seiner Beziehung zur Umgebung – auch in seiner Beziehung zur Pflegeperson selbst. So gilt es, nicht nur technische Fähigkeiten zu bewerten, sondern auch die Art der Beziehung, die Wirkung der Berührung sowie der verbalen und averbalen Kontakte. Eine Hilfe dazu kann die folgende Übung sein.

Übung

Sensibilisierung unseres wichtigsten Kontaktorgans. *Die menschliche Hand* als wichtigstes Kontaktorgan vermag in der *Berührung* Energien zu beleben. Es lohnt sich daher, die Energieströme der eigenen Hand übend wahrzunehmen, damit sie belebt und dadurch wirksamer in die Arbeit mit einfließen können. *Energie* ist Kraft, die fließt oder aber blockiert ist (z. B. bei kalten, unbelebten Händen).

Übungsanleitung: Sensibilisierung für den Energiefluß:
- Setzen Sie sich entspannt auf Ihre Sitzhöcker, das Steißbein ist frei, die Wirbelsäule aufrecht, die Füße sind fest auf dem Boden.
- Schließen Sie die Augen, und lockern Sie Spannungen in Schultern, Armen und Händen.
- Konzentrieren Sie sich einen Augenblick auf sich selbst – lassen Sie den Atem frei fließen.
- Öffnen Sie die Augen, und reiben Sie die Handflächen einige Sekunden lang kräftig gegeneinander.
- Halten Sie die noch gefalteten Hände in Bauchhöhe, und lösen Sie die Handflächen ganz langsam, zuerst nur einige Zentimeter, voneinander.
- Konzentrieren Sie sich auf die Hände, und nehmen Sie die strömende Schwingung zwischen ihnen wahr.
- Verändern Sie den Abstand der Hände, und nehmen Sie wahr, ob und wie die Schwingung sich verändert – finden Sie heraus, wo sie am stärksten, wo sie am schwächsten ist.

Weiterführende Literatur

Bewegungsübungen, Körpertherapien

Bendix, G.: Handbuch für die Füße. Plejaden, Berlin 1980

Betz, O.: Der Leib als sichtbare Seele. Kreuz, Stuttgart 1991

Cooper, K. H.: Bewegungstraining, 26. Aufl. Fischer Taschenbuch Verlag, Frankfurt/M. 1992

Diamond, J.: Der Körper lügt nicht, 8. Aufl. Verlag für angewandte Kinesiologie, Freiburg 1992

v. Dürckheim, K.: Hara – die Erdmitte des Menschen, 10. Aufl. Barth, München 1983

Glaser, V.: Eutonie, 3. Aufl. Haug, Heidelberg 1990

Gräff, Chr.: Konzentrative Bewegungstherapie, 2. Aufl. Hippokrates, Stuttgart 1989

Hatch, M., S. Schmidt: Kinästhetik – Bewegen und Berühren. Video-Kassette. Zentrum Essen des Deutschen Berufsverbandes für Krankenpflege, Königgrätzstr. 12, 4300 Essen 1

Hatch, F., L. Maietta, S. Schmidt: Kinästhetik. Deutscher Berufsverband für Pflegeberufe, Eschborn 1992, 2. Aufl. 1993

Lukoschik, A., E. Bauer: Die richtige Körpertherapie. Ein Wegweiser durch westliche und östliche Methoden. Kösel, München 1989

Marquardt, H.: Reflexzonenarbeit am Fuß, 20. Aufl. Haug, Heidelberg 1993

Molcho, S.: Körpersprache. Mosaik, München 1983

Riemkasten, F.: Die Alexander-Methode, 8. Aufl. Haug, Heidelberg 1989

Rosenberg, A.: Kreuzmeditation. Die Meditation des ganzen Menschen. Kösel, München 1976

Schärli, O.: Werkstatt des Lebens. AT-Verlag, Aarau 1991

Schultz, J. H.: Das autogene Training, 19. Aufl. Thieme, Stuttgart 1991

v. Uexküll, Th., u. a.: Subjektive Anatomie. Theorie und Praxis körperbezogener Psychotherapie. Schattauer, Stuttgart 1994

Physikalische Therapien, Krankengymnastik

Gillmann, H.: Physikalische Therapie. Grundlagen und Wirkungsweisen, 5. Aufl. Thieme, Stuttgart 1981

Hettinger, T.: Fit sein – fit bleiben. Isometrisches Muskeltraining für den Alltag, 8. Aufl. Trias, Stuttgart 1989

Weimann, G.: Krankengymnastik und Bewegungstherapie. Hippokrates, Stuttgart 1989

Zimmermann, I.: Beckenbodentraining. Schlüter, Hannover 1989

Dekubitusprophylaxe

Bienstein, C., G. Schröder u. a.: Dekubitus. Herausforderung für Pflegende. Thieme, Stuttgart 1997

Braun, M.: Dekubitus. Springer, Berlin 1992

Peiseler, G. J.: Dekubitus muß nicht sein. Publimed, München 1989

Seiler, W. O.: Dekubitustherapie mittels fünf Therapieprinzipien. Mod. Geriat. 1986, H. 4 u. 11

Straub, G.: Druckstellen – Drucknekrosen – Dekubitalerkrankungen. Arbeitsheft zur Krankenpflege 5. Bibliomed., Melsungen 1984

Beobachten, Pflegen, Rehabilitation

Cohen, S. S.: Magie der Berührung. Ariston, Genf 1989

Heckl, R. W., G. Ade, W. Schell: Rehabilitation und Krankenpflege. Thieme, Stuttgart 1991

Ischer, A.: Kinästhetik in der Pflege. Diplomarbeit, Kaderschule für Krankenpflege, Aarau 1993

Jecklin, E.: Arbeitsbuch Krankenbeobachtung, 2. Aufl. Fischer, Stuttgart 1992

Juchli, L.: Pflegen, begleiten, leben, 3. Aufl. Recom, Basel 1992

Juchli, L.: Heilen durch Wiederentdecken der Ganzheit, 5. Aufl. Kreuz, Stuttgart 1993

Merkblätter der Rheuma-Liga Schweiz und Zürich

Morris, D.: Der Mensch, mit dem wir leben. Ein Handbuch für unser Verhalten. Droemer, München 1983

Sacks, O.: Der Tag, an dem mein Bein fortging. Rowohlt, Reinbek 1991

Schipperges, H., u. a.: Die Regelkreise der Lebensführung. Deutscher Ärzte-Verlag, Köln 1988

Zickgraf, C.: Mit einem Bein im Leben, 2. Aufl. Bitter, Recklinghausen 1989

7 Sich waschen und kleiden

*Der Körper ist der Einband des Geistes,
das Gesicht der Titel und das Auge der Name des Verfassers.*

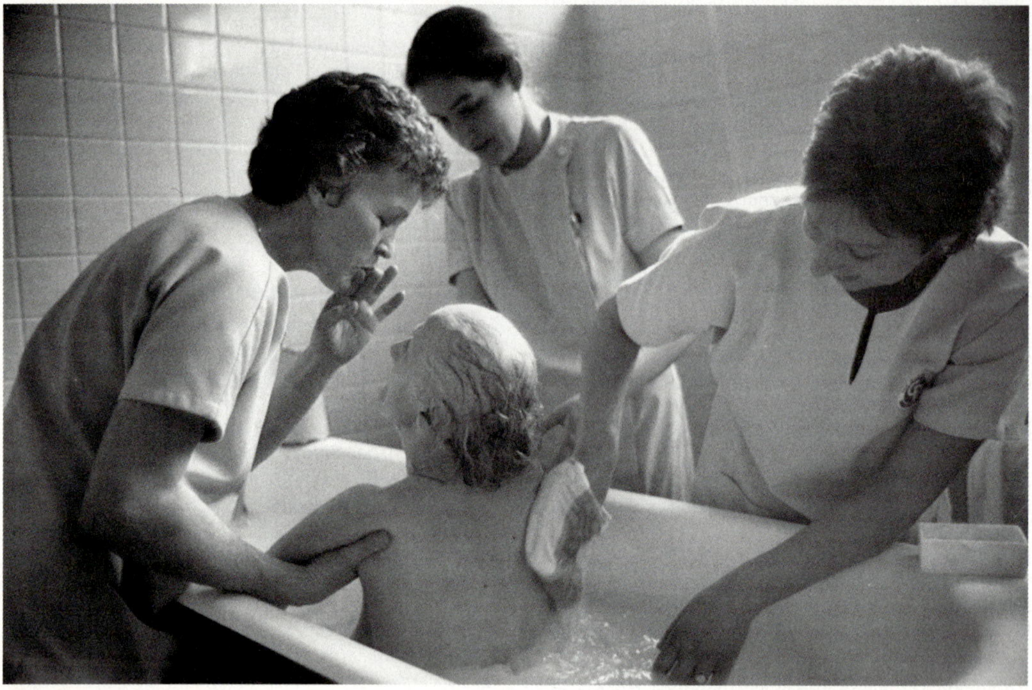

Foto: Valérie Winckler/Rapho

Sequenzziel

Dieses Kapitel bietet Ihnen Informationen zur Beobachtung und Pflege von Haut und Körper. Das *Ziel* ist die Hinführung zu Fähigkeiten (Einfühlung, Entscheidung) und Fertigkeiten (gekonntes Handwerk), die einer professionellen Körperpflege zugrunde liegen. Was das Kapitel nicht anbieten kann, ist die Übung, die allein Sicherheit und Geschicklichkeit, letztlich Handlungskompetenz ermöglicht.

Prinzipien/Impulse

Die **menschliche Person** begreift sich als ein Wesen, das über das bloß Körperliche hinausweist. Der Mensch will mehr und anderes als den „Schutz und die Bekleidung des nackten Körpers“. Seine Sehnsucht und sein Bestreben nach Schönheit wurzeln im Geistigen, dem Ort der Ästhetik und der Kunst. Wo diese Bezogenheit nicht verblendet ist, antwortet der Mensch darauf primär im unverstellten Ausdruck seines Gesichts und im Glanz der Augen, dann aber auch in der Wahl der Kleidung, des Schmucks und in der Sorge für das „Wohlriechen“ und die „Wohlgestalt“ des Körpers. Darin wird sichtbar: Körperpflege und Kleidung dienen der *Körperkultur.*

Der **menschliche Organismus** hat in seiner Haut zwar ein gut funktionierendes und differenziertes Barrierensystem zur Verfügung (im Gegensatz zum Tier fehlt ihm aber die natürliche Bedeckung: Pelz, Federn). Er muß durch Kleidung und durch die Pflege der Haut für entsprechenden Schutz und Anpassung an die jeweiligen Bedingungen (Klima, Temperatur, Arbeitswelt) sorgen: Körperpflege und Kleidung dienen dem *Körperschutz.*

Der **Mensch ist ein Sozialwesen** und als solches bestrebt, Zugehörigkeit und Verbundenheit zur Gruppe ebenso zu signalisieren wie Abgrenzung und Unabhängigkeit. Er kann sich Normen beugen oder seine Eigenständigkeit und Individualität demonstrieren. Körperpflege und Kleidung haben *Signalwert* und dienen der *Körpersprache.*

Der gebildete Umgang mit dem eigenen *Körper* stand zu allen Zeiten im Mittelpunkt der großen Kulturkreise: der Griechen, der Araber wie im Abendland. Zu einer solchen *Kultur des Leibes* gehörten die Ernährung, die Gymnastik, die Körperpflege wie auch eine möglichst ausgewogene Gemütsverfassung, kurzum, unsere gesamte leibhaftige Verfassung.

In den letzten Jahren hat die Tendenz zu einem intensiveren Körperbewußtsein zugenommen. Dies kann für unsere Beruflichkeit und für unseren Beruf eine große Bereicherung sein, dann, wenn es uns gelingt, dieses Wiederentdecken des Körpers und der Leiblichkeit *für die Pflege nutzbar zu machen.* Ich sehe solche Ansätze z.B.

- im bewußteren *Umgehen mit dem eigenen Körper,* sowohl im ökonomischen Einsatz der Kräfte als auch im Einüben und Zulassen der eigenen Leiblichkeit und Vitalität;
- im selbstverständlichen *Annehmen der Körperlichkeit, ohne* übertriebenen, bis zur Sterilität ausufernden „Hygienekult" (möglichst vollständige Beseitigung und Überwindung von Gerüchen), *ohne* „Wasch- und Sauberkeitszwang" (jeden Tag von Kopf bis Fuß) und *ohne* „Putzwut" mit einem eher schädlichen Aufwand an Wasch-, Reinigungs- und Desinfektionsmitteln und Kräften;
- in der Bereitschaft, auch *Krankheit* und *Verfall* (Sterben) als Teil des Lebens zu akzeptieren. Dadurch kann die Selbstverständlichkeit des „Lebens *mit* dem Kranken", *mit* Krankheit und Leiden, statt nur gegen sie an Bedeutung gewinnen;
- in der freiheitlichen Haltung zur *Sexualität,* im Sinne eines offenen Verhältnisses zur leiblichen Natur sowie zum eigenen wie zum fremden Körper (ohne Berührungsangst und Berührungsscheu);
- schließlich in dem Bestreben, die individuelle Einheit von *Körper, Geist* und *Seele* auch durch den Organismus selbst zu spüren und sich auf das Abenteuer Mensch–Leben–Natur einzulassen. Dies betrifft auch jenes ganzheitliche Verständnis von Gesundheit, Krankheit und Heilung, das alle Bereiche des Lebens und der menschlichen Person umfaßt und als notwendige Alternative gilt zum bloßen Funktionieren einer mechanistischen, körperorientierten (seelen- und geistlosen) Aktivität.

Das Leben *mit* dem Körper führt uns an Aufgabenbereiche heran, die es zu kultivieren und zu professionalisieren gilt. Es sind dies, bezogen auf dieses Kapitel:

- die Gesunderhaltung und die Pflege des Körpers (auch des eigenen!),
- der zweckmäßige Schutz des Körpers und seiner Organe durch die Bekleidung.

Lesen Sie auch S. 90 ff. u. 76 f.

7.1 Beeinflussende Faktoren

Wer sich auf das Thema Körperpflege und Kleidung einläßt, wird bald erkennen müssen, daß er sich in geradezu uferlose Gewässer „gestürzt hat". Seltsamerweise gehörten Kleidung, Körperpflege und Selbstpflegegewohnheiten bis in die jüngste Zeit zu den am wenigsten erforschten Gebräuchen unserer Gesellschaft – auch die Gesundheits- und Krankenpflege machte da keine Ausnahme. Die Einflußfaktoren (Abb. 7.**1**) sind oft noch zu wenig bekannt, zu wenig beachtet und ungenügend in das Pflegewissen integriert.

7.1.1 Biophysiologische Faktoren

Alter und Entwicklungsstufe. Sowohl Körperpflege wie Bekleidung sind wesentlich von der Entwicklung abhängig:

- Der *Säugling* und das *Kleinkind* sind naturgemäß darauf angewiesen, daß Eltern/Bezugspersonen sie waschen, wickeln und mit geeigneter Kleidung versehen.
- Das *Kind* und der *Jugendliche* fangen an, eigenständige Wünsche zu äußern sowie Gewohnheiten und Vorlieben zu entwickeln. Die Veränderung der Hautaktivität macht vielen Jugendlichen zu schaffen. Sie brauchen Hilfe in der Wahl der Pflegemittel (gegen Akne, Schwitzen in der Achselhöhle usw.).
- Der *Erwachsene* hat schließlich seine festen Gewohnheiten entwickelt. Wasser, Seife, Puder und Parfüm sowie Kleidung und Schmuck dienen nicht nur hygienischen Zwecken; ihre Benutzung unterliegt auch ethischen Bewertungen. Sie sind somit auch Mittel zum Zweck: Sie bestimmen unsere Reinlichkeitsrituale, in denen sich das Verhältnis zu unserem Körper spiegelt. Wenn wir das bedenken, verstehen

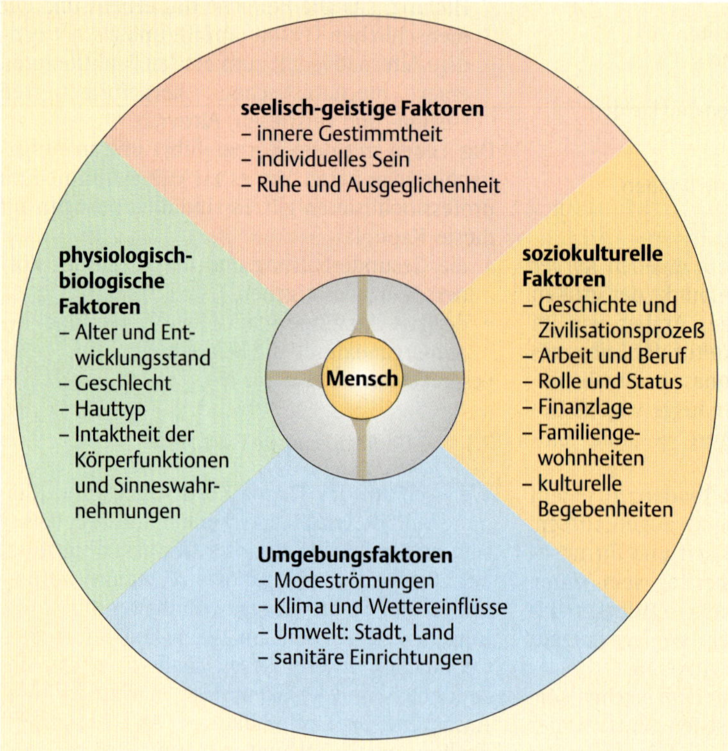

Abb. 7.1 Einflußfaktoren auf Sichwaschen und -kleiden.

wir, wie sehr eine starre Krankenhausroutine mit vorgegebenen Sauberkeitsvorschriften ein tiefgreifender Eingriff in die Persönlichkeitsstruktur der Patienten sein kann.

- *Alte Menschen* verlieren – vielleicht als Folge ihres Kräfteabbaus oder infolge Verschiebung der Prioritäten – oft die Motivation, für ihren Körper und für ihre Kleidung zu sorgen. Sie sehen Schmutzflecken an ihrem Kleid nicht mehr, vergessen die Zähne zu putzen oder fühlen sich zu schwach/unbeholfen, um ein Bad zu nehmen. Sie bedürfen wieder der Unterstützung und Hilfe.

Geschlecht. Der *Mann* hat eine andere Beziehung zur Körperpflege und zur Bekleidung als die *Frau*. Auch wenn die moderne Zeit die Unterschiede in der Geschlechterrolle weitgehend verwischt, bleiben körperlich-biologische Verschiedenheiten bestehen, so z. B. bezüglich:
- Intimbereich: Intimtoilette, -hygiene,
- Körperbehaarung: Rasur und Frisur.

Haut und Hauttyp. Die Haut ist nicht nur Umhüllung des Körpers, sie hat auch vielfältige Aufgaben:

- *Schrankenfunktion.* Als Schranke zwischen Körper und Umwelt kommt der Haut eine vielfältige Schutzfunktion zu. Sie bewahrt den Körper vor Austrocknung und Substanzverlust und schützt das darunterliegende Gewebe vor mechanischen, chemischen und physikalischen Eingriffen. Zum anderen hält sie schädigende Eindringlinge (Bakterien, Viren, Pilze, Toxine) fern. Von besonderer Bedeutung ist dabei ein dünner Säuremantel auf der Hautoberfläche, der durch Schweiß, Talg und Kohlendioxid gebildet wird (zuviel und zu aggressives Waschen schadet diesem Säuremantel!).
- *Kontaktfunktion.* Die Haut ist gleichsam ein Kommunikationsorgan: Sie stellt die Verbindung her zwischen innen und außen. Dies geschieht mit Hilfe der Rezeptoren für Oberflächen- und Tiefensensibilität, Druck, Temperatur und Schmerz. Gleichzeitig sendet die Haut mittels Duft- und Schweißdrüsen Signale aus. Hier spielen sich auch die Reaktionen zwischen Individuum und Umwelt/Noxen ab; es kommt zu Allergien oder zu Ekzemen (Hautkrankheiten Kap. 34).
- *Regulationsfunktion* und Anpassung an die Umwelt geschieht über den *Temperaturausgleich*

(Wärmehaushalt, Wasserverdunstung S. 308) sowie durch die *Durchblutungsregulation*. Die Hautgefäße können ihre Volumenkapazität verändern: Bei Überangebot können sie Blut aufnehmen, bei Mangel (z. B. infolge Blutung) können Blutreserven aus der Haut mobilisiert und für die Erhaltung lebenswichtiger Organe verwendet werden (→ Rötung und Blässe der Haut). Von geringerer Bedeutung ist die Mitwirkung der Haut beim Gasaustausch (O_2-Aufnahme und CO_2-Abgabe), bekannt unter dem Begriff Haut*atmung*.

- *Ausscheidungsfunktion.* Von Bedeutung sind die Sekretion (Abscheidung) von Talg durch die Talgdrüsen und die Exkretion (Ausscheidung) verschiedener Stoffe durch die Schweiß- und Duftdrüsen.
- *Sinnesfunktion.* Die Haut ist Kontaktempfänger durch den *Tastsinn*. Die Meißner-Tastkörperchen und feine Nervenendigungen dienen der Oberflächenempfindung und Berührungserkennung. Die Tiefensensibilität und das Druck- und Vibrationsempfinden werden von den Vater-Pacini-Lamellenkörperchen vermittelt. Der *Schmerzwahrnehmung* dienen die Rezeptoren, der *Temperaturempfindung* die Krause-Endkolben. Diese reagieren rasch auf plötzliche Temperaturunterschiede und signalisieren, je nach Reizstärke, angenehme bzw. unangenehme Empfindung, wodurch die Reaktion eingeleitet wird.
- *Speicherfunktion.* Von Bedeutung ist die Fettspeicherung, deren spezifische Prägung Teil der sekundären Geschlechtsmerkmale ist. So gehören beispielsweise Fetteinlagerungen im Hüftbereich zum typisch weiblichen Körper.

Obwohl diese Aufgaben allgemeiner Natur sind, ist der Hauttyp des einzelnen Menschen sehr individuell (trocken, feucht; robust, zart) und bedarf unterschiedlicher Pflege (Waschen und Schutz [Kleiden]).

7.1.2 Seelisch-geistige Faktoren

Die **äußere** Reinigung des Körpers und die Pflege der Haut (Haare, Nägel, Zähne) ist uns als hygienisches und ästhetisches Grundbedürfnis näherliegend und vertrauter als die *innere*. Und doch gehören sie zusammen und beeinflussen sich gegenseitig. Das drückt sich auch in der *Sprache* (verbal und averbal) bzw. in unseren *Reaktionen* aus:

- Menschen erröten vor Scham oder Zorn. Sie erbleichen vor Schreck.
- Gewisse Erlebnisse lassen uns erschauern, und wir bekommen eine Gänsehaut.
- Es gibt Dinge, die uns unter die Haut gehen oder uns unter den Nägeln brennen.
- Es kann uns heiß oder kalt den Rücken hinunterlaufen.

Auch unser *Empfinden* reagiert auf diese Zusammenhänge. Wenn wir von jemandem behaupten, *daß er nicht ganz „sauber" sei*, so bezieht sich dieses Urteil keineswegs nur auf seine Reinlichkeit, sondern auch auf seine Persönlichkeit. „Dreckige, stinkende Typen" lassen uns nicht nur die Nase rümpfen, sondern wir trauen ihnen auch allerlei kriminelle Aktivitäten zu. Dagegen bewundern wir die elastischen Körper jugendlicher Schönheiten z. B. in der Werbung.

Und ist es nicht eine Wonne, sich in der frischgewaschenen, gestärkten und gebügelten Damastbettwäsche zu räkeln, womöglich nach einem entspannenden Bad?

Die **Motive für die Wahl der Kleidung** liegen fast mehr in psychologischen als in physiologischen Bereichen.

Diese Tatsache läßt sich bis in den Beginn der Bekleidungsära zurückverfolgen. Forschungsergebnisse von Sozialwissenschaftlern bezeichnen das erste Kleidungsstück als *Amulett*. Sie trugen Beweise zusammen, die aussagen, daß sich die Kleidung aus *magischen Symbolen* entwickelt hat. Nicht der Stoff oder der Pelz diente als Schutz, sondern magische Abwehrkräfte, die bestimmten Kleidungsstücken zugeschrieben wurden, sollten den Menschen schützen. Ein weiteres Motiv ist das *Schmuckbedürfnis* des Menschen, dem sich das Motiv der *künstlerischen Formen* zugesellt. Die Menschen jeder Zeit, von den Anfängen der Kultur des Abendlandes bis heute, haben versucht, ihre Vorstellung von *Schönheit* in Kleidung, Schmuck und Schminke (Make-up) zum Ausdruck zu bringen.

7.1.3 Soziokulturelle Faktoren

Bekleidung und Mode sind eben auch das Spiegelbild einer Epoche oder einer Kultur. Fast immer besteht ein Zusammenhang zwischen Kleidung und Architektur eines Zeitalters. So ist z. B. das griechische Gewand in seinem Faltenwurf genau so edel und klar wie die Linien eines antiken Tempels. Der reich mit Bändern und anderem Zierat versehene Reifrock paßt zu den Baudenkmälern der Rokokozeit usw. Die Mode muß immer auch kulturhistorisch betrachtet werden, und Modeextreme dürfen nicht einfach als „Modetorheiten" abgetan werden. Extreme in der Mode gab es schon immer, was sich geändert hat, ist der schnelle Wechsel. Früher vollzog sich der Wechsel von einer Lebensform zur anderen (Höhlenbewohner → Pfahlbauer) sehr langsam, ebenso langsam vollzog sich der Modewechsel. Heute geschehen Veränderungen in allen Bereichen viel rascher, was sich auch auf das Bedürfnis des Menschen nach Abwechslung und Vielfalt ausgewirkt hat.

Körperpflege und Körperhygiene. Auch sie sind Thema der Menschheitsgeschichte. Im Buch Mose z. B. werden uns Reinigungs- und Hygienevorschriften überliefert, deren Beschreibung bis ins kleinste Detail gehen. In ihrer Entwicklung sind sie „Ausdruck des Zivilisationsprozesses" (Elias), durch den sich nach und nach auch das Körpergefühl der Menschen verändert. Körperpflege ist die Geschichte einer Verfeinerung der Umgangsformen und einer Ausweitung der Privatsphäre und der Selbstkontrolle; man betreibt Körperpflege um seiner selbst willen. Damit wächst die Beeinflussung des Individuellen auf die Öffentlichkeit, umgekehrt zeigt die Geschichte auch den wachsenden Einfluß der Zivilisation auf das unmittelbare Empfinden der Menschen.

Neben diesen eher geschichtlichen Faktoren spielen eine Rolle sowohl für das Maß und den Bedarf an Körperpflege wie auch für die Wahl der Kleidung:
- Arbeit und Beruf, Freizeitverhalten;
- Rolle und Status, Sozialprestige – „man trägt";
- finanzielle Möglichkeit, Lebensführung;
- familiäre Gewohnheiten und Möglichkeiten.

7.1.4 Umgebungsfaktoren

Der Mensch, insbesondere seine *Haut*, paßt sich aber auch der *Umwelt* an. Wettereinflüsse haben eine große Bedeutung: Luft und Sonne gerben und bräunen die Haut, Abgeschirmtheit erhält sie blaß, babyhaft. (Die Haut des Pubertierenden gärt gleichsam: Pickel, Akne.)

Die **Wahl der Kleidung** entspricht
- dem *Klima:* Temperatur, Feuchtigkeit, Wetterlage, Jahreszeit;
- *geographischen Bedingungen:* Stadt, Land, Gebirge, Meer.

Auch kulturelles und religiöses Brauchtum beeinflußt das Bekleidungsverhalten wie auch gesetzliche Vorschriften, die in gewissen Ländern üblich sind (Kopftuchvorschrift im Islam u. a.). Die **Reinigungsgewohnheiten** können ebenfalls von kultischen, religiösen, rituellen oder politischen Einflüssen geprägt sein. Die Häufigkeit des Badens/Duschens ist aber auch vom Klima abhängig. Bei stärkerem Schwitzen (tropische Temperaturen) braucht der Mensch mehr Wasser als in gemäßigten Zonen. Auch ein eigenes Badezimmer aktiviert die Dusch- und Badegewohnheiten, wodurch sich die Ansprüche gegenüber unseren Vorfahren erheblich verändert haben.

7.2 Wahrnehmen und Beobachten von Ausdruck und Aussehen

7.2.1 Ausdruck des Gesunden

Im Alltag haben wir normalerweise keine Mühe, unsere Mitmenschen wahrzunehmen, mit ihnen zu kommunizieren, ihren Ausdruck zu interpretieren: Wir erleben sie und sie erleben uns.

Ausdrucksfähigkeit. Nichts charakterisiert den Menschen in seiner Ganzheit mehr als die körperliche Ausdrucksweise (Körpersprache S. 449 ff.). Er drückt sich aus durch seine Haltung, seinen Gang, durch seine Gebärden (Bewegen S. 137 ff.), aber auch seine Mimik, seine Sprache, seine Schrift. Alles, was seinen persönlichen Stempel empfangen hat, wie seine Kleidung, die Gestaltung seines Äußeren (Frisur, Make-up), sein Lebensraum spricht von seiner Persönlichkeit.

Das **Gesicht.** Jedes Gesicht hat eine deutlich wahrnehmbare Dreiteilung. Der obere Teil wird von der Stirn mit dem Haaransatz bestimmt, im Mittelteil dominieren die Augen und die Nase, der untere Teil hat sein Gepräge durch den Mund und das Kinn. Die drei Bereiche haben zwar etwa die gleiche Höhe, sind aber dennoch sehr unterschiedlich. Jedes Gesicht ist asymmetrisch in einem individuell stark wechselnden Ausmaß, sowohl im Aufbau wie in der Mimik (letztere ist geprägt durch die mimische Muskulatur).

Von **Physiognomie** spricht man, wenn man den Gesichtsausdruck beschreibt. „Sie ist das Ausdrucksgelände, in dem etwas an seelischem Ausdruck geschehen kann und auch schon früher geschehen ist" (Hertl 1993). Von besonderer Wirkung sind wiederholte, gleichförmige Gesichtsbewegungen und Ausdruckseinstellungen. Sie bilden sog. Gesichtslinien und Furchen, die als „mimische Spuren" auf Dauer erhalten bleiben und die auch in der Entspannung und im Schlaf nicht verschwinden. Wir können sie wahrnehmen, wenn wir ein ruhendes, also nicht bewegtes Gesicht anschauen. Wir bekommen von diesem

Gesicht einen bestimmten Eindruck. Diese Fähigkeit, sich ein Bild zu machen, setzen wir willkürlich auch beim Kranken ein, wenn wir mehr über seinen Zustand wissen möchten. Andererseits sind Gesichtsstrukturen nie endgültig fixiert, sondern in steter Dynamik, abhängig von ihrer Prägung und Gestaltung durch die stets anwesende seelische Ausdrucksfähigkeit. Diese ist unverwechselbar und individuell, man spricht von *Ausdruckswahrheit*; sie gibt uns Kunde vom Befinden des ganzen Menschen.

In diesem Zusammenhang ist auch an das *vegetative System* zu denken. „Was seelische Bewegung ist, umfaßt den ganzen Körper" (Hertl 1993); das Innen wird außen sichtbar.

Seelische Erregungen, z. B. Zorn, aktivieren das sympathische Nervensystem. Es wird vermehrt Adrenalin ausgeschüttet. Im Gesicht treten die Augen etwas hervor (durch Kontraktion des M. orbitalis), die Pupillen weiten sich. Verstärkte Tränenabsonderung verleiht dem Auge Glanz.

Freudige Stimmungen sind gleicherweise ablesbar. Die Wirkung des sympathischen Nervensystems ist jedoch etwas schwächer als bei der Erregung.

Angst und Schrecken. Hier wird die Haut blaß (schreckensblaß); dies deshalb, weil die Hirndurchblutung abnimmt, was sogar zur Ohnmacht führen kann. Das Herz schlägt langsamer, manchmal folgt darauf Herzjagen. Die Augen sind groß geöffnet, die Pupillen eher weit. Kalter Schweiß steht auf der Stirn (als Kälte empfunden wegen der schlechten Hautdurchblutung). Die Speichelsekretion versiegt, da „bleibt die Spucke weg". Im Hals spürt man ein Würgen, „man kriegt nichts herunter", mitunter „stehen die Haare zu Berg". Mimisch und allgemeinmotorisch zeigt sich Erstarrung, man wird „wie zu Stein" (Totstellreflex).

Gedrückte Stimmung geht mit schlechter Hautdurchblutung einher, was zum typischen „fahlen Aussehen" führt. Der herabgesetzte Muskeltonus hat Niedergeschlagenheit zur Folge, man geht gebückt, alle Funktionen sind verlangsamt, auch die Herzaktion. Das führt zu Druck über dem Herzen und zu Engegefühl, was sich wieder auf die Atmung und auf den Gesichtsausdruck auswirkt.

Das **Auge** und die **Augenregion** bringen die intensivste Ausdrucksleistung zustande. „Das gesamte Seelenleben scheint in Auge und Blick vereint, zumindest damit wesentlich verknüpft" (Hertl 1993). Unsere Sprache drückt dieses Phänomen sehr treffend aus: Da hat einer feurige Augen, ein anderer sanfte und liebevolle. Es gibt verliebte Blicke, drohende, verschlingende, fixierende, verschlagene und kokette. Die Augenpartie ist auch der Ausdrucksschwerpunkt in der Begegnung. Mit jemandem zu kommunizieren, ohne ihn anzuschauen, wirkt auf das Gegenüber befremdlich, unangenehm, ja ärgerlich (gilt auch für dunkle Sonnenbrillen). Umgekehrt kann Fixierung den anderen irritieren und verunsichern. Nur Verliebte genießen das intensive „Blick-in-Blick-Tauchen". Der **Augapfel** bestimmt das Gesicht durch seinen Glanz, dieser nimmt im hohen Alter ab, auch Krankheiten beeinflussen die Bedingungen für ein lebhaft blickendes Auge, natürlich auch körperliche Frische und Niedergeschlagenheit. Typisch ist, daß Depression zu einer Verengung der Lidspalte und zu einer Verminderung der Augenbeweglichkeit führt, wodurch die scheinbar „toten Augen" entstehen.

Mund und Mundpartie beeinflussen durch Stellung und Spannung den Grundton eines Gesichts. Wir nehmen den weichen Mund wahr, den verschlossenen, den gepreßten, den offenstehenden. Das Mienenspiel spiegelt die Stimmung: Lächeln, Lachen, Zufriedenheit oder Schmerz, Grauen, Angst. Eindrücklich ist die Mundpartie bei Kindern: Sie schmollen, trotzen, prüfen oder sind entspannt und voll in sich ruhend.

Die **Stirn** ist glatt beim jungen Menschen, faltig und furchig beim alten; Lebenserfahrungen haben sich gleichsam eingemeißelt. Bemerkenswert ist auch die „Denkerstirn"; tiefes Nachdenken ist an der Stirne ablesbar. Auch „Zorn wirft Falten".

Verknüpfung von Innen und Außen (Hertl 1993). Impulse des Gesichtsnervs (N. facialis) und der Nerven der äußeren Augenmuskeln bewegen die mimisch wirksame Muskulatur. Beeinträchtigungen oder gar Lähmungen (z. B. bei Hemiplegie) haben deshalb einen großen Einfluß auf das Gesicht und den Gesichtsausdruck. Man unterscheidet:

- Willensabhängige, bewußte Motorik, *Willkürmotorik*. Bewußtes Wollen aus Vorstellungen und Erwägungen lösen sie aus.
- *Ausdrucksmotorik*. Sie bringt instinktiv, unbewußt, unwillkürlich affektiv ausgelöste Bewegungsbilder, die affektive Mimik.
- *Reflektorische, vom Willen unabhängige Motorik*. Sie hat keine Ausdrucksabsicht und schließt z. B. das Auge bei Hornhautreizung.

Die **Haare** haben eine ganz besondere Bedeutung in der individuellen Ausdrucksmöglichkeit des Menschen. Die individuelle Frisur trägt viel dazu bei, dem Träger eine unverwechselbare Eigenart zu verleihen. Glattgestrichene und straff zurückgenommene Haare geben dem Gesicht einen ganz anderen Charakter als wild um den Kopf hängende Locken. Gesträubtes Haar läßt uns auf einen wilden Charakter schließen, geordnete Haare wirken friedlich. Damit wird die physiognomische Bedeutung auch der Haare sichtbar. Beim Mann kommen die verschiedenen *Barttrachten* noch dazu, bei beiden Geschlechtern die Form und Stärke der *Augenbrauen*. Der größte Eindruckseffekt entsteht jedoch durch die Art des *Haaransatzes*. Ein tiefer Haaransatz bewirkt ein „dunkles", fast unheimliches Gesicht. Hoher Haaransatz wird mit Intelligenz assoziiert („hohe Stirne"). Bartlose Gesichter wirken intellektueller und energischer als bärtige („guter, alter Mann").

7.2.2 Ausdruck des Kranken

Jedes Krankheitsgeschehen drückt sich im *ganzen Menschen* und in besonderer Weise im Gesicht aus. Einerseits sind es lokale Prozesse, die den Blick auf sich ziehen (Akne, Fazialislähmung, Lippen-, Kiefer-, Gaumenanomalien usw.), andererseits sind es Krankheiten mit allgemeiner Auswirkung, die sich eben auch im Gesicht manifestieren. Sie treten auf als *Veränderung des Ausdrucksvermögens* (meist eingeschränkt) oder als *Ausdrucksphänomene*, die für bestimmte Erkrankungen typisch sind (Beispiele in Abb. 7.**2**).

Objektive Ausdrucksveränderungen

- Veränderungen an der *Hautstruktur*. Blässe, Farbveränderungen, Blasen, Knötchen, Narben, Geschwüre, Pigmentanhäufungen, Tumoren.
- Veränderungen im subkutanen Gewebe: Entzündungen, Emphyseme, Ödeme, Tumoren z. B. des Fettgewebes (Lipome).
- Abnormitäten der *Haare*. Haarausfall, auffällige Anomalie wie Pigmentlosigkeit beim Albinismus.
- Veränderungen im Bereich des *Auges*. Farbveränderungen der Skleren (gelb bei Ikterus, rot bei Entzündungen), Pupillenveränderungen (weit, eng), Augäpfel, die sich hin- und herbewegen (Nystagmus = Augenzittern) oder hervorstehen (Glotzaugen bei Morbus Basedow) usw.
- Veränderungen im Bereich der *Nase*. Laufende Nase bei Entzündungen, Nasenbluten, Nasenflügelatmen (bei Ateminsuffizienz), Mißbildungen, verschiedene Nasenformen.
- Veränderungen im Bereich des *Mundes*. Entzündungen der Mundschleimhaut, Mundaphthen, Rhagaden (schmerzhafte Einrisse). Die *Zunge* kann trocken sein, belegt, gerötet, atrophisch; die *Lippen* spröde, aufgerissen, blasig (Herpes labialis); die *Zähne* unvollständig (Lücken), mit Karies behaftet usw.

Subjektive Ausdrucksveränderungen

Jede objektive Veränderung im Bereich des Gesichts hat natürlich auch subjektive Auswirkungen. Man kann dabei zwischen Auswirkungen auf das Gegenüber (den Betrachter) sowie Auswirkungen auf sich selbst unterscheiden.

Subjektive Auswirkungen auf das Gegenüber. Gemeint ist die Beeindruckbarkeit eines Mitmenschen beim Anblick von Krankheitszeichen im Gesicht (überhaupt an der Person). Man spricht von der Wirkung *beim Ausdrucksempfänger*, die individuell sehr unterschiedlich sein kann.

Subjektive Auswirkung auf den Kranken selbst. Dabei sind zwei Aspekte ausschlaggebend. Zum ersten sind es die Reaktionen der Umwelt auf Krankheitsveränderungen. Diese führen zu Rückwirkungen beim Kranken selbst (Schamgefühle und Unsicherheit sind häufig die Folge). Zum zweiten ist es das eigene Sehen und Sichanschauen (im Spiegel) sowie das Erleben krankhafter und eventuell verunstaltender Symptome. Niedergeschlagenheit und Angst können die Folge sein. So kann sich zusätzlich die Physiognomie verändern. Der Mensch wird z. B. zum Leidenden, oder er versucht zu überspielen (Clownhaftigkeit).

Spezielle Erscheinungsbilder

Viele Krankheiten drücken dem Gesicht gleichsam einen *Stempel* auf. Wo dieser Stempel typisch ist, gibt er uns (und dem Arzt) viele Informationen zur Krankheit bzw. zum Einschätzen der Situation. Im folgenden einige Beispiele:

- *Starke Schmerzen* führen über kurz oder lang zu einem typischen schmerzerfüllten Gesichtsausdruck (S. 775 f.).
- *Abgeschlagenheit*, vermischt mit *Ängstlichkeit*, hat ein tonusarmes, wenig bewegtes Gesicht zur Folge (Abb. 7.**2 a**).
- *Hinfälligkeit und Traurigkeit* wie auch Hoffnungslosigkeit (im Extremfall Melancholie) wirken sich prägend auf das Gesicht aus: Spannungslosigkeit der Muskulatur führt zu Mi-

a, b

c, d

e, f

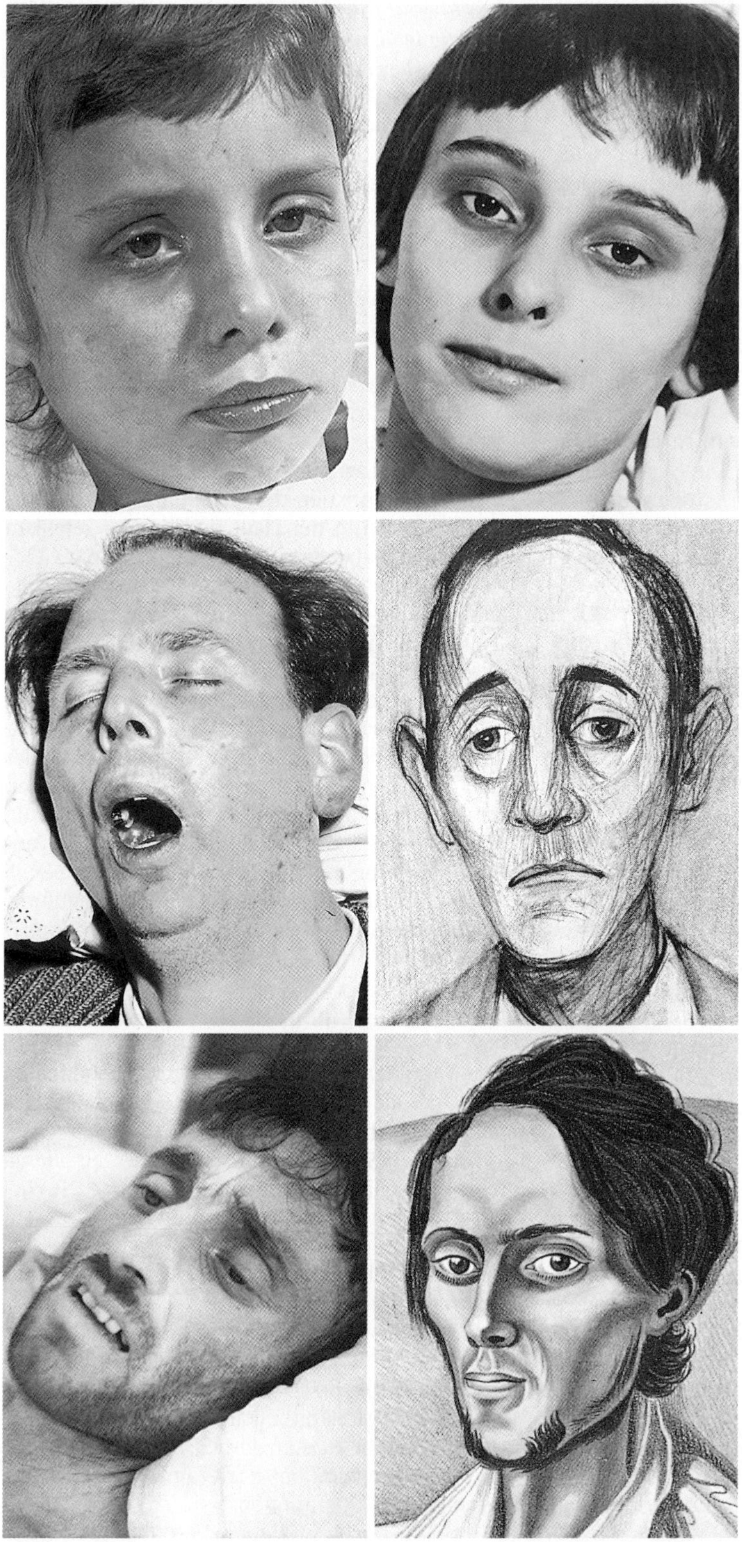

Abb. 7.**2** Gesichtsausdruck.
a Somnolenz,
b Traurigkeit,
c Herzinsuffizienz,
d Depression,
e Facies hippocratica,
f Facies abdominalis (aus Hertl, M.: Der Gesichtsausdruck des Kranken. Thieme, Stuttgart 1993).

mikverlust, Unbewegtheit, Unbeteiligtsein, Distanziertheit. Vieles kann diesem Gesichtsausdruck zugrunde liegen. Verbunden mit Gewichtsverlust ist er auch bei der Anorexia anzutreffen (Abb. 7.**2b**).

- *Stuporöser Zustand.* Es kann sich um Bewußtseinsprobleme infolge zerebraler Prozesse handeln oder, wie in Abb. 7.**2c**, um die Situation bei schwerer Herzinsuffizienz: geschlossene Augen, nach Luft ringender Mund.
- *Depressive Züge* machen ein Gesicht leblos, maskenhaft (Abb. 7.**2d**).
- *Verzerrte Gesichtszüge* sind Ausdruck von anhaltendem Schmerz; bekannt sind diese Typen: Die *Facies hippocratica* (wurde erstmals von Hippokrates beschrieben) ist ein sehr leidendes Gesicht (Abb. 7.**2e**). Die *Facies abdominalis* (Bauchgesicht) ist bei schwerem Aszites zu beobachten (Abb. 7.**2f**). Hier mischt sich in Abwandlung zur Facies hippocratica der anhaltende abdominale Schmerz mit einem peritonealen Schockzustand: tiefliegende Augen, schmerzlich-ängstlicher Blick, schlaffe eingesunkene Wangen, spitze Nase, matt glänzende Augen, trockene Lippen.

Weitere typische Gesichtsveränderungen finden Sie im dritten Teil des Buches bei der Besprechung einzelner Krankheitsbilder.

7.2.3 Hautbeschaffenheit

Die Haut ist unser größtes Sinnes- und Ausdrucksorgan. Rechnet man die Gesamtfläche zusammen, kommt man auf etwa 2 m^2, ein großes Gebiet, auf dem sich Krankheitszeichen und Stimmungsausdruck abspielen können.

Zu unterscheiden sind Veränderungen der Hautfarbe und der Hautstruktur.

Hautfarbe

„Es gibt gelbe, weiße, schwarze, rote Menschen", dies ist eine Aussage, die *so* nicht stimmt, denn die Hautfarbe, auch innerhalb eines vorherrschenden Hauttyps (z. B. weiß), ist beim einzelnen Menschen sehr unterschiedlich und von vielen Faktoren abhängig: von der Konstitution, der psychischen Lage, der Sonneneinstrahlung, der Durchblutung, dem Geschlecht, dem Alter. Auch bestimmte Krankheiten verändern die Hautfarbe. Einige Beispiele:

Blässe. Man unterscheidet die *generelle* Blässe infolge Anämie oder Kreislaufversagen (Kollaps, Schock) von einer *partiellen* (als Folge von Durchblutungsstörungen z. B. an einer Extremität). *Fahlgraue* Blässe ist Zeichen eines körperlichen Zerfalls (bei Krebspatienten).

Rötung. Hier ist zu unterscheiden zwischen *blaurot-zyanotischer* Haut bei Herzfehler mit Rechts-links-Shunt, bei schwerer Herzinsuffizienz und Ateminsuffizienz (Asthma bronchiale) oder bei Fremdkörper-(Speisen-)Aspiration. *Fleckig-rot* ist die Haut bei bestimmten Infektionskrankheiten wie Masern, Röteln, dann bei Erysipel, Urtikaria, allergischem Ekzem. *Hellrot* ist die Haut bei vegetativer Labilität, Vergiftung mit Kohlenmonoxid und Atropin. *Hochrot* ist die Haut bei hohem Fieber, bei Scharlach, bei Azetonämie und Coma diabeticum, bei der Hochdruckkrankheit sowie bei Anstrengung, z. B. bei starker Bauchpresse.

Gelbfärbung. Ursache der Gelbfärbung (Ikterus) ist der Anstieg des Gallenfarbstoffs (Bilirubin), der sich in der Haut und in den Gelenken und Skleren ablagert (S. 857). Die Skala der Gelbschattierung variiert. Die Einlagerung von Urochrom in die Haut bei gleichzeitiger Anämie führt zu *schmutziggelber* Hautverfärbung und ist ein typisches Zeichen der Niereninsuffizienz. Auch die hämolytische Anämie macht eine Gelbfärbung.

Pigmentveränderungen. Es gibt die *Pigmentanhäufung* als Sommersprossen (Epheliden) oder als Pigmentnävus. Zu einer charakteristischen Bronzehaut kommt es beim Morbus Addison (Unterfunktion der Nebennieren), die „Café-au-lait-Haut" entsteht bei Neurofibromatose. Auch die Sonnenbräune ist eine Pigmentanhäufung. *Pigmentmangel ist eher selten*, so beim Albinismus und bei atopischer Dermatitis.

Hautstruktur

Die Veränderung der Hautstruktur kann sich an der Oberhaut oder im subkutanen Raum abspielen.

Blasige Veränderungen treten auf als *Blasen* bei Verbrennungen oder als *Pusteln*, z. B. bei Windpocken, bei Herpes simplex (Fieberblasen) und Herpes zoster (Gürtelrose), als Impetigo (Hautausschlag), allergisches Arzneimittelexanthem oder als Akne.

Geschwüre bilden sich bei Hautaffektionen, die z. B. auf einen tuberkulösen Primärherd zurückgehen. **Tumoren** der Haut sind z. B. das Basaliom, das Plattenepithelkarzinom, die Pigmenttumoren und die Hämangiome.

Narben entstehen nach Verletzungen, Verbrennungen, Operationen.

Ödeme sind Wasseransammlungen im subkutanen Gewebe infolge Stauung im Gefäßsystem. Bei Fingerdruck entsteht eine Delle, die sich nur langsam wieder ausgleicht. Je nach Ursachen unterscheidet man kardiale, renale, hepatogene, kachektische und Lymphödeme. *Kardiale Ödeme* liegen an den tiefsten Stellen des Körpers, beim Stehen im Knöchel-, beim Sitzen und Liegen im Beckenbereich (Sakralgegend). Kardiale Ödeme entstehen infolge Erhöhung des hydrostatischen Drucks im Gefäßsystem bei Insuffizienz des Herzens. *Renale Ödeme* treten vor allem morgens im Gesicht auf (verquollene Augenlider → Lidödeme). Sie sind die Folge verminderter Wasserausscheidung und vermehrten Eiweißverlustes bei Nierenkrankheiten (hydrämisches Ödem). *Hepatogene Ödeme* findet man insbesondere im Bauchraum (Aszites). Sie sind die Folge des Sinkens des kolloidosmotischen Drucks im Gefäßsystem (verursacht durch Hypoproteinämie = vermehrter Eiweißverlust) bei schwerer Lebererkrankung (z. B. Leberzirrhose). *Kachektische Ödeme* sind Folge von Mangelernährung oder Hunger (Hungerödem). Hier besteht ein mangelndes Wasserbindungsvermögen im Gefäßsystem, verursacht durch die Hypoproteinämie. Das *Lymphödem* wird durch Lymphstauungen verursacht (S. 761 f.).

7.2.4 Haare und Nägel

Haare

So unterschiedlich die Menschen sind, so unterschiedlich ist das Haar. Über die Gesundheit des Haares schrieb Paracelsus: „Es ist richtig, daß ein Haar, welches fest im Haupte steckt und nicht leicht ausgezogen werden kann, gute Gesundheit des Hauptes und des ganzen Lebens anzeigt." Die Negativform dieses Satzes sagt demnach vieles aus über „krankes Haar": Es fällt leicht aus. Die Haare reagieren stark auf das Wohlbefinden. Darüber sprechen auch der Volksmund und die Alltagserfahrungen: Die Haare „sträuben sich", „stehen zu Berge", jemand „rauft sich die Haare" oder möchte „sich grad alle ausreißen". Bei Sorgen und Kummer wachsen „graue Haare", und bei Gefahr muß „man Haare lassen", oder es stürzt sich jemand „mit Haut und Haaren ins Verderben".

Gesundes Haar ist weich fallend, es glänzt, ist schwungvoll.

Krankes Haar hingegen ist matt und stumpf. Es fehlt ihm an Schwung. Manchmal ist es elektrisch geladen. Lebensgefühl, Lebenshaltung und Haarkosmetik hängen sehr eng zusammen.

Haarveränderungen

Haarprobleme wie Gabelung, Spaltung oder Brechen der Haare stehen, wenn sie nicht erblich bedingt sind, häufig im Zusammenhang mit falscher Haarpflege, einseitiger Ernährung oder gestreßter Lebensweise. Oft sind sie – wenn dies bewußt wird – leicht zu beheben. Bei Hartnäckigkeit ist eine Beratung durch die Haarkosmetikerin angezeigt.

Ergrauen der Haare ist als Folge von Pigmentschwund im Alter ein physiologischer Vorgang. *Vorzeitiges Auftreten* ist genetisch bedingt (es liegt in der Familie), kann aber auch Begleiterscheinung sein bei perniziöser Anämie oder bei endokrinen Störungen (Basedow-Krankheit, Cushing-Syndrom) und ist dann stoffwechselbedingt.

Haarausfall (Alopezie) hat viele Ursachen; im folgenden einige Beispiele:

- *Glatze.* Man unterscheidet den männlichen und den weiblichen Typ. Beim Mann beginnt der Haarausfall im Alter von 20 – 25 Jahren, schreitet bis zum 30. Lebensjahr rasch, dann langsam fort. Voraussetzung für die Glatzenbildung sind erbliche Anlage; auch der Androgenspiegel spielt eine Rolle. Bei der Frau kommt es seltener zur Glatze. Der Haarausfall zeigt sich als diffuse Lichtung oder als käppchenförmiger Verlust um den Wirbel. Er kommt fast nur in der Menopause vor.
- *Alopecia climacteria* wird dieser Ausfall der Kopfhaare bei Frauen im Klimakterium genannt. Er ist hormonell bedingt.
- *Alopecia medicamentosa* ist der Fachausdruck für den Haarausfall nach mehrwöchiger Einnahme von bestimmten Medikamenten, insbesondere von Zytostatika. Bei diffusem Haarausfall sollte immer an eine Medikamentennebenwirkung gedacht werden.
- *Alopecia symptomatica diffusa*, reversibler Haarausfall, tritt auf z. B. nach Bestrahlung bzw. bei fieberhaften Infektionskrankheiten (Typhus, schwere Grippe), bei Eisenmangelanämie, Dermatosen (z. B. ausgedehnte Kopfhautekzeme), bei hormonellen Störungen (z. B. bei Hyperthyreose), bei Intoxikationen und in Streßsituationen. Der Haarausfall beginnt meist 2 – 3 Monate nach Beginn der Schädigung, bei schwerer Intoxikation schon nach 1 – 3 Wochen.

Nägel

Die Nägel bedecken als gewölbte Hornplatten die Finger- und Zehenkuppen, sie bilden sich durch fortschreitende Verhornung im Nagelfalz (Matrix) und haben Schutz- und Tastfunktion. Die rötliche Färbung ist auf das gut durchblutete darunterliegende Gewebe zurückzuführen. Die Nägel sind unempfindlich, schützen aber schmerzempfindliches Gewebe. Schlag auf den Nagel, Quetschung der Fingerkuppen oder Entzündungen in diesem Bereich sind sehr schmerzhaft.

Nagelveränderungen

Brüchigkeit kann Folge von Mangelernährung sein (Calcium-Eisen-Mangel). Auch Stoffwechselstörungen sowie Erkrankungen von Schilddrüse und Nebenschilddrüse beeinträchtigen die Nägel.

Nagelformveränderungen sind selten. Wir kennen *Uhrglasnägel* (gewölbte Nägel), meist in Verbindung mit Trommelschlegelfingern. Sie treten bei Sauerstoffmangel (Herz- und Lungenerkrankungen) auf. *Quer- und Längsrinnen* in der Oberfläche entstehen bei Pilzbefall oder Ekzem der Nägel (Weißnagel). *Eingewachsene Nägel*, meist an der Großzehe, sind sehr schmerzhaft und führen rasch zu Entzündungen.

Nagelfarbveränderungen können hervorgerufen werden durch *mangelnde Durchblutung* (Zyanose); das darunterliegende Gewebe schimmert weiß oder bläulich durch. *Hämatome* unter dem Nagel (verursacht durch Quetschung) sind als blauschwarze Flecken sichtbar. *Nikotin* verfärbt die Nägel (und die Finger, mit denen die Zigarette gehalten wird) bräunlich. *Vergiftungen* (Arsen und Thallium) führen zu quer über den Nagel ziehenden weißen Streifen. (Unregelmäßige weiße Streifen und Flecken sind auch beim Gesunden anzutreffen. Sie sind harmlos und entstehen durch Eindringen von Luft in die Hornlamellen.)

7.3 Gesunde Körperkultur

7.3.1 Die Pflege des Körpers

„Die Haut ist das Spiegelbild der Seele", meint der Volksmund. Und „der Körper ist Tempel des Heiligen Geistes", so sagt es die Bibel. Haut und Körper sind also „kostbare Gefäße". Kostbarkeiten müssen gehegt und gepflegt werden. Sportliche Betätigung wird die Muskeln elastisch und die Gelenke beweglich halten (Kap. 6). Die Haut, die Haare, die Hände und Füße bedürfen der regelmäßigen Pflege, damit sie ihre Frische behalten und gesund bleiben. Die Freude „am guten Aussehen" und an der körperlich-geistigen Beweglichkeit sind Ausdruck einer positiven Beziehung zum Leib. Das Experimentieren mit Kosmetika ist, insbesondere für die Frau, fast so etwas wie ein Feld künstlerischer Betätigung. In diesen Bereichen liegt das Umgehen mit dem eigenen Körper, das liebevolle Annehmen seiner Eigenart, seiner Bedürfnisse, seiner Notwendigkeiten. Es gilt, auf diese Sprache des Körpers zu achten, um das rechte Maß sowohl für die Pflege wie auch für die Ernährung (auch die Haut will ernährt werden) zu finden. *Körperpflege* ist weder die Versorgung einer Maschine noch die exklusive „Schonbehandlung eines Rassepferdes". Körperpflege soll vielmehr auf das je eigene Empfinden und Bedürfnis Antwort geben. Das setzt voraus, daß wir mit uns selbst in Kontakt treten können, auf uns selbst hören, ja in uns hineinhorchen können. Was brauche *ich*? Was tut *mir* gut? Wie möchte *ich* gesehen werden? usw. Die Liebe zu uns selbst muß sich in der Liebe zum Körper ausdrücken, zuallererst in der Entwicklung eines eigenen *Körpergefühls*. Dieses „Gefühl für das Eigene" ist auch Voraussetzung dafür, daß wir das rechte Maß finden zwischen Zuviel und Zuwenig. Die Extreme liegen einerseits in der Vernachlässigung unserer Leiblichkeit – man achtet weder auf die Empfindungen der Haut noch auf die Signale der Organe –, andererseits wird der Körper idealisiert und gleichsam vergötzt, ein Gesundheits- und Schönheitskult wird dem (auch dem alternden) Organismus abverlangt, der diesem überhaupt nicht entspricht.

Unsere Generation hat zwar den „Körper wiederentdeckt", hat ihn aber gleichzeitig in eine neue Versklavung gesteckt: Bodybuilding um jeden Preis, Schlankheit gegen die eigene Natur, Jugendschönheit noch im Alter usw. Die Werbung konfrontiert uns tagtäglich mit utopischen Schönheitsidealen.

Zu einer positiven **körperlichen Lebenskultur** zählt seit den ältesten Zeiten die *Pflege des Leibes*, die in den großen Religionen nicht unabhängig von der Reinigung der Seele gesehen wurde. Daß eine geistige Läuterung mit einer körperlichen Reinigung in engster Verbindung steht, wird von den großen Geistern aller Völker und Zeiten bezeugt. Von den Hopi-Indianern wird z. B. überliefert, daß sie sich bei Problemen, Schwierigkeiten und Konflikten zurückzogen, um sich mit viel Liebe und Sorgfalt die Haare zu waschen. Nachher fühlten sie sich in der Lage, sich den Problemen zu stellen, um Lösungswege zu finden. Vielleicht hängt unsere Redewendung „jemandem den Kopf zu waschen" im tiefsten genau damit zusammen.

Primäre Prävention

Im Bereich der Körperpflege ist die primäre Prävention die Sorge für die täglichen Bedürfnisse des Körpers und umfaßt die „Kunst der gesunden Körperkultur" oder die „Kultur des Leibes" (Schipperges). Praktisch geht es um die *Gesundheitssorge*, die der ganzheitlichen Körperlichkeit und darin auch dem seelisch-geistigen Wohlbefinden dient, und um die *Gesundheitsberatung*, die den anderen (ob gesund oder krank) zu einem positiven Erleben und Gestalten seiner Körperlichkeit motivieren möchte. Im einzelnen bedeutet dies die

- *Pflege des eigenen Körpers*, und zwar über das Bedürfnis der Reinigung hinaus, als Ausdruck individuellen Lebensgefühls, etwa durch die Verwendung geeigneter und aufbauender Pflegemittel, Cremes, Essenzen und Öle;
- *Anpassung der Lebensführung* (vor allem in den Bereichen der Ernährung, des Tag-Nacht-Rhythmus und darin der Streßbewältigung) an die Belastbarkeit der Haut (und der Haare);
- *liebevolle Zuwendung* zu den Bedürfnissen der Haut und des Körpers durch eine regelmäßige Badekultur (Bad oder Dusche) unter Einschluß von Dampfbädern, Güssen, Sauna und Schwimmen (integrieren von Haltung und Bewegung);
- *Sensibilisierung* für die eigene Körperlichkeit im Wahrnehmen und Berühren des eigenen (und des fremden) Körpers, z.B. in der Körperpflege (Sexualität, Leiblichkeit S. 492 f.).

7.3.2 Die Pflege der Haut

Der **gesunde Mensch** pflegt seine Haut nach Bedarf und Bedürfnis. *Gesundheitsbewußte Menschen* versuchen herauszufinden, was ihrer Haut guttut bzw. was sie braucht um (auch im Alter noch) gesund und geschmeidig zu bleiben.

Lange Zeit genügten *Seife und Wasser* für die Pflege der Haut; das reichte auch in einer Zeit, wo Menschen durchschnittlich 40–50 Jahre alt wurden. Bei einem (heute geltenden) Durchschnittsalter von 82 Jahren für die Frau und 74 Jahren für den Mann braucht die Haut eine ganz andere Pflege, um mit der längeren Lebensspanne Schritt halten zu können. Eine ungepflegte Haut altert früher und ist dementsprechend krankheitsanfälliger. Der Hautpflege kommt deshalb heute eine viel größere Bedeutung zu, was am entsprechend gewachsenen Markt an Frauenzeitschriften leicht ablesbar ist. In der **Pflege** ist der Faktor „Haut" erst in neuerer Zeit so richtig entdeckt worden. Von Bedeutung ist dabei die Arbeit von C. Bienstein u. Mitarb. (1992). „Es ist ein spannendes Unterfangen, sich mit der pflegerischen Versorgung der Haut auseinanderzusetzen", schreibt sie.

Für die Hautpflege von Bedeutung sind die Hauthaare (sie werden mit etwa fünf Millionen angegeben). Ihre Wuchs- und Strichrichtung läßt deutlich erkennen, wo sich die Schweißfurchen befinden (Abb. 7.**3a**). Unter Berücksichtigung der *Strichrichtung* der Körperhaare kann eine *belebende oder beruhigende Stimulation* der Haut ausgelöst werden (Abb. 7.**3b**). So wird z.B. eine *belebende* Ganzkörpertoilette gegen die Strichführung der Körperhaare durchgeführt, während eine *beruhigende* Ganzwaschung der Strichführung folgt.

Wasser und Seife

Das Wasser ist auch heute noch wichtigstes Medium für die Körperpflege, die traditionelle Seife aber ist weitgehend durch hautfreundlichere Pflegemittel ersetzt worden. Ob Waschen, Baden oder Duschen als Grundlage der Körperpflege gewählt wird, hängt von inneren (Gestimmtheit, Lust und Laune, Bedürfnis) wie von äußeren (Einrichtungen, Zeit) Faktoren ab. Zunehmend kommt auch der ökologische Faktor mit ins Spiel: Duschen braucht weniger Wasser als Baden.

Wasser. Es greift den Hautschutzmantel der Haut an. Warmes Wasser löst ihn stärker auf als kühleres. „Müssen keine groben Verschmutzungen wie zum Beispiel Kot entfernt werden, sollte möglichst *unter* Körpertemperatur gewaschen werden (ca. 10 bis 15 °C tiefer) und ohne Waschzusätze" (Empfehlung nach Bienstein). Bei trockener Haut immer *nachfetten*. Das *Duschen* ist auch aus der Sicht der Haut vorzuziehen, da die Haut weniger Zeit hat, Wasser einzulagern.

Seifen. Seifen bestehen aus Natriumsalzen organischer Fettsäuren. Im Wasser reagieren die Natriumsalze mit den Calcium- und Magnesiumionen, d.h., sie fällen aus und lagern sich als Schmutzrand an der Wanne oder am Waschbecken an, oder sie dringen unter die Hornhaut, wo sie Juckreiz auslösen.

Seifen sind alkalisch und können einen pH-Wert von bis zu 11 erreichen. Dieser extrem verschobene pH-Wert wirkt unphysiologisch auf den Hautmantel: Es kommt zu Austrocknung und Entfettung. Viele Seifen enthalten deshalb sog. Rückfetter. Diese Rückfettung reicht aber nicht aus, um die eingetretene Entfettung wieder zu beheben. Diese Erkenntnisse haben dazu geführt, daß zunehmend pH-neutrale Seifen entwickelt wurden, die auch beträchtlich mehr Rückfetter enthalten

a

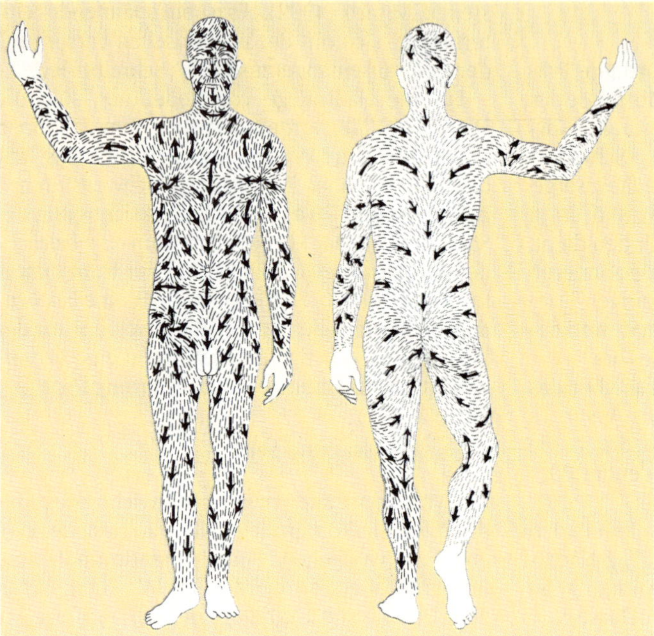

b

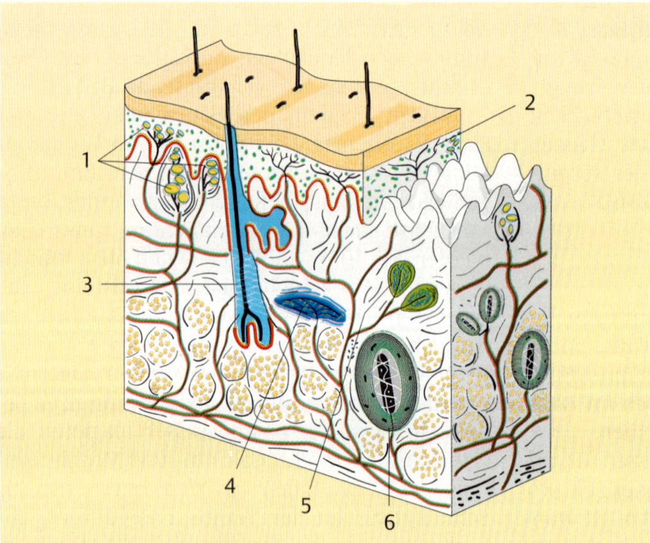

Abb. 7.**3 a** Die Wuchs-/Strichrichtung von etwa fünf Millionen Haaren am menschlichen Körper läßt erkennen, wo sich die Schweißfurchen befinden (Fa. Beiersdorf AG, Hamburg).
b Das Haar liegt mit seinem Schaft schräg in der Haut. Jedes einzelne Haar ist an der Wurzel von einem Nervengeflecht umgeben, das jede Berührung registriert und diese Information weiterleitet. Eine Berührung gegen die Haarwuchsrichtung wird intensiver wahrgenommen als eine mit dem Haarwuchsverlauf.
1 Tastkörperchen
2 schmerzempfindliche freie Nervenendigungen
3 druck- und berührungsempfindliches Haarbalggeflecht
4 wärmeempfindliches Körperchen
5 kälteempfindliches Körperchen
6 druckempfindliches Lamellenkörperchen
Aufgaben der Haut S. 196 f.

als normale Körperseifen. Günstig ist eine alkalische Seife mit einem pH-Wert von 7–8. Das allgemeine Prinzip gilt aber auch hier: Dem Hautmantel zuliebe Seifen eher sparsam verwenden.

Deoseifen haben ein Desinfektionsmittel beigemischt. Dieses ist für die Hautflora eine zusätzliche Belastung.

Syndets (synthetische Waschmittel) sind künstlich hergestellte, sehr waschaktive Substanzen, die vorwiegend in flüssiger Form angeboten werden. Da sie eine stark entfettende Wirkung haben, ist ihnen meist ein rückfettender Bestandteil beigemischt. Sie werden häufig den Seifen vorgezogen, sollten aber wie diese nur sparsam verwendet werden. Hautfreundliche Präparate sind jene mit Zusätzen von Sojabohnen- bzw. Olivenöl oder Kokosfettabkömmlingen (es ist damit ein Minimum an Rückfettung der Haut gewährleistet). Bei sehr trockener Haut ist ein *Ölbadezusatz* (S. 212, 218) vorzuziehen.

Hautkosmetik

Neben Waschen, Duschen, Baden spielt auch die Anwendung von Kosmetika eine große Rolle. Grundsätzlich geht es dabei um die *Reinigung* und um die *Ernährung* bzw. um den *Schutz* der Haut (wer für seine Gesichtshaut sorgen will, verwendet dafür nicht Wasser, sondern eine Gesichtslotion).

Hautpflegemittel sind S. 217 ff. beschrieben. Die Anwendung muß dem Bedürfnis der Haut entsprechen. Der folgende **pflegekosmetische Tagesplan** ist als Beispiel gedacht:

1. Reinigen der Gesichtshaut. Am *Abend* ist die Pflege der Haut besonders wichtig; sie ist den belastenden Umwelteinflüssen speziell während des Tages ausgesetzt; sie ermüdet wie die Muskulatur oder das Nervensystem. Staub, Schmutz, Hauttalg und Schweißrückstände sammeln sich an, verstopfen die Poren. Die abendliche Reinigung trägt zur Erhaltung der Gesundheit und der Schönheit des Leibes bei.

- Gesichtslotion, Gesichtsmilch, spezielle Öle oder Kräuteressenzen auf angefeuchteten Wattebausch geben.
- Gesicht und Hals mit sanft kreisenden Bewegungen bestreichen, ohne die Haut zu zerren.

Am *Morgen* genügt es, die Haut zunächst mit lauwarmem Wasser, dann mit kühlerem zu erfrischen und anschließend abzutrocknen. Bei empfindlicher Haut ein weiches, gut saugendes Gesichtstuch leicht andrücken; robuste Haut kräftig frottieren.

2. Tagespflege. Sie dient dem Schutz während des Tages. Die Tagespflege soll den Teint geschmeidig erhalten, die Hautfeuchtigkeit regulieren, vor Umwelteinflüssen (Staub, Schmutz) schützen und zugleich eine Grundlage sein für eventuell gewünschte dekorative Kosmetik.

- Für *trockene Haut* eignet sich ein Gesichtsöl auf der Grundlage von Mandelöl und eine Tagescreme (z. B. auf der Grundlage von Jojobaöl, Rosenwachs).
- Für die *normale Haut* eignet sich eine geschmeidige, erfrischende Creme, die schnell und leicht in die Haut eindringt.
- Für die *fette Haut* gibt es fettentziehende Präparate. Da diese die Talgdrüsen gleichzeitig zu vermehrter Talgabsonderung anregen, sollen diese Cremes sparsam angewendet werden.

3. Nachtpflege. Sie dient dem *Nähren* und *Kräftigen* der Haut. Die *nach* der Reinigung angewandten Pflegepräparate wirken über Nacht auf den Stoffwechsel der Haut ein.

- *Gesichtsöle* rücken der Faltenbildung insbesondere an Augen- und Halspartien zu Leibe (vorsichtig anwenden, damit das Öl nicht in die Augen gelangt).
- Die regenerierende *Nachtcreme* wird anschließend auf Gesicht und Hals aufgetragen: mit den flachen Händen seitlich die Wangenpartien hoch, dann von der Nase zur Stirn, dann über die Stirn bis zu den Schläfen. Anschließend die Creme um die Augen herum mit Zeige- und Mittelfinger leicht einklopfen. Am Hals von unten nach oben mit dem Handrücken verteilen. Wird die Creme nach diesem Schema rhythmisch, ohne Druck und Eile verteilt, ist es eine *Gesichtsmassage.*

Bei *gereizter, geröteter Haut* eine beruhigende Pflanzenextraktcreme anwenden.

4. Cremepackung und Gesichtsmaske. Eine *Cremepackung* pro Woche (10 – 20 Minuten) steigert die Durchblutung der Haut.

Gesichtsmasken (auch als *Gesichtssauna* bezeichnet) reinigen die Haut porentief; verhornte Haut und Talgreste werden gelöst. Mitesser und Talgfettpfropfen werden beim Entfernen mit abgelöst oder können ohne Beschädigung des umliegenden Gewebes ausgedrückt werden. Je nach Grundsubstanz der angewandten Präparate unterscheidet man

- Feuchtigkeitspackung:
  erfrischend und glättend,
- Beruhigungsmaske:
  pflegend und ausgleichend,
- Erholungsmaske:
  ergänzend und entspannend (Goldcreme),
- Reinigungsmaske:
  reinigend und belebend (Atruscreme).

7.3.3 Bekleidung

Kleidung und Ausdruck

Sich *kleiden* und *schmücken* dient dem Ausdruck des Menschen aller Zeiten. Nicht nur „mit Haut und Haaren", sondern auch mit der Kleidung „sprechen" wir, verständigen uns untereinander, teilen den anderen etwas mit von unseren Erwartungen und Ängsten, suchen mit der besonderen Art, uns zu kleiden, nach Identität und Lebenssinn. Oft auch protestieren wir mit unserem

„persönlichen Stil" gegen Einschränkungen und Überforderungen. Sich zu kleiden stellt „eine Art der Weltbewältigung" dar:

■ „Unsere Kleider zeigen, was wir wollen: persönliche Bestätigung und Bewunderung erfahren, Kontakt aufnehmen, Mitleid und Hilfsbereitschaft erwecken, Respekt einflößen ... Unser Gegenüber nimmt die Botschaft auf oder wehrt sie ab, reagiert mit Sympathie oder Antipathie. Wir wenden uns aber nicht nur an die anderen, sondern stets auch an uns selbst. Wir möchten uns selber gefallen und wohlfühlen, je nach Situation Geborgenheit spüren oder uns toll und sportlich vorkommen" (H.-J. Hoffmann). ■

Sich kleiden ist auch ein *Kompensationsmittel:* Viele – vor allem sind es Frauen – kaufen sich ein Kleid, wenn sie Kummer haben, nach dem Motto: „Kauf dir ein neues Kleid, und die Welt sieht wieder freundlicher aus!"

Die *Kleidung* ist auch „ein Gehäuse" für *unsere Stimmung* und *Gestimmtheit.* Sie ist *Ausdruck unserer Gefühle*, die wir zeigen oder nicht zeigen (wollen). Nichts demonstriert deutlicher, daß *Männer* in unserer Gesellschaft keine Gefühle zeigen dürfen, als die eintönige Herrenmode in düsteren Farben! Wenigstens ist die neuere Mode in dieser Beziehung „gefühlsemanzipierter".

Für *Frauen* hingegen war die Lustigkeit und Vielfalt von Farben und Formen weniger ein Tabu (wobei es auch hier in den verschiedenen Kulturen und Zeitepochen strenge Vorschriften gab und gibt). Frauen wählen häufiger als Männer nach dem Motto: „Erlaubt ist, was gefällt."

Die *Bekleidung als Statussymbol* wird nicht mehr so starr gehandhabt wie in früheren Zeiten. Aus den *Bekleidungsvorschriften* werden Bekleidungsvorschläge, und die Grenzen zwischen Arbeit und Freizeit, zwischen „oben und unten" verwischen sich. Auch die Regel „Kleidung muß altersgerecht" gewählt werden, gilt heute kaum mehr. Alt und jung unterscheiden sich in ihrer Aufmachung kaum voneinander: Die Mutter trägt ein „modisches Kleidchen", die Tochter Jeans und Vaters Hemd.

Gesunde Körperkultur durch Bekleidung

Die Bekleidung dient einem Zweifachen:
- dem Naturzweck: Schutz (Arbeit, Witterung, Klima),
- dem Kulturzweck: Schmuck und Ausdruck.

In diesem Sinne gilt es, das *Umgehen mit der Bekleidung* in die Gesundheits- und Krankenpflege zu integrieren:

- für *sich selbst*, z.B. im Sicheinsetzen für eine nicht nur zweckmäßige, sondern auch kleidsame Dienstkleidung;
- für und mit den Kranken, Behinderten, Abhängigen (Kindern und Betagten), in der Sorge für eine nicht nur praktische, sondern auch würdige und stimmungsaufhellende Bekleidung;
- im freieren und bewußteren *Umgang mit menschlicher Bedürftigkeit*, auch mit dem Bedürfnis nach Schönheit und Sichwohlfühlen in der eigenen Haut (in der Kleidung, Frisur usw.).

Krankenhausspezifische Bekleidungsvorschriften, stereotype Handlungsgrundsätze (negative Standards, wie „man trägt Spitalhemd und Bademantel") bauen nicht nur unnötige Distanz auf zwischen „Abhängigem und Helfer", sondern belasten auch das ursprüngliche Bedürfnis nach Schönheit, Geborgenheit, Intimität und Individualität, ja Zärtlichkeit (die *nicht vor* dem Krankenhaus abgestellt werden können!). Hier gilt es zu lernen, differenziert und feinfühlig mit der jeweiligen Situation umzugehen, nicht zuletzt im Sinne einer *Lebenskultur*, die vom liebe- und achtungsvollen Umgang mit der Persönlichkeit und Körperlichkeit des Menschen geprägt ist.

7.4 Pflegeprozeß: sich waschen und kleiden

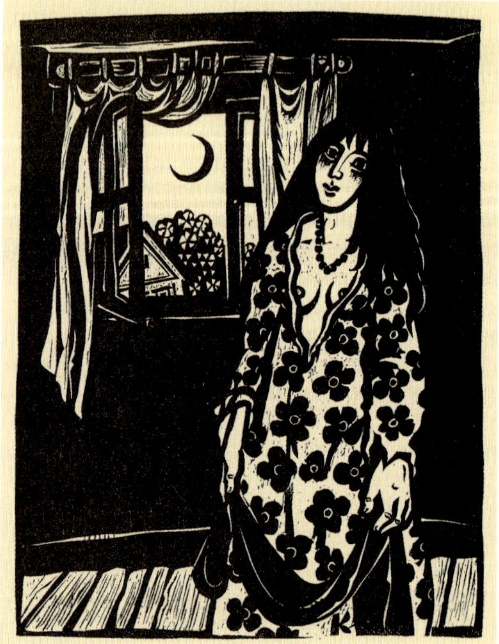

Zwischen Tag und Traum

7.4.1 Situationseinschätzung

Die Einschätzung der Pflegegewohnheiten und der individuellen Situation (Hygienebewußtsein, Maß der Selbstpflege, Bedarf an Pflege) steht auf einer zweifachen Grundlage:

- der *Professionalität unseres Handelns*, die sich stützt auf die Grundlagen der Wissenschaftlichkeit und der Fachkompetenz, die ihrerseits auf einem Pflegemodell basieren;
- der *Fähigkeit der Wahrnehmung* und der *richtigen Interpretation* der individuellen Situation bezüglich Gewohnheiten und Bedürftigkeit, Selbstbewußtsein und Pflegedefiziten.

Zur **systematischen Pflegebedarfseinschätzung** eignen sich die folgenden fünf Fragen:

1. Wie sind die Einflußfaktoren? Welche haben eine besondere Bedeutung in bezug auf Gefährdung/Risikofaktoren? Was fällt besonders auf? (Als Übersicht kann Abb. 7.**1** dienen.)
2. Wie ist die Hautbeschaffenheit? Gibt es augenfällige Veränderungen? Was weiß der Patient darüber? Wie geht er mit ihnen um?
3. In welchem Zustand sind die Haare, die Zähne, die Nägel? Gibt es Anzeichen von Vernachlässigung (z.B. Mundgeruch, Mundtrockenheit) oder von Krankheit?
4. Wie sind die Wasch-, Bade- und/oder Duschgewohnheiten? Wie die Gewohnheiten des Zähneputzens, der Haarpflege?
5. Wie ist die Kleidung? Was sagt sie aus über den Menschen (Grad der Sauberkeit, Geruchsbildung, Auffälliges)?

Abgeklärt werden soll auch, was der Patient mitgebracht hat an Toilettenartikeln: Was fehlt ihm? Welche Gewohnheiten zeigen sich? Siehe dazu untenstehende Checkliste.

7.4.2 Standardisierter Pflegeplan

Die **Ziele** im Bereich „Körperpflege und Bekleidung" orientieren sich in erster Linie am *Abhängigkeits-/Unabhängigkeitsgrad* des Kranken/Behinderten und bezwecken eine *fördernde und wohltuende* Pflege.

Vordergründig beachtet werden sollen

- die Selbsthilfeanteile des Kranken und damit unser Maß an Hilfe zur Selbsthilfe,
- die ressourcenorientierten Anteile, wie Wunsch nach Eigenständigkeit, Schönheitsgefühl usw.

Die **Maßnahmen** umfassen alle drei Stufen der *Prävention:*

- die *primäre* Prävention: Gesundheitsbildung und -beratung, das Hinführen – wo nötig – zu einer angepaßten und gesunden Körperpflege;

Checkliste: sich waschen und kleiden

☐ Körperpflege	☐ Haut	☐ Haare	☐ Nase	☐ Ohren
☐ Aussehen	☐ Nägel	☐ Füße	☐ Hände	
☐ Bekleidung	☐ Intimbereich	☐ Make-up	☐ Besonderheiten	

Die folgenden Fragen dienen exemplarisch zur Situationseinschätzung

- ☐ Die Bekleidungs- und Körperpflegegewohnheiten sind bekannt
- ☐ Die Informationen zur freiheitlichen Nutzung individueller Bekleidung sind gegeben
- ☐ Die Bekleidung des Kranken entspricht seinen Bedürfnissen und ermöglicht eine zweckmäßige Pflege
- ☐ Die Textilqualität der Wäsche (Nachthemd, Pyjama) entspricht den Ansprüchen der „atmenden Haut" (keine Synthetikstoffe)
- ☐ Die Hautbeschaffenheit ist erfaßt (trocken, rissig, fettig, beschädigt, gefährdet)
- ☐ Prophylaktische Maßnahmen sind getroffen: Dekubitus-Kontrakturen-Prophylaxe ist eingeleitet
- ☐ Die Bedürfnisse für die Pflege der Haut, der Haare usw. sind bekannt
- ☐ Für die tägliche Körperpflege (Selbstaktivität, Selbstpflege) ist genügend Zeit eingeräumt
- ☐ Sie wird vom Kranken als wohltuend erlebt, sein Rhythmus ist berücksichtigt
- ☐ „Gesichtspflege" (einfaches Make-up) ist bei Langzeitpatienten in die Pflege integriert und wird soweit möglich vom Kranken selbst vorgenommen
- ☐ Angehörige (Freunde) sind bei der Pflege (Hilfe beim Haarewaschen, Nagelpflege usw.) mit einbezogen
- ☐ Aspekte der Gesundheitsbildung sind zweckmäßig in die Pflegeplanung eingebaut
- ☐ Wenn Selbsthilfetraining angezeigt: Wie ist die ATL „sich waschen und kleiden" in das Aktivitätsprogramm integriert?
- ☐ ……

- die *sekundäre* Prävention: das Beherrschen und Beseitigen von Risikofaktoren bzw. das Ausschalten von Gefahren, die durch die Krankheit/das Liegen entstehen, also die notwendigen Prophylaxen, insbesondere der Haut;
- die *tertiäre* Prävention: die Hilfe dort, wo der Kranke sich nicht (mehr) selber helfen kann: die Übernahme der Haut- und Körperpflege und die Sorge für angemessene Kleidung.

Die **Bewertung** der Wirksamkeit der Pflege: *Pflegestandards* erleichtern die Kontinuität und die Wirksamkeit der Pflege. Eine laufende *Dokumentation* (Pflegebericht) ermöglicht die Beurteilung der Pflegequalität; der Bericht kann Informationen gegenüber Dritten und der Öffentlichkeit geben. *Pflegegespräche* werten die Bedeutung unseres Tuns auf und dienen der Professionalität der Pflege. Dies ist insbesondere im Bereich einer solch alltäglichen Aktivität wie „sich waschen und kleiden" von Bedeutung, damit sichtbar wird, wo und wie sich professionelle Pflege von der Laienpflege (jeder kann waschen) unterscheidet.

Pflegemaßnahmen

7.5 Körperpflege

Die tägliche Toilette ist im Tagesablauf des Patienten von großer Bedeutung. Sie kann ein Selbsthilfetraining *oder* Abhängigkeitsritual sein. Positiv genutzt, hat sie eine gesundheitsbildende und heilungsfördernde Bedeutung. In der überlegten und bewußten Entscheidung für die Art und Weise des Vorgehens und in der Kompetenz der Durchführung liegt ein weites Feld *professioneller Pflege*.

7.5.1 Kinästhetische Prinzipien

Selbstverständlich gelten die in Kapitel 6 (S. 154 ff.) besprochenen *Prinzipien der Kinästhetik* auch für das Waschen. Von ganz besonderer Bedeutung ist das Prinzip der Orientierung am eigenen Körper, was Üben und Selbsterfahrung voraussetzt.

Zur **Erfahrung am eigenen Körper** bieten Hatch u. Mitarb. (1993) eine Orientierungsanleitung an (Merkblatt S. 211). Das Üben bietet eine gute Gelegenheit, *professionelle Berührung* zu erlernen. Nur wer „wirksames Streichen" am eigenen Körper erfahren hat, kann dieses auch für den Patienten positiv erfahrbar machen. Ferner kann dadurch ein besseres Verhältnis zum eigenen Körper erlernt werden.

Das **kinästhetische Waschritual** beim Patienten folgt, soweit möglich und sinnvoll, einem gleichbleibenden Ablauf. Die folgenden Grundsätze sind als Wegweisung gedacht.

- Zuerst den leichter zugänglichen Teil waschen. Liegt der Patient z.B. auf der linken Seite, drehen wir ihn nicht auf den Rücken, sondern waschen zuerst die freie rechte Körperhälfte.
- Die Richtung der Waschbewegung soll möglichst der Physiologie der Muskulatur entsprechen, d.h. an der Hinterseite des Körpers nach unten und an der Vorderseite nach oben.
- Die Bezeichnung „vorn" und „hinten" muß funktional betrachtet werden und entspricht der Muskelfunktion: Vorn liegen die „Beuger" und hinten die „Strecker". Dies entspricht im Bereich des Körperstamms auch dem üblichen „vorn und hinten". An den Armen und Beinen verlaufen die Muskelbündel jedoch in einer Spirale, was berücksichtigt werden muß. Grundsätzlich ist der Waschverlauf aber auch hier: hinten nach unten, vorn nach oben.
- Wo es uns gelingt, nicht willkürlich über den Körper zu fahren, sondern unsere Streichbewegungen den physiologischen Bedingungen anzupassen, werden wir erfahren, daß das Waschen auf den Patienten wohltuend und beruhigend wirkt.

Das kinästhetische Prinzip der *Orientierung im eigenen Körper* hat vor allem dort Bedeutung, wo Patienten verwirrt, orientierungsgestört oder sehr schwach sind. Denn ihr Hauptproblem ist immer die fehlende Orientierung im eigenen

Erfahrung am eigenen Körper (aus Hatch u. Mitarb. 1993)

Sie werden auf der linken Körperseite mit der rechten Hand entlangfahren, auf den Rückseiten der Massen nach unten und auf den Vorderseiten nach oben.

Legen Sie die rechte Hand auf die linke Gesichtshälfte und streichen Sie

- seitwärts nach oben in Richtung höchster Punkt,
- dann auf der linken Hinterkopfhälfte nach unten, über die Rückseite des Halses bis auf das linke Schulterblatt,
- über die Rückseite des Oberarms weiter nach unten bis auf die Ellenbogenspitze (**1**),

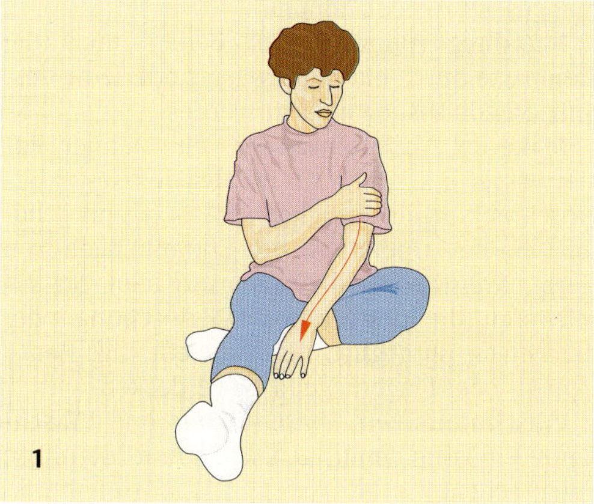

1

- über die Rückseite des Unterarms und den Handrücken bis zu den Fingerspitzen,
- nach oben, über den Handteller, die Vorderseite des Unterarms, durch die Ellenbeuge und weiter auf der Vorderseite des Oberarms bis in die Achselhöhle,
- dann durch die Achselhöhle nach hinten und auf der linken Seite von Brustkorb und Becken nach unten bis zur linken Gesäßhälfte (**2**),

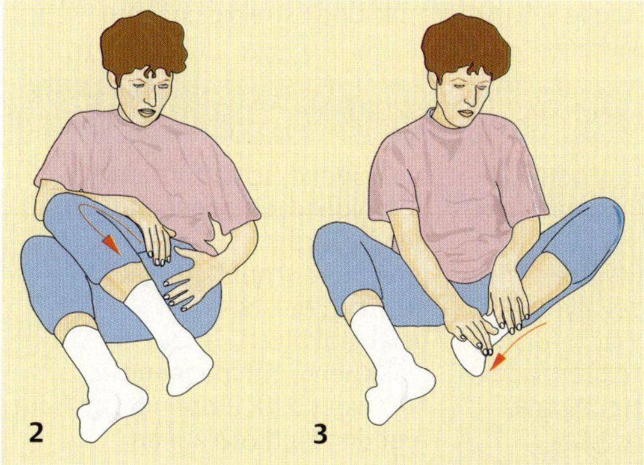

2 3

- von hier aus weiter nach unten über die Rückseite des Unterschenkels, über den Fußrücken bis zur längsten Zehe, dem tiefsten Punkt am Körper (**3**),
- dann nach oben, über die Fußsohle und die Vorderseite des Unterschenkels bis in die Kniekehle, weiter auf der Vorderseite des Oberschenkels bis zur Leiste (**4**),

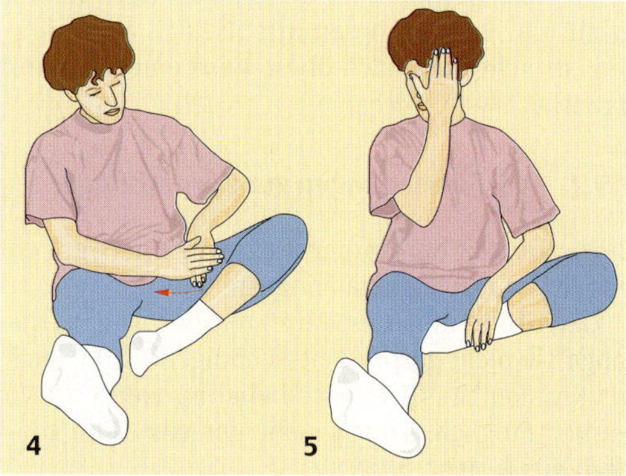

4 5

- nach oben, über die linke Vorderseite von Becken und Brustkorb, über die Vorderseite des Halses bis zur linken Gesichtshälfte, dem Ausgangspunkt (**5**).

Wiederholen Sie das Waschritual mehrmals. Danach setzen Sie sich symmetrisch auf einen Stuhl, oder legen Sie sich in Rückenlage auf den Boden.

Vergleichen Sie die Empfindungen in der rechten und linken Körperseite. Wahrscheinlich ist die linke Seite deutlicher spürbar als die rechte, beispielsweise wärmer, weicher, länger und/oder beweglicher.

Vergleichen Sie die Anstrengung, wenn Sie abwechselnd rechte und linke Extremitäten ein wenig anheben. (Je kleiner die Anstrengung zum Heben ist, um so besser können Sie die Unterschiede spüren.)

Körper. Diese ist aber Voraussetzung dafür, daß der betreffende Mensch seine Sinne gezielt einsetzen kann, um wieder mit sich und der Umwelt in Kontakt zu kommen.

Das Waschen ist dafür eine gute Hilfe. Wir können den Patienten seinen Körper spüren lassen, indem wir „wirksames Streichen" und „gezielte Waschbewegungen" einsetzen. Gleichzeitig stärken wir dadurch die Muskelfunktion (Beispiel: streicht man über den Rücken nach unten, erhält der Brustkorb den Impuls, sich aufzurichten, streicht man nach oben, wird eine Beugung bewirkt).

7.5.2 Vorüberlegungen zur Körperpflege

Bevor wir mit der Körperpflege beginnen, gilt es, einige Vorüberlegungen anzustellen:

Gewohnheiten des Patienten. Sie sollen, solange sie nicht gesundheitsschädigend sind, auch im Krankenhaus/Heim beibehalten werden. Wo immer möglich, setzen nicht *wir* das Maß, sondern der Patient.

Zeitpunkt. Diesen so sinnvoll wie möglich wählen. Das Waschen nicht auf eine bestimmte Tageszeit fixieren. Das **Maß** bewußt setzen (nicht einfach eine Ganzwaschung vornehmen, weil das so üblich ist). Alternativen prüfen: z.B. nur Gesicht und Hände erfrischen, ein Fußbad anbieten und den Rücken einreiben usw.

Angehörige mit einbeziehen, wo es möglich und sinnvoll ist. Wo sie die Körperpflege übernehmen, besteht unsere Aufgabe in der Anleitung und Beratung, eventuell auch im Ermutigen.

Ganzheitliche Pflege

Wo eine ganzheitliche, dem Patienten und dem Heilungsvorgang entsprechende Pflege gewährleistet werden soll, ist die Anwesenheit einer **Bezugsperson** unabdingbar.

Pflegemittel, Waschzusätze

Die oben beschriebenen Grundelemente *Wasser und Seife* sind selbstverständliche Bestandteile beim Vorbereiten der Utensilien für die Körperpflege des Patienten. Bei der Wahl der zusätzlichen Mittel ist in erster Linie sein Bedürfnis (Gewohnheiten, Wünsche) zu berücksichtigen. Braucht die Haut eine besondere Pflege, liegt es im Ermessen der Pflegeperson, die entsprechenden Mittel vorzuschlagen.

Hautpflegemittel. Es sind dies die Cremes, Salben und Lotionen; sie sind wie die eigentliche Hautpflege S. 217 ff. beschrieben.

Waschgels, Kräuteröle und Extrakte werden heute in einer großen Vielfalt angeboten. Sie sind seifenfrei und enthalten Wirkstoffe (z.B. Schachtelhalm, Kamille) oder/und feuchtigkeitsspendende Fluids, oftmals kombiniert mit einer Bodylotion. Eine Auswahl von Pflanzenextrakten und deren Wirkungsweise finden Sie in Tab. 7.**1**. Die Eigenherstellung von Pflegemitteln erfreut sich einer zunehmenden Beliebtheit, da die Inhaltsstoffe den Bedürfnissen entsprechend zusammengesetzt werden können.

Mundhygienemittel. Bei Bedarf muß die Zahnpaste durch ein Mundwasser oder eine desinfizierende Lösung ergänzt werden.

Make-up, Toilettenwasser, für Männer **Rasierwasser** u.a. sind nicht Privileg des Gesunden. Einschränkungen bezüglich Make-up sind geboten vor der Operation, bei Erkrankungen von Herz-, Kreislauf- und Atmungsorganen. Sie erschweren die notwendige Überwachung oder machen sie unmöglich, da sie die effektive Haut-, Lippen- oder Fingernagelfarbe verdecken.

Waschutensilien, Waschtücher und **Waschlappen** müssen den hygienischen Anforderungen entsprechen.

Bereitzustellen sind:
- Waschschüssel mit Wasser – Temperatur und Zusätze nach Wunsch bzw. Bedarf;
- je zwei Waschlappen und Abtrockentücher (wo sie nicht täglich gewechselt werden, auf Sauberkeit achten); für die Intimpflege Einmallappen verwenden (S. 216 f.);
- persönliche Toilettenartikel des Patienten.

Tabelle 7.**1** Kräuteröle und Extrakte und ihre Wirkung

Kräuter	Wirkung
Lavendel	beruhigend, schlaffördernd
Johanniskraut	beruhigend, entspannend
Baldrian	beruhigend
Melisse	pflegt und schont die Haut
Eukalyptus	erfrischt, belebt
Wacholder	belebt, aktiviert
Fichtennadel	wohltuend, entspannend
Heublumen	beruhigend für empfindliche Haut
Arnika	regt den Blutkreislauf an
Rosmarin	belebt
Kamille	schont und pflegt die Haut
Roßkastanie	regt den Blutkreislauf an
Ginseng	erfrischt, belebt

7.5.3 Ganzkörperwaschung

Die Ganzkörpertoilette ist eine differenzierte Pflegehandlung und setzt ein hohes Maß an Pflegekompetenz voraus. Es gilt einerseits das *Selbstpflegedefizit* zu erfassen und zu ergänzen und andererseits die *therapeutisch-fördernde Wirkung* dieser Pflegehandlung bestmöglich zu nutzen. Dazu helfen uns neuere Ansätze der Pflege, wie die Erkenntnisse der **Kinästhetik** (Hatch u. Mitarb. 1993); sie sind S. 210 beschrieben. Die Prinzipien der **Bobath-Methode** werden angewendet, wo z. B. ein Hemiplegiepatient eine Körperhälfte nicht wahrnehmen kann und der Körpermittelpunkt verschoben ist (die kranke Seite ist verkleinert, die gesunde ausgeweitet). In diesem Fall bekommt die Ganzkörperwaschung rehabilitative Bedeutung (S. 719 ff.).

Das Waschen ist ein Vorgang, der in alle Bereiche der Person eingreift und eigentlich auch alle Kommunikationsbereiche betrifft:
- in der Berührung die taktile Kommunikation;
- in den Schwingungen die vibratorische Kommunikation;
- in der Temperatur des Wassers die thermische Kommunikation;
- in den ausgelösten Empfindungen die somatische Kommunikation.

Hier bewegen wir uns in den Bereichen der *Wahrnehmung* und *Förderung*, die der **basalen Stimulation** (Fröhlich u. Bienstein 1991) zugrunde liegen. Da ihre Anwendung vor allem bei wahrnehmungsgestörten Menschen von Bedeutung ist, wird dieses Konzept grundsätzlich in Kapitel 21 (S. 660 f.) im Zusammenhang mit der Pflege von hirnverletzten Patienten beschrieben.

Diese kurzen Hinweise mögen genügen, um aufzuzeigen, daß für eine therapeutisch wirksame Durchführung der Ganzkörperpflege eine professionelle Ausbildung nötig ist.

Entscheidung. Bevor wir uns für eine Ganzwaschung entscheiden, gilt es zu überlegen, was der Patient wirklich braucht und wünscht. Statt einer Ganzwaschung können auch andere Formen der *Erfrischung sinnvoll* sein, so z. B.
- eine Teilwaschung, je nach Wunsch und Zweckmäßigkeit;
- eine Erfrischung des Gesichts und das Waschen der Hände;
- eine Einreibung mit Wacholderspiritus oder Franzbranntwein mit anschließender Rückfettung der Haut;
- eine Dusche ist oft weniger anstrengend als das Waschen. Für den modernen Menschen ist die tägliche Dusche ohnehin eine Selbstverständlichkeit. Mit etwas Phantasie kann auch behinderten Menschen diese Wohltat ermöglicht werden (Informationen zu Dusche und Bad S. 231).

Entscheidend für die Wahl ist die *Einschätzung/Erfassung der Situation:* Was tut dem Patienten jetzt gut? Was ist für diese Situation zweckmäßig? Was entspricht seinem Befinden am besten? Welche therapeutischen Ziele sollen erreicht werden?

Die **Wahl der Methode** entspricht den Zielen. So unterscheiden wir die Ganzkörperwaschung zur
- Reinigung und Erfrischung,
- Beruhigung oder Belebung,
- Orientierung nach der Bobath-Methode S. 729,
- Abhärtung oder Fiebersenkung (S. 322 f.).

Ganzkörperwaschung zur Reinigung und Erfrischung

Auch wenn bei der Ganzkörperwaschung keine speziellen therapeutischen Ziele verfolgt werden, soll sie nicht eine stereotype „Von-Kopf-bis-Fuß"-Waschung sein. Wo eine solche routinemäßig und jeden Tag vorgenommen wird (weil das bei uns auf der Station so üblich ist), wird sie zum Stressor, sowohl für die Pflegenden als auch für die Patienten. Solche Störfaktoren/Stressoren müssen bewußtgemacht werden, damit sie eliminiert werden können. Die häufigsten **Stressoren** im Zusammenhang mit der Ganzkörpertoilette:
- Die *Gewohnheiten* und *Wünsche* des Patienten werden nicht berücksichtigt, seine gewohnten Rituale, „Mödeli" haben keinen Platz.
- Das Waschen hat den Stempel eines lästigen *Störfaktors.* Weder der Patient noch die Pflegenden sind richtig motiviert.
- Der *Arbeitsablauf* zwingt zu unsinnigen Handlungsstrategien, z. B. bis zum Frühstück um 8.00 Uhr müssen alle Patienten gewaschen sein.
- Der *Zeitfaktor* wird nicht beachtet. Der Patient erhält seinem Zeitgefühl entsprechend zuwenig Zeit für die Körperpflege.
- Der *Bewegungsraum* wird unnötig eingeschränkt. Waschen im Bett statt draußen, schlechte Lagerung, unzweckmäßiges Hinstellen der Waschutensilien usw.
- *Abhängigkeits-Unabhängigkeits-Grad* ist zuwenig berücksichtigt. Der Patient wird über- oder unterfordert.

Vorbereitung der Ganzkörperwaschung

Oberstes Gebot ist: Das Waschen ist der Situation und den Bedürfnissen anzupassen. Folgende Fragen sind zu beantworten:

- *Wahl des Pflegemittels.* Was entspricht der Haut und den Bedürfnissen des Patienten bzw. dem Ziel des Waschvorgangs?
- *Habe ich Zeit* für eine Ganzkörperwaschung, oder soll diese auf einen späteren Zeitpunkt verschoben und statt dessen eine Teilwaschung vorgenommen werden?
- Kann der Patient sich *zum Teil selber helfen*, genügt es vielleicht, ihm alles herzurichten (S. 216) und ihm lediglich unterstützend beizustehen? Liegt er gut und bequem?
- Ist das Einhalten eines *Ablaufschemas* (Abb. 7.**4**) bei diesem Patienten sinnvoll? Dieses kann (vor allem, wenn viel Wechsel unter dem Pflegepersonal besteht und keine eigentliche Bezugsperson zur Verfügung steht) für den Patienten eine Erleichterung bedeuten. Es ermöglicht ihm ein Gefühl von Kontinuität und Sicherheit.

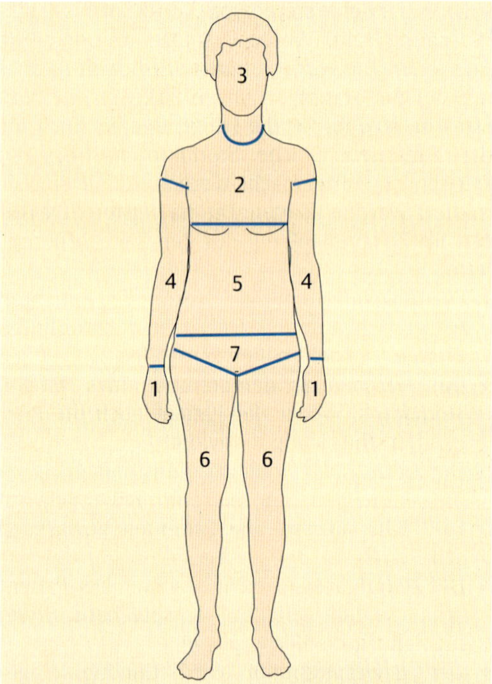

Abb. 7.**4** Vorschlag für ein Ablaufschema zur Ganzwaschung, wenn keine spezielle Wirkung erzielt werden soll. Es entspricht in etwa dem natürlichen Vorgehen und berücksichtigt auch Wahrnehmungsgestörte in ihrer Sensibilität (würden wir z. B. beim Gesicht beginnen, könnten sie erschrecken und sich zurückziehen oder sich wehren).

- Habe ich alles vorbereitet: Utensilien, Pflegemittel? Ist die Sicherheit gewährleistet (Fenster geschlossen, Intimsphäre geschützt)?

Die folgenden Varianten sind als Entscheidungshilfe gedacht; auch können sie Anfängerinnen die Orientierung erleichtern.

Die fördernde Ganzkörperwaschung

In erster Linie geht es darum, dem Patienten seinen **Körper erfahrbar** zu machen. Dazu, so Bienstein, ist es notwendig, „die Hand der Pflegenden gänzlich anzulegen. Um jedoch dem Patienten eine bessere Unterscheidung zwischen seinem Körper und der Hand der Pflegenden zu ermöglichen, bietet es sich an, einen Waschhandschuh oder anderes Material dazwischenzuschalten.

Die Ganzkörperwaschung wird möglichst nur von einer Pflegeperson ausgeführt, damit der Patient keine unterschiedlichen Berührungsinformationen erhält. Der Genitalbereich wird bei der basalstimulierenden Ganzkörperwaschung ausgespart. Je nach dem **Ziel**, das erreicht werden soll, unterscheidet man zwischen der belebenden und der beruhigenden Waschung. Der Unterschied beim Vorgehen liegt in der Berücksichtigung des Körperhaarwuchses (Abb. 7.**3**).

Die belebende Ganzkörperwaschung

Die Waschbewegungen erfolgen hier *gegen den Haarwuchs* (Abb. 7.**3**). Das führt zu einer intensiven Wahrnehmung der Haut, was von den Patienten als belebend und stimulierend erfahren wird. Hilfreich ist diese Form von Ganzkörperwaschung bei bewußtlosen und somnolenten Patienten, bei Patienten mit depressiven Grundstörungen sowie bei Gefäßleiden (arterielle Verschlußkrankheit, Ulcus cruris). *Nicht* angezeigt ist sie bei Patienten, die unruhig oder desorientiert sind.

Bienstein empfiehlt, diese Waschung zu Beginn ohne Zusätze vorzunehmen, damit der Duft der Essenz nicht ablenkt und der Patient sich ganz auf die Stimulation einlassen kann.

Die *Temperatur des Wassers* liegt bis zu 10 °C unter der Körpertemperatur, also ca. 25 °C (23 – 25 °C). Eine kühle Temperatur hilft dem Patienten, seine Aufmerksamkeit zu wecken und eine Unterscheidung zwischen Körper und Wasser vorzunehmen.

Der *Waschhandschuh* soll nicht zu weich sein; es kann auch ein Naturschwamm gewählt werden. Der Waschlappen wird sehr naß (er tropft noch) angewendet.

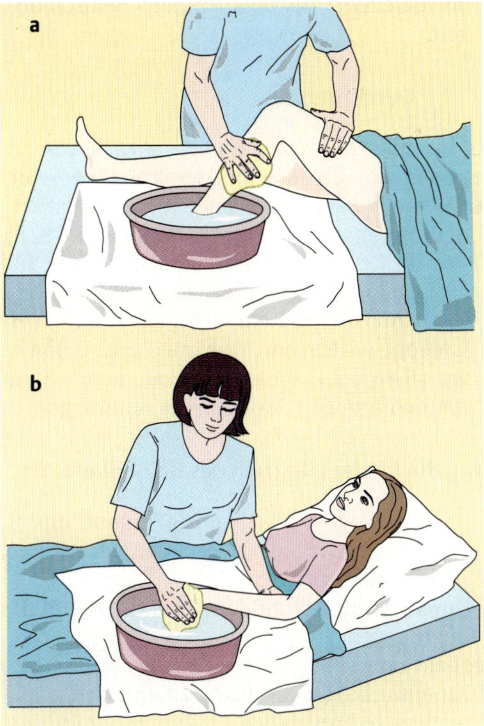

Abb. 7.**5** **a** Fußpflege, **b** Handpflege.

Vorgehen. Man beginnt beim Oberkörper und wäscht diesen „gegen den Haarstrich“. Hände und Arme, Füße und Beine erst nach dem Körperstamm. Die Hände und Füße direkt in die Waschschüssel tauchen (Abb. 7.**5** und S. 220 f.).

Das Waschen erfolgt in einer Richtung. Die Hand der Pflegeperson paßt sich den Körperformen an und vermittelt so dem Patienten Informationen über seinen Körper, z. B., daß der Arm rund ist. Je besser wir selbst die Formen beim Patienten wahrnehmen und diesen folgen, um so besser können wir ihm Informationen über seinen Körper vermitteln.

Als *Waschzusatz* eignet sich zu einem späteren Zeitpunkt Rosmarin-Bademilch oder Essig (1 EL auf eine Waschschüssel), auch Zitronensaft (eine Zitrone pro Waschschüssel).

Die beruhigende Ganzkörperwaschung

Sie ist angezeigt bei unruhigen und „verlorenen“ Patienten, bei all jenen, die „nicht wissen, wo sich ihr Körper/ihre Körperteile befinden“ (Alzheimer-Patienten). Diese Waschung ist auch eine gute Einschlafhilfe (bei Schlafproblemen) und eignet sich bei Schmerzzuständen.

Das *Ziel* der beruhigenden Waschung liegt im Reduzieren von Unruhe, Spannung und Körperdesintegrationsgefühlen.

Vorgehen. Eine entspannende Atmosphäre unterstützt die Wirkung der Waschung. Die Zimmertemperatur soll warm sein, die Umgebung ruhig. Es wird auch während der Waschung wenig oder nicht gesprochen. Die *Wassertemperatur* liegt zwischen 37 und 40 °C. Es wird *kein Zusatz* benötigt; wo vom Patienten erwünscht, kann jedoch Lavendelöl, Melisse oder Kamille genommen werden.

Das *Waschen* erfolgt *in Haarwuchsrichtung*, mit einem gut ausgewrungenen Waschlappen. Es wird nur in einer Richtung gewaschen. Auch hier paßt sich die Hand der Pflegenden gut dem Körper des Patienten an. Bei jedem Strich neu ansetzen (also nicht hin- und herfahren).

Das *Abtrocknen* erfolgt in der gleichen Richtung. Besonders beruhigend wirkt ein warmes Fußbad (S. 221); die Füße sind in der Richtung der Körperbehaarung zu waschen.

Wo diese Waschung gelingt, kann sie den Patienten Wohlbehagen vermitteln – es kann sein, daß sie dabei einschlafen. Den Körper als „Ganzes“ zu erfahren übt eine beruhigende Wirkung aus und hilft zum Loslassenkönnen.

Bei jeder Ganzwaschung gilt:

- Patient informieren, sein Befinden wahrnehmen und während der Pflegehandlung berücksichtigen.
- Die Ganzwaschung im Bett ist bei leichter Oberkörperhochlagerung (wenn keine Gegenindikation besteht) für die meisten Patienten am angenehmsten. Lagerungsmaterial soweit wie möglich entfernen.
- Die Intimsphäre schützen, ohne daß der Waschvorgang erschwert wird.
- Das Waschen und Trocknen erfolgt sorgfältig. Besondere Aufmerksamkeit bedürfen Hautfalten (Brust, Achselhöhle, zwischen den Zehen).
- Wenn keine Gegenindikation besteht, in zügigen Bewegungen waschen. Auf eventuelle Hautveränderungen achten.
- Waschwasser und Tücher nach Bedarf wechseln.
- Sauberes Nachthemd oder bei Patienten, die aufstehen, saubere Unterwäsche (Antithrombosestrümpfe usw.) anziehen.
- Patient wieder in die angemessene (oder verordnete) Lage bringen. Weitere Pflegehandlungen (Haarpflege, Mundpflege usw.) vornehmen.
- Aufräumen, Entsorgen der Pflegeutensilien nach Vorschrift. Fenster öffnen.
- Pflegehandlung und Beobachtungen dokumentieren.

Waschwasser stellen

Es betrifft Patienten, die aus irgendeinem Grund nicht oder noch nicht in der Lage sind (z. B. postoperativ), ihre Toilette außerhalb des Bettes vorzunehmen. Respekt und Höflichkeit erfordern ein *vollständiges* und *geordnetes* Herrichten aller Gebrauchsgegenstände.

Waschwasser wird gestellt (Abb. 7.**6**)

- für selbständige, ans Bett gebundene Patienten (insbesondere in der Orthopädie),
- zur Frühtoilette (Gesicht und Hände waschen, Mund spülen) vor dem Frühstück,
- zur Teiltoilette (für Patienten, bei denen Rücken und Gesäß durch eine Pflegeperson gewaschen werden),
- zur Abendtoilette als Erfrischung für die Nacht.

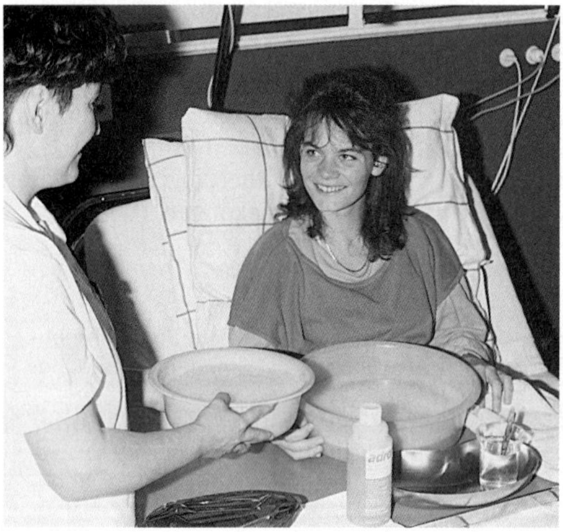

Abb. 7.**6** Waschwasser stellen (Foto: Kantonsspital St. Gallen).

7.5.4 Intimtoilette

Die Intimpflege dient sowohl dem *Wohlbefinden* (sich erfrischt und sauber fühlen) wie der *Hygiene* und somit auch der *Prophylaxe*. Der Intimbereich ist aufgrund seiner anatomischen und physiologischen Beschaffenheit besonders anfällig für Infektionen, Geruchsbildung und Druckgeschwüre. Durchzuführen ist sie bei

- Inkontinenz und Katheterträgern;
- Erkrankungen und nach Operationen der Harnwege, der Genitalien, im Dammbereich und am Anus;
- bei der Menstruation, nach Geburten;
- nach Stuhl- und Harnentleerungen;
- bei fehlender oder ungenügender Selbständigkeit.

Durchführung

Die Intimpflege soll, wo immer möglich, von der betreffenden Person selber vorgenommen werden. Wo wir diese Pflegehandlung übernehmen,

- ist die Intimsphäre zu achten (Intimität S. 492 f.),
- sind die Gewohnheiten zu berücksichtigen und
- die Regeln der Hygiene zu beachten. Keime aus dem Anusbereich in die Harnröhre verschleppt, wirken dort krankmachend. Daran ist vor allem bei Frauen zu denken, deren Harnröhrenöffnung in der Nähe des Anus liegt.

Vorgehen beim Waschen des Genitalbereichs

- Frisches Wasser, Waschlappen (Einmallappen), Abtrockentuch und Handschuhe vorbereiten. Handschuhe anziehen.
- Patient abdecken und Abtrockentuch unter das Gesäß legen.

Bei der **Frau**

- Patientin bitten, die Beine zu spreizen, eventuell leicht anzustellen.
- Mit dem Waschlappen von vorne nach hinten äußere Schamlippen, innere Schamlippen und über die Harnröhre und Vagina waschen.
- Bei jedem neuen Ansetzen einen sauberen Teil des Lappens verwenden, wenn nötig, Lappen wechseln oder Wattebausch benutzen.
- Vorgang so oft wiederholen, bis die Intimgegend sauber ist.
- Sorgfältig trocknen.
- Leisten, oberen und inneren Teil der Oberschenkel sowie Bauch waschen und trocknen, besonders auch in den Hautfalten.
- Hautpflege und Spezialmaßnahmen nach Bedarf:
  - Bei *adipösen Frauen* mit Tendenz zu Schwitzen kann man mit dem Fön nachtrocknen, evtl. Baumwollstreifen in die Hautfalten legen.
  - Während der *Menstruation* u. U. mehrmals täglich waschen oder abspülen und frische Vorlage vorlegen.

Beim **Mann**

- Vorhaut am Penis zurückschieben und Eichel gut säubern, dabei von der Harnröhre weg waschen. Vorgang so oft wiederholen wie nötig.
- Vorhaut wieder zurückstreifen (dies zu vergessen, kann eine Paraphimose verursachen).
- Glied und Hodenbereich waschen.

- Leisten, oberen und inneren Teil der Oberschenkel waschen, sorgfältig trocknen.
- Hautpflege und Spezialmaßnahmen nach Bedarf vornehmen. Beispiel: Bei beginnendem oder vorhandenem *Skrotumödem* oder nach tiefen Bauchoperationen zur Vorbeugung Skrotum mittels kleinem Kissen, Rolle oder Suspensorium hochlagern.

Bei **Katheterträgern** s. S. 289 f.

Vorgehen beim Waschen des Gesäßes

- Sowohl Mann wie Frau auf die Seite drehen lassen.
- Abtrockentuch unterlegen (Bett schützen).
- Beide Gesäßhälften waschen und trocknen (wo nötig drehen lassen, damit man beide Seiten gut erreichen kann).
- Anus und Gesäßspalte von vorn nach hinten waschen. Bei jedem neuen Ansetzen einen sauberen Teil des Lappens benutzen (Lappen nach Bedarf wechseln). Vorgang wiederholen, bis der gesamte Bereich sauber ist. Gut trocknen.
- Hautpflege sowie prophylaktische/therapeutische Maßnahmen nach Bedarf.

Intimpflege nach Blasen- und Darmentleerung S. 279 ff., bei **Inkontinenz** S. 219 f.

7.5.5 Hautpflege

„Die Haut ist der Sinn aller Sinne" (Thomas von Aquin). Diese Aussage kann deutlich machen, welche Bedeutung die Hautpflege auch in der Patientenpflege einnehmen müßte. Mit Recht kann die Frage gestellt werden, welchen Stellenwert sie in unserem Pflegeverständnis und Pflegebewußtsein einnimmt. Richtig verstanden gehört sie zu den wichtigsten (eigenständigen) Pflegehandlungen.

Hautpflegemittel

Um das richtige Hautpflegemittel einsetzen zu können, müssen wir sowohl das zu wählende Hautpflegemittel als auch die individuelle Haut kennen. Zum *Hauttyp*: Nicht nur hat jeder Mensch eine andere Haut, sie ist auch nicht am ganzen Körper gleich. So kann es sein, daß jemand eine trockene Haut hat an Füßen und Händen, am übrigen Körper aber eher eine fette. Das bedeutet, daß auch eine unterschiedliche Pflege vonnöten ist. Eine gründliche *Analyse der Haut* muß also der Hautpflege vorausgehen. Hauttyp und Hautveränderungen müssen erfaßt sein.

Eine *trockene Haut* braucht Flüssigkeit. Hautärzte empfehlen, die Trockenheit der Haut von innen her zu behandeln, d.h. dem Organismus genügend Flüssigkeit zuzuführen (viel trinken!). Zu vieles Waschen ist zu unterlassen, da auch das Wasser den Hautschutzmantel (S. 205) angreift. Aus diesem Grund sollte bei trockener Haut auf das Baden verzichtet werden. Weiter ist daran zu denken, daß die Verwendung von Seifen und Waschlotionen (je nach Tensidgehalt) zu zusätzlichem Flüssigkeitsverlust führt. Grundsätzlich sollen bei trockener Haut nur Hautmittel mit rückfettenden Substanzen benützt werden.

Zu beachten ist, daß Trockenheit der Haut im Alter noch zunimmt. Zur *Altershaut* S. 600.

Anwendung von Hautpflegemitteln

Cremes, Lotionen, Salben. Bienstein u. Mitarb. (1997) haben erstmals die Anwendung dieser Präparate auf ihre Wirksamkeit in der Pflege geprüft; ich möchte mich im folgenden auf sie stützen. Es werden die verschiedenen Präparate in zwei Gruppen unterteilt. Die *Wasser-in-Öl-Emulsion*, die die Haut mit einem Fett- und Wassermantel überzieht, sowie die *Öl-in-Wasser-Emulsion*, die der Feuchtigkeitszufuhr und der Reinigung dient:

■ „Die Feuchtigkeitsbindung der Haut von außen geschieht primär über die Anwendung von sogenannten *W/O-Präparaten*, d.h. *Wasser-in-Öl-Präparaten*. Diese Wasser-in-Öl-Präparate, vergleichbar mit den sogenannten Nacht-Cremes der Kosmetik-Industrie, bewirken, daß ein guter Fett- und Wassermantel über die Haut gezogen wird, der die Haut vor Austrocknung schützen soll. Bei der W/O-Lotion ist das Prinzip folgendes: Wasser ist in die Öltröpfchen eingebracht worden, und somit überzieht die Haut, bei der Auftragung mit diesen Präparaten, ein hochprozentiger Fettfilm, der aber durch die Wasseranteile, die enthalten sind, eine Luftdurchlässigkeit garantiert und einen Wärmeaustausch ermöglicht. Der hohe Anteil von vorhandenem Öl wiederum stellt sicher, daß die eigene Hautfeuchtigkeit nicht so rasch entweichen kann.

Im Gegensatz zu diesen W/O-Präparaten werden sehr viele *O/W-Präparate* angewandt. Das bedeutet, *Öl befindet sich in Wasser schwimmend*. Der Anteil an Wasser ist höher als bei den W/O-Präparaten und der Öl-Anteil geringer. Bei umfassenden Untersuchungen (u.a. von Prof. Tronnier) konnte nachgewiesen werden, daß die Anwendung von O/W-Präparaten bei Patienten mit trockener und normaler Haut das Gegenteil von dem bewirkt, was es bewirken sollte. Wasser gelangt relativ schnell in die oberste Hornschicht der Haut, führt zu einem Aufquellen und vergrößert damit die Oberfläche zur Verdampfung der Feuchtigkeit der Haut. Die Verdunstung dieses Fremdwassers geschieht in einer so raschen zeitlichen Abfolge, daß der Körper seinen eigenen Wasser-Lipid-Mantel noch nicht aufgebaut hat und damit an das sogenannte „eingemachte" körpereigene Wasser herangegangen wird. Aus diesem Grunde können O/W-Präparate in den Kliniken und Altenheimen nur eine völlig reduzierte Rolle spielen.

Primär sollten wir in der Pflege sogenannte W/O-Präparate einsetzen, die einen höheren Ölanteil aufweisen und damit einen stärkeren Schutz der Haut bilden." ■

Fettpräparate. Reine Fettpräparate (Melkfett, Vaseline) dienen in erster Linie dem Schutz der Haut vor Wärme- und Feuchtigkeitsverlusten, indem sie wie eine isolierende Schicht auf der Epidermis liegen. Solche Fettpräparate eignen sich aber nur dort, wo eine kurzzeitige Wirkung erwünscht ist. Längere Anwendung bzw. Liegenlassen von Fettsalben kann zu Feuchtigkeits- und Hitzestau führen.

Ölbäderzusätze. Auch sie dienen der Fettung der Haut, indem sich das mit dem Wasser vermischte Öl netzartig auf die Haut legt. Bei der Anwendung ist darauf zu achten, daß die Emulsion sich gut mit dem Wasser vermischt (keinen Effekt bringt reines Öl, da es sich nicht vermischt). Öle sind wohltuend für die Haut; zu empfehlen sind sie bei extremer Trockenheit; sie sollen aber auch dann nicht zu oft verwendet werden. Regel: ein Ölbad nicht häufiger als zweimal wöchentlich anwenden.

Alkoholische Lösungen. Alkohol hat eine kühlende und leicht desinfizierende Wirkung auf die Haut, trocknet diese aber auch aus, da Alkohol der Haut Fett entzieht. Bei der Anwendung von hochkonzentrierten Alkohollösungen erfolgt ein Kältereiz auf die Haut (Gefäßengstellung) mit einer nachfolgenden Hyperämie. Dieser Effekt wird prophylaktisch genutzt (z. B. bei der Pneumonieprophylaxe). Da Alkohollösungen, wie z. B. *Franzbranntwein, Mentholspiritus*, den Patienten ein Gefühl von Erfrischung bringt, lassen sie sich gerne Rücken und Beine damit einreiben. Wo wir dies tun, soll anschließend eine *Rückfettung der Haut* vorgenommen werden.

Farbstofflösungen zur Gerbung der Haut. Dazu ist zu sagen, daß eine lebendige Haut sich nicht gerben läßt, außerdem führt die Verfärbung der Haut dazu, daß eine visuelle Inspektion unmöglich gemacht wird. Außer bei spezieller therapeutischer Intervention haben Farbstofflösungen in der Pflege deshalb keine Berechtigung (obwohl sie eine lange Tradition haben, wie z. B. Mercurochromlösung zur „Gerbung der Haut" bei Dekubitusneigung).

Aromazusätze

Aromazusätze sind ätherische Öle. Alle auf S. 212 erwähnten Badeextrakte sind auch als ätherische Öle erhältlich. Ätherische Öle entfalten ihre Wirkung durch *Inhalieren* (S. 356 ff.) *oder perkutan* bei der Wickelbehandlung (S. 326 ff.), bei speziellen Massagetechniken (S. 190 ff.) und bei der Körperpflege. Die ätherischen Öle werden nicht in ihrer konzentrierten Form angewendet, sondern es wird ein Träger (ein Basisöl) benutzt. Durch die oberen Hautschichten gelangt die Wirksubstanz ins Blut und so in alle Organsysteme.

Die allgemeine Wirkung ist leicht antiseptisch und antiviral. In erster Linie aber dienen sie dem Wohlbefinden und der Entspannung. Einen entspannenden Effekt erreicht man z. B. durch das Einmassieren im Nackenbereich.

Anwendung ätherischer Öle in der Hautpflege

Tab. 7.**2** gibt einen Überblick über einige hautwirksame Aromastoffe.

Fuß- und Handbäder. 10 Tropfen Öl in eine Schüssel mit siedendheißem Wasser, nachgießen, bis es kühl ist. Hände oder Füße 15 Minuten hineintauchen. Günstig bei Patienten, die Schmerzen haben (Rheumatismus, Arthritis, Dermatitis) oder bei trockener Haut.

Bäder. 15 Tropfen ins handwarme Wasser geben. Badedauer 20 Minuten. Wirkung je nach Öl.

Effleurage (Ausstreichen). Einreiben des Öls mit der Hand oder mit den Fingerkuppen (je nach Körperstelle). Dabei leichten Druck ausüben (fördert die Blutzirkulation in den Venen). Die Hände sollen in ständigem Kontakt mit dem Körper bleiben, der Rhythmus der Streichbewegungen sollte langsam und gleichmäßig sein.

Wirkung. Diese einfache Massagetechnik, die nach dem Waschen ausgeübt werden kann, verbessert den Fluß des venösen Blutes und hilft, Stauungen in den Venen zu beseitigen. Dadurch kann das Blut freier zirkulieren und mehr Nährstoffe in die Organe bringen. Die Ausscheidung von Schlacken wird beschleunigt und die Lymph-

Tabelle 7.**2** Anwendung ätherischer Öle

Probleme	Essenzen
Akne	Petitgrain, Zitronengras, Kamille, Lavendel
Allergieanfällige und empfindliche Haut	Lavendel, Zypresse
Alternde Haut	Muskatellersalbei
Mücken- und Bienenstiche	Salbei, Lavendel
Hämatome	Salbei, Fenchel, Ysop
	Basilikum, Salbei, Zitrone, Rosmarin
Dermatitis	Salbei, Kamille, Lavendel, Ysop
Ekzem (allgemein)	Salbei, Kamille, Ysop
Entzündete Haut	Muskatellersalbei, Geranie, Kamille, Pfefferminze
Fußpilz	Lavendel
Hexenschuß	Geranie, Kamille

zirkulation verbessert. Eine angenehme Begleiterscheinung ist ihre beruhigende und entspannende Wirkung, die so wohltuend ist für nervöse, gereizte, geschwächte oder übermüdete Menschen.

Risikofaktoren. Ätherische Öle sind Heilstoffe. Wie alle Heilstoffe können sie auch Giftstoffe sein, wenn sie falsch angewendet werden. Der Handel mit ätherischen Ölen erlebt derzeit einen Boom. Es ist deshalb darauf zu achten, daß nur *Qualitätsprodukte* gekauft werden. Ätherische Öle sollen auch nicht deshalb angewendet werden, weil das jetzt so Mode ist, sondern weil wir wissen, was wir erreichen wollen. Wir müssen die Anwendung begründen können. Zur richtigen Anwendung gehört die Beachtung folgender Aspekte:
- Qualität und Konzentration des Mittels kennen.
- Die Auswahl bewußt treffen, Wirkung kontrollieren.
- Nur bei intakter Haut verwenden.
- Verdünnung beachten.
- Orale Anwendung nur nach Arztverordnung.

Wichtig
- Nicht anwenden bei geschädigter Schleimhaut oder Haut, keine orale Anwendung.
- Keine ätherischen Öle bei *Risikopatienten* und ganz kleinen Kindern sowie bei Schwangeren (sie können abortiv wirken).
- Bei *Kleinkindern und Säuglingen* kann die Wirkung rasch zu intensiv sein: Es treten asthmaähnliche Zustände auf, Laryngospasmen und Glottiskrämpfe. Verdünnung exakt vornehmen!
- Ätherische Öle der Giftklasse 1 und 2 (Pfefferöl, Eukalyptusöl) können leicht zu Überreaktionen und lokalen Reizerscheinungen führen. Sie sollen möglichst *nicht* angewendet werden.

7.5.6 Hautpflege bei Inkontinenz

Die funktionellen Gegebenheiten der Genital- oder Analregion können schon bei normaler Funktion Anlaß zu Hautproblemen geben. Durch Reibung aufeinanderliegender Hautflächen und Behinderung der Abdunstung kann es zu Schädigungen der Hornschicht und damit der Barrierefunktion kommen.

Zersetzungsprodukte aus Harn und Stuhl, z. B. Ammoniak, das aus Harnstoff unter bakterieller Einwirkung entsteht, wirken auch bei kurzfristigem Kontakt als starkes Irritans. Deshalb muß wirksamer Hautschutz einmal durch leistungsfähige Hilfsmittel selbst und zum anderen durch geeigneten Hautschutz erreicht werden.

Ein besonders wirksamer Hautschutz wird durch Windeln und Vorlagen mit eingearbeiteten Puffersubstanzen (z. B. Kupferacetat) erreicht. Da dadurch die Umwandlung von Harnstoff in das stark riechende und hautreizende Ammoniak weitgehend verhindert wird, entsteht ein hautfreundliches Windelmilieu. Keimwachstum und Geruchsbildung werden reduziert und die Haut vor Entzündungen geschützt. Die Saugfähigkeit und Größe der Inkontinenzvorlage muß dem Grad der Inkontinenz angepaßt sein.

Versorgungssysteme

Bei den modernen Versorgungssystemen geht es darum, so viel Sicherheit wie nötig, aber so viel Bewegungsfreiheit wie möglich zu vermitteln. Es gibt von Firmen, z. B. Mölnlyke und Camelia, entwickelte Versorgungssysteme, die ganz auf den individuellen Grad der Inkontinenz abgestimmt sind. Die Kriterien einer guten Versorgung sind:
- optimaler Schutz vor Flüssigkeitsaustritt (Wirksamkeit),
- gute Hautverträglichkeit (Wohlbefinden),
- leichte und sichere Anwendung (Sicherheit),
- vernünftige Preislage (Wirtschaftlichkeit).

Das beispielsweise von Mölnlyke entwickelte Programm „Tenaform“ bietet an:

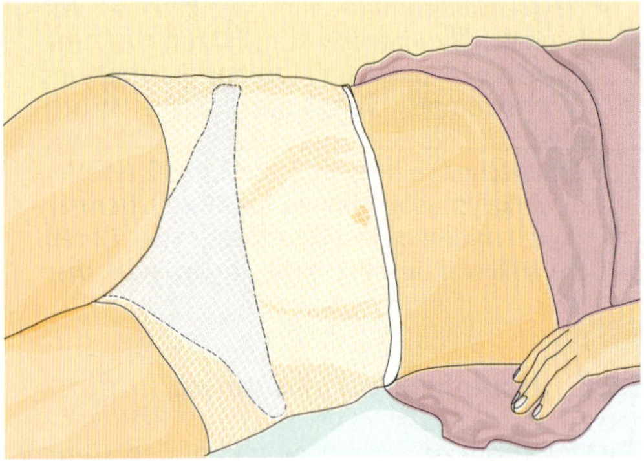

Abb. 7.7 Inkontinenzschutz. Fixier- oder Netzhöschen, das über der Windel getragen wird.

- *Einlagen* für tröpfcheninkontinente Frauen oder für toilettentrainierte Patienten.
- *Super-* oder *Maxieinlagen* für schwerinkontinente Patienten für tagsüber oder für die Nacht.
- *Fixierhöschen* sorgen für einen optimalen Sitz der Einlagen. Das Material ist atmungsaktiv und elastisch; das bedeutet, daß keine Hitzestaus und feuchte Kammern den Patienten plagen (Abb. 7.7).

Für die Versorgung *rund um die Uhr* sind Versorgungsprogramme, die den Inkontinenzgrad berücksichtigen und die zweckmäßige Einlage vorschlagen, geschaffen worden (sie werden von den Firmen zur Verfügung gestellt).
Weitere *Inkontinenzhilfsmittel* (S. 281 ff.):

- Die Einlagen müssen dem Inkontinenzgrad angepaßt sein.
- Das Wechseln der Einlage muß in bestimmten (individuell zu erfassenden) Zeitabständen vorgenommen werden.
- Die Versorgung (sauber und trocken) muß rund um die Uhr gewährleistet sein.

7.5.7 Handpflege

Nach Aristoteles ist die Hand das „Werkzeug aller Werkzeuge". Ihre Beweglichkeit und der vielseitige Gebrauch der Hand durch den gespreizten Daumen macht sie wirklich zu einem „Werkzeug". Die Hand ist aber noch viel mehr: Sie ist auch Ausdruck des ganzen Menschen, ein Spiegel seiner seelischen Wirklichkeit. Wenn wir des Kranken Hände in unsere Hände nehmen, kann diese Geste zu einer heilenden Berührung werden. Noch viel mehr gilt das, wenn wir diesen Händen eine **besondere Pflege** oder ein wohltuendes Bad angedeihen lassen. Zwar dient die Handpflege der Hygiene, aber mehr noch dem Wohlbefinden. Für einen hilflosen Patienten kann es tröstlich sein zu spüren, daß seine vielleicht müde Hand von uns gehalten und geführt wird. Wo wir es an Behutsamkeit fehlen lassen, ist die gleiche Geste ein Eingriff in seine Intimsphäre. „Eine Hand wäscht die andere", sagt ein Sprichwort und weist darauf hin, daß einer auf den anderen angewiesen ist. Wenn wir dem Patienten ein **Handbad** anbieten, kann damit ein „Spiel der Hände" ermöglicht werden. Auch steife, verkrüppelte Hände lassen sich im Wasser leichter bewegen; umgekehrt können unruhige Hände ruhig und entspannt werden. Die Hände „plantschen" lassen, kann dem bettlägerigen und schwerstbehinderten Menschen ein Gefühl von Freiheit geben (auch wenn sie noch so klein ist). Nach dem Handbad die Hände gut trocknen (besonders zwischen den Fingern) und eincremen. Wir können diese **Hautpflege der Hand** als „zärtliches Streicheln" durchführen. Unsere Haut hungert gleichsam nach Zärtlichkeit. Wir können etwas davon den Händen des Kranken bewußt machen.

Die **Nägel** sauberzuhalten (wo der Patient dies nicht selber kann), ist auch eine Geste des Respekts und der Höflichkeit. Nach dem Handbad sind die Nägel weich und lassen sich leichter schneiden (kurz und rund). Vorsicht vor Verletzungen, besonders bei Diabetikern (schlechte Heilungstendenz). Nagellackauflage ermöglichen, wo die Patientin es wünscht und keine Gegenindikation besteht (z. B. vor Operationen, wo die natürliche Nagelfarbe ein Indikator für den Sauerstoffgehalt des Blutes sein kann).

7.5.8 Fußpflege

Die Füße sind das Organ, das uns in erster Linie zum Gehen und zum Stehen dient. Bettlägerige und Patienten im Rollstuhl haben diesen (uns selbstverständlichen) Bodenkontakt verloren, womit ihnen gleichsam auch der Kontakt zur Erde genommen ist. Wenn wir uns den Füßen des Pflegebedürftigen zuwenden, geht es auch darum, diesen Füßen (durch unsere Hände) eine Wohltat zu erweisen.

Jemandem die Füße waschen ist ein uralter kultischer Vorgang. Wir begegnen ihm in der Bibel (und auch bei anderen alten Religionen). Damals war jedermann Fußgänger, und der Kontakt des nackten Fußes zur Erde war eine alltägliche

Erfahrung, oft sicher auch eine Beschwernis. Wo Wasser eine Kostbarkeit war, wurde die **Fußwaschung** als besonderes Gastgeschenk dankbar angenommen. Die Fußwaschung sollte nicht in Hetze vorgenommen werden; lieber warten, bis wir dafür Zeit haben, wir können nur dann den Kranken einladen, sie an sich „geschehen zu lassen". Das Wasser soll eine angenehm warme Temperatur haben. Zum Waschen die Füße des Patienten gut in die eigenen Hände nehmen, steife Gelenke bewegen, schmerzhafte Stellen leicht massieren. Eigentlich ist der Fantasie des Wohltuenwollens keine Grenze gesetzt. Das **Fußbad** ist eine ganz besondere Wohltat. „Die Füße darf man nie waschen, nur baden", das ist der Ausspruch einer weisen Frau. Sie meint damit, daß man den Füßen Zuwendung schenken und ihnen die Einwirkung des warmen Wassers über einen längeren Zeitraum ermöglichen soll. In früheren Zeiten erfüllten die *Fußpfleger* die Aufgabe eines „Seelenbetreuers". Seelisch und körperlich abgespannte Menschen „leisten" sich einige Stunden beim Fußpfleger, um wieder in Ordnung zu kommen.

Heute ist diese Erkenntnis auch wissenschaftlich untermauert, z. B. durch die Erforschung der Funktion der Reflexzonen, speziell der Füße, und abgeleitet davon die Theorie und Funktionsweise der **Fußreflexzonenmassage** (S. 147). Es kann für eine Pflegeperson vorteilhaft sein, diese Technik zu erlernen (es gibt entsprechende Kurse, speziell für das Pflegepersonal). Noch wichtiger aber, und unabhängig von einer zu erlernenden Praxis, ist *das Einüben der bewußten Hinwendung auf das, was wir tun*, auch in der alltäglichen Arbeit an den Füßen von Patienten (Waschen, Nagelpflege usw.). In solcher Bewußtheit für die alltägliche Pflege geschieht *alternative Pflege* im richtigen Sinn: Nicht neue und andere Dinge tun müssen (z. B. Fußreflexzonenmassage), sondern *das, was wir tun, anders tun*; bewußter, behutsamer, liebevoller (alternativ = anders).

Vorgehen beim Fußbad

Mögliche Positionen sind in Abb. 7.**8** zu sehen.

Waschen und Pflegen der Füße. Das Waschen *in der Haarwuchsrichtung* hat eine beruhigende Wirkung. Das Waschen *gegen die Haarwuchsrichtung* stimuliert.

Zusätze. Sie richten sich nach dem Wirkungsziel. Grundsätzlich können alle in Tab. 7.**1** aufgeführten Öle gebraucht werden. Günstig sind:

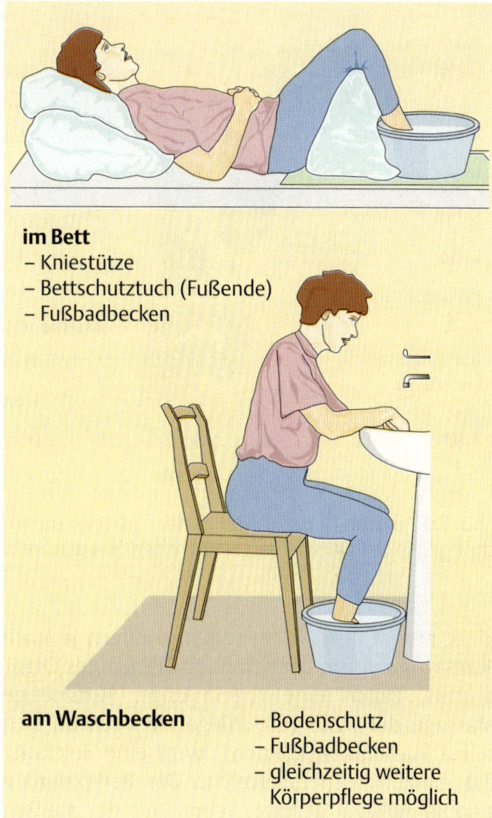

im Bett
– Kniestütze
– Bettschutztuch (Fußende)
– Fußbadbecken
am Waschbecken
– Bodenschutz
– Fußbadbecken
– gleichzeitig weitere Körperpflege möglich

Abb. 7.**8** Verschiedene Positionen des Patienten für das Fußbad.

- Rosmarin, es aktiviert die Hautdurchblutung und vermindert Fußschweiß;
- Fichtennadel- und Wacholderöl sind ebenfalls kreislaufanregend, sie sind geruchbindend;
- Zitronenöl erfrischt;
- Lavendel, Melisse und Johannisöl beruhigen.

Zur *Hornhautentfernung* eignet sich Bimsstein oder Salicylsalbe (3- bis 1%ig). Eine gute Wirkung wird erzielt, wenn man die Füße nach dem Auftragen der Salbe über Nacht einwickelt. Bei größerer Hornhautbildung oder *Hühneraugen* ist eine Fußpflegerin beizuziehen.

Das **Nägelschneiden** vorsichtig vornehmen. Patienten mit Durchblutungs- oder Sensibilitätsstörungen sind besonders gefährdet. Die speziellen Vorsichtsmaßnahmen sind exemplarisch beim Diabetiker (S. 684 f.) beschrieben.

Fußmassage. Dank der vielen Reflexzonen, die der Fuß aufweist, ist er ein ideales Massageobjekt. Durch die Massage der Reflexzonen wird eine bessere Durchblutung erreicht, und dies

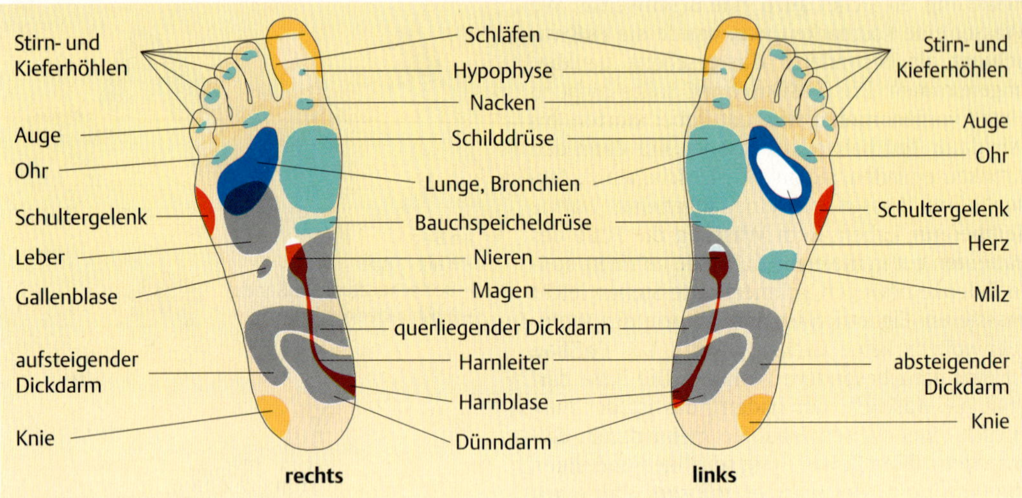

Abb. 7.**9** Beispiel eines Schemas der Fußreflexzonen. Je nach Autor und Ausbildungsschule sind kleinere Abweichungen in der Darstellung anzutreffen (s. auch weiterführende Literatur).

nicht nur in den Füßen selbst, sondern je nach Massagepunkt im Bereich aller Organe des Organismus. Durch eine regelmäßige, 10minütige Massage der Füße (die Pflegende auch an sich selbst vornehmen können!) wird eine Belebung des ganzen Körpers erreicht. Die Reflexpunkte sind in Abb. 7.**9** gezeigt. Schon mit der sanften Massage der einzelnen Punkte können wir dem Patienten Erleichterung verschaffen. Daß eine eigentliche *Fußreflexzonenmassage gelernt werden muß*, wurde oben schon erwähnt.

Wer dauernd auf den Füßen ist – wie das Pflegepersonal –, soll *gut* zu seinen Füßen *sein;* baden, eincremen (spezieller Fußbalsam), massieren.

7.5.9 Haarpflege

Über die Haare wurde schon einiges gesagt (S. 203, 206 f.). Die Haare haben auch Symbolcharakter. Schnitt man in früheren Zeiten einem Menschen sein Haar ab, dann war das eine Entehrung oder eine Strafe. Der Verlust der Haare ist ein Eingriff in die Persönlichkeit. Daran ist zu denken, wenn Patienten infolge einer Therapie (Chemotherapie, Bestrahlung) ihr Haupthaar verlieren oder wenn wir gar einer bettlägerigen alten Frau, die ein Leben lang Zöpfe getragen hat, ohne Fragen (oder mit gekonnter Überredung) die Haare abschneiden. Sicher sind kurze Haare für die Pflege einfacher. Solche Eingriffe in die Persönlichkeit sollen aber nur bei Notwendigkeit und so behutsam wie möglich vorgenommen werden. Vielleicht kann im Gespräch auch ein Kompromiß gefunden werden.

Wo Patienten die **Haarpflege** nicht selber vornehmen können, brauchen sie unsere Unterstützung. Die *Kopfhaut* benötigt eine intensive Pflege. Deshalb ist ein regelmäßiges **Haarbad** oder/und ein Aufbaufluid notwendig. Das Pflegemittel muß dem Haartyp entsprechend gewählt werden. Das **Bürsten** der Haare regt die Talgproduktion an, was bei trockenem Haar sehr gut, bei fettigem Haar jedoch unerwünscht ist.

Die **tägliche Haarpflege** umfaßt das zweimalige Bürsten und Kämmen der Haare. Unter den Kopf oder über die Schultern wird ein Handtuch gelegt.

Ist das Haar lang, wird der Kopf auf die Seite gedreht und das Haar erst auf der einen, dann auf der anderen Seite gekämmt.

Bettlägerigen Patientinnen werden lange Haare nicht aufgesteckt, da Kämme und Nadeln Druckstellen verursachen können. Die Haare werden gescheitelt und seitlich zusammengebunden oder zu Zöpfen geflochten.

Perücken (sie sind bei Haarausfall, z. B. infolge Zytostatikatherapie, unumgänglich). Es ist wichtig, daß der Perückenmacher den Patienten vor dem Haarausfall mit seiner eigenen, vollen Haartracht sieht, damit die Perücke in Farbe und Form optimal gewählt werden kann.

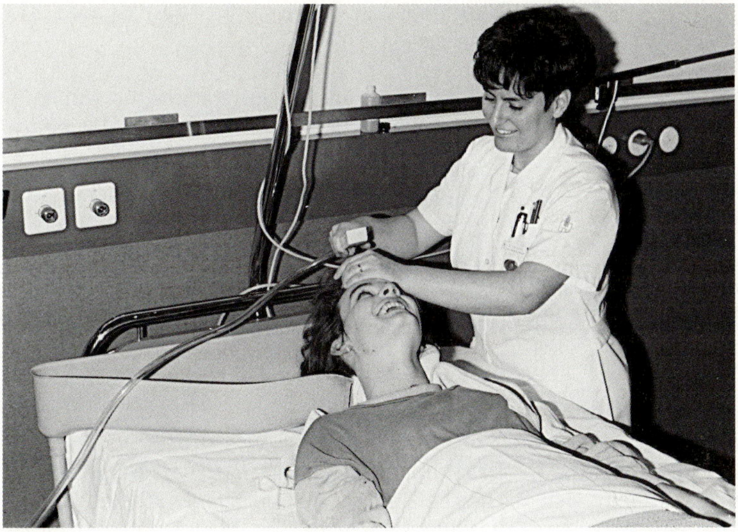

a

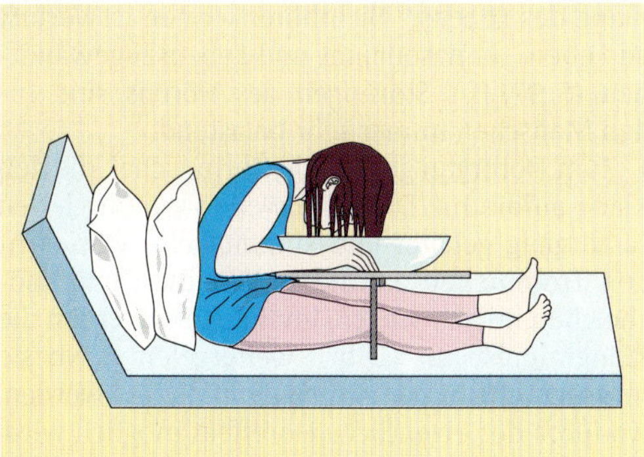

b

Abb. 7.**10** Haarwäsche.
a Kopfwaschwanne für die Haarpflege im Bett (Foto: Kantonsspital St. Gallen).
b Methode mit Waschbecken auf Patiententisch

Waschen der Haare

Ähnlich wie bei der belebenden oder beruhigenden Ganzkörperwaschung kann auch beim Waschen der Haare vorgegangen werden. Wo eine *stimulierende Wirkung* erreicht werden soll, wird die Haarwaschung „gegen den Strich" und bei eher kühlem Wasser vorgenommen.

Zur *beruhigenden* Wirkung findet die Waschung in Haarwuchsrichtung statt. Wassertemperatur der Körpertemperatur anpassen.

Bei Patienten, *die aufstehen können*, wird die Haarwaschung den Gewohnheiten entsprechend (unter der Dusche, am Waschbecken) vorgenommen. Bei *bettlägerigen Patienten* stehen spezielle Haarwaschvorrichtungen (Abb. 7.**10**) zur Verfügung.

Vorgehen bei Bettlägerigen:

- *Wahl der Methode:* Auffangvorrichtung einschieben (Spezialgefäß mit Ableitung (Abb. 7.**10 a**); dies ist eine Methode, die auch improvisiert werden kann mit Becken und Ablaufschlauch. Eine andere Variante zeigt Abb. 7.**10 b**.
- *Haare netzen* (mit Brause, Wasserkrug, Hahnenschlauch u. a.), einshampoonieren, Haare und Haarboden sorgfältig behandeln, spülen. Haare trocknen: in Frotteetuch einschlagen, Patient bequem lagern, evtl. etwas ausruhen lassen, dann fönen und gut durchkämmen. Am gesündesten für die Haare ist die Lufttrocknung (warmer Raum, an der Sonne). Wo dies nicht möglich ist, lauwarm fönen, d. h. nicht zu heiß, denn Hitze regt die Talgproduktion an und strapaziert die Körperhaut unnötig. Ein gezielter Temperaturwechsel ist zu empfehlen. Beim Fönen den Luftstrom auch immer wieder über den Nacken führen, was als angenehm empfunden wird.
- Die *Frisur* ist nach Wunsch des Patienten zu formen. Hier spielt natürlich auch das Geschick der Pflegeperson eine Rolle.

7.5.10 Nasenpflege

Die Nase ist nicht nur die „hervorragendste Stelle" unseres Körpers, sie hat auch wichtige Funktionen. Sie ist Teil des Atmungssystems mit der Hauptfunktion *Riechen*. Durch ihre Geruchskörperchen kann sie Düfte und Gerüche wahrnehmen. Diese Fähigkeit ist wichtig für die Einleitung des Schluckreflexes (S. 258). Bei verlockenden

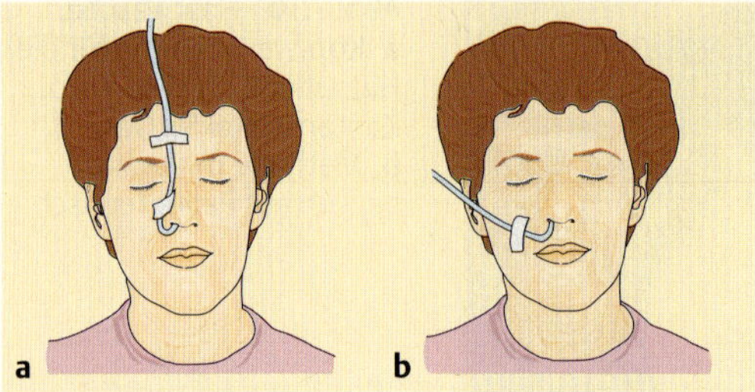

Abb. 7.**11** Fixation der Sonde. **a** Zweckmäßig. **b** Diese Art behindert die Kau- und mimische Muskulatur und ist weniger zu empfehlen.

Düften öffnen wir unsere Nasenflügel weit, um möglichst viel Duft in uns aufzunehmen. Der *gesunde Mensch* reinigt seine Nase, ohne viel darüber nachzudenken. Er schneuzt sich, reibt sich die Nase bei Jucken, zieht mit einem langen Atemzug frische Luft durch die Nasenwege. Wo Patienten sich selber schneuzen können, sollen sie dabei unterstützt werden. Die Reinigung der Nase wird erleichtert, indem jeweils ein Nasenloch zugehalten wird. **Besondere Nasenpflege** brauchen wahrnehmungs- und bewußtseinsgestörte Patienten. Notwendig ist sie auch bei Erkrankungen der Nasenhöhle sowie bei liegenden Nasensonden.

Gegenstände zur Nasenpflege:
- Wattestäbchen, Watteträger, Handschuhe;
- physiologische Kochsalzlösung;
- Nasensalbe, Olivenöl, Vaseline;
- bei Sondenträgern zusätzlich hautfreundliches Pflaster, Schere, Benzin, Tupfer, Abfallsack.

Vorgehen:
- ❖ Patient *informieren* über Zweck, Vorgehen und zu erwartende Unannehmlichkeiten.
- ❖ *Lagerung:* halbsitzend, vorzugsweise auf dem Rücken liegend (nicht in Seitenlage).
- ❖ Borken mit Olivenöl oder Vaseline aufweichen, mit Kochsalzlösung reinigen (Watteträger nach hinten, nicht nach oben, und leicht drehend einführen).
- ❖ Nasensalbe auf die Schleimhaut auftragen (nach Verordnung).
- ❖ *Bei eingelegter Sonde:* Fixierung lösen, Haut mit Benzin säubern, dabei die Sonde etwas zurückziehen, Nasenschleimhaut behandeln wie oben, Sonde wieder vorschieben und fixieren (Abb. 7.**11**).

Nasenmassage bei verstopfter Nase ist auf S. 317 beschrieben.

- ❖ Nasentropfen nur auf ärztliche Anweisung verabreichen, *keine* ätherischen Öle bei Kindern und Säuglingen → Allergiegefahr!
- ❖ Patienten, die häufig abschwellende Medikamente brauchen, auf deren Gefahr aufmerksam machen → Vasokonstriktion, Gewöhnung, Austrocknung der Nasenschleimhaut.
- ❖ Bei liegender Nasensonde wissen, ob sie verschoben werden darf oder nicht.
- ❖ Bei Ausfluß von Blut, Eiter oder Liquor aus der Nase → Arzt benachrichtigen.

7.5.11 Ohrenpflege

Das Hörorgan erfüllt sich nach dem französischen Forscher Tomatis im *Horchen*. „Es scheint die Entwicklungsgeschichte des Menschen einer einzigen Dimension zu dienen: des Horchens auf den Klang des Lebens." Nichthörenkönnen ist Verlust an Leben, Lebensqualität und Lebenszugewandtheit (S. 971 ff.). Störungen des Hörens sind für den Menschen immer sehr belastend.

Zum Hörorgan gehört die Ohrmuschel, die den Klang aufnimmt. Die Schallwelle wird durch den Gehörgang geleitet und kommt beim vibrierenden Trommelfell an, dieses läßt die Gehörknöchelchen mitschwingen. Im Innenohr werden die Klangimpulse ins Gehirn weitergeleitet, wo sie im Hörzentrum der Hirnrinde entziffert werden, wodurch der eigentliche Höreffekt möglich wird. Um ein intaktes Hören zu ermöglichen, ist ein freier *Gehörgang* notwendig. Dieser reinigt sich im Prinzip von selbst. Hartnäckige Ohrschmalzablagerungen (Zerumen, Pfropfen) müssen vom Arzt behandelt werden. Mittels spezieller Tropfen wird der Pfropf aufgeweicht und anschließend herausgespült.

Die **tägliche Ohrenpflege** wird im Zusammenhang mit der *allgemeinen Körperpflege* vorgenommen: Die Ohrmuschel wird gewaschen, Ohrschmalz herausgewischt. Wenn nötig, wird der äußere Gehörgang mit einem Hautöl behandelt. Zug am Ohrläppchen nach hinten oben erleichtert den Zugang.

Bei **Störungen der Sekretion** (übermäßige Sekretablagerungen im Gehörgang) ist eine sorgfältige Reinigung des Gehörgangs und der Ohrmuschel innen und außen mit Wattestäbchen (Abb. 7.**12**) oder Tupfer vorzunehmen (gebrauchtes Material sofort entsorgen). Nach der Säuberung die evtl. verordneten Tropfen (auf Körpertemperatur erwärmt) einträufeln. Durch leichten Zug nach

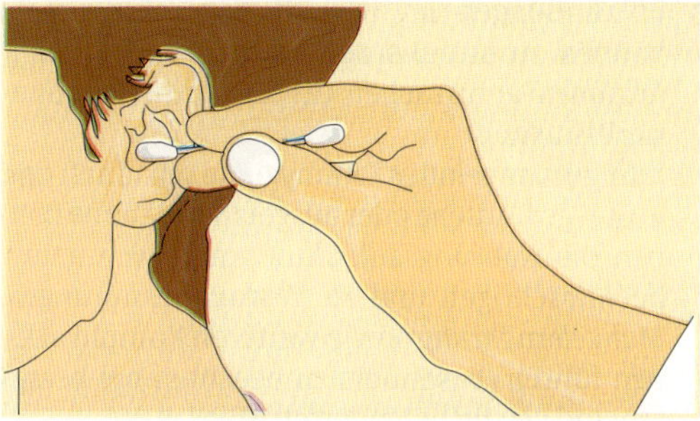

Abb. 7.**12** Ohrenpflege. Der Mittelfinger stützt ab zum Schutz vor Verletzungen.

oben und nach hinten an der Ohrmuschel das Medikament einfließen lassen, dann den Kopf ca. 5 Minuten zur Seite geneigt lassen. Anschließend mit Tupfer den Gehörgang abdecken. Zur therapeutischen Ohrenpflege s. Kapitel 34.

> Das Einführen von *Wattestäbchen* in den Gehörgang ist zu unterlassen (Verletzungsgefahr). Nur für äußeres Ohr verwenden.
> Bei *Ausfluß* (Blut, Erguß, Liquor) unverzüglich den Arzt benachrichtigen. Trocken und steril abdecken.

7.5.12 Augenpflege

„Nicht das Auge sieht, der Mensch sieht." Was am Auge fehlgeleistet wird, wo es eingeschränkt ist, trifft den ganzen Menschen. Dichter nennen das Auge „Spiegel der Seele". Das Auge nimmt Eindrücke auf, verarbeitet sie und ermöglicht uns das Sehen und Schauen. Das Auge ist aber auch das intensivste Ausdrucksorgan. Die Augenlider schützen das Auge, ohne daß der Mensch daran denken muß, und die Tränenflüssigkeit sorgt für die Reinigung bzw. für die Aufrechterhaltung der notwendigen Feuchtigkeit. *Gesunde Menschen* brauchen deshalb keine besondere Augenpflege. Es genügt schon, wenn wir ihnen genügend Ruhe gönnen.

Spezielle Augenpflege wird notwendig
zur *Verhütung* von
- Austrocknung der Hornhaut bei fehlendem Lidschlag (Bewußtlose) oder bei Augenlidlähmung (Hemiplegiker),
- Infektion;

zur *Behandlung* bei
- Verkrustung oder Verklebung der Augen bei vermehrter Sekretion,
- Infektionen;

zur *Entfernung* von Fremdkörpern.

Material:
- weiche, sterilisierte, nichtfasernde Tupfer;
- sterilisierte Handschuhe;
- Spül- oder Reinigungslösung, z. B. Kamillenlösung, physiologische Kochsalzlösung in sterilisierter Schale (Zimmertemperatur oder leicht angewärmt);
- Abfallsack.

Vorgehen:
- ❖ Patient *informieren* (Zweck und Vorgehen).
- ❖ *Lagerung* auf dem Rücken, halbsitzend oder sitzend (mit nach hinten geneigtem Kopf).
- ❖ Augen mit feuchtem Tupfer vom äußeren zum inneren Augenwinkel reinigen (nicht reiben!). Jeweils frischen Tupfer benutzen, bis das Auge sauber ist.
- ❖ Sorgfältig trockentupfen.

Tropfen oder Salben applizieren sowie Augenprothesen und Kontaktlinsen S. 960 f.; Umgang mit Sehbehinderten S. 957 f.

Bei Kindern ist zu beachten: Kleinkinder werden zur Pflege/Behandlung eitriger Augen mit der kranken Augenseite auf das Kissen gelegt, um beim Auswaschen das Kontaminieren des anderen Auges auszuschließen.

> Das Auge ist ein hochsensibles Organ. Daher immer
> - ❖ aseptisch handeln,
> - ❖ sorgfältig und behutsam vorgehen,
> - ❖ immer vom äußeren zum inneren Augenwinkel streichen, damit die Sekrete den natürlichen Abflußweg finden.

7.5.13 Mund- und Zahnhygiene

Der Mund ist ein äußerst differenziertes und vielseitiges Organ. Normalerweise nehmen wir dies aber kaum zur Kenntnis. Erst wenn uns etwas stört, spüren wir, welche wichtigen Aufgaben im Mundbereich zusammenkommen: Essen (Beißen, Kauen, Schlucken), Sprechen, Küssen, Pfeifen. Der Mund hat auch in ganz besonderer Weise mit unserer Genußfähigkeit zu tun; so kommt es, daß der „sinnliche" Mund viel ausgeprägter ist als der „asketische" Mund. Die Eßkultur ist eben auch eine Mundkultur. Zur Mundkultur gehört die Sorge für Mund und Zähne. Nur eine disziplinierte **Mund- und Zahnhygiene** ermöglicht gesunde Zähne, gesundes Zahnfleisch und gesunde Ernährung.

Ungenügende Mund- und Zahnhygiene

Eine nachlässige Mund- und Zahnhygiene ist nicht nur Ursache für hohe Zahnarztrechnungen, sondern auch Anlaß zu Gesundheitsproblemen verschiedener Art (Abb. 7.**13**).

- Speisereste, die nicht regelmäßig durch gründliche mechanische Reinigung von Zähnen und Zahnfleisch entfernt werden, bilden in Verbindung mit den in der Mundhöhle angesiedelten Bakterien die sog. *Plaque* (Zahnbelag).
- In der Plaque findet durch die Bakterien eine Vergärung der Speisereste statt. Die dabei produzierte Säure löst den Zahnschmelz auf und führt zu *Karies* (Zahnfäule).
- Durch Verkalkung der Plaque kommt es zur Bildung von *Zahnstein*.
- Weiter führt die Plaque im Bereich der Zahnhälse zur Entzündung des Zahnfleisches, zur *Gingivitis*. Im fortgeschritteneren Stadium bilden sich entzündliche Zahnfleischtaschen.
- Schreitet die Gingivitis weiter fort, kommt es zu entzündlich-degenerativen Prozessen des Zahnhalteapparates mit Schwund von Knochen und Zahnfleisch, der *Parodontitis*, und schließlich zu Lockerung und Verlust der Zähne.

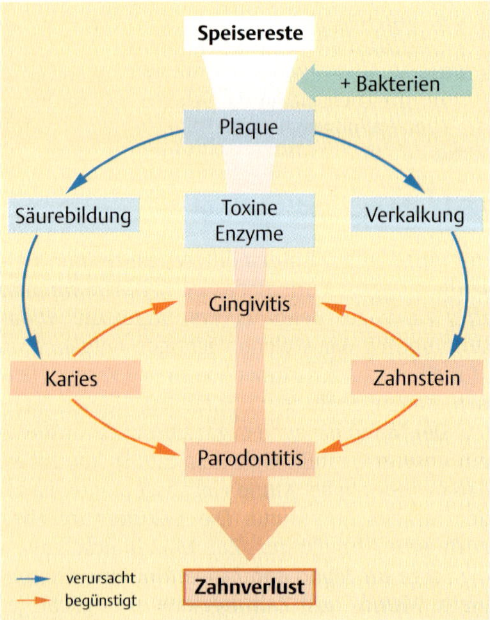

Abb. 7.**13** Zusammenhänge von ungenügender Zahnhygiene und Pathophysiologie (nach Lustig, Aarau).

- Entzündungen im Bereich der Zahnwurzeln können zu Streuherden werden und *Fokalinfektionen* verursachen (Endokarditis, Herdnephritis usw.).
- Infolge mangelnder Zahnhygiene schadhaft und locker gewordene oder ausgefallene Zähne können die Nahrungsaufnahme und -verwertung beeinträchtigen und zu *Verdauungsstörungen, Mangelernährung* sowie weiteren Komplikationen führen (besonders zu beachten bei betagten und geistig behinderten Menschen).

Die Neigung zur Bildung von Belägen an Zähnen und Prothesen ist im Alter wegen der verminderten Speichelsekretion und des bevorzugten Konsums weicher und breiiger Speisen stärker als bei jüngeren Leuten.

Gesunde Zahnhygiene

Über die Notwendigkeit der regelmäßigen Zahnhygiene gibt Abb. 7.**14** Auskunft.

Zweckmäßiges Material:

- *Zahnbürste* mit kurzem Bürstenkopf (Zugang zu den Mahlzähnen) mit 3 – 4 Reihen eher weichen, abgerundeten Nylonborsten (Naturborsten sind Bakterienreservoir).
- *Zahnpasta*, fluorhaltig, evtl. Mundwasser.
- *Zahnseide* (ungewachster Nylonfaden). Sie wird gebraucht, um Bakterienbeläge zwischen den Zähnen zu entfernen (*auf* den Zähnen, nicht zwischen den Hohlräumen reinigen).

Selbständige Durchführung

Systematische Zahnreinigung 3mal täglich (nach dem Essen):

1. Kauflächen: Mit dem Bürsten am hintersten Zahn beginnen, mit kleinen Bewegungen nach vorn bis zum Eckzahn; oben rechts nach vorn, dann oben links nach vorn. Gleiches Verfahren mit der unteren Kaufläche (10 – 15 Sekunden).
2. Außenfläche: Wieder mit dem hintersten Zahn beginnen, zuerst von rechts nach vorn, dann von links (kleine Bewegungen machen), auch Zahnfleisch bürsten, obere und untere Zahnreihe (je 20 – 30 Sekunden bürsten).
3. Innenfläche: An der Hinterfläche des hintersten Zahns beginnen. Kleine Bewegungen, Reihenfolge wie oben (15 – 25 Sekunden).

Beim Spülen soll Wasser durch die Zähne hindurchgepreßt werden.

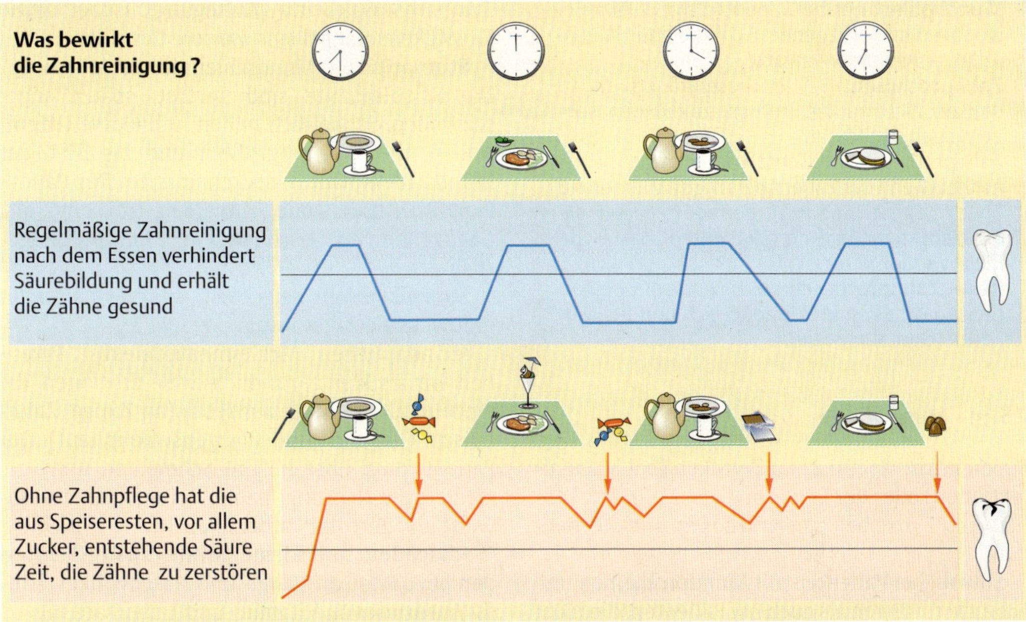

Abb. 7.**14** Reinigt man nach jeder Mahlzeit seine Zähne, so ist die Zeit der Säurebildung in den Belägen und im Speichel nur sehr kurz (obere Reihe); eine schädliche Einwirkung auf die Zähne liegt daher so gut wie nicht vor. Anders, wenn die Zahnreinigung unterbleibt und zwischen den Mahlzeiten immer wieder Zuckerzeug und Süßigkeiten genascht werden: Die entstandene Säure hat nun ungehemmt und über viele Stunden hindurch Zeit, ihr zerstörendes Werk zu tun (Verein für Zahnhygiene, Frankfurt/M.).

Durchführung durch die Pflegeperson

bei teilweiser oder völliger Abhängigkeit

- Handtuch unter das Kinn des Patienten legen.
- Reinigung der Zähne durch kleine Kreisbewegungen in der Reihenfolge wie oben: Außenseite, Kaufläche, Innenseite.
- Spülen nur bei Patienten mit vollem Bewußtsein und mit erhaltenem Schluckreflex.
- Gewohnheiten des Patienten beachten, wie Anwendung von Zahnseide, Mundwasser, Temperatur des Wassers.
- Auf Anomalien achten (Entzündungen, Verletzungen, Blutung).

Umgang mit Zahnprothesen

Prothesen (auch Teilprothesen) zum Reinigen aus dem Mund nehmen (lassen).

Zur **Reinigung** folgende Tips:

- Mit einer speziellen Bürste nach jeder Mahlzeit Innen- und Außenfläche unter lauwarmem Wasser reinigen. Kräftig bürsten.
- Reinigungstabletten nach Vorschrift des Herstellers verwenden.
- Um Schäden durch Herunterfallen der Prothese zu vermeiden, sollte im Waschbecken etwas Wasser belassen werden.
- Wenn immer möglich, den Patienten die Prothesenpflege selbständig durchführen lassen. (Beschriftete Prothesenschale bereitstellen.)
- Vor dem erneuten Einsetzen der Prothese wird diese unter kaltem Wasser nochmals abgespült und dem Patienten dann in der Schale gereicht (Intimsphäre beachten: Vielen Patienten ist das Entfernen und Einsetzen der Prothese vor anderen Menschen peinlich!).
- Bei schlechtsitzenden Prothesen kann ein Haftpulver oder eine Haftplatte helfen (nur auf gut gereinigte Prothesen auftragen). Genügt dies nicht, ist eine Kontrolle durch den Zahnarzt oder Zahnprothetiker angezeigt.

Kontrolle der Zahnprothese. Prothesenträger unterschätzen oft die Notwendigkeit einer regelmäßigen Kontrolle durch den Fachmann. Zur Stützung des Gedächtnisses und als Anleitung zur *Selbstkontrolle* stellen die Zahnprothetiker Checklisten zur Verfügung (S. 228).

Mundspülen: nur bei Patienten mit vollem Bewußtsein und erhaltenem Schluck- und Hustenreflex → Aspirationsgefahr!
Zahnprothesen: Bei Prothesenträgern daran denken, nicht nur die Prothese zu reinigen, sondern auch den Mund.
Zahnprothesen möglichst immer tragen, auch nachts (wenn der Patient dies mag). Werden sie über mehrere Tage nicht getragen, passen sie oft nicht mehr, was dem Patienten zusätzliche Beschwerden verursacht.
Keine Zahnprothesen bei Bewußtseinsgestörten, Anästhesien im Mundbereich und bei Narkosen (Operationssaal).

7.5.14 Mundpflege

Sie dient therapeutischen Zwecken (bei Mundaffektionen) oder der Linderung von Mundtrockenheit und Durst bei Schwerkranken und Sterbenden.

Sowohl bei Patienten mit Mundproblemen und Schluckstörungen als auch bei Patienten, die nicht mehr viel trinken (z. B. Dehydratation bei Sterbenden), ist eine **spezielle Mundpflege** angezeigt.

Einschätzen der Situation

Das *Erfassen des Zustands* der Mundhöhle ist bei Patienten mit Schluckstörungen, Lähmungserscheinungen oder bei Chemotherapie/Bestrahlung außerordentlich wichtig, um Risikofaktoren zu erkennen und entsprechende Maßnahmen zu treffen. Eine gründliche *Mundinspektion* ist notwendig bei den folgenden Problemen:

Trockene Mundschleimhaut entsteht durch verminderten Speichelfluß oder bei verstärkter Sympathikusaktivität (Aufregung). Fieber sowie Flüssigkeitsmangel sind weitere Ursachen.

Stomatitis (Mundschleimhautentzündung). Die Schleimhäute sind gerötet, später angeschwollen. Schließlich bilden sich kleine Ulzerationen, die sich vergrößern und bis 50 % der Mundschleimhaut bedecken können. Der Patient klagt über brennende Schmerzen, Trockengefühl, unangenehmen Geschmack im Mund, Mundgeruch.

Soorpilzbefall zeigt sich als festhaftender grauweiß-fleckiger Belag.

Mundaphthen (Schleimhautdefekte) erkennen wir als kleine, rundlich-ovale Erosionen, die einzeln oder gehäuft auftreten (an Zunge, Zahnfleisch, Gaumen- und Wangenschleimhaut). Der Patient klagt über heftige Schmerzen und verweigert die Nahrung; häufig bei mangelnder Abwehr und Zytostatikatherapie.

Rhagaden sind kleine, schmerzhafte Schrunden bzw. Risse an Mund- und Nasenwinkel (häufig Ausdruck von Vitamin- und Eisenmangel).

Herpes labialis (virusbedingte Lippenbläschen) sind kleine, schmerzhafte Erhebungen, die bald in Bläschen übergehen. Sie sind häufige Begleiter bei Fieber, insbesondere bei Abwehrschwäche.

Parotitis ist eine Entzündung der Ohrspeicheldrüse, die bei mangelnder Kautätigkeit und fehlendem Speichelfluß begünstigt wird. Sie ist gekennzeichnet durch die charakteristische Schwellung der vor dem Ohr liegenden Drüse. Der Patient klagt über starke Schmerzen. Im schweren Fall tritt sogar eine Kieferklemme auf (Unterkiefer ist blockiert).

Persönliche Kontroll-Liste (Schweizerischer Zahntechniker-Verband)

Die folgenden Fragen dienen Ihnen zur Selbstkontrolle. Können Sie alle mit einem Nein beantworten? Wir gratulieren, Sie dürfen sicher sein, daß Ihre dritten Zähne tadellos in Ordnung sind. Jedes Ja ist ein Hinweis für Sie, sich einen Termin bei Ihrem Zahnarzt geben zu lassen. Müssen Sie gar mehrmals nicken, ist es höchste Zeit zum Handeln.

1. Liegt Ihr letzter Kontrolltermin beim Zahnprothetiker mehr als höchstens 2 Jahre zurück?
2. Sitzen Ihre dritten Zähne nicht mehr so gut wie gewohnt?
3. Stellen Sie Speisereste unter der Platte oder schlechten Geruch fest?
4. Haben Sie Schwierigkeiten beim Kauen?
5. Spüren Sie Schmerzen im Kiefergelenk oder Druckstellen im Mund?
6. Leiden Sie unter Verwundungen an Zunge, Zahn- oder Backenfleisch?
7. Sind Sie mit Ihrem Aussehen unzufrieden? Zeigt Ihnen ein Blick in den Spiegel eine Veränderung im Mundbereich oder in den Gesichtszügen?
8. Sind Zahnfleisch oder Zähne verfärbt? Macht sich Zahnstein bemerkbar? Sind Schmutzstellen am Kunststoff oder an den Zähnen nicht mehr zu entfernen?
9. Stellen Sie Schäden an den Zähnen oder mechanische Defekte an der Konstruktion Ihres Zahnersatzes fest?
10. Sind Ihre dritten Zähne älter als 10 Jahre?

Prophylaktische Maßnahmen

Die **Ziele** sind
- *Erhaltung* der Kautätigkeit, intakte Schleimhaut, belagfreie Zunge und geschmeidige Lippen;
- *Wohlbefinden*, Verhindern von Mundgeruch;
- *beschwerdefreie Nahrungsaufnahme.*

Zur **Anwendung** kommen
- *Anregen der Kautätigkeit:* Kaugummi, Fruchtgummi, Dörrfrüchte, trockene Brotrinde kauen lassen.
- *Anregen der Speichelfunktion:* kleine Dosen Salz oder Sohlezahnpasta stimulieren die Speicheldrüsen. Die Anwendung von künstlichem Speichel (z.B. Glandosane) wirkt bei quälender Mundtrockenheit lindernd.
- *Anregen der Parotistätigkeit:* durch Massage der Wange vor den beiden Ohren oder durch Betupfen der Wangentasche vor dem Parotisausgang mit einem mit Zitronensaft getränkten Watteträger (kann auch nach Atropingaben die Speichelsekretion wieder in Gang bringen).
- *Reinigung und Feuchthalten der Mundhöhle* (bei intakten Schleimhäuten) mit Wasser, Mineralwasser oder Lieblingstee des Patienten. Keine chemischen Mittel verwenden, sie beeinträchtigen die gesunde Mundflora.

Mundspülung

Die Mundspülung dient der Mundreinigung und dem Feuchthalten der Mundschleimhaut. Bei Infektionsrisiko, gestörter Nahrungsaufnahme, austrocknender Mundatmung, bei Sauerstoffverabreichung sowie bei allgemeiner Dehydratation ist das häufige und regelmäßige (zweistündliche) Feuchthalten der Mundschleimhaut die wichtigste Prophylaxe. Dadurch können die unangenehme Mundtrockenheit gelindert und der Bakteriengehalt der Mundhöhle niedriggehalten werden. Häufigkeit und Regelmäßigkeit der Mundspülung sind dabei wichtiger als die angewendete Substanz.

Empfehlungen:
- häufiges Spülen, mindestens nach jedem Essen (auch nach Zwischenmahlzeiten);
- Lieblingstee zum Spülen anbieten. Günstig ist Kamillen- oder Malventee, da er reinigt;
- eisgekühlte Flüssigkeit trinken lassen, Lieblingsaroma wählen lassen. Günstig sind: Melone, Ananas, Orange. Auch das Lutschen von Eiswürfeln (eingefrorener Fruchtsaft!) lindert Mundprobleme. Das Aroma wechseln (Stimulierung!);
- frische Butter auf die trockene Zunge legen (3 bis 4mal täglich), schützt vor Austrocknung.

Gegenindiziert sind
- alkoholhaltige Mundwasser, denn Alkohol entzieht den Mundschleimhäuten Wasser. Auch keine Glycerinstäbchen verwenden (auch Glycerin trocknet aus);
- Myrrhe zerstört die Mundflora, Salbei löst bei vielen Patienten Aversionen aus, da der Geschmack bitter ist.

Spezielle Mundpflege

Reinigung der Mundhöhle. Eine weiche Zahnbürste ist auch für die Reinigung des Mundes ein brauchbares Instrument. Wo der Zugang schwierig ist, kann man den kleinen Finger benutzen (Fingerling oder Handschuhe überziehen). Der Finger paßt sich der Mundhöhle an und bewirkt zusätzlich eine positive Stimulation. In bestimmten Situationen können auch Wattestäbchen zweckmäßig sein. Zum *Vorgehen* und zur *Einfühlung* in die Situation S. 235.

Wahl des Pflegemittels. Die Wahl der Mundpflegesubstanzen muß auf dem Wissen um die Wirkungsweise, auf dem Verständnis der Mundphysiologie und deren Veränderungen sowie auf der Erfassung des Ist-Zustands und der Risikofaktoren basieren. Nicht immer sind Mundprobleme leicht zu beheben, häufig stehen wir einer Stomatitis machtlos gegenüber. Es gilt in großer Geduld das optimale Mittel zu finden. Bewährt hat sich der Wechsel von natürlichen und chemischen Mitteln (z.B. Kamille und Chlorhexidin 0,12%). Chemische Mittel haben einen unangenehmen Geschmack, oftmals wehren sich Patienten dagegen, was einer positiven Stimulation entgegenwirkt.

In Tab. 7.**3** sind einige wichtige Mundpflegemittel zusammengestellt (ich entnehme sie der Diplomarbeit von Evelyn Haegi-Rieder: Mundpflege bei Chemotherapie, Aarau 1992).

Orale Stimulation. Der Mundbereich ist eine der wahrnehmungsintensiven Zonen; deshalb auch die so häufig anzutreffende Abwehrhaltung des Patienten gegen eine Mundpflege, die er als negativ und störend empfindet. Eine *positive Stimulation* ist über die Berührung möglich (z.B. mittels Finger, wie oben beschrieben), dann aber vor allem über den Geschmackssinn. Bevor wir

Tabelle 7.**3** Mundpflegemittel

Medikamente	Wirkungen	Anwendungsart
Ampho-Moronal-Suspension oder Lutschtabletten	fungizid (Soor)	unverdünnt in den Mund träufeln, Tabletten lutschen
Backpulver	löst Beläge	unverdünnt
Betadine bucal	entzündungshemmend, desinfizierend	1 Teelöffel auf 1/2 Glas
Bucco Tantum (scharf)	entzündungshemmend, kapilläre Vasokonstriktion	unverdünnt
Chlorhexidin 0,12 % (ohne Alkohol)	bakterizid, fungizid, plaquelösend	unverdünnt, prophylaktisch
Gentiana violett	fungizid	unverdünnt aufpinseln (unmenschlicher Anblick)
Glandosane	künstlicher Speichel, anfeuchtend	Mund und Rachenraum besprühen
Hextril (scharf)	entzündungshemmend	unverdünnt
Kamillosan	entzündungshemmend	Teeaufguß, 1/2 – 1 Teelöffel auf 1 Glas Wasser
Natriumbicarbonat Pulver	neutralisierend	1/2 Teelöffel auf 1 Glas Wasser
Nizoral Suspension oder Tabletten	Breitbandantimykotikum	vor der Mahlzeit einnehmen
Novesin 1 % Pyralvex (brennt)	anästhesierend antiphlogistisch, antibakteriell	betupfen (nicht schlucken) unverdünnt auf Ulzera aufpinseln
Salbeitee, -tinktur	entzündungshemmend, gerbend	Teeaufguß, Salbeiblatt kauen

einen Menschen mit bestimmten Geschmacksrichtungen konfrontieren, müssen wir herausfinden, was er früher besonders mochte. Man beschichtet die Zahnbürste oder den Fingerling bzw. das Wattestäbchen mit dem bevorzugten Produkt, z. B. mit Zitroneneis bei Menschen, die Saures mögen; in Tee getränkt bei Teeliebhabern usw. Zur gezielten Stimulation bei Schluckproblemen finden Sie Informationen in Kapitel 8, S. 258 f.; weitere Beispiele S. 729 ff.

Information und Kontrolle. Eine gute Information ermöglicht abhängigen Patienten, sich sicher zu fühlen. Patienten, die die Mundpflege *selbständig* durchführen (z. B. bei Chemotherapie), sind meist kooperativ und können die Prozedur besser akzeptieren, wenn sie die Zusammenhänge verstehen. Eine regelmäßige Inspektion der Mundhöhle gibt uns Auskunft über die Wirksamkeit der Mundpflege. Bei selbständigen Patienten ist die Kontrolle unsererseits auch ein Ansporn zur konsequenten Durchführung. Sie fühlen sich dadurch begleitet und unterstützt in ihren Bemühungen.

7.5.15 Gesichtspflege

Lichtenberg nannte das menschliche Gesicht einmal „die unterhaltsamste Fläche auf der Erde“. Für Pflegende ist das Gesicht des Kranken vielleicht nicht unterhaltsam, aber dafür um so aussagekräftiger (lesen Sie dazu S. 198 f.). Die Gesichtspflege ist eine Gelegenheit, dem Gesicht des Patienten etwas mehr Aufmerksamkeit zu schenken und verspannte Gesichter durch unauffällige, sanfte Berührung zu entspannen. Auch hier kann eine zärtliche Geste viel Wohltuendes bewirken. Da die Gesichtshaut sehr empfindlich ist, soll sie nach dem Waschen mit einer Creme behandelt werden. Die Wünsche des Patienten sind möglichst zu berücksichtigen, seine Gewohnheiten sollen auch im Krankenhaus/Heim beibehalten werden. Wo immer möglich, lassen wir den Patienten das Eincremen selber vornehmen. Die „Arbeit am eigenen Gesicht“ fördert das Selbstvertrauen und ist ein sinnvolles Selbsthilfetraining (z. B. für Hemiplegiker). Was tut es, wenn der Patient auch eine Stunde dazu braucht!

Bei **Männern** ist an die *tägliche Rasur* zu denken. Wenn sie die *Naßrasur* gewöhnt sind, soll diese beibehalten werden (naß eincremen mit Rasierschaum, dann mit Rasiermesser schaben, möglichst Einmalschaber benützen). Üblicherweise wird die *Trockenrasur* vorgezogen. Diese ist auch für Pflegende einfacher. Wenn der Patient keinen eigenen Apparat hat, können stationseigene benutzt werden (sie stehen fast überall zur Verfügung). Rasierapparate müssen nach jedem Gebrauch gründlich gereinigt werden. Nach der Rasur ein Rasierwasser auftragen. Für Bartträger muß u. U. der Friseur bestellt werden.

Gesichtshaare bei **Frauen** treten auf infolge Virilisierung/Maskulinisierung (am häufigsten), als Ausdruck erhöhter Aktivität androgener Hormone (Einnahme von Hormonpräparaten: Anabolika, Gestagene). *Kosmetikberatung* ist in jedem Fall sinnvoll. Rasur z. B. schadet nur und nützt nichts.

7.5.16 Baden und Duschen

Räume und Hilfsmittel

Bade- und Duschräume müssen angenehm *warm* und in *hygienisch* einwandfreiem Zustand sein. Damit kann Komplikationen vorgebeugt werden, wie

- Erkältung und Unterkühlung,
- Infektionen, insbesondere Fußpilz.

Wichtig ist auch der *Sicherheitsfaktor*: Selbständige Patienten sollen die Räume frei benutzen können (das setzt voraus, daß diese nicht zweckentfremdet sind). Es soll ein „Besetzt"-Schild zur Verfügung stehen, damit der Raum nicht mit dem Riegel verschlossen werden muß. Klingelanlage regelmäßig überprüfen.

Der **Duschraum** ist ausgestattet mit Hocker oder Spezialstuhl, zweckmäßigen Haltevorrichtungen, rutschsicherer Gummimatte. Patientinnen sollen Duschhauben zur Verfügung stehen.

Das **Badezimmer** muß groß genug und behindertengerecht sein.

- *Badewannen* sollen freistehend und unterfahrbar sein. Halte- und Hebevorrichtungen und Zubehör sind in Abb. 7.**15** ablesbar. Die *spezielle Behindertenbadewanne* ermöglicht eine elektromechanische Höhenverstellung. Die Bedienung erfolgt über einen Luftschalter (keine Elektrik). Der Patient kann sich ggf. selbst in die Wanne helfen und den Schalter im Wasser liegen lassen.
- *Badelifter* (Abb. 7.**16**) und verschiedene Transportsysteme. Der Hubmast des Lifters ist mittels Bodenplatte installiert. Er wird durch eine Spindelhubvorrichtung angetrieben, die eine Selbst- bzw. Fremdbedienung ermöglicht. Durch Drehung der Kurbel erfolgen das Heben und Senken des schwenkbaren Sitzes (verschiedene Modelle).

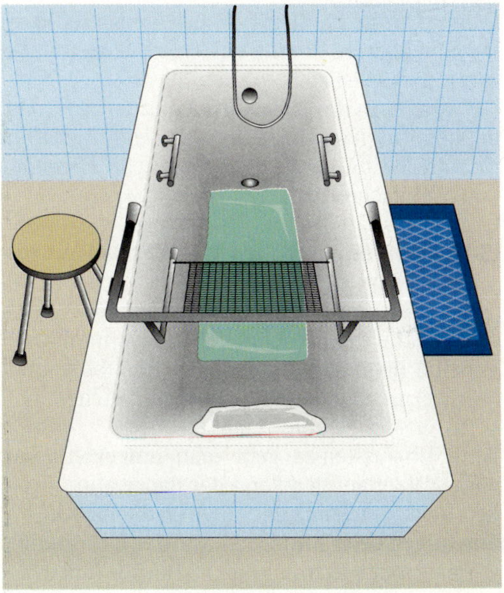

Abb. 7.**15** Badehilfen. Badewannensitz mit Haltevorrichtungen, Gummimatte, Gummikopfkissen und Hocker.

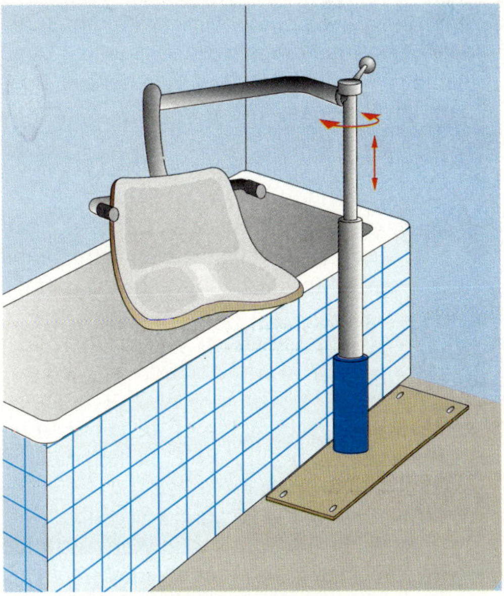

Abb. 7.**16** Badelifter.

– *Dusch- und Schutzfolien* ermöglichen ein problemloses Duschen und Baden auch mit Gips, Verbänden oder bei Hautkrankheiten.

Duschen

Das Duschen fördert und unterstützt die *Selbständigkeit*. Für Patienten, die Hilfe brauchen, stehen spezielle Duschstühle und neuerdings sogar Duschwagen, auf denen liegend geduscht werden kann, zur Verfügung (die Plastikfolie des Duschwagens wird mit einem Tuch abgedeckt, die Haut des Patienten soll nicht damit in Berührung kommen).

Hilfe bei Unselbständigkeit

- Kontrolle von Puls, Atmung und Muskeltonus des Patienten (muß u. U. auch während des Duschvorgangs beobachtet werden).
- Beginn des Abduschens mit körperwarmem Wasser (der Patient darf nicht erschreckt werden), von den Füßen an aufwärts.
- Den Duschstrahl dann so richten, daß die Körperform möglichst betont wird (unterstützt eine erwünschte Stimulation). Für das Gesicht soll ein Waschlappen zur Verfügung stehen.
- Wird ein Temperaturwechsel vorgenommen zwecks Stimulation des Kreislaufes, soll dieser 10 °C Unterschied nicht übersteigen. Den Abschluß immer mit körperwarmem Wasser machen.
- Sofortiges Abdecken mit vorgewärmtem Badetuch, um Unterkühlung zu vermeiden, dann sorgfältig abtrocknen (ohne unnötiges Hin- und Herrubbeln).

Baden

Das Bad kann als Reinigungs- und Erfrischungsbad, aber auch zur Beruhigung oder Stimulation genutzt werden (s. dazu Ganzkörperwaschung S. 213).

Vorüberlegungen

- Badewasser einlaufen lassen. Behaglichkeitstemperatur liegt bei 37 – 38 °C; Badematte und Badetücher bereitlegen.
- *Badedauer* meist 10 – 20 Minuten (Vollbad).
- *Therapeutisches Bad:* Art und Konzentration nach Verordnung. Bei *absteigendem Bad* (bei Fieber) kühles Wasser dazugeben, bis die Temperatur von 37 °C auf ca. 30 °C gesunken ist. Bei *aufsteigendem Bad* heißes Wasser dazugeben, bis die Wassertemperatur von 37 °C auf 40 °C gestiegen ist.
- Das *Halbbad* mit kurzer Badezeit eignet sich besonders für Herzkranke. Beklemmungsgefühl, Atemnot und Herzklopfen können so weitgehend vermieden werden.
- *Medizinisches Bad* und allgemeine Wirkung von Bädern S. 320 ff.
- *Badezusätze.* Bei der Wahl von Zusätzen soll natürlichen Mitteln Vorrang eingeräumt werden (ätherische Öle S. 212, deren Anwendung S. 218 f.; Heilbad S. 323). Im übrigen sind die Gewohnheiten und Wünsche des Patienten zu beachten.

Wo bei wahrnehmungsbeeinträchtigten Patienten gleichzeitig eine *Stimulation* erreicht werden soll, empfiehlt Bienstein (1991) das Baden und Duschen ohne Zusatz, damit das Wasser das einzige Medium ist, das auf den Patienten einwirkt: „Es sind so oder so in jeder Pflegehandlung so verschiedene Stimulationen enthalten, daher sollte nicht noch eine weitere unreflektierte hinzukommen."

Hilfe bei Unselbständigkeit

Behinderte Patienten müssen mit den vorhandenen Badehilfen und Hebevorrichtungen vertraut sein, um eine höchstmögliche Sicherheit und Selbstaktivität zu gewährleisten. Bei einzelnen Patienten kann das „Tuchbad" (über die Wanne lose gespanntes Leintuch, in das der Kranke aufliegt) gute Dienste leisten. Es vermittelt bei Angst und Spastizität ein Gefühl von Sicherheit.

Transfer in die Badewanne und zurück (oder auf den Duschwagen). Es sind die *kinästhetischen Grundregeln* (S. 179 f.) zu beachten. Im folgenden einige einfache Tips:

Einsteigen vom seitlichen Rand der Badewanne:
- Der Patient sitzt auf einem Hocker neben der Wanne (wenn möglich hat der Hocker die gleiche Höhe wie der Rand der Badewanne).
- Beine über den Rand heben (mit oder ohne Hilfe) und auf den Wannenrand rutschen.
- Ins Wasser gleiten.

Beim Hinaussteigen geht man umgekehrt vor: vom Wasser auf den Rand der Badewanne → auf den Hocker → Beine über den Wannenrand.

Einsteigen beim hinteren Rand der Badewanne:
- Der Patient sitzt auf einem Hocker hinter der Badewanne.
- Beine über den hinteren Rand der Wanne heben.

- Patient rutscht auf den Wannenrand und gleitet dann allein oder mit unserer Hilfe ins Badewasser.

Transfer schwerstbehinderter Patienten:

- mittels Badelifter (Abb. 7.**16**),
- mittels Patientenheber (Abb. 6.**40**),
- mittels Anheben durch zwei Helfer (Rautek-Griff).

- Nicht nach dem Essen baden (2 Stunden abwarten).
- Patient vor Gefahren schützen: Warme Räume und Tücher verhindern Auskühlung; Wannen- und Badematten als Gleitschutz, Rufanlage kontrollieren.
- Keine elektrischen Apparate (Fön, Rasierapparat) im Badezimmer benutzen; Strom und Wasser → Elektroschock.
- Bei Bettlägerigen während des Bades das Bett frisch beziehen lassen.

Was ist zu tun bei einem **Zwischenfall**?

- *Vorbeugen* durch gezielte *Beobachtung* des Patienten: Ansprechbarkeit, Atmung, Hautfarbe, Puls.
- Bei *Herz-Kreislauf-Kollaps:* Stöpsel aus dem Ablauf ziehen, Kopf des Patienten über Wasser halten, Alarm betätigen (evtl. Reanimation einleiten).

7.6 Bekleidung

7.6.1 Wahl der Gewebe

Ob man sich in seiner Kleidung wohl fühlt oder nicht, hängt nicht nur von deren Schönheit (Ästhetik), sondern auch von der Art der Stoffe (Verträglichkeit) ab.

Die Kleidung soll die Funktion der Haut unterstützen (S. 196 f.) und nicht behindern. Wohlbefinden und Gesundheit hängen demnach auch von der Wahl der Gewebe ab.

Man kann die Gewebe einteilen in Natur- und Chemiefasern:

Naturfasern haben ein sehr großes Wärmevermögen, auch dann noch, wenn sie bereits 30 % ihres Gewichts an Feuchtigkeit aufgenommen haben (z. B. bei Fieberpatienten, bei Schwitzen). Naturfasern neigen auch nicht zu elektrostatischer Aufladung und sind somit schmutzabweisend (was der Hygiene zugute kommt).

Chemiefasern werden technisch gefertigt. Ihre Vorteile (hohe Reißfestigkeit, günstige Kosten, leichte Pflege) wiegen jedoch die Nachteile nicht auf: geringes Vermögen, Feuchtigkeit aufzunehmen und wieder abzugeben; Beeinträchtigung der Hautatmung, elektrostatische Aufladung, schnelle Verschmutzung).

Mischgewebe sind gleichsam ein Kompromiß zwischen Vor- und Nachteilen. Je höher dabei der Naturfaseranteil ist, um so besser (Kennzeichnung beachten).

Veredelte Stoffe sind Naturstoffe, die knitterfrei und pflegeleicht ausgerüstet werden. 90 % aller Baumwollstoffe werden heute so präpariert. Dabei nimmt die Strapazier- und Reißfestigkeit ab. Wie weit die Substanzen (formaldehydhaltige Kunstharze), die der Veredelung dienen, gesundheitsschädlich sind, ist noch zu wenig erforscht.

Wo die Wahl der Gewebe (Bettwäsche, Patientenwäsche, Berufskleidung) von uns beeinflußt werden kann, soll der Naturfaser der Vorzug gegeben werden. Wo Mischgewebe oder veredelte Stoffe vorgegeben sind, ist auf eine eventuelle Unverträglichkeit zu achten.

Für *Allergiker*, die oftmals auf alle Naturstoffe allergisch reagieren, muß den synthetischen Stoffen der Vorzug gegeben werden.

7.6.2 Wahl der Kleidung

Patienten sollen möglichst lange (bei regulärem Eintritt ins Krankenhaus) und möglichst bald (nach Operation, nach Bettlägerigkeit) ihre gewohnte Kleidung tragen.

Krankenhaushemden (offene Hemden) sind praktisch, rasch zu wechseln und erleichtern die Pflege. Sie sind notwendig

- für den Operationssaal und in den ersten postoperativen Tagen,
- bei pflegeintensiven Patienten,
- für bestimmte Untersuchungen (wo es erwünscht bzw. notwendig ist).

Die gleichen Vorteile bieten die vielerorts üblichen „Klinikhosen"; idealerweise stehen Einweghöschen zur Verfügung.

Langzeitkranke schätzen ihr „privates Nachthemd", das eine persönliche Note hat. Um die Pflege zu erleichtern, können die Angehörigen diese Hemden hinten aufschneiden; so bieten sie die gleichen Vorteile wie offene Patientenhemden.

Bei Patienten, die aus praktischen Gründen das *Standardhemd* tragen müssen, soll der Routine vorgebeugt werden durch

- farbige Bettjacken, Umbinden eines Schals oder einer passenden Schleife (dezent und passend; der Erwachsene darf nicht wie ein Kind behandelt werden!);

- besondere Beachtung von Festtagen (Geburtstag, Feiertagen). Oft können schon Kleinigkeiten die eintönigen Krankenhaushemden verschönern. Auch hier gilt: kreative Pflege ist schon alternative Pflege.

Der Mensch braucht sowohl die Zeichen, die den Feiertag vom Werktag unterscheiden, wie auch die Zeichen, die seinem Schmuckbedürfnis Rechnung tragen. Auch darin liegen Gesundheitsressourcen: aufbauende und heilende Kräfte.

Mobile Patienten (Behinderte, Betagte) sollen normale Kleidung tragen. Krankenhauskleidung (Nachthemd und Bademantel) ist verquickt mit Gefühlen von Abhängigkeit und Kranksein.

Kleidung kann ein Gefühl der Übereinstimmung oder des Gegensatzes erzeugen: Man fühlt sich wohl und richtig oder unpassend und unsicher. Die Wahl der Kleidung ermöglicht dem Patienten bzw. dem Heimbewohner auch ein „Anwachsen des persönlichen Freiraumes“ und ein Stück Selbstbestimmung. Sich „schön und gepflegt fühlen“ soll auch in kranken Tagen möglich und für Heimbewohner bis zuletzt selbstverständlich sein.

7.6.3 Unterstützung und Hilfe

Je nach Zustand und Abhängigkeitsgrad betrifft unsere Hilfe die

- Wahl der Bekleidung;
- Unterstützung beim An- und Ausziehen;
- Überwachung, Anleitung und Förderung des Selbsthilfetrainings (beispielhaft beim Hemiplegiepatienten S. 732 f.);
- Stützung der gesunden Kräfte und der individuellen Persönlichkeit; häufig notwendig bei alten Menschen, die zu Verwirrung neigen (Kap. 19) oder bei geistig (evtl. auch bei körperlich) Behinderten und chronisch Kranken (Kap. 21 u. 23);
- Sauberhaltung und den Nachschub von Wäsche und Kleidung. Hier ist – wo möglich – die gute Zusammenarbeit mit den Angehörigen der beste Weg.

- *Sich sauber halten und kleiden* sind Aktivitäten, die so lange bzw. so rasch wie möglich vom Patienten selbst ausgeführt werden sollen.
- *Gewohnheiten,* die sich im Verlauf eines Lebens eingespielt haben, dürfen nicht ignoriert werden oder gar einer „sterilen Krankenpflege“ zum Opfer fallen.
- *Fremde Kulturen* haben ihren Niederschlag auch in Pflege- und Bekleidungsgewohnheiten. Hier sind Einfühlung und Respekt die besten Berater.
- *Angehörige und Freunde* in die Pflege mit einbeziehen: direkte Hilfeleistung, Sorge für Toilettenartikel, frische Wäsche u. a.
- Bei *Wahrnehmungsstörungen* können Kleider helfen, sich selber besser im Körper zu spüren. Auch Bettlägerigkeit ist kein Grund, immer ein Nachthemd zu tragen, statt dessen T-Shirts, Trainingsanzug, Hausdress anziehen. Dies ist ganz gesonders wichtig bei Langzeitpatienten (auch auf der Intensivstation).

7.7 Beurteilung von Wissen und Können in der Pflege

Pflegen kann nicht durch Lesen eines Buches gelernt werden. Dies gilt vor allem für Handlungen, die am Körper des Patienten vorgenommen werden, wie Waschen, Einreiben, therapeutische Pflege. Besondere Einfühlung ist nötig für den Gesichtsbereich.

Zur Entwicklung einer kompetenten Pflege braucht es das Einüben und die Erfahrung. Im folgenden finden Sie einige Übungsangebote, um sich besser in die **Mundpflege** einfühlen zu können.

Selbsterfahrungsübungen

Das Riechen. Geschmackliche Reize haben einen Einfluß auf die Speichelproduktion. Letztere leitet den Schluckvorgang ein.

Übungsanleitung: Augen und Nase verschließen. Nun sich von einer Kollegin/einem Kollegen „füttern" lassen: Zwiebeln, Äpfel, Kraut, Gurke, Zitrone usw. Wie schmecken Sie? Wie reagiert Ihre Speichelproduktion?

Mundpflege erfahren. Versuchen Sie den Unterschied an sich selbst festzustellen, wenn Sie

- Zähne putzen am Kollegen im Gegenübersitzen,
- Zähne putzen am Kollegen im Sitzen hinter ihm.

Stellen Sie den Bezug zur Mundpflege beim Patienten her. Merken Sie Unterschiede?

- Versuchen Sie das gleiche im Stehen vor dem Kollegen (er sitzt). Beobachten Sie die Kopfhaltung.
- Putzen Sie sich selbst die Zähne im Liegen oder in halbsitzender Stellung.

Welche Stellung bevorzugen Sie? Welche ist für den bettlägerigen Patienten am angenehmsten?

Erinnern Sie sich immer an die *normalen, physiologischen* Gegebenheiten, wenn Sie am Patienten eine Handlung vornehmen. Versuchen Sie, diesen möglichst nahe zu kommen.

Vergleichen Sie Ihre Erfahrungen mit den folgenden Vorschlägen; probieren Sie sie aus, und reflektieren Sie Ihre gemachten Erfahrungen damit:

- *Zum Öffnen des Mundes hinter dem Patienten sitzen:*
  - dadurch kann man besser mit dem eigenen Oberkörper die Kopfhaltung des Patienten steuern;
  - außerdem hat die Pflegeperson die gleiche Position zur Mundpflege des Patienten wie zur eigenen.
- *Pflegeperson sitzt (und steht nicht) zur Mundpflege:*
  - wenn die Pflegeperson steht, muß der Patient den Kopf heben, damit wird Mundpflege riskant.

Weiterführende Literatur

Betz, O.: Der Leib als sichtbare Seele. Kreuz, Stuttgart 1991

Bienstein, C., A. Fröhlich: Basale Stimulation in der Pflege. Pflegerische Möglichkeiten zur Förderung von wahrnehmungsbeeinträchtigten Menschen. Selbstbestimmendes Leben, Düsseldorf 1991

Bienstein, C., G. Schröder et al.: Dekubitus. Herausforderung für Pflegende. Thieme, Stuttgart 1997

Hatch F., L. Maietta, S. Schmidt: Kinästhetik, 2. Aufl. Deutscher Berufsverband für Pflegeberufe, Eschborn 1993

Hertl, M.: Der Gesichtsausdruck des Kranken. Thieme, Stuttgart 1993

Huber, A., B. Karasek-Kreutzinger, U. Jobin-Howald: Checkliste Krankenpflege, 4. Aufl. Thieme, Stuttgart 1994

Juchli, L.: Pflegen, begleiten, leben, 3. Aufl. Recom, Basel 1992

Juchli, L.: Ganzheitliche Pflege. Vision oder Wirklichkeit, 3. Aufl. Recom, Basel 1993

König, R.: Menschheit auf dem Laufsteg. Zur Kulturgeschichte der Mode. Ullstein, Berlin 1988

Schmidseder, J.: Vom Milchzahn zu den dritten Zähnen. Trias, Stuttgart 1993

Seel, M.: Die Pflege des Menschen, 2. Aufl. Kunz, Hagen 1995

Sommer, C. M., T. Wind: Mode, 2. Aufl. Beltz, Weinheim 1991

Ulrich, W.: Haare pflegen und erhalten. Econ, Düsseldorf 1987

Vigarello, G.: Wasser und Seife, Puder und Parfüm. Campus, Frankfurt/M. 1992

Die zahnmedizinische Grundversorgung von Kranken und Behinderten. Schweiz. Zahnärztegesellschaft, Bern 1985

Zimmermann, W.: Heilendes Baden, 6. Aufl. Drei Eichen, München 1984

8 Essen und trinken

Wie traurig, wenn jemand, umgeben von Wasser,
laut aufschreit vor Durst.

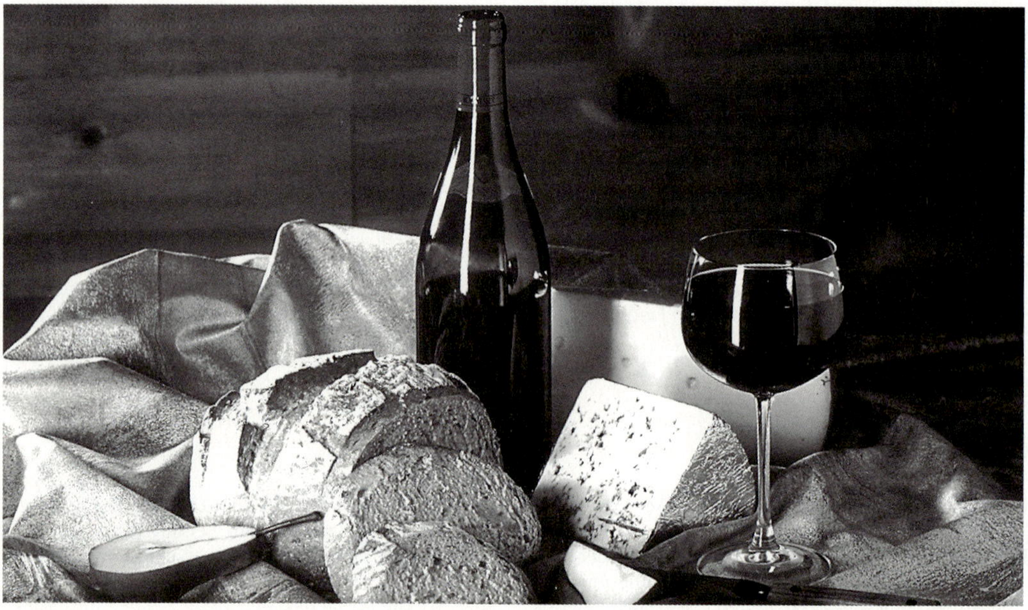

Foto: Corel Professional Photos, Nr. 157082 Grapes & Wine

Sequenzziel

Sie werden angeregt, über die biologischen, psychologischen und soziokulturellen Hintergründe der Ernährung und somit des Essens und Trinkens nachzudenken, damit Sie das Eßverhalten des Menschen – ob gesund oder krank – gezielt beobachten können. Sie erhalten Informationen zur gesunden Ernährung, zur *Gesundheitsbildung* und zur förderlichen Eßkultur. Im weiteren finden Sie Angaben zur *Pflege* von Patienten mit Ernährungsproblemen, Schluckstörungen, Eßstörungen oder Eßbehinderungen. Es sind Vorschläge zur Einschätzung der Situation (Pflegeanamnese), Hilfe zur Selbsthilfe, Stützung der Eigenkräfte (Ressourcen) sowie zur Begleitung von Veränderungsprozessen (Bewältigungsstrategien) und Unterstützung dort, wo der Patient abhängig ist und Hilfe braucht.

Prinzipien/Impulse

Von der **psychisch-geistigen Dimension** der Ernährung weiß schon der Volksmund, wenn er sagt: „Der Mensch ist, was er ißt." Im Essen und Trinken drückt sich eben nicht nur der Magen aus, sondern der ganze Mensch in seinem Bedürfnis nach Befriedigung, nach Lust, „Sattheit" und Freude. Ein hungriger Mensch fühlt sich unwohl, unruhig und gestreßt (sein ganzes Denken und Trachten ist schließlich nur noch auf Nahrungsbeschaffung ausgerichtet); ein gesättigter Mensch fühlt sich zufrieden, wohl, wohlig. Essen hat *Sicherheits- und Genußwert*.

Zur **Aufrechterhaltung des physiologischen Gleichgewichts** braucht der Organismus Nähr-, Wirk- und Energiestoffe. Diese werden normalerweise durch den Mund aufgenommen, durch die Zähne zerkleinert und im Bereich von Magen und Darm verdaut und resorbiert. Die vom Körper aufgenommenen Stoffe dienen der Ernährung, sie haben *Nährwert*.

Mahlhalten – Essen und Trinken – ist schon sehr früh in der Menschheitsgeschichte Ausdruck des Menschen in seinem Ausgerichtetsein auf das Du: auf das Miteinander und Füreinander. Es gibt wohl keine Kultur, in der das Mahlhalten nicht eine besondere Stellung inne hätte, und es gibt kaum einen gesellschaftlichen Anlaß ohne gemeinsames Essen und/oder Trinken (Anstoßen!) und kein Familienfest ohne Einladung zum „gemeinsamen Mahl". Dieses gemeinsame Essen und Trinken begleitet das Gesamt des Lebenskontinuums: im „Anstoßen" bei der Geburt, beim Hochzeitsbankett und schließlich beim Trauermahl. Essen und Trinken hat auch *Symbolwert*.

Der große Berliner Pathologe Rudolf Virchow (1821–1902) hat bereits vor mehr als hundert Jahren die Ernährung als „die Grundlage für die Existenz von Staat und Gesellschaft" angesehen, und er konnte sich nicht genug wundern – das war im Jahre 1868 –, daß „nach so vielen Jahrtausenden weder die Erfahrung noch die Wissenschaft mit dieser, wie man meinen sollte, ersten Frage der Menschheit zum Abschluß gekommen ist". So verwundert es nicht, daß auch heute das Thema gesunde Ernährung und die Frage nach den die Ernährung beeinflussenden Faktoren immer noch und immer wieder neu größte Aktualität besitzt.

Schipperges (1988) weist darauf hin, daß wir unter *Ernährung* (Nutrition) nicht nur die Nahrungsaufnahme und die Verdauung sehen sollen, sondern auch „den gebildeten Umgang mit Speise und Trank, das ganze Fluidum der Mahl-Zeiten, die *Kultur der Lebensmittel*". So betrachtet, übersteigt Essen und Trinken die private Sphäre; wir haben unseren Blickwinkel zu weiten auf die Welt als Ganzes. Die Experten (z. B. Club of Rome, Globe 2000) haben uns für die nächsten Jahrzehnte weltübergreifende Hungersnöte vorausgesagt. Aber wir wissen es eigentlich selber (auch wenn wir es gern verdrängen), daß Menschen, Kinder vor allem, in der dritten Welt Hungers sterben, während die Industrienationen einerseits „immer blinder ihrem Selbstmord mit Messer und Gabel" entgegendriften und andererseits mit Butter-, Fleisch- und Getreidebergen zu kämpfen haben bis hin zur Vernichtung (Tomaten etwa, die in die Rhône gelangen), weil das System es so fordert.

„Brot für Brüder und für die Welt" ist eben mehr als eine Sammelaktion der Reichen für die Armen. Darin wird sichtbar, wie breit das Aufgabenfeld gesunder Ernährung – im Sinne von *Lebensmittelkultur* – sein könnte und sein müßte.

Lesen Sie auch S. 88 ff. u. 76 f.

8.1 Beeinflussende Faktoren

„Essen und Trinken hält Leib und Seele zusammen." Diese Volksweisheit enthält die ganze Fülle der Beeinflussungsfaktoren. Nicht die Nahrungsaufnahme allein, sondern das Zusammenwirken von Körper, Seele/Geist und eine sichere soziale Umwelt dienen einer ganzheitlichen Gesundheit.

Essen dient dem Körper (erhält ihn am Leben), Essen hat aber auch etwas Geselliges an sich (hält Menschen zusammen). Essen hat sowohl einen privaten Charakter (ich esse) wie auch einen gemeinschaftlichen (wir essen). Essen ist einerseits eine höchst intime Angelegenheit (Familienkreis), andererseits zunehmend eine öffentliche (Imbißstuben, Essen auf der Straße usw.). Sowohl die Einstellung zum Essen als auch das Ernährungsverhalten sind davon geprägt und Veränderungen unterworfen. Eine Übersicht über die Einflußfaktoren gibt die Abb. 8.**1**.

8.1.1 Physiologische Faktoren

Nahrungsaufnahme und Nahrungsverwertung (Verdauung, Resorption) sind abhängig von *intakten Eßwerkzeugen*, einem *funktionsfähigen Verdauungssystem* und einer *zweckmäßigen Zusammensetzung der Nahrung*.

Die **Eßwerkzeuge** dienen der Aufnahme und dem Transport der Nahrung. Von ihnen sind Beißen, Kauen und Schlucken abhängig (mehr zu Mund und Zähnen lesen Sie S. 225 ff.).

Das **Verdauungssystem** ist ein differenziertes Stoffwechselsystem, das die aufgenommene Nahrung durch physiologische Prozesse zu den für die Resorption geeigneten Bestandteilen abbaut: zu Glucose, Aminosäuren, Fettsäuren und Glycerin. Der *Verdauungsprozeß* umfaßt die

- *Aufnahme* der Nahrung in den Verdauungstrakt;
- *Verdauung* – Zerkleinerung der Nahrung, so daß die von den verschiedenen Drüsen in oder nahe dem Verdauungstrakt gebildeten Enzyme auf die Nahrung einwirken und sie zu einfachen Stoffen abbauen können;
- *Resorption* – Aufnahme von einfachen Stoffen in den Körper, was vor allem im Dünndarm geschieht;
- *Ausscheidung* der unverdauten Substanzen und der Schlacken der Abbauprozesse.

Die **Nahrung** setzt sich zusammen aus Eiweiß, Kohlenhydraten, Fett, Vitaminen, Mineralsalzen, Ballaststoffen, Wasser.

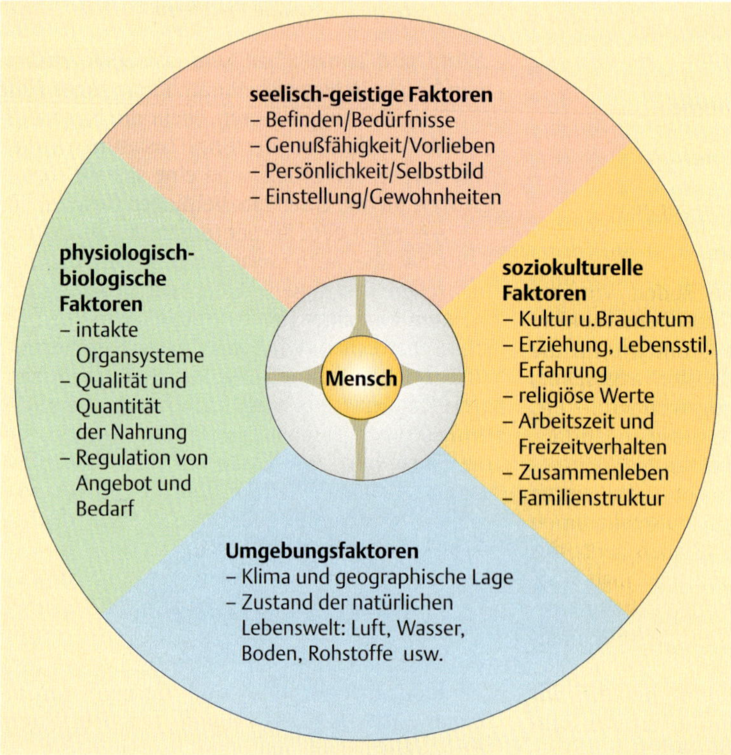

Abb. 8.**1** Einflußfaktoren auf Essen und Trinken.

Kohlenhydrate, Fett und *Eiweiß* sind *Energieträger*. Die durch Oxidation erzeugte Energie ist meßbar und wird als *Wärmeeinheit* bzw. *Brennwert* ausgedrückt.

Der *Brennwert* eines Nahrungsmittels wird in Kalorien (kcal) bzw. seit 1978 offiziell in Joule (Wärmeeinheit) gemessen (1 kcal = 4185,8 J = 4,2 kJ). 1 kcal (Kilokalorie) ist als diejenige Wärmemenge definiert, die notwendig ist, um 1 l Wasser von 14,5 auf 15,5 °C zu erwärmen. Der Brennwert der Grundnährstoffe ist verschieden: 1 g Kohlenhydrate oder 1 g Eiweiß = 17,2 Joule bzw. 4,1 Kalorien, 1 g Fett = 38,9 Joule bzw. 9,3 Kalorien.

Die *Nahrungszufuhr* richtet sich in erster Linie nach dem Energiebedarf des Menschen, dieser wiederum ist abhängig vom jeweiligen Grundumsatz und Arbeitsumsatz.

Der *Grundumsatz* ist die Energiemenge, die der Körper bei völliger Ruhe im Liegen zur Aufrechterhaltung der Körperfunktionen benötigt. Der Grundumsatz ist abhängig von Geschlecht, Alter, Gewicht und Körpergröße. Faustregel: 1 Kalorie/kg Körpergewicht/Stunde.

Der *Arbeitsumsatz* richtet sich nach der Schwere und Dauer der körperlichen Betätigung.

Die **Nährstoffe** (Abb. 8.**2**):
Eiweiß ist in erster Linie **Aufbaustoff**, erst bei unzureichender Energieversorgung wird er auch als Brennstoff herangezogen. Für die menschliche Ernährung ist Eiweiß um so wertvoller, je ähnlicher seine Zusammensetzung derjenigen des menschlichen Eiweißes ist = *biologische Wertigkeit*.

Zufuhr: 10 – 15 % der Gesamtkalorien (2/3 tierisches, 1/3 pflanzliches Eiweiß).
- Erwachsene:
  etwa 1 g Eiweiß/kg Körpergewicht/Tag;
- ältere Menschen:
  etwa 1,2 g Eiweiß/kg Körpergewicht/Tag;
- Säuglinge, Kinder, Jugendliche:
  etwa 3,5 – 1,5 g Eiweiß/kg Körpergewicht/Tag.

Kohlenhydrate sind primär Energielieferanten, also **Betriebsstoffe**, als Einfachzucker oder Verbindungen von verschiedenen Zuckern: Monosaccharide (Trauben-, Fruchtzucker), Disaccharide (Rüben-, Malz-, Milchzucker), Polysaccharide (Stärke, Cellulose, Glykogen).

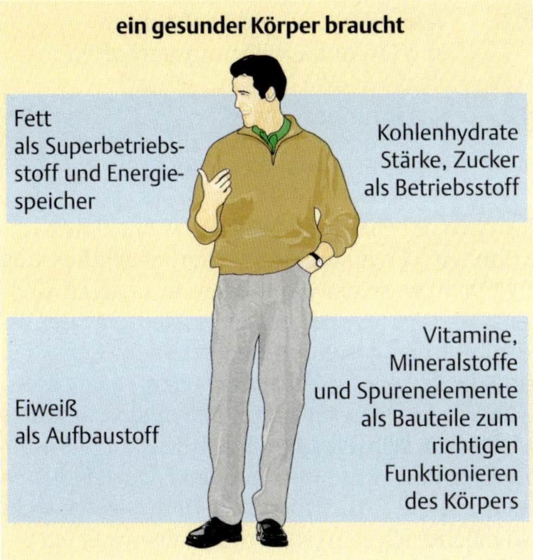
ein gesunder Körper braucht
Fett
als Superbetriebs-
stoff und Energie-
speicher
Kohlenhydrate
Stärke, Zucker
als Betriebsstoff
Eiweiß
als Aufbaustoff
Vitamine,
Mineralstoffe
und Spurenelemente
als Bauteile zum
richtigen
Funktionieren
des Körpers

Abb. 8.**2** Aufbau- und Energiestoffe.

Zufuhr: 50 – 60 % der Gesamtkalorien, als Obst, Gemüse, Brot und brotähnliche Produkte. Kohlenhydrate in „raffinierter Form" (Zucker, Süßigkeiten) sind ungesund; ideal sind grobe Brotsorten.

Fett ist in erster Linie **Energiespender**, dann auch Reservestoff, der Stütz- und Polsterfunktion zu erfüllen hat. Fett ist Träger notwendiger essentieller Wirkstoffe (fettlösliche Vitamine, essentielle Fettsäuren). Sowohl pflanzliche als auch tierische Fette enthalten (in unterschiedlicher Verteilung) gesättigte Fettsäuren sowie einfach und mehrfach ungesättigte Fettsäuren (der Cholesterinspiegel wird durch gesättigte Fettsäuren erhöht).

Zufuhr: 30 – 35 % der Gesamtkalorien.

8.1.2 Seelisch-geistige Faktoren

Die Aussage, daß wir auch „mit den Augen essen", weist auf den **sinnlichen Aspekt** des Essens hin. Neben dem Sehen wirken auch die Vorstellung („das Wasser läuft uns im Munde zusammen") sowie das Riechen, Fühlen, Saugen, Lutschen, Kauen, Beißen, Schmecken und Schlucken.

Genießen können ist natürlich auch von der Stimmung abhängig, vom *Befinden und* von der *Befindlichkeit*. Traurigkeit bremst die Sinnesfreude und reduziert die Lust am Essen (bis hin zur Nahrungsverweigerung). Freude und Fröhlichkeit hingegen wie auch die Sichtbarkeit der Gaumenfreude (schön angerichtet!) dienen der Verträglichkeit und Eßbereitschaft.

Wenn die Sinnlichkeit gestört ist, z. B. lieblos hergerichtetes Essen in der Kantine oder Infusions- bzw. Sondenkosternährung bei Schwerkranken, tritt ein Defizit ein. Essen dient eben auch dem seelischen Gleichgewicht, d. h., Nährwert und Genußwert wirken zusammen, und Lustbefriedigung ist für das gesunde Wohlbefinden des Menschen unabdingbar.

Die *Eßgewohnheiten* eines Menschen hängen auch mit seiner *Biographie* und seiner *Sozialisation* zusammen.

Die Nahrungsaufnahme ist die erste energie- und lustbetonte Aktivität des Menschen. Im Verlauf der Entwicklung verteilen sich dann die Vitalkräfte auf viele Aktivitäten: menschliche Beziehungen, Sexualität, Beruf, Sozialstatus. Der gesunde Mensch vermag die Kräfte zu steuern und im Gleichgewicht zu halten. Fixierungen und Blockierungen sind in jedem Bereich möglich. Fehlformen wirken sich aber besonders häufig auf die Ernährung aus und beeinträchtigen den betroffenen Menschen als Eßsucht (Adipositas), Essensunlust, Magersucht (Anorexia nervosa) oder Magen-Darm-Störung (z. B. Magenulkus). Die spezifischen Konflikte, die nach Angabe vieler Forscher zu Ernährungskrankheiten führen, sind Probleme um *Sicherung, Liebe* und *Geborgenheit*. Auch der sich gesund entwickelnde Mensch reagiert auf Belastungen und Störungen (von innen oder außen) mit Symbolen aus dem Spektrum der Ernährung:

- Unangenehme Situationen verschlagen uns den Appetit.
- Es sitzt uns ein „Kloß" im Hals, oder es läuft uns etwas über die Leber, so daß die Galle hochkommt.
- Dinge bleiben im Magen liegen, oder sie schlagen auf den Magen.
- Jemand „reagiert sauer", einem anderen „dreht sich der Magen um" oder er/sie „frißt alles in sich hinein".

8.1.3 Soziokulturelle Faktoren

Lebensform, Verfügbarkeit von Nahrungsmitteln sowie kultische Einflüsse prägten (und prägen) das menschliche Eßverhalten. Das war immer schon so: Pfahlbauer hatten andere Eß- und Trinkgewohnheiten als Höhlenbewohner. Das ist heute nicht anders: Der Südländer pflegt eine andere Eßkultur als der Mensch im hohen Norden, der Bauer bevorzugt andere Gerichte als der Städter, der Alltagstisch hat eine andere Note als der Festtagstisch oder gar ein Hochzeitsmahl. Das

Mahl hat in ganz besonderem Maß symbolischen und religiösen Charakter. So lebt z. B. der gläubige Mensch auf das „ewige Hochzeitsmahl" hin und meint damit das Eins-Sein mit dem Göttlichen. Aber auch für den *profanen* Gebrauch hat die Bezeichnung „Mahl" einen anderen Klang als „Essen". Dies wiederum zeigt, daß Tischsitten, Eß- und Trinkgewohnheiten immer auch etwas mit dem menschlichen Zusammen- oder eben Nebeneinanderleben zu tun haben. Die **Entwicklung des Ernährungsverhaltens** in unserer zeitarmen und mobilen Epoche neigt immer mehr zu vorfabrizierter Nahrung. Die Schnellimbißecken haben Hochkonjunktur. Das gleiche gilt für die sog. Surrogatformen des Essens (Surrogat = Ersatz, Behelf), d. h., wir leben „als ob" und essen heute chinesisch, morgen indisch und am dritten Tag portugiesisch oder französisch. Dieser Trend zu kultureller Vielfältigkeit dient aber mehr den Restaurationsbetrieben als dem gesunden Eßverhalten. Wo solche fremdgesteuerten Angebote den Speisezettel beherrschen, gehen der gesunderhaltende Genußwert wie die kreative Initiative bei der eigenen Auseinandersetzung mit Essen und Trinken verloren.

8.1.4 Umgebungsfaktoren

Die **natürliche Lebenswelt** mit ihrem Angebot an Nahrung (ökologischer Aspekt) bildet ein Beziehungsgefüge, in dem die Nahrung des Menschen gesichert oder gefährdet ist. Hier stehen heute – wie nie vorher – Probleme an, die die Umwelt und die Natur betreffen: Bevölkerungssituation (Verteilung der Nahrung), Ausbeutung der Rohstoffquellen, Umweltverschmutzung.

Umweltschutz wird zum wichtigsten Faktor im Bereich der „Sicherung gesunder Ernährung" heute und für morgen. Dies ist eine Aufgabe, die über die Lebenssphäre des einzelnen hinaus alle Bereiche des öffentlichen Gesundheitswesens umspannt. Neben *Luftreinhaltungs*maßnahmen geht es um die *Wasserversorgung* (gesunde Gewässer), die *Energieversorgung* (umweltschonende Technik) und die *Landschaftsgestaltung* (biologische Anbaufläche und biotopische Lebensräume). Die Natur (Ökologie) ist auf den Menschen angewiesen, ohne ihn gibt es keine Kultur (Ökologieethik).

Der heutige Mensch muß vor allem lernen, daß nicht er im Mittelpunkt steht, sondern der *Kosmos als Ganzes*. Davon ist er ein Teil, ist Mikrokosmos im Makrokosmos. Nur ein solches Bewußtsein wird in den Bemühungen der „Welt- und Nahrungserhaltung" Früchte tragen.

8.2 Wahrnehmen und Beobachten von Eß- und Ernährungsverhalten

8.2.1 Ernährungszustand

Guter Ernährungszustand

Als normal sehen wir das an, was wir durch Gewohnheit, Erziehung und Werbebeeinflussung als gut bzw. schön empfinden. In unseren Breitengraden ist es der „schlanke Mensch", der als Idealbild des gesunden und schönen Menschen gilt. Ein Bild entspricht aber nie dem realen Menschen. Jeder Mensch ist ein *Individuum*, und das wirkt sich selbstverständlich auch auf die Körperform und zusammen mit den *Eßgewohnheiten* auch auf die Körperfülle aus. Dem Idealgewicht (so möchte ich sein) steht das Realgewicht (so bin ich) gegenüber. Dazwischen liegt (wohl für die meisten Menschen) das Normalgewicht, d. h. die jeweils entsprechende Norm: das Gewicht, das der Gesundheit dienlich ist. Damit ist ausgesagt, was der Indikator für die Gewichtsideale sein müßte. Dieser individuellen Situation versuchen neuere Berechnungsmethoden gerecht zu werden. Sie orientieren sich nicht mehr an starren Regeln, sondern setzen einen breiteren Standard, wie der **Quetelet-Index** (nach dem belgischen Mathematiker L. A. J. Quetelet, 1796 – 1874):

> Körpergewicht in Kilo, geteilt durch die Körpergröße in Metern im Quadrat.
> *Beispiel:* Bei einer Körpergröße von 170 cm und einem Gewicht von 65 kg lautet die Formel 65 : 2,89 = *22,5* [1,7 · 1,7 = 2,89]

Diese Berechnungsformel (auch unter dem Stichwort „Bodymass-" oder „Körpermassenindex" zu finden) entspricht neuesten wissenschaftlichen Erkenntnissen und weist im Vergleich zur alten Methode (Körperlänge in Zentimetern minus 100 cm = Normalgewicht; abzüglich 10 – 15 % = Idealgewicht) wesentliche Vorteile auf:

- Unterschiedliche Körpergrößen werden besser berücksichtigt.
- Bessere Korrelation mit dem Fettgewebsanteil.
- Als Normalgewicht gilt nicht nur eine starre Zahl, sondern ein *Zahlenbereich*. Unterschiedliche Einflüsse auf das Körpergewicht wie „schwere Knochen", Muskulatur usw. sind in diesem Bereich mit berücksichtigt.

Die errechnete Zahl bedeutet:
- unter 15 Magersucht,
- 15–18,9 Untergewicht,
- 19–24,9 *Normalgewicht**,
- 25–29,9 Übergewicht,
- 30–39,9 Fettsucht,
- über 40 extreme Fettsucht.

* Die Person im obigen Beispiel mit der errechneten Zahl von 22,5 ist also normalgewichtig. Das *Idealgewicht* liegt an der unteren Grenze des Normalgewichts.

Für die Berechnung bei *Kindern* und *Jugendlichen* gelten die Richtwerte in Tab. 8.**1**.

Tabelle 8.**1** Durchschnittliches Körpergewicht (in kg) des Menschen während der Wachstumsperioden

Alter	Männl.	Weibl.	Alter	Männl.	Weibl.
Neugeb.	3,2	2,9	**5 J.**	16,7	15,5
1 Mon.	3,5	3,2	**6 J.**	18,0	16,7
2 Mon.	4,1	4,0	**7 J.**	20,5	19,7
3 Mon.	4,8	4,8	**8 J.**	22,8	21,6
4 Mon.	5,7	5,4	**9 J.**	26,0	25,0
5 Mon.	5,9	5,8	**10 J.**	29,3	26,9
6 Mon.	6,8	6,4	**11 J.**	30,3	29,4
7 Mon.	7,0	6,8	**12 J.**	32,2	31,9
8 Mon.	7,2	7,0	**13 J.**	34,5	35,9
9 Mon.	7,6	7,4	**14 J.**	37,6	39,6
10 Mon.	8,3	7,5	**15 J.**	42,3	44,8
11 Mon.	8,4	7,6	**16 J.**	46,8	48,9
1 Jahr	9,5	9,0	**17 J.**	52,3	51,6
2 J.	10,5	10,1	**18 J.**	57,6	54,6
3 J.	13,2	12,5	**19 J.**	61,3	56,3
4 J.	15,1	14,2	**20 J.**	63,3	57,4

Abweichungen von der Norm

Abweichungen *nach oben/unten:*
Der **herabgesetzte** oder **reduzierte Ernährungszustand** zeigt sich an dem ungenügend vorhandenen subkutanen Fettpolster. Der Patient ist mager, müde, matt und wenig leistungsfähig. Das Gewicht ist zu tief.

Von **Kachexie** spricht man erst bei hochgradiger Abmagerung, bei der die Fettpolster ganz fehlen. Die Haut wird schlaff, faltig, die Wangenhaut fällt ein (Abb. 8.**3**). Folge mangelnder Ernährung sind Kräfteverfall, Abmagerung, Anfälligkeit für Infekte. Es können sog. Hungerödeme (Eiweißmangelödeme) und bei der Frau eine Amenorrhö auftreten.

Gewichtsabnahme ist Begleiterscheinung bei vielen Krankheiten: Infektionskrankheiten, Magen-Darm-Störungen, endokrine Funktionsstörungen sowie bei den sog. konsumierenden Krankheiten (Tuberkulose, Malignome). Wo sie psychisch bedingt ist, spricht man von Anorexie (S. 261).

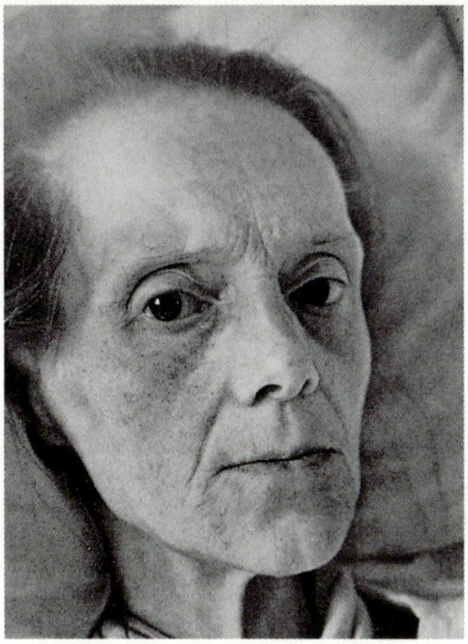

Abb. 8.**3** Hochgradige Kachexie (aus Hertl, M.: Der Gesichtsausdruck des Kranken. Thieme, Stuttgart 1993).

Gewichtszunahme ist meist eine Folge falscher Eßgewohnheiten und übermäßiger Nahrungszufuhr; neuerdings werden auch die Fettzellen dafür verantwortlich gemacht. Nur selten ist sie Zeichen einer eigentlichen Drüsenstörung. Es könnte sich aber um Wasseransammlung im Gewebe handeln (Ödem).

Die **Adipositas** oder **Fettleibigkeit** ist gekennzeichnet durch eine übergroße Menge an Fettgewebe, das im Körper gleichmäßig oder ungleichmäßig verteilt ist. Das gibt dem Gesicht eine gewisse Unbewegtheit, die jedoch auch im Gesamtverhalten feststellbar ist. Der Organismus ist übermäßig belastet, und es können organische Schäden wie Bluthochdruck, Stoffwechselstörungen u. a. auftreten.

Psychogene Eßstörungen

Es handelt sich um Störungen der Nahrungsaufnahme (Dysorexie) oder des Körpergewichts (Dysponderosis) ohne organische Ursache. Die Zustände bewegen sich in einem Kontinuum und gehen ineinander über (Abb. 8.**4**):
- extreme Magersucht durch Fasten bzw. mittels Abmagerungsdiät – *Anorexia nervosa*;

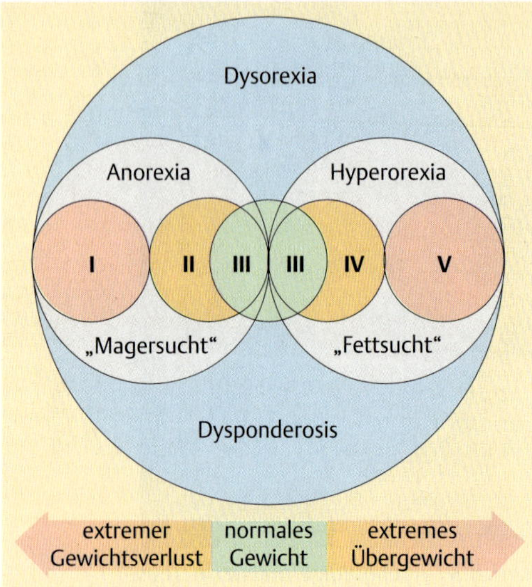

Abb. 8.**4** Psychogene Eßstörungen. Störungen der Nahrungsaufnahme (Dysorexie) oder des Körpergewichts (Dysponderosis) bewegen sich auf einem Kontinuum von I = extremer Magersucht durch Fasten, Diät; II = Magersucht mit Erbrechen, Abführen (bulimische Magersucht); III = Eß-Brech-Sucht (Bulimia nervosa) bei Normalgewicht; IV = latenter Adipositas („dünne Dicke“) bis hin zu V = extremer Fettsucht.

- Magersucht mit Erbrechen und Laxanzien-/Diuretikaabusus – *bulimische Magersucht*;
- *Bulimia nervosa* (Eß-Brech-Sucht), bei der exzessive, meist hochkalorische Nahrungsmengen in kürzester Zeit zugeführt und anschließend Maßnahmen ergriffen werden, das Körpergewicht in normalen Grenzen zu erhalten;
- *latente Adipositas* (Kummerspeck);
- *psychosomatische Adipositas (Fettsucht)* mit extremem Übergewicht.

Gewichtskontrolle

Gesunde Menschen halten ihr Gewicht relativ konstant. Die Schwankungen sind minimal (1–2 kg); gewichtsstabile Menschen brauchen eigentlich keine Waage, da ihr inneres Kontrollorgan das Mehr oder Weniger an Nahrungsmittelzufuhr bestimmt bzw. reguliert.

Bei *unstabilem Gewicht* und *Gewichtsproblemen* sind eine regelmäßige Kontrolle und das Anlegen eines Gewichtsprotokolls hilfreich, um das Sollgewicht nicht „aus den Augen zu verlieren“.

Bei **Kranken** gehört die Gewichtskontrolle zu den Routinemaßnahmen

- beim Eintritt ins Krankenhaus,
- vor Operationen (zur Berechnung der Anästhesiedosierung),
- bei Eßstörungen bzw. zur Verlaufskontrolle.

Die **Waage** muß zuverlässig sein (möglichst geeicht) und der Situation entsprechen. Außer der *Stehwaage* gibt es im Krankenhaus die

- *Sitzwaage:* fahrbarer und arretierbarer Stuhl mit Gewichtsbalken,
- *Bettwaage:* fahrbares Bettuntergestell mit eingebautem Kraftaufnehmer und Anzeiger,
- *Heberwaage* (Patientenheber S. 187).

Bei diesen Waagen ist zu beachten, daß sie nach Gebrauch (bei Bettwaagen vor Auffahrt des Bettes) auf Null gestellt werden.

Bedingungen für eine zweckmäßige Gewichtskontrolle:

- immer zur gleichen Zeit (morgens, nüchtern)
- auf der gleichen Waage
- mit der gleichen Kleidung (im Hemd, barfuß).

8.2.2 Hunger, Appetit, Durst

Die menschliche Sprache unterscheidet zwischen Hunger und Appetit. *Hunger* ist ein rein physiologisches Verlangen nach Nahrung. *Appetit* hingegen stammt vom Wort Appetenz und bedeutet im ursprünglichen Sinn Zuwendung, Offensein für etwas. Appetit ist stimmungsabhängig und im Gegensatz zu Hunger lustbetont.

Der **Appetitlose** hat die Freude und die Lust am Essen verloren, er sitzt z. B. lustlos vor seinen Speisen, stochert darin herum, ohne davon zu essen. Er äußert kaum einen Essenswunsch oder nur extreme und läßt dann das Gewünschte doch stehen. Der sehr bezeichnende *Gesichtsausdruck* kommt zustande, wenn man dem Kranken das Essen aufzwingen will: krause Stirn, zusammengekniffene Augen, gerader oder nach unten konkaver Mund mit unwillig vorgeschobener Unterlippe und hochgezogener Oberlippe.

Appetitstörungen beim Kind sind häufig verquickt mit frühkindlichen negativen Erfahrungen mit bestimmten Nahrungsmitteln. Meist bleibt etwas davon bis ins Erwachsenenleben hängen, es entstehen z. B. Aversionen (Ablehnung) gegen bestimmte Gemüse oder Fixierungen auf Lieblingsspeisen.

Vorlieben und **Abneigungen** beziehen sich auf den Geschmack. Wo sie nicht biographisch bedingt sind (der Bauer ißt nur, was er kennt!), sind sie oft Ausdruck des Körpers in seiner Bedürftigkeit. Beispiele: Fieberkranke lehnen kalorienreiche Nahrung ab, statt dessen verlangen sie nach salz- und mineralhaltigen Flüssigkeiten, was dem Bedürfnis des Organismus entspricht. Auch spezielle *Aversionen*, z. B. von Leber-Galle-Kranken gegenüber Fett, entsprechen dieser Selbstregulation. Der Körper weiß, was er braucht. Auch der Volksmund spricht davon: Schwangere Frauen bevorzugen saure Gurken, wer Kummer hat, ißt Schokolade, Sellerie regt an usw. Wissenschaftlich erwiesen sind solche Aussagen nicht. Die moderne Biochemie hat jedoch Stoffe nachweisen können, die psychisch wirken. Im Gespräch sind Endorphin, Serotonin, Adrenalin usw. (Geschmackssinn S. 956).

Das hellhörige Achten auf *Vorlieben* hilft uns, ein eventuell bestehendes Nährstoffdefizit zu entdecken, dies vor allem bei alten Menschen und bei Frauen während Veränderungen im Hormonhaushalt wie Schwangerschaft und Wechseljahre. Auch Jugendliche im Wachstumsalter entwickeln oft ein typisches Eßverhalten (Heißhunger, Lust nach Energieträgern).

Nahrungsverweigerung ist eine aktive Form von Appetitverlust. Sie kann eine unausgesprochene, vom Patienten vielleicht nicht einmal ganz bewußt wahrgenommene „Kriegserklärung" an das Leben, die bestehende Situation, bestimmte Menschen sein. Im Extremfall ist sie ein nicht bewußt werdender Suizidversuch.

Hungerstreik ist häufig Teil einer politischen oder ideellen Überzeugung, eine Demonstration gegen bestehende Normen, Gesetze oder Einrichtungen (demonstrativer Suizidversuch).

Hunger ist keine Krankheit. Er verschwindet bei richtiger Ernährung. Die Begriffe, die für die Kohlenhydrat-Stoffwechselstörung infolge Hungers stehen, sind dafür kennzeichnend: „Vagantendiabetes, Strohfeuerdiabetes".

Heißhunger (Akorie, Hyperorexie) ist Begleitsymptom bei bestimmten Stoffwechselkrankheiten (Diabetes mellitus, Überfunktion der Schilddrüse) im Stadium des Entgleistseins.

Durst als Regler für den Flüssigkeitshaushalt animiert den Menschen zum Trinken.

Der *Wasserbedarf* des Organismus wird beeinflußt durch die Außentemperatur, die Luftfeuchtigkeit, die Arbeitsleistung und die Art der aufgenommenen Kost (Salze!). *Vermehrter* Wasserbedarf besteht bei bestimmten Krankheiten, die mit Wasserverlust einhergehen: Fieber, Durchfall, Erbrechen.

Zeichen der Austrocknung = **Dehydratation** infolge mangelnder Flüssigkeitszufuhr und/oder vermehrten Verlustes sind schlaffe, rauhe, in Falten abhebbare Haut, trockene, rauhe Schleimhäute, Beeinträchtigung der Stimme, schließlich Bewußtseinstrübung, Apathie.

Der *Durstige* ist unruhig und erscheint gequält. Der Mund ist halb offen. Die Lippen und die wie suchend vorgestreckte Zunge sind trocken. Der Kiefer vollführt leere Kaubewegungen. Die Nase wird spitz, die Augen werden groß und haben einen matten Glanz. Bietet man dem Durstigen zu trinken an, wird der im Bewußtsein klare Kranke in hastigen Zügen trinken und dann, wenigstens für kurze Zeit, zufrieden und durch die Anstrengung des Trinkens ermüdet, zurücksinken.

Anschaulich beschrieben werden die Symptome des Durstes z. B. von Antoine de Saint-Exupéry in *Wind, Sand und Sterne.*

8.2.3 Schluck- und Verdauungsstörungen

Dysphagie = schmerzhaftes Schlucken ist ein Symptomenkomplex: Schluck- und Transportstörung, Druckgefühl und Schmerz hinter dem Sternum. Die häufigsten Ursachen sind Ösophagitis, Spasmen, Divertikel, gut- oder bösartige Tumoren und Lähmung der Kau- und Schluckmuskulatur. Im schweren Fall resultiert *Schluckunfähigkeit*.

Dyspepsie ist Ausdruck einer harmlosen Ernährungsstörung oder Begleiterscheinung bei organischen Erkrankungen des Gastrointestinaltrakts. Auch zu rasches Essen, ungenügendes Kauen, Essen während einer Gemütserregung, psychische Belastungen, starkes Rauchen führen zu mehr oder weniger ausgeprägten Verdauungsstörungen.

Die Zeichen der Verdauungsstörung können einzeln oder als Komplex auftreten:

- *Mundgeruch* und *Mundbeläge*.
- *Sodbrennen* ist ein vom Magen aufsteigendes brennendes Gefühl infolge Reflux von saurem oder gallehaltigem Magen- bzw. Duodenalsaft in den Ösophagus.
- *Aufstoßen* ist Ausdruck von Entweichen von Luft aus dem Magen. Der Grund kann im „Luftschlucken" (Aerophagie) liegen, oft ist eine psychische Ursache (man schlingt die Nahrung in sich hinein), seltener eine organische Erkrankung vorhanden.
- *Blähungen* sind übermäßige Gasansammlungen im Magen oder/und im Darm = *Magen-* oder *Darmflatulenz* oder *Meteorismus*. Die angesammelte Luft verursacht ein *Druck-* und *Völlegefühl* („Aufliegen", „Stechen"). Aufstoßen und/oder Windabgang werden als Erleichterung empfunden. Starke Blähungen sind Ausdruck vermehrter Gärungsprozesse durch Be-

hinderung der Darmpassage bei organischen und funktionellen Darmerkrankungen. In schweren Fällen kann es zu Angina-pectoris-ähnlichen Beschwerden infolge Zwerchfellhochstands kommen.

- *Übelkeit* ist Ausdruck einer Drucksteigerung, d.h. einer Spannung der Magenwände, des Duodenums oder des Ösophagus. Die Ursachen können ganz verschieden sein: Passagebehinderung, Aufblähung des Magens u.a. Übelkeit kann von allgemeinem Krankheitsgefühl begleitet sein: Schwäche, Schwindel, Kopfschmerzen, Schweißausbrüche, Brechreiz.
- *Erbrechen* kann Zeichen psychischer oder organischer Störung sein.

Verstopfung und *Durchfall* sind Ausscheidungsprobleme und auf S. 276 f. beschrieben.

Singultus (Schluckauf) ist verursacht durch plötzliche, oft rhythmische Kontraktionen des Zwerchfells (Zwerchfellkrampf), die willkürlich nicht beeinflußbar sind. Sie können scheinbar unmotiviert auftreten und innerhalb von Minuten wieder verschwinden. Die Ursache liegt in einer

- *Phrenikusreizung* (Störungen im Bereich des Mediastinums),
- *Vagusirritation* (Lungen-, Leber-, Darmerkrankungen) oder
- *zentralen Störung* (Hirnerkrankungen, Urämie), auch *Streß* löst *Singultus aus!*

Der *postoperative* Singultus ist meist vorübergehend und kann mit einfachen Mitteln behoben werden: Luftanhalten, Wassertrinken. Hält er an, wird der Arzt u.U. (bei liegender Magensonde) Magenspülung mit 10%iger warmer Natriumbicarbonatlösung, Einatmen von 10- bis 15%igem CO_2 oder Sedativa i.v. verordnen. Singultus kann Frühzeichen einer *Peritonitis* sein.

8.2.4 Erbrechen

Das Erbrechen ist ein wichtiger Schutzreflex, der unter Mithilfe der Bauchpresse sowie durch Kontraktionen der Speiseröhre und des Schlundes eine Entleerung von Mageninhalt durch den Mund hervorruft (Magenbewegungen sind nur in geringem Maße daran beteiligt). Der Reflex wird durch das im verlängerten Mark gelegene *Brechzentrum* gesteuert. Unterstützt wird dieses durch die danebenliegende Triggerzone, welche auf Toxine und Zerfallsprodukte, die z.B. beim Bestrahlen entstehen, reagiert → Brechreiz → Erbrechen.

Brechvorgang. Mageninhalt wird in die Speiseröhre gepreßt und mit Hilfe von Bauchpresse, Zwerchfelldruck und Ausatmungsbewegungen nach außen abgegeben.

Die *Ursachen* sind vielfältiger Natur:
- Folge eines gesunden Schutzreflexes, der uns zwingt, unverträgliche Nahrungsmittel herzugeben;
- Magendruckerhöhung infolge Überfüllung;
- Magen-Darm-Störungen und -Abflußbehinderungen;
- Reizung des Gehirns (zentrales Erbrechen) bei Hirndruckerhöhung, Schädel-Hirn-Traumen, Tumoren;
- Störung des Vestibularapparats – Reisekrankheit;
- hormonelles Erbrechen in der Schwangerschaft;
- forciertes Erbrechen durch Brechmittel oder manuelle Reizung (typisch bei Bulimiekrankheit und Anorexia nervosa).

Beobachtungskriterien

Beobachtet werden:

Zeitpunkt. Nüchtern, nach den Mahlzeiten, während der Schwangerschaft, bei Migräne, in Streßsituationen usw. Ein zusätzlicher Faktor ist die *Häufigkeit*: einmalig auftretend oder wiederholt.

Art und Weise. Würgend bei nervösem Erbrechen, im „hohen Bogen" bei Meningitis; verbunden mit großem Übelkeitsgefühl bei der See- und Reisekrankheit (infolge Reizung des Labyrinths) oder begleitet von Magen- und Darmschmerzen beim gastrischen Erbrechen, z.B. bei Vergiftung. Erbrechen „im Schwall" ist typisch bei Pylorusstenose.

Menge. Große Mengen werden gemessen, kleinere Mengen bezeichnet bzw. beschrieben als „Mundvoll", „eine Schale voll" usw.

Geruch. Erbrochenes ist meist säuerlich bis stark sauer. Bei tiefliegendem Darmverschluß kann Erbrochenes nach Stuhl riechen.

Beimengungen. Zu erwarten sind Schleim, Magensekret, eventuell mit Galle vermischt, es können auch unverdaute Nahrungsreste enthalten sein. *Blutbeimengungen* zeigen sich „kaffeesatzartig" bei Magenblutung (das Blut ist angedaut), frischrot bei Ösophagusblutung (unverdautes, verschlucktes Blut), bei großen Mengen entstehen Koagula. Bei Stuhlerbrechen (Darmverschluß) spricht man von *Miserere*.

Anhaltendes oder sehr *häufiges* Erbrechen führt zu Dehydratation, Elektrolytverschiebung, Entgleisung des Stoffwechselgleichgewichts sowie zu psychischer und physischer Erschöpfung. Es kann sich (z.B. bei Säuglingen, Kleinkindern, Geschwächten) rasch ein bedrohliches Zustandsbild entwickeln (Wasser-Elektrolyt-Zufuhr S. 254).

Hilfe beim Erbrechen

Da die Hilfeleistung und die Beobachtung ineinander übergehen, werden die *pflegerischen Maßnahmen* hier erwähnt:

- Schale hinhalten, Papiertaschentücher geben, Zahnprothese entfernen.
- Patient beruhigen, stützen, zu tiefem und ruhigem Atmen anhalten (Hände auf eine eventuelle Wunde halten).
- Lagerung nach Zustand, beim Aufsitzen helfen; Bewußtlose in Seiten- oder Kopftieflage bringen.
- Nach dem Erbrechen Mund spülen lassen, Patient (sich) waschen (lassen), frische Wäsche, Zimmer lüften, Schale und Papiertaschentücher in Griffnähe lassen.
- Nahrungs- und Flüssigkeitskarenz je nach Situation; Schwarztee wirkt beruhigend (darf, wenn kein absolutes Trinkverbot besteht, immer gegeben werden).
- Antiemetika nur nach Verordnung.
- Erbrechen und Erbrochenes (Menge und Aussehen) protokollieren.

8.3 Gesunde Ernährung

Die *Kultur der Lebensmittel*, die jeder gesunden Ernährung zugrunde liegt, befaßt sich mit dem „gebildeten Umgang mit Speise und Trank, der allein unsere *Lebensmittel* zu einem *Mittel zum Leben* macht" (Schipperges). So betrachtet, umfaßt die Sorge für eine gesunde Ernährung viele Lebenskreise: Arbeits- und Freizeitverhalten, Umgang mit Lebensmitteln und Genußmitteln, Eingebundensein in ein intaktes Sozialgefüge, d.h., es betrifft alle Bereiche der *Humanökologie* und darin Aspekte wie diese:

- *Allgemeine Versorgungslage.* Krisenzeiten, Umweltereignisse (Tschernobyl!) verstärken einerseits das Sicherheitsbedürfnis (Hamsterkäufe), andererseits sowohl berechtigte wie irrationale Ängste („alles ist verstrahlt, ich kann nichts mehr essen").
- *Gesellschaftlich-kultureller Stellenwert* der Ernährung, wie ethnologische Besonderheiten (Rösti, Knödel), religiös-kultische Bestimmungen (koschere Kost), Sozialstatus und Tischsitten (Bankett, Familientisch, „Fastfood").
- *Psychologische und soziale Faktoren.* Geschmack ist zwar zunächst ein „Ja-Nein-Gefühl" des einzelnen. Diese Orientierung ist heute aber weitgehend bestimmt durch *Werbung* und *Modetrends*. Große Konzerne der Lebensmittelindustrie beherrschen und verändern Appetitgefühle und Essensgewohnheiten, indem sie am Bedürfnis nach Emotionalität anknüpfen. Slogans wie „Kinder brauchen Gummibärchen" soll den Eltern vermitteln, daß ihr Kind Gummibärchen braucht, um sich entwickeln zu können. Ein anderer Trend liegt in der *Funktionalisierung*, wo das Essen zur „Funktionsnahrung" verkommt; im Extremfall könnte diese Nahrung als Pillen eingenommen werden, die an jeden Menschen unter Berücksichtigung seiner Belastungen und Symptome angepaßt werden (Versuche in Japan).

8.3.1 Aufbau einer gesunden Eßkultur

Essen ist Leben, Freude, Genießen.
Gesundes Essen ist längeres Leben, doppelte Freude, ungetrübter Genuß.

Weltweite Untersuchungen bestätigen, daß in den Industrienationen die größten Risiken für die menschliche Gesundheit bei der *Überernährung* oder *einseitigen Fehlernährung* liegen. Sie führen zu Übergewicht und hohem Blutfettgehalt, schließlich zur Todeskrankheit Nr. 1, der Herz-Kreislauf-Krankheit. Studien haben gezeigt, daß 49 % aller Todesfälle die Folge von *Herzkrankheiten* sind, gefolgt von Krebs mit 24 %, Unfällen mit 5 % und anderen mit 22 %. Diese Studien halten auch fest, was Hauptursache für die hohe Herz-Kreislauf-Sterblichkeitsrate ist: Wir essen zuviel, zu fett, zu zuckerhaltig (ein zusätzlicher Risikofaktor ist das Rauchen; S. 341 ff.).

Die **Regeln** für eine vernünftige und gesunde Ernährung sind dementsprechend auch sehr einleuchtend und einfach:

- In allem Maß halten! Mäßig leben aber heißt einfach leben.

- Eine gemischte Kost bevorzugen! Wenig Fleisch, dafür Obst und Gemüse, wenig Salz, ausreichend Vitamine!
- Sparsam umgehen mit Fett und Zucker, besonders maßvoll mit Alkohol!
- Achten auf den geregelten Rhythmus der Mahlzeiten! Alles hat seine Zeit, die Aufnahme der Nahrungsmittel wie die Verdauung (der geregelte Stuhlgang, der oft so wesentlich beiträgt zum Wohlbefinden).

Eine gesunde Eßkultur kann man *lernen*. Hilfreich könnten die folgenden Fragen sein:

- Was esse und trinke ich?
- Warum schmeckt es mir?
- Welchen gesundheitlichen Wert hat diese Ernährung?
- Wie werden meine Lebensmittel hergestellt und verarbeitet?
- Wieviel esse und trinke ich?
- Wann und wie häufig nehme ich etwas zu mir?
- Mit wem esse und trinke ich gemeinsam?
- Welchen Sinn und welchen Nutzen hat meine Ernährung heute gehabt?

8.3.2 Ernährungsberatung

Eine Ernährungsberatung, die Erfolg haben will, muß von der subjektiven Situation des einzelnen ausgehen, denn um „objektive Wahrheiten" annehmen zu können, bedarf es der Motivation, der Einsicht und der Bereitschaft zur Veränderung.

Eßverhalten, Eßgewohnheiten

Das **Eßverhalten** ist von vielen Faktoren beeinflußt. Die folgenden Überlegungen können als Basis für ein Beratungsgespräch empfohlen werden (Pudel 1991):

- Eßverhalten stabilisiert sich durch wiederkehrendes Auftreten (zeitlich).
- Eßverhalten ist individuell hochgradig situationsgebunden.
- Eßverhalten wird sicher durch innere Regulationsvorgänge mit gesteuert.
- Eßverhalten ist aber mehr als Nahrungsaufnahme, es ist ein ganz wichtiger Teil des menschlichen Sozialverhaltens, es ist darüber hinaus – identifizierbar an Geschmackserfahrungen – eine wiederkehrende Möglichkeit, positive Erinnerungen „zu schmecken".
- Der „gute Geschmack" kann zum vorherrschenden Motiv werden, wenngleich er in seiner Qualität kaum neutral im Sinne sensorischer Kriterien gefaßt werden kann.
- Eßverhalten ist psychosoziales Verhalten. Daher kann die Ernährungsberatung nicht nur die Nahrungsaufnahme des Menschen zum Gegenstand ihrer Beratung machen, sondern sie muß das individuelle psychosoziale Geschehen um das Essen herum mit ins Auge fassen.

Die **Eßgewohnheiten** zu verbessern ist das Ziel jeder Beratung. Häufig handelt es sich um *übergewichtige Personen* (Untergewicht S. 260 f.), die der Beratung bedürfen. Ihnen könnten die beiden folgenden Möglichkeiten zur Auswahl vorgelegt werden:

- *Eßgewohnheiten beibehalten* und für *mehr Bewegung* sorgen: Treppen steigen, Fahrrad und Füße benutzen statt das Auto. Sitzende Tätigkeit ergänzen durch regelmäßige sportliche Betätigung (mindestens dreimal wöchentlich) oder durch Gartenarbeit.
- *Eßgewohnheiten ändern*, die eingeschliffenen Eßgewohnheiten überdenken. Unkontrolliertes Essen vor allem von Süßigkeiten bekämpfen, nicht zwischendurch essen, keine Naschereien beim Fernsehen usw.

Für beide Methoden gilt: *Disziplin und Kontrolle.*

Da die meisten Menschen im Laufe der Jahre nur langsam zunehmen, fällt ihnen ein erhöhtes Körpergewicht oft erst spät auf. Es lohnt sich daher, jede (geringe) Gewichtszunahme kritisch zu beachten und rasch anzugehen. Die einzig absolut sichere Methode ist: *mehr Bewegung und weniger essen*, d. h., der Verbrauch durch Aktivität/Bewegung und die Zufuhr durch Essen und Trinken müssen sich die Waage halten. Die *Energiebilanz muß stimmen* (Abb. 8.**5**).

Vollwertnahrung

Bei einer vollwertigen Ernährung kommt es in erster Linie darauf an, *was* wir essen und trinken (Tab. 8.**2**). Die Gesellschaft für Ernährung empfiehlt, aus dem Ernährungskreis der Lebensmittel *jede* der sieben Produktgruppen zu berücksichtigen. Der Ernährungskreis teilt die Lebensmittel aufgrund gemeinsamer Eigenschaften in sieben Felder ein (Abb. 8.**6** S. 249):

- Milch und Milchprodukte,
- Fette, Öle,
- Gemüse,
- Fleisch, Fisch, Eier,
- Obst,
- Brot, Getreideprodukte, Kartoffeln,
- Getränke.

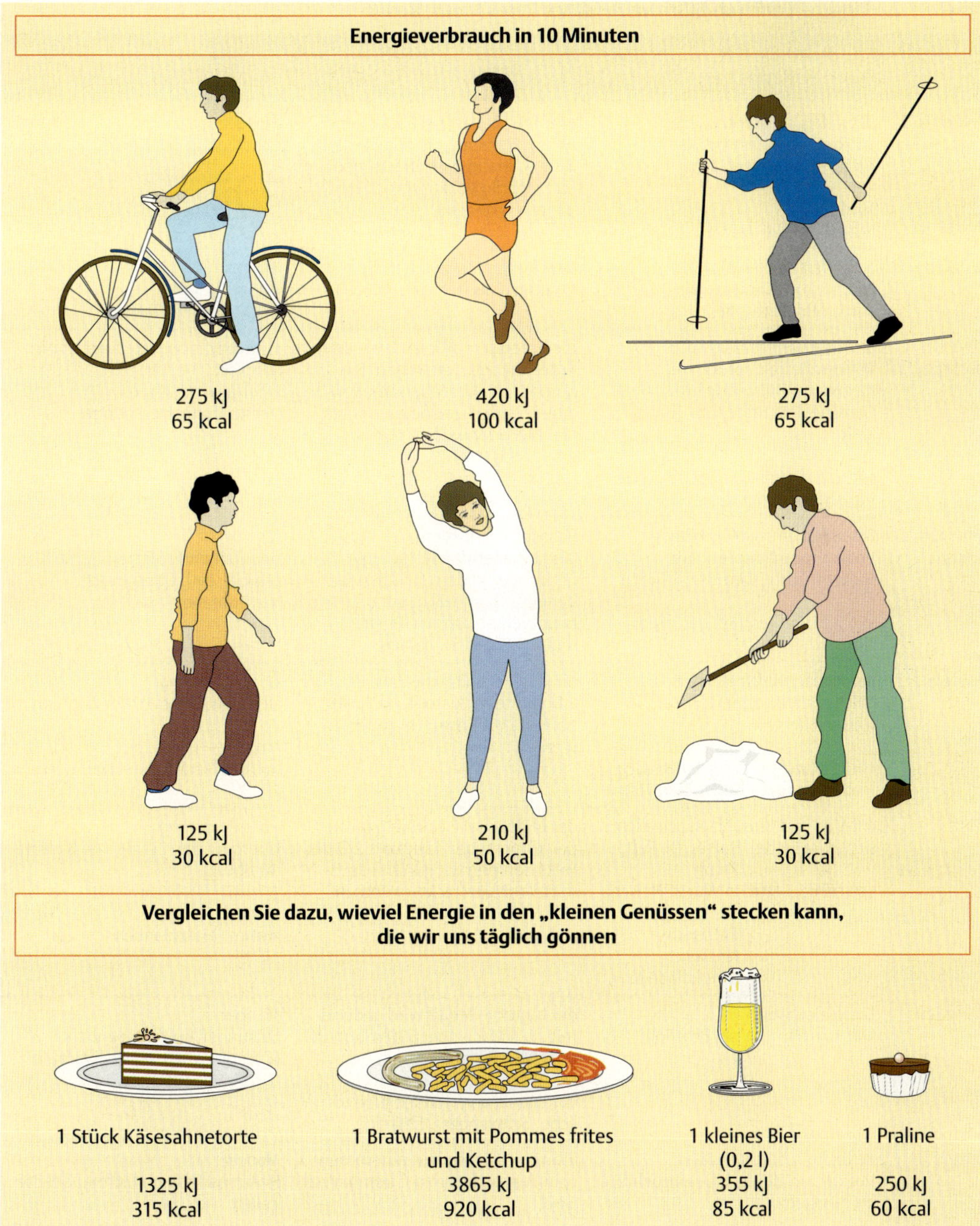
Energieverbrauch in 10 Minuten
275 kJ
65 kcal
420 kJ
100 kcal
275 kJ
65 kcal
125 kJ
30 kcal
210 kJ
50 kcal
125 kJ
30 kcal
Vergleichen Sie dazu, wieviel Energie in den „kleinen Genüssen" stecken kann, die wir uns täglich gönnen
1 Stück Käsesahnetorte
1325 kJ
315 kcal
1 Bratwurst mit Pommes frites und Ketchup
3865 kJ
920 kcal
1 kleines Bier (0,2 l)
355 kJ
85 kcal
1 Praline
250 kJ
60 kcal

Abb. 8.**5** Energiebilanz. Verbrauch und Zufuhr müssen sich die Waage halten.

Die vollwertige Ernährung enthält auch genügend Ballaststoffe.

Ballaststoffe sind pflanzliche Nahrungsfasern, vor allem Zellwände aus Holz und Zellstoff, aber auch lösliche pflanzliche Quellmittel wie Pectin, die bei der menschlichen Verdauung nicht oder nur teilweise abgebaut und vom Darm nicht aufgenommen werden. Diese Fasern nehmen aber Flüssigkeit und Gallensäure im Darm auf, quellen und bilden so den Kot. Je mehr Ballaststoffe wir

Tabelle 8.2 Tägliche Ernährung (Schweizerisches Rotes Kreuz, Bern)

Nährstoff	Wie decke ich meinen täglichen Bedarf?	Zusätzlich wissenswert	Mangel- bzw. Überversorgungserscheinungen
Vitamin B_1	*Besonders empfehlenswert:* Vollkorngetreideprodukte, Kartoffeln, Hülsenfrüchte *Mit Maß:* Nüsse, (Schweine-)Fleisch	erhöhter Bedarf bei Zucker- und Alkoholkonsum, die durchschnittliche Aufnahme ist ungenügend, da zu wenig Vollkornprodukte gegessen werden	*Mangel:* Schädigung des Nervensystems
Vitamin C	*Besonders empfehlenswert:* Früchte roh, Gemüse roh, Kartoffeln, Petersilie	Raucher benötigen mehr Vitamin C als Nichtraucher	*Mangel:* Appetitlosigkeit, Infektionsanfälligkeit
Kohlenhydrate	*Besonders empfehlenswert:* Vollkorngetreideprodukte, Kartoffeln, Hülsenfrüchte, Gemüse, Früchte, Milch, Joghurt, Kefir *Mit Maß und Vernunft zu genießen:* Weißmehlprodukte	die besonders empfehlenswerten Kohlenhydrate versorgen den Körper mit allen lebensnotwendigen Stoffen und beugen somit einer kalorienreichen Mangelernährung vor	*Überversorgung nur durch Zucker möglich:* Übergewicht, Karies, Verstopfung, Heißhunger
Nahrungsfasern	*Besonders empfehlenswert:* Vollkorngetreideprodukte, Hülsenfrüchte, Gemüse, Früchte *Mit Maß und Vernunft genießen:* Nüsse	Ballaststoffe fördern ein langanhaltendes Sättigungsgefühl, verhindern Heißhunger, beugen Übergewicht vor und sind hauptverantwortlich für einen regelmäßigen Stuhlgang	*Mangel:* ungenügende Sättigung, Heißhunger, evtl. Übergewicht, Verstopfung
Eiweiß	*Besonders empfehlenswert:* Milch, Quark, Joghurt, Käse, Hülsenfrüchte *Mit Maß und Vernunft zu genießen:* Fisch, Fleisch, Geflügel, Eier, Tofu	die durchschnittliche Eiweißaufnahme ist zu hoch, da zuviel tierische Lebensmittel gegessen werden	*Überversorgung:* Übergewicht, evtl. Verstopfung *Mangel:* kommt hierzulande nicht vor
Fett	*Mit Maß und Vernunft zu genießen:* sichtbare Fette: Butter, Öl, Fett, Rahm versteckte Fette: in Wurst, Fleisch, Eiern, Käse, Patisserie, Nüssen, Schokolade usw.	der Fettbedarf ist abhängig von der körperlichen Tätigkeit; 2/3 des Fetts nehmen wir durch Lebensmittel mit verstecktem Fett auf	*Überversorgung:* Übergewicht, Gefahr von Blutfetterhöhung *Mangel:* kommt hierzulande nicht vor
Calcium	*Empfehlenswert:* Milch, Joghurt, Käse, Brokkoli	der tägliche Bedarf wird gedeckt mit 1/2 l Milch oder 500 g Joghurt oder 50 g Käse *erhöhter Bedarf:* Kinder, Jugendliche, Schwangere, Stillende	*Mangel:* Störungen im Knochenbau (Osteoporose), Muskelkrämpfe
Eisen	*Besonders empfehlenswert:* Vollkornprodukte, Hülsenfrüchte, grünes Gemüse *Mit Maß und Vernunft zu genießen:* Nüsse, Sesamsamen, Sonnenblumenkerne, Fleisch, Eier	Eisen wird besser aufgenommen, wenn es mit Vitamin C kombiniert wird menstruierende Frauen haben einen höheren Eisenbedarf	*Mangel:* Blutarmut, Sauerstoffmangel der Zellen
Wasser	*Besonders empfehlenswert:* Naturwasser mit und ohne Kohlensäure, Tee *Mit Maß und Vernunft zu genießen:* Kaffee	wichtig: trinken Sie regelmäßig, auch wenn Sie keinen Durst haben!	*Mangel:* Verstopfung

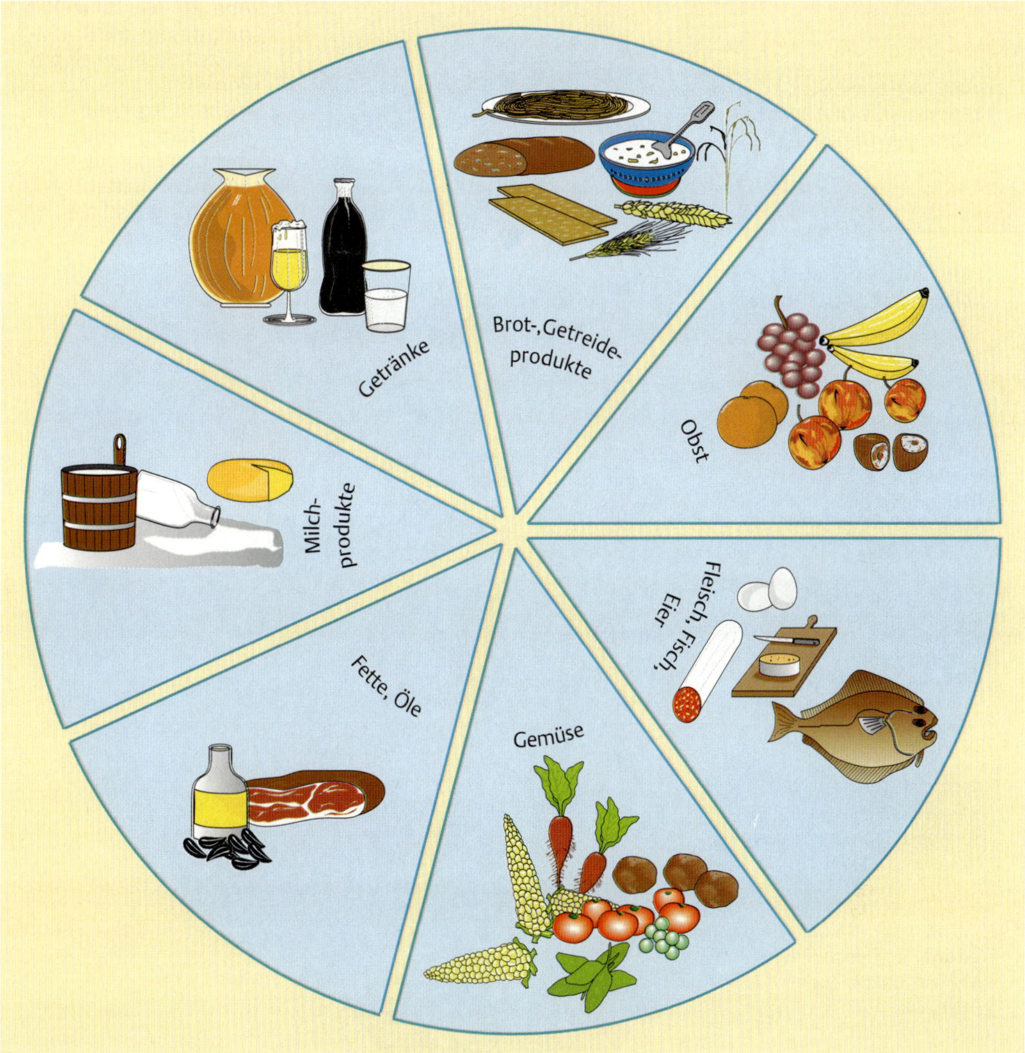

Abb. 8.**6** Der Ernährungskreis. Alles, was wir brauchen für eine vollwertige Ernährung.

essen, desto reichlicher und weicher wird der Kot. Genügend Ballaststoffe in der Nahrung erleichtern dem Darm die Arbeit.

Es hat sich gezeigt, daß durch eine genügende Ballaststoffeinnahme verschiedene Verdauungsstörungen (Darmkrämpfe, Blähungen, Verstopfung) vermieden werden können.

Die wichtigsten Ballaststoffträger sind in Abb. 8.**7** S. 250 zusammengestellt.

8.3.3 Ernährung und Lebensalter

Von besonderer Bedeutung ist die Ernährung bei Kindern und Jugendlichen im Wachstumsalter und bei älteren Menschen. Zu beachten ist:

Bei **Kindern und Jugendlichen** wird Eß- und Trinkverhalten eingeübt und geprägt: Übergewichtige Kinder werden mit größter Wahrscheinlichkeit zu fettleibigen Erwachsenen. Die Weichen zu *Fehlernährung* und Fettsucht werden sehr früh gestellt (Konsum von Süßigkeiten, „Hamburgern"). Umgekehrt können durch *gesunde Ernährung* in der Kindheit spätere Gesundheitsprobleme verhindert werden. Neueren For-

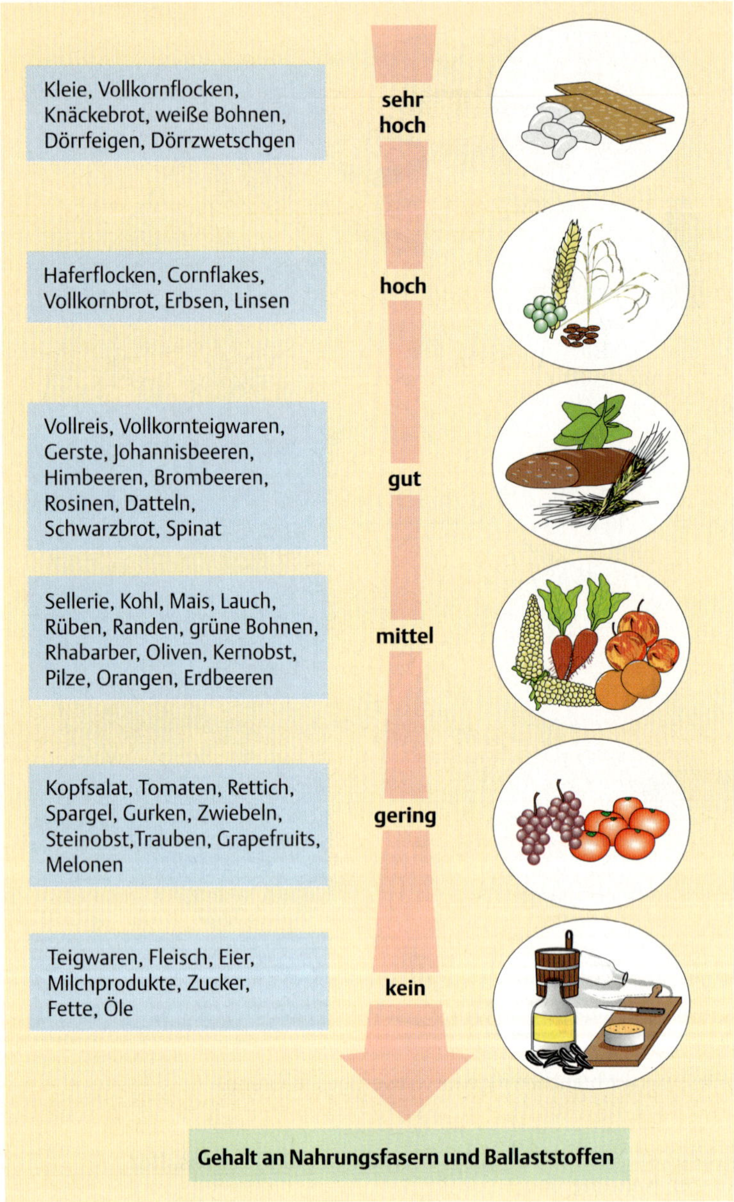
Kleie, Vollkornflocken, Knäckebrot, weiße Bohnen, Dörrfeigen, Dörrzwetschgen
sehr hoch
Haferflocken, Cornflakes, Vollkornbrot, Erbsen, Linsen
hoch
Vollreis, Vollkornteigwaren, Gerste, Johannisbeeren, Himbeeren, Brombeeren, Rosinen, Datteln, Schwarzbrot, Spinat
gut
Sellerie, Kohl, Mais, Lauch, Rüben, Randen, grüne Bohnen, Rhabarber, Oliven, Kernobst, Pilze, Orangen, Erdbeeren
mittel
Kopfsalat, Tomaten, Rettich, Spargel, Gurken, Zwiebeln, Steinobst,Trauben, Grapefruits, Melonen
gering
Teigwaren, Fleisch, Eier, Milchprodukte, Zucker, Fette, Öle
kein
Gehalt an Nahrungsfasern und Ballaststoffen

Abb. 8.**7** Gehalt an Nahrungsfasern und Ballaststoffen. Fasergehalt pro Portion:
mehr als 9 g = sehr hoch,
mehr als 5 g = hoch,
mehr als 2 g = gut,
unter 2 g = mittel.
Täglich wünschbare Menge = 40 g.

schungen zufolge (Jaeger, Bern) ist erwiesen, daß die Erhöhung der Calciumzufuhr bei präpubertären Kindern die Erhöhung der Knochenmasse nach sich zieht, wodurch einer späteren Osteoporose vorgebeugt werden kann.

Bei **älteren Menschen** läßt die Funktionsleistung des Verdauungstrakts allmählich nach, auch sinkt der Energieverbrauch infolge geringerer Aktivität. Daraus ergeben sich folgende Empfehlungen:

- *Reduzierung der Quantität.* Leichte Mahlzeiten (die Aufnahme von Fett auf mehrere Mahlzeiten verteilen), Kochsalzzufuhr verringern (entlastet das Herz-Kreislauf-System), Alkohol nur in mäßigen Mengen und nur zur Unterstützung der Verdauung bei den Mahlzeiten.
- *Flüssigkeitszufuhr* beachten. Der alte Mensch trinkt meist zuwenig. Flüssigkeitsmangel im Organismus kann zu schwerwiegenden Problemen führen: Ausscheidungsstörungen, un-

genügende Durchblutung des Gehirns mit Unfallneigung (vor allem im Sommer zu beachten!) usw.

8.3.4 Heilwirkung des Fastens

Essen und *Nichtessen* sind wie Wachen und Schlafen zwei Pole des einen Lebens. Essen am Tag und Fasten in der Nacht gehören so selbstverständlich zum Lebensrhythmus, daß wir uns kaum darüber Gedanken machen. Nur wenn wir am Abend spät gegessen haben, fällt uns auf, daß am Morgen der Appetit fehlt. Ein Zeichen dafür, daß für den Körper die „notwendige Fastenzeit" noch nicht beendet ist, sie wurde verschoben. Nicht umsonst nennt der Engländer das Frühstück „breakfast" = Fastenbrecher. Wer in der Nacht nicht gefastet hat, braucht eigentlich kein Frühstück. Die ideale *nächtliche Fastenzeit* beträgt 10 – 12 Stunden. In dieser Zeit ist der Stoffwechsel besonders aktiv. Die dafür notwendigen Energien holt der Körper aus seinen Depots.

Fasten und Kranksein

Dazu H. Lützner (1993):

■ „Auch der Kranke braucht Zeiten des Fastens. Wir können das bei Mensch und Tier beobachten. Das fiebernde Kind lehnt Nahrung ab und verlangt nur nach frischen Säften. Der kranke Hund verkriecht sich in seine Hütte und frißt tagelang nichts. Kranke Lebewesen also tun instinktiv das Richtige: *Sie fasten.*

Der kranke Organismus braucht zur Gesundung Zeit und Kraft für sich selbst. Die notwendige Energie für die Wiederherstellung kranker und die Neubildung gesunder Zellen gewinnt er aus seinen körpereigenen Nahrungsdepots. Indem er fastet, spart er sich die Verdauungsarbeit, die 30 % des gesamten Energieaufwands beansprucht, und nutzt die freiwerdende Energie für die Heilarbeit. Dieses instinktive Fasten im Fieber oder bei manchen anderen Krankheiten ist eine großartige Selbsthilfe der Natur. Wir wissen genau, daß Fieber und Fasten für jeden sonst gesunden Menschen hochwirksame Heilungshilfen sind:

- Sie haben eine starke Zerstörungskraft für eingedrungene Bakterien.
- Sie hemmen die Ausbreitung und das Wachstum von Viren.
- Sie erhöhen die Abwehrkraft des Blutes und der Zellen.
- Sie steigern die Ausscheidung von Gift- und Krankheitsstoffen." ■

Fasten und Gesunderhaltung

In allen alten Hochkulturen und Religionen hat das Fasten einen hohen Stellenwert. Nach einer Zeit der Überernährung wird dem heutigen Menschen die heilsame Wirkung des Fastens wieder bewußt. *Heilfastenkuren* werden zur Schonung, Entschlackung und Entgiftung empfohlen. Wer eine Zeit des Fastens auf sich nimmt, erfährt auch, daß seine Genußfähigkeit ansteigt. Nach der Fastenzeit sind seine Sinne geschärft. Nicht nur, daß auch das einfache Essen zum höchsten Genuß wird, er sieht auch besser, kann intensiver hören usw. Schipperges (1988) beschreibt die *Motivation* und *Indikation* solcher Fastenkuren wie folgt:

- *Medizinisch* gesehen bewirkt das Fasten eine Entlastung des Kreislaufs und der Verdauungsorgane.
- *Diätetisch* gesehen kommt es zu einer Rücknahme des Übergewichts und dabei in der Regel auch zu einer gewünschten „Entschlackung".
- *Ästhetisch* gesehen fallen die verschiedenen Gesichtspunkte ins Auge, man denke nur an das modische „Schlank ist beautiful"!
- *Religiös* gesehen stehen die traditionellen Exerzitien mit ihren Übungen der Buße und einer allgemeinen Verzichtshaltung im Vordergrund.

> Noch wichtiger als *Radikalfastenkuren* von Zeit zu Zeit ist die *Mäßigung im Alltag.*

Sonderdiäten im Sinne eines Teilfastens tragen bei kurmäßiger Anwendung – am wirksamsten im Frühjahr und Herbst – besonders dann zur Festigung und Erhaltung der Gesundheit bei, wenn Übergewicht, Störungen der biologischen Grundfunktionen oder Organschwächen vorliegen. Das *totale Fasten* als „Nulldiät", als „kohlenhydratsubstituiertes Saftfasten", etwa nach Buchinger-Lützner, oder als „Molkenkur" mit Protein- und Kohlenhydratsubstitution mit den Zielen einer umfassenden Gewichtsreduktion und Umstimmung des Stoffwechsels ist Aufgabe von Kliniken und Sanatorien unter ärztlicher Leitung und wird mit unterstützenden Maßnahmen, vor allem Bewegungstherapie, kombiniert.

8.3.5 Umgehen mit Alkohol

Als kulinarisches Genußmittel in kleinen Mengen ist Alkohol nicht schädlich. Aber es stimmt nicht, daß er notwendig ist, um Gemütlichkeit, Fröhlichkeit und gute Laune zu schaffen. Alkohol in kleinen Mengen kann für viele ein Lebenselixier sein (als Göttertrunk wurde er ja schon in alten Zeiten besungen). Er wird erst dann zum Feind, wenn aus dem „gelegentlichen oder täglichen Gläschen" eine Gewohnheit geworden ist. Der Übergang zum *Alkoholabusus* ist fließend. Alkohol als Hilfsmittel zur Erzeugung von Wohlbefinden schafft zwar vorübergehend ein Leichtigkeitsgefühl, beseitigt Hemmungen und erleichtert Kontakte, birgt aber gleichzeitig die Gefahr der Enthemmtheit bis Unzurechnungsfähigkeit. Wird ein Mensch davon abhängig, hat die Sucht begonnen. Der Alkohol wird zum Problem.

Der Alkoholiker im fortgeschrittenen Stadium ist psychisch und körperlich krank. Ohne *Entziehungskur* wird der geistig-seelische und körperliche Zerfall unumgänglich (Delirium tremens, Leberzirrhose, Fettleber). Dazu kommt die soziale Problematik.

Vorbeugen ist besser als heilen, d. h. wenig oder keinen (bzw. kontrolliert) Alkohol trinken. *Ratschläge* für von der Sucht bereits Betroffene oder deren Angehörige geben die *Beratungs- und Fürsorgedienste für Alkoholgefährdete* und die *Abstinenzorganisationen:* Blaues Kreuz, Selbsthilfegruppen der Anonymen Alkoholiker = AA (unter AA im Telefonbuch auffindbar) u. a. Mehr zum Thema Sucht S. 643 f.

8.4 Pflegeprozeß: essen und trinken

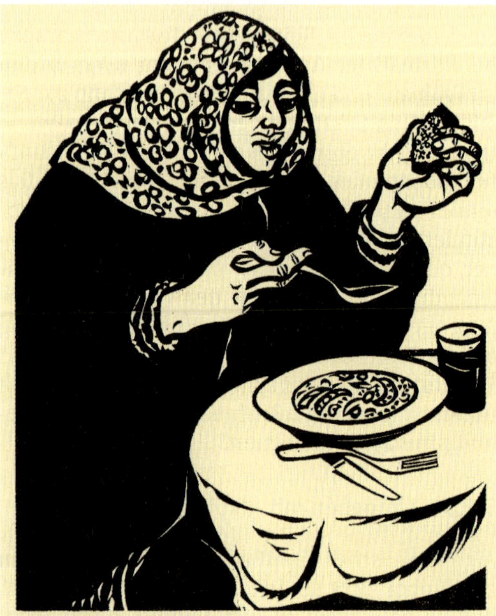

Die Daseinsfreudige

8.4.1 Situationseinschätzung

Die ATL „essen und trinken" bzw. die Befriedigung des Grundbedürfnisses *Ernährung* umfaßt den Ernährungsprozeß in seiner ganzen Breite: von der Überlegung, was gegessen werden soll (wieviel, was, wo ...), dem Einkaufen, dem Zubereiten der Nahrung, dem Essen an sich (Beißen, Kauen, Schlucken) bis hin zum Verdauen und Resorbieren (Sicheinverleiben der Nutzstoffe) und zum Ausscheiden des Unverdaulichen.

Alle diese Bereiche müssen bei der Situationseinschätzung mitberücksichtigt werden. Sie betreffen die

- *primäre Prävention:* die Gesundheitsbildung und -förderung insbesondere bezüglich Eßverhalten, Eßgewohnheiten;
- *sekundäre Prävention* – das Risikoverhalten und eventuell zu erwartende Gefahrenquellen sind zu analysieren, um entsprechende Pflegeschritte ableiten zu können;
- *tertiäre Prävention* – unterstützen und Hilfe leisten dort, wo Störungen aufgetreten sind, wo Beeinträchtigungen infolge Therapie zu erwarten sind (künstliche Ernährung, Nahrungskarenz usw.) oder wo Umstellungsprobleme das Wohlbefinden des Kranken zusätzlich belasten: Veränderung der Kostform, institutionelle Beeinträchtigungen wie ungewohnte Essenszeiten, das Fehlen der Familiengemeinschaft usw.

In diesem Zusammenhang ist auch an *„die Fremden"* zu denken. Sie kommen aus uns fremden Kulturen mit fremden Eßgewohnheiten, oder sie stammen aus anderen Sozialschichten, gehören einer anderen Generation an. Der einzelne ist durch sein Gewordensein geprägt und ist nicht in jedem Fall bereit, dies zu verändern.

Eine *Checkliste* (S. 253) kann als Hilfe zur Situationseinschätzung und als Ausgangspunkt zur individuellen Pflegeplanung dienen.

Zur **Erfassung der Ernährungssituation** reicht diese Checkliste jedoch nicht aus. E. J. Deutekom (Maastricht) empfiehlt dafür die Entwicklung eines eigentlichen *Meßinstruments*, ähnlich der *Norton-Skala* (wie sie für die Einschätzung des Dekubitusrisikos entwickelt wurde, S. 160 f.).

Neben den dort erwähnten *allgemeinen Kriterien* zum psychischen und physischen Zustand des Patienten (die für alle Pflegeprobleme relevant sind) müßten ernährungsspezifische Fragen die dekubitusspezifischen ersetzen.

Ernährungsspezifische Kriterien sind z. B. Aktivität beim Essen, also der Grad der Einschränkung, Appetit und aktueller Gewichtsverlust bzw.

Checkliste: essen und trinken

☐ Ernährung ☐ Essen ☐ Trinken ☐ Eßgewohnheiten

Die folgenden Fragen dienen exemplarisch der Situationseinschätzung

☐ Die Eß- und Trinkgewohnheiten und kulturbedingte Eßsitten sind bekannt
☐ Änderungen (Einschränkungen) der Ernährungs- und Trinkmenge sind bekannt. Die Diätassistentin ist für notwendige Informationsgespräche bestellt
☐ Die Situation des Kranken und die angebotene Ernährung entsprechen sich; eventuelle Eß- oder Ernährungsprobleme sind bekannt
☐ Die Hilfe beim Essen ist angepaßt (so viel als nötig, so wenig wie möglich)
☐ Wünsche für die Mahlzeiten können geäußert werden
☐ Bei Ausfall der Nahrungsaufnahme durch den Magen-Darm-Trakt ist die Mundtoilette gewährleistet, die Kautätigkeit wird (wenn nötig) angeregt
☐ Die Wirkung/Auswirkung der Diät wird wahrgenommen durch den Kranken selbst und durch uns. Er ist für die Mitarbeit motiviert
☐ Vor der Nahrungsaufnahme wird, wo nötig, für Schmerzfreiheit gesorgt
☐ Das äußere Milieu wirkt „appetitanregend" (Zimmer gelüftet, aufgeräumt, die Lagerung ist angepaßt usw.)
☐ Kostform und Gebißaktivität stimmen überein
☐ Angehörige und Freunde wissen, ob Nahrungsmittel/Getränke mitgebracht werden dürfen (oder nicht)
☐ Gesundheitserziehung (Qualität und Quantität der Nahrung, Lebensgewohnheiten) wird in die Pflegeplanung integriert
☐ ...
☐ ...

Ernährungszustand. Mit der Vierpunkteskala von Deutekom (Tab. 8.**3**) haben wir ein brauchbares Einschätzungs- und Verlaufskontrollinstrument.

Beispiel. Ein ernsthaft erkrankter Patient ist regelmäßig verwirrt. Er braucht Hilfe beim Essen, sein Appetit ist nur mäßig. Er hat einen Gewichtsverlust von über 20 %.

Nach der Skala erreicht dieser Patient eine Punktzahl von 4 + 3 + 3 + 3 + 4 = 17.

Daraus folgt, daß der Patient ein hohes Risiko hat, ernsthafte Ernährungsprobleme zu bekommen, wenn für die Ernährung nicht intensiv pflegerisch gesorgt wird. Insbesondere sein Ernährungszustand ist gefährdet.

Zur Bearbeitung der gewonnenen Informationen schlägt Deutekom die folgenden vier Kardinalfragen vor = **Beurteilung der Pflege:**

- Bekommt der Patient die richtige Ernährung? Entspricht sie seinen Bedürfnissen, Gewohnheiten (Vegetarier, rituelle Kostansprüche usw.)?
- Braucht er Hilfe beim Essen? Wenn ja, welche, durch wen, wieviel?
- Ißt der Patient (im Hinblick auf seine körperliche Verfassung) hinreichend? Welche Portionen ist er von zu Hause gewohnt? Wie aß er vor der Erkrankung? Bestehen körperliche oder seelische Faktoren, die einen erhöhten Eiweiß- oder Energiebedarf verlangen?
- Fühlt sich der Patient wohl vor, während und nach dem Essen? Kann er das Essen genießen? Wie ist die Bekömmlichkeit? Bestehen Vorlieben, Aversionen? Hat er Schmerzen (die das Essen behindern) oder ein Völlegefühl, Blähungen, Übelkeit, Obstipation?

Tabelle 8.**3** Gefährdungsskala bei Ernährungsproblemen (aus Deutekom, E. J.: Dtsch. Krankenpfl.-Z. 1989, H. 12)

Allgemeine körperliche Verfassung	Allgemeine seelische Verfassung	Aktivitätseinschränkung beim Essen*	Appetit	Aktueller Gewichtsverlust**
1 gut	1 gut	1 keine	1 gut	1 kein
2 befriedigend	2 apathisch	2 geringe	2 befriedigend	2 wenig
3 reduziert	3 verwirrt	3 starke	3 mäßig	3 mäßig
4 schlecht	4 komatös	4 völlige	4 schlecht	4 hoch

* ohne Hilfe essen, beißen, kauen, schlucken können
** Angabe z. B. in Gewichtsprozenten

8.4.2 Standardisierter Pflegeplan

Die Beantwortung der oben gestellten Fragen bzw. deren Resultat bestimmt die *Hilfestellung und Unterstützung*. Wo nur kleine Ernährungsrisiken bestehen, reicht oft ein klärendes Gespräch oder der Einsatz von entsprechenden Hilfsmitteln. Bei einem größeren Risiko ist es u.U. sinnvoll, eine Ernährungsberaterin mit einzubeziehen.

Ausformulierte Pflegestandards sind eine große Hilfe sowohl zur Einschätzung der Situation als auch zur Qualitätsbeurteilung. Ein Beispiel *Unterstützen beim Essen und Trinken* finden Sie in Kap. 4 (S. 70). Die so formulierten **Ziele** und **Kriterien** sind die Grundlage für die **individuelle Pflegeplanung** *mit* dem Patienten unter Berücksichtigung seiner Situation (Gesundheitsprobleme, Krankheitssymptome).

Pflegemaßnahmen

8.5 Krankenkost

Die Krankenkost ist eine Kost für den Kranken in seiner individuellen Situation und nicht einfach eine Schonkost. Unter Schonkost verstehen viele noch immer eine „fast immer gleich bleibende, ungewürzte, möglichst weichgekochte oder gar breiige Kost". Dadurch bringen wir aber die kranken und/oder alten Menschen um die Abwechslung und die Herausforderung, sich mit dem Essen auseinanderzusetzen. Mit dem Beißen und Kauen nehmen wir ihnen auch den Genuß und die Lust am Essen. Eine schon bestehende Appetitlosigkeit nimmt dadurch noch zu.

Das einzige **Kriterium**, das eine Schonkost rechtfertigt (immer vorausgesetzt, es liegt keine medizinische Indikation vor, d.h. keine Arztverordnung), ist die *Bekömmlichkeit* bzw. die *Unbekömmlichkeit*. Das heißt, wir müssen herausfinden, *was* der Patient braucht und **was ihm gut tut**. Wir können ihn bei der Kostauswahl beraten, können ihm Vorschläge machen, können seine Motivation, etwas Neues auszuprobieren, unterstützen, die Lust am Essen anregen usw.

Eine **spezielle Ernährung** ist angezeigt
- aus therapeutischen Gründen (bei Diabetes mellitus, Stoffwechselerkrankungen);
- aus Gründen, die aus dem Befinden erwachsen. Dazu im folgenden *zwei Beispiele*:

Ernährung bei Darmaffektionen und Durchfall

Infektionen des Magen-Darm-Trakts brauchen keine spezielle Darmschonkost. Es ist lediglich die Nahrungsaufnahme den Bedürfnissen des Kranken anzupassen. Generell gilt (wie eigentlich bei jeder Kost): Speisen und Getränke, die der Kranke mag, auf die er Appetit hat, sind ihm auch bekömmlich. Bei Störungen des Magen-Darm-Trakts sind lediglich blähende und fette Speisen ungünstig. Da der Kranke bei *Durchfall* viel Flüssigkeit verliert und damit auch Elektrolyte, wie Natrium und Kalium, sollen diese Verluste ausgeglichen werden. Als typischer Ausgleich gelten
- GES-45-Lösung (Glucose-Elektrolyte-Solution),
- Humana-Elektrolyte-Lösung (hat Bananengeschmack),
- Drittellösung: je 1 Drittel Mineralwasser, leichten Schwarztee, Orangensaft mit 1 TL Kochsalz (auf 1 l), bei Kindern süßen mit 1 EL Traubenzucker.

Für den *Nahrungsaufbau eignen sich* feingeraffelte rohe Äpfel, ungezuckerte Bananenmüsli, Zwieback, Schleimsuppe und Bouillon, Karottensuppe, gegrilltes Fleisch, Reis usw.

8.5.1 Diät und Ernährungsberatung

Unter Diät versteht man eine besondere Kostform, die der gestörten Funktion eines Organs Rechnung trägt = *therapeutische Kost*. Eine vorübergehende Einschränkung (z.B. postoperativ) schafft meist keine großen Probleme. Anders ist es bei einer Diät, die der Patient über längere Zeit (z.B. Reduktionsdiät bei Übergewicht) oder sogar ein Leben lang einhalten muß.

Die drei wichtigsten betroffenen Krankheitsgruppen sind:

- chronische Stoffwechselstörungen (z. B. Diabetes mellitus),
- Malabsorptionen und Maldigestionen (Zöliakie/Sprue, Morbus Crohn),
- chronische Nierenerkrankungen (chronische Niereninsuffizienz).

Die **Ernährungsberatung** muß in bestimmten Fällen gezielt in die Pflegeplanung einbezogen werden. Sie ist unabdingbar dort, wo mit dem Patienten Wege für eine bestmögliche Anpassung (Copingstrategien S. 700 f.) gesucht werden müssen. Grundsätzlich sind dabei vier Phasen zu berücksichtigen:

- Phase des *Orientierens*. Hier geht es um die Information über die ernährungswissenschaftlichen Erkenntnisse und um die Möglichkeit zur Lösung des Problems.
- Phase der *Identifikation*. Der Patient lernt, die notwendigen Einschränkungen zu verstehen und auf die angebotenen Richtlinien zu reagieren.
- Phase der *Nutzung*. Der Patient kann die angebotenen Strategien für sich umsetzen.
- Phase der *Autonomie*. Der Patient kann selbständig und unbeaufsichtigt mit seiner neuen Situation zurechtkommen.

8.5.2 Tee und Teezubereitung

Tee ist die „Königin der Getränke"! Gesunden ist Tee ebenso bekömmlich wie Kranken. Er gilt seit Jahrhunderten als ein für Körper und Geist heilsames, das Gemüt klärendes und damit zur Besinnlichkeit anregendes Getränk. Schon die alten Weisen und Mönche, besonders in der asiatischen Kultur, bevorzugten den Tee „als Elixier der Stille". Aus diesem Kulturbereich ist uns auch die Teezeremonie überliefert. Das Sitzen im Teehaus ist fast so etwas wie eine Therapie; in Phasen der Ermüdung beschert es Erquickung und Klarheit. Kein Wunder, daß der Teegenuß ritualisiert wurde.

Zum *Vorbereiten und Genießen* des Tees zwei asiatische Texte:

- Bereite den Tee mit Wasser, geschöpft aus des Herzens Tiefe, dessen Grund unermeßlich ist. Dann wird er wahres Chan-no-yù (Wohlbefinden) heißen (Rikyu).
- Um das Leben zu pflegen, ist der Tee ein wahrer Heiltrank; ein Geheimmittel, das Leben zu verlängern (Eisai).

Wie profan wirken da unsere Teebeutel! Viele fangen wieder an, den Tee selber aufzubereiten. Sie wissen, daß das liebevolle Vorbereiten eine positive Wirkung hat. Vor allem aber können wir wieder lernen, den Tee genüßlich zu trinken (eigentlich zu schlürfen in kleinen Schlucken), damit er seine volle Wirkung entfalten kann. Versuchen Sie doch einmal in diesem Sinn eine Teestunde mit Patienten zu gestalten.

Über die *wichtigsten Teesorten* gibt Tab. 8.**4**, über die *Zubereitung* (bei Verzicht auf die Teebeutel) außerdem der folgende Abschnitt einige Informationen.

Heilpflanzentee. Die Wirkung eines Tees mit mehreren Wirkstoffen besteht in der Mobilisierung körpereigener Abwehrkräfte. Teemischungen eignen sich deshalb zur Prävention und als begleitende Therapie bei Erkrankungen.

Dosierung. Als durchschnittlich richtige Dosierung für einen wirksamen Kräutertee als Genuß- oder Medizinaltee gilt: pro Tasse ein Teelöffel oder die Menge, die wir mit zwei Fingern fassen können. Bei Kräutertees geht es darum, mit dem Lösungsmittel Wasser möglichst alle Wirkstoffe zu extrahieren.

Zubereitung. Je nach Beschaffenheit der Bestandteile (Wurzeln, Blätter, Blüten) ist die Zubereitungsart unterschiedlich:

- Mit *kochendem Wasser übergießen* und 5–10 Minuten ziehen lassen, dann abseihen. Dies gilt für Wirkstoffe mit einem hohen Gehalt an ätherischen Ölen, die sich bei Hitze schnell verflüchtigen. Ob die Teesorte zu dieser Gruppe gehört, läßt sich beim Zerreiben zwischen zwei Fingern prüfen: Entwickelt sich dabei ein merkbarer Geruch, handelt es sich um die ätherischen Öle. Beim Kochen würden diese mit dem Wasserdampf entweichen (z. B. Melisse, Lavendelblüten, Pfefferminz, Verveine).
- *Kurz* (1–3 Minuten) *aufkochen* und 5 Minuten ziehen lassen, dann abseihen. Dies gilt für zähere Pflanzenbestandteile (z. B. Birkenblätter, Himbeerblätter).
- *Kalt ansetzen* (einige Stunden oder über Nacht), dann einige Minuten *leicht kochen*, 5 Minuten ziehen lassen und abseihen. Dies gilt für sehr zähe Kräutermischungen wie Hölzer, Wurzeln, fleischige Früchte mit harten Samen (z. B. Hagebutten mit Samen, Süßholz).
- *Kalt ansetzen* (einige Stunden), dann abseihen und *schluckweise* trinken. Dies gilt für Bestandteile, bei welchen wir die Schleimstoffe als mildes Abführmittel lösen wollen (z. B. Leinsamen).

Tee und Zucker. Für die Wirkung des Tees ist Süßen nicht erforderlich, gelegentlich jedoch für den Geschmack. Empfehlenswert ist Süßen mit Rohrzucker oder Honig (unbedingt bei Husten-

Tabelle 8.**4** Teesorten und ihre Anwendung

Arten	Anwendung	Zubereitung	Wirkstoffe
Schwarztee	stimulierend stopfend	übergießen, nicht kochen längere Zeit ziehen lassen ohne Zucker trinken	
Zinnkraut	diuretisch wirkender Tee, desinfiziert die Harnwege	übergießen, ziehen lassen	
Fenchel	regt die Darmperistaltik an, leicht diuretisch, hustenlösend	kalt aufsetzen und zum Sieden bringen	ätherische Öle
Hagebutten	hauptsächlich als gutschmeckendes Getränk (heute gebrauchsfertig, als Einmalportion zum Übergießen erhältlich)	kalt aufsetzen und kochen (gilt für die gedörrten Früchte)	Vitamin C und Zitronensäure, Zucker
Kamille	krampflösende Wirkung bei Magen-Darm-Krämpfen (auch äußere Anwendung mit leicht desinfizierender Wirkung)	anbrühen	ätherische Öle
Lindenblüten	fiebersenkende Wirkung, durstlöschend	anbrühen	ätherische Öle
Pfefferminz	anregend auf die Gallensekretion, beruhigend, krampflösend	anbrühen	ätherische Öle
Salbei	entzündungshemmend, besonders zum Spülen und Gurgeln der Mund- und Rachenhöhle	aufsetzen, zum Sieden bringen	ätherische Öle
Wermut	anregend auf die Verdauungssäfte, appetitanregend (in großen Dosen ein Gift!)	Wermutblätter im Sieb übergießen, Tee löffelweise zu sich nehmen	Bitterstoffe ätherische Öle
Sennesblätter, Sennesschoten	als Abführtee	am Morgen kalt ansetzen, am Abend kalt oder warm trinken, nicht kochen	harzähnlicher Stoff

tees). Für Diabetiker nur künstliche Süßstoffe verwenden.

Aufbewahrung. Tees mit ätherischen Ölen sollten in Behältern, die dicht schließen, aufbewahrt werden (Porzellan, Holz, Weißblech; sie sind lichtundurchlässig!); nicht geeignet ist Kunststoff (Wirkstoffminderung). Tees brauchen einen kühlen und trockenen Standort.

Heilkräuter bei Verdauungsbeschwerden

Vieles liegt uns schwer auf dem Magen: Er wird nervös, gereizt und reagiert mit Schmerzen. Hier können *Kräuter* helfen, z.B. die folgenden:

Kalmus. Der hohe Gehalt an ätherischen Ölen und die Bitter- und Gerbstoffe wirken gut bei Appetitlosigkeit, Völlegefühl, Magendruck und krampfartigen Beschwerden.

Der *Tee* wird aus der Wurzel als Aufguß (s. oben) zubereitet. Der frisch zubereitete Tee wird warm zu den Mahlzeiten getrunken.

Kamille wirkt günstig bei akuten und chronischen Magenentzündungen. Der *Tee* wird aus den Blüten (ebenfalls als Aufguß) zubereitet. Den frisch zubereiteten Tee vor dem Essen oder während der Mahlzeit mäßig warm trinken.

Als *Rollkur:* Morgens nüchtern eine Tasse warmen Kamillentee ungesüßt in kleinen Schlucken trinken und dann je 5 Minuten auf den Rücken, auf die rechte Seite, auf den Bauch und auf die linke Seite liegen – also „herumrollen", so daß der Tee den Magen umspült.

Leinsamen wirkt als Gleit- und Quellmittel zur Behandlung von Verstopfung, als Schleim bei Verdauungsbeschwerden und bei Magen-Darm-Katarrh.

Zubereitung des Schleims: Einen gehäuften Teelöffel unzerkleinerten Samen mit einer Tasse kaltem Wasser übergießen und mehrere Stunden lang ziehen lassen. Anschließend den Schleim abgießen und leicht erwärmt trinken, am besten dreimal täglich eine Tasse, morgens nüchtern und jeweils eine halbe Stunde vor den Mahlzeiten.

8.6 Unterstützende Maßnahmen

8.6.1 Hilfe beim Essen und Trinken

Das Maß der Hilfe beim Essen muß aus der Situationseinschätzung erfolgen und darf nie einfach Routine sein (als ob wir schon wüßten, was dem Patienten gut tut).

- Wir fragen den Patienten, denn er weiß am besten selber, was er braucht bzw. nicht braucht.
- Beim Einsatz von Hilfsmitteln wie auch beim „Essen eingeben" ist auf die Würde des Menschen zu achten. Essen ist immer auch ein höchst persönlicher Ausdruck. Schon das Umbinden einer Schutzserviette, besonders wenn wir vom „Eßlatz" sprechen, kann ein Gefühl von Scham auslösen.

Auch im Krankenhaus/Heim ist **Eßkultur** möglich und zu pflegen. Sie dient dem Wohlbefinden und der Lust am Essen: *Präsentation* (Abb. 8.**8**) wie, wann, wo? *Umgebung*: die Ausstattung, die Atmosphäre (störend sind Gerüche, Geräusche, Unbequemlichkeiten) sowie Sozialkontakte (förderlich sind Gespräche, Kontakte, Gemeinschaft).

Individuelle Essensvorbereitung

Neben diesen allgemeinen Vorbereitungsmaßnahmen ist an die für den einzelnen Patienten notwendige Vorbereitung zu denken.

Bettlägerige Patienten gut aufsitzen lassen. Je besser die Position des Patienten ist, um so größer ist die Bereitschaft zu essen, selber zu essen und/oder Essenkönnen wieder einzuüben. Der Position entsprechen müssen Höhe und Stellung des Tisches, Plazieren von Teller und Besteck usw.

Behinderte Patienten. Die beste Position herausfinden und die entsprechende Hilfe vorbereiten: Sitzen am Tisch/im Rollstuhl oder im Bett.

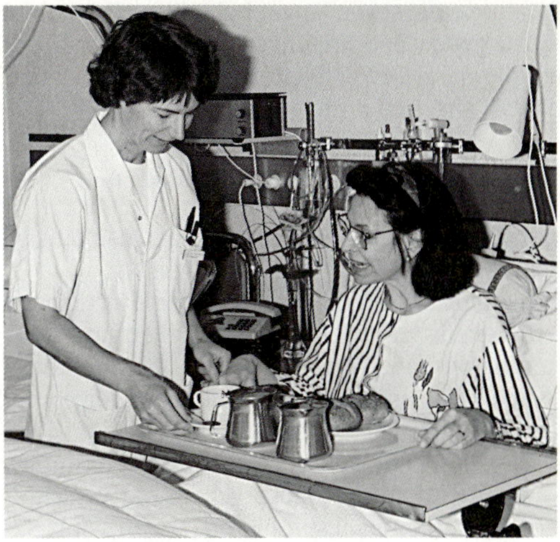

Abb. 8.**8** Servieren des Essens. Kontrolle des bestellten Menüs. Aufmunterung der appetitlosen Patientin (Foto: Kantonsspital St. Gallen).

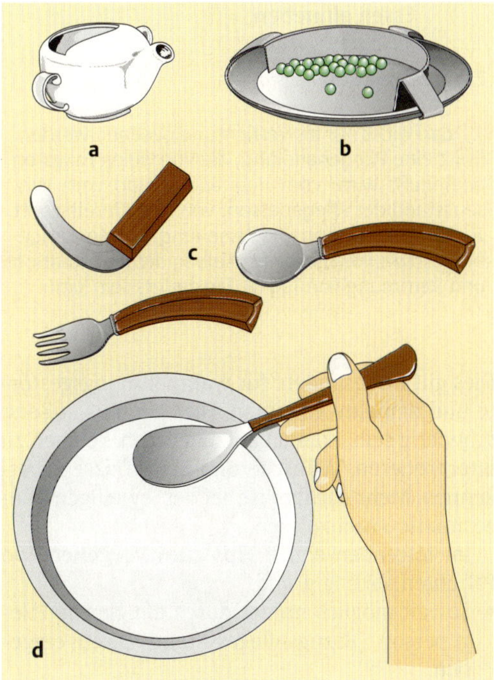

Abb. 8.**9** Eß- und Trinkhilfen. **a** Schnabeltasse. **b** Telleraufsatz (verhindert Übertreten der Nahrung über den Tellerrand. **c** Besteck mit verschiedenen Griffen (z. B. für Arthritis- oder Hemiplegiepatienten). **d** Teller mit extrahohem Rand (so kann das Essen nicht über den Rand geschoben werden).

Patienten, die schon länger behindert sind, haben ihre eigenen Bewältigungsstrategien entwickelt; es gilt, ihre Gewohnheiten so zu respektieren, daß sie sich sicher fühlen können.

Einsatz von Eß- und Trinkhilfen

Hilfsmittel so einsetzen, daß sie der Unabhängigkeit bzw. der Selbständigkeit dienen.

- In erster Linie sind brauchbare Beißwerkzeuge bereitzustellen. Bei Appetitlosigkeit und Nahrungsverweigerung soll die Zahnprothese überprüft und eine eventuell notwendige Korrektur veranlaßt werden.
- Eß- und Trinkhilfe überlegt einsetzen. Immer mit dem Patienten absprechen und verschiedene Varianten ausprobieren (lassen). Abb. 8.**9** zeigt eine Auswahl von Eß- und Trinkhilfen. Das Angebot ist heute sehr groß, aber nur wer informiert ist, kann das Angebot auch sinnvoll nutzen.

Essen eingeben

Essen eingeben ...

... darf nicht nur als Verrichtung gesehen werden. Es ist eine Pflegehandlung, die von vielen Faktoren beeinflußt wird: vom Verständnis und vom Wissensstand der Pflegeperson, von ihrer Bereitschaft zur Kommunikation und Beziehung, von der Umgebung sowie vom Patienten selber, dessen Situation und Stimmung von Tag zu Tag anders sein kann.

Dies gilt insbesondere für wahrnehmungsgestörte und demente Patienten. Hier kann es äußerst schwierig sein, Kontakt aufzunehmen, Zeichen zu interpretieren, Wünsche und Bedürfnisse zu erkennen. Mehr darüber ist bei der jeweiligen Pflegesituation nachzulesen.

Im folgenden einige **Tips zum Vorgehen**, wo Patienten abhängig sind:

- Soweit möglich immer durch die gleiche Pflegeperson (Bezugspflegesystem) Essen eingeben.
- Die Hand des Kranken (wo möglich) auf unsere Hand legen, auf jene, die den Löffel/die Gabel zum Munde führt. Der Kranke macht so die Eigenbewegung mit und öffnet reflexartig den Mund. Dadurch wird er von der Nahrung nicht überrascht und kann die Geschwindigkeit mitsteuern.
- Leichte Streichelbewegungen mit dem Löffel über die Unterlippe lösen einen Reflex aus, der den Patienten zum Mundöffnen veranlaßt.
- Genügend Zeit lassen zum Kauen und Schlucken.

Getränke im Glas. Glas mit Trinkröhrchen unter das Kinn halten. Das Röhrchen in die Flüssigkeit halten, damit der Patient keine Luft schluckt.

Trinken mit dem Löffel. Löffel zu Dreiviertel füllen, an die Unterlippe halten. Mit leichter Drehbewegung das Getränk in die Wangentasche fließen lassen. Auf diese Weise verschluckt sich der Patient weniger.

Essen eingeben bei Schluckstörungen s. unten.

Es sind die kleinen Dinge, ...

die den Alltag verschönern und die Genußfähigkeit erhöhen: eine Blume auf den Tisch, ein geschmücktes Tablett zum Geburtstag, ein Zeichen zum Sonntag usw.

8.6.2 Hilfe bei Schluckstörungen

Schlucken ist uns so vertraut, daß wir es schon gar nicht mehr wahrnehmen. Problemlos schlucken wir bis zu 2000mal pro Tag, ohne uns bewußt zu werden, wie komplex dieser Vorgang abläuft. Schlucken beginnt eigentlich schon, bevor wir die Speisen im Mund haben. Über Nase (Riechen) und Augen (Sehen) wird der Schluckvorgang stimuliert, weshalb dem Präsentieren des Essens eine große Rolle zukommt.

Der **Schluckvorgang** läuft in vier Phasen ab. Die *erste* Phase ist die Vorbereitungs- oder Kauphase. Die Nahrung wird zerkaut, mit Speichel durchmischt und in „Schluckform" gebracht. In der *zweiten* Phase wird der Speisebrei durch eine wellenförmige Bewegung der Zunge bis in den hinteren Rachenraum transportiert. Bis hierhin können wir den Schluckvorgang willentlich beeinflussen. In der *dritten* Phase wird der Schluckreflex ausgelöst. In diesem Moment wird die Atmung unterbrochen. Zum Schutz der Atemwege wird durch das Anheben des Kehlkopfes, das gleichzeitige Senken des Kehldeckels und das Schließen der Stimmlippen der Mund- vom Rachenraum getrennt. So kann der Speisebrei reibungslos und gefahrlos in die Speiseröhre eintreten. Dort wird er – in der *vierten* Phase – durch das Zusammenziehen der Muskulatur bis in den Magen transportiert.

Störungen des Schluckvorgangs können in allen obengenannten Phasen auftreten, so als

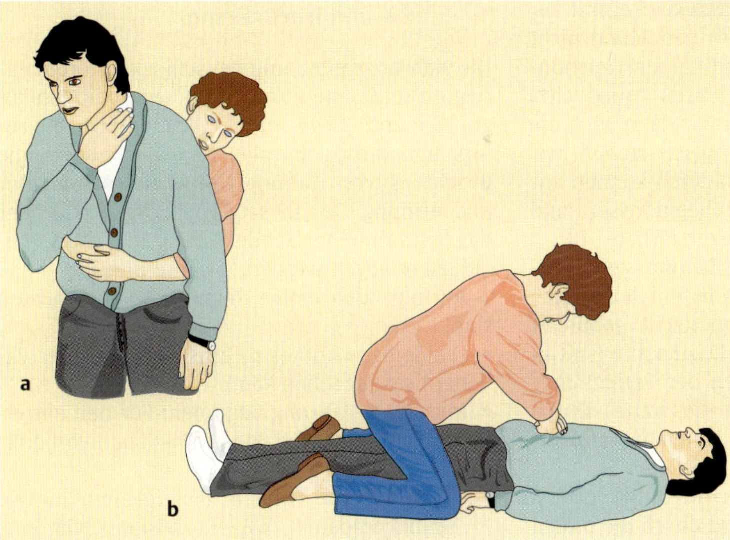

Abb. 8.**10** Heimlich-Griff, **a** am stehenden, **b** am liegenden Patienten.

- *Mundschlußstörung.* Da der Mund nicht geschlossen werden kann, laufen Speichel und Nahrung heraus.
- *Mobilitätsstörungen.* Hier kann die Nahrung nicht zum Rachen transportiert werden, sie bleibt in den Wangentaschen liegen oder wird von der Zunge hin und her geschoben.
- *Gaumensegellähmung.* Die Nahrung, besonders Flüssigkeit, kommt bei der Nase wieder heraus, weil die Abdichtung fehlt.
- *Koordinationsstörungen.* Hier liegt eine eigentliche Störung des Schluckreflexes vor (er kommt zu früh oder zu spät), was das „Verschlucken" bewirkt, wodurch die **Aspirationsgefahr** zunimmt.
- *Kehlkopflähmung* (komplett oder inkomplett). Auch sie gefährdet den Patienten hochgradig: Der Zugang zur Lunge bleibt geöffnet, der Hustenreflex entfällt, die Stimme versagt. Da die Nahrung in die Lunge gelangt, ohne daß der Patient mit Husten reagieren kann, besteht **Erstickungsgefahr**.

Soforthilfe beim Verschlucken

Trotz großer Vorsicht kann es vorkommen, daß ein Patient sich beim Essen/beim Esseneingeben verschluckt. *Zeichen des Verschluckens* sind Husten, Würgen, übersteigerte Reflexe (Beißreflex), Angst- oder Panikreaktionen. Wo das Klopfen auf den Rücken nicht hilft und der Patient den Bissen nicht selbst wieder herauswürgen kann, soll der *Heimlich-Handgriff* angewendet werden.

Beim stehenden Patienten. Den Betroffenen umfassen, die Hände auf das Epigastrium legen (Abb. 8.**10a**) und mehrere kräftige Druckstöße Richtung Zwerchfell ausführen.

Beim liegenden Patienten. Die sog. Bauchdruckmethode anwenden. Die Stellung der Hände ist in Abb. 8.**10b** zu sehen.

Wirkung. Durch das Hochdrücken des Zwerchfells entsteht eine Druckerhöhung im Trachealraum, wodurch der Bissen wieder hochrutschen kann.

Orale Stimulation

Die **Stimulation des Saug- und Suchreflexes** wird idealerweise mit der Mundpflege (S. 225 ff.) verbunden. Einige Praktiken sind dort beschrieben.

Die **Stimulation der Zunge** geschieht durch einen mechanischen Reiz. Bienstein u. Fröhlich (1991) empfehlen, dem Patienten z. B. eine Paprikaschote in die Wangentasche zu legen. Der Patient will nachfühlen, „was da ist". Gute Erfahrungen macht man auch mit der bewußten Kombination von Geruch und Geschmack. Geruchsintensive Stimulation (z. B. Bier oder Kaffee) kann das Interesse und die Aufmerksamkeit des Patienten auslösen. Wichtig ist, herauszufinden, welche Geschmacks- und Geruchsrichtungen von positiven Gefühlen besetzt sind.

Die **Stimulation des Beißreflexes** kommt zur Anwendung, wenn der Patient den Mund nicht öffnen kann/will. Günstig sind Lippenstreichungen (periorale Maßnahme); immer mundwärts streichen. Wo es geht, führen wir dazu auch die Hand des Patienten. Idealerweise stehen wir dann hinter dem Patienten, dadurch können wir seine Oberkörperaufrichtung beeinflussen und einer Embryonalhaltung entgegenwirken.

Anschließend kann mit der Zahnbürste ein zusätzlicher Reiz gesetzt werden, indem der Bereich zwischen Gebiß und Wangen leicht gebürstet wird (intraorale Maßnahme). Dazu sollte ein Geschmack gewählt werden, den der Patient mag (ihn bestimmen lassen, wo er dies kann). Durch Druckausübung auf die Zähne kann eine reflektorische Entspannung ausgelöst werden.

Die **Stimulation der Reflexzonen**, die für den *Mundbereich* wichtig sind, wird durch die oralen Maßnahmen unterstützt; sie ist zur Vorbereitung des Schlucktrainings hilfreich. Die für den *Mundbereich* wichtigen *Reflexzonen an den Füßen* können durch die folgende Methode stimuliert werden: Ein mit Reis oder Erbsen gefülltes Kissen im Bett an das Fußende hängen. Wenn der Patient mit den Fußsohlen daran reibt, wird die Reflexzone massiert. Diese liegt am Übergang der großen Zehe zum Fußballen. Man kann auch die *Reflexzone an der Hand* – an der Innenseite des Daumenballens – benutzen. Indem der Patient ermuntert wird, sich diesen Stellen seines Körpers zuzuwenden, konzentriert er sich (weg vom Problemgebiet!) auf andere Körperstellen und bereitet trotzdem den Kau- und Schluckakt vor.

Schlucktraining

Das eigentliche Schlucktraining wird durch eine speziell ausgebildete Fachperson, meist durch eine *Logopädin*, vorgenommen.

Die logopädische Therapie unterscheidet die indirekte oder funktionale Therapie und die direkte oder kompensatorische Methode.

Ziel der *funktionellen Therapie* ist die Verbesserung der neuromuskulären Funktion durch Kräftigung der Rachen- und Kehlkopfmuskulatur. Es kommen verschiedene Therapiekonzepte zur Anwendung.

Die *kompensatorischen Methoden* werden während des Essens eingesetzt, um das Schlucken zu ermöglichen oder zu erleichtern. Es können bis zu 70% der Schluckstörungen durch Haltungsänderung positiv beeinflußt werden.

Eß- und Trinktraining

Die Nahrungsaufnahme bei schluckgestörten Patienten setzt eine gute Zusammenarbeit von Logopädie und Pflege voraus. Wichtig sind eine ruhige und vertrauensvolle Atmosphäre sowie die Beachtung von Haltung, Tonus der Muskulatur und Atmung. Der Einsatz von Hilfsmitteln oder das Belassen einer Sonde (PEG S. 262) muß individuell erwogen werden.

Im folgenden einige **Regeln**, die zu beachten sind:

- Die Speisen immer so hinstellen, daß der Patient sie gut sehen kann.
- Mit fester Nahrung beginnen: Für den einzelnen Schluckakt nur kleine Portionen vorbereiten.
- Vorsicht beim Trinken. Flüssigkeiten mittels „Eindickpräparat", z. B. Hamulsionpulver, eindicken (schluckt sich leichter).
- Patient aufrecht, mit leicht gebeugtem Nacken sitzen lassen, während des Essens überwachen und ihn auch nach dem Essen bis zu einer halben Stunde aufrecht sitzen lassen.
- Anschließend gute Mundpflege, um Aspiration von liegengebliebenen Speisen zu verhüten.

Kauen anregen mit *Kaugummi, Dörrobst, Brotrinden*. Das Riechen an einer Zitrone fördert die *Speichelsekretion*.

8.6.3 Hilfe bei Eßstörungen

Bei den auf S. 241 f. erwähnten Eßstörungen *Magersucht* (Anorexia nervosa), der *Eß-Brech-Sucht* (Bulimia nervosa) und der *Fettsucht* (Adipositas) handelt es sich zum größten Teil um „Frauenkrankheiten", weshalb die Ursache auch im gesellschaftlichen Bereich gesucht werden muß.

Die *Frauenrolle*, die soziale und familiäre Situation (Beziehungsgefüge) sowie das Selbstbild müssen befragt werden. Die *Hilfe* kann deshalb nur unter Einbeziehung des psychosozialen Kontextes geschehen und bedarf der interdisziplinären Zusammenarbeit (Arzt, Psychologe, Pflegegruppe, Angehörige *und* Patientin).

Voraussetzungen für die Behandlung sind Einsicht und Wille der Patientin zur Veränderung.

Das **Ziel** liegt im Wiedererlernen eines normalen Eßverhaltens.

Die **Maßnahmen** betreffen das

- Ergründen der Ursache der Eßstörung;
- Einüben neuer Fähigkeiten zur Streßbewältigung, Konfliktbearbeitung, Problemlösung

durch das Erarbeiten von Bewältigungsstrategien (Copingverhalten S. 700 ff.);
- Erarbeiten eines neuen Selbstkonzepts: Körperbild (bewußtere Körperwahrnehmung), Selbstachtung (persönliche und soziale Identität) und gesunder Eßgewohnheiten.

Die eigentliche Therapie kann ambulant oder stationär erfolgen. In vielen Fällen ist es gut, die Therapie mit einem *stationären* Aufenthalt einzuleiten und die Weiterbetreuung ambulant fortzusetzen. In diesem Fall obliegen der Pflegegruppe:
- *Überwachung* des Eß- und Trinkverhaltens, die Gewichtskontrolle,
- *Begleitung* in einer sehr kritischen Phase des Lebens,
- *Unterstützung* der Bemühungen um Veränderung und Heilung.

Im folgenden ein Beispiel:

Anorexia nervosa

Die Anorexia (Pubertätsmagersucht) ist eine schwere Krankheit, die besonders Mädchen und junge Frauen, seltener das männliche Geschlecht betrifft. Die Ursache ist komplexer Natur, man nimmt an, daß der Versuch, die Entwicklung zur Frau rückgängig zu machen, eine Rolle spielt. Wenn diese Regression ein bestimmtes Maß überschreitet (Gewichtsabnahme um mehr als 30 %, Amenorrhö), wird sie zum Dauerzustand.
Die *Gewichtsabnahme* wird unterhalten durch
- extremes Fasten,
- Laxanzien- und/oder Diuretikaabusus,
- Schlankheitskuren (medikamentös),
- Hyperaktivität (dynamisch-ehrgeizige Typen),
- forciertes Erbrechen (abgelöst von „Freßsuchtphasen").

Über längere Zeit geht es den Patienten gut: Verzerrung der Realität. Man spricht von primärem Krankheitsgewinn oder unbewußter Selbstbestrafung. Die Anorexia ist der Preis für die scheinbare Konfliktlosigkeit. Der sekundäre Krankheitsgewinn wird von der Umwelt erwartet, d. h., die Krankheitssymptome gelten als legaler Anspruch auf Zuwendung.

Therapie und Pflegeplan

Ziel der Behandlung ist das Bewußtmachen der Probleme, d. h. das Auflösen der Regression. Nur durch Verstehen kann eine Veränderung eintreten. Parallel zur Einzeltherapie ist meist eine Familientherapie notwendig. In schweren Fällen muß die Patientin in ein Krankenhaus eingewiesen werden, da die Abmagerung lebensbedrohlich werden kann.
Bei Betreuung auf einer Station gilt:
- gute Zusammenarbeit mit dem Psychiater; gemeinsam werden die Behandlungsziele festgelegt und auftretende Probleme besprochen.
- Einheitliches Vorgehen und diszipliniertes Verhalten aller Mitglieder der Pflegegruppe sind Voraussetzungen für das Gelingen der Therapie.
- Niemand darf vom genau festgelegten Behandlungsplan abweichen. Diese Patienten haben eine besondere Begabung, Schwachstellen in der Gruppe zu entdecken und auszunützen.

Beispiel für ein Behandlungsprogramm, das mit der Patientin besprochen und von allen genau eingehalten werden muß:
- Tägliche Gewichtskontrolle mit leerer Blase durch Patientin selber, Führen einer Gewichtskurve.
- Patientin darf nicht allein auf die Toilette, ins Bad, zur Naßzelle gehen (sie erbricht, sobald sie Gelegenheit hat. Aus diesem Grund darf die Patientin auch nicht in einem Einbettzimmer sein).
- Besuchsverbot, bis ein bestimmtes Minimalgewicht erreicht ist. Die Familie muß in der ersten Therapiephase ausgeschlossen werden, damit die Patientin nicht durch gutgemeinte, aber therapiefeindliche Ratschläge beeinflußt wird.
- Bettruhe, „Zimmerarrest" zur Aktivitätsbremsung.
- Infusionen mit Antidepressiva.
- Hyperkalorische Kost (Patientin muß die Portion aufessen. Kontrolle unerläßlich, d. h., jemand muß beim Essen dabeibleiben).

Eine Heilung ist nur bei ganz konsequenter Behandlung möglich und braucht viel Zeit. Prognostisch rechnet man mit 1/3 Heilung, 1/3 Rückfälle mit Chronifizierung, 1/3 Ausbruch einer Psychose.

8.7 Künstliche Ernährung

Der Begriff „künstliche Ernährung" bezieht sich nicht auf die verwendeten Nährstofflösungen, sondern auf die von der normalen Ernährung abweichenden Zufuhrwege:
- *parenteraler Zugang* mittels Infusion über einen eingelegten Venenkatheter (Kap. 38),
- *enteraler* Zugang über eine Magen- oder Dünndarmsonde.

Für die Langzeiternährung wird der Weg über die Sonde bevorzugt, da er der normalen Ernährung ähnlicher ist als der Weg über die Vene.

8.7.1 Indikation und Entscheidung

Die künstliche Ernährung – parenteral oder enteral – ist immer dann angezeigt, wenn der Patient *nicht essen will, kann* oder *darf*. Solche Situationen sind z. B.

Er *kann nicht essen:*
- Gestört kann der Kau- und Schluckakt sein, z. B. durch Lähmung (Zustand nach Apoplexie), Stenose, Verletzung;
- Bewußtseinsstörungen, Verwirrtheitszustände.

Er *darf nicht essen:*
- Operation im Mund-, Rachen-, Ösophagus- und im Magen-Darm-Bereich.

Er *will nicht essen:*
- Eßstörungen, wie z. B. bei der Anorexia nervosa.

Zugänge für die Sonde

- *Nasogastraler Zugang.* Die Magensonde wird durch die Nase eingeführt.
- *Perkutane endoskopisch* kontrollierte Gastrostomie (PEG). Während der Magenspiegelung wird ein Katheter (also unter Sicht) in den Magen oder Dünndarm gelegt.
- *Feinnadeljejunostomie* (FKJ). Im Rahmen eines abdominalen Eingriffs wird der Katheter (Jejunocath) in den Dünndarm eingeführt.

Verantwortungsbereich

Die *Entscheidung* für das Legen einer Sonde und die anschließende Sondenernährung liegt beim Arzt (medizinische Indikation). Grundsätzlich ist auch das Einführen der Sonde eine ärztliche Behandlungsmaßnahme. In seinem Ermessen liegt auch die ethische Entscheidung über das Was, Wieviel, Wielange. Die *Durchführungsverantwortung* für die Pflegegruppe liegt in der sorgfältigen Verabreichung der Sondenkost, im aktiven Begleiten des Patienten und im intelligenten Beeinflussen (Mitsprache, Mitverantwortung) der ärztlichen Entscheidungen.

8.7.2 Legen von PEG-Sonden

PEG-Sonden werden transkutan (durch die Haut) gelegt. Bei der *perkutanen endoskopischen Gastrostomie* (PEG; die Sonde liegt im Magen) wie auch bei der *Jejunostomie* (die Sonde liegt im Dünndarm) bleibt der Schluckakt erhalten. Eine PEG wird dann angelegt, wenn die enterale Ernährung über mehr als 4 Wochen vorhersehbar ist oder/und wenn gleichzeitig ein Schlucktraining (S. 260) angezeigt ist.

Das **Legen der Sonde** ist *immer* Arztsache. Es stehen spezielle Punktionsgastrostomie-Sets zur Verfügung.

Transkutane Sonden verlaufen über einen Fistelgang nach außen und werden mittels Halteplatte fixiert. Um ein unerwünschtes Zurückrutschen der Sonde rasch zu erkennen, wird die Austrittsstelle mit einem wasserunlöslichen Markierungsstift gekennzeichnet.

Die **Pflege der Austrittsstelle** umfaßt die (zu Beginn tägliche) Inspektion, um Veränderungen frühzeitig zu erfassen. Neben der Inspektion ist ein steriler Verbandwechsel erforderlich (S. 1103 f.). Bei reizlosen Wundverhältnissen genügt es, den Verband alle 2–3 Tage zu erneuern.

Anstelle einer PEG werden heute auch **Buttons** verwendet. Buttons sind transkutane Sonden, die eingesetzt werden können, wenn ein stabil ausgebildetes Stoma zwischen Bauchdecke und Mageninnenwand besteht. Hauptindikation für Buttons ist eine enterale Langzeiternährung bei gleichzeitiger körperlicher Aktivität des Sondenträgers (z. B. Kinder, berufstätige Erwachsene).

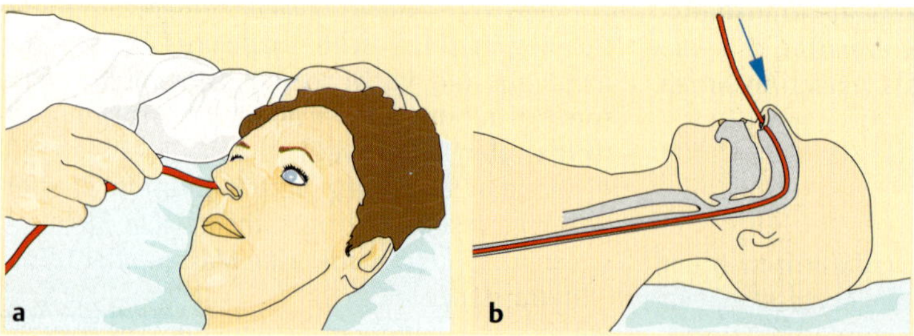

Abb. 8.**11** Einführen der Sonde. **a** Beim sitzenden Patienten die Sonde 10 cm vom Ende entfernt anfassen, zügig waagerecht am Boden des unteren Nasengangs einführen und vorschieben. **b** Beim liegenden Patienten die Sonde senkrecht von oben in den Nasengang einführen.

8.7.3 Legen von transnasalen Sonden

Das Legen der Sonde ist eine medizinische Indikation. Pflegende brauchen dazu die ausdrückliche Anweisung des Arztes.

Benötigte Gegenstände:

- Gleitmittel, Sonde aus körperfreundlichem Material (Siliconkautschuk);
- lokalanästhesierendes Gel oder Spray;
- Stethoskop, pH-Papier;
- Spritze zur Aspiration von Magensaft;
- Pflaster zum Fixieren der Sonde, Fettstift.

Vorbereitung:

- Patient über Zweck und Vorgehen informieren. Bei Nichtbewußtlosen ist die Akzeptanz sehr wichtig.
- Zwischen dem Legen der Sonde und der letzten Nahrungsaufnahme sollten 6 Stunden vergangen sein.
- Abmessen der Sondenlänge: Nase – Ohrläppchen – Magengrube. Diese Länge wird an der Sonde markiert.
- Die Nasenwege reinigen (schneuzen lassen). Wenn man herausfinden will, welches Nasenloch geeigneter ist, soll der Patient zuerst durch das linke Nasenloch atmen (das rechte ist zugehalten), dann durch das rechte (dabei das linke zuhalten). Die Sonde wird in die durchgängigere Seite eingelegt.
- Die Sonde im ersten Drittel mit Gleitmittel einreiben.

Applikation der Sonde

Zum Vorgehen (Abb. 8.**11**) gelten grundsätzlich die folgenden Schritte:

- Handschuhe anziehen.
- Den Patienten bitten, durch den Mund zu atmen (leicht hecheln); dies erleichtert den Vorgang.
- Die Sonde horizontal, d.h. der unteren Nasenmuschel (nicht nach oben = nasale Reflexzonen!) entlang vorsichtig einführen.
- Ist die Sonde ca. 10 cm eingeführt, den Kopf nach vorn beugen lassen und den Patienten zu aktivem Schlucken auffordern (evtl. etwas Tee in kleinen Schlucken trinken lassen, wenn keine Gegenindikation vorliegt).
- Während des Schluckens die Sonde vorschieben; zügig vorgehen beim Passieren des Rachenraumes, um Würgen zu vermeiden.
- Hat die Sonde die vorher bestimmte Markierung am Naseneingang erreicht, so ist sie in der Regel am gastroösophagealen Übergang; sie muß noch 10 – 20 cm vorgeschoben werden.

- Nach-vorne-Neigen des Kopfes (beim sitzenden Patienten) verhindert ein versehentliches Vorschieben in den Kehlkopf.
- Starkes Husten während der Sondenapplikation erfordert sofortiges Zurückziehen der Sonde; sie liegt wahrscheinlich in der Luftröhre. *Bewußtlose* haben keinen Hustenreflex.
- Kontrollmöglichkeit: Beim Auftreten eines federnden Widerstands die Öffnung der Sonde an das eigene Ohr halten und prüfen, ob Atemluft durch die Sonde strömt.
- Bei Widerstand während des Legens: Die Sonde zurückziehen und erneut vorschieben, dabei leicht drehen – „die Sonde sich einen Weg suchen lassen".
- Bei Würgen rücksichtsvoll, aber bestimmt zum Atmen und Schlucken auffordern.
- Bei Patienten, die stark würgen und Brechreiz haben: Während 2 – 3 Minuten die Schläfengegend beiderseits leicht beklopfen – Brechreiz verschwindet!

Kontrolle der Lage

Die Sondenspitze sollte in der Magengrube liegen. Die Lage der Sonde wird grundsätzlich nach dem Einlegen und vor jeder Verabreichung von Sondenkost geprüft. Folgende Möglichkeiten stehen zur Verfügung:

- *Aspiration.* Mit Spritze etwas Magensaft aspirieren (evtl. mit Indikatorpapier kontrollieren; die Reaktion sollte sauer sein).
- *Auskultation.* 20-ml-Spritze mit ca. 10 ml Luft füllen und ansetzen; Stethoskop auf das Epigastrium legen (unter der Sternumspitze) und die Luft mit Druck einblasen; Einströmgeräusch (Abb. 8.**13 a**).
- *Inspektion.* Besichtigen von Mund und Rachen, ob die Sonde sich nicht aufgerollt hat, evtl. mit Holzspatel und Taschenlampe.
- *Röntgen.* Die meisten Sonden sind vom Material her röntgenpositiv oder haben an der Seite einen röntgendichten Streifen.

Fixation der Sonde

- Die Sonde wird am Nasenausgang fixiert. Dazu wird die Nase von Gleitmittelrückständen gereinigt und getrocknet.
- Die Sonde so fixieren, daß ein Zurückrutschen sicher verhindert ist und der Patient möglichst wenig von der Sonde gestört wird. Ästhetik beachten!

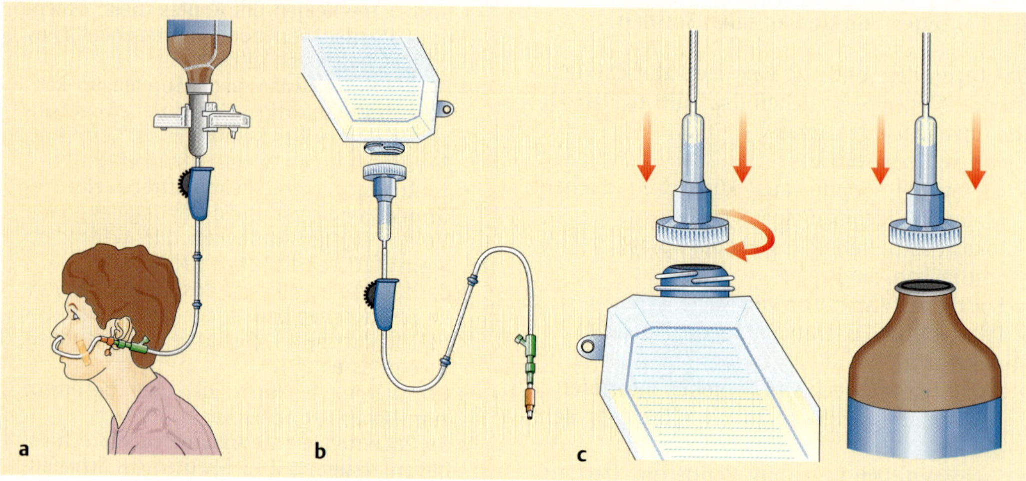

Abb. 8.**12** Überleitungsgeräte. **a** Flaschenübertragungsgerät. **b** Containerübertragungsgerät. **c** Anschließen des Systems unter streng aseptischen Bedingungen.

8.7.4 Ernährungssubstrat und Überleitungsgeräte

Ernährungssubstrat

Die Wahl des Ernährungssubstrats (Sondenkost) obliegt immer dem Arzt. Grundsätzlich unterscheidet man die Fertigkost (industriell hergestellte Sondenkost) von der selbst anzusetzenden Pulverkost. Sondenkost ist ein idealer Nährboden für Krankheitskeime, weshalb die **Hygienemaßnahmen** exakt eingehalten werden müssen. Dies gilt insbesondere für das Anrühren und Mischen der Substrate:

- Nur an sauberem und trockenem Ort arbeiten, saubere Kleidung und Hände (Händedesinfektion vor jeder Manipulation), evtl. Mundschutz.
- Nur sterile Behälter und Instrumente (Mixer, Mischstab) und destilliertes Wasser verwenden.
- Substrate nicht auf Vorrat anlegen, d. h., möglichst portionsgerechte Mengen zubereiten. Wenn sie nicht sofort gebraucht werden, in den Kühlschrank stellen (jedoch nur für kurze Zeit).
- Überleitungsgeräte zweckmäßig wählen und nicht länger als zwölf Stunden verwenden.

Überleitungsgeräte

Für die industrielle Fertigkost wird das Flaschenüberleitungssystem verwendet, das direkt auf den Flaschenkopf aufgesteckt werden kann (Abb. 8.**12 a**). Für die Überleitung von selbst zubereiteter Pulverkost stehen Reservoirbehälter (sog. Container) zur Verfügung (Abb. 8.**12 b**). Die Überleitungssysteme müssen selbstverständlich steril sein und unter streng aseptischen Bedingungen behandelt werden (Abb. 8.**12 c**). Weiter müssen sie

- eine Tropfkammer zur Überwachung des Durchflusses aufweisen sowie
- eine Rollenklemme zur Durchflußregelung
- spezifische Konnektoren (sie dürfen nicht auf i. v. Systeme passen)
- eine Y-Verbindung zu einem zweiten Schenkel, über den eine Zusatzmedikation oder Aspiration erfolgen kann.
- Der Reservoirbehälter muß eine gut zugängliche, breite Einfüllöffnung haben.

8.7.5 Dosierung und Verabreichung

Dosierung

Die verwendeten Tagesdosen (Milliliter pro Tag), die verwendete Applikationsgeschwindigkeit (Milliliter pro Stunde), die evtl. verwendete Einzeldosis und die dazwischenliegenden ernährungsfreien Intervalle sind ausschlaggebend für die Verträglichkeit der enteralen Ernährung.

Der **Aufbau** der Ernährungstherapie erfolgt einschleichend über einen Zeitraum von 3 – 5 Tagen. Dosierungsschemata werden heute von allen Herstellern angeboten. Sie haben jedoch nur

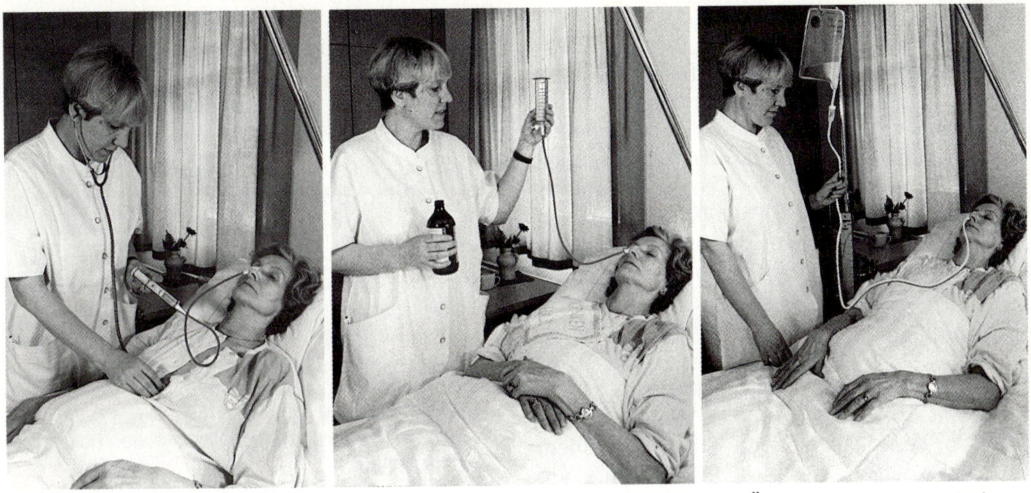

Abb. 8.**13** Verabreichen der Sondenkost. **a** Prüfen der Lage der Sonde (Luft → Stethoskop). **b** Verabreichung der Sondenkost mittels Spritzenzylinder. **c** Verabreichung mittels Überleitungssystem (Schwerkraftwirkung) (Fotos: Marianne Abel, Hildesheim).

grundsätzliche Bedeutung, da die Adaptationszeit und die Toleranz bei den einzelnen Patienten sehr unterschiedlich sein können. Treten Unverträglichkeitserscheinungen auf (Durchfall, Völlegefühl), muß die Zufuhrrate verkleinert werden (Arztverordnung einholen).

Verabreichung

Man unterscheidet die Bolusapplikation von der Dauertropfverabreichung.

Bolusapplikation bedeutet kleine Gaben in kurzem Zeitraum. Beispiele: 50 - 100 ml in wenigen Minuten mittels Trichter oder Spritzenzylinder (Abb. 8.**13 b**) oder 50 - 500 ml pro Stunde mittels Tropfsystem (Abb. 8.**13 c**). Für die **Dauertropfverabreichung** braucht es den Einsatz eines Pumpsystems.

Die **Ernährungspumpe** kann sowohl für die Dauertropffunktion (bestimmte Mengen während einer Stunde, z. B. 20 - 250 ml/Std.) als auch für die Bolusfunktion (bestimmte Mengen in bestimmten Zeitintervallen; s. oben) eingestellt werden.

Wichtig:
Beim Gebrauch von Zylindern und Trichtern:
- Bei abgeklemmter Sonde Trichter ansetzen, füllen, Sonde öffnen, Sondenkost einfließen lassen.
- Zur Vermeidung von Luftzufuhr Trichter nachfüllen, solange noch Flüssigkeit darin ist.

Verabreichungsarten

Intermittierende Applikation. Sie wird *günstigerweise* mit Hilfe einer Ernährungspumpe durchgeführt. Im Prinzip versteht man darunter eine Nahrungszufuhr (Milliliter pro Stunde) in Zeitintervallen von Minuten bis Stunden mit nachfolgenden ernährungsfreien Perioden. Die intermittierende Applikation wird nur bei gastralen (im Magen liegenden) Sonden angewendet.

Für die **intestinale Anwendung** (die Sonde liegt im Dünndarm, z. B. bei Jejunostomie) ist die Applikation eines Dauertropfs angezeigt. Wegen der geforderten kleinen Menge pro Zeiteinheit und dem kleinen Durchmesser der Dünndarmsonde ist der Einsatz einer Ernährungspumpe *notwendig*. Dadurch läßt sich die Tropfgeschwindigkeit exakt einstellen, was bei Schwerkraftapplikation nicht möglich ist.

Applikation mittels PEG-Sonden. Wenn die eingelegte Sonde einen Durchmesser von über 12 Ch. hat, sind bei gastraler Applikation die Bolusgaben vorzuziehen (Anschließen an Schwerkraftsystem oder Gaben mittels Trichter). PEG-Sonden mit 10 Ch. sowie Intestinal-PEG-Sonden werden an ein pumpengesteuertes Applikationssystem angeschlossen, da die Schwerkraftapplikation häufig zu Verstopfungen der Sonde führt.

8.7.6 Pflege/Verlaufskontrolle

Die einfühlsame Zuwendung ist für das Wohlergehen und die Akzeptanz des Patienten ganz besonders wichtig. Wo immer möglich, wird der Patient mit dem Verabreichungsvorgang vertraut gemacht, damit er in der Lage ist, die Ernährung *selbständig* vorzunehmen. Bei *hilfsbedürftigen* Patienten fällt die Sondenkostverabreichung in den Aufgabenbereich der Pflegegruppe.

Sondenpflege

Nach jeder Gabe von Ernährungssubstrat ist die Sonde mit ungesüßtem Tee oder Wasser zu *spülen*. Nach dem Spülen ist die Sonde mit einem Verschlußstopfen zu verschließen (Schutz vor Austrocknung und Lufteintritt). Ungenügend gespülte Sonden können zum Einschleppen von Infektionen beitragen, da Nahrungsreste als Bakteriennährboden dienen.

Arzneimittel dürfen nur in Pulverform (Tabletten zerstoßen und aufgelöst) durch die Sonde gegeben werden. Die Verabreichung erfolgt über den zweiten Schenkel. Vor und nach der Gabe von Medikamenten ist die Sonde gut zu spülen, um dem Verstopfungsrisiko vorzubeugen (verstopfte Sonden S. 267).

Pflege der Austrittsstelle bei nasalen Sonden

Die Akzeptanz einer transnasalen Sonde hängt entscheidend von der Pflege der Austrittsstelle ab:

- Tägliche Reinigung beider Nasenlöcher, um dem Patienten die Ventilation zu erleichtern. Die Verwendung von Glycerin- oder Bepanthensalbe fördert das Feuchthalten der Schleimhäute.
- Nach dem Reinigungsvorgang sollte die Sonde nicht immer an der gleichen Stelle fixiert werden, um Heftpflasterallergie bzw. Hautschädigung zu vermeiden.

Verlaufskontrolle

Die Überwachung des Patienten ist besonders in den ersten Tagen der Sondenkostverabreichung notwendig:

- Befragen des Patienten über Mißempfinden bzw. Übelkeit (sie können Frühsymptome eines Ileus sein).
- Abtasten des Abdomens zur Erkennung von Verhärtungen und Blähungen.
- Aspiration von Mageninhalt zur Überprüfung eines funktionierenden Abflusses in den Dünndarm.
- Überwachung der Darmentleerung (Windabgang und Stuhlgang).

Pflegegrundsätze

Wo immer möglich (bei allen nichtbewußtlosen Patienten) darauf achten, daß das Gefühl für das Essen erhalten bleibt. Das ist bei der Verabreichung durch den Trichter leichter möglich als beim Tropfsystem, da man dem Patienten die Sondenkost schön hergerichtet auf einem Tablett „servieren“ kann. Wir können

- den Geschmack im Mund ansprechen und spürbar machen,
- die Mundsensibilität anregen (Brotrinde in den Mund geben).

Dadurch wird die spätere Umstellung auf orale Ernährung erleichtert.

Die Verabreichung von Sondenkost ist *keine Medikation, sondern Ernährung*!

- Sich immer wieder neu vergewissern, ob der Patient ausschließlich über die Sonde ernährt werden *muß* oder ob *orale Zusätze* angezeigt/möglich sind. Geschmacksrichtungen von Zeit zu Zeit ändern.
- Die *psychische Situation* bedenken: Dem Patienten die Freude am Essen, die Optik, den Geschmack und den sozialen Kontakt während der Mahlzeit soweit erreichbar ermöglichen.
- Wo die Sondenkost mit *Trinknahrung* ergänzt werden kann, anreichern mit frischen Säften, passierten Gemüsen und Fleischbrühe usw. Schön anrichten und servieren!

Komplikationen bei Sondenernährung

Physiologisch bedingte Störungen:

- *Durchfälle* können verschiedene Ursachen haben: Fehllage der Sonde, kontaminierte Substrate, falsche Dosierung oder falsche Konzentration, zu rasches Einlaufen.
- *Verdauungsprobleme* wie Übelkeit, Erbrechen, Blähungen und Spasmen sind Ausdruck von Unverträglichkeit.
- *Obstipation* kann Zeichen von Flüssigkeitsmangel sein.

Bei all diesen Störungen muß der Arzt informiert werden.

Mechanisch bedingte Störungen:

- Ein *Mißempfinden* im Nasen-Rachen-Raum, verursacht durch die Austrocknung der Schleimhäute, ist meist vorübergehender Natur. Der Gebrauch von Kaugummi (wo möglich) stimuliert den normalen Kauvorgang und bringt den gewünschten Speichelfluß.

- *Aspirationen* können durch Reflux, Erbrechen oder Fehllage der Sonde entstehen (Vorbeugen durch regelmäßige Magenentleerungskontrolle).
- *Verstopfen* der Sonde durch eingedickte Sondenkost oder ungenügendes Spülen.

Verstopfte Sonden dürfen nicht mit dem Mandrin bearbeitet werden. Es kann versucht werden, sie mit einer Spritze, gefüllt mit warmem Wasser oder Tee, wieder durchgängig zu machen. Ist das nicht möglich, ist die Sonde zu erneuern.

8.7.7 Wechseln der Sonde

Das Entfernen und/oder der Wechsel der Sonde geschieht auf ärztliche Anordnung nach vorgegebenem Standard oder bei Notwendigkeit.

Vorgehen bei nasaler Sonde:

- Fixation sorgfältig (mit Benzin) lösen.
- Sonde mit wenig Wasser spülen und abklemmen (dadurch verliert die Sonde beim Herausziehen keinen Magensaft → keine Schleimhautreizung).
- Plastikhandschuhe anziehen.
- Sonde sorgfältig, aber *zügig* herausziehen und dabei mit der einen Hand aufwickeln (zügig, um dem Auslösen eines Vagusreizes [Notsituation] vorzubeugen).
- Handschuh über die aufgewickelte Sonde stülpen und beides zusammen wegwerfen.
- Patient die Nase schneuzen und den Mund spülen lassen.
- Evtl. Nasenpflege.

8.8 Beurteilung von Wissen und Können in der Pflege

Übung

- Wählen Sie (mit Hilfe der zuständigen Pflegeperson) einen Patienten mit Ernährungs- und/oder Eßproblemen aus.
- Erstellen Sie eine Pflegeanamnese (lesen Sie dazu die Angaben S. 252 ff.).
- Stellen Sie das Maß des Ernährungsrisikos fest, und leiten Sie entsprechende Hilfemaßnahmen ab.
- Stellen Sie anhand der gewonnenen Daten einen Pflegeplan auf und besprechen Sie Ihre Vorschläge zum Pflegeprozeß mit der Pflegegruppe (oder mit Ihrer Mentorin).

Weiterführende Literatur

Anemueller, H.: Vollwerternährung – aber richtig. Trias. Stuttgart 1991

Anemueller, H.: Das Grunddiätsystem, 4. Aufl. Hippokrates, Stuttgart 1993

Aubert, C.: Das große Buch der biologischen Ernährung. Knaur, München 1982

Bienstein, C., A. Fröhlich: Basale Stimulation in der Pflege. Pflegerische Möglichkeiten zur Förderung von wahrnehmungsbeeinträchtigten Menschen. Selbstbestimmendes Leben, Düsseldorf 1991

Buchinger, O.: Das Heilfasten und seine Hilfsmethoden als biologischer Weg, 2. Aufl. Hippokrates, Stuttgart 1992

Buhl, C.: Magersucht und Eßsucht, 3. Aufl. Trias, Stuttgart 1991

Dahlke, R.: Bewußt fasten. Ein Wegweiser zu neuen Erfahrungen. Urania, München 1993

Geschenk der Stille: Die Welt in einer Schale Tee. Scherz, München 1993

Holtmeier, H. J.: Diät bei Übergewicht und gesunde Ernährung, 8. Aufl. Thieme, Stuttgart 1986

Holtmeier, H. J.: Ernährung des alternden Menschen. Mit Schonkostempfehlungen. Trias, Stuttgart 1987

Holtmeier, H. J.: Ernährungslehre für Krankenpflegeberufe, 4. Aufl. Thieme, Stuttgart 1990

Jecklin, E.: Arbeitsbuch Krankenbeobachtung. Fischer, Stuttgart 1992

Kaspar, H.: Ernährungsmedizin und Diätetik, 5. Aufl. Urban & Schwarzenberg, München 1984

Köhnlechner, M.: Die sieben Säulen der Gesundheit. Pawlak, München 1987

Langsdorff, M.: Die heimliche Sucht, unheimlich zu essen. Fischer, Stuttgart 1992

Lützner, H.: Wie neugeboren durch Fasten, 4. Aufl. Gräfe & Unzer, München 1993

Mackarness, R.: Allergie gegen Nahrungsmittel und Chemikalien, 4. Aufl. Hippokrates, Stuttgart 1991

McLeod, S.: Hungern, meine einzige Waffe, 2. Aufl. Kösel, München 1985

Maisner, P.: Die Freß-Falle. Selbsthilfe bei Eßproblemen, 4. Aufl. Beltz, Weinheim 1991

Pudel, V.: Praxis der Ernährungsberatung, 2. Aufl. Springer, Berlin 1991

Saint-Exupéry, A.: Wind, Sand und Sterne. Rauch, München 1988 (Durst, S. 119–166)

Schipperges, H., u.a.: Regelkreise der Lebensführung. Deutscher Ärzte-Verlag, Köln 1988

Sondenernährung im Alter. Fresenius Diätetik. Fresenius, Bad Homburg 1989

Vandereycken, W., u. a.: Hungerkünstler, Fastenwunder, Magersucht. Biermann, Wuppertal 1990

Welsch, A.: Krankenernährung. Ein Leitfaden, 6. Aufl. Thieme, Stuttgart 1986

Wie funktioniert das? Die Ernährung. Bibliographisches Institut, 1981

Selbsteinschätzung bei Gewichtsproblemen

Wenn Sie diesen Test ausfüllen, dann erfahren Sie, ob Sie ernsthafte Probleme mit Ihrem Gewicht haben und wie abhängig Ihr Eßverhalten von Außenreizen ist (aus Pudel, V.: Psychologie heute 1985, 4/5)

	Stimmt	Stimmt nicht
1. Bis heute hatte ich eigentlich nie zuviel Gewicht	☐	☐
2. Mindestens einmal in der Woche wiege ich mich	☐	☐
3. Für mich allein würde ich nicht extra kochen	☐	☐
4. Bei den üblichen Nahrungsmitteln weiß ich ungefähr über den Kaloriengehalt Bescheid	☐	☐
5. In Zeitungen lese ich häufiger Ratschläge, um schlanker zu werden	☐	☐
6. Ich halte mich beim Essen bewußt zurück, um nicht zuzunehmen	☐	☐
7. In meiner Verwandtschaft (Familie) gibt es keine richtig dicken Personen	☐	☐
8. Ich kann nur schwer widerstehen und mich vom Essen zurückhalten, wenn ein zarter Hühnchenduft oder ein leckerer Bratwürstchengeruch an mir vorbeizieht, auch wenn ich gerade gegessen habe	☐	☐
9. Schon mehr als einmal habe ich eine Schlankheitsdiät gemacht	☐	☐
10. Während einer Mahlzeit werde ich manchmal so satt, daß ich einfach nicht weiteressen kann	☐	☐
11. Mir fällt es nicht schwer, Essensreste einfach übrigzulassen	☐	☐
12. Meistens esse ich mehr als dreimal am Tag	☐	☐
13. Aufregung schlägt mir meistens auf den Magen	☐	☐
14. Aus Erzählungen weiß ich, daß ich als Kind etwas „rundlich" war	☐	☐
15. Wenn kein Essen in meiner Nähe steht, brauche ich um meine schlanke Linie nicht zu bangen	☐	☐
16. Manchmal wünsche ich mir, daß mir ein Fachmann beim Essen sagt, daß ich schon satt bin oder noch essen dürfte	☐	☐
17. Zu den Hauptmahlzeiten esse ich eigentlich immer gleich viel	☐	☐
18. In den letzten 10 Jahren hat sich mein Gewicht so gut wie nicht verändert	☐	☐
19. Bestimmte Nahrungsmittel meide ich, weil sie „dick" machen	☐	☐

	Stimmt	Stimmt nicht
20. Oft habe ich ein so starkes Hungergefühl, daß ich unbedingt etwas essen muß	☐	☐
21. Am Wochenende kommt es häufiger vor, daß Mahlzeiten ausfallen	☐	☐
22. Ich wollte schon immer etwas mehr wiegen	☐	☐
23. Morgens esse ich oft wenig	☐	☐
24. Ich nehme mir viel Zeit zum Essen	☐	☐
25. Zu bestimmten Tageszeiten bekomme ich Hunger, weil ich mich an die Essenszeiten gewöhnt habe	☐	☐
26. Häufiger könnte ich auch „nur so aus Gesellschaft" mitessen	☐	☐
27. Wenn ich richtig leckere Dinge sehe, möchte ich sie häufig sofort essen	☐	☐
28. Mein Magen kommt mir häufig wie ein Faß ohne Boden vor	☐	☐
29. Auf ein besonders schmackhaftes Essen kann ich mich richtig freuen	☐	☐
30. Häufig beende ich mein Essen, wenn ich noch gar nicht richtig satt bin	☐	☐
31. Spät abends oder in der Nacht bekomme ich manchmal starken Appetit	☐	☐
32. Meistens bin ich mit dem Essen schneller fertig als andere Personen	☐	☐
33. Wenn ich Geld übrig hätte, würde ich mir häufiger ein „richtig gutes Essen" leisten	☐	☐
34. Wenn andere an meinem Tisch essen, hätte ich auch gerne etwas	☐	☐
35. Ich kann auch essen, ohne richtig Hunger zu haben	☐	☐
36. Um eine hohe Wette zu gewinnen, brächte ich es fertig, mindestens zwei ordentliche Mittagsportionen in einem Restaurant hintereinander zu essen	☐	☐
37. Angebrochene Packungen (z. B. Tafel Schokolade) kann ich gut tagelang liegen lassen, ohne sie anzurühren	☐	☐
38. Ich achte sehr auf meine „Figur"	☐	☐
39. Manchmal schmeckt es mir so gut, daß ich weiteresse, auch wenn ich eigentlich schon satt bin	☐	☐
40. Essen halte ich für eine ziemlich gleichgültige Angelegenheit	☐	☐

Auswertungsschlüssel

Wenn Sie folgende Fragen mit „Stimmt" beantwortet haben, geben Sie sich jeweils einen Punkt: 2, 3, 4, 5, 6, 8, 9, 14, 15, 16, 19, 20, 21, 23, 26, 27, 28, 29, 30, 32, 33, 34, 35, 36, 38, 39.

Ebenfalls einen Punkt gibt es, wenn Sie die folgenden Fragen mit „Stimmt nicht" beantwortet haben: 1, 7, 10, 11, 12, 13, 17, 18, 22, 24, 25, 31, 37, 40.

Wenn Sie unter 17 Punkte haben, dann dürften Sie eigentlich keine Probleme mit Ihrem Gewicht haben und nicht sehr von Außenreizen abhängig sein.

Wenn Sie mehr als 20 Punkte erreichen, dann sind Sie ein „gezügelter Esser", wie Volker Pudel ihn in seinem Beitrag beschreibt. Sie gehören dann zu jenen Menschen, die immer wieder bewußt ihr Gewicht unter Kontrolle halten müssen und sehr von Außenreizen abhängig sind.

Je höher Ihr Punktwert liegt, um so ausgeprägter werden Ihre Gewichtsprobleme sein. In der Praxis streuen die Punktwerte zwischen 10 und 30. Menschen, die unter Bulimie (Freßsucht) leiden, erreichen bei diesem Test extrem hohe Punktwerte.

9 Ausscheiden

Wo es abfließt,
muß es auch zufließen.

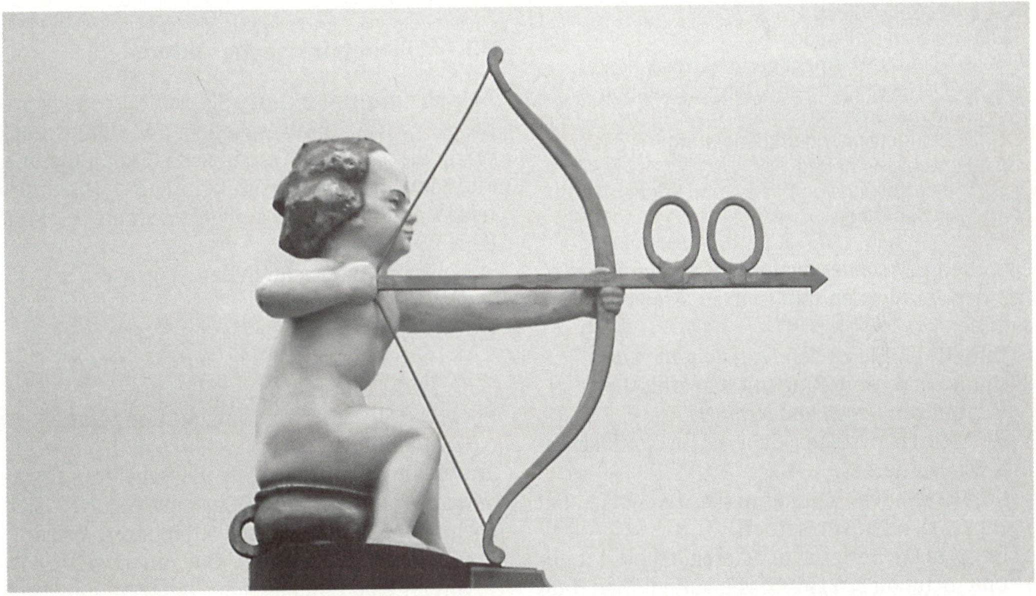

Foto: E. Kleinert

Sequenzziel

Sowohl die Unterstützung des Patienten im gesunden Ausscheidungsverhalten als auch die Hilfe bei Ausscheidungsproblemen setzen eine möglichst persönliche und systematische Beachtung der Einflußfaktoren voraus.

Dieses Kapitel möchte Sie anregen, über Gewohnheiten und Erfahrungen (im geschichtlichen und individuellen Kontext) nachzudenken sowie Verhalten zu reflektieren (Schamverhalten, Hygieneverhalten).

Das *Ziel* liegt in der Befähigung, Patienten mit Ausscheidungsstörungen besser zu verstehen, ihre Bedürfnisse, Risiken und Möglichkeiten (Ressourcen) einzuschätzen und eine angemessene *Pflege* abzuleiten. Es werden einige ausscheidungsspezifische Pflegemaßnahmen angeboten, damit Sie sich einübend Fertigkeiten erwerben können. Wichtig dabei ist, die menschliche Komponente nicht aus den Augen zu verlieren. Ganzheitliche Pflege in der Unterstützung der ATL „ausscheiden" erfordert Einfühlen, Wahrnehmen und behutsames Handeln, das immer ein Handeln im Intimbereich eines abhängigen und hilfsbedürftigen Menschen ist.

Prinzipien/Impulse

Das **individuelle Ausscheidungsverhalten der menschlichen Person** ist Ausdruck ihres Selbstbilds, ihrer Persönlichkeit und ihrer Lebensgeschichte. Erfahrungen und Gewohnheiten haben sie ebenso geprägt wie Erziehung und Sozialisation. Dadurch haben sich sowohl Schamgefühl wie Hygienegewohnheiten geformt.

Die **Funktionen und Abläufe des Ausscheidungssystems** sind autonom gesteuert, d.h., die Ausscheidung reguliert sich normalerweise selber. Je nach Alter des Menschen und Funktionstüchtigkeit der Organsysteme geschieht die Ausscheidung willkürlich oder unwillkürlich, selbständig oder unselbständig.

Kulturelle und gesellschaftliche Einflußfaktoren sind im geschichtlichen Verlauf wie im geographischen Kontext sehr unterschiedlich. Normen und Gesetze sind ebenso davon geprägt wie die Entwicklung des Ortes der Ausscheidung: vom Abort im Sinne seiner ursprünglichen Bedeutung von „abgelegenem Ort" (außerhalb des Wohnbereichs) über das „stille Örtchen" (möglichst unauffällig) bis hin zum Modetrend einer fast schon salonartigen Innenausstattung einer Luxustoilette.

Das Thema *Absonderung und Ausscheidung* ist eines der am meisten tabuisierten. Dies hängt zusammen
- mit ihrer Nähe zu den *Sexualorganen* und
- mit ihrer Verknüpfung mit den ethischen Werten von *Geben und Nehmen*.

Viele Menschen stehen dauernd in Konflikt damit. Es resultieren:
- Probleme des Verdauungskanals: Man hat Durchfall oder ist verstopft.
- Der Mensch verlernt zu agieren, reagiert mehr und mehr auf Stressoren von außen: Man muß dauernd auf die Toilette, die Blase beginnt zu tröpfeln, der Darm streikt.

In fast allen Gesellschaftsstrukturen ist das Ausscheiden eine intime Tätigkeit, deren Produkte verborgen gehalten werden. Der Mensch aber muß lernen, diese ATL nicht als etwas bloß Lästiges oder gar Unwürdiges und Unannehmbares zu betrachten, sondern als Teil eines „großartigen Stoffwechsels unseres Organismus, in den wir eingebunden sind". Schipperges (1988) sagt treffend dazu:

■ „Wie in unserem körperlichen Dasein, wo es täglich um Einnahme und Abgabe, um den Stoffwechsel eben, geht, so sind wir auch in unserem geistigen Haushalt auf Aufnahme und Weitergabe, auf Umsetzung und *Einverleibung* angewiesen, um zu einer vernünftigen und damit auch gesunden Existenz zu kommen." ■

Wie wichtig diese Erkenntnis in bezug auf unser gesamtes Leben ist, wird deutlich, wenn wir das Wort „ausscheiden" ersetzen mit „hergeben" und es in Beziehung bringen mit dem Gegenwort „zuführen" bzw. „mehren".

Lesen Sie dazu S. 80 ff. u. 77.

9.1 Beeinflussende Faktoren

Die ATL „ausscheiden" steht in einem vielfältigen Kontext, in dem die seelisch-geistigen und die soziokulturellen Einflußfaktoren eine ebenso große Rolle spielen wie die physiologisch-körperlichen. Eine Übersicht gibt Abb. 9.**1**.

9.1.1 Biophysiologische Faktoren

Ausscheidungsfunktion. Sie ist Teil eines komplexen Stoffwechselgeschehens (Metabolismus), worin die gesamten Vorgänge der Stoffaufnahme, Stoffumwandlung (Assimilation und Dissimilation) und Stoffabgabe geregelt werden. In erster Linie sind es
- Nahrungsmittel: durch den Magen-Darm-Trakt → Stuhl,
- Flüssigkeit: durch die Nieren-Harnwege → Harn sowie durch die Haut → Schweiß (S. 315 f.),
- Sauerstoff: durch die Lungen-Atemwege → Atemluft (S. 334 ff.).

Entwicklungsschritte. Die Ausscheidungsfunktionen – die Blasen- und Darmentleerung – sind wichtigen Entwicklungsschritten unterworfen:
- *Säugling und Kleinkind.* Die Ausscheidung ist vorerst eine reflektorische Tätigkeit, die durch Ansammlung von Urin (Harn, Wasser) in der Blase und von Stuhl (Fäzes, Kot) im Enddarm ausgelöst wird.
- Im Alter von etwa 2 Jahren beginnt die *Reinlichkeitserziehung*, die bei den 3jährigen so weit ist, daß sie allein die Toilette benutzen können. Mit 4 Jahren beherrschen die Kinder die Regeln, die mit der Ausscheidung zusammenhängen, womit der Sozialisationsprozeß (Kennen der sozialen Normen) angelaufen ist.
- Am *Ende der Lebensspanne* – Alterungsprozeß – verlieren Blase und Darm oft ihren Tonus, wodurch häufig Ausscheidungsprobleme auftreten.

Essen und Trinken sind Teil der gleichen Systeme wie die Ausscheidung, sie stehen in Austausch und Wechselwirkung:
- Die *Wassereinfuhr* muß der Wasserausfuhr entsprechen. Trinken wir zuwenig Flüssigkeit, kann das unsere gesamte Gesundheit ernsthaft gefährden: Es bildet sich zuwenig Harn; der Urin ist dunkel und konzentriert; auch das Blut dickt ein usw.
- Das *Essen* bzw. das Was, Wie, Wieviel steht in direkter Beziehung zur Darmentleerung. Der gesunde Umgang mit der Ernährung ist des-

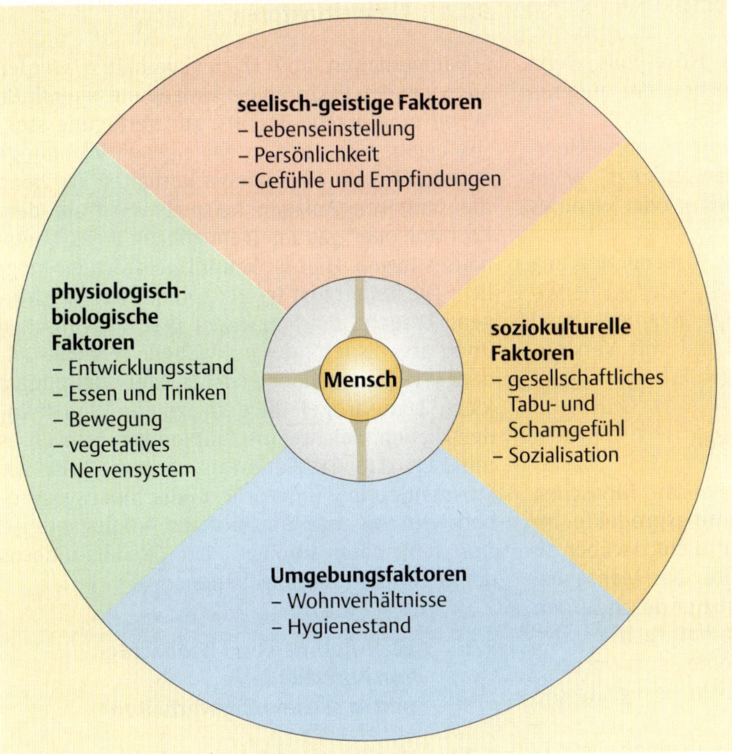

Abb. 9.**1** Einflußfaktoren auf die Ausscheidung.

halb gleichzeitig auch Ausscheidungsprophylaxe (gesunde Ernährung S. 245 ff.).

Bewegung. Sie ist in Zusammenhang zu sehen mit den *Umgebungsfaktoren*:

- *Regelmäßige* Bewegung dient auch der Motorik des Darms und damit der Obstipationsprophylaxe. Auch ist sie ein wichtiger Faktor im Bereich *Abhängigkeit/Unabhängigkeit*. Bewegungsbehinderte Menschen sind angewiesen auf *zweckmäßige bauliche Einrichtungen*; Rollstuhlpatienten z.B. brauchen, um ihre Unabhängigkeit wahren zu können, rollstuhlgängige Toiletten.

Vegetatives Nervensystem. Menschen mit einem „labilen Zusammenspiel" des vegetativen Nervensystems (das unsere Lebensvorgänge steuert) neigen häufig zu Störungen, die die primären Lebensfunktionen beeinträchtigen: Atmung, Kreislauf, *Verdauung, Ausscheidung*. Je nachdem, ob der Sympathikus oder der Parasympathikus überwiegt, verschiebt sich die Gleichgewichtsbalance nach *oben – Sympathikotoniker* – oder nach *unten – Vagotoniker*. Letztere leiden unter dauernder Verstopfung und haben nicht selten Magengeschwüre oder Gallenkoliken. Häufiger begegnet uns das gemischte Bild, bei dem das Pendel mal nach der einen, mal nach der anderen Seite ausschlägt: Verstopfung wechselt dann mit Durchfällen.

9.1.2 Seelisch-geistige Faktoren

Die von Freud geprägten Begriffe „anale Phase" und „orale Phase", mit denen er Entwicklungsschritte des Kindes bezeichnet hat, weisen hin auf Zusammenhänge von Ernährung/Ausscheidung und *Entwicklung der Persönlichkeit*, womit der psychisch-geistige Bereich angesprochen wird. Freud geht davon aus, daß die Reinlichkeitserziehung im Kleinkindesalter eine große Bedeutung hat für die freiheitliche Entwicklung – Haltung und Einstellung – der Person. Davon betroffen sind insbesondere die Themenkreise Geben und Nehmen sowie die Entwicklung bzw. Verfestigung von Gefühlen und Empfindungen wie Ekel, Indifferenz, lustvolles Erleben.

Auch die *psychosomatischen Zusammenhänge*, so die Auswirkungen von Streß, Angst, Niedergeschlagenheit oder Aggression, sind im Bereich der Ausscheidung überaus offensichtlich. Sie werden in der primitiven Sprache sehr direkt ausgesprochen:

- So hat einer z. B. rasch „die Hose voll“, wenn die Angst in ihm hochkriecht, dem anderen „fällt“ sie gar „herunter“.
- Die junge Generation spricht es ohne Hemmungen aus, wenn etwas sie „ankotzt“, wenn sie sich „beschissen“ vorkommt oder wenn es ihr „stinkt“.

Angst kann reflektorisch zur Blasenentleerung (z. B. als nächtliches Bettnässen) oder zu nervösen Durchfällen (etwa infolge Examensangst) führen. *Niedergeschlagenheit* geht mit Verstopfung einher.

9.1.3 Soziokulturelle Faktoren

In den meisten Kulturen werden die Menschen dahin erzogen, die Ausscheidungsprodukte im Verborgenen zu entleeren und nicht darüber zu sprechen. *Kultur* meint die Natur des Menschen, „die auf eine kulturelle Art, also nur durch Lernen und Tradition dieses Lernens, natürlich wurde“ (Splett 1976). *Natürlich* sind demnach erworbene Haltungen und Empfindungen in bezug auf die natürlichen Lebensvorgänge.

Das bedeutet aber auch: Was an einem Ort natürlich und selbstverständlich ist, gilt andernorts als unnatürlich, anstößig oder gar verletzend.

Schamgefühl. Wo Kulturen sich vermischen, wie das heutzutage der Fall ist, gilt es, über den Verhaltenskodex betreffs Schamgefühl der verschiedenen Kulturen Bescheid zu wissen. Eine islamische Frau z. B. lebt streng getrennt vom männlichen Geschlecht. Gemeinsame Bäder, etwa Gruppengymnastik im Therapiebad, sind für sie unannehmbar, die Intimpflege durch einen Pfleger nicht vorstellbar. Wo hingegen die geschlechtergemischte Sauna zum Alltagsleben gehört (z. B. skandinavische Kultur), entwickeln sich ein unverkrampftes Körperbewußtsein und ein freiheitlicheres Schambewußtsein. Schamgefühl und Schamverhalten sind deshalb nicht eine Peinlichkeitsreaktion oder gar Prüderie, sondern tief verwurzeltes , kulturell geprägtes Lebensgefühl.

Sprache. Von Bedeutung ist auch das Sprachverhalten, wenn es um Belange der Ausscheidung geht. Es gibt Menschen (insbesondere der älteren Generation), die eine ausgesprochene Scheu haben, wenn sie Dinge aus ihrem Intimbereich mitteilen sollen. Wieder andere benutzen unbeholfene Redewendungen. Die „Gassensprache“ hingegen verwendet mit Leichtigkeit Ausdrücke aus der sog. Fäkaliensprache.

9.1.4 Umweltfaktoren

Schamverhalten und Hygieneverhalten werden auch von den Faktoren der Umgebung beeinflußt. Wenn eine eigene Toilette zur Verfügung steht (im eigenen Zimmer, in der eigenen Wohnung), entwickelt sich ein anderes Verhalten als wenn die sanitären Anlagen beispielsweise auf dem Korridor oder gar im Treppenhaus eines Mietshauses liegen. Hier ist kaum Ungestörtheit möglich: Die Toilette ist besetzt, wenn man sie dringend braucht, die Sauberkeit läßt zu wünschen übrig usw. Es fehlt der individuelle Hygienestandard wie Duftspender, Feuchttücher oder andere kleine Luxusartikel, die dem eigenen Wohlbefinden dienen. Solche Einschränkungen bringen es mit sich, daß das Bedürfnis nach regelmäßiger Darmentleerung unterdrückt oder hinausgeschoben wird, bis man im Büro am Arbeitsplatz ist. Dort fehlt dann die Zeit – der Circulus vitiosus der Verstopfung ist angelaufen.

9.2 Wahrnehmen und Beobachten von Ausscheiden und Ausscheidungsverhalten

9.2.1 Hygiene- und Schamverhalten

Die oben besprochenen Einflußfaktoren prägen sowohl die Einstellung und Haltung wie auch das Verhalten des Menschen in bezug auf die Ausscheidungsvorgänge. Dies betrifft insbesondere das Hygiene- und Schamverhalten eines Individuums. Hier gilt es in ganz besonderer Weise wahrzunehmen, wie der Patient/die Patientin fühlt und denkt, wie Bedürfnisse signalisiert und wo Schamgrenzen gezogen werden (Tabuzonen S. 493 ff.).

Hygieneverhalten. Die Skala von Individualhygiene in bezug auf den Intimbereich erstreckt sich von Vernachlässigung über ein unauffällig durchschnittliches Verhalten und Sauberkeitsgefühl bis hin zur Phobie (Waschzwang oder Deodorantzwang). Es gibt Menschen, die das WC als ein notwendiges Übel betrachten, dem sie kaum Beachtung schenken, andere exerzieren ein umfängliches Sauberkeitsritual, bevor sie den Ausscheidungsvorgang zulassen können. Das gleiche gilt für das Umgehen mit der Unterwäsche bzw. für das Maß des Wechselns.

Wo Fehlverhalten (insbesondere bei Vernachlässigung) festgestellt wird, braucht es ein hohes Maß an Taktgefühl, um ohne zu verletzen in die Intimsphäre eingreifen zu können. Hier wird die enge Verbindung zum Schamgefühl sichtbar.

Schamverhalten. Es umfaßt das ganze Spektrum der Ausscheidung: sowohl die Forderung nach geräusch- und geruchabgeschlossenem WC als auch die Auswirkungen des gesellschaftlichen Tabus. Das Schamgefühl ist tief in der Persönlichkeit – in ihrem Gewordensein und Sosein – verwurzelt. Es hat auch nichts mit Beschämung oder gar Minderwertigkeit zu tun, vielmehr mit dem *Bewahren von etwas für sich. Person-Sein* will sich bewahren, will auch von anderen respektiert sein, und zwar respektiert als die, die sie mit ihren Lebensgewohnheiten geworden ist. Sie will, daß andere jene Sphären respektieren, die sie bei sich und bei anderen zu respektieren gelernt hat. Schutz- und Schamgefühl sind Wächter, die weder vom Kranken noch vom Betreuer achtlos als nichtexistierend weggeschoben werden dürfen.

Umgehen mit der Scham heißt *Diskretion*, heißt *unterscheiden können*, heißt *taktvoll sein*. Bei der Schwester-Patient-Beziehung geht es in erster Linie um das Verhüten einer Vermischung von allgemeinen und persönlichen Dingen. Das eine darf und soll ohne Scheu enthüllt werden, das andere nicht, d.h., es muß bewahrt bleiben. Bewahren kann aber nur, wer die eigene Scham akzeptiert. In „Lernziel Menschlichkeit" schreibt Jörg Splett dazu sehr überzeugend: „Vor allem aber gilt von der Scham des Schauenden, daß sie nur sekundär ‚diskret übersieht', sie tut gewiß auch dies, wo geboten, aber schon hierfür trifft zu, daß schamhafter als das ‚Übersehen' das ‚Erst-gar-nicht-Sehen' ist ... Ein solcher Mensch sieht ja weder darum nicht, weil er (übersehenwollend) nicht sehen will, noch darum, weil er unaufmerksam oder blind wäre, sondern im Gegenteil darum, weil ‚er seine Augen ganz woanders hat', weil er *ganz aufmerksam ist*, er sieht nicht, er *ersieht*." „Nur die Liebe sieht wirklich", sagt Thomas von Aquin, und „man sieht nur mit dem Herzen gut" A. de Saint-Exupéry.

Intimität und *Intimsphäre* S. 492 f.

9.2.2 Urin und Urinausscheidung

Urin/Harn

Durchsichtigkeit

Normaler Urin ist durchsichtig (wird erst durch Stehenlassen leicht trüb). Durch starke Konzentration oder durch Beimengungen wird der Urin dunkelgelb oder undurchsichtig. Schleim und Eiter machen ihn wolkig und trüb.

Farbe

Veränderungen, die durch *exogene Pigmente* – Nahrungsmittel oder Medikamente – hervorgerufen werden, sind pH-abhängig:
- rot bis gelb durch Betanidin (Randen, rote Rüben),
- gelbbraun bis rotviolett durch Anthrachinone (Aloe, Senna, Rhabarber),
- gelb bis rot: Phenolphthalein (Brom),
- gelbgrüne Fluoreszenz: Flavine (Vitamine),
- rotbraun beim Stehen: Methyldopa,
- braunschwarz beim Stehen: Kevodopa.

Verfärbungen durch *endogene Pigmente* sind:
- bierfarben (Bilirubin): Hinweis auf Obstruktionsikterus,
- rot (lackfarben, wird am Licht schwarz): Hinweis auf Porphyrie (stoffwechselbedingte Leberparenchymerkrankung),
- braun, am Licht schwarz werdend (Dopa): Hinweis auf malignes Melanom,
- „Fleischwasser": hämoglobulinhaltig,
- rot, blaßrot bis schmutzig-rotbraun: Blutbeimengung = *Makrohämaturie*. Die *Mikrohämaturie* kann nur im Labor ermittelt werden; der Urin ist visuell nicht verändert.

Durch die sog. *Dreigläserprobe* wird die Lokalisation der Blutung ermittelt: *1. Glas:* Beginn des Urinstrahls, *2. Glas:* Hauptmenge des Urins, bis auf einen geringen Rest, *3. Glas:* restliche Menge von 10–30 ml. Beimengungen aus der Harnröhre trüben das erste Glas, blutiger (oder eitriger) Blasenurin färbt das zweite und dritte Glas.

Die Dreigläserprobe wird auch vorgenommen bei Infektionen, z.B. bei Epididymitis (Entzündung der Nebenhoden), evtl. unter gleichzeitiger Prostatamassage durch den Arzt.

Veränderungen, die auf *pathologische Beimengungen* zurückzuführen sind:
- *Trübung*. Mögliche Ursachen: rote und weiße Blutzellen, Bakterien, Salze, emulgierte Fette. Bei eiweißhaltigem Urin spricht man von *Proteinurie*; diese kann physiologisch bedingt sein (Fieber, körperliche Anstrengung, Orthostase). Die *pathologische* Proteinurie ist *globulär* verursacht bei vermehrtem Durchtritt von Eiweiß durch den glomerulären Filter (vorwiegend Albumine), *tubulär* bei fehlender Rückresorption oder als *Überlaufproteinurie* (bei Auftreten pathologischer Proteine im Serum, z.B. als Bence-Jones-Protein).

- *Milchig-schleimig*, undurchsichtig und übelriechend (makroskopischer Eiterharn) = *Pyurie*. Von einer *Bakteriurie* spricht man, wenn Keime im Urin aus Nierenbecken, Harnleiter und/oder Blase stammen (die Urethra ist immer keimbesiedelt). Die *Keimzählung, Keimidentifizierung* und *Antibiotika-Resistenzbestimmung* geschieht im aseptisch gewonnenen Mittelstrahlurin. Treten Keime ins Blut über, spricht man von *Urosepsis*.

Geruch, Reaktion

Der *Geruch* bei frischem Urin ist unauffällig. Bei längerem Stehen ist Ammoniak riechbar.
Diagnostisch *bedeutsame Veränderungen* sind:
- Geruch nach frischen Früchten oder Aceton bei Vorliegen einer Ketonurie,
- „Foetor hepaticus" beim Leberkoma,
- Alkoholgeruch bei Konzentrationen über 2 ‰ (Konzentration ist im Urin etwa gleich hoch wie im Blut),
- Geruch nach Ammoniak oder Schwefelwasserstoff bei Harnwegsinfektionen.

Die *Reaktion* gibt Auskunft über die Wasserstoffionenkonzentration im Urin. Sie ist normalerweise von der Ernährung abhängig und bei gemischter Kost schwach sauer, bei pflanzlicher Kost alkalisch. Die Prüfung wird mittels Indikationsstreifen (Schnelltest) vorgenommen.

Dichte, spezifisches Gewicht

Das spezifische Gewicht (Artgewicht) des Urins schwankt zwischen 1001 und 1039 (1,001–1,039 g/cm^3), Mittelwert um 1010. Es gibt Auskunft über die Konzentration (Dichte) des Harns (S. 1163). Ein *erhöhtes* spezifisches Gewicht gibt Hinweise auf übermäßig vorhandene Bestandteile: Glucose (Glukosurie) oder Eiweiß (Albuminurie). Auch die Ausscheidung eines Röntgenkontrastmittels oder eines Plasmaexpanders ergibt eine hohe Dichte des Urins.

Die *Messung* erfolgt mittels *Urometer*, einer kleinen Senkwaage mit Meßzylinder. Der Urin wird in das Meßglas gegeben, das Urometer schwimmt auf dem Urin. Das spezifische Gewicht kann nun an der Urometerskala abgelesen werden.

Die *Uringewinnung* ist S. 303 f. und die *Urinanalyse* in Kapitel 42 nachzulesen.

Urinausscheidung beim Gesunden

Urin (Harn) ist die von den Nieren gebildete Flüssigkeit, die durch die ableitenden Harnwege ausgeschieden wird und Stoffwechselendprodukte enthält. Die Blasenentleerung wird durch den Urindrang (bei gefüllter Blase) ausgelöst.
Die *Urinmenge* ist abhängig von
- Flüssigkeitsaufnahme,
- Flüssigkeitsabgabe über die Haut, die Lunge, den Darm,
- Blutdruck,
- Funktion der Nieren und aller an der Urinbildung beteiligter Organe, insbesondere des Herz-Kreislauf-Systems.

Die *normale Ausscheidungsmenge* beträgt beim Erwachsenen 1000–2000 ml in 24 Stunden, verteilt auf 4–5 Miktionen (beim Neugeborenen sind es 8–10 Miktionen, beim Kleinkind 12–16, beim Schulkind ca. 6).

Die *Miktion* (Blasenentleerung) erfolgt willkürlich, schmerzlos, im Strahl.

Beimengungen des normalen Urins sind Stoffwechselprodukte, Salze, Schleim, Zylinder, Epithelien, Farbstoffe und nicht verbrauchte Hormone, Vitamine und Medikamente bzw. deren Abbauprodukte.

Miktionsstörungen und Veränderung der Ausscheidungsmenge

Die Blasenentleerungsstörungen sind sehr vielfältiger Natur; sie sind oft subjektiv gefärbt. Um Ausscheidungsprobleme objektiv festzustellen, stehen einfache Meßmethoden zur Verfügung, z. B.:
- *Uroflowmetrie*. Messung der Harnmenge pro Zeit. Normalwert 20–50 ml/s.
- *Zystomanometrie*. Messung des Blaseninnendrucks. Maximaler Harndrang bei 400 ml, minimaler bei 200 ml. Der Miktionsdruck kann auch beim Urinieren festgestellt werden – Dichte des Harnstrahls.

Dysurie. Leitsymptome der Blasenentleerungsstörungen: Das Wasserlassen ist schmerzhaft (Algurie) und erschwert, unter geringem Druck, oft nur tropfenweise. Häufig besteht zusätzlich ein nächtlicher Harndrang (Nykturie). Neben Blasenerkrankungen kann z. B. auch ein postoperativer Sphinkterspasmus zu erschwertem Wasserlassen führen.

Pollakisurie. Häufiges Wasserlassen in kleinen Mengen, wobei die 24-Stunden-Menge normal sein kann. Sie tritt als neurovegetativer Entleerungsmechanismus bei Erkrankungen der Blase (Blasenentzündung), der Prostata (Adenom) sowie in den ersten Monaten der Schwangerschaft auf. Auch ein Kältereiz kann eine vorübergehende Pollakisurie auslösen.

Oligurie. Verminderung der täglichen Harnausscheidung auf Mengen von 100–400 ml bei ungenügender Flüssigkeitsaufnahme, bei Dehydratation infolge Erbrechen, Durchfall, Exsikkosen, bei starkem Schwitzen, Blutverlust, Schock sowie bei ungenügender Herz- und/oder Nierenleistung.

Anurie. Fehlende Harnproduktion, die *prärenal* (Störung liegt vor der Niere), *renal* (Nierenfunktionsstörung) oder *postrenal* (Störung liegt in der Ausscheidung) sein kann. Anhaltende Anurie führt zu *Urämie* = Harnvergiftung.

Polyurie. Krankhafte Vermehrung der Harnmenge (bis auf 10–20 l/Tag). Vorkommen bei Diabetes insipidus, Diabetes mellitus, Schrumpfniere. Eine physiologische Polyurie ergibt sich bei großer Trinkmenge.

Harnretention. Harnverhalten trotz gefüllter Harnblase (Harnsperre). Ursachen für eine Abflußbehinderung sind Hindernisse wie Blasensteine, Prostataadenome u.a. Die Folgen davon sind liegenbleibender Restharn → dauernde Überbeanspruchung des Schließmuskels → chronische Zystitis. Mit zunehmendem Rückstau (mit maximaler Dehnung der Blase) kommt es zu teilweisem Versagen des Schließmuskels und zu Harnträufeln bei voller Blase = *Überlaufblase* (es tropft so viel Urin aus der Blase, wie durch die Ureteren in sie einfließt). Unter *Resturin* (Restharn) versteht man die Urinmenge, die nach spontaner Miktion (von mindestens 100–150 ml, da sonst nicht aussagekräftig) mittels Katheter noch entnommen werden kann. Normalerweise findet man einen Restharn von 0–20 ml vor. Beträgt der Resturin mehr als 100 ml (Toleranzmenge), muß das Abflußhindernis operativ behoben werden. Restharn entsteht dann, wenn die Blasenmuskulatur durch den Versuch, das Hindernis zu überwinden, bereits erschlafft ist. Die Blasenmuskulatur kann auch atonisch werden durch den übermäßigen Druck des literweise gestauten Urins. Diese Situation ist häufig postoperativ anzutreffen bei Patienten mit Spasmus des inneren Schließmuskels.

Inkontinenz (Harnträufeln). Unvermögen, den Harn willkürlich zurückzuhalten → unwillkürlicher Harnabgang (S. 280).

Zur **Störung des Blasenzentrums** S. 665 ff.

9.2.3 Stuhl und Darmentleerung

Stuhl/Fäzes

Menge und Beschaffenheit

Abweichungen von den normalen Schwankungen:

- *Sehr kleine Mengen – Hungerstühle*, bestehend aus Schleim, nichtresorbierbaren Resten von Nahrungsstoffen und Darmzellen. Sie sind von schwarzbraun-grünlicher Farbe (bis 10 g/Tag) und kommen vor allem bei Säuglingen als sog. Wasserhof in den Windeln vor.
- *Sehr große Mengen – massive Stühle* treten bei Malabsorption (z.B. Zöliakie) auf. Man nennt diese blassen, salbenartigen, beim Erkalten erstarrenden Stühle *Fettstühle = Stearrhö*. Sie treten bei Pankreaserkrankungen auf und sind eine Folge des gestörten Fettabbaus. Fett legt sich um die Eiweißmoleküle, was die voluminösen Stühle erklärt.
- *Trockener, harter, knolliger Stuhl* bei Obstipation; kleinbröckelig, schafskotartig, bleistiftförmig bei Dickdarmspasmen bzw. Stenosen des Enddarms.
- *Breiige, wäßrige* Entleerungen bei Diarrhö.

Farbe

Beim *Gesunden* ist die Farbe des Stuhls durch den Farbstoff Stercobilin (umgewandeltes Bilirubin) *dunkelbraun*.

- Der *erste Stuhl* des Neugeborenen ist grünlich-schwärzlich = *Mekonium* (Kindspech), gelblich-weiß bei Milchdiät = *Babystuhl*.
- Auch *bestimmte Nahrungsmittel* können die Farbe physiologisch verändern, z.B. Randen/rote Rüben: rötlich-braun; ausgesprochene Fleischkost: braun-schwarz; Barium färbt den Stuhl weißlich.

Pathologische Abweichungen:

- *Fettstühle* bei Stearrhö sind tonig, schmierig, mattglänzend und stark riechend.
- *Tonfarbener* (acholischer) Stuhl entsteht bei Sperre der Gallensekretion durch Verschluß des Ductus choledochus.
- *Schaumige, hellfarbige* Stühle deuten auf Gärungsdyspepsien hin.
- *Makroskopisch sichtbares Blut* kann auf Hämorrhoiden, Polypen, evtl. Karzinome hinweisen.
- *Schwarz* ist der Stuhl bei Blutungen im oberen Teil des Magen-Darm-Trakts, wenn das Blut angedaut ist, d.h. auch bei verschlucktem Blut aus dem Nasen-, Mund-, Rachen- und Speiseröh-

renbereich. Man spricht von *Teerstuhl = Meläna*; nicht zu verwechseln mit schwarzem Stuhl bei Einnahme von Eisenpräparaten, Wismut, Kohle.
- *Gelbgrünlich* ist der Stuhl bei Typhus (klassischer Ausdruck: „schlecht gekochte Erbsensuppe"),
- *reiswasserähnlich* bei Cholera.

Beimengungen

Makroskopisch sichtbar sind
- *Schleim* bei entzündeter Darmschleimhaut;
- *Schleim-Blut-Gemisch* bei Colitis ulcerosa, Dysenterie, Darmtumoren;
- *Schleim-Blut-Eiter* sind Alarmzeichen einer schweren Darmschädigung (Colitis ulcerosa, Ruhr);
- *Blutauflagerungen*, Blutspritzer treten bei Erkrankungen im Bereich des unteren Darmabschnitts, insbesondere des Anus, auf: Hämorrhoiden, Analfissuren u. a.;
- *Parasiten. Oxyuren* (Madenwürmer): einige Millimeter lang, fadendünn, häufig viele an einem Knäuel. *Askariden* (Spulwürmer): 10 bis 25 cm lang, regenwurmähnliches, grauweißes Aussehen, meist einzeln oder in geringer Anzahl. *Tänien* (Bandwürmer) erscheinen als einzelne Glieder: weiß, flach, fingernagelgroß. Abgang des ganzen Wurmes nur bei spezieller Kur.

Mikroskopisch nachweisbar sind
- okkultes Blut,
- Wurmeier, pathogene Keime,
- Ausnutzungsgrad der Nahrung.

Geruch und Reaktion

Sehr häufig entsprechen sie sich.
Dyspepsien gehen mit stinkenden, übelriechenden Stühlen einher.
- Gärungsdyspepsie: stechend, sauer, pH-Wert unter 6,5 (sauer);
- Fäulnisdyspepsie: faulig, jauchig, pH-Wert über 8 (alkalisch).

Stuhlgewinnung S. 305.

Defäkationsstörungen

Obstipation (Verstopfung)

Verstopfung ist ein Symptom. Behoben werden kann ein Symptom nur, wenn die Ursache bekannt ist und beseitigt wird. Doch was ist Verstopfung? Die meisten Patienten bezeichnen mit Verstopfung eine unregelmäßige und geringe Stuhlentleerung und damit verbundene Beschwerden wie Kopfweh, Mattigkeit, Unwohlsein und Schmerz bei der „harten" Darmentleerung. Meist wird Verstopfung angegangen mit Maßnahmen, die den Darm schnell und vollständig entleeren. Dafür sind Einläufe, Suppositorien und Abführmittel die Mittel der Wahl. Selten wird die Ursache des Problems erforscht und ein langfristiger Behandlungsplan aufgestellt.

Das **Problem** beherrschen bedeutet in erster Linie, die Auffassung zu korrigieren, daß eine tägliche Stuhlentleerung für das Wohlbefinden ausschlaggebend sei. Sie hat dazu geführt, daß der Abführmittelabusus sich so weit verbreiten konnte. Letztlich ist dieser für das Anhalten der Obstipation verantwortlich. Was also ist noch normal? Es gilt, den von der fixen Idee der Verstopfung geplagten Menschen klarzumachen, daß auch eine Darmentleerung alle drei Tage noch genügt, während bei anderen drei Entleerungen im Tag als normal angesehen werden können. Es handelt sich dann weder um Verstopfung noch um Durchfall.

Ursachen, die einer echten Obstipation zugrunde liegen, können sein:
- Stoffwechselstörungen, falsche Ernährung;
- Arzneimittel wie Anticholinergika, blutdrucksenkende Mittel, Kodein (z. B. im Hustensirup);
- mechanische Probleme/Obstruktionen im Bereich des Darms, Hämorrhoiden;
- neurologische Störungen, z. B. Paraplegie, multiple Sklerose;
- Bewegungsmangel, Muskelschwäche;
- psychiatrische Ursachen wie Depressionen, Psychosen, Anorexie;
- psychologische Probleme, z. B. ungünstige sanitäre Anlagen; im Krankenhaus den Nachtstuhl oder die Bettschüssel benutzen zu müssen.

Das **Maß** der Verstopfung kann eigentlich nur aufgrund einer *Rektaluntersuchung* festgestellt werden. Wir werden immer wieder sehen, daß nur wenig Übereinstimmung besteht zwischen der subjektiven Einschätzung und dem tatsächlichen rektalen Befund (dem meist kein medizinischer Anlaß zugrunde liegt). Hier gilt es, nach der anfänglichen Abhilfe durch Abführmittel eine Erziehung zur Umstellung der Eß- und Bewegungsgewohnheiten in die Wege zu leiten.

Zu *Obstipationsprophylaxe* S. 278, zu *Hilfe bei Entleerung* S. 298 ff.

Diarrhö (Durchfall)

Eine erhöhte Stuhlfrequenz (mehr als drei Stuhlentleerungen pro Tag) wird als Diarrhö bezeichnet. Bei schweren Formen kommt es bis zu 20 und mehr Entleerungen am Tag.

Der Prozeß der Stuhleindickung wird gestört durch folgende *Ursachen:*
- unzulängliche Kauleistung (Hast, schlechte Zähne),
- nervös-psychische Reize wie Angst, Schrecken, Spannungen,
- Nahrungsmittelvergiftung durch Pilze und andere Toxine,
- entzündliche Darmerkrankungen (typisch bei Colitis ulcerosa),
- Malabsorptionssyndrom,
- Fehlen der Pankreassäfte und/oder der Galle.

Begleiterscheinungen sind
- beeinträchtigtes Allgemeinbefinden,
- Kräfteverlust,
- Krämpfe bei Dickdarmdurchfällen,
- Austrocknung, Elektrolytverschiebung mit schwerem Krankheitsbild (besonders bei Säuglingen mit starken Durchfällen).

Zu *Hilfe bei Durchfall* S. 296, *Begleitmaßnahmen* bei infektiösen Durchfällen S. 867.

Stuhlinkontinenz

Stuhlinkontinenz kann in Schreck- und Paniksituationen auftreten („vor Angst in die Hosen machen"), in schweren Erschöpfungszuständen sowie bei Sterbenden. Weitere Ursachen liegen in der Lähmung des Schließmuskels, z. B. bei Paraplegie, evtl. auch bei Hemiplegie.

Von diesen Ursachen zu unterscheiden ist die *Überlaufinkontinenz* bei Verstopfungszuständen; es kommt zum sog. Verstopfungsdurchfall (S. 297). Werden die Kotsteine nicht ausgeräumt, entsteht das „Kotschmieren".

Stuhlinkontinente leiden stärker unter ihrer Inkontinenz als Urininkontinente. Schamgefühle und ein permanentes Sich-schmutzig-Fühlen können psychische Folgereaktionen auslösen: Scham und Ekel führen zu Rückzug, Resignation und Depression; Angst und Streß zu Aggression. Beides führt schließlich zur Verstärkung der Inkontinenz, der Druck nimmt zu, der Teufelskreis verstärkt sich.

Zu *Hilfe bei Stuhlinkontinenz* S. 298.

Tenesmus

Beständiger schmerzhafter Stuhldrang bei sehr geringer oder fehlender Entleerung.

Die *Ursache* liegt in einem krampfhaften Verschluß des Sphinkters bei entzündlicher Reizung (z. B. bei Proktitis, Ruhr).

9.3 Sorge für eine gesunde Ausscheidung

9.3.1 Psychohygiene

Überall, aber bei den Ausscheidungen in ganz besonderem Maß, verlaufen eindeutige Wechselbeziehungen zwischen psychischem/psychosozialem und organischem Geschehen:

Blaseninkontinenz sowie *Verstopfung* oder *Durchfall* können eine Folge von Dauerstreßsituationen, Neurosen oder anderweitigen psychischen Belastungen sein.

Probleme, die häufig zu Ausscheidungsstörungen führen, sind Mangel an Anerkennung, Vereinsamungs- und andere Ängste; bei Kindern Schulnot, bei Erwachsenen berufliche Überforderung. Das *Erkennen* eines Problems ist oft schon der erste Schritt zur Heilung bzw. zu einer Lebensführung, die vorsorgender und verhütender Natur ist, wie
- Ausgleich von Arbeit und Muße, Bewegung und Ruhe, Anspannung und Entspannung;
- positive Lebenseinstellung, Selbstannahme, Akzeptieren von Grenzen.

Letztlich geht es um das *Gutsein zu sich selbst* wie auch um das Gutsein zum eigenen Körper: Mag ich ihn oder lehne ich ihn ab? Ignoriere ich seine Bedürfnisse (die Blase meldet sich oder der Darm), schiebe ich sie immer wieder zurück, lasse ich sie warten oder entspreche ich ihnen? Diese Fragen könnten uns helfen, das eigene Verhalten und die eigenen Erfahrungen zu reflektieren. Das heißt, obwohl wir natürlich genau wissen, wie wir uns zu verhalten hätten, ist es erfolgversprechender, wenn wir realisieren, wo wir *jetzt* stehen, und unser Verhalten ändern. Psychohygiene heißt innehalten – nachdenken – neue Entscheidungen treffen – eine neue Richtung einschlagen! Gut sein zum eigenen Körper heißt nicht nur, darauf zu achten, was ich esse und trinke, sondern auch, wieviel Zeit ich mir nehme für das „stille Örtchen". Vielleicht könnten wir dieses zu regelmäßigen Zeiten aufsuchen, um ganz bewußt loszulassen, ganz bei uns selber zu sein, auf die eigenen Bedürfnisse konzentriert und auf nichts anderes. Wer wissen will, was ihm das bringen kann, muß es ausprobieren.

9.3.2 Obstipationsprophylaxe

Meist kann die Verstopfung auf die zivilisationsbedingt verfeinerte, pflanzenfaserarme Kost einerseits und auf die Bewegungsarmut andererseits zurückgeführt werden. Die andauernd notwendige „Stuhlpresse" führt sekundär zu organischen Veränderungen wie Wandausstülpungen (Divertikel), Erweiterung der Analvenen (Hämorrhoiden) u.a. Damit sind auch die **drei Pfeiler** einer wirkungsvollen Prophylaxe angesprochen: gesunde *Ernährung*, reichlich *Bewegung*, zweckmäßige *Entleerungsgewohnheiten*.

Verbunden mit regelmäßiger Bewegung spielt die faserreiche Ernährung die entscheidende Rolle. Als faserreichster Ballaststoff sind die naturbelassenen Getreideprodukte bekannt: Weizenkleie, Vollkorn-, Roggen-Knäckebrot, Vollreis, Hirse. Wichtig sind auch Obst, Gemüse, Joghurt, Buttermilch (Abb. 8.**7**). Gesunderhaltend ist die *Eingewöhnung von zweckmäßigem Verhalten*:

- *Eßgewohnheiten:* sich Zeit nehmen, richtig kauen, regelmäßig und genießend essen.
- *Trinkgewohnheiten:* zu jeder Mahlzeit und vor dem Frühstück etwas trinken: ein Glas Mineralwasser, Obstsaft, Gemüsesaft, Buttermilch. *Fencheltee* ist ein guter Tee zur Obstipationsprophylaxe!
- *Körperliche Betätigung* zur Anregung der Darmperistaltik: tägliche Morgengymnastik oder ein halb- bis einstündiger Spaziergang.
- *Gewöhnung des Darms* an bestimmte Zeiten der Entleerung – Darmtraining.
- *Weizenschrotkleie* ist billig und wirkt auch bei Hartnäckigkeit Wunder: 3mal täglich ein Eßlöffel mit Buttermilch oder Joghurt; Weizenschrotkleie quillt im Darm, füllt ihn, so daß er sich vermehrt bewegen und entleeren muß. Ähnlich wirken Leinsamen, Flohsamen und andere Quellmittel (genügend Flüssigkeit!).
- *Arztkontrolle* ist notwendig, wenn alle diese Maßnahmen, mit Geduld durchgeführt, nicht zum Erfolg führen. Eventuell muß die *Stuhlregulierung* medikamentös unterstützt werden (S. 296f.).

9.4 Pflegeprozeß: ausscheiden

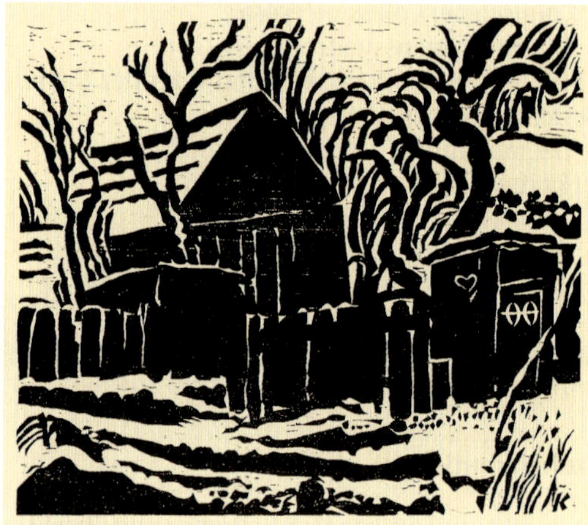

Das stille Örtchen im Hof

Checkliste: ausscheiden

☐ Ausscheiden ☐ Stuhl ☐ Urin ☐ andere

Die folgenden Fragen dienen exemplarisch der Situationseinschätzung

- ☐ Die Ausscheidungsgewohnheiten sind bekannt (Häufigkeit, Menge, Gründe für Veränderungen)
- ☐ Notwendige Einschränkungen (bezüglich Ort, Position usw.) sind mit dem Kranken besprochen
- ☐ Seine individuellen Reaktionen (Schamgefühl, Sprachgewohnheiten, Hygienestandard) sind bekannt, oder es bestehen Bemühungen, sie zu erfassen
- ☐ Kontrolle von Urin und Stuhl: Veränderungen sind wahrgenommen, entsprechende Maßnahmen getroffen
- ☐ Ausscheidungsprobleme sind erfaßt, subjektive Aussagen (z.B. ich bin verstopft) sind objektiv überprüft worden (Rektaluntersuchung)
- ☐ Der Kranke weiß, wie er bei notwendigen diagnostischen und therapeutischen Maßnahmen mithelfen kann (Sammeln der Ausscheidungen, Bilanzierung u.a.)
- ☐ Information über Zweck einer notwendigen künstlichen Urinableitung/Darmentleerung wurde gegeben, und Fragen können gestellt werden
- ☐ Die Intimsphäre ist gewahrt (Mitpatienten und Pflegepersonen verlassen z.B. während der Defäkation das Zimmer)
- ☐ Die Intimpflege entspricht dem Wohlbefinden und der Notwendigkeit
- ☐ Die „gesunde Lebensführung", z.B. Obstipationsprophylaxe, ist ein fester Bestandteil des Pflegeplans
- ☐ ...
- ☐ ...

9.4.1 Situationseinschätzung

Die Situationseinschätzung (Checkliste S. 278) dient der Erfassung von

- *Ausscheidungsgewohnheiten* bezüglich Miktion und Stuhlentleerung sowie der Faktoren, die die Entleerungen beeinflussen: Abhängigkeit/Unabhängigkeit, Geschlecht, Ernährung usw.;
- *Ausscheidungsproblemen* und deren Ursachen bzw. Beeinflussungsfaktoren: Hier gilt es auch zu unterscheiden, ob die Probleme mitgebracht wurden oder z. B. durch die Veränderung der äußeren Situation (Krankenhauseintritt, Bettlägerigkeit usw.) mitverursacht sind;
- *Wissen und Einstellung* des Patienten bezüglich Hygieneverhalten, Schamverhalten sowie der Ausscheidungsvorgänge.

9.4.2 Standardisierter Pflegeplan

Ziele. Die übergeordnete Zielsetzung orientiert sich an zwei Polen:

- Aufrechterhaltung und/oder Wiederherstellung der gesunden Ausscheidungsfunktion,
- Unterstützung und/oder stellvertretende Übernahme der gestörten (Teil-)Funktion.

Die **Maßnahmen** umfassen ein weites Gebiet der Anleitung, Überwachung und Unterstützung, des Begleitens und der Ausführung von spezifischen Pflegemaßnahmen.

Die **Beurteilung** der Pflege ist abhängig von einer systematischen Beobachtung und Dokumentation.

Eine gute Hilfe sind auch Teambesprechungen, die der Reflexion und Analyse der Patientensituation dienen.

Pflegemaßnahmen

Allgemeine Unterstützung
9.5 Hilfe bei den Ausscheidungen

Maßnahmen im Bereich der Blasenentleerung
9.6 Inkontinenzpflege, Kontinenztraining
9.7 Katheterisieren der Harnblase
9.8 Blasenspülung
9.9 Blaseninstillation

Maßnahmen im Bereich der Magen-Darm-Entleerung
9.10 Hilfe bei Darmentleerungsstörungen
9.11 Darmreinigung und Darmstimulation
9.12 Magenspülung

Maßnahmen bei der Gewinnung von Untersuchungsmaterial
9.13 Uringewinnung und -messung
9.14 Stuhlgewinnung

9.5 Hilfe bei den Ausscheidungen

Die selbständige Ausscheidung kann schon durch geringfügige Veränderungen beeinträchtigt werden:

- Änderung der Umgebung, z. B. Krankenhauseintritt;
- Einschränkung der Unabhängigkeit und der Beweglichkeit, z. B. bei Gips (an Arm oder Bein), Bettlägerigkeit oder bei psychischen Störungen (Verwirrtheit, Orientierungsverlust).

In erster Linie geht es um Maßnahmen, welche die Anpassung an die neue Situation erleichtern:

- Die Toilette (WC) soll so eingerichtet sein, daß die Patienten sie möglichst selbständig aufsuchen und benutzen können (montierte Haltegriffe, zweckmäßige Höhe der WC-Schüssel, Rufanlage).
- Wo Patienten den Nachtstuhl oder die Bettschüssel/Urinflasche benutzen müssen, sind die Intimsphäre zu gewährleisten und die Hygienemaßnahmen (Hände waschen) sicherzustellen.
- Kranke, die zum ersten Mal im Krankenhaus sind, werden mit den verschiedenen *Ausscheidungsgefäßen* vertraut gemacht.

9.5.1 Bettschüssel, Urinflasche

Bettschüssel einschieben:

- Zum Einschieben hebt sich der Kranke im Kreuz oder legt sich auf die Seite (Hilfe für Hemiplegiepatienten S. 724 f.). Das Kreuzbein muß auf dem Beckenrand aufliegen.
- Männer bekommen gleichzeitig die Urinflasche eingelegt.
- Frauen werden angehalten, die Beine zu strecken und leicht zu spreizen, damit der Urin ablaufen kann.

Bettschüssel entfernen:

- Handschuhe anziehen zum Selbstschutz.
- Bettschüssel am Griff halten, den Kranken auffordern, sich auf die Seite zu drehen, Schüssel wegziehen.
- *Nach Darmentleerung* die Analgegend mit Einwegmaterial reinigen.
  Vorbereiten: Becken mit Wasser und Seife, Wegwerflappen, Einweghandschuhe, Abfallsack.
  Säubern: Einweglappen befeuchten → reinigen → in den Abfallsack ablegen; so oft wiederholen, bis die Analgegend sauber ist → nachtrocknen.
- *Nach dem Wasserlassen* wird bei Frauen das äußere Genitale mit Wegwerflappen oder Feucht-

tüchlein abgetupft, bei Männern die Harnröhrenöffnung. Sofern die Patienten dies nicht selber tun können, ist ihnen dabei zu helfen.

Urinflasche einlegen. Wo Männer dies nicht selbständig tun können:

- den Penis an der Wurzel fassen und in die Flaschenöffnung einführen;
- nach dem Urinieren Penis mit Wegwerflappen abtupfen und Flasche herausnehmen.

- Bettschüssel immer auf der gesunden Seite einschieben (Ausnahme: bei Hemiplegie).
- Korrektes, hygienisch einwandfreies Handhaben: nicht auf den Boden stellen, gut reinigen (moderne Spülmaschinen reinigen *und* desinfizieren).
- Jeder Patient hat seine eigenen Ausscheidungsgefäße im Nachttisch oder bekommt für jeden Gebrauch frisch desinfizierte.

9.5.2 Anregen der Ausscheidung

Sowohl die *Harn-* als auch die *Stuhlentleerung* können bei Krankheit und/oder Bettlägerigkeit gestört sein. Liegt keine medizinische Ursache vor (wie Verlegung der Harnröhre bzw. des Darmes oder Funktionsstörungen), die der therapeutischen Intervention des Arztes bedarf, liegt die Problemanalyse und -bewältigung meist im Verantwortungsbereich des Pflegepersonals. Es gilt Mittel und Wege zu finden, um jene Hilfe zu leisten, die gleichzeitig Hilfe zur Selbsthilfe in die Wege leitet.

Bei *Stuhlverhaltung* gelten die unter Obstipation (S. 276) besprochenen Maßnahmen.

Bei *Harnverhaltung* (z. B. postoperativ) oder infolge Schmerzen (bei Blasenkatarrh) eignen sich einfache Mittel:

- *Auflegen von Kompressen und Umschlägen,* z. B. ein heißer Bauchwickel oder Dampfkompressen mit Heublumen- oder Ingwerabguß auf die Nierengegend;
- *Einreiben* mit entsprechenden ätherischen Ölen (Tab. 9.**1**);
- *harntreibende Tees* (S. 255 und Tab. 8.**4**).
- *Flüssigkeitsbilanz* muß stimmen. Der Patient soll viel trinken; ohne Gegenindikation 2 bis 2,5 l täglich.

Tabelle 9.**1** Ätherische Öle in der Anwendung bei Nierenproblemen

Blasenkatarrh	Bergamotte, Eukalyptus, Kajeput, Niauli
Harntreibend	Salbei, Fenchel, Rosmarin, Zypresse
Flüssigkeitsstau	Eukalyptus, Salbei, Fenchel, Geranie, Wacholder
Nieren (allgemein)	Eukalyptus, Niauli, Zitrone (bei Infektionen: Salbei, Thymian)
Steine	Zitrone, Wacholder, Ysop

9.6 Inkontinenzpflege, Kontinenztraining

9.6.1 Urininkontinenz

Definition und Formen

Nach dem Standardisierungskomitee der International Continence Society ist Inkontinenz „ein Zustand, in dem unfreiwilliges Urinieren ein soziales und hygienisches Problem ausmacht, das objektiv festgestellt werden kann". Diese Definition sagt nichts aus über die Urinmenge und die Häufigkeit. Sie kann folglich alle Personen umfassen, denen einmal im Monat oder täglich unfreiwilliger Urinabgang widerfährt. Die Definition grenzt auch nicht ab, wann der Zustand für die betroffenen Menschen zum Problem wird.

Da solche Aussagen für die tägliche Praxis wenig brauchbar sind, wird meist eine Beschreibung der Inkontinenz*ursache* und des Inkontinenz*grades* vorgenommen. Hier wird dann unter Inkontinenz lediglich der unfreiwillige Harnabgang nach Ursache und Häufigkeit verstanden.

In Anlehnung an die International Continence Society (1976) ziehe ich folgende Einteilung vor:

Streßinkontinenz. Harnverlust bei insuffizientem Harnröhrenverschluß unter Belastung bzw. Anstrengung:

1. Grad: bei Husten, Niesen;
2. Grad: bei raschem Gehen, Treppensteigen;
3. Grad: bei Stehen, Aufstehen, nach dem Sitzen.

Die *Ursache* liegt häufig in einer Schwäche des Schließmuskels oder der Beckenbodenmuskulatur. Solche Veränderungen treten vor allem auf nach Geburten, einem Vorfall der Gebärmutter (Deszensus, Prolaps), der Blase oder des Mastdarmes.

Dranginkontinenz. Unkontrollierter, unfreiwilliger Urinabgang bei intensivem Harndrang; meist verbunden mit Dauerschmerz beim Urinieren (nicht unterdrückbare Detrusorkontraktion, sog. instabile Blase).

Die *Ursache* ist meist eine entzündliche oder tumoröse Veränderung in der Blase oder der Harnröhre.

Reflexinkontinenz – reflektorisch neurogene Blase. Die Störung liegt in der abnormen spinalen Reflexaktivität bzw. in einer nicht mehr gewährleisteten Koordination zwischen Blasenmuskulatur und den Schließmuskeln. Es kommt zum unwillkürlichen Harnverlust und Harndrang.

Die *Ursache* liegt in der Unterbrechung der spinalen Bahnen oberhalb des sakralen Miktionszentrums infolge von Entzündungen, Tumoren und Verletzungen des Rückenmarks (Blase bei Paraplegie S. 665 f.).

Überlaufinkontinenz. Sie zeichnet sich aus durch Urinträufeln bei chronisch gefüllter Blase.

Hier liegt die *Ursache* in der passiven Dehnung der Blasenwand infolge Abflußbehinderung im Bereich der Harnröhre, meist durch Prostatavergrößerung, Urethrastriktur oder Steine.

Extraurethrale Inkontinenz. Urinabgänge aus der Harnblase nicht über die Harnröhre.

Die *Ursache* ist häufig iatrogen (Verletzung der Harnblase bei Operationen).

Inkontinenzprobleme bei der Frau. Sie stellen ein häufiges und frauenspezifisches Leiden dar (Menopause S. 483 f.) und sind S. 912 f. besprochen.

9.6.2 Inkontinenzbehandlung

Die *Art der Störung* ist entscheidend für die Wahl der jeweiligen Therapie, weshalb eine gründliche Diagnosestellung vorausgehen muß. Grundsätzlich geht es um die **Erhöhung der Speicherfähigkeit** der Harnblase. Neben dem Blasen-/Toilettenkontinenztraining (s. unten) kommen die folgenden Therapien in Frage:

Physikalische Therapie. Dazu gehören die Elektrostimulation, Biofeedbacktraining, Beckenbodengymnastik. Letztere ist S. 916 f. nachzulesen.

Medikamentöse Therapie. Sie eignet sich für Inkontinenzformen, die nicht mit einer erheblichen Resturinmenge verbunden sind. Es sind Mittel, die den Tonus von Blasenwand und -sphinkter beeinflussen.

Operative Behandlung. In erster Linie sind es die Operationen zur Behebung von
- Streßinkontinenz bei der Frau,
- Abflußbehinderung beim Mann.

9.6.3 Inkontinenzpflege

Die Inkontinenzpflege basiert auf der *individuellen Einschätzung* der Situation des Patienten und umfaßt als spezifische Maßnahmen die hautgerechte Inkontinenzversorgung und das Kontinenztraining.

Hautgerechte Versorgung

Für eine möglichst optimale körper- und hautgerechte Versorgung stehen uns heute die sog. *Inkontinenzversorgungssysteme* (INKO-Systeme) zur Verfügung (etwa der Firma Mölnlycke oder jenes von Certina). Diese Systeme garantieren – richtig gehandhabt – eine auf den Inkontinenzgrad abgestimmte Versorgung: *Sicherheit* und *Wohlbefinden* für den Patienten, *Wirtschaftlichkeit* bezüglich Wäschekosten und *Wirksamkeit* in der Sorge für eine intakte Haut.

Einlagen und *Netzhöschen* je nach Inkontinenzgrad. Anwendung S. 219 f.

Urinauffangsysteme mit entsprechenden Auffang- und Ableitungssystemen:

Urinalkondome für den *Mann* (Abb. 9.**2a**). Es sind heute unterschiedliche Systeme im Handel. Die Standardversorgung wird mittels Kondom aus Latex oder synthetischem Material und entsprechendem Ableitungssystem vorgenommen.

Das *Urinal* besteht aus einem elastischen Kondomfilm, der sich gut an die Haut anpaßt. Die Kondomspitze ist verdickt, um ein Ausreißen des Schlauchansatzes zu verhindern. Wichtig ist die Paßgenauigkeit (mittels Maßband die richtige Größe wählen). Zur Fixierung stehen verschiedene Klebesysteme zur Verfügung: Hautkleber, Klebestreifen, integrierte Klebeschicht bei selbstklebenden Kondomen. Normalerweise bleiben bei vorsichtigem Abrollen der Kondome keine Kleberückstände auf der Haut. Sollte dies doch einmal der Fall sein, sind diese einfach abzuwaschen oder abzurubbeln, auf keinen Fall darf Benzin o. ä. verwendet werden. Beim Gebrauch von Kondomen ist eine gewissenhafte *Körperpflege* notwendig. Zusätzlich soll ein *Hautschutzfilm* (z. B. Preventox) verwendet werden.

Selbstklebende Rolltrichter (Abb. 9.**2b**) sind einfach zu handhaben, dichten aber nur dann zuverlässig ab, wenn Penisgröße und Rolltrichter-

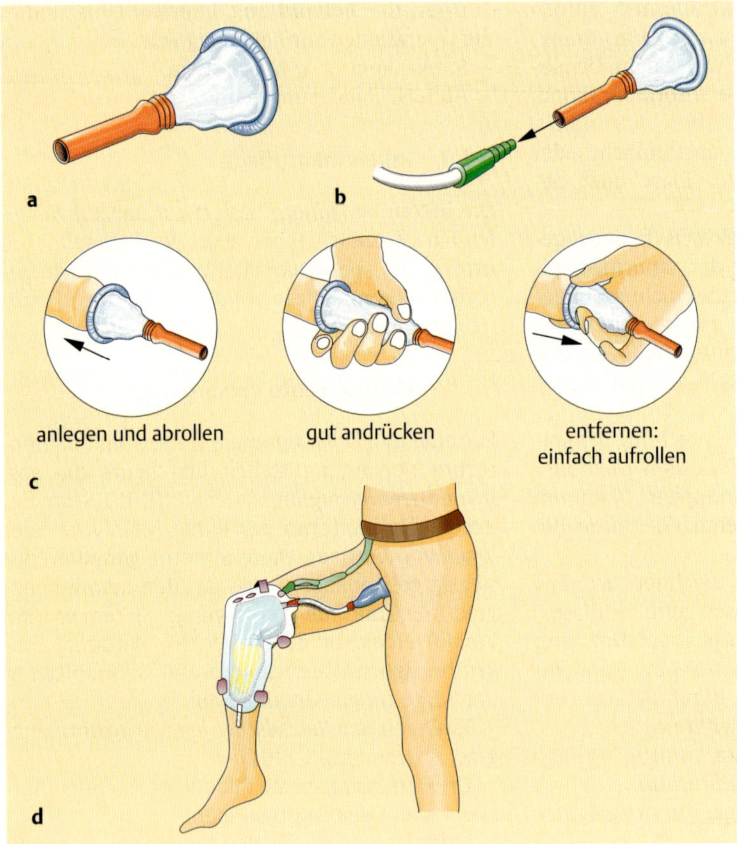

Abb. 9.**2** Urinauffang- und Ableitungssysteme bei Inkontinenz.
a Urinalkondom, **b** selbstklebender Rolltrichter mit Urinaladapter, **c** Anlegen des Rolltrichters, **d** Beinbeutel mit Leibgurt.

durchmesser exakt übereinstimmen. Zur Verbindung mit dem Beinbeutel brauchen sie wegen ihres unterschiedlichen Durchmessers einen Universaladapter. Zum *Anlegen* Abb. 9.**2 c**.

Die Auswahl an **Beinbeutel** ist heute sehr groß. Für Rollstuhlfahrer haben sie eine speziell abgewickelte Form. Für Fußgänger und Kinder wird der Beutel mit einem Leibgurt verbunden (Abb. 9.**2 d**). Die sog. Sportbeutel haben ein Fassungsvermögen von 500 ml. Sie eignen sich zum Tragen unter Shorts oder der Badehose. Bei bettlägerigen Patienten werden die üblichen Urinbeutel verwendet (S. 286).

Externe Harnableiter für die *Frau*. Bei Katheterträgerinnen (Katheter statt Kondom) eignen sich die gleichen Ableitungssysteme wie beim Mann. Daneben gibt es *spezielle Harnauffangsysteme* für die Frau. Es handelt sich um ein Beutelsystem mit daran befestigter Hautschutzplatte, die die äußeren Schamlippen umschließt und den Urin auffängt.

Gesellschaft für Inkontinenzhilfe, z. B. Deutsche Inkontinenzliga: Die Patienten und ihre Angehörigen sollten auf diese Selbsthilfegruppen hingewiesen werden. Ihr Ziel ist die *Unterstützung* Betroffener und die *Information* über die neuesten Hilfsmittel.

9.6.4 Kontinenztraining

Das Kontinenztraining ist nur erfolgreich, wenn die Übungen regelmäßig, ausdauernd und konsequent durchgeführt werden. Das Training umfaßt die *Beckenbodengymnastik* (S. 916 f.), das *Blasentraining* und das *Toilettentraining.*
Das *Ziel des Beckenbodentrainings* ist
- Stärkung der Beckenbodenmuskulatur,
- bewußtere Wahrnehmung des Becken- und Gentialbereichs.
- das Fassungsvermögen der Blase zu erhöhen,
- die Kontrolle, d. h. die Kontinenz der Blase zu erreichen.

Das *Ziel des Toilettentrainings* ist
- regelmäßige Entleerung der Harnblase,
- Einübung des Entleerungsrhythmus, der den Gewohnheiten des Patienten entspricht.

In der *Praxis* gehen Blasen- und Toilettentraining ineinander über, je nachdem, was der Patient vorwiegend trainieren muß (aber man spricht oft nur von Blasentraining oder von Toilettentraining). Als *Prinzip* könnte gelten: Die Harnblase ist so trainiert, daß sie sich vollständig und regelmäßig entleert (Blasentraining). Wie oft dies geschieht, ist individuell verschieden und muß ermittelt werden bzw. (wieder) eingeübt werden (Toilettentraining).

Blasentraining

Das Blasentraining will den Kranken helfen, den Harndrang auszuhalten und im Miktionsschema (S. 284) aufzuschreiben, wie lange sie das aushalten konnten. In dieser Phase brauchen Patienten viel Zuspruch, damit sie lernen, die Miktionsintervalle zu vergrößern, um z. B. auch nachts kontinent zu bleiben.

Bei *Reflexinkontinenz* gehört das Einüben von Entleerungstechniken zum Trainingsprogramm. Die Auslösung des Reflexes kann unterstützt werden durch reichliche Flüssigkeitszufuhr, das Geräusch von fließendem Wasser, das Sitzen über einem mit heißem Wasser gefüllten Becken (Wärme entspannt und vermittelt ein Gefühl von Geborgenheit).

Individuelle Reize zur Auslösung des Reflexes (Triggermechanismen) können hervorgerufen werden durch
- ❖ Klopfen auf die Bauchdecke,
- ❖ Reizung der Haut des Unterbauchs oder der Oberschenkelinnenseiten,
- ❖ rektale Manipulation (Dehnung des Afterschließmuskels).

Bei schlaffer Blasenlähmung ist allenfalls vorsichtiges Pressen angezeigt. Wichtig ist die *entspannte Körperhaltung*: Im Sitzen das Becken so weit wie möglich nach vorne schieben, im Liegen Seitenlage mit angewinkelten Beinen.

Resturinbestimmung. Nach jeder spontanen Blasenentleerung wird der Restharn bestimmt (möglichst mittels Ultraschall, nur wenn nicht vorhanden, mittels Einmalkatheterisieren). Wenn ständig mehr als 100 ml Resturin vorliegen bzw. eine neurogene Blase besteht, muß katheterisiert werden (s. dort). Die Höhe des zulässigen Resturins richtet sich nach der Blasenkapazität, die vom Arzt bestimmt wird. Bei fortgeschrittenem Training wird der Resturin nur noch gelegentlich bestimmt (Paraplegiker entwickeln ein „Gefühl" für die Menge ihres Resturins).

Spezielles Blasentraining
- ❖ bei neurogener Blase (Reflexblase) und schlaffer (atonischer) Blase S. 668 f.
- ❖ beim Hemiplegiepatienten S. 731
- ❖ beim alten (verwirrten) Menschen S. 600
- ❖ zum Verweilkatheter S. 285 f.

Toilettentraining

Da das Blasentraining auch dem regelmäßigen Rhythmus der Blasenentleerung (möglichst auf der Toilette) dient, wird beim praktischen Vorgehen häufig von Toilettentraining gesprochen. Das Vorgehen hat drei Aspekte:

Diurese anregen. Die Trinkmenge beträgt 2,5 – 3 l, z. B. verteilt auf die Zeit von 7.00 bis 19.00 Uhr; Trinkmenge genau protokollieren.

Blasenentleerung. Die Blasenentleerungszeiten sind im Abstand zur Einnahme von Flüssigkeit einzupendeln – je nach Gewohnheiten des Patienten, aber mindestens 2stündlich. Der Patient wird in diesem Zeitrhythmus auf die Toilette geschickt bzw. geführt (oder es wird ihm die Bettschüssel / Urinflasche gereicht).
- ❖ Während etwa 2 Tagen *2stündlich kontrollieren*, ob der Patient zur entsprechenden Zeit urinieren kann oder ob er inkontinent ist.
- ❖ Patient anhalten, die Harnblase immer vollständig zu entleeren.
- ❖ Angestrebt wird eine viermalige Blasenentleerung pro Tag (z. B. 9.00, 13.00, 17.00 und 21.00 Uhr); der Rhythmus soll den Lebens- und Arbeitsgewohnheiten des Patienten entsprechen.
- ❖ Urinausscheidung protokollieren: Zeit, Menge (evtl. Einlagen wiegen); zusätzlich Angaben über Inkontinenz bzw. unwillkürliches Wasserlassen, Resturinmenge.

Menschliche Komponente

Für das Kontinenztraining (Blasen- und Toilettentraining) braucht es ein hohes Maß an Motivation sowohl vom Patienten selbst als auch vom Pflegepersonal:
- das *Wissen*, daß Inkontinenz nicht unausweichliches Schicksal ist;
- die *Hoffnung*, daß Kontinenz möglich ist;
- die *Bereitschaft*, die neuen Erkenntnisse in der Kontinenzbehandlung systematisch anzuwenden.

Das geduldige Einüben eines *regelmäßigen Entleerungsrhythmus* erfordert viel Ausdauer – nicht immer gelingt es zur vollen Zufriedenheit.

Bis die Harnblase so weit trainiert ist, daß sie nur zu bestimmten Zeiten entleert werden muß, wird der Patient vermutlich oft unnötig auf die Toilette gehen müssen. *Fortschritt* ergibt sich aber nur aus dem stets sich wiederholenden Versuch.

Die wichtigste Unterstützung dabei ist das *anerkennende Gespräch*. Positive Aktivitäten sollen gelobt und Erfolge (auch kleine) gewürdigt werden. Das große Ziel, „kontinent zu werden", ist in kleine machbare Schritte zu unterteilen, wie sie z. B. Lehr beschreibt (in Füsgen 1992):

„1. Bringen Sie den Kranken zum WC!
Bei Erfolg wird er belohnt.
2. Bringen Sie ihn zur Tür des WC!
3. Führen Sie ihn nur einige Schritte in Richtung WC!
4. Fordern Sie ihn auf, allein zur Toilette zu gehen.
Jeder Erfolg wird sofort belohnt. Toilettentraining setzt also eine genaue Planung voraus, welches Verhalten zu belohnen oder zu verstärken ist und welche Umstände, z. B. Kleidung oder WC-Markierung oder Toilettensitz, zu verändern sind.

Probleme, die das Toilettentraining erschweren:

1. Falsche Grundhaltung der Angehörigen und Pflegenden: Funktionale Durchführung des Trainings als Technik oder Resignation, daß es bei anderen nicht geholfen habe, oder therapeutischer Nihilismus, daß der Kranke doch so abgebaut sei, daß der Aufwand sich nicht mehr lohne.
2. Ungeduld und Unmut, vor allem Bloßstellen oder Beschämen, wirken als Strafe, machen den Kranken zum Sündenbock und verstärken oder erhalten die Inkontinenz. Vermeiden Sie jede Kritik und Vorhaltung!
3. Mangelnde Ermutigung des Kranken, wenn er enttäuscht ist, daß er umsonst auf der Toilette saß, oder wenn er Angst vor Mißerfolgen hat.
4. Mangelnde Information: Die kritische Haltung eines Zimmernachbarn kann den Kranken demotivieren."

Miktionsprotokoll

Das Miktionsschema ermöglicht die kontinuierliche Eintragung der Blasenentleerungsgewohnheiten. Eingetragen werden neben Uhrzeit und Urinmenge auch die Art des Urinabgangs (unfreiwillig oder kontrolliert). Erfolgt die Entleerung ins Bett oder in die Kleidung (Einnässen), kann ein „N" (naß) vermerkt werden.

Eingetragen werden auch die verschiedenen Formen der Inkontinenzversorgung und ob der Patient Hilfe braucht (und welche Hilfe). Beispiel für ein Inkontinenzschema Abb. 9.**3**.

Inkontinenz ist keine Krankheit, sondern ein Zeichen (Symptom) für eine Störung im Organismus. Die Beschwerden können unterschiedliche *Schweregrade* aufweisen, weshalb es auch nicht *die* Pflege bei Inkontinenz gibt. Es geht um die individuelle Bewältigung von individuellen Inkontinenz- (bzw. Kontinenz-)Problemen.

Miktionsschema

Datum:

Zeit	Urinabgang		auf Wunsch Patient	auf Anregung Pflegepersonal	Urinmenge ml	Flüssigkeitszufuhr ml	Bemerkungen
	wenig	viel					
07.00							
08.00							
09.00							
10.00							
11.00							
usw.							

Abb. 9.**3** Vorschlag für ein Miktionsprotokoll.

Zur *individuellen Pflegeplanung* gehören
- *Kommunikation:* Mit dem Patienten offen über das Problem sprechen;
- *Information*: Ursachen und Zusammenhänge sowie therapeutisch-pflegerische Möglichkeiten;
- *Anpassung der Hilfsmittel:* Inkontinenzmaterial, Höhe von Stuhl- und Toilettensitz (richtige Höhe erleichtert das Blasen- und Toilettentraining) und *Pflege der Haut;*
- *Motivation:* Aufrechterhalten eines gesunden Optimismus.

9.7 Katheterisieren der Harnblase

Katheterisieren bedeutet Einführen eines Katheters in ein Hohlorgan, hier in die Blase *(Blasenkatheter)*, zur künstlichen Harnableitung zu diagnostischen oder therapeutischen Zwecken.

Diagnostischer Katheterismus

- Harngewinnung für bakteriologische Untersuchungen (wenn Mittelstrahlurin versagt);
- Sondierung der Harnröhre bei fraglicher Lumeneinengung (Harnröhrenkalibrierung) und bei erstmaligem Harnverhalt;
- Diagnostik der unteren Harnwege (z.B. Urodynamik, Zystogramm, Urethrogramm);
- laufende Überwachung der Flüssigkeitsbilanz (mittels Verweilkatheter);
- Restharnbestimmung (selten, heute meist Ultraschall).

Therapeutischer Katheterismus

- Blasenentleerungsstörungen, insbesondere bei langdauernden Operationen, postoperativ nach Eingriffen an der Blase und/oder Harnröhre, bei hohen Restharnmengen oder bei Harnverhalt durch subvesikale Abflußbehinderung (z.B. Prostataadenom), bei Bewußtlosigkeit und nach rückenmarksnaher Anästhesie;
- Blasenentleerung vor Operationen im kleinen Beckenbereich und vor Geburten;
- Ausräumung einer Blasentamponade;
- Spül- bzw. Instillationsbehandlung (eher selten).

In der Praxis unterscheidet man das einmalige oder intermittierende Katheterisieren und das Einlegen eines Verweilkatheters. Vorteile des *intermittierenden Katheterismus* sind eine niedrige Infektionsrate und eine minimale Irritation der Blasenschleimhaut. Dies sind günstige Voraussetzungen für ein effizientes Blasentraining.

9.7.1 Katheter und Urinauffangsysteme

Anforderungen an Blasenkatheter

Der Blasenkatheter soll gut verträglich, geschmeidig (weich), formstabil, chemisch inaktiv und korrosionsfrei sein. Er darf keine Inkrustationen ermöglichen und soll einen idealen Fluß gewährleisten. Die Größe, d.h. der Durchmesser (nach Charrière-Skala, Ch.), soll 16–18 Ch. bei weiblichen und 12–14 Ch. bei männlichen Patienten nicht überschreiten.

Dickere Blasenkatheter sind für Frauen weniger problematisch als für Männer; bei diesen entstehen rascher Schleimhautprobleme. Große Durchmesser sind bei trübem Urin, Makrohämaturie und Blasentamponade nach ärztlicher Absprache indiziert.

Kathetermaterialien

Katheter wirken als Fremdkörper in der Harnröhre und können dort mechanische Reizung, Läsionen sowie örtliche Durchblutungsstörungen verursachen, die zu Ischämie und Dekubitus am Urothel führen. Die Wahl des Katheters spielt deshalb eine wichtige Rolle.

Katheter für die **Langzeitdrainage** müssen *biostabil* sein, da aus manchen Kunststoffen durch Harn und Sekrete Stabilisatoren, Weichmacher und andere Zusätze herausgelöst werden können. Diese haben in den meisten Fällen eine toxische Wirkung auf die Ureterschleimhaut. Ferner müssen die Langzeitkatheter *biokompatibel* sein; dies bedeutet, daß Makromoleküle (Polymere), die sich aus Katheterkunststoffen herauslösen können, den Organismus nicht schädigen. Zur Langzeitdrainage sollen heute nur noch Siliconkatheter (Siliconelastomer) oder hydrogelbeschichtete Katheter mit zusätzlicher Silberbeschichtung (Biocath IC) verwendet werden (Abb. 9.**4**).

Für eine **Kurzzeitdrainage**, z.B. um intraoperativ einer Blasenüberdehnung vorzubeugen, können Silicon-Latex-Katheter verwendet werden. Wird ein Blasendauerkatheter für längere Zeit benötigt, sind die zwei oben genannten Kathetermaterialien unbedingt anzustreben.

Als **Füllmedium beim Ballonkatheter** ist nur Aqua destillata zu empfehlen. Kochsalzlösung führt zu Kristallisationen im Ballonkanal, dadurch kann es zur Verstopfung des Kanals kommen. Für die normale Harndrainage reichen 5–10 ml Aqua destillata aus, um den Katheter in der Blase richtig zu fixieren. Größere Füllmengen rei-

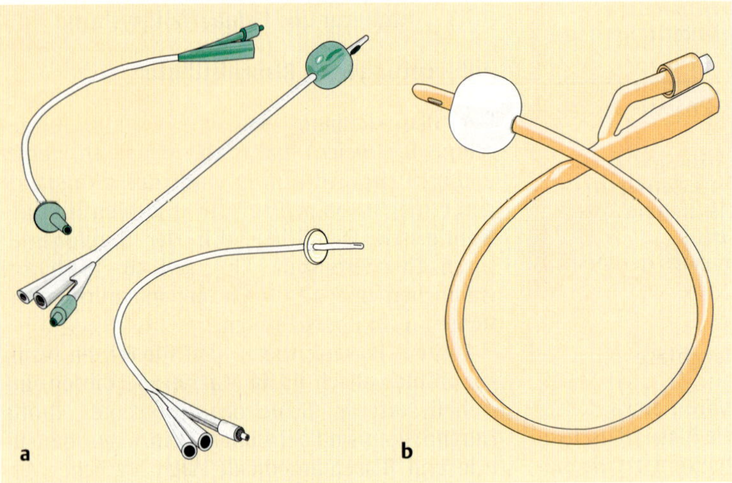

Abb. 9.**4** Heute gebräuchliche Katheter.
a Vollsiliconkatheter (Kendall, Neustadt),
b Biocath-IC-Katheter (hydrogel- und biobeschichteter Foley-Katheter).

zen über eine größere Kontaktfläche zur Schleimhaut hin die Blase stärker (Blasenkrämpfe und Herausdrücken des Katheters können die Folge sein). Verwirrte Patienten, die sich häufig den Blasenkatheter ziehen, sollten eine geringere Ballonfüllmenge erhalten; denn ein prall gefüllter Katheterballon wird die Dislokation nicht unmöglich machen, er wird aber eine erhebliche Harnröhren-, vielleicht sogar Sphinkterverletzung hervorrufen können.

Anforderungen an geschlossene Urinauffangsysteme (Abb. 9.**5**)

- Sterile Einzelverpackung.
- Schutzkappe am Konnektor.
- Länge des Drainageschlauches ca. 1 m mit ausreichender Knickfestigkeit, hoher Flexibilität und gutem Durchfluß, es darf kein Urinstau entstehen (Lumenweite 8 mm).
- Eine geeignete Urinprobeentnahmestelle für mikrobiologische Untersuchungszwecke sollte möglichst nahe an der Katheterverbindungsstelle liegen, um sicher punktieren zu können.
- Ausreichendes Fassungsvermögen des Urinbeutels (2000 ml) bei genügender Bodenfreiheit mit Sitz des Ablaßhahns am tiefsten Punkt.
- Transparenz zur makroskopischen Beurteilung des Urins.
- Ausreichende bakteriendichte Belüftung.
- Dichtigkeit der Schweißnähte (geruchsdicht).
- Sichere Aufhängung mit Möglichkeit der Schlauchbefestigung am Bett.

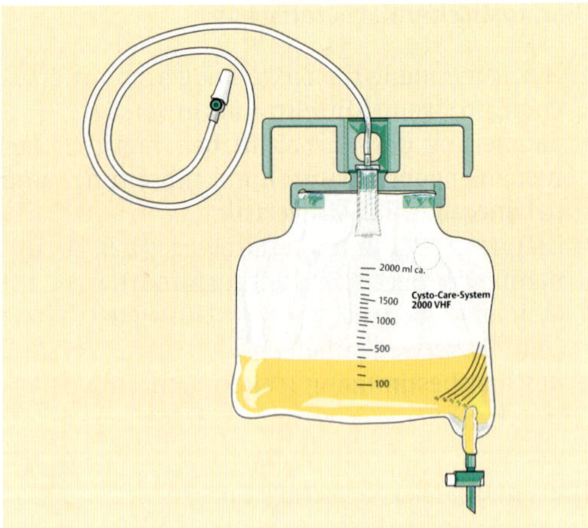

Abb. 9.**5** Geschlossenes Urinauffangsystem.

- Feste Verbindung zwischen Katheter und Urindrainagesystem.
- Der Katheteransatz soll für transurethrale und suprapubische Katheter geeignet sein.
- Das System sollte eine vollständige, rückstandsfreie Entleerung gewährleisten.
- Pasteur-Tropfkammer und Rücklaufventil sollten vorhanden sein.
- Leicht zu bedienen, nicht nachtropfender Auslauf.
- Für Patienten gut tragbar.

9.7.2 Allgemeine Vorbereitung

- Indikation überprüfen: Können nicht andere Hilfsmittel wie Kondomurinare, suprapubische Harnableitung, zur Uringewinnung eingesetzt werden?
- Ist der Patient über die Risiken und Komplikationen durch den Arzt aufgeklärt worden?
- Sind alle erforderlichen Gegenstände in gebrauchsfertigem Zustand?

Patient/Patientin

Eine gute Information erleichtert die Kooperation und Akzeptanz. Das Fenster wird geschlossen, damit der Patient nicht auskühlt. Den Patienten bequem lagern, den Unterkörper bis zum Nabel entblößen.

Haut und Hautfalten auf Veränderungen inspizieren, auf Ekzeme im Schambereich und Ausfluß sowie auf anatomische Veränderungen im Harnröhrenbereich achten (liegt eine Phimose vor, eine Verengung im Harnröhreneingang? Wenn ja, ist der Arzt zu benachrichtigen). Den Genitalbereich mit einer desinfizierenden Waschlösung (Betaisodonaseife) reinigen und anschließend mit einem Einmalhandtuch oder einem frischen Handtuch gut abtrocknen. Feuchte Haut ist der ideale Nährboden für Bakterien und Pilze!

Benötigte Materialien

- Katheterisierungsset;
- 2 Katheter der entsprechenden Art und Größe (einer als Reserve);
- geschlossenes Urindrainagesystem;
- Mittel zur Händedesinfektion;
- Abfallbehälter;
- je nach Bedarf steriles Gefäß für Resistenzbestimmung, Urinbecher für Laboruntersuchungen, Meßbecher.

Katheterisierungsset

- 1 Arbeitsunterlage, steril, saugfähig, flüssigkeitsundurchlässig, etwa 50×60 cm groß. Sie dient nach Beendigung des Katheterlegens zum Einschlagen der verbrauchten Materialien, die so hygienisch entsorgt werden können.
- Eventuell ein Lochtuch zum Abdecken, zweischichtig, etwa 50×75 cm groß. Die Oberseite sollte aus saugfähigem Material, die Unterseite aus flüssigkeitsundurchlässiger Polyäthylenfolie bestehen.
- 1 Paar Latexhandschuhe, steril, reißfest, flüssigkeitsdicht und tastsensibel.
- 30 ml Schleimhautdesinfektionsmittel, z. B. Betaisodona.
- 1 Einwegspritze mit anästhesierendem Gleitmittel, z. B. Instillagel.
- 1 Einwegpinzette, anatomisch.
- 6 Mulltupfer, etwa pflaumengroß, zur antiseptischen Reinigung des periurethralen Bereichs und der Urethraöffnung.
- 1 Auffangschale für den Urin, anatomisch geformt, standsicher, graduiert, Volumen mindestens 700 ml.
- 1 Flüssigkeitsschale für Desinfektionslösung (dreigeteilt), standsicher.
- 1 Unterlegtuch, etwa 50×60 cm groß, saugfähig, flüssigkeitsundurchlässig.
- 1 Einwegspritze mit steriler Flüssigkeit, zum Füllen des Katheterballons (Aqua destillata).

9.7.3 Technik des Blasenkatheterismus

Vorbereiten des Katheterisierens (bei Mann und Frau)

- Hygienische Desinfektion der Hände einschließlich der Unterarme.
- Auffangvorrichtung bereitstellen.
- Katheterisierungsset öffnen.
- Sterile Arbeitsfläche vorbereiten.
- Die Handschuhe anziehen.
- Das sterile Tuch entfalten und unter das Gesäß des Patienten legen.
- Das Lochtuch (wo üblich) so über den Patienten breiten, daß die Öffnung der Harnröhre gut sichtbar und zugänglich ist.
- Die Tupfer mit Desinfektionsmittel befeuchten.
- Die Packung mit dem Gleitmittel öffnen, den Inhalt gebrauchsfertig auf die sterile Arbeitsfläche legen.
- Die mit steriler Flüssigkeit (Aqua destillata) gefüllte Spritze griffbereit legen (sofern keine vorgefüllten Ballonkatheter benutzt werden).
- Das äußere Genitale desinfizieren.

Das transurethrale Katheterisieren muß sowohl aseptisch als auch atraumatisch erfolgen. Pflegepersonen mit Infektionen an den Händen, z. B. Panaritien, dürfen nicht katheterisieren!

Katheterisieren von Frauen

Die großen Schamlippen werden mit je einem Tupfer von der Symphyse zum Anus hin desinfiziert und dann mit Daumen und Zeigefinger gespreizt. Die kleinen Schamlippen werden in der gleichen Weise mit je einem weiteren Tupfer von vorn nach hinten gereinigt (Abb. 9.**6a**). Am Schluß wird die Mündung der Harnröhre mit einem weiteren Tupfer desinfiziert. Den letzten Tupfer legt man vor der Öffnung der Vagina ab und verhindert so den Austritt von Sekret in die saubere Zone. Abwarten der Wirkung etwa 30 Sekunden. Instillation des *Gleitmittels* (3 ml Instillagel) in den Harnröhreneingang, Abwarten der Wirkung etwa 1 Minute. Katheter mit Pinzette oder steriler Hand fassen und in die Harnröhrenöffnung 5 – 6 cm weit einführen (Abb. 9.**6b**). Urin ausfließen lassen.

Beendigen des Katheterisierens S. 289.

Katheterisieren von Männern

Den Penisschaft mit Mittel- und Ringfinger fassen, so daß der Eingang der Harnröhre mit Daumen und Zeigefinger gespreizt werden kann. Die Vorhaut wird bis hinter die Furche der Glans penis zurückgezogen. Anschließend wird die Öffnung der Harnröhre dreimal mit je einem Tupfer sorgfältig desinfiziert (Abb. 9.**7a**).

Danach werden einige Tropfen eines anästhesierenden Gleitmittels, z. B. Instillagel, zuerst auf die Öffnung (Orifizium) der Harnröhre, anschließend die restliche Menge aus der Dosierampulle (etwa 11 ml) in die Harnröhre instilliert (Abb. 9.**7b**). Mit der linken Hand nimmt die Pflegeperson nun den Katheter am hinteren Ende auf, mit der rechten greift sie ihn mit einer Pinzette etwa 5 cm vor der Spitze. Das Ende des Katheters klemmt sie zwischen den kleinen Finger und den Ringfinger der rechten Hand.

Sie streckt den Penis mit der linken Hand deckenwärts, damit die Schleimhautfalten der Harnröhre geglättet werden, und schiebt den Katheter vorsichtig in die Harnröhre ein (Abb. 9.**7c**). Nach etwa 10 cm ist ein leichter Widerstand zu spüren. Zeigt der Patient Schmerzreaktionen, müssen diese ernst genommen werden. Bei pathologischen Hindernissen niemals den Katheter weiterschieben!

> **Wichtig:** Die Katheterspitze kann sich leicht in der Harnblase oder in den Schleimhautfalten der Harnröhre verfangen, wenn das Glied nicht gestreckt oder die Katheterspitze verdreht wird (beim Tiemann-Katheter). Deshalb darf man den Katheter während des Einführens niemals drehen!

Mit sanftem Druck wird der Katheter vorsichtig in die Harnblase weitergeschoben. Danach wird der Penis etwas gesenkt und der Katheter bis zum Abgang des Ballonventils eingeführt. Damit wird gewährleistet, daß auch bei einer sehr langen Prostata die Katheterspitze sicher in der Blase und nicht in der prostatischen Harnröhre liegt.

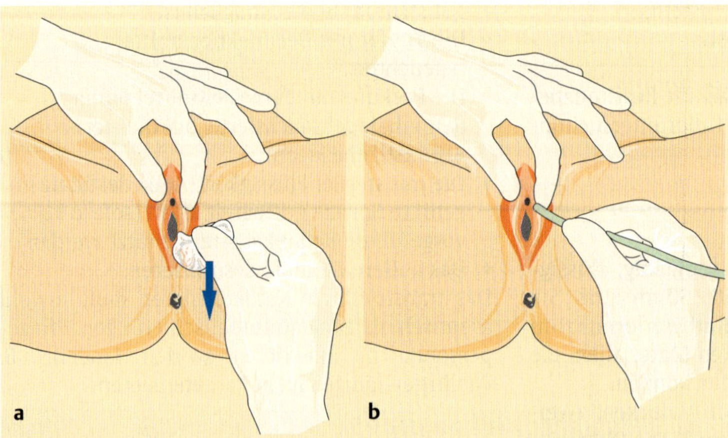

Abb. 9.**6** Katheterisieren bei der Frau.
a Desinfizieren,
b Einführen des Katheters.

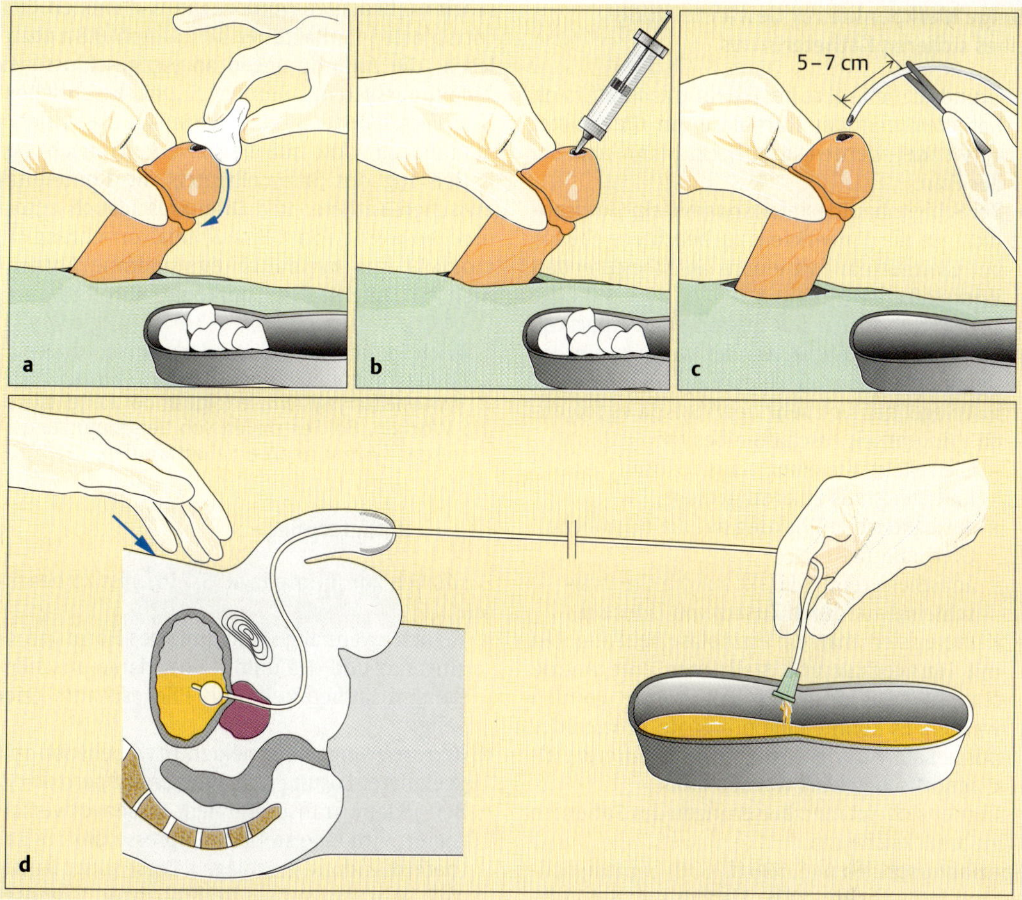

Abb. 9.**7** Katheterisieren beim Mann. **a** Desinfizieren. **b** Anästhesieren. **c** Einführen des Katheters. **d** Zur möglichst vollständigen Entleerung der Harnblase leichter Druck auf den Unterbauch des Patienten.

Beendigung des Katheterisierens (bei Mann und Frau)

Der eingelegte Katheter wird an ein geschlossenes Urindrainagesystem angeschlossen, sofern ein Dauerkatheter gelegt wird. Der Ballonkatheter wird auf den Blasengrund leicht zurückgezogen (gilt als Lagekontrolle). Um eine möglichst *vollständige Entleerung* der Harnblase zu erreichen, drückt man mit der flachen Hand leicht auf den Unterbauch des Patienten (Abb. 9.**7 d**).

Nach dem Katheterismus sind alle Gegenstände in einem speziellen Müllbeutel zu entsorgen.

- Nach Beendigung des Katheterismus wird beim männlichen Patienten die Vorhaut nach vorne geschoben, damit es nicht zu einer Paraphimose kommt. Der Schlauch des Urindrainagesystems sollte möglichst über den Oberschenkel abgeleitet werden.
- Bei einer chronischen Harnverhaltung dürfen nicht mehr als 600–800 ml Urin auf einmal abfließen, damit nicht ein Blasenkollaps oder eine Blasenblutung eintritt (eine Blasenblutung braucht man bei der akuten Harnverhaltung nicht zu befürchten).
- Beim Einmalkatheterismus sollten zum Auffangen des Harns nur sterile Schalen oder Urinbeutel verwendet werden. Niemals darf eine unsterile Urinflasche benutzt werden!
- Nach jedem Einmalkatheterismus sollte eine bakteriologische Urinuntersuchung erfolgen.

Einige Merkpunkte zur Gewährleistung eines sicheren Katheterismus

- Grundsätzlich sollte bei jedem transurethralen Katheterismus der Harnblase ein **Gleitmittel** verwendet werden, d.h. beim Mann *und* bei der Frau.
- Bei Schleimhautdesinfektionsmitteln (Antiseptika) ist die Einwirkzeit zu beachten, ebenso bei Gleitmitteln mit einem anästhesierenden Wirkstoff.
- Gleitmittel dürfen nur aus originalverpackten Einmalpackungen verwendet werden, um der Gefahr der Keimverschleppung vorzubeugen. Instillagel hat sich sehr bewährt, da es folgende Wirkungseigenschaften besitzt:
  - Gleiteffekt, um einen schmerzlosen Katheterismus zu ermöglichen;
  - antibakterielle Wirkung auf die männliche Urethraflora;
  - anästhesierender Effekt auf die Urethralschleimhaut durch Zusatz von Lidocain.
- Katheterisiert man die Harnblase bei Patienten mit Harnverhalt und stellt man eine Anurie fest, so muß dringend ein Urologe gerufen werden. Es könnte eine prärenale, renale oder postrenale Anurie vorliegen, die differentialdiagnostisch geklärt werden muß.
- Immer sind Schmerzäußerungen des Patienten zu berücksichtigen.

Spezialvorschriften (S. 396 ff., 530) bei Risikopatienten (HIV-positiv, AIDS, Hepatitis B; S. 523 ff.) exakt beachten: allgemeine hygienische Regeln, Weisungen des Hauses. Dies betrifft alle Pflegehandlungen, also vor, während und nach dem Katheterisieren.

9.7.4 Pflege bei Verweilkatheter

Von Verweilkatheter spricht man, wenn der Katheter über kürzere oder längere Zeit in der Blase belassen wird (deshalb auch der Name *Dauerkatheter* oder *Dauerdrainage*).

> Jeder liegende Katheter bedeutet eine Verbindung ins Körperinnere und damit Infektionsgefahr. Der Beachtung der Hygienevorschriften kommt höchste Bedeutung zu.

Geschlossene Harnableitung

Das Infektionsrisiko ist ganz wesentlich abhängig von der Art der verwendeten Ableitungssysteme sowie von der Sorgfalt, mit der die Hygienevorschriften beachtet werden. Die wichtigsten Eintrittspforten für Bakterien sind in Abb. 9.**8 a** abzulesen; die Anforderungen an ein geschlossenes Ableitungssystem wurden S. 286 beschrieben. *Geschlossen* bedeutet, daß weder für die Urinentnahme (zu Untersuchungszwecken) noch zur Entleerung des Sammelbeutels die Kontinuität zwischen Katheter und Drainageschlauch unterbrochen werden darf. Eine Spezialvorrichtung ermöglicht das hygienisch einwandfreie Entnehmen von Untersuchungsmaterial (Abb. 9.**8 b**).

> **Wichtig:** Der Sammelbeutel muß tiefer hängen als der Patient liegt oder sitzt. Der *Wechsel des Harnableitungssystems* erfolgt in der Regel alle 2 Wochen. Bei Feststellen von Verschmutzung soll das System sofort erneuert werden.

Katheterpflege

Zusätzlich zur Intimpflege (S. 216 f.) ist zu beachten:

- Täglich zweimalige Reinigung des Harnröhreneingangs und des unmittelbar daran anschließenden Katheterteils mit Pflegeschaum oder Seife.
- Inkrustierungen vermeiden bzw. beheben mit geeigneter Lösung (z. B. Wasserstoffperoxid).
- Bei jedem transurethralen Blasenverweilkatheter wird eine sterile Kompresse um die Kathetermündung geschlagen. Diese saugt bakteriell kontaminiertes Urethral- bzw. Wundsekret auf. Die Kompresse beugt fäkaler Verschmutzung sowie der Keimverschleppung in die Umgebung des Patienten (Schlafanzug und Bettwäsche) vor. Diese Kompresse muß öfter gewechselt werden.
- Den Dauerkatheter evtl. am Körper befestigen (Leiste, Oberschenkel, Bauch – aber nicht über Nierenniveau).

Bei Männern zusätzlich:

- Bei infektionsanfälligen Patienten (z. B. Intensivpflegepatienten) sollte zweimal täglich eine Reinigung der Glans penis, des Meatus urethrae und der Oberfläche des frei zugänglichen Teils des Katheters mit einem Antiseptikum vorgenommen werden. Ziel der Katheterpflege ist es, eine Keimreduktion am Kathetereintritt zu erreichen.
- Penis auf Paraphimose hin kontrollieren (Paraphimose = Einklemmung der Vorhaut des Penis hinter den Eichelkranz → Stauungsschwellung der Eichel mit Nekrosegefahr). Zurückgeschobene Vorhaut (z. B. nach Intimtoilette) im-

mer sofort nach vorn schieben. Wenn nicht möglich → Arzt benachrichtigen, da insbesondere bei Katheterträgern äußerst rasch Komplikationen auftreten.

Flankierende Maßnahmen

Erhöhung der Diurese. Ausreichende Flüssigkeitszufuhr ist die beste Maßnahme gegen Harnsalzübersättigung. Trinkstöße sind jedoch zu vermeiden, besser ist das gleichmäßige Trinken. Damit kann eine gute Durchspülung der Harnabflußorgane erreicht werden. Wünschenswert sind Urinmengen von 1,5 – 2 l in 24 Stunden. Das spezifische Gewicht soll weniger als 1,015 g/cm³ betragen. Diese „innere Spülung" ersetzt die früher übliche prophylaktische *Blasenspülung*.

Ansäuern des Harns. Es ist erwiesen, daß im alkalischen Harnmilieu Calciumphosphat- oder Magnesiumammoniumphosphat-Kristalle leichter ausfällen. Damit ist die Basis für eine Inkrustation gegeben. Aus diesem Grund ist bei Katheterträgern für ein saures Milieu im Urin zu sorgen. Wo nötig, wird der Urin medikamentös angesäuert. Zur Bestimmung des Harnmilieus wird der pH-Wert im Urin gemessen. Die Messungen können mittels pH-Papierstreifen vorgenommen werden. Die Harnprobeentnahme erfolgt aus dem Drainageschlauch über die dafür vorgesehene Entnahmestelle. Der ideale pH-Wert liegt im Bereich von 5,8 – 6,2.

Wechseln des Katheters

Richtwerte für den Katheterwechsel sind hausintern geregelt. Empfohlen werden:
- Latexkatheter nach 5 – 7 Tagen,
- Siliconkatheter (Siliconelastomer) etwa alle 3 – 6 Wochen,
- Bard-Biocath-IC-Katheter alle 4 – 6 Wochen.

In der Praxis ist die Urinbeschaffenheit bzw. Katheterdurchgängigkeit ausschlaggebend für den *Wechselrhythmus*. Ist der Urin sehr trüb und konzentriert, sollte der Katheter wegen der erhöhten Inkrustationsgefahr öfter ausgetauscht werden.

Material:
- 20-ml-Spritze, sterilisiert;
- Schutztuch, Schale, Abfallsack;
- alles zur Intimpflege (S. 216 f.).

Vorgehen:
- Information des Patienten.
- Hygienische Händedesinfektion.
- Lagerung des Patienten wie beim Einführen des Katheters.
- Mit der Spritze durch das Spezialventil stoßen und die Ballonflüssigkeit abziehen.
- Katheter vorsichtig zurückziehen → Abfallsack.
- Entsorgung der Utensilien.
- Intimtoilette vornehmen oder vornehmen lassen.
- Abschließend Händedesinfektion.

Zum Einführen eines neuen Katheters gilt, was oben gesagt wurde.

> Um einen regelmäßigen Wechsel zu gewährleisten, erhält der Patient einen Katheterpaß, in dem das Datum der Einlage und die Daten des Wechsels eingetragen werden.

Blasentraining

Das intermittierende Abklemmen des Dauerkatheters vor dessen Entfernung zur Steigerung der Blasenkapazität bzw. zur Wiederherstellung eines normalen Miktionsrhythmus (früher als Blasentraining bei Katheterträgern bekannt) ist neuen Erkenntnissen zufolge unnötig. Schrumpfblasen als Folge von Verweilkatheterdrainagen sind nicht bekannt. Sie entstehen nur bei Dauerableitung neurogener Blasen oder chronischer Entzündungen (Blasentuberkulose oder „Strahlenblase"). Durch das Abklemmen des Katheters, wie es beim Blasentraining propagiert wurde, würde der Blasenverweilurin durch Keimvermehrung zusätzlich belastet. Es kann bei späterer Spontanmiktion mit starkem Miktionsdruck sogar zu Urosepsis (Einpressen der Mikroorganismen über das stets entzündete Urothel in Lymph- und Blutgefäße) führen.

9.7.5 Harnentsorgung und Katheterhygiene

Sowohl beim transurethralen als auch beim suprapubischen (S. 293) Verweilkatheter gelten folgende Maßnahmen:

Die *Harnentsorgung* (Ablassen oder Beutelwechsel) ist nur unter Beachtung der Infektionsverhütung vorzunehmen.

Die *Katheterhygiene* umfaßt Maßnahmen, welche die Keimbesiedlung zwischen Katheter und Kathetereinmündung (Meatus) verringern.

Harnentsorgung und Katheterhygiene müssen den folgenden Anforderungen gerecht werden:
- Es dürfen nur *geschlossene* Urindrainagesysteme, möglichst mit Rückflußventil und Bodenablaß (Abb. 9.**8**), verwendet werden.
- Die *Verbindung* zwischen Katheter und Drainagesystem darf nur unter streng aseptischen

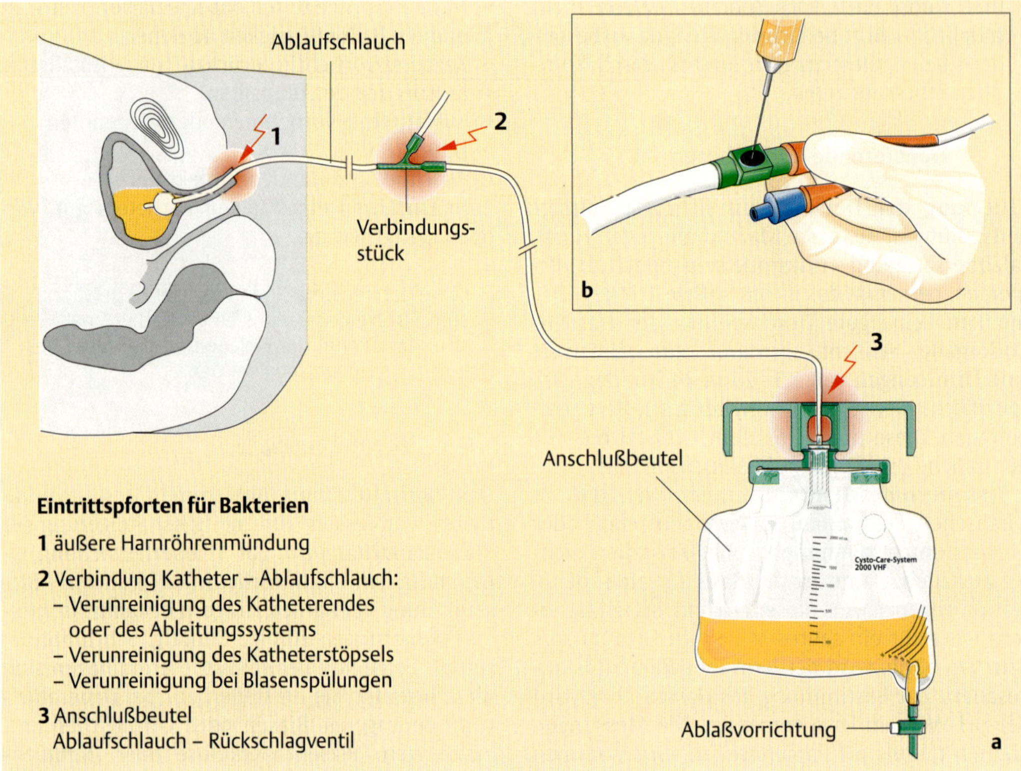

Abb. 9.**8** Geschlossenes Urinableitungssystem. **a** Die drei typischen Eintrittspforten für Bakterien. **b** Spezialvorrichtung zur Entnahme von Untersuchungsmaterial.

Kautelen getrennt werden (z. B. beim Wechseln des Sammelbehälters oder zum Ablassen des Urins zur Harnentsorgung).

- Der *Auslauf* am tiefsten Punkt des Urinauffangbeutels (eines geschlossenen Systems) muß nach dem Ablassen des Harns mit einem alkoholischen Desinfektionsmittel abgesprüht werden.
- Beutel *regelmäßig leeren*. Abflußstelle und Auffanggefäß dürfen nicht miteinander in Kontakt kommen. Schiebeventil der Ablaßvorrichtung erst schließen, wenn das System vollständig leergelaufen ist.
- *Mobile Patienten* sollen den Beutel mittragen (am Bademantel befestigen) oder zum Verschließen des Katheters ein steriles Ventil (s. unten) verwenden.
- Urin für *Untersuchungen* ist durch die Punktion der vorgesehenen Einstichstelle am Drainagesystem zu entnehmen. Die Einstichstelle ist zuvor zu desinfizieren (Urinproben werden entnommen beim Legen des Katheters, bei Infektionsverdacht).
- Patienten mit Harnwegsinfektionen müssen von anderen Trägern von Blasenverweilkathetern getrennt werden, um Kreuzinfektionen zu vermeiden.

Katheterventil für mobile Patienten

Das Katheterventil (z. B. der Firma Stäubli, Horgen, Schweiz) ersetzt das Ableitungssystem bei Patienten, die mobil sind. Es bildet, wenn es richtig aufgesetzt ist, zusammen mit dem Ballonkatheter ein geschlossenes System. (Es ersetzt den traditionellen Verschlußzapfen, dessen keimfreie Aufbewahrung ein kaum zu lösendes Problem war.)

Es sind zwei Ventilvarianten erhältlich: für selbständige Patienten und für solche, die der Hilfe bedürfen beim Entleeren der Blase.

Wichtig

- Ein Katheterventil ist grundsätzlich nur für Patienten geeignet, bei denen keine refluxierten Harnleiterostien bestehen.
- Dem Patienten das Einsetzen und Bedienen des Ventils zeigen, damit er möglichst selbständig damit umgehen kann.

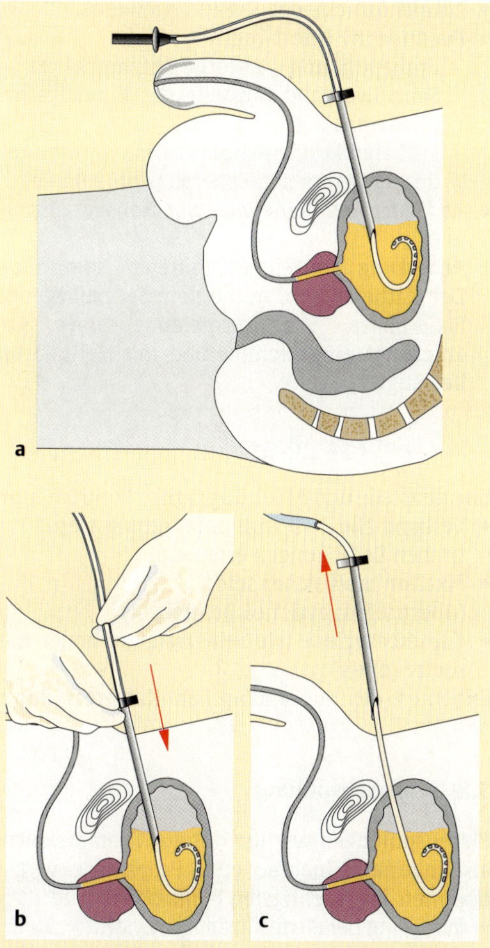

Abb. 9.**9** Einlegen des suprapubischen Katheters. **a** Einstechen des Trokars, in den der Katheter mit angeschlossenem Urinbeutel eingeschoben ist. **b** Nach Erreichen der Blase (Austritt von Urin in den Beutel) Katheter in die Blase vorschieben, wo er sich selbsttätig aufrollt → bis Markierung auf Hautniveau ist. **c** Kanüle auf dem Katheter zurückziehen → seitliche Flügel nach unten umbiegen, der Länge nach aufreißen und entfernen → Fixation des Katheters mit zwei Nähten an der Haut.

Anwendung des Ventils

Die Hersteller liefern eine Gebrauchsanweisung mit. Grundsätzlich gilt:

- *Anlegen.* Den konischen Nippel des Ventils bis über den Rand der Kathetermündung einführen.
- *Öffnen.* Um Urin zu lösen, wird die Klinke des Ventils nach hinten gedrückt (Abb. 9.**10**). Nach Ablaufen des Urins kann das Ventil wieder losgelassen werden, es schließt automatisch.

Katheterinduzierte Harnwegsinfektionen entstehen durch
- unsachgemäße Technik der Katheterisierung (unsteriles Arbeiten, Traumatisierung der Harnröhrenschleimhaut),
- eine kontaminierte Katheterspitze,
- Unterbrechung des sterilen Urinableitungssystems (Konnektion des Systems),
- Keimwanderung im Katheterlumen (Reflux von Urin in die Harnblase),
- über die Schleimstraße, die sich zwischen Katheter und Urethralwand bildet (retrograde Infektschiene),
- kontaminierte Wäsche und Gegenstände (Instrumente),
- Autoinfektion des Patienten (Stuhlinkontinenz, E. coli).

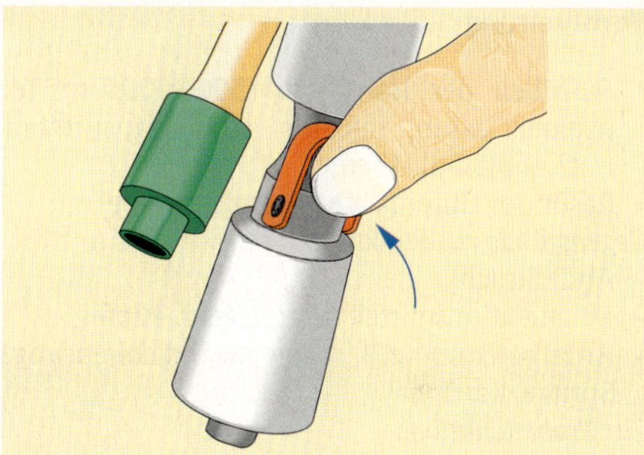

Abb. 9.**10** Aufgesetztes Katheterventil. Urin lösen: Man halte das Ventil und drücke mit dem Daumen die Klinke nach hinten (in Pfeilrichtung). Sobald aller Urin abgeflossen ist, kann das Ventil losgelassen werden und schließt automatisch.

9.7.6 Suprapubische Harnableitung

Die suprapubische Punktion (lat. pungere = stechen) ist ein gefahrloser und sicherer Zugang zur Harnblase zum Einmalkatheterisieren wie auch zum Legen eines Verweilkatheters. Der Zugang liegt knapp oberhalb der Symphyse.

Voraussetzung für die Blasenpunktion ist die gefüllte Harnblase.

Die **Vorteile** gegenüber der transurethralen Ableitung liegen vor allem in der
- geringeren Gefahr der Harnwegsinfektion,
- Vermeidung von schmerzhafter Urethritis/Epididymitis,

- Vermeidung von Urethralschleimhautläsionen,
- besseren Tolerierbarkeit (keine Kathetertenesmen),
- Möglichkeit der Prüfung der Spontanmiktion (ohne Katheterentfernung).

Die **Nachteile** des suprapubischen Blasenkatheters sind vereinzelt auftretende Komplikationen, wie Makrohämaturie, Blasentamponade und Verstopfung des Katheters. Die Blutungsgefahr bei suprapubischen Kathetern ist aber relativ gering.

Kontraindikationen sind Gerinnungsstörungen, Verwachsungen im Unterbauch, Ileus, Aszites, Schwangerschaft.

Einlegen des Katheters

Das Einlegen des suprapubischen Katheters ist Sache des Arztes. Aufgabe der Pflegenden ist die Vorbereitung sowie Unterstützung von Patienten und Arzt bei der Ausführung.

Vorbereitung

- Auffüllen der Harnblase (500 – 1000 ml Tee trinken lassen, Infusion oder transurethral mittels Blasenkatheter).
- Rasur des Unterbauches bis zum Nabel.

Gegenstände zur Punktion:

- Abdecktuch;
- Desinfektionsmittel, Watteträger, Tupfer;
- Anästhetikum (z. B. 1%ige Scandicainlösung), Spritze, Kanüle.

Zur Probepunktion:

- Punktionskanüle (8 – 10 cm lang), 20-ml-Spritze, Urinauffangröhrchen.

Zum Legen eines Verweilkatheters:

- Cystofix-Set, bestehend aus
  - spaltbarem Punktionstrokar, 8 oder 12 cm lang;
  - 10-Ch.-Katheter 65 cm lang, mit selbst aufrollender Spitze;
  - Urinauffangbeutel, Fixierplatte;
  - Naht- und Verbandmaterial, Abfallsack.

Vorgehen

- *Lagerung:* flach, Beine gestreckt, leichte Beckenanhebung (Rolle oder Kissen unter das Gesäß).
- *Punktionsstelle* markieren: genau in der Mittellinie, etwa 2 – 3 cm kranial des Symphysenoberrandes.
- *Hautdesinfektion* und Abdecken des Unterbauches (Lochtuch).
- *Lokalanästhesie* des Subkutangewebes.
- *Punktion der Harnblase:*
  - Probepunktion → sterile Urinentnahme → Schnellverband (anstelle des Einmalkatheterisierens).
  - Probepunktion → Hautinzision → Einlegen des Katheters und Fixieren (Abb. 9.**9 a – c**).
- *Abdichten* der Nahtstelle mit Nobecutanspray und
- *Abdeckung* mit eingeschnittener Kompresse. Der Katheter wird in die dem Set beiliegende Fixierplatte (zur Vermeidung einer Abknickung) eingeklemmt und mit Heftpflaster befestigt.

Katheterpflege

Einstichstelle und Ableitung täglich kontrollieren:

- Verband alle 2 – 3 Tage unter streng aseptischen Bedingungen erneuern.
- Fixation muß sicher sein (überprüfen; evtl. neu befestigen).
- Katheterhygiene wie beim transurethralen Katheter (oben)

Entfernen des suprapubischen Katheters durch den Arzt.

9.8 Blasenspülung

Blasenspülungen werden nur zur Therapie, nicht als Routinemaßnahme oder Prophylaxe vorgenommen. Die wichtigsten *Indikationen* sind:

- *Reinigung* bei eitrig-fibrinöser Zystitis;
- *Ausräumung von Koagula* bei Blutungen aus Prostata, Harnblase oder Nierenbecken;
- *peri-* oder *postoperative* Maßnahme zur Ausspülung von Blut und Resektionsbestandteilen bzw. von Steinfragmenten;
- *Sicherung* und *Kontrolle* der Durchgängigkeit von Harnableitungsdrainagen;
- medikamentöse Therapie, wenn eine orale Behandlung nicht durchgeführt werden kann.

Spülmethoden

Man unterscheidet:

Offene Spülung. Es handelt sich um wiederholte, intermittierende Applikationen kleiner Mengen einer Spülflüssigkeit mit einer großen Spritze (Blasenspritze) über einen Blasenkatheter. Da dabei das geschlossene System unterbrochen wird, besteht immer die Gefahr der Einschleppung von Mikroorganismen. Als *Spülflüssigkeit* kommen in Frage Antiseptika wie z. B.

Chlorhexidin, Kaliumpermanganat, Wasserstoffsuperoxid und Antibiotika, häufig gebraucht wird Neomycin oder Polymyxin.

Geschlossene Spülung. Hier wird ein geschlossenes System verwendet, die Spülung selbst ist intermittierend oder permanent.

Die *intermittierende Spülung* ermöglicht die komplette Benetzung des Blasenhohlraumes durch das Spülmedium im geschlossenen System unter physiologischen Bedingungen. Von Bedeutung sind Einlaufmenge, Geschwindigkeit und Verweildauer der Spülflüssigkeit.

Die *permanente Spülung* fließt über einen Schenkel eines doppelläufigen Spülkatheters permanent in die Blase ein. Von dort wird sie über den abführenden Schenkel in den Sammelbeutel abgeleitet (das Prinzip entspricht der doppelläufigen Sonde S. 1108). Die kontinuierliche Berieselung der Schleimhaut erreicht aber nur den lokalen Bereich rund um das Katheterauge, da die Spülflüssigkeit sofort wieder abfließt.

Der Vorteil dieser Spülmethode liegt in der Aufrechterhaltung des geschlossenen Systems. Nachteile sind die Schwierigkeiten bei der Flüssigkeitsbilanzierung sowie die Gefahr der Blasenüberfüllung bzw. der Überhöhung des intravesikalen Drucks bei nicht bemerkter Abflußbehinderung.

Es stehen fertige **Spülsysteme** zur Verfügung, bestehend aus einem großvolumigen Behälter mit Spüllösung und einem Einmalentnahmebesteck. Als Spülflüssigkeit wird 0,9%ige Na-Cl-Lösung oder Ringer-Lösung verwendet.

Anwendung des geschlossenen Systems

Material:
- Verordnete Spüllösung mit Einmalentnahmebesteck (je nach Firma unterschiedliche Materialien → Gebrauchsanweisung beachten) (Abb. 9.**11**)
- Infusionsständer oder Aufhängevorrichtung am Bett, evtl. 2 Klemmen.

Durchführung der intermittierenden Spülung:
- ❖ Spüllösung evtl. vorwärmen (nie bei Blutungen).
- ❖ Urin abfließen lassen, System richten.

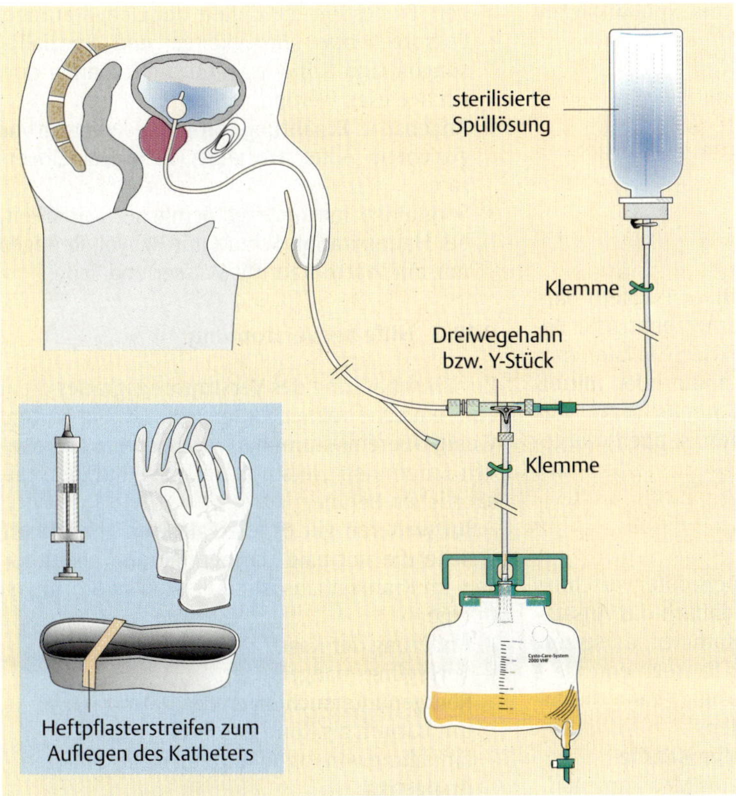

Abb. 9.**11** Geschlossenes Spülsystem mit doppelläufigem Katheter zur Dauerspülung mit Y-Zwischenstück bzw. Dreiwegehahn und Klemmen zur intermittierenden Spülung. Links unten Gegenstände für die Spülung mit der Blasenspritze.

- ❖ Schlauch unterhalb des Katheters abklemmen und Spülflüssigkeit einfließen lassen – Menge beachten! – Klemme schließen.
- ❖ Klemme am Abflußschlauch öffnen und Urin und Spüllösung ausfließen lassen; diese Klemme wieder schließen.
- ❖ Vorgang wiederholen, bis die Spüllösung klar zurückfließt, bzw. nach Verordnung.

Anwendung der Blasenspritze

Material:
- Sterilisierte Blasenspritze mit passendem Ansatz;
- sterile Spüllösung, sterilisierte Schale;
- Nierenschale.

Durchführung:

Höchst aseptisches Vorgehen, da die Kontaminationsgefahr bei dieser Methode sehr groß ist.
- ❖ Flüssigkeit in die Spritze aufziehen.
- ❖ Urin abfließen lassen, Katheter auf sterile Gaze oder Schale (Abb. 9.**11**) auflegen.
- ❖ Spülflüssigkeit langsam einspritzen: Überdruck vermeiden – ca. 20–30 ml –, Katheterende leicht hochhalten.
- ❖ Flüssigkeit aus dem Katheter abfließen lassen.
- ❖ Vorgang wiederholen, bis die Spülflüssigkeit klar ist.

> - ❖ Spülflüssigkeit beobachten auf Farbe, Beimengungen.
> - ❖ Spülflüssigkeit in der Bilanz mit einbeziehen.
> - ❖ Spülung protokollieren.

9.9 Blaseninstillation

Bei der Blaseninstillation (stilla = Tropfen) handelt es sich um eine chemotherapeutische Behandlung einer Harnwegsinfektion. Sie kann mittels Spritze und stumpfer Kanüle oder mittels Applikator beim liegenden Katheter (bzw. vorausgegangenem Katheterisieren, s. oben) vorgenommen werden.

Vorgehen bei der Instillation

Mittels Applikator. Den Doppelstopfenverschluß vor Gebrauch herausdrehen, danach das Ansatzstück auf den liegenden Katheter aufsetzen. Durch Zusammendrücken der Faltsegmente (je 2 Segmente enthalten 10 ml Lösung) kann die Instillation vorgenommen werden.

Mittels Spritze und stumpfer Kanüle (2 Klemmen, Schale, verordnetes Medikament):
- ❖ Blasenkatheter hochhalten.
- ❖ Kanüle einführen und über ihr Katheter abklemmen.
- ❖ Medikament instillieren.
- ❖ Vor der Kanüle den Katheter abklemmen, erste Klemme öffnen und Kanüle herausziehen.
- ❖ Eingelegten Einmalkatheter entfernen: Dauerkatheter abgeklemmt nach oben legen (damit Medikament nicht in den Katheter fließt).

Verweildauer des Medikaments je nach Arztverordnung, normalerweise 1/2 Stunde bis 1 Stunde. Nach Ablauf dieser Zeit Katheter öffnen bzw. Patient urinieren lassen.

9.10 Hilfe bei Darmentleerungsstörungen

Wo Darmentleerungsstörungen Ausdruck einer Erkrankung sind, müssen sie *medizinisch* behandelt werden. Die Unterstützung richtet sich nach den jeweiligen Verordnungen.

9.10.1 Hilfe bei Durchfällen

- ❖ Zunächst *schwarzer Tee* und Nahrungskarenz. Bei anhaltenden Durchfällen ist an
- ❖ genügend Flüssigkeits- und Salzersatz zu denken. Es besteht die Gefahr der Dehydratation. Entsprechende Flüssigkeiten und Speziallösungen sind S. 254 erwähnt und können dort nachgelesen werden.
- ❖ Angepaßte Ernährung: Stopfend wirken rohe geriebene Äpfel, trockener Reis, Heidelbeersaft.
- ❖ Sorgfältige Intimpflege: peinliche Sauberkeit; bei Hautirritation Schutz mit Babyöl, Reinigen nur mit Watte statt mit Wasser und Seife.

9.10.2 Hilfe bei Verstopfung

Zur **Einschätzung des Verstopfungsgrades** dient eine einfache rektale Untersuchung. Oft besteht wenig Übereinstimmung zwischen dem subjektiven Empfinden „verstopft zu sein" und dem tatsächlichen Befund.

Im weiteren gilt es, die **Faktoren** abzuklären, welche die normale Darmentleerung beeinflussen. Im Krankenhaus ist zu denken an Störungen infolge
- Änderung der Kost,
- Bewegungsmangel,
- Röntgenuntersuchungen des Darmtrakts mit Barium als Kontrastmittel,
- Einnahme von Arzneimitteln, insbesondere Analgetika.

Zur **Anregung der Peristaltik** können Ballaststoffe (Abb. 8.**7**) und Gleitmittel, insbesondere *Kleie*, die dem Essen beigemengt wird, eingesetzt werden. Damit wird die Zeit verkürzt, welche die Fäzes brauchen, um das Kolon zu passieren. Wer Kleie oder Leinsamen nimmt, muß *viel trinken*! Studien haben ergeben, daß es sich bei diesen Ballaststoffen nicht nur um ein sehr wirksames und kostengünstiges Mittel handelt, sondern daß es auch gefahrlos eingesetzt werden kann bei „Stuhlproblemen", selbst bei alten Menschen.

Laxanzien (Tab. 9.**2**). *Aggressive, darmreizende Abführmittel* sind möglichst zu vermeiden. Sie verändern die natürliche Funktion des Verdauungsapparats, und oft folgt ihrer Einnahme eine Zeit der Verstopfung. Das verleitet den Patienten gewöhnlich dazu, wieder und mehr Abführmittel einzunehmen; ein Kreislauf beginnt, der schließlich zur Abhängigkeit führt.

Wo immer möglich, sollte deshalb auf die *natürlichen Mittel* zur Förderung der Darmentleerung zurückgegriffen werden.

Vorteilhaft ist die Anwendung einer *Ballaststofftherapie*. Die Gabe eines entsprechenden Mittels (z. B. Metamucil) wird unterstützt durch eine ballaststoffreiche Ernährung sowie durch das Trinken von ausreichend Flüssigkeit. Damit wird der Patient an eine zweckmäßige Obstipationsprophylaxe herangeführt (S. 278). Bei hartnäckiger Verstopfung eignet sich Agarol, 20–30 ml; dies wirkt meist innerhalb von 12 Stunden.

Digitale Ausräumung

Sie ist notwendig bei chronischer Verstopfung, die sich als mühsame Entleerung harter Kotbällchen zeigt, oder als „falscher Durchfall" (Diarrhoea paradoxa = Verstopfungsdurchfall, der entsteht, wenn die Schleimhaut des Enddarmes den harten Kot zu verflüssigen versucht). Eine rektale Untersuchung zur Feststellung der Darmsituation ist angezeigt.

Vor der Entscheidung für eine manuelle Ausräumung soll auch abgeklärt werden, ob alle anderen Maßnahmen wie genügend Flüssigkeit, Ballaststofftherapie, Stuhlzäpfchen, Practo-Clyss ausgeschöpft wurden. Wo die harten Stuhlballen trotz dieser Maßnahmen liegen bleiben und Schmerzen verursachen (häufig bei geriatrischen und gelähmten Patienten), ist die manuelle bzw. digitale (mit dem Finger) Ausräumung notwendig. Da diese Handlung für den Patienten unangenehm ist, soll sie behutsam und respektvoll und nur nach einer angemessenen Information, die Vertrauen zu schaffen vermag, durchgeführt werden.

Tabelle 9.**2** Arten der Abführmittel

Wirkprinzip	Wirksubstanz	Handelsnamen (Beispiele)
Ballaststoffe / Quellmittel	Karaya Weizenkleie Leinsamen Methylcellulose	Metamucil, Spasmocol, Kousa Weizenkleie, Linusil
Gleitmittel	dickflüssiges Paraffin, Mineralöl	Agarol
Stuhlaufweichende Netzmittel (Weichmacher)	Natriumdioctylsulfosuccinat (Docusat-Natrium)	in Florisan
Hydragog wirkende Stoffe		
– Anthrachinone	Sennoside aus Sennesblättern und -schoten Anthrachinone aus Rhabarberwurzel, Faulbaumrinde, Aloe	in Kombination: Bekunis, Tirgon, Cascara Salax
– diphenolische Mittel	Phenolphthalein, Bisacodyl Natriumpicosulfat	Darmol, Dulcolax, Laxoberal
– Rizinusöl	Rizinolsäure	Rizinuskapsel Pohl
– salinische Mittel	Natriumsulfat Magnesiumsulfat	Glaubersalz, Bittersalz, Karlsbader Salz
Peristaltikstimulans	Lactulose	Bifiteral

Vorgehen

Einführen des handschuh- oder fingerlinggeschützten, gut eingefetteten Zeigefingers *und* Mittelfingers in den Enddarm des auf der linken Seite liegenden Patienten (bei Hämorrhoiden nur einen Finger benutzen). Mittels sorgfältiger Fingerbewegung wird der Kot in kleinen Portionen entfernt (in Steckbecken oder Abwurfsack geben). Häufig muß diese Prozedur mehrmals durchgeführt werden, bis auch der harte Kot, der noch in den oberen Darmabschnitten liegt, ausgeräumt ist. Ein Klistier nützt bei bestehender Verkotung nichts, hingegen sollen sofort orale Laxanzien (Weichmacher und Gleitmittel) und ausreichend Flüssigkeit verabreicht werden. Die weiteren Laxanziengaben anpassen; meist sind sie regelmäßig notwendig (z.B. alle 3–4 Tage), um eine erneute Verhärtung zu vermeiden.

Handlungen wie die digitale Ausräumung des Enddarmes sind ein massiver Eingriff in die Persönlichkeitssphäre des Patienten.

- *Patienten* reagieren mit starken Schamreaktionen, häufig verbunden mit Schuld- und Minderwertigkeitsgefühlen.
- *Pflegende* sind oft konfrontiert mit Reaktionen des Ekels, der Ablehnung und des inneren Widerstandes. Es sind absolut normale Gefühle, die Platz haben dürfen, die aber am richtigen Ort ausgesprochen und verarbeitet werden sollen. Auf keinen Fall darf der Patient damit belastet werden.

9.10.3 Hilfe bei Stuhlinkontinenz

Grundsätzlich gilt, was bei der Blaseninkontinenz gesagt wurde. Die *psychologischen Probleme* sowie die Probleme des Schutzes sind aber um einiges größer. Sowohl der Patient wie die Pflegepersonen brauchen ein hohes Maß an Toleranz und Ausdauer, vor allem dann, wenn therapeutisch keine Besserung erzielt werden kann. Neben den auf S. 219 f. erwähnten *Versorgungssystemen* können *spezielle Ableitungssysteme* (Abb. 9.**12**) für stuhlinkontinente mobile Patienten angewendet werden. Im Prinzip handelt es sich um ein ähnliches System wie bei der Anus-praeter-Pflege (S. 873 ff.).

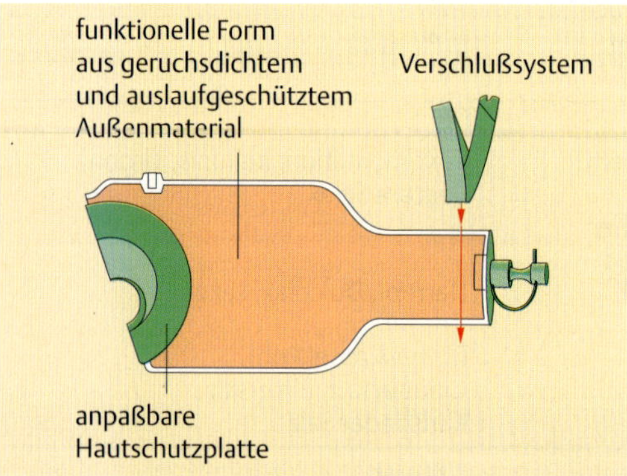

Abb. 9.**12** Versorgungssystem für stuhlinkontinente Patienten (männlich und weiblich).

9.11 Darmreinigung und Darmstimulation

Darmeinlauf, Klistier, Tropfklistier, rektale Instillation, Darmspülung sind Begriffe für das (tropfenweise) Einlaufen von kleineren (100–200 ml) bis größeren (1500–2000 ml) Flüssigkeitsmengen in den Enddarm.

9.11.1 Zweck und Wirkung

Der *Zweck* ist:

- *Entleerung* des Endabschnitts des Darmes
  - bei Verstopfung,
  - als Vorbereitung für Spiegelungen (Endoskopie), Röntgenuntersuchungen und Operationen, vor allem im Bereich des Beckens;
- *Anregung* (Stimulation) der Darmtätigkeit bei (postoperativer) Darmatonie;
- *Verabreichung* von Kontrastmitteln, seltener von Medikamenten;
- *Spülung* des unteren Darmabschnitts vor Darmoperationen, bei Vergiftungen, Darmentzündungen.

Die *Wirkung* erstreckt sich auf die Darmschleimhaut oder/und auf die Darmtätigkeit.

Mechanische Wirkung. Das eingeführte Darmrohr übt an sich schon einen Reiz aus. Menge und Druck der einfließenden Flüssigkeit regen den Darm zur Peristaltik an.

Chemische/osmotische Wirkung. Die Reizwirkung geschieht durch die osmotischen Kräfte. Sie ziehen Wasser an, reizen die Darmschleimhaut und bewirken eine rasche Entleerung.

- *Leitungswasser*, ohne Zusätze, ist die ideale, weil am wenigsten angreifende Flüssigkeit.
- *Leichte Reizmittel:*
  - Glycerin (2%ig, 20 ml/l),
  - isotonische NaCl-Lösung (1 Teel. Salz/l).
  - leichter Kamillentee (aber *kein* Kamillosan; überhaupt *keine* alkoholischen Extrakte verwenden → schleimhautschädigend)
- *Stärkere Reizmittel* (Arztverordnung!):
  - hypertone NaCl-Lösung (1 Eßl./l) bewirkt einen starken osmotischen Wasserentzug,

weshalb die Dosierung *genau* eingehalten werden muß. Das gleiche gilt für alle anderen salinischen Mittel sowie auch für

- *Kontaktmittel*, auf die Schleimhäute wirkend:
  - Ölextrakte (Rizinusöl, Olivenöl 2 – 4 Eßl./l).

Die Mischungen können selbst hergestellt werden, sind aber auch als *Einlaufbeutel* (1 – 2 l), als *Practo-Clyss* (100 – 200 ml), als *Microklist* (5 ml) im Handel.

Thermische Wirkung. Durch die Temperatur der einlaufenden Flüssigkeit wird die Reizwirkung gesteuert. Empfohlen werden 37 – 40 °C, d. h. eher etwas wärmer als die Körpertemperatur. Temperaturen unter 37 °C sind nicht zu empfehlen, sie bewirken eine Hyperperistaltik und unangenehme Krämpfe.

Kontraindikationen:

- Erbrechen oder Leibschmerzen unbekannter Genese,
- akute Unterleibserkrankungen,
- Blutungen im Verdauungstrakt,
- Beginn der Schwangerschaft,
- drohender Abortus oder Gefahr einer Frühgeburt.

9.11.2 Einläufe

Reinigungseinlauf, großer Einlauf, hoher Einlauf, Practo-Clyss-Einlauf sind Begriffe für einen Einlauf, dessen Ziel eine sorgfältige und *vollständige* Entleerung des Dickdarmes ist; u. U. wird er mit Laxanzien (Tab. 9.**2**) unterstützt.

Zur Erreichung der gewünschten Wirkung sind folgende *Voraussetzungen* notwendig:

- genügend Flüssigkeit, 1,5 – 2 l;
- langsame Verabreichung, ohne Unterbrechung.
- Alle Teile des Dickdarms müssen erreicht werden. Wenn möglich, läßt man den Kranken sich drehen: z. B. die erste Hälfte des Einlaufs auf der *linken* Seite liegend, dann nach langsamer Drehung auf der rechten Seite liegend einlaufen lassen. Von Bedeutung ist die *Drehung von links nach rechts*. Mit dieser Methode ist die frühere Knie-Ellenbogen-Lage überholt.
- Der Einlauf soll mindestens 5 Minuten gehalten werden; der Patient soll sich in dieser Zeit hin und her drehen und dann, wenn möglich, auf die Toilette gehen.
- Sich Zeit nehmen (keine Hektik, keine unnötigen Aufregungen, Belastungen, Schmerzen). Bei vorgegebenen Untersuchungszeiten muß der Einlauf eine gute Stunde vorher angesetzt werden.
- Anzahl und Verteilung der Einläufe, z. B. für präoperative Kolonvorbereitung, nach Verordnung.

Kontrasteinläufe dienen der röntgenologischen *Darstellung* des Dickdarms. Es handelt sich um einen hohen Einlauf mittels Bariumsulfatpräparaten (Micropaque, Radiopaque rectal u. a.) mit eventuellen Zusätzen wie Veripaque (luftbindend). Er wird *nach* gründlicher Darmentleerung vorgenommen (häufig direkt in der Röntgenabteilung).

Gegenstände

- Einmalbeutel mit Ventil zur Einflußregulierung und Einfülltrichter, durch den der Beutel mit Wasser gefüllt, d. h. gebrauchsfertig gemacht werden kann;
  oder
  Irrigator, Spüllösung, Schlauchklemme;
- Darmrohr;
- Vaseline (o. a., z. B. Lubo-Gelée) zum Einfetten des Darmrohrs;
- Einwegunterlage, Handschuhe, Wegwerflappen, Abfallsack;
- Aufhängevorrichtung, Schale;
- Bettschüssel, Nachtstuhl, freie Toilette je nach Zustand des Kranken.

Vorgehen

- Vorbereitung des Einlaufs (bei Handelspräparaten liegt eine Gebrauchsanweisung bei): Lösung herstellen, Schlauch luftleer machen, d. h. Flüssigkeit durchfließen lassen, und abklemmen.
- Darmrohr einfetten, Handschuhe anziehen.
- Patient informieren, Intimsphäre schützen.
- Beutel oder Irrigator aufhängen, ca. 60 cm über dem Kranken.
- Bett flachstellen, Patient in linker Seitenlage (Abb. 9.**13 a**), angezogene Knie.
- Einführen des Darmrohrs in den After: sorgfältig, möglichst tief, ohne Kraftanwendung. Widerstand kann mit leichter Drehung behoben werden (das Darmrohr findet dadurch den Weg aus einer Schleimhautfalte in das Darmlumen zurück). Das Darmrohrende liegt über der Schale.
- Verbindung zwischen Darmrohr und Schlauchsystem herstellen, Ventil oder Klemme öffnen.
- Flüssigkeit einfließen lassen, je nach Verordnung bzw. Möglichkeit für den Patienten:
  - Er kann sich drehen: von links nach rechts (Abb. 9.**13 b**).

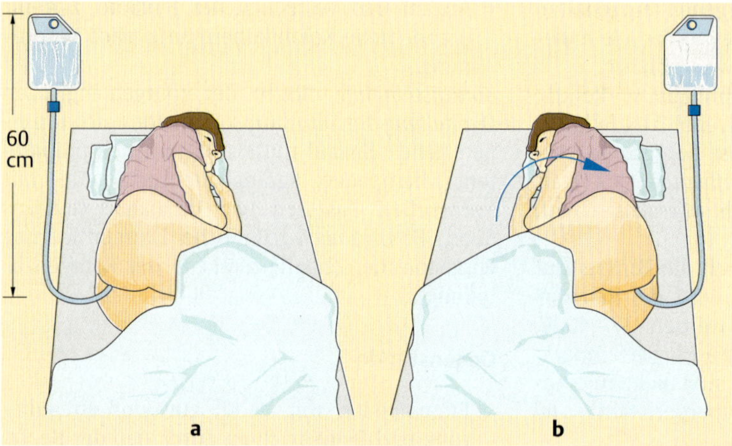

Abb. 9.**13** Einlauf.
a Linke Seitenlage: Mit angezogenen Knien bleibt das Darmrohr leichter am Platz.
b Nach der ersten Hälfte des Einlaufs (bzw. nach 1/3) langsam auf die rechte Seite drehen, Rest einfließen lassen (bzw. nochmals drehen für das letzte Drittel).

- Er bleibt auf dem Rücken liegen, idealerweise mit unten hochgestelltem Bett (Beinhochlagerung).

Nach dem Einfließen:

- Darmrohr herausziehen, in die behandschuhte Hand wickeln, Handschuh darüberstülpen und in den Abfallsack geben.
- Den Kranken zum Halten des Einlaufs motivieren; er soll sich weiterhin drehen (s. oben). Ihn bei Problemen unterstützen, zur Eigenaktivität ermuntern, in der Nähe bleiben.

- Sollten Störungen während des Einlaufs auftreten, muß der Einlauf unterbrochen werden. Die Ursache liegt meist in zu rascher Verabreichung.
- Bei Kranken, die bei der Zurückhaltung der Flüssigkeit Mühe haben, Ballondarmrohr benutzen.

Besonderheiten beim Einlauf bei Ileostomie/Kolostomie S. 875 f.

9.11.3 Klistiere

Klistiere sind kleine Einläufe; in der Regel werden 200 – 300 ml Flüssigkeit gebraucht. Sie werden angewendet

- zur Reinigung des unteren Darmabschnitts (Kolon), d. h. zur raschen Entleerung des Enddarms, z. B. vor Operationen, vor Röntgenuntersuchungen, vor Darmspiegelungen oder in Fällen schwerer Verstopfung;
- zum Einbringen eines Medikaments (z. B. Cortisonklistier bei Colitis ulcerosa);
- zur schmerzstillenden Behandlung irritierter Darmschleimhäute;
- zur Reduzierung der Körpertemperatur (durch den Kontakt mit dem proximalen Gefäßsystem);
- zum Stoppen einer lokalen Hämorrhagie.

Die gebrauchsfertigen Klysmen (Plastikbehälter mit Rektalkanüle) enthalten eine Einlaufflüssigkeit, meist auf der Basis von

- *Natriumdioctylsulfosuccinat:* erweicht eingeklemmten Kot und macht ihn gleitfähig;
- *Phosphat* führt zu einer raschen Entleerung des Enddarms.

Heute werden eigentlich nur noch Fertigprodukte verwendet.

Practo-Clyss ist ein Fertigklistier.
Anwendung:

- Practo-Clyss in warmem Wasser temperieren.
- Ausflußrohr schließen, Einweghandschuhe anziehen.
- Ende des Ausflußrohrs einschmieren (mit Vaseline, Paraffinöl u. ä.).
- Verschluß durchbrechen.
- Ausflußrohr 7 – 10 cm tief in den Mastdarm einführen (Lage des Kranken wie oben).
- Ausflußrohr öffnen.
- Eintritt der Flüssigkeit durch Aufrollen des Behälters entsprechend seiner Entleerung erleichtern.
- Vor dem Herausziehen das Rohr zwischen zwei Fingern fest abklemmen.
- Handschuhe über die leere Hülle stülpen → Abfallsack.

Microklist ist ein Applikator, der auf salinischer und/oder Glycerinbasis einen geringen und sanften Darmreiz auslöst. Er wirkt rasch und ist auch für Kinder oder als *Babylax* für Säuglinge eine günstige Darmentleerungshilfe.
Anwendung:
- Einweghandschuhe anziehen, Verschluß entfernen.
- Einen Tropfen Flüssigkeit als Gleitmittel herausdrücken.
- Einflußstück einführen, Tube ausdrücken und zusammengedrückt herausziehen, Handschuh darüberstülpen → Abfallsack.

Werden Klysmen selber hergestellt (z.B. Glycerin-Wasser-Klysma 1 : 2), so kann eine spezielle Klistierspritze oder eine Einwegspritze mit Olivenansatz verwendet werden.

9.11.4 Darmspülung

Sie wird u.U. als Kolonreinigung im Rahmen einer kurzfristigen Vorbereitung für eine Darmoperation angewendet. Die Spülung erfolgt am Operationsvortag.

Man unterscheidet *rektale* und *orthograde* Spülung (s. unten) sowie die weniger belastende *orale* Spülung (Trinkenlassen einer Speziallösung nach Verordnung).

Rektale Spülung

Der Ablauf entspricht grundsätzlich demjenigen der Blasenspülung (S. 294). Als Spüllösung kommen milde Lösungen in Frage (Arztverordnung).

Gegenstände

- Alles wie für einen Einlauf:
- genügend Spülflüssigkeit (ca. 5 l);
- 2 Klemmen, T- oder Y-Verbindungsstück, zusätzliches Schlauchstück, das dem Ablauf in den Auffangeimer dient.

Vorgehen

- Vorbereiten und Einführen des Darmrohrs wie beim Einlauf.
- Die Klemme des zuführenden Schlauchs öffnen, den Irrigator anheben und 100–200 ml einlaufen lassen. Dann schließt man diese Klemme und öffnet die Klemme zum Eimer.
- Wiederholen, bis die Flüssigkeit klar zurückläuft. Die einlaufende Flüssigkeitsmenge darf bis zu 500 ml gesteigert werden, ausschlaggebend sind das Befinden des Patienten und der Zweck der Spülung.

Orthograde Spülung

Diese Darmspülung geschieht mittels eingelegter Magen- oder Salem-Sump-Sonde. Die Spüllösung ist eine genau vorgeschriebene Elektrolytlösung, auf 37 °C erwärmt.

Gegenstände

- Alles zum Einlegen der Sonde (S. 263);
- genügend Spülflüssigkeit (10–12 l), Infusionsbesteck, Klemme;
- Überwachungsblatt, Blutdruckapparat, Stethoskop;
- Antiemetikum (z.B. Primperan, Paspertin);
- Nachtstuhl, möglichst in separatem Zimmer.

Vorgehen

- Einlegen der Sonde transnasal in den Magen (S. 263).
- Injektion eines Antiemetikums (z.B. 10 mg Primperan, Paspertin i.m.).
- Verabreichung der Spülflüssigkeit durch die Magensonde: den ersten Liter langsam infundieren; Stuhlgang abwarten, dann weiter einfließen lassen (nicht zu langsam, wegen der Gefahr der zu großen Resorption).
- Der Patient sitzt so komfortabel wie möglich auf dem Nachtstuhl (für Wärme, Wohlbefinden, Zeitvertreib sorgen).
- Bilanzierungsblatt führen: Einfuhr, Ausscheidung, Aussehen der Stuhlportionen, Blutdruck, Puls.
- Beendigung der Spülung, sobald die entleerte Flüssigkeit klar ist. Dauer meist 2–4 Stunden.
- Keine Diäteinschränkung vor der Spülung; nur noch klare Flüssigkeit (Tee, Bouillon) nach der Spülung, wenn sie als Operationsvorbereitung vorgenommen wird.
- Mögliche Maßnahme bei Brechreiz, Erbrechen, Spannungsgefühl, Schmerzen: Spülung abstellen, nochmals Antiemetikum verabreichen, Spülung nach 15 Minuten wieder aufnehmen. Bei erneuten Schwierigkeiten: Spülung abbrechen (Arztverordnung einholen).
- Weitere Maßnahmen nach spezieller Verordnung, z.B. Elektrolyt-, Körpergewichtskontrollen.

Von großer Bedeutung ist die Bereitschaft und Kooperation des Patienten. Er muß genau über Verlauf, Zweck und Dauer des Vorgangs informiert sein.

9.12 Magenspülung

Die Magenspülung stellt die wichtigste Entgiftungsmethode bei oralen Vergiftungen dar. Selten benötigt man sie zur Reinigung des Magens vor Notfalloperationen bzw. Notfallgastroskopien.

9.12.1 Akute Vergiftungen

Von den akuten Vergiftungen entfallen im Durchschnitt etwa 50 % auf Schlafmittel, 13 % auf Schmerzmittel, 9 % auf Alkohol, 7 % auf Pilze, 9 % auf Säuren oder Laugen u. a. Diese Einteilung ist orts- und/oder zeitabhängig. Das heißt, daß in Stadtbereichen die Kohlenmonoxidvergiftungen häufiger sind als in ländlichen Gebieten, wo die Alkoholintoxikationen u. U. einen viel höheren Anteil ausmachen können. Pilzvergiftungen hingegen sind jahreszeitabhängig.
Man unterscheidet grundsätzlich:

- *Suizidale Vergiftung.* Es handelt sich dabei um die häufigste Vergiftungsursache, z. B. durch Schlafmittel, Gas oder andere Giftstoffe.
- *Akzidentelle Vergiftung.* Es sind die zufälligen, versehentlichen Vergiftungen, von denen häufig Kinder betroffen werden, die Giftstoffe verschiedenster Art zu sich nehmen.
- *Gewerbliche Vergiftung* (z. B. Einatmen von toxischen Gasen). Sie sind durch angemessene Vorsichtsmaßnahmen heute seltener geworden.

Je rascher das eingenommene Gift erkannt wird, eliminiert oder ein wirksames Antidot verabreicht werden kann, desto größer ist die Überlebenschance des betroffenen Menschen.

Allgemeine Symptome

- Kreislauf- und Atemstörungen;
- psychische Reaktionen wie Angst oder Euphorie;
- Störungen des Zentralnervensystems, die sich als Somnolenz, Bewußtlosigkeit, Krämpfe, Lähmungen und Reflexlosigkeit äußern;
- Störungen von seiten des Magen-Darm-Trakts wie Übelkeit, Erbrechen, Durchfälle.

Die Symptome können einzeln oder gehäuft auftreten. Eine Diagnosestellung anhand der Symptome allein ist kaum möglich. Von großem Vorteil ist es, wenn Packungen, Flaschen usw. eines möglichen Giftstoffes aufgefunden werden.

Sofortmaßnahmen am Unfallort

- Arzt benachrichtigen.
- Gift/Ursache suchen.
- Bei Einnahme von Medikamenten, Alkohol u. a. soll der Patient erbrechen. Unterstützen durch Einflößen von warmem Salzwasser (Patient dabei sitzen lassen).
- Telefonische Informationen über Gegenmaßnahmen einholen (s. untenstehende Adressen).

Behandlungsmaßnahmen

- *Entfernen des Giftes* aus dem Organismus mittels Magenspülung (s. unten), forcierter Diurese oder extrakorporaler Elimination durch Peritoneal- oder Hämodialyse bzw. Hämoperfusion (S. 897 ff.).
- *Unterstützung der vitalen Organe.* Je nach Zustand; im Vordergrund steht die Behandlung von Kreislauf-, Atem-, Stoffwechsel- und Ausscheidungsinsuffizienz. Dabei gilt der Grundsatz: Je länger Ausfälle bei den genannten Vitalfunktionen bestehenbleiben, desto schlechter ist die Prognose für den Patienten.
- *Verhüten von Schäden.* Bei allen Patienten, aber insbesondere bei Schlafmittelintoxikationen (vor allem bei Barbituraten) besteht große *Dekubitusgefahr.* Schon nach wenigen Stunden können tiefe Druckgeschwüre auftreten.
- Neben der *Überwachung der Vitalfunktionen* (Atmung, Kreislauf, Bewußtsein) bedarf der Patient der besonderen Beobachtung der evtl. zu erwartenden *neurologischen Ausfälle.*
- Die *psychosozialen Probleme* sind je nach Ursache der Intoxikation u. U. sehr groß und bedürfen der individuellen Problemlösung.

Informations- und Behandlungszentren für Vergiftungsfälle:

- *Schweiz:* Toxikologisches Zentrum, Zürich, Tel. 01 251 51 51.
- *Bundesrepublik Deutschland:* Giftinformationszentren an verschiedenen Krankenhäusern.
- Tragen Sie bitte die Telefonnummer Ihrer *regionalen Giftinformationszentrale* hier ein:

....

9.12.2 Spülung

Gegenstände

- Magenschlauch, großer Glastrichter mit Schlauch und Glaszwischenstück;
- Klemme, Schale (evtl. Prothesenschale), Papiertaschentücher, Gleitmittel;
- 1 Glas Wasser, Schutztücher;
- Krüge mit körperwarmer Spülflüssigkeit (5–6 l Wasser, Kamillenaufguß, Kochsalzlösung), Auffangeimer.
- Je nach Situation: Probeglas für Untersuchungszwecke, Neutralisierungsmittel (Kohle, Magnesiumsulfat), Mundsperre, Intubationsbesteck (S. 1012).

Vorgehen

- Schutz des Patienten und der Umgebung.
- Information (Zweck, Ablauf), wenn der Kranke nicht bewußtlos ist.
- *Lagerung.* Wenn es der Zustand erlaubt, sitzt der Patient auf einem Stuhl in der Naßzelle. Der Bewußtlose wird flach gelagert, Fußende hochstellen zur Vermeidung einer Aspiration.
- Einführen des angenetzten Magenschlauchs nach den gleichen Grundsätzen wie bei der Magensonde (S. 263 f.).
- Liegt der Schlauch im Magen, wird durch den ausgelösten Reflex Mageninhalt entleert (evtl. verordnete Laborproben auffangen).
- *Spülung:*
  - Trichter und Schlauch mit Spülflüssigkeit füllen, an Magenschlauch anschließen.
  - Klemme öffnen, Trichter hochheben, Spülflüssigkeit einfließen lassen (Trichter leicht schräg halten).
  - Bevor der Trichter ganz leer ist, wird er wieder gesenkt. Aufgrund des Hebergesetzes strömt die Flüssigkeit aus dem Magen zurück. Ist der Trichter voll, klemmt man unterhalb desselben ab und entleert den Inhalt in den Eimer; nachfließenden Mageninhalt in den Trichter laufen lassen.
  - Füllt sich der Trichter nicht mehr, klemmt man ab und füllt neue Spülflüssigkeit ein.
- So oft wiederholen, bis die Spülflüssigkeit klar bleibt.
- Aufgelöste Kohle bzw. Magnesiumsulfat durch den Trichter einlaufen lassen.
- Entfernen der Spülvorrichtung bei hochgehobenem Trichter. Der Magenschlauch wird abgeklemmt, entfernt (wenn möglich, soll der Patient die Luft anhalten).

Nach der Spülung

- Dem Patienten Gelegenheit geben, den Mund zu spülen und sich auszuruhen.
- Bewußtlose überwachen (Intensivpflege S. 1005 f.).
- Gewonnenes Material ins Labor bringen; es wird auf Medikamente und andere verdächtige Stoffe untersucht.

> Magenspülungen müssen immer vom Arzt vorgenommen werden und dürfen nur mit *körperwarmem* Wasser durchgeführt werden (Gefahr der Hypothermie). Die Spülmenge beträgt durchschnittlich 20–30 l.

9.13 Uringewinnung und -messung

9.13.1 Uringewinnung

Voraussetzungen für die Uringewinnung *zu diagnostischen Zwecken* (Urinanalysen S. 1141 f.):

- Vorbereitetes Auffanggefäß (zweckentsprechend!) mit ausgefülltem Analysezettel.
- Information des Kranken: Zweck, Art des gewünschten Urins bzw. des Entleerungsvorgangs.
- Information anderer Beteiligter, z. B. Nachtwache, Labor, Botendienst.
- Intimtoilette in jedem Fall bei der Mittelstrahlgewinnung mit zusätzlicher Desinfektion der äußeren Genitalien, der Mann zieht die Vorhaut zurück und reinigt die Harnröhrenmündung.

Die Untersuchungsbereiche und die entsprechende bzw. geeignete Entnahmeart sind in Abb. 9.**14** gezeigt.

Man unterscheidet:

Strahlurin/Spontanurin. Der nach sorgfältiger Reinigung der äußeren Harnröhrenmündung in einem sauberen bzw. sterilisierten Gefäß aufgefangene, spontan gelöste Harn.

Mittelstrahlurin. Getrennt aufgefangener Harn aus der Mitte des Miktionsvorgangs beim Strahlurin (S. 304).

Morgenurin. Erste Entleerung des während der Nacht angesammelten Urins.

Konzentrierter Morgenurin. Morgenurin nach einer Durstperiode von mindestens 12 Stunden.

Katheterurin s. Katheterisierung der Harnblase S. 285 ff.

Punktionsurin s. suprapubische Blasenpunktion S. 293 f.

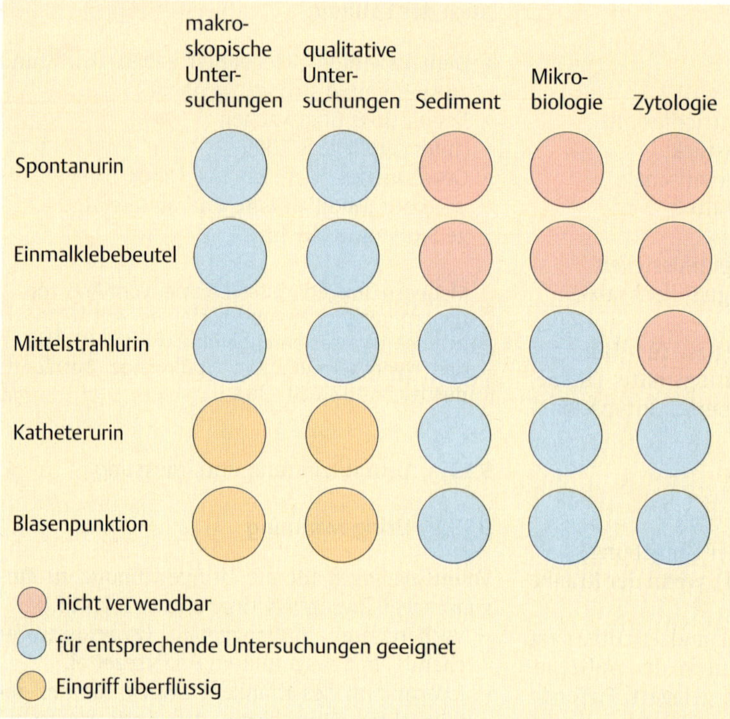

Abb. 9.**14** Urinuntersuchung. Entnahmeart und Eignung für Laboruntersuchungen. Spezielles zur Bereitstellung von Proben für die bakteriologische Untersuchung und zur Mikrobiologie in Kapitel 42.

Vorgehen bei der Mittelstrahlgewinnung

Gegenstände:
- verschlossenes Uringefäß, sterilisiert;
- Gefäß mit Desinfektionslösung;
- 6 Tupfer oder Wattekugeln, sterilisiert.

Ausführung bei der Frau:
- Reinigen der äußeren Genitalien durch gründliche Intimtoilette mit Seife und warmem Wasser nach Spreizen der Labien.
- Äußere Genitalien von ventral nach dorsal (für die Patientin von oben nach unten) mit den sterilisierten Tupfern abwischen (1 Tupfer = 1 Bewegung).
- In gespreizter Stellung (rückwärts über der WC-Schüssel stehend oder sitzend) den Urin gewinnen.
- Erste Urinportion abfließen lassen und mittlere Portion in das sterilisierte Gefäß auffangen.

Ausführung beim Mann:
- Reinigung der Harnröhrenmündung nach Zurückziehen des Präputiums (Vorhaut) mit Seife und warmem Wasser.
- Harnröhrenmündung mit sterilisierten Tupfern abwischen (mindestens dreimal).
- Mittelstrahl in sterilisiertes Gefäß auffangen.

9.13.2 Urinmessung

Die Urinmessung ist notwendig beim Erstellen einer *Flüssigkeitsbilanz* (S. 1079 f.) sowie bei bestimmten Harnanalysen (Kap. 42). In diesen Fällen wird der 24-Stunden-Urin gesammelt. In bestimmten Situationen wird aber auch Stundenurinmessung verordnet.

Stundenurin

Stundenurinprotokolle sind auf Intensivstationen Teil der Patientendokumentation, insbesondere bei Herz-, Kreislauf- und Nierenversagen sowie bei lebensbedrohlichen (Schock-)Situationen.

Die stündliche Urinmessung erfolgt über ein *Urimeter*. Diese Meßgeräte stehen als spezielle (250 – 500 ml fassende) Auffanggefäße zur Verfügung und können bei liegendem Blasenkatheter zwischen Ableitungsschlauch und Urinbeutel angebracht werden. Im Stundenrhythmus wird die Urinmenge abgelesen und dokumentiert. Anschließend kann das Urimeter durch Verschieben der Klemme in den Auffangbeutel entleert werden.

24-Stunden-Urin

Hier handelt es sich um einen *Sammelurin*, d.h., der Urin wird während einer bestimmten Zeitspanne von 12 bzw. 24 Stunden gesammelt.

Die vollständige Gewinnung der 24-Stunden-Menge setzt die Kooperation aller Beteiligten voraus (Pflegegruppen, Patient, evtl. Angehörige). Die Pflegegruppe hat dafür zu sorgen, daß
- die gesamte Urinmenge aufbewahrt wird;
- die genaue Zeit eingehalten ist;
- das Sammelgefäß nach Vorschrift bereitsteht: groß genug, sauber, mit Deckel, evtl. lichtundurchlässig und/oder mit entsprechendem Konservierungsmittel versehen;
- die Protokollierung bzw. Bilanzierung exakt gehandhabt wird.

Die *Sammelperiode* dauert in der Regel von 7.00 bis 7.00 Uhr des folgenden Tages, d.h.,
1. Tag 7.00 Uhr: Blase entleeren, Urin verwerfen, alle folgenden Urinportionen sammeln.
2. Tag 7.00 Uhr: letzte, zur Sammelperiode gehörende Urinportion.

Regeln für das Messen:
- 24-Stunden-Diuresen: auf 50 ml genau auf- oder abrunden. (Urinbeutel können auf die Federwaage gelegt werden – wiegen statt messen.)
- 1-Stunden-Diuresen: auf 1 ml genau messen.
- Für klinisch-chemische Untersuchungen: auf 5 ml genau messen. Meist muß nur eine kleine Portion ins Labor geschickt (Urin gut umrühren) und die Gesamtmenge auf dem Begleitzettel vermerkt werden.

9.14 Stuhlgewinnung

Stuhlproben für diagnostische Zwecke werden in der Regel in Polystyrolröhrchen mit Schraubkappe und Spatel gesammelt und transportiert.
- Für die *quantitative Bestimmung von Fett* wird der gesamte Stuhl in einem gewogenen, vom Labor zur Verfügung gestellten Gefäß während 3 Tagen gesammelt. Während dieser Zeit dürfen keine Suppositorien verabreicht werden.
- Für die Suche nach *Oxyureneiern* ist frühmorgens ein Zellophanstreifen über die Afteröffnung zu kleben (Eiablage nachts).
- Für die Untersuchung auf *lebende Darmprotozoen* (Amöben) sind noch warme Stuhlproben erforderlich.
- Für den Nachweis von *Blut* liefert das Labor spezielle Briefchen (Gebrauchsanweisung beachten). Drei Tage vor und während der Sammelperiode fleischlose Kost.

9.15 Beurteilung von Wissen und Können in der Pflege

Übung

Übung zur Selbstreflexion. Setzen Sie sich mit den Einflußfaktoren bezüglich der ATL „ausscheiden" auseinander und reflektieren Sie Ihr eigenes Verhalten und Ihre eigenen Erfahrungen. Analysieren Sie die
- Gewohnheiten beim Aufsuchen des „stillen Örtchens";
- Faktoren, die Ihr Ausscheidungsverhalten beeinflussen;
- Ernährung und körperliche Aktivität;
- Einstellung und Wissen zu Schamverhalten, Hygieneverhalten.

Erstellen Sie für sich selbst einen psychohygienischen Maßnahmenplan (Impulse zur Psychohygiene S. 277).

Übung zur Situationseinschätzung. Nehmen Sie bei einem Patienten mit Inkontinenzproblemen eine Situationseinschätzung vor. Erstellen Sie ein Miktionsschema, um genau zu erfahren, ob der Patient
- tags oder nachts naß wird oder beides,
- häufig oder selten naß wird,
- genügend Hilfe beim Gang zur Toilette erhält,
- Fortschritte macht oder nicht,
- wie die Blasenkapazität ist im Vergleich.

Ein Miktionsschema finden Sie in Abb. 9.**3**.

Weiterführende Literatur

Andres, R. u. a.: Katheterismus der Harnblase. Unterrichtsmittel. Recom, Basel 1986

Bach, D.: Risikofaktoren der chronischen nicht obstruktiven Harnwegsinfektion. In Bichler, K.-H., J. E. Altwein: Der Harnwegsinfekt. Pathogenese, Diagnostik. Springer, Berlin 1985

Bach, D., P. Brühl: Nosokomiale Harnwegsinfektionen. Jungjohann, Neckarsulm 1995

Brühl, P.: Harndrainage. Krankenhausarzt 60 (1987) 6

Füsgen, I.: Inkontinenzmanual. Springer, Berlin 1987

Füsgen, I.: Der inkontinente Patient. Huber, Bern 1992

Gotved, H.: Harninkontinenz ist überwindbar, 2. Aufl. Trias Stuttgart 1989

Hagemann, P.: Auftrag, Spezimen, Befund. GIT-Verlag, Darmstadt 1989

Hallmann, L.: Klinische Chemie und Mikroskopie, 11. Aufl. Thieme, Stuttgart 1980

Hartmann, P.: Zur Technik des transurethralen Blasenkatheterismus. Selbstverlag, Heidenheim 1988

Huber, A., B. Karasek-Kreutzinger, U. Jobin-Howald: Checkliste Krankenpflege, 4. Aufl. Thieme, Stuttgart 1994

Hubmann, R.: Die antiseptischen Maßnahmen bei der Harnableitung. In Henschel, F.: Infektionsprophylaxe in der Intensivtherapie. Zuckschwerdt, München 1984

Mölnlycke-Handbuch 1985

Norton, Chr.: Inkontinenz überwinden helfen. Hippokrates, Stuttgart 1989

Panknin, H.-T.: Steriles Katheterisieren der Harnblase ohne Assistenz. Schwester/Pfleger 1990, H. 10

Panknin, H.-T., F. Vogel: Infektionsprävention transurethraler katheterinduzierter Harnwegsinfektionen. Kr.-Haus-Hyg. u. Infektionsverhüt. 15 (1993) 7683

Schipperges, H.: Die Regelkreise der Lebensführung. Deutscher Ärzte-Verlag, Köln 1988

Sökeland, J.: Urologie für Krankenpflegeberufe, 6. Aufl. Thieme, Stuttgart 1990

Splett, J.: Lernziel Menschlichkeit. Knecht, Frankfurt 1976

Zimmermann, I.: Beckenbodentraining. Schlüter, Hannover 1989

10 Körpertemperatur regulieren

Dem Ofen gleich sei dein Gefühl,
bei Kälte warm, bei Hitze kühl.

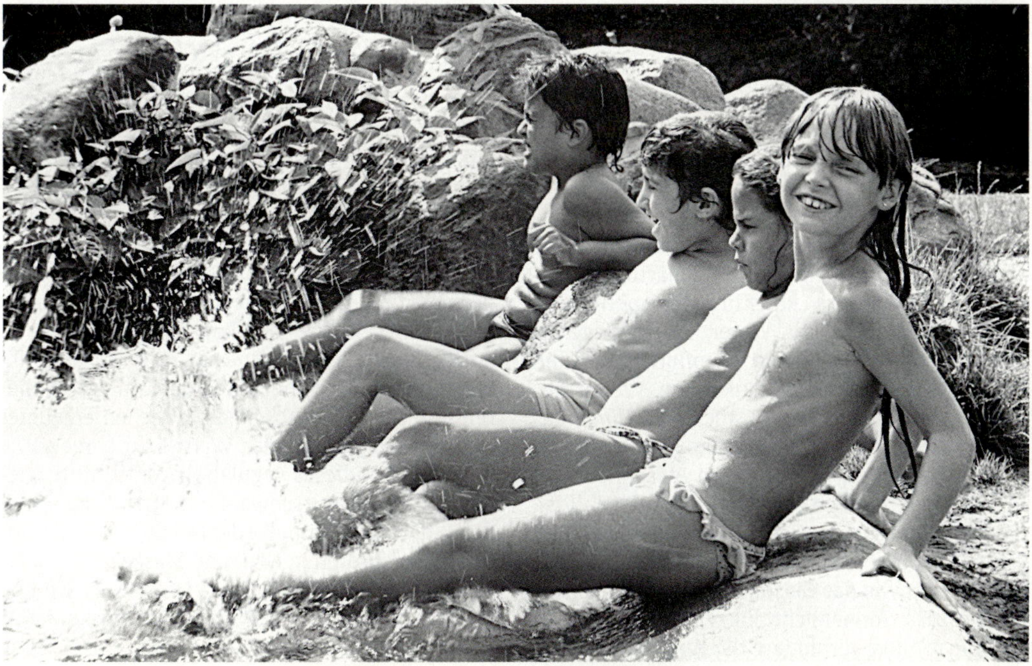

Foto: Ullstein – Jürgen Ritter

Sequenzziel

Gesundes Umgehen mit Kälte und Wärme ist Voraussetzung für die Gesunderhaltung des Organismus in seiner Ganzheit, d.h. auch für das seelische Wohlbefinden. Das hier angebotene Wissen kann die Grundlage dafür sein, daß Sie andere Menschen gesundheitsbildend beraten können. Sie finden Informationen zu Kälte- und Wärmeanwendungen (Wickel, Bäder usw.), Wissenswertes zur Erfassung von Störungen der Wärmeregulation sowie Hinweise zur Pflege von Patienten mit Temperaturproblemen, z.B. bei Fieber.

Prinzipien/Impulse

Gemütsbewegungen sind Anteile der Personmitte. Seelische Regungen – alle Affekte und Emotionen – sind Ausdruck dieser Wesens-Mitte des Menschen. Wer seine Gefühle verbirgt, verbirgt sein Wesen. Wir erfahren solche Menschen als „abweisend und kalt". Wo Gefühle zu- und durchgelassen werden, offenbart sich der Mensch von innen heraus: Je nach Temperament (was ja mit Temperatur verwandt ist) erleben wir diesen Menschen dann „warmherzig" oder auch einmal „hitzig".

Temperaturregulierung ist ein physiologischer Vorgang. Der menschliche Organismus besitzt ein differenziertes Regulationssystem, das ihm erlaubt, die Körpertemperatur trotz Umwelteinflüssen konstant zu halten. Er kann Außentemperaturen ausgleichen und Wärmeverluste kompensieren. Störungen des Wärme-Kälte-Regulationsvermögens werden als äußerst unangenehm erfahren. Kann das Gleichgewicht nicht in absehbarer Zeit wiederhergestellt werden, kommt es zu lebensbedrohlichen Problemen.

Die Umgebung ist der Ort, wo Wärme und Kälte konkret erlebt werden. Der Körper ist mit der Umgebungstemperatur konfrontiert und versucht mit seinen Regulationsmechanismen Anpassung zu gewährleisten. Die Seele erfährt die Temperaturschwankungen, die aus dem zwischenmenschlichen Zusammenleben erwachsen. Sie spürt, ob man sich „warm fühlt", wohlig und gemütlich, oder ob eine „kalte Atmosphäre" einen Menschen frieren oder gar erstarren läßt.

Der Mensch hat zur Regulierung der Körpertemperatur *Außen-* und *Innensysteme* zur Verfügung:

Außen ist es der Wechsel der Jahreszeiten einerseits und des Wetters andererseits. Der Mensch hat die Fähigkeit, sich diesem fortlaufenden Wechsel anzupassen, darin wachsen seine Abwehr- und Leistungskräfte (Abhärtung). Umgekehrt führt unsere „künstliche Temperierung" (überheizte Räume im Winter, Klimaanlage im Sommer) zur Zunahme von „Empfindlichkeit und Anfälligkeit" (Erkältungskrankheiten, Wetterfühligkeit). Zum Außen gehört auch das *Klima*, das man als „zweite Haut" bezeichnen könnte. Die atmosphärische Luft ist gleichsam Außenhaut unseres Planeten. Wenn, wie das heute der Fall ist, die klimawirksamen Gase (Kohlendioxide u. a.) weiter zunehmen, entsteht ein „Treibhauseffekt". Dieser wirkt wie das Glasdach eines Treibhauses: Es läßt das Sonnenlicht bis zur Erde dringen (Ozonloch) und verhindert die Abstrahlung. Dadurch wird die globale Temperatur erhöht. Tatsächlich hat diese seit 1960 um 0,5 °C zugenommen.

Die Tragweite eines solchen Temperaturunterschieds wird daraus ersichtlich, daß beispielsweise die mittlere Temperatur der letzten Eiszeit „nur" um fünf Grad unter der heutigen lag.

Innen, d.h. im Organismus, steht uns eine Vielzahl von Regelsystemen zur Verfügung. Sie dienen der Aufrechterhaltung des Gleichgewichts (der Homöostase) und ermöglichen die Konstanthaltung der Körpertemperatur trotz unterschiedlicher Außeneinwirkung. Von der *Intaktheit beider Systeme* hängt es ab, ob gesundes Leben möglich ist. Das Gleichgewicht „innen – außen" muß fortlaufend reguliert werden, damit keine lebensbedrohlichen Störungen auftreten.

Gleichgewicht bedeutet immer ein Zweifaches: Sorge für die Außenwelt, damit wir in ihr leben können und Sorge für die Innenwelt im konstruktiven Umgehen mit unseren Gefühlen und Leidenschaften.

Lesen Sie auch S. 90 ff. u. 77 f.

10.1 Beeinflussende Faktoren

Die Zusammenhänge sind äußerst komplex und vielschichtig (Abb. 10.**1**).

10.1.1 Biophysiologische Faktoren

Im *Körperinnern* ist die Temperatur nicht überall gleich. In der Leber ist sie am höchsten, nämlich 41 °C, im Herzen sind es etwa 38,8 °C, im Magen etwa 37,3 °C und in den Lungen nur gegen 36 °C.

Physiologische Tagesschwankungen, die wir außerhalb des Körpers *axillär* messen, entsprechen etwa 1 °C und bewegen sich zwischen 36 und 37 °C. Am späten Nachmittag (ca. 17.00 Uhr) ist die Temperatur am höchsten, kurz nach Mitternacht ist sie am tiefsten (Abb. 5.**6** S. 102). Innerhalb dieser Schwankungen ist die Körpertemperatur aber weitgehend konstant.

Das *Regulationszentrum* im Hirn ist fähig, im Winter wie im Sommer die Temperatur zu regulieren und für einen Ausgleich zwischen erzeugter und verlorengegangener Wärme zu sorgen. Die Nervenzellen dieses Regulationszentrums reagieren auf Temperaturschwankungen im zirkulierenden Blut und auf Impulse der temperaturempfindlichen Rezeptoren in *Haut* und *Muskeln*.

Analog einem Thermostat (Abb. 10.**2**) werden je nach Situation im **Wärmebildungszentrum** jene Prozesse aktiviert, die die Wärmeproduktion steigern (z. B. Zittern, Aufrichten der Körperhaare, Vasokonstriktion, vermindertes Schwitzen), oder im **Wärmeabgabezentrum** jene, welche die Wärme nach außen abgeben (z. B. vermehrtes Schwitzen, Vasodilatation, gesteigerte Atmung, verminderte Aktivität, Abgabe von Wärme infolge kühlerer Umgebungsluft). Bei hohen Temperaturen wird die Wärmeabgabe vor allem durch die Verdunstung aktiv. Bei der Verdunstung von 1 l Wasser kann dem Körper eine Wärmemenge von ca. 2400 kJ (580 kcal) entzogen werden. Sie gelangt durch *Diffusion* durch die Haut und wird als *Perspiratio insensibilis* bezeichnet.

Zusätzlich hat der Körper *Schweißdrüsen*, die Wasser in großen Mengen an die Körperoberfläche gelangen lassen – *Schwitzen, Perspiratio sensibilis* oder aktive Sekretionsbildung. Sie kann sehr hoch sein (z. B. in der Sauna) und ist vorwiegend vegetativ (Sympathikus) gesteuert. Die *Schweißzentren* liegen wie die *Wärmeregulationszentren* im Zentralnervensystem (ZNS). Normale Schweißbildung pro Tag: 400 – 1000 ml (extrarenale Ausscheidung).

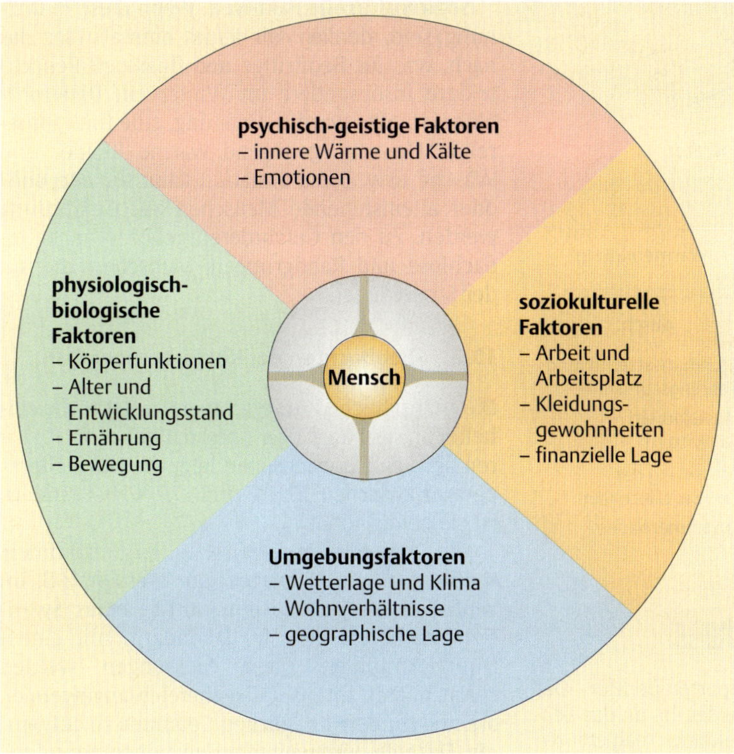

Abb. 10.**1** Einflußfaktoren auf die Regulierung der Körpertemperatur.

Auch die **Ernährung** (Essen und Trinken) bzw. die Umsetzung von Nährstoffen in Energie beeinflußt die Körpertemperatur. So ist die Wärmebildung bei Menschen mit kalorienreicher Ernährung größer als bei denen, die wenig essen.

Alter und **Entwicklungsstand** sind weitere Einflußfaktoren:

- Beim *Säugling* wie beim *alten Menschen* ist die Anpassung der Körpertemperatur an die Umgebungstemperatur erschwert. Die Toleranz gegenüber Temperaturschwankungen ist kleiner als beim Jugendlichen und Erwachsenen.
- Die *Frau im gebärfähigen Alter* erlebt die typische Temperaturschwankung im Verlauf des *Menstruationszyklus:* Mit der Ovulation steigt die Temperatur um 0,5 °C an und bleibt in der zweiten Hälfte des Zyklus erhöht. Tritt eine Schwangerschaft ein, bleibt die angestiegene Temperatur bestehen, sonst fällt sie nach der Menstruation wieder ab (Abb. 33.**6**).

10.1.2 Psychisch-geistige Faktoren

Wärme ist verbunden mit Gefühlen wie Geborgenheit, Schutz und Zugehörigkeit, *Kälte* hingegen mit Isolation, Unbehaustheit, Einsamkeit. Damit ist sichtbar, wie sehr die seelisch-geistige Verfassung auch die körperliche beeinflußt:

- *Psychische Erregung* führt ebenso wie Erkrankungen, die mit einer Grundumsatzerhöhung einhergehen (z. B. Hyperthyreose), zu Temperaturanstieg.
- *Depression und Langeweile* ebenso wie z. B. die Unterfunktion der Schilddrüse führen zur Senkung der Temperatur.
- Daß *Emotionen* die Temperatur beeinflussen, beweist die Sprache:
  - Vor Wut rot werden – Temperaturanstieg.
  - Erzittern vor Angst – Temperaturabfall.
  - Zorn läßt das Blut aufwallen.
  - Liebe wärmt das Herz.
  - Neid läßt Menschen erblassen.
  - Haß läßt sie erstarren.

Auch der Begriff „Herzenswärme“ (oder analog dazu „kaltherzig“) verweist auf die Bedeutung der Gefühle und Regungen für eine Kultur der Geborgenheit, ohne die der Mensch nicht wirklich leben und gesund bleiben kann.

Mit den Zusammenhängen von Gefühl und Krankheit befaßt sich auch die Wissenschaft der *Psychoneuroimmunologie* (S. 427).

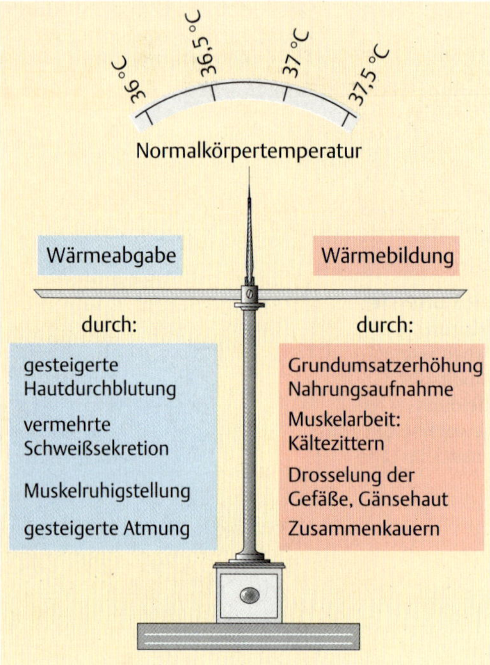

Abb. 10.**2** Regulieren der Körpertemperatur. Der Fühler mißt den Istwert und meldet ihn an das Zentralnervensystem. Je nach Meldung reagiert die Balance in Richtung Wärmebildung oder Wärmeabgabe.

10.1.3 Humanökologische Faktoren

Umgebungsfaktoren und sozioökonomische Faktoren können nicht getrennt betrachtet werden, da sie voneinander abhängig sind und sich gegenseitig auch beeinflussen.

Umgebungsfaktoren sind in erster Linie Klimafaktoren. Europäische Menschen leben in einem sog. gemäßigten Klima. So kommt es, daß unser Organismus viel weniger befähigt ist, mit extremen Schwankungen umzugehen, als Menschen anderer Breitengrade, z. B. in Nordafrika, wo die Mittagstemperatur von über 40 °C nach Sonnenuntergang von einer empfindlich kalten Nacht abgelöst wird. Wir sind an einen *jahreszeitlichen Rhythmus* gewöhnt. Wenn dieser gestört ist (massive und anhaltende Kälteeinbrüche im Sommer), empfinden viele dies als unangenehm, andere leiden an der sog. Wetterfühligkeit, jeder Wetterwechsel macht ihnen zu schaffen. Normalerweise aber kann sich der Mensch gut anpassen, d. h., er besitzt eine sensible Wetterantenne mit einer entsprechenden Akklimatisationsfähigkeit.

Soziokulturelle Faktoren. Wenn diese in Ordnung sind, denken wir kaum einmal über das nach, was für Bedürftige und finanziell Benachteiligte insbesondere im Winter ein Dauerproblem ist: eine warme Wohnung, eine funktionierende Heizung, genügend warme Kleider und Wäsche usw. Diese Situation kann für alte und/oder alleinstehende Menschen zur Gefährdung werden. Zu den Gefährdeten gehören auch Obdachlose und Randgruppen, Menschen, die auf der Straße leben.

10.2 Beobachten der Körpertemperatur

Die menschliche Körpertemperatur ist nicht einheitlich; sie hängt von unterschiedlichen Faktoren ab. Beim Erwachsenen liegt die Normaltemperatur zwischen 35,8 °C und 37,2 °C, bei Kindern ist sie etwas höher.

Um zuverlässige Meßwerte zu bekommen, müßte man im *Körperzentrum* messen, z. B. im zentralen Blutgefäßsystem mittels eines Swan-Ganz-Katheters oder im Dünndarm mit einem Dünndarmfühler. Diese Messungen werden meist nur im Intensivpflegebereich angewendet, sie sind für den alltäglichen Gebrauch zu aufwendig. Deshalb wird weiter außen gemessen: rektal, oral oder axillar. Dabei handelt es sich um die periphere Körpertemperatur, die von der tatsächlichen Zentraltemperatur etwas abweicht.

10.2.1 Messen der Temperatur

Zum Messen der Körpertemperatur stehen heute verschiedene Thermometer zur Verfügung. Die Wahl ist abhängig vom Ort der gewünschten Messung, vom Alter des Patienten, von der Häufigkeit, mit der die Resultate gebraucht werden, und natürlich auch von der Auswahl der zur Verfügung stehenden Modelle.

Glas- oder Quecksilberthermometer (Abb. 10.**3a**). Es handelt sich hier um das traditionelle Thermometer für die axillare, die rektale und die orale Messung. Glasthermometer benötigen Zeit, um das Quecksilber aufzuwärmen, damit es sich ausdehnen kann. Die Wärme wird von der Kontaktstelle auf den Thermometeraufnehmer übertragen. Durch den Wärmeaustausch kühlt die Meßstelle ab. Um dies zu kompensieren, ist eine längere Meßzeit von *5–10 Minuten* erforderlich. Es gelten die folgenden Standardmeßzeiten:
- axillär 10 Minuten,
- rektal 3–4 Minuten,
- oral oder sublingual 4–5 Minuten.

- Thermometer unter hygienischen Bedingungen aufbewahren.
- Routinemessungen möglichst unterlassen, da unnötiges Messen den Patienten stört oder beunruhigt.
- Regelmäßige Messungen (2- bis 3mal täglich) sind bei Fieber bzw. bei Verdacht auf Infektion oder bei Risikopatienten notwendig.
- Standardmessungen sind bei Krankenhauseintritt und postoperativ angezeigt.
- Bei Rektalmessung Thermometer immer in Schutzhülle (Steritemp) stecken.
- Bei unruhigen Patienten rektal messen (axillär verlieren sie das Thermometer) und dabeibleiben (das Thermometer festhalten).

Digitale Thermometer haben ebenfalls einen Temperaturaufnehmer (Abb. 10.**3b**), sind aber quecksilberfrei. Sie messen bis zu einem bestimmten Punkt, ab dem die Temperatur nur noch langsam weiter steigt, und zeigen diesen Wert an. *Elektronische Kompaktthermometer* stellen diesen Temperaturanstieg fest und rechnen ihn während der Meßzeit von ca. *30 Sekunden* auf die Endtemperatur hoch.

Infrarotthermometer wie das *Genius-Ohrthermometer* (Abb. 10.**3c**) ermitteln direkt die vom Trommelfell ausgesandten Infrarotstrahlen, weshalb keine Aufwärmzeit erforderlich ist. Es findet auch kein Wärmeaustausch statt, und eine unvollständige oder unrichtige Kontaktzeit ist nicht möglich. Das Thermometer bezieht seine Information gleichsam aus „erster Quelle", ist deshalb höchst präzise, und die Meßzeit beträgt nur *1–2 Sekunden* (Gebrauchsanweisung, die dem Thermometer beiliegt, beachten).

Nuggithermometer für Säuglinge bestehen aus einer elektronischen Komponente und einem Anzeiger. Nach Einstellen der Taste blinkt das Display, d.h., der Nuggi ist betriebsbereit und kann in den Mund des Säuglings eingeführt werden. Er schaltet nach 10 Minuten automatisch ab, und die gemessene Temperatur bleibt stehen. Meßdauer *5 Minuten*.

Elektromagnetische Thermometer werden für die Messung des Wärmegrades der *Haut* gebraucht. Die Temperatur schwankt hier zwischen 28 und 30 °C. Es können Durchblutungsstörungen erfaßt werden. Die Temperatur in minderdurchbluteten Hautbezirken beträgt 2–3 °C weniger als an den normal durchbluteten.

10.2.2 Beurteilung der Werte

Bei *Abweichungen von der Norm* unterscheiden wir die Untertemperatur und die erhöhte Körpertemperatur.

Untertemperatur

Von Untertemperatur *(Hypothermie)* sprechen wir, wenn die Temperatur konstant unter 36 °C liegt.

Vorkommen: in der Rekonvaleszenz, bei Patienten mit Blutverlust (was immer auch Wärmeverlust bedeutet), bei Kollaps und bei gewissen Unterfunktionen, wie z.B. bei der Hypothyreose.

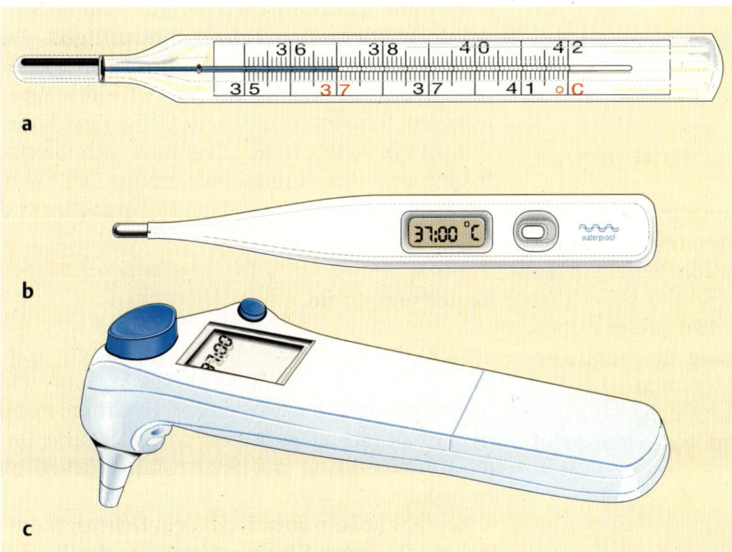

Abb. 10.**3** Fieberthermometer.
a Quecksilberthermometer, **b** Digitalthermometer, **c** Infrarotohrthermometer.

Bei *Frühgeborenen* ist das Wärmezentrum noch unvollständig entwickelt; sie verfügen über eine ungenügende Temperaturregulierung und müssen deshalb in der Behaglichkeitszone von 32–34 °C gehalten werden (Isolette, Wärmebettchen).

Die *therapeutische Hypothermie* (Hibernation) wird künstlich herbeigeführt. Anwendung bei großen chirurgischen Eingriffen oder bei sehr hohem zerebralem Fieber zur Herabsetzung des Stoffwechsels.

Erhöhte Temperatur

Erhöhte Temperatur *(Hyperthermie, Febris)* wird unterteilt in

- subfebrile Temperaturen 37,1–37,8 °C,
- mäßiges Fieber 37,9–38,4 °C,
- hohes Fieber 38,5–40 °C,
- sehr hohes Fieber 40,1 °C und höher.

Fieber

Fieber weist immer auf einen erhöhten Stoffwechsel hin, der als physiologischer Abwehrvorgang gewertet werden kann.

Fieber ist keine Krankheit, sondern Symptom eines Krankheitsprozesses. Typisch ist Fieber bei Infektionen, Zerstörung von Körperzellen (Zerfallsprodukte z. B. aus Blutergüssen), einverleibtem artfremdem Eiweiß (Impfungen). Auch psychische Situationen (nervöse Ursachen) können Fieberschübe auslösen.

Fiebertypen

Die verschiedenen Fiebertypen werden nach der Ursache bzw. der Verlaufsform benannt.

Nach der *Ursache*:

Bakterielles Fieber. Durch Bakterien oder deren Toxine hervorgerufen.

Aseptisches Fieber. Erhöhte Temperatur infolge Resorption von Wundsekreten und Blutergüssen, z. B. postoperativ oder nach Verletzungen (Resorptionsfieber).

Zentrales Fieber. Es ist ein sehr hohes Fieber, hervorgerufen durch Schädigung des zentralen Nervensystems, z. B. nach Hirntraumen.

Durstfieber. Störung der Wärmeabgabe infolge Flüssigkeitsmangels; es tritt vor allem beim Säugling auf.

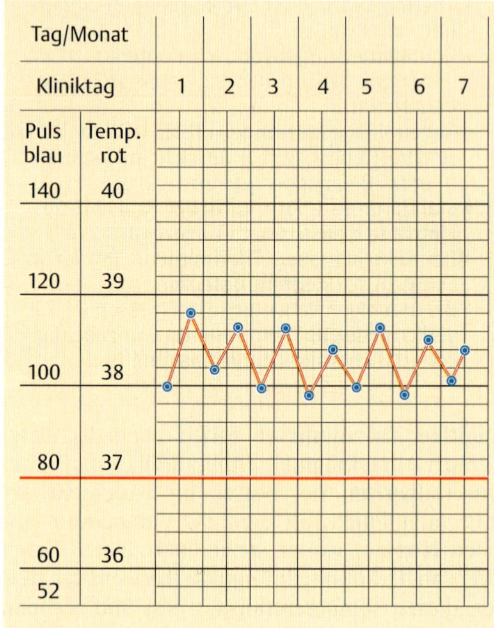

Abb. 10.**4** Kontinuierliches Fieber.

Nach dem *Verlauf*:

Kontinuierlich = Febris continua. Gleichmäßiges Fieber von ziemlich gleichbleibender (kontinuierlicher) Höhe. Die Differenz am Tag hält sich unter 1 °C (Abb. 10.**4**).

Remittierend = Febris remittens. Hier beträgt die Differenz innerhalb eines Tages nicht mehr als 1,5 °C. Das Fieber schwankt stärker und liegt immer über der Normaltemperatur (Abb. 10.**5**).

Intermittierend = Febris intermittens. Die Differenz innerhalb eines Tages kann 1,5 °C betragen (manchmal mehr). Im Verlauf eines Tages wechseln freie Intervalle (kein Fieber) mit hoher Temperatur (Abb. 10.**6**). Eventuell schubweise Toxin- und Erregereinschwemmung ins Blut, häufig verbunden mit raschem Fieberanstieg und Schüttelfrost.

Begleitsymptome

Begleitsymptome sind Mattigkeit, oft sehr starkes Krankheitsgefühl, Appetitlosigkeit, Kopf- und Gliederschmerzen, Tachykardie, Hypertonie und Hyperpnoe (schnelles Atmen) sowie Oligurie. Unter Umständen ist mit Schweißausbrüchen zu rechnen.

Bei sehr hohem Fieber kann ein *Fieberdelir* entstehen. Das Bewußtsein ist getrübt, der Patient

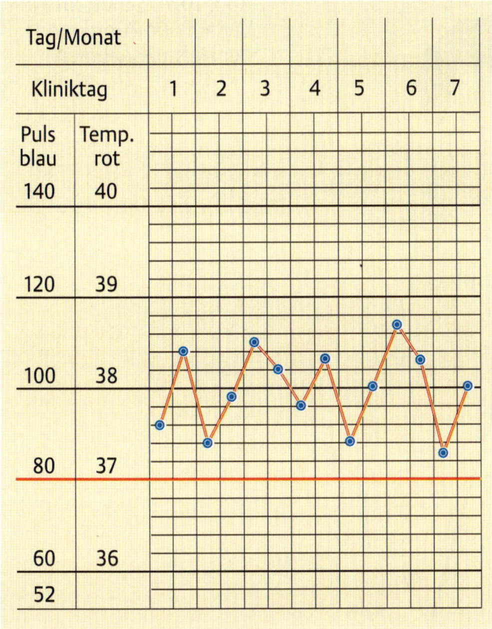

Abb. 10.**5** Remittierendes Fieber.

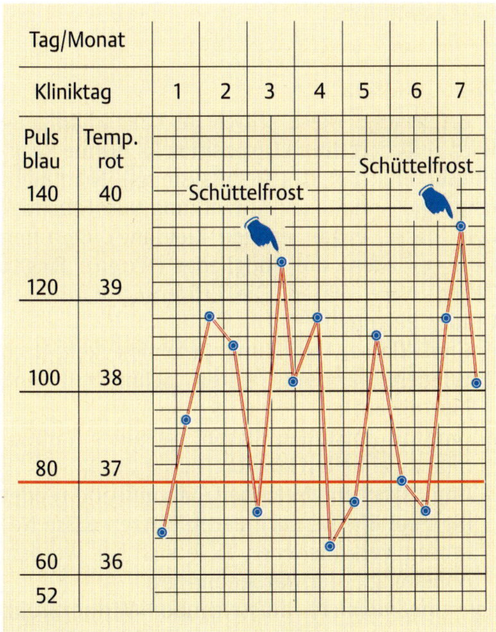

Abb. 10.**6** Intermittierendes Fieber.

ist ängstlich-erregt und motorisch unruhig. Sinnestäuschungen treten auf.

Je nach Ursache des Fiebers kommen Erbrechen (bei zerebralem Fieber), Exanthem (bei Infektion) u. a. dazu.

Fieberverlauf

Der klassische Fieberverlauf ist heute infolge Antibiotikatherapie seltener anzutreffen. Er ist durch *drei Stadien* gekennzeichnet:

1. Temperaturanstieg, bei hohem Fieber mit Schüttelfrost (Stadium incrementi);
2. Fieberhöhe (Fastigium);
3. Temperaturabfall (Stadium decrementi). Dieser Abfall kann langsam (lytisch) oder schnell (kritisch) erfolgen.

Die **Lysis** kann mehrere Tage dauern. Für den Organismus ist dies am wenigsten belastend. Die Entfieberung geschieht langsam, mit warmem, großperligem Schweiß ohne Kollapsgefahr.

Die **Krisis** ist, wie der Name sagt, ein kritischer, d. h. rascher Abfall; innerhalb von Stunden sinkt das Fieber. Der Organismus ist dadurch sehr belastet (Schüttelfrost s. unten). Es besteht Kollapsgefahr. Mit dem Temperaturabfall sinkt auch die Pulsfrequenz, und die vorher rasche Atmung wird langsamer. Steigt während der Krisis der Puls an, ist dies ein Zeichen dafür, daß Kollapsgefahr besteht.

Wichtig: Der Patient muß in dieser Phase gut überwacht und soll möglichst nicht alleingelassen werden. Das Messen der Pulsfrequenz kann über das Kollapsrisiko Auskunft geben. Ein Kollaps meldet sich mit Tachykardie an und ist davon begleitet.

Schüttelfrost

Der Schüttelfrost weist auf ein toxisches (septisches) Geschehen hin. Verursacht ist er durch im Blut kreisende Krankheitserreger oder deren Stoffwechselprodukte (Toxine). Dadurch wird das Wärmeregulationszentrum im Gehirn übermäßig gereizt, was zu einem sehr raschen Temperaturanstieg führt. Vom Wärmeregulationszentrum geht nun ein Befehl an die Muskulatur, sich rasch hintereinander zu kontrahieren. Durch diese Muskelkontraktionen (Schütteln des Körpers) entsteht Wärme. Der Schüttelfrost läuft in Phasen ab (Abb. 10.**7**):

1. *Phase. Temperaturanstieg* mit Frösteln, Muskelzittern, Zähneklappern und Schüttelung des

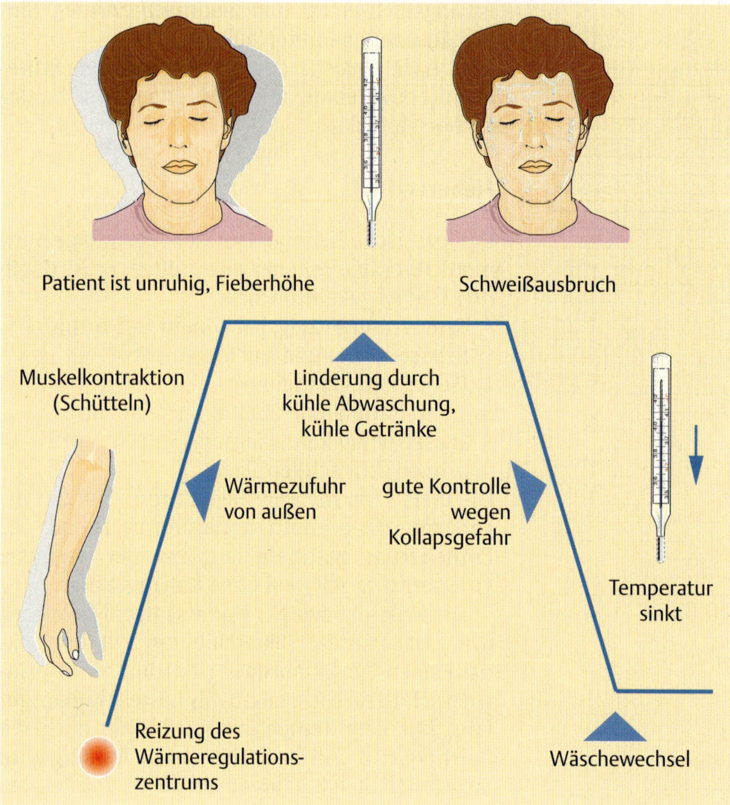

Abb. 10.**7** Schüttelfrost. Verlauf und Zuordnung der Hilfsmaßnahmen.

ganzen Körpers → Wärmezufuhr: Decken, Wärmflaschen, heißer Tee, Arzt benachrichtigen, Temperatur messen (sie ist sehr hoch), evtl. Blutentnahme für Blutkultur (Kap. 41).

2. *Phase. Stadium der Fieberhöhe.* Unruhe, Angst, großes Unbehagen → für Erleichterung sorgen: Zuwendung und Einfühlung, kühle Abwaschung, kühle Getränke.
3. *Phase.* Die Entfieberung geschieht meistens verbunden mit Schweißausbruch, der je nach Verlauf (Lysis, Krisis S. 313) unterschiedlich ist.
4. *Phase. Erschöpfungsschlaf.* Der Körper erholt sich von der Strapaze → für Ruhe sorgen. Schüttelfrost auf Kurve einzeichnen.

10.2.3 Kälte- und Hitzeschäden

Kälteschäden

Unterkühlung. Jede Unterkühlung führt zur Aktivierung des Stoffwechsels mit erhöhtem O_2-Verbrauch; es setzt ein Circulus vitiosus ein (Abb. 10.**8**). *Sofortmaßnahmen* S. 314.

Erfrierung. Diese schwerste Kälteschädigung wird gefördert durch Disposition (abnorme Reaktionsbereitschaft des Gefäßsystems), Nikotinabusus und anhaltende Einwirkung von Feuchtigkeit (nasse, enganliegende Kleidung). Betroffen sind vor allem die Endglieder (Akren): Finger, Zehen, Nase, Ohren. Die Erfrierung wird nach Graden eingeteilt:

1. *Grad:* Blässe, Abkühlung, Gefühllosigkeit. Nach Wiedererwärmung treten Schmerzen und Juckreiz auf.
2. *Grad:* Es entstehen Blasen, die unter Narbenbildung abheilen können.
3. *Grad:* Trockene Nekrosen (Mumifikation) oder blaurote Blasen, nach deren Platzen nasse Nekrosen verschiedener Tiefe sichtbar werden. Abheilung unter Narbenbildung.

Sofortmaßnahmen: aufsteigende Wärmezufuhr, innerlich (warme Getränke, *kein* Alkohol!) und äußerlich (warme Decken); im übrigen je nach Zustand, evtl. → Überwachungsstation.

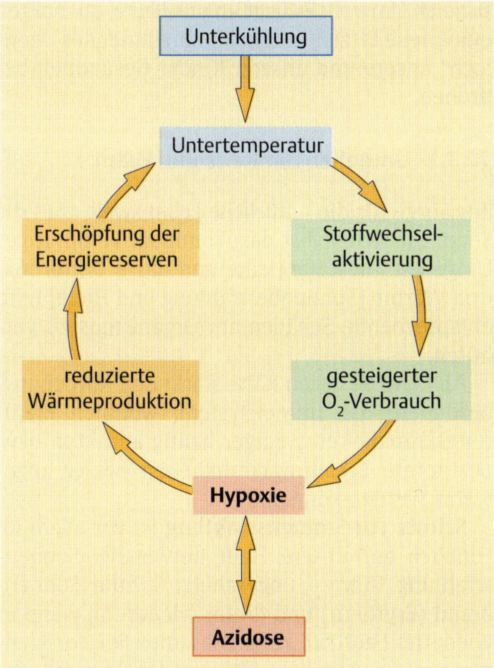

Abb. 10.**8** Circulus vitiosus bei Unterkühlung.

Hitzeschäden

Hitzeerschöpfung. Sie tritt auf bei starkem Schwitzen ohne ausreichende Flüssigkeitszufuhr, z. B. nach langen Märschen oder beim Leistungssport. Es kommt zu Schocksymptomen durch Verminderung der Flüssigkeit im Extrazellulärraum. *Kein* Temperaturanstieg.

Sofortmaßnahmen: Flachlagerung, Elektrolytlimonade (1 Teel. Kochsalz auf 1 l Wasser).

Hitzschlag. Störung der Wärmeregulation, die nach längerem Einfluß hoher Temperaturen bei unzureichender Wärmeabgabe eintritt. Die Symptome sind Kopfschmerzen, Übelkeit, Tachykardie. Der Blutdruck ist zuerst noch normal, dann abfallend; die Temperatur kann über 40 °C ansteigen. Die Haut ist trocken und heiß.

Sofortmaßnahmen: Kühlen durch kalte Umschläge und kühle Getränke, bis die Temperatur auf 38 °C gefallen ist. Die Einweisung auf eine Überwachungsstation kann notwendig sein → Substitution der Elektrolyte und der Flüssigkeit, Sauerstoffzufuhr, evtl. Beatmung.

Hitzekrämpfe. Muskelzuckungen und Krämpfe können auftreten bei sehr großer körperlicher Anstrengung bei hohen Temperaturen (Hochofenarbeiter). Die Krämpfe werden durch das Defizit an extrazellulärer Flüssigkeit (ab 2 – 4 l) und Kochsalzmangel ausgelöst.

Sofortmaßnahmen: orale Zufuhr von Elektrolytlösungen. Im schweren Fall entsprechende Infusionstherapie und Überwachung.

Sonnenbrand S. 316.

Verbrennung Kap. 34.

10.2.4 Schweißsekretion

Schwitzen (Transpiration) nennt man den Vorgang der Schweißsekretion (Diaphorese). Dieser Vorgang ist Teil der auf S. 308 besprochenen Wärmeregulation. Die vermehrte Schweißsekretion ermöglicht bei hohen Außentemperaturen dem Organismus die Aufrechterhaltung der Körperinnentemperatur.

Schweiß (griech. hidros) ist die flüssige Absonderung der Schweißdrüsen (Physiologie der Haut S. 196 f.), bestehend aus Wasser (99 %), Kochsalz, Harnstoff, flüchtigen Fettsäuren und Cholesterin. Er ist an sich geruchlos. Die Beimengungen aus den Duftdrüsen und/oder bakterielle Zersetzung in schlecht belüfteten Körperregionen bewirken den individuellen Geruch des Menschen.

Schweißsekretion (Schweißabsonderung) ist eine vegetative Funktion, an der fast ausschließlich der Sympathikus beteiligt ist. Die Schweißzentren liegen im Zwischenhirn, im verlängerten Mark sowie in der grauen Substanz des Rückenmarks. Sie stehen unter dem Einfluß der Großhirnrinde, was das Auftreten von *Angstschweiß* erklärt.

Abweichungen von der Norm sind:

Anhidrosis = fehlende Schweißproduktion. Tritt eigentlich nur im Zusammenhang mit Läsionen der Sympathikusbahnen auf (z. B. bei beeinträchtigenden Tumoren).

Hypohidrosis = verminderte Schweißabsonderung mit Gefahr des Hitzestaus (Hitzschlag). Die Disposition ist häufig vererbt (kleine oder wenig Schweißdrüsen).

Hyperhidrosis = vermehrte Schweißabsonderung ist ein Begleitsymptom bei Fieber. Vermehrtes Schwitzen kann Zeichen einer Erkrankung sein: typisch bei Hyperthyreose, Rheumatismus, Tuberkulose (Nachtschweiß).

Lokale Hyperhidrosis tritt auf bei Vagotonikern (vegetative Funktionsstörung) und bei Adipositas: an den *Händen* (Handschweiß), an den *Füßen* (infolge Zersetzung in den Strümpfen als Bromhidrosis = Stinkschweiß), in den *Achselhöhlen* und in der *Genitalgegend* (Dammschweiß, dessen Zersetzung zu Intertrigo – wundgescheuerte Stelle – führt, S. 159).

Kleinperliger, kalter Schweiß auf Stirn und Brust ist Zeichen eines beginnenden Kreislaufkollapses oder zusammen mit Zittern und Schwächegefühl Vorbote eines hypoglykämischen Komas (der normale Schweiß ist großperlig und warm).

10.3 Gesunderhaltung der Kälte- und Wärmeregulation

10.3.1 Umgehen mit der natürlichen Lebenswelt

Der Umgang mit unserer natürlichen Lebenswelt – die Gewohnheiten unserer Fortbewegung, unser Konsumverhalten mit seinen Abfallbergen, die unsere Luft und damit unsere Atmosphäre belasten – macht deutlich, wie eng die Grenzen für die Existenz unseres Lebens sind, wie sehr unsere natürlichen Elemente und Ressourcen belastet sind. Auch daß das uns bisher Selbstverständliche – wie gemäße Temperaturen, ausgewogene Wetterlage, die Strahlungsenergie der Sonne, ein normaler Ozongehalt der Luft usw. – sich als ein mehr und mehr sensibles und bedrohtes Gerüst erweist, ist Grund zum Nachdenken. Wir wissen es: „Von den Umweltfaktoren Luft, Wasserhaushalt, Boden hängen unmittelbar Klima, Jahreszeiten und Wetterverhältnisse ab und dementsprechend das Gleichgewicht von *Wärme und Kälte* sowie die Gewohnheiten des Wohnens und der Kleidung. Es ist uns mit all diesen Naturkonstanten eine ungemein fest determinierte Umwelt gegeben, in der uns nur ganz enge Spielräume zur freien Gestaltung überlassen sind, die wir damit aber auch sehr empfindlich zu stören in der Lage sind" (Schipperges 1988).

Mit dem Klima aber wird der Mensch auch in der Welt von morgen zu leben haben; die Frage ist nur, ob wir für seine Erhaltung *heute* Sorge tragen.

Hier wird der Zusammenhang zu einer ökologisch orientierten Haltung und Pflege (Humanökologie S. 27 f.) offensichtlich. Es geht darum, daß wir nicht nur den eigenen Organismus (oder den des Kranken) schützen und pflegen, sondern auch die Welt, in der wir leben. Es geht um unser Umgehen mit der *natürlichen, technischen* und *sozialen* Umwelt. Es liegt an uns *heute*, ob morgen eine „neue Eiszeit" oder ein „zunehmendes Ozonloch" unsere und unserer Kinder Gesundheit bedrohen.

10.3.2 Umgehen mit Kälte und Wärme

Zur Sorge für die natürliche Lebenswelt muß die Sorge für sich selbst dazukommen. Vernünftiges Umgehen mit Kälte (kalte und nasse Witterung) und Wärme (Sonnenbestrahlung und Hitze) hilft, entsprechende Schäden am Organismus zu verhüten.

Abhärtung gegen Kälte stärkt den Körper, insbesondere das Immunsystem, wodurch Erkältungskrankheiten weniger häufig auftreten bzw. bestimmte Erkältungskrankheiten besser abgewehrt werden können.

Schutz vor Sonnenstrahlung ist vor allem im Hinblick auf unsere Haut notwendig. Sonnenstrahlung führt – ungeschützt – zum Sonnenbrand (Erythem) und dieser wiederum, wenn er wiederholt auftritt, zu unliebsamen Folgeerscheinungen wie vorzeitige Alterung der Haut oder gar zu Hautkrebs. Der Gebrauch von *Sonnenschutzmitteln* ist kein Luxus, sondern Notwendigkeit. Sonnenbaden ist nur bei entsprechend vorbereiteter Haut und nur *dosiert* anzuraten.

Was hilft gegen Erkältungen?

„Erkältungen" sind keine eigentlichen Kältekrankheiten, sondern Katarrhe der Schleimhäute oder Infekte, hervorgerufen durch Bakterien und Viren (es gibt über 100 Rhinoviren), die in den Körper eindringen und vorzugsweise die Nasenschleimhaut befallen und einen Schnupfen hervorrufen. Kinder erkälten sich dreimal häufiger als Erwachsene, über 60jährige, sofern sie gesund sind (so die neuesten Forschungsberichte), nur noch selten.

Die Vorbeugung hängt mit den zwei Hauptursachen zusammen:

Infektanfälligkeit (mangelnde Widerstandskraft) ist mitverursacht durch Mangel an Vitalstoffen bei nicht vollwertiger Kost, meist verbunden mit seelischen Belastungen und Lebensschwierigkeiten.

- Entgegenwirken durch gesunde und vollwertige Ernährung, vitalstoffreiche Vollwertkost (Kap. 7);
- Verändern belastender Lebenssituationen. Hier gibt es natürlich keine Patentrezepte, auch ist das Leben „kein Rosengarten".

- Stärkung der Immunabwehr. In der Naturheilkunde hat sich Echinacea (Sonnenhut) bewährt. Echinacea sollte aber gleich beim ersten Kribbeln in der Nase eingenommen werden. Studien mit der Taigawurzel Eleutherokokkus und mit Mistelpräparaten zeigten ebenfalls gute Wirkung.

Falsches Verhalten gegenüber Wärme und Kälte. Wer aus Angst, sich zu erkälten, zu warme Kleider trägt, zieht sich erst recht eine Erkältung zu, so die Meinung des Internisten und Ernährungsexperten M. O. Bruker. Er schreibt dazu:

„Wenn ein Mensch aus Angst vor Abkühlung sich so warm anzieht, daß die Haut ständig durch Schweiß feucht ist, erreicht er gerade das Gegenteil von dem, was er erstrebt, nämlich statt Erwärmung eine Abkühlung. Eine Abkühlung des Körpers durch Schweiß löst nach vorausgegangener Wärmestauung häufig eine Schleimhauterkrankung aus (Schleimhäute schwitzen gleichsam mit), während dies durch direkte Kälteeinwirkung von außen ohne vorherige Überwärmung nicht der Fall ist ... Beim Schwitzen findet der Wärmeentzug durch Verdunstungskälte so allmählich statt, daß der Körper nicht zu Gegenmaßnahmen gegen den Kältereiz angeregt wird, während bei einer plötzlichen Kälteeinwirkung von außen – etwa durch das Übergießen mit sehr kaltem Wasser – der Körper Gegenmaßnahmen ergreift, die zur Erwärmung führen.“

Entgegenwirken durch

- *vernünftige Bekleidung.* Man ziehe nur soviel an, daß man nicht zum Schwitzen kommt; in warmen Räumen anders als im Freien;
- *witterungsgerechte Kleidung.* Bei kalter und nasser Witterung Wetterkleidung überziehen, die mit einem Chemiefaserlaminat ausgestattet ist, dessen Poren so klein sind, daß keine Feuchtigkeit eindringen, aber wiederum so groß, daß Schweiß ungehindert abdunsten kann;
- *Anregen der Blutzirkulation* und des Stoffwechsels durch physikalische Maßnahmen. Duschen, Kneippanwendungen (vor allem Güsse), Sauna. Einzelheiten dazu S. 322 f.

Was ist zu tun bei Schnupfen?

Erstes Gebot, wenn ein Schnupfen sich ankündigt, ist *Wärme*. Im folgenden einige Hausmittel, die jederzeit angewendet werden können:

- *Wärme.* Ein heißes Bad, ein heißer Grog, warme Milch mit Honig, Teemischungen aus Goldrute, Hagebutten, Holunder. Auch Dampf wirkt gut (z. B. Kamillendampfbad) oder Anwendung eines Dampfinhalators.
- Eine gut *gewürzte Hühnerbouillon* empfiehlt die Mayo-Klinik (USA); dem dampfenden Duft wird eine abschwellende Wirkung zugeschrieben.
- *Keine Nasentropfen* (ohne spezielle Verordnung!). Die Tropfen zum Abschwellen irritieren die Schleimhaut so stark, daß sie austrocknet und die Einatmungsluft nicht mehr befeuchten kann; statt dessen
- *japanisches Heilpflanzenöl* (auf Pfefferminzbasis) verwenden. Es wirkt sofort. Man nimmt an, daß durch das Öl das Wachstum der Keime gehemmt wird. Entweder inhaliert man die aromatischen Düfte direkt aus dem Fläschchen, oder man schüttet 2–3 Tropfen in heißes Wasser. *Säuglingen* und *Kleinkindern* gibt man einen Tropfen auf die Brust und massiert leicht ein. Das ist auch für Erwachsene angenehm.
- *Heilmassage.* Sie verbessert die lokale Durchblutung und hilft gegen die „verstopfte Nase“.

  Massage für die verstopfte Nase:
  - Mit beiden Zeigefingern den Nasenrücken nahe den inneren Augenwinkeln reiben, bis ein Gefühl von Wärme entsteht.
  - Am Hinterkopf auf beiden Seiten die Grube zwischen den Hals- und Nackenmuskeln ertasten und mit den Fingerkuppen der mittleren drei Finger ungefähr 1 Minute lang massieren.
  - Den tiefsten Punkt an den Nasenflügeln mit den Zeigefingern kurz drücken, dann die Gesichtshaut 1–3 Minuten kreisförmig bewegen.
  - Erst die linke, dann die rechte Brust mit warmer Handfläche 15- bis 20mal reiben. Die Brustwarze dient als Mittelpunkt.

10.3.3 Umgehen mit sich selbst und anderen

Kälte spannt an, zieht zusammen, blockiert freies Strömen. *Wärme* entspannt, entkrampft und löst Blockierungen auf. Diese Gesetze haben auch Gültigkeit für die seelisch-geistige Ebene (innere Stimmungslage) und für das *Zusammenleben* und die *Zusammenarbeit*. Die Begriffe aus der Umwelt gelten auch hier:

- *Atmosphäre* – die Stimmungshülle, die uns umgibt; sie kann warm oder kalt sein.
- *Wetterfronten* – Warm- oder Kaltwetterfront, an der wir teilhaben. Sie kann uns krank machen; sicher tut dies eine anhaltende Kaltfront.

- *Klima* – Ergebnis langfristigen Zusammenspiels aller Witterungseigenschaften, also von Harmonie bzw. Disharmonie z.B. auf der Station. Wie lebt es sich in arktischen Verhältnissen? Sicher ist dabei kein konstruktives Pflegegespräch möglich! Unsere *Haltung* (das ist auch unsere Wetterlage) beeinflußt unser Tun und Verhalten.

Was ist zu tun?

- Psychohygiene: lesen Sie dazu S. 427 f.
- Streßabbau: Streßbewältigung S. 432 f.
- Konflikt- und Krisenbewältigung: S. 556.

Sorge für die eigenen Ressourcen

Das eigene Leben *erwärmen* und den eigenen Leib zum Vibrieren bringen. Darin können wir Heilkräfte erfahren, die unserem eigenen Wohlbefinden guttun und die über das eigene Gesundbleiben hinaus auch die uns umgebende Atmosphäre beeinflussen, z.B. durch eine *Wärmeanwendung* an uns selbst. Eine *warme Ruhepackung* tut gut; sie gibt Ruhe, vielleicht sogar etwas Genuß oder doch Streßabbau und Spannungslinderung. Und sich selbst etwas *Zeit* nehmen, bei sich selbst daheim sein: sich verwöhnen, sich etwas gönnen (ein gutes Buch z.B.) kann „Wunder wirken".

Zur *Ruhepackung* (heiße Bauchwickel S. 329 f.) sagt M. Thüler:

„Er wirkt äußerst wohltuend. Er erwärmt, regt den Stoffwechsel der Bauchorgane an, beruhigt und lindert Schmerzen und Krämpfe.

Doch seine Wirkungen beschränken sich nicht auf die Bauchorgane. Der Bauch hat die Bedeutung der ‚Mitte des Menschen' und gilt als Ort der (evtl. gestauten) Gefühle. Gelingt es, einen angespannten Bauch zu entspannen, so beeinflußt das den ganzen Menschen (Körper, Seele und Geist) positiv. So können auch seelische Verkrampfungen und Ängste abnehmen.

Am Körper läßt sich z.B. beobachten, wie sich die Wärme großzügig ausbreitet und auch kalte Füße zu erwärmen vermag."

10.4 Pflegeprozeß: Körpertemperatur regulieren

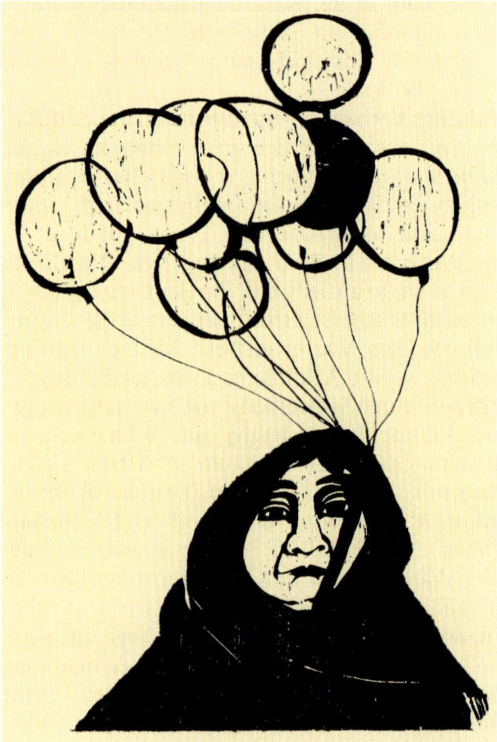

Die Ballonverkäuferin im Winter

10.4.1 Situationseinschätzung

Nur die richtige Einschätzung der Situation ermöglicht richtiges Handeln. Bei der ATL „Körpertemperatur regulieren" geht es um das Erfassen der Fähigkeit eines Menschen, auf Temperaturprobleme zu reagieren. Die folgenden Kategorien müssen berücksichtigt und in die Einschätzung einbezogen werden:

- Wie ist die Körpertemperatur? Welche Einflußfaktoren sind von Bedeutung?
- Wie sind die Gewohnheiten im Umgehen damit (Kleidung, Umgebung, Verhalten)?
- Gibt es Anzeichen für eine erhöhte Temperatur?
- Gibt es Anzeichen für eine erniedrigte Temperatur?

Das Gespräch soll Informationen erbringen, um sowohl die Abhängigkeit/Unabhängigkeit des Patienten wie auch die Gefährdung und Risiken einschätzen zu können (Checkliste S. 319). Eine erste

Checkliste: Körpertemperatur regulieren

☐ Wärme- und Kälteregulation ☐ Temperatur ☐ Schwitzen ☐ Hautempfindungen

Die folgenden Fragen dienen exemplarisch der Situationseinschätzung

☐ Die Gewohnheiten betreffs Temperatur sind bekannt und werden nach Möglichkeit respektiert
☐ Wünsche betreffs Wärmflasche, zusätzliche Decke usw. sind wahrgenommen
☐ Die Temperaturwerte sind gemessen und protokolliert
☐ Notwendige Temperaturmessungen sind festgelegt
☐ Temperaturmeßmethode ist abgesprochen, entsprechende Thermometer sind bereitgelegt
☐ Zu erwartende Begleiterscheinungen sind bekannt, die notwendigen Vorkehrungen getroffen (z.B. bei Neigung zu Schüttelfrost)
☐ Mögliche Maßnahmen der Erleichterung (Wickel, Flüssigkeitszufuhr usw.) sind geplant
☐ Eventuell notwendige Sofortmaßnahmen bei Fieberanstieg oder Bewußtseinsproblemen sind allen klar
☐ Grad der Gefährdung ist erfaßt (Zeichen der erhöhten/erniedrigten Temperatur)
☐ ...
☐ ...

Einschätzung bildet neben Kenntnissen, Fertigkeiten und Einstellung eine wesentliche Voraussetzung für eine angepaßte Pflege:

- niederes oder kein Risiko: Basispflege, keine besondere Intervention;
- hohes Risiko: intensive Pflege und Überwachung, laufende Informationssammlung und Dokumentation.

10.4.2 Standardisierter Pflegeplan

Der Rahmenplan gibt Hilfestellung zur systematischen Durchführung der erforderlichen Hilfe bei Patienten mit Temperaturproblemen.
Die **Pflegeziele** dienen

- der *Regulierung* bzw. der Wiederherstellung der normalen Körpertemperatur und des Stoffwechselgleichgewichts;
- dem *Wohlbefinden* im physischen und psychischen Bereich;
- der *Sicherheit*, d.h. dem Schutz des Patienten in seinen eingeschränkten Funktionen vor Gefahren bzw. dem Beheben von aufgetretenen Schäden.

Die **Pflegemaßnahmen** sind abhängig von der Abweichung der Temperatur von der Norm und von der Situation des Patienten, also davon, inwieweit das Wohlbefinden und die Sicherheit beeinträchtigt sind. Neben der problemorientierten Intervention (Tab. 10.**1** und 10.**2**) geht es vor allem auch darum, die Selbsthilfekräfte des Patienten zu mobilisieren und die gesunden Ressourcen zu stützen und zu fördern.

Zwei **Pflegestandards** zur Temperaturregulierung:

- Standardplan bei *Fieber* (Tab. 10.**1**),
- Standardplan bei *Unterkühlung* (Tab. 10.**2**).

Unter den Pflegemaßnahmen finden Sie anschließend Grundlagen zu den wichtigsten Pflegeinterventionen, die der Temperaturregulierung dienen.

Die **Beurteilung** der Pflege steht und fällt mit einem lückenlosen Pflegebericht. Die dabei sichtbar werdende Gefährdung (oder Nichtgefährdung) des Patienten gibt Auskunft darüber, ob die Pflege ausreicht. Im Falle einer anhaltenden Risikobereitschaft wird es notwendig sein, die Probleme gründlicher anzugehen. Dabei könnte eine umfassende Neuorientierung notwendig sein.

Pflegemaßnahmen

Tabelle 10.1 Standardplan: Regulieren der Körpertemperatur bei Fieber

Problem	Ziele	Maßnahmen
Patient hat hohes Fieber	– Fieber beheben	– feuchtkühle Wadenwickel (mit Zitrone) je 8 – 10 min während 1 Std., 3mal am Tag, bis das Fieber sinkt – fiebersenkende Tees (Lindenblüten, Stechpalme) 2 – 3 l / Tag – Antipyretika (Treupel, Chinin) sowie spezifische Pharmaka nach Arztverordnung – Vitalzeichen und Körpertemperatur mehrmals täglich kontrollieren
Patient fühlt sich nicht wohl, hat ausgesprochene Fiebersymptome	– Wohlbefinden und Sicherheit schaffen	– aufmerksame Zuwendung und Begleitung – Raumluft anfeuchten, immer gut lüften, kein Durchzug, angemessene Kleidung – Licht reduzieren, Ruhe ermöglichen – sorgfältige Körperpflege, Hilfe nach Bedarf (Prophylaxen!) – Mund- und Lippenpflege – Bettruhe, bis das Fieber sinkt, dann vorsichtige Mobilisation (Kollapsgefahr)
Die Ausscheidungsgewohnheiten sind gestört	– Ausscheidungen normalisieren	– Urinausscheidung überwachen, Trinkmenge anpassen – Obstipationsprophylaxe: 2 Eßl. Kleie und 1 großes Glas Wasser vor dem Frühstück
Patient ist appetitlos und geschwächt	– Ernährung und Trinkmenge anpassen	– reichlich Flüssigkeit (2 – 3 l / Tag) mit Traubenzucker, Vitamine in Tee, Fruchtsaft – Salze ersetzen in Gemüsesäften, Bouillon – Kost: leicht, fettarm, kohlenhydratreich (Eiweiß belastet den Stoffwechsel) zu Beginn kleine Mengen, langsam aufbauen

10.5 Hydrothermotherapie

Die Hydrothermotherapie umfaßt die Anwendung von Wasser (Hydrotherapie) und die Anwendung von Wärme oder Kälte (Thermotherapie), meist als Kombination von Wasser und Temperatureinwirkung.

Die *Maßnahmen* sind sehr alt. Bahnbrecher in der Entwicklung waren:

- Vinzenz Prießnitz (1799 – 1851) entwickelte die nach ihm benannten Prießnitz-Wickel (Ganz- und Teilwickel).
- Sebastian Kneipp (1821 – 1897) entdeckte die Heilkräfte des kalten Wassers. Er ist der Begründer der Wassertherapie (Kneippkuren).
- Rudolf Steiner (1861 – 1925) erarbeitete eine eigentliche Wickellehre aus geisteswissenschaftlicher Sicht.

Heute sind Wickel und Wasseranwendungen im Rahmen einer Besinnung auf schonende und natürliche Heilmethoden wieder aktuell. Die Wirkung von Wasser und Temperatur wird meist kombiniert mit *Wirkstoffen* von Heilkräutern. Die Heilwirkung hängt ab von

- Art, Intensität und Dauer der Einwirkung;
- Verlaufsform, zeitlichem Ablauf und Einwirkungsort;
- Reizwechsel (in bezug auf Dauer, Intensität und Häufigkeit) der Einwirkung.

10.5.1 Wasseranwendungen

Sie bewirken:

- *Anregung der Blutgefäße* → bessere Durchblutung; Aktivierung des Stoffwechsels → Ausscheidung von Schlacken.
- *Kräftigung der Nerven* → günstigere seelische Stimmung, mehr Lebensfreude.

Beim Bad kommen die folgenden Faktoren dazu:

Auftrieb. Nach dem Archimedischen Prinzip verliert der Körper im Wasser so viel von seinem Gewicht, wie die von ihm verdrängte Wassermenge wiegt. So beträgt nach speziellen Errech-

Tabelle 10.2 Standardplan: Regulieren der Körpertemperatur bei Unterkühlung

Problem	Ziele	Maßnahmen
Bewußtsein klar, Kältezittern	– Schutz vor weiterer Abkühlung	– Wechseln der feuchten Kleidung – heiße, gesüßte Getränke, *kein* Alkohol – keine Bewegung – Wärmepackung am Rumpf
Bewußtsein getrübt, Patient ist apathisch, aber weckbar	– Schutz vor weiterer Abkühlung – Schutz vor weiteren Gefahren	– keine Bewegung – Wärmepackung am Rumpf – Kontrolle von Puls und Atmung 1/4stündlich – keine Getränke eingeben – kein Kleiderwechsel – rascher Transport ins Krankenhaus
Bewußtlosigkeit, Atmung und Kreislauf reduziert, aber noch feststellbar	– Schutz vor weiterer Abkühlung – Stützung des Kreislaufs	– keine Bewegung – Wärmepackung – Sorge für freie Atemwege – Kontrolle von Puls und Atmung 1/4stündlich – Sauerstoffgabe und Transport ins Krankenhaus
Kreislaufstillstand	– Wiederbelebung	– Herzdruckmassage – Beatmung von Mund zu Mund, bis Intubation möglich ist – Abtransport unter Herzmassage und Beatmung

nungen das Gewicht eines 70 kg schweren Menschen im Wasser noch 6,6 kg, wovon auf Kopf und Hals, die aus dem Wasser herausragen, 5 kg entfallen. Im salzigen Meerwasser schwebt der Körper. Der Auftrieb entlastet die Körpermuskulatur von aller Stütz- und Haltearbeit; Bewegungen, die u. U. außerhalb des Wassers unmöglich sind, können im Wasser ausgeführt werden. Diese Wirkung wird bei der Behandlung von Kontrakturen, Lähmungen und anderen Bewegungseinschränkungen ausgenutzt.

Hydrostatischer Druck. Er führt beim eingetauchten Körper eine leichte Kompression aus, die als günstige kreislaufaktivierende Wirkung betrachtet werden kann.

Thermische Wirkung. Die Behandlungstemperatur hängt vom Behandlungsziel ab. Die Kältegrade werden wie folgt definiert:

sehr kalt	10 – 15 °C
kalt	15 – 30 °C
indifferent	35 – 36 °C
warm	37 – 38 °C
sehr warm	39 – 40 °C
heiß	über 40 °C

Kälteeinwirkung. Sie löst eine Erregung der Kälterezeptoren der Haut aus, was zu einer peripheren Vasokonstriktion (Gefäßverengung) und zur Steigerung der Wärmeproduktion führt. Die unter Kältereiz entstehende Konstriktion der Arteriolen, Kapillaren und Venolen führt zu einer Drosselung der Hautdurchblutung. Das Wissen um dieses Prinzip liegt der *lokalen Kälteanwendung* zur *Blutstillung* und zur Anästhesie sowie der *allgemeinen Abkühlung* bzw. der Herabsetzung der Körpertemperatur bei hohem Fieber zugrunde. Kalte Bäder sind dabei sehr wirkungsvoll. Sie dürfen aber nur Sekunden bis Minuten dauern (Tauchbäder). Kälte hat durch den Sympathikotonus auch einen Weckeffekt.

Wärmeeinwirkung. Sie regt die Wärmerezeptoren der Haut an, was zu einer Vasodilatation (Gefäßerweiterung), vermehrter Schweißsekretion und Minderung der Wärmeproduktion führt. Bei Vollbädern treten als Folge der Gefäßreaktion Kreislaufveränderungen im Sinne von Zunahme des zentralen Blutvolumens und der Herzfrequenz auf. Die Muskeldurchblutung nimmt ab, wodurch sich Verspannungen und Spasmen lösen können.

Kurze, warme Bäder lösen reflektorisch eine Erhöhung der Körperschaletemperatur aus. *Längerdauernde warme* Bäder lassen die Temperatur des Körperkerns ansteigen (Überwärmungsbäder); warme Bäder senken den Vagotonus und somit das Wachniveau → schlaffördernd.

Teilbäder brauchen etwas größere Temperaturabweichungen (nach oben bzw. unten) als Vollbäder, um eine vergleichbare Wirkung zu erreichen. Bei *warmen Teilbädern* ist daran zu denken, daß die Wärmeabgabe aus dem Körper nur bei den Körperteilen im Wasser behindert ist, weshalb es häufig zu Schwitzen des ganzen Körpers kommt (→ entsprechende Bekleidung!).

Chemische Wirkung. Sie liegt in der Benetzung der Haut im perkutanen Austausch von Ionen und je nach Salzkonzentration in der Aufnahme bzw. Abgabe von Wasser. *Lipoidlösliche Stoffe* (Kohlendioxid, Sauerstoff, Schwermetalle u. a.) können durch die Haut diffundieren. *Thermalbäder* wirken zusätzlich auf die Schweißsekretion, die auch nach dem Bad noch angeregt bleibt; deshalb soll der Patient 1 – 2 Stunden ruhen.

Die **Sauna** oder das Dampfbad erfreut sich zunehmender Beliebtheit unter den gesundheitsbewußten Bevölkerungsschichten. Ihre Wirkung ist ebensosehr der dafür investierten *Zeit* wie dem *Schwitzen* zuzuschreiben; sie ist psychologischer sowie kreislaufaktiver Natur.

10.5.2 Waschungen, Güsse, Bäder

Waschungen

Sie sind die mildeste Form der Wasseranwendung und zugleich ein wichtiges Mittel zur Anregung des Kreislaufs.

Abhärtungswaschung. Sie wird so kalt wie möglich durchgeführt, meist als Ganzwaschung, u. U. aber auch als Teilwaschung.

Vorgehen. Ein Leinentuch in der Größe eines Handtuchs wird mehrfach zusammengefaltet, in kaltes Wasser getaucht und ausgewrungen, daß es nicht mehr tropft. Zügig und mit leichtem Druck wird der rechte Arm über den Handrücken zur Schulter und innen zurück gewaschen. Die Achselhöhle auswaschen. In derselben Weise den linken Arm bearbeiten.

Über den Hals, in ein paar Strichen die obere Brustpartie abwaschen, danach in langen senkrechten Zügen den Körper hinunter an der Beinaußenseite entlang bis zum Fußrücken. Das Tuch an der Beininnenseite wieder hoch bis zum Brustkorb führen. Dasselbe geschieht nun mit der linken Vorderseite des Körpers.

Fiebersenkende Waschung. Die Wassertemperatur soll etwa 10 °C unter der gemessenen Körpertemperatur liegen. Als Zusatz eignet sich frisch gekochter Pfefferminztee (1 l). Der Patient soll, wenn er dies toleriert, nach der Waschung möglichst nicht abgetrocknet werden.

Güsse

Auch Güsse sind kreislaufstimulierend und abhärtend. Wassertreten und morgendliches Taulaufen haben eine ähnliche Wirkung und sind zudem kostenlos. Badeabteilungen haben besondere Wasseranlagen. Güsse können aber auch mit einem normalen Schlauch vorgenommen werden.

Für **Kneippgüsse** gilt der Leitsatz: **kurz und kalt**. Sie sind in schnellem Tempo mit möglichst kaltem Wasser durchzuführen, grundsätzlich aber nur an einem gut durchwärmten Körper.

> **Wichtig:** Auf die Reaktion des Patienten achten. Es müssen ein Wärmegefühl am behandelten Körperteil und eine frische, hellrote Färbung der Haut eintreten. Fröstelt der Patient oder verfärbt sich gar die Haut bläulich, so sind Güsse fehl am Platz.

Durchführung. Am besten eignet sich ein Schlauch von 2 – 3 m Länge mit einem Innendurchmesser von 2 cm. Der Druck des Strahls soll die Höhe einer Querhand erreichen (Abb. 10.**9 a**).

Mit dem Schlauch wird aus einer Distanz von 10 – 15 cm so gegossen, daß sich um den behandelten Körper ein „Wassermantel" legt.

Führung des Wasserstrahls. Jeder Guß beginnt herzfern, also rechts außen, und führt rumpfwärts. Am höchsten Punkt wird etwas verweilt, um den Guß zur vollen Wirkung zu bringen. Links innen und rumpffern endet der Guß. Die Brust wird in der Regel nicht begossen. Die Wasserstrahlführung zeigt Abb. 10.**9 b**).

Wechselbäder

Wechselbäder nach *Kneipp* sind ein hervorragendes Mittel zur Gefäßerweiterung und verbesserten Durchblutung der Gliedmaßen, wobei sich die Reaktionen nicht nur auf die getauchten Körperabschnitte beschränken, sondern auch auf den Rumpf und die Gegenseite ausdehnen. Für Teilbäder der Beine sind Gefäße zu verwenden, auf deren Boden der Fuß flach aufgestellt werden kann. Prinzipiell wird mit dem Warmbad (38 – 40 °C) begonnen und mit dem Kaltbad (12 – 18 °C) aufgehört. Der Wechsel findet 2- bis 3mal je Anwendung statt, Dauer warm 2 – 4 Minuten, kalt 6 – 8 Sekunden. Die Färbung der Haut zeigt an, ob die Anwendung korrekt erfolgte: Die Haut darf nie weiß, kalt oder bläulich bleiben, richtig ist (nach einer vorübergehenden Blässe) die länger andauernde rosige Tönung.

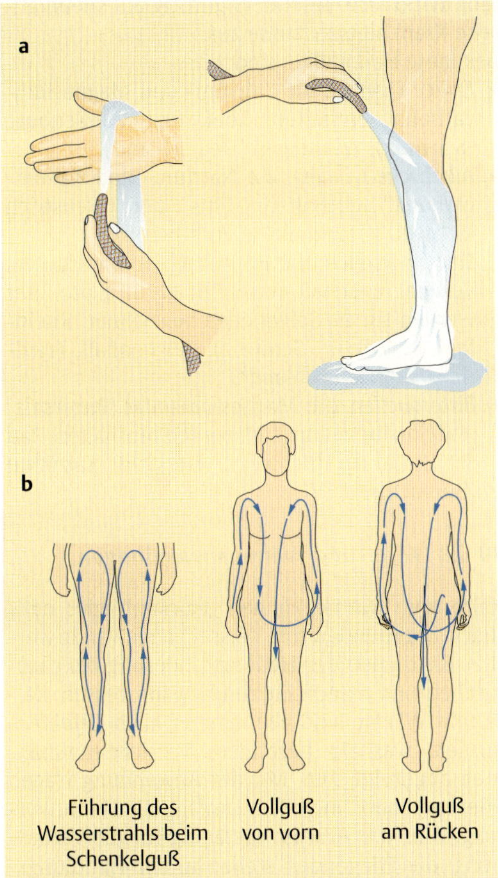

Abb. 10.**9** Kneippguß. **a** Druck des Wasserstrahls in der Höhe einer Querhand. **b** Führung des Wasserstrahls.

Teilbäder

Das **kalte Armbad** beruhigt die Herztätigkeit, ist ableitend bei Kopfschmerzen.

Das **warme Armbad** wirkt krampflösend, beruhigend bei Gicht und Rheuma der Arme und der Schulterpartie.

Das **Wechselwarmbad** (zuerst warm, dann kalt) führt zu einer verstärkten Durchblutung der Arme (bei chronisch kalten Armen und Händen) durch positive Beeinflussung des Gefäßsystems.

Das **ansteigende Armbad** wiederum wirkt kreislaufverbessernd, beseitigt Stauungen und führt dem Körper viel Wärme zu.

Beim **wechselwarmen Fußbad** wird eine Wanne mit Wasser zu 40 °C, die andere mit Wasser zu 20 °C gefüllt. Beide Beine werden zuerst 2 Minuten ins heiße, anschließend 20 Sekunden ins kalte Wasser getaucht. Dieser Wechsel wird je nach Verordnung wiederholt und mit kaltem Wasser abgeschlossen. Diese thermische Reizbehandlung hilft bei kalten Füßen, stärkt die Fußmuskulatur und wirkt beruhigend.

Das **Sitzbad** (in speziellen Badewannen) kommt nach Hämorrhoiden- und Analfisteloperationen, bei Hautausschlägen im Bereich der Genitalien usw. zur Anwendung.

Durchführung. Oberkörper, Beine und Füße bleiben bekleidet. Die Wanne wird so weit gefüllt, daß noch Wasser nachgegossen werden kann. Das Becken und der obere Teil der Oberschenkel des Patienten sollen mit Wasser bedeckt sein. Badedauer 15 – 20 Minuten.

Das **Wechselsitzbad** hilft bei Unterleibskrämpfen, Blasenkatarrhen, Stauungen im Unterleib und bei Störungen der Menstruation.

Grundregeln für erfolgreiches Kneippen:
- Vor jeder Kaltanwendung muß der Körper im Zustand guter Naturwärme sein. Nach kalten Anwendungen ist durch ausgiebige Bewegung für Wiedererwärmung zu sorgen.
- Jeder Wärmeanwendung folgt eine Kaltanwendung, wodurch der Gefahr der Erkältung entgegengewirkt wird.
- Die *warmen* Anwendungen sind „Minutenanwendungen", d.h., die Dauer eines Gusses oder Bades beträgt mehrere Minuten.
- Die *kalten* Anwendungen dagegen sind „Sekundenanwendungen", sie dauern ca. 2 – 20 Sekunden pro Anwendung.

Kneippanwendungen dienen der Gesundheitsvorsorge. Kneippwickel S. 327 f.

Heilbäder

Bei den Heil- oder Medizinalbädern wird dem Badewasser ein Heilmittel zugesetzt. Es ist jedoch zwecklos, bei Beschwerden ab und zu ein Schwefelbad, ein Solebad oder ein anderes Heilbad zu nehmen. Nur *eine Serie von mindestens zwölf Bädern, regelmäßig genommen,* kann eine Heilwirkung haben.

Badekuren zu Hause

Es steht heute eine Vielzahl von *Emulsionen* und *Essenzen* zur Verfügung. Um die richtige Dosierung zu bekommen, sollen Portionsflaschen entsprechend der Gebrauchsanweisung benutzt werden. Bei Zusätzen aus *Teekräutern* (Teeliste S. 256) braucht man 2 l in 4facher Trinkstärke. Um den Badezusatz gut zu verteilen und zur Be-

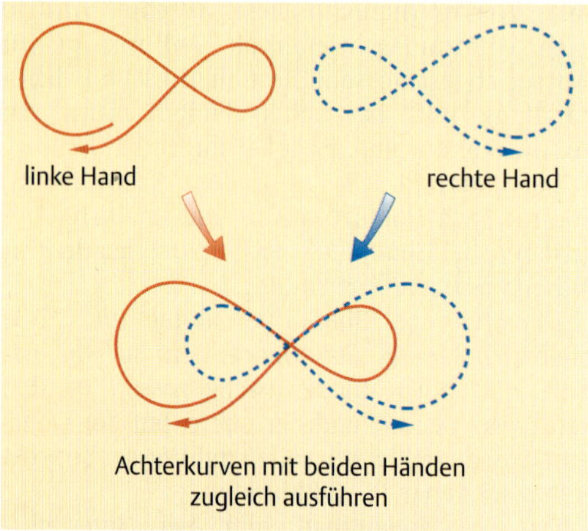

Abb. 10.**10** Verteilung des Badezusatzes.

lebung des Wassers schlägt die anthroposophische Klinik Herdecke vor, im Wasser 10–15 Achterkurven mit beiden Händen auszuführen (Abb. 10.**10**).

In den meisten Fällen wird man eine Badedauer von 20 Minuten und eine Badetemperatur von 38 °C wählen. Bei den sehr wirksamen Schwefel- und Solebädern ist älteren Patienten anzuraten, mit einem Halbbad zu beginnen. Wird das Bad gut vertragen, kann auf ein Zweidrittelbad und erst dann auf ein Vollbad gesteigert werden.

Nach dem Bad soll der Patient möglichst eine Stunde ruhen.

> Im entzündlichen Schub (z. B. bei Rheuma) dürfen keine warmen Bäder genommen werden.

Badekurorte

Badekuren dienen grundsätzlich der Gesunderhaltung. Sie werden sowohl als Prophylaxe wie auch als Therapie und zur Rehabilitation eingesetzt. Es handelt sich dabei um eine der ältesten und traditionsreichsten Behandlungsformen. Zu allen Zeiten haben kranke Menschen im Mineral- oder Thermalwasser Linderung gesucht und gefunden. Es gibt heute noch zahlreiche Kurorte, an denen traditionelle Badekuren durchgeführt werden können. Neben dem täglichen Baden im Heilwasser können in verschiedenen Kurorten auch Trinkkuren bzw. Inhalationen durchgeführt werden. Für eine genügende Wirkung sollte eine Badekur 3 Wochen dauern. Zum guten Gelingen einer Badekur trägt auch der Orts- und Klimawechsel bei. Das Gefühl der Entspannung und Erholung wirkt sich besonders günstig auf rheumatische Krankheitszustände aus.

Bekannte Heilquellen sind:

- *Erdige Quellen*, die Calcium- und Magnesiumcarbonat enthalten: Leuk und Weißenburg (Schweiz), Wildungen (Deutschland).
- *Alkalische Quellen*, die Natrium- und Kaliumcarbonat enthalten: Ems und Heustrich (Schweiz), Dürkheim (Deutschland).
- *Salzige Quellen*, die Natriumchlorid enthalten. Bei einem Gehalt von mehr als 15 g pro Liter werden sie als Solequellen bezeichnet: Rheinfelden, Möhlin (Schweiz), Reichenhall, Friedrichshall (Deutschland).
- *Bitterquellen*, die Magnesiumsulfat (Bittersalz) und Natriumsulfat (Glaubersalz) enthalten: Bad Schuls-Tarasp (Schweiz), Hersfeld, Salzuflen (Deutschland).

10.5.3 Kälte- und Wärmeanwendungen

Kälte und Wärme können „trocken" oder naß/feucht (verbunden mit Wasser) angewandt werden. Sie dienen der Heilung/Linderung bei chronischen und akuten Entzündungsprozessen. Kälte und Wärme sind aber immer auch *Gefahrenquellen*, weshalb besondere Vorsichtsmaßnahmen angezeigt sind. Mit der Anwendung tragen Pflegepersonen in vollem Umfang die *Verantwortung*, d. h., der Arzt ist zuständig für die Verordnung, die Pflegenden stehen in der Handlungskompetenz. Entsprechende Richtlinien S. 325 f.

Kältetherapie

Unter Kälte- oder Kryotherapie versteht man die lokale oder systematische Anwendung von Kälte. Kälteapplikationen können vorgenommen werden in Form von Wickeln (naß) oder durch trockene Kältespender zu therapeutischen Zwecken. Sie haben eine Kühlung von Haut und Unterhautgewebe zur Folge. Um eine Kältewirkung (und nicht eine rasch eintretende Hyperämie, wie dies bei den Kneippbehandlungen erwünscht ist) zu erreichen, muß die Kälte längere Zeit einwirken können. Der Wärmeentzug ist abhängig von der

- Außentemperatur der Haut: die Kälteanwendung darf nur bei warmer Haut vorgenommen werden, da ein „kalter Körper" nicht sinnvoll darauf reagieren kann;
- Einwirkungsdauer des Kältespenders: eine zu kurze Anwendung hat keine Kältewirkung (s. oben);
- Größe der behandelten Fläche.

Erwünschte Wirkung. Schmerzstillung, Muskeldetonisierung, Entzündungshemmung.

Unerwünschte Nebenwirkungen. Verminderung der Durchblutung, langdauernde Kühlung der Muskulatur, bei Gelenken Erhöhung der Synovialviskosität. Durch korrektes Einhalten der Vorschriften bezüglich Zeit und Ausdehnung der Kälteauflage können die Nebenwirkungen ohne nachteilige Folgen bleiben.

Wichtigste *Anwendungsgebiete der Kryotherapie:*

- rheumatische und neuromuskuläre Probleme;
- nach orthopädischen Eingriffen und nach Gelenkmobilisation;
- zur Unterstützung der Krankengymnastik bei Kontrakturen, Muskeltonuserhöhungen und schlaffen Paresen;
- akute Blutungen.

Kälteanwendungen in der Pflege

Kälteanwendungen sind indiziert bei Schmerzen (insbesondere bei akuten Schmerzen), bei Entzündungen im *akuten* Stadium, so z. B. bei Hexenschuß, akuten Gelenkschmerzen, Verstauchungen, Prellungen, Halsweh. Kälte lindert oder stillt die Schmerzen und sorgt dafür, daß sich eine beginnende Entzündung nicht ausbreitet und eine Ansammlung von entzündungsbedingter Gewebeflüssigkeit verhindert wird.

Wärmetherapie

Eine Wärmetherapie kann allgemeine Wärmezufuhr oder lokale Anwendungen bedeuten.

Die **Heliotherapie** nutzt die Wärme- und Heilwirkung der Sonnenstrahlen, insbesondere der ultravioletten und infraroten Strahlen (in therapeutischer Dosierung).

Infrarotstrahlen sind kurzwellige Strahlen, die im Gewebe eine Tiefenwirkung haben. Sie fördern die Durchblutung und wirken muskelentspannend.

Ultraviolettbestrahlung: Die UV-Bestrahlung kommt als Teil- oder Ganzkörperbestrahlung (Höhensonne) zur Anwendung. Die Vorschriften sind genau einzuhalten: Schutzbrille tragen, Abstand wahren (Lampenabstand 1 m), Zeitdauer einhalten (Beginn mit 2 Minuten, dann langsam steigern bis höchstens 15 – 20 Minuten).

Die **Elektrotherapie** nutzt die Wirkung des Stroms mit seinen unterschiedlichen Frequenzen. Die Wirkung hängt ab von Stromstärke und -spannung, Elektrodengröße und -abstand, Dauer der Stromimpulse sowie von der Stromart (Wechselstrom, Gleichstrom).

Anwendung der Elektrotherapie:

- als Kurzwellen- und Ultrakurzwellentherapie bei Erkrankungen, bei denen Wärme unter die Körperoberfläche appliziert werden soll (Myalgien, Arthrosen);
- als Reizstromtherapie mit Wirkung auf die motorische Nervenfunktion bei Paresen, Spasmen usw. oder zur Schmerzlinderung auf die sensiblen Nerven.

Wärmeanwendungen in der Pflege

Wärmeanwendungen sind indiziert bei *chronischen* Schmerzen mit oder ohne muskuläre Verspannungen sowie bei allen lokalen Entzündungen, wo es nicht darum geht, den Entzündungsprozeß zu unterbinden, sondern darum, ihn zur Ausheilung zu bringen: Reifung eines Furunkels oder Umlaufs. Die häufigste Anwendung sind chronische Schmerzen, Verspannung, Krämpfe.

Vorsichtsmaßnahmen bei Kälte- und Wärmeanwendungen

Zu beachten bei Kältespendern

- Anwendungsdauer genau einhalten, Wirkung beobachten und protokollieren.
- Kältespender immer mit Tuch umwickeln, um Kälteschäden zu verhüten.
- Kühlelemente und Eisblasen auswechseln, sobald Kälteeffekt nachläßt, um eine Umkehrwirkung zu vermeiden.
- *Sorgfältig handhaben:* Spitze Gegenstände (Fingernägel) verletzen die Beutel.

Zu beachten bei Wärmespendern

- *Wärmekörper* (Wärmflaschen, Thermoelemente) nie in direkten Kontakt mit der Haut bringen → Verbrennungsgefahr.
- *Wärmestrahler* (Lampen, Glühlichtbogen) genau dosiert und unter Kontrolle anwenden → bei zu langer oder zu intensiver Einwirkung → Verbrennungsgefahr.
- *Anwendungszeit* genau einhalten. Günstig ist eine Zeituhr, an der die verordnete Zeit eingestellt werden kann.
- *Elektrische Geräte* nicht in Badezimmern benutzen. Entsteht durch Nässe (Wasser) eine Verbindung zwischen Körper und Stromkreis, kann es zum sofortigen Herztod kommen.

Für beide gilt
- Beginn und Ende der Maßnahme im Pflegebericht vermerken, mit eventuellen Beobachtungen bezüglich Wirkung und Nebenwirkung.
- *Risikopatienten* sind Bewußtseinsgestörte, Empfindungsgestörte, Bewegungsbehinderte, Kinder, Betagte. Sie bedürfen einer besonders intensiven Beobachtung und individuellen Anpassung der Maßnahme.
- *Keine Anwendung nach Schema:* Patienten reagieren unterschiedlich auf Kälte und Wärme, daher immer ihr Empfinden (das tut gut/nicht gut) einbeziehen.

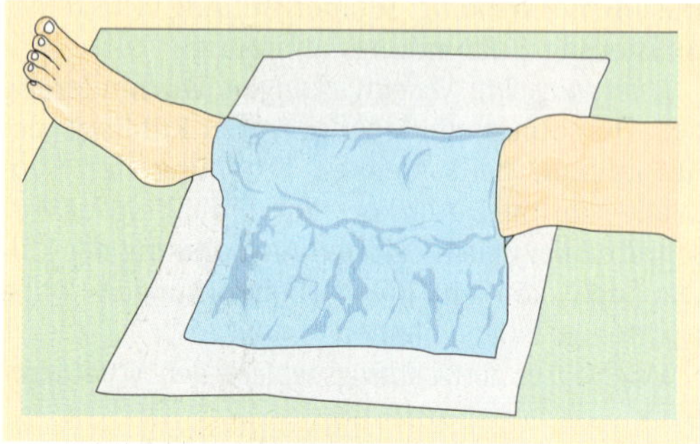

Abb. 10.**11** Wadenwickel.

10.5.4 Wickel, Kompressen, Kataplasmen

Unter *Wickel* verstehen wir das Umhüllen der zu behandelnden Körperteile (Thorax, Waden). Man benutzt dafür Baumwolltücher, getränkt mit der Wickellösung, und ein Abdecktuch.

Kompressen, Umschläge oder Auflagen sind örtliche Anwendungen. Die Wirksubstanz wird mittels Baumwolltuch auf das gewünschte Organgebiet (Leber, Magen, Herz, Nieren usw.) aufgelegt; darüber kommt ein Moltontuch.

Kataplasmen sind Breiumschläge (Leinsamen, Senfmehl u.a.). Es werden dafür Baumwollrestlappen verwendet, die doppelt gelegt werden. Sie dürfen nicht bis zum Rand bestrichen werden.

In der Praxis werden diese Begriffe oft nicht unterschieden, man spricht einfach von einem Wickel, so z.B. von einem Bauchwickel (obwohl es sich eigentlich um eine Auflage handelt).

Grundsätzliches zur Anwendung

Wickel können, wenn der Allgemeinzustand es erlaubt, auch vom Patienten selbst angelegt werden. Pflegende entscheiden, ob die „Hilfe zur Selbsthilfe", also die Anleitung, im Vordergrund stehen soll oder die „Heilwirkung der Zuwendung". Wo Patienten Schmerzen haben oder sich unwohl fühlen, kann das *liebevolle Anlegen* eines Wickels (Zuwendung und Berührung) eine heilende Wirkung haben und soll dann ganz bewußt eingesetzt werden.

Eine gute Anleitung im Umgehen mit Wickeln finden Sie im reich bebilderten und instruktiven Buch von M. Thüler: Wohltuende Wickel.

Wickeltücher

Die Tücher, die gebraucht werden, sollen aus natürlichen Fasern bestehen (Baumwolle, Leinen, Molton, Barchent, Flanell). Günstig sind alte, anschmiegsame Stoffe. *Ob zwei oder drei Tücher gebraucht werden sollen*, ist Ansichtssache.

Am meisten verbreitet ist heute der Gebrauch von *zwei* Wickeltüchern: ein Innentuch aus Baumwolle (seltener Leinen) und ein Außentuch aus saugfähigem Gewebe. Dieses direkt auf das *nasse, warme* Tuch gelegte Moltontuch (oder ähnliches Gewebe) läßt Flüssigkeit durch, bleibt aber warm.

Bei kalten Wickeln ist die Verdunstung besser gewährleistet (als dies bei drei Tüchern der Fall wäre). Diese Wirkung ist bei allen *naßkalten* Anwendungen erwünscht, z.B. beim fiebersenkenden Wadenwickel. Die kühlende Wirkung kann durch die Verwendung eines Leineninnentuchs zusätzlich unterstützt werden (Leinen hält Kälte). Das abdeckende Moltontuch muß das Wickeltuch oben und unten (bei Kompressen an allen vier Seiten) um 2–3 cm überragen. Abb. 10.**11** zeigt dies am Beispiel eines Wadenwickels.

Drei Wickeltücher sind angezeigt bei Kneippanwendungen und wo ein zusätzlicher Schutz erwünscht ist, also bei Lehm- oder Senfauflagen. Dabei soll das Zwischentuch 6–8 cm breiter sein als das Innentuch und das Außentuch.

Wickelzusätze

Die meisten Wickelzusätze sind in der Apotheke erhältlich, können aber auch selbst hergestellt werden. Wichtig ist die richtige Konzentration. Wichtigste Wickelzusätze sind Heilpflanzenextrakte, Leinsamen, Senfmehl usw. Zusätze „aus Großmutters Schatzkiste" wie Kartoffeln, Kohl, Magerquark, Zitronen, Zwiebeln haben heute wieder an Bedeutung gewonnen.

Anwendungstechnik

Der Wickel soll satt und faltenfrei angelegt werden. Rasches und sicheres Arbeiten ist Voraussetzung dafür, daß z.B. ein heißer Wickel auch heiß bleibt, wie auch dafür, daß sich der Patient nicht erkältet.

- Patient informieren über Zweck und Wirkung des Wickels, wo dieser therapeutisch vorgegeben ist (ärztliche Verordnung). Wo wir Wickel als eigenständige Pflegehandlung einsetzen, soll der Patient möglichst eigenbestimmend mitwirken können. Er weiß am besten, wo die beste Auflagestelle ist.
- Blase entleeren lassen.
- Einschätzen der Situation: Ist die Raumtemperatur genügend? Hat der Patient warme Füße? (Wenn nicht, aufwärmen.)
- Material vorbereiten: Tücher, Wickellösung oder Packung.
- Wickel rasch, jedoch ohne Hast anlegen.
- Bei warmen Wickeln Gummiflasche auflegen.

Überwachung:

- Reaktion auf den Wickel beobachten und protokollieren.
- Vitalzeichenkontrolle bei allen Brust-, Stamm- und Ganzwickeln.
- Einwirkungsdauer genau einhalten:
  - Zum *Wärmeentzug* 5–10 Minuten belassen und nacheinander 3- bis 4mal bzw. bis das Fieber um 1–2 °C gesunken ist, erneuern. Bei längerem Liegenlassen wird aus dem Abkühlungswickel eine Wärmepackung;
  - zur Wärmezufuhr 1–2 Stunden;
  - Ruhepackung 1–2 Stunden;
  - Schwitzpackung 1/2–1 1/2 Stunden.

Entfernen des Wickels. Rasch vorgehen, Erkältung vermeiden:

- Die Haut kontrollieren.
- Haut trocknen oder kalt abwaschen. Sorgfältig vorgehen bei akuten Entzündungen (z.B. bei Venenthrombosen).
- Patient soll nach dem Wickel ruhen. Nach Körperwickeln die Haut erst nach dem Ruhen feuchtkalt abreiben, trocknen und ein Körperöl (z.B. Mandelöl) einmassieren.

Im folgenden finden Sie exemplarisch einige häufig angewendete Wickel. Grundsätzlich unterscheidet man *kalte* und *sehr kalte* Wickel, *warme* und *heiße* Wickel sowie *temperaturunabhängige*. Bei den letzteren nutzt man die Heilwirkung der Heilsubstanz, bei allen anderen zusätzlich die Kälte- oder die Wärmewirkung.

> **Heilwirkung der Zuwendung**
>
> Ein Wickel wirkt nicht nur durch die spezifische Wirkung der verwendeten Substanz. Er ist auch eine Form der *Zuwendung* dann, wenn er mit *Aufmerksamkeit* und *Sorgfalt* vorgenommen wird.
>
> Der Wickel beeinflußt nicht nur den Ort, wo er angelegt wird, sondern den Organismus in seiner *Ganzheit*, wenn die entsprechende *Haltung* mit einfließt.

Kalte Wickel und Auflagen

Man unterscheidet kalte Wickel mit kurzer oder langer Einwirkungsdauer sowie die kalten Wickel und Kompressen mit Zusätzen.

Kurzer, einmaliger Kältereiz

Er dient in erster Linie der Schmerzlinderung. Die Wickellösung besteht aus kaltem Wasser. Der Kältereiz bewirkt eine kurzdauernde Gefäßverengung mit sofort folgender Gefäßerweiterung. Dadurch kommt es zu einer anschließenden Hyperämie, also zu einer Verbesserung der Durchblutung. Diese ist um so stärker, je intensiver der Kältereiz war. Die Hyperämie beschränkt sich nicht nur auf den Ort, wo der Kältereiz erfolgte, sondern wirkt sich auf den gesamten Stoffwechsel aus. Davon ist eine allgemeine Beruhigung zu erwarten. Das ist der Grund, warum solche Anwendungen auch zur Schlafförderung eingesetzt werden können. Voraussetzung für das Gelingen dieses Wickels ist, daß der Körper warm ist (insbesondere Hände und Füße).

Eine häufige Anwendung des kalten Wickels ist die *Kneippanwendung* als *Lendenwickel* oder als *Brustwickel*.

Der **Brustwickel nach Kneipp** eignet sich als vorbeugende Anwendung zur Stärkung der Atemorgane, z.B. bei Anfälligkeit für Erkältungen. Dem Wasser kann Essig beigegeben werden (1/3 Essig und 2/3 Wasser) oder ein Kräuterextrakt (z.B. Kamille, auch Lavendelöl eignet sich).

Anlegen des Brustwickels – von der Achselhöhle bis zum Rippenbogenrand:

- Je ein trockenes Woll- und Baumwolltuch werden unter den Rücken gelegt. Dann wird das Wickeltuch aus dem kalten Wasser genommen und so fest wie möglich ausgewrungen. Je besser das Tuch ausgewrungen ist, um so leichter kann es vom Körper erwärmt werden.

- Das nasse Tuch wird satt angelegt (ohne daß es die Atmung behindert).
- Die beiden trockenen Tücher werden fest darumgewickelt und mit Sicherheitsnadeln fixiert.
- *Einwirkungsdauer* 3/4 – 1 1/2 Stunden. Dann werden die Tücher rasch entfernt, und die Haut wird gut getrocknet.
- Anschließend sollte man den Patienten gut zudecken und ihn eine halbe Stunde im Bett ruhen lassen. Laut Sebastian Kneipp tut danach eine kalte Abwaschung gut. Sie darf aber nicht direkt nach dem Wickel vorgenommen werden, da dies das „Nachdünsten" verhindern würde.

Kalter Wickel mit längerer Einwirkungszeit

Hier handelt es sich um die eigentliche (S. 324 f. besprochene) Kältewirkung. Grundsätzlich erwarten wir davon Schmerzlinderung, Entspannung der Muskulatur, Hemmung von Entzündungsprozessen und Abschwellung der Gewebe. Damit ist auch die Indikation klar: Linderung akuter Schmerzen und Eindämmung akuter Entzündungen.

Der häufigste kalte Wickel ist der **Wadenwickel bei Venenentzündung**. Man spricht auch vom *kühlen* Wadenwickel, da der kühle Wickel der beste Wärmeleiter ist (sehr kalte Wickel begünstigen durch die Gefäßverengung einen Wärmestau, der hier unerwünscht ist). Der Wickel soll nicht antrocknen oder warm werden, es ist die Feuchtigkeit, die kühlt. Der Wickel muß also, sobald er antrocknet oder warm wird, entfernt oder erneuert werden. Auch hier gilt, daß der Patient warme Füße haben muß, da die erwünschte Wärmewirkung nur bei warmen Füßen möglich ist (kalte Füße mit warmem Fußbad aufwärmen, während der Wickelphase mit Wollsocken warmhalten).

Wadenwickel bei Venenentzündung können als sog. *Schienenwickel* angelegt werden. Die Extremität wird in eine Schiene gelegt, die mit einem Wolltuch und einem Wickeltuch ausgekleidet ist (keine wasserundurchlässige Einlage benutzen → Wärmestau). Ein nasses Wickeltuch wird auf das Bein gelegt und in regelmäßigen Abständen mit Wickellösung übergossen.

Der Vorteil des Schienenwickels ist, daß das Bein liegenbleiben kann und nicht dauernd bewegt werden muß.

Übliche Wickeldauer 30 – 40 Minuten, dann Pause machen, damit die Haut sich erholen kann.

Die Wickellösung hat eine Temperatur von ca. 30 °C. *Zusätze* S. 329.

Sehr kalter Wickel, Eisauflage

Eine Sonderform der kalten Wickel sind die sehr kalten Wickel bzw. die Eisauflagen als

Eiswickel. Feuchte Anwendung von Eis. Man entnimmt dem Kühlschrank Eiswürfel, zerkleinert sie mit Hammer oder Sicherheitsnadel, streut sie auf ein Frottetuch und formt ein Päckchen. Heute steht Eis als „gepreßter Schnee" zur Verfügung, was die Anwendung erleichtert.

Gelbeutel. Es handelt sich dabei um mit Gel gefüllte Beutel für die lokale Anwendung von trockener Kälte (sie sind im Handel als Cold-Hot-Pack für kalte und warme Anwendung). Die Kälteelemente werden 2 – 3 Stunden im Tiefkühlfach des Kühlschranks gekühlt, in Stoff gewickelt und aufgelegt.

Eisbeutel. Dies ist ein mit Eiswürfeln gefüllter Gummibeutel. Es stehen verschiedene Formen zur Verfügung. Beutel für das Auge, die Ohren, den Hals, den Bauch. Wo kein Beutel zur Verfügung steht, kann man sich mit zwei ineinander geschobenen Plastikbeuteln behelfen.

Eiswasserwickel. Das Wickeltuch wird mit Eiswasser (Eiswürfel in Wasser) getränkt, leicht ausgewrungen und aufgelegt. Um kalt zu bleiben, muß es oft gewechselt werden.

Stöckliwickel. So nennt man den ausgedehnten Eiswasserwickel, welcher auf das Kreuz oder vom Oberschenkel über das Gesäß bis zum Kreuz angelegt wird. Er dient der Schmerzlinderung bei akuten Ischiasschmerzen.

Die *Dauer* dieser Kälteanwendungen beträgt 15 – 20 Minuten.

Tiefgekühlte Salzwasserkompresse

Salz ist ein schlechter Wärmeleiter, auch bewirkt die Kochsalzbeigabe, daß die Kompresse trotz Tieftemperatur relativ gut formbar bleibt. Gebraucht wird eine 20%ige Salzlösung (2 Eßlöffel auf 1 l Wasser). Die mit Salzlösung getränkten Tücher werden für 5 – 7 Stunden in einem Plastikbeutel in das Tiefkühlfach gegeben. Dann werden die Kompressen mit einem Tuch umwickelt und aufgelegt. Sie bleiben 2 – 3 Minuten liegen, und nach einer Pause von ebenfalls 2 – 3 Minuten ist die nächste Kompresse fällig. Wiederholen nach Bedarf, in der Regel während 15 – 20 Minuten.

Fiebersenkender Wadenwickel oder Essigsocken

Prinzip: Der Körper muß warm sein und der Wickel anhaltend kalt. Dem Wasser kann Essig, Pfefferminztee oder Zitronensaft beigemischt werden. Wadenwickel reichen von der Kniekehle bis zu den Knöcheln. Sie werden immer beidseitig angelegt, häufig als Socken, und sind besonders bei Kindern geeignet. Die nassen Wickeltücher regelmäßig wechseln, *nicht* warm werden lassen. Behandlungsdauer im ganzen 30–60 Minuten.

- *Sehr kalte Wickel* begünstigen durch die Gefäßverengung einen Wärmestau, was hier, besonders bei der Behandlung von *kleinen Kindern*, unerwünscht ist. Exaktes Einhalten der Zeit, der Temperatur (nach Verordnung) und gutes Beobachten sind unabdingbar.
- Bei *fiebrigen Kindern* daran denken, daß man ihnen die Windeln nicht mit Gummi und gummiartigen Materialien bedeckt, da diese Wärme stauen. Die Kinder nicht zudecken, viel trinken lassen.

Kalte Wickel mit Wirkstoffen

Wirkstoffe haben ihr eigenes Wirkungsspektrum. Sie können dem Wickel mit kurzem Kältereiz wie jenem mit langem Kältereiz beigegeben werden. Die günstigste Einwirkungsdauer dieser Stoffe ist nicht so genau feststellbar; man rechnet aber mit durchschnittlich einer Stunde Wirkzeit.

Wirkstoffe, die häufig eingesetzt werden:

Alkohol und **essigsaure Tonerde** wirken kühlend, zusammenziehend und abschwellend. Für die Wickellösung kommen in Frage: 20- bis 30%iger Alkohol (1/3 Alkohol und 2/3 Wasser), essigsaure Tonerde pur oder 1/3 Alkohol, 1/3 essigsaure Tonerde und 1/3 Wasser (wird von der Haut am besten vertragen). Häufigste Anwendung beim Wadenwickel, z.B. bei Venenentzündung (s. dort) sowie bei Verstauchungen, Prellungen, Quetschungen (evtl. im Wechsel mit Arnika).

Vorsicht: Nie unverdünnten Alkohol anwenden, schadet der Haut.

Arnika desinfiziert, wirkt schmerzstillend, entzündungshemmend, abschwellend, fördert die Resorption von Blutergüssen und die Wundheilung. Die *Wickellösung* enthält Arnikaessenz 1 : 10 (1 Teil Essenz auf 9 Teile Wasser).

Lehm entzieht dem Körper Flüssigkeit und wirkt desinfizierend. Lehm wirkt auch hemmend auf das Wachstum von Pilzkulturen. Lehm ist als Pulver im Handel. Er wird angerührt und als Brei aufgelegt. Die Wirkung kann verstärkt werden durch das Anrühren in Essigwasser oder Heublumenextrakt.

Zitronen haben eine zusammenziehende Wirkung und unterstützen das Abschwellen bei Entzündungen. Anwendung als Zitronenscheibenauflage bei Halsweh, als Zitronensaftlösung bei Fieber (1 Zitrone in 200 ml Wasser).

Kohl wirkt desinfizierend und zieht Giftstoffe aus dem Körper. Seine Anwendung ist bei vielen Entzündungsprozessen sinnvoll: Ohrenweh, Halsentzündung, Gelenkschmerzen usw. Am bekanntesten ist seine Wirkung bei Gicht. Die grünen Blätter werden so lange z.B. mit einer Flasche gerollt, bis die Blattrippen weich sind (die Mittelrippe wird weggeschnitten). Wenn der Kohl warm verwendet werden soll, können die Kohlblätter mit dem Bügeleisen gequetscht werden. Die Kohlblätter werden dann dachziegelartig auf die Haut aufgelegt und mit einem Tuch festgebunden. Der Kohl kann 1–12 Stunden einwirken. Bei akuten Entzündungen muß man ihn rasch wechseln (die Blätter werden gelb, trocknen oder riechen schlecht).

Quark ist eine bestens bewährte Wirksubstanz. Verwendet wird der fettarme Magerquark. Er bahnt einen Milchsäureprozeß an, wodurch Entzündungsstoffe abgeleitet werden können. Anwendung bei Halsweh, Verstauchungen, Prellungen, Gelenkproblemen, bei Sonnenbrand. Der Quarkwickel kann kalt und warm angelegt werden.

Kalte Quarkwickel bei Entzündungsprozessen aller Art. Sie müssen nach 20 Minuten, bzw. sobald sie sich nicht mehr kühl anfühlen oder eingetrocknet sind, erneuert werden. Andernfalls kann man sie 1–2 Stunden liegenlassen.

Warme Quarkwickel können 4–10 Stunden, also auch über Nacht, liegengelassen werden. Der Quark wird im Wasserbad oder als Päckchen auf der heißen Wärmflasche gewärmt.

Zwiebeln enthalten scharfe ätherische Öle, die den Stoffwechsel anregen und Schadstoffe an sich ziehen. Sie eignen sich bei Ohren-, Rachen- und Gelenkentzündungen sowie bei Zahnweh und Insektenstichen. Zwiebeln können kalt, aber auch warm aufgelegt werden. Einwirkungsdauer 1–2 Stunden.

Heiße Wickel und Auflagen

Sie dienen der Entspannung und der Entkrampfung. Es handelt sich um eine passive Wärmezufuhr, durch welche die Blutgefäße erweitert werden und eine Hyperämie angeregt wird (Wärmewirkung S. 325 f.).

Zur *Anwendung* kommen Wickel mit verschiedenen Wirkstoffen sowie Umschläge, Auflagen, Kompressen, Dampfkompressen (das sind siedend heiße Kompressen, die, in ein Frotteetuch gelegt, mit diesem ausgewrungen werden. Ihre Wärme breitet sich über ein trockenes Zwischentuch angenehm auf die Haut aus).

Anwendung als Bauchwickel, Nierenkompresse, Halswickel, Brustwickel.

Wirkstoffe, die zur Anwendung kommen können, sind

Kamillen. 1 Eßlöffel Kamillenblüten in 1 l kochendem Wasser ziehen lassen (5 – 10 min), abseihen. Wirkt beruhigend, krampflösend.

Heublumenextrakt oder -absud. Regt die Durchblutung und die Ausscheidung an.

Kartoffeln. 3 – 4 Kartoffeln weichkochen, auf ein Tuch legen, Päckchen machen; dann die Kartoffeln leicht zerdrücken und sofort auflegen. Sie lassen sich intensiv erwärmen, was sich positiv auf den Körper auswirkt: Erwärmung und Besänftigung. Den Wickel liegenlassen, solange er warm ist (bis 1 Stunde).

Leinsamen. Der erhitzte Leinsamen ist ein ausgesprochener Wärmespender. Er hat eine günstige Wirkung bei Entzündungen.

Zitrone. Der heiße Zitronenwickel ist bei den atemunterstützenden Maßnahmen besprochen und kann dort nachgelesen werden (S. 353).

Ätherische Öle können sowohl dem warmen als auch dem kalten Wickel beigemischt werden. Die Wirkung der einzelnen Öle kann auf S. 218 f. nachgelesen werden.

Bienenwachs wirkt beruhigend und schleimlösend und ist sehr günstig bei Hustenreiz. Bienenwachskompressen sind im Handel erhältlich und können über Dampf oder auf einer heißen Wärmflasche aufgewärmt werden.

Trockene Wärmequellen

Wärmflaschen immer in Schutzhülle stecken.

Gummiwärmflaschen nur zur Hälfte füllen, Luft entweichen lassen, gut verschließen. Sie eignen sich wegen ihrer Schmiegsamkeit zum Auflegen auf den Körper bzw. auf den warmen Wickel.

Stahlwärmflaschen haben eine Dauerölfüllung, sie werden dem Wärmeschrank entnommen und nach Gebrauch zum Wiederaufwärmen zurückgesteckt. Sie haben ein Wärmespeichervermögen von 6 – 8 Stunden.

Heizkissen, Heizdecken nur mit größter Vorsicht anwenden, nie auf hoher Stufe → Verbrennungsgefahr.

Glühlichtbogen, Glühlichtkasten (tunnelförmiges Holzgehäuse mit Kohlenfadenglühlampe und eingebautem Thermometer). *Anwendung* zur Beschleunigung der Resorption von Ergüssen sowie bei Entzündungen: Bauchpartie, Beinpartie. Der Glühlichtkasten für die Kopfpartie ist kleiner, er wird bei Nasennebenhöhlen-Erkrankungen angewendet.

Wärmelampen, Solluxlampen (mit 300 – 1000-Watt-Birnen, die entsprechend mehr oder weniger Wärme abgeben). *Anwendung als Wärmebestrahlung* bei Neugeborenen, in der Augentherapie, bei lokalen Entzündungen oder schlecht heilenden Wunden. Über Lampentyp, Lampenabstand, Dauer und Intensität der Bestrahlung entscheidet der Arzt. Übliche Dosierung: 20 cm Abstand, 20 Minuten Behandlung.

- Bei *akuten Prozessen* nie warme/heiße Wickel anlegen; bei schmerzhaften, überwärmten und geschwollenen Gelenken nur lauwarme Wickel. Bei Unsicherheit unbedingt Rücksprache mit dem Arzt.
- *Kleinkinder und Säuglinge* reagieren empfindlicher auf Temperaturreize. Grundsätzlich gilt: nur milde Temperaturreize und nur milde Zusätze. Temperatur immer prüfen (Verbrennungsgefahr).

10.5.5 Hydrothermische Maßnahmen bei seelischen Problemen

Das Anwenden eines Wickels bei körperlichen Störungen (Spannung, Schmerzen usw.) ist uns vertraut. Noch ungewohnt ist für viele die Anwendung und Heilwirkung des Wickels bei psychischen Problemen. Im folgenden einige Erfahrungen:

Bei **depressivem Lebensgefühl.** Man fühlt sich antriebsarm, ängstlich, gespannt, der Körper ist ohne Wärme: *Entspannung und wohlige Wärme ermöglichen.*

Wickel auf das Sonnengeflecht (Bauch) mit Schafgarbe, Johanniskrautextrakt, Kamille. Ganz besonders wirksam ist der Kartoffelwickel (3 – 4 Kartoffeln weichkochen, auf Tuch legen und zerdrücken → auflegen, mit Frotteetuch abdecken). Der Leidende soll möglichst lange, etwa 1 – 2 Stunden, damit liegenbleiben.

Wannen- oder Fußbad, bei Kältegefühl, möglichst warm. Heublumen-, Johanniskrautextrakt oder Lavendelblüten beigeben.

Einreibungen, bevorzugt abends, mit Johanniskraut- oder Lavendelöl: Rücken, Bauch, Füße bis einschließlich Knie, Hände und Arme.

Bei **nervösen, unruhigen, gespannten Menschen** *Kompresse* mit Schafgarbe und Thymian auf die Nierengegend auflegen, möglichst warm oder heiß. Bei „zappeligen" Beinen eignet sich ein Abkühlungsbad, ein kühler Wickel oder eine Einreibung mit Lavendel- oder Melissenöl.

Bei **Schlafstörungen** *Kompresse* auf den Bauch, bzw. auf das Sonnengeflecht oder als Stammwickel (rundum) abends vor dem Schlafen. Temperatur dem Bedürfnis anpassen, am beliebtesten ist der warme Wickel. Günstig: die Füße mit einwickeln. Als Wirkstoff eignen sich ätherische Öle wie Lavendel, Sandelholz, Neroli.

Bäder: als Erwärmungsbäder, als Abkühlungsbad oder Wechselbäder.

Einreibungen abends: Brust mit Lavendel- oder Melissenöl (s. auch Kap. 5).

Therapeutische Pflege

Die therapeutische Pflege (nicht die medizinische) hat ein breites und dankbares Spektrum kreativen Helfens und Heilens. Es gibt viele natürliche Weisen, dem Organismus Entspannung und Schmerzlinderung und dem Kranken oder Leidenden Ruhe und Wohlbefinden zu ermöglichen.

Bei der Anwendung von alternativen Praktiken sollen wir uns aber *nicht* nur vom Gefühl oder gar von Modeströmungen leiten lassen, sondern von Handlungskonzepten, die sich auf Erfahrung und Wissen stützen. Wo wir eigenständig Heilmaßnahmen einsetzen, müssen wir diese exakt begründen können: wissen, was wir tun, warum wir es tun und was wir erreichen wollen. Dies muß in der Pflegedokumentation auch sichtbar sein.

10.6 Hautreizende Maßnahmen

10.6.1 Hautreizende Auflagen

Auflagen mit hautreizenden Zusätzen bewirken die Anregung der Durchblutung durch lokale Hautreizung. Sie müssen vorsichtig angewendet und überwacht werden, da sie bei zu langer Einwirkung zu Hautverbrennungen mit Blasenbildung führen können. Es ist auch daran zu denken, daß die Intensität der Reizung bei den verschiedenen Mitteln unterschiedlich ist. Spezielle Anleitung beachten:

Senf ist ein sehr intensives Reizmittel mit stark durchblutungsfördernder Wirkung und Brennen auf der Haut. Verwendet wird der gemahlene Senfsamen, der bei Wasserzutritt das Senföl (Allylsenföl) freisetzt. Dieses bewirkt die intensive Hautreizung, die schon nach 1–5 Minuten einsetzt.

Ingwer bewirkt eine eher milde Hautreizung und ist schweißtreibend. 30–45 Minuten nach dem Auflegen der Kompresse kommt es zu leichter Rötung und Prickeln auf der Haut.

Anlegen des Senfwickels:

- Auflage vorbereiten:
  - Senfmehl in Wasser zu Brei rühren und auf Lappen streichen, dann zu einem Paket formen (100 g Senfmehl, 200–250 ml lauwarmes Wasser);
  - Senfölemulsion (10 Tropfen/200 ml Wasser) → Wickeltuch benetzen;
  - Senfpflaster gebrauchsfertig.
- Senfwickel auflegen, mit Baumwoll- und Flanelltuch befestigen.
- Zeituhr einstellen. Die Belassungsdauer ist sehr kurz, bei Erwachsenen 5–10 Minuten, bei Kindern 2–3 Minuten.
- Bei Veränderungen des Kreislaufs oder Brennen der Haut muß die Behandlung sofort unterbrochen werden.
- Nach der Behandlung die Haut gut waschen, trocknen, eincremen.

10.6.2 Schröpfen

Es handelt sich dabei um eine lokale Reiztherapie, die in der häuslichen Krankenpflege wieder an Bedeutung gewinnt. Durch eine luftleergemachte Glasglocke (Schröpfglas) wird Blut in die Haut gesogen.

Gegenstände:
- Schröpfköpfe, Watteträger;
- Feuerquelle;
- Vaseline, Hautpflegemittel.

Vorgehen:
- Material vorbereiten.
- Patient informieren über Zweck und Wirkung; Bauchlage einnehmen lassen; Rücken waschen und gut trocknen.
- Die Schröpfkopfgläser an ihren Rändern mit Vaseline bestreichen. Dann wird die Luft im Glas durch kurzes Einführen einer Flamme (Watteträger) erhitzt und der Schröpfkopf sofort aufgesetzt (am Rücken, unter Auslassung der Wirbelsäule). Die sich nun abkühlende Luft

erzeugt ein Vakuum und somit eine lokal begrenzte Hyperämie. Die Schröpfköpfe werden 15 – 20 Minuten belassen.

- Beim Wegnehmen mit Daumen leicht auf die Haut drücken → der Schröpfkopf fällt weg. Anschließend
- Haut sorgfältig mit Puder behandeln.

10.7 Beurteilung von Wissen und Können in der Pflege

Übung

Erfahrungsübung. Mit der folgenden Übung können Sie verschiedene Reizwirkungen selber testen und Reaktionen beobachten:

Erstehen Sie sich ein Sortiment aromatisch-ätherischer Essenzen (Drogerie, Apotheke).

- Prüfen und unterscheiden Sie deren verschiedene Duftstoffe und ihre Wirkung auf den Organismus.
- Unterscheiden Sie die Wirkung eines Bades im Gegensatz zur Einatmung (warme Dämpfe).
- Wie erfahren Sie die subjektive Wirkung?

Pflegeplanung. Nehmen Sie bei einem Fieberpatienten die Pflegeanamnesen auf (orientieren Sie sich für die *Situationseinschätzung* S. 318 f.), und leiten Sie die individuelle Pflege davon ab. Diskutieren Sie Ihre Vorschläge mit einer erfahrenen Schwester, und überprüfen Sie gemeinsam die Effizienz der gegebenen Pflege bezüglich Wohlbefinden, Sicherheit, Wirksamkeit und Wirtschaftlichkeit.

Weiterführende Literatur

Brüggemann, W.: Kneipptherapie, 2. Aufl. Springer, Berlin 1986

Bruker, M. O.: Erkältungen müssen nicht sein, 12. Aufl. Emu, Lahnstein 1989

Fischer-Rizzi, S.: Himmlische Düfte. Aromatherapie, 6. Aufl. Hugendubel, München 1991

Gillmann, H.: Physikalische Therapie, 5. Aufl. Thieme, Stuttgart 1981

Jecklin, E.: Arbeitsbuch Krankenbeobachtung, 2. Aufl. Fischer, Stuttgart 1992

Leibold, G.: Naturheilkunde, 2. Aufl. Hallwag, Bern 1982

Mills, S.: Wegweiser Heilmethoden. Rowohlt, Reinbek 1994

Schipperges, H., u. a.: Die Regelkreise der Lebensführung. Deutscher Ärzte-Verlag, Köln 1988

Schweiz. Rotes Kreuz: Heilkraft der Natur, 10. Aufl. Hallwag, Bern 1981

Sitzmann, F.: Pflegehandbuch Herdecke, 2. Aufl. Springer, Berlin 1995

Thüler, M.: Wohltuende Wickel. Wickel und Kompressen für den Gebrauch zu Hause und im Spital. Selbstverlag, Blüemlisalpstr. 1, CH-3076 Worb 1986

Zimmermann, W.: Heilendes Baden, 6. Aufl. Drei Eichen, München 1984

11 Atmen

Der Atem ist das A und O,
das Alpha und das Omega des Lebens.

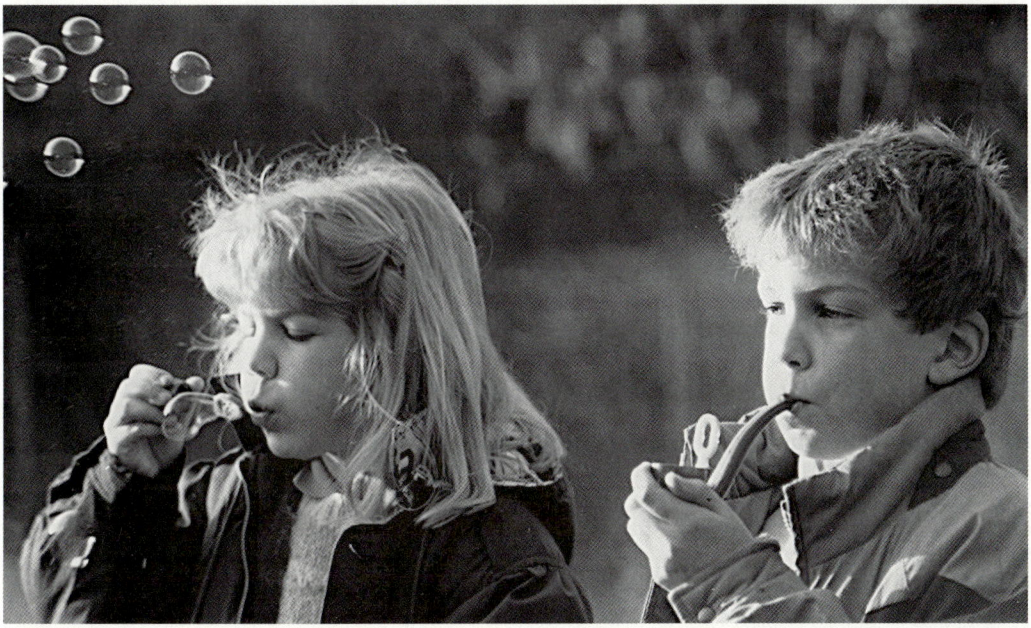

Foto: Marianne Abel, Hildesheim

Sequenzziel

Inhalt dieses Kapitels ist die allem Leben zugrundeliegende Aktivität des Atmens. Die Atmung als *ganzheitlichen Lebensvorgang* in einem größeren Zusammenhang sehen und verstehen, setzt Kenntnis und Erfahrung voraus.

Durch das Aneignen von Wissen, das Einüben von Fähigkeiten und Fertigkeiten lernen Sie, Patienten mit Atemproblemen und Atemrisiken wirksam zu helfen. Das *Ziel* liegt darin, sowohl das Befinden von Patienten mit Atemproblemen einzuschätzen als auch ihre Pflege zu planen, durchzuführen und zu beurteilen.

Sie finden in diesem Kapitel zusätzlich die grundlegenden Informationen zu den *Vitalzeichen:*
- die Beobachtung der Atmung,
- das Erfassen des Pulses (Qualität und Quantität),
- das Messen des Blutdrucks.

Prinzipien/Impulse

Die Atmung ist ein spirituelles Element unseres Personseins. Wer richtig atmet, überläßt sich dem großen Grundrhythmus des Daseins: dem Aufnehmen und Weggeben. Der große Lebensatem wirkt sich in uns aus. Darin geschieht dem Menschen auch *Inspiration*. Atem und Inspiration müssen wir nicht machen. Sie kommen wie von selbst, wenn wir uns dafür offenhalten. *Atmen ist ein Geschehenlassen.*

Die Atmung ist ein physiologischer Vorgang, der sich als ein permanenter Rhythmus ereignet: Dem Einatmen folgt das Ausatmen, ohne Pause. Dadurch wird Sauerstoff aufgenommen, den die Zellen zum Leben brauchen, und es wird Kohlensäure, die nicht gebraucht wird, wieder abgegeben. Dieser Vorgang erhält uns am Leben. Störungen der Atemfunktion treffen den Menschen lebensbedrohlich. Er erfährt sie existentiell, ganzheitlich. *Atmen ist eine Vitalfunktion.*

Die Atmung ist abhängig von der Umgebung. Sie wird übermäßig belastet in unserer industrialisierten Welt der Großstädte. Die dort eingeatmete verschmutzte Luft belastet das Atemsystem, es erkrankt (Asthma, Allergien). In der frischen Luft einer schadstoffarmen Umwelt hingegen kann sich die Atemluft erneuern. Der Mensch erfährt ein Gefühl von Leichtigkeit und Beschwingtheit. Das Gewährleisten einer sicheren, gesunden Atmung *ist gesellschaftliche Verantwortung.*

Atmen ist Leben; ohne *Atmung* ist kein Leben möglich, die vitalen Funktionen von Herz und Lungen sind davon abhängig. Dazu brauchen wir die *Luft*, sie ist das am meisten notwendige „Lebensmittel" des Menschen, auf das wir kaum drei Minuten verzichten können. Das heißt: Ohne Atmung – ohne Luft – ist kein Leben möglich. Setzt die Atmung aus, geschieht folgendes:

1. Minute. Im Körper breitet sich Alarmstimmung aus. Die Hirnanhangdrüse reagiert überschießend. Der Herzschlag beschleunigt sich, der Puls beginnt zu jagen.

2. Minute. Die Atmung wird immer schneller, aber schwächer. Sie kann nicht mehr genügend Sauerstoff in die Lunge bringen. Gähnen und verzweifeltes Luftschnappen lösen sich ab. Temperatur und Blutdruck sinken. Das Blut verdickt sich. Todesangst setzt ein.

3. Minute. Blutungen im Gewebe. Man erkennt dunkle Flecken unter der Haut. Die Lunge bläht sich, wird aber immer blutleerer. Die Bronchien füllen sich mit rötlichem Schaum. Wichtige Gehirnteile sterben ab. Es kommt zu Halluzinationen.

4. Minute. Das Blut wird immer dunkler. Sein Säurewert sinkt ab. Auch die Körpertemperatur sinkt dramatisch weiter. Das Herz setzt aus, flackert wieder auf, versucht durch letzte wilde Doppelschläge die Sauerstoffnot auszugleichen. Weitere Teile des Gehirns sterben ab.

5. Minute. Das Gewebe stirbt ab. Der Herzmuskel arbeitet immer mühsamer, bis er schließlich aussetzt. Gesicht und Lippen laufen bläulich an. Die Nasenflügel werden eingezogen und bleiben in dieser Stellung stehen, denn der letzte Atemzug ist ein Einatmen. Der Tod tritt ein …

Dieser dramatische Ablauf zeigt uns, daß Atmen und Leben eins sind. Mit dem ersten Atemzug fängt unser Leben an, mit dem letzten Atemzug verlöscht es. Normalerweise. Es gibt auch Fälle, in denen die Atmung eines Menschen durch die Herz-Lungen-Maschine künstlich verlängert wird.

Nach unserer religiösen Vorstellung fing alles so an: Gott hatte einen Lehmklumpen nach seinem Bild geformt. Als letztes blies er ihm den Atem durch die Nasenlöcher ein. Der Lehmklumpen begann sich zu bewegen. Er holte tief Luft, stand auf – lebte. Er war Mensch geworden.

So erzählt es jedenfalls die Bibel.

Aber auch die Wissenschaft, die das Werden des Menschen als einen biologischen Entwicklungsprozeß von vielen Millionen Jahren ansieht, bezweifelt nicht, daß der Atem am Anfang allen Lebens auf dieser Erde steht (Köhnlechner 1987).

Atmen als *Lebensprinzip* hat auch im seelisch-geistigen Bereich seine Bedeutung: Kein Mensch kann überleben, wenn ihm die Luft abgeschnitten wird oder er atemlos durch den Tag hetzt.

Auch hier stirbt schließlich das „Herz" ab, wenn ihm nicht die notwendige Erneuerung zugestanden wird.

Im Atemholen sind zweierlei Gnaden.
Die Luft einziehen, sich ihrer entladen.
Jenes bedrängt, dieses erfrischt;
so wunderbar ist das Leben gemischt.
Du danke Gott, wenn er dich preßt,
Und dank ihm, wenn er dich wieder entläßt.

Goethe

Lesen Sie dazu S. 88 ff. u. 78.

11.1 Beeinflussende Faktoren

In erster Linie ist die Atmung an ein intaktes *Herz-Lungen-* sowie *Blut- und Gefäßsystem* gebunden.

Die sekundären Beeinflussungsfaktoren sind aus der Abb. 11.**1** ersichtlich.

11.1.1 Physiologische Faktoren

Selbstverständlich spielen auch hier biologische Aspekte wie *Entwicklungsstand* (Kind, Erwachsener, alter Mensch) sowie die *körperliche* Konstitution und Beweglichkeit eine Rolle. Davon ist abhängig, *wie* die Atemvorgänge ablaufen.

Die **äußere Atmung** (Respiration) umfaßt die Tätigkeit der Lungen, wobei das Hämoglobin des Bluts durch die Alveolarwand Sauerstoff aufnimmt und Endprodukte des Stoffwechsels, vor allem Kohlendioxid, abgibt. Dieser Vorgang geschieht über die *Einatmung* (Inspiration) und die *Ausatmung* (Exspiration). Man unterscheidet Frequenz, Rhythmus und Typus (S. 336 ff.). Diesen ganzen Vorgang nennt man *Atemmechanik* oder *Lungenatmung*. Der Typus wird bestimmt durch die Kontraktion der Zwischenrippenmuskeln, des Zwerchfells und der Bauchmuskulatur. Bei ruhiger Atmung mit überwiegender Inanspruchnahme des Brustkorbs spricht man von *Brust-* oder

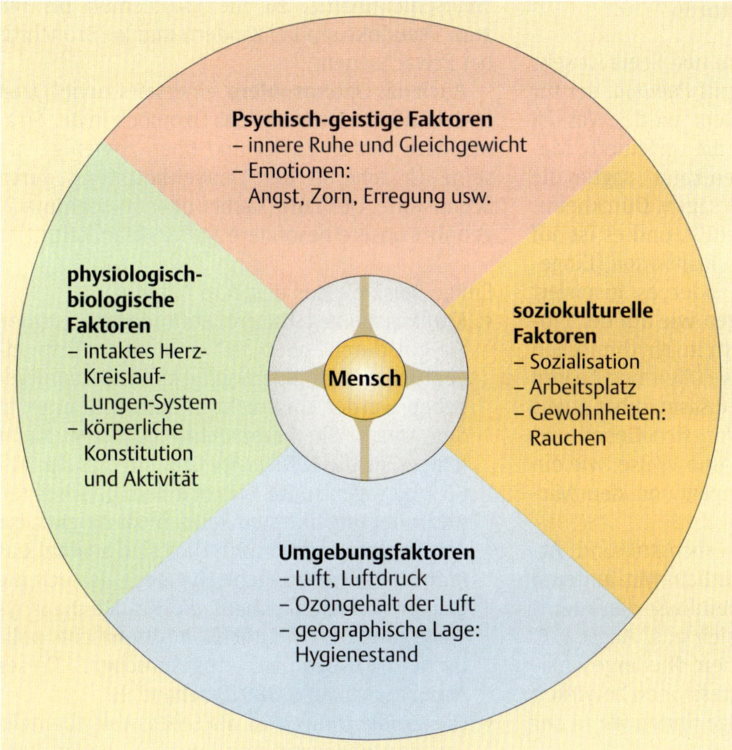

Abb. 11.**1** Einflußfaktoren auf das Atmen.

Kostalatmung; wird vorwiegend das Zwerchfell gebraucht, von *Zwerchfell-*, *Bauch-* oder *Abdominalatmung* = *Atemtypus*.

Je nach Gewöhnung, inneren und äußeren Einflüssen steht die

- Bauch- oder Abdominalatmung oder die
- Brust- oder Kostalatmung im Vordergrund (Abb. 11.**2**).
- Die *ruhige Atmung* geschieht bei geschlossenem Mund, gleich- und regelmäßig, sie ist eher tief und langsam und bewegt sich bis in den Bauchraum.
- Die *angestrengte Atmung* ist rasch, kurz und hörbar, sie bleibt im oberen Thoraxbereich.

Die **innere Atmung** beschreibt die Atmung der Körperzellen. Man nennt sie *Gewebeatmung*. Hierbei werden innerhalb der Zellen z. B. Kohlenhydrate durch Sauerstoff (O_2) oxidiert, womit die notwendige Energie gewonnen wird. Davon abgeleitet kann man sagen, daß die Zelle die Grundeinheit allen Lebens ist. Die Atmung ist ihr grundlegendes Prinzip.

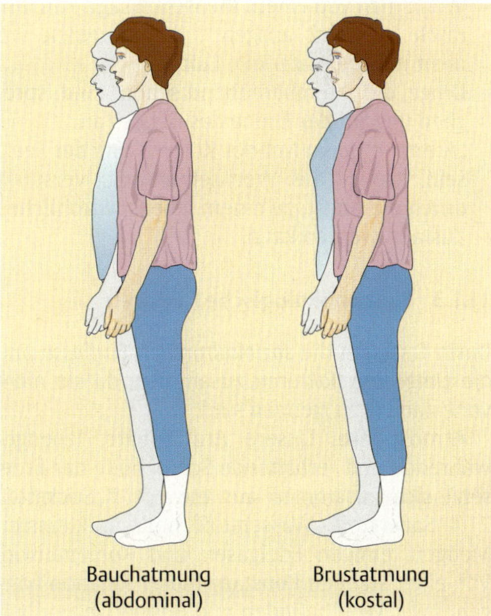

Abb. 11.**2** Atemtypen.

11.1.2 Seelisch-geistige Faktoren

Die Wechselwirkung von Atem und Seele ist sehr groß, das zeigt schon der Begriff *Pneuma*, der für Atem, Luft und Geist gebraucht wird. „Was ist *Geist*? Was ist Materie? Es ist die verfeinerte Materie, die Geist genannt werden kann", sagten die alten Meister, und vom *Atmen* sagt v. Dürckheim: „Es ist der Atem, der mich erfüllt, und es ist auf einer ganz anderen Ebene die *Inspiration* (Eingebung): ich werde inspiriert, oder es inspiriert mich." Sowohl auf der geistigen wie auf der biologischen Ebene steht der Atem im rhythmischen Wechsel von *Ein* und *Aus*. Das Füllen und Leeren der Lunge mit dem Ein- und Ausatmen hat etwas zu tun mit Aufnehmen und Von-sich-Geben und daher im tiefsten mit der Art und Weise, wie ein Mensch dem Leben, den Dingen und den Mitmenschen gegenübersteht.

Der Zusammenhang von *Lebensstil* und Atmung wird dadurch offensichtlich. Mit anderen Worten: Das Lebensgefühl beeinflußt den Atemvorgang, *Emotionen* wirken sich aus. Angst z. B. kann die Atmung verlangsamen, Niedergeschlagenheit flacht sie ab, und Aggressionen bewirken Verspannungen. Diese Vorgänge finden wir in der *Symbolsprache* wieder:

- Wenn man sich aufregt, „geht man hoch" (die Atmung bleibt im oberen Thoraxraum).
- Wenn man von einem Menschen sagt, daß ihm rasch „die Luft ausgeht", dann meinen wir nicht nur die materielle Luft.
- Dinge, die „atemberaubend schön" sind, sprechen uns auf der Ebene des Geistes an.
- „Atemnot" kann Not des Körpers und der Seele sein, wobei die Wechselwirkung, verstärkt durch die Angst, zu einem lebensbedrohlichen Zustand werden kann.

11.1.3 Humanökologische Faktoren

Darin fasse ich die *soziokulturellen Einflüsse* und die *Umgebungsfaktoren* zusammen, da sie nicht voneinander zu trennen sind.

Atmosphäre. Unsere Atmosphäre, lebengewährende und -erhaltende Schutzhülle der Erde, setzt sich zusammen aus etwa 77 % Stickstoff, 21 % Sauerstoff, Wasserstoff und, in kleinsten Mengen, einigen Edelgasen und Kohlendioxid. Von einer stabilen Konstanz dieser Relation hängen unser Wohlbefinden und unsere Gesundheit ab. Verschiebt sich etwa der *Säuregehalt* der Luft zur sauren Seite (es fällt dann auch saurer Regen), so kommt es zu Reizerscheinungen der Bronchialschleimhäute, zu Atemproblemen bis hin zum Pseudokrupp bei Kindern und zu Bronchitis bei Erwachsenen.

Auch das **Ozonproblem**, einerseits zuviel Ozon in der Luft, andererseits das Ozonloch in der Stratosphäre (unten zuviel und oben zuwenig), hat seine Ursache in der Umweltbelastung durch Schadstoffe. Der **Luft** (sauber oder verschmutzt?) gebührt unsere besondere Aufmerksamkeit.

Einige Beispiele aus unserem Alltag:

- *Krankenzimmer.* Unsere Aufforderung „atmen Sie gut durch" oder „tief einatmen" dürfte eigentlich nur in einem *gutgelüfteten Raum* gegeben werden und nicht in einem Zimmer, in dem noch die verbrauchte Luft der Nacht hängt. Für die *Luftfeuchtigkeit* gilt, daß sie 50–60 % betragen sollte, was in einem überheizten und/oder ungelüfteten Raum nicht möglich ist.
- *Arbeitsplatz* und *Umwelt.* Hier sind sowohl das *Individuum* (persönliche Hygiene) als auch die *Gruppe* (im Krankenhaus die Krankenhaushygiene) und die Öffentlichkeit (öffentliche, politische Maßnahmen) angesprochen. Dieser Aspekt wird auf S. 380 ff. behandelt.
- Die *soziale Umwelt* ist als *Lebenswelt* ebenfalls von der lebengewährenden bzw. -beeinträchtigenden Luft (Atmosphäre) abhängig. Der Mensch atmet die Umwelt ein, integriert sie. Sie wirkt gesunderhaltend oder krankheitsfördernd. Exemplarisch sei auch hier der *Arbeitsplatz* erwähnt; belastend wirken sich aus:
  - qualitativ: verunreinigte Luft durch Rauch, Staub, Abgase, Chemikalien;
  - quantitativ: ungenügend Luft in schlecht gelüfteten oder zu engen Räumen;
  - „unheilschwangere" Luft am Arbeitsplatz, in der Familie, in der Schule;
  - zu „dünne Luft" bei sozialer Minderwertigkeit, Arbeitslosigkeit, sozialem Abstieg (z. B. infolge Krankheit, Unfall oder Wirtschaftskrisen).

11.2 Wahrnehmen und Beobachten der Atmung

11.2.1 Atemfrequenz

Die **normale Atmung** (Eupnoe) ist willkürlich nicht steuerbar. *Atmung geschieht; es* atmet. Die Atemfrequenz pro Minute liegt bei

40 – 44 Atemzügen beim Neugeborenen,
25 – 30 Atemzügen beim Kleinkind,
16 – 20 Atemzügen beim Erwachsenen.
Der *Atemrhythmus* ist regelmäßig.

Physiologische Schwankungen stehen im Zusammenhang mit Herzschlag und Wachsein, Ruhe und Bewegung – letztlich mit Geburt und Tod, Leben und Sterben.

Tachypnoe – beschleunigte Atmung. Sie ist immer ein Kompensationsmechanismus und dient der Aufrechterhaltung der Sauerstoffversorgung bei

- Einschränkung der Atemfläche, z. B. bei Lungenerkrankungen,
- Mangel an Transportkräften (Blutzellen) bei Anämie,
- vermehrtem Bedarf an Sauerstoff, z. B. bei Fieber (erhöhter Stoffwechsel).

Bradypnoe – verlangsamte Atmung. Sie ist meist *zentral* bedingt: Gehirnerkrankungen, Vergiftungen, komatöse Zustände, Schlafmittelwirkung.

Dyspnoe – Atemnot. Sie ist eine *subjektive* Empfindung. Der Patient leidet an Lufthunger, Kurzatmigkeit und Beklemmungsgefühl. Meist ist die Einatmung erschwert, es resultiert die *inspiratorische* Dyspnoe. Ist die Ausatmung erschwert, z. B. bei Asthmakranken oder bei Patienten mit Lungenemphysem, spricht man von *exspiratorischer* Dyspnoe. Grundsätzlich kann man die folgenden *Formen der Atemnot* unterscheiden:

- *Pulmonale Dyspnoe.* Die Atemnot ist hervorgerufen durch obstruktive und/oder restriktive Ventilationsstörungen.
- *Nasenflügelatmung.* Heftige Bewegung der Nasenflügel bei der Atmung (Ausdruck von Atemnot) kommt bei Lungenentzündung, besonders ausgeprägt bei der bakteriellen Pneumonie, vor.
- *Kardiale Dyspnoe.* Atemnot bei Herzinsuffizienz infolge mangelhafter Anpassung des Herzzeitvolumens an die jeweiligen Erfordernisse. Es kommt zu
  - *Arbeitsdyspnoe.* Sie tritt auf bei Anstrengung und verschwindet in Ruhe.
  - *Ruhedyspnoe.* Sie ist auch im Ruhezustand vorhanden.
  - *Orthopnoe.* Höchste Atemnot, die nur in aufrechter Haltung (ortho = gerade) und nur unter Inanspruchnahme der Atemhilfsmuskulatur einigermaßen kompensiert werden kann. Der Patient sitzt mit aufgestützten Armen und fixiertem Schultergürtel aufrecht und ringt nach Luft. Der Gesichtsausdruck ist konzentriert und ängstlich.
- *Zirkulatorische Dyspnoe.* Sie ist hervorgerufen durch Störungen, die den Sauerstofftransport in die Peripherie beeinträchtigen (z. B. bei Anämie).
- *Zerebrale Dyspnoe.* Atemnot infolge Schädigung des Atemzentrums im Gehirn.

Apnoe – Atemstillstand (griech. apnous = atemlos) infolge Lähmung des Atemzentrums, z. B. bei Verletzung des Hirnstamms oder bei Hypokapnie (d. h. bei CO_2- und damit Reizmangel).

> Die Atemfrequenz ist nie nur als *Quantität* zu sehen, da sowohl Atemqualität wie auch -rhythmus und -tiefe mitbetroffen sind.
> Zusätzlich treten *Begleitzeichen* auf:
> - Veränderung der *Hautfarbe* (Zyanose) und des *Gesichtsausdrucks* (Gespanntheit);
> - *Puls- und Blutdruckveränderungen* (Zusammenhang mit dem Herz-Kreislauf-System);
> - *Allgemeinbefinden:* Unruhe, Angst, ja Todesangst (vitale Angst), wodurch ein Circulus vitiosus (Abb. 11.**3**) in Gang gesetzt wird.

11.2.2 Atemqualität und -tiefe

Die gesunde Atmung ist unauffällig.

Eine **tiefe Atmung** ist meist gekoppelt mit einem verlangsamten Atemvorgang (Bradypnoe). Wir treffen diese Form oft beim Bewußtlosen an, wo infolge einer Reizung des Atemzentrums, z. B. bei einer *Azidose*, die sog. Kußmaul-Atmung eintritt.

Eine übermäßig gesteigerte Atmung nennen wir *Hyperventilation*. Hier wird infolge der gesteigerten Atmung mehr CO_2 abgeatmet. Es kommt zu einer Verschiebung des Sauerstoff-Kohlendioxid-Gleichgewichts im Blut und damit zu einer *Alkalose* (respiratorische Alkalose), die sich als *Hyperventilationstetanie* mit der typischen Pfötchenstellung der Hände äußert. Sie kann psychisch bedingt sein, z. B. bei Angst oder bei Panikzuständen. Die rasche Atmung bewirkt eine erhöhte O_2-Aufnahme, die nicht mit einer gleich großen CO_2-Abgabe einhergeht. In diesem Fall ist die Soforthilfe sehr einfach und wirksam: Plastiksack vor den Mund halten. Der Patient ist gezwungen, das abgeatmete CO_2 wieder einzuatmen, wodurch das Gleichgewicht hergestellt wird (das Ungleichgewicht zwischen Säuren und Basen wird korrigiert). Organische Ursachen einer respiratorischen Alkalose sind Sauerstoffmangel, Überbeatmung, Leberkoma.

> Eine Pfötchenstellung der Hände kann auch durch eine **Hypokalzämie** ausgelöst werden.

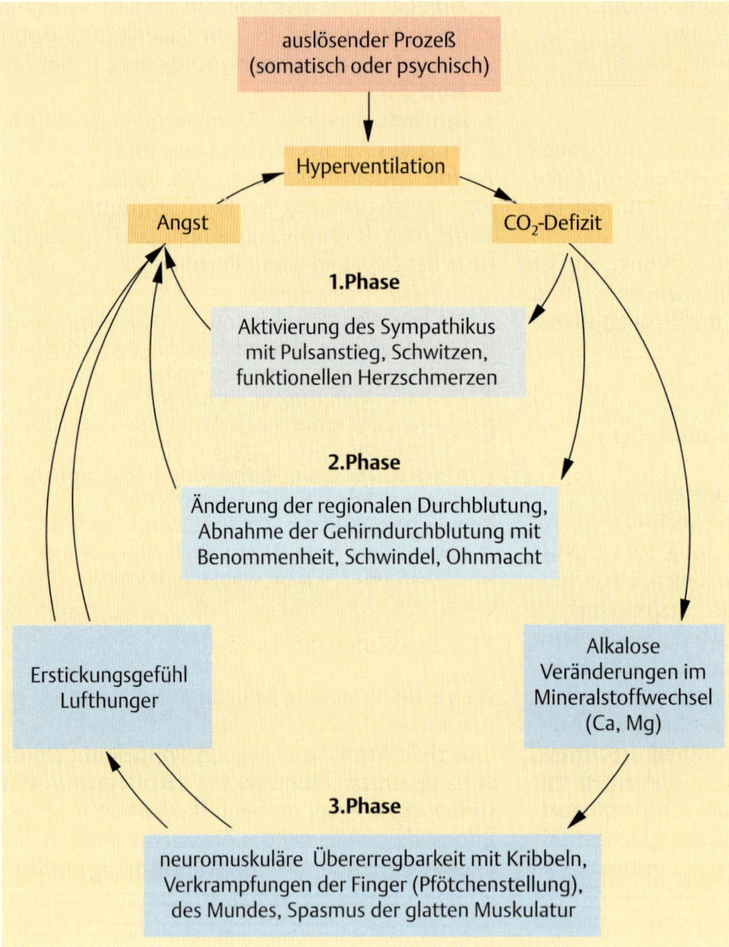

Abb. 11.**3** Circulus vitiosus (Teufelskreis) im Zusammenhang von Angst und Atmung.

Oberflächliche Atmung ist meist eine *Schonatmung*. Patienten haben Schmerzen im Thoraxbereich (Pneumonie, Rippenfellentzündung). Zu erwarten ist die Schonatmung auch nach Operationen im Abdomen. In allen Fällen von Schonatmung ist eine genügende Schmerztherapie einzusetzen (S. 778 ff.).

Pfeifende Atmung (Stridor) entsteht infolge Verengung der Luftwege (Stenose); typisch ist sie beim Pseudokrupp. Der Stridor entsteht während der Einatmung, weshalb man von *inspiratorischem Stridor* spricht. Der *exspiratorische Stridor* hingegen entsteht während der Ausatmung. Er ist typisch bei Asthmakranken als Folge eines Bronchospasmus.

„Schnappen nach Luft" und röchelnde Atmung beobachten wir bei Patienten mit schwerer **Dyspnoe**, bei Erstickungsanfällen oder kurz vor dem Eintreten des Todes.

11.2.3 Atemrhythmus

Die gesunde Atmung fließt in einem gleichmäßigen Rhythmus: Die Ausatmung dauert etwas länger als die Einatmung, dazwischen ist eine kleine Atempause.

Bei Abweichungen von der Norm entstehen die pathologischen Atmungstypen (Abb. 11.**4**).

Cheyne-Stokes-Atmung (J. Cheyne 1777–1836, Arzt in Dublin; W. Stokes 1804–1878, England).

Merkmal: Kleine, flache Atemzüge werden immer tiefer (oft keuchend) und wieder kleiner, bis eine Atempause eintritt. *Vorkommen* bei schweren Erkrankungen, meist als schlechtes prognostisches Zeichen bei Herz- und Gehirnerkrankungen. Diese Atemform ist auch häufig bei Sterbenden anzutreffen – Keuchatmung in der Agonie – bzw. *Schnappatmung* als schwerste Form der

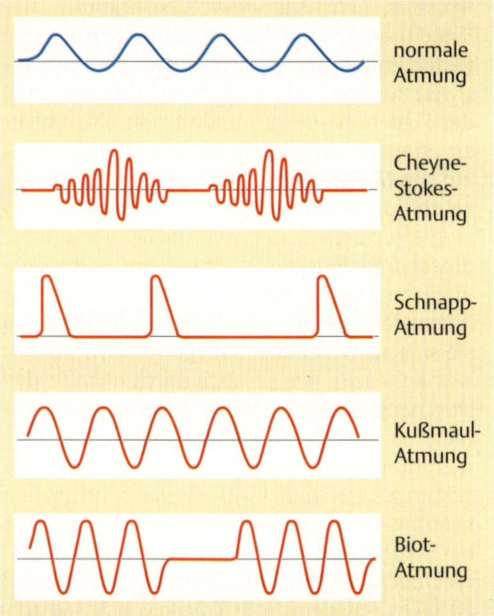

Abb. 11.**4** Schematische Darstellung verschiedener pathologischer Atemtypen im Vergleich zur normalen Atmung.

Cheyne-Stokes-Atmung. Das Atemzentrum ist bereits so stark geschädigt, daß nur noch schwerer Sauerstoffmangel und CO_2-Überschuß einen einzelnen Atemzug auslösen.

Kußmaul-Atmung (A. Kußmaul, deutscher Internist 1822–1892).

Merkmal: große Atmung, tief und regelmäßig.

Vorkommen bei Azidose mit Erniedrigung des pH-Werts im Blut durch verstärkte Reizung des Atemzentrums, z. B. beim diabetischen oder urämischen Koma.

Biot-Atmung (C. Biot, Lyon 1878).

Merkmal: Kräftige Atemzüge von gleicher Tiefe werden von plötzlich auftretenden Atempausen unterbrochen – periodische Atmung.

Vorkommen bei ernsthaften Störungen des Atemzentrums durch Hirnverletzungen oder bei erhöhtem intrakraniellem Druck (bei Hirnblutung, Hirnödem, Hirntumor). Diese Atmung kann auch bei gesunden Neugeborenen, besonders bei Frühgeborenen, auftreten.

11.2.4 Husten und Auswurf

Husten (Tussis) – stoßweises Ausatmen von Luft, was mit dem uns bekannten *Hustengeräusch* verbunden ist.

Husten ist keine Krankheit, sondern ein *Schutzmechanismus*, durch den Fremdkörper, Schleim u. a. aus den Atemwegen entfernt werden können. Er kommt zustande durch einen forcierten Exspirationsstoß bei plötzlichem Öffnen der Stimmritze, wodurch die unteren Luftwege gereinigt werden.

Häufig auftretend oder anhaltend ist er aber auch ein **Warnsignal**, ein Hinweis darauf, daß etwas nicht in Ordnung ist. Die *möglichen Ursachen* sind zahlreich: Erkältungskrankheiten, Erkrankungen der Lungen- und Atemwege wie Laryngitis, Tracheitis, Bronchitis, Pneumonie, Tuberkulose. Husten kann auch Begleiterscheinung anderer Erkrankungen sein, so der Husten bei Herzinsuffizienz, der nervöse Husten, vielfach nur als „Hüsteln" bei psychischen Störungen.

Je nach *Erscheinungsbild* unterscheidet man den trockenen Reizhusten, den nichtproduktiven, verschleimten Husten und den produktiven, schleimabsondernden Husten.

Je nachdem setzt man Mittel ein, die den Hustenreiz unterdrücken, oder solche, die das Abhusten des Schleims erleichtern. Der Einsatz von Hustenblockern (Antitussiva) ist meist nur bei quälendem Reizhusten sinnvoll. Sobald Schleim gebildet wird, sollte der Hustenreiz nicht mehr unterdrückt werden, um den Heilungsprozeß nicht zu verzögern. In diesem Fall sind Medikamente nützlicher, die die Verflüssigung des zähen Schleims fördern (mehr dazu S. 352 ff.)

Auswurf (Sputum, Schleim, Expektoration) – Sekret der Bronchialschleimhaut, das sich im Übermaß gebildet hat. Die *Beimengungen* sind je nach Ursache Zellen, Blut, Eiter, Bakterien. *Wenig* Sputum wird durch Räuspern nach oben befördert, *größere Mengen* nur durch Aushusten.

Sputum kann sein

- *schleimig*, schleimig-eitrig;
- *gelblichgrün-eitrig*, mit balligen Schleimbeimengungen;
- *zwei- und dreischichtig* (unten Eiter und Zelltrümmer, darüber gelbgrüne, trübe wäßrige Flüssigkeit, obenauf schleimig-eitrig-schaumige Masse; typisch bei Bronchiektasen); meist wird das Sputum „maulvoll" = massenhaft ausgehustet und riecht fade-süßlich;

- *rostfarben* (rubinös) durch feine Blutbeimischung, z. B. bei kruppöser Pneumonie;
- *blutig*, meist hell mit Schaumblasen bei Lungenblutungen;
- *semmelbraun* durch Blutfarbstoff, der ausgefällt ist (bei Lungenabszeß);
- *himbeergeleeartig*, übelriechend-faulig, vermischt mit Eiter und Blut (bei Karzinom, eitriger Bronchitis);
- *safrangelb* in der sog. Lösungsphase bei Pneumonie.

Geruchsbildung ist immer ein Zeichen von bakterieller Zersetzung.

11.3 Gute Luft – gesunde Atmung

11.3.1 Lebensraum Luft

Unser Bedürfnis nach frischer Luft meldet sich immer dann, wenn ein Mangel besteht: an einem schwülen Sommertag, im Smog der Großstadt, in ungelüfteten Räumen usw. Viele Menschen, besonders Kinder und Betagte, sind durch die Auswirkungen des Ozonlochs beeinträchtigt (Husten, Brustschmerz, Atemnot, Augenbrennen, Kopfweh, Abnahme der Leistungskraft).

Das **Ozonproblem** ist ein Zeichen dafür, daß wir generell zuviel Schadstoffe produzieren. Es kann nur gelöst werden, wenn der Schadstoffausstoß massiv reduziert wird, und zwar grundsätzlich.

Luftreinhaltemaßnahmen haben höchste Priorität und Aktualität, und sie *gehen uns alle an*. Alle verordneten Maßnahmen sind aber wirkungslos, wenn sie nicht vom einzelnen umgesetzt werden.

Einige Beispiele:

Im **Privatleben** können wir unseren Beitrag leisten, indem wir

- auf Produkte mit Lösungsmitteln verzichten,
- auf den öffentlichen Verkehr umsteigen, das Auto in der Garage lassen: kurze Strecken konsequent zu Fuß gehen oder das Fahrrad benutzen (unter 3 km wirkt der Katalysator noch nicht).

Im **Berufsleben** geht es um die Mitverantwortung (wo wir Entscheidungen beeinflussen können), und es geht um die Selbstverantwortung (wo es um den eigenen Arbeitsplatz geht).

Die **Luft im Krankenhaus** könnte auch ein konkretes Thema sein. So sind z. B. *atemfördernde* und *-unterstützende Maßnahmen* nur wirkungsvoll, wenn sie bewußt mit der reinen Luft, dem *Lüften*, in Beziehung gebracht werden, denn

- *trockene Luft* hat eine Austrocknung der Schleimhäute (mit Elastizitätsminderung und Reduzierung der Aktivität des Flimmerepithels) zur Folge. Damit wird die Durchblutung der Schleimhäute vermindert, was einen nicht zu unterschätzenden ungünstigen Einfluß hat auf die Maßnahmen der Pneumonieprophylaxe und die Atemtherapie: Das Aufstellen eines *Luftbefeuchters* (oder, wo nicht vorhanden, eines *Bronchitiskessels*) im Raum stellt eine einfache Maßnahme der Luftbefeuchtung dar (eigenständiger Bereich der Krankenpflege, wo sie sich als Gesundheitspflege versteht);
- *sehr kalte Luft*, wie sie auch durch *anhaltenden* Durchzug entsteht, hat eine Verengung der Kapillaren sowie eine Durchlässigkeit der Zellmembranen zur Folge. Damit werden Voraussetzungen geschaffen für die Vermehrung von bestimmten Bakterien und Viren, wie man es bei Erkältungen beobachten kann (S. 316 f.);
- *verbrauchte Luft* (ungelüftete Krankenzimmer) ist nicht nur der ideale Träger von Schadstoffen und Mikroorganismen, sondern auch der größte Gegenspieler in der Anwendung atempflegerischer Maßnahmen.

Pflegehandlung Lüften

Lüften ist eine Pflegehandlung, das Vernachlässigen folglich ein *Pflegefehler!*

11.3.2 Gesundes Atmen

Der bewußte Umgang mit der Luft erfordert neben dem täglichen Aufenthalt im Freien (wo nicht möglich: offene Fenster, Terrasse) auch eine *Grundschulung des Atmens*. Tägliche Atemübungen sind ein wichtiger Teil einer ganzheitlichen Gymnastik (Beispiele Abb. 11.**6**).

Für eine *ökonomische* Atmung bei *körperlicher Anstrengung* ist die tägliche Übung ebenso wichtig wie für die *Bildung der Stimme* und die *Ableitung von Spannung* (und Streß). Denn der Atem schafft dem Körper Ausgleich und *Gleichgewicht*. Letzteres wird aber durch unsere Art zu leben und durch die Einflüsse von außen (Umwelt) zunehmend beeinträchtigt.

Bewußtes Atmen

Da die Atemfunktion *unwillkürlich* abläuft, bleibt die *Atembewegung* vorerst unbewußt. Wir werden ihrer erst gewahr, wenn uns Krankheit oder

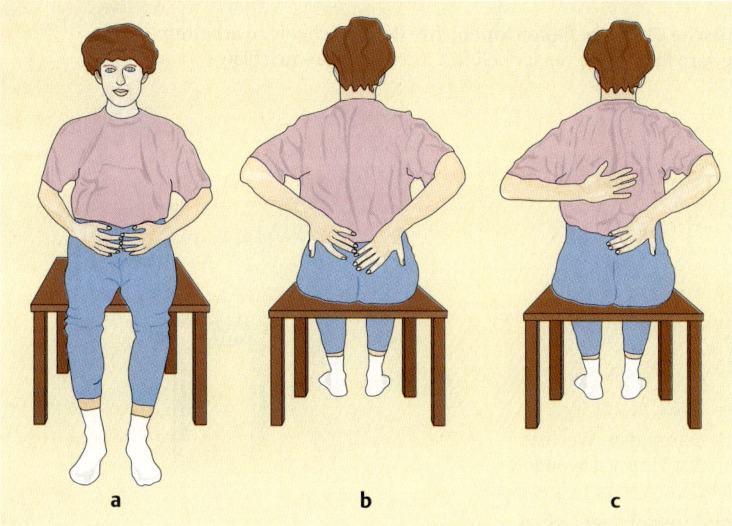

Abb. 11.**5** Erspüren der Atembewegung,
a in der Leibmitte (Bauchraum),
b in der Kreuzbeingegend,
c im oberen und mittleren Rücken.

übermäßige Anstrengung daran erinnert: Wir setzen unseren Willen ein und atmen tiefer – *willkürliche* Atmung.

Zwischen dem unbewußt-unwillkürlichen und dem bewußt-willentlichen Atem gibt es eine dritte Möglichkeit, den Atem besser kennen und nutzen zu lernen, den *erfahrbaren Atem* (Middendorf 1985):

- Wir entspannen uns im Sitzen (oder Liegen) und schalten das Außen ab.
- Wir lassen unseren Atem kommen.
- Wir lassen ihn gehen, und
- wir warten, bis er von selber wiederkommt.

Dann

- legen wir die Hände auf den Bauch (Abb. 11.**5a**) und atmen dorthin. In der Konzentration darauf können wir den Atem spüren und empfinden. Nach einiger Zeit
- legen wir die Hände auf die Kreuzbeingegend (Abb. 11.**5b**), dann auf den oberen und mittleren Rücken (Abb. 11.**5c**) und spüren in den Atem hinein.

Das *Wahrnehmen* des eigenen Atems ist eine gute Schulung der Empfindungsfähigkeit und fördert das Wohlbefinden.

Atem und Atemfehler

Atemfehler haben viele Ursachen. Häufig sind sie *einverleibt*, sind Teil des *Körperbilds* und darin des gewordenen Selbstbilds. Das Umgehen damit bedarf einer bewußten Auseinandersetzung und der Bereitschaft, etwas verändern zu wollen, z. B.

- schlechte Körperhaltung mit verspannten Bauchmuskeln, behindertem Zwerchfell, eingefallenen Schultern und/oder eingeengtem Bauch- und Brustraum;
- Atmung durch den Mund statt durch die Nase, wo die Einatmungsluft gereinigt, angefeuchtet und im Winter vorgewärmt wird;
- Blockierung des Atems beim Heben, Laufen sowie bei Anstrengung mit entsprechender Kurzatmigkeit.

Atemtraining und *Einüben* einer gesunden Atmung betreffen:

- Fließenlassen der Atmung (s. oben);
- Zwerchfell- und Bauchatmung;
- gutes Durchatmen, volles Ausatmen und gelöstes Einatmen;
- *gymnastische Übungen* zur Lockerung, Dehnung und Kräftigung (Abb. 11.**6**).

Bei allen gesundheitsbildenden Bemühungen gilt: Gesundes Atmen hängt mehr mit der *inneren Einstellung* zusammen als mit einem äußeren Gesundheitsprogramm; gesunde Atmung geschieht, wenn der Mensch „im Lot" bzw. im Gleichgewicht ist. Pflege hat auch damit etwas zu tun: Weil Kranksein Ausdruck von innerer und/oder äußerer Gleichgewichtsstörung ist, müßte *ganzheitliche Pflege* den inneren *und* äußeren Menschen ansprechen.

11.3.3 Gesundheit und Rauchen

Es ist allgemein bekannt, daß Rauchen zu Lungenkrebs führt. Daß aber der Tabakkonsum einen

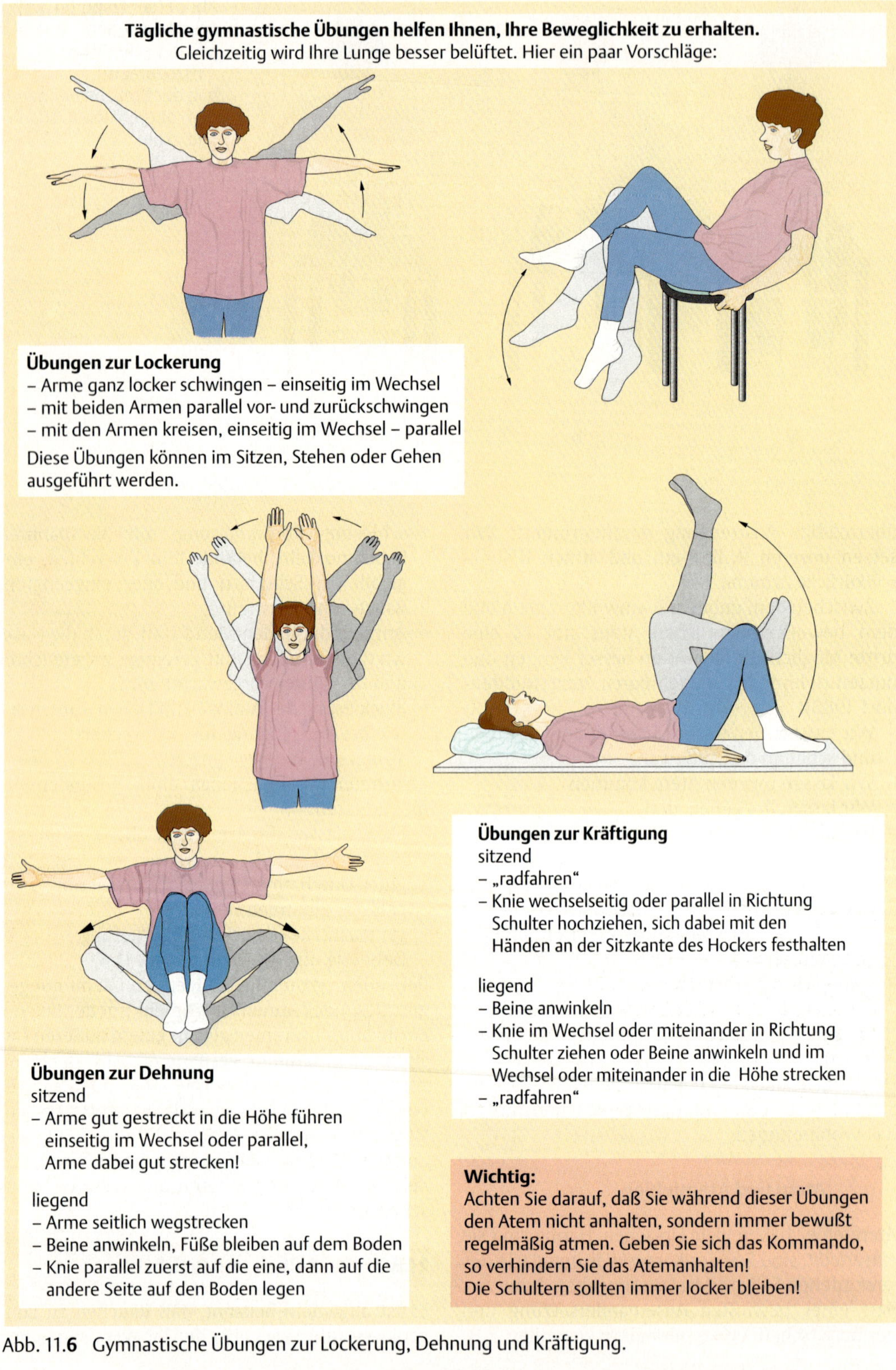

Abb. 11.**6** Gymnastische Übungen zur Lockerung, Dehnung und Kräftigung.

noch stärkeren Einfluß auf das Herz ausübt, wird oft verschwiegen und von vielen Rauchern – auch von der Tabakindustrie – mißachtet.

Von den vorzeitigen Todesfällen, die in der Schweiz (in Deutschland sind die Verhältnisse diesbezüglich ähnlich) dem Rauchen zugeschrieben werden müssen, werden nur 20 % durch Lungenkrebs verursacht, 30 % aber durch Herzkrankheiten (Herzinfarkt). Das Aufkommen von Filter- und Leichtzigaretten hat die *Herz*probleme nicht beeinflußt. Womit hängt das zusammen?

Raucherwaren enthalten Teer und Nikotin.

Teer (Kondensat) wirkt *krebsfördernd.* Diese Tatsache ist allgemein bekannt, und dies wiederum wird von der Zigarettenindustrie genutzt, wenn sie mit „leichteren Zigaretten" wirbt.

Nikotin wirkt *gefäßverengend* – auch beim Passivraucher! –, erhöht den Blutdruck, beschleunigt den Herzschlag, begünstigt die Gefäßsklerose. Durch das Rauchen erhöht sich der Kohlenmonoxidgehalt im Blut; das Blut wird dadurch giftgashaltig. Kohlenmonoxid bindet sich 245mal stärker als Sauerstoff an die roten Blutkörperchen! Dies kann zu *Herzinfarkt* und *Gangrän* (Brand) vor allem in den Beinen führen, und dies leider nicht nur bei aktiven, sondern auch bei passiven Rauchern. *Dazu* kommt, daß der *Nikotinkonsum* über ein kurzes Stadium der Gewöhnung rasch zur Sucht führt. Der Mensch ist dann meist nicht mehr in der Lage, die gesundheitsschädigende Wirkung zu sehen, weshalb nur selten die notwendige Konsequenz des *Nikotinverzichts* gezogen wird. Hier liegt ein großes Feld der *Prävention*:

- Aufklärung über die schädigende Wirkung;
- gemeinsame Suche nach der Motivation für das Rauchen, um das Übel an der Wurzel fassen zu können;
- Planung von Entwöhnungsschritten und nichtschädigenden Ersatzmöglichkeiten;
- Besprechen von Erfolg und Mißerfolg der Entwöhnungsbemühungen.

Die beste Gesundheitserziehung fängt bei sich selber an. Schwestern und Pfleger, die selber unkontrolliert rauchen, werden kaum Aufklärung und Verzichthilfe leisten können. Wie überall im Leben gilt auch hier: Wir können nur weitergeben, was wir selber besitzen. Werte, die uns selber unwichtig sind, können wir im anderen nicht ansprechen, d.h., ich pflege und beeinflusse als der Mensch, der ich selber bin.

11.3.4 Vorsorge und Früherfassung

Zur *Früherfassung* von Lungenkrankheiten (Tumoren, Tuberkulose) dienen die Schirmbildaktionen.

Für die *Vorsorge* bei *gefährdeten* Personen wird die BCG-Schutzimpfung eingesetzt und mit ihr eine künstliche Immunität erwirkt.

Tuberkulinprobe. Mit ihr wird das Vorhandensein einer (erworbenen oder erzeugten) Immunität festgestellt. Geprüft wird die allergische (immunologische) Reaktion gegen Tuberkulose mittels PPD-Tuberkulin (PPD = *P*urified-*p*rotein-*D*erivate; es enthält 2/3 humanes und 1/3 bowines Tuberkulin).

Titration der Tuberkuline. Alle Tuberkuline werden einheitlich titriert. Die WHO hat das Maß für die internationale Einheit (IE) festgesetzt. Es ergeben sich folgende Verdünnungen:

1 IE = 0,1 ml Standard-Tuberkulin:	1 : 10 000
2 IE = 0,1 ml Standard-Tuberkulin:	1 : 5 000
5 IE = 0,1 ml Standard-Tuberkulin:	1 : 2 000
10 IE = 0,1 ml Standard-Tuberkulin:	1 : 1 000
100 IE = 0,1 ml Standard-Tuberkulin:	1 : 100
1000 IE = 0,1 ml Standard-Tuberkulin:	1 : 10

Applikationsformen und Durchführung. Tab. 11.**1** gibt die für die Durchführung von Proben notwendigen Informationen. Heute wird meist die *Intrakutanprobe* mit Applikator (z.B. Tine-Rosental-Test) vorgenommen.

11.4 Pflegeprozeß: atmen

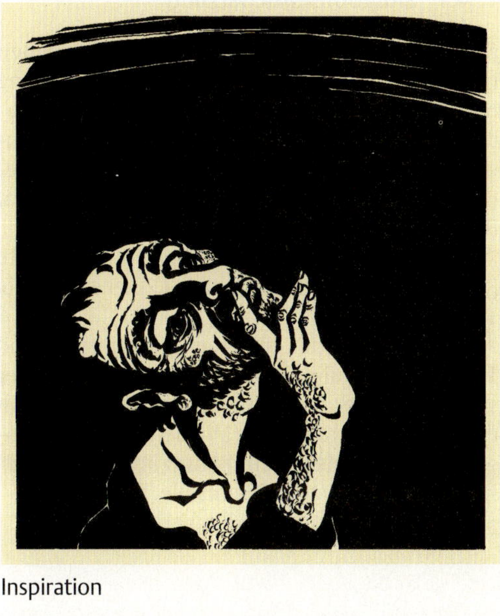

Inspiration

Tabelle 11.**1** Durchführung und Bewertung der Tuberkulinproben

Probe	Durchführung	Ablesen	Reaktion (+ positiv)
Perkutane Moro-Probe	Einreiben eines erbsengroßen Stückchens Tuberkulinsalbe auf die Brusthaut (Fingerling benutzen)	nach 72 Std. ablesen	+ bei Auftreten von mindestens 3 Papeln
Patch-Test = Läppchentest	Heftpflaster (2,5×2,5 cm) mit halbflüssiger Tuberkulinsalbe links oberhalb der Brustwarze anbringen Vergleichspflaster ohne Salbe auf der anderen Seite (um eine allergische Reaktion auszuschließen)	nach 24 Std. Pflaster entfernen nach 72–96 Std. ablesen	+ bei Auftreten von 3 Papeln
Intrakutane Mantoux-Probe	– Haut mit Äther reinigen – Intrakutaninjektion von 0,1 ml Tuberkulin in gewünschter Dosierung. Beginn mit 1 IE – Applikationsort: Volarseite des linken Unterarmes – Injektionsstelle markieren – bei negativem Ausfall der Probe wird sie mit 10 IE wiederholt	nach 48–72 Std. ablesen	+ bei Durchmesser der Infiltration (Verhärtung) von im Minimum 8 mm (eine bloße Rötung ist keine positive Reaktion)
Tine-Rosental-Test	intrakutane Applikation von Alttuberkulin, das 4 kleinen, 2 mm langen Edelstahlzinken (tines) anhaftet, die auf einer Metallplatte an einem Plastikhalter angebracht sind – Haut mit Äther reinigen – Testkörper während 1 s auf die angespannte Haut drücken (die Einstichstellen müssen gut sichtbar sein)	nach 72–96 Std. ablesen	+ Papeln von mindestens 2 mm Durchmesser
		für *alle* gilt: ❖ Stelle mit Fettstift oder Kugelschreiber bezeichnen ❖ Datum und Zeit markieren ❖ Stelle nicht waschen, nicht reiben	

11.4.1 Situationseinschätzung

Die Arbeiten von C. Bienstein ermöglichen einen neuen und bewußteren Weg zur Datenerfassung bei Atemgefährdung oder -beeinträchtigung. Studien haben gezeigt, daß ein regelmäßiger Umgang mit der **Atemskala** zu einer gezielteren Beobachtungs- und Erfassungsfähigkeit in diesem Bereich geführt hat.

Zur *Analyse der Atemsituation* s. Checkliste (S. 346) und die *Atemskala* nach C. Bienstein (Tab. 11.**2**).

Zum Erfassen der einzelnen Kriterien (es sind 15) dient der auf S. 373 f. abgedruckte Code. Der so erfragte oder beobachtete Grad (0–3) wird in die Skala eingetragen. Die Wiederholung der Einschätzung und deren Eintragung in die Skala ermöglichen eine Verlaufskontrolle.

11.4.2 Standardisierter Pflegeplan

Die **Ziele** betreffen
- Gesundheitsförderung und -bildung,
- Behebung oder Linderung von Atembehinderung und -beeinträchtigung.

Die **Maßnahmen** liegen in den Bereichen
- ❖ der Sorge für eine möglichst gesunde Atmung; das fängt an beim Lüften der Krankenzimmer und reicht bis zur Mitarbeit an Programmen, die einer gesunden Atmung dienen;
- ❖ der Atemunterstützung und -erleichterung;
- ❖ der Verhinderung von zusätzlichen Schäden;
- ❖ der Beratung und Hilfe zur Lebensbewältigung (z.B. Leben mit Asthma).

Die **Beurteilung** der Pflege ist um so besser möglich, je bewußter wir mit einem Einschätzungsinstrument und/oder einer Gefährdungsskala arbeiten. Bei systematischer Anwendung können wir herausfinden, welche Patienten unserer besonderen Aufmerksamkeit bedürfen (weil größe-

Tabelle 11.**2** Atemskala zur Erfassung von Atemsituation, Atemgefährdung oder Atembeeinträchtigung (erarbeitet von C. Bienstein, Bildungszentrum des Deutschen Berufsverbandes für Krankenpflege, Essen)

Einstufung von 3–0	Bereitschaft zur Mitarbeit	vorliegende Lungenerkrankung	bereits durchgemachte Lungenerkrankungen	Immunabwehrschwäche	manipulative Maßnahmen orotracheal	Raucher Passivraucher	Schmerzen	Schluckstörungen	Mobilitätseinschränkung	lungengefährdender Beruf	Intubationsnarkose/ Beatmung	Bewußtseinslage	Atemtiefe	Atemfrequenz	Medikamente, die die Atmung sedieren	Gesamtergebnis
Datum																

Bewertung s. Code S. 373 f.
0– 6 Punkte = nicht gefährdet
7–15 Punkte = gefährdet
16–45 Punkte = hochgradig gefährdet bzw. Atemstörung vorhanden

re Risikofaktoren vorliegen) bzw. welche Patienten wir in die Selbständigkeit entlassen können.

Pflegemaßnahmen

Es handelt sich um ein ganzes Bündel in den Bereichen
11.5 Atemunterstützende Maßnahmen
11.5.1 Unterstützende Lagerung
11.5.2 Richtige Atemtechnik
11.5.3 Unterstützung bei der Sekretentleerung
11.5.4 Freie Atemwege
11.5.5 Inhalationstherapie
11.5.6 Pneumonie- und Atelektaseprophylaxe
11.5.7 Sauerstoffverabreichung
11.6. Vitalzeichen
11.6.1 Atmung und Atmungskontrolle
11.6.2 Puls und Pulskontrolle
11.6.3 Blutdruck und Blutdruckmessung

11.5 Atemunterstützende Maßnahmen

11.5.1 Unterstützende Lagerung

Um bestimmte Lungenteile besser zu belüften und/oder zu entlasten, können verschiedene Lagerungen vorgenommen werden: rechte oder linke Seitenlage (je nachdem, welche Seite entlastet werden soll), die Oberkörperhochlagerung (evtl. mit Abstützen der Arme auf Tischchen oder Kissen; Knierolle einbetten) sowie spezielle Dehn- und Entlastungslagen:

Dehn- und Entlastungslagen

Einfache Dehnlage. Sie dient der Entlastung. Der Oberkörper ruht auf einer mäßig erhöhten Unterlage (Kissen). Je höher dabei der untenliegende Arm gelegt wird, um so mehr Platz gibt es für den Schultergürtel und um so größer ist die Atemfläche (Abb. 11.**7 a**).

Checkliste: atmen

☐ Atmung/Kreislauf ☐ Atmung ☐ Puls ☐ Blutdruck ☐ Hautdurchblutung

Die folgenden Fragen dienen der exemplarischen Situationseinschätzung

- ☐ Welcher Atemtyp liegt vor? Wie ist die Frequenz, wie der Rhythmus?
- ☐ Liegt eine Mund- oder Nasenatmung vor?
- ☐ Wie ist die Hautfarbe, die Fingernagelfärbung, die Transpiration?
- ☐ Wie ist die Körperhaltung, das Körperschema?
- ☐ Treten Atemveränderungen auf: in Ruhe, bei Belastung?
- ☐ Liegt Atemnot vor? Wie äußert sie sich?
- ☐ Sind Lungenkrankheiten durchgemacht? Welche?
- ☐ Liegt jetzt eine Beeinträchtigung des Mund-Nasen-Rachen- oder Thoraxbereichs vor?
- ☐ Sind Schmerzen beobachtbar, erfaßbar? Schonhaltung?
- ☐ Wie sind die Trinkgewohnheiten, die Ausscheidung?
- ☐ Liegen Risikofaktoren vor: Beruf – Lebensweise – Rauchen?
- ☐ Wird eine bestimmte Haltung/Lagerung bevorzugt?
- ☐ Wie ist die Einstellung zur Atmung?
- ☐ Wie ist die psychische Situation in bezug auf die Atmung?
- ☐ Wie ist das Luftbedürfnis (Fenster offen/geschlossen)?
- ☐ …
- ☐ …

Drehdehnlage. Sie wird eingesetzt zur Entspannung und Atemerleichterung bzw. zum freien Fließen des Atems. Hierzu auf die Seite lagern (links oder rechts), das obere Bein leicht anwinkeln. Der obere Arm liegt hinter dem Kopf, die Hand im Nacken. Nun den Oberkörper langsam so weit wie möglich nach hinten drehen (ohne die Lage der Beine zu verändern). In dieser Stellung einige Zeit bleiben und auf die ruhige Bauchatmung achten. Dann die Übung auf der anderen Seite wiederholen (Abb. 11.**7 b**).

Halbmondlage. Therapeutische Seitenlagerung. Der Patient streckt dabei einen Arm über den Kopf (Abb. 11.**7 c**). Dies bewirkt eine Dehnung des oberen Lungenteils auf der betroffenen Seite, die dadurch besser belüftet werden kann. In dieser Lage kann vorteilhaft Vibrationsmassage vorgenommen werden.

Dehnlagerungen

Je nach Lage der Kissen wird eine unterschiedliche Entlastung erreicht.

V-Lagerung (Abb. 11.**8 a**). Mit zwei nicht zu prall gefüllten Kissen, die zu „Schiffchen" geformt werden, wird hinter dem Patienten ein V gelegt.

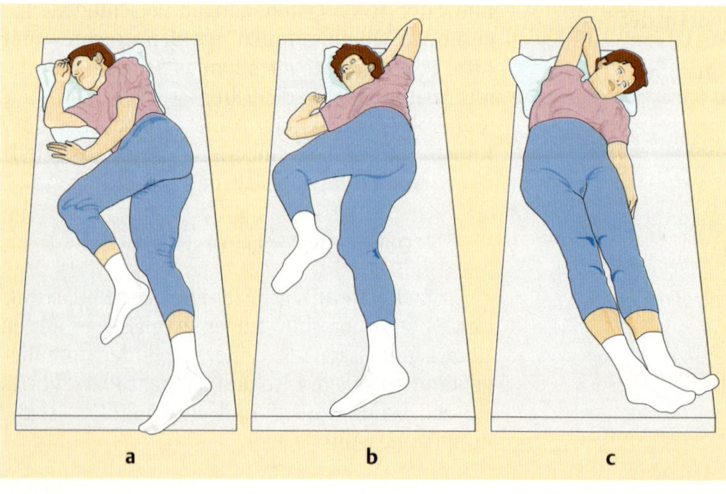

Abb. 11.**7** Unterstützende Lagerungen.
a Einfache Dehnlage,
b Drehdehnlage,
c Halbmondlage.

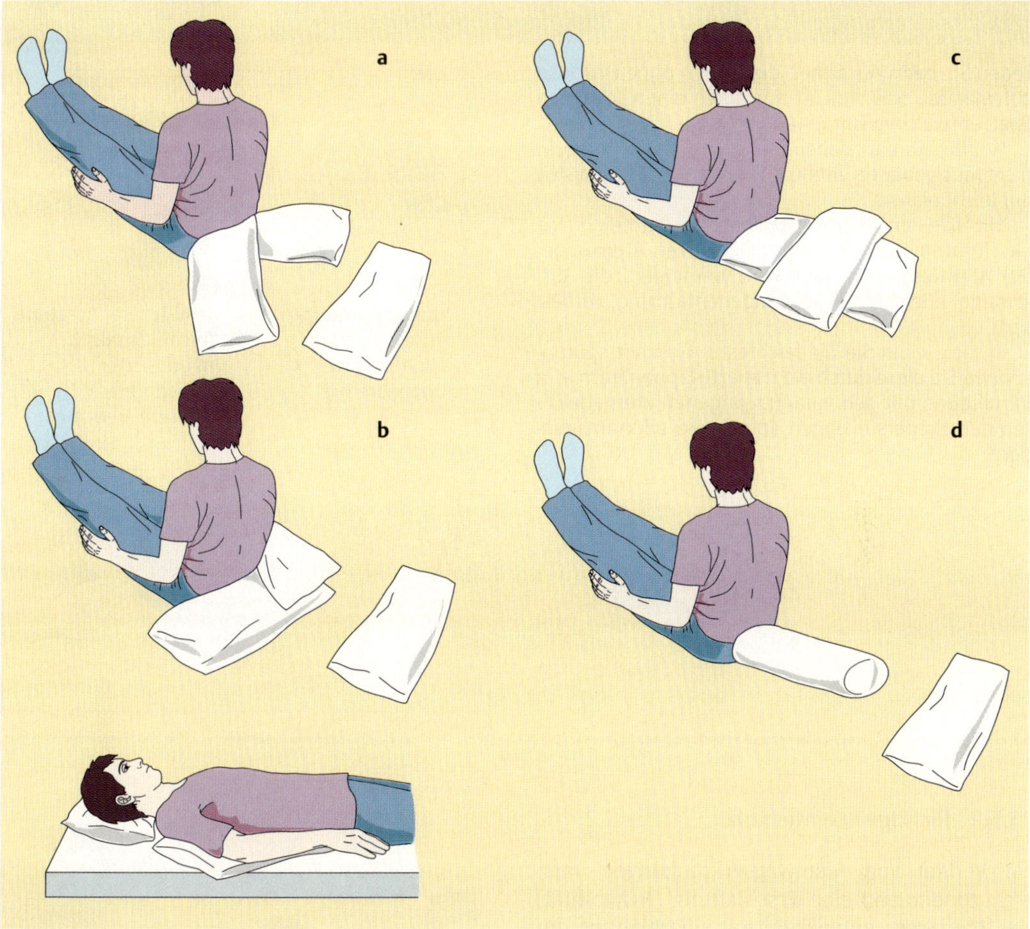

Abb. 11.**8** Vorbereitungen für die verschiedenen Lagerungen. **a** V-Lagerung, **b** A-Lagerung, **c** T-Lagerung, **d** I-Lagerung mit Rolle statt Kissen. Bei allen Lagerungen bekommt der Kopf eine Stütze durch das Unterlegen eines kleinen Kissens.

Die Spitzen der Kissen sollen sich überlappen und befinden sich unter dem Sakralbereich. Der Patient legt sich zurück und bekommt zusätzlich eine Kopfunterstützung. In dieser Position liegt die Wirbelsäule frei, der Oberkörper und damit die unteren Lungenbezirke werden gedehnt. Die Flankenatmung wird gefördert.

Anwendung: Nach Möglichkeit soll diese Lage 10–20 Minuten eingehalten und mehrmals täglich wiederholt werden.

A-Lagerung (Abb. 11.**8b**). Wie für die V-Lagerung benötigt man zwei Schiffchenkissen. Sie werden aber umgekehrt, also wie ein A gelegt, und zwar so, daß der Patient mit dem dritten Halswirbel auf die Kissen zu liegen kommt und der Hals frei liegt. Dadurch wird eine Dehnung der oberen Lungenbezirke erreicht.

Anwendung: wie oben.

T-Lagerung (Abb. 11.**8c**). Die Kissen werden in T-Form gelegt und der Patient so darauf gelagert, daß er mit der Wirbelsäule auf dem Längskissen liegt. Das Querkissen wird nach Bedarf tiefer oder höher gelegt. Mit dieser Lagerung wird eine Dehnung der unteren, mittleren oder oberen Lungenanteile erzielt.

Anwendung: wie oben.

I-Lagerung (Abb. 11.**8d**). Es wird statt eines Kissens eine Rolle in Längsrichtung unter die Wirbelsäule gelegt. Die Wirkung entspricht der T-Lagerung.

Anwendung: nur kurze Zeit belassen, wiederholen nach Verträglichkeit.

Patientenanleitung zur Atemtechnik bei Ausatmen: Lippenbremse

Legen Sie beim Ausatmen die Lippen ohne Druck so aufeinander, daß die Luft nur durch einen schmalen Spalt entweichen kann.

Wichtig: Es darf dabei aber nicht „gepreßt", d.h. nicht laut geblasen werden. Die Wangen dürfen sich nur leicht blähen.

Mit Hilfe der *dosierten Lippenbremse* vermeiden Sie ein Zusammendrücken der erschlafften Atemwege: Der Atemwegswiderstand wird vermindert, die Ausatmung erleichtert, die Lungenentlüftung verbessert.

Immer, wenn Sie die leichteste Atemnot spüren, können Sie diese durch die dosierte Lippenbremse in Verbindung mit den vorangegangenen atemerleichternden Körperstellungen sofort und wirksam mindern.

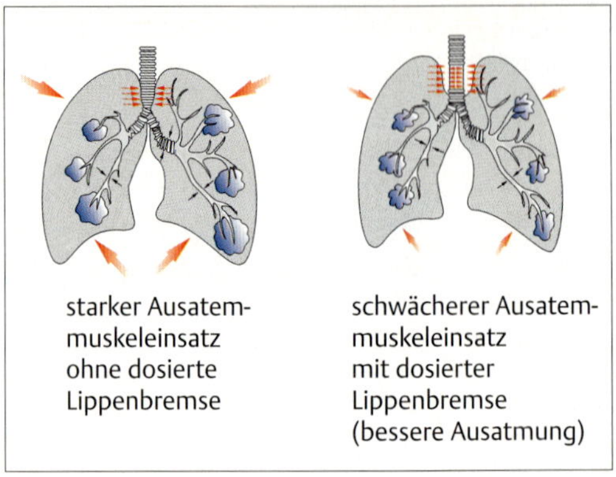

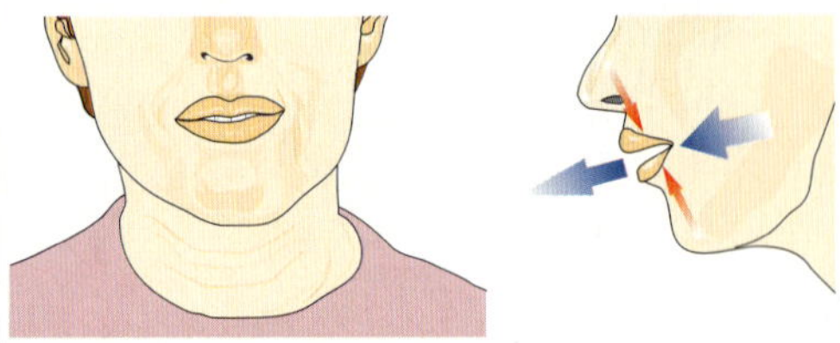

11.5.2 Richtige Atemtechnik

Im Verlauf von Atemwegserkrankungen kann sich zunehmend eine Erschlaffung (Instabilität) der Atemwege entwickeln mit Überblähung der Lunge. Das Zwerchfell tritt tiefer und läßt in seiner Funktion als Atemmuskel nach. Die Atemhilfsmuskeln werden verstärkt beansprucht, die Atemarbeit nimmt zu. Sie kann schon bei geringsten körperlichen Belastungen nicht mehr gesteigert werden. Die Elastizität und Beweglichkeit des Brustraums ist stark eingeschränkt. Atemnot – vor allem unter Belastung – ist die Folge.

Mit gezielter Atemtechnik kann viel erreicht werden.

Wichtig für atemgestörte Patienten: Damit Sie besser mit Ihrem Atemproblem umgehen können, gilt es *schädigendes Verhalten vermeiden* zu lernen wie
- Preßatmung, überhaupt Pressen,
- langes und lautes Sprechen,
- unkontrolliertes, anhaltendes Husten,
- übererregtes Verhalten, Streß.

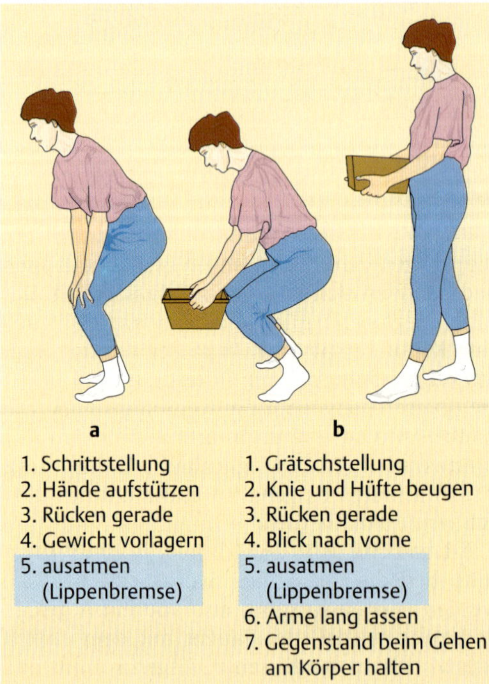
a
1. Schrittstellung
2. Hände aufstützen
3. Rücken gerade
4. Gewicht vorlagern
5. ausatmen (Lippenbremse)
b
1. Grätschstellung
2. Knie und Hüfte beugen
3. Rücken gerade
4. Blick nach vorne
5. ausatmen (Lippenbremse)
6. Arme lang lassen
7. Gegenstand beim Gehen am Körper halten

Abb. 11.**9** Atemtechnik. **a** Aufstehen und Absitzen mit dem Atem. **b** Gegenstand aufheben oder abstellen mit dem Atem.

Anleitung zu den Standardübungen bei Atemproblemen

Bauchatmung
Entspannte Rückenlage. Arme und Hände liegen locker neben dem Körper

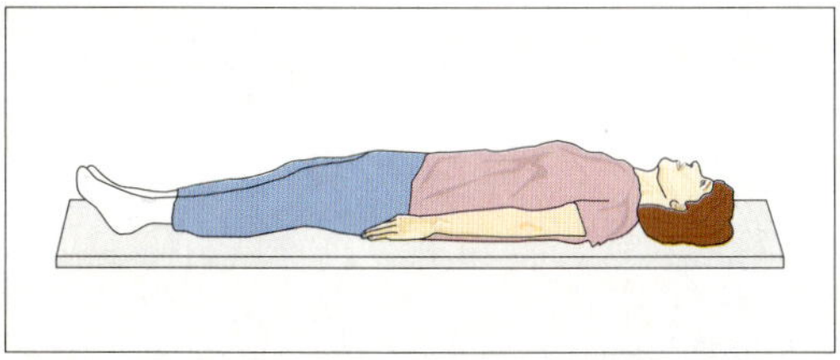

Nun wird durch die Nase eingeatmet und die Luft in den unteren Bauchraum eingesogen. Die Bauchwand wölbt sich dabei nach außen. Somit kann sich das Zwerchfell senken, und die unteren Lungenflügel werden dabei mit Luft gefüllt.

Bei der Ausatmung wird die Bauchwand eingezogen, und die Luft kann durch die Nase aus der Lunge ausfließen.

Bei dieser Übung wird bewußt nur der Bauchraum mit Luft gefüllt.

Brustatmung
Langsames Einatmen, wobei die Luft bewußt in den Brustraum eingesogen wird. Die Rippen dehnen sich nach beiden Seiten.

Beim Ausatmen die Rippen zusammenziehen und die Luft durch die Nase ausfließen lassen. Die Schultern und der Bauch bleiben bei dieser Übung unbeweglich.

Vollatmung
Dazu eignet sich die entspannte Rückenlage oder (noch besser) das lockere Sitzen im Fersensitz. Die Luft wird langsam eingeatmet. Der Bauch wölbt sich, die Rippen gehen auseinander, und das Schlüsselbein hebt sich. Die Lunge wird sukzessive mit Luft gefüllt, wobei sich der ganze Oberkörper wellenförmig bewegt.

Bei der Ausatmung senkt sich die Bauchwand, die Rippen werden zusammengezogen und die Schultern gesenkt. Zwischen der Ein- und Ausatmung werden einzelne Pausen von beliebiger Dauer eingeschaltet.

Vokalatmung
Diese Atmungstechnik wird wie bei der vorhergehenden Tiefatmung durchgeführt. Das Einatmen erfolgt aber in *drei* Stufen, bis die Lunge ganz mit Luft gefüllt ist. Der Atem wird nun drei Herzschläge lang angehalten, wobei er innerlich in den Bauchraum hinuntergepreßt wird.

Beim Ausatmen wird durch den Mund ausgeatmet, wobei die Vokale I, E und U gebildet werden.

Die Übung wird mit jedem Vokal 3mal wiederholt.

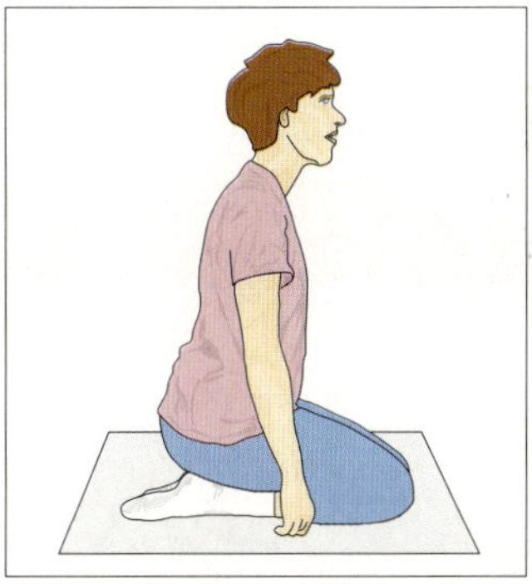

Wenn die Atmung sanft und fließend ist, kommen wir zur Ruhe, in der wir durch Achtsamkeit einen klaren Geist entwickeln können.
Richtiges Atmen ist bewußtes Atmen.

Möglichkeiten für den Patienten selber

Richtiges Atemverhalten bei allen ATL, so beim
- Aufstehen und Absitzen (Abb. 11.**9a**),
- Aufheben und Abstellen von Gegenständen (Abb. 11.**9b**),
- Treppensteigen (Abb. 11.**10**).

Zweckmäßige Atemtechnik ist einzuüben:
Entspannen. Langsam und ruhig atmen. Häufig eine entspannende Haltung einnehmen (Abb. 11.**7** u. 11.**11**). Gezielte Entspannungsübungen können erstaunliche Verbesserungen bewirken.

Einatmen. Durch betont langsames, tiefes Einatmen mit anschließend kurzem Anhalten der Luft wird eine Erweiterung der verengten Bronchialwege erreicht (Abb. 11.**12**). Der erhöhte Atemwegswiderstand sinkt. Der Atemnot wird zusätzlich noch dadurch entgegengewirkt, daß durch die größere Vordehnung (tiefes, langsames Einatmen!) mehr elastische Rückstellungskraft für den hauptsächlich passiven Prozeß der Ausatmung zur Verfügung steht. Dies kann noch verbessert werden, wenn die Luft nur „schnüffelnd" eingeatmet wird, gleichsam wie durch eine Nasenenge.

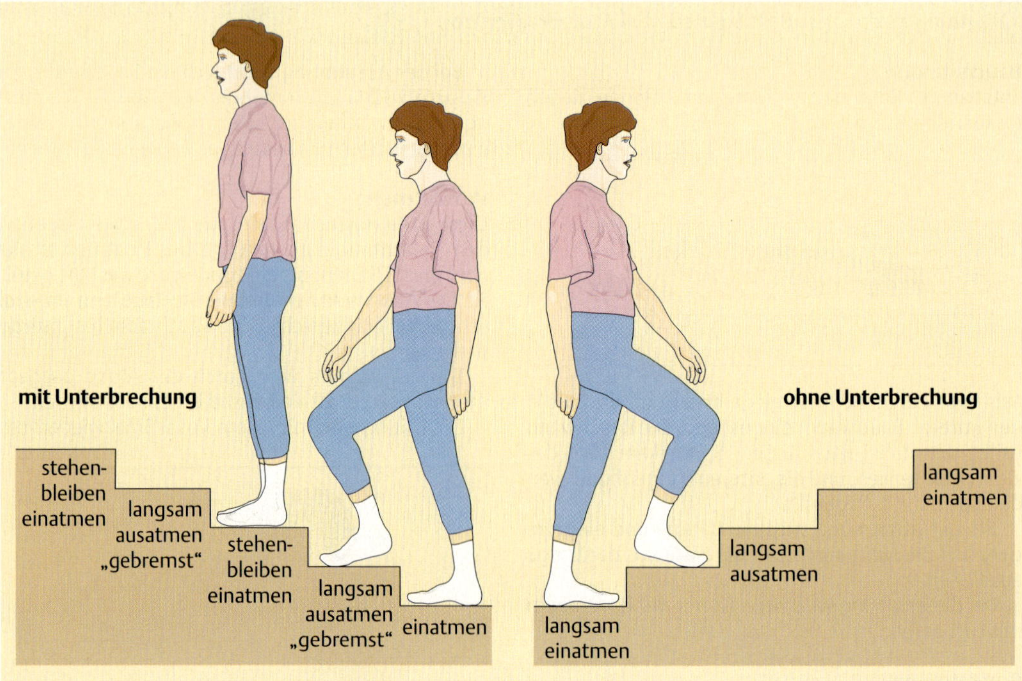

Abb. 11.**10** Treppensteigen mit dem Atem.

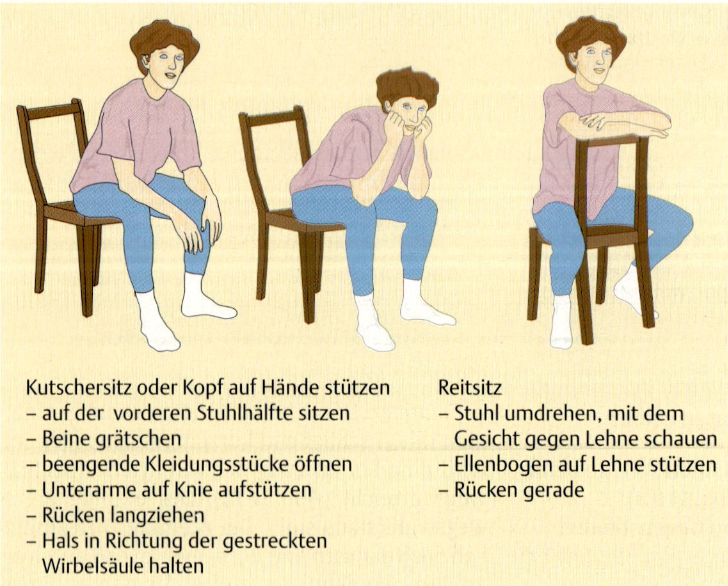

Abb. 11.**11** Entspannungspositionen.

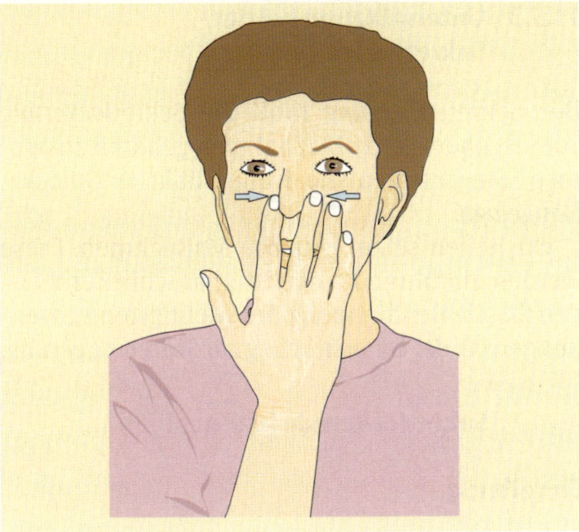

Abb. 11.**12** Technik der therapeutischen Nasenenge. Beim Einatmen die Luft hochziehen wie beim Riechen oder die Nasenflügel beim Ansatz mit zwei Fingern leicht zusammendrücken.

Ausatmen. Dabei nicht pressen, sondern die Luft durch fast geschlossene Lippen ausströmen lassen. Diese *Lippenbremse* ist im folgenden Merkblatt beschrieben.

Regelmäßige Atemübungen. Sie dienen dem allgemeinen Wohlbefinden und der Unterstützung der Atmung:

Die *Bauchatmung* ist eine wirkungsvolle Massage für die inneren Organe. Die Durchblutung wird gefördert.

Die *Brustatmung* entlastet Herz und Lungen von Druck und aktiviert die Blutzirkulation.

Die *Vollatmung* bewirkt eine volle Durchlüftung der Lungen, wodurch die Sauerstoffversorgung verbessert wird. Gleichzeitig wirkt sie beruhigend auf das Nervensystem; entspannend bei Schlaflosigkeit, Unruhe, Angst; anregend auf die Organtätigkeit. *Anleitung* dazu im folgenden Merkblatt.

Grundsätzlich gilt: Vor Übungsbeginn die normale Ruheatmung des Patienten beobachten. Man sieht sofort, in welchem Bereich der Atemfluß behindert wird.

- Zimmer lüften!
- Die Übungen können liegend, sitzend oder stehend ausgeführt werden. Liegende Patienten sind möglichst flach zu lagern. Das Kopfkissen verhindert eine optimale Durchlüftung der Lunge.
- Einschnürende Bekleidung ablegen.
- Wenn nichts anderes erwähnt, wird ausschließlich durch die Nase ein- und ausgeatmet, der Mund bleibt dabei geschlossen.
- Die Übungen werden je 7mal wiederholt. Um den Patienten nicht zu ermüden, werden zwischendurch Pausen eingelegt.
- Der Patient spürt selbst am besten, welche Übungen für ihn geeignet sind.

Ausgewogene Gymnastik. Tägliche Gymnastikübungen dienen der Erhaltung der Beweglichkeit, der Durchlüftung der Lungen sowie der Sekretlockerung und -entleerung (Abb. 11.**6**).

Atemtherapeutische Unterstützung

Die *Räume*, in denen der Kranke sich aufhält, brauchen frische *Luft* (*lüften* insbesondere *vor* Atemübungen), *Luftfeuchtigkeit* (Luftbefeuchter aufstellen, evtl. Heizung drosseln) und *Licht* – helle Räume bevorzugen.

Atemhilfe:

- Patienten regelmäßig zum *Durchatmen* anhalten (je nach Bedarf bis 1/2stündlich); ihm den Atem bewußt machen, ihn *erfahren lassen*: ich atme – ich lebe, ich bin.
- *Atemstimulierende Einreibung*/Massage zur Vertiefung und Verlangsamung der Atmung (S. 113 f.).
- *Einfache Atemübungen* mit dem Betten verbinden: durchatmen lassen (z. B. tief einatmen beim Aufrichten und ausatmen beim Sichhinlegen).
- Unterstützen und Weiterführen der *Kontaktatmung* als einfache Übungen zwischendurch:
  Bauchatmung. Hände auf den Bauch auflegen und wegatmen lassen bei der Einatmung. Beim Senken ist ein leichter Druck auszuüben.
  Thoraxatmung. Hände seitlich am Thorax auflegen und wegatmen lassen bei der Einatmung. Beim Ausatmen einen leichten Druck ausüben.
  Flankenatmung. Hände an der Basis der Lungenflügel auflegen (Rücken) und wegatmen lassen, behilflich sein bei der Exspiration. Es ist besser, den Patienten zur gänzlichen Exspiration als zur tiefen Inspiration zu ermuntern.

Übungen für zwischendurch:

- Luftballon aufblasen lassen (besonders günstig für Kinder).
- Mullbindenstreifen an Bettbügel hängen, der Patient soll ihn wegblasen.
- Mit Strohhalm (Schlauchstück) in eine mit Wasser gefüllte Flasche blasen, Wasser zum Sprudeln bringen.

Atemübungen und Pflege

- Das *richtige Atemverhalten* bringt dem Patienten Erleichterung, nimmt ihm das Angstgefühl, hebt sein Selbstvertrauen und seine Leistungsfähigkeit. Er lernt sich selbst zu helfen und wird unabhängiger von Medikamenten.
- Die *Atemübungen* fördern das Wohlbefinden und unterstützen die Heilung.
- Das *Beobachten* des Atemverhaltens des Patienten ist bei vielen Gelegenheiten möglich. Atemrhythmus und Atemtiefe sagen viel aus, auch über sein psychisches Wohlbefinden.
- *Veränderungen* der gewohnten Atemweise sind oft Ausdruck von Verkrampfung, Verspannung und Nervosität (infolge von Ängsten und Unruhe). Für viele Menschen kann es eine große Hilfe sein, wenn wir ihnen mit einigen gezielten Atemübungen helfen, den gewohnten Atemrhythmus wiederzufinden.
- Die *Auseinandersetzung* mit der Atmung des Patienten kann uns dahin führen, daß wir auch unseren eigenen Atem bewußter wahrnehmen. Wer für sich selbst regelmäßige Atemübungen durchführt, wird bald erfahren, daß die Beziehung zum eigenen Körper wächst und somit auch die Beziehung zu sich selbst.

Anwenden von Hilfsmitteln. Sie werden meist von der Physiotherapiegruppe abgegeben, eingestellt und eingeführt. Die *Aufgabe der Pflegenden* liegt im Unterstützen, Korrigieren und Ermuntern des Patienten bei seinen Übungen, z. B. mit

- *Atemtrainer.* Er dient der *Vergrößerung der Inspiration*. Zur Anwendung kommen der *Bird-Respirator* oder das leicht zu handhabende *Airlife-Spirometer* (mehrmals täglich).
- *Giebel-Rohr.* Es entsteht eine *Vergrößerung des Totraums*. Die Mundatmung durch das Rohr bewirkt eine Erhöhung des alveolären CO_2-Partialdrucks, wodurch der Atemantrieb und die Ventilation verbessert (gesteigert) werden können. *Anwendung* mehrmals täglich 15 – 20 Atemzüge, junge Patienten bis 30 Atemzüge.

11.5.3 Unterstützung bei der Sekretentleerung

Der Sekret*entleerung* muß die Sekret*lockerung* vorausgehen. Beide Maßnahmen gehören zusammen. Sie ersetzen die früher übliche *Quincke-Hängelage*.

Oft helfen schon einfache Maßnahmen. Diese werden einführend aufgelistet; anschließend finden Sie die Beschreibung der wichtigsten Anwendungen *bei der Unterstützung zur Sekretentleerung*.

Sekretlockernde Maßnahmen

Einreibung

Zur Wirkung kommt eine einfache Massage zusammen mit einem Wirkstoff:

- *Hyperämisierende Lösungen.* Kampfer, Wacholdergeist, Franzbranntwein (kühl anwenden, jedoch nicht mehr als 10 °C unter der Körpertemperatur) und *Salben:* Antibronchitissalbe, Bronchialbalsam. Sie wirken leicht durchblutungsfördernd. Etwas stärker sind die
- *ätherischen Öle.* Ihre Reizwirkung führt zu einem Wärmegefühl, zu Atemerleichterung und zu einer örtlich begrenzten Schmerzstillung. In Tab. 11.**3** sind die atemorganspezifischen Öle angeführt. Einreibungen immer nur an intakter Haut vornehmen und die Reaktionen beobachten.

Nach dem Einreiben mit Franzbranntwein/Wacholdergeist u. ä. sollte die Haut eingefettet werden (Rückfettung S. 217 f.).

Abklopfen und Vibrieren

Abklopfen des Rückens, z. B. mit der lockeren Faust, mit der hohlen Hand oder mit den Kleinfingerkanten. Es wird immer von peripher nach zentral, also zum Hilus abgeklopft. Das Abklopfen muß vorsichtig vorgenommen werden (beson-

Grundsätzliche Maßnahmen bei der Unterstützung zur Sekretentleerung

- Erste Priorität hat die Flüssigkeitszufuhr. Ohne Gegenindikation bis 3 l warme Getränke (Hustentee, heiße Milch mit Honig).
- Erhöhen der Luftfeuchtigkeit der Raumluft.
- Bei nächtlichem Reizhusten Kopfende des Bettes erhöhen.
- Inhalieren mit Dampf, Salzlösung, Kamillen, Salbei oder ätherischen Ölen.
- Brustwickel, z. B. mit Zitronen, Kartoffeln, Zwiebeln oder Quark.
- Auch das Lutschen von Hustenbonbons und das Einreiben mit Bronchialsalben können Erleichterung schaffen.

Tabelle 11.**3** Anwendung ätherischer Öle zum Einreiben bei Atmungsproblemen

Problem	Anwendung
Asthma	Basilikum, Kajeput, Salbei, Thymian, Zitrone
Bronchitis	Basilikum, Bergamotte, Kajeput (bei chronischer Bronchitis Eukalyptus), Niauli, Salbei, Teebaum, Zitrone
Grippe	Eukalyptus, Salbei, Thymian, Zitrone
Grippevorbeugung Heuschnupfen Husten	Eukalyptus, Thymian
Katarrh	Basilikum, Eukalyptus, Thymian, Zitrone
Laryngitis (Kehlkopfentzündung)	Kajeput
Lungenemphysem	Basilikum, Eukalyptus, Thymian
Schluckauf	Basilikum

Risiken und Vorsichtsmaßnahmen S. 219

ders bei alten Menschen). *Dauer* mindestens 5 Minuten. Schonender ist das Vibrieren.

Beim *Vibrieren* bleibt die Hand auf der Haut des Patienten liegen, verändert wird nur der Druck: Mit der Hand kurze, schnelle Bewegungen vornehmen, immer hiluswärts. Der Patient muß Seitenlage einnehmen: Linkslage zur Vibration der rechten und Rechtslage zur Vibration der linken Lunge. Anschließend legt man die eine Hand auf das Sternum, die andere auf den Rücken des Patienten und übt so – immer während der Atempause – einen Druck aus. Der Atemstrom nimmt das Sekret mit – es kann ausgehustet werden.

In manchen Krankenhäusern stehen spezielle *Vibrationsgeräte* (Vibrax, Impulsvibrator) zur Verfügung. Wie bei allen technischen Hilfsmitteln ist auch hier die Gebrauchsanweisung genau zu beachten.

Brustwickel

Eine günstige sekretlösende Wirkung hat der **Zitronenbrustwickel**. Kontraindiziert ist er eigentlich nur bei Kreislaufschwäche.

- *Wickellösung*. 1/2 Zitrone mit Schale in 3/4 l Wasser. Das von beiden Seiten aufgerollte Innentuch ins Wringtuch legen und in das heiße Zitronenwasser eintauchen, auswringen. Je besser ausgewrungen, desto heißer wird es ertragen, und desto länger bleibt es warm.

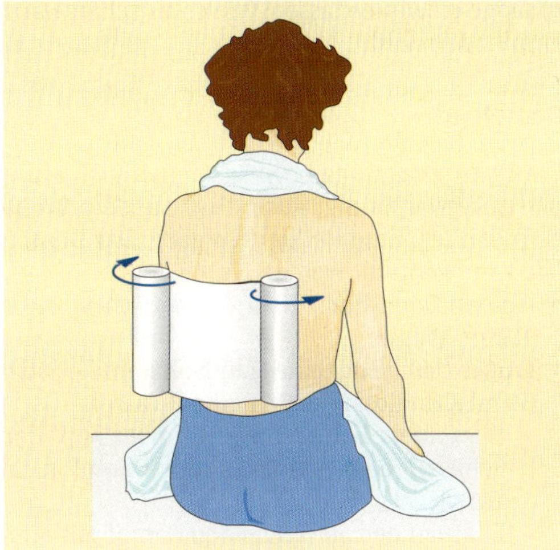

Abb. 11.**13** Anlegen eines Brustwickels. **a** Innentuch aufgerollt am sitzenden Patienten anlegen. **b** Dann den Patienten auf das vorbereitete Außentuch legen, dieses straff umschlagen und feststecken.

- *Anlegen* des Wickels immer zu zweit. Patient aufsetzen (Abb. 11.**13**). Am Rücken den Dampf heranbringen durch mehrfaches *kurzes* Anklatschen, dann *so heiß es geht* den Wickel von beiden Seiten um den Brustkorb herum ausrollen. Patient hinliegen lassen und den Wickel sehr rasch und glatt anlegen (Falten kälten!). Sofort das Außentuch stramm, aber nicht beengend darüber feststecken. Frotteetuch (oder Wolltuch) um die Schultern legen und gut zudecken, so daß keine Luftlöcher bleiben.
- *Liegenlassen* des Wickels ca. 3/4 Stunden. In dieser Zeit Atmung und Befinden beobachten (Patient darf nicht schwitzen). Bei Unverträglichkeit den Wickel sofort entfernen.
- *Nach dem Wickel* sorgfältig waschen und trocknen; dann den Patienten 1/2 Stunde ruhen lassen; anschließend Vibration vornehmen.

Eine gute Wirkung hat auch der **Kartoffelbrustwickel**. Man braucht dazu 4–6 gekochte Kartoffeln mitsamt der Schale; auf ein Tuch legen und ein Päckchen formen. Die Kartoffeln werden mit der Faust zerdrückt, bis sie ganz weich sind.

Die flache Kompresse mit einem Klebeband verschließen. Sobald die Kartoffeln nicht mehr zu heiß sind, legt man die Kompresse auf die Brust und befestigt sie mit einem Wolltuch. Den Wickel so lange einwirken lassen, wie er als schön warm empfunden wird.

Dampfbad

Die *Dampfeinatmung* bewirkt Atemerleichterung und Sekretlockerung; auch dient sie dem Wohlbefinden und dem Heilungsvorgang. Das Dampfbad kann gemacht werden als

- *kleines Dampfbad:* 10 Tr. ätherisches Öl in 100 ml Wasser,
- *großes Dampfbad:* eine Handvoll Kamille (oder 50 ml Kamillosan) in 2 l heißes Wasser.
  - Der Patient hat ein Badetuch über Kopf und Schüssel hängen (damit der Dampf nicht entweicht).
  - Er atmet den aufsteigenden Dampf mit offenem Mund ein (ca. 10 min).
  - Nach der Inhalation Gesicht kalt abwaschen (Gefäße verengen sich wieder), abtrocknen.

Diese Behandlung kann 2- bis 3mal pro Tag wiederholt werden. Es ist ein einfaches Lösungsmittel bei Schnupfen, Husten, Nebenhöhlenerkrankungen.

Anwendung und *Wirkung* von ätherischen Ölen S. 218 f. u. 353.

Luftbefeuchtung

Wasser wird durch Druckluft, Elektrizität oder Ultraschall versprüht.

Zweck: Anfeuchten der Raum- und Einatmungsluft.

Bronchitiskessel (Warmwasser*verdampfer*). Der Dampf entweicht einem Rohr. Die Größe der Tröpfchen beträgt mehr als 30 µm, d. h., es werden nur die oberen Luftwege erreicht.

Croup-air-Defensor (Kaltwasser*vernebler*) u. a. Wasser wird durch elektrischen Strom vernebelt. Die relativ großen Wassertröpfchen befeuchten die Raumluft (Abb. 11.**14**).

Ultraschallvernebler (De Vilbiss). Er vermag durch seine Schwingungen die Wassertröpfchen so fein zu zerstäuben, daß sie mit der Einatmungsluft in die tiefen Luftwege bis in die Alveolen gelangen (Abb. 11.**14**).

Anwendung:

- *Kaltwasservernebler* in 40 cm Entfernung vom Patienten aufstellen, über 24 Stunden stehen lassen.
- *Warmwasserverdampfer:* Haare und Brust des Patienten mit Frotteetuch vor Nässe schützen. Kessel in 1 m Entfernung vom Patienten aufstellen (ca. 20 Minuten angesteckt lassen, dann Pause; wiederholen).

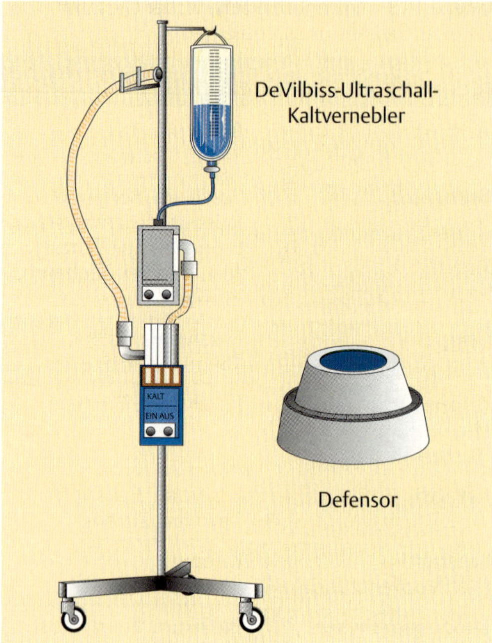

Abb. 11.**14** Luftbefeuchter.

Vorsicht Gefahr!

Verbrühen durch Dampf oder heißes Wasser:

- Keine Verdampfer bei unruhigen und/oder verwirrten Patienten und Kindern, bzw. die Geräte nicht unbeaufsichtigt und ungeschützt im Zimmer stehen lassen.
- Distanz zum Patienten einhalten (mindestens 1 m).

Keimverschleppung durch unsachgemäße Apparatehandhabung.

- Apparate sauberhalten, destilliertes Wasser verwenden.

Sekretentleerende Maßnahmen

Aushusten von Sekret

Häufige und anhaltende Hustenattacken bergen erhebliche Gefahren für Patienten mit Atemwegserkrankungen. So erhöht jeder Hustenstoß sehr stark den Druck innerhalb des Brustkorbs. Durch diesen Druck verengen sich die Bronchien. Gleichzeitig werden aber auch neue Hustenstöße provoziert. So entsteht leicht ein Teufelskreis mit schwerer Atemnot als Folge. Bei überempfindlichem Bronchialsystem kann dadurch ein Asthmaanfall ausgelöst werden. Aus diesem Grund muß das **produktive Aushusten** eingeübt und regelmäßig durchgeführt werden. Der Patient muß lernen, bei bewußten und tiefen Atembewegungen in entspannter Lage so lange abzuwarten, bis der Schleim im Kehlkopfbereich bemerkbar ist. Dann soll er den Schleim möglichst vollständig entfernen. Unterstützend wirkt ein warmes Getränk oder das Lutschen eines Bonbons. Bei Schwierigkeiten kann das produktive Aushusten unterstützt werden:

Im Bett. Sich aufsetzen, Knie und Gesäß anspannen und tief Atem holen. Dann die Luft kräftig ausatmen (Zwerchfellatmung). Hat der Patient eine Thorax- oder Abdominalwunde (postoperative Situation), soll er oder die Pflegeperson mit den flachen Händen einen Gegendruck ausüben.

Auf dem Stuhl. Dem Patienten die folgende Anleitung geben (Abb. 11.**15**):
- Durch die Nase einatmen.
- Wenig Luft ausatmen.
- Knie und Gesäß zusammendrücken.
- In kurzen, kräftigen Stößen husten, z. B. auf die Silbe „po-ho".
- Wieder normal durch die Nase einatmen und den ganzen Vorgang wiederholen.

Während des Hustens soll nicht eingeatmet werden, da sonst das hochkommende Sekret zurückfließt.

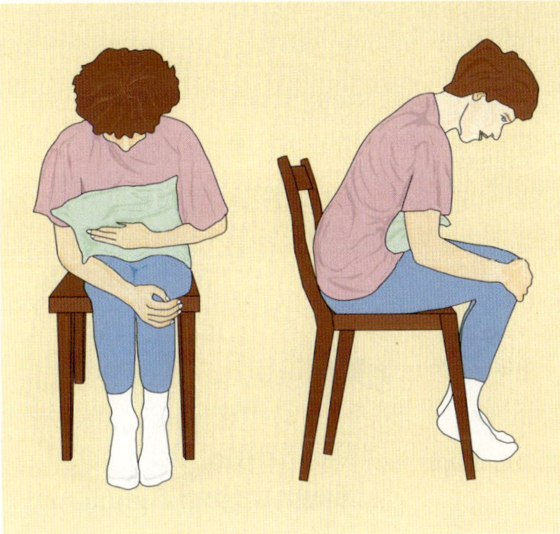
Abb. 11.**15** Produktives Aushusten.

Absaugen von Sekret

Grundsätzlich unterscheidet man:
- *Blindes, intratracheales Absaugen* – blinde Bronchialtoilette. Der Absaugkatheter wird durch die Nase (transnasal, -tracheal) oder den Mund (orotracheal) eingeführt: Mund/Nase → Rachen → Trachea (→ Bronchien). Das Absaugen in den Bronchien ist dem Arzt oder Intensivpflegepersonal vorbehalten.
- *Endo- oder intratracheales Absaugen* geschieht durch Tubus oder Trachealkanüle. Diese Maßnahme betrifft den Intensivpflegepatienten und bedarf der besonderen Erfahrung (S. 1013 f.).

Im folgenden wird *nur* das auf den Abteilungen übliche Absaugen beschrieben.

Absaugen durch Mund und Nase

Benötigtes Material:
- Absauggerät komplett (Elektropumpe oder Wandanschluß; Umgehen damit Kap. 40);
- Einwegabsaugkatheter mit endständiger Öffnung (Charrière je nach Viskosität des Sekrets wählen: 10, 12, 14);
- Absaugzwischenstück mit seitlicher Öffnung;
- Plastikhandschuhe, Abfallsack;
- Flasche mit Aqua dest.

Vorbereiten der Absaugvorrichtung:
- Desinfektionslösung in Sekretflasche (z. B. 25 ml Ivisolkonzentrat) sowie in den Köcher (kleines Gefäß), der dem Aufbewahren des Schlauchzwischenstücks dient, vorbereiten.
- Gerät am Strom- oder Vakuumstecker anschließen.
- Vakuumregler einstellen: 1 – 2 m Wassersäule.
- Geräte „betriebsbereit" schalten.

Vorgehen beim Absaugen:
- Hände desinfizieren.
- Flasche mit Aqua dest. bereitstellen, öffnen.
- Katheterhülle aufschneiden.
- Plastikhandschuh an rechte Hand anziehen.
- Mit der linken Hand den Katheteransatz und mit der rechten den Katheter fassen und zusammenstecken (bei Linkshändern umgekehrt).
- Mit der linken Hand Absauggerät in Gang bringen.
- Plastikhandschuh an linke Hand anziehen.
- Katheter in Aqua dest. befeuchten.
- Patient informieren.
- *Absaugen.* Werden Mund und Nase abgesaugt, mit dem Mund beginnen.
- Katheter vorsichtig ohne Sog einführen (mit der linken Hand abknicken; Abb. 11.**16**).
- Sog herstellen, unter leichten Drehbewegungen den Katheter zurückziehen. Anschließend Katheter vom Saugschlauch entfernen und diesen gut spülen.

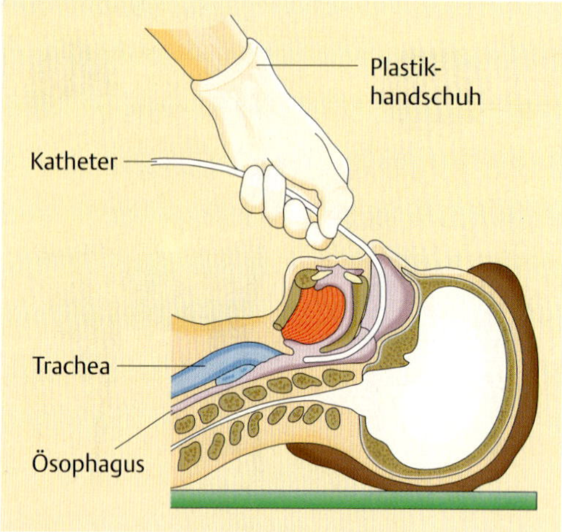

Abb. 11.**16** Absaugen durch einen nasal liegenden Katheter.

- Absaugvorgang wiederholen, bis die Luftwege frei sind.
- Absaugkatheter um die Hand wickeln, Handschuh darüberstülpen und in den Abfallsack geben.
- Absaugschlauch und Zwischenstück gründlich durchspülen.
- Gerät abstellen, Zwischenstück in desinfizierende Lösung legen, Aqua-dest.-Flasche schließen.
- Hände waschen und desinfizieren.

- Aqua-dest.-Flasche täglich wechseln.
- Sekretflasche bei Bedarf, mindestens 1mal täglich wechseln.

11.5.4 Freie Atemwege

Reinigung der Nasenwege. Sie ist ein wichtiger Faktor für das freie Zirkulieren der Luft in den oberen Luftwegen. Gute Nasenpflege vor dem Schlafen (Schneuzen, evtl. Dampfbad) ist bei Patienten mit Atemproblemen Voraussetzung für eine freie „Schlafatmung".

Nasenübung. Sie dient der
- Reinigung der Nasenwege,
- Erhöhung der geistigen Funktionen und Steigerung der Wachsamkeit,
- Linderung von Kopfschmerzen.

Anleitung:
- Mit dem Daumen die rechte Nasenhälfte zudrücken.
- Mit der linken Nasenseite tief einatmen, dann
- mit dem Zeigefinger die linke Seite zudrücken und die Luft aus dem rechten Nasenloch ausströmen lassen.
- Nach kurzer Pause durch dasselbe Nasenloch wieder tief einatmen und Übung wiederholen.

Freihalten der Nasenwege. Verstopfte Nase ist häufig eine Begleiterscheinung bei Erkältungskrankheiten im oberen Atmungssystem. Befreiend wirken Duftessenzen und japanisches Heilpflanzenöl (S. 317).

Anwendung. 1 – 5 Tropfen auf ein Taschentuch geben, einatmen. Nach Bedarf wiederholen. Um die Nase nachts freizuhalten, kann man ein Kräuterkissen oder eine Kräuterpackung neben die Nase auf das Kopfkissen legen (nicht bei Allergikern).

Freihalten des Rachenraums. Bei Entzündungen der oberen Luftwege (Rachenkatarrh, Halsschmerzen) ist *Gurgeln* angezeigt; bevorzugt sollen *natürliche Mittel* angewendet werden, z. B. Salbeitee, NaCl 0,9 %. Eine günstige Wirkung hat die folgende Mischung: je 1 Eßl. Essig, Honig, Salbeiblätter in 1/2 l Wasser einmal aufwallen lassen, in Thermosflasche abfüllen, damit das Getränk warm bleibt. Gurgeln so oft wie nötig.

Umgehen mit Sputum. Patienten, die viel Auswurf haben, brauchen genügend Papiertaschentücher und einen Abfallsack, der 3- bis 4mal täglich gewechselt wird. Bei *großen Mengen* Einwegbecher verwenden.

Zu *diagnostischen* Zwecken stellt das Labor Spezialgläser zur Verfügung. Voraussetzung für die Untersuchung ist
- Nüchternsputum: vor dem Frühstück, vor dem Zähneputzen;
- tief ausgehustetes Sekret (nicht Speichel); Aushusttechnik S. 354 f.

Kann der Patient kein Sputum herausgeben, wird u. U. eine bronchoskopische Absaugung (Kap. 43) vorgenommen.

11.5.5 Inhalationstherapie

Prinzip

Die Inhalationsbehandlung ist mit großen Vorteilen verbunden (nach Lindemann: Inhalationsbehandlung):
- Das inhalierte Medikament gelangt ohne Umwege dorthin, wo es gebraucht wird: in die

Atemwege. So kann es schneller und besser als ein geschlucktes Medikament seine Wirkung entfalten.

- Weil das Medikament auf direktem Weg in die Atemwege gelangt, wird im Vergleich zu anderen Verabreichungsformen höchstens 1/10 der Medikamentenmenge benötigt. Daher treten unerwünschte Wirkungen im Gesamtorganismus selten auf.

Wirkung und Weg des Medikaments

Das Medikament muß in feinste Tröpfchen zerstäubt („vernebelt") werden, damit es in die Atemwege gelangen kann. Deshalb benötigt man ein *Inhalationsgerät* (Abb. 11.**17**).

Die wirksamste Form der Inhalation wird mit Düsenverneblern erzielt, die mit elektrischen Kompressoren betrieben werden. Der Bereich der Atemwege, den das Medikament bei der Inhalation erreicht, hängt vor allem von der Tröpfchengröße und von der pro Minute vernebelten Medikamentenmenge (Nebeldichte) ab. Die gebräuchlichsten Inhalationsgeräte erzeugen größtenteils Tröpfchen mit einem Durchmesser von 3–6 µm. Diese Teilchen gelangen überwiegend in den Bereich der Bronchien. Mit speziellen Geräten können Teilchen von weniger als 2 µm hergestellt werden, die die kleinsten Aufzweigungen der Bronchien und sogar die Lungenbläschen erreichen.

Bei der Inhalation gelangt das vernebelte Medikament *direkt* in die Atemwege und die Lunge.

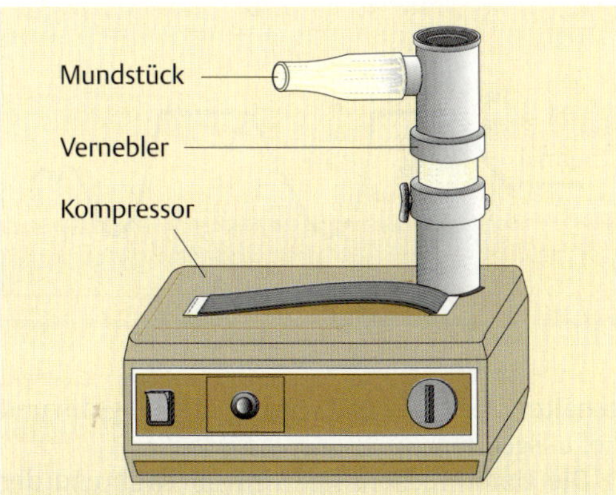

Abb. 11.**17** Zusammengesetztes Inhalationsgerät.

Inhalationsgeräte

Dosieraerosole (Taschensprays) sind klein und passen in jede Handtasche, womit sie auch unterwegs immer zur Hand sind. Das Inhalieren geht damit auch schneller als mit den üblichen Geräten. Es muß aber ein Wirkungsverlust in Kauf genommen werden, da die Teilchen (weil weniger Druck) nur schwer durch die Verengung der Trachea gelangen (Abb. 11.**18 a**).

Inhalationsgeräte, die mit elektrischen Kompressoren (netzabhängig) betrieben werden. Die Vernebelung des Medikaments ist hier besser als bei den Dosieraerosolen. Die Anwendung ist entsprechend aufwendiger und zeitintensiver (Abb. 11.**18 b, c**). Die sog. Ultraschallvernebler sind teure Geräte und im Normalfall nicht nötig.

Inhalationszusätze

Physiologische Kochsalzlösung wirkt sekretlösend. Sie dient auch als Trägersubstanz für die Medikamente. Pro Anwendung braucht man 2 ml. Dazu kommen 4–8 Tropfen eines atemwirksamen Medikaments, wie z. B. *Broncholytika* (meist Catecholaminderivate). Sie bewirken eine Schleimhautabschwellung und Broncholyse = Lockerung der Bronchialmuskeln (Isoprenalin, Alupent, Berotec, Ventolin u. a.).

Sekretolytika. Sie verändern die physikalischen Eigenschaften des Bronchialsekrets im Sinne einer Verflüssigung (Reduzierung der Viskosität und der Oberflächenspannung des Sekrets) = mukolytische Wirkung (Tacholiquin, Bisolvon, Fluimucil).

Pantothensäure (Bepanthen). Sie hat eine Schutzwirkung auf die Schleimhaut.

- Bei manchen Patienten kann die vernebelte Inhalationslösung einen ausgeprägten *Kältereiz mit Hustenreaktion* auslösen. Dann ist, nach Rücksprache mit dem behandelnden Arzt, u. U. die Vorinhalation mit einem atemwegserweiternden Pulver oder Spray ratsam.
- *Gewisse Broncholytika* (Isoprenalin, z. B. Aludrin) haben eine vasodilatierende Wirkung, was u. U. zu Tachykardie und Arrhythmien führen kann. Sie müssen äußerst vorsichtig dosiert und auf Nebenwirkungen überwacht werden (Pulskontrolle). Da eine Resorption durch die Mundschleimhaut möglich ist, soll nach der Inhalation der Mund gespült werden.
- *Inhalationsintervalle* genau einhalten, nicht über- oder unterschreiten. Bei gewissen Medikamenten (z. B. Sultanol) darf die Zeitspanne zwischen zwei Inhalationen 3 Stunden nicht unterschreiten.

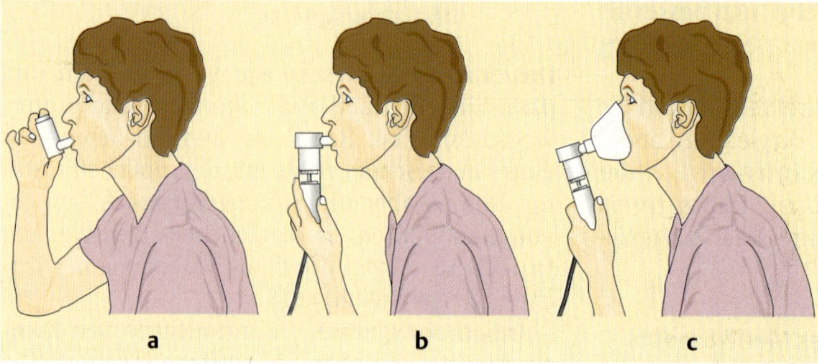

Abb. 11.**18** Inhalationen.
a Dosieraerosol.
b Membrankompressor mit Mundstück,
c mit Maske. Das Mundstück mit den Lippen gut umschließen; die Maske gut anlegen.

Merkblatt zur Anleitung des Patienten

Stationäres Inhalieren mit Inhalationsgerät

- Immer im Sitzen inhalieren.
- Zu jeder Inhalationszeit neue Lösung einfüllen.
- Immer mit Mundstück inhalieren (nicht mit Maske).
- Mundstück mit den Lippen und Zähnen gut umschließen.
- Bei der Einatmung die Unterbrechertaste am Handstück betätigen (**a**).
- Die Taste loslassen (**b**), Atem etwas anhalten und durch die Nase ausatmen.
- Nicht zu tief und nicht zu schnell ein- und ausatmen (**c**): zu schnelles Atmen (Hyperventilation) führt zu Schwindel und Übelkeit.
- Inhalationsdauer: 10 – 15 Minuten.
- Bei empfindlichem Magen die Inhalation kurz vor oder nach dem Essen vermeiden.
- Wenn Sie mit zwei verschiedenen Lösungen inhalieren, diese immer im Wechsel anwenden.
- Wenn die Inhalationslösung nach 15 – 20 Minuten nicht verbraucht ist, dann ist evtl. der Zerstäuber verstopft oder defekt (kontrollieren).
- Vorschlag für einen Zeitplan bei Inhalation, die 6mal täglich verordnet ist: 7.00, 10.00, 13.00, 15.00, 18.00, 21.00 Uhr.

Inhalieren unterwegs mit Dosieraerosol
(z. B. Berodual-Spray)

- Schutzkappe am Mundstück abnehmen.
- Behälter zwischen Daumen und Zeigefinger nehmen und kurz schütteln.
- Lange ausatmen, dann
- Mundstück zwischen Lippen und Zähne nehmen.
- Möglichst tief einatmen und gleichzeitig Aerosolbehälter zusammendrücken.
- Atem etwas anhalten.
- Mundstück aus dem Mund nehmen und langsam durch die Nase ausatmen.
- Diesen Vorgang nochmals wiederholen, wenn zwei Hübe verordnet sind.
- Mundstück des Dosieraerosols täglich einmal reinigen.
- Vorschlag für einen Zeitplan bei Inhalation, die 4mal täglich verordnet ist: 6.00, 11.00, 16.00, 20.00 Uhr.

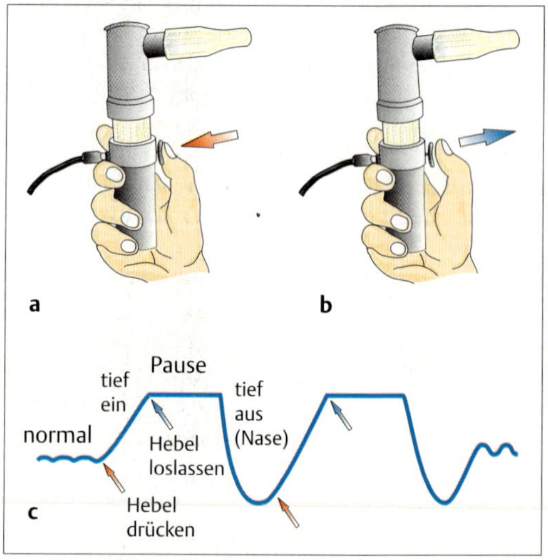

Durchführung der Inhalation

In möglichst entspannter, aufrechter Sitzhaltung atmet der Patient langsam und tief durch den Mund ein. Das Verneblermundstück, auf das die Zähne beißen, wird mit den Lippen umschlossen. Am Ende der Einatmung wird der Atem kurz angehalten. Anschließend wird wieder langsam und tief ausgeatmet.

Die Unterbrechertaste wird nur während der Einatmung gedrückt, beim Ausatmen wird sie losgelassen. Damit wird der Verneblungsvorgang gesteuert. Es wird nur dann Medikament vernebelt, wenn es auch inhaliert werden kann – beim

Einatmen. So wird unnötiger Medikamentenverbrauch vermieden.

Stationär wird normalerweise das elektrische Inhalationsgerät verwendet. Der Vorgang dauert bei richtiger Anwendung etwa 15 Minuten. Patienten sollen zur *Selbständigkeit* animiert werden, deshalb finden Sie auf S. 358 ein *Merkblatt* für Patienten als Beispiel. Der Pflegeperson obliegt die *Anleitung* und die *sporadische Kontrolle:* Hat der Patient richtig verstanden? Geht er verantwortlich mit dem Inhalieren um? Treten Probleme auf? usw. Ein anderes Merkblatt kann Patienten dienen, die **daheim** mit dem Aerosol inhalieren.

Reinigung der Geräte

Im Anschluß an jede Inhalation sollte der Vernebler zerlegt werden. Alle Teile des Inhaliergeräts, die mit dem Mund des Patienten oder mit dem vernebelten Medikament in Berührung kommen, werden mit heißem Wasser gereinigt.

Im *Krankenhaus* werden die einzelnen Teile regelmäßig der Desinfektion und Sterilisation zugeführt. Es muß von Situation zu Situation geklärt werden, ob der Patient jedesmal ein frisch sterilisiertes Set (Mundstück und Tropfgefäß) braucht oder ob er dieses selber verwaltet: Nach jedem Gebrauch abspülen, gut trocknen, in Tuch eingeschlagen aufbewahren.

Zu Hause geht es vor allem um das Sauberhalten: Medikamentenreste und andere Ablagerungen können mit Zusatz von Geschirrspülmittel beseitigt werden (mit heißem, klarem Wasser nachspülen). Die Verneblerteile können auch in der Spülmaschine gereinigt werden (neuesten Erkenntnissen zufolge ist das Auskochen der Einzelteile nicht nötig).

Beatmungsinhalation. Die Kombination von Düsenverneblung mit intermittierendem Überdruck ist in der prophylaktischen (prä- und postoperativ) sowie in der therapeutischen (bei Atelektasen, Obstruktion der Bronchien, Emphysem u. a.) Behandlung von zunehmender Bedeutung (Inhalationsrespirator Kap. 35).

Voraussetzung für die Anwendung:
- ausreichende Instruktion und Training des Patienten am Gerät;
- störungsfreie Adaptation des Respirators an den Patienten;
- optimale Einstellung am Respirator;
- Kenntnis des Funktionsprinzips der Apparatur durch das betreuende Personal.

11.5.6 Pneumonie- und Atelektaseprophylaxe

Die *Pneumonie* (Lungenentzündung) ist ein beachtlicher Risikofaktor
- für *Krankenhauspatienten* – sie ist die zweithäufigste Infektionskrankheit;
- für *alte Menschen* – 80 % aller Todesfälle im Alter sind Folge einer Pneumonie (durch Infektion oder Aspiration).

Die *Atelektase* (nicht mit Luft gefüllter Lungenabschnitt) wird verursacht durch oberflächliche Atmung und ungenügendes Aushusten (Abb. 11.**19**). Sie ist ein Risikofaktor
- für Patienten in der *postoperativen Phase* mit ungenügender Durchlüftung der Lunge (Schonatmung bei Thorax- und Bauchwunden);
- für *alte Menschen, Geschwächte, Bewußtlose*, deren Sekret mangels Aushusten liegenbleibt.

Prophylaktische Maßnahmen

Ihr **Ziel** liegt
- in der Verbesserung der Lungenventilation,
- im Vermeiden von Sekretansammlung,
- im Vermeiden von Aspiration.

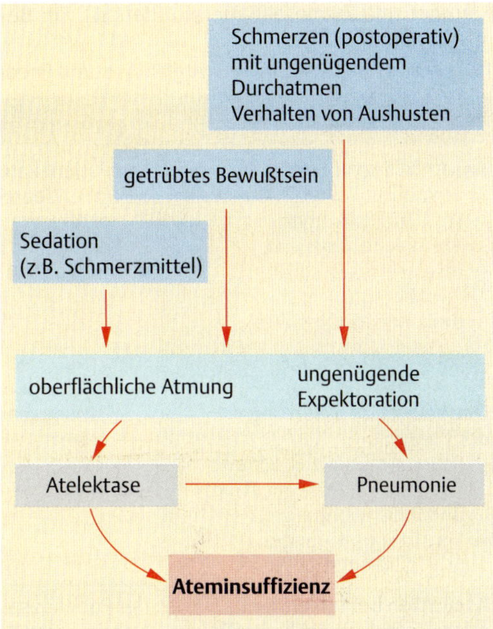

Abb. 11.**19** Entstehungsmechanismen der Atelektase und der Pneumonie.

Maßnahmen sind demzufolge neben den auf S. 345 ff. besprochenen:

Durchatmen und „Blähen" der Lunge:
- durch den Patienten selber, bei frischer Luft;
- mit Unterstützung durch die Pflege- und Behandlungsgruppe;
- mit Hilfe des Blasens (Ballon, Wasserflaschen, Giebel-Rohr);
- mittels Beatmungsinhalation.

Sekretlösung:
- Abklopfen, Vibration;
- Luftbefeuchtung, Inhalation;
- zweckmäßige Lagerung, Umlagerung;
- gute Hydratation: viel trinken und/oder Infusionen.

Husten und Expektoration:
- durch den Patienten selber;
- mit Unterstützung der Pflegenden;
- evtl. blinde tracheale Bronchialtoilette.

Zur Anwendung der Unterstützungsmaßnahmen und zur Einübung des *Pflegeprozeßdenkens* finden Sie einen *Pflegeplanungsvorschlag* mit generellen Maßnahmen – *Standardplan* in Tab. 11.**4**.

11.5.7 Sauerstoffverabreichung

Der Körper reagiert auf Sauerstoffmangel mit Atemnot und Zyanose (Sauerstoffdefizit). Bei Beseitigung der Ursache bzw. bei Sauerstoffzufuhr (Sauerstoffbeatmung) kann das bestehende Defizit im Gewebe ausgeglichen werden, Atmung und Hautfarbe normalisieren sich.

Sauerstoffversorgungsanlagen

Sauerstoff (O_2) wird durch Kühlung und Verflüssigung mit Hilfe von Spezialverfahren von den anderen Gasen getrennt aus der Luft gewonnen. Die Anlieferung erfolgt in großen Druckflaschen (ganz große Flaschen zur zentralen, kleinere Flaschen zur direkten Versorgung). Der Druck in den Stahlflaschen beträgt 150 atü (Kap. 40).

Zum Befeuchten des Luft-Sauerstoff-Gemischs stehen verschiedene Geräte zur Verfügung. Das Prinzip besteht darin, den Durchfluß zur Befeuchtung und eventuellen Erwärmung des Gas-Luft-Gemischs zu ermöglichen. Die Befeuchter müssen wegen der Infektionsgefahr täglich erneuert werden (aufsterilisieren), oder man legt ein Kupferplättchen ins sterilisierte destillierte Wasser.

Zentrale Gasleitung mit Wandanschluß. Der Zuleitungsweg ist grundsätzlich der gleiche, wie er aus Abb. 40.**13** S. 1121 ersichtlich ist. Über eine *Steckkupplung* wird der Durchflußströmungsmesser am Wandanschluß befestigt.

Tabelle 11.**4** Standardplan zur Atelektase- und Pneumonieprophylaxe

Pflegeprobleme	Pflegeziele	Pflegeplan (Maßnahmen)
Ansammlung von Sekret – vermehrte Sekretproduktion (z. B. Entzündungen der Atemwege, Operierte) – erschwertes Aushusten (z. B. Betagte, Geschwächte, Bewußtlose, Operierte)	der Patient kann vorhandenes Sekret entleeren – Sekret kann gelöst werden – Sekret kann ausgehustet (abgesaugt) werden	– Abklopfen des Thorax – Einreibungen (Brust und Rücken) mit sekretlösenden Salben – Inhalation – ausreichende Flüssigkeitszufuhr – Aushusten von Sekret – Absaugen von Sekret durch Mund und Nase
Ungenügende Belüftung der Lunge – Schonatmung (z. B. Lungenkranke, Operierte mit Thorax- und Bauchwunden) – Ventilationsstörungen (z. B. Lungenemphysem)	der Patient kann tief durchatmen	– Frischluftzufuhr – atemerleichternde Lagerung – Atemgymnastik unterstützen – Beatmungsinhalationsgerät einsetzen
Aspiration bei fehlendem oder gestörtem Schluckreflex (z. B. Hemiplegiker, Bewußtlose)	der Patient aspiriert keine Nahrungsreste oder Sputum	– sachgerechte Lagerung (z. B. Oberkörperhochlagerung bei Nahrungsaufnahme) – angepaßte Ernährung bei Schluckproblemen – absaugen, falls Aushusten nicht mehr möglich ist

Gasflaschen. Sie werden in der Größe von 10 oder 50 l Rauminhalt (bzw. 2 l für Transportgeräte) angeliefert. Die Flaschen sind blau angestrichen und unterscheiden sich damit von anderen Gasflaschen. Der hohe Druck von 150 atü wird durch einen Druckminderer reguliert und ist am Druckmesser (Manometer) ablesbar. Multipliziert man die am Manometer ersichtliche Zahl mit dem Rauminhalt in Litern, kann der noch vorhandene *Sauerstoffvorrat* errechnet werden.

Inhaltberechnung. Eine Stahlflasche mit 10 l Rauminhalt wird mit 150 atü mit Sauerstoff gefüllt. Das ergibt einen Inhalt von 1500 l Sauerstoff.

Beispiel:

- Bei einem Verbrauch von 2 l Sauerstoff pro Minute ist die Bombe nach 12 1/2 Stunden leer.
- Bei einem Manometerstand von 90 und einem Verbrauch von 3 l pro Minute reicht die Flasche 5 Stunden.

Rechnung:

Manometerstand mal Rauminhalt, dividiert durch Liter pro Minute =

$$\frac{90 \cdot 10}{3 \cdot 60} = \frac{900}{180} = 5 \text{ Std.}$$

Umgang mit Gasflaschen:

- *Gasflaschen vor Gebrauch kontrollieren.* Ein einheitlich festgelegter Anschluß (DIN 477) kann nur mit dem entsprechenden Gegenanschluß benutzt werden. Damit ist eine Verwechslung des Gases, z. B. Lachgas – Sauerstoff, praktisch ausgeschlossen.
- Volle und leere Flaschen getrennt aufbewahren oder beschriften. Verschiedene Gase getrennt lagern.
- Flaschen anketten oder liegend lagern, um ein Umfallen zu verhindern.
- Nur mit geschlossenem Ventil und Schutzkappe transportieren.
- Wegen Explosionsgefahr darf kein Öl und Fett an die Armaturen gebracht und muß Erwärmung (Heizkörper, Feuer, Sonne) ausgeschlossen werden. An Gasflaschen mit schwergängigen Ventilen nicht mit Zange u. ä. Werkzeugen (außer den besonderen Aufsteckrädern) hantieren, sondern sie an den Lieferanten zurückgeben.
- Flaschen außerhalb des Patientenzimmers wechseln. Mit fahrbarem Untergestell transportieren.
- Flaschenventile vorsichtig handhaben: langsam öffnen, leicht schließen.

Anschließen der Sauerstoffflaschen. Folgende Reihenfolge erleichtert das korrekte Vorgehen:

1. Kontrolle der Bombe (Farbe und Aufschrift).
2. Schutzkappe abnehmen (Haupthahn muß geschlossen sein).
3. Ventildeckel abschrauben (Ventilöffnung von sich wegdrehen).
4. Haupthahn kurz öffnen (Entfernen von Staubpartikeln).
5. Kopf (Abb. 11.**20**) so anschließen, daß er senkrecht steht, und Feinregulator schließen.
6. Wasserbehälter anschrauben (Wasserstand prüfen, evtl. mit Aqua dest. nachfüllen).

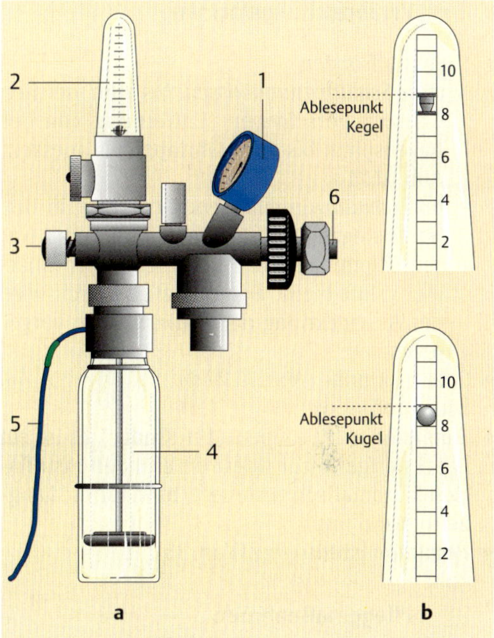

Abb. 11.**20** Kopf des Sauerstoffspenders.
a Teile: 1 = Manometer und Druckminderer (Druckmesser) – bei den Wandentnahmegeräten nicht erforderlich, da der Druck in der zentralen Sauerstoffanlage herabgesetzt wird, 2 = Durchfluß-Strömungsmesser mit Literskala und Schwimmer, 3 = Feinregulierventil zur Einstellung der verordneten Liter Sauerstoff pro Minute, 4 = Anfeuchterbehälter wird bis zur Markierung mit Aqua dest. gefüllt, 5 = Verbindungsschlauch leitet den Sauerstoff zum Patienten, 6 = Wand- oder Flaschenanschluß. Die genaue Einstellung der Literzahl geschieht mittels Meßröhre mit Schwebekörper.
b Es werden sowohl kegel- als auch kugelförmige Schwebekörper verwendet. Der Ablespunkt für beide Arten wurde einheitlich festgelegt: beim Kegel die obere Fläche, bei der Kugel der obere Punkt (nach Dräger-Informationen).

Ziel der Sauerstofftherapie

ist die dosierte Anreicherung der Einatmungsluft mit Sauerstoff, damit der zum Leben notwendige Sauerstoffpartialdruck von etwa 8 kPa (60 mmHg) im arteriellen Blut nicht unterschritten bzw. 13,3–16,0 kPa (100–120 mmHg) nicht überschritten wird.

Sauerstoffapplikation braucht, wie jede Therapie, ärztliche Verordnung bezüglich
- Dosierung: Menge des Sauerstoffs in l/min,
- Dauer der Anwendung: kontinuierlich oder intermittierend,
- Art der Verabreichung: Maske, Katheter, Zelt.

Verabreichungsformen

- Sauerstoff*sonden*
  - *ohne Schaumgummikissen:* bis zum weichen Gaumen vorschieben (Entfernung von der Nasenspitze bis zum Ohrläppchen messen; Abb. 11.**21 a**;
  - *mit Schaumgummikissen:* 1 cm weit in den Naseneingang führen. Die Funktion der Nasenschleimhaut zur Anfeuchtung der Einatmungsluft bleibt ausgenutzt, dadurch wird der Austrocknung der Schleimhäute vorgebeugt.
- Sauerstoff*brille* (Abb. 11.**21 d**);
- Sauerstoff*maske*;
- Sauerstoff*zelt* (Croupette für Kinder). Es ist ein Sauerstoffgerät zur intermittierenden Insufflation (automatisch gesteuert) bzw. für die Langzeitbehandlung;
- *Respirationsbeatmung* (Kap. 35).

Pflegemaßnahmen

Einführen der Nasensonde:
- Vor dem Einführen der Sonde Nase schneuzen lassen.
- Einführen und befestigen (Abb. 11.**21 b, c**).
- Verordnete Literzahl O_2 einstellen (Abb. 11.**20 b**).
- Sonde mit O_2-Spender verbinden.

Nasen- und Sondenpflege:
- Überprüfen des Systems auf Funktionstüchtigkeit, Wassergefäß auffüllen.
- Sonde nach 12 Stunden von einem zum anderen Nasenloch wechseln, um Ulzerationen der Nasenschleimhaut zu vermeiden.
- Sorgfältige Nasenpflege (S. 223 f.).

Unterbrechen der Sauerstoffzufuhr. Sie geschieht in folgenden Schritten: Haupthahn schließen → System entleeren → Feinregler schließen → Sonde entfernen → Pflasterreste wegwischen → Nase reinigen.

Überwachen des Patienten. Sauerstoff ist wie ein Medikament auf seine Wirkung zu beobachten; die künstliche Situation (Insufflationssystem) schafft zusätzlich *Gefahren*, die aber bei sorgfältiger Handhabung unbedeutend sind.

Gefahrenmomente

- Ungenügende Befeuchtung führt zu Trockenheit und Reizerscheinungen im Rachen und in den oberen Luftwegen.
- Kontaminiertes System (Befeuchtungswasser!) führt zu Infektion.
- Langanhaltende Sauerstoffzufuhr bläht und schädigt die Alveolen.
- Übersättigung mit Kohlensäure (Hyperkapnie). Diese Patienten reagieren nicht mehr auf ihren CO_2-Gehalt im Blut, sondern nur auf den Sauerstoff. Das mit Sauerstoff übersättigte Zentralnervensystem antwortet auf den Stimulus „genügend Sauerstoff" mit einer Atemdepression (O_2-Narkose) → Atemstillstand infolge Hyperkapnie (zuviel CO_2). Mehr darüber s. Pflege bei chronischen Lungenkrankheiten S. 799 ff.

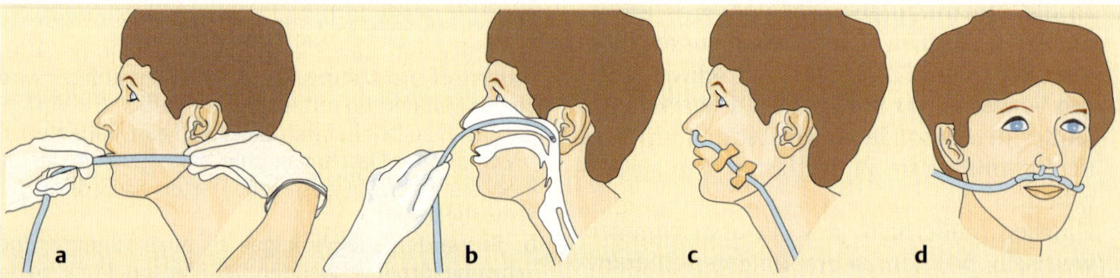

Abb. 11.**21** Sauerstoffverabreichung durch Nasenkatheter. **a** Abmessen. **b** Einführen, mit Taschenlampe kontrollieren und den am Gaumen sichtbaren Katheter 1 cm zurückziehen. **c** Mit Leukoplaststreifen befestigen (häufig auch über Nase/Stirn). **d** Sauerstoffbrille.

Sauerstoff in Situationen von akuter Atemnot: Unter Umständen ist es von lebenerhaltender Notwendigkeit, daß der Patient ohne Verzögerung Sauerstoff bekommt. Bis zum Eintreffen des Arztes gelten folgende *Regeln:*
- Kein Sauerstoff bei Patienten, bei denen eine chronische, obstruktive Lungenerkrankung (z. B. Emphysem) bekannt ist.
- Bei allen anderen Patienten kann bis zum Eintreffen des Arztes Sauerstoff gegeben werden: dabeibleiben, gut beobachten, Atmung kontrollieren. Zunehmende Schläfrigkeit ist Zeichen von Kohlensäureübersättigung und gilt als absolute Gegenindikation für Sauerstoff.

Außerhalb der Notfallsituation ist die Sauerstoffverabreichung immer an die ärztliche Weisung gebunden.
- Dosierung und Zeitintervalle exakt beachten.
- Zufuhrweg (Sonde) auf Lage und Durchgängigkeit prüfen.
- Anfeuchterbehälter täglich auswechseln oder Kupferplättchen einlegen. Wasserstand kontrollieren.

11.6 Vitalzeichen

Vitalzeichen nennt man jene vitalen (lebenswichtigen) Lebensvorgänge, die quantitativ und qualitativ meßbar bzw. registrierbar sind.

Bei der Vitalzeichenkontrolle werden *Atmung* und *Puls* gezählt und qualitativ beurteilt, der *Blutdruck* und die *Temperatur* (S. 366 ff., 310 f.) werden gemessen.

Moderne Monitorgeräte registrieren, speichern und verarbeiten diese und andere meßbare Daten. Sie sind eine große Erleichterung bei der Intensivüberwachung des Patienten (S. 1005 f.). Sie ersetzen aber nie den im Beobachten geschulten und geübten Menschen, der nicht nur registriert, sondern den individuellen Menschen in seiner Ganzheit wahrnimmt.

Sofortmaßnahmen bei vitaler Notsituation. Der Ausfall der Vitalzeichen – Puls, Blutdruck und/oder Atmung – ist lebensbedrohlich und verlangt unverzügliche *Reanimation.* Solche Notsituationen sind auf den gewöhnlichen Krankenabteilungen selten. Trotzdem wird beim Pflegepersonal vorausgesetzt, daß alle im entscheidenden Moment *rasch* und *richtig* handeln. Ein *Notfallset* mit allem für die Notsituation notwendigen Material muß griff- und einsatzbereit und unter allen Umständen komplett sein. Der Standort ist gut sichtbar bezeichnet, z. B. durch ein **SOS- oder Rotkreuzsignet**, und allen bekannt. Nur regelmäßiges Üben des Reanimationsablaufs kann die fehlende Routine im Bewältigen von Notsituationen ersetzen.

Lesen Sie zum Ablauf der Reanimation S. 1018 ff.

11.6.1 Atmung und Atmungskontrolle

Grundlagen zur Atmung – Rhythmus, Qualität und Quantität – sind ab S. 336 ff. nachzulesen.

Zählen der Atemzüge. Die Atmung kann bis zu einem gewissen Grad willkürlich beeinflußt werden. Praktisch bedeutet dies, daß der Kranke nicht wissen sollte, daß seine Atmung beobachtet wird. Das *Zählen* der Atemzüge geschieht, während die Hand auf der Speichenarterie liegt (wie für das Pulszählen). Dabei sind die Bewegungen des Brustkorbes bzw. des Abdomens zu beobachten. *Inspiration und Exspiration gelten als ein Atemzug;* es ist während einer ganzen Minute zu zählen.

Bei Bewußtlosen oder Benommenen können mit der Hand auf dem Brustkorb die Bewegungen gezählt werden. Das Beobachten der Atmung umfaßt den ganzen Atemvorgang: die Bewegungen der Nasenflügel, des Thorax und Abdomens sowie die Inanspruchnahme der Atemhilfsmuskulatur des Halses. Das *Registrieren* hat unverzüglich zu erfolgen. Überwachungsblätter haben eine vorgegebene Rubrik, die mit „R" (Respiration) bezeichnet ist.

11.6.2 Puls und Pulskontrolle

Theoretische Grundlagen

Puls – Pulsus (lat. pellere = stoßen) = Anstoß der Pulswelle in den Gefäßen, in erster Linie in den Arterien = *Arterienpulse.*

Wenn die linke Herzkammer durch ihre Kontraktion ca. 70 – 100 ml Blut (Schlagvolumen) in die Aorta oder Hauptschlagader preßt, wird die elastische Aorta erweitert, damit sie dieses Blutvolumen aufnehmen kann. Unmittelbar darauf zieht sich die gedehnte Arterienwand wieder zusammen, so daß das Blut wieder verdrängt wird. Da es nun wegen der geschlossenen Taschenklappen nicht rückwärts fließen kann, wird es gegen die Peripherie gepreßt, so daß im nächsten Abschnitt die Arterienwand gedehnt wird, um sich gleich darauf wieder zusammenzuziehen und so das Blut weiterzubefördern usw. (Windkesselfunktion der Arterien). Auf diese Weise läuft vom Zentrum zur Peripherie eine wellenförmige Bewegung über die Arterien, die sog. *Pulswelle.* Das Pulsieren der Arterie ist mit den Fingerkuppen spürbar, manchmal sogar mit bloßem Auge sichtbar. Bei gleichzeitigem Tasten des Karotispulses (mit der linken Hand die eigene rechte Halsschlagader tasten) und des Radialispulses (mit der rechten Hand den eigenen linken Radialispuls fühlen) merkt man deutlich die zeitliche Differenz zwischen herznahem und peripherem Puls. Die Geschwindigkeit der Pulswelle ist aber bedeutend höher als die des strömenden Blutes.

Arterienpalpation

Der Puls (die Pulswelle) kann überall dort getastet werden, wo eine Arterie oberflächlich verläuft und gegen eine harte Unterlage (Knochen oder Muskulatur) gedrückt werden kann, d.h., Druck kann durch Gegendruck mit den Fingerkuppen gemessen werden.

Geeignete Arterien sind:
- A. radialis (Speichenschlagader),
- A. carotis (Halsschlagader),
- A. temporalis (Schläfenschlagader),
- A. femoralis (Leistenschlagader),
- A. poplitea (Kniekehlenschlagader),
- A. dorsalis pedis (Fußrückenschlagader) oder
- A. tibialis posterior (Abb. 11.**22**).

Weitaus am häufigsten wird der *Radialispuls* palpiert. Man tastet auf der Daumenseite am peripheren Speichenende auf der Hohlhandseite (volar) und legt die vier Fingerkuppen mit etwas Druck auf die Arterie, der Daumen liegt gegenüber. Der Patient hält sein Handgelenk gebeugt und entspannt.

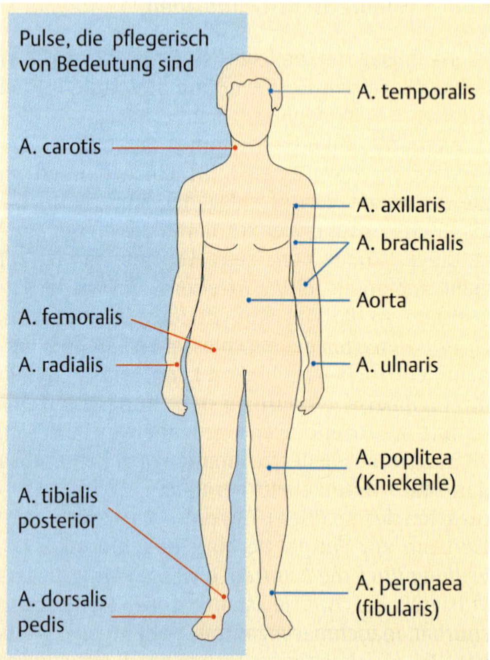

Abb. 11.**22** Die wichtigsten Arterien zur Pulspalpation.

Pulszählen. Mit dem Pulszählen setzt man ein, wenn der Uhrzeiger die Viertelminute anzeigt – „Eins" (wer mit „Null" beginnt, setzt so ein, daß er für die richtig plazierte „Eins" bereit ist). Üblicherweise zählt man die Pulsschläge während einer Viertelminute und multipliziert das Ergebnis mit vier. Einen langsamen und unregelmäßigen Puls sowie einen qualitativ veränderten Puls kontrolliert man während einer ganzen Minute.

Die *Registrierung* erfolgt sofort: Kurve, Protokoll-, Überwachungsblatt. Ein unregelmäßiger Puls wird kenntlich gemacht (man erkundige sich nach den üblichen Methoden).

Eigenschaften des Pulses

Je nachdem, ob sich das Herz langsam oder rasch, stark oder schwach kontrahiert, wird der Puls verschieden zu fühlen sein.

Je nachdem, ob die Öffnung zwischen Herz und Aorta groß oder klein ist, und je nachdem, ob die Aortenklappen dicht oder undicht schließen, wird die Pulspalpation verschieden ausfallen. Ob viel oder weniger Blut pro Herzschlag in die Aorta gepreßt wird, muß sich ebenfalls auf den Puls auswirken. Um die verschiedenen Faktoren bei der Pulspalpation zu erkennen, benötigt man große Übung, Erfahrung sowie einen trainierten Tastsinn (Ertasten von Venen Kap. 27). *Gezählt* wird die Frequenz; *gefühlt* bzw. *ertastet* werden Rhythmus und Qualität.

Pulsfrequenz

Die *Normalwerte* sind altersabhängig (Tab. 11.**5**).
Abweichungen:
- *Tachykardie* – Pulsbeschleunigung:
  physiologisch bei Erregung, Anstrengung;
  pathologisch bei hohem Fieber, Schock, Herzinsuffizienz, Hyperthyreose.
- *Bradykardie* – Pulsverlangsamung:
  physiologisch im Schlaf, bei trainierten Sportlern, bei Hunger;
  pathologisch bei Vagusreizung, z.B. infolge Hirndruckerhöhung (Druckpuls) sowie bei bestimmten Herzkrankheiten (AV-Block), Ikterus, Digitalisüberdosierung.

Puls- und Temperaturverhalten. Puls und Temperatur verhalten sich gleichgerichtet. In der Regel entspricht eine Temperaturzunahme von 1 °C

Tabelle 11.5 Alters- und geschlechtsspezifische Anzahl der Pulsschläge

Neugeborene	~ 140/min
Kinder	
2 Jahre	120/min
4 Jahre	100/min
10 Jahre	90/min
14 Jahre	85/min
Erwachsene	
Männer	60 – 70/min
Frauen	70 – 75/min
Senium	80 – 85/min

einer Beschleunigung des Pulses von ca. 8 – 12 Schlägen pro Minute. Bei Rückgang der Temperatur bleibt die Pulsfrequenz meistens noch einige Zeit erhöht.

Pulsdefizit. Normalerweise entspricht die Pulszahl der Zahl der Herzkontraktionen. Bei ungenügender Herzmuskelkontraktion kann eine Bradykardie vorgetäuscht werden, weil nicht jede vom Herzen ausgehende Blutwelle an einer peripheren Arterie fühlbar wird.

Das *Defizit* ist die Differenz zwischen der Herzfrequenz und der Pulsfrequenz. Sie ist feststellbar, wenn von zwei Personen gleichzeitig der Herzspitzenton *und* der periphere Puls gemessen werden.

Pulsrhythmus

Beim gesunden Menschen folgen sich die Herzschläge und damit die Pulswellen in regelmäßigen Abständen. Eine ungleichmäßige Schlagfolge wird als *Arrhythmie* bezeichnet (Abb. 11.**23**).

Das Myokard (Herzmuskel) enthält ein spezifisches Gewebe, in welchem die Reize entstehen und geleitet werden. Es ist das Reizleitungssystem. Jeder Herzschlag beginnt normalerweise in Form einer Erregung im Sinusknoten oder Schrittmacher des Herzens. Die Erregung wird über beide Vorhöfe geleitet und führt diese zur Kontraktion. In der Folge erreicht die Erregung den Atrioventrikulärknoten, der nahe der Scheidewand zwischen Vorhof und Kammer liegt. Von hier gehen die Reize über das His-Bündel die Kammerscheidewand entlang zu den Kammern. Die Kontraktion der Kammern wird also durch einen Impuls, der in den Vorhöfen entsteht, ausgelöst (S. 813 f.).

Sind die Überleitungswege für die Kontraktionsimpulse pathologisch verändert oder

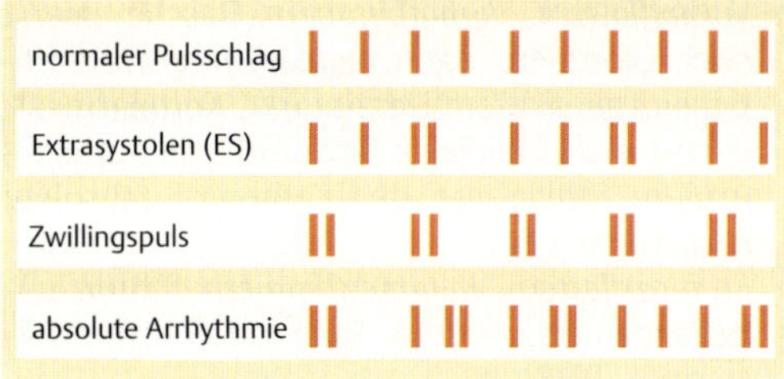

Abb. 11.**23** Verschiedene Pulsrhythmen.

blockiert, können Vorhöfe und Kammern einen verschiedenen Rhythmus und eine unterschiedliche Frequenz haben. Die Überleitung der Impulse kann teilweise oder ganz (vollständig) unterbrochen sein.

Sinusarrhythmie oder *respiratorische Arrhythmie.* Sie ist eine häufig beobachtete Erscheinung, bei welcher die Herzfrequenz während der Einatmung beschleunigt, während der Ausatmung verlangsamt ist. Am häufigsten wird sie bei Kindern und Jugendlichen angetroffen und ist ungefährlich.

Extrasystolen (ES). Unter *Systole* versteht man die Herzkontraktion, unter *Diastole* die Herzerschlaffung. Beim *extrasystolischen Puls* ist in den regelmäßigen Grundrhythmus von Zeit zu Zeit ein vorzeitiger Schlag eingeschaltet, dem eine längere, ausgleichende Pause folgt. Extrasystolen können beim Gesunden vorkommen, z. B. bei Verdauungsstörungen, bei übermäßigem Rauchen, bei Angstzuständen, bei Nervosität.

Extrasystolen werden eingeteilt
- nach *dem Ort ihrer Entstehung* als
  - supraventrikuläre ES = Vorhofextrasystolen,
  - ventrikuläre ES = Kammerextrasystolen;
- nach *der Art ihres Auftretens:* vereinzelt, gehäuft oder aneinandergereiht (Salven). Gehen einer ES regelmäßig zwei Normalschläge voraus, spricht man von 2 : 1-Extrasystolie; bei Doppelschlägigkeit von Zwillingspuls (Bigeminie).

Extrasystolie bedeutet das Auftreten von ES. Die Folge davon ist eine Arrhythmie.

Absolute Arrhythmien. Die Pulsschläge sind vollkommen unregelmäßig und von ungleicher Größe. Es handelt sich dabei um eine Reizbildungsstörung, die kürzere oder längere Zeit andauern kann. Die Ursache liegt häufig in einer Herzmuskelerkrankung mit Störung der Vorhof- oder Kammertätigkeit:

- *Vorhofflattern, Vorhofflimmern.* Rasche, zuerst noch geordnete, dann ungeordnete Vorhoftätigkeit (bei akutem Herzinfarkt, Koronarinsuffizienz u.a.). Die Folge davon ist eine unregelmäßige Schlagfolge der Kammern (absolute Arrhythmie).
- *Kammerflattern, Kammerflimmern* führen unbehandelt rasch zum Tode durch Herzstillstand (S. 1018).

Adams-Stokes-Syndrom. Zerebrale Hypoxie durch akute Herzrhythmusstörung. Bei extrem tachykarden (z.B. Kammerflimmern) oder bradykarden (z.B. AV-Block 3. Grades, Asystolie) Rhythmusstörungen kommt es infolge von Mangeldurchblutung des Gehirns zu Schwindelgefühl bis zu tiefer Bewußtlosigkeit (Synkope). Dieser in der Regel reversible Zustand kann bei längerer Dauer (Minuten) zum Tod führen.

Herzblock. Darunter versteht man eine teilweise oder gänzliche Blockierung (Unterbrechung) der Reizleitung. Sie kann vorübergehend oder als Dauerzustand auftreten. Durch Kammerautomatismus vermindert sich die Anzahl der tastbaren Pulsschläge auf unter 40 pro Minute.

Paroxysmale Tachykardie (anfallsweise auftretende Tachykardie). Plötzlich und anfallsweise auftretende Tachykardie mit einer Frequenz von 180–200 Schlägen und mehr pro Minute. Der Anfall kann Minuten bis Stunden dauern, begleitet von Atemnot und Angst. Diese Tachykardieform wird unterschieden in *die essentielle paroxysmale Tachykardie* (Anfallsbeginn überraschend, ohne Vorboten) und *die extrasystolische paroxysmale Tachykardie* (als Vorboten treten Extrasystolen auf, die Anfälle sind kurz). Die Tachykardie hört meistens ebenso plötzlich auf, wie sie begonnen hat. Sie kann durch Auslösung eines Vagusreizes (z.B. durch Vornüberbeugen) aufgehoben werden.

Pulsqualität

Beim Gesunden ist der Puls weich und gut gefüllt. Veränderungen betreffen die *Spannung* und *Füllung:*

Spannung = Widerstand der Pulswelle beim Versuch, diese zu drücken. Die Spannung bzw. Härte ist abhängig vom Druck bzw. von der Intensität der Kammerkontraktionen:

- *weich:* leicht eindrückbar bei Hypotonie, Fieber, Herzinsuffizienz;
- *hart:* schlecht eindrückbar bei Hypertonie; hart und langsam ist der Druckpuls bei Hirnödem, Hirntumor.

Füllung = Blutmenge im Gefäß. Die Füllung bzw. das Volumen ist abhängig vom Schlagvolumen sowie von der zirkulierenden Blutmenge bzw. von der Elastizität der Arterien:

- *gut gefüllt:* das pulsierende Gefäß fühlt sich voll an (voll und hart beim *Druckpuls*);
- *schlecht gefüllt:* das pulsierende Gefäß fühlt sich schwach an; „kleiner Puls" bei Hypotonie, *fadenförmiger* Puls (beschleunigt, regelmäßig, schwach gefüllt) bei Schock, Kreislaufversagen.

Das *Pulsfühlen* ist eine Kunst, die man nur *einübend* lernen kann.

> - Pulsveränderungen sind vitale Veränderungen, die, wenn sie der Mensch subjektiv mitempfindet (Herzklopfen, Herzjagen), Unbehagen und Angst auslösen.
> - Alarmierende Abweichungen nach oben oder unten, insbesondere Druckpulse, fadenförmiger Puls, Arrhythmien, sind unverzüglich dem Arzt zu melden.

11.6.3 Blutdruck und Blutdruckmessung

Theoretische Grundlagen

Der in den Blutgefäßen und Herzkammern herrschende Druck wird kurz Blutdruck genannt. Er wird in mmHg angegeben. (Die 1985 empfohlene SI-Einheit Kilopascal – Umrechnungskala S. 1119 – hat sich nicht durchgesetzt.

Man unterscheidet:

systolischer Blutdruck: höchster Punkt der Druckkurve;

diastolischer Blutdruck: tiefster Punkt der Druckkurve. Abb. 11.**24** zeigt den phasisch registrierten Blutdruck bei direkter Blutdruckmessung in einer Arterie. Der Blutdruck ist in den

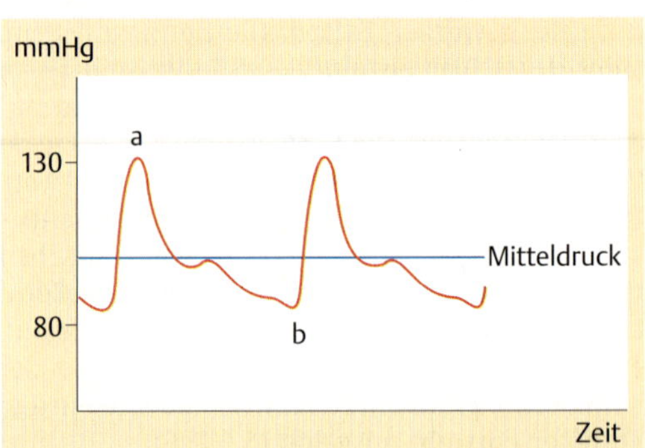

Abb. 11.**24** Phasisch registrierter Blutdruck.
a Systolischer, **b** diastolischer Druck (nach Pschyrembel).

einzelnen Kreislaufabschnitten sehr unterschiedlich. Die vom linken Ventrikel erzeugten pulsatorischen Druckschwankungen (ca. 120/80 mmHg) werden in der Aorta gedämpft. (Die Wirkung von Aortenklappen und Windkesselfunktion kann hier nicht erläutert werden; s. dazu weiterführende Literatur.)

In den peripheren Arterien wird die pulsatorische Druckschwankung größer, der systolische Druck steigt an (durch Wellenreflexion). Der steile Druckabfall in den Arteriolen setzt sich in den Kapillaren fort. Weiterer Druckabfall entsteht in den großen Venen; in den großen Hohlvenen findet sich ein Venenpuls, im rechten Vorhof ist der zentrale Venendruck zu messen (S. 1080 f.). Die Kontraktion des rechten Ventrikels von ca. 22 / 5 mmHg treibt das Blut durch die A. pulmonalis (ca. 22/10 mmHg, Lungengefäßwiderstand) in den linken Vorhof, in dem ca. 8 mmHg als Füllungsdruck für den linken Ventrikel (enddiastolischer Druck) vorhanden sind (Abb. 11.**25**).

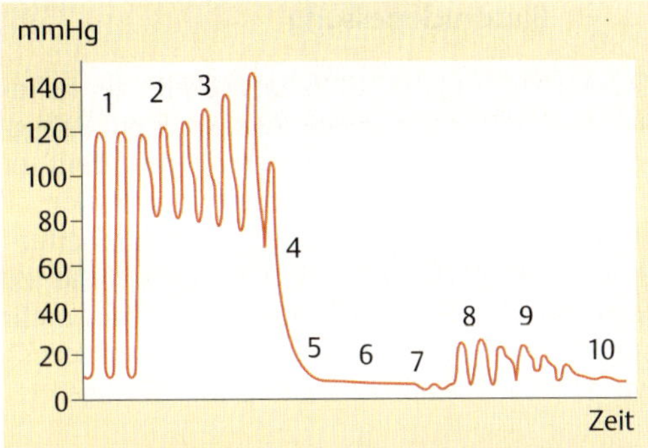

Abb. 11.**25** Blutdruck in einzelnen Kreislaufabschnitten. 1 = Linker Ventrikel, 2 = Aorta, 3 = periphere Arterie, 4 = Arteriole, 5 = Kapillare, 6 = große Hohlvene, 7 = zentralvenöser Druck (rechter Vorhof), 8 = rechter Ventrikel, 9 = Lungenarterie, 10 = linker Vorhof (nach Pschyrembel).

Blutdruckwerte

Wenn man von Blutdruck spricht meint man normalerweise den in einer peripheren Arterie gemessenen Druck. Dieser nimmt bei steigendem Lebensalter zu. Es gelten folgende Richtwerte bzw. **Normalwerte**:

Neugeborenes	systolisch	60–80 mmHg
Säugling	systolisch	80–90 mmHg
bis 10 Jahre	syst./diast.	90/60 mmHg
10–30 Jahre	syst./diast.	110/75 mmHg
30–40 Jahre	syst./diast.	125/85 mmHg
40–60 Jahre	syst./diast.	140/90 mmHg
über 60 Jahre	syst./diast.	150/90 mmHg

Blutdruckamplitude. Differenz zwischen systolischem und diastolischem Wert. Sie ist abhängig vom Schlagvolumen. Großes Schlagvolumen = große Amplitude, kleines Schlagvolumen = kleine Amplitude. Mittelwert 40 mmHg.

Abweichungen:

- *Hypertonie* = Blutdruckerhöhung bei Arteriosklerose, Adipositas, Nierenerkrankungen. Man unterscheidet die *essentielle* Hypertonie (ohne erkennbare Ursache) von der *sekundären* Hypertonie (aus erkennbaren Gründen, z. B. bei Arteriosklerose, Nierenkrankheiten, endokrinen Störungen).
- *Hypotonie* = Blutdruckerniedrigung bei Herz-Kreislauf-Erkrankungen, Schock, Blutverlust, vegetativer Labilität.

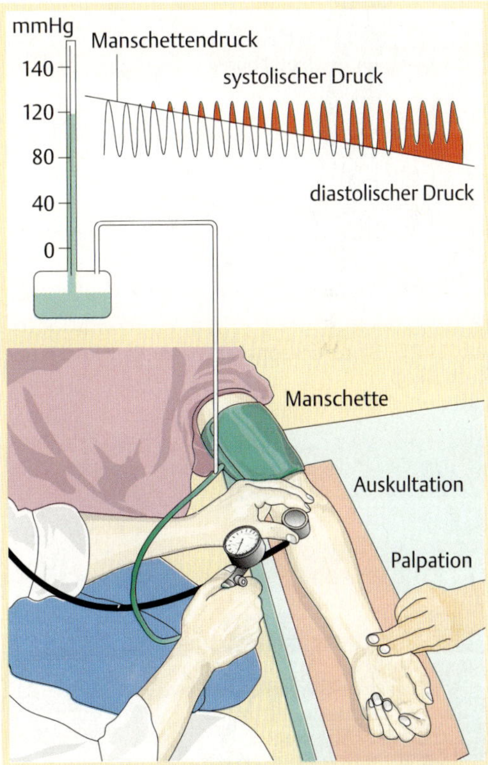

Abb. 11.**26** Blutdruckmessung. Diastolischer und systolischer Druck.

Blutdruckmessung

Geschichte. Im Jahre 1896 entwickelte der italienische Kinderarzt *Scipione Riva-Rocci* ein Sphygmomanometer (Pulsmanometer), mit dem er über eine aufblasbare Manschette den Blutdruck am Oberarm messen konnte. Der Manschettendruck war nötig, um die Oberarmarterie zu schließen, bis am Handgelenk kein Puls mehr tastbar war. Der gefundene Okklusionsdruck wurde dem *systolischen Blutdruck* gleichgesetzt (Abb. 11.**26**). Erst als der russische Arzt *Nikolai Korotkow* 1905 die Turbulenzgeräusche entdeckte, die beim Ablassen des Manschettendrucks über der Brachialarterie in der Ellenbogenbeuge auskultiert werden konnten, war auch die Ermittlung des *diastolischen Drucks* möglich geworden.

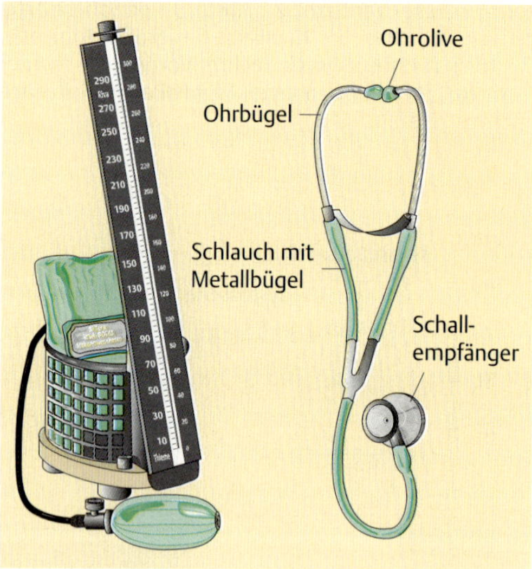

Abb. 11.**27** Blutdruckapparat nach Riva-Rocci und Stethoskop.

Auskultatorische Blutdruckmessung

Zur Messung stehen heute verschiedene Systeme zur Verfügung. Am häufigsten angewendet werden:

- *Manometersysteme* (Sphygmomanometer, Membranmanometer und Stethoskop; Abb. 11.**27**);
- *Monitorsysteme* zur automatischen Messung, als Kleinmonitor (Abb. 11.**28**) oder integriert in zentrale Monitoranlagen (S. 1005 f.);
- *elektronische Systeme* für die Selbstmessung (Abb. 11.**29**).

Bei allen Systemen ist darauf zu achten, daß die *Manschettengröße* stimmt. Die Manschettenbreite sollte etwa 40 % des Umfangs der Extremität betragen. Stimmt dieses Verhältnis nicht, kommt es zu erheblichen Fehlmessungen. Mit zu kleinen Manschetten wird zu hoch und mit zu großen Manschetten wird zu niedrig gemessen (Abb. 11.**29**).

Der Blutdruck wird als *Ton* erfaßt und in mmHg (Quecksilber) ausgedrückt. Bei einem Blutdruck von 120/70 mmHg entspricht die Zahl vor dem Schrägstrich dem systolischen, die Zahl nach dem Strich dem diastolischen Druck (Abb. 11.**30**).

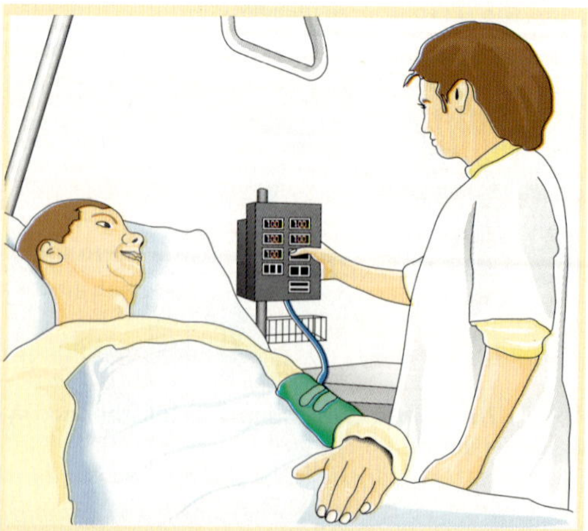

Abb. 11.**28** Automatische Blutdruckmessung.

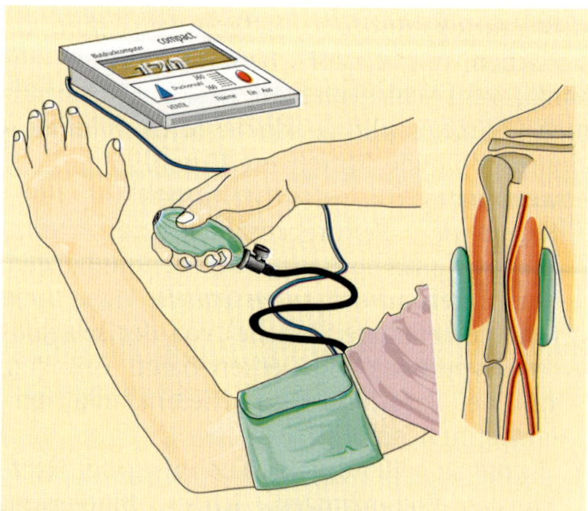

Abb. 11.**29** Elektronische Blutdruck- und Pulsmessung für die Selbstkontrolle (elektronischer Monitor mit Sichtanzeige). Richtige Manschettenbreite beachten: ca. 40 % des Extremitätenumfangs.

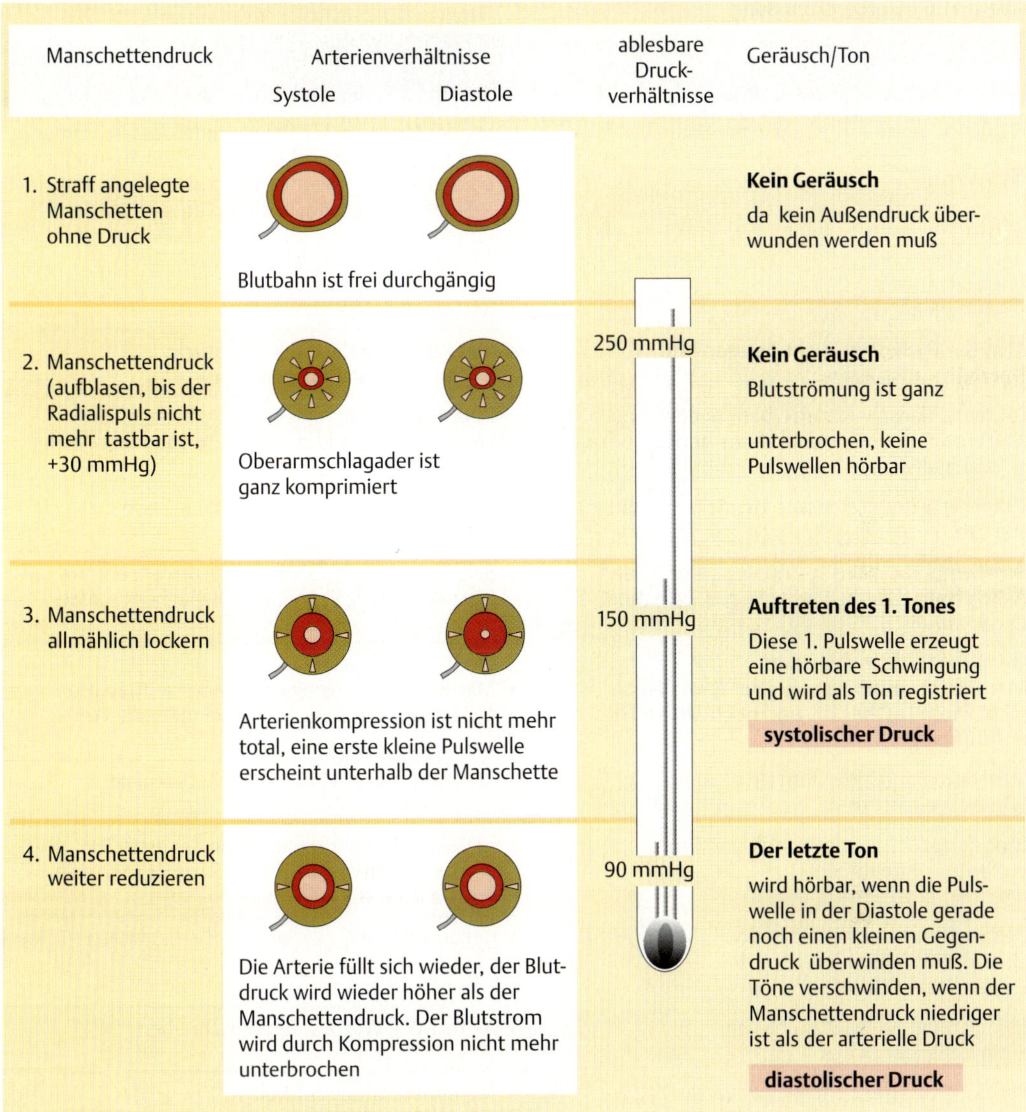

Abb. 11.**30** Auftreten (Systole) und Verschwinden (Diastole) des Tones beim Blutdruckmessen.

Technik der Blutdruckmessung

Das *Vorgehen* bei der Messung ist in Tab. 11.**6** nachzulesen. Treten *Probleme* auf (Pulswelle ist nicht hörbar oder Druckwert unerwartet hoch bzw. tief): nachkontrollieren und/oder von einer zweiten Person messen lassen. Fehler bei der Durchführung der Messung sind in Tab. 11.**7** aufgelistet.

- Abweichungen von der Norm bzw. von den erwarteten Werten sind
  - durch eine zweite Messung (evtl. durch Zweitperson) zu prüfen,
  - dem Arzt zu melden.
- Bei Erstuntersuchung immer an beiden Armen messen und entsprechend dokumentieren.
- Bei wiederholten Messungen (Blutdruckkurve) immer in der gleichen Position messen und entsprechend dokumentieren: liegend, sitzend, stehend.

Tabelle 11.**6** Blutdruckmessung

Vorgehen (Abb. 11.**28**)	**Zum Ausschließen von Fehlerquellen ist zu beachten:**
Patienten gewünschte Lage einnehmen lassen - im Stehen - im Sitzen - im Liegen	→ vor der Messung 1/2 Stunde ruhen lassen, immer den gleichen Arm wählen (bei Aortenvitien an beiden Armen); nie messen an einem Arm mit A-Shunt, Verletzung, venösem oder arteriellem Zugang → frei stehen, nicht anlehnen lassen → für Armauflagefläche sorgen → entspannte Lage } Unterarm in Herzhöhe
Arm des Patienten leicht beugen und in Herzhöhe abstützen	→ keine beengenden Kleidungsstücke, Lärmquellen (Radio) abstellen
Luftleere Manschette am Oberarm anlegen **Mittelpunkt des Gummiballons genau über der A. brachialis**	Manschette straff anlegen, Schläuche nicht verwickeln, am besten nach oben abgehen lassen
Ohransätze des Stethoskops in die Gehörgänge stecken	→ richtige Lage: nach vorn gegen die Nase
Schallempfänger des Stethoskops am Ort der A. brachialis (Ellenbeuge) auflegen, Palpation der A. radialis	→ Schallempfänger auf Intaktheit prüfen; er muß über der Arterie liegen, die Schläuche frei lassen
Ventil am Gebläse schließen **Manschette aufblasen, bis der Radialispuls nicht mehr tastbar ist, und noch 30 mmHg aufpumpen**	→ Manschette nur wenige Sekunden aufgeblasen lassen, längere Stauungen verändern die Werte
Stethoskop unter leichtem Druck in der Ellenbeuge aufsetzen	→ richtige Lage: direkt über der A. brachialis
Langsames Öffnen des Ventils und Druckentlastung vornehmen	→ bei zu raschem Vorgehen kann der erste Ton verpaßt werden: maximal 2–3 mm/s (normale Pulswelle ca. 0,8 s)
Beim ersten pulssynchronen Ton Quecksilbersäule ablesen = **systolischer Druck**	→ genau ablesen
Beim letzten Ton wieder ablesen = **diastolischer Druck**	→ gemessene Werte sofort aufschreiben
Restliche Luft **ganz** entweichen lassen	→ Manometerdruck auf Null
Gesamte Luft aus der Manschette ablassen, entfernen	
Meßgeräte desinfizieren	→ Vor dem Weglegen mit Desinfektionsmittel absprühen
Werte auf Kurve oder Überwachungsblatt schreiben oder einzeichnen	→ übliche Abkürzungen anwenden (z. B. st = stehend, l = liegend) bzw. Farben (z. B. rot = im Stehen, blau = im Liegen)
Unerwartete Werte: • Messung wiederholen; Manschette vollständig entleeren und 1 Minute warten • Werte sofort dem Arzt melden; Messung evtl. nach 15 Minuten wiederholen	→ *nicht* bei teilweise entleerter Manschette wieder aufblasen (Luft vor dem Wiederaufpumpen ganz ablassen) → nicht kommentarlos protokollieren

Tabelle 11.7 Probleme beim Blutdruckmessen (aus Schwester/Pfl. 1987, 26)

Problem	Ursache	Korrekturmaßnahmen
Offensichtlich falscher, zu hoher Blutdruck	Verwendung einer zu schmalen Manschette; der aufblasbare Manschettenbalg sollte um 20 % breiter sein als der Durchmesser der gemessenen Extremität	korrekt bemessene Manschetten verwenden
	Manschette zu locker angelegt	Manschette eng, aber nicht zu fest anlegen
	Manschettendruck wird zu langsam reduziert; venöse Stauung in der Extremität führt zu einem hohen Wert	das Druckventil systematisch öffnen
	Quecksilbersäule nicht vertikal gehalten	Druckmesser in vertikale Stellung bringen
	Quecksilbersäule über Augenhöhe gehalten	Druckmesser in Augenhöhe
	Blutdruckmessung unmittelbar, nachdem sich der Patient aufgeregt hat, gegessen oder geraucht hat oder gelaufen ist	sicherstellen, daß der Patient sich mindestens 1/2 Stunde entspannt hat, ehe der Blutdruck gemessen wird
Offensichtlich falscher, zu niedriger Blutdruck	Arm des Patienten über Herzhöhe	sicherstellen, daß der Arm auf Herzhöhe gehalten wird
	Quecksilbersäule unter Augenhöhe gehalten	Druckmesser in Augenhöhe bringen
	auskultatorische Lücke, d.h. Geräuschunterbrechung während etwa 10 – 15 mmHg	Arterie abtasten, während Manschette aufgeblasen wird
	schwache Geräusche nicht wahrnehmbar	Patienten bitten, den Arm hochzuhalten, bevor die Manschette erneut aufgeblasen wird. Das verringert den Venendruck und verstärkt die Geräusche. Arm wieder in Meßstellung bringen, Manschettendruck reduzieren und auskultieren

Spezielle Blutdruckmeßmethoden

Ultraschall-Doppler-Methode. Strömungsgeschwindigkeit und -richtung des Blutflusses in Arterien und Venen können mittels Auflegen von Ultraschallsonden mechanisch registriert und akustisch hörbar gemacht werden. Diese Methode wird häufig bei Säuglingen zur Blutdruckmessung angewendet.

Direkte arterielle Blutdruckmessung. Über einen flüssigkeitsgefüllten Katheter, meist in Verbindung mit einem Druckaufnehmer (Elektromanometer), wird der arterielle Druck gemessen (blutige Messung). Die Werte sind genauer als bei der unblutigen Methode, und die Registrierung ist kontinuierlich möglich.

Messung der arteriellen Verschlußdrücke. Mit einer Blutdruckmanschette wird an allen vier Extremitäten der Druck gemessen. Er wird nach Ruhe und nach Belastung für die Arme und Beine seitengetrennt (links – rechts) verglichen (genauere Werte erhält man mit der Ultraschall-Doppler-Methode).

Arterienauskultation. Sie erfaßt Strömungsgeräusche in den Gefäßen. Solche Geräusche entstehen durch Wandunregelmäßigkeiten, Verengungen oder Erweiterungen der Gefäße. Als Ursache dieser Geräuschphänomene werden Wirbelbildungen im arteriellen Blutstrom angenommen. Strömungsgeräusche gelten als Symptom einer arteriellen Gefäßkrankheit.

11.7 Beurteilung von Wissen und Können in der Pflege

Um den anderen Menschen – wie auch sein Atmen – richtig wahrnehmen und beurteilen zu können, bedarf es der Sensibilisierung für den eigenen Atem. Wer anderen helfen will, muß wissen, was er tut. Im folgenden werden zwei Übungen angeboten,

- die erste dient der Selbstreflexion,
- die zweite der Einschätzung bei Patienten mit Atemproblemen.

Weiterführende Literatur

Bienstein, Ch., G. Schröder: Dekubitus. Herausforderung für Pflegende. Thieme, Stuttgart 1997
Brüne, L.: Reflektorische Atemtherapie, 2. Aufl. Thieme, Stuttgart 1983
Edel, H., K. Knauth: Atemtherapie, 5. Aufl. Ullstein Mosby, Berlin 1992
Egenolf, H.: Wunder des Atmens, 17. Aufl. Hippokrates, Stuttgart 1983
Fintelmann, V., H. G. Menssen, C.-P. Siegers: Phytotherapie Manual, 2. Aufl. Hippokrates, Stuttgart 1993
Gillmann, H.: Physikalische Therapie, 5. Aufl. Thieme, Stuttgart 1981
Jecklin, E.: Arbeitsbuch Krankenbeobachtung. Fischer, Stuttgart 1988
Juchli, L.: Heilen durch Wiederentdecken der Ganzheit, 5. Aufl. Kreuz, Stuttgart 1993
Köhnlechner, M.: Die sieben Säulen der Gesundheit. Krankheit ist kein Schicksal. Pawlak, München 1987
Middendorf, I.: Der erfahrbare Atem, 2. Aufl. Junfermann, Paderborn 1985
Parow, J.: Heilung der Atmung, 3. Aufl. Hippokrates, Stuttgart 1981
Schipperges, H., u.a.: Die Regelkreise der Lebensführung. Deutscher Ärzte-Verlag, Köln 1988
Thüler, M.: Wohltuende Wickel. Selbstverlag, Bluemlisalpstr. 1, CH-3076 Worb 1986
Valnet, J.: Aroma-Therapie. Heyne, München 1986
Zink, J.: Erde, Feuer, Luft und Wasser. Kreuz, Stuttgart 1986

Übung

Atemtraining und Selbstreflexion im Liegen (nach Feyler).

- Nehmen Sie eine bequeme Rückenlage ein. Beide Hände ruhen auf dem Zwerchfell. Sie spüren Ihren eigenen Atemrhythmus.
- Die linke Hand ruht auf dem Zwerchfell. Mit der rechten Hand markieren Sie durch langsames Hochheben auf dem Ellenbogen den Atemrhythmus des Ein- und Ausatmens.
- Gehen Sie zur *Pendelatmung* über. Atmen Sie drei Sekunden lang gleichmäßig ein, atmen Sie sechs Sekunden lang gleichmäßig aus. Unterstreichen Sie diesen Atemvorgang mit einer Handbewegung. Nicht ruckartig atmen!
- Legen Sie Ihre beiden Daumen leicht unter die Nasenlöcher, um die Atmung zu erschweren. Die Atmung wird jetzt nur durch eine verstärkte Sogwirkung möglich. Sie verlangsamt sich dadurch und wird mühsamer.
- Legen Sie sodann Daumen und Zeigefinger unter die Nasenwurzel und halten dabei das linke Nasenloch zu. Atmen Sie dann durch das rechte Nasenloch ein, das Sie hiernach verschließen, um durch das linke Nasenloch wieder auszuatmen.
- Wiederholen Sie diesen Vorgang etwa dreimal.

Achten Sie während des ganzen Atemtrainings auf die rückkoppelnde Wirkung der vermehrten Sauerstoffzufuhr in Ihrem Nervensystem, in Ihrem Körper und im Kopf! Wie haben Sie sich vor dem Training gefühlt? Wie fühlen Sie sich hinterher?

Einschätzung der Atemsituation bei einem Patienten. Nehmen Sie sich Zeit, bei einem Patienten mit Atemproblemen die auf S. 345 vorgestellte Atemskala einzusetzen.

- Machen Sie eine Ersteinschätzung der Atemgefährdung. Orientieren Sie sich am Code S. 373f.
- Besprechen Sie die gewonnenen Resultate mit Ihrer Mentorin und
- wiederholen Sie die Einschätzung nach 1 Woche (oder nach 3 Tagen).
- Wie sind die Unterschiede? Warum? Wie hat sich der Gefährdungsgrad verschoben? Warum?
- Welche pflegerischen Maßnahmen hatten (warum und wie) eine Wirkung auf die Atemsituation?
- Machen Sie Vorschläge für die weiterführende Pflegeplanung.

Anhang (Code zur Atemskala Tab. 11.2 S. 345)

Bereitschaft zur Mitarbeit
0 Eine hohe Bereitschaft zur Mitarbeit ist durch kontinuierliche Mitarbeit gekennzeichnet.
1 Der Patient zeigt Bereitschaft zur Mitarbeit unter Aufforderung.
2 Er zeigt ab und zu Bereitschaft zur Mitarbeit, jedoch nur bei Aufforderung.
3 Er zeigt keine Bereitschaft zur Mitarbeit oder kann keine Bereitschaft deutlich machen.

Vorliegende Lungenerkrankungen
(Atemorganerkrankungen)
0 Es liegen keine Lungenerkrankungen vor.
1 Es liegt ein leichter Infekt vor, der den nasalen und oralen Bereich betrifft.
2 Es liegt ein Infekt vor, der auch den bronchialen Bereich mit einbezieht.
3 Es liegen Lungenerkrankungen vor.

Bereits durchgemachte Lungenerkrankungen
0 Der Patient hat keine Lungenerkrankungen durchgemacht.
1 Der Patient hat leichte Lungenerkrankungen durchgemacht, z.B. bronchopulmonale Infekte aufgrund grippaler Infekte im letzten Vierteljahr.
2 Der Patient hat schwere Verläufe durchgemacht.
3 Der Patient hat schwere Lungenerkrankungen oder Atemorganerkrankungen durchgemacht, die eine wahrnehmbare Atemfunktionseinschränkung hinterlassen haben.

Immunabwehrschwäche
0 Es liegt keine Immunabwehrschwäche vor.
1 Es liegt eine leichte Immunabwehrschwäche vor aufgrund einer nicht generalisierten Infektion.
2 Es liegt eine erhöhte Abwehrschwäche vor.
3 Es liegt eine völlige Immunabwehrschwäche vor.

Manipulative Maßnahmen orotracheal
0 Es werden keine manipulativen Maßnahmen im Atemtrakt durchgeführt.
1 Es werden manipulative, pflegetherapeutische Maßnahmen wie eine spezielle Nasenpflege oder Mundpflege durchgeführt.
2 Es erfolgt zusätzlich eine oral-nasale Absaugung.
3 Es erfolgt eine oral-nasal-endotracheale Absaugung ohne oder mit liegendem Tubus.

Raucher / Passivraucher
0 Der Patient ist Nichtraucher und ist in seinem direkten Umfeld nur geringfügig rauchexponiert.
1 Der Patient raucht pro Tag ca. 6 Zigaretten der Schadstoffgruppe 1 oder ist regelmäßiger Passivraucher, z. B. durch seinen Partner oder in seinem direkten Arbeitsumfeld.
2 Der Patient raucht ca. 6 Zigaretten der Schadstoffgruppe 2 und ist regelmäßig Passivraucher.
3 Der Patient raucht sehr intensiv, mehr als 6 Zigaretten der Schadstoffgruppe 3, oder ist ebenfalls in seinem Umfeld aktiver Passivraucher durch ständigen Rauchkonsum der Gruppe 3.

Schmerzen
0 Es sind keine Schmerzen vorhanden.
1 Es sind leichte, kontinuierliche Schmerzen vorhanden.
2 Es sind hauptsächlich Schmerzen in dem Bereich vorhanden, der auf die Atmung Einfluß nimmt.
3 Es sind ständig Schmerzen vorhanden, die wahrnehmbar auf die Atmung Einfluß nehmen.

Schluckstörung
0 Es liegt keine Schluckstörung vor.
1 Es liegt eine Schluckstörung bei flüssiger Nahrungsaufnahme vor.
2 Eine Schluckstörung liegt auch bei breiiger Nahrungsaufnahme vor.
3 Es liegt eine komplette Schluckstörung bei allen Nahrungsaufnahmen vor, auch beim Schlucken von Speichel.

Mobilitätseinschränkung
0 Es liegt keine Mobilitätseinschränkung vor.
1 Es liegt eine verlangsamte / eingeschränkte Mobilität vor, die durch Inanspruchnahme von Gehstützen und Hilfen kompensiert wird, oder eine veränderte Körperhaltung, die sich auch im Bett äußert.
2 Es liegt eine Mobilitätseinschränkung vor, so daß eine hauptsächliche Bettruhe vonnöten ist und eine Mobilisierung nur im Sessel oder Stuhl erfolgen kann.
3 Es liegt eine völlige Mobilitätseinschränkung vor.

Fortsetzung S. 374

Anhang (Code zur Atemskala Tab. 11.2 S. 345)

Lungengefährdender Beruf
0 Er hat keinen lungengefährdenden Beruf.
1 Er hat eine kurze Zeit – 1–2 Jahre – in einem lungengefährdenden Beruf gearbeitet.
2 Er hat 2–10 Jahre seines Lebens in einem lungengefährdenden Beruf gearbeitet.
3 Er arbeitete über 10 Jahre in einem exponierten lungengefährdenden Beruf.

Intubationsnarkose/Beatmung
0 Er hat keine Intubationsnarkose in den letzten drei Wochen hinter sich.
1 Er hat eine kurze Intubationsnarkose hinter sich (bis zu 2 Stunden).
2 Er hat eine langdauernde Intubationsnarkose hinter sich (2 Stunden und mehr).
3 Er hat eine oder mehrere Intubationsnarkosen hinter sich oder ist zwischen 12 Stunden und länger intubiert oder beatmet gewesen.

Bewußtseinslage
0 Keine Einschränkung der Bewußtseinslage.
1 Leichte Einschränkung der Bewußtseinslage, reagiert aber auf Ansprache folgerichtig.
2 Reagiert auf Ansprache nicht folgerichtig.
3 Zeigt keine Reaktion.

Atemtiefe
0 Der Patient kann ohne Anstrengung bis zu einer Zwerchfell- und Thoraxatmung kommen.
1 Der Patient kann mit Anstrengung zu einer Zwerchfell- oder Thoraxatmung kommen.
2 Der Patient führt mit großer Hilfestellung eine Zwerchfell- oder Thoraxatmung durch.
3 Der Patient kann keine Zwerchfell- oder Thoraxatmung durchführen, selbst bei großer Unterstützung nicht.

Atemfrequenz
0 Er hat eine Frequenz zwischen 14 und 20.
1 Er atmet unregelmäßig, sowohl zum bradypneuischen wie zum tachypneuischen Atem.
2 Der Patient atmet regelmäßig zum bradypneuischen oder tachypneuischen Atem.
3 Der Patient hat völlig unregelmäßige Atemzüge, die sehr tief oder oberflächlich sein können oder tachypneuisch bzw. bradypneuisch ständig wechseln.

Medikamente, die die Atmung sedieren
0 Der Patient bekommt keine Medikamente, die die Atmung dämpfen.
1 Der Patient bekommt unregelmäßig Medikamente, die dämpfenden Einfluß auf die Atmung nehmen.
2 Er bekommt regelmäßig Medikamente, die auf die Atmung dämpfend wirken.
3 Er bekommt spezifische Medikamente, die eine deutliche Wirkung auf die Atmung haben, wie z. B. Morphine oder Barbiturate.

12 Sich sicher fühlen und verhalten

Wer nicht mehr traut auf Gottes Willen,
ersetzt sein Nachtgebet durch Pillen.

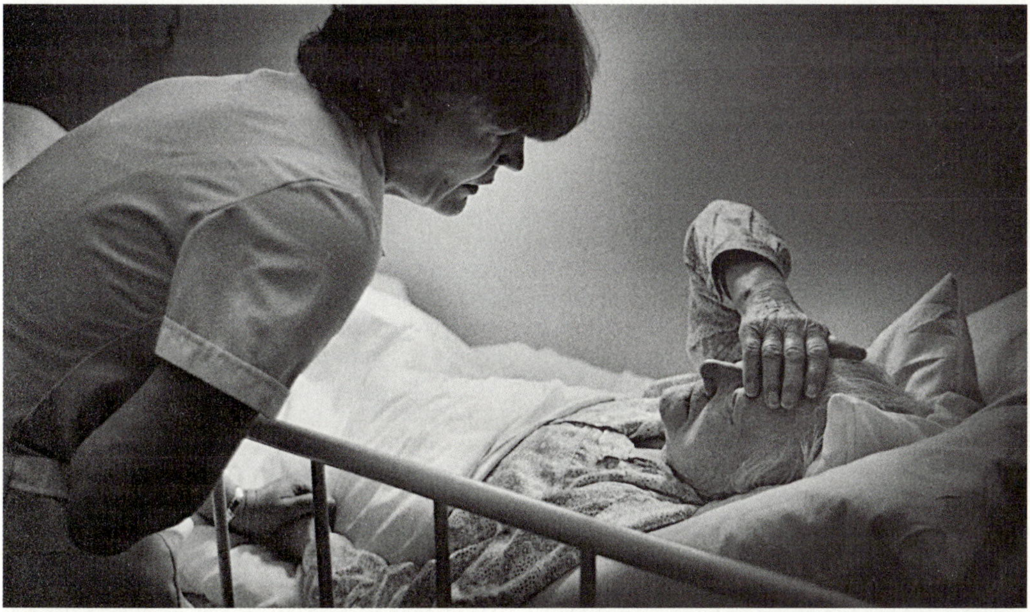

Foto: epd-Bild-Stuttgart, Hildenhagen

Sequenzziel

In diesem Kapitel finden Sie Informationen und Handlungsvorschläge, die sowohl der *eigenen Sicherheit* und Gesunderhaltung dienen als auch dem *Recht auf Sicherheit* des Patienten. Im einzelnen sind es die Grundlagen zu den allgemeinen Sicherheits- und Unsicherheitsfaktoren, weiter die Prinzipien der Hygiene, insbesondere der Krankenhaushygiene (Infektionsprophylaxe, Desinfektion, Sterilisation), sowie die Regeln sicherer Verabreichung von Medikamenten.

Prinzipien/Impulse

In der **geistigen Dimension** des Menschen wurzelt das *Urvertrauen*. Doch gibt es nichts im Leben, was nicht auch seinen Gegenpol hätte. Dem Urvertrauen steht die Urangst gegenüber, der Sicherheit die Unsicherheit. Wo Menschen besonnen und bewußt damit umgehen, wo es ihnen gelingt, die Abgründe der Angst und Unsicherheit nicht zu verdrängen, sondern als Auftrag anzunehmen, wachsen ihr Lebensvertrauen und ihre Lebenszuversicht. *Das Spannungsfeld Urangst – Urvertrauen ist unausweichlicher Teil der Bedingheit des Lebens.*

Der **menschliche Organismus** untersteht den Gesetzen der Homöostase. Dieses *ausgleichschaffende Prinzip* ermöglicht die Aufrechterhaltung des Stoffwechselgleichgewichts und der Abläufe in Organen und Organsystemen. Daraus erwächst dem Menschen ein hoher Grad an Sicherheit, weshalb das Sichgesundfühlen dem allgemeinen Lebensgefühl entspricht. Krankheit steht für Störung dieser Vorgänge; Unsicherheit, Angst und Mißbehagen sind die Folge. Umgekehrt können bedrängende und anhaltende Unsicherheitsfaktoren (von außen) das Gleichgewicht des Organismus stören und ihrerseits zu Krankheit führen. *Sich sicher fühlen und verhalten ist Gabe und Aufgabe zugleich.*

Kultur und Gesellschaft ermöglichen dem Menschen ein äußeres *Ordnungsgefüge*. Normen und Gesetze unterstützen die Sicherheit und das ungestörte Zusammenleben. So können gegenseitiges Vertrauen, Zuverlässigkeit und Verläßlichkeit wachsen und Leben erleichtern. Wo Gesetze willkürlich umgangen werden (Kriminalität) oder Normen zu bloßen Regeln verkommen (Moralismus), verlieren sie ihren Sinn und stören Wohlbefinden und Sicherheit einzelner und ganzer Gesellschaftsgruppen. *Die Beherrschung von Angst und Unsicherheit ist ein Dienst aller für alle.*

In der Motivationstheorie beschreibt A. Maslow das **Sicherheitsbedürfnis** als ein „Bedürfnispaket" (Bedürfnisensemble), das immer dann auftaucht, wenn die physiologischen Bedürfnisse relativ gut befriedigt sind; es umfaßt die Bereiche Sicherheit, Stabilität, Geborgenheit, Würde, Schutz, Angstfreiheit sowie das Bedürfnis nach Struktur, Ordnung, Gesetz, Grenzen, Schutzkraft usw. Beim Kind zeigt sich das Bedürfnis nach Sicherheit noch unverfälscht: Es reagiert (bei Bedrohung oder Gefahr) unreflektiert und intensiv durch Schreien und Flucht (wenn immer möglich zur Mutter). Der Erwachsene hat gelernt, seine Reaktionen zu kontrollieren und zu zügeln. Kompensatorisch hat er sich ein fast alle Lebensbereiche umfassendes Sicherheitssystem aufgebaut.

Das Recht auf Sicherheit wird in den *Erklärungen der Menschenrechte* der Vereinten Nationen verschiedentlich aufgegriffen, z. B.

Artikel 3: Jeder Mensch hat das Recht auf Leben, Freiheit und Sicherheit der Person.

Artikel 22: Jeder Mensch hat als Mitglied der Gesellschaft Recht auf soziale Sicherheit …

Artikel 25: Jeder Mensch hat Anspruch auf eine Lebenshaltung, die seine und seiner Familie Gesundheit und Wohlbefinden (…) gewährleistet; er hat das Recht auf Sicherheit im Falle von Arbeitslosigkeit, Krankheit, Invalidität, Alter (…).

Alle diese Gesetze sind jedoch wirkungslos, solange sie nicht von einzelnen getragen werden. So steht und fällt auch die eigene Sicherheit mit der *Sorge für sich selbst*. Und es stellt sich die Frage, woher es kommt, daß der heutige Mensch zwar viel über Rechte und Gefahren spricht, aber letztlich doch wenig für die eigene Sicherheit tut. Man schätzt, daß

- fast 3/4 der Bluthochdruckkomplikationen auf den Zusammenhang zwischen Ernährung und Salzkonsum zurückzuführen sind;
- 80 % aller Medikamente für Altersdiabetiker unnötig wären, wenn die Patienten es schaffen würden, ihr Gewicht zu reduzieren;
- 90 % aller Laxanzien einzusparen wären, wenn es gelänge, „die Menschen mehr in Bewegung zu bringen" und die Zusammensetzung der Nahrung zu optimieren;
- es sehr viel weniger Tote und Verletzte im Straßenverkehr gäbe, wenn die Geschwindigkeit reduziert würde.

Zum Aufgabenbereich der Gesundheits- und Krankenpflege gehört die **Prävention**, die aktive Mitarbeit für den Schutz und die Förderung der Gesundheit. Das aber heißt für uns ganz praktisch, daß wir uns *aktiv* mit Fragen des Gesundheitswesens, des Staates und der Gesellschaft befassen, daß wir uns *aktiv* an Programmen (und politischen Diskussionen) beteiligen, wo „Gesundheit und Sicherheit" zur Debatte stehen. Und es gilt auch *aktiv* an der gesundheitsbildenden Einsicht (und Verhaltensänderung) mitzuwirken. Mit

- weniger Rauchen,
- weniger, dafür richtigem Essen,
- weniger (und weniger schnellem) Autofahren, dafür mehr Bewegung,
- weniger Hektik und Streß, dafür mehr Nachsicht und Freundlichkeit usw.

wäre viel gewonnen.

Das Gegenwort zu Sicherheit ist **Risiko**, ist Gefährdung, ist Gefahr.

Wo aber sollen wir beginnen? Die Frage ist im Hinblick auf die *vielen Risikofaktoren* berechtigt; und vielleicht ist gerade dies – die Vielzahl der Risiken – der Grund, warum wir bei der „Pflege des Kranken" stehenbleiben, statt mehr ressourcenbewußt zu denken und durch gesunde Kräfte stimulierend zu handeln.

Lesen Sie dazu S. 79.

Umdenken in der Gesundheitsbildung

Es gibt nur eine Möglichkeit, in der Gesundheitsbildung voranzukommen: Wir müssen uns *auf den Weg machen*. Es wird sich auch hier erweisen, was die alten Weisen schon wußten: Der Weg ist wichtiger als das Ziel, weil das Entscheidende unterwegs geschieht. Und dieser Weg, so lang und beschwerlich er auch sein mag, heißt *umdenken*, auch in der Krankenpflege

- weg vom krankheitsorientierten Denken und Handeln
- hin zu mehr Sorge für ein gesundes Leben bzw. zur Aktivierung positiver Kräfte.

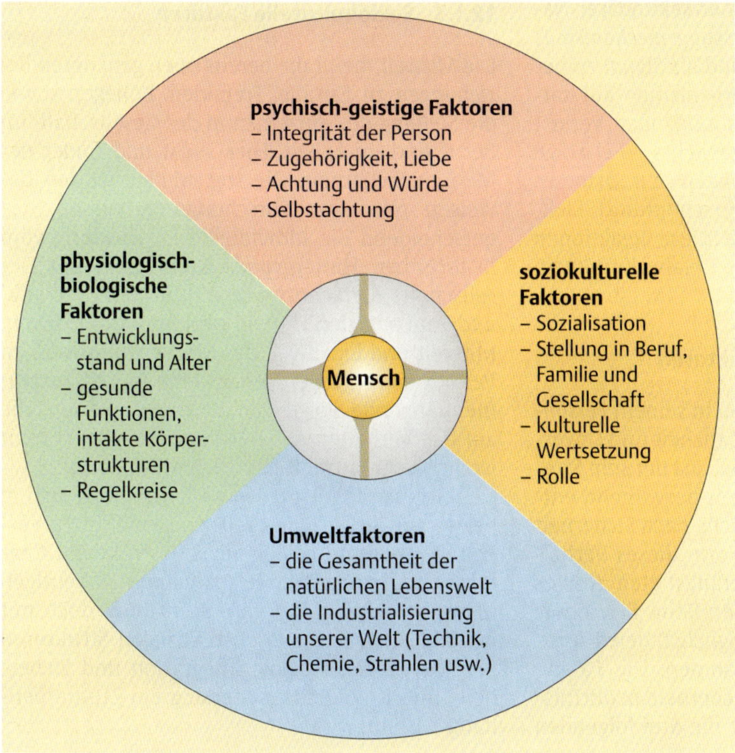

Abb. 12.**1** Einflußfaktoren auf das Sich-sicher-Fühlen und -Verhalten.

12.1 Beeinflussende Faktoren

Die Bedingungen gesunden Lebens sind eng mit dem Faktor Sicherheit verknüpft: Wo unsere *Lebenswelt* (Luft, Wasser, Boden usw.) ihre natürliche Ordnung verliert, wird auch unsere Sicherheit beeinträchtigt. Aus diesen Erwägungen heraus kann der Faktor Sicherheit nicht unabhängig von der Gesamtsorge für unsere Welt betrachtet werden. Denn „wir haben die Erde nicht von unseren Eltern geerbt – wir haben sie von unseren Kindern geliehen". Gesamt der Beeinflussungsfaktoren in Abb. 12.**1**.

12.1.1 Biophysiologische Faktoren

Abhängigkeit/Unabhängigkeit ist ein Faktor, der in bezug auf Sicherheit eine zentrale Rolle spielt.

- *Für Säuglinge und Kleinkinder* ist eine sichere Umgebung so lebensnotwendig wie die Nahrungsaufnahme; ohne unsere Sorge können sie nicht überleben. Das gleiche gilt für
- *alte Menschen*, bei denen die Fähigkeit, für die eigene Sicherheit zu sorgen, abnimmt oder von ihnen vielleicht als „nicht mehr so wichtig" eingestuft wird.
- *Kranke* brauchen dort Unterstützung, wo die entsprechenden Funktionen gestört sind (dies in allen Bereichen der ATL). Das gleiche gilt für
- *Behinderte*, wo sie nicht sehen, hören, gehen oder sich bewegen können.

Unsere *Sicherheit* ist weitgehend auch abhängig von **intakten inneren Regelsystemen**. Sie ermöglichen Selbsterhaltung, Regeneration und Regulation. Dadurch kann ein stabiles „milieu interne" aufrechterhalten werden (Homöostasetheorie).

Homöostase (griech. homoios = gleich, stasis = Stand, Position): automatische Anstrengung des Körpers, mittels Regelsystemen ein Gleichgewicht der Funktionen und Strukturen trotz aller äußeren Veränderungen aufrechtzuerhalten: durch Energieausgleich, Sauerstoff-Kohlendioxid-Austausch, Kälte-Wärme-Regulation, Regeneration durch Ruhe und Schlaf, Ausgleich durch Bewegung, Zufuhr von Vitalstoffen, Ausscheidung von Schlacken usw.

Der gesunde und widerstandsfähige Mensch kann sich dieser Regelsysteme bedienen, wodurch ein *dynamisches Gleichgewicht* gewährleistet ist. *Leben und Überleben* hängen vom Grad des in der jeweiligen Situation erbrachten *Anpassungsvermögens* dieser Regelsysteme ab.

Krankheitszeichen sind immer sekundärer Natur. Sie können Teil des *Anpassungsmechanismus* (Streß S. 432) sein, oder sie sind als *Signal* zu betrachten, als Hinweis des Organismus auf tatsächliche Mängel, Störungen und/oder Verlust des physiologischen Gleichgewichts. Die Folge davon sind Stoffwechselstörungen (z. B. Diabetes mellitus), Energieprobleme (Erschöpfung), Elektrolytentgleisungen usw. Alle diese Reaktionen bedeuten für den Organismus Gefahr, Krankheit, u. U. Tod.

12.1.2 Psychisch-geistige Faktoren

Hier geht es um den Menschen in seinem *Personsein* und in seiner *Integrität* (Ganzheit und Unversehrtheit). Diese Grundhaltung, aus der sein Streben nach Schutz und Sicherheit hervorgeht, entspringt dem Urinstinkt der Suche nach Sicherheit und Schutz. Die urtümliche Form dieses Verhaltens ist das Suchen des verängstigten Kindes nach Sicherung bei der Mutter. Beim Erwachsenen ist es der Drang nach möglichst vielen Absicherungen und Schutzmaßnahmen. Die Palette der Ausdrucksformen des Sicherheitsbedürfnisses ist sehr groß. Maslow hat die drei folgenden Bereiche beschrieben:

- *Zugehörigkeit* und *Liebe:* Beziehung, Kommunikation, Glauben, Vertrauen, Geborgenheit, Liebe geben und Liebe empfangen, Teilhaben.
- *Achtung:* Wertschätzung, Selbstsicherheit, Selbstachtung, Unabhängigkeit und Freiheit, Würde, Kompetenz (Leistung, Wissen, Können), Status, Anerkennung, Prestige usw. Letztere sind übergreifend auf den sozialen Bereich (psychosoziale Aspekte).
- *Selbstverwirklichung:* Selbstfindung, Selbsttranszendenz und damit Sinnfindung.

Gesundes und sicheres Leben hängt stark vom Maß der Erfülltheit und Akzeptanz (Selbst- und Fremdannahme) der Eigenpersönlichkeit ab.

Eingeschränktes oder verhindertes Personsein infolge Erziehungs- oder Entwicklungsfehlern wie auch achtloser *Einbrüche in die Eigenwelt* (Nichtrespektierung des Schamgefühls S. 493 f.) führt zu Verletzungen, Hilflosigkeit, Entmutigung, Lebensunfähigkeit.

Fehlende Akzeptanz, wiederholte Kränkungen, z. B. am Arbeitsplatz (Mobbing) stören die Handlungsfähigkeit oder machen sie unmöglich.

12.1.3 Soziokulturelle Faktoren

Die *Mitwelt* meint die bereits oben genannten *Beziehungen* zu Familie, Freunden, Kollegen sowie die *Stellung* des einzelnen in der Gesellschaft, im Beruf und im Leben. Hier sucht und findet der Mensch Sicherheit. Die sog. Milieutheorien beweisen mit ihren Forschungsergebnissen, wie entscheidend die individuelle Entwicklung vom historischen Hintergrund (Bewußtsein der Gesellschaft, Fortschritt von Kultur und Technik) *und* vom sozialen Umfeld geprägt wird. Umwelt, Mitwelt und Eigenwelt des Menschen formen im Verlauf eines ganzen Lebens eine in sich zusammenhängende Folge von Verhaltensweisen, die auf das Verhalten anderer Personen abgestimmt ist. In dieser Sozietät baut sich die *Rolle* auf.

Der *gesunde Mensch* ist so lange fähig, sich in bezug auf die soziale Welt zweckmäßig zu verhalten, als diese selber nicht destruktiven Charakter annimmt. Viele Krankheiten des heutigen Menschen sind sozial verursacht oder doch mit bedingt, d. h., daß zwischen sozialen Strukturen und Vorgängen (soziale Integration und Sicherheit) und Krankheitsentstehung ein Zusammenhang besteht.

12.1.4 Umgebungsfaktoren

Für die Sicherheit des Überlebens und Lebenkönnens sind die Grundelemente unserer äußeren Lebensbedingungen von ausschlaggebender Bedeutung. *Umgebung ist Umwelt*, ist die Welt, in der wir leben. Diese Welt ist wie nie vorher gefährdet durch den Menschen selbst bzw. durch den zunehmenden Zivilisationswohlstand (Industrialisierung, Wegwerfmentalität, weltweiten Tourismus usw.). Dabei ist eine Tendenz „zu immer noch mehr" festzustellen. Wir sind dabei geneigt, ein immer größer werdendes Risiko in Kauf zu nehmen:

- die Einschränkung und Entpersönlichung der Lebensräume (Wohnsilo statt Wohnkultur);
- die zunehmende Verwahrlosung entsozialisierter Personen (jugendliche Drogenabhängige, Arbeitslose, „neue Arme" usw.) und der dadurch mit betroffenen Lebensräume;
- das sog. Restrisiko bei der Atomnutzung;
- die Kontamination unserer Umwelt und der lebendigen Organismen – letztlich unseres eigenen Lebens – mit Chemikalien, Viren, Wohlstandsmüll usw.

12.2 Wahrnehmen und Beobachten der Sicherheitsfaktoren

12.2.1 Verhüten von Schäden

Sicherheit ist **Umsicht** und **Vorsicht**, d. h. es gilt, sich selbst und die Umgebung auf sicherheitsfördernde bzw. -hindernde Faktoren zu beobachten bzw. sein Verhalten zu befragen:

- *Schutz vor Feuer.* Wie gehe ich mit brennbaren Materialien um? Wie gut kenne ich die Sofortmaßnahmen bei Ausbruch von Feuer? Kenne ich den Standort der Feuerlöschgeräte, die Rufnummer der Feuerwehr?
- *Schutz vor Unfällen.* Kenne ich die Sicherheitsvorschriften und halte ich diese ein (auf der Straße, bei der Arbeit, im Haushalt)?
- *Verhüten von Pflegefehlern.* Habe ich mir die notwendigen Informationen/Kenntnisse angeeignet? Verhalte ich mich verantwortlich bezüglich Krankenhaushygiene?
- *Schutz der Menschenrechte.* Wie ist mein Menschenbild? Wie mein Verhalten gegenüber Kranken, Leidenden, Sterbenden? Wie bewältige ich ethische Konfliktsituationen?
- *Schutz meines Selbst.* Kenne und akzeptiere ich meine Grenzen, auch meine Gefühle von Hilflosigkeit? Wie halte ich die Balance von Nehmen und Geben (um nicht auszubrennen).

12.2.2 Verändern von Schadhaftem

Sicherheit ist auch **Einsicht** und **Übersicht** – d. h. es gilt, die Wahrnehmung auch auf das zu richten, was geändert werden muß. Auch dazu ein paar Fragen:

- *Umgebung.* Wie weit nehme ich gesundheitsschädigende Einflüsse (Lärm, schlechte Luft, Hektik usw.) überhaupt wahr? Setze ich mich ein für eine umweltgerechte Abfallentsorgung (daheim und im Krankenhaus)?
- *Strukturen.* Wie gehe ich mit Veränderungen um? Packe ich Veränderungen mit an, oder verbleibe ich in der (vielleicht schädlichsten) Haltung „man kann sowieso nichts tun"? Wie verhalte ich mich politisch/berufspolitisch? An welchen Aktivitäten nehme ich teil?
- *Gewohnheiten.* Unterstütze ich positive Gewohnheiten (z. B. beim Patienten)? Nehme ich eingefahrene, gesundheitsschädigende Gewohnheiten – bei mir selbst und bei anderen – wahr?
- *Einstellung zum Beruf.* Welchen Stellenwert haben Gesunderhaltung und Gesundheitsbildung? Welche „Visionen" und Hoffnungen tragen mich? Wo setze ich mich mit ein?

Die Liste ließe sich verlängern. Die Sensibilisierung für die Aufrechterhaltung und Verbesserung der Sicherheit sowohl für das Leben auf dieser Erde wie für die Zukunft unseres Berufes hängt in erster Linie mit meiner eigenen Bewußtheit und Entwicklungs- und Veränderungsbereitschaft zusammen.

Wie leicht/wie schwer aber fällt es dem Menschen, sich in diesem Sinn zu entscheiden? Dazu eine Beobachtung von Eugen Roth, der in seinen „Heiteren Versen" unter dem Stichwort „Vorbeugen" schreibt:

„Daß es nicht komme erst zum Knaxe,
erfand der Arzt die Prophylaxe.
Doch lieber beugt der Mensch, der Tor,
sich vor der Krankheit als ihr vor."

12.3 Sorge für Sicherheit

12.3.1 Gesundheit und Hygiene

Hygiene ist ein altes Wort: mit Gesundheitspflege und -lehre wird es übersetzt. Es ist abgeleitet vom griechischen *hygieinós* = gesund, der Gesundheit zuträglich, von *hygiéia* = Gesundheit und schließlich von *hygiés*, was so viel wie gut und heilsam, eigentlich „gut leben" bedeutet. Heute meinen wir mit Hygiene:

- den *individuellen Lebensstil*, also die Lebensregelung des einzelnen; sie kann aus dem Erfahrungsschatz der Jahrtausende schöpfen. Ob bei den alten Griechen, den Hebräern, den Chinesen – die „Regeln gesunden Verhaltens" sind überall anzutreffen. Und nichts anderes bedeutet dieses „gut leben" als eben diese Regulierung, die Kultivierung des persönlichen Lebensstils = *private* oder *individuelle Hygiene*;
- die *Sorge für die natürliche Lebenswelt.* Sie überlappt sich mit jener für die soziale Welt, betrifft Nahrung, Wohnung, Arbeit, Freizeit usw. „Gut leben" hier wird getragen von den Gesellschaftsnormen und schließlich von der öffentlichen Gesundheitspflege = *Umwelt-* und *Sozialhygiene.* Ihre Umsetzung kann aber nie global geschehen, sondern nur dort, wo Menschen zusammenleben, wo sie
- als *Gruppe und Gemeinschaft* Gesundheitsbildung praktikabel machen, d. h., wo Gesundheit Tag für Tag umgesetzt wird in die Wirklichkeit des konkreten Alltags: im Haushalt, im Krankenhaus, in der Gemeinde = *humanökologischer Ansatz* der Gesundheitsbildung (S. 44).

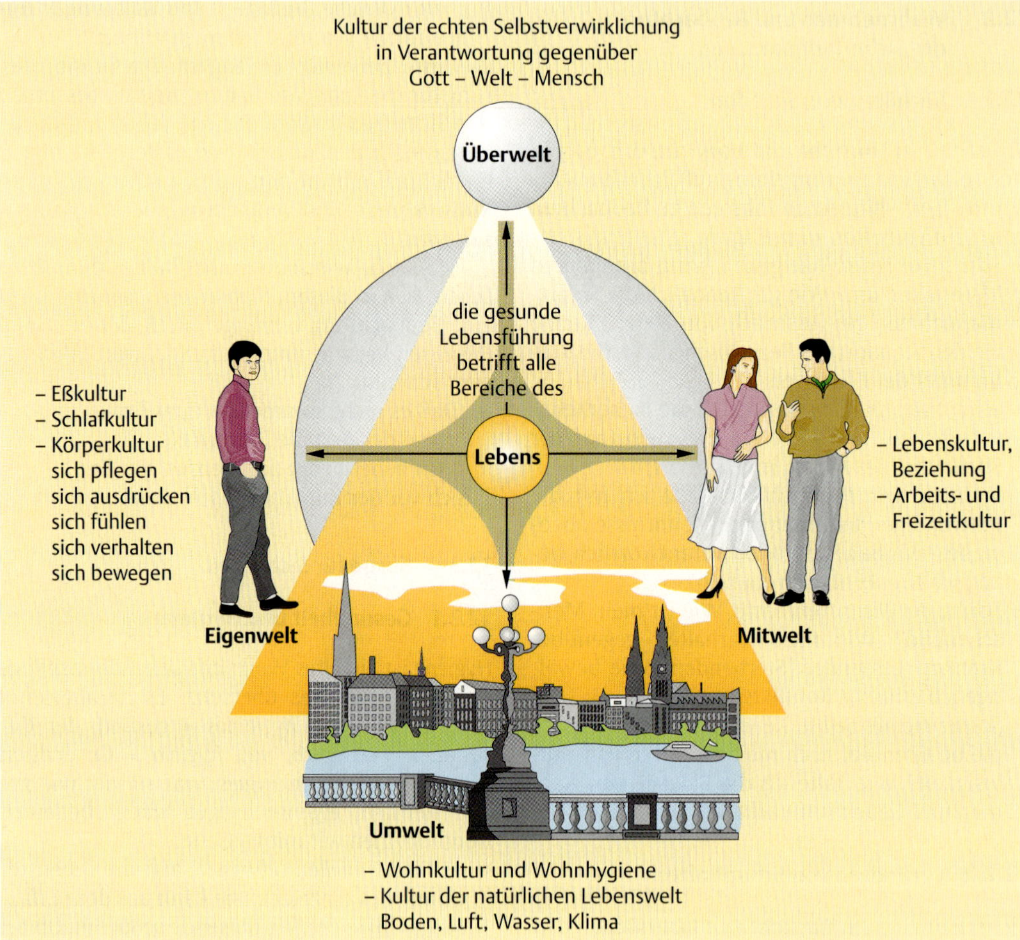

Abb. 12.**2** Aspekte gesunder Lebensführung in bezug auf die Gesamtheit der Lebenswelt.

12.3.2 Aspekte gesunder Lebensführung

Wo die Aspekte gesunder Lebensführung in Bezug gesetzt werden zu unserem Menschsein in dieser Welt, ist deren Kultivierung auf allen Ebenen betroffen (Abb. 12.**2**).

Individualhygiene

Sie umfaßt alle Prinzipien der Lebensordnung, wie sie in den ATL im Teilbereich „Sorge für das Gesunde" beschrieben werden. Letztlich geht es darum, daß wir uns – um unserer selbst willen – der Kunst des Lebens wieder mehr bewußt werden. Diese beinhaltet die uralte „natürliche Ordnung der Dinge", wie sie schon in der ältesten Heilkunst überliefert wurde. Das entscheidende Element ist der **Lebensstil**, der einen Menschen kennzeichnet. Das ist die Weise, wie er mit den Ereignissen des Lebens umgeht, wie er sie versteht, wie er sich zu ihnen verhält und wie er sie verarbeitet. Entscheidend ist das **Wie** des Lebens, sowohl im Blick auf das Verstehen als auch im Bestehen der Ereignisse (Kap. 13). Wo dies nicht gelingt, wird Leben schwierig und Lebensbewältigung zum Problem. Die Folge davon ist Verlust von Lebenssinn → Verschlechterung der Affektlage → Beeinträchtigung der Immunlage → Störung des gesunden Gleichgewichts mit Auftreten von Depression oder/und Krankheit. Die Verhütung liegt in der positiven Lebensgestaltung, deren Aspekte in Abb. 12.**3** im Feld *private Hygiene* abzulesen sind. Sie betreffen das Handeln in den Bereichen **Individualhygiene** (Kap. 7) und **Psychohygiene** (Kap. 13).

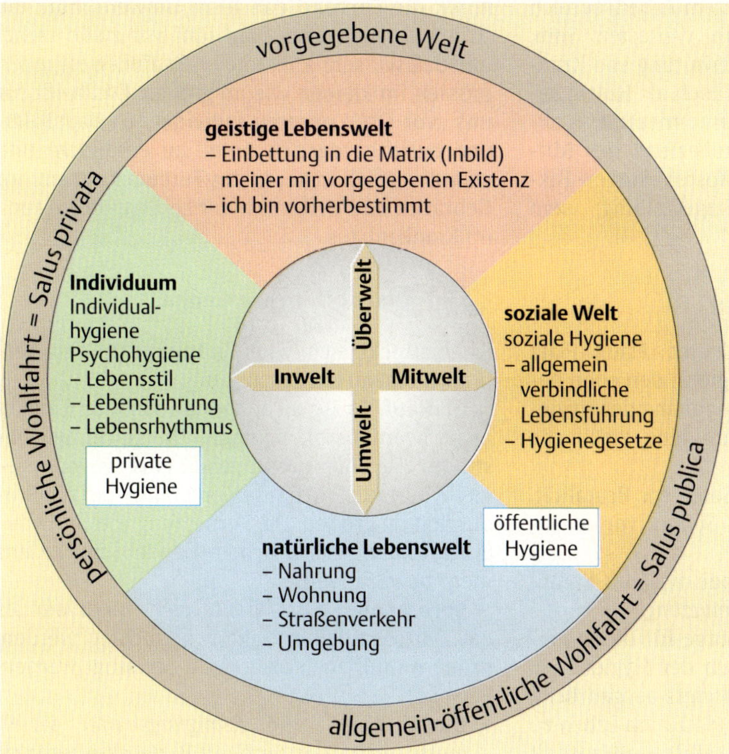

Abb. 12.**3** Bereiche der persönlichen und allgemein-öffentlichen Wohlfahrt.
Bereich der „vorgegebenen Welt“. Hier ist der Mensch in seiner einmaligen Existenz immer auch vorherbestimmt = Teil, der sich seinem Einfluß entzieht.
Freiräume, die es zu gestalten gilt. Es betrifft die individuellen Möglichkeiten, die natürliche Lebenswelt und die sozial-gesellschaftliche Welt.

Sozialhygiene

Sie umfaßt die Bereiche Umwelt und Mitwelt (also den Bereich der *Humanökologie*). Die Sorge hier betrifft das Umgehen mit

- natürlicher Lebenswelt:
  Luft, Feuer, Wasser, Boden;
- Sachwelt:
  Technik, Industrie, Verkehrs- und Wohnraum;
- Arbeit und Freizeit:
  Arbeitsplatz, Leistungsstandard, Freizeitangebot;
- Familie, Freundeskreis, Gesellschaft:
  Beziehungs- und Sozialnetz.

Wir alle wissen um die Verflechtung von Gesundheit, Zusammenleben, Arbeit und Wohnen. Zur Debatte stehen damit fundamentale Fragen, die uns alle angehen: Bevölkerungssituationen, Umweltbelastung, die Randgruppen der Gesellschaft, aber auch die immer komplexer werdenden Zusammenhänge dieser Faktoren. Und es gilt zu prüfen, wo und wie wir in den kommenden Jahren (auch im Blick auf das Modell der WHO Gesundheit 2000) unsere Gesundheitsdienste anzubieten haben. Dies wiederum ist abhängig von der Frage, in welche Richtung das *öffentliche Gesundheitswesen* sich entwickeln wird. Die Bereiche sind in Abb. 12.**3** unter *öffentliche Hygiene* abzulesen; sie umfassen die Maßnahmen der **Umwelthygiene**, der Familien- und Gesellschafts- bzw. **Kulturhygiene**.

Arbeitsplatzhygiene

Sowohl private wie öffentliche Hygiene treffen im konkreten Alltag unserer Arbeitswelt aufeinander. Das Umgehen damit umfaßt die Bereiche

- innerhalb unserer eigenen Arbeitsgruppen: die Atmosphäre des Zusammenlebens, die Solidarität, die „gemeinsame Sache“, z. B. für eine annehmbare Arbeitszeit;
- die Hierarchien untereinander und miteinander: in der Zusammenarbeit, Konfliktbewältigung und ethischen Kompetenz bis hin zur Personal- und Geldverteilung;
- Risikofaktoren und Gefährdung (Kontamination): Umsetzen von Sicherheitsstrategien wie das Verhüten von Unfällen, Brand, Infektionen usw.

Das Umsetzen betrifft in unserem Arbeitsbereich die **Krankenhaushygiene** im weitesten Sinn, nicht eingeschränkt auf die Verhütung von Krankenhausinfektionen, sondern auch als **Kulturhygiene**, die alle Bereiche des Zusammenlebens abdeckt: Arbeitshygiene, Psychohygiene des Miteinanders, Hygiene auch des Kosten-Nutzen-Faktors (unter der ethischen Fragestellung: wem dient es?).

12.3.3 Ökologie und Hygiene

Ökologie (griech. oikos) bedeutet „Haus, Platz zum Leben". Wird nun Ökologie in den eben besprochenen größeren Zusammenhang der Hygiene hineingestellt, geht es um eine zweifache Sorge:

- Schutz der menschlichen Seele vor Brutalität, Zynismus, Negativismus – Schutz vor *Innenweltverschmutzung*;
- Schutz der natürlichen Lebenswelt im Kampf gegen die *Außenweltverschmutzung*.

Schutz der Innenwelt. Die Sorge für die Innenwelt unterstützt den Anspruch der Hygiene „in dieser Welt wohl zu leben"; anders ausgedrückt, „unserer Seele einen schönen Platz zum Leben zu verschaffen, sei es im Körper selbst, im Haushalt oder in der gesamten Lebenswelt". Die Wechselwirkung von Innen- und Außenwelt kann nicht übersehen werden. Was wir selber dazu beitragen können, wurde unter „gesunde Lebensführung" bereits angesprochen.

Schutz der Außenwelt. Wir wissen es alle: die Umweltzerstörung hat sich in atemberaubendem Tempo von der lokalen Problematik hin zur globalen Bedrohung entwickelt. Über die bedrohte Umwelt zu reden ist heute „in". Ob Ozonloch, Waldsterben, Chemierisiko oder Klimaveränderung – die Medien berichten darüber, und Reaktionen aus der Bevölkerung zeigen, daß das Wissen darüber auch eine treibende Kraft sein *kann*.

Sie findet ihre Grenze dort, wo sich *Zielkonflikte* abzeichnen zwischen der individuellen Bequemlichkeit einerseits *und* dem kollektiven Nutzen zusätzlicher Umweltqualität andererseits. Ein weiteres Gegensatzpaar sind optimale Energie- und Güternutzung und Entsorgung der dabei entstehenden Abfälle. Im letzten geht es um wirtschaftliche Faktoren (wirtschaftliche Nutzung – oder Vernutzung? – der Rohstoffe und um die Abfallbewirtschaftung). Der Konflikt liegt da, wo ethische Werte (Umweltethik S. 515) und das Ziel des Wirtschaftswachstums aufeinanderstoßen. Eine Triebfeder für die Umweltethik ist die *Vernunft*, die Einsicht, daß beim Umweltschutz die „Uhr nun auch global auf fünf vor zwölf steht" und daß wir sehr konkrete Maßnahmen ergreifen müssen im kleinen wie im großen. Das heißt für uns „vor Ort", unseren individuellen haushalts- und berufsbezogenen Anteil zu entdecken und verantwortlich in konkretes Tun umzusetzen: im Gebrauch und Verbrauch der Lebensgüter – auch im Krankenhaus.

Ökologie im Krankenhaus

Sie erstreckt sich vom Einkauf über den Verbrauch bis hin zur Entsorgung.

Einkauf. Es ist nicht so, daß wir den Einkauf nicht beeinflussen könnten. Die Nachfrage bestimmt auch hier das Angebot. Was, wovon, wieviel wir brauchen, hat seinen Einfluß auf die Produktion im großen. Die Vernetzung von individuellem und wirtschaftlichem Handeln müßte uns mehr bewußt werden.

Verbrauch. Er darf heute nicht mehr nur als ein wirtschaftlicher Faktor betrachtet werden, sondern muß auch ökologisch bewältigt werden. Beispiel:

- *Desinfektions-* und *Reinigungsmittel* gezielt einsetzen, giftige Stoffe (z. B. quecksilberhaltige) meiden.
- *Sprays* mit Treibgasen einschränken.
- *Energieverbrauch* reduzieren bzw. bewußter damit umgehen: Warmwasser, Heizung, Lift, Licht und Apparate.
- *Einwegtextilienverbrauch* bewußter handhaben.

Entsorgung. Sie kann nicht mehr weiter der Initiative und Verantwortung einzelner überlassen bleiben nach dem Motto, „die Krankenschwester ist ja eh sehr pflichtbewußt". Was wir dringend brauchen, sind brauchbare Abfallkonzepte. Beispiel:

- Sondermüll getrennt sammeln.
- Hol- und Bringdienst gewährleisten: spezielle Behälter, bis hin zum Sammelstellennetz.
- Recycling wo möglich: Papier, Karton, Plastik, Glas, Röntgenfilme, Silber, Altöl, Metalle, Quecksilber, Batterien. Im Durchschnitt machen diese Materialien 25 % der Gesamtmüllmenge aus.

Entsorgungskonzepte, die zunehmend in den einzelnen Institutionen entwickelt werden, brauchen aber zu ihrer Umsetzung die Menschen, die verantwortungsbewußt damit umgehen. Die Notwendigkeit einer *Ökologiekommission*, entsprechend der Ethikkommission und der Hygienekommission, zeichnet sich ab. Ihre Sachorientierung ist jeweils unterschiedlich, sie dienen aber alle dem gleichen Ziel, der Sorge für ein menschen- und *lebensweltgerechteres* Entscheiden und Verhalten.

12.4 Pflegeprozeß: sich sicher fühlen und verhalten

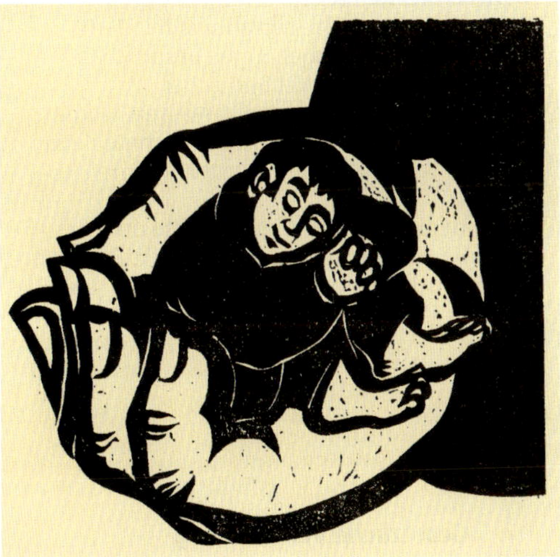

Sicher und geborgen

12.4.1 Situationseinschätzung

Mit dem Krankwerden beginnt u.U. eine ganz neue Situation für den Menschen. Die Fähigkeit, für sich selbst zu sorgen und vorbeugend zu handeln, kann erheblich eingeschränkt sein. Neue Gefahren zeichnen sich ab:

- Die *Krankheit* selbst ist eine Gefahrenquelle, da gestörte Organfunktionen die Lebensaktivitäten einschränken oder verhindern (Kap. 5 – 16).
- Das *Abhängigsein* von anderen (fremden) Menschen und/oder das *Getrenntsein* von vertrauten Bezugspersonen kann zusätzliche Schäden bewirken. Beim Kind sind sie unter dem Namen *„psychischer Hospitalismus"* (Apathie, Kontakt- und Entwicklungsstörungen) bekannt. Der *Hospitalismus*, der alle körperlichen und seelischen Veränderungen meint, die ein längerer Krankenhausaufenthalt mit sich bringt, trifft aber auch den Erwachsenen. Psychische Belastungen treten insbesondere in den Bereichen der Distanz, Intimsphäre und Scham, der Protektion (Vernachlässigung, Überprotektion) und der Persönlichkeit (Respekt, Würde, Rechte) auf.
- Die *Umgebung* birgt situationsbedingte Gefahren, die zu *Unfällen* (Verletzung, Verbrennung) und *Infektionen* führen können. Letztere entstehen durch resistente pathogene Hauskeime, die an Gegenständen sowie an Menschen (Keimträger) haften und sich ausbreiten.

Wichtigstes Ziel der Situationseinschätzung ist das Erfassen des Grades der *Abhängigkeit*, der Unselbständigkeit und des Gefährdetseins bzw. der verfügbaren Möglichkeiten des Schutzes (Eigenkräfte, Hilfsmittel). Dazu die Checkliste S. 384.

12.4.2 Standardisierter Pflegeplan

Die **Ziele** betreffen
- *Hygiene:* Individualhygiene, Krankenhaushygiene, öffentliche Hygiene;
- *Sicherheit* im individuellen, sozialen und Umgebungsbereich;
- *Rechte* (und Pflichten) von Patient, Angehörigen und Personal.

Die **Maßnahmen** umfassen
- die *Bereiche der Pflege:* Sicherheit, Wirksamkeit, Wohlbefinden und Wirtschaftlichkeit sowie
- *Vorbeugung und Gesundheit:* Verhüten, Schutz, Sorgfaltspflicht auf allen Ebenen, den Patienten, das Personal, die Sachwelt und die natürliche Lebenswelt betreffend.

Die **Beurteilung** umfaßt zwei Schwerpunkte:
- Die Sicherheit im Sinne von *Verhüten und Schutz*. Der Maßstab ist das gesunde Leben, die Erhaltung der intakten Strukturen im Bereich des **Körpers** (z.B. der Haut). Unterstützung und Hilfeleistung sind dort vonnöten, wo der Patient nicht selber für sich sorgen kann oder wo er Gefahren ausgesetzt ist, die aus seiner Situation erwachsen als Folge von Bettlägerigkeit, Abhängigkeit, Abwehrschwäche usw.
- Die Sicherheit im Sinne von *Wohlbefinden und Integrität*. Hier sind die psychisch-geistigen Lebenskreise gemeint. Der Maßstab ist die **Würde des Menschen**. Kenntnis allein genügt hier nicht. Um diesem Teil des Sicherheitsbedürfnisses zu entsprechen, müssen wir unser Wahrnehmen und unsere Sensibilität trainieren und dürfen unsere Einfühlung nicht dem Zufall überlassen.

Im bewußten Umgehen mit diesen Bereichen der Sicherheit unterscheidet sich *professionelle Pflege* von der Laienpflege.

Checkliste: sich sicher fühlen und verhalten

☐ Sicherheitsgefühl ☐ Selbstbewußtsein ☐ Selbstvertrauen ☐ Selbstwert

Die folgenden Fragen dienen exemplarisch der Situationseinschätzung

- ☐ Die Gesundheitsbildung/-erziehung ist im Pflegeplan integriert (Abb. 12.**3**)
- ☐ Die persönlichen Hygienegewohnheiten sind bekannt
- ☐ Notwendige Hygienemaßnahmen – Selbstschutz, Fremdschutz – sind getroffen
- ☐ Die prophylaktischen Maßnahmen sind geplant (Dekubitus-, Pneumonie-, Kontrakturen-, Soorprophylaxe)
- ☐ Das Recht auf Sicherheit (Abb. 12.**1**) auf allen Ebenen ist anerkannt
- ☐ Die Lebensgewohnheiten und der Lebensstil des Kranken sind bekannt
- ☐ Die wichtigsten Bezugspersonen und die Kontaktadressen sind bekannt
- ☐ Der Kranke kennt die „Krankenhausgesetze“, er ist über die Patientenrechte informiert
- ☐ Alle für ihn notwendigen Sicherheitsvorkehrungen sind getroffen (Patientenruf eingestellt, Bettrahmen montiert)
- ☐ Therapieplan und Pflegeplan sind mit dem Kranken und den Angehörigen besprochen; sie fühlen sich integriert und sicher
- ☐ Signale, die auf Ressourcen hinweisen, werden beachtet; Zeichen werden aufgenommen und berücksichtigt; Hilfe zur Selbsthilfe wird gefördert
- ☐ Besondere Eigenheiten, Bedürfnisse und Probleme sind bekannt und in die Pflegeplanung mit einbezogen
- ☐ Der Abhängigkeitsgrad ist bekannt
- ☐ ...

Pflegemaßnahmen

12.5 Rechte des Patienten

Es ist ein Symptom unserer Zeit, daß die Rechte des Krankenhauspatienten ausformuliert werden mußten. Die Gründe liegen auf der Hand: Einerseits wurden aus den Asylen *früherer Zeiten hochmoderne Gesundheitszentren*, worin sich der einzelne mehr und mehr verloren vorkommt, andererseits kann man bei vielen Menschen eine zunehmende Sensibilisierung für die eigene Person, deren Bedürfnisse und Rechte feststellen. Der Mensch braucht und verlangt mehr Information, Mitsprache und Mitentscheidung, um sich sicher fühlen zu können.

Im modernen Krankenhaus sind die Rechte des Patienten (und seine Pflichten) Teil des **Pflegeleitbildes** und/oder der Krankenhausordnung bzw. deren Grundsätzen und Leitlinien.

Gesetzliche Verankerung

Es gibt kein Gesetz, in dem Rechtsregeln für Krankheit und Pflege speziell verankert sind. Die Antworten auf solche Fragen müssen aus verschiedenen Rechtsgebieten zusammengetragen werden. *Leitlinien* sind dabei das *Gewohnheits-* und das *Persönlichkeitsrecht*. Diese wiederum beruhen auf den allgemeinen Regeln des *Völkerrechts*.

Charta der Krankenhauspatienten

Charta bedeutete im Altertum Urkunde und ist eine Art Grundregel. Die Charta der Patientenrechte wurde 1979 beschlossen (anläßlich einer Versammlung des Ausschusses der Krankenhäuser der Europäischen Wirtschaftsgemeinschaft), gestützt auf die Menschenrechte und internationalen Organisationen, die sich mit Recht und Gesundheit befassen. Sie wendet sich an alle Krankenhauspatienten, wobei sie die Gesetzgebungen jedes Landes respektiert. Wenn sie auch speziell für Krankenhauspatienten ausgearbeitet ist, gilt sie grundsätzlich für alle anderen Patienten auch. Folgende grundlegende Rechte sind umschrieben und erklärt:

- Recht auf Information,
- Recht auf Selbstbestimmung und Anerkennung der Mündigkeit,

- Recht auf Behandlung, Pflege, Beratung und soziale Hilfe,
- Recht auf Kontakte zur Außenwelt,
- Recht auf Schutz der Privatsphäre,
- Recht auf Respektierung der menschlichen Würde,
- Recht auf Respektierung und Anerkennung seiner religiösen und weltanschaulichen Überzeugung,
- Recht auf Beschwerde.

Zwar bekommt der ins Krankenhaus eintretende Patient Krankenhausordnung und Informationsblatt über die Patientenrechte in die Hände; Gefühle des Ausgeliefertseins und der Unsicherheit können dadurch sicher gemildert, aber nicht aufgehoben werden. Das, was der Kranke zusätzlich braucht, ist das Gespräch, das allein *Rechte* und *Pflichten* ins richtige Licht rückt und ein Gefühl der Geborgenheit, der Zugehörigkeit und der Integration ermöglicht.

Sicherheit im Krankenhaus

Wo das *Recht* des Kranken auf *Sicherheit* vernachlässigt wird, können zusätzliche Störungen auftreten oder vorliegende verstärkt werden (Hospitalismusschäden).

Im *psychischen Bereich* sind es
- Ängste, Hilflosigkeit;
- Abhängigkeit, Ausgeliefertsein.

Im *physiologischen* Bereich entstehen Pflegeschäden wie
- Lagerungsschäden, Kontrakturen;
- Infektionen, Unfälle usw.

Im *positiven Sinn* kann der Aufenthalt aber auch neues Lernen ermöglichen bezüglich
- Wissen über Krankheit, deren Ursache und Risikofaktoren;
- Leistungsreserven, die ungenutzt sind (Gesundheitsressourcen);
- Lebensweise, -rhythmus und -qualität.

> **Sicherheitsbewußtes Denken**
>
> „Der Mensch ist des Menschen größte Gefahr." Dieses Wort gilt auch in der Pflege im Umgang mit den Risikofaktoren Mensch und Technik (Apparate, Geräte). Die Verantwortung kann nicht abgeschoben werden auf Entschuldigungen wie „unterschätzt, übersehen, nicht gewußt, vergessen, verschoben, überfordert ..." Das Recht des Kranken auf Sicherheit ist eine *unabdingbare Forderung* und verlangt von den Pflegenden die Fähigkeiten des kompetenten Denkens, Entscheidens und Handelns.

12.6 Immunisierung

Unter Immunisierung verstehen wir das *Erzeugen einer Immunität*, d.h. einer spezifischen Unempfänglichkeit gegenüber Infektionen. Wir unterscheiden:

Natürlich erworbene Immunität:
- *Durchgemachte Erkrankung*. In diesem Fall bildet der Organismus *Antikörper* gegen die eingedrungenen Erreger. Die Person ist nun gegen eine erneute Erkrankung, hervorgerufen durch denselben Infektionserreger, gefeit (immun).
- *Wiederholter Kontakt mit dem Erreger*. In diesem Fall wird der Körper immer wieder zur Bildung der Antikörper angeregt, ohne daß es zur Erkrankung kommt (stille Feiung). Eine natürliche Immunität in diesem Sinne erwirbt sich vor allem das Krankenhauspersonal.
- *Angeborene Immunität*. Das Neugeborene kann während Monaten gegen bestimmte Krankheiten immun sein. Es hat von der Mutter Antikörper über den Plazentakreislauf bekommen.

Künstlich erworbene Immunität durch aktive und passive Immunisierung:
- *Vorübergehende* oder *dauernde Immunisierung*. Ausschlaggebend sind die Art der Infektion und die individuelle Reaktionsweise des Organismus.
- *Relative* und *absolute Immunisierung*. Sie ist abhängig von der Art, Menge und Virulenz der Erreger oder deren Gifte wie auch von der Abwehrfähigkeit des Organismus.
- *Aktive* und *passive Immunisierung*. Sie wird erreicht durch die Verabreichung von abgeschwächten oder abgetöteten Krankheitserregern oder deren Toxinen (aktiv) bzw. durch entsprechende Antikörper (passiv).

12.6.1 Aktive Immunisierung

Es handelt sich um eine *aktive Schutzimpfung* oder Vakzinetherapie. Wir meinen damit die künstliche Erzeugung einer leichten Krankheit durch Einverleibung lebender oder abgetöteter Krankheitserreger bzw. ihrer nicht mehr krankmachenden Toxine. Der Körper bildet die entsprechenden Antikörper.

Impfstoffe

Es gibt sog. Totimpfstoffe und Lebendimpfstoffe. *Totimpfstoffe* enthalten entweder inaktivierte Erreger (Bakterien, Viren) oder deren Toxine. Sie werden meistens als Kombinationsstoffe verabreicht, sind aber auch als Einzelvakzine im Handel. *Lebendimpfstoffe* enthalten abgeschwächte, vermehrungsfähige Erreger. Mit Ausnahme der Tuberkuloseschutzimpfung handelt es sich meistens um Virusimpfstoffe.

Die Impfstoffe haben *verschiedene, gleichbedeutende Namen:* Vakzine, Anatoxal, Anatoxin, Impfantigen.

Die Bezeichnung der Impfstoffe geschieht meistens mittels Abkürzungen, die je nach Herstellerfirma unterschiedlich sind, z.B. Tetanus (Te oder T), Diphtherie (Di, D) usw.

Aufbewahrung der Impfstoffe: kühl, trocken, vor Licht geschützt. Sie sind nur beschränkt haltbar (Verfalldatum beachten, im Kühlschrank lagern).

Impfplan, Impfaktionen

Der *Impfplan* gibt Auskunft über die Reihenfolge der Impfungen. Impfexperten prüfen regelmäßig, welche Impfungen nötig sind, welche überflüssig geworden sind und welche neu in den Impfplan aufgenommen werden sollen. Für Kinder und Jugendliche wird der Impfplan in Tab. 12.**1** empfohlen.

Applikationswege

Die Verabreichungsart ist abhängig vom Impfstoff und von der Art der Herstellung (Vorschriften beachten!). Die häufigste Verabreichung geschieht mittels Hochdruck- oder Jet-Injektor (ohne Kanüle).

Durchführung der Impfung

- Material richten:
  - für die Injektion (intrakutan, subkutan, intramuskulär) Einmalgebrauchskanülen und Spritze oder steriler Jet-Injektor,
  - für die Skarifikation frisch ausgeglühte Lanzette.
- Säubern und desinfizieren der Impfstelle.
- Impfung unter Anwendung der korrekten Technik, z.B. der Injektion (Kap. 37) bzw. der Skarifikation (nach Gebrauchsanweisung für den betreffenden Impfstoff).
- Abdecken der Impfstelle mit Schnellverband.
- Kontrolle und Dokumentation der Impfreaktion nach 8 Tagen.

Reaktion, Kontraindikation

Die *Impfreaktion* allgemeiner und lokaler Art ist meist nur geringfügig. Treten störende Symptome auf, so sind u.U. Gaben von Analgetika oder Antipyretika angezeigt (Arztverordnung).

Impfaufschub kann notwendig sein:

- Bei *immunosuppressiver Therapie* (Corticosteroide, Antimetaboliten, Zytostatika) soll mit dem Impfen bis zum Abschluß der Behandlung gewartet werden, da eine verminderte Antikörperbildung vorliegt.
- *Schwangerschaft:* Impfungen sollen in den ersten 3 Monaten unterlassen werden, insbesondere bedeuten Lebendvakzine eine Gefahr für das werdende Kind. Totimpfstoffe sind relativ harmlos, als absolut ungefährlich gilt die Poliomyelitis-Schluckimpfung.
- *Diabetes-mellitus-Patienten* bedürfen guter Überwachung. Die Stoffwechsellage soll im Moment der Impfung ausgewogen sein.

Dokumentation

Die Impfdokumentation erfolgt günstigerweise durch einen auf das Impfzertifikat der Weltgesundheitsorganisation (WHO) abgestimmten *Impfausweis*. Er ist genormt für Schutzimpfungen, Seruminjektionen, Blutgruppenbestimmung, Allergien und spezielle Therapien.

12.6.2 Passive Immunisierung

Es handelt sich um eine *passive Schutzimpfung*, die durch die Einspritzung von Serum aktiv immunisierter Tiere oder durch die Applikation spezifischer antiviraler, antibakterieller oder antitoxischer Immunseren erreicht wird. Man spricht von *Serumprophylaxe*, wenn diese bei infektionsgefährdeten Menschen verabreicht werden, und von *Serumtherapie*, wenn bereits erkrankte Menschen mit höheren Dosen spezifischer Immunseren bzw. (Hyper-)Immunglobulinen behandelt werden. Der Vorteil der passiven Immunisierung liegt im Vergleich zur aktiven in der sofortigen Schutzwirkung. Nachteil: Die Schutzwirkung hält nur 2–4 Wochen an.

Artfremde Seren

Immunseren werden meistens vom Pferd, seltener vom Rind gewonnen. Die therapeutische Anwendung tierischer Seren kann intramuskulär, subkutan oder intravenös erfolgen. Heute werden tieri-

Tabelle 12.**1** Impfplan (in Anlehnung an den Impfplan des Schweizerischen Serum- und Impfinstituts, Bern; Sept. 1995)

Alter Kinder	Impfungen	Indikation
Neugeborene	Tuberkulose (BCG) Hepatitis B	nur Risikogruppen
2 Monate	Diphtherie, Starrkrampf, Keuchhusten (1) (= DiT) Kinderlähmung (Polio), Haemophilus influenzae Typ b (2)	alle
4 Monate	DiTePer, Kinderlähmung Haemophilus influenzae Typ b (2)	alle
6 Monate	DiTePer, Kinderlähmung Haemophilus influenzae Typ b (2)	alle
15–24 Monate	Masern, Mumps, Röteln	alle
	Diphtherie, Starrkrampf, Keuchhusten Kinderlähmung, Haemophilus influenzae Typ b (2)	Auffrischimpfung
5–7 Jahre	Masern, Mumps, Röteln	alle, Nachhol-, evtl. Zweitimpfung
	Diphtherie (3), Starrkrampf, (Keuchhusten) Kinderlähmung	Auffrischimpfung
	Tuberkulose	tuberkulinnegative Kinder mit Risikosituation für Tuberkulose
12–15 Jahre	Masern, Mumps, Röteln	alle, Nachhol-, evtl. Zweitimpfung
	Diphtherie (3), Starrkrampf, Kinderlähmung	Auffrischimpfung
	Tuberkulose	tuberkulinnegative Kinder mit Risikosituation für Tuberkulose
Erwachsene		
Kinderlähmung		alle 10 Jahre, bei Reisen in endemische Gebiete
Tuberkulose		tuberkulinnegative Risikogruppen
Diphtherie, Starrkrampf		alle 10 Jahre, bei tetanusverdächtigen Verletzungen ab dem 5. Jahr nach letzter Dosis (Kombinationsimpfstoff gegen Diphtherie und Starrkrampf für Erwachsene, z. B. DiTe Anatoxal Berna Erw.)
Masern, Mumps, Röteln (4)		s. unten (4)
Hepatitis B		beruflich exponierte Personen, Risikopersonen
Influenza		über 65 Jahre
Hinweis	(1) z. B. DiTePer Anatoxal Berna. (2) Für nichtgeimpfte Kinder im Alter von 15 Monaten bis 5 Jahre ist eine einzelne Dosis für den Impfschutz ausreichend; im Alter von 12–14 Monaten: 2 Dosen im Abstand von 2 Monaten; im Alter von 2–11 Monaten: je nach Impfstoff-Typ 2–3 Dosen im Abstand von 2 Monaten und eine Auffrischimpfung nach 6–12 Monaten. (3) Wegen verstärkter Nebenwirkungen erfolgt die Diphtherieimpfung bei über 7jährigen mit einer geringeren Toxoiddosis. (4) Nichtimmune Erwachsene, vor allem Frauen im gebärfähigen Alter und junge Erwachsene, werden mit Vorteil ebenfalls geimpft. Besonders zu empfehlen ist die Impfung für beruflich exponierte Personen, welche diese Infektionen auf Schwangere und andere Risikogruppen übertragen können (z. B. in Frauenkliniken, Kinderkliniken usw.).	

sche Seren in zunehmendem Maße durch homologes Gammaglobulin ersetzt, da dabei die Verträglichkeit größer und die Schutzwirkung länger ist.

Die noch gebräuchlichen Seren sind Tetanus-, Diphtherie-, Schlangengift- und Tollwutserum. Jede Seruminjektion muß im Impfausweis des Patienten vermerkt werden, da eine eventuelle Zweitinjektion der gleichen Serumart zu einer *Anaphylaxie* (infolge allergischer Antigen-Antikörper-Reaktion) führen kann.

Humane Immunglobuline

Im Handel sind
- polyvalente Gammaglobulinpräparate,
- Spezialglobuline.

Gammaglobuline können ohne Vortestung angewandt werden (i. m. oder i. v. Injektion). Ihre Wirkungsdauer liegt bei 2–4 Wochen. Bei der intravenösen Verabreichung kann ein sofort wirksamer hoher Antikörperspiegel erreicht werden.
Polyvalente Gammaglobuline. Zu ihrer Herstellung wird Serum von *vielen* Spendern gemischt. Dadurch kann ein breites Wirkungsspektrum erzielt werden.
Wichtigste Anwendungsbereiche:
- *Prophylaxe* von Viruskrankheiten wie Masern, Hepatitis A, Herpes, Poliomyelitis, Mumps, Röteln u. a.
- *Therapie von Komplikationen* einer Virusinfektion.
- *Prophylaxe und Therapie von bakteriellen Infektionen*, insbesondere bei Auftreten eines sog. Antikörpermangelsyndroms (AMS), als Dauersubstitution bei angeborenem AMS und als unterstützende Therapie bei symptomatischem AMS. Da der Verbrauch von Gammaglobulinen bei akuten Infektionen sehr groß ist und die eigene Antikörperbildung nur langsam verläuft, sind diese Präparate auch von zunehmender Bedeutung bei
- *allen septisch-toxischen Allgemeininfektionen*, z. B. durch Streptokokken, Staphylokokken, Pneumokokken u. a.

Spezialglobuline. Will man humane Immunglobuline mit *hohem Titer gegen bestimmte Krankheiten* herstellen, wird das Serum von gesunden, aktiv gegen diese Krankheit geimpften Personen gewonnen.
Die *wichtigsten* Spezialglobuline sind:
- *Tetanus-Immunglobulin.* Es wird, kombiniert mit Tetanol, zur Prophylaxe bei ungeimpften Frischverletzten und als Tetanustherapie angewendet. Bei Unklarheit über die Immunlage des Patienten wird Tetagam in einer Dosierung von 250–500 IE verabreicht. Dadurch kann ein wirksamer Schutz erreicht werden.
- *Pertussis-Immunglobulin* wird als Unterstützung der Antikörpertherapie angewandt. Die Krankheit verläuft unter Immunglobulinbehandlung weniger stürmisch, macht weniger Komplikationen und heilt rascher ab.
- *Mumps-Immunglobulin* verhütet para- und postinfektiöse Komplikationen, die als Meningoenzephalitis oder nach der Pubertät als Orchitis mit Gefahr der Sterilität sehr gefürchtet sind.
- *Vaccina-Immunoglobulin* zur Verhütung sehr starker lokaler Impfreaktionen.
- *Röteln-Immunoglobulin* hat größte Bedeutung bei exponierten schwangeren Frauen in den ersten 3 Schwangerschaftsmonaten als Infektionsschutz für Mutter und Kind.
- *Gamma-A- und Gamma-M-Konzentrate* kommen bei schweren bakteriellen Infektionen zur Unterstützung der Antibiotikatherapie zur Anwendung.
- *Anti-D-Immunglobulin* dient der Verhütung der Erstsensibilisierung von Rh-negativen Müttern nach der Geburt eines Rh-positiven Kindes.

12.6.3 Schutzimpfung beim Pflegepersonal

Aktive Schutzimpfung bei Hepatitis B:
Hepatitis B (HB) ist die häufigste Berufskrankheit im medizinischen Bereich. Die Zahlen der Erkrankungen sind nach Einführung der Impfung jedoch rückläufig. Diese Impfung muß allen Arbeitnehmern im Medizinalbereich kostenlos angeboten werden.

In den neuesten Richtlinien (Schweizerische Expertengruppe für virale Hepatitis) wird folgendes Vorgehen empfohlen:
- Basisimmunisierung durch drei Impfungen.
- Antikörperbestimmung nach ein bis drei Monaten.
- Bei einem Antikörperspiegel von mehr als 100 IE/l geht man von einem lebenslangen Schutz aus.
- Bei ca. 10 % aller Geimpften sind Nachimpfungen und weitere Titerkontrollen notwendig.

Passive Schutzimpfungen:
- *Hepatitis A.* Wer Hepatitis-A-Patienten zu pflegen hat, läßt sich vorsichtshalber durch Injektion von 0,1 ml/kg Körpergewicht Gammaglo-

bulin schützen. Die *Wirkung* hält 3 – 6 Wochen an. Personen, die Hepatitis A durchgemacht haben, sind immun.

- *Hepatitis B.* Bei Verletzung und Kontamination mit Patientenblut oder -serum (Kanülen!) ist eine sofortige Gammaglobulinbehandlung mit 0,06 – 0,1 ml/kg Körpergewicht notwendig. Die Immunisierung sollte *spätestens 12 Stunden nach dem Unfall* erfolgen. Die zweite Injektion ist nach 4 Wochen fällig. Bei erfolgreich Geimpften und Trägern von HB kann die Imfpung unterbleiben.
- *Hepatitis C.* Es gibt keine Impfung und keine spezifische Behandlung. Mit einer Gammainterferontherapie kann das HC-Virus in 10 – 20 % eliminiert werden.
- *HIV-Infektion* (AIDS). Es gibt keine Schutzimpfung (Stand 1996), weshalb doppelte Sorgfalt im Umgang mit (potentiell) infiziertem Material geboten ist (S. 528 ff.).

12.7 Erkennen, Verhüten, Bekämpfen von Krankenhausinfektionen

„Der Grad der Wahrscheinlichkeit einer Infektion ist das Maß der Hygiene, die Verminderung dieses Grades ist das Maß des hygienischen Erfolges" (Kisskalt).

12.7.1 Grundlegende Begriffe

Infektion. Unter Infektion (lat. inficere = hineintun) versteht man das Eindringen und die Vermehrung von Erregern im Organismus und die Reaktion darauf.

Für das Zustandekommen einer Infektion sind einerseits Eigenschaften der Erreger (Pathogenität, Virulenz und Keimzahlmenge), andererseits Eigenschaften des Organismus (Empfänglichkeit, Resistenz, Anfälligkeit, Disposition, Immunität) maßgebend.

Nosokomiale Infektion oder **Krankenhausinfektion**. Darunter versteht man *jede* durch Mikroorganismen hervorgerufene Infektion, die im (ursächlichen) Zusammenhang mit einem Krankenhausaufenthalt steht, unabhängig davon, ob Krankheitserscheinungen vorhanden sind oder nicht. Der infektiöse Hospitalismus ist die Summe der nosokomialen Infektionen.

Kontamination meint die Verunreinigung von Flächen, Pflegeutensilien, Händen und Substanzen/Flüssigkeiten mit Mikroorganismen.

Kolonisation wird die Besiedelung mit körpereigener Flora genannt, z. B. aus dem Nasen-Rachen-, Magen-Darm- oder Genitalbereich.

Entstehungswege:
Endogen: durch Keime der patienteneigenen Flora verursacht (Autoinfektion), z. B.

- Harnwegsinfektionen (besonders nach Katheterisierung),
- Wundinfektionen (besonders bei Darmoperationen),
- Infektionen bei Verminderung der Abwehrkräfte (z. B. Agranulozytose, Immunsuppression).

Exogen: durch Keime aus der Umwelt des Patienten

- *direkt:* Hände,
- *indirekt:* Instrumente, Geräte, Lebensmittel, Medikamente, Substanzen/Flüssigkeiten.

Sepsis. Bei der Sepsis handelt es sich um eine Systemerkrankung, die durch pathogene Mikroorganismen und deren toxische Produkte im Blut verursacht wird. Die *Septikämie* als Krankheitsbild (hohes intermittierendes Fieber, Leukozytose mit Linksverschiebung) ist verbunden mit dem Eindringen von Erregern aus einem anderen Infektionsherd (z. B. Wunden, Urogenitaltrakt, Zähne usw.) in den Blutkreislauf – *hämatogene Streuung*. Der Nachweis einer Sepsis geschieht mittels Blutkultur.

12.7.2 Ursachen, Infektionswege

Mit der Einführung der *Antisepsis* und der *Asepsis* verschwanden die schweren Krankenhausinfektionen des Mittelalters ganz; dafür traten andere in den Vordergrund und geben uns heute noch genügend Probleme auf. Zahlreiche Untersuchungen in den verschiedenen Krankenhäusern führten zu der Schlußfolgerung, daß die Krankenhausinfektionen von Klinik zu Klinik und sogar von Abteilung zu Abteilung unterschiedlich sind. Daher sind gezielte Infektionskontrollen im ganzen Klinikbereich von größter Wichtigkeit. Die Krankenhausinfektion ist an folgende *Voraussetzungen* gebunden:

- herabgesetzte Körperresistenz;
- herabgesetzte psychische Resistenz;
- durchbrochener natürlicher Schutz (Verletzung);
- chirurgische, pflegerische, therapeutische Maßnahmen;

- Antibiotikabehandlung: verminderte Immunabwehr, Resistenz;
- Ansammlung von Mikroorganismen und Übertragungsmöglichkeiten (typische Krankenhaussituation).

Krankenhausinfektionen bilden eine Gruppe von Infektionen mit zum Teil sehr unterschiedlichem Charakter. Einige unterscheiden sich im klinischen Bild und der Epidemiologie kaum von Krankheiten, die in Schulen, Kindergärten, Kasernen und sogar Hotels auftreten können und die auf kontaminiertes Wasser, Lebensmittel, Insekten u. a. zurückzuführen sind.

Andere Infektionen beruhen auf der typischen Situation im Krankenhaus.

- Im Krankenhaus erfolgt eine Konzentration von Patienten, die alle eine erhöhte Anfälligkeit für Infektionen haben. Besonders gefährdet sind alte Menschen, die sich chirurgischen Eingriffen unterziehen müssen, aber auch Diabetiker, AIDS- und Krebskranke gehören in diese Gruppe. Neugeborene, speziell Frühgeborene, sind bakteriellen Infektionen (Durchfallerkrankungen, Sepsis usw.), die für Erwachsene kaum gefährlich werden können, schutzlos ausgeliefert.
- Im Krankenhaus besteht die Tendenz, Patienten mit erhöhter Infektanfälligkeit in Spezialabteilungen zu konzentrieren (Verbrennungsbehandlungsstation, Intensivpflegestation, Neugeborenenstation usw.). Wenn nicht entsprechende hygienische Maßnahmen ergriffen werden, können sich gefährliche Infektionsquellen bilden.
- Während des Krankenhausaufenthaltes sind die Patienten verschiedensten therapeutischen Maßnahmen ausgesetzt, welche das Risiko für einen mikrobiellen Infekt erhöhen, z. B. diagnostische, therapeutische und chirurgische Eingriffe, Bestrahlung, Behandlung mit zytostatischen Medikamenten.
- Patienten mit Infektionskrankheiten und Keimträger werden zur Isolation und Behandlung in gewisse Krankenhausabteilungen aufgenommen und bilden so eine Ansammlung von Menschen, die als Herd für weitere Infektionen aktiv sein können.
- Eine große Zahl von Patienten erhält Antibiotika. Diese Antibiotika können zu einer Änderung des Infektionserregerspektrums und zur Selektion von resistenten Bakterienstämmen führen.

Die *häufigsten Ursachen* sind in Tab. 12.**2** zusammengestellt.

Tabelle 12.**2** Ursachen der Krankenhausinfektionen. Beispiele für Gefahrenquellen und Risikofaktoren

Gefährdete Patienten: Patienten mit Immundefekten (AIDS-Kranke, Krebskranke, Patienten unter Zytostatika- oder Bestrahlungstherapie, Diabetiker, alte Menschen, Früh- und Neugeborene)
Invasive medikotechnische Maßnahmen zur Diagnostik und Therapie (z. B. Blasen- und Venenkatheter, Langzeitbeatmung)
Ausführung langer, komplizierter Operationen sowie Verwendung schwer desinfizierbarer Geräte
Mangelnde Aufklärung des Personals und der Patienten
Mangelhafte Durchführung der vorbeugenden Maßnahmen wie Sterilisation, Desinfektion, Patientenisolierung, ungezielter Antibiotikaeinsatz
Mangelndes Hygienebewußtsein

Wichtigste Krankenhausinfektionen

Die *Erreger von Krankenhausinfektionen* sind Mikroorganismen, die in ganz besonderer Weise gefährlich sind wegen ihrer raschen Verbreitung, der günstigen Übertragungsmöglichkeiten, der Überlebensbedingungen, der Anspruchslosigkeit sowie der Resistenzentwicklung gegenüber Antibiotika. Die wichtigsten sind aus Tab. 12.**3** ersichtlich.

Die *häufigsten Infektionen* sind in Tab. 12.**4** zusammengefaßt. Die Verteilung variiert aber sehr stark je nach Abteilung und Krankenhaus. Für jede Infektion kommt ätiologisch eine große Anzahl verschiedener Keime und pathophysiologischer Situationen in Frage. Deshalb sind die präventiven Maßnahmen unterschiedlich. Als Beispiel seien die verschiedenen Formen der Pneumonie erwähnt (S. 802 ff.).

Antibiotika und Resistenzprobleme

Bei der antimikrobiellen Therapie wird vielfach die normale Körperflora geschädigt oder sogar eliminiert. Damit geht ein physiologischer Schutzmechanismus verloren. Anstelle der normalen Flora kommt es zur Entwicklung von resistenten Keimen, die schließlich zu einer Infektion führen können.

Diese resistenten Keime sind oft die Folge einer falschen Antibiotikatherapie (unwirksame Dosis, unwirksames Antibiotikum). Daraus erge-

Tabelle 12.**3** Übersicht über die wichtigsten Erreger von Krankenhausinfektionen

Bakterien	
- grampositive Kokken	- Staphylokokken - Streptokokken/ Enterokokken
- grampositive Stäbchen	- Gasbrandbazillen
- gramnegative Stäbchen	- Enterobakterien: Koli, Klebsiella, Enterobacter, Serratia, Proteus - Pseudomonas - Flavobakterien - Acinetobacter
- andere	- Mykobakterien - Bacteroides
Pilze	
- Hefepilze	- Candidagruppe (Soor)
- Schimmelpilze	- Aspergillusarten
Viren	- Hepatitisvirus - Herpes-simplex-Virus - Zytomegalovirus - Rubellavirus

Tabelle 12.**4** Häufigste im Krankenhaus erworbene Infektionen (in % aller im Krankenhaus erworbenen Infektionen)

Harnwegsinfektion	40,0 %
Wundinfektionen	25,0 %
Atemwegsinfektionen	16,0 %
Sepsis	3,5 %
Infektionen der Haut und Subkutis	4,6 %
Infektionen des weiblichen Genitales	2,8 %
Infektionen im HNO-Bereich	2,5 %
Gastrointestinalinfektionen	2,2 %
Kardiovaskuläre Infektionen	1,3 %
Infektionen des Zentralnervensystems	0,3 %

ben sich Probleme, die für Therapie und Pflege von großer Bedeutung sind:

- Resistente Stämme potentiell pathogener Keime können zu schweren Infektionen führen.
- Mehrfachresistente Erreger führen bei einer Infektion zu schwierigen Therapieproblemen.
- Die resistenten Keime können sich innerhalb des Krankenhauses ausbreiten und zu einer versteckten Infektionsquelle werden.

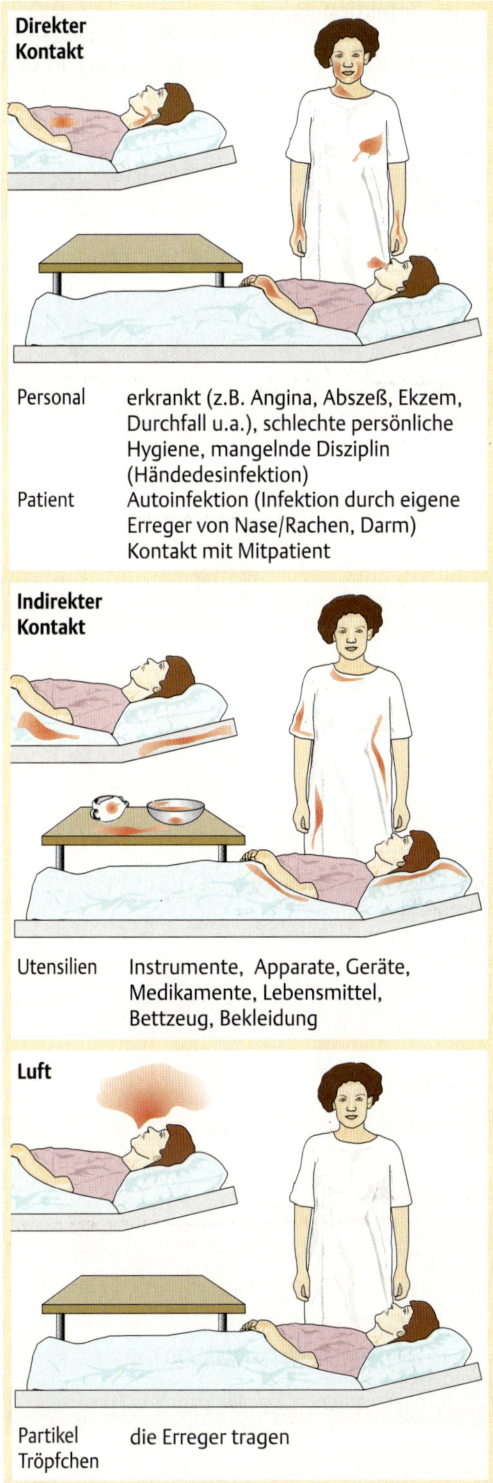

Abb. 12.**4** Mögliche Übertragungswege pathogener Keime in die Abteilung.

Infektionswege

Nach der Art und Weise, wie die Erreger in den Organismus gelangen, werden folgende Übertragungswege unterschieden:

Oraler Infektionsweg (über den Mund). Kontaminierte Lebensmittel, Medikamente, Gegenstände und vor allem Hände können zur Infektionsquelle werden. Von Schmierinfektion – *fäkal-oraler Infektionsweg* – spricht man, wenn die Erreger mit dem Stuhl, Urin u.a. ausgeschieden, verschmiert und wieder oral aufgenommen werden (z.B. bei Typhus, Ruhr, Hepatitis A, Enterovirusinfektion).

Aerogene Infektionswege (über Atemwege bzw. im Respirationstrakt) = *Tröpfcheninfektion*. Die Erreger werden direkt (Anhusten, Niesen, Küssen) durch Tröpfchen (Aerosole) oder Staubpartikel auf dem Luftweg übertragen.

Haut, Schleimhaut und Wunden. Über den direkten Haut- bzw. Schleimhautkontakt oder auch indirekt im Rahmen einer Wundinfektion ist die Übertragung von Infektionserregern möglich.

Trans- bzw. perkutaner Infektionsweg. Mikroorganismen können durch Insekten (Stich, Biß) oder Verletzungen der Haut (traumatisch, Operationswunde, Injektion mit unsauberer Spritze u. a.) übertragen werden.

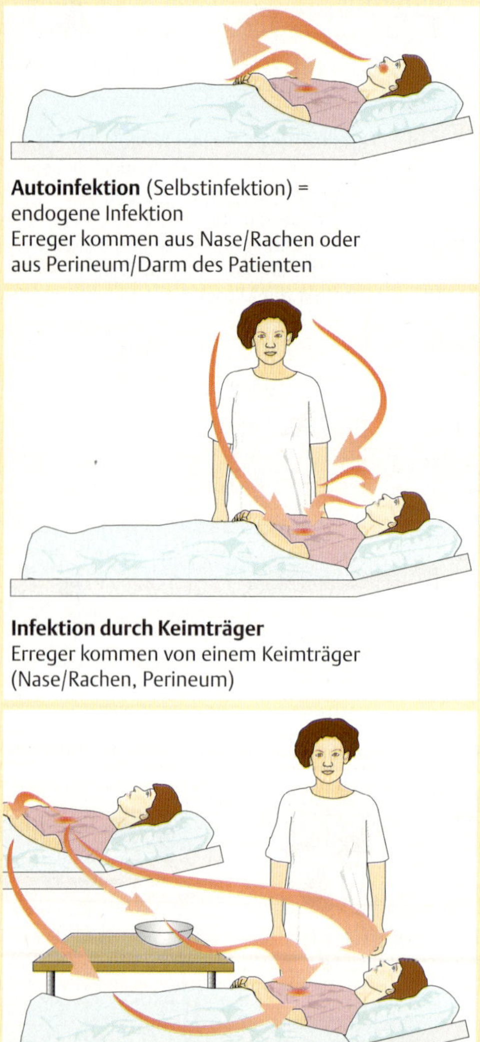

Autoinfektion (Selbstinfektion) = endogene Infektion
Erreger kommen aus Nase/Rachen oder aus Perineum/Darm des Patienten

Infektion durch Keimträger
Erreger kommen von einem Keimträger (Nase/Rachen, Perineum)

Kreuz- oder Krankenhausinfektion = exogene Infektion
Die Erreger werden im Krankenhaus von Person zu Person direkt oder durch indirekten Kontakt über Mobiliar, Nahrung, Medikamente weitergegeben

Abb. 12.**5** Wundinfektion. Einige Infektionswege, über die Erreger zu den Wunden gelangen können.

In Abb. 12.**4** und 12.**5** sind häufige Wege von Krankenhausinfektionen dargestellt, aus Abb. 12.**6** sind zusätzlich die Verhütung bzw. Therapie sowie die Auswirkungen auf den menschlichen Organismus ersichtlich.

12.7.3 Krankenhaushygiene

Die angewandte Krankenhaushygiene will mit allen ihr zur Verfügung stehenden Mitteln den Kreislauf von Erregern (Mikroorganismen), die Infektionen hervorrufen können, unterbrechen. Krankenhaushygiene umfaßt demnach alle Maßnahmen, die den Schutz des Patienten und der Umwelt vor krankmachenden Mikroorganismen gewährleisten.

Dieser Aufgabe kann die Krankenhaushygiene nur gerecht werden, wenn die sich daraus ergebenden Maßnahmen *umfassend, lückenlos* und *permanent* durchgeführt werden. Die Krankenhaushygiene ist eine interdisziplinäre Aufgabe. Sie betrifft jedermann im Krankenhaus und kann im Falle von Versagen jedermann treffen. Alle Mitarbeiter haben deshalb die ihrer Funktion entsprechende Aufgabe und Verantwortung im Bereich dieser Verhütungsmaßnahmen zu übernehmen. Von besonderer Bedeutung ist dabei die Art und Weise, wie auf der Krankenstation die Hygiene gehandhabt wird. Wir müssen lernen, mit unserem geistigen Auge die „infektiösen Momente“ zu sehen. Denn überall gibt es pathogene Keime, überall Keimverbreitungswege und Keim-

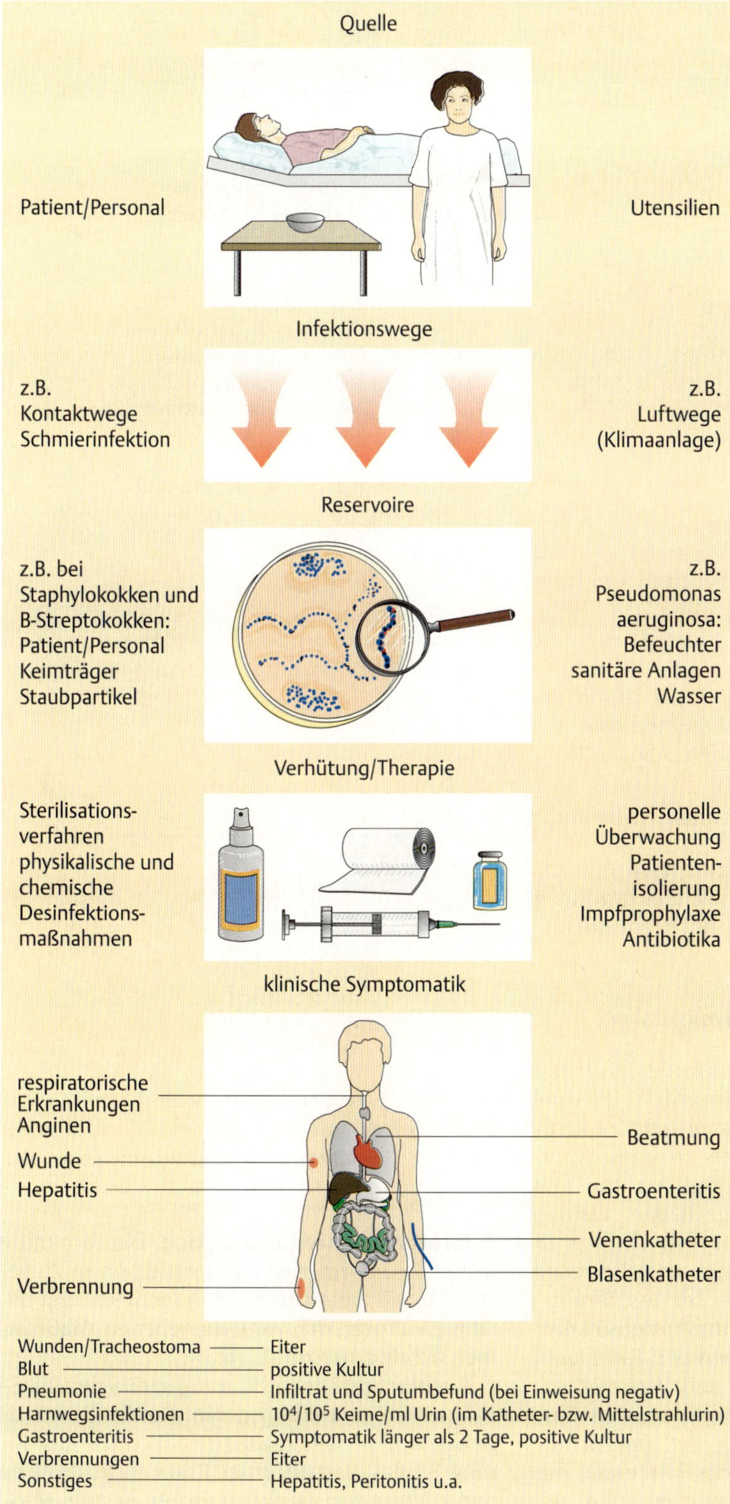

Abb. 12.**6** Infektionsquellen, -wege, -reservoire. Verhütung, Therapie und Symptome.

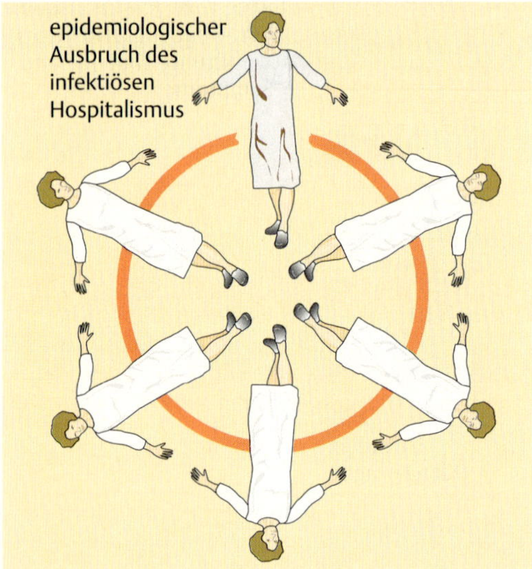

Abb. 12.**7** Ausbruch der Krankenhausinfektion (Hospitalismus). Die Krankenhaushygiene ist so wirksam wie ihr schwächstes Glied.

reservoirs. Jeder auf der Station Tätige ist mitverantwortlich dafür, daß Gefahrenmomente erkannt und ausgeschlossen werden (Abb. 12.**7**).

Regelkreis der Krankenhaushygiene

Die Abb. 12.**8** und die entsprechenden Erläuterungen sollen helfen, eine Übersicht zu gewinnen über die Funktion und Aufgabe der Krankenhaushygiene.

Erläuterungen zum Hygieneplan

Organisation. Zur Durchsetzung der Hygienemaßnahmen *braucht es Verantwortliche*, die *ohne* eine minimale *Organisation kaum zum Ziel* kommen werden. Von Vorteil ist es, wenn die Krankenhaushygiene in etwa nach dem aus Abb. 12.**9** ersichtlichen Organigramm gegliedert werden kann.

Planung. Die Planung ist eine entscheidende Voraussetzung für das Gelingen der Ausführung.

Bei der Erstellung der Planungsmittel soll darauf geachtet werden, daß neben den Fachleuten möglichst viele Ausführende und Vertreter aus Schule und Praxis mit einbezogen werden. Eine ausführliche Hygieneanleitung und übersichtliche Desinfektionspläne sind das Minimum, das an Planungsmitteln erarbeitet werden sollte.

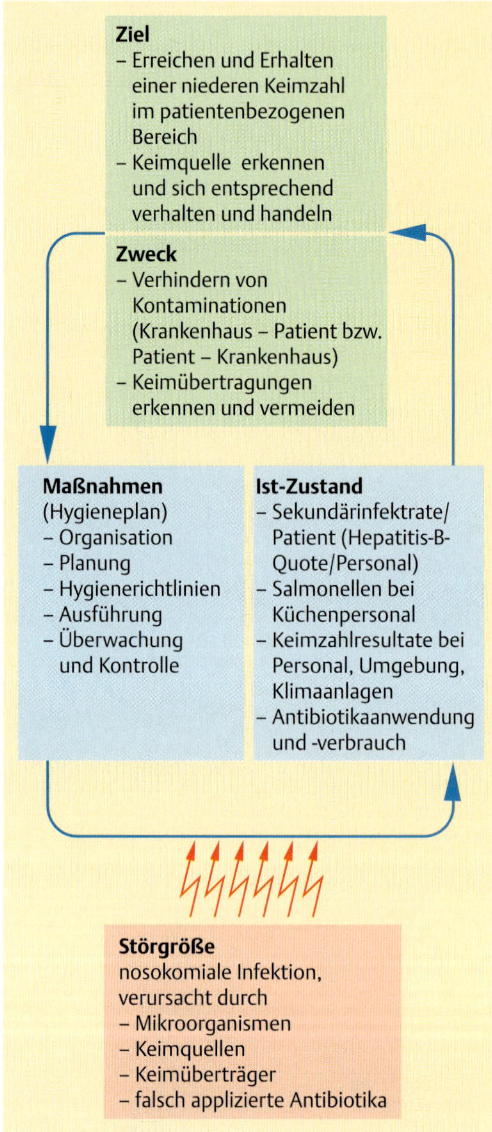

Abb. 12.**8** Regelkreis der Krankenhaushygiene.

Information und Instruktion. Die Fachkräfte haben die Information und Instruktion so zu gestalten, daß die Ausführenden motiviert und befähigt werden, die vorgeschriebenen Maßnahmen richtig durchzuführen.

Ausführung. Die Ausführung der Hygienemaßnahmen ist Sache *aller*. Jeder im Krankenhaus Tätige hat darin seine Aufgabe zu erfüllen. Die Ausführung ist das *Herzstück* der Krankenhaushygiene und gliedert sich im wesentlichen in zwei Maßnahmengruppen, wie in Abb. 12.**10** dargestellt.

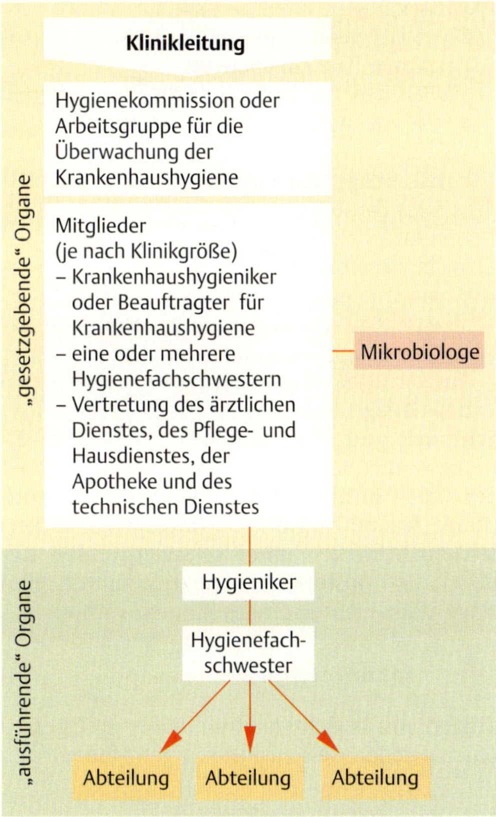

Abb. 12.**9** Organigramm der Krankenhaushygiene.

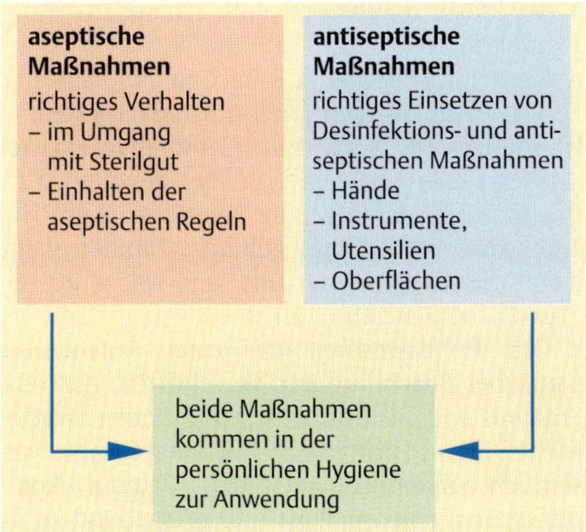

Abb. 12.**10** Ausführung der Krankenhaushygiene.

Überwachung und Kontrolle. Sie umfaßt:
- optische Inspektion,
- Erfassung der Sekundärinfekte,
- Überwachung der Antibiotikatherapie,
- Überwachung der Keimresistenzentwicklung,
- Kontrolle von Risikopersonalgruppen (z. B. Küchenpersonal, Personal der Dialysestation),
- Kontrolle von Lüftungs- und Klimaanlagen,
- gezielte Umgebungsuntersuchungen.

Die Hygienekommission bestimmt die Verantwortlichen für die einzelnen Aufgaben.

Sie finden in diesem Kapitel Angaben zu den Hygiene- und Desinfektionsmaßnahmen. Diese haben *grundsätzlichen Charakter*; sie kommen dort zur Anwendung, wo keine „hausinternen Vorschriften“ vorliegen. Solche Vorschriften gibt es in Form von *Richtlinien, Standardplänen oder Merkblättern*. Sie erfassen die häufigst auftretenden Problemfelder, z. B.:
- Standardplan zur Verhütung von Hepatitis B bzw. HIV-Ansteckung,
- Richtlinien für Maßnahmen nach Exposition mit infektiösem Blut
- usw.

Persönliche Hygiene

Die Krankenhaushygiene steht und fällt mit der persönlichen Hygiene des/der einzelnen.

Ziel der persönlichen Hygiene ist das Vermeiden der Übertragung körpereigener (residente Flora) und körperfremder Keime (transiente Flora).

Die persönliche Hygiene unterstützt maßgeblich die aseptischen Maßnahmen, wobei der Einsatz antiseptischer Mittel, insbesondere bei der Händehygiene, unumgänglich ist.

Anders ausgedrückt: Fehler in der persönlichen Hygiene gefährden die Asepsis im höchsten Maße (Abb. 12.**11**).

Zur persönlichen Hygiene gehören Körperhygiene, Haarhygiene, Händehygiene und saubere Bekleidung.

Körperhygiene. Körperliche Sauberkeit wird bei allen im Krankenhaus Tätigen vorausgesetzt.

Arbeitsplatzanforderung und die Intensität der eigenen Schweiß- und Geruchsbildung bestimmen die Häufigkeit von Baden und Duschen.

Haarhygiene. Die Haare müssen sauber und gepflegt sein. Lange und halblange Haare müssen in einen Zopf geflochten bzw. hochgesteckt werden. Sie dürfen weder ins Gesicht fallen noch die Schultern berühren.

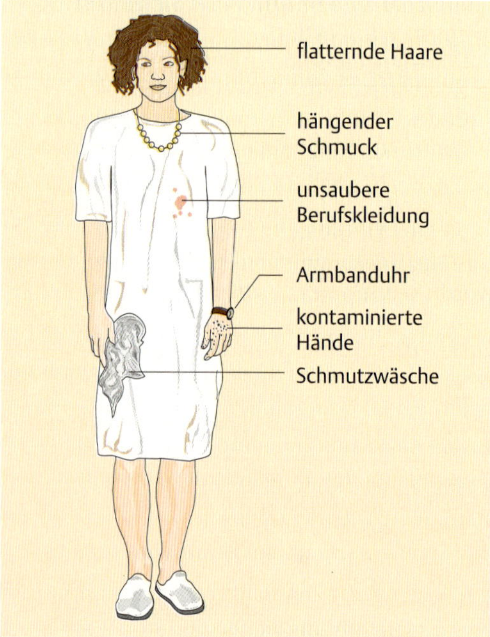

Abb. 12.**11** Die Pflegeperson als mögliche Keimüberträgerin.

> Die häufigste Kontamination der Haare erfolgt durch die eigenen Hände. Deshalb ist es besonders wichtig, *die Haare während der Arbeit nicht mit den Händen zu berühren*.

Bekleidungshygiene und Schuhe. *Berufskleidung.* Sie kann ihre Schutzfunktion während der Berufsausübung nur dann erfüllen, wenn sie
- häufig gewechselt wird, wenn möglich täglich;
- schmutzig auf dem kürzesten Weg in den dafür bestimmten Wäschesack gebracht wird;
- nur im Krankenhaus getragen wird.

Die zusätzliche Verwendung von *Trägerschürzen* bei der Pflege von Kranken und bei Arbeiten am Ausguß ist dringend empfohlen. Damit kann die Kontaminationsgefahr der persönlichen Berufskleidung und somit die Keimverschleppungsmöglichkeit reduziert werden. Voraussetzung ist allerdings, daß diese Trägerschürzen nur im Krankenzimmer bzw. am Ausguß getragen und regelmäßig ausgetauscht werden. Es können textile oder Einwegschürzen (Kosten, Umweltbelastung) verwendet werden.

Bei Infizierten oder Infektionskranken, die isoliert werden müssen, sind langärmelige Überschürzen mit Rückenschluß zu tragen (s. dort).

Privatkleidung:
- Diese ist, wenn immer möglich, in der Personalgarderobe zu deponieren.
- Wollsachen, z. B. Jacken und Pullover, sollen in den Krankenstationen nicht getragen werden. Tip für kühlere Tage: warme Unterwäsche und kurzärmelige Leibchen.

Arbeitsschuhe sollen
- Halt und Sicherheit geben,
- leicht zu reinigen sein,
- wenig Verzierungen haben,
- abwaschbar und desinfizierbar (für Intensivstation, Säuglingsstation usw.) sein.
- Aus Lärmgründen sind Schuhe mit Holzsohlen unzulässig.

Schmuck und Armbanduhren. Wegen Verkeimungs- und Verletzungsgefahr sollen während der Arbeit in Krankenstationen weder Schmuck (Ringe, Armreifen, große Ohrringe, lange Halsketten) noch Armbanduhren getragen werden. Geeignet sind Ansteck- oder Anklemmuhren. Eheringe fallen nicht unter das Schmuckverbot.

Spezielle Hygiene

Tragen von Gesichtsmasken. Außer im Operationssaal sollen Gesichtsmasken getragen werden bei
- großflächigem Verbandwechsel (z. B. Verbrennungswunden),
- der Pflege von immungeschwächten Patienten (Umkehrisolierung),
- der Pflege von Patienten mit Tröpfcheninfektion,
- kleineren Eingriffen, z. B. bei Gelenkpunktionen oder beim Einlegen von Intravasalkathetern.

Händehygiene. Was schon Semmelweis, Lister u. a. feststellen mußten, trifft auch heute noch zu. *Die Hand ist der häufigste Keimüberträger!* Nur eine diszipliniert durchgeführte Händehygiene kann unsere Patienten und uns selbst ausreichend schützen (Abb. 12.**12**).

■ Das *Händewaschen mit einer Seifenlösung* kann, bei Beachtung der Vorschriften, dasselbe Ergebnis wie das Desinfizieren mit einer alkoholischen Lösung bringen. Der Vorgang ist aber wesentlich aufwendiger (zeitlich, 1 Minute), komplizierter (Fehlerquellen) und ortsgebunden, da ein Waschbecken benötigt wird (Naßzone). Die verlangten Kriterien, vor allem die Einwirkungszeit, werden meistens nicht erfüllt, weshalb diese Methode für die hygienische Händedesinfektion in der Regel versagt. ■

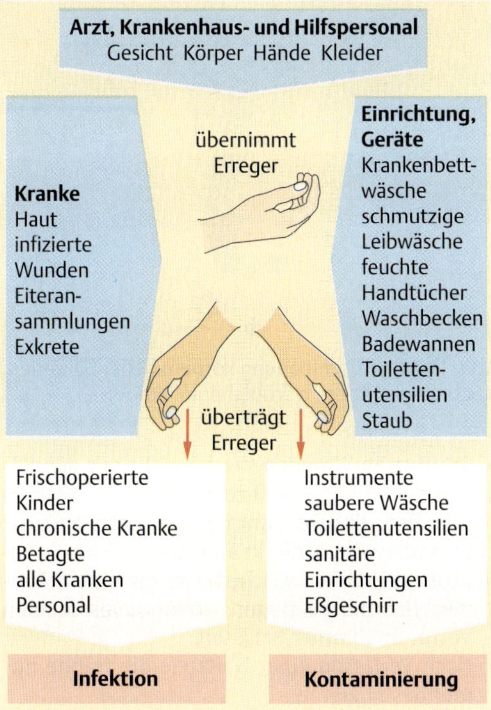

Abb. 12.**12** Infektionsübertragung durch die Hand.

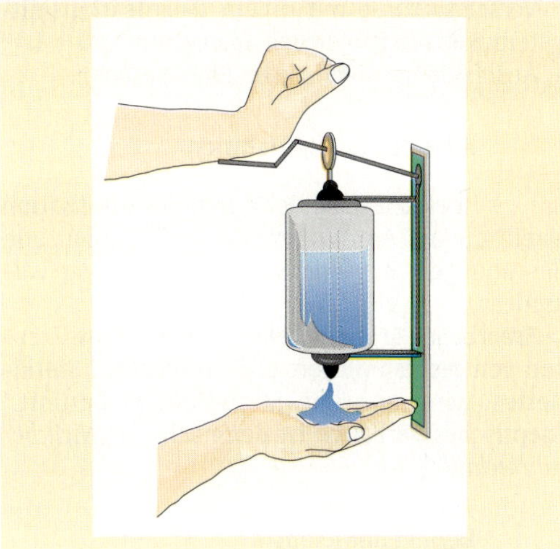

Abb. 12.**13** Handhabung des Desinfektionsmittelspenders.

Wann müssen die Hände desinfiziert werden?

- Vor Pflegeverrichtungen, insbesondere vor aseptischen Arbeiten;
- nach jeder Pflegeverrichtung, mindestens aber vor jedem Verlassen des Krankenzimmers;
- vor Umgang mit Medikamenten;
- vor dem Essenverteilen;
- bei Beginn der Arbeit (Schichtbeginn).

> - **Händedesinfektion** ist die wichtigste, sicherste und billigste Maßnahme, um Krankenhausinfektionen zu verhüten.
> - **Saubere Hände** sind eine Frage des Anstandes und des Respekts vor dem anderen Menschen.

Vorgehen:

- *Hygienische Händedesinfektion.* Aus dem Waschspender (Abb. 12.**13**) oder der Einzelflasche hohle Hand mit Desinfektionsmittel füllen (ergibt die notwendige Dosis von 3 – 5 ml), Hände einreiben, bis die Haut trocken ist. Einwirkungszeit 30 s.
- *Händewaschen.* Hände und Vorderarme werden mit Wasser und Seife gründlich gewaschen, gut abgespült und anschließend sorgfältig getrocknet. Wasserhahn mit gebrauchtem Papierhandtuch schließen.
- *Handpflege.* Fingernägel stets kurz geschnitten und gepflegt halten. Hautrisse und -schrunden sind zu vermeiden und, wenn vorhanden, sorgfältig zu pflegen.

Damit die Haut der häufigen Desinfektion standhalten kann, muß sie gepflegt werden. Bewährt hat sich die Anwendung von pH-regulierenden Emulsionen vor längeren Arbeitspausen und fettfreien Hautschutzcremes (häufig anwenden).

Grundsatz der Händehygiene

Folgendes Vorgehen wird empfohlen:

- Bei sichtbarer Verschmutzung sind die Hände gründlich zu waschen. Keine nachfolgende Desinfektion.
- Kontaminierte Hände (ohne sichtbare Verschmutzung) sind zu desinfizieren. Kein nachfolgendes Waschen.

Das heißt:

- Hände waschen oder Hände desinfizieren genügt für die Reduktion von Keimen, die sich möglicherweise auf der Haut befinden.

Nach einer sichtbaren Verschmutzung mit infektiösem Material (z.B. mit Stuhl, Blut usw.) sollte man wie folgt vorgehen:

- Verschmutzung mit einem desinfektionsmittelbenetzten Papiertuch abwischen.
- Anschließend Hände gründlich waschen.

Aseptische Maßnahmen

Asepsis ist ein Zustand, der durch die Sterilisation erreicht wird. Asepsis umfaßt Maßnahmen und Bemühungen, die eine Keimverschleppung verhindern.

Aseptisches Arbeiten bedeutet das strikte Trennen von nichtsterilisiert und sterilisiert. „Sterilisiertes wird nur mit Sterilisiertem berührt." Aseptisches Verhalten ist demnach die *„Nichtberührtechnik"*.

Regeln der Asepsis

Wo immer eine Verbindung ins Körperinnere hergestellt oder aufrechterhalten wird, ist absolute Aspesis dringende Notwendigkeit:
- bei allen Wunden,
- bei allen Eingriffen durch die Haut: Punktionen, Injektionen usw.,
- bei allen offengehaltenen Verbindungen ins Körperinnere: Blasenkatheter, Venenkatheter u. a.

Keine Verschleppung körpereigener Mikroorganismen (Abb. 12.**14**)

- Es gilt alles, was im Abschnitt „persönliche Hygiene" nachzulesen ist (S. 395 f.).
- Während des aseptischen Arbeitens ist der Mund (der eigene und derjenige des Kranken) geschlossen zu halten (bei Erkältungen Mundschutz tragen). Informationen sind im voraus zu geben.

Keine Verschleppung fremder Mikroorganismen (Abb. 12.**15**)

- Luftbewegungen (mit den Armen) und Durchzug vermeiden.
- Während und in der Umgebung von aseptischen Arbeiten keine unnötigen Gespräche führen.
- Nicht über offenem sterilisiertem Material hantieren.
- Sterilisiertes Verpackungsmaterial und sterilisierte Arbeitsfläche nicht feucht werden lassen.
- Blumen und Pflanzen nicht in Sterilgutnähe stellen.

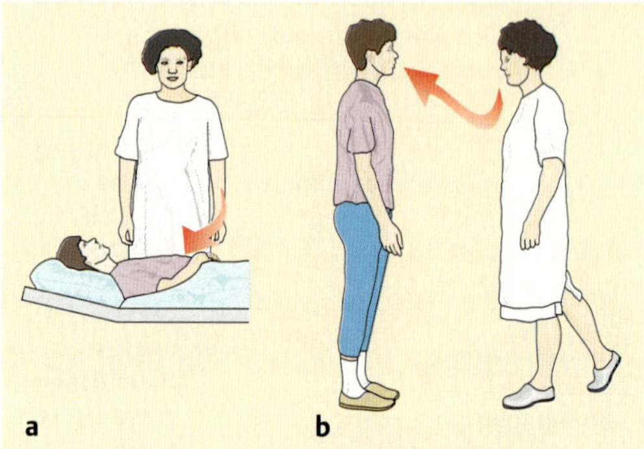

Abb. 12.**14** Verschleppung körpereigener Bakterien. **a** Schmierinfektion, **b** Tröpfcheninfektion.

- Schmutzige Krankenwäsche nicht mit den Berufskleidern in Berührung bringen; Wäscherolli im Krankenzimmer bereitstellen und Schmutzwäsche direkt ablegen.
- Saubere Krankenwäsche nicht von einem Zimmer ins andere tragen, sondern als kleinen Vorrat im Zimmer belassen.
- Nach Verlassen einer Naßzone die Hände immer desinfizieren.
- Berührungsflächen auseinanderhalten:
  - Was ins Krankenbett gehört, darf weder mit dem Boden noch mit dem Tisch in Berührung kommen.
  - Was auf Verbandwagen und in Schränke zurückversorgt wird, soll nicht ins Patientenbett gelegt werden, z. B. Heftpflasterrollen, Blutdruckapparate, Dokumentationsmappen, Röntgenbilder usw.
  - Was mit dem Boden in Berührung ist, gehört nicht aufs Bett, z. B. Sekretflaschen, Gehstöcke, Pantoffeln usw.
  - Nach ungewollten oder unvermeidlichen Kontakten sind die Gegenstände zu desinfizieren.

Keine Kontamination zwischen sterilisiertem und nichtsterilisiertem Material

- Alle Ränder von Kassetten, Salbenkompressendosen usw. sind als nichtsteril zu betrachten.
- Deckel von sterilisierten Gefäßen immer umgekehrt ablegen.
- Sterilisiertes und nichtsterilisiertes Material nicht zu nahe nebeneinander ablegen, nicht außerhalb des Blickfeldes mit sterilisiertem Material hantieren.
- Der Verbandwagen bleibt außerhalb des Krankenzimmers (Kap. 39).

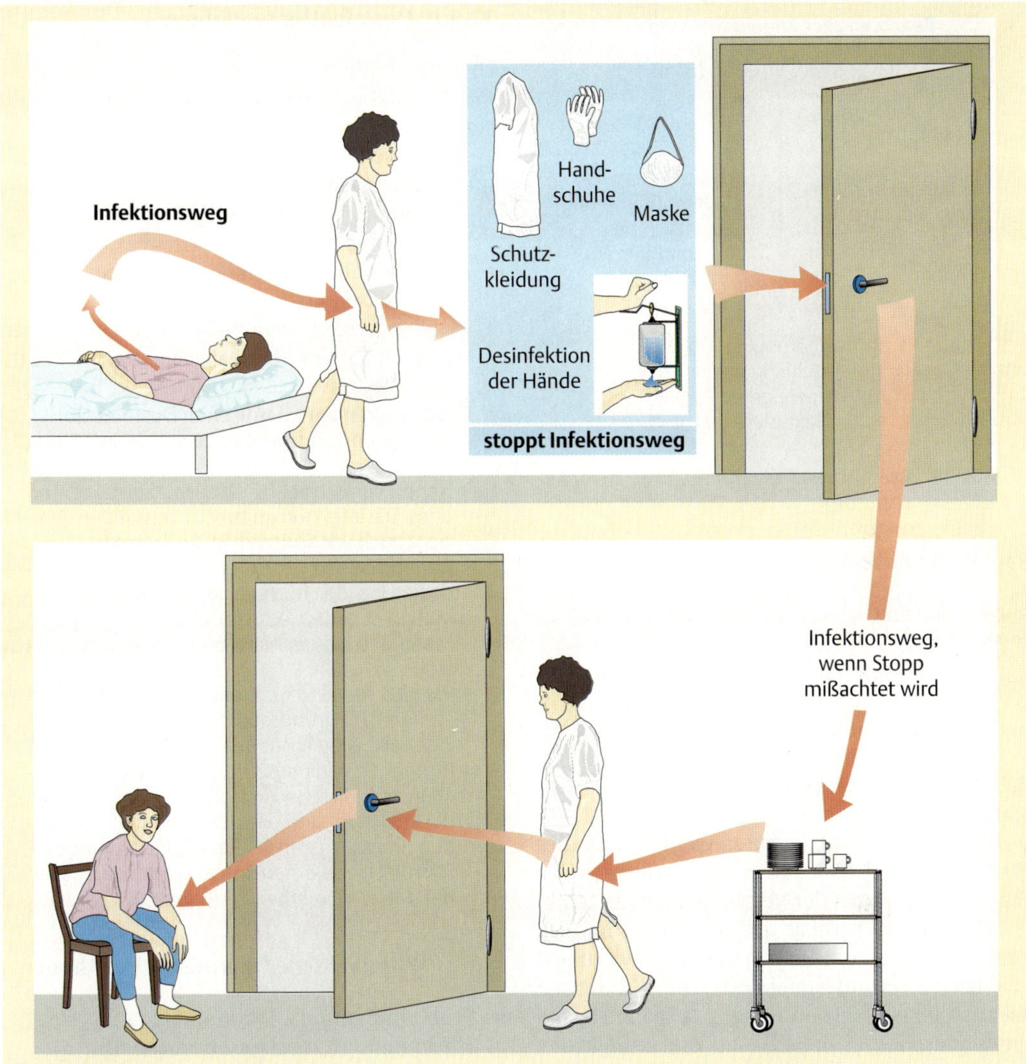

Abb. 12.**15** Verschleppung fremder Keime, wenn Vorsichtsmaßnahmen mißachtet werden.

- Sterilflächen nicht zu früh vorbereiten, u. U. bis zum Gebrauch mit sterilisierten Tüchern zudecken (wird das sterilisierte Material nicht am Ort des Gebrauchs gerichtet, muß es immer abgedeckt werden).
- Infusionsbestecke, Dreiwegehahn und andere Zusatzanschlüsse müssen mindestens alle 24–48 Stunden gewechselt werden.
- Verrichtungen an Gefäßkathetern dürfen nur unter streng aseptischen Bedingungen erfolgen.
- Hochmolekulare Infusionslösungen sollen nur im „Laminar Flow" (keimfreie Umgebung) zugemischt werden.

Eine *Zusammenfassung* der aseptischen Maßnahmen zeigt Abb. 12.**16**.

Antiseptische Maßnahmen

Antisepsis umfaßt die Anwendung sog. Antiseptika, das sind Substanzen, die die Keime durch Wachstumshemmung (bakteriostatisch) oder Abtötung (bakterizid) unschädlich machen. Antisepsis bedeutet somit (Anti + Sepsis) Vernichtung von Krankheitskeimen mit chemischen oder physikalischen Mitteln.

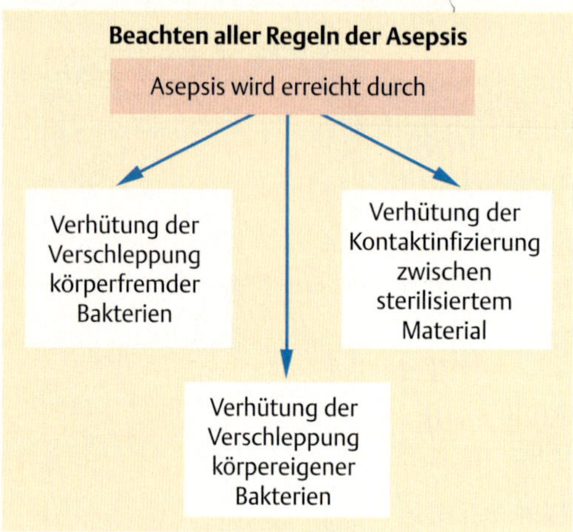

Abb. 12.**16** Aseptische Maßnahmen.

Regeln der Antisepsis

- Ohne korrekte Antisepsis gibt es keine Asepsis, aber
- ohne Wahrung der Asepsis werden alle antiseptischen Maßnahmen in Frage gestellt.
- Aspesis und Antisepsis sind voneinander abhängig und beeinflussen sich gegenseitig.

Beispiel Injektionstechnik. Es ist heute selbstverständlich, daß Spritze, Nadel, Medikament einwandfrei sterilisiert angeboten werden (und dies für teures Geld!). Man darf sich nun mit Recht die Frage stellen, ob bei der Verabreichung der Injektion ebensoviel Sorgfalt aufgewendet wird (ich denke da z.B. an das Einhalten der Einwirkungszeit bei der Hautdesinfektion). Die wichtigsten aseptischen und antiseptischen Maßnahmen sind die *Sterilisation* (S. 405 ff.) und die *Desinfektion* (s. unten).

12.8 Desinfektion

Nach Wallhäuser bedeutet *desinfizieren*, einen Gegenstand in einen Zustand zu versetzen, in dem er nicht mehr infizieren kann. Desinfektion ist eine Maßnahme zur „selektiven Verminderung der Keimzahl" mit dem Ziel, die Übertragung bestimmter Mikroorganismen zu verhindern (selektiv = auswählend). In diesem Zusammenhang ist die Verminderung der Keimzahl in den für die Sicherheit des Patienten notwendigen Bereichen gemeint.

12.8.1 Desinfektionsverfahren

Die Desinfektion kann durch *physikalische (thermische)* Maßnahmen oder durch *chemische* Substanzen erfolgen.

Die entscheidenden Faktoren für eine wirksame Desinfektion sind dabei:

- *Temperatur* bei der physikalischen oder thermischen Desinfektion,
- *Dosierung* der Desinfektionsmittel bei der chemischen Desinfektion,
- *Einwirkungszeit* sowohl bei der chemischen wie auch bei der physikalischen Desinfektion.

Grundregeln zur chemischen Desinfektion

- Die Gegenstände immer zuerst desinfizieren, dann reinigen.
- *Handschuhe* tragen, um Hautkontakte mit dem Desinfektionsmittel zu vermeiden (Vorsicht auch vor Spritzern in die Augen).
- *Richtige Dosierung.* Unterdosierung und Überdosierung der Mittel sind gleicherweise wirkungslos, zudem schadet Überdosierung dem Material bzw. der Haut und belastet die Umwelt.
- *Richtige Temperatur.* Wenn keine Angaben bestehen, soll grundsätzlich kaltes Wasser zum Herstellen von Lösungen genommen werden.
- *Richtige Einwirkungszeit.* Verkürzte Zeiten machen ein Mittel wirkungslos. Bei der Händedesinfektion und Hautdesinfektion geschehen die häufigsten Fehler; die Einwirkungszeiten bei eingelegten Instrumenten u.a. werden meist besser beachtet.

Physikalische (thermische) Methoden

- *Feuer:* Abflammen, Verbrennen;
- *Hitze:* Heißluft, Kochen, strömender Dampf (z.B. Waschmaschinen, Steckbeckenmaschinen).

Chemische Methoden

Häufigste und praktisch bedeutsamste Desinfektion. Man unterscheidet die
- Einlegemethode = einlegen,
- Scheuer-Wisch-Methode = naß bzw. feucht abwischen (scheuern = säubern = reinigen).

Bei jeder Desinfektion mit chemischen Mitteln gilt es zu beachten:
- Dosierung des Mittels,
- Dauer der Einwirkung,
- Einwirkungstemperatur,
- Durchdringungstiefe (Tiefenwirkung).

Tabelle 12.**5** Einige der wichtigsten Desinfektionsmittel

Gruppe	Desinfektionsmittel	Konzentration Einwirkungszeit	Anwendung	Wirkung
Laugen	Kalkmilch (ausgebrannter Kalk = Ätzkalk + Wasser = gelöschter Kalk)	verdünnt mit Wasser: 1:1 / 6 Std. 1:4 / 6 Std. 1:4 /24 Std. 1:20/ 6 Std.	 Sputumdesinfektion Stuhldesinfektion Abwassergruben Schmutzwasser	Kalkmilch muß jedesmal neu zubereitet werden, da sie durch das Kohlendioxid der Luft unwirksam wird
Oxidationsmittel	Ozon (O_3)		Trinkwasser, Raumluft	Freisetzen von O_2
	Wasserstoffperoxid (H_2O_2)	3%	Spülungen und Wundbehandlung	schwach antiseptisch
	Peressigsäure	0,2–0,5% Aerosol oder durch Vergasen	thermolabile Materialien	sehr gute Wirkung, starke Viruzidie sehr korrosiv auf Buntmetalle
	Kaliumpermanganat	0,01–0,05%	Spülungen, Bäder	schwach antiseptisch
Halogene („Salzbildner")	Chlormonoxid Hypochloride	2–5%	Schleimhaut und Hohlorganspülungen	gute Desinfektionswirkung durch Abspaltung von O_2, der sich als naszierender Sauerstoff (CO_1) spontan mit anderen Reaktionspartnern verbindet
	Chlorbleichlauge: – Eau de Javelle (Kaliumhypochlorid) – Eau de Labarraque (Natriumhypochlorid)	2–3 mg freies Chlor pro m^3 Wasser	Badewasserdesinfektion Krankenwäsche	
	Chlorkalk	5 Teile Wasser + 1 Teil Chlorkalk = Kalkmilch	Exkrementendesinfektion	muß jedesmal frisch zubereitet werden
	Chloramin	5% 3%	Sputumdesinfektion Scheuerdesinfektion	insbesondere bei Tuberkulose
	Jodophore (PVP-Jod-Polyvinylpyrrolidon)	Vorschriften beachten	Haut- und Wunddesinfektion, Wundspülung	Vorsicht: alkoholische Jodophore nicht für Wundspülung
Metallsalze	*Silbersalze* ($AgNO_3$) Silbernitrat	1% 1–2 Tropfen	prophylaktisch: Augengonorrhö bei Neugeborenen	Wirkung wie oben
Alkohole	Äthylalkohol Isopropanol n-Propanol	80 Vol% 70 Vol% 60 Vol%	auf trockene Haut zur Haut- und Händedesinfektion	bakterizid unwirksam gegen Sporen
Aldehydderivate	Formaldehyd (HCHO) = Formalin	8%/ 3 Std. 2%/12 Std.	Grobdesinfektion Wäschedesinfektion	Formalin wirkt konservierend, eiweißschädigend
	Formalinabkömmlinge sind: Glutaraldehyd- und Glyoxaldehydmittel	3–5% nach Vorschrift	Flächendesinfektion Wäschedesinfektion	
Phenolderivate		1–2% nach Vorschrift	Instrumente, Ausscheidungen, Wäsche	bakteriostatisch oder bakterizid rasch wirkend

Fortsetzung S.402

Tabelle 12.**5** (Fortsetzung)

Gruppe	Desinfektionsmittel	Konzentration Einwirkungszeit	Anwendung	Wirkung
Detergenzien = oberflächen-aktive Substanzen	Quaternäre Ammoniumverbindungen; Biguamide		Flächen	erhöhen die Benetzbarkeit der Desinfektionsmittel Inaktivierung durch Seife
Wichtig:	Dosierung und Einwirkung beachten! Beimischen von Zusätzen nur in Absprache mit dem zuständigen Apotheker oder Krankenhaushygieniker.			

Ein gutes Desinfektionsmittel sollte folgenden Anforderungen genügen:
- antimikrobielle Wirksamkeit,
- Haut- (und Schleimhaut-)Verträglichkeit,
- Metall- und Textilienfreundlichkeit,
- Geruchlosigkeit (bzw. gut erträglicher Geruch),
- gute Benetzung und Reinigungskraft,
- Ungiftigkeit,
- Wirtschaftlichkeit bezüglich Preislage.

In Tab. 12.**5** sind einige der wichtigsten Desinfektionsmittel-Wirkstoffe zusammengestellt.

Sinnvolle Desinfektion ist die Verbindung von Wissen und Klugheit:
- Desinfiziere, wenn und wo es nötig ist – aber nicht immer und überall.
- Setze die wirksamen Mittel sinnvoll ein.
- Sei sparsam: Jedes nicht gebrauchte Mittel bedeutet Ersparnis von Ressourcen und Schonung der Umwelt.

12.8.2 Desinfektionsarten

Wir unterscheiden die laufende von der Schlußdesinfektion.

Laufende Desinfektion

Das Wort *laufend* oder fortlaufend bringt zum Ausdruck, daß es darum geht, die laufend, also kontinuierlich von der Infektionsquelle (Patient) ausgeschiedenen Infektionserreger ebenso laufend, d.h. so schnell wie möglich, zu vernichten (Definition nach Kanz). Sie kommt zur Anwendung bei *infektiösen* und *infizierten* Patienten und umfaßt
- Haut- und Händedesinfektion,
- Instrumentendesinfektion,
- Ausscheidungsdesinfektion,
- Flächendesinfektion.

Jedes Krankenhaus stellt *Standardpläne* zur Verfügung. Sie beinhalten Desinfektionsmaßnahmen
- für den Krankenhausalltag;
- bei besonderer Ansteckungsgefahr:
  - infizierte Patienten,
  - infektiöse Patienten,
  - immungeschwächte Patienten.

Tab. 12.**6** steht als Beispiel eines Desinfektionsplans, wie er im üblichen *Krankenhausalltag* Gültigkeit hat.

Die laufende Desinfektion *bei Infektion* geht immer mit einer mehr oder weniger strikten Isolierung einher. Sie betrifft demnach das Maßnahmenbündel der Isolierung *und* der Desinfektion.

Isolierung von Patienten

Indikation. Eine Isolierung und deren Aufhebung wird unter Bezugnahme vorliegender Richtlinien vom Arzt angeordnet. Sie erfolgt
- bei infizierten Patienten (infizierte Wunde);
- bei infektiösen Patienten (meldepflichtige Infektionskrankheiten sowohl bei gesicherter Diagnose wie auch bei Verdacht bis zum sicheren Ausschluß);
- als Schutzmaßnahme für besonders infektionsgefährdete Patienten.

Isolierungsarten. Man unterscheidet *Standardisolierung:*
- Einzelzimmer erforderlich, wenn eine aerogene Infektionsmöglichkeit gegeben ist und es die Verfassung des Patienten erfordert.
- Patient darf das Zimmer nur mit Erlaubnis verlassen.
- Schutzkittel müssen bei direktem Kontakt mit dem Patienten getragen werden. Kittel mindestens täglich wechseln!
- Mundschutz (je nach Keimquelle).
- Händedesinfektion vor Verlassen des Zimmers.

Tabelle 12.**6** Desinfektionsplan einer Krankenstation. Für Pflegedienst und Hausdienst

Zu desinfizieren	Präparat	Anwendung	Zubereitung
Große Gegenstände: Waschbecken, Schalen, Redon-Flaschen, Urinflaschen, Bettschüsseln usw.	thermisch mit heißem Wasser (85 °C) spülen Phenol- oder Aldehyd-derivat 1–2 % nach Vorschrift	Steckbeckenautomat in Desinfektionslösung einlegen; 1 Std. Material *ganz* eintauchen	Desinfektionswanne mit 60 l kaltem Wasser füllen und 600 ml Konzentrat zugeben → 1 %-Lösung 1200 ml Konzentrat für 2 %-Lösung
Kleine Gegenstände: Spritzen, Instrumente, Tabletts usw.	Phenol- oder Aldehyd-derivat 1–2 %	wie oben	wie oben
Krankenmobiliar: Betten, Geräte, Apparate usw.	Aldehydderivat 0,5 %	täglich feucht abwischen	Gebrauchslösung: 4 l kaltes Wasser und 20 ml Desinfektions-mittelkonzentrat → 0,5 %-Lösung
Bade- und Duschwanne, Waschbecken, WC-Brille	Aldehydderivat 0,5 %	mit Desinfektionsmittel abwischen → einwirken lassen → abspülen, reinigen	wie oben
Bodenfläche	Aldehydderivat 0,5 %	täglich naß aufwischen	8 l kaltes Wasser und 40 ml Desinfektions-mittelkonzentrat → 0,5 %-Lösung
Beachte:	Für alle Präparate sind hier Standardnormen angegeben. Es muß im einzelnen unbedingt die *Vorschrift* (Gebrauchsanleitung) beachtet werden. Das gleiche gilt für die Gebrauchsdauer der Lösung → Neuzubereitungsintervalle.		

Strikte Isolierung:
- Einzelzimmer prinzipiell erforderlich.
- Patient darf das Zimmer nicht verlassen.
- Schutzkittel müssen von allen Personen getragen werden, die das Zimmer betreten. Kittel nur einmal verwenden!
- Mundschutz muß getragen werden, wenn eine aerogene Infektionsmöglichkeit und keine Immunität bestehen.
- Händedesinfektion vor Betreten und vor Verlassen des Zimmers.

Protektive Isolierung (Umkehrisolierung):
- Einzelzimmer prinzipiell erforderlich.
- Schutzkittel müssen von allen Personen getragen werden, die das Zimmer betreten. Kittel nur einmal verwenden!
- Mundschutz muß von allen Personen getragen werden, die das Zimmer betreten.
- Benutzte Materialien (insbesondere Wäsche, Abfall) sind sofort aus dem Zimmer zu entfernen.
- Gegebenenfalls ist die Verwendung sterilisierter Wäsche erforderlich.
- Geräte sind vor der Verwendung im Zimmer zu desinfizieren.
- Händedesinfektion vor Betreten des Zimmers.

Anwendung der Isolierung. Die *Standardisolierung* kommt relativ häufig zur Anwendung, z. B. bei Patienten mit Harnwegsinfekten oder auf der Chirurgiestation, wo Patienten mit infizierten Wunden in Einzelzimmern oder im Cohorting-Verfahren (Zusammenlegen von Patienten mit gleichen Infektionserregern oder Infektionsquellen) abgesondert werden. Denn Isolierung heißt nicht unbedingt „Isolierungseinheit" oder „Einzelzimmer". Wenn die entsprechenden Schutzmaßnahmen eingehalten werden (und der Übertragungsweg bekannt ist), können Patienten auch zusammengelegt werden.

Die *strikte Isolierung* gilt für viele der meldepflichtigen Infektionskrankheiten.

Die *protektive Isolierung* gilt für Patienten, deren körpereigene Abwehr stark herabgesetzt ist und die somit extrem infektgefährdet sind. Sie müssen *zu ihrem Schutz* über die Dauer des Krankenhausaufenthalts isoliert werden.

Der isolierte Patient

- muß ausreichend über die erforderlichen Maßnahmen informiert sein. Nur wer versteht, kann kooperativ sein.
- Er muß die vorgeschriebene Isolierung strikt einhalten. Wo er das Zimmer verlassen darf, muß er vorher Urin und Stuhl entleeren. Er soll nicht das Stations-WC oder andere Toiletten benutzen.
- Er bedarf der Unterstützung dort, wo er nicht allein zurechtkommt. Seinen Bedürfnissen ist soweit wie möglich und sinnvoll Rechnung zu tragen. Wir beachten sein *Befinden* auch unter dem Aspekt der Isolierung.

  Es gilt darauf zu achten, daß die *menschlichen* Aspekte nicht der „Desinfektion/Sterilisation" unterliegen, denn *Hygiene* heißt bekanntlich auch „gut leben" (S. 379).
- Wo er unter der Isolierung leidet, entsprechende Hilfe geben, evtl. in Zusammenarbeit mit den Angehörigen. Anregung zu Ablenkung und Spiel S. 437 ff.

Laufende Desinfektionsmaßnahmen

Je besser Personal und Patienten über die Art der Infektion und deren Verbreitungswege informiert sind, desto geringer ist die Gefahr der Ansteckung fremder Personen. Es gibt keine Patentlösung für alle Fälle und für alle Institutionen. Aber es gibt ausreichendes *Wissen* und *Erfahrung*, um selbst in problematischen Fällen Vorsorge im Sinne einer Übertragungsverhütung treffen zu können. Und es gibt *Hygienepläne*, in denen die jeweiligen Hinweise zur Durchführung der fortlaufenden Desinfektion abzulesen sind bezüglich:

- Instrumenten- und Geräteaufbereitung,
- laufenden Desinfektions- und Reinigungsmaßnahmen,
- Wäsche-, Ausscheidungs- und Abfallordnung.

Grundsatzfragen, die gestellt und geklärt werden müssen:

- Ist ein Einzelzimmer erforderlich?
- Ist ein Mundschutz notwendig?
- Wann müssen Schutzkittel oder Schutzhandschuhe getragen werden?
- Welche Materialien sind potentiell (möglicherweise) infektiös?
- Wie ist der Übertragungsmodus?
- Wie lange müssen die Isolierungs- bzw. Abgrenzungsmaßnahmen eingehalten werden?
- Welche Desinfektionsmaßnahmen sind durchzuführen (Art, Konzentration, Einwirkzeit)?
- Was ist bei der Entsorgung von Eßgeschirr zu berücksichtigen?
- Sind der Abfall und die Wäsche als „infektiös" zu sammeln und zu entsorgen?

Diese Richtfragen sind gleichzeitig die Grundlage für den *Hygieneplan*, der für alle Beteiligten verbindlich ist. Er umfaßt immer Angaben zur

- Personalhygiene,
- Reinigung und Desinfektion,
- Bettenhygiene,
- Wäsche- und Abfallordnung.

Hygiene- und Desinfektionsplan

Die für die Hygiene Verantwortlichen erstellen einen Hygieneplan, der den spezifischen Anforderungen des jeweiligen Hauses entspricht. Der Maßnahmenplan muß allen bekannt und zugänglich sein.

Die einzelnen Vorschriften entsprechen den hausinternen Gepflogenheiten, sind aber immer abgestützt auf (nationale oder internationale) Grundregeln, die den neuesten Erkenntnissen der Forschung entsprechen. Der folgende Plan (S. 405) soll in diesem Sinn exemplarisch verstanden werden.

Kennzeichnung. Ein Warn- und Vorsichtssignal ist angezeigt an

- Patientendokumentation,
- Tür des Isolierzimmers,
- allen die Station verlassenden Materialien: Untersuchungsmaterial für das Labor und alles, was zur Entsorgung muß.

Die Kennzeichnung kann in einem Signet bestehen, das allen bekannt ist (z. B. roter Punkt), oder in der Bezeichnung „infektiös".

Schlußdesinfektion

Das Wort *Schluß* bringt zum Ausdruck, daß die laufende Desinfektion zum *Abschluß* gebracht werden kann. Sie umfaßt alle Desinfektionsmaßnahmen im Krankenzimmer, am Bett und an Gebrauchsgegenständen des aus der Isolierung oder aus dem Krankenhaus entlassenen Patienten.

Sie wird durchgeführt nach Aufhebung der Isolierung bzw. nach Verlegung, Austritt oder Tod eines isolierten Patienten. Die Aufhebung einer Isolierung wird vom Arzt angeordnet.

Merkblatt für Hygiene und Desinfektion

Patientenzimmer
- Die Art der Isolierung (Einzelzimmer oder nicht) entscheidet der Arzt (auch die Dauer wird von ihm bestimmt).
- Alle nicht „pflegeleichten" Gegenstände aus dem Zimmer nehmen.
- Zimmer mit Naßzelle, idealerweise mit einer thermischen Spülmaschine wählen (sie gewährleistet eine sichere Exkrementendesinfektion).
- Die tägliche Zimmerdesinfektion ist am Schluß der Stationsreinigung vorzunehmen.

Personalschutz
- Einmalhandschuhe, wenn direkter Kontakt mit Blut, Sekreten, Stuhl, Urin und ähnlichem möglich bzw. vorhersehbar ist.
- Händedesinfektion vor und nach allen Tätigkeiten am Patienten, nach Kontakt mit kontaminierten Materialien.
- Schutzschürzen, wenn eine Kontamination/Verschmutzung der Arbeitskleidung zu erwarten ist.
- Instrumentarium sofort nach Benutzung desinfizieren, bevor eine weitere manuelle Aufbereitung erfolgt.
- Kanülen, scharfe und spitze Gegenstände unmittelbar nach Benutzung direkt (ohne weitere Berührung) in dafür vorgesehene Sammelbehälter geben. Kanülen nicht in Schutzhülle zurückstecken → erhöhte Verletzungsgefahr (bei Verletzung sofort melden!).
- Schutzhandschuhe bei Kontakt mit Reinigungs- und Desinfektionslösungen.

Pflege- und Gebrauchsgegenstände
- *Eßgeschirr.* Bei Tröpfchen- und Schmierinfektion Einmalgeschirr verwenden bzw. Eßgeschirr im Zimmer abwaschen und desinfizieren. *Essensreste* in der Toilette des Isolierzimmers (bzw. im Abfalleimer) entsorgen.
- *Wäsche.* Sie muß als „infektiös" entsorgt werden. Dafür speziell gekennzeichnete Säcke verwenden.
- *Abfälle*, die „infektiös" sind, gesondert zur Entsorgung geben. Abfallordnung beachten!

Einhalten der Isolierung
- Besucher müssen sich grundsätzlich vor Betreten eines Isolierzimmers beim Pflegepersonal melden. Entsprechenden Hinweis an der Zimmertüre anbringen.
- Gebrauchsgegenstände (z. B. Blutdruckmanschette, Thermometer) sollen im Zimmer verbleiben.
- Krankenunterlagen (Dokumentationsmappen, Röntgenbilder usw.) sind außerhalb des Isolierbereichs aufzubewahren.
- Untersuchungsmaterial muß in verschließbaren Transportbehältern als „infektiös" (z. B. mit rotem Punkt) gekennzeichnet ins Labor gebracht werden.
- Patienteneigene Utensilien sollten desinfizierbar sein bzw. nach Benutzung entsorgt werden können. Das Pflegepersonal sollte die Besucher darauf aufmerksam machen.

Das **Ziel** der Schlußdesinfektion liegt in der Vernichtung aller pathogenen Mikroorganismen, die im Patientenzimmer, auf Pflegeutensilien, Flächen und Mobiliar zurückgeblieben sind.

- Alle Kontaktflächen und Gegenstände werden einer Scheuer-Wisch-Desinfektion unterzogen (Desinfektionsmittel und Einwirkungszeit nach Stationsplan). Dies betrifft insbesondere:
  - Naßzelle und WC;
  - Nachttisch, Wandfläche im Bereich des Bettes;
  - Schrankfach und Pflegeschrank;
  - Griffbereiche wie Türen, Heizkörper, Fenstersims;
  - Fußboden.
- Das Zimmer wird gut gelüftet. Es darf erst eine Stunde nach Beendigung der Desinfektion wieder betreten werden.
- Der Patient erhält bei der Verlegung ein frisches Bett, wenn möglich ein Bad/Dusche.
- Patienteneigene Utensilien soweit wie möglich in die Desinfektion einbeziehen:
  - Zeitungen u. a. in den Abfall;
  - Bücher evtl. zur Gassterilisation geben;
  - Spielzeug von Kindern: Rücksprache mit den Eltern; zu Beginn der Isolierung sollten sie gebeten werden, nur abwaschbare Sachen zu bringen.

Wichtig: Desinfiziert werden muß grundsätzlich alles, was mit dem infizierten Patienten in Berührung gekommen ist.

12.9 Sterilisation

Sterilisation ist Abtöten oder Inaktivieren von Mikroorganismen einschließlich Sporen mittels physikalischer oder chemischer Prozesse.

Steril sein bedeutet Vermehrungsunfähigkeit lebender Mikroorganismen. In der Krankenhauspraxis wird ein Produkt als steril definiert, das

Tabelle 12.**7** Resistenz der Mikroorganismen (aus Borneff, J.: Hygiene, 4. Aufl. Thieme, Stuttgart 1982)

Resistenzstufe	Testkeime	Verfahren zur Abtötung
I	vegetative Bakterien, Pilze, Pilzsporen, Viren	100 °C Sekunden bis Minuten
II	Milzbrandsporen	100 °C 1 – 5 Minuten
III	mesophile, native Erdsporen	100 °C ca. 5 – 10 Stunden
	pathogene, anaerobe Sporenbildner	121 °C ca. 10 Minuten
IV	thermophile, native Erdsporen	100 °C ca. 40 – 50 Stunden
		121 °C mehrere Stunden

mit anerkannten Sterilisationsverfahren behandelt wurde, also keine vermehrungsfähigen Mikroorganismen enthält, und so verpackt ist, daß dieser Zustand bis zum Gebrauch am Patienten erhalten bleibt.

Steril und pyrogenfrei heißt, daß Mikroorganismen, die abgetötet sind, keine Infektionen mehr auslösen können. Ihre Zellwände jedoch können, wenn sie in großen Mengen ins Blut oder ins Gewebe gelangen, ernsthafte Fieberreaktionen auslösen (Pyrogene = Fieber erzeugende Stoffe). Deshalb müssen Lösungen für den parenteralen Gebrauch nicht nur steril, sondern auch pyrogenfrei sein.

Was muß steril sein?

- Gegenstände, mit denen beim Menschen Haut oder Schleimhaut durchbrochen bzw. natürliche Schutzmechanismen umgangen werden.
- Gegenstände, Lösungen und Zubereitungen, die unter die Haut oder Schleimhaut oder in infektionsempfängliche Hohlräume eingebracht oder mit denen freiliegende Gewebeschichten berührt werden.
- Lösungen, die injiziert oder infundiert werden.
- Analysegefäße und Kulturmedien, die für die mikrobiologische Untersuchung gebraucht werden.

Resistenz der Mikroorganismen gegen physikalische und chemische Einflüsse

Die Widerstandskraft der Mikroorganismen gegenüber Hitze und chemischen Substanzen ist unterschiedlich. Nach ihrer Widerstandskraft werden sie in vier Resistenzstufen eingeteilt (Tab. 12.**7**).

Ein Sterilisationsverfahren muß die Keime der Resistenzstufe I, II und vor allem III abtöten. Die thermophilen Bakterien der Resistenzstufe IV sind apathogen und daher im medizinischen Bereich ohne Bedeutung.

12.9.1 Sterilisationsverfahren*

Alle Sterilisationsverfahren haben das gleiche Ziel: die Sterilität des Sterilisationsguts zu erreichen. Die Wahl des Sterilisationsverfahrens hängt von der Beschaffenheit des zu sterilisierenden Materials ab. Am häufigsten werden zur Zeit Dampfsterilisation und für thermolabile Güter die Äthylenoxidsterilisation eingesetzt (Tab. 12.**8**).

Faktoren einer effektiven Sterilisationsmethode:
- Sie muß einen höchstmöglichen Grad an Sicherheit der Keimabtötung gewährleisten.
- Sie darf das Sterilisiergut nicht oder nur in vertretbarem Maß schädigen.
- Sie muß die Sterilisation der Artikel in einer Verpackung ermöglichen, die ihre Rekontamination bis zur Verwendung verhindert.

Dampfsterilisation

Für den Krankenhausbereich ist die Dampfsterilisation die Methode der Wahl. Das Prinzip dieses physikalischen Verfahrens beruht auf der Anwen-

Tabelle 12.**8** Sterilisationsverfahren

Wasserdampf (feuchte Hitze) Heißluft (trockene Hitze)	physikalische Verfahren
Gas – Äthylenoxid – Formaldehyd	chemisch-physikalische Verfahren
Strahlen Filtration	physikalische Verfahren

Die ersten drei Verfahren eignen sich für den Krankenhausbetrieb

* Die Informationen zur Sterilisation wurden mir freundlicherweise zur Verfügung gestellt von Frau Josy Holdener, Leiterin der Zentralsterilisation Stadtspital Triemli, Zürich.

dung von feuchter Hitze. Die Sicherheit in bezug auf das gesetzte Ziel der Keimabtötung ist sehr groß. Außerdem ist sie auch das wirtschaftlichste und zweifellos das umweltschonendste Verfahren, dem wann immer möglich der Vorrang gegeben werden sollte.

Im Dampfsterilisator (Autoklav) wird gesättigter und gespannter Dampf verwendet.

Gespannter Dampf. Wird Wasser in einem geschlossenen Gefäß erhitzt, so steigt die Temperatur des Wassers bzw. des Dampfes über 100 °C, ebenso auch der Dampfdruck (Spannung) über 1 bar.

Gesättigter Dampf (Sattdampf). In einem gegebenen Raum bildet sich bei konstanter Temperatur eine bestimmte Dampfmenge. Wasserdampf, der mit Wasser unmittelbar in Berührung steht, ist stets gesättigt.

Geforderte Bedingungen im Autoklaven bzw. am Sterilgut:

121 °C/1 bar Überdruck/20 min Einwirkungszeit
134 °C/2 bar Überdruck/10 min Einwirkungszeit

Wichtige Voraussetzung für das Erreichen dieser Sterilisationsbedingungen ist die möglichst vollständige Luftentfernung aus dem Autoklaven und aus dem Sterilisiergut mit Hilfe eines Vakuumverfahrens. Der Abtötungsmechanismus bzw. die keimabtötende Kraft beruht bei der Dampfsterilisation auf den zwei Prozessen Anfeuchten und Erhitzen. Beide sind notwendig und führen zur Koagulation von Eiweißen und Nucleinsäure der Mikroorganismen; somit wird die Wachstums- und Vermehrungsfähigkeit ausgeschaltet.

Das Einsatzgebiet der Dampfsterilisation umfaßt alle Güter, die Temperaturen von 120 °C und 134 °C und heiße Wasserdämpfe ertragen. Hitzeempfindliche Kunststoffe (Grenztemperatur 120 °C) und feuchtigkeitsempfindliche Substanzen wie Puder, Fette, Öle usw. dürfen nicht mit Dampf sterilisiert werden.

Heißluftsterilisation (trockene Hitze)

Seit der Einführung von Einwegspritzen und -nadeln wird die Heißluftsterilisation im Krankenhaus kaum mehr eingesetzt.

Da trockene Hitze eine geringere keimtötende Wirkung hat als heißer Dampf, muß bei Temperaturen von 160 – 180 °C sterilisiert werden. Dieses Verfahren eignet sich deshalb nur für thermostabile Materialien wie Glas, Porzellan und Metall.

Nach der DIN-Norm 58 946 sollte mit Heißluft grundsätzlich nur bei Temperaturen von 180 °C und einer Einwirkungszeit von 30 Minuten sterilisiert werden.

Die Heißluftsterilisation wird grundsätzlich nur noch in der Pharmazeutik angewendet.

Wirkungsbedingungen:
- Erreichen und Halten der Sterilisationstemperatur,
- gleichmäßige Wärmeverteilung im Sterilisator mittels Luftumwälzung.

Abtötungsmechanismus:
- Die Abtötung durch trockene Hitze erfolgt durch Koagulation und bei höheren Temperaturen durch Oxidation bzw. Verkohlung der Proteine.

Einsatzgebiete:
- Hitzebeständige Pulver, z. B. Talcumpuder;
- Substanzen, die kein Wasser enthalten, z. B. Glycerin, Öl, Fett, Paraffin;
- Materialien aus Glas, Porzellan und Metall.

Nicht mit Heißluft sterilisiert werden können:
- Gummi, Kunststoff, Verbandmaterial, Wäsche u. ä.

Gassterilisation

Sterilisationsgase (Äthylenoxid, Formaldehyd) werden aufgrund ihrer toxischen Eigenschaften, ihres Penetrationsvermögens und ihrer technologischen Beherrschbarkeit ausgewählt.

Die Gassterilisation wird überall dort benötigt, wo ein anderes Verfahren das Sterilisiergut, d. h. thermolabile Materialien, beschädigen würde.

Tab. 12.**9** zeigt die Unterschiede zwischen Äthylenoxid- und Formaldehydsterilisation.

Flüssigkeiten sind für die Gassterilisation nicht geeignet, weil die Gefahr besteht, daß die Moleküle des Gases mit den Molekülen der Flüssigkeiten reagieren und dabei toxische Nebenprodukte gebildet werden.

Strahlensterilisation

Bei diesem Verfahren erfolgt die Sterilisation durch Behandlung des Gutes mit energiereichen Strahlen (Beta- oder Gammastrahlen) oder durch Elektronenbeschuß mit linearen Beschleunigern.

Aufgrund ihres großen Durchdringungsvermögens werden zur Zeit hauptsächlich Gammastrahlen eingesetzt. Sie werden in Großanlagen aus dem Kobaltisotop 60 erzeugt. Maßgebend für

Tabelle 12.9 Arten der Gassterilisation

	Äthylenoxid	Formaldehyd
Einwirkungstemperatur	37–55 °C	60–80 °C
Wirkungsmodus	Durchdringung der penetrierbaren Kunststoffoberflächen und Vernichtung der Mikroorganismen durch Auflösung der Zellhülle (Alkylierung)	
Penetrationsgrad	sehr gut	unterschiedlich
Bioindikator	Bacillus subtilis	Bacillus stearothermophilus
Sterilisierzeit	200–330 min	mindestens 60 min
Entlüftungszeit	8–12 Std. und mehr	80–90 min

die Sterilisationswirkung der ionisierenden Strahlen ist die Dosis, die für das jeweilige Sterilisationsgut ermittelt wird. Die üblichen Dosen sind 25–50 Kilogray (kGy). Diese Strahlendosis vermag alle Stoffe mehr oder weniger gut zu durchdringen. Es bleibt genug Energie übrig, um die Eiweißbestandteile und Erbsubstanzen aller Mikroorganismen so zu schädigen, daß ein Absterben die Folge ist. Die Strahlen haben keine wesentliche Erwärmung oder Befeuchtung zur Folge. Dieses Verfahren wird bei der industriellen Sterilisation für hitzeempfindliche Produkte eingesetzt (z. B. Spritzen, Katheter, Nahtmaterial, Implantate usw.). Bedingt durch die hohen Anschaffungskosten und Strahlenschutzvorkehrungen wird diese Methode wohl auch in Zukunft der Industrie vorbehalten bleiben.

12.9.2 Überwachung der Sterilisation

Normalerweise beurteilt der Mensch die Qualität mit dem Verstand und den Augen. Ob ein Artikel, den wir dem Sterilisator entnehmen, auch wirklich steril ist, läßt sich jedoch nicht optisch feststellen. Die Sicherheit der Sterilisation ist abhängig von den Kontrollmaßnahmen, die wir bei den verschiedenen Sterilisationsverfahren durchführen.

Folgende Kontrollverfahren sind in sinnvoller Kombination einzusetzen:

Administrative Kontrollen. Sie umfassen die Überwachung und Aufbereitung des Sterilgutes:

- optische Sauberkeit und Funktionstüchtigkeit der Materialien,
- Zusammenstellung und Verpackung der Sets und Pakete,
- richtige Wahl des Sterilisationsverfahrens,
- korrekte Beschickung des Sterilisators.

Physikalisch-mechanische Gerätekontrolle bezüglich

- Meßanzeiger, Schreiber,
- Alarmeinrichtung.

Fehlfunktionen müssen sofort erkannt werden.

Chemische Kontrollen. Es werden externe und interne Indikatoren eingesetzt:

- Externe Indikatoren dienen der Unterscheidung von sterilisiertem und nichtsterilisiertem Material. Sie werden als optische Kontrollen (als Klebebänder oder Etiketten) an jeder Außenverpackung angebracht. (Dieser Indikator besagt lediglich, daß ein Sterilisationsprozeß stattgefunden hat.)
- Interne Indikatoren werden in die zu sterilisierenden Pakete gelegt. Sie erlauben beim Öffnen des Pakets eine sofortige Aussage, ob der Inhalt ausreichenden Sterilisationsbedingungen ausgesetzt war (sind jedoch keine Sterilitätstests).
- Der Bowie-Dick-Test (BDT) gibt Auskunft über eine ausreichende Funktion des Autoklavs; er wird nach der morgendlichen Leercharge durchgeführt oder nach speziellem BDT-Programm. Benutzt wird ein Indikatorklebeband oder -bogen.

Biologische Kontrollen. Biologische Indikatoren enthalten 10^5–10^6 lebende hochresistente Bakteriensporen. Wenn sie nach der Sterilisation kein Wachstum zeigen, ist anzunehmen, daß auch alle anderen Mikroorganismen abgetötet sind. Die Bioindikatoren werden nach der Sterilisation ihrer Wachstumstemperatur (optimale Inkubationstemperatur) entsprechend bebrütet. Sie werden dem Sterilgut beigepackt und im Programm mitsterilisiert. Die Häufigkeit der Prüfung richtet sich nach der Art des Sterilisationsverfahrens und der Störanfälligkeit der Apparate.

12.9.3 Verpackungsmaterial

Jedes Sterilisationsverfahren kann nur dann eine sichere Sterilität gewährleisten, wenn das Verpackungsmaterial den Sterilisationserfolg aufrechterhält. Die Verpackung muß sowohl eine *sichere Sterilität* als auch eine *kontaminationssichere Lagerung* und eine *aseptische Entnahme* ermöglichen. Die heute üblichen Verpackungsmaterialien sind Papierbogen, -beutel, Klarsichtbeutel und Container. Bedingt durch die enorm hohen Anforderungen an die Sterilgutverpackung sollten nur Materialien verwendet werden, die international anerkannten Normen entsprechen.
Anforderungen an das Verpackungsmaterial:
- einwandfreier Luft-, Dampf- und Gasaustausch;
- hohe mechanische und physikalische Belastbarkeit;
- toxinfreies Material und keine Toxinbildung durch den Prozeß;
- rationelles Abpacken und Verschließen;
- Gewährleisten von Schutz bei Transport, Hantierung und Lagerung;
- einfache und aseptische Entnahmemöglichkeit.

Die Verpackung muß sich, was die Materialauswahl und die Anzahl der Hüllen angeht, nach der Form und dem jeweiligen Einsatz der Artikel richten, d. h., Verpackungsmaterial und -technik müssen der Größe und Form, dem Gewicht und der Zerbrechlichkeit sowie dem Sterilisationsverfahren, dem Transport und den Lagerbedingungen angepaßt sein.

12.9.4 Sterilisations- und Verfalldaten

Sterilisations- und Verfalldaten sind nur Kriterien für die Sterilität eines Artikels, wenn das Sterilgut *korrekt in Papier oder Container verpackt ist.* Die Möglichkeiten einer Rekontamination des Sterilgutes bestehen bei Beschädigung der Verpackung (z. B. Transport, Lagerung und Entnahme).

Ursachen der Verpackungsbeschädigung:
- gelöste Schweißnähte,
- schlechte Lagerbedingungen (Feuchtigkeit, extreme Hitze),
- unsachgemäßes Öffnen der Verpackung.

Die *Erhaltung der Sterilität* ist in erster Linie *ereignis-* und *weniger zeitlich abhängig*. Der Schlüssel für die Erhaltung der Sterilität aller Sterilgüter, gleichgültig ob fabrik- oder krankenhaussterilisiert, liegt in folgenden Fakten:
- unversehrte Verpackung,
- Lagerung in staubfreien Räumen bzw. Schränken,
- kurze Lagerhaltung durch angemessenen Bestand (nicht horten),
- zuverlässige Materialrotation,
- Beschränkung der Manipulation auf das Notwendigste.

Sterilisationsdaten sind eine wichtige Hilfe zur Kontrolle und zur Durchführung einer konsequenten Materialrotation, nach dem Prinzip „first in, first out". Daten ermöglichen des weiteren eine wirksame Kontrolle über den tatsächlichen Verbrauch bestimmter Artikel. Sie erlauben eine Bedarfsanalyse, indem man Hinweise für einen Verzicht auf wenig oder nicht mehr benötigte Artikel bekommt. Richtwerte für die Lagerung in Tab. 12.**10**.

Tabelle 12.**10** Richtwerte für Lagerdauer von Sterilgut zum Gebrauch unter normalen aseptischen Bedingungen[1] (aus DIN-Taschenbuch Beuth, Berlin 1988)

Sterilgutverpackung	Verpackungsart	Lagerdauer Lagerung[2] ungeschützt	Lagerung[3] geschützt
Papierbeutel nach DIN 58 953 Teil 3 und Klarsichtsterilisierverpackung nach DIN 58 953 Teil 4	Sterilgut-Einfachverpackung	24 Stunden	6 Wochen
	Sterilgut-Zweifachverpackung	6 Wochen	6 Monate
	Sterilgut-Lagerverpackung	5 Jahre[4,5]	

[1] Zum Gebrauch unter Bedingungen, bei denen besonders hohe Anforderungen an die Asepsis gestellt werden müssen, empfiehlt es sich, kürzere Lagerfristen anzuwenden oder durch andere Maßnahmen, wie eine zusätzliche Verpackung, zu vermeiden, daß die Asepsis durch auf der Verpackung befindliche Mikroorganismen beeinträchtigt wird.
[2] Z. B. auf Regalen.
[3] Z. B. in Schränken oder Schubladen.
[4] Vor dem Öffnen der Sterilgut-Lagerverpackung ist diese ordnungsgemäß vom Staub zu befreien.
[5] Die Lagerdauer einer angebrochenen Sterilgut-Lagerverpackung ändert sich nicht, wenn diese wieder ordnungsgemäß verschlossen wurde.

12.9.5 Wiedergebrauch von Einwegartikeln

Die Probleme zum Wiedergebrauch von medizinischen Einwegartikeln sind komplex und bedürfen grundsätzlicher Überlegungen. *Entscheidend ist die Sicherheit des Patienten.* Die Frage heißt:

Wird der Patient durch die Anwendung von aufbereitetem Einmalgebrauchsmaterial keinem höheren Risiko ausgesetzt als beim erstmaligen Einsatz des Artikels?

Begründet wird der Wiedergebrauch von Einwegartikeln mit dem Argument der Kosteneinsparung und der Umweltbelastung. Dabei ist aber zu beachten, daß *nicht alle* Einwegartikel sich für die Wiederaufbereitung eignen. Dazu kommt, daß der Begriff Wiedergebrauch von medizinischen Einwegartikeln verschieden interpretiert und oft mißverstanden wird. Grundsätzlich müssen folgende Kriterien auseinandergehalten werden:

Resterilisation:
- Nach Ablauf der Lagerzeit oder nach Beschädigung der Verpackung erfolgt eine erneute Sterilisation (neu verpackt und sterilisiert).
- Öffnen bzw. Beifügen von Einwegartikeln als Teil von Eingriffs- oder Pflegesets, die einen Sterilisationsprozeß durchlaufen müssen.

Wiederaufbereitung:
- Der im oder am Patienten verwendete Einwegartikel wird vollständig wiederaufbereitet (dekontaminiert, gereinigt, verpackt und sterilisiert).

Die WHO und die Pharmakopoe untersagen es, medizinische Einwegartikel aufzubereiten. Eine Wiederaufbereitung entspricht der Herstellung eines sterilen Produkts (das Krankenhaus wird damit haftpflichtig).

12.10 Sichere Verabreichung von Arzneimitteln

Die sichere Verabreichung von Arzneimitteln ist lediglich ein Teilgebiet innerhalb des Faches *Pharmakologie* (Arzneimittellehre). Ich beschränke mich hier auf die folgenden Aspekte:

12.10.1 Arzneimittel

Nach der Definition des Arzneibuches gelten als Arzneimittel Stoffe und Stoffgemische, die zur Erkennung, Verhütung und Behandlung von Krankheiten des Menschen bestimmt sind. Der Begriff Arzneimittel ist also umfassend und beinhaltet Arzneistoffe, Arzneidrogen und Arzneipräparate. Im voraus hergestellte Arzneipräparate in verwendungsfertiger Form, die sich durch ihre besondere Bezeichnung (Marken-, Fantasiename) oder durch ihre besondere Aufmachung hinsichtlich Verpackung, Gebrauchsanweisung usw. abheben, werden als pharmazeutische Spezialitäten bezeichnet. Arzneipräparate bzw. pharmazeutische Spezialitäten bestehen in der Regel aus Wirkstoffen und Hilfsstoffen. Unter Arzneidrogen werden allgemein getrocknete Pflanzen oder deren Teile verstanden. Im Handel befindliche Spezialitäten müssen von den Registrierungsbehörden zugelassen sein und tragen zur Erkennung eine Vignette. Bestimmte Arzneimittel sind sogar der Betäubungsmittelgesetzgebung unterstellt.

12.10.2 Stationsdispensarium

Unter einem Stationsdispensarium (meist nicht ganz korrekt Stationsapotheke genannt) versteht man jenen Ort innerhalb einer Krankenhausstation, an dem Medikamente aufbewahrt und zur Abgabe an Patienten gerichtet werden. Das Dispensarium wird meist täglich von der zentralen Krankenhausapotheke beliefert und enthält einen Medikamentenvorrat der Station für durchschnittlich 3 Tage. Die Dotierung des Medikamentenlagers auf der Station sollte einen Bedarf für 14 Tage nicht übersteigen. Das Dispensarium enthält grundsätzlich Medikamente gemäß der geltenden Arzneimittelliste (evtl. auch patienteneigene Medikamente, Ärztemuster und Studienmaterial). Nach Möglichkeit sind die Medikamente geordnet nach ihren Arzneiformen alphabetisch aufzubewahren:
- Ampullen in Schubladen;
- Tabletten, Kapseln, Dragées usw. auf Tablaren im Schrank;
- Antibiotika, Zytostatika, Sera und Impfstoffe im Kühlschrank;
- dem Betäubungsmittelgesetz unterstellte Arzneimittel in einem zusätzlich verschließbaren Arzneifach.

> **Grundsätzlich gilt:** Alle Medikamente sind stets zentral verschlossen zu halten, da auch im Krankenhaus der Zutritt von Unbefugten in den Schwesternarbeitsraum nicht mehr auszuschließen ist.

12.10.3 Arzneimittelbestellung

Arzneimittel dürfen vom Pflegepersonal nur in der zentralen krankenhauseigenen Apotheke besorgt werden. Ordentliche Bestellungen werden schriftlich ausgeführt, indem vom gewünschten Arzneimittel der *Name*, die *Arzneiform* und die *Dosierung* festgehalten und die gewünschte Menge an Applikationseinheiten notiert werden (telefonische Nachbestellungen sollten auf ein Minimum reduziert sein). Diese schriftlichen Bestellungen – evtl. mit den entsprechenden Artikelnummern – werden mit zweifachem Durchschlag geschrieben. Das Original und die erste Kopie gelangen in die Apotheke, der zweite Durchschlag bleibt als Kontrolle auf der Station.

Mit der Lieferung aus der Apotheke wird dem Besteller die Kopie als Lieferschein zurückgeschickt bzw. bei EDV-gestützten Auslieferungen ein Computerausdruck der Sendung mitgegeben. Mit den Bestellungen sind zugleich das gesamte angefallene Leergut, demnächst verfallende Medikamente sowie zur Zeit nicht gebrauchte Arzneimittel in die Apotheke zurückzusenden. Zytostatika sollten auf der Station nicht auf Vorrat gehalten werden und sind je nach Bedarf unter Angabe der geplanten Chemotherapie für jeden Patienten stets neu zu bestellen. Damit kann das Apothekenpersonal die Chemotherapie so patientengerecht zusammenstellen, daß nach der erfolgten Therapie möglichst keine Abfälle zurückbleiben.

12.10.4 Verordnung und Richten

Der Arzt hält seine Medikamentenverordnung unter Angabe der Applikationsart und des Zeitintervalls *schriftlich* fest. Die Verordnung muß den vollständigen, unabgekürzten Namen des Medikaments, die gewählte Arzneiform und Dosierung enthalten, z.B. Valium Suppositorium 10 mg.

Aufgrund dieser schriftlichen Verordnung werden die Medikamente gerichtet:

- je Patient auf ein Tablett oder
- nach dem Einzeldosissystem (unit dose; Abb. 12.**17**):
  - Sirups, Tropfen aus Mehrdosenbehältern sind abzumessen.
  - Injektionslösungen sind in Ampullen, Suppositorien in den Folien und Tabletten, Dragées, Kapseln abgetrennt von den Blisterstreifen in ihrer Verpackung zu belassen. Die festen Arzneimittelformen und Suppositorien bleiben so klar identifizierbar und hygienisch geschützt bis zu ihrer Verabreichung.

Die folgende Checkliste gewährleistet eine sichere Medikamentenverabreichung:

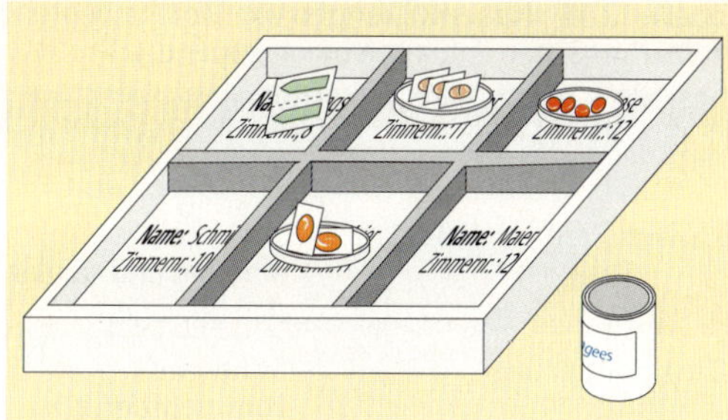

Abb. 12.**17** Medikamententablett mit exakter Beschriftung.

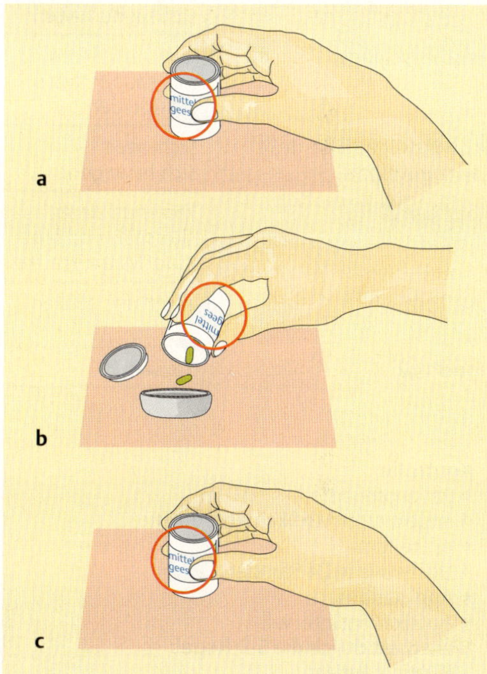

Abb. 12.**18** Die dreimalige Kontrolle des Medikaments. **a** Beim Griff nach dem Medikament, **b** bei der Entnahme des Medikaments, **c** beim Zurückstellen der Dose.

Tabelle 12.**11** Nebenwirkungen von Medikamenten mit Bezug zu den Aktivitäten des täglichen Lebens → Probleme für den Patienten (nach Roper u. a.)

Unerwünschte Wirkung des Medikaments	Beeinträchtigte ATL	Probleme des Patienten
Schläfrigkeit tagsüber	Sicherheit arbeiten und spielen sich bewegen	erhöhtes Feuer-/Unfallrisiko verminderte Konzentration Passivität, Dekubitusgefahr erhöht
Desorientierung	Sicherheit kommunizieren sich sauberhalten ausscheiden	Verlust von Orientierung Beziehungsverlust Vernachlässigung der Selbstpflege Neigung zu Inkontinenz
Trockenheit des Mundes	kommunizieren essen und trinken sich sauberhalten	behindert das freie Sprechen unangenehmes Bedürfnis nach Flüssigkeit zusätzliche Mundpflege erforderlich
Hautausschläge	kommunizieren sich sauberhalten sich kleiden	Verlegenheit, Unsicherheit Selbstpflege erschwert Reizung des Ausschlags durch Kleidung
Schwindel/Verlust des Gleichgewichts	Sicherheit sich bewegen	Unfallrisiko Furcht zu fallen
Haarausfall	kommunizieren sich sauberhalten Kind, Mann, Frau sein	Verlegenheit, Unsicherheit Furcht vor weiterem Haarausfall beim Kämmen Furcht, Liebe und Zuneigung zu verlieren
Übelkeit	essen und trinken	Abneigung gegen Nahrung Verdauungsprobleme
Impotenz	Sexualität	Schwierigkeiten beim Geschlechtsverkehr

Kontrolle
- Patientenname,
- ungekürzter Medikamentenname,
- Arzneiform,
- Dosierung in 24 Stunden,
- Applikationsart,
- Applikationsintervall.

Sicherheit durch die 5-R-Regel:
- *Richtiger Patient.*
- *Richtiges Medikament* (Abb. 12.**18**).
- *Richtige Dosierung.*
- *Richtige Zeit.*
- *Richtige Applikation.*

12.10.5 Verabreichung

Die Verabreichung geschieht exakt nach der ärztlichen Verordnung. Der Verantwortungsbereich der Pflegeperson erstreckt sich zusätzlich auf die **Kontrolle** und **Überwachung** der folgenden Aspekte:

- Der *Patient* nimmt die Medikamente richtig und vollständig ein.
- *Wirkung* und *Nebenwirkung*. Außer der erwünschten Wirkung können Nebenwirkungen, Überempfindlichkeit oder Arzneimittelallergien auftreten. Zusätzlich zu den Kenntnissen der erwünschten Wirkweisen eines Medikaments sind deshalb Kenntnisse von unerwünschten Wirkungen wichtig. Tab. 12.**11** gibt einen Überblick über mögliche Auswirkungen von Medikamenten und die Probleme, die daraus für den Patienten entstehen können.
- Die *Protokollierung* über Verabreichung (und über evtl. aufgetretene Probleme) ist unverzüglich auf der Patientendokumentation vorzunehmen.

Die *orale Einnahme* von festen Arzneiformen sollte stets begleitet sein von reichlichem Trinken. Warme Getränke beschleunigen die Resorption. Grundsätzlich sind alle Getränke – außer Alkohol – dafür geeignet, sofern nicht eine bekannte Interaktion besteht, z. B. beim Calcium in der Milch mit Tetracyclinen.

Wichtig

- Medikamente nur mit frischgewaschenen Händen richten und verteilen.
- Tabletten usw. dürfen *nicht im voraus aus Blisterstreifen ausgedrückt werden*. Die Einzeldosen sind stets so abzutrennen, daß Chargennummer und Verfalldatum auf den Streifen stehenbleiben.
- Das gerichtete Medikamententablett bleibt bis zur Medikamentenverteilung im Dispensarium.
- Unterlaufene Fehler bei der Medikamentenverabreichung müssen sofort dem zuständigen Arzt gemeldet werden.
- Für sich selber keine Medikamente entnehmen. Der Griff nach der Tablette führt rasch zu unkontrollierter Gewöhnung und Abhängigkeit. Abhängig gewordene Pflegepersonen müssen den Beruf wechseln und bedürfen oft einer langen Entwöhnungs- und Rehabilitationszeit.

Ein weiterer Faktor professioneller Verabreichung von Medikamenten ist die **Information des Patienten**. Wo Medikamente routinemäßig (und oft in hoher Dosierung) verabreicht werden (wie dies im Krankenhaus der Fall ist), entsteht leicht das Bild einer gefährlichen Selbstverständlichkeit: Man nimmt, was gebracht wird, man schluckt, ohne zu fragen. Wo hingegen verantwortlich mit Medikamenten umgegangen wird, gehört das *Beratungs- und Informationsgespräch* unverzichtbar dazu. Der Erklärung von Bern (1989) entnehme ich folgende Fragen, die das Informationsbedürfnis des Patienten bzw. Informationsgespräche anregen könnten.

10 Fragen zu Medikamenten – Leitfaden für kritische Patientinnen und Patienten

- Wie heißt das Medikament? Welche Wirkstoffe enthält es?
- Wie wirkt es? Soll es heilen oder die Krankheitssymptome lindern?
- Wann und wie soll ich es einnehmen oder anders anwenden?
- Wie kann man feststellen, ob das Medikament wirkt? Was soll ich tun, wenn es nicht wirkt?
- Was mache ich, wenn ich eine oder mehrere Einnahmen vergessen habe?
- Was geschieht, wenn ich das Medikament nicht nehme?
- Wie lange soll ich es nehmen? Und wenn ich vorher eine Besserung feststelle?
- Welches sind die wahrscheinlichen Nebenwirkungen? Welche sind selten, aber nicht harmlos, und was soll ich tun, wenn sie eintreten?
- Kann ich andere Medikamente während dieser Zeit einnehmen? Kann ich Alkohol trinken? Gibt es Nahrungsmittel, die ich meiden sollte? Kann ich Auto fahren? Kann man vom Mittel abhängig werden?
- Welche Alternativen zur medikamentösen Behandlung gibt es? Wie kann ich den Heilungsprozeß sonst noch fördern?

(Erklärung von Bern 1989)

12.10.6 Medikamentenzubereitung

Auflösungen, Verdünnungen und Zumischungen sind eigentliche *pharmazeutische* Verrichtungen, die auf der Station vom Pflegepersonal vorgenommen werden können.

Wegen der Gefahr einer mikrobiellen Kontamination von wäßrigen Antiseptika (z. B. Chlorhexidinlösungen) sollte die Zubereitung durch Verdünnen aus Konzentraten auf der Station durch fertige Gebrauchslösungen aus der Apotheke ersetzt werden. In solchen qualitativ unkontrollierten Verdünnungen werden nicht selten Kontaminationen mit Pseudomonas von bis zu 10^6 Keimen pro Milliliter Schleimhautdesinfiziens beobachtet.

An *einfachen Medikamentenzubereitungen* können auf der Station folgende drei pharmazeutische Tätigkeiten vorkommen:

- Auflösen von parenteral bzw. oral anwendbaren Pulvern, z. B. Trockenampullen oder Antibiotikumsirup.
- Aseptische Zugabe von Injektionslösungen zu Infusionen.
- Aseptisches Mischen von verschiedenen Infusionslösungen zur parenteralen Ernährung.

Diese pharmazeutischen Zubereitungen durch das Pflegepersonal erfordern einerseits eine einwandfreie *aseptische Arbeitsweise* und andererseits eine einfache *Sicherung* und *Kontrolle* der geleisteten Qualität.

Vorgehen. Es werden auf dem hygienisch sauberen Arbeitstisch zunächst alle notwendigen Arzneimittel in ihrer richtigen Menge sowie die Utensilien wie Spritzenmaterial, Filter usw. zusammen mit der schriftlichen Verordnung des Arztes gerichtet.

Anschließend:

- Kontrolle der Vollständigkeit des Materials und nochmaliges Überdenken der Arbeitsweise auf deren logischen Ablauf.
- Zubereitung unter Beobachtung der aseptischen Kautelen.

- Protokollieren der vorgenommenen Manipulationen:
  - Herstellungsdatum auf den Endbehältern notieren.
  - Medikamentenzusätze zu Infusionslösungen bzw. die Mischung von Infusionen *exakt* auf dem Etikett der zu infundierenden Gebrauchslösung festhalten.
  - Wurden aus Mehrdosenbehältern Dosen entnommen, so wird auf deren Etikett das Datum des Anstichs festgehalten.
- Nach der pharmazeutischen Zubereitung die Medikamentenzusätze und ihre Dosierung sowie die Verfalldaten nochmals kontrollieren.

Arzneimittelzusätze und Infusionen können u. U. untereinander interagieren, so daß die zubereitete Lösung infolge Ausfällungen oder farblicher Veränderung nicht mehr appliziert werden kann. Teilweise sind solche Interaktionen voraussehbar und können beim Apotheker erfragt werden. Auf solche physikalisch-chemischen Unverträglichkeiten ist auch nach der Zubereitung bis zur Applikation der Lösung zu achten (bei Reaktionen ist sie zu verwerfen).

- Die Laufzeit von aufgelösten parenteral zu verabreichenden Pulvern ist oft sehr kurz (z. T. 6 – 12 – 24 Std.).
- Sie kann durch Lagern im Kühlschrank bei 4 – 8 °C etwas verlängert werden. Angestochene Mehrdosenbehälter sind im allgemeinen im Kühlschrank bis 3 Wochen lang haltbar.
- Der besonderen Sorgfalt und Kenntnisse bedarf es für die Zubereitung von zytostatischen Infusionen sowie von Mischinfusionen zur parenteralen Ernährung. In großen Institutionen übernimmt die Krankenhausapotheke diese Aufgabe.

12.10.7 Betäubungsmittel

Verschiedene wichtige Arzneimittel sind wegen ihres Abususpotentials dem Betäubungsmittelgesetz unterstellt worden. Dieses Gesetz hat zum Ziel, den Verbrauch der Betäubungsmittel unter Kontrolle zu halten. Dem Betäubungsmittelgesetz unterstellte Arzneimittel sind an der roten Vignette mit der Bezeichnung „3. 10. 1951 BG über die Betäubungsmittel"* erkennbar. Diese Arzneimittel sind stets im ***Betäubungsmittelfach*** des Stationsdispensariums unter Verschluß zu halten. Über den Verbrauch von Betäubungsmitteln muß eine detaillierte Buchhaltung geführt werden, indem jede verabreichte Applikationseinheit, z. B. Ampulle oder Tablette, auf einem *Verbrauchskontrollblatt* mit Datum, Patientenname, Unterschrift der Schwester und Bestätigungsunterschrift des Arztes festgehalten wird. Das so für jedes Betäubungsmittel geführte Verbrauchskontrollblatt sowie der Bestand des entsprechenden Betäubungsmittels im Betäubungsmittelfach müssen lückenlos über Verwendung und Verbleib Auskunft geben. Für die noch folgenden Bezüge des Betäubungsmittels aus der Apotheke ist zunächst das ausgefüllte Verbrauchskontrollblatt als Beleg der Einhaltung des Betäubungsmittelgesetzes in die Apotheke zurückzusenden. Dort werden diese Verbrauchsbelege während 10 Jahren aufbewahrt. Werden Unregelmäßigkeiten im Verkehr mit Betäubungsmitteln innerhalb des Krankenhauses beobachtet, so ist unverzüglich dem Chefarzt sowie dem Apotheker Meldung zu erstatten.

* Deutschland: BtMG 1981, zuletzt geändert durch das Gesetz zur Änderung des Gesetzes vom 9. 9. 1992.

12.10.8 Stationskontrollen

Das Stationsdispensarium wird einerseits monatlich durch den Pflegedienst und andererseits mindestens einmal jährlich durch den Krankenhausapotheker kontrolliert.

Aufgabe der Pflegegruppe:

- Ordnung und Sauberkeit im Dispensarium;
- Einhalten der Lagerbedingungen (z. B. Kühlschrank),
- Einhalten eines vernünftigen Arzneimittelvorrats;
- Kontrolle des Verfalldatums und Zurückgeben von Präparaten mindestens 1 Monat vor Verfall (der Apotheker kann das Medikament kurzfristig auf andere Stationen geben oder aber beim Lieferanten gegen neue eintauschen).

Aufgaben der Krankenhausapotheke. Anläßlich seines Besuchs wird der Apotheker mit der leitenden Pflegeperson das Sortiment in Dispensarium und Kühlschrank besprechen. Alte oder verfallene Medikamente, sortimentsfremde Arzneimittel und Überlager wird er zurücknehmen. Bei dieser Gelegenheit können Fragen zu Bestellungen, Bewirtschaftung, Richten und Zubereiten von Medikamenten diskutiert und erörtert werden. Maßgebend für das Arzneimittelsortiment auf der Station ist die von der Arzneimittelkommission herausgegebene Arzneimittelliste, die sich in jedem Stationsdispensarium befinden sollte. Diese Liste dient dem Arzt zum Verordnen der Pharmakotherapie und der Pflegegruppe zum Bestellen der Medikamente.

12.10.9 Entsorgung

Nach dem Grundsatz „wer versorgt, soll auch entsorgen" ist die Krankenhausapotheke für die fachgerechte Entsorgung der Arzneimittel zuständig. Die Entsorgung beginnt jedoch auf der Station in der Unterscheidung des Entsorgungsguts nach schwermetallhaltigen Medikamenten, Zytostatikaresten und den verbleibenden Arzneimitteln. Das so in die Apotheke zurückgegebene Entsorgungsgut kann durch die Apotheke sachgerecht weiterverarbeitet werden. Verpackungsmaterialien wie Papier, Aluminium, Glas und seit neuem auch Kunststoffe (ohne PVC) werden am besten stationsweise gesammelt und nach umweltgerechten Bedingungen entsorgt. Naturstoffe werden nach Möglichkeit recycelt und Kunststoffe eher thermisch wiederverwertet. Im Zweifelsfall kann das Leergut mit den Bestellungen in die Apotheke zurückgeschickt werden.

12.10.10 Fachinformation

Im Umgang mit Arzneimitteln ergeben sich auch für das Pflegepersonal immer wieder Fragen. Bleiben diese unbeantwortet, entstehen Unsicherheiten, die schließlich zu Gefahrenquellen für die Pharmokotherapie des Patienten werden können.

Anstehende Fragen und Unsicherheiten sollen deshalb möglichst rasch geklärt werden. Die dabei notwendigen Informationen können beim Apotheker eingeholt werden. Seine Dokumentation umfaßt die folgenden Themen:

Definition:
- internationale Namen,
- Vertreiber,
- Hersteller,
- Chemie.

Kinetik:
- Resorptionsorte,
- Diffusion in die Gewebe,
- Passage Blut-Liquor,
- Passage Plazentaschranke,
- Einfluß von Nierenschäden,
- Einfluß von Leberschäden,
- Inaktivierung,
- Passage in die Muttermilch.

Pharmakologische Wirkung:
- Wirkungsmechanismus,
- Angriffspunkte,
- Konzentration im Serum,
- Konzentration im Gewebe,
- Wirksamkeit gegen Mikroorganismen.

Toxizität:
- akute Toxizität,
- chronische Toxizität,
- teratogene Wirkung,
- Symptome bei Überdosierung,
- Antidota,
- Therapie einer Überdosierung,
- Abhängigkeitspotential,
- Kanzerogenität.

Therapeutische Indikationen:
- Indikationen,
- therapeutische Vorteile.

Nebenwirkungen, Interaktionen:
- Nebenwirkungen,
- Kontraindikationen,
- spezielle Vorsichtsmaßnahmen,
- Interaktionen (Medikamente, Nahrungsmittel).

Verschiedenes:
- Beeinflussung von Labortests,
- Färbung des Harns,
- Färbung des Fäzes.

Handelsformen:
- Einheiten,
- Menge oder Volumen pro Packung,
- Dosis,
- Preise.

Galenische Charakteristika:
- Arzneiform,
- Art der Überzüge,
- Applikation verdünnt als Infusion (Wahl der Basislösung),
- Applikationsarten.

Richtlinien für die Anwendung:
- Dosierung,
- Vorsichtsmaßnahmen.

Freigabe und Absorption:
- Verfallzeit,
- lokale Wirkung,
- systemische Wirkung.

Hilfsstoffe:
- Süßstoffe,
- Aromastoffe,
- Farbstoffe.

12.11 Beurteilung von Wissen und Können in der Pflege

Übung

Reflexion der Pflege. Wählen Sie einen neu eintretenden Patienten aus und erforschen Sie seine besonderen Sicherheitsbedürfnisse bzw. das Ausmaß bestehender Unsicherheitsfaktoren

- im körperlichen Bereich und bezogen auf das Umfeld,
- im psychisch-geistigen Bereich.
  Wo braucht er besondere Unterstützung?
  Wo kann er selbst für sich sorgen?

Ordnen Sie die gewonnenen Informationen und vergleichen Sie

- die Pflege, die der Patient bekommt,
- die Selbsthilfe und Ressourcen, die berücksichtigt sind.

Zur Situationseinschätzung Checkliste S. 384.

Selbstreflexion. Reflektieren Sie die ökologischen Gewohnheiten:

- Wie ist Ihre eigene Verbrauchs- und Entsorgungsgewohnheit?
- Wie sind die Gewohnheiten im Krankenhaus?
- Wo sind Verhaltensänderungen angezeigt?
- Was können Sie dabei tun?

Weiterführende Literatur

Sicherheit, Recht

Glaus, B.: Deine Rechte als Patient. Regina, Zürich 1979

Glaus, B., K. Pfändler: Patient – was tun? Unionsverlag, Zürich 1988

Helfer, O.: Kleine Gesetzeskunde für Medizinalpersonal, 18. Aufl. de Gruyter, Berlin 1986

Internationale Dokumente zum Menschenrechtsschutz. Reclam, Stuttgart o. J.

Maslow, A.: Motivation und Persönlichkeit. Rowohlt, Reinbek 1981

Mürbe, M.: Staats- und Gesetzeskunde für Krankenpflegeschüler. Jungjohann, Neckarsulm 1989

Schell, W.: Staatsbürger- und Gesetzeskunde für die Krankenpflegeberufe in Frage und Antwort, 10. Aufl. Thieme, Stuttgart 1994

Sitzmann, F.: Recht in Pflege und Betreuung. Bibliomed, Melsungen 1986

Steffen, U.: Rechts- und Staatsbürgerkunde für Krankenpflegeberufe, 2. Aufl. Kunz, Hagen 1991

Unfallverhütung, Brandschutz

Birth, K., E. Lemke, K. Polter: Handbuch Brandschutz, 5. Aufl. Ecomed, Landsberg 1991

Dreifuss, H.: 100 Notfallsituationen und lebensrettende Maßnahmen, 11. Aufl. Fachverlag, Zürich 1994

Köhnlein, H. E., S. Weller, W. Vogel, J. Nobel, Th. Meinertz: Erste Hilfe. Ein Leitfaden, 9. Aufl. Thieme, Stuttgart 1992

Hygiene (Krankenhaushygiene, Umwelthygiene)

Adam, W.: Zentrale Sterilgutversorgung. Hygiene und Infektionen im Krankenhaus. Fischer, Stuttgart 1983

Ahmadiar, N.: Kleine Infektionslehre, 2. Aufl. Fischer, Stuttgart 1993

Beck, E. G., P. Schmidt: Hygiene in Krankenhaus und Praxis. Springer, 1986

Beck, E. G., P. Schmidt: Hygiene – Präventivmedizin, 4. Aufl. Enke, Stuttgart 1991

Beckert, J., R. Preuner: Hygiene für Krankenpflege- und medizinisch-technische Berufe, 4. Aufl. Thieme, Stuttgart 1992

Borneff, J. + M.: Hygiene, 5. Aufl. Thieme, Stuttgart 1991

Bühler, M.: Hygienepläne am Beispiel des Spitalhygiene-Ordners, Universitätsspital Zürich. Bibliomed, Melsungen 1992

Burkhardt, F., W. Steuer: Infektionsprophylaxe im Krankenhaus. Leitfaden für Pflegeberufe, 2. Aufl. Thieme, Stuttgart 1989

Daschner, F.: Hygiene, Müllreduktion und Umweltschutz in Kliniken. Universitätskliniken, Freiburg 1988

Daschner, F.: Umweltschutz in Kliniken. Kiepenheuer & Witsch, Köln 1992

Daschner, F.: Krankenhaushygiene und Umweltschutz. Springer, Berlin 1992

Geisler, U., A. Mauritz: Umwelthygiene. Recom, Basel 1989

Gundermann, K. O., H. Rüden, H. G. Sonntag: Lehrbuch der Hygiene. Fischer, Stuttgart 1991

Krankenhaushygiene. Ein Sicherheitshandbuch der VESKA, Aarau o. J.

Manke, G.: Isolierungsmaßnahmen bei Infektionskrankheiten. Schwester Pfl. 28 (1989) 8

Steuer, W.: Krankenhaushygiene, 4. Aufl. Fischer, Stuttgart 1992

Zihlmann, M., P. Wolf: Mein Beitrag zur Hygiene im Krankenhaus. Recom, Basel 1983

Umgang mit Medikamenten

Alb, O.: Medikamentenlehre für Pflegeberufe, 7. Aufl. Schulthess, Zürich 1989

Erdmann, W. D.: Arzneimittellehre, 11. Aufl. Kohlhammer, Stuttgart 1987

Kretz, F. J.: Medikamentöse Therapie, 4. Aufl. Thieme, Stuttgart 1993

Kuschinsky, G., H. Lüllmann: Kurzes Lehrbuch der Pharmakologie und Toxikologie, 12. Aufl. Thieme, Stuttgart 1989

Lüllmann, H.: Taschenatlas der Pharmakologie, 2. Aufl. Thieme, Stuttgart 1994

Melzer, H., M. Walter: Arzneimittellehre, 7. Aufl. Urban & Schwarzenberg, München 1993

Moebius, U. M., W. Becker-Brüser, P. S. Schonhöfer: Alarm-Telegramm. Warum 500 vielverordnete Arzneimittel entbehrlich sein können und wie sie sich ersetzen lassen. Unionsverlag, Zürich 1989

Scholz, H., U. Schwabe: Taschenbuch der Arzneibehandlung, 10. Aufl. Thieme, Stuttgart 1994

Zaeslin, C.: Wechselwirkung von Arzneimitteln. Recom, Basel 1979

Immunisierung

Bösel, B., K. Hartung: Praktikum des Infektions- und Impfschutzes, 10. Aufl. Hoffmann, Berlin 1992

Köhler, G., K. Eichmann: Immunsystem. Spektrum der Wissenschaften, Heidelberg 1989

Spiess, H.: Impfkompendium, 4. Aufl. Thieme, Stuttgart 1994

13 Raum und Zeit gestalten – arbeiten und spielen

Arbeiten hat seine Zeit,
und Feiern hat seine Zeit.

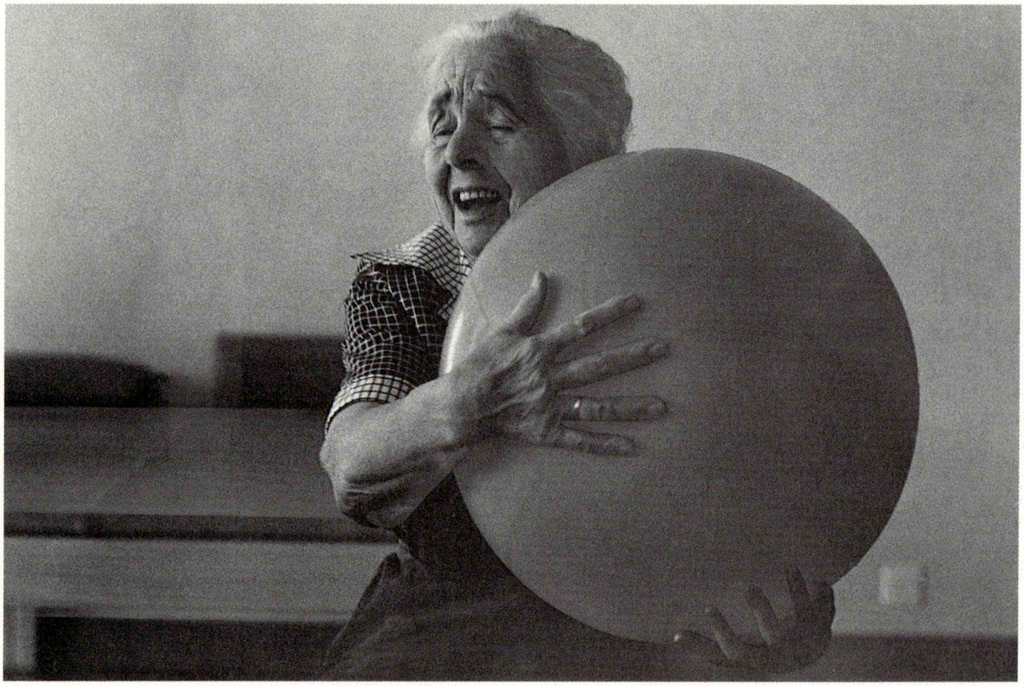

Foto: Ferdinand Rausser, Bolligen-Bern

Sequenzziel

Dieses Kapitel befaßt sich mit dem Lebensstil und der Lebensgestaltung. Sie finden Hinweise zum (eigenen) Umgehen mit der Zeit und zur Gestaltung des Raumes bzw. der Lebensräume. Es wird auch das Thema *Streß* besprochen: Streßprophylaxe, Streßauslöser und Streßbewältigung.

In einem zweiten Teil lesen Sie über Grundlagen zur Integration dieser ATL in die Pflegeplanung: Aspekte der Umwelt des Kranken und die Gestaltung seiner Erlebnis- und Bewegungsräume sowie Angaben zu praktischen Themen wie Beschäftigung in Zeiten des Krankseins, Heilkraft des Lesens (Bibliotherapie), des Humors (Gelotherapie) usw.

Das *Ziel* liegt in einer größeren Bewußtwerdung bezüglich Zeit und Raum, Arbeit und Spielen, Zweck und Sinn, Lebensstil und Lebensqualität und deren Einflüsse auf die Gesundheit, das Kranksein und das Wiedergesundwerden.

Prinzipien/Impulse

Die **menschliche Person** ist eingebunden in Raum und Zeit. Leib, Seele und Geist sind gleichermaßen beteiligt. Es ist aber das *Geistige,* das sich mit dem Materiellen auseinandersetzen kann. Darin wurzelt die Fähigkeit des Menschen, von vorgegebenen Bedingungen abzurücken, um sich aus kreativer Distanz eigenständig zu ordnen, sowohl in der Zeit- wie in der Raumgestaltung. Darin liegt die *geistig-freiheitliche Dimension.*

Der **menschliche Organismus** ist selbst Teil von Raum und Zeit. Hier ist er immer und unter allen Umständen abhängig. Er ist selber Raumkörper, er nimmt Raum ein (man spricht von Körperfülle) und ist verflochten mit der Zeit. Seine Lebensgeschichte ist Zeitgeschichte im Werden (Aufbau), im Sein (Lebenshöhe) und im Vergehen (Abbau) mit der Unausweichlichkeit des Sterbenmüssens. Darin liegt die *materiell-abhängige Dimension.*

Im **sozialen Umfeld,** in dem der Mensch Raum und Zeit zu gestalten hat, erfährt er sich zusammengehörig mit seinen Mitmenschen, die seine Art- und Zeitgenossen sind. Die Summe einzelner Individuen beeinflußt Welt- und Zeitgeschichte. Darin liegt die *soziokulturelle Dimension.*

Die Lebensaktivität „Raum und Zeit gestalten" entspricht dem Urbedürfnis des Menschen, sich in die großen Rhythmen des Lebens einzuschwingen (Tag/Nacht, Wechsel der Jahreszeiten), um darin seinen eigenen Lebensraum zu finden. Eine gesunde Gestaltung dieser ATL dient der inneren Ausgewogenheit und damit der Rhythmisierung und der Formgebung des gesamten Alltags. Es geht dabei um

- die *Ordnung der Zeit* und darin um den Rhythmus des Alltags;
- den *Ausgleich von Arbeit* und *Spiel*, was sich ausdrückt im Spannungsfeld von Arbeitszeit und Freizeit sowie von Arbeitswelt und Wohnraum;
- das große *Wechselspiel* von Aktion und Kontemplation/Muße.

Ein Blick auf die Sprache macht deutlich, wie sehr Zeit und Raum verwandt sind. Man spricht von Zeiträumen und davon, jemandem Zeit einzuräumen. Der Mensch kann Raum und Zeit überschreiten. Es bilden sich Warteschlangen (räumliche Anordnung), die die Reihenfolge der Ankunft (zeitliche Ordnung) anzeigen. Manche Räume besitzt man für eine bestimmte Zeit (z.B. das Krankenzimmer), weil man sich nur für einen gewissen Zeitraum darin niederläßt. Wir könnten diese Raum-Zeit-Analogie noch weiterführen und dann sehen, daß sich der Mensch in *Raumzonen* und in *Zeitzonen* gleicherweise bewegt und ihm die sinnvolle und zweckmäßige Gestaltung des Raumes und der Zeit abverlangt ist. Das eine beeinflußt das andere, wie wir noch merken werden.

Ordnung der Zeit im Rhythmus des Alltags

Die alte Tradition „Gesundheit durch innere Ausgewogenheit" wird von Hildegard von Bingen bezeichnet als „Regula vitae" = *Regula zur Lebensordnung* (S. 47). Als Vorbild für diese Lebenshaltung diente Hildegard das „große Weltenrad", in dem, so sagt sie, „nach kosmischer Ordnung und im Kreislauf der Geschichte auch das fallende, stürzende, kreisende Menschenleben mit seinem konkreten Alltag abläuft". Der Tagesablauf wird für diese Frau zum Sinnbild und Ausdruck der gesamten Lebensgeschichte des Menschen, letztlich der „Heilsgeschichte". Der Sinn der **Regulierung** des Tagesablaufs und die Aufforderung zur *rechten Maßhaltung* sollte allerdings *nicht* sein, wie diese kluge Frau ausdrücklich betont, „den Menschen Beschwerlichkeit und Einschränkung spüren zu lassen, vielmehr sollten wir gerade in der vernünftigen Lebensweise unsere Lust haben und innere Freude empfinden. Die Lebensregel soll als *Halt* dienen, nicht aber zu Last werden".

In unsere von Hektik, Streß und Rhythmuskrankheiten geplagte Welt hineingesprochen, mutet Hildegards Lebensrhythmusmodell hochmodern an. Denn nie so sehr wie heute geht es um

- die Kultur der Zeit und des Lebensstils,
- die Kultivierung des Rhythmus der Zeit, wovon letztlich auch die Kultivierung des (räumlichen) Zusammenlebens abhängt.

Gleichgewicht von Arbeit und Spiel

Das Gegenteil von Arbeit ist nicht Muße, wie man vielleicht annehmen könnte – es ist das Spiel. Arbeit und Spiel, das sind die beiden Pole aller Aktivität.

Arbeit und **Zweck** sind eng miteinander verknüpft, denn die Arbeit endet, sobald der Zweck erfüllt ist, z.B. wenn der Boden gefegt ist. Wenn ich dann weiter fege, einfach aus Lust am Fegen, wird es zum Spiel, „zum Tanz mit dem Besen". Was einmal Zweck hatte und Arbeit war, wird zum spielerischen Tun.

Beim **Spiel** liegt die Betonung auf dem **Sinn** der Aktivität. Das Spiel mit dem Besen z.B. kann so lange weitergehen, wie der Spieler es für sinnvoll hält: Es hat Sinn in sich zu spielen, zu feiern, darum geht es.

Muße ist die *Ausgewogenheit von Arbeit und Spiel.* Muße wird beidem gerecht.

■ „Aber selbst das könnte mißverstanden werden. Zu hastig könnte jemand sagen: ‚Jawohl, wenn Spiel, dann Spiel; wenn Arbeit, dann Arbeit. Jedes zu seiner Zeit. Eine perfekte Balance, nicht wahr?' Nicht besonders perfekt, wie mir scheint. Geht mir perfekte Arbeit nicht auch spielerisch von der Hand? Menschen, die ihre Arbeitszeit mit nichts als ihrem Ziel vor Augen verbringen, wissen kaum mehr, was spielen heißt, wenn ihre Freizeit schließlich anfängt. Entweder fallen sie erschöpft mit einem Glas in der Hand in das Sofa vor dem Fernsehschirm, weil diese Art von Arbeit einen völlig verschleißt. Oder aber sie sind so sehr der Gewohnheit bloßen Zielstrebens verfallen, daß sie auch jetzt weiterarbeiten. Unfähig zu spielen, machen sie entweder Überstunden oder arbeiten mit ihren Golf- oder Tennisschlägern in den Händen weiter. Wir sind einfach so lange unfähig, spielerisch zu spielen, wie wir nicht gelernt haben, spielerisch zu arbeiten.

Spielerisch arbeiten? Hört sich das nicht beinahe frivol an, wenn man die Haltung zur Arbeit bedenkt, die vielen von uns eingebleut wurde? Spielerisch arbeiten, das klingt wie Herumspielerei. Und doch führt eigentlich nur jene Arbeit, die wir mit Muße tun, zum Ziel. *Das Ziel ist ja nicht der Zweck, sondern ein sinnerfülltes Leben.* Mit Muße arbeiten heißt, die Sinnbetonung, die wir vom Spiel her kennen, auch in unserer Arbeit zu verwirklichen. Muße läßt inmitten einer zielgerichteten Aktivität Raum für Sinn. Das chinesische Schriftzeichen für Muße besteht aus zwei Elementen, die für sich genommen offenen Raum und Sonnenschein bedeuten: Muße schafft Raum, um die Sonne hineinscheinen zu lassen" (Steindl-Rast 1988). ■

Von der Kunst zur Kultur

„**Krankenpflege ist eine Kunst** und keine Ferienarbeit", so hat sich Florence Nightingale einmal ausgedrückt. Die Kunst aber braucht, um wirklich Kunst zu sein – kreativ, originell, erfinderisch, fruchtbar –, die **Muße**, die **Freizeit**. Die Arbeit braucht als Gegenpol das Spiel. Darum ist es auch so wichtig, daß Pflegende sich einsetzen, nicht nur für eine gerechte Entlohnung, sondern auch für annehmbare Arbeitsbedingungen. Wer seine Arbeit gut tun will, braucht entsprechende Erholung. Wer für andere da sein will (pflegen), muß für sich selbst da sein können (sich selbst pflegen).

Professionelle Pflege ist eine Kultur, eine eigene und eigenständige Kultur, die neue Wege sucht. Wir dürfen dabei nicht aus den Augen verlieren, daß unser Bestreben beides sein muß: *zweckgerichteter* Aufbruch und *sinnvolles* Bewahren. Als Frauenberuf haben wir eine lange Tradition, eine lange Zeit des Festgelegtseins auf die Rolle des Dienens und Sorgens. Es ist gut, diese Rolle zu befragen, um ihr neuen Inhalt zu geben: vom „Zu-dienen" und „Ver-sorgen" zur eigenständigen, fachlichen Qualifikation, von der Orientierung am Fremden (Medizin) zur Orientierung am eigenen (Pflege). So gilt es auch hier, **Raum und Zeit zu gestalten!**

So trifft diese ATL auch wieder uns selbst: die Chance und den Auftrag, unsere eigene, uns gemäße Kultur und Profession der Pflege zu gestalten, *hier* und *jetzt*.

Lesen Sie dazu auch S. 88 ff. u. 79 f.

13.1 Beeinflussende Faktoren

Der obige Exkurs – Pflege ist Kunst und Kultur – macht sichtbar, wie sehr die Einflußfaktoren auch *geschichtlicher Natur* sind. Sie wirken sich auf alle Lebensbereiche aus. Alle anderen Einflußfaktoren stehen mit ihnen in Wechselwirkung (Abb. 13.**1**).

13.1.1 Biophysiologische Faktoren

Die *Gestaltung* von Raum und Zeit hängt in erster Linie davon ab, wie der Mensch das Gleichgewicht zwischen *Arbeit und Spiel* versteht. Das Umgehen damit beeinflußt wiederum sein Umgehen mit der *Zeit* und sein Wahrnehmen bzw. Verändern von *Raum* als *Lebensraum*. Vordergründig beeinflussend sind dabei die biophysiologischen Aspekte.

Physiologisch betrachtet ist *Tätigsein* (Arbeit und Spiel) in erster Linie Ausdruck eines inneren Triebes. Dieser allen Menschen innewohnende Bewegungstrieb ist eine existenzerhaltende Lebensnotwendigkeit. Denn um sich seine Grundbedürfnisse (Essen, Trinken, Bekleiden, Wohnen) erfüllen zu können, muß der Mensch sich das, was er dazu braucht, zuerst *beschaffen*. Dieser Notwendigkeit steht das Gesetz der *Trägheit* gegenüber (Drang nach Bequemlichkeit, beschaulichem Nichtstun, Faulenzen). So entsteht ein Grundzwiespalt zwischen vitalen Bedürfnissen und naturhafter Trägheit, welcher der Wechselwirkung zweier antagonistischer Kräfte entspricht. *Gesundheit* beruht einerseits auf dem *Ausgleich dieser Polaritäten* (Aktivität – Ruhe), andererseits auf der *Aktionsfähigkeit* der Körperstrukturen (Bewegung, Kraft) sowie der Sinnesorgane (Sehen, Hören, Tasten). Diese *körperlichen* Fähigkeiten bzw. deren Grenzen und Beschränkungen bestimmen die spätere Laufbahn des Menschen: seine Eignung für den Beruf, den er ergreifen kann oder nicht kann (z. B. stehen einem Blinden/Tauben oder Bewegungsbehinderten nicht alle Berufe offen).

Vom **Biologischen** her ist die *Entwicklungsstufe* des Menschen mit zu betrachten: Dem Kleinkind ist z. B. der *Zweck* (Zweckdenken, Zweckhandeln) noch fremd. Alles, was es tut, tut es, weil es Lust dazu hat: Es spielt mit dem Besen herum, es spielt „Lehrer", „Krankenschwester" usw. Darin ist es dem Ursprünglichen – dem *Sinn* – noch nä-

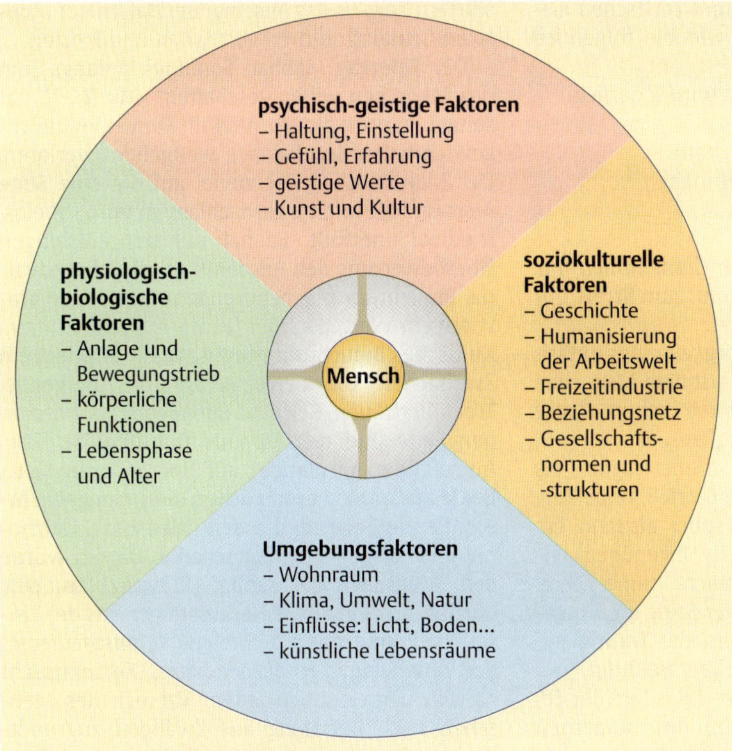

Abb. 13.**1** Einflußfaktoren auf das Gestalten von Raum und Zeit, auf Arbeiten und Spielen.

her als der Erwachsene. Mit dem Schuleintritt wird es vom Zweck eingeholt und darin vom Müssen, von der Arbeit. Durch die Erziehung (Elternhaus, Schule) lernt es, Wichtiges von Unwichtigem zu unterscheiden, wobei das dabei angewendete Unterscheidungsmerkmal „Zweckmäßigkeit und Nützlichkeit" heißt – nicht „Sinn und sinnvoll"! Damit wird früh die Weiche gestellt für das spätere Verhältnis zu Arbeit (nützlich, wichtig – erstrebenswert) und Spiel (nutzlos und unwichtig – zweitrangig).

13.1.2 Seelisch-geistige Faktoren

Auch hier gilt: Innere Ausgewogenheit und Wertsetzung *(Haltung)* finden ihren Ausdruck im Tun ebenso wie in der Sprache: Ob ich von *Feierabend* spreche oder von *Freizeit*, ist ein Unterschied und löst unterschiedliche Reaktionen aus. Im „Feierabend" geht es um Spielräume, die schöpferisch gestaltet werden, in der „Freizeit" hingegen steckt freie, nicht genutzte Zeit, die man natürlich zu nutzen hat.

Das gleiche gilt von der **Arbeit**. Sie ist so lange Frondienst und Mühsal, wie sie nicht von geistigen Werten beseelt wird. Der Mensch ist eben mehr als ein bloßer Bewegungsroboter, der Leistung erbringt. Kommen *geistige* Werte wie Freude, Phantasie, künstlerische Neigung oder Wille zu Existenzsicherung und Pflichterfüllung dazu, wird die Arbeit zu einer Tätigkeit, die motiviert und sinn- und zielorientiert ist. Auf dieser materiell-geistigen Grundlage basiert jede Ideologie der Arbeit, die marxistische Arbeitsphilosophie ebenso wie die christliche Arbeitsethik. Da Arbeit ein elementares Grundbedürfnis des Menschen ist, heißt die Frage nicht, *ob* wir arbeiten, sondern *wie* wir arbeiten sollen.

Je mehr der Mensch versucht, sich selbst und das Leben zu verplanen und sich bloß zweckgerichteten Leistungszielen zu unterwerfen, desto größer wird die Gefahr, daß er das Gesetz der Polarität vergewaltigt und daran zu leiden beginnt. Es gibt keine Arbeit ohne Arbeitsruhe, und es gibt kein rechtes Verständnis für die Arbeit, wenn das Verständnis für das Nichtstun fehlt. „Der Mensch ist nur dort ganz Mensch, wo er spielt" (Schiller).

Freizeit als empfangend-reaktive Lebensform (im Gegensatz zur gestaltend-aktiven der Arbeit) ermöglicht einen Ausgleich, der, wenn er (in unseren Breiten meist zugunsten einer Überbewertung der Leistung) verlorengeht, zum Zusammenbruch der körperlichen und seelischen Gesundheit führt. Wendungen wie die folgenden weisen darauf hin:

- Der Mensch brennt aus und wird innerlich ausgedörrt.
- Er ist gestreßt, genervt, geschafft.
- Er ist „außer sich" und nicht mehr ansprechbar.
- Er geht „drauf".

Hält eine solche chronische *Gespanntheit* an, führt sie zum Burn-out-Syndrom, zum **Streß**, zur Krankheit, z.B. zum Herzinfarkt.

Doch auch die *Spannungslosigkeit* eines untätigen Lebens – die **Langeweile** – ist dem Menschen nicht zuträglich. Davon schrieb schon Blaise Pascal (1623–1662) in seinen „Pensées":

■ „Nichts ist dem Menschen so unerträglich, als in völliger Ruhe zu sein, ohne Betrieb, ohne Zerstreuung, ohne Aufgabe. Er spürt alsdann ein Nichts, seine Verlassenheit, sein Ungenügen, seine Abhängigkeit, seine Ohnmacht, seine Leere. Sogleich wird dem Grund seiner Seele die Langeweile entsteigen, die Düsternis, die Traurigkeit, der Kummer, der Verdruß, die Verzweiflung." ■

Es scheint fast, als hätte Pascal das Bild der *Erschöpfungsdepression* (Kielholz) des modernen Menschen beschrieben. Auch der Streßforscher Selye beschreibt die Langeweile als tödlich. Roman Bleistein (1972) zieht Bilanz aus seinen Erfahrungen als Touristenseelsorger und bietet eine *Therapie der Langeweile* an, unter der Fragestellung: „Wie findet der moderne Mensch wieder zurück in die Totalität seiner Welt?" Er sieht in der Langeweile ein Problem der Ganzheit des Menschen, „aus der man nicht blind und willkürlich Metaphysik, Transzendenz und Glaube tilgen kann". Sein Ziel ist der Mensch, der seinen Sinn gefunden hat und wieder anfängt, von allein zu spielen (ohne Spieltips einer Freizeitindustrie).

13.1.3 Soziokulturelle Faktoren

Über Jahrtausende dürfte die Arbeit ausschließlich der Lebenserhaltung gedient haben. Später kamen spielerische, schöpferische und künstlerische Werte dazu. Die individuelle Freiheit in der Gestaltung der Arbeit war in früherer Zeit sehr groß. Obwohl sie Hauptbeschäftigung des Tages war, blieben viele Freiräume, die durch den Rhythmus des Jahres und des Tages (ohne künstliches Licht) vorgegeben waren. Erst mit der Fremdnutzung der Arbeitskraft und dem Schaffen von Arbeitsstätten (losgelöst von Freiraumstätten) begann das Auseinanderklaffen der bipolaren Grundstrukturen von Arbeit und Freizeit.

Der **Feiertag** (Sabbat, Sonntag), anfangs „um des Menschen willen geschaffen" (Mk. 2,27), hat seinen ursprünglichen Wert im Sinn einer gleichgewichthaltenden Balance weitgehend verloren. Der Mensch aber, der zuviel auf die eine Seite setzt und die andere vernachlässigt, wird ruhelos, friedlos, unerfüllt. Er hat mit der einseitigen Überbewertung den Anschluß an jahrtausendealtes Brauchtum mit befreiendem und daher präventivem Wert, den *Kult* (Kult = *Pflege*), verloren. Kultisches Brauchtum *pflegt etwas*. Kult pflegt ein Zweifaches: die *Gemeinschaft* (das Bergende, Trost, Vertrauen, Beistand Spendende) auf der einen Seite und das *Absolute* (das Prophetische, Aufrufende, Anrufende) auf der anderen Seite. Beide zusammen ermöglichen die gleichgewichtschaffende Balance, die dem Menschen Harmonie und Ausgewogenheit schenkt. Darum wurde dem Menschen der Sabbat (Ruhetag) gegeben, der Tag, an dem er das Heraussteigen aus der Einseitigkeit und das Übersteigen *(Transzendieren)* der Vereinzelung *zu pflegen* hätte. Die Sehnsucht danach liegt letztlich jedem Versuch des Menschen nach Befreiung aus Zwängen zugrunde. Rausch (Droge, Alkohol), Freizeitkonsum und Arbeitssucht (Workaholic) wären dann nichts anderes als eine unechte, nur scheinbare Transzendenz, ein Pseudokult, eine Pseudoreligion.

Auf den ersten Blick mag es scheinen, als ob diese Überlegungen nichts mit der **Pflege** zu tun hätten. Dem ist aber nicht so, denn die Chance der *eigenständigen Beruflichkeit* liegt auch hier: Wir selbst sind es, die die Freiräume in unserer Arbeit gestalten (oder sie von anderen füllen lassen). Andererseits befaßt sich Pflege mit einem Mangel: mit dem Menschen, dem etwas fehlt. Statistiken beweisen, daß Lebensgestaltung bzw. Lebensstil und Krankheit zusammenhängen.

Die traditionellen „Berufskrankheiten" (Staublunge, Bleivergiftung) sind heute durch die „Managerkrankheit" (Herzinfarkt, Erschöpfungsdepression) überholt. Gesundheit und Heilung bzw. Gesundwerden hängen mit einer bewußten **Humanisierung der Arbeitswelt** zusammen. Dabei bleibt die Frage offen, ob die Muße je wieder ihr *Kult-* und *Bildungspotential* wird entfalten können oder ob nicht unser Funktionsdenken und -handeln (Funktionalisierung, Rationalisierung) „Arbeit in Muße" zum vornherein unmöglich machen (wobei dann auch die Ansätze zur ganzheitlichen Pflege keine Chance hätten).

13.1.4 Umgebungsfaktoren

Arbeit und Spiel finden nicht im „luftleeren Raum" statt. Sie sind umgebungsbestimmt und umgebungsbestimmend. Sie bewirken *Lebensraum* und werden von diesem z. T. auch be-wirkt. So entsteht Lebensqualität in der Gestaltung von Wohn-, Arbeits- und Freizeitraum. Die vier Wände sind, nach den Kleidern, unsere nächste Umwelt. Bis zu 90 % unseres Lebens verbringen wir darin. Sie beeinflussen infolgedessen auch Lebenskraft und Energie.

Die Entwicklung unserer **Behausung** hat gewaltige Fortschritte gemacht. Der Neandertaler, unser Vorfahr in Europa, der vor rund 100 000 Jahren lebte, wohnte während der Eiszeit in Höhlen. Er wählte vor allem Höhlen oder Felsüberhänge, die nach Süden ausgerichtet waren, um eine Erwärmung durch die spärliche Sonne zu nutzen. Damals stieg selbst im Sommer das Thermometer kaum über 10 °C. Der Mensch führte einen harten Kampf gegen das Klima und gegen die Unbilden der Umgebung, was zu einem ungeheuren Verschleiß seiner Lebenskraft führte.

Heute sind es andere Faktoren, die unsere Lebensqualität und unser *Wohnklima* beeinträchtigen; auch hat der moderne Mensch den Zugang zum Gefühl (als Ausdruck von Erfahrung) weitgehend verloren. Das Tier hat die Fähigkeit, die auch der Frühmensch hatte, z. B. instinktiv die günstigsten Schlafstellen zu finden und schlechte zu meiden. Der moderne Mensch hat dieses Empfinden nicht mehr und weiß auch nur wenig davon. An dessen Stelle tritt heute die Wissenschaft der **Baubiologie**. Darunter versteht man alle Faktoren und Möglichkeiten, die dem Menschen seinen Wohnraum gesund und bekömmlich machen. Alle Stör- und Schädigungspunkte sollten vermieden werden. Die Standortfrage hat große Bedeutung: Sonne und Schatten, Wind- und Wetterexposition können bedeutsam sein. Die Bodenbeschaffenheit, Wasser und Feuchtigkeit des Untergrundes wirken sich aus. Die geopathischen oder Erdstrahlen wurden bei allen Kulturen zu allen Zeiten beachtet. So hatten schon die alten Chinesen ihre Geomanten, die das Baugelände untersuchten. Es scheint ein altes Erfahrungsgut der Menschen, daß vom Boden Einflüsse möglich sind, die für viele, insbesondere für sensible Menschen, zu Störfaktoren werden, die schließlich zu Gesundheitsschäden führen.

13.2 Wahrnehmen von Zeit und Raum

13.2.1 Zeit, Zeitrhythmen

Zeit

Was ist Zeit? Augustinus hat in seinen „Bekenntnissen" darauf wohl die treffendste Antwort gegeben: „Wenn man mich nicht fragt, was Zeit ist, weiß ich es. Wenn man mich fragt, weiß ich es nicht."

Man könnte sagen: Zeit ist eine Sequenz von Ereignissen, die sich von der Vergangenheit in die Zukunft bewegen. Oder: Zeit ist die Dauer zwischen einem Ereignis und einem anderen; darin ist Zeit ein *Orientierungsmittel*, eine Leitplanke für unser Leben.

Leichter fällt uns die Antwort, wenn wir nach dem **Zeiterleben** gefragt werden. Gemeint ist damit die „Repräsentation der Zeit im menschlichen Bewußtsein" (J. Wittkowski). Wir erfahren Zeit als *Vergänglichkeit*; sie verrinnt, entgleitet uns, geht vorüber. Doch ist auch diese *Zeitwahrnehmung* nichts Konstantes, sondern ist abhängig von der „inneren Uhr" und von äußeren Ereignissen. Zeitstrecken werden als länger wahrgenommen, wenn sie „leer" sind, „erfüllte Zeit" hingegen erleben wir als kurz, dafür intensiv. Das Kind hat noch kaum eine eigene *Zeiteinschätzung*, erst mit zunehmendem Alter stabilisiert sich diese. Alte Menschen beurteilen eine Zeiteinheit kürzer als junge, für erstere vergeht die Zeit subjektiv rascher. Einen Einfluß hat auch der Grad an Aktivität und Intensität des Lebens; bei wenig Aktivität erfahren wir die Zeit als langsam, Langeweile stellt sich ein. Bei hohem Aktivitätsniveau „rast" die Zeit, wir fühlen uns von ihr gehetzt und gedrängt. Diese Unterschiedlichkeit in der Wahrnehmung bedingt auch eine unterschiedliche *Interpretation* der Zeit, die ein Individuum zur Verfügung hat. Dem einen kommt sie lang vor, er hat gleichsam viel Zeit (für eine bestimmte Aufgabe), dem anderen scheint sie viel zu kurz, Streß ist unausweichlich.

Als *psychische Zeit* wird das Insgesamt des „Vorher-Nachher-Kontinuums" bezeichnet. Die Ereignisse treten auf als vorher geplant und vorausgesehen *(Zukunft)*, als wahrgenommen und getan *(Gegenwart)* bzw. als behalten und gespeichert *(Vergangenheit)*. Dieses Zeitkontinuum kann bewußt oder unbewußt ablaufen.

Die Fähigkeit des Menschen, Zeit wahrzunehmen, nennt man *Zeitsinn*. Auch dieser ist sehr unterschiedlich und abhängig vom „Tempo der inneren Uhr".

Meßbare Zeit unterscheidet sich von der *erlebbaren Zeit*. Die meßbare Zeit entspricht der *Quantität* der Zeit: Sekunden, Minuten, Stunden. Die erlebbare Zeit hingegen wird als *Qualität* wahrgenommen. Was ist Zeit? Zeit, so hört man etwa sagen, ist das wertvollste Gut, das wir besitzen. Es ist das meist benutzte Hauptwort der deutschen Sprache. Zeit muß genutzt werden, sonst geht sie verloren. Hier setzt das *Zeitmanagement* ein, Zeit wird als *wertvolles Kapital* gehandelt:
- Wir möchten Zeit gewinnen.
- Wir möchten keine Zeit verlieren.
- Wir haben für so vieles keine Zeit; denn
- Zeit ist Geld – allerdings können wir mit diesem Geld keine Zeit kaufen.

Das Problem ist darum eigentlich nicht: Zeit haben oder keine Zeit haben, sondern:
- Wofür habe ich Zeit – keine Zeit?
- Wofür muß (möchte, will) ich Zeit haben?
- Wofür will ich keine Zeit haben?

Zeit ist Seele, sagt der Kulturphilosoph Jean Gebser, und so ist es geradezu erschreckend zu hören,
- daß wir die Zeit totschlagen;
- daß wir uns die Zeit stehlen lassen.

Wenn Zeit Seele ist, ist sie auch Teil unseres Lebens, und das bedeutet, daß wir „das Leben totschlagen“, uns „das Leben stehlen lassen“. Letztlich stimmt das, denn Zeitdruck erzeugt Streß, und dieser nagt am Lebensnerv.

> *Gewonnene Zeit – verlorene Zeit*, sie sind äußerst relative Faktoren! Zeit ist eben nicht nur Geld, Zeit ist Seele und Zeit ist Leben.

Die innere Zeit – Zeitrhythmen

Die innere Zeit wird *biologische Zeit* genannt; es ist dies der subjektive Zeitfaktor des Menschen. Damit befaßt sich die *Chronobiologie*, das ist die Lehre von den *Rhythmen in unserem Körper* bzw. die Lehre von den Lebensprozessen als Funktion der Zeit.

■ *Chrono-bio-logie:* Lehre von der „Zeitgestalt“ des Lebens bzw. einzelner Lebensvorgänge, Lehre von den Rhythmen des Lebens. Daß Rhythmen, die sich über den ganzen Tag (zirkadian) verteilen, vorhanden sind, ist ein biologisches Gesetz. Die einzelnen Phasen dieser Rhythmen werden von äußeren (externen) „Zeitgebern“ verordnet. Die wichtigsten Einflüsse sind der tägliche Licht-Dunkel-Wechsel, Temperatur, Umgebungsfeuchtigkeit, elektrische Felder der Atmosphäre sowie Verhaltensfaktoren. ■

Als **Rhythmen** bezeichnet man in regelmäßigen Zeitabständen wiederkehrende Ereignisse bzw. Veränderungen: jahreszeitliche Abfolgen, Tag-Nacht-Rhythmus, Wochenrhythmus. Es handelt sich dabei um *Schwingungen* biologischer Prozesse, teils durch äußere, teils durch innere Ursachen beeinflußt.

Es werden meist 18 *innere Rhythmussysteme* unterschieden, z. B. die Atmung, die Temperatur, der Schlaf-wach-Rhythmus u. a. Diese rhythmischen Systeme funktionieren ohne unser Zutun, aber sie können durch uns erheblich gestört werden, d. h., sie reagieren außerordentlich sensibel sowohl auf körperliches wie auf seelisches Ungleichgewicht.
- Schreck läßt den Atem stocken.
- Angst schnürt die Kehle zu, so daß der Fluß der Sprache stockt.
- Heftige Emotionen führen zu Herzklopfen, ja Herzstolpern.
- Akuter Sauerstoffmangel beschleunigt alle Rhythmen.
- Verkrampfungen hemmen die Zirkulation des Blutes – es „stockt“.

usw.

Rhythmusstörungen leiten einen Teufelskreis ein: Sie bewirken innere Unrast, diese führt zu Gemütsverstimmung, dadurch wird das Immunsystem blockiert → Krankheit stellt sich ein.

Das bekannteste Rhythmusproblem ist der **Streß**. Man nimmt an, daß ca. 1/3 aller Patienten, die einen Arzt aufsuchen, unter *Streßkrankheiten* wie Allergien, Asthma, Schlaflosigkeit, Herzrhythmusstörungen, Schwindelanfällen, Rückenschmerzen, Rheuma oder Magen-Darm-Beschwerden leidet, für die sich keine organische Ursache finden läßt.

Gesunde Rhythmen könnte man mit einem gut funktionierenden Motor vergleichen, der die Regelkreise des Lebens im Gang hält. Wenn diese ungehindert laufen, ist der Mensch gesund, er fühlt sich wohl, vergleichbar einem Motor, von dem man sagt, daß er „rund läuft“. So fühlt sich auch der gesunde Mensch „rund und ganz“, im Gleichgewicht.

Wer im gesunden Rhythmus lebt, lebt *richtig*; er tut das Richtige zur rechten Zeit. So beschreibt es schon das Buch der Prediger: „Alles hat seine Zeit.“ Dieses „in der richtigen Zeit das Richtige tun“ wird zunehmend auch in der **Prävention** und in der **Therapie** genutzt (Abb. 5.**2**).

Der **Biorhythmus**, die Erstellung von Rhythmogrammen und das Verständnis von biorhythmischen Gesetzmäßigkeiten, kann auch im Gesundheitswesen genutzt werden, z.B., um die günstigste Zeit für einen operativen Eingriff bei einem Kranken festzustellen. Man weiß heute, daß auch die Schmerzempfindung rhythmischen Schwankungen unterworfen ist: Sie ist morgens besonders ausgeprägt, zwischen 15.00 und 17.00 Uhr hingegen sind die Nerven vergleichsweise unempfindlich (günstigste Zeit für den Zahnarzt!).

Für das Kurzzeitgedächtnis gilt, daß es vormittags am leistungsfähigsten ist, das Langzeitgedächtnis hingegen am Abend. Beim sportlichen Ausdauertraining werden nachmittags die besten Erfolge erzielt: Muskelkraft, Koordinationsfähigkeit und Reaktionsvermögen sind dann am größten.

Um 13.00 Uhr und noch stärker um 3.00 Uhr fällt der Blutdruck ab, und die Konzentrationsfähigkeit läßt nach. Bei Schichtarbeitern (Nachtwachen!) ereignen sich zu dieser Zeit die meisten Fehlleistungen.

Die **Chronopharmakokinetik** (Kinesis = Bewegung) befaßt sich mit der Aufnahme der Medikamente in den Organismus, ihrer Verteilung in den Organen und ihrer Ausscheidung. Man weiß, daß die endgültige Wirkung eines Medikaments nicht nur davon bestimmt ist, wie es in den Körper gelangt (Verabreichungsart), wieviel davon zugeführt wird (Dosierung), sondern auch von der Empfänglichkeit des Organs für diese therapeutische Maßnahme zu einem bestimmten Zeitpunkt (Chronopharmakologie). Herzspezialisten empfehlen z.B., daß Patienten mit einer koronaren Herzkrankheit ihre Medikamente morgens vor dem Aufstehen einnehmen sollten. Denn Herzinfarkte geschehen in der Stunde zwischen 8.00 und 9.00 Uhr viermal so häufig wie in der risikoärmeren Zeit von Mitternacht bis 1.00 Uhr. Die Mediziner vermuten, daß auch der Lagewechsel vom Liegen zum Stehen zu Veränderungen im Organismus führt, die bei Herzkranken einen Infarkt auslösen können.

Die **Schlafkybernetik** befaßt sich mit den (durch Rhythmusstörungen verursachten) Schlafproblemen des Menschen. Es wurden spezielle schlafkybernetische Übungen (ähnlich dem autogenen Training) entwickelt, die bei Schichtarbeit oder Rhythmusverlust infolge Interkontinentalflügen angewendet werden können.

Die **Berücksichtigung der eigenen Rhythmen** (was auch ohne Rhythmogramm möglich ist!) ist die wichtigste Voraussetzung dafür, daß wir

- mit der uns zugemessenen Lebenskraft ökonomisch umgehen,
- das Auf und Ab des Lebens bewältigen,
- dem Fahrplan unseres individuellen Lebens besser gerecht werden können.

Jeder Mensch hat seinen persönlichen Rhythmus, der mehr oder weniger von dem seiner Mitmenschen abweicht. Das muß auch im Umgehen mit Patienten – deren Rhythmus immer anders ist als der eigene – berücksichtigt werden.

13.2.2 Raum, Umgebung

Raum

Was ist Raum? Raum ist Ausdehnung, Lage, ein Ort. Es ist beim Raum wie bei der Zeit, er existiert eigentlich nur in der Wahrnehmung. **Raumwahrnehmung** geschieht durch Sehen, Hören, Fühlen und Tasten, d.h., Raum kann durch unsere Sinne wahrgenommen werden: so Distanz und Tiefe, Bewegung und Lage, Entfernung und Nähe.

Das **Raumgefüge** wird in Formen wahrgenommen: der Kreis, das Quadrat, das Dreieck, schließlich der Kubus als Gestalt, die Spirale als ein Über-sich-hinaus-Weisendes.

Raum ist die „direkte Umwelt", der **Lebensraum**; längst hat sich der Mensch weitere Räume erschlossen, Raketen bringen ihn in den **Weltraum**. Auch der religiöse Mensch ist bestrebt, diesen Raum des Hier und Jetzt zu überschreiten, um sich *größeren Räumen* zuzuwenden, er erfährt Transzendenz ins Über-Raum-Zeitliche (Ewige).

Was ist Raum? Raum ist ganz zuerst mein eigener **Körper** (Korpus = Raum im Raum); er nimmt sich Raum, grenzt ein und aus. Menschen wollen sich selbst überschreiten wie auch bei sich zu Hause sein. Raum ist aber auch die **Umgebung** des Menschen. Analog zu den Zeitzonen, die der Mensch mit dem Flugzeug überwindet, gibt es auch die *Raumzonen*. Nähe und Vertrautheit spielen sich in den kleinsten privaten Zonen ab (Wohnräume), mit dem Größerwerden der Räume schwindet auch Vertrautheit. Je größer eine Stadt, um so fremder werden sich die Menschen; je entfernter ein *Kulturraum*, um so weniger vertraut sind uns Gebräuche und Sitten. Öffentliche Räume sind anonym, Begegnungen sind kurz und ohne Bezug. In persönlichen Räumen hingegen sind persönliche Gespräche und Begegnungen, ja Intimkontakte möglich.

Wo *Grenzzonen* willkürlich überschritten werden, reagiert der Mensch irritiert. Nähe und Ferne sind durch Tabuzonen vorgegeben und dürfen nicht ohne Notwendigkeit überschritten werden (S. 494 f.).

Räume dienen auch als *Statussymbole*; so die Größe eines Büroraums, ja sogar des Bürostuhls. Sie können etwas aussagen über die hierarchische Stellung einer Person. Im Krankenhaus gibt es in Entsprechung dazu das *Einbett-Privatzimmer* und den eher anonymen Saal mit mehreren Betten für den Kassenpatienten.

Raumgestaltung, Umweltgestaltung

Zum natürlichen Lebensraum des Menschen gehören die **nähere** und die **entferntere Umwelt** (Wohnraum, Arbeitsraum bzw. Luft, Licht, Wasser, Boden) einerseits und die durch die Zivilisation entstandenen künstlichen Umweltbedingungen andererseits, die es zu kultivieren und zu erhalten gilt. Bevölkerungswachstum, Industrialisierung und damit verbunden die Vertechnisierung haben eine immer größere Rückwirkung auf das Individuum und die Lebensqualität der menschlichen Gemeinschaft, dies um so mehr, je mehr die natürlichen Bedingungen verlorengehen, z. B.

- in *Hochhaussiedlungen*, in denen biologisch gewachsene Strukturen keine Rolle mehr spielen;
- in der *Produktionstechnologie*, in der die Lebensrhythmen ignoriert werden (Schichtarbeit rund um die Uhr);
- in den *hypermodernen Großkrankenhäusern* und *-heimen* unserer „High-tech"-Ära, die alle sehr gleichartige und gleichförmige bauliche und organisatorische Bedingungen aufweisen: Abteilungen, Stationen, Zimmer, Flure und Aufenthaltsräume gleichen sich fast aufs Haar. Tagesabläufe, Arbeits- und Lebensstile sind damit vorprogrammiert und lassen keine individuelle Gestaltung mehr zu – so wenigstens glauben wir, solange wir die sich daraus ergebenden Strukturen als gegeben hinnehmen.

Das aber muß nicht so sein, denn *Raumgestaltung* ist auch eine Kultur des **Innern**, d. h. der Privatinitiative des einzelnen zugänglich. Die Umsetzung solcher Erkenntnisse in den praktischen Alltag ist auf vielen Gebieten möglich, im privaten Bereich wie im öffentlichen. Die Grenze sind häufig das Maß unserer Bewußtheit und unsere Kreativität.

Umwelt ist auch der **Raum, wo Pflege angeboten wird**, der Ort der Interaktion zwischen Patient/Angehörigen und Pflegeperson. Man kann diesen Raum u. a. auch in Beziehung bringen mit dem Gesichtspunkt Macht/Abhängigkeit, dann bekommt z. B. das *Warten* eine *ganz besondere Bedeutung*. Jemanden (unnötig) warten zu lassen hat die gleiche Funktion wie jemanden räumlich entfernt zu halten und hat so etwas mit der Verteilung von Macht zu tun. Auch wenn es Pflegenden meist unbewußt ist, hat das Wartenlassen mehr Bedeutung, als wir (oberflächlich betrachtet) wahrhaben wollen. Daher kann es sehr heilsam sein, sich von Zeit zu Zeit die Frage zu stellen: Wen lasse ich warten? Wie lange lasse ich Patienten warten? Wie rasch antworte ich auf die Klingel? usw. Umgekehrt ist die Frage natürlich auch interessant: Auf wen warte ich und wie lange? Wo und bei wem habe ich mehr Geduld?

> **Raum und Zeit** weisen Parallelen auf. Man kann die Raum-Zeit-Analogie auf viele Lebensgebiete ausdehnen. Für jemanden Zeit und Raum zu haben, ist das größte Geschenk, das wir einem Menschen machen können. Wo wir *keine Zeit haben*, können wir auch keinen Lebensraum anbieten. Und wo wir uns selbst *keinen Raum zugestehen*, wird uns bald die Zeit ausgehen.

13.3 Gesundheit und Lebensstil

13.3.1 Lebensstil und Immunsytem

Für die Erhaltung und Förderung gesunden Lebens ist der **Lebensstil** eines Menschen von größter Bedeutung. Eine Untersuchung des kanadischen Gesundheitsministeriums aus dem Jahre 1986 bestätigt diese Tatsache. Man fand heraus, daß für die Gesundheit eines Menschen zu 37 % sein Lebensstil, zu 24 % seine Umwelt, zu 29 % seine Erbanlagen und nur zu 10 % die ärztliche Versorgung verantwortlich sind. Eine amerikanische Studie besagt, daß der Hauptfaktor der koronaren Herzkrankheiten der Lebensstil ist. Natürlich spielen Bluthochdruck, erhöhter Cholesterinspiegel, übermäßiges Rauchen eine wichtige Rolle. Es ist jedoch anzunehmen, daß diese Faktoren nicht der Grund für einen destruktiven Lebensstil sind. Eher kann man davon ausgehen, daß ein falscher Lebensstil hohe Blutdruckwerte, einen erhöhten Cholesterinspiegel bedingt und zum Nikotinabusus führt.

Menschen, die einen solchen Lebensstil pflegen – man nennt sie A-Typen –, zeigen typische Kennzeichen (so die Studie):

- Sie sind überdurchschnittlich konkurrenzbezogen, stehen ständig im Wettkampf mit anderen.
- Sie wollen immer mehr Dinge in immer kürzerer Zeit erreichen.

- Sie wollen immer mehr Arbeit in immer kürzerer Zeit erledigen.
- Sie haben die Neigung, auf alltägliche Vorkommnisse ärgerlich und gereizt zu reagieren.

Diese Erkenntnis bedeutet, daß Gesundheit und Krankheit eines Menschen nicht nur mit den äußeren Lebensumständen zusammenhängen, sondern ebensosehr Ausdruck seiner **inneren Einstellung** dazu sind.

Elisabeth Lukas (1989) schreibt treffend dazu: ■ „Was auch im Leben an Sorgen und Krankheitsgefährdung auf einen Menschen zukommen mag, das Lebensgrundmuster dieses Menschen, das von seiner geistigen Einstellung zu sich und zum jeweiligen Geschehen geprägt ist, wird eine Rolle spielen, sogar im Falle von Krebsbefall oder dem Auftreten einer Psychose. Weniger das Daß von Krankheiten wird davon bestimmt werden, dafür aber das Wie von ihren Verläufen, ihrer Dramatik und ihrer Erträglichkeit." ■

Das *„Daß"* meint die Bedingungen, denen der Mensch oft einfach ausgeliefert ist und die er nicht ändern kann: Er kann es nicht ändern, daß er in diese Kultur hineingeboren wurde oder daß er z.B. die Anlage zur Zuckerkrankheit mitbekommen hat. Das *„Wie"*, das die Freiheit meint bzw. die Einstellung des Menschen zu dem, was ist, dieses Wie aber kann er gestalten. Er kann entscheiden, *wie* er mit den Lebensbedingungen umgehen will, *wie* er die Zuckerkrankheit bewältigen will.

Lebensstil bedeutet demnach die Weise, *wie der einzelne mit den Ereignissen des Lebens umgeht*, wie er sie versteht, wie er sich zu ihnen verhält und wie er sie verarbeitet. Dieses *Wie* ist nie ein physiologisch-körperliches, sondern ein Ausdruck der **psychischen** Verfassung im Zusammenspiel mit der *geistigen* Dimension des Menschen.

Seine *Immunlage* (die zwar ein physiologisches System ist) wirkt nie aus sich selbst, sondern reagiert auf die *Affektlage* (psychische Ebene), diese wiederum ist von der *inneren Einstellung* bzw. Sinnorientierung eines Menschen (geistige Dimension) bestimmt. Diese Dreidimensionalität (Körper – Seele – Geist) und ihre Auswirkungen auf Gesundheit und Krankheit sind in Abb. 13.**2** dargestellt.

Ein anderes Beispiel, wo sichtbar wird, wie Emotionen mit dem Immunsystem zusammenhängen, ist der Streß (S. 430 ff.).

Die **Psychoneuroimmunologie**, kurz PNI, die sich mit diesen Zusammenhängen befaßt, ist mittlerweile ein führender Forschungszweig geworden. Die Zusammenhänge werden schon in ihrem Namen deutlich: *Psycho* steht für Seele, *Neuro* für das neuroendokrine System (dieses faßt Nervensystem und Hormonsystem zusammen) und *Immunologie* für das Immunsystem.

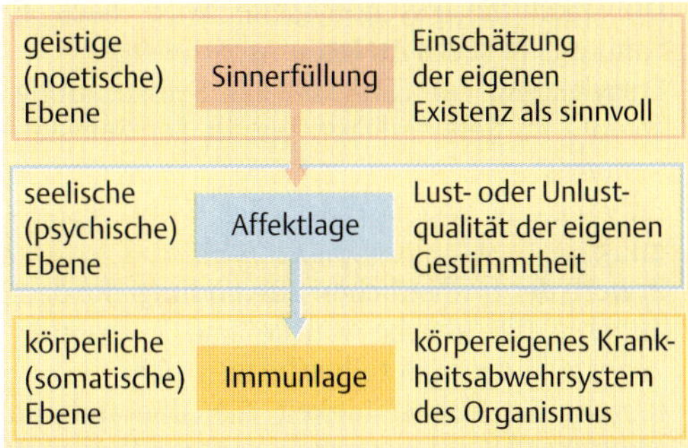

Abb. 13.**2** Abhängigkeit der Immunlage von den psychischen und geistigen Dimensionen (nach Lukas).

Obwohl solche Erkenntnisse zunehmend auch Laien zugänglich sind, zeigen die oben erwähnten Studien, wie schwer es fällt, sie in gelebtes Leben umzusetzen; dies deshalb, weil die **Wertsetzung**, die von einem sozialen und gesellschaftlichen Kontext diktiert wird, der individuellen Wesensbestimmung gleichsam zuwiderläuft: Man kann nicht auf die eigenen Bedürfnisse hören, wenn die Karriere drängt. Diese Außenorientierung geht unweigerlich einher mit einem inneren Orientierungs- und Identitätsverlust. Menschen beginnen am Leben zu leiden, das sie (in ruhigen Stunden) als inhaltsleer empfinden. Im Versuch, dies zu kompensieren, dreht sich das Karussell immer weiter: Sinnleere → verschlechterte Affektlage → verschlechterte Immunlage → Krankheit.

Hier geht es um die **Entscheidung** für eine *positive Lebensgestaltung*, d.h. um einen gesunden Lebensstil, der im konkreten Alltag gelebt werden muß. Exemplarisch möchte ich zwei Themenkreise ansprechen: die Psychohygiene und die Arbeits- und Freizeithygiene. Grundlagen dazu sind S. 380 ff. nachzulesen.

13.3.2 Psychohygiene

Psychohygiene (engl./franz. Mentalhygiene) bedeutet seelischer Gesundheitsschutz. Dazu gehören entsprechendes Wissen und die Möglichkeit, seelische Gesundheit nicht nur zu schützen, sondern auch zu kräftigen. Psychohygiene dient der *Vorbeugung von seelischen Störungen*.

Die moderne Psychohygiene wird nach E. Schonburgs in sechs **Zielen** umschrieben:
- Entwicklung der Fähigkeit zur Selbstfindung, sowohl im Selbsterleben wie in der Selbsterkenntnis;
- Entwicklung und Streben nach Selbstbestätigung;
- Erwerb der freiheitlichen Zuwendung, die dem anderen die gleiche Würde und Würdigung zugesteht, die man selber beansprucht;
- Reifung der Liebesfähigkeit, die „den anderen Menschen" nicht nur haben, sondern ihm auch etwas sein will und ihn bereichern kann;
- Einbringen unbefangener Leistungsfähigkeit;
- Entwicklung einer gesunden, dem Menschen angemessenen Urteilsfähigkeit (ohne Vermessenheit).

Diese Ziele zeigen, wie sehr Psychohygiene alle Bereiche der Hygiene und der Gesundheitsvorsorge beeinflußt und demnach *alle* Bemühungen im Bereich der ATL durchwirkt: die *physische* (Ernährung, Schlaf, Freizeit, Arbeit usw.), die *psychische* (Zugehörigkeit, Liebe, Achtung) und die *geistige Ebene* (positive Lebenshaltung, Sinnerfüllung) des Menschseins.

Vereinfacht könnte man sagen: Psychohygiene umfaßt ein **Maßnahmenbündel**, dessen *gesundheitsfördernde und stabilisierende Wirkung der positiven Lebensgestaltung dient.* Umgekehrt formuliert: Psychohygiene möchte der schädlichen Wirkung von Alltagsstreß entgegenwirken. Viel wäre schon gewonnen, wenn in den Tagesablauf wieder mehr „Sorge für Seele und Gemüt" eingebaut wäre, also Anlässe der Freude, Dinge, die uns gut tun oder die wir gerne tun, wohltuende Muße und Erholungspausen, und wenn der gesundheitliche Wert von „Streicheleinheiten jeder Art" uns wieder bewußter wäre.

Aus der Streßforschung (S. 430 f.) wissen wir, daß der *Eustreß* (positiver Streß – das Schöne, Positive, Lustvolle) die Gesundheit und die Anpassung an die Erfordernisse des Lebens fördert:
- Er befähigt Menschen, den Problemen und Schwierigkeiten besser gerecht zu werden, indem er Kräfte und Ressourcen aktiviert.
- Er energetisiert die Bewältigungsversuche (Coping) und läßt den einzelnen intensiver und ausdauernder nach Problemlösungen suchen (Copingstrategien S. 700 f.).
- Er füllt die (infolge Streß) erschöpften Lebensenergien wieder auf und erschließt neue.

Zu *Streßprophylaxe* und *Neuprogrammierung* des Lebensstils S. 432 f.

Psychohygiene = sich etwas Gutes tun – oder, um es mit Theresia von Avila zu sagen, „genießen, um genießbar zu sein" – wird schon in den alten Weisheitssprüchen der Bibel empfohlen, wenn etwa gesagt wird:
- Iß Honig, mein Sohn, denn er ist gut.
- Der Wein erfreut des Menschen Herz.
- Ein fröhliches Herz ist die beste Medizin.

Dazu ein Wort von A. Kner:
■ „*Leben Sie vernünftig.* Dafür gibt es keine allgemeinen und rasch wirksamen Rezepte. Jeder muß seinen vernünftigen Lebensstil finden. Wenn das Vorfeld des Glaubens nicht in Ordnung ist, kann sich die Gnade nicht entfalten. Man muß einatmen und ausatmen können, braucht Lichtblicke und Höhepunkte, ein Minimum an Wohlstand. Überfluß ist nicht überflüssig, und Lust ist kein Luxus. Sorgen Sie für den nötigen Gefühlsspielraum. Das Leben wird anstrengend, wenn man immer eine gute Figur machen und ‚seinen Mann stellen muß'. Müdigkeit und Angst sind keine Schande. Der Mensch braucht Zeit zum Trauern. Er muß auch weinen können." ■

Zusammengefaßt könnte man sagen: Psychohygiene bedeutet Sorge für die Seele, was auch heißt, **Zeit haben für die Seele:** Zeit haben

Anfragen zur Selbsteinschätzung: Psychohygiene

- Wie passe ich in diese Welt, wie stimmt mein Innen mit dem Außen überein?
- Wie nutze ich Möglichkeiten, die mir gut tun?
- Wie realistisch schätze ich Situationen ein, kann ich Begrenzungen annehmen?
- Was möchte ich an mir selbst entdecken oder besser kennenlernen?
- Worüber möchte ich mich mit anderen Menschen austauschen (Gefühle, Meinungen, Werte)?
- Was kann durch mich geschaffen, verwirklicht, verändert werden?
- Wie kann ich mehr Interesse am Leben und am Lebendigen erreichen, wie meine eigene Lebendigkeit fördern?
- Wie kann ich meinen Bezugsrahmen erweitern?
- Wie kann ich meine Art, mit anderen umzugehen – meine Rolle(n) –, überprüfen, verbessern?
- Wie kann ich meine Ressourcen besser nutzen und neue erwerben?

für uns selbst, für das, was uns wichtig ist, letztlich Zeit haben für das Leben; zu leben, statt gelebt zu werden. Es geht um Fragen wie die folgenden (nach F. Sedlak):

13.3.3 Arbeits- und Freizeithygiene

Zwei **Prinzipien** sind zu beachten:
- Arbeit ohne Freizeit macht krank.
- Unterbrechungen müssen sinnvoll und physiologisch sein.

Dem gesunden Lebensstil tragen die folgenden **Arbeits-Freizeit-Rhythmen** Rechnung:
- *Langzeitunterbrechung.* Ferien- und Urlaubszeit. Sie soll für eine Erholung mit positiver Nachwirkung sinnvollerweise 3–4 Wochen betragen.
- *Kurzzeitunterbrechung.* Pausen am Wochenende, Feierabend und Schlafzeiten. Sie dienen der laufenden Regeneration.
- Die kleine *Pause* umfaßt die Minimalpause bis zu 30 Sekunden, die Kurzpause bis zu 5 Minuten und die Langpausen über 5 Minuten. Sie sind leistungsphysiologisch von großer Bedeutung, wenn sie als regelmäßige Pausenrhythmik gepflegt werden.

Nicht nur *daß* wir diese Pausen einhalten ist von Bedeutung, sondern auch *wie* wir sie einhalten:
- *Langzeiturlaub.* Wer 11 Monate mit seinen Kräften Raubbau treibt, kann nicht erwarten, in einem Urlaub von 4 Wochen dieses Defizit aufzuholen. Wer dauernd auf Hochtouren läuft, auch am Wochenende nicht aus dem Aktivitätsprogramm aussteigt, kann die Belastung der Arbeitswoche nicht ausgleichen. In beiden Fällen wird „nur" eine Zeitbombe gelegt. Erschöpfung und Verschleiß sind vorprogrammiert.
- *Wochenendfreizeit.* Im Zuge der Verkürzung der Arbeitszeit (von der 5-Tage-Woche zur 4-Tage- und 3-Tage-Woche) stellt sich die Frage ganz neu, *wie* denn sinnvollerweise diese „leere Zeit" gefüllt und *wie* freie Zeit zu gestalteter Zeit werden kann. Das gleiche gilt für den
- *Feierabend.* Unregelmäßige Arbeitszeit, lange Arbeitswege sowie geplante Freizeitbeschäftigungen (angebundene Freizeit) werden für viele Familien zum Problem. In soziologischen Kreisen sind dadurch Begriffe wie „Vater ohne Zeit", „durch Schicht- und Kollektiverholung vaterlos gemachte Familie" geprägt worden. Betroffen davon sind auch die
- *Schlafzeiten* (S. 97 ff.). Schlaf dient der Regeneration von Ermüdungserscheinungen, die teilweise somatisch-körperlich, zunehmend auch zentralnervös bedingt sind. Schlafen und Wachen sind nun einmal sich gegenseitig beeinflussende und ergänzende Bedürfnisse: Nur wer am Morgen ausgeschlafen ist, hat die nötige Energiebasis für die Leistungsansprüche und die Aktivitäten, die der Alltag von ihm fordert. Erst die Kultivierung dieses Lebensbereichs schafft den „lebens- und genußfähigen Menschen".

Die Nachtwache

Die Arbeitsmedizin läßt keinen Zweifel daran, daß Nachtarbeit (Tätigkeit zwischen 20.00 Uhr und 6.00 Uhr), vor allem wenn sie über einen längeren Zeitraum (länger als 6 Monate) und in häufigen Wechselschichten ausgeübt wird, die Gesundheit beeinträchtigen kann.

Belastungsfaktoren. Untersuchungen und Beobachtungen zeigen, daß eine vollständige Anpassung des Organismus an den veränderten Schlaf-wach-Rhythmus (Grundlagen dazu S. 97 ff.) bei Nachtarbeit nie vollständig gelingt. Der menschliche Organismus ist auf die Aktivität am Tag (Vor- und später Nachmittag) und auf Erholung in der Nacht eingestellt und ist nicht beliebig manipulierbar. Auch bei langdauernder Schicht- und Nachtwache (Gewöhnung) kommt es zu keiner vollständigen Anpassung an den veränderten Schlaf-wach-Rhythmus. Das heute weitgehend anerkannte Schema zum tageszeitlichen Verlauf der physiologischen Leistungsbereitschaft des Körpers zeigt diese Problematik auf: In den sog. Tiefzeiten nimmt die Leistungsfähigkeit ab und das Gefühl der Müdigkeit zu (Abb. 13.**3**). In dieser Zeit besteht eine erhöhte Gefahr von Fehlleistungen. Auch erfordert Nachtarbeit gegenüber Arbeit am Tag eine wesentlich größere körperliche Anstrengung. So verbraucht das Heben in der Nacht beispielweise doppelt soviele Kalorien wie am Tag. Der Bedarf an Konzentration und Kräfteaufwand ist demnach eindeutig größer als für den Tagdienst.

Weiter ist zu bedenken, daß der Schlaf des Nachtarbeiters am Tag nicht dieselbe regenerative Wirkung hat wie der Nachtschlaf. Nachtarbeit und Schichtdienst beeinflussen aber nicht nur den Schlaf-wach-Rhythmus (Schlafstörungen); auch Ernährungs- und Verdauungsprobleme können auftreten sowie soziale Konflikte im Familien- und Freundeskreis. Besonders groß ist die Belastung von Frauen, die neben ihrer Arbeit auch noch in die Rolle der Hausfrau und Mutter eingebunden sind (Mehrfachbelastung).

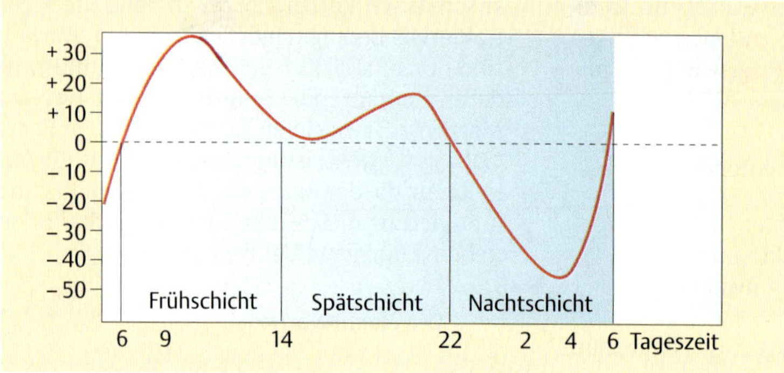

Abb. 13.**3** Tageszeitlicher Verlauf der physiologischen Leistungsbereitschaft mit prozentualer Abweichung vom Tagesdurchschnitt (nach Graf 1961 und Ziegelasch 1994).

Lebensqualität bei Nachtarbeit sollte nicht mit aktivierenden Mitteln (Wachmittel, Koffein) erzwungen werden (Gefahr der Abhängigkeit, Ausbildung einer Suchtkrankheit), sondern mit der *Sorge* für eine ausreichende Erholungszeit und für einen Lebensrhythmus, in dem ein befriedigendes soziales Leben möglich ist und Beziehungen gepflegt werden können.

13.4 Streß und Streßprophylaxe

13.4.1 Definitionen von Streß

Streß heißt Ärger, Termindruck, Überanstrengung und Überforderung. Ungelöste Dauerkonflikte, die an uns nagen, unerledigte Aufgaben, die einem über den Kopf wachsen, Menschen, die uns nerven ... Die Folgen: Wir fühlen uns zerschlagen, nervös und müde, gehetzt und/oder „verheizt".

Streß, so sagt der bekannte Streßforscher Selye, ist lebensnotwendig. Streß ist ein Lebensausdruck, denn jedes Erleben löst Spannung aus. Das gilt sowohl für negative wie für positive Ereignisse. Streß ist an die *Erlebnisfähigkeit* des Menschen gebunden, hängt also auch davon ab, ob er ein Ereignis als positiv oder als negativ empfindet und wertet.

Eustreß, verursacht durch positive Ereignisse, muß demnach vom **Distreß**, der durch unangenehme Ereignisse ausgelöst wird, unterschieden werden. Es gibt kein ereignisloses Leben, infolgedessen auch kein „streßfreies". Absolute Abwesenheit von Streß käme dem Tod gleich. Abb. 13.**4** zeigt, daß die Streßbelastung am niedrigsten ist, wenn wir ganz ungerührt sind (daß sie jedoch nie ganz auf Null absinkt), und daß sie ansteigt, wenn der Stressor (Erlebnisreiz), ob positiv oder negativ, sehr hoch ist.

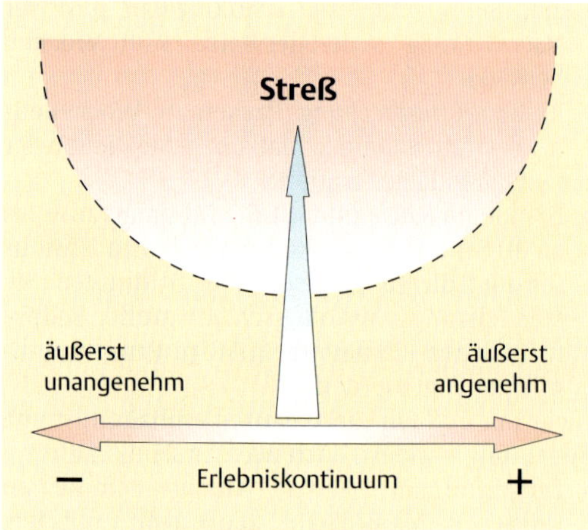

Abb. 13.**4** Modell des Verhältnisses zwischen verschiedenartigen Erlebnissen und Streß (nach Selye).

Ob Streß zum **Gesundheitsproblem** wird, hängt also nicht davon ab, ob wir Stressoren ausgesetzt sind oder nicht, sondern ist abhängig vom *Ausmaß* und von der *Dauer* der einwirkenden Stressoren und von der *Art und Weise*, wie wir damit umgehen.

Der Gedanke, daß Streß die Gesundheit beeinträchtigt, ist sehr alt und wird 1910 erstmals in der Literatur erwähnt. Damals hat William Osler die bei jüdischen Geschäftsleuten häufig auftretende Angina pectoris mit deren hektischer Lebensweise in Beziehung gebracht.

Selye hat schließlich 1946 als erster ein Streßmodell beschrieben. Er nannte die im Zusammenhang mit Streßeinwirkung auftretenden Krankheitssymptome *„allgemeines Adaptationssyndrom"*, das in drei Phasen abläuft:

1. *Alarmreaktion*, bei der auf eine anfängliche Schockphase mit vermindertem Widerstand ein Gegenschock folgt, mit dem die Abwehr-

mechanismen des Individuums aktiviert werden;
2. *Widerstand*, das Stadium maximaler Anpassung und, im günstigen Fall, Rückkehr zum Gleichgewicht des Individuums. Wenn aber der Stressor wirksam bleibt oder die Abwehr versagt, nähert sich das Individuum der
3. *Erschöpfung*, bei der die adaptiven Mechanismen zusammenbrechen.

Diese Definition wurde von vielen anderen Wissenschaftlern modifiziert und als *Reizreaktionsmodell* weiterentwickelt:

Caplan erweitert 1964 das physiologische „Reizreaktionsmodell" (Abb. 13.**5**), indem er es in Beziehung bringt zum *menschlichen Energiepotential*. Er beschreibt den Menschen als ein Wesen, das auf Situationen mit gelernten Bewältigungsmechanismen reagiert, die durch homöostatische Prinzipien aktiviert und mit Energie in Gang gehalten werden, deren Vorrat begrenzt ist. Probleme entstehen, wenn diese Vorräte nicht ausreichen, um den körperlichen, psychischen und/oder soziokulturellen Anforderungen zu genügen.

Appley erforscht 1967 die *Merkmale der Person*. Er spricht vom *Verwundbarkeitsprofil* eines Individuums, womit Persönlichkeit, demographische Fakten, körperliche Konstitution, vergangene Erfahrungen und Motivation erfaßt werden. Studien weisen auf, daß „gut angepaßte und reife" Personen geringere störende Streßreaktionen zeigten als andere. Unterschiedliche Reaktionen spielen um so wahrscheinlicher eine Rolle, je stärker der Reiz mit früheren Erfahrungen zusammenhängt.

Lazarus u.a. weisen 1971 schließlich darauf hin, daß dieses Reizreaktionsmodell zusätzlich abhängig ist bzw. dessen Ablauf beeinflußt wird von der Art und Weise, *wie die individuelle Person* das Streßereignis *deutet*, also davon, wie das Individuum ein bedrohliches oder schädigendes Ereignis (ob bewußt oder unbewußt) interpretiert. Diese Erkenntnis ergänzt die Streßtheorie: Sowohl Stressor (Umweltreiz) wie reagierendes Individuum bestimmen die Einschätzung von Streß mit.

Caplan faßt 1981 diese Theorien zusammen und erklärt, daß das Konzept Streß weniger reaktions- und situationsgebunden sei, sondern nur Sinn ergibt, wenn Streß als *Ungleichgewicht* im Kontext einer *Individuum-Umwelt-Transaktion* verstanden wird. Damit entstand das heute allgemein vertretene **Mensch-Umwelt-Modell** (Abb. 13.**6**).

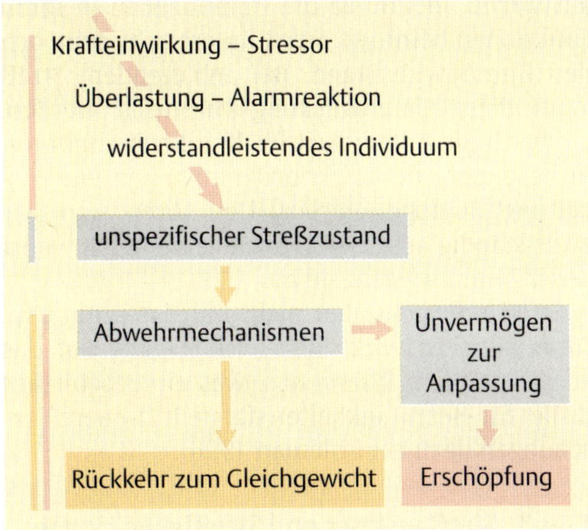

Abb. 13.**5** Reizreaktionsmodell des Stresses (nach Cooper).

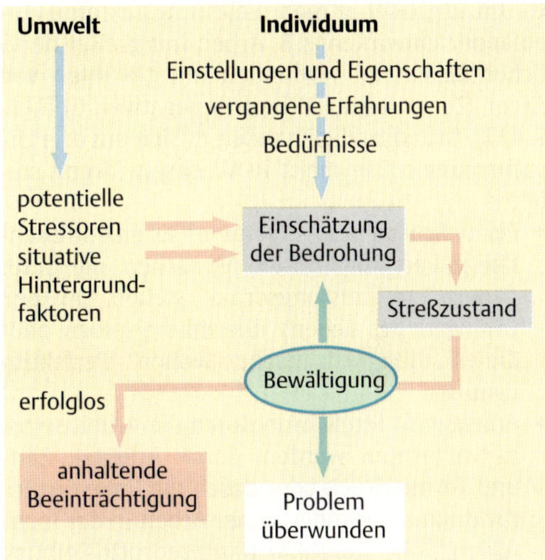

Abb. 13.**6** Mensch-Umwelt-Modell des Stresses (nach Cooper).

Streß ist eine an sich *sinnvolle Reaktion* von Körper und Seele. Die Streßsymptome weisen auf eine Überbelastung hin, die nicht zum Dauerzustand werden darf.

13.4.2 Auswirkungen von Streß

Streß führt zu vermehrter Ausschüttung von Hormonen. Dazu gehören die Catecholamine (Adrenalin und Noradrenalin), Cortisol und Prolactin sowie die natürlichen Opiate (β-Endorphin, Enkephalin), die sich alle stark auf das *Immunsystem* auswirken, indem sie die Immunzellen in ihren Funktionen hemmen. Streß unterbricht demnach den Immunwiderstand. Bei anhaltendem Streß kann diese Unterdrückung chronisch werden, wodurch die Anfälligkeit für Krankheit zunimmt, insbesondere für Infektionskrankheiten wie „Erkältung", Grippe, Herpes. Den Viren sind wir zwar ständig ausgesetzt, doch gewöhnlich wehrt unser Immunsystem sie ab.

Streß schwächt aber nicht nur das Immunsystem, sondern wirkt sich auch negativ auf das *kardiovaskuläre System* aus, was ein erhebliches Risiko für Herzkrankheiten darstellt (Neuere Forschungen dazu bei Goleman 1996).

13.4.3 Streßauslöser und Streßbewältigung

Die Streßauslöser sind selten isoliert anzutreffen. Das Zusammenwirken von verschiedenen Ursachen ist oft sehr komplex. Das Gesundheitsrisiko ist um so größer, je mehr Belastungsfaktoren aufeinander einwirken, z. B. Arbeit mit großer nervlicher Belastung, verbunden mit Gefühlen von Ärger, Zorn, Angst (Wirkung negativer Gefühle S. 427). Grundsätzlich handelt es sich um drei Ursachenkreise (die meist in Wechselwirkung stehen):

- *Persönlichkeit des Individuums.* Es gibt streßanfällige Persönlichkeiten, Menschen, die unter dauerndem Leistungsdruck stehen, an den Zwängen des Lebens übermäßig leiden oder die es „allen recht machen wollen" (Perfektionismus).
- *Arbeitswelt.* Streß kann durch die Arbeit selbst hervorgerufen werden, durch Arbeits-, Zeit- und Termindruck oder durch die Rolle des Individuums und/oder seiner Arbeit in der Institution (Rollenkonflikte, Karrieredruck, Reibung zwischen Institution und persönlicher Einstellung), z. B. Leiden am Spannungsfeld zwischen „funktionieren müssen" und „pflegen wollen".
- *Familie.* Hier können innerfamiliäre Konflikte ebenso eine Rolle spielen wie die Doppelbelastung der Frau durch Familie und Beruf. Umgekehrt sind auch unausgefüllte Frauen („Nur-Hausfrauen") streßanfällig. Auslöser ist hier nicht die Überforderung, sondern die Langeweile und Unterforderung.

Die **Streßbewältigung** fängt mit dem *Erkennen* an (Einschätzung), mit der Frage, wo die streßauslösenden Faktoren liegen. Der zweite Schritt ist die Veränderung:

- *Regulierung des persönlichen Verhaltens.* Das bedeutet Verzicht auf krankhafte Hektik zugunsten eines ruhigeren Lebensstils. Das wichtigste Mittel ist die Entspannung.
- *Sanierung der Arbeitssituation.* Hier ist der einzelne immer auch abhängig von der Gruppe (Arbeitsteam, Berufsgruppe). Grundsätzlich müssen betriebliche Maßnahmen in Erwägung gezogen werden. Wo keine Veränderung eines stressigen Arbeitsklimas erreicht werden kann, ist der Arbeitsplatzwechsel die einzige Lösung.
- *Stützfunktion der Familie.* Es gilt, sich wieder bewußter auf die Familie zu besinnen. Anstehende Probleme müssen besprochen werden, damit eine gemeinsame Problemlösung gefunden und „Familien-Leben" neu gestaltet und gewichtet werden kann.

13.4.4 Streßprophylaxe – Neuprogrammierung des Lebensstils

Die wichtigste Frage ist wohl, ob wir in einem „stressigen Lebensstil" bleiben wollen oder ob wir bereit sind, unser Verhalten zu ändern und gewordene Muster umzugestalten. Für unseren Lebensmodus – ob wir ihn so oder so leben – sind wir selbst verantwortlich. Was zum *gesunderhaltenden Lebensstil* (S. 426 f.) gesagt wurde, gilt selbstverständlich auch hier, wo es um die *Veränderung* geht.

Es gibt eine Menge von „Ratgebern" und „Antistreßprogrammen". Sie werden in den Zeitschriften in immer neuen Variationen abgedruckt. Psychologen, Ärzte und Managementreformer sind nur zu bereit, die neuesten Universalmittel anzupreisen. Es ist auch nicht so, daß diese Vorschläge nutzlos oder die Programme wirkungslos wären; aber sie bleiben eben nutzlos und wirkungslos, weil sie nur selten in konkretes Leben umgesetzt werden. Grundsätzlich geht es um zwei Kriterien, die zu beachten sind:

- *Stärken und Fördern des Gesunden*, des Schönen, der Freude am Leben, der Lust am Gestalten und am Vergnügen und
- *Vermeiden von Krankmachendem*, von Spannung, Druck und Überforderung.

Da Streß sich zuerst in der **Gefühlswelt** abspielt, gilt es auch hier anzusetzen:

- *Positive Gefühle pflegen.* Nicht ein naiv-positives Denken wird hier propagiert, sondern die bewußte Gedankenkultur. Positive Gedanken haben eine Wirkung auf die Affektlage und diese auf die Immunlage (S. 427). Das gleiche gilt für Werte wie Humor und Heiterkeit, Freude und Wohlwollen usw.
- *Negative Gedanken* hingegen wirken kontraproduktiv. Auch sie beeinflussen die Affektlage und

damit das Immunsystem, nur eben im negativen Sinn. Streßfördernd sind demnach Gefühle des Mißtrauens, der Feindseligkeit u. ä. Diese lösen unweigerlich Spannung, Aggression und Angst aus.

Die *Neuprogrammierung des Lebensstils* beinhaltet im wesentlichen
- die positive Lebenseinstellung und
- die Entspannung.

Positive Lebenseinstellung

Sie umfaßt *alle Bereiche der ATL*, die hier nicht im einzelnen aufgeführt werden können. Einige allgemeingültige Regeln seien aber im folgenden angeführt:
- *Lebensplanung und Lebensziele* auf Wertausrichtung hin prüfen. Es geht um eine Bestandsaufnahme *und* um eine bewußte Neuausrichtung. Das bedeutet auch, dem Leben Sinn und Inhalt geben, die sich an der **Ganzheit des Lebens** orientieren. Das Leben hat viele Bereiche, nach Shakespeare: „Arbeit, Gebet, Mahl, Schlaf und Spiel sind die fünf Finger unserer Lebenshand." Und Dürckheim dazu: „Arbeit ist nur ein Blatt am Baum und nicht der Baum selbst."
- Die dem *Leben innewohnenden Möglichkeiten (Ressourcen) ausschöpfen*. „Geschäftigkeit ist nur äußeres Getue, aber Tätigkeit ist das, was von innen her wirkt", sagt schon Meister Eckehart (1260 – 1327).

Entspannung

Die *Entspannungsreaktion* ist ein psychophysischer Vorgang, der Streß verhüten und Streßfolgen neutralisieren kann. Eine Vielzahl von *Entspannungsmethoden* wird heute angeboten. Grundsätzlich geht es bei allen um folgende Schritte:
1. Sich auf sich selbst besinnen, bei sich ankommen, stille werden.
2. Die Muskeln entspannen, den Atem ruhig werden lassen.
3. Bei sich, bei einem inneren Bild oder Wort verweilen. Dabei bleiben, das Wort wiederholen, das Bild meditieren. Zurückkehren, wenn andere Gedanken ablenken wollen.

Mit diesem Prinzip arbeitet auch *Edmund Jacobsen*. Seine Methode der progressiven Entspannung (bezogen auf Streß) verläuft in drei Schritten bzw. Stadien:
1. Versuch, sich auf die Streß und Spannung schaffenden Ursachen oder Situationen zu konzentrieren.
2. Konzentration auf die spezifischen Muskelreaktionen unter diesen Bedingungen.
3. Ausübung von Muskelentspannungstechniken, um diese Reaktionen zu kontrollieren

Auch **Minimalentspannungen** können eine große Hilfe sein. Sie lassen sich leicht in den Alltag einbauen und brauchen keine besondere Anleitung:
- Während einer Arbeit kurz innehalten, sich Zeit nehmen für einen Blick aus dem Fenster oder auf ein Lieblingsbild.
- Sich räkeln: mit den Schultern zucken, Körper und Kopf drehen und wenden. Arme und Finger ausstrecken, die Faust machen, loslassen. Einige Male wiederholen.
- Die Körperhaltung verändern. Schon kleine Haltungsveränderungen können Entspannung bewirken: Oberkörper aufrichten, Kopf in die Hände abstützen. Ein Augen-Entlastungstraining durchführen (palmieren S. 956).
- Tiefes Atmen: Seufzen, Gähnen, Summen, Singen, Pfeifen usw.
- Schütteln des ganzen Körpers, Kreisen der Hüfte. Weitere Übungen für den Alltag S. 150 ff.

Entspannen heißt nicht, irgend etwas tun, sondern nichts tun, sich loslassen, innehalten und verweilen können.

Ein Programm zur Selbsteinschätzung „das hält gesund – das macht krank" finden Sie S. 46; bezogen auf die Aktivitäten des täglichen Lebens (ATL) S. 82 ff.

13.5 Pflegeprozeß: Raum und Zeit gestalten

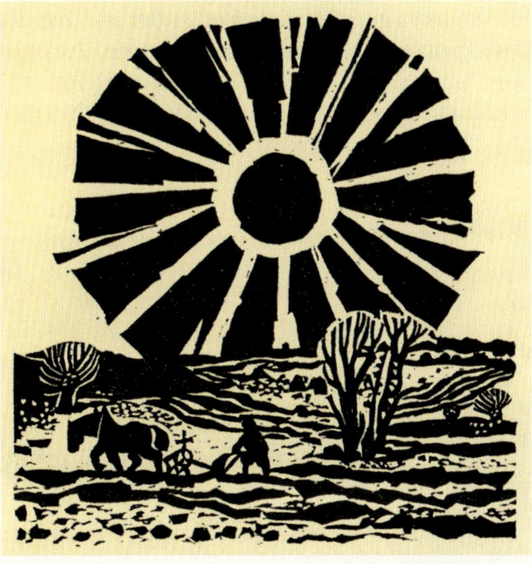

Lebenspsalm

13.5.1 Situationseinschätzung

Einbruch von Krankheit/Unfall, insbesondere die Einweisung ins Krankenhaus, reißen den Menschen aus seinen gewohnten Aktivitäten und aus seiner gewohnt strukturierten Umwelt heraus. Auch sein Zeitgefüge fällt zusammen. Alles ist plötzlich ganz anders. Patienten reagieren unterschiedlich darauf:

- Manche genießen es, endlich mehr Zeit zu haben, nichts tun zu müssen. Andere fühlen sich müde, unwohl und nehmen kaum wahr, was um sie geschieht.
- Manche sind unruhig, überall und nirgends anzutreffen, andere sind apathisch und kaum zu bewegen. Sie verkriechen sich im Bett wie in einem Schneckenhaus.

Es bedarf eines großen Urteils- und Einfühlungsvermögens, um herauszufinden, was diese Patienten wirklich brauchen.

Die **Bedürfnisse** im Bereich „Raum und Zeit gestalten" sind oft sehr versteckt hinter dem vordergründig abverlangten Anspruch nach Anpassung. Es gilt ihnen trotzdem gerechtzuwerden bzw. sie zu erkennen, so dem Wunsch nach

- geistiger und körperlicher Unabhängigkeit,
- Wertschätzung der Privatsphäre,
- Stimulation und Aktivität,
- Information und Dazugehören.

Nicht zu unterschätzen ist das polare Bedürfnis des Sowohl-Als-auch, also das Bedürfnis nach

- Regelmäßigkeit *und* Abwechslung,
- Erreichbarkeit *und* Abgeschlossenheit,
- Kontakt *und* Alleinsein,
- Stille/Rückzug *und* Unterhaltung (Abb. 13.**7**).

Ein weiteres *Einschätzungsfeld* ist der Bereich der **Bewegungs- und Erlebnisspielräume**. Zwar ist der Lebensraum im Krankenhaus/Heim beschränkt. Trotzdem sollen Nichtbettlägerigen möglichst breite Kommunikationsbereiche (Orte, wo sie sich aufhalten können) ermöglicht werden. Solche Kommunikationsknotenpunkte, wie behagliche Sitzecken, gemütliche Nischen usw., müssen von uns selbst zuerst wahrgenommen, vielleicht sogar geschaffen werden, bevor wir das Bedürfnis des Patienten zu erfassen suchen. Wo wir nichts anbieten können, sehen wir auch keine Bedürfnisse, und wenn diese doch da sind, werden sie weggeschoben, als unwichtig eingestuft und unerfüllt gelassen (das gilt natürlich auch für andere Bereiche der Einschätzung).

Zur Einschätzung der Situation gehört auch das **Erfassen der gewohnten/gewordenen Anpassung** des Individuums an die Notwendigkeit des Umgehens mit Raum und Zeit. Folgende Checkliste gibt einige Anhaltspunkte dazu.

13.5.2 Standardisierter Pflegeplan

Die **Pflegeplanung** orientiert sich vordergründig an den Problemen des Kranken. Oft sind diese aber verursacht durch die Art und Weise, wie der Patient sein Leben lebt, wie er mit der Zeit umgeht, wie er die Lebens- und Arbeitsräume erfährt. Hier gilt es den Blick auf die Möglichkeiten der *Gesundheitsbildung und -förderung* zu richten und/oder die *Zeit des Krankenhaus-/Heimaufenthalts* sinnvoll und zweckmäßig zu gestalten. *Beispiele:*

In bezug auf die **Zeit:**

- Bewältigung von Rhythmusveränderungen und/oder Störungen sowie die Anpassung oder Wiederanpassung an einen gesunden Lebensrhythmus. Unter Umständen bedeutet dies „Leben mit Einschränkungen". Hier gilt es, neue Lebensformen zu finden, Neuprogrammierung in die Wege zu leiten und zu beglei-

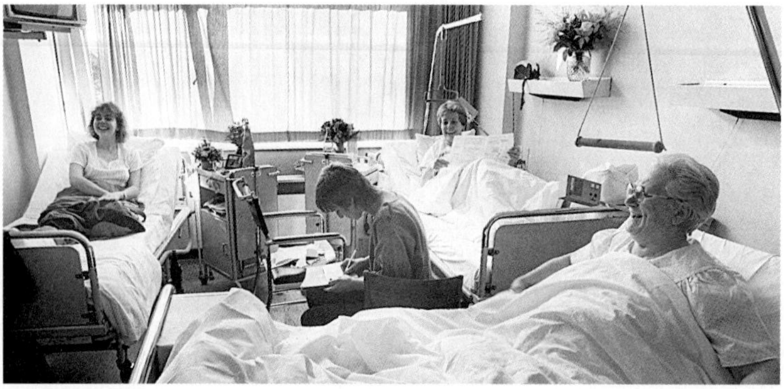

Abb. 13.**7** Möglichkeiten und Grenzen von Kontakt/Beziehung und Rückzug/Alleinsein im Mehrbettenzimmer (Foto: Radtke/present).

Checkliste: Raum und Zeit gestalten

☐ Strukturierung der Zeit ☐ Beschäftigung ☐ Impulse ☐ Behinderung

Die folgenden Fragen dienen exemplarisch der Situationseinschätzung

☐ Arbeits- und Freizeitgewohnheiten des Kranken sind bekannt (Lieblingsbeschäftigung)
☐ Individuelle Lebensgewohnheiten (Biographie) sind berücksichtigt bezüglich
- Wachsein und Schlafen: Rhythmus, Orientierung in Raum und Zeit
- Aktivität und Ruhe, Lust-Unlust-Faktoren
- Arbeitszeit und Freizeit: Hektik, Streß, aber auch Lieblingsbeschäftigung und Interessen
- Individuelle Ressourcen, die den Ausgleich fördern: Musik, Spiel, Bild und Farbe

☐ Die Körperfunktionen (Beweglichkeit) und Fähigkeit der Sinnesorgane (Sehen, Hören, Tasten) sind erfaßt
☐ Vorhandene Aktivität wird überlegt gefördert und erhalten, Impulse werden gegeben bzw. gemeinsam mit dem Patienten gesucht
☐ Funktionsschwächere Teile werden gezielt in die aktive Pflege integriert
☐ Die ökonomische Situation ist bekannt: Arbeitsplatz, Arbeitssicherung, finanzielle Lage usw.
☐ Ökologische Störfaktoren sind deutlich, Wohnlage, aktuelle Probleme bezüglich Umwelt/Wohnen
☐ Der Freiraum außerhalb des Krankenzimmers wird bewußt wahrgenommen und soweit möglich genutzt
☐ …
☐ …

ten, den Lebensstil zu thematisieren. Mehr Informationen zu „Leben mit Einschränkungen" finden Sie in den Kapiteln 21, 22 und 23.

- Die Gestaltung der Zeit während des Krankseins/Aufenthalt in der Institution: Die gezielte und sinnvolle Beschäftigung durch Ermöglichen von Kommunikation, Ablenkung, Aktivität im Ausgleich zu den Zeiten der Stille und der Ruhe.

In bezug auf den **Raum:**

- Die Integration der Umgebung des Kranken in den Pflegeablauf, die Sorge für angepaßte Bewegungs- und Erlebnisspielräume. Berücksichtigt werden müssen dabei sowohl die Aufenthaltsdauer in der Institution wie die Entlassung bzw. die Zeit danach.

Die **Maßnahmen** sind
- *präventiver* Natur: Beratung, Lehren, Information;
- *therapeutisch-rehabilitativer* Natur: Hilfe bei Anpassung und Bewältigung (bei Streß, Krankheit), Stützung und Förderung der Selbsthilfeanteile, Einüben von Verhalten und/oder Umgehen mit Hilfsmitteln (Prothesen, Geräten usw.).

Die **Beurteilung der Pflege** im Bereich „Raum und Zeit" muß immer auch die Selbstwahrnehmung und -beurteilung beinhalten, also die Wirkung von Umgebungsfaktoren, Organisationsabläufen, Betriebsstrukturen usw. auf die Pflege bzw. auf das Wohlbefinden und den Heilungsverlauf beim Patienten.

Es wäre wünschenswert, einen Standard zu entwickeln, der sich ausdrücklich mit den Einflußfaktoren von Raum und Zeit auf den Heilungsverlauf befaßt, damit überprüfbare Kriterien auch für diesen Bereich zur Verfügung stehen könnten.

Zur Beurteilung der **Einflüsse auf den Pflege- und Heilungsverlauf** im folgenden einige Standardfragen:
- Wie wirkt sich die Veränderung der Situation auf das Befinden aus?
- Wie verkraftet er/sie die Entfernung aus dem beruflichen/häuslichen Umfeld?
- Wie entwickeln sich Abhängigkeit/Unabhängigkeit?
- Wie wirkt sich der Zeitfaktor aus (Pflegezeit, Therapiezeit, pflege- und therapiefreie Zeit)?

usw.

Im folgenden finden Sie einige Denkanstöße zur **Gestaltung von Raum und Zeit** während des Krankenhaus-/Heimaufenthalts:

13.6 Begleiten in Zeiten des Krankseins
13.6.1 Umgehen mit der Zeit
13.6.2 Beschäftigung des Kranken
13.6.3 Heilkraft des Lesens
13.6.4 Heilkraft des Humors

13.6 Begleiten in Zeiten des Krankseins

13.6.1 Umgehen mit der Zeit

Man kann sich mit Recht die Frage stellen, ob, und wenn ja, wie bewußt Pflegende mit dem Faktor Zeit umgehen. Das Problem, **keine Zeit** oder doch **zuwenig Zeit** zu haben ist bekannt: Oft lassen wir es dabei bewenden, statt weiterführend die Frage zu stellen: Wie gehen wir mit unserer Zeit um und wie gehen wir mit der Zeit des Patienten um? Dazu einige Gedanken:

„Doch könnt ihr es nicht vermeiden, die Zeit in eurem Denken nach Zeitbegriffen zu messen, so lasset eine jegliche Zeiteinheit alle übrigen umfassen." Dieses Wort von K. Gibran scheint mir in sich selbst und für unseren Beruf ein prophetisches Wort zu sein.

Für den Kranken habe sich mit der Einführung der Schichtarbeit und der Kurzarbeitszeit des Pflegepersonals nichts geändert, so wird häufig argumentiert. Oberflächlich gesehen stimmt das auch. Wer aber genauer hinsieht, realisiert, daß der normale Tagesrhythmus und der Überblick über (bzw. das Gefühl für) das Gesamtgeschehen während der 24 Stunden leichter verlorengehen. Wenn wir den 24-Stunden-Tag des Kranken in die Schicht der 8–9 Stunden pressen, verliert er die Harmonie, wird teilweise hektisch, teilweise leer, es entstehen Zeiten der Überforderung und Zeiten der Langeweile. Stellt sich die Frage: Planen wir die Pflege des Kranken, oder *verplanen* wir unsere und seine Zeit? Planen ist zwar *zweckgerichtet*, muß aber auch *sinnvoll sein. Pflegeziele* sind eine große Hilfe, wenn sie nicht nur auf dem Papier stehen, sondern jeder weiß, wie sie zu erreichen sind. Aber wie erreichen wir Ziele wie:

- positive Einstellung zum Leben;
- größtmögliches Wohlbefinden, Lebensqualität, Akzeptanz der Wirklichkeit;
- Kompensation von eingeschränkten Funktionen;
- Erhaltung oder Wiederfinden eines gesunden Selbstwertgefühls?

Wie erreicht der *Kranke* solche Ziele? Ist es überhaupt richtig, solche Ziele zu formulieren? Weiß *er*, was gemeint ist? Wissen *wir* es, die wir für ihn (im besten Fall mit ihm) solche Ziele formulieren? Diese und noch viele andere Fragen müssen von uns und vom Kranken eine Antwort bekommen. Wollen wir aber diese Antwort wirklich?

Nachdenken

Diese Forderung gilt vorerst für uns selbst. Wir müssen schon darüber nachdenken, ob wir den Kranken zum Nachdenken anregen und ihn dabei unterstützen wollen.

Das Nachdenken könnte Dinge zutage fördern, von denen wir lieber nichts wissen möchten. Es könnte an unseren so karg berechneten Zeiteinheiten nagen und unsere Zeitbegriffe durcheinanderbringen.

Zum Beispiel könnten wir (oder der Patient) herausfinden, daß

- es für den Kranken besser ist, wenn er seine Körpertoilette gegen Abend durchführen kann;
- er für seine täglichen Lebensaktivitäten viel mehr Zeit zugeteilt haben muß;
- er seine Hautpflege (oder was immer) selbständig ausführen könnte, wenn wir ihm genügend Zeit und eine bequeme Position ermöglichten;
- ihn Dinge langweilen, die uns wichtig sind, und umgekehrt;
- Lebenssinn und Wohlbefinden nicht unbedingt an sichtbare und meßbare Leistung geknüpft sind;
- Lebensqualität von ganz kleinen Dingen abhängt;
- der Kranke Zeit braucht zum Nachdenken, Gelegenheit, um darüber zu sprechen, Verständnis für die ganz kleinen Schritte, wenn Bereiche wie Lebenssinn, Leidensannahme, Trauerprozeß usw. durch unsere Ziele beeinflußt werden sollen;
- viele kleine Chancen verpaßt werden, Chancen, die das Können in den Dienst des Werdens und das Tun in den Dienst des Seins stellen.

Rezepte können nicht angeboten werden. Es kann nur darum gehen, daß wir das, was wir tun, in Frage stellen können, daß wir nicht Sklave unserer Zeiteinheiten werden und daß wir uns immer wieder bewußt werden, was es bedeutet, wenn wir „in einer jeglichen Zeiteinheit alle übrigen umfassen sollen". Wer nachdenkt und nachdenken läßt, hat die Übersicht.

Impulse setzen

Impulse bedeuten Antrieb, Anstoß, Anreiz, Beweggrund. Impulse hängen von Einfällen ab, sie sind kreative, schöpferische Werte, die uns aus unseren eigenen Ressourcen zufallen und die etwas beim Kranken bewirken.

Die kreative Begabung, die jeder/jede hat und die ein unabdingbarer Bestandteil unseres Berufes ist, liegt häufig brach und ist daher in ihrer Entfaltung gehemmt.

Pflegepersonen sollten nicht nur einüben, wie man Pflegetechniken ausführt, sondern auch, wie man *kreativ ist* und *kreativ wird*. Kreativität richtet den Blick nach vorn, den Blick, der die Zeiteinheiten verbinden kann. Der Kreative gibt Impulse zur produktiven Bewältigung konkreter Aufgaben, zum Versuch neuer Modelle anstelle des Bekannten, Gewohnten, durch Routine Entleerten. Impulse gibt man, oder man empfängt sie.

Der **Kranke** braucht oft unsere Impulse, damit er Wege findet, sich mit sich selbst und mit der Krankheit auseinanderzusetzen. Anstoß geben kann

- das Wort, das Gespräch;
- das Lesen (lesenlassen), Erzählen von Geschichten, der eigenen Leidensgeschichte, die der Betroffene (mehr als einmal!) erzählen und mitteilen will, um sein Leiden ertragen zu können; Geschichten aus der Fülle der Literatur, in denen er vielleicht Parallelen zu seinem Leben findet (Heilkraft des Lesens S. 438 f.);
- das Spiel, dann wenn es Gelegenheit bietet, in den eigenen inneren Dialog einzutreten;
- das meditative Umgehen mit Farben und Formen (z. B. durch das Malen von Mandalas).

Die **Pflegegruppe** wird vor allem mit den *Grenzen* konfrontiert, sowohl mit den Grenzen, welche die *Zeit* setzt (wir haben für so vieles viel zuwenig Zeit) wie auch damit, daß das Wünschbare, das Machbare, das Erreichbare immer begrenzt ist. Wir müssen das ehrlicherweise akzeptieren, sonst rennen wir einem utopischen Berufsbild (oder einem falschen Ganzheitsideal) nach, dem wir nie gerechtwerden können. Es ist richtig, die Pflege an den Bedürfnissen des Patienten zu orientieren. Die *Ehrlichkeit* verlangt aber, daß wir uns bewußt bleiben, daß vieles geprägt und mit beeinflußt ist

- von unserem eigenen Befinden, den Bedürfnissen und Wünschen;
- von den Bedürfnissen und Wünschen der Gruppe, der Krankenhausstruktur und -organisation;
- vom Forschungsdrang der Ärzte;
- vom Kostenträger, von der Gesellschaft überhaupt.

Grenzen sehen heißt nicht, daß man einfach resignieren soll.

Grenzen – selbst- und fremdgesetzte – können verschoben, aufgehoben und überschritten werden. Sie sind Anreiz zu Veränderung und Verwandlung, *für uns selbst* und *für den Kranken*.

Das *Annehmen von Grenzen* hat mit Lebensfreude, innerer Freiheit und Glück etwas zu tun. In diesem Sinn hängt Lebensqualität nicht so sehr (oder gar nur) von äußeren Strukturen ab, sondern eben auch von uns selbst, von unserer eigenen inneren Kraft und Motivation. Es braucht *Mut*, ein „handlungsentschlossener Optimist" zu werden bzw. zu sein. Und was wir vor allem brauchen, ist **Mut zum Pflegen**, denn nur dann können wir – schrittweise – pflegefeindliche Strukturen und Abläufe verändern.

13.6.2 Beschäftigung des Kranken

Auch hier kommen die Aspekte *Zweck* und *Sinn* zum Tragen. In erster Linie dienen Behandlung und Pflege dem Zweck der *Wiederherstellung gesunder Funktionen*. Um diesen Zweck drehen sich die Organisationen und Strukturen (die den Alltag eines modernen Krankenhauses auch so sehr belasten) sowie die Pflege- und Behandlungsabläufe. Was aber geschieht in der „freien" Zeit, in den Zeiten dazwischen? Wie sind diese in die Pflegeplanung integriert? Und wie können diese Freiräume mit *Sinn* gefüllt werden?

Freie Zeit und Muße

Die „Freizeit" des Kranken ist die Zeit, die er nicht braucht für die Erledigung seiner Alltagsaktivitäten, die therapiefrei ist und in der keine Besucher da sind.

In dieser Zeit „muß der Patient beschäftigt werden". Diese Behauptung sagt aus, daß Freizeit Langeweile bedeutet, daß sie leerer Raum ist, der künstlich ausgestopft, schlecht und recht mit Leistung gefüllt werden muß.

Bei einer solchen Haltung geht es aber doch kaum um die *Muße*, sondern um die Ablenkung, nicht um die *sinnvolle Auseinandersetzung und das Hinfinden zu sich selbst*, sondern um das Ausschalten, ja die Betäubung seiner selbst, vielleicht auch um die Befriedigung des eigenen Leistungs- und Zweckdenkens. Diese Einstellung kann aber nicht richtig sein, denn Zeit soll man nicht füllen, sondern „sich erfüllen lassen". Sie darf nicht unüberlegt mit immer neuen Aktivitäten gefüllt werden, denn

„**Muße** ist das Gegenteil von Nichtstun. Sie ist die anspruchsvollste aller Beschäftigungen, weil sie ohne Seitenblick auf Lohn, Ehre und Erfolg getan wird" (H. Zbinden). Es ist schwerer, dem Kranken Hilfe anzubieten, um *sinnvolles* Dasein zuzulassen, als *zweckgerichtet* für ihn aktiv zu sein.

Spielen ist ein Tun, das über den Menschen hinausweist. Im Spiel können Raum und Zeit vorübergehend vergessen werden. Im Spiel verfliegt die Zeit, oder sie bleibt stehen. Die „Uhr" läuft auf jeden Fall nach anderen Gesetzmäßigkeiten ab, denn „jede Lust will Ewigkeit, will tiefe, tiefe Ewigkeit" (Nietzsche). Der Mensch wird über sich selbst hinausgeführt. Eine solche Erfahrung des Überstiegs (Transzendenz) aus dem alltäglichen in die „Welt ohne Zeit" müßte wieder bewußt eingeübt werden; Spiel als Einübung für das Glücklichsein, die Freude, das Staunen, das Ergriffensein, auch das Sterben. Das Spiel ergibt sich unter Kranken (z. B. im Aufenthaltsraum), oder es kann/muß geplant und gefördert werden. Abb. 13.**8** möchte als *Impuls* verstanden werden.

Meditieren – betrachten, bedenken, sich sinnend versenken. Als Meditationsgegenstand kann alles in Frage kommen, *materielle* (eine Blume, ein Bild) wie *geistige Bereiche* (Sinnfinden, Leben, Sterben). Meditieren kann jeder, denn jeder hat es als Kind geübt! Mythen, Märchen, Sagen, Symbole und „Bilder" haben ihren Wert, ihre Tiefe und ihre Lebensweisheit auch heute nicht verloren. Meditation dient bei Streßproblemen der Entspannung und hat daher höchste therapeutische Funktion.

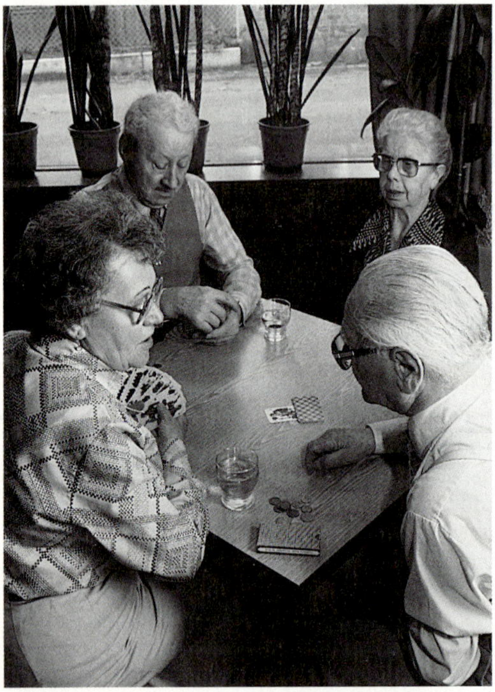

Abb. 13.**8** Spielen als ablenkende Beschäftigung (Foto: dpa).

Musik hören, Musik machen. Die Musiktherapie ist auf S. 750 nachzulesen. Auch **Singen** gehört dazu. Wer singt, baut Streß ab und aktiviert gesunde Kräfte. In der Langzeitpflege sollte das Angebot gemeinsamen Singens (offenes Singen als Möglichkeit für alle) einen regulären Platz bekommen.

Wunschkonzert für die Kranken. In vielen Krankenhäusern gibt es den „Krankenhausfunk" oder sogar das „Patientenfernsehen". Dabei geht es nicht nur um das *Hören* oder *Sehen* dessen, was andere produzieren. Wichtig sind der persönliche Kontakt zwischen Moderator und Patient und die Möglichkeit des „live" Dabeiseinkönnens.

13.6.3 Heilkraft des Lesens

Bereits die alten Ägypter wußten von der Heilkraft des Buches. Die Pharaonen schrieben über ihre Bibliothek: Psyches latreion = Heilstätte der Seele. Dabei hatten sie gewiß nicht nur die nützlichen medizinischen Werke im Blick, die auch in den alten Bibliotheken nur einen Bruchteil des Buchbestands ausmachten, sondern den Umgang mit dem geschriebenen Wort überhaupt, dem man sogar eine Wirkung ins Jenseits hinein zutraute. Daran erinnern z. B. die ägyptischen Totenbücher, die man den Verstorbenen beigab, damit sie auf dem Weg ins Totenreich verläßliche Weisung fänden.

Wenn man von der Heilkraft des Lesens spricht, muß man sich solcher Tiefendimension erinnern. Die Schriftsteller aller Zeiten wußten um diese „literarische Diätetik"; so etwa fanden im Mittelalter Schriften über die Melancholie eine weite Verbreitung.

■ „Das Wissen um diese therapeutische Funktion der Literatur ist wohl erst völlig verlorengegangen, als die Medizin ihren Blickwinkel verengte und Krankheit, der naturwissenschaftlichen Ausrichtung entsprechend, als einen rein körperlichen Prozeß verstand. In somatischer Sicht ist es selbstverständlich widersinnig, von Lektüre eine Besserung des Befindens zu erwarten.

Nicht von ungefähr waren es daher amerikanische Psychiater, die in der Mitte des 19. Jahrhunderts das Buch als seelisches Medikament wiederentdeckten. Ihre Erfahrungen haben schließlich auch andere amerikanische Hospitalärzte so überzeugt, daß die *Bibliotherapie* in den USA inzwischen als eine medizinische Hilfswissenschaft gelehrt und praktiziert wird. Auf europäischem

Boden fand der erste Fachkongreß zu diesem Thema 1986 statt" (Raab 1988). ■

Was ist Bibliotherapie?

■ „Ein Buch", so schreibt Peter Raab (1988), „ist mehr als eine Sammlung von Informationseinheiten." Lesen hat auch etwas zu tun mit dem *Prozeß der Reifung* (und jede Krankheit steht in diesem Prozeß), den Angelus Silesius mit diesen Worten fordert: „Freund, so du etwas bist, so bleib doch ja nicht stehen, du mußt von einem Licht fort in das andre gehen." ■

Kühner noch ist die paradoxe Aussage, mit der Hermann Hesse sein Gedicht „Stufen" schließt: „Wohlan denn, Herz, nimm Abschied und gesunde!"

Darin ist die Rede von der Gefahr, den Neubeginn zu versäumen, in der Entwicklung stehenzubleiben, aus der Einbahnung nicht mehr herauszukommen. Doch

■ „Der Weltgeist will nicht fesseln uns
und engen,
Er will uns Stuf' um Stufe heben, weiten.
Kaum sind wir heimisch einem Lebenskreise
Und traulich eingewohnt,
so droht Erschlaffen.
Nur wer bereit zu Aufbruch und zu Reise,
Mag lähmender Gewöhnung sich entraffen." ■

In diesem Sinne schildert z.B. Horst Krüger sein erstes Leseerlebnis – es ist übrigens Hesses „Demian": „Ein Vorhang reißt auf, eine neue Szene, eine andere Welt, eine erste Wahrheit, an die man sich halten kann. Du bist ein Stück weiter auf dem Zifferblatt deines Ichs."

An dieser Stelle setzt das therapeutische Interesse ein; denn Lebenskrisen, mit denen der Patient konfrontiert ist – durch Krankheit oder Unfall herausgefordert –, sind immer auch Reifungsprozesse. Tatsache ist, daß auch Bücher solche Prozesse positiv beeinflussen können.

Noch wichtiger als der *krankheitsbegleitende* Einsatz der Lektüre ist der *prophylaktische*. Elisabeth Lukas, eine Vertreterin der Logotherapie, nennt das Buch „ein Therapeutikum im Vorfeld der Erkrankung". Man kann mit gezielter Lektüre gegensteuern, bevor ein Fehlverhalten und eine Fehlregulierung sich krankhaft verfestigen.

Auswahlkriterien für das Buch

Die Kunst, das richtige Buch zur richtigen Zeit zu finden, ist nicht ein Privileg der Bibliothekarin (Abb. 13.**9**). Die Pflegeperson steht dem Patienten viel näher; im Begleiten des Krankheits- und Bewältigungsprozesses kann sie Phasen und Stufen wahrnehmen, die mit dem richtigen Buch unterstützt werden können. Es gibt viele Geschichten mit Heilkraft: kurze und lange, einfache und komplizierte, alte und neue. Grundsätzlich kann man Bücher unterscheiden in ablenkend und hinlenkend.

Ablenkende Bücher. Gemeint ist unterhaltende, erheiternde und spannende Lektüre; Bücher, die Entspannung bringen oder die die Spannung auf etwas anderes hinlenken (z.B. Abenteuer- und Kriminalromane).

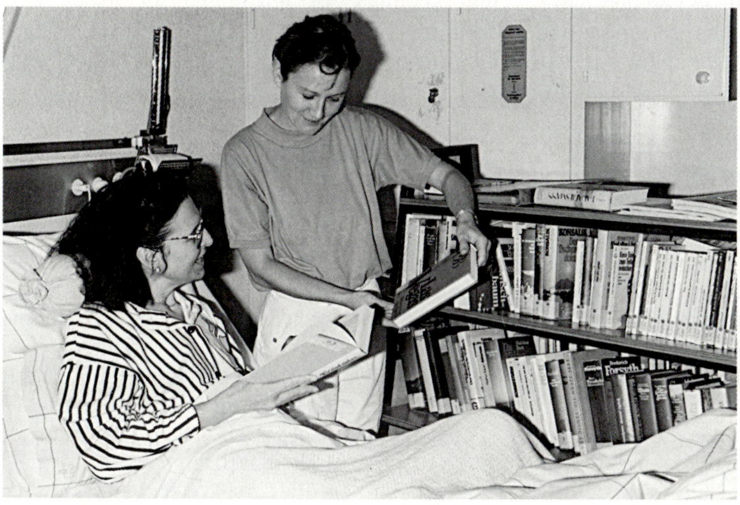

Abb. 13.**9** Die Bibliothek am Krankenbett → „Bibliotherapie" (Foto: Kantonsspital St. Gallen).

Hinlenkende Bücher sind Bücher, die zur Lebens-, Leidens-, Trauer- und Sterbensbewältigung beitragen können. Es sind anregende, bildende und beeinflussende Bücher (Sach- und Fachbücher, Biographien usw.).

Bei der **Auswahl des Buches** muß auch daran gedacht werden, daß es den Leser nicht nur inhaltlich, sondern auch formal erreichen soll. Es ist auch an die *Lesegewohnheiten* zu denken. Menschen, die wenig lesen, können mit dicken Büchern nichts anfangen; ältere Leute brauchen vielleicht Großdruckbücher usw.

Narrative Therapie

Narrativ (lat. erzählend) bedeutet *Geschichten erzählen* (oder *vorlesen*). Wo Geschichten therapeutisch genutzt werden, werden sie zu Werkzeugen im Dienst an der Heilung. Geschichten sind wie Bilder in Sprache. Als solche unterstützen sie Verständnis und regen an, weiterzudenken. Menschen lassen sich berühren und finden sich in Situationen und Gestalten wieder, die in Geschichten vorkommen. Oftmals weisen Geschichten auch auf Lösungen hin, sind wie Wegweiser, die aus den Problemen herausführen wollen.

Ein solches Beispiel ist die folgende Geschichte, es ist auch eine Geschichte **für dich**; denn sie erzählt **„vom Mut, eine Probe zu wagen"**:

■ „Ein König stellte für einen wichtigen Posten den Hofstaat auf die Probe. Kräftige und weise Männer umstanden ihn in großer Menge. ‚Ihr weisen Männer', sprach der König, ‚ich habe ein Problem, und ich möchte sehen, wer von euch in der Lage ist, dieses Problem zu lösen.' Er führte die Anwesenden zu einem riesengroßen Türschloß, so groß, wie es keiner je gesehen hatte. Der König erklärte: Hier seht ihr das größte und schwerste Schloß, das es in meinem Reich je gab. Wer von euch ist in der Lage, das Schloß zu öffnen?' Ein Teil der Höflinge schüttelte nur verneinend den Kopf. Einige, die zu den Weisen zählten, schauten sich das Schloß näher an, gaben aber zu, sie könnten es nicht schaffen. Als die Weisen dies gesagt hatten, war sich auch der Rest des Hofstaates einig, dieses Problem sei zu schwer, als daß sie es lösen könnten. Nur ein Wesir ging an das Schloß heran. Er untersuchte es mit Blicken und Fingern, versuchte, es auf die verschiedensten Weisen zu bewegen und zog schließlich mit einem Ruck daran. Und siehe, das Schloß öffnete sich. Das Schloß war nur angelehnt gewesen, nicht ganz zugeschnappt, und es bedurfte nichts weiter als des Mutes und der Bereitschaft, dies zu begreifen und beherzt zu handeln. Der König sprach: ‚Du wirst die Stelle am Hof erhalten, denn du verläßt dich nicht nur auf das, was du siehst oder was du hörst, sondern setzest selber deine eigenen Kräfte ein und wagst eine Probe'" (bei Peseschkian 1992). ■

Sie finden in diesem Buch immer wieder solche Geschichten, oftmals wollen sie helfen, ein Kapitel einzuführen, immer möchten sie zum Nachdenken einladen. Sie möchten auch Mut machen, selber solche Geschichten (Parabeln, Märchen, Fabeln) zu suchen und im Verlauf des **Pflegeprozesses einzusetzen**.

13.6.4 Heilkraft des Humors

Humor ist die Gabe, die Unzulänglichkeit der Welt und des Lebens heiter und gelassen zu betrachten und zu ertragen. Damit wird eine Lebenseinstellung und Grundstimmung angesprochen, deren Ausdrucksform die *Heiterkeit* und das *Lachen* sind. „Lachen ist (und macht) gesund", sagt der Volksmund, und „Humor ist, wenn man trotzdem lacht".

Dieses „Trotzdem" ist wohl das Bezeichnendste, wenn wir von Humor im Zusammenhang mit Krankheit und Gesundheits- und Krankenpflege sprechen wollen. Neuerdings befaßt sich auch die *Forschung* ernsthaft mit dem Thema Humor. So zeigen z. B. wissenschaftliche Untersuchungen aus Schweden, daß Lachen hilft, chronische Muskel-Skelett-Beschwerden zu lindern: Beim Lachen werden im Gehirn elektrische Impulse erzeugt, die den Körper veranlassen, bestimmte Stoffe vermehrt zu bilden und freizusetzen. Einige dieser Stoffe (z. B. Endorphine) lindern Angst und Schmerz. In Anlehnung an solche Forschungsergebnisse bahnt sich eine neue *Behandlungsrichtung* an, die Gelotherapie (Lachtherapie).

Was ist Gelotherapie?

Die Gelo- oder Lachtherapie beginnt mit dem Einsatz der körperlichen Methoden. Das Lachen ist ein *Reflex*, und Reflexe können durch bestimmte Reflextechniken (durch Kitzeln an den Fußsohlen, an der Seite oder in der Achselhöhle etwa) ausgelöst werden. Auch Atemtechniken sind nützlich, um Gähnen und Lachen und damit Entspannung und Lockerung auszulösen.

Eine einfache *Lach-Atem-Übung*, die man jederzeit und überall praktizieren kann, ist z. B.: kurzes Einatmen über zwei oder drei Sekunden.

Mehrmals wiederholt, löst es unweigerlich das Lachen aus.

Neben diesen wenigen körperlichen Lachauslösern gibt es eine unbegrenzte Vielfalt von „seelischen Kitzeln", die für die Lachtherapie nutzbar gemacht werden könnten.

Lachen bedeutet grundsätzlich, in *Spiellaune* zu sein, weshalb es das erste Ziel der Lachtherapie ist, diese Spiellaune zu fördern oder wiederherzustellen. Die Spiellaune entspricht letztlich der *Grundstimmung des Kindes*, und es gilt, dieses lachende Kind, das in uns allen steckt, neu zu entdecken. Biblisch ausgedrückt, „wieder zu werden wie die Kinder". Das aber heißt eigentlich nichts anderes, als daß man wieder mehr für sich selbst leben, sich selbst sein, sich in seiner eigenen Haut wohlfühlen muß und darf. Darin wird sichtbar, was schon Freud festgestellt hat: Das Lachen weist eine egoistische Komponente auf; es ist das Ich, das sich weigert, sich durch äußere Wirklichkeit Leid auferlegen zu lassen. Hier liegt der *prophylaktische* Ansatz des Humors, der schon von Selye als die wichtigste Streßprophylaxe erwähnt wird.

Wo Leid, Schmerz und Krankheit jedoch schon aufgetreten sind, geht es auch um dies:

> Alles, was die Aufmerksamkeit von Schmerz und Leid ablenkt, wird diese verringern. Eine Art der Ablenkung ist der Humor.

Lachen und Humor und Gesundheits- und Krankenpflege

Ist **Lachen** für uns ein Thema? Es ist doch noch gar nicht so lange her, daß Lachen verpönt war. Schwestern bekamen Anstandsregeln wie:
- Der feine Mensch lächelt nur.
- Nur leise und gesittet umhergehen.
- Witze sind Ausdruck von Unfeinheit und deshalb zu unterlassen

usw.

Die heutigen Erkenntnisse sehen das anders, z. B.:
- Lachen ist auf der Station, im Krankenzimmer nicht nur erlaubt, sondern erwünscht – allerdings nicht unter allen Umständen.
- Lachen befreit blockierte Lebenskräfte in allen Bereichen der ATL; z. B. hat es eine gute Wirkung auf die Obstipation (mechanische Wirkung auf die Bauchmuskulatur), bei Schlafproblemen (entspannt und lenkt ab), bei Atempatienten vergrößert es das Atemvolumen.
- Lachen gehört zum täglichen Therapieprogramm, es sollte ebenso bewußt verteilt werden wie die chemischen Medikamente. Die Rezeptur kann viele Geschmacksrichtungen haben und hängt natürlich auch ab von den Mitteln, die uns zur Verfügung stehen. Nicht jede kann z. B. anregend Witze erzählen.

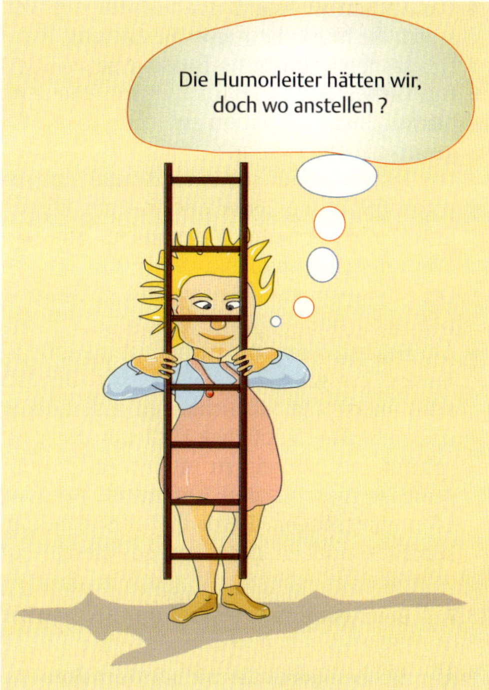

Abb. 13.**10** Sag es mit Humor!

- Der **Humor** ist die leisere Seite des Lachens und im Krankenzimmer oft wirkungsvoller.
- Humor ist wie eine Leiter (Abb. 13.**10**), man kann sie brauchen, wenn Schwierigkeiten übermächtig zu werden drohen und wenn man das Gefühl hat, die Kontrolle zu verlieren. Humor ist dann das Mittel (die Leiter eben), das uns hilft, den Dingen ihre Schärfe zu nehmen, die Möglichkeit, eine andere Ebene zu erreichen, eine neue Sinnperspektive zu finden.

Zusammenfassend *10 Thesen* zum Thema Lachen und Humor aus dem Mund des Arztes und Gelologen H. Rubinstein „Einfluß der Stimmung auf die Krankheitsentwicklung". Ob es stimmt, daß Humor die beste Medizin sei, muß jede(r) selbst ausprobieren.

1. Das Lachen ist die physiologische Äußerung eines Zustandes der Freude und der Lust.
2. Das Lachen fördert den Gruppenzusammenhalt und schafft bessere zwischenmenschliche Beziehungen.
3. Das Lachen trägt zu einem längeren und gesünderen Leben bei.

4. Das Lachen ist eine Gymnastik für den Verstand, die Muskulatur und die Atmung.
5. Das Lachen ist die beste Therapie gegen Streß.
6. Das Lachen und der Humor ermöglichen eine bessere Kommunikation zwischen Arzt (Pflegeperson) und Patient.
7. Das Lachen ist nur selten ein Krankheitssymptom, fast immer jedoch ein Zeichen körperlicher und seelischer Gesundheit, ein Ausdruck des Lebenswillens.
8. Der therapeutische Einsatz des Lachens ist unbeschränkt.
9. Die Heilung durch das Lachen ist nur ein Element in der ganzheitlichen Medizin. Der Arzt muß zuerst alle Möglichkeiten ausschöpfen, um die wahrscheinlichen Ursachen einer bestimmten Krankheit zu entdecken. Er muß seine Diagnose auf dem Gesamtbild der Symptome begründen. Bevor er zur Behandlung schreitet, muß er das Alter, das Geschlecht, die körperliche Konstitution, den Charakter und die Gewohnheiten seines Patienten in seine Überlegungen mit einschließen.
10. Das Lachen ist eine Form der natürlichen Medizin. Die Natur kann jedoch nur selten sich selbst überlassen werden. Der Arzt muß sie unablässig überwachen, sehr oft kann und darf er nicht einfach untätig bleiben.

Gesundheits- und Krankenpflege

ist auch, wenn Schwestern und Pfleger den Humor auf ihrer Station zu pflegen wissen. Denn wer „trotzdem“ und „trotz allem“ lachen kann, bleibt gesund und ist „heilende Medizin“ zugleich.

Und: Gesundheits- und Krankenpflege ist auch, wenn man lernt, daß die meisten Menschen viel mehr ertragen können, als sie sich selber zutrauen, und viel mehr leisten können, als andere ihnen zutrauen.

13.7 Beurteilung von Wissen und Können in der Pflege

Prüfen Sie Ihr eigenes Gesundheitsverhalten

Bedenken Sie Ihren Lebensstil:
Nehmen Sie sich Zeit, um Ihren Lebensstil zu überdenken. Stellen Sie sich grundsätzlich diese Fragen:
- Wie ist mein Arbeits- und Freizeitverhalten, mein Ausgleich von Aktivität und Entspannung?
- Wie bringe ich Beruf und Privatleben in Einklang, die Sorge für mich selbst und die Sorge für andere?

Machen Sie eine Selbstpflegeplanung:
1. Selbsteinschätzung. Nutzen Sie dazu die Checkliste, die hier abgedruckt ist: Einschätzung von Streß und Hektik.
2. Analyse. Wo liegen Ihre Probleme? Was wollen/müßten Sie ändern?
3. Ziele und Maßnahmen. Was wollen Sie erreichen? Wie gehen Sie vor?
4. Überprüfen Sie Ihren neuen Lebensstil nach 3–4 Wochen.

Checkliste: Einschätzung von Hektik und Streß	Ja	Nein
❖ Es fällt mir schwer, mich wirklich zu entspannen	☐	☐
❖ Ich fühle mich eigentlich ständig unter Zeitdruck	☐	☐
❖ Ich kann mich oft kaum auf eine Tätigkeit konzentrieren, weil ich mir bereits überlege, was ich als nächstes tun müßte	☐	☐
❖ Auch wenn ich den ganzen Tag gearbeitet habe, bin ich abends oft unzufrieden mit mir selbst, weil so vieles unerledigt geblieben ist	☐	☐
❖ Ich schlafe oft schlecht, weil ich an bevorstehende Arbeiten/Aufgaben denke	☐	☐
❖ Längerfristige, größere Arbeiten kann ich kaum planen, weil ich vom täglichen Kleinkram ständig beansprucht werde	☐	☐
❖ Ich habe oft das Gefühl, daß alles an mir hängen bleibt und ich an alles denken und alles erledigen muß	☐	☐
❖ Ich wundere mich oft, daß andere Leute noch Zeit für Hobbys oder Weiterbildung finden	☐	☐
❖ Ich weiß oft kaum, wie ich alle Termine einhalten kann	☐	☐
❖ Ich habe selten einen wirklich freien Abend ohne Verpflichtungen	☐	☐
❖ Ich habe oft das Gefühl, ständig einen riesigen Arbeitsberg vor mir herzuschieben	☐	☐
❖ Unvorhergesehene Probleme oder Verzögerungen (Stau im Straßenverkehr, Verspätungen von Zug/Flugzeug) bringen mich aus der Fassung	☐	☐
❖ Ich muß oft Abmachungen absagen oder verschieben, weil andere Verpflichtungen dazwischenkommen	☐	☐

Weiterführende Literatur

Bernhardt, J. A.: Humor in der Psychiatrie. Beltz, Weinheim 1985

Bleistein, R.: Therapie der Langeweile. Herder, Freiburg 1972

Bond, M.: Pflegestreß – Streßpflege. Recom, Basel 1989

Burisch, M.: Das Burnout-Syndrom. Theorie der inneren Erschöpfung. Springer, Berlin 1989

Cooper, C. L.: Streßbewältigung. Deutscher Taschenbuch Verlag, München 1987

Deichgräber, R.: Von der Zeit, die mir gehört, 4. Aufl. Herder, Freiburg 1992

v. Dürckheim, K.: Vom doppelten Ursprung des Menschen. Herder, Freiburg 1991

Engholm, B.: Die Zukunft der Freizeit. Beltz, Weinheim 1989

Gibran, K.: Der Prophet, 27. Aufl. Walter, Olten 1992

Goleman, D.: Emotionale Intelligenz. Hauser, München 1996

Holden, R.: Laughter – the Best Medicine. Thorsons, London 1993

Institut Henri Dunant: Das Spital menschlicher gestalten. Genf o. J.

Jentschura, G., H. W. Janz: Beschäftigungstherapie. Grundlage und Praxis. Bd. I/II, 3. Aufl. Thieme, Stuttgart 1979

Juchli, L.: Pflegen, begleiten, leben, 3. Aufl. Recom, Basel 1992

Kast, V.: Freude, Inspiration, Hoffnung. Walter, Olten 1991

Kelber, M.: Schwalbacher Spielkartei, 16. Aufl. Maier, Ravensburg 1990

Kittler, U., F. Munzel: Lesen ist wie Wasser in der Wüste. Herder, Freiburg 1992

Laerum, O.: Natürlicher Zeitgeber Biorhythmus. Hippokrates, Stuttgart 1985

Lingenberg, E., R. Reimann: Der Pflegedienst im Krankenhaus. Grundlagen zur Organisation einer Pflegeeinheit, 4. Aufl. Schlüter, Hannover 1991

Lukas, E.: Psychologische Vorsorge. Krisenprävention und Innenweltschutz aus logotherapeutischer Sicht. Herder, Freiburg 1989

Lukas, E.: Wie Leben gelingen kann. 30 (31) Geschichten mit logotherapeutischer Heilkraft. Quell, Stuttgart 1996

Mohler, A.: Der produktive Mensch. Erfolgreiches und erfülltes Leben durch bewußte Lebens- und Arbeitsgestaltung. Langen-Müller, München 1982

Neues aus Dänemark: Angepaßte Wohnung, ausgebaute Hilfe und Pflege zu Hause. Aktivierungszentren, Dezentralisation. Modelle. Informationsstelle des Zürcher Sozialwesens 1987

Peseschkian, N.: Der Kaufmann und der Papagei, 16. Aufl. Fischer, Frankfurt/M. 1992

Peseschkian, N.: Psychosomatik und positive Psychotherapie, 2. Aufl. Springer, Berlin 1992

Raab, P.: Heilkraft des Lesens, Herder, Freiburg 1988

Rubinstein, H.: Die Heilkraft Lachen. Hallwag, Bern 1985

Schipperges, H.: Hildegard von Bingen. Knecht, Frankfurt/M. 1981

Schräder-Naef, R.: Keine Zeit? Ein Ratgeber für sinnvolle Zeiteinteilung im Alltag, 3. Aufl. Beltz, Weinheim 1993

Schwarzer, R.: Streß, Angst und Handlungsregulation. Die Bedeutung der Kognitionen und Emotionen bei der Regulation von Belastungssituationen, 3. Aufl. Kohlhammer, Stuttgart 1994

Seiwert, L. J.: Das 1×1 des Zeit-Management, 10. Aufl. mvg-Verlag, München 1993

Selye, H.: Streß, Bewältigung und Lebensgewinn. Piper, München 1988

Sölle, D.: Lieben und arbeiten. Eine Theologie der Schöpfung. Kreuz, Stuttgart 1985

Steindl-Rast, D.: Fülle und Nichts, 2. Aufl. Goldmann, München 1991

Stress, Stressbewältigung und Arbeitszufriedenheit. Studie des Schweizerischen Instituts für Gesundheits- und Krankheitswesen (SKI). SKI, Aarau 1990

Vester, F.: Phänomen Streß. Wo liegt sein Ursprung, warum ist er lebenswichtig, wodurch wird er entartet? Deutscher Taschenbuch Verlag, München 1993

Winnicott, D.: Vom Spiel zur Kreativität, 7. Aufl. Klett-Cotta, Stuttgart 1993

Ziegelasch, H. H.: Wachen in der Nacht. Schlüter, Hannover 1994

14 Kommunizieren

Wer redet, der sät;
wer zuhört, der erntet.

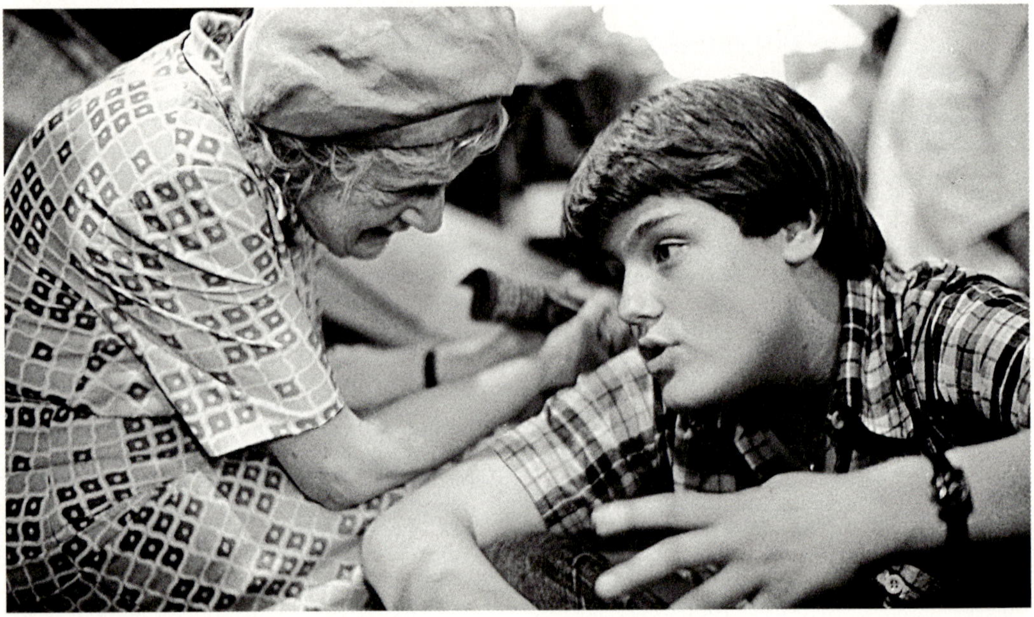

Foto: Hans Lachmann

Sequenzziel

Kommunikation ist als Schlüsselelement der Pflege eine Fähigkeit, die gelernt und *eingeübt* werden muß. Das vorliegende Kapitel kann nicht den Anspruch erheben, Ihnen richtiges und somit helfendes Kommunikationsverhalten zu vermitteln. Sie sollen aber befähigt werden, über besseres Verstehen einiger grundlegender Gesetzmäßigkeiten, die einer guten bzw. professionellen zwischenmenschlichen Beziehung zugrunde liegen, sowie über Ihre Einstellungen und Haltungen zum Menschen zu reflektieren. Die Informationen können Ihnen helfen, fremdes *Kommunikationsverhalten* (verbale und averbale Sprache) besser wahrzunehmen, einzuordnen und darauf zu reagieren.

Sprachstörungen sind einschneidende Erfahrungen im Leben Betroffener. Dazu finden Sie in diesem Kapitel grundlegende Informationen sowohl zu den wichtigsten Störungen wie auch zu rehabilitativen und therapeutischen Maßnahmen und Hilfsmitteln. Es gilt diese Angebote systematisch in die Pflegeplanung miteinzubeziehen, was auch heißt: Information und Anleitung des Patienten.

Prinzipien/Impulse

Kommunizieren ist eine Tätigkeit

- der **Seele-Geist-Ebene:** Sprache ist ein geistiges Lebensprinzip und Ausdruck der Individualität und des Personseins. Der Mensch, der in seiner Mitte verankert ist, erfährt Sprache als Mittel schöpferischer und heilender Kraft und als Ausdruck seiner Persönlichkeit;
- des **Organismus** (Sprachorganismus): Sprachbildung, Sprachsteuerung, Sprachgebung. Seine Funktionstüchtigkeit ermöglicht das Sprechen – verbale Sprache. Damit ist die Aussagekraft des Körpers aber nicht erschöpft. Die Fülle der Körpersprache ist mannigfaltig und vom Individuum geprägt. Der Mensch spricht sich aus und lebt sich dar: Er hat nicht so sehr einen Körper, er *ist* vielmehr Körper bzw. Leib;
- der **Sozialität.** Sprache ermöglicht dem Individuum, sich der Mit- und Umwelt zuzuwenden, in Beziehung zu treten. So kann der Mensch Du-Wir-Es-Beziehungen aufbauen und pflegen (zu Menschen, Sachen, Pflanzen und Tieren). Er kann auch schweigen, Barrieren aufrichten, Blockaden erstellen. Eine tragende Beziehung ist therapeutisch (heilend). Isolation ist lähmend, ja tödlich.

Die Kommunikation bedient sich der **Sprache**. Sie ist das Verständigungsmittel der Menschheit von Anfang an:

■ „Als die ersten Menschen merkten, daß sie eine Stimme hatten, mit der sie sich bemerkbar machen konnten, waren sie außer sich vor Freude und fingen sogleich an, ihre Stimmen zu erproben. Und wie man das noch heute tut: sie äfften alles nach, was sie hörten. Damals hörten sie vor allem Naturgeräusche: das Heulen des Windes, das Schnarchen der Wildschweine, das Krächzen der Raben, das Fauchen der Drachen, das Kreischen der Papageien, das Seufzen der Geister, das Quatschen des Moores, das Gackern der Wildhühner, das Schnauben der Rösser. Und so heulten, schnarchten, krächzten und fauchten sie, kreischten, seufzten, quatschten und gackerten und schnaubten – und manche konnten, vor allem im Winter, sogar schon husten. Doch merkten sie nach einiger Zeit, daß sie sich mit diesen Geräuschen von ihrer Umwelt nicht unterschieden – und sie wollten doch etwas Besseres sein! Also versuchten sie, Töne zu erzeugen, die sie von anderen trennen sollten. Und so begannen sie, indem sie ihre Lippen sonderbar bewegten, bestimmte Laute zu formen. Sie rissen den Mund gewaltig auf, als hätten sie großen Hunger, und hauchten das erste ‚A'! Danach preßten sie die Lippen zusammen, ließen sie breit auseinanderschnellen, und das erste ‚B' erklang. Dann zischten sie durch die Zähne das erste ‚C', schnetzten danach mit der Zunge gegen den Gaumen, daß ein ‚D' sich formte – und so ging es immer lustig weiter, bis sie ein ganzes Alphabet beisammen hatten. Die Sache machte ihnen Laune, sie hielten sie für entwicklungsfähig und versuchten nun, die einzelnen Laute zu verbinden, etwa das A mit dem H, woraus das noch heute gebräuchliche ‚Aha' entstand. (Ein anderer Volksstamm entwickelte auf ähnliche Weise das fast ebenso berühmte: ‚Oha'!)

Auf jeden Fall fügten die ersten Menschen ihre Buchstaben zu Silben, waren aber auch damit noch nicht zufrieden und formten darum aus den Silben ganze Wörter. Und weil der Fortschritt, ist er einmal ausgebrochen, selten zu bremsen ist, wurden auch die Wörter noch aneinandergereiht, so daß Sätze entstanden: Sätze, die lang und immer länger wurden und schließlich in ganze Wortschwalle, Satzkaskaden, in Redeströme ausarteten, und seitdem haben die Menschen nie wieder aufgehört zu reden und zu reden und zu reden und zu reden …" (Eva Rechlin, in Schwertfeger 1988). ■

Daran hat sich bis heute nichts geändert. Auch der moderne Mensch des 20. Jahrhunderts verständigt sich über die Sprache: Durch Worte sprechen wir uns aus, geben Informationen weiter und bekommen Informationen. Sprache ist jedoch nicht die einzige Möglichkeit, sich zu verständigen. Sie ist zwar ein umfassendes Instrument der Kommunikation; trotzdem versagt sie manchmal, „es fehlen uns die Worte" oder es „verschlägt uns" ganz einfach „die Sprache". Dann setzen wir – bewußt oder unbewußt – den Körper ein, oder wir gebrauchen Symbole: Bilder, Geschichten usw. was immer wir wählen, erreichen wollen wir immer das gleiche: dem anderen Menschen etwas mitteilen, ihn auf uns aufmerksam machen, ihm begegnen (oder ihn abweisen).

Lesen Sie dazu auch S. 88 ff. u. 80 f.

14.1 Beeinflussende Faktoren

Sprache als wichtigstes menschliches Kommunikationsmittel ist ein höchst vielschichtiges Medium und wird deshalb auch von entsprechend vielen Faktoren beeinflußt (Abb. 14.**1**).

14.1.1 Biophysiologische Faktoren

Entwicklungsphysiologisch betrachtet, spielt die Sprache eine sehr große Rolle. Der *Embryo* im Mutterleib nimmt Geräusche wahr und antwortet darauf mit Bewegung. Der *Säugling* gebraucht als Vorstufe des Sprechens das Lallen. „Sich selber hören können" ist in dieser ersten Lebensphase sehr wichtig. Das kleine Kind ahmt die selber produzierten Lall-Laute nach – alle Kinder aller Erdteile gebrauchen die gleichen Laute. Auch Kinder, die nicht hören können, beginnen zu lallen, hören dann aber wieder auf, weil sie sich nicht hören können. Für das *Schulkind* wird die Sprache zum wichtigsten Sozialisationsinstrument. Es vergrößert seinen Wortschatz durch Hören und Nachahmen. Der durchschnittliche *Erwachsene* hat schließlich in seiner Muttersprache einen ak-

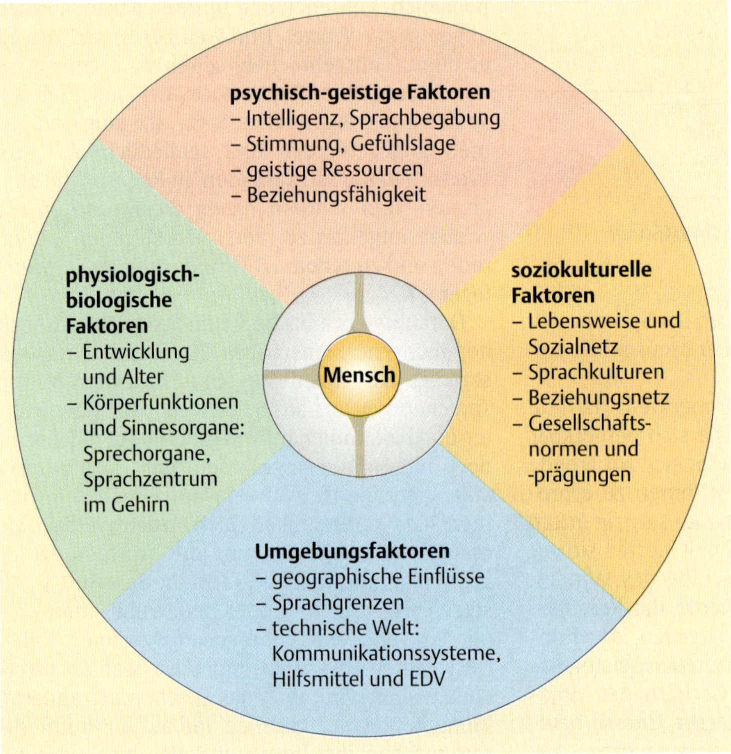

Abb. 14.**1** Einflußfaktoren auf das Kommunizieren.

tiven Wortschatz von 3000–5000 Wörtern. Im fortgeschrittenen *Alter* nehmen alle Sinnesorgane ab, wodurch auch das Feld der Kommunikation eingeschränkt wird.

Die **körperlichen Faktoren**, welche die Sprache beeinflussen, sind vielfältig; man könnte von einem eigentlichen *Sprachorganismus* sprechen:

- Das *Wort*. Es ist mehr als eine Abstraktion, es ist höchste psychisch-geistige Tätigkeit (s. unten).
- *Beziehungsmittel*. Gemeint sind damit alle Möglichkeiten, die dem Aufbau der Rede dienen. Das sind Tätigkeiten wie Wahrnehmen, Sprachverständnis, Begriffs- und Sprachbildung, Sprachbesitz, sprachliches Denken, Sprachverwendung u. a.
- Die *Sprache* (und dazu gehören auch alle sprachverwandten Tätigkeiten wie Verstehen, Lesen, Schreiben, Rechnen) ist eine der wichtigsten Funktionen des Zentralnervensystems (ZNS), der sog. Sprachregionen oder Sprachzentren. Sie liegen normalerweise in der linken Großhirnhemisphäre, von wo aus sie gemeinsam mit anderen Bewußtseinszentren die Lautbildung koordinieren und kontrollieren = *Sprachsteuerung*.
- *Sprechmittel*. Sie umfassen den Stimmapparat, der die *Formgebung* der Sprache, das *Sprechen*, ermöglicht. Das Sprechen ist geprägt vom Strömen der Atmung (Atemgebung), vom Kehlkopf (Stimmgebung und Klangbildung), von Mundhöhle und Lippenverschluß (Sprachformung) sowie von der oben erwähnten Sprachsteuerung (Abb. 34.**7** S. 968).

Erkrankungen in allen diesen Bereichen führen zu Behinderung der Sprache bzw. des Sprechens.

Eng mit der Sprache verbunden sind

- *Bewußtsein*. Sprache ist vom Bewußtsein abhängig, umgekehrt ist das Bewußtsein auf die Sprache angewiesen, um sich auszudrücken. Die Bewußtseinszentren liegen, wie die Sprachregion, im ZNS (Bewußtsein S. 103 f.);
- *Bewegung und Ausdruck des Körpers* – „alles spricht mit“. Mimik und Gestik unterstützen das gesprochene Wort, werten es ab, geben ihm ein besonderes Gewicht oder verändern seinen Sinn.
- Die *Sinnestätigkeiten* (Sehen, Hören). Sie begleiten das Sprechen – die Beeinflussung hat Wechselwirkung.

14.1.2 Seelisch-geistige Faktoren

Die **Intelligenz** bestimmt weitgehend den Umfang des zum täglichen Gebrauch notwendigen Sprachschatzes. *Denken* und *Lernfähigkeit* stehen in unmittelbarem Zusammenhang damit. Die **Stimmung** drückt sich sowohl in der *verbalen Sprache* aus – Sprechweise, Sprechrhythmus, Stimmqualität – wie in der *averbalen* – Gestik, Mimik, Blickkontakt, Körperkontakt, Körpersprache. Die Sprache selbst spricht davon:

- Es verschlägt einem die Sprache, oder es bleibt einem der Ton weg.
- Die Worte sprudeln und überschlagen sich. Der Schwätzer fabuliert = erzählt phantastisch ausgeschmückte Geschichten, die meist nicht wahr sind (der hirnorganisch Erkrankte konfabuliert; der jeweilige Gedankengang ist unterbrochen durch meist zufällige bezuglose Einfälle).
- Der Begeisterte redet mit Händen und Füßen; der Traurige bleibt stumm wie ein Fisch.

Die **geistige Dimension** ist von noch entscheidenderer Bedeutung. Denn das Wort ist etwas vom *menschlichen Geist* Gebildetes, Benutztes und Erfaßtes und somit Ausdruck jener geistigen Initiative, die *aktive Impulse* (S. 23 f.) zu setzen vermag (verstehen, erkennen, denken, sprechen). Das Wort enthält Leben, es vermag die innere mit der äußeren Wirklichkeit zu verbinden und hat daher eine beeinflussende und verändernde Kraft. Worte können

- beglücken, erfreuen, beschenken, aufrichten, segnen, wünschen;
- langweilen, traurig machen, weh tun, beschimpfen, niederdrücken, verfluchen, verwünschen.

F. Weinreb ist der Auffassung, daß nicht der Mensch in seiner körperlichen Erscheinung das Wort macht, sondern das Wort zu ihm kommt aus seiner seelischen Verborgenheit.

■ „Von dort wird es inspiriert. Der Spiritus ist doch eben der Geist. Also kann man sagen: ‚Es' spricht von dort. Doch nicht nur ‚spricht es sich', so ‚schreibt es sich auch' und ‚tut es sich auch'. Denn das Gesetz der Dualität (Polarität) gilt auch hier ... Nichts ist nur kausal, es gibt auch das Unmeßbare, das Unermeßliche." ■

Dieses Unermeßliche ist erfahrbar und spürbar und meint jene inneren *Ressourcen*, die als ordnende, organisatorische, koordinierende Kraft die eigentliche Mitte des Menschen ausmachen.

Diese Seinsmitte meint auch Martin Buber, der in einem seiner Bücher schreibt:

■ „Wenn ich Du sage, dann strömt die wirkende Kraft, das Werk entsteht, und die Gestalt, die mir entgegentritt, kann ich nicht beschreiben, nur verwirklichen kann ich sie." ■

Konkret verstanden heißt das für uns als Pflegende: Wenn ich „Du" sage, „Du" als *In-Beziehung-Treten* zum Beruf, zur Pflege, die ich gebe, zum Menschen, an dem und mit dem ich arbeite, wenn ich wirklich „Du" sage, dann *geschieht die angemessene Pflege* („Du" selbstverständlich nicht als Anrede, sondern als Haltung und Einstellung der Zuwendung verstanden). Das heißt dann auch: Ich pflege, spreche (mich aus) als der Mensch, der ich bin (Persönlichkeit und Person S. 24 ff.).

14.1.3 Soziokulturelle Faktoren

Die *Welt*, in der wir leben, ist vielschichtig in ihren Ausdrucksformen wie auch in ihrer Rückwirkung auf den Menschen. Daran ist zu denken, wenn man von der Schwierigkeit der *internationalen Verständigung* spricht. Man ist eben vorerst nur so weltoffen, wie man von den vielen Institutionen (auch die Familie ist eine Institution) einer Gesellschaft erzogen wurde. Und man kann die Bewohner anderer Länder nur mit den eigenen Augen sehen. Verständigung entwickelt sich aus der Art und Weise der Einbindung in das Sozialnetz, und Verständigungsschwierigkeiten haben eben auch hier ihre Wurzeln.

Der Umgang mit *fremdsprachigen Menschen/Patienten* ist darum nicht nur vom Verstehen einer Fremdsprache abhängig, sondern ebensosehr vom Maß der Offenheit gegenüber der Welt, der Kultur und der Andersartigkeit anderer Menschengruppen, die wir so gern als *Fremde* bezeichnen. Als Fremde erfahren wir auch Menschen, die – obwohl sie die gleiche Sprache sprechen wir wir selbst – *anders* sind als wir; z. B. weil sie einen kleineren Wortschatz haben, weniger gebildet sind in ihrer Wortwahl usw. Danach werden Menschen auch eingestuft; so gibt es das Broken-home-Milieu und das gehobene, das bürgerliche oder das intellektuelle Milieu. Diese Prägung beeinflußt auch die Art und Weise, wie jemand sein Krankwerden und Kranksein erfährt und mitteilt, sowie auch die Art und Weise, wie Pflegende diese Mitteilung entgegennehmen, verstehen, reflektieren und darauf antworten (Selbstbild und Interaktion S. 26).

Sicher ist, daß starre und vorgeformte Einstellungen uns hindern, differenziert und offen wahrzunehmen.

14.1.4 Umgebungsfaktoren

Sie sind eng mit den soziokulturellen Faktoren verknüpft, weshalb wir eigentlich besser von *humanökologischen* Faktoren sprechen sollten. Von Bedeutung ist in diesem Zusammenhang auch der *technische* Bereich der Kommunikation. Zunehmend ist unsere Welt – und unser Leben in dieser Welt – geprägt von *Kommunikationssystemen*, die möglichst viel Information in möglichst kurzer Zeit verarbeiten:

- von *Medien* wie Presse, Rundfunk, Fernsehen, Teletex, Telefax usw.;
- von *Computersystemen*, die unsere moderne Welt grundlegend verändert haben: Die elektronische Datenverarbeitung (EDV) ist auch aus dem modernen Krankenhaus nicht mehr wegzudenken. Sie beeinflußt die Möglichkeiten der Diagnostik und Therapie und bestimmt zunehmend auch den Alltag in Familie und Beruf (Einfluß der Computersysteme auch auf den Pflegealltag!);
- von einer neuen *Sprachkultur*, die vielleicht eher als Sprachunkultur bezeichnet werden müßte: Sie ist bestimmt von Sprachkürzeln aus der Computersprache, Trendworten aus fremdem Sprachgut usw. Die Kinder sind ein guter Gradmesser für die *Veränderung* von *Zeitgeist* und *Zeitströmungen*:
  - „Du hast wohl nicht alle Tassen im Schrank", hieß es zur Zeit unserer Urgroßmutter, deren Umfeld vor allem die Küche war.
  - „Du hast ein Rädchen locker" oder „eine Schraube zuviel" – das ist die Sprache des auslaufenden Maschinenzeitalters.
  - „Du hast deine Bits durcheinandergebracht" oder „da ist einer falsch programmiert" oder gar „aus- oder fehlgesteuert" sind Sprachbilder der Kinder des Informatikzeitalters (Tab. 1.**1** S. 4).

14.2 Wahrnehmen von Sprache und Kommunikation

14.2.1 Sprache

Die Sprache ist so etwas wie eine Drehscheibe für die **Verbindung** von einem *Sender*, einem *Empfänger* und einem *Sachverhalt*. Eine vollständige Kommunikation findet nur statt, wenn alle drei Komponenten vorhanden sind. Klammert man z. B. den Sachverhalt aus, bleibt nur ein sinnloses Gerede, ein Austausch von Floskeln oder von Worthülsen. Fehlt der Empfänger, entstehen Monologe. Ist der Sender nicht vorhanden oder nicht erreichbar, kann die Information (Sachverhalt) nicht auf den Empfänger wirken.

Die Selbstverständlichkeit, mit der wir die Sprache benutzen, läßt uns oft vergessen, daß Worte viele *Bedeutungen* haben können und daß sie von vielen Faktoren beeinflußt sind. So können z. B. zwei Menschen, die dieselben Worte benutzen, etwas vollkommen Unterschiedliches damit meinen: Wir gebrauchen zwar die gleichen Worte, meinen aber nicht das gleiche. Dies gilt vor allem für abstrakte Begriffe wie Freundschaft, Geborgenheit, Liebe. So kann Liebe für den einen Menschen Sexualität bedeuten, für den anderen Geborgenheit und Nähe und wieder für einen anderen Zuneigung und Treue.

Sprache ist zwar geeignet, Inhalte und Informationen mitzuteilen; dies geschieht, aber nie in reiner Form, da zusätzlich ein weiterer Kanal aktiv ist: jener der Körpersprache (Gestik, Mimik, Tonlage usw.). Sie ist es, die den Inhalten und Informationen die eigentliche *Bedeutung* geben. Watzlawick (1985) spricht in diesem Zusammenhang von zwei Ebenen. Die erste Ebene vermittelt *Inhalte*, die zweite Ebene stiftet *Beziehung*: Ich sage zu *dir* etwas in einer *bestimmten Situation*.

- *Ich* und *Du* = Beziehungsebene,
- *Etwas* und *Situation* = Inhaltsebene/Situationsebene.

Die *Übereinstimmung* oder *Diskrepanz* zwischen dem Inhalts- und Beziehungsaspekt einzelner Mitteilungen gibt Auskunft über die Eindeutigkeit einer Kommunikation. So könnte z. B. die Krankenschwester einer Patientin freundlich lächelnd mitteilen, daß sie morgen für die Brustamputation auf dem Operationsprogramm steht. Das kann sehr irritierend auf die Patientin wirken. Ganz anders wäre es, wenn die Schwester z. B. durch eine nachdenkliche, einfühlsame Haltung ihre Betroffenheit zum Ausdruck bringen würde; dadurch erst könnte die Patientin selber individuell – und der Situation entsprechend – reagieren.

Ein anderes *Beispiel*: Die Pflegeperson fragt den Kranken: „Wie geht es Ihnen?", hat aber nicht die ernstliche Absicht, eine Antwort anzuhören. Der Patient hört die Worte, spürt aber am Tonfall und sieht an der Geschäftigkeit, daß sein Befinden „nicht gefragt ist". Er weiß nicht, wie er reagieren kann; er sitzt wie in einer Falle.

Man spricht von einer *Beziehungsfalle*, wenn die nonverbale Sprache der verbalen widerspricht. Eine so gestellte Frage kann weder beantwortet werden, noch kann der Patient sie einfach

Tabelle 14.1 Störungen des Informationsflusses beim Sender bzw. Empfänger

Störungen beim Sender	Störungen beim Empfänger
Pflegeperson	**Patient**
- mißverständliche Anweisung - eigene Unsicherheit - Angst vor Fragen des Patienten - Gleichgültigkeit - Unterschätzung des Informationsbedürfnisses des Patienten - falsche Erwartungen („er weiß es schon" oder „er versteht es doch nicht") - unsystematisches, ungeordnetes, unklares Sprechen - fehlende Beziehung - Zeitdruck - Machtanspruch	- Hörbehinderung, geistige Passivität - emotionelle Lage (Angst, Hoffnung, Wünsche, Ärger) - mangelnde Aufmerksamkeit oder Interesselosigkeit - ungünstige äußere Umstände (Lärm oder andere Ablenkung) - nicht wahrhaben wollen - nicht zuhören wollen (Trotz) - falsches Verstehen, weil keine Rückfragen ermöglicht werden - Angst, Rückfragen zu stellen
Patient	**Pflegeperson**
- Unfähigkeit, sich auszudrücken, Sprachbehinderung, Aphasie - versteckte Äußerungen - Angst vor der Antwort - Angst vor der Autorität, fehlende Beziehung - falsche Erwartungen („man versteht mich doch nicht") - Hemmungen, Scham- und Schuldgefühle - Regression, Depression - Aggression	- Interesselosigkeit - keine Zeit haben, sich keine Zeit nehmen - fehlende Beziehung - nicht zuhören können - stereotype Antworten (leer, nichtssagend) - fehlende Echtheit - fehlende Rückfragen (kein Feedback) - Entmutigung ausströmen durch Gesten oder Mimik

ignorieren, indem er sich abwendet, fortgeht o. ä., da er ja evtl. ans Bett gefesselt in seiner Situation als Kranker ausgeliefert ist. Sein Vertrauensverhältnis leidet. Wiederholen sich derartige Vorkommnisse, entstehen Aggression und Rückzug aus der Beziehung.

In beiden Beispielen wird sichtbar: mehr als das *Was* wirkt das *Wie* einer Mitteilung.

Grond (1985) spricht von *vier Ebenen*, auf denen Sprache im Sinn von Mitteilung stattfindet:

- Der *Sender* verschlüsselt seine Mitteilung mit Worten und Körpersprache.
- Die *Mitteilung*, Nachricht oder Botschaft setzt sich aus den folgenden Aspekten zusammen:
  - inhaltliche Sachebene: was mitgeteilt wird,
  - Beziehungsebene: wie es mitgeteilt wird,
  - Appell: was der Sender bewirken will,
  - Selbstoffenbarung: wie sich der Sender fühlt.
- Der *Empfänger* muß fähig sein, die Botschaft zu entschlüsseln.
- Die *Rückmeldung* (Feedback) hilft Kommunikationsmißverständnisse zu klären, wenn der Empfänger mitteilt, was er verstanden hat.

Typische Störungen sowohl beim Empfänger wie beim Sender sind aus Tab. 14.**1** ersichtlich.

14.2.2 Körpersprache

Der Körper lügt nicht. Das hat die Wissenschaft der Körpersprache, die **Kinesik**, festgestellt. Die Kinesik deutet die Verhaltensmuster der nichtverbalen (nonverbalen) Kommunikation. Klinische Untersuchungen weisen nach, in welchem Ausmaß die Körpersprache den verbalen Äußerungen widersprechen kann (s. obige Beispiele). Die Erforschung der Körpersprache hat völlig neue Fragen in bezug auf unsere Kommunikation aufgeworfen, z. B.: Was geschieht, wenn wir einem uns unbekannten Menschen das erste Mal begegnen? Warum finden wir den einen sympathisch, während wir den anderen ablehnen?

Bei dieser ersten Begegnung bekommen wir eine Menge von Informationen. Wir registrieren beim Anblick der Person ihren Körperbau, ihre Körperhaltung, Mimik, Gestik, Tonfall sowie Sprachrhythmus und Blickkontakt. Das alles passiert zwar hintereinander, aber so rasch, daß unsere Wahrnehmung alles gleichzeitig empfindet. Wir sprechen von einem „ersten Eindruck", von „Liebe auf den ersten Blick" oder von „Ablehnung von Anfang an".

Darin liegt die Aussage von Watzlawick begründet, daß man „*nicht* nicht kommunizieren kann". Wir können zwar aufhören zu sprechen, wir können aber niemals aufhören, mit unserem Körper zu kommunizieren. Unsere Haltung, Bewegung, Mimik, Gestik geben ununterbrochen Signale ab: Eine steife Haltung sagt etwas anderes als eine lockere, ein zugeknöpfter Gesichtsausdruck mehr als viele Worte usw. (Abb. 14.**2**).

Wie entsteht Körpersprache?

Die Körpersprache ist z.T. angeboren, wir bringen bestimmte Grundmuster mit (abhängig z.B. vom Temperament), vieles ist in der frühen Kindheit angelernt und durch Lob und Tadel verstärkt worden. Das Neugeborene zeigt zuerst nur reflexartige Bewegungen, die eng mit den Körperreizen verbunden sind: Saugreflex, Schlafen, später Greifen, Sichaufrichten, Sitzen, Gehen usw. In dieser Entwicklung entstehen auch die körpersprachlichen Signale. Gleichzeitig lernt das Kind, körpersprachliche Erfahrungen zu verstehen bzw. zu deuten: ein Lächeln als Lob, laute Worte, verbunden mit bestimmten Gesten, als Tadel usw. Obwohl das Kind mit zunehmender Sprechfähigkeit lernt, seine Gefühle verbal auszudrücken, zeigt es einen großen Teil weiterhin körperlich, soweit es die Erziehung und die aktuelle Situation zulassen: die Nase rümpfen, den Mund verziehen u.ä.

Auch die geistige Erfahrung, die ein Mensch macht, drückt sich im Körper aus; so lassen sich Konzentration, Selbstvertrauen wie auch intensives Nachdenken mühelos am Körper ablesen. Auch geistige Einstellungen zeigen sich im Körperausdruck: Ein Pessimist hat eine andere Körperhaltung als ein Optimist, der reife Mensch hat „eine Ausstrahlung", die auf seine Umwelt wirkt (Abb. 14.**2**). Die Umwelt reagiert darauf.

Kinder sind in ihrem Ausdruck noch unverfälscht, anders als Erwachsene, die gelernt haben, „sich zusammenzunehmen", was sich natürlich auch wieder im Körper ausdrückt.

> Immer ist auch an die Wechselwirkung zu denken:
> - Die Seele spricht durch den Körper.
> - Der Körper wirkt auf die Seele.

Wie wird Körpersprache wahrgenommen?

Die averbale Sprache wird viel schneller wahrgenommen als sprachliche Signale. Untersuchungen haben gezeigt, daß bereits 1/24 Sekunde ausreicht, um Gesichtsausdrücke zu zwei Dritteln richtig wahrzunehmen und zu identifizieren. Wir nennen dies dann meistens Intuition. Diese ist aber oft nur die unterschwellige Wahrnehmung manchmal nur winziger körperlicher Signale. So spüren wir z.B. gut, daß Frau X traurig ist, obwohl sie versichert, wie gut es ihr geht; wir bemerken Unsicherheit, auch wenn jemand behauptet, die Dinge im Griff zu haben; und wir nehmen Ärger hinter „freundlichen Worten" wahr.

Es ist nicht immer so einfach, körperliche Signale bewußt wahrzunehmen, auch deshalb, weil sie meist gleichzeitig mit sprachlichen Signalen auftauchen. Während die sprachliche Kommunikation aus einem Nacheinander von Hören und Antworten besteht, empfangen wir eine körpersprachliche Botschaft und *reagieren sofort*, d.h., die Antwort kommt nicht erst im Nachhinein. Schwertfeger (1988) erwähnt folgendes Beispiel:

■ „Eine Person erzählt mir etwas für sie sehr Wichtiges. Während sie spricht, blicke ich nach unten zu meinen Füßen, da mich mein Schuh drückt. Der andere interpretiert diesen Blick sofort als fehlendes Interesse und hört auf zu sprechen. Er ist verletzt, da ich ihm scheinbar nicht zuhöre.

So könnte sich im weiteren Verlauf ein ernsthafter Konflikt ergeben, dessen Ursache beiden Partnern nicht bekannt ist." ■

Wie wird Körpersprache verstanden?

Man kann lernen, die Signale der Körpersprache zu verstehen. Es ist jedoch Vorsicht geboten mit Verallgemeinerungen wie „verschränkte Arme bedeutet sich verschließen". Es kann ja sein, daß die betreffende Person einfach friert. Vorsicht ist vor allem dort geboten, wo allzu rasch und unkontrolliert Aussagen über eine andere Person gemacht werden. Besser als die Interpretation „er/sie ist traurig" wäre dann die offene Frage: „Wie fühlen Sie sich?" Trotz der Gefahr, Körpersignale falsch zu interpretieren, ist deren **Bedeutung in der Pflege** doch sehr groß.

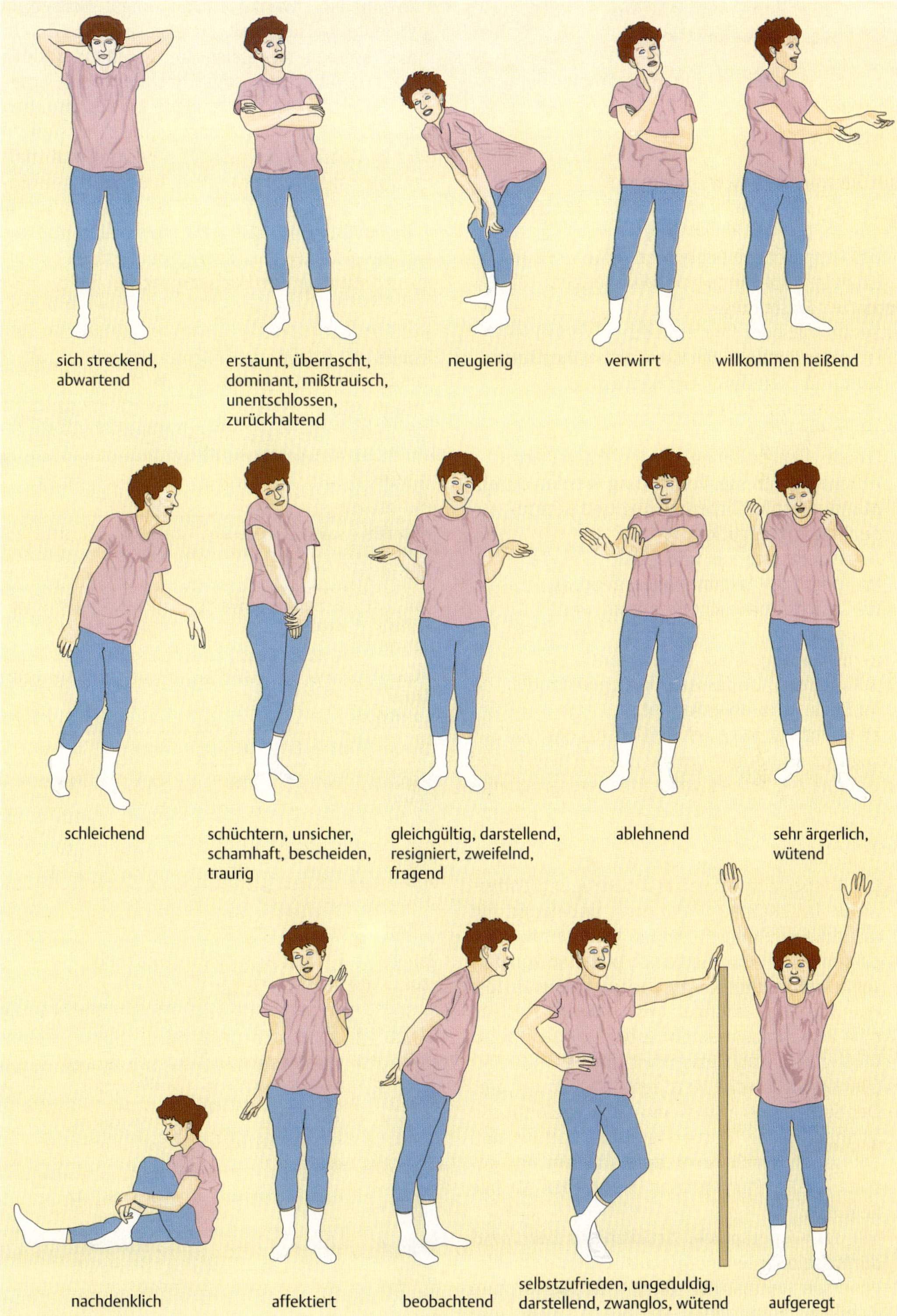

Abb. 14.**2** Deutung sprechender Haltungen (nach Grond). Die Haltung muß immer im Zusammenhang mit der Mimik gesehen werden.

Einteilung und Deutung der Körpersprache

Die folgende Einteilung entspricht der von E. Grond.

Körpersprache

gibt Sachinhalte weiter, indem sie
- die verbale Sprache ersetzt (z. B. durch Laute wie ah, oh, hm, Räuspern),
- das Gesprochene begleitend erläutert durch Lächeln, Kopf- und Handbewegungen;

vermittelt Einstellungen:
- Sympathie oder Interesse durch Vergrößerung der Pupillen, Blickkontakt, Nähertreten,
- Wut und Zorn durch Drohgebärden, laute Stimme, Zurücktreten;

drückt Gefühle aus:
- Freude, Überraschung, Furcht, Trauer, Ärger, Abscheu, Interesse, Verachtung werden durch Mimik, Gestik, Körperhaltung und Stimmqualität ausgedrückt.
- Angst zeigt sich z. B. wie folgt:
  Im Tonfall der Stimme: leise, gepreßt,
  im Gesichtsausdruck: gespannt, weite Pupillen,
  in der Haltung: starr, angespannt,
  in Gebärden: Umfassen von Gegenständen,
  im Blick: kurz, abgewendet,
  im Geruch: infolge Schweißausbruchs;

ermöglicht und erhält Beziehung, erschwert oder erleichtert sie. Immer wirkt Unausgesprochenes mit.

Beispiele:

- Die Körpersprache verrät *Übertragungsphänomene*. Der Kranke wiederholt unbewußt mit mir die Beziehung zu seinen früheren Bezugspersonen, er behandelt mich wie eine von diesen (Übertragung). So, wie er mir begegnet, löst er in mir Empfindungen aus, so daß er mich an eine Person aus meinem Leben, z. B. an meine Mutter, erinnert (Gegenübertragung).
- Die Körpersprache verdeutlicht *Statusgefälle:* Der Statushöhere sitzt eher zurückgelehnt mit asymmetrischer Körper- und Armhaltung und entspannt, der Statusniedere aufrecht und gespannt. Die Pflegeperson steht, der Kranke liegt usw.
- Mit der Körpersprache drücken wir *Distanzbedürfnisse* oder *Sympathie* aus. Wenn eine Pflegeperson Sympathie oder Antipathie zum Kranken entwickelt, verändern sich ihre Sprechweise und Haltung.
- Wenn ein Kranker seine Angst verbergen möchte, so sickert sie unausgesprochen durch; wir können sie gleichsam sehen oder doch spüren, manchmal sogar riechen.

Da die Körpersprache weniger von der Situation abhängig ist als Worte und weniger zu steuern oder zu unterdrücken ist, ist sie echter, wahrhaftiger, aussagekräftiger und eindeutiger für die Beziehung.

Die in Tab. 14.**2** und 14.**3** sowie Abb. 14.**2** zusammengefaßten Aussagen geben einige Hinweise zur **Deutung der Körpersprache**.

Tabelle 14.**2** Deutung der Sprechweise (aus E. Grond: Altenpflege 1985, H. 10)

	Freude	Trauer	Erregung	Ausgeglichenheit
Tonhöhe	hoch	niedrig	unterschiedlich	mittel
Melodievariationen	stark	gering	stark	mittel
Tonhöhenverlauf	erst auf, dann ab	abwärts	stark auf und ab	gemäßigt
Klangfarbe Obertöne	viele	weniger	kaum	eher mehr
Tempo	schnell	langsam	mittel	mittel
Lautstärke	laut	leise	stark schwankend	mittel
Rhythmus	ungleichmäßig	gleichmäßig	unregelmäßig	gleichmäßig

Tabelle 14.**3** Deutung der Körperhaltung (aus E. Grond: Altenpflege 1985, H. 10)

	Körperhaltung	Mögliche Deutung
Arme	– verschränkt – sich umfassen – die Taille festhalten – Achselzucken – Handflächen nach außen	– Selbstschutz – Rückzug – Angst – Hilflosigkeit – Hilflosigkeit
Beine	– übergeschlagen	– Selbstschutz – Rückzug
Rumpf	– steif – schlaff, unbeweglich	– unterdrückte Angst – Hilflosigkeit

14.2.3 Symbolsprache

Der Volksmund gebraucht seit jeher die Sprache des Bildes, und es waren nicht von ungefähr die Sprichwörter, die z. B. von der Weisheit des Herzens wußten. Die Bild- und Symbolsprache ist auch die Sprache der Mythen, Märchen und Träume. Von Erich Fromm (1993) stammt das bekannte Wort:

„Ich halte die Symbolsprache für die einzige Fremdsprache, die jeder von uns lernen sollte. Wenn wir sie verstehen, kommen wir mit dem Mythos in Berührung, der eine der bedeutsamsten Quellen der Weisheit ist. Tatsächlich verhilft sie uns zum Verständnis einer Erfahrungsebene, die deshalb spezifisch menschlich ist, weil sie nach Inhalt und Stil der ganzen Menschheit gemeinsam ist."

Symbole sind **Sinnbilder** und darin Bedeutungsträger und somit etwas anderes als bloße Zeichen. Ein Zeichen sagt aus, was ist. So ist z. B. ein Wegweiser oder das „i" *Zeichen*, dessen Bedeutung uns allen klar ist. Anders beim *Symbol*, das stellvertretend für etwas anderes steht. Das Symbol „Wüste" meint z. B. soviel wie Begrenztheit, Herausforderung, Bedrohung. Der Mensch fühlt sich so, als ob er in der Wüste wäre, er sagt etwas über seine Lebenssituation und über seine Befindlichkeit aus. Meist spüren wir sehr gut, was ein Mensch uns sagen will, z. B. wenn er sich wie „ein abgesägter Baum" empfindet oder wie „ein leerer Topf" oder „in die Wüste geschickt".

Von der **Krankheit als Symbol** hat erstmals G. Groddeck (1866 – 1934) geschrieben. Groddeck meint schon 1925:

„Alles was der Mensch erfunden hat, alles was er tut, es ist symbolisch. Darum ist auch die Krankheit ein Symbol; sie will etwas aussagen ... Wenn wir verstehen, daß die Nase ein Symbol ist, werden wir verstehen können, daß auch Erkrankungen an der Nase symbolisch sein müssen."

T. Dethlefsen (1992) schreibt:

„Wir müssen atmen, wir können nicht ausweichen, selbst wenn wir *jemanden nicht riechen können*. Ein anderer Mensch kann *mir die Luft wegnehmen*. Das Krankheitssymptom ist dann vielleicht das Asthma."

Die symbolische Bedeutung liegt hier in den Bereichen der Beziehung, des Kontakts, der Berührung. So meint der sprichwörtliche „Lufthunger" eigentlich Hunger nach Freiheit, der uns besonders in beengter Umgebung überfällt. Um der Bedeutung des Symbolhaften (beim obigen Beispiel) näherzukommen, könnten diese Fragen helfen:

- Was verschlägt mir den Atem?
- Was will ich nicht hinnehmen?
- Womit will ich nicht in Kontakt kommen?
- Wo müßte ich mir mehr Freiraum nehmen?

Symbolsprache läßt sich nicht exakt ausdrücken – sie umschreibt. Ähnlich erfahren wir die **Sprache des Kranken**, wenn er über seine Leiden und Beschwerden spricht. Was ihn plagt, kann er oft nur unbestimmt ausdrücken, er spricht nicht von sich selbst, sondern braucht das Wörtchen *es*:

- *Es* tut weh, *es* beißt, *es* brennt, *es* kribbelt.
- *Es* hat sich etwas verändert, *es* ist einem so elend usw.

Noch etwas fällt auf: Der Kranke gebraucht im Beschreiben des Krankseins die Dimension des *Habens* und *Machens*:

- Er *hat* Flecken bekommen, sie *hat* Bauchweh.
- Das Bein *tut* weh, und der Fuß *macht* Beschwerden usw.

Es sind die körperlichen Sinne, die sich zuerst melden, das naturhafte Körpergefühl: Ich habe einen Körper, der nicht mehr richtig funktioniert. Das löst Angst aus.

Angst beeinflußt die Kommunikation und erschwert sie. Dies wiederum wirkt auf die Befindlichkeit und umgekehrt (Abb. 14.**3**).

Was für die Angst gilt, gilt natürlich auch für alle anderen Gefühle. Die Erforschung des Zusammenwirkens von Gefühlen und Krankheit/Gesundheit bezeichnet man heute als *Psychoneuroimmunologie* (S. 427).

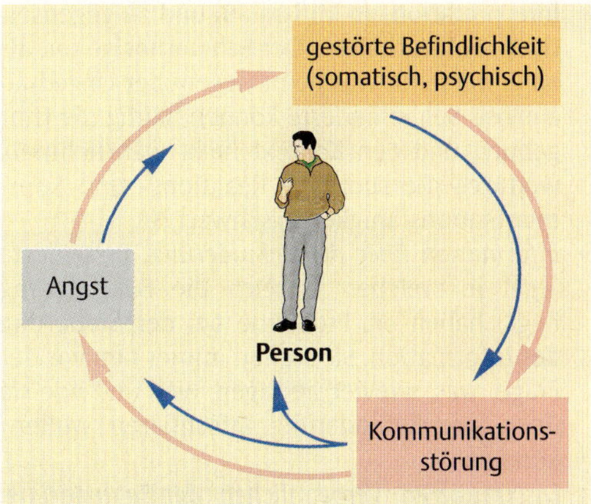

Abb. 14.**3** Wechselwirkung von gestörter Befindlichkeit und Kommunikation.

Die Körper- und Symbolsprache begegnet uns im Pflegealltag ununterbrochen:
- *Wir* geben dem Kranken Signale ebenso, wie *er* uns Signale gibt.

Eine wichtige Kommunikationsform, die wir zur Verfügung haben, ist auch die Berührung:
- Wir berühren Patienten bei fast allen Pflegeverrichtungen. Ausschlaggebend dabei ist das *Wie*.

Lesen Sie dazu S. 495 ff.

14.2.4 Kommunikationsstörungen

Die Voraussetzung dafür, daß Menschen miteinander kommunizieren können, sind *intakte Sinnesorgane*: die Sprechorgane, die Ohren, die Augen. Eines ist vom anderen abhängig; wenn eines gestört ist, werden die anderen mit beeinträchtigt. Menschen mit Behinderungen (in dem einen oder dem anderen Bereich) müssen große Adaptationsprobleme bewältigen, um am sozialen Leben teilnehmen zu können. Aus Unkenntnis oder Fehlinterpretation werden diese Menschen von der Umwelt oft falsch eingeschätzt, es wird ihnen z. B. eine normale Intelligenz abgesprochen, eine Einstufung, die besonders bei Kindern im Lernalter nachteilige Folgen haben kann.

Dies alles führt dazu, daß **behinderte Menschen** oft ein charakteristisches Kommunikationsmuster entwickeln. Drei der wichtigsten Problemkreise sind:
- *Schwerhörigkeit und Sehbehinderung als Kommunikationsbarriere.* Schwerhörigkeit ist eine sich sozial negativ auswirkende Behinderung. Schlechtes Sprachverständnis führt zu falscher Interpretation, zu Mißtrauen und zu gegenseitigem Fehlverhalten: Der Schwerhörige tut, als ob er versteht, was beim Gegenüber Ungeduld auslöst. Sehbehinderte können häufig die Umgebung und den Kontext nicht wahrnehmen, wodurch die spontane Reaktions- und Kommunikationsfähigkeit erschwert ist.
- *Information über die Behinderung.* Behinderte (egal in welchem Bereich die Behinderung liegt) haben oft Probleme bei der Steuerung der Information. Sie stehen immer neu vor der Frage, was, wieviel sie sagen, wen und wie sie über ihre Behinderung informieren wollen/ können.
- *Dissimulieren (Verheimlichen) der Behinderung.* Eine als „Stigma" empfundene Behinderung wird, wenn sie nicht offensichtlich ist, versteckt. Behinderte setzen u. U. viel Energie ein, damit ihr Anderssein nicht gesehen, nicht erkannt, nicht registriert wird. Andere versuchen über das Maß der Behinderung hinwegzu*täuschen*.

Eine ganz andere Ursache von Kommunikationsstörungen ist die Folge von **Beziehungskonflikten**. Diese können verursacht sein durch die „Unfähigkeit zuzuhören" oder durch die „mangelnde Flexibilität" in Gesprächssituationen. Gestörte Beziehungen zeigen starre, sich in verschiedenen Variationen wiederholende Beziehungsmuster. Je emotional belastender und schwieriger eine Gesprächssituation ist, desto größer ist die Wahrscheinlichkeit, daß die am Gespräch beteiligten Personen unklar, mißverständlich und teilweise widersprüchlich miteinander kommunizieren. Im Extremfall kommt es zur „Sprachlosigkeit", zum „Verstummen", obwohl die Sprechinstrumente absolut intakt sind.

Neben diesen Formen von Kommunikationsstörungen spielen selbstverständlich die eigentlichen *Sprach- und Sprechstörungen* die wichtigste Rolle.

14.2.5 Sprach- und Sprechstörungen

Begriffe, Definitionen

Unter *Aphasie* versteht man eine *zentrale Sprachstörung*, deren Ursache in einer Hirnschädigung liegt. Betroffen sind immer alle Anteile der Sprache: Sprechen, Verstehen, Lesen und Schreiben.

Nur wenn bei aphasischen Menschen eine extrem starke Störung des Lesens vorliegt, spricht man von *Alexie* bzw. von *Agraphie*, wenn sie das Schreiben betrifft.

Sprechapraxie bedeutet eine sog. *Programmstörung* in der Auswahl und in der zeitlichen Organisation von Sprechbewegungen. Eine weitere Störung wird als *Dysarthrie* bezeichnet; hier fehlt die Kontrolle über die für das Sprechen notwendige *Artikulation* (Lautgebung), die *Phonation* (Stimmgebung) und die *Sprechatmung*. Grundsätzlich kann man sagen, daß Patienten mit *Sprechstörungen* (Dysarthrie, Sprechapraxie) sich schriftlich fehlerfrei verständigen und auch problemlos lesen können, was bei Patienten mit *Aphasie* bzw. *Sprachstörungen* nicht der Fall ist.

Aphasien

Da bei den meisten Menschen die *linke Großhirnhemisphäre* sprachdominant ist, treten Aphasien, Alexien und Agraphien überwiegend nach linkshirniger Schädigung auf (Abb. 14.**4**).

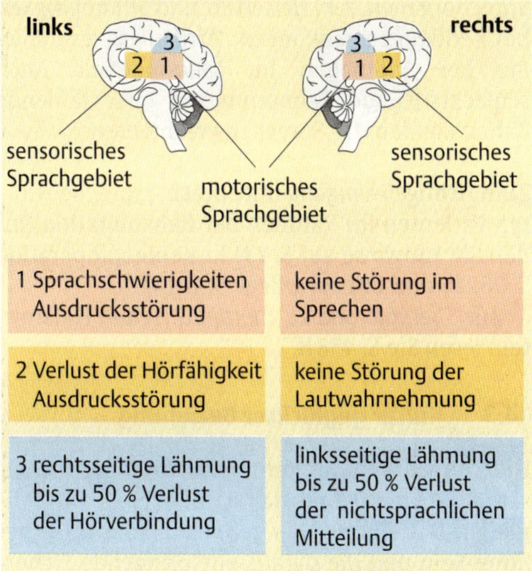

Abb. 14.**4** Störungen des Sprachorganismus bei Erkrankungen des Gehirns (Hemiplegie rechts oder links).

Man unterscheidet die folgenden Aphasieformen:

Globale oder **totale Aphasie**. Der Patient versteht nur wenig von der gesprochenen Sprache. Er kann weder lesen noch schreiben und produziert nur wenige Laute, die sich oft wiederholen (Perseveration, z. B. jajaja).

Gemischte Aphasie. Der Patient kann sich etwas verständlich machen. Sprachverständnis und Sprachproduktion sind aber massiv gestört. Einzelne Wörter können gelesen und geschrieben werden.

Motorische Aphasie. Das Sprachverständnis des Patienten ist nur wenig beeinträchtigt. Das Sprechen ist mühsam, abgehackt, verstümmelt und bruchstückhaft (Telegrammstil). Lesen und Schreiben sind auch gestört (Alexie und Agraphie).

Sensorische Aphasie. Der Patient leidet unter Verlust des Sprachverständnisses. Er spricht oft fließend, aber inhaltlich leer, d. h., man versteht nicht, was er sagen will, weil die meisten Hauptwörter fehlen und viele unwillkürlich aneinandergereihte Silben produziert werden (Jargon, z. B. dededingmachedede ...). Lesen und Schreiben sind möglich, aber beides ist unverständlich.

Amnestische Aphasie. Das Sprachverständnis und das Aussprechen von Wörtern sind nur wenig gestört, es treten aber ausgeprägte Wortfindungsstörungen auf. Lesen und Schreiben gelingen fast fehlerlos.

Diese Unterteilung ist zwar medizinisch notwendig und für die Sprachtherapie (Logopädie) von Bedeutung, aber sie sagt nichts aus über das Schicksal des Betroffenen und nichts über das Leiden, das damit verbunden ist. *Motorische Aphasie* (nicht sprechen können) heißt nicht nur, sich nicht ausdrücken können, sondern auch, sich nicht verständlich machen können, heißt innerlich ausgeschlossen sein, isoliert sein und isoliert bleiben. Das kann Menschen zur Verzweiflung (Suizid) bringen.

Ein anderes Problem bedeutet die *sensorische Aphasie* (nicht verstehen können). Hier stellt sich die Frage: Was verstehen diese Patienten (nicht)? Es ist wichtig zu wissen, daß ihnen zwar das Sprachverständnis abhanden gekommen ist, nicht aber der Zugang zur nonverbalen Körpersprache.

Menschen mit sensorischer Aphasie haben die Möglichkeit, Körpersignale wahrzunehmen und dadurch das Gesagte zu interpretieren, selbst wenn sie die *Worte* nicht verstehen. Auch wo die Worte keinen Sinn ergeben, bleibt die Verständnisfähigkeit für die nonverbalen Symbole beim Aphasiepatienten erhalten; oft wird diese sogar verstärkt. So kommt es, daß solche Menschen mehr als Gesunde auf nonverbale Signale reagieren und daß sie, zumindest bei Äußerungen, die von Emotionen begleitet sind, deren Bedeutung völlig erfassen, auch wenn sie kein einziges Wort verstanden haben. Ihre Sensibilität für den Tonfall kann verblüffend sein. Sie entwickeln das, was Henry Head (1926) als „Ton-Gefühl" bezeichnet hat. Man kann einen solchen Menschen weder täuschen, noch kann man ihn anlügen.

Oliver Sacks (1988) beschreibt diesen Menschen so:

- „Er versteht die Worte nicht und kann also auch nicht durch sie getäuscht werden, aber das, was er versteht, versteht er mit unfehlbarer Präzision: den *körperlichen Gesamtausdruck*, der die Worte begleitet, jene totale, spontane, unwillkürliche Ausstrahlung, die niemals simuliert oder gefälscht werden kann, wie es bei Worten nur allzuleicht der Fall ist ...

Wir wissen, daß Hunde diese Fähigkeit besitzen, und machen sie uns zunutze, um Falschheit, gute oder böse Absichten zu erkennen, um festzustellen, wem wir trauen können, wer lautere Motive hat, mit wem wir uns verstehen, wenn wir, die wir durch Worte so leicht zu täuschen sind, unseren eigenen Instinkten nicht trauen können.

Und Menschen, die an Aphasie leiden, sind hierzu ebenso imstande wie Hunde, und dies obendrein mit menschlicher Auffassungsgabe auf unvergleichlich höherem Niveau. ‚Man lügt wohl mit dem Mund', schreibt Nietzsche, ‚aber mit dem Maule, das man dabei macht, sagt man doch die Wahrheit.' Für einen solchen Gesichtsausdruck, für jede Falschheit der körperlichen Erscheinung und Haltung haben diese Menschen ein übernatürliches Gespür. Und wenn sie ihr Gegenüber nicht sehen können – dies gilt besonders für blinde Aphasie-Patienten –, dann haben sie ein unfehlbares Gehör für jede stimmliche Nuance, für den Tonfall, den Rhythmus, die Hebungen und Senkungen, die Satzmelodie, für die subtilsten Modulationen, Tonveränderungen und Abweichungen von der normalen Aussprache, die dem Gesagten die Glaubwürdigkeit geben oder nehmen können." ■

Sie können bei O. Sacks: Der Mann, der seine Frau mit dem Hut verwechselte, im Kapitel „Die Ansprache des Präsidenten" weitere interessante Hinweise zum besseren Verständnis von Patienten mit Sprachstörungen bekommen.

Sprechstörungen

Zentral bedingte Sprechstörungen (infolge Hirnläsion) sind die oben erwähnten Dysarthrien und die Sprechapraxie.

Eine **entwicklungsbedingte** Störung ist das *Stammeln* (Dyslalie). Es handelt sich um eine verzögerte Sprechentwicklung über das 3. Lebensjahr hinaus. Ursachen können Schwerhörigkeit, mangelnder Nachahmungstrieb, Isolation oder Vernachlässigung (Hospitalismus) sein.

Psychogen verursacht ist das *Stottern*. Es wird hervorgerufen durch spastische Bewegungen der Artikulations-, Phonations- und Respirationsmuskulatur. Dadurch wird das fließende Sprechen unterbrochen. Beim *klonischen* Stottern werden Laute, Silben und Worte wiederholt, beim *tonischen* Typ besteht eine Verlängerung des Anlautes. Die kombinierte Form tritt ebenfalls auf. Eine anlagemäßig geschwächte Sprachkoordination, verbunden mit psychosozialen Problemen (starke Erlebnisse von Streß, Schreck und Angst), werden als wesentliche Faktoren für die Entstehung bzw. Fixierung des Stotterns angesehen.

Organisch verursachte Störungen entstehen als Folge von Schädigungen an den eigentlichen Sprechorganen, z. B. *Heiserkeit* und *Stimmlosigkeit* bei Kehlkopferkrankungen; *Artikulierungsprobleme* bei Anomalien im Mundbereich. Auch schlechtsitzende Zahnprothesen oder fehlende Zähne können das Sprechen erschweren.

Zum *richtigen Umgang* mit sprach-/sprechgestörten Patienten im Rahmen der Rehabilitation finden Sie Hinweise auf S. 731 f.; Kehlkopfoperation S. 982 ff. und Intensivpflege S. 1014 f.

Zur *Therapie* und zu therapeutischen Hilfsmitteln lesen Sie S. 458 ff.

14.3 Kultur geglückter Beziehung

Die Kultivierung der Kommunikation betrifft unseren Lebensstil und damit uns selber im **Umgang mit anderen**. Hier geht es um das In-Beziehung-Sein und die daraus entspringende Sicherheit, die Zuwendung und Zuneigung, das Getragensein und die Geborgenheit und wie alle diese Werte der Zwischenmenschlichkeit heißen. Alle Kultur will letztlich nichts anderes als „Stil geben". Das Ich und das Du sollen im „Zwischen" des menschlichen Miteinander so zum Ausdruck kommen, daß das Miteinander gelingt. Wir existieren nun einmal in einer Welt, die letztlich nicht im Verstand wurzelt. Zum **Kopf** muß das **Herz** treten, zum **Ich** das **Du**, wobei das *Du seinen ihm zustehenden Platz bekommen muß*. Auch Martin Buber hat in seinem Lebenswerk immer wieder darauf hingewiesen, daß das Wesen der Menschlichkeit nur im Zusammensein des Menschen mit anderen Menschen zu sehen sei. Denn nur im Miteinander und im Füreinander ist der Mensch das, was er seinem Wesen gemäß sein muß: menschlicher Mensch. Und auch nur darin wird sein Reden zum menschlichen Reden. Martin Buber spricht von der Freiheit des Herzens, die allein vermag, gern mit einem anderen beisammen zu sein:

■ „In seinem freien Herzen erst ist der Mensch das, was er im Geheimnis der Begegnung mit dem Mitmenschen (ist), in welcher ihm dieser willkommen, in welcher er gerne mit ihm zusammen ist." ■

Als menschlich bezeichnen wir denn auch seit alters her ein Verhalten, in dem wir uns einem anderen *zuwenden*. Schipperges (1989) nennt diesen Ort, wo allein echte Beziehung und heilendes Mitsein sich gestaltet, das *menschliche Herz*:

■ „Das Herz ist die Mitte, wo wir wirklich bei uns sind und dann auch bei anderen und damit bei allen. Das Herz bleibt die Mitte, wohin wir nach aller Entfremdung wieder heimfinden, wo wir uns einfühlen, in Anteilnahme und Zuneigung verweilen, wo wir berührt werden und betroffen sind …" ■

Dazu noch einmal Martin Buber in einer seiner zentralen Aussagen: „Man muß bei sich selbst gewesen sein, um zum anderen ausgehen zu können." Man könnte auch sagen: „Nur Töne, die von Herzen kommen, werden auch zu Herzen gehen" (Albrecht Haller 1777). Ganz praktisch heißt das, daß Pflegende, die dem Kranken oder dem Leidenden helfen wollen, *wirklich helfen* und nicht nur Behandlung ausführen, ganz zuerst auch **für sich selber Sorge tragen** müssen. Selbstpflege/Selbstsorge und Pflege des Nächsten müssen sich die Waage halten; Geben und Nehmen müssen im Gleichgewicht sein. Auch das will gelernt sein! Erich Fromm beschreibt in seinem wohl bekanntesten Werk „Die Kunst des Liebens" das **Miteinander-Umgehen** als eine Kunst, die, wie jede Kunst, „Wissen und Bemühung" erfordert. „Der erste Schritt", so sagt er, „ist die Erkenntnis, daß die Liebe (das Zusammenleben) eine Kunst ist, die man, wie jede andere Kunst, erlernen muß." Dazu seien zwei Dinge notwendig, nämlich die Beherrschung der Theorie und die Beherrschung der Praxis. Zum Meister wird man nur im Üben.

Grundelemente einer tragenden Beziehung

Die Ausgangslage für jede helfende Beziehung, die nicht im Helfersyndrom oder im Burn-out-Syndrom stecken bleiben will, beschreibt Fromm als Fürsorglichkeit, Verantwortlichkeit, Respekt und Wissen.

Fürsorglichkeit. Fürsorge ist Sorge für das Leben und das Wachstum dessen, was wir lieben. Diese Sorge kann einer Pflanze gelten, um die wir uns annehmen. Auf der Ebene unseres Berufs ist es die Sorge um den kranken Menschen, für dessen Wohlergehen und Schutz (vor Gefahren) wir uns einsetzen.

Verantwortlichkeit. Die Fürsorge muß mit der Verantwortlichkeit gepaart sein. Verantwortlich sein, verstanden als Antwortgeben auf ausgesprochene und unausgesprochene Wünsche des Hilfsbedürftigen und Schwachen; nicht als Pflichterfüllung, sondern als Fähigkeit und Bereitschaft zum „Antworten" auf physische und psychische Bedürfnisse. Die Bedürfnisse eines anderen können wir aber nur dann richtig einschätzen, wenn wir ihn richtig sehen.

Respekt. Dem eigentlichen Wortsinn nach heißt respektieren nichts anderes als „richtig sehen", den anderen so sehen, wie er ist, (vielleicht auch durch die Krankheit) geworden ist. Mehr darüber kann unter dem Stichwort *Scham* (S. 272 f., 493 ff.) nachgelesen werden. Dem Respekt fehlt jede Tendenz des Verfügens über einen anderen Menschen oder über das, was man von ihm weiß oder erfahren hat. Respekt macht eine Diskussion über die Notwendigkeit der Wahrung der **beruflichen Schweigepflicht** (das Berufsgeheimnis ist verankert in Artikel 321 des schweizerischen bzw. in Artikel 203 des deutschen Strafgesetzbuches [StGB]) überflüssig, da sie größte Selbstverständlichkeit ist. Am Schweigen- oder Nicht-schweigen-Können zeigt sich die Reife der selbständigen Persönlichkeit. Der reife Mensch weiß, worüber er zu schweigen hat, auch wenn keine gesetzlichen Vorschriften bestehen würden. Er kann aus sich selbst verantwortlich mit dem umgehen, was er in der Ausübung seines Berufes hört und sieht.

Solches **Wissen** hängt stark mit dem Wissen um sich selbst, der Selbsterkenntnis und der Erkenntnis über das eigene Sein und Werden in dieser Welt zusammen. Wer sich selbst kennt und mit sich umgehen kann, ist der beste „Therapeut", die beste Schwester, der beste Pfleger für den Kranken – *und* für sich selbst.

Geglücktes Leben steht und fällt mit dieser Ausgewogenheit der Wechselbeziehung zwischen individueller Entfaltung und sozialer Eingebundenheit. Drei einfache Regeln, die für den Alltag Leitlinie sein können:

Mein Umgang mit mir und anderen

- Welchen Raum gebe ich meinen Gefühlen, und wie pflege ich sie, statt sie zu unterdrücken?
- Habe ich meinen schöpferischen Kräften genügend Entfaltungsmöglichkeiten gegeben, um mich dadurch zu verwirklichen?
- Wieviel Vertrauen setze ich in meine Fähigkeit zum Lösen von Problemen, und wie planmäßig gehe ich dabei vor?
- Wie kann ich mein Wohlbefinden in Gesellschaft anderer Menschen steigern, ohne sie auszunutzen?
- Fällt es mir schwer, für andere dazusein, und wann macht es mir Spaß?
- Kann ich nein sagen, wenn es sinnvoll und notwendig ist?
- Vor welchen Konflikten laufe ich davon, statt weiter nach einem guten Kompromiß zu suchen?

- Auf sich selbst und andere bauen können.
- Für sich selbst und andere da sein.
- Mit sich selbst und anderen in Frieden leben wollen.

Es folgen einige Fragen, die für den angemessenen Umgang mit sich selbst und anderen hilfreich sein können (Schipperges 1988).

14.4 Pflegeprozeß: kommunizieren

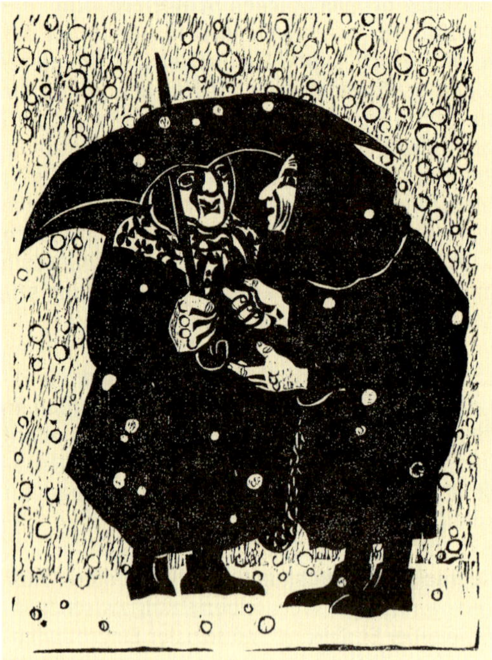

Wichtige Mitteilung

14.4.1 Situationseinschätzung

Da die *Sprache* unser hauptsächlichstes Kommunikationsmittel ist, werden Sprach- und Sprechstörungen vom Patienten und seinen Angehörigen meist als besonders einschneidend erlebt. Unterschiedliche psychische Reaktionen (Angstsyndrome, depressive Verstimmungen) bestimmen oftmals die Situation und dürfen nicht übersehen oder fehlinterpretiert werden. Wahrnehmen und dessen Wertzuordnung stehen aber auch in Wechselwirkung zum *Kommunikationsverhalten* und zur *Rollenerwartung* (sozialer Kontext). Die Situationserfassung berührt ein breites Spektrum. Die Checkliste S. 459 kann lediglich einige Facetten aufgreifen.

14.4.2 Standardisierter Pflegeplan

Die **Ziele** sind ebenso vielfältig, wie die Störungen/Probleme und Ressourcen vielfältig sein können. Die Standardziele betreffen

- die *Atmosphäre*, in der sich die Kommunikation entfalten kann bzw. gefördert wird;
- *Unterstützung* und Hilfe bei Störungen;
- *stellvertretende Übernahme* von fehlenden oder gestörten Funktionen innerhalb der Kommunikationskette.

Die **Pflegemaßnahmen** betreffen

- unser *Kommunikationsverhalten* und darin Haltungen, Einstellungen und Methoden helfender Gespräche und Interaktionsformen;
- die *Unterstützung* und *Begleitung* bei sprach- und sprechtherapeutischer Rehabilitation, sei es im Bereich der Sprechbemühungen (Verstehen, Sprechen, Lesen, Schreiben) oder im Einsatz von Kommunikations- und Sprachhilfen.

Die **Bewertung** der Pflege setzt die Beurteilung der gegebenen Pflege voraus (Interaktion, Beobachtung, Analyse der Pflegeprotokolle), entsprechend den Schritten des Pflegeprozesses (Kap. 4).

Pflegemaßnahmen

14.5 Sprachtherapie, Sprechhilfen

Logopädie

Logopädie (griech. paideia = Unterricht, Erziehung) bedeutet Stimm- und Sprachtherapie und ist eine Teildisziplin der Sprachheilkunde. Es handelt sich dabei um eine systematische *Übungsbehandlung* bei angeborenen und erworbenen Sprachfehlern (z. B. beim Stottern, Zungenanstoßen, Aphasien). Je nach Störung umfaßt das Übungsprogramm die Laut-, Wort-, Satz- oder Textebene. Für die Effizienz der Sprachtherapie muß die Übungsphase so früh wie möglich einsetzen (z. B. nach einem Schlaganfall, sobald der

Checkliste: kommunizieren

☐ Kommunikation (Muttersprache)	☐ verbale Sprache	☐ nonverbale Sprache		☐ Schreiben
☐ Sinnesfähigkeit	☐ Hören	☐ Sehen	☐ Riechen	☐ Tasten
☐ seelisch-geistige Tätigkeit/ Motivationen	☐ Denken ☐ Bewußtsein	☐ Erkennen ☐ Orientierung	☐ Verstehen ☐ Merkfähigkeit	☐ Reagieren
☐ Beziehungsfelder/Umwelt	☐ Familie	☐ Freunde	☐ Mitpatienten	☐ Medien

Die folgenden Fragen dienen exemplarisch der Situationseinschätzung

- ☐ Die Sprach- und Ausdrucksgewohnheiten sind bekannt; Eigenheiten, Motivationen, Gewohnheiten, die für die Pflege von Bedeutung sind, sind in das Pflegeprotokoll aufgenommen, werden berücksichtigt
- ☐ Hilfen für Kommunikationsverständigung (z. B. bei Fremdsprachigen) sind bekannt
- ☐ Alle mit dem Kranken in Beziehung kommenden Pflegepersonen (und Hausdienst) kennen das Berufsgeheimnis (es wird auch in unseren „Berufsgesprächen" gewahrt und respektiert)
- ☐ Der Kranke hat Gelegenheit, Beziehungen aufzunehmen, seine Gefühle auszudrücken. Seine Wünsche werden respektiert
- ☐ Die Fähigkeiten und Grenzen der Sinnesorgane sind bekannt und in die Pflegeplanung mit einbezogen (Augen, Ohren, Tastorgane)
- ☐ Die Ursachen und Auswirkungen von Ausdrucks- und Sprachstörungen sind bekannt, sie werden therapeutisch beachtet (z. B. Umgehen mit dem Patienten, Sprachtherapie)
- ☐ Die Sprechhilfen sind bekannt, das Umgehen damit eingeübt, z. B. das Umgehen mit Sprechtafeln (Abb. 14.**5**).
- ☐ Das Beziehungsnetz des Kranken ist bekannt; Angehörige (Familie, Freunde) sind in die Pflege integriert
- ☐ Die soziokulturelle Situation (Beruf, Wohnort) und Lebensweise (Biographie) sind berücksichtigt
- ☐ Soziale Probleme sind beim Sozialarbeiter angemeldet, entsprechende Problemlösungswege sind aus der Pflegeplanung ersichtlich
- ☐ ...
- ☐ ...

Patient dazu in der Lage ist), und sie muß systematisch und intensiv betrieben werden (über Wochen täglich einmal eine Stunde Einzeltherapie, ergänzt durch mehrmalige Gruppentherapie pro Woche) – *Aktivierungs-* und *Aufbauphase*. Die anschließende *Konsolidierungsphase* ist u. U. über Jahre notwendig (Selbsthilfegruppen).

Aufgabe der Logopädie ist auch die Beratung und die Auswahl von *therapeutischen Hilfsmitteln*, sei es als Übungs- oder als Kompensationshilfen.

Sprechhilfen

Sprechtafel. Die in Abb. 14.**5** vorgestellte einfache Sprechtafel wurde in Zusammenarbeit mit E. Kübler-Ross entwickelt. Die Tafel kann auf ein Krankentischchen gestellt werden. Auf der einen Seite sind Symbole aus dem täglichen Leben des Kranken gezeichnet, auf der anderen Seite Begriffe von täglichen Situationen. Die Sprechtafel kann den jeweiligen Bedürfnissen angepaßt werden.

Es werden z. B. leere, aufklebbare Felder mitgeliefert, die mit den individuell notwendigen Namen, Gegenständen usw. beschriftet werden können; damit werden die nicht gebrauchten Felder der Tafel überklebt. (Zu beziehen bei Frau A. Seeger, Oberdorf 30, CH-4458 Eptingen, und bei Frau B. Zettelmayer-Gerhardt, Lina-Kromer-Str. 17, D-79379 Müllheim.)

Communicator. Es handelt sich dabei um eine Schreibmaschine in Kleinstformat, die am Unterarm festgebunden oder um den Hals gehängt werden kann. Damit steht dem Sprechbehinderten ein Gerät zur Verfügung, auf dem er jederzeit Botschaften tippen kann (Geübte bringen es auf 10 Buchstaben in der Sekunde!). Das beschriebene Band kann abgerissen und dem Gesprächspartner gegeben werden. Der Buchstabentabulator ist so konzipiert, daß das Gerät auch von Spastikern benutzt werden kann: Die Tasten stehen weit auseinander.

a

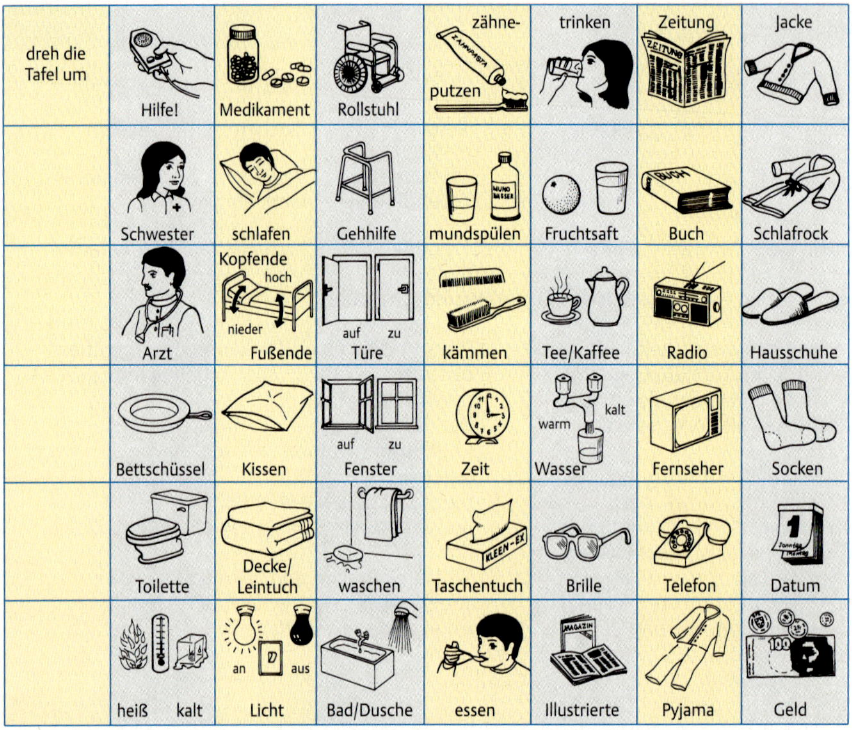

b

	0	1	2	3	4	5	6	7	8	9	
A	dreh die Tafel um	ich liebe dich	ja	schmerzt	waschen	pflegen	kratzen	nein	Doris	lies mir vor	**Z**
B	Schmerz-mittel	es geht gut	Kopf	Mund	Kinn	Brüste	Gesäß	Arm	Willi	sprich mit mir	**Y**
C	Nasen-spray	ich bin traurig	Stirne	Lippen	Ohren	Magen	Beine	Ellbogen	Ursula	ich bin müde	**X**
D	Ohren-tropfen	laß mich nicht allein	Augen	Zähne	Nacken	Bauch	Knie	Hand	Edi	ich will schlafen	**W**
E	Augen-tropfen	ich habe Angst	Wange	Gaumen	Schulter	Vagina	Füße	Finger	Kurt	laß mich allein	**V**
F	Laxativ	es würgt mich	Nase	Zunge	Brust	Rücken	Zehe	Nägel	Christin	brauche Bewe-gung	**U**
G	an	aus	vorne	hinten	links	rechts	oben	unten	innen	außen	**T**
H	**I**	**J**	**K**	**L**	**M**	**N**	**O**	**P**	**Q**	**R**	**S**

die einzelnen Begriffe und Namen sind austauschbar

Abb. 14.5 Sprechtafel für Sprachbehinderte und Sprachlose. **a** Vorderseite, **b** Rückseite (s. Text).

Alltak. Dieses Gerät für Sprechbehinderte kann vom Benützer so programmiert werden, daß es mit seiner „menschlichen Stimme" sprechen kann. Es können ihm sehr einfache („für kleine Kinder") oder sehr differenzierte Programme eingegeben werden.

Ein Hilfsmittel für sprechunfähige Patienten ist auch das **elektronische Tastaturgerät.** Über eine Leuchtschriftanzeige können Botschaften direkt übermittelt werden; auch bei diesem Gerät ist die Tastatur großzügig angelegt (Abb. 14.**6**).

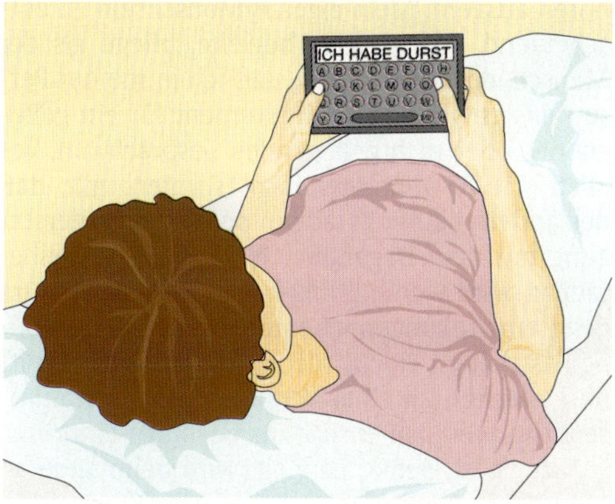

Abb. 14.**6** Elektronische Kommunikationshilfe mit Makrotastatur und Leuchtschriftanzeige zur Wiedergabe des Textes.

14.6 Berufliche Kommunikation

Das gesprochene Wort ist wie ein abgeschossener Pfeil: Wir holen ihn nie mehr zurück (indianisches Sprichwort). Das Wort ist ausgesprochene Energie.

Kommunikationsfähigkeit ist zwar eine Begabung, die jeder Mensch mehr oder weniger mitbringt, aber die Begabung allein genügt nicht. Kommunikations*fertigkeit* muß gelernt werden – das ist das eine. Das Gespräch mit dem anderen aushalten, auch wenn wir selber uns hilflos fühlen, ist das andere:

■ „Selbst ratlos sein
und doch viele beraten können.
Selber gebrochen sein
und doch vielen als Halt dienen.
Selbst Angst haben
und doch Vertrauen ausstrahlen.
Das alles ist Menschsein,
ist wirkliches Leben." ■

(*Martin Gutl:* Ich begann zu suchen. Styria, Graz 1990)

14.6.1 Helfendes Gespräch

Der Ursprung des helfenden Gesprächs liegt in den von Carl Rogers 1942 als klientenzentrierte (jetzt personzentrierte genannte) Gesprächspsychotherapie eingeführten Gesprächs- und Verhaltensformen. Ihr Anwendungsbereich hat sich weit ausgebreitet. In der Pädagogik, in Sozialarbeit, Krankenpflege, Seelsorge, Betriebsführung, eigentlich überall, wo es um Umgang mit Menschen geht, wird versucht, die wesentlichen Elemente dieses Gesprächsverhaltens nutzbar zu machen.

Rogers faßte 1957 seine Untersuchungen zusammen in der Feststellung, daß es im Grunde nur drei Bedingungen für ein hilfreiches Gespräch gebe, die alle drei notwendig seien, aber auch genügten:

- einfühlendes Verständnis,
- Wertschätzung und Wärme,
- Echtheit und Selbstkongruenz (kongruent = übereinstimmend).

Überprüfungen zeigen nun, daß fast jeder, der im helfenden Beruf tätig ist, glaubt, diese Haltung zu realisieren, daß sie aber nur selten in ausreichendem Maß vorhanden ist. Konsequenterweise muß davon abgeleitet werden, daß Pflegepersonen zwar die Grundlagen guter Gesprächsführung mitbringen, aber daß dieses Instrument nicht ausreicht, um ein **professionelles** und ein der **Heilung dienendes Gespräch** führen zu können. Zum guten Willen und zu den theoretischen Grundlagen muß das Erlernen und Üben von Haltungen und Einstellungen kommen.

Haltungen und Einstellungen

Zuhören. „Zuhörend leben wir", heißt es in Goethes Faust. Das Hinhorchenkönnen ist eine spezifisch menschliche Fähigkeit (Abb. 14.**7**). Erst das Hinhören ermöglicht das Antworten. Menschen fühlen sich dadurch angesprochen, und es setzt sich etwas in ihnen in Bewegung. Treffend erzählt Michael Ende von Momo:

■ „Sie konnte so gut zuhören, daß Unglückliche und Bedrückte zuversichtlich und froh wurden. Und wenn jemand meinte, sein Leben sei ganz verfehlt ... und er ging hin und erzählte alles der kleinen Momo, dann wurde ihm, noch während er redete, auf geheimnisvolle Weise klar, daß er sich gründlich irrte, daß es ihn, genau so wie er war, unter allen Menschen nur ein einziges Mal gab und daß er deshalb auf eine ganz besondere Weise für die Welt wichtig war." ■

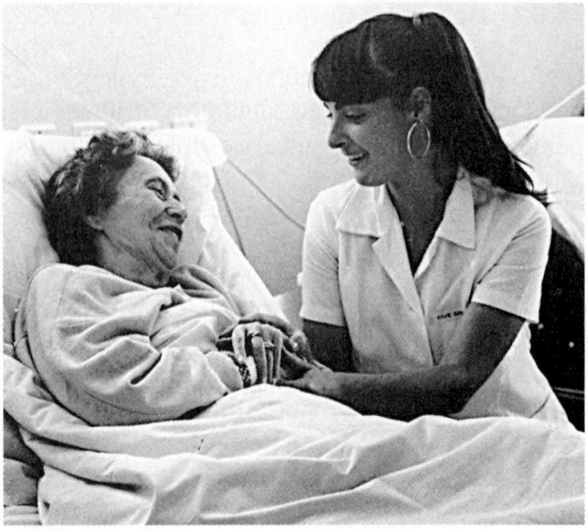

Abb. 14.7 Zwischenmenschliche Beziehung, ein wichtiger Teil der Pflege (Foto: epd-Bild-Stuttgart, Moser).

Annehmen. Solches Zuhören, das den anderen zur Entfaltung seiner besten Möglichkeiten bringt, ist nur möglich, wenn wir uns diesem anderen auch wirklich zuwenden, ihn annehmen in seinem Sosein, seinem Gewordensein, seinen Begrenzungen und Hoffnungen. Wir müssen ihm gleichsam eine Vorauschance geben, ihm bekunden, daß wir an ihn glauben und er an uns glauben kann. Eine solche Botschaft kann nur vermitteln, wer in sich selbst gefestigt ist, eine gewisse Unabhängigkeit hat, den anderen „lassen" und „sein lassen" kann.

In Worte fassen. Erst wenn ich dem Gegenüber deutlich machen kann, daß ich ihn gehört und verstanden habe, kann der andere sich öffnen. Wir müssen also lernen, das, was er uns signalisiert (verbal oder nonverbal), so in Worte zu fassen, daß der andere sich nicht nur verstanden fühlt, sondern sich selbst in unserem Spiegel besser und tiefer versteht und erkennt. Nichts ist unwichtig, nichts ist dumm, nichts darf überhört werden. Nicht Bewerten, Erklären oder Belehren stehen im Vordergrund, schon gar nicht das fatale Besserwissen und das Alles-wissen-Müssen, sondern das aufmerksame Zuhören, das sich in unseren Worten und in unserer Haltung ausdrückt. Dieses In-Worte-Fassen oder Verbalisieren (Rogers) muß selbstverständlich gelernt werden. Auf keinen Fall darf es als bloße Technik eingesetzt werden. Wichtiger als jede Gesprächstechnik ist die Art und Weise des Daseins, das **offen und ehrlich sein.** Es genügt eben nicht, Zuhören und Verbalisieren zu trainieren; denn Forschungen haben gezeigt, daß dies nur funktioniert, wenn es echt (aus dem Eigenen kommend) und nicht gemacht und vorgetäuscht ist. Ich muß mich auf ein Gespräch einlassen. Aber kann ich das? Und will ich das? Hier liegt die Grenze dessen, was gelernt werden kann, und hier liegt das Feld der Liebe zum Menschen, ohne die es kein helfendes Gespräch geben kann.

Sich selbst einbringen. Diese bei Rogers selbstverständliche Forderung müßte jenes Mißverständnis ausräumen, das von einem passiven Zuhören ausgeht. Mein eigenes Menschsein ist entscheidend. Ich spreche, begleite, pflege als der Mensch, der ich bin, d. h., daß ich in meiner Person das entscheidende Instrument für ein gelingendes oder nichtgelingendes Gespräch bin. Vor allem im *Beratungsgespräch* (s. unten) gilt, daß der andere häufig gerade in der Auseinandersetzung mit dem Gegenüber lernt. Wer z. B. selber raucht, wird wenig Erfolg haben, wenn es darum geht, einem Lungenpatienten ein neues Gesundheitsverhalten (nicht mehr rauchen) zu vermitteln oder ihn zu einer Veränderung zu veranlassen. Nur wer sich ehrlich ins Gespräch einbringt, so wie er ist, denkt, handelt, wird beim anderen Menschen ankommen. Ohne diese Offenheit ist auch keine Konfrontation möglich, die aber oft einer echten Einsicht vorausgehen muß. Und ohne Einsicht gibt es keine Veränderung.

Anwendung des helfenden Gesprächs

Diese Grundelemente „einfühlendes Verständnis", „Wertschätzung" und „Echtheit" kennzeichnen die Atmosphäre eines wirksamen, eben helfenden Gesprächs. Die Anwendung wird sehr unterschiedlich sein und braucht die Anpassung an die jeweilige Situation.

Beratungsgespräch. Voraussetzung ist hier vor allem Sachwissen. Ich muß die Dinge kennen, die ich vermitteln oder gar „verkaufen" will. Man unterscheidet das *alltägliche Beratungsgespräch*, eine Situation, mit der Pflegende im Verlauf der Tätigkeit dauernd konfrontiert sind: Fragen, die der Patient stellt, Informationen, die verarbeitet werden müssen usw. Daneben gibt es das *spezifische Beratungsgespräch*, das sich mit einem bestimmten Teilbereich befaßt und dieses Wissen umfassend zu vermitteln hat. Hier ist Expertentum gefordert, d. h. eine zusätzliche Fortbildung. Beispiele sind die Diabetesberatung, die Stomaberatung usw.

Seelsorgliches Gespräch. Eine andere Situation bildet die Beratung und Begleitung von Menschen in Krisensituationen des Lebens (S. 552 ff.) und/oder beim Sterben (S. 533 ff.). Hier geht es in erster Linie um das Finden einer Versöhntheit mit der vorgegebenen Situation. Kübler-Ross spricht z. B. von *Trauerarbeit*. Immer geht es um die Annahme seiner selbst und um das Einüben oder Finden der Fähigkeit bzw. der Kraft, mit der Realität, so wie sie ist, umgehen und leben zu können. Im Mittelpunkt der heilenden Seelsorge steht, wie der Name sagt, die Seele des Menschen. Diese Sorge wird von Berufs wegen vom Seelsorger wahrgenommen (Priester, Pfarrer). Immer mehr Menschen suchen diese Hilfe aber außerhalb der Kirche und wenden sich an Menschen, denen sie vertrauen; das sind oft Pflegepersonen. An sie werden dadurch Anforderungen gestellt, die mit ihrem eigenen Menschsein (Gottesbild, Auffassung von Leiden und Sterben, Schulderfahrung usw.) zusammenhängen. Voraussetzung für ein gutes Gespräch ist deshalb die eigene Erfahrung und die Bereitschaft eigener Auseinandersetzung mit den Fragen des Lebens.

Krisengespräch. Es ist eigentlich ein seelsorgliches Gespräch, da es ja nicht um die äußere Krisenintervention geht (Grundlagen dazu S. 552 ff.). Da Pflegende sehr häufig in die Lage kommen, mit Patienten in Zeiten der Krise – und jede Krankheit ist eine Krise – Gespräche zu führen, möchte ich dazu einige Anregungen geben. Ich orientiere mich dabei an Baumgartner (1992).

Entspannte Atmosphäre schaffen. Wenn wir selbst gestreßt sind oder unter Zeitnot ein Gespräch führen wollen, wird dies zum Scheitern verurteilt sein. Besser ist es, den Wunsch nach einem Gespräch so lange zurückzustellen, bis wir uns wirklich dafür Zeit nehmen können. Erst wenn wir selbst innerlich zur Ruhe gekommen sind, sollten wir uns für ein solches Gespräch zur Verfügung stellen.

Rechtzeitig eingreifen. Wo Probleme angesprochen werden, darf der Helfer nicht einfach abwartend zuhören. Er muß vielmehr aktiv in den Gesprächsverlauf eingreifen, ohne diesen steuern zu wollen. Unsere Reaktionen sind notwendig, um das Reflektieren und Bearbeiten weiter fließen zu lassen. Günstig sind offene Fragen. Auch Gesprächsaufhänger wie „beschreiben Sie ..." oder „reden Sie weiter ..." können helfen, die Dinge „auf den Punkt" zu bringen.

Sich auf Bedeutungen und Gefühle des Gegenübers konzentrieren, heißt sich in seine Lage einfühlen, die Dinge gleichsam mit seinen Augen sehen. Dabei geht es nicht darum, wie *wir* die Dinge, die er uns mitteilt, verstehen, sondern darum, was sie für *ihn* bedeuten. Welche Gefühle bewegen ihn oder sie jetzt? Welche Erfahrungen hängen damit zusammen? Von Bedeutung ist der lebensgeschichtliche Zusammenhang (die Biographie), der ja weitgehend für die Gefühlswelt verantwortlich ist.

Zwischen den Worten hören. Um die subjektive Bedeutung dessen, was mir erzählt wird, zu verstehen, muß ich auch „zwischen den Zeilen lesen können", d. h., daß nicht nur Wortlaut und Inhalte von Bedeutung sind, sondern auch Wortwahl, Tonfall, Stimmlage, Sprechtempo, Sprechpausen (nonverbale Sprache S. 449 ff.).

Auf die eigenen Signale und Gefühle achten. Gespräche, in denen Ängste, Aggression oder Gefühle des Zorns oder der Wut ausgesprochen werden, lösen bei uns selbst wieder Gefühle aus. Am häufigsten ist es die Hilflosigkeit. Es sind Gefühle des eigenen Zorns und eigener Ängste; oder wir reagieren mit Körpersignalen, die Langeweile ausdrücken und Befremdung. Solche Reaktionen vermitteln uns u. U. eine Erfahrung davon, wie andere Menschen üblicherweise auf unser Gegenüber reagieren. So können wir die persönliche Eigenart und die Konflikte dieser Person gleichsam „erleben", wodurch wir angemessener wahrnehmen und reagieren.

Den roten Faden nicht verlieren. Jede Aussage (verbal oder nonverbal) meines Gesprächspartners steht in einem größeren Zusammenhang. Es ist wichtig, diesen nicht zu verlieren. Es gilt also herauszufinden, in welchem Zusammenhang einzelne Mitteilungen stehen, z. B. ein schwelender Konflikt in bezug zum momentanen Krankheitsgeschehen.

Widersprüchliche Äußerungen verbalisieren. Es kann z. B. vorkommen, daß jemand lachend über seine Schmerzen erzählt oder mit einem Lächeln eine schwierige Situation beschreibt (S. 448). Solche widersprüchlichen Mitteilungen spiegeln häufig einen Konflikt zwischen rationaler Einsicht und emotionaler Erfahrung. Wer gut zuhört und den ganzen Menschen, also auch seine Körpersignale wahrnimmt, kann sich solcher Zwiespältigkeit bewußt werden und die Spannungen abbauen helfen.

Klärungsversuche verstärken. Es ist eine dankbare Aufgabe, mit Menschen ins Gespräch zu kommen, die sich über ihre Probleme selber schon Gedanken gemacht und die manche Lösungswege ausprobiert haben. Hier kann es sein, daß im Gespräch neue Einsichten wachsen; es können z.B. gute Ideen verstärkt oder neue Lösungswege diskutiert werden. Vielleicht können Probleme auch ins rechte Licht gerückt werden.

Botschaften verstehen. Es läßt sich nicht alles gleich gut in Worte fassen. Manchmal stellen Patienten Fragen, sei es, daß sie wirklich eine Antwort brauchen, manchmal auch, weil sie irgendwie ins Gespräch kommen wollen. Die Frage „Wann werde ich morgen in den Operationssaal müssen?" kann sehr wohl eine rationale Frage sein. Dann braucht die Patientin unsere Information über den Zeitplan. Vielleicht hat sie aber auch Angst und möchte mit uns über die Angst ins Gespräch kommen. Möglich ist, daß sie uns etwas ganz anderes fragen möchte, z.B. „Wird man mir die Brust wegnehmen?" Auch hier gilt: Nur wer zuhören kann, kann spüren, was der andere braucht.

14.6.2 Gesprächstechniken

Neben diesen Grundelementen der helfenden Beziehung gibt es hilfreiche Gesprächstechniken, die gelernt werden können. Je nach Situation kann die eine oder andere dazu beitragen, Dinge zu klären. Zur Einübung eignen sich sog. Kommunikationstrainings, die ein Minimum an Übungsmöglichkeiten und Supervision bieten. Im folgenden finden Sie zwei Techniken, die in der Arbeit mit Menschen eine große Hilfe sein können.

Themenzentrierte Interaktion (TZI)

Ruth Cohn begründet ihre Theorie mit der Erfahrung, daß Beziehung ebenso wie Lernen in Interaktion geschieht. Die Interaktionen spielen sich zwischen dem einzelnen (Ich), der Gruppe (Wir), der Sache (Aufgabe, Thema) und der Umgebung ab. Keines dieser Elemente darf über- oder unterbewertet werden, wenn sie zueinander im Gleichgewicht stehen sollen. Als *Elemente der TZI gelten* also:

- *Ich* = die einzelne Person in ihrer Individualität und Eigenständigkeit = *Eigenwelt*,
- *Wir/Du* = die Gruppe oder der andere Mensch, der mir gegenübersteht = *Mitwelt*;
- *Es* = die Sache, um die es geht, Gesprächsgegenstand, Informations- oder Lernthema = *Sachwelt*;
- *Umgebung* = die Gesamtheit der äußeren Einflüsse der an der Interaktion beteiligten Personen, z.B.
  - familiäre und soziale Verhältnisse und Entwicklungen = *Mitwelt*,
  - kulturelle, religiöse und philosophische Einflüsse = *Umwelt, Überwelt*.

Graphisch dargestellt entsteht beim *TZI-Modell* ein gleichschenkliges Dreieck (Interaktionsdreieck), dessen Endpunkte die drei Ebenen Ich – Wir – Es darstellen, umschlossen von einem Kreis als der Umgebung, dem Ort, an dem Interaktion stattfindet und der diese beeinflußt (Abb. 14.**8**).

Die von Ruth Cohn vertretene Auffassung, daß beim Lernen die Persönlichkeits-, die Beziehungs- und die Sachebene zusammenwirken müssen, damit eigene Kräfte (Potentiale, Energien, Ressourcen) entwickelt werden können, kann problemlos in die Gesundheits- und Krankenpflege, die als Beziehungsprozeß ihrem Wesen gemäß in allen diesen Ebenen verwurzelt ist, umgesetzt werden. Es gilt, ihnen allen die gleiche notwendige Beachtung zu schenken, denn alle Lebensprozesse spielen sich entweder im Menschen selbst (Ich) oder zwischen mehreren Menschen (Ich – Du – Wir) und in einem umgebenden Umfeld (Umwelt) ab.

- Der *intrapersonale Bereich* (im Menschen selbst) umfaßt alles, was sich *im* Menschen (Pflegeperson oder Patient) zuträgt: Gefühle, Erwartungen, Angst, Hoffnungen, Wünsche.
- Der *interpersonale Bereich* (zwischenmenschliche Begegnungen) betrifft alles, was sich abspielt zwischen Patient – Pflegeperson, Patient – Patient, Patient – Arzt usw.

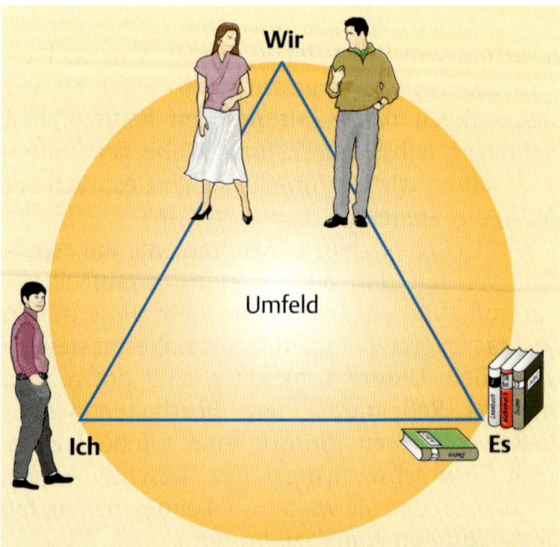

Abb. 14.**8** Modell der themenzentrierten Interaktion (TZI).

- Der *sachbezogene Bereich* erstreckt sich auf das gemeinsame Ziel (Gesundung), die Sache, um die es geht (Gesundheit, Krankheit) und die Bedingungen des Zusammenlebens, die sich daraus ergeben, und ihre Bewältigung sowohl in den Pflegegruppen als auch in den Patientengruppen (Mehrbettzimmer).
- Der *Umweltbereich* schließlich wird sichtbar in dem *Ort*, wo gepflegt wird (Krankenhaus, Heim, Familie), und in all den vielen Einflüssen, durch die dieser Ort bestimmt und geprägt wird.

Transaktionsanalyse (TA)

Unter Transaktionsanalyse versteht man die Grundeinheit jeder verbalen und nonverbalen Beziehung. Sie besteht aus einem *Stimulus*, der jeweils von einem Ich-Zustand der einen Person an einen Ich-Zustand der anderen Person geht, und einer entsprechenden *Reaktion*. Da zwei Personen mit je drei Ich-Zuständen (Abb. 14.**9**) sich gegenüberstehen, können die Botschaften unterschiedliche Wege gehen → Transaktionsmuster:

Bei der **parallelen Transaktion** kommt die Reaktion aus dem gleichen Ich-Zustand, an den der Stimulus gerichtet war, und richtet sich an den gleichen Ich-Zustand, aus dem der Stimulus kam. Dadurch kann diese Kommunikation ungestört fortlaufen (1. Kommunikationsregel).

Beispiel: Person A und B geben sich sachliche Informationen ER ⇆ ER .

Eine **gekreuzte Transaktion** liegt vor, wenn die Reaktion aus einem anderen Ich-Zustand erfolgt als aus dem, an den der Stimulus gerichtet wurde. Das ergibt einen momentanen Überraschungseffekt, womit die bisherige Kommunikation unterbrochen ist; die Partner müssen sich neu arrangieren (2. Kommunikationsregel).

Beispiel: Der Stimulus erfolgt auf der Sachebene: A stellt B eine Frage ER → ER, B antwortet auf der emotionalen Ebene, z. B. „ich habe noch nie eine so unaufmerksame Person erlebt“ EL → K. Auf solchen Kreuzungen beruht ein großer Teil des alltäglichen Verdrusses unter den Menschen. Gekreuzte Transaktionen sind eine gute Technik, um ungewollte Interaktionsmuster zu beenden oder gleich zu unterbinden.

Verdeckte Transaktionen verlaufen im Gegensatz zu diesen beiden Transaktionsmustern nicht auf einer, sondern auf zwei Ebenen ab, und zwar auf einer *sozialen* (meist verbal) und auf einer *psychologischen* (meist nonverbal). Der Stimulus einer verdeckten Transaktion wird auf der psychologischen (nicht auf der sozialen) Ebene beantwortet (3. Kommunikationsregel).

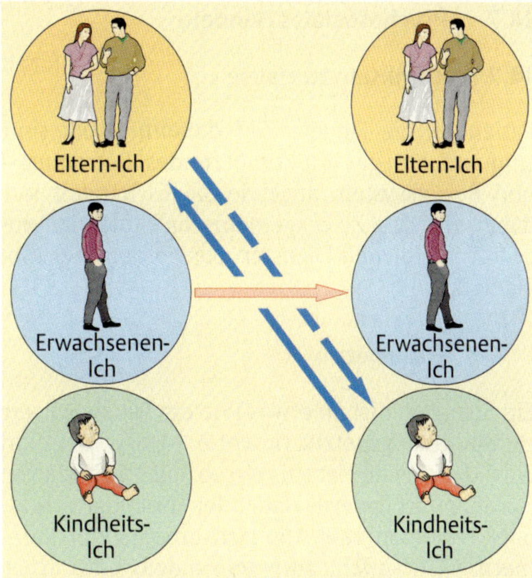

Abb. 14.**9** Modell der Transaktionsanalyse. Eltern-Ich: fürsorglich, wohlwollend oder kritisch fordernd. Erwachsenen-Ich: erwachsen reagierend. Kindheits-Ich: je nach Entwicklung angepaßt, kreativ, natürlich. Hier eine sog. verdeckte Transaktion (s. Text).

Beispiel: A gibt scheinbar Sachinformation ER → ER (Abb. 14.**9**), doch sein gereizter Ton, wahrscheinlich auch sein Gesichtsausdruck (nonverbale Sprache) verraten, daß er B provozieren will EL → K. B reagiert prompt „aus dem Kind heraus“ K → EL .

Die Klärung solcher Kommunikationsmuster kann eine mögliche Grundlage sein für ein positives Gesprächsverhalten.

Techniken guter Gesprächsführung zu lernen, ist wichtig. Wichtiger noch ist die *Haltung*, mit der ich sie in der Praxis einsetze; diese Haltung aber wird vom menschlichen *Sein* getragen. Wo beides zum Tragen kommt, das *Ich-Bin* und die *Fertigkeit / Technik*, sind die Grundlagen helfenden Gesprächsverhaltens, wie C. Rogers sie formuliert hat, gegeben:
- *Zuwendung* – positive Wertschätzung (Respekt),
- *Wohlwollen* – empathisches Verstehen (Einfühlen),
- *Echtheit* – Kongruenz im Verhalten gegenüber anderen Menschen.

14.7 Psychosoziales Handeln

14.7.1 Kranksein zu Hause

Patienten, die längere Zeit daheim krank sind, sind auf ein gut funktionierendes Betreuungs- und Bezugssystem angewiesen. Es handelt sich dabei um eine Zweckgemeinschaft, die sich aus unterschiedlichen Diensten zusammensetzt (Sozialnetz).

Sozialnetz

Ein Sozialnetz ist so etwas wie ein Netzwerk, ein Unterstützungsnetzwerk (Abb. 14.**10**). Definiert wird das soziale Netz als ein soziales Gebilde von Familienmitgliedern und/oder Nachbarn und/oder Freunden usw., die sich umeinander kümmern. Man spricht auch von einem *natürlichen Auffangnetz* (S. 28).

Im weitesten Sinn wird dieses Netz *getragen* (positive Beziehungen) oder *belastet* (fehlende oder bedrohende Einflüsse) durch

- Familienbereich,
- Berufsbereich:
  ökonomisch und zwischenmenschlich,
- Sozial- und Gesundheitsinstitutionen,
- Umwelt und Lebenswelt:
  Infrastruktur, Kultur und Gesellschaft.

Das *Netzwerkkonzept*, wie es in Abb. 14.**10** dargestellt ist, ist aus einem Gesundheitswesen der Zukunft nicht mehr wegzudenken. Die moderne Lebensform (Kleinfamilien, Singlehaushalte) zwingt zum Umdenken. Menschen sind aufeinander angewiesen, weshalb das natürliche Auffangnetz gepflegt werden muß, soll es bei Bedarf zur Verfügung stehen. Ein zweites sind die steigenden Gesundheitskosten. Nur durch ein gut ausgebautes Sozialnetz können die teuren Krankenhausaufenthalte so gering wie möglich gehalten und/oder eine Heimeinweisung so weit wie möglich hinausgeschoben werden.

Ambulante Krankenpflege

Die ambulante Krankenpflege ist in der modernen **Gesundheitsversorgung** nicht wegzudenken. Zwar ist die Hauspflege uralt, aber in ihren heutigen Konzepten ist sie höchst modern.

In der Schweiz nennt sich die dafür zuständige Institution **Spitex** (spitalexterne Krankenpflege, im Gegensatz zur spitalinternen). In Deutschland sind es die **Sozialstationen** (verschiedenster Träger). Die Gesundheitsversorgung zu Hause hat aus verschiedenen Gründen eine große Zukunft. Zum einen ist es die Kostenexplosion (häusliche Pflege ist billiger), zum anderen die Zunahme der Apparatemedizin, die vielen Menschen Angst macht, weshalb sie die Pflege daheim vorziehen. Häusliche Pflege trägt auch aus psychologischen Gründen zum Heilungs- und/oder Integrationsprozeß bei: Sie geschieht näher bei der Familie, näher beim normalen Leben, näher beim Humanen.

Die **Grundsätze** einer modernen Gesundheitsversorgung im Bereich der Familie wurden von der Schweizerischen Vereinigung der Gemeindekranken- und Gesundheitspflegeorganisation (SVGO) in den nebenstehenden neun Thesen zusammengefaßt. Es handelt sich dabei um ein gesundheitspolitisches Postulat, das in gemeinsamer Anstrengung in die Zukunftswirklichkeit hineingeholt werden muß.

Thesen sind **Zukunftsvisionen**; sie müssen mit der Wirklichkeit in Beziehung gebracht, d. h.,

Spitex-Thesen

1. Spitalinterne und spitalexterne Krankenpflege sind gleichwertige, sich ergänzende Partner.
2. Die Grenze spitalintern/spitalextern ist durch medizinische, pflegerische und soziale Kriterien gegeben.
   Sie ist immer existent und in weiten Bereichen verschiebbar.
3. Präventive Maßnahmen unterstützen die heutige Kranken- und Gesundheitspflege.
4. Patientengerechte Pflege bedarf des sinnvollen Miteinanders von menschlicher Zuwendung im gewünschten Umfeld und kostenbewußter Medizintechnologie.
5. In der Krankenpflege zu Hause sind die Angehörigen des Patienten eine zentrale Stütze.
   Ihr Bemühen muß selbst wieder durch geeignete Maßnahmen unterstützt werden.
6. Die interdisziplinäre Zusammenarbeit aller Spitexpartner ist notwendig, um die patientengerechte Betreuung zu realisieren.
7. Der Patient in der spitalexternen Krankenpflege ist auch versicherungsmäßig und finanziell dem Spitalpatienten gleichzustellen.
8. Bei der zukünftigen Entwicklung sollen die organisch gewachsenen Strukturen der spitalexternen Krankenpflege, wo sie sinnvoll sind, erhalten bleiben; Vereinheitlichungen und Koordination sind unumgänglich.
9. Die massive Zunahme der älteren Bevölkerung ruft nach enormem Bettenbedarf für Langzeit-Pflegeplätze. Durch bauliche Maßnahmen wird diese Aufgabe nicht zu bewältigen sein. Folge ist der notwendige Ausbau der spitalexternen Kranken- und Gesundheitspflege.

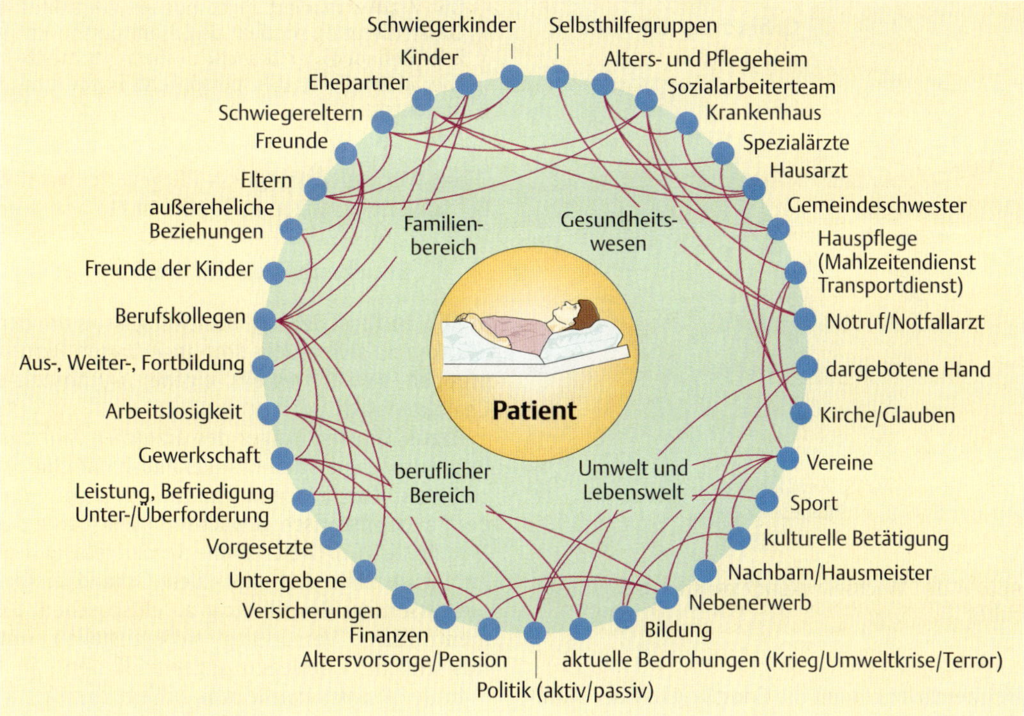

Abb. 14.**10** Soziales Netzwerk (nach Bösch).

es müssen Wege der bestmöglichen Verwirklichung gefunden werden.

Das **Ziel** liegt in der Gestaltung eines sowohl *humanen* als auch *funktionellen* Systems, das die Gesamtheit der Bedürfnisse abdeckt, die *Beratung* und die *Pflege* bis hin zum *kontinuierlichen Kontakt zum Gesamtversorgungssystem.*

Letzteres dient der Integration der höchstmöglichen Hilfsangebote und Hilfsmittel. Denn was nützt es, wenn zwar die Krankenpflege gewährleistet ist, aber die Haushaltshilfe fehlt? Was, wenn Angehörige gewillt sind, die alte und pflegebedürftige Mutter daheim zu pflegen, aber keine Entlastung für die Hausfrau (freie Stunden, freie Tage, freie Wochen) zur Verfügung steht? Auch hilft aller guter Wille zur Förderung von Selbständigkeit und Eigeninitiative nicht viel, wenn die notwendigen Mittel fehlen, sei es, daß das Geld für ein Pflegebett nicht bewilligt wird oder mögliche Hilfsmittel (Hilfen zur Unterstützung der ATL), von denen es heute ein reiches Angebot gibt, nicht zur Verfügung stehen. Gerade die finanziellen Regelungen bedürfen noch einer gründlichen Revision, damit sie pflege- und angehörigengerechter werden.

Pflege zu Hause

Sie könnte, auf einen abschließenden Nenner gebracht, bedeuten:

- mehr *Lebensqualität* für die Hilfs- und Pflegebedürftigen und
- mehr präventive Unterstützung in den Bereichen der
  - *primären* Prävention: Beratung und Bildung von Gesunden,
  - *sekundären* und *tertiären* Prävention: Hilfe und Beratung bei alltäglichen Erkrankungen sowie Stützung und Begleitung von chronisch Kranken und Schwerstkranken, die daheim sterben möchten.

14.7.2 Kranksein im Krankenhaus/im Heim

Krankenhauseintritt

Die Notwendigkeit einer stationären Behandlung in einem Krankenhaus (Spital, Klinik) heißt immer auch Trennung vom primären Beziehungsnetz sowie Konfrontation mit einer (meist) fremden Umgebung. Das bedeutet für den Betroffenen fast immer eine große Belastung. Bei einem

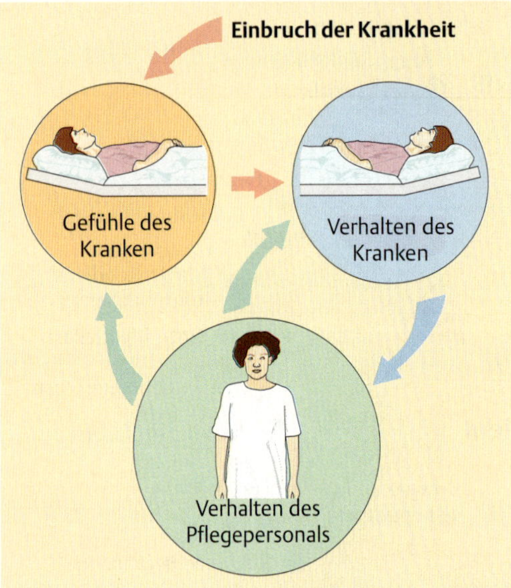

Abb. 14.**11** Wechselwirkung von Krankheit und Verhalten.

Heimeintritt kommt die Endgültigkeit der Situation noch dazu, das Abschiednehmenmüssen vom vertrauten Umfeld, die Erfahrung, daß es daheim nicht mehr geht, usw.

Die **Verlusterlebnisse**, die bei Krankenhaus- und Heimeintritt zu bewältigen sind, wie Verlust

- der vertrauten Umgebung,
- von Unabhängigkeit und Selbstbestimmung,
- der Intimsphäre,
- von sozialen Funktionen und Mobilität,

führen zu einem veränderten *Selbstverständnis* und einem erzwungenen Patienten*rollenverhalten*. Dabei können Reaktionen auftreten wie Angst, Niedergeschlagenheit, Unsicherheit, im Extremfall Regression (Rückzug auf sich selbst) oder Depression. Fast alle empirischen Untersuchungen, die in diesem Zusammenhang gemacht wurden, zeigen eine Wechselwirkung zwischen *unzureichender Kommunikation mit dem Kranken* und *emotionaler Belastung* (die zu Verschlechterung des Allgemeinzustands und verzögerter Heilung führen). Genannt werden nicht nur fehlende Information, sondern auch Widersprüche in den Anweisungen und Erwartungen von Ärzten und Pflegepersonen sowie das Gefühl des Kranken, daß seine Bedürfnisse und diejenigen seiner Angehörigen zu wenig berücksichtigt werden. Diese Erhebungen bestätigen die Grundthese:

Der Kranke reagiert nicht nur als erkranktes Organ (Befund), sondern als Gesamtpersönlichkeit (Befinden); er braucht deshalb ganzheitliche, individuelle, d.h. persönliche Pflege und Betreuung.

Diese Wechselwirkung von Pflegeverhalten und Befinden des Kranken zeigt Abb. 14.**11**.

Beziehungskreis des Kranken

In Abb. 14.**12** ist der sog. Beziehungskreis um den Kranken zu sehen. Alle dort angeführten Berufsgruppen weisen jeweils eigene psychosoziale Charakteristika auf:

Ärzte. Sie sind Träger des *ärztlichen Auftrags*, ihre Autorität in der Krankenhaushierarchie ist nicht nur fachlich-medizinisch begründet, sondern auch historisch gewachsen (Geschichte der Medizin S. 8 ff.). Die ärztliche *Sonderstellung* liegt im Inhalt ihres Auftrags, „den Gesundheitsbedürfnissen der Bevölkerung zu entsprechen, die medizinische Versorgung sicherzustellen und menschliches Überleben zu gewährleisten".

In der *Krankenhausleitung* obliegt dem ärztlichen Direktorium die Koordination und Kontrolle aller der Medizin zugeordneten Berufsgruppen, die infolgedessen als *paramedizinische Heilberufe* bezeichnet werden (*nicht Hilfs*berufe, wie fälschlicherweise oft gesagt/geschrieben wird).

Pflegedienst (Angehörige verschiedener Pflegeberufe und Pflegehilfspersonal). In ihrem Verantwortungsbereich liegt die Pflege der Kranken; ein Tätigkeitsgebiet, das ein hohes Maß an fachlicher und zwischenmenschlicher Qualifikation verlangt. Das Rollenverständnis der beruflichen Pflege ist heute stark im Umbruch und bewegt sich von der einst traditionell geprägten „Helferrolle" hin zur Professionalität und Eigenständigkeit (Krankenpflege im Wandel S. 8 ff.).

Die **übrigen paramedizinischen Berufe** nehmen einen immer wichtigeren Platz im modernen Gesundheitswesen ein. Historisch sind sie

Kompetenz vieler Berufsgruppen

Die *Handlungskompetenz und Wissenschaftlichkeit*, die früher nur dem Arzt zustand, wird heute von vielen Berufsgruppen mitgetragen: Physiotherapeuten, Ergotherapeuten, Psychologen usw.; zunehmend besinnen sich auch die Pflegepersonen auf die Entwicklung der Wissenschaftlichkeit ihres Berufs.

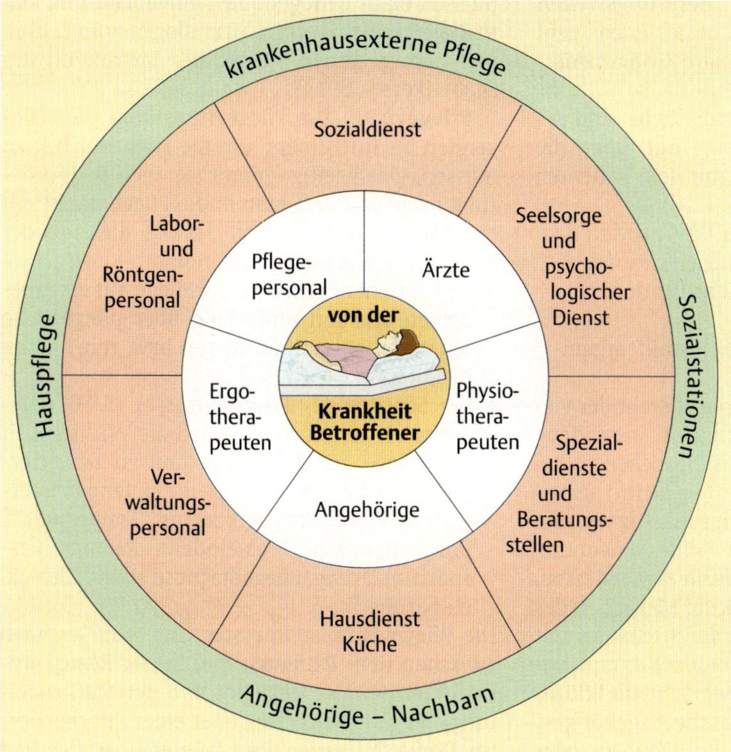

Abb. 14.**12** Beziehungskreis des Kranken.

aus dem Pflegeberuf herausgewachsen, und zwar immer dann, wenn die Spezialisierung von Handlungen einen Grad erreicht hatte, der zusätzliche Qualifikation erforderlich machte. Es entstanden *neue Berufe* wie Physio-, Ergo-, Logotherapeuten u.a.m. In der Pflege selbst bildete sich eine *Spezialisierung* aus: Intensivpflege, Diabetesberatung, Stomaberatung usw.

Angehörige. Sie bilden die wichtigste Beziehungs- und Betreuungsgruppe für den Kranken (humanökologisches Beziehungsfeld S. 27 f., Pflege daheim S. 114 f.). Im Bewußtsein, daß die Gesundheits- und Krankenpflege der Zukunft nicht allein von der professionellen Seite geleistet werden kann, gilt es, Programme zu entwickeln, damit die Integration von Angehörigen und die bessere Zusammenarbeit mit ihnen und anderen *Helfern* (Laienpflege) gefördert werden kann.

Nicht weniger von Bedeutung, aber in einer loseren Beziehung zum Patienten stehen die Dienste, die in Abb. 14.**12** im zweiten Kreis stehen:

Sozialdienst. Die Sozialarbeit im Krankenhaus ist ein nicht mehr wegzudenkendes Fachgebiet, das sich in den letzten 30–40 Jahren aus den Wurzeln der „Fürsorge" heraus entwickelt hat. Sie befaßt sich mit den psychosozialen Auswirkungen (evtl. auch Verursachung) von Krankheit, Unfall und Behinderung. Die Mittel, die sie einsetzt, liegen im Bereich der Beratung (beratende Gespräche mit Patient und Angehörigen) sowie im Erschließen von konkreter Hilfe (finanzielle Mittel, Kuraufenthalt, Hilfsmittel usw.).

Seelsorge und psychologischer Dienst. Ihre therapeutische Hilfe liegt nicht im somatischen, sondern im psychologischen und/oder geistig-religiösen Bereich. Die Praxis zeigt, daß sich ihre Arbeit nicht nur auf die Begleitung von Patienten erstreckt, sondern auch auf das Personal. Dies kann geschehen über das persönliche Gespräch oder Supervision.

Pflegedienst in der Leitung

In der *Krankenhausleitung* bildet der Pflegedienst idealerweise zusammen mit dem ärztlichen und dem administrativen Sektor die „gemeinsame Führungsspitze". Dieses Miteinander ermöglicht eine gerechte Verteilung von Kompetenz, Verantwortung und Kostennutzung.

Die **Spezialdienste** und **Beratungsstellen** wurden oben schon erwähnt. In der Praxis geht es darum, daß die interdisziplinäre Zusammenarbeit gewährleistet ist:

- **Verwaltung, Hausdienst** und **Küche** sind sekundäre Dienste, die häufig nur über die „Drehscheibe" Pflegedienst mit dem Patienten in Beziehung stehen.

Nach außen muß ein nathloser Übergang zu den

- *krankenhausexternen* beruflichen Gesundheitsdienststellen (Spitex, Sozialstationen usw.) sowie zu den
- *nichtberuflichen* Hilfe- und Selbsthilfeorganisationen gewährleistet sein.

In der **Mitte** des Beziehungskreises steht der von Krankheit oder Hilfsbedürftigkeit betroffene *Mensch*. Die Bezeichnung dieses Menschen als Patient, als Pflegeempfänger oder (im Heim) als Bewohner oder Pensionär ist auch abhängig von den sprachlichen Gepflogenheiten. Keine Benennung aber ist so gut wie der *individuelle Name* dessen, den wir pflegen. Damit sich dieser Mensch in der Vielschichtigkeit und Schwerdurchschaubarkeit der Institution zurechtfindet, braucht er eine **Bezugsperson**. Das kann (muß aber nicht) die Pflegeperson sein. Im Idealfall sind es die Angehörigen, die dem Betroffenen auch im Krankenhaus oder im Heim begleitend nahe bleiben.

Der Kranke ist wichtigster Partner

Der Kranke ist der wichtigste Partner im Pflege- und Behandlungsteam. Nicht „ein anderer macht's", sondern er selbst ist in die Entscheidungsprozesse und Handlungsabläufe des Pflegeprozesses mit einbezogen.

14.8 Interaktionsformen

Interaktion/Kommunikation heißt Informationen, Gedanken und Meinungen austauschen. Wo *Zusammenarbeit* funktionieren soll, kann die Kommunikation nicht dem Ermessen des einzelnen überlassen bleiben. Gewisse Interaktionsformen müssen deshalb institutionalisiert werden.

14.8.1 Patientenbezogene Interaktionen

Instruktion und Anleitung. Wo Patienten neues Verhalten oder neue Techniken lernen müssen (z.B. Injektion, Verbandwechsel, Inhalieren), ist gezieltes Informieren und Einüben notwendig. Es müssen dafür genügend Zeit eingeplant und klare Ziele gesetzt werden. Grundlagen zum Lehren und Lernen finden Sie bei der Instruktion des Diabetikers S. 691 ff.

Pflegevisite. Die Pflegevisite dient den Pflegenden als Instrument, um die Pflegequalität zu messen, gleichzeitig kommt sie auch der Forderung nach, den Patienten in die Pflege direkt mit einzubeziehen. Man kann deshalb die *Ziele* der Pflegevisite wie folgt definieren:

- den Patienten gezielt in die Pflege mit einzubeziehen und ihn umfassend über pflegerische Maßnahmen zu informieren bzw. mit ihm zu diskutieren;
- die Schritte des Pflegeprozesses (S. 66 f.) gemeinsam zu besprechen und die Wirksamkeit der Pflege zu überprüfen und zu bewerten. (Pflegevisiten unterstützen die laufenden Interaktionen des Pflegeprozesses: Erstgespräch/Pflegeanamnese, Problemdefinition und Ressourcenklärung/Pflegediagnose sowie Zielvereinbarung.)

Die Pflegevisite ist in erster Linie ein Gespräch zwischen dem Patienten und seiner Bezugsperson; idealerweise begleitet von der Stationsleitung/Pflegedienstleitung oder einer Pflegeexpertin. Dadurch werden ein größerer Überblick und eine breitere Diskussionsbasis (Erfahrungsaustausch) gewährleistet.

Pflegevisiten sollen regelmäßig durchgeführt werden. Die Häufigkeit bzw. Intensität ist abhängig von den anstehenden Pflegeproblemen (bei Patienten ohne relevante Pflegeprobleme erübrigt sich die Pflegevisite). Die jeweiligen Kriterien müssen vom Stationsteam festgelegt werden; das gleiche gilt für einen allgemeingültigen Fragenkatalog. Im folgenden einige Standardfragen:

- Wie ist das aktuelle Befinden?
- Welche Pflegeprobleme stehen im Vordergrund?
- In welchem Umfang wurden Teilziele erreicht?
- Welche Pflegemaßnahmen werden beibehalten, wo sind neue Ansätze nötig?
- Welche neuen Teilziele müssen formuliert werden?
- Sind spezielle Interventionen notwendig, z.B. das Miteinbeziehen von Spezialisten (Stomaberatung, Diabetesberatung usw.)?

Arztvisite. Täglicher Besuch des Kranken durch den Arzt. Aufgabe der Pflegegruppe ist dabei das Begleiten der Interaktion Arzt–Patient, meist im Sinne des *Vermittelns* und des Entgegennehmens der Verordnungen für alle medizinischen Maßnahmen (weisungsabhängiger Teil der Pflege):

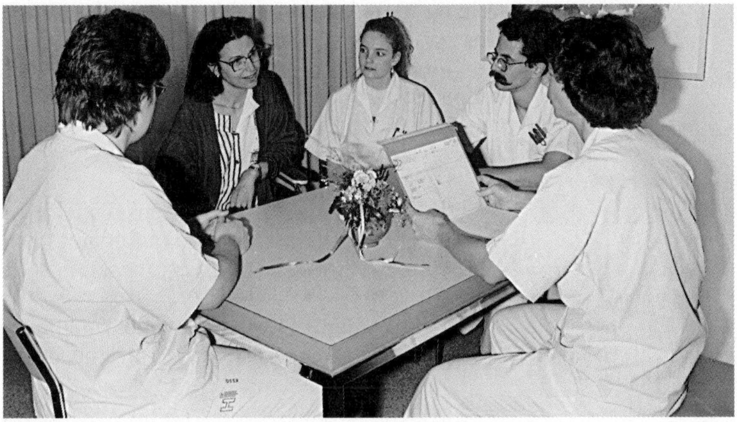

Abb. 14.**13** Patienten- und Situationsbesprechung. Im Zentrum steht der Patient selbst (Foto: Kantonsspital St. Gallen).

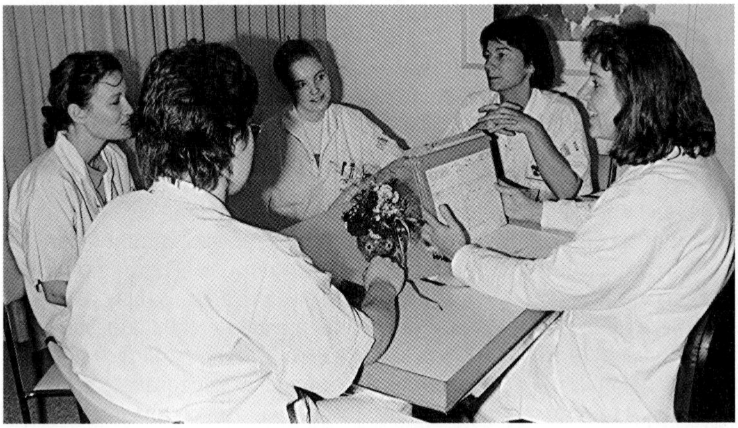

Abb. 14.**14** Gruppenrapport. Auf der Basis der Pflegedokumentation werden Pflegeprobleme und Arbeitsverteilung besprochen (Foto: Kantonsspital St. Gallen).

- *patientenzentrierte Visite*, die sich mit dem Befinden des Kranken im Aufarbeiten seiner Situation und seiner Probleme befaßt;
- *Kardex-Visite*, welche die medizinischen Probleme, den Krankheits- und Therapieverlauf betreffen. Diese Visite wird außerhalb des Krankenzimmers anhand der Krankendokumente vorgenommen.
- *Oberarzt-, Chefvisite* finden kursorisch, häufig wöchentlich statt. Sie wird vom Stationsarzt und der zuständigen Pflegeperson begleitet.

Patienten- oder **Situationsbesprechungen** bei Langzeitkranken finden wöchentlich oder, den einzelnen Patienten betreffend, z. B. alle 4 – 6 Wochen statt. Teilnehmer sind der Kranke selbst, die betreuende Pflegeperson, die Therapeuten (je nachdem Ergo-, Physio-, Sprachtherapeuten), evtl. der Sozialarbeiter und die Angehörigen (Abb. 14.**13**). Exemplarisch S. 719 f. u. 602 f.

Morgenbesprechung. Sie dient dem Überblick über die Besonderheiten im Tagesgeschehen sowie der Koordination und Kooperation, innerhalb der Gruppenpflege auch der Anpassung in bezug auf Arbeits- und Patientenzuteilung.

Das **Übergabegespräch** bezweckt die Kontinuität der Pflege von einer Schicht zur anderen. Vielerorts werden diese Übergabegespräche direkt am Patientenbett, also *mit dem Patienten* abgehalten. Der Vorteil liegt darin, daß nicht über, sondern mit dem Patienten gesprochen wird. Die neue Bezugsperson kann sofort mit dem Patienten in Kontakt treten und sich ein Bild von seinem Befinden machen.

Die **Gruppenbesprechung** hat die Planung und Beurteilung der Pflege und des Arbeitsablaufs sowie die Fruchtbarmachung von Beobachtungen, Erkenntnissen, Erfahrungen für den Patienten und für die Pflegepersonen selber zum Ziel (Abb. 14.**14**).

Zusammenarbeit in der Pflege

Zusammenarbeit muß auf vielen Stufen geübt werden:
- von Schwestern und Pflegern gleicher Berufsqualifikation,
- auf verschiedenen hierarchischen Stufen innerhalb des Pflegedienstes sowie von Schicht zu Schicht,
- interdisziplinär.

Voraussetzung für alle Besprechungen ist eine exakte, vollständige und kontinuierliche *Pflegedokumentation*.

14.8.2 Teambezogene Interaktionen

Sie dienen der besseren Zusammenarbeit und der Integration aller Beteiligten in das Gesamtgeschehen rund um den Behandlungsplan des Patienten:

Fort- und Weiterbildung. Vertiefung und Förderung des Pflegewissens und der Fähigkeit, Gesamtzusammenhänge besser zu verstehen.

Praxisanleitung/-begleitung dient ebenfalls diesem Ziel. Sie ist eine Notwendigkeit für Schüler(innen) und Berufsanfänger(innen) sowie beim Einführen von einschneidenden Neuerungen.

Balint-Gruppen. Die Arbeitsgruppe (Pflegepersonal und Ärzte gemeinsam) findet sich in regelmäßigen Abständen zusammen, um Problemsituationen in bezug auf die Patientenbetreuung zu diskutieren.

Supervision. Sie will die Berufsangehörigen befähigen, ihre Aufgaben besser wahrzunehmen. Sie hat in erster Linie Beratungscharakter und ist in ihrem Kern methodisch strukturierte Hilfe zur Selbstreflexion und beruflichen Selbstkontrolle.

Teambesprechungen. Sie dienen der Information, der Einführung von Neuerungen sowie dem Austausch von Erfahrungen.

Wie koordinieren?

- Im *Zweifelsfall* für den Patienten und gegen das System.
- Im *Idealfall* zur Befriedigung aller.
- Im *Normalfall* im Umgehen mit Kompromissen. Denn „jede Art von Leben bringt Chaos ins System“ (Spruchband an der Berner Reitschule).

Alle diese Interaktionsformen dienen dem Wohl des Patienten, der bestmöglichen Koordination der verschiedenen Dienste, der Förderung eines guten Arbeitsklimas und der *Zusammenarbeit*.

Formen der Zusammenarbeit

Partizipation – Zusammenbringen. Gemeint ist der Abbau hierarchischer Strukturen mit dem Ziel einer befriedigenden Zusammenarbeit. Sie umfaßt
- *Mitentscheidung* – Teilnahme einer funktionalen Gruppe an einem Entscheidungsprozeß im Rahmen von Problemlösungsstrategien.
- *Mitverantwortung* ist mit Haltung verbunden. Sie verlangt von den Gliedern der Gruppe, die berechtigten Bedürfnisse des Einzelnen und des Ganzen wahrzunehmen und zu respektieren, sowie die Bereitschaft, an anfallenden Problemen mitzuarbeiten.
- *Autonomie* umfaßt die Möglichkeit zu selbständigem Denken, Fühlen und Handeln. Sie steht im Dienst der Selbstverantwortlichkeit und der Selbstverwirklichung.
  Autonome Pflegegruppen stehen und fallen mit Personen, die nicht nur den „Freiraum Autonomie“ fordern, sondern diesen auch gestalten, was ohne hohen persönlichen Einsatz nicht möglich ist.

Koordination (einander zugeordnet sein). Es geht um das Zusammenbringen dezentralisierter Systeme, ohne daß die Abläufe in bürokratischer Schwerfälligkeit ersticken oder, bei ungenügender Führung, auf der Strecke bleiben. Die Pflegegruppe wird oft als *Drehscheibe* bezeichnet, bei der alle anderen Behandlungssysteme zusammenlaufen. Es braucht ein hohes Maß an sozialer Kompetenz, dieser Aufgabe gerecht zu werden, so daß
- es dem Patienten förderlich ist,
- die eigene Arbeit nicht gestört wird,
- die Bedürfnisse der anderen Dienste nach Möglichkeit berücksichtigt sind.

14.9 Beurteilung von Wissen und Können in der Pflege

Übung

1. Beobachten Sie über einen längeren Zeitraum (z. B. während einer Abendparty) die Gespräche der Gäste. Erstellen Sie ein Protokoll und beurteilen Sie die Qualität (verbal und nonverbal, S. 448 ff.).
2. Gehen Sie von der Annahme aus, Ihre Mutter (Tante/Onkel) brauche für längere Zeit Pflege. Vom medizinischen Standpunkt aus könnte die Patientin zu Hause gepflegt werden. Analysieren Sie die Situation bezüglich
   - primärem Beziehungsnetz (Familie, Freunde),
   - Sozialnetz Ihrer Gemeinde: Erfragen Sie alle möglichen Dienste, und zeichnen Sie das Sozialnetz auf (wie in Abb. 14.**10**).

   Entscheiden Sie, welche Dienste Sie wie, wann, wozu koordinieren müßten.
3. Erstellen Sie eine Liste aller therapeutischen Dienste Ihres Krankenhauses. Versuchen Sie ein Netzwerk herzustellen (S. 467 ff.), in dessen Mitte der Patient steht.

Weiterführende Literatur

Argyle, M.: Körpersprache und Kommunikation. Junfermann, Paderborn 1979
Baumgartner, I.: Heilende Seelsorge in Lebenskrisen. Patmos, Düsseldorf 1992
Bernard, G.: Sprachlos muß keiner bleiben. Lambertus, Freiburg 1988
Berne, E.: Spiele der Erwachsenen. Psychologie der menschlichen Beziehung. Rowohlt, Reinbek o. J.
Brookshire, R. H.: Aphasie. Eine Einführung in die neurologischen Grundlagen, Untersuchungs- und Behandlungsmethoden. Fischer, Stuttgart 1983
Buber, M.: Das dialogische Prinzip, 6. Aufl. Schneider, Heidelberg 1992
Buddenberg, C.: In Willi, J., E. Heim: Psychosoziale Medizin. Springer, Berlin 1986
Cohn, R. C.: Von der Psychoanalyse zur themenzentrierten Interaktion, 11. Aufl. Klett, Stuttgart 1992
Dass, R., P. Gordmann: Wie kann ich helfen? Sadhana, Berlin 1988
Dethlefsen, T., R. Dahlke: Krankheit als Weg. Bertelsmann, München 1992
Eibl-Eibesfeld, J.: Die Biologie des menschlichen Verhaltens, 2. Aufl. Piper, München 1986
Ende, M.: Momo. Thienemann, Stuttgart 1986
Eschmann, P., G. Kocher, E. Spescha: Ambulante Krankenpflege. Spitex-Handbuch. Huber, Bern 1993
Fast, J.: Körpersprache. Rowohlt, Reinbek 1979
Fromm, E.: Die Kunst des Liebens. Ullstein, Berlin 1993
Grond, E.: Nonverbale Kommunikation. Altenpflege 1985, H. 10
Habermann, G.: Stimme und Sprache. Eine Einführung in ihre Physiologie und Hygiene, 2. Aufl. Thieme, Stuttgart 1986
Hofer, M.: Patientenbezogene Krankenhausorganisation. Springer, Berlin 1987
Juchli, L.: Pflegen, begleiten, leben, 3. Aufl. Recom, Basel 1992
Kner, A.: Leben heißt begegnen. Süddeutsche Verlagsgesellschaft, Ulm 1982
Kohn, A.: Mit vereinten Kräften. Warum Kooperation der Konkurrenz überlegen ist. Beltz, Weinheim 1989
Leischner, A.: Aphasien und Sprachentwicklungsstörungen, 2. Aufl. Thieme, Stuttgart 1987
Molcho, S.: Körpersprache als Dialog. Ganzheitliche Kommunikation in Beruf und Alltag. Mosaik, München 1988
Müller, W., K. Baumgartner: Beraten und begleiten. Handbuch für das seelsorgliche Gespräch. Herder, Freiburg 1990
Piper, I., H. Piper: Schwestern reden mit Patienten, 6. Aufl. Vandenhoeck & Ruprecht, Göttingen 1993
Rogers, C. R.: Therapeut und Klient, 7. Aufl. Fischer Taschenbuch, Frankfurt/M. 1992
Sacks, O.: Der Mann, der seine Frau mit dem Hut verwechselte. Rowohlt, Hamburg 1990
Schipperges, H.: Die Welt des Herzens. Sinnbild, Organ, Mitte des Menschen. Knecht, Frankfurt 1989
Schwertfeger, B.: Macht ohne Worte. Wie wir mit dem Körper sprechen. Heyne, München 1988
Scobel, W. A.: Was ist Supervision? 3. Aufl. Verlag für Medizinische Psychologie, Göttingen 1991
Tschudin, V.: Interaktion im Pflegealltag. Recom, Basel 1989
Walter-Jung, B.: Dokumentation und EDV für Krankenpflegeberufe. Thieme, Stuttgart 1989
Watzlawick, P.: Menschliche Kommunikation, 8. Aufl. Huber, Bern 1990
Weber, W.: Wege zum helfenden Gespräch, 8. Aufl. Reinhardt, München 1987
Weisbach, Chr., S. Ehresmann: Reden und Verstanden werden. Fischer Taschenbuch, Frankfurt/M. 1987
Weizenbaum, J.: Kurs auf den Eisberg, 3. Aufl. Piper, München 1991
Willi, J., E. Heim: Psychosoziale Medizin. Springer, Berlin 1986
Zimmer, D.: So kommt der Mensch zur Sprache. Über Spracherwerb. Sprachentstehung, Sprache und Denken. Haffmans, Zürich 1988

15 Kind, Frau, Mann sein

Im Mann, in der Frau such den Menschen,
vielleicht findest du dann das Kind.

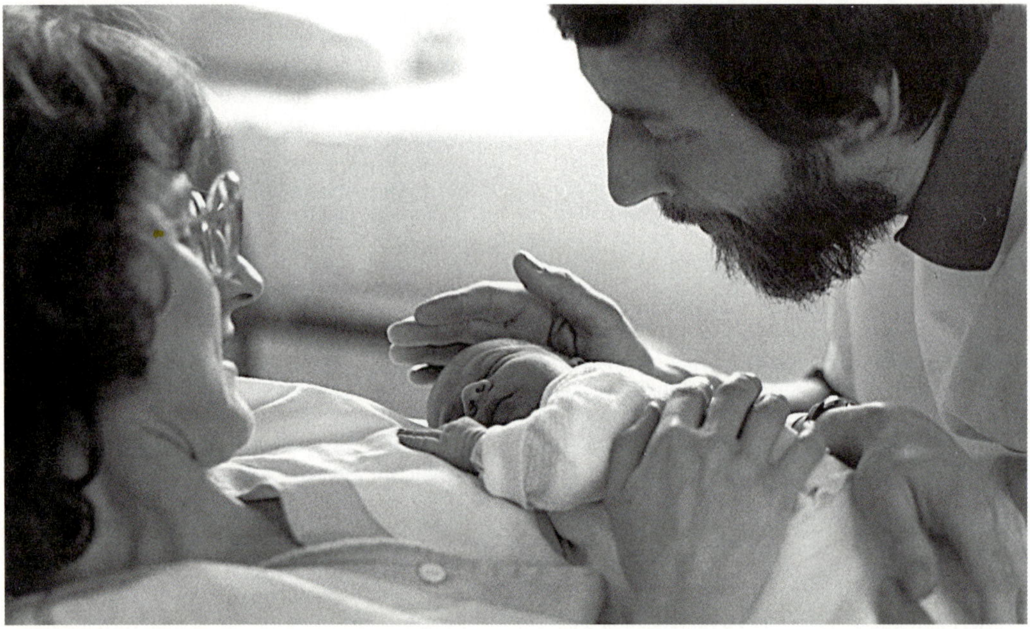

Foto: Ursula Markus, Zürich

Sequenzziel

Der Mensch ist ein Geschlechtswesen. Davon ist auch die Pflegeperson nicht ausgenommen. Die Schwester/der Pfleger kommt als berufsausübende(r) Frau/Mann eng mit der Leiblichkeit und damit auch mit der Intimsphäre des Menschen in Berührung. Unwissen und Vorurteile behindern eine gute zwischenmenschliche Beziehung ebensosehr, wie die positive Auseinandersetzung mit den Gesetzmäßigkeiten der menschlichen Entwicklung und der Geschlechtlichkeit ein reifes Verhalten fördert. Ziel und Inhalt des vorliegenden Kapitels ist es, Impulse zu setzen, damit Werte wie Distanz/Nähe, Berührung, Zärtlichkeit, Leiblichkeit und Sexualität thematisiert und in den Pflegealltag besser integriert werden können.

Ein weiteres Ziel ist das Wecken von Verständnis und Respekt dem anderen Menschen gegenüber in *seiner* eigenen Lebensperspektive und *seiner* Lebensweise und Ausdrucksmöglichkeit.

Prinzipien/Impulse

Die **ganzheitliche Person** trägt in sich beide Geschlechter, naturgemäß hat sie die eine entwickelt, ist Mann oder Frau. Gleichzeitig ist sie als ganzheitliches Wesen auch eingebunden in das Spannungsfeld der Polarität: männlich – weiblich, hart – weich, Verstand – Gemüt usw. In der positiven Ausformung erwächst daraus Reife und Selbstbewußtsein sowie *geschlechtliche Identität.*

Der **menschliche Organismus** ist durch primäre und sekundäre Geschlechtsmerkmale männlich oder weiblich geprägt. In Form und Funktion lebt und erlebt der Mensch (normalerweise) ein weiblich oder männlich geprägtes bzw. *geschlechtstypisches Körperbewußtsein.*

Umwelt und Mitwelt prägen durch gesellschaftskulturelle Strukturen das geschlechtsspezifische Rollenverhalten. Je nach Individualität und Anlagen paßt sich der Mensch an oder entwickelt ein eigenes, individuelles Persönlichkeitsbild. Er wird von der Rolle gelebt, oder er lebt die Rolle und sich selbst: *sozial geprägte Selbstidentifikation.*

Menschsein hat viele Facetten. Persönlichkeit ist nie etwas endgültig Feststehendes, schon eher ein dynamisch Wachsendes. In Kapitel 16, Sinn finden, fragen wir nach der Selbstverwirklichung der menschlichen *Person*. Im vorliegenden Kapitel geht es um deren *geschlechtstypische* Formung und Ausformung.

In der *Formung* betrachten wir das Kind in seiner Entwicklung. In der *Ausformung* sehen wir den erwachsenen Menschen in seiner ihm zugemessenen **Geschlechtsbestimmung**, als Frau oder als Mann. Man muß drei Aspekte unterscheiden:

- *Biologisch-genetische Geschlechtsbestimmung.* Sie unterscheidet zwei Geschlechter: den Mann mit den XY-Chromosomen, die Frau mit den XX-Chromosomen (Biologieunterricht!).
- *Geschlechtsidentität* – das Bewußtsein, ein Mann oder eine Frau zu sein. Dieses Bewußtsein wird im wesentlichen schon in den ersten 18 Lebensmonaten bestimmt; durch die einsetzende Entwicklung der Sprache formt sich das *Selbstkonzept* des Kindes und damit auch die Geschlechtsidentität. Diese bleibt im Kern stabil und prägt die Erfahrung der eigenen Individualität, des eigenen Verhaltens und der eigenen Erlebnisweisen, die normalerweise eindeutig männlich oder eindeutig weiblich erlebt werden. Auch die Bevorzugung von Geschlechtspartnern wird hier grundgelegt, und zwar auf einer „engen Spielbreite", die sich kaum mehr verändert (homo- oder heterosexuelle Prägung). Verändern kann sich hingegen der Grad, in dem jemand als „männliche(r)/weibliche(r) Frau/Mann" erscheint. Jede Person hat männliche *und* weibliche Anteile in sich, und das Verhältnis von *Maskulinität* zu *Feminität* ist sehr individuell; es schwankt bei der gleichen Person auch in den verschiedenen Lebensphasen.
- *Geschlechtsrolle* – das von der Gesellschaft erwartete geschlechtsgebundene Verhalten. Jede Gesellschaft und jede Kultur hat Vorstellungen darüber, wie eine Frau, ein Mann „sich verhält", wie sie/er „ist", wie sie/er sich zu kleiden hat. Diese Normen wurden in den 68er Jahren durch die „Unisexmode" erstmals durchbrochen: Männer wie Frauen tragen Hosen, Rollkragenpullover und lange Haare.

Die **Rollendefinition** erleichtert einerseits die Identifikation, führt jedoch bei denen, die der „Rollenstereotypie" nicht entsprechen wollen oder können, zu Insuffizienz- oder gar zu Schuldgefühlen (Pantoffelheld, Mannweib, Schwule). Wichtiger noch als die Erfüllung der gesellschaftlichen Erwartung ist deshalb die *Selbstidentifikation* und die *Akzeptanz seiner selbst* einschließlich Sexualität. Wo dies nicht gelingt, sind Beziehungen, Partnerschaft und Ehe von vornherein zum Scheitern verurteilt. Solche Menschen wählen bevorzugt einen „Helferberuf", wo sie Beziehungen verberuflichen können. Ohne Aufarbeitung der Problematik gelingt es aber den wenigsten, die Mechanismen der *Berührungsangst* und *Berührungsscheu* zu überwinden; diese Menschen bleiben im letzten auch *beziehungsunfähig*.

Auch aus diesen Gründen ist es notwendig, daß angehende Krankenschwestern und -pfleger sich mit dem Thema Geschlechtlichkeit auseinandersetzen, nicht nur mit der *Sexualität* an sich, sondern auch mit der Sinnlichkeit, der Emotionalität, der Intimität und der Leiblichkeit.

Damit ist ausgesagt, was *auch* Voraussetzung für ein **positives Berufsverhalten** ist:

- die *Bereitschaft*, Menschsein und Menschlichkeit in ihrem äußeren und inneren Ausdruck anzunehmen und auszudrücken (z.B. in der Qualität der Berührung, Abb. 15.**1**);
- *Bewußtheit* zu entwickeln für die eigene Sexualität sowie für die Wirkung blockierter und fließender Energien;
- das *Umgehen mit Empfindungen und Gefühlen*, also mit jener Ebene unseres Menschseins, die sich rational nur schwer fassen und steuern läßt, ebenso zu üben wie
- das *Annehmenkönnen* von Unsicherheit und Hilflosigkeit (die das nur schwer Faßbare immer begleiten), auch sie haben Daseinsberechtigung.

> Wer allen Situationen gewachsen sein will, kommt dahin, sich selbst nicht mehr gewachsen zu sein.

Lesen Sie dazu auch S. 88 ff. u. 81.

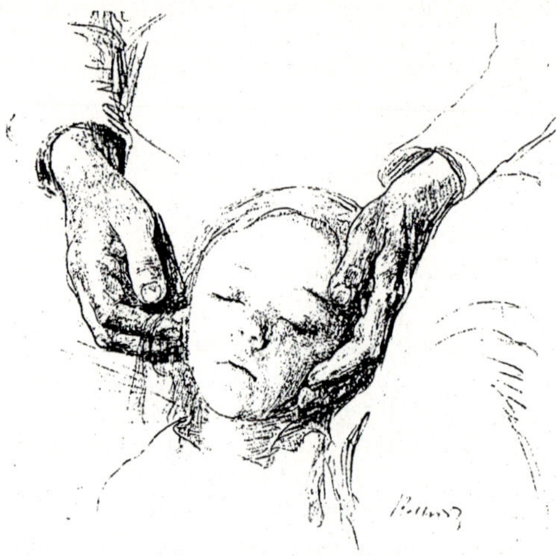

Abb. 15.**1** Die berufliche Berührung zu einem Akt der Zärtlichkeit werden lassen (Käthe Kollwitz, Studie zum linken Teil der Radierung „Zertretene" 1900. Dresdener Kupferstichkabinett).

15.1 Beeinflussende Faktoren

Die Beeinflussungsfaktoren sind nicht nur vielfältig, sie sind auch in höchstem Maß untereinander verknüpft (Abb. 15.**2**).

15.1.1 Biologische Faktoren

Das Geschlecht einer Person ist neben ihrem Alter das wichtigste Merkmal ihrer Identität, die sie ein Leben lang begleitet. Es ist entwicklungsgeschichtlich bedingt und durch die hormonale Wirkung der *Geschlechtsdrüsen* geprägt. Damit sind die *sekundären Geschlechtsmerkmale* (Geschlechtsinstinkt, ableitende Geschlechtswege mit ihren Anhangdrüsen, die äußeren Geschlechtsorgane und die Schambehaarung) und somit die Bestimmung des menschlichen Körpers zur männlichen oder weiblichen Rolle vorbestimmt.

Geschlechtsspezifisch sind zudem Merkmale außergeschlechtlicher Natur: die unterschiedlichen Maßverhältnisse der Körperteile, die Verteilung der Fettpolster, die Entwicklung der Brustdrüsen, die Verschiedenheit im Wachstum des Kehlkopfs.

Der *Geschlechtsakt* ist die spezifische Aktivität der erwachsenen Geschlechtlichkeit, ohne den es keine *Fortpflanzung* gibt. Sie ist aber nur der biologische Anteil geschlechtsspezifischen Verhaltens.

15.1.2 Seelisch-geistige Faktoren

In der Realität haben die Verhaltensweisen der beiden Geschlechter weit mehr Ähnlichkeiten, als allgemein angenommen wird, d.h., Mann und Frau sind psychologisch gesehen gar nicht so verschieden, wie es zu sein scheint. Der Unterschied wird zu einem großen Teil anerzogen, d.h. durch einseitige Entwicklung der männlichen oder weiblichen bzw. der Unterdrückung der weiblichen (im Mann) oder männlichen (in der Frau) Komponente geprägt. Die Entwicklung des geschlechtstypischen Verhaltens ist psychologisch von großer Bedeutung und daher ein häufiger Inhalt empirischer Untersuchungen. Tab. 15.**1** steht exemplarisch für viele andere.

Die *traditionellen Rollenstereotypen* werden heute jedoch nicht mehr so unbedacht übernommen. Insbesondere *Frauen* befragen sich selbst und suchen nach einem frauengemäßen Rollenverständnis, auch in Bereichen der Sexualität. Der Begriff **Sexismus** ist in der amerikanischen Frauenbewegung in Anlehnung an den Begriff „Rassismus" aufgekommen und meint, daß Menschen aufgrund ihrer Geschlechtszugehörigkeit minderbewertet oder gar mißachtet werden.

Den Pionierinnen des „feministischen Kampfes" ging es um die Auflösung des Zwangs, eindeutige Geschlechterrollen ausprägen und festhalten zu wollen und um Ziele wie *Gleichberechtigung* (Stimm- und Wahlrecht, gleiche Ausbildungschancen, gleicher Lohn für gleiche Arbeit) sowie um die *Bestätigung*, daß Frauen die bislang den Männern vorbehaltene Domäne (höhere Bildung, Aufstieg im Beruf) ebensogut besetzen können.

Tabelle 15.**1** Geschlechtstypische Unterschiede zur Zeit der Adoleszenz (aus A. Degenhardt, H. M. Trautner: Geschlechtstypisches Verhalten. Beck, München 1979)

	Weiblich	Männlich
Kognitiver Bereich	– verbale Fähigkeiten – Wahrnehmungsgeschwindigkeit – Wahrnehmungsgenauigkeit	– quantitative Fähigkeiten – räumliche Wahrnehmung
Sozialer Bereich	– Konformität – Personenorientiertheit – sozialbezogene Interessen	– Vertrauen in die eigene Leistung – Berufsorientiertheit – sachorientierte Interessen
Selbstbild	– interaktionsbezogen	– machtbezogen

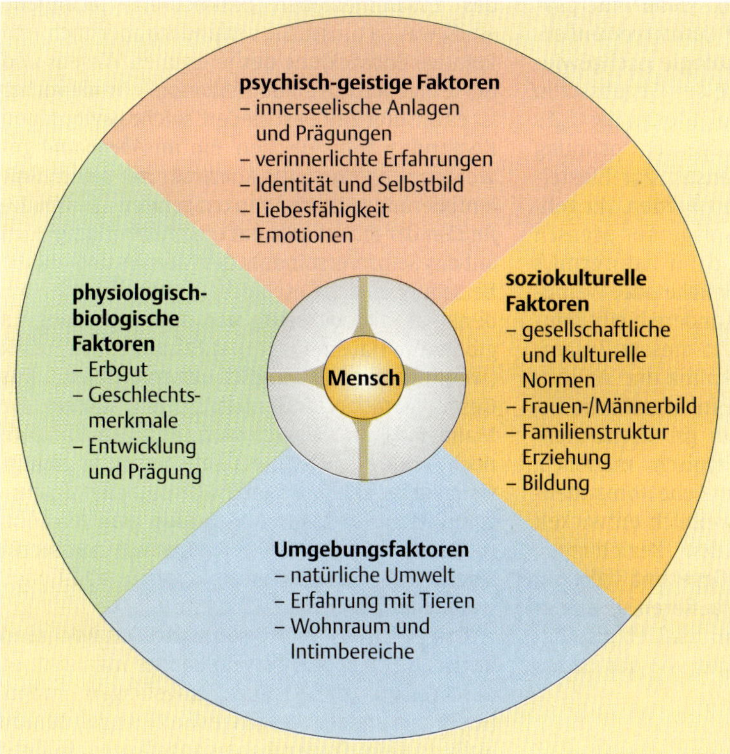

Abb. 15.**2** Einflußfaktoren auf Kind-Frau-Mann-Sein.

Diese Phase feministischen Aufbruchs orientierte sich noch sehr stark an männlichen Leitbildern und Werten. Neuerdings sind Strömungen feststellbar, welche die *Andersartigkeit* der Frau wiederum anerkennen, in diesen Unterschieden jedoch besonders die positiven Qualitäten aufwerten und in die Waagschale einer durch das patriarchale System bedrohten Welt legen; so sind diese Frauen z.B. äußerst selbstbewußt aktiv in vielen *ökologischen Bewegungen*. Sie sind es, die der Bewegung „Gerechtigkeit, Frieden und Bewahren der Schöpfung" tragende Impulse gegeben haben und durch ihre Fähigkeit der Beharrlichkeit sowohl im ökologischen Einkauf wie im Verbrauch und in der Entsorgung Hervorragendes leisten.

In neueren Forschungsergebnissen wurden die folgenden *Geschlechtsunterschiede* bestätigt:

- Männer sind aggressiver als Frauen, sowohl in ihren Phantasien als auch in Sprache und Verhalten.
- Knaben haben bessere mathematische Fähigkeiten und ein besseres visuelles Vorstellungsvermögen.
- Mädchen haben ein ausgeprägteres Sprachvermögen.

Solche Aussagen sind kritisch zu betrachten. Sicher ist: Knaben sind wilder und aggressiver als Mädchen. Man nimmt an, daß dieser Unterschied durch die vorgeburtliche Produktion von männlichen Geschlechtshormonen verursacht wird. Knaben haben deshalb mehr Konflikte mit den Eltern als ihre weiblichen Geschwister, was zu einer stärkeren Auseinandersetzung mit der Autorität führt. Ihre viel stärkere Neigung zu Sprach- und Leseschwierigkeiten versuchen sie oft durch Demonstration ihrer körperlichen Kraft zu kompensieren. So entwickelt sich schließlich ein Verhaltensmuster, das als „typisch männlich" gilt. Nicht bestätigt hat sich hingegen, daß Mädchen leichter zu beeinflussen sind, weniger Selbstachtung und weniger Leistungsmotivation als Knaben haben und daß diese logischer denken als Mädchen.

Es gibt angeborene Begabungsunterschiede zwischen Männern und Frauen, aber es gibt nicht *den* Mann und *die* Frau; Männer und Frauen können und müssen sich in all ihrer Verschiedenheit ergänzen.

Wie sehr die Gegensätze Mann–Frau innerpsychisch lediglich *zwei Seiten der Gesamtpersönlichkeit* sind, hat die **Tiefenpsychologie** nachgewiesen. Das Prinzip, daß das Ganze den Gegensatz in sich trägt, hat C. G. Jung wie folgt formuliert: „Es gibt keine Energie, wo keine Gegensatzspannung besteht; daher muß der Gegensatz zur Einstellung des Bewußtseins gefunden werden." Er geht davon aus, daß in der Keimanlage der Mensch *ganz* ist, in der Entwicklung dann naturgemäß nur ein Teil, u. a. eben die männliche oder weibliche Seite, entwickelt wird. Die andere bleibt minderwertig, aber nicht inaktiv. In diesem Zusammenhang hat er die Begriffe Anima und Animus geprägt. *Anima* als weibliche, innerseelische Instanz beim Mann, der sich im gesellschaftlich-kulturellen Reifungsprozeß typisch männlich, und als *Animus*, das ist die männliche Komponente der Frau, die sich typisch weiblich entwickelt hat. Die zwischenmenschlichen Beziehungen sind von diesen inneren Gesetzmäßigkeiten ebenso geprägt wie von den äußeren, d. h., das individuell Weibliche im Mann muß ebenso berücksichtigt und gepflegt werden wie das individuell Männliche in der Frau.

15.1.3 Soziokulturelle Faktoren

Das Bild, das der Mensch von der Rolle der Frau/des Mannes hat, ist keine Naturbegebenheit, vielmehr ein sozial und gesellschaftlich erzeugtes (und abgesichertes) Bild der Wirklichkeit. Auch das, was wir für unsere persönliche Wirklichkeit halten, ist letztlich eine **soziale Konstruktion** und das, was wir als Frauenbild oder Männerbild ansehen, ein *gesellschaftliches Konstrukt*. Jede **Gesellschaft** und jede **Kultur** hat ihre eigene Wirklichkeitserfahrung. Man muß zu den Anfängen solcher Konstruktionen zurückgehen, um zu verstehen, warum sie geworden sind. So war es in den Anfängen der Menschheit wichtig zu überleben. Das Feuer mußte gehütet, Nahrung herbeigeschafft werden. Es war naheliegend, diese Aufgaben zu verteilen: Die Frau übernahm das Feuerhüten (die Frau am Herd ist heute noch ein gängiges Frauenbild), der Mann ging auf die Jagd (später in die Fabrik, ins Geschäft). So entstand ein festgefügtes **Rollenkonstrukt**, das sich schließlich etabliert hat. Davon wurde und wird die soziale Identität des Individuums geformt (Sozialisationsprozeß, den ein Kind durchläuft), d. h., es übernimmt die vorgegebene Wirklichkeit, die ihm im Bild der Bezugsperson entgegenkommt. Solche tradierten Verhaltensmuster haben natürlich ihre Vorteile – das Zusammenleben funktioniert; jeder/jede weiß, was zu tun ist. Sie verhindern aber auch eine kreative Entwicklung des je eigenen Wesens und der je eigenen Rollenidentifikation. Wie nie vorher ist es unserer Zeit beschieden, solche gewordenen Konstrukte aufzuweichen. Ein im *Abendland* gewordenes *patriarchales Konstrukt* mit seinen Rollenfixierungen ist ins Wanken geraten. Die *Neudefinition der Frauenrolle* hat eine Auswirkung auch auf das Selbstverständnis des Mannes und auf die Beziehungen der Geschlechter untereinander. Ich denke an die Lockerung von Rollenklischees: Es gibt heute Hausmänner und Frauen in der Politik (wenn auch noch deutlich untervertreten). Das Gesetz garantiert erstmals „gleiche Rechte für Mann und Frau". Wie schwierig es aber auch heute noch für eine Frau ist, die „Chefetage" zu erreichen, ist bekannt; wie mühsam die Umsetzung von gleichem Recht für Mann und Frau in gleichen Lohn für beide in der Praxis ist, erfahren wir in unserem eigenen Berufsfeld, das ein typisch traditionell weibliches ist.

Das gleiche gilt für die **Sprache**. Das wachsend kritische Frauenbewußtsein könnte man auch so beschreiben, daß Frauen angefangen haben, (mehr als in der Vergangenheit) *sozialpolitisch* aktiv zu sein: Frauen haben angefangen, in ihrer eigenen Sprache zu sprechen, statt von anderen beschrieben zu werden. Sie haben gleichsam angefangen, „ihr Gesicht zu zeigen und ihre Stimme hören zu lassen", wodurch ihre ureigene Kraft nach außen sichtbar werden kann. Diese Kraft ist keine männliche, sondern eine, die verwurzelt ist in der *Erfahrungs-* und *Seinsweise* der Frau. Aus dieser Verwurzelung heraus wehren sich Frauen gegen die „zunehmend vertechnisierten und entmenschlichten Strukturen", und sie wehren sich gegen den Sexismus: „Nennt uns nicht Brüder!" So durchbrechen Frauen auch die patriarchale Kirchentradition, die durch „frauliches Schweigen und männliches Reden" geprägt ist. Frauen sind nicht mehr bereit, die passiv-duldende Rolle zu spielen. In Beruf, Politik und Kirche zeichnet sich ab: Frauen wollen als Frauen angeredet werden, und sie wollen an der Gestaltung der Welt – auch an den Strukturen des Gesundheitswesens – partnerschaftlich beteiligt sein.

15.2 Geschlechtlichkeit und Geschlechtsausdruck/Sexualität

15.2.1 Menschlichkeit und Sexualität

Wenn wir nach dem Mann und nach der Frau fragen, fragen wir eigentlich nach dem **Menschen**, d.h. nach dem **Menschsein** in seiner ganzheitlichen Ausformung als Mann oder als Frau. Die Stellung von Frauen und Männern in Politik, Wirtschaft, Beruf und Kirche ist somit eine logische Folge der Antwort auf die Frage nach dem Menschen. Das heißt dann auch, wir nehmen den Menschen in seiner Ausformung wahr: den **Menschen**, der sich **als Frau** oder **als Mann** darstellt und lebt. Denn, so heißt es schon in der Genesis, „als Mann und als Frau schuf er sie", nicht als Neutren, sondern als **Geschlechtswesen**.

Über lange Zeit hat das christliche Abendland unter der Vorherrschaft der *Kirchen* diese Grundwahrheit auch einseitig interpretiert und unnötige Verbote aufgestellt. Heute wächst die Bereitschaft einer ganzheitlich-freiheitlichen Sichtweise des Menschen einschließlich seiner geschlechtlichen Ausformung auch unter Seelsorgern.

Wer diese Tatsache zur Kenntnis nimmt, wird nicht mehr so leichthin von einer vorgegebenen „Schöpfungsordnung Gottes" im Bereich der Sexualität reden können, womit letztlich nur einer bestimmten Moral die Vormachtstellung eingeräumt werden soll. Von viel entscheidenderer Bedeutung ist die Frage nach der *Menschlichkeit der Sexualität*. Das könnte u.a. auch bedeuten,

- daß die Sexualität in sehr unterschiedlicher Weise gestaltet werden kann und daß keine Gestalt gegenüber einer anderen von vornherein „richtig" oder „falsch" sein kann. Die Menschlichkeit der Sexualität muß sich immer wieder neu ereignen und bewähren, indem in der sexuellen Begegnung versucht wird, dem beteiligten Menschen gerecht zu werden.

15.2.2 Geschlechtsausformung

Kindliche Sexualität

Im Alter von 2–4 Jahren beginnt sich das Kind mit seiner Geschlechtlichkeit zu beschäftigen. Der Knabe nimmt wahr, daß er ein Glied hat. Er vergleicht sich mit Gleichaltrigen und stellt fest, daß Mädchen kein derartiges Glied haben, daß es aber auch bei seiner Mutter fehlt, während der Vater ein weit größeres hat. Das Mädchen bemerkt, daß ihm das Glied fehlt; ob es deshalb einen „Penisneid" oder gar einen „Kastrationskomplex" erleidet, der von jener Bedeutung ist, wie Freud und die frühe Psychoanalyse glaubten, muß und darf bezweifelt werden.

Mit 4–6 Jahren stellen vor allem Knaben fest, daß sie die Mutter nicht ganz für sich haben können, sondern daß es zwischen Mutter und Vater eine Beziehung gibt, von der sie ausgeschlossen sind. Dies zu akzeptieren, fällt vielen Kindern schwer. In diesem Alter beginnen sie sich mit der Frage zu befassen, woher die Kinder kommen. Wenn sie dies einmal wissen, beschäftigen sie sich mit der Vorstellung, wo das Kind wohl aus dem Bauch der Mutter herauskommen wird. Eine kindgerechte und mit ihrem Vorstellungsvermögen Schritt haltende Aufklärung sollte spätestens in diesem Alter beginnen und bei jeder sich bietenden Gelegenheit die Entwicklungsjahre bis zum Abschluß der Geschlechtsreife begleiten.

Geschlechtsreife

Pubertät (lat. pubescare = behaart werden; pubertas = Alter der Mannbarkeit). Die Pubertät ist biologisch definiert und beginnt mit dem *Auftreten der sekundären Geschlechtsmerkmale* (Schambehaarung, Brustbildung bei Mädchen) und endet mit der *Geschlechtsreife*, d.h. mit der Ausstoßung der ersten Spermatozoen beim Knaben (Samenerguß, Ejakulation) oder des ersten Eies beim Mädchen (begleitet von der Monatsblutung, Menstruation) rund 2 Jahre danach.

Die Entwicklung der Geschlechtlichkeit hat sich in den letzten Jahrzehnten um 1–2 Jahre vorverschoben, wodurch sich die Diskrepanz zwischen körperlichem und seelisch-geistigem Entwicklungsstand vergrößert hat. Sicher ist dies mit ein Grund für die Zunahme der Konflikte Jugendlicher mit sich selbst, der Gesellschaft, den Eltern. Man darf dabei nicht vergessen, wie enorm groß der seelisch-geistige Prozeß ist, diese sich ausfaltende Sexualität in das noch unstabile Selbstbild zu integrieren. Die positive Bewältigung ist die Voraussetzung dafür, daß sich eine gesunde *Selbstdefinition* (Identität) entwickeln kann. Sie ist der Boden, auf dem sich das **Frausein** bzw. das **Mannsein** gestaltet.

Geschlechtsausdruck

■ „Der Begriff Sexualität kam am Anfang des 19. Jahrhunderts auf und wurde zunächst nur fachsprachlich im botanischen Bereich gebraucht.

So erschien 1842 ein Kongreßbericht ‚Verhandlungen über die Fortpflanzung und Sexualität der Pflanzen'. Der Begriff verbreitete sich dann aber rasch und gewann dabei eine immer allgemeinere, recht verschiedene Tatbestände umfassende Bedeutung. Seit dem späten 19. Jahrhundert ersetzt er ‚Geschlecht', ‚Geschlechtsleben', ‚Gesamtheit der im Sexus begründeten Lebensäußerungen und Verhaltensweisen', ‚Geschlechtstrieb'. [...] Es ist anzunehmen, daß die Abstraktheit des Begriffes wesentlich zu seiner wachsenden Beliebtheit beigetragen hat: Während die Tatsachen und Zusammenhänge, die er bezeichnete, immer stärker unterdrückt und verdrängt wurden und auch die sie meinenden Worte verpönt und aus der Umgangssprache ausgemerzt wurden, entwickelte sich das Wort ‚Sexualität' zu einem regelrechten Fetisch, der einerseits alles Unanständige und Obszöne verdeckte und sich andererseits gerade wegen seiner Unbestimmtheit als glänzend geeignet erwies, um einen immer umfangreicher werdenden und nie enden wollenden Diskurs über sexuelle Fragen und Probleme zu führen. Je zurückhaltender und seltener Sexuelles im öffentlichen Leben zur Geltung kam, um so mehr wurde es beredet, beschwatzt. Dabei wurden von der Diskussion auch solche Themen ergriffen, die bis dahin in ganz anderen Zusammenhängen bedeutsam waren und die niemand mit sexuellen Vorgängen in Zusammenhang gebracht hatte: Vertrauen, Verantwortung, Lebenssinn, Glück, Gegenseitigkeit, Gleichberechtigung, Partnerschaft, Emanzipation. Die Subjektivität, die sich mit dem aufkommenden Bürgertum entfaltete, eröffnete der Selbsterfahrung eine neue Dimension; die konkreten Erfahrungen, die nun jeder einzelne Mensch machen konnte, wurden reflektiert unter dem Stichwort ‚Sexualität'" (Kentler 1983). ■

Die Sexualität dient wie alle anderen Lebensaktivitäten (ATL) dem Leben und erfüllt darin eine sinnstiftende Funktion.

Bisher hat man fünf Funktionen der Sexualität aufgedeckt:

- Fortpflanzungsfunktion; darin hat man über lange Zeit die einzige Sinnerfüllung gesehen.
- Entspannungs- und Lustfunktion; der Gipfel der Lust wird im Orgasmus erlebt.
- Kommunikative Funktion, d.h., sie dient dem Kennenlernen, dem Austausch von Mitteilungen und der Verständigung. In der sexuellen Begegnung kann die Sexualität zur Körpersprache werden und Informationen vermitteln, für die es keine Worte gibt.
- Ersatzfunktion, d.h., sie kann Ersatz für alles mögliche sein.
- Identitäts- und Integrationsfunktion (S. 489 f.).

Diese Funktionen der Sexualität haben einen gemeinsamen Zug, der das Überleben der Arten ermöglicht, regenerierend wirkt, Kommunikation ermöglicht, Ausgleich ist für Fehlendes, Ersatzbefriedigung ist und schließlich auch integrierend wirkt, indem er die Identität bewahren hilft. So könnte man auch sagen, Sexualität ist Lebensausdruck und eine wichtige Lebensäußerung. Ausschlaggebend ist letztlich immer die Art und Weise, wie sie gelebt und integriert wird; sie muß entwickelt und geformt werden (kindliche Sexualität [S. 479]). Der Weg zur reifen Sexualität könnte in Anlehnung an den Begriff „Sozialisation" als „Sexualisation" bezeichnet werden. Es ist dies ein Prozeß, der von der Erziehung beeinflußt und schließlich so geformt wird, wie die Gesellschaft es fordert. Das bringt es mit sich, daß die Vorstellung „richtiger" oder „falscher" Sexualität bei verschiedenen Völkern sehr unterschiedlich sein kann.

Heterosexuell – homosexuell

Im allgemeinen stimmt die Geschlechtsrolle mit dem genetischen Geschlecht überein. Das muß aber nicht so sein. Viele Faktoren, z. B. Anlage und Erziehung, bewirken schließlich auch die **sexuelle Orientierung eines Menschen**. Dieser Begriff darf aber nicht einseitig auf die sexuelle Praxis ausgerichtet sein, sondern umfaßt die „Gesamtheit der inneren Bilder, des Selbstverständnisses und der in der sozialen Realität sichtbar werdenden Beziehungsmuster" (Rauchfleisch 1994).

Heterosexualität ist die häufigste Form sexueller Ausrichtung, sie orientiert sich eindeutig am anderen Geschlecht – Partnerschaft von Frau und Mann.

Homosexualität (Schwule, Lesben) bezeichnet die auf den gleichgeschlechtlichen Partner ausgerichtete Sexualität. Sie ist weiter verbreitet, als man im allgemeinen angenommen hat. Sie wurde bis in die neuere Zeit hinein strafrechtlich verfolgt. Aber auch heute werden homosexuelle Menschen häufig immer noch diskriminiert und sozial isoliert. Eine vollständige Akzeptanz dieser Menschen ist eine noch zu leistende Aufgabe von Gesellschaft und Kirche.

Der heute häufig gebrauchte Begriff des **Coming-out** umfaßt auf der einen Seite den *innerseelischen Vorgang* (Gewahrwerden, Gewißheit) und auf der anderen Seite die *soziale Dimen-*

sion, bei der es um Wege geht, sich entsprechend der geschlechtlichen Orientierung auch in der Öffentlichkeit zu präsentieren und einen eigenen Lebensstil zu finden.

Bisexualität ist die sexuelle Neigung zu Partnern beider Geschlechter. Diese Menschen leben meist eingebunden in Ehe und Familie.

Transsexualität meint das vorherrschende Gefühl der Zugehörigkeit zum biologisch entgegengesetzten Geschlecht. Der Betroffene ist in seiner ganzen Person, in seinem Wünschen und Erleben davon geprägt. Wegen der dadurch verursachten inneren Zerrissenheit streben Transsexuelle häufig eine Geschlechtsumwandlung an.

Sexuelle Selbstbefriedigung (Masturbation, Onanie), bei der es durch manuelle Reizung von Penis oder Klitoris bis zum Orgasmus kommt, ist eine Erscheinung, die bei Kindern als unbewußte Triebhandlung häufig zu beobachten ist. Bei Erwachsenen dient sie der Entlastung von Triebspannung, z.B. wenn der Partner fehlt (häufiger bei Männern als bei Frauen).

15.2.3 Weiblicher Zyklus

Zyklus ist ein periodisch ablaufendes Geschehen; alle Lebensvorgänge laufen zyklisch ab (Zeitrhythmen S. 423ff., Biorhythmus S. 424). Eine Sonderform des Biorhythmus ist der weibliche Zyklus. Er umfaßt den Aufbau der Gebärmutterschleimhaut und die Follikelreifung, den Eisprung und die Zeit der Befruchtungsmöglichkeit sowie den weiteren Aufbau der Uterusschleimhaut und die Abstoßung der Schleimhaut. Diese letzte Phase ist die **Menstruationsphase**. Die Dauer des Zyklus entspricht der Dauer der Mondphase. Das ist mit ein Grund, warum bei vielen Völkern das Menstruationsgeschehen eine große Bedeutung hat.

Menstruation

Die Menstruation (Synonyme: Regel, Periode) ist die in monatlichen Abständen periodisch auftretende Blutung aus der Gebärmutter der Frau, die das Ende des jeweiligen Zyklus anzeigt.

Ablauf des Menstruationszyklus. Das Zyklusgeschehen beginnt mit der *Menarche* (erste Regelblutung im 10. – 12. Lebensjahr) und endet mit der *Menopause* (letzte Menstruation im 48. – 52. Lebensjahr).

Dauer der Menstruation: 28 ± 4 Tage. Die Steuerung erfolgt zentral (Hypothalamus, Hypophyse). Im Zusammenhang mit der Regelblutung treten oft Begleitsymptome auf. Insbesondere vor der Menstruation klagen viele Frauen über depressive Verstimmungen, Kopfschmerzen, Leistungsabfall. Diese Beschwerden werden mit dem Begriff des *prämenstruellen Syndroms* (S. 919) zusammengefaßt. Es können aber auch Störungen während der Menstruation auftreten. Man spricht dann von eigentlichen Menstruationsstörungen. Das Ausbleiben der Menstruation kann zunächst auf eine Schwangerschaft hinweisen, aber auch krankheitsbedingte Ursachen haben, so z.B. bei Unterernährung (Anorexie).

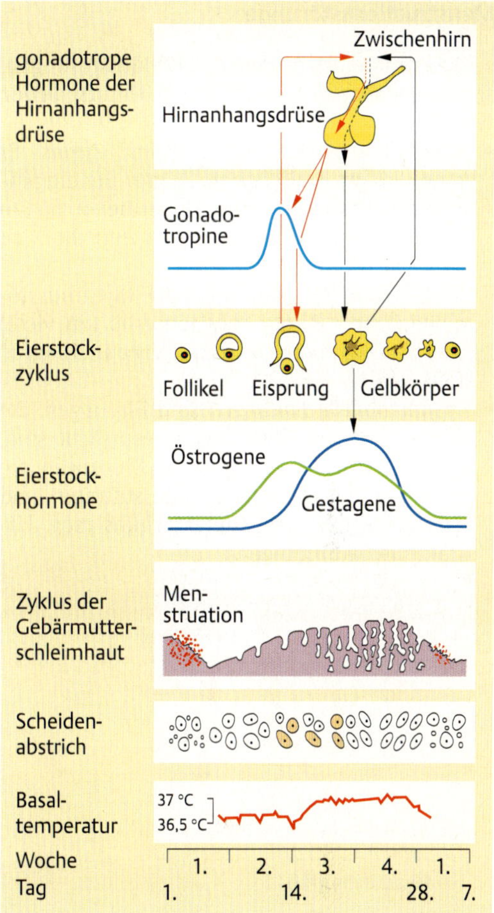

Abb. 15.**3** Der weibliche Zyklus als Funktion des sexuellen Zentralsystems.

Abb. 15.**3** gibt einen Einblick in die Vielschichtigkeit der inneren Abläufe: Follikelreifung, Follikelsprung bis zum Sekretionsstadium, das eintritt, wenn keine Nidation (Einnistung des Eies) stattgefunden hat. Die abgesonderte Flüssigkeit während der Sekretionsphase besteht aus Blut, Schleim und Geweberesten (20 – 200 ml).

Menstruationsstörungen

Menstruationsstörungen (Zyklusstörungen) sind Anomalien der Regelblutung. Unterschieden werden

- *Blutungsanomalien bei normalem Zyklus*. Es kann sich um Zwischenblutungen, um ein prämenstruelles Bluten, eine Hypermenorrhö (zu starke Blutung), eine Hypomenorrhö (zu schwache Blutung) handeln.
- *Tempoanomalien* nennt man die Rhythmusstörungen, die z.B. als Polymenorrhö (zu viele) oder als Oligomenorrhö (zu seltene Blutungen) auftreten.
- *Dysfunktionelle Blutungen* sind Blutungen, die durch hormonale Störungen verursacht sind. Dazu gehören die sog. juvenilen Blutungen, die zu Beginn der Geschlechtsreife auftreten, und jene zu Beginn des Klimakteriums (sog. klimakterische Blutungen).

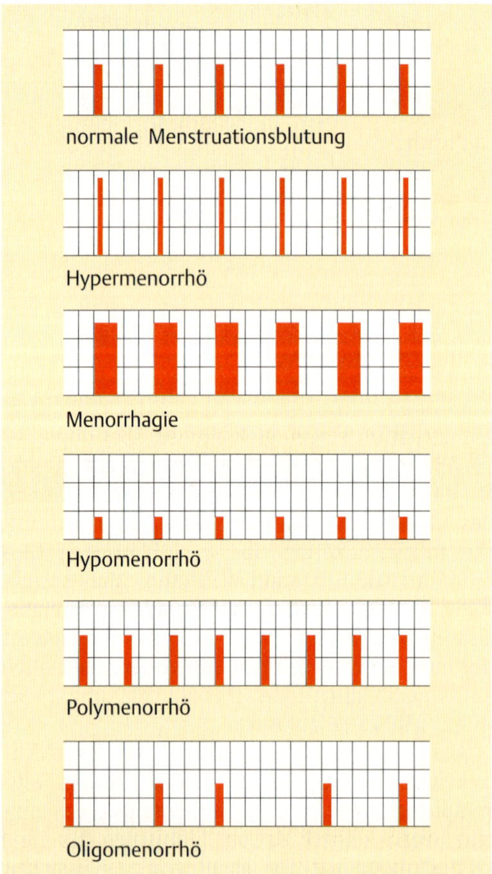

Abb. 15.**4** Darstellung von Blutungstypen im Kaltenbach-Schema.

- *Amenorrhö* bedeutet das Ausbleiben der Regelblutung. Das ist immer der Fall während der Schwangerschaft (das Ei hat sich eingenistet und braucht nicht ausgestoßen zu werden), während der Laktation (Zeit des Stillens), während Hormonbehandlungen. Eine unphysiologische Amenorrhö tritt auf bei organischen (Tumor) oder bei psychischen Problemen.

Die *verschiedenen Blutungstypen* sind in Abb. 15.**4** zusammengestellt.

15.2.4 Konzeption

Synonyme sind Befruchtung, Empfängnis, Vereinigung von Ei und Samenzelle. **Konzeptionsoptimum** nennt man die günstigste Zeit für die Befruchtung. Sie liegt, da das Ei nur wenige Stunden befruchtbar ist und die Spermien nur etwa 2–3 Tage befruchtungsfähig sind, innerhalb einer begrenzten Zeit in der Nähe des Follikelsprungs (Abb. 15.**5**), nämlich innerhalb der 4–5 Tage vor dem intermenstruellen Anstieg der Basaltemperatur. Dieses Wissen ist für Frauen wichtig, die sich ein Kind wünschen.

Die **Bestimmung** der Zeit des Befruchtungsoptimums bzw. der nicht empfängnisaktiven Zeit geschieht durch

- die Messung der Basaltemperatur = *Temperaturmethode* (s. unten),
- Selbstbeobachtung der intermenstruellen Schleimabsonderung = *Zervixschleimmethode*. Die Veränderung der Schleimabsonderung ist in Abb. 15.**3** abzulesen.

Konzeptionsverhütung

Für die Empfängsniverhütung zum Zweck der **Geburtenregelung** stehen verschiedene Methoden zur Verfügung, die die Frau je nach religiösen, gesundheitlichen oder sozialen Gründen wählt:

- *natürliche Methoden* (Rhythmusmethoden):
  - *Knaus-Ogino-Methode:* periodische Enthaltsamkeit entsprechend dem individuellen Menstruationszyklus,
  - *Temperaturmethode:* Eigenbeobachtung der Basaltemperatur der Frau zur Bestimmung der fruchtbaren Tage (s. unten);
- *mechanische Methoden:*
  - Präservativ (Kondom) beim Mann,
  - Pessar (Scheidendiaphragma) bei der Frau;

  sie verhüten das Eindringen der Samenzellen in die Gebärmutter;
- *lokal-chemische Methoden* in Form von Vaginalschaum, Schaumovula, Zäpfchen, Gels usw.,

die intravaginal appliziert werden (Anwendung von spermienabtötenden Mitteln [Spermiziden]);
- *hormonelle Methoden* gelten neben der Sterilisation als die sicherste und bequemste Form der Konzeptionsverhütung. Durch Einnahme von Östrogen-Gestagen-haltigen Präparaten (z. B. als Einphasenmethode bekannt als Antibabypille, oder als physiologische Zweiphasenmethode u. a.).

Frauen, die Antikonzeptiva einnehmen, sollen mindestens einmal im Jahr gynäkologisch untersucht werden, da Nebenwirkungen nicht auszuschließen sind.

Im folgenden finden Sie die Beschreibung der *natürlichen Temperaturmethode*, die jeder Frau bekannt sein sollte (trotz Verhütungspille, die für viele nicht verträglich, für andere aus religiösen Gründen nicht anwendbar ist).

Aufwachtemperaturkurve

Die Messung der morgendlichen Temperaturschwankungen (auch Basaltemperaturkurve genannt) ist ein einfaches und zuverlässiges Mittel, um Angaben über den *Ablauf eines Zyklus* oder über die *Ursachen von Zyklusstörungen* zu gewinnen. Von primärer Bedeutung sind dabei das Verständnis und die Zuverlässigkeit der Frau bei der **rektalen** Temperaturmessung:

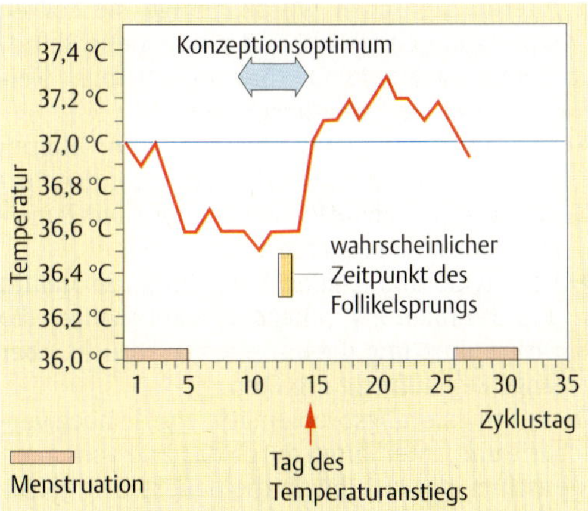

Abb. 15.**5** Aufwachtemperaturkurve mit einem biphasischen (zweiphasischen) Zyklus. Dies spricht für einen Eisprung (ovulatorischer Zyklus). Bei einem monophasischen (einphasischen) Verlauf der Temperaturkurve wird ein Fehlen der Ovulation angenommen (anovulatorischer Zyklus).

- jeden Tag, ohne Unterbrechung;
- morgens früh, nach dem Aufwachen, *vor* dem Aufstehen (nicht zu einer bestimmten Stunde, sondern nach einigen Stunden Schlaf);
- Notieren von Erkältungen und Befindlichkeitsstörungen.

Entscheidend für die Beurteilung der Kurve ist nicht die Höhe der Temperatur, sondern die Abweichung zwischen den Werten. Abb. 15.**5** zeigt eine zweiphasige Temperaturkurve.

Die *Verlängerung der Hyperthermie* kommt durch den Fortbestand des Corpus luteum und die dadurch anhaltende Progesteronsynthese zustande und ist das früheste objektive Zeichen für den Eintritt einer Schwangerschaft.

15.2.5 Klimakterium

Das Klimakterium umschreibt die *Wechseljahre der Frau*, die Übergangsphase von der vollen Geschlechtsreife zum Senium. *Beim Mann* spricht man von *Climacterium virile*, wenn die Testosteronbildung abnimmt. Das geschieht nur sehr langsam, oft im hohen Alter und bringt keine physiologisch bedingten Beschwerden mit sich, wie das bei der Frau der Fall ist.

Bei der **Frau** beginnt das Klimakterium mit dem Wechsel (darum Wechseljahre) der Hormonbildung im Ovar. Es sind die Jahre, in denen die Fortpflanzungsfähigkeit nachläßt und schließlich ganz versiegt.

Man unterscheidet Prä-, Peri- und Postmenopause.

Prämenopause. Dieser Zeitraum erstreckt sich ungefähr vom 40. Lebensjahr bis hin zum Auftreten der ersten unregelmäßigen Monatsblutungen. Durch die Abnahme der Hormonproduktion in den Eierstöcken, vor allem des Gelbkörperhormons, treten die ersten Anzeichen der Wechseljahre auf. Oft hat die Frau in dieser Zeit noch ihre normalen Zyklen. Auch der Östrogenspiegel liegt meistens noch im Normalbereich. Zeichen der beginnenden Veränderung sind zyklusabhängige Beschwerden, vor allem vor der Regel. Bei vielen Frauen treten Migränebeschwerden auf (verursacht durch vermehrte Flüssigkeit im Gehirn mit kurzfristigem Hirnödem). Andere Beschwerden sind Brustspannungen – die Brust wird berührungsempfindlich –, aber auch Gewichtszunahme.

Perimenopause. Dies ist die Zeit vor und nach dem Ausbleiben der Regel. Sie dauert ca. 2 Jahre. Der Östrogenabfall verursacht nicht nur das Ausbleiben der Regelblutung, sondern ist verantwortlich für eine Reihe von Beschwerden: vegetative Störungen mit Wallungen, Schweißausbrüche und Parästhesien (Kribbeln in Fingern und Zehen, „eingeschlafene" Arme und Beine), Schlafstörungen. Auch psychische Probleme sind fast immer anzutreffen, so z.B. Gereiztheit, Unkonzentriertheit, Antriebslosigkeit bis hin zu Depressionen. Äußere Veränderungen sind neben der Gewichtszunahme Haarausfall, aber auch verstärkter Haarwuchs im Gesicht und an den Beinen.

Postmenopause. Sie beginnt 1–2 Jahre nach der letzten Regel und umfaßt einen Zeitraum von etwa 15 Jahren. Durch den immer länger andauernden Östrogenmangel entstehen mit der Zeit die sog. *atrophen Erscheinungen* von Haut, Schleimhaut und Knochenstruktur. Folgezustände sind die gefürchteten Knochenbrüche infolge Osteoporose sowie Herzinfarkt oder Schlaganfall durch den ungünstigen Einfluß auf die Blutfette und Gefäße (Osteoporose S. 934). Das hormonelle Versiegen beeinträchtigt auch die Durchblutung und Elastizität von Blase und Becken, wodurch **Inkontinenzprobleme** entstehen können (S. 912 f.).

Mit der Gabe einer **Hormonersatztherapie** will man nicht nur die unerwünschten Begleiterscheinungen der Wechseljahre beheben, sondern auch die Folgezustände verhindern: Osteoporose und Arteriosklerose. Die Entscheidung dafür oder dagegen sowie die Wahl der Hormontherapie (Tabletten, Depotspritzen, Hormonpflaster) sollte jede Frau mit ihrem Arzt/ihrer Ärztin besprechen. Es müssen die Vor- und Nachteile individuell abgewogen werden.

Beim **Mann** gibt es (wie oben erwähnt) kein physiologisch bedingtes Klimakterium im Sinne des Erlöschens der Fortpflanzungsfähigkeit. Er kann bis ins hohe Alter Kinder zeugen. Seine *Umstellung* ist mehr *sozial* bedingt. Hat er seinen 50. Geburtstag überschritten, spürt er, daß nach der Phase des beruflichen Höhepunkts der Abstieg beginnt. Viele reagieren auf diese Tatsache mit einem erhöhten Leistungsschub. Streßkrankheiten nehmen zu, oder das Gefühl der Insuffizienz belastet zunehmend die letzten Berufsjahre vor der Pensionierung. Für den Mann ist dies eine Zeit höchsten gesundheitlichen Risikos (die Todesrate steigt an und sinkt dann wieder ab).

Ob die Umstellung *physiologisch* (Frau) oder *soziologisch* (Mann) begründet ist, sie führt **beide Geschlechter** an die Unausweichlichkeit des Bedingtseins und der Vergänglichkeit heran. Diese Erfahrung kann von heftigen psychologischen Erschütterungen begleitet sein. Man spricht von der *Krise der Lebensmitte* (Midlife crisis S. 519 f.).

Die Krise ist Ausdruck des Verarbeitenmüssens der körperlichen und/oder sozialen Ereignisse: Schönheit und Jugend, sexuelle Attraktivität, Leistungskraft und Konkurrenzfähigkeit entsprechen nicht mehr den Erwartungen. Das führt zu einer Beunruhigung des Selbstwertgefühls, es kann ein negatives Altersbild entstehen. Die Folge sind Reizbarkeit, Aggressivität oder depressive Verstimmung. Die Erfahrungen zeigen, daß diese „Wechseljahre" um so beschwerdefreier verlaufen/erlebt werden, je bewußter sich Mann und Frau auf die *zweite Lebenshälfte* vorbereiten und einstellen und diese annehmen.

Wo dies gelingt, können die Jahre neu mit Inhalt gefüllt und mit neuem Sinn gelebt werden.

Das **Senium** beginnt mit dem Nachlassen der körperlichen Leistungsfähigkeit und dem Auftreten echter Alterungsprozesse im 65.–70. Lebensjahr.

15.2.6 Sexualität im Alter

Männer und Frauen können bis ins hohe Alter sexuell aktiv sein. Die Tatsache, daß die sexuelle Reaktion bei älteren Menschen weniger kraftvoll ist, bedeutet nicht, daß das Bedürfnis erloschen ist, es bleibt normalerweise (wie alle anderen Bedürfnisse auch) bis zum Tod bestehen.

Eine tabuisierende Gesellschaft – und Krankenpflege! – hat dieser Tatsache allzulange nicht Rechnung getragen:

- Bewohner von Pflegeheimen, auch verheiratete Paare, wurden nach Geschlecht getrennt.
- Älteren Menschen wurde gesagt, sie sollten sich darauf einstellen, daß die sexuelle Befriedigung nachlasse, ja (dies vor allem in Heimen), daß sie unerwünscht sei.
- Sich anbahnende Beziehungen unter älteren Menschen wurden unterbunden oder doch erschwert. Das Bedürfnis nach Liebe und Zuneigung wurde ihnen abgesprochen.
- Vorurteile und eigene verdrängte Sexualität von Heimleitung, Pflegepersonal haben die Diskriminierung dieses Lebensausdrucks über lange Zeit aufrecht erhalten.

Diese Tabuisierungsproblematik wurde noch verschärft und unterhalten durch das Bild vom alten Menschen, das sich bis in die neuere Zeit gehalten hat und als Defizitmodell (S. 587) bezeichnet wird.

Die **Veränderung der Einstellung** zu Sexualität *und* Alter geht davon aus, daß auch in der zweiten Lebenshälfte bis ins hohe Alter Kompetenz und Zufriedenheit realisierbar sind.

Experimente haben gezeigt, daß es keinen Lebensabschnitt gibt, in dem nicht durch gezielte Anregung eine Erhaltung oder sogar ein Neuerwerb von Fähigkeiten möglich ist. Dies gilt selbstverständlich auch für den sexuellen Bereich, der vordergründig von Abnahme, Verlust und Verkümmerung gekennzeichnet zu sein scheint: Neben den biologischen Veränderungen ist eine Verringerung der Häufigkeit von Geschlechtsverkehr nachgewiesen. Wird hingegen nicht nur nach der Quantität, sondern nach der Qualität gefragt, zeigt sich, daß *Zärtlichkeit* und *Zufriedenheit* im sexuellen Bereich in der zweiten Lebenshälfte zunehmen. Diese knappe Darstellung einiger Forschungsergebnisse zur Sexualität im Alter kann für unser Verhalten als Pflegende wichtig sein. An dieser Stelle seien nur drei Schlußfolgerungen herausgestellt:

- Als sexuelles Wesen ist und bleibt der Mensch von seinen körperlichen Grundlagen abhängig. Er muß lernen, auch mit zunehmenden Grenzen zu leben. Was er braucht, ist Toleranz und Verständnis seinem Gewordensein und seinen Überzeugungen gegenüber. Schließlich hat jeder für sich zu entscheiden, in welchen ethischen Rahmen er diesen so wichtigen Lebensbereich stellt.
- Selbstverständlich gehören zu einer wirklich erfüllenden Sexualität nicht nur die biologischen Abläufe. Von entscheidender Bedeutung sind persönliche Zuwendung, Zärtlichkeit und ein Gefühl von Geborgenheit. Menschen brauchen Bezugspersonen bis zuletzt. Wo bei alten Menschen das natürliche Auffangnetz (Familie, Freunde) immer kleiner wird, entsteht eine Lücke, ein emotionales Vakuum. Sie brauchen Menschen, die ihnen helfen, neue Kontakte und Beziehungen aufzubauen.
- Gesundheitsinstitutionen, insbesondere Pflege- und Altenheime, müssen sich auf die sexuellen Bedürfnisse ihrer Bewohner einstellen und entsprechende Wohnformen und Intimräume anbieten.

> **Sexualität ist ein Lebensausdruck.** Sie ist, wie alle anderen Lebensformen auch, individuell geprägt und will individuell, der jeweiligen Altersstufe und dem wechselnden Bedürfnis entsprechend, gelebt und verwirklicht werden. Jeder Mensch, ob Mann oder Frau, ob jung oder alt, Betreuer(in) oder Pflegeabhängige(r), muß über seine/ihre Sexualität selbst bestimmen können und die Möglichkeit haben, so zu leben, wie es für ihn/sie richtig und angemessen ist.

15.2.7 Gesundheitsverhalten der Geschlechter

Männer und Frauen zeigen Unterschiede bezüglich Krankheits- und Gesundheitsverhalten; auch obliegen die Aufgaben der Gesundheitsbildung und der Pflege Kranker weitgehend den Frauen – häufig ohne entsprechende Entschädigung.

Krankheitsanfälligkeit

Frauen weisen mehr Krankheiten des Bewegungs- und Stützapparates auf, sie leiden häufiger an Adipositas, Blutarmut und Venenerkrankungen als Männer, klagen auch häufiger über nervöse Beschwerden wie Angstzustände, Depression, Migräne, Schlafstörungen.

Männer neigen mehr zu Streß- und Rhythmuskrankheiten: Herzinfarkt, Lungenkrebs, Suizid; Unfälle sind häufiger Todesursache als bei Frauen.

Dies ist mit ein Grund, warum die *Lebenserwartung* bei Frauen höher ist als bei Männern. Die Statistik zeigt, daß Frauen etwa 10 Jahre länger leben als Männer. Das Durchschnittsalter bei Frauen beträgt heute ca. 83 – 85 Jahre, bei Männern 72 – 73 Jahre.

Krankheitsverhalten

Frauen sind gefühlsoffener und leidensfähiger als Männer. Sie nehmen Beschwerden bewußter wahr, weshalb sie auch häufiger klagen und mehr zur Tablette greifen.

Umgekehrt versuchen **Männer** gesundheitliche Störungen zu bagatellisieren, zu verleugnen oder durch gesteigerten Aktivismus zu überspielen.

Gesundheitsverhalten

Es zeigt typische Parallelen:

Männer sind seltener in Gesundheits- und Alternativkursen anzutreffen; ihr Risikoverhalten ist stärker ausgeprägt als bei der Frau.

Frauen sind eher geneigt, theoretische Gesundheitskonzepte in die Praxis umzusetzen und erzieherisch auf das Gesundheitsverhalten anderer einzuwirken.

In diesem Zusammenhang ist auch auf die Ungleichheit der Verteilung sozialer Lasten hinzuweisen: Frauen, insbesondere unverheiratete Frauen, tragen viel bei zum Wohlergehen des Sozialstaats. Meist sind sie es, denen die Betreuung von pflegebedürftigen Angehörigen zufällt. Oft erbringen sie gewaltige physische und psychische

Leistungen; sie verzichten auf Karriere und Freizeit, erleiden schwere finanzielle Einbußen. Normalerweise wird diese Leistung sowohl von der Familie als auch von der Öffentlichkeit als „selbstverständlich" hingenommen und dementsprechend nicht (oder kaum) honoriert. Nicht selten stehen diese Frauen nach jahrelanger Pflege von Angehörigen nach deren Tod allein da, erschöpft und ohne ausreichende Sicherung ihres eigenen Alters.

Die Altersgruppe unverheirateter Frauen AUF – Gründung in der Schweiz 1975 – nimmt sich dieser Probleme an und gibt gerne weitere Auskunft. Ihr Ziel ist die „gerechtere Verteilung der Sozialaufgaben" und die „bessere Sicherung von Frauen" gegen die „neue Armut", die insbesondere Frauen trifft.

15.3 Sexualhygiene

Sie umfaßt die Bereiche der Gesundheitssorge und -vorsorge, die eng mit der Geschlechtlichkeit und den Geschlechtsorganen verbunden ist. Grundlage dafür ist der gesunde Umgang mit der eigenen Sexualität (s. unten).

15.3.1 Krebsfrüherkennungsuntersuchungen

Neben den empfohlenen Vorsorgeuntersuchungen liegt die Früherkennung eines Krebsrisikos weitgehend auch in der *Eigenverantwortung* jedes einzelnen.

Für die Frau

Selbstuntersuchung der Brust. Es ist dies die einfachste Methode, um mögliche Veränderungen frühzeitig wahrzunehmen bzw. um ein *Mammakarzinom* (S. 758 ff.) festzustellen. Das Beobachten und Abtasten der Brust soll regelmäßig, am besten jeden Monat unmittelbar nach der Periode vorgenommen werden. Falls keine Monatsblutung (mehr) zu erwarten ist, ist dafür ein fester Zeitpunkt zu wählen (z. B. jeden ersten Sonntag im Monat). Das Abtasten soll sorgfältig geschehen. Wenn dafür eine Körperlotion oder ein Massageöl verwendet wird, fühlt sich die Haut geschmeidiger an, und die Finger reagieren sensibler auf allfällige Veränderungen. Das *Vorgehen* ist in Abb. 15.**6** abzulesen. Das Auftreten von Veränderungen ist sofort dem Arzt/der Ärztin zu melden. Panik ist aber nicht am Platz, da es sich oftmals um gutartige Erscheinungen (wie Zysten, Fibrome) handelt.

Früherkennung eines Gebärmutterkrebses. Zervix- und Portiokarzinome sind die häufigsten Genitalkarzinome der Frau. Es gibt keine typischen Frühsymptome, weshalb eine regelmäßige gynäkologische Untersuchung notwendig ist. Ein zytologischer Abstrich (S. 911) ermöglicht die Diagnose.

Für den Mann

Selbstuntersuchung der Hoden zur Früherfassung eines *Hodenkarzinoms.* Einmal wöchentlich sollte der Mann mit beiden Händen den linken und den rechten Hoden gezielt abtasten. Verhärtungen, Knotenbildungen oder Schwellungen treten meist einseitig auf und können Frühsymptom eines Hodenkrebses sein. Werden solche Veränderungen festgestellt, soll unverzüglich der Arzt aufgesucht werden.

Prostatakarzinom S. 907 f.

15.3.2 Schutz vor sexuell übertragbaren Krankheiten

Außer den klassischen meldepflichtigen Geschlechtskrankheiten (Syphilis, Gonorrhö) sind u.a. auch Mykosen (Pilzinfektionen) und Herpesviren über den Geschlechtsverkehr übertragbar. Von besonderer Bedeutung ist heute die **HIV-Infektion**; sie wird S. 523 ff. ausführlich beschrieben.

15.4 Gesundes Geschlechtsverhalten

15.4.1 Umgehen mit der eigenen Sexualität

Das positive Umgehen mit der eigenen Sexualität ist Voraussetzung für die Akzeptanz der fremden Geschlechtlichkeit, sowohl für eine die Sexualität nicht ausklammernde Gesprächsführung und Gesundheitsberatung als auch für die Bewältigung spezifischer Pflegeprobleme, so z. B. die angstfreie Pflege von AIDS-Patienten.

Wie aber lernen wir dieses Umgehen mit der eigenen Sexualität? Wie erlangen wir jene **Reife**, die für das unverkrampfte Umgehen mit der fremden Sexualität nötig ist, mit den Patienten, die als Mann oder Frau immer auch geschlechtliche Wesen sind? Sicher ist, daß Wissen oder gar „guter Wille" allein nicht genügen. Das Umgehen mit den vielen Facetten der Sexualität setzt eigene Lebenserfahrung voraus. Bei kaum einem anderen Pflegebereich braucht es wie hier die **Lebensschule**, die kein Lehrbuch ersetzen kann, letztlich auch nicht das Schulzimmer. Es kann und soll dort jedoch ein

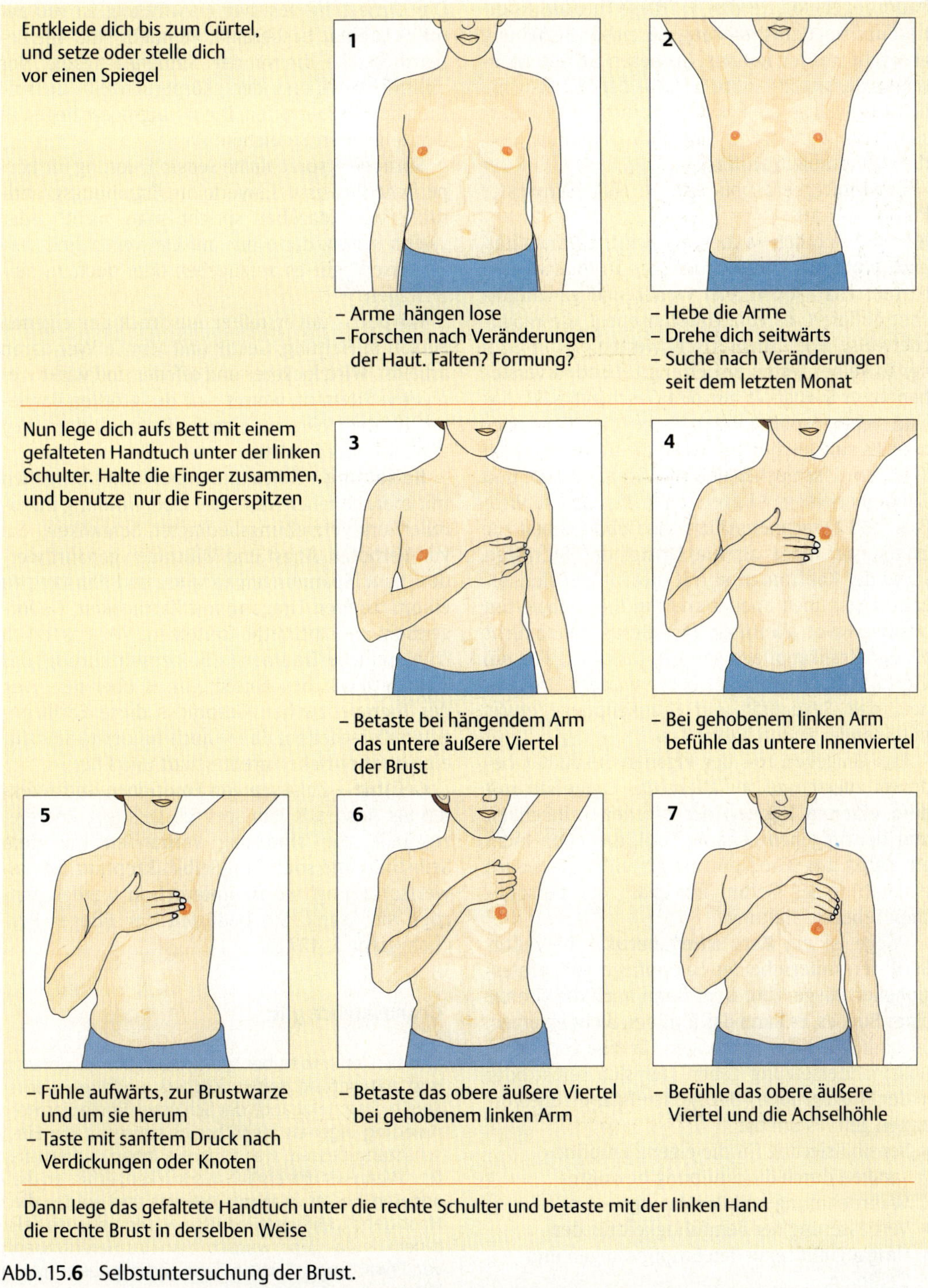

Abb. 15.**6** Selbstuntersuchung der Brust.

Raum angeboten werden, wo diese Themen diskutiert und mit dem Erfahrungsbereich in Beziehung gebracht werden können. Erwiesen ist, daß Menschen, die sich mit dem Gesamt der Lebenswirklichkeit, welche die Sexualität einschließt, befassen, ein anderes Verhältnis dazu haben als jene, die sich „draußen halten".

Ein Umfrageergebnis von M. Hug (Schwester Pfl. 1988, H. 10):

▪ „Offensichtlich werden die Begriffe ‚Sexualität' und ‚Erotik' von Pflegenden, die in einer festen Partnerschaft leben, viel weiter und ganzheitlicher definiert als von ‚Unerfahrenen', die möglicherweise eher theoretisch werten. Denn 37 % der in keiner festen Beziehung Lebenden verstehen unter Sexualität nur den Geschlechtsakt, das sind sieben Prozent mehr als bei den ‚Gebundenen'. Es sind auch die Singles, die unter Erotik zu 17 % den Geschlechtstrieb und weniger Flirt und Geborgenheit (je 7 %) verstehen. Doppelt so viele Paare (13 %) rechneten Flirt und Geborgenheit zur Erotik mit. Mehr als ein Drittel der Befragten stand der Konfrontation mit diesen Begriffen negativ gegenüber, aber immerhin 64 % reagierten positiv, wovon allerdings 14 % dieses Thema nicht als zur Krankenpflege gehörig taxierten. Für ein Viertel der positiv Eingestellten war der Gedanke neu, daß Sexualität und Krankenpflege etwas miteinander zu tun haben." ▪

Das Umgehen mit der eigenen Sexualität bedeutet zuerst und vor allem das **Umgehen mit dem eigenen Körper**, der eigenen Leiblichkeit und dem eigenen Schamgefühl, das eben nicht ein Relikt aus „Großmutters Zeiten" ist, sondern ein natürliches Gefühl innerhalb der persönlichen Lebensgestaltung.

Pflege ist ein **Berührungsberuf** – bewußtes Berühren unterscheidet Laienpflege von professioneller Pflege. Hier liegt denn auch die Grenze eines Buches, es kann das Einüben nicht ersetzen. Es kann lediglich Anregungen für eine vertieftere Auseinandersetzung geben (für sich selbst oder in der Pflegegruppe). Bezogen auf das eigene Verhalten geht es um die

- Sensibilisierung für die eigene Empfindsamkeit durch die Einübung bewußter Wahrnehmung und Berührung;
- Verbesserung der Feinfühligkeit für den Umgang mit sexuellen Empfindungen und Gefühlen;
- ungezwungene, offene und natürliche Verwirklichung der eigenen Bedürfnisse;
- Toleranz und Respekt gegenüber dem Anderssein des anderen.

Die *Umsetzung positiver Entwicklung* ist nie auf die Sexualität beschränkt, vielmehr sind alle Lebensbereiche, die mit der „Sinnenhaftigkeit", der „Sinnlichkeit" und der „Körperlichkeit" zusammenhängen, betroffen. Die *Übungsfelder* liegen in den folgenden Bereichen:

Sprache – sprachliche Sensibilisierung für körperliche Prozesse. Einverleibte Erziehungsgrundsätze wie „darüber spricht man nicht" oder „wenn schon, dann nur auf Umwegen und verschlüsselt" gilt es aufzugeben oder doch zu hinterfragen.

Körper – unverstellter Ausdruck der eigenen Person in Haltung, Gestik und Mimik. Wer daran arbeitet, wird lockerer und offener und wirkt weniger verklemmt, womit eine der größten Barrieren auf dem Weg zur eigenen Reife aus dem Weg geschafft werden kann.

Beziehung – freies und unbewußtes Umgehen mit menschlicher Nähe. Die Überwindung kultureller und erziehungsbedingter Schranken, die von Verboten, Angst und Mißtrauen genährt werden, kann Spannungen abbauen und den Weg zu einem freieren Umgang mit Zärtlichkeit, Geborgenheit und Intimität freisetzen. Wo zusätzlich frühkindliche Traumen (z. B. Inzesterfahrung) das Sexualerleben beschatten, gilt es über den Weg des therapeutischen Gesprächs diese Erfahrungen aufzuarbeiten, da sie auch hindernd sind für eine harmonische Partnerschaft und Ehe.

Gefühle – Zulassen von Emotionen und Affekten als Ausdruck leib-seelisch-geistiger Energiezustände. Sie sind eng verbunden mit dem Selbstbild und somit mit Selbstakzeptanz, Selbstwertschätzung; wo sie unterdrückt werden, machen sie krank. Sie bedürfen der Pflege (Psychohygiene S. 427 f.).

Grundsätzlich gilt:

Wie sich jemand selber spürt und in der Akzeptanz und Aktivierung seines Körpers entfaltet, darin liegt nicht zuletzt auch der Schlüssel für die Harmonisierung eigenen Menschseins sowie für die Einschätzung dessen, was andere erleben und erwarten. Wenn wir uns ehrlich ausdrücken, erfahren die anderen besser, was uns bewegt und „unter die Haut geht". Mißverständnisse werden ebenso seltener wie das „unerwünschte An-uns-Herantragen von Erwartungen", seien diese verbal oder nonverbal.

15.4.2 Identitätsfindung

Die Identitätsfindung umfaßt die Rollen- und Selbstfindung. Sie geschieht langsam, entsprechend dem Reifeprozeß eines Menschen, und umfaßt fünf Ebenen: geschlechtliche, berufliche, politische, religiöse und Identität des Lebensstils. Man könnte sagen: Identität wird in der Kindheit grundgelegt und ist Aufgabe für das ganze Leben.

■ „Die frühen wichtigen Erfahrungen des Kindes sammelt es über seine Sinnesorgane, über welche ja der Kontakt mit der Umwelt geschieht. So hat das Wort ‚Sinn' sehr viel mit ‚sinnlich' zu tun, und es ist deshalb logisch, daß die ganze Lusterfahrung eines Menschen einiges damit zu tun hat, ob er sich später als sinnvoll, innerlich stabil und vertrauend erleben darf und ob er fähig ist, *seine wesenseigene Identität* zu leben" (Hug 1988). ■

Geschlechtliche Identität

Sie umfaßt das *Wahrnehmen* der eigenen Geschlechtlichkeit und das *Erkennen* dessen, was für einen selbst stimmt. Über das *Erfahren* (von Hemmungen, Ängsten usw.) gilt es, Klarheit zu finden über die Möglichkeiten und Grenzen des Selbstausdrucks und der zu wählenden Lebensform (Partnerschaft, Freundschaft usw.) sowie die *Entscheidung* darüber, wie die Beziehung zum anderen Geschlecht sich gestalten soll. Die jungen Menschen von heute stehen gerade darin in einer zwiespältigen Situation: Sie wissen viel über Sexualität (Sexualkunde ist ein Unterrichtsfach der Grundschulen), und sie kennen Sexualtechniken. Jugendliche Sexualität gilt gesellschaftlich als akzeptabel, junge Frauen nehmen ganz selbstverständlich die Verhütungspille. Und doch nimmt das Unbehagen zu: Angst vor AIDS überschattet die ersten Erfahrungen mit der körperlichen Liebe, das wachsende Bewußtsein, daß „Sex" auch nicht alles ist, tut das Seine dazu. Zur sexuellen Identität gehört eben auch, daß der Geschlechtsausdruck nicht nur körperlich, sondern auch seelisch und geistig verarbeitet werden kann.

Zusammengefaßt kann gesagt werden: Geschlechtliche Identität umfaßt
- das Erkennen der eigenen Möglichkeiten und Grenzen/Prägungen;
- das Finden der eigenen Form und des stimmigen Selbstausdrucks, zu dem auch die Akzeptanz und die Ehrlichkeit (im Ja zu sich selbst) gehören.

Wahrscheinlich ist die geschlechtliche Identität der Boden für alle anderen Identitätsebenen. Sie beeinflußt sicher die Berufswahl, den Lebensstil und die soziale und politische Orientierung (Frauen sind mehr sozial tätig, Männer bewegen sich mehr im politischen Umfeld). Umgekehrt wird die geschlechtliche Identität mitbestimmt von eben dieser sozialen und gesellschaftlichen Normgebung und für viele auch von der religiösen. Ergänzend möchte ich im folgenden die entsprechenden Identitätsebenen erwähnen.

Berufliche Identität

Sie bedeutet Entscheidung über die Studien- und/oder Berufsrichtung und über das Ob und Wie einer Laufbahnplanung (inzwischen auch in der Pflege kein Tabuthema mehr!). Es gilt zu wissen, welche Mittel zu ergreifen und welche Wege zu beschreiten sind, um
- den Lebensunterhalt zu verdienen,
- gesellschaftliche Anerkennung und innere Zufriedenheit zu finden.

Politische Identität

Hier gilt es jene Ausrichtung zu finden, die äußeres Tun mit der inneren Haltung zusammenbringen kann. Wir verhalten uns immer politisch, weshalb die Bewußtwerdung und die Entscheidung geleistet werden müssen über
- Ort, Art und Ausmaß des Sich-Engagierens sowie
- des Ausdrucks – des „Farbebekennens".

Religiöse Identität

Sie umfaßt die tiefere Ebene des Menschseins: das Wissen darüber, daß der Mensch nicht nur der Umwelt zugeordnet ist (wie das Tier). Der Mensch kann diese Grenzen – wengistens gedanklich – überschreiten, er kann Fragen stellen, und er stellt (*weil* er Mensch ist) existentielle Fragen. Diese Fähigkeit, sich nicht nur mit dem Vorläufigen zu begnügen, kann als religiöse Identität bezeichnet werden (die Theologie spricht von Gottoffenheit). Die Fragen „Woher komme ich?", „Wohin gehe ich?" stellt jeder Mensch, und es ist eben diese Frage, die seine Religiosität ausmacht. Letztlich ist es auch die Grundfrage gelingenden Lebens
- in der Lebenszugehörigkeit und Sinnfindung,
- im Integrieren der Endlichkeit und der Schuldproblematik.

Identität des Lebensstils

Lebensstil (S. 426 f.) heißt, sich bewußt werden, warum und wie man lebt. Äußerer Lebensstil und innere Wesensbestimmung dürfen nicht auseinanderklaffen. Hier geht es um die Fähigkeit,
- sich abgrenzen und sich einbringen zu können,
- zum Eigenen stehen zu können.

Der Weg, den ein Mensch gehen soll, liegt in ihm selbst – und genau dies ist gemeint mit Identität: die/der zu werden und zu sein, die/der ich werden soll, nicht als Sofortausdruck, sondern als geduldiges Auf-dem-Weg-Sein. **Reife** kann man eben nicht verordnen und schon gar nicht einfach haben, Reife muß erarbeitet und eventuell auch erlitten werden.

15.5 Pflegerelevante Ausdrucksformen

Wie kaum eine ATL trifft jene der Geschlechtlichkeit den Menschen in seiner Ganzheit, im Gesamt seiner Lebensbezüge in der Verbindung von innen (Empfinden und Fühlen) und außen (Ausdrucksformen). Beides zusammen macht den Stil eines Menschen aus.

Die bewußte Integration dieser Aspekte menschlichen Lebens *in die Pflege* ist von ausschlaggebender Bedeutung, wo wir bestrebt sind, eine ganzheitliche Pflege zu gewährleisten. Die folgenden Themenkreise scheinen mir dabei von Bedeutung zu sein: die Sinnlichkeit und die Emotionalität (Empfinden und Fühlen), die Sexualität in ihren Ausdrucksformen, die Leiblichkeit und die Tabuzonen bzw. Scham und Schamgefühl.

15.5.1 Sinnlichkeit

Die Sinnlichkeit wird getragen von einem Gesamtvermögen des Menschen, das wir als **Sinn** bezeichnen. Die Sinne sind gleichsam die Tore zwischen Innenwelt und Außenwelt des Menschen, d. h., daß die **Sinnestätigkeit** mit dem *geistigen Wesen* bzw. mit dem geistigen Streben der menschlichen Person verknüpft ist. Nach außen drückt es sich aus als Sinneswahrnehmung und Sinnesausdruck. Wir können nicht nur mit dem Verstand wahrnehmen, sondern auch sinnenhaft. Goethe hat das einmal so formuliert:

■ „Das Auge hat sein Dasein dem Licht zu danken ... So bildet sich das Auge am Licht und für das Licht, damit das innere Licht dem äußeren entgegentrete; denn
wär nicht das Auge sonnenhaft,
wie könnten wir das Licht erblicken.
Lebt nicht in uns des Gottes eigne Kraft,
wie könnt uns Göttliches entzücken?“ ■

Sinneserfahrung besteht also darin, das von außen Kommende mit dem Inneren, der Intensität des Erlebenkönnens, zu verbinden. Sinnlich sein bedeutet demnach, mit allen Sinnen **empfinden zu können** (Empfinden ist eine der vier Grundfunktionen der menschlichen Seele).

Wenn wir von Sinnlichkeit reden, meinen wir weniger den Ausdruck der traditionell bekannten fünf Sinne (Hören, Sehen, Riechen, Schmecken, Tasten), sondern wir sagen etwas aus über unser *Inneres*, das **sich ausdrückt** in jedem Augenaufschlag, im Muskeltonus, im Herzschlag, überhaupt in jeder Form unseres Lebensausdrucks. *Liebe* und *Zuneigung* lassen sich nur ganzheitlich ausdrücken: mit Leib und Seele. Vielleicht kommen wir der Sinnlichkeit noch am ehesten nahe, wenn wir sagen, daß wir „mit dem Herzen denken“, oder wie A. de Saint-Exupéry es einmal ausdrückt: „Man sieht nur mit dem Herzen gut.“ Mit dem Herzen nehmen wir Fremdheit und Vertrautheit, Distanziertheit und Nähe/Wärme wahr.

Im allgemeinen Sprachgebrauch wird sinnlich oft mit „sexuell triebhaft“ übersetzt. Damit ist aber nur *eine* Ausdrucksform angesprochen, und es ist nichts ausgesagt über das Ganzheitliche ihres Wesens: Sinnlichkeit umfaßt Empfinden *und* Ausdruck: mit ganzer Seele, mit allen Kräften, mit dem ganzen Gemüt.

So sagt es schon die Bibel (5. Mose 5,6), daß wir lieben sollen (Gott, den Nächsten und uns selbst) „mit ganzem Herzen, mit ganzer Seele, mit ganzer Kraft, mit unserem ganzen Gemüte“. Ich meine, daß damit so etwas wie eine **Kultur der Sinnlichkeit** angesprochen wird, deren *wichtigste Ausdrucksform* die Zärtlichkeit ist.

Zärtlichkeit

Roger Moser spricht von „der unerlösten Zärtlichkeit“, die sich hinter den Distanzproblemen unserer rationalen Zeit versteckt. Und er weist hin auf die Zärtlichkeit Jesu in der Begegnung z. B. mit Frauen (etwa mit Maria Magdalena) in der „von der Liebe beseelten Sprache des Leibes“; auch auf die Begegnung von Mann zu Mann z. B. in der Beziehung mit dem Lieblingsjünger Johannes. Viele Barrieren versperren uns den Weg zu der von Heinrich Böll postulierten „Theologie der Zärtlichkeit Maria Magdalenas“, deren wichtigstes Kriterium im Leiblichen selbst liegt: Zärtlichkeit braucht die Hände, die Haut, das Spiel der Augen und Ohren, die das Gras wachsen hören.

Unsere heutige Welt ist eher arm an dieser Art Zärtlichkeit. Was wir statt dessen erfahren, ist eine fortschreitende Distanziertheit voneinander und vom eigenen Körper in seiner Emotionalität. Der heutige Körperkult (Bodybuilding, Hochleistungssport) bringt eher Verlust von Unmittelbarkeit des Hautkontakts, des Fühlens und des Körperausdrucks, als daß er Nähe zum Körper und zur Leiblichkeit bewirken würde. Die moderne Telekommunikation unterstützt zusätzlich diese Distanziertheit, reduziert persönliche Kontakte auf instrumentelle Beziehungsformen (Telefon, Telefax). Es ist deshalb nicht verwunderlich, daß gerade diese Unpersönlichkeit der Maschinen und Apparate das Verlangen nach Zärtlichkeit und Nähe wieder verstärkt ins Bewußtsein bringt.

Zärtlichkeit als Ausdruck gesamtheitlicher Sinnlichkeit ist unabdingbarer Lebensausdruck. Ihr wichtigstes Ausdrucksorgan ist die **Haut**. Sie ermöglicht Wahrnehmung und Mitteilung. Fehlender Hautkontakt ist gleichzusetzen mit fehlender Zärtlichkeit, ohne die der Mensch nicht leben kann. Das zeigt schon ein Experiment aus dem Jahre 1268. Da berichtet die Chronik des Salimbene von Parma:

■ „Friedrich II. von Hohenstaufen wollte die Ursprache der Menschen finden. Er glaubte, sie entdecken zu können, wenn beobachtet werde, in welcher Sprache Kinder zu reden anfangen, mit denen vorher niemand spricht. Und deshalb befahl er den Ammen und Pflegerinnen, sie sollten den Kindern Milch geben, daß sie an den Brüsten säugen möchten, sie baden und waschen, aber in keiner Weise mit ihnen schön tun und zu ihnen sprechen. Er wollte nämlich erforschen, ob sie die hebräische Sprache sprächen, als die älteste, oder griechisch oder latein oder arabisch oder aber die Sprache ihrer Eltern, die sie geboren hatten. Aber er mühte sich vergebens, weil die Knaben und anderen Kinder alle starben. Denn sie vermöchten nicht zu leben ohne das Händepatschen und das fröhliche Gesichterschneiden und die Koseworte ihrer Ammen und Nährerinnen." ■

Zärtlichkeit ist eine *Kommunikation der Liebe*. Sie wächst mit der Sensibilität füreinander (im Spüren meiner selbst und des anderen). Zärtlichkeit hat viele Gesichter und viele Ausdrucksweisen. Sie ist Ausdruck von Liebe und Zuwendung und vermag Schmerz und Leiden zu lindern. Jede Mutter kann davon berichten bzw. jedes Kind, das die liebevolle Berührung der Mutter nach einer

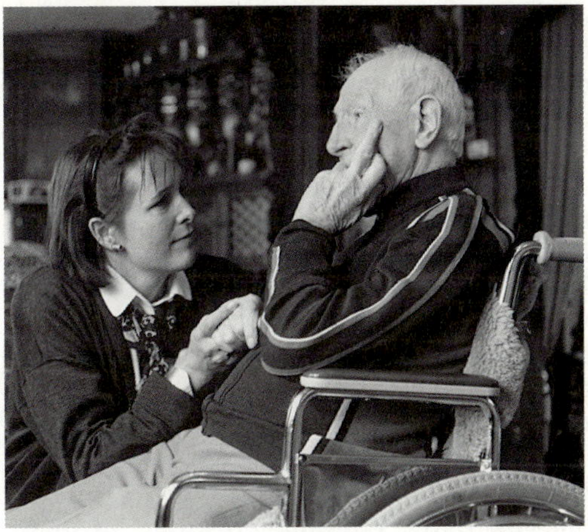

Abb. 15.**7** Ganzheitliche Erfahrung in der Beziehung von Mensch zu Mensch; von der Frau (Pflegerin) zum Mann (Patient) (Foto: Kantonsspital St. Gallen).

Verletzung erfährt. Diese lindernd-heilende Möglichkeit hat ihre Wurzel im „Dasein" und im „Anwesendsein", sie ist Ausdruck „freilassender Präsenz", die nichts für sich will, sondern „berührt und sich berühren läßt, offen für die Gegenwart des Du" (Martin Buber). Lassen Sie in diesem Sinn Abb. 15.**7** auf sich wirken. Zärtlichkeit entspricht dem *Absichtslosen, Spielerischen* im Menschen, dem Verweilenkönnen, dem Zeithaben und dem Zeitvergessen. In der Hetze hat sie keinen Raum, und Funktionalität verwehrt ihr das Anwesendsein. Wer Leidende begleiten will, muß sich dafür schon Zeit nehmen. Sie lesen darüber mehr im Abschnitt „Wohltuendes Berühren" S. 495.

Zärtlichkeit birgt in sich *heilende Qualität*, das ist das eine. Zärtlichkeit *gehört aber auch unabdingbar zur Sexualität*. Wo sie fehlt, verkommt das Sexuelle zum bloßen körperlichen Akt, wodurch über kurz oder lang sexuelle Störungen auftreten (was schon Freud festgestellt hat). Es entstehen sexuelle Fehlformen, deren häufigster Ausdruck die Vergewaltigung ist. Sexualität ohne Sinnlichkeit und Zärtlichkeit entartet in einen Machtkampf. Dies gilt natürlich auch in anderen Sozialformen: Zwischen Herrschendem und Beherrschtem ist keine Zärtlichkeit möglich.

15.5.2 Emotionalität

Gefühle (Emotionen) sind komplexe Zustände, die vom Personkern ausgehen; sie sind Wesensmerkmale des Menschen (Person S. 23 ff.). Ihr Ausdruck und ihre Ausdruckskraft sind äußerst vielfältig und zugleich energetisch. Vereinfacht ausgedrückt könnte man sagen: Gefühle sind *seelische* und *zugleich körperliche Energiezustände*, die unser gesamtes Leben „färben". Die biologische Dimension unseres Gefühlslebens, Erregung und Ruhe, Spannung und Entspannung, bewegt sich zwischen den beiden Polen von Lust und Unlust, Antrieb und Rückzug. Es gibt keine menschliche Begegnung, *auch keine berufliche*, ohne die Mitbeteiligung des Gefühlslebens. Wo wir mit unseren Gefühlen nicht klarkommen, ziehen wir uns zurück, und die Energiekräfte blockierter Gefühle richten sich gegen uns selbst. Wir fühlen uns hilflos, und weil wir nicht hilfslos sein wollen (oder meinen, nicht hilflos sein zu dürfen!), blocken wir die Gefühle ab, legen einen Panzer um uns: Härte, Verklemmung oder/und Unberührbarkeit sind die Folge. Damit ist etwas ausgesagt über die *Wirkung der Gefühle*, sowohl der gelebten wie der nichtgelebten.

Daneben gilt es, auch die *Wertung der Gefühle* zu beachten. Im Blick auf die Gesamtheit des Menschen ist die Emotionalität Ausdruck der rechten Hirnseite, im Gegensatz dazu ist die Logik Teil der linken Hemisphäre. Im heutigen *Entweder-oder-Denken* besteht die Gefahr einer einseitigen Wertung der sog. männlichen Merkmale Logik, Ratio, Technik und Effizienz und einer Abwertung der sog. weiblichen Ausdrucksformen Fühlen, Intuition, Kreativität, Religiosität.

C. G. Jung spricht von den *Gegensatzpaaren* Denken und Fühlen, Empfinden und Intuition als von vier Grundfunktionen, die dem Menschen zur Verfügung stehen und die auch gelebt werden müssen. Keine darf verdrängt und „ungelebt ein Schattendasein führen".

Die **Emotionalität zu pflegen** und sie nicht länger als minderwertige Funktion (im Vergleich zur Rationalität) oder gar als Gratiszugabe, die Frauen zu leisten haben, zu betrachten, ist eine wichtige Aufgabe unserer Zeit.

Hier ergibt sich ein *praktisch-pädagogischer Auftrag* auch im Bereich der Pflege. Die Lösung unserer Probleme liegt sicher nicht in der Abwertung der Rationalität, aber *auch nicht* im Ausschließen der Emotionalität. Es geht heute eher darum, sowohl der Emotionalität als auch der Rationalität den rechten Platz zu geben, was auch die Notwendigkeit der Prüfung alter Rollenverteilungen einschließt.

15.5.3 Intimität

■ „Man könnte versuchen, Intimität mit Innigkeit zu übersetzen, aber ich bin mir nicht sicher, ob dieses alte deutsche Wort für unsere modernen Ohren noch den rechten Klang hat." ■

Mit diesem Wort von Hermann Stenger (in Müller 1990) wird sichtbar, wie schwierig es heute sein kann, über Aspekte zu sprechen, die uns zutiefst berühren. Es besteht weitgehend die Gefahr, daß Intimität mit Sexualität gleichgesetzt wird. Darum ist es wichtig, daß in einem Beruf, wo immer wieder von *Intimsphäre* die Rede ist, diesem Begriff mehr Beachtung geschenkt wird. *Intim* läßt sich vom lateinischen Wort „intimus" ableiten. *Intimus* heißt: Innerster; Tiefster, geheimer Vertrauter; engster Freund). Der Intimus ist der vertraute Freund, die „cogitationes intimae" sind die geheimsten Gedanken, der Intimbereich ist ein zu schützender Ort.

■ „Das Wort Intimität", so Hermann Stenger, „möchte eine vertraute und vom Vertrauen getragene Beziehung zum Ausdruck bringen [...] eine selbstverständliche Offenheit und ein Wissen um den anderen [...]" ■

Intimität ist aber immer auch gekennzeichnet durch eine Atmosphäre der Freundlichkeit und des Respekts; ist etwas, was Menschen vor allem *erfahren*. Solche Intimität kann zu jeder Zeit und in vielen Situationen geschehen: in der tiefsten Begegnung zweier Menschen in der sexuellen Vereinigung, in einer tröstenden Umarmung, beim Austausch eines verständnis- und liebevollen Blickes, in der behutsamen Entblößung (wo dies in der Pflege notwendig ist). Im tiefsten meint Intimität „Angenommensein und liebevoll in seinem Sosein und in der jeweiligen Situation Respektiertsein."

Die Art und Weise, wie Menschen Intimität zulassen können, hängt weitgehend mit den Erfahrungen des Kleinkindes in der Beziehung zu den Menschen seiner nächsten Umgebung zusammen. Ist das Kind eingebunden in eine geglückte emotionale Beziehung, kann es auch im späteren Leben mehr zulassen und Menschen vertrauen. Wo dies nicht der Fall ist, wird der Erwachsene oft nur mit großen Widerständen andere Menschen „an sich heranlassen". Wir erleben bei ihnen eine spürbare Zurückhaltung gegenüber Berührung (s. dort). Das gilt es zu respektieren. Hier wird auch deutlich, wie wichtig das Einverständnis des anderen Menschen ist, ihn zu berühren. Erst wenn ich die Erlaubnis oder von der Situation her keinen Zweifel habe, daß meine Berührung angemessen und annehmbar ist, kann ich Mitmenschen berühren und damit in ihre Intimsphäre eintreten. Das kann in der Regel nur behutsam geschehen, immer berücksichtigend, wie dieser andere reagiert. In diesem Sinn sollen Pflegepersonen handeln, denn wie kaum in einem anderen Beruf kann das Überschreiten der Intimsphäre zur Routine werden.

Intimsphäre meint also den ganz persönlichen und vertraulichen Lebensbereich eines Menschen, und dies nicht nur bezüglich der Sexualität. Es handelt sich um jenen Eigenbereich des Individuums, der von diesem nicht nur sorgfältig abgeschirmt, sondern auch gestaltet wird. Dieser Bereich braucht Grenzen als Schutz. Die Grenzsetzung ist um so enger, je mehr Scheu, Scham und Tabus (s. unten) ausgebildet sind.

15.5.4 Leiblichkeit

Das Verständnis und die Integration der Leiblichkeit in das menschliche Leben hängen weitgehend mit der Auffassung vom Menschen zusammen. Der ganze Mensch ist Leib. Zur integrierten, reifen Person gehört die Balance zwischen dem *Geistigen* und dem *Leiblichen* – beide sind notwendig. So gäbe es ohne das Geistige (Freiheit, Selbstbewußtsein, Identität usw.) keine erlebbare Leiblichkeit. Die Leiblichkeit ist Ausdruck und Erscheinung des Personkerns (geistige Personalität S. 23 f., Leib S. 22). Ein sichtbarer Ausdruck solch ganzheitlich betrachteter Leiblichkeit sind z. B. die Schönheit und die Grazie einer Person (insbesondere der Frau), das Empfinden für Ästhetik und für die Kultivierung des Leibes (Körperpflege, Kleidung, Schmuck usw.).

Der Leib ist auch das Instrument des Geistes in seinem Ausdruck in die Welt hinein, als Schwingung zwischen den Polen Mann – Frau, wie überhaupt in der zwischenmenschlichen Beziehung. Wo immer sich Menschen begegnen, wird diese Schwingung wirksam, auch dann, wenn wir sie nicht bewußt wahrnehmen. Im positiven Sinn erfahre ich dies z. B.,

- wenn ich bemerke, daß meine Leistungen am Arbeitsplatz in Gegenwart einer bestimmten Kollegin oder eines Vorgesetzten besser oder kreativer werden;
- wenn ich mich in einer Gruppe von Menschen ganz besonders wohl fühle;
- wenn ich mich von einem anderen Menschen angenommen und geschätzt weiß.

In solchen und vielen ähnlichen Situationen hat mich die Ausstrahlung eines Menschen berührt, dessen Art, wie er Mann oder wie sie Frau ist, mich in meinem eigenen Mannsein oder Frausein wohltuend anspricht.

Die **Befreiung des Leibes** aus der Unterdrückung (Leibfeindlichkeit) hat auch zu neuen Fragestellungen innerhalb der Gesundheits- und Krankenpflege geführt. Man versucht in neuen Wegen körperbewußter mit seinem eigenen wie mit dem Körper des Kranken umzugehen (Kinästhetik, Fußreflexzonenmassage, bewußtes Atmen und bewußtes Berühren, basale Stimulation usw.) und dem Leib in seiner Ganzheit wieder mehr Beachtung zu schenken.

15.5.5 Scham und Schamgefühl

Der Begriff „Scham" hat eine vielschichtige Bedeutung. In *ethischer* Sicht meint **Scham** ein auf Schutz und Distanz bedachtes Sozialverhalten, das die Personwürde und die Unantastbarkeit der Intimsphäre sichert. Die durch die Scham gesetzten *Tabugrenzen* beziehen sich in erster Linie auf die Sexualität. Es gibt aber auch die soziale und die geistige Scham. Die *soziale* Scham äußert sich als „Schwellenangst", d. h., aus Angst, sich eine Blöße zu geben, gehen Menschen nicht aus sich heraus (schweigen bei Diskussionen oder nehmen erst gar nicht daran teil). Die *geistige* Scham umfaßt mehr das Innere des Menschen. Sie meldet sich in existentiellen Lebenssituationen, so im Wunsch nach einem Intimraum beim Sterben.

Etwas anderes ist es mit dem **Schamgefühl**; hier bewegen wir uns auf der *psychologischen* Ebene. Es ist einerseits angelernt (Erziehung, Sozialisation), andererseits Ausdruck der ureigenen Persönlichkeit in ihrem Sosein. Das Schamgefühl kann deshalb auch als Indikator gesehen werden für das individuelle Selbstwertgefühl. Es gibt Menschen, die sich schämen, daß sie leben (Selbstausdruck S. 24 ff.); andere kennen kaum ein Tabu für sich selbst, was immer sie tun, sie fühlen sich im Recht und richtig.

Im praktischen Leben gilt es auch zu unterscheiden zwischen verbergender und behütender Scham, wobei letztere dem Menschen hilft, peinliche Erfahrungen zu vermeiden. Scham hat auch eine positive Bedeutung dadurch, daß sie beim Geschlechtstrieb echte Liebe und bloße Sinneslust zu unterscheiden vermag.

Scham und Schamgefühl sind wichtige Existenzweisen des Menschen, sie übersteigen die bloß körperliche Sphäre und verbinden ihn mit der geistigen, dem Ort, wo die *Würde* wurzelt.

Im konkreten **Pflegealltag** bedeutet dies, daß Pflegende, die in der Begegnung mit Menschen und in der beruflichen Berührung sich ganz selbstverständlich im Distanzfeld des Patienten aufhalten, sich auch der *geistigen Dimension der Scham* bewußt sein müssen. Dieser geistigen Dimension werden wir nicht gerecht, indem wir vorschriftsgemäß einen Schirm aufstellen oder Handschuhe anziehen (z.B. für die Intimpflege). Die Aussage „Wahren der Intimsphäre" kann zwar vom Wissen diktiert, vom Verstand wahrgenommen, von den Händen durchgeführt (Schirm aufstellen) werden. Aber geht es nur darum? Sicher ist, daß es *auch* darum geht, aber daß das *Wie* eine viel größere Bedeutung hat. Dieses Wie ist auch beeinflußt vom Widerspruch, sich dem Patienten ganzheitlich zuwenden zu wollen, und dem Bedürfnis, sich abzugrenzen.

Eine weitere Bedeutung haben die Fähigkeit und Bereitschaft, andere Menschen zu berühren (natürlich auch, sich selbst berühren zu lassen). Es gibt sicher keine Rezepte für ein *taktvolles Umgehenkönnen.* Es kann nur darum gehen, sich dem Problem immer wieder bewußt zu stellen. Dies setzt voraus, daß

- die eigenen Gefühle nicht verdrängt werden und das eigene Schamgefühl wahrgenommen wird;
- die Thematik formuliert werden kann, z.B. im Zusammenhang mit Pflegeverrichtungen in den Bereichen der Ausscheidung, der Intimpflege oder bei Fragen und Problemen um Leben (Zeugung) und Sterben;
- eine Haltung der Akzeptanz und der Selbstverständlichkeit allen Lebensvorgängen gegenüber eingeübt worden ist (mehr darüber lesen Sie auch auf S. 488).

Umgehen mit Tabuzonen

Die Schutzzonen der Scham ermöglichen dem Menschen einen hohen Grad an Sicherheit im sozialen Zusammenleben. Der Mensch kann sich abgrenzen, ohne ausgegrenzt zu werden.

Zonenübergreifende Körperkontakte und Berührungen sind aber in der Pflege unumgänglich. Die Pflegenden nehmen an Körperbereichen Kontakt auf (z.B. bei der Intimpflege), die normalerweise sogar für Eltern und intime Freunde tabuisiert sind (Abb. 15.**8**).

Diese Zonen werden auch unterteilt in

- *Sozialzonen:* Hände, Arme, Schulter, Rücken. Die Berührung ist allgemein gestattet.
- *Übereinstimmungszonen:* Mund, Handgelenk. Der Berührung soll die Frage „Darf ich?" vorausgehen.
- *Verletzbarkeitszonen:* Gesicht, Hals, Körperfront (beim liegenden Patienten). Hier sollte nicht ohne Erlaubnis berührt werden. Der Betroffene fühlt sich leicht „überfahren", „in Besitz genommen", abhängig gemacht wie ein Kind oder bedroht.
- *Intimzone:* Genitalbereich. Hier bedarf es der größten Behutsamkeit, Einfühlung, letztlich des Vertrauens.

Eine weitere Zone, die wir im Pflegebereich immer wieder antasten müssen, ist der sog. **Territorialbereich**. Das ist der Raum, den Menschen wie Tiere als unmittelbaren Lebensraum für sich in Anspruch nehmen. Die normale *Schutzdistanz* beträgt ca. einen halben Meter. Der Gesunde nimmt

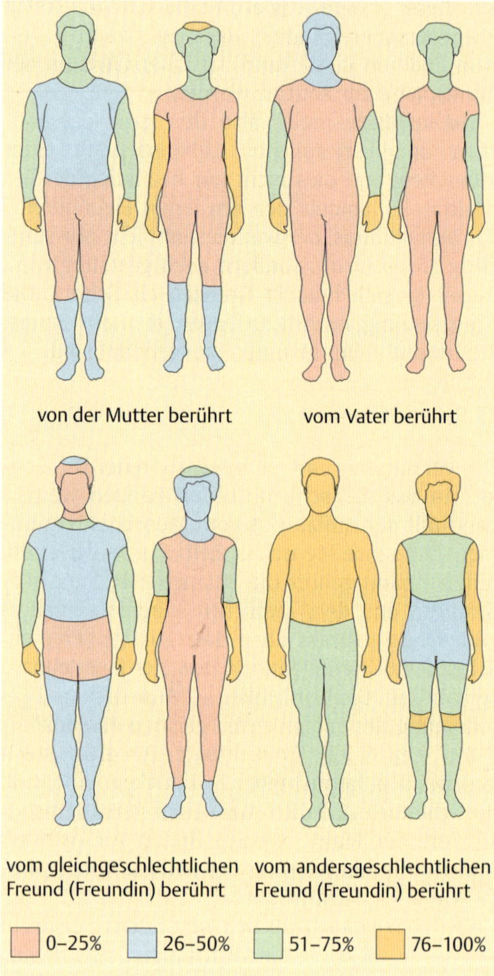

Abb. 15.**8** Tabuzonen, abgestufte Skala. Die in den Vereinigten Staaten durchgeführte Studie ergab vier Stufen von Berührungstabus: von sehr häufig bis so gut wie keine Berührung durch Kontaktpersonen (nach Morris).

sich diesen Raum, indem er selbst Abstand und Abgrenzung schafft (er setzt sich Distanz oder Nähe). Der Kranke hat oft keine Möglichkeit zu dieser Wahl; im Mehrbettzimmer ist kaum ein Territorialbereich gewährleistet; er muß es aushalten, wenn Pflegepersonen dauernd an seinem Bett anstoßen, an seinem Nachttisch herumhantieren oder daß Mitpatienten seinen persönlichen Bereich antasten, und sei es nur mit den Augen, usw.

Im Umgehen mit Tabuzonen ist auch daran zu denken, daß die eigenen Grenzsetzungen immer anders sind als für andere in diesem Bereich. Takt und Einfühlungsvermögen helfen uns, die „richtige Mitte" zu finden sowie Nähe und Distanz im richtigen Maß zu leben.

Aufarbeiten persönlicher Probleme

Daß im Umgehen mit diesen Bereichen auch *Hilflosigkeit* und *Unsicherheit* eine Rolle spielen, muß akzeptiert werden. Wir werden nie ein für allemal „über den Dingen stehen". Es genügt, in der *Wahrnehmung* sensibilisiert zu sein und zu wissen, daß auftauchende Probleme absolut legitim und normal sind.

Wichtig wäre dabei nur, daß solche Probleme bearbeitet werden können, sei es im Zweiergespräch durch die Betroffenen selbst (was eher selten der Fall sein wird) oder teambegleitend in Balint-Gruppen oder Supervision. Eine weitere Möglichkeit ist das Gespräch mit der Pflegeexpertin/dem Pflegeexperten, z.B. anläßlich der Pflegevisite oder der Praxisbegleitung. Schüler(innen) mögen dafür im Schulzimmer Gelegenheit bekommen.

Für die **Selbstreflexion** zu den Themen Sexualität, Intimität und Zärtlichkeit finden Sie auf S. 503 eine Checkliste.

15.6 Wohltuendes Berühren

Der Stellenwert professionellen Berührens für das Wohlbefinden und den Heilungsprozeß kann nicht hoch genug eingeschätzt werden. Dies setzt aber voraus, daß wir unterscheiden lernen zwischen Routineberührung und bewußtem Berühren. Konkret heißt das, daß wir nicht einfach etwas tun (z.B. einen Kranken waschen), sondern daß wir wissen, *was* wir tun, *warum* wir es tun und *wie* wir es tun wollen. Dabei ist die Entscheidung für das **Wie** von größter Bedeutung (Abb. 15.**9**).

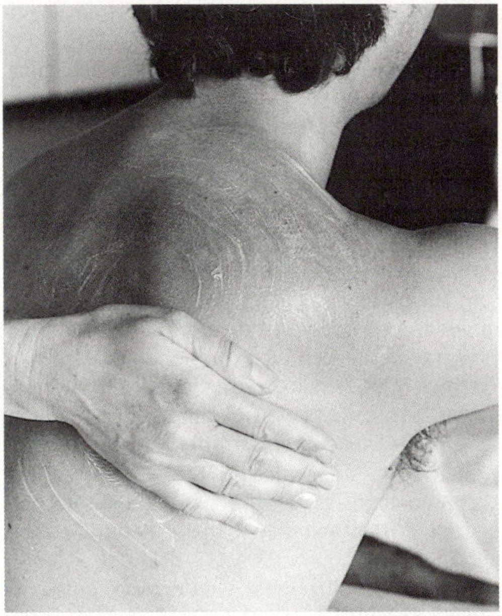

Abb. 15.**9** Die Berührung des Patienten bei der täglichen Pflege (Waschen, Einreiben) kann bloße Routine sein oder „bewußte Berührung" (therapeutic touch) (Foto: SBK, Niederhauser).

Berührung

„Jedes Mal, wenn du ein lebendes Wesen berührst, mußt du daran denken, daß du durch deine Hände mit ihm sprichst. So wirst du es erkennen" (alte indianische Weisheit).

15.6.1 Berühren und Berührtwerden

Sie gehören zu den elementaren Lebenserfahrungen und zu den natürlichen Fähigkeiten des Menschen. Jede Mutter berührt ihr Kind liebevoll, und jede Pflegeperson kann wohltuend berühren, ohne sich darüber Gedanken zu machen. Trotzdem darf Berühren nicht als etwas Selbstverständliches angesehen werden. Wir wissen aus Erfahrung, daß es immer wieder Situationen gibt, wo es uns schwerfällt, uns dem Gegenüber wirklich zuzuwenden, ihn also *gut* zu berühren. Es ist dies eine Schwierigkeit, um die wir wissen müssen und die es auch zu akzeptieren gilt.

Die **natürliche Fähigkeit**, gut zu berühren, beschreibt M. Großmann-Schnyder (1992) als die *Fähigkeit zum Kontakt*. Denn, so sagt sie,

■ „in jeder Berührung drückt sich die Beziehung des Berührenden zum Berührten aus. Ob ich eine

Freundin unterfasse, einem Freund auf die Schulter klopfe oder ein Kind streichle, jede dieser Berührungen ist eindeutig und unverwechselbar, und keine ist mit einer der anderen identisch. In keiner der genannten Situationen beschäftige ich mich damit, *gut* zu berühren, und doch werden wahrscheinlich alle diese Berührungen als angenehm empfunden, weil sich in allen meine Zuwendung zum Berührten ausdrückt.

Natürlicherweise berühren sich Menschen, weil sie etwas ausdrücken und bewirken wollen. In allen genannten Beispielen drückt die Berührung meine Zuwendung aus, und in allen drei Beispielen will ich mein Gegenüber dazu veranlassen, sich seinerseits mit mir zu beschäftigen, sei es, daß wir gemeinsam etwas unternehmen wollen, sei es, damit sich das Kind beruhigt. So ist Berühren natürlicherweise gleichbedeutend mit taktiler Kommunikation" (taktil = den Tastsinn betreffend). ■

Davon kann abgeleitet werden, daß *gutes* Berühren Kommunikationsbereitschaft voraussetzt und Kommunikation/Interaktion fördert.

Problemlos ist das Berühren, wenn Sympathie uns bewegt. Dann geschieht Berühren mit Leichtigkeit. Es ist spontaner Ausdruck des Inneren und bewirkt beim Gegenüber positive Gefühle, Entspannung, Erleichterung, Vertrauen. Wo diese positive Beziehung fehlt, wird das Berühren mechanistisch, wirkungslos und ohne Bezug. Dies hat Gültigkeit sowohl gegenüber einem anderen Menschen wie auch gegenüber meinem eigenen (schmerzenden) Leib. Berührung wirkt immer, ob positiv oder negativ:

- liebevoll, aus dem Herzen kommend, aufmerksam, positiv stimulierend,
- ablehnend, hart und gleichgültig,

und damit heilend oder eben nicht.

Gutes Berühren ist eine Kunst. Aber es ist auch eine uns innewohnende Begabung, eine Fähigkeit, die uns dann zur Verfügung steht, wenn wir uns darauf einstellen und sie zulassen.

Berühren ist nicht einfach Berühren. Es gibt ein forderndes, ein liebloses, ein verletzendes Berühren, ein abwertendes und blockierendes. Und es gibt das schwingende Berühren, das wohltuende, stimmungsaufheiternde, beglückende und das heilende. Auch das absichtslose Berühren gibt es, das oberflächliche und seelenlose, wie umgekehrt das beseelte und das „die Seele be-rührende".

Gut berühren heißt, einen Menschen wirklich wahrnehmen, seine Befindlichkeit spüren, darauf eingehen und ihm entsprechen. Gutes Berühren ist Ausdruck von Beziehungsfähigkeit und Kommunikationsbereitschaft, Offenheit und Lebendigkeit.

15.6.2 Berühren in der Pflege

Berühren ist auch in der Pflege das wirksamste Instrument von Pflegeperson zu Patient. Es ist gleichzeitig auch das intimste Mittel, denn Berührung erreicht den ganzen Menschen. Durch den körperlichen Kontakt werden auch die seelisch-geistigen Bereiche angesprochen. Patienten reagieren immer auf unser Berühren.

Es stellt sich also die Frage, wie **bewußt** wir die **Berührung einsetzen**. Denn was die **gute Berührung** auszeichnet, ist die Absicht (die gute Absicht; die Intention, etwas Gutes zu tun). Dies ist weniger eine Frage der Zeit bzw. des „Zeithabens" als vielmehr eine Frage der Anteilnahme, der Aufmerksamkeit und der Gegenwärtigkeit. Streß und Hektik sind schlechte Begleiter. Wenn die Pflegeperson eine Pflegehandlung an einem Patienten ausführt (z. B. Waschen), sie aber in Gedanken schon ganz wo anders ist, wird das die Berührungsqualität negativ beeinflussen. Der Patient bleibt unbeteiligt, er erhält keine eindeutige Information über die Bedeutung dessen, was an ihm geschieht. Er fühlt sich verunsichert und kann die Berührung nicht einordnen. Oft reagiert er darauf mit Aggression, oder er verschließt sich, zieht sich zurück. Sicher kann er nicht aktiv mitarbeiten. Die Arbeit an und mit dem Patienten wird mühsam.

Ganz anders, wenn die Berührung bewußt als wichtigster Anteil der Pflege gesehen wird. Die Fähigkeit, Berührung als Mittel der Interaktion einzusetzen, verlangt von uns nicht, daß wir viele Berührungstechniken lernen müßten (so hilfreich diese auch sein können). Vielmehr geht es darum, daß wir uns auf das, was wir tun, wirklich einlassen, daß wir uns mit dem Patienten in den Prozeß *dieser* jetzt durchzuführenden Pflegehandlung einlassen und daß wir dabei bleiben, bis sie abgeschlossen ist. Wo uns dies gelingt,

Zärtliche Berührungen ...

be-rühren den Menschen (sie rühren etwas an!); weil sie ihm zu be-greifen geben: „Du brauchst dich nicht zu fürchten. Ich bin unbewehrt. Du brauchst deine Sicherheitsburgen nicht mehr. Du kannst so sein, wie du bist – ich fahr nicht über dich hinweg. Aber ich glaube an dein Leben. Wir gehören in Gottes weite Zusammenhänge" (Moser 1973).

werden wir feststellen, daß unsere Pflege systematischer wird und wir besser wahrnehmen können, wie es dem Patienten geht, wo er Fortschritte macht oder wo eine Pflegehandlung ihm nicht guttut. Dadurch lassen sich Methoden und Techniken z. B. zur Körperpflege, zur Mobilisation usw. an die Bedürfnisse der Patienten anpassen. Sowohl die basale Stimulation (S. 660 f.) wie die Kinästhetik (S. 154 ff.) gehen von der Grundlage guter Berührungsqualität aus.

In der konkreten Pflegepraxis heißt das, daß wir nicht Neues tun müssen, sondern daß wir das, was wir schon immer tun, *anders* tun: bewußter, aufmerksamer. **Bewußtes Berühren** in der Pflege ist ein Weg, mehr Freude, mehr Resonanz und mehr Kreativität in der täglichen Arbeit und in der täglichen Begegnung mit Patienten zu finden.

15.7 Pflegeprozeß: Kind, Frau, Mann sein

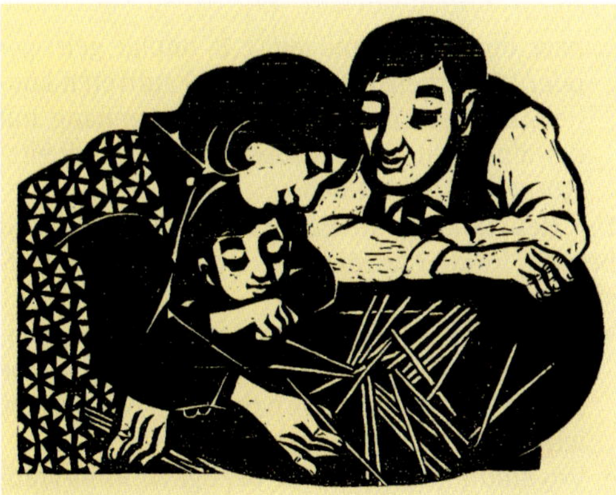

Familie beim Spiel

15.7.1 Situationseinschätzung

Das bewußte Umgehen mit dieser ATL, die sich mit der Geschlechtlichkeit und der Leiblichkeit des Menschen befaßt, Themen einschließt wie Sexualität, Sinnlichkeit, Intimität und Werte wie Berührung und Zärtlichkeit, fällt manchen Pflegenden schwer. Die Einschätzung der Situation des Patienten, bezogen auf diese Dimension des Lebens, bleibt deshalb oft dem Zufall überlassen, wenn sie nicht sogar tabuisiert und verdrängt wird. Einstellungen, Einflußfaktoren und Ausdrucksweise bezüglich Sexualität, die der Patient signalisiert, werden überhört oder gar umgedeutet.

Voraussetzung für die Einschätzung der Situation des Patienten ist das eigene Umgehen mit den Lebensbereichen rund um die Sexualität sowie die Einstellung, die wir zu jenen Menschen haben, die „anders" sind (Schwule, Lesben, Prostituierte). Mit der Zunahme der AIDS-Problematik treffen wir gerade diese Menschen immer häufiger auch auf Akutstationen an. Trotz Aufklärungskampagnen haben viele Pflegende ein gespanntes Verhältnis zu diesen Menschen. Patienten spüren unsere Einstellung, unsere Ablehnung und Unsicherheit ebensosehr wie unsere Offenheit und Bereitschaft, sie in ihrem Sosein anzunehmen.

Die Pflegeeinschätzung umfaßt den ganzen Menschen, der immer auch **Frau** oder **Mann** ist, die/der nicht nur sexuelle Bedürfnisse hat, sondern auch sexuelles Wesen ist (und dies bleibt, auch im Krankenhaus, auch im Heim). Nochmals anders ist die Situation beim **Kind**. Es ist nicht einfach ein „kleiner Mensch", über den wir nach eigenem Ermessen befinden könnten. Über seine Rechte, seine Ausdrucksformen und seine besonderen Bedürfnisse lesen Sie in Kapitel 18.

Die Art und Weise, wie jemand seine Leiblichkeit und Sexualität lebt, hat unmittelbaren Einfluß auf alle anderen Lebensbereiche, letztlich auch darauf, wie er die Zeit des Krankseins (Alt- oder Behindertseins) erlebt und lebt.

Es ist in diesem Zusammenhang auch wichtig zu wissen, daß Menschen in Zeiten des Krankseins u. U. Wünsche nach Zuneigung, Wärme, Zärtlichkeit äußern, die denen eines Kindes ähnlich sein können. In ihrem Anlehnungsbedürfnis suchen sie nicht „sexuelle Lust", sondern Geborgenheit, Schutz und Zuwendung. Einige Anhaltspunkte zur „Einschätzung der Situation" finden Sie in der Checkliste (S. 498). Ergänzend sei noch hingewiesen auf grundlegende Einflußfaktoren:

Geschlechtsreife steht im Kontinuum von der Pubertät bis zum sog. Senium. Die/der junge, aufblühende Frau/Mann steht anders im und zum Leben als die/der reife, in der Lebensmitte stehende, und diese(r) wieder anders als die/der betagte, alt gewordene.

Die **Frau** ist nicht nur Frau, sie ist vielleicht auch Mutter, hat Kinder, einen Gatten, Haus und Garten, um die sie sich sorgt. Eine andere leidet an der Doppelbelastung von Familie und Beruf, die alleinstehende Berufstätige bringt wieder andere Probleme mit.

Der **Mann** ist meist auch der Erwerbstätige. Das Geschäft, die Firma nimmt einen wichtigen Platz ein und kann (häufig unbewußt) mehr Raum beanspruchen als die Familie, was u. U. zu krankheitsauslösenden Konflikten führt. Sozialer

Checkliste: Kind, Frau, Mann sein

- ☐ Sexualität
- ☐ Geschlechtsrolle
- ☐ Geschlechtsreife
- ☐ Rollenbewußtsein
- ☐ Menstruationsprobleme
- ☐ Rollenprobleme

Die folgenden Fragen dienen exemplarisch zur Situationseinschätzung

- ☐ Die spezifischen Rollenfunktionen sind bekannt, werden respektiert
- ☐ Die Familien- bzw. Lebenssituation (Beruf, Ehe, Partnerschaft, Eltern und Geschwister beim Kind) ist bekannt
- ☐ Unspezifische oder spezifische Beschwerden sind geklärt
- ☐ Spezifische Geschlechtsprobleme sind (wenn sie für die Pflege von Bedeutung sind) bekannt
- ☐ Neu auftretende, durch Krankheit oder Operation hervorgerufene Probleme werden bearbeitet (Psychologe oder Beratungsstellen sind, wo nötig, mit einbezogen)
- ☐ Dem/der Kranken steht ein Intimbereich (ein Ort für sich allein) zur Verfügung (Nachtkästchen, Schrank usw.)
- ☐ Über separate Räume (Bad, Toilette) ist er/sie informiert
- ☐ Die Schambereiche werden respektiert und geschützt, das individuelle Schamverhalten (Schamgefühl) wird berücksichtigt
- ☐ Ein offenes Gesprächsverhalten wird gepflegt
- ☐ …

Abstieg trifft den Mann in seiner geschlechtsspezifischen Rolle mehr als die Frau. Statussymbole haben für ihn eine größere Bedeutung als für die Frau.

Entwicklung und **Erziehung** prägen das allen Menschen innewohnende *Schamgefühl* zu einem individuell erfahrenen Wert, der Rücksicht und Schutz beansprucht.

Zur *Biographie* lesen Sie S. 518 f.

15.7.2 Standardisierter Pflegeplan

Die **Ziele** sind begleitend und unterstützend. Sie beinhalten Themen wie

- Integration der geschlechtsspezifischen Gesetzlichkeiten und Akzeptieren des Kranken als Kind, als Frau /Mann;
- Wahrung und Schutz der Intimsphäre und Respektierung der individuellen Bedürfnisse, Gewohnheiten (Schamgefühl).

Die **Maßnahmen** sind häufiger implizit (inbegriffen, eingeschlossen), als daß sie explizit verbalisiert werden:

- *Implizit* handelt es sich um *Einstellung* und *Haltung* der „Ganzheitlichkeit des Lebens“ gegenüber: Wir verhalten uns als Frau, als Mann, akzeptierend und respektierend oder ablehnend-verklemmt.
- *Explizit* sind es *Themen*, welche die/der Kranke selber signalisiert (verbal oder nonverbal), so das Bedürfnis nach Information oder nach Beratung. Und es sind *Probleme* und *Lebenserfahrungen*, die durch sexuelle Funktionsstörungen bzw. durch Unvermögen (z.B. infolge geistiger oder körperlicher Behinderung) auftreten können, oder solche, die im Zusammenhang mit der aktuellen Lebenssituation zu Gesundheitsstörungen geführt haben.

Die **Beurteilung** im Bereich der Pflegequalität betreffs Kind-Frau-Mann-Sein hat zwei Komplexe zum Inhalt:

- Wie geht es mir? Wie kann ich mein Menschsein leben und einbringen? Wie sind meine Selbst- und Fremdwahrnehmung? Wie erlebe ich Anderssein im Denken und Verhalten?
- Wo sind Pflegeprobleme bezüglich Kind-Frau-Mann-Sein aufgetaucht? Wie geht die Pflegegruppe damit um? Wie respektieren wir z.B. die Würde der Person oder die Rechte des Kindes? Wie sind die Auswirkungen auf eine bewußte Pflege des Berührens: Hat sich Wohlbefinden verändert? Sind Auswirkungen auf den Heilungsprozeß wahrnehmbar? usw.

Es gilt die entscheidenden Schritte der Pflege zu überprüfen und evtl. neu anzupassen, um einen kontinuierlichen Heilungsverlauf zu gewährleisten im Blick auf die Ganzheit der Person in ihrem Frau-/Mannsein oder Kindsein.

15.8 Probleme und Störungen

Grundsätzlich muß unterschieden werden zwischen abweichendem Sexualverhalten, sexuellen Störungen (organisch oder funktional bedingt) und sexuell übertragbaren Krankheiten.

Tabelle 15.**2** Erklärungsmodelle – „Etikettierungsmodelle“ (aus Haeberle, E. J.: Sexualität des Menschen, 2. Aufl. De Gruyter, Berlin 1985)

	Religiöses Modell	**Juristisches Modell**	**Medizinisches Modell**	**Psychoanalytisches Modell**	**Etikettierungsmodell**
Ursache der Abweichung	Besessenheit durch Dämonen; Versuchung durch den Teufel; Sündhaftigkeit	„krimineller Charakter“ des Abweichenden	nicht immer bekannt, aber oft natürliche Ursache (Krankheit) angenommen	persönliche, weitgehend unbewußte Erfahrungen; gestörte psychosexuelle Entwicklung	Etikettierung durch Kräfte der Intoleranz
Bedeutung der Abweichung	Sünde, Ketzerei; der Abweichende ist besessen oder böse	Straftat Verbrechen	Symptom einer Krankheit	symbolisches Ausagieren von unbewußten und ungelösten Kindheitskonflikten	wird bestimmt durch diejenigen, die die Etikettierung vornehmen (in heutiger Sicht meist Verbrechen oder Krankheit)
Formen der Intervention	Exorzismus, Reue, Beichte	Bestrafung, manchmal auch „Wiedereingliederung“	medizinische Behandlung, Medikamente, Elektroschocks, Psychochirurgie	Psychoanalyse; der Abweichende wird sich seiner bisher verborgenen Konflikte bewußt mit Hilfe freier Assoziation, Traumdeutung usw.	gerichtliche Bestrafung oder psychiatrische Behandlung, oft unfreiwillig
Intervenierende Autorität	Priester oder religiöse Autorität – manchmal nach Wahl des Betroffenen, manchmal nach Wahl der Gesellschaft	Polizei, Richter, Strafvollzugsbeamter – immer nach Wahl der Gesellschaft	Arzt, Psychiater – manchmal nach Wahl des Betroffenen, meist nach Wahl der Gesellschaft	Psychoanalytiker – immer nach Wahl des Betroffenen	heute gewöhnlich Richter oder Psychiater – nach Wahl des Etikettierenden
Rechte und Pflichten des Betroffenen	Recht auf Exorzismus; Pflicht zur Buße	Recht, als unschuldig zu gelten bis zum Schuldbeweis; Pflicht, die Strafe anzunehmen und zu sühnen	Recht, als krank, nicht als böse angesehen zu werden; Pflicht, Genesung zu suchen und ärztlichen Rat anzunehmen	Recht, sein Verhalten nicht moralisch verurteilt, sondern symbolisch interpretiert zu bekommen; Pflicht zur Zusammenarbeit mit dem Analytiker	keine Rechte, keine Pflichten
Rechte und Pflichten der Gesellschaft	Recht, Sünder zu verdammen und auszustoßen; Pflicht, Reumütigen zu helfen	Recht auf Schutz vor Straftätern; Pflicht zur Strafe	Recht zum Schutz vor gefährlichen Kranken, Pflicht, ihnen medizinische Behandlung zu ermöglichen	keine Rechte; Pflicht, abweichendes Sexualverhalten als Ausdruck einer seelischen Störung aufzufassen	Recht auf Sanktion gegen sozial schädliche Abweichende; Pflicht, alle anderen Abweichenden in Ruhe zu lassen
Zielvorstellung des Modells	Seelenrettung	Verbrechensbekämpfung	Heilung von Krankheit; den Abweichenden von persönlicher Schuld freizusprechen	Lösung unbewußter seelischer Konflikte des Abweichenden	für die Intoleranz: das schlechte Bestehende durch Etikettierung und Korrektur von Abweichenden zu schützen; für die Toleranz: Befreiung der Unterdrückten

Gemeinsam ist allen, daß sie irgendwie mit dem Thema Sexualität zu tun haben. Wie Menschen (Betroffene, Pflegende, die Gesellschaft) damit umgehen, hängt von vielerlei Faktoren ab. In erster Linie sind es **Denkmodelle;** sie werden auch Etikettierungsmodelle genannt. Es sind Erklärungsmodelle, die bestimmen, was Abweichungen von der Norm sind und wie diese zu bewerten sind. Das *religiöse* Modell, das nach Gut und Böse fragt, findet ganz andere Interpretationen als z. B. das *medizinische*, das nach Ursachen und Symptomen forscht. Das *psychoanalytische* Modell wieder befaßt sich mit den Prägungen und Erfahrungen (also mit der Biographie). Tab. 15.**2** gibt eine anschauliche Übersicht über die wichtigsten Erklärungsmodelle.

Leitbilder basieren auf der Grundausrichtung des Menschen bzw. von Menschengruppen. Eine Schule (Krankenpflegeschule) hat Leitlinien, die ihren pädagogischen Prinzipien zugrunde liegen. Ein Krankenhaus, ein Heim hat Leitlinien, die die Grundlage sind für die Pflegeausrichtung und die Pflegestandards. Diese Leitlinien sagen etwas aus darüber, wie wir den Menschen verstehen bzw. an ihm handeln (ihn pflegen) sollen. Ein verkürztes Menschenbild blendet bestimmte Bereiche aus. Meist sind es die sog. Tabugebiete: die spirituelle Seite einerseits (die religiösen Bedürfnisse) oder/und die Triebebene, die sexuellen Bedürfnisse andererseits. Davon abgeleitet entstehen Verhaltensnormen und Bestimmungen. Im negativen Fall sind die Leitlinien Mittel zum Zweck der Unterdrückung oder der Verdrängung (ein typisches Beispiel, das inzwischen – hoffentlich – der Vergangenheit angehört: Behinderte, vor allem seelisch Behinderte, haben keine Sexualität, weshalb alle dahingehenden Bedürfnisse unterdrückt werden mußten).

15.8.1 Krankheit und Sexualität

Geschlechtskrankheiten sind Krankheiten, die durch den Geschlechtsverkehr übertragen werden: Syphilis (Lues), Tripper (Gonorrhö), weicher Schanker (Ulcus molle) und venerische Lymphknotenentzündung (Lymphopathia vera), AIDS.

Störungen der Sexualfunktion. Es können einzelne oder mehrere Teilfunktionen betroffen sein:
- biologische Funktion, sie dient der Entspannung des Sexualtriebs;
- Lustfunktion, sie dient der menschlichen Erfüllung und Hingabe;
- Sozialfunktion, die Mitteilung der Gefühle;
- Fortpflanzungsfunktion, die Zeugungsfähigkeit.

Die *Ursachen* der Funktionsstörungen sind fast immer psychischer/psychosozialer Natur, außer sie sind verursacht durch Probleme an den Organstrukturen, wie
- Entzündungen, Tumoren u. a. an den Geschlechtsorganen selber;
- Störungen des Nervensystems, die zu funktionalen und sensiblen Ausfällen führen, z. B. bei der Paraplegie oder der multiplen Sklerose (S. 715 ff.);
- schwere Herz- und Lungenkrankheiten: Hier reicht die Kraft nicht aus, um den Geschlechtsakt vollziehen zu können.

15.8.2 Behinderung und Sexualität

Körperliche Behinderung. Oft wird diesen Menschen die Möglichkeit sexueller Aktivität abgesprochen, ohne daß die verbliebenen Möglichkeiten richtig eingeschätzt worden wären. Die klinische Sexualforschung hat gezeigt, daß viele, auch schwerstbehinderte Menschen Geschlechtsverkehr haben können, wenn sie ein Bewußtsein für die eigene Sexualität entwickeln und mit den üblichen Konventionen und mit der „Wenn-und-Aber-Mentalität" brechen. Dabei stellt sich oft heraus, daß ihre Partner glücklich sind, dies mit ihnen gemeinsam zu erforschen. Inzwischen gibt es eine Reihe guter Filme und Bücher, welche die sexuellen Möglichkeiten körperlich Behinderter aufzeigen. Was sie brauchen, sind andere Menschen, die sie ermuntern, ihnen Mut machen und mit ihnen die pathophysiologischen Gesetze von Lähmung, Spasmen, Hyperreflexie usw. anschauen, um die Ausweglosigkeit des Passiv-bleiben-Müssens zu durchbrechen.

Geistige Behinderung. Lange hat man diese Menschen so behandelt, als ob sie keine sexuellen Bedürfnisse hätten. „Schwachsinnige" und „Zurückgebliebene" erhielten als Kinder keinerlei sexuelle Erziehung; als Heranwachsende und Erwachsene mußte man sie daher oft mit Gewalt daran hindern, sexuell aktiv zu werden. Wo sie „den Betrieb störten", sterilisierte man sie, oft genug ohne ihre Einwilligung oder gar gegen ihren Willen. Eine Heirat war von Gesetzes wegen verboten. Heute wird zunehmend anerkannt, daß auch geistig behinderte Kinder über Empfängnis, Empfängnisverhütung und Geschlechtskrankheiten ihrer Auffassungskraft entsprechend informiert werden müssen. Auch sie brauchen Liebe und körperliche Zuwendung. Die geistige Behinderung nimmt ihnen *nicht* den Wunsch und das Bedürfnis, körperlich aktiv zu werden – auch sie haben ein Recht auf sexuelle Aktivität, solange dies im privaten Bereich geschieht. Dazu brauchen sie eine geschützte Zone und ihren ihnen zugemessenen privaten Raum.

Andererseits müssen geistig Benachteiligte oft vor sexuellen Übergriffen „Gesunder" und vor der Ausbeutung geschützt werden. Dies kann nur in einem Familien- oder Heimklima gewährleistet werden, wo vernünftige und akzeptable Regelungen verbunden sind mit Zuwendung und menschlicher Nähe.

Behinderte Sexualität. Ein Aufenthalt im Krankenhaus oder die Einweisung in ein Heim bedeutet auch für die sexuellen Gewohnheiten Einschränkung. Wird das Zimmer mit anderen geteilt, besteht kaum Gelegenheit, mit dem Partner allein zu sein. Auch das Bewußtsein, daß jederzeit jemand ins Zimmer kommen könnte (leider oftmals noch ohne vorheriges Anklopfen!), hemmt das freiheitliche Verhalten. So müssen manchmal Angehörige sogar ermuntert werden, Zärtlichkeiten (insbesondere das Streicheln von Schwerkranken und Sterbenden) zuzulassen. Ein **Krankenhausaufenthalt** führt zudem zu permanenten Eingriffen in den Intimbereich: Hilfsbedürftigkeit bei der Körperpflege, Blasenkatheterismus, Untersuchungen im Genitalbereich usw. Pflegende greifen immer wieder in Tabuzonen ein, die im gewohnten Leben sorgsam geschützt werden (Tabuzonen und Schamgefühl S. 493 f.). Ein weiterer Problemkreis, über den leider zu wenig gesprochen wird, ist die *Entdeckung von selbstbefriedigenden Handlungen*. Hier gilt es Toleranz einzuüben und bewußt mit eigenen Vorstellungen über das, was „schicklich" und „akzeptabel" ist, umzugehen. Es wäre fatal, Menschen abzustempeln und leiden zu lassen; dadurch entständen nur Schuldgefühle. Eine Toleranz für andersartige Überzeugungen bzw. der Geschlechtlichkeit dieses anderen Menschen gegenüber ist ein Gebot des Respekts. Es sind Wege zu suchen, wie der Betroffene seinen Geschlechtstrieb in einem geschützten, privaten Rahmen leben kann und wie wir selbst mit solchen Entdeckungen umgehen können. Das gleiche gilt natürlich auch für „anzügliche Bemerkungen". Wo diese nicht krankhaften Ursprungs sind wie z. B. bei geistig Behinderten, soll damit wie im Privatleben umgegangen werden, d. h., sie sind klar zurückzuweisen. Es gilt auch zu unterscheiden, wo Körperreaktionen, wie ein erigiertes Glied, nicht notwendig mit sexueller Erregung zusammenhängen müssen (morgendliche Erektion kann durch eine gefüllte Harnblase verursacht sein). Dies zu wissen erleichtert das Umgehen damit und kann der Peinlichkeit die Spitze nehmen. Eigene *Hemmungen* gilt es anzuschauen und richtig einzuordnen (Umgehen mit der eigenen Sexualität S. 486 f.).

Für die **Pflege** erwächst daraus ein weites Feld. Wir können die Probleme für andere Menschen nicht lösen, aber wir können das Umfeld so gestalten, daß Menschen dies weitgehend für sich selbst tun können. In der Begleitung könnten bezüglich der ATL „Frau, Mann sein" diese Grundsätze hilfreich sein:

- Wir prüfen unsere Haltung und Einstellung (die eigenen Leitbilder und Erklärungsmodelle), um nicht unter dem Deckmantel des „Gutmeinens" oder der Argumentation „das schadet Ihnen" Macht auszuüben.
- Wir fühlen uns mitverantwortlich, daß die Sexualität von Betagten, Behinderten und Kranken nicht eine „behinderte Sexualität" ist, wird oder bleiben muß.
- Wir achten sensibel auf ihre Bedürfnisse, setzen Grenzen, wo nötig (Distanz wahren), und gewähren Freiheit, wo möglich (Intimräume ermöglichen).
- Wir halten uns offen, sowohl für die Probleme Betroffener wie auch für Informationen aus der Forschung, damit neue Erkenntnisse den Behinderten auch zugute kommen können.

Die menschliche Sexualität ist ein Kulturgut, erarbeitet im Geschichtsprozeß des Menschen, eine Fähigkeit, die mit der Personwerdung des einzelnen entsteht und dabei ein ganz individuelles Schicksal erfährt. Das Sexualverständnis bewährt sich, wenn es darum geht, den Sinn von Entwicklungen und Ausformung zu verstehen. Es zeigt sich aber auch im Gewahrwerden und Bejahen der Identität und des eigenen Lebensstils.

15.9 Beurteilung von Wissen und Können in der Pflege

Übung

- Wählen Sie (mit Hilfe des zuständigen Vorgesetzten) eine(n) Patientin/Patienten aus, und versuchen Sie, im Gespräch mit ihr/ihm eine Situationseinschätzung in bezug auf
  - die Geschlechtsrolle und
  - die Geschlechtsidentifikation vorzunehmen.

Aus der Beobachtung und im Gespräch mit ihm/ihr versuchen Sie auf folgende Fragen eine Antwort zu erhalten:

- Wie drückt er/sie Sexualität aus?
- Welche Faktoren beeinflussen seinen/ihren Ausdruck der Sexualität?
- Wie ist seine/ihre Einstellung zur Sexualität?
- Welche Schwierigkeiten hat er/ sie beim Umgehen mit Pflegehandlungen, die den Intimbereich betreffen?

Selbstreflexion:

1. Welchen Raum nimmt das Thema Sexualität in Ihrem eigenen Leben ein? Reflektieren Sie Erfahrungen
   - in Elternhaus, Erziehung, Gesellschaft;
   - in der Ausbildung: Welche Themen kommen zu kurz?
   - im Pflegealltag: Erfahrungen mit Patienten; wie gehe ich damit um, wenn
     (Fragen an die Schwester)
     - ein Patient mir gegenüber anzügliche Bemerkungen macht?
     - eine Patientin sich lieber von einem Pfleger waschen lassen möchte?
     - ein Patient bei der Intimwäsche einen erigierten Penis hat?

     (Fragen an den Pfleger)
     - eine Patientin mich abweist?
     - eine Patientin anzügliche Bemerkungen macht?
   - Wo diese und ähnliche Fragen offenbleiben, bitten Sie um eine offene Diskussion in der Klasse.
2. Reflektieren Sie Ihr eigenes Umgehen mit Zärtlichkeit, Liebe und Sexualität anhand des Fragebogens S. 503. Er richtet sich insbesondere an Menschen, die in einer festen Partnerschaft/Ehe leben.

Testen Sie sich	Das sagen die Experten
❖ Wie oft tauschen Sie Zärtlichkeiten aus?	→ *Aufmerksamkeiten* Blumen, kleine Mitbringsel, Küsse auch am Morgen, aufmerksames Zuhören bei Problemen und Problemchen des Partners fördern Zuneigung und Vertrautheit.
❖ Wie oft gehen Sie mit Ihrem Partner in ein nettes Restaurant oder genießen zu zweit ein gemütliches Abendessen zu Hause?	→ *Zuneigung* In stimmungsvoller Umgebung können sich Gefühle von Liebe und Nähe erneuern. Alltagsprobleme können in entspannter Atmosphäre positiv besprochen werden. Die gegenseitige Zuneigung kann auf sachlicher Ebene stabilisiert werden.
❖ Wie oft sagen Sie Ihrem Partner „Ich liebe dich"?	→ *Lob* Die meisten Menschen reagieren auf Lob deutlich positiv. Zeichen von Zuneigung ermutigen.
❖ Können Sie vom Tag abschalten?	→ *Entspannung* Nach hartem Arbeitstag, nach sportlicher oder gesellschaftlicher Freizeitgestaltung brauchen Körper, Seele und Geist, also der gesamte Mensch, Entspannung, Zeit zum Umschalten. Ein besinnliches Gespräch mit Ihrem Partner kann gute Dienste leisten.
❖ Welche Atmosphäre hat Ihr Schlafzimmer?	→ *Umgebung* Liebe braucht Wärme. Kerzenlicht, warme Farben, leise Musik fördern die Sinnlichkeit.
❖ Wagen Sie gelegentlich Neues?	→ *Abwechslung* Auch in langjähriger Partnerschaft sollte das Liebesspiel nicht monoton werden. Neue Formen der körperlichen Begegnung können geübt werden und die Routine vermindern.
❖ Sprechen Sie mit Ihrem Partner über Ihre intimen Wünsche?	→ *Absprache* Auch in der intimen Kommunikation ist Offenheit wichtig. Niemand kann Gedanken lesen, auch wenn er noch so lange verheiratet ist oder mit einem Partner zusammenlebt.
❖ Was fördert Ihre Lust?	→ *Lust* Erziehung, Alltag, Tabus verdrängen allzu häufig sexuelle Gedanken. Dabei ist sexuelle Befriedigung ein wichtiger Baustein für menschliche Gesundheit. Das ganze Leben hindurch wird jeder Mensch von Sexualität begleitet. Etwas Nachdenken über sich selbst und seine Lust kann ungeahnte Wege eröffnen.

(aus Besser leben 1989, Nr. 1)

Weiterführende Literatur

Betz, O.: Der Leib als sichtbare Seele, Kreuz, Stuttgart 1991

Brandstätter, N.; H. Kalmer, M. Metka: Wechseljahre. Neue Chancen für die Frau. Veritas, Linz 1992

Brownmiller, S.: Weiblichkeit, 3. Aufl. Fischer, Stuttgart 1991

Buchholz, M.: Intimität. Über die Veränderung des Privaten. Beltz, Weinheim 1989

Dorsch, F.: Psychologisches Wörterbuch, 11. Aufl. Huber, Bern 1987

Foucault, M.: Sexualität und Wahrheit. Der Wille zum Wissen. Bd. 1. Suhrkamp, Frankfurt/M. 1977

Großmann-Schnyder, M.: Berühren. Hippokrates, Stuttgart 1992

Haeberle, E. J.: Die Sexualität des Menschen, 2. Aufl. De Gruyter, Berlin 1993

Jung, C. G.: Über die Entwicklung der Persönlichkeit, 5. Aufl. Walter, Olten 1985

Kentler, H.: Die Menschlichkeit der Sexualität. Kaiser, München 1983

Kockott, G.: Männliche Sexualität. Hippokrates, Stuttgart 1988

Kockott, G.: Weibliche Sexualität. Hippokrates, Stuttgart, 1988

Kollwitz, K.: Ich sah die Welt mit liebevollen Blicken, 7. Aufl. Fourier, Wiesbaden 1983

Krattinger, U.: Die perlmutterne Mönchin. Reise in die weibliche Spiritualität. Kreuz, Stuttgart 1983

Kummer, I.: Wendezeiten im Leben der Frau. Kösel, München 1992

Lissner, A., R. Süßmuth, K. Walter: Frauenlexikon. Herder, Freiburg 1991

Mankowitz, A.: Auf neue Weise fruchtbar. Kreuz, Zürich 1994

Meulenbelt, A.: Die Scham ist vorbei. Eine persönliche Erzählung. Frauenoffensive, München 1979

Müller, W.: Intimität. Vom Reichtum ganzheitlicher Begegnung, 2. Aufl. Matthias-Grünewald, Mainz 1990

Müller, W.: Ekstase. Sexualität und Spiritualität, 2. Aufl. Matthias-Grünewald, Mainz 1993

Olbricht, I.: Verborgene Quelle der Weiblichkeit. Die Brust, das enteignete Organ. Kreuz, Stuttgart 1975

Paeslack, V.: Sexualität und körperliche Behinderung. Schindele, Heidelberg 1983

Rauchfleisch, U.: Schwule • Lesben • Bisexuelle. Lebensweisen • Vorurteile • Einsichten. Vandenhoeck & Ruprecht, Göttingen 1994

Sporken, P., V. Jacobi u. a.: Die Sexualität im Leben geistig Behinderter. Patmos, Düsseldorf 1980

Stöhrer, M., H. Palmtag, H. Madersbacher: Blasenlähmung. Sexualität und Blasenfunktion bei Rückenmarkverletzten und Erkrankungen des Nervensystems. Thieme, Stuttgart 1984

v. Sydow, K.: Die Lust auf Liebe bei älteren Menschen. Reinhardt, München 1984

Tarr, B. D., M. B. Weiner: Liebe und Sexualität in reiferen Jahren. Scherz, München 1982

Voss, J.: Das Schwarzmond-Tabu. Die kulturelle Bedeutung des weiblichen Zyklus. Kreuz, Stuttgart 1988

16 Sinn finden im Werden – Sein – Vergehen

Im Gehen entsteht der Weg –
im Weg liegt das Ziel.

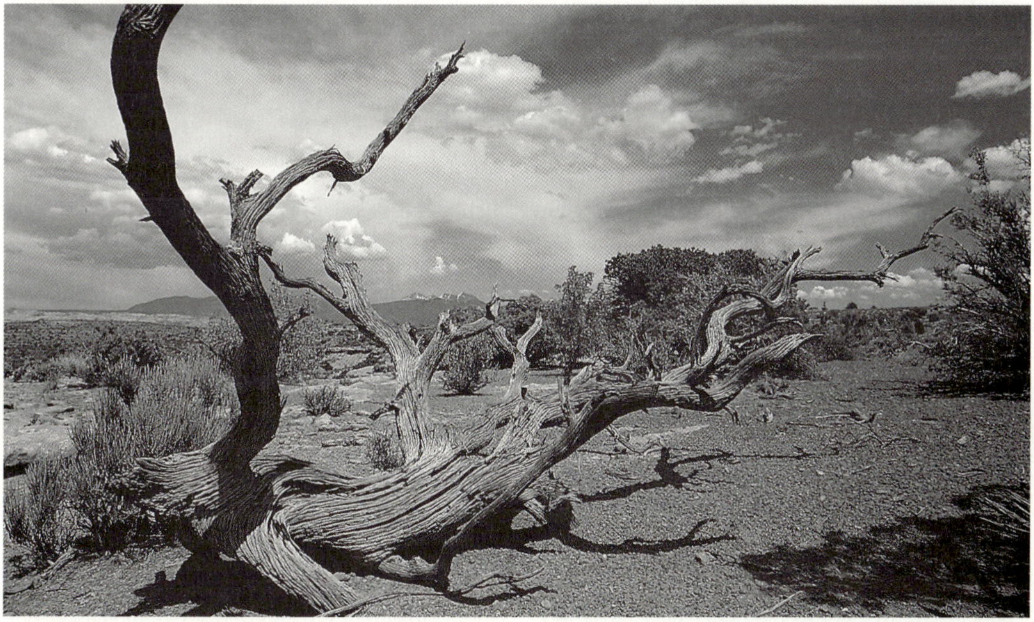

Foto: Geduldig/B. Schmidt

Sequenzziel

Dieses Kapitel beschäftigt sich mit den Grundfragen des Lebens. Sie finden Informationen zu den Themen Sinn und Sinnerfahrung, Religion und Sinnfindung, Ethik und Lebensgestaltung.

Besprochen werden auch die existentiellen Lebensbereiche wie die Lebensstufen, die Biographie, die Lebensperspektiven und das Sterben. Die Anregungen sind als Denkanstöße gedacht: Sie sollen über Ihr eigenes Leben nachdenken, Ihre eigenen Werte befragen und den Sinn Ihres Lebens (neu) be-denken.

Die Auseinandersetzung kann Ihnen Impulse geben und helfen, Menschen dort begleitend zur Seite zu stehen, wo in schwierigen Lebenssituationen (z. B. bei der Diagnose AIDS) neue Perspektiven oder im Sterben das Loslassen abverlangt werden.

Prinzipien/Impulse

Der **Mensch als Person** *ist geistiges Wesen.* Das bedeutet, daß der Mensch immer auch im Gegenüber zum Psychophysikum steht. Als solcher kann er freiheitlich auf Bedingungen reagieren (was das Tier nicht kann), er kann Möglichkeiten (Ressourcen) nutzen, kann sich entscheiden und trägt darin auch Verantwortung. Im Geistigen gründet auch die Religiosität des Menschen, die sich in der *Sinnfrage* (woher kommen wir? – wohin gehen wir?) ausdrückt und die ein entsprechendes Verhalten herausfordert = *ethische Dimension.*

Der **Mensch als Psychophysikum** ist dem Naturgesetz des Stirb und Werde unterworfen. Dem Leben folgt unweigerlich der Tod, dem Werden das Vergehen. Das Prinzip des Lebens ist die Bewegung. Auch der Organismus ist diesem Prozeß unterworfen und durchläuft das Kontinuum der Entwicklung von der Empfängnis/Geburt bis zum Sterben = *lebensgeschichtliche Dimension.*

Der **Mensch als Wesen der Selbsttranszendenz** steht in der Auseinandersetzung mit der Welt einerseits – Natur, Technik – und mit der Überwelt andererseits – Gott, Kosmos. Er erfährt diese Fähigkeit in der Einstellung und im Handeln. Bezogen auf die *Welt* geht es um das Überschreiten vom Subjektiven ins Objektive, von sich weg in die Welt hinein, um Aufgaben wahrzunehmen und um in Verantwortung für das Gemeinwesen zu agieren = *politische Dimension.*

Mit der **Sinnfrage** hat sich vor allem Viktor Frankl, der Begründer der **Logotherapie**, auseinandergesetzt. Die „Sinnhaftigkeit des Lebens bis zuletzt" ist eine seiner Hauptthesen. Frankl (1993) schreibt wörtlich:

■ „Es gibt keine Lebenssituation, die wirklich sinnlos wäre. Dies ist darauf zurückzuführen, daß die scheinbar negativen Seiten der menschlichen Existenz, insbesondere jene tragische Trias, zu der sich Leid, Schuld und Tod zusammenfügen, auch in etwas Positives, in eine Leistung gestaltet werden können, wenn ihnen nur mit der rechten Haltung und Einstellung begegnet wird." ■

Die „Freiheit des Willens" ist das Fundament von Frankls Menschenbild und prägt damit seinen Ausgangspunkt der Heilkunde, daß nämlich „der Sinn des Lebens unter allen Umständen bleibt". In diesem „unter allen Umständen" wurzelt die *Hoffnung*, die Frankl etwa in dem Satz ausdrückt: „Das Leben ist es wert, erhalten zu werden."

Das Menschenbild der Logotherapie ist dreidimensional und unterscheidet die somatische, die psychische und die geistige Dimension. Immer wieder verweist Frankl dabei auf die *geistige Dimension*, in der die freie Stellungnahme zu Leiblichkeit und Befindlichkeit zu lokalisieren ist. Im Geistigen entstehen eigenständige Willensentscheidungen, und im Geistigen wurzeln auch das künstlerische Interesse, das schöpferische Denken, die Religiosität, das Wertverständnis und das ethische Empfinden, das wir Gewissen nennen. Daraus läßt sich ableiten, daß die geistige Dimension die eigentlich menschliche, die „spezifisch humane" ist. Es ist Frankls Verdienst, diesen Einfluß des Geistigen für die Heilung nutzbar gemacht zu haben. Einer seiner Kernsätze lautet: „Der Mensch ist (als Leib, Seele und Geist) Einheit und Ganzheit – aber innerhalb dieser Einheit und Ganzheit setzt sich das Geistige im Menschen mit dem Leiblichen und Seelischen auseinander." Und er führt weiter aus, daß es immer wieder möglich und notwendig sei, diese Kraft des Geistes, die „Trotzmacht des Geistes", wie er sie genannt hat, aufzurufen gegen die scheinbar so mächtige Psychophysis (Frankl 1982). Dabei ist sicher, daß Leiden und Schmerz, Angst und Tod so unausweichlich zum Menschen gehören wie der Winter zum Jahreskreis. Sich dem Sinn des Lebens zuzuwenden heißt nicht, diese leidvolle Wirklichkeit zu leugnen, heißt vielmehr, sich ihr zu stellen. Tatsache ist und bleibt, daß wir nicht Einfluß nehmen können auf die Bedingungen des Lebens, wohl aber auf die Art und Weise, wie wir damit umgehen. In Analogie dazu sagt ein alter Kalenderspruch: „Es gibt kein schlechtes Wetter, es gibt nur schlecht gekleidete Menschen." Zu Frankls *Menschenbild* S. 619.

In diesem Kontext bewegt sich der nächste Abschnitt: In der Frage nach dem Sinn des Lebens fragen wir nach dem Menschen in seinen Möglichkeiten, mit dem Leben, so wie es ist, umzugehen. Denn immer nimmt der Mensch Stellung dazu, seine Freiheit liegt darin, daß er dies so oder so tun kann. Hier zeigt sich die *Sinnmöglichkeit* menschlichen Daseins: Der Mensch kann (muß nicht!) in der individuellen Situation sein Leben (wenn auch begrenzt!) gestalten.

Lesen Sie dazu auch S. 81 f.

16.1 Die Sinnfrage

Die Eigenart der Sinnfrage wird von H. Gollwitzer (1985) folgendermaßen beschrieben:

■ „Die Sinnfrage ist allgegenwärtig; es geht immer zentral um sie. Aber sie entzieht sich, sobald wir sie direkt in den Blick zu nehmen versuchen. Sie ist die Voraussetzung aller anderen Fragen, aber wir können sie aufschieben, aus der ersten in die letzte Frage verwandeln. Sie ist unausweichlich, und doch können wir ihr den Rücken kehren. Sie duldet keinen Aufschub, aber meist wissen wir uns nicht anders zu helfen, als sie aufzuschieben. Alles führt zu ihr hin, aber vieles führt von ihr ab ... Steht die Sinnfrage gleichzeitig in dieser Nähe und in dieser Ferne, so ist es kein Wunder, daß sie selbstverständlich und unselbstverständlich in einem ist." ■

Diese Aussage macht deutlich, daß die Frage nach dem Sinn nicht so einfach zu beantworten ist, auch deshalb, weil der Begriff selbst keine eindeutige Inhaltsbestimmung aufweist.

16.1.1 Sinn und Sinnerfahrung

Wird Sinn mit *Sinninhalt* in Beziehung gebracht, ist der Begriff uralt. Wo es aber um die konkrete Frage nach dem Wozu menschlichen Lebens geht, also um die *Sinnfrage*, ist er eher neueren Datums.

Um **Sinninhalte** handelt es sich z. B. bei Wörtern wie

- *Sinnesorgane* bzw. deren Fähigkeit, spezifische Reize aufzunehmen und weiterzuleiten (z.B. Auge, Ohren, Haut – S. 951 ff.).
- *Sinnlichkeit:* Gesamtvermögen der menschlichen Seele, sinnlich zu empfinden und wahrzunehmen.
- *Sinn haben für etwas,* z.B. Sinn haben für Humor oder keinen Sinn haben für Gesellschaftsspiele.
- *Etwas im Sinn haben,* z.B. ein Buch zu lesen. Sinn meint hier „beabsichtigtes Bewußtsein" und ist eng verbunden mit „sinnen" und „nachsinnen über". *Besinnungslos* ist, wer das Bewußtsein, sich auf etwas zu besinnen, verloren hat (Bewußtsein und Bewußtseinsstörungen S. 103 ff.).
- *Sinn als Gemütsverfassung.* Jemand kann heiteren oder trüben Sinnes sein.
- *Sinn als Bedeutung.* Hier fragen wir nach dem Bedeutungsgehalt von *etwas,* z.B.: Was ist der Sinn eines Lerninhalts? oder von *jemandem:* Welchen Sinn hat es, einen Schiedsrichter zu haben?
- *Sinn als Verstehen von etwas,* von Aussagen, z.B. „einen Sinn" oder „keinen Sinn" darin finden.
- *Sinn in Verbindung mit Zweck* unterscheidet materielle Werte (Nützlichkeit) = Zweck von immateriellen = Sinn (Arbeit und Spiel S. 419 f.).

Die **Sinnfrage** sucht nach den eigentlichen Werten des Lebens. Die Bedrohungen, denen der Mensch ausgesetzt ist (Krisen in Wirtschaft, Politik und Gesellschaft), Bedrohungen, die uns die Natur zumutet (Überschwemmung, Erdbeben usw.), Bedrohungen, die sich der Mensch z.T. selber schafft bzw. geschaffen hat, lassen *ganze Völker* immer wieder in Krisensituationen gelangen. Sie drängen nach Lösungen, die sowohl vom einzelnen wie vom Kollektiv bewältigt werden müssen.

Auch im *individuellen Leben* ist Krisenbewältigung unausweichlich. Zwar ist der einzelne vorerst noch getragen von einer ursprünglichen Sinnbeziehung, die auch als Urgeborgenheit bezeichnet wird. Dort, wo das Kind erfährt, daß es bejaht und angenommen ist, und wo dieses Angenommensein vom anderen später auch als Gebrauchtwerden vom anderen erfahren wird, erlebt der Mensch sein Dasein als wertvoll und darum *sinnstiftend.*

Mit der Zeit (spätestens in der Pubertät) geht diese ursprüngliche Geborgenheit verloren. Der bis anhin selbstverständliche Sinn des Daseins muß immer wieder neu gesucht werden. Hier wird die Sinnerfahrung zur Sinnfrage. Gollwitzer (1985) nennt drei Situationen, in denen sich diese Sinnfrage aufdrängt und beantwortet werden muß:

- *Erfahrung des Mißlingens,* das Nichterreichen von beruflichen Zielen, Mißerfolg bei Prüfungen, Enttäuschungen im Zusammenleben, bei vielen auch die Enttäuschung über sich selbst (Grenzen zu haben, Fehler machen zu können usw.). Als Mißlingen erfahren Menschen oft auch ihr Leben, wenn sie, von einem schweren Unfall getroffen, sich mit Behinderung und bleibender Beschränkung auseinandersetzen müssen.
- *Überdruß und Langeweile,* dann, wenn alle Wünsche erfüllt sind, keine Ziele mehr erstrebenswert erscheinen – ein Sinnlosigkeitsgefühl stellt sich ein. Frankl spricht in diesem Zusammenhang von einer „noogenen Neurose" (im Geistigen wurzelnd), die vor allem junge Menschen heimsucht und die in der Drogenszene ihren Höhepunkt gefunden hat.
- Die *Tatsache der Vergänglichkeit des Lebens,* Gedanken an den Tod, der allen Lebenssinn fraglich macht, ist die dritte Situation der einbrechenden Sinnfrage bzw. des *Fraglichwerdens des Sinns.*

Diese Situationen verlangen eine Antwort: Menschen *suchen nach Sinn.* Ohne Aussicht auf eine wenn auch vorläufige Antwort wird das Leben konflikthaft, ja krankmachend. Denn mehr als andere Verlusterlebnisse erfährt der Mensch **Sinnverlust** als existentielles Problem, das ihn in seiner Mitte trifft.

16.1.2 Sinnsuche, Sinnfindung

Von Bedeutung ist die uralte Erkenntnis, daß der Mensch den Sinn seines Lebens sich nicht selber geben kann, sondern daß er diesen in einem anderen, letztlich Größeren finden muß.

■ „Schon die Tatsache, daß der Mensch, der in die Sinnkrise geraten ist, danach suchen und fragen muß, zeigt, daß er den Sinn seiner Person nur außerhalb finden kann, in einem anderen. Das zeigt auch die Erfahrung, daß einer den Sinn seines Lebens konkret wiederfinden kann, wenn er spürt: ‚Ein anderer braucht dich' oder ‚Du wirst von einem anderen geliebt'. Von diesem anderen her erfährt er Sinn, wird seinem Leben Sinn zuteil" (Gollwitzer 1985). ■

■ „Durch diese Zuwendung eines Menschen ist die Sinnfrage zunächst gelöst, aber nicht endgültig. Der andere kann mich enttäuschen; er kann durch die Verhältnisse von mir getrennt werden; er kann sterben. So gerät ein Mensch erneut in die Krise und muß auch nach dem Sinn des Daseins seiner Mitmenschen fragen: Worin ist der Sinn jedes einzelnen Lebens begründet? Was ist der Sinn der Menschheit?" (Eisenkopf). ■

Gollwitzer spricht darum von einer Kette der Verweisung: *Wir sind aufeinander verwiesen* und angewiesen. Der Mensch als Person kann Personsein nur bezogen auf ein Gegenüber leben; er braucht den anderen Menschen (wie der andere Mensch ihn braucht).

Vor allem brauchen wir diesen anderen Menschen, wenn wir um Entscheidungen ringen, wenn wir leiden; immer dann also, wenn ein Leidender/Fragender einen Therapeuten aufsucht (hier wirklich im Sinn von Mitmensch, der bereit ist, ihm zuzuhören). Wo solches *Vertrauen* einen Raum findet, geschieht Sinn oder, wie Buber es ausdrückt:

■ „Was erwarten wir, wenn wir verzweifeln und dennoch zu einem anderen Menschen gehen? Wohl eine Gegenwärtigkeit, durch die uns gesagt wird, daß es ihn dennoch gibt, den Sinn." ■

Wenn wir eine solche Aussage für die **Pflege** ernst nehmen, verstehen wir auch, daß es nicht in erster Linie darum geht, allem gewachsen zu sein, auf alles eine Antwort zu wissen oder gar ein Profi zu sein bezüglich Technik der Gesprächsführung, sondern darum, daß wir uns *in Anspruch nehmen lassen:* dasein für diesen anderen, hören auf ihn (was wichtiger ist als antworten), damit, wie Buber sagt, „das Werk geschieht" („so konnte Momo zuhören" S. 461 f.).

Wer so mit Menschen auf dem Weg ist, wird erfahren, daß die Sinnerfahrung auch ein Geschenk ist (die Theologie spricht von Gnade und verweist damit auf den **höheren Sinn**). Ich zitiere nochmals Gollwitzer (1985), der sagt:

■ „Dieses Außerhalb bedeutet aber Angewiesensein und Abhängigsein, und zwar von Gott als dem überlegenen und freien Gegenüber ... Sinngebung ist freie Gnade, sie kann vom Menschen her nicht bewerkstelligt, nicht durch Beschwörung herbeigeführt, sie kann nur *empfangen* werden." ■

16.1.3 Trotzmacht des Geistes

Als „Trotzmacht des Geistes" bezeichnet Frankl die Fähigkeit des Menschen, nach Sinn zu suchen – trotz allem. Im echten Suchen liegt auch schon das begründet, was ich als die *Leidenschaft für das Mögliche* bezeichne, und das heißt, die Bereitschaft aufzubringen, sich dem, was ist, zu stellen, mutig auf sich zu nehmen, was das Leben an Leiden und Schwierigkeiten bereithält. Daß diese Fähigkeit im Menschen liegt und daß sie zur Verfügung steht bzw. aktiviert werden kann, erleben wir im Zusammensein mit Menschen, insbesondere auch in der Begegnung mit kranken Menschen, immer wieder.

Wir erfahren, daß der Mensch einen Sinn sucht und daß er diesen auch zu finden vermag:

- Er sieht doch einen Sinn darin, etwas zu tun (wozu erlernte er sonst einen Beruf).
- Er sieht doch einen Sinn darin, etwas zu erleben (wozu reiste er sonst in alle Welt).
- Er sieht doch einen Sinn darin, eine scheinbar hoffnungslose Situation zu bewältigen, unausweichliches Schicksal zu meistern, Leiden und Zwänge in Leistung und Erfolg umzuwandeln und durch Haltung und Einstellung zu zeigen, wessen er fähig ist (wozu würde er sich sonst in den vielen Krisensituationen durchsetzen).

Frankl (1991) nennt drei Wertkategorien, in denen sich Sinn erfüllen kann. Er sieht das *Trotzdem* eben *auch darin*, daß es Sinnerfüllung noch gibt, wo der Mensch scheinbar nichts mehr zu tun vermag (so in Krankheit, Behinderung). Er unterscheidet:

- *schöpferische Werte* in jeder Tätigkeit, im Beruf, in der Hingabe an eine Sache, die dann durch eben diese Hingabe beseelt, erhalten und gestaltet wird;
- *Erlebniswert* in der Begegnung mit etwas Schönem, Kunst, Literatur, Musik, im Naturerlebnis, in der liebenden Begegnung mit einem Menschen oder im verstehend-liebend-handelnden Dienst;
- *Einstellungswerte*, die alles verändern können, die ein Leben freimachen und die Hoffnung ermöglichen. Der Mensch lernt zu begreifen (wenn auch nur langsam, vielleicht erst beim Älterwerden), daß er wirklich „seines Schicksals Schmied ist".

Dort, wo das Leben schwer wird, wo Behinderung und Krankheit fast unannehmbare Einschränkungen auferlegen, wird der Mensch verbittern, wenn es ihm nicht gelingt, das nur abwehrende Erleiden zu verändern und in einer Haltung von Tapferkeit und Mut *Meister des Schicksals* zu werden. Denn spätestens dann, wenn der Mensch an die Grenzen der Selbstregulation gelangt, wenn es nicht mehr nur um die Aufrechterhaltung oder Wiederherstellung der Homöostase (physiologisches Gleichgewicht) gehen kann und wenn Probleme nicht mehr auf der Ebene des Handelns lösbar sind, stellt sich die Frage nach dem Sinn, nach dem Übersteigen (Transzendieren) und der Möglichkeit des Sichausrichtenkönnens auf die bleibende „innere geistige Realität“, auf das *Sein*.

16.1.4 Unterstützung bei der Sinnfindung

Pflege dient nicht in erster Linie der Sinnfindung; das ist Aufgabe der Religion und/oder der Psychotherapie. Pflege dient der Unterstützung des Menschen auf der Suche nach Heilung. Wie aber in Abb. 16.**2** sichtbar wird, gilt auch hier die Möglichkeit der indirekten Wirkung (Abb. 16.**1**).

Es kann somit nie darum gehen, daß wir jemandem einen Sinn zu geben hätten (weil wir ihn selber besitzen und mehren wollten – Dimensionen des Habens), sondern darum, daß ein Klima bereitet ist, in dem *Sinnfinden* möglich wird (weil Sinn geschieht, der Mensch davon ergriffen wird – Dimension des Seins). Sinn kann man auch *nicht vorschreiben* oder für andere *einplanen*, wohl aber die förderlichen Mittel zur Verfügung stellen, denn

- *Sinn kann nicht gegeben, nur gefunden werden.* Fragen, auch die Lebensfragen, müssen beantwortet werden, aber keiner kann das letztlich für den anderen tun.
- *Sinn muß gefunden, kann aber nicht erzeugt und gemacht werden;* denn machen könnte man höchstens ein bloßes Sinngefühl, das nichts verändern kann.

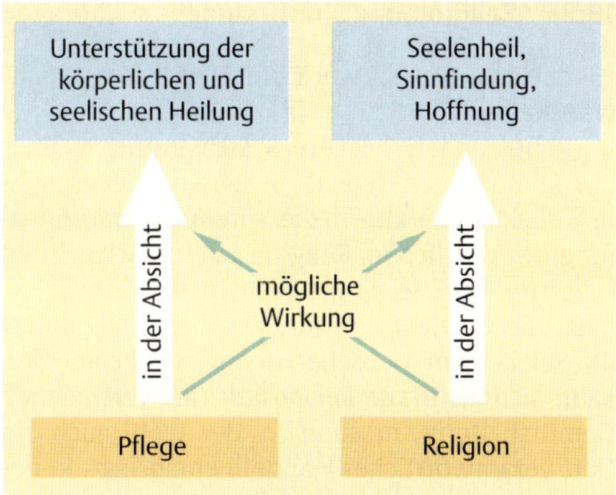

Abb. 16.**1** Die Wirkung geschieht direkt (beabsichtigt) und ungeplant (unbeabsichtigt) = ganzheitlich (Grundmodell s. Abb. 16.**2**).

- *Sinn muß nicht nur, sondern kann auch gefunden werden,* wenn der Mensch lernt, auf die innere Stimme zu hören, denn die Sinnerfüllung liegt (verborgen, unbewußt) in der eigenen Mitte. Es geht darum, den Zugang zu finden, d. h., um Wege der Sinnfindung zu wissen.

Solche Aussagen bedürfen vorerst der **eigenen Reflexion**, erst dann können sie von uns im Pflegealltag mit berücksichtigt werden. Zur Integration der Sinnfrage bei der *Situationseinschätzung* kann die Checkliste Impulse geben.

Checkliste: Sinn finden

☐ Religion / Glaube
☐ Sinnfrage / Befindlichkeit
☐ religiöse Bräuche
☐ Ängste ☐ Trauer
☐ Freuden
☐ Seelsorge
☐ Schmerzen/Leid
☐ Ressourcen

Die folgenden Fragen sind als Impulse gedacht und wollen eine Hilfe sein, damit die seelisch-geistigen (religiösen) Werte und die Ressourcen (Kräfte und Fähigkeiten von Patient und Angehörigen) bewußter in die Pflege integriert werden können

☐ Die Lebenssituation und die Lebensgewohnheiten des Kranken sind bekannt
☐ Die Religionszugehörigkeit und eventuelle religiöse Wünsche/Bedürfnisse sind bekannt und soweit nötig dem Seelsorger gemeldet
☐ Über Gottesdienstmöglichkeiten, Besuche des Seelsorgers u. a. ist er informiert
☐ Eine Bezugsperson (innerhalb der Pflegegruppe) ist für den Kranken bestimmt (wo möglich bzw. nötig)
☐ Der Kranke kennt seine Betreuer; er weiß um Schichtwechsel u. a.
☐ Die Angehörigen nehmen am Zustand (Befinden, Sterbeprozeß usw.) Anteil und werden von uns nach Bedarf begleitet
☐ Intimsphäre und Würde des Patienten ist gewahrt (bis über den Krankenhausaustritt bzw. über das Sterben hinaus)
☐ Das Umfeld des Kranken ist so, daß er Ängste, Sorgen, Trauer, Leid äußern kann
☐ Ressourcen werden „erhorcht“, „erschaut“; die Signale werden mit Hilfe der Pflegeplanung kreativ zur Wirkung gebracht
☐ Sinn und Zweck von Pflege und Therapie werden angesprochen
☐ …

16.2 Religion und Sinnfindung

Es gibt eine Unzahl von Definitionen zum Stichwort Religion.

■ „Religion: lat. relegere = sich immer wieder hinwenden, gewissenhaft beachten, oder: religare = rückbinden an ...: die Verehrung und Anrufung des Göttlichen. Religion hat zunächst ihren Ursprung im *Erleben des Menschen selbst*: Er erfährt die Gottheit, vertraut ihr, bittet sie, opfert ihr. Solche dem Menschen ursprüngliche Religion kann sich als bloße *Religiosität* (als vertrauende Gemütshaltung) erschöpfen, der wohl auch ein Gott verantwortliches Handeln entspringt. In der Regel aber nimmt sie besondere Formen der Verehrung und Anrufung, des religiösen Kultes an.

Die Grundstimmung und -haltung aller Religionen sind, wenn auch mit verschiedenem Akzent: Ehrfurcht, Gläubigkeit, Hoffnung und (vor allem in der christlichen Religion) Liebe – Liebe konkret und praktisch: ‚Liebe das Leben, indem du die Liebe lebst' (alte Weisheit)" (Neuheusler 1963). ■

Eine zweite Definition (Eysenck/Meili: Lexikon der Psychologie):

■ „Die Religion ist ein universales Phänomen, dem Motivationen zugrunde liegen, die den Menschen auf allen Kulturstufen ebenso gemeinsam sind wie die der Sexualität. Die Religion existierte mehrere Jahrtausende lang, bevor irgendeine der großen Religionen (Hinduismus, Buddhismus, Konfuzianismus, Christentum, Islam) entstand. Trotz einiger Unterschiede halten alle Religionen an grundsätzlichen Glaubensartikeln fest, wie z. B. an einem oder mehreren übernatürlichen Wesen, an der Unsterblichkeit der Seele, an moralischen Gesetzen und an einer Bewertung des Lebens des einzelnen nach dem Tode. Diese Feststellungen deuten darauf hin, daß alle Religionen eine gemeinsame psychologische Basis besitzen und von derselben psychologischen Natur sind. B. Pratt (1930) stellte die These auf, daß die Religion kein abgetrennter Teil des psychischen Lebens ist, sondern den ganzen Menschen einbezieht." ■

In beiden Aussagen wird Religion als etwas zur *Ganzheit des Menschen Gehörendes* betrachtet, als etwas, das zum Urgrund unseres Seins gehört. Menschen (Individuen und Gesellschaft) haben eine Vielfalt von Ausdrucksformen dafür gefunden, was sich in Religionen, Konfessionen, Kirchen wie auch in individueller Frömmigkeit bzw. Distanziertheit ausdrückt.

16.2.1 Religionen, Kirchen

Naturreligionen

Die Religionsgeschichte reicht zurück bis zu den Urreligionen, die unter dem Namen Natur- oder Primitivreligion bekannt sind. Der Naturmensch lebt in seiner Ganzheit noch außerhalb der Absplitterung voneinander unabhängiger Bezirke. Für ihn gibt es keine Teilung in eine profane und in eine religiöse Sphäre, und die Bezüge sind so sehr religiös, daß man von einem *Homo religiosus* spricht. Religiöses Handeln ist naturhaft aufs Ganze gerichtet und hat im sozialen Leben des Naturmenschen seinen angestammten Platz. Dies äußert sich vor allem bei Geburt, Reife und Tod. Diese Phasen werden als Übergang betrachtet in einem Weltbild, in dem der Mensch ein Kontinuum besitzt, das pränatal und über den physischen Tod hinaus wirksam ist. Die religiöse Gebundenheit und *Einbettung* prägt diesen Menschen in allen Aktivitäten des täglichen Lebens, die ihrerseits wieder das kultische Geschehen beeinflussen.

Die großen Weltreligionen

Sie haben sich aus einer *Lehre* entwickelt, die auf eine einmalige, abschließende Offenbarung zurückgeht. Die Verkündigung ist unantastbar:

- der Geist des Hinduismus (Wedische Offenbarung, Bhagawadgita),
- der Pfad des Buddhismus (Achtfältiger Pfad, Zen-Lehre),
- die Philosophie Chinas (Konfuzianismus und Taoismus),
- die Welt des Islam (Koran),
- das Jüdische Gesetz (Thora, Propheten- und Weisheitsbücher),
- das Christentum (Bibel).

Je mehr die Weltbevölkerung sich durchmischt, um so vielfältiger werden auch die religiösen Glaubensrichtungen, die wir antreffen. Das hat insbesondere Bedeutung bei der Pflege von Schwerkranken und Sterbenden, da die religiösen Gebräuche und Riten sehr unterschiedlich sein können (exemplarische Hinweise S. 542 ff.). Im folgenden finden Sie eine Übersicht über die wichtigsten Kirchen, Sondergruppen und religiösen Vereinigungen, die wir heute antreffen (ohne Anspruch auf Vollständigkeit!). Im Einzelfall muß die entsprechende Information eingeholt werden.

Christliche Kirchen und Gemeinden

Katholische und **orthodoxe Kirchen.** Dazu gehören die römisch-katholische und altkatholische sowie die Kirchen mit orthodoxen Riten (griechisch, russisch ...).

Die aus der **Reformation** hervorgegangenen Kirchen sind die evangelisch-lutherische, die evangelisch-reformierte und die presbyterianische Kirche sowie die Anglikanische Kirche.

Die **Freikirchen** pietistischer Herkunft. Dazu gehören z. B. die Methodisten, die Baptisten, die Heilsarmee. Evangelikale Gemeinden und Gemeinschaften, z. B. Chrischona-Gemeinde, belegen den Raum zwischen Landeskirchen und Freikirchen.

Die **Pfingstbewegung.** Sie ist sehr vielschichtig, es gehören dazu die verschiedenen Pfingstgemeinden, die charismatischen und neupfingstlerischen Gemeinden und neuerdings die aus den USA kommenden Heilungsbewegungen und Heilungsevangelisten.

Endzeit-Gemeinden sind z. B. die Adventisten, die Zeugen Jehovas, die Branham-Bewegung.

Apostelgemeinden mit unterschiedlicher Ausrichtung, z. B. katholisch-apostolisch, neuapostolisch.

Kirchen Jesu Christi nennen sich z. B. die Mormonen, die christliche Wissenschaft (Scientist), die Messias-Gemeinde.

Zu den **religiösen Vereinigungen aufgrund besonderer Erkenntnisse** gehören die Neuoffenbarer, die Theosophen und die Anthroposophen sowie die Rosenkreuzer.

Nichtchristliche Bekenntnisse

Dazu sind zu zählen
- die jüdischen Gemeinden;
- islamische und aus dem Islam hervorgegangene Vereinigungen (Sufi-Gemeinde, Meher-Baba-Anhänger usw.);
- buddhistische Vereinigungen, z. B. die tibetischen Zentren, verschiedene Zen-Zentren;
- Vereinigungen mit Herkunft aus dem Hinduismus und dem Sikhismus, z. B. die Yogabewegung, Hare-Krishna-Bewegung.

New-Age-Spiritualität

Der Ausdruck New Age (neues Zeitalter) ist zum kennzeichnenden Ausdruck einer neuen Bewegung geworden. Es gibt keine einheitliche Ausrichtung dafür; man müßte richtigerweise von New-Age-Strömungen sprechen. Je nach Organisation und Gewichtung können die *Inhalte* sehr unterschiedlich sein; allen gemeinsam ist jedoch die Überzeugung vom „Anbruch einer neuen Weltperiode des Friedens, der Harmonie und der Erleuchtung". Die *Praktiken* sind unübersehbar und betreffen in erster Linie Psychotechniken und Systeme zur Veränderung des Bewußtseins.

Das Grundlegende der *Religiosität* dieser Menschen ist die Neigung zu einer pantheistischen Weltauffassung, die das Göttliche im ganzen Kosmos lebendig sieht. Sie gehören nicht einer bestimmten Glaubensrichtung an, höchstens einer Bewegung (wie z. B. der Findhorn-Community, der Sphinx-Bewegung u. a.), oder sie fühlen sich als Teil eines großen „Netzwerkes" (Ferguson).

16.2.2 Der religiöse Mensch

Von C. G. Jung stammt der Begriff von der „Anima naturaliter religiosa" (der natürlich religiösen Seele). Nach Frankl gehört dieses religiöse Grundgefühl zum Wesen des Menschen. Wie Jung bezeichnet auch er die Seele als „ihrer Natur nach religiös". Man könnte auch sagen: Der *Mensch ist ein religiöses Wesen, indem* und *weil* er die existentiellen Fragen des Lebens stellt: Woher komme ich? Wohin gehe ich? Was ist mein Leben? Da diese Fragen (zwar in unterschiedlichem Maß und nicht immer gleich vordergründig) zu jedem Menschen gehören, kann man sagen, daß der Mensch immer auch *Homo religiosus* (religiöses Wesen) ist.

Zur Differenzierung ist zu ergänzen:
- *Religion* ist das Objektive: die Gottesdienste, die Mitgliedschaft in einer Kirche.
- *Religiosität* ist die individuelle Aneignung von deren Werten (das Subjektive).
- *Glaube* ist das Gesamt von objektiven und subjektiven Werten. Es ist das, *was* man glaubt, und es ist das *Wie* des Umgehens mit tradierten Glaubensinhalten. Tillich sagt es so: „Glaube ist das, was mich unbedingt angeht."

Religiössein und Religiosität

Die These „der Mensch ist ein **religiöses Wesen**" hat nur soweit Bedeutung, wie der Mensch nach den Grundwerten des Lebens und des Menschseins fragt. Diese Fragen können sehr unterschiedlich zum Tragen kommen. Es sind Fragen, die nach Sinn suchen und nach der Bedeutung von Glück und Leid.

Menschen fragen dann etwa:

- Wie ist es mit all dem, was schiefläuft in meinem Leben?
- Was mit dem, was Glück bewirkt?

Solche Fragen werden vor allem in den *Krisensituationen* und *Wendezeiten des Lebens* gestellt. Wir begegnen ihnen in der Begleitung von *Leidenden und Sterbenden*. Wo wir Menschen signalisieren, daß auch wir um diese Fragen wissen, daß wir miteinander auf dem Weg sind und daß wir bereit sind, uns diesen Fragen zu stellen, können wir für sie das sein, was sie brauchen und suchen: Hilfe und Begleitung dort, wo sie – vielleicht im Angesicht des Todes – mit den existentiellen Fragen ihres Menschseins konfrontiert sind. Es *gibt* das *religiöse Grundbedürfnis*, und genau hier, in diesen Fragen, äußert es sich.

Religiosität ist eine Ausdrucksform des Menschen, der aus dem Glauben an ein Absolutes lebt. Wir bezeichnen dieses Absolute als Gott. Gott manifestiert sich in den verschiedenen Religionen unterschiedlich und bekommt dann auch einen anderen Namen (Allah im Islam, Brahma im Hinduismus).

Der **Christ** begreift Gott in Jesus Christus – er ist das Bild Gottes. In der Auseinandersetzung mit Jesus Christus nimmt das persönliche Gottesbild Form und Gestalt an. Indem wir uns damit beschäftigen, entsteht unser Gottesbild, geprägt von der Person Jesu Christi *und* unserem individuellen Erleben. Unser Gottesbild ist gleichsam eine Synthese des objektiven Bildes Gottes, das er uns von sich gegeben hat (Bibel), und von dem, was unsere eigene subjektive Erfahrung ist: Erfahrungen in Elternhaus, Schule und Kirche (Religionsunterricht) wie auch eigenes subjektives Erleben (Seinsfühlungen, Seinserfahrungen). Unser Gottesbild ist aber nicht ein für allemal festgelegt, es ist vielmehr einem Entwicklungsprozeß unterworfen.

Religiös leben heißt, sein Gottesbild zu einem immer wesentlicheren entwickeln. Dieser Prozeß zum Wesentlichen macht letztlich religiöses Leben aus. Behinderungen auf diesem Weg können im Inneren wie im Äußeren liegen. Im Inneren sind es Ängste, Befürchtungen, Wunschvorstellungen, unbewußte neurotische Mechanismen. Im Äußeren sind es Fehlformen (z. B. eine starre Gesetzesfrömmigkeit), die religiöses Leben ganzer Gemeinschaften lähmen können.

Religiöses Leben ist *prozeßhaftes Leben* und verläuft parallel zum inneren Reifeweg. Der Weg zu sich selbst (richtig verstandene Selbstverwirklichung) ist immer auch ein Weg zu Gott (Gottesverwirklichung im Seelengrund). Der Mensch erfährt dann, was Paulus meint, wenn er sagt: Nicht mehr ich lebe, Christus lebt in mir. Das Ziel ist letztlich die **geglückte Menschwerdung**; womit sich der Gott des Christentums von einem angstmachenden, strafenden Gott ganz wesentlich unterscheidet.

Glaube und Glaubensvollzug

Die Aussage, „der gläubige Mensch ist ein Anhänger einer bestimmten Glaubensrichtung", sagt zwar etwas aus über äußere Lebensformen des Glaubens, aber nichts über das, *was Glaube ist*. Glaube ist auch nicht „ein Für-wahr-Halten von etwas", das wäre Verstandesarbeit. Glaube hat aber mit dem Verstand nichts zu tun, schon eher mit der Seele. „Glaubenkönnen ist eine psychische Urfunktion" (Rudin). Ohne sie können wir nicht wahrnehmen, nicht empfinden, nicht fühlen. *Glaubenkönnen* ist die Voraussetzung unserer ganzen psychischen Aktionsfähigkeit (Rey). Damit wird klar, daß Glaube nicht mit Frömmigkeit verwechselt werden darf. Der Glaube ist nicht das Privileg von Frommen, er ist das tragende Fundament unserer menschlichen Existenz. Glaubenkönnen ist eine große Kraft und hilft Menschen, schwere und schwierige Lebenssituationen (Krankheit, Leiden, Verlust) durchzustehen.

Nichtglaubenkönnen ist ein Mangel, dem wir oft bei Depressiven begegnen. Der Mensch trägt in sich die Glaubensfähigkeit, doch nützt sie ihm nichts, wenn er nicht etwas findet, *woran* er glauben kann.

Der **gläubige Christ** lebt aus dem *Glauben an Gott*. Gott ist das, „woran" er glauben kann. Glaubenslos ist ein Mensch „ohne Gott". Naheliegend ist es, an den **Atheisten** zu denken. Wenn man aber das griechische „a-theos" (ohne Gott) wörtlich nimmt, stimmt die Aussage nicht, denn Atheisten müßten dann Gott und seine Weltordnung samt und sonders leugnen. Das ist aber meist nicht der Fall. Viele Atheisten sind keine Gottleugner, sondern Gottsucher, die um eine eigene Gotteserkenntnis ringen. Dieses Ringen entspricht dem Fragen nach dem Leben, nach den letzten Dingen wie auch nach dem Sinn des Lebens. Da diese Fragen aus dem religiösen Urgrund stammen, müßten wir annehmen, daß Atheisten in ihrem Seinsgrund religiöse Menschen sind, auch wenn sie sich nicht als solche bezeichnen würden.

Ähnlich muß dann auch die „Gottlosigkeit" der heutigen Welt und die „Gott-ist-tot-Theologie" betrachtet werden.

Jugendliche unserer Zeit leiden (mehr als früher) an einem „existentiellen Vakuum" bzw. an einem Sinnlosigkeitsgefühl, das viele in die Drogen, andere in einen Konsum- oder Geschwindigkeitsrausch führt. An die Stelle Gottes ist ein Götze getreten. Religiosität ufert nicht selten aus in Okkultismus, in Flucht in die Sekte oder in den Fundamentalismus (engster Glaubensstrukturen).

Eines wird dabei klar: Der Gottesglaube des Jugendlichen hängt auch davon ab, wieweit er *durch die Umwelt geschützt und getragen* wird. Er ist auf sog. Plausibilitätsstrukturen angewiesen. Das gilt natürlich auch für die Schüler(innen) unserer Krankenpflegeschulen: Sie brauchen einen Raum, in dem Religion kein Tabuthema ist. Die Voraussetzungen dazu sind in unserer abendländischen Gesellschaftsstruktur nicht gerade günstig. So kann man z. B. beobachten, daß die Kluft zwischen „privater Frömmigkeit" und „pluralistischer Wertstruktur" bei uns größer ist als z. B. in den Vereinigten Staaten. Religiöse und nationalpatriotische Regungen werden dort ohne Skrupel miteinander verbunden. In buddhistischen und islamischen Ländern ist – in jeweils verschiedener Weise – die Einheit von Religion und Öffentlichkeit selbstverständlich. In Europa ist man in dieser Hinsicht skeptischer und zurückhaltender. Über Gott reden wirkt unwirklich, zeitfern, ja peinlich. „Gott ist", so brachte es Karl Barth neu ins Bewußtsein, „der ganz andere". Begreiflich, daß es diese Unfähigkeit gibt, über Gott und über unsere transzendente Hoffnung zu reden und daß es uns so schwerfällt, Antwort auf das „Grundbedürfnis des Homo religiosus" zu geben.

16.2.3 Religion und Psychologie

Die Nahtstelle zwischen Religion und Psychologie ist der **leidende Mensch**. Einerseits suchen immer mehr Menschen die Praxis des Psychotherapeuten (des Arztes, Beraters) auf, und immer weniger finden den Weg zum Priester, sei es im Beichtstuhl oder im Sprechzimmer. Andererseits sind es die Psychologen, die auf krankmachende Fehlformen der Frömmigkeit und auf behindernde, lebensfeindliche religiöse Bindungen hingewiesen haben.

■ „Der Glaube kann einem Menschen helfen und ihn heilen oder ihn beeinträchtigen und krank machen. Während der rechte Glaube die Menschen befreit und ihnen zum Leben verhilft, kann der verkehrte Glaube zu seelischen Verstrickungen und psychoneurotischen Schwierigkeiten führen" (Hark 1992). ■

Davon handelt auch das viel diskutierte Buch „Kleriker" von Drewermann.

Seelsorge, Psychotherapie

Den Unterschied zwischen Psychotherapie und Seelsorge hat Viktor Frankl in einem Grundmodell beschrieben (Abb. 16.**2**). Das Ziel (per intentionem) der Psychotherapie ist es, die Arbeitsfähigkeit, Genußfähigkeit und Leidensfähigkeit wiederherzustellen. Dies entspricht der *seelischen Heilung*, was in Wirklichkeit natürlich auch dem Heil der Seele (der Ganzheit des Menschen) dient. Anders die Seelsorge. Ihr Ziel ist das *Seelenheil* durch die Wiederherstellung der Glaubensfähigkeit. Wenn dies gelingt, wird des Patienten seelische Heilung natürlich mit in die Wege geleitet.

So unterschiedlich Religion und Psychotherapie in ihrem Ansatz auch sein mögen, so treffen sie sich dort, wo es um die Sinnfrage geht, um das Finden eines sinnerfüllten Lebens. Die **Sinnfrage** bzw. der **Sinnglaube** des Menschen ist, im Sinne von Kant, eine „transzendentale Kategorie" insofern, als das menschliche Sein immer schon ein *Sein auf Sinn hin* ist, mag der Mensch dies auch noch so wenig erkennen. Diese Ahnung vom Sinn entspricht dem religiösen Wesen des Menschen; sie liegt auch dem „Willen zum Sinn" in der von Frankl begründeten Logotherapie zugrunde. Ob er es will oder nicht, wahrhaben will oder nicht, der Mensch glaubt an einen Sinn. Frankl wird in seinen Schriften nicht müde aufzuzeigen, daß es zu den ureigensten Möglichkeiten des Menschen

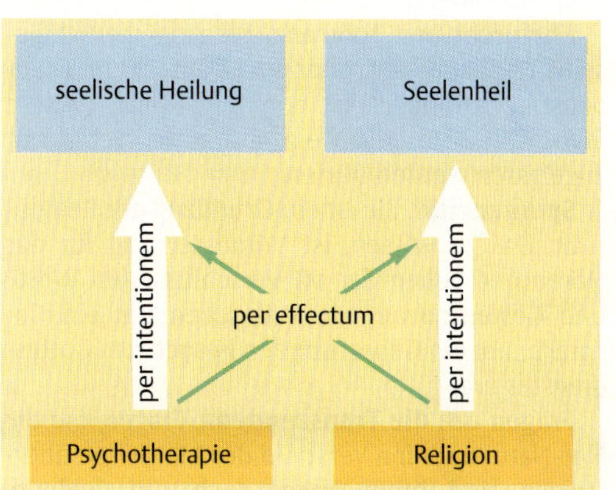

Abb. 16.**2** Grundmodell des Verhältnisses von Psychotherapie und Religion nach Frankl.

gehört, auch in den extremen Situationen Sinn zu verwirklichen. Grenzsituationen fördern den Verdacht am schnellsten, daß Existenz letztlich trotz allem sinnlos sei; denn in den Grenzsituationen steht das menschliche Leben auf dem Spiel. In den Grenzsituationen wird sich der Mensch seiner Endlichkeit, Schwachheit, Unzulänglichkeit und Zerbrechlichkeit unmittelbar bewußt. Grenzsituationen fordern aber zugleich dazu heraus, ihnen dennoch Sinn abzugewinnen. Und genau hier braucht der Mensch den Therapeuten (griech. Pfleger, Begleiter), dem Wortsinn entsprechend: einen Menschen, der begleitend mit ihm geht.

16.2.4 Religion und Pflege

Mit dem oben Gesagten ist es eigentlich selbstverständlich, daß auch Religion und Pflege einen Berührungspunkt haben müssen. Dort, wo der Mensch, herausgefordert vor der Wirklichkeit und der Vergänglichkeit (Leiden, Schmerz, Krankheit, Sterben), mit der Grenze personalen Seins konfrontiert wird, taucht die Frage nach dem *Transpersonalen* auf, und es stellt sich die *Frage nach dem letzten Sinn*. Vielleicht wird sich diese Gottes- und Sinnfrage in einem sehr säkularen Gewand zeigen, versteckt hinter scheinbar Alltäglichem – Rahner sprach vom anonymen Christen –, und es gilt dann zu erkennen, was sich dahinter versteckt. Das verlangt von uns:

Hinhörenkönnen. Daß wir Signale wahrnehmen, ist Voraussetzung dafür, daß wir der ATL Sinnfinden auch im religiösen Bereich gerecht werden können. Der andere Mensch kann seine Bedürfnisse immer nur dann äußern, wenn er spürt, daß er ein Gegenüber hat, das seine Fragen zulassen kann.

Ehrfurcht und **Toleranz.** Sie sind die Schlüsselworte, ohne die weder ein Gespräch um Glaubensfragen möglich ist noch ein Klima, in dem „Wut und Zorn gegen ein grausames Schicksal" zugelassen werden dürfen.

Spontaneität. Sie ist ein Grundzug der Religiosität. Das zu wissen, ist Voraussetzung für das Hören und Sehen der oft verschlüsselten Worte und Gesten sowie von Wünschen um ein Gespräch, um ein Gebet, um den Besuch des Gottesdienstes u. a.

Fragen um die Transzendenz. Fragen, die die Nur-Natur und den Verstand des Menschen übersteigen, sind ihrem Wesen nach transzendente Fragen: Fragen nach dem Sinn des Lebens, nach Glauben, nach dem Sterben, nach Gott soll der Kranke, wenn er dies wünscht, mit der Schwester/dem Pfleger oder dem Krankenhausseelsorger besprechen können.

Seelsorge. Jedermann kann sie leisten. Trotzdem gibt es den Bereich, der dem priesterlichen Seelsorger vorbehalten ist. Es gibt speziell *seelsorgerliche Dienste*, die eben nur der Seelsorger verrichten kann. Der *Seelsorger* gehört zum therapeutischen Team und soll (wenn sinnvoll und zweckmäßig) in die Pflegeplanung mit einbezogen werden. Auf Stationen, wo Lebensfragen einen großen Platz einnehmen (z. B. Onkologie), nimmt er vorteilhaft an Gruppengesprächen teil. Der Seelsorger versteht seinen Dienst ja nicht nur als „Austeiler von Sakramenten oder Verwalter von religiösen Bräuchen". Es ist auch für ihn wichtig zu wissen, daß er zum Team gehört.

Ermöglichen der Teilnahme an Gottesdiensten. Ein initiatives Pflegeteam findet Mittel und Wege, um den Wünschen von Kranken zu entsprechen. Gottesdienste können sinnvollerweise auch auf der Station stattfinden.

Religiöse Bräuche

Die Bewegung der Weltbevölkerung nimmt immer mehr zu, die Welt wird immer kleiner. Menschen verschiedener Kulturen leben in der gleichen Stadt. Das bringt es mit sich, daß wir immer öfter auch im Krankenhaus Angehörige fremder Religionen antreffen. Pflegende, die auch diesen religiösen Bedürfnissen gerecht werden wollen, müssen sich die Mühe machen, die verschiedenen Religionen und Konfessionen sowie deren religiöse Gebräuche kennenzulernen.

Bräuche regeln sowohl das soziale als auch das religiöse Leben. In vielen Religionen (z. B. im Islam) sind die beiden Bereiche eng miteinander verbunden, auch die Politik wird davon beeinflußt.

Von besonderer Bedeutung sind die Rituale um *Geburt* und *Tod* bzw. *Trauerzeit*. Eine Übersicht über die wichtigsten Bräuche innerhalb verschiedener Konfessionen/Religionen finden Sie in Tab. 16.**5** (S. 542 ff.). Für Einzelheiten muß auf die weiterführende Literatur verwiesen werden (z. B. Neuner u. Schäfer 1990).

Für das Umgehen mit **Menschen verschiedener Religionen** gelten die folgenden Leitlinien:

- Ich brauche mich nicht zu schämen, wenn ich nicht alles weiß, wohl aber, wenn ich mir nicht die Mühe mache, den Patienten und/oder seine Angehörigen nach den Bedürfnissen und Wünschen zu fragen.

- Wo ich als überzeugt Glaubende (Christin) mit anderen Überzeugten zusammenstoße, hat die *Toleranz* oberste Priorität.
- Mehr noch als Toleranz bedarf es der *Ehrfurcht* einem anderen Bekenntnis gegenüber. Die eigenen Wünsche und Überzeugungen (Bekehrungswunsch) müssen unter allen Umständen zurücktreten (Überzeugung heißt zwar Zeuge sein, was aber nicht gleichbedeutend ist mit Missionieren).

16.3 Ethik und Lebensgestaltung

Was ist Ethik? Was wollen und können ethische Grundsätze bewirken? Dazu zwei Definitionen:

Neuheusler (1963) definiert Ethik (griech. ethiké = Sittenlehre) als die Lehre vom rechten Handeln, im eigentlichen Sinn die Lehre vom sittlichen Handeln. Im Mittelpunkt der Ethik steht als Ziel des Handelns das *Gute*. Die Grundfragen der Ethik sind:

- *Werte* als „die Weisen des Guten";
- *Gewissen*, als Wertgefühl, auch als praktische Vernunft bezeichnet;
- *Willensfreiheit* als Voraussetzung sittlicher Verantwortlichkeit;
- *Konfliktsituationen* bzw. ihre Abhängigkeit von metaphysischen und religiösen Entscheidungen.

In Ergänzung dazu (Eysenck/Meili: Lexikon der Psychologie):

■ „*Ethik*, die Lehre, deren Gegenstand die Beurteilung des Unterschieds zwischen Gut und Böse ist. Sie ist der Teil der Philosophie, der die Moral behandelt; sie untersucht systematisch die Eigenart von Wertvorstellungen, wie ‚gut', ‚böse', ‚richtig', ‚falsch' usw., und die allgemeinen Prinzipien, die deren Anwendung auf einen Gegenstand rechtfertigen. Auf die Ethik als Beziehungs- und Wertsystem stützt sich der von Religionsstrukturen Unabhängige." ■

16.3.1 Themen der Ethik

Alle Themen, die das Leben des Menschen in bezug zur Lebenswelt betreffen, können oder müssen Gegenstand der Ethik sein, z. B.:

Umweltschutzethik oder *ökologische* Ethik befaßt sich mit der Erhaltung der Umwelt. Diese Ethik will dem Menschen deutlich machen, daß er ohne Natur nicht lebensfähig ist, daß Langzeitfolgen (z. B. infolge Ozonloch, Luftverschmutzung usw.), die unmittelbar auf die Gesundheit und das Wohlbefinden zurückschlagen, um des eigenen Lebens willen vermieden werden müssen.

Bioethik (griech. bios = Leben). Sie fragt nach der Erhaltung des Lebens, befaßt sich mit der Sorge um das Leben und der Ehrfurcht vor allem Lebendigen.

Eine Sonderform der Bioethik ist die **Medizinethik**. Sie wird infolge der Entwicklung der Biotechnik immer dringender. Denn zum erstenmal in der Geschichte der Menschheit ist es möglich, mit Biotechnik das Leben selbst zu manipulieren und natürliche Vorgänge künstlich zu vollziehen. Biotechnik und Biotechnologie eröffnen zwar die Möglichkeit, Krankheiten – auch Erbkrankheiten – besser zu erfassen, zu verhindern und zu heilen. Wo sie aber zur Genmanipulation werden, laufen sie auch Gefahr, den Menschen bis in sein Erbgut hinein der totalen Verfügbarkeit durch den Menschen auszuliefern. Dann können Grenzen überschritten werden, die nicht ungestraft verletzt werden dürfen.

Die *Konfliktsituationen* nehmen infolge dieser Entwicklung zu. Im Bereich der Bioethik (auf die ich mich im folgenden beschränke) betreffen sie vor allem Fragen um den Lebensbeginn und das Lebensende des Menschen. So gibt es auf der einen Seite die Unfähigkeit, mit Leiden und Sterben umzugehen, und als Folge davon die Propagierung von „Sterbehilfe" bis hin zu verkappter Euthanasie und institutionalisierter „Freitodhilfe", d. h. Anleitung und Beihilfe zu Selbsttötung aus sog. Barmherzigkeitsgründen, und auf der anderen Seite künstliche Befruchtung, Insemination, Samenbanken, Leihmutterschaft, Manipulieren des Embryos, pränatale Diagnostik mit der Konsequenz der Abtreibung bei Feststellung von Erbschäden und sogar kommerziellen Fetenhandel aus der dritten Welt in die erste Welt.

Aufgabe der Bioethik ist es, all diese Praktiken differenzierter zu betrachten und entsprechend zu beurteilen bzw. verantwortbare Handlungsgrundsätze abzuleiten. Das übergeordnete Ziel der unterdessen überregional eingesetzten Ethikkommissionen dient der „Wertschätzung menschlichen Lebens" auch *gegen* den Zeitgeist von „alles ist machbar".

> Die **Ethik** steht unter dem Aspekt des Pluralismus – es gibt so viele Wertsetzungen, wie es Menschenbilder gibt. Die **ethischen Werte** sind auch individuell-menschliche Werte, Sinnerfahrungen des Lebens, die letztlich nicht beweisbar, nur erfahrbar sind.

16.3.2 Ethik und Pflege

Grundsätzlich gelten für die Gesundheits- und Krankenpflege die Regeln der Medizinethik, insbesondere dort, wo sie in medizinischen Einrichtungen und in Abhängigkeit vom Arzt (weisungsabhängiger Teil der Pflege) vorgenommen wird.

Daneben aber gibt es den Pflegebereich, wo die Pflegenden *selbständig* handeln können und müssen (*eigenständiger Bereich* der Pflege): Mit der Ausbildung (Qualifikation) erlangen Pflegepersonen die entsprechende Kompetenz und übernehmen damit sowohl die *fachliche* wie die *ethische* Verantwortlichkeit für ihr Tun. Die Ausbildung muß beides vermitteln, sowohl

- fachliches Wissen und Können wie auch
- ethische Verantwortlichkeit für das pflegerische Tun und Lassen.

Je mehr in unserem Beruf das Bewußtsein für die eigenständigen Bereiche der Pflege sowie für Professionalität zunimmt, um so wichtiger wird auch die Schwerpunktsetzung in der uns eigenen Berufsethik. Entsprechende ethische Grundsätze, insbesondere jene des Internationalen Berufsverbandes (ICN 1953 und 1973), müssen weiterentwickelt bzw. präzisiert und den *heutigen* Bedürfnissen und den Bedingungen *dieser* Welt angepaßt werden; d. h., es geht darum, dem *Leben*, der *Würde* und den *Rechten* des Menschen in unserem heutigen Tätigkeitsfeld und im (eigenständigen) Verantwortungsbereich der Pflegenden gerecht zu werden. Dazu brauchen wir ***eigenständige Maßstäbe***, gleichsam einen berufsethischen Rahmen, an dem sich jegliches pflegerische Handeln (und Nichthandeln) zu messen hat.

Ethische Grundsätze

Ethische Grundsätze orientieren sich an den Tätigkeits- und Verantwortungsbereichen der Pflege (Pflegeleitbild, Pflegemodell); diese hinwiederum messen sich am Menschenbild (Auffassung vom Menschen, von Gesundheit und Krankheit). Entsprechend Kapitel 2 können vier Bereiche (Abb. 2.**2**) abgeleitet werden:

- *Eigenwelt.* Verantwortung gegenüber sich selbst: Rechte und Pflichten betreffs Persönlichkeit, Gesundheit, Beruf;
- *Mitwelt.* Verantwortung gegenüber Patienten und deren Beziehungsnetz, aber auch gegenüber Mitarbeitern (im Team und interdisziplinär) sowie gegenüber größeren Gruppen (Gesellschaft und Politik);
- *Verantwortung gegenüber der Welt* bzw. Umwelt (ökologische Verantwortlichkeit);
- *Verantwortung gegenüber dem Leben* schlechthin im Sinne einer Ehrfurcht, die sich von einer selbstherrlichen Verfügungsgewalt distanziert und die geschöpfliche Vergänglichkeit respektiert.

Formulierung und Umsetzbarkeit

In jedem dieser Bereiche können wegweisende ethische Grundsätze abgeleitet und formuliert werden; beispielhaft für den Bereich der *Eigenwelt:*

Bereich der Eigenwelt und Pflege

Die Pflegeperson
- trägt Verantwortung für die Entwicklung ihrer Persönlichkeit wie auch für ihr Verhalten (Entscheidungen, Planen, Handeln);
- hinterfragt ihre berufliche Situation und wirkt Symptomen des „Ausbrennens“ entgegen;
- arbeitet mit an der öffentlichen Anerkennung und Wertschätzung des Pflegeberufs;
- usw. (entsprechend zu allen oben angesprochenen vier Bereichen).

Wie immer die Grundsätze (Ziele, Verhaltenskodex) formuliert werden, sie sind lediglich Maßstäbe (Prinzipien), die aber sowohl der Überprüfung eigenen Verhaltens und Handelns wie auch der Entscheidungsfindung in einzelnen Konfliktsituationen dienen (Umsetzung im Alltag).

Diese Umsetzbarkeit im Praxisfeld der Pflege bedarf zusätzlich (zu den formulierten Grundsätzen) der *Einübung von Strategien*, die den Theorien allgemeiner Konfliktbewältigung entsprechen. So schreibt auch M. Davis (1986):

■ „Ein Berufskodex kann nicht wie ein Kochbuch verfaßt werden mit Schritt-für-Schritt-Anweisungen dafür, was getan werden soll und wieviel von was zu brauchen sei. Eine Standardordnung ist zwar für jeden Beruf notwendig und nützlich, wir müssen aber zusätzlich etwas von ethischer Argumentation verstehen, damit wir mit Situationen umgehen können, in denen fundamentale Werte miteinander in Konflikt geraten.“ ■

Hier wird deutlich, wie sehr *ethisches Handeln* von jedem Individuum auch *Entscheidung* und *Stellungnahme* verlangt, weshalb wir uns auch in der Auseinandersetzung und im Abwägen üben müssen.

Tabelle 16.**1** 10 Schritte in der ethisch begründeten Entscheidungsfindung (aus Thompson u. Thompson: In Ethik der Pflege. Schweiz. Berufsverband, Bern 1985)

1. **Erfassen der Situation**
   - Welche Gesundheitsprobleme liegen vor?
   - Welche Entscheidung(en) ist (sind) zu treffen?
   - Welche ethischen und wissenschaftlichen Überlegungen sind für die Entscheidung(en) maßgebend?
   - Wer ist an der (den) Entscheidung(en) beteiligt oder davon betroffen?

2. **Sammeln von zusätzlichen Informationen**
   - Welche weiteren Informationen werden benötigt?
   - Welche weiteren Informationen können beschafft werden?

3. **Erkennen der ethischen Aspekte**
   - Unabhängigkeit/Selbstbestimmung der Patienten und Fachleute
   - Nutzen bringen; keinen Schaden zufügen (Nützlichkeit, keine Schädlichkeit)
   - Gerechtigkeit, Fairneß (Zuteilung der Mittel)
   - wahrheitsgetreue Information (Glaubwürdigkeit)
   - Zustimmung in Kenntnis der Situation
   - Lebensqualität/Ehrfurcht vor dem Leben
   - goldene Regel: Tue an anderen, was du an dir selbst getan haben möchtest

4. **Erkennen der persönlichen und fachlichen Wertvorstellungen**
   - Nach welchen Werten beurteilen Sie persönlich die Situation?
   - Nach welchen Werten beurteilen Sie die Situation vom fachlichen Standpunkt aus?
   - Inwiefern können die ICN-Richtlinien für Krankenschwestern als Anhaltspunkt dienen?

5. **Erkennen der Wertvorstellungen der Hauptbeteiligten**

6. **Erkennen von eventuellen Widersprüchen in den Wertvorstellungen und in der Beurteilung**
   - Widersprüche/Konflikte der Person selber
   - Widersprüche/Konflikte zwischen Gruppen
   - Widersprüche/Konflikte zwischen unterschiedlichen Interessenvertretern

7. **Bestimmen, wer entscheidet**

8. **Aktionsradius und erwartete Resultate erkennen**
   - Welche Alternativen gibt es?
   - Welche Ergebnisse sind von den verschiedenen Alternativen zu erwarten?

9. **Ein bestimmtes Vorgehen wählen und entsprechende Maßnahmen ergreifen**

10. **Ergebnisse auswerten**
    - Führte die Entscheidung oder die Maßnahme zum gewünschten Erfolg?
    - Sind weitere Maßnahmen erforderlich?
    - Welche Erkenntnisse lassen sich auf andere Situationen übertragen?

Davis schlägt vor, im Überdenken von ethischen Fragen die *Schritte der Entscheidungsfindung* (Tab. 16.**1**) bewußt zu üben, da sie auf alle ethischen Fragestellungen, denen wir begegnen, angewendet werden können. Sie gelten auch für so schwierige Entscheidungen wie z.B., ob eine sehr alte und senile Person, ein todkranker Patient oder ein neugeborenes schwergeschädigtes Kind weiterhin künstlich ernährt werden sollen.

Anhand dieser Beispiele wird aber auch deutlich, daß viele ethische Fragestellungen nur vom gesamten betroffenen Personenkreis gemeinsam angegangen werden können. In Wirklichkeit bleiben sie, auch im „medizinischen Umfeld“, oft bei der Pflegegruppe hängen, die sich dann gleichsam in einem „sozialen Vakuum“ entscheiden muß. Dringend notwendig sind deshalb sog. *Haus-Ethikkommissionen* (in denen auch Pflegende mitarbeiten), die bei anstehenden Konflikten und ethischen Entscheidungen in Anspruch genommen werden können (in einigen Krankenhäusern gibt es sie schon, auch Berufsverbände befassen sich zunehmend damit*).

Ethik in der Pflege

- Zur Umsetzung von Ethik in gelebtes Leben (Politik, Wirtschaft, Medizin, Pflege) bedarf es der Menschen.
- Menschen sind es, die gemäß ihrem Bild vom Menschen Normen festlegen und Werte bestimmen.
- Die Fragen nach dem, was wir dürfen bzw. nicht dürfen, können nie vollständig und endgültig beantwortet werden, wenn wir uns nur an Zeitströmungen und deren Wertsetzungen orientieren.
- Es ist vor allem zu fragen nach der Bedeutung der menschlichen Person, die in ihrem Wesen nicht wandelbar und nicht zeitabhängig ist.

Konsequent ist eine Bioethik bzw. Berufsethik, die sich am personalen und/oder christlichen Menschenverständnis orientiert – **personale Ethik** bzw. **christliche Ethik**.

* Die Ethikkommission des Schweizerischen Berufsverbandes arbeitet seit einigen Jahren an der Neuformulierung der „ethischen Grundsätze für die Pflege“; sie sind sicher bald der Öffentlichkeit zugänglich (SBK, Zentralsekretariat, Bern).

16.4 Werden – prozeßhaft leben

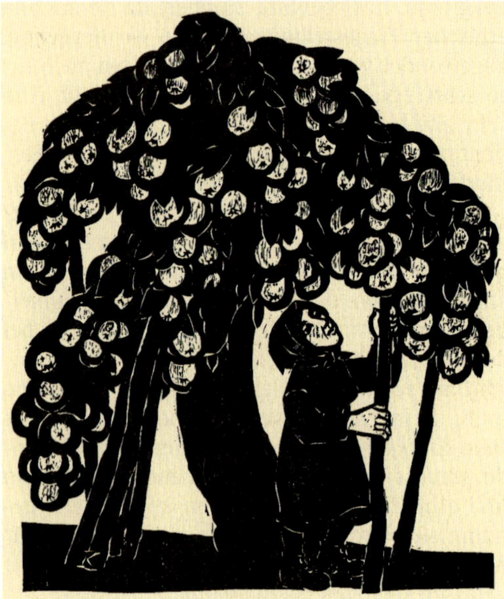

Apfelbaum voller Früchte

Im Lebenskontinuum von Werden – Sein – Vergehen ist der Mensch ganz zuerst ein *Werdender*, einer, der das Leben vorwärts lebt. Die Merkmale dabei sind körperliches Wachstum, verändertes Aussehen, sich wandelnde Haltung. Dies alles ist Ausdruck eines inneren und äußeren Reifeprozesses. Der Unterschied zwischen diesem Weg und dem biologisch ähnlichen Entwicklungsprinzip aller Lebewesen ist das *Geistige* im Menschen, die Einsicht nämlich, daß wir die einzelnen Entwicklungsschritte und damit die je eigene *Lebensgeschichte* mitzugestalten vermögen. Es ist die Lebenserfahrung, die unserer **Biographie** die unverwechselbare Gestalt gibt.

Viele Forscher haben diesen Entwicklungsweg des Menschen beschrieben. So unterschiedlich die Prozeßabschnitte oder Stufen (Abb. 16.**3**) auch benannt werden, einig sind sie sich alle darin, daß die Art und Weise der Bewältigung das Leben tiefgreifend *beeinflußt und prägt.*

16.4.1 Lebensstufen

Die **frühen Grunderfahrungen** des Menschen von der Geburt bis zum 3. bzw. 6. Lebensjahr sind erwiesenermaßen von höchster Bedeutung für die spätere Entwicklung. In dieser Zeit entsteht Verflochtenheit; Mechanismen schleifen sich ein, Muster, die unser späteres Leben beeinflussen und auch maßgeblich mitbestimmend sind, wenn es um das Gesundbleiben, Krankwerden und um die Krankheitsbewältigung geht.

Kindheit und Jugend, der Abschnitt vom 6. bis zum 18. oder 20. Lebensjahr wird als eine Entwicklungseinheit gesehen, obwohl sie durch Zwischenstufen (Latenzzeit, Pubertät, Adoleszenz) gleichsam unterteilt ist. Sie ist die Phase der Erziehung und Bildung des jungen Menschen.

Der **junge Mensch** erreicht – je nach persönlichen Umständen wie Beruf, soziale Bedingungen – die sog. Erwachsenenreife. Ob diese sich voll entwickeln kann oder nicht, bestimmt mit, ob der Ablösungsprozeß von der Ursprungsfamilie gelingt und der Mensch seine Eigenständigkeit erreicht, die er mit 30 Jahren haben müßte.

Die **mittleren Jahre** bringen die sog. mittlere Lebenskrise mit sich, die mit 35 – 45 Jahren für viele zum existentiellen Ereignis wird. Es ist eine Übergangsstufe, die sehr turbulent und krisenhaft verlaufen kann. Viele Menschen verlieren gleichsam den Boden unter den Füßen. Im positiven Sinn gemeistert bedeutet dies, einen neuen, gemäßeren Boden zu finden. Zu dieser *Krise der Lebensmitte* hat Jung einmal gesagt, daß es so etwas wie eine Schule für Vierzigjährige geben sollte. Darin müßte aufgezeigt werden, daß Leben immer ein Kontinuum ist, das einen Sinnzusammenhang sowohl der einzelnen Lebensstufen als auch deren

	Lebensphasen	ungefähres Alter
Empfängnis		
Geburt	pränatal	
	Säuglings- und Kleinkindalter	0–6
	Kindheit	7–12
	Jugend	13–18
	junges Erwachsenenalter	19–30
	mittlere Jahre	31–45
	spätes Erwachsenenalter	46–65
Tod	Alter	65 +

Abb. 16.**3** Die Lebensstufen.

Sinnfülle ergibt. Auf Jugend und Alter bezogen müßte also deutlich werden: „Was die Jugend *außen* fand und finden mußte, soll der Mensch des Nachmittags *innen finden.*" Mit anderen Worten: Der Nachmittag des menschlichen Lebens ist ebenso sinnvoll wie der Vormittag; nur hat er eine andere Ausrichtung und Absicht. „Der Mensch hat *zweierlei Zwecke:* der erste ist der *Naturzweck*, die Erzeugung von Nachkommenschaft und alle Geschäfte des Brutschutzes, wozu Gelderwerb und soziale Stellung gehören. Wenn dieser Zweck erschöpft ist, beginnt die andere Phase: der *Kulturzweck*. Zur Erreichung des ersten Zieles hilft die Natur und überdies die Erziehung." Die Erfüllung des zweiten Zieles ist Lebensaufgabe des reifenden Menschen: er selbst zu werden; nicht abgewandt von der Welt, sondern im Ausgleich von „Welt und Selbst"; darin findet er Erfüllung, Ganzwerdung und Sinn – Individuation.

Die **letzte Lebensstufe** ist eine Zeit, in der sich die Lebenserfahrungen nur so drängen. Das „noch hinauf" (Leistung, Karriere) stößt auf das „schon herab" (Leistungsknick, Pensionierung), was zweierlei auslösen kann: einen fast grenzenlos erscheinenden Energieschub des „jetzt erst recht" oder eine tiefgreifende Depression des „nichts mehr". Positiv bewältigt bringt diese Zeit dem Menschen eine neue Freiheit, sein eigenes Leben leben zu können.

In der Bewegung dieses **Lebenskontinuums** gibt es keine besseren oder weniger guten Stufen. Die Symbolsprache braucht dafür Bilder aus der Natur: Frühling – Sommer – Herbst – Winter. Die meisten Menschen sprechen lieber vom Frühling/Sommer des Lebens. Vom Herbst oder gar vom Winter mag niemand gern reden. Sie erinnern an Vergänglichkeit, Endlichkeit und damit an den Tod. Die Lebensspanne (Abb. 16.**4**) wird dann gleichgesetzt mit Anfang, Höhepunkt und Abstieg, und Abstieg wird mit Ende assoziiert.

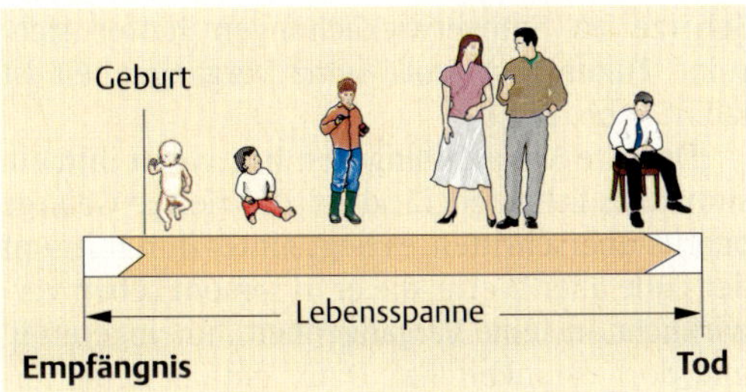

Abb. 16.**4** Im Diagramm wird die Lebensspanne dargestellt; der farbige Pfeil zeigt die Bewegungsrichtung an.

16.4.2 Modelle des Werdens

Die Art und Weise, wie wir dieses Lebenskontinuum betrachten, hängt demnach von der Wertsetzung ab, d. h. von der Einstellung zu Leben *und* Tod. Dürckheim sagt dazu einmal: „Der Sinn des Lebens ist der Tod und der Sinn des Todes ist das Leben." Beide sind „gleich gültig" und dem Menschen als solche zugemessen.

Je nach Wertsetzung unterscheidet man neben dem oben erwähnten **linearen Modell** (Abb. 16.**4**) das **Bogenmodell** der Zeit. Es beschreibt die Möglichkeit der Sinnfindung in der Rückbindung an die Geschöpflichkeit, indem der **somatische** Bogen des Werdens und Vergehens verbunden wird mit dem **pneumatischen** (geistigen) Bogen. So wird die Einbindung in ein höheres Leben möglich (Abb. 16.**5**).

Ein **sinnstiftendes Modell** möchte ich jenes nennen, das E. Lukas (eine Vertreterin der Logotherapie Frankls) entwickelt hat. Sie orientiert sich an der *aktuellen Gegenwart*, die Vergangenheit und Zukunft trennt. Sie nennt die *Vergangenheit* das *Reich des Wirklichen*/des *Seienden* (Wirklichkeit gewordene Möglichkeiten des Lebens). Frankl braucht dafür das Bild von der „Ernte, die in die Scheune des Lebens eingebracht wurde". Die *Zukunft* ist infolgedessen das *Reich des Möglichen*/das *Sein-Könnende* (Abb. 16.**6**). Werte, die der Mensch in seinem Leben verwirklicht, strömen gleichsam von der Zukunft über die Gegen-

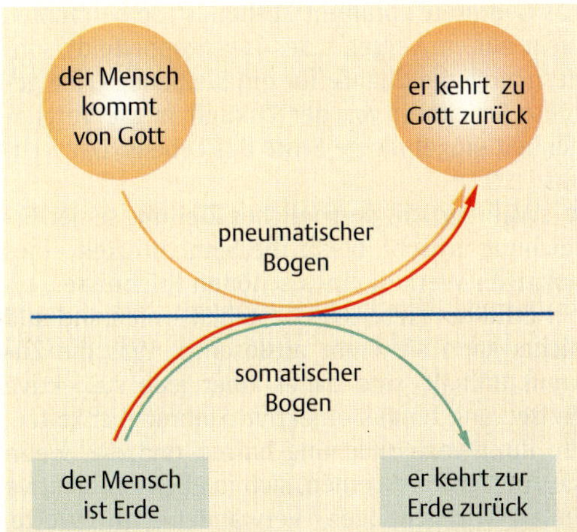

Abb. 16.**5** Bogenmodell. Im Verbinden der beiden Bogenlinien (somatisch und pneumatisch = roter Pfeil) bekommt das Leben einen überweltlichen Bezug, ohne dabei diese Welt (Endlichkeit) zu verleugnen.

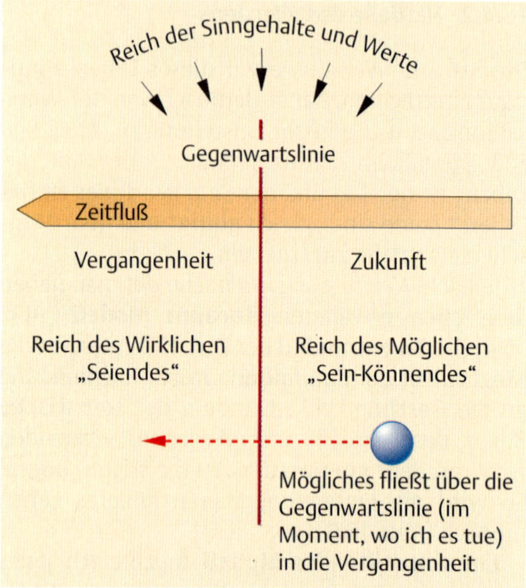

Abb. 16.**6** Möglichkeits-Verwirklichungs-Modell (sinnstiftendes Modell). Die Gegenwart – das aktuelle Jetzt – ist die einzige Chance, wo Möglichkeiten ergriffen und realisiert werden können. Darin wird Mögliches zu Verwirklichtem (Seiendem). Die Gegenwart entscheidet über die Sinngehalte, die ich für wert befinde, Wirklichkeit zu werden.

wart in die Vergangenheit. Im Bild der Ernte ist es der Bauer, der die Frucht auf seinem Feld aberntet (wo ein immer größeres Stoppelfeld zurückbleibt) und in die Scheune einbringt (wo in Entsprechung zum größer werdenden Stoppelfeld das Geerntete zunimmt). Leben ist, so betrachtet, nicht nur ein Vergehendes (das Stoppelfeld), sondern auch die Chance für ein Bleibendes (die gefüllte Scheune); von der Zukunft in die Vergangenheit eingebrachte Ernte des Lebens. Dazu Lukas (1993):

■ „Während ein persönliches Ziel mit seiner Erreichung erlischt, bleibt die Sinnhaftigkeit eines positiven Werkes, eines schönen Erlebnisses, einer erfüllten Liebe usw. bestehen – niemand und nichts kann sie mehr auslöschen. Was die Zukunft enthält, sind daher, über jede subjektive Zielsetzung hinaus objektive Sinnmöglichkeiten, die ihrer Verwirklichung harren und die, wenn sie aufgegriffen werden, sich in ebenso objektive Sinnverwirklichungen verwandeln, in Werte, vom Menschen gestaltet und geschaffen, die in dessen Vergangenheit sicher und geborgen ruhen.“ ■

Die **Sinnverwirklichung** ist logischerweise in der Jugend eine andere als im Alter. Das Modell von Lukas vergleicht die Lebensspanne mit zwei Berggipfeln (Abb. 16.**7a**), wovon der eine für die möglichen und der andere für die verwirklichten Sinngehalte steht:

■ „Der junge Mensch, der erst ins erwachsene Leben eintritt, hat ein riesiges Gebirge an Sinnmöglichkeiten vor sich, aber kaum größere Schätze an Sinnverwirklichungen hinter sich: seine Zukunft ist groß, seine Vergangenheit ist klein“ (Abb. 16.**7b**).

„Der alte Mensch hingegen hat, wenn ihm ein sinnvolles Leben geglückt ist, das riesige Gebirge bereits überschritten, es liegt hinter ihm mitsamt der Fülle aller Werte, die er in seinem Leben verwirklicht, in seine Vergangenheit ‚hineingerettet‘ und dort verankert hat. Dafür enthält seine Zukunft nur mehr beschränkte Sinnmöglichkeiten, sie ist arm gegenüber der Vergangenheit, die reich ist“ (Abb. 16.**7c**). ■

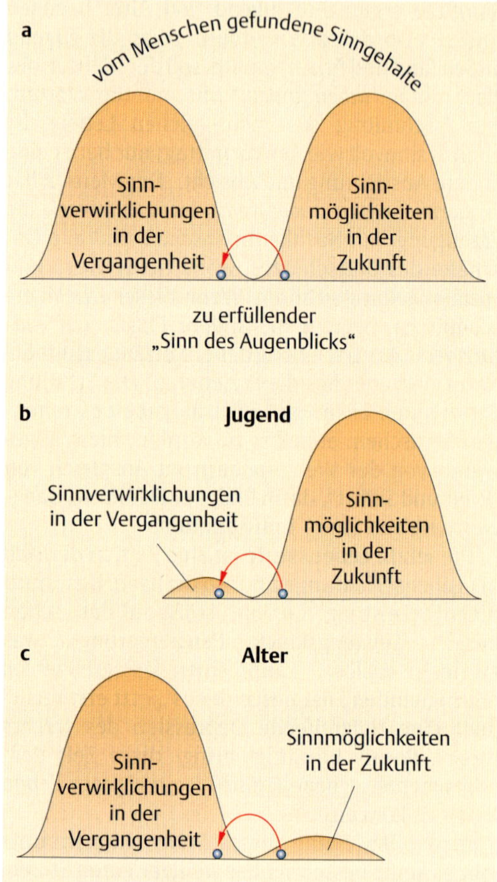

Abb. 16.**7** Sinnverwirklichung in der Jugend und im Alter (nach Lukas).

16.4.3 Die Lebensgeschichte

Biographische Selbstreflexion

Biographien und Autobiographien haben in den letzten Jahren stark an Interesse gewonnen. Menschen möchten dadurch den Fragen nach den Gesetzmäßigkeiten in der eigenen Lebensgeschichte nachgehen, oder sie möchten die Zwangsläufigkeit der einmal getroffenen Lebensentscheidung durchleuchten. Wo das Leben durchschaubar wird, ist es auch veränderbar. Der Rückblick auf die eigene Lebensgeschichte konfrontiert den Menschen mit den uralten existentiellen Fragen, wie schon Kant sie gestellt hat: Woher komme ich? Wer bin ich, und was soll ich? Wohin gehe ich? Eine gezielte Auseinandersetzung mit der eigenen Lebensgeschichte – man spricht von „biographischer Selbstreflexion“ – ist für jeden Menschen sinnvoll. Sie hilft uns verstehen, auf welche Weise wir mit unserem heutigen Sein, unserem Tun und Lassen von unserer Biographie her geprägt sind. So kann der Rückblick auf die eigene Lebensgeschichte kreativ und heilsam sein. Indem wir verborgene Motive unserer bisherigen Existenz zulassen und anschauen, eröffnen sich uns neue Perspektiven für die Zukunft. Vielleicht werden Zusammenhänge deutlich, vielleicht lassen sich persönliche Entwicklungen erklären. Sicher ist, daß der Mensch sich selber näher kommt, wodurch Selbstverständnis wächst und Selbstakzeptanz möglich wird. Es gibt viele Wege und Möglichkeiten, über seine eigene Lebensgeschichte nachzudenken. Sie kann geschrieben werden oder gemalt, z. B. als Lebensfluß (mit seinen Strömungen und Hindernissen) oder als Temperaturkurve (mit warmen/schönen und kalten/schwierigen Anteilen). In solchen und ähnlichen Bildern wird gleichsam die Lebenslinie nachgezeichnet. Von ganz besonderer Bedeutung dabei ist das anschließende Gespräch, sei es mit einem vertrauten Menschen oder in einer Gruppe (es werden heute Seminare zur Biographiearbeit angeboten).

Biographie und Pflege

Die biographische Arbeit in der Pflege hat vor allem dort Bedeutung, wo wir Patienten besser kennenlernen möchten, z. B. Langzeitkranke, insbesondere aber alte Menschen. Mehr zu wissen über ihre Vergangenheit, ist die beste Grundlage, um das Jetzt und das Später bestmöglich zu gestalten.

So hat z. B. die Biographiearbeit bei **älteren Menschen** eine wichtige Bedeutung

- für die Lebensgestaltung und die sinnvolle Aktivierung beim gesunden alten Menschen;
- für die Erhaltung einer höchstmöglichen Selbstkompetenz beim Pflegebedürftigen;
- für die Vergangenheits- und Vergänglichkeitsbewältigung in der letzten Lebensphase.

Wir haben heute eine Vielzahl von Zugängen (Modelle) zur Verfügung. Exemplarisch seien die folgenden erwähnt:

Pflegediagnose nach Böhm, die dem *Zeitgeist*, in dem die Patienten aufgewachsen sind, eine entscheidende Bedeutung beimißt. Er sagt dazu: „Therapeutisch gesehen versetzen wir uns in den Zeitgeist und in den entsprechenden Handlungsmechanismus unserer Klienten und geben ihnen damit einen Seelenurlaub vom täglichen Lebenskampf in der für sie nicht mehr verständlichen Welt. Wir lehren sie das Leben wieder zu begreifen – das ist Reaktivierung.“ Als wichtigste Fragestellungen gelten:

- ❖ Was erregte unseren Klienten damals in der „guten alten Zeit“ negativ oder positiv?
- ❖ Von welchen Trieben, Träumen und emotionalen Nachholbedürfnissen lebte er/sie?
- ❖ Was kann davon als „lebenswert“ nochmals erlebt werden?

Validation nach Feil. Hier geht es um das Verstehen und Akzeptieren des alten (verwirrten) Menschen in seinen *Gefühlen und Erinnerungen* (S. 608 ff.). Mehr über ihn und seine Vergangenheit zu wissen, hilft uns, ihn dort abzuholen, wo er wirklich steht; oder wie ein afrikanisches Sprichwort es ausdrückt, „in den Schuhen des anderen gehen“, schafft Vertrauen; Vertrauen schafft Sicherheit; Sicherheit schafft Stärke; Stärke stellt das Selbstwertgefühl wieder her; Selbstwertgefühl verringert Streß.

Logotherapeutische Perspektive nach Frankl. Das Ziel liegt in der Ermöglichung einer „existentiellen Bilanz“ mit der Lebensgeschichte. Sie kann dann hilfreich sein, wenn Menschen gefangen sind in Versagensgefühlen:

- ❖ der Enttäuschung gegenüber der eigenen Lebensleistung,
- ❖ dem Eindruck, das Leben nicht genügend genutzt zu haben,
- ❖ dem Empfinden, daran nichts mehr ändern zu können.

In solchen Gefühlen äußert sich eine *negative Lebensbilanz*. Sie ist die Ursache für depressive Stimmungen, Apathie und Reizbarkeit. Eine negative Lebensbilanz kann in der Veränderung der

Sichtweise zu einer *positiven Lebensbilanz* verwandelt werden (sinnstiftendes Modell S. 519 f.). Hier geht es um die Hilfestellung im Suchen und Finden von positiven Lebenserinnerungen. Die Kehrseite des Grübelns wäre somit das Erarbeiten einer „Lichtpunktbiographie" (Lukas).

Grundfragen zur Biographiearbeit

Menschen erinnern sich unterschiedlich (gerne). Die folgenden Fragen können helfen, ein Gespräch in Gang zu bringen:

- Welche Personen waren wichtig?
- Wie erlebte er/sie den Zeitaspekt – langsam oder schnell?
- Welches waren ihre/seine Lieblingsbeschäftigungen?
- Worauf reagierte er/sie am meisten in der Vergangenheit – auf Töne, Düfte, Bilder?
- Gibt es Fotos oder andere Erinnerungsstücke?
- Worüber spricht er/sie besonders gern (oder ungern)?
- Gibt es Schlüsselerlebnisse im Leben, sind sie positiv oder negativ gefärbt?

16.5 Sinnvoll leben

Sinnvolles Leben ist ein Leben, in dem wir immer besser lernen, Probleme zu bewältigen und Freuden zu genießen. Die Übergänge von Lebensphase zu Lebensphase sind gleichsam Lernfelder, an und in denen wir reifen sollen und können. Reifewege sind *Wandlungswege*, sie verlaufen nie gradlinig und höchst selten schmerzfrei. Es sind Zeiten des Umbruchs, die uns vom Alten weg in ein Neues führen wollen.

16.5.1 Herausforderung zum Leben

Umbruchzeiten sind Entwicklungszeiten, Zeiten, in denen wir uns neu orientieren müssen: Überholtes loslassen, Erfahrungen integrieren, sich für das Kommende öffnen. Oftmals sind diese Übergänge begleitet von **Krisen**. Das griechische Wort dafür – crisis – bedeutet Entscheidung, Scheidung, auch Trennung, Wahl und Erprobung. Tatsächlich konfrontiert uns die Krise mit Wahlmöglichkeiten: Situationen, die bewußt anzunehmen sind oder gegen die wir uns wehren müssen. Hier entscheidet sich bereits, ob die Krise zur Chance oder zur Gefahr wird. Mehr über die Krise lesen Sie unter dem Themenbereich „Begleiten in Krisensituationen des Lebens" S. 551 ff.

Dieselbe Entscheidung wird uns aber auch abverlangt, wenn *Krankheit* in unser Leben einbricht. Sie kann angenommen und in ihrer Botschaft verstanden und bewältigt werden, oder sie wird abgewehrt, verneint, verdrängt. Alles kommt jetzt darauf an, welchen **Lebensperspektiven wir uns öffnen und verpflichten**. Hier käme dann der *Wille zum Sinn* (Viktor Frankl) zum Tragen. „Der Mensch", so Frankl, „kann sich frei für eine Antwort auf die Fragen, die das Leben an ihn stellt, entscheiden und diese auch verwirklichen. [...] Er behält selbst in existentiellen Grenzsituationen immer noch einen Rest innerer Freiheit bei, mit der er sich innerlich zum Unveränderlichen einstellen kann." Das heißt, daß der Mensch immer auch fähig sein kann, eine sinnvolle Antwort zu geben, und sei es „nur" insofern, als er ein unabänderliches Schicksal annehmen kann, ohne diesem restlos ausgeliefert zu sein. Es geht hier um die *Einstellungswerte*, d. h. um die innere Einstellung des Menschen angesichts der Einschränkung seines Handlungsspielraumes durch ein unabwendbares Schicksal, durch Krankheit, Leiden und Tod bzw. durch eine existentiell bedrohende Diagnose, wie HIV-positiv zu sein oder an AIDS zu erkranken. Worum es hier geht und nur gehen kann, ist, ein „sinnvolles Leben trotz Krankheit und unausweichlichem Schicksal" führen zu können. Es geht um Lebensperspektiven im Trotzdem und Dennoch. Damit ist dem Menschen eine Grenzüberschreitung abverlangt, die alle seine Kräfte herausfordert. Diese Menschen brauchen oftmals Hilfe, sie brauchen Begleitung, und sie bedürfen der Unterstützung dann, wenn sie vielleicht nicht mehr selbständig (und in allem) für sich sorgen können.

16.5.2 Trotzdem leben

Zur Bewältigung von Leben „trotz Krankheit" möge hier exemplarisch die Thematik HIV-positiv und AIDS angefügt werden. Wer davon betroffen ist, steht unausweichlich und existentiell der **Herausforderung zum Leben** gegenüber. Das gleiche gilt aber auch für jene unter uns, die diese Menschen begleiten, und für jene, die deren Pflege übernehmen.

AIDS ist eine Krankheit und AIDS ist ein Schicksal. AIDS ist aber auch ein Thema, an dem niemand einfach vorbeigehen kann. Es rührt uns dort an, wo Lebensthemen tabuisiert sind und gesellschaftlich verdrängt werden. Ich denke an die beiden Themen *Sexualität* und *Tod*. Über beide Themen finden Sie in diesem Buch grundlegende Informationen. Grundsätzlich geht es darum, die eigene Einstellung dazu zu befragen, Vorurteile abzubauen (die eigenen Verdrängungen zu bearbeiten), der Angst zu begegnen (z. B. der Angst vor Ansteckung durch Wissen und richtiges Verhalten).

Angstfreie Pflege

- Mehr Wissen bedeutet Sicherheit.
- Sicherheit bringt Angstfreiheit.
- Angstfreiheit gibt Handlungsspielraum.
- Handlungsspielraum setzt Kreativität frei.

Hier liegt das Feld der **guten Pflege**.

16.6 HIV-positiv/AIDS – und trotzdem leben

16.6.1 Einführung zum Thema

Mit HIV-Infektion und AIDS werden immer noch sehr viele Ängste und Unsicherheiten, ja zum Teil unerklärliche und diffuse Bedrohungen verknüpft. Das oft zwiespältige Verhältnis, das viele Pflegende zu HIV-infizierten oder AIDS-kranken Menschen haben, hängt sicherlich auch mit uns selbst zusammen; in der Begegnung mit sog. Randgruppen, wie z. B. i. v. Drogenabhängigen, schwulen oder lesbischen Menschen, Transvestiten, Transsexuellen u. a. m., sind wir unsicher. In den Betroffenen und dieser Krankheit begegnen wir uns selbst und bekommen die eigenen Wert- und Moralvorstellungen, Ängste und unsere eigene (z. T. „unbewältigte") Sexualität vorgeführt.

Meine Haltung und Einstellung hindern oder fördern meine Bereitschaft und Fähigkeit, HIV-Positive oder AIDS-Kranke zu pflegen oder mit AIDS-Kranken zusammenzuleben.

Pflege, Betreuung und Begleitung verfolgen ihre Ziele im Bewußtsein der Bedeutung vorhandener Werte in einer Gesellschaft.

AIDS als Thema der Gesellschaft. Bei kaum einer anderen Krankheit gehen die Diskussionswellen so hoch wie bei AIDS. Die Erklärungsmodelle reichen von „Gottesstrafe", verstanden als „strafende Gerechtigkeit" und „es geschieht ihnen recht", bis hin zur Vogel-Strauß-Politik, in der ein Verdrängungsspiel par excellence gespielt wird. So habe ich kürzlich in einer Zeitschrift gelesen, daß es das AIDS-Virus gar nicht gibt, AIDS sei lediglich eine Folge unharmonischer Lebensführung.

Die Tab. 15.**2** kann hier herangezogen werden, um die „Etikettierung" und die Erklärungsversuche verschiedenster Gruppierungen auch in bezug auf AIDS einzuordnen.

AIDS und Pflege. Das Phänomen Angst und Unsicherheit geistert auch in unseren Reihen herum. Ihm gegenüber stehen jene Pflegepersonen, die sich mit großem Engagement für die Pflege AIDS-Kranker entschieden haben und dabei echte Berufsfreude und Lebenserfüllung (eben Sinn) finden. Am größten ist die Ambivalenz bei jenen Pflegepersonen, die keinerlei *Erfahrung* in der Begegnung mit und Betreuung von AIDS-Kranken haben. Unsicherheit und Angst sind bei vielen offen oder latent vorhanden. Dazu einige Aussagen aus der Umfrage von Rust u. Pichler (1985), die eigentlich nichts an Aktualität verloren hat:

A: Pflegepersonal *ohne Erfahrung* in der Betreuung:
„Ich erlebe Unsicherheit,
weil es etwas Neues ist, junge sterbende
Patienten zu pflegen.
Ich habe auch Mühe,
mir das überhaupt vorzustellen."
„Über das Krankheitsbild weiß ich
nur oberflächlich etwas,
ich möchte aber mehr darüber wissen."

B: Pflegepersonal *mit Erfahrung* mit AIDS-Kranken:
„Ich fühle mich mehr von der Person
als von der Krankheit verunsichert,
da es sich meist um Drogensüchtige handelt."
„Ich werde durch das mangelnde Wissen
zusätzlich verunsichert, und ich möchte
mehr auf dem laufenden sein."

Über **mangelndes Wissen** können wir uns nicht mehr beklagen. Die Krankheit ist seit 1981 beschrieben. Seither hat AIDS einen Bekanntheitsgrad erreicht, den kaum eine andere Krankheit für sich in Anspruch nehmen kann. Die Dokumentation (natürlich ist auch sie von der Etikettierung nicht verschont) hat ein riesiges Ausmaß angenommen; auch wenn ich mich auf brauchbare und seriöse beschränke, ist sie noch überwältigend.

Bleibt die **Ansteckungsgefahr**. Wie denken Pflegepersonen darüber? Die folgenden Aussagen sind wiederum der Arbeit von Rust u. Pichler (1985) entnommen:

A: Pflegepersonal *ohne Erfahrung* in der Pflege von AIDS-Kranken:
„Schon sein Äußeres kann bei mir den Eindruck erwecken, daß der HIV-positiv sein könnte. Ich trage in diesem Fall Handschuhe für die Blutentnahme. Wenn ich sie anziehe,

achte ich auf mich auch mehr beim Versorgen der Nadel; ich gehe bewußter vor."

„Durch das Gespräch mit ihnen sehe ich keine Ansteckungsgefahr. Bei gewissen Pflegeverrichtungen, wie zum Beispiel bei Blutentnahmen, passe ich hingegen bewußt auf."

Alle befragten Personen befassen sich mit dem Gedanken, *ob ein Patient HIV-positiv sein könnte oder nicht.* Wovon sie diese Überlegung abhängig machen, ist unterschiedlich. Alle bekunden aber, daß es ihr Verhalten diesen Menschen gegenüber nicht beeinflußt, außer im Kontakt mit Blut. Acht der befragten 10 Personen ziehen sich, wenn sie diesen Gedanken haben, Handschuhe für die Blutentnahme an; zwei äußern, daß sie noch *bewußter* und *vorsichtiger* bei diesen Verrichtungen vorgehen.

Klare Richtlinien diesbezüglich kennen die Krankenhäuser des befragten Pflegepersonals der Gruppe A nicht.

B: Pflegepersonal *mit Erfahrung* in der Pflege von AIDS-Kranken:

„Der größte Teil der bisher erlebten AIDS-Kranken waren Fixer, und es ist klar, daß ich an Ansteckung denke, wenn aus dieser Gruppe Leute kommen. Ich begegne ihnen aber gleich wie allen anderen Patienten."

„Bei Drogensüchtigen denke ich, sie könnten HIV-positiv sein. Ich gebe mir Mühe, sie gleich zu behandeln wie alle anderen."

Beim Pflegepersonal aus Kliniken mit Erfahrung in der Betreuung AIDS-Kranker machen sich *10 von 15* Personen Gedanken, *ob ein Patient HIV-positiv sein könnte.* Sie geben an, daß dies in keiner Weise ihr Verhalten diesen Menschen gegenüber beeinflußt. Eine Person kann dies nicht sicher sagen, da ihr das soziale Milieu dieser Patienten Mühe bereitet und sie diesen Gedanken damit verbindet. Zwei Personen teilen mit, daß jegliche Verhaltensänderung ihrerseits sich im Falle eines positiven Befundes erübrigt, da sie *allen* Patienten mit den *nötigen Vorsichtsmaßnahmen* begegnen.

Die Richtlinien dieser Krankenhäuser beinhalten das Tragen von Handschuhen beim Umgang mit Blut und Exkrementen.

Die Ansteckungsgefahr und das Umgehen damit werden von diesen Pflegepersonen zwar unterschiedlich, aber doch recht souverän bewältigt. Ich kann aber auch auf andere Erfahrungen zurückgreifen: AIDS-Kranke werden isoliert, und der Patient hat keine Chance, je eine „unbehandschuhte" Hand auf seinem Körper zu spüren. Hinter solchen Auswüchsen stecken unreflektierte Angst, Abwehr, Unsicherheit, Ekel und möglicherweise auch unbewältigte eigene Sexualität. Die Ansteckung *ist* eine reale Komponente, doch

- *Hepatitis B* und *Hepatitis C* (früher auch Non-A-non-B-Hepatitis genannt) sind ansteckender als HIV und können als Krankheit ebenfalls tödlich verlaufen (Leberzirrhose, Leberkarzinom). Der Unterschied zur HIV-Infektion liegt möglicherweise darin, daß HBV nicht als „sexuell" empfunden wird, d.h., geschichtlich gleich belastet ist, obwohl die Übertragungswege gleich sind. Trotz der Möglichkeit der Impfung wird Hepatitis B und nicht AIDS zur gefährlichsten Berufskrankheit dort, wo Pflegepersonen den Selbstschutz und die Hygienevorschriften vernachlässigen.
- Die *Ansteckungsrate* von HIV bei Medizinalpersonen ist sehr gering. Es gab bis Ende 1995 weltweit ca. 223 Fälle von HIV-infizierten Medizinalpersonen, die ihre Infektion sicher oder wahrscheinlich am Arbeitsplatz bekommen haben. Dies sind die den offiziellen Behörden gemeldeten Fälle; es ist ein weitverbreitetes Phänomen, daß viele Expositionen und Verletzungen am Arbeitsplatz (40–50% und mehr) gar nicht gemeldet werden. Dreiviertel der betroffenen Medizinalpersonen (Seropositive) sind Pflegende; sie sind auch die größte Berufsgruppe in einem Krankenhaus oder einer ähnlichen Institution.

Damit möchte ich die Einleitung zum Thema HIV/AIDS abschließen und mich den konkreten Informationen zuwenden. Ich orientiere mich dabei an den Bedürfnissen des Pflegepersonals nach

- eindeutiger Information zum Krankheitsbild,
- konkreten Richtlinien im Umgehen mit AIDS-Kranken,
- Hinweisen zur Risikobewältigung.

16.6.2 Die Krankheit AIDS

AIDS steht für „*a*cquired *i*mmuno-*d*eficiency *s*yndrome", was soviel wie „erworbene Schwäche des Immunsystems" heißt. Diese Abwehrschwäche wird durch eine Infektion mit dem „*h*uman *i*mmunodeficiency *v*irus" („menschliches Immunmangelvirus"), kurz HIV, verursacht.

AIDS ist das letzte Stadium der HIV-Erkrankung. Die Infektion mit dem HI-Virus wird durch Blut, Sperma, Vaginalsekret, aber auch intrauterin von der Mutter auf das Kind sowie – wahrscheinlich selten – über die Muttermilch übertragen. So sind heute alle sexuell aktiven Menschen, die nicht in einer festen und absolut treuen Zweierbeziehung leben, und alle Drogensüchtigen, die

Spritzen tauschen, gefährdet. Menschen, die zwar in einer festen Beziehung, aber in einer diskordanten Situation (ein Partner ist positiv, der andere negativ) stehen, sind bei Nichteinhaltung von Schutzmaßnahmen oder entsprechendem Verhalten ebenso gefährdet.

Weil AIDS zum erstenmal im Sommer 1981 in den Vereinigten Staaten beschrieben wurde, besitzt man gegenwärtig (1997) erst 16 Jahre Erfahrung. Unter dieser Voraussetzung läßt sich heute folgendes sagen:

- Wer mit dem HIV infiziert ist, muß *nicht zwingend krank werden.*
- Die Zeitspanne zwischen Ansteckung und Ausbruch der Krankheit kann *mehrere Jahre* betragen.
- Die Dauer der Stadien vor dem Vollbild AIDS ist sehr variabel und sehr unterschiedlich in den Erkrankungszeichen, die mit der HIV-Infektion in Zusammenhang stehen.
- Bei etwa 50 % der HIV-Infizierten bricht im Zeitraum von 10 Jahren das Vollbild der Krankheit aus, die dann in den meisten Fällen zum Tod führt.
- Ca. 8 – 10 % der HIV-Positiven sind 10 – 12 Jahre nach der Serokonversion noch symptomfrei.
- Hat die HIV-Infektion einmal stattgefunden, bleibt sie, soviel wir heute wissen, ein Leben lang erhalten.

Da bei AIDS das Immunsystem geschwächt wird, kommt es zu Infektionen, die bei gesunden Menschen nicht ausbrechen, auch wenn entsprechende Krankheitskeime vorhanden sind, oder dann mildere und kürzere Verläufe zeigen. Diese *opportunistischen Infektionen* werden durch Einzeller, Viren, Pilze und Bakterien verursacht. Die wichtigsten sind: Infektionen der Lunge, nicht abheilender oder chronischer Herpes an Penis und After, Pilzbefall von Mund und Speiseröhre, Infektionen des Gehirns. Vermutlich ist auch das Kaposi-Sarkom, eine seltene, bösartige Geschwulst, infektionsbedingt.

Es ist also nicht der Immundefekt allein, der die Krankheit und ihren Verlauf bestimmt, sondern es sind auch die oft gleichzeitig auftretenden Infektionen und Tumoren.

HI-Virus

Das AIDS-Virus (HIV) wurde zuerst 1983 am Institut Pasteur in Paris und später im amerikanischen Krebsforschungsinstitut in Bethesda/Maryland entdeckt. Die Franzosen nannten das Virus LAV (*l*ymphadenopathy *a*ssociated *v*irus), weil es in engem Zusammenhang mit veränderten Lymphknoten zu finden war. Die Amerikaner nannten ihr Virus HTLV III (humanes T-Zell-lymphotropes Virus Typ III). Weil diese beiden Viren nahezu identisch sind, einigte man sich auf die Bezeichnung LAV/HTLV III. Verschiedene Gründe, unter anderem die Entdeckung eines weiteren Virus, LAV II, das auch AIDS verursachen kann, führten zu der einfacheren Bezeichnung HIV.

Ein viertes Virus, HTLV IV, wurde bisher lediglich bei drei gesunden Personen in Senegal nachgewiesen. Ob es ebenfalls zu einer Erkrankung führen kann, ist zur Zeit noch ungewiß.

Heute wird zwischen HIV 1 und HIV 2 unterschieden. HIV 1 ist geographisch am meisten verbreitet, und es werden davon eine ganze Reihe z.T. regional unterschiedliche Subgruppen beschrieben. Das HIV 2 ist vor allem in Ländern südlich der Sahara in Afrika anzutreffen.

Wie alle Viren kann sich das HIV nicht selbst fortpflanzen und ist deshalb auf den Reproduktionsapparat lebender Zellen angewiesen. Man nennt solche von Viren befallene Zellen *Wirtszellen.*

Immunsystem

Der menschliche Organismus verfügt über zwei *Abwehrmechanismen.* Man bezeichnet sie einerseits als *zellvermittelte Immunantwort*, andererseits als *humorale Immunantwort.* Beide Immunsysteme sind eng miteinander verknüpft.

Wenn ein Krankheitserreger, ein *Antigen*, in den Organismus gelangt, dann bilden sich als Antwort darauf weiße Blutkörperchen, unter denen uns vor allem die *T-Lymphozyten* zu beschäftigen haben („T“ steht für Thymus, der für die Bildung dieser Zellen verantwortlich ist). Diese T-Lymphozyten spielen eine zentrale Rolle bei der zellvermittelten Immunantwort. Man unterscheidet drei Arten von T-Lymphozyten: die Helferzellen, die Killerzellen und die Suppressorzellen (Unterdrückerzellen).

Die *T-Helferzellen* haben die Fähigkeit, Eindringlinge zu erkennen, und geben ein chemisches Alarmsignal, wodurch der Organismus vermehrt *Antikörper* bildet. Diese Antikörper sind das genaue Gegenstück zum Antigen, d.h., sie können mit diesen Krankheitserregern eine chemische Reaktion eingehen und sie dadurch unschädlich machen. Die Bildung von Antikörpern heißt „humorale Immunantwort“. Bei der HIV-Infektion werden Antikörper gebildet, doch können sie das Antigen (HIV) nicht unschädlich machen.

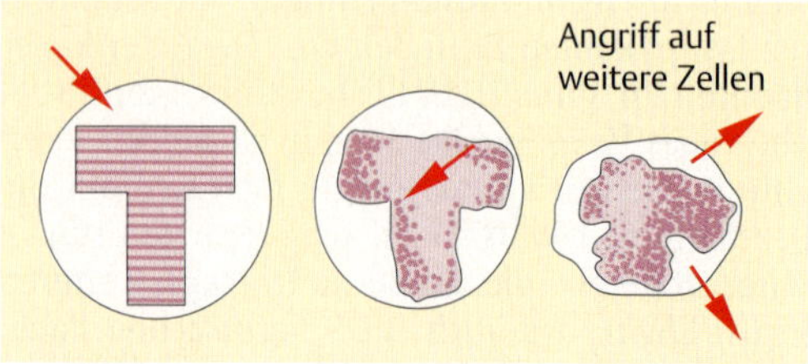

Abb. 16.**8** Vom HI-Virus betroffene T-Helferzelle des Immunsystems.

Der Nachweis von Antikörpern ist immer ein Beweis dafür, daß irgendwann einmal im Organismus eine Auseinandersetzung mit dem dazugehörenden Erreger stattgefunden hat oder immer noch stattfindet.

Die *Killerzellen* können diejenigen Zellen, die mit Antigenen beladen sind, direkt abtöten.

Die *Suppressorzellen* funktionieren gegenteilig. Sie vermindern die Immunabwehr und stellen so eine Art Bremse dar, um eine überschießende Immunabwehr zu verhindern. Das Verhältnis von Helferzellen zu Suppressorzellen ist demnach so etwas wie eine Maßeinheit für den Funktionszustand des Immunsystems.

Das HI-Virus befällt unter anderem direkt die für das Funktionieren des Immunsystems wichtigen T-Helferzellen. Es überträgt seine Erbinformation, die Ribonucleinsäure (RNA), auf die Erbinformation der T-Helferzellen, die dann bei ihrer eigenen Vermehrung auch die Information zur HIV-Bildung mitkopiert.

Die im Organismus vermehrten Viren befallen weitere T-Helferzellen. In dem Maße, in dem die T-Helferzellen vernichtet werden, wird der „Dirigent" des Immunsystems außer Funktion gesetzt, womit das Zusammenspiel des „Orchesters" nicht mehr möglich ist (Abb. 16.**8**). Die Folge ist, daß man allen Infektionen wehrlos ausgesetzt ist.

Das HI-Virus kann sich im Genmaterial seiner Wirtszelle verstecken. Die Information des HIV ist im Gen in der Zelle eingebaut. Warum und wann die Zelle zur HIV-Produktion angeregt wird, ist unbekannt. Bekannt ist mittlerweile, daß eine HIV-Infektion ein sehr dynamisches Geschehen vor allem innerhalb des lymphatischen Gewebes ist und mit einer hohen Replikationsrate (Vermehrung) des Virus einhergeht. Ebenso ist noch weitgehend unklar, warum infizierte Zellen ihre Aufgabe nicht mehr erfüllen können und schließlich absterben.

HIV-positiv

HIV-positiv bedeutet, mit dem Virus infiziert zu sein. Die Betroffenen sind grundsätzlich gesund, können aber das Virus weitergeben. Die HIV-Infektion bleibt bestehen, der Mensch ist während seines ganzen zukünftigen Lebens *Virusträger*. Wieviele von ihnen an AIDS erkranken, ist nicht genau feststellbar. Die durchschnittliche Zeitdauer von einer HIV-Infektion bis zur Diagnose einer AIDS-infizierenden HIV-assoziierten Krankheit (AIDS) liegt bei etwa 10 Jahren (für HIV 1); d.h., 50 % aller Betroffenen entwickeln in dieser Zeitspanne AIDS (Zahlen Abb. 16.**9**).

Mittels *Antikörpertests* (meist fälschlicherweise als „AIDS-Test" bezeichnet) kann die Infektion nachgewiesen werden. Sind Antikörper nachweisbar, ist dieser Mensch HIV-positiv.

Das HIV ist vor allem in *Blut*, im *Sperma* und im *Vaginalsekret* zu finden. Es konnte aber auch in der Synovial-, Zerebrospinal-, Pleural-, Peritoneal- und Perikardialflüssigkeit sowie im Fruchtwasser nachgewiesen werden. Das Risiko einer Ansteckung durch diese Flüssigkeiten ist vorstellbar, aber unbekannt. In Speichel, Urin, Stuhl, Schweiß und in Tränenflüssigkeit ist das Virus in geringer Konzentration ebenso gefunden worden. Heutige epidemiologische Studienkenntnisse konnten keinen Zusammenhang zwischen diesen Körperflüssigkeiten und einer HIV-Infektion nachweisen. Bei makroskopisch sichtbarer Beimischung von Blut sind diese Körperflüssigkeiten bezüglich ihrer Infektiosität wie Blut zu betrachten.

Die *Übertragungswege* sind damit klar abgrenzbar. Die Infektion erfolgt

- bei ungeschütztem Geschlechtsverkehr, d.h. ohne Kondom (anal und vaginal); weniger, aber ebenso möglich, bei oralem Sex;
- durch den Gebrauch von unsauberen Spritzen und Nadeln bzw. durch Verletzung mit infizierten Gegenständen (herumliegendem Spritzenmaterial in der Drogenszene, unsachgemäßem Umgehen damit in der Pflege);
- durch die Mutter auf das Kind während der Schwangerschaft oder Geburt; dies ist möglich, aber nicht zwingend. Die Übertragungsrate in der Schweiz beträgt ca. 17 %. Zwei Drittel der Ansteckungen finden wahrscheinlich während der Geburt statt, ein Drittel schon im Mutterleib;
- selten akzidentell, d.h. über Verletzungen oder Expositionen von Pflegepersonen oder anderen im Gesundheitsbereich Tätigen.

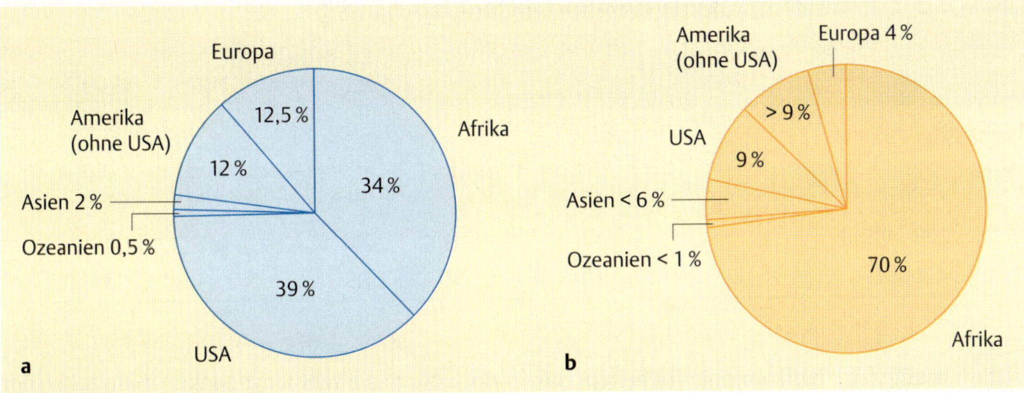

Abb 16.**9** AIDS-Erkrankte – Erwachsene und Kinder – seit den späten 70er/frühen 80er Jahren bis knapp Ende 1994, global. **a** Gemeldete Fälle: 1025073. **b** Geschätzte Fälle: 4500000.

Die Übertragung *durch Bluttransfusionen* sollte seit dem obligatorischen HIV-Antikörpertest (für Spenderblut) so gut wie ausgeschlossen sein. Seit 1985 (Einführung des Antikörpertests für HIV) sind in der Schweiz erst zwei Ansteckungen über Bluttransfusionen vorgekommen. Grundsätzlich wird große Zurückhaltung im Verordnen von Bluttransfusionen in den Kliniken geübt. Veränderte und verbesserte Operationsmethoden und -techniken haben kleinere Blutverluste zur Folge und unter gewissen Voraussetzungen wird eine Eigenblutspende favorisiert.

Krankheitsbilder

Von einer AIDS-Erkrankung sprechen wir dann, wenn die HIV-Infektion so weit fortgeschritten ist, daß das Abwehrsystem nur noch reduziert arbeitet. Dadurch können Keime (Bakterien, Viren, Pilze, Einzeller), mit denen der gesunde Mensch problemlos fertig wird, eine Infektion verursachen, auf welche die abwehrgeschwächte HIV-positive Person zunehmend heftig reagiert. Auch auftretende Tumoren können in diesem Zusammenhang zur Diagnose AIDS führen. Somit wird von einer AIDS-Erkrankung (Stadium C) gesprochen, wenn die Diagnose einer AIDS-definierenden Krankheit gestellt wird.

Akute HIV-Infektion. Von einer akuten HIV-Infektion spricht man, wenn bei einer Person kurze Zeit nach einem erstmaligen HIV-Kontakt vorübergehend Zeichen einer Grippe mit Lymphknotenschwellungen, Fieber, Durchfall, Hautausschlag, gelegentlich auch zusammen mit Zeichen einer Hirnhautentzündung auftreten. Dies heilt von selbst ab und wird meist als „Grippe“ fehlgedeutet. In dieser Phase läßt sich das HI-Virus, mittels HIV-Antigentest, gelegentlich nachweisen.

Stadien A, B, C (Tab. 16.**2**). Das *Stadium A* entspricht im wesentlichen dem asymptomatischen Stadium I der Infektion. Der Betroffene ist in der Regel völlig beschwerdefrei, generalisierte Lymphknotenschwellungen können manifest sein. Antikörper gegen das HIV, jedoch keine HI-Viren sind nachweisbar. Dieses Stadium kann, von der therapeutischen Warte her betrachtet, als das der Beobachtung definiert werden.

Das *Stadium B* oder Stadium II umfaßt symptomatische Patienten ohne AIDS. Nach Monaten oder Jahren können Krankheitssymptome oder Erkrankungen auftreten, die ursächlich der HIV-Infektion zuzuordnen sind und auf Störungen der zellulären Abwehr hinweisen. Häufige Erkrankungen sind z. B. oropharyngeale (Mund/Rachen) oder vulvovaginale (Scheidengegend) Pilzerkrankungen, Herpes-zoster-Befall, orale Haarleukoplakie (weißer gestreifter Zungenrandbefall), periphere Neuropathien (Nervenstörungen in den Beinen), Fieber von 38,5 °C oder Durchfall länger als 4 Wochen. Aus medizinischer Sicht steht bei diesem Stadium II die Prophylaxe im Vordergrund, wobei erstmals therapeutische Interventionen erforderlich sein können.

Das *Stadium C* oder Stadium III entspricht dem Vollbild AIDS; es ist erreicht, wenn mindestens eine von 26 AIDS-definierenden Erkrankungen auftritt und diagnostiziert wird. Dieses Stadium ist das Stadium der Behandlung. Die Erkrankungen, die AIDS definieren, sind fast immer lebensbedrohlich, müssen daher rasch diagnostiziert und behandelt werden.

Tabelle 16.2 CDC-Klassifikation der HIV-Krankheit (revidierte Fassung 1993)

		Klinische Kategorien		
		A	B	C
CD4-Zell-Kategorien		asymptomatisch akute Infektion, PGL	symptomatisch, nicht A oder C	AIDS
1	> 500 µl	A1	B1	C1
2	200 – 499 µl	A2	B2	C2
3	< 200 µl	A3	B3	C3

Die häufigsten Indikatorenkrankheiten für AIDS sind:
- Pilzbefall der Speiseröhre,
- Lungenentzündung mit Pneumozysten,
- andere rezidivierende bakterielle Lungenentzündungen,
- Kaposi-Sarkom,
- Befall des Gehirns mit HIV (HIV-Enzephalopathie),
- Befall des Gehirns mit Toxoplasmen,
- Wasting-Syndrom (Abmagerung, „Ausmergelung" aufgrund von Durchfällen, chronischem Fieber, Einfuhrdefizit, erhöhtem Grundumsatz usw.),
- Lungentuberkulose,
- Infektionen der Lunge mit anderen Mykobakterien (zur Familie der Tbc gehörend) u. v. a. m.

16.6.3 Verbreitung und Schutzmaßnahmen

Verbreitungswege und aktueller Stand

Die wichtigsten *Ansteckungswege* für HIV sind der Geschlechtsverkehr und die gemeinsame Benutzung von Injektionsbestecken. Das Infektionsrisiko steigt mit der Zahl der Sexualpartner und der Wahrscheinlichkeit, daß einer der Partner infiziert ist.

Die HIV-Infektion ist nicht ausschließlich auf „Risiko-" oder „Hauptbetroffenengruppen" beschränkt.

An den gemeldeten AIDS-Fällen läßt sich das allerdings nur schwer erkennen. Nur ein geringer Prozentsatz der in den USA und Europa gemeldeten AIDS-Patienten hat die HIV-Infektion durch heterosexuellen Geschlechtsverkehr erworben.
- Europa ca. 13 % (Meldungen 1994),
- USA ca. 9 % (Meldungen 1993).

Tendenz steigend; global gesehen sind ca. 3/4 aller HIV-Infektionen heterosexuell erworben worden (vor allem in Afrika). Das Bild wird jedoch durch die sehr langen Inkubationszeiten der Erkrankung verzerrt. Nimmt man eine durchschnittliche Inkubationszeit von etwa 8 – 10 Jahren an, spiegelt der derzeitige *Stand der AIDS-Zahlen* die Verbreitung der HIV-Infektion vor 8 – 15 Jahren wider (je nach Kontinent, Land und Region), von einer Zeit also, als schon viel über AIDS gesprochen wurde, das HI-Virus 1983 entdeckt und der Antikörpertest kurze Zeit später (1985) verfügbar war.

Über die tatsächliche Verbreitung der HIV-Infektion werden laufend Zahlen veröffentlicht (Abb. 16.**9**). Regelmäßig treffen sich namhafte Forscher und tauschen ihre Erfahrungen aus; die wissenschaftliche Forschung läuft auf Hochtouren. Positive Meldungen wechseln ab mit Enttäuschungen. Behandlungsmittel gegen das HI-Virus selbst und Heilmittel gegen opportunistische Infektionen befinden sich in klinischer Erprobung und therapeutischer Anwendung; selbst klinische Impfstoffstudien werden an einzelnen Zentren durchgeführt. Berichte über derartige Versuche gelangen sehr rasch in die Presse. Bei Patienten und Angehörigen werden dadurch immer wieder Hoffnungen geweckt; aber noch ist nicht absehbar, ob und wann sich diese Hoffnungen erfüllen. Und nicht zu vergessen ist, daß Betroffene auf ihrer Suche nach Linderung und Verbesserung ihrer Lebensqualität sehr viele komplementärmedizinische Therapien ausprobieren, z. B. anthroposophische, chinesische Medizin, Atem-, energetische Therapieansätze, Psychotherapie, Ernährungsumstellungen, Homöopathie usw.

Risikolose Kontakte

Die Übertragungswege (Risikokontakte) sind heute bekannt. Wir wissen, daß und wie Menschen sich schützen können. Trotzdem bleibt ein Rest irrationaler Ängste. Alte, längst beantwortete Fragen werden immer wieder neu gestellt.

Deshalb möchte ich hier eine *Liste der risikofreien Kontakte* anführen:

Wir können **mit Sicherheit** sagen, daß das Virus durch folgende Kontakte **nicht übertragen** wird:

- **nicht** in öffentlichen Schwimmbädern;
- **nicht** bei gemeinsamer Benutzung von Wohnung und Toilette;
- **nicht** bei gemeinsamem Gebrauch von Geschirr, Besteck, Trinkgefäß oder Wäsche;
- **nicht** durch gemeinsames Essen (Fondue);
- **nicht** durch Händeschütteln, Umarmen, Streicheln und Küssen;
- **nicht** durch Husten und Niesen;
- **nicht** beim Friseur oder bei der Kosmetikerin;
- **nicht** durch Mückenstiche;
- **nicht** beim Tätowieren, beim Ohrenstechen oder ähnlichem, wenn dabei die üblichen Desinfektionsmaßnahmen und bei jedem Kunden frische Nadeln verwendet werden;
- **nicht** in der Arzt- und Zahnarztpraxis oder im Krankenhaus, wo das medizinische Personal die erforderlichen Maßnahmen grundsätzlich beachtet;
- **nicht** durch die Pflege von Menschen mit HIV-Infektion/AIDS, sofern die üblichen Hygiene- und Vorsichtsmaßnahmen eingehalten werden.

Risikokontakte

Da Pflegende immer wieder in Kontakt kommen mit dem wichtigsten Risikofaktor „Blut", muß dieser ganz besonders beachtet werden:

Nadelstichverletzungen sind riskant... Es gibt ein geringes, aber gesichertes Risiko der HIV-Infektion für medizinisches Personal: die Verletzungen an Kanülen oder ähnlichen scharfen, HIV-kontaminierten Gegenständen. Inzwischen liegen Ergebnisse mehrerer Untersuchungen vor, in denen Angehörige des medizinischen Personals, die sich Nadelstichverletzungen mit HIV-kontaminierten Nadeln zugezogen hatten, nachuntersucht wurden. Das Infektionsrisiko wird nach diesen Studien mit 0,3 (also 3 Infektionen auf 1000 relevante Verletzungen) angegeben. Dies liegt weit unter den entsprechenden Zahlen für z. B. Hepatitis B (bis zu 40 % bei *nichtgeimpften* Personen) oder Hepatitis C (3 – 10 %).

Das Infektionsrisiko über mukokutane Expositionen (Schleimhaut-/Augenkontakt) wurde in seltenen Fällen beschrieben (ca. 0,09 %); maßgebend dafür waren wahrscheinlich massive und langdauernde Expositionen, spätes HIV-Stadium des Patienten u. a. m. Trotzdem sollte angesichts der fehlenden Möglichkeit einer aktiven oder passiven Impfprophylaxe und der immensen Folgen im Einzelfall immer größte Vorsicht geübt werden.

... **und weitgehend vermeidbar** – darauf ist dringend hinzuweisen!

Ein Teil dieser potentiell gefährlichen Verletzungen entsteht dann, wenn versucht wird, die Nadel nach der Punktion – *zweihändig* – in die Plastikhülle zurückzuschieben. Dies muß auf jeden Fall unterbleiben, oder zumindest muß das Wiederaufsetzen der Schutzhülle einhändig, evtl. mit einem Hilfsmittel geschehen. Immer wieder kommt es auch zu Unfällen durch den nicht sachgemäßen Umgang mit Abfall, z. B. Nadelstichverletzungen und Schnittwunden durch Nadeln und andere scharfe Gegenstände, die in dafür ungeeignete Behälter (z. B. Plastikabfallsäcke) gegeben, oder wenn Nadelsammelbehälter überfüllt wurden. Die Entsorgung des gebrauchten spitzen oder scharfen Gegenstandes sollte unmittelbar am Ort, d. h. sofort nach Gebrauch (z. B. am Patientenbett), in stichfeste Behälter erfolgen, um lange Entsorgungswege zu vermeiden.

Verhalten bei Verletzungen. Wichtig ist, daß ein umfassendes Vorgehen mit allen Mitarbeitern von vornherein besprochen wird, damit für den Fall einer Verletzung mit Exposition gegenüber potentiell infektiösen Körperflüssigkeiten die notwendigen Schritte sofort eingeleitet werden können. Solche Informationen sollten in jeder Institution ins Einführungskonzept mit eingebaut werden.

Erste Maßnahme bei allen Verletzungen ist das Waschen der betroffenen Haut mit Wasser und Seife, das Ausblutenlassen der Wunde und die großzügige hygienische Desinfektion.

Konsequenz: Handschuhe bei jedem Blutkontakt. Angesichts der Vielzahl hämatogen übertragbarer Krankheiten kann es bei möglichem Blutkontakt nur eine einzige Konsequenz geben: Handschuhe anziehen bei jedem Kontakt mit Patientenblut. Blut ist immer als potentiell infektiös zu betrachten. Dies gilt grundsätzlich, nicht nur, wenn der Infektionsstatus eines Patienten bekannt ist.

Man sieht dem Patienten weder an, ob er HIV-positiv ist, noch, ob andere Krankheiten vorliegen. Entsprechende Labortests stehen nicht immer zur Verfügung, die Ergebnisse sind nicht in jedem Fall aussagekräftig.

> Mitarbeiter/Mitarbeiterinnen im Krankenpflegebereich haben statistisch kein höheres HIV-Risiko als die Gesamtbevölkerung.

Schutzmaßnahmen zur AIDS-Prophylaxe

- **Halten Sie sich prinzipiell an die Regeln**, die Ihnen vom Umgang mit Patienten, die Überträger einer **Hepatitis B** sein können, bekannt sind, denn jeder Patient könnte ein Virusträger sein.
- **Beugen Sie Verletzungen durch Kanülen, Skalpelle und andere scharfe Instrumente vor!** Versuchen Sie nicht, benutzte Kanülen oder andere scharfe Gegenstände in die Schutzkappen zurückzustecken (außer einhändiges Recapping), zu verbiegen, zu knicken oder sonst von Hand zu manipulieren; hierbei geschehen die meisten berufsbedingten Stichverletzungen.
  Werfen Sie scharfe Gegenstände sobald wie möglich nach Gebrauch in die festen Entsorgungsbehälter!
- **Schützen Sie eigene**, schon vorhandene **lädierte** (Ekzeme) oder **verletzte Hautregionen** (auch kleine) immer durch einen entsprechenden Verband und/oder durch Tragen von Handschuhen vor Kontakt mit fremden Körperflüssigkeiten!
- **Tragen Sie routinemäßig Handschuhe**, wenn Sie mit potentiell infektiösem Material (Blut, Stuhl, Urin, Sputum) umgehen oder mit Schleimhäuten Kontakt haben (z. B. Entbindungen)!
- **Benutzen Sie** soviel wie möglich **Einmalartikel** bei der medizinischen Versorgung der Patienten!
- **Vermeiden Sie eine Mund-zu-Mund-Beatmung!** Masken und Beatmungsbeutel sollten auf jeder Station für den Notfall vorhanden und schnell verfügbar sein. Wenn keine Beatmungsmasken vorhanden sind, ist eine Mund-zu-Nase-Beatmung anzuwenden. Ein Infektionsrisiko durch Erste-Hilfe-Maßnahmen solcher Art ist, gemäß einer Studie in den USA, sehr gering, theoretisch aber nicht auszuschließen.
- **Tragen Sie einen Mundschutz und evtl. eine Schutzbrille**, wenn die Gefahr der Aerosolbildung besteht oder wenn mit spritzenden Körperflüssigkeiten (Blut, Fruchtwasser) gerechnet werden muß, z. B. beim Absaugen intubierter Patienten, bei Bronchoskopien, im Labor, bei zahnärztlichen Verrichtungen und bei Entbindungen!
- **Betrachten Sie Untersuchungsmaterial** (Blut oder andere Körperflüssigkeiten) immer als potentiell infektiös (also keine spezielle Markierung notwendig) und benutzen Sie unzerbrechliche, gut verschließbare **Versand- und Transportbehälter**.
- **Pipettieren Sie niemals mit dem Mund!**
- Halten Sie die im Krankenhaus vorgeschriebenen **Regeln der Instrumentendesinfektion** ein!
- **Beseitigen Sie Verunreinigungen von Flächen** (Fußboden, Inventar) **mit infektiösem Material sofort!** Dabei ist die allgemeine Hygieneregel zu beachten: Erst desinfizieren, dann reinigen. Die in Krankenhäusern vorgeschriebenen Maßnahmen bezüglich Beseitigung infektiöser Abfälle, Flächenreinigung, Wäschereinigung und die hygienischen Maßnahmen in der Küche sind auch in bezug auf HIV ausreichend.
- **Personen mit Dermatitis oder Hautläsionen** sollten bei invasiven Eingriffen, in direktem Kontakt mit Patienten und an medizinischen Geräten bis zur Abheilung derselben nicht tätig sein oder aber sich konsequent in jedem Fall mit Handschuhen schützen.
- **Sofortmaßnahmen bei Kontakt mit infektiösem Material:**
  - Hautkontakt bei unverletzter Haut: Waschen mit Wasser und Seife.
  - Verletzungen, bei denen infektiöse Körperflüssigkeit in die Wunde gelangt sein könnte (u. a. Stichverletzungen mit infektiöser Kanüle): Waschen der Körperstelle mit Wasser und Seife, Blutung leicht unterstützen sowie großzügige Desinfektion mit einem viruswirksamen Desinfektionsmittel (z. B. PVP-Jod enthaltende Haut- und Wunddesinfektionsmittel). Für kleinere Verletzungen kann auch 70–85 Vol%iger Alkohol verwendet werden (kleine Blutungen fördern, nicht stillen, da sie reinigende Wirkung haben)!
  - Hautkontakt bei lädierten, offenen Hautbezirken: Waschen mit Wasser und Seife, anschließend großzügige Desinfektion mit einem flüssigen antiseptischen Mittel.
  - Spitzer ins Auge: großzügige Spülung des Auges mit einer sterilen physiologischen Lösung; wenn nicht vorhanden, mit regulärem Trinkwasser.

Der Vorfall sollte, wie bei Stichverletzungen üblich, als Berufsunfall dem Personalarzt sofort gemeldet und eine Hepatitisprophylaxe, wenn erforderlich, durchgeführt werden. Als spezielle arbeitsmedizinische Vorsorge sollte nach einer relevanten Exposition ein HIV-Test bei der exponierten Person sofort (Tag 0), nach 3, 6 und evtl. noch nach 9 Monaten durchgeführt werden. Auf eine möglicherweise angezeigte Chemoprophylaxe mit antiretroviralen Medikamenten soll, unter gegebenen Umständen, ausdrücklich aufmerksam gemacht werden. Allen involvierten getesteten Personen soll ein professionelles Beratungsgespräch vor und nach den Testungen angeboten werden. Diskretion zum Vorfall und zu möglichen Konsequenzen (Aufbewahrung und Einsichtsrecht in entsprechende Dokumente) muß unbedingt eingehalten werden.

16.6.4 Leben mit AIDS-Kranken und Pflege

Korrekte und umfassende Information über AIDS ist Voraussetzung für ein freies und sicheres Umgehen mit Menschen, die von AIDS betroffen sind.

Hilfe für AIDS-Kranke

HIV-infizierte Menschen sollen ein möglichst normales Leben führen. Da das *Immunsystem* entscheidend am Ausbruch der Krankheit beteiligt ist und auch Einfluß hat auf das Auftreten oder Nichtauftreten von Komplikationen, hat die Art und Weise des Lebensstils möglicherweise eine ganz besondere Bedeutung. Denn Affektlage und Lebensstil beeinflussen das Immunsystem und dieses wiederum die Krankheit (S. 426 f.).

Ist die **AIDS-Krankheit** ausgebrochen, so ist die medizinische Intervention unausweichlich. Die *Pflegebedürftigkeit* ist abhängig von der individuellen Situation des betroffenen Menschen und von der jeweiligen Krankheitsphase:

1. im *akuten Stadium*. Die Patienten sind fast immer im Krankenhaus. Die Pflege ist situationsbezogen, je nach Befund, Befinden und Bedürfnissen. Die *Infektionsschutzmaßnahmen* sind den Richtlinien zu entnehmen (S. 530);
2. in der *Erholungsphase* nach einem akuten Schub (nach Krankenhausaufenthalt). Meist sind diese Kranken zu Hause. Sie brauchen stützende oder begleitende Betreuung;
3. bei *dauernder Pflegebedürftigkeit* aufgrund der Progression der Krankheit. Diese Kranken bedürfen vor allem der menschlichen Begleitung und je nach Zustand der Anleitung und/oder Unterstützung in den Bereichen der ATL (Kap. 5 – 16); sie sind daheim oder in einer Pflegeeinrichtung;
4. in der *Endphase*, wenn eine spezifische Therapie nicht mehr möglich oder nicht mehr erwünscht ist. Hier gilt alles, was zur Pflege Sterbender (S. 533 ff.) nachzulesen ist.

Für die Patienten der Gruppe 2 – 4 stehen (wenn sie nicht zu Hause gepflegt werden können/wollen) auch **alternative Pflegeangebote** zur Verfügung, in denen Kranke und Sterbende die notwendige *Pflege* erhalten und wo sie und ihre Angehörigen auch das wohl Wichtigste bekommen können: *menschliche Hilfe* und *Begleitung*.

Die Leitlinien solcher Pflegeeinrichtungen gehen schwerpunktmäßig davon aus, den Betroffenen möglichst lange ihre Unabhängigkeit zu gewähren und die Beziehung zu/mit den Angehörigen zu stützen. Die alternativen Betreuungs- und Pflegekonzepte orientieren sich an den Erfahrungen mit ähnlichen Einrichtungen, z.B. dem St.-Christopher-Hospiz (S. 538 f.), der Wiege der modernen Hospizbewegung. Meist sind sie mitgetragen von den AIDS-Hilfestellen. In der Schweiz sind solche Häuser z.B. in Basel und Zürich das Lighthouse, in Zürich noch das Anker-Huus und der Sune-Egge; in Österreich und Deutschland gibt es ähnliche Einrichtungen.

Grundsätze zur Pflege

Die Pflege ist primär *symptomatisch*, situationsentsprechend – wie bei allen anderen Patienten auch. Sie ist dann *ganzheitlich*, wenn die *menschliche Ebene* mitberücksichtigt wird. Menschlich meint den Menschen, das aber bin ganz zuerst *ich*, die/der ich pflege; dann auch das *Du* mir gegenüber. *Resonanzen* – positive wie negative – sind normal und legal, sie stehen jenseits vom moralischen Gut oder Böse. Sie sind einfach menschlich! Und gerade dies brauchen AIDS-Kranke: Pflegende, die menschliche Menschen sind und Menschlichkeit zulassen.

Voraussetzung für eine optimale umfassende Pflege

Kernpunkte in einer solchen Pflege und pflegetherapeutischen Beziehung können sein:

- Vorurteilslose Begegnung ohne Schuldzuweisung; darin echt bleiben, aber auch Verständnis aufbringen für Rückzugsbedürfnisse der Kranken.
- Ehrliche Antworten geben, Mut machen, ohne falsche Hoffnungen anzubieten; auf Patentrezepte verzichten.
- Angehörige, Freunde einbeziehen, aber nicht ohne Zustimmung des Kranken; Vermitteln in der Familie, wenn erwünscht, evtl. auf Selbsthilfegruppen hinweisen; für soziale oder rechtliche Fragen auf Fachstellen hinweisen.
- Teamarbeit pflegen, darin aber die Schweigepflicht beachten.
- Grundsätze der Palliativpflege kennen und wo angebracht anwenden.
- „Ich fühle mich nicht immer in der Lage, mit den heftigen Gefühlen mancher AIDS-Patienten angemessen umzugehen“ (R. Spirig). Daher sich Abgrenzen bei Überforderung: Teamgespräche in geschütztem Rahmen oder, wo nötig, Supervision anfordern.

Pflege bei AIDS

Es gibt vielleicht nur eine Möglichkeit, um über Angst und AIDS zu siegen und ihnen zu begegnen: Wir müssen wieder Zuversicht lernen und unser Lebensvertrauen stärken. Es gibt nichts in der Welt, was nicht seinen Gegenpol hätte. Der Gegenpol der Angst ist das *Vertrauen*, damit verbunden ist die *Würde* des Menschen. Daraus wächst die Kraft, die uns hilft, die oft so schwierige Situation zu meistern. Konkret heißt dies:

- Zuwendung, Akzeptanz und Offenheit in der Begegnung mit HIV-Infizierten und AIDS-Kranken, weil sie Menschen sind wie andere auch;
- Vermittlung der Erfahrung von Nähe, Zuverlässigkeit und Beständigkeit, weil nur sie der Ächtung entgegenwirken können;
- Ehrfurcht, Achtung und Vertrauen helfen dem AIDS-Kranken schließlich auch, sich mit Sterben und Tod auseinanderzusetzen.
- Über allem aber gilt es, die „Trotzdem-Kraft", die Kraft der Hoffnung und der Sinnfindung immer wieder in den Mittelpunkt zu stellen.

Was AIDS-Kranke vor allem brauchen

Sie brauchen, was alle kranken Menschen brauchen:

- *Unterstützung* dort, wo sie nicht allein zurechtkommen, u.U. ist seelsorgerliche Hilfe vordergründig;
- *Begleitung* in den Phasen des krisenhaften Krankheitserlebens und im Sterben;
- *medizinische Hilfe* wo nötig, z.B. eine gezielte *Schmerztherapie* in der terminalen Phase. Da AIDS-Kranke von vielen Krankheitsherden betroffen sind, können die Schmerzen ein nicht vorstellbares Ausmaß annehmen;
- *menschliche Nähe*, Akzeptanz und Zuwendung. In den alltäglichen Pflegebehandlungen liegt ein weites Feld der Möglichkeit, einem gepeinigten Körper wohlzutun (Abb. 15.**1**).

Pflege im Krankenhaus

Zur Pflege im Krankenhaus möchte ich abschließend noch einige Aspekte anfügen (aus dem Merkblatt der Deutschen AIDS-Hilfe):

- Die HIV-Infektion bringt nicht nur zahlreiche körperliche, sondern auch schwere seelische Probleme für den Patienten und seine Umgebung mit sich, deren Sie sich beim Umgang mit diesen Menschen bewußt sein sollten.
- HI-Virusträger sind oft nicht wegen dieser Virusinfektion in ärztlicher Behandlung, sondern wegen völlig anderer Erkrankungen. Deshalb können sie in ganz unterschiedlichen Abteilungen zu finden sein. Das trifft auch auf die Patienten zu, die schon AIDS entwickelt haben, denn auch sie werden wegen der verschiedensten Komplikationen, die durch die Abwehrschwäche entstehen, behandelt.
- Für ihre Mitpatienten stellen sie im allgemeinen keine Gefahr dar und brauchen nicht isoliert zu werden, wenn nicht eine der folgenden Komplikationen auftritt: ständig starke Durchfälle, Inkontinenz, Verdacht auf oder Vorliegen einer offenen Lungentuberkulose, aggressive Verwirrtheitszustände, Notwendigkeit der Intubation. Wegen der eingeschränkten Immunabwehr ist es umgekehrt u.U. notwendig, Betroffene von Mitpatienten, die eine übertragbare Infektionskrankheit haben, zu isolieren bzw. zu trennen (in Mehrbettzimmer ohne infektiöse Mitpatienten).
- Die starke Abwehrschwäche der Patienten erfordert auch besondere Sorgfalt bei der Pflege. Halten Sie sich von AIDS-Patienten fern, wenn Sie selbst nässende infizierte Wunden oder entsprechende Hauterkrankungen haben, die Sie nicht durch einen Verband abdecken können! Versuchen Sie eine Infektion des Patienten mit Keimen von anderen Patienten zu vermeiden!
- HIV befällt auch das zentrale Nervensystem. Dadurch entstehen Wesensveränderungen, die zu einem für Sie unverständlichen Verhalten der Patienten Ihnen gegenüber führen können. Dazu kommen Reaktionen auf die Notlage, in der sich diese Patienten befinden, z.B. Angst, Depressionen, Selbstvorwürfe, Selbstmordgedanken und Selbstmordversuche.
- Oft haben die Patienten keine Angehörigen, sind gesellschaftlich isoliert (Homosexuelle, Drogensüchtige). Daher brauchen sie ein hohes Maß an Zuwendung. Versuchen Sie offen zu sein für ihre Anliegen und Fragen, soweit das Ihre Tätigkeit zuläßt.
  Außerdem können Sie den Patienten helfen, wenn Sie auf das Betreuungs- und Beratungsangebot der AIDS-Hilfe-Stellen und der regionalen AIDS-Hilfe-Gruppen hinweisen (Telefonbuch).

Informationsquellen zu diesem Kapitel sind

- Referenzzentrum für blutübertragbare Infektionen im Gesundheitsbereich, Zürich (Carlo Colombo).
- AIDS-Hilfe Schweiz (Zürich); AIDS-Info-Docu Schweiz (Bern).
- Deutsche AIDS-Hilfe, Berlin; Bundesgesundheitsministerium, Bundeszentrale, Köln.

16.7 Sterben – abschiedlich leben

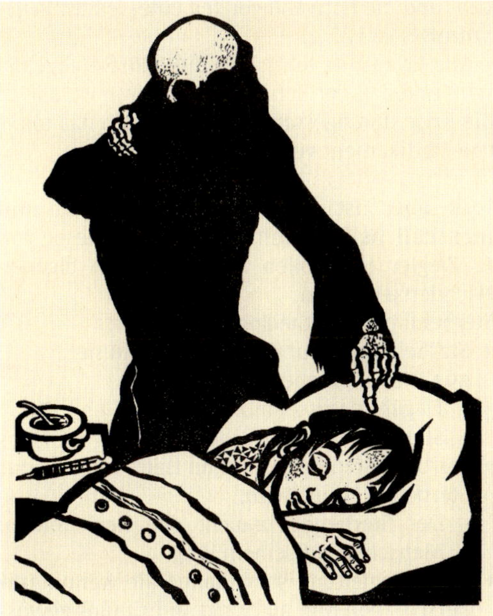

Der Tod und das Mädchen

16.7.1 Persönliche Einstellung

Die Einstellung dem Sterben anderer gegenüber hängt mit der Auseinandersetzung mit dem eigenen Leben und Sterben zusammen. Wenn wir das Sterben betrachten als *eine Form des Lebens, die unausweichlich auf uns zukommt,* gilt es, sich diesem Unausweichlichen zu stellen. Die Art und Weise, wie wir es tun, ist eine höchst persönliche Angelegenheit, und für jede/n einzelne/n bedeutet es etwas anderes. In diesem Sinn sind die folgenden Aussagen zu verstehen.

Sterben ist unausweichliche Folge unseres Entwicklungsprozesses, der in einem übergeordneten Kreislauf des „Stirb und Werde" steht. Unser ganzes Leben bewegt sich in einem Kontinuum von Spannung und Lösung. In rhythmischer Folge vollzieht sich der Wechsel, der sich die Waage halten muß. Dieses Gesetz der Polarität ist unumstößlich und wurde immer schon gewußt (überliefert z.B. auf alten ägyptischen Tafeln – den Tabula smaragdina): Der Tod folgt dem Leben mit der gleichen Sicherheit, wie das Ausatmen dem Einatmen folgt.

Sterben ist Loslassenkönnen, und dies auf beiden Seiten. Der Sterbende muß Menschen, Dinge, Ungetanes, Unerledigtes zurücklassen, und die Angehörigen müssen den Scheidenden loslassen. Darin liegt auch der Aspekt der *Versöhnung*, des Vergebenkönnens. Ohne das Akzeptieren des Loslassenmüssens kann der Mensch nicht sterben, sagt E. Kübler-Ross.

Sterben ist Abschiednehmen, ein Weggehen, das häufig verknüpft ist mit dem Bild einer Wanderung zu neuem Dasein und neuem Leben.

Sterben ist ein noch (erfahrbares) Auf-dem-Wege-Sein, der Tod ist das Ziel. „Von dem Eigentlichen des Todes kann niemand eine unmittelbare Erfahrung machen, es sei denn vielleicht der Sterbende selbst" (Piper). Auch Boros setzt Sterben gleich mit *Durchgang* (Weg), den Tod bezeichnet er als *Tor zur jenseitigen, eigentlichen Welt*: „Der Mensch hat vom Tod keine unmittelbare Erfahrung. Was man bei einem Sterbenden erfährt, ist nicht der Tod in seiner inneren Wirklichkeit, sondern nur der äußere Aspekt des Todes."

Sterben ist Übergang in ein anderes Leben. Das ist eine These, die über Jahrhunderte von religiösen Menschen geglaubt, von der Wissenschaft aber verdrängt, weggeschoben oder heftig bestritten wurde. Durch die modernen Reanimationsmethoden sind nun immer mehr Menschen, sogenannte klinisch tot gewesene Individuen in der Lage, über ihre Erfahrungen mit dem Sterben zu berichten.

Tabuisierung

Auch sie ist Ausdruck persönlicher und/oder gesellschaftlicher/kultureller Einstellung. Für den heutigen Menschen hängt die Tabuisierung sicher auch mit dem Fehlen persönlicher Erfahrung zusammen. Das war nicht immer so. Noch vor 100 Jahren erlebte der Mensch, der 35–40 Jahre alt wurde (mittlere Lebenserwartung jener Zeit), mindestens vier Todesfälle in der Verwandtschaft. Epidemien – und dadurch Krankheit und Tod – waren nichts Außergewöhnliches. Schon das Kind kam mit dem Tod in Berührung, denn die Anwesenheit Betagter und Sterbender in der Familie war selbstverständlich.

Ein weiterer Beeinflussungsfaktor ist der *Zeitgeist.* Konkret heißt das, daß der Tod in ein Nützlichkeits-Machbarkeits- und Fortschrittsdenken einfach nicht hineinpaßt – oder dann eben so, daß man ihn manipulieren kann, um doch noch irgendwie „Herr über das eigene Leben zu bleiben".

Ob *Verdrängen* oder *Überspielen* – beides spricht für eine bestimmte Einstellung und Haltung des heutigen Menschen dem Tod gegenüber. Die *Angst* vor dem Sterben wird aber weder durch Verdrängen noch durch Überspielen aus der Welt geschafft.

Sterben als *existentielles Geschehen* wird kaum ohne ebenso existentielle und das heißt wahrhaftige und ehrliche Auseinandersetzung damit bewältigt werden können.

Sterbehilfe und Sterbebegleitung

Pflegepersonen werden heute mehr als in der Vergangenheit mit dem Thema der Sterbehilfe und Sterbebeihilfe konfrontiert. Wie sollen sie sich verhalten? Was ist ethisch richtig?

Drei **Stellungnahmen**:

- Jemanden auf eigenes Verlangen zu töten oder jemandem Beihilfe zum Selbstmord zu leisten, ist nach geltendem *Strafrecht* verboten.
- *Exit*, die Vereinigung für humanes Sterben, propagiert (und gibt Anweisung für) Selbsttötung und unterstützt Sterbebeihilfe.
- Das menschliche Leben, dessen verfassungsmäßigen Schutz wir anstreben, „endet mit dem natürlichen Tod". Der Zeitpunkt liegt in Gottes Hand. Wer sind wir, daß wir ihm hier hineinpfuschen dürften, so fragt die *christliche Ethik*.

Zwei **Definitionen**:
Von *Sterbehilfe* spricht man, wenn Maßnahmen eingesetzt werden, die das Sterben eines Menschen direkt beschleunigen (*aktive* Sterbehilfe) oder sterbeverzögernde Maßnahmen bewußt nicht angewendet werden (*passive* Sterbehilfe).

Unter *Sterbebegleitung* hingegen versteht man die bestmögliche Hilfestellung in der Krisenphase des Sterbens. Eine eindeutigere Bezeichnung schlägt S. Barolin vor, wenn er statt von Sterbebegleitung „von einer kontinuierlichen Begleitung des Schwerstkranken" als von einer „eindeutig pflegerischen und ärztlichen Aufgabe" spricht, die keineswegs nur auf die Stunde des Sterbens an sich beschränkt werden darf.

Für-und-Wider-Thesen. Der vorzeitig herbeigeführte Tod habe eine Erlösung von unerträglichem psychischem und physischem Leiden herbeigeführt, so wird von Exit-Befürwortern argumentiert. Im Normalfall aber ist der Lebenswille stärker als der Todestrieb. Die Phase des „Verlangens nach der erlösenden Spritze" wäre dann eher die Ausnahme. Wer kann darüber entscheiden, ob und wann der Sterbende sich in einem Ausnahmezustand befindet, in einer Phase tiefster Depression und Verzweiflung, die vorübergeht und die notwendiger Teil eines *letzten Reifeprozesses* ist?

Die Erfahrung lehrt, daß diese Phase abgelöst wird und daß der Betroffene dann froh ist, daß er die Krise durchgestanden hat und ihm das tödliche Medikament verweigert wurde.

Was aber ist echte Sterbebegleitung und menschliche Sterbehilfe? Dazu fünf Thesen von A. Ziegler; sie sollen Anregung zum eigenen Nachdenken geben:
Sterbehilfe in der theologischen Ethik:

- Sterbehilfe ist *nur* dann Hilfe, wenn sie zunächst Sterbebeistand ist.
  - Es geht darum, am Zimmer des Sterbenden nicht vorbeizugehen.
- Sterbebeistand ist *nur* dann Hilfe, wenn er zur Sterbebegleitung wird.
  - Der Sterbende braucht den begleitenden Menschen auf seinem Weg.
- Sterbebegleitung ist *nur* dann Hilfe, wenn sie einerseits den Mut aufbringt, auf sinnlos gewordene lebensverlängernde technische Maßnahmen zu verzichten, andererseits die Kraft hat, das Weniger an technischen Maßnahmen durch ein Mehr an *menschlicher Zuwendung* aufzuwiegen und – womöglich – zu überbieten.
  - *Passive* Sterbehilfe heißt „Passivität in bezug auf technische Maßnahmen" und nicht „menschlich-passives Danebenstehen". Der Verzicht auf die Technik wird durch ein Mehr an menschlichem Beistand aufgewogen.
- Sterbebegleitung ist dann *keine* Hilfe, wenn sie nicht während des Sterbens Hilfe im Sterben und zum Sterben ist, sondern *Nachhilfe zum Sterben* wird, sei es, weil man selber die Geduld verliert, den Sterbenden zu begleiten, sei es, weil der Sterbende sich nur als Last vorkommt oder fürchtet, den anderen lästig zu fallen.
  - Sterbehilfe wächst oft aus der eigenen Hilflosigkeit oder Ungeduld heraus – die unbewußten Motive wirken stark.
- Damit Sterbehilfe *nicht* zu Sterbebeihilfe ausartet, darf es für uns keine hoffnungslosen Fälle geben.
  - Der hoffnungslose Fall *beginnt*, wenn wir einen Menschen nur noch als „Fall unter vielen anderen mehr oder weniger gleichartigen Fällen" sehen, nicht mehr aber als diesen besonderen Menschen in seinem eigenen Schicksal.

16.7.2 Wissen und Definitionen

Sachliches Wissen über die Vorgänge des Sterbens und über den Tod sind – neben den menschlichen Faktoren – Voraussetzung für eine professionelle Sterbebegleitung.

Biologie von Sterben und Tod

Die durchschnittliche Lebensdauer im mitteleuropäischen Raum ist in den letzten 100 Jahren von rund 40 auf 70–80 und mehr Jahre angestiegen. Trotzdem gibt es eine obere Grenze; ein Leben über 120 Jahre scheint genetisch nicht möglich. Das Altern – und damit Sterben und Tod – ist vorprogrammiert: Der Mensch ist ein endliches Wesen.

Stadien des Todes

Das Sterben als Vorgang, der zum biologischen Tod führt, beginnt mit dem Ausfall der wichtigsten Grundfunktionen (ZNS, Herz, Lunge) und ist beendet, wenn alle Zellen abgestorben sind. In wissenschaftlichen Kreisen unterscheidet man:

Scheinbarer Tod (Vita minima). Die Grundfunktionen sind auf ein Minimum reduziert, so daß die sichtbaren Lebenserscheinungen aufgehoben sind. Eine spontane Erholung ist möglich und kommt nachweislich auch vor.

Klinischer Tod. Er tritt bei Kreislaufstillstand ein. Eine spontane Wiederherstellung ist ausgeschlossen. Jedoch kann durch moderne Reanimationstechnik eine maschinelle Wiederingangsetzung und Aufrechterhaltung der Kreislauf- und Atemfunktion erreicht werden. Nach 3 Minuten dauerndem Kreislaufstillstand kommt es zu irreversibler Hirnschädigung.

Hirntod (Kortextod). Hier sind die kortikalen Funktionen definitiv geschädigt (typisch nach schweren Unfällen). Es liegt ein sog. *apallisches Syndrom* (S. 658 f.) vor, d. h., der Mensch ist zum „reinen Stammhirnwesen" geworden: Herz und Atmung funktionieren weiter, ebenso die Körperregulation und die niederen Reflexe wie Greifen und Saugen; er bleibt aber definitiv bewußtlos und muß künstlich ernährt werden. Dieser Zustand kann über Monate weiterdauern und bedeutet ein höchst anspruchsvolles Pflegeproblem (und ist eine enorm große Belastung für die Angehörigen des Betroffenen).

Eigentlicher Hirntod. Es liegt ein totaler Ausfall des Gehirns vor (einschließlich Hirnstamm) trotz noch vorhandener Herzaktionen. In diesem Zustand kann der Organismus noch tagelang „weiterleben", bis auch die letzte Zelle abgestorben ist. An sich können mit der Herz-Lungen-Maschine und mit künstlicher Niere gewisse Partialfunktionen noch über lange Zeit aufrechterhalten werden. Von einem „lebenden Menschen" aber kann nicht gesprochen werden: Der Patient ist bewußtlos, hat keine Spontanatmung, es bestehen beidseitige Pupillenstarre und eine Nullinie im EEG. Der totale Hirntod wird *dem Tod* gleichgesetzt. Hier ist die Trennlinie und der Bereich der ethischen Fragestellung bezüglich Abstellen der Maschinen und der Organentnahme.

Absoluter biologischer Tod. Er gilt als eingetreten, wenn alle Zellen tot sind.

Sterben als letzte Reifephase

Sterben als Lebensaktivität sagt aus, daß auch *im Sterben Leben geschieht.* Dieses wichtigsten Lebensabschnitts hat sich in den letzten Jahren die *Thanatologie* (Sterbekunde) in zunehmendem Maß angenommen. Elisabeth Kübler-Ross hat sich als Pionierin in der Erforschung des Sterbens und für die Begleitung Sterbender große Verdienste erworben. Sie beobachtete, daß sich die Gemütsverfassung Sterbender schrittweise ändert und dabei typische Stadien durchläuft. Und zwar sind es die gleichen, wie sie auch andere Forscher für die Verlustverarbeitung (Trauerprozeß) während des Lebens festgestellt haben (S. 546 f.). Das Sterben schließt infolgedessen eine *Reihe von Entwicklungsschritten ab,* die der Mensch allesamt *krisenhaft* als existentielle Lebenseinschnitte erfährt.

Kübler-Ross hat in diesem Prozeß **fünf Phasen** unterschieden:

1. *Nicht-wahrhaben-Wollen:* Isolierung, Verleugnen.
2. *Zorn,* Auflehnung, Aggression, die sich gegen den Kranken selber richten können (Suizid) oder häufiger gegen die Mitwelt (Angehörige, Pflegepersonal).
3. *Verhandeln* mit dem Schicksal.
4. *Depression:* Verfall in tiefes Trauern über den bevorstehenden Verlust des eigenen Lebens.
5. *Zustimmung* im Verarbeiten der Unheilbarkeit des Leidens und im Akzeptieren des Todes.

Diese fünf Phasen laufen nicht streng chronologisch ab. **Trauern** ist ein äußerst dynamischer Prozeß. Das Überspringen einzelner Schritte und/oder das Zurückpendeln auf eine frühere Stufe sind dabei die Regel. Sterben ist wie das Leben selbst nichts Geradliniges, sondern ein Vorwärts

Tabelle 16.**3** Reifungsprozeß des Sterbenden (zur Verfügung gestellt von H. P. Bertschi, Spitalseelsorger und Diplompsychologe, Uster/Schweiz)

Verweigerung	Stadien des Reifungsprozesses	
aktive	**Panik** Verlust des Sinnes für Realität: impulsives, unkontrolliertes Verhalten Suizidgefahr	**← Schock →** Diagnose Trauma Tod naher Angehöriger
aggressive	**Depression** zu starke Kontrolle → neurotische Entwicklung	**← Emotionen →** Flut der Gefühle nach innen oder nach außen
partielle	**Ausverkauf** massive Insuffizienzgefühle Ausschalten der Eigenkräfte: Bankrotterklärung	**← Verhandeln →** ja aber ..., erst wenn ... Aufschub
depressive	**Verzweiflung** stoische Bitterkeit → Katharsis ermöglichen	**Erkennen** kein anderer Ausweg mehr!
bewußte	**Verdunkelung** emotionell besiegelte Verzweiflung Bewußtlosigkeit als Resignation	**Verbindlichkeit** es wird sein müssen
verklärte	**Hilflosigkeit** Bewußtlosigkeit als Schwäche	**Abschluß** es darf sein
Annahme		

und immer wieder neues Beginnen (Abb. 16.**10**). Der unaufhörliche Stimmungswandel, der dabei zu bewältigen ist, ist dem Kranken häufig gar nicht bewußt, er äußert sich aber fortwährend (spricht sich aus!), gibt Signale (verschlüsselte Sprache), die von den Begleitenden gehört werden müssen (Tab. 16.**3**).

Die Sterbephase kann – im positiven Verlauf – die intensivste Entwicklungsphase des Lebens sein.

Die **Einstellung** zum bevorstehenden Tod ist abhängig von der aktuellen Lebensphase und kann sehr unterschiedlich sein.

Viele *Hochbetagte* sehen im Tod den logischen und vorhersehbaren Abschluß ihres Lebens und erwarten ihn ohne Angst. Anders ist das Sterben *junger Eltern*, die ihre Kinder, um die sie sich sorgen, zurücklassen müssen; wieder anders ist der Tod von *Kindern*. Sie zeigen nicht selten eine für Erwachsene erstaunliche Selbstverständlichkeit dem Sterben gegenüber.

Die *Todesangst*, die man auch als „Früh- oder Vorangst" feststellen kann, betrifft nicht so sehr

Tabelle 16.**3** (Fortsetzung)

		Helfendes Verhalten
Verdrängung Nicht-wahrhaben-Wollen Negation dämpft Schock, sammelt innere Kräfte zum Damit-fertig-Werden	*Nicht ich!*	*abwarten, nicht mit agieren,* aber Person voll annehmen! (Verdrängen ist normal! Akzeptieren heißt nicht billigen, Widersprechen hilft nichts!)
Katharsis schwierig, unzufrieden, nörgelnd, aggressiv, zornig, wütend Scham, Tendenz zur Selbstbeschuldigung, -bestrafung Beschuldigung anderer (Sündenböcke)	*Warum ich?*	*aushalten, aktiv zuhören* nichts persönlich nehmen negative Gefühle zulassen! hellhörig sein (trainierten Helfer in die Pflege mit einbeziehen)
Feilschen mit Arzt, Gott und der Welt, weil Verdrängen nicht mehr möglich ist: der Körper sagt „die Wahrheit" Mobilisierung der Eigenkräfte Hoffnungskrücken	*Vielleicht ich doch nicht!*	*verstehen, aber nicht beteiligen* die Hoffnung lassen, aber nicht falsche Hoffnung machen
Realitätsarbeit in zwei Bereichen – Sachwelt Testament usw. – Schicksals-, Sinnwelt: Einstellungsveränderung „Glaube" (auch nichtkirchl.) Sterben ist „Erlösung"	*Was bedeutet das für mich?*	*nicht „aufmuntern",* aber zum Trauern ermutigen Realitätsarbeit ermöglichen; (evtl. Pfarrer, Notar usw.) Angehörige beiziehen Euthanasieproblem anerkennen!
Annahme Tod – natürliche Erfüllung des Lebens Todesangst als Angst vor Neuem angenommen, darum weniger schrecklich	*Ja, wenn es sein muß!*	*dasein: den Patienten mit sich allein, doch nicht im Stich lassen* Gesten reden: „verstehen, mit-sein" eigene Einstellung wird registriert (hohe Sinneswahrnehmung der Sterbenden!)
Erfüllung Ergebenheit in das Ende des Leids (Schmerzen, Einsamkeit, Elend) Ruhe, Erwartung	*Ja, ich kann!*	*mit-sein* personale, ganzheitliche Kommunikation: Gemeinschaft

die „Angst vor dem, was kommt/oder nicht kommt" (Ungewißheit), sondern sie bezieht sich vor allem auf die Angst vor Qualen und Schmerzen während des Sterbens.

Todesnahe Grenzerfahrungen

Kübler-Ross beschreibt das *Ablösen im Sterben* in drei Stufen, in deren Verlauf sich das *Bewußtsein* des Menschen zu *Gewahrwerden* und *Gewahrsein* verändert, bis auch dieses abgelöst wird durch ein *Eintauchen* in ein strahlendes Licht. Infolge der modernen Reanimationsmethoden gibt es immer häufiger Menschen, die in einem Zustand der Todesnähe und Bewußtlosigkeit waren und nur durch die künstliche Beatmung und Stützung der Herz-Kreislauf-Funktionen am Leben geblieben und zum bewußten Leben zurückgekehrt sind (gelegentlich wurden sie von Ärzten bereits als tot erklärt). Viele von ihnen erzählen von Erfahrungen, welche die These von Kübler-Ross stützen. Bekannt geworden sind auch die Untersuchungen von Moody (1977), hier zitiert aus Heim/Willi: Psychosoziale Medizin. Springer, Berlin 1986):

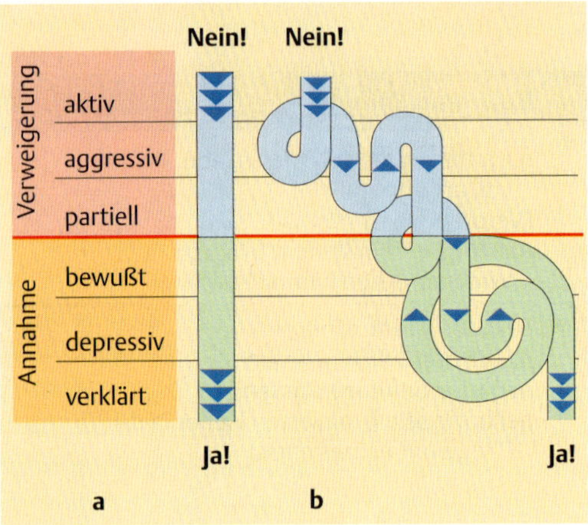

Abb. 16.**10** Trauerprozeß. **a** Theoretischer Verlauf von der Verweigerung zur Annahme. **b** Realer, d.h. wirklicher Verlauf im Hin und Her und Auf und Ab der seelischen Dynamik. Jeder hat seinen eigenen, individuellen Trauerprozeß zu leisten.

▪ „Aufgrund von vielen Interviews mit Menschen, die diese Grenzerfahrungen durchgemacht hatten, stellte er fest, daß deren Schilderungen immer wieder ähnliche Inhalte zeigten. Die Betroffenen schilderten, wie sie aus ihrem Körper austraten, sich selbst von der Zimmerdecke her oder sonst aus einem gewissen Abstand beobachten konnten oder wie sie ihren Körper zurückließen. Andere Wesen näherten sich ihnen, um sie zu begrüßen, darunter auch verstorbene Verwandte und Freunde. Immer wieder wurde vom Durchtritt durch einen Tunnel hindurch berichtet. Die tiefste Wirkung übte die Begegnung mit einem sehr hellen Licht aus. Alle Betroffenen nahmen an, daß dieses Licht ein lebendes Wesen sei. Es strömte eine unbeschreibliche Liebe und Wärme aus und übte eine magnetische Anziehungskraft aus. Manche interpretierten dieses Wesen als Christus oder als Engel.

Immer wieder wurde auch eine Grenze oder Schranke geschildert, der man sich näherte und deren Überschreiten der definitive Austritt aus dem irdischen Leben bedeutet hätte. An dieser Grenze wurde ihnen klar, daß sie zur Erde zurückkehren mußten, da der Zeitpunkt des Todes noch nicht gekommen war. Diese Grenzerfahrungen hatten bei den Betroffenen tiefgehende Wirkungen auf die Gestaltung des nachfolgenden Lebens. Es fehlten ihnen meist Sprache und Begriffe, um das Erlebte auszudrücken. Sie fühlten sich von Kraft und Friede erfüllt. Sie sahen das irdische Leben danach in anderen Proportionen, mit anderen Werten und Zielsetzungen, freier von den Ängsten und Zwängen des Alltags, der Karriere und des Besitzes. Sie fühlten sich stärker motiviert für liebevolle Beziehungen.“ ▪

Trotzdem ist es falsch, von „*nach*-tödlichen Erfahrungen“ zu sprechen, da auch diese noch ein Teil des Sterbeprozesses sind, d.h. *im* Sterben erlebt werden.

16.7.3 Hospizbewegung

Ursprünglich war das Hospiz eine christliche Herberge für Pilger und Reisende, später wurden diese Einrichtungen zu „Siechenhäusern“, auch zu Zufluchtsstätten für jene Ausgestoßenen, die keiner mehr haben wollte, und schließlich zum Obdach für Sterbende (Sterbende sind ja ebenfalls „Menschen unterwegs“ – als Reisende in ein anderes Land).

Die Gründerin des modernen Hospizgedankens ist Dr. Circeley Saunders, die 1967 das inzwischen weltweit bekannt gewordene St. Christopher's Hospice in London ins Leben rief. Von hier ging alles aus: Allein in den USA, in Kanada und Großbritannien existieren bereits über tausend Hospize der verschiedensten Art und Typen. Seit Beginn der 80er Jahre, sicher auch unter dem Einfluß der Zunahme von AIDS-Kranken, hat der Hospizgedanke das deutschsprachige Europa erreicht. An vielen Orten entwickeln sich Hospizbewegungen: Palliativstationen, AIDS-Häuser, Hospize für Schmerzkranke und Sterbende, Hausbetreuungsdienste usw.

Neu an der modernen Hospizbewegung ist nicht die Lebens- und Sterbebegleitung an sich, sondern die Synthese aus den Erkenntnissen der heutigen Medizin mit einer ganzheitlich verstandenen Begleitung und/oder Betreuung und Pflege. Da viele Terminalkranke, insbesondere Krebskranke und AIDS-Patienten im fortgeschrittenen Stadium, unter Schmerzen leiden, steht die Schmerzbehandlung im Vordergrund der therapeutischen Bemühungen.

So vielfältig die modernen Hospizeinrichtungen sich heute auch zeigen mögen, sind sie doch alle dem gleichen Gedanken und denselben Grundprinzipien verpflichtet (Merkblatt S. 539).

Zehn Hospiz-Grundprinzipien

1. Der Patient und seine Angehörigen werden als gemeinsame Adressaten der Fürsorge durch den Dienst betrachtet.
2. Fürsorge durch ein interdisziplinäres Team (insbesondere: Krankenschwester, Arzt, Sozialarbeiter, Geistlicher).
3. Rund um die Uhr erreichbarer, abrufbarer Dienst („24 Stunden am Tage, 7 Tage in der Woche lang").
4. Gründliche Kenntnisse und Erfahrungen in der Symptomkontrolle (insbesondere der Schmerzbekämpfung) – unter Berücksichtigung der körperlichen, psychischen, sozialen und spirituellen Dimension der Symptome.
5. Freiwillige Helfer als integraler Bestandteil des Dienstes.
6. Aufnahme des Patienten in das Programm, unabhängig von der Regelung der Kostenfrage.
7. Nachgehende Betreuung der Hinterbliebenen.
8. Medizinisch-ärztliche Leitung des Dienstes.
9. Kooperation mit bereits bestehenden Diensten (Kliniken, Hauspflegedienste usw.).
10. Stationäre „Rückendeckung" für den Hauspflegedienst. Unter Hospiz versteht man ein bestimmtes Konzept der medizinischen, pflegerischen und spirituellen Fürsorge – eine ganz bestimmte Einstellung dem Tode und der Pflege sterbender Menschen gegenüber. Es ist eine besondere Art zu sterben: Mit der tödlichen Erkrankung wird so umgegangen, daß der Patient noch angenehm weiterleben kann, bis er stirbt – umsorgt von Familie und Freunden. Und die verlassen zurückgebliebene Familie wird dann noch weiter unterstützt.

16.7.4 Pflegeprozeß: Begleitung Sterbender

Situationseinschätzung

Die Situationseinschätzung bei Sterbenden orientiert sich am Befinden (Situation) und an den **Bedürfnissen**. Diese sind nicht anders als bei anderen Menschen auch. Aber bei Sterbenden sind sie intensiver, ihre Erfüllung ist drängender, und sie lassen sich, da das Leben nicht mehr in die Zukunft projiziert werden kann, nicht verschieben. Der Sterbende muß seine Selbstbestätigung jetzt und hier erfahren. Die objektiven Bedürfnisse jedes Menschen sind die gleichen, wie sie in der *Bedürfnishierarchie* von Maslow (S. 49 ff.) beschrieben wurden. Vorausgesetzt, die physiologischen Bedürfnisse sind abgedeckt, sind es vordergründig jene nach Achtung, nach Liebe, nach Sicherheit und Geborgenheit sowie nach Selbstverwirklichung, wobei insbesondere letztere eng verknüpft ist mit der Frage nach Sinn: *für* Sinnfindung und Sinnerfüllung (hier liegt die religiöse Dimension) und *gegen* sinnlose und sinnentleerte Technologie (wie Ganzwaschung um jeden Preis oder was immer Routinedenken an *unreflektiertem Tun* auslöst).

Eine Hilfe zur Erfassung der Pflegebedürfnisse könnte die Orientierung an den **Rechten des Sterbenden** sein. In den USA wurden Ende der 70er Jahre folgende Rechte der Sterbenden formuliert. Pflegen bedeutet, darauf eine Antwort zu geben – nicht irgendeine Antwort, sondern die dem einzelnen gemäße Antwort auf seine Anfrage:

- Ich habe das Recht, als lebendiges menschliches Wesen behandelt zu werden, bis ich sterbe.
- Ich habe das Recht, meine Hoffnung aufrechtzuerhalten, egal worauf sie sich jeweils richtet.
- Ich habe das Recht, von Menschen umsorgt zu werden, die ihrerseits Hoffnung haben.
- Ich habe das Recht, meine Gefühle und Emotionen in bezug auf meinen bevorstehenden Tod auf meine Weise zum Ausdruck zu bringen.
- Ich habe das Recht, an Entscheidungen über meine Pflege teilzuhaben.
- Ich habe das Recht, ständige medizinische und pflegerische Betreuung zu erwarten, auch wenn keine Heilung erreicht werden und die Pflege nur noch Leiden mildern kann.
- Ich habe das Recht, nicht allein sterben zu müssen.
- Ich habe das Recht, schmerzfrei zu sein.
- Ich habe ein Recht darauf, daß meine Fragen ehrlich beantwortet werden.
- Ich habe ein Recht darauf, nicht enttäuscht zu werden.
- Ich habe das Recht, von meiner und für meine Familie Hilfe zu empfangen, damit wir meinen Tod akzeptieren können.
- Ich habe das Recht, in Frieden und Würde zu sterben.
- Ich habe das Recht, meine Individualität zu behalten und nicht für meine Entscheidungen verurteilt zu werden, mögen diese auch den Überzeugungen anderer Menschen widersprechen.
- Ich habe das Recht zu erwarten, daß die Unversehrtheit meines Körpers auch nach meinem Tode respektiert wird.
- Ich habe das Recht auf feinfühlige und kompetente Pflegepersonen, die meine Bedürfnisse verstehen und imstande sind, ihrerseits eine Erfüllung darin zu finden, mir zu helfen, meinem Tod in die Augen zu schauen.

Tabelle 16.**4** Die Bedürfnisse des Patienten im Sterben (nach Schara)

Bedürfnisse	Das Recht des Menschen auf seinen eigenen Tod und auf ein individuelles Sterben
des Körpers	Hilfe bei Schmerzen, Atemnot, Durst Respiratorpatient: Angst vor dem Aussetzen des Respirators ernst nehmen
nach Sicherheit	Ängste (intensive care syndrome): Kompetenz, Notfallhilfe, Ehrlichkeit der Information Herzpatient: Verunsicherung durch Miterleben des Sterbens anderer abbauen
nach Liebe	soziale Zärtlichkeit, Körperkontakt (die Körpersinne schwinden zuletzt), Teilnahme der Familie und Freunde
nach Achtung	Ernstnahme des Todeswillens, Gleichwertigkeit des Sterbenden mit den Genesenden, Anerkennung als Mensch (auch geschlechtlich)
nach Selbstverwirklichung	Wahrheit am Krankenbett, Individuation, Entscheidungsfreiheit Dialysepatient: Vermeidung zweifelhafter Lebensverlängerungen bzw. falscher Erwartungen

Standardplanung

Das **Ziel** der Pflege in dieser Lebensphase ist es,

- dem Patienten ein Klima zu ermöglichen, in dem ein friedliches Abschiednehmen möglich ist;
- einen Zustand herzustellen, in dem der Patient sich möglichst wohl fühlt, seine Bedürfnisse wahrgenommen werden und seinen Wünschen entsprochen wird (Tab. 16.**4**).

Die **Maßnahmen** sind von den Zielen bestimmt. Im besonderen möchte ich hinweisen auf die Gefahr „unreflektierten Handelns" (Mythen und Fakten Abb. 16.**11**).

In bezug auf *Sterben und Tod* heißt Pflege auch:

Ermöglichen von Lebensqualität. Diesem Ziel dient auch eine angemessene Schmerztherapie. Es soll wichtigstes Anliegen der Pflegenden sein, eine *optimal wirksame Schmerztherapie* einzusetzen. Informationen dazu finden Sie auf S. 778 ff.

Sprechen über transzendente Fragen. Die Nähe des Todes konfrontiert den Menschen mit der geistigen Ebene. wo sie nicht künstlich verdrängt wird, sind Gespräche über die Sinnmitte sowie Fragen über Leben und Tod keine tabuierten Themen. Der Anteil der Betreuer ist in erster Linie das Zuhören und Hinhören und weniger das Reden, mehr das Entgegennehmen von verbalen und symbolisch-verbalen Signalen als das Analysieren. Die sog. *Wahrheit am Krankenbett* ist dann nicht mehr etwas, worüber intellektuell debattiert werden muß. Der Kranke spürt sehr oft, was mit ihm geschieht, es ist dann besser, wenn er weiß, daß die anderen auch wissen, daß sich etwas verändert. Sterbende wachsen oft unmerklich in die Wahrheit hinein.

Bewahren der Hoffnung. Jedes Wort, jeder Blick, jede Berührung wird für den Sterbenden wichtig. Selber hoffnungsvoll sein ist Grundvoraussetzung für ihre Pflege. Wie sollten wir sonst den Kranken auf Hoffnung hin begleiten? Hoffnung kann man nicht predigen und nicht aufschwatzen. Man kann nur durch sein Verhalten Hoffnung leben und dadurch Hoffnung bewirken.

Dasein und Dabeibleiben und damit auch Körperkontakt, Berühren, Streicheln ist das Wichtigste überhaupt. Impulse zum Konzept Hoffnung S. 647 ff.

Sorge um die Seele. Gemeint ist das Zulassen der individuellen religiösen Bedürfnisse, sei es als Aufrechterhaltung der gewohnten Übungen oder die Einhaltung religiöser Vorschriften und Gebräuche, die mit Krankheit und Tod zusammenfallen (Tab. 16.**5**).

Wahren der Intimsphäre. Sterben ist ein höchst persönlicher Vorgang. Der individuelle Raum für den Sterbenden ist nicht deshalb notwendig, weil man ihn von anderen isolieren muß, sondern weil der Respekt vor dem Akt des Sterbens eine private Sphäre fordert. Es gibt nicht nur eine leibliche Scham, sondern auch eine seelische und seelisch-geistige. Die Frage des „Wer, Wie und Was des hüllenlosen Gesehenwerdens" stellt sich beim Sterben auch. Es geht um die Bewah-

Pflege eines Sterbenden

Einen Sterbenden pflegen = ihm dienen = ihn begleiten heißt, die zweite Stimme zu spielen, einen Solisten zu unterstützen, daß die eigentliche Melodie besser und schöner zur Geltung kommt.

Mythen	Fakten
Jedermann sollte zu Hause sterben	Nein. Nur wenn Familie und Unterstützungssystem gut funktionieren
Das Krankenhaus ist der einzige Ort, an dem man sterben kann.	Nein. Patienten sind oft zu Hause glücklicher, inmitten ihrer Familie und in vertrautem Rahmen 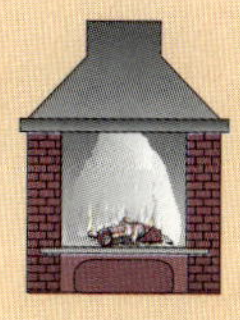
Gute Sterbebegleitung ist einfach.	Nein. Eine beachtliche Zahl an Patienten hat größere Versorgungsprobleme.
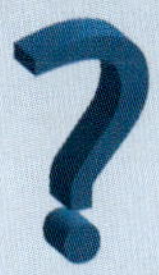 Gute Sterbebegleitung ist schwierig.	Nein. Schon ein wenig spezifische Kenntnisse und Aufmerksamkeit können weit tragen.
Sterbende Menschen sollten in einem Nebenraum isoliert werden.	Nein. Ärzte und Schwestern, die das glauben, sollten selbst einmal solche Isolation ausprobieren.
Die Familie des sterbenden Patienten sollte nicht einbezogen werden.	Nein. Bewußter Ausschluß der Familie kann viel an Schuldgefühlen und Not erzeugen.
„Nie wieder sage ich einem Patienten die Wahrheit. Als ich es einmal tat...“	Falsch. Patienten benötigen ein angemessenes Maß an Wissen (nicht unbedingt die ganze Wahrheit). Vielleicht haben sie auch selbst dem Arzt mehr zu sagen als er ihnen.
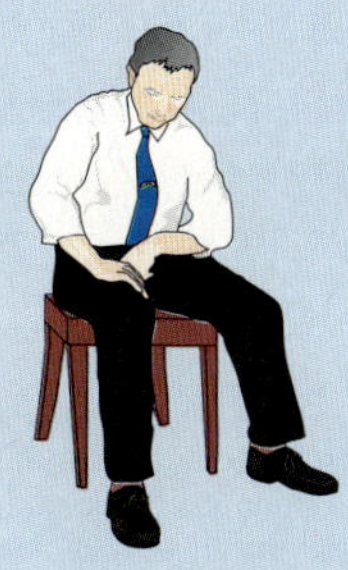 Der Patient sollte am besten stark sediert werden.	Nein. Was soll das nützen – dem Patienten oder dem Personal? Übersedierte Patienten fühlen sich unwohl und sind für die Angehörigen sehr belastend.
Der Patient soll bis zu seinem Tod ganz wach sein.	Nein. Viele Patienten werden zunehmend benommen. Manche benötigen wegen finaler Unruhe Sedierung.
Nichtmedizinisches Personal hat bei der Patientenversorgung nichts zu suchen.	Falsch. Sie sind von unschätzbarem Wert beim Zuhören und Herstellen alltäglicher Annehmlichkeiten.

Abb. 16.**11** Mythen und Fakten bei der Betreuung Sterbender (nach einer Information des St. Christopher's Hospice, London).

Tabelle 16.**5** Der Tod – Bedeutung und Bräuche in verschiedenen Konfessionen. Erarbeitet durch eine Gruppe von Stationsschwestern und der SRK-Kaderschule in Zürich (jetzt Aarau) unter Leitung von Verena Fiechter (es wurden führende Vertreter der erwähnten Glaubensrichtungen in der Schweiz befragt) (aus Z. Krankenpfl. Schweiz 1979, Nr. 5)

Fragen / Konfessionen	Was bedeutet der Tod für den Gläubigen? Vernichtung und Ende? Aufbewahrung und Ruhe? Verwandlung zu neuem, zu ewigem Leben? Wie stellt man sich die Aufbewahrung bzw. das Leben nach dem Tode vor?	Welche religiösen Vorschriften/Bräuche muß die Krankenschwester kennen, um den Sterbenden und seine Angehörigen in seiner/ihrer Situation zu verstehen?
Römisch-katholische Kirche	– Verwandlung in einen neuen, heilen Menschen, zu neuem Leben in Vollendung, Unverweslichkeit, Kraft, Freude, Gemeinschaft (1. Kor. 15,42–43). – „Er, Christus, wird unseren hinfälligen Leib seinem verherrlichten Leibe gleichgestalten" (Phil. 3,21 – Auferstehung).	Ernstlich Kranke erhalten das Sakrament der Krankensalbung (Jak. 5,14–15).
Protestantische Kirche	– Persönliche Einstellung. – Verwandlung zu neuem, ewigem Leben. – Gott wird durch den Tod hindurch das, was er selbst schon im irdischen Leben geschaffen hat, vollenden, d. h. mich selbst zur Vollendung führen. Das Wichtigste wird die volle Gemeinschaft mit Gott sein „... ihn sehen, wie er ist" (1. Joh. 3,2).	Keine Vorschriften. Auf Wunsch feiert der Pfarrer das Abendmahl mit dem Sterbenden.
Christkatholische Kirche	– Zwischenzustand zur Läuterung. – Christus ist Erlöser und Richter. Auferstehung und Verwandlung zu ewigem Leben. Gemeinschaft mit Gott. Christus dem „Erstling" der Auferstandenen gleichgestaltet (1. Kor. 15). – Irdischer Leib vergeht, „geistiger Leib" aufersteht. Ewiges Leben ist auf der Erde schon als verborgene Gabe da – dereinst in Fülle und Vollendung der Liebe. – Gericht über Unbußfertige.	Schwerkranken kann die Krankenölung gespendet werden. Wo noch möglich, wird auch die Kommunion gefeiert. Rücksicht auf geistige Situation und Wünsche des Sterbenden. Evtl. nur Gebet oder Zuspruch.
Neuapostolische Kirche	Übertritt in eine Seelenwohnung und -gemeinschaft, die dem Seelenzustand des Sterbenden entspricht, nämlich gemäß seiner inneren Einstellung und Lebensweise. Für den Gläubigen ist Tod/Übertritt wie eine Heimkehr des Kindes in das Vaterhaus (Joh. 14,2 „In meines Vaters Hause sind viele Wohnungen"), wo Ruhe herrscht, aber nicht Untätigkeit.	Keine besonderen Vorschriften und Bräuche. Der Seelsorger hält mit dem Sterbenden das Abendmahl (er bringt alles mit). Auf Wunsch des Patienten soll die Pflegeperson dessen Seelsorger benachrichtigen. Glaube an Vergebung ist groß, denn Gott hat auch einen Schächer mit ins Paradies genommen. Kompetenz der Freisprechung von Sünden (Absolution) hat der Seelsorger.
Die Christengemeinschaft	Rückkehr in die geistige Welt. Der Ätherleib (Lebenskräfte) löst sich vom physischen Leib, der nun zerfällt, während die Lebenskräfte im Weltenall zerfließen. Der Astralleib (Empfindung, Verstand, Bewußtsein) erfährt eine Läuterung. Das Ich (individueller Geist) wird dann frei und taucht ein in die geistige Welt, um im nachtodlichen Leben auf der Basis seiner Erfahrungen des vergangenen Erdenlebens, zusammen mit den hierarchischen Geistwesen, das Schicksal für ein Leben nach neuer Wiedergeburt vorzubereiten.	Ernstlich Kranke erhalten, nach Verständigung mit dem Kranken oder seinen Angehörigen, die letzte Ölung; wenn möglich vorher die letzte Kommunion. Somit ist der Seelsorger zu benachrichtigen.

Tabelle 16.**5** (Fortsetzung)

Was wird von der Krankenschwester erwartet, wenn sie einen sterbenden Glaubensangehörigen pflegt? Was soll/ kann die Krankenschwester tun, damit dem Sterbenden und seinen Angehörigen zusätzliche Nöte erspart bleiben?	Was hat die Krankenschwester zu beachten, nachdem der Patient gestorben ist?	Welches sind die wichtigsten Bücher und/ oder Schriften, die dem Sterbenden und seinen Angehörigen Hilfe geben können?
– Den zuständigen Seelsorger benachrichtigen. – Wenn nötig, Brücke zwischen Patient/ Angehörigen und Seelsorger bauen. – Klären, ob der Patient die heilige Kommunion (das Abendmahl) empfangen will. – Auf Gottes Erbarmen, Macht, Treue und Gegenwart hinweisen. – Beim Patienten sein, auf ihn hören. – Auf Wunsch des Patienten ein ihm bekanntes Gebet sehr langsam sprechen (z. B. „Vaterunser").	– Seelsorger nur rufen: bei plötzlichem Tod, wenn der Patient vorher keine Betreuung hatte (für Gebet, nicht für Sakrament), wenn Angehörige Trost brauchen und Gebet wünschen. – Kerze im Zimmer anzünden (sofern vom Spital erlaubt) als Symbol des Glaubens an die Auferstehung. – Angehörigen, falls nötig, Hinweise geben über Aufbahrungsort und Formalitäten.	– Die Bibel. – Das Kirchengesangbuch.
– Vor allem menschliche Anteilnahme und Nähe (evtl. die Hand des Sterbenden halten). – Entsprechend den Bedürfnissen des Sterbenden handeln. – Evtl. einem dem Sterbenden vertrauten Bibelabschnitt oder ein Kirchenlied vorlesen bzw. vorsingen.	Keine Vorschriften. Hilfreich ist es, die Verbindung zum Gemeindepfarrer herzustellen, falls die Angehörigen dies nicht selbst tun können, um ihnen die Gelegenheit zu verschaffen, die Bestattung bzw. Kremation frühzeitig mit diesem besprechen zu können.	– Die Bibel. – Das Kirchengesangbuch.
– Den zuständigen Pfarrer benachrichtigen. – Wenn möglich abklären, ob Empfang von Kommunion/Krankenölung erwünscht ist. – Auf persönliche Bedürfnisse eingehen, menschliche Wärme vermitteln. – Falls gewünscht: Gebet mit dem Kranken (z. B. „Vaterunser") oder vorlesen.	Angehörige benachrichtigen und evtl. über notwendiges Vorgehen beraten, Seelsorger verständigen oder Angehörige veranlassen, dies möglichst bald zu tun.	– Die Bibel. – Das Christkatholische Gebet- oder Gesangbuch. – Bischof E. Herzog: Gott ist die Liebe.
– Dem Patienten mit viel Liebe begegnen. – Dem Seelsorger Zutritt zum Patienten und die gleichen Rechte wie anderen Geistlichen gewähren. Die Seelsorger können sich als solche mit einem Ausweis der Kirche legitimieren.	– Keine speziellen Vorschriften. – Kontaktaufnahme mit den Angehörigen des Verstorbenen; gegebenenfalls mit der Kirche selbst.	– Die Luther-Bibel.
Die Schwester soll möglichst den Wünschen und Bedürfnissen des Patienten entsprechen, ihm nichts aufdrängen und ihn nicht allein lassen. Evtl. den zuständigen Seelsorger benachrichtigen. Den Sterbenden den Tod möglichst bei Bewußtsein, als natürlichen Schritt über die Schwelle ins Geistreich, erleben lassen.	Kontaktaufnahme mit Angehörigen und Seelsorger. Nach ein bis zwei Tagen erfolgt die Aussegnung am Totenbett oder am Ort der Aufbahrung, evtl. auch erst unmittelbar vor der Bestattung/Kremation.	– Die Bibel. – Seelenkalender von Rudolf Steiner. – Die auf das Sterben und das nachtodliche Leben bezüglichen Schriften von Rudolf Steiner.

Fortsetzung S. 544

Tabelle 16.5 (Fortsetzung)

Fragen / Konfessionen	Was bedeutet der Tod für den Gläubigen? Vernichtung und Ende? Aufbewahrung und Ruhe? Verwandlung zu neuem, zu ewigem Leben? Wie stellt man sich die Aufbewahrung bzw. das Leben nach dem Tode vor?	Welche religiösen Vorschriften/Bräuche muß die Krankenschwester kennen, um den Sterbenden und seine Angehörigen in seiner/ihrer Situation zu verstehen?
Christliche Wissenschaft	Übergang in einen andern Bewußtseinszustand. Der Mensch steigt allmählich – vor wie nach dem Tod – höher in der Erkenntnis der Gegenwart der Liebe Gottes, bis er zum ewigen Leben erwacht. Die Identität des einzelnen wird beibehalten.	Keine religiösen Bräuche, die für den Sterbenden von Bedeutung sind. Der *Ausüber* (speziell für dieses Amt ausgebildetes Gemeindemitglied) bemüht sich, Krankheiten durch Gebet zu heilen. Der Kranke hat freie Wahl zwischen dieser geistigen Hilfe und der Behandlung mit Medikamenten und Therapien.
Jehovas Zeugen	Der Tod bedeutet das Ende aller Lebensfunktionen. Er ist das Gegenteil von Leben. Die Menschenseele ist die lebende Person selbst und stirbt beim Tod (1. Mose 2, 7). Die Auferstehung bedeutet die Rückkehr aus dem Tod. Sie findet während der Tausendjahrherrschaft Christi auf einer paradiesischen Erde statt (Joh. 5, 28–29). Diese Zeit steht nahe bevor.	Für einen im Sterben Liegenden bedarf es keinerlei Zeremonie. Meist wird seelischer Beistand und Trost von Familienangehörigen und/oder Mitgläubigen gewünscht. Bräuche, die auf der Vorstellung beruhen, daß nach dem Tod eine unsterbliche Seele weiterexistiert, werden abgelehnt. Der Glaube an die Auferstehung ist die tragende Kraft in der Sterbestunde.
Judentum	Die Seele ist göttlich und deshalb unsterblich; so wird dem Menschen nach seinem Tode ein geistiges Dasein in Gott zuteil. Die jüdische Religion lehrt den Glauben an die Auferstehung der Toten zur Zeit, welche der Schöpfer nach seinem Willen bestimmen wird.	– Unbedingt Familie oder jüdische Gemeinde benachrichtigen. Diese übernehmen die religiöse Begleitung (Gebete, Sündenbekenntnisse werden üblicherweise auf hebräisch von Juden gesprochen). – Man soll den Sterbenden nicht allein lassen, ihn nicht bedrängen und nicht auf ihn einreden. Man soll sich still und gefaßt verhalten und so beruhigend wirken.
Islam	Verwandlung. Der Tod trennt die Seele vom Körper. Die Seele erlebt eine Entwicklung gemäß der Lebensweise, die der Verstorbene im Diesseits geführt hat. Die nachtodlichen, jenseitigen Belohnungen und Strafen sind als geistige Wirklichkeiten aufzufassen (Qualen der Hölle/Freuden des Paradieses). Das letzte Ziel des menschlichen Lebens ist die Begegnung mit Gott, dem allmächtigen Erschaffer und barmherzigen Herrn.	Essensbräuche: – kein Schweinefleisch – keine Wurstwaren aus Schweinefleisch oder Schweinefett – keinen Alkohol.

Tabelle 16.**5** (Fortsetzung)

Was wird von der Krankenschwester erwartet, wenn sie einen sterbenden Glaubensangehörigen pflegt? Was soll/kann die Krankenschwester tun, damit dem Sterbenden und seinen Angehörigen zusätzliche Nöte erspart bleiben?	Was hat die Krankenschwester zu beachten, nachdem der Patient gestorben ist?	Welches sind die wichtigsten Bücher und/oder Schriften, die dem Sterbenden und seinen Angehörigen Hilfe geben können?
– Patienten werden möglichst zu Hause gepflegt, evtl. durch christlich-wissenschaftliche Pflegerin. – Im Studium ihrer Religion und im Kontakt mit dem Seelsorger der Chr. W. gewähren lassen. Medikamente und Therapie nicht aufzwingen. – Trost spenden; vom Leben und von Gottes Liebe sprechen, nicht von Krankheit und Tod. – Aus der Bibel lesen; auf Wunsch aus christl.-wissenschaftlichen Schriften.	Der Leichnam einer weiblichen Person soll von einer Person gleichen Geschlechts zur Bestattung bereitet werden. Sonst keine Besonderheiten.	– Die Bibel. – Mary Baker Eddy: Wissenschaft und Gesundheit mit Schlüssel zur Heiligen Schrift. – Kirchengesangbuch der Christlichen Wissenschaft.
– Daß sie auch in dieser Stunde, wenn der Patient kraftlos ist, seinen Glauben respektiert. Dies bedeutet vor allem, keine Bluttransfusionen und/oder plasmahaltigen Transfusionen zu verabreichen (Apg. 15, 20/29). – Aus Respekt vor der Heiligkeit des Blutes bzw. des Lebens essen die Zeugen Jehovas nichts, was Vollblut oder auch nur Blutbestandteile als Zusatz enthält (1. Mose 9, 3–4). Dies sollte unbedingt repektiert werden. – Besuche von Geistlichen anderer Religionsgemeinschaften sind nicht angezeigt.	– Jehovas Zeugen ziehen es allgemein vor, den Körper eines geliebten Verwandten nach seinem Tod nicht sezieren zu lassen, es sei denn, es besteht ein zwingender Grund, z. B., wenn eine Behörde eine Autopsie anordnet. Der (die) zuständige(n) Angehörige(n) kann (können) entscheiden, ob eine eingeschränkte Autopsie zur Feststellung der Todesursache ratsam ist oder nicht. – Ob dem Leichnam Organe entnommen werden dürfen, hängt von einer vorher abgegebenen Einwilligung des Patienten ab.	– Die Bibel.
– Ein Verhalten, das dem Sterbenden die Würde bewahren hilft. – Jede praktische Hilfe in der Einhaltung der Speisegesetze und der Sabbatweihe wird hochgeschätzt und ist auch von psychologischem Wert. Familie, jüdische Gemeinde, Rabbiner geben Auskunft über Vorschriften und konkrete Ausführungsmöglichkeiten. – Alle therapeutischen Maßnahmen und Medikamente, die das Leben retten bzw. das Leiden lindern, sind erlaubt.	– Die Angehörigen/die jüdische Gemeinde benachrichtigen, die den Toten (nach der Überführung auf den Friedhof) waschen und ankleiden. – Der Familie Möglichkeit zur Totenwache geben. – Die Autopsie ist gemäß der religiösen Auffassung unerwünscht. Nur aus zwingenden gerichtsmedizinischen Gründen und im Einvernehmen mit der Familie durchführbar.	– Altes Testament der Bibel, und zwar jüdische Ausgabe (Psalmen). – Jüdisches Gebetbuch.
– Äußere Sauberkeit ist Symbol für innere Sauberkeit. – Alles, was in Berührung mit Urin und anderen Exkrementen gekommen ist, muß peinlich sauber gewaschen werden, wie Hände des Patienten/der Krankenschwester, Utensilien, Wäsche. – Patient darf nie bloß liegen, also ihn nie ganz aufdecken (Keuschheit). – Patient und Angehörige vom „Tod ablenken", denn es gibt keinen Tod! – Auf ewiges Leben hinweisen.	Strenges Ritual: Füße dürfen nicht nach Südosten gerichtet sein! (im Grab: Kopfende nach Südwesten, Fußende gen Nordosten, Gesicht schaut nach rechts, also gen Südosten).	– Der Koran (von arabisch sprechenden Gläubigen vorlesen lassen oder aber Tonbandkassette/Schallplatte).

rung dessen, was die Hingabe von der Preisgabe unterscheidet. Sterben ist ein Geheimnis „undurchschaubarer Offenheit", d. h., der Sterbende schreitet vom Ahnen zum Wissen, ohne daß die Tiefen enthüllt werden können. Es genügt, daß da Menschen sind, die das Geheimnis schützen und bewahren.

16.7.5 Nach Eintritt des Todes

Der Todeseintritt (Exitus) ist mit genauer Uhrzeit auf der Patientendokumentation festzuhalten; der Arzt ist zu benachrichtigen, ebenso die Oberschwester und die Verwaltung. Meist ist es die Verwaltung, die mit den Angehörigen die Art und den Termin der Bestattung, die Wahl des Sarges, die Meldung an das Zivilstandesamt usw. bespricht.

- Die *Angehörigen* werden, wenn möglich, durch den Arzt informiert.
- Die *Arbeiten im Zimmer* des Verstorbenen geschehen umsichtig und ruhig. Alle Geräte werden entfernt: Absaugvorrichtung, Sauerstoff, Lagerungsmaterial usw., auch alle Therapiematerialien wie Infusion, Sonden, Katheter, Drainagen usw.
- Der *Leichnam* wird, wenn nötig, gewaschen, mit einem frischen Hemd versehen, die Haare werden gekämmt. Es muß ein Identifikationsetikett angebracht werden; vielfach wird es an der großen Zehe festgemacht. Um den Mund geschlossen zu halten, kann der Unterkiefer mit einer nassen elastischen Binde hochgebunden werden; Zahnprothesen einlegen, wenn nötig. Um die Augenlider geschlossen zu halten, nasse Tupfer auflegen.
  Kopf und Oberkörper leicht hochlagern, so verhindert man eine Blaufärbung im Gesicht. Schnittblume auf den Oberkörper legen und den Leichnam bis zum Hals mit einem Leintuch zudecken.
- Normalerweise bleibt der Leichnam im Zimmer, bis die Angehörigen dagewesen sind; dann wird er in die Aufbahrungshalle gebracht.
- Die *eigenen Sachen* des Verstorbenen müssen inventarisiert und den Angehörigen gegen Unterschrift abgegeben werden.
- *Beratung der Trauernden* als Gespräch über den Tod und die zu leistende Trauerarbeit, Erledigen der administrativ notwendigen Angelegenheiten, das Vorbereiten der Bestattungsfeierlichkeiten usw. fällt im Krankenhaus nicht mehr in den Aufgabenbereich der Pflegegruppe. Gemeindeschwestern haben hingegen oft die Aufgabe, die Begleitung der trauernden Familie über den Tod hinaus wahrzunehmen. Je besser der kirchliche und der soziale Dienst koordiniert sind, um so wirkungsvoller läßt sich die Arbeit mit Trauernden gestalten.

Zusammenfassend und abschließend ein Wort, das, obwohl vor 30 Jahren geschrieben, uns heutigen Menschen viel über *den Sinn eines schweren Lebens* zu sagen hätte: „Alles Leiden, aller Tod sind stellvertretend und dienen eben damit dem Leben; ohne Schmerz und Tod keine Höherentwicklung" (M. Scheler).

16.7.6 Trauer, Trauerprozeß

Angehörige, die einen lieben Menschen verlieren, nennen wir *Trauernde*. Wir geben ihnen damit gleichsam einen Status, in dem die Trauer erlaubt ist: Trauer muß ausgetrauert werden. Man spricht häufig von Trauerarbeit, worin ausgedrückt ist, daß dieser Zustand nicht bleiben darf, sondern der Bewältigung zugeführt werden muß. Der Mensch muß sich in den Prozeß des Trauerns einlassen, um eine neue Orientierung (in diesem Fall, eine Orientierung in einem Leben ohne den Verstorbenen) zu erlangen.

Das **Ziel** des Trauerprozesses ist die Verarbeitung, d. h. das schließliche Akzeptieren des Erlittenen. Ob die Verarbeitung des Verlustes gelingt oder ob der Trauerprozeß in Hilf- und Hoffnungslosigkeit endet und schließlich zur Erkrankung führt, ist von verschiedenen Faktoren abhängig. Eine wesentliche Rolle spielen die bisherige persönliche Entwicklung, Flexibilität, Verletzbarkeit und Verarbeitungskapazität der psychischen Kräfte im Moment des Verlustes sowie das soziale Spannungsfeld, in dem der Betroffene steht.

Der Trauerprozeß läuft in 3–4 Phasen ab:

1. *Phase.* Der *Schock* kann zum Ausbruch von heftigen Gefühlsreaktionen führen oder macht den Menschen stumm, dumpf, der Ohnmacht preisgegeben. Nach einem Todesfall wird diese Phase meist rasch durch die Phase der *Kontrolle* (Vorbereitung auf die Beerdigung) abgelöst.
2. *Phase.* Der *Rückzug* (die Regression) ist notwendig, damit der Mensch sich mit dem Leiden befassen kann. Der Schmerz muß, vielleicht vorerst nur für sich selbst, artikuliert, analysiert und reflektiert werden. Zur Überwindung dieser Phase braucht der Mensch ein Gegenüber (andere Menschen, Gott), an das er sich klagend, fluchend oder betend wenden kann (Gespräche, Gebete).

3. *Phase.* Die *Adaptation* geschieht unterschiedlich und ist abhängig von den Ressourcen, die zur Verfügung stehen. Annahme kann durch Überwindung oder durch Änderung äußerer Strukturen geschehen.

Trauer- und Leidensbewältigung läuft nicht kontinuierlich ab. Die scheinbare Annahme wird immer wieder unterbrochen durch Anfälle von Apathie und Verzweiflung, die vom Menschen durchgestanden werden müssen, bis nach einer meist langen Zeit die wirkliche Annahme der Realität geleistet werden kann.

Die **Annahme der Realität** bedeutet die Annahme einer Realität ohne den Verstorbenen. Es muß ein neues Welt- und Selbstverständnis gefunden werden. „Dieser neue Selbst- und Weltbezug", so Verena Kast, „zeichnet sich auch dadurch aus, daß der Verlust jetzt akzeptiert ist, daß viele Lebensmuster, die sich im Bezug auf den Verstorbenen eingespielt haben, ‚verlernt' sind und eben neue Lebensmuster an ihre Stelle treten, ohne daß der Verstorbene einfach vergessen wäre."

Wo Trauernde diesen Weg gehen können, wo ein positiver Trauerprozeß möglich wird, können sie ihrem Leben wieder Sinn und Freude abgewinnen. Sie erfahren zwar weiterhin, daß der Tod ihnen einen lieben Menschen genommen hat und daß dieser nie mehr wiederkehrt. Die Lücke bleibt, aber nicht mehr als Vakuum, sondern als Möglichkeit zu neuer Sinnerfüllung. Sie erfahren dann, daß der Tod ihnen nicht nur viel genommen, sondern auch viel gebracht hat.

Um dahin zu gelangen, brauchen Trauernde die Möglichkeit, über ihre Gefühle und über den Toten zu sprechen; nicht nur einmal, sondern immer wieder. Auch *Selbsthilfegruppen*, wie sie vielerorts schon für Eltern verstorbener Kinder bestehen, sind geeignet, den Trauerprozeß positiv in Gang zu halten. Menschen, die in ähnlichen Situationen stehen, können sich gegenseitig helfen. Sie verstehen sich meist auch besser, weil alle „wissen, wovon sie sprechen". Dieses gegenseitige Mittragen und Zulassendürfen von Emotionen ist eine große Hilfe, hat aber auch seine Grenzen. Denn sowohl das Hindurchgehen wie das Annehmen muß schließlich von jedem Betroffenen selbst umgesetzt werden.

Dorothee Sölle meint, die Voraussetzung für das Annehmenkönnen sei die Liebe zur Wirklichkeit, „eine Liebe, die darauf verzichtet, der Wirklichkeit Bedingungen zu stellen". Für uns gilt: Wer einem Trauernden beistehen will, muß wissen, worum es wirklich geht.

Tröstenkönnen

Auch Tröstenkönnen ist eine Kunst, die gelernt und eingeübt werden muß.

Weiterführende Literatur

Abermeth, H. D.: Ethische Grundfragen in der Krankenpflege. Vandenhoeck & Ruprecht, Göttingen 1989

Baumann, R.: Humantechnologie und moderne Gesellschaft. Theologischer Verlag, Zürich 1990

Baumgartner, I.: Heilende Seelsorge in Lebenskrisen. Patmos, Düsseldorf 1992

Bloching, K. H.: Texte über den Sinn des Lebens. Topos, Rugell/Liechtenstein 1980

Böschemeier, U.: Herausforderung zum Leben. Lebenskrisen und ihre Überwindung. Kabel, Hamburg 1991

Brocher, T.: Stufen des Lebens, 10. Aufl. Kreuz, Stuttgart 1992

Buber, M.: Das dialogische Prinzip, 6. Aufl. Schneider, Heidelberg 1992

Davis, M.: In: Ethik der Pflege – Realität im Alltag. Referate des Kongresses am 7. Juni 1986 in Arbon. Schweiz. Berufsverband (SBK), Bern 1986

Drewermann, E.: Wort des Heils, Wort der Heilung, Bde I/II. Patmos, Düsseldorf 1993/1994

Erikson, E. H.: Identität und Lebenszyklus, 14. Aufl. Suhrkamp, Frankfurt/M. 1994

Faucett, R., C. A. Faucett: Neue Vertrautheit. Lebensmitte als Chance. Herder, Freiburg 1991

Flach, F.: Gesund durch Lebenskrisen. Kreuz, Stuttgart 1992

Frankl, V. E.: Der Wille zum Sinn. Piper, München 1991

Frankl, V. E.: Der unbewußte Gott. Psychotherapie und Religion. Deutscher Taschenbuch Verlag, München 1992 a

Frankl, V. E.: Ärztliche Seelsorge. Grundlagen der Logotherapie und Existenzanalyse, 6. Aufl. Fischer, Frankfurt 1992 b

Frankl, V. E.: Das Leiden am sinnlosen Leben, 3. Aufl. Herder, Freiburg 1993

Gollwitzer, H.: Krummes Holz, aufrechter Gang. Zur Frage nach dem Sinn des Lebens, 10. Aufl. Kaiser, München 1985

Goritschewa, T.: Die Kraft der Ohnmächtigen, 3. Aufl. Brockhaus, Wuppertal 1988

Grün, A.: Lebensmitte als geistliche Aufgabe, 8. Aufl. Vier Türme, Münsterschwarzach 1992

Hark, H.: Jesus der Heiler. Vom Sinn der Krankheit. Walter, Olten 1988

Hark, H.: Religiöse Neurose. Ursachen und Heilung. Kreuz, Stuttgart 1992

Jung, C. G.: Von Mensch und Gott. Ein Lesebuch. Walter, Olten 1989

Jung, C. G.: Psychologie und Religion. Deutscher Taschenbuch Verlag, München 1991

Knessl, J.: Medizinische Ethik aus heutiger Sicht. Birkhäuser, Basel 1989
Krämer, H.: Integrative Ethik. Suhrkamp, Frankfurt 1992
Kreppold, G.: Die Bibel als Heilungsbuch. Tiefenpsychologischer Zugang zur Bibel, 3. Aufl. Vier Türme, Münsterschwarzach 1990
Lukas, E.: Psychologische Vorsorge. Krisenprävention und Innenweltschutz aus logotherapeutischer Sicht. Herder, Freiburg 1988
Lukas, E.: Psychologische Seelsorge. Logotherapie an der Wende zu einer menschenwürdigen Psychologie. Herder, Freiburg 1993
Meueler, E.: Wie aus Schwäche Stärke wird. Vom Umgang mit Lebenskrisen. Rowohlt, Reinbek 1989
Neuhäusler, A.: Grundbegriffe der philosophischen Sprache. Ehrenwirth, München 1963
Neuner, D., K. F. Schäfer: Krankenpflege und Weltreligionen. Recom, Basel 1990
Rahner, K.: Praxis des Glaubens. Geistliches Lesebuch, 3. Aufl. Herder, Freiburg 1985
Schuchardt, E.: Warum gerade ich? Leiden und Glaube, 7. Aufl. Vandenhoeck & Ruprecht, Göttingen 1993
Schulz, W.: Grundprobleme der Ethik, 2. Aufl. Neske, Pfullingen 1993
Sporken, P.: Begleitung in schwierigen Lebenssituationen. Herder, Freiburg 1984
Sudbrack, J.: Neue Religiosität. Matthias-Grünewald-Verlag, Mainz 1988
Tschudin, V.: Ethik in der Krankenpflege. Recom, Basel 1988
Walb-Noelke, H.: Lebenskrise als Chance. Ariston, Genf 1991
Weinreb, F.: Vom Sinn des Erkrankens. Origo, Bern 1979
Wunderli, J.: Stirb und Werde. Wandlung und Wiedergeburt in der Pubertät und in der Lebensmitte. Bonz, Fellbach 1980

Biographie

Blimhinger, E., A. Ertl, U. Koch-Straube, E. Wappelshammer: Lebensgeschichten. Biographiearbeit mit alten Menschen. Vincentz, Hannover 1994
Friedlingsdorf, K.: Vom Überleben zum Leben. Wege zur Identitäts- und Glaubensfindung, 4. Aufl., Matthias-Grünewald-Verlag, Mainz 1993
Gudjöns, H., M. Pieper, B. Wagener: Auf meinen Spuren, 2. Aufl. Bergmann & Helbig, Hamburg 1992
Lukas, E.: Alles fügt sich und erfüllt sich. Die Sinnfrage im Alter. Quell, Stuttgart 1994
Quadflieg, R.: Bis dann. Arche, Zürich 1994
Tamaro, S.: Geh, wohin dein Herz dich trägt. Diogenes, Zürich 1995

AIDS

Aids-Hilfe Schweiz: Menschen mit HIV und Aids zu Hause pflegen. Aids Info Docu Schweiz, Bern 1992
Aids-Hilfe Schweiz: Von Aids bis Z – Antworten und Fragen. Aids-Hilfe, Zürich 1996
Brodt/Helm/Kamps: AIDS 1995. Diagnostik und Therapie HIV-assoziierter Erkrankungen. Steinhäuser, Wuppertal 1996
Dancygier, H.: AIDS. Ein klinischer Leitfaden. Thieme, Stuttgart 1993
Dressler, St., M. Wienold: AIDS. Taschenwörterbuch. Springer, Berlin 1992
Dunde, S. R.: Beratungsführer zu AIDS. Hippokrates, Stuttgart 1991
Hirschel, B: AIDS – Diagnose, Betreuung, Behandlung. Huber, Bern 1995
Jäger, H.: Frauen und AIDS. Somatische und psychosoziale Aspekte. Springer, Berlin 1989
Kind, C.: HIV-Übertragung von der infizierten Mutter auf ihr Kind. Huber, Bern 1994
Menschen mit Aids zu Hause pflegen – Tips für Freunde und Angehörige. Deutsche Aids-Hilfe, Berlin 1993
Nicolaou, M.: Leben im Angesicht des Todes. Rowohlt, Reinbek 1993
Rieder, I., P. Ruppelt: Frauen sprechen über Aids. Fischer, Frankfurt/M. 1988
Rust, M., C. Pichler: Angst – Thema der Weiterbildung im Pflegebereich. Aids Info Docu Schweiz, Bern 1988
Verhütung blutübertragbarer Infektionen im Gesundheitswesen. SUVA, Luzern 1996
Vogel, C.: Die geschenkte Zeit. Reinhardt, Basel 1991
Zenz, H., G. Manok: AIDS-Handbuch für die psychosoziale Praxis. Huber, Bern 1989

Sterben und Tod

Canacakis, J.: Ich sehe deine Tränen. Trauern, klagen, Leben können, 8 Aufl. Kreuz, Stuttgart 1993
Eadie, B. J.: Licht am Ende des Lebens. Bericht einer außergewöhnlichen Nah-Todeserfahrung. Droemer, München 1994
Eid, V.: Euthanasie oder Soll man auf Verlangen töten?, 2. Aufl. Matthias-Grünewald-Verlag, Mainz 1985
Ford, A.: Bericht vom Leben nach dem Tode. Droemer, München 1993
Herrmann, N.: Ich habe nicht umsonst geweint. Eine Krankenhausseelsorgerin erzählt. Kreuz, Stuttgart 1980
Jehle, F. J.: Leiden verstehen lernen. Verlag zum Ziel, Winterthur 1994
Jüngel, E.: Tod, 5. Aufl. Gütersloher Verlagshaus, Gütersloh 1993
Kast, V.: Trauern. Kreuz, Stuttgart 1985
Kast, V.: Sich einlassen. Neue Lebensmöglichkeiten bei Trauer und Trennung. Herder, Freiburg 1994
Kawohl, M.: Ich gestatte mir zu weinen. Wie man Traurigkeit durch Tränen überwindet. Herder, Freiburg 1992
Kübler-Ross, E.: Was können wir noch tun?, 6. Aufl. Gütersloher Verlagshaus, Gütersloh 1990
Kübler-Ross, E.: Interviews mit Sterbenden, 16. Aufl. Gütersloher Verlagshaus, Gütersloh 1992
Levine, S.: Wer stirbt? Wege durch den Tod. Context, Bielefeld 1993
Meyer, J. E.: Todesangst und das Todesbewußtsein in der Gegenwart, 2. Aufl. Springer, Berlin 1982
Moody, R.: Leben nach dem Tod. Rowohlt, Hamburg 1977

Müller, W.: Meine Seele weint. Die therapeutische Wirkung der Psalmen für die Trauerarbeit. Vier-Türme-Verlag, Münsterschwarzach 1993
Noll, P.: Diktate über Sterben und Tod, 4 Aufl. Pendo, Zürich 1991
Piper, H. C.: Gespräche mit Sterbenden, 4. Aufl. Vandenhoeck & Ruprecht, Göttingen 1990
Saunders, C.: Leben mit dem Sterben. Huber, Bern 1991
Schmalz, F.: Menschenwürdig leben, leiden, sterbenhelfen. Tyrolia, Innsbruck 1988
Schweidtmann, W.: Sterbebegleitung. Menschliche Nähe am Krankenbett, 2. Aufl. Kreuz, Stuttgart 1992
Spoerri, T.: Geschichten vom Übergang. Erfahrungen bei der Begleitung sterbender Menschen. Rheinhardt, Basel 1994
Stoddard, S.: Die Hospiz-Bewegung. Ein anderer Umgang mit Sterbenden, 2. Aufl. Lambertus, Freiburg 1988
Tausch, A.: Sanftes Sterben. Rowohlt, Reinbek 1991
Wiesenhütter, E.: Blick nach drüben. Selbsterfahrung im Sterben, 5. Aufl. Gütersloher Verlagshaus, Gütersloh 1991
Winckler, V.: Dem Tod so nah. Recom, Basel 1988
Zickgraf, C.: Ich lerne leben, weil du sterben mußt. Ein Krankenhaustagebuch. Kreuz, Stuttgart 1980

III Begleiten in Krisensituationen des Lebens

Begleiten in Krisensituationen des Lebens ist eine Aufgabe der Pflege, die immer dann vordergründig ist, wenn Krankheit länger andauert und/oder wenn akute Zustände das Leben bedrohen oder aus den gewohnten Bahnen werfen.

Die im folgenden aufgeführten Kapitel sind *exemplarisch* zu verstehen. Es sind Ereignisse angesprochen (die für viele andere stehen), in denen der Mensch – Kind oder Erwachsener – der Begleitung und der Hilfe bedarf.

Es sind diese Konzepte ausgewählt:

Einführend zum Thema Begleiten in Krisensituationen finden Sie hier einige grundlegende Aspekte bzw. hinführende Gedanken zu

- Krise – Krisenintervention – Krisenverarbeitung,
- Begleiten,
- Kranksein – Befinden und Ausdruck,
- Rolle von Patient und Pflegeperson.

Begleiten in Krisensituationen heißt, soweit und solange als möglich **Hilfe zur Selbsthilfe** zu leisten. Im übertragenen Sinn könnte folgende orientalische Weisheit wegweisend sein:

Gibst du jemandem einen Fisch,
nährt er sich nur einmal.
Lehrst du ihn das Fischen,
nährt er sich für immer.

Begleiten in Krisensituationen heißt auch, dem Betroffenen helfen, daß er
- sich dem Problem stellen,
- Mitverantwortung bei der Bewältigung übernehmen,
- das Änderbare vom Unabwendbaren unterscheiden und letzteres akzeptieren,
- konkrete Schritte zur Bewältigung anbahnen

kann.

III.1 Die Krise

Das aus dem griechischen entlehnte Wort „crisis" bedeutet Entscheidung bzw. entscheidende Wendung sowie Scheidung, Trennung, Zwiespalt, Wahl und Erprobung. In der medizinischen Fachsprache wurde der Terminus „Krisis" eingeführt, um Höhe oder Wendepunkte einer Krankheit zu bezeichnen. So gab es früher, vor der Entdeckung der Antibiotika, den typischen Verlauf z. B. bei einer Pneumonie mit dem kritischen neunten Tag, der zum Tode oder zur Genesung führte. Heute gebrauchen wir das Wort Krise meist im Sinne von entscheidender, schwieriger Situation. Meist meinen wir dabei die eher negative Seite, was aber der eigentlichen Wortbedeutung nicht gerecht wird. Tatsächlich konfrontiert die Krise zumindest mit der Wahlmöglichkeit, diese Situation bewußt anzunehmen oder sie zu meiden bzw. sich gegen sie zu wehren. Hier klingt denn auch die andere Seite auf, die neue Entscheidung, der Aufbruch. Verena Kast nennt diese beiden Seiten der Krise *Tiefpunkt* und *Wendepunkt*. Es handelt sich um eine Grenzsituation, ohne die keine Weiterentwicklung möglich ist. Karl Jaspers beschreibt dies so:

▪ „Im Gang der Entwicklung heißt Krisis der Augenblick, in dem das Ganze einem Umschlag unterliegt, aus dem der Mensch als ein Verwandelter hervorgeht [...] Die Krise hat ihre Zeit, man kann sie nicht vorwegnehmen, man kann sie aber auch nicht überspringen". ▪

In der chinesischen Schrift setzt sich das Wort Krise aus zwei Zeichen zusammen: aus dem Zeichen für „Gefahr" und aus dem für „Möglichkeit" oder „Chance", womit diese Doppelbedeutung der Krisenerfahrung auch vom Wort her zum Ausdruck kommt.

Eine weitergefaßte Definition finden wir bei E. Meuler (1989):

▪ „Krise bezeichnet im klassischen Sinne, nach dem Verständnis des griechischen Arztes Hippokrates (5. Jahrhundert vor Chr.), den Höhepunkt und gleichzeitig die Wende eines krankhaften Geschehens zum Guten. Der neuzeitliche Krisen-Begriff dient in fast allen Verwendungssituationen zur Beschreibung eines Vorgangs, bei dem es in einem Prozeß langsamer und ruhiger Entfaltung (des Lebens, der Wirtschaft, politischer Machtkonstellationen) plötzlich innerhalb kurzer Zeit zu einem entscheidenden Moment kommt, in dem im extremen Fall die Entscheidung über Sieg oder Niederlage, Leben oder Tod, Gewinn oder Verlust fällt, ohne daß das erhoffte oder befürchtete Ergebnis schon eingetreten wäre. In dieser Phase muß es sich erweisen, ob die Selbsterhaltungskräfte des Organismus oder des sozialen Systems zur Wiederherstellung der Gesundheit beziehungsweise der Stabilität ausreichen." ■

Krisen sind *Gefährdung*, wenn die Kräfte nicht ausreichen; sie sind eine *Chance* dann, wenn der Mensch durch die Krise hindurch eine neue und bessere Möglichkeit des Lebenkönnens findet, was insbesondere in Phasen des Übergangs bedeutungsvoll ist:

■ „In der jüngsten Forschung gerät mehr und mehr der Umstand in den Blick, daß sich die in der Krise leidvoll erlebte emotionale oder soziale Überforderung zumeist aus der Auseinandersetzung mit einem kritischen Lebensereignis ergibt. Kritische Lebensereignisse (‚life events') sind Vorfälle, Erlebnisse und Situationen, die dem einzelnen als ‚günstige oder ungünstige Bündel sozialer Umstände' begegnen, ‚die psychologisch bedeutsam sind und sich in vielen Fällen durch ihre Effekte (zum Beispiel psychiatrische Krankheiten, Streß) nachweisen lassen'... Diese Ereignisse muten dem Betroffenen in der Regel Leiderfahrungen und Veränderungen des Rollenverhaltens zu." ■

III.1.1 Elemente der Krise

Krisenauslöser

Menschen geraten dann in einen Zustand der Krise, wenn sie sich Problemen gegenübersehen,
- die sie nicht sofort lösen,
- denen sie nicht ausweichen und entfliehen,
- die sie mit den gewohnten Strategien nicht bewältigen

können. So entsteht eine Situation von Desorientiertheit, die durch unangepaßte Verhaltensweisen und unangenehme Gefühle wie Hilflosigkeit, Verwirrung, Depression oder Aggression gekennzeichnet ist. Die Betroffenen fühlen sich unfähig, von sich aus etwas zur Lösung des Problems beizutragen. Sie sind meist sehr empfänglich für Hilfsangebote von außen. Kleinere Krisen können auf diesem Weg überwunden werden.

Krisendauer

Krisen sind gekennzeichnet durch ihren Charakter des *Übergangs*. Übergänge sind naturgemäß instabil, oftmals chaotisch, immer *zeitlich begrenzt*. Betroffene müssen hindurch, um wieder Stabilität zu finden. Krisen sind demnach „zeitlich begrenzte Situationen". Wo die Unstabilität andauert oder sich chronifiziert, sprechen wir besser von Störung oder Krankheit.

Krisenfunktion

Die Krise bezeichnet einen „Tiefpunkt, der zugleich ein Wendepunkt ist. Sie ist ein Abgrund, der zur Neuorientierung zwingt. So können Krisen dem Menschen die Möglichkeit bieten, zu wachsen und zu reifen", so definiert Verena Kast die Funktion der Krise. Es wird also angenommen, daß jede Krise früher oder später ihr eigenes Potential kreativer Veränderung zu entwickeln vermag. In der Freisetzung neuer Einsichten und im Entwickeln neuer Lösungsstrategien wird der Mensch reifer (kompetenter), und er wird auch in späteren Situationen auf diese neu gelernten Strategien zurückgreifen können. Dies ist der Grund, warum die Krise als *Wendepunkt* definiert werden kann, welcher die weitere Entwicklung des Lebens lenkt.

Krisenverlauf

Viele Autoren haben es unternommen, die Krise in ihrem Verlauf zu beschreiben. Allen gemeinsam ist die Phaseneinteilung. Unterschiedlich ist eigentlich nur die Bezeichnung und die Anzahl der jeweiligen Phasen. So beschreibt z. B. Verena Kast den *Trauerprozeß* mit vier Phasen (E. Kübler Ross mit fünf, S. 535 f.). E. Schuchardt spricht von *Lernprozeß*, der in acht Spiralphasen der Lösung zustrebt (Abb. III.**1**).

Gerard Caplan, dessen Vierphasenmodell ich im folgenden kurz beschreiben möchte, hat im Zusammenhang mit dem Streßcoping-Bewältigungsmodell (S. 431 f.) die Krisensituation als *Bedenkzeit* bezeichnet:

1. Phase. Angesichts einer sich zuspitzenden Belastungssituation, ausgelöst durch ein belastendes Ereignis (Stressor), wendet der Betroffene vorerst erprobte und für ihn typische Problemlösungsstrategien an. Da aber die zu bewältigenden Probleme größer sind (oder zu lange anhalten) als seine zur Verfügung stehenden Kräfte, entsteht Spannung, die sich in *Krisensi-*

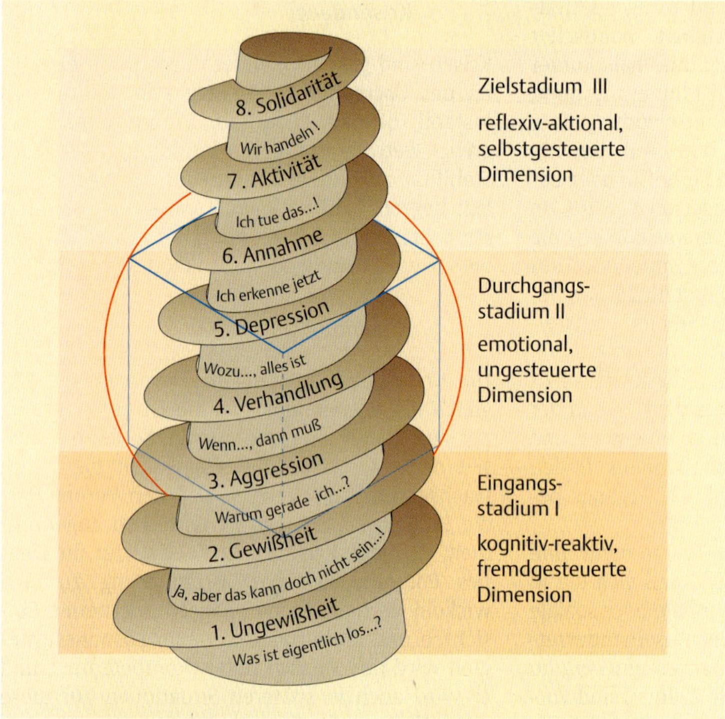

Abb. III.**1** Krisenverarbeitung als Lernprozeß in acht Spiralphasen (nach Schuchardt). Vergleichen Sie dazu S. 651 ff. sowie S. 555 f. u. 546 f.

gnalen ausdrückt. Es herrscht Alarmzustand (beschrieben unter Streß S. 430 f.).

2. Phase. Wo es zu drastischen Veränderungen der Lebenssituation kommt und wo die Anforderungen größer und komplizierter sind als gewohnt, stellen sich Gefühle der Unsicherheit und Überforderung ein. Der Widerstand gegen die Bedrohung greift nicht mehr.

3. Phase. Hält das Problem an, setzt der Betroffene alle verfügbaren „Notfallmaßnahmen" ein. Im positiven Fall können jene Selbsthilfeanteile mobilisiert werden, die dem Betroffenen helfen, seinen Verhaltensspielraum zu erweitern, das Problem aus einer neuen Perspektive heraus zu betrachten und ein *neues Probierverhalten* einzusetzen.

4. Phase. Jetzt sind grundsätzlich zwei Varianten möglich:

- *Positiver Krisenverlauf.* Kann das Problem bewältigt werden, gelingt der *Übergang in eine neue Stabilität.* Ein neues Selbstverständnis entsteht, verbunden mit einem reiferen Verständnis dem Leben und den Anforderungen des Lebens gegenüber. Goethe beschreibt dies als „höhere Gesundheit".
- *Erschöpfung, Rat- und Hilflosigkeit (negativer Krisenverlauf)* tritt dann ein, wenn die Krise nicht bewältigt wird. Bekommt der Betroffene nun keine Hilfe, treten Erschöpfungszustände auf, die bis zum Zusammenbruch der Persönlichkeit führen können.

Alle diese Modelle (exemplarisch sichtbar im Caplan-Modell, Abb. III.**2**) gehen davon aus, daß dem Betroffenen in jeder Phase auch aktivierbare Eigenkräfte zur Verfügung stehen und daß die Selbstheilungskräfte einen Sieg über die zerstö-

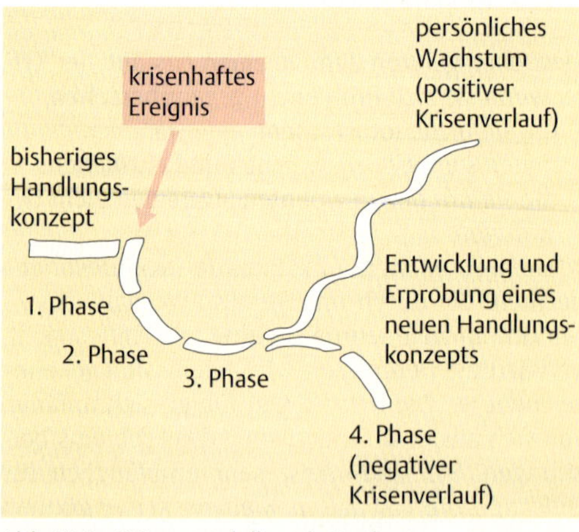

Abb. III.**2** Krisenmodell nach Caplan.

rerischen Tendenzen ermöglichen können – aber nicht müssen. Nicht jede Krise verläuft positiv! Es gibt das Hängenbleiben und Abgleiten in die Depression, und es gibt den tödlichen Ausgang (Suizid, S. 642 f.).

III.1.2 Kategorien von Lebenskrisen

Sie sind bestimmt von Lebensphasen, die in ihren Übergängen den Menschen herausfordern und von ihm Bewältigung abverlangen. Diese Lebensstufen sind S. 518 f. beschrieben. Neben natürlichen Phänomenen der Entwicklung sind es Schicksalsschläge (Krankheit, Verlustereignisse), die den Menschen oftmals krisenhaft reagieren lassen. In Abb. III.**3** sind die vier wichtigsten Hauptgruppen aufgelistet.

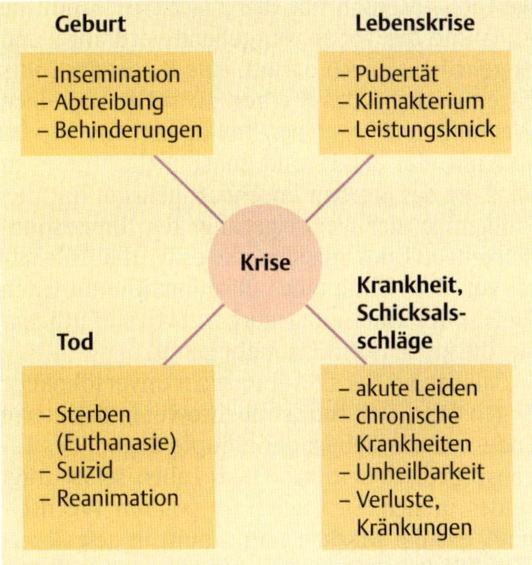

Abb. III.**3** Kategorien der Lebenskrisen (nach Schipperges).

1. Geburt – Werden. Geburt als Durchgang des werdenden Menschen zum Leben in dieser Welt ist die erste einschneidende Krise im menschlichen Leben. Zu bedenken sind heute auch die Gefahren, die durch die Möglichkeiten der medizinischen *Intervention* (Schwangerschaftsabbruch, Sterilisation, künstliche Insemination, In-vitro-Fertilisation und Geschlechtsbestimmung) das werdende Leben belasten bzw. verhindern.

2. Lebenskrisen – Wachstum. *Pubertät – Klimakterium – Leistungsknick:* Wachstumskrisen sind Übergänge zwischen den drei wichtigsten Lebenssufen, die das Leben in drei große Abschnitte unterteilen:

- Das erste Drittel verbringt der Mensch als Kind, Schüler und Student – er ist *Lernender*.
- Das zweite Drittel ist er *Werktätiger* – Arbeiter, Angestellter, Lehrer.
- Das dritte Drittel verbringt er als *Rentner* – er ist dem Arbeitsleben entwachsen.

Der Übergang von einer Phase zur anderen bringt unweigerlich Unruhe und Unsicherheit mit sich, da der Betroffene, zwischen den Kräften von Vergangenheit und Zukunft hin- und hergerissen, nicht richtig weiß, „wohin er gehört". Diese Lebensübergänge treffen jeden Menschen, sie sind auch einigermaßen vorhersehbar, auch wenn der einzelne sie unterschiedlich und individuell erlebt und ebenso unterschiedlich damit zurechtkommt. Von allen ist abverlangt, Überholtes loszulassen, Erfahrungen zu integrieren und sich für Anstehendes zu öffnen. Wo dies gelingt, werden solche Lebenseinbrüche zu positiven Wendepunkten, in denen Erfahrungen gewonnen werden können, die den Horizont des Betroffenen erweitern, Lebensqualität verbessern und mehr Lebensreife ermöglichen. Darin liegt auch die positive Seite solcher Lebenskrisen.

Daneben gibt es die unvorhergesehenen Störungen des Lebensablaufes. Auch sie können das Befinden und die Weiterentwicklung nachhaltig beeinflussen, positiv oder negativ. Zu ihnen gehören

3. Schicksalsschläge – Krankheit. Schicksalsschläge treffen den Menschen meist aus heiterem Himmel. Oftmals sind es Verlustereignisse, oder es sind Situationen, die von existentieller Bedrohung begleitet sind. Wie nichtbewältigte Lebenskrisen können auch sie zu psychosomatischen Störungen führen. Umgekehrt kann eine Krankheit, insbesondere chronisches Leiden oder eine lebensbedrohliche Diagnose, eine „Dauerkrise" auslösen, womit die Sicht auf eine positive Bewältigung behindert wird. Zu den Krankheitssymptomen kommen dann noch der Verlust von Lebensenergie und das psychische Leiden.

4. Tod und Sterben – Vergehen. Menschliches Leben untersteht dem gleichen Grundgesetz wie die Zeit. Letztlich läuft alle Zeit auf den Tod hinaus. Das Werden trägt in sich den Keim des Vergehens. Tagore bringt dieses Wissen auf einen einfachen Nenner, wenn er sagt: „Der Tod gehört zum Leben wie die Geburt. Das Leben vollzieht sich im Heben wie im Senken des Fußes." Der westliche Mensch hat diese selbstverständliche Annahme des Todes weitgehend verdrängt, und es geht heute auch darum, *eine Kultur des Todes* zu entwickeln, das Sterben zu sehen als einen Weg und darin als einen Teil des Lebens. Wo im Tod nur das „Ende und sonst nichts“ gesehen wird, ist das Sterben krisenhaft belastet mit den Problemen der Verweigerung, der Unversöhnlichkeit, u. U. des Suizids. Oder es wird überschattet von der Hektik einer „Reanimation um jeden Preis“ oder einer fatalistischen aktiven Euthanasie, die keine Hoffnung mehr kennt.

Geburt und Tod sind eben nicht unversöhnliche Gegensätze. Der Tod ist ebensowenig das starre Ende, wie die Geburt der abrupte Beginn des Lebensprozesses sein kann. Das Leben selbst trägt beides in sich. Sie stehen im polaren Wechselspiel, das der Mensch wahrnimmt in den Gesetzesmäßigkeiten von Tag und Nacht, Freud und Leid, Werden und Vergehen; auch im Auf und Ab von *Krise und Entwicklung*, von *Gefahr und Chance*.

Krisen gehören zum Leben wie die Nacht zum Tag. Auch der Dunkelheit in unserem Leben folgt ein neuer Morgen, aber die Nacht muß durchgestanden werden. Es gilt Krisen zu verstehen und Nachtstunden zu bestehen. Wie die Nacht die Gegenseite des Tages ist, ist die Krise die polare Gegenhälfte der *Entwicklung*. Es gibt keine menschliche Reife ohne die Krise. Darin liegt ihr **Sinn** und darin liegt die **Chance**.

III.1.3 Krisenbewältigung und Krisenintervention

Krisenbewältigung

In jedem Leben gibt es entscheidende Entwicklungsstufen bzw. Einbrüche und Wendezeiten, die jeweils eine neue, veränderte Einstellung zu den Grundfragen unseres Daseins erfordern. Solche *Anpassung* ist unausweichlich, will der Mensch gesund bleiben; er muß die Anpassungsleistung vollbringen – nicht nur einmal, sondern immer wieder.

Nicht selten empfinden wir große Angst und auf ihrem Höhepunkt Ausweglosigkeit und Panik. Wo Krisen anhalten, lähmen sie unsere Lebenskraft, wir fühlen uns unfähig, jene notwendigen Entscheidungen zu treffen, die die Krise zu einem positiven Verlauf bringen könnten. Das Gefühlschaos nimmt zu, wir glauben nicht mehr daran, daß sich diese Lage je wieder zum Guten wendet. Diese Aussicht lähmt unsere Selbstorganisationskräfte zusätzlich, wir „geben uns auf“, die Angst nimmt zu. Wir sind gleichsam in eine Falle geraten. Typisch dabei ist, daß wir nie nur auf die aktuelle Krise reagieren. Frühere, unbewältigte Konflikt- und Krisenerfahrungen melden sich und bestimmen mit, wie wir uns verhalten. Sie erschweren uns die Situation zusätzlich. Das Gefühl des „damaligen Versagens“ mischt sich mit der Angst – ein negativer Bewältigungsmechanismus verstärkt sich, der Teufelskreis ist angelaufen.

Diese Erkenntnis weist darauf hin, daß jede durchlaufene Krisensituation einen inneren Bewältigungsmechanismus aufbaut, der bei späteren Krisen zur Wirkung kommt: negativ oder positiv. Das *beste Krisenbewältigungsinstrument* ist deshalb die „bewältigte Krise“, die bei Bedarf aus dem Innern des Menschen wirkt und einen erneuten positiven Verlauf anstößt.

Krisenintervention

Intervention bedeutet „sich einschalten, vermitteln“. Das kann auf vielfältige Art geschehen: die aktive Unterstützung in der Krise, also die Hilfe bei der *Krisenbewältigung*, oder die Beratung bei Lebensproblemen mit dem Ziel, Krisen zu verhindern. Das heißt, jede erfolgreiche *Krisenprävention* und Rückfallprophylaxe läuft darauf hinaus, dem Menschen zu einem persönlichen (zu ihm passenden) Lebensstil (S. 432 f.) zu verhelfen, der ihm ein sinnvolles Leben gewährleistet, unabhängig davon, wie seine Lebensumstände sind bzw. sich verändern.

Intervention bedeutet nicht, den Hilfesuchenden ihre Probleme abzunehmen. Menschen in der Krise fühlen sich hilflos und erwarten Hilfe von außen, vom Arzt, von der Pflegeperson. Sich selbst muten sie nichts zu – ihre Ressourcen liegen brach. Darin besteht die Schwierigkeit. Verena Kast spricht von der „eigentlichen Klippe“ in der Krisenintervention. Jede Krisenintervention soll ja letztlich **Hilfe zur Selbsthilfe** sein: Es gilt also durchaus zu akzeptieren, daß da jemand jetzt in der Haltung eines Kindes kommt, der hofft, einen Erwachsenen zu finden, der ihm helfen kann. Ziel der Krisenintervention ist es aber, die Erwachsenenanteile in diesem Menschen während der Krisenintervention wieder freizulegen, z. B. durch ein gezieltes Gespräch diesem Menschen in Erinnerung bringen, wie viele schwierige Situationen er schon überlebt oder gar gemeistert hat.

Ziele der Krisenintervention

Aus dem oben Gesagten wird deutlich, daß das Interventionsgespräch einige Gesetzesmäßigkeiten berücksichtigen muß. Wichtige Aspekte sind

- Herausarbeiten des Auslösers der Krise, suchen nach den tieferen Zusammenhängen bzw. nach dem Sinn der Krise in diesem individuellen Leben;
- Raum geben, damit Angst und Unsicherheit ausgesprochen werden können; es gilt auch hier das Wort „man wandelt nur, was man annimmt";
- Hilfe anbieten beim Lösen von äußeren Problemen (welche Lebensbereiche sind betroffen, welche Ressourcen und Hilfsmittel stehen zur Verfügung usw.).

Es geht also um die *äußere* Hilfe, wo der Betroffene nicht (mehr) allein zurechtkommt; es geht aber auch um eine *innere (psychische)* Unterstützung und Stärkung. In der *geistigen Dimension* bekommt die **Sinnfrage** Bedeutung. Wenn wir nämlich der Maxime „alles hat Sinn" glauben wollen, haben Krisen ihren Stellenwert im Leben eines Menschen. Krisen wollen dem Betroffenen etwas sagen, er soll durch sie etwas lernen. Krisen können so etwas wie die ultimative Herausforderung sein, sein Leben zu überprüfen, den Lebensstil den jeweiligen gegebenen Umständen anzupassen bzw. neu zu gestalten. Bevor irgendeine Hilfe angeboten wird, gilt es zu bedenken, daß Sorgen und Krankheit, die auf einen Menschen zukommen, immer auch vom **Lebensgrundmuster** dieses Menschen geprägt sind. Lukas gibt uns einen interessanten Vergleich zwischen Krankheit und Krise: „Krankheit ist, wenn das Flugzeug ein Gebrechen hat, aber Krise ist, wenn der Pilot die Herrschaft über seine Maschine verliert." Das Ziel der Krisenintervention ist der fähige Pilot, der imstande ist, auch mit einer irgendwie beschädigten Maschine noch einigermaßen heil zu landen.

Damit ist das Wichtigste der Krisenintervention angesprochen: die Schulung, Stärkung und Förderung des Piloten (des Menschen), damit er besser mit seiner Maschine (dem Leben) umgehen kann. Das bedeutet:

Reifen und Nachreifen der Persönlichkeit:

- Kennenlernen der eigenen Gefühle (z. B. von Minderwertigkeit) und Kompensationsmechanismen;
- Aufarbeiten alter, ungelöster Konflikte und deren abgewehrter Inhalte und Gefühle, die Krankheitssymptome auslösen.

Eine neue Ebene in der eigenen Entwicklung:

- Entwickeln eines stabileren Problembewußtseins;
- Finden einer besseren Selbsterkenntnis.

Bewußtere Integration der positiven Lebenskräfte:

- Lernen von Vertrauen als Gegenpol der Angst;
- Einüben von Mut zu Konfliktbereitschaft und besserer Bewältigung des Zusammenlebens.

Anforderungen an Begleitende

Wer anderen Menschen in Zeiten der Krise beistehen will, muß für sich selber mit Krisen umgehen können. Wer eigene Krisen verdrängt oder über negative Bewältigungsmechanismen nicht hinauskommt, ist dafür ungeeignet.

Krisen haben immer etwas mit *Entscheidung* zu tun. Entscheiden heißt aber auch, das Risiko auf sich zu nehmen, einen Fehler zu machen, eine falsche Entscheidung zu treffen. Es kann sein, daß Menschen deswegen krank werden, weil ihre Seele die Krankheit dem Entscheidenmüssen vorzieht. Dieses Beispiel zeigt, daß man den/die Auslöser einer Krise kennen muß, um sinnvoll intervenieren zu können.

Die Funktion der Pflege „Begleiten in Krisensituationen des Lebens" ist demnach eine Aufgabe, die viel eigene Persönlichkeitsarbeit voraussetzt.

Zum *Krisenberatungsgespräch* S. 463 f.

III.2 Krise und Krankheit

III.2.1 Begleiten

Das Begleiten von Menschen in Krise und Krankheit, Leiden (und Sterben) ist eine Kunst, die wie jede Kunst gelernt und eingeübt werden muß. Es gibt viele Formen des Begleitens, die wichtigste ist jene, die aus dem Herzen kommt, jene also, die aus der echt gelebten Menschlichkeit erwächst. Professionelles Begleiten setzt wie die berufliche Kommunikation (S. 461 ff.) eine entsprechende Ausbildung voraus. Es gibt Formen des Begleitens, die man als Beruf erlernen kann: in der Ausbildung als Sozialarbeiterin, Psychologe, Seelsorger usw. Das erste Begleitetsein des Menschen ist die *Begleitung während der Geburt* durch die Hebamme. Das Wort *Hebamme* setzt sich zusammen aus *hevi* = heben und *ana* = Ahne, Großmutter, weise Frau. Die „Hebeahnin" hatte die Aufgabe des „Hebens, Zupackens, Handhabens" während der Geburt, was mit „sinnvollem und zweckmäßigem Helfen" übersetzt werden könnte: Sie steht der Frau bei „in ihrer schweren Stunde" und dem neugeborenen Kind „in der ersten Anpassungsleistung", die ihm abverlangt wird. „Hebammendienste" braucht der Mensch eigentlich in allen Krisensituationen des Lebens, sicher auch in seiner letzten, im Sterben. Begleiten in Krisensituationen des Lebens könnte übersetzt werden mit „sinnvoll und zweckmäßig Hilfe leisten". Die tiefere Bedeutung des Wortes kann uns bewußt werden, wenn wir bedenken, daß Sokrates sich einmal als Hebamme bezeichnet; Hebammendienste leisten = „den Menschen aus dem Menschen entbinden".

Eine *andere Wortbedeutung* finden wir, wenn wir vom Begriff Therapie ausgehen. *Therapeia* (griech.) bedeutet „sorgen" und „dienen", das Stammwort *therapon* „Gefährte". Diese Bezeichnung wurde den ersten Christen gegeben im Sinn von „Heiler", verstanden als Menschen, in deren Nähe Heilung oder doch Linderung von Leiden und Schmerzen aller Art erfahren wird. Dieser helfend-heilende Begleiter wurde in der Fachsprache schließlich „Therapeut" genannt. Die „therapeutische Fähigkeit" ist aber nicht an eine Fachbezeichnung gebunden, sie erwächst vielmehr aus einer Haltung, die den Helfer/die Helferin (Bezugsperson, Pflegeperson) befähigt,

> so lange und so viel Hilfe zu leisten, bis der Betroffene keine Hilfe mehr braucht, sei es, daß die Symptome abgeklungen (die Probleme bewältigt) sind oder der Betroffene gelernt hat, sich selbst zu helfen.

Begleiten bedeutet demnach,

- den Heilungs-(Krankheits-)Prozeß Schritt um Schritt mitzugehen;
- die Sprachlosigkeit im Leiden beratend hinzuführen zu einer „Sprache der Klage, die wenigstens sagt, was ist" (Sölle), um zu einem neuen Bewältigen zu gelangen (durch die Nacht zum nächsten Sonnenaufgang);
- die Not, das Leiden zu lindern, Selbstheilung zu fördern;
- die Selbsthilfekräfte hervorzulocken und zu stützen.

Solches Begleiten ist verwandt mit dem Wort *Geleiten*; jemanden auf ein Ziel hin ge-leiten, aus Vorsorge oder aus Sicherheitsgründen mit-gehen bzw. auf dem Weg mit dabei sein, mit aushalten und standhalten. Auf diesem Hintergrund könnte man „begleiten" als eine Form von Hilfe – von Helfen – sehen. Und trotzdem dürfen die beiden Begriffe „begleiten" und „helfen" nicht als Synonyme gebraucht werden. Sie stimmen nicht ganz miteinander überein. Sporken (Begleiten in schwierigen Lebenssituationen, 1984) unterscheidet so:

■ „Helfen bedeutet: jemandes Arbeit oder Aufgabe erleichtern, indem man sie mit ihm zusammen oder teilweise an seiner Stelle tut; etwas für jemanden tun, das er selber nicht gut kann; oder auch: die Last von jemandes Schultern nehmen und sie für ihn tragen; kurzum: das, was jemand von seinem Aufgabenfeld her für einen andern tut.

Begleiten hat eine persönlichere Bedeutung und bezieht sich auf das Wohl des ganzen Menschen. Zur Begleitung gehören alle Versuche, dem anderen Menschen als Mensch nahe zu sein, seine eigenen Möglichkeiten zu wecken und zu fördern. Begleitung bedeutet nicht, die Probleme für den anderen zu lösen und an seiner Stelle die Lasten zu tragen, sondern ihn so zu unterstützen, daß er selber seine Probleme angehen, sein eigenes Leben leben und seinen eigenen Tod sterben kann." ■

> **Begleiten heißt**, in Solidarität mit dem anderen Menschen unterwegs sein im Einfühlen und Mitfühlen, im Verstehen, im wachen Hinhören und in Aufmerksamkeit, um zu erkennen, was und wieviel Hilfe er braucht.

In kritischen Lebenssituationen braucht der Mensch nicht nur therapeutische Intervention im Sinne von medizinischer Hilfe, sondern auch menschliches Verständnis und Einfühlung. Ausgangspunkt des Begleitens und der Pflege sind infolgedessen das *Befinden* und die *Befindlichkeit*.

III.2.2 Kranksein – Befinden und Ausdruck

Um zu verstehen, was **Befinden** in der Krankheit ausmacht, müssen wir uns mit den Auswirkungen von Krankheit oder Unfall vertraut machen. Dazu bieten Ihnen die verschiedenen Beispiele (Hemiplegie, Schädel-Hirn-Trauma, Diabetes u. a.) hinführende Informationen. Jedes Kranksein hat sein eigenes Gesicht, unterschiedlich sind aber auch die Reaktionen individueller Menschen, und nochmals anders sind sie beim Kind. Der Erwachsene kann sich das wirkliche Ausmaß und die Schwere der Erkrankung bis zu einem gewissen Grad vorstellen. Er kann sich z. B. das Unabänderliche seiner Bettruhe oder des Krankenhausaufenthalts erklären, er kann die medizinische Behandlung (vielleicht) verstehen, was ihm hilft, sich kooperativ zu verhalten. Das Kind kann dies oft (noch) nicht; es fühlt sich zusätzlich zum somatischen Geschehen noch „verraten" und allein gelassen.

Aus dem unterschiedlichen **Erleben** erwachsen auch unterschiedliche **Reaktionen**, die es zu beachten gilt:

■ „Ein *Kind* gibt sich Fieber, Mattigkeit und Schmerz viel intensiver und hemmungsloser hin und erleidet dies alles. Ist die Erkrankung nicht allzu schwer, muß es sich doch in seinem natürlichen Bewegungsdrang, seiner Spiellust und Ungebundenheit stark eingeschränkt fühlen, den gewohnten Umgang mit Spielkameraden vermissen und die Monotonie der Bettruhe verstimmt empfinden. Aber auch dem *Erwachsenen* wird viel Geduld abverlangt, die nun dominierende Lebenssituation, die Ruhigstellung und dabei eventuell die Eintönigkeit zu ertragen („die Zimmerdecke kommt herunter"), sich beengenden Anweisungen zu fügen. Schmerz und Atemnot werden allemal verbissen oder klagend erlitten, Fieber mehr stoisch ertragen" (Hertl 1993). ■

Befinden ist aber immer auch **Einstellung** zur Krankheit, ist die Art und Weise, wie jemand sein Kranksein erfährt, was er über die Krankheit weiß (über Diagnose und Prognose) und wie die „darauf reagierende Umwelt" erlebt wird.

Veränderungen im Befinden hängen oft weniger mit der „Änderung im Befund" zusammen als vielmehr mit

- Haltung und Verhalten der Bezugspersonen;
- aktueller Affektlage des Betroffenen selbst;
- zusätzlichen Stressoren. Kranke sind oft wie hochsensible Antennen, sie reagieren auf kleinste Einflüsse. So kann eine scheinbar harmlose Bemerkung eine „Katastrophe" auslösen.

Somatisches und *Psychisches* vermischen sich zur *Einheit „Befinden"*. Mit anderen Worten: Die Krisensituation setzt sich zusammen aus dem Krankheitsprozeß im Somatischen, den direkten psychischen Krankheitsauswirkungen, aus Einflüssen aus dem medizinisch-pflegerischen Bereich, aus Umweltreaktionen auf die Erkrankung/den Unfall (Familie, Arbeitsfeld) sowie der eigenen Stellungnahme (des Betroffenen) zur neuen Lebenssituation.

> Befinden und Befindlichkeit können auf der Ebene der Interaktion und des Wahrnehmens erfaßt werden.

Charakteristische Ausdrucksformen

Befinden und Befindlichkeit haben viele Gesichter. Im folgenden einige Hinweise:

Verlust von Unbekümmertheit und Fröhlichkeit. Der gesunde Mensch kann seinen Alltag meist gut bewältigen, er kann seinen Aufgaben nachkommen und sich an vielem freuen. Die Krankheit stellt sich dem entgegen. Unbekümmertheit und Fröhlichkeit gehören so sehr zum unbeschwerten Menschen, daß ihr Verlust sogleich bemerkt wird und dieser Zeitpunkt bei einer schleichend fortschreitenden Krankheit dann für den Krankheitsbeginn einen guten Hinweis liefert.

Dieses **Ernstwerden** reicht von einer Unlust zu spielen oder etwas zu unternehmen, von einem Insichgekehrtsein bis zur Ausdrucksmonotonie mit depressiver Stimmungslage und Interessenverarmung, von leichter Ermüdbarkeit und allgemeiner Schlaffheit bis hin zur Apathie.

Die **Verdrießlichkeit** ist eine Reaktionsform, die immer auf einer erhöhten Reizbarkeit, oft auf der geschilderten Einschränkung der vitalen Kraft und vitalen Kompensationsfähigkeit für störende Einflüsse aufbaut. Die Ursachen sind sehr verschieden: unangenehme Forderungen der Umgebung, denen man nicht ausweichen kann (unerwünschte Untersuchungen und Pflegehandlungen), Hunger und Durst, unbequeme Lage, anhaltende Schmerzen usw.

Angst zeigt sich in vielen Varianten. Sie kann durch wirkliche und scheinbare Bedrohungen ausgelöst sein. Sie kann als akutes Ereignis über den Kranken hereinbrechen, oder sie beherrscht ihn als *ängstliche Verstimmung* über längere Zeit. Mehr über *Angst* und *Schmerz* lesen Sie im Kapitel 25.

Hilflosigkeit ist ein Phänomen, das immer dann auftaucht, wenn wir die Situation nicht „beherrschen" können. Hilflosigkeit ist Ausdruck von Abhängigkeit, sie geht in dem Maß zurück, wie jemand die Kontrolle über seine Umgebung oder über seinen Körper zurückgewinnt oder er sich darin wieder neu orientieren kann. Umgekehrt wird Hilflosigkeit verschärft, wenn man seine Energie (z. B. die Problemlösungsfähigkeit) in einer ungünstigen Situation auf den mißlichen Zustand lenkt und darin ängstlich oder passiv verharrt, anstatt aktiv gegen ihn anzugehen.

Solche und andere Ausdrucksformen des Befindens sind bedeutende Signale, die Schwerpunkte sein müssen für die **Situationseinschätzung**. Sie sind wichtigste Grundlage für das Be-

Beschreiben von **Pflegeproblemen** wie auch für Art und Weise der Interaktion, die in den verschiedenen Phasen des Krankheits- bzw. Heilungsverlaufs gebraucht wird:

> **Unterstützen** bzw. stellvertretende Übernahme der Aktivitäten des täglichen Lebens, dort wo Hilfe gebraucht wird.
> **Begleiten** bei anhaltenden somatischen und/oder psychischen Problemen in Aufmerksamkeit und Sorge für einen Menschen, der seine Probleme nicht allein zu bewältigen vermag.
> **Aktivieren** von Ressourcen im Hervorlocken der inneren Kräfte und Fähigkeiten, die der Problembewältigung und/oder der Heilung dienen.
> **Hilfe zur Selbsthilfe** in der Orientierung an der möglichen Selbstaktivität mit dem Ziel einer sinnstiftenden Lebensgestaltung.
> **Beraten** (das Einsetzen der pädagogischen Anteile) im Bewältigungs- und Anpassungsprozeß, z. B. Information darüber, welche Hilfe wo geholt werden kann. Lesen Sie zu diesen Kategorien der Pflege auch S. 461 ff.

III.2.3 Rolle von Patient und Pflegeperson

Eine positive Rolleninterpretation von Patient und Pflegeperson liegt in der Konsequenz richtig verstandenen Begleitens, wo beide Partner in ihrer Kompetenz ernst genommen sind.

Sicherlich gehen in Zeiten des Krankseins, durch anhaltende Behinderung oder im Laufe von Alterungsprozessen Kompetenzen verloren, aber es ist immer auch möglich, daß auf anderen Gebieten neue Kompetenzen entstehen oder erworben werden. Die Kompetenz der Pflegeperson liegt demnach auch darin, zunächst überhaupt einmal mit derartigen Möglichkeiten zu rechnen. Eine solche Sichtweise wird ihr Handeln bestimmen.

Sichtweisen erwachsen uns aus **Einsichten**, und Einsicht ist die Folge von **Nachdenken** bzw. die Konsequenz des Befragens und des Nachfragens. Wo wir nach dem „Sein des Menschen" fragen, suchen wir gleichsam nach Orientierung angesichts der Grundbedingungen menschlicher Existenz (im Kranksein, in Begrenzung). Die Antworten auf dieses Fragen dienen nicht nur dem Wissenszuwachs, sie sind auch therapeutisch relevant. Pflegepersonen, die über mehr Einsicht verfügen, können diese als *Entscheidungsinstrumente* nutzen. Ich denke an Fragen wie diese:

- Ist Selbständigkeit auch bei Kranksein/Behinderung/Alter ein wichtiges Merkmal oder eher Unselbständigkeit?
- Sehen wir chronisch Kranke oder alte Menschen als kompetent oder inkompetent an?
- Orientieren wir uns an Defiziten, am Mangel, an den verlorenen Fähigkeiten (Problemorientierung) oder am noch Gebliebenen, am Gesunden (Ressourcenorientierung)?
- Können wir das eine *und* das andere sehen: Kranksein/Behindertsein als Bewahren und Neuerwerb von Fertigkeiten *wie auch* als Verlust von Kompetenz und das Fertig-werden-Müssen mit diesen Verlusten?

Auch unsere *Sprachgewohnheiten* geben uns Hinweise. Es ist ein Unterschied, ob wir von „Pflegebedürftigkeit" und „Pflegeabhängigkeit" sprechen oder von „Unselbständigkeit" und „in Anspruch nehmen von Pflege". Im ersten Fall ist der Patient einer, der „auf unser Handeln angewiesen ist", er ist ein „Bedürftiger". Das ist er zwar immer auch, aber eben nicht nur. Wenn wir statt dessen den Begriff „Unselbständigkeit" gebrauchen, bringt dieser zum Ausdruck, daß der Betroffene – aus welchen Gründen und in welchem Verlauf auch immer – in der Ausführung der Aktivitäten des täglichen Lebens behindert ist und die Hilfe anderer in Anspruch *nimmt*. Mit anderen Worten: Nicht um *uns* geht es, die wir Pflege geben, sondern es geht um *diese andere Person*, die Hilfe in Anspruch nimmt.

> Die Grundlage zum Rollenverständnis wäre somit die *Unterscheidung* der Begriffe
> – Pflegebedürftigkeit und Unselbständigkeit,
> – benötigte (von uns definierte) Hilfe und Inanspruchnahme von Hilfe,
> – Bedürftigkeit und Kompetenz.
> Patienten müssen nicht „bemuttert" werden; sie sind viel eher als „Kunden" zu verstehen. Sie brauchen in erster Linie Beratung, damit sie ihrer eigenen Entscheidungsfähigkeit nicht verlustig gehen und ihre Ressourcen einbringen können.

Abschließend ist zu sagen: Kranksein und Krankbleiben, Behinderung und Beschränkung sind und bleiben eine Last. Niemand kann sie einem anderen abnehmen. Dies ist das Vorgegebene, das Schicksal.

Die Freiheit aber, die dem Menschen bleibt, ist das Wie, also die Art und Weise, *wie er die Last trägt*. Dieses Wie bewirkt das Maß der Schwere, die schlußendlich vom Betroffenen zu tragen ist.

Die Aufgabe des Begleiters/der Begleiterin stellt sich an einem Bild in folgender Weise dar: Wir führen den Menschen an die Quelle, trinken aber muß er selber.

Der Weg zu einer reifen Einstellung zum Leben, auch zum behinderten Leben, zum Leiden, zur Krankheit, heißt
- für den Begleiter: lerne danebenzustehen, um differenzieren zu können;
- für den Betroffenen: lerne Verantwortung, um „Lasten tragen" differenzieren zu können.

Dazu die folgende Geschichte (bei Peseschkian):
„In der persischen Mystik wird von einem Wanderer erzählt, der mühselig auf einer scheinbar endlos langen Straße entlangzog. Er war über und über mit Lasten behangen. Ein schwerer Sandsack hing an seinem Rücken, um seinen Körper war ein dicker Wasserschlauch geschlungen. In der rechten Hand schleppte er einen unförmigen Stein, in der linken einen Geröllbrocken. Um seinen Hals baumelte an einem ausgefransten Strick ein alter Mühlstein. Rostige Ketten, an denen er schwere Gewichte durch den staubigen Sand schleifte, wanden sich um seine Fußgelenke. Auf dem Kopf balancierte der Mann einen halbfaulen Kürbis. Bei jedem Schritt, den er machte, klirrten die Ketten. Ächzend und stöhnend bewegte er sich Schritt für Schritt vorwärts, beklagte sein hartes Schicksal und die Müdigkeit, die ihn quälte.

Auf seinem Wege begegnete ihm in der glühenden Mittagshitze ein Bauer. Der fragte ihn: ‚Oh, müder Wanderer, warum belastest du dich mit diesen Felsbrocken?' – ‚Zu dumm', antwortete der Wanderer, ‚aber ich hatte sie bisher noch nicht bemerkt.' Darauf warf er die Brocken weit weg und fühlte sich viel leichter. Wiederum kam ihm nach einer langen Wegstrecke ein Bauer entgegen, der sich erkundigte: ‚Sag', müder Wanderer, warum plagst du dich mit dem halbfaulen Kürbis auf dem Kopf und schleppst an Ketten so schwere Eisengewichte hinter dir her?' Es antwortete der Wanderer: ‚Ich bin sehr froh, daß du mich darauf aufmerksam machst; ich habe nicht gewußt, was ich mir damit antue.' Er schüttelte die Ketten ab und zerschmetterte den Kürbis im Straßengraben. Wieder fühlte er sich leichter. Doch je weiter er ging, um so mehr begann er wieder zu leiden. Ein Bauer, der vom Feld kam, betrachtete den Wanderer erstaunt: ‚Oh, guter Mann, du trägst Sand im Rucksack, doch was du da in weiter Ferne siehst, ist mehr Sand als du jemals tragen könntest. Und wie groß ist dein Wasserschlauch – als wolltest du die Wüste Kawir durchwandern. Dabei fließt neben dir ein klarer Fluß, der deinen Weg noch weit begleiten wird!' – ‚Dank dir, Bauer, jetzt merke ich, was ich mit mir herumgeschleppt habe.' Mit diesen Worten riß der Wanderer den Wasserschlauch auf, dessen brackiges Wasser auf dem Weg versickerte, und füllte mit dem Sand aus dem Rucksack ein Schlagloch. Sinnend stand er da und schaute in die untergehende Sonne. Die letzten Sonnenstrahlen schickten ihm die Erleuchtung: Er blickte an sich herab, sah den schweren Mühlstein an seinem Hals und merkte plötzlich, daß der Stein es war, der ihn noch so gebückt gehen ließ. Er band ihn los und warf ihn, so weit er konnte, in den Fluß hinab. Frei von seinen Lasten wanderte er durch die Abendkühle, eine Herberge zu finden."

Weiterführende Literatur

Baumgartner, I.: Heilende Seelsorge in Lebenskrisen. Patmos, Düsseldorf 1992

Bijan, Adl-Amini: Nachtstunden des Lebens. Herder, Freiburg 1992

Böschemeier, U.: Herausforderung zum Leben. Lebenskrisen und ihre Überwindung. Kabel, Hamburg 1991

Dahlke, R.: Lebenskrisen als Entwicklungschancen. Zeiten des Umbruchs und ihre Krankheitsbilder. Bertelsmann, München 1995

Egner, H.: Lebensübergänge oder der Aufenthalt im Werden. Walter, Olten 1995

Ehmann, H.: Kräfte der inneren Welt. Heilende Glaubenspraxis in Krankheit und Lebenskrisen. Herder, Freiburg 1996

Fawcett, R. J., C. A. Fawcett: Neue Vertrautheit, Lebensmitte als Chance. Herder, Freiburg 1991

Flach, F.: Gesund durch Lebenskrisen. Kreuz, Stuttgart 1992

Hertl, M.: Der Gesichtsausdruck des Kranken. Thieme, Stuttgart 1993

Lukas, E.: Psychologische Vorsorge. Krisenprävention und Innenweltschutz aus logotherapeutischer Sicht. Herder, Freiburg 1993

Meueler, E.: Wie aus Schwäche Stärke wird. Vom Umgang mit Lebenskrisen. Rowohlt, Reinbek 1989

Schuchardt, E.: Warum gerade ich? Leiden und Glaube, 7. Aufl. Vandenhoeck & Ruprecht, Göttingen 1993

Sporken, P.: Begleitung in schwierigen Lebenssituationen. Herder, Freiburg 1984

Walb-Noelke, H.: Lebenskrise als Chance. Ariston, Genf 1991

Wirtz, U., J. Zöbeli: Hunger nach Sinn. Menschen in Grenzsituationen. Grenzen der Psychotherapie. Kreuz, Stuttgart 1995

17 Schwangerschaft, Geburt, Wochenbett

Wenn die Frauen doch begreifen und spüren würden:
„Ich bin seine Mutter“ und nicht: „Es ist mein Kind.“
Zwischen beiden liegt eine Welt und die ganze Zukunft des Kindes.
F. Leboyer

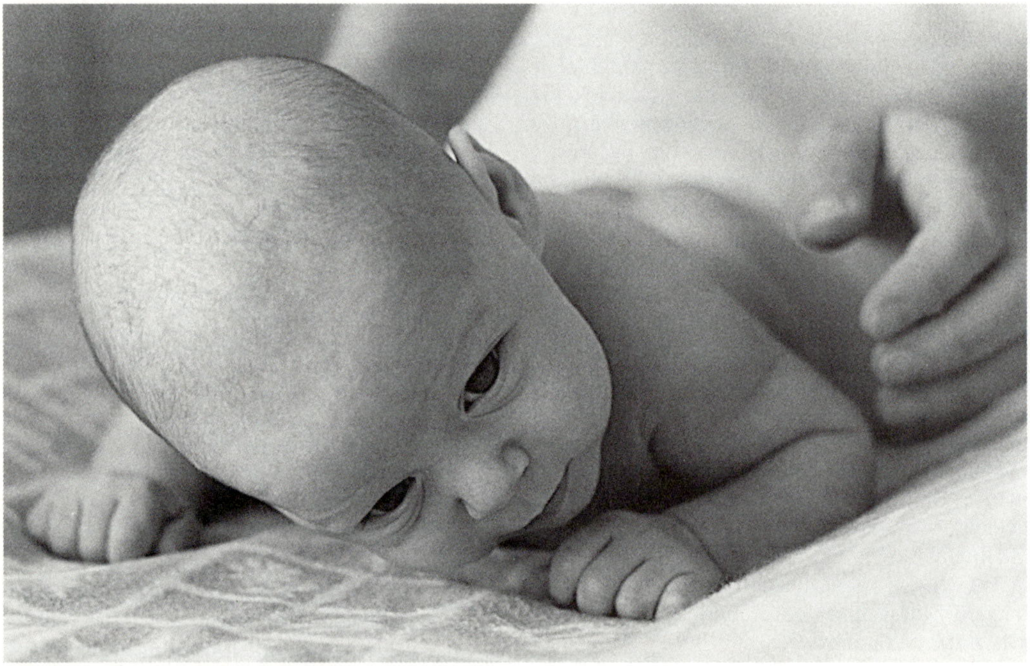

Foto: Ursula Markus, Zürich

Sequenzziel

Ziel dieses Kapitels ist *nicht* die Vermittlung des gesamten für die Betreuung von Mutter und Kind notwendigen Wissens (dafür muß auf die weiterführende Literatur bzw. auf die notwendige Zusatzausbildung verwiesen werden), sondern *die Hinführung zu Fragenkomplexen*, die sich rund um die Geburt eines kleinen Erdenbürgers ergeben. Daraus sollen die Bereitschaft und Fähigkeit erwachsen, für die Probleme und Bedürfnisse einer schwangeren Frau bzw. einer Wöchnerin offen zu sein (wenn sie z. B. außerhalb von Spezialabteilungen versorgt werden muß). Im weiteren soll das Kapitel eine knappe Einführung in die Pflege von Mutter und Kind anbieten, *ohne Anspruch auf Vollständigkeit zu erheben.*

Prinzipien / Impulse

Schwangerschaft und Geburt sind physiologische Vorgänge, deren gesetzmäßiger Ablauf sich von Generation zu Generation fortpflanzt.

Die **Mutter-Kind-Beziehung** prägt sich nach der Geburt in einer Phase erhöhter Empfindsamkeit von Mutter und Kind.

Die Mutter liebt das Kind als Teil von sich selbst. Bei der Geburt trennt sie sich von diesem Teil, dem Baby „innen“, und sie begegnet dem Baby „außen“. So überträgt sie ihre Eigenliebe auf das Kind, liebt und umsorgt das Kind als einen geliebten Teil von sich selbst – primäre Mütterlichkeit.

Das **vorherrschende Welt- und Menschenbild** prägt das ursprüngliche, naturhaft angelegte Verhalten des Menschen, verändert es und kann ganze Generationen zu einem naturfremden Verhalten führen (z. B. Geburtsverhalten einer industrialisierten Gesellschaft in einer Zeit der Enteignung der Gesundheit [Illich]).

Einstimmung zum Thema

„Schade", sagte ein Naturwissenschaftler, „die meisten suchen die Wunder dort, wo sie nicht sind..." Eltern brauchen nicht weit zu suchen. Man mag noch so aufgeklärt sein und vieles für selbstverständlich halten: Ein Wunder ist und bleibt die Entwicklung des Kindes während der Schwangerschaft.

Nach 6–7 Wochen ist sein Herzschlag mit Ultraschall schon sichtbar. Es mißt 3 cm und ist 11 g schwer, schwerer als zwei Luftpostbriefe. Alle Organe sind im Rohbau schon angelegt.

Nach 12 Wochen ist es bereits 7,5 – 10 cm groß und deutlich ein Mädchen oder ein Bub. Die Stimmbänder entwickeln sich, die Arme wachsen etwas schneller als die Beine. Das Kind, das bisher Embryo hieß, nennt man nun bis zur Geburt Fetus.

Nach 16 Wochen (im 4. Monat) beginnen Talg- und Schweißdrüsen der Haut zu arbeiten. Das Herz schlägt doppelt so rasch wie das Herz der Mutter. Die Nieren arbeiten. Auf dem Kopf und über den Augen wachsen die ersten Härchen. Es ist eine Handspanne lang, 18 cm, und wiegt ca. 225 g.

Nach 20 Wochen (im 5. Monat) ist das Kind schon halb so lang wie bei der Geburt: 25 cm! Auch Erstlingsmütter spüren jetzt seine zaghaften Bewegungen, ein leises Klopfen und Stoßen. Jetzt blinzelt das Kind, bewegt die Finger und übt das Saugen. Das Kopfhaar wird dichter, und an den Fingerspitzen sieht man die Nägel wachsen. Laute Geräusche von außen hört es bald ebenso deutlich wie den Herzschlag der Mutter und ihre Stimme.

Beginn der unterschiedlichen Wachstumsgeschwindigkeit des Fetus.

Nach 24 Wochen (zu Beginn des 6. Monats) ist die Flaumbehaarung am ganzen Körper ausgebildet. Handteller und Fußsohlen zeigen ihre endgültige persönliche Prägung. Jetzt kräftigen sich die Muskeln, das spürt die Mutter an den häufigeren Bewegungen. In Ruhestellung faltet es die Arme über der Brust und zieht die Beinchen an. Gewicht 800 – 900 g, Länge gut 30 cm.

Beginn der Lebensfähigkeit außerhalb des Mutterleibs.

Nach 28 Wochen (Anfang 7. Monat) wachsen zwischen den einzelnen Nervenzentren Verbindungsstränge. Die Sinnesorgane entwickeln sich. Das Auge ist fertig ausgebildet. Bei 40 cm Länge wiegt das Kind jetzt ca. 1000 g. Theoretisch wäre es bei verfrühter Geburt jetzt lebensfähig.

Nach 32 Wochen (Anfang 8. Monat) funktionieren Magen und Darm. Fettpölsterchen spannen die Oberhaut, die Runzeln glätten sich, die Formen runden sich, und eine Talgschutzschicht ersetzt den Körperflaum.

Nach 36 Wochen (Anfang 9. Monat) rutscht das Erstlingskind tiefer, es „tritt ins Becken ein". Normalerweise dreht sich das Kind nun nicht mehr. Es ist 45 cm lang, und da der Kopf der schwerste und größte Teil ist, senkt er sich natürlicherweise von selber nach unten in Geburtsposition. Ab **37. Woche** = „Termin" (bis 42. Woche).

17.1 Situation der werdenden Mutter, des Vaters

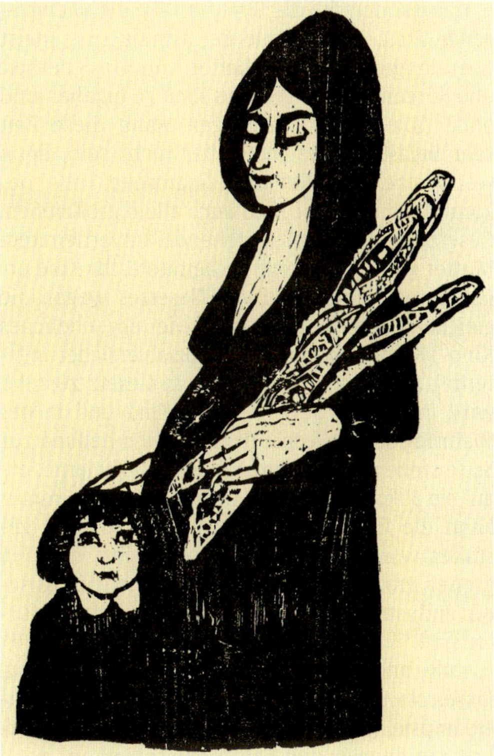

Schwangere Frau mit Brot

Für *junge Paare*, die ihr erstes Kind erwarten, ist die Situation „Mutter werden/Vater werden“ etwas Neues, noch nie Erlebtes. Wo eine Schwangerschaft sich in eine geregelte Paarbeziehung hinein anzeigt, ist die Freude groß, vor allem dann, wenn es sich um ein Wunschkind handelt. Die jungen Eltern machen sich Gedanken über das Kind, das unterwegs ist und das sie miteinander erwarten, auch darüber, daß ihre Lebensform zu zweit sich grundlegend ändert.

Wo schon Kinder da sind, werden die *Eltern* der sich anzeigenden Schwangerschaft schon vertrauter gegenüberstehen, je nach den gemachten Erfahrungen freudig und unbesorgt oder mit bangen Fragen und Sorge erfüllt. Mit ihnen warten die *Geschwister*. Für das Einzelkind wird eine ganz neue Situation eintreten; nicht immer nehmen sie das Geschwisterchen positiv auf. Die Rivalität kann für das Kind und für die Eltern zum großen Problem werden. Wo mehrere Kinder da sind, kommt ein neues in die Geschwisterreihe. Welchen Platz das Ankommende in dieser Reihe einnimmt, kann für seinen Sozialisierungsprozeß von großer Bedeutung sein.

Ganz anders ist die Situation für die *alleinstehende Frau*. Die Gefühle der Freude sind meist über lange Zeit überschattet von Unsicherheit und Sorgen. Das Ringen, das Kind zu bejahen und ohne Ablehnung auszutragen, kann diese Zeit sehr belasten. Dies muß aber nicht sein, denn wenn eine Frau Rat und finanzielle Hilfe bekommt, kann sie ihr Kind auch allein großziehen. Gesetzlich ist die alleinstehende, unverheiratete Mutter gestellt wie eine verheiratete. Ihr Kind erhält ihren Namen und von Gesetzes wegen die gleichen Unterhaltsbeiträge wie ein eheliches Kind (Kinderzulagen oder Sozialversicherungsrente). Ein Beistand, der ihr vom Gesetz zusteht, wird ihr in der Sorge für das Kind und in der Wahrung seiner Rechte beratend und helfend zur Seite stehen. Nicht immer sind die Probleme, die auf sie zukommen, einfach zu lösen, nicht immer kann die finanzielle Situation befriedigend gestaltet werden. Die Statistiken zeigen, daß ein großer Prozentsatz der „neuen Armen“ in unseren Industriestaaten junge, alleinstehende Mütter sind.

Eine andere Sorge betrifft Frauen mit sog. *Risikoschwangerschaften*. Das sind Frauen mit Präeklampsie (schwangerschaftsspezifische Krankheit mit Eiweiß- und Blutdruckproblemen), nach Kaiserschnitt, Frühgeburten, bei Mehrlingsschwangerschaft, über 40jährige sowie Frauen mit vorbestehendem chronischen Leiden, insbesondere Erkrankungen der Vitalorgane (Herz/Kreislauf, Lungen, Nieren) sowie des Stoffwechsels (Diabetes mellitus). Sie bedürfen der besonderen Begleitung, sowohl der medizinischen wie der menschlichen Betreuung.

17.2 Schwangerschaft

17.2.1 Schwangerschaftszeichen

Man unterscheidet drei Gruppen von Zeichen, die mit unterschiedlicher Sicherheit eine Schwangerschaft anzeigen:

- *Unsichere* Schwangerschaftszeichen, Veränderungen des Gesamtorganismus (Übelkeit, Erbrechen, Vergrößerung des Bauches).
- *Wahrscheinliche* Schwangerschaftszeichen. Von den Genitalorganen ausgehende Veränderungen (Amenorrhö, Anschwellen der Brüste, Vergrößerung des Uterus).
- *Sichere* Schwangerschaftszeichen. Nachweis eines Kindes. Ultraschall: Herztöne ab 6.–7. Schwangerschaftswoche (SSW), d.h. 14–21 Tage nach Ausbleiben der Periode oder 28–35 Tage nach der Befruchtung; Kindesbewegungen ab 18.–21. SSW; palpable Kindsteile (spät).
  Die geläufigen Schwangerschaftstests beruhen auf dem Nachweis von HCG (Plazenta!) und können aufgrund ihrer Treffsicherheit von 99% als sicher bezeichnet werden. Ein positiver Schwangerschaftstest ist ab dem 28. Tag nach Beginn der letzten Periode (d. h. bei Ausbleiben der Periode) zu erwarten.

17.2.2 Terminbestimmung

Die menschliche Schwangerschaft dauert 267 Tage nach der Befruchtung bzw. 280 Tage nach Beginn der letzten Menstruation (40 Wochen = 10 Lunarmonate = etwas mehr als 9 Kalendermonate). Schwangerschaften, die nach 37–42 Wochen enden, werden als Termingeburten bezeichnet. Vor der 37. SSW handelt es sich um Frühgeburten, nach der 42. SSW um Übertragungen.

Der zu erwartende Geburtstermin kann anhand der *Naegele-Regel* bestimmt werden: Man zählt vom 1. Tag der letzten Menstruation 3 Monate ab und 7 Tage dazu. Begann die letzte Menstruation z. B. am 1. Mai, ist der errechnete Geburtstermin der 8. Februar. Aber nur 5 % aller Kinder kommen genau am Tage des Termins zur Welt, die meisten Geburten finden in einem Zeitraum 10 Tage vor bis 10 Tage nach dem Termin statt. Deshalb spricht man von *Übertragung*, wenn der errechnete Geburtstermin um 14 Tage überschritten ist. Die Naegele-Regel gilt aber nur dann, wenn ein mehr oder weniger regelmäßiger Menstruationszyklus von 28 Tagen vorliegt. Ist der Zyklus kürzer, liegt der Termin früher, ist der Zyklus länger, liegt er später.

Bei ganz *unregelmäßigen Zyklen* oder wenn die Frau das Datum der letzten Regel vergessen hat oder aber, wenn noch einmal trotz bestehender Schwangerschaft eine Blutung auftritt, kann die Terminberechnung Schwierigkeiten bereiten. Dann kann der Arzt durch eine oder zwei *Ultraschalluntersuchungen* in der Frühschwangerschaft die Größe und damit das Alter der Frucht bestimmen. Damit kann der Geburtstermin mit annähernder Genauigkeit bestimmt werden.

17.2.3 Veränderungen des mütterlichen Organismus

Die Schwangerschaftsumstellung erstreckt sich auf *alle* Zellen, Organe und Funktionen. Ursache dafür sind u. a. die von Ovar und Plazenta gebildeten Hormone und die neurovegetative Umstellung. Im Vordergrund stehen die folgenden Veränderungen.

Genitalorgane und Brüste. Sie werden größer, besser durchblutet und bereiten den Geburtsvorgang vor.

Haut und Hautanhangsorgane. Vermehrte Pigmenteinlagerung führt zu braunen Flecken der *Haut*, die Schweiß- und Talgdrüsen arbeiten vermehrt, die *Haare* wachsen schneller. Im Wochenbett kommt es dann zu einer Lockerung der Haarwurzeln, überalterte Haare fallen aus (in dieser Zeit soll die Haarpflege vorsichtig vorgenommen werden). Die *Nägel* werden oft brüchig.

Kreislauf, Herz, Gefäße. Die Blutmenge nimmt um rund 1 Liter zu. Eisen- und Folsäurekonsum des wachsenden Fetus begünstigen eine Anämietendenz. Der Blutdruck neigt zu Labilität, nach oben darf der Wert von 135/85 mmHg nicht überschritten werden. Die erhöhte venöse Belastung der unteren Körperhälfte fördert das Auftreten von Hämorrhoiden und Varizen.

Verdauungstrakt. Die erhöhte Kariesanfälligkeit erfordert vermehrte Zahnpflege. Vermehrter Speichelfluß, Druckgefühl im Magen, Brechreiz, Obstipation können sich störend auf das Wohlbefinden der Schwangeren auswirken.

Körpergewicht. Die Gewichtszunahme beträgt durchschnittlich bis höchstens 12 kg vom Beginn der Schwangerschaft bis zum Termin oder 300 g pro Woche. Die Gewichtszunahme ist gegen Ende der Schwangerschaft stärker als zu Beginn. Liegen die Werte höher als 400 g pro Woche, muß an eine Störung gedacht werden.

Die **Gewichtszunahme** wird heute weniger stark gewertet als früher, wenn sie sich nicht plötzlich oder zusammen mit Proteinurie oder Hypertonie manifestiert.

Psyche. Schwankungen in der seelischen Verfassung der Schwangeren sind die Regel. Freude und Ängste, Appetit auf bestimmte und Ablehnung anderer Speisen usw. wechseln miteinander ab. Gegen Ende der Schwangerschaft und in den ersten Wochen nach der Geburt kann man bei Müttern manchmal eine *erhöhte Sensibilität* beobachten. Dieser Zustand geht vorüber, sobald die Bindung an das Kind lockerer wird. Die Natur erleichtert es offensichtlich der Mutter, sich eine Zeitlang ganz ihrem Kind zuzuwenden und für es dazusein. Diese erhöhte Sensibilität vermag auch vorübergehende Gemütsschwankungen (Wochenbettpsychose) auszulösen.

17.2.4 Verhalten während der Schwangerschaft

Schon Aristoteles schreibt: „Schwangere Frauen müssen für ihren Körper Sorge tragen. Ihr Gemüt aber sollen sie freihalten von Sorgen, denn das werdende Kind nimmt vieles von der tragenden Mutter an wie die Pflanze von dem Erdreich, in dem sie wurzelt."

Idealerweise nimmt nicht nur die Mutter, sondern auch der werdende Vater an der Geburtsvorbereitung teil. Es ist in dieser Zeit ganz besonders wichtig, daß die angehenden Eltern Vertrauen in die Vorgänge des Körpers gewinnen. Für die Mutter gilt in dieser Zeit (unterstützt vom Vater):
- sorgfältige, bewußte (auch innerlich nachvollzogene) Körperpflege und Bekleidung;
- gesundes Bewegungsverhalten (ausgiebige Spaziergänge, Schwimmen u. a.);
- Schwangerschaftsgymnastik, Atemtraining;
- Körperwahrnehmungs- und partnerschaftliche Entspannungsübungen;
- Gespräche mit anderen Paaren (in Geburtsvorbereitungsgruppen, Säuglingspflegekursen).

Dadurch und durch allgemein körper- und schwangerschaftsbejahendes Verhalten und Üben bekommen Mann und Frau Antennen für die körperlichen Signale und lernen, darauf einfühlsam und geduldig einzugehen.

Die *Schwangerschaftsberatung* und *-begleitung* durch die Hebamme/den Arzt ermöglicht den Eltern,

- *informiert* zu sein über die notwendigen Einschränkungen, die für die Gesundheit von Mutter und Kind ausschlaggebend sind;
- *sich sicher zu fühlen*, da der Verlauf der Schwangerschaft von kompetenter Seite mit überwacht wird;
- die *Unterstützung* bei der *Suche* nach einer *geeigneten Klinik* mit Berücksichtigung der eigenen Vorstellungen und Wünsche betreffs Geburt und Wochenbett.

17.2.5 Adressen für die werdende Mutter

Hilfreiche Kontaktadressen für werdende Eltern sind:

La-Lèche-League-Gruppen. In LLL-Gruppen können sich Schwangere und stillende Frauen informieren, sich aussprechen, Erfahrungen austauschen und sich Ermutigung holen. Die LLL entstand 1956 in Chicago, als sieben Mütter sich zufällig beim Picknick trafen und im Gespräch miteinander erkannten, daß sie sich gegenseitig unterstützen können. Sie gaben ihrer Gruppe den poetischen Namen *La Lèche League* nach einer spanischen Madonna „der guten Entbindung und der reichhaltigen Milch". Heute existieren mehr als 5000 LLL-Gruppen in 43 Ländern.

- *Schweiz:* Briefadresse LLL Schweiz, Postfach 197, CH-8053 Zürich.
- *Deutschland:* in jeder größeren Stadt.
- *LLL International*, 9616 Minneapolis Avenue, Franklin Park, Illinois 60 131, USA.
- Berufsverband Schweizer Stillberaterinnen, Postfach 686, CH-3000 Bern 25.

Andere Hilfe- und Selbsthilfegruppen können im Telefonbuch gesucht werden, u. a.:

- Pro Familia,
- Liga für Kind und Familie,
- Mütterberatungsstellen.

17.3 Geburt

17.3.1 Geburtsvorbereitung

Je besser die Frau auf die Entbindung vorbereitet ist, um so leichter verläuft die Geburt. Diese Erkenntnis liegt den Kursen und Trainings zugrunde, die der Frau bzw. den Eltern zur Vorbereitung auf die Geburt angeboten werden. Eine erfolgreiche Geburtsvorbereitung ist nicht an eine ganz bestimmte Methode gebunden (es gibt heute viele), sie muß aber folgende Punkte umfassen:

- Entspannungsübungen,
- Lockerungsübungen,
- Atemübungen (Bauchatmung),
- Gespräche über Ängste und Befürchtungen,
- Haltungsübungen zur Preßperiode,
- Informationsgespräche mit Hebamme und Arzt/Ärztin.

17.3.2 Geburtsvorgang

Die Geburt ist der Vorgang der Ausstoßung der Frucht aus dem Mutterleib unter Wehentätigkeit (Abb. 17.**1**). Dieser Geburtsvorgang wird von drei Faktoren wesentlich bestimmt: Geburtskanal, Kind, Wehen. Unter dem Druck der Wehen versucht das Kind, sich den Gegebenheiten des Geburtskanals (knöcherner Beckenring mit Weichteilauskleidung) anzupassen. Die relative Verformbarkeit des Kopfes und die Biegsamkeit der Körperachse helfen ihm dabei. Das Kind verhält sich stets so, „wie es muß".

Die Geburt verläuft in drei Phasen: Eröffnungsperiode, Austreibungsperiode und Plazentaperiode (s. weiterführende Literatur).

Die *Geburtsdauer* ist von Frau zu Frau verschieden. Bei der Erstgebärenden beträgt die Eröffnungsperiode im Durchschnitt 10–14 Stunden, die Austreibungsperiode 1–2 Stunden (Abb. 17.**1**). Bei der Mehrgebärenden liegen die Werte bei 6–10 Stunden bzw. 10–40 Minuten.

Die **Geburt des Kindes** erfolgt nach dem Durchtreten des Kindkörpers durch den Geburtskanal bei einer der nächsten Wehen. Gleich nach der Geburt setzt die Eigenatmung ein. Auf das erste Luftholen erfolgt bei vielen Kindern das erste Schreien als Ausdruck des Unbehagens, mit dem sich das Neugeborene „Luft macht" (Abb. 17.**2**).

Nach der Geburt des Kindes ist die *Plazenta* noch an ihrem Platz in der Gebärmutter. Durch weitere Wehen wird sie gelöst und dann ausgestoßen. Blutverlust und Vollständigkeit der Plazenta werden dabei genau kontrolliert.

17.3.3 Hausgeburt, Klinikgeburt

Seit jeher wird über die *Hausgeburt* im Gegensatz zur *Klinikgeburt* diskutiert. Allgemein anerkannt ist, daß die Umgebung des Krankenhauses ein Maximum an Sicherheit bietet. Die *Hausgeburt* ist nicht ohne Risiko: Nur wenige Hausärzte sind Fachärzte für Geburtshilfe. Im Notfall (massive Blutung, Herztonabfall) kann meist nicht genügend geholfen werden (Blutersatz, Kaiserschnitt).

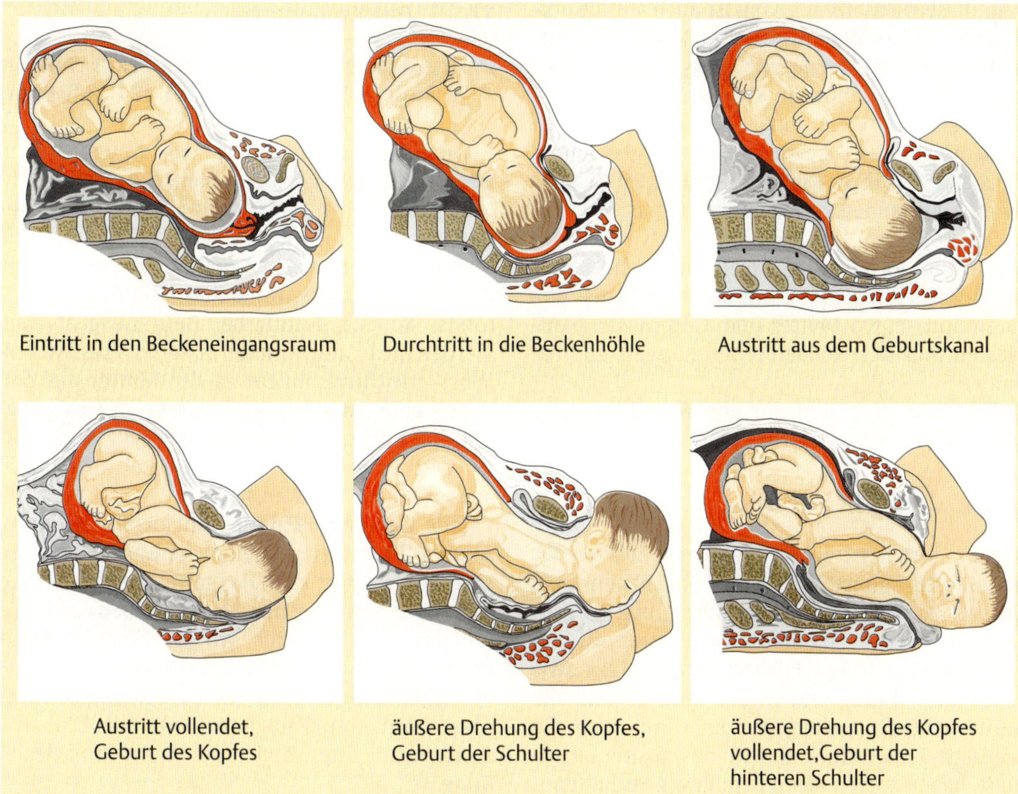

Abb. 17.**1** Verlauf der normalen Entbindung bei Hinterhauptlage.

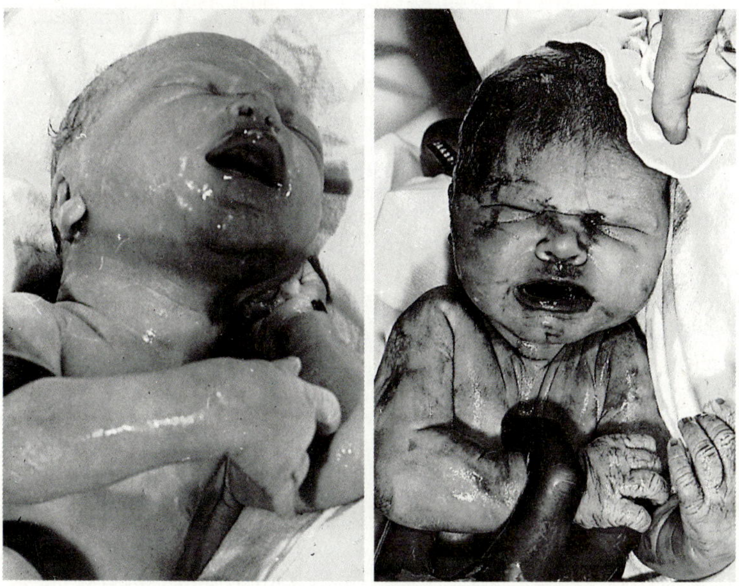

Abb. 17.**2**
a „Der erste Atemzug",
b „der erste Schrei" (aus Hertl, M.: Der Gesichtsausdruck des Kranken. Thieme, Stuttgart 1993).

In diesem Zusammenhang ist auch auf die *ambulante Geburt* hinzuweisen als einer empfehlenswerten Alternative zur *Hausgeburt* (ambulante Geburt = Geburt im Krankenhaus, Wochenbett daheim). Viele junge Eltern hinterfragen heute wieder viel bewußter die Möglichkeiten für die Geburt ihres Kindes und befassen sich aktiv mit diesem bevorstehenden Ereignis.

Das heute übliche *Rooming-in* (bzw. Baby-in) bietet eine ideale Möglichkeit, den Schutz und die Sicherheit der Klinik mit einer möglichst privaten Sphäre, wo Mutter und Kind beisammenbleiben und sich kennenlernen können, zu verbinden.

Entscheidungen sind nur *gemeinsam* möglich: Eltern, Hebamme, Arzt/Ärztin.

17.3.4 „Sanfte Geburt"

Seitdem sich der französische Arzt F. Leboyer für die „sanfte Geburt" eingesetzt hat, haben viele andere (Ärzte, Hebammen, Eltern) ein „sanftes Geborenwerden" gefordert. Die Erkenntnis, daß ein möglichst früher körperlicher Kontakt zwischen der Mutter und ihrem Kind sowohl die mütterliche Einstellung der Frau wie auch die seelische Entwicklung des Kindes positiv beeinflußt, haben diesen Ideen zum Erfolg verholfen.

F. Leboyer spricht von einer Doppelaufgabe der Geburtshelfer(innen) oder Hebammen:

1. Dafür zu sorgen, daß der Übergang vom intrauterinen Leben zum Leben an der Luft ohne Schädigung der empfindlichen Organe vonstatten geht, insbesondere des Gehirns, dessen Sauerstoffversorgung immer sichergestellt werden muß.
2. Nichts zu tun, was die Entstehung der Eltern-Kind-Beziehung unnötig behindern könnte. Nichts zu tun, was unnötig die ersten Phasen in der Libido-Entwicklung des Neugeborenen stören könnte.

Leboyer schlug vor, das Gebärzimmer zu verdunkeln, die Nabelschnur nicht sofort zu durchtrennen und das Kind unbekleidet der Mutter an den Körper zu legen. Seine Vorschläge lassen sich durchaus mit den Anforderungen der normalen Geburtshilfe, die in erster Linie auf Sicherheit ausgerichtet ist, verbinden. So könnte man sagen:

> Die idealen Voraussetzungen für eine glückliche Geburt sind dort gegeben, wo die Verbindung von notwendiger Überwachung mit Menschlichkeit und Liebe garantiert ist.

17.3.5 Das Neugeborene

Das gesunde Neugeborene weist als *Zeichen der Reife* Merkmale auf, die in Tab. 17.**1** aufgeführt sind.

Die *Zustandsbeurteilung* des Neugeborenen wird *nach Apgar* vorgenommen, d.h., 1, 5 und 10 Minuten nach der Entbindung werden fünf Kriterien mit den Zahlen 0, 1 oder 2 bewertet. Die Summe 10 bedeutet optimale Bedingungen. Die Beurteilungskriterien sind Puls, Atmung, Muskeltonus, Reflexe, Hautfarbe. Dem *Neugeborenen* werden die ersten Minuten *außerhalb des Mutterleibes erleichtert*, indem es der Mutter auf den Bauch bzw. zwischen die warmen Brüste gelegt und mit einem warmen Tuch bedeckt wird. Später wird es gesäubert und gewickelt und in ein angewärmtes Bettchen gelegt.

Jede Geburt ist ein einschneidendes Erlebnis, sowohl für das Kind wie für die Mutter und den Vater. Die Mutter kann das termingeborene Kind von Anfang an ganz nah bei sich haben (außer in Ruhezeiten und nachts, wo das Kind im Säuglingszimmer ist). So können die Eltern ihr Kind von Anfang an kennenlernen, sie können es versorgen, ernähren, liebkosen. Dies ist die beste Basis für einen guten Beginn der Eltern-Kind-Beziehung.

Tabelle 17.**1** Reifezeichen des Neugeborenen

Gewicht	3000–3500 g
Körperlänge	48–50 cm
Hautfarbe	rosig, samtigweich
Fettpolster	gut entwickelt
Bewegungen	„stramm"
Schreien	kräftig
Nagelwachstum	bis an Finger- und Zehenkuppen
Ohr- und Nasenknorpel	gut tastbar
Schluck- und Saugreflex	funktioniert einwandfrei
Äußere Geschlechtsorgane	Hoden im Skrotum, große Schamlippen decken die kleinen
Kopf	relativ groß, ca. 1/4 der Körpergröße (beim Erwachsenen nur 1/8)

Ein **zu früh geborenes Kind** wird so schnell wie möglich auf die *Neonatologiestation* verlegt. Die Trennung vom Kind in dieser frühen Phase wird als sehr belastend erlebt. Es werden Mittel und Wege gesucht, um die künstliche Trennung von Mutter/Eltern und Kind zu erleichtern. Dies ist heute mindestens bei stabilen Neugeborenen möglich.

Erprobt wurde die sog. *Känguruhmethode*. Hier wird das stabile Frühgeborene zwischen die nackten Brüste der Mutter gelegt. Die Kinder sind nackt und sollen wegen der Aspirationsgefahr vertikal gehalten werden. Über das nackte Kind wird ein Tragtuch mit Taillenband gebunden, dann wird es mit der Kleidung der Mutter bedeckt. Die Mutter wird angehalten, Milch abzupumpen und/oder das Kind an der Brust lecken und/oder trinken zu lassen. Diese Methode kann nur durchgeführt werden, wenn die Mutter/Eltern sich dafür bereit erklären: Das Frühgeborene, das in der Isolette liegt, wird täglich (ein oder mehrere Male) für 1/2 – 1 1/2 Stunden der (dem) bequem sitzenden Mutter (Vater) in der oben besprochenen Art übergeben.

Die Erfahrungen mit dieser Methode sind positiv. Nicht nur kann so die Mutter/Vater-Kind-Beziehung ermöglicht werden, es hat sich auch gezeigt, daß die Kinder besser gedeihen und ruhiger sind. Die Körperwärme der Mutter/des Vaters und die Atembewegungen stimulieren das Kind und erleichtern ihm die Anpassung. (Diese Erfahrungen wurden im Frauenspital in Bern gemacht. Die Schwestern sind von dieser Methode begeistert und setzen gern den größeren Zeitaufwand in der Einführungsphase dafür ein.)

17.4 Wochenbett

Das Wochenbett, das Puerperium (lat. puer = Kind, parere = gebären) oder die postpartale (lat. post = nach, partus = Geburt) Periode beginnt mit der Geburt des Kindes und der vollständigen Ausstoßung der Plazenta und dauert 6 Wochen.

Die biologischen Aufgaben des Puerperiums lassen sich in vier Vorgänge einteilen, die durch einen gemeinsamen Steuermechanismus ineinandergreifen:

1. Involution (Rückbildung) der Schwangerschaftsveränderungen an genitalen und extragenitalen Organen und Funktionen der Frau;
2. Heilung der Geburtswunden, insbesondere im Uterus, aber auch an der Vagina und am Damm;
3. Ingangkommen und Aufrechterhaltung der Laktation (Milchbildung);
4. Wiederaufnahme der Ovarialtätigkeit.

Da die hauptsächlichen Involutionsprozesse innerhalb der ersten 5 – 10 Tage post partum erfolgen, ist es notwendig, daß die Frau während des (klinischen) Wochenbettes (Klinikaufenthalt nach der Entbindung) gezielt überwacht und gepflegt wird.

Die Pflege der Wöchnerin im Krankenhaus ist im Rahmen der arbeitsteiligen Organisationsstrukturen vielerorts noch in zwei Tätigkeits- und Kompetenzbereiche aufgeteilt (neue, ganzheitlichere Ansätze S. 572 f.).

- Die *Hebamme* übernimmt die Erstversorgung der Wöchnerin bis ca. 2 – 3 Stunden nach der Geburt.
- Die *ganzheitliche Pflege* im Wochenbett übernimmt die ausgebildete Pflegeperson.

17.4.1 Wochenbettpflege

Sie beinhaltet im wesentlichen folgende Aufgaben:

- psychosoziale Begleitung;
- Anleitung, Beratung
- Kontrolle und Unterstützung der Körperfunktionen.

Im folgenden die wesentlichen Aspekte:

Viel Ruhe und Schlaf dienen der Erholung, wobei die Liegezeiten schon unmittelbar nach der Geburt durch *Aufstehen* und *Gymnastik* unterbrochen werden sollen (Thromboembolieprophylaxe!).

Die **Ernährung** soll ausgewogen und vollwertig sein. Stillende Frauen sollen viel trinken.

Hygiene. Es gibt keine starren Regeln. Die Frau kann ab sofort duschen und sorgt für die Intimpflege.

Blasentätigkeit. Im Frühwochenbett ist mit einer vermehrten Harnbildung zu rechnen, da die während der Schwangerschaft entstandenen Ödeme jetzt ausgeschieden werden (Entödematisierung der Wöchnerin). Diese plötzlich einsetzende Harnflut, die in den ersten 3 Tagen 3 – 4 l/24 Std. beträgt, kann zu einer Überdehnung der Blase führen, wenn die Miktion gestört ist. Sechs Stunden nach der Geburt muß die Blase entleert sein (es gilt, was für die postoperative Blasenentleerung auf S. 1043 f. gesagt wird). Zweckmäßige Wochenbettgymnastik unterstützt und fördert auch die Blasentätigkeit.

Darmfunktion. Eine verstärkte Neigung zu Obstipation, die auch während der Schwangerschaft infolge der Organverdrängung durch den Fetus vorhanden war, besteht auch im Wochenbett. Prophylaktisch ist auf eine regelmäßige Darmentleerung ab dem 2.–3. Tag zu achten; es sollen die individuellen Gewohnheiten berücksichtigt werden.

Sowohl *Analfissuren* wie *Hämorrhoiden* können der Frau erhebliche Schmerzen bereiten. Neben der Sorge für weichen Stuhl helfen Kälte- bzw. Wärmeapplikationen, Zäpfchen und Salben.

Uterusrückbildung. Nach der Geburt des Kindes und der Ausstoßung der Plazenta beginnt die Rückbildungsphase des Uterus. Sie kommt in Gang durch den Wegfall der Plazentahormone sowie durch die verminderte Blutversorgung des Uterus infolge von Uteruskontraktionen (Wochenbettwehen), die durch das Hypophysenhormon Oxytocin gesteuert werden. Man unterscheidet drei Arten von *Wochenbettwehen*:

- *Dauerkontraktion.* Sie dient der Verhärtung des Uterus in den ersten 4–6 Stunden nach der Geburt;
- *Nachwehen* = spontane rhythmische Kontrakturen. Sie dauern 2–3 Tage und treten anfangs in kurzen, dann in immer längeren Intervallen auf;
- *Stillwehen* (Reiz- oder Laktationswehen). Der Saugreiz des Kindes führt zu einer vermehrten Ausschüttung von Oxytocin aus dem Hypophysenhinterlappen (Abb. 17.**3**), das seinerseits die Uteruskontraktion auslöst.

Die Gebärmutterrückbildung muß überwacht werden. Nach der Geburt ist der Uterus auf Nabelhöhe, dann senkt er sich pro Tag 1–2 Querfinger. Fühlt er sich weich an, kann Blutungs- oder Entzündungsgefahr bestehen.

Die **Lochien** (Wochenfluß) sind in den ersten 2 Stunden sehr stark und blutig. In der Regel soll die Vorlage zu Beginn 1- bis 2stündlich gewechselt werden, später nimmt die Blutung ab. In der 2. Woche wird der Ausfluß gelblich, dann mehr oder weniger klar und verschwindet nach 4–6 (evtl. 8) Wochen. Wichtig ist eine einwandfreie Hygiene und Sauberkeit. *Kontrolle* der Lochien auf Menge, Beimengungen, Farbe, Geruch → protokollieren.

Episiotomie (Dammschnitt). Je nach Wunde können mehr oder weniger starke Schmerzen auftreten. Mehrmaliges Abspülen der Vulva (ohne die Labien zu spreizen), evtl. Sitzbäder, Wärmeapplikationen (Soluxlampe), Sitzring oder andere Hilfsmittel lindern die Beschwerden. Die Fäden lösen sich von selber auf.

17.4.2 Brustpflege und Stillen

Die **Pflege der Brust** während der Schwangerschaft soll möglichst natürlich geschehen. Ausgenommen bei Hohlwarzen sind keine besonderen Abhärtungsmaßnahmen notwendig. *Natürlich* heißt: klares Wasser, Luft und Sonne und leichte Berührung mit der Kleidung (d. h. keine einengenden Büstenhalter tragen). Vorsicht ist geboten mit Öl und Cremes; die Brustwarzen sollen damit nicht in Berührung kommen, da die Funktion der Montgomery-Drüsen gestört wird. Zu vermeiden sind Seife, Alkohol (Parfums), d. h. alles, was austrocknet und den natürlichen Säuremantel beeinträchtigt.

Während der Schwangerschaft wird die Brust der Mutter von einem ruhenden Zustand durch hormonelle Einflüsse in eine **aktive Drüse** umgewandelt, die zur Milchbildung befähigt ist. Für die eigentliche Milchbildung spielt dann aber das **Saugen des Kindes** eine entscheidende Rolle. Häufiges Ansetzen begünstigt die Milchproduktion. Das Saugen des Kindes an der Brust löst bei der Mutter zwei Reflexe aus. Der eine führt zur Ausschüttung des Hormons Prolactin aus der Hirnanhangdrüse, welches die Milchdrüsen zur Produktion anregt. Der andere bewirkt eine Freisetzung von Oxytocin (Abb. 17.**3**).

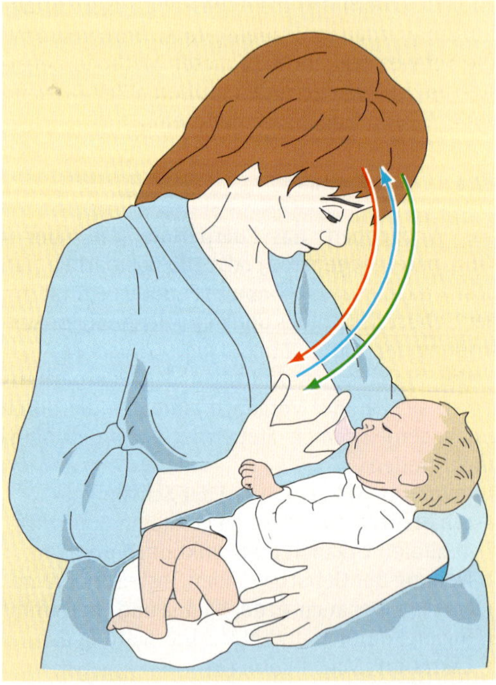

Abb. 17.**3** Milchflußreflex.

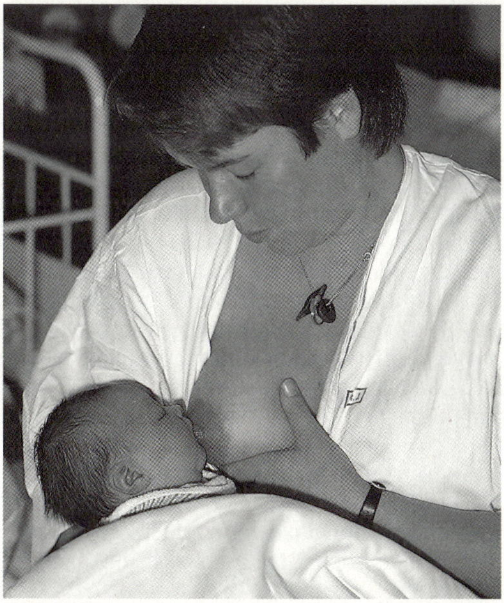

Abb. 17.**4** Mutter-Kind-Beziehung beim Stillen (Foto: H. Kranemann/Okapia).

In den ersten Stunden nach der Geburt sind Mutter und Kind für den gegenseitigen Kontakt besonders empfänglich. Eine bequeme Lage, Intimität, eine entspannte Atmosphäre und das Gefühl, viel Zeit zu haben, sind die besten Stillbedingungen. Mutter und Kind brauchen Zeit, um sich gegenseitig kennenzulernen, sich zu verstehen und auf die gegenseitigen Bedürfnisse einzugehen (Abb. 17.**4**). „Das Stillen und die ganze Elternschaft sind in der Tat – wie jede Form der Liebe – eine Entdeckungsreise", sagt die erfahrene Mutter und Stillberaterin Hanny Lothrop in ihrem „Stillbuch" (s. dazu sowie zur Sorge für die Brüste die weiterführende Literatur).

Von ganz besonderer Bedeutung ist die **Anleitung, Begleitung** und **Unterstützung** der jungen Mütter, damit das Stillen auch bei trinkträgen Kindern oder bei Problemen mit den Brustwarzen so streßfrei wie möglich verlaufen kann. Bei Flachwarzen können z. B. Saughütchen aufgesetzt werden. Auch kennen erfahrene Schwestern/Stillberaterinnen eine Menge von Tips, die sie weitergeben können.

Frauen sollen ermuntert werden, die Stillberatung für sich in Anspruch zu nehmen. Ein *Merkblatt* (Beispiel nebenstehend), das sie vor der Geburt erhalten, kann als Wegweisung dienen.

Stillen: Merkblatt für Patientinnen
(Spital Limmattal, CH-8952 Schlieren).

Wir legen großen Wert auf das Stillen und fördern dies nach den Vorgaben der Unicef. Diese sind in 10 Schritten formuliert und sind bei uns folgendermaßen integriert:

1. Das Personal kennt diese Richtlinien und befolgt sie in seiner Arbeit.
2. Unsere Schwestern werden regelmäßig zum Thema Stillen weitergebildet.
3. Wenn Sie schwanger sind, informieren wir Sie über das Stillen und wie Sie sich darauf vorbereiten können.
4. Nach der Geburt dürfen Sie Ihr Kind bei sich haben und sofort zum Stillen anlegen.
5. Falls Ihr Kind in eine Kinderklinik verlegt werden muß, zeigen und helfen wir Ihnen, daß Sie sich auf ein späteres Stillen vorbereiten können.
6. Ihr Kind erhält von uns nur zusätzliche Flüssigkeit, wenn es nach dem Stillen nicht zu beruhigen ist. Erst wenn Ihr Kind nach ein paar Tagen zuviel an Gewicht verliert, geben wir ihm, mit Ihrem Wissen, künstliche Milch nach.
7. Sie dürfen Ihr Kind jederzeit bei sich haben. Wenn das Kind im Kinderzimmer schläft, bringt die Schwester es Ihnen, wenn es Hunger hat. Sprechen Sie mit der Schwester, was Ihnen am angenehmsten ist.
8. Sie dürfen Ihr Kind jederzeit stillen. Setzen Sie das Kind an, wenn Sie glauben, daß es Hunger hat oder Ihre Brüste stark spannen. Die Schwester zeigt Ihnen das richtige Vorgehen und hilft Ihnen mit ihrem Fachwissen, Tips und Tricks.
9. Damit Ihr Kind das richtige Saugen an der Brust lernen kann, geben wir ihm keinen Lutschnuggi [Schnuller] und keinen Schoppennuggi [Sauger]. Falls Ihr Kind trotzdem Tee braucht, erhält es diesen mittels Löffel oder Becher. Wir machen keine Werbung für Muttermilchersatzprodukte.
10. Vor Ihrem Austritt erhalten Sie von der Schwester weitere mündliche Informationen über die Zeit zu Hause und ein Informationsblatt mit den Adressen der zuständigen Mütterberatungsschwestern und den Stillberaterinnen.

- Um einer Brustinfektion vorzubeugen, werden die Hände vor dem Berühren der Brustwarze desinfiziert oder gut gewaschen
- Der Schlafrhythmus von Kind und Mutter ist oft identisch. Wenn das Kind nachts in seinem Bettchen unruhig ist, kann es hilfreich sein, mit einer weichen Rolle am Kopf oder mit einer Decke an der Seite ein „Nestchen" zu bauen. Das Kind erfährt so mehr Geborgenheit.

17.5 Pflege des Säuglings

17.5.1 Überwachung

Die Besonderheiten, die die Anpassung des kindlichen Organismus an die neue Situation außerhalb des Uterus mit sich bringen, verlangen vom Pflegeteam besondere Aufmerksamkeit, insbesondere in bezug auf

- die *Wärmeregulation*, die von gleichmäßig warmer Innentemperatur auf äußere Einflüsse umstellen muß:
  - Wärmelampe über dem Wickeltisch,
  - in den ersten Tagen Temperatur messen,
  - Bettchen vorwärmen, gleichmäßige Raumtemperatur (um 20 °C).
- *Umstellen zur selbständigen Atmung* auf eine Frequenz von 45 – 55 Atemzüge pro Minute:
  - Seitenlagerung,
  - Überwachung der Atemfrequenz.
- *Umstellung des Herz-Kreislauf-Systems* auf eine selbständige Frequenz von 120 – 140 Schlägen pro Minute:
  - Pulskontrolle,
  - Hautfarbe und Durchblutung der Extremitäten beobachten.
- *Blasen- und Darmfunktion* setzen langsam ein. Die erste Entleerung erfolgt im Verlauf der ersten 24 Stunden:
  - Beobachtung und Protokollierung.
- Das *noch im Wachstum befindliche Nervensystem:*
  - Beobachten von Verhalten, Schreien, Bewegungen, Reflexen (Saug- und Schluckreflex, Greifreflex u. a.).
- *Physiologischer Ikterus* mit Gelbfärbung der Haut und Skleren (Auftreten ab dem 3. Tag, Abklingen am 8. Tag);
  - Beginn, Dauer und Stärke beobachten.
- *Nabelwunde.* Sie verheilt normalerweise problemlos, der Nabelrest trocknet ab. Bis zum Abtrocknen mit steriler Gaze abdecken.

Abweichungen von der Norm müssen gemeldet werden, da schon kleine Unregelmäßigkeiten ein Risiko für das Leben und die Entwicklung des Kindes bedeuten.

17.5.2 Prophylaktische Maßnahmen

Die *Neugeborenenuntersuchung*, die Maßnahmen zur *Früherkennung* von *Stoffwechselkrankheiten* sowie spezifische *Verhütungsmaßnahmen* werden heute bei allen Kindern vorgenommen.

Geprüft werden Gesamteindruck, Herz-Lungen-Tätigkeit, Hüftgelenk- und Fußstellung, Entwicklungsstand bzw. Reifezeichen, Bauch- und Geschlechtsorgane, Sinnesorgane.

Blutungsprophylaxe. Infolge Mangels verschiedener Gerinnungsfaktoren (teils bedingt durch Vitamin-K-Mangel im Darm) kann die Blutgerinnungsstörung vorliegen, die zu Darm- und Hirnblutung führen kann. Wenn nötig wird dem Neugeborenen Konakion (Vitamin K) verabreicht.

Der **Guthrietest** vermag eine Phenylketonurie und andere Stoffwechselstörungen zu erfassen.

Vorgehen: Ca. an dem 4. Lebenstag wird aus der Ferse Kapillarblut entnommen und auf ein Spezialfilterpapier gebracht (pro Kreis ein Blutstropfen).

Impfungen: Eventuell Hepatitis, BCG (Impfplan S. 386 f.).

Rachitisprophylaxe wird ab der 2. Lebenswoche bis Ende des 1. Jahres täglich durchgeführt (Vitamin D).

17.6 Mutter-Kind-Beziehung

Zur Aufrechterhaltung der Mutter-Kind-Beziehung eignet sich das Rooming-in. Unterschieden wird das

- Vollzeit-Rooming-in – kontinuierliches Zusammensein von Mutter und Kind;
- Teilzeit-Rooming-in – zeitweises Zusammensein; das Kind kann während der Ruhezeiten der Mutter (vor allem nachts) ins Säuglingszimmer gegeben werden.

Das Rooming-in entspricht den natürlichen Bedürfnissen von Mutter und Kind:

- der *Mutter*, weil sie dadurch Gelegenheit hat, mit dem Kind zusammenzuwachsen, es kennenzulernen;
- des *Kindes*, dem die Mutter wie kein anderer Mensch (auch keine Pflegeperson) helfen kann.
- Der *Tagesablauf* kann entstreßter gestaltet, dem Rhythmus von Mutter und Neugeborenem kann besser entsprochen werden.
- Das *freie Stillen* wird möglich (größere Stillerfolge).

In der Rooming-in-Pflege übernimmt die Mutter die *Verantwortung* für die Pflege ihres Neugeborenen, während die Pflegeperson/Hebamme in beratender oder/und unterstützender Funktion zur Verfügung steht. Mit der „freien Besuchszeitregelung“ kann sich daran auch der Vater beteiligen. So kann das Zusammengehörigkeitsgefühl von Mutter – Vater – Kind in diesen ersten Tagen und Wochen auf ideale Art und Weise gefördert werden (Abb. S. 474).

Die **bestmögliche Begleitung** durch die Pflegeperson wird dann gewährleistet sein, wenn sie ein solides Fachwissen ihr eigen nennt und selber bereits Erfahrungen sammeln konnte (selber Mutter sein ist natürlich die beste Voraussetzung). Von Bedeutung ist Grundwissen sowohl zur Brustpflege und zum Stillen wie zur normalen Entwicklung des Säuglings, z. B.
- Bindungsverhalten von Neugeborenen;
- ihre emotionalen, geistigen, sozialen und körperlichen Fähigkeiten;
- individuelle Ausprägungen in bezug auf Schlaf- und Nahrungsbedürfnisse;
- postnatale Vorgänge (nicht nur die körperlichen) bei der Mutter.

Die Rückkehr nach Hause

Je besser die Mutter während des Wochenbettes in die Pflege integriert war, um so leichter gestaltet sich der Übergang nach Hause. Trotzdem stellen sich ihr viele Fragen und Probleme, die insbesondere das 1. Lebensjahr des Kindes mit sich bringt. Hier bietet die *Mütterberatung* ihre Dienste an. Mütterberatung ist ein weiteres interessantes Arbeitsfeld für Kinderkrankenschwestern:
- ❖ Sie begleitet die Mutter und steht ihr zur Seite bei allen Fragen bezüglich Pflege und Ernährung des Kindes während des 1. Lebensjahres.
- ❖ Sie kontrolliert den Verlauf der Entwicklung des Kindes, das sie jede Woche einmal gründlich untersucht und prüft.

Weitere Beratungsstellen S. 566.

Weiterführende Literatur

Carrera, J.: Schwangerschaft – Geburt – Wochenbett. Trias, Stuttgart 1989

Geist, C., U. Harder, G. Kriegerowski-Schröteler, A. Stiefel: Hebammenkunde. Lehrbuch für Schwangerschaft, Geburt, Wochenbett und Beruf. de Gruyter, Berlin 1995

Gotved, H.: Beckenboden und Sexualität, 3. Aufl. Trias, Stuttgart 1991

Grosjean, M.: Mutter und Kind nach der Geburt. Lernen, miteinander zu leben. Recom, Basel 1989

Kitzinger, S.: Natürliche Geburt, 7. Aufl. Kösel, München 1991

Klaus, M. H. u. a.: Mutter-Kind-Bindung. Deutscher Taschenbuch Verlag, München 1987

Largo, R. H.: Babyjahre. Die frühkindliche Entwicklung aus biologischer Sicht. Piper, München 1995

Leboyer, F.: Geburt ohne Gewalt, 7. Aufl. Kösel, München 1992

Lothrop, H.: Das Stillbuch, 18. Aufl. Kösel, München 1993

Mändle, C., S. Opitz-Kreuter, A. Wehling: Das Hebammenbuch. Lehrbuch der praktischen Geburtshilfe. Schattauer, Stuttgart 1995

Martius, G., U. Cammann: Gynäkologie. Geburtshilfe und Neonatologie, 9. Aufl. Kohlhammer, Stuttgart 1990

Meier, F.: Fördert Rooming-in die frühe Mutter-Kind-Beziehung wirklich? Med. Mensch Ges. 8 (1983) H. 3

Nehr, M.: Schwangerschaft und Geburt. Erfahrungen, Risiken, Probleme. Beltz, Weinheim 1989

Nilsson, L.: Ein Kind entsteht. Mosaik, München 1995

Odent, M.: Die sanfte Geburt. Die Leboyer-Methode in der Praxis, 6. Aufl. Kösel, München 1986

Schetelig, H.: Entscheidend sind die ersten Lebensjahre. Herder, Freiburg 1992

Schiemann, D.: Studie zur postnatalen Mutter-Kind-Situation in Krankenhäusern. Pflege 1 (1988) 67 – 75

Seiler, T.: Erste Hilfe bei Säuglingen und Kindern. Trias, Stuttgart 1989

Steidinger, J., K. Uthicke: Frühgeborene = Babys, die nicht warten können. Rowohlt, Reinbek 1989

Stern, D.: Mutter und Kind. Die erste Beziehung, 2. Aufl. Klett, Stuttgart 1992

Weidenbach, T.: Der achte Tag der Schöpfung. Die Gentechnik manipuliert unsere Zukunft. Kiepenheuer & Witsch, Köln 1989

Wichmann, V.: Kinderkrankenpflege, 3. Aufl. Thieme, Stuttgart 1991

18 Kranke Kinder

Denn wir können die Kinder nach unserem Sinne nicht formen.
So wie Gott sie uns gab, so muß man sie haben und lieben.
J. W. v. Goethe

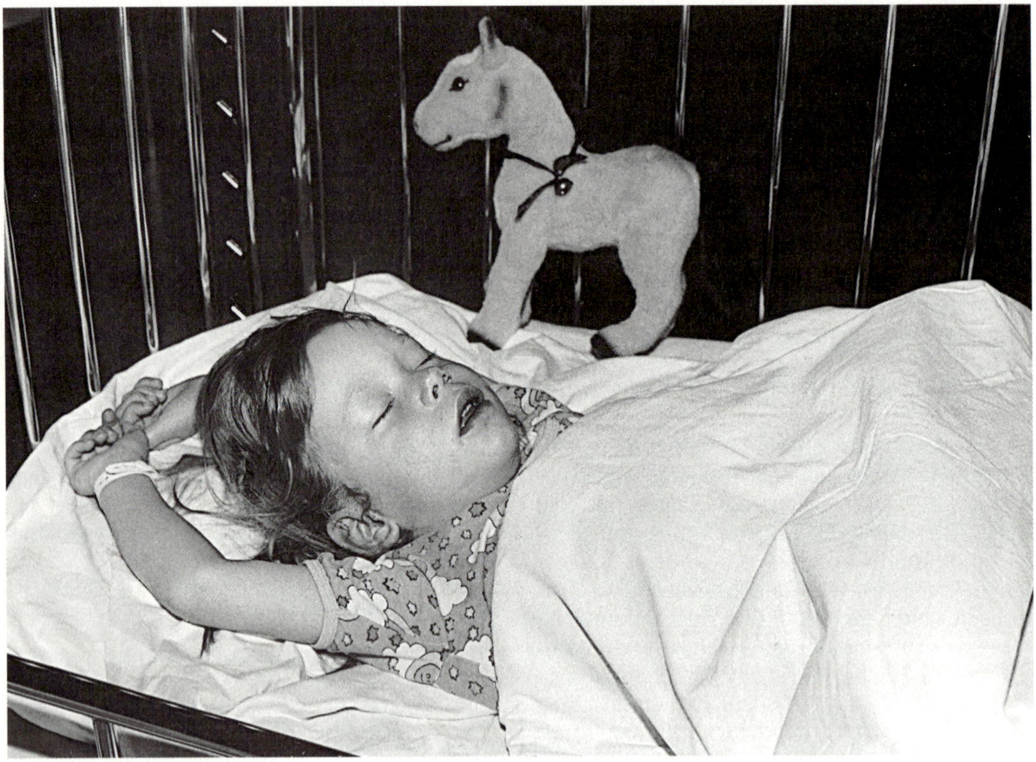

Foto: epd-Bild-Stuttgart, Lachmann

Sequenzziel

Die *Pflegegrundsätze, die den ganzen Menschen meinen, gelten auch für das Kind.* Andererseits bedarf die Pflege kranker Kinder eines *Spezialwissens*, das in diesem Buch nicht angeboten werden kann. Es sei dafür auf die entsprechende Fachliteratur verwiesen. Damit ist das Ziel dieses Kapitels umschrieben: Es will Ihnen helfen, Ihr Pflegeverständnis auf die Situation kranker Kinder anzuwenden wie auch Ihr Interesse zu wecken, sich durch weiterführendes Studium zusätzliches Wissen zu erwerben.

Prinzipien/Impulse

Das Kind ist **Person von Anfang an,** eigenständig und einzigartig, nie einfach eine Kopie der Eltern, sondern ein „absolut Neues" (ein „absolutes Novum", wie Frankl Personsein bezeichnet). Das heißt, jedes Kind kommt als potentiell geistige Person auf die Welt, will als Person sich ausdrücken und ernst genommen werden. Der Ausdruck seiner Gefühle ist noch unverfälscht. Es ist wie ein Buch, aus dem wir lesen und in das wir schreiben können.

Organe und Organismus wachsen langsam der Gestalt des Erwachsenen entgegen. Das Kind besitzt bereits alle Abläufe und Funktionen, ohne schon frei und willkürlich darüber verfügen zu können. Zum Teil braucht es Hilfe und Unterstützung und/oder Anleitung, damit die Entwicklung problemlos verlaufen kann. Störungen treffen den „kleinen Körper" massiver und sind (vor allem beim Säugling und Kleinkind) rasch lebensbedrohlich.

Die **Familie** ist für das Kind das primäre Auffangnetz, der Ort, wo es hineingeboren wird, sich entwickeln kann, getragen und geformt wird. Ein positives Umfeld bewirkt ein positives Wachstum, umgekehrt zeigen Forschungsergebnisse, daß die Ursachen für viele Erkrankungen des Kindes häufig im sozialen Umfeld zu suchen sind.

Einstimmung

Ein Kind durch den Krankheits- und Genesungsprozeß zu begleiten, kann für alle Beteiligten ein Lernfeld sein. Hier ein entsprechendes Echo:

- Vor einem Jahr kam mit der Post ein zerknittertes, wasserfleckiges Blatt Papier, aus einem Notizblock gerissen und mit blauem Filzstift beschrieben. Kein Brief begleitete es.

  Für Torey mit viel ‚Liebe'

  Alle anderen kamen
  Sie wollten mich lachen machen
  Sie spielten ihre Spiele mit mir
  Manche Spiele zum Spaß und manche für immer
  Und dann gingen sie fort
  Ließen mich in den Ruinen der Spiele, mich
  Die ich nicht wußte, welche für immer waren
  Und welche zum Spaß und
  Ließen mich allein mit dem Echo des
  Lachens, das nicht meins war.

  Dann kamst du
  Mit deiner komischen Art
  Nicht richtig menschlich
  Und du machtest mich weinen
  Und es schien dich nicht zu kümmern
  Wenn ich weinte
  Du sagtest nur die Spiele sind vorbei
  Und wartetest
  Bis alle meine Tränen zu Freude wurden.

  (Epilog zu T. L. Hayden: Sheila, 1993) ■

18.1 Theoretische Grundlagen

Für die Pflege kranker Kinder ist das Kennen und Verstehen der kindlichen Verhaltensweisen, seiner Bedürfnisse und Reaktionen ebenso wichtig wie medizinisches Fachwissen. Schwestern, die in der Pflege Erwachsener ausgebildet sind, müssen lernen, sich in die kindliche Welt hineinzudenken und hineinzufühlen. Im folgenden einige hinführende Grundsätze.

18.1.1 Unterschiede zur Erwachsenenpflege

Das Kind ist nicht einfach ein kleiner Erwachsener. Die Unterschiede, die in der Pflege zu beachten sind, liegen in der kindspezifischen Bedürftigkeit, Abhängigkeit und Entwicklungsfähigkeit und betreffen vorwiegend die folgenden Aspekte:

Alter und Entwicklungsstand des Kindes. Seine Aussagemöglichkeiten und Verständnisfähigkeiten sind anders als beim Erwachsenen. Sie sind beim unter 4jährigen z. B. noch kaum entwickelt. Das Kind bedarf deshalb einer differenzierten und gezielten Beobachtung.

Reaktionsweisen. Kinder sind unberechenbar, sie folgen ihren Impulsen und bedürfen einer sicheren Umgebung und eines risikofreien Bewegungsraumes. *Gefahren* müssen vorausgesehen und es muß entsprechend vorgesorgt werden (sichere Aufbewahrungsorte für Medikamente, technische Geräte, Desinfektionsmittel u. a.).

Informationsbedürfnis und -verarbeitungsfähigkeit hängen vom Alter und Entwicklungsstand ab. Es braucht großes Einfühlungsvermögen, um die altersspezifische „Sprache" zu verstehen bzw. in einer dem Kind verständlichen Sprache zu sprechen.

Beschäftigung. Spiel- und Bewegungsdrang sind fundamentale Lebensbedürfnisse des Kindes. Der Beschäftigung ist daher große Bedeutung beizumessen. Sie muß einerseits den Fähigkeiten, den Bedürfnissen und Wünschen des Kindes entsprechen und zugleich gesundheits- und entwicklungsfördernden Charakter haben. Das bedeutet, daß die Beschäftigung (Spiel, Lernen) bewußt und gezielt in die Pflegeplanung einbezogen, durchgeführt und kritisch gewertet werden muß.

Die **Zusammenarbeit** mit der Erzieherin/dem Erzieher oder der Lehrerin/dem Lehrer zusätzlich zu den therapeutischen Diensten bedarf großer Flexibilität, Kooperations- und Teamfähigkeit. Der Schwester fällt die Aufgabe der Vermittlung und der Kontinuität zu. An ihr liegt es, ob das Kind eine Basis des Vertrauens zu einer Bezugsperson aufbauen kann, ohne von der Vielzahl der Kontaktpersonen verwirrt zu werden.

Die **Integration der Eltern** in die Pflege hängt häufig weniger von der vorgegebenen Struktur als von der Bereitschaft der Pflegepersonen ab. Man kann die Kinder *neben* den Eltern (Mutter) oder *mit* den Eltern betreuen, die Schwerpunkte können beim „Ich" oder beim „Wir" gesetzt werden. Letzteres bedarf einer reifen Persönlichkeit. Die Pflegeperson hat die Eltern bei deren Abwesenheit zu *vertreten* und keineswegs zu verdrängen.

Klarheit und Konsequenz in erzieherischen Belangen sind notwendig. Kinder brauchen Liebe, aber kein Verwöhnen; Aufbauen und Weiterführen der elterlichen Erziehung und nicht eine Umerziehung; ein liebevolles Auf-das-Kind-Eingehen und -Zugehen, nicht ein Abhängigmachen; Sorge und taktvolle Lenkung, nicht Bevormundung und Überbesorgtheit usw.

18.1.2 Die Rechte des Kindes

Jeder Mensch hat Rechte und Pflichten, die er einerseits wahrnehmen muß und die ihm andererseits zugestanden werden müssen. Das gilt auch für das Kind. Das Kind ist aber, mehr als der Erwachsene, abhängig von seiner Umgebung und von den Menschen, die sich um sein Wohlergehen und um sein körperliches, seelisches und geistiges Wohlbefinden sorgen.

Oft hängt das Maß seiner Rechte von den Erwachsenen ab, die sich u.U. wenig darum kümmern. Aus diesem Grund hat die UNO-Vollversammlung 1959 eine „Erklärung der Rechte des Kindes" abgegeben, die seinen Schutz gewährleisten sollen.

Mehr noch als das gesunde Kind braucht das kranke Schutz und die Sicherheit, daß seine Rechte respektiert werden. Ich möchte hier einen Auszug der Erklärung dieser Rechte des Kindes abdrucken, um auch Pflegenden diesen Aspekt bewußtzumachen. Von den zehn Grundsätzen wähle ich vier aus, jene, die sich vor allem mit dem *Recht auf Gesundheit und Pflege* befassen:

Grundsatz 4 Das Kind erfreut sich der Wohltaten der sozialen Sicherheit. Es ist berechtigt, in Gesundheit heranzuwachsen und zu reifen; deshalb werden ihm und seiner Mutter besondere Fürsorge und Schutz gewährt einschließlich angemessener Pflege vor und nach der Geburt. Das Kind hat das Recht auf ausreichende Ernährung, Wohnung, Erholung und ärztliche Betreuung.

Grundsatz 5 Das Kind, das körperlich, geistig oder sozial behindert ist, erhält diejenige besondere Behandlung, Erziehung und Fürsorge, die sein Zustand und seine Lage erfordern.

Grundsatz 6 Das Kind bedarf zur vollen und harmonischen Entwicklung seiner Person der Liebe und des Verständnisses. Es wächst, soweit irgend möglich, in der Obhut und der Verantwortung seiner Eltern, immer aber in einer Umgebung der Zuneigung und moralischer und materieller Sicherheit auf; in zartem Alter wird das Kind nicht von seiner Mutter getrennt, außer durch ungewöhnliche Umstände. Gesellschaft und öffentliche Stellen haben die Pflicht, alleinstehenden und mittellosen Kindern verstärkte Fürsorge angedeihen zu lassen. Staatliche und anderweitige finanzielle Unterstützung kinderreicher Familien ist wünschenswert.

Grundsatz 10 Das Kind wird vor Handlungen bewahrt, die rassische, religiöse oder andere Herabsetzung fördern. Es wird erzogen in einem Geist des Verstehens, der Duldsamkeit, der Freundschaft zwischen den Völkern, des Friedens, weltumspannender Brüderlichkeit und in der Vorstellung, daß seine Kraft und Fähigkeiten dem Dienst an seinen Mitmenschen zu widmen sind.

18.1.3 Kind und Krankenhaus

Damit die „Rechte des Kindes" dort umgesetzt werden, wo das Kind abhängig ist (von Krankheit, von Bezugspersonen), wurde der Dachverband *European Association for Children* (EACH) gegründet, dem 15 europäische Länder angehören. Die *Ziele* von EACH wurden auf der ersten Konferenz (1988 in Leiden NL) in Form einer Charta für Kinder im Krankenhaus verabschiedet.

Charta für Kinder im Krankenhaus

1. Die Aufnahme eines Kindes ins Spital soll nur dann erfolgen, wenn eine gleichwertige Pflege nicht zu Hause oder ambulant erbracht werden kann.
2. Kinder im Spital haben das Recht, Mutter, Vater oder eine andere Bezugsperson jederzeit bei sich zu haben.
3. Bei der Aufnahme eines Kindes ins Spital soll den Eltern die Mitaufnahme angeboten werden; Hilfe und Unterstützung dabei müssen ebenfalls vom Spital aus kommen. Den Eltern dürfen daraus keine zusätzlichen Kosten und keine Einkommenseinbußen entstehen. Um an der Pflege ihres Kindes teilnehmen zu können, müssen die Eltern über die Grundpflege sowie den Stationsalltag informiert, und ihre aktive Teilnahme daran soll unterstützt werden.
4. Kinder haben wie ihre Eltern das Recht, ihrem Alter und ihrem Verständnis entsprechend informiert zu sein. Insbesondere soll jede Maßnahme ergriffen werden, um den körperlichen und seelischen Streß zu vermindern.
5. Kinder und Eltern haben das Recht, vor jeder Entscheidung, die die Behandlung des Kindes betrifft, in dem Maß informiert zu werden, das ihnen eine Mitentscheidung ermöglicht. Jedes Kind soll vor unnötigen medizinischen Behandlungen und Untersuchungen geschützt werden.

Fortsetzung S. 577

Charta für Kinder im Krankenhaus (Fortsetzung)

6. Kinder sollen gemeinsam mit Kindern gepflegt werden, die ähnliche entwicklungsbedingte Bedürfnisse haben. Kinder sollen nicht in Erwachsenenstationen aufgenommen werden. Für Besucher dürfen keine Altersgrenzen festgelegt werden.
7. Kinder haben auch im Spital das Recht auf eine Umgebung, die ihrem Alter und ihrem Zustand entspricht und die ihnen umfangreiche Möglichkeiten zum Spielen, zur Erholung und zur Schulbildung gibt. Die Räume sollen den Bedürfnissen der Kinder entsprechend geplant und möbliert sein.
8. Kinder haben das Recht auf Pflege durch Personal, das durch Ausbildung und Einfühlungsvermögen befähigt ist, auf die körperlichen, seelischen und entwicklungsbedingten Bedürfnisse der Kinder und ihrer Familien einzugehen.
9. Kontinuität in der Pflege der Kinder soll durch ein möglichst kleines Team sichergestellt werden.
10. Kinder müssen mit Takt und Verständnis behandelt und ihre Intimsphäre muß jederzeit respektiert werden.

Schweizerischer Verband Kind und Spital

18.1.4 Kindliche Reaktionen auf den Krankenhausaufenthalt

Infolge der Alters- und Entwicklungsunterschiede hat der Krankenhausaufenthalt für jedes Kind eine andere Bedeutung. Besonders Kinder zwischen 6 Monaten und 5 Jahren werden durch eine längere Trennung von den Eltern seelisch stark belastet, weil sie bereits eine personale Beziehung aufgebaut haben, von deren Beständigkeit und Zuverlässigkeit sie in ihrem Wohlbefinden noch sehr abhängig sind. Die Trennungsreaktionen verlaufen in verschiedenen Phasen (Dtsch. Krankenpfl.-Z. 10 [1975] 575):

1. Proteststadium (Schreien, Rufen nach der Mutter).
2. Beginnende Depression (Rückzug von der Umgebung der Eltern).
3. Manifeste Depression (äußerliche Anpassung mit Abwehr von Gefühlsbeziehungen).
4. Hospitalismuserscheinungen bei langdauerndem Aufenthalt mit Auftreten von kinderneurotischen Symptomen wie Nägelbeißen, Wiedereinnässen usw.
5. Nach der Entlassung aggressiver Protest gegen die engsten Bezugspersonen, meist die Mutter.
6. Regression in eine enge, anklammernde Mutterbindung.
7. Allmähliche Stabilisierung und Normalisierung oder dauernde Fixierung an die Mutter mit Störungen der Persönlichkeitsentwicklung.

Die Empfindungen, denen das krankgewordene Kind ausgesetzt ist, können sehr verschieden sein. Im folgenden einige bezeichnende kindliche Erfahrungen bzw. *Reaktionen*, die mit der Aufnahme ins Krankenhaus verbunden sind:

- Die Einschränkung der Motorik bremst (vor allem in den ersten Lebensjahren) die Entwicklung im körperlichen und geistigen Bereich.
- Die Einengung des Lebensraumes hat eine Verminderung der Interessen zur Folge.
- Gefühle, die nicht abreagiert werden können, sowie Mangel an Kontakt bewirken, daß das Kind müde und lustlos oder nervös und gereizt wird.
- Die u. U. eben erst errungene Selbständigkeit muß preisgegeben und eine erneute Abhängigkeit akzeptiert werden. Dies bewirkt eine Regression auf eine unreifere Altersstufe.
- Das Kind fühlt sich verlassen und äußert dies in seinem veränderten Verhalten: Apathie, Abkapselung, Aggression u. a.

Eine wesentliche Rolle spielen dabei die Art der Krankheit und deren Auftreten, akut oder chronisch, und damit vor allem die Art und Weise der *Vorbereitung des Kindes auf den Krankenhausaufenthalt*. Grundsätzlich gilt, daß das Kind darauf vorbereitet und hingeführt werden sollte, d. h., daß Klinikaufenthalte, die nicht akut notwendig sind, von den Eltern weitsichtig geplant werden müssen. Die Kinder sollen altersgemäß informiert werden, denn was bekannt ist oder wo Zusammenhänge und Handlungsabläufe verstanden werden, entsteht weniger Angst. Mal- und Bilderbücher (z. B. A. Weber, J. Blass: Elisabeth wird gesund, 11. Aufl. Herder, Freiburg 1991; G. Biermann, R. Biermann: Gabi geht ins Krankenhaus, 4. Aufl. Reinhardt, München 1979; M. Gydal u. a.: Ole kommt ins Krankenhaus. Carlson, Reinbek o. J.), aber auch das Spiel mit dem Spielzeug-Arztkoffer u. a. lassen Fremdes und Unbekanntes vertrauter werden. Ein Besuch im Krankenhaus zum Kennenlernen und eine kurze Begegnung mit den Schwestern ermöglichen das Einfühlen in die Atmosphäre, die auf das Kind zukommt. Die Zeit, die für solche vorbereitenden Besuche investiert wird, ist für beide Seiten (Kind/Mutter und Pflegegruppe) von großem Wert und kann viel Not verhindern.

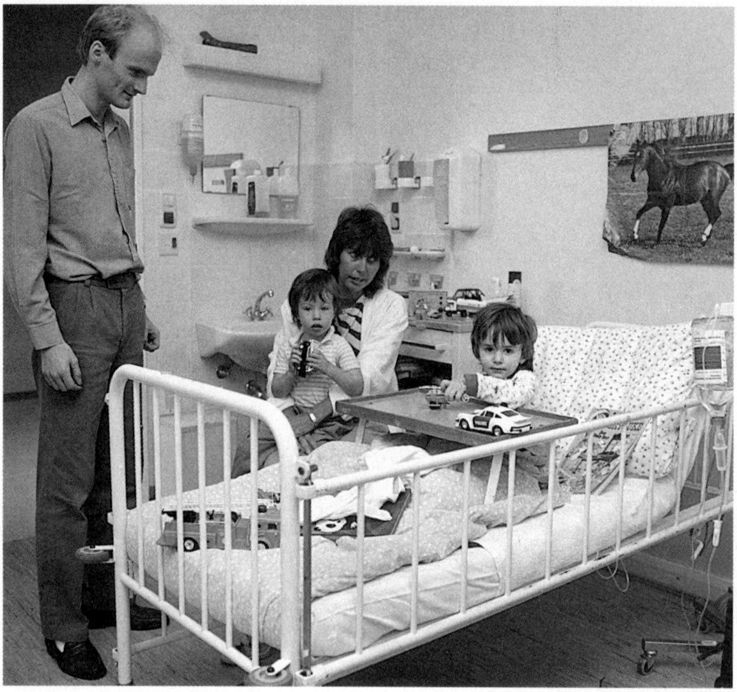

Abb. 18.1 Das Kind im Krankenhaus bedarf der Zuwendung und Liebe, es braucht seine Eltern und Geschwister (Foto: dpa).

18.2 Situation kranker Kinder

Das kranke Kind braucht, mehr noch als das gesunde, seine vertraute Umgebung und seine Bezugspersonen. Idealerweise wird es *daheim* gepflegt, z. B.

- bei normalem Verlauf der Kinderkrankheiten;
- nach kleineren Eingriffen, die heute häufig auch ambulant durchgeführt werden;
- bei schweren, evtl. terminalen Krankheiten (Krebs, AIDS), wo die Familie das Kind heimnehmen kann (unterstützt von der Gemeindekrankenschwester).

Die Mutter kann sich das für die Pflege notwendige Wissen in speziellen Kursen aneignen (z. B. Kurse des Roten Kreuzes in häuslicher Kinderkrankenpflege).

Für das Kind im *Krankenhaus* soll der Kontakt mit seinen Eltern und Geschwistern weitmöglich aufrechterhalten bleiben. Die vertraute, anwesende Bezugsperson *schafft Beruhigung* und *mindert Angst*. Die Kinder haben sichtbar die *Gewißheit*, nicht vergessen worden zu sein. Die Einbeziehung der Eltern in die Pflege und Therapie der Kinder innerhalb der Klinik läßt die zur Heilung notwendigen Maßnahmen leichter erdulden, und häufig tritt dadurch auch die Genesung rascher ein.

Die anwesenden Eltern können zu einem großen Teil die *Betreuung* und *Begleitung* ihres kranken Kindes übernehmen – meist sind sie durchaus kompetent dafür; sie können auch bei der *Behandlung* assistierend mitwirken.

Umgekehrt können anwesende Eltern für die Therapie- und Behandlungsgruppe zum *Problem* werden, sei es, daß sie (häufig mehr als das Kind selber) von Ängsten und Unsicherheit geplagt sind und der Hilfe bedürfen oder daß sie unkooperativ und gefährdend ins Pflegekonzept eingreifen (Nüchterngebote überschreiten, unsinnige Schleckwaren mitbringen usw.). Diese kurzen Hinweise zeigen, wie sehr sich die Situation des Kindes im Krankenhaus und somit auch die Aufgabe der Pflegepersonen, insbesondere der Kinderkrankenschwester, gewandelt hat und eigentlich eine zweifache geworden ist:

- Verantwortung für die Planung, Durchführung und Auswertung der Pflege (pflegerischer Aspekt);
- Beratung und Begleitung der Eltern, insbesondere der Mutter (pädagogischer, gesundheitserziehender Wert).

Die wichtigsten Voraussetzungen sind aber auch heute die Fähigkeit und Bereitschaft zur *Zuwendung* und die *Liebe* zum Kind (Abb. 18.**1**).

Beschäftigung

Der Beschäftigung ist innerhalb der Pflegeplanung viel Gewicht beizumessen. Das Spiel
- entfaltet die Persönlichkeit,
- hilft emotionale Eindrücke zu verarbeiten,
- schult die Sinnesorgane,
- fördert die Sprachentwicklung,
- entwickelt die körperliche Beweglichkeit,
- gibt der kindlichen Phantasie neue Impulse und vermittelt Freude an schöpferischer Betätigung,
- führt zur Selbstbehauptung und zur Anerkennung der eigenen Persönlichkeit,
- schafft Beziehungen zu Mitmenschen und zur Umwelt,
- hilft Krankheit und Behinderung zu bewältigen.

Bei der Wahl des Spielzeugs ist uns die Erzieherin und/oder die Ergotherapeutin behilflich (S. Stöcklin-Meier: Kranksein und spielen, 2. Aufl. Pro Juventute, Zürich 1985). Bei der *therapeutischen Spielzeugwahl* ist außer den allgemeingültigen Kriterien auch der Aspekt der Funktion und Rehabilitation von Bedeutung; d.h., daß neben dem Lieblingsspielzeug auch zweckgerichtetes Funktionsspielzeug eingesetzt und dem Kind zugänglich und „liebgemacht" werden muß (Spielzeug zum Bewegen, Sichausdrücken, Gestalten, Konstruieren, Lernen usw.). Zu Beschäftigung und Spiel s. auch Kapitel 13.

Geschenke

Die Geschenke werden dann zum Problem, wenn das Kind damit überhäuft wird. Im Krankenhaus ist der Platz, den das Kind als Eigenraum und individuellen Spielplatz (Kuschelecke) zur Verfügung hat, auch bei besten Voraussetzungen klein. Die Eltern müssen daher wissen, daß teure und große Spielzeuge ungünstig sind. Umgekehrt kann man aber davon ausgehen, daß „unsinnige Geschenke" eine kompensierende Reaktion der Eltern sind, die ihr Kind allein lassen (müssen). Das bedeutet: Je selbstverständlicher die Eltern im Krankenhaus ein- und ausgehen können, je kontinuierlicher ihre Anwesenheit gewährleistet ist, um so kleiner wird das Problem der „Überhäufung" des Kindes mit Geschenken sein. Die Eltern bedürfen u.U. einiger helfender Gedanken, damit ihre Ideenfindung angeregt wird (eine einzelne Blume aus dem Garten, ein Zweig aus dem Wald, ein Stein aus dem Fluß, leere Kalenderblätter für jeden neuen Tag usw.). Wichtiger als die täglichen Mitbringsel ist die Geschichte, die dazu gehört, der Beziehungspunkt mit der vertrauten Umwelt, aus der das Kind kommt und in die es wieder zurückkehrt.

18.3 Pflegeplanung

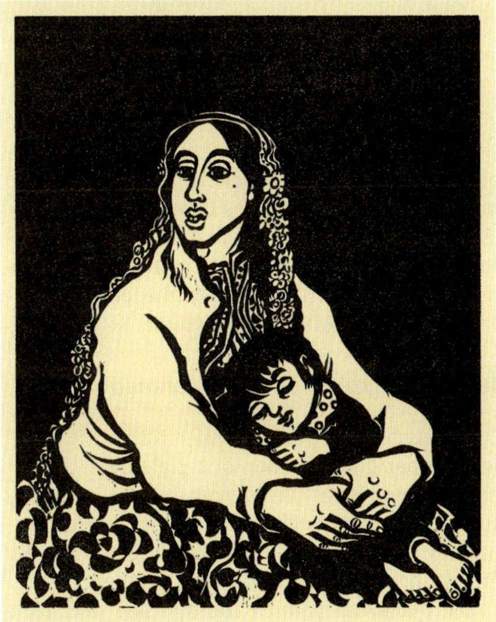

Mutter und Kind

18.3.1 Situationseinschätzung

Grundsätzlich sind auch für das Kind die allgemeingültigen Aspekte zur Situationseinschätzung anzuwenden. Der wesentliche Unterschied liegt darin, daß wir nicht nur mit *einer* Person vertraut werden müssen, nämlich dem Kranken (dem Kind), sondern in ebenso großem Ausmaß auch mit den Eltern des Kindes. Diese beste (und wichtigste) Informationsquelle spielt nicht nur bei der Aufnahme des Kindes eine Rolle, sondern während des ganzen Krankenhausaufenthalts. Niemand kennt die kindlichen Bedürfnisse, Wünsche, Nöte und Probleme besser als sie, niemand vermag so gut wie sie, kindliche Reaktionen zu verstehen und zu beantworten. Die Frage, was man denn vor allem über das Kind wissen müsse, läßt sich nicht mit einem Rezept beantworten. Umgekehrt werden intuitiv die richtigen Fragen gestellt, wenn man sich in die „Welt des Kindes" hineinversetzt. In der folgenden Checkliste einige Denkanstöße als Ergänzung bzw. Modifizierung der allgemeinen Checkliste.

Checkliste zur Situation des Kindes

- ☐ Vorbereitung auf den Krankenhausaufenthalt
- ☐ Entwicklungsstand des Kindes
- ☐ Zeitbegriff und Denkvermögen
- ☐ Stellung in der Familie (Einzelkind), Stellung in der Geschwisterreihe, andere Familienmitglieder
- ☐ Alter und Namen der Geschwister
- ☐ gebräuchliche Ausdrücke, wichtige Bezeichnungen (Kosenamen, Rufname für Mutter und Vater usw.)
- ☐ Gewohnheiten (Schlafritual, Lieblingsspeisen, Aversionen, Ausscheidungsverhalten usw.)
- ☐ Lieblingsspielzeug, Lieblingsbeschäftigung
- ☐ bei größeren Kindern: Sozialkontakte, Kindergarten, Schule, Hobby, Freunde
- ☐ spezielle Probleme infolge Krankheit
- ☐ Situation der Eltern: Probleme, Familienstruktur usw.

Da sich das Kind häufig nicht (noch nicht) selber mitteilen kann, ermöglicht nur eine gezielte Informationssammlung das *Erfassen und Beurteilen der Pflegeprobleme* sowie der möglichen *Ressourcen* bei Eltern, Geschwistern und Kind (letztere sind naturgemäß bei einem Kleinkind vorwiegend bei der Mutter zu suchen).

18.3.2 Pflegeziele und -maßnahmen

Die *Pflegeziele* sind allgemeiner Natur. Sie beinhalten aber immer neben den Zielen, die der Erhaltung und/oder Wiederherstellung der Gesundheit dienen, auch Ziele, die der Aufrechterhaltung der Eltern-Kind-Beziehung sowie der Entfaltung des kindlichen Geistes dienen.

Die *Pflegemaßnahmen* müssen alle drei Ziele abdecken.

Behandlung. Grundsätzlich handelt es sich um die gleichen Maßnahmen wie beim Erwachsenen. Die *Anpassung an das Kind*, insbesondere an das Kleinkind, bedarf einer einfühlsamen und geschickten Hand sowie der Fähigkeit, den Konsequenzen, die durch die „Kleinheit des Menschen" gegeben sind, zu entsprechen (sie zu kennen, zu verstehen und entsprechend handeln zu können). Idealerweise dient dazu die Fachausbildung zur Kinderkrankenschwester.

Betreuung. Im Gegensatz zum Erwachsenen müssen beim Kind vielfach neben den durch die Krankheit eingeschränkten Aktivitäten des täglichen Lebens *auch die noch nicht erlernten Aktivitäten* ganz oder teilweise durch die Pflegeperson ausgeführt werden. Das Miteinbeziehen der Eltern erfordert eine gegenseitig sich akzeptierende und kooperative Zusammenarbeit sowie eine flexible Handhabung der Besuchszeit. Die Vor- und Nachteile bzw. die individuell notwendige bzw. mögliche Variante muß gemeinsam (Pflege- und Therapiegruppe *und* Eltern) gesucht werden.

Begleitung. Die Eltern sind normalerweise die beste Begleitung. Das bedeutet, daß der Pflegeperson in erster Linie vermittelnde und kontakterhaltende Funktion zukommt. Nicht Elternersatz, sondern situationsgerechte Überwachung und Förderung der individuell notwendigen und wünschbaren Pflege ist das Ziel einer Eltern-Kind-gerechten Pflege.

18.3.3 Dokumentation und Anpassung der Pflege

Eigenheiten bei der Pflegedokumentation sind auf der Kinderabteilung z. B.
- kinderspezifische Ernährungs- und Gewichtsprotokolle,
- spezifische Beschreibung kindlicher Funktionen und Verhaltensweisen (z. B. Spielverhalten),
- Reaktionen (Verhalten und Probleme) der Mutter,
- Beziehung von Eltern und Kind usw.

Die *Besprechung* der Pflege (gegebene Pflege, Auswirkung und Anpassung) ist beim heute üblichen Schichtwechsel – der notgedrungen immer auch einen Wechsel der für das Kind so notwendigen Bezugsperson mit sich bringt – unumgänglich. Ohne gezielte Auskünfte gehen notwendige (u. U. wirklich Not wendende) Informationen verloren, und das Kind vermißt jene Geborgenheit und Sicherheit, die nicht nur für die Genesung, sondern für seine ganze weitere Entwicklung unabdingbare Voraussetzung sind.

18.4 Impulse zur Pflege

18.4.1 Symptomatik des kranken Kindes

Schmerz und Angst

Grundsätzlich leidet das Kind, wie Erwachsene leiden, wenn sie krank sind und **Schmerzen** haben. Vielleicht kann sich das Kind weniger gut ausdrücken, weil es die Sprache noch nicht be-

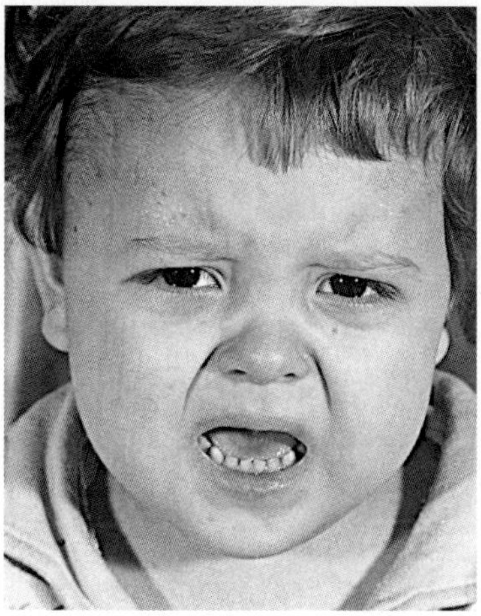

Abb. 18.**2** Schmerzausdruck beim Kind (aus Hertl, M.: Der Gesichtsausdruck des Kranken. Thieme, Stuttgart 1993).

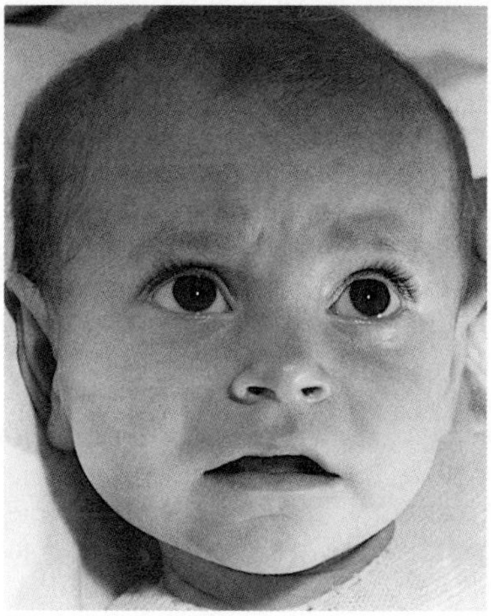

Abb. 18.**3** Angstausdruck beim Kind (aus Hertl, M.: Der Gesichtsausdruck des Kranken. Thieme, Stuttgart 1993).

herrscht oder weil es sich „in sich selbst zurückgezogen hat"; aber das Kind kann sich auch nicht (wie Erwachsene das vielfach tun) verstellen. Sein Ausdruck ist unverfälscht und oft sehr sprechend. Abb. 18.**2** zeigt gestuften Schmerzausdruck bei wechselnder Schmerzintensität. Der Schmerzausdruck wechselt auch mit dem Alter des Kindes. Der Säugling und das Kleinkind schreien den Schmerz heraus (Schreiweinen). Sie halten die Augen krampfhaft geschlossen, werfen quere und senkrechte Stirnfalten und stoßen durch den viereckig breit geöffneten Mund mit hochgezogener Oberlippe und der vorgeschobenen Unterlippe kurze, scharfe und klägliche Töne aus. Je älter das Kind wird, um so mehr Varianten des Schmerzausdrucks können festgestellt werden. Das Kind versucht, den Schmerz durch entsprechende körperliche Haltung zu vermindern. So bekommt er auch einen etwas abweichenden Ausdruck für verschiedene Körperregionen und verschiedene Ursachen. Auch **Angst** hat viele Ausdrucksgesichter. Typisch sind weit aufgerissene, in ihrer Bewegung „festgehaltene" Augen, abgespreizte Nasenflügel, halbgeöffneter Mund, starre Züge, quergefurchte Stirn, gespannte Haltung (Abb. 18.**3**). Meist ist der Angstausdruck verbunden mit Muskelzittern.

Allgemeine Grundlagen zu Schmerz und Angst s. Kapitel 25.

Psychosomatische Symptome

Symptome entstehen beim Kind aus vielerlei Mißempfindungen heraus. Oft ist es seine einzige Möglichkeit, sich wirklich auszudrücken bzw. sich zu wehren. Im folgenden einige Beispiele: Der Wunsch nach Geborgenheit und Zuwendung kann sich in Bettnässen ausdrücken (von der Körpersprache her interpretiert: „es weint nach unten"). Essensverweigerung kann Ausdruck des „Sichzurückziehens" sein. Peseschkian (1992) spricht von der Fähigkeit des Kindes, mit wenig Mitteln auszukommen, oder bei Asthmareaktionen von der Fähigkeit, auf aktuelle Situationen motorisch zu reagieren. Ein häufiges psychosomatisches Symptom bei Kindern ist das Schulversagen; es kann seine einzige Möglichkeit sein, Leistungsanforderungen aus dem Weg zu gehen, usw. Wenn wir uns Zeit nehmen, die Auffälligkeiten nicht zu rasch in ein bestimmtes Schema zu pressen oder Symptome gar zu übersehen, kann es sein, daß uns Aussehen und Reaktion eines Kindes ganz viel über seine innere Situation zu erzählen vermögen.

18.4.2 Die Notfallsituation

Für ein Kind ist plötzliches Erkranken mit der Notwendigkeit eines Krankenhausaufenthalts ein bedrohliches Ereignis. Es ist nicht nur mit der Krankheit oder dem Unfallereignis konfrontiert, sondern zusätzlich mit dem Herausgerissenwerden aus seinem Bezugsfeld. Eltern sollen in diesem Fall möglichst nicht vom Kind getrennt werden, da es diese Sicherheit dringend braucht, um Angst und Schmerzen überhaupt verarbeiten zu können. Das Kind soll besonders in dieser Zeit mit vertrauten Dingen umgeben sein: Lieblingsspielzeug, „Nuckeltuch" usw. Sowohl das Lieblingsspielzeug wie insbesondere das Nuckeltuch ermöglichen dem Kind, Leerräume kreativ zu besetzen. Dadurch kann das Kind einen sicheren Lernboden gewinnen, wo es seine Probleme (Angst, Schmerzen, Krankheit) lösen kann. Wo wir dem Kind diese Dinge wegnehmen (weil sie nicht hygienisch sind!), nehmen wir ihm auch die Möglichkeit, sich „irgendwo festzuhalten" und an der anstehenden Problemlösung mitzuwirken.

18.4.3 Langzeitpatienten

Bei Kindern, die über Wochen und Monate im Krankenhaus sein müssen, stehen die erzieherischen Aspekte im Vordergrund. Das Kind steht in einem Reifeprozeß, der durch den Krankenhausaufenthalt nicht gestoppt oder unterbrochen werden darf.

- Erziehungsziele und -maßnahmen sind von der Pflegegruppe gemeinsam mit den Eltern und der Erzieherin/dem Lehrer zu besprechen.
- Bei Schulkindern muß die Gewähr für die lückenlose Aufarbeitung des Schulstoffes gegeben sein.
- Kontakte mit dem Lehrer/der Lehrerin und den Mitschülern des Kindes sollen gefördert und Besuche eingeplant werden.
- Überwachung der Schulaufgaben, wenn die Eltern z.B. aus Gründen der weiten Entfernung des Wohnorts diese Aufgabe nicht wahrnehmen können.
- Größere Kinder brauchen größtmögliche Selbständigkeit und altersentsprechende Medien (Telefon, Tonband, geeigneten Lesestoff) sowie zweckmäßiges Spiel- und Hobbymaterial.
- Wichtigste Vorbeugungsmaßnahmen sind diejenigen gegen die Langeweile, den Krankenhauskoller, die sinnentleerte Routine, die Entwicklungsstagnation.
- Viel Zeit für die Gespräche – auch Gespräche über Religion und Gott – sowie liebevolle Zuwendung sind unerläßlich.

18.4.4 Jugendliche im Krankenhaus

Der Jugendliche hat außer den Krankheitsproblemen die Probleme der Pubertät zu bewältigen. Unter Umständen steht er sogar in einer Phase der seelischen Überforderung aufgrund der schnellen körperlichen Entwicklung. Dieser Entwicklungsaspekt muß immer beachtet und berücksichtigt werden. Umgekehrt ist der Krankenhausaufenthalt für den Jugendlichen, solange er kein Schwerkranker, Unheilbarer oder besonders Belasteter (Suizidversuch, Drogenabhängigkeit u.a.) ist, ein „Abenteuer", das er genießt. Im folgenden einige Bedürfnisse des Jugendlichen, die meist leicht zu erfüllen sind:

- Ein Zwei- oder Mehrbettzimmer empfindet er als angenehm, er möchte aber mit anderen Jugendlichen oder jüngeren Erwachsenen zusammen sein.
- Er will nicht „bemuttert" werden, erwartet vielmehr, daß er auch im Krankenhaus als Erwachsener betrachtet wird.
- Er verlangt Toleranz seinem „So-Sein" gegenüber, schätzt aber dabei eine konsequente Haltung der Schwester.
- Er will über seine Krankheit gut informiert sein und verlangt ausführliche Erklärungen über alle Pflege- und Therapiemaßnahmen.
- Er beansprucht eine gewisse Großzügigkeit vom Pflegepersonal in bezug auf seine Beschäftigungen (z.B. Hören von Musik) und seinen privaten Lebensraum.
- Er diskutiert gerne über aktuelles Geschehen, über Filme, Sport usw. und versucht herauszufinden, wieweit die Pflegeperson, vor allem wenn es sich um eine jüngere, vielleicht gleichaltrige Schwester handelt, darüber informiert ist und mitsprechen kann. Hier bestehen viele Möglichkeiten der positiven Beeinflussung im Sinne der Gesundheitserziehung und der gesunden Lebenshaltung.
- Schüler und Studierende, vor allem wenn es sich um Langzeitpatienten handelt, bedürfen der Ruhe, damit sie ihr Studium ungestört fortsetzen können.

18.4.5 Behinderte Kinder im Krankenhaus

Bei behinderten Kindern ist die Situationseinschätzung, d.h. die Information (Eltern, Heimleiter usw.) über Entwicklungsstand, Möglichkeiten und Grenzen, Gefahrenmomente usw. ganz besonders wichtig. Die Eltern bedürfen einer verständnisvollen Begleitung. Sie werden bestmöglich in die Pflege mit einbezogen, sollen, wenn nötig, auch Ermutigung bekommen, für sich selber eine kurze Verschnaufpause einzulegen. Dies kann bedeuten, daß sich die Eltern ohne Schuldgefühle zwischendurch einen wirklich freien Tag ohne Krankenhaus und ohne behindertes Kind leisten soll. Je besser sich das Vertrauensverhältnis einspielt, um so leichter kann gemeinsam die *für Eltern und Kind ideale Lösung* gefunden werden.

Von besonderer Bedeutung ist die Förderung des Kindes, die durch den Krankenhausaufenthalt nicht gehemmt oder gar unterbrochen werden darf. Es müssen auch zusätzlich Therapien (Ergo-, Physio-, Logotherapie u. a.) in den Pflege- und Behandlungsplan integriert werden. Allgemeingültige Aspekte zum Langzeitpatienten und Behinderten in Kapitel 23.

Neben den *offensichtlichen Behinderungen* (körperlich, psychisch) bedürfen auch die Kinder mit sog. *unsichtbaren Behinderungen* der besonderen Beachtung und der situationsgerechten Pflege, z. B.

- gehörlose oder sehgeschwächte Kinder,
- POS-Kinder (psychoorganisches Syndrom),
- zuckerkranke Kinder, Bluter.

Lesen Sie dazu, was in den entsprechenden Kapiteln gesagt wird, z. B.:

- Umgang mit sehbehinderten Kindern S. 958;
- Umgang mit hörgeschädigten Kindern S. 974.

18.4.6 Fremdsprachige Kinder

Die Vermischung der Völker macht sich auch auf der Kinderabteilung bemerkbar. Die fremdsprachigen Kinder sind Kinder von Gastarbeitern, Ferien- oder Erholungskinder oder Kinder, die aus der dritten Welt, z. B. durch die Organisation „Terre des Hommes", für ein spezielles Behandlungsverfahren nach Europa gebracht wurden. Sind Gastarbeiterkinder häufig schon in etwa mit unserer Art zu leben und zu sprechen vertraut, so sind es diese letzteren überhaupt nicht. Neben der Entwurzelung bestehen Sprachbarrieren, die oft unüberwindlich scheinen. Es ist dann notwendig, daß die Kontakte mit den für die Kinder zuständigen Stellen aufrechterhalten und gepflegt werden. Für die Kommunikation ist viel Zeit und Phantasie zu investieren (Symbole, Zeichen, nonverbale Kommunikation usw.); u. U. findet sich unter dem heute häufig internationalen Hilfspersonal jemand, der die Sprache des Kindes versteht, spricht und der uns zusätzliche Informationen über Mentalität, Sitten und Gebräuche des betreffenden Landes sowie über die individuellen Bedürfnisse und Probleme des Kindes vermittelnd Auskunft geben kann.

18.4.7 Isolationspflege

Die Hauptprobleme liegen im mangelnden Kontakt nach außen und im Nichtbegreifen der Hygienevorschriften. Dazu kommen häufig architektonische Barrieren, insbesondere dort, wo Glaswände noch fehlen. Die Probleme sind um so größer, je kleiner die Kinder sind; bei fremdsprachigen erschwert sich die Verständigung zusätzlich.

Problemlösung:

- Genügend Zeit einräumen.
- Wenn möglich immer die gleiche Schwester.
- Eltern in die Pflege mit einbeziehen (sie mit den Hygienevorschriften vertraut machen); uneingeschränkte Besuchszeit ermöglichen.
- Für eine attraktive Beschäftigung sorgen; Tagesablauf und Pflege so planen, daß Pflegende auch einmal länger im Isolierzimmer verweilen können. Älteren Kindern Telefon, TV, Radio u. a. ermöglichen.
- Evtl. ein zweites Kind mit isolieren (wo möglich und machbar).

Die Isolierung soll nur aufrechterhalten werden, solange sie *wirklich nötig ist*.

Weiterführende Literatur

Blass, J.: Kinderspital Sonnenberg. 8 Bastelbogen. Ex Libris, Zürich 1989

De Myer, M.: Familien mit autistischen Kindern. Enke, Stuttgart 1986

Fröhlich, F.: Die seelische Verarbeitung lebensbedrohlicher Krankheiten im Jugendalter. Schwabe, Basel 1986

Hayden, T. L.: Sheila. Deutscher Taschenbuch Verlag, München 1993

Hertl, M.: Kinderheilkunde und Pflege, 8. Aufl. Thieme, Stuttgart 1996

Janosch: Ich mache dich gesund, sagte der Bär. Diogenes, Zürich 1985

Maymann, U.: Kranke Kinder begleiten. Wie Eltern, Schwestern, Ärzte und Seelsorger helfen können. Herder, Freiburg 1981

Orff, G.: Orff-Musiktherapie. Aktive Förderung des Kindes, 2. Aufl. Fischer Taschenbuch, Frankfurt/M. 1992

Peseschkian, N.: Psychosomatik und positive Psychotherapie, 2. Aufl. Springer, Berlin 1992

Robertson, J.: Kinder im Krankenhaus, 2. Aufl. Reinhardt, München 1982

Rossi, E.: Pädiatrie, 3. Aufl. Thieme, Stuttgart 1996

Stone, L. J., J. Church: Kindheit und Jugend, 2 Bde. Thieme, Stuttgart 1978/1980

Ude-Pestel, A.: Ahmet. Geschichte einer Kindertherapie. Deutscher Taschenbuch Verlag, München 1983

Veeneklaas, G. M. H., J. I. A. Gobée, W. J. van der Kloot Meijburg: Kind im Krankenhaus. Psychosoziale Betreuung am Krankenbett. Thieme, Stuttgart 1975

Wichmann, V.: Kinderkrankenpflege, 3. Aufl. Thieme, Stuttgart 1991

19 Alte Menschen

Wenn man versteht und fühlt, daß man schon in diesem Leben an das Grenzenlose angeschlossen ist, ändern sich Wünsche und Einstellung. Letzten Endes gilt nur noch das Wesentliche.
C. G. Jung

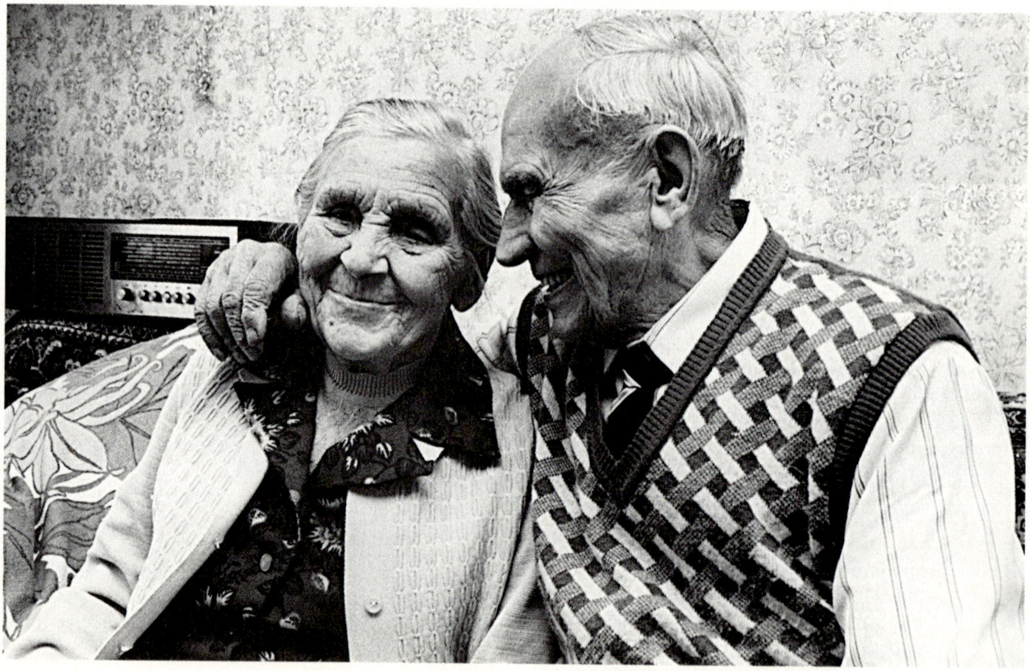

Foto: Keystone

Sequenzziel

Die Pflege von alten Menschen ist oft sehr komplex und bedarf des Unterscheidenkönnens im Einschätzen der jeweiligen Situation. Sie sollen sensibilisiert werden, vor allem die Stärken des alten Menschen zu sehen, ohne die Schwächen dabei zu übersehen. Für die Praxis der Pflege alter Menschen finden Sie Grundlagen zum Helfen bei Krankheit und Unselbständigkeit sowie für die Lebensgestaltung daheim, im Heim oder auf der Pflegestation. Das Ziel besteht darin, Denkanstöße zu geben, die hinführen auf die Auseinandersetzung mit den *Themen* des Alterns und des Lebens mit alten Menschen.

Prinzipien

Menschsein steht im Kontinuum des Lebens. Im Werden, Sein, Vergehen durchwandern wir Entwicklungsstufen, die jeweils eine neue, veränderte Einstellung zu den Grundfragen unseres Daseins erfordern und die ebenso neue Chancen eröffnen. Es ist wichtig, beide Seiten zu sehen: das Verbliebene und das Verlorene, das Schöne und das weniger Schöne; im Alter vor allem auch die noch verbliebene Kompetenz (das kann ich noch), wie auch die Kompetenzverluste (das kann ich nicht mehr). Altern ist beides, *Verlust und Gewinn.*

Auch die **Strukturen und Funktionen des Organismus** stehen in diesem Prozeß. Veränderungen sind unausweichlich: Aufbau und Zunahme der Kräfte in der Jugend, Abbau und Kräfteverlust im Alter. Diese Tatsache trifft jeden Menschen höchst individuell. Altern heißt jedoch nicht notwendigerweise, krank und behindert zu werden. Wer Alter und Altern sagt, muß lernen, richtig zu sehen: Altern kann beides sein: *Gesundsein und Verlust von uneingeschränkter Gesundheit.*

Lebensweise und Umwelt bestimmen die Lebensqualität im Alter mit und haben Einfluß auf die Lebens- und Krankengeschichte des Individuums. Die Qualität des Alterns ist mit davon bestimmt, wie alte Menschen von der sozialen Umwelt, speziell der jüngeren Generation, wahrgenommen werden, und natürlich auch davon, wie sie sich selbst sehen und am sozialen kommunikativen Leben teilnehmen. Es gilt, die Balance zu finden zwischen Jung und Alt, Nehmen und Geben, Umsorgen und Freilassen. Altern gelingt in der Balance von *Sicherheit und Autonomie.*

Einstimmung

Alte Menschen werden oft unbesehen als unselbständig und abhängig eingestuft. Daß sie das nicht unbedingt sein müssen, zeigen moderne Statistiken. Die Wahrheit ist:

- Unselbständigkeit im Alter ist die Ausnahme, Kompetenz ist die Regel. Aber
- Unselbständigkeit im Alter existiert und bildet eine zentrale Herausforderung an unsere Gesellschaft wie auch an Bezugspersonen (Angehörige und Pflegende).

Alles kommt darauf an, wie wir alte Menschen sehen und einschätzen. Ausschlaggebend ist, ob wir *Chancen und Grenzen von Selbständigkeit* im Auge behalten. Dazu und zur Einstimmung in dieses Kapitel eine Geschichte und die Aussage eines alten Menschen.

Die Geschichte aus dem Schatz der alten Volksweisheit:

■ „Es war einmal ein steinalter Mann, dem waren die Augen trüb geworden, die Ohren taub, und die Knie zitterten ihm. Wenn er nun bei Tische saß und den Löffel kaum halten konnte, schüttete er Suppe auf das Tischtuch, und es floß ihm auch etwas wieder aus dem Mund. Sein Sohn und dessen Frau ekelten sich davor, und deswegen mußte sich der alte Großvater endlich hinter den Ofen in die Ecke setzen, und sie gaben ihm sein Essen in ein irdenes Schüsselchen und noch dazu nicht einmal satt; da sah er betrübt nach dem Tisch, und die Augen wurden ihm naß. Einmal auch konnten seine zitterigen Hände das Schüsselchen nicht festhalten, es fiel zur Erde und zerbrach. Die junge Frau schalt, er sagte aber nichts und seufzte nur. Da kaufte sie ihm ein hölzernes Schüsselchen für ein paar Heller, daraus mußte er nun essen. Wie sie da so sitzen, so trägt der kleine Enkel von vier Jahren auf der Erde kleine Brettlein zusammen. ‚Was machst du da?' fragte der Vater. ‚Ich mache ein Tröglein', antwortete das Kind, ‚daraus sollen Vater und Mutter essen, wenn ich groß bin.' Da sahen sich Mann und Frau eine Weile an, fingen endlich an zu weinen, holten alsofort den alten Großvater an den Tisch und ließen ihn von nun an immer mitessen, sagten auch nichts, wenn er ein wenig verschüttete." ■

Seligpreisung eines alten Menschen (aus Afrika):

■ „Selig, die Verständnis zeigen für meinen stolpernden Fuß und meine lahmende Hand.
Selig, die begreifen, daß mein Ohr sich anstrengen muß, um alles aufzunehmen, was man zu mir spricht.
Selig, die zu wissen scheinen, daß meine Augen trüb und meine Gedanken träge geworden sind.
Selig, die mit freundlichem Lachen verweilen, um ein wenig mit mir zu plaudern.
Selig, die niemals sagen: ‚Diese Geschichte haben Sie mir schon zweimal erzählt.'
Selig, die es verstehen, Erinnerungen an frühere Zeiten in mir wachzurufen.
Selig, die mich erfahren lassen, daß ich geliebt, geachtet und nicht alleingelassen bin.
Selig, die in ihrer Güte die Tage erleichtern, die mir noch bleiben auf dem Weg in die ewige Heimat." ■

19.1 Das Phänomen Alter

19.1.1 Alter und Altern

Alles Lebendige altert – und stirbt. Das ist unausweichliches Naturgesetz, daran kann auch die moderne Medizin nichts ändern. Zwar haben sich die Lebenserwartungen grundlegend geändert: Die Menschen werden immer älter. Das durchschnittliche Lebensmaß ist von ca. 45 Jahren um die Jahrhundertwende auf ca. 70 Jahre in den 50er Jahren bis zur heutigen Lebenserwartung gestiegen. Für die Männer beträgt sie im mitteleuropäischen Durchschnitt ca. 72 Jahre, für die Frauen 82 Jahre. Bezogen auf die *Gesamtbevölkerung* steigt der Anteil älterer Menschen drastisch an. Abb. 19.**1** zeigt den Altersaufbau der deutschen Bevölkerung von 1910 und denjenigen von 1987 (Statistisches Bundesamt 1989). Der Vergleich zeigt, daß der Anteil der über 60jährigen Menschen in diesem Zeitraum erheblich zugenommen hat, während der Anteil der Jüngeren (insbesondere der unter 20jährigen) erheblich zurückgegangen ist. Die einstige Bevölkerungs„pyramide" hat sich in eine „zerzauste Wettertanne" (Flaskämper) verwandelt.

Der Anteil über 65jähriger an der Gesamtbevölkerung ist in den vergangenen 100 Jahren von rund 5 % auf heute rund 15 % gestiegen. Im Jahre 2030 wird wahrscheinlich etwa ein Drittel der deutschen Bevölkerung über 60 Jahre alt sein (in

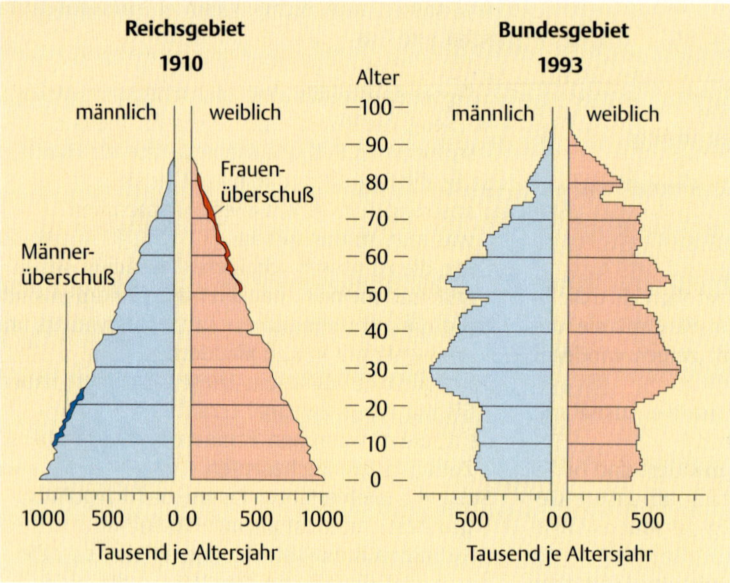

Abb. 19.**1** Entwicklung des Altersaufbaus der Bevölkerung von der „Pyramide" zur „zerzausten Wettertanne" (aus: Daten des Gesundheitswesens, Ausg. 1995. Nomos, Baden-Baden).

der Schweiz liegen die Zahlen noch höher). Wichtig ist in diesem Zusammenhang weiterhin, daß nach allen vorliegenden Hochrechnungen insbesondere der Anteil der „alten Alten" (über 75 Jahre) zunimmt.

Die Ursachen für den enormen Anstieg der Lebenserwartung bei der Geburt liegen in erster Linie im Rückgang der Säuglingssterblichkeit, aber auch in Fortschritten der Medizin, insbesondere der besseren Behandlungsmöglichkeiten akuter tödlicher Krankheiten und dem Zurückdrängen von Infektionskrankheiten. Hinzu kommen die allgemeine Erhöhung des Lebensstandards, Verbesserungen der Hygiene, einer vollwertigeren Ernährung und der vorbeugenden Medizin.

Allerdings unterscheiden sich die mittleren Lebenserwartungen verschiedener (entwickelter) Länder erheblich, wie aus Tab. 19.**1** ersichtlich ist.

Tabelle 19.**1** Prozentsätze älterer Menschen (Jork 1988)

Kontinent	1975	2025
Europa	17,4 %	24,7 %
Nordamerika	14,6 %	22,3 %
Sowjetunion	13,4 %	20,1 %
Ozeanien	11,1 %	17,8 %
Ostasien	8,2 %	19,6 %
Südasien	5,0 %	10,9 %
Lateinamerika	6,3 %	10,8 %
Afrika	4,9 %	6,6 %

19.1.2 Biologie des Alterns

Nach der Festlegung der WHO werden Personen ab 61 Jahren als ältere Menschen bezeichnet. Hier ist eindeutig das *kalendarische Alter* gemeint. Es wird in der Zahl von Jahren angegeben, die seit einem urkundlich festgehaltenen Geburtsdatum vergangen sind. Wenn wir einen Menschen nach seiner äußeren Erscheinung, seinem Verhalten, seinen Äußerungen, kurz seiner Vitalität beurteilen, sprechen wir nicht vom kalendarischen, sondern vom *biologischen* oder Leistungsalter.

Kalendarisches und biologisches Alter können auseinanderklaffen, es gibt „jung gebliebene Alte" und es gibt „alte Junge". Von einem *normalen, physiologischen Alter* spricht man, wenn biologisches und kalendarisches Alter übereinstimmen, d. h., wenn ein Individuum zu einem gegebenen kalendarischen Alter auch die entsprechende psychische und physische Vitalität besitzt. Demgegenüber wäre unter vorzeitigem und krankhaftem Altern ein Zustand zu verstehen, bei dem die individuelle Vitalität unter der Durchschnittsnorm der jeweiligen Altersgruppe liegt. Für das „vorzeitige" Altern gibt es keine Gründe, für das „krankhafte" Altern sind konkrete Krankheitsprozesse verantwortlich.

Theorien über das Altern

Es gibt eine Vielzahl unterschiedlicher Theorien über die Alterungsvorgänge, über Ursachen und Zusammenhänge des Alterns. Die beiden bekanntesten sind die Erblichkeitstheorie und die Abnutzungstheorie.

Erblichkeitstheorie. Sie stützt sich sowohl auf Beobachtungen und Erfahrungen als auch auf moderne Erbforschung und experimentelle Ergebnisse. Grundsätzlich gehen diese Theorien von der Annahme aus, daß Intensität und Geschwindigkeit des normalen Alterns von Erbeinflüssen abhängen. Bekannt ist die Beobachtung, daß es langlebige und weniger langlebige Familien gibt. Die Lebenserwartung eines Individuums ist höher, wenn ein Elternteil langlebig war, und noch höher, wenn beide Elternteile ein langes Leben hatten. Solche Beobachtungen legen einen genetischen Einfluß auf die Lebensdauer nahe. Forschungen ergänzen diese Beobachtung (Resultate der Chromosomen- und Genforschung).

Abnutzungstheorie. Die Vorstellung, daß Leben mit Abnutzung zusammenhängt, ist weitverbreitet. Es wird gern das Bild einer Kerze gebraucht: Zündet man deren Docht an beiden Enden an, brennt sie zwar heller, aber dafür auch kürzer. Analog dazu hört man etwa den Satz: Lieber ein intensives und kurzes Leben als ein langes und langweiliges. Hinter solchen Aussagen steckt die Vorstellung, daß der Mensch mit einem bestimmten Energievorrat auf die Welt kommt und er stirbt, wenn dieser verbraucht ist. Solche Verknüpfungen von Altern und Abnutzungsvorgängen können aber auch am Körper selbst festgestellt werden, z.B. Nachlassen der Muskelkraft, Muskelatrophien, Elastizitätsverlust und degenerative Veränderungen der Gelenke. Gut untersucht sind die Alterungserscheinungen des Bindegewebes, die zu Elastizitätsverlust führen. Über die Ursachen, d.h. die biochemischen Zusammenhänge, gibt es verschiedene Theorien und Annahmen.

Neben diesen biologisch orientierten Ansätzen stehen uns weitere Theorien zur Verfügung. Für die **Pflege** von Bedeutung ist die folgende Unterscheidung:

Aktivitätstheorie. Hier geht man davon aus, daß nur ein aktives Altern auch ein erfolgreiches Altern sei.

Disengagementtheorie. Sie unterstützt die Annahme, daß alte Menschen Rückzug (Disengagement) brauchen. Einsamkeit im Alter sei erstrebenswert oder einfach zu akzeptieren.

Defizitmodell. Dieses Modell hat die Einstellung zum Alter der vergangenen Jahrzehnte geprägt. Man ging davon aus, daß die geistige Leistungsfähigkeit automatisch im Alter abnehme und der „Abbau der Persönlichkeit" unausweichliches Schicksal sei.

Kompetenzmodell. Neuere gerontologische Erkenntnisse zeigen auf, daß die Entwicklungsfähigkeit einer Person nie einfach abgeschlossen ist. Das Kompetenzmodell vergleicht alte Menschen nicht einfach mit jungen, sondern orientiert sich an den Kräften und Fähigkeiten (Potentiale, Ressourcen), die zwar zum Teil mit dem Alter abnehmen, zum Teil gleich bleiben, zum Teil aber auch zunehmen. Kompetenz ist demnach die Entwicklungsfähigkeit einer Person, auf Anforderungen der Umwelt/Situation altersgemäß bzw. angemessen zu reagieren.

Tabelle 19.**2** Altern bedeutet nicht allein Leistungsminderung, sondern auch Leistungssteigerung (aus Meier-Ruge, W.: Dtsch. Krankenpfl.-Z. 41 [1988] 51)

Leistungsabnahme	Leistungszunahme
Sehvermögen (kompensierbar)	Arbeits- und Berufserfahrung
Hörfähigkeit (kompensierbar)	Assoziationsvermögen für Sinnzusammenhänge
Tastsinn (kompensierbar)	Urteilsfähigkeit
Muskelkraft (kompensierbar)	Selbständigkeit
Anpassungsfähigkeit an körperliche Dauerleistung	planendes Denken
Widerstandsfähigkeit gegenüber seelischer Dauerbelastung	Verantwortungsbewußtsein
Kurzzeitgedächtnis	Zuverlässigkeit
geistige Wendigkeit	Ausgeglichenheit
	positive Arbeitseinstellung
	Allgemeinwissen

19.1.3 Psychologie des Alterns

Die allgemeine Aussage: Altern bedeutet Leistungsverlust (Defizitmodell), ist nur zum Teil richtig, denn es gibt auch Kompetenzen, die zunehmen, andere sind alterstabil, d. h., die Alterungsvorgänge haben darauf keinen Einfluß (Kompetenzmodell). Mit anderen Worten, es gibt geistige Funktionen, in denen der alternde Mensch mindestens ebenso leistungsfähig, wenn nicht gar besser ist als der jüngere, und es gibt andere, in denen er schlechter abschneidet (Tab. 19.**2**). Dazu kommt, daß der Leistungsabbau immer auch individuell ist, d. h. beeinflußt ist von der individuellen Intelligenz, vom Bildungsniveau, von der geistigen Regsamkeit usw. Am Beispiel *Merkfähigkeit* hieße das, daß das Vermögen, sich neue Eindrücke und Inhalte zu merken, mit dem Alter um so rascher nachläßt, je geringer das Intelligenzniveau und der Bildungsstand sind und je weniger die Merkfähigkeit im Leben geübt und trainiert wurde.

Vom Alterungsvorgang betroffen sind grundsätzlich die folgenden *geistigen Fähigkeiten:* Leichtigkeit und Wendigkeit im Umstellen auf Neues, Kombinationsfähigkeit, Orientierung in neuen Situationen, assoziatives Gedächtnis, die Denkgeschwindigkeit und Raumvorstellung. Hingegen wachsen Sprachschatz und Sprachverständnis mit zunehmendem Alter und bleiben dann auf einem erreichten Niveau stabil. Die erstgenannten geistigen Funktionen sind unter dem Begriff *flüssige Intelligenz*, die letztgenannten als *kristallisierte Intelligenz* zusammengefaßt.

Es ist aber nicht so, daß die flüssige Intelligenz bei allen Menschen oder bei allen im gleichen Maß abnimmt. Es gibt Einflüsse, die den Abbau verlangsamen, ja aufhalten. So hat sich der *Einfluß einer stimulierenden Umgebung* als äußerst wichtig erwiesen. Eine weitere Bedeutung hat der *allgemeine körperliche Gesundheitszustand*, der die geistig-seelische Verfassung des Menschen wesentlich mitbestimmt. Ein wichtiger Faktor ist auch die *Biographie* des Individuums.

Lernfähigkeit im Alter

Lernen ist kein Privileg der Jugend. Forschungsergebnisse zeigen, daß Lernen bis ins hohe Alter möglich und notwendig ist. Ohne diese Lernfähigkeit wären alle Rehabilitationsbemühungen zum Scheitern verurteilt. Auch Menschen, die lernen müssen, mit chronischen Gebrechen oder Behinderungen zurechtzukommen (weiterzuleben, ein neues Gleichgewicht ihrer Lebenssituation zu finden), können dies nur lernend erreichen. Zur Lern- und Motivationstheorie im Alter gibt es unterdessen eine Vielzahl von Forschungsergebnissen. Ich möchte hier die Zusammenfassung nach Lehr von Böger u. Kanowski (1982) anfügen. Mehr darüber zu wissen, ist für die Begleitung alter Menschen insbesondere in der Arbeit mit den Selbsthilfeanteilen von großer Bedeutung.

1. Ältere Menschen lernen schlechter, wenn ihnen Informationsmaterial angeboten wird, das zu ihrer aktuellen Lebenssituation keinen Bezug hat, von dem sie nicht einsehen können, zu welchem Sinn und Zweck sie es lernen sollen. Dies gelingt Jüngeren wesentlich leichter. Wird älteren Menschen der *Sinnzusammenhang* einsichtig, so können sie durchaus die Leistungsfähigkeit Jüngerer erreichen.
2. Ältere Menschen verfügen möglicherweise infolge der mit dem Lebensalter nachlassenden Übung nicht mehr über *optimale Lerntechniken*. Es fällt ihnen schwer, sich Gedächtnisstützen, „Eselsbrücken“, zu bilden. Gibt man ihnen hierbei Hilfestellung, verbessert sich das Lernergebnis deutlich.
3. Schnell dargebotener Lernstoff behindert ältere Versuchspersonen stärker als jüngere. Bei *Wegfall* von *Zeitdruck* gleichen sich die Lernergebnisse von Jüngeren und Älteren einander an.
4. Ältere und Jüngere erzielen Lerngewinn durch *Übung*, durch Wiederholung des Lernvorganges, wobei Ältere u. U. eine höhere Wiederholungsrate benötigen. Dies gilt vor allem dann, wenn bereits Merkfähigkeitsstörungen bestehen.
5. Schlechtere Lernleistungen von Älteren sind häufig eine Folge *innerer Unsicherheit*, die eine aufgaben- und zeitgerechtere Reproduktion bereits gelernten Inhalts blockiert.
6. Für gute Lerneffekte von Älteren ist die *übersichtliche Gliederung* des Lernstoffes von besonderer Bedeutung.
7. Der Lernvorgang ist bei Älteren leichter störbar als bei Jüngeren, d. h., auf eine *ruhige, ungestörte Sicherheit vermittelnde Umgebung* ist Wert zu legen. Eingeschaltete Pausen fördern die Lernleistung Älterer. Andererseits begünstigt das Lernen in Teilen Jüngere, Ältere hingegen das Lernen von zusammenhängendem Material im ganzen.
8. Dem Übungsfaktor, d. h. dem *Ausmaß des Lerntrainings während der gesamten Lebenszeit*, kommt ein ausschlaggebender Einfluß zu.

9. Eine ebenso hervorragende Rolle spielt der *Gesundheitsfaktor*. Beeinträchtigte Gesundheit führt zu beeinträchtigter Lernleistung.
10. Ganz ausdrücklich sei darauf hingewiesen, daß die *Motivation*, d. h. die innere Bereitschaft, den gebotenen Stoff in sich aufzunehmen, das Lernziel zu erreichen, überaus wichtig ist.

Persönlichkeitsveränderungen

In der Arbeit mit alten Menschen werden immer wieder auch die Persönlichkeitsveränderungen eine Rolle spielen, da sie das Miteinander und die Kooperation erschweren können. Man kann immer wieder feststellen, daß mit dem Nachlassen von Vitalität, Spannkraft, Dynamik und Spontaneität eine Zunahme von *Konservatismus* einhergeht. Alte Menschen beharren dann auf dem einmal eingenommenen Standpunkt, hängen in „fixen Ideen". Dieses Verhalten wird oft noch ergänzt durch die Tendenz zur Automatisierung und Mechanisierung der Verhaltensabläufe, besonders im alltäglichen Bereich. Kleinste Störungen darin können zu Gefühlsausbrüchen oder gar zu Verwirrtheit führen. Der alte Mensch wählt oft eine *feste Ordnung seines Tagesablaufs*, und er läßt sich nur ungern darin stören. Ein weiteres Merkmal ist die Zunahme der *Vorsicht*, das Verhalten wird zurückhaltender; alte Menschen sind weniger risikobereit, im Extremfall *mißtrauisch*.

Es ist bei all diesen Beobachtungen immer auch daran zu denken, daß es letztlich um *positive Anpassungsleistungen* geht. Wo sie im normalen Ausmaß auftreten, sind sie die Grundlage für ein erfolgreiches Altern und für einen neuen Zugang zur Welt und zur Wirklichkeit. Positiv gelebt, sind es diese Veränderungen, die dem Leben mehr Tiefe und Bedächtigkeit geben können, vielleicht sogar mehr Weisheit und Voraussicht.

19.1.4 Soziologischer Aspekt des Alterns

Sozialgerontologie

Sozialgerontologie und *sozialgerontologische Pflege* sind eher junge Ansätze. Sie befassen sich mit dem Leben und dem Umfeld des älteren Menschen. Dies ist insbesondere dort von Bedeutung, wo es darum geht, die Rückkehr nach Hause und das Leben zu Hause (Übergangspflege S. 708 ff.) vorzubereiten; aber auch dann, wenn es darum geht, alte Menschen gar nicht erst auszugrenzen, sondern mit ihnen Wege „gesunden Lebens" zu finden.

In diesem Vorfeld wirkt die **Gerohygiene**. Sie befaßt sich vor allem damit, Menschen auf ihr Altwerden vorzubereiten und Hilfe anzubieten, um Altsein leben zu können (Sinngestaltung im Alter, Freizeitaktivitäten, Wohnsituation, ökonomische Situation usw.). Dazu gehört das Bereitstellen von Hilfe, also die Einrichtungen in der Altenhilfe, wie „Pro Senectute", Altenklubs usw. Grundsätzlich kann man unterscheiden zwischen der *ambulanten Hilfe* am Wohnort selbst und der *geschlossenen Hilfe* im Bereich der Institutionen. Alle Maßnahmen wie Mahlzeitendienst, Hausbesuche usw. werden unter dem Begriff *offene Altenhilfe* (Deutschland) zusammengefaßt. Zwischen ambulanten und geschlossenen (stationären) Diensten stehen die *Tagesklinik* für Alterspatienten oder die Übergangsheime, wo alte Menschen für zwei Wochen bis drei Monate aufgenommen werden (z. B. wenn Bezugspersonen in den Ferien weilen). Sicher ist, daß bei gut eingerichtetem *Sozialdienst* (Schweiz: Spitex, Hauspflege) alte Menschen länger in ihrem angestammten Umfeld leben können und daß eine Heimeinweisung hinausgeschoben werden kann oder überhaupt nicht nötig wird. Voraussetzung dabei ist aber ein gut funktionierendes Bezugssystem: Angehörige, Freunde, oft auch andere ältere Menschen (z. B. Leben in Wohngemeinschaften), Nachbarn, Telefonkette usw.

Ökogerontologie

Das jüngste gerontologische Forschungsgebiet befaßt sich mit dem Verhalten und Erleben des alten Menschen in bezug auf seine Umwelt, d. h. mit der Rolle der Umweltfaktoren für das Leben im Alter. Von besonderer Bedeutung für die Selbständigkeit alter Menschen ist die *Wohnumwelt*. Studien haben gezeigt, daß die meisten alten Menschen – allein oder mit anderen – den Tag in ihrer Wohnung verbringen. Daraus ergibt sich, daß die Gestaltung der Wohnumwelt für alte Menschen ein entscheidender Punkt ist. Dies gilt in ganz besonderer Weise dort, wo der/die Betagte Kompetenzeinbußen erleidet (z.B. Einschränkung in der Gehfähigkeit). Hier stellt sich die Frage nach dem Wie des Lebens in ganz besonderem Maß: Wie ist die Ausstattung der Wohnung (das beginnt schon beim Haltegriff an der Badewanne)? Wie ist das nähere Umfeld, hat es Erholungsräume? Gibt es in der Nähe Einkaufsgelegenheit, und ist das Wohngebiet an das öffentliche Verkehrsnetz angebunden? usw. Tatsache ist, daß eine Wechselwirkung besteht zwischen angepaßter Umwelt und Anpassung des älter werdenden Menschen an die Situa-

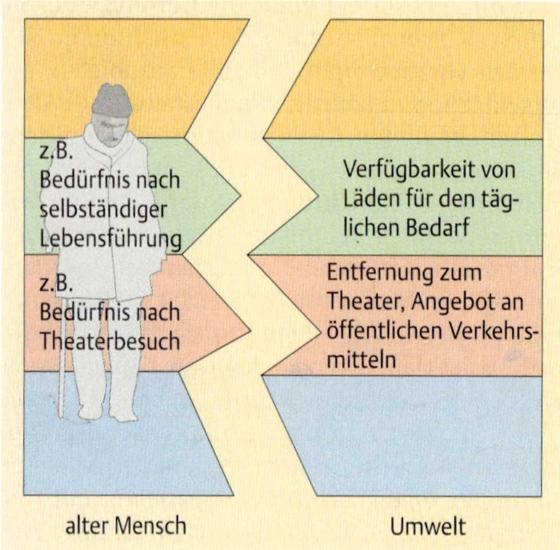

Abb. 19.**2** Die „Passung" zwischen altem Menschen und Umwelt (nach Wahl 1991).

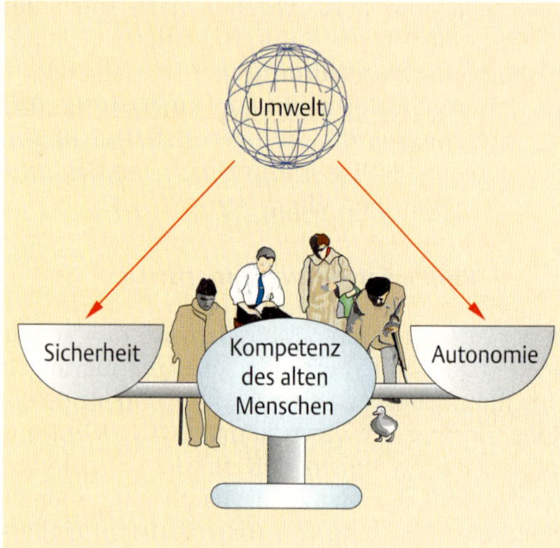

Abb. 19.**3** Sicherheit und Autonomie sollten nach der gegebenen Kompetenz des alten Menschen im Gleichgewicht sein (nach Wahl 1991).

tion des Alterns. *Kompetenz*, also die Fähigkeit, für sich selbst zu sorgen, ist immer im Zusammenhang mit der Umwelt zu betrachten, sowohl im Vorfeld (Gesunderhaltung) wie im Zuge der Rückkehr nach Hause, z. B. nach Krankenhausaufenthalt (Rehabilitation).

Der Maßstab für die Umweltgestaltung sind die *Bedürfnisse des älterwerdenden Menschen*, z. B. sein Bedürfnis nach Privatheit, nach Aktivität und Geselligkeit usw. Wo Bedürfnis und Umwelt sich entsprechen, spricht man von *Passung zwischen Person und Umwelt* (Abb. 19.**2**). Das Maß der Passung kann als Grundlage angesehen werden für das Maß an *Lebenszufriedenheit* alter Menschen. Die Lebenszufriedenheit, so zeigen viele neuere Forschungsergebnisse, ist die Grundlage gesunden Alterns bzw. die Ausgangslage für eine altersgerechte Kompetenz: Wer sich in seiner Haut wohl fühlt, wird für diese Haut auch Sorge tragen.

Fazit: Kompetenz im Alter und damit selbständiges Leben ist abhängig von der sozialen und ökologischen Umwelt des Betagten. Das wichtigste Kriterium dabei ist die *Balance von Sicherheit und Autonomie*. Auf einen einfachen Nenner gebracht bedeutet dies, daß das Sicherheitsbedürfnis des alten Menschen berücksichtigt ist und er gleichzeitig ein hohes Maß an eigener Entscheidungsfreiheit zur Verfügung hat. Sowohl die Sicherheit wie die Autonomie und Kontrolle spielen im Leben des alten Menschen eine große Rolle. Beispiel: Ein alter Mensch muß ins Heim eingewiesen werden (Sicherheit). Wo ihm gezielt Kontroll- und Wahlmöglichkeiten gelassen werden bezüglich Zimmer, Wandschmuck, Essen usw. (Autonomie), wird er die Situation besser verkraften.

Die Interaktion zwischen alten Menschen und Umwelt sollte beides bedeuten, die Bereitstellung von Sicherheit, wo es notwendig ist, und die Anregung zur Autonomie, wo dies möglich ist. Soviel Hilfe wie nötig und soviel Autonomie wie möglich bewirkt am besten die Erhaltung der Kompetenz im Alter (Abb. 19.**3**).

■ „Es ist allerdings wahrscheinlich eine der schwierigsten Aufgaben überhaupt, für einen ganz bestimmten alten Menschen mit bestimmten Kompetenzen in einer ganz bestimmten Umwelt die richtige Balance zwischen Sicherheit und Autonomie zu finden. So führt eine unreflektierte Vorstellung von den schwachen Alten gerade in Pflegeberufen sehr schnell dazu, die Helferrolle überzubetonen und vor allem die Sicherheit des alten Menschen in den Mittelpunkt des eigenen professionellen Handelns zu rücken. Dies kann dazu verleiten, die Notwendigkeit, den alten Menschen ebenso in seiner Autonomie anzuregen, zu vernachlässigen" (Wahl 1991). ■

19.2 Situation des alten Menschen

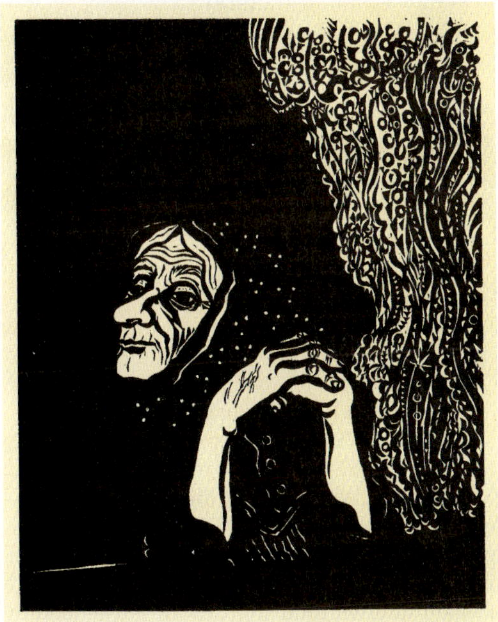

Sinnende Frau

Das Thema „Umwelt und Alter“ führt uns hin zu den *Lebensformen* und *Lebensmöglichkeiten im Alter*. Die *Einflußfaktoren*, die unter dem Stichwort **Biographie** bzw. „Biographie und Lebenswelt“ zusammengefaßt werden könnten, sind in Abb. 19.**4** abzulesen.

19.2.1 Leben zu Hause

Es ist dies die wichtigste Lebensform alter Menschen. Eine neuere Statistik (Zürich 1993) zeigt stellvertretend für städtische Siedlungsgebiete überall in Europa, daß die große Anzahl der Betagten, nämlich 85 %, bis kurz vor ihrem Tode selbständig bleibt und lediglich bei einzelnen Aktivitäten des täglichen Lebens Hilfe braucht, so z. B. beim Einkaufen. Von den restlichen 15 % – den pflegebedürftigen Personen – leben rund ein Achtel in Kranken- bzw. Pflegeheimen und ein Viertel in Altersheimen, was heißt, daß mehr als die Hälfte zu Hause gepflegt wird.

Eine andere Studie, die bei der Schweizer Landbevölkerung durchgeführt wurde, ergab die folgenden Zahlen im Hinblick auf die Alltagskompetenz der Befragten:

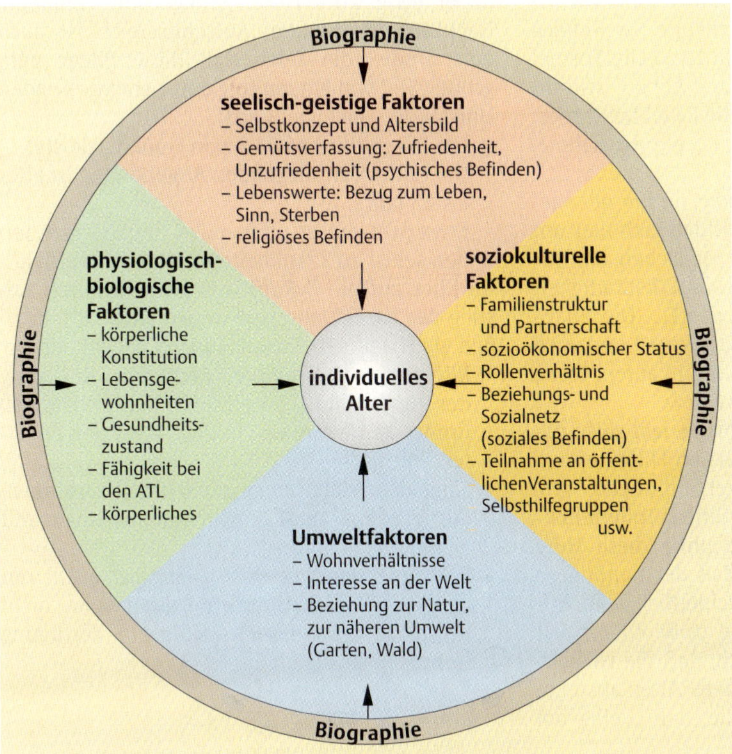

Abb. 19.**4** Beeinflussende Faktoren auf das individuelle Alter. Die Biographie prägt den Alterszustand auf allen Ebenen des Seins: physiologisch, psychologisch-geistig, sozial und ökologisch-individuell.

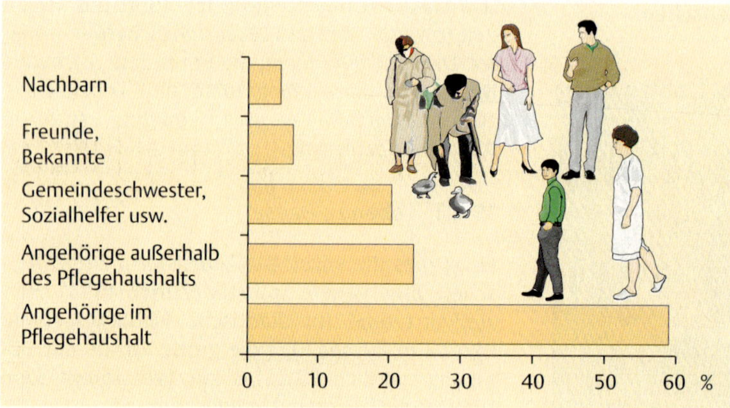

Abb. 19.**5** Wer hilft alten Menschen? (nach Thiede 1988).

- 77 % der alten Menschen waren voll leistungsfähig,
- 14 % waren weitgehend leistungsfähig,
- 9 % waren nur bedingt leistungsfähig bzw. weitgehend oder vollständig auf Hilfe angewiesen.

Leben zu Hause bedeutet demnach:

- *Der alte Mensch ist ein selbständiger Mensch.* Er entspricht nicht dem Klischee vom „hilflosen Alten". Wir treffen diese alten Menschen auf Reisen an, an der Senioren-Universität, im ehrenamtlichen Dienst, als rüstige Großeltern unterwegs mit ihren Enkeln usw. Die Formel „Alter = Unselbständigkeit und Abbau" stimmt für sie nicht. Im Gegenteil, die Regel heißt hier: Unselbständigkeit im Alter ist die Ausnahme, Kompetenz ist die Regel.
- *Der alte Mensch ist selbständig, nimmt aber gezielt Hilfe in Anspruch.* Es handelt sich hier um die große Gruppe von alten Menschen, die „relativ unabhängig" sind. Ihre Unselbständigkeit erstreckt sich auf einzelne ATL. Die Inanspruchnahme von Hilfe ist punktuell und wird gezielt eingesetzt: Hilfe beim Einkaufen, Essen auf Rädern, Transportdienste usw.
- *Der alte Mensch braucht Pflege, lebt aber daheim.* Diese Menschen brauchen Hilfe bei den grundlegenden Selbstpflegehandlungen, z. B. beim Waschen, Baden, Anziehen, Toilettenbenutzung usw. Sie könnten ohne diese Hilfe nicht daheim leben. Das Maß der benötigten Hilfe kann aber sehr unterschiedlich sein, wobei die Wohnform auch eine große Rolle spielt (s. oben). Es ist auch logisch, daß die Hilfsbedürftigkeit mit zunehmendem Alter ansteigt. So zeigt eine Berliner Studie, daß „völlig auf Hilfe angewiesen" waren:
  - 1,8 % der 60- bis 69jährigen,
  - 8,2 % der 70- bis 79jährigen,
  - 19 % der 80- bis 89jährigen.

Zu der Frage **„Wer versorgt diese Menschen daheim?"** hat man heute eine Fülle von Studienmaterial, das zeigt, daß es zu 60 % die Angehörigen sind (Abb. 19.**5**). Diese „pflegenden Angehörigen" wohnen überwiegend mit den zu Pflegenden in einem Haushalt (häufig auch in zwei getrennten Wohneinheiten im gleichen Wohnbereich). Professionelle Pflegepersonen, so die Studien, leisten dabei etwa 20 % Hilfe, gefolgt von Freunden, Nachbarn, Bekannten. Aufschlußreich ist auch eine Studie, die zeigt, daß diese Pflege zum großen Teil von Frauen (oft unter erschwerenden Umständen) geleistet wird:

- Die Pflege wird zu 83 % von Frauen geleistet.
- Die Hälfte der pflegenden Angehörigen ist älter als 65 Jahre.
- Etwa 50 % dieser pflegenden Angehörigen leiden selbst an Krankheiten und Beschwerden.

Im Blick auf die *Zukunft* mit dem weiteren Anstieg der alten Menschen stehen sich die folgenden gleichzeitigen Entwicklungen gegenüber:

- *Rückgang des familiären Potentials:* Rückgang der Kinderzahl, erwachsene Kinder wohnen immer häufiger weit entfernt von ihren betagten Eltern usw.;
- *Singularisierungstendenz* und damit verbunden die Tendenz zum Einpersonenhaushalt mit kleinem Wohnraum;
- *Belastungszunahme der Bezugspersonen* mit dem Risiko der Überforderung, wenn nicht frühzeitig professionelle Hilfe zur Verfügung steht.

19.2.2 Leben im Heim

Die **Heimeinweisung** ist immer ein gravierender Einschnitt in das Leben alter Menschen. Wo die *Sicherheit* in bezug auf die Selbstpflege bzw. die physischen, psychischen und sozialen Bedingungen nicht mehr genügend gewährleistet ist, wird sie unausweichlich. Je mehr dabei die eigene Kontroll- und Wahlmöglichkeit erhalten bleibt, um so leichter wird die Neuanpassung gelingen (Abb. 19.**3**).

Die **Anpassung an die Heimsituation** kann gezielt erleichtert werden. Lehr u. Thomae (1987) haben die Merkmale, die die Anpassung erleichtern, wie folgt beschrieben:

„Tatsache ist, daß

1. jene, die eine positive Erwartungshaltung zeigen, schneller angepaßt sind als jene, die nur Negatives befürchten,
2. einzelstehende Alleinlebende leichter angepaßt sind als jene, die in einem wohlgeordneten Familienverband lebten,
3. Personen mit starker sozialer Kontaktfähigkeit, die bereits vor der Heimaufnahme mehr Kontakte pflegten, sich schneller anpassen als kontaktschwierige,
4. Frauen sich schneller anzupassen scheinen als Männer,
5. schließlich die Heimsituation selbst sehr entscheidend zu einer guten Eingewöhnung beitragen kann.

Der letzte Punkt weist darauf hin, daß Untersuchungsergebnisse sicher nicht verallgemeinert werden können, sondern abhängig von der jeweiligen untersuchten Institution sind. Hier spielen Ausstattung und Einstellung des Personals eine primäre Rolle. Die negativen Auswirkungen der Heimübersiedlung werden so zusammengefaßt, daß

1. das Selbstgefühl verändert wird, der alte Mensch zu einer negativen Selbsteinschätzung kommt;
2. die Anpassungsfähigkeit nachläßt, teilweise bedingt durch den Rollen- und Funktionsverlust;
3. der Umfang der Sozialkontakte merklich abnimmt;
4. das Ausmaß an Aktivität nachläßt;
5. ein geringerer Zukunftsbezug gegeben ist bzw. die Sicht der Vergangenheit eine Änderung erfährt."

Davon ist abzuleiten, daß das Leben im Heim weitgehend mitbestimmt ist – sowohl positiv wie negativ – von den **Rollenzuschreibungen**. Ein Zuviel des Guten ist ebenso beschneidend wie ein Zuwenig an Sorge. Die Auswirkung auf das Lebensgefühl der alten Menschen und damit auf die Erhaltung von Selbstkompetenz bzw. auf deren Einschränkung und Verlust ist eine logische Folge, die auch in Untersuchungen bestätigt wurde. Studien weisen nämlich insgesamt darauf hin, daß alte Menschen, die daheim leben, wesentlich gesünder sind (leistungsfähiger, energievoller, aktiver...) als jene in Heimen.

Die Aussagen von Betagten selber bestätigen diese Erkenntnisse. Die Resultate einer Umfrage wurden vom Bonner Psychologen Prof. Dr. Reinhold Bergler wie folgt auf den Punkt gebracht:

Daheim, nicht im Heim sein bedeutet
- Freiheit statt Reglementierung,
- Vertrautheit statt Fremdheit,
- Geborgenheit statt Versorgtheit,
- Abwechslung statt Eintönigkeit,
- Herausforderung statt Hilflosigkeit,
- Individualität statt Uniformierung,
- Gepflegtheit statt Vernachlässigung,
- Bedürfnisaktivierung statt Bedürfnisverkümmerung,
- Hygienesensibilität statt Hygienenachlässigkeit,
- Appetit statt Sättigung,
- Zukunftsorientierung statt Zukunftsdepression.

Wen wunderts, daß pflegebedürftige Menschen daheim bleiben und nicht ins (Pflege-) Heim wollen?

Vor solchen Erkenntnissen müssen selbstverständlich Pflegeleitbilder und Handlungskompetenz der Pflegenden überprüft werden.

Das **Ziel** unserer Hilfe und aller Maßnahmen ist es, die Selbständigkeit in den Aktivitäten des täglichen Lebens zu erhalten und zu fördern. Aktivierungsprogramme sollen deshalb sofort beim Heimeintritt beginnen (und nicht etwa erst im Blick auf eine mögliche Rückkehr nach Hause).

Aktivierung bedeutet nicht, aktiv sein um jeden Preis, sondern das Augenmerk auf die vorhandenen, vielleicht verdeckten oder vernachlässigten gesunden Teile zu richten und damit zu arbeiten. Eine aktivierende Grundhaltung stellt *herkömmliche* Verhaltensmuster in Frage, z. B.:

- Alles, was anstrengt und Mühe bereitet, erledigen wir selbstverständlich (Betten machen, ankleiden, Rollstuhl schieben usw.).

Das ist die Seite der Pflegenden. Etwas anders sieht es auf der Seite der Bewohner aus:

- Ich mache doch mein Bett nicht selber, ich bezahle ja schließlich dafür. Oder: Ich bin zu alt, um noch etwas Neues zu beginnen usw.

Aktivierung bedeutet in erster Linie, **Motivationsarbeit** zu leisten. Es genügt nicht, die Bewohner für die Mithilfe bei den alltäglichen Dingen heranzuziehen, wir müssen dafür ihr Interesse wecken, ja Lust und Freude am Mittun: den Tisch decken, Essen schöpfen, für sich selbst ein neues Kleid auswählen, sich schön machen usw.

Von großer Bedeutung sind die **Gruppenaktivitäten**, die sich an den vorhandenen Ressourcen orientieren, aber auch Neues hervorlocken. Wichtig dabei ist die **Mitbestimmung** der älteren Menschen und daß sie es **miteinander tun** können: spielen, singen, spazierengehen, vorlesen, Besuche im Café, kochen und backen u. a. m.

Eine wichtige Bedeutung hat auch der **Erfahrungsaustausch**, z. B. über Körperpflege und Kosmetika, über aktuelle Mode und über Politik; alte Rezepte austauschen, aufschreiben und diese als Büchlein den Angehörigen verschenken oder an Interessierte verkaufen usw.

Nützlich sein ist ein sinnstiftendes Element. Vielleicht läßt sich eine Gruppe *Hauswirtschaft* gründen, welche z. B. einmal in der Woche Wäsche zusammenlegt, kleine Flickarbeiten erledigt, die Blumen versorgt oder gar einmal die Bänke im Park neu bemalt.

Aktivierung bedeutet auch, unsere eigenen **Gewohnheiten und Strukturen** zu hinterfragen und, wo nötig, zu verändern. Es ist nicht leicht und es braucht ein hohes Maß an Flexibilität, Bereitschaft zur Zusammenarbeit und Kreativität, den Tagesablauf mehr nach den Wünschen der Bewohner zu richten, was z. B. heißen könnte: Sie stehen morgens auf, wann sie mögen, sie dürfen auch einmal im Bett frühstücken, baden und duschen kann man auch am Nachmittag, und die Betten kann man auch am Abend machen.

19.2.3 Alte Menschen im Krankenhaus

Auch wenn Kompetenz im Alter die Regel und Unselbständigkeit die Ausnahme sind, gilt es doch, die *Wirklichkeit der Krankheit im Alter* zu sehen. Zu unterscheiden ist dabei: Nicht Alter ist eine Krankheit, sondern zunehmendes Alter verändert die Krankheitsbereitschaft. Einerseits erwirbt sich der Mensch im Lauf seines Lebens eine größere Immunität gegenüber Infektionen; andererseits nimmt die Zahl der chronischen Krankheitsprozesse zu (Abb. 19.**6**).

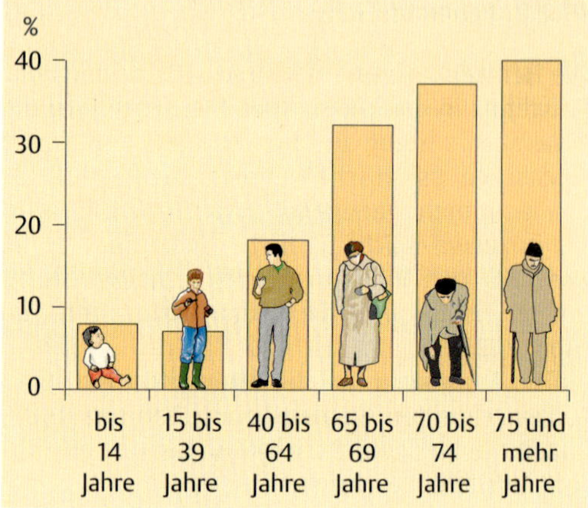

Abb. 19.**6** Krankheit und Alter. Anteil von Personen, die im Zeitraum von vier Wochen vor dem Befragungstermin krank waren.

Schließlich ist die *Art* der Krankheit von Bedeutung. Die häufigsten Krankheiten im Alter sind

- Krankheiten des Kreislaufsystems (z. B. die Hochdruckkrankheit),
- Krankheiten des Skeletts, der Muskeln und des Bindegewebes (z. B. Arthritis),
- Stoffwechselerkrankungen (z. B. Diabetes mellitus),
- Krankheiten der Atmungsorgane (z. B. chronische Bronchitis).

Typische Beschwerden, die zu einer Konsultation des Arztes, u. U. zu einer Krankenhauseinweisung führen, sind: Schwindelgefühle und Benommenheit, Sehstörungen, Rückenschmerzen, Bewegungs- und Gehprobleme, Husten/Bronchitis. Akute Krankheitsgeschehen können eine notfallmäßige Krisenintervention erforderlich machen.

Parallel zur „Überalterung der Gesellschaft" steigt der Anteil alter Menschen im Krankenhaus an. Pflegepersonen sind damit herausgefordert, Experten und Expertinnen in der professionellen Altenpflege zu sein.

19.3 Defizite und Probleme

Grundsätzlich muß unterschieden werden in

- körperliche Krankheiten im Alter,
- psychische Krankheiten im Alter,
- Unselbständigkeit alter Menschen in Alltagsverrichtungen (darüber wurde oben schon geschrieben).

19.3.1 Körperliche Krankheiten im Alter

Auf die wichtigsten und häufigsten Krankheiten wurde oben (Alte Menschen im Krankenhaus) schon hingewiesen. Kurz zusammengefaßt könnte man sagen,

- daß es sich vorwiegend um chronische Prozesse handelt,
- daß mit zunehmendem Alter die Neigung zu Krankheit und der Einfluß von Krankheitsprozessen steigen,
- daß die funktionellen Beeinträchtigungen durch Krankheitsprozesse im höheren Alter entsprechend stärker werden.

Davon ist abzuleiten, daß im Zuge des Alterns die Krankheit und damit die medizinischen Gesichtspunkte eine zunehmende Rolle im Leben alter Menschen spielen und daß sie auch den Alltag beeinflussen. Ich denke an Arztbesuche, Medikamenteneinnahme, Physiotherapien; hier sind Organisierung, u. U. Begleitung und Stützung nötig. Ob das Umgehen damit zur Last wird oder ob trotz Einschränkung ein „gutes Leben" möglich ist, hängt weitgehend auch von der Haltung und Einstellung der Bezugspersonen ab.

Zu den einzelnen *Krankheiten – Pflege und Therapie* – finden Sie in den Kapiteln 26–35 grundlegende Informationen. Hier möchte ich hinweisen auf die Besonderheiten, die im Alter auftreten und die in der Pflege zu beachten sind. Beispiel Hautverdünnung: Dieses Problem verlangt von der Pflege eine Versorgung der Haut, wie es S. 217 ff. besprochen wurde. Die Wasserverarmung erfordert ein gezieltes Trinkverhalten. Die Erschwerung der allgemeinen Anpassungsleistung bedarf individueller Informationen, des Zeitfaktors (mehr Zeit investieren für Pflegeverrichtungen), der Orientierung usw.

Im folgenden finden Sie einige in der Praxis häufig auftretende **Problemkreise** bzw. deren Auswirkungen auf das Befinden des alten Menschen.

Beeinträchtigung der Sinnesorgane – Gehör, Geruchssinn, Gesichtssinn. Die Augen reagieren mit Weitsichtigkeit, Abnahme der Anpassungsfähigkeit auf Hell/Dunkel, Verlust der Sehschärfe; Abnahme der Hörfähigkeit führt zu Kommunikationsproblemen usw.

Bedürfnisverschiebung (z. B. weniger Durst) und **Verkümmerung der Geschmacksorgane**, die zu ungenügender Flüssigkeitszufuhr und/oder zu unkontrollierter Zucker- oder Salzaufnahme führen. Die Folge davon sind u. U. schwere Dehydratationserscheinungen und/oder Stoffwechselentgleisungen, was wiederum die Verwirrtheit begünstigt.

Abnahme der Reaktionsfähigkeit auf Sinneswahrnehmungen und sensitive Einflüsse. So kann das langsamere Funktionieren der körperlichen Anpassung auf thermische Veränderungen zu erhöhter Empfindlichkeit für Erkältungen und Hitzschläge führen, das verminderte Empfindungsvermögen zu Verbrennungen.

Zunehmende Schwerfälligkeit des Bewegungsapparates führt zu Stolpern und Stürzen mit Verletzungen oder Frakturen sowie zu

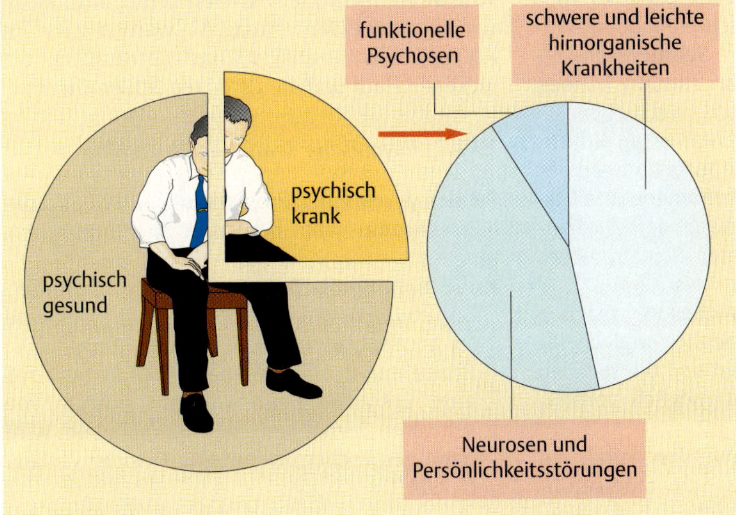

Abb. 19.**7** Ausmaß und Verteilung psychischer Krankheiten im Alter (nach Cooper u. Sosna 1983).

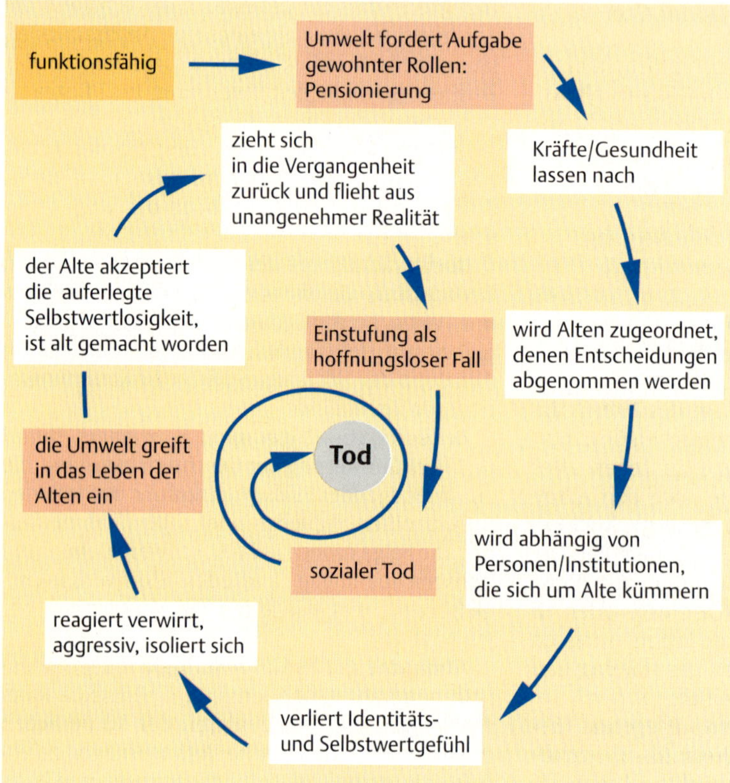

Abb. 19.**8** Senilitätsspirale nach Barn, Sack u. Shore. Nur die Möglichkeit, aktiv am Leben teilzunehmen, kann diese Spirale unterbrechen. Je früher dies geschieht, um so leichter kann der alte Mensch unabhängig und selbständig bleiben.

Erschwerung oder Behinderung von Bewegungsabläufen, wie sich beugen, sich hinlegen, sich strecken, den Kopf heben, einen Gegenstand mit den Fingern fassen, ihn drücken usw.

Die **Berührungssensibilität** wird größer, der alte Mensch wird empfindlicher bis überempfindlich für Berührung (Aufschreien beim Waschen, bei Bewegung usw.). Die **Schmerzschwelle** und damit die Schmerzwahrnehmung können sich nach oben oder nach unten verschieben.

Verlust des normalen Schlaf-wach-Rhythmus und Abnahme des Schlafbedürfnisses können Anlaß zu Ermüdungserscheinungen und Passivität sein. Die Patienten „verdösen den Wachzustand" oder leiden an bipolaren Schlafmustern (S. 100).

Schlechtsitzende Zahnprothesen machen eine gesunde Ernährung unmöglich und beeinträchtigen das Selbstwertgefühl und die sozialen Kontakte (Korrekturen soweit möglich vornehmen lassen!).

Neigung zu Atembeschwerden und zu schnellerem Ermüden führt zu Schwindelgefühlen, Ohnmachten, plötzlichen Schwächeanfällen. Dies wiederum begünstigt Unfälle und Verwirrtheit.

Überreizte Haut und Schleimhäute mit bis zur Unverträglichkeit störendem **Juckreiz**, die entstehen, weil der alternde Organismus chemische Stoffe nicht mehr schnell genug abzubauen und auszuscheiden vermag. Sie werden somit im Körperwasser abgelagert und verursachen die juckende Haut und die gereizten Schleimhäute.

19.3.2 Psychische Krankheiten im Alter

Bei den psychischen Problemen sind zwei Krankheitsgruppen ganz besonders hervorzuheben, nämlich

- die **hirnorganischen Krankheiten**, die im Alltag etwa zu Vergeßlichkeit, Verwirrtheit und zu großer Abhängigkeit führen können. Die Bezeichnung „hirnorganisch" bedeutet, daß eine Erkrankung im Gehirn vorliegt. Von schweren hirnorganischen Krankheiten wird dann gesprochen, wenn eine *Demenz* vorliegt (S. 604 ff.);

- die **funktionellen psychischen Leiden**, die die Lebensqualität im Alter ganz beträchtlich stören können. Hier liegen keine eindeutig feststellbaren hirnorganischen Störungen vor. Zu dieser Gruppe gehören die Neurosen, die Psychosen und als wichtigstes Phänomen die *Depression* (mehr dazu finden Sie im Kap. 20).

Häufigkeit, Anamnese und Verteilung der psychischen Krankheiten im Alter sind in Abb. 19.**7** abzulesen.

Alterungsprozesse im Gehirn

Betroffen ist vor allem der Nervenstoffwechsel: die stoffwechselabhängige Nervenleistung nimmt ab. Dies manifestiert sich in einer begrenzteren Leistungsfähigkeit bei erhöhter Leistungsanforderung. Die Abnahme der *Nervenzellzahl* liegt hingegen weit innerhalb der Reservekapazität des Gehirns. Erst wenn diese überschritten ist (man spricht von einer 40 %-Grenze), ist mit dem Auftreten von psychoorganischen Störungen zu rechnen.

Nicht nur für die Technik gilt „was rastet, rostet", sondern auch für das Gehirn. Der Abbau wird dann rascher voranschreiten, wenn der alternde Mensch nicht durch aktives Umweltinteresse und Training der Hirnfunktionen (Denk- und Merkfähigkeit, Aufmerksamkeit) „seinen Geist am Leben erhält". Der negative Verlauf ist in der „Senilitätsspirale" der Abb. 19.**8** sichtbar.

Anders ist es bei *Schädigung des Hirngewebes* und/oder bei Hirnstoffwechselstörungen, wo der Abbau schnell und progressiv ist und die geistigen und körperlichen Fähigkeiten u. U. rapide abnehmen können, so z. B. bei der Alzheimer-Krankheit (S. 608 ff.).

19.4 Aspekte der Pflege

Je nach Verständnis und Auffassung von Altern und Alterungsvorgängen (Theorien über das Altern S. 587) wird auch die Pflege gestaltet. Den neuen Erkenntnissen verpflichtet, werden wir mehr nach dem *Gesunden* fragen, d. h. nach den Ressourcen, der Kompetenz, den verbliebenen Fähigkeiten, als nach dem Kranken bzw. den Problemen, den Defiziten. Das bedeutet für Pflegende, daß sie wahrnehmen, welche Kompetenzen nicht nur verloren, sondern welche erhalten und entwicklungsfähig sind, und dies in allen Bereichen der ATL.

Die dafür notwendigen Informationen setzen eine umfassende **Pflegeanamnese** voraus. Die Situationseinschätzung beginnt mit dem Tag der Einweisung in eine Institution und soll im Verlauf des Pflegeprozesses ergänzt und angepaßt werden.

19.4.1 Einweisung in eine Institution

Wird ein alter Mensch als Patient in eine Tagesklinik oder in ein Krankenhaus eingewiesen, gilt es daran zu denken, daß dieser Mensch als Patient zwar Hilfe braucht, aber daß ihm (fast) immer auch ein relativ hoher Anteil an Selbständigkeit bleibt. Diese Selbständigkeit geht aber rasch verloren, wenn Pflegende sie nicht bekräftigen – unterstützen und fördern. Dies setzt eine umfassende **Situationseinschätzung** voraus. Es gilt, soviele Informationen wie möglich zu bekommen, um seiner Situation

- als alter Mensch, der vielleicht schon lange mit bestimmten Problemen leben muß/zu leben gelernt hat,
- als kranker Mensch, der z. B. für eine Untersuchung, für eine Operation oder eine andere Behandlung sein gewohntes Wohnmilieu verlassen muß und mit einer neuen, vielleicht bedrohlichen Situation konfrontiert ist,

gerecht zu werden.

Zur *Informationssammlung* einige Impulse:

Bezogen auf den **Patienten**:

- *Informationen von ihm selbst* über Lebensgewohnheiten, Befinden, Erwartungen, Befürchtungen, Hoffnungen, Umfeld (Biographie S. 521 f.). Wie hat er gelebt (in Familie oder allein)? In einem ersten Gespräch wird er angehalten, darüber zu sprechen und seine Hospitalisationsziele zu formulieren. Dieses Vorgehen ist nicht utopisch, denn der Patient spürt oft sehr gut, was möglich und erreichbar ist.
- *Informationen der Angehörigen und des zuweisenden Arztes.* Sie kennen den Patienten und sind in der Lage, realitätsbezogene Angaben zu machen (bezüglich Lebensgewohnheiten, Befinden, Rehabilitationserwartungen und -zielen).

Diese Informationen liefern die Grundlage zu einer umfassenden *Pflegeanamnese.* Schwerpunkte für die Ist-Zustand-Erfassung sind

- die körperliche Aktivität,
- die geistige Aktivität,
- die soziale Aktivität,
- das Verhaltensspektrum,
- die Wünsche, Erwartungen, Hoffnungen, aber auch die Ängste, Befürchtungen, Sorgen usw.,
- die Gewohnheiten, die Lebenserfahrungen,

- das „Bild von sich selbst“ , Selbstausdruck und Selbstwahrnehmung.

Bezogen auf die **Angehörigen**:

- *Informationen über die Situation.* Wie stehen sie zum Patienten, zu seiner Rehabilitation bzw. Rückkehr nach Hause? Vielleicht haben sie den Vater/die Mutter lange daheim betreut – vielleicht ohne entsprechende Hilfe –, nun können, mögen oder wollen sie nicht mehr, einfach, weil sie an einer Grenze angekommen sind. Ist dies der Fall, sind die Patienten meist auch nirgends für einen Heimplatz vorgemerkt.
  Das gleiche passiert bei Patienten, die von einem *Alters-* oder *Leichtpflegeheim* kommen. Sehr oft sagen die Heimleiter, daß sie den Patienten nicht mehr zurücknehmen wollen (vielleicht gibt es keine Nachtwache oder kein gelerntes Pflegepersonal, oder das Heim ist nicht für Pflegebedürftige eingerichtet, es gibt keinen Lift usw.).
- *Informationen über die finanzielle Situation.* Nicht alle Rentner sind finanziell gesichert, vor allem Frauen, Hochbetagte, Verwitwete oder Alleinstehende verfügen oft über wenig finanzielle Mittel, sie gehören zu den „sozial Benachteiligten“, sie leben unter dem Existenzminimum, wenn sie allein leben; oder sie belasten das Familieneinkommen ihrer Angehörigen, was u. U. zu zusätzlichen Konflikten oder Ermüdungserscheinungen im Zusammenleben führt. Ein gesichertes Einkommen ist Voraussetzung für eine „zufriedene und zufriedenstellende Teilnahme am Leben“; fehlt es, ist mit zusätzlichen Problemen zu rechnen.

Diese Informationen bieten die Grundlage für die Planung

- der Beratung und Stützung der Angehörigen,
- der Ausschöpfung möglicher Ressourcen des natürlichen Auffangnetzes,
- der Entlassung: wann? wie? wohin?,
- der sozialen Sicherung (frühzeitige Anmeldung beim Sozialdienst).

Die **Ziele** und **Maßnahmen** der Pflege müssen sich in erster Linie an der *Selbstpflegekompetenz* orientieren. Der Begriff „Kompetenz“ bringt zum Ausdruck, daß immer auch die Fähigkeiten, und seien diese noch so gering, erkannt und beachtet werden müssen. Solche verbleibenden Fähigkeiten können auf allen Ebenen des Menschseins liegen. Um sie zu entdecken, müssen Pflegende sich im bewußten Wahrnehmen üben. Die *tägliche Pflege* bietet die beste Gelegenheit, mehr über den Patienten zu erfahren. Im Bereich aller ATL können sowohl Bedürfnisse und Defizite wie auch Wünsche, Interessen und Neigungen entdeckt werden. Die gemachten Beobachtungen sind exakt zu protokollieren, damit sie einer individuellen *Pflegeplanung* nutzbar gemacht werden können. Immer gilt:

> **Altern ist nie** nur Verlust. Alter ist auch die Fähigkeit, aus Lebenserfahrungen zu schöpfen und weiterzugeben.
> **Altern ist** die Summe von Verlust und Gewinn. Und
> **Kranksein im Alter** bedeutet immer Abbau von Fähigkeiten und Einschränkung von Selbständigkeit, aber nicht nur: Es bleiben immer auch gesunde Fähigkeiten, und es gibt die nicht beeinträchtigten Funktionen.

19.4.2 Unterstützung der ATL

Je besser der *Ist-Zustand* bzw. der *Abhängigkeitsgrad* im Bereich der einzelnen ATL erfaßt und in der Pflege berücksichtigt wird, um so besser kann eine rehabilitative bzw. fördernde Pflege erreicht werden, eine Pflege, die Pflegende und Gepflegte befriedigt und die eine höchstmögliche Lebensqualität ermöglichen kann. Die *Grundlagen* dazu sind in den Kapiteln 5–16 nachzulesen. Im folgenden einige altersspezifische *Ergänzungen* dazu.

Wach sein und schlafen (Kap. 5)

- Älteren Patienten muß man u. U. erklären, daß der Körper nicht auf einen Schlaf von 7–8 Stunden angewiesen ist, daß im Alter häufigeres Erwachen normal ist und Schlafstörungen keine Krankheit verursachen. Das Defizit wird in Nickerchen nachgeholt. Schlafstörende Faktoren sind oft seelischer Natur, wie Leidensdruck, Gefühl der Vereinsamung usw.
- Bei Schlafstörungen aufklären und beraten; Zurückhaltung mit Medikamenten. Alle natürlichen den Schlaf fördernden Maßnahmen sind bei alten Menschen sinnvoll (S. 107 f.). Schlafstörungen können als Nebenwirkung eines verabreichten Medikamentes auftreten.
- Wirkung von verabreichten Schlafmitteln am Morgen nachprüfen.
- Trotz des erhöhten Ruhebedürfnisses so oft und lang wie möglich aufstehen und anziehen lassen. Besuche sind hilfreich und positiv, sollten aber nicht zu lange dauern (sonst große und rasche Ermüdung).

- Gewohnheiten und eventuelle Einschlafrituale erfragen und beibehalten. Sich wohl fühlen ist der beste Schlafbegleiter.
- Bei nächtlicher Desorientiertheit (durch Absinken des Blutdrucks, Wetterfühligkeit usw.) Nachtlicht brennen lassen, Blutdruckwerte kontrollieren, wo nötig stabilisieren (Arzt), um Gefahren vorzubeugen.

Bewegen (Kap. 6)

- „Sich regen bringt Segen" – ein Sprichwort, das durch die moderne Altersforschung erhärtet wurde.
- Gesetze der Kinästhetik beachten, um eine höchstmögliche Beweglichkeit und (für beide Seiten) kräfteschonende Bewegungsabläufe zu gewährleisten.
- Im Rahmen der Möglichkeiten viel bewegen: spazierengehen, sich außerhalb des Zimmers aufhalten (Abb. 19.**9**). Nur durch ständige Inanspruchnahme bleiben die Organe funktionstüchtig. Einüben eines regelmäßigen Bewegungsprogramms. Einen Vorschlag macht Tab. 19.**3**.
- Einschränkungen berücksichtigen, um Unfälle (Stolpern, Stürzen) infolge verlangsamter Reaktion zu vermeiden.
- Hemmnisse, Barrieren gegenüber körperlicher Aktivität ergründen und bearbeiten. Solche Barrieren sind oft Ängstlichkeit, Risikoscheu, Furcht vor Blamage.

Tabelle 19.**3** Trainingstherapie – Selbstaktivierungsprogramm

Nach dem Aufstehen	5 – 10 Minuten Frühturnen, Atemübungen
Vormittag	30 – 45 Minuten Wandern, Einkaufengehen
Nachmittag	1 – 1 1/2 Stunden Mittagsruhe 1 Stunde Wandern, Schwimmen, Radfahren usw. im Winter Langlaufen
Abend	5 Minuten Atemübungen

- Alterstypische Unrast kann gedämpft, Aktivität stimuliert, Starre gemildert werden. Hier hilft nur Phantasie, denn oft sind es kleine Anreize, die den alten Menschen in Bewegung bringen (z. B. Neugier auf etwas Neues).
- Hilfeleistung zur Selbsthilfe beim Aufstehen, Gehen usw. gezielt anbieten. Angepaßte Gehhilfen, zweckmäßige Sicherheitsvorkehrungen bereitstellen.
- Bewegung zur Aufrechterhaltung von Beweglichkeit und Lebendigkeit darf nicht verwechselt werden mit Aktivismus. Der Gegenpol der Bewegung ist die Ruhe, zum Vorwärts gehört das Rückwärts, der Rückzug. Für beides muß Spielraum ermöglicht werden.

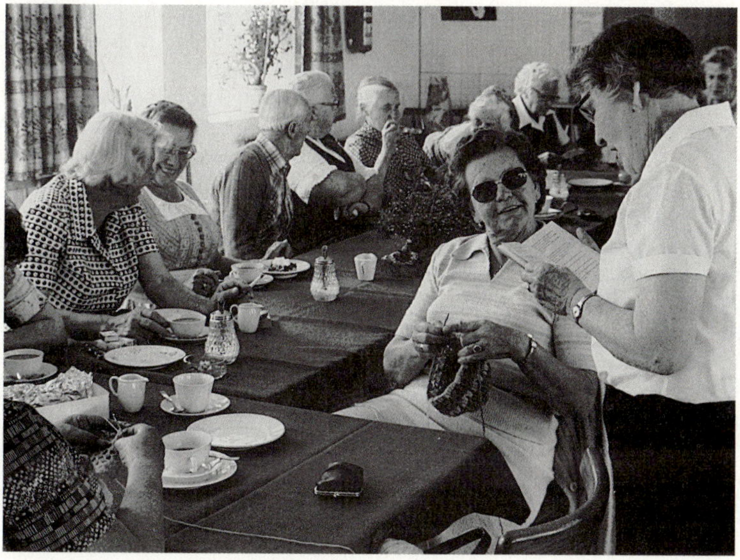

Abb. 19.**9** Alte Menschen im Miteinander (Foto: dpa).

Körperpflege (Kap. 7)

- Sinnvolle Auswahl der Körperpflegemittel. Alte Haut ist trocken: alkalifreie Seife verwenden, Haut eincremen, evtl. Massageöle verwenden.
- Juckreiz ernst nehmen, er kann ein extrem störendes Ausmaß annehmen (S. 596). Nicht immer reichen die üblichen Mittel wie Abwaschungen mit Essigwasser, Einreibungen mit Spezialgel (Fenistil) und Lotionen (Excipial, Kleie) aus, um Linderung zu bewirken. In solchen Fällen wirkt nur die Gabe von *Antihistaminika*. Unter Umständen sind Antiallergika angezeigt (Arztverordnung).
- Besuch bei Friseur unterstützen oder anregen, wohltuende Fußpflege ermöglichen.
- Technische Hilfsmittel: Hörgerät, Brille, Zahnersatz überprüfen, nach Bedarf einstellen bzw. erneuern lassen.
- Auch ältere Menschen freuen sich, gut gekleidet zu sein (Sonntags- und Festkleidung), Schmuck zu tragen, Parfüm zu gebrauchen.
- Insbesondere hier gilt, daß alle Bemühungen, die alte Menschen selbst unternehmen, honoriert werden sollen.
- Grundsatz: Soviel Hilfe wie nötig – so wenig wie möglich.
- Körperkontakt ist eine Sprache, die bis zuletzt verstanden wird. Körperpflege *ist* Körperkontakt, wenn sie liebevoll geschieht.

Essen und trinken (Kap. 8)

- Eine ausgewogene Kost ist Hauptvoraussetzung für gesundes Altern. Weil der Grundbedarf und die körperlichen Aktivitäten abnehmen, braucht der Mensch mit zunehmendem Alter weniger Energie. Der Eiweißbedarf bleibt aber unverändert. Die Energiemenge ist am besten zu senken, indem weniger Fett konsumiert und der Energiebedarf zu 55–60% durch leicht verdauliche, nahrungsfaserreiche Kohlenhydrate gesichert wird. Unverändert ist im Alter der Mineralstoffbedarf, insbesondere ist auf ausreichende Calciumzufuhr (800–1200 mg/Tag) sowie auf einen Natriumkonsum von höchstens 6 g/Tag zu achten. Im übrigen gelten die Regeln gesunder Ernährung S. 245 f.
- Aufmerksamkeit gegenüber einer möglichen Bedürfnisverschiebung und Verkümmerung der Geschmacksorgane, um Fehlernährung und Flüssigkeitsmangel (alte Menschen brauchen 1,5 l Flüssigkeit) zu steuern. Exsikkose führt zu Verwirrung, begünstigt Stuhlprobleme und Harnwegsinfekte.
- Altersbedingte Schwierigkeiten beim Essen und Trinken fürsorglich begleiten. Die Hilfe zur Selbsthilfe ist der beste Berater. Hast (z.B. beim Essen-Eingeben) bewirkt Eßprobleme bis zu Eßverweigerung.
- Eßkultur – ein schön gedeckter Tisch (Eßtabletts) bei Festen, an Sonntagen usw. ist ebenso wichtig wie eine ruhige, freundliche Atmosphäre.

Ausscheiden (Kap. 9)

- Kontrolle ist unumgänglich, da der alte Mensch u.U. die Übersicht verliert und rasch vergißt.
- Neigung zu Obstipation ist häufig; vorbeugen möglichst mit natürlichen Mitteln. Bestehende Obstipation auf ihre Ursache hin analysieren und behandeln. Stuhlinkontinenz kann auch psychologisch mitverursacht sein (Einsamkeit, Protest gegen Abhängigkeit). „Kotschmieren" kann aber auch die Folge ungenügender Reinigung des Afters sein, z.B. bei motorischer Ungeschicklichkeit (häufig bei Alzheimer-Demenz). Wird diesen Menschen nicht die nötige Einfühlung gewährt, entsteht häufig ein Teufelskreis: Angst und Scham verstärken die Stuhlinkontinenz.
- Infektionen der Harnwege (Altersbakteriurie) kann viele Ursachen haben. Sie trifft 90% der Katheterträger in Pflegeheimen. Neueren Erkenntnissen zufolge brauchen die meisten dieser Patienten keinen Katheter, weshalb einer sorgfältigen Einschätzung der Notwendigkeit höchste Priorität zukommt.
- Bei Urininkontinenz im Alter kommen häufig mehrere Ursachen zusammen. Eine wirksame Inkontinenzversorgung dient auch der ganzheitlichen Aktivierung. Beim Einsatz von körpernahen Hilfsmitteln (Vorlagen und Netzhosen) soll nicht von Windeln gesprochen werden. Alte Menschen sind keine Säuglinge. Psychologische Faktoren der Urininkontinenz müssen stets berücksichtigt werden (auch bei organisch bedingten Blasenstörungen). Studien haben gezeigt, daß Langzeitpatienten auf Stationen mit und solchen ohne individuelle Pflegeplanung beträchtliche Unterschiede aufweisen; gezielte aktivierende Pflege fördert auch die Kontinenz. Toilettentraining S. 283.

Körpertemperatur (Kap. 10)

- Das Bedürfnis nach äußerer Wärme nimmt beim alten Menschen zu; er fröstelt leichter, auch bei Erregung, Angst, Unwohlsein; die Erkältungsgefahr ist größer.
- Die Reizempfindung ist herabgesetzt – Vorsichtsmaßnahmen im Umgehen mit Wärmespendern sind daher besonders wichtig.
- Fieber erschöpft alte Menschen schneller und stärker als jüngere; eine entsprechend verlängerte Erholungsphase ist notwendig.
- Rektale Temperaturmessung ist der axiliaren vorzuziehen, da die Hautdurchblutung geringer und die Hohlraumbildung in der Achselhöhle größer ist; auch ist „10 Minuten dran denken müssen" u. U. eine Überforderung.

Atmen (Kap. 11)

- Ein einfaches Atemtraining (regelmäßiges Durchatmen, bewußtes Atmen an der frischen Luft) fördert das Wohlbefinden und stärkt die Lungenfunktion.
- Infolge flacherer Atmung im Alter ist die Anfälligkeit für Erkrankungen der Atemwege (Bronchitis, Pneumonie) größer; Pneumonieprophylaxe ist äußerst wichtig.
- Bei Husten, überhaupt bei allen Anzeichen von Erkrankungen der Luftwege sind sofort entsprechende Maßnahmen einzuleiten: abhusten lassen, Inhalationen usw.

Sicherheit, Beschäftigung, kommunizieren (Kap. 12–14)

- Das Infektionsrisiko nimmt bei alten Menschen beträchtlich zu; es betrifft vor allem Hospitalinfektionen, die auch gravierender verlaufen als bei jungen Menschen. Durch sorgfältige Prophylaxe, rasches Erkennen von Risikofaktoren und gezielte Behandlung können belastende Folgeschäden vermieden werden.
- Gute Vorbereitung auf einen Milieuwechsel (Krankenhaus, Heim) oder den Wechsel einer Bezugsperson unterstützt das Vertrauen und verhindert Verwirrtheit, die schon bei kleinen Veränderungen auftreten kann.
- Je mehr Gewohntes der alte Mensch in fremder Umgebung beibehalten kann, desto eher findet er sich zurecht. Er leidet darunter, wenn er nicht weiß, ob er wieder entlassen werden und nach Hause zurückkehren kann oder ob er in ein Heim verlegt werden muß.
- Das soziale Netzwerk mit einbeziehen (Angehörige, Freunde, jüngere Senioren). Möglichkeiten und Grenzen der Familie vernünftig – ohne Schuldgefühle hervorzurufen – einsetzen.
- Vergnügen, Fröhlichkeit, spielerisches Tun anregen und fördern.
- Informations- und Orientierungsbereitschaft oder -bedürfnis unterstützen; auch der alte Mensch soll Zeitung lesen, sich eine Meinung bilden und darüber sprechen können.
- Kulturelle Programme sind dann sinnvoll, wenn gleichzeitig die Motivation zur Eigeninitiative gestärkt wird.
- Örtliche Orientierung durch altengerechte Räumlichkeiten und Weghilfen (Farben, Symbole, Bilder) erleichtern.
- Zeitliche Orientierung durch Fixpunkte im Tagesablauf unterstützen; Vergeßlichkeit einkalkulieren.
- Bei Schwerhörigkeit langsam sprechen, nicht ungeduldig reagieren.

Frau/Mann sein (Kap. 15)

- Der alte Mensch ist nicht einfach alt, er ist als Frau oder Mann ein älterwerdender Mensch.
- Sexualität spielt auch im Alter noch eine Rolle. Den asexuellen alten Menschen gibt es nicht. Er hat das Recht auf Zuwendung, Nähe und selbstgewählte Partnerschaft (Leben im Heim und Sexualität S. 500 f.), auch darauf, daß seine Sexualität respektiert wird und er die Möglichkeit hat, sie zu leben. In der Gesellschaft wird dies heute durch die allgemeine Toleranz im sexuellen Bereich leichter, im Alters- und Pflegeheim, wo der Betagte praktisch immer von anderen beobachtet wird, sind dazu Offenheit, Diskretion und viel Einfühlungsvermögen von seiten der Betreuer notwendig; auch muß eine entsprechende Privatsphäre ermöglicht werden.

Sinnfindung, Sterben (Kap. 16)

- Altern im positiven Sinne des Reifens gelingt dort, wo Enttäuschungen und Abnahme der Leistung nicht zu Resignation führen, sondern wo die Kunst des Auskostens des noch Möglichen wachsen kann.
- Altersheime und Langzeitstationen dürfen deshalb nicht in erster Linie „Bewahranstaltscharakter" haben; sie sollen vielmehr ein Klima bieten, in dem die letzte Lebensphase wirklich „gelebt" werden kann.

Pflege und Sinnfrage

Wir sollten dem alten Menschen ein Klima ermöglichen, in dem er über Leben und Sterben, über Freuden und Leiden sprechen kann. Darin können wir ihm eine dreifache Botschaft vermitteln:

- Du darfst nun alles, worin du abnimmst, loslassen.
- Du darfst alles, was dir zuinnerst zugedacht ist, zulassen.
- Du darfst sein, wie du bist, und so *wie* du bist, wirst du von uns geliebt.

- Der Tod gehört zum Leben, auch im Krankenhaus und im Altenheim. Der alte Mensch weiß das, auch wenn er es oft nicht wahrhaben will, verdrängt, Angst hat.
- Als Betreuende gilt es zu wissen, daß nicht wir dem alten Menschen sagen müssen, welches der Sinn seines Lebens oder die richtige Art des Sterbens ist, wir können ihm nur bei der Suche behilflich sein.

19.4.3 Abhängigkeitsgrad und Pflegeverlauf

Zur Einschätzung des Abhängigkeitsgrades im Bereich der einzelnen und Gesamtheit der ATL kann ein vorgegebenes Erfassungs- und Kontrollblatt gute Dienste leisten. Abb. 19.**10 a** ist ein Beispiel für ein *Pflegeverlaufsprotokoll*, Abb. 19.**10 b** zeigt eine Kriterienliste, die den Erfassungsgrad bezeichnet.

Dieses wird von der jeweils zuständigen Pflegeperson in regelmäßigen Abständen ausgefüllt und dient als Grundlage für das Pflege- bzw. Rehabilitationsgespräch.

Das Rehabilitationsblatt wird so für alle Beteiligten ein *Arbeitsinstrument*, an dem sie sich *orientieren* können und an dem rückblickend der Rehabilitationserfolg *beurteilt* werden kann.

19.5 Aspekte der Rehabilitation

Rehabilitieren heißt „in den früheren Stand zurückversetzen", heißt aber auch, „seine Gestalt, sein Ansehen, sein Gesicht wiederbekommen". Der Betroffene gewinnt seine „Gemeinschaftsfähigkeit" und seine „Wohnung unter den Menschen" zurück (mehr darüber S. 705 ff.).

Rehabilitative Pflege bekommt von dieser Bedeutung her eine wichtige Orientierung: Ihre Zielsetzung ist immer an die Kommunikationsfähigkeit gebunden. Rehabilitation gelingt nur über die Beziehung und im vertrauenden Miteinander. Was der alte Mensch, der durch die Krankheit vielleicht schwächer geworden ist, wiederfinden muß, ist das Vertrauen in die eigenen Kräfte, um sein Leben wieder wagen zu können.

Rehabilitiert ist ein Mensch, der von sich wieder sagen kann: „Das kann ich" und „das kann ich allein". Zum Anteil der vielleicht bleibenden Unselbständigkeit muß das Selbstbewußtsein eigener Kompetenz kommen; zum Verlust, der vielleicht unausweichlich bleibt, der Gewinn: die neue Ausrichtung für die verbleibende Lebenszeit.

19.5.1 Rehabilitationsmethoden

Die Rehabilitation alter Menschen kann nur interdisziplinär – meist in Verbindung von individuellem Training und Arbeit in Gruppen – durchgeführt werden. Neben Pflegepersonen und Arzt sind dafür Physiotherapeuten, Ergo- und Aktivierungstherapeuten, Logopäden, Sozialarbeiter, Psychologen, Seelsorger zuständig. Wer wann und wie einbezogen wird, ist in der Praxis oft noch wenig geklärt. Auch das Wissen über die heute diskutierten Rehabilitationsmethoden ist noch lange nicht überall bekannt oder wird praktisch nicht oder erst in Ansätzen angewendet, so z. B.

- *Leistungstraining.* Gezielt trainiert werden die Sinne (visuell, akustisch, taktil), die körperliche Leistungsfähigkeit (durch gezielte Aktivierungsübungen), die geistigen Funktionen (Lesen, Sprechen, Reagieren im Spiel) usw. Von großer Bedeutung ist das Rehabilitationstraining in den Bereichen, wo die Potentiale, d. h. die Bereiche der Leistungszunahme, liegen (Tab. 19.**2**).
- Das *Motivationstraining* will bei leicht desorientierten Patienten wieder Interesse an der Umwelt wecken – Remotivierung. Örtlichkeiten und Heimordnung werden in die Trainingsarbeit mit einbezogen.
- Die *Resozialisation* bedient sich insbesondere pädagogischer Methoden: Gesprächstraining, strukturierte Lerntherapie, Selbstbehauptungstraining sowie Verstärkung erwünschter Verhaltensweisen.
- Die *Übergangspflege* will Patienten auf die Rückkehr nach Hause und selbständiges Wohnen vorbereiten (S. 708 ff.).

Die Wahl der Rehabilitationsmethode ist abhängig von den vorhandenen Möglichkeiten und ausgebildeten Therapeuten. Das gleiche gilt für die *langfristige Betreuung und Pflege Betagter.* Sie

a

Geriatrie-Rehabilitation, Zieglerspital, Bern **Rehabilitationsblatt**

Name des Patienten *Herr Mustermann*

Datum der Ist-Zustand-Aufnahme/ Situationseinschätzung	28.1.	13.2.	25.2.	14.3.	5.4.	24.4.		Bemerkungen
Ernährung	3	3	3	3	3	3		braucht "Ergomesser" und Teller mit Rand
Ausscheidung Tag	2	2	2	2	3*	3		*macht Fortschritte
Ausscheidung Nacht	1	1	2	2	2	2		
Waschen/Körperpflege	2	2	2	1–2*	1–2*	2–3		*ist nicht bei der Sache, hilft nicht recht mit
Anziehen	2	1	0–1*	0*	1	1		*will nicht mehr mitarbeiten, sagt, daß er nicht mehr heim will
Ausziehen	2	2	1*	1*	1	2		*Ausziehen etwas besser als Anziehen
Orientierung	2	1	1*	1*	2	2		
Beweglichkeit	2	1–2	1*	1–2	1–3**	3		*weigert sich, die Gehübungen zu machen **macht zeitweise Fortschritte
Kontaktaufnahme mit der Umwelt	2–3	2–3	2	2	2–3	3		
Verbale Kommunikation	4	4	3	3	4	4		
Sonstiges			*	*				*depressive Verstimmung infolge Konflikt mit dem Ehepartner
(Abzeichnung Pflegerin/Pfleger)	St.	B.	An.	Gu.	W.G.	J.L.		

Code zum Rehabilitationsblatt

b

Ernährung (2 nicht möglich)	0	Sonde
	1	Einlöffeln
	3	ißt selbständig, braucht Hilfe z.B. beim Zerschneiden, beim richtig Hinsetzen
	4	ganz selbständig, evtl. mit Hilfsmitteln
Ausscheidung Tag und Nacht	0	stuhlinkontinent
	1	urininkontinent (naß)
	2	nicht naß, braucht Hilfe für Toilette/Nachtstuhl/Topf/Flasche/Katheter
	3	selbständig, mit Flasche/Topf/Nachtstuhl/Katheter
	4	selbständig, ohne Hilfsmittel
Waschen und Körperpflege	0	tägliche Ganzwäsche durch Pflegeperson
	1	Beine und Intimbereich durch Pflegeperson, Gesicht/Oberkörper (ohne Rücken) z.T. selbständig
	2	Beine und Intimbereich durch Pflegeperson, Gesicht/Oberkörper (ohne Rücken) ganz selbständig (inkl. Zähneputzen, Rasieren)
	3	täglich wenig Hilfe (z.B. nur Rücken waschen und gesunden Arm bei Hemiplegiepatienten)
	4	täglich selbständig, aber bei wöchentlichem Bad/Dusche Hilfe
	5	selbständig inkl. wöchentlich Bad/Dusche
Anziehen und Ausziehen (unten inkl. Strümpfe/Schuhe)	0	ganz unselbständig
	1	mit viel Hilfe und/oder Anleitung
	2	mit wenig Hilfe und/oder Anleitung
	3	nur noch kleine Handreichungen
	4	ganz selbständig
Transfer/Fortbewegung	0	bettlägerig/Bettrand
	1	mit Hilfe von zwei oder mehr Personen/Patientenheber
	2	mit Hilfe von einer Person
	3	selbständig, aber mit Hilfsmitteln, z.B. Rollstuhl, Gehhilfe, Stock
	4	selbständig, ohne Hilfsmittel
Orientierung	0	reagiert nie/ wechselhaft auf seinen/ihren Namen
	1	reagiert immer auf seinen/ihren Namen
	2	erkennt Betreuungspersonen richtig als Schwester/Arzt
	3	weiß immer, daß er/sie im Krankenhaus ist
	4	ist zeitlich orientiert (weiß Tageszeit/Wochentag/Monat)
Telefonieren (1 und 2 nicht möglich)	0	telefoniert nicht
	3	telefoniert mit Hilfe
	4	telefoniert ohne Hilfe
Verbale Kommunikation (bezieht sich nicht auf Schwerhörigkeit)	0	kein Sprechen, kein Verstehen
	1	kein Sprechen, aber z.T. Verstehen
	2	Sprechen: einzelne Wörter, einfachste Sätze Verstehen: z.T. oder gut
	3	Sprechen: vereinzelte Ausfälle
	4	Kommunikation ungestört

Abb. 19.**10** **a** Praktisches Beispiel für einen Rehabilitationsverlauf. **b** Code zum Rehabilitationsblatt (aus der Abteilung für Geriatrie-Rehabilitation, Zieglerspital Bern).

kann nur dann wirkungsvoll gestaltet werden, wenn

- das Pflegepersonal gut ausgebildet ist, d.h. über genügend Fachwissen in der gerontologischen Pflege und Rehabilitation verfügt;
- der Patient in die Rehabilitationsbemühungen aktiv einbezogen ist und er bei den regelmäßigen Rehabilitationsbesprechungen angehört und ernst genommen wird;
- die Bedürfnisse und Probleme der Angehörigen, die ihn wieder in ihre Familie aufnehmen wollen (oder nicht wollen), berücksichtigt werden.
- Wo alte Menschen allein gelebt haben, gilt es, Mittel und Wege zu suchen, um ihnen das selbständige Wohnen trotz Abnahme der geistigen und körperlichen Funktionen zu ermöglichen. Hier bedarf die Rückkehr nach Hause der besonderen Sorgfalt und Begleitung.
- Vielleicht muß nach einer neuen Wohnform gesucht werden, weil der Patient nicht mehr allein leben oder nicht mehr in die angestammte Familie zurückkehren kann oder weil Heimeinweisung nicht in Frage kommt (der Patient will nicht, er will in seinem Dorf/seiner Stadt bleiben, es gibt keinen Platz). In solchen Situationen angemessene Lösungen zu finden, kann sehr zeitaufwendig sein. Wichtig ist es, jene Stellen zu kennen und mit einzubeziehen, die vielleicht helfen können.

Rehabilitationsmethoden und Pflege

Eine erfolgreiche Rehabilitation/Übergangspflege ist nur möglich, wenn „multiprofessionelles Personal" und eine entsprechende Fachstelle beratend und arbeitsteilend zur Verfügung steht. Nur dann können *spezielle Trainingsprogramme* auch unabhängig von Methoden erarbeitet werden. Hier gilt es, sich für das notwendige (und geschulte) Personal einzusetzen. Eine einzelne Pflegeperson oder die Pflegegruppe im Alleingang kann nicht die folgenden Ziele erreichen (sie sind Teil der Übergangspflege):

- Training des Altgedächtnisses und der Orientierung,
- Training von Handlungsabläufen des Alltags (ATL-Training),
- Wohnungs- und Stadttraining,
- Hilfe zur Daseinsbewältigung,
- Schaffung einer normalen Umgebung.

Pflegepersonen können aber diese Ziele anstreben, anregen und in *kleinen Schritten* darauf hinarbeiten. Jeder, auch der kleinste Baustein, kann zum Fundament werden, dem alten Menschen (auch im Krankenhaus) sozial und gesundheitsfördernd zu begegnen.

> *Sozial sein* heißt: im anderen Menschen die Not erkennen und das Not-Wendende tun. *Not wenden* heißt, alle Ressourcen der natürlichen Lebenswelt (Gesundheitsressourcen S. 43f.) zu aktivieren, um *Selbstpflege* zu fördern oder wieder zu ermöglichen.

19.5.2 Rehabilitationserfolg

Die Rehabilitationsbesprechung sowie die Rehabilitationsprotokolle (Abb. 19.**10**) geben Auskunft über den Rehabilitationsverlauf. Die Analyse des Ist-Zustands ermöglicht das *Erfassen der Zusammenhänge* zwischen medizinischen, psychologisch-geistigen und sozialen Problemen. Das Gruppengespräch kann den Grund für Mißerfolg aufdecken und die Beteiligten zum Verstehen, warum eine Bemühung nicht erfolgreich sein kann, hinführen. Es schafft Klarheit in der Frage, ob die Zielerwartung zurückgenommen werden muß oder ob sie u.U. auf einem anderen Weg, unter Einsatz von anderen Mitteln (bzw. durch Ausschalten von Hindernissen), realisiert werden kann.

So können Rehabilitationsschritte richtig gesehen und eingeordnet werden. *Meßbar* aber sind immer nur die sichtbaren Erfolge, d.h. der erzielte, sichtbare Fortschritt.

Nicht *meßbar* sind Engagement/Einfühlung und menschliche Wärme und Nähe, die vor allem dann zum Zuge kommen müssen, wenn der Zustand des Patienten keine sichtbaren Erfolge im Sinne einer Rehabilitation zuläßt und die Stufe 0–1 kaum überschritten wird. Auch dann bleiben die konsequenten Bemühungen hinsichtlich einer Zielsetzung sinnvoll, denn auch das *Erhalten* kann ein erstrebenswertes Ziel sein, wenn Fortschritt unerreichbar ist. Es ist dann für die Pflegenden motivierend, daß auch das *Erhalten behinderter Lebensaktivitäten* bzw. das geduldige und ausdauernde Betreuen sowie das *Begleiten zu einem friedlichen Sterben* ein dokumentationswürdiges Pflegeziel ist.

19.6 Demenz und Verwirrtheit im Alter

„Angst vor Verwirrtheit und Pflegebedürftigkeit bedrückt nicht nur alte Menschen. Verwirrtheit ist ein sehr belastendes Problem der Altenpflege. Von den zur Zeit rund 9,5 Millionen der über

65jährigen in der Bundesrepublik Deutschland sind etwa 5 % dementiell erkrankt oder chronisch verwirrt" (Grond, 1991). Diese Zahl gilt auch für die anderen europäischen Länder.

19.6.1 Verwirrtheit

Verwirrtheit ist ein Symptom und nicht eine Krankheit im medizinischen Sinn. Die Bezeichnung „Verwirrtheit" ist vielmehr eine *Pflegediagnose*. Der Begriff an sich ist ungenau und wird für viele Erscheinungsbilder gleicherweise gebraucht: von der leichten Desorientierung und Erinnerungsschwierigkeit bis hin zur schweren Demenz mit vollständiger Desorientierung, Gedächtnisverlust, Verlust von Sprache und Sprachverständnis usw.

Verwirrtheit ist eine qualitative Bewußtseinsstörung. Es ist eine medizinische Untersuchung angezeigt, denn je nach Ursache kommen unterschiedliche therapeutisch-pflegerische Maßnahmen zur Anwendung.

Die Verwirrtheit kann Ausdruck sein

- einer *Depression* (Kap. 20) oder
- einer *Altersparanoia* (Alterswahn): der Betroffene ist geplagt von Wahngedanken und -ideen, die meist aus seinem Alltag stammen; er fühlt sich z. B. von Nachbarn verfolgt.

Demenzzustände treten auf als Folge von Schädigung oder altersbedingter Schwächung der Hirnzellen. Man unterscheidet zwischen *akuter Verwirrtheit* und *Demenz*. Eine weitere Unterscheidung ist jene der vorübergehenden und der irreversiblen (nicht mehr rückgängig zu machenden) Demenz.

- *Irreversible Demenzen* sind die Alzheimer-Krankheit, die vaskuläre Demenz sowie die seltenen Demenzformen bei Parkinson-Erkrankung und die Pick-Krankheit.
- *Reversible Verwirrtheit* hat viele Ursachen, beispielsweise Nebenwirkungen von Medikamenten, Flüssigkeitsmangel (alte Menschen trinken meist zuwenig), toxische Reaktion auf Alkohol, Mangelernährung (Vitamin B), Schmerzzustände, Traumen und schwere körperliche Krisen.

Akute Verwirrtheit (Delirium)

Die akute Verwirrtheit tritt im Alter relativ häufig auf. Sie beginnt plötzlich und kann über Tage dauern, eventuell auch während Wochen. **Ursachen** sind körperliche Erkrankungen, Dehydrierung (Flüssigkeitsmangel), unerwünschte Medikamentenwirkungen und/oder äußere Einflüsse wie Aufregungen, Wohnungswechsel, Heim- oder Krankenhauseinweisung u. a.

Symptome bei akuter Verwirrtheit sind, je nach Schweregrad, mehr oder weniger ausgeprägt:

- Desorientierung, zeitlich, örtlich, personal, situativ,
- Verlust des Kurzzeitgedächtnisses,
- rasche Stimmungswechsel, Gefühlslabilität,
- eingeschränkte Konzentration und Aufmerksamkeit,
- Störung der Urteilsfähigkeit und Entscheidungsfindung,
- Schläfrigkeit im Wechsel mit Unruhe,
- Verwahrlosung im Bereich der ATL,
- Veränderung der Beziehungsfähigkeit,
- Patient scheint „benebelt" zu sein,
- Zeichen von Angst und Mißtrauen,
- abnorme visuelle und/oder akustische Wahrnehmungen (Halluzinationen),
- abnorme Gedankengänge (Wahnvorstellungen),
- Nichterkennen vertrauter Personen,
- bekannte Handlungsabläufe können nicht mehr ausgeführt werden.

Wichtig ist das frühzeitige Erkennen von Verwirrtheitszuständen. Bei älteren Menschen ist immer an eine falsche Medikamenteneinnahme zu denken, sei es, daß sie die Vorschriften nicht befolgen oder Nebenwirkungen auftreten. Demenz und Delirium können gleichzeitig auftreten. Delirante Zustandsbilder sind bei dementen Menschen häufig. Verwirrtheitszustände (z. B. bei Krankenhauseintritt) sollen nicht voreilig als Demenz bezeichnet werden, denn jede psychosoziale Veränderung kann sie bei Betagten auslösen; bei fachgerechtem Umgehen verschwinden sie wieder.

19.6.2 Demenz

Von Demenz spricht man, wenn die folgenden Kriterien erfüllt sind:

- Ein Verlust intellektueller Fähigkeiten muß vorhanden sein, so daß der Erkrankte den Anforderungen in Beruf und/oder Alltag nicht mehr genügt.
- Eine Gedächtnisstörung muß bestehen.
- Mindestens eine der folgenden Störungen muß vorhanden sein:
  - Störung des abstrakten Denkens,
  - Störung der Urteilsfähigkeit,
  - Aphasie, Apraxie, Agnosie,
  - Persönlichkeitsveränderungen.

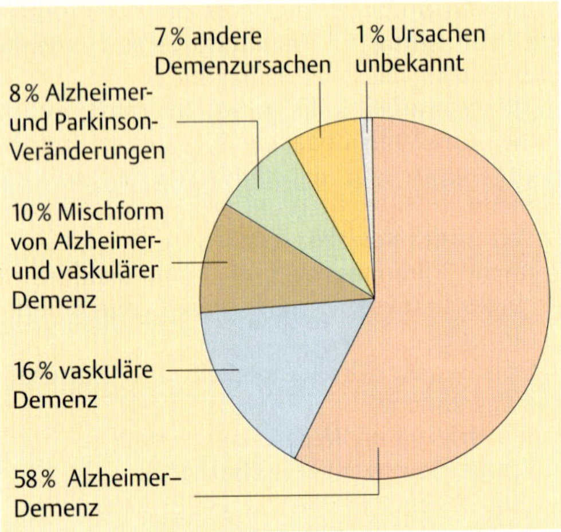

Abb. 19.**11** Häufigkeit der verschiedenen Demenzerkrankungen (nach Jelinger 1989).

- Das Bewußtsein darf nicht getrübt sein (Ausschluß eines akuten Verwirrtheitszustandes, Deliriums).

Das Demenzrisiko nimmt mit dem Alter zu. Die Häufigkeit der verschiedenen Demenzformen ist in Abb. 19.**11** abzulesen.

Am häufigsten treten zwei Formen auf, die Alzheimer-Demenz und die vaskuläre Demenz, der Veränderungen an den Hirngefäßen zugrunde liegen (Bluthochdruck, Gefäßsklerosen). Wie Abb. 19.**11** zeigt, ist die *Alzheimer-Krankheit* die häufigste Form, weshalb sie S. 608 ff. exemplarisch behandelt wird.

19.6.3 Verwirrung als Pflegeproblem

Krankenhauseintritt kann Verwirrung auslösen oder den daheim noch tragbaren Verwirrungszustand verschlimmern. Die Zeichen für akut auftretende Verwirrung sind auf S. 605 nachzulesen.

Der Verwirrung vorbeugen

In erster Linie gilt es, dem Patienten Orientierung im neuen Umfeld zu ermöglichen.

Der **regelmäßige Tagesplan** verbessert das Orientierungsvermögen, die Förderung der Selbstpflege stärkt die Selbstachtung und die Kompetenz.

Es ist daran zu denken, daß *Erfolgserlebnisse* wichtig sind:

- Zu kleinen und kleinsten Schritten anleiten und Erfolge, z. B. in der Körperpflege, anerkennen.
- Verbleibende Fähigkeiten stimulieren bzw. verstärken und nichtverlorene aktivieren und gezielt einsetzen.

Eine **konstante Bezugsperson** ermöglicht eine persönliche Beziehung, wodurch Vertrauen wachsen, Sicherheit gewährleistet und Individualität gefördert werden kann.

- Zimmerpflege (d. h. eine Pflegeperson ist für 1–2 Zimmer zuständig) ermöglicht Kontinuität in der Pflege und verstärkt positive Gewohnheiten.
- Den Kontakt mit Bezugspersonen strukturieren, Verläßlichkeit gewährleisten. Besucher zu regelmäßigem Kommen ermuntern.

Gefühle zulassen und ernst nehmen. Folgende Gefühle können zu Verwirrtheit führen:

- *Befürchtungen* und *Ängste*, wie Angst vor Kontrollverlust, Unselbständigkeit, Unsicherheit. Die Angst, verlassen zu werden, Angst vor dem Unbekannten, vor Schmerzen usw. Furcht vor dem Nachlassen der geistigen Kräfte oder vor weiterem Gedächtnisverlust; Furcht, abgewiesen, vergessen oder nicht ernst genommen zu werden.
- *Ohnmacht, Abhängigkeit* von anderen führt zu dem Gefühl „von sich entfremdet zu werden", sich nicht kontrollieren zu können. *Hilflosigkeit* nimmt zu, wodurch Depression und Hoffnungslosigkeit verstärkt werden und Verwirrung sich weiter ausbreitet.

Umgang mit Verwirrten

Bei einer zusätzlichen Erkrankung oder der Notwendigkeit einer Krankenhauseinweisung gelten die folgenden *Grundsätze:*

- Eine Demenz schreitet um so eher fort, je mehr der Kranke unter Streß gerät. Die Verwirrtheit trifft den Dementen zusätzlich zum Streß seiner Krankheit. Jede Umstellung wie Verlegung, Wechsel der Pflegeperson, Ernährungs- und Medikamentenumstellung sollte gut vorbereitet sein.
- Der Kranke braucht Anregung ohne Überforderung; das gilt auch für die Sinneseindrücke. Lärm und große, weite Räume sind zu vermeiden.
- Informationen (z. B. für Diagnostik und Therapie) nur in kleinen Schritten vermitteln, die Sprache anpassen.
- Erwachsenensprache benutzen, keine Verkleinerungsformen, keine Verkindlichungen. Nicht über sie, sondern mit ihnen sprechen. Nicht ungefragt in die Intimsphäre eindringen usw.

Grundregeln zum Umgang mit Verwirrten (Schweizerische Alzheimer-Gesellschaft)

- Nehmen Sie den Kranken, wie er ist, und dies jeden Tag neu.
- Behalten Sie Gewohnheiten bei, überfordern Sie nicht, aber beziehen Sie ihn in die Selbstpflege mit ein.
- Suchen Sie nach Restfähigkeiten, verbliebenen Kompetenzen.
- Gestalten Sie den Tagesablauf konstant und überschaubar.
- Geben Sie Orientierungs- und Erinnerungshilfen.
- Loben Sie kleine Erfolge, ignorieren Sie Fehler und Aggressionen.
- Sprechen Sie in einfachen, kurzen Sätzen; geben Sie Zeit zum Antworten; reagieren Sie geduldig; setzen Sie die nonverbale Sprache ein: Blickkontakt, Gesten, Berührung.
- Respektieren Sie seine Würde, stützen Sie seine Selbstachtung.

Grundlegende Schritte *therapeutischen Begleitens* S. 612.

Umgang mit aggressiven Verwirrten

Mit Aggressionen umgehen kann nur, wer für sich selbst gelernt hat, mit Gefühlen, mit *eigenen Aggressionen* umzugehen, Gefühle wie Zorn und Wut bei sich selbst wahrzunehmen und diese abzureagieren, z. B. durch Bewegung, Sport, im Aussprechen.

Aggressives Verhalten bei Patienten sollten wir weder belohnen noch bestrafen; beides verstärkt Aggressivität. Auch gilt der Grundsatz, daß ein Verwirrter um so gereizter reagiert, je gereizter die Pflegeperson ist. Wenn Pflegende hingegen gelassen reagieren, verpufft die Aggression ins Leere (dazu die Empfehlungen im nebenstehenden Merkblatt).

19.6.4 Modelle hilfreichen Verhaltens

Beispielhaft seien zwei Modelle kurz vorgestellt:
- das von E. Grond entwickelte *ROT-Modell*,
- die *Validation* von N. Feil.

Empfehlungen für den Umgang mit aggressiven verwirrten Menschen (Grond 1991)

Pflegende bemühen sich,
- Aggressionen nicht zu beachten und auch Mitbewohner zur Nichtbeachtung zu ermutigen,
- aggressive Verhaltensketten, Eskalationen zu unterbrechen,
- Aggressionen humorvoll abzureagieren, zu entspannen,
- Streitende zu trennen oder den Aggressiven festzuhalten,
- das Opfer zu begünstigen,
- den Angreifer zu beruhigen,
- dem aggressiven Verwirrten Verständnis zu zeigen, ihn zu berühren oder in den Arm zu nehmen,
- Ärger anders zu bewerten: „Es war nicht so gemeint!“,
- Wut in Bewegungen, Sport, Arbeit umzuleiten,
- die Gefühle des Verwirrten anzusprechen,
- Konflikte zu klären, nach einer anderen Konfliktlösung ohne das Gefühl der Niederlage zu suchen,
- konstruktiv zu handeln und zu reden,
- Schaden wiedergutzumachen,
- freundlich zu reagieren trotz Bedrohung,
- nicht zu schimpfen.

Vorbeugend versuchen Pflegende,
- die Selbstbestimmung des Verwirrten zu erhalten, ihm Verantwortung zuzutrauen,
- Enttäuschungen zu vermeiden,
- nichtaggressives Sprechen und Handeln zu loben,
- Schimpfen, Abwerten, Auslachen anderer nicht zu dulden,
- Ärger anders zu bewerten,
- aggressive Bilder oder Gegenstände zu entfernen,
- Langeweile oder Unterforderung des chronisch Verwirrten zu vermeiden,
- Wut des Verwirrten durch Bewegung (z. B. Spaziergänge) abzureagieren, ihn mitarbeiten zu lassen,
- den Verwirrten für erwünschtes Verhalten zu loben, ihm zuzulächeln, ihn zu berühren.

Realitäts-Orientierungs-Training (ROT) nach Grond

Das ROT dient dazu, die Orientierung wiederzuerlangen oder bei schwankender Verwirrtheit realistisch aufrechtzuerhalten. Zum ROT gehören Erinnerung und Strukturierung.

Erinnerung an Ort, Zeit und Situation (bei jeder Routinetätigkeit). Oft fragt der Patient selber und will wissen, wo er ist und welcher Tag und wie spät es ist. Zeit und Situation lassen sich bei den Mahlzeiten gut verbinden.

Wichtig ist, den Patienten nicht mit Informationen zu überhäufen, ihn ruhig zu orientieren und ihm als Person zu begegnen.

Strukturieren der Umgebung. Einhalten der Essenszeiten oder Zeiten des Aufstehens; das Vorhandensein von Uhren, Kalender; Orientierungstafeln mit Angaben über die nächsten Termine wie Arztbesuch, Therapien usw. Farbsysteme, Zeichen, gut lesbare Namensschilder an den Türen und am Kittel; Andenken und Bilder aus der Vergangenheit; Zeitungen usw.

Das auch von der Nachtwache zu beachtende *24-Stunden-Programm* wird, wo möglich, durch Gruppenaktivitäten ergänzt: Beispiel: 4–6 Verwirrte und Nichtverwirrte treffen sich täglich zur gleichen Zeit eine halbe Stunde lang. Der Leiter nimmt jeden ernst und ist selbst vom Erfolg überzeugt. Jeder wird mit seinem Namen angesprochen; es werden einfache Fragen gestellt, damit Antworten möglich sind. Das wichtigste Prinzip ist die positive Verstärkung.

ROT darf den Kranken weder unter- noch überfordern und muß regelmäßig durchgeführt werden, sonst schwindet der Trainingserfolg. Der *ROT-Erfolg* hängt wesentlich davon ab, wie Pflegende den Verwirrten als Person ernst nehmen, sich in ihn einfühlen und ob die räumliche Umgebung orientierungserleichternd „wie zu Hause" gestaltet werden kann.

ROT soll nur dort eingesetzt werden, wo es sinnvoll ist. Es gilt zu respektieren, wenn Patienten den Wunsch nach „Ruhe und Rückzug" signalisieren.

Validation nach Feil

Validation ist
- eine Entwicklungstheorie für sehr alte, mangelhaft orientierte und desorientierte Menschen;
- eine Methode, ihr Verhalten zu kategorisieren;
- eine spezifische Technik, die diesen Menschen hilft, durch individuelle Validation und Validationsgruppen ihre Würde wiederzugewinnen.

Zum Wortverständnis: In Anlehnung an Valeur = Wert kann man Validation mit Wertschätzung übersetzen.

Die **Grundprinzipien** beschreibt Feil (1992) wie folgt:

■ „Jemand zu validieren bedeutet, seine Gefühle anzuerkennen, ihm zu sagen, daß seine Gefühle wahr sind. Das Ablehnen von Gefühlen verunsichert den anderen. In der Methode der Validation verwendet man Einfühlungsvermögen – ‚in den Schuhen des anderen gehen' –, schafft Vertrauen; Vertrauen schafft Sicherheit; Sicherheit schafft Stärke; Stärke stellt das Selbstwertgefühl wieder her; Selbstwertgefühl verringert Streß. Der Validations-Anwender hat die Signale seines Patienten aufzufangen und in Worte zu kleiden. So validiert er ihn und gibt ihm seine Würde zurück.

Manche desorientierte Menschen ziehen sich nicht mehr in die Vergangenheit zurück, wenn sie sich in der Gegenwart als stark, geliebt und nützlich erfahren. Andere bleiben lieber in der Vergangenheit. Es gibt keine Universalformel, aber alle fühlen sich glücklicher, wenn sie anerkannt werden." ■

Wahrnehmen und Verhalten

Feil teilt die Desorientierung in vier Stadien ein, um für die Betreuenden bessere Grundstützen zu geben (Tab. 19.**4**). Bezüglich Persönlichkeit und Verhalten beschreibt sie zwei Stadien (Tab. 19.**5**). Voraussetzung für eine Validation ist demnach eine exakte Situationseinschätzung; mit anderen Worten: dem Verhalten geht das *Wahrnehmen* voraus.

19.7 Alzheimer-Krankheit

Wie Abb. 19.**11** (S. 606) zeigt, ist die Alzheimer-Demenz die häufigste Demenzerkrankung. Die exakte Diagnosestellung ist erst seit einigen Jahren möglich. Früher sprach man von zerebraler Demenz oder Arteriosklerose.

Bei der Alzheimer-Krankheit handelt es sich um eine meist im Präsenium auftretende Degenerationskrankheit mit Atrophie der Großhirnrinde. Damit geht ein schleichender intellektueller Abbau einher, der im Verlauf von etwa 5–10 Jahren zur Sprach- und Bewegungslosigkeit und zur Schluckunfähigkeit führt. In den industrialisierten Ländern machen Alzheimer-Kranke etwa zwei Drittel der Langzeitpatienten aus; 15–20 % der über 80jährigen leiden daran. Sie tritt im Alter ebenso häufig auf wie der Herzinfarkt und häufiger als der Hirnschlag. Das Erkrankungsrisiko steigt mit dem Alter steil an. Frauen sind häufiger betroffen als Männer.

19.7.1 Verlauf

Man unterscheidet drei Stadien. Im *Frühstadium* kommt es zu Verlust des Kurzzeitgedächtnisses. Es treten Verhaltensauffälligkeiten auf wie Apathie, Verunsicherung und Ängstlichkeit, schwieri-

Tabelle 19.**4** Die vier Stadien der Desorientierung (nach Feil 1992)

	Stadium I	Stadium II	Stadium III	Stadium IV
Grundstützen für die Betreuenden	Verwenden Sie Wer-, Was-, Wie-, Wann-Fragen und minimale Berührungen. Zeigen Sie Respekt.	Sprechen Sie den bevorzugten Sinn an. Verwenden Sie Berührungen und Blickkontakt sowie mehrdeutige Pronomen. Gehen Sie auf Gefühle ein.	Verwenden Sie Berührungen, Blickkontakt. Spiegeln Sie Emotionen und Bewegungen.	Spiegeln Sie Bewegungen. Stimulieren Sie die Sinnesorgane. Verwenden Sie Musik.
	Wenden Sie sich an ihr bevorzugtes Sinnesorgan.	→	→	→
	Verwenden Sie die Polarität, fragen Sie nach dem Extrem.	→	→	→
	Helfen Sie der Person, sich vorzustellen, was passieren würde, wenn das Gegenteil wahr wäre.	Halten Sie echten, direkten, längeren Blickkontakt.	→	→
		Sprechen Sie mit klarer, tiefer, warmer, liebevoller Stimme.	→	→
	Erinnern: die Vergangenheit erkunden.	Beobachten Sie Emotionen.	→	→
		Suchen Sie einen Zusammenhang zwischen Verhalten und den Bedürfnissen.	→	→
		Verwenden Sie Musik.	→	→
Orientiertheit	Weiß die Uhrzeit, hält an der Gegenwart fest, fühlt sich durch eigene Desorientierung bedroht.	Kümmert sich nicht um Uhrzeit; vergißt Fakten, Namen, Orte.	Verschließt sich vor den meisten Stimuli der Außenwelt, hat sein persönliches Zeitgefühl.	Erkennt Angehörige, Besucher und Personal nicht, hat kein Zeitgefühl.
Körperausdruck	Gespannte Muskeln, meist kontinent, schnelle direkte Bewegungen.	Sitzt aufrecht, aber entspannt. Ist sich seiner Inkontinenz bewußt. Langsame, sanfte Bewegungen, tänzerischer Gang.	Nach vorne gesackt, weiß nicht, daß inkontinent, rastloses Auf- und Abgehen, wiederholt Bewegungen und Klänge der frühen Kindheit.	Ruhig, zusammengesackt, wenig Bewegungen, embryonale Position, kein Bestreben, kontinent zu werden; häufig Fingerbewegungen.
Stimmlage	Schroff, beschuldigend, oft weinerlich, kann singen.	Tief, selten schroff, singt und lacht.	Melodisch, langsamer, anhaltender Ton.	
Augenkontakt	Blick gerichtet, guter Blickkontakt.	Klar, nicht gerichtet, blickt nach unten, Blickkontakt löst Erkennen aus.	Augen meist geschlossen.	Augen geschlossen (ausdrucksloses Gesicht).

ge Satzkonstruktionen sind nicht mehr möglich, das Denk- und Urteilsvermögen sowie die Orientierungsfähigkeit nehmen unmerklich ab. Im *mittleren Stadium* entwickeln sich deutliche Sprachstörungen, sowohl Sprechen wie Sprachverständnis nehmen ab. Es zeigen sich Störungen des Wiedererkennens, der visuellen Wahrnehmung; Bewegungsstörungen stellen sich ein. Im *fortgeschrittenen Stadium* sind alle intellektuellen Fähigkeiten stark betroffen. Die Verständigung ist fast nur noch auf der nonverbalen Ebene möglich. Urin- und Stuhlinkontinenz sowie zunehmende körperliche Immobilität runden das Vollbild ab. Jetzt ist der Betroffene voll auf Pflege angewiesen, er kann nichts mehr von selbst tun.

Die **Symptome** sind vom Verlauf bestimmt: anfangs langsam und kontinuierlich fortschreitende Störungen. Wie oben schon erwähnt, ist

Tabelle 19.5 Die zwei Stadien von Persönlichkeit und Verhalten (nach Feil 1992)

	Stadium I	Stadium II
Emotionen	Leugnet Gefühle.	Ersetzt Gegenwart durch Erinnerungen und Gefühle der Vergangenheit.
Persönliches	Kann für sich selber sorgen.	Verlegt persönlichen Besitz, braucht Hilfe bei alltäglichen Handlungen.
Kommunikation	Kommuniziert klar, verwendet korrekte Worte.	Beginnt eigene Worte zu kreieren, hat Probleme mit Substantiven.
Gedächtnis und soziales Verhalten	Geringe Einbußen des Kurzzeitgedächtnisses, werden aber als störend empfunden. Hält sich an Regeln und Konventionen.	Hat „selektives" Gedächtnis, meist Langzeitgedächtnis. Kann lesen, aber nicht leserlich schreiben, schafft sich eigene Regeln.
Humor	Gewisses Maß an Humor.	Kann nicht nach Regeln spielen, eigener Humor.

das *Hauptsymptom* der intellektuelle Abbau bis zur Demenz, d. h. bis zur Unfähigkeit, sich im täglichen Leben zurechtzufinden. Der Abbau beruht vor allem auf einer Störung des Frischgedächtnisses, d. h. der Erinnerung an kürzlich Erlebtes. Das Altgedächtnis bleibt oft viel länger erhalten: Kindheitserinnerungen und in der Jugend erworbene Fremdsprachenkenntnisse sind oft noch lange abrufbar. Mit der zunehmenden Verschlechterung des Frischgedächtnisses nimmt auch der Informationszustrom drastisch ab. Wahrnehmung und Auffassung leiden, die Kritikfähigkeit geht zurück. Schließlich verhindert der intellektuelle Abbau langgeübte, einfache alltägliche Tätigkeiten: ein Bett machen, die Zeitung zusammenlegen, die richtige Tür finden. Die Krankheit schreitet fort, der Betroffene wird immer schweigsamer oder verwirrt und kommt in einigen Jahren ins Endstadium der völligen Unbeweglichkeit und Hilflosigkeit.

Die **psychische Situation** kann traurig-depressiv oder heftig-aggressiv sein. Oft nehmen die Kranken zu Beginn ihr eigenes Unvermögen sehr deutlich wahr und leiden entsprechend.

Alzheimer-Kranke sind leicht ermüdbar und werden durch Gespräche, denen sie nicht folgen, und Anforderungen, denen sie nicht nachkommen können, rasch überlastet. Je nach Temperament ist die Reaktion darauf aggressive Ablehnung oder stiller Rückzug.

19.7.2 Umgang mit Alzheimer-Kranken

Der tägliche Umgang mit Verwirrten ist eine große Herausforderung. Bei der Alzheimer-Krankheit kommt dazu, daß sie progressiv und degenerativ ist, d. h., es handelt sich um ein *chronisch sich ständig verschlimmerndes Leiden*, bei dem die intellektuellen Grenzen immer bestimmender werden.

Diese Menschen dort abholen, wo sie stehen, bedeutet dann, die *aktuelle, augenblickliche Situation* aus den Worten – auch den Worten der Verwirrtheit – und dem Verhalten des Betroffenen möglichst genau zu erfassen und entsprechend zu reagieren: geduldig und behutsam. Wie alle Hirnkranken (S. 658 ff.) reagieren auch Alzheimer-Patienten am besten auf „ein gleichmäßig-freundliches Klima, welches keine Anforderungen stellt, aber Beschäftigung vermittelt und Langeweile vermeidet, auf ein Milieu, das nicht zu erziehen versucht und in dem sich möglichst wenig Unvorhergesehenes ereignet" (Cécile Ernst, Zürich)

Dieses Prinzip wird auch von der Alzheimer-Vereinigung in den nachstehenden Regeln vertreten.

19.7.3 Leben mit dem Alzheimer-Kranken

> Als **Hauptregel bei der Pflege** gilt: Je weniger die Betreuer an der Krankheit des Betroffenen leiden, desto weniger leidet der Patient.

Das Zusammenleben mit einem Alzheimer-Patienten belastet die Bezugspersonen (Angehörige, Helfer) oft mehr als den Betroffenen selbst. Der Patient ist „wie er ist", er erlebt seinen Tag, wie er kommt, es ist ein guter oder kein guter Tag. Die Vergleiche zu früher verblassen mehr und mehr.

Anders ist es für die Angehörigen, die den Unterschied von „früher" und „jetzt" schmerzhaft und jeden Tag neu erleben. Der Persönlichkeitsverfall des Vaters/der Mutter wird als Zerfall einer intakten Familie erlebt, der Partner kommt „als volle Persönlichkeit" abhanden. Das führt zu

Regeln für die Betreuung von Alzheimer-Kranken

Wichtig ist, daß Sie über die Krankheit gut informiert sind. Je mehr Sie darüber wissen, desto besser können Sie mit den Problemen umgehen. Es gibt heute gute und hilfreiche Literatur.

- Akzeptieren Sie den Kranken, so wie er ist, denn er *kann* sich nicht ändern.
- Respektieren Sie die Gewohnheiten des Patienten und seinen gewohnten Tagesablauf. Sie erleichtern ihm den Alltag.
- Beziehen Sie den Kranken in Ihre täglichen Aufgaben und Pflichten mit ein. Lob gibt ihm das Gefühl der Zugehörigkeit und stützt sein Selbstwertgefühl.
- Versuchen Sie, auf fordernde Anhänglichkeit, auf Ängstlichkeit oder Lügen des Patienten gelassen zu reagieren.
- Unterhalten Sie sich mit dem Kranken auf einfache Weise; zeigen Sie ihm Ihre positiven Gefühle mehr durch Gesten und Berührungen.
- Seien Sie erfinderisch und gelassen im Umgang mit dem Patienten. Sie allein finden die besten Lösungen für ihn und sich selbst.
- Sprechen Sie mit anderen betroffenen Menschen. Der Erfahrungsaustausch gibt Ihnen Anregungen und stärkt Sie. Sie realisieren, daß Sie mit Ihrer schwierigen Situation nicht allein sind.
- Vor allem auch: Vergessen Sie nicht sich selber. Gönnen Sie sich regelmäßig Erholung und Ausgleich, um immer wieder Kraft zu schöpfen. Sie haben ein Recht, Ihre eigenen Lebensinteressen wahrzunehmen. Und Sie haben ein Recht, Entlastung und Hilfeleistungen öffentlicher Institutionen in Anspruch zu nehmen.

Tabelle 19.**6** Forderungen an die Pflege (nach Schweizerische Alzheimer-Vereinigung, Yverdon)

	Forderungen an die Betreuer	Forderungen an den Lebensraum
Selbstverwirklichungsbedürfnisse – Verstehen und Einsicht – Realisieren der eigenen Fähigkeiten	– Tätigkeiten ermöglichen, welche im Leben des Patienten besonders wichtig waren (Biographie)	– Welche besonderen Ansprüche stellte der Erkrankte immer an seinen Lebensraum?
Selbstachtungsbedürfnisse – Leistung – Wertschätzung/Geltung – Zustimmung	– den Fähigkeiten angemessene Tätigkeiten ermöglichen – ablenken, wenn der Patient selber nicht mehr mit der Situation zurechtkommt – angemessene Stimulation – schwierige Aufgaben auf die beste Tageszeit verlegen	– ist der Patient Linkshänder oder Rechtshänder? – bewegt er sich (von Natur aus) langsam oder schnell im Raum?
Soziale Bindungsbedürfnisse – Liebe – Zärtlichkeit – Geborgenheit – sozialer Anschluß	– Empathie (einfühlendes Verstehen) – nonverbale Zuwendung: Blickkontakt, Berührung, aktives Zuhören – konstante und verläßliche Bezugspersonen – Beziehungen zu Mitmenschen erhalten – Leben in Familie oder Kleingruppe	– vertraute und gleichbleibende Umgebung – Lebensraum der früheren Persönlichkeit angepaßt – Räume, in welchen Intimität möglich ist
Sicherheitsbedürfnisse – Sicherheit und Schutz vor Schmerz und Angst – schützende Abhängigkeit – Ordnung – Gesetzlichkeit – Verhaltensregelung	– konstante und geregelte Betreuung und Tagesablauf – Unruhe vermeiden – positive Einschrittinformationen – unnötige Ortswechsel unterlassen	– Räume, die Geborgenheit und Sicherheit vermitteln – einfache Grundrisse – kleine, überschaubare Wohneinheiten – Unfallverhütung
Körperliche Bedürfnisse – Durst, Hunger – Wärme – Bewegung – Schlaf – Sexualität	Überwachen von – Essen und Trinken – Kleidung – Bewegung – Schlaf	– Räume, in welchen der Bewegungsdrang ausgelebt werden kann – Räume, wo Intimität möglich ist

Die drei wichtigen Schritte therapeutischen Begleitens

- *Einfühlen*, ohne sich oder den Patienten abhängig zu machen;
- *Wahrnehmen* der gesunden Kräfte, um positive Stimulation zu ermöglichen
- *Klären* der Situation, um Illusionen und unnötige Überforderung erst gar nicht aufkommen zu lassen.

stets neuen Gefühlsausbrüchen: Trauer, Aggression, Ärger usw.

Es gibt keine Maxime für das Zusammenleben mit Alzheimer-Patienten, aber es gibt ein paar bewährte Regeln, wie sie z.B. von der Schweizerischen Alzheimer-Vereinigung zusammengestellt sind (S. 611). Eine Übersicht über die Bedürfnisse des verwirrten älteren Menschen und zu den Forderungen an die Pflege gibt Tab. 19.**6**; sie wurde in Anlehnung an die Bedürfnispyramide von Maslow (S. 49 ff.) von der Schweizerischen Alzheimer-Vereinigung zusammengestellt.

19.7.4 Gestaltung des Lebensraumes

Die Gestaltung des Lebensraumes für ältere, verwirrte Menschen muß den Bedürfnissen, also auch dem Grad des Behindert- und Verwirrtseins entsprechen. Bedürfnisse und Situation sind nie unabhängig von der Biographie des Betroffenen, also von der „Zeit davor". Es gilt die Gewohnheiten zu erfassen, um aus einer gezielten **Situationsanalyse** die entsprechenden Maßnahmen abzuleiten (Tab. 19.**6**).

Drei **Grundfragen zur Biographie:**
- Welche Personen waren wichtig in seinem/ihrem Leben?
- Was war seine/ihre Lieblingsbeschäftigung?
- Wie war sein/ihr Lebensrhythmus?

19.8 Gelingendes Leben im Alter trotz Krankheit

Gibt es ein gelingendes Altern mit oder trotz Krankheit und zunehmender Unselbständigkeit oder Gebrechlichkeit?

Die Antwort kann wohl nur im Blick auf die *Einstellung zum Menschsein* gegeben werden, d.h., sie ist abhängig davon, wie wir uns Alter – alt werden und alt sein – vorstellen. Ob wir Altern als einen natürlichen Vorgang sehen können oder ob Gedanken ans Alter negativ besetzt sind, hat einen Einfluß auf unser eigenes Altwerden wie auch darauf, wie wir mit alten Menschen umgehen.

Gelingendes Altern setzt voraus, daß Verluste (Degeneration, Abbauerscheinungen) nicht ignoriert oder wegdiskutiert, sondern daß sie stets im Zusammenhang mit den verbliebenen Fähigkeiten und den möglichen Gewinnen gesehen werden.

Gelingendes Leben im Alter heißt, **sein eigenes Leben zu leben**.

Für den altgewordenen Menschen, so beschreibt es Rikson, geht es darum, sein Leben verantworten, zu diesem Leben vorbehaltlos stehen zu können. Gelingt dies, so kann der alte Mensch trotz und mit Grenzen in heiterer Gelassenheit auf sein Lebensende zugehen.

Kann dies auch der Mensch im Scheitern? Gibt es ein gelingendes Altern z.B. für Patienten mit Alzheimer-Krankheit? Gibt es für sie nur Verlust, oder ist es uns auferlegt, auch darin den Gewinn zu sehen? Die Wissenschaft kann dazu keine Antworten liefern, wir müssen schon anderswo Trost und Hoffnung finden. So gilt auch hier, daß wir „ausziehen müssen, die **Hoffnung** zu suchen", die „versteckten Lichter im Dunkeln", die „Chancen durch die Grenzen hindurch" (Kap. 21).

Wie können Angehörige entlastet werden?

Gelingendes Altern ist ohne entsprechendes Umfeld nicht denkbar. Wenn die Kompetenzen des alten Menschen abnehmen oder gar verlorengehen, bekommen die Umweltbedingungen zunehmend Bedeutung: die Wohnmöglichkeiten und die Betreuungsdienste.

Damit alte Menschen auch bei Krankheit oder/und zunehmender Demenz über längere Zeit daheim gepflegt werden können, brauchen Angehörige Hilfe.

Pflegende Angehörige, müssen *rund um die Uhr* und *tagtäglich* mit unterschiedlichen, oft großen und belastenden Problemen umgehen (Verwirrtheit, Inkontinenz, Stürze, aggressives Verhalten usw.).

Bei dieser Aufgabe benötigen sie Unterstützung; zumindest sollen sie informiert sein, wer ihnen auf welche Weise behilflich sein kann: Beratungsstellen, Spitexdienste/Sozialstationen, Alzheimer-Vereinigungen. Eine Übersicht über die

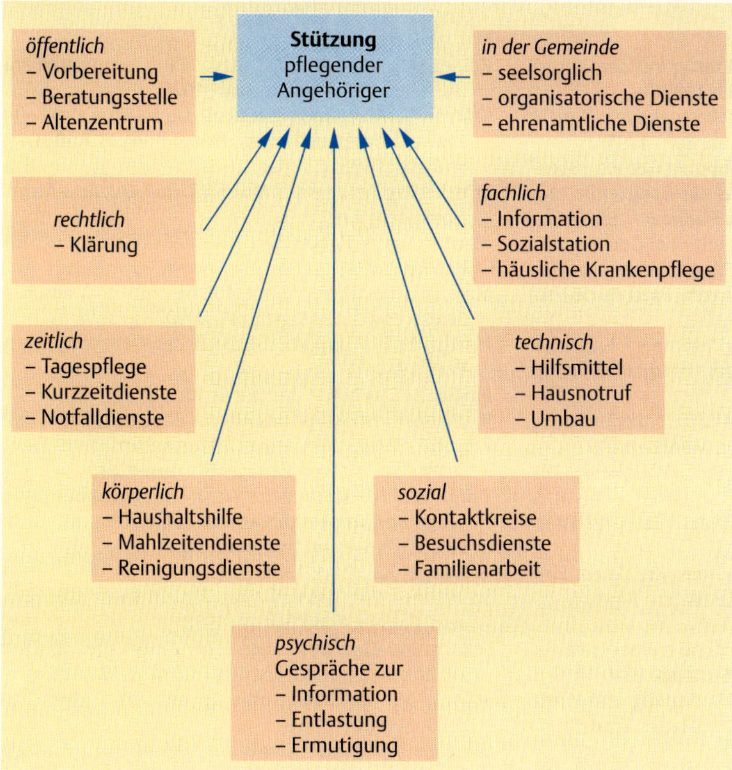

Abb. 19.**12** Entlastung für pflegende Angehörige (aus Grond, E.: Die Pflege verwirrter alter Menschen. Lambertus, Freiburg 1992).

heute zur Verfügung stehenden Entlastungs- und Hilfsdienste gibt Abb. 19.**12**.

Selbsthilfegruppen

Die Zahl von Angehörigen- und Selbsthilfegruppen in der Schweiz, in Deutschland und in Österreich steigt stetig an. Sie entstehen auf Initiative einzelner Personen, häufig unter der Schirmherrschaft der örtlichen Alzheimer-Vereinigungen und in enger Zusammenarbeit mit Sozialdiensten und/oder Krankenhäusern. Die Angehörigen haben einen großen Gewinn in diesen Gruppen: *Sie treffen Menschen, die in der gleichen Situation stehen, und fühlen sich verstanden.* Dadurch wirken sie der Gefahr der sozialen Isolation entgegen, tauschen hilfreiche Ratschläge über den Umgang mit dem Erkrankten aus und unterstützen sich gegenseitig.

Bei den Sitzungen der Selbsthilfe- und Angehörigengruppen werden folgende Themen häufig aufgegriffen (Alzheimer-Vereinigung Schweiz):

- Erkenntnisse über die Krankheit, den Verlauf, die Medikamente.
- Fragen nach dem Zeitpunkt des Krankheitsbeginns.
- Unsicherheit und Verzweiflung vor der Diagnosestellung.
- Einsamkeit und soziale Isolierung der Angehörigen und des Erkrankten.
- Eintönigkeit des Alltags (vom Erkrankten erfolgt wenig bis keine Anregung).
- Verheimlichen der Schwierigkeiten aus Schamgefühl.
- Schuldgefühle, Gefühle der Unzulänglichkeit.
- Trauer über neue Fähigkeitsverluste und das Fortschreiten der Krankheit.

In Selbsthilfegruppen lernen Angehörige auch die Hilfsangebote kennen, von denen sie bisher nichts wußten oder die sie noch nicht in Betracht gezogen hatten. Das wichtigste aber ist die *gegenseitige Stützung bei den alltäglichen Problemen*. Denn jeder Mensch braucht eine Klagemauer – bisweilen wenigstens. Ohne eine solche Klagemauer kommt er im Ernstfall des Lebens nicht aus.

Weiterführende Literatur

Abeln, R., A. Kner: Wie werde ich fertig mit dem Alter? Vier-Türme, Münsterschwarzach 1992

Altern in der Schweiz, Bilanz und Perspektiven. Bericht der eidgenössischen Kommission. Bern 1995

Balters, M. M., H. Gutzmann: Brennpunkt Gerontopsychiatrie. Internationale Konzepte zur Langzeitbetreuung in der Altenhilfe. Vincentz, Hannover 1990

Böger, J., S. Kanowski: Gerontologie und Geriatrie für Krankenpflegeberufe, 3. Aufl. Thieme, Stuttgart 1995

Böhm, E.: Verwirrt nicht die Verwirrten. Psychiatrie-Verlag, Rehburg-Loccum 1988

Böhm E.: Ist heute Montag oder Dezember? Erfahrungen mit der Übergangspflege. Psychiatrie-Verlag, Bonn 1992

Brauchbar, M., H. Heer: Zukunft Alter. Herausforderung und Wagnis. Artemis & Winkler, München 1993

Denzler, P., u. a.: Demenz im Alter. Beltz, Weinheim 1989

Feil, N.: Validation. Ein neuer Weg zum Verständnis alter Menschen, 3. Aufl. Wiener Verlag, Himberg/Österreich 1992

Feldmann, L.: Leben mit der Alzheimer-Krankheit. Eine Therapeutin und Betroffene berichten. Piper, München 1992

Fuhrmann, A.: Das Alzheimer-Schicksal meiner Frau: Lebend begraben im Bett? Trias, Stuttgart 1990

Füsgen, J.: Im Alter umsorgt. Die Betreuung und Pflege von hilfsbedürftigen Menschen zu Hause. Trias, Stuttgart 1992

Füsgen, I., J. D. Summa: Geriatrie. Studienbuch für Krankenschwestern, Krankenpfleger, Altenpflegerinnen, Altenpfleger und medizinisch-technische Assistenten. Kohlhammer, Stuttgart 1995

Grond, E.: Praxis der psychischen Altenpflege. Betreuung körperlich und seelisch Kranker, 9. Aufl. Werk-Verlag, München-Gräfelfing 1991

Grond, E.: Die Pflege verwirrter alter Menschen, 7. Aufl. Lambertus, Freiburg 1992

Hesse, H.: Über das Alter. In Michels, V.: Mit der Reife wird man jünger. Insel, Frankfurt/M. 1990

Jovic, N., A. Lichtenhagen: Psychische Störungen im Alter. Züricher Fachverlag, Zürich 1990

Juchli, L.: Pflegen, begleiten, leben, 3. Aufl. Recom, Basel 1992

Juchli, L.: Alt werden, alt sein, 5. Aufl. Recom, Basel 1993

Kipp, J., G. Jüngling: Verstehender Umgang mit alten Menschen. Eine Einführung in die Gerontopsychiatrie. Springer, Berlin 1991

Kliemke, Chr.: Wohnungsanpassung – Anpassung an die Wohnung bei zunehmender Hilfebedürftigkeit. Technische Universität – Institut für Krankenhausbau, Berlin 1988

Knobling, C.: Konfliktsituationen im Altenheim. Eine Bewährungsprobe für das Pflegepersonal, 4. Aufl. Lambertus, Freiburg 1993

Köther, I., E. Gnamm: Altenpflege in Ausbildung und Praxis, 3. Aufl. Thieme, Stuttgart 1995

Krämer, G.: Alzheimer-Krankheit. Ursachen, Krankheitszeichen, Untersuchungen, Behandlung, 3. Aufl. Trias, Stuttgart 1996

Lehr, U.: Psychologie des Alterns, 7. Aufl. Quelle & Meyer, Heidelberg 1991

Mace, N. L., P. V. Rabins: Der 36-Stunden-Tag, 3. Aufl. Huber, Bern 1991

Marr, D.: Kunsttherapie mit altersverwirrten Menschen. Selbstverlag: Ludwigstr. 110, D-90763 Fürth

Martin, E., J. P. Junod: Lehrbuch der Geriatrie. Huber, Bern 1990

Pincus, L.: Das hohe Alter. Piper, München 1992

Riemann, F.: Die Kunst des Alterns. Kreuz, Stuttgart 1989

Ringel, E.: Wege zu einem erfüllten Lebensabend, Deutscher Taschenbuch Verlag, München 1994

Saup, W., H. Schröppel: Wenn Altenheimbewohner selbst bestimmen können. Möglichkeiten und Grenzen der Interventionsgerontologie. Verlag für Gerontologie, Augsburg 1993

Schachtner, Chr.: Störfall Alter. Für ein Recht auf Eigensinn. Fischer, Frankfurt/M. 1988

Schachtner, Chr.: Ein neues Leben. Altwerden in einer Wohngemeinschaft. Fischer, Frankfurt/M. 1989

Scharll, M.: Bewegungstraining mit alten Menschen. Trias, Stuttgart 1989

Schiefele, J., I. Staudt: Praxis der Altenpflege, 6. Aufl. Urban & Schwarzenberg, München 1992

Schneider, H. D.: Sexualverhalten in der zweiten Lebenshälfte. Kohlhammer, Stuttgart 1980

Schröppel, H.: „... von wegen Rabentöchter". Der Pflegenotstand in Familien mit altersverwirrten Angehörigen. Waschzettelverlag, Augsburg 1992

Thompson, M. K.: Altenpflege in der Familie. Trias, Stuttgart 1990

Tschan-Brändli, E.: Aktivierung im Heim. Edition Agere, Zürich 1993

Unterwegs zurück. Schweizerische Alzheimer-Vereinigung, Yverdon 1993

Wahl, H. W.: Das kann ich allein. Selbständigkeit im Alter – Chancen und Grenzen. Huber, Bern 1991

Wirsing, K.: Psychologisches Grundwissen für Altenpflegeberufe. Ein praktisches Lehrbuch, 4. Aufl. Beltz, Weinheim 1993

Wittmann, A.: Orientierung zur ganzheitlichen Altenpflege. Anthropologie – Ethik – Religion, 4. Aufl. Dümmler, Bonn 1992

Zgola, J. M.: Etwas tun! Die Arbeit mit Alzheimer-Kranken und anderen chronisch Verwirrten. Huber, Bern 1989

Zimmermann, V.: Die Pflege von dementen Betagten. Schulthess, Zürich 1989

20 Psychisch Leidende und Kranke

Der Mensch ist der grundsätzlich ins Wagnis Gesandte.
Das Scheitern schadet ihm weniger als das vermeintliche Abgesichertsein.
Herbert Fritsche

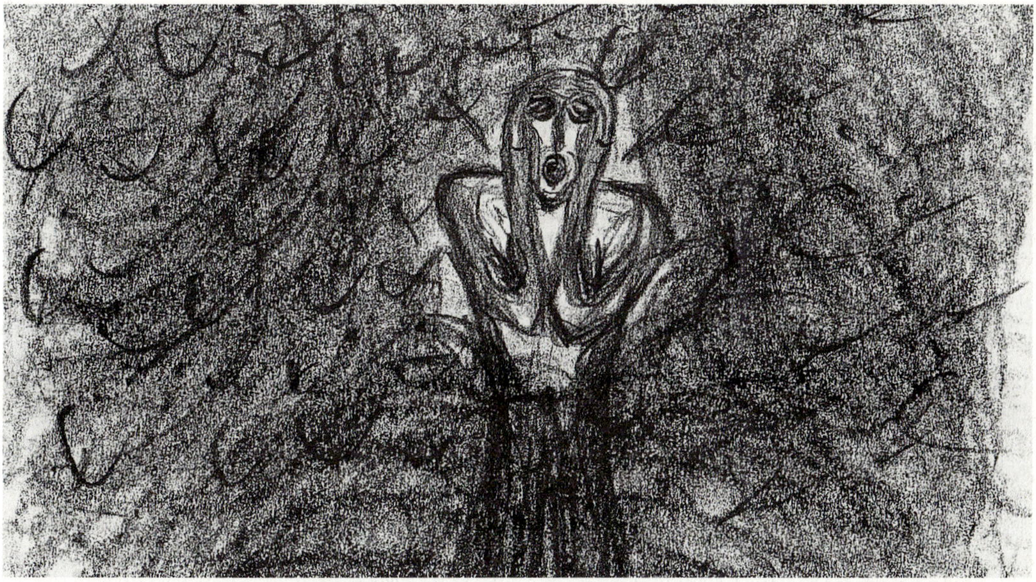

aus Juchli: Bilder einer Depression. Kreuz Verlag, Stuttgart 1987

Sequenzziel

Dieses Kapitel kann und will keinen Lehrgang für psychiatrische Pflege ersetzen. Es kann interessierten Schwestern und Pflegern oder Schülern/Schülerinnen, die ein entsprechendes Praktikum absolvieren, einen Eindruck in die Vielschichtigkeit dieses Bereichs der Pflege geben. Sie finden darum in diesem Kapitel lediglich eine Einführung in die wichtigsten Themen. Vorgestellt werden die bedeutsamen Therapiemodelle, die Grundsätze zur ganzheitlichen Therapie- und Pflegeplanung sowie Denkansätze und Impulse zur Pflege, Betreuung und Begleitung von Patienten mit psychischen Problemen. Exemplarisch finden sie Hinweise zu den Themen Psychosen, Depressionssyndrom, Krisenintervention, Sucht- und Drogenproblematik.

Prinzipien/Impulse

Der Mensch als ganzheitliches Wesen ist **Leib-Seele-Geist-Einheit und -Ganzheit.**

In der **geistigen Dimension** wurzelt des Menschen Urvertrauen. Es ist dies eine Kraft, die sich immer wieder der Urangst entgegenstellen kann. In dieser Kraft liegt auch die Möglichkeit, sich mit dem Psychophysikum auseinanderzusetzen. Auf besonnenem und bewußtem Urvertrauen beruht die *Würde* des Menschen. Der Mensch ist zutiefst ein Würdewesen, und er bleibt es unter allen Umständen, wie immer Seele oder/und Körper erkranken oder gestört sein mögen.

In der **psychophysischen Dimension** drückt sich der Mensch aus, d. h. das Psychophysikum ist das Ausdrucksorgan des Geistes. Psyche und Soma stehen in Wechselwirkung und beeinflussen sich gegenseitig. Wohlbefinden und Mißgestimmtheit der Seele drücken sich im Körper aus, wie auch somatische Störungen oder körperliches Fitsein einen Einfluß auf die Seele haben, krank machen oder gesundheitsförderlich sind.

Die menschliche Person ist immer **Beziehungswesen.** Der Mensch drückt sich in der Welt aus und wird auch von ihr geprägt. Als soziales Wesen ist er eingebunden in seine Mitwelt und Umwelt (humanökologische Dimension). Gesundbleiben, Krankwerden und Wiedergesundwerden sind nie unabhängig von diesen äußeren Faktoren des *Milieus, das den Menschen umgibt.*

Einstimmung

Antoine de Saint-Exupéry sagt einmal sehr treffend: „Man sieht nur mit dem Herzen gut, das Wesentliche ist für die Augen unsichtbar." Das gilt auch für die Pflege. Vieles läßt sich rational einordnen, vieles exakt beschreiben, und doch bleibt vieles auch unsagbar und offen. Hier hilft uns die Symbolsprache (auch der Kranke braucht sie!) weiter. Symbole können sichtbar machen, was die abstrakte Sprache nicht auszudrücken vermag. Das gilt auch für das **Signet** in Abb. 20.**1**. Es wurde für Berufsangehörige der psychiatrischen Pflege in der Schweiz entworfen. Im Suchen nach einem aussagekräftigen Symbol wurde der Vorschlag einer Diplomandenklasse von einem Grafiker weiterentwickelt. Aus der anfänglich gegenständlichen Darstellung entstand in schrittweiser Abstrahierung ein vereinfachtes, verdichtetes Signet.

Dazu schreibt Hanna Grieder, Schulleiterin, Zürich, die folgenden Stichworte, die als Impulse des Nachdenkens gedacht sind:

■ „*Der Kreis*, ein Symbol des Absoluten, der Vollkommenheit, der Harmonie und Integration aller geistigen Kräfte.

Die Hand, ein Symbol für Aktivität, auch für Macht. Eine Hand darreichen und eine Hand ergreifen bedeutet Offenheit, Vertrauen, Freundschaft.

Die Zweiteilung (Yin und Yang), Dualität und Polarität in dynamischer Form – ein Spannungsverhältnis, das sich im Signet nicht im feindlichen Gegeneinander, sondern im Zueinander zeigt.

Das Signet ist für die persönliche Interpretation offen. Es kann allgemein als *Symbol der Zuwendung* bezeichnet werden, Zuwendung in immer neu zu findender Form. Liegt hierin nicht die Dynamik der psychiatrischen Krankenpflege, das Zentrale unseres Berufes? Geht es nicht immer neu um das Sich-Begegnen zweier Persönlichkeiten, die beide als *Menschen* Schwächen und Stärken, Krankes und Gesundes mitbringen, die nicht einfach Hilfsbedürftiger und Helfer sind?" ■

Pflege, so verstanden, bedeutet dann auch, daß wir nicht nur *gegen* das Dunkle (Negative, Kranke, Störende) kämpfen sollen, sondern daß wir auch *mit* den dunklen Kräften arbeiten können gemäß dem Grundsatz, daß jede Krankheit auch Ausdruck (vielleicht die einzige Möglichkeit) des Lebens ist.

Hier genügt handwerkliches Können allein nicht, was Pflegende zunehmend brauchen, ist soziale und kommunikative Kompetenz, also die Fähigkeit, auf Menschen zuzugehen, sich einzufühlen, ohne sich zu „vermischen", im richtigen Maß von Distanz und Nähe – Merkmale, die in der Persönlichkeitsschulung erworben werden müssen.

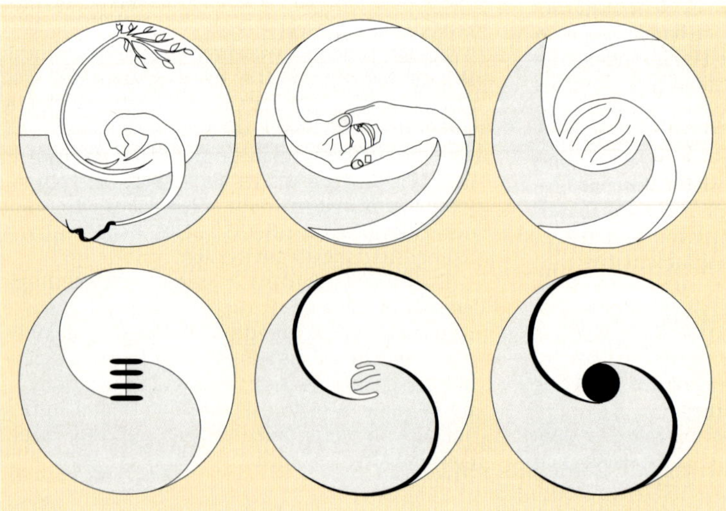

Abb. 20.**1** Entwicklung eines Signets (Symbols) für die psychiatrische Pflege (s. Text).

20.1 Theoretische Grundlagen

20.1.1 Psychotherapie

Psychotherapie (Behandlung der Seele) bezieht sich auf eine Vielzahl psychologischer Methoden, die dazu verwendet werden, seelische, emotionale und Verhaltensstörungen zu beheben. Das kann im individuellen Gespräch *(Einzeltherapie)*, in Gruppen von 6–12 Personen *(Gruppentherapie)* oder – wie es bei Kindern gehandhabt wird – in Form eines Spiels zwischen Therapeut und Kind *(Spieltherapie)* stattfinden.

Die Psychotherapie ist eigentlich uralt:
■ „Schon seit über 2000 Jahren versuchen Menschen, menschliches Verhalten wissenschaftlich zu erfassen. Medizin, Religion, Philosophie und Psychologie haben über Jahrhunderte hinweg Theorien aufgestellt, um eine Definition für ‚normales' Menschsein zu finden und ‚unnormales' Verhalten zu verstehen und zu verändern. Man hat, von verschiedenen Standpunkten ausgehend, die menschliche Seele in Einzelteile zerlegt und schließlich wieder zusammengefügt. Jede Wissenschaft für sich hat eigene Konzepte erstellt, die Menschen zu einem besseren ‚Miteinander' befähigen sollen. Als Folge immer neuer Erkenntnisse über ‚das Innere' des Menschen, dem Zusammenspiel von Körper und Seele und der Bedeutsamkeit einer ‚gesunden Ausgewogenheit' von beidem, hat man immer wieder versucht, neue Behandlungsformen zu gestalten, die eine Beeinträchtigung des Körpers, der Seele oder des Verhaltens zu mildern imstande sind. Heute existieren schätzungsweise 150 bis 200 verschiedene Psychotherapieformen" (Rüdiger u. Porep). ■

Die gegenwärtig verwendeten Techniken reichen von *Existenzanalyse*, in deren Mittelpunkt religiöse und philosophische Werte wie Sinn und Lebenszweck stehen, bis hin zur *Verhaltenstherapie*, die auf Konditionierungstechniken beruht und wesentlich spezifischer und mechanistischer ist. Dazwischen gibt es eine ganze Reihe von Therapieansätzen wie die *Gestalttherapie* oder die *systemischen Ansätze*, die sich mit dem Individuum bzw. mit Paaren oder Gruppen in seinem/ihrem Umfeld (institutionellem Rahmen) befassen.

Man kann heute *fünf Richtungen* unterscheiden, die gleichzeitig auch ein Spiegel der geschichtlichen Entwicklung sind. Tab. 20.**1** und Abb. 20.**2** geben einen Überblick.

Tiefenpsychologischer Ansatz

Man sagt, daß die *Psychoanalyse Sigmund Freuds* nach wie vor die eigentliche Grundlage jeder Psychotherapie ist und es auch immer bleiben wird.

Tatsächlich war der Wiener Neurologe der erste, der den Versuch einer umfassenden Theorie der Persönlichkeit wagte und hierbei sowohl für die verschiedenen menschlichen Charaktere als auch deren unterschiedliche Lebensentwicklung eine Erklärung fand.

Psychoanalyse meint ein von Freud entwickeltes Verfahren, das auf drei Ebenen Aussagen zu machen versucht, nämlich über
- die Entstehung und Verhinderung psychischer (neurotischer) Symptome (Neurose meint hier eine Störung im Erleben/Verhalten einer Person, die durch Umwelteinflüsse mitverursacht wird und sich negativ auf die Umwelt auswirkt, z. B. Ängste, Alkoholismus);

Tabelle 20.**1** Übersicht über die wichtigsten Therapierichtungen

Tiefenpsychologischer Ansatz
– Psychoanalyse (S. Freud)
– Individualpsychologie (A. Adler)
– analytische Psychologie (C. G. Jung)
– Primärtherapie (A. Janov u. a.)
– Orgontherapie (W. Reich)
– Bioenergetik (A. Lowen)
– Transaktionsanalyse (E. Berne)
Verhaltenstherapeutischer Ansatz
– operantes Konditionieren (T. Ayllon, N. Azrin)
– kognitiver Ansatz (Pawlow, Skinner, Watson)
– rational-emotive Therapie (A. Ellis)
Humanistischer Ansatz
– Gestalttherapie (F. Perls)
– Gesprächspsychotherapie (C. Rogers)
– Logotherapie (V. Frankl)
– Psychodrama (J. Moreno)
Systemischer Ansatz
– Kommunikationstheorie (P. Watzlawick)
– Paartherapie (J. Willi)
– Psychodynamik (H. E. Richter)
– themenzentrierte Interaktion (R. Cohn)
Transpersonaler Ansatz
– initiatische Therapie (K. Graf von Dürckheim)
– Daseinsanalyse (Binswanger, Boss, Condson)
– Existenzanalyse/Logotherapie (V. Frankl)
– Psychosynthese (R. Assagioli)
– holotrope Therapie (St. Graf)

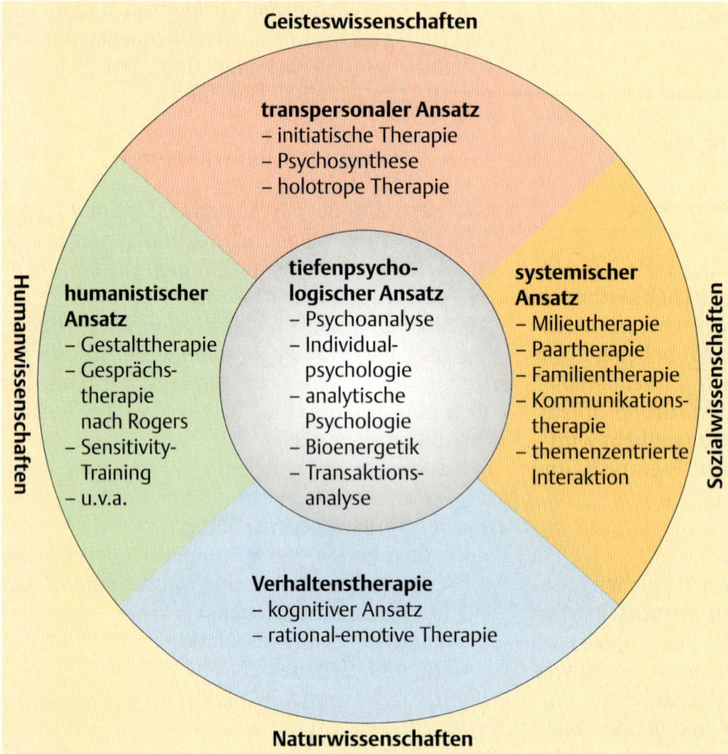

Abb. 20.**2** Die verschiedenen Therapieschulen (eine Auswahl) im Zusammenhang mit den Wissenschaften.

- den Sinn und Zweck dieser Symptome;
- die Therapie derartiger Symptome.

Die in Tab. 20.**1** erwähnten Schulen haben schon zu Lebzeiten Freuds (Adler, Jung) seine Theorie modifiziert oder, z. T. später, eigenständig weiterentwickelt (Berne, Reich, Janov usw.).

Verhaltenstherapeutischer Ansatz

Unter Behaviorismus versteht man eine extrem objektive (operante) Form der Psychologie, aus der sich die verschiedenen *Verhaltenstherapien* ableiten (Tab. 20.**1**). Man kann grundsätzlich die folgenden Ansätze unterscheiden:

- Prinzip des *operanten Lernens*. Es wird zur Kompensation von Defiziten oder beim Abbau von Verhaltensstörungen herangezogen (Belohnung und Strafe bzw. positive und negative Verstärkung).
- Prinzip der *klassischen Konditionierung* bei der Behandlung von Angst und Phobien. Stufenweise Konfrontation mit dem angstauslösenden Faktor mit dem Ziel der Desensibilisierung.
- *Kognitive Methode* (z. B. rational-emotive Therapie – RET). Sie wird eingesetzt zur Überwindung von Sinnkrisen und in der Behandlung von Depression.

In der verhaltenstherapeutischen Praxis werden stets Verfahren aus allen drei Bereichen zur Geltung kommen. Das *Ziel* liegt im Erlernen neuen Verhaltens (z. B. effektive soziale Kompetenz).

Humanistischer Ansatz

Die Verhaltenstherapie hatte sich gleichsam als Antithese gegen die Psychoanalyse entwickelt: Den Konflikten der Vergangenheit wurde das Lernen in der Gegenwart gegenübergestellt. Die humanistischen Therapien (Tab. 20.**1**) nehmen diese Ansätze auf, konzentrieren sich jedoch auf den Gegenspieler der Konflikte, nämlich auf die *selbstheilenden Kräfte im Menschen*. In diesem Sinn schlossen sich 1968 Psychologen wie Abraham Maslow, Charlotte Bühler, Carl Rogers, Erich Fromm zur „dritten Kraft" zusammen, wie sie diese neue Richtung der humanistischen Psychologie in Abgrenzung zur „ersten Kraft", der Psychoanalyse, und zur „zweiten Kraft", der Verhaltenstherapie, nannten. Unter dem Sammelbegriff „Existentialpsychologie" oder „humanistische Psychologie" werden viele moderne Psychotherapietechniken eingereiht, z. B. die Gesprächstherapie, die Gestalttherapie, das Psychodrama, die Transaktionsanalyse, die Logotherapie. Exemplarisch möchte ich diese herausgreifen, da ich deren Begründer, Viktor Frankl, des öfteren zitiere (insbesondere in Kap. 16).

Die **Logotherapie** wurde von dem Wiener Neurologen und Psychiater Viktor Frankl begründet. Sie wird als die dritte Wiener Schule bezeichnet, um sie von der ersten Schule, der Psychoanalyse (Freud), und der zweiten Schule, der Individualpsychologie (Adler), abzugrenzen. Das wichtigste Unterscheidungsmerkmal der verschiedenen Schulen liegt im *Menschenbild*. Viktor Frankl betont in erster Linie die *geistige Dimension* des Menschen und darin sowohl seine Fähigkeit zur Selbsttranszendenz wie auch seine Freiheit. Hier liegt Frankls Ansatz mit den drei Säulen

- *Freiheit des Willens:* die dem Menschen wenigstens potentiell gegebene Freiheit, auf Situationen und Bedingungen zu agieren – das ist das Fundament seines Menschenbildes;
- *Wille zum Sinn:* das jedem Menschen zutiefst innewohnende Streben und Suchen nach Sinn – das ist der Angel- und Ausgangspunkt seiner Heilkunde und daher der psychotherapeutische Ansatz in der Arbeit mit Menschen;
- *Sinn des Lebens:* die Überzeugung, daß das Leben immer einen bedingungslosen Sinn hat und diesen auch unter keinen Umständen verliert.

Davon leitet Frankl sein „psychotherapeutisches Credo" ab, das von der Kraft des Geistes ausgeht, der über der scheinbar so mächtigen Psychophysis steht, „den Glauben an diese Fähigkeit des Menschen, unter allen Bedingungen und Umständen irgendwie abzurücken vom und sich in fruchtbare Distanz zu stellen zum Psychophysikum an ihm". Hier begründet Frankl denn auch seine bekanntgewordene Aussage von der „Trotzmacht des Geistes" (Frankl 1991).

Systemischer Ansatz

Noch neueren Datums sind die Therapieverfahren, die sich mit Systemen beschäftigen: mit Gruppen, Familien und Paaren. Im Mittelpunkt stehen Prozesse bzw. Konflikte, die in einem solchen „lebendigen System" ablaufen. Die Systemtherapie (Tab. 20.**1**) arbeitet grundsätzlich nach den folgenden Schritten:

1. Analyse und Definition des Problems,
2. Erstellen/Aushandeln von Spielregeln,
3. Suchen und Planen von Schritten zur Neugestaltung,
4. Einüben neuen Verhaltens und Übernahme von Eigenverantwortung.

Ziel der Systemtherapie ist es, intra- und extrasystemische Prozesse zu verbessern, so daß Raum für die Weiterentwicklung des/der Betroffenen entsteht.

Am Rande gehört auch die *Supervision* dazu.

Transpersonaler Ansatz

Die von der humanistischen Psychologie angestrebten Werte der „Selbstverwirklichung und Selbstakzeptanz" sind an sich positive Werte, die aber auch mißverstanden und mißbraucht werden können. Viele der humanistischen Psychologen haben diese Gefahr erkannt und betont, daß die Entwicklung des Menschen eigentlich über die Selbstaktualisierung hinausgeht und daß der Mensch letztlich „auf höhere Werte" hin angelegt ist. Der Mensch kann Erfahrungen machen, die die Person transzendieren. Die transpersonale Therapie (seit 1970) befaßt sich deshalb neben der humanen (personalen) auch mit der transpersonalen Ebene: den Grenzerfahrungen, der religiösen und metaphysischen Dimension des Menschen. Die in Tab. 20.**1** erwähnten Schulen arbeiten z. T. mit Atem-, Musik-, Mal- und Körpertherapien. Die Medien bei v. Dürckheim sind z. B. psychotherapeutisches Gespräch, geführtes Zeichnen, Meditation und personale Leibtherapie.

Zur **Anwendung** der verschiedenen Therapierichtungen lesen Sie S. 626 ff.; auch gibt die Abb. 20.**4** eine Übersicht über deren *Ausdruck* im und am Körper des Menschen.

20.1.2 Psychosomatik

In der Bezeichnung Psychosomatik wird zum Ausdruck gebracht, daß die Psyche oder Seele einen wie auch immer gearteten Einfluß auf das Soma, den Körper, ausübt. Die Annahme lautete, Seele und Körper seien zwei verschiedene Dinge, die unabhängig voneinander bestehen, auch wenn sie sich wechselseitig in hilfreicher oder schädigender Weise beeinflussen können.

Diese dualistische Auffassung vom Menschen geht auf René Descartes, den französischen Philosophen des 17. Jahrhunderts, zurück. Menschen unterschieden sich von anderen Lebewesen durch ihre Seele, daher sei ein Teil ihres Wesens göttlicher Natur. Wie andere Lebewesen habe der Mensch aber auch einen Körper, der nach bestimmten mechanischen Prinzipien funktioniere; diese Mechanik unterliege aber der Kontrolle der Seele oder des Geistes (Burkhard).

Diese Betrachtungsweise hat sich bis heute so hartnäckig aufrechterhalten, daß es vielen immer noch schwerfällt, Seele und Körper des Menschen als eine Einheit zu sehen. So wird beispielsweise in der herkömmlichen körpermedizinischen Behandlung (Medizin, Chirurgie) der Mensch meist so behandelt, als ob nur der Körper krank sei und möglichst rasch wieder funktionsfähig gemacht werden müsse. In der psychiatrischen Medizin ist „nur" die kranke Seele Gegenstand der Behandlung, der Körper spielt dabei kaum eine Rolle. Aber der Mensch ist beides, Körper und Seele, ja mehr: Er ist *Körper-Geist-Seele*, und alle wirken sie aufeinander ein = **Seele-Körper-Modell**. Jede starke Gefühlsregung, wie beispielsweise Freude, Angst, Trauer oder Wut, wird im körperlichen Bereich von einer spezifischen Erregung des autonomen Nervensystems begleitet, die normalerweise nach einiger Zeit von selbst wieder abklingt: Der Zorn ist verraucht, die Angst verschwindet, und die Freude klingt aus. Bei psychosomatischen Störungen hingegen bleiben diese normalerweise reversiblen autonomen und hormonalen Reaktionen auf seelische Belastungen und Streß lange bestehen, so daß sie irreversible Gewebeschädigungen verursachen. Eine psychosomatische Störung ist demnach eine reale Krankheit mit einem tatsächlichen körperlichen Schaden, die durch den jeweiligen emotionalen Zustand des Patienten hervorgerufen, aufrechterhalten und auch wieder geheilt werden kann.

Je nachdem, welcher Bereich im Körper betroffen ist, unterscheiden sich die psychosomatischen Störungen. Jedes Organ und Organsystem kann gestört werden.

Neben diesem linearen Seele-Körper-Modell (lineares Ursache-Wirkung-Konzept) haben sich auch **Kreismodelle** entwickelt, die zunehmend an Bedeutung gewinnen. Dazu gehören (chronologisch) u.a.: der Gestaltkreis (v. Weizsäcker 1933), der kybernetische Regelkreis (N. Wiener 1943) und neuerdings der von J. v. Uexküll vorgeschlagene Situationskreis (1979).

Alle diese Kreismodelle beschreiben „eine primäre Einheit, die aus einem Körper und den Teilen seiner Umgebung besteht" (v. Uexküll), womit zusätzlich zum Körper-Seele-Modell die Zusammenhänge zwischen inneren und äußeren Faktoren im Lebensgeschehen, also das *Gesamt von Lebensbiographie und Lebenswelt*, berücksichtigt werden.

Damit ist die Grundlage angesprochen, auf der auch eine ganzheitliche Gesundheits- und Krankenpflege basiert: das **gesamtheitliche Lebensmodell** (Kap. 2 und 3). Dieses macht sichtbar, daß das Beziehungsgefüge, das unsere individuelle Wirklichkeit wie eine zweite Haut umgibt, bei der Situationseinschätzung immer mit gesehen werden muß. Als wichtigstes Instrument dient uns – schon bei der Begegnung mit dem Patienten – die *Pflegeanamnese*, d.h. die *systematische Situationserfassung*. Sie kann uns helfen,

- einen Einblick zu bekommen in die Situation, in der der Patient lebt und krank geworden ist und in die er wieder zurückkehren muß;
- seine Biographie zu sehen und zu verstehen;
- wichtige Informationen über die Krankheitserfahrung und -bewältigung (Coping) zu erhalten, um sie für den Heilungsprozeß nutzbar machen zu können.

Interessant ist in diesem Zusammenhang auch der Ansatz von Frankl u. Lukas (Logotherapie), die das Zusammenspiel von Affektlage, Immunlage und Krankheit betonen (Lebensstil S. 426 f.). Auch die moderne *Streßforschung* setzt hier an, wenn sie betont, daß der Mensch in sich den besten körpereigenen Abwehrschutz besitzt, der bei Einbruch von Stressoren zur Wirkung kommt (jeder krankheitsauslösende Faktor kann als Stressor bezeichnet werden), *sofern* die Affektlage gut ist.

20.1.3 Psychiatrie

Psychiatrie heißt Lehre von den seelischen Erkrankungen und ihrer Behandlung. Heute unterscheidet man zwei Richtungen:

- *statische* Psychiatrie. Sie fragt nach Abweichungen von der Norm mit dem Ziel einer möglichst exakten Diagnose (befundorientierte Psychiatrie);
- *dynamische* Psychiatrie. Sie fragt nach den Motiven, nach dem, was der Kranke ausdrücken will, was ihn veranlaßt, krank zu sein (befindensorientierte Psychiatrie).

Die *Sozialpsychiatrie* fragt nach den Zusammenhängen zwischen individuellem Verhalten eines psychisch Kranken und den gegebenen sozialen Bedingungen. Ausgehend von den sozialpsychiatrischen Erkenntnissen haben sich einerseits die *gruppenorientierten Therapieformen* und andererseits die Einführung der *sozialpsychiatrischen Dienste* (enge Zusammenarbeit mit den betroffe-

Tabelle 20.**2** Übersicht über die psychiatrischen Krankheiten (nach R. Schwarz)

Psychische Gefährdungen, Krankheiten und Behinderungen	Ursachen	Wesentliche Symptome und Erscheinungsformen	Therapie und Rehabilitation
Endogene Psychosen – Schizophrenie – affektive Psychosen (endogene Depression, Manie)	Ursprung nicht ausreichend geklärt Ursprung nicht ausreichend geklärt } Erb- und Umweltfaktoren tragen zu Entstehung und Verlauf bei	Denkstörungen, Wahrnehmungsstörungen, Störungen des Gefühlslebens und der Kontaktfähigkeit, Persönlichkeitsveränderungen, Unruhe, Antriebs- und Konzentrationsstörungen, Wahnvorstellungen, starke Stimmungsschwankungen, Störungen des Gefühlslebens, häufig in abgrenzbaren Phasen verlaufend	psychiatrische Betreuung, medikamentöse, sozio- und psychotherapeutische Behandlung, Kette rehabilitativer Maßnahmen bis hin zur beruflichen Wiedereingliederung
Exogene Psychosen	Infektions- und Stoffwechselkrankheiten, direkte Schädigung oder Erkrankung des Gehirns	Unruhe, Angst, Wahnvorstellungen, Bewußtseinsstörung, Gedächtnisschwund, Persönlichkeitsveränderung	medikamentöse Behandlung, psychiatrische Betreuung, Behandlung der auslösenden Schädigung
Psychische Alterskrankheiten	Vereinsamung, Isolierung, Entwurzelung, hirnorganische Abbauprozesse, Krankheiten	Unsicherheit, Angst, Vereinsamung, Depressionen, Verwirrtheitszustände, Erinnerungsstörungen, Bewußtseinstrübung	soziale und familiäre Bindungen und Aufgaben erhalten, psychotherapeutische Betreuung, Behandlung auslösender Krankheiten
Suchtkrankheiten Drogen-, Arzneimittelabhängigkeit, Alkoholismus	Umwelteinflüsse bei labiler psychischer Struktur, Ausweichen vor Konflikten	Angst- und Unruhezustände, Sinnestäuschungen, Delirien, Depressionen, Wesensveränderungen, Körperschäden (Herz-Kreislauf, Leber)	Entziehungsbehandlung, psycho- und soziotherapeutische Betreuung, Therapiegemeinschaften
Neurosen – Persönlichkeitsstörungen	Störung der frühkindlichen Sozialentwicklung, Konflikte mit der Umwelt	quälende Zwiespältigkeit, Angst, unangemessenes (z. B. infantiles, unechtes, stimmungslabiles, zwanghaftes) Verhalten	psychotherapeutische Behandlung
– Verhaltensstörungen	Störung der frühkindlichen Sozialentwicklung, Umwelteinflüsse	Apathie, Hemmungen, Kontaktschwierigkeiten, Aggressivität, Bettnässen, Nägelbeißen	psychotherapeutische Behandlung
Psychosomatische Krankheiten	körperliche Störungen (faßbare Organstörungen), die psychisch (mit) bedingt sind	Störungen des Magen- und Verdauungstraktes (Ulkus), der Atmung (Asthma), des Herz-Kreislauf-Systems (Blutdruckkrankheiten) u. a.	Behandlung der Organstörungen bei gleichzeitiger psychotherapeutischer Betreuung
Psychische Gefährdung in Lebenskrisen (psychogene Reaktionen)	Konfliktsituation, menschliche und berufliche Enttäuschung, Pubertät, Klimakterium, Alter	Depressionen, Verzweiflungsausbrüche, Kontaktstörungen, Lebensüberdruß (Suizidversuch)	Beratung, psychotherapeutische Behandlung

nen Familien) entwickelt. Sonderformen der Psychiatrie sind die Kinder- und Jugendpsychiatrie sowie die Psychogerontologie (Kap. 19).

Psychiatrische Behandlung

Je nach Krankheitszeichen, gestellter Diagnose oder einweisendem Arzt wird der Patient in ein psychiatrisches Krankenhaus, auf eine psychiatrische oder psychosomatische Station eines Allgemeinen Krankenhauses oder in eine gerontopsychiatrische (oder kinderpsychiatrische) Klinik eingewiesen. Ist keine *stationäre* Behandlung notwendig (oder im Anschluß daran), gibt es im Sinne einer gestuften Betreuungskette einer regionalen Versorgung

- halbstationäre Dienste:
  Tages- oder Nachtkliniken;
- komplementäre Dienste:
  Übergangsheime, Wohngruppen, geschützte Wohnbereiche;
- rehabilitative Dienste:
  Behindertenwerkstätten, geschützte Arbeitsplätze;
- ambulante Betreuung:
  Polikliniken, psychosoziale Beratungsstellen, psychosomatische/psychotherapeutische Praxen.

Von ausschlaggebender Bedeutung ist das Zusammenwirken aller Institutionen, die der Prävention, der Therapie, der Begleitung und der Rehabilitation dienen (Abb. 20.**3**). Lesen Sie zu Sozialpsychiatrie S. 628.

20.1.4 Psychiatrische Krankheiten

Psychosen, Neurosen, psychosomatische Krankheiten, psychogene Reaktionen sind Begriffe, die den größten Teil psychischer oder psychisch beeinflußter Störungen umfassen. Auch wenn sie als Diagnose in der Krankengeschichte des Patienten vermerkt sind, müssen wir uns unter allen Umständen hüten, einen Menschen „diagnostisch zu etikettieren". Auch wir sind abhängig von der Macht der Worte, von Vorurteilen und Meinungen und deshalb geneigt, uns der „Diagnose entsprechend" zu verhalten. Dies ist aber immer falsch, denn der Mensch läßt sich weder in ein Schema noch in eine Diagnose pressen. Begriffe sind notwendig (besonders für den Arzt, der anhand der Diagnose eine Therapie einleiten muß); für die *Pflege* des kranken Menschen ist jedoch nicht der Befund ausschlaggebend, sondern das *Befinden* des Kranken, wichtiger als die Diagnose ist die *Biographie*. Bei vielen Kranken kann der Befund nicht gebessert werden – es gibt keine Heilung im medizinischen Sinn –; was aber durch eine *kompetente Therapie* und *Pflege* gebessert werden kann, ist das Befinden und damit das Wohlbefinden und die Lebensqualität des Patienten, häufig auch seiner Angehörigen. Tab. 20.**2** gibt eine Übersicht über die psychiatrischen Krankheiten, deren Ursache, Erscheinungsformen, Therapie- und Rehabilitationsmöglichkeiten.

20.2 Situation der Betroffenen

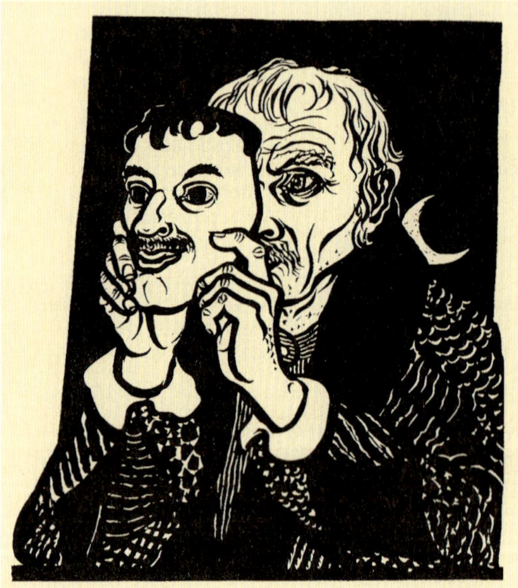

Mann mit Maske

20.2.1 Patient

„10–20% aller Patienten, die einen Arzt konsultieren, sind depressiv, auch wenn sie sich dessen nicht bewußt sind und über körperliche Störungen klagen. Bei ihnen liegt eine larvierte Depression vor" (hinter somatischen Störungen wie hinter einer Maske versteckte Depression). „Chronische Krankheiten sind in etwa 20% der Fälle von depressiven Erscheinungen begleitet." „Jedes vierte Krankenhausbett wird für einen psychisch Kranken gebraucht." Solche und ähnliche Ergebnisse von Umfragen und Statistiken aus der neueren Zeit zeigen, wie groß die Zahl psychisch leidender Menschen ist – und ihre Zahl ist im Steigen begriffen, und zwar aufgrund von vier Tatsachen:

- die Zunahme der Lebenserwartung in den meisten Ländern und dementsprechend eine steigende Zahl der mit erhöhtem Risiko belasteten Menschen;
- die rasch sich wandelnde psychosoziale Umwelt des Menschen mit einer ganzen Reihe von Streßsituationen;
- die Lebensverlängerung bei chronischen Erkrankungen oder bei solchen, die früher zu einem raschen Tod führten (Kreislaufstörungen aller Art, Niereninsuffizienz u. v. a.), die häufig von psychischen Reaktionen, vor allem von Depressionen begleitet sind;
- der exzessive Konsum von Medikamenten wie Neuroleptika, Glucocorticoiden, oralen Kontrazeptiva, die bei langfristiger Medikation psychische Störungen hervorrufen können.

Mit diesem steigenden Risiko, ein **psychisch Leidender** zu werden, sieht sich vor allem der Betroffene selbst einer sich nur langsam wandelnden, abwehrenden Einstellung der Gesellschaft gegenüber. Trotz einer bemerkenswert hohen Anstrengung, den psychisch Kranken der Gesellschaft bewußt zu machen, Vorurteile abzubauen, den Sozialisierungsprozeß zu fördern, ist für die meisten Betroffenen „der Weg zurück“ sehr schwer. (Schon in diesem Wort liegt die ganze Problematik, denn was heißt schon „zurück“? Woher zurück? Wohin zurück?) Dies trifft vor allem jene Menschen, die für kürzere oder längere Zeit in einer psychiatrischen Klinik hospitalisiert waren. Die „Etikette“ bleibt häufig haften, erschwert ihnen die Rückkehr ins Gesellschafts- und Berufsleben (eben den Weg zurück).

Das führt dazu, daß viele Betroffene den Weg des „Verheimlichens“ wählen, was aber häufig zu noch größeren Problemen führt, oder aber der Kranke wählt „unbewußt“ einen gesellschaftsfähigeren Weg. Das bedeutet, daß er der Seele (Psyche) gleichsam nicht erlaubt, krank zu werden, so daß sich die Störung auf der Ebene des Körpers (Soma) ausdrücken muß. Solche Menschen kommen dann mit einer „legalen“ Erkrankung zum Arzt oder ins Krankenhaus. Man spricht dann von einer Konversion der Symptome (körperlicher Ausdruck von psychischen Störungen), von einer larvierten Depression oder von psychosomatischen Erkrankungen. Im Grunde genommen brauchen diese Patienten ihre Krankheit, um leben zu können. Poletti sagt in diesem Zusammenhang: „Krankheit ist eine Form von Lebensausdruck, ist eine Art zu leben.“

Es gibt auch Störungen (dies gilt vor allem für viele Formen von Neurosen), die über lange Zeit unauffällig bleiben oder die nur in einzelnen, ganz bestimmten Situationen, z. B. dann, wenn sich bestimmte Umstände im Erleben belastend auswirken, sichtbar werden. Sie äußern sich dann z. B. als jähe, unkontrollierbare Angst, als Zwang usw. Solche Menschen sind häufig im zweifachen Sinn Leidende: Man erwartet von ihnen die Leistung des Gesunden, obwohl sie innerlich behindert sind. Unangepaßte Reaktionen stoßen auf Unverständnis und Ablehnung (obwohl sie eigentlich ein Signal der Hilfsbedürftigkeit setzen).

Der Situation des offensichtlich psychisch Kranken (Psychosen) steht der Mensch des Leistungszeitalters völlig hilflos gegenüber. Diese Kranken haben darum häufig keinen Platz in der Gesellschaft und werden in psychiatrische Kliniken „abgeschoben“. Aber auch jene Menschen, die sich in großer Zuwendung um solche Kranke bemühen, stoßen bei ihnen auf Grenzen, die u. U. nie mehr verschoben werden können, und auf ein inneres Erleben, das nur schwer einfühlbar, zu verstehen und zu beantworten ist.

Grundproblem des psychisch Kranken

Dieses Problem betrifft mehr oder weniger auch den sog. Gesunden. *Die innere Welt (Wirklichkeit) entspricht nicht der äußeren.* An dieser Gespaltenheit leiden heute viele Menschen, letztlich auch Helfer und Betreuer selbst. Hier liegt die Not, aber auch die Chance der *Annahme und Integration krank Gewordener* wie auch der Bemühungen um die *Gesunderhaltung* und die Aufrechterhaltung des inneren Balancevermögens im bewußten Umgang mit Konflikten und in der Sorge für einen bekömmlichen Lebensstil. Konfliktlösung führt zu verbesserter sozialer Kompetenz – verbesserte soziale Kompetenz trägt zur Konfliktlösung bei (Eliane Aumming).

20.2.2 Pflegende, Bezugspersonen

Die oben beschriebene Situation findet nicht nur in dem betroffenen Menschen, sondern im Kreis seiner Umgebung, in einem Milieu, statt. Betroffen sind auch Angehörige, Therapeuten, Pflegepersonen, letztlich alle *Bezugspersonen*, die von Berufs wegen oder familiär bedingt mit einem psychisch Leidenden in Kontakt kommen bzw. mit ihm zusammenleben müssen. Häufig sind Hilflosigkeit, ja Ohnmacht bedrängende Begleiter. Der Drang nach Aktivität und Helfen ist oft auch ein Selbsthilfeversuch. „Etwas tun“ scheint immer noch besser zu sein als „hilflos danebenzustehen", vor allem dann, wenn vom Patienten entsprechende Appelle – verbal oder nonverbal – ausgehen.

Die Abgrenzung ist oft schwierig und muß von den Pflegenden/Bezugspersonen erlernt und geübt werden. Lebenserfahrung und gesunder Menschenverstand können dabei eine große Hilfe sein, genügen aber nicht. Gezielte *Schulung, Fort-* und *Weiterbildung* sind Voraussetzung, um

- besser *mit Patienten* umgehen, sich abgrenzen und schützen zu können und
- in der *interdisziplinären Zusammenarbeit* besser zurechtzukommen. Das Verständnis füreinander muß gefördert, Polarisierung vermieden oder aufgelöst werden.

Persönlichkeitsbildung und Einüben von Selbstreflexion und Selbsterkenntnis sind eine weitere Notwendigkeit. Hilfreich sind Supervisionen oder Balint-Gruppen.

Das Prinzip der **Balint-Gruppe** (benannt nach dem aus Ungarn stammenden Psychoanalytiker Michael Balint) liegt darin, daß bei Problempatienten vorerst das eigene Verhalten kritisch reflektiert werden soll. In regelmäßigen Gruppensitzungen lernen die Gruppenteilnehmer in Zusammenarbeit mit einem Therapeuten, über die anstehenden Probleme mit Patienten zu diskutieren, diese besser zu verstehen und einzuordnen. Damit wird eine Reflexion über die konkreten Schwierigkeiten ihrer Arbeit unter psychologischen Gesichtspunkten möglich.

Selbstpflege – oder die Sorge für uns selbst, für unsere eigenen Bedürfnisse – heißt, daß Pflegende auch lernen müssen, über das nachzudenken, was ihnen selbst guttut. Wer mit schwierigen Situationen fertig werden muß, sollte sich immer wieder auch genügend Zeit für sich selbst nehmen. Denn gerade hier gilt das Wort aus der Bibel: Liebe (pflege) deinen Nächsten *wie dich selbst.* Das Wohlbefinden, das dabei gewonnen werden kann, kommt schließlich doch wieder dem Kranken zugute – vor allem aber kann dadurch das Burn-out-Syndrom vermieden werden.

Umgehen mit Hilflosigkeit. Was oft nicht vermieden werden kann, ist ein *Gefühl* von Hilflosigkeit, das dann hervorgerufen wird, wenn wir mit Situationen konfrontiert sind, an denen wir nichts ändern können. Es kommt nun alles darauf an, *wie* wir damit umgehen und *welche* Gegenkräfte wir zur Verfügung haben. Seligman (1992) spricht von erlernter Hilflosigkeit, der wir uns entgegenstellen müssen.

20.3 Die drei Säulen der Therapie

Grundsätzlich arbeitet die Psychiatrie mit drei Säulen: den Psychopharmaka, der Psychotherapie und der Sozialtherapie.

20.3.1 Psychopharmakotherapie

Als Psychopharmaka bezeichnet man ZNS-wirksame Stoffe, die sich in der psychiatrischen Therapie als nützlich erweisen. Sie verändern – dämpfend oder anregend – Stimmung, Gefühle und Antrieb, Erleben und Handeln der Menschen, die eben in diesen Bereichen leiden. Psychopharmaka lösen nicht die Probleme psychisch kranker Menschen (sie beheben auch nicht die Ursachen), sie machen sie aber häufig erst der Problembearbeitung zugänglich. In diesem Sinne fördert ihre Anwendung auch die gemeindenahe (ambulante und rehabilitative) Psychiatrie (Abb. 20.**3**).

Die heute gebräuchlichsten Gruppen sind:

- *Neuroleptika.* Sie wirken dämpfend auf affektive Spannungen, psychomotorische Erregtheit und aggressives Verhalten.
- *Antidepressiva.* Sie wirken depressionslösend und stimmungsaufhellend.
- *Tranquilizer.* Sie wirken angstauflösend, muskelentspannend und antikonvulsiv (gegen hirnorganische Anfälle).

Die **Wirkung** und das Ineinandergreifen der einzelnen Medikamente zeigt die Abb. 20.**4**.

Nebenwirkungen können alle diese Medikamente verursachen, und es besteht die Gefahr der Abhängigkeit (diese wurde im Zusammenhang mit den Benzodiazepinpräparaten in Kap. 5 schon angesprochen).

Pflege bei Pharmakotherapie

Wichtig sind:

- grundsätzliches Wissen über Wirkung und Nebenwirkungen der verordneten Mittel;
- Stützung und Information des Patienten, damit er sich kooperativer an der Therapie beteiligen kann. Die Dosis darf nicht willkürlich geändert, die Medikamente dürfen nicht einfach weggelassen werden. Meist müssen sie über Monate eingenommen und dann langsam „ausgeschlichen" werden;
- die stellvertretende Betreuung dort, wo der Patient selbst dazu nicht in der Lage ist: Medikamente abgeben, Einnahme überwachen, usw.

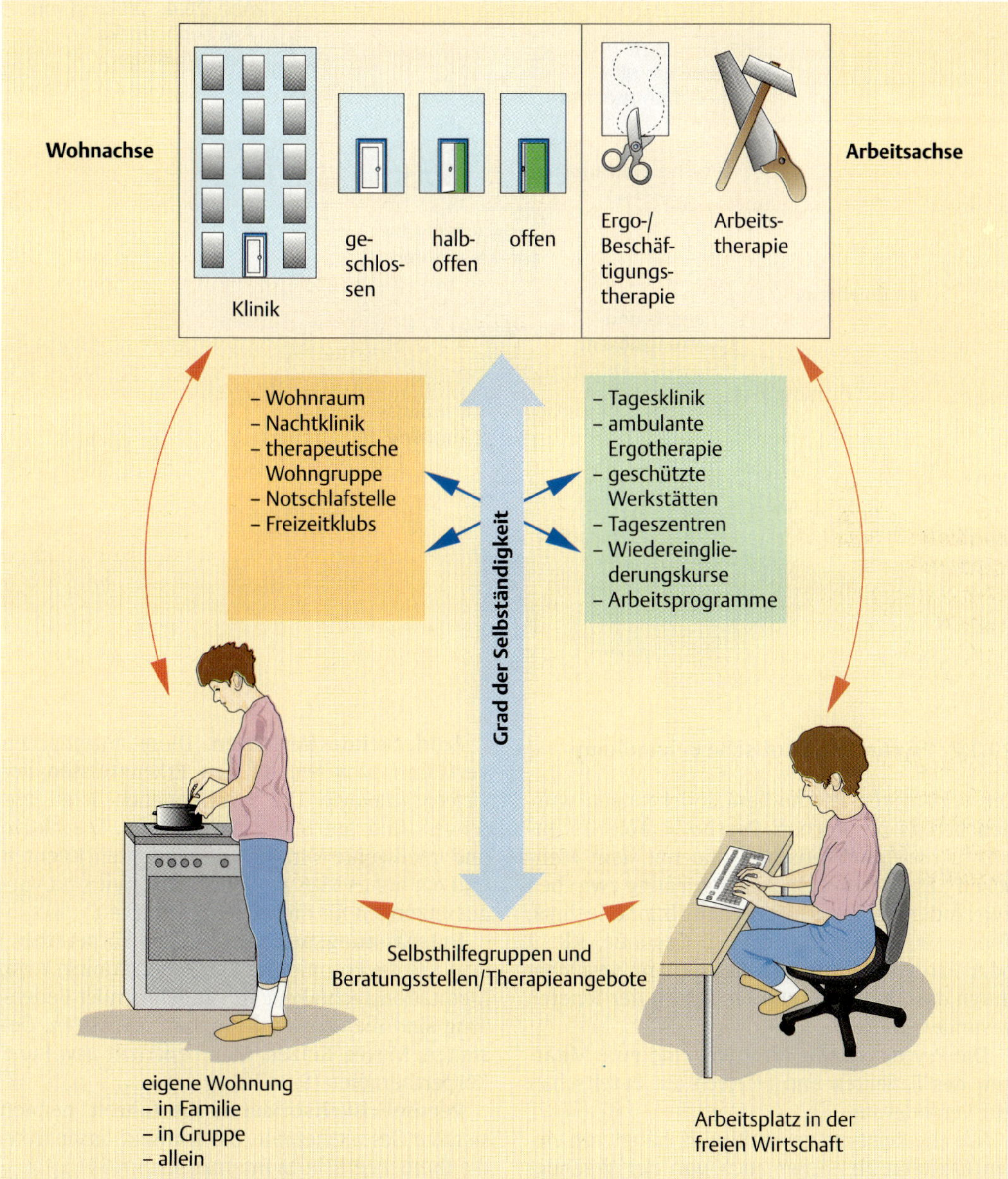

Abb. 20.**3** Der „Weg zurück" bedarf einer verbindenden Brücke von krank zu gesund, von der Klinik zur Integration in die Gesellschaft. Die soziale Rehabilitation eines psychiatrischen Patienten orientiert sich am Grad seiner Selbständigkeit im Wohn- und Arbeitsbereich. Jeder genesende Patient kann in beiden Achsen (Bereichen) einen unterschiedlichen Selbständigkeitsgrad haben; z. B. lebt er in einer eigenen Wohnung und besucht eine geschützte Werkstätte, oder er lebt in einem Wohnheim und hat seinen Arbeitsplatz in der freien Wirtschaft usw.

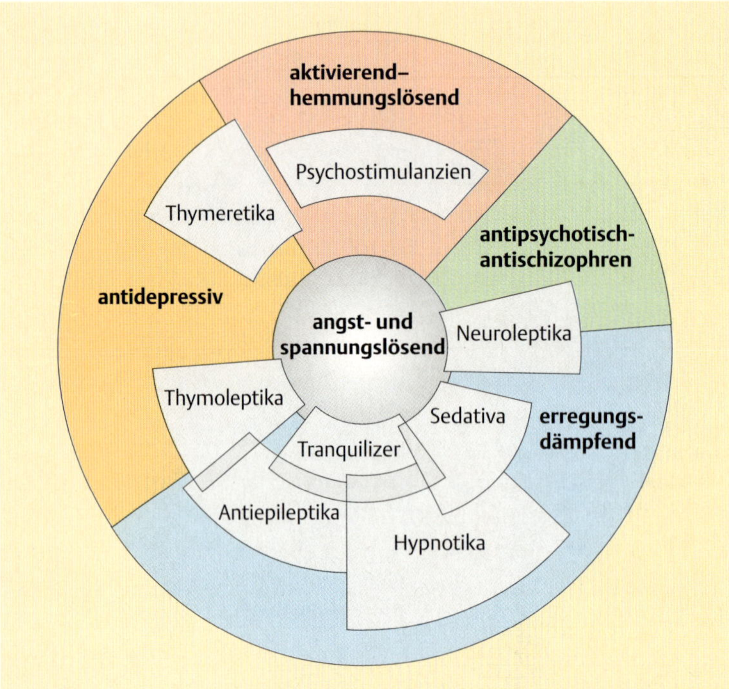

Abb. 20.**4** Wirkung von Psychopharmaka (nach Pöldinger).

20.3.2 Psychotherapeutische Behandlung

Die wichtigsten Psychotherapierichtungen wurden bereits besprochen. Psychotherapie ist immer „Arbeit am Menschen und mit dem Menschen". Es ist viel mehr eine *Beziehung* zwischen zwei (oder mehreren) Menschen als eine Technik. Therapeut ist immer der sog. Gesunde, Klient oder Patient der sog. Kranke. Heilung geschieht durch das Aktivieren und Freisetzen der inneren gesunden Kräfte.

Die Psychotherapie erfordert eine gute Mitarbeit des Patienten und letztlich die Bereitschaft zur Veränderung.

Welche Richtung gewählt wird, hängt von vielen Faktoren ab, sicher auch von der Veränderungswilligkeit und -fähigkeit des Patienten. So stehen folgende Verfahren zur Wahl:

Stützende Verfahren. Bei diesen Methoden will man dem Patienten das zugrundeliegende Problem seines Leidens nicht bewußt machen, sondern „zugedeckt" lassen. Solche Methoden sind alle Maßnahmen, die Suggestivwirkung haben. Man nimmt auf das Denken, Fühlen und Wollen des Patienten Einfluß. Die wichtigsten Verfahren sind die Verhaltenstherapie, z. B. als Selbstsicherheitstraining, und die „kleine Psychotherapie" (S. 640).

Aufdeckende Verfahren. Diese analytischen Verfahren basieren auf den Erkenntnissen der *Tiefenpsychologie*. Die verschiedenen Schulrichtungen sind auf S. 617 nachzulesen. Die aktive und intelligente Mitarbeit des Patienten/Klienten und ein hohes Maß an Geduld und Zeit sind Voraussetzungen für diese Therapieformen.

Entspannungsprogramme (und Körperarbeit) sind z. B. die Eutonie, das autogene Training, Yoga, Meditationstechniken. Von zunehmender Bedeutung sind die *kreativen* Programme (Malen, Gestalten, Musik, Tanzen, Märchenarbeit usw.) und Körpertherapien (S. 147 f.).

Persönlichkeitsbildende Verfahren nennen sich die Gestalttherapie, die Transaktionsanalyse, die themenzentrierte Interaktion (S. 464 f.).

Anwendung bzw. Ursprung und Ausdruck von verschiedenen Therapieformen sind in Abb. 20.**5** abzulesen. Welche und wieviele Therapien eingesetzt werden und die Beurteilung der Wirkung auf den Patienten bedarf einer guten und permanenten Zusammenarbeit der gesamten Pflege- und Therapiegruppe.

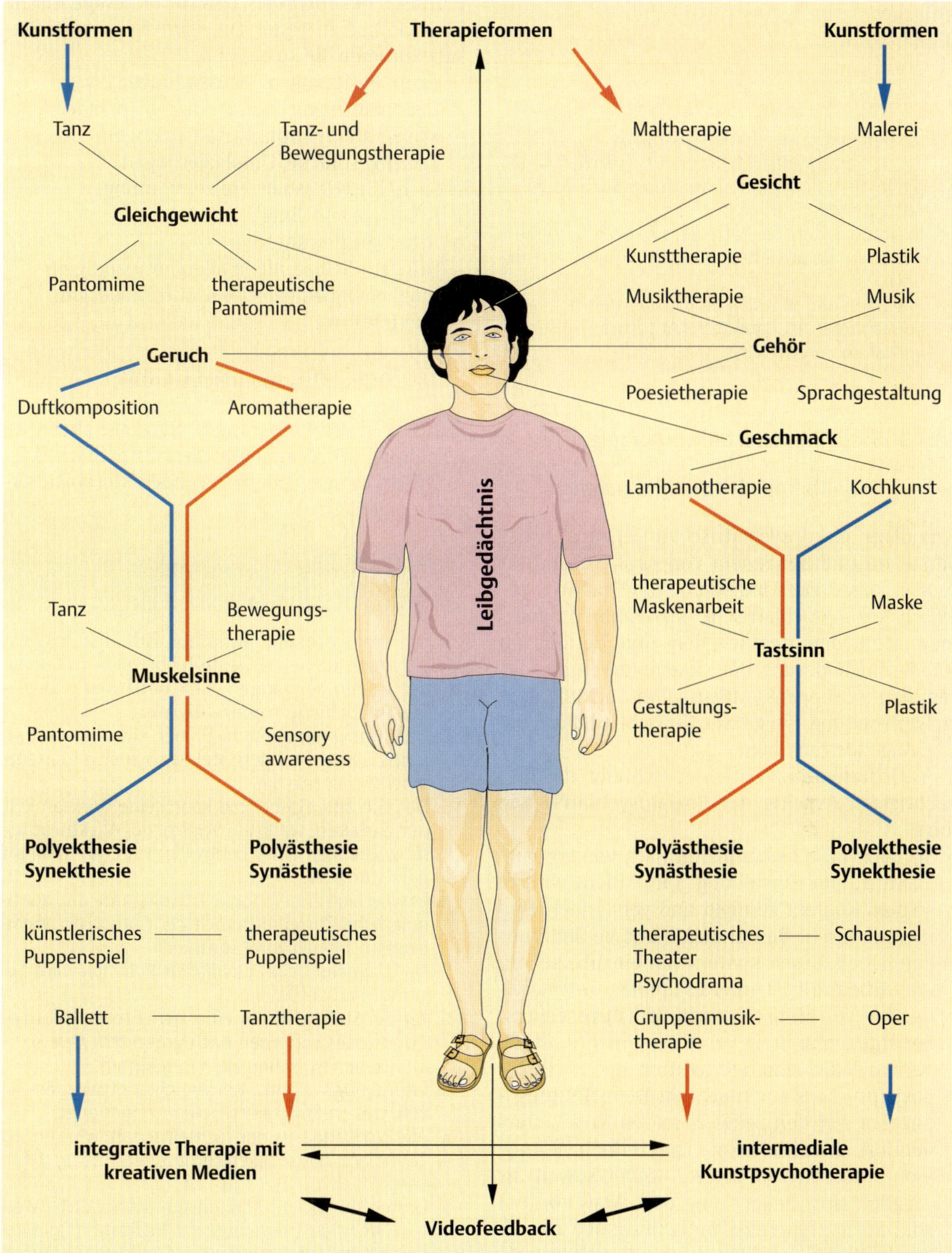

Abb. 20.**5** Ursprung und Ausdruck verschiedener angewandter Kunst- und Therapieformen (nach A. Rohrer, Ötwil).

Pflege bei psychotherapeutischer Behandlung

Wichtig sind:
- das Informiertsein über die Therapierichtung, die beim einzelnen Patienten angewendet wird, damit sie wirkungsvoll unterstützt werden kann (Rolle der Pflegeperson bei den verschiedenen Auffassungen S. 632 f.);
- die Information des Patienten bzw. seiner Angehörigen, wenn entsprechende Fragen offen sind;
- Wachheit und Bewußtheit im Wahrnehmen und Beobachten des Patienten (Ausdruck, Haltung, Verhalten, Interaktion).

20.3.3 Sozialtherapie, Milieutherapie

Sozialtherapeutische Maßnahmen

Grundlage sozialpsychiatrischen Denkens ist das Verstehen und Behandeln von psychischen Störungen im sozialen Umfeld und Kontext. Als „spezifisch sozialpsychiatrische Maßnahmen" kommen Methoden der sozialen und beruflichen Wiedereingliederung, der Krisenintervention, der Familien-, Gruppen-, Milieu- und Soziotherapie zur Anwendung. Ein großes Gewicht hat auch die sog. Angehörigenarbeit.

A. Uchtenhagen (Zürich) beschreibt die drei wichtigsten **Aspekte der Sozialpsychiatrie** wie folgt:
- Sozialpsychiatrie beinhaltet nach wie vor eine Haltung, eine Einstellung: Der Patient wird in seinem Kontext gesehen und verstanden, und therapeutische Bemühungen und Veränderungen haben diesen Kontext voll einzubeziehen; der Arbeitsstil ist interdisziplinär, auf Individualität von Menschen und Verhältnissen ausgerichtet, mit breit verteilter Verantwortung bei möglichst klaren Strukturen.
- Sozialpsychiatrie umfaßt ein Dienstleistungsangebot mit den Schwerpunkten Krisenintervention, Rehabilitation, Langzeitbehandlung, wobei das diversifizierte Angebot soweit als möglich eine ‚Behandlung nach Maß' fördern soll; Sozialpsychiatrie in Institutionen hat offensichtliche Versorgungsmängel wahrzunehmen und ihr Angebot auf diese auszurichten.
- Sozialpsychiatrie ist ein aufgearbeiteter Erfahrungsbereich: mittelbar, überprüfbar, lernbar, an einer Transparenz ihrer Arbeitsweise und ihrer Leistungsfähigkeit interessiert – Sozialpsychiatrie als Wissenschaft und Lehre.

Praktisch bedeutet dies, daß sozialtherapeutische Maßnahmen in erster Linie *praxisnah* zum Einsatz kommen. Beispiele sind:
- Gruppensitzungen (Haussitzungen),
- Gruppengespräche und Einzelgespräche,
- Krisenintervention: Krisensitzungen, Krisengespräche, Umplazierungen,
- Sachhilfe (Haushalt, Freizeitplanung, Arbeitsvermittlung),
- Arbeitsbegleitung,
- Hilfe zur Selbsthilfe in allen notwendigen/möglichen Belangen (Ressourcen wecken und fördern).

Milieutherapeutische Arbeit

Der Begriff „Milieutherapie" ersetzt die ältere Bezeichnung der „therapeutischen Gemeinschaft".

Die *Prinzipien* sind im folgenden Merkblatt zusammengefaßt:

10 Prinzipien der therapeutischen Gemeinschaft (TG) (Hippert u. Schwarz)

1. Die therapeutische Institution ist ein *sozialer Organismus*, dessen einzelne Teilbereiche miteinander zusammenhängen, sich gegenseitig beeinflussen, behindern oder aktivieren.
2. Das Krankenhaus ist nicht nur ein organisatorisches Ganzes, sondern stellt sich auch als ein *therapeutisches Feld* dar.
3. Das therapeutische Feld kann seine Wirksamkeit nur entfalten, wenn ein *Verzicht auf Affektneutralität* zugunsten einer kontrollierten Emotionalität geleistet wird.
4. Es wird eine enge, möglichst konstante und kontinuierliche *Zusammenarbeit der Gruppe der therapeutisch Tätigen* vorausgesetzt.
5. Das *therapeutische Potential der Patienten* wird bestätigt und gefördert.
6. An die Stelle des einseitig gerichteten Informationsflusses von oben nach unten tritt *freie Kommunikation* zwischen allen Beteiligten.
7. Interaktions- und Kommunikationsvorgängen wird mit *größtmöglicher Toleranz* begegnet.
8. Alle Vorgänge in der Gemeinschaft werden als Grundlage des sozialen Lernens *regelmäßig reflektiert.*
9. Diese Grundsätze können nur verwirklicht werden, wenn die therapeutische Institution über *angemessene Untersuchungs- und Interventionsinstrumente* verfügt (Abteilungsversammlung, Gruppe, Teamarbeit).
10. Die freie Kommunikation betrifft auch die *Beziehung der Behandlungsgemeinschaft zu ihrer Umwelt.*

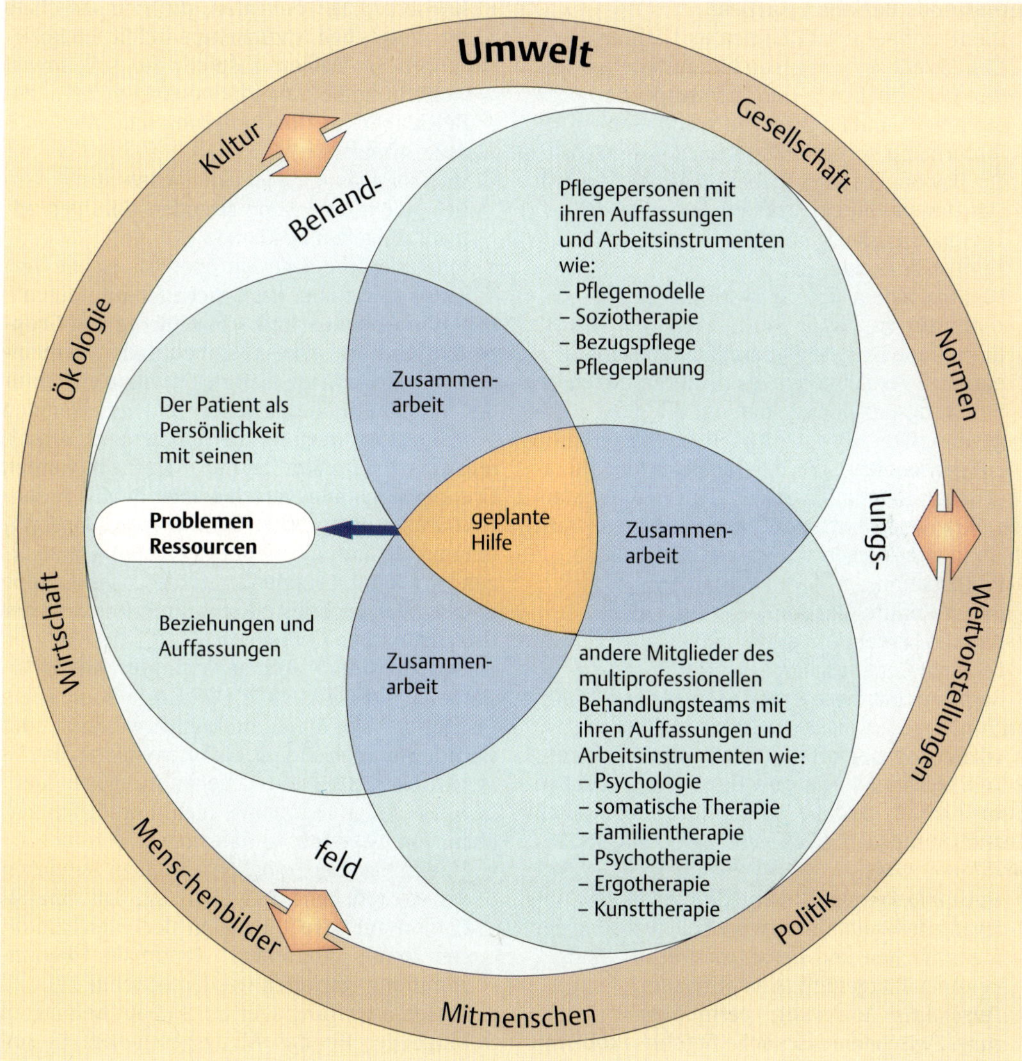

Abb. 20.**6** Die Stellung der Pflege innerhalb des therapeutischen Teams (aus Needham, J.: Pflegeplanung in der Psychiatrie. Recom, Basel 1988).

Konkret bedeutet dies, daß die milieutherapeutische Arbeit die Alltagsgestaltung beeinflußt und nur im Miteinander, also durch die Gesamtheit des therapeutischen Teams, getragen werden kann. Zur Stellung der Pflege innerhalb des therapeutischen Teams Abb. 20.**6**.

Die milieutherapeutische Arbeit umfaßt *zwei Schwerpunkte*:

Unterstützung bei der Alltagsbewältigung:

- Lebenspraktische Fähigkeiten erhalten und erweitern.
- Größtmögliche Selbständigkeit fördern.
- Anregen und dazu auffordern, in möglichst vielen Bereichen Verantwortung zu übernehmen und eigene Entscheidungen zu fällen.

Umfassende Beziehungsarbeit:
- Die Bewohner ernst nehmen und achten.
- Den Akzent auf ihre gesunden „Anteile" setzen.
- Ihre individuellen Bedürfnisse respektieren.
- Neigungen und Begabungen suchen und fördern und sie nach Möglichkeit einsetzen.
- Die Bewohner fordern, aber nicht überfordern.
- Das Umfeld mit einbeziehen: Arbeitgeber, Therapeuten, Sozialarbeiter, Hausärzte, Familie, Bekannte usw.
- Fördern, indem sich die Bewohner gegenseitig stützen.
- Eine offene Gruppendynamik durch transparentes Verhalten des Teams unterstützen.
- Ein Bezugspersonensystem mit offener gegenseitiger Absprache im Team pflegen.

Die **Eigenschaften**, die das Milieu in der therapeutischen Gemeinschaft von dem in einer starren Krankenhausstruktur unterscheiden, faßt Heim in *vier Kategorien* zusammen, nämlich:
- Partizipation,
- offene Kommunikation,
- soziales Lernen,
- Leben in Gemeinschaft.

E. Bernstein hat diese **Kategorien** in einem Referat für Pflegepersonen wie folgt modifiziert:

Förderung der offenen Kommunikation. Es ist ein wichtiges Anliegen der therapeutischen Gemeinschaft, daß die Kommunikation in allen Bereichen möglich ist. Die Voraussetzungen dazu sind:
- *Hohe Informationsdichte.* Jede vorhandene, relevante Information wird unter Bewahrung der menschlichen und beruflichen Ethik (Arztgeheimnis, Taktgefühl) allen mitgeteilt.
- *Persönliche Mitteilung, persönliche Orientierung.* Zwischenmenschliche Gefühle, Probleme und persönliche Erfahrungen werden offen ausgesprochen und diskutiert.
- *Klarheit der Mitteilungen.* Diese sollen so formuliert werden, daß sie sprachlich und inhaltlich möglichst allen Mitgliedern des Milieus verständlich werden.

Die offene Kommunikation ist eine Grundbedingung für das Milieu, ohne sie ist keine Psychotherapie möglich.

Soziales Lernen. Das Milieu soll lebendige Lerngelegenheiten bieten können. In realitätsnahen Situationen können die Mitglieder Gefühle, Gedanken und Verhaltensweisen erkennen und ihre Umwelt im Sinne realitätsgerechter, zwischenmenschlicher Beziehungen beurteilen lernen. Das soziale Lernen wird im „Milieu" angestrebt und gefördert durch
- *Aktivierung der Patienten*, die sich innerhalb der alltäglichen, zwischenmenschlichen Beziehungen im Milieu abspielt. Sie soll soweit möglich die Selbstverantwortung fördern, zugleich aber vor Überforderung schützen (optimale Stimulation);
- *Miteinbeziehung der Affektivitätsebene* mit dem Ziel, mit eigenen und fremden Gefühlen adäquat umgehen zu können;
- *kontinuierliche Reflexion* über das eigene Verhalten sowie über das Geschehen im „Milieu".

Leben in Gemeinschaft – Förderung von Gruppenaktivitäten. Die therapeutische Gemeinschaft sieht die Gruppe als den geeigneten Ort für das Verständnis des eigenen und des fremden Verhaltens wie auch für die Übung neuer Verhaltensweisen (soziales Lernen). Deshalb werden Gruppenaktivitäten verschiedener Art für Patienten (Gruppengespräche, Ergotherapiegruppe, Abteilungsversammlung) und Personal (Teamsitzungen, Balint-Gruppen) gefördert. Die Gruppe ist auch das wichtigste Kommunikationsfeld der therapeutischen Gemeinschaft.

Partizipation – Abbau erstarrter hierarchischer Strukturen. Ohne Hierarchie kann keine Institution, kein Milieu funktionieren. Es ist aber wichtig, dafür zu sorgen, daß starre hierarchische Strukturen das Milieugeschehen nicht behindern bzw. die nötige Autonomie nicht unmöglich machen. Voraussetzung ist dafür die *Förderung* von
- *Mitentscheidung*, möglichst in allen Bereichen des Alltagslebens. Das bedeutet, daß eine Situation angestrebt wird, in der Entscheidungen durch „Konsensus" (optimale Übereinstimmung) getroffen werden können;
- *Mitverantwortung* aller im „Milieu" beteiligten Mitglieder für das Alltagsgeschehen. Es soll eine Situation angestrebt werden, in der eine Verantwortung (mit entsprechender Kompetenz) auch „von oben nach unten" delegiert werden kann;
- *persönlicher Autonomie und Selbständigkeit* im Denken und Handeln, bei den Patienten und beim Personal.

Auch in der therapeutischen Gemeinschaft gibt es „Autoritäten". Sie bestehen indessen nicht bloß in ihrer hierarchischen Stellung im Krankenhausbetrieb, sondern entstehen durch ihre fachliche und persönliche Kompetenz sowie durch ihre Fähigkeit, Verantwortung zu übernehmen.

Modelle der Milieutherapie

Je nach Patientengruppen und Differenzierung des Betreuungsangebots ist eine gezielte Modifizierung der Milieutherapie notwendig. Im folgenden die **Milieutypen**, wie Heim (1985) sie unterscheidet:

Strukturierendes Milieu. Zur Behandlung erregter, angetriebener, schwer suizidaler Patienten (Triage- bzw. geschlossene Akutabteilung).

Therapeutische Maßnahmen: sedierende Medikamente mit psychotherapeutischen Interventionen, Begegnung vorwiegend zwischen Patient und Therapeuten, womöglich gemeinsames Gespräch mit Angehörigen. Soziale Lernvorgänge sind bedeutungsvoll, optimales Aktivieren.

Equilibrierendes Milieu. Zur Behandlung akut Kranker mit *hohem Aktivitätsniveau*; akute Aufnahmeabteilung.

Therapeutische Grundlagen: Kontinuität, Konstanz der Betreuung und Patientengruppe. Gemeinsames Leben nimmt eine zentrale Stellung ein.

Hauptanliegen ist, das erhöhte *Aktivitätsniveau* dieser agilen bis angetriebenen, überstimulierten Patienten sinnvoll zu *senken*, ohne durch einseitige pharmakologische Dämpfung die gesunden Funktionen zu beeinträchtigen. Daher ist *lebhafte, abwechslungs-* und *beziehungsreiche Umgebungsgestaltung* notwendig.

Den stabilisierten Patienten kommt als Bezugsperson wie als Lernmodell eine bevorzugte Stellung zu. Nicht geeignet sind Patienten mit geringem Aktivitätsniveau (hier führt Überstimulation zu pathologischem Rückzug). In der Partizipation wird der Patient aufgefordert, sein erhöhtes Aktivitätsniveau so weit einzudämmen, daß er das *Gemeinschaftsleben nicht stört* – Mitverantwortung. Aktives und autonomes Handeln soll regressiver Abhängigkeit vorbeugen.

Gestörte Kommunikationsvorgänge sind meist Teil der auf solchen Stationen behandelten Kranken, daher ist *Informationspflege* sehr wichtig, insbesondere *Informationsklarheit* (Struktur).

Soziales Lernen hat große Bedeutung, insbesondere für stabilisierte Patienten (Lernen am Modell), dazu ist *intensive Interaktion* notwendig.

Animierendes Milieu. Für subakut bis chronisch Kranke mit *geringem Aktivitätsniveau* (Rehabilitation, Wohnheim). Der Hauptunterschied zum equilibrierenden Milieu liegt im Aktivitätsniveau. Vergleichbare Krankheitszustände werden erfahrungsgemäß mit Vorteil gemeinsam angegangen. Kranke mit beschränktem Aktivitätsniveau sind in betriebsarmem Milieu eher überfordert; es kommt zu regressiver Abkapselung (oft unbemerkt) und zu Scheinanpassung; therapeutische Prozesse kommen nicht an.

Optimale Ausgangslage: *beruhigende, entspannte, übersichtliche* und *beschützende Atmosphäre*. Gemeinschaftsleben am ehesten in Gruppen von 12–15 Patienten möglich mit angemessener Partizipation.

Aktivierung: soziale Integration – soziales Lernen. Kommunikation weniger qualitativ gestört als *quantitativ gehemmt*. Diese Patienten profitieren speziell vom Milieuprozeß.

Reflektierendes Milieu. Für akut bis subakut Kranke mit vorwiegend *reaktiven* und/oder *neurotischen Störungen* und nach *stabilisierten psychotischen Krisen*.

Psychotherapeutisch orientierte Akutabteilung, Psychotherapieabteilung, Wohngemeinschaft für Suchtkranke.

Geeignetes Milieu für diese heikle und sensible Gruppe zu finden, ist schwierig.

Hier hat die Beziehung Patient–Patient/Patient–Therapeut mehr Bedeutung; *Kleingruppe* ist wichtig. *Großgruppe* ist als Ergänzung notwendig, insbesondere für die Partizipation. Bewußtsein für *soziale Verantwortung* und *Solidarität* gegenüber der Gemeinschaft ist wichtig.

Neben sozialem Lernen: *Mitverantwortung, Autonomie als Selbstverantwortung*.

Durch Psychotherapie sind die Patienten häufig auf Eigenerfahrung ausgerichtet. Kommunikation muß gepflegt, aber nicht speziell gefördert werden.

Modell: Reflexion des Hier und Jetzt und in sozialen Lernschritten Neuanpassung anstreben.

Betreuendes Milieu. Für chronisch Kranke, die nicht länger der Rehabilitation zugänglich sind, wie *geriatrische, psychoorganische, oligophrene Patienten*.

Abteilungen: Geriatrie, Langzeit, Wohnheim.

Auch diese Patienten weisen *gesunde Anteile* auf; diese zu pflegen und zu stimulieren, steht im Mittelpunkt, und zwar im *Gemeinschaftsrahmen* wie auch im *individuellen Kontakt*.

Nonverbale Aktivitäten bringen das Gefühl der *Zusammengehörigkeit*. Auch wenn der Inhalt von Sitzung zu Sitzung vergessen wird, bleibt von der Stimmung ein wichtiger Anteil.

Informationsfluß und Außenbezug sollen aufrechterhalten werden.

Partizipation hat geringe Bedeutung. Trotzdem *Menschenwürde* und *Eigeninteressen* beachten in bezug auf Wohnen, Kleider, Eßkultur usw.

20.4 Psychiatrische Pflege

20.4.1 Erwartungen und Rolle

Psychiatrische Anliegen sind in den letzten Jahren vermehrt an die Öffentlichkeit gelangt; Öffentlichkeitsarbeit wird deshalb zunehmend ein fester Bestandteil der Aufgaben des Pflegepersonals. Darin liegen die Herausforderung und die Chance für die Pflegeberufe, in der Besinnung auf die eigenen spezifischen Aufgaben. Es gilt, darin mehr Professionalität zu erlangen.

Erwartungen

Die Erwartungen nehmen heute zu und sind vielschichtig.

Von der *Gesellschaft* kommen eindeutige Erwartungen und Forderungen: optimale Betreuung und bestmögliche Rehabilitation einerseits und „Aufbewahrungs- und Kontrollfunktion" bei all jenen Menschen, die für eine leistungsorientierte Gesellschaft als nicht tragbar abgeschoben werden andererseits. Damit ist ein Interessenkonflikt aufgezeigt, mit dem die in der Psychiatrie Tätigen konfrontiert sind.

Die *Patienten* selbst sind zunehmend selbstbewußter und kritischer. Sie vertreten ihre Forderungen oder schließen sich in Selbsthilfegruppen zusammen (was in der Schweiz zur Gründung der überregionalen Interessengruppe „Pro mente sana" führte). Auch hat sich die Rechtssituation der psychisch Kranken erheblich gebessert.

Rollenverständnis

Solche Entwicklung bringt es mit sich, daß die traditionell gewordenen Rollen neu befragt werden müssen. Dies gilt sowohl für die Rolle der Pflegeperson wie auch für die Rolle des Patienten.

Die *Rolle der Pflegeperson* ist, insbesondere in der psychiatrischen Pflege, eng verknüpft mit vielen anderen medizinischen und paramedizinischen Bereichen. Hier muß das Miteinander neu definiert und geklärt werden (Abb. 20.**6**).

Neu reflektiert werden muß auch die Beziehung zur Rolle des Patienten bzw. die Rollenverteilung von Patient und Pflegeperson. „Die **Rolle des Patienten**", so A. Rohrer, „darf nicht mehr länger die eines dankbaren Empfängers erwiesener Pflege sein, sondern die eines *Kunden*, welcher mit einem großen Maß an Selbstverantwortung *Pflege erwirbt*." Eine solche Sichtweise setzt sich von alten Erklärungsversuchen ab, wo der Patient als „passiver Pflegeempfänger" definiert wird. Das bringt natürlich ein neues Verständnis der **Rolle der Pflegeperson** mit sich. Sie wird neue Perspektiven finden, andere und neue Schwerpunkte in der Ausübung ihres Berufes setzen müssen.

Werte wie Hinhören, Aufmerksamkeit, Offenheit, Zuwendung sowie Flexibilität und Kreativität bekommen darin eine ganz neue Gewichtung. Pflege als dynamischer Prozeß gegenseitiger Interaktion bedeutet dann ein „Sichbegegnen zweier Persönlichkeiten, die beide als Menschen Schwächen und Stärken, Krankes und Gesundes mitbringen, die nicht einfach Hilfsbedürftiger und Helfer sind" (Hanna Grieder).

Solches Denken wird einen Niederschlag finden müssen in der Aus-, Fort- und Weiterbildung wie auch im Entwurf eines „professionellen Berufsbildes" (Grundsätze für den Übergang in der Pflege hin auf ein bewußteres professionelles Denken und Handeln S. 13 f.).

20.4.2 Pflegeleitbilder

Die für die psychiatrische Pflege erstellten Leitbilder (Paradigmen) sind grundsätzlich die gleichen wie in der allgemeinen Gesundheits- und Krankenpflege (Kap. 4). Die Ausgangslage ist insofern etwas anders, als schwerpunktmäßig die Auffassung von *psychischer* Krankheit und Gesundheit und das dahinterstehende Menschenbild das Pflegeverständnis in eben diese Richtung hin beeinflussen und prägen (Kap. 1 – 3). Im folgenden stehen exemplarisch für viele andere Ansätze verschiedene Auffassungen (idealtypische Beispiele) aus der Diplomarbeit am Seminar für angewandte Psychologie Zürich von Imelda Schachteler und Andreas Rohrer-Bürgi:

- **Medizinische Auffassung.** Anhänger sind Neurologen und organizistische Psychiater. Sie definieren Geisteskrankheiten als Krankheiten des Gehirns und therapieren sie mit Medikamenten und medizinischen Kuren und selten mit chirurgischen Maßnahmen.

Die Rolle des Psychiatriepflegepersonals ist hier beziehungsmäßig eher distanziert und vor allem auf die somatische Pflege ausgerichtet.

Psychoanalytische Auffassung. Sie stellt das Individuum in den Mittelpunkt des Geschehens. Die Verfechter einer dynamischen Psychiatrie und alle diejenigen, die sich auf Freud berufen, sehen psychische Krankheiten als einen Zustand gestörter Affektivität, deren Ursache in der Kindheitsgeschichte des Patienten zu suchen ist. Sein Verhalten ist symptomatisch für seine Problematik. Als Therapie vertreten sie die Psychotherapie, die es dem Patienten ermöglicht, den Ursprung seiner Schwierigkeiten zu entdecken und durchzuarbeiten, um damit geheilt zu werden. Unter diese Gruppe fallen auch alle anderen tiefenpsychologischen Richtungen (z. B. Jung, Adler, Szondi usw.).

Die Rolle des Psychiatriepflegepersonals besteht in einer pflegerischen und stützend begleitenden Tätigkeit, wobei die Beziehung zu einzelnen Patienten im Vordergrund steht. Die psychoanalytische Therapie ist den speziell dafür ausgebildeten Therapeuten vorbehalten.

Systemische Auffassung. Deren Anhänger sind bestimmte Psychiater und Psychologen, wie z. B. Bateson, Schule von Palo Alto und Lidz u. a. m., in der Schweiz zum Beispiel G. Guntern, Brig, E. Heim, Bern, u. a.

Sie untersuchen die Pathologie von Beziehungen und sehen psychische Krankheiten als Folge von krankmachenden familiären oder mikrogesellschaftlichen Beziehungen. Das Verhalten des Patienten in der Krankheit sehen sie als Symptom auf die Manipulationen, denen er im System unterworfen ist. Behandelt wird mit einer Kollektivtherapie (Gruppentherapie, Familientherapie), damit die Familie oder Gruppe ihre Beziehungsmuster erkennen und ändern kann.

Die Rolle des Psychiatriepflegepersonals besteht in einer Teilnahme am System (Gruppe), wobei die Schwester/der Pfleger einerseits ein Teil des Systems wird und sich persönlich mit einbezieht, andererseits Distanz zum System haben muß, um die Funktion der therapeutischen Begleitung wahrnehmen zu können (Interrollenkonflikt).

Auffassung, der ‚erlernten Hilflosigkeit'. Sie geht davon aus, daß alles Verhalten angelernt sei und durch gezielte Anleitung umgelernt werden kann. Die bekanntesten Vertreter dieser Richtung sind Eysenck, Skinner, Watson und Seligmann. Die Behandlung wird als Verhaltenstherapie bezeichnet.

Die Rolle der Psychiatrieschwester/des -pflegers ist klar umschrieben. Sie nehmen am Therapieprogramm teil und üben therapeutische Maßnahmen aus. Sie verstärken gewünschtes Verhalten oder lernen solches an und bestrafen oder ignorieren unerwünschtes Verhalten. Die Psychiatrieschwester/der -pfleger haben hier auch eine Modellfunktion durch das Vorleben erwünschter Verhaltensweisen.

Humanistisch-psychologische Auffassung. Sie geht von einer ganzheitlichen Sichtweise des Menschen aus. Rogers, einer der bekanntesten Vertreter dieser Richtung, geht von der Überzeugung aus, daß in jedem Menschen eine Tendenz enthalten ist, seelisch zu wachsen und sich zu entwickeln. Psychische Beeinträchtigungen und pathologische Störungen des Erlebens und Verhaltens sind Ergebnisse und Ausdruck von Blockierungen und Einengungen dieser auf Entwicklung und Selbstaktualisierung ausgerichteten Tendenz. Ziel der Therapie ist die wissenschaftlich abgestützte und kontrollierte Hilfe an psychisch beeinträchtigte Menschen zur Klärung und Beseitigung von Hindernissen, Hemmungen, Einschränkungen und zur Freisetzung der selbstheilenden Kräfte und zur Übernahme der Verantwortung des Klienten für sich selbst. Auf dieses Ziel sind alle Aktivitäten der Therapeuten in der Einzel- und Gruppentherapie ausgerichtet. Weitere bekannte Vertreter dieser Richtung sind: Perls, Moreno, Lowen, Cohn, Tausch u. a.

Die Rolle der Psychiatrieschwester/des -pflegers beinhaltet sowohl pflegerische als auch begleitende und stützende Maßnahmen. Angestrebt wird eine Grundhaltung von einfühlender Zuwendung, Echtheit und Respektierung der Persönlichkeit des Patienten. Das *Ziel* liegt in der Aktivierung und bewußten Integration der Ressourcen des Patienten. Pflegende sollen gleichsam Spezialisten für die Therapie im Alltag sein.

Erwünscht ist eine möglichst hohe Übereinstimmung zwischen Persönlichkeit und Rollenmerkmalen (Rollenidentifikation). Das Psychiatriepersonal ist beteiligt am therapeutischen Prozeß, sowohl in Einzel- wie auch in Gruppenbeziehungen. ■

Die Diskrepanz der psychiatrischen Lehrmeinungen spiegelt sich in der Variationsbreite der Ausbildungsprogramme an Psychiatrischen Krankenpflegeschulen und in Klinik- und Abteilungskonzepten.

Als wichtige Konsequenz ergibt sich für die Pflegenden die Notwendigkeit, sich über das eigene Menschenbild Klarheit zu verschaffen, damit dieses dem Menschenbild der Rollensender gegenübergestellt werden kann. Der Arbeitsort sollte bewußter ausgewählt werden, um eine möglichst hohe Rollenidentifikation zu erreichen.

20.5 Der Pflegeprozeß

20.5.1 Äußerer Rahmen

Richtigerweise müssen wir von *Therapie- und Pflegeprozeß* sprechen, da eine Vielzahl von Beteiligten innerhalb einer Institution an der gleichen Zielsetzung arbeitet. Das wichtigste „Rädchen" in diesem Organisationsgefüge ist der Patient. Für alle anderen beteiligten Gruppen ordnen Organigramme und Stellenbeschreibungen die Rollenzuschreibungen und Beziehungswege. Dadurch werden die Betriebsabläufe geregelt. Abb. 20.**7** zeigt das Ineinander von Institution (Trägersystem) und Patient/Behandlungs- und Pflegeteam (Klientensystem). Solche Vorgaben sind Orientierungshilfen, die von den einzelnen Beteiligten mit Inhalt gefüllt und gewichtet werden müssen. Die einzelnen Felder (Rädchen) können dabei sowohl Lernfelder wie Konfliktfelder sein. Alles dreht sich um die Achse des mehr oder weniger reibungslosen Miteinanders. Als Resultat entsteht – in der positiven Gestaltung – Sicherheit für alle Beteiligten, für den Patienten wie für die Berufs- und Aufgabenrolle der verschiedenen Mitarbeiter. Anzustreben ist weiter eine dynamische Durchlässigkeit bezüglich Rollen- und Aufgabengrenzen (weniger Rivalität, mehr Miteinander).

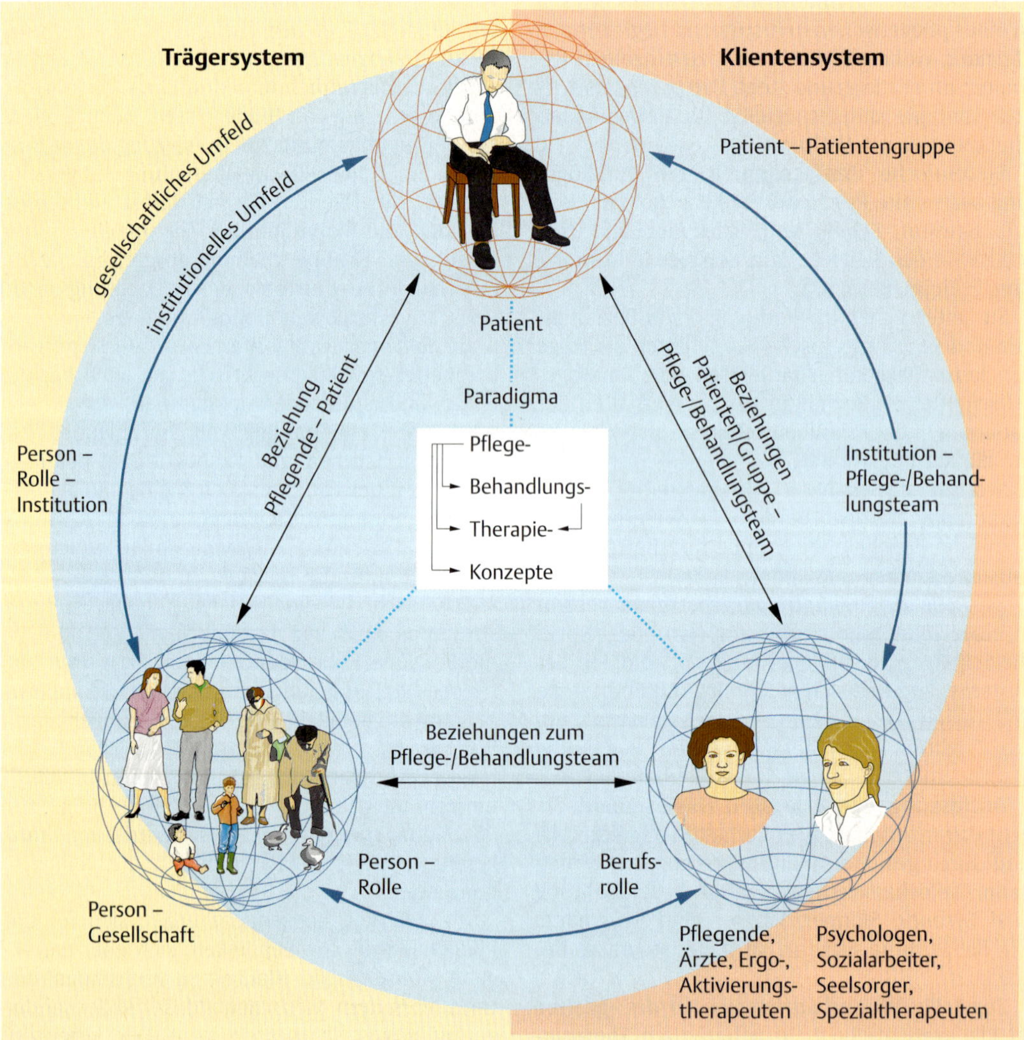

Abb. 20.**7** Das Ineinandergreifen von Trägersystem und Klientensystem im Pflegeprozeß (nach A. Rohrer, Ötwil).

20.5.2 Situationseinschätzung

Um eine umfassende Situationseinschätzung im Pflegebereich vornehmen zu können, brauchen wir ein Instrument, das eine möglichst systematische und ganzheitliche Erfassung des Patienten erlaubt. Rohrer und Mitarbeiter (Ötwil/Schweiz) gehen bei ihren Überlegungen von sechs übergeordneten Ebenen des Seins aus, nämlich von der

- biologischen Ebene,
- psychischen Ebene,
- psychosozialen Ebene,
- ökologischen Ebene,
- spirituellen Ebene,
- ökonomischen Ebene,

die in der Pflege eine Rolle spielen. Diese sechs Ebenen sind den ATL zuzuordnen (Tab. 20.**3**). Assoziativ wurden ihnen Tätigkeiten aus dem Alltag zugeschrieben, die den einzelnen ATL entsprechen. Anhand einer Tätigkeitsanalyse auf einer geschlossenen Abteilung eines psychiatrischen Krankenhauses wurde anschließend überprüft, welche dieser sechs Ebenen in der Pflege primär zum Einsatz kommen.

Es stellte sich heraus, daß es sich mehrheitlich um die *psychosoziale* Ebene handelt, die im Schaffen von Rahmen und im Aufrechterhalten von Strukturen (Verwaltung, Regelungen, Kommunikations-, Orientierungs- und Verhaltensstrukturen) ihren Ausdruck findet. Der psychosozialen Ebene folgt die *biologische* Ebene, welche sich auf das Ausführen von Verordnungen und auf die Grundversorgung (Essen bereitstellen, Körperpflege usw.) beschränkt. Erstaunlicher-

Tabelle 20.**3** Die ATL-Systeme, bezogen auf den psychisch Kranken (ATL-Vision von A. Rohrer, Ötwil 1993)

	Biologische Ebene	**Psychische Ebene**	**Psychosoziale Ebene**	**Ökologische Ebene**	**Spirituelle Ebene**	**Ökonomische Ebene**
	Körper	**Befinden/Befindlichkeit**	**Kontakt/Umfeld**	**Dynamik**	**Werte**	**Energie**
Atmen	X					
Körpertemperatur regulieren	X					
Essen und trinken	X		X			
Ausscheiden	X					
Ruhe und schlafen	X					
Sich bewegen	X		X			
Sich waschen und kleiden			X			
Für Sicherheit sorgen			X			X
Sich informieren und orientieren			X		X	
Kommunizieren			X		X	
Beziehungen aufnehmen, aufrechterhalten, beenden*			X			
Mit Problemen und Realitäten umgehen*		X	X			X
Sinn finden					X	
Sich beschäftigen, arbeiten und spielen		X	X	X		X
Persönlichen Besitz verwalten*			X			X
Wohnen*			X	X		X
Sich als Mann bzw. Frau fühlen und verhalten	X	X	X	X	X	
Seine Rechte wahrnehmen, seine Pflichten erfüllen*		X	X	X		

X = Ebenen, die bei der Pflege zum Einsatz kommen.

* Diese fünf **zusätzlichen ATL** (neben den 12 ATL in diesem Buch) wurden von *Chris Abderhalden*, Psychiatrische Klinik Embrach, Schweiz, entwickelt. Sie sind eine sinnvolle Ergänzung für die psychiatrische Pflege.

Tabelle 20.**4** ATL und eigenständige psychiatrische Pflege

ATL	Wohnbereich (Beispiele)	Arbeitsbereich (Beispiele)
Wach sein und schlafen	– Vitalzeichen, Befinden und Wachsein überwachen – Schlafgewohnheiten beachten – Ruhe und Schlaf fördern: Schlaf- und Beruhigungstees, Bäder, Massagen, Abendritual, autogenes Training	– Pausengestaltung – Aufmerksamkeit beachten
Sich bewegen	– Morgenturnen, spazierengehen, wandern, joggen, spielen usw. – Teilnahme an Abteilungsarbeiten	– Lockerungsübungen – Arbeitsweggestaltung: zu Fuß, mit dem Fahrrad
Sich waschen und kleiden	– Selbstsorge und Selbstpflege unterstützen und fördern – Sinn für Schönheit und Abwechslung ansprechen	– angemessene Kleidung und Schuhe: praktisch und der Situation entsprechend
Essen und trinken	– Eßbedürfnisse erkennen – Essen und Trinken planen: einkaufen, zubereiten, aufräumen – Eßkultur pflegen	– sinnvolle Zwischenmahlzeiten
Ausscheiden	– WC-Training – Obstipationsprophylaxe	– hygienische Sanitäranlagen
Körpertemperatur regulieren	– angemessene Raumtemperatur, Kleidung und Schuhe	– wie Wohnbereich
Atmen	– Lüften der Räume – Nichtraucherzonen – Atemübungen, Spaziergänge im Freien	– wie Wohnbereich
Sich sicher fühlen und verhalten	– Rechte und Pflichten besprechen – Suizidprophylaxe (Ausgang mit Begleitung usw.) – hygienische und Sicherheitsmaßnahmen in allen Bereichen	– sicherer Arbeitsplatz – zweckmäßige Arbeitsinstrumente und Hilfsmittel
Raum und Zeit gestalten – arbeiten und spielen	– Freiheit und Wohnbereich gestalten – differenzierte Beschäftigungsmöglichkeiten, Anreiz zum Spiel – Hilfe in der Strukturierung des Tages	– Arbeitstherapie
Kommunizieren	– Kommunikationsmöglichkeiten verbal und nonverbal suchen, gestalten und ausschöpfen – gezielt Zeit und Räume für Gespräche anbieten (Einzel- und Gruppengespräche; Abb. 20.**8**) – Kommunikationsinhalte sind auch alle Bereiche der ATL – Alltagsgespräche	– wie Wohnbereich
Kind, Frau, Mann sein	– persönlichen sexuellen Ausdruck kennenlernen – realitätsbezogenes Verhalten einüben – Präventionsmaßnahmen (Schwangerschaft, AIDS, Geschlechtskrankheiten) – Partnerschaft und freundschaftliches Verhalten trainieren	– Schutz der sexuellen Integrität am Arbeitsplatz
Sinn finden	– transparente Tagesstruktur in Zusammenarbeit mit dem Patienten entwickeln und gestalten – kulturelles Leben fördern – religiöses Leben ermöglichen – Trauer und Angst sowie Gefühle wie Zorn, Wut und Verzweiflung zulassen – Sterbenwollen akzeptieren, Gespräche über Suizid aufnehmen	– Arbeitsplatz möglichst persönlich und den Bedürfnissen entsprechend wählen/gestalten

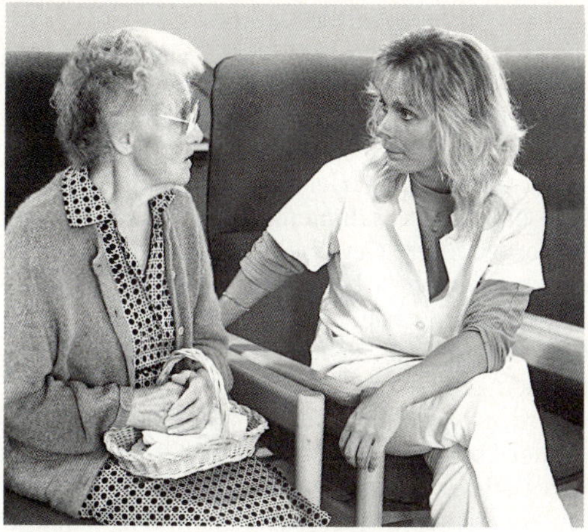

Abb. 20.**8** Das helfende Gespräch: Beziehung und Bindung auf Zeit (Foto: epd-Bild-Stuttgart: Leser).

weise findet die *psychische* Ebene in der Pflege so gut wie keinen Niederschlag (sie wird unbewußt wahrgenommen und deshalb kaum definiert und artikuliert).

Solche Erkenntnisse sind wichtig, um die Zukunft der psychiatrischen Pflege bewußter gestalten zu können. Rohrer faßt die Erkenntnisse aus der Tätigkeitsanalyse wie folgt zusammen:

„Es ist anzunehmen, daß sich die Parameter der psychiatrischen Diagnostik gravierend verändern werden. Für die Pflege bedeutet dies, daß es zu einer Veränderung der bisherigen pflegerischen Werte und Inhalte kommen wird (und kommen muß). Das macht eine Neuorientierung notwendig. In den letzten Jahren wurde eine hohe Fachkompetenz im technischen Bereich erworben. Hinzukommen müssen nun Kompetenzen in der Beziehungs- und Milieugestaltung, welche sich Pflegende im Hinblick auf die Bedürfnisse des Patienten aneignen werden müssen.

Auch in Zukunft findet die ‚Versorgung Kranker' ihren Schwerpunkt in der Pflege. Es wird notwendig sein, dafür die entsprechenden Strukturen zu schaffen, die Rolle zu klären und das notwendige Fachwissen zur Verfügung zu stellen."

Lesen Sie dazu auch Gedanken zum Übergang in der Pflege auf S. 13 f.

20.5.3 Pflegebereiche

Mit der oben besprochenen Situationsanalyse sind die Pflegebereiche klar genannt. Sie umfassen alle Ebenen der ATL, deren Inhalte in den Kapiteln 5 – 16 dargelegt wurden. Zur Anpassung an die besondere Situation in der psychiatrischen Pflege finden sie in Tab. 20.**4** einige Vorschläge zur Gestaltung der Pflege in der *stationären Situation* (deshalb die Unterteilung in Wohnbereich und Arbeitsbereich). Die Liste erhebt keinen Anspruch auf Vollständigkeit, es sind lediglich Beispiele angeführt.

20.6 Exemplarische Pflegesituationen

Veränderte Fragestellungen führen zu anderen Antworten.

Der in Kapitel 3 besprochene Wandel im Verständnis von gesund und krank hat natürlich auch Einfluß auf die Begriffe „normal" und „nicht normal". Wenn wir von einem ganzheitlichen Menschenbild ausgehen, werden auch bei psychischen Leiden und Krankheiten nicht mehr bloß das Störungsmuster bzw. der Defekt im Vordergrund stehen, sondern die Frage nach dem Menschen, nach seiner Art zu leben und auf das Leben zu reagieren, also danach, wie sein Organismus auf belastende Situationen antwortet und wie er sich dabei organisiert.

Dadurch bekommen seelische Störungen ein ganz anderes Gesicht. Sie werden nicht mehr einfach als Fehler eines körperlichen Apparats verstanden, sondern als eine menschliche Möglichkeit, auf eine innere oder äußere Problematik zu reagieren. „Sie erscheint also nicht mehr bloß als destruktiver, zweck-loser Vorgang, sondern potentiell auch als zweck-volle Vorkehrung des Organismus, um Schlimmeres zu verhüten und in bedrohten sozialen Beziehungen eine schützende Nische zu finden" (Hell 1992).

Wo wir Leiden und Krankheit nicht mehr nur als Mangelzustand beurteilen, bekommen die verbleibenden gesunden Kräfte eine ganz neue Bedeutung. Unsere Orientierung und unser Reagieren wird sich entsprechend verändern: vom „verwahrend umsorgenden Handeln" hin zu einer „ressourcenorientierten aktivierenden Haltung" (Veränderung des Rollenbewußtseins S. 632).

Im folgenden werden einige Problemsituationen kurz beschrieben, denen Pflegende (auch im Akutkrankenhaus und im Alltag) häufig begegnen.

20.6.1 Psychosen

Eine akute Psychose liegt vor, wenn ein Mensch unter dem Eindruck krankhafter Gedanken und Vorstellungen die Wirklichkeit verkennt und nicht mehr einsehen kann, daß er sich täuscht (Wahnvorstellungen).

Man unterscheidet körperlich nicht begründbare *endogene* Psychosen (z. B. Schizophrenie, manisch-depressives Irresein) und organisch begründbare *exogene* Psychosen (z. B. Alkoholdelirium, senile Demenz).

Schizophrene Psychosen

Erscheinungsbild und *Verlauf* schizophrener Erkrankungen sind vielfältig. Die Kranken können sich verfolgt und beobachtet fühlen; sie leiden oft unter Sinnestäuschungen und Wahnideen. Viele haben Kontaktschwierigkeiten, sind mißtrauisch, sie ziehen sich in sich zurück und sprechen kaum oder gar nicht mehr mit anderen. Beginnt jemand, sich abzusondern, seine gewohnte Arbeit, seine bisherigen Interessen zu vernachlässigen, sich in Haltung und Gesichtsausdruck zu verändern, plötzlich vor sich hinzusprechen, dann können das Anzeichen für eine Schizophrenie sein.

Für den Laien besonders augenfällig sind die folgenden Anzeichen: Jemand gibt an, Stimmen zu hören, von fremden Mächten und Kräften beeinflußt zu werden, äußert Verfolgungs- und Vergiftungsangst, fühlt sich grundlos von seiner Umgebung beobachtet und hintergangen.

Affektive Psychosen

Zu den affektiven Psychosen zählt man die *Manie*. Die Manie tritt häufig im Wechsel mit Depressionen in Erscheinung, kann aber auch isoliert bestehen. Im Gegensatz zum depressiven Patienten ist der Maniker gehobener Stimmung. An eine manische Erkrankung muß man denken, wenn jemand ohne verständliche, einfühlbare Erklärung entgegen seinem früheren Verhalten plötzlich leichtsinnig, großsprecherisch, enthemmt und gereizt auftritt. Dem Maniker droht der soziale Ruin, wenn nicht Hilfe eingeleitet wird. Die Überschätzung seiner physischen Kräfte und das fehlende Gefühl von Müdigkeit führen häufig zu totaler körperlicher Erschöpfung, in Extremfällen sogar zum Tod.

Eine weitere Form affektiver Psychosen ist die *endogene Depression* (S. 640).

Umgang mit Wahnkranken

Zum Umgang mit Wahnkranken ein Zitat von K. Ernst (1988):

■ „Vom Wahnkranken werden häufig Dinge als zusammengehörig oder zur Person gehörig gesehen, die nicht zusammengehören oder nicht zur Person gehören. Gewisse Teile der Umwelt werden in einer Weise bedeutungsvoll, daß der Kranke meint, er werde von ihnen gemeint, beobachtet, bedroht. Der Wahnkranke kann auch Wahrnehmungen haben, für die es in der Umwelt keine entsprechenden Reize gibt (Halluzinationen). Immer aber sind sie für ihn Realität. Wahnideen und Halluzinationen kommen bei Schizophrenie oft vor, sie sind aber auch bei vielen anderen psychiatrischen Erkrankungen anzutreffen.

Wahnkranken sollte man nicht versuchen, die Wahnideen auszureden, noch ihnen unseren Glauben an sie vorheucheln. Nun versucht aber ein Wahnkranker oft inständig, uns davon zu überzeugen, daß nicht der Arzt, sondern die Polizei für seinen Fall zuständig sei – z. B. wenn er sich von einer Clique Krimineller mit Radar bestrahlt fühlt. In diesem Fall kann es angebracht sein, dem Kranken den Hauptinhalt seines Wahns zu resümieren und ihm wahrheitsgemäß zuzugestehen, daß es für ihn sehr schwer sein müsse, wenn eine derart wichtige Angelegenheit für niemand außer ihm selbst, nicht einmal für seinen jetzigen Gesprächspartner, der Wirklichkeit entspreche, das sei, so werden wir beifügen, eine Erfahrung, die uns im beruflichen Alltag immer wieder beschäftige. Um diese Erscheinung wenigstens etwas besser zu verstehen, seien wir dem Patienten für eine möglichst detaillierte Schilderung darüber dankbar, was ihn überhaupt zur Annahme der von ihm vertretenen Wirklichkeit geführt habe." ■

Ganzheit der Person

Von *ganz besonderer Bedeutung* ist der Glaube an die Ganzheit der Person in ihrer *geistigen Dimension*, der Glaube daran, daß in allen Verwirrungen, die wir wahrnehmen und an denen der Patient leidet, letztlich ein „gesunder Kern" bleibt, oder, wie V. Frankl es ausdrückt, „der Geist wird nicht krank". Eine solche Einstellung und Haltung kann uns helfen, trotz allem und durch alles hindurch die *Würde* und die Ganzheit der menschlichen Person zu sehen und zu respektieren.

Neben diesen Bemühungen des Sicheinfühlens gelten die beiden folgenden Grundsätze:

- Mit dem Patienten in Beziehung bleiben – der Faden zu unserer Welt darf nicht abbrechen.
- Auf die eigenen Gefühle achten – wir spüren oft intuitiv eine beginnende akute Psychose.

20.6.2 Depressionssyndrom

Depressionen nehmen nicht nur zu, es hat sich im Verlauf der Jahre auch ein *Symptomwandel* vollzogen. Immer mehr Patienten suchen ihren Arzt nicht wegen depressiver Verstimmung auf, sondern wegen somatischer Beschwerden, hinter denen sich die Depression versteckt (larvierte Depression). Besonders in zivilisierten Ländern wird schon seit Jahren eine stete Zunahme depressiver Erkrankungen registriert.

Das Risiko, einmal im Leben depressiv zu werden, beträgt für Männer 10–15 %, für Frauen sogar 20–30 %. Tendenziell nimmt die Gefährdung zu. Gleichzeitig ist eine Angleichung der Depressionshäufigkeit der beiden Geschlechter zu beobachten.

Beschwerdebild

Hell (1992) bezeichnet das depressive Geschehen als „grundlegende menschliche Möglichkeit, auf überwältigende Not schutzsuchend zu reagieren".

Das depressive Erleben ist äußerst schwierig zu erfassen, es folgt keinem bestimmten, absehbaren Muster, und die Symptome sind nicht im herkömmlichen Sinn meßbar.

Elf *Leitsymptome* der Depression (Hell 1992):

- freudlos, gedrückt;
- interesselos;
- verminderte Konzentration und gestörtes Gedächtnis;
- entscheidungsunfähig, grüblerisch;
- Angst (vor dem Alltag oder unbestimmt), innere Unruhe,
- müde, energielos;
- gestörter Schlaf;
- appetitlos, Gewichtsverlust;
- sexuelle Interesselosigkeit;
- Druck- und Schweregefühl, evtl. Schmerzen (im Bereich von Oberbauch, Brust oder Kopf);
- vegetative Symptome: Mundtrockenheit, Verstopfung u. a.

Man kann Menschen auf bestimmte Eigenschaften hin befragen (wie Schlafstörungen, Interessenverlust, Morgenmüdigkeit usw.). Dabei bekommen wir zwar eine Auflistung von Symptomen bzw. Depressionsmerkmalen, aber es kommt nicht das *Erleben als Ganzes* zum Ausdruck.

Wer mit depressiven Menschen arbeitet, wird feststellen, daß diese sich sehr unterschiedlich erleben. Wie sich der Depressive wirklich fühlt und wie er seine Symptome erleidet, können wir nur herausfinden, wenn wir depressiven Menschen einfühlsam zuhören.

■ „Wer an depressiven Menschen Anteil nimmt und auf ihre Worte und ihren Gefühlsausdruck achtet, dem fallen mindestens zwei voneinander stark abweichende Erlebnisweisen auf. Die einen empfinden keinen Lebensmut mehr. Er ist ihnen abhanden gekommen. Diese Menschen fühlen sich grundlos, aber von Grund auf verändert. Sie empfinden die Veränderungen, die sie an sich erleben, als etwas Unbekanntes, ja Fremdartiges, das ihnen auferlegt wird. Im Gegensatz zu solchen ‚*schwermütigen* Menschen' finden die anderen ihr Leiden nicht grundsätzlich unverständlich. Sie quälen sich zwar auch in Kummer, in Gram oder in Verzweiflung, aber ihr Leiden hat für sie ein Motiv. Sie kranken an einer Situation oder an sich selber. Sie glauben ein Stück weit zu verstehen, was ihnen geschieht. Sie ‚*nehmen*' einen Verlust oder einen Konflikt ‚*schwer*'" (Hell 1992). ■

Hell bringt folgende Zusammenfassung:

■ „Die moderne Psychiatrie hat diesen Unterschied zwischen einem ‚schwermütigen' und einem ‚schwernehmerischen' Erleben aufgenommen. Sie hat diese Differenzierung, die sich sprachlich weise als ‚Schwermut' und als ‚Schwernehmen' voneinander abgrenzen läßt, wissenschaftlich weitergetrieben und verfeinert. ‚Schwermütige' Menschen werden in schon fast babylonischer Sprachverwirrung einmal als ‚endogen depressiv' oder ‚melancholisch', dann als ‚affektpsychotisch' diagnostiziert. Immer wird dabei Ähnliches gemeint: eine innere Gemütsleere, die (scheinbar) grundlos auftritt.

Auch die ‚schwernehmerischen' Reaktionsweisen werden in der modernen Psychiatrie mit vielen unterschiedlichen Bezeichnungen belegt. Es wird von ‚dysthymen' Störungen oder auch von ‚minor depression' gesprochen, ältere Bezeichnungen sind ‚neurotisch' oder ‚psychogen': Auch hier darf die Vielfalt der Begriffe nicht verwirren. Mit dem Reichtum an Fremdwörtern nimmt der Erkenntnisgrad nicht zu. Etwas vereinfacht gesagt: Die verschiedenen Begriffe dürfen durchaus ähnlich behandelt werden, auch wenn sie ganz verschiedenen psychiatrischen Konzeptionen entstammen. Sie verweisen alle auf ein Schwernehmen einer Situation oder eines Konflikts und somit auch auf den Umstand, daß sich die betroffenen Menschen weiterhin in einem Zusammenhang mit der Umwelt erleben, während sich die erste Gruppe der ‚Schwermütigen' demgegenüber wie aus der Gemeinschaft herausgefallen fühlt." ■

Über die Entstehung der Depression ist damit natürlich nichts ausgesagt.

Zum **Verlauf** der beiden Depressionstypen nochmals D. Hell:

■ „Während ‚endogene' Formen meist episodisch auftreten und das Erleben so schwer verändern, daß die davon Betroffenen ihre Mitmenschen emotional nicht mehr erreichen, löst die leichtere, aber oft länger anhaltende ‚neurotische' Depressionsform den Kontakt mit der Umwelt nicht im gleichen Maße auf. Beide Ausprägungen depressiven Leidens haben auch gemeinsame Aspekte, so daß eine scharfe Abgrenzung ebenso unmöglich ist wie zwischen gesund und krank.

Die große Häufigkeit depressiver Erlebensweisen wie auch ihre Selbstheilungstendenz und die Beobachtung eines fließenden Übergangs von depressivem zu alltäglichem, ‚normalem' Erleben machen deutlich, daß depressive Zustände keine destruktiven Prozesse darstellen, sondern eher als menschliche Reaktionsmöglichkeiten auf eine Notsituation zu verstehen sind." ■

Umgang mit Depressiven

Das Leben und Umgehen mit Depressiven ist nie leicht, oft ist es, insbesondere für Angehörige und Bezugspersonen, eine fast nicht tragbare Belastung. In dieser Situation brauchen Angehörige Hilfe und Unterstützung.

Für den Umgang mit Depressiven gibt es kein Rezept. Jeder Mensch ist ein Individuum, lebt und erlebt sich individuell. Das gilt auch für Zeiten des Krankseins, und es gilt für das Erleben der Depression. Dennoch gibt es einige allgemeingültige Regeln, die sich in der Begleitung von Depressiven bewährt haben. Die folgenden Ansätze können hilfreich sein:

- Die momentane Hoffnungslosigkeit des Depressiven als ein Zeichen des depressiven Zustandes nehmen.
- Die negativen Empfindungen des Depressiven nicht bagatellisieren. Keine weiteren Aufheiterungsversuche, wenn erste Versuche nichts fruchten.
- Nicht an Tugenden wie Glaube und Verantwortung oder an den Willen appellieren; nicht verlangen, der Depressive soll sich zusammennehmen. Ihn dagegen spüren lassen, daß er kein Versager ist.
- Einfühlendes Verständnis zeigen, wenn der Depressive Schwierigkeiten hat, etwas zu tun; ihn jedoch darin unterstützen, daß er eigene und realistisch angesetzte Aufgaben durchführt.
- Keine einschneidenden Veränderungen der bisherigen Lebensgewohnheiten. Bei deutlich ausgeprägter Depression nicht in die Ferien gehen.
- Eine regelmäßige, rhythmische Gliederung des Tagesablaufes fördern. Darauf achten, daß der Depressive am Morgen nicht regelmäßig im Bett liegen bleibt, sich am Abend nicht zu früh zurückzieht und sich während des Tages nicht isoliert.
- Keinesfalls lebenswichtige Entscheidungen während der depressiven Phase treffen lassen.
- Vorsicht mit Ironie, Sarkasmus und „harmlosen" Scherzen. Der Sinn für Humor geht in der Depression oft verloren.
- Nicht auf das Grübeln über vergangene Ereignisse eingehen. Während einer schweren depressiven Phase nicht nach Gründen für die Verstimmung forschen. Möglichst in der Gegenwart, beim aktuellen Empfinden bleiben.

Tabelle 20.**5** Das „helfende Gespräch" (kleine Psychotherapie), möglicher Ablauf (nach Kielholz)

1. „Schale öffnen"
- „aktives" Zuhören, ernst nehmen
- Verständnis zeigen
- Fragen stellen, die das Gefühlsleben des Patienten ansprechen

2. Helfen, Situation klar darzustellen und zu erkennen
- Fördern der „Auseinandersetzung mit sich selbst"
- Gegenfragen stellen, bis Patient selber klar sieht
- auf paradoxe Kommunikation achten

3. Lösungsmöglichkeiten suchen lassen
- keine Ratschläge, keine Lösungsangebote von außen!
- verschiedene Varianten suchen und gegeneinander abwägen lassen
- Konsequenzen überdenken lassen

4. Patient soll Entscheidung über mögliche Lösung selber treffen

- Wenn der Depressive weinen kann (was viele Depressive nicht können), ihn ausweinen lassen. Die Tendenz, daß er immer Selbstbeherrschung von sich verlangt, nicht unterstützen.

In Tab. 20.**5** sind die *wichtigsten Kriterien hilfreichen Verhaltens* knapp zusammengefaßt.

Prinzipien der Behandlung

In der *schweren depressiven Hemmung* liegt der Aktivitätsgrad fast vollständig darnieder. In dieser Phase sind **Antidepressiva** die Mittel der Wahl. Heute werden vor allem Serotoninpräparate eingesetzt. Das Herausfinden des richtigen Medikaments und der richtigen Dosierung kann für den Arzt (und für Patient und Bezugspersonen) eine große Herausforderung sein und ist oft ein schwieriger Weg. Bei Chronifizierung (insbesondere bei endogenen Formen) wird der Arzt vielleicht zusätzlich *Lithium* verordnen.

Unter Umständen ist eine Milieuveränderung notwendig (Klinikeinweisung). Ohne gute Zusammenarbeit mit den Angehörigen/Bezugspersonen ist die Therapie kaum erfolgreich. In guten psychiatrischen Kliniken stehen zusätzliche Therapieverfahren zur Verfügung, z. B. Musiktherapie, Tanztherapie, Physiotherapie. Auch außerhalb einer Spezialklinik sind viele Maßnahmen möglich: *Spaziertherapie* (Bewegung hilft!), *Wickel* und *Einreibungen* mit Johanniskrautöl (hydrothermische Maßnahmen bei seelischen Leiden sind S. 330 f. beschrieben). Hilfreich ist auch die *basale Stimulation* (S. 660).

Im *mittelschweren Stadium*, d. h., wenn die Antriebssteigerung zugenommen hat und eine Stimmungsaufhellung festgestellt werden kann, stehen **strukturierende Maßnahmen** im Vordergrund. Es gilt jetzt, dem Betroffenen die Möglichkeit zu bieten, wieder aktiv zu werden. Dazu dienen strukturierte Beschäftigungsprogramme, die seinen Kräften und Wünschen/Begabungen entsprechen. Wichtig ist, daß der Patient dabei ein Erfolgserlebnis erfahren kann. Von ganz besonderer Bedeutung ist die Erstellung und Einhaltung eines Tagesrhythmus. Es ist oft schwierig, das Maß zwischen zuviel Aktivität und zuviel Entlastung zu finden. Nur das regelmäßige, einfühlsame Gespräch wird hier wegweisend sein.

Bei der *leichten bis mittelschweren Depression* geht es um die Stärkung des nichtdepressiven Verhaltens, um die Förderung der positiven Lebenselemente als Gegenpol zu den negativen. Hier geht es auch um den Realitätsbezug, um das Hinschauen und Bearbeiten der depressionsauslösenden Situationen und Lebensmuster: Beziehungsprobleme, Selbstzweifel, Minderwertigkeit und Versagensängste werden sich als Inhalte der Gespräche anbieten. Das Ziel liegt im Abbau depressiven Denkens und Handelns. Die Verarbeitung von Verlustereignissen ist dort vordergründig, wo eine „reaktive Depression" vorliegt (Trauerarbeit S. 546 f.). Letztlich geht es darum, „das Leben zu lernen" bzw. die Neuausrichtung auf eine gesunde Lebenseinstellung.

Die *Depression als Lebensweg*. Es gibt Menschen, die mehr als andere mit einer depressiven Grundstimmung des Lebens behaftet sind (Riemann 1993). Hier geht es in erster Linie um das Lebenlernen mit den eigenen Anlagen. Es kann auch sein, daß das Auftreten einer Depression gleichsam „die ultimative Aufforderung" ist, den Lebensstil oder die Lebensrichtung zu ändern (Juchli 1993).

Behandlungsansätze

Die zur Behandlung von Depressionen zur Verfügung stehenden Therapien können in *körperliche, psychologische* und *soziale* eingeteilt werden.

Das Wesentliche bei der Depressionsbehandlung ist der Faktor **Zeit**. Nicht nur, daß die Depression „ihre Zeit braucht", sondern auch, daß die sinnvolle Therapie „ihre Zeit hat". Der zeitliche Einsatz der einzelnen Therapien ist je nach Phase der Krankheit unterschiedlich, d. h., je *nach Verlaufsphase* steht ein anderer Aspekt im Vordergrund. Hell (1992) hat die folgenden Therapieschritte vorgeschlagen:

1. Entlastung und symptomatische Maßnahmen zur Verminderung des psychischen Schmerzes (bei schweren Depressionszuständen).
2. Schrittweise Aktivierung, Einhalten eines Tagesrhythmus (bei gebesserten oder nicht so schweren Depressionszuständen).
3. Stärkung nichtdepressiven Verhaltens (bei Abklingen des Depressionszustandes).
4. (Psychotherapeutisches) Herausarbeiten depressiver Risiken in der Persönlichkeitsstruktur sowie Gegensteuerung im Alltag.
5. Eigenverantwortliche Änderung depressionsfördernder Umweltfaktoren (bei eventuellem biologischem Risiko: medikamentöse Prophylaxe).

Von ganz **besonderer Bedeutung** ist die **Hoffnung** (Kap. 21). Es geht dabei nicht um ein falsches Trostgeben, noch viel weniger um das Beschönigen oder Verkleinern des Leidens. Im Gegenteil: Begleiten heißt akzeptieren, daß Resignation und Hoffnungslosigkeit dazugehören. Wo dies vom Therapeuten/Begleiter ernst genommen wird, bekommt Hoffnunggeben eine ganz neue Dimension, nämlich die, daß Hoffnung – trotz allem – möglich ist! Nicht *wann* eine Heilung eintreten wird, kann der Therapeut vermitteln, wohl aber *daß* (nach aller Erfahrung mit Depressiven) es eine Heilung gibt.

Verlauf, Heilung und Selbstheilung

Ein großer Teil von Depressionskranken brauchen, da sie von einer *milden Form* betroffen sind, keine eigentliche Therapie. Die depressiven Störungen müssen durchgestanden werden (wie viele andere schwierige Lebenssituationen auch); sie heilen nach einiger Zeit spontan.

Eine *schwere* Depression braucht hingegen Behandlung. Diese Menschen brauchen Hilfe und suchen sie meistens auch. Oft erwarten sie dann, daß ganz schnell „ein Wunder geschehe", und werden von neuem enttäuscht. Es gilt, solche falschen Hoffnungen nicht zu unterstützen, denn wie alle Lebensprozesse braucht auch die Depression „ihre Zeit", bis eine Heilung eintreten kann.

Es gibt auch die *therapieresistente, chronifizierte Form*, d.h. Depressionen, die lange anhalten und die jeder Therapie zu trotzen scheinen. Hier ist es wichtig, daß Begleiter und Therapeuten nicht selber die Hoffnung verlieren. Ihre Resignation wirkt sich auf den Patienten aus und verschärft sein depressives Grundgefühl; er zieht sich noch mehr zurück, die Chronifizierung verschärft sich. Ein Circulus vitiosus läuft an.

20.6.3 Krisenintervention

Dem Krankenhaus/der Psychiatrischen Klinik fällt in der Krisenintervention eine ganz spezielle Rolle zu; entsprechend hat auch das Pflegepersonal eine wichtige Aufgabe zu erfüllen. Krisen, die, weil sie sich zugespitzt haben, der Intervention bedürfen, sind vielschichtig. Grundsätze dazu lesen Sie S. 556 ff.

Seelische Krisensituation, in der der Betroffene ein deutliches Gefühl des „Nicht-mehr-weiter-Könnens" erlebt, das ihn zwingt, eine Erholungspause einzulegen oder therapeutische Hilfe in Anspruch zu nehmen (evtl. ist ein Krankenhaus- oder Sanatoriumsaufenthalt notwendig). Im Volksmund spricht man von „Nervenzusammenbruch".

Akute schwere Zustände *des „Außersichseins"* als Erregung, Delirium, Manie, Rausch oder Störung des Bewußtseins. Aggressionen und Tätlichkeiten können Begleiterscheinungen einer bestehenden Krankheit oder erste Symptome sein. Grundsätzliche Erste-Hilfe-Maßnahmen umfassen den Schutz des Patienten und den Schutz der Umgebung.

Suizid/Suizidalität. Sie kommen bei allen psychischen Krankheiten, vor allem bei Depressionen vor, häufig aber auch bei sog. Gesunden im Verlauf von Lebensschwierigkeiten, bei denen es scheinbar keine andere Lösung gibt. Hauptursache ist die Isolation. Der Betroffene greift nach dem Mittel der *Intoxikation* (Medikamente, Gas) oder des *Unfalls* (Überfahrenlassen, Ertrinken, Erschießen, Schnittverletzungen). Die WHO nennt den Suizid an 7. Stelle der Todesursache (an 3. bei 15- bis 44jährigen). Die Suizid*versuche* sind etwa 10mal häufiger.

Nach Ringel (1989) geht dem Suizidversuch häufig ein sog. *präsuizidales Syndrom* voraus. Es entwickelt sich in drei Phasen:

1. Einengung der Wahrnehmung und Gefühle, Rückzug auf sich, Gefühl der Vereinsamung, Sinn- und Ausweglosigkeit.
2. Ohnmächtige Aggressionen und Vorwürfe gegen andere, schmerzliche Resignation, Ankündigung der Suizidabsicht.
3. Flucht in die Phantasie, die zunehmend von der Selbsttötungsabsicht besetzt wird, und Ausmalen der den anderen durch die Selbsttötung entstehenden Leiden.

Umgang mit Suizidalen

Vorbeugende Maßnahmen: Psychohygiene (S. 427 f.). Die beste Prophylaxe ist eine tragende Beziehung, in der die Situation des Leidenden ernst genommen und reflektiert werden kann.

Hilfe in der Krise:

- *Psychotherapie.* Die therapeutische Hilfe beinhaltet die psychosoziale Diagnose, das offene Aussprechen des Suizidversuchs, einen Vertrag mit dem Patienten in bezug auf erneute Suizidimpulse und die
- *Nachbetreuung.* Diese muß nahtlos an die Krisenintervention anschließen. Der Patient wird an einen Psychotherapeuten, an eine Selbsthilfegruppe oder eine Suizidvorsorgeeinrichtung überwiesen.

Die *Pflegeperson* nimmt eine wichtige Stellung ein, wenn Patienten *nach einem Suizidversuch* auf einer Überwachungs- oder Intensivstation erwachen. Das erste Gesicht, dem diese Patienten begegnen, prägt sich ein und kann positive oder negative Auswirkungen haben. Die Pflegeperson ist es auch, an die die ersten Fragen des Patienten (häufig nach Zeit und Ort) gerichtet sind. Die Pflegepersonen können den Kriseninterventionserfolg entscheidend beeinflussen: Zuhören ist auch in diesem Fall hilfreicher als Reden; entgegennehmen von Problemen nützlicher als das Anbieten von Problemlösungsrezepten; trauern lassen sinnvoller als auf „bessere Zeiten" hinweisen; schweigen und danach behutsam antworten besser als fragen. (Die Frage: „Warum haben Sie das getan?" ist eine Frage, die an den Entschluß zum Freitod zurückbindet, sie muß in jedem Fall unterlassen werden.)

Je mehr jemand gelernt hat, auf sich selber zu hören und sich selber anzunehmen, um so mehr wird er fähig sein, in solch schwierigen Situationen ein Klima zu schaffen, in dem aufgegebenes Leben wieder angenommen werden kann.

20.6.4 Sucht- und Drogenproblematik

Unter *Mißbrauch* verstehen wir die nicht sachgerechte oder über das sachgerechte Maß hinausgehende Anwendung von Arznei- oder Genußmitteln.

Die *Gewöhnung* ist eine reflexartige Griffbereitschaft nach dem Mittel als „Befreier" von unhaltbar gewordenen Lebenssituationen.

Zur *Sucht* wird es, wenn das Leben ohne dieses Mittel nicht mehr denkbar ist und die Beschaffung immer mehr in den Mittelpunkt des Alltags rückt. Die regelmäßige Einnahme wird obligatorisch, ohne Rücksicht auf die Folgen. Ist das Mittel nicht rechtzeitig zu haben, treten unerträgliche Entzugserscheinungen auf. Die WHO definiert Sucht als „einen Zustand periodischer und chronischer Vergiftung, der durch den wiederholten Genuß eines natürlichen oder synthetischen Arzneimittels hervorgerufen wird, schädlich für den einzelnen und/oder die Gesellschaft".

Zusätzlich zu dieser Definition prägte die WHO 1965 den Begriff der *Drogenabhängigkeit*. Diese Definition umfaßt neben allgemeinen Kennzeichen wie psychischer oder physischer Abhängigkeit, die nach periodischer oder chronischer Anwendung einer Droge entsteht, auch eine genaue Beschreibung der für die Droge charakteristischen Eigenschaften.

Abhängigkeit erzeugende Stoffe

Der verständliche Wunsch, die verschiedenen Drogen bezüglich Gefährlichkeit klar unterscheiden zu können, läßt sich nicht so einfach erfüllen. I. Schachtler formuliert dies so:

„Körperlichen, psychischen und sozialen Gefahren kommt je nach Art und Konzentration der konsumierten Droge, nach individuellen und gesellschaftlichen Gegebenheiten sowie nach Dauer und Intensität des Konsums ein unterschiedlicher Stellenwert zu. Auch zeigt nicht jede Droge dasselbe Abhängigkeitspotential, was bei vergleichenden Überlegungen ebenfalls ins Gewicht fällt.

Die in Tab. 20.**6** verwendete *Typologie* umfaßt nicht sämtliche Stoffe, die als Drogen im Sinne der Rauscherzeugung verwendet werden können. So *fehlen* einige pflanzliche Stoffe, wie z. B. Muskatnuß; vor allem sind darin aber nicht enthalten die sogenannten *Schnüffelstoffe*, wie Toluol, Benzin, Äther, Lösungsmittel etc., die verschiedene Wirkungen und Risiken aufweisen und die sich nicht so einfach einstufen lassen."

Vergleicht man die Drogen untereinander bezüglich *Suchtwirkung* und *Gefährlichkeit*, sind viele Faktoren ausschlaggebend, so z. B.

- einmalige oder chronische Einnahme der Droge;
- Art der Einnahme – die intravenöse Verabreichung birgt eine größere Gefahr der *tödlichen Überdosierung* als andere Anwendungsformen;
- Höhe der Dosierung – je höher die Dosierung, um so größer ist die Gefahr des Auftretens *psychischer Ausnahmezustände* (Psychosen);
- Dosis und Dauer der Einnahme stehen in engem Zusammenhang mit dem Auftreten von *körperlichen Schäden*, wobei zusätzliche Faktoren wie Ernährung, Hygiene usw. eine Rolle spielen.

Die meisten Drogen, mit Ausnahme der Halluzinogene und des Nikotins, vermögen eine *süchtige Wesensveränderung* mit oder ohne soziale Auswirkungen hervorzurufen. Dabei wirken verschiedene Faktoren wie die eigentliche Giftwirkung, die Reaktion auf Versagenserlebnisse, psychologische Verdrängungsprozesse sowie andere im Verlauf der Abhängigkeit auftretende Schwierigkeiten zusammen. Auch wenn es sich bei der süchtigen Wesensveränderung um eine schwerwiegende individuelle Beeinträchtigung, unter der nicht zuletzt auch die Umgebung zu leiden hat, handelt, so ist sie unter Abstinenz grundsätzlich doch rückbildungsfähig. Dies gilt für prak-

Tabelle 20.**6** Vergleichende Übersicht über die Wirkungen der Abhängigkeit erzeugenden Stoffe (nach A. Uchtenhagen)

Stofftyp	**Risiko der Überdosierung (Tod)**	**Organschäden nach chronischem Gebrauch**	**Abhängigkeits-potential**	**Psychosen (Intoxikation)**		**Süchtige Wesensveränderungen mit sozialen Folgen**
				akut	**chronisch**	
Opiate	++	+	++	–	–	+
Cocain	+	+	++	+	+	+
Cannabis	–	+	(+)	+	(+)	(+)
Halluzinogene	–	(+)	–	+	(+)	–
Amphetamine	+	(+)	+	+	+	+
Barbiturate	+	+	+	–	–	+
Alkohol	+	++	(+)	+	+	+
Nikotin	(+)	+	+	–	–	–
Tranquilizer	+	–	(+)	–	–	+

++ hohe Wahrscheinlichkeit, + Wahrscheinlichkeit, (+) geringe Wahrscheinlichkeit, – nicht nachgewiesen

tisch alle Drogentypen, wobei der chronische Alkoholiker am ehesten Gefahr läuft, daß sich solche Veränderungen nicht mehr ohne weiteres rückgängig machen lassen.

Auch beim *Abhängigkeitspotential* sind recht deutliche Gefährdungsunterschiede festzustellen. Am stärksten ist das Abhängigkeitspotential erfahrungsgemäß bei den Opiaten sowie beim Cocain einzustufen.

Maßnahmen der Drogenhilfe

Die beste Therapie ist die *Vorbeugung*:
- Persönlichkeitsbildung, Aufklärung und Information;
- Gestaltung des sozialen Milieus – Schule, Beruf, Freizeit, Umwelt;
- Erschweren der Zugänglichkeit zu Drogen;
- Früherfassung des Drogenproblems.

Die *therapeutischen Möglichkeiten* erstrecken sich auf
- ambulante Hilfe – Kontaktstellen, Anlaufstellen;
- Notfallbehandlung, Krisenintervention;
- Abstinenzbehandlung (Methadon statt Heroin);
- Eingliederung, Resozialisierung;
- Langzeitbetreuung/Wohngruppen.

Die *Erfolgsaussichten* sind von vielen Faktoren abhängig, so z. B. von
- Zustimmung zur Behandlung;
- früherer Lebenstüchtigkeit;
- Lebensalter, Suchtbeginn;
- Typ der gebrauchten Drogen.

Im allgemeinen gilt: Die Abhängigkeit hält über längere Zeit an, die Gefährdung für Rückfälle kann ein Leben lang bestehen.

Weiterführende Literatur

Barz, H.: Praktische Psychiatrie, 4. Aufl. Huber, Bern 1991

Battegay, R.: Handwörterbuch der Psychiatrie, 2. Aufl. Enke, Stuttgart 1992

Dörner, K.: Freispruch der Familie. Angehörige, Patient und die Psychiatrie, 3. Aufl. Psychiatrie-Verlag, Bonn 1991

Dörner, K., U. Plog: Irren ist menschlich, 7. Aufl. Psychiatrie-Verlag, Bonn 1992

Ernst, K.: Praktische Klinikpsychiatrie für Ärzte und Pflegepersonal, 2. Aufl. Springer, Berlin 1988

Ernst, A., I. Füller: Schlucken und schweigen. Wie Arzneimittel Frauen zerstören können. Kiepenheuer & Witsch, Köln 1988

Feuerlein, W.: Alkoholismus – Mißbrauch und Abhängigkeit, Entstehung, Folgen, Therapie, 4. Aufl. Thieme, Stuttgart 1989

Finzen, A.: Tags in der Klinik – abends zu Hause. Die Tagesklinik. Psychiatrie-Verlag, Bonn 1988

Finzen, A.: Medikamentenbehandlung bei psychischen Störungen, 10. Aufl. Psychiatrie-Verlag, Bonn 1993

Frankl, V.: Der Wille zum Sinn. Piper, München 1991

Gassmann, R.: Suchtprophylaxe in Theorie und Praxis. Schweiz. Fachstelle für Alkoholprobleme, Lausanne 1988

Green, H.: Ich hab' dir nie einen Rosengarten versprochen. Bericht einer Heilung. Radius, Stuttgart 1988

Heim, E.: Praxis der Milieutherapie. Springer, Berlin 1985

Hell, D.: Welchen Sinn macht Depression. Rowohlt, Reinbek 1992

Hohl, J.: Gespräche mit Angehörigen psychiatrischer Patienten. Psychiatrie-Verlag, Bonn 1988

Hug, H.: Die Zukunftspflege in der Psychiatrie. Recom, Basel 1988

Juchli, L.: Bilder einer Depression, 2. Aufl. Kreuz, Stuttgart 1993

Kielholz, P.: Die larvierte Depression. Deutscher Ärzte-Verlag, Köln 1981

Kistner W.: Der Pflegeprozeß in der Psychiatrie. Recom, Basel 1992

Korn, A.: Qualitätssicherung in der psychiatrischen Krankenpflege. Facultas, Wien 1994

Kraiker, Chr.: Psychotherapieführer, 3. Aufl. Beck, München 1991

Lukas, E.: Psychologische Vorsorge. Krisenprävention und Innenschutz aus logotherapeutischer Sicht. Herder, Freiburg 1994

Lukas, E.: Von der Tiefen- zur Höhenpsychologie. Herder, Freiburg 1994

Maurer, I.: Bedeutende Psychiatriereformen der Gegenwart. Hippokrates, Stuttgart 1985

Needham, I.: Pflegeplanung in der Psychiatrie, 2. Aufl. Recom, Basel 1991

Payk, Th. R.: Checkliste Psychiatrie, 2. Aufl. Thieme, Stuttgart 1992

Poser, W., u. a.: Ratgeber für Medikamentenabhängige und ihre Angehörigen, 7. Aufl. Lambertus, Freiburg 1991

Riemann, F.: Grundformen der Angst. Reinhardt, München 1993

Ringel, E.: Selbstmord – Appell an die anderen, 4. Aufl. Kaiser, München 1989

Rothschild, B.: Seele in Not – was tun?, 5. Aufl. Fachverlag, Zürich 1990

Sahihi, A.: Designer-Drogen. Die neue Gefahr, 2. Aufl. Beltz, Weinheim 1991

Salvador, M.: Psychosomatische Krankheiten in der Familie, 3. Aufl. Klett-Cotta, Stuttgart 1986

Scharfetter, Chr.: Allgemeine Psychopathologie, 3. Aufl. Thieme, Stuttgart 1991

Schmidbauer, W., J. Scheidt: Handbuch der Rauschdrogen. Nymphenburger, München 1989

Schmidt, L.: Alkoholkrankheit und Alkoholmißbrauch, 3. Aufl. Kohlhammer, Stuttgart 1994

Seifert, Th.: Therapie und Selbsterfahrung. Einblick in die wichtigsten Methoden. Kreuz, Stuttgart 1986

Seligman, M. E. P.: Erlernte Hilflosigkeit, 4. Aufl. Psychologie Verlagsunion, Weinheim 1992

Sheehan, S.: Ich bin nicht da, wo ihr mich sucht. Heyne, München 1991

Weber-Gast, I.: Weil du nicht geflohen bist vor meiner Angst. Ein Ehepaar durchlebt die Depression des einen Partners, 9. Aufl. Matthias-Grünewald-Verlag, Mainz 1992

Wedler, H. L.: Der Suizidpatient im Allgemeinkrankenhaus. Krisenintervention und psychosoziale Betreuung von Suizidpatienten. Enke, Stuttgart 1984

Wunderli, J.: Und innen die große Leere. Die narzißtische Depression und ihre Therapie. Kreuz, Stuttgart 1989

21 Traumatische Lebenseinbrüche – Hoffnung lernen und lehren

Die Vergangenheit prägt den Menschen,
die Hoffnung zieht ihn in neue Lebenserfahrungen.
Hoffnung ist ein starker Beweggrund zum Leben.
Uwe Böschemeyer

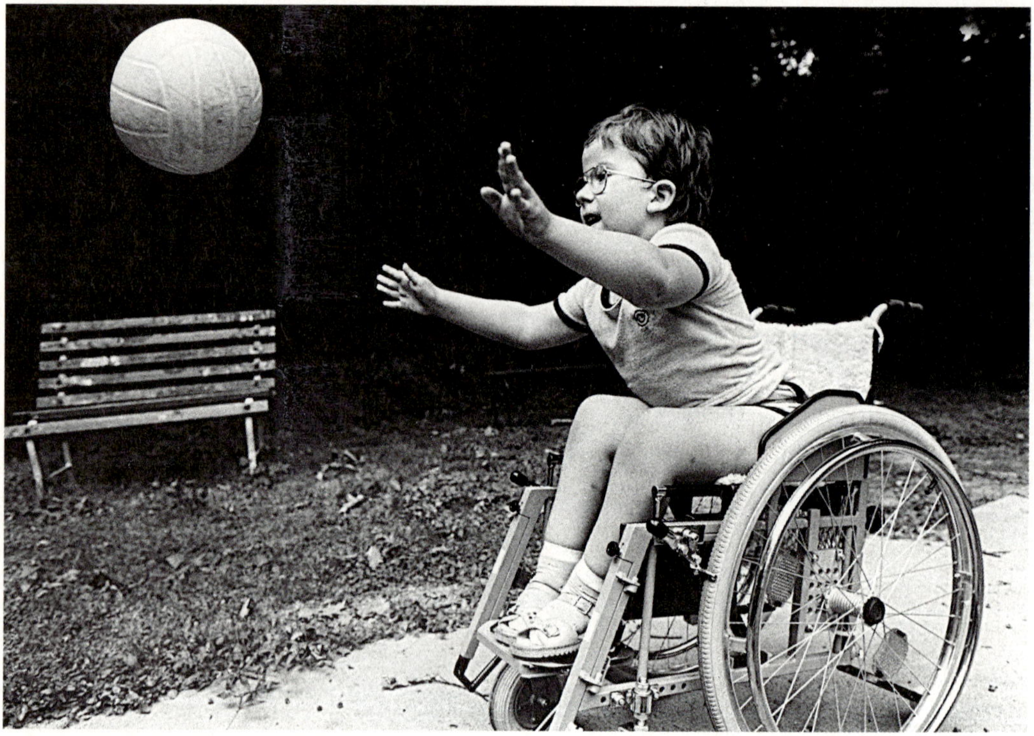

Foto: Menne/present

Sequenzziel

Die Themen in diesem Kapitel sollen Ihre eigene Auseinandersetzung mit der Hoffnung anstoßen. Das *Ziel* liegt in der Integration des Faktors Hoffnung in die Pflege. Gemeint ist damit die Anbahnung einer Haltung, in der wir uns fragen, wie es auch noch (und trotzdem) weitergehen könnte, wenn der Patient sagt: „Es geht nicht mehr."

Exemplarisch besprochen werden zwei existentiell einschneidende Unfallereignisse, nämlich die Situation bei/nach Schädel-Hirn-Trauma und die Wirbelsäulenverletzung bzw. die Paraplegie.

Prinzipien/Impulse

Als **geistige Person** ist der Mensch nie nur Gefangener seines Körpers, er kann auch Grenzen überschreiten. Sowohl die Grenzerfahrung wie das Grenzüberschreiten bestimmen den Menschen. Im Distanznehmen wächst der Mensch über sich hinaus. Hier liegt das *Prinzip der Hoffnung*.

Einen **Körper** *haben* bedeutet (wie bei allem, was wir haben) Gefahr des Verlierens, des Verletztwerdens. Solche Verluste der Integrität bewirken im Menschen Unsicherheit, Angst und Panik. Sie sind die *Wurzel der Verzweiflung*.

In dieser Welt leben heißt, sowohl der Verzweiflung wie der Hoffnung zu begegnen. Die Verzweiflung holt uns ein (sie geschieht uns), die Hoffnung müssen wir hervorlocken und einüben. In schwierigen Situationen kommt alles darauf an, ob jemand sich der Verzweiflung überläßt oder auf Hoffnung setzt. Um schwierige Lebenssituationen menschenwürdig gestalten zu können, braucht der Mensch den anderen Menschen. Es ist die Ebene des *zwischenmenschlichen Lehrens und Lernens*.

Einstimmung

■ „**Das Prinzip Hoffnung.** Wer sind wir? Wo kommen wir her? Wohin gehen wir? Was erwarten wir? Was erwartet uns?

Viele fühlen sich nur als verwirrt. Der Boden wankt, sie wissen nicht warum und von was. Dieser ihr Zustand ist Angst, wird er bestimmter, so ist er Furcht.

Einmal zog einer weit hinaus, das Fürchten zu lernen. Das gelang in der eben vergangenen Zeit leichter und näher, diese Kunst ward entsetzlich beherrscht. Doch nun wird, die Urheber der Furcht abgerechnet, ein uns gemäßeres Gefühl fällig.

Es kommt darauf an, das Hoffen zu lernen. Seine Arbeit entsagt nicht, sie ist ins Gelingen verliebt statt ins Scheitern. Hoffen, über dem Fürchten gelegen, ist weder passiv wie dieses noch gar in ein Nichts gesperrt.

Der Affekt des Hoffens geht aus sich heraus, macht die Menschen weit, statt sie zu verengen, kann gar nicht genug von dem wissen, was sie inwendig gezielt macht, was ihnen auswendig verbündet sein mag. Die Arbeit dieses Affekts verlangt Menschen, die sich ins Werdende tätig hineinwerfen, zu dem sie selber gehören. Sie erträgt kein Hundeleben, das sich ins Seiende nur passiv geworfen fühlt, in undurchschautes, gar jämmerlich anerkanntes. Die Arbeit gegen die Lebensangst und die Umtriebe der Furcht ist gegen ihre Urheber, ihre großenteils sehr aufzeigbaren, und sie sucht in der Welt selber, was der Welt hilft; es ist findbar" (Bloch 1985). ■

Hoffnung könne gelernt werden, sagt Ernst Bloch, der ein fünfbändiges Werk „Das Prinzip Hoffnung" verfaßt hat. Er wendet sich schon im Vorwort deutlich dagegen, daß man ausziehe, um das Fürchten zu lernen, denn es sei viel wichtiger, das Hoffen zu lernen. Es ist eine recht herausfordernde Aussage, daß man Hoffen lernen könne; noch herausfordernder ist allerdings dies, daß man Hoffen auch lehren könne.

Lehren und lernen soll man sie, so Bloch, um der *Angst* zu begegnen und um der Verzweiflung und dem Scheitern nicht Raum zu lassen.

Die Hoffnung lehren und die Hoffnung lernen scheint mir auch für uns in der Pflege ein Auftrag und eine Chance zu sein, vor allem dort, wo ein Leben abrupt unterbrochen und herausgeworfen wird aus der gewohnten Bahn: durch einen Unfall lebensbedrohlich verletzt, in der Integrität gestört, im Gesamt seiner Lebenspläne verhindert. Da ist doch einer „ausgezogen, das Fürchten zu lernen". In diese Situation hinein möchte ich Blochs Worte stellen. Es kommt jetzt alles darauf an, das Hoffen zu lernen, es kommt alles darauf an, daß dieser Mensch jemanden findet, der/die ihn die Hoffnung lehrt.

21.1 Bedeutung der Hoffnung

21.1.1 Was ist Hoffnung?

Hoffnung ist ein Lebensprinzip, davon geht nicht nur Bloch aus. Sowohl in der Psychologie als auch in der Philosophie und in der Theologie findet sich dieser Gedanke. Lersch (1970) sagt, daß ein Mensch nicht ohne Hoffnung sein kann.

■ „Hoffnung gehört zum menschlichen Leben, sie ist Ausdruck des Lebendigseins. Ausdruck des Lebenswillens, der nie ganz abwesend sein kann. Es ist gar nicht anders möglich, als daß der Mensch hofft." ■

Diese Hoffnung wird von Viktor Frankl beschrieben als „Trotzmacht des Geistes". „Existieren heißt aus sich herausgehen und sich selbst gegenübertreten." Wer *sich so mit sich selbst* auseinandersetzen kann, ist auch fähig, *sich zu distanzieren*, und dies unter allen Umständen, unabhängig also von dem, was vom Körper oder/ und von den Umständen her unausweichlich erscheint. Erst und indem der Mensch sich mit sich selbst auseinandersetzt, erfährt er, was immer schon in ihm schlummert, nämlich „der Wille zum Sinn", wie Frankl dieses Trotzdem-leben-Wollen bezeichnet. Ich nenne diese innere Hoffnungskraft die „Leidenschaft für das Mögliche". Es ist das, was den Menschen zum Menschen macht, was ihn vom Tier unterscheidet: das Suchen nach dem, was ihn weiterbringt, was ihn selbst und das Leben um ihn herum verändern kann, das Bewältigenkönnen trotz allem, was dagegen spricht.

Eine gesunde Ruhelosigkeit kennzeichnet diesen Menschen und seinen Weg. Vielleicht könnte man hier einen Bezug herstellen zur ursprünglichen Wortbedeutung: *Hoffnung* westgerm. hopen = hüpfen, springen, ferner sich biegen, schwanken.

Ein Hoffender sein = ein „Hüpferling" sein, einer, der mit seiner Not und seinem Leiden unterwegs ist, „auf Biegen und Brechen" unterwegs ist und trotz aller Widerwärtigkeiten (die ihn niederdrücken wollen) unterwegs bleibt. Wer in diesem Sinn leidenschaftlich mit seinem Schicksal unterwegs bleibt, wird eines Tages erfahren, daß er sich verändert hat. Das Leiden hat ein anderes Gesicht bekommen; die „Leidenschaft für das Mögliche" hat die Welt ein klein wenig zum Guten, zum Besseren hin gewandelt. Das Belastende ist durchlässiger geworden und hat dem Leben wieder mehr Raum gegeben. Eine neue Dimension ist uns zugewachsen.

Die Frage bleibt – und sie bleibt auch für den Unfallpatienten: Welchen Weg wähle ich, bzw. welche Art des „Gehens" wähle ich? In der Entscheidung *für* das Leben liegt der Sinn, der allem innewohnt. Und der Modus, in dem dies menschenmöglich wird, ist unsere **Freiheit zu wählen**, im Trotzdem, so oder so wählen zu können.

Ausschlaggebend dabei ist der dem Menschen zur Verfügung stehende Denkmodus, die Art und Weise, wie jemand gelernt hat, auf das Leben zu reagieren, „so oder so" zu handeln. Das Bild, das sich der Mensch von sich selber wie von der Welt und von seinen Möglichkeiten und Grenzen macht (Selbstbild), entsteht sehr früh in der Kindheit und bestimmt weitgehend auch die Fähigkeit zur Hoffnung. Die Tiefenpsychologie beschreibt die Hoffnung als Ausdruck des Vertrauens eines Menschen an das Leben. Hat jemand kein *Urvertrauen* (Erikson, Stähelin), dann hat er weniger Hoffnung. Hat aber jemand Urvertrauen entwickeln können, hat er/sie auch Zugang zur Hoffnung.

Von der religiösen Dimension her, also ausgehend von den Fragen „Wer bin ich? Woher komme ich? Wohin gehe ich?", wird Hoffnung erfahren als ein *Ahnen*, als etwas, das uns geschenkt ist und stets neu geschenkt wird. Gabriel Marcel bezeichnet Hoffnung als Gnade (Geschenkcharakter). Immer wieder wird Hoffnung auch beschrieben als „tragender emotionaler Grund". Hoffnung ist eine Emotion, die auf Zukunft gerichtet ist. Darin ist Hoffnung gleichsam der Gegenpol der Angst. „Die Hoffnung hat damit zu tun, daß wir nicht nur sind, immer auch schon Gewordene sind, sondern daß wir immer auch noch Werdende sind; das Leben hat immer diese Zukunftsdimension, solange wir leben", so Verena Kast. Das bedeutet dann, daß Hoffnung auch Trost vermittelt, nämlich dieses „irgendwie wird es weitergehen, gibt es auch für mich noch eine Zukunft". In diesem Sinn ist Hoffnung eine Antriebskraft, eine „Trotzdem-Kraft".

21.1.2 Hoffnung und Gesundheit

Aus dem oben Gesagten geht hervor, daß die Hoffnung ein positives und positiv wirkendes Gefühl darstellt. Die Wichtigkeit positiver Gefühle für die Gesundheit wurde im Zusammenhang mit dem Themenkreis „Gesundheit und Lebensstil" (S. 426 f.) sowie unter dem Titel „Streßprophylaxe" (S. 430 ff.) bereits besprochen. Hier möchte ich exemplarisch hinweisen auf das Gegensatzpaar Pessimismus und Optimismus. Dem Pessimismus liegt die Hoffnungslosigkeit zugrunde, die Hoffnung hingegen ist der eigentliche Motor des Optimismus.

Pessimismus ist die Bezeichnung für eine negative Grundhaltung dem Leben gegenüber. Vom lateinischen „pessimus" ausgehend, bedeutet es „der schlechteste, sehr schlecht". Menschen mit pessimistischer Lebenseinstellung sind die chronischen Schwarzseher, die Schwarzmaler. Der Pessimismus hat wie die verwandte Depression *gesundheitliche Auswirkungen*. In einer amerikanischen Studie wurde bei 122 Männern, die ihren ersten Herzinfarkt hatten, die Stärke ihres Optimismus bzw. Pessimismus gemessen. Acht Jahre später waren von den 25 pessimistischen Männern 21 tot; von den 25 typisch optimistischen waren nur sechs gestorben. Ihre seelische Einstellung erwies sich als besserer Vorhersagemaßstab ihres Überlebens als alle medizinischen Risikofaktoren. Damit sind die Vorzüge des Optimismus angesprochen.

Optimismus ist vom lateinischen „optimus" abgeleitet, was soviel bedeutet wie „bester, hervorragendster". Gebraucht wird das Wort für die Bezeichnung einer „heiteren, zuversichtlichen, hoffnungsvollen Lebensauffassung". So könnte man sagen: der Optimist ist ein lebensbejahender, zuversichtlicher Mensch, ein Mensch, der sich mit der *Hoffnung* zu verbünden weiß. Dem Optimismus wie der Hoffnung wohnt eine heilende Kraft inne. Sie ist eine Lebensenergie und ein Mittel, das der Gesundheit sowie dem Genesungsprozeß zur Verfügung steht. Doch man muß sie nutzen. Ähnlich sagt es auch Golemann (1995):

- „Die Hoffnung hat, genau wie ihr naher Verwandter, der Optimismus, heilende Kraft. Wer viel Hoffnung hat, ist verständlicherweise besser in der Lage, sich unter schwierigen Umständen zu behaupten, auch bei gesundheitlichen Schwierigkeiten. In einer Studie über Patienten, die durch Rückgratverletzungen gelähmt waren, zeigte sich, daß diejenigen, die mehr Hoffnung hatten, ein größeres Maß an physischer Beweglichkeit erlangten als andere, die ähnlich schwer verletzt, aber weniger hoffnungsvoll waren. Die Hoffnung ist besonders wirksam bei Lähmungen durch Rückgratverletzung, denn diese gesundheitliche Tragödie trifft in der Regel Männer, die in den Zwanzigern durch einen Unfall gelähmt werden und es für den Rest ihres Lebens bleiben. Es hängt weitgehend von ihren emotionalen Reaktionen ab, wie sehr sie sich den Anstrengungen unterziehen, die ihnen möglicherweise größere physische und soziale Tüchtigkeit zurückgeben.

Es gibt verschiedene Erklärungen dafür, daß eine optimistische bzw. pessimistische Einstellung sich auf die Gesundheit auswirkt. Einer Theorie zufolge führt Pessimismus zur Depression, die wiederum den Widerstand des Immunsystems gegen Tumoren und Infektionen beeinträchtigt – bislang eine unbewiesene Spekulation. Es könnte auch sein, daß Pessimisten sich vernachlässigen; in mehreren Studien wurde festgestellt, daß Pessimisten mehr rauchen und trinken und weniger trainieren als Optimisten und generell in ihrem Gesundheitsverhalten sehr viel nachlässiger sind. Oder es könnte sich irgendwann herausstellen, daß die Physiologie der Hoffnung als solche den Kampf des Körpers gegen die Krankheit auf irgendeine Weise biologisch unterstützt." ■

21.2 Hoffnung lernen – Hoffnung lehren

Hoffnung lernen

Lernen bedeutet hinschauen, abwägen und entscheiden (Freiheit und Schicksal S. 675).

Hinschauen verlangt die Bereitschaft, dem Leben und der Wirklichkeit nicht auszuweichen. Das Ausweichen/Verdrängen hat viele Gesichter. Es gilt den eigenen Mechanismus zu entdecken; hinzuschauen, wo man sich vom Leben absetzt, alles nur von anderen erwartet oder überhaupt nichts mehr erwartet (es hat ja eh alles keinen Sinn, mir hilft sowieso nichts und niemand). „Was im Leben zählt, ist der Einsatz" (Sartre), und dies nicht irgendeinmal, sondern *jetzt* und *hier*.

Der Illusion und der bloßen Erwartung muß die **Vision** entgegengesetzt werden. Die Vision ist die einzige wirksame Gegenkraft gegen Resignation und Depression. *Visionen haben* bedeutet,

- zwischen unerwünschter und wünschenswerter Zukunft zu unterscheiden,
- eine Richtung einzuschlagen sowie
- einen verbindlichen Maßstab zu setzen.

Anders ausgedrückt: Die Vision trägt kritische Kraft in sich. Kritik erklärt sich vom griechischen krinin = unterscheiden. Es gilt zu unterscheiden zwischen Wegen, die nicht zukunftsträchtig sind, und solchen, die ein menschenwürdiges Leben ermöglichen.

Lernen bedeutet somit, sich von bloßen Erwartungen zu distanzieren, was auch heißt, Erwartung in Hoffnung umzuwandeln. Eine solche Hoffnung, so Bloch, ist dann nicht eine „schwindelhafte Hoffnung", sondern eine *„wissende konkrete Hoffnung"*. Um sie zu lernen, müsse man „kundig unzufrieden sein", was soviel heißt wie

- hinschauen, was da (mit einem) geschehen ist;
- den Mangel nicht einfach ertragen, sondern etwas dagegen tun;
- hinter dem Mangel das noch Mögliche entdecken.

„Bloch sieht die Hoffnung auf noch ungeborene Möglichkeiten hin als etwas ganz Normales, weil sie zum menschlichen Bewußtsein gehört. Beim Hoffenlernen geht es um die Entdeckung des noch nicht Bewußten" (Kast, 1991).

Um lernen zu können, muß man aus der Resignation aussteigen, und man muß sich für die Wirklichkeit entscheiden. Utopien (das sind die „Wenn-dann-Sätze") müssen in die Hand genommen werden, damit sie zu Visionen werden können.

„Nimm dein Bett und geh", sagt Jesus zu einem 38 Jahre krank darniederliegenden Mann (Luk. 5.8). Doch zuerst mußte dieser die entscheidende Frage beantworten: „Willst du gesund werden?" „Sein Bett nehmen" bedeutet soviel wie „nimm dein Schicksal, das, was der Unfall/die Krankheit mit dir gemacht hat, und werde aktiv, gestalte dein Leben, nimm es in die Hand". Diese *Trotzdem-Kraft der Hoffnung* zeigt sich als die Fähigkeit zur Kreativität, als eine Kraft, die das Neue in Gang bringen kann. „Die Hoffnung ist ganz nahe bei der *Inspiration* und *Kreativität*", sagt Verena Kast in Anlehnung an Bloch.

■ „So gesehen kann man Hoffnung, auch wenn sie auf den ersten Blick sehr weit vom Trotz entfernt zu sein scheint, auch als Trotz verstehen: Hoffnung als die Fähigkeit, trotzig zu riskieren, das Unmögliche zu denken, sich zu weigern, bei der einen schlechten Möglichkeit zu bleiben, allerdings Widerstand zu leisten gegen das Gewohnte – im Französischen kennt man dafür den Begriff *résistance*.

Man kann sich zur Hoffnung auch entscheiden. Hoffnung als Trotz ist nicht in dem Sinn zu verstehen, daß wir die Hoffnungslosigkeit einfach verleugneten und meinten, es stünde alles zum besten, sondern in dem Sinn, daß wir sehen, was nicht stimmt, und uns auch gegen alle Vernunft für das Bessere, nicht Gewohnte, entscheiden. Hier setzt die qualifizierte Unzufriedenheit ein, die sich fragt, wie es anders, besser sein könnte. Das ist die wissende konkrete Hoffnung, die Bloch meint. Und sie ist eine erklärte Feindin des Ausdrucks: Es geht nicht.

Wir beziehen uns auf schöpferische Möglichkeiten, auf etwas Unverhofftes. Insofern ist die Hoffnung auch die Emotion, die sich der Gewohnheit entgegenstellt. Das ist einer ihrer ganz wichtigen Aspekte bei Bloch: Hoffnung ist die Emotion, die sich der Gewohnheit entgegenstellt" (Kast 1991). ■

Es ist nicht leicht, aus Gewohnheit auszubrechen. Eingefleischte Gewohnheiten sind eben „ein-ge-fleischt", gleichsam in Fleisch und Blut übergegangen. Sie halten sich fest. Man muß schon *lernen wollen*, um weiterzukommen. Und man muß sich *entscheiden*: Ja, ich will gesund werden.

Hoffnung lehren

Lehren bedeutet das Bewußtmachen der Wirklichkeit, das Aufzeigen von Alternativen, das Ermuntern zum Ausprobieren neuer Möglichkeiten.

Wir müssen zuallererst diese Schlüsselfrage „Willst du gesund werden?" stellen, und wir müssen sie so stellen, daß wir das „Ja, ich will gesund werden" hervorlocken. Erst dann können unsere Anregungen zur Selbsthilfe aufgenommen werden. Die *Aufforderung* „Nimm dein Bett und geh" appelliert sowohl an die Bereitschaft, der Wirklichkeit ins Auge zu sehen, wie auch an die (noch unbewußten) Möglichkeiten und Kräfte des Menschen, die nur darauf warten „angenommen" zu werden. Diese Kräfte meint Bloch, wenn er von „verdeckten Lichtern im Dunkel" spricht. Um sie freizulegen, braucht der Mensch Hilfe. Apparate, Operationen, Medikamente sind zwar nötig und lebensrettend, aber sie genügen nicht. Die Heilung wird nur möglich, wenn gleichzeitig die schöpferischen Potentiale, die *im* Menschen liegen, zur Wirkung kommen können. Das **Ziel** liegt *in der Stützung* von Eigengestaltung und Eigenverantwortlichkeit des Betroffenen für sein Leben; *im Hinführen* zur Erkenntnis: ich bin nicht nur vom Leben gefällt worden (Unfall), sondern ich bin auch vom Leben getragen; *im Wissen*: es gibt nicht nur die Angst und die Verzweiflung, es gibt auch die Freude trotz allem.

Lehren hat hier die Bedeutung der *Entdeckung des Entdeckbaren*: die Autonomie, die Kreativität, die Selbstbejahung. Wichtig für die Lehrenden/Pflegenden ist, daß sie selbst von der Wichtigkeit dieses Anteils überzeugt sind und daß sie diese Seite der Therapie nicht als etwas Zusätzliches ansehen, als eine Garnitur gleichsam, die man dazugeben kann oder auch nicht, sondern daß sie es als etwas Wesentliches erkennen, verbalisieren und dokumentieren.

Hoffnung nur im Miteinander

Hoffnung ist nicht ein Projekt, das ein Mensch planen kann, wie man einen Krankenhausneubau plant. Hoffnung kann man auch nicht für einen anderen Menschen planen, man kann sie niemandem einfach beibringen wie eine mathematische Formel oder ein paar geschickte Handgriffe. Und doch gehört sie zum Menschen, wie der Blutstrom zu ihm gehört. Und wie das Blut, um strömen zu können, die Kraft des Herzens braucht, so braucht der Mensch den anderen Menschen. Gerade in Stunden der Not muß er erleben, daß er nicht allein gelassen ist, muß die heilende Nähe eines anderen spüren. Er muß erfahren, daß man ihm etwas zutraut, mit ihm Wege suchen will. Wer die Hoffnung als Heilkraft einsetzen will, braucht einen Menschen, der sich seiner annimmt, jemanden, der ihm als „Hoffnungshelfer" begegnet. Ein solcher Mensch ist wie eine Oase in der Wüste. Er vermittelt Lebenskraft und weiß zu verhindern, daß der Hoffnungslose in die Betäubung flüchtet oder sich gar aufgibt. Und es ist diese Hoffnung, diese Lebenskraft, die schließlich erreicht, daß auch der Leidgeprüfte wieder nach dem Leben fragt, sich dem Leben stellt und die „Gesundheit in Angriff nimmt". Eine alte Geschichte zeigt dies sehr eindrücklich (Worte des Vorsitzenden Mao Tsetung 1969):

■ „Vor langer Zeit lebte in Nordchina ein alter Mann. Sein Haus zeigte nach Süden, und vor seiner Haustür ragten die beiden großen Gipfel des Taihung und des Wangwu empor. Sie versperrten den Weg nach Süden. Entschlossen machte sich der Alte mit seinen Söhnen an die Arbeit: Sie wollten die Berge mit der Hacke abtragen.

Der Nachbar des alten Mannes sah das und schüttelte den Kopf. ‚Wie närrisch ihr doch seid', rief er, ‚es ist vollkommen unmöglich, daß ihr die gewaltigen Berge abtragen könnt!'

Der alte Mann lächelte weise, dann sagte er: ‚Wenn ich sterbe, dann werden meine Söhne weitermachen. Wenn meine Söhne sterben, werden die Enkel weitermachen. Die Berge sind zwar hoch, aber sie wachsen nicht weiter. Unsere Kräfte jedoch können wachsen. Mit jedem Stückchen Erde, das wir abtragen, kommen wir unserem Ziel näher. Es ist besser, etwas zu tun, als darüber zu klagen, daß uns die Berge die Sicht auf die Sonne nehmen.'

Und in unerschütterlicher Überzeugung grub der Alte weiter. Das rührte Gott. Er schickte zwei seiner Boten auf die Erde, die beide Berge auf dem Rücken davontrugen." ■

„Was wäre das Leben ohne Hoffnung?", fragt Friedrich Hölderlin (1770 – 1843), der große Dichter, in seinem Briefroman „Hyperion". Wie der Fisch das Wasser, der Vogel die Flügel, die Lunge die Luft, das Fahrrad die Kette – so braucht der Mensch die Hoffnung. Wer nichts mehr hofft, nichts mehr zu erhoffen hat, gibt sich auf. Wo die Hoffnung aufhört, ist das Leben zu Ende. Mit Recht sagt der Volksmund: Hoffnung verloren – alles verloren.

21.3 Das Unfallereignis – gibt es Hoffnung?

Jede Krankheit, vor allem aber ein plötzlicher Unfall, stellt den Menschen – meist innerhalb von Sekunden – außerhalb seines gewohnten Lebens. Oft sind es junge Menschen (bei Verkehrsunfällen), die so in einen akut lebensbedrohlichen Zustand geraten sind: Schädel-Hirn-Verletzung, Querschnittläsion, Polytrauma (äußere Fakten). Über das Innere, das diesem Menschen geschieht, ist damit noch gar nichts ausgesagt. Diese Probleme sind vielleicht auch nicht sofort zu sehen, werden u.U. auch übersehen. Erste Priorität hat die Überlebenshilfe.

Wir müßten bewußter daran denken lernen, daß auch die **Lebenshilfe sofort einsetzen muß**. Überlebens- *und* Lebenshilfe wären dann die zwei Grundpfeiler zur Rehabilitation.

Lebenshilfe aber kann es nicht geben ohne Hoffnung. Der Hoffnungslose kann zwar überleben, er *existiert* noch oder wieder, aber er *lebt* nicht mehr. Darum ist der Faktor Hoffnung so wichtig in der Begleitung dieser Menschen.

■ „Hoffnung ist einer der wesentlichsten Begriffe in der Pflege von heute. Hoffnung als schöpferische Kraft, die Zukunft ermöglicht – Hoffnung als Glaube an sich selber, an Gott, an ein Absolutes – Hoffnung als Energie, die zur Sinnfindung beiträgt" (Rosette Poletti) ■

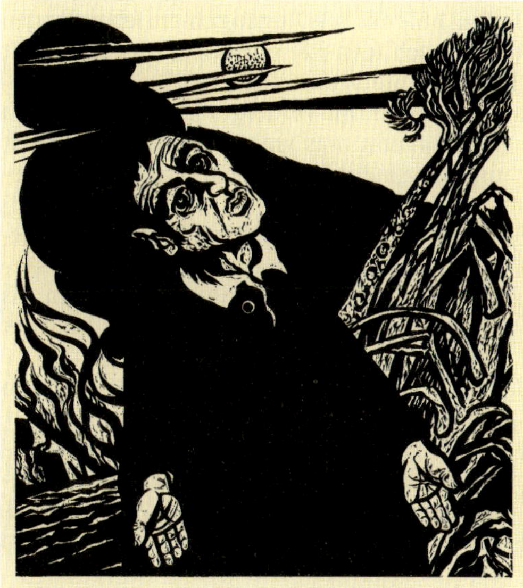

Der Vertrauende

21.3.1 Die Situation des Betroffenen

Sein Lernen umfaßt einen Prozeß, der in Phasen abläuft (Bewältigungsprozeß) und der ohne die Aktivierung der Selbsthilfeanteile nicht zu einer positiven Integration führen kann.

Bewältigungsprozeß

Der Bewältigungsprozeß verläuft in zwei Phasen: Verarbeitungsphase und Reintegrationsphase.

Verarbeitungsphase

Jeder traumatische Einbruch stürzt den Betroffenen in eine existentielle Lebenskrise. Zu den Schmerzen und den körperlichen Problemen kommen Sorgen, Ängste und Befürchtungen. Alles ist schlagartig verändert. Ein unendlich langes und schwieriges Lernen und ein ebenso schwieriger Bewältigungsprozeß setzen ein. Studien haben gezeigt, daß die Stadien dieses Lernprozesses unabhängig vom Krisenauslöser immer wieder ähnlich verlaufen und daß sie von den Betroffenen wie von den Bezugspersonen (Angehörige, Partner, Betreuer) durchlebt und bewältigt werden müssen, wenn eine soziale Integration und/oder Rehabilitation erreicht werden soll.

Die Phasen des Verarbeitungsprozesses sind nachzulesen auf S. 700 ff. Man kann diesen Phasenverlauf auch spiralartig sehen (S. 554). Das Symbol der Spirale sagt am besten aus, wie sehr die Dynamik der Bewältigung einem lebenslangen Ringen nach Identität entspricht. E. Schuchardt (1993) beschreibt diese Phasen als

1. *Ungewißheit.* Im Vordergrund steht das „noch nicht wissen, was werden soll". Unsicherheit und Unannehmbarkeit beherrschen die Gefühle.
2. *Gewißheit.* Sie wird eines Tages die Ungewißheit ablösen; die Realität läßt keine Verdrängung mehr zu; es gilt, der Situation ins Auge zu schauen. Dieses Wissen ist begleitet von höchst ambivalenten Gefühlen.
3. *Aggression* mit Protestausbrüchen wechseln ab mit Phasen der
4. *Verhandlung,* die meist von fast kindlich-naiven Wunderhoffnungen begleitet sind, die jedoch fast immer zum Scheitern verurteilt sind.
5. *Depression* und grenzenlose Traurigkeit treten auf. Wo die Trauer verarbeitet wird, kann
6. *Annahme* wachsen. Charakteristisch für diese Windungen der Spirale ist die bewußte Erfahrung der Grenze. Diese Grenze, die Vergangenheit und Zukunft trennt, verlangt eine neue Ausrichtung, eben die, mit dem was ist, leben zu können. Erst jetzt kann in der Phase der
7. *Aktivität* ein neues Selbstbild erarbeitet und können Bewältigungsstrategien bewußt angepeilt werden. Jetzt geht es um das Suchen und Gestalten neuer Lebensmöglichkeiten.
8. *Solidarität.* Daß diese Bewältigungsschritte nicht möglich sind ohne die Hilfe anderer, liegt auf der Hand. Je nach Behinderung und Schwierigkeit der Reintegration bedarf es der Hilfe vieler. Sicher braucht es die menschliche Begleitung, ohne die sich der Betroffene kaum an der Spirale aufwärts bewegen und im lebenslangen Lernen durchhalten kann.

Wo die Krisenverarbeitung zu neuen Integrationsmöglichkeiten hinführt, z. B. Leben im Rollstuhl für den Paraplegiker, ist das zwar ein harter, langer, nie endgültig bewältigter Weg, aber er ist z. B. für einen schädelverletzten Patienten noch weit beschwerlicher (S. 654 ff.).

Die *Krisenbewältigung* (Trauerprozeß) kann gelingen oder mißlingen. Wo sie nicht gelingt oder wo das Krankheitsgeschehen zu übermächtig ist, führen Resignation, Hoffnungslosigkeit und/oder zunehmender Verfall der Kräfte und Fähigkeiten zur nur noch progredient bösartig sich entwickelnden *chronischen Krankheit.*

Wo Bewältigung gelingt, wirkt sie lebensverändernd, setzt sie Kräfte frei und schafft Sinn, ja Lebensreife. Diese Menschen werden fähig, *mit* dem Schicksal zu leben. Sie können neue Werte (Sinnwerte, schöpferische Werte), ja am Ende ihr eigenes ihnen zugemessenes Menschsein finden (Selbstfindung → Entwicklung eines neuen Selbstkonzepts). Daraus finden sie schließlich die Kraft, ihr Leben neu zu gestalten.

Von dieser Krisenbewältigung sind selbstverständlich auch die *Angehörigen* betroffen; auch ihnen bleibt es nicht erspart, den Bewältigungsprozeß Schritt für Schritt für sich selbst und mit dem Betroffenen zu vollziehen.

Reintegrationsphase

Die Reaktivierungs- und -integrationsphase setzt nach Ende der Akutphase einer Krankheit oder eines Unfallgeschehens ein. Sie dauert je nach Auslöser verschieden lange und verläuft unterschiedlich erfolgreich.

Schwerpunkte in dieser Phase sind z. B.

- Training der Mobilisation;
- Darm- und Blasenrehabilitation (nach zerebralen und spinalen Traumen);
- Selbsthilfe- bzw. Selbstpflegetraining;
- Stärkung vorhandener Fähigkeiten und Stützung bzw. Förderung der behinderten Aktivitäten, meist durch Ergo- und Physiotherapeuten (oder Sprach- und andere Trainings);
- berufliche und soziale Integration. Hier ist natürlich zu unterscheiden zwischen jungen und alten Menschen sowie zwischen kleinen und großen Unfallfolgen.

Sehr wichtig in dieser Zeit ist die Hilfsmittelberatung und -erprobung: Gehhilfen, Rollstuhl, Haushalthilfen, Hörgerät usw. Sie sind Voraussetzung für die gesellschaftliche Wiedereingliederung bzw. die Entlassung nach Hause und das Leben in größtmöglicher Selbständigkeit im eigenen Heim sowie für die Arbeitsfähigkeit (Nützlichkeit) und die möglichst selbständige Fortbewegung.

Alle diese Maßnahmen wirken jedoch nur dann optimal, wenn sie eingebunden sind in eine tragende, hoffnungstützende Begleitung.

Selbsthilfeanteile beim Unfallpatienten

Unfallpatienten erfreuen sich meist einer guten Gesundheit. Das Unfallereignis trifft sie nicht nur „aus heiterem Himmel", sondern auch „in den heiteren Himmel". Häufig sind es junge Menschen, die sich auszeichnen wollen: Sie lieben riskante Aktionen, fordern ihre Leistungsgrenze heraus, sind wettbewerbsfreudig (wer fährt schneller?...) und lieben es, ihre Kräfte zu messen oder/und sich für etwas einzusetzen (vielleicht lassen sie sich auch für eine Idee vereinnahmen). Auf jeden Fall sind es Menschen, die kämpfen wollen und die einiges auf sich nehmen können. Es sind aber auch Menschen, die mit Risiken leben, darauf weisen Redewendungen hin, etwa wenn jemand

- Kopf und Kragen zu riskieren bereit ist;
- unter die Räder kommt oder eben nicht unter die Räder kommen will;
- sich (nicht) überrollen läßt;
- von sich behauptet, ein Actiontyp zu sein.

Die *Risikobereitschaft*, die sich in solchen Redewendungen ausdrückt, kann sich positiv oder negativ auswirken. Wenn wir im Umgang mit diesen Patienten den *positiven Aspekt* nutzen, appellieren wir an ihre Verantwortlichkeit und an ihre Kraftreserven und damit an ihre Fähigkeit zu Ausdauer, Zähigkeit, Beharrlichkeit – alles Werte, die den Heilungsverlauf positiv beeinflussen werden. Hilfe zur Selbsthilfe setzt bei diesen Reserven an, lockt sie hervor (Lichter, die im Dunkel verdeckt sind) und kann sie so dem Bewältigungsprozeß zuführen.

Dies bedeutet keineswegs, daß Hoffnungslosigkeit verdrängt wird. Nicht um Verdrängung geht es, sondern um die Erkenntnis, daß „nie alles verloren ist". Es geht um ein Konzept „wider die Resignation". Zwar ist dieser Mensch ein Unfallopfer, aber er ist eben nicht nur Opfer, er ist auch selbst Gestalter und Handelnder; und genau hier setzt die der Hoffnung verpflichtete Pflege ein.

21.3.2 Situation der Pflegenden/der Pflege

Ausgehend von der Tatsache, daß Hoffnungslosigkeit die Integration unmöglich macht und die Desintegration unterstützt, gilt es, die Zeichen der Resignation und Depression zu sehen und als Pflegeproblem ernst zu nehmen. Hoffnungslosigkeit macht blind für Gaben und Talente, sie steht zukünftigen Veränderungsmöglichkeiten im Weg, womit auch Therapie und Rehabilitation in Frage gestellt sind.

Situationseinschätzung. Die oben besprochenen Phasen zeigen, daß die Situation stets wechselnd ist und die Erfassung nicht einmalig sein kann, sondern dem Integrationsprozeß entsprechend prozeßhaft, kontinuierlich.
Von Bedeutung sind auch Fragen wie diese:

- Wer ist dieser Mensch, der vom Unfall betroffen ist (Persönlichkeit)?
- Woher kommt er, wo steht er (Biographie, Alter, aktuelle Lebenssituation)?
- Wie ist sein Auffangnetz, wie sein Umfeld (Bezugspersonen, Sozialnetz)?
- Wie schwerwiegend ist das Ereignis (Grad der Reversibilität, medizinische Interventionsmöglichkeiten)?

Die **Pflegeplanung** ist selbstverständlich *ganzheitlich*; doch gilt es, diesen Ansatz für konkrete Kriterien faßbar zu machen. Ganzheitliche Pflege darf nicht bei Erwartungen stehenbleiben, auch nicht beim Erörtern von technischen Fragen, so wichtig diese für die Sicherheit des Patienten auch sind, wie z.B. das Verhüten von Komplikationen, die Kontrollen, die Lagerung usw.

Die **ganzheitliche Pflege** ist Ergänzung zur Medizin. Sie hat Alternativen anzubieten, die das psychische, soziale und geistig-transzendente Sein des Menschen einbeziehen, ja davon ausgehen. Eine solche Pflege kann nur im Miteinander aller Beteiligten geleistet werden.

Die *Pflege* entspricht im wesentlichen den (interdisziplinär getragenen) Konzepten: Leben mit bedingter Gesundheit (S. 673 ff.), Rehabilitationsplanung bei bleibender Schädigung (z.B. bei Hemiplegie, S. 718 ff.), Umgehen mit Angst und Schmerz (S. 765 ff.).

21.4 Hoffnung lernen, um Hoffnung lehren zu können

Pflegende können Patienten auf ihrem schweren Weg nur begleiten, sie können ihnen ihr Schicksal nicht abnehmen und sollen/dürfen dies auch nicht tun. Der Patient muß seinen Weg selber gehen. Was Pflegende aber können, ist *Hoffnung im anderen Menschen aufbauen*, was aber voraussetzt, daß sie selber Hoffende sind.

Hoffnung ist eine Haltung, die sich in gelebtes Leben umsetzen will: für sich selbst wie für andere, die von dieser Hoffnung brauchen und selber zuwenig davon haben.

> Die Hoffnung der Pflegenden hilft dem Patienten im Bemühen um Bewältigung, denn Hoffnung ist eine schöpferische Kraft, die Energien freisetzen und Stärken mobilisieren kann. Hoffnung sucht und findet gesunde Kräfte, die verschüttet und zugedeckt wurden, und Hoffnung ist wie ein Motor, der Bewegung in Gang bringen kann, so daß Zukunft irgendwie wieder sichtbar und möglich wird.

Es stellt sich demnach die Frage, wie und wo Pflegende Hoffnung finden, wo sie selbst Hoffnung lernen können. Am besten wird es jenen möglich sein, die selber eingebunden sind in ein tragendes System (Familie, Freunde, Glaubensgemeinschaft usw.). Pflegende müssen

- positive Zuwendung bekommen, um geben zu können;
- auf dem eigenen Weg begleitet sein, um begleiten zu können;
- in sich selbst stehen können (Selbststand, Selbstbewußtsein, Selbstakzeptanz), um Patienten auf-stehen (vom Unfall aufstehen) helfen zu können;
- überzeugt sein, daß das Leben (in jedem Fall) Sinn hat, um überzeugen zu können;
- daran glauben, daß sie im anderen Menschen etwas bewirken können. Das setzt voraus, daß sie diesen anderen dort abholen, wo er steht, und daß sie sich einfühlen können, spüren, was er braucht und annehmen kann (die Einwirkung auf den Patienten kann immer nur so weit gehen, als er dies will und zulassen kann).

Im folgenden finden Sie zwei Pflegesituationen, in denen das Lehren und Lernen der Hoffnung eine ganz besondere Bedeutung hat. Es handelt sich um Patienten mit

- Schädel-Hirn-Traumen,
- Wirbelsäulenverletzungen/Paraplegie.

Hoffnungsprinzip

Das Hoffnungsprinzip ernst nehmen bedeutet nicht, einem naiven Wunderglauben oder einer Utopie des „alles ist machbar" (du mußt nur positiv denken) zu verfallen, im Gegenteil: Hoffnung bedeutet, der **Realität mutig ins Auge zu sehen**. Diese Realität bedeutet u.U. behindert bleiben oder/und chronisch krank werden. In diesem Zusammenhang gilt, was in Kapitel 23 besprochen wird, insbesondere sind es die Aspekte

- Auswirkungen und Folgeerscheinungen,
- Krankheitsverarbeitung (Copingprozeß) und -bewältigung,
- allgemeine Rehabilitationsgrundsätze.

21.5 Schädel-Hirn-Trauma

Bei 60–70% aller tödlichen Unfälle spielt das Schädel-Hirn-Trauma (SHT) für den letalen Verlauf die entscheidende Rolle. In vielen Fällen kann jedoch Leben gerettet werden, wenn die richtige Behandlung und Hilfe sofort und gezielt einsetzen.

Ziel der Intensivbehandlung ist die Verhütung von sekundären Schäden durch Hypoxie, Hirndruck und Krampfanfälle.

Die **Behandlung** läßt sich in vier Phasen einteilen:

- Akutversorgung:
  Erste Hilfe am Unfallort, Notfallambulanz,
- Intensivbehandlung:
  neurochirurgische Intensivpflegestation,
- Frührehabilitation:
  Behandlungsteam im Krankenhaus,
- neurophysiologische Rehabilitation in speziellen Rehabilitationszentren:
  ambulante Nachbetreuung.

Einteilung der Schädel-Hirn-Traumen:

Vorgehen bei Verunglückten mit Schutzhelm (Schweizerische Paraplegiker-Stiftung)

Der Schutzhelm kann, ohne den Verunglückten zu gefährden, nur in Rückenlage abgenommen werden. Brillen müssen vor der Abnahme des Helms entfernt werden. Das Abnehmen muß schonend, sorgfältig und ohne Hast erfolgen (Abb. 21.**2**).

Hat der Verunglückte eine nicht wahrnehmbare oder nicht feststellbare Halswirbelsäulenverletzung erlitten, kann unsachgemäßes Entfernen des Schutzhelmes zu einer zusätzlichen Verletzung des Halsmarkes führen. Brüche der Halswirbelsäule können auch ohne sichtbare Spalten, Eindellungen oder Farbabriebe am Schutzhelm vorliegen.

Wann Schutzhelm nicht abnehmen?
Der Helm sollte nicht abgenommen werden, wenn

- Zeichen oder Verdacht einer Halswirbelsäulenverletzung vorliegen,
- die nötigen Handgriffe nicht bekannt oder geübt sind,
- nur *ein* Helfer vorhanden ist.

Beläßt man den Schutzhelm:

- Visier öffnen.
- Beim Transport auf gute Fixierung des Helms auf der Unterlage achten.

Wann Schutzhelm abnehmen?
Der Helm sollte abgenommen werden, wenn der Verunglückte

- wach ist und keine Zeichen einer Halswirbelsäulenverletzung aufweist; er sollte seinen Helm, wenn möglich, ohne fremde Hilfe abnehmen;
- bewußtlos ist;
- Atemnot hat und/oder beatmet werden muß;
- sichtbare blutende Kopfwunden aufweist.

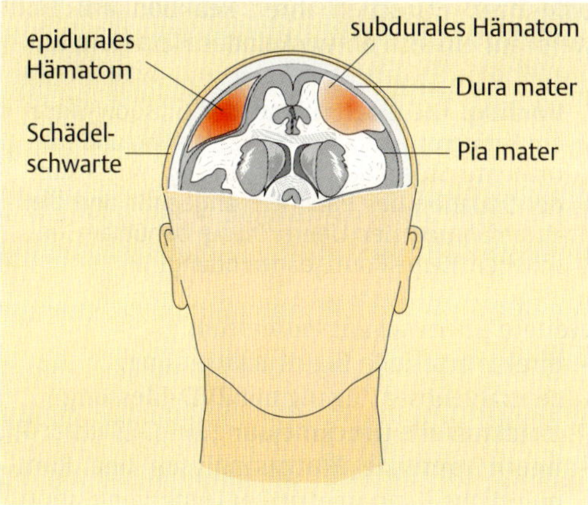

Abb. 21.**1** Epidurales und subdurales Hämatom.

- *offene Schädel-Hirn-Traumen* mit Liquorfistel bei Schuß-, Stich- und Schlagverletzungen;
- *gedeckte Schädel-Hirn-Traumen* (häufig bei Verkehrsunfällen); sie werden nach Graden eingeteilt:
  I. Leichtes gedecktes SHT. Posttraumatische Bewußtlosigkeit bis zu 15 Minuten bzw. Dämmerzustand mit Bewußtseinstrübung bis zu 1 Stunde, retrograde Amnesie (evtl. anterograde Amnesie). Die Schädigungsfolgen sind bis zum 4./5. posttraumatischen Tag abgeklungen.
  II. Mittelschwere gedeckte SHT. Posttraumatische Bewußtlosigkeit bis zu einer Stunde, evtl. Dämmerzustand und Bewußtseinstrübung bis 24 Stunden. Die Schädigungsfolgen sind bis zum 21. posttraumatischen Tag abgeklungen.
  III. Schweres gedecktes SHT. Posttraumatische Bewußtlosigkeit länger als 1 Stunde bzw. länger als 24 Stunden Dämmerzustand und Bewußtseinstrübung. Die Rückbildung der Folgeschäden dauert länger als 21 Tage. Krampfanfälle, Lähmungen, psychische Veränderungen, vegetative Störungen können zurückbleiben.

  Je länger die Bewußtlosigkeit anhält, desto schlechter ist die Prognose.

Komplikationen sind
- *Blutung* als epidurales, subdurales, intrazerebrales oder Kopfschwartenhämatom (Abb. 21.**1**);
- *Entzündungen:* Meningitis, Enzephalitis u. a.;
- *Frakturen* des Schädels.

21.5.1 Akutversorgung

Die Sofortmaßnahmen am Unfallort dienen
- der *Schockbekämpfung* und der Sicherung von Atmung und Kreislauf. Noch am Unfallort soll intubiert werden, um eine gefährliche Sauerstoffunterversorgung zu verhüten;
- der *Verhütung weiterer Schäden* durch sorgfältige und gekonnte Handgriffe, z. B. beim Abnehmen des Schutzhelms (Merkblatt S. 654 und Abb. 21.**2** S. 656).

21.5.2 Intensivbehandlung

Die *drei Pfeiler* der Frühbehandlung dienen der Aufrechterhaltung der Lebensfunktionen. Sie umfassen die
- Überwachung zur rechtzeitigen Erkennung sich entwickelnder posttraumatischer intrakranieller Hämatome,
- Überwachung des Patienten auf Hirndrucksymptome als Folge eines Hirnödems und Behandlung des erhöhten Hirndrucks,
- Unterstützung der ATL und frühestmögliche Stützung der Lebensmotivation.

Überwachung

Zur Überwachung von Schädel-Hirn-Patienten hat sich die *Glasgow-Coma-Scale* bewährt (Abb. 21.**3 a**). Geprüft werden die Grundfunktionen des Bewußtseins durch
- Öffnen der Augen auf Ansprache bzw. Schmerz,
- motorische Reaktion sowie
- verbale Äußerungen.

Die Summe der in den drei Gruppen erreichten Punktzahl ist ein grobes Maß für den neurologischen Verlauf. Dabei ist bei den Augenreaktionen eine Punktewertung von 1–4, beim Sprechen eine von 1–5 und bei den motorischen Reaktionen von 1–6 möglich. Die tiefste mögliche Summe beträgt somit 3, die höchste 15. Bei jeder Statuserhebung wird auch die Totalsumme notiert. Damit erhält man eine Skala, aus deren Verlauf eine Änderung der *Bewußtseinslage* rascher erkannt werden kann.

Parallel zur Glasgow-Coma-Scale werden die *Pupillen* geprüft: Es werden beide Augen geöffnet und die *Größe* und *Form* der Pupillen beurteilt. Für die Pupillen*reaktion* wird nur ein Auge geöffnet, das andere muß geschlossen bleiben. Ein starker Lichtstrahl wird auf die Pupille gerichtet und die Reaktion beurteilt und protokolliert (Abb. 21.**3 b**). Zunehmende Erweiterung der Pu-

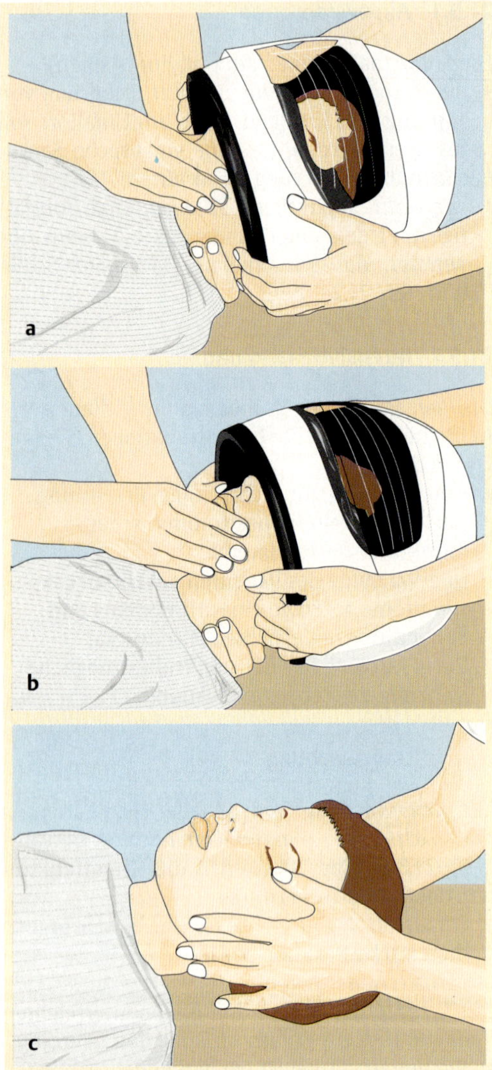

Abb. 21.**2** Schutzhelm abnehmen. **a** Helfer B stabilisiert die Halswirbelsäule, indem er mit einer Hand den Nacken und mit der anderen Kinn und Unterkiefer des Patienten festhält, bis der Helm entfernt ist. **b** Helfer A zieht den Helm sehr sorgfältig und langsam über die Ohren, während Helfer B die Halswirbelsäule stabilisiert. **c** Helfer A übernimmt jetzt die Stabilisierung der Halswirbelsäule durch den Halsschienengriff, wobei seine beiden Hände fest über den Ohren des Verletzten liegen. Noch besser ist die Stabilisierung durch das Anlegen eines Halskragens bzw. das Beibehalten der Extension, bis ein Rückenbrett angebracht worden ist.

pille bzw. Erlöschen ihrer Reaktion auf Licht weist auf ein sich entwickelndes Hämatom hin.

> **Wichtig:** Die Überprüfung der Glasgow-Skala am Patienten ist für ihn eine Belastung und permanente Störung. Die *Verordnung* muß exakt der Situation des Patienten angepaßt und die *Durchführung* der Überprüfung behutsam geschehen: Keine Routineanwendung!

Weitere *Überwachungsparameter:*
- direkte arterielle Blutdruckmessung,
- zentralvenöser Zugang mit ZVD-Messung,
- intrakranielle Druckmessung bei GCS unter 7,
- intermittierende Blutgasanalysen und kontinuierliche Kapnometrie bei Hyperventilation,
- Magensaftmenge und pH stündlich,
- Urinausscheidung stündlich.

Hirndruckbehandlung

Ein zentrales Problem nach Schädel-Hirn-Traumen ist die Bekämpfung des erhöhten Hirndrucks infolge des posttraumatischen Hirnödems.

Zeichen einer Druckerhöhung sind anhaltende Kopfschmerzen, Veränderung des Verhaltens, des Bewußtseins, der Atmung, des Blutdrucks und der Pulsfrequenz (Bradykardie), Sehstörungen, Erbrechen und fokal-neurologische Ausfälle (sichtbar in der GCS).

Der Hirndruck wird *gemessen* zur Diagnose, Überwachung und Verlaufskontrolle. Die Druckmessung kann nur invasiv erfolgen (Abb. 21.**4**):
- im *Liquorraum* nach Einlegen eines Katheters in einen Seitenventrikel (Probleme: Infektionsgefahr, Fehlmessungen durch Verstopfen des Katheters) oder
- *epidural.* Diese Sondenableitung ist einfacher und sicherer. Ein Miniaturdruckwandler wird zwischen Knochen und Dura eingesetzt (Vorteil: geringe Gefährdung des Patienten).

Behandelt werden Hirndruckanstiege über 25 mmHg Mitteldruck.

Die *Behandlung* des Hirndrucks basiert auf fünf Säulen, wovon die *erste* im pflegerischen Verantwortungsbereich liegt; sie ist grundlegend für die Wirksamkeit aller medizinischen Maßnahmen:
- **Richtige Lagerung und sorgfältige Pflege.** Rückenlage mit Hochstellen des Oberkörpers um 30 Grad. Der Kopf muß gerade liegen, Kopfneigung und -drehung führen zur Erhöhung des Hirndrucks, hingegen bewirkt der freie venöse Abfluß (durch richtige Lage gewährleistet) eine Senkung des Drucks. Damit

Augenöffnen

spontan	4 Punkte
auf Anruf	3 Punkte
auf Schmerz	2 Punkte
auf Schmerz nicht	1 Punkt

beste motorische Antwort

auf Aufforderung	6 Punkte
auf Schmerz gezielt	5 Punkte
auf Schmerz ungezielt	4 Punkte
Beugesynergismen	3 Punkte
Strecksynergismen	2 Punkte
keine Schmerzabwehr	1 Punkt

verbale Antwort

koordiniertes Gespräch	5 Punkte
unkoordiniertes Gespräch	4 Punkte
einzelne Wörter	3 Punkte
unverständliche Laute	2 Punkte
keine Antwort	1 Punkt

durch Addition 3–15 Punkte möglich

a

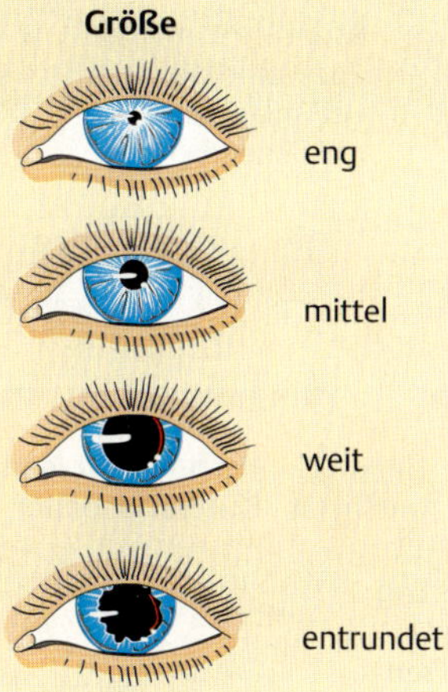

Reaktion

+	prompt
(+)	verlangsamt
–	keine

b

Abb. 21.**3** Überwachung bei Schädel-Hirn-Trauma. **a** Glasgow-Coma-Scale, **b** Pupillenlegende.

zusammenhängend muß die Pflege gesehen werden: Jede Manipulation einschließlich Absaugen ist höchst sorgfältig und überlegt vorzunehmen, auch ist Zurückhaltung geboten bei Pflegemaßnahmen wie Betten, Waschen. Den Zusammenhang von Druckanstieg und Anstrengung des Patienten zeigt Abb. 21.**4 b**.

- *Hirndurchblutung sicherstellen.* Der Arzt wird für einen ausreichenden Perfusionsdruck und für die respiratorische Stabilisierung (kontrollierte Hyperventilation; Beatmung S. 1015 ff.) sorgen.
- *Sedierung.* Sie dient der vegetativen Stabilisierung und der Vermeidung von Abwehrreaktionen bei Pflegehandlungen (z. B. beim Absaugen). Zunehmende Krampfbereitschaft *beobachten und sofort* melden!
- *Medikamentöse Hirndrucksenkung.* Der Arzt setzt Barbiturate (sie senken den Druck), Osmodiuretika (wie Mannitol, Sorbit) und Corticoide ein. Eventuell wird eine Neuralgesie vorgenommen.
- *Homöostase sicherstellen.* Von großer Bedeutung ist eine bilanzierte Infusionstherapie (angestrebt wird eine Negativbilanz). Man muß daran denken, daß bei der hypertonen Dehydrierung (durch die Osmodiuretika) eine Störung des Wasser-Elektrolyt-Haushalts unumgänglich ist, was zu sekundären Schäden führt, wenn die Werte nicht stabilisiert werden. Dazu ist eine umfassende Überwachung notwendig (Abb. 21.**5**).

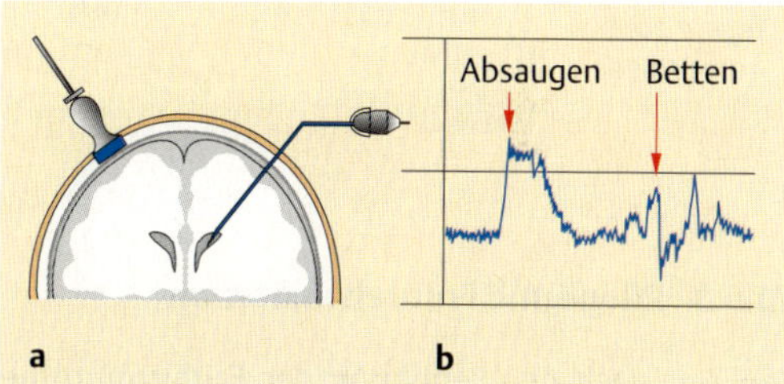

Abb. 21.**4** Schematische Wiedergabe der gebräuchlichsten Methoden zur intrakraniellen Druckmessung. **a** Links epidurale Meßwertaufnahme, rechts Ventrikelkatheter mit externem Druckaufnehmer (nach Gobiet). **b** Intrakranielle Druckkurve mit Reaktionen auf Absaugen und Betten.

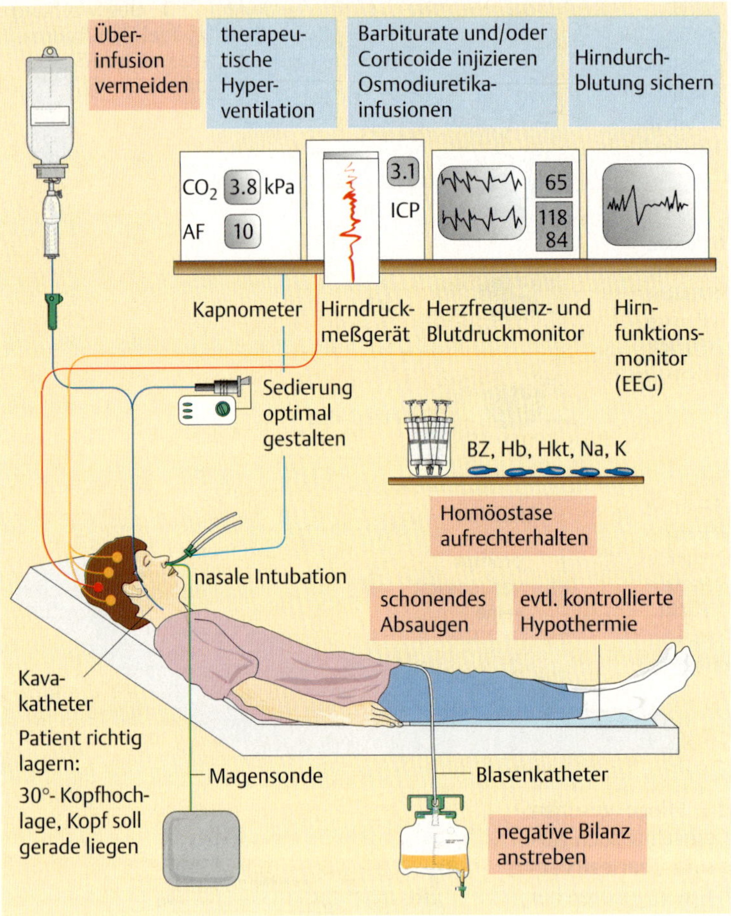

Abb. 21.**5** Prinzipien der Hirnödemtherapie.
ICP = intracranial pressure,
AF = Atemfrequenz,
NLA = Neuroleptanalgesie,
BZ = Blutzucker
(aus Kretz, F.-J.: Intensivmedizin für Krankenpflegeberufe, 2. Aufl. Thieme, Stuttgart 1989).

21.5.3 Pflege und Frührehabilitation

Die Zeit nach der Behebung der Frühsymptome ist oftmals eine belastende Zeit, vor allem dann, wenn Zeichen des apallischen Syndroms festgestellt werden. Wie lange dieser Zustand dauert und wohin er schließlich führt, kann nicht mit Sicherheit vorausgesagt werden. Es ist dies eine schwere Zeit auch für die *Angehörigen*. Der Kontakt mit ihnen ist jetzt aber ganz besonders wichtig. Oft sind sie es, die beim Patienten die ersten Reaktionen auslösen, weil sie ihm nahestehen.

Apallisches Syndrom

Menschen, die nach einem Unfall (Schädel-Hirn-Trauma) oder einer anderweitigen Unterversorgung des Gehirns mit Sauerstoff (etwa bei einem Schlaganfall) im Koma liegen (tage-, wochen-, monatelang), werden als „Apalliker" bezeichnet, als Bewußtlose „ohne Großhirnrinde". Das apallische Syndrom hat seinen Namen von griech. „a pallium" = „ohne Mantel", gemeint ist die Großhirnrinde als Sitz des Bewußtseins.

Durch die Unterversorgung des Gehirns mit Sauerstoff ist die Bündelungsstation und Verteilstelle für Nervensignale im Mittelhirn ausgeschaltet. Dadurch ist die Verbindung zwischen Stammhirn und Großhirn unterbrochen. Das Stammhirn reguliert die lebenswichtigen Grundfunktionen des Körpers (Atmung, Kreislauf, Schlucken, Bewegung usw.). Das Großhirn verarbeitet alle Empfindungen und Sinneseindrücke zu einer Gesamtwahrnehmung. Durch die Unterbrechung der Verbindung ist die Verarbeitung der Sinneseindrücke zu einem Gesamtbild gestört. Es entsteht das *Wachkoma*. So belastend eine solche Diagnose ist, sollte man immer daran denken, daß Patienten aus dem Koma erwachen können, daß sie eines Tages auf Reize wieder reagieren können. Auch ist es falsch, von „Bewußtlosigkeit" zu sprechen. Man kann zwar den Zustand äußerlich als Reaktionslosigkeit auf Schmerzreize beschreiben, aber daß der Mensch im Koma wirklich empfindungslos sei, ist nach den heutigen Erkenntnissen nicht mehr haltbar. Es gibt ernstzunehmende Berichte von Erwachten, die genaue Auskunft über ihre traumaartigen Wahrnehmungen geben konnten. Eine Betroffene erzählt: „Man nimmt die Umgebung wahr, man sieht die Personen, die zu einem ins Zimmer kommen, aber man weiß nicht, wer sie sind. [...] Ich konnte hören und fühlen."

Sicher ist heute, daß die Sinneswahrnehmung bei Menschen im Wachkoma ganz oder teilweise intakt ist. Oft können Menschen im Koma hören, sehen, fühlen, riechen, schmecken und schlucken. Sie können einfache Dinge lernen, z. B. sich durch Blinzeln verständigen, vorausgesetzt, das Behandlungsteam ist zu dieser Form der Verständigung bereit und in der Lage, einfache körperliche Signale wahrzunehmen und durch Stimulation zu verstärken oder überhaupt erst hervorzulocken. So kann auf der Sinnesebene ein Dialog eröffnet werden: Durch Berühren, Streicheln, Ansprechen wird dem verletzten Menschen Gelegenheit gegeben, den Kontakt zu erwidern und den Rückzug zu beenden (basale Stimulation S. 660 f.).

Anzeichen der **beginnenden Remission**:

- Der Patient reagiert auf Stimulationsreize zunächst mit ungezielten, dann gezielten Bewegungen.
- Bei wiederholtem Ansprechen öffnet er die Augen.
- Er drückt auf Aufforderung die Hand und läßt sie auch wieder los.
- Er ist in der Lage, sein Gegenüber kurzfristig zu fixieren.

In dieser Phase ist ein guter Kontakt zum Patienten das Allerwichtigste: häufige direkte Ansprache und gezielte Stimulation (S. 660). Es braucht meist viel Geduld und Ausdauer, bis nach und nach die völlige Passivität durchbrochen und das apallische Syndrom überwunden werden kann.

■ W. Gobiet schreibt: „Es hängt im wesentlichen von der Zugewandtheit, Aufgeschlossenheit, Zuverlässigkeit und dem persönlichen Einsatz der Verantwortlichen ab, wie weit ein Patient in diesem Stadium Fortschritte machen kann. Jede Resignation wirkt sich – bewußt oder unbewußt – auf die Aktivität des Betreuers aus und hat damit eine Einwirkung auf die Entwicklung des Patienten." ■

Mit anderen Worten: Es sind die Hoffnung und das Engagement der Betreuer, die wesentlich an der positiven Entwicklung beteiligt sind.

Unterstützung der ATL

Wach sein und schlafen. Kontrolle von Bewußtseinszustand (s. oben). Der Patient ist meist *bewußtlos*, was die Pflegesituation in allen Belangen erschwert. Es fehlt die Resonanz, und es braucht entsprechend große Motivation, trotzdem eine personale Beziehung zum Patienten zu pflegen.

Sich bewegen. Die Immobilität des Patienten erfordert gezielte Prophylaxen gegen Dekubitus, Thrombose, Spitzfuß, Kontrakturen sowie physiotherapeutische Betreuung: passives Durchbewegen, Stimulieren und Mobilisieren. Der Zeitpunkt des ersten Aufstehens hängt ab von der Schwere der Verletzung.

Körperpflege. Zur Ganzkörpertoilette gehören regelmäßige und gezielte Mund-, Nasen-, Augen- und Hautpflege. Alle diese Maßnahmen müssen gezielt unter dem Gesichtswinkel der Förderung und Stimulation vorgenommen werden.

Essen und trinken. Die Ernährung ist parenteral; außer in Ausnahmefällen (wo hochkalorische Ernährung verlangt wird) genügen 1800–2400 kcal/Tag. Die Aminosäuren müssen gezielt zugeführt werden (Regel: 1,25 g/kg Körpergewicht und Tag). Beim Übergang auf orale Flüssigkeits- und Nahrungsaufnahme ist auf einen intakten Schluckakt zu achten. Als Folge des Traumas kann eine Schlucklähmung auftreten; u. U. wird eine Nährsonde notwendig.

Ausscheiden. Versorgung des Dauerkatheters, Kontrolle der Ausscheidungen, Bilanzierung.

Körpertemperatur regulieren. Vermeiden von Zuständen mit erhöhtem Energiebedarf: Hyperthermie oder Streß. Bei Krämpfen muß sofort sediert werden.

Atmen. Der Patient wird beatmet. Bronchialtoilette mit sehr sorgfältigem Absaugen (wegen Hirndruckerhöhung), Luftbefeuchtung, Atemgymnastik, Pneumonieprophylaxe.

Sich sicher fühlen und verhalten. Neben den oben angeführten Überwachungen sind die Hygienevorschriften zu beachten. Zu einer anderen Art von Sicherheit gehören die Ansätze der basalen Stimulation (s. unten).

Raum und Zeit gestalten; kommunizieren; Kind, Frau und Mann sein. Diese ATL können vom Patienten nur in eingeschränkten Maße wahrgenommen werden. Neuere Erkenntnisse zeigen, daß sich vor allem Kontakte über die Haut und vestibuläre Reize positiv auswirken können.

Die beste Möglichkeit zur Förderung und Stützung der ATL ist das gezielte Anbieten von Stimulationen.

21.5.4 Basale Stimulation

Es wird heute angenommen, daß durch gezielte Stimulation der Hirnverletzten noch erhaltene, jedoch verdeckte Eigenleistungen angeregt werden können. Der Umgang mit Schwerstbetroffenen und „Bewußtlosen" ist eher ein Umgang mit „unerreichbarem und unverfügbarem Menschsein". Menschliches Sein ist in sich selbst bewußtes Sein (nur die Modalitäten und Formen der Bewußtheit des Seins – für uns erkennbar oder nicht erkennbar – sind je nach Situation unterschiedlich. Nicht: der Patient ist „bewußtlos" sondern: ich kann ihn mit meinen Möglichkeiten nicht erreichen, da, wo er ist. Grundlagen: Bewußtsein und Bewußtseinsstörungen S. 103 ff.

Durch die basale Stimulation wird versucht, bei Menschen mit Wahrnehmungs- und Aktivitätsstörungen über sensorische Angebote die Wahrnehmungsfähigkeit anzuregen. Fröhlich hat diesen Ansatz in der Heilpädagogik entwickelt. Bienstein und Fröhlich haben 1991 das Prinzip der basalen Stimulation in die Pflege übertragen.

- *Basal:* voraussetzungslos, d.h., wir Pflegende bieten von uns aus etwas an; elementar, d.h. grundlegend (z.B. schon im Mutterleib Erfahrenes).
- *Stimulation:* Anregung; Angebot (kann von seiten des Patienten angenommen oder auch abgelehnt werden).

Das **Ziel** der Stimulation liegt im Versuch, die gesamte Wahrnehmung des betreffenden Menschen anzuregen und neu zu orientieren: seinen eigenen Körper mit allen Bewegungs- und Wahrnehmungsmöglichkeiten, die Haut als Kontaktstelle zur Welt, die Empfindung der eigenen Lage im Raum, das Aufnehmen von Informationen aus der Umwelt mittels unserer Sinne. Dabei sei an etwas Grundsätzliches erinnert:

- ❖ Nur durch Bewegen können unsere Sinne arbeiten.
- ❖ Eine Anregung wird nur für kurze Zeit wahrgenommen, es sei denn, die Beziehung an eine Sache oder an eine Person kann damit verknüpft werden.

Die drei wichtigsten Bereiche der basalen Stimulation sind die somatische, die vestibuläre und die vibratorische Anregung.

Somatische Anregung. Der somatische Bereich umfaßt die gesamte Körperoberfläche mit allen hier möglichen Sinneseindrücken wie Temperatur, Berührung (Kontakt, Druck, Streichung, Rhythmus, Abfolge), Bewegung, aber auch Bereiche der Tiefensensibilität, also das Spüren von Druck und Zug usw.

In der systematischen Anregung geht es darum, das durch krankheitsbedingte Bewegungslosigkeit verlorengegangene Körperschema (S. 142) wiederherzustellen. Dazu gibt es verschiedene Möglichkeiten: Massagen mit Massagehandschuhen können den sensorischen Druck erhöhen, Massageöle oder die warme Luft eines Föns wirken stimulierend. Eigentlich kann *jede* Pflegehandlung zur Stimulation benutzt werden. Körperpflege S. 210 ff. Lagerungssysteme S. 121 f.

Vestibuläre Anregung. Hier geht es darum, durch Veränderung der Körperlage möglichst viele Impulse zu vermitteln. Zarte Schaukelbewegungen und Vibrationen stimulieren das Labyrinthsystem, wodurch die Schwerkraft und die eigene Position/Orientierung im Raum wieder besser wahrgenommen werden kann. Es können Spezialbetten eingesetzt werden (kinetische Therapie S. 121), dann allerdings sollte der Impuls nach ca. 20 Minuten eingestellt werden. Superweichlagerungen behindern eine gezielte Stimulation sehr und sollen nur gut überlegt eingesetzt und auch wieder entfernt werden (S. 164).

Vibratorische Anregung. Jegliche Schwingung wird mit dem Skelettsystem um-/weitergeleitet. Durch Vibrieren mit der Hand, durch Summen des Patienten (dabei Anlegen der Hände an den Thorax des Summenden), durch Einsatz kleiner Massagegeräte – nicht entlang der Muskulatur, sondern entlang der Knochenleitung – kann Körperbewußtsein bzw. Länge einer Extremität usw. „wiederentdeckt" werden.

Weitere Stimulationsebenen:

Orale Stimulation. Die Aktivierung des Mundbereichs ist insbesondere dann wichtig, wenn Patienten künstlich ernährt werden müssen, oder als Vorbereitung zum Schlucktraining. Möglichst keine Mundklemmen verwenden und möglichst natürliche Mundpflegemittel benutzen, um nicht negative Stimuli zu setzen. Tupfer mit Lieblingssäften des Betroffenen können neues Interesse an der Umwelt anregen (mehr darüber S. 259 f.).

Auditive Anregung. Das Aufnehmen von Reizen über das Gehör braucht eine Eingewöhnungszeit. Aufzeigen, daß es sich um etwas Wichtiges (sich Lohnendes) handeln könnte. Weniger ist mehr: Zuviele Geräusche verursachen einen Rückzug. Besser nur *ein* Musikinstrument *oder* singen, *oder* sprechen (kurze Sätze mit Pausen), auch nicht lauter sprechen.

Taktil-haptische Anregung (mit Händen und Füßen fühlen, greifen/ergreifen). Handbewegung und Denken haben oft einen Zusammenhang. Statt Handbewegungen zu stoppen, ist es sinnvoller, die Hände tasten, greifen, fühlen zu lassen (z.B. weiche, harte, glatte oder rauhe Gegenstände).

Visuelle Reize. Das Sehen ist der am spätesten entwickelte Sinn. Vor allem hell/dunkel kann früh wahrgenommen werden, ebenso Angebote mit klaren Kontrasten (z.B. schwarz/weiß oder gelb/blau sowie Gesichter), auch Gegenstände mit scharfen Konturen oder Gegenstände in Bewegung (z.B. Mobile). Auch die Biographie spielt eine Rolle: Bedeutungsvolles wird der Betroffene schneller erfassen.

Eigene Achtsamkeit. Ein wichtiger Punkt in der Begleitung von Menschen mit Wahrnehmungsstörungen ist die Achtsamkeit auf alles, was der Kranke als für ihn unverständlich oder bedrohlich deuten könnte. Anstelle des Offenseins und Zulassens wird er sich unweigerlich schützen, d.h. gegen Wahrnehmungen verschließen.

Einige Fragen dazu: Welche Lärmquellen könnten vermieden/gemildert werden? Welche Störungen bei der Pflege könnten ausgeschaltet werden? (häufiger Wechsel von Pflegepersonen, Schmerz, störendes Radio, laute, unangepaßte Musik, mehrmaliges Unterbrechen der Pflege, zu viele Worte, zu schnelle oder flüchtige Körperkontakte, zu weiche Lagerungen u.a.m.).

Beispiele positiver Stimuli. Aktive, positive Stimuli sind gezielt eingesetzte Reize, die den Patienten zu einer Reaktion ermutigen, z.B. die beruhigende Stimme einer Bezugsperson; anhand der Biographie bekannte Düfte oder andere Bezüge zur früheren Lebensweise; klare, großflächige Berührungen; einfaches Erklären von pflegerischen Handlungen während des Vorgangs; Stimuli, die den Kranken neugierig machen; Miteinbeziehen der Angehörigen in die Pflege (wenn ein gutes Verhältnis besteht).

Beobachtung. Um überhaupt zu erfassen, was für den Betroffenen stimmig ist, braucht es eine sehr feine Beobachtung vor/während und nach einem Stimulationsangebot, d.h., die Wahrnehmung der Pflegenden muß auch für kleinste Veränderungen am Patienten offen sein. Nur wer zudem den Patienten länger kennt (Bezugspflege), kann die Reaktion auch richtig deuten.

- Schwache Reize wirken auslösend.
- Mäßige Reize entwickeln.
- Starke Reize hemmen.
- Überstarke Reize zerstören (H. Kückelhaus).

Umsetzung der basalen Stimulation bei Schädel-Hirn-Patienten

Das **Ziel** der Stimulation liegt hier in erster Linie darin, dem schwerverletzten Gehirn möglichst gute Bedingungen zu gewährleisten, so z.B.

- Beruhigung des Patienten (Entspannung der Rigidospastizität);
- Vermeidung von unangenehmen und schmerzhaften Maßnahmen;
- Lagerungsplanung zur Tonusregulation, Bewegungsanbahnung zur besseren Orientierung im Raum, Einüben der Stehposition und schließlich Hinführen zur Mobilisation;
- Erfassen und Verstärken der Eigenaktivität im Bereich aller ATL;
- Ermutigung zur Teilnahme am äußeren Geschehen, Förderung oder/und Wiedereinübung der Kommunikation und Orientierung.

Stimuli, die wir anbieten, müssen für den Patienten immer von Bedeutung sein; also nicht einfach „etwas machen". Nur bewußtes und gezieltes Stimulieren (z.B. der Mundpartie im Blick auf Schlucken und Essen S. 259f.) ist für den Patienten auch hilfreich. Unbewußte und negative Stimuli stören ihn und verstärken seine Verunsicherung. Jede Stimulation muß langsam, ruhig, einfach und deutlich, aber nicht zu intensiv sein.

Idealerweise arbeitet die Pflegegruppe gemeinsam mit dem gesamten therapeutischen Team und den Angehörigen an den gleichen Zielen. Das bedeutet, daß regelmäßige gemeinsame Besprechungen mit Festlegung der nächsten Schritte notwendig sind.

21.5.5 Weiterführende Rehabilitation und Resozialisation

Hirnverletzungen sind mit keinen anderen Unfallfolgen zu vergleichen. Sie treffen immer den ganzen Menschen und nicht nur einen Körperteil. Das läßt sich mit dem Aufbau dieses kompliziertesten aller menschlichen Organe erklären. Das Großhirn ist zuständig für das Denken und Sprechen, für Wahrnehmungsvorgänge wie das Erkennen eines Gegenstandes, für Gefühlszustände wie Wut, Schrecken oder Trauer. Im Mittelhirn liegen die Kontrollstellen für den Puls, das Atmen und andere unwillkürliche Körperabläufe. Das

Kleinhirn ist wichtig für die Bewegungen. All diese Hirnteile funktionieren nicht unabhängig voneinander, sondern bilden ein komplexes, vernetztes System. Eine Hirnverletzung kann also den Körper *und* die Seele/das Gemüt des Menschen bleibend aufs schwerste schädigen.

Rehabilitation und *Resozialisation* von Schädel-Hirn-Patienten sind entsprechend schwierig. Idealerweise werden sie in eine Rehabilitationsklinik verlegt, die speziell für die *neurophysiologische Behandlung* ausgerüstet ist. Die Behandlungsmöglichkeiten umfassen neben der medizinisch-pflegerischen Versorgung Physiotherapie, Ergotherapie, Sprachtherapie und Musiktherapie (einschließlich musisches Gestalten). Im Vordergrund steht das *Hirnleistungstraining*. Lesen Sie zur neurologischen Rehabilitation den folgenden Abschnitt.

Ziel der Rehabilitationsbemühungen ist die Wiederherstellung der Mobilität und der Selbständigkeit bei den alltäglichen Verrichtungen sowie die bestmögliche Wiedererlangung der Selbständigkeit in psychischer, geistiger und sozialer Hinsicht. In einem späteren Schritt kann die berufliche/schulische Wiedereingliederung abgeklärt werden.

Eine vollständige *Heilung* ist selten möglich, oft bleiben beeinträchtigende Symptome zurück: Die körperliche Beweglichkeit ist möglicherweise eingeschränkt, das Denken verlangsamt. Meist leiden Patienten an Konzentrations- und Gedächtnisschwierigkeiten; Wahrnehmungs- und Ausdrucksfähigkeit können eingeschränkt sein. Emotionell reagieren Patienten oft gereizt und „unangepaßt". Die Selbsteinschätzung kann erheblich betroffen sein.

> Es gilt **mit** dieser Situation bzw. **trotz** dieser Situation eine bestmögliche Wiedereingliederung zu erreichen.

Wichtig ist die dauernde Auseinandersetzung mit den Aktivitäten des täglichen Lebens. Unterstützt durch die Ergotherapie geht es darum,

- vorhandene Fähigkeiten zu erhalten und zu aktivieren;
- die beeinträchtigten Funktionen zu fördern bzw. wiederzuerlangen;
- neue Handlungsstrategien als Kompensationsmöglichkeiten zu erlernen;
- alte und neue Interessen zu wecken, um der Resignation und Hoffnungslosigkeit vorzubeugen bzw. entgegenzuwirken.

Hirnleistungstraining, neuropsychologische Rehabilitation

Die Grundlagen zur *neuropsychologischen Rehabilitation* sind in Kapitel 23 (S. 706 ff.) beschrieben. Durch eine wiederholte Abklärung werden in einer **ersten Phase** Funktionsausfälle festgestellt und ein entsprechender Behandlungsplan in die Wege geleitet. Es geht dabei immer um die beiden Hauptaspekte:

- das *Trainieren* der noch vorhandenen Funktion und
- die *Kompensation* der beeinträchtigten Funktion.

Am Beispiel Gedächtnistraining könnte dies etwa so aussehen:

Trainieren der vorhandenen Funktion. Bei Störung des visuellen Gedächtnisses wird mit Bildern gearbeitet und versucht, persönliche Erinnerungen hervorzurufen und Zusammenhänge zu schaffen, um die Merkfähigkeit zu stützen. Je nach Fortschritt wird die Bildfolge verlängert oder komplexer gestaltet (persönliche Fotoalben einsetzen).

Kompensation der beeinträchtigten Funktion. Ist das visuell-räumliche Gedächtnis stärker eingeschränkt, kann es teilweise durch das verbale Gedächtnis kompensiert werden, indem ein Bild oder eine räumliche Beziehung in ein Wort oder eine Beschreibung „umgedacht" wird. Als Gedächtnisstütze werden auch technische Mittel (elektronische Geräte, Agenda usw.) eingesetzt.

Ein wichtiger Teilbereich der neuropsychologischen Rehabilitation ist die *Erfassung* und *Linderung von psychischen Störungen*. Am häufigsten beobachtet man *Anpassungsstörungen* (Prosiegel 1991):

■ „Reaktion auf einen oder mehrere identifizierbare psychosoziale Belastungsfaktoren, die innerhalb von 3 Monaten nach Einsetzen der Belastung(en) beginnt, wobei sich die fehlangepaßte Form der Reaktion aus einem der beiden folgenden Merkmale ergibt:
- Beeinträchtigung der beruflichen oder schulischen Leistungsfähigkeit oder der üblichen sozialen Aktivitäten oder der Beziehungen zu anderen;
- Symptome, die über eine normale und zu erwartende Reaktion auf einen oder mehrere Belastungsfaktoren hinausgehen." ■

Eine Anpassungsstörung kann bis zu 6 Monaten dauern. Wo sie länger anhält, ist mit tiefergreifenden Störungen zu rechnen.

Unter den verschiedenen Auswirkungen von Anpassungsstörungen finden sich bei Patienten nach Schädel-Hirn-Traumen am häufigsten die *depressive Verstimmung*, die mit Weinerlichkeit und Hoffnungslosigkeit einhergeht. Dazu kommt eine *ängstliche Gestimmtheit* (Nervosität, Besorgnis, Ängstlichkeit), verbunden mit *Rückzugstendenzen* (soziale Isolation). Häufig sind diese Verstimmungen mit *psychosomatischen* Begleiterscheinungen verbunden (Kopfschmerzen, Rückenschmerzen, Schlaflosigkeit u. a.). Im Extremfall können eigentliche *Angstsyndrome* dem Patienten das Leben erheblich erschweren.

Zur Anwendung kommen **verhaltenstherapeutische Verfahren:**

- Aufbau von erwünschtem und Abbau von nichterwünschtem Verhalten;
- Aufbau von sozialer Kompetenz, verbunden mit einem Selbstsicherheitstraining.

Zusammenfassend möchte ich noch einmal M. Prosiegel (1991) zu Wort kommen lassen:

„Letztendlich besteht die ‚Kunst‘ neuropsychologischer Rehabilitation in einer engen Verflechtung von kognitiven mit verhaltenstherapeutischen Therapieansätzen, die sich letztendlich untrennbar überlappen. Das übergeordnete Ziel ist dabei, daß der Patient ‚einsieht‘, worin seine Defizite bestehen – er zum ‚Spezialisten seiner Störungen‘ wird – und zugleich den Sinn und Zweck bestimmter kognitiver und sonstiger Trainingsverfahren versteht. Eine Rehabilitation, bei der der Patient z. B. ein Aufmerksamkeitstraining am PC durchführt, ohne zu wissen, weswegen er dies tut und was eigentlich trainiert werden soll, ist sicher keine gute Rehabilitation.“

In einer **zweiten Phase** der Rehabilitation tritt die Frage nach der *Gestaltung der Zukunft* in den Vordergrund. Diese ist abhängig von den Langzeitfolgen, mit denen der Patient zu rechnen hat. Das Ziel liegt im Einüben der Fähigkeit, mit der veränderten Lebenssituation zurechtzukommen. In diesem Prozeß, der einer bestmöglichen Bewältigung der Situation dient, hat *Hoffnung* (s. vorn) eine ganz besondere Bedeutung.

Selbsthilfe

Die Folgen einer Hirnverletzung können gravierend sein. Nicht nur der Betroffene, auch seine Angehörigen müssen sich damit auseinandersetzen. Auch nach der Rehabilitationsphase bleiben Unfallfolgen; der Sohn/die Tochter, der Partner/die Partnerin scheinen „ganz andere Menschen“ zu sein. Dieses veränderte Verhalten, welches das Zusammenleben erheblich stören kann, löst Konflikte aus. Beide Seiten stehen unter emotionalem, physischem und psychischem, oft auch finanziellem Streß. Es besteht die Gefahr der beiderseitigen Überforderung. Sowohl Familienmitglieder wie Bekannte stehen Hirntraumatikern oft hilflos gegenüber. Hier kann die *Selbsthilfegruppe* eine große Unterstützung bedeuten. In diesen Gruppen werden (mit Hilfe von Fachkräften) Probleme und Ressourcen besprochen: Angst, Unsicherheit, Trauer wie auch Hoffnung, Selbstwert, Sinngestaltung.

In der Schweiz hat sich die Vereinigung für hirnverletzte Menschen (SVHM) gebildet. Sie bietet Informationen, Beratung und Hilfe an (Sitz: Neuwiesenstraße 5, CH–8400 Winterthur.

(Die Informationen zur Rehabilitation habe ich der Broschüre „Hirnverletzungen und ihre Folgen“ – SVHM – entnommen.)

Weggedanken zur Begleitung

Hirnverletzte Menschen werden höchst selten wieder so sein wie vor dem Unfall. Teilstörungen bleiben fast immer bestehen. Sie beeinträchtigen das Leben je nach Ausmaß und Ort der Hirnschädigung. Dabei darf nie vergessen werden, daß Hirnverletzte erwachsene Menschen bleiben und als solche behandelt werden müssen. Zudem sollte man sich hüten, jede auftretende psychische Veränderung ohne Unterschied der Hirnschädigung zuzuordnen. Jeder Mensch erfährt Krisenzeiten und Probleme, ohne daß wir ihn als „krank“ einstufen. Da das Störende und Fehlende oft sehr vordergründig ist, braucht es die bewußte *Einübung der Sicht auf das Gesunde*, das immer auch da ist. Aber man muß es sehen, und man muß die Richtung im Blick behalten, um die „Lichter im Dunkeln“ zu finden. Hoffnung zu lernen und Hoffnung zu lehren bleibt Lebensaufgabe, eine Leistung, die für alle Betroffenen oft belastend, unbequem bis zur Unerträglichkeit sein kann.

> Ohne Hoffnung und Sinnorientierung ist diese Aufgabe nicht zu leisten.
>
> Die Hoffnung aber ist keine Zugabe und kein „Ein-für-allemal“; sie ist eine hohe Leistung, die ohne Geduld und Liebe keine Dauer hat.

21.5.6 Epileptische Reaktionen

Da epileptische Reaktionen (kleine oder große Anfälle) in der Folge von Hirntraumen relativ häufig sind, möchte ich diese hier kurz anfügen.

Definition, Symptome

Jackson definiert **Epilepsie** als ein Symptom von gelegentlichen und unvermittelt auftretenden exzessiven und lokalen Entladungen der Hirnzellen (Hirnstrombild – EEG – S. 1166), die sich klinisch als kurzdauernde Trübungen des Wachbewußtseins, als tiefe, brüsk einsetzende Bewußtlosigkeit mit tonisch-klonischen Krämpfen, als längerdauernde Dämmerzustände oder als Klonismen einzelner Muskelgruppen bei erhaltenem Sensorium äußern.

Jedes menschliche Hirn ist grundsätzlich krampffähig und kann bei entsprechender Reizeinwirkung mit epileptischen Anfällen antworten. Etwa 10 % aller Menschen neigen zu erhöhter Krampfbereitschaft. An Anfällen leiden 0,5 % der Bevölkerung.

Man unterscheidet die primäre und die sekundäre Epilepsie:

- Die *primäre* Epilepsie ist durch genetische Faktoren bedingt;
- die *sekundäre* Epilepsie, deren Ursache umgehend abgeklärt werden muß, ist z. B. Folgezustand bei traumatischer Hirnschädigung, Tumor, Enzephalitis, Hypoxie oder metabolischer Azidose.

Die *Anfalltypen* können unterschiedlich sein. Die größte Bedeutung hat der

- *generalisierte tonisch-klonische Krampfanfall.* Der Patient wird plötzlich bewußtlos, die Pupillen werden weit und reaktionslos, die Atmung setzt aus (Zyanose). Über einige Sekunden tritt eine allgemeine Versteifung ein (tonische Phase). Anschließend kommt es über Minuten zu generalisierten Muskelzuckungen (klonische Phase). Während des Anfalls können Schaum vor dem Mund, Zungenbiß, Urin- und Stuhlabgang beobachtet werden. Nach dem Anfall klingt die Bewußtlosigkeit meist innerhalb von Minuten (bis zu einer halben Stunde) ab. Der Patient wird allmählich wach. Er kann sich nicht an den Anfall erinnern (Amnesie).
- *Partielle Anfälle* treten mit motorischen und/oder sensiblen Phänomenen auf. Am häufigsten ist der *Jackson-Anfall*; er weist hin auf eine Schädigung in der Zentralregion.
- Von einem *Status epilepticus* spricht man, wenn zwischen den sich ständig wiederholenden Anfällen das Bewußtsein nicht wiedererlangt wird.

Therapie. Die Häufung der Anfälle muß wirksam und schnell unterbrochen werden. Die medikamentöse Behandlung wird sowohl zur Anfallprophylaxe wie auch als Dauermedikation eingesetzt.

Verhalten während des Anfalls

Sicherheit gewährleisten! Den Patienten risikofrei lagern: Decke unterlegen, seitlich stützen, Kopf flach. Sobald die Krampfbewegungen aufhören, lagert man den Kopf des Patienten seitlich, um das Aspirieren von Blut und Erbrochenem zu verhüten. Gute Überwachung bis zum vollständigen Abklingen des Anfalls ist notwendig (Verlaufsprotokoll!).

Die zweckmäßigen Hilfsmaßnahmen sind auf der folgenden SOS-Ausweiskarte für Epilepsiekranke zusammengefaßt (der Betroffene sollte das Kärtchen immer bei sich tragen):

SOS-Maßnahmen bei Anfall
(Schweizerische Epilepsieliga)

- Wenn ich einen Anfall haben sollte, öffnen Sie mir bitte meinen Kragen, sorgen Sie dafür, daß ich frei atmen kann (seitliche Lagerung), und legen Sie mir nach Möglichkeit etwas Weiches unter den Kopf.
- Heben Sie mich **nicht** auf, geben Sie mir **nichts** zu trinken, und versuchen Sie **nicht**, meine Bewegungen einzudämmen, aber räumen Sie Gegenstände, an denen ich mich verletzen könnte, aus dem Weg. Gewöhnlich bin ich bald wieder bei Bewußtsein.
- Wenn ich verletzt bin oder nach einer Viertelstunde nicht bei Bewußtsein bin, rufen Sie bitte einen Arzt.

21.6 Paraplegie*

21.6.1 Theoretische Grundlagen

Ursachen von Querschnittlähmungen sind zu 65 % Unfälle und zu 35 % Erkrankungen. Dabei teilen sich die Unfallursachen folgendermaßen auf: rund

* Informationen wurden freundlicherweise von der Pflegedirektion des Schweizer Paraplegikerzentrums CH–6207 Nottwil zur Verfügung gestellt. Für das Teilkapitel Blasenlähmung zeichnet Dr. med. U. Bersch, Nottwil.

- 40 % Verkehrsunfälle,
- 20 % Sportunfälle,
- 20 % Stürze von Bäumen, Gerüsten, Gebäuden usw.,
- 10 % Suizide, tätliche Angriffe usw.,
- 10 % sonstige.

Die krankheitsbedingten Ursachen für Querschnittlähmungen sind

- 32 % Neoplasien (Tumoren, Metastasen),
- 13 % vaskulär bedingte Lähmungen (Ischämie oder lokale Blutungen),
- 11 % Infektionen,
- 6 % iatrogene Lähmung,
- 24 % neurodegenerative Erkrankungen.

Bei den akut Querschnittgelähmten sind 2/3 Männer und 1/3 Frauen.

Der Begriff *Querschnittlähmung* umfaßt die Folgeschäden nach erlittener Verletzung des Rückenmarks (Myelon) mit seinen sensiblen, vegetativen und motorischen Bahnen. Es kann zu Sensibilitätsausfällen, vegetativen Dysregulationen und motorischen Ausfällen (Lähmungen) kommen. Lähmungen, ausgehend von einer Läsion des Halsmarkes, werden als *Tetraplegie* bezeichnet; sie betreffen alle vier Extremitäten und den Rumpf. Eine *Paraplegie* bedeutet Lähmung des Brust- oder Lendenmarkes und betrifft Rumpfanteile und die unteren Extremitäten. Das Rückenmark kann je nach Schädigung unterschiedliche Ausfälle zur Folge haben. Eine vollkommene Durchtrennung des Myelons führt demzufolge zu einer kompletten Lähmung. Je nach Erscheinungsbild der Lähmung wird von einer spastischen oder schlaffen Lähmung gesprochen. Eine komplette Durchtrennung des Rückenmarks ist irreversibel.

Zu inkompletten Lähmungen kommt es bei teilweise erhaltenem und funktionstüchtigem Myelon. Es ist möglich, daß sich bei inkompletten Lähmungen funktionelle oder sensible Ausfälle teilweise wieder zurückbilden.

21.6.2 Soforthilfe und Akuttherapie

Bergung und Transport

Die richtige Bergung am Unfallort, der schonende und schnelle Transport in eine Spezialklinik, die exakte Diagnosenstellung, das frühzeitige Einsetzen der Akuttherapie und die fachgerechte Betreuung in den ersten Stunden sind für den weiteren Verlauf und die Heilungsaussichten nach unfallbedingter Querschnittlähmung von entscheidender Bedeutung.

Prinzipien zur Betreuung von Querschnittgelähmten (Schweizer Paraplegikerzentrum)

- Die Erkenntnis, daß nur eine *Spezialklinik* mit einem Rehabilitationsteam, das fachkundig und zielstrebig die ärztlichen, pflegerischen, therapeutischen, beruflichen, technischen und sozialen Wiedereingliederungsmaßnahmen koordiniert, eine optimale Rehabilitation für Paraplegiker erreichen kann, und zwar vom Bekanntwerden einer solchen Lähmung bis zum Tode.
- Eine systematische *Instruktion über richtiges Verhalten* bei Verdacht auf Querschnittlähmung *am Unfallplatz,* basierend auf der Erkenntnis, daß es vor allem der Laie ist, der als erster am Unfallort eintrifft. Unerläßlich sind in der Folge ein kompetentes Rettungswesen und der Einsatz von Notfall-Helikoptern mit dem Ziel, für diese Schwersttraumatisierten eine fachkundige Bergung und einen schnellen und schonenden Transport aus allen Teilen des Landes zu garantieren.
- *Schaffung von Rahmenbedingungen* staatlicher und versicherungstechnischer Art, die eine Betreuung von Querschnittgelähmten in einer Spezialklinik erlauben, basierend auf der Erkenntnis, daß nur durch koordinierte Rehabilitationsmaßnahmen ein adäquates Resultat erreicht werden kann mit dem Ziel, auch schwerbehinderte Mitmenschen wieder vollumfänglich sozial und beruflich einzugliedern.

Menschen mit Verdacht auf eine Wirbelsäulenverletzung müssen so schonend wie nur möglich behandelt werden. Dabei sind folgende Hauptmerkmale zu beachten:

- Vermeidung von ruckartigen sowie Knick- und Drehbewegungen der Wirbelsäule.
- Lagerung mit Schaufelbahre und Vakuummatratze.
- Transport und Lagerung in Rückenlage.
- Schutz vor Auskühlung oder Hitzestau.
- Vermeidung von Druckstellen.

Stationäre Aufnahme – Intensiv- oder Akutphase

Bei der Aufnahme in die intensivmedizinische Behandlung haben oberste Priorität

- die exakte Diagnosenstellung,
- Maßnahmen der speziellen Akuttherapie,
- die lebenserhaltenden pflegerischen und medizinischen Maßnahmen sowie
- Vermeidung von Komplikationen.

Unmittelbar nach erlittenem Rückenmarkstraume befindet sich der Patient in der Phase des *spinalen Schocks*, der nicht mit einem hypovolämischen Kreislaufschock verwechselt werden sollte. Diese Phase dauert in der Regel 3–4 Wochen, kann aber auch 6–8 Wochen und somit während der Liege- und eventuell bis zur Mobilisationsphase anhalten. Der spinale Schock äußert sich in einer schlaffen Plegie, Areflexie, Darmatonie bis hin zum paralytischen Ileus, Harnverhaltung durch Blasenlähmung und Ausfall aller sensiblen Qualitäten unterhalb des Läsionsniveaus. Nach Abklingen des spinalen Schocks kann es durch afferente Impulsmuster zur Anregung des isolierten Rückenmarkanteils kommen und somit beispielsweise wieder zur Reflexaktivität oder gesteigertem Muskeltonus bis zur Spastik.

21.6.3 Pflegekonzept

Pflegeziele in der Rehabilitation von Querschnittgelähmten

- Aufrechterhaltung lebenswichtiger Funktionen in Akutsituationen und bei Komplikationen.
- Unterstützung zur größtmöglichen Selbstpflege und Selbständigkeit.
- Aufklärung und Schulung im Umgang mit Behinderung und neuer Lebenssituation.
- Begleitung der Querschnittgelähmten sowie ihrer Angehörigen in Krisensituationen. Die psychische und soziale Betreuung findet von der Aufnahme bis hin zur Entlassung statt.

Liegephase

Die erste Phase wird als Liegephase bezeichnet. Sie dient der Stabilisation des Allgemeinzustands und der Ruhigstellung der Wirbelsäule. Die Dauer der Liegephase ist abhängig von der Wirbelsäulenverletzung und den Begleitverletzungen. Sie kann von 2 Wochen, bei operativer Stabilisation, bis zu 12 Wochen, bei konservativer Behandlung der Wirbelsäulenfraktur, betragen. Die Durchführung der Grund- und Behandlungspflege sowie die ersten Rehabilitationsmaßnahmen in Form von Informationen und Instruktionen finden statt. In dieser Phase wird die Beziehung mit gegenseitigem Vertrauen und Wertschätzung zwischen dem Patienten und dem Pflegepersonal aufgebaut, welche für den Rehabilitationsverlauf eine bedeutende Rolle spielt.

Mobilisationsphase

Unter Berücksichtigung der individuellen körperlichen und psychischen Situation des Patienten findet die stufenweise Mobilisation im Bett und danach in den Rollstuhl statt. Die Rollstuhlmobilisationsphase beginnt mit 20 Minuten am Tag, wird sukzessive gesteigert bis zu mehreren Stunden und bis die Belastbarkeit ausreicht, um in die Trainingsphase einzusteigen. In dieser Phase beginnt die schrittweise Übernahme der Selbstpflege und der Selbstverantwortung durch den Patienten. Diese Phase dauert zwischen 1 und 3 Wochen.

Trainingsphase

Die Übernahme der Selbstpflege und der Selbstverantwortung sowie das Wiedererlangen der Aktivitäten des täglichen Lebens und der Umgang mit der veränderten Lebenssituation stehen im Vordergrund dieser Phase. Die Kenntnisse zur Prophylaxe und Vermeidung von Komplikationen werden vermittelt, und auch die Instruktion und Anleitung von Angehörigen und Betreuungspersonen haben einen hohen Stellenwert.

Die Entlassung des Patienten aus dem Paraplegikerzentrum wird geplant. Die Vorbereitungen dazu reichen von der Evaluierung von Hilfsmitteln, der Sicherung der nachstationären Betreuung sowie der Einarbeitung von Angehörigen in die Pflege bis hin zu Anleitungen von Betreuungspersonen. Während geplanter Urlaube wird dem Patienten der Wiedereinstieg in das familiäre, soziale und berufliche Umfeld erleichtert.

Pflegemaßnahmen

Lagerung

Zu Beginn einer frischen Querschnittlähmung kann der Patient in erster Linie nur eine passive Lage einnehmen, die nach und nach in eine aktive Lagerung und Mobilisation übergeht, abhängig von Lähmungshöhe und Begleitverletzungen.

Die regelmäßigen Umlagerungen und Mobilisationen sind sowohl prophylaktische als auch therapeutische Maßnahmen in der interdisziplinären Zusammenarbeit. Für die Lagerung stehen in Spezialkliniken die unterschiedlichsten Lagerungsmaterialien und Hilfmittel zur Verfügung, die individuell auf die Patientenbedürfnisse abgestimmt sind.

Ziele der Lagerung:

- Erhalten der Funktionen, insbesondere die physiologische Lagerung der Wirbelsäule und der Gelenke.
- Ermöglichung einer schmerzfreien Lagerung.
- Vermeidung von Komplikationen (Dekubitus).

- Reduktion der Spastizität.
- Erreichen einer größtmöglichen Selbständigkeit bei der Lagerung.

Lagerungsschema für Para-/Tetraplegiker

Fraktur:	In jedem Fall nur nach genauer ärztlicher Anweisung.
Sprunggelenke:	Nullstellung (d. h. Spitzfuß- und Hackenfußstellung vermeiden).
Kniegelenke:	Keine Überstreckung! Eher leichte Beugung von 5–10°. In Rückenlage immer unterstützen.
Hüftgelenke:	Flexion/Extension: Nullstellung. Innen-/Außenrotation: Nullstellung. Abduktion: ca. 10°. (Besonders ungünstig ist eine Außenrotationsfehlstellung.)

Armlagerung bei Tetraplegikern

Schultern:	Waagerecht, „Hochziehen" vermeiden. Abduktion ca. 30°, Außenrotation und Innenrotation im Wechsel: Bauchlage = Innenrotation, Rückenlage = Außenrotation. Schulterextension/-flexion: Nullstellung (d. h. Oberarme im Niveau des Thorax).
Ellenbogengelenk:	- Supination und maximale Extension oder - Pronation und ca. 5° Flexion.

Mobilisation

Im Bereich der Mobilisation stellen das Erreichen einer größtmöglichen Mobilität, die Erhaltung der Beweglichkeit sowie das Erlernen der korrekten Bewegungsabläufe ein Schwergewicht dar. Das Erlernen von neuem Körperbewußtsein, der Umgang mit dem gelähmten Körper und das Akzeptieren der eingeschränkten Körperfunktionen sind weitere Zielsetzungen der Mobilisation in den Rollstuhl.

Dekubitusprophylaxe

Die Dekubitusgefährdung stellt ein lebenslanges Problem für die Querschnittgelähmten dar. Neben den prophylaktischen Maßnahmen (S. 162 ff.) ist die sorgfältige Hautkontrolle der gefährdeten Körperstellen eine zentrale Pflegeaufgabe, die später in die Verantwortung des Patienten übergeht. Die Hautkontrolle findet optisch und palpatorisch statt, um Hautveränderungen im Anfangsstadium zu erkennen und Maßnahmen einzuleiten.

Die individuell auf den Patienten abgestimmten und erprobten Sitz- und Lagerungsmaterialien unterstützen die Dekubitusprophylaxe, doch ist eine große Disziplin der Querschnittgelähmten zur regelmäßigen Druckentlastung, durch Umlagerungen oder Hochstützen im Rollstuhl unumgänglich. Die Lagerungshilfsmittel, aber auch Bekleidung, Schuhe und Inkontinenzhilfsmittel werden sorgfältig ausgewählt, da sie oft eine Druckstellenursache darstellen.

Die *Spezialbetten*, die sowohl der therapeutischen Lagerung wie der Dekubitusprophylaxe dienen, sind auf S. 117 ff. beschrieben.

Atmung

Die Atemtherapie hat für die Rehabilitation Querschnittgelähmter besondere Bedeutung, da die Kreislauffunktion und das allgemeine Leistungsvermögen von ausreichender Atmungsfunktion abhängen.

Die Atmungsfunktion bei Querschnittgelähmten ist von der Läsionshöhe abhängig. Tetraplegiker und Patienten mit hoher Paraplegie (bis Th7) haben abhängig von der Läsionshöhe eine Einschränkung der Atem- bzw. Atemhilfsmuskulatur bis hin zur reinen Zwerchfellatmung.

Das Erreichen einer ausreichenden Lungenfunktion für die alltägliche Belastung unter Berücksichtigung der Lähmungshöhe sowie das Erhalten freier Atemwege sind vordergründig zu berücksichtigen.

Aufgrund der Lähmung der Interkostal- und Bauchmuskulatur ist der Hustenreflex erheblich eingeschränkt und die Gefahr von Atelektasen und Pneumonien erhöht (Pneumonieprophylaxe S. 359 ff.). Die Patienten werden bei der Sekretentleerung durch Hilfe beim Abhusten, Absaugungen und Instruktionen zur Atemtherapie unterstützt.

Körpertemperatur

Die Regulationsstörungen der Körpertemperatur in der Folge von Rückenmarkschädigungen können zu Unterkühlung oder zu unkontrolliertem Anstieg der Körpertemperatur führen. Dabei handelt es sich nicht um eine „zentrale Hyperthermie", sondern um eine Folge des atmungsbedingten Verlustes der normalen Thermoregulationsmechanismen. Die Pflegeperson instruiert den Patienten über die Temperaturdysregulationen, deren Ursachen und Symptome und zeigt ihm, wie er seine Körpertemperatur regulieren kann.

Der Patient erhält Informationen zur Verbrennungsgefahr bei externen Wärmequellen wie Wärmflaschen oder Heizdecken usw.

Orthostatische Dysregulationen

Durch die fehlende Muskelpumpe, lange Liegephasen und verminderte Sympathikusaktivität kann es beim Querschnittgelähmten bei der Mobilisation zu Hypotoniekrisen kommen. Dieses Risiko kann vermindert werden durch die gezielten pflegerischen Maßnahmen der Kreislaufstabilisation. Beim Auftreten der Beschwerden im Rollstuhl muß der Patient soweit wie möglich in die Horizontale gebracht werden; dies ist auch im Rollstuhl möglich (Selbsttransfusion).

Autonome Hyperreflexie

Die autonome Hyperreflexie tritt bei Lähmungen oberhalb Th7 auf und kann einen lebensbedrohlichen Zustand darstellen. Es besteht eine vegetative Dysregulation mit reflektorischer Vasokonstriktion im gelähmten Bereich. Die Gegenregulationsversuche des autonomen Nervensystems führen zu einer Vasodilatation oberhalb der Läsion (Kopfschmerz und Hypertonie) und zur Bradykardie.

Hypertonie und Bradykardie bleiben so lange bestehen, bis die Ursachen behoben sind.

Ursachen können sein:
- Blasenüberfüllung, -überdehnung oder -spastik;
- massive Obstipation, anale Reizung durch digitale Darmausräumung;
- Schwangerschaft, Entbindung;
- urologische oder gynäkologische Untersuchungen;
- sonstige periphere Reize;
- intensive sportliche Belastung.

Aus diesen Ursachen ergeben sich die pflegerischen Maßnahmen, die sofort ausgeführt werden müssen.

Darmrehabilitation

Bei frischer Querschnittlähmung besteht anfangs die Gefahr eines paralytischen Ileus. Deshalb werden regelmäßig die Darmgeräusche überprüft und der Bauchumfang gemessen. Oft ist eine Magensonde nötig. Peristaltik und Darmentleerung werden medikamentös angeregt. Ein Darmrohr muß sehr vorsichtig eingelegt werden und darf wegen der großen Verletzungsgefahr nicht länger als 20 Minuten pro Stunde verbleiben.

Die Darmentleerung erfolgt jeden zweiten Tag (mindestens aber 3mal wöchentlich, bei tiefen Paraplegien evtl. täglich) zu einem festgelegten Zeitpunkt.

Mit Suppositorien wird die Defäkation eingeleitet, nach einigen Monaten genügt oft die digitale Stimulation des Afters, um die Entleerung auszulösen (S. 297 f.).

Regelmäßige, ballaststoffreiche Ernährung, eine Trinkmenge von 2–3 l/Tag, entspannende Körperhaltung und ungestörte Umgebung sind wichtige Voraussetzungen für ein erfolgreiches Darmtraining ohne Inkontinenz.

Pflegeziele sind:
- Obstipationsprophylaxe durch regelmäßige (mindestens 3mal/Woche) und ausreichende Darmentleerung.
- Darmentleerung zur vorgeplanten Zeit und im vertretbaren Zeitrahmen (maximal 45 min) sowie inkontinenzfreies Intervall.
- Normale Formung und Konsistenz des Stuhls.
- Früherkennen von Komplikationen (Obstipation, Hämorrhoiden, Fissuren, Prolaps usw.).
- Sachkenntnis und Selbständigkeit des Patienten und eventueller Hilfspersonen.

21.6.4 Blasenrehabilitation

Die Blasenrehabilitation hat einen hohen Stellenwert in der Rehabilitation von Querschnittgelähmten und wird darum ausführlicher abgehandelt.

Das „Blasenzentrum", das als Relais die Blasenfunktion steuert, liegt im Conus medullaris, also im untersten Anteil des Rückenmarks, etwa in Höhe des ersten Lendenwirbelkörpers. Dieses Blasenzentrum ist über sensible und motorische Nerven mit der Harnblase und dem Harnröhrenschließmuskel verbunden. Über weitere im Rückenmark auf- und absteigende Nervenverbindungen wird das Blasenzentrum vom Gehirn überwacht, wo die Blasenfüllung als zunehmender Harndrang registriert und die Aktivität des Blasenzentrums gehemmt oder freigegeben wird (Abb. 21.**6a**).

Entsprechend der Lokalisation einer Rückenmarkschädigung entwickeln sich verschiedene Lähmungstypen der Harnblase. Sind das Blasenzentrum und/oder die Nervenverbindungen mit der Harnblase zerstört, resultiert eine *schlaffe Blasenlähmung*, da das Blasenzentrum keine motorischen Impulse mehr ausgeben kann oder diese nicht mehr zur Blase gelangen. Man spricht von einer Schädigung des unteren motorischen Neurons oder von *infranukleärer Schädigung* (Abb. 21.**6 b**).

Liegt die Rückenmarkläsion oberhalb des Blasenzentrums, so ist die Verbindung zum Gehirn unterbrochen, und das Blasenzentrum kann von dort aus nicht mehr überwacht werden. Es agiert jetzt selbständig und reflexartig, indem sensible Impulse von der Blase (zunehmende Füllung oder Schleimhautreiz bei Blaseninfekt) oder der Haut (Unterbauch, Genitalbereich, Innenseite der Oberschenkel) unmittelbar in motorische Impulse zur Blasenkontraktion umgewandelt werden. Es resultiert eine reflexaktive oder *spastische Blasenlähmung*. Man bezeichnet dies als Schädigung des oberen motorischen Neurons oder *supranukleäre Schädigung* (Abb. 21.**6 c**).

Bei inkompletten Lähmungen oder Rückenmarkschädigungen an mehreren Stellen oder größerer Ausdehnung können Mischformen der Blasenlähmung in großer Variationsbreite auftreten.

Blasenfunktion bei akuter kompletter Querschnittlähmung

Akutphase („spinaler Schock"). In diesem Stadium besteht immer eine schlaffe Blasenlähmung, die eine instrumentelle Harnableitung erforderlich macht.
Dies kann geschehen durch
- sterilen intermittierenden Katheterismus in ca. 4stündlichem Rhythmus oder
- suprapubischen Blasenfistelkatheter oder in Ausnahmefällen
- transurethralen Dauerkatheter mit der verstärkten Gefahr von Harnwegsinfekten und Druckschäden in der Harnröhre.

Frühestmöglicher Übergang auf vom Patienten durchgeführten Selbstkatheterismus.

Differenzierungsphase (ca. 6 Wochen bis 3 Monate nach Lähmungseintritt). Der entsprechend der Lähmungshöhe zu erwartende Lähmungstyp der Blase beginnt sich herauszukristallisieren. In dieser Phase sollte festgelegt werden, ob eine beginnende Reflexaktivität der Blase medikamentös unterdrückt werden soll. Der intermittierende (Selbst-)Katheterismus wird zunächst fortgesetzt, wobei das Zeitschema zugunsten des Blasenfüllungsvolumens verlassen werden kann. Die Patienten müssen lernen, den Blaseninhalt bis ca. 500 ml abzuschätzen. Hilfreich ist dazu ein über einige Wochen geführtes Bilanzheft, in dem Getränkeart/-menge sowie die jeweils entleerte Urinmenge in einem Zeitschema aufgeschrieben werden.

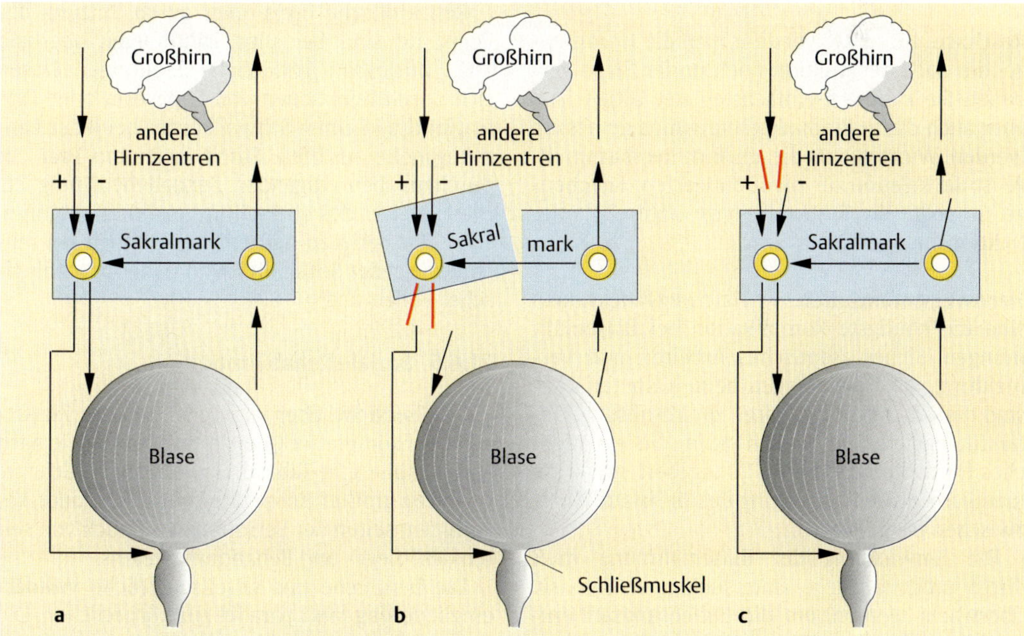

Abb. 21.**6** Blasenlähmung bei Paraplegikern. **a** Normale Blasenfunktion. **b** Schädigung des unteren motorischen Neurons. **c** Schädigung des oberen motorischen Neurons.

Definitive Blasenlähmung. Bei infranukleärer, also *schlaffer* Blasenlähmung wird der intermittierende Selbstkatheterismus auf Dauer fortgesetzt, ebenfalls bei medikamentös unterdrückter supranukleärer Lähmung. Das Auspressen der Blase mit der Bauchmuskulatur und/oder den Händen ist zu vermeiden, da sich hierdurch im Lauf der Zeit erhebliche Druckschäden an Harnblase und oberen Harnwegen sowie auch an den inneren Geschlechtsorganen des Mannes entwickeln können. Bei unbeeinflußter, supranukleärer, also *spastischer* Blasenlähmung wird die Entleerung durch Auslösen des Miktionsreflexes „getriggert". Dies geschieht durch rhythmisches Klopfen mit den Fingerspitzen oder der Handkante einer Hand auf die Blasenregion knapp oberhalb der Symphyse. Das Klopfen wird unterbrochen, sobald der Urin zu fließen beginnt. Jetzt kann die Miktion durch vorsichtigen Druck auf die Blase unterstützt werden. Versiegt der Harnfluß, wird nach einer „Erholungszeit" von ca. 10 Sekunden erneut mit dem Triggern begonnen. Auf diese Weise wird die Blase in Etappen möglichst vollständig entleert.

Oft kommt es trotz dieser gezielten Blasenentleerungen zwischendurch zu spontanen, ungewollten Harnabgängen, weshalb Inkontinenzhilfen in Form von Vorlagen und Netzhöschen bei Frauen oder Kondomurinalen bei Männern getragen werden müssen.

Restharn. Hierunter versteht man die Harnmenge, die nach der Miktion noch in der Blase verbleibt. Sie kann am einfachsten mit Ultraschall, aber auch durch Einmalkatheterismus gemessen werden. Wichtiger als die absolute Restharnmenge ist die Relation zur zuvor entleerten Harnmenge. So sollte die Restharnmenge unter 20 % der Miktionsmenge liegen.

Harnwegsinfektionen. Harnwegsinfektionen sind die häufigste Komplikation bei Blasenlähmungen. Sicher aseptisches Arbeiten und Vermeidung von Verletzungen beim Katheterismus sind die wichtigsten Faktoren zur Verhütung. Unterstützend wirken Trinkmengen, die ein tägliches Harnvolumen von ca. 2 l ergeben, sowie die medikamentöse Ansäuerung des Urins auf Werte zwischen pH 5,5 und 6.

Die Entwicklung der Blasenlähmung muß durch urodynamische Untersuchungen intensiv überwacht werden, um die Entleerungsart entsprechend dem jeweiligen Lähmungstyp zu optimieren und um Druckschäden an der Harnblase, den oberen Harnwegen und den inneren Geschlechtsorganen des Mannes frühzeitig erkennen zu können und ihnen gegebenenfalls operativ zu begegnen.

Grundsätzlich sind nach der Erstrehabilitation nach Querschnittlähmung jährliche urologische Kontrolluntersuchungen an einem Paraplegikerzentrum mit integrierter urologischer Abteilung erforderlich.

Sexualfunktion

Durch eine komplette Querschnittlähmung gehen beim Mann und bei der Frau die von der Psyche und vom Willen gesteuerten Sexualfunktionen ebenso wie die Sensibilität bei sexueller Betätigung verloren. *Bei der Frau* bleibt die Fertilität unabhängig von der Lähmungshöhe erhalten, da sie ausschließlich hormonell gesteuert wird.

Beim Mann ist die Störung der Sexualfunktion abhängig von der Höhe und dem Ausmaß der Rückenmarkschädigung. Grundsätzlich kann gesagt werden, daß um so mehr Funktionen erhalten sind, je höher das Lähmungsniveau liegt. So können bei Tetraplegikern und Paraplegikern mit einer Lähmungshöhe oberhalb Th7 reflektorische Ejakulationen ausgelöst werden. Bei tieferen Lähmungen bis Th12/L1 ist dies schwieriger und bei noch tieferen Lähmungen zunehmend unmöglich.

Reflektorische Erektionen durch Reizung der Penishaut sind bei allen Lähmungen oberhalb Th12 auslösbar. Verläßliche Erektionen lassen sich durch Injektionen von Papaverin oder Prostaglandin in einen Schwellkörper bei jeder Lähmungshöhe auslösen. Somit ist einem Paar ein durchaus befriedigendes Sexualleben möglich. Die Fähigkeit des querschnittgelähmten Mannes, seine Partnerin zu befriedigen, ist auch bei fehlender eigener Sensibilität von hoher psychologischer Bedeutung.

21.6.5 Soziale Rehabilitation

Eine **Übersicht** über die rehabilitative Zielsetzung bei kompletter Querschnittlähmung je nach Läsionshöhe gibt Tab. 21.**1**. Die nötigen Schritte bedürfen größter Kooperation und Ausdauer, sowohl von seiten der Betroffenen als auch von seiten des Pflege- und Behandlungsteams.

Die berufliche und gesellschaftliche Wiedereingliederung läuft parallel zur körperlichen. Die Paraplegikerzentren bieten Umschulungs- und Trainingsprogramme an. Das **Ziel** der Reaktivie-

Tabelle 21.1 Funktionsschema und rehabilitative Zielsetzung bei kompletter Querschnittlähmung

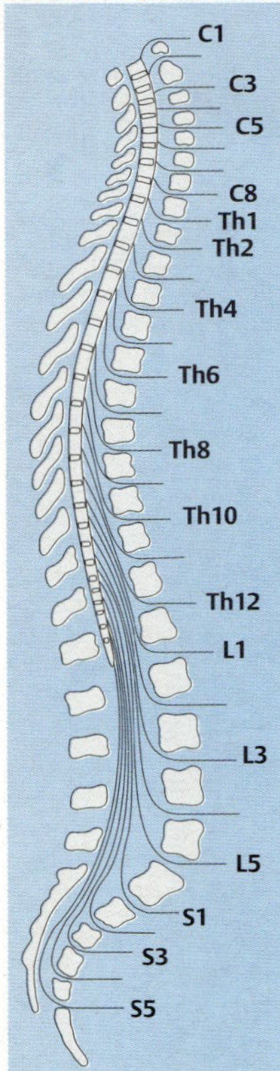

Läsionshöhe – **letztes funktionsfähiges Rückenmarksegment** – **innervierte Kennmuskeln (M.)**	**Funktionsbereiche** a) **persönliche Pflege (Nahrungsaufnahme, Körperpflege, Bekleiden, Toilettengang usw.)** b) **Kommunikation (Schreiben, Telefonieren usw.)** c) **Mobilität** d) **Steh- und Gehtraining**	**Versorgung** **Pflege** **Hilfsmittel**
Tetraplegie **C2/3** M. longus colli et capitis Mm. scaleni M. trapezius M. sternocleidomastoideus	a) vollständig abhängig b) ausschließlich über Mundbedienung. Kopfkontrolle eingeschränkt, kleiner Aktionsradius c) Fahren im Elektrorollstuhl mit Mundbedienung d) unterstütztes Stehen mit fixierten Kniegelenken und Oberkörper	– Umweltkontrollgerät – Schieberollstuhl mit Schalensitz und evtl. Atemhilfsgerät – individuell angepaßter Mundarbeitsplatz – Elektrorollstuhl mit Schalensitz und evtl. Atemhilfsgerät evtl. maschinelle Unterstützung der Atmung pflegerische Betreuung 24 Stunden täglich Pflegestehbett, Duschliege, evtl. Duschrollstuhl, Lifter, Notrufsystem
C6 M. extensor carpi radialis	a) teilweise selbständig b) beidhändiges Arbeiten mit Hilfsmitteln möglich c) Fahren mit mechanischem Rollstuhl. Fahren im Elektrorollstuhl, evtl. Fahren eines adaptierten PKW d) unterstütztes Stehen mit fixierten Knie- und Hüftgelenken	– teilweise Adaptationen für Bürogeräte, Besteck – mechanischer Rollstuhl – Elektrorollstuhl mit Handsteuerung, adaptierter PKW mit Handsteuergerät – elektrisches Stehgerät regelmäßige pflegerische Betreuung Pflegebett, evtl. Badewannenlifter oder -sitz, Übersetzhilfen
Paraplegie **Th1–9** Mm. intercostales	a) selbständig b) beidhändiges Arbeiten möglich c) Fahren mit mechanischem Rollstuhl auf unebenem Gelände mit Steigung, Fahren eines adaptierten PKW d) Gehtraining: Stehen, Gehen, Stufenüberwinden	– keine Adaptationen für Bürogeräte usw. – mechanischer Rollstuhl adaptierter PKW mit Handsteuergerät – Stützapparate und Barren oder mechanisches Stehgerät rollstuhlgerechte Wohnung als Voraussetzung für Selbständigkeit Spezialmatratze, Duschrollstuhl oder -sitz, evtl. Badewannenlifter oder -sitz
L3/4 M. quadriceps M. tibialis anterior	a) selbständig b) beidhändiges Arbeiten evtl. vom Hocker aus möglich c) teilweise rollstuhlunabhängig, Fahren mit mechanischem Rollstuhl, Fahren eines adaptierten PKW d) Gehtraining: Aufstehen, Gehen längerer Strecken, Treppenüberwinden	– mechanischer Rollstuhl adaptierter PKW mit Handsteuergerät – Fußheberhilfen, Anti-Genu-recurvatum-Schienen, Unterarmstützen rollstuhlgerechte Wohnung als Voraussetzung für Selbständigkeit Spezialmatratze, Duschhocker

rungs- und Integrationsphase ist erreicht, wenn der Patient – im Rahmen seiner verbliebenen Fähigkeiten – ein „gesundes", möglichst selbständiges Leben zu führen vermag und wenn er gelernt hat, mit den notwendigen Hilfsmitteln (Rollstuhl, Lebenshilfen usw.) umzugehen (Abb. 21.7).

Das Einbeziehen der Angehörigen in die Pflege, Wochenendbeurlaubungen, Kontakt mit der Schule, dem Arbeitgeber, der Kirchengemeinde, den Vereinen u.a. unterstützen die Neuorientierung des Paraplegikers im vertrauten beruflichen und privaten Umfeld. Die Überwindung von Ängsten, Vorurteilen und Unsicherheiten bei allen Beteiligten erfordert Informationen, Anregungen und Gedankenaustausch. Auch hierbei sind die Paraplegikerzentren und Selbsthilfegruppen als Initiatoren und Drehscheibe wichtig.

21.7 Vorbilder der Hoffnung

„Keine Gesellschaft kann es sich leisten, auf Vorbilder zu verzichten", sagt Alexander Mitcherlich (Mediziner und Psychologe). Von Vorbildern kann eine Anziehungskraft ohnegleichen ausgehen. Es gibt auch Vorbilder der Hoffnung, die man als „Gestalten der Hoffnung", ja geradezu als „Genies der Hoffnung" bezeichnen kann. Die Lebensmotivation, die sie auszeichnet, steht am Ende eines langen Weges, den sie gegangen sind. Was diese Menschen uns auch zeigen, ist, daß man Hoffnung nicht ein für allemal hat. Hoffnung ist ein Langzeitprogramm, und es muß – bei einem schweren Lebensschicksal – jeden Tag neu durchbuchstabiert werden. Anders ausgedrückt: Man darf nie aufgeben, muß es immer wieder neu versuchen. Hoffnung ist ein langer und schmerzhafter Prozeß, in den man hineinwachsen und der von anderen – von anderen Betroffenen und Begleitenden – mitgetragen werden muß. Hier bieten *Selbsthilfegruppen, begleitete Aktionswochen* (für Hirngeschädigte, für Paraplegiker) eine große Hilfe. Auf diesem Weg gibt es auch kostbare Erfahrungen, von denen Betroffene erzählen. Die Dichterin Gertrud von Le Fort (1878–1971) sagt dies einmal so:

■ „Nicht nur der lichte Tag, auch die Nacht hat ihre Wunder. Es gibt Blumen, die nur in der Wildnis gedeihen, Sterne, die nur am Horizont der Wüste erscheinen. Es gibt Erfahrungen der göttlichen Liebe, die uns nur in der äußersten Verlassenheit, ja am Rande der Verzweiflung, geschenkt werden." ■

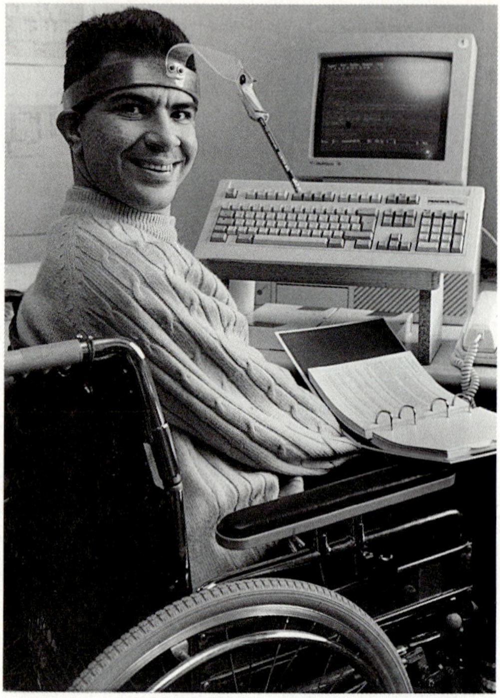

Abb. 21.7 Aktivitätsbemühungen eines Tetraplegikers (Foto: dpa).

Weiterführende Literatur

Bienstein, C., A. Fröhlich: Basale Stimulation. Verlag selbstbestimmendes Leben, Düsseldorf 1991

Bienstein, C., A. Fröhlich: Bewußtlos. Selbstbestimmtes Leben, Düsseldorf 1994

Bloch, E.: Das Prinzip Hoffnung. Suhrkamp, Frankfurt/M. 1985

Geng, V., R. Wyss, E. Meuli: Rehabilitationspflege von Querschnittgelähmten. Ein praktischer Leitfaden für die Rehabilitation von Querschnittgelähmten. Schweizer Paraplegikerzentrum, Nottwil 1995

Gerner, H. J.: Die Querschnittlähmung. Erstversorgung, Behandlungsstrategie, Rehabilitation. Blackwell, Berlin 1992

Goleman, D.: Emotionale Intelligenz. Hanser, München 1995

Grüninger, W., R. Classen: Psychologische Aspekte in der Rehabilitation Querschnittgelähmter. Schindele, Heidelberg 1987

Kast, V.: Freude, Inspiration, Hoffnung, 2. Aufl. Walter, Freiburg 1991

Lersch, P.: Aufbau der Person, 11. Aufl. Springer, Berlin 1970

Mumenthaler, M.: Neurologie, 9. Aufl. Thieme, Stuttgart 1990

Prosiegel, M.: Neuropsychologische Störungen und ihre Rehabilitation. Pflaum, München 1991

Schuchardt, E.: Warum gerade ich? Leiden und Glauben, 7. Aufl. Vandenhoeck & Ruprecht, Göttingen 1993

Zäch, G. A.: Querschnittlähmung – ganzheitliche Rehabilitation. Wüst, Küsnacht 1995

22 Leben mit bedingter Gesundheit

Ich bin gesund, wenn und soweit ich gesund sein will, mich dazu entschließe. Das ist großartig, aber unbequem bis zur Unerträglichkeit…
August E. Hohler

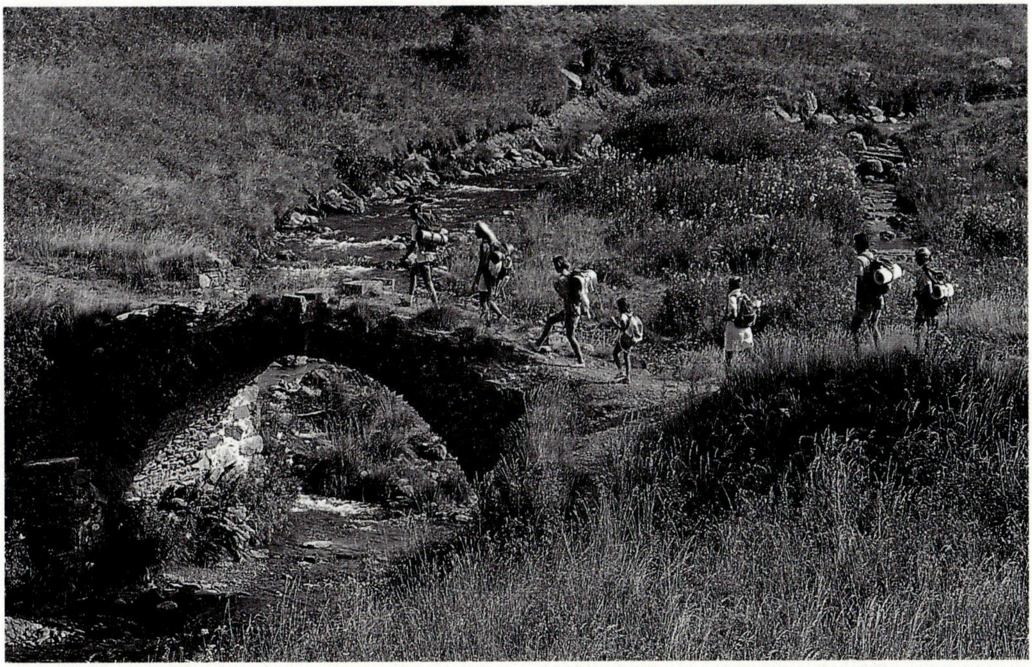

Foto: Focus

Sequenzziel

Dieses Kapitel befaßt sich mit Menschen, die lernen müssen, trotz *Gesundheitsproblemen* ein möglichst normales Leben zu führen. Es werden Themenkreise angesprochen wie „Bedingtheit", „Freiheit und Schicksal", „Hilfe zur Selbsthilfe". Am Beispiel des *Diabetes* lernen sie exemplarisch eine Situation bedingter Gesundheit kennen. *Ziel* ist die Aneignung von Sachwissen als Grundlage für ein konstruktives Begleiten.

Prinzipien/Impulse

Die **menschliche Person** ist ein Wesen, das sich im Geist ausdrücken und vom **Geistigen** her sein Leben bestimmen kann; ein Wesen also, das nicht einfach von der Natur bestimmt wird, sondern eines, das Entscheidungen treffen kann und dafür auch Verantwortung tragen muß. Diese Freiheit bleibt ihm auch bei vorgegebenen körperlichen Einschränkungen. Es liegt in der Entscheidung und Verantwortung des Betroffenen, *wie* er damit umgeht. Hier liegt die *Dimension der Freiheit.*

Als **Psychophysikum** ist der Mensch abhängig von Bedingungen, für Störungen anfällig und Fehlkonstruktionen (Fehlanlagen, Mangelerscheinungen usw.) ausgesetzt. Er hat es nicht in der Hand, ob die Natur ihm alle Funktionsabläufe im rechten Maß und in der richtigen Zusammensetzung zur Verfügung stellt. Wo Störungen nicht oder nur zum Teil kompensiert werden können, sind entsprechende Folgen unausweichlich. Hier liegt die *Dimension des Unabdingbaren.*

Lebewesen sind offene Systeme, die in ständigem Kontakt zueinander stehen und die sich gleichzeitig von allem anderen (in Welt und Universum) abgrenzen. Das bedeutet auch, daß unsere Lebensweise nie nur eine innere Angelegenheit ist, sondern wesentlich davon abhängt, wer und was uns umgibt, vom Gleichgewicht also zwischen uns und unserer Umwelt. Die Art und Weise, wie Menschen damit umgehen, bewirkt krankmachende oder gesundheitsfördernde Lebensqualität. Hier liegt die *Dimension der Flexibilität.*

Einstimmung

„Die goldenen Zeltnägel. Ein Derwisch, dessen Freude die Entsagung und dessen Hoffnung das Paradies war, traf einst einen Fürsten, dessen Reichtum alles übertraf, was der Derwisch je gesehen hatte. Das Zelt des Adligen, der außerhalb der Stadt zur Erholung lagerte, war aus kostbaren Stoffen, und selbst die Zeltnägel, die es hielten, waren aus purem Gold. Der Derwisch, der es gewohnt war, Askese zu predigen, überfiel den Fürsten mit einem Wortschwall, wie nichtig doch der irdische Reichtum, wie eitel die goldenen Zeltnägel, wie vergeblich das menschliche Mühen seien. Wie ewig und herrlich seien dagegen die heiligen Stätten. Entsagung bedeute das größte Glück. Ernst und nachdenklich hörte der Fürst zu. Er ergriff die Hand des Derwischs und sprach: ‚Deine Worte sind für mich wie die Glut der Mittagssonne und die Klarheit des Abendwindes. Freund, komm mit mir, begleite mich auf dem Weg zu den heiligen Stätten.‘ Ohne rückwärts zu schauen, ohne Geld, ein Reitpferd oder einen Diener mitzunehmen, begab sich der Fürst auf den Weg. Erstaunt eilte der Derwisch hinterher: ‚Herr! Sag mir doch, ist es dein Ernst, daß du zu den heiligen Stätten pilgerst? Wenn es so ist, warte auf mich, daß ich schnell meinen Pilgermantel hole.‘ Gütig lächelnd antwortete der Fürst: ‚Ich habe meinen Reichtum, meine Pferde, mein Gold, mein Zelt, meine Diener und alles, was ich hatte, zurückgelassen, mußt du dann wegen eines Mantels den Weg zurückgehen?‘ ‚Herr‘, staunte der Derwisch, ‚erkläre mir bitte, wie konntest du alle deine Schätze zurücklassen und selbst auf deinen Fürstenmantel verzichten?‘ Der Fürst sprach langsam, aber mit sicherer Stimme: ‚Wir haben die goldenen Zeltnägel in den Erdboden geschlagen, aber nicht in unser Herz!‘“ (Peseschkian 1979).

Fazit: Die „Zeltnägel“ (sie stehen für die Störung oder die Behinderung) sind in meinen Organismus eingegraben, aber sie treffen nicht mein Herz. Zwar trifft mich die Krankheit, aber es bleibt mir die Freiheit, so oder so mit ihr zu leben. Das heißt dann auch: *Nichtwählen* kann ich die Beeinträchtigung, aber *wählen* kann ich das *Wie* des Damitumgehens.

22.1 Theoretische Grundlagen

„Auch ein Kranker kann gesund sein.“ Diese paradox anmutende Aussage stützt sich auf die Auffassung, *Gesundheit* sei nicht einfach identisch mit der Abwesenheit von Störungen, sondern vielmehr *die Kraft, mit diesen zu leben.* Diese Beschreibung weist letztlich auf die Qualität der Lebensführung des einzelnen hin, auf den Lebensstil dessen, der mit einer wie immer gearteten Störung zu leben hat.

Die Fähigkeit des Umgangs mit Störungen schließt ein, daß die eigenen Grenzen akzeptiert werden, daß der Mensch auch in der Lage ist, sich in seinem Sosein anzunehmen, und zwar verbunden mit der Aufgabe, die eigenen Möglichkeiten innerhalb seiner Grenzen voll wahrzunehmen, was nichts anderes heißt, als mit Bedingtheit leben zu können.

22.1.1 Bedingtheit

Der Ursprung des Wortes „bedingt“ führt uns ins 17./18. Jahrhundert, wo in der philosophischen Fachsprache *bedingt sein* soviel bedeutet wie „von Voraussetzungen abhängig sein“. Das Gegenwort „unbedingt“ meint zunächst „ohne Vorbehalt“, „absolut“, „unbeschränkt“, schließlich „unter allen Umständen“.

Bedingte Gesundheit heißt demnach *abhängige Gesundheit.* Aber ist nicht die Gesundheit eines jeden Menschen abhängig, abhängig von vielen Voraussetzungen und Bedingungen, die das Leben mit sich bringt? Diese Tatsache der Bedingtheit anzunehmen, fällt jenen Menschen besonders schwer, deren *Selbstbild* (S. 26) von einem überhöhten Vollkommenheitsanspruch ausgeht. Leben ist aber nie vollkommen, nie „ohne Vorbehalt“, nie „absolut“. Der Mensch muß mit Bedingtheit und Bedingungen leben. Er hat nicht die Wahl, *ob* er es will oder nicht – er *muß.* Dies ist ihm auferlegt und damit das, was wir gern als Schicksal bezeichnen: Es ist *Schicksal,* Diabetiker zu sein, multiple Sklerose zu bekommen oder von einer endogenen Depression geplagt zu sein. Im Blick darauf beginnt der Mensch zu fragen: Warum ich? Warum so? Warum jetzt?

In solchen Fragen drückt sich Leiden aus – der Homo patiens. Wir sprechen vom Patienten. Im Fragen drückt sich auch Orientierungslosigkeit angesichts der Bedingtheit menschlicher Existenz aus (wer fragt, weiß nicht weiter). Im Fragen liegt aber auch Aktives (wer fragt, will weitergehen), gleich einem Motor, der, wenn er in Gang kommt, die Dinge weiterbringen kann.

Pflegende/Begleitende können diesen „Motor“ benutzen, indem sie mit den Patienten Fragen anschauen, um ihn entdecken zu lassen, was jetzt – in dieser Situation – von ihm bewältigt (beantwortet) werden muß. Sie können ihm helfen, eine neue Orientierung zu finden; vielleicht diese: nicht mehr *gegen* das Schicksal zu leben (z. B. nicht gegen den Diabetes).

22.1.2 Freiheit und Schicksal

Wo wir mit solchen Grundfragen menschlicher Existenz konfrontiert werden, können uns medizinische Antworten nicht weiterhelfen. Der fragende Mensch bewegt sich im Bereich der Philosophie (Pflege kommt ohne sie nicht aus!), und er braucht entsprechende Zugänge.

Freiheit und Schicksal sind Polaritäten, *Prozeßfiguren* (Kurz) gleichsam, die unser Leben begleiten und denen wir uns zu stellen haben.

Schicksal zeigt sich in der Bedingtheit, darin, „*daß* es so ist, wie es ist“, z. B. Diabetes zu haben.

Freiheit zeigt sich im *Wie* des Umgehens damit. Sie drückt sich aus im Erwägen, Entscheiden und Verantworten. Freiheit manifestiert sich demnach in einer spezifisch menschlichen Handlungsweise. Wenn Menschen Sachverhalte *abwägen*, dann vergleichen sie Argumente, prüfen Möglichkeiten und Grenzen. Manchmal möchte der Mensch die Situation lieber in der Schwebe lassen, aber er muß sich *entscheiden*, muß ausscheiden, was für ihn nicht mehr tragbar ist, und er muß sich ent-scheiden für das, was ansteht, neu integriert werden will. Hier kommt das dritte Element, die Verantwortlichkeit, ins Spiel.

Verantwortlichkeit. Das Wort Verantwortung kommt von „Antwort geben“, „antworten auf etwas“. Verantwortung zu übernehmen bedeutet, auf die Herausforderung einer Situation so zu antworten, daß Leben erhalten, neue Lebensmöglichkeit eröffnet, Leben womöglich intensiviert und gesteigert wird. Damit ist die positive Seite der Verantwortung angesprochen. Meist assoziieren wir jedoch „Last und Bürde“, „Müssen und Verzichten“ – das ist aber nur die eine Seite. Auf der anderen Seite liegen das „Können“ und die „Möglichkeiten“, die Ermöglichung gelingenden Lebens und die Entdeckung und Freisetzung einer neuen Sinnorientierung. Leben kann letztlich nur gelingen, wenn der Mensch lernt, „wie Leben geht“.

Leben geht nie ohne ihn, das wäre „gelebtwerden“. Leben geht nur, wenn der Mensch anfängt, sein Leben in die eigenen Hände zu nehmen, um diesem Leben ver-antwortete und von ihm verantwortbare Gestaltung zu geben. Dazu sagt ein Diabetiker: „Man muß sich selbst vorsichtig an die ‚guten Blutzuckerwerte‘ heranarbeiten. Es ist falsch, immer nur auf die Ärzte zu schielen. Entscheidend ist das freiere Lebensgefühl im verantwortlichen Einstehen für sich selbst“ (ein Interview). Das heißt, der Mensch findet den rechten Umgang mit der anstehenden Situation nur dadurch, daß er sein Schicksal annimmt und in Freiheit zu gestalten beginnt. Menschsein heißt zutiefst und zuletzt verantwortlich sein.

Verantwortung

Das Leben selbst ist es, das dem Menschen Fragen stellt. Er hat nicht zu fragen, er ist vielmehr der vom Leben her Befragte, der dem Leben zu antworten – das Leben zu ver-antworten hat (Frankl).

22.1.3 Selbsthilfeanteile des Menschen

Hilfe zur Selbsthilfe bedeutet die Ermöglichung gelingenden Lebens mit der Entdeckung und Freisetzung der Selbsthilfeanteile. Ihr Ziel ist erreicht, wenn der Mensch lernt, (wieder) für sich selbst zu sorgen, ein Streben, das uns ein Leben lang beschäftigt.

Der entwicklungsbedingten *Eigenständigkeit* steht das schicksalhaft Geforderte gegenüber. Der Mensch muß lernen, daß er nicht bei der Frage stehenbleiben darf: „Was habe ich verloren?“ (Ebene der Problemorientierung), sondern daß er Schritte zum noch Bleibenden tun muß (Ebene der Ressourcenorientierung). Zur Frage: „Was muß ich aufgeben?“ gehört die andere: „Was kann ich (noch)?“ Dieses Suchen nach einer neuen Selbständigkeit (Kompetenz) ist ein kritischer Teil innerhalb des Bewältigungsprozesses. Er verlangt von allen Beteiligten Flexibilität und *Kreativität*. Das Trainieren von kreativen Strategien (in der Fachsprache: Aktivieren von Ressourcen) wird dem Betroffenen helfen, seine Autonomie zu bewahren bzw. wiederzufinden, auch dann, wenn sich die Umstände plötzlich gegen ihn verschwören und er in einen Zustand schwerer Hilflosigkeit zurückversetzt wird (eine Situation, die in jedem Bewältigungsprozeß zu erwarten ist). *Selbsthilfe* ist eine Methode des Vorbeugens, also ein präventives Element. Sie ist aber auch eine Methode, die der Kunst des Lebens dient, somit auch ein gestaltendes und sinnstiftendes Element. Hilfe zur Selbsthilfe muß beidem entsprechen.

22.1.4 Eine Definition bedingter Gesundheit

Dem Denken, Verhalten und Handeln liegt ein Leitbild zugrunde. Menschen reagieren entsprechend ihrem inneren Bild, d. h., sie orientieren sich an dem, was sie als *normal* betrachten. Manche vertreten die Ansicht, daß sie nur dann normal sind, wenn keinerlei störende Anzeichen vorhanden sind. Andere sind schon zufrieden, wenn sie keine offensichtlichen Behinderungen haben.

Die *Gesellschaft für Psychiatrie* bezeichnet den Menschen als normal, wenn er sich in einer mehr oder weniger vernünftigen Art und Weise im Alltag verhalten kann, frei ist von psychischem Schmerz, Unwohlsein oder Unfähigkeit. Der allgemeine *Gesundheitsbegriff* (Kap. 3) orientiert sich an ähnlichen Leitlinien. Bekannt ist die Definition der WHO (1948), daß der Mensch dann gesund sei, wenn er sich physisch, psychisch und sozial optimal wohl fühlt. Hier wird ein Vollkommenheitsanspruch deklariert und als normal hingestellt, dem das Leben nie gerecht werden kann. Leben *ist* nicht vollkommen, weshalb es auch keine vollkommene Gesundheit geben kann. Gesundheit ist zwar etwas Wichtiges und Bedeutendes, aber trotzdem nicht etwas, das der Mensch als Anspruch einfordern könnte, z. B. von der Gesellschaft, den Ärzten oder „vom lieben Gott". Gesundheit ist ein *Seiendes* – etwas, was *ich bin* (nicht habe), das infolgedessen mit mir selbst, meiner Einstellung und meinem Verhalten zusammenhängt.

Abstrakte Theorien gehen immer am Wesentlichen, nämlich am individuellen Menschen, vorbei, was auch heißt, daß Gesundheit nur als individuelles Gesundsein vom je Einzelnen definiert werden kann: nämlich als Fähigkeit des Individuums, mit dem Leben, so wie es ist, umzugehen. Eine solche Definition geht nicht vom „Funktionieren oder Nichtfunktionieren" aus, sondern von der *Person als selbstregulierendem Wesen.* Personsein heißt, unter allen Umständen in der Lage sein, das Leben zu meistern. Vielleicht braucht der Mensch Hilfe. Aber sowohl Helfer wie Hilfsbedürftige müssen wissen, daß die eigentliche Leistung nur vom Betroffenen selbst erbracht werden kann; die Anpassungsfähigkeit liegt in ihm (Anpassungsleistung bei Streß S. 432 f.; Copingstrategien S. 700 ff.).

Es wäre nun jedoch fatal, wollten wir Gesundheit definieren als die Fähigkeit, Streß zu ertragen, ohne zusammenzubrechen. Genau darum geht es nicht! Eine gesunde Reaktion auf belastende Einbrüche (physisch, psychisch, sozial) schließt den Zusammenbruch (die Verzweiflung, die Auflehnung) mit ein. Man könnte sagen, daß *der* Mensch gesund ist, der in der Lage ist, sich selbst und das Leben (auch nach einem Zusammenbruch) neu zu ordnen, ihm neu einen Sinn zu geben.

Eine so verstandene Definition von Gesundheit müßte die folgenden Elemente umfassen:

- Fähigkeit, auf die Bedingtheiten des Lebens zu reagieren;
- Kunst, das Leben, so wie es ist, zu bewältigen und zu gestalten;
- Bereitschaft, dem Leben auch Einschränkung zuzugestehen, was Verzicht bedeutet auf Perfektibilität (Vollkommenheit);
- Leben in einem dynamischen Gleichgewicht, nicht nur der inneren Kräfte, sondern auch als harmonisches Zusammenspiel zwischen Individuum und Umwelt.

Zusammengefaßt könnte man sagen: **Gesundheit ist gelingendes Leben** (nicht zu verwechseln mit ungestörtem, glückseligem Leben!).

Bedingte Gesundheit bedeutet dann:

- Heilung und Befreiung von Krankheit (insbesondere von Symptomen) soweit als möglich;
- ressourcenorientiertes Leben: Fördern und Stützen der gesunden Kräfte;
- Üben und Einüben einer höchstmöglichen Selbstkompetenz und Verantwortlichkeit für das eigene Leben;
- Lebenskunst im weitesten Sinn, Lebenkönnen trotz bleibendem Krankheitsrest.

Das heißt auch

- verändern, was veränderbar ist, und
- annehmen, was unausweichlich und unveränderbar bleibt.

Darin geschieht Reife, wie schon Rilke es ausdrückt:

„Ich lebe mein Leben in wachsenden Ringen,
die sich über die Dinge ziehn.
Ich werde den letzten vielleicht nicht
vollbringen,
aber versuchen will ich ihn."

22.2 Situation der Betroffenen

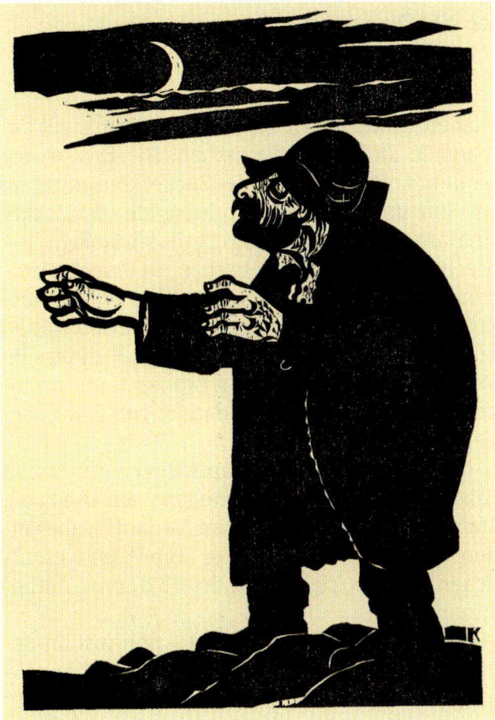

Der Blinde

22.2.1 Situation des Patienten

Voraus muß gesagt werden, daß die Situation des Patienten immer auch seine **Angehörigen** betrifft. Ferner ist die Bezeichnung „Patient" hier falsch. Zwar ist er auch ein Homo patiens, ein Leidender. In erster Linie muß er aber als *aktiver* **Partner** *innerhalb eines Lebenshilfetrainings* gesehen werden. Das wichtigste dabei sind seine Selbsthilfeanteile – doch nicht nur! Immer ist der einzelne Mensch auch *Verflochtener* mit seiner Umwelt (Angehörige, Freunde...) wie *Geprägter* von seiner Lebensgeschichte. Ein Beispiel: Wenn der Mensch in früher Jugend lernt, daß er nur dann etwas wert ist, wenn er viel und Großes leistet, berufliche und menschliche Erfolge aufzuweisen hat, wird die Konfrontation mit einer Krankheit (wie z. B. Diabetes) zu einer tiefgreifenden Niedergeschlagenheit führen. Das soziale Umfeld, in dem sich eine solche Einstellung entwickeln konnte, wird (wenn auch nonverbal) seine Gefühle von Versagen und Minderwertigkeit zusätzlich verstärken. Studien von Lebensgeschichten zeigen, daß die Ereignisse des täglichen Lebens, die Art und Weise des Miteinanders eine wichtige Rolle spielen, sowohl beim Ausbruch der Krankheit wie für den Verlauf und das Auftreten von Komplikationen. Emotionen, Streß oder andauernde Auseinandersetzungen im zwischenmenschlichen Bereich haben eben auch organische Auswirkungen, genauso übersteigerte Bedürfnisse, z. B. nach Anerkennung und Zuwendung, die von der Umwelt nicht befriedigt werden können. Sie kommen über die Körpersymptomatik zum Ausdruck. Zum Beispiel stillt der Diabetiker den „chronischen Liebeshunger" mit Essen, speziell mit süßem Essen. Die Einschränkung, die ihm die Krankheit gerade da auferlegt, kann zu steten Reibereien im Kontaktbereich führen. Ein anderes Beispiel: Den verständlichen Wünschen eines Depressiven, seiner Einschränkungen wegen bemitleidet und verwöhnt zu werden, können Angehörige nie genügen. Enttäuschungen und neue Verletzungen sind die Folge.

22.2.2 Situation der Pflegenden

Wo eine Krankheit nicht geheilt werden kann, sondern ins Leben integriert werden muß, hat die Pflege in erster Linie **pädagogische Anteile** zu entwickeln. Ein Mensch, der sich neu orientieren muß, benötigt aber nicht nur Information im Sinn von Beratung und Schulung, er benötigt auch eine emotionale Basis, ein Klima, in dem er sich selbst und seinen Lebenssinn neu entdecken kann. Begleiten auf diesem Weg ist eine ganz besondere Kunst, eine, die sicher schwieriger ist als die Kunst, eine Infusion zu stecken, einen Verbandwechsel vorzunehmen oder ein Medikament zu verabreichen. Solches Begleiten muß – wie jede Kunst – geduldig erlernt und eingeübt werden. Denn auch hier gilt: „Es ist noch nie ein Meister/eine Meisterin vom Himmel gefallen." Oft fehlt uns auch die Übung, diese Anteile der Pflege zu verbalisieren, um sie im Pflegeprozeß sicht- und evaluierbar zu machen.

Hilfe zum Leben mit bedingter Gesundheit muß auch in der Pflegedokumentation als solche sichtbar sein. Sie umfaßt schwerpunktmäßig folgende Aspekte:

- intensive Auseinandersetzung mit der Lebensgeschichte des Patienten, um Konfliktfelder der Verbalisierung und Verarbeitung zuzuführen;
- Ermutigung zu Alternativen und Erweiterungsmöglichkeiten bei den defizitären Bereichen, mit dem Ziel, den Mangel auszugleichen;

- Anregen von neuen Verhaltensweisen und Stützen der Eigenverantwortlichkeit, die sich auf solides Sachwissen abstützen.

Pflegende sollen/müssen dies nicht im Alleingang tun, sondern in Zusammenarbeit mit dem gesamten therapeutischen Team (S. 470 ff.).

Leben mit bedingter Gesundheit
betrifft Menschen

- mit chronischen Störungen der Funktionen und des Stoffwechsels, wie Diabetes mellitus, Muskelschwäche u. a.;
- nach lebensverändernden Ereignissen, die Einschränkungen zurücklassen (Unfälle mit bleibender Behinderung);
- bei bestehenden Defiziten, z. B. der Sinnesorgane oder bei anderen Gesundheitsproblemen (die u. U. von Geburt an bestehen);

Haltungen und Einstellungen wie auch Begriffe, die wir gebrauchen, beeinflussen den Verlauf von Gesundheits- und Krankheitsprozessen. Es ist ein Unterschied, ob wir von *Abhängigkeit* sprechen oder von *Inanspruchnahme von Hilfe*. Denn nie ist ein Mensch nur krank, nie sind Funktionen absolut gestört, immer bleiben auch Kompetenzen und gesunde Anteile.

Als **Beispiel** des Lebens mit bedingter Gesundheit finden Sie im folgenden die *Situation des Menschen mit Zuckerkrankheit (Diabetes mellitus)*.

Begleiten von Menschen auf dem Weg zu einer bedingt gesunden Lebensweise

Hier werden jene Anteile der Pflege gebraucht, die auf S. 17 als Leitlinien/Thesen eines ganzheitlichen Pflegeverständnisses bezeichnet wurden:

- *Selbsthilfeanteile:* Anleiten und Begleiten der Hilfe zur Selbsthilfe;
- *pädagogische Anteile:* Lehren und Bilden, Anleiten und Einüben von Fertigkeiten (z. B. Injektionen) und Fähigkeiten (Selbstwahrnehmung von Alarmzeichen, Risiken);
- *ressourcenorientierte Anteile:* Hervorlocken von Möglichkeiten der inneren Kräfte (Hoffnung S. 647 ff.) sowie Informationen über äußere Hilfsmittel und -angebote;
- *Begleiten in Krisensituationen* bzw. im Suchen und Finden von bestmöglichen Lebensstrategien (Copingstrategien S. 700 ff.).

22.3 Leben mit Diabetes

22.3.1 Diabetes mellitus

Definition

Diabetes mellitus ist eine auf Insulinmangel basierende Stoffwechselkrankheit. Die Erkrankung ist durch eine Zunahme der Zuckerkonzentration im Blut und durch das Vorkommen von Zucker im Harn charakterisiert. Als pathophysiologischer Mechanismus der diabetischen Stoffwechselstörungen steht bei insulinabhängigem *Typ-I-Diabetes* (IDDM = *i*nsulin-*d*ependent *d*iabetes *m*ellitus) eine Verminderung der B-Zellen des Pankreas im Vordergrund. Typ Ia kommt praktisch nur im Jugendalter vor, Typ Ib trifft den jungen Erwachsenen.

Man nimmt an, daß hauptsächlich genetische Faktoren einen Diabetes mellitus auslösen, die Stabilität oder Instabilität im Verlauf, insbesondere beim juvenilen Diabetes (Typ I), im wesentlichen durch psychosoziale Faktoren mitbestimmt wird.

Der *Typ-II-Diabetes* (NIDDM = *n*on-*i*nsulin-*d*ependent *d*iabetes *m*ellitus) ist der insulinunabhängige Diabetes, bekannt als Altersdiabetes. Er kann mit Normalgewicht (Typ IIa) oder mit Übergewicht (Typ IIb) einhergehen.

Zur *Diagnosestellung* stehen die Diabetessuchtests (S. 1152) und auch die Glucosebestimmungen (S. 1142) zur Verfügung.

Blutzucker und Physiologie

Traubenzucker (Glucose) befindet sich im Blut jedes gesunden Menschen, allerdings nicht mehr als etwa 1,1 g Zucker auf 1 l Blut. Der normale Blutzuckerspiegel liegt nüchtern bei ungefähr 3,9 – 6,6 mmol/l (≈ 70 – 120 mg/dl). Ab etwa 6,6 mmol/l (≈ 120 mg/dl) liegt ein Diabetes mellitus vor. Erst wenn der im Blutserum enthaltene Traubenzucker 10,0 mmol/l (≈ 180 mg/dl) überschreitet, kann die Niere diese Menge Zucker nicht wieder dem Körper zuführen, und er wird mit dem Urin ausgeschieden. Zu einer Konzentrationszunahme des Zuckers im Blut und schließlich auch im Harn kommt es, wenn die Bauchspeicheldrüse nicht genügend Insulin produziert. Die Sekretion des Insulins wird auch vom vegetativen Nervensystem und durch hormonelle Reize gesteuert. Adrenalin und Noradrenalin hemmen die Insulinsekretion, die Glucagonsekretion dagegen nimmt zu. Durch diesen vegetativ-hormonellen Reaktionszyklus wird der ganze menschliche Organismus in Höchstform gebracht: Er ist bereit zum Kampf und auch zur Flucht. Der Blutzuckerspiegel steigt hoch an: Energien werden zur Verfügung gestellt.

Auftreten und Häufigkeit

Das Kennen der epidemiologischen und transkulturellen Zusammenhänge hilft dem Betroffenen, das eigene Schicksal nicht als einmalig zu betrachten. Er begibt sich gleichsam in eine größere Schicksalsgemeinschaft. Die folgenden Angaben entnehme ich Peseschkian (1992):

- Die Zahl der Zuckerkranken hat sich in den letzten 25 Jahren verdoppelt.
- Die Erkrankungshäufigkeit nimmt mit steigendem Lebensalter zu; fast 10 % der 70jährigen sind zuckerkrank.
- Frauen sind häufiger betroffen als Männer.
- Der juvenile Diabetes mellitus, an dem etwa 10 – 15 % aller Diabetiker leiden, tritt meist vor dem 3. Lebensjahrzehnt auf.
- Der wesentlich häufigere Altersdiabetes, bei dem der Erbfaktor eine größere Rolle zu spielen scheint, beginnt meist erst nach dem 40. Lebensjahr. Er steht im engen Zusammenhang mit der Adipositas. Etwa 80 – 90 % dieser Kranken sind übergewichtig.
- Es wird berichtet von auffallend häufigen Diabeteserkrankungen amerikanischer Soldaten in Übersee. Sie werden auf die spezifische pathogenetische Bedeutung von Trauer und Einsamkeitsgefühlen zurückgeführt. Kampfstreß waren diese Soldaten kaum ausgesetzt.
- Diabetes mellitus ist nach bisherigen Untersuchungen in Finnland am häufigsten. Die Zahl der Patienten hat sich dort innerhalb der letzten 30 Jahre, möglicherweise aufgrund von Umweltfaktoren, verdoppelt. Kinder mit Diabetes mellitus leiden nicht nur unter ihren körperlichen Einschränkungen, sondern haben darüber hinaus oft psychische und soziale Probleme. Umwelteinflüsse seien bei etwa 60 % der Diabetesneuerkrankungen beteiligt, schätzt Akerblom (1989) vom Kinderkrankenhaus der finnischen Universität Helsinki.

Symptome und Probleme

In leichteren Fällen oder zu Beginn des Leidens kann der Diabetes nahezu symptomlos verlaufen und wird bisweilen nur bei Behandlung wegen einer anderen Krankheit entdeckt. Neben der Blutzuckererhöhung und der Zuckerausscheidung im Harn finden sich folgende Symptome: Durst, übermäßige Harnausscheidung, Gewichtsabnahme trotz vermehrter Nahrungsaufnahme, Neigung zu Hautkrankheiten (Ekzem, Juckreiz, Furunkulose), oft schlechte Wundheilung, Potenz- und Menstruationsstörungen.

Im weiteren Verlauf der Erkrankung kann es zu chronischen Infektionen der Harnwege und zu peripheren Durchblutungsstörungen infolge der vorzeitigen, arteriosklerotischen Gefäßveränderungen kommen. Eine ernste Komplikation stellt das Koma dar, ein plötzlicher Stoffwechselzusammenbruch mit Bewußtlosigkeit.

Da sowohl Spätfolgen wie Komplikationen zu erheblichen Pflegeproblemen führen, werden sie im folgenden ausführlicher dargestellt.

Gefahren und Spätfolgen

Coma diabeticum

Grundsätzlich kann man unterscheiden zwischen dem *ketoazidotischen Koma* und dem *hyperosmolaren Koma.*

Ketoazidose. Sie tritt vor allem bei jungen Patienten auf, die insulinbedürftig sind:

- Durch eine massive Glukosurie bei bestehender Hyperglykämie (Blutzuckerwerte, die 33 mmol/l bzw. 600 mg/dl aber nicht überschreiten) verliert der Organismus seine Energiestoffe (*Glykogenverarmung* in der Leber).
- Es werden Fette abgebaut, und daraus bilden sich die sog. Ketokörper (Acetessigsäure, Beta-Hydroxybuttersäure) im Blut – *Ketoanämie*, im Urin – *Ketonurie* (Aceton positiv) – *metabolische Azidose* (Pathophysiologie S. 1064 f.).
- Ausdruck der metabolischen Azidose sind das Verschwinden der *Alkalireserve* im Serum (sie bindet Säuren), die beschleunigt vertiefte Atmung – *Kußmaul-Atmung* (Säure wird abgeatmet, der Atem hat den typischen *Acetongeruch*).

Hyperosmolarität. Bei älteren Patienten steht häufig nicht die Azidose im Vordergrund, sondern die extrem hohe Konzentration des Blutzuckers (Werte bis über 56 mmol/l bzw. 1000 mg/dl). Dieser wird osmotisch wirksam und führt zu einer Flüssigkeitsverschiebung vom intra- in den extrazellulären Raum und zur osmotischen Diurese mit Polyurie. Somit geht die aus den Zellen in den Extrazellulärraum verschobene

Tabelle 22.**1** Gegenüberstellung Coma diabeticum – hypoglykämisches Koma

	Coma diabeticum	Hypoglykämisches Koma
Ursachen	– fehlende Insulinzufuhr durch Unterlassen der Insulininjektion – ungenügende Insulinzufuhr bei falscher Dosierung – erhöhter Insulinbedarf bei Infekten, Ernährungsfehlern, Operation, Unfall, Schwangerschaft, akuten Erkrankungen (Myokardinfarkt), psychischen Streßsituationen	– Ernährungsfehler, z. B. Auslassen von Mahlzeiten, massiver Alkoholkonsum – Medikamenten- und Insulin-Injektionsfehler im Sinne einer Überdosierung – ungewöhnliche körperliche Anstrengung – unregelmäßige Resorption von der Injektionsstelle her – Alkoholvergiftung – Sonnenbad – Leberfunktionsstörungen
Zeichen	– starker Durst, trockene Haut und Schleimhaut – Polydipsie (viel trinken) – Polyurie – schnelle Ermüdbarkeit – Konzentrationsschwäche – Appetitlosigkeit, Übelkeit, Brechreiz, Erbrechen – Schläfrigkeit	– Heißhunger, feuchte Haut (Schweißausbruch vor allem am Kopf) – Schwäche, Müdigkeit, Zittern – Angst, Herzklopfen, Gähnen – Kribbeln (um den Mund herum) – psychische Veränderungen: Erregbarkeit, Aggressivität oder Apathie – Sehstörungen – Konzentrationsschwäche } wichtige Zeichen bei Humaninsulin
In der Bewußtlosigkeit	– Exsikkose: trockene Zunge und Haut, weiche Augäpfel – Kußmaul-Atmung – Acetongeruch in der Ausatmungsluft – schlaffer Tonus der Extremitäten – Reflexe abgeschwächt oder normal – Tachykardie mit schlecht gefülltem Puls – Blutzucker ↑, Urinzucker ↑, evtl. Aceton pos.	– feuchte, blasse Haut, Schweißausbruch – Atmung normal oder schnarchend – Mundgeruch unauffällig – Tonus gespannt, Krämpfe – Reflexe gesteigert, evtl. Halbseitenparese – Puls gut gefüllt – Blutzucker ↓, Urinzucker neg., Aceton neg.
Sofortmaßnahmen	– Vitalzeichenkontrolle; Bestimmung von Blutzucker, Urinzucker, Osmolarität, Blutgasen – Flüssigkeits- und Elektrolyttherapie, Volumenersatz, dann hypotone Lösungen, Coma-diabeticum-Lösung (enthält Na-Bicarbonat), Natrium-Kalium-Korrektur – glucosehaltige Lösungen, sobald Blutzucker sinkt – Insulin i. v., s. c. oder als Dauertropfinfusion – bei Stabilisierung: umstellen auf Erhaltungstherapie und orale Ernährung	– bei nichtbewußtlosen Patienten: gesüßten Tee, Zuckerwasser, Orangensaft, Brot – bei komatösen Patienten: Injektion von Glucose 40 % i. v. oder Injektion von 0,5 – 1 mg Glucagon – bei Patienten „auf der Straße“: 2 – 3 Würfelzucker zwischen Wangen und Zahnreihe legen (Patient in Seitenlage und Kopftieflage wegen Aspirationsgefahr)

Flüssigkeit verloren. Wenn dieser Verlust nicht sofort ersetzt werden kann, resultieren eine zunehmende Exsikkose (trockene, schlaffe Haut, weiche Augäpfel) und infolge Plasmaverlustes ein Kreislaufschock (flacher, tachykarder Puls, Blutdruckabfall; im Schock geht die Polyurie über in eine Oligurie).

Das *Koma* entwickelt sich langsam. Ausgelöst wird es häufig durch eine akute Erkrankung, psychische Belastung, Insulintherapie- oder Diätfehler. Zeichen und Sofortmaßnahmen sind Tab. 22.**1** zu entnehmen.

Hypoglykämisches Koma

Bei dieser Stoffwechselstörung steht die Hypoglykämie (Blutzucker unter 2,2 mmol/l bzw. 40 mg/dl) im Vordergrund. Sie ist die Folge eines

Insulinüberschusses, entweder durch überschießende Gegenregulation des Körpers auf eine Hyperglykämie oder nach zu großer exogener Insulinzufuhr, bei außergewöhnlich viel Bewegung und Nahrungskarenz. Der Glucosemangel des Nervensystems führt zu akuten Schocksymptomen, kann aber bei älteren Menschen atypisch verlaufen, z. B. wie ein apoplektischer Insult. Ursachen, Zeichen und Sofortmaßnahmen sind Tab. 22.**1** zu entnehmen. Obwohl das hypoglykämische Koma durch Glucosezufuhr relativ einfach behoben werden kann, ist es keineswegs harmlos, denn Hypoglykämie bedeutet auch Mangelernährung, worunter in erster Linie die Hirnzellen leiden.

Es gibt auch die primäre Hypoglykämie, die infolge eines Adenoms der Pankreaszellen auftritt und die gleichen Zeichen macht.

Diabetische Gefäßveränderungen

Dauer des Diabetes und Erfolg der Therapie bestimmen den Zeitpunkt und das Ausmaß der Gefäßkomplikationen. Bei einem gut eingestellten Diabetes ist z. B. eine Retinopathie auch nach über 20 Jahren eine Seltenheit, während der schlecht eingestellte und nachlässig kontrollierte Patient Gefäßkomplikationen schon nach 5 – 7 Diabetesjahren aufweisen kann. In der Regel treten Gefäßveränderungen 10 – 15 Jahre nach Beginn der Krankheit auf. 80 % aller Diabetiker sterben an vaskulären Komplikationen. Die *diabetische Mikroangiopathie* ist durch eine spezifisch diabetische Veränderung der kapillären Basalmembran gekennzeichnet. Schließlich kommt es zur Verdickung der Membran. Bei der *Makroangiopathie* entsteht die verstärkte und frühzeitig auftretende Arteriosklerose. Abb. 22.**1** zeigt deren Wechselwirkungen und Spätfolgen.

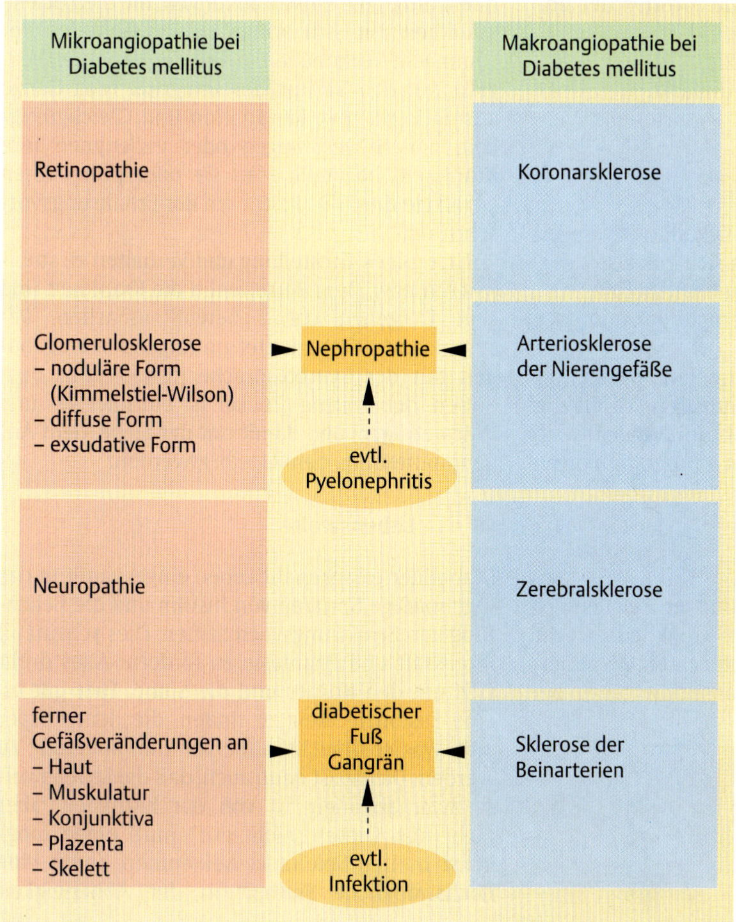

Abb. 22.**1** Nichtakute Komplikationen des Diabetes mellitus (diabetisches Spätsyndrom) sowie Zusammenhänge zwischen Mikro- und Makroangiopathie des Diabetikers (nach Gerlach).

Mikroangiopathien sind die

- *diabetische Nephropathie* als *Glomerulosklerose* mit Veränderungen an den Glomeruluskapillaren – Kimmelstiel-Wilson-Syndrom: Charakteristische Krankheitszeichen sind Proteinurie und Hypertonie. Häufig ist die Nephropathie mit Harnwegsinfektionen und anderen Nierenerkrankungen kombiniert;
- *diabetische Retinopathie* – Netzhautveränderungen infolge des diabetischen Kapillarschadens. Das Sehvermögen nimmt ab. Frühzeitig treten Katarakt sowie Glaskörper- und Netzhautblutungen auf.

Zu den Mikroangiopathien gehört auch der sog. *diabetische Fuß*. Es handelt sich um akrale Läsionen (Gangrän, Ulkus, die schon durch geringfügige Traumen ausgelöst werden können (Abb. 22.**3**). Häufigste Lokalisation: Zehen und Ferse.

Makroangiopathien betreffen vorwiegend Zerebral- und Koronargefäße sowie Arterien der unteren Extremitäten:

- Zerebralsklerose → Apoplexie,
- Koronarsklerose → Myokardinfarkt,
- Sklerose der Beinarterien → arterielle Verschlußkrankheit.

Neuropathien

Die neurologischen, nicht rückbildungsfähigen Veränderungen manifestieren sich z. B. als

- Para- und Hypästhesien, Taubheitsgefühl,
- Aufhebung des Vibrationsempfindens und der Schweißsekretion,
- Blasenstörungen; die Patienten haben oft große Mühe, die Blase zu entleeren, was häufig auch für das Pflegepersonal zum Problem wird → Urinbedarf für die zeitlich programmierten Zuckerproben.

Infektionsanfälligkeit

Sie ist beim Diabetiker groß und ein Zeichen der verminderten Resistenz gegen Krankheitserreger jeder Art. Die Tendenz zur schlechten Wundheilung kompliziert die Infektionsbekämpfung bei Verletzungen.

Bedingte Gesundheit des Diabetikers bedeutet eine *optimale Stoffwechselkompensation*, so daß ein Zustand der Beschwerdefreiheit und Leistungsfähigkeit in Beruf und Alltag erlangt wird (damit können auch Spätfolgen vermieden oder doch erheblich hinausgezögert werden). Der Erfolg ist abhängig von der aktiven Mitarbeit des Patienten in den Bereichen

- höchstmöglicher Selbstverantwortlichkeit/Selbstkompetenz bezüglich Lebensweise, Gesundheitssorge und Selbstpflege,
- situationsgerechter Ernährung/Diät,
- medikamentöser Behandlung mit Antidiabetika oder Insulin.

22.3.2 Selbsthilfeanteile

Wo es um „Leben mit bedingter Gesundheit" geht, gilt es in erster Linie nach den Selbsthilfeanteilen zu fragen und diese in den Vordergrund zu rücken. Diese Selbsthilfepotentiale sind oft überlagert. So kann es sein, daß der Betroffene, deprimiert durch die Einschränkungen, die die Zuckerkrankheit mit sich bringt, sich in Gefühlen der Ohnmacht verkriecht. Ein Teil der Patienten reagiert auf den Verlust der Integrität (das Ganze ausmachend) mit Resignation und Gleichgültigkeit, andere verdrängen oder verleugnen ihre Krankheit, bagatellisieren sie oder protestieren gegen sie durch Boykottieren der Ernährungsvorschriften.

Hier gilt es, Einstellung und Verhalten zu stabilisieren bzw. dem Betroffenen die Krankheit und sein Umgehen damit bewußtzumachen. Peseschkian (1992) arbeitet im folgenden Fragebogen mit der Symbolsprache (S. 453), mit dem Süßen, der Wärme (Zucker ist ein Energie- und Wärmeträger) und damit mit der Liebe, dem Angenommensein, dem Umsorgtwerden.

Lebensweise

Diabetiker erfahren ihr Leben eingespannt in das regelmäßige Spritzen von Insulin und die Beachtung von Ernährungsvorschriften. Dies scheint all ihre Kraft und Phantasie zu fordern: Alles dreht sich um den Körper und die Sinne. Hier gilt es, eine Distanziertheit zu finden, die dem Körper gibt, was er braucht, ohne von ihm abhängig zu werden. Das heißt dann auch, daß die Lebensweise zwar abhängig ist von der Krankheit, aber nicht nur. Dieses „nicht nur" muß einen möglichst breiten Spielraum bekommen, damit eine höchstmögliche Freiheit in der Abhängigkeit

Fragebogen zu Diabetes mellitus (Peseschkian 1992)

- Sind Sie in Ihren Beziehungen „aus der Balance geraten"? Haben Sie das Gefühl, sich die „fehlende Wärme" (die fehlende Süßigkeit) selbst geben zu müssen?
- Wer hat Sie wann über Ihre Krankheit informiert?
- Fürchten Sie, aus der Rolle zu fallen, wenn Sie nicht mitmachen (Höflichkeit), wenn – wie oft in unserer Gesellschaft üblich – Frustrationen durch Essen und Trinken kompensiert werden?
- Verwöhnen Sie sich in Zeiten der Ruhe mit Essen? Reagieren Sie bei Spannungen mit Hunger?
- Nehmen Sie regelmäßig die verordneten Medikamente? Wissen Sie, wie die Medikamente wirken, was Sie von ihnen erwarten können und welche Nebenwirkungen möglich sind?
- Sind Sie mit Ihrem Beruf zufrieden? Sind bei Ihnen Entschlußfreudigkeit, Ehrgeiz und expansive Strebungen stark ausgeprägt?
- Können Sie Wünsche und Forderungen offen (Ehrlichkeit) und in angemessener Weise (Höflichkeit) zum Ausdruck bringen?
- Leiden Sie unter Einsamkeitsgefühlen? „Frieren" Sie in Gegenwart Ihres Partners oder anderer Menschen? Erleben Sie mangelnde Zeit, Unordnung, Unpünktlichkeit, Unhöflichkeit usw. Ihres Partners als mangelnde Zuwendung?
- Geben Sie anderen Menschen Wärme und Liebe?
- Bekommen Sie in Ihren Beziehungen „Zuckerbrot und Peitsche", werden Sie abwechselnd verwöhnt und frustriert?
- Möchten Sie von Ihrem Partner gerne „gefüttert" werden?
- Akzeptieren Sie im Hinblick auf Ihren Diabetes Ihre Eigenverantwortung?
- Haben Sie die Erwartung, daß Ihr Lebensstil flexibler werden kann?
- Haben Sie häufig das Gefühl, daß Ihre körperliche und seelische (berufliche und private) Sicherheit bedroht ist?
- Empfinden Sie Ihre Krankheit als große Ungerechtigkeit („Warum gerade ich?")?
- Was ist der Sinn des Lebens für Sie (Antrieb, Ziele, Motivation, Lebensplan, Sinn von Krankheit und Tod, Leben nach dem Tod)?
- Akzeptieren Sie Ihre Erkrankung auch als Chance, bisher nicht erlebte Bereiche (Körper/Sinne, Beruf/Leistung, Kontakt, Phantasie/Zukunft) zu entwickeln?

wachsen kann. Dazu hilft die **vernünftige Regelung der Lebensweise**.

Einige Hinweise zur Lebensgestaltung trotz bzw. mit Diabetes mellitus:

- Den Tagesablauf strukturieren, Zeitplan aufstellen für Urinkontrollen, Insulininjektionen, Essenszeiten, Protokollführung (Kontrollheft), Arbeit und Freizeit.
- Gleichmäßige körperliche Betätigung und Sport: Muskelarbeit steigert die Verbrennung und senkt den Blutzucker. Ein Zuviel belastet die Stoffwechsellage ebenso wie ein Zuwenig. Auf Wanderungen und Bergtouren sind stündliche Pausen mit Zwischenverpflegung einzuhalten (s. Ernährung).
- Abweichungen vom normalen Rhythmus müssen bei der Insulindosis und/oder Diät berücksichtigt werden, z. B. Interkontinentalflüge (mit Zeitverschiebung).
- Diabetische Kinder sollen am normalen Schulalltag teilnehmen. Der Lehrer wird informiert, auch über das Verhalten bei einer auftretenden Hypoglykämie.
- Der gut eingestellte und geschulte Diabetiker kann mit den modernen Therapiemöglichkeiten (intensivierte Insulintherapie) die meisten Berufe ergreifen, ausgenommen Pilot, Lokomotivführer, Lastwagenfahrer, Dachdecker, Starkstromelektriker (wegen Bewußtseinstrübung bei Hypoglykämie).

Wichtig: Neben Traubenzucker oder Würfelzucker immer ein leicht auffindbares Diabetikersignet (z. B. Diabetikerausweis) bei sich tragen.

Gesundheitsvorsorge

Diabetiker können viel dazu beitragen, daß Komplikationen ausbleiben. Die Aussage „Verhüten ist besser als heilen" hat bei der Zuckerkrankheit eine ganz besondere Bedeutung, da bei Wunden schlechte Heilungstendenz besteht und zudem jede Entgleisung zu Spätfolgen beiträgt.

Vorsorge bei Gefäßkomplikationen:

- Regelmäßige Blutdruckmessung.
- Nikotinabstinenz.
- Konstanthaltung des Ideal- bzw. Zielgewichts.
- Jährliche (oder häufigere) Arztkonsultation für die *Messung* der *Blutfette* (Cholesterin, Triglyceride), *Spiegelung des Augenhintergrunds* (nur

Empfehlungen

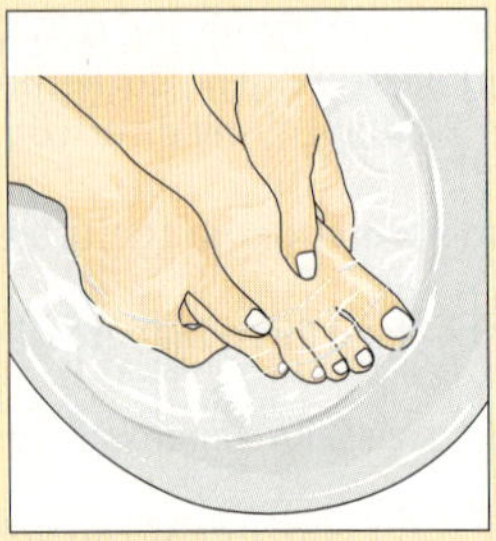

Die Füße sollten Sie oft in lauwarmem Wasser mit wenig Seife waschen.

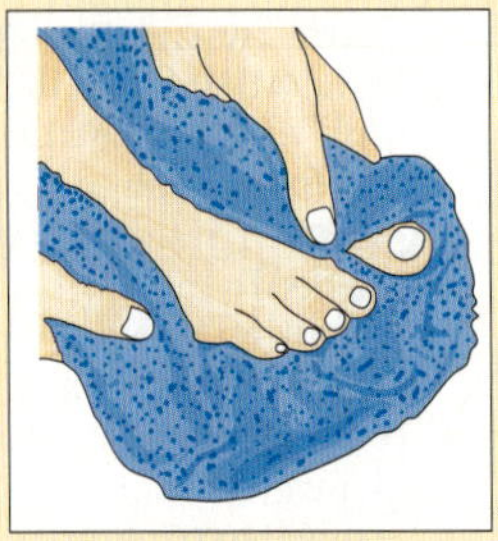

Trocknen Sie die Füße sorgfältig, besonders zwischen den Zehen, denn Feuchtigkeit begünstigt die Ausbreitung von Bakterien und Fußpilz.

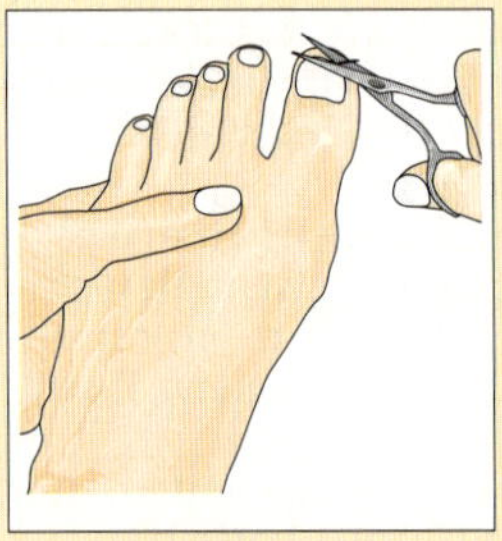

Die Nägel sind leicht gerundet zu schneiden, und scharfe Kanten sind zu feilen.

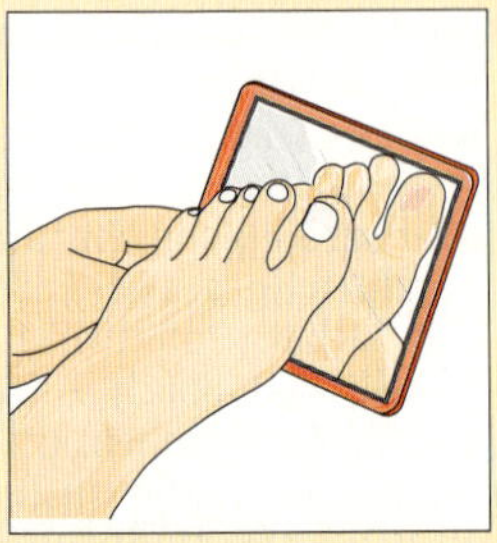

Kontrollieren Sie regelmäßig Ihre Fußsohlen. Achten Sie auf kleine, unscheinbare Verletzungen. Desinfizieren Sie auch kleinste Wunden.

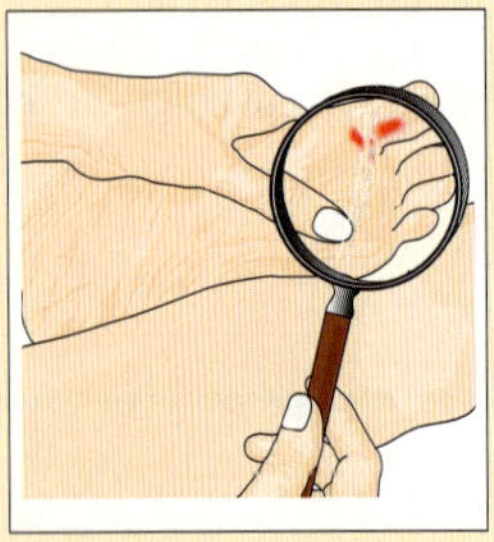

Lassen Sie nichtheilende Wunden und Verletzungen vom Arzt kontrollieren.

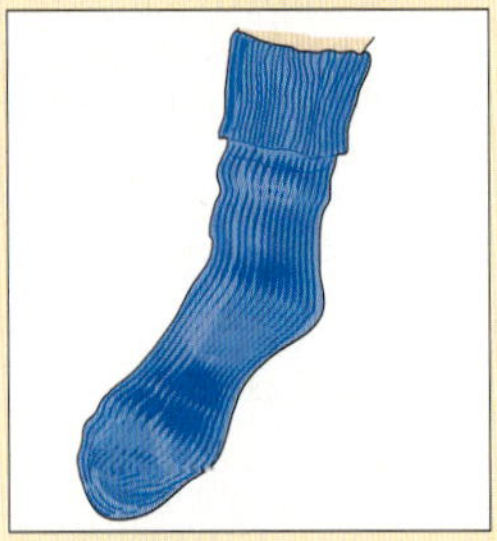

Wählen Sie Socken, die bequem zu tragen sind und die Füße trocken halten.

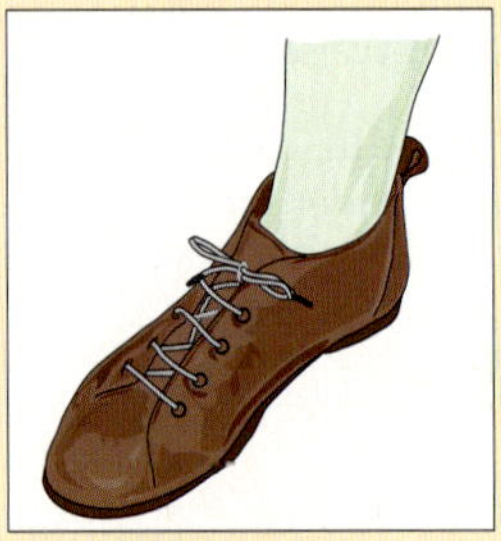

Der beste Schutz für die Füße sind gut passende Schuhe aus weichem Leder.

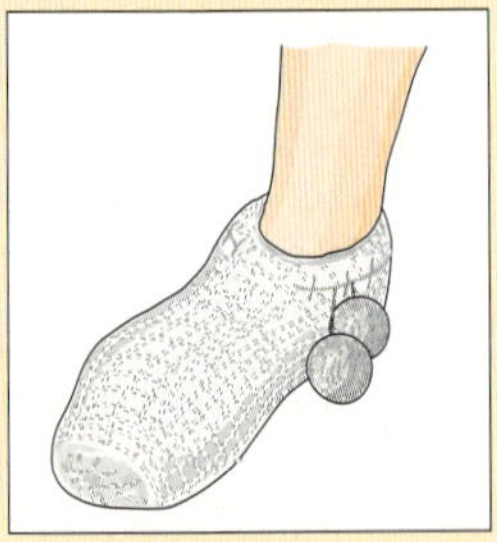

Weiche Bettsocken halten Ihre Füße warm.

Abb. 22.**2** Diabetiker, denk an deine Füße! (Stiftung Ernährung und Diabetes, Bern).

eine frühzeitig erfaßte Retinopathie hat Behandlungschancen), Prüfung des *Urinstatus* sowie des *Harnstoffs* bzw. *Kreatinins* im Blut (die Nephropathie ist nur im Stadium III therapeutisch noch beeinflußbar).

Haut und Schleimhäute. Sie sind Eintrittspforten für Infektionen aller Art. Sie brauchen

- einen „Dauer-Sekuritas-Wächter" → regelmäßige Kontrolle bzw. Inspektion und
- eine sorgfältige Pflege.

Um den *Säuremantel* der Haut nicht zu beeinträchtigen, sind pH-neutrale Waschemulsionen zu empfehlen. Die Haut nach jedem Waschen gut trocknen (gilt ganz besonders für die intertriginösen Räume – Körperfalten). Informationen zur Hautpflege finden Sie auf S. 205 f. und S. 217 ff.

Auch kleinste *Veränderungen* sofort melden und gezielt angehen. Rhagaden an den Mundwinkeln sind ideale Eintrittspforten für Krankheitskeime → sorgfältige Pflege von Mundschleimhaut und Lippen (S. 225 ff.).

Verletzungen möglichst vermeiden. Wo sie aufgetreten sind, brauchen sie rasche therapeutische Intervention.

Bewegung und Ruhe. Diabetiker brauchen sich nicht zu „schonen". Was sie brauchen, ist eine positive Einstellung zu einem vernünftigen Lebensstil. Genügend Ruhe und regelmäßige körperliche Betätigung sind die Grundlage für einen gesunden Lebensrhythmus. Bei größeren Anstrengungen ist die Ernährung anzupassen (S. 687).

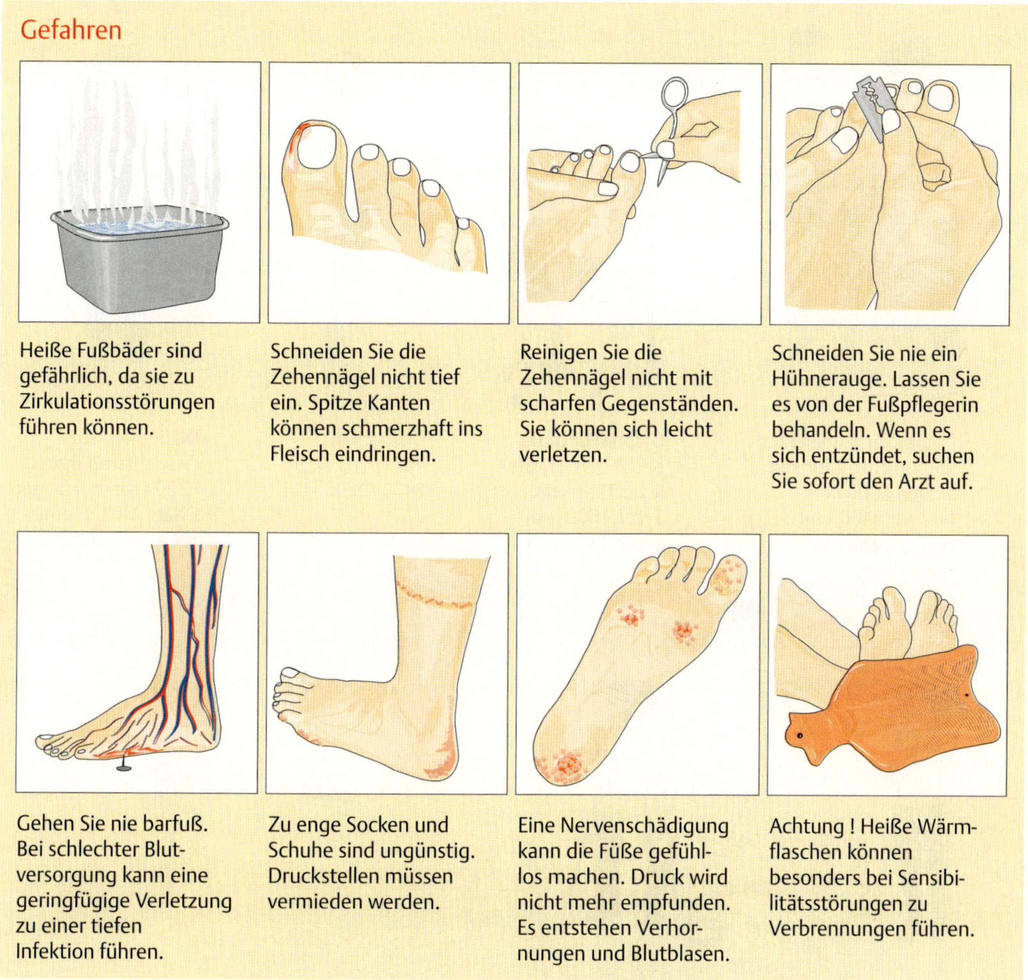

Abb. 22.**3** Gefahren für die Füße des Diabetikers (Stiftung Ernährung und Diabetes, Bern).

Stressoren sind möglichst zu meiden. Das beste Mittel ist das Einüben einer Entspannungstechnik, z. B. autogenes Training, Eutonie, und die Sorge für einen ausgeglichenen **Lebensstil** (S. 426 f.).

Füße. Sie bedürfen der ganz besonderen Aufmerksamkeit und Sorge. Infolge *verminderter Resistenz* (Abwehrkraft) bestehen Neigung zu Pilzinfektionen, Karbunkel und Furunkel sowie eine schlechte Wundheilung. Beachten Sie dazu die beiden Merkblätter Abb. 22.**2** und 22.**3**. Sie finden dort sowohl die *Gefahren* wie entsprechende *Empfehlungen*.

Hilfe zur Selbsthilfe

Die Stützung und Förderung der Selbsthilfeanteile ist die Grundlage für eine gelingende Therapie.

22.3.3 Therapeutische Anteile

Ernährung

Die richtige Ernährung ist „das Herz" der Diabetesbehandlung; bei 30 % der Zuckerkranken reicht sie aus, d. h., es ist keine zusätzliche Therapie notwendig. Die Diabetesernährung ist eine individuell angepaßte Vollwerternährung, d. h., sie ist kohlenhy-

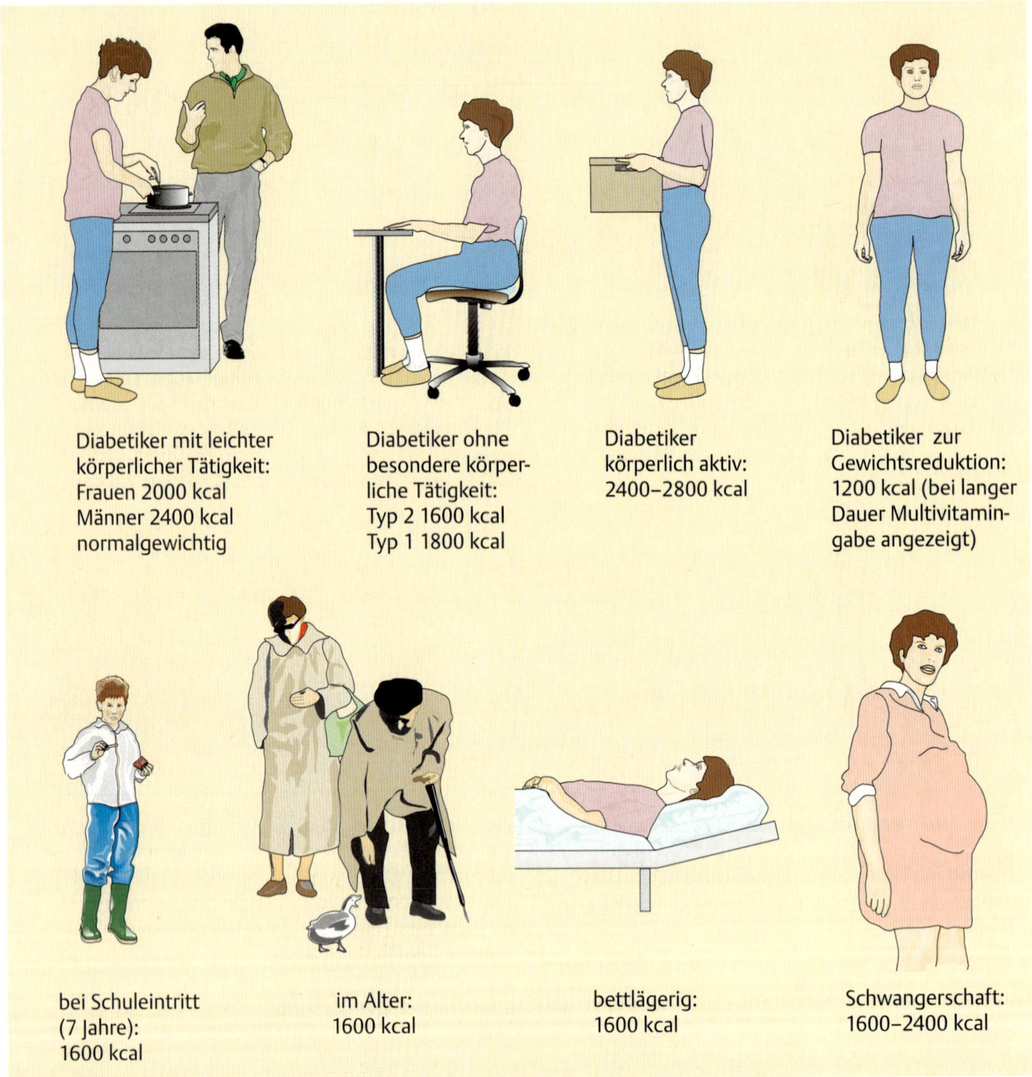

Abb. 22.**4** Kalorienbedarf: Richtzahlen je nach Tätigkeit, Geschlecht, Alter, Situation.

dratreich (reich an langsamen, nicht an schnellen Kohlenhydraten), fettarm, eiweißbegrenzt, verteilt auf sechs Mahlzeiten pro Tag. Die Kalorienzahl richtet sich nach dem Gewicht, der Konstitution, der individuellen Situation und Stoffwechsellage (Frauen brauchen während der Schwangerschaft z.B. mehr Kalorien, Adipöse bekommen eine Reduktionsdiät).

Die notwendige bzw. erlaubte Kalorienzahl wird *anhand von Richtzahlen* errechnet. Die Anpassung muß zusätzlich die individuellen Bedürfnisse berücksichtigen (Abb. 22.**4**).

Wird die Kalorienzahl z.B. auf 1600 festgelegt (bei einer mageren, wenig aktiven Person mit und ohne Diabetes), so kann sie in der Folge je nach Blutzuckerwert, Gewicht und Bedürfnis nach oben oder nach unten angepaßt werden. 1600 kcal entsprechen einer gebräuchlichen Standarddiät.

Wichtig: Diabetiker müssen vertraut werden mit der Berechnung ihrer Diät; dazu stehen zur Verfügung

- Ernährungs- und Berechnungstabellen,
- Diabetiker-Kochkurse (sehr zu empfehlen).

Berechnung der Ernährung

Die Berechnung der Ernährung ist ohne Berechnungstabelle schwierig.

In der **Schweiz** hat sich die Berechnung von Kohlenhydraten, Eiweiß und Fett in Portionen, sog. *Werten*, die je 10 g dieser Nährstoffe enthalten, bewährt (Tab. 22.**2**).

In **Deutschland** hat sich die Angabe der Kohlenhydratmengen in *Broteinheiten* (10 – 12 g Kohlenhydrate) eingebürgert; Ernährungsplan in Tab. 22.**3**.

Der **Austausch der Werte** bzw. **Einheiten** ist in den *Nahrungsmittel-Austauschtabellen*, die im Buchhandel oder bei den Diabetes-Gesellschaften erhältlich sind, ablesbar. Die Angaben stützen sich auf Experten der Nahrungswissenschaft, wie Souci u. Bosch (1982).

Abwiegen der Nahrungsmittel. Zur Durchführung einer Diabetesdiät, die einen bestimmten Kaloriengehalt aufweist, ist eine *Waage erforderlich, mit der man Nahrungsmittelportionen auf 10 g genau abwiegen* kann. Mit der Zeit lernt man, die Größe der Portionen zu schätzen. Die kohlenhydratreichen Nahrungsmittel sollten immer abgewogen werden. Um sich nicht ein falsches Augenmaß anzugewöhnen, müssen gelegentlich Kontrollen mit der Diätwaage durchgeführt werden.

Ernährungsgrundlagen bei körperlicher Betätigung

Körperliche Betätigungen sind z. B. Wandern, Radfahren, Laufen, Schwimmen, Garten- und Hausarbeiten. Körperliche Tätigkeit in jeder Form ist wichtig für eine genügende Wirkung des kör-

Tabelle 22.**2** Ernährungspläne für 1200 – 2800 kcal nach **Werten** (Richtlinien der Schweizerischen Diabetes-Gesellschaft)

	kcal	**1200**	**1600**	**2000**	**2400**	**2800**
	Kohlenhydrate [g]	145	200	250	290	340
	Eiweiß [g]	60	80	100	115	135
	Fett [g]	40	55	65	75	90
Erstes Frühstück	Brotwerte	2	3	4	5	5
	Milchwerte	1	1	1	1	1
	Eiweißwerte	–	–	1	1	1
	Fettwerte	1/2	1	1	1	1
Zweites Frühstück	Brotwerte	–	–	–	–	3
	Obstwerte	1	1	2	2	–
	Eiweißwerte	–	–	–	–	1
Mittagessen	Brotwerte	2	3	4	5	6
	Gemüsewerte					
	kohlenhydratreich (> 5 %)	1	1 – 2	1 – 2	1 – 2	1 – 2
	kohlenhydratarm (< 5 %)	frei	frei	frei	frei	frei
	Obstwerte	1	1	1	1	2
	Eiweißwerte	2	2	2	2 1/2	2 1/2
	Fettwerte	1/2	1	1	1	1 1/2
Nachmittagsimbiß	Obstwerte	1	1	2	2	2
Abendessen	Brotwerte	2	3	4	5	6
	Gemüsewerte					
	kohlenhydratreich (> 5 %)	1	1 – 2	1 – 2	1 – 2	1 – 2
	kohlenhydratarm (< 5 %)	frei	frei	frei	frei	frei
	Obstwerte	1	1	1	1	2
	Milchwerte	1/2	1	1	1	1
	Eiweißwerte	1 1/2	1 1/2	2	2 1/2	2 1/2
	Fettwerte	1/2	1/2	1/2	1	1 1/2
Spätimbiß	Obstwerte	–	1	1	2	2
	Milchwerte	1	1	1	1	1

pereigenen und des eingespritzten Insulins. Die Zellmembranen werden bei körperlicher Aktivität vermehrt durchlässig für den Transport des Blutzuckers ins Gewebe.

Tab. 22.**4** zeigt, welche Kalorienmengen bei der jeweiligen körperlichen Tätigkeit verbraucht werden. Sie kann als Hilfe zur Berechnung des zusätzlichen Nahrungsbedarfs (1 Brotwert = ca. 50 kcal), vor allem bei Insulinbehandlung, dienen. Die verbrauchten Kalorien müssen nicht sofort ganz ersetzt werden. Ein Teil davon sollte aber schon vor Beginn der Tätigkeit in Form von Kohlenhydratwerten eingenommen werden, um einem Blutzuckerabfall während der Tätigkeit vorzubeugen.

Zusätzlich zu den für jeden Tag empfohlenen Mahlzeiten können **pro Stunde** körperlicher Tätigkeit **1 – 3 Werte** in Form von Brot-, Obst- oder Milchwerten genommen werden, vor allem bei gut eingestelltem Diabetes.

In der Regel muß an einem Tag mit voraussehbarer körperlicher Tätigkeit gleichzeitig die gewohnte Insulindosis reduziert werden, besonders bei intensiver Belastung. Die Dosierung muß (bis zur sicheren Handhabung) mit dem Arzt abgesprochen werden. Die Reduktion kann je nach körperlicher Leistung 20 – 50 % und mehr betragen. Dabei ist der jeweilige Trainingszustand von Bedeutung. Wenn der Urin vor einer körperlich anstrengenden Tätigkeit zuckerfrei ist oder der Blutzucker unter 5 mmol/l (90 mg/dl) liegt, müssen 1 – 2 Brot-, Obst- oder Milchwerte zu diesem Zeitpunkt eingenommen werden.

Antidiabetika, Insuline

Das Einstellen eines Diabetes verlangt von allen Beteiligten Geduld und Disziplin. Psychosoziale Faktoren, Alter des Patienten, Persönlichkeit (Einstellung und Verhalten) haben Einfluß auf die

Tabelle 22.**3** Ernährungsplan in BE für Kohlenhydrate (KH) = **Broteinheiten** und Gramm für Fett bei Diabetesdiät mit 2000 kcal (Stiftung für Diabetes-Beratung, Bern)

			Fett in g	KH in BE
Erstes Frühstück	75 g	Brot	–	3
	10 g	Butter oder Pflanzenmargarine	8	–
	1	Ei	6	–
	25 g	Diabetikermarmelade	–	1
		Kaffee	–	–
	5 g	Milch	–	–
Zweites Frühstück	50 g	Brot	–	2
	10 g	Butter oder Pflanzenmargarine	8	–
	20 g	Aufschnitt, mager	6	–
	100 g	Apfel	–	1
Mittagessen	125 g	Fleisch, mager (Rohgewicht)	14	–
	10 g	Pflanzenmargarine	8	–
	200 g	Gemüse, ohne KH-Anrechnung	–	–
	120 g	Kartoffeln	–	2
	130 g	Orange (ohne Schale gewogen)	–	1
Nachmittagsimbiß	50 g	Brot	–	2
	5 g	Butter oder Pflanzenmargarine	4	–
	100 g	Magerquark	–	–
		Kaffee	–	–
	5 g	Milch	–	–
Abendessen	75 g	Brot	–	3
	10 g	Butter oder Pflanzenmargarine	8	–
	40 g	Aufschnitt, mager	8	–
	30 g	Käse (30 % Fett i. Tr.)	3	–
	100 g	Tomate	–	–
Spätimbiß	15 g	Knäckebrot	–	1
	130 g	Pampelmuse/Grapefruit (ohne Schale)	–	1

Tabelle 22.**4** Verbrauch von Kalorien bei verschiedenen Tätigkeiten

Zusätzliche Tätigkeit		Dauer	Zusätzlicher Kalorienverbrauch Frauen	Männer	Zusätzliche Kohlenhydratwerte pro Std.*
Marschieren		1 Std.	80	100	1
Joggen		30 Min.	300	400	2
Turnen		45 Min.	300	350	2
Radfahren	15 km/Std.	1 Std.	400	450	2
Laufen	12 km/Std.	1 Std.	600	800	3
Schwimmen	3 km/Std.	20 Min.	150	200	1
Waschen und Putzen		1 Std.	100	150	1

* Erfahrungswerte zur Verhinderung eines Blutzuckerabfalls.
Bei gutem Trainingszustand sind weniger zusätzliche Kohlenhydratwerte notwendig.

notwendige Therapie. Je nach Schweregrad kommen in Frage:

1. *Stufe:* einfache Diabetesdiät. Sie entspricht den allgemeinen Empfehlungen für eine gesunde Ernährung (S. 245).
2. *Stufe:* spezielle Ernährungsempfehlung; nach Kalorien errechnete Ernährung (Ernährungspläne, Tab. 22.**2** u. 22.**3**).
3. *Stufe:* spezielle Ernährungsempfehlung *und* Gabe von Antidiabetika.
4. *Stufe:* spezielle Ernährungsempfehlung *und* Insulinzufuhr.

Orale Antidiabetika

Diese werden wegen ihrer unterschiedlichen Wirkungsweise in drei Gruppen unterteilt:

Sulphonylharnstoffe. Tolbutamid (Rastinon) ist z. B. ein milde wirkendes, Glibenclamid (Euglucon N) hingegen ein stark wirkendes Mittel. Über die vermehrte Ausschüttung von endogenem (körpereigenem) Insulin bewirken sie eine Senkung des Blutzuckers.

Häufige Nebenwirkungen sind hypoglykämische Zustände. Einige Medikamente wie z. B. Salicylate, Antirheumatika, Betarezeptorenblocker und Alkohol können die blutdrucksenkende Wirkung verstärken, während andere Mittel wie orale Kontrazeptiva, Saluretika und trizyklische Antidepressiva die blutdrucksenkende Wirkung abschwächen.

Biguanide – Metformin (Glucophage) – stimulieren nicht die Insulinsekretion, sondern bewirken eine verminderte Glucoseresorption aus dem Darm, gesteigerte periphere Glucoseverwertung sowie Verminderung der Glucoseneubildung mit entsprechender Blutzuckersenkung.

Wegen der *gefährlichen Nebenwirkungen* (Lactatazidose) werden Biguanide heute nur noch selten eingesetzt.

Glucosidasehemmer. Acarbose (Glucobay) hemmt die enzymatische Aufspaltung der Kohlenhydrate, so daß deren Aufnahme ins Blut verzögert wird. Blutzuckeranstiege verlaufen gemildert.

Insulin

Die Behandlung mit Insulin ist angezeigt bei Präkoma und Coma diabeticum, beim juvenilen Diabetes mellitus (Typ I), bei diabetischen Schwangeren sowie bei Patienten mit dem Typ des Erwachsenendiabetes, bei denen die Behandlung mit Antidiabetika und Diät nicht ausreicht.

Die **gebräuchlichsten Insulinpräparate** werden aus den Bauchspeicheldrüsen einer *Tierspezies* (Rind oder Schwein) hergestellt. Um eine Antikörperbildung gegen das injizierte Insulin möglichst geringzuhalten, werden die Tierinsuline durch spezielle Verfahren hoch gereinigt (MC- bzw. CS/CR-Insulin der Firmen Novo und Hoechst).

Heute sind auch *Humaninsuline* in ausreichender Menge verfügbar, so daß die Behandlung eines neuentdeckten Diabetes eigentlich immer mit Humaninsulin durchgeführt wird (dieses wird mit Hilfe der Gentechnik chemisch-synthetisch hergestellt).

Insulindosierung. Sie erfolgt in *internationalen Einheiten = IE* (1 mg = 24 IE). Die Dosierung pro Milliliter ist nicht in allen Ländern gleich:

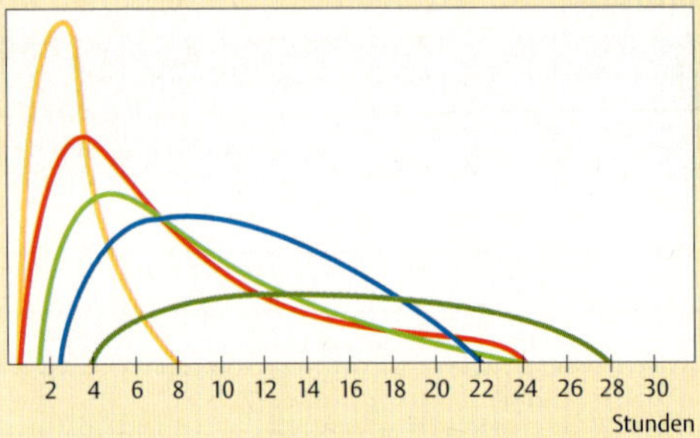

	Wirkungs-beginn	Wirkungs-maximum	Wirkungs-ende
Actrapid HM	1/2 Std.	1–3 Std.	8 Std.
Mixtard 30 HM	1/2 Std.	2–8 Std.	24 Std.
Insulatard HM	1 1/2 Std.	4–12 Std.	24 Std.
Monotard HM	2 1/2 Std.	7–15 Std.	24 Std.
Ultratard HM	4 Std.	8–24 Std.	28 Std.

a

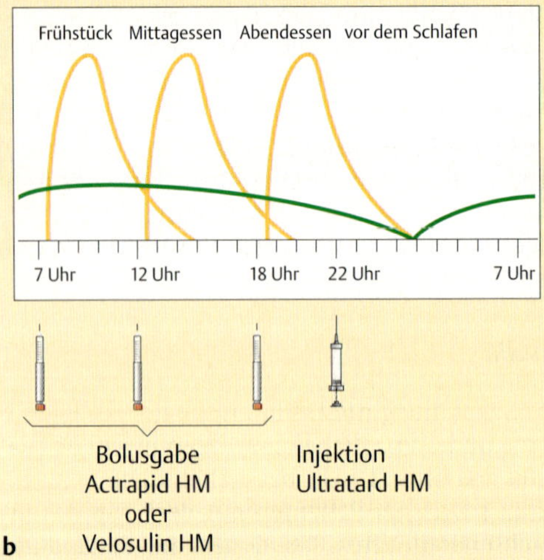

b

Abb. 22.**5** Das Bolus-Basis-Konzept für Diabetiker, die die Insulininjektionen ihrem Tagesablauf individuell anpassen wollen. In der Kombination von Bolusinsulin (tagsüber zu den Hauptmahlzeiten) und abendlicher Gabe von Langzeitinsulin spricht man vom „Konzept der intensivierten Insulintherapie"

Bolusinsulin

Actrapid HM/Velosulin HM sollte ca. 30 Minuten vor jeder Hauptmahlzeit injiziert werden. Anzahl und Dosis der Bolusgaben richten sich nach Anzahl und Kohlenhydratgehalt der im Diätplan vorgesehenen Mahlzeiten. Dosis und Zeitpunkt der Actrapid-MH-/Velosulin-HM-Injektion können variieren, je nach Zeitwahl der Mahlzeiten, je nachdem, ob die Mahlzeiten groß oder klein sind. Dosisanpassungen sind von Patient zu Patient verschieden. Kriterium für eine Dosisanpassung ist im wesentlichen die Blutzuckerbestimmung.

Eine eingehende Schulung und Diätberatung ist erforderlich, um eine möglichst große Flexibilität zu erreichen.

Basisinsulin

Ultratard HM soll einmal täglich beim Zubettgehen gegeben werden. Eine nachfolgende Mahlzeit ist nicht erforderlich. Es kann davon ausgegangen werden, daß der Anteil Ultratard HM an der täglichen Insulindosis bei den meisten Diabetikern um 45–50% liegt. Je niedriger die Gesamttagesdosis, um so größer der Anteil von Ultratard HM. Ultratard HM soll auf der Basis von Nüchternblutzuckerwerten dosiert werden, bis eine Annäherung an ein normoglykämisches Maß von 5–7 mmol/l erreicht ist. Dosierungsänderungen sollten angesichts der langen Halbwertszeit des Insulins nur in Intervallen von mindestens 3–4 Tagen vorgenommen werden.

Anstelle von Ultratard HM kann als Basis-Insulin auch Monotard HM oder Insulatard HM verwendet werden. Dabei beträgt die Basisinsulindosis in den meisten Fällen 30–40% der täglichen Totaldosis. Die Injektion soll einmal täglich vor dem Schlafengehen erfolgen.

In der *Schweiz* gilt seit Oktober 1989 die Dosierung *100 IE in 1 ml = U-100-Insulin.* Die entsprechenden Injektionsspritzen sind die Micro-Fine-Insulinspritzen U-100 für 100, 50 oder 30 Einheiten, die Omnikan 100, 50, 30 oder die Terumo 30, 25.
In einigen *europäischen* Ländern gelten noch die traditionellen U-40-Insuline.

Anwendung und *Wirkungsweise* s. exemplarisch Abb. 22.**5**.

Insulininjektion

Es handelt sich um eine subkutane Injektion (S. 1052 f.) *ohne Aspiration.* Speziell zu beachten ist folgendes:

- Nur *Spezialspritzen, die eine Insulinskala aufweisen* und Kurzkanülen verwenden oder Insulinspritzen mit eingeschweißter Kanüle. Gradierung nach den oben besprochenen Richtlinien beachten:
  Für U-100-Insuline sollten generell nur U-100-Spritzen verwendet werden, für U-40-Insuline entsprechend nur die U-40-Spritzen.

- *Insulinreserven* im Kühlschrank lagern; es darf aber nie gefrieren. Insulin für den täglichen Gebrauch kann bei Zimmertemperatur aufbewahrt werden. Verfalldatum beachten!
- *Aufziehen* (wie bei jeder anderen Stechampulle, S. 1050 f.).

> - *Vor Gebrauch mischen* (Suspension setzt sich): kippen (10mal) oder zwischen den flachen Händen rollen (nicht schütteln, um Schaumbildung und Schädigung der Insulinkristalle zu vermeiden).
> - *Lernende* lassen die aufgezogene Insulinmenge, die Stechampulle und die verordnete Insulinart und -menge durch eine diplomierte Pflegeperson kontrollieren.

- *Einstichstelle* systematisch wechseln, da sich Narben bilden können. Bevorzugte Injektionsstellen sind Bauchdecke, Oberschenkel (Oberarme nur Außenseite und nur mit ärztlichem Einverständnis; Abb. 22.**6**). Im Krankenhaus (Injektion durch die Pflegeperson) kann der Oberschenkel für die Selbstinjektion des Patienten aufgespart werden.
- *Injektion:* stechen, einspritzen, nicht aspirieren (Gewebeschädigung).
- *Nach der Injektion* wird das Insulin sofort auf dem Patientenkontrollblatt vermerkt, evtl. mit Rotstift unterstrichen = verabreicht!
- Nach verabreichter Injektion muß der Diabetiker sein *Essen* bekommen. Abstand Injektion – Essen je nach Insulinart und Urinkontrolle 15 – 30 min, Normalinsulin ca. 15 min, Depotinsulin ca. 30 min.

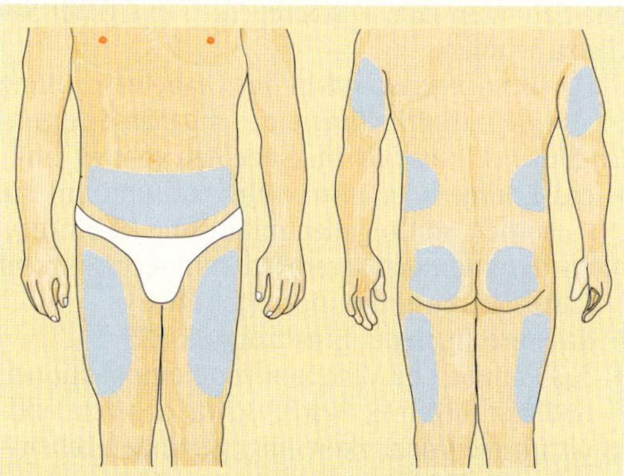

Abb. 22.**6** Injektionsbereiche – bevorzugte Stellen. Eine Woche in einen dieser Bereiche injizieren und innerhalb dieses Bereichs für jede Injektion in ein anderes Feld wechseln. Die Injektionsstellen sollten ca. zwei Finger breit auseinander liegen. In der darauffolgenden Woche den gleichen Injektionsbereich auf der gegenüberliegenden Körperhälfte benutzen.

- Müssen zwei verschiedene Insuline gespritzt werden, so können diese einzeln (in zwei Spritzen aufgezogen) oder als Mischspritze verabreicht werden. Jedoch dürfen nur NPH-Insuline gemischt werden (Zinkinsuline sind zur Mischung nicht mehr erlaubt; NPH-Insulin = Protamin-Zink-Insulin plus Altinsulin – ein 24-Stunden-Insulin).

Heute sind auch vorgemischte Präparate im Handel, z. B. die Kombination von NPH und schnellwirkendem Insulin.

> Das **Aufziehen von Mischspritzen** (Insulin mit rascher *und* langsamer Wirkung) in *einer* Spritze ist zweckmäßig, wenn die Insuline vorsichtig gehandhabt werden. Sie müssen in folgender Reihenfolge aufgezogen werden:
> 1. Luft (entsprechend der gewünschten Insulindosis) in Ampulle mit dem trüben (langsamwirkenden) Insulin spritzen, Spritze bzw. Kanüle herausziehen.
> 2. Genaue Mengen des klaren (sofortwirkenden) Insulins aufziehen.
> 3. Ampulle mit trübem Insulin mischen (kippen), Spritze bzw. Kanüle einführen, ohne daß klares Insulin einfließt. Dann die genaue Anzahl Einheiten des trüben Insulins langsam nachziehen.

Spezielle Injektionsgeräte

Pens. Insulin, Spritze und Kanüle bilden eine Einheit. Ihren Namen verdanken sie der Ähnlichkeit mit einem Füllfederhalter. Der Insulinvorrat kann mittels Patrone ausgewechselt werden. Durch Drücken des Knopfes am Ende des Pens werden exakte Insulinmengen durch eine feine Nadel abgegeben. Der Patient kann so seine Insulindosis immer spritzfertig mit sich führen (Abb. 22.**7**).

Insulininfusionspumpen (sog. offenes System). Sie kommen nur bei ausgewählten Patienten, die durch die herkömmliche Insulinbehandlung nicht eingestellt werden können, zur Anwendung. Diese Patienten müssen eine regelmäßige, konsequente Stoffwechselkontrolle selbständig durchführen können.

22.3.4 Pädagogische Anteile

Instruktion und Lernen

Ein wichtiges **Ziel** in der Arbeit mit Diabetikern ist, daß er/sie lernt, mit der Krankheit selbständig zurechtzukommen. Dazu gehören auch das Umgehen mit Insulin und die Insulininjektion.

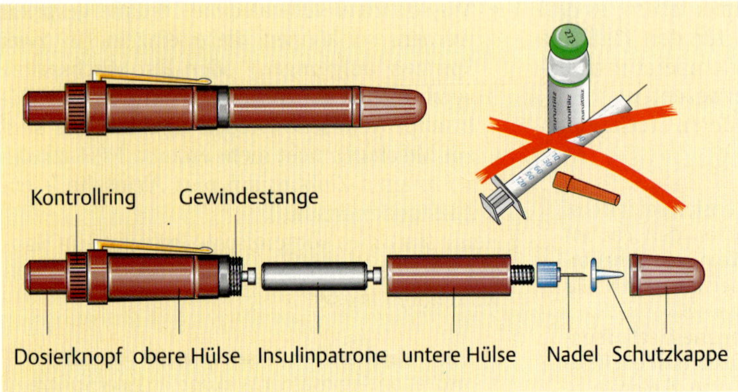

Abb. 22.**7** Beispiel für einen Pen. „OptiPen" für intensivierte Insulintherapie.

Um dieses Ziel zu erreichen, braucht es die Auseinandersetzung im Lehren und Lernen.

Sucht man im Wörterbuch nach der ursprünglichen Bedeutung von „lehren" und „lernen", wird auf das Wort „leisten" verwiesen – nicht etwa im Sinn von Leistung, sondern „einer Spur nachgehen", „nachspüren".

Wo Lernen bewußt in den Pflegeprozeß mit eingesetzt wird, verfolgen wir immer eine *Spur*. Beim **Übungslernen** erwarten wir, daß der Lernende über das übende Wiederholen eine neue Spur legt, d.h. eine Speicherung im Langzeitgedächtnis erreicht (was gespeichert und geprägt ist, wird nicht mehr vergessen). Das Übungslernen setzen wir ein bei der *Instruktion* (Abb. 22.**8**). Um Lernen zu erleichtern, strukturieren wir den Lerngegenstand. Dadurch können kleine Schritte in der Übung umgesetzt und kann *Gewöhnung* erreicht werden. Das Gelernte wird darin zum *Verstärker* für eine Lernerfahrung.

Die Instruktion läuft in den folgenden *Phasen* ab:

- *Vorbereitung.* Material, Raum, Patient, eigene Vorbereitung (Lerngegenstand selber beherrschen, wissen um den Informationsstand des Kranken).
- *Erklären und vormachen.* Es ist dabei wichtig, daß man etappenweise vorgeht, kleine Schritte macht, nicht zuviel voraussetzt, auf wichtige Punkte hinweist.
- *Nachmachen und erklären lassen.* In diesem Stadium werden Fehler korrigiert, der Patient wird ermuntert, und er lernt selber festzustellen, worauf es ankommt, damit die Handlung gelingt (Schlüsselpunkte).
- *Einüben lassen und kontrollieren.* Bei der Kontrolle sollen Fortschritte gelobt werden; die gelungene Leistung hebt das Selbstgefühl, fördert das Interesse und die Freude an der Tätigkeit.

Beim **Lernen durch Nachahmung** (Modellernen) geht es um das Aneignen von Verhaltens- und Lernerfahrungen. Der Diabetiker lernt an unserem Beispiel; er liest z.B. an unserem Hygieneverhalten die Wichtigkeit des sauberen Umgehens mit Spritze und Kanüle ab.

Um **Lernen durch Einsicht** handelt es sich, wenn wir mit ihm über Verhaltensregulative sprechen. Solches Lernen ermuntert den Diabetiker, seine Zukunft so zu planen, daß er seine Gesundheit verbessern und erhalten kann. Er lernt, der Frage nach dem Sinn des „Lebens mit Diabetes" nicht auszuweichen und eine positive Deutung für sein Leben zu finden (solche Einsicht *kann* die Blutzuckerwerte verringern und die notwendigen Insulineinheiten verkleinern).

Beim **Lernen durch Schulung, Information und Beratung** steht dem Diabetiker ein *Team* von Fachpersonen zur Verfügung – Arzt, Ernährungsberaterin, Diabetesschwester –, deren Ziel es ist, den Patienten zum *Mittherapeuten in eigener Sache* zu schulen.

Der **Lerngegenstand** in der Diabetesschulung ist die *Aufrechterhaltung* eines *möglichst normalen Blutzuckerspiegels.* Im einzelnen geht es um

- das Erlernen der Insulininjektion und um die Sicherheit im Umgehen mit Insulin (S. 689 ff.),
- das Erlernen und Interpretieren der Urin- und Blutzuckerbestimmungen (S. 1146 f.),
- das Berechnen der Ernährung (S. 685 ff.),
- das Kennen und Verhüten von Komplikationen und Spätfolgen (S. 679 ff.) sowie das Verständnis für die Wichtigkeit einer gesunden Lebensweise (S. 682 ff.).

Heute lernt der Patient (wenn möglich) die sog. *intensivierte Insulintherapie* (Basis-Bolus-/funktionelle Insulintherapie). Dabei geht es darum, daß der Patient lernt, seinen Blutzucker „normal" bzw. „nahezu normal" einzustellen und sich die

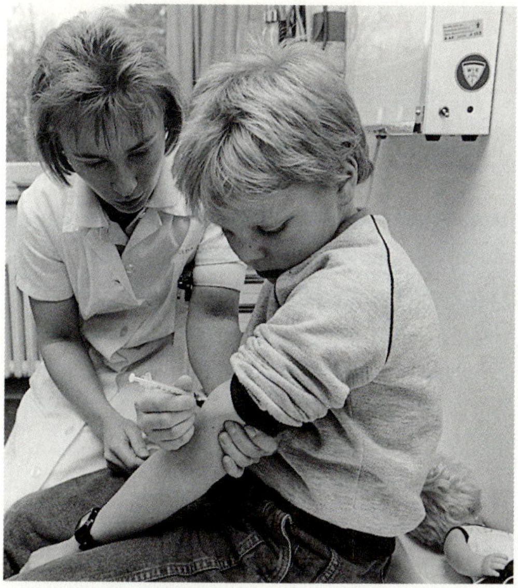

Abb. 22.**8** Instruktion. Die Schwester begleitet, unterstützt und hilft nach Bedarf, fördert aber gleichzeitig Selbstvertrauen und Selbständigkeit (Foto: epd-Bild-Stuttgart, Zeidler/present).

dafür notwendige Dosis Insulin (das kann 4- bis 7mal pro Tag sein) zu spritzen. Ebenso wichtig ist die gleichzeitige umfassende Diabetes- und Ernährungsberatung. Nach einer intensiven Schulungsperiode, die üblicherweise 4 Wochen dauert, braucht der Diabetiker nur noch gelegentliche Informations- und Beratungsgespräche.

Das **Ziel der intensivierten Insulintherapie** liegt darin, den Zuckerkranken trotz Insulinabhängigkeit mehr Freiheit und Unabhängigkeit zu ermöglichen, sie zur Selbständigkeit zu motivieren. Ein wichtiger *Grundsatz* dabei ist: Nicht die Patienten sollen sich nach dem Insulin richten müssen, sondern das Insulin nach den Lebensgewohnheiten. Konkret bedeutet dies, wenn ein Diabetiker mehr essen will (z. B. an einem Fest), dann muß er auch mehr spritzen. Das selbständige Umgehen mit Insulineinheiten, wie es die intensivierte Insulintherapie erlaubt, will allerdings gelernt sein. Freiheit ohne Erfahrung und Verantwortung kann Fehler provozieren und zu Hypoglykämie führen. Die Gefahr der Unterzuckerung ist bei der intensivierten Insulintherapie größer als beim herkömmlichen Injektionsmodus.

Damit ist ein weiteres Ziel der Beratung und Schulung angesprochen, die „Hyposchulung". Der Zuckerkranke lernt die Signale kennen, die ihm sein Körper bei einer beginnenden Unterzuckerung gibt.

Eine **gute Diabeteseinstellung** – und das bedeutet in erster Linie gekonntes und verantwortliches Umgehen mit der Zuckerkrankheit – wird belohnt, d. h., es treten weniger Spätfolgen auf, also weniger Netzhaut-, Nieren- und Nervenschäden.

Selbsthilfeorganisationen

Wie bei vielen anderen chronischen Leiden stehen dem Betroffenen verschiedene Beratungsstellen zur Verfügung. Für den Diabetiker ist es die *Diabetikergesellschaft*. Wenn er dieser Vereinigung beitritt, wird er Nutznießer von Dienstleistungen wie psychologische Beratung, soziale Unterstützung und Lebenshilfe.

In Deutschland ist es der Deutsche Diabetiker-Bund e. V.; in der Schweiz die Schweizerische Diabetesgesellschaft.

Weiterführende Literatur

Bircher-Benner-Handbücher Bd. 14: Handbuch für Diabetiker. Bircher-Benner, Erlenbach o. J.

Bloom, A., J. Ireland: Farbatlas Diabetes. De Gruyter, Berlin 1984

Constam, G. R., W. Berger: Leitfaden für Zuckerkranke, 10. Aufl. Schwabe, Basel 1985

Delekat, W.: Leben als Diabetiker. Verlag für Medizin, Heidelberg 1987

Flach, F.: Gesund durch Lebenskrisen. Kreuz, Stuttgart 1992

Froesch, E. R., E. Schoenle: Diabetes. Daran denken, Erkennen, Beherrschen, 5. Aufl. Thieme, Stuttgart 1994

Gerlach, U., N. van Husen, H. Wagner, W. Wirth: Innere Medizin für Pflegeberufe, 4. Aufl. Thieme, Stuttgart 1994

Gries, F. A.: BE-Austauschtabelle für Diabetiker, 10. Aufl. Kirchheim, Mainz 1989

Kaplan, L.: Mit Diabetes leben ohne zu leiden, 2. Aufl. Ariston, Genf 1988

Mehnert, H., E. Standl: Handbuch für Diabetiker, 5. Aufl. Trias, Stuttgart 1991

Peseschkian, N.: Der Kaufmann und der Papagei. Fischer, Frankfurt/Main 1979

Peseschkian, N.: Psychosomatik und positive Psychotherapie. Springer, Heidelberg 1992

Riva, G., F. E. Schertenleib, A. Teuscher: Diabetes. Wegweiser für Zuckerkranke, 3. Aufl. Huber, Bern 1983

Souci, S. W., H. Bosch: Lebensmitteltabellen für die Nährwertberechnung, 3. Aufl. Wissenschaftliche Verlagsgesellschaft, Stuttgart 1982

Teuscher, A.: Vollwerternährung, wertvoll für alle. Richtlinien für das Diabetes-Beratungsteam. Stiftung Ernährung und Diabetes, Bern 1992

Willms, B.: Was ein Diabetiker alles wissen muß, 6. Aufl. Kirchheim, Mainz 1989

Zuppinger, K., R. Gambon: Du und ich sind zuckerkrank, 2. Aufl. Huber, Bern 1989

23 Behinderte und chronisch Kranke

Es ist nicht leicht zu lernen, wie man diese unausweichliche Sorge trägt. Heute, da ich die Aufgabe gelernt habe, kann ich darauf zurücksehen und die Stufen erkennen; aber sie zu erklimmen, war wirklich hart: jede einzelne schien unübersteigbar.
Pearl S. Buck

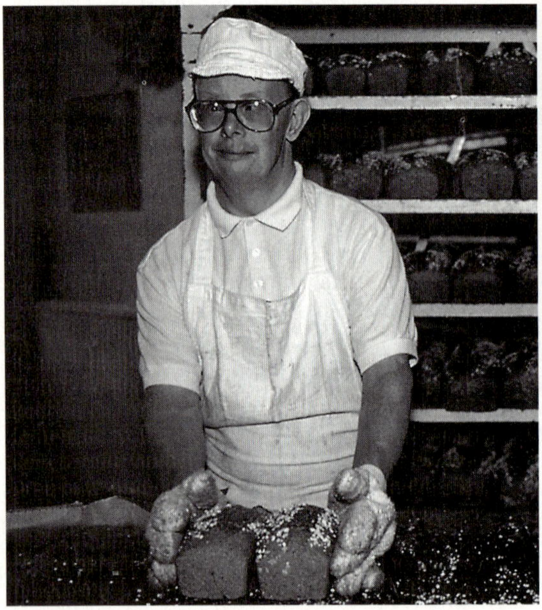

Foto: Focus

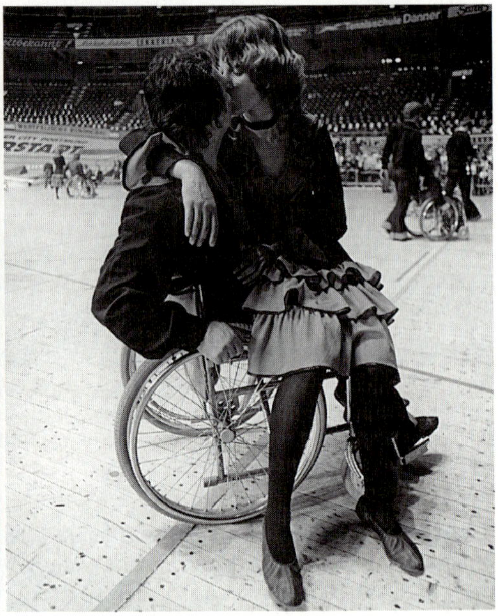

Foto: epd-Bild-Stuttgart, Arnold

Sequenzziel

In diesem Kapitel finden Sie Informationen zum Thema Behinderung und chronisches Kranksein. Es werden Definitionen und Begriffe besprochen. Sie lernen die Probleme Betroffener sowie die Möglichkeiten und Grenzen der Krankheitsverarbeitung und -bewältigung (Copingstrategien) kennen, und Sie finden Wissenswertes zur Pflege und zur Begleitung dieser Menschen.

Ein Unfall oder eine Krankheit mit bleibender Behinderung verändert die Lebenssituation eines Menschen grundsätzlich und lebenslang (Kap. 21 und 22). Er ist deshalb gezwungen, im Rahmen seiner Möglichkeiten neue Perspektiven zu finden. Grundsätzlich sind alle Aktivitäten des täglichen Lebens *Rehabilitationsbereiche*, und es gilt in möglichst vielen den Patienten zur größtmöglichen Selbständigkeit zu führen. Das *Ziel* dieses Kapitels liegt somit im Einüben einer bewußteren *Rehabilitationspflege.* Diese reicht von den lebenserhaltenden Sofortmaßnahmen über eine fördernde Körperpflege bis hin zum Selbsthilfetraining. Beispielhaft werden diese Ziele besprochen an den Konzepten der Pflege von Patienten mit multipler Sklerose und mit Apoplexie/Hemiplegie.

Prinzipien

Die **Person** hat teil an der Dimension des Geistes. In ihr wurzelt die *Würde des Menschen*. Da der Geist, wie Viktor Frankl es ausdrückt, „nie krank wird", kann ihm auch die Würde nie abgesprochen werden; die Person ist niemals vom Gesundheits- bzw. Krankheitszustand abhängig: Der Mensch ist und bleibt ein Würdewesen bis zuletzt.

Der **Organismus** ist *Ausdrucksorgan des Geistes.* Durch ihn drückt sich Personsein aus. in Sprache, Gestik, Bewegung usw. Wird das Ausdrucksorgan gestört (z.B. durch Erkrankung am Zentralnervensystem), können sich geistige Fähigkeiten nicht mehr angemessen ausdrücken. Es manifestiert sich Behinderung.

Auch das **Umfeld** ist von der Behinderung/Krankheit eines Individuums mitbetroffen. Angehörige (und Pflegende) sind herausgefordert, damit umzugehen. Das *Wie* hängt wesentlich von unserem Menschenbild ab. „Wer um die unbedingte Würde einer jeden einzelnen Person weiß, hat auch unbedingt Ehrfurcht vor der menschlichen Person, auch vor dem unheilbar Kranken" (Frankl 1982).

Einstimmung

„Als ich mich vor 20 Jahren damit abfinden mußte, für den Rest meines Lebens blind zu sein, hat mir meine damals elfjährige jüngste Tochter sehr den Rücken gestärkt.

‚Papa', fragte sie mich eines Samstagvormittags, ‚baust du mir ein Fernrohr?' Das war eine gewaltige Aufgabe. Verlegen wiegte ich den Kopf und erläuterte ihr, daß ich dafür keine Linsen hätte. Dann fügte ich rasch hinzu: ‚Wenn du aber vielleicht ins Dorf gehst und mir ein paar kleine Spiegel kaufst, mache ich dir ein Periskop.'

Ehe ich mich anders besinnen konnte, war sie weg und kurz darauf wieder da. Auf den Tisch klatschten Pappe und Klebstreifen, und nach einer knappen halben Stunde war das Periskop fertig.

Einige Minuten später hörte ich, wie sie im Nebenzimmer dem Nachbarsjungen das neue Spielzeug vorführte. ‚Hat mein Papa für mich gemacht', flocht sie dabei ein.

‚Hat dein Papa gemacht?' echote er ungläubig. Ich wartete gespannt, was sie darauf erwidern würde.

‚Hat mein Papa gemacht', wiederholte sie. Und fügte acht Worte hinzu, die für mich die Welt wieder geraderückten: ‚Er ist doch nicht an den Händen blind!'" (D. B. aus Das Beste).

Behinderte, Langzeitkranke sind nie nur behindert und krank. Man muß vielleicht länger mit ihnen zusammenleben, um auch ihre Fähigkeiten und ihr Gesundsein zu sehen. Wenn wir uns von ihnen absondern oder sie als „krank, verkrüppelt oder invalid" abstempeln, werden wir immer nur die „gestörten Funktionen", nicht aber die oft höchst intensiv gelebten Gesundheitsressourcen erkennen. Es sind dies die intakten Fähigkeiten, all das, wo der Blinde nicht blind, der Behinderte nicht behindert, der Bettlägerige nicht abhängig ist; und es sind die inneren Heilkräfte (der innere Arzt), die höchstens verschüttet und vergessen, aber nie krank sind.

23.1 Begriffe und Definitionen

23.1.1 Behinderung

Eine einheitliche Definition des Begriffs „Behinderung" gibt es nicht. Früher sprach man vom *„Krüppel"* und meinte damit (nicht etwa abwertend) einen körperlich beeinträchtigten Menschen. Später (etwa ab 1925) nannte man diese Menschen *„Gebrechliche"*, und in neuerer Zeit hat sich der Begriff *„körperlich und geistig Behinderte"* etabliert. Schließlich entstand das Kürzel *„Behinderte"* bzw. *„Behinderung"*. Es umfaßt sämtliche Arten körperlicher, psychischer und geistiger Beeinträchtigung, wenn diese über längere Zeit anhalten und wenn sie ein gewisses Ausmaß haben. So ist z. B. ein junger Mann nach einem Unfall, der für 4 Wochen mit einem Gips versorgt wird, *kein* Behinderter, ebensowenig jene Frau, die das Endglied ihres kleinen Fingers verloren hat.

Hat nun aber der junge Mann nach der Gipsabnahme für immer ein versteiftes Knie oder verliert die Frau infolge einer Infektion die Hand, *sind* sie Behinderte.

Ein Behinderter ist auch der Patient, der an einer chronischen Krankheit leidet (d.h. an einer langsam fortschreitenden oder ständig schwelenden Krankheit), die sich in funktionalen Störungen äußert. Er bleibt auch so lange ein Behinderter, als die Störung nicht behoben werden kann.

Eine **Behinderung** ist demnach
- eine Beeinträchtigung, die bleibend ist oder über lange Zeit anhält;
- eine Beeinträchtigung, die ein gewisses Ausmaß hat und alle Bereiche des Menschseins betreffende Folgen haben kann.

Nach Festlegung der Weltgesundheitsorganisation (WHO) werden bei der Behinderung drei Komponenten unterschieden, welche die Folgen der Behinderung näher kennzeichnen:
- *Schädigung* (impairment). Jede Abweichung von der Norm, die sich in einer fehlerhaften Funktion, Struktur, Organisation oder Entwicklung des Ganzen oder einer/mehrerer seiner Organe, Glieder, Teile auswirkt;
- *Behinderung* (disability). Einschränkungen und Verluste im Funktions- oder Aktivitätsbereich, die eine Person infolge einer Schädigung erfährt, gemessen an den „normalen" Möglichkeiten einer nicht geschädigten Person;

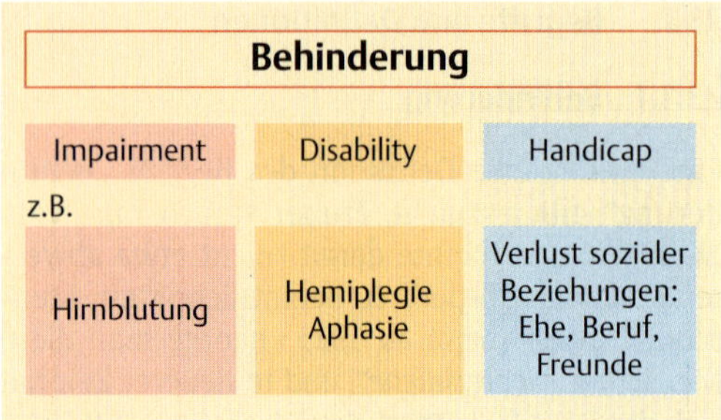

Abb. 23.**1** Drei Komponenten der Behinderung am Beispiel der Hemiplegie (nach Heckl u. Mitarb.).

- *Benachteiligung* (handicap). Beeinträchtigung im sozialen Bereich infolge einer Schädigung oder Behinderung, gemessen an den „normalen" Möglichkeiten von Personen gleichen Alters, Geschlechts und soziokulturellen Hintergrunds.

Wie diese Komponenten der Behinderung einander bedingen, zeigt Abb. 23.**1** am Beispiel der Hemiplegie (S. 718 ff.). Das *Impairment*, d.h. die Schädigung, ist in diesem Fall die Einbuße in der betroffenen Hirnregion. Die damit einhergehenden Störungen wie Lähmung, Aphasie *(disability)* führen unausweichlich zu sozialen Beeinträchtigungen *(handicap)*.

Einstufung zur Rehabilitation

Die richtige Einstufung der drei Bestandteile der Behinderung (Stufe 1), verbunden mit der Feststellung von Restfähigkeiten und Ressourcen (Stufe 2), ist die Grundlage für eine wirkungsvolle Behandlung und Rehabilitation. Davon ausgehend werden die notwendigen Interventionsmaßnahmen, also der Rehabilitations- und Pflegeplan, abgeleitet bzw. durchgeführt (Stufen 3 und 4). Ein entsprechendes Orientierungsraster finden Sie im nebenstehenden Merkblatt.

23.1.2 Chronisch krank

Eine einheitliche Definition des Begriffs „chronisch krank" gibt es nicht. Es wird damit zwar etwas ausgesagt über die *Dauer* (nämlich lange anhaltend) der Erkrankung, aber nichts über das *Ausmaß* und nichts über das *Wesen* der Krankheit.

Neben Gemeinsamkeiten gibt es wesentliche *Unterschiede*. So sind z.B. die Auswirkungen einer chronischen Polyarthritis nicht zu vergleichen mit den Folgen einer Apoplexie. Auch sind die Be-

Einstufung der Behinderung (nach Crefeld)

Stufe 1: Inwieweit besteht eine Behinderung? – Beschreibung des individuellen Behindertenbildes

Einschränkung im sozialen Feld („handicaps")
- Wohnbereich
- Schlafen, Essen, Körperpflege, Sexualität, Recht auf Privatsphäre, Arbeitsbereich
- materielle Sicherung, Selbstverwirklichung
- Freizeitbereich
- Bedürfnis nach sozialer Kommunikation, Aktivität

Funktionelle Einschränkungen aufgrund des Schadensbildes („disabilities")
- Gehstörungen, Blindheit
- Störungen des Antriebs, der Merkfähigkeit, der zwischenmenschlichen Beziehungsfähigkeit
- Einschränkung des sozialen Kontakts infolge Entstellung oder chronischer Schmerzzustände

Das gesundheitliche Schadensbild („impairments")
Beeinträchtigung oder Verlust von normalerweise vorhandenen physischen, psychischen oder geistigen Strukturen und Funktionen (entspricht in etwa den medizinischen Diagnosen)

Stufe 2: Bewältigungsmöglichkeiten der Behinderung (Copingressourcen) und Gefährdungen
- genutzte oder bisher ungenutzte Möglichkeiten und Fähigkeiten des Behinderten, die sich aus seiner Persönlichkeit, den Lebenserfahrungen und der Biographie ergeben
- sein soziales Netzwerk und dessen Funktionalität für den Betroffenen
- vorhandene materielle Sicherung der Bedürfnisse, Ansprüche gegenüber Dritten und Ansprüche oder Zugriffe anderer

Stufe 3: Verbleibender professioneller Interventionsbedarf
- Lösungen durch Inanspruchnahme sozialer Unterstützungen – persönlicher Hilfen, Geld- und Sachleistungen – und von Dienstleistungsberufen
- Rehabilitations- oder Pflegeplan
- Lösung von Vermögensproblemen

Stufe 4: Lösungen unter Zuhilfenahme eines Betreuungsbeschlusses
Nach Scheitern von Stufe 3: Ergibt sich eine Lösung aus einer Verbindung der dort gefundenen Ansätze mit einem möglichst geringen Betreuungsumfang?

Rehabilitationspflege umfaßt demnach
- das Erkennen von komplexen pflegerischen und therapeutischen Zusammenhängen
- die Erarbeitung von Rehabilitationszielen gemeinsam mit dem Patienten und dem gesamten Rehabilitationsteam, um zweckmäßige Maßnahmen ableiten zu können.

lastungen durch eine metastasierende Krebserkrankung, vor allem im Hinblick auf die Zukunft, weitaus stärker als die Sorgen, die sich ein gut dialysierter Nierenpatient machen muß.

Trotzdem gibt es die *Gemeinsamkeiten:* Immer wurde der Betroffene durch eine Krankheit aus seinem normalen Lebensrhythmus gerissen. Die Krankheit wird von nun an sein Leben (bis hin zum Tod) bestimmen und hat tiefgreifende Folgen für sein Leben. Fast immer wird eine Veränderung der Lebensführung notwendig. Im besten Fall kann die Selbständigkeit aufrechterhalten werden. Unter Umständen aber sind die Einschränkungen erheblich und führen zu Unselbständigkeit. Davon betroffen sind immer auch das Selbstbild, die sozialen Beziehungen, die Arbeits- und Freizeitgestaltung usw.

Von Bedeutung ist das **Erleben** von chronischem Kranksein. Auch hier gibt es Auswirkungen, die bei allen Menschen ähnlich sind, aber es gibt auch die individuell typischen Reaktionsweisen. So gibt es nach J. Wunderli

„den *passiven chronisch Kranken* zu Hause, im Heim oder im Spital, mit einer starken Tendenz zur Einengung seiner Existenz auch dort, wo dies seine Krankheit nicht im selben Ausmaß erfordern würde. Er neigt, wenn auch unbewußt, dazu, seine Leistungen abzubauen, abhängig zu werden und seine Behinderung, Beschwerden und Schmerzen zusätzlich zu betonen. Andererseits gibt es den *aktiven Chronischkranken*, der aus seinem Leben herausholt, was eben herauszuholen ist. Eine geregelte Arbeit, sei es im Beruf, sei es im Haushalt, und mag sie noch so geringfügig sein, ist ein entscheidendes Merkmal."

Chronisch krank heißt demnach nicht notwendigerweise absolute Abhängigkeit. Im Kontinuum abhängig – unabhängig gibt es ein breites Spektrum möglicher Lebensbewältigung. Mit anderen Worten: Es gibt die Abhängigkeit, aber es gibt auch die Kompetenz sowie bleibende und neu zu aktivierende Selbsthilfeanteile.

Daraus ist zu schließen, daß es nicht *den* chronisch Kranken gibt, sondern nur vergleichbare Aspekte verschiedener chronischer Krankheiten. Mit diesen *generellen* Aspekten befaßt sich der erste Teil dieses Kapitels. Mit der ausführlichen Beschreibung der Beispiele multiple Sklerose (S. 715 ff.) und Hemiplegie (S. 718 ff.) wird im zweiten Teil auch der *spezifischen* Betrachtungsweise Raum gegeben.

23.2 Situation der Betroffenen

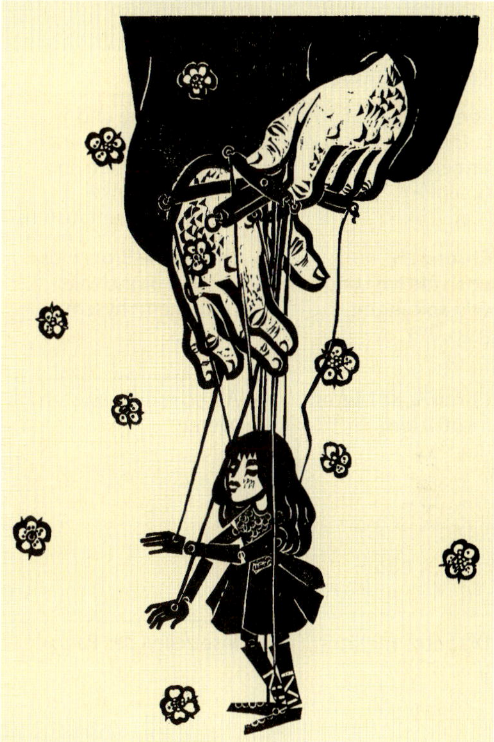

Abhängig

23.2.1 Belastungsfaktoren

Je nach Ursache, Ausmaß und Auswirkung (physisch, psychisch, sozial) sind die Belastungsfaktoren bzw. die sich stellenden Probleme unterschiedlich:
- Manche Menschen leiden an Mehrfachbehinderungen.
- Es gibt offensichtliche Behinderungen (z. B. Lähmungserscheinungen), und
- es gibt „versteckte" Behinderungen (z. B. Taubheit).

Die Vielfalt der Behinderungsformen ist in Tab. 23.**1** abzulesen.

23.2.2 Auswirkungen und Folgen

So unterschiedlich die Behinderungsformen auch sein mögen, es gibt doch einige gemeinsame Merkmale: Reaktion und psychosoziale Folgen, die bei jeder langdauernden Einschränkung zu erwarten sind. Sie betreffen sowohl den Kranken selbst als auch seine Angehörigen.

Tabelle 23.1 Formen des chronischen Krankseins und der Behinderung

Behinderungsform	Lokalisation	Probleme	Progredienz/ Rehabilitation
Körperliche Formen			
Rheumatismus Entzündungen und Degeneration der Gelenke (Kap. 35)	– entzündliche und degenerative Veränderung der kleinen und großen Gelenke – Weichteilrheumatismus	– oft starke Schmerzen und Bewegungseinschränkung mit Verlust der Arbeitsfähigkeit und Autonomie	– ohne regelmäßiges Selbsttraining und Schonung der Gelenke fortschreitende Beeinträchtigung
Chronisch obstruktive Lungenerkrankungen (Kap. 27)	– chronische Bronchitis – Asthma bronchiale – Lungenemphysem	– Atemprobleme – Infektanfälligkeit – Abhängigkeit von Sauerstoff	– Besserung des Zustandes unter Dauertherapie möglich; eingeschränkte Lebensqualität fast immer zu erwarten
Chronische Niereninsuffizienz (Kap. 33)	– Ausscheidungssystem Nieren	– Abhängigkeit von Hämodialyse – insuffizienzbedingte zerebrale Veränderung – Bangen um Aufnahme in ein Transplantationsprogramm – Unsicherheit nach der Transplantation	je nach Therapieerfolg: – relative Stabilisierung dank Dialyse – eingeschränkte Lebensqualität, oft Lebensminderung – Heilung bei erfolgreicher Transplantation
Diabetes mellitus (Kap. 22)	– Inselzellen des Pankreas	– Blutzuckerentgleisung mit entsprechenden Komplikationen an Gefäßen und Nerven	– Einstellung mit Diabeteskost und Insulin – lebenslange Therapieabhängigkeit
Krebs (Kap. 24)	– an jedem Organ möglich	– Symptome abhängig vom betroffenen Organsystem und vom Karzinomtyp	– Heilung/Remission und Lebenserwartung abhängig vom Erfolg der Therapie
Paraplegie Tetraplegie (Kap. 21)	– Schädigung des Rückenmarks – höher und tiefer gelegen (HWS/LWS)	– Lähmung zweier oder aller vier Extremitäten – Sensibilitätsstörungen (Blase, Darm, Sexualität) – vegetative Störungen – Störung des Körperschemas	– Rehabilitation bei gelungener Reaktivierungs- und Integrationsphase – gut ausgebaute Paraplegikerzentren – bleibende Behinderung (Rollstuhlabhängigkeit)
Status nach Apoplexie: Hemiplegie (S. 718 ff.)	– Schädigung im Gehirn, häufig in der Capsula interna	– Halbseitenlähmung, verbunden mit – sensorischen Ausfällen – gestörte Tiefensensibilität – Störung des Körperschemas	– Rezidive sind möglich – Rehabilitation abhängig vom Schweregrad – Lebenserwartung abhängig von den Rezidiven
Status nach Schädel-Hirn-Trauma Tumor (Kap. 21)	– Großhirn, Kleinhirn oder Hirnstamm	– abhängig von der Lokalisation, meist bleibende motorische Einschränkung, Gleichgewichtsstörung – psychische Veränderung – vegetative Probleme	– Rehabilitation möglich, jedoch nur effizient unter gezieltem Training; spezielle Rehabilitationsprogramme werden in Spezialkliniken erforscht und zunehmend ausgebaut

Tabelle 23.1 (Fortsetzung)

Behinderungsform	Lokalisation	Probleme	Progredienz/ Rehabilitation
Multiple Sklerose (S. 715 ff.)	– MS-Herde im ganzen ZNS möglich	– Bewegungsstörungen bis Lähmungen – Koordinationsstörungen – Intentionstremor – Blasenstörung – Gesichtsfeldausfälle – psychische Veränderungen	– Verlauf in Schüben mit teilweiser Remission oder – chronisch progredient bis zur Rollstuhl- bzw. Pflegeabhängigkeit
Epilepsie (Kap. 21)	– Krampfherde im Gehirn, häufig am Schläfenlappen	epileptische Anfälle: – Absencen, Petit mal, Grand mal	– bei guter medikamentöser Einstellung gute Prognose
Parkinson-Syndrom (Kap. 6)	– betroffen sind die Zellen der Substantia nigra	– Trias aus Akinese oder Hypokinese, Rigor und Tremor	– Erkrankung des fortgeschrittenen Alters – medikamentöse und Bewegungstherapie
Muskeldystrophien, verschiedene Formen	– alle willkürlichen Muskeln	– Beginn je nach Form in der frühen Kindheit, im jungen Erwachsenenalter; fortschreitende Behinderung bis zur Rollstuhlabhängigkeit	– Progredienz je nach Form langsam oder rasch – Lebenserwartung verkürzt – Abhängigkeit nimmt zu
Myasthenia gravis	– Störung der neuromuskulären Reizübermittlung zwischen peripheren und motorischen Nerven und Muskeln	– erhöhte Ermüdbarkeit besonders der Sprach-, Kau- und Schluckmuskulatur und des Lidhebers	– langsame Progredienz – Probleme nehmen zu, wenn sie unbehandelt bleiben – Therapie mit Prostigmin möglich
Sinne und Sprache			
Blindheit Sehbehinderung (Kap. 38)	– Augen, Sehnerven oder Sehzentrum im Hinterhauptlappen des Großhirns; angeboren oder erworben	– mehr oder weniger eingeschränktes Sehvermögen bzw. völliges Fehlen des Sehenkönnens	– Schulung bzw. Umschulung der Fähigkeiten auf die Situation
Gehörlosigkeit Schwerhörigkeit (Kap. 37)	– Ohren, Hörnerv oder Hirnzentren im Großhirn	– fehlendes oder mehr oder weniger eingeschränktes Hörvermögen	– spezielle Gehörlosenschulung
Sprachstörungen (Kap. 14)	– Sprechwerkzeuge (Kehlkopf) oder Sprachzentren im Großhirn	je nach Ursache: – Stottern – Stummheit – Aphasie	– Verhaltens- und Sprachschulung – soziale Integration möglich
Psychisch-geistige Formen			
Psychische Störungen Verhaltensprobleme geistige Behinderung (Kap. 21)	– betrifft immer den ganzen Menschen	je nach Ursache und Lebensalter	– Verhaltens- und Lebensschulung, – soziale Integration soweit möglich

Befindlichkeit. Vorübergehende oder anhaltende Störungen der Befindlichkeit treten unabhängig von Lokalisation oder Ursache der Behinderung auf. Zu erwarten sind Ängste, Depressionen und Rückzugstendenzen sowie Reizbarkeit, Ärgerlichkeit, emotionale Labilität.

Selbstkonzept. Die Art und Weise, wie sich jemand einschätzt (Selbstkonzept S. 26), wirkt sich auf Selbstvertrauen, Selbstwertgefühl und Selbstbewußtsein aus. Eine Behinderung ist ein Einbruch in die Ganzheit (Integrität) der Person und stört das Selbstkonzept und damit das Selbstvertrauen und das Selbstwertgefühl. Die Störung ist um so schwerer zu integrieren, je mehr auch die Lebensziele und -pläne beeinträchtigt werden.

Körperbild, Körpererleben. Jeder Mensch hat ein Bild von seinem Körper, das eng mit seinem Selbstbild verknüpft ist (S. 142). Sowohl einschränkende Veränderungen – z. B. Amputationen, Lähmungen – wie auch anhaltende Schmerzen – etwa bei Rheuma – führen zu negativ bewerteten Körperveränderungen. Die notwendige Integration des veränderten Körpers in das eigene Körperbild und die Neuorganisation des Selbstkonzepts werden zusätzlich erschwert durch (meist gutgemeinte) Reaktionen aus der Umwelt sowie Signale der Ablehnung, des Ekels, taktlose Bemerkungen, Stigmatisierung. Die Folge davon sind Depressionen, Ängste, Scham oder Aggressivität. Diese Gefühle wirken sich zusätzlich negativ auf den Körper aus; ein Teufelskreis läuft an.

Sexualität/Intimität. Wo Behinderung zu Beeinträchtigung des sexuellen Erlebens oder/und zu Störungen der sexuellen Funktionen führt, bedeutet dies für alle Betroffenen eine erhebliche Einbuße der Lebensqualität. Lebensausdruck und Selbstwertgefühl werden empfindlich beeinträchtigt. Es gilt hier alles, was zum Lebensbereich *Sinnlichkeit* (S. 490 ff.) gesagt wurde.

Typische Situationen in denen die Sexualität mitbetroffen ist, sind
- neurologische Schäden,
  z. B. bei Paraplegie, multipler Sklerose;
- endokrine Störungen,
  z. B. primärer/sekundärer Hypergonadismus;
- direkte Schädigungen der Geschlechtsorgane infolge Tumor oder Unfallverletzung.

Auch psychische Faktoren, so Depression, Angst, Ausgrenzungs- und Minderwertigkeitsgefühle, sind beeinträchtigende Faktoren wie auch Versagensängste, die auf dem sog. Selbstverstärkungsmechanismus beruhen (ich bin behindert, also ...).

Familie/Partnerschaft. Auf Dauer wird das primäre Bezugssystem immer mitbetroffen. Es wird auch den Gesunden ein hohes Maß an Anpassungsleistung abverlangt, und es kann viel Zeit vergehen, bis ein neues Miteinander gefunden wird; nicht immer gelingt es. Die Bewältigung hängt auch vom Zusammenleben mit der Familie/dem Partner vorher ab (vorbestehende Konflikte werden meist verstärkt) und davon, wie groß die Bereitschaft ist, eine gemeinsame Krisenintervention durchzustehen.

Soziale Situation. Nicht nur die Familie, auch das weitere soziale Umfeld ist mitbetroffen. Im positiven Fall werden Beziehungen wachsen, im negativen können sie zerbrechen. Wo ein stationärer Aufenthalt notwendig ist, verändert sich das Bezugssystem zusätzlich. Probleme der Isolation, im Extremfall Entfremdungssymptome können die Situation zusätzlich belasten.

23.2.3 Krankheitsverarbeitung

Die Krankheitsverarbeitung hängt wesentlich mit der Persönlichkeitsstruktur zusammen. Ein wichtiger Mechanismus (der zu Beginn fast immer anzutreffen ist) ist die *Verleugnung*. Sie wird definiert als „bewußte oder unbewußte Zurückweisung der teilweise oder ganz verfügbaren Bedeutung eines Ereignisses; um Furcht, Angst oder andere unangenehme Affekte zu lindern" (Hackel u. Cassem in Broda u. Muthny 1990). Rehabilitation und/oder Integration der Krankheit/Behinderung ist aber nur möglich, wenn die Verleugnung bewußtgemacht und verarbeitet wird.

Das Copingkonzept

Heim u. Willi (1986) definieren „reagieren" immer auch als das Bestreben, mit den Problemen und Belastungen der Krankheit fertigzuwerden. Die psychosoziale Forschung der letzten Jahre hat sich diesem Aspekt besonders zugewandt. Sie hat dabei festgestellt, daß Belastungen durch Krankheit bzw. das Eintreten von *Krisenereignissen* zu ähnlichen Reaktionen führen wie beim Streß. Entsprechend sind auch die psychophysiologischen Auswirkungen auf den Organismus denen der übrigen Stressoren vergleichbar; dies wiederum beeinflußt indirekt den Krankheitsverlauf.

Die *Fähigkeit*, Stressoren bzw. Krankheit zu bewältigen, wird mit dem Ausdruck *Coping* (engl. to cope = bewältigen) oder Krankheitsbewältigung umschrieben. Sie ist wesentlich bestimmt von den *inneren Ressourcen* einer Person bzw. davon, wie diese Ressourcen erkannt, aktiviert und genutzt werden.

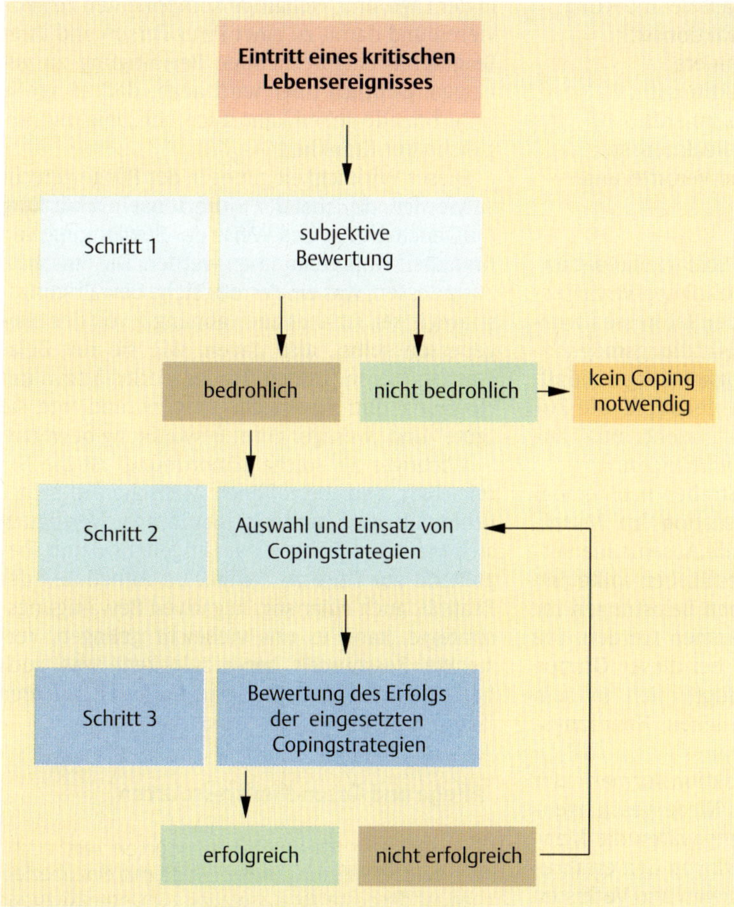

Abb. 23.**2** Schritte des Bewältigungsprozesses (Coping).

Mit anderen Worten: Für den einsetzenden *Bewältigungsprozeß* (Abb. 23.**2**) ist es entscheidend, wie das eingetretene Krisenereignis (die Krankheit, der Unfall) subjektiv bewertet wird und wie die Möglichkeit der Inanspruchnahme von Ressourcen genutzt werden kann.

Belastung und Bewältigung

Der Copingprozeß führt von der Belastung zur Bewältigung. Der Ausdruck *Belastung* weist darauf hin, daß die subjektive Einschätzung des Krisenereignisses zu einem Gefühl der Bedrohung führt (Abb. 23.**2**, Schritt 1). Dadurch wird eine Kette weiterer Abläufe ausgelöst, wie sie schon in der Streßtheorie (S. 430 ff.) beschrieben wurden.

Die Strategie der *Bewältigung* setzt ein, sobald die betroffene Person versucht, mit der Bedrohung umzugehen (deshalb der Begriff „Copingstrategie"). Wie bei der subjektiven Einschätzung des Krisenereignisses gibt es hinsichtlich der Art und Weise der Bewältigung große Unterschiede (Schritt 2). Sie kann erfolgreich verlaufen oder auch nicht. So werden die Bewältigungsversuche z. B. darauf gerichtet sein, die neue Lebenssituation möglichst aktiv und in Eigenregie zu verändern, oder Betroffene verhalten sich eher passiv, abwartend, hilflos.

Der deutsche Gerontopsychologe Andreas Kruse hat sich eingehend mit dem Phänomen der chronischen Krankheiten, insbesondere bei alten Menschen, beschäftigt und festgestellt, daß Bewältigungsversuche unterschiedlichen Mustern folgen. So hat er z. B. Menschen, die einen **Schlaganfall** erlitten hatten, näher untersucht und dabei *vier unterschiedliche Formen der Bewältigung* entdeckt, die auf einem unterschiedlichen *Reaktionsstil* basieren (Wahl 1991):

- einen leistungsbezogenen, auf Veränderung in der Umwelt zielenden Reaktionsstil;
- einen akzeptierenden, auf innere Veränderung zielenden Reaktionsstil;
- einen resignativen, geringes inneres Engagement aufweisenden Reaktionsstil;
- einen von Enttäuschung und Verbitterung bestimmten Reaktionsstil.

Im *ersten* Fall setzten sich die Schlaganfallpatienten aktiv mit ihrer durch die Krankheit veränderten Lebenssituation auseinander. Interessen wurden verändert, verbliebene Handlungsmöglichkeiten wurden soweit wie möglich ausgeschöpft, soziale Kontakte wurden neu geknüpft. Die Zukunft wurde als „gestaltbar" erlebt, und Zukunftspläne waren weiterhin vorhanden.

Im *zweiten* Fall stand das Streben nach einem Akzeptieren der eigenen Situation im Mittelpunkt. Durch die nachdenkende Auseinandersetzung mit sich selbst und seinem Leben sollte den mit der Krankheit verbundenen Belastungen ihr bedrohlicher Charakter genommen werden. Die Einstellung zur Zukunft war bei dieser Gruppe eher „neutral", d. h., man fügte sich in sein Schicksal, ohne aktiv nach neuen Handlungsspielräumen zu suchen.

Die vorherrschenden Reaktionsformen der *dritten* Gruppe bestanden aus Niedergeschlagenheit und Resignation. Einerseits waren die Menschen dieser Gruppe sehr stark von den erfahrenen körperlichen Einschränkungen und Verlusten bestimmt, andererseits sahen sie aber kaum Möglichkeiten der Veränderung bzw. der Verbesserung der eigenen Lebenslage. Die Zukunftsperspektive war hier eher negativ getönt.

Die *vierte* Gruppe schließlich haderte mit ihrem Schicksal und versuchte durch die Abwertung anderer Personen und durch Widerstand gegenüber den Verhaltensweisen anderer Personen des sozialen Umfelds mit der existentiellen Herausforderung fertig zu werden. Das Erleben der körperlichen Einschränkungen bestimmte die eigene Lebenssituation, verbunden mit einer Tendenz, sich von der Welt „abzuwenden", und einer ausgeprägten Niedergeschlagenheit. Auch hier war die Zukunftsperspektive negativ getönt.

Bezug zum Pflegeprozeß

Das Wissen um solche allgemeinen Gesetze der Auseinandersetzung mit chronischer Krankheit kann für die Planung der Pflege sehr hilfreich sein. Sie zeigen uns, daß Menschen grundsätzlich in der Lage sind, vielfältige Komponenten zu aktivieren und damit zu einer ihrer Person und ihrer Biographie entsprechenden Bewältigung zu gelangen. Deutlich aber wird auch, daß es große Unterschiede geben kann auch bei „objektiv vergleichbarer Krankheit".

Dieser Wirklichkeit gilt es in der Pflege gerecht zu werden, d. h., bei der **Situationseinschätzung** muß auch die Art und Weise der Bewältigung von Krankheit wahrgenommen werden. Die Einschätzung dessen, was eine erfolgreiche Bewältigungsstrategie sei, ist aber auch abhängig von der Pflegeperson selbst, also davon, wie sie mit Belastungsfaktoren (Leiden, Trauer, Verlust) bzw. mit Hoffnung und Zuversicht umgeht und wie sie „gute" und „weniger gute" Bewältigung bewertet.

Wichtiger als solche „Einordnung" ist die Bereitschaft, dem betroffenen Menschen in seiner Lebenssituation (und in seiner ihm zur Verfügung stehenden Möglichkeit des Umgehens damit) begleitend zur Seite zu stehen. Im Annehmen der Realität, auch einer sog. negativen Bewältigungsstrategie, kann es uns vielleicht gelingen, versteckte Ressourcen hervorzulocken, was auch heißt, *Hoffnung zu lernen* und *Hoffnung zu lehren* (S. 647 ff.).

Pflege und Gesundheitsressourcen

Die Fähigkeit, Gesundheitsressourcen wie auch den Faktor Hoffnung in die Pflege mit einzubeziehen, ist die beste Voraussetzung zur Unterstützung von *Bewältigungs-* bzw. *Copingstrategien* beim Patienten.

23.3 Situation der Pflegenden/der Pflege

Mit dem oben aufgezeigten Bezug zum Pflegeprozeß sind auch die Aufgaben der Pflege angesprochen. Es sind im wesentlichen
- Hilfe zur Bewältigung von Alltagsproblemen,
- aktivierende und/oder begleitende Pflege, je nach Notwendigkeit und Situation,
- Fördern und Stützen der individuellen Kräfte, Möglichkeiten und Selbsthilfeanteile,
- Respektieren der Würde der Person in ihren Kompetenzen und Grenzen.

23.3.1 Bewältigung der Alltagsprobleme

Die Alltagsprobleme, mit denen der chronisch Kranke/Behinderte (und dessen Angehörige) sich auseinandersetzen müssen, sind vielfältig. Erst das **Erkennen** und **Erfassen** ermöglichen eine systematische und individuelle Problemlösung.

Unterstützen der medizinischen Therapie und Rehabilitation. Die Aufgabe liegt in der Motivation und/oder in der Durchführung von Maßnahmen. Das Lehren und Einüben von neuen Verhaltensweisen und Fertigkeiten gehört zu den pädagogischen Anteilen der Pflege (S. 691 ff.). Beispiele: Injektionen (Insulin), Inhalationen, Ernährung usw. Das Spektrum umfaßt die Durchführung, die Kontrolle sowie das Umgehen mit zu erwartenden Symptomen, Nebenwirkungen (z. B. von Medikamenten) und Auswirkungen (z. B. der Rehabilitationsbemühungen).

Vorbeugen und Umgehen mit Krisen. Krisen können medizinischer Art sein oder psychische Ursachen haben. Je besser Pflegende über evtl. zu erwartende Krisen informiert sind, um so angemessener können sie sich verhalten, sowohl in der Krisenprävention wie in der Krisenintervention (S. 552 ff.). Der pädagogische Anteil ist die Beratung von Patient und Angehörigen, damit sie ein eigenes „SOS-System" entwickeln und unabhängiger von Fremdhilfe leben können.

Begleiten von Menschen im Leiden. Auch bei einem positiven Verlauf bleibt ein vielleicht unvermeidliches Maß an Leiden. „Leben helfen und leiden helfen" so, daß das Leben auch im Leiden menschlich bleiben kann, ist ein hohes, aber in diesem Fall unabdingbares Pflegeziel. Hier kommt das Prinzip der Würde zum Tragen (S. 23 f.). Wie immer die Behinderung/das Leiden auch aussehen mögen, der Mensch ist und bleibt ein *Würdewesen* bis zur letzten Stunde. Je leidender ein Patient ist, um so mehr sind auch die Angehörigen mitbetroffen. Es gilt, gemeinsame Strategien des „Trotzdemlebens" zu erarbeiten (Sinngestaltung S. 506 ff.).

Rückkehr ins Alltagsleben. Im Idealfall kann die Entlassung nach Hause ins Auge gefaßt werden. Die Vorbereitung darauf muß so weit abgeschlossen sein, daß Grenzen und Einschränkungen bestmöglich erkannt und in der Pflegeplanung integriert sind. Ein Beispiel dazu finden Sie in Kapitel 22. Leben gelingt, wenn einschränkende Bedingungen akzeptiert werden und die Lebensfreude wieder Platz hat.

Eine andere Situation ist der langwierige (vielleicht Jahre dauernde) Rehabilitationsprozeß. Hier sind meist massive Lebenseinbußen zu bewältigen: Leben mit Hemiplegie S. 721 ff., Leben im Rollstuhl S. 184 ff. usw. Auch der Umgang mit Gesundheits- und Rehabilitationspartnern muß gelernt werden: Wo bekommt man welche Hilfe? Können noch zusätzliche Ressourcen ausgeschöpft werden? usw.

23.3.2 Aktivierende Pflege

Aktivierende Pflege setzt eine *Kultur der Hoffnung* (Kap. 21) und eine *aktivierende Grundhaltung* voraus. Mit anderen Worten: wir sollen unser Augenmerk nicht in erster Linie auf die Probleme (Behinderung, Krankheit), sondern auf die *vorhandenen gesunden bzw. noch verbliebenen Anteile* richten und damit arbeiten. Richtungweisend könnte dabei ein altes arabisches Sprichwort sein:

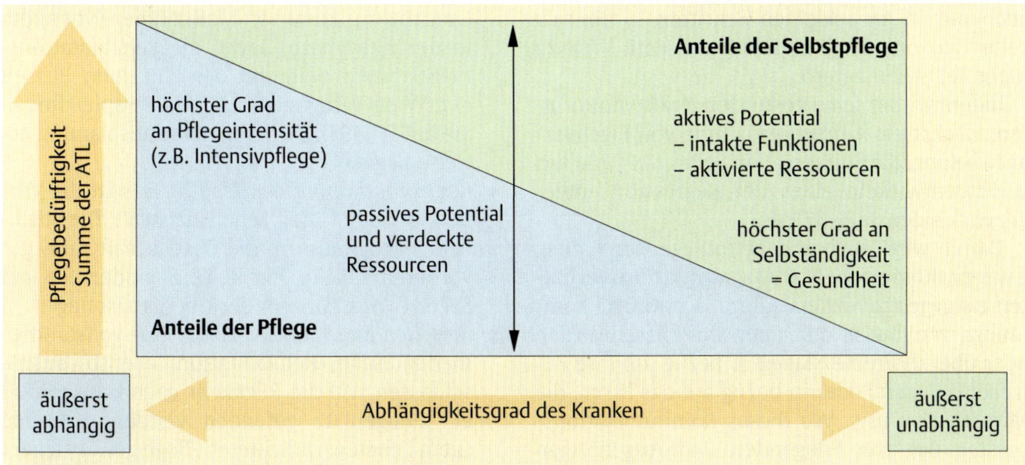

Abb. 23.**3** Pflege- und Selbsthilfeanteile. Der Schnittpunkt zeigt das Maß an notwendiger Pflege (passives Potential) und an möglicher Selbsthilfe bzw. Selbstpflege (aktives Potential). Als Summe ergibt sich die situationsgerechte aktivierende Pflege.

„Man soll sich nicht ärgern, daß der Rosenstrauch Dornen trägt, sondern sich freuen, daß der Dornenstrauch Rosen trägt.“

Eine **systematische Situationseinschätzung** orientiert sich an der Ganzheit der Person (Probleme *und* Ressourcen) sowie an der individuellen Situation (Biographie, Umfeld). Daraus ergibt sich die Grundlage für die **Planung der Ziele und Maßnahmen**. Am Anfang steht die medizinische Rehabilitation im Vordergrund. Sie beginnt sofort nach dem Ereignis, also am ersten Krankheitstag und nicht erst in der Rehabilitationsklinik. Das Ziel liegt in der höchstmöglichen Aktivierung der *Selbsthilfeanteile.* Pflege und Selbsthilfe/Ressourcen müssen sich entsprechen (Abb. 23.**3**). Es folgen wichtige Elemente:

Aktivierung. Nicht nur der medizinisch mögliche Aktivierungsgrad hat dabei Bedeutung, sondern auch die Motivation und das Gesundheitsverständnis (Selbstbild S. 26) des Patienten. Wie mobil war er vor der Erkrankung? Wie hat er das Leben früher gemeistert? Falls es gelingt, mit dem Patienten zusammen Möglichkeiten und Grenzen zu besprechen, ist es leichter möglich, Unmündigkeit, Abhängigkeit und Hilflosigkeit auf ein Minimum zu reduzieren. Wenn wir aus dem lebensgeschichtlichen Bezug seine Befürchtungen und Wünsche kennen, können wir individuell sinnvolle Aktivierungswege finden. Aktivierung soll Freude machen und nicht nur eine „Aktivierung um jeden Preis“ oder eine „Aktivierung nach Schema“ sein. Je besser wir an das vergangene Leben anknüpfen, dort, wo der Patient auch früher aktiv war, nämlich im Bereich der ATL (Abb. 23.**4**), dort, wo er anfangen kann – wenn auch nur in ganz kleinen Schritten –, für sich selbst zu sorgen, ist er schon auf dem Weg zu mehr Selbstkompetenz.

Indem wir an seine **gesunden Kräfte anknüpfen**, wächst die Aufrechterhaltung von Eigenverantwortung, die Stützung von Selbstwert und das Wiederentwickeln eines der Regression entgegenwirkenden Selbstbildes.

Damit wird auch die Grundlage geschaffen, dem **pathologischen Kommunikationsverhalten entgegenzuwirken**. „Chronisch Kranke kommunizieren meist nur über ihre Beschwerden oder über indirekte Klagen in bezug auf ihre Betreuer“ (Gerber) oder in bezug auf das Essen, die Mitpatienten usw. Wo dieses Kommunikationsmuster, das von Pflegenden und Angehörigen über kurz oder lang mit Abstumpfung und Resignation quittiert wird, überhand nimmt, führt es zu massiven Beziehungsstörungen und schließlich zu Pflegefehlern (Symptome werden falsch interpretiert, Mängel nicht oder nur ungenügend behoben).

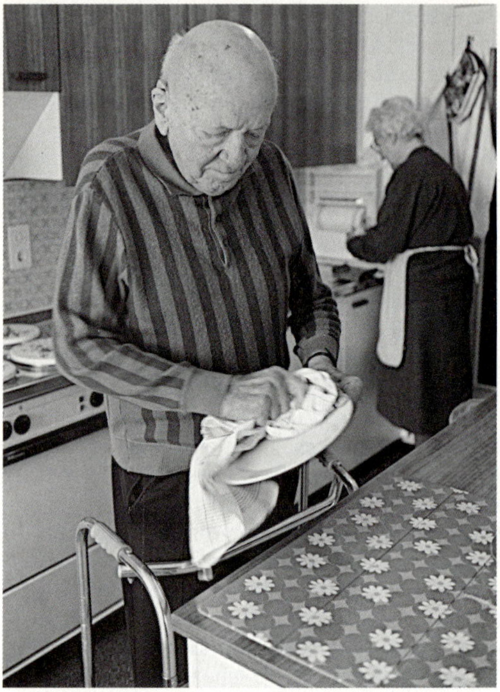

Abb. 23.**4** Wiedereinüben einfacher manueller Tätigkeiten (Foto: Kantonsspital St. Gallen).

Das **Pflegekonzept** richtet sich nach der Situation, setzt und verändert entsprechende Schwerpunkte:

- *Begleitung der Rehabilitation.* Sie umfaßt den Umgang mit kurativen Maßnahmen (vor allem in der Akutphase) sowie die Rehabilitationsmaßnahmen während der einzelnen Phasen der Wiedereingliederung. Als Beispiel finden Sie auf S. 719 ff. die Rehabilitationsplanung bei Hemiplegie.
- *Konfrontation mit der Realität.* Das ist die Vorbereitung für „das Leben danach“. Die Rückkehr nach Hause/in die Gesellschaft muß gut vorbereitet sein. Als Beispiel finden Sie auf S. 708 ff. das Konzept der Übergangspflege.
- *Begleiten im Krankbleiben.* Ist eine vollständige medizinische Rehabilitation ebenso ausgeschlossen wie die Rückkehr nach Hause, muß ein Pflegeplatz gefunden werden, wo eine „dem Leben verpflichtete“ Pflege gewährleistet ist (Langzeitpflege S. 713 ff.).

Immer gilt, daß die Problematik der chronisch Kranken und Behinderten in Verbindung mit dem natürlichen Auffangnetz (S. 28 u. 43) gesehen werden muß, d. h., sie stehen in einem System sozialer Sicherung und haben teil am Gesamtsozialnetz der Gesundheitssorge und der Lebenshilfe.

Prävention ist kein Privileg der Gesunden, sie richtet sich ebenso an chronisch Kranke, die mit ihrer Krankheit auf Dauer zu leben haben. Es geht dabei um folgende Gewichtung:

- Gesundheitsressourcen wahrnehmen, um sie kompensatorisch den Schäden/Einschränkungen entgegenstellen zu können.
- Risikofaktoren erkennen und ausschließen, um zusätzliche Schäden zu verhüten.
- Im Bereich der tertiären Prävention geht es um die Begleitung Betroffener, um die Unterstützung der ATL, die Rehabilitation sowie die Linderung von Symptomen.

Damit ist die Grobstruktur der Pflege dieser Patienten abgesteckt.

23.4 Rehabilitation

23.4.1 Medizinische, berufliche und soziale Rehabilitation

Nach der Definition der Weltgesundheitsorganisation (WHO) versteht man unter Rehabilitation „die Gesamtheit aller Bemühungen, einem

- durch Krankheit, angeborenes Leiden oder äußere Schädigung
- körperlich, geistig oder seelisch behinderten Menschen
- auf medizinischem, schulischem, beruflichem und sozialen Gebiet

in die Lage zu versetzen, eine Lebensform und -stellung, die ihm entspricht und seiner würdig ist, im Alltag, in der Gemeinschaft und im Beruf zu finden bzw. wiederzuerlangen."

Dieses Rehabilitationsverständnis orientiert sich an Menschen, die mit bleibenden gesundheitlichen Beeinträchtigungen leben müssen. Die medizinischen Maßnahmen sollen diesen Menschen helfen, trotz gesundheitlicher Defizite und Einschränkungen durch die Entwicklung noch vorhandener Fähigkeiten sowie durch die Gewährung zusätzlicher beruflicher und sozialer Hilfen ein möglichst normales Leben zu führen.

Man unterscheidet somit eine medizinische, berufliche und soziale Rehabilitation, die aber in der Praxis ineinander übergehen.

Medizinische Rehabilitation. Sie umfaßt alle ärztlichen oder ärztlich verordneten Maßnahmen zur Rehabilitation des Behinderten. Sie betrifft im wesentlichen chirurgische und orthopädische Maßnahmen, medikamentöse Therapie, Ergotherapie, Arbeitstraining, Psychotherapie, Anwendung von Hilfsmitteln usw. sowie die dazugehörenden diagnostischen Maßnahmen.

Berufliche Rehabilitation. Das sind alle Maßnahmen, die zur unmittelbaren Vorbereitung und Durchführung der Eingliederung des Behinderten in das Berufsleben nötig sind. Es handelt sich im wesentlichen um Berufsberatung und Stellenvermittlung aufgrund der ärztlichen Beurteilung, um Berufsschulung durch Berufsfachleute sowie um technische und finanzielle Maßnahmen zur Ermöglichung der Berufsausübung (angepaßte Werkzeuge u. a.).

Soziale Rehabilitation. Alle Maßnahmen zur psychischen, familiären, gesellschaftlichen und wirtschaftlichen Eingliederung des Behinderten sind hier angesprochen. Das Eingliederungsziel und der Weg dazu werden in den verschiedenen Ländern unterschiedlich gesehen:

In der *Schweiz* wird die Hauptanstrengung auf die berufliche Eingliederung verwendet. Folgende *Grundsätze* sind dabei richtungweisend:

- *Freiwilligkeit.* Es gibt keinen Eingliederungszwang.
- *Zusammenarbeit von Arzt und Berufsberater.* Die Feststellung der Leistungsfähigkeit eines Behinderten verlangt eine sehr enge Zusammenarbeit von Arzt und Berufsberater.
- *Ablehnung des Kolonienprinzips.* Die Behinderten sollen weder räumlich noch seelisch isoliert leben. Optimale Eingliederung bedeutet, wenn immer möglich, unter Gesunden und in der Nähe des Arbeitsplatzes wohnen zu können. Daraus folgt ein weiterer Grundsatz:
- *Verkehrstüchtigkeit des Behinderten.* Er soll seinen Arbeitsplatz möglichst selbständig erreichen können.

Die Kosten werden in der *Schweiz* von der Invalidenversicherung (IV) übernommen.

In *Deutschland* ist die Wiedereingliederung Aufgabe des Arbeitsamtes. Es besteht hier wie auch in den folgenden Ländern Eingliederungszwang. Die Kosten übernimmt der Staat in Zusammenarbeit mit den Sozialversicherungen.

In den *angelsächsischen Ländern* ist der behandelnde Arzt für die Lösung der Wiedereingliederungsprobleme verantwortlich. Der Staat trägt die Kosten.

Rehabilitationsstätten. Der Weg von der „Krüppelfürsorge" über erste „Spezialanstalten" zu Beginn des 19. Jahrhunderts (z. B. Blindeninstitut Zürich, gegründet 1810) bis zu den nach dem

2. Weltkrieg entstandenen und zunehmend spezialisierten Rehabilitationszentren war lang. Untenstehend exemplarisch einige der heute zur Verfügung stehenden *Eingliederungsstätten/Rehabilitationszentren*:

In der Schweiz:
- *Paraplegiker-Zentrum* Nottwil (Luzern). Es dient der medizinischen und beruflichen Wiedereingliederung von Querschnittgelähmten.
- Eingliederungsstätte *Appisberg* bei Männedorf/Zürich. Sie nimmt körperlich Behinderte auf und dient vorwiegend der beruflichen Eingliederung durch ärztlich kontrolliertes Arbeitstraining, Heilgymnastik, Prothesentraining u. a.
- Eingliederungsstätte der SUVA, Bellikon. Sie dient der Schulung und Umschulung von Unfallverletzten sowie der Rehabilitation von Schädel-Hirn-Patienten.

In Deutschland:
- Unfallkrankenhäuser *Bergmannsheil I und II* in Bochum und Gelsenkirchen-Buer. Sie dienen der Behandlung Frischverletzter, auch Querschnittgelähmter aus dem Bergbau und der Industrie durch physikalische Therapie, Übungsbehandlung, Beschäftigungstherapie und Einsatz orthopädischer Hilfsmittel.
- *Friederikenstift* Hannover mit Spezialabteilung für Querschnittgelähmte.
- Institut für Physiotherapie und Rehabilitation des Staatsbades *Salzuflen* in Bad Salzuflen.

In Österreich:
- Rehabilitationszentrum *Tobelbad* in Graz. Es dient der Wiedereingliederung körperlich Behinderter.

23.4.2 Neuropsychologische Rehabilitation

Eine Sonderform der medizinischen Rehabilitation ist die *neurologische*. Sie befaßt sich mit den neuropsychologischen und sensomotorischen Störungen. Die neuropsychologischen und sensomotorischen Rehabilitationsbemühungen und -möglichkeiten sind abhängig vom Ausmaß und von der Art der Lokalisation der Hirnläsion sowie vom Alter des Betroffenen.

Neuropsychologische Störungen sind bei allen Hirnläsionen zu erwarten. Sie nehmen sehr unterschiedliche Formen an, weshalb sie eigene Therapieprogramme brauchen. Die wichtigsten Störungen sind die
- zerebralen Sehstörungen,
- Störungen der räumlichen Wahrnehmung,
- Aufmerksamkeitsstörungen,
- Störungen der Sprache und des Sprechens,
- Lern- und Gedächtnisstörungen.

Sensomotorische Störungen treten besonders beim Ausfall *einer* Gehirnhemisphäre auf. Bei gleichzeitiger Halbseitenlähmung verlieren diese Patienten auf der gelähmten Seite die Empfindungen für Berührung, Schmerz, Temperatur und Lage des Körpers. Sie nehmen die betroffene (spiegelbildliche) Seite nicht mehr wahr, vergessen sie und aktivieren sie nicht. Man spricht vom *halbseitigen Vernachlässigungsphänomen* einer Raum- und/oder Körperhälfte, zusammengefaßt unter dem Oberbegriff *Neglect* (S. 719). Die Rehabilitation (Diagnostik und Therapie) erfolgt durch das Bobath-Konzept. Es wird beim Abschnitt Hemiplegie ausführlich besprochen (S. 720 ff.).

Neuropsychologische Diagnostik

Die von der WHO vorgeschlagene Unterteilung der Behinderungsebenen (1. Schädigung, 2. Alltagsbeeinträchtigung, 3. soziale Folgen; S. 703 f.) wird auch der neuropsychologischen Diagnostik zugrunde gelegt. So sind für alle drei Bereiche entsprechende diagnostische Verfahren entwickelt worden:
- Testdiagnostische Verfahren für die Ebene der *Hirnleistungsschädigung*. Beispiele dafür sind die Messung eines Gesichtsfelddefekts mit dem Perimeter, die Messung von Gedächtnisstörungen mit dem Gedächtnistest usw.
- Funktionserfassung auf der Ebene der *beeinträchtigten Alltagsleistungen* (entspricht den Aktivitäten des täglichen Lebens/ATL bzw. Activities of daily living/ADL). Hier werden Erfassungsskalen eingesetzt, mittels derer Art und Schweregrad der Alltagsbehinderung festgestellt werden können. Ein Beispiel für eine solche Skala ist der *Barthel-Index* für Selbsthilfeleistungen (Abb. 23.**5**).
- Erfassung *sozialer Folgen*. Hier eignen sich Fragebogen, welche die soziale Integration in Beruf und Familie feststellen.

Eine ganzheitliche Diagnostik (und Therapie) wird aber nicht nur die Defizite und Störungen zu erfassen suchen, sondern legt ein besonderes Gewicht auf die *noch erhaltenen Hirnleistungen*. Diese sind Ausgangspunkt für eine kompensatorische Therapie wie auch für eine aktivierende Pflege.

1. Essen und Trinken (m. U., wenn Speisen vor dem Essen zurechtgeschnitten werden müssen)
   n. m. = 0   m. U. = 5   selb. = 10 ■
2. Umsteigen aus dem Rollstuhl ins Bett und umgekehrt (einschl. Aufsitzen im Bett)
   n. m. = 0   m. U. = 5/10   selb. = 15 ■
3. Persönliche Pflege (Gesichtwaschen, Kämmen, Rasieren, Zähneputzen)
   n. m. = 0   m. U. = 0   selb. = 5 ■
4. Benutzung der Toilette (An-/Auskleiden, Körperreinigung, Wasserspülung)
   n. m. = 0   m. U. = 5   selb. = 10 ■
5. Baden/Duschen
   n. m. = 0   m. U. = 0   selb. = 5 ■
6. Gehen auf ebenem Untergrund
   n. m. = 0   m. U. = 10   selb. = 15 ■

6 a) Fortbewegung mit dem Rollstuhl auf ebenem Untergrund (diese Einheit nur verwenden, falls die Einheit 6 mit 0 bewertet wurde)
   n. m. = 0   m. U. = 0   selb. = 5 ■

7. Treppensteigen auf/ab
   n. m. = 0   m. U. = 5   selb. = 10 ■
8. An-/Ausziehen (einschl. Schuhebinden, Knöpfeschließen)
   n. m. = 0   m. U. = 5   selb. = 10 ■
9. Stuhlkontrolle
   n. m. = 0   m. U. = 5   selb. = 10 ■
10. Harnkontrolle
   n. m. = 0   m. U. = 5   selb. = 10 ■

Summe ■

Abb. 23.**5** Barthel-Index. Er stellt eine der weltweit am häufigsten verwendeten ADL-Skalen für den Bereich der Selbsthilfeleistungen dar. Die Punktewerte der 10 Einheiten werden addiert; der Wert stellt ein gutes Maß für die Selbständigkeit eines Patienten dar. Gesamtpunktewert: von 0 = völlig unselbständig bis 100 = völlig selbständig; n. m. = nicht möglich, m. U. = mit Unterstützung, selb. = selbständig (aus Prosiegel, M.: Neuropsychologische Störungen. Pflaum, München 1991).

Neuropsychologische Therapie

Nach erfolgter Diagnostik werden die Behandlungsmethoden für den einzelnen Patienten so spezifisch wie möglich festgelegt. Man unterscheidet *drei Behandlungsprinzipien*:

- *Restitution* wird die komplette oder partielle Wiederherstellung der Hirnleistung bezeichnet. Beispiele sind die Verbesserung gestörter Sprache durch die Sprachtherapie oder die Verbesserung visuell-räumlicher Defizite durch ein Wahrnehmungstraining usw.
- *Kompensation* wird erreicht durch den Einsatz von Ersatzstrategien. Hier geht es um das Ausnutzen von erhalten gebliebenen Restfunktionen oder um Maßnahmen, die die gestörte oder verlorengegangene Funktion übernehmen können. Es handelt sich vor allem um Übungs- und Trainingsprogramme.
- *Adaptation* bedeutet Anpassung der Umwelt an den Patienten im Sinne von externen Hilfen. Beispiele sind Großdruckbücher für Patienten mit zerebralen Sehstörungen, rollstuhlgerechtes Herrichten von Wohn- und Arbeitsräumen bei Lähmungen, Modifikation des Arbeitsplatzes bei einem Patienten mit Aufmerksamkeitsstörungen (durch Reizabschirmung) usw.

Der **Behandlungsplan** muß für alle an der Rehabilitation Beteiligten (Patient, Fachpersonal, Angehörige) transparent und als verpflichtend betrachtet werden, damit eine *kontinuierliche* und *systematische* Umsetzung der Therapieprogramme über einen längeren Zeitraum gewährleistet ist. Dies erfordert ein hohes Maß an Durchhaltewillen und Motivation. Eventuell ist begleitende Motivationsarbeit (überzeugen, Interesse wecken) notwendig.

Beispiele für neuropsychologische Rehabilitationsbemühungen finden Sie in diesem Buch für Patienten mit Hemiplegie auf S. 718 ff., nach Schädel-Hirn-Traumen auf S. 662 f., Querschnittläsion auf S. 665 ff.

23.4.3 Ergotherapie

Die Ergotherapie (griech. to ergon = Tätigkeit, Aufgabe, Handwerk) ist ein wichtiger Teilbereich der Rehabilitation. Sie dient dem *Wiedererlernen gestörter Funktionen* in allen Bereichen der ATL.

Dem Berufsbild (herausgegeben vom Schweizerischen Roten Kreuz) entnehme ich die folgende Beschreibung:

Ergotherapie ist eine ärztlich verordnete Behandlung von körperlich oder psychisch Kranken und Behinderten. Durch ausgewählte, dem einzelnen Patienten angepaßte Tätigkeiten trägt die Ergotherapie zur Förderung der Selbständigkeit, zur Aktivierung und zur Rehabilitation bei. Sie richtet sich an Erwachsene und Kinder und hat zum Ziel,

- dem durch Krankheit abhängig Gewordenen seine Selbständigkeit wieder zu ermöglichen;

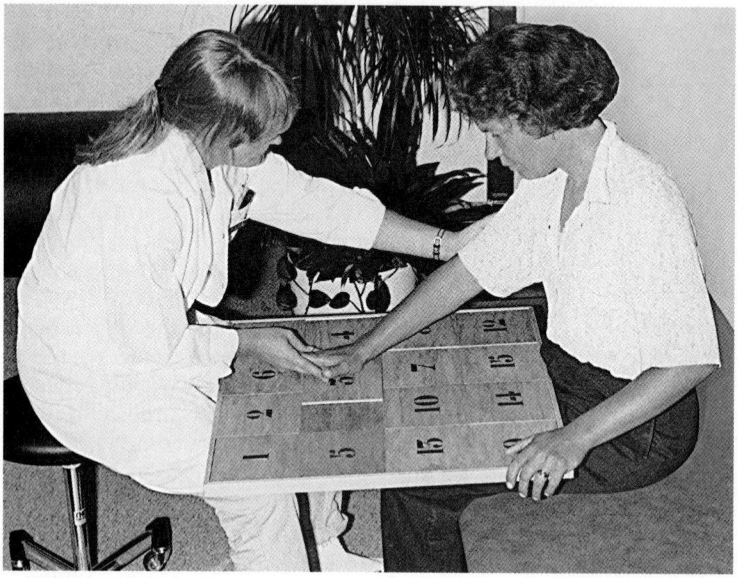

Abb. 23.**6** Training intellektueller Fähigkeiten (Foto: Kantonsspital St. Gallen).

- dem durch ein fortschreitendes Leiden von der Unselbständigkeit bedrohten Kranken seine Fähigkeiten so lange wie möglich zu erhalten.

Die Ergotherapie umfaßt drei Hauptgebiete:
- funktionelles Training,
- Selbsthilfetraining,
- berufsorientiertes Training.

Funktionelles Training. Dazu gehören:
- Gelenkmobilisation und Gelenkschutztraining,
- Koordinations- und Sensibilitätstraining,
- Feinmotorik- und Prothesentraining,
- Steigerung der Muskelkraft,
- Wechsel der Handdominanz und angewandte Bewegungsübungen beim Hemiplegiker.

Angewandte Mittel sind:
- handwerkliche Tätigkeiten: Weben, Hobeln, Kneten, Flechten, Knüpfen usw.
- Individuell angefertigte Arbeits- und Lagerungsschienen unterstützen die Therapie und/oder verhindern Kontrakturen und Fehlstellungen bei peripheren Läsionen.

Selbsthilfetraining. Es bewirkt Unabhängigkeit in den Aktivitäten des täglichen Lebens:
- Essen, Ankleiden, Hygiene usw.;
- Kommunikation und intellektuelles Wahrnehmen (Abb. 23.**6**);
- Instruktion der Angehörigen;
- Bereitstellen von Hilfsmitteln, Adaptationen.

Berufsorientiertes Training. Es bewirkt:
- berufsbezogene Anwendung der verbesserten Funktionen,
- Steigerung der Arbeitstoleranz, Haushaltstraining (Abb. 23.**7**);
- Abklärung der Möglichkeiten im Beruf/Haushalt;
- Anpassung von Arbeitsplatz/Haushalt an die Behinderung;
- Erwägung einer Umschulung.

Die Übungen werden gezielt in ein individuelles Arbeitsprogramm übergeleitet.

Durch Haus- und Arbeitsplatzbesuche wird geprüft, wie das Wiedererworbene ins Alltagsleben übertragen werden kann.

23.5 Übergangspflege

E. Böhm (Wien) hat unter Berücksichtigung wissenschaftlicher Erkenntnisse das Konzept der Übergangspflege erarbeitet. Man versteht darunter die *Reintegration* von Patienten aus dem Krankenhaus oder Heim in ihre *Wohnung*.

Damit ist eine Rehabilitation angesprochen, deren Ziel es ist, sog. Langzeitpatienten, insbesondere auch ältere Menschen, soweit möglich wieder in ihr gewohntes häusliches Umfeld zu reintegrieren.

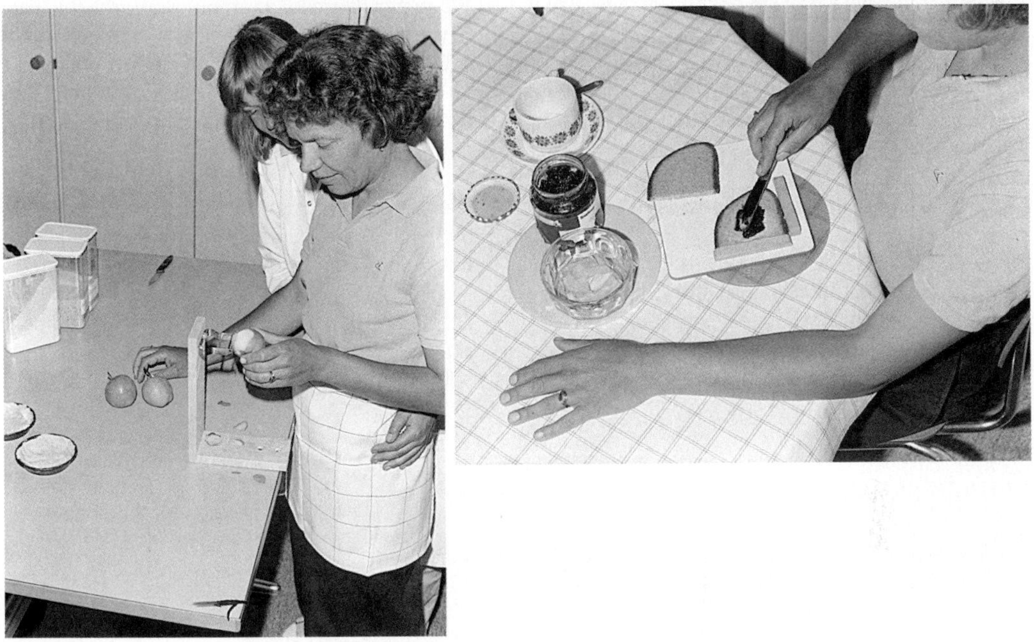

Abb. 23.7 **a** Haushaltstraining. **b** Eßtraining (Fotos: Kantonsspital St. Gallen).

Den Grundgedanken definiert Böhm wie folgt:

1. Im Mittelpunkt aller Rehabilitationsbemühungen steht der Behinderte oder der von einer Behinderung bedrohte Mensch, d. h., daß auch Präventivmaßnahmen der Besuchsdienste, der Kontaktdienste usw. wertvolle Hilfe und Rehabilitationsprophylaxe betreiben.
2. Die Ursachen der körperlichen, geistigen oder seelischen Behinderung sind unerheblich. Die Rehabilitation ist nicht kausal, sondern final ausgerichtet.
   In der Gerontologie bzw. Gerontopsychiatrie allerdings ist diese Rehabilitation mit besonderen Schwierigkeiten behaftet, da es sich bei diesen Menschen um Personen mit einer Multimorbidität handelt.
3. Rehabilitation bezieht sich auf alle Altersgruppen, wobei für jeden Schaden eine geeignete Richtlinie aufzustellen und zu erarbeiten ist.
4. Es wird nicht zwischen vorübergehender und dauernder Behinderung unterschieden. (Reversible oder irreversible geistige Altersveränderung.)
5. Die Definition schließt auch die Möglichkeit einer weiteren oder weiterbestehenden Behinderung ein.

Das **Ziel** der Übergangspflege ist damit klar:

- weg von der verwahrenden Pflege,
- hin zur aktivierend-therapeutischen.

Solche *Modelle der Übergangspflege* gibt es unterdessen an vielen Orten, in der Schweiz z. B. in St. Gallen (Kantonsspital) und Zürich (Waidspital). Die Arbeitsgruppe in Zürich definiert Ziel und Zweck wie folgt:

- *Ziel* der Übergangspflege ist die raschmögliche Wiedereingliederung des (alten) hilfsbedürftigen Menschen in seine vertraute Umgebung.
- *Zweck* ist die Erhaltung der Selbständigkeit und Eigenverantwortung sowie die Förderung und Aktivierung des Gesunden (reaktivierend-therapeutische Pflege).

Diese *Rehabilitationsziele* sind für viele Menschen möglich, die bis dahin in Altersheimen oder auf gerontopsychiatrischen Stationen versorgt wurden. Für diese soll, so Böhm, „die Lebenssituation – natürlich auf Station beginnend – verbessert werden. Das Endziel kann auf keinen Fall der hospitalisierte Patient auf Station sein, sondern jeder Reintegrationsversuch ins *Wohnmilieu* ist für den Patienten (auch für solche, die primär nicht möchten, da sie im Trägheitsdenken sind und eigentlich keine Veränderung mehr wünschen) und für die bezahlenden Organisationen sinnvoll und menschlich".

Damit sind zwei Kriterien der Übergangspflege angesprochen:
- die Veränderung des Pflegestils,
- die Rückbegleitung/Übergangsbegleitung von alten und behinderten Menschen in ihr altes Wohnmilieu.

23.5.1 Veränderung des Pflegestils

In Abb. 23.**8** wird sichtbar, wie der traditionell bewahrende (kustodiale) Behandlungsstil zum „Pflegefall" führt und wie der Beginn einer gezielten aktivierenden Pflege dem Patienten zur Reintegration in die eigene Wohnung verhilft.

Ein *neuer Pflegestil* kann nur verwirklicht werden, wenn das entsprechende Wissen, verbunden mit Einsicht und Veränderungsbereitschaft, auf allen Stufen vorhanden ist. Das Konzept der reaktivierend-therapeutischen Pflege setzt notwendigerweise ein *Umdenken* voraus:

- Die Krankenhausleitung muß entsprechende Stellen bewilligen, und es muß ein Fachexperte bzw. eine Fachexpertin vorbereitet und eingestellt werden.
- Die Pflegedienstleitung muß ihre Philosophie (Pflegeleitbild) überdenken und, wo nötig, entsprechend verändern.

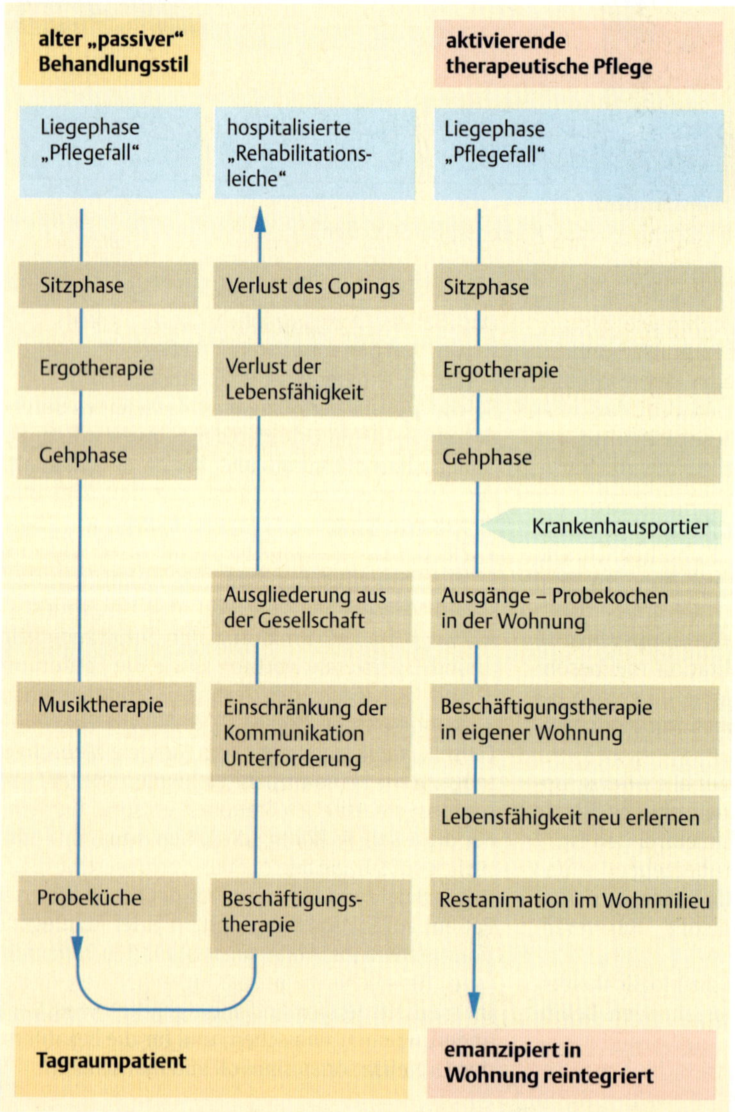

Abb. 23.**8** Der Weg traditioneller Rehabilitation (links) und der Weg aktivierend-therapeutischer Pflege (rechts).

- Die Pflegenden selbst werden ganz konkrete Konsequenzen für ihr pflegerisches Tun ziehen müssen: vom krankheitsorientierten Denken und Handeln (Befundpflege) hin zur Ausrichtung auf das noch vorhandene *Gesunde* im Patienten sowie zur Orientierung am Befinden.

Beispiele aus den Bereichen der ATL zeigt Tab. 23.**2**.

Ein *Beispiel*, wie die „Befundpflege“ zugunsten der „Befindlichkeitspflege“ verändert werden kann: Eine alte Frau hat ein „offenes Bein“. Im neuen Pflegekonzept gilt es nicht mehr in erster Linie dieses offene Bein, also das Kranke, zu hegen und zu pflegen, vielmehr kann Sinn und Zweck der Pflege nur sein, die gesunden Anteile und Ressourcen des alten Menschen zu (re)aktivieren. Die Erfahrungen haben gezeigt, daß sich dann das Problem des offenen Beines alsbald von selbst löst: Die betroffene Patientin hat das Bein selbst liebevoll – zwar wider die gängigen Pflegemethoden, aber nichtsdestotrotz – mit Erfolg gepflegt.

Um indessen abschätzen zu können, welche gesunden Anteile, Kräfte und Fähigkeiten (Gesundheits- und Selbstpflegeressourcen) beim betroffenen Patienten überhaupt vorhanden sind, gilt es, bei der **Situationseinschätzung** nicht nur nach dem Kranken zu fragen, sondern zusätzlich nach

Tabelle 23.**2** Gegenüberstellung von behütendem zu aktivierend-therapeutischem Pflegestil (Arbeitsgruppe Übergangspflege Zürich*)

	Behütender Pflegestil	Aktivierend-therapeutische Pflege
Persönliche Toilette	Waschbecken wird ans Bett gebracht. Patient wird gewaschen	Patient wäscht sich selber (Naßzelle, Dusche), soweit er ein Bedürfnis nach persönlicher Körperpflege hat
Essen und Trinken	Zimmerservice	Die Wünsche der Patienten werden berücksichtigt, z. B. auch einmal im Bett frühstücken, miteinander im Speisesaal zu Mittag essen usw.
Mobilität	Patient wird „mobil“ gemacht, indem man ihn in den Rollstuhl setzt	Den Patienten wird beim Gehen, Aufstehen, Absitzen nur die absolut notwendige Hilfeleistung geboten (z. B. Begleitgänge, bis Patient den Weg in die Therapie selbständig meistert)
Beschäftigung	nichtindividualisierte Bastelnachmittage	– auf die Bedürfnisse des einzelnen gemäß Biographie und Lebensgewohnheiten abgestimmte Beschäftigung – wenn möglich Integration im Krankenhausbetrieb (z. B. Küchendienst, Besorgen der Pflanzen) – gezielte Beschäftigungstherapie im Wohnmilieu (Einkaufstraining, Gehtraining) im Hinblick auf Rückkehr nach Hause
Soziale Kontakte	sinkendes Selbstwertgefühl infolge Krankenhausabhängigkeit; reduzierte Freude und Lust, aktiv am sozialen Leben teilzunehmen; Patient verliert Kontakt zu seinem sozialen Umfeld	Pflegeziel, so rasch wie möglich nach Hause zurückzukehren, motiviert Patienten, soziale Kontakte (Angehörige/Nachbarn) aufrechtzuerhalten oder zu intensivieren
Resultat	in jeder Beziehung überversorgter und überbetreuter alter/behinderter Mensch, der durch Abhängigkeit und Verlust seiner Handlungsfähigkeit an den Rand der Gesellschaft gedrängt wird	alte (behinderte) Menschen sind in ihrer vertrauten Umgebung wieder lebensfähig

* Arbeitsgruppe für Übergangspflege Zürich an der Klinik für Geriatrie und Rehabilitation, Stadtspital Waid, Zürich. Die Verantwortung und Durchführung der Übergangspflege liegt in den Händen des Pflegedienstes. Sie wird in interdisziplinärer Zusammenarbeit (Pflegeteam, Arzt, Physio-/Ergotherapie und Sozialarbeiter) geplant.

- seiner Biographie,
- seinen früheren Lebensgewohnheiten,
- seinem sozialen Umfeld.

23.5.2 Rückkehr nach Hause

Sie setzt neben einer systematischen Situationsanalyse die **Konfrontation mit der Realität** voraus. Pflegende, die in der Übergangspflege arbeiten, machen gute Erfahrungen mit den wöchentlichen Gesprächsgruppen. Hier werden gemeinsam Kräfte und Fähigkeiten eingeübt, die für jede Reintegration und Rehabilitation notwendig sind:
- Leben und Sprechen miteinander,
- Informationsaustausch über Hilfsmittel und Hilfen, über Aktivierungsprogramme und soziale Dienste,
- Kontakt zu Bezugspersonen,
- Aussprechen von Wünschen und Hoffnungen usw.

Die sog. **differentialdiagnostischen Ausgänge** (Hausbesuche) stellen ein geeignetes Mittel dar, mehr über den betreffenden Menschen, seine Biographie und seine Gewohnheiten zu erfahren.

Außerhalb der Krankenhaussituation, die den Behinderten (oft alten) Menschen verunsichert, zusätzlich verwirrt und ihn hilfsbedürftiger erscheinen läßt, als er ist, erfahren wir einiges durchaus Wissenswertes mehr.

„Frau M. L. atmete sichtlich auf, als sie mit ihrer Spitalbegleitung zu Hause in den eigenen vier Wänden angelangt war. Zielsicher und munter begab sie sich in die Küche, setzte Kaffeewasser auf und lud die Schwester zu einem Zvieri ein. Zwei Stunden zuvor im Spital hätte man ihr wohl nicht einmal mehr zugetraut, eigenhändig eine Kaffeetasse zu heben.“

Damit ist das Prinzip der von Böhm wiederentdeckten **Biographie** als Grundlage für die Aktivierung/Reaktivierung illustriert. Ein darauf sich abstützendes Orientierungsschema lautet:

- Orientierung an der individuellen Biographie.
- Aktivierung des Altgedächtnisses durch Anknüpfen an vertraute und geliebte Umgebung und an Tätigkeiten, die das frühere Leben bestimmten.

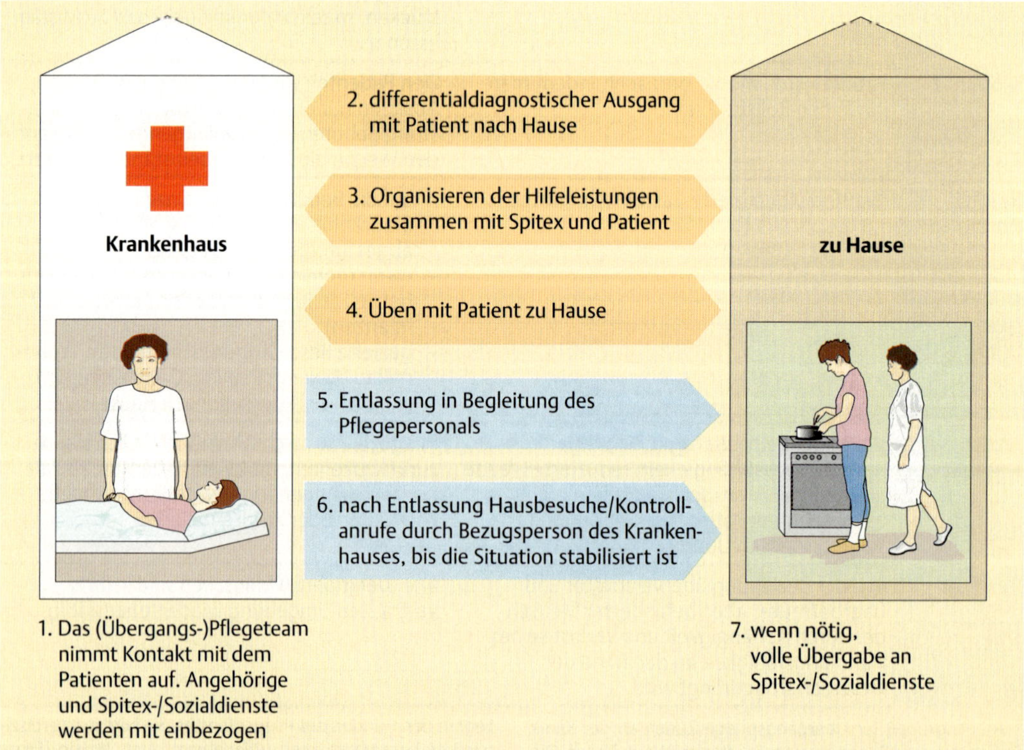

Abb. 23.9 Die Schritte der Übergangspflege (erarbeitet von der Übergangspflegegruppe Zürich).

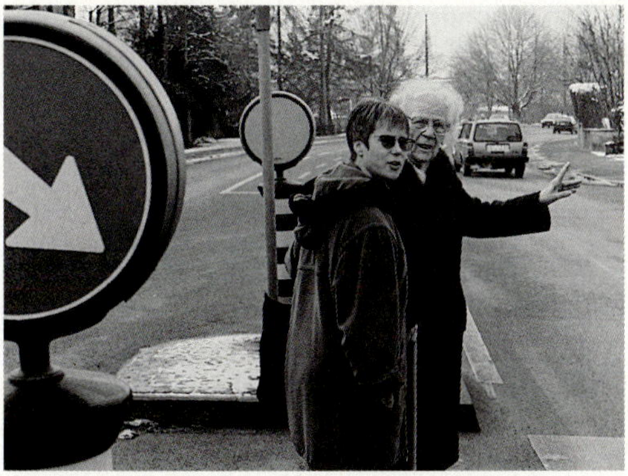

Abb. 23.**10** Straßen- und Verkehrstraining in der Phase der Rückkehr nach Hause (Foto: Kantonsspital St. Gallen).

Auf dem Hintergrund der „biographischen Reaktivierung" müssen folgende Aspekte beachtet werden:

- Wie kann die Einbindung in das alte Milieu stattfinden?
- Welche flankierenden Maßnahmen sind notwendig?
- An wen kann der Patient nach der Krankenhausentlassung übergeben werden?
- Welche Möglichkeiten und Grenzen zeichnen sich ab für den späteren Verlauf?

Die Zürcher Gruppe formuliert diese Schritte so:

1. Schon während der Spitalzeit erfolgen Abklärungen und Hausbesuche zusammen mit dem Patienten, um die Rückkehr nach Hause zu erleichtern.
2. Nach der Spitalentlassung wird die Betreuung in Form von Besuchen und anderen Kontakten so lange fortgesetzt, bis sich die Situation stabilisiert hat.
3. Bei Bedarf erfolgt eine enge Zusammenarbeit mit spitalexternen Diensten, wie z.B. Haushilfedienst, Hauspflege und Gemeindekrankenpflege.

Übergangspflege ...

... heißt zu verstehen, daß wir *von* unseren alten und/oder behinderten Mitmenschen für die Pflege lernen können.

Und es heißt auch, den alten, behinderten Menschen in seinem Kranksein zu verstehen und gleichzeitig zu erkennen, wieviel gesundes Potential in ihm noch vorhanden ist.

4. Für jeden Patienten gibt es eine veranwortliche Bezugsperson, um die Kontakte nach außen zu erleichtern und allfällige Fragen zu beantworten, in der Regel jemanden aus dem Pflegeteam.

Die für diesen Weg notwendigen Schritte sind auch in Abb. 23.**9** aufgezeichnet. Abb. 23.**10** zeigt die Pflegende bei Schritt 1: unterwegs mit einer Patientin.

23.6 Langzeitpflege

Langzeitpflege ist „Pflege über lange Zeit". Wer sich dafür zur Verfügung stellt, braucht einen langen Atem und Liebe zum Behinderten/Leidenden/alten Menschen.

Was diese Pflege von der Pflege im Akutkrankenhaus unterscheidet, ist der oft über lange Zeit gleichbleibende Ablauf der Tage. Das kann zu einer Routine verführen, die den Behinderten abhängig und chronisch Kranke unselbständig macht. Vor allem dort, wo Pflegende zuviel selber machen und zuwenig Eigenständigkeit zulassen, wird Pflege zu einem „lebensfeindlichen Ritual" erstarren.

Unsere **Haltung** und **Einstellung** prägt nicht nur die Pflegequalität auf der Station, sondern ganz wesentlich auch das Klima, die Atmosphäre. Oft kann die Sprache dafür ein Gradmesser sein. Urteilen Sie selbst: Wo möchten Sie selbst krank sein und sich pflegen lassen? Dort, wo man „Behinderte füttert", oder dort, wo man ihnen beim Essen hilft? Wo „Invalide an den Rollstuhl gefesselt werden" oder wo diese Menschen nach eigenem Ermessen (wo noch möglich) aktiv und mobil sein können? Wo man „Patienten ins Bett steckt" oder wo man ein Abendritual mit ihnen gestaltet? Wo man über „Pflegefälle" spricht oder über individuelle Menschen, die einen eigenen Namen haben? Die Beispiele könnten beliebig fortgesetzt werden.

Autonomie, Flexibilität und **Fantasie** sind Werte, die in der Langzeitpflege nicht fehlen dürfen. Sie sind die Garantie dafür, daß

- die Unterstützung und stellvertretende Übernahme der ATL weder dem Zufall noch der Stereotypie überlassen bleiben, sondern als professionelles Handwerk ausgeübt werden,
- die Begleitung in Krisen (und zum Sterben) eine menschliche, der Würde der Person entsprechende Pflege sein kann.

Pflegende, die in der Langzeitpflege tätig sind, kommen nicht aus ohne permanente Weiterbildung. Der Wissensstand, z.B. in der Psychogeriatrie (die meisten Langzeitpatienten sind alte

Menschen), verbessert sich. Wir wissen heute viel mehr über die Zusammenhänge (z. B. bezüglich Verwirrtheit). Es gilt, sich dieses Wissen anzueignen. Gerade im Zusammenhang mit der Langzeitpflege dient professionelles Wissen der Eigenständigkeit/Kompetenz und Kooperation aller Beteiligten. Es ermöglicht uns weiter das analytische Erfassen des *wirklichen Pflegebedarfs* ebenso wie die Planung und Durchführung der Pflege entsprechend den realen (nicht den vermeintlichen) Bedürfnissen.

23.6.1 Fördernde Pflege bei schweren Störungen

Die **Ziele** der bestmöglichen Selbsthilfe können nur in ganz kleinen Schritten und vielleicht weniger als äußerer Erfolg erreicht werden: Anregungen geben, Interessen wachhalten, Freude ermöglichen. Auch ein sehr „abgebauter" Patient spürt noch ganz gut, wie wir mit ihm umgehen. Er spürt. ob wir ihn als Erwachsenen ernst nehmen und ob wir auch wirklich meinen, was wir sagen. Fühlt er sich unverstanden (wenn auch unbewußt), wehrt er sich durch Aggression oder Depression. Dadurch werden das Leben des Patienten *und* die Pflege schwierig. Das ist vermeidbar. „Schwierige Patienten" können eine Auswirkung der Pflege sein bzw. der Art und Weise, wie gepflegt wird. Das gleiche gilt natürlich auch für „zufriedene Patienten". Die gegenseitige Beeinflussung *ist* Tatsache.

Die *Hilfe*, die wir geben, betrifft vor allem die *Unterstützung der ATL*:

- Selbständigkeit, auch in ganz kleinem Ausmaß (z. B. Hände selber waschen), so lange als möglich. Sorge für saubere und vorteilhafte Kleider und Frisur.
- Einfache, vertraute Beschäftigungen ausführen lassen, auf Gleichmaß achten.
- Gruppenaktivitäten so bald und/oder so lange als möglich.
- Anregungen geben für noch mögliche Kontakte zur Außenwelt.
- Helle (sog. luzide) Momente nutzen und mit dem Patienten über „früher" plaudern. Vielleicht lassen sich aus diesem „Früher" Kräfte für das Heute gewinnen.

Lesen Sie dazu auch Vorbeugen von Verwirrtheit auf S. 605 f.

Von besonderer Bedeutung ist es, Kreativität und Flexibilität mit der gemeinsamen (bekannten und angestrebten) Zielsetzung für und mit dem Patienten zu verbinden.
Dies gilt vor allem für die konkrete Umsetzung von **Teilschritten,** wie z. B. „das Gesicht selber waschen", „sich selber kämmen" usw. Nur wenn alle Beteiligten sich daran halten, können Erfolge (vielleicht nach einer langen Übungsphase) eintreten.

23.6.2 Chronisch Kranke im Krankenhaus

Das Akutkrankenhaus ist nicht in erster Linie für Langzeitkranke konzipiert. Die Arbeitsabläufe und Einrichtungen unterstehen den Bedingungen der medizinischen Versorgung. Schnelligkeit und Effizienz sind großgeschrieben. So kommt es, daß Behinderte und chronisch Kranke, die z. B. für eine Operation eingewiesen wurden, in ihren individuellen Bedürfnissen oft übergangen werden und ihr Rhythmus (der langsamer ist als beim „Gesunden") nicht berücksichtigt wird. Es ist eine Herausforderung für Pflegende, zur normalen Arbeit, den präoperativen Maßnahmen, auch noch den zusätzlichen Ansprüchen, die diese spezielle Situation, dieser individuelle Mensch in dieser ganz besonderen Konstellation und Persönlichkeit an sie stellt, zu entsprechen.

Nur durch eine umfassende **Situationseinschätzung**, verbunden mit einer bewußten Offenheit für die konkrete Problematik, können wir dieser Lage gerecht werden. Mehr als in der üblichen Planung gilt es, den individuellen Menschen wahrzunehmen:

- in seiner Behinderung, die unabhängig von der aktuellen Diagnose zu berücksichtigen ist;
- die Lebensweise dieses Menschen, der in seiner ureigenen Art gelernt hat (oder es doch versucht hat), mit der Behinderung zurechtzukommen;
- seine Weise der Bewältigung, z. B. der Körperpflege, der Ausscheidung, des Essens usw., die vielleicht überhaupt nicht unseren Normen und Vorstellungen entspricht. Können wir ihm sein Sosein lassen? Können wir über den eigenen Schatten springen, z. B. bezüglich Hygienestandard (dies wenigstens so lange, wie es nicht gesundheitsfeindlich ist)?
- seine Krankheitsverarbeitung bzw. die Phase, in der er sich aktuell befindet. Es kann sein, daß das Herausgerissenwerden aus seinem gewohnten Milieu in ihm widersprüchliche Gefühle auslöst: Vielleicht will er sich ganz besonders gut anpassen, „ein guter Patient" sein,

der von uns hören will, daß er es gut macht. Vielleicht äußern sich Ängste und Unsicherheit in „Nörgelei" oder Aggressivität;

- seine Hilfsbedürftigkeit. Entsprechen sich Krankheitszustand/Behinderung und Ausmaß seiner Abhängigkeit? Haben Gewohnheit und Resignation Ressourcen verdeckt, die wir wieder ansprechen und fördern könnten? Wo sind seine „gesunden Kräfte"?
- seine Eigenheiten, die er im Zuge seines Lebens mit Krankheit entwickelt hat. Sie sind Ausdruck seiner Persönlichkeit (die sich anders geformt hat als beim Nichtbehinderten). Sie sollen, wo sie nicht geändert werden können, angenommen und respektiert werden.
- Ein besonderes Handicap für viele Patienten ist ihre Verlangsamung und rasche Ermüdbarkeit. Ein vernünftiges, individuelles Maß an Aktivierung ist angezeigt.
- Bei einem Patienten mit spastischer Lähmung oder starkem Tremor sind pflegerische und therapeutische Maßnahmen (z.B. Blutentnahme, Röntgenuntersuchungen usw.) *schwieriger* durchzuführen. Wir berücksichtigen dies in der Tagesplanung (jede Verrichtung erfordert mehr Zeit als üblich). Die Dienste, mit denen der Patient in Kontakt kommt, entsprechend informieren, wenn möglich den Patienten zu einer Untersuchung begleiten und dabeibleiben.
- *Angehörige*, die den Patienten zu Hause pflegen, mit einbeziehen, wenn sie (und der Patient) es wünschen; evtl. neue Tips geben, sich von ihnen Tips geben lassen, neue Hilfsmittel zeigen usw. Meist sind die Angehörigen besser informiert als wir. Darum mit ihnen und dem Patienten im Gespräch bleiben. Die Angehörigen während der Zeit, da ihr Patient im Krankenhaus ist, ermuntern, daß sie auch einmal an sich denken und diese Zeit nützen, um sich auszuruhen, anderes zu machen usw. (z.B. an einem Tag gar nicht ins Krankenhaus zu kommen, vielleicht sogar in die Ferien zu gehen).

Im folgenden finden Sie zwei Beispiele, Lebenssituationen, die von Behinderung und/oder chronischem Kranksein geprägt sind:

- Leben mit multipler Sklerose,
- Leben mit Hemiplegie.

Die **Begleitung** und **Pflege** dieser Menschen läßt sich noch relativ leicht beschreiben, das Leben damit – als Betroffene oder Bezugsperson – ist nochmals ganz anders und oft unendlich schwierig. Einer solchen Herausforderung auch als **Pflegeperson** zu entsprechen, ist nicht einfach und kann nie ein für allemal bewältigt werden. Es gilt vielmehr, auch mit den eigenen Grenzen versöhnlich umzugehen und folgendes zu bedenken:

- Sachwissen ist notwendig, genügt aber nicht.
- Verstehen ist wichtig, aber kein allzeit abrufbares Wundermittel.
- Bedürfnisse und Wünsche ernst zu nehmen hat höchste Priorität, aber nicht alle können erfüllt und nicht jederzeit kann ihnen entsprochen werden.

Was wir jedoch können, ist, uns bewußt auf den Weg machen und im Zuhören und in Einfühlung mit den Betroffenen auf dem Weg bleiben. Das vor allem ist es, was chronisch Kranke und Behinderte letztlich brauchen, wie auch das folgende Gedicht von Rudolf Bohren zeigt:

klage eines chronisch kranken
im vorübergehen
fragt mein nachbar
wie es gehe
er fragt nicht
weil er mitgehen will
er fragt
weil er weitergehen will
ich antwort
es geht
aber es geht nicht
so nicht

Begleitung des chronisch Kranken

Die Begleitung dieser Menschen durch ihr Kranksein hindurch ist dann **gute Pflege,** wenn es uns gelingt,

- auch die Fähigkeiten (Kompetenzen) des Behinderten/chronisch Kranken, und seien diese im Einzelfall noch so bescheiden, zu erkennen und zu beachten;
- daran zu denken, daß ein chronisch Kranker/Behinderter nicht nur Kompetenzen verloren hat, sondern sich auch neue erwerben konnte, indem er „auf seine Art" zu leben gelernt hat.

Gute Pflege zeigt sich darin, daß wir zunächst einmal überhaupt daran denken, daß in jedem Menschen, auch wenn er noch so krank ist, gesunde Kräfte und Kompetenzen zu entdecken sind.

23.7 Multiple Sklerose

Der Prozeß krank werden, krank bleiben bzw. behindert/chronisch krank werden kann in der Regel beim Multiple-Sklerose-Patienten ganz besonders gut verfolgt werden. Die Dauer dieses

Prozesses wie auch die Dramatik der Intensität ist jedoch von Situation zu Situation sehr unterschiedlich. Die Diagnose „multiple Sklerose" ist denn auch für jeden Menschen ein sehr individuelles, nicht voraussehbares Schicksal. Die Etikettierung, „er/sie hat halt MS", ist deshalb gerade hier verheerend und bewirkt nicht selten das, was die Psychologie als „Erfolgszwang" bezeichnet: Die Symptome werden sich, wenn man nur lange genug darüber nachsinnt, sicher einstellen. Trotzdem bedeutet diese Diagnose meist ein schweres Schicksal, das von den Betroffenen (Patient wie Angehörigen) ein hohes Maß an Bewältigungskraft verlangt.

Nach einer Umfrage, welche die Schweizerische MS-Gesellschaft 1978 bei 2250 Betroffenen in der ganzen Schweiz durchführte, stellen der zunehmende Verlust der Selbständigkeit bzw. die Zunahme der Abhängigkeit und die Ungewißheit über den Krankheitsverlauf für den MS-Patienten die psychisch belastendsten Faktoren dar. Das Erleben der allmählich oder plötzlich eintretenden großen Abhängigkeit, ja der Hilflosigkeit, ist um so schwerwiegender, je mehr das Gespenst des allmählichen Zerfalls zum Begleiter wird. Solch schwere und fortschreitende Krankheiten konfrontieren den Betroffenen mit der Vergänglichkeit des Lebens und bedeuten schließlich auch hautnahe Auseinandersetzung mit dem Sterben. Die Alternative zum Verdrängen und Ablehnen ist das *Akzeptierenlernen*, der Weg zum „Trotz-dem-leben-Können". Zur Trotzmacht des Geistes S. 508.

Im folgenden finden Sie grundlegende Informationen zu diesem Problemfeld.

23.7.1 Definition und Ursache

Die multiple Sklerose (MS) ist eine herdförmige Erkrankung des Zentralnervensystems (ZNS), die Nervenfunktionsstörungen im ganzen Körper zur Folge haben kann. Im Rückenmark und Gehirn finden sich umschriebene Entzündungsherde, oft in großer Zahl. Die Entzündung greift vor allem die Schutzhüllen der Nervenfasern (weiße Substanz = Myelin) an. Dies verursacht Leitungsverzögerungen der Nervenimpulse, so daß als Funktionsstörung mannigfaltige Krankheitszeichen/Symptome auftreten können (Abb. 23.**11**).

Das mittlere Alter bei Krankheitsbeginn beträgt 30 Jahre, nur selten weniger. Frauen sind doppelt so häufig betroffen wie Männer.

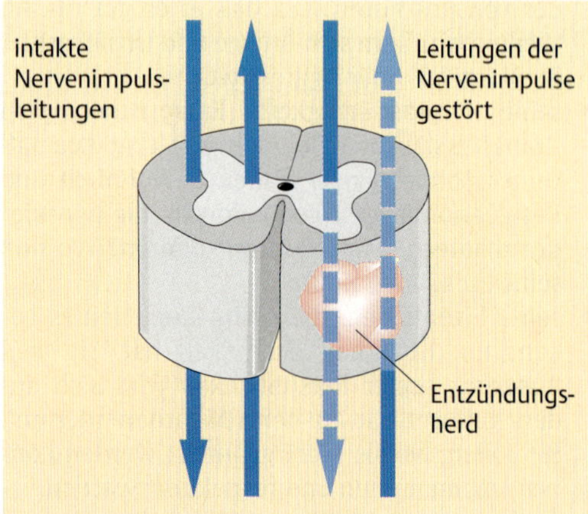

Abb. 23.**11** Ausschnitt des Rückenmarks im Entzündungsherd bei multipler Sklerose.

23.7.2 Krankheitszeichen und Pflegeprobleme

- *Bewegungsstörungen* einzelner oder mehrerer Gliedmaßen, oft als spastische Paresen mit erhöhtem Tonus und Reflexsteigerung (Bauchdeckenreflex erlischt sehr früh).
- *Koordinationsstörungen* (zerebellare Ataxie) mit Intentionstremor, Unsicherheit im Hantieren, torkelnder Gang. Die Sprache wird undeutlich, unartikuliert. Es besteht ein Nystagmus.
- *Blasenstörungen* als Inkontinenz oder Retention.
- *Gesichtsfeldstörungen*, Doppelsehen, Schleiersehen infolge Mitbeteiligung der Augennerven mit Augenmuskellähmung; Lähmung der mimischen Muskulatur.
- *Psychische Auffälligkeiten* im Sinne einer organischen Wesensveränderung. Oft „vernebelt" sie für den Patienten das Krankheitsbild (Euphorie), was das Akzeptieren der Krankheit erleichtert, aber gleichzeitig die Selbsthilfeaktivität einschränkt.
- *Verlauf in Schüben* (häufig) oder *langsam fortschreitend*. Meist treten erst nach 10–20 Jahren erhebliche spastisch-zerebellare Ausfälle auf, die schließlich zum Leben im Rollstuhl oder zu dauernder Bettlägerigkeit führen.

23.7.3 Pflege- und Behandlungsplan

Die **Therapie** ist symptomatisch, da es keine wirksame Kausalbehandlung gibt. Im akuten Schub können *Corticosteroide* oder *Pyramidon* die Entzündungserscheinungen eindämmen. Zur

Stärkung der Abwehrkräfte (die meisten MS-Patienten sterben an Komplikationen) wird neuerdings die *Immuntherapie* mit β-Interferon angewendet. Bei den behandelten Patienten treten weniger akute Schübe auf.

Die **Pflege** richtet sich nach dem Zustandsbild und der Persönlichkeit des Kranken:

- Die *spastische Lähmung* ist die häufigste Ursache einer zunehmenden Behinderung. Die Spastik muß physiotherapeutisch angegangen und durch die Bobath-Methode beeinflußt werden.
- Massagen, Packungen usw. können bei *umschriebenen Funktionsstörungen* gute Dienste leisten (sie haben aber wenig Einfluß auf die Spastik).
- Die *Ataxie* (Unsicherheit beim Gehen und Agieren) ist durch entsprechende Hilfsmittel zu stabilisieren, z. B. durch geeignete Stützen beim Gehen, durch das Beschweren von Besteck oder Geräten. Der Patient kann die zweihändige Arbeit oder Betätigung besser kontrollieren als die einhändige.
- Der *Intentionstremor* (besondere Form der Bewegungsunsicherheit mit Zittern) ist nur schwer zu beeinflussen. Bei schwerer Störung kommen operative Maßnahmen in Frage (stereotaktische Ausschaltoperationen).
- *Blasenfunktionsstörungen* sind häufig und führen zur „sozialen Behinderung", auch sind sie Mitursache von Harnwegsinfektionen. Frühzeitiges Blasentraining (S. 282 f.) ist die beste Prophylaxe.
- *Störungen der Darmentleerung* erstrecken sich von Zeichen imperativen (zwingenden) Dranges bis zur unwillkürlichen Entleerung. Auch hier kann durch das Einhalten bestimmter Entleerungszeiten korrigierend viel erreicht werden (der Darm ist 30 Minuten nach dem Frühstück am besten zur Entleerung disponiert). Im übrigen gelten die Maßnahmen der Obstipationsprophylaxe.
- Die *psychischen Veränderungen*, die bei MS-Patienten immer zu erwarten sind, bedeuten oft eine enorme Belastung der zwischenmenschlichen Beziehungen. Eine frühzeitige Aufklärung des Patienten und der Angehörigen über die Krankheit kann viele Ängste und Probleme vermeiden helfen und die Verarbeitung erleichtern.
  Die *MS-Gesellschaften* bieten Beratung, Kurse und Ferienprogramme, die diesem Ziel dienen, an. In schweren Situationen sind evtl. psychotherapeutische Behandlung oder Antidepressiva notwendig.
- *Schmerzen* sind gelegentlich Ausdruck eines MS-Herdes in den sensiblen Nervenbahnen. Viel häufiger treten die Schmerzen als Folge von Fehlbelastungen des Bewegungsapparates auf. Hier hilft nur die physiotherapeutische Behandlung bzw. Vorbeugung. Neuralgische Schmerzen (z. B. Trigeminusneuralgie) und quälende Mißempfindungen an den Extremitäten können medikamentös beeinflußt werden (z. B. durch Tegretol in ansteigender Dosierung). Physikalisch wirken positiv die transkutane Elektrostimulation und die Hinterstrangstimulation.
- *Sensible Störungen* an den Extremitäten, häufig an den Händen, können ebenfalls Ursache für Funktionsbehinderung sein. Eine direkte Beeinflussung gibt es nicht. Der Patient muß das Umgehen mit Sensibilitätsstörungen lernen (Vermeiden von Knöpfen an der Kleidung, großgriffiges Besteck usw.).
- *Sexualstörungen* werden erfahren z. B. als Gefühlsstörung in der Genitalregion, Potenz- oder Sekretionsstörung. Sie treten auf bei Herdbildungen im Rückenmark. Häufiger sind die seelisch bedingten Reaktionen infolge Insuffizienzgefühlen, sozialer Minderwertigkeit oder Depression. Unter Umständen ist Fachberatung notwendig (Aufsuchen eines Gynäkologen oder des Hausarztes).
- *Erhöhte Ermüdbarkeit* ist eine immer vorhandene und belastende Situation, auch deshalb, weil sie von Angehörigen oder am Arbeitsplatz oft heruntergespielt wird. Hier helfen nur die entsprechende Information und die Akzeptanz dieser Einschränkung als einer echten Krankheitserscheinung. Eine Verbesserung der Leistung ist durch eine zweckmäßige Strukturierung des Tages möglich: mehr und längere Pausen, Eigenrhythmus ernst nehmen, größere Anstrengungen meiden.

Die **Prophylaxen** sind aus der besprochenen Symptomatik ableitbar. Das *Verhüten von Sekundärschäden* ist ein Ziel sinnvoller Pflegeplanung:

- *Übergewichtigkeit* reduzieren, um den Bewegungsapparat nicht zusätzlich zu belasten.
- *Harnwegsinfekte*, die rasch zu aufsteigenden Blasen- und Nierenbeckenentzündungen führen. Prophylaxe: Trinkdisziplin und Blasen-Toilettentraining nach der Uhr. Bei Dauerkatheter ist sorgfältige Pflege unumgänglich.
- *Dekubiti und Kontrakturen.* Früh genug mit Superweichlagerung und/oder Lagewechsel beginnen. Hautpflege konsequent durchführen.

- *Immobilität.* So lange wie möglich die Mobilisation fördern, da Bettlägerigkeit zu Sekundärschäden führt: Osteoporose, Nieren- und Blasensteine, Thrombosen, Pneumonien.
- *Depression und Regression.* Alles, was hilft, ist gut und richtig. Auch alternative Praktiken können Hilfe bringen (ob psychologischer oder organischer Art ist vielleicht gar nicht so wichtig). Viele Patienten reagieren positiv auf Farbtherapie, andere auf Bach-Blüten oder Akupunktur. Autogenes Training kann Entspannung bringen, kreative Medien (Malen, Gestalten, Musiktherapie) können die Selbstheilungs- und Durchhaltekräfte fördern.

Die **Gesundheitsressourcen** (S. 43 f.) sollen so weit wie möglich ausgeschöpft und das Sozialnetz miteinbezogen werden. Dabei ist daran zu denken, daß auch die Angehörigen Hilfe brauchen. Seit 1968 gibt es die „internationale Föderation der Multiple-Sklerose-Gesellschaft" (IFMSS), der über 20 Länder angeschlossen sind (nationale und regionale MS-Gesellschaften). Sie bieten die folgenden *Dienstleistungen* an:

- Zusammenarbeit mit Spezialkliniken, krankenhausexternen Gesundheitsdiensten u. a.;
- Sozialdienst (Beratung in sozialmedizinischen und rechtsmedizinischen Fragen und Hilfeleistung bei Problemen);
- Organisation von Ferienaktionen, Tagungen, Klubs mit fortbildenden oder therapeutischen Programmen;
- Öffentlichkeitsarbeit (Mitteilungsblatt).

Begleiten von MS-Patienten

- Hilfe anbieten, aber Verantwortung nicht abnehmen.
- Mehr Interesse an intakten Lebensbereichen als an Störungen zeigen.
- Hoffnung lehren und lernen (S. 647 ff.)

23.8 Apoplexie, Hemiplegie

Das wichtigste Geschehen akuter und chronischer Hirndurchblutungsstörungen kennen wir unter den Begriffen Apoplexie (griech. schlage nieder), Apoplexia cerebri (Gehirnschlag, Schlaganfall), apoplektischer Insult oder zerebrovaskulärer Insult.

23.8.1 Ursache und Auswirkungen

Die Ursache einer Apoplexie ist eine plötzliche Durchblutungsstörung des Gehirns, hervorgerufen durch eine arterielle Embolie, eine Thrombose oder (weit seltener) durch eine Hirnblutung. Kommt es als Folge einer Hirndurchblutungsstörung zum irreversiblen Gewebeschaden von Hirngewebe, spricht man von einem Hirninfarkt.

Ein apoplexieähnliches Erscheinungsbild kann auch auftreten bei vorübergehendem Sauerstoffmangel im Gehirn infolge plötzlichen Blutdruckabfalls.

Typischerweise beginnt der Apoplex plötzlich mit Lähmung und/oder Bewußtlosigkeit. Die Patienten stürzen hin (daher der Name Schlaganfall). Bei einer Rechtshirnläsion kommt es zu peripheren Ausfallserscheinungen auf der linken Seite (und umgekehrt). Die Muskulatur der betroffenen Extremität ist anfangs schwach, die Reflexe sind erloschen, später werden die Extremitäten spastisch, und die Reflexe sind gesteigert. Weiter ergeben sich bei *linksseitiger Läsion* Sprach- und Sprechstörungen, Erinnerungsdefizite (Wörter) und Aufmerksamkeitsstörungen; bei *rechtsseitiger Läsion* entstehen ein Defizit der räumlichen Wahrnehmung, ein Erinnerungsdefizit (Handeln) und impulsives Verhalten.

23.8.2 Pflegeprobleme

Die Behinderung des Patienten ist abhängig von der Lokalisation (linke oder rechte Seite) und vom Ausmaß der Hirnläsion. Zwei der wichtigsten Pflegeprobleme, an denen sich das Rehabilitationskonzept orientiert, sind die **Bewegungsstörungen** und die sog. **Neglectphänomene**.

Bewegungsstörungen

Die normalen Bewegungen fehlen (Lähmung) oder sind gestört (stereotypes Bewegungsbild).

Lähmungen. Man unterscheidet die Hemiplegie und die Hemiparese. *Hemiplegie* ist die vollständige Lähmung einer Körperseite, die durch einen Krankheitsherd im Gehirn verursacht ist. Die Lähmung tritt immer auf der Gegenseite des Krankheitsherdes auf. Im Gegensatz dazu ist die *Hemiparese* die unvollständige Lähmung einer Körperseite bei weniger gravierendem Geschehen.

Von der Lähmung betroffen sind der Rumpf, die Extremitäten und das Gesicht.

Die Auswirkungen bei der Lähmung der *Gesichtsmuskulatur* sind herabgesetzte bis fehlende Mimik. Bei Lähmung des M. facialis (Fazialislähmung) kommt es zu Herabhängen eines Mundwinkels, Tabakblasen und Speichelfluß. Ist die Zungenmuskulatur betroffen (Hypoglossuslähmung), sind Schluckstörungen die Folge.

Die Lähmungen sind zu Beginn schlaff (während Tagen oder Wochen) und können dann spastisch werden.

Stereotypes Haltungs- und Bewegungsbild (Abb. 6.**6** S. 144). Der Rumpf ist seitlich gebeugt und nach hinten rotiert. Die Hüfte ist gestreckt, adduziert und nach innen rotiert. Knie und Fuß sind gestreckt, die Zehen gebeugt. Das Bein wirkt dadurch zu lang und wird beim Gehen nach außen herumgeführt (zirkumduziert). Die stereotypen Haltungs- und Bewegungsbilder sind in ihrer Erscheinung variabel. Sie sind jedoch so stereotyp, daß an ihnen ein Patient sofort als Hemiplegiker erkannt wird.

Neglectphänomene

Neglect (engl. vernachlässigen) ist die Bezeichnung für eine Anosognosie (Unfähigkeit, zerebrale Ausfälle zu erkennen) bei Gefäßprozessen, vorwiegend des rechten Gehirns. Der Neglect ist typisch bei Apoplexie und tritt besonders stark bei Rechtshirnläsionen auf. Es handelt sich um *halbseitige Vernachlässigungsphänomene*, die visueller, akustischer oder somatosensorischer Art sein können = *Agnosie* bzw. Hemiagnosie (griech. gnosis = Erkennen). Es ist eine Störung des Erkennens trotz ungestörter Funktion des entsprechenden Sinnesorgans. Beispiele: Der Patient sieht den Arm, aber erkennt ihn nicht; er hört ein Geräusch, aber erkennt seine Bedeutung nicht. Sind alle Sinnesqualitäten betroffen, spricht man von *multimodalem Neglect*.

Visueller Neglect. Patienten leiden unter einer gestörten Wahrnehmung der betroffenen Raum- und Körperhälfte. Die Augen und auch der Kopf sind auf die intakte Seite gerichtet (sie schauen weg von der „Bescherung", hin zum Herd). Visuelle Reize in der gestörten Raumhälfte werden nicht oder nur ungenügend beachtet, was zu beträchtlichen Problemen führen kann (einen *Erfahrungsbericht* dazu lesen Sie S. 733 f.):

- Die Patienten übersehen Hindernisse, Sachen und Personen auf der betroffenen Seite. Sie stoßen an oder finden gewünschte Dinge nicht.
- Beim Lesen wird die betroffene Seite vernachlässigt, beim Schreiben wird nur die Vorlage auf der intakten Seite benutzt, beim Zeichnen werden Teile weggelassen (Abb. 6.**5** S. 142).

Akustischer Neglect. Patienten können akustische Reize, die von der gestörten Seite herkommen, nicht wahrnehmen; sie reagieren nicht, wenn sie angesprochen werden.

Sensomotorischer Neglect. Patienten verlieren häufig auf der gelähmten Seite die Empfindung für Berührung, Schmerz und Temperatur (Kälte, Wärme). Meist ist auch das *innere Abbild* des Körpers gestört; Patienten nehmen ihre gestörte Seite nicht wahr, vergessen oder vernachlässigen sie:

- Bei der Körperpflege wird die betroffene Seite ignoriert, z. B. beim Waschen, Kämmen, Rasieren.
- Im Falle einer Hemiparese werden die gelähmten Gliedmaßen unzureichend eingesetzt, die Patienten lassen ihren Arm ohne Beachtung hängen oder liegen auf ihm, ohne es zu bemerken.

Dieser sensomotorische Defekt ist auch eine der wichtigsten Ursachen für das *fehlende Gleichgewicht*.

Bei schweren Störungen geht das *Gefühl der Vertrautheit* zu der gelähmten Gliedmaße derart verloren, daß es zu Äußerungen kommt wie „der Arm gehört mir nicht, man hat ihn mir ins Bett gelegt". Oliver Sacks (1995) beschreibt eine solche Situation in einem seiner Erfahrungsberichte so:

■ „Der Patient bat die Schwester, die gerade das Frühstück abräumte: ‚Ach bitte, wo Sie gerade dabei sind, nehmen Sie doch bitte gleich diesen Arm mit'." ■

23.8.3 Rehabilitationskonzepte

Voraussetzung für eine gezielte Rehabilitation ist eine möglichst umfassende **Situationsanalyse**, die auf einer systematischen und kontinuierlichen Verhaltensbeobachtung basiert.

Die **Rehabilitationsziele** können zudem nur erreicht werden, wenn die Therapie von Anbeginn an im Sinne eines „Rund-um-die-Uhr-Trainings" die erkrankte Körperseite mit einbezieht durch

- *Stimulation* möglichst vieler Sinne, damit der Patient die betroffene Seite wieder wahrnehmen lernt;
- *Anregung* und *Führung* zur aktiven Mitarbeit mit der gelähmten Körperhälfte.

Diesen Zielen entspricht weitgehend

- das *Bobath-Konzept* unterstützt vom
- Förderkonzept der *basalen Stimulation* und

Tabelle 23.**3** Therapeutische Dienste, die unsere Rehabilitationsbemühungen unterstützen

Angehörige	Sie ermöglichen das Leben daheim. Damit sie für diese sehr schwierige Aufgabe Sicherheit erlangen, sollten sie möglichst früh in Pflege und Therapie mit einbezogen und entsprechend instruiert werden.
Arzt	Er ist für die medizinische Behandlung und die Koordination der Dienste zuständig.
Physiotherapie	Hat zum Ziel, den Patienten normale Bewegungsabläufe, Gleichgewichtsreaktionen und Körperkontrolle zu lehren. Sie setzt bei Bedarf Hilfsmittel für die Fortbewegung ein (Rollstuhl, Schienen, spezielle Schuhe usw.).
Ergotherapie	Gibt Hilfe zur Selbsthilfe, d. h. analysiert und beobachtet die noch vorhandenen Fähigkeiten in praktischen, alltagsnahen Tätigkeiten (Waschen und An-/Ausziehen, Kochen und Haushaltsarbeiten, handwerklich-kreative Tätigkeiten). Führt in Zusammenarbeit mit der Neuropsychologie Hirnleistungstraining durch. Vermittelt Hilfsmittel (Einhändermesser, Badebrett usw.).
Logopädie	Lehrt den Patienten, mit seinen eingeschränkten sprachlichen Möglichkeiten Gesprächssituationen zu bewältigen und seine Bedürfnisse auszudrücken. Das Ziel ist, dem Patienten die Kommunikation in Alltagssituationen wieder zu ermöglichen.
Neuropsychologie	Ist zuständig für die kognitive und affektive Erfassung der Veränderungen aufgrund des Krankheitsgeschehens. Planen und Durchführen des Hirnleistungstrainings. Psychologische Betreuung des Patienten und seiner Angehörigen.
Sozialdienst	Hilft mit, den Übergang aus der medizinischen Rehabilitation in das Leben daheim zu organisieren und zu planen. Informiert über Versicherungsleistungen, Finanzierung von Hilfsmitteln, Spitex-/Sozialdiensten, Selbsthilfegruppen usw. und organisiert entsprechende Hilfestellungen.
Weitere Dienste	Können sein: Rekreationstherapie, Orthopädietechniker, Psychologen, Seelsorger, Konsiliarärzte, krankenhausexterne Dienste (Gemeindepflege, Laienhilfe, Nachbarschaftshilfe usw.).

- einem gezielten *Selbsthilfetraining*, bestehend aus der Schulung verlorengegangener Fähigkeiten (z.B. der Sprache durch *Logopädie*, Kap. 14) und der konsequenten *aktivierenden Pflege* im Bereich aller ATL.

Bobath-Konzept

Die Entwicklung des Bobath-Konzeptes begann in den 40er Jahren, als Berta Bobath entdeckte, „daß die Spastik von Patienten bei bestimmten Lagerungen und Stellungen nachließ und/oder sogar verschwand".

Diese Erfahrungen wurden später von Karl Bobath mit neurophysiologischen Grundlagen wissenschaftlich untermauert. Berta und Karl Bobath bezeichnen das von ihnen entwickelte Konzept als „Arbeitsweise" und nicht als „Methode".

Das *Anliegen des Bobath-Konzeptes* ist es, das verlorengegangene Zusammenspiel beider Körperhälften wiederherzustellen durch

- Hemmen der abnormen Haltungs- und Bewegungsmuster (und damit Verhüten von Schmerz und Spastizität),
- Faszilitieren (Einschleifen) der normalen Bewegungsabläufe im Alltag,
- Stimulieren der Sensibilität.

Entscheidend im Bobath-Konzept sind nicht Kraft und Aktivität der Muskeln, sondern die Koordination der Bewegungsmuster. „Beide Körperhälften sollen letztlich so harmonisch wie möglich im Bereich der zerebralen Störung zusammenarbeiten" (Bobath 1993).

Das Bobath-Konzept wird von einer speziell geschulten physiotherapeutischen Kraft unter aktiver Mitarbeit der *Pflegegruppe* und weiterer an der Therapie beteiligter Personen und *therapeutischer Dienste* (Tab. 23.**3**) durchgeführt.

Begleiten von Hemiplegiepatienten...

setzt voraus

- konsequentes, zielorientiertes Pflegeverhalten im Rahmen eines therapeutischen Konzeptes,
- entsprechend den Grundlagen der Rehabilitation (S. 705 f.), insbesondere der neuropsychologischen Rehabilitation (S. 706),
- im Blick auf einen kontinuierlichen Lernprozeß (für den Patienten und für mich selbst).

Pflege- und Behandlungsplan bei Hemiplegie

- Raumgestaltung und Verhalten im Raum
- Lagerung
- Aktivitäten im Bett
- Transfer
- Sitzen im Stuhl oder Rollstuhl
- Selbstaktivitäten
- Stehen und Gehen
- Basale Stimulation – Körperpflege
- Mund- und Schluckprobleme – Ernährung
- Unterstützung der Blasen- und Darmentleerung
- Bewältigen der Sprachprobleme
- Stützung der seelischen Kräfte
- Selbsthilfetraining

Für eine optimale Rehabilitation sind Motivation und Kooperation des Patienten Voraussetzung (die verschiedenen Bewältigungsstrategien und Reaktionsformen sind auf S. 701 f. besprochen worden). Wichtig sind *gemeinsame Besprechungen.* Hier können Informationen ausgetauscht und gemeinsame *Pflege-* und *Behandlungsziele* (entsprechend dem Bobath-Konzept) formuliert und überprüft werden. Damit diese Ziele auch in das tägliche Leben übertragen werden können, sind die *Angehörigen* des Patienten so früh wie möglich in die Planung mit einzubeziehen.

Raumgestaltung und Verhalten im Raum

Hemiplegiepatienten haben die Tendenz, ihre gelähmte Seite zu ignorieren. Die Zimmergestaltung sollte deshalb so sein, daß der Nachttisch an der betroffenen, d.h. hemiplegischen Seite zu stehen kommt, damit der Patient vom Bett aus über seine behinderte Seite greifen und schauen muß, um die Dinge, die er haben möchte, zu erreichen. Auch die Besucher sollen sich auf dieser Seite aufhalten (Abb. 23.**12**). Siehe dazu den Erfahrungsbericht S. 733 f.

In besonderem Maß gilt das für das Pflegepersonal, das möglichst alle *pflegerischen und therapeutischen Verrichtungen von der hemiplegischen Seite* her ausführt und immer Augenkontakt mit dem Patienten aufnimmt. Dadurch machen wir dem Patienten die betroffene Seite bewußt und schulen ihn im Gebrauch seines gesamten Körpers. Er lernt seinen Kopf frei zu bewegen und seine betroffene Seite in die Aktivitäten mit einzubeziehen. Bei einer Hemianopsie (Fehlen der einen Hälfte des Gesichtsfeldes) besteht die Möglichkeit, daß er die ausgefallene Seite zu kompensieren lernt.

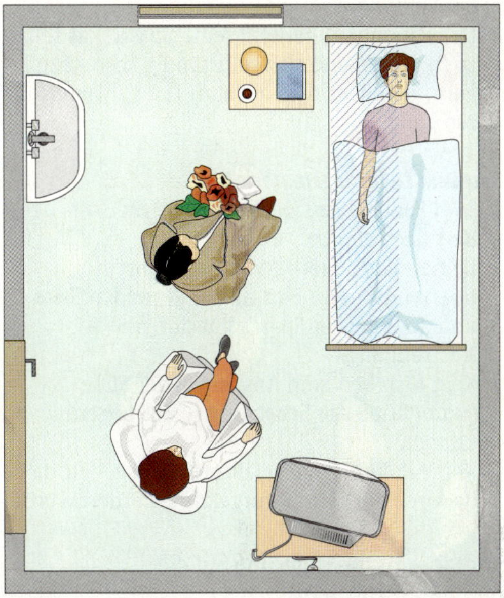

Abb. 23.**12** Pflegerische und therapeutische Verrichtungen sollen möglichst immer von der gelähmten Seite her ausgeführt werden, Besucher sich auf dieser Seite aufhalten.

Lagerungen

Die korrekte Lagerung des Patienten ist in jeder Phase der Rehabilitation Voraussetzung und eine wichtige therapeutische Maßnahme. Der Bewegungsablauf soll während des *ganzen Lagerungsvorgangs* normal, harmonisch und ökonomisch sein. Wir unterscheiden Früh- und Spätphase.

Frühphase. Der Tonus ist zumeist herabgesetzt (schlaff). Die therapeutische Lagerung sollte sofort nach dem akuten Geschehen einsetzen; die Umlagerung muß 2- bis 3stündlich erfolgen (als Kontrakturen- und Dekubitusprophylaxe und als erster Schritt zur Mobilisierung).

Spätphase. Der Tonus ist meist erhöht; es haben sich spastische Muster entwickelt.

Zweck der Lagerung:
- Aktivieren des Patienten zum Mitmachen.
- Erlernen eines normalen Bewegungsablaufs.
- Vermeiden von Spastizität und abnormen Haltungsmustern.
- Vorbeugen von Schmerzen, vor allem Schulterschmerzen und Kontrakturen.
- Anregen der Sensibilität.
- Erreichen besserer Orientierung, d.h., der Patient muß lernen, seinen Körper wahrzunehmen, seine hemiplegische Seite zu integrieren.

In der Spätphase:
- Der Patient soll lernen, seine Spastizität selbst zu hemmen und sich selbständig korrekt zu lagern, damit er dies auch zu Hause weiterführen kann.

Bett und Lagerungsmaterial:
- 3–4 Federkissen (Maße 90 × 65 cm).
- Bett flach stellen.
- Keinen Bettbügel verwenden; führt zu unerwünschtem Einsatz der gesunden Seite und zu erhöhter Spastizität durch Anstrengung.
- Kein Kistchen zum Ansperren der Füße (unterstützt die Spastizität!), Bettbogen erlaubt.
- Keine Rollen in die gelähmte Hand geben, da dadurch die Kontrakturgefahr gefördert würde.

Therapeutische Lagerung auf die hemiplegische Seite

Dies ist die beste Lagerung für den Patienten.

Vorteile, Ziele:
- Stimulation der Wahrnehmung (der Tiefen- und Oberflächensensibilität) in bezug auf Raum und Beziehung zum eigenen Körper.
- Verhinderung (Abbauen) von Angst, auf die betroffene Seite zu liegen.
- Hemmung der (auch beginnenden) Spastizität.
- Kontaktermöglichung mit der gelähmten Seite, da der Arm im Gesichtsfeld liegt.
- Bewegungsfreiheit der gesunden Seite.

Nachteile:
- Patient muß sich zuerst an diese Lagerung gewöhnen.

Ausführung (Abb. 23.**13**):
- Der Patient liegt parallel zur Bettkante, möglichst weit hinten, damit der ganze Arm im Bett ausgestreckt werden kann.
- Der Kopf wird durch Kissen unterpolstert, die Schulter soll nicht auf Kissen liegen.
- Von vorne: vorsichtiges Vorziehen des Armes vom Schulterblatt her.
- Von hinten: Vorschieben des Schulterblattes, so daß der Patient nicht direkt auf der Schulter liegt.
- Der Arm soll mindestens 90 Grad abgewinkelt liegen, Ellenbogen gestreckt, Hand geöffnet.
- Das Bein liegt so, daß die Hüfte gestreckt, das Knie leicht angebeugt ist.

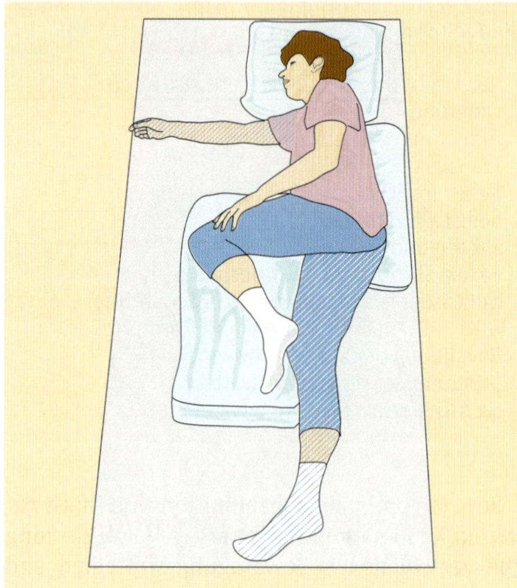

Abb. 23.**13**

- Becken etwas nach vorne ziehen, um den Trochanterpunkt zu entlasten, der Rücken soll am Rückenkissen anlehnen.
- *Zuletzt Kontrolle:* Der mediane Schulterblattrand darf nicht abstehen, er muß flach am Brustkorb liegen.

Therapeutische Lagerung auf die gesunde Seite

Vorteile:
- Gezielte Lagerung des Armes möglich (besonders wichtig bei geschwollener Hand).

Nachteile:
- Gesunde Seite ist blockiert.
- Lagerung der Schulter nicht so günstig.
- Ausführung schwerer, braucht mehr Lagerungsmaterial.

Ausführung (Abb. 23.**14**):
- Der Patient liegt parallel zur Bettkante in voller Seitenlage.
- Die Schulter muß körpernah und physiologisch unterstützt sein. Der Schultergelenkkopf darf nicht nach ventral abgleiten → Schmerzen. Hand nach Möglichkeit offen.
- Bei geschwollener Hand sollen Hand und Arm etwas höher gelagert werden (ganz auf dem Kissen).
- Bein in leichter Beugestellung, d.h. Beugung ohne Abduktion und Außenrotation auf einem Kissen (der Fuß muß mit auf dem Kissen gelagert sein).

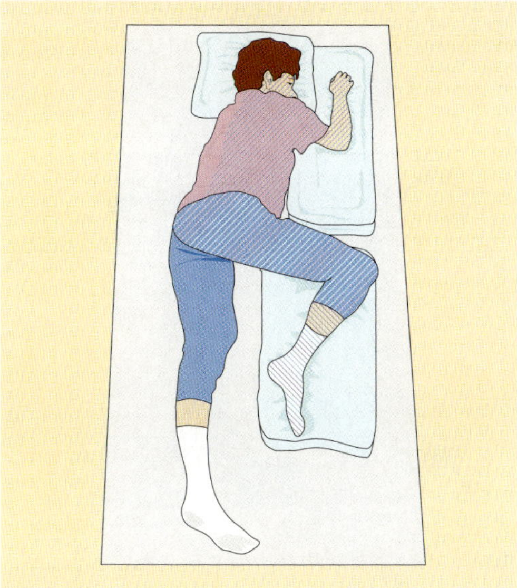

Abb. 23.**14**

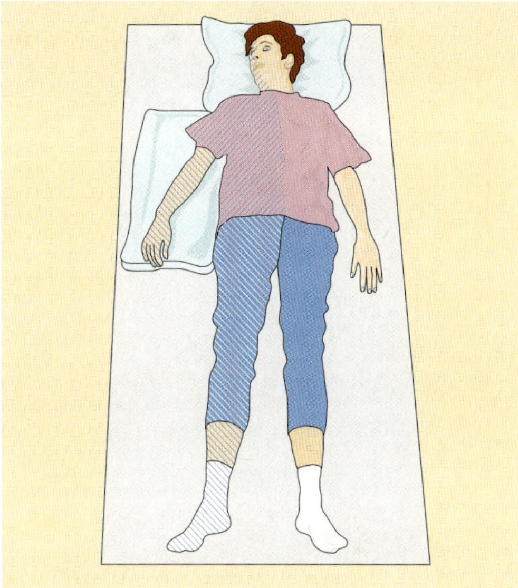

Abb. 23.**15**

Therapeutische Lagerung auf dem Rücken

Ungünstigste Lagerung, da Tonuserhöhung am größten: stimuliert alle pathologisch tonischen Nackenreflexe.

Ausführung (Abb. 23.**15**):

- Der Patient soll gerade (symmetrisch) im Bett liegen.
- Kopf in Mittelstellung zur hemiplegischen Seite gedreht.
- Schulter, Arm und Becken mit einem Kissen unterpolstern.
- Bein in Mittelstellung (Bettbogen einbetten).

Lagerung beim Sitzen im Bett

Diese Lagerung ist keine therapeutische Lagerung und soll möglichst vermieden werden, d.h., der Patient soll so rasch wie möglich die Mahlzeiten außerhalb des Bettes zu sich nehmen.

Wird er z.B. für das Frühstück im Bett belassen, gilt (Abb. 23.**16**):

- Kopf soll frei liegen, nicht gestützt.
- Oberkörper gerade und aufrecht (möglichst keine oder nur kleines Kissen). Schulter sollte vorne sein.
- Arm gut unterstützen.

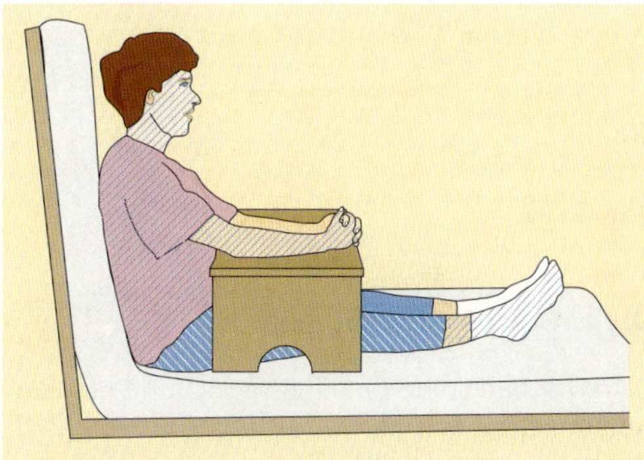

Abb. 23.**16**

Aktivitäten im Bett

Voraussetzung für das aktive Bewegen: Der Patient kann den betroffenen Arm mit dem gesunden heben und die Hände falten. *Der Daumen der hemiplegischen Seite liegt obenauf* die Handballen aneinander – *„einfädeln"* (Abb. 23.**17 a**). Die Abduktion des Daumens wirkt der Spastizität entgegen. *Oder:* Der Patient umfaßt mit seiner gesunden Hand das Handgelenkt der gelähmten. Diese Technik wird heute am meisten angewendet (Abb. 23.**17 b**).

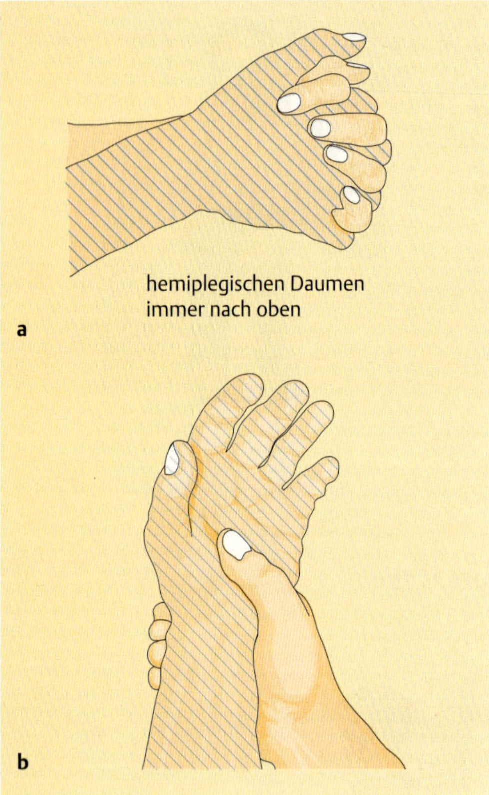

Abb. 23.**17**

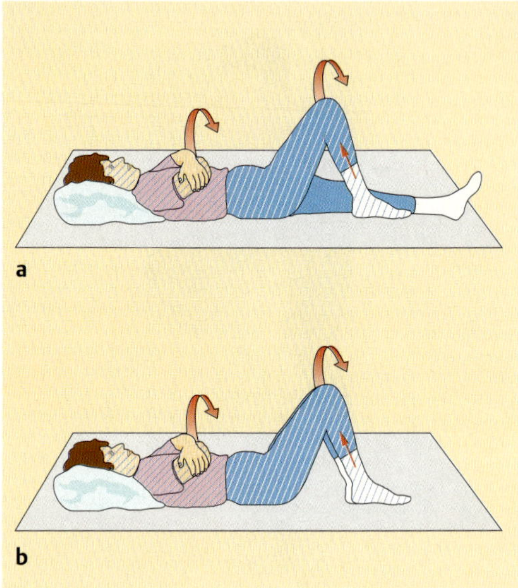

Abb. 23.**18**

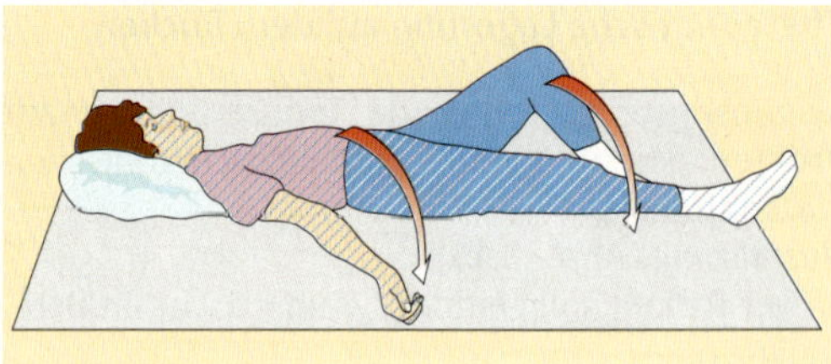

Abb. 23.**19**

Drehen auf die gesunde Seite

Beim Drehen sollte die Pflegeperson den Patienten immer zu sich, nie von sich weg drehen (Patient hat weniger Angst!).

- *Mit Hilfe:* Von der *gesunden* Seite aus das hemiplegische Bein zu sich her führen (Abb. 23.**18 a**);
- *ohne Hilfe:* Der Patient stellt beide Beine auf und läßt sich mit Hilfe der auf dem Brustkorb abgelegten Arme auf die gesunde Seite fallen (Abb. 23.**18 b**).

Drehen auf die hemiplegische Seite

- *Mit Hilfe:* Von der *hemiplegischen* Seite aus den gelähmten Arm vorsichtig nach außen legen und die Schulter gut unterstützen. Den sich drehenden Patienten leicht am gesunden Arm und Bein führen, eventuell bremsen, damit er nicht auf die hemiplegische Seite fällt. Der Patient darf sich nicht mit der gesunden Seite vom Bett abstoßen (Abb. 23.**19**).

Gebrauch der Bettschüssel

- Falls nötig, hilft man dem Patienten, das betroffene Bein zu beugen und den Fuß flach auf das Bett zu stellen.
- Der Patient beugt das gesunde Bein und setzt seinen Fuß parallel und nahe zum kranken.

Hilfeleistung (Abb. 23.**20**):

- hemiplegisches Knie mit der Hand fixieren.
- Zug und Druck am Knie zur Erleichterung des Beckenhebens.

Vom Liegen zum Sitzen

Der Patient dreht sich auf die betroffene Seite und richtet sich von da her auf.

- Die Pflegeperson stützt mit ihrem Arm Kopf und Nacken des Patienten. Ihre Hand reicht bis zum Schulterblatt.

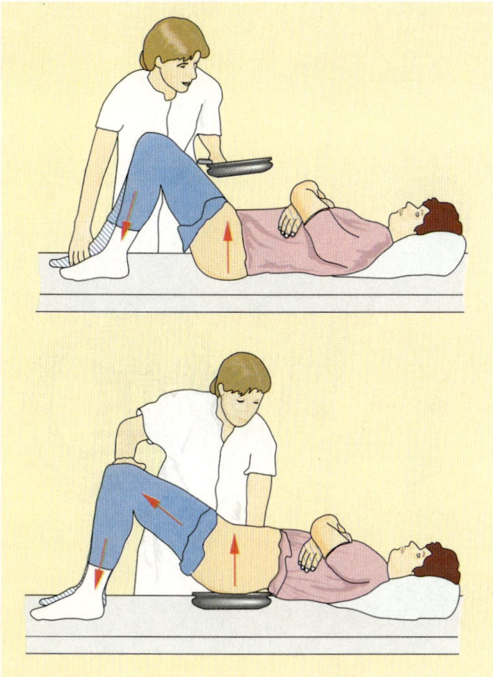

Abb. 23.**20**

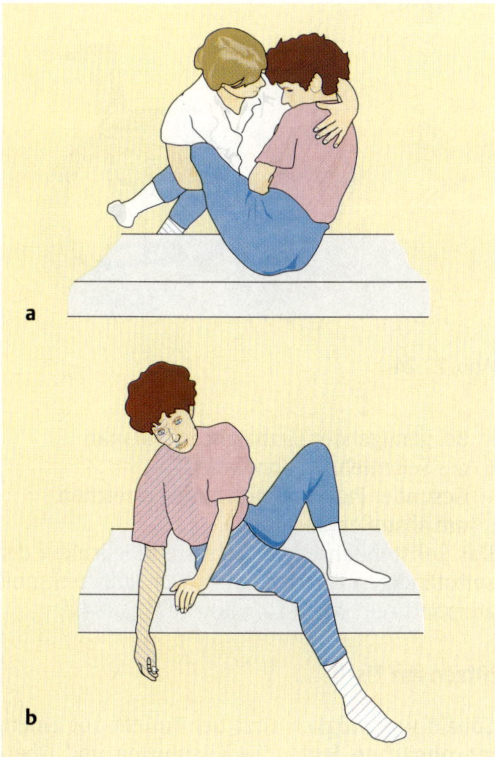

Abb. 23.**21**

- Mit der anderen Hand führt sie die Beine des Patienten über den Bettrand und bringt den Patienten zum Sitzen (Abb. 23.**21 a**).
- Ist der Patient fähig, allein oder mit geringer Hilfe aufzusitzen, bringt er sein krankes Bein über die Bettkante, legt den betroffenen Arm gestreckt (etwas vom Körper weg) auf das Bett und stützt sich mit dem gesunden Arm beim Aufrichten des Rumpfes (Abb. 23.**21 b**).

Vom Sitzen zum Liegen

Grundsätzlich gleiches Vorgehen, jedoch in umgekehrter Reihenfolge.

Vorsicht: Schulter schützen, nicht darauf fallen lassen! Schulter etwas nach vorn holen.

Sitzen am Bettrand

- Den Patienten an der hemiplegischen Seite unterstützen (oder von vorn) und ihm zum symmetrischen Sitzen helfen (er belastet beide Gesäßhälften). Ihm viel Sicherheit geben.
- Er stellt die Füße parallel auf den Boden (Abb. 23.**22**).

Transfer

Grundsätzlich über die hemiplegische Seite.
Mit wenig Aktivität des Patienten (nur „schwenken" ohne Aufstehen):

- Der Patient fädelt die Hände ein und bringt die Arme weit nach vorne unten.
- Die Füße stehen parallel.
- Die Pflegeperson steht auf der hemiplegischen Seite des Patienten; sie faßt über seinen Rumpf am Gesäß (möglichst tief).
- Die Pflegeperson verlagert ihr Gewicht nach hinten und hilft so das Gesäß anzuheben und auf den Stuhl oder das Bett zu transferieren (Abb. 23.**23**).

Mit Aktivität des Patienten:

- Patient fädelt ein und führt die Hände möglichst weit nach vorn.
- Füße stehen parallel.
- Die Pflegeperson steht vor dem Patienten und hilft, soweit nötig, am Rumpf (unterhalb der Schulterblätter), um gut drehen zu können.

Durch vermehrte Beugung von Hüfte und Knie kommt sein Körpergewicht über die Standfläche der Füße nach vorn (Abb. 23.**24**). Erst jetzt darf er sich aufrichten, oder er schwenkt sein Gesäß direkt über die betroffene Seite auf den Stuhl oder

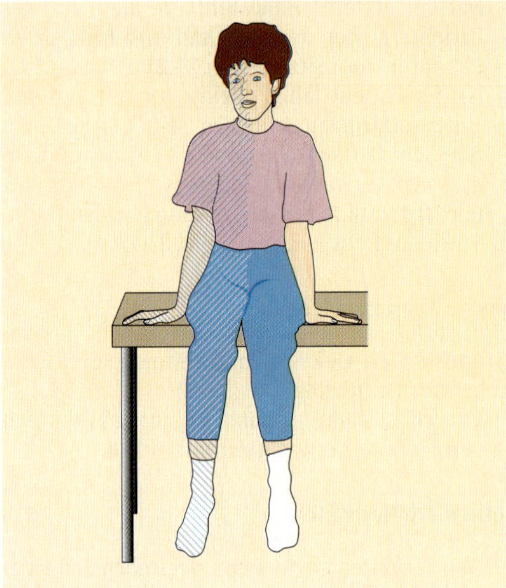

Abb. 23.**22**

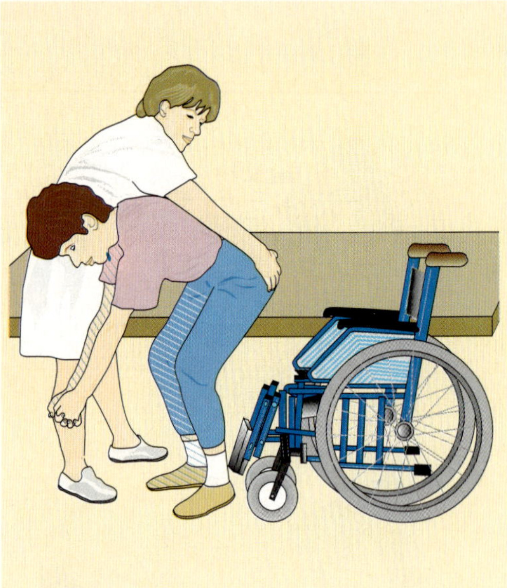

Abb. 23.**23**

die Bettkante. Die korrekte Vorlagerung des Oberkörpers ermöglicht ein langsames Hinsetzen.

Sitzen im Stuhl oder Rollstuhl

Die sitzende Position unterstützt das Gleichgewichtstraining und hilft mit zur Verhütung von Kontrakturen, Schulterschmerz, Retraktion der Schulter und des Beckens, Dekubitus und Spitzfuß. Voraussetzung für ein längeres Sitzen im Stuhl oder Rollstuhl ist eine genügende *Sitzbalance*, die mit Hilfe des Therapeuten wieder erlernt werden muß. Eine ausreichende Sitzbalance ist auch Vorbedingung für das Selbsthilfetraining. Sobald sich der Patient außerhalb des Bettes aufhalten kann, trägt er *normale und bequeme Kleidung*. Der Stuhl oder Rollstuhl muß gerade sein. Sitzfläche, Sitzhöhe und Rückenlehne müssen angepaßt werden.

Sitzen im Rollstuhl

- Möglichst aufrecht und symmetrisch (Abb. 23.**25**) mit Rücken- und Sitzkissen.
- Hemiplegischen Arm auf fixiertem Rollstuhltischchen (evtl. auf Spreukissen).
- Hemiplegischen Fuß auf Fußraster, bei *längerem Sitzen* Fußraster wegnehmen. (Hüft- und Kniebeugung bei ca. 90 Grad).

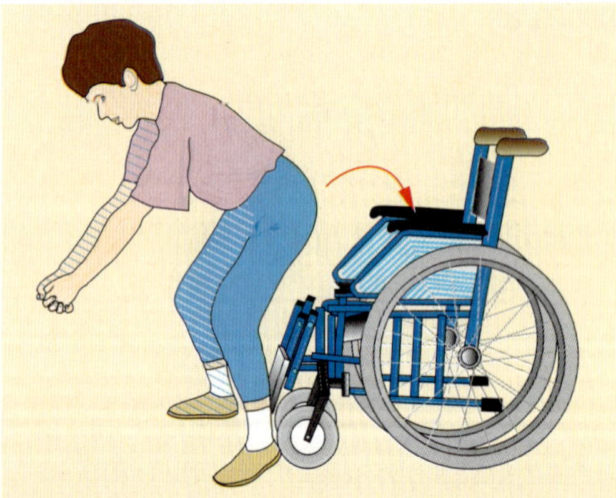

Abb. 23.**24**

- Bei genügender Sitzbalance kann man die Seitenlehnen abnehmen.
- Gesunder Fuß muß den Boden erreichen, um abstoßen zu können.

Das Rollstuhlfahren ist die erste Möglichkeit der selbständigen Fortbewegung. Der Rollstuhl muß adaptiert sein. Mehr zum Rollstuhl S. 184 ff.

Sitzen am Tisch

Sobald wie möglich sitzt der Patient auf einem gewöhnlichen Stuhl. Die Ellenbogen und Oberarme liegen auf dem Tisch (Abb. 23.**26**).

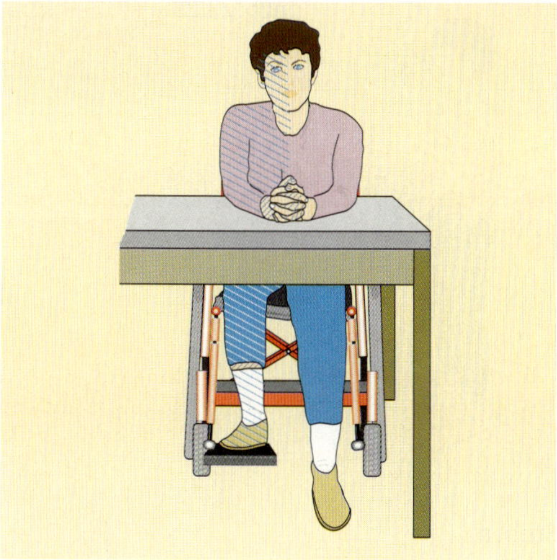

Abb. 23.**25**

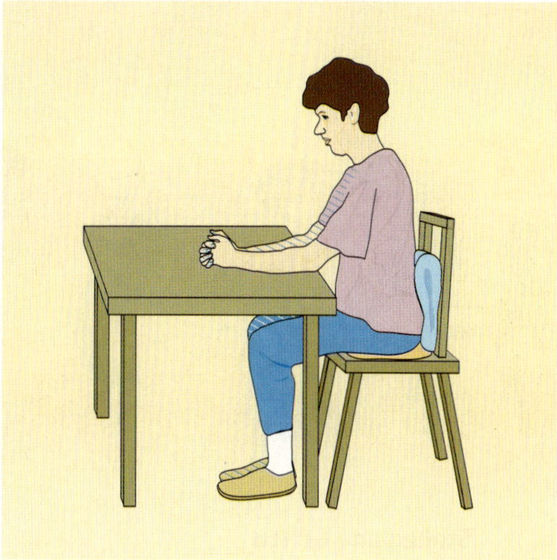

Abb. 23.**26**

- Der hemiplegische Arm liegt gestreckt auf dem Tisch, der Ellenbogen ist (mit Kissen) unterstützt. Der Patient muß mit dem Stuhl nahe zum Tisch rücken!
- Symmetrisches, aufrechtes Sitzen, beide Füße auf dem Boden.
- Der Patient soll seinen Arm selbst lagern, heben und hemmen lernen.

Bewegungen im Sitzen am Tisch

- Einfädeln, beide Hände zum Gesicht, zu den Schultern führen.
- Mit beiden Händen Glas umfassen und zum Mund führen.

Selbstaktivitäten

Den Patienten immer wieder dazu auffordern, die Bewegungen, die er selbst ausführen oder wieder lernen kann, zu kontrollieren. Sie dienen

- der Prophylaxe gegen schmerzhafte Schulter und geschwollene Hand,
- als Selbsthemmung,
- dem „Wiedererfahren und Spüren der gelähmten Seite“.

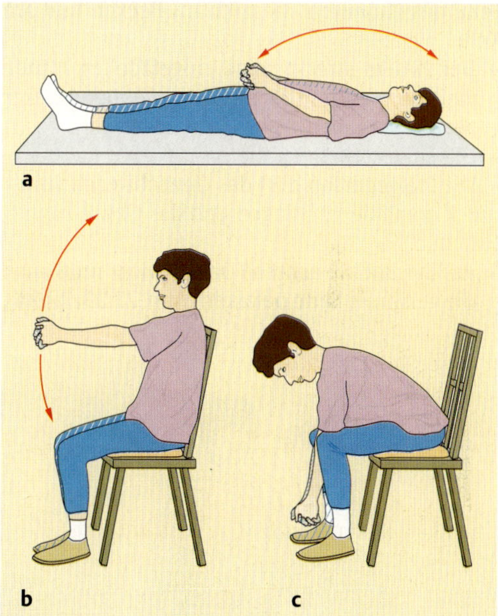

Abb. 23.**27**

Folgende Bewegungen sind zweckmäßig:

- Heben und Senken der Arme in liegender Position und immer mit gestrecktem Ellenbogen (Abb. 23.**27 a**).
- Der Patient sitzt am Tisch, hat die Hände eingefädelt und schiebt beide Arme weit nach vorn. Die Arme bleiben dabei auf dem Tisch liegen (er kann sie auch von rechts nach links schieben und zurück). Die gleiche Übung frei im Raum sitzend: heben und senken (Abb. 23.**27 b**).
- Beide Hände zum Boden (zwischen die Beine, dann über rechtes, dann über linkes Knie; Abb. 23.**27 b, c**).

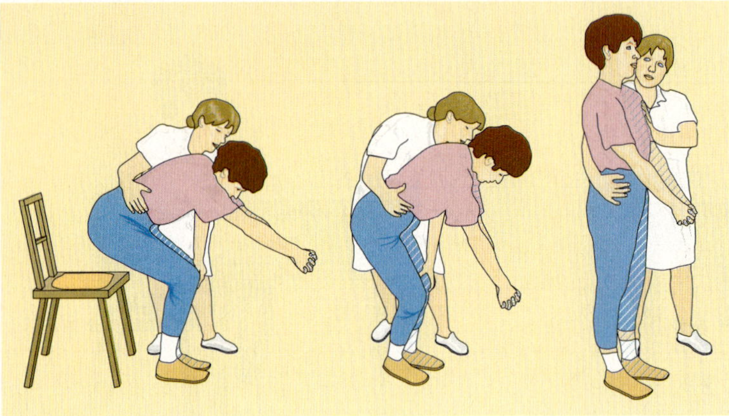

Abb. 23.**28**

Stehen und Gehen

Aufstehen

Die Pflegeperson steht auf der hemiplegischen Seite des Patienten. Sie hilft am Becken und am Knie
- Der Patient streckt seine eingefädelten Hände weit nach vorn (Abb. 23.**28**, evtl. einen Hocker als Ziel vorgeben).
- Die Füße stehen parallel.
- Die Pflegeperson hilft das Gewicht nach vorn auf die Füße zu bringen und das Gesäß zu heben.
- Auf Symmetrie achten! Das Gewicht muß auch die gelähmte Seite belasten (Abb. 23.**23**, 23.**24**).

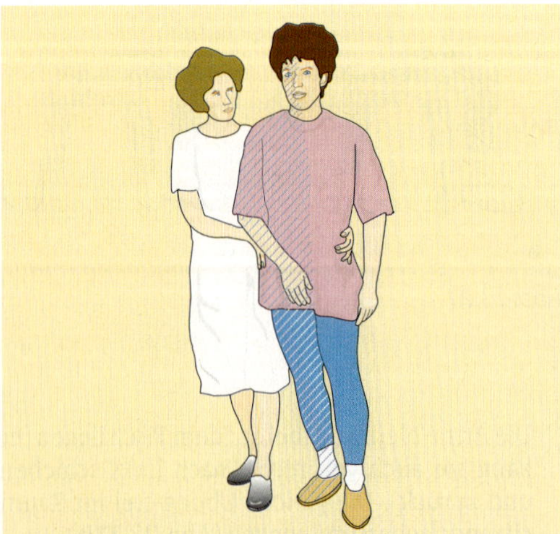

Abb. 23.**29**

Stehen

Wenn das Knie nicht hält und zusammensinkt, helfen wir und stützen das Knie mit unseren Knien von hinten oder von vorn. Wir unterstützen den Patienten so viel, daß er beim Stehen genug Sicherheit hat und die hemiplegische Seite belasten kann.

Gehen

Die *Gehschulung* geschieht durch die Physiotherapeuten. Sie geben uns Hinweise, wie wir bei jedem einzelnen Patienten das Gehen unterstützen und fördern können.
Immer gelten folgende Grundsätze:
- Der Patient hat im Stehen das Gleichgewicht und die Gleichgewichtsverlagerung über das betroffene Bein wieder gelernt. Er kann mit dem gesunden Bein kleine Schritte vor und zurück machen.
- Er trägt rutschsichere, gut sitzende Schuhe.
- Unsere Hilfeleistung geschieht immer auf der betroffenen, nicht auf der gesunden Seite. Beispiel: Die Begleitperson hat beide Hände auf dem Becken des Patienten, gibt ihm so Sicherheit und Halt (Abb. 23.**29**).
- Patient nie am gelähmten Arm halten.

Gehhilfen werden nur in Ausnahmefällen eingesetzt (Absprache mit Physiotherapeuten, Kap. 6).

Wichtig: Bei **Aktivitäten am Patienten** den hemiplegischen Arm immer zuerst an der Schulter unterstützen. Jedes unvorsichtige Bewegen am hemiplegischen Arm heißt Traumen setzen und fördert die „schmerzhafte Schulter". Zu Beginn ist die gelähmte Schulter nie schmerzhaft. Sie wird es durch unvorsichtiges Bewegen!

Basale Stimulation – Körperpflege

Im Rahmen des Selbsthilfetrainings geht es vor allem darum, die vernachlässigte Körperseite bewußtzumachen und sie in die Aktivierung einzubeziehen. Mittel dazu sind das Mitführen der vernachlässigten Gliedmaßen (S. 727 beschrieben) sowie die Stimulation aller Sinnesorgane, insbesondere die *taktile Stimulation*. Für die praktische Anwendung eignet sich (ergänzend zu den obigen Bobath-Arbeitsweisen) das Konzept der *basalen Stimulation nach Fröhlich und Bienstein* (Grundlagen dazu S. 660).

Das **Prinzip** der basalen Stimulation bei Hemiplegie liegt in der Hinführung zur bewußten Wahrnehmung der gesunden Körperhälfte, um sie dann auf die wahrnehmungsbeeinträchtigte (neglektische) zu übertragen. Durch die Bewußtheit wird die Empfindung in die gestörte Hirnhälfte transportiert, es geschieht gleichsam ein Transfer von der wissenden zur unbewußten Seite, wodurch der Patient sich zunehmend besser in seinem Körper zu orientieren lernt und so „Verlorenes", „Vergessenes" wiederfinden kann.

Man geht von der Grundannahme aus, daß der Patient zuerst seine gesunde Seite spüren muß, um sich vorstellen zu können, wie sich die wahrnehmungsgestörte anfühlen müßte.

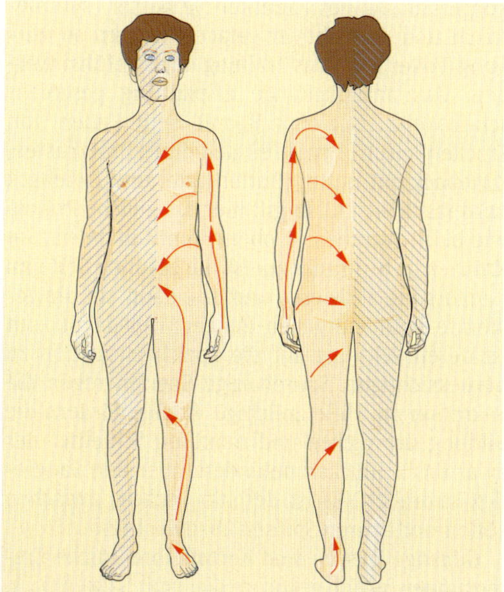

Abb. 23.**30** Die Bobath-orientierte Ganzkörperwaschung geht von der gesunden zur kranken Seite, unter Betonung der längsverlaufenden Mittellinie (nach Bienstein u. Fröhlich).

Exemplarisch für die gezielte Anwendung der basalen Stimulation in der Pflege von Hemiplegiepatienten wird die **Körperpflege** besprochen:

Orientierende Waschung nach der Bobath-Methode

- Die Pflegeperson steht auf der gelähmten Seite und bittet den Patienten, möglichst aktiv mitzuhelfen. Günstig ist eine Einstimmung auf den Waschvorgang durch die bewußte Hinführung der Konzentration (Denken, Wahrnehmen, Fühlen) auf den eigenen Körper.
- Einen rauhen Waschlappen und ein festes Handtuch wählen. Beim Waschen den jeweiligen Körperteil fest anfassen und die Waschung mit „Druck" durchführen, damit der Patient die Körperformen gut wahrnehmen und dem Waschvorgang folgen kann.
- Beginn der Waschung an der wahrnehmungsbewußten Hand. Ohne Unterbrechung geht der Waschvorgang über die kranke Seite bis hin zur wahrnehmungsschwachen Hand. Nach gleichem Prinzip werden Brust, Beine, Füße, Rücken gewaschen (Abb. 23.**30**); das Gesicht zuletzt.
- Die freie Hand der Pflegeperson bleibt während des ganzen Waschvorgangs auf dem Körper des Patienten liegen, um ihm Nähe und Kontinuität zu vermitteln.
- Die Aufmerksamkeit des Patienten so führen, daß er gut wahrnehmen kann, wie sich die gesunde Seite anfühlt, wenn sie berührt wird. Dieses Gefühl soll er bewußt auf die beeinträchtigte Seite übertragen.

Wichtig: Nie nur eine Körperseite waschen (z. B. den gesunden Arm), sondern immer den Bezug zur anderen Körperseite herstellen, d. h. über die Betonung der Mittellinie zur gelähmten Seite hinüber. Ein weiterer wichtiger Faktor ist auch, daß der Patient nicht plötzlich wahrnimmt, daß etwas an ihm vorgeht, sondern wir uns so verhalten, daß er jede Pflegeverrichtung *von Anfang an* verfolgen kann. Das bedeutet, wir nehmen uns genügend Zeit für die Einstimmung in die Pflegehandlung.

Stimulation bei Mund- und Schluckproblemen – Ernährung

Die Lähmung von Hals, Gesicht und Zunge verursacht Schluckstörungen, wodurch Essen und Trinken zum Problem werden. Zu Beginn ist eine Nährsonde kaum zu umgehen. Es wird idealerweise eine PEG-Sonde (S. 262 f.) eingelegt, da eine nasale Sonde das Schlucken zusätzlich behindert.

Der Übergang auf orale Ernährung geschieht über das Schlucktraining, das hinführt zum Eß- und Trinktraining. Bei Hemiplegiepatienten ist oft auch die **Riechfähigkeit** beeinträchtigt. Da diese Voraussetzung ist für das Schlucken, muß in einem ersten Schritt das „Wieder-riechen-Können" *stimuliert* werden. Dies gelingt, indem der Betroffene bewußt mit bestimmten Düften und Gerüchen konfrontiert wird. Wichtig ist dabei zu wissen, was der Patient bevorzugt (was ist sein Parfüm, sein gewohnter Waschzusatz, seine Körperlotion usw.). Als oberstes Prinzip gilt: *erhalten, was bekannt und geschätzt wird* (also nicht einfach klinikeigene Seifen/Lotionen verwenden).

Die **orale Stimulation** muß dem Schlucktraining vorausgehen und dieses wie auch das Eßtraining begleiten (S. 259 f.). Die orale Stimulation wird idealerweise (von Anfang an) in die **Mundpflege** mit eingebaut. Die dort (S. 228 ff.) erwähnten Aspekte haben hier ganz besondere Bedeutung. Besonders zu beachten ist:

- Behutsam vorgehen, die Mundmuskulatur nicht forcieren, d. h. keine „bedrohlichen" Werkzeuge wie große Klemmen, Mundsperren gebrauchen. Statt dessen Fingerling oder Handschuh benutzen und die Mundpflege mit dem kleinen Finger vornehmen, der wesentlich feinfühliger ist als die Klemme. Zähne eventuell mit einem Gummikeil sichern.
- Das Öffnen des Mundes kann „hervorgelockt" werden, z. B. durch das Bestreichen der Lippen mit einem Finger, der in eine für den Patienten angenehme Flüssigkeit (etwas, was er mag!) getaucht wurde.
- Das Einbringen positiver Geschmacksrichtungen in den Mund kann auf vielerlei Weise geschehen. Bienstein z. B. empfiehlt eine angefeuchtete Mullgaze/-kompresse (10 × 10 cm). In diese Kompresse können Nahrungsmittel eingewickelt werden. Sie müssen von fester Konsistenz und vom Patienten gerne angenommen werden. Das kleine Päckchen wird in die Mundhöhle/Wangentasche gelegt, wo es seinen Geschmack abgeben kann. Es wird außerhalb des Mundes (mittels Gazestreifen) von der Pflegeperson festgehalten.
Der Fantasie bei der Wahl der Geschmacksrichtung sind keine Grenzen gesetzt. Eine Kollegin erzählte mir, daß sie bei einem alten Mann mit Bier gute Erfahrungen gemacht hatte. Bienstein erwähnt einen Erfolg mit Gummibärchen (die in die Gaze gewickelt wurden) bei einem Mädchen, das sofort begann, an der Gaze zu saugen.

Die **Mundreinigung** muß immer der Stimulation und dem Schlucktraining vorausgehen, damit der Mund überhaupt wahrnehmungsfähig ist (Borken und Beläge wie auch Mundtrockenheit beeinträchtigen die Empfindungsfähigkeit). Bei der *Wahl des Mundpflegemittels* ist die Vorliebe des Patienten zu berücksichtigen. Nicht einfach traditionelle Mittel gebrauchen, gegen die der Patient vielleicht eine Abneigung hat; ihm vertraute Geschmacksrichtungen können vorteilhaft sein. Zur *Säuberung der Mundhöhle* eignet sich alles, was den Speichelfluß fördert. Hier bietet sich ein weites Feld, Ungewohntes auszuprobieren: Gurkensaft und Heringsaft z. B. wirken sehr anregend auf die Speichelsekretion (wenn der Patient sie mag!).

Zur *Förderung der Zungenbewegungen* kann dem Patienten ein Nahrungsmittel (z. B. eine Paprikaschote) in die Wangentasche gelegt werden. Er wird mit seiner Zunge nachfühlen wollen, „was da ist" und einen intensiven Geschmack verbreitet. Es eignen sich auch in eine Kompresse gewickelte Erbsen (5–6) oder Reis. Der von der Pflegeperson festgehaltene (oder an der Außenwange fixierte) Gazestreifen verhindert das Verschlucken der Kompresse.

Das **Schlucktraining** erfolgt in einem späteren Schritt. Von besonderer Bedeutung ist dabei die Körperhaltung des Patienten. Je besser (symmetrisch und aufrecht) er gelagert ist, um so wirkungsvoller kann das Training durchgeführt werden. Das anschließende **Eßtraining** geschieht schrittweise. Beginn z. B. mit dem Kauen von Trockenfleisch (1 cm breit und dick), Brotkrusten, Zwieback mit Butter (Butter kittet und Zwieback wird rasch weich). Es gilt hier das gleiche Prinzip wie beim Waschen (s. oben): *vom Gesunden zum Kranken*, d. h., immer zuerst die gesunde Seite im Kauvorgang aktivieren und erst dann auf die gelähmte Seite übergehen. Bei der *Wahl der Speisen* ist deren Wirkung auf die Speichelsekretion zu berücksichtigen. Säurehaltige Speisen regen die Sekretion an, süße, milchige, breiige fördern die Bildung des dicken und mukösen Schleims, der zwar das Schlucken behindert, aber den Saugreflex stimuliert. Es ist deshalb wichtig, zwischen süßen und sauren Speisen abzuwechseln.

Günstige Speisen sind Kartoffelbrei, dicke Cremesuppen, weich gekochte Eier (mit Salz), Quark, Joghurt, Pudding, Früchte. Die Speisen immer so hinstellen, daß der Patient sie sieht, da das Seh- und Riechzentrum mit dem Schluckzentrum in

Verbindung steht. Lesen Sie zu *Eß- und Trinktraining* S. 260.

Zum Essen sitzt der Patient so bald als möglich auf einem normalen Stuhl und hat normales Eßgeschirr zur Verfügung, das mit einem Einhändermesser (und evtl. Tellerrand) ergänzt wird. Damit das Eßgeschirr fest auf dem Tisch steht und nicht durch die einhändigen Bewegungen hin- und herrutscht, unterlege man es mit einer rutschfesten Matte.

Oft sind Hemiplegiepatienten übergewichtig, was die Rehabilitation erschwert. Das *Zielgewicht* kann meist nur mittels Diät erreicht werden (kalorienarme Kost). Da das Essen für den behinderten Patienten eine große Bedeutung hat, fällt diese Einschränkung meist schwer.

Die **Mundpflege** (durch die Pflegenden oder den Patienten selbst) wird zusätzlich zur regelmäßigen Zahnpflege nach jedem Essen durchgeführt, da die Speisereste in den Backentaschen auf der betroffenen Seite oft nicht mit der Zunge entfernt werden können. Eine eventuelle Prothese muß gut sitzen. Zum Reinigen braucht der Patient ein am Waschbecken haftendes Bürstchen.

Unterstützung der Blasen- und Darmentleerung

Mit dem **Blasentraining** muß rasch begonnen werden, und es muß konsequent durchgeführt werden. Lesen Sie zur Durchführung und Verlaufskontrolle S. 280 ff.

Hemiplegiker sind oft nicht inkontinent, können jedoch bei einer Aphasie nicht mitteilen, daß sie Wasser lösen möchten, oder sie können im Gehirn die Meldung „Blase voll“ nicht richtig verarbeiten. Auch besteht die Möglichkeit, daß sie „vergessen“ haben, wozu das WC da ist. Zum eigentlichen Blasen-/Toilettentraining kommen Gehübungen zum WC und auf dem WC selber die Übungen: sich entkleiden, hinsetzen, säubern, WC spülen, sich wieder ankleiden, Hände waschen. Beim Wiedereinüben dieser Tätigkeiten sollen die früheren Gewohnheiten wegweisend sein.

Auch beim **Darmtraining** sind die früheren Gewohnheiten des Patienten mit einzubeziehen. Fördernd ist eine vollwertige und schlackenreiche Kost. Bei Problemen sind sog. Weichmacher zu empfehlen: Weizenkleie, Pflanzenschleimpräparate; wenn ungenügend: Agarol. Klistiere sind nur mit großer Zurückhaltung anzuwenden, damit sich der Patient nicht an eine passive Darmentleerung gewöhnt.

Bewältigen der Sprachprobleme

Die **Aphasie** (zentrale Sprachstörung) trifft Menschen mit Linkshirnläsionen (Sprachstörungen S. 454 ff.). Der richtige Umgang mit sprach-/sprechgestörten Patienten ist im Rahmen rehabilitativer Pflege besonders wichtig. In jedem Einzelfall sollte deshalb mit dem betreuenden *Sprechtherapeuten/Logopäden* Rücksprache genommen werden. Zur Situationseinschätzung gehört es auch, sich in die Welt des Aphasikers einzufühlen: Plötzlich ist er von der sprechenden Umwelt isoliert. Er möchte seinen Besuch begrüßen, aber kann die Namen nicht sagen. Er versucht einen Brief zu lesen, den er bekommt, und kann es nicht. Er begreift oft nicht, was er gefragt wird, oder kann Antworten, die er geben möchte, nicht formulieren.

Diese neue, ihm fremde Situation erschwert seine durch die Lähmung ohnehin schon schwierige Lage. Niedergeschlagenheit und Mutlosigkeit sind oft sehr groß und können zu enormen Leistungsschwankungen führen. Hier gilt:

- Dem Patienten Mut machen, ihn auf kleine tägliche Fortschritte aufmerksam machen.
- Seine Mutlosigkeit nicht als „schlechte Laune“ interpretieren, sondern als Reaktion auf die Krankheit, auf das Nichtsprechenkönnen.
- Ihn als Erwachsenen nehmen, auch wenn er nicht sprechen kann; Aphasie ist keine geistige Behinderung.
- Zeit haben und sich Zeit nehmen.

Menschen mit einer Aphasie spüren, ob wir Geduld haben oder nicht.

Neben diesen allgemeinen Problemen ergeben sich aus der Sprachstörung spezifische Probleme:

Der Patient versteht kaum oder nicht, was man sagt:

- Ruhig und deutlich, in kurzen und einfachen Sätzen sprechen. Keine „Kindersprache“, kein „Telegrammstil“!
- Kurze Sätze sagen, wenn der Patient etwas tun muß, z. B. „Strecken Sie den Arm“ (Arm strecken lassen), „Machen Sie eine Faust“ (Faust machen lassen) usw.
- Nie in Gegenwart des Patienten über ihn sprechen.
- Nicht einfach stumm pflegen und denken: er versteht ja doch nicht, sondern ganz natürlich sprechen, z. B. „Hier ist der Kaffee“ oder „Ich öffne das Fenster“ usw.

Der Patient möchte etwas sagen, aber es gelingt ihm nicht:

- Kurze Fragen stellen, die der Patient mit „Ja" oder „Nein" beantworten kann; z. B. „Haben Sie Schmerzen?" (Antwort abwarten), „Tut der Arm weh?", „Tut das Bein weh?" usw.
- Nicht belächeln, wenn der Patient etwas Falsches sagt.
- Das Fluchen ist bei schwer gestörten Patienten oft die einzige Möglichkeit, Emotionen auszudrücken; deshalb soll es nicht als Unhöflichkeit interpretiert werden.
- Dem Patienten helfen, wenn er etwas benennen will, z. B. zeigt der Patient auf Kaffee und versucht es zu sagen. Fragen Sie: „Herr X, ist das Brot? Ist es Milch? Ist es eine Tasse Kaffee?"

Der Patient möchte lesen, aber er versteht die Zeitung oder das Buch nicht:

- Bildbände aus dem Interessengebiet des Patienten geben (auf keinen Fall Kinderbücher!).

Der Patient versucht zu schreiben, aber es gelingt kaum:

- Schreibmaschine oder Setzkasten sind keine Hilfe, im Gegenteil, sie hemmen den Patienten.

Die **Sprachtherapie** unterscheidet im Falle von zerebralen Aphasien drei Schritte der Rehabilitation: die Aktivierungsphase (in den ersten Wochen), die störungsspezifische Übungsphase (je nach Ausfallserscheinungen) und die Konsolidierungsphase, wo der Übergang in den Alltag eingeübt wird (mehr darüber in Kap. 14).

Stützung der seelischen Kräfte

Erkrankungen im Bereich des Gehirns haben nie nur organische Auswirkungen, deshalb die Bezeichnung **neuropsychologische Störungen**. Der Betroffene leidet als *Person* in seiner Ganzheit, Körper *und* Seele sind betroffen. Oft führen Hirnläsionen zu Verhaltensstörungen, die die Rehabilitation erschweren und das Zusammenleben auf eine harte Probe stellen können.

Neben dem schon besprochenen *Vernachlässigungsphänomen* (Neglect S. 719) sind sowohl *Minussyndrome* (z. B. Antriebsmangel, Gleichgültigkeit) wie auch *Plussyndrome* (z. B. Aggressivität, Distanzlosigkeit) zu beobachten. Auch *reaktivpsychische* Störungen wie Mutlosigkeit, Hilflosigkeit, Depression können über lange Zeit die Rehabilitation erschweren.

Für die Pflegegruppe stehen die Aspekte des **Begleitens in Krisensituationen** (S. 552) im Vordergrund. Im Rahmen einer ganzheitlichen Rehabilitation ist eine zusätzliche unterstützende **Psychotherapie** meist unumgänglich. Gute Erfahrungen wurden mit *kognitiven* und *verhaltenstherapeutischen* Ansätzen (S. 617 f.) gemacht. Die **Kunst, heilsamen Begleitens** beginnt mit der ganzheitlichen (neuropsychologischen) Situationseinschätzung, der eine gezielte Problemanalyse folgen muß. Es gilt, bei den Rehabilitationszielen gleicherweise Körper *und* Seele im Blick zu behalten und nicht bei den Problemen stehen zu bleiben, sondern die gesunden Kräfte zu aktivieren und zu stützen.

Aktivierende Pflege steht und fällt mit der Verfügbarkeit der seelisch-geistigen Ressourcen (von Pflegenden und Patient), und ein erfolgreiches Selbsthilfetraining ist getragen von einer Vielfalt von Fähigkeiten, die genutzt und gefördert werden müssen.

Es gilt auch daran zu denken, daß Kräfte, die nicht gebraucht werden, verkümmern und daß die Nichtnutzbarmachung der potentiellen Fähigkeiten zu Kompetenzverlust führt.

Selbsthilfetraining

Die folgenden *Grundsätze* können wegweisend sein (sie wurden von der medizinischen Abteilung Lory-Haus, Inselspital Bern, zusammengestellt):

Eine täglich gleich verlaufende Routine ermöglicht es dem Patienten, Arbeitsabläufe neu zu lernen und mit der Zeit auch selber zu übernehmen. Die Hilfe bei diesem Lernprozeß geschieht

- *verbal* – durch sprachliche Aufforderung,
- *visuell* – durch Vorzeigen (nicht gegenübersitzen, sondern daneben!),
- *taktil* – durch Führen der Hand des Patienten.

Das schrittweise Vorgehen beim Selbsthilfetraining verhindert Überforderung und Frustration des Patienten, und die Rücksichtnahme auf seine „alten Gewohnheiten" (vorausgesetzt, sie verstärken das „Hemi-Muster" nicht) erleichtern das Training.

Das Selbsthilfetraining soll immer auf einer geraden, festen Sitzfläche durchgeführt werden, nie auf dem Bettrand.

Außer beim Stimulationstraining wird in der Regel zuerst die hemiplegische Seite in den Arbeitsprozeß einbezogen.

Einige *Beispiele* für das schrittweise Vorgehen (sie entsprechen dem Bobath-Konzept):

Transfer:

- Der Patient fährt selbständig mit dem Rollstuhl zum Tisch (Naßzelle).
- Er bremst den Rollstuhl.
- Bei genügender Sitzbalance transferiert der Patient auf einen gewöhnlichen Stuhl; er kontrolliert sein Sitzen.

Zähneputzen:

- Zum Reinigen der Zahnprothese befestigt der Patient die Saugnapfbürste im Waschbecken.
- Die Zahnpastatube wird zum Öffnen in das Überlaufloch gesteckt oder zwischen die Beine geklemmt → einhändig öffnen.

Unterhose und Hose anziehen (Abb. 23.**31**):

- Die Unterhose bzw. die Hose wird zuerst bei überschlagenem „Hemi-Bein" über den „Hemi-Fuß" gestreift und hinaufgezogen, bis der „Hemi-Fuß" das Hosenbein verläßt.
- Mit dem gesunden Bein in die Hosen steigen, so weit wie möglich hinaufziehen.
- Aufstehen, Hose ganz hinaufziehen.

Das **Ziel** des Trainings liegt in der Wiedergewinnung der funktionellen Fähigkeit (Selbsthilfe) und der täglichen Lebensbewältigung im Bereich aller ATL (Abb. 23.**7**). Die in diesem Kapitel beschriebenen Behandlungsgrundsätze erheben keinen Anspruch auf Vollständigkeit; auch müssen sie – in Zusammenarbeit mit den Fachtherapeuten (Rehabilitationsteam) – laufend neu den Reaktionen und den Fortschritten des Patienten angepaßt werden. Die Fortschritte hängen wesentlich davon ab, wie Pflege- und Therapiegruppe *beobachten*, Abweichungen wahrnehmen und *darauf reagieren* können. Dazu braucht es:

- *Fachliches Können und Wissen.* Zur Einübung der Bobath-Methode werden spezielle Weiterbildungskurse angeboten, z. B. in verschiedenen Rehabilitationskliniken der Schweiz.

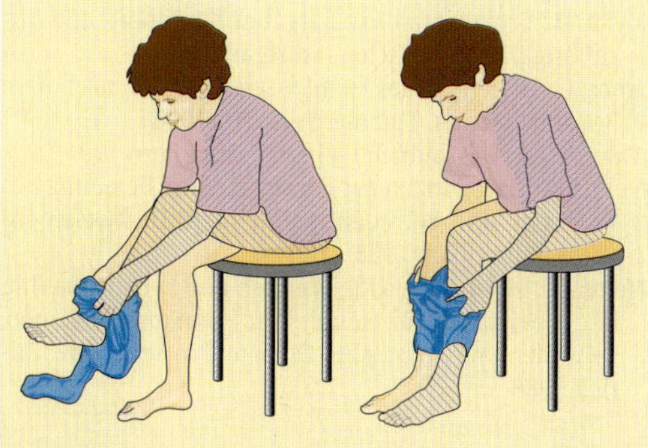

Abb. 23.**31**

- *Persönliche Motivation* und die Fähigkeit zur kreativen Problemlösung. Dies wird am besten im abschließenden Erfahrungsbericht illustriert.
- *Ganzheitliche Sichtweise.* Die Bobath-Methode muß im Zusammenhang mit der „ganzheitlichen Rehabilitation" gesehen werden. Da die *Ausfallerscheinungen* vielfacher Natur sind, muß u. U. ein gezieltes Zusatzprogramm erarbeitet werden (neurophysiologische Rehabilitation S. 662 f., 706). Zur *Rückkehr nach Hause* gelten die Prinzipien der Übergangspflege (S. 708 ff.).

Der *abschließende Erfahrungsbericht* zeigt am Beispiel der meist vorhandenen *Hemianopsie* (visueller Neglect) die Differenziertheit der Probleme bei der Pflege von Hemiplegiepatienten:

Augen rechts – ein Erfahrungsbericht

„Mrs. S., eine intelligente Frau in den Sechzigern, hat einen schweren Schlaganfall hinter sich, der die tiefer gelegenen und hinteren Teile ihrer rechten Gehirnhälfte gelähmt hat. Ihre Intelligenz – und ihr Sinn für Humor – sind jedoch unbeeinträchtigt geblieben.

Manchmal beschwert sie sich bei den Schwestern, sie hätten ihr keinen Kaffee oder Nachtisch auf ihr Tablett gestellt. Wenn sie dann antworten: ‚Aber Mrs. S., da steht es doch – links von Ihrem Teller', scheint sie nicht zu verstehen, was sie sagen, und sieht nicht nach links. Wenn man ihren Kopf sanft nach links dreht, so daß das Dessert in der intakten rechten Hälfte ihres Gesichtsfeldes erscheint, sagt sie: ‚Ach, da ist es ja – aber eben war es noch nicht da.' Sie hat den Begriff ‚links', bezogen sowohl auf die Außenwelt als auch auf ihren eigenen Körper, vollständig verloren. Manchmal beklagt sie sich, ihre Portionen seien zu klein, aber das kommt daher, daß sie nur von der rechten Hälfte des Tellers ißt. Es kommt ihr nicht in den Sinn, daß er auch eine linke Hälfte hat. Manchmal trägt sie Lippenstift und Make-up auf – aber nur auf die rechte Seite ihres Gesichtes. Die linke läßt sie völlig unbeachtet. Eine Behandlung dieses Fehlverhaltens ist fast unmöglich, denn man kann ihre Aufmerksamkeit nicht darauf lenken (‚halbseitiger Gesichtsfeldausfall' ...), und sie ist sich keines Fehlers bewußt. Intellektuell weiß und versteht sie, daß sie etwas falsch macht, und lacht darüber, aber es ist ihr unmöglich, es direkt zu erfahren.

Da sie geistig – durch Schlußfolgerung – in der Lage ist zu begreifen, daß ihre Wahrnehmung fehlerhaft ist, hat sie Strategien entwickelt, um dem zu begegnen. Sie kann nicht direkt nach links sehen oder sich nach links wenden, und daher dreht sie sich nach rechts und beschreibt dabei einen vollständigen Kreis. Um dies tun zu können, hat sie um einen Rollstuhl gebeten, der sich um die eigene Achse drehen kann, und ihn auch bekommen. Wenn sie jetzt etwas, von dem sie weiß, daß es da sein müßte, nicht finden kann, fährt sie nach rechts herum, bis es in Sicht kommt. Diese Methode ist besonders dann erfolgreich, wenn es ihr nicht gelingt, ihren Kaffee oder ihr Dessert zu finden. Wenn ihr die Portionen zu klein vorkommen, dreht sie sich, die Augen nach rechts gerichtet, rechts herum, bis die ‚fehlende' Hälfte in ihr Blickfeld kommt; dann ißt sie diese, oder vielmehr die Hälfte davon, worauf sie sich weniger hungrig fühlt als zuvor. Aber wenn sie noch nicht satt ist oder über die Sache nachdenkt und den Eindruck gewinnt, sie könnte nur die Hälfte der fehlenden Hälfte gesehen haben, macht sie eine zweite Drehung, bis sie das verbleibende Viertel sieht, von dem sie wieder die Hälfte ißt. Das reicht gewöhnlich aus, um ihren Hunger zu stillen – immerhin hat sie jetzt sieben Achtel ihrer Mahlzeit verzehrt. Manchmal aber, wenn sie sehr hungrig oder besonders gründlich ist, führt sie noch eine dritte Drehung aus und ißt ein weiteres Sechzehntel ihrer Mahlzeit. (Dabei bleibt natürlich das linke Sechzehntel auf dem Teller unbemerkt.) ‚Es ist absurd', sagt sie. ‚Ich komme mir vor wie Zenos Pfeil: Ich erreiche nie das Ziel. Mag sein, daß es komisch aussieht, aber was bleibt mir unter diesen Umständen anderes übrig?'

Es wäre wahrscheinlich weitaus einfacher, nicht sich selbst, sondern ihren Teller zu drehen. Das findet sie auch, und sie hat es versucht – oder zumindest hat sie versucht, es zu versuchen. Doch seltsamerweise bereitet ihr diese einfache Handlung Schwierigkeiten. Der erforderliche Bewegungsablauf ist für sie, im Gegensatz zur Drehung um ihre eigene Achse, nicht natürlich, weil ihr Sehen, ihre Aufmerksamkeit, all ihre spontanen Bewegungen und Impulse jetzt instinktiv und ausschließlich nach rechts orientiert sind.

Als besonders verletzend empfand sie die spöttischen Bemerkungen der anderen Patienten, als sie mit einem nur zur Hälfte aufgetragenen Make-up vor ihnen erschien. Sie bot einen absurden Anblick, da auf der linken Seite ihres Gesichtes, im krassen Kontrast zur rechten, keine Spur von Rouge oder Lippenstift zu sehen war" (Sacks 1989). ■

Weiterführende Literatur

Bauer, H. J.: Medizinische Rehabilitation und Nachsorge bei MS. Fischer, Stuttgart 1989

Bienstein, Ch., A. Fröhlich: Basale Stimulation in der Pflege. Selbstbestimmtes Leben, Düsseldorf 1991

Bienstein, C., A. Zegelin: Handbuch Pflege. Selbstbestimmtes Leben, Düsseldorf 1995

Bobath, B.: Die Hemiplegie Erwachsener, 5. Aufl. Thieme, Stuttgart 1993

Böhm, E.: Krankenpflege – Brücke in den Alltag. Psychiatrie-Verlag, Rehburg-Loccum 1985

Böhm, E.: Pflegediagnose nach Böhm. Recom, Basel 1989

Broda, M., F. A. Muthny: Umgang mit chronisch Kranken. Thieme, Stuttgart 1990

Dass, R., P. Gorman: Wie kann ich helfen? Sadhana, Berlin 1988

Frankl, V.: Der Wille zum Sinn. Huber, Bern 1982

Frankl, V.: Der leidende Mensch. Piper, München 1984

Heckl, R. W., G. Ade, W. Schell: Rehabilitation und Krankenpflege. Thieme, Stuttgart 1991

Heim, E., J. Willi: Psychosoziale Medizin, Bd. II. Springer, Berlin 1986

Hemiplegie-Merkblatt. Eine Anleitung zum Erreichen weitgehender Selbständigkeit für Menschen mit Halbseitenlähmung, hrsg. von der Schweizerischen Arbeitsgemeinschaft für Rehabilitation. Huber, Bern 1980

Juchli, L.: Pflegen, begleiten, leben, 3. Aufl. Recom, Basel 1992

Kröger, C.: Schlaganfall. Centarius, Pfaffenweiler 1993

Mäurer, H. Chr.: Schlaganfall. Rehabilitation statt Resignation. Thieme, Stuttgart 1989

Meier, F., S. Meier: Heute hat es nicht geregnet. Gedanken und Gebete eines behinderten Mädchens. Pendo, Zürich 1988

Mumenthaler, M.: Neurologie, 10. Aufl. Thieme, Stuttgart 1996

Prosiegel, M.: Neuropsychologische Störungen und ihre Rehabilitation. Pflaum, München 1991

Sacks, O.: Der Mann, der seine Frau mit einem Hut verwechselte. Rowohlt, Reinbek 1989

Sacks, O.: Der Tag, an dem mein Bein fortging. Rowohlt, Reinbek 1989

Schalch, F.: Schluckstörungen und Gesichtslähmung, 2. Aufl. Fischer, Stuttgart 1992

Schipperges, H.: Homo patiens. Piper, München 1985

Soyka, D.: Schlaganfall. Ein Ratgeber für Patient und Angehörige, 3. Aufl. Fischer, Stuttgart 1991

Urbas, L.: Die Pflege des Hemiplegiepatienten nach dem Bobath-Konzept. Thieme, Stuttgart 1994

Wahl, H. W.: Das kann ich allein. Huber, Bern 1991

Welter, R.: Anregungen zur Förderung und Belebung des Wohnens und Betreuens in Heimen. Duttweiler-Institut, Rüschlikon 1985

Welter, R.: Heime, Dienstleistungen und Lebensqualität. Ein Arbeitsbuch für Heimleiter, Heimkommissionen, Behörden und ambulante Dienste. Pro Senectute, Zürich 1988

24 Tumorkranke

… und diese Menschen spüren, das, was bisher galt, stimmt nicht, trägt nicht mehr. Es erhöht sich die Bereitschaft, in die Not-wendende innere Leere einzuwilligen. Wo diese dann angenommen werden kann, birgt sie als schöpferische Krise die Chance zu einem Verwandlungssprung in die Verwesentlichung.
Maria Hippius

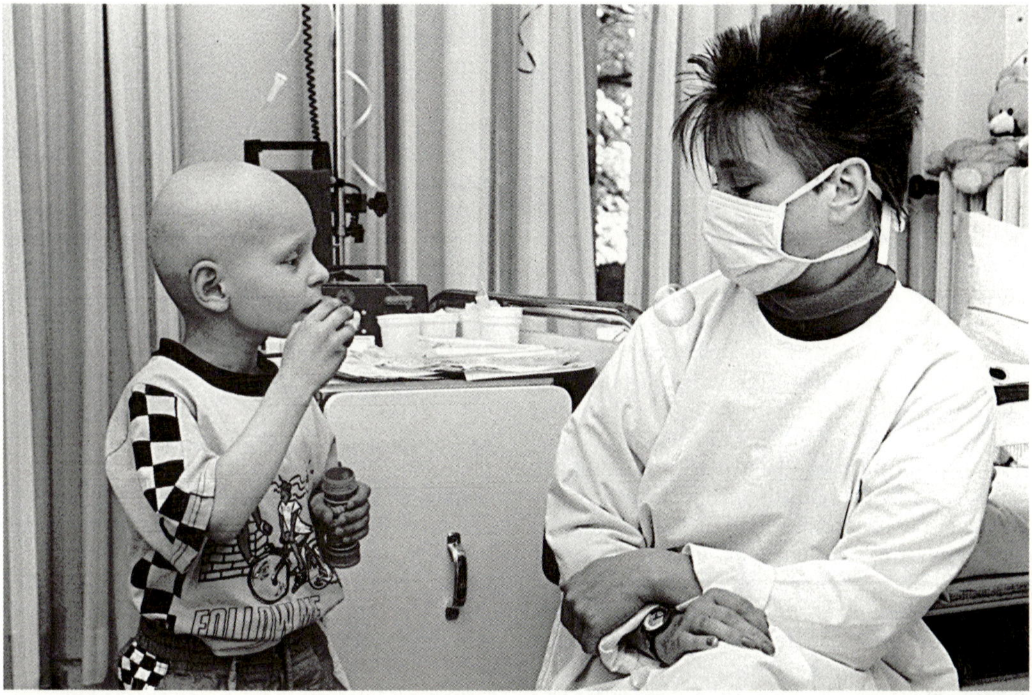

Foto: Müller/present

Sequenzziel

Das Ziel des vorliegenden Kapitels liegt nicht darin, eine „Onkologie für Pflegeberufe" anzubieten (dafür sei auf die weiterführende Literatur verwiesen), sondern in der Absicht, Sie für die Probleme und die höchst anspruchsvolle Pflege von Patienten mit *bösartigen Tumoren* zu sensibilisieren. In diesem Sinn gibt Ihnen das Kapitel eine Einführung in die Situation von Tumorpatienten.

Sie finden Grundlagen für die Situationseinschätzung und zur Behandlungspflege sowie Hinweise auf die wichtige Aufgabe und Verantwortung bei der Begleitung und positiven Beeinflussung der Lebensqualität von Krebskranken. Vielleicht regt Sie die Auseinandersetzung mit der Theorie und Praxis (Mitarbeit auf einer Onkologiestation) an, sich vertiefter mit dem Thema auseinanderzusetzen. Die Ausbildung zur Onkologieschwester/-pfleger wäre dann ein Ziel, das Ihnen neue Möglichkeiten der Gestaltung von Pflege eröffnen kann.

Prinzipien/Impulse

Tumoren und Tumortherapie sind „unphysiologische Eingriffe" in die Funktionen und Strukturen des Organismus, wodurch
- die menschliche Person in ihrer Ganzheit bedroht,
- die Organfunktionen in ihren Abläufen gestört und
- die Integration in die Um- und Mitwelt erschwert werden.

Dadurch werden Lebensqualität, Befinden und Befindlichkeit vorübergehend oder chronisch (oder zum Tode führend) beeinträchtigt und bedürfen der begleitenden Unterstützung und Hilfe.

Begleiten von Krebskranken bedarf der ganzheitlichen Aufmerksamkeit. Es gilt, die bestmögliche Lebensform zu finden, die ebenso abhängig ist von einer hilfreichen Therapie wie von der positiven Einstellung der Betroffenen selbst, vom Wie des Umgehens damit.

Einstimmung

„Man gewöhnt sich daran, daß der Krebs sich ausbreitet. Neue Symptome tauchen auf und wenn sie anhalten oder stärker werden, erwähnt man sie, Untersuchungen werden gemacht, und die Ergebnisse bestätigen den Verdacht. Die Krankheit scheint unbarmherzig in meinem Körper zu wandern – Brüste, Nacken, Schulter, Rückgrat, Hüfte, Lunge. Eines Tages wird sie ohne Zweifel ein lebenswichtiges Organ befallen. In der Zwischenzeit besteht meine Hauptbeschäftigung darin, zu lernen, damit fertigzuwerden und trotz jeder neuerlichen Einschränkung und Begrenzung meiner Möglichkeiten tätig zu bleiben.

Ich pflegte zu sagen: ‚Ich kann den Verlauf der Krankheit nicht ändern, und ich kann sie nicht verstehen oder den Grund angeben, weshalb ich sie habe. Das liegt außerhalb meiner Kontrolle.' Hin und wieder wird mir klar, wie ich einen Teil meiner Erfahrung nutzen könnte, etwa um anderen zu helfen. Aber der Grund, weshalb die Krankheit da ist, war eigentlich nie von besonderer Bedeutung. Das übersteigt mein Fassungsvermögen, und ich erwarte gar nicht, daß ich die Ursache verstehe. Wichtig ist, die Krankheit zu akzeptieren. Ich habe erkannt, daß ich einzig meine Reaktion auf die Krankheit in der Hand habe; *wie* ich damit fertig werde, *wie* ich damit lebe, und vielleicht, *wie* ich damit sterben werde. Das ist meine Aufgabe. [...]

Was mir als erstes bewußt wurde, war die eigentliche Bedeutung, das Unausweichliche dieser Krankheit. Vor dem Krebs hatte ich mehrere lebensbedrohliche Herz- und Gefäßerkrankungen. Nun bemerkte ich eine interessante Veränderung in meiner Reaktion gegenüber dieser neuen Erkrankung. Während ich niemals gezögert hatte, zu sagen, ich hätte rheumatisches Fieber oder einen Herzinfarkt oder sonst irgend etwas gehabt, wenn ich danach gefragt wurde, habe ich aus irgendeinem Grund Hemmungen zu sagen: ‚Ich habe Krebs.'

Tief in meinem Inneren erkannte ich das Stigma, das dieser Krankheit anhaftet. Wenn sich Leute nach deiner Krankheit erkundigen und du ihnen sagst, daß es Krebs ist, mußt du auf eigenartige Reaktionen gefaßt sein: eine Art Zurückweichen, Verlegenheit, so als ob sie sich wegen dieser Enthüllung für dich schämen würden. ‚Oh, das tut mir leid', heißt es da gewöhnlich, dann wechseln sie schnell das Thema und bringen vielleicht eine fadenscheinige Entschuldigung vor, daß sie ganz dringend noch etwas zu erledigen haben und deshalb weg müssen.

‚Wenn du zu nahe herankommst, steckst du dich an. Ich bin unrein.' Krebs ist die Lepra unserer Zeit. Manchmal fühle ich mich tatsächlich unrein. Bei keiner anderen Erkrankung habe ich je dieses Gefühl gehabt. Vielleicht hängt es mit der besonderen Natur dieser Krankheit und mit den Körpersymptomen zusammen. Selbst jetzt hasse ich jene häßlichen Krebsgeschwüre richtig. Aber die Angst vor ‚Ansteckung' ist ohne jeden Bezug zur Realität, und man ist nicht darauf gefaßt, daß gute Freunde so reagieren" (Cameron 1983).

24.1 Theoretische Grundlagen

24.1.1 Begriffe und Definitionen

Geschwür. Defekt in Haut und Schleimhaut; es ist entzündlicher Natur und hat primär nichts mit einem bösartigen Tumor zu tun.

Krebs. Bösartiger Tumor *epithelialer* Natur; d. h., daß dieser Name eigentlich nur für die *Karzinome* gebraucht werden sollte (z. B. Magenkrebs, Brustkrebs) und nicht für andere Neubildungen wie Sarkome, Melanome und Tumoren des Blut- und Lymphsystems (Kap. 28).

Metastase. Auf dem Blut- und/oder Lymphweg abgesiedelte Tochtergeschwulst (Ableger).

Onkologie. Lehre von den Geschwulst- oder Tumorkrankheiten.

Präkanzerose. Vorstadium einer bösartigen Geschwulst.

Primärtumor. Ausgangsherd eines bösartigen Tumors (Muttergeschwulst).

Tumor. Geschwulst, Schwellung, Gewebeneubildung (Neoplasma). Tumoren sind
- gutartig oder
- bösartig: Infiltration, Metastasierung.

Tumorkrankheiten, Malignome, bösartige Tumoren sind Synonyme.

Im Zusammenhang mit Verlauf und Behandlung werden die folgenden Fachbegriffe gebraucht:

Progression. Dokumentierbares Fortschreiten des Tumorwachstums.

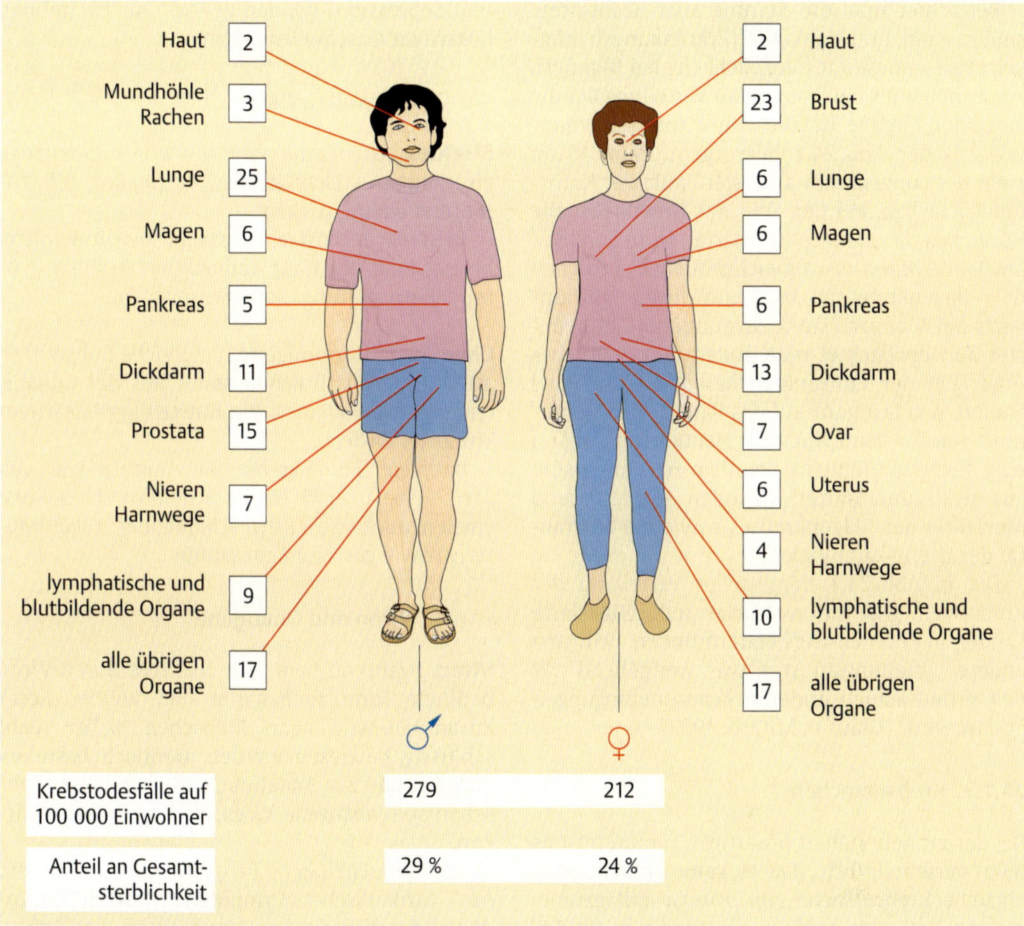

Abb. 24.1 Prozentuale Verteilung der Krebstodesfälle bei Mann und Frau (aus Glaus, A., u.a.: Onkologie für Krankenpflegeberufe, 4. Aufl. Thieme, Stuttgart 1992).

Remission. Objektiv meßbare Rückbildung eines oder mehrerer Tumorherde durch Strahlen- oder Chemotherapie als

Vollremission – vollständiges Verschwinden aller meßbaren Tumorherde und Krankheitszeichen,

Teilremission – teilweise Rückbildung der Tumorherde und -symptome.

Remissionsdauer. Zeitspanne der meßbaren Tumorrückbildung bis zum Nachweis eines weiteren Tumorwachstums.

Rezidiv. Rückfall, Wiederaufflackern der Tumorkrankheit nach (temporär) erfolgreicher Behandlung. Nicht jede Verschlechterung des Befindens ist unbedingt ein Rezidiv. Es gibt auch bei Tumorkranken *Komplikationen* (Infektionen, Blutungen usw.).

24.1.2 Häufigkeit des Auftretens

■ „Bösartige Neubildungen sind heute in den westlichen Industrieländern nach den Herz- und Kreislaufkrankheiten die zweithäufigste Todesursache. Etwa 27 % der Menschen sterben an Krebs. Die scheinbare Zunahme der Krebssterblichkeit in diesem Jahrhundert läßt sich weitgehend durch zwei Umstände erklären: Erstens sind früher wichtige Todesursachen wie z.B. die Tuberkulose stark zurückgegangen; Krebskrankheiten haben dadurch *relativ* an Bedeutung gewonnen. Zweitens hat die durchschnittliche Lebenserwartung laufend zugenommen, wodurch mehr Menschen das mit einer größeren Krebswahrscheinlichkeit verbundene höhere Alter erreichen.

Betrachtet man die Summe aller Krebsarten, sind sowohl Krebsinzidenz [Erkrankungshäufigkeit] wie -mortalität [Sterblichkeit] bei Männern etwas höher als bei Frauen. Die Verteilung auf die einzelnen Organe ist allerdings unterschiedlich, wie aus der Abb. 24.**1** hervorgeht. Beim Mann steht der Lungenkrebs an erster Stelle der Krebstodesursachen, bei der Frau der Brustkrebs. Die Häufigkeit der meisten Krebsarten ist in den letzten Jahrzehnten etwa gleichgeblieben. Lediglich der Lungenkrebs hat im Laufe dieses Jahrhunderts bei Männern stark zugenommen. In neuester Zeit beobachtet man zudem ein deutliches Ansteigen der Lungenkrebshäufigkeit auch bei Frauen, was fast ganz auf das Rauchen zurückgeführt werden kann. Auch der Hautkrebs zeigt [...] eine steigende Tendenz. Deutlich rückläufig sind aus noch ungeklärten Gründen Inzidenz und Mortalität des Magenkrebses sowie die Mortalität der Uteruskarzinome.

Die in Abb. 24.**1** dargestellte Verteilung der Krebsarten gilt für westliche industrialisierte Länder. In Entwicklungsländern finden sich ganz andere Verteilungsmuster, was weitgehend mit den grundsätzlich anderen Lebensbedingungen erklärt wird" (Glaus u. Mitarb. 1992). ■

24.1.3 Krebsursachen

Bei der großen Vielfalt bösartiger Tumoren ist es nicht verwunderlich, daß es keine gemeinsame, einzelne Krebsursache gibt. Die Grundlagenforschung hat, trotz größter Anstrengung, die Tumorentstehung bisher nicht endgültig klären können. Man unterscheidet die im folgenden genannten Ursachen.

Innere Ursachen

Vererbung. Bösartige Tumoren werden mit seltenen Ausnahmen (z. B. kindlicher Netzhauttumor – Retinoblastom) nicht vererbt. Dagegen kann eine Veranlagung (Disposition) zur Entwicklung von Tumorkrankheiten in bestimmten Rassen oder Familien beobachtet werden. Eigentliche „Krebsfamilien" sind selten.

Immunität. Damit bezeichnen wir die Gesamtheit der natürlichen, vererbten und nach der Geburt erworbenen körpereigenen Abwehrkräfte. Die körpereigene Immunabwehr beruht auf *humoralen* (Antikörper) und *zellulären* (Lymphozyten, Makrophagen) Faktoren. Angeborene oder erworbene Störungen der Immunabwehr (Immundepression) können gehäuft zur Entstehung bösartiger Geschwülste führen.

Umwelteinflüsse

Strahlen. Alle Strahlen mit kürzerer Wellenlänge als sichtbares Licht können *karzinogen*, d. h. tumorerzeugend, wirken.

Beispiele: intensive, langdauernde Ultraviolettbestrahlung der Haut, radioaktive Strahlen (Isotope, Kernspaltung), Röntgenstrahlen.

Chemische Karzinogene. Zahlreiche Substanzen aus unserer natürlichen sowie aus der künstlichen Umwelt können die Entstehung bösartiger Tumoren fördern.

Beispiele: Berufskrebse bei Anilinfarben-, Arsen-, Asbest- und Nickel-Arbeitern. Eine Rolle spielen auch die *Luftverschmutzung, Fehlernährung* sowie gewisse *Arzneistoffe.*

Viren und Onkogene*

Viren. Während beim Tier mehrere durch Viren bedingte Tumoren bekannt sind, konnte dieser Zusammenhang beim Menschen bisher nicht schlüssig bewiesen werden. Dennoch bestehen gute Gründe zur Annahme, daß auch beim Menschen sog. *onkogene* Viren als Karzinogene wirken.

Als wahrscheinliche *Beispiele* sind anzuführen: das afrikanische Lymphom (Burkitt-Tumor) durch das Epstein-Barr-Virus sowie das Leberzellkarzinom durch das Hepatitis-B-Virus.

Onkogene und Tumorsuppressionsgene. Die Chromosomen im Zellkern sind die Träger der Erbanlagen. Sie enthalten Gene, die aus Nucleinsäuresequenzen (DNA) mit den „Worten" des genetischen Codes bestehen und Struktur und Funktion einer Zelle bestimmen.

Seit Jahrzehnten ist bekannt, daß gewisse tierische Tumoren durch Viren induziert werden. Zum Beispiel enthält das sog. Rous-Sarkom-Virus die genetische Information zur Umwandlung einer gutartigen Bindegewebe- in eine Sarkomzelle. Ein virales Gen, welches für die maligne Transformation verantwortlich ist, wird virales *Onkogen* genannt.

* Kurzfassung des Abschnitts „Onkogene und Tumorsuppressionsgene" von Prof. Martin Fey, in Glaus u. Mitarb. (1992).

Überraschenderweise wurde vor kurzem entdeckt, daß jede Zelle unseres Körpers in ihrer Erbsubstanz Genabschnitte enthält, die genau die gleichen Nucleinsäuresequenzen aufweisen wie die viralen Onkogene – man nennt sie daher *zelluläre Protoonkogene*. Es handelt sich dabei um Gene, die normalerweise für Zellwachstum und -differenzierung verantwortlich sind. In der „Ruhephase" einer Zelle schlummern diese Gene und werden nur dann aktiviert, wenn die Zelle in eine Proliferations- oder Differenzierungsphase eintritt. Durch den Einfluß ionisierender Strahlen oder chemischer Karzinogene in der Phase der Zellteilung kann es zu Chromosomenbrüchen, Auswechslungen einzelner Genabschnitte auf verschiedenen Chromosomen oder zu strukturellen Veränderungen anderer Art kommen. Durch diese Veränderungen können inaktive Protoonkogene in die Nachbarschaft aktiver Genabschnitte gelangen, so zu ständiger Aktivität gezwungen werden und schließlich zur Entstehung eines Malignoms führen. Die ausschließliche Aktivierung eines Onkogens führt aber noch nicht zur Entstehung eines malignen Tumors; dies wird von Regulationsmechanismen verhindert. Wir wissen aber, daß Onkogene bei einzelnen Tumoren eine entscheidende Rolle in der Aufrechterhaltung der malignen Eigenschaften der Tumorzellen spielen, so z. B. c-abl bei der chronischen myeloischen Leukämie und das c-myc bei malignen Lymphomen. Bei anderen Tumoren sind Onkogene gewissermaßen „biologische Tumormarker", z. B. das c-erb bei Mammakarzinom.

In neuerer Zeit hat die molekularbiologische Forschung eine weitere wichtige Gruppe von Genen entdeckt, deren normale Funktion wahrscheinlich darin besteht, die Zellproliferation zu steuern und die Entstehung von Tumoren zu verhindern. Wir nennen diese „Antionkogene" Tumorsuppressionsgene.

Lebensgewohnheiten

Rauchen. Das Rauchen, vor allem das Inhalieren von Zigarettenrauch, ist die mit Abstand wichtigste heute bekannte Krebsursache. Das erhöhte Krebsrisiko trifft alle Organe, in erster Linie die Mundhöhle, die Lungen, den Kehlkopf und den Ösophagus.

Ernährungsweise. Übermäßiges Essen, zuviel Fett und zu wenig Ballaststoffe in Form von Rohkost und Vollkornprodukten sowie zu geringe Zufuhr von krebshemmenden Vitaminen und Spurenelementen können die Entstehung von Krebs fördern, vor allem im Dickdarm und in der weiblichen Brust.

24.1.4 Wechselwirkung von Psyche und Soma auf die Krebsentstehung

Seit langem wird vermutet, daß seelische Traumen, Belastungen und Sorgen einen Einfluß auf die Entstehung und den Verlauf der Krebskrankheit ausüben. Man nimmt an, daß die Innervation bei der Krebsentstehung eine bedeutende Rolle spielt, was einen Einfluß psychischer Spannungen auf die Entwicklung des Krebses nahelegt.

Als die zelluläre Natur des neoplastischen Prozesses erkannt und verschiedene karzinogene Noxen gefunden wurden, stand die experimentelle, naturwissenschaftliche Krebsforschung im Vordergrund. Die *ganzheitlich orientierten Krebskonzepte*, in denen auch psychosoziale Faktoren berücksichtigt werden, wurden lange Zeit aufgegeben.

Heute ist unbestritten, daß bestimmte Erlebnisqualitäten und affektive Verhaltensweisen bei Krebskranken bereits *vor* ihrer Erkrankung gehäuft auftreten. So wurde nachgewiesen, daß Krebskranke in überdurchschnittlichem Ausmaß personelle, materielle oder ideelle Verluste erlitten haben, deren innere Verarbeitung schwierig oder unmöglich geworden ist (z. B. Entwicklung der Krankheit im Anschluß an den Tod des Partners). Das Gefühl von Hilflosigkeit, das schon in früher Jugend erlernt wird, kann auch eine Rolle spielen. Solche und ähnliche Faktoren dürfen aber auf keinen Fall verallgemeinert oder gar einem Betroffenen „übergestülpt" werden. Als Hinweise auf besonders zu beachtende Persönlichkeitszüge können sie jedoch im Umgang mit diesen Kranken eine gewisse Bedeutung erlangen.

24.1.5 Wachstum und Ausbreitung

Bösartige Tumoren entstehen durch ungehemmte, der Kontrolle des Gesamtorganismus zum größten Teil entzogene Vermehrung und Anhäufung von Tumorzellen. Im Gegensatz zu den Zellen gutartiger Tumoren, die sich nicht von normalen Körperzellen unterscheiden, sind maligne Tumorzellen in Aussehen und Funktion entartet. Sie haben die Fähigkeit zu geregeltem Wachstum und zur Ausreifung zu funktionsfähigen Organzellen in unterschiedlicher Ausprägung verloren. Ein bösartiger Tumor kann theoretisch (zumindest im Tierversuch) durch die krebsige Umwandlung einer einzigen Zelle entstehen! Bösartige Tumoren können ihre begrenzenden Hüllschichten durchbrechen und invasiv in Nachbargewebe eindringen (infiltratives Wachstum) und dieses zerstören (destruktives Wachstum). Sie können auf drei Wegen metastasieren:

- auf dem *Lymphweg* (lymphogen). Anatomischen Gesetzmäßigkeiten folgend, werden zuerst regionale, später entferntere Lymphknoten entlang der Lymphdrainage befallen.
  Beispiel: Mammakarzinom, zuerst Befall regionaler Lymphknoten in der Achselhöhle, später u.U. Lymphknoten des Halsgebietes und des Mediastinums;
- auf dem *Blutweg* (hämatogen). Auch diese (Fern-)Metastasierung folgt meist gewissen Gesetzen (venöser Abfluß!).
  Beispiele: Tumoren des Magens und des Dickdarms metastasieren über den Pfortaderkreislauf zuerst in die Leber, Tumoren im Bereich der Hohlvenen in der Regel zuerst in die Lunge, dann ins Skelett und ins Gehirn;
- durch *Ausbreitung auf serösen Häuten.*
  Beispiele: gleichseitiger Pleuraerguß bei Brustkrebs, maligner Aszites (Peritonealkarzinose) bei Ovarialkarzinom.
  Die häufigsten Metastasierungen sind in Tab. 24.**1** zusammengefaßt.

24.1.6 Tumorprophylaxe

Man unterscheidet

- die *primäre* Tumorprophylaxe – Maßnahmen zur Verhütung der Erkrankung;
- die *sekundäre* Tumorprophylaxe – Maßnahmen zur möglichst frühen Erfassung eines Tumors, wo eine Verhütung nicht möglich ist (z.B. infolge mangelhafter Kenntnis über die Ursachen oder wenn sich diese nicht ausschalten lassen);
- die *tertiäre* Tumorprophylaxe – hier geht es um die Verhütung von Rückfällen und Komplikationen bzw. um die Verhinderung der Umwandlung einer Präkanzerose in ein Malignom (z.B. durch regelmäßige Nachkontrolle der Polypen und Zufuhr von krebshemmenden Substanzen).

Primäre Krebsprophylaxe

Es sind Maßnahmen, die im Zusammenhang mit der Gesunderhaltung der Aktivitäten des täglichen Lebens bereits erwähnt wurden. Sie sind, außer bei der Prävention des Brustkrebses (regelmäßige Brustkontrolle), des Lungenkrebses (Nikotinabstinenz) und des Hautkrebses (Vorsicht bei Sonnenstrahlen), unspezifisch:

- *pädagogisch-erzieherisch:* Aufklärung über die Wirkung gesundheitsschädigender Noxen, z.B. Rauchen, auch Passivrauchen, Anleitung zu gesunder Lebensführung und Ernährung usw.;
- *technisch-organisatorisch:* Abschirmung vor Strahlenquellen, Ausschaltung krebserzeugender Chemikalien in der Industrie usw.;
- *gesetzlich:* Strahlenüberwachung, Nahrungsmittelkontrolle, Arbeitsgesetze u.a.

Sekundäre Krebsprophylaxe

Es geht darum, alle Möglichkeiten zur frühzeitigen Erkennung von Tumoren auszuschöpfen, die in Anfangsstadien noch mit hoher Wahrscheinlichkeit geheilt, in Spätstadien aber nicht mehr unter Kontrolle gebracht werden können. Während einzelne Geschwülste (z.B. der Gebärmutterhalskrebs) bereits im Vorstadium als sog. *Präkanzerosen* (z.B. zytologisch) erfaßt werden können, ist dieses erfolgreiche Vorgehen bei anderen Tumoren oft nicht möglich. Das Haupthindernis liegt in der Tatsache, daß eine Geschwulst erst dann im Röntgenbild, bei Spiegelungen oder mit nuklearmedizinischen Methoden sichtbar wird, wenn sie eine bestimmte kritische Größe erreicht hat. Dann ist es aber oft zu spät, da der Tumor inoperabel geworden ist oder eine lymphogene und/oder hämatogene Absiedelung von Metastasen erfolgt sein kann.

Tumoren, bei denen eine Früherfassung und damit eine erfolgreiche Behandlung möglich ist:

- Gebärmutterhalskrebs (Portiokarzinom);
- viele Hautkrebse (Basal- und Pflasterzellkarzinom, Melanom);
- kolorektale Karzinome, vor allem Rektumkarzinom;
- Krebs der Vorsteherdrüse (Prostatakarzinom);
- Tumoren des einsehbaren Nasen-Rachen-Raumes.

Nur bei bestimmten Tumorarten (z.B. Portio-, Rektum-, Mammakarzinom) sind gezielte Reihenuntersuchungen von besonderen Risikogruppen der Bevölkerung sinnvoll und zahlenmäßig überhaupt durchführbar.

Die *Methoden der Krebsfrüherfassung* sind meist dieselben, wie sie auch sonst zur Tumordiagnostik Verwendung finden. *Aufklärung* und *Mitarbeit der Bevölkerung* können die Situation nur wenig verbessern, da viele bösartige Tumo-

Tabelle 24.**1** Häufige Metastasierungsmuster einiger ausgewählter Primärtumoren (Karzinome, Sarkome) (aus Glaus, A., W. F. Jungi, H.-J. Senn: Onkologie für Krankenpflegeberufe, 4. Aufl. Thieme, Stuttgart 1992)

Primärtumororgan	Histologischer Tumortyp	Regionärer Lymphknotenbefall	Typischerweise Fernmetastasen in folgenden Organen bzw. Organsystemen
Hals-Nasen-Ohren-Bereich	Plattenepithelkarzinom	häufig (Hals, Mediastinum)	spät und langsam wachsend in Lunge, später auch in Organen des großen Kreislaufs (Gehirn, Leber usw.)
Lunge	Plattenepithelkarzinom	Hals, supraklavikuläre Lymphknoten, Mediastinum	spät und langsam wachsend, vorwiegend in Gehirn, Skelett, Leber, anderen Lungenanteilen
	kleinzelliges Karzinom	Mediastinum, Hals, supraklavikuläre Lymphknoten, Axilla	früh und rasch wachsend, in Gehirn, Skelett, Leber und praktisch allen Organen des großen Kreislaufs
Mamma	Adenokarzinom	Axilla, supraklavikuläre Lymphknoten, Mediastinum	Haut, Lunge/Pleura, Skelett, Leber, relativ spät Gehirn
Magen	Adenokarzinom	perigastrisch (äußerlich unsichtbar)	evtl. Lymphknoten supraklavikulär links, sonst „Pfortadertyp" wie Kolonkarzinom, s. unten
Kolon	Adenokarzinom	mesenteriale Lymphknoten (äußerlich unsichtbar)	Pfortadertyp: zunächst und ausgedehnt Leber, dann evtl. Lunge (kleiner Kreislauf) und Organe des großen Kreislaufs (s. oben)
Pankreas	Adenokarzinom	mesenteriale Lymphknoten	wie Kolonkarzinom
Rektum	Adenokarzinom, selten Plattenepithelkarzinom	Lymphknoten im kleinen Becken, inguinal	Lunge (kleiner Kreislauf) und später Organe des großen Kreislaufs
Ovar	Adenokarzinom (diverse Formen)	wenig ausgeprägt	Peritonealhöhle (Aszites), später übergreifend auf Pleurahöhle, durch Netz- und Peritonealbefall häufig Darmverschluß (Ileus)
Uterus (Korpus)	Adenokarzinom	Lymphknoten im kleinen Becken	Lunge, dann häufig Skelett, früh auftretend
Uterus (Portio)	Plattenepithelkarzinom	Lymphknoten im kleinen Becken, inguinal	wie Uteruskorpus, in der Regel spät und langsamer auftretend
Niere	Hypernephrom	unbedeutend	vorwiegend Lunge, Skelett und ZNS (früh)
Hoden	diverse Formen	parailiakal, paraaortal	vorwiegend Lunge, früh und rasch auftretend
Skelett	Sarkome	unbedeutend	vorwiegend Lunge, früh und rasch auftretend

ren anfänglich überhaupt keine für den Laien (und oft auch für den Arzt) erkennbaren Leitsymptome oder dann nur uncharakteristische Beschwerden (wie z. B. Müdigkeit, Leistungsverminderung, langsame Gewichtsabnahme usw.) zeigen. Den sog. Krebswarnzeichen (Tab. 24.**2**) kommt in der Frühdiagnostik wenig Bedeutung zu, da sie oft Zeichen einer schon *fortgeschrittenen* Tumorkrankheit sind.

24.2 Situation der Betroffenen

24.2.1 Der Krebskranke

Die Diagnose Krebs ist für alle Betroffenen ein tiefer Schock, verbunden mit der Vorstellung eines meist unheilbaren, chronischen, unter Schmerzen letztlich zum Tode führenden Leidens. Die Konfrontation damit leitet fast regelmäßig eine existentielle Lebenskrise ein: Die Patienten halten Rückblick auf ihr Leben vor der Diagnose und denken über ihre Haltung dem Leben gegenüber nach. Sie reflektieren ihre Beziehungen und ihre Arbeit und erinnern sich an wichtige Ereignisse in ihrem Leben. Fragen wie diese werden wichtig: Habe ich meine Möglichkeiten ausgelebt? Wie habe ich meiner Arbeit, dem Ehepartner, der Familie entsprochen? Sie beschäftigen sich mit den Verlusten und Einschränkungen, die die Krankheit ihnen auferlegt. Der Gedanke an den Tod taucht auf, wird wieder verdrängt oder, im positiven Fall, reflektiert. Diese Auseinandersetzungen sind fast immer begleitet von starken Gefühlen, Gefühlsschwankungen. Sie bewegen sich zwischen tiefer Angst, Verzweiflung, Depression und der Erfahrung von Hoffnung, Freude und einer vorher nicht gekannten Liebe (Aussagen einer Krebskranken S. 736).

Diese psychischen Reaktionen können in Anlehnung an die Untersuchungen von Kübler-Ross als Schock, Verleugnung, Auflehnung, Depression und Annahme bezeichnet werden (Trauerprozeß S. 535 ff. u. 546 f.).

Schwerpunkte dieser Krise sind (nach Meerwein 1983):
- Angst vor den Folgen der physischen Bedrohung durch die Krankheit;
- Trauer um den Verlust der körperlichen Integrität und der Lebensfreude;
- Veränderungen vieler zwischenmenschlicher Beziehungen und der bisherigen Lebensziele;
- Angst vor sozialer Isolierung und Einsamkeit.
- Schließlich ist die Bewältigung der mit der Krankheit verbundenen Todesangst möglich.

In diesem Prozeß ist der Kranke angewiesen auf ein tragendes *Beziehungsnetz* (Bezugspersonen: Familie, Freunde, Bekannte), aber auch auf ein ihm zur Verfügung stehendes *medizinisch-soziales Auffangnetz* (Pflegepersonen, Ärzte, Sozialarbeiter usw.) sowie schließlich auf die Möglichkeit, *seelsorgliche Hilfe* in Anspruch nehmen zu können.

Tabelle 24.**2** Die sieben Krebswarnzeichen

1. Änderung der Stuhl- und Uringewohnheiten
2. Auffallend schlecht heilende Wunden/Schwellungen
3. Ungewöhnliche Blutungen oder Ausfluß
4. Verhärtung bzw. Knoten in der Brust oder anderswo
5. Schluckstörungen
6. Veränderung einer Warze oder eines Muttermals
7. Andauernder, hartnäckiger Husten oder Heiserkeit

24.2.2 Die Angehörigen

Die Konfrontation mit der Diagnose Krebs trifft auch die Angehörigen und Freunde, die ihrerseits mit krisenhaften Reaktionen antworten. Nicht selten treten Todesängste, Berührungsängste, Wünsche nach Rückzug und Kontaktvermeidung oder heimliche Auflehnung gegen den als Belastung oder Bedrohung erlebten Kranken auf. Auch Schuldgefühle, Hilflosigkeit und Versagensängste können auftauchen, was den Umgang mit dem Erkrankten behindern kann. Dies wiederum verstärkt die Gefahr der sozialen Isolierung, kann aber auch – in der Bewältigung – zu neuen und reiferen Beziehungen führen. In der Studie, die A. Kesselring (1987) mit Krebspatienten durchgeführt hat, wird sichtbar, daß die Krebskrankheit

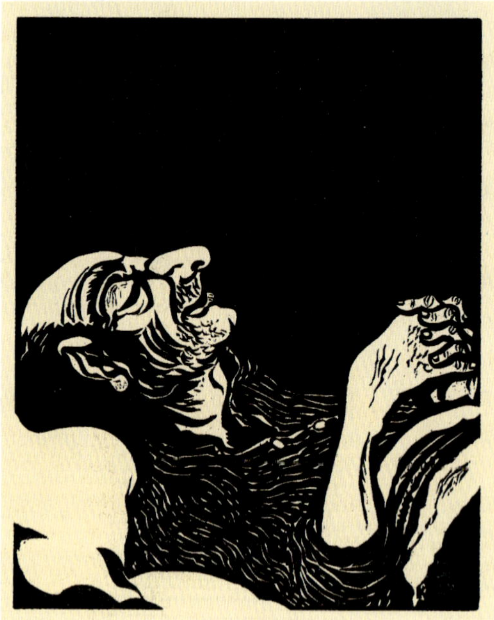

Erfülltes Leben

- „immer Auswirkungen hat auf die Gefühle jener, die dem Patienten nahestanden, auf die Beziehungen zu diesen Menschen sowie auf Arbeit und Rollen der Familienmitglieder daheim. […] Die Patienten berichteten über viel Mitgefühl

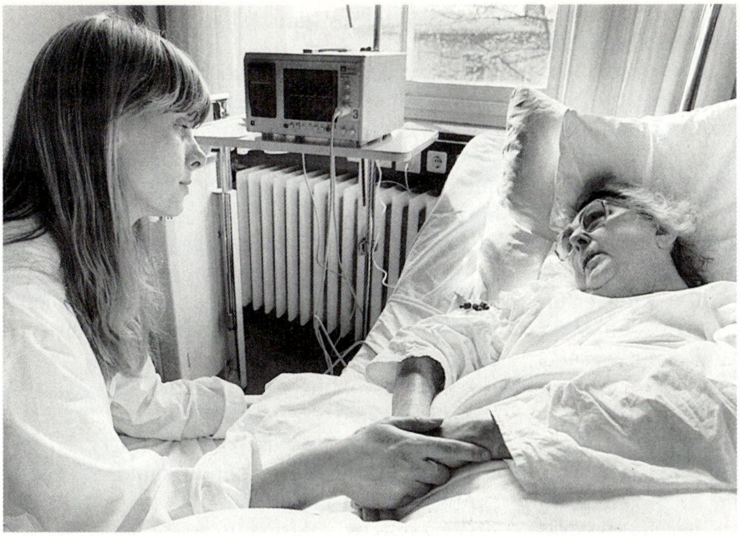

Abb. 24.**2** Nur eine ernsthafte, tragende Beziehung hält die Frage dieser Patientin aus: „Warum ich?" (Foto: Süddeutscher Verlag Bilderdienst/Reinhard Kemmether).

und Mitleiden von seiten der Familien. Beziehungen hatten sich durch das Krankheitserleben für 14 der Patienten verbessert und vertieft. Acht Patienten glaubten, daß die Krankheit ihre Beziehungen zu andern verschlechtert habe, und 12 meinten, daß keine Veränderungen eingetreten seien oder daß sie nicht wüßten, ob sich etwas verändert habe. Klar trat zutage, daß Angehörige, Freunde und Nachbarn im Haushalt aktiver wurden; zum Beispiel übernahmen sie Haushaltarbeiten, die vorher Sache der Erkrankten waren, oft auch den Transport des Patienten ins Spital oder zu den Therapien. Als weitere Folgen der Erkrankung eines Elternteils hörten zwei Töchter mit Rauchen auf, eine Tochter wurde Krankenschwester, und zwei Adoleszente somatisierten das Mammakarzinom der Mutter, indem sie auch einen Knoten in der Brust zu spüren glaubten." ■

Im folgenden noch ein interessantes Detail aus dieser Studie bezüglich *Beziehungsnetz des Kranken*:

■ „54,8 % des totalen Beziehungsnetzes dieser Gruppe waren Familienangehörige und 11,4 % Partner. Zusammen erbrachten diese beiden Kategorien 69,6 % der gesamten wahrgenommenen Unterstützung. Im Gegensatz dazu wurden die medizinischen Betreuer mit einem Anteil von 3,1 % im Gesamtnetz und von 2,6 % an der Gesamtunterstützung wahrgenommen." ■

Davon kann abgeleitet werden:

Begleitung von Tumorpatienten

Wo Patienten in ein gut funktionierendes Sozialnetz eingebettet sind, braucht die Pflegeperson *nicht* „Bezugsperson" zu sein. Unsere Aufgabe liegt eher darin, die Situation für den Patienten und seine Familie so erträglich wie möglich zu machen, mit dem Ziel, dem Patienten die Unterstützung seiner Familie zu erhalten.

Wo Patienten wenig unterstützt und begleitet sind, wo also das natürliche Auffangnetz fehlt, brauchen sie die Pflegenden als *Bezugsperson*. Hier gilt es, eine tragfähige Beziehung aufzubauen, damit der Patient die menschliche Begleitung nicht vermissen muß (Abb. 24.**2**).

24.2.3 Die Pflegenden

Wer es sich zur Aufgabe macht, Krebskranke zu pflegen, muß die folgenden Gesetze kennen:

- Die Krebsdiagnose löst eine *Krise* aus, die weder vom Patienten noch von den Pflegenden verdrängt werden darf.
- Um die *Krisenbewältigung* aktiv unterstützen zu können, sind Kenntnisse nötig sowohl über zu erwartende Reaktionsphasen (S. 552 ff.) wie auch über mögliche Bewältigungsstrategien (S. 700 ff.).
- Die *Interpretation* – Wahrnehmung und Deutung – der Krankheit ist individuell und eng verbunden mit der Biographie des Betroffenen.

Diese wiederum ist mit geprägt von seinem *Selbstkonzept*, davon, wie er sich selbst wahrnimmt und an welchen Kriterien er sein Verhalten ausrichtet (Selbstkonzept S. 26). Auch gilt es einübend zu lernen, daß immer nur der Kranke selbst weiß, wie es ihm geht, was er braucht, wieviel Wahrheit er erträgt und wem er vertrauen kann und will.

Unterstützen und begleiten heißt in erster Linie, die Krankheit akzeptieren zu können. Für den, den sie betrifft, wird sie zur Aufgabe, deren Erfüllung einen eigenen (vielleicht ganz neuen) Wert entwickelt. Unsere Unterstützung kann wesentlich dazu beitragen, daß neben den Heilmitteln auch Heilkräfte mobilisiert und wirksam werden können: heilsame Kräfte im Wort, im Zuhören und im Vermitteln von Hoffnung; heilsame Kräfte in der Person der Pflegenden, nicht zuletzt im Kranken selbst, „in jener Urkraft der eigenen Natur, welche so viel bewirken kann" (Gesundheitsressourcen S. 43 f.; Begleiten 557 f.).

Die **unterstützende Begleitung** ist zweifellos die wichtigste und schwierigste Aufgabe in der Pflege Krebskranker, auch deshalb, weil die Situation der jeweils Betroffenen so unterschiedlich ist in bezug auf

- *Lebensphase* – es sind Kinder, Jugendliche, Erwachsene oder alte Menschen;
- *Wachstums- und Metastasierungsverhalten* des Tumors, was zu verschiedenem Krankheitsgrad und Verlauf der Krankheit führt – zu Heilung (Kurz- oder Langzeitremission), Rezidiv und Verlauf auf das Sterben hin;
- *Therapiemaßnahmen* – Operation, Bestrahlung, Chemotherapie usw.

Die Pflege Tumorkranker kann deshalb nicht nur ein Thema in der Grundausbildung in Krankenpflege sein, es braucht dafür eine qualifizierte Spezialisierungsmöglichkeit für Diplomierte. Dafür gibt es die Ausbildung zur Onkologieschwester bzw. zum Onkologiepfleger. Sie/er ist dann Expertin/Experte in onkologischer Krankenpflege.

24.3 Pflege- und Behandlungsplan

Die Pflegeplanung muß die Therapieplanung unterstützen und begleiten. Sie muß sich an der Situation (Befinden und Befindlichkeit des Kranken) sowie an der Art der medizinischen Behandlung orientieren.

24.3.1 Situationseinschätzung

Es gibt weder *den* Krebs noch *den* Krebskranken, es gibt nur den individuellen Menschen mit seinem eigenen Schicksal, von Krebs betroffen zu sein. Diesem Menschen gerecht zu werden, heißt, ihn in seiner Ganzheit wahrzunehmen. Es gilt hinzuhören, was der Kranke uns sagt, und zu spüren, wo er uns im Schweigen oder in Symbolen etwas über sich selbst, seinen Zustand, sein Befinden und seine Bedürfnisse mitteilt. Ein Rahmen zur Erfassung der Pflegebedürftigkeit sind die folgenden Bereiche:

- Lebensgewohnheiten im Bereich aller ATL;
- Abhängigkeits- bzw. Unabhängigkeitsgrad (biographisch und krankheitsbedingt);
- Veränderlichkeit des Befindens und/oder des Abhängigkeitsgrades;
- Wissens- und Informationsstand über die Krankheit, Therapie und Prognose (Patient und Angehörige);
- Bezugspersonen (Angehörige, Freunde, Seelsorger u. a.), entsprechende Bedürfnisse und Wünsche;
- Signale, die Ressourcen anzeigen;
- vorgesehene Therapie bzw. zu erwartende Nebenwirkungen und Probleme.

Je besser eine Pflege- und Behandlungsgruppe in der Lage ist, den Kranken als *Menschen* (als den, der er ist und angenommen werden möchte) zu sehen und zu respektieren, um so angepaßter und hilfreicher kann die Pflege geplant (und durchgeführt) werden.

24.3.2 Ziele und Maßnahmen

Die *Behandlungsziele* (und dadurch die Behandlungsart) sind abhängig von folgenden Faktoren:

- Art (histologischer Zelltyp) und Lokalisation des Primärtumors,
- Ausbreitungsstadium,
- Allgemeinzustand, Alter, Bewältigungsstrategien.

Die *Pflegeziele* werden bestimmt von

- der Art der vom Arzt gewählten Therapie,
- der Situation und dem Befinden des Kranken,
- den Möglichkeiten des Pflegeangebotes (daheim, stationär, in onkologischen Zentren).

Übergeordnete Ziele sind

- optimal mögliche Lebensqualität,
- Hilfe zur Selbsthilfe (auch wenn dies nur in kleinen Belangen möglich ist),

- Rehabilitation ins Familien-, Gesellschafts- (und Berufs-)Leben

oder

- Akzeptieren des unumgänglichen Sterbeprozesses.

Die *Maßnahmen* betreffen die Pflege (s. unten) und die Therapie (S. 753 ff.).

24.4 Pflege des Tumorpatienten

In der Pflege des Krebskranken kommen alle **fünf Funktionen der Pflege** zur Anwendung:

1. Unterstützen und/oder stellvertretende Übernahme der ATL, dort, wo der Betroffene dies nicht mehr selbst tun kann (Kap. 5–16). Priorität dabei haben die Unterstützung, Förderung oder das Wiedererreichen einer höchstmöglichen Selbständigkeit und Kompetenz (Selbstpflege, bewußtes Umgehen mit den Selbsthilfeanteilen) sowie der Fähigkeit gezielter Inanspruchnahme benötigter Hilfe (Aktivieren von Ressourcen).

2. Begleiten durch die Krankheit mit allen Krisen, die sie mit sich bringt, bis (wo unausweichlich) hin zum Sterben. Das Aufbauen einer tragenden Beziehung ist nicht möglich ohne eine Haltung, in der immer wieder um Akzeptanz, innere Präsenz und aktives Hinhören gerungen wird (Impulse zur Pflege in Krisensituationen S. 552 ff.).

3. Mithilfe bei diagnostischen, therapeutischen und präventiven Maßnahmen bei

- der prä- und postoperativen Pflege,
- der Verabreichung bzw. Überwachung der Zytostatikatherapie,
- Verhüten von Strahlenschäden durch sachgerechtes Beobachten und Handeln.

Hier geht es in erster Linie um Fachwissen und -können, z. B. um Kenntnisse über den Therapieplan, über die Wirkungsmechanismen und Nebenwirkungen der Zytostatika sowie um das sichere Umgehen damit.

4. Mitarbeit bei den Nachsorge- und Rehabilitationsmaßnahmen im Zusammenhang mit

- praktischen Übungen, die die Genesung fördern;
- Versorgung mit Prothesen;
- Leben zu Hause, Wiederaufnahme des Berufslebens;
- Information über Selbsthilfegruppen und Beratungsstellen.

5. Reflexion der Pflege: Beurteilung der Wirkung der Unterstützungsmaßnahmen und der Informationspolitik (Wahrhaftigkeit am Krankenbett) sowie der Mitarbeit bei alternativen Pflegekonzepten für Tumorkranke oder die Teilnahme an Projekten im Bereich der Krebsforschung.

Pflegemaßnahmen

24.4.1 Verhüten und Bekämpfen von Blutungen

Die Blutungsneigung bei Tumorpatienten tritt auf infolge

- Thrombozytopenie, d. h., der Patient hat zu wenig Thrombozyten, verursacht durch
  - Tumorinfiltration ins Knochenmark mit Verdrängung der blutbildenden Zellen,
  - Zytostatikabehandlung mit vorübergehender Knochenmarkdepression,
  - Splenomegalie (vergrößerte Milz) mit vermehrtem Abbau der Thrombozyten,
  - Antikörperbildung gegen die Blutzellen;
- gestörter Thrombozytenfunktion, z. B. bei chronischer myeloischer Leukämie;
- Gerinnungsstörungen bei Mitbeteiligung der Leber, der Gefäße u. a.

Therapie: Blutersatz, Thrombozytenersatz usw. (Transfusionen Kap. 38).

Bei der Pflege gilt es zu beachten:

- Bei Thrombozytenwerten unter $10 \cdot 10^9/l$ ist Bettruhe empfehlenswert, zumindest sorgfältiges Bewegen im Zimmer wegen Blutungsgefahr bei Sturz.
  Diese Maßnahme gilt auch bei instabilen Knochen wegen Frakturgefahr.
- Sorgfältige Mund- und Zahnpflege zur Infektionsprophylaxe und damit von Schleimhaut- und Zahnfleischblutungen.
- Keine i. m. Injektionen verabreichen, da ausgedehnte Hämatome (evtl. auch schon bei s. c. Injektionen) entstehen könnten. Das gleiche gilt

natürlich auch für andere Eingriffe wie Biopsien, Punktionen usw.
- Keine die Thrombozytenfunktion beeinträchtigenden Medikamente verabreichen (z. B. Aspirin und andere Schmerzmittel).
- Weiche, evtl. pürierte, säure- und salzarme Kost zur Schonung der Schleimhäute des Mund-Rachen-Raumes und des Magen-Darm-Kanals.
- Auf eine regelmäßige Darmentleerung achten. Beim Pressen besteht die Gefahr der Blutung (Reizung von Hämorrhoiden).

24.4.2 Verhüten und Bekämpfen von Infektionen

Die Infektionsanfälligkeit stellt ein großes Pflegeproblem dar und ist bei Tumorpatienten häufig. Die verminderte Infektionsabwehr ist verursacht durch
- Beeinträchtigung der zellulären Abwehr, vor allem Verminderung der Leukozyten (insbesondere der Granulozyten). Sie tritt bei Strahlen- und Zytostatikatherapie regelmäßig als vorübergehende Erscheinung auf;
- Antikörpermangelsyndrom.

Die Infektionen können lokaler oder allgemeiner Natur sein:
- *lokal*, z. B. Pilzinfektionen bei Entzündungen der Mund- oder Ösophagusschleimhaut (Stomatitis, Ösophagitis), Furunkel, Herpes u. a.;
- *allgemein* als Sepsis mit entsprechenden Zeichen wie Schüttelfrost, Fieber, schwerem Krankheitsgefühl usw.

Der Patient bedarf in der Phase der vermehrten Infektanfälligkeit einer guten Überwachung. Bei auftretenden Infektionen wird der Arzt eine sofortige Behandlung einleiten (Antibiotika bei bakterieller Infektion, Mykostatika bei Pilzbefall). Bei voraussehbarer langfristiger Granulozytopenie (häufig unter intensiver Zytostatikatherapie) werden hochwirksame Breitspektrumantibiotika intravenös verabreicht.

Besondere Pflegemaßnahmen

Bei voraussehbarer langfristiger Granulozytopenie gilt es in erster Linie, das Aufkommen schwerwiegender und lebensbedrohlicher Infektionen zu verhüten. *Zwei Wege* stehen zur Verfügung: gezielte Infektionsprophylaxe und Pflege in der Sterilbetteinheit.

Gezielte Infektionsprophylaxe

Ziel ist es, durch Schaffung und Erhaltung eines **keimarmen** Milieus den gefährdeten Patienten vor Infektionen zu schützen. Dieses Vorgehen wurde früher „Umkehrisolation" genannt. Die wichtigsten Maßnahmen sind Keimreduktion und protektive Isolierung.

Keimreduktion von innen nach außen durch gezielte Maßnahmen:
- *Körperpflege.* Tägliche Ganzwaschung oder Dusche sowie sorgfältige Mund- und Zahnpflege (Stomatitisprophylaxe S. 228 f. u. 747) mit desinfizierender Lösung. Zusätzliche desinfizierende Intimpflege nach jeder Darmentleerung (Handschuhe tragen).
  Für Waschungen und Mundspülungen eignet sich z. B. Chlorhexidin.
- *Ernährung.* Es sollen nur gut gekochte Speisen und abwaschbare Früchte verabreicht werden; zu vermeiden sind Schimmelkäse und rohe Salate.
- *Darmtätigkeit.* Der bedingte Schutz vor Keimen aus der Umwelt wird ergänzt durch die medikamentöse Darmdekontamination (orale Antibiotikagaben, z. B. Kombination von Sulfamethoxazol, Trimethoprim, Neomycin, Vancomycin und Ketoconazid).

Protektive Isolierung. Der Patient wird in ein sauberes Einer- oder Zweierzimmer gelegt. Es gilt dabei alles, was auf S. 402 ff. nachzulesen ist. Zusätzlich ist zu beachten:
- Der Kranke verläßt sein Zimmer nur nach Absprache mit dem Arzt.
- Alle Personen, die das Zimmer betreten, führen eine gründliche Händedesinfektion durch.
- An Infektionskrankheiten leidende Personen betreten das Zimmer nur, wenn es dringend nötig ist.
- Im Zimmer des Patienten sollen keine Topfpflanzen sein.
- Bei der täglichen Reinigung des Zimmers und des Mobiliars ist auf Gründlichkeit besonderer Wert zu legen.
- Viele der isolierten Patienten mit Infektionsgefährdung erhalten heute sog. *Wachstumsfaktoren*, die die Dauer des Mangels an Leukozyten (und damit die Isolierung) verkürzen können.

Besonders notwendig sind
- gute Instruktion des Patienten über mögliche Infektionszeichen,
- tägliche Inspektion der Mundhöhle, der Haut und der Analregion,
- Kontrolle der Körpertemperatur (2mal täglich),
- Information der Angehörigen (Besuchszeit freigeben).

Zur menschlichen Begleitung s. „der isolierte Patient“ S. 404. Bei Blutungs- und Infektionsverdacht sofortige Meldung an den Arzt.

Pflege in der Sterilbetteinheit

Ziel ist die Schaffung eines möglichst **keimfreien** Milieus zum Schutz des Patienten mit schwerer Knochenmarkdepression.

Die moderne Medizin hat in den letzten Jahren gelernt, die Blutbildung von Patienten mit reduzierter Knochenmarkleistung mit Hilfe von Wachstumsfaktoren zu beschleunigen. Die Dauer einer Aplasie (vorübergehendes Fehlen von Blutzellen) durch therapeutische Maßnahmen kann heute oft verkürzt werden. Deshalb sind Isolationsmaßnahmen immer mehr umstritten, und die Pflege in Sterilbetteneinheiten wird vielerorts auf Patienten beschränkt, die eine Knochenmarktransplantation (von einem Fremdspender) erhalten. Die Meinung über die Pflege in Sterilbetten ist bei allen anderen Indikationen sehr kontrovers.

Bei der **Anwendung der Sterilbetteneinheit** wird der Patient während 2–3 Tagen vorbereitet (Umkehrisolation). Die Pflege und Betreuung ist sehr aufwendig und erfordert viel Einfühlungs- und Durchhaltevermögen. Zu *beachten* ist:
- Die von Bakterien freigefilterte Luft wird nach dem sog. Laminar-flow-Prinzip vom Kopfende des Patientenbettes strömend nach dem Fußende bewegt und dort abgesaugt.
- Alle vom Patienten benötigten Gegenstände werden sterilisiert in die Sterilbetteinheit „eingeschleust“ (das gilt auch für Zeitungen, Bücher u. a.).
- Die Ernährung erfolgt nur durch keimfreie Nahrungsmittel (spezielle Zubereitung oder Dosennahrung).
  Das Mahlzeitenangebot ist eingeschränkt, und es braucht Fantasie und Einfühlungsvermögen von seiten der planenden Personen, um für den Patienten annehmbare Mahlzeiten zusammenzustellen (Wirtschaftlichkeit!).
- Alle pflegerischen Maßnahmen einschließlich Körpertoilette werden nur mit sterilisierten Hilfsmitteln durchgeführt.
- Der Patient hat während seines Aufenthaltes in der Einheit selbst für die Desinfektions- und Reinigungsarbeiten (seiner selbst und seines Zimmers) zu sorgen. Er muß darauf vorbereitet, entsprechend instruiert, selbständig, kooperativ und mobil sein.

24.4.3 Verhüten und Behandeln von Schleimhautentzündungen

Die Schleimhautzellen sind während einer Phase von Granulozytopenie oder während Chemo- und Radiotherapie besonders gefährdet. Entzündungen der Mund-, Rachen- und Magenschleimhaut, Ulzerationen, Aphthen, Soor treten häufig auf, sind sehr schmerzhaft und können den Allgemeinzustand wesentlich beeinträchtigen. Durch gute Instruktion des Patienten und seine aktive Mithilfe kann dieser Nebenwirkung mindestens teilweise vorgebeugt werden.

Stomatitisprophylaxe. Die effiziente Mund- und Zahnhygiene steht und fällt mit der Unterweisung und Kooperation des Patienten. Zur Verlaufskontrolle ist der täglichen Mundinspektion (durch den Patienten selbst und/oder die Pflegeperson) großes Gewicht beizumessen. Der Verzicht auf Alkohol und Nikotin ist angezeigt.

Stomatitispflege. Bei Auftreten von Entzündungserscheinungen sind bakterien- oder pilzabtötende Mittel zu gebrauchen (Spülungen, z. B. mit Povidonjod oder Chlorhexidin); bei Schmerzen eignet sich ein Oberflächenanästhetikum.

Soorbehandlung. Zusätzlich werden Mykostatika z. B. in Form von Suspensionen oder Lutschtabletten verabreicht.

Die **Ernährung** ist (wie oben schon erwähnt) weich, säurearm, aber nährstoff- und vitaminreich. Bei Schluckbeschwerden kann vor den Mahlzeiten ein Lokalanästhetikum verabreicht werden.

24.4.4 Verhüten von Übelkeit und Erbrechen

Bestrahlung wie auch Zytostatikatherapie führen vorübergehend zu unangenehmen Begleiterscheinungen. Übelkeit und Erbrechen belasten den Patienten physisch und psychisch. Das Ausmaß der Symptome ist jedoch sehr unterschiedlich. So hat man z. B. festgestellt, daß schlecht informierte bzw. ihrer Krankheit und der Therapie hadernd-ablehnend gegenüberstehende Patienten ihre Mittel oft schlechter vertragen als gut informierte und positiv gesinnte.

Der Schweregrad ist auch abhängig davon, wie das Brechzentrum im Hirnstamm von den unterschiedlichen Zytostatika beeinflußt wird.

> Die Pflegeperson muß über die zu erwartenden Nebenwirkungen der angewandten Chemotherapie genauestens informiert sein. Nur dann kann sie dem Patienten wirksam helfend zur Seite stehen.

Besonders zu beachten:

- Das *Antiemetikaprogramm* mit dem Arzt vor Beginn der Therapie gezielt planen und zeitlich exakt einhalten.
- *Nebenwirkungen* protokollieren, unerwartete sofort dem Arzt melden. Nur so ist eine gezielte Bekämpfung möglich.
- *Praktische Tips für den Patienten:*
  - Orale Zytostatika immer bei vollem Magen einnehmen.
  - Essen, worauf man Lust hat, möglichst abwechslungsreich.
  - Während der Zytostatikaverabreichung Geschmackablenkung mit Bonbons, Kaugummi usw.
- Hilfreich sind *Entspannungstechniken*, z. B. eine geführte Visualisierung (S. 750 f.), Musikhören; evtl. sind sedierende Medikamente nötig.

24.4.5 Maßnahmen gegen Haarausfall

Die Haarwurzeln werden wegen ihrer raschen Zellteilung von bestimmten Zytostatika intensiv betroffen, was zu totalem Haarausfall (Alopezie) führen kann. Für viele Menschen bedeutet der Verlust der Haare eine außerordentlich große, oft traumatisch erlebte Belastung. Wichtig ist, daß der Patient *vor* der Therapie über diese mögliche Komplikation informiert ist, auch darüber, daß wir alles Mögliche tun bezüglich Verhütung des Haarverlusts bei Zytostatikatherapie oder eines akzeptablen Haarersatzes (Perücke) bei Verlust der Haare.

Verhüten von Haarausfall

Die *Kopfhautunterkühlung* (Skalphypothermie) kann bei wenigen, klar definierten, intravenösen Zytostatikatherapien einen Haarausfall verhüten. Da die Anwendung nicht ohne Belastung für den Patienten ist, empfiehlt sich die Prüfung der Indikation im Gespräch mit einer erfahrenen Onkologieschwester.

Die Kopfhautunterkühlung bewirkt eine Vasokonstriktion der Skalpblutgefäße. Dank dieser Minderdurchblutung werden die Haaransatzzellen vor der Anflutung der i. v. verabreichten Zytostatika verschont.

- Vor Auflegen der Kältehaube die Haare leicht anfeuchten (bessere Kälteleitung).
- Schutz der empfindlichen Kopfpartien (Stirn, Schläfe, Ohren, Nacken), z. B. mit Wattekissen.
- Die Haube mindestens 5 Minuten vor Beginn der Zytostatikaverabreichung aufsetzen und sie bis ca. 30 Minuten nach Beendigung der Injektion belassen.

Haarersatz

Patienten, die trotz Unterkühlung der Kopfhaut oder infolge Bestrahlung die Haare verlieren, sollen frühzeitig beim Perückenspezialisten angemeldet werden, damit eine Perücke angepaßt werden kann, bevor alle Haare ausgegangen sind (die Kosten werden von der Invalidenversicherung oder von der Krankenkasse getragen).

24.4.6 Bekämpfen von Schmerzen

Nicht alle Tumorpatienten haben Schmerzen. Häufig spielt sogar die Angst vor evtl. auftretenden Schmerzen eine größere Rolle als der Schmerz selbst. Dann geht es vor allem darum, im Kranken Vertrauen und Hoffnung zu wecken. Statistiken zeigen, daß hospitalisierte Patienten im terminalen Stadium zu ca. 75 % starke Schmerzen haben und etwa 25 % ohne Analgetika auskommen. Schmerzen sind mit den modernen

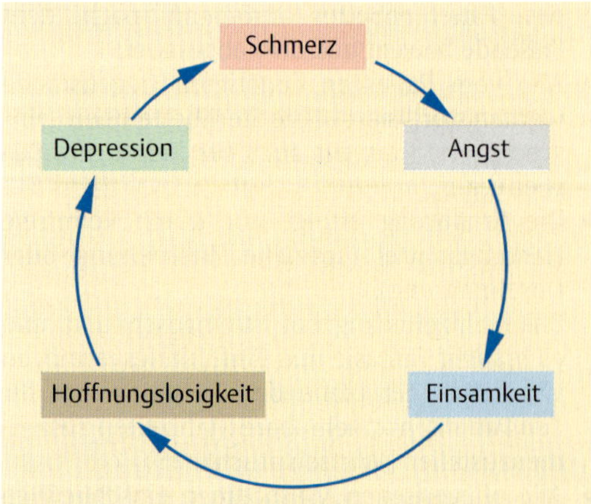

Abb. 24.3 Die Krebsschmerzspirale (aus KhA-Klinik aktuell).

Therapiemöglichkeiten heute weitgehend zu verhindern. Wo die Schmerzbehandlung vernachlässigt wird, setzt die sog. Schmerzspirale ein (Abb. 24.**3**).

Behandlungsprinzipien

Abklärung der Schmerzursache:
- Tumorbedingte Schmerzen, z. B. ossäre Metastasen, pathologische Fraktur, Nerven-, Viszeral- oder Weichteilinfiltration;
- therapiebedingte Schmerzen, z. B. Mukositis, Neuralgie, Polyneuropathie;
- tumorassoziierte Schmerzen, z. B. Lymphödem;
- tumor- und therapieunabhängige Schmerzen.

Therapiemöglichkeiten:
- antineoplastische Therapie, z. B. durch Bestrahlung, Chemo- und Hormontherapie, Operation (S. 753 ff.);
- Anheben der Schmerzschwelle durch
  - Therapie anderer Symptome (z. B. Erbrechen, Inappetenz, Schlaflosigkeit oder Angst),
  - Einsatz von Entspannungsverfahren;
- medikamentöse Therapie nach Stufenschema (S. 780 f., 789 ff.);
- Eingriffe in die Schmerzleitung: Nervenblockaden, chemische Neurolysen, Kathetertechniken (S. 791 f.);
- psychosoziale Betreuung von Patient und Angehörigen: stützende Gespräche, Krisenintervention usw.
- Physiotherapie (Krankengymnastik, Lymphdrainage, Massage usw.);
- Hilfsmittel (z. B. Stützkorsett, Rollstuhl, Prothese;
- die zehn Gebote hilfreichen Verhaltens (S. 790).

Schmerzerfassung und Schmerzeinschätzung S. 775 ff.

> Richtig angewendete Schmerzmedikation (orale Morphingaben S. 789 ff.) bei schwerkranken Patienten erzeugen weder Sucht noch euphorische Zustände, noch beschleunigen sie den Sterbeprozeß. Sie können dem Schmerzpatienten oder dem Sterbenden jedoch leidvolle Zustände und Erschöpfung ersparen und ihm und seinen Angehörigen die Leidenszeit und/oder die letzten Tage gemeinsamen Lebens erleichtern.

24.4.7 Angehen von Ernährungsproblemen

Die Ernährungsprobleme beim Tumorpatienten haben häufig nicht nur eine einzige Ursache, weshalb sie u. U. schwierig anzugehen sind.
- *Tumoren sind „konsumierende" Krankheiten*, weshalb es im fortgeschrittenen Stadium häufig zu Ernährungsstörungen bis zu Kachexie kommt.
- Das *Stadium der intensiven Behandlung*, insbesondere der Strahlen- und Chemotherapie, führt regelmäßig zu Appetitverlust.
- *Schluckstörungen* sind eine Begleiterscheinung bei *Ulzerationen* der Mundschleimhaut (häufig nach Chemo- und Radiotherapie, aber auch bei Agranulozytose, reduziertem Allgemeinzustand, Infektion). Sie können aber auch eine Folge von *lokalen Tumorwucherungen* im Bereich des Ösophagus oder des Kehlkopfes sein.
- *Fehlende Geschmacksempfindung* kann eine Reaktion auf Bestrahlungen oder die Zytostatikabehandlung oder eine Begleiterscheinung des allgemeinen Appetitverlustes sein.
- *Mundtrockenheit* ist häufig eine Nebenwirkung der medikamentösen Behandlung.

Alle diese Ursachen führen zu Ernährungsstörungen, die rasch zu Gewichtsverlust, Müdigkeit, Schwäche, Erschöpfung und entsprechender psychischer Beeinträchtigung führen. Sind die Organe, die primär an der Ernährungs- und Stoffwechselarbeit beteiligt sind, vom Tumor und/oder der Bestrahlung mitbetroffen, so ist mit zusätzlichen Problemen zu rechnen.

Grundsätzlich sind die Ernährungsprobleme in Kapitel 8 *Essen und trinken* (S. 241 ff.) besprochen. Ausschlaggebend für die Einschätzung der Ernährungslage und für die Wahl zweckmäßiger Unterstützungsmaßnahmen ist die individuelle Situation des einzelnen Kranken. Einfühlungsvermögen, gepaart mit Wissen über die Ernährungsgrundsätze, ermöglicht eine angepaßte Nahrungszufuhr.

Von besonderer Bedeutung:
- möglichst *vollwertige Ernährung* (keine einseitigen Diätkuren, sie schaden mehr, nützen nicht viel), genügend Kalorien;
- Unterstützung bei *Appetitverlust* durch kleine Mahlzeiten, Wunschkost, mit Rahm angereicherte Getränke und Zwischenmahlzeiten.
- *Schluckstörungen* ernst nehmen und vor dem Essen ein Oberflächenanästhetikum verabreichen, um Eßverweigerung vorzubeugen.

(Wertvolle Informationen zum Thema „Ernährungsprobleme" bieten zwei Broschüren der Schweizerischen Krebsliga.)

24.4.8 Entspannende Maßnahmen

Der Bewältigungsprozeß, der mit der Diagnosestellung unausweichlich auf den Betroffenen zukommt, löst Streß und Spannung aus. Entspannende Maßnahmen sind deshalb ein wichtiger Teil des Bewältigungsprozesses. Alle auf S. 431 f. (Streßmodell und Bewältigung) angeführten Strategien kommen auch hier zum Tragen. Hilfreich sind vor allem

- das gut *funktionierende Beziehungs- und Sozialnetz* oder/und die „Bereitstellung" einer Bezugsperson;
- *Entspannungstechniken*, wie
  - An- und Entspannen verschiedener Muskelgruppen,
  - autogenes Training,
  - therapeutische Berührung und Massage,
  - Reflexzonenmassage,
  - Akupunktur und Neuraltherapie.

Zu diesen und ähnlichen Maßnahmen finden Sie Informationen in Kapitel 6 *Sich bewegen* (besonders S. 147 ff.) und Kapitel 13 *Raum und Zeit gestalten* (besonders S. 433). Im folgenden möchte ich exemplarisch die Musiktherapie und die Visualisierungsmethode nach Simonton erwähnen.

Musiktherapie

Fast jeder Mensch erfährt Musik als Bereicherung des Lebens, als Gemeinschaftserlebnis oder als Mittel zum Entspannen und Träumen. Wo sie bewußt in die Arbeit mit Krebskranken (und Sterbenden) einbezogen wird, bekommt sie auch einen therapeutischen Wert. Susan Munro hat im Royal Victoria Hospital in Montreal die Musiktherapie gezielt bei Krebskranken und Sterbenden eingesetzt. Sie definiert diesen Einsatz so:

■ „Musiktherapie ist der kontrollierte Einsatz von Musik, ihrer Elemente und ihrer Einflüsse auf das menschliche Sein, um dem Individuum bei der physiologischen, psychologischen und emotionalen Integration während der Behandlung einer Krankheit oder einer Beeinträchtigung zu helfen." ■

Ziele sind die nonverbale Kommunikationsförderung, die Entspannung und die Ablenkung, d. h.

■ „Musik wird in ihrer Bedeutung und in ihrer Vielfältigkeit als Katalysator und als Stimulus eingesetzt. Sie soll helfen, die komplexen Prozesse voranzutreiben, in denen sich ein Mensch nach und nach auf eine lebensbedrohende Krankheit und auf seinen bevorstehenden Tod einstellt. Das Ziel der Musiktherapie liegt also auch darin, die schwerwiegenden Auswirkungen unheilbarer Erkrankungen und des Sterbens zu vermindern. Sie kann sie nicht beseitigen. Das Wichtigste ist, sich auf die spezielle Situation zu konzentrieren, die jeweils gegeben ist. ■

In der Praxis wird die Musiktherapie unterschiedlich eingesetzt. Das hängt auch mit den zur Verfügung stehenden Möglichkeiten zusammen. Die folgenden *Aufgaben der Musiktherapeutin* entnehme ich dem Konzept der Onkologischen Palliativstation, St. Gallen):

■ „Die Musiktherapeutin der Klinik ist, in Zusammenarbeit mit dem Palliativteam, für folgende Aufgaben zuständig:

- psychotherapeutische Betreuung der Patienten und deren Angehörigen mit den Methoden der Musiktherapie;
- Einstimmen, Erfassen von Gemütszuständen;
- Fördern und Erweitern von Kommunikation und Ausdrucksmöglichkeiten, besonders in bezug auf die Krankheits- und Sterbesituation;
- Bearbeiten ungelöster/unlösbarer Konflikte;
- Ermöglichung eines Rückblicks auf das Leben (Bilanz);
- Unterstützung im menschlichen Wachstumsprozeß;
- Einbezug von Musik als haltgebende Maßnahme; zur Entspannung, in der Sterbebegleitung;
- Nachbetreuung der Angehörigen; Begleitung in der Trauer (in Einzelfällen, zeitliche Limitation), Vermittlung von weiterführenden therapeutischen/unterstützenden Angeboten." ■

Visualisierung

O. Carl Simonton und seinen Mitarbeitern fällt das Verdienst zu, durch die kreative Vorstellung – die Visualisierung – Patienten zu helfen, die positive Seite ihrer Erkrankung zu erkennen und zu stärken und auf diesem Wege krankhafte Störungen zu vermindern, zu bessern, vielleicht sogar ihre Heilung zu beschleunigen. Es werden dabei ***Entspannungsübungen*** (S. 433) ***in Verbindung mit Vorstellungsbildern*** (Visualisierungstechniken) eingesetzt, die gezielt der Stärkung des Vertrauens auf die inneren Heilkräfte (Kräfte der Selbstheilung) dienen.

Solche Vorstellungsbilder sind individuell verschieden. Ihr wichtigstes Kriterium ist die positive Einstellung und ihr Symbolcharakter, z. B.:
- Der innere Heiler ist stark und mächtig.
- Die Behandlung ist gut, richtig und hilft mir.
- Der Schmerz wird immer geringer, und ich kann gut damit umgehen.

Simonton selbst sagt dazu in seinem Buch „Wieder gesund werden“ (S. 195 f.):

„Trotz der individuellen Unterschiede haben unsere Forschungen ergeben, daß wirksame Bildvorstellungen die unten aufgeführten Charakteristika aufweisen sollten. Da die Bilder wie gesagt individuell sehr verschieden sind, geht es uns hier um die bedeutsamen *Wesenszüge* der Symbole und nicht um die Symbole als solche.“

Solche positiven Symbolbilder, die sich der Übende so konkret wie möglich vorstellen soll, sind, bezogen auf die Krebskrankheit, z. B. diese:
- Krebszellen sind schwach und ungeordnet.
- Die Therapie ist stark und mächtig.
- Gesunde Zellen können die Schäden, die ihnen durch die Behandlung zugeführt werden, beheben.
- Die weißen Blutkörperchen bilden ein riesiges Heer, das die Krebszellen überwältigt.
- Weiße Blutkörperchen sind angriffslustig und kampffreudig; sie sind in der Lage, die Krebszellen rasch aufzuspüren und unschädlich zu machen.
- Abgestorbene Krebszellen werden auf normalem und natürlichem Weg aus dem Körper befördert.
- Ich habe den starken Wunsch, gesund zu sein.

Welche Bilder beim einzelnen Patienten eine Resonanz hervorrufen, ist sehr verschieden. Sie können aufgespürt und verstärkt werden. Entscheidend ist, daß die inneren, natürlichen Heilkräfte (Ressourcen) aktiviert und in den Dienst der Genesung bzw. der Bewältigung von Krankheit oder Sterben eingesetzt werden.

24.4.9 Paramedizinische Krebstherapien

Wenn man davon ausgeht, daß bei der Krebsentstehung sowohl organisch-physische als auch psychisch-geistige Ursachen eine Rolle spielen, wird man bei der Krebsbehandlung (und bei der Prophylaxe) beide mit einbeziehen müssen.

Der Einsatz von paramedizinischen, sog. alternativen Behandlungstechniken sollte nicht nur als Gegensatz zur Schulmedizin gesehen werden, sondern auch als eine Möglichkeit, diese zu ergänzen und zu stützen. Anzustreben wäre deshalb eine ***komplementäre*** (ergänzende) bzw. ***additive Therapie*** mit dem Ziel der Verbesserung der Lebensqualität.

Dazu gehören z. B. auch die oben angeführten Entspannungstechniken. Wo solche Maßnahmen als flankierende Maßnahmen zusätzlich zur Schulmedizin eingesetzt werden, können sie symptomlindernd (palliativ) und lebensfördernd (Stützen der Selbstheilungskräfte) wirken.

Wo sie hingegen kritiklos oder gar anstelle einer notwendigen, ja lebenserhaltenden medizinischen Tumortherapie angewendet werden, können sie lebensgefährdend sein. Hier ist das klärende und informative Gespräch oberstes Gebot, damit der Leidende und Hoffnungsuchende
- ein gesundes (kritisches) Verhältnis zu den Angeboten findet;
- Sinnvolles von Unsinnigem trennen kann;
- positive Wege zur Aktivierung der Selbstheilungskräfte für sich entdecken kann.

Paramedizinische Krebstherapie konfrontiert uns mit Handlungskonzepten, die über das Bekannte und Gewohnte hinausgehen – viele Richtungen sind offen. Hier liegt denn auch nicht nur die Gefahr, sondern die große Chance für die Pflege selbst, wo wir über Möglichkeiten gezielter Unterstützung und Hilfe mittels *Beziehung* und *Berührung* nachdenken. Exemplarisch seien erwähnt die wohltuenden Wickel und Auflagen, heilende Tees, die Reflexzonenarbeit usw.

24.5 Palliativpflege

Palliativ kommt vom lateinischen „pallium“ = Mantel, sich oder anderen einen Mantel umlegen, was so viel heißt wie Schutz und Wärme geben, sorgen, lindern, wohl-tun.

Der Palliativpflege kommt heute immer mehr Bedeutung zu. Als Beispiel eines Praxiskonzeptes finden Sie im folgenden Auszüge aus dem Leitbild der Onkologischen Palliativstation, St. Gallen (1995). Entsprechend modernen Konzepten der Palliativpflege gelten diese Schwerpunkte und Zielsetzungen:
1. Linderung von krankheitsbedingten Beschwerden wie Schmerzen, Übelkeit/Erbrechen, Schwäche/Müdigkeit, Darmpassagestörungen, Verdauungsprobleme, Ernährungsprobleme, Atemnot, Verwirrung, Angst, Depressionen usw. (Symptomkontrolle).
2. Kommunikation zwischen Betroffenen, Angehörigen, Betreuern. Unterstützung in der Krankheitsverarbeitung, Sinnfindung, Begleitung.

3. Einbezug der Angehörigen/Freunde in die Pflege und Betreuung; Abklärung der Möglichkeiten zur Heimpflege.

Das Behandlungskonzept wird von einem *interdisziplinären Team* gemeinsam getragen. Das Team umfaßt Patient und Angehörige, Stationspflegeteam, ärztliche Leitung sowie Betreuungsinstanzen (Sozialarbeit, Seelsorge, Musik-, Physio-, Ergotherapie u.a.). Dazu kommen krankenhausexterne Betreuungsdienste. Die Palliativstation ist auch „Spitin-Spitex-Nahtstelle" (Nahtstelle zwischen Krankenhaus und Zuhause). Wenn immer möglich, wird das Leben und Sterben zu Hause unterstützt und durch speziell geschulte Pflegepersonen begleitet.

Die **Pflegegrundsätze** sind am Beispiel des Konzeptes der Onkologischen Palliativstation am Kantonsspital St. Gallen beschrieben:

■ „Die Grundsätze der Krankenpflege nach V. Henderson stellen die Basis dar, auf der die Krankenpflege hier aufbaut. Es geht dabei um die individuelle Unterstützung des Kranken bei der Durchführung jener Handlungen, die zur Genesung, Wiederherstellung oder zu einem friedlichen Tod beitragen, die der Patient selbst ausführen würde, wenn er über die erforderliche Kraft, den Willen und das Wissen verfügte. Diese Hilfeleistungen erfolgen in der Weise, daß die Unabhängigkeit gefördert wird. Auch in der Palliativpflege stellt die Verhütung von Folgeschäden, z.B. die Stomatitis- oder Dekubitusprophylaxe eine wichtige Funktion dar, weil sie die Erhaltung des Gesunden fördert und zusätzliches Leiden verhütet. Die Unterstützung bei den Aktivitäten des täglichen Lebens berücksichtigt Bedürfnisse, Beschwerden, Individualität und soziokulturelle Aspekte. Die Förderung des Wohlbefindens hat bei allen Pflegemaßnahmen höchste Priorität. Die Pflege schließt in Zusammenarbeit mit den Ärzten die Linderung von krankheitsbedingten Symptomen (z.B. Schmerzen, Atemnot) ein.

Die Patienten können ihr Zimmer auf Wunsch mit persönlichen Dingen ausstatten (Fotos, Zeichnungen, Bilder, Wäsche). Besuchszeiten sind nicht begrenzt, auch Kinder sind herzlich willkommen. Angehörige und Freunde werden bei der Pflege begleitet und auf Wunsch und wenn möglich in die Pflege miteinbezogen. Sie können auch im Zimmer oder in der Wohnstube übernachten und die Mahlzeiten einnehmen. Das Essen nehmen die Patienten nach Wunsch und Möglichkeit in Gemeinschaft mit anderen in der Wohnküche oder im Wohnzimmer ein. Mahlzeiten können durch Angehörige in der Küche selbst zubereitet oder von zu Hause mitgebracht werden. Die Ernährung wird als wichtiger Aspekt der Lebensqualität betrachtet, und es gibt keine diätetische Vorbehalte, es sei denn, sie entsprechen dem Wunsch des Patienten. Auch auf das Feiern von Festen, wie z.B. Geburtstag, Hochzeitstag, wird besonderer Wert gelegt. Dies widerspiegelt die Strategie der Überlebenshilfe in der letzten Lebenszeit.

Der Einsatz von freiwilligen Helfern und Helferinnen ermöglicht besondere Aktivitäten im Alltag: Verweilen im Freien, Spiel, Kaffeekränzli, Sonntagsbrunch und vieles mehr. Besonders hilfreich ist die Begleitung von unruhigen, ängstlichen Patienten oder die Unterstützung trauernder Angehöriger nach dem Sterben. Die Ergänzung der professionellen Betreuung durch freiwillige Helfer/innen, ist in einem Pflegestandard definiert.

Die Pflege ist nach dem System des „Primary Nursing" (Bezugspflege) organisiert. Soweit wie möglich, trägt die gleiche Pflegeperson vom Eintritt bis zum Austritt die Pflegeverantwortung. Teilzeitangestellte und Lernende unterstützen die Hauptverantwortliche.

Die meisten diplomierten Pflegenden verfügen über eine höhere Fachausbildung in Krankenpflege, speziell Onkologie, oder absolvieren diese im Rahmen ihrer hiesigen Anstellung. Der Einsatz innerhalb der Palliativstation erfolgt auf Wunsch der Mitarbeiter/innen. Festangestellte Pflegeassistentinnen unterstützen die Pflegenden.

Der Einsatz der Lernenden erfolgt nach Abklärung der Eignung durch die Lehrerin für Krankenpflege; sie werden von ihr in der Klinik besucht, und sie bietet eine regelmäßige Supervision an. Der Einsatz der Lernenden in diesem Konzept geschieht unter anderem mit dem Ziel, in Schulen und andere Spitäler auszustrahlen und die Palliativphilosophie zu verbreiten.

Die Pflegequalität wird durch das Entwickeln und Überprüfen von Pflegestandards festgelegt und gesichert. Die Führung des Pflegedienstes erfolgt auf allen Stufen nach dem Konzept des „management by objectives". Das Pflegeteam der Station ist, wie die anderen Stationen, in die Führungsstruktur der Klinik eingebunden. Erfahrene Kolleginnen des Pflegeteams unterstützen die Oberschwester bei der Öffentlichkeitsarbeit, bei internen und externen Vorträgen oder Unterricht in Krankenpflegeschulen." ■

24.6 Tumortherapie

24.6.1 Erfolgserwartungen

Nur eine exakt *dokumentierte Behandlungs-* (Arzt) und *Pflegeverlaufskontrolle* ermöglicht die Beurteilung des Therapieerfolgs und die Anpassung der Pflege beim einzelnen Patienten.

Ziel jeder auf Heilung ausgerichteten Tumorbehandlung ist die möglichst vollständige Entfernung (Operation) bzw. möglichst weitgehende Zerstörung (Strahlentherapie, Chemotherapie) der vorhandenen Tumorzellmasse. Erst wenn dieser Schritt nicht gelingt oder von Anfang an wegen weit fortgeschrittenem Tumorstadium nicht mehr möglich ist, konzentrieren sich die Maßnahmen auf die Verhinderung oder zumindest Bremsung des weiteren Tumorwachstums. Oft werden mehrere Behandlungsarten nacheinander oder auch gleichzeitig eingesetzt (postoperative Bestrahlung oder Bestrahlung kombiniert mit zytostatischer Chemotherapie usw.). Der Arzt wird die Behandlung wählen, die die beste Heilungsaussicht bzw. Wirkung verspricht. Über das optimale Vorgehen stehen ihm neben seiner persönlichen Erfahrung statistische Angaben über die zu erwartenden Erfolge einer bestimmten Behandlungsart zur Verfügung. Die gute Zusammenarbeit der verschiedenen medizinischen Fachdisziplinen ist entscheidend für die Durchführung einer optimalen Tumortherapie.

Die Mehrzahl der Tumorpatienten wird nicht durch einen einzigen, z.B. chirurgischen, Eingriff von ihrem Leiden geheilt, sondern muß regelmäßig nachkontrolliert und u.U. sogar prophylaktisch mit zusätzlichen Maßnahmen (zytostatische Medikamente, Bestrahlungen) behandelt werden, um ein Wiederaufflackern der Tumorkrankheit an derselben oder an anderen Körperstellen (Metastasen) zu verhindern bzw. rechtzeitig erfassen zu können. Diese Patienten bedürfen besonders verständiger Beratung und Pflege wegen möglicher vorübergehender Nebenwirkungen der Tumornachbehandlungen.

Der Erfolg einer Tumorbehandlung kann oft erst nach jahrelanger *Beobachtungszeit* endgültig beurteilt werden. Damit bezeichnen wir die Zeitspanne, die ein Patient nach Diagnosestellung bzw. Behandlungsbeginn überlebt. Er kann diese Periode frei von Beschwerden seitens eines nicht mehr nachweisbaren Tumors verbringen oder mit bestimmten, tragbaren Beschwerden mit seinem „Resttumor“ leben.

Die Erfahrung größerer Behandlungsstatistiken lehrt uns, nach welcher rückfallfreien Überlebenszeit bei einem bestimmten Tumor eine *Heilung* mit sehr hoher Wahrscheinlichkeit angenommen werden kann. Diese Zeitspanne ist von Tumor zu Tumor verschieden.

Beispiele:
Die häufig zitierte „5-Jahres-Überlebenszeit“ ist bei Kindern mit erfolgreich behandelter akuter lymphatischer Leukämie oder bei Patienten mit erfolgreich operierten Knochen- und Weichteilsarkomen praktisch gleichbedeutend mit einer Heilung. Bei Frauen mit scheinbar „radikal“ operiertem Brustkrebs können jedoch Tumorrezidive und Fernmetastasen auch noch nach 6, 10 und 15 Jahren auftreten: Die 5-Jahres-Überlebenszeit ist hier *nicht* gleichbedeutend mit der Heilungsrate. Im übrigen ist der Begriff „Heilung“ zeitlich schwer zu fassen: Für einen 68jährigen Patienten mit erfolgreich behandeltem Prostatakarzinom bedeuten 5 Jahre Überlebensgewinn sehr viel (er erreicht damit die allgemeine mittlere Lebenserwartung); für eine 40jährige Mutter mit Brustkrebs bedeuten 5 Jahre Überleben bis zum Krankheitsrückfall mit 45 Jahren „weniger Heilung“.

Der Begriff Heilung läßt sich angesichts der unterschiedlichen Ausgangslage und Bewertung durch den Patienten nicht starr zeitlich fassen. Es ist auch zu berücksichtigen, daß viele (vor allem ältere) Tumorpatienten nicht an ihrem Tumor, sondern an anderen Krankheiten wie Herz-Kreislauf-Leiden, Infektionskrankheiten, Stoffwechselstörungen usw. sterben.

Diese und andere Beispiele zeigen uns, wie sehr die Krebsbehandlung von den individuellen biographischen und menschlichen Gegebenheiten beeinflußt ist. Dazu kommt, daß *Lebensqualität* nicht an „Überlebensjahren“ meßbar ist, sondern von der Art und Weise der Lebens-, Leidens- und Sterbensbewältigung abhängt. Es gilt auch hier, daß Gesundheit ein relativer Begriff ist und es letztlich darum geht, die Kraft zu finden, um mit der Realität bestmöglich leben zu können.

Die wichtigsten Therapien
24.6.2 Tumorchirurgie
24.6.3 Zytostatikatherapie
24.6.4 Hormontherapie
24.6.5 Immuntherapie
Kap. 44 Strahlentherapie

24.6.2 Tumorchirurgie

Durch einen operativen Eingriff soll der ganze oder zumindest der größte Teil eines technisch operablen Tumors entfernt werden. Die Tumormasse wird im Idealfall radikal entfernt oder derart dezimiert, daß u.U. die an anderer Stelle erwähnten körpereigenen Abwehrmechanismen wieder aktiv werden können.

Vorteile:
- rasche Tumorverkleinerung ohne toxische Nebenwirkungen auf dem Blutweg (Abbauprodukte), oft vollständige Tumorentfernung;
- Möglichkeit einer gleichzeitigen Diagnosesicherung durch Biopsie und Gewebeanalyse.

Nachteile:
- Tumorentfernung ist eine lokale Maßnahme: Sie erfaßt versteckte Mikrometastasen in der Umgebung und in weiteren Organen nicht.
- Aus Sicherheitsgründen und weil der Tumor mit bloßem Auge oft nicht sicher abgegrenzt werden kann, muß meist auch gesundes Gewebe der Umgebung geopfert werden, was zu Organverlust, körperlicher Entstellung und Funktionseinbuße führen kann.
- Postoperative Sterblichkeit an Komplikationen ist, je nach Allgemeinzustand, Art des Tumors und der Operation ein Risiko.
- Eine Förderung der Fernmetastasierung durch Ausschwemmen von Tumorzellen ist nur in Einzelfällen anzunehmen.

Radikaloperationen

Das tumorbefallene Organ kann als Ganzes radikal entfernt werden. Beispiele oft erfolgreicher Radikaloperationen:
- Entfernung von Hautkarzinomen,
- Mammaamputation (Mastektomie) mit Achseldrüsenausräumung bei Brustkrebs,
- En-bloc-Entfernung von Mastdarm- oder Dickdarmanteilen bei Rektum- bzw. Kolonkarzinom,
- Tumorentfernung im Hals-Nasen-Ohren-Bereich,
- Magenkrebsoperation im Frühstadium,
- Radikaloperation (Gebärmutter, Eierstöcke),
- Semikastration (einseitige Hodenentfernung) bei Hodentumoren.

Die Erfolge der chirurgischen Tumorbehandlung sind stark abhängig vom anfänglichen Ausbreitungsstadium des Tumors und lassen sich nur bei genauer Diagnosestellung und Stadienangabe (nach speziellen Klassifizierungssystemen) zwischen einzelnen Ländern und Kliniken vergleichen.

Für Einzelheiten bezüglich chirurgischer Tumorentfernung sei auf die Kapitel der Organkrankheiten sowie auf das Teilkapitel Mammakarzinom (S. 758 ff.) verwiesen.

Palliative Eingriffe

Der Tumor läßt sich aus technischen Gründen oder wegen verminderter Operabilität des Patienten (begleitende Herz-Kreislauf-Krankheiten) nur zum Teil entfernen. Tumorbedingte Passagestörungen (in Hohlorganen) oder andere Komplikationen können behoben werden (Beispiel: Anastomosen zwischen Darmabschnitten, künstlicher Darmausgang [Anus praeter naturalis], Osteosynthese pathologischer Knochenbrüche bei osteolytischen Metastasen, neurochirurgisch-orthopädische Operationen bei Querschnittsyndrom usw.).

Auch einzelne Metastasen können in bestimmten Organen (z.B. in Weichteilen, Lunge oder Leber) mit Erfolg chirurgisch entfernt werden.

Nebenwirkungen bzw. Auswirkungen

Funktionseinschränkung und *psychologische Störungen* durch Organverlust (z.B. nach Brustamputation, Ovarektomie, Kehlkopfentfernung, Magenresektion, Amputation von Gliedmaßen usw.) können auftreten.

Häufige, oft schwer zu umgehende *Komplikationen* sind:
- Lymphödeme (Lymphstauung) nach ausgedehnten Operationen in Lymphknotensammelgebieten (z.B. Lymphödem des Armes nach Ausräumung der Achsellymphdrüsen bei Mammakarzinom; Lymphödem des Beines bei Ausräumung der Leistenlymphknoten beim malignen Melanom usw.);
- neurologische Ausfälle und Sehstörungen nach Hirntumoroperationen.

Aspekte der Pflege

Die *Pflegeprobleme* sind aus den oben beschriebenen Auswirkungen des Eingriffs auf den Menschen in seiner Ganzheit abzuleiten:
- auf die *Person* – Verlustgefühle, ästhetische Probleme, Selbstwertbeeinträchtigung usw.;

- auf den *Organismus* – Störungen von Funktionen, Ausfallerscheinungen, Balanceverlust u. a.;
- auf das *soziale Umfeld* – Kontaktbarrieren, Beziehungsprobleme, finanzielle Sorgen usw.

Die Pflegeplanung ist in erster Linie problemorientiert. Die Ziele und die Pflegemaßnahmen bezwecken eine bestmögliche Rehabilitation. Im einzelnen s. auch die Pflegevorschläge in den Kapiteln 26 – 38 sowie die Pflege bei Mammaamputation (S. 760 f.).

24.6.3 Zytostatikatherapie

Zytostatika sind Substanzen, die an unterschiedlichen Stellen in den Zellteilungszyklus der Tumorzellen eingreifen – *Tumorhemmstoffe*. Analog den ionisierenden Strahlen hemmen sie vorwiegend die in Zellteilung befindlichen Zellen, die ruhenden Zellen weniger oder gar nicht. Sie wirken am stärksten bei Zellen, die sich rasch und häufig teilen. Da medikamentöse Tumorhemmstoffe (Zytostatika) wie andere Medikamente auf dem Blutweg verteilt werden, treffen sie vorübergehend stets auch gesunde Zellen mit relativ hoher Teilungsrate (wie z. B. die Schleimhäute des Magen-Darm-Kanals, das Knochenmark, die Haarbälge).

Vorteile:

- systemische (d. h. im ganzen Organismus gleichzeitig verteilte) Wirkung;
- rascher Wirkungseintritt;
- unabhängig von technischen Einrichtungen einsetzbar.

Nachteile:

- Die Wirkung ist abhängig von der Tumormasse, d. h., sie ist schwach bei großem Tumor;
- nicht alle Tumorarten sind damit beeinflußbar;
- keine selektive Wirkung auf die Tumorzellen;
- oft ausgeprägte, jedoch vorübergehende Nebenwirkungen;
- mögliche Resistenzentwicklung.

Behandlungsgrundlagen

1. Zytostatika werden primär bei bereits von Anfang an generalisierten (im Körper verstreuten) Tumorkrankheiten, wie z. B. den Leukämien, malignen Lymphknotentumoren und metastasierenden Organkarzinomen, eingesetzt.
2. Ihre Wirkung ist um so besser, je früher sie zum Einsatz kommen bzw. je kleiner die zu vernichtende Tumormasse ist (mangelhafte Blutversorgung im Zentrum größerer Tumormassen, Nekrosen).
3. Meistens werden heute zwei oder mehr Zytostatika (Tab. 24.**3**) unterschiedlicher Wirkungsweise und Toxizität kombiniert (Kombinations- oder Polychemotherapie). Damit wird die zytostatische Wirkung gegen den Tumor in der Regel intensiviert. Die Nebenwirkungen werden dabei nicht unbedingt stärker, jedoch komplexer, da sie auf verschiedene Organsysteme verteilt sind.
4. Zytostatika müssen in genügend hoher Dosis gegeben werden (keine Homöopathie, Gefahr der frühen Resistenzentwicklung). Dies unterstreicht die absolute Notwendigkeit individueller Behandlungskontrollen (z. B. regelmäßige wöchentliche Blutbilder usw.).
5. Eine medikamentöse Tumortherapie kann und muß oft durch gezielte lokale Maßnahmen (Operationen, Bestrahlungen) im Behandlungsplan ergänzt werden.
6. Wegen der durch Zytostatika bedingten Störung der Immunabwehrlage und der Gefahr einer karzinogenen (tumorfördernden) Wirkung bei Langzeitgebrauch werden Zytostatika heute meist nicht als Dauerbehandlung, sondern als „Stoßtherapie" mit Behandlungspausen (intermittierend) gegeben.

Tabelle 24.**3** Tumorhemmende Medikamente. Einteilung entsprechend ihrer Wirkungsweise

Zytostatika	– alkylierende Substanzen, z. B. Cyclophosphamid (Endoxan) – Antimetaboliten, z. B. 5-Fluorouracil (5-FU) – Mitosehemmer, z. B. Vincristin (Oncovin) – Antibiotika, z. B. Adriamycin (Adriblastin) – Nitrosoharnstoffderivate, z. B. CCNU – andere: Procarbazin (Natulan, Cisplatin)
Hormone	– additiv: Östrogene, Gestagene – Antihormone: Antiöstrogene, Antiandrogene – andere: Aromatasehemmer, LH-RH-Analoge

Nebenwirkungen

Knochenmark/Blut. Die meisten Zytostatika (außer Bleomycin und Oncovin führen bei wirksamer Dosierung zu vorübergehendem Abfall der Leukozyten, evtl. auch der Thrombozyten und des Hämoglobins. Regelmäßige Laborkontrollen (je nach Intensität der Behandlung 1- bis 2mal wöchentlich) sind nötig, um die optimale Dosis den aktuellen Blutwerten anzupassen. Die Nebenwirkungen auf die Blutbildung sind nach vorheriger ausgedehnter Strahlentherapie des blutbildenden Knochenmarks (z.B. Wirbelsäule, Becken) meist verstärkt.

Haarausfall. Einige Zytostatika (wie z.B. Adriblastin, Endoxan) führen zu mehr oder weniger starkem, vorübergehendem Haarausfall. Viele andere Tumorhemmstoffe (wie z.B. Leukeran, Alkeran, Myleran, 5-Fluorouracil, Velbe usw.) beeinträchtigen dagegen die Haarbildung nicht oder nur in geringem Maße.

Schleimhauttoxizität. Entzündung der oberen Atem- und Speisewege (z.B. bei Methotrexat).

Übelkeit und Erbrechen. Sie stellen sich bei gewissen Zytostatika in wechselndem Ausmaß ein, sind jedoch keineswegs obligat.

Störungen der Keimdrüsen. Unter längerdauernder Zytostatikabehandlung tritt eine oft vorübergehende Fertilitätsstörung (Amenorrhö, Aspermie) auf, evtl. auch dauernde Infertilität.

Immunsuppression. Die meisten Zytostatika vermindern die natürliche Immunabwehr, was sich klinisch in einer erhöhten Infektanfälligkeit äußern kann. Bei langem Einsatz von Zytostatika und Schwächung der Immunabwehr besteht auch die Gefahr der Induktion (Auslösung) von Zweittumoren, was vor allem beim Einsatz von Zytostatika als Immunsuppressiva bei Nichttumorkrankheiten berücksichtigt werden muß (chronische Polyarthritis, chronische Hepatitis, chronische Nephritis, Psoriasis u.a.).

Merkpunkte vor Zytostatikaapplikation (Glaus u. Mitarb. 1992)

- Zytostatika müssen vom Arzt *schriftlich* verordnet werden, am besten auf einem besonderen Verordnungsblatt, inkl. Supportivmaßnahmen.
- Bei Unsicherheit (z.B. ungewöhnlich hohe Dosis, frühere schlechte Erfahrung mit der gleichen Behandlung) nimmt die Pflegeperson *mit dem Arzt Rücksprache.*
- Zytostatika nie verabreichen, ohne daß der Arzt aktuelle Blutwerte zur Kenntnis genommen hat (evtl. Dosismodifikation nötig!).
- Die Eigenheiten jedes Zytostatikums (Lagerung, Vorbereitung zur Injektion, richtige Infusionslösung, Applikationsdauer, Gefahr paravenöser Injektion, Haltbarkeit usw.) müssen der applizierenden Person bekannt sein; sonst Rücksprache mit erfahrener Kollegin, Arzt oder Konsultation eines Lehrbuches.
- Die Nebenwirkungen der applizierten Zytostatika müssen bekannt sein, damit vorbeugende Maßnahmen getroffen werden können.
- Venen schonen, Blutbild wenn möglich kapillar entnehmen, optimale Vorbereitung mit Aufwärmung und guter Lagerung, so daß die Punktion möglichst beim ersten Stich gelingt.
- Zytostatika sind meist sehr teuer; ökonomisch denken! Restmengen wenn möglich weiterverwenden bzw. den Arzt auf die vorhandenen Ampullengrößen aufmerksam machen.

Vorgehen

- Zubereitung der Injektionslösung genau nach Vorschrift, mit der richtigen, vorgeschriebenen Art und Menge des Lösungsmittels.
- Auswahl und Punktion der besten vorhandenen Vene (nicht über Gelenken) bei guter Lagerung, evtl. nach Vorwärmen und in Ruhe.
- Bei mißlungener Punktion Injektionsstelle wechseln, da sonst das Medikament durch die defekte Venenwand in das Gewebe ausfließen könnte.
- Mehrmaliges Mißlingen der Punktion macht nervös; erfahrenere Kollegin rufen!
- Nur Butterflynadeln verwenden, die eine Fixation an der Haut und das Wechseln der Spritze ohne Bewegung der Nadel ermöglichen.
- Kontrolle der sicheren intravenösen Lage durch Injektion bzw. Infusion von isotonischer Kochsalzlösung. Im Zweifelsfall Injektion abbrechen!
- Ruhigstellung des Arms/der Hand sichern.
- Dauernde Überwachung der Injektion/Infusion
- Patient informieren, daß die Injektion/Infusion nicht schmerzen darf und er Schmerzempfindungen sofort melden muß.
- Nach Injektion mit Kochsalzlösung nachspülen.

Sollte trotz aller Vorsicht ein Medikament paravenös ins Gewebe gelangen, muß die Injektion sofort beendet, der Nadelinhalt soweit wie möglich aspiriert und umgehend der Arzt benachrichtigt werden. Bei Vinca-Alkaloiden wird das Auflegen von trockenen, warmen Umschlägen empfohlen, bei anderen Zytostatika das Auflegen von trockenen Eiswickeln.

Spezielle, nur bei einzelnen Zytostatika auftretende Toxizität. Zum Beispiel hämorrhagische Zystitis durch Endoxan, Neurotoxizität (Gefühlsstörungen in den Händen und Füßen, Kraftverlust usw.) durch Oncovin, Haut- und Schleimhautveränderungen sowie Fieberschübe und Lungenfibrose durch Bleomycin, Nierenschädigung durch Platinsalze.

Verabreichung von Zytostatika

Ein sicherer, sorgfältiger und vorsichtiger Umgang mit Zytostatika ist zwingend bei der Anwendung zytostatischer Therapien. Falsche Anwendung oder Fehldosierung kann zu lebensbedrohlichen Zuständen führen (eine Gefahr, die bei allen Medikamenten mit sog. schmaler therapeutischer Breite auch besteht!). Es gelten deshalb die allgemeinen Maßnahmen (S. 410 ff.), *zusätzlich* wichtige *Merkpunkte* (S. 756).

Schutzmaßnahmen für das Pflegepersonal laut Empfehlungen der SUVA (Schweizerische Unfallversicherungsanstalt):

1. Für den Umgang mit Zytostatika soll nur Personal eingesetzt werden, das über die Gefährdung instruiert und mit der korrekten Handhabung vertraut gemacht worden ist.
2. Die Anzahl der gegenüber Zytostatika exponierten Arbeitnehmer ist zu beschränken. Eine Zentralisierung oder Teilzentralisierung der Zubereitung und Verabreichung von Zytostatika ist deshalb anzustreben.
3. Schwangere sollen nicht für die Zubereitung von Zytostatika eingesetzt werden.

24.6.4 Hormontherapie

Die hormonale Behandlung maligner Tumoren beruht auf der Erfahrung einer tumorhemmenden Wirkung von Hormonen bzw. der Wirkung eines Hormonentzugs auf gewisse Tumoren hormonabhängiger Organe (Brust, Uterus, Eierstöcke, Prostata). Voraussetzung für ihre Wirksamkeit ist das Vorhandensein spezifischer *Hormonrezeptoren im Gewebe*, die heute chemisch gemessen werden können.

Vorteile:

- ähnlich wie diejenigen der zytostatischen Chemotherapie;
- weniger Nebenwirkungen;
- in Einzelfällen sehr gute, lange Remission.

Nachteile:

- Nur ein kleiner Teil (20–30 %) aller hormonabhängigen Tumoren läßt sich günstig beeinflussen, bei positiven Rezeptoren sind es 60 %.

Möglichkeiten der hormonellen Tumortherapie

Ablatio. Die Hormonproduktion wird z. B. durch Entfernung der Geschlechtsdrüsen (Ovarektomie beim Mammakarzinom, Orchiektomie beim Prostatakarzinom), durch Zerstörung übergeordneter endokriner Drüsen (z. B. Hypophysenspickung, Nebennierenentfernung) oder *medikamentös* (Hemmung der Nebennieren, des Hypothalamus/der Hypophyse, der Östrogenbildung im Fettgewebe, Verabreichung von Antiöstrogenen und Antiandrogenen) ausgeschaltet.

Additiv. Zugabe von natürlichen Hormonen, jedoch in pharmakologischen Dosen: Gestagene beim Mammakarzinom; Östrogene beim Prostatakarzinom.

Unspezifisch. Glucocorticoide (Nebennierenrindenhormone) bei lymphatischen Leukämien, malignen Lymphomen, beim Mammakarzinom, in der Regel kombiniert mit Zytostatika.

Eine begonnene Hormontherapie braucht mindestens 4–8 Wochen Zeit, bis eine Erfolgsbeurteilung möglich ist. Eine erfolgreiche Tumorbehandlung mit Hormonen soll bis zum Nachweis einer weiteren Tumorverschlechterung nicht abgebrochen werden.

Nebenwirkungen

Ausfallerscheinungen bei Hormonentzug. Klimakterische Beschwerden nach Ovarektomie, Hormonmangel und entsprechende Auswirkungen nach außen nach Hypophysen- oder Nebennierenausschaltung.

Gegengeschlechtliche Hormonwirkung. Androgene führen bei der Frau zu Virilisierung (Stimmbruch, Bartwuchs, Libidosteigerung); Östrogene führen beim Mann zu Feminisierung, Brustdrüsenschwellung.

Genitale Blutungen unter der Behandlung mit Östrogenen.

Flüssigkeitsansammlungen, Gewichtszunahme treten vor allem bei Östrogenen und Gestagenen auf und führen zu Beinödemen, Pleuraergüssen, oft auch verstärkter Herzinsuffizienz bei älteren Patienten.

Störungen der Blutgerinnung. Erhöhte Gefahr von Venenthrombosen und Lungenembolien besteht bei Östrogenen, Gestagenen und Nebennierenrindenhormonen.

Hyperkalzämie. Vor allem bei Patientinnen mit Mammakarzinom und Knochenmetastasen kann es nach Einleitung einer Hormontherapie mit Östrogenen zum *raschen Ansteigen des Serumcalciums* mit den entsprechenden Symptomen kommen (Schläfrigkeit, Verwirrtheit, starker Durst, trockene Haut und Schleimhäute, Erbrechen, Abdominalschmerzen). Diese Stoffwechselkomplikation tritt meist in den ersten beiden Behandlungswochen einer Hormontherapie auf, vor allem bei Verwendung von Östrogenen. Das Hyperkalzämiesyndrom ist *lebensgefährlich*, kann jedoch, wenn erkannt, heute in der Klinik *erfolgreich behandelt* werden.

24.6.5 Immuntherapie

Die Erkenntnis, daß die Entstehung maligner Tumoren eng mit Störungen der körpereigenen Immunabwehr zusammenhängt, hat in den letzten Jahren vermehrt zu Versuchen geführt, die Immunitätslage des Tumorpatienten so weit zu verstärken, daß die natürlichen Abwehrmechanismen den Tumor zerstören können. Während man dies früher vor allem mit unspezifischen Maßnahmen (z.B. Impfung mit dem BCG-Impfstoff) versuchte, sucht man heute nach möglichst *spezifischen Methoden*.

In den letzten Jahren haben Fortschritte auf dem Gebiet der Immunologie und der Gentechnologie die Massenproduktion von sog. *Immunmodulatoren* ermöglicht. Dies sind körpereigene, hormonähnliche Moleküle, welche das Immunsystem aktivieren und regulieren. Damit sind erstmals durch gezielte Veränderung der Immunabwehr Tumorrückbildungen möglich geworden, so auch bei einzelnen chemotherapieresistenten Patienten mit metastasierendem Melanom oder Nierenkarzinom. Die meisten Erfahrungen liegen mit den sog. Interferonen vor, aber auch mit den sog. Zytokinen (z.B. Interleukin 2). Auch die Wirkung der Tumorimmuntherapie ist um so besser, je kleiner die Tumormasse ist. Sie wird daher oft während der Remission nach erfolgreicher Chemo- oder Strahlentherapie eingesetzt. Immuntherapien sind teilweise von massiven Nebenwirkungen begleitet, welche glücklicherweise dosisabhängig und reversibel sind.

24.7 Mammakarzinom

24.7.1 Auftreten

Das Mammakarzinom ist in den meisten westlichen Industrieländern (Westeuropa, USA) nicht nur der häufigste maligne Tumor des weiblichen Geschlechts, sondern der häufigste bösartige Tumor eines einzelnen Organs überhaupt. Jede 14.–17. Frau wird im Laufe ihres Lebens an diesem Leiden erkranken, was ca. 5–7% der weiblichen Bevölkerung entspricht. Pro Jahr erkranken in der Schweiz und in Österreich zwischen 1600 und 1800 und in Deutschland ca. 16 000 Frauen *neu* an diesem Tumor.

Die *Altersverteilung* der Patientinnen zum Zeitpunkt der Diagnose widerspiegelt die in den letzten Jahren beobachtete starke Zunahme des Mammakarzinoms in der Prämenopause. Etwa 35–40% der Patientinnen sind bei Entdeckung ihres Leidens unter 50 Jahre alt. Nach der Menopause tritt ein „Knick" in der altersabhängigen Inzidenzkurve auf. Der Tumor kommt jedoch auch in der 7. und 8. Lebensdekade immer noch recht häufig vor – und wird bei älteren Frauen nicht selten durch schamhafte Verheimlichung ihres Leidens erst in weit fortgeschrittenem Stadium ärztlich erfaßt (Senn u. Mitarb. 1992).

24.7.2 Symptome und Diagnose

Das Mammakarzinom tritt als (scheinbar) lokalisierte Krankheit in Erscheinung. Führendes, häufig einziges Symptom ist die *Verhärtung* bzw. ein *tastbarer Knoten* in der Brustdrüse. Weitere Symptome können sein:
- Schmerzen, Druck, Spannungsgefühl;
- Hautveränderungen (Peau d'orange);
- Mamillenveränderung;
- Entzündung, Sekretion aus der Mamille.

Der *Primärtumor* wird am häufigsten durch die oben beschriebenen Lokalsymptome erfaßt. Dies weist auf die Wichtigkeit der auf S. 486f. beschriebenen *Selbstkontrolle durch die Frau* hin. Weitere Beurteilungsmöglichkeiten bieten u.a.
- Mammographie,
- Ultraschalluntersuchung,
- bei Verdacht Feinnadel- oder chirurgische Biopsie.

24.7.3 Behandlungsmöglichkeiten

Primärtumor

Operation: Ziel ist die radikale Entfernung möglichst ohne Verstümmelung. Grundsätzlich stehen zwei Methoden zur Verfügung:

- Mastektomie = Brustamputation. Heute wird im allgemeinen eine eingeschränkte radikale Mastektomie (Absetzen der Brust unter Belassen des Brustmuskels, Ausräumung der Achsellymphknoten) durchgeführt.
- Brusterhaltende Operationen. Hier stehen verschiedene Methoden zur Auswahl, stets mit Ausräumung der Achselhöhle und Nachbestrahlung.

Die Ergebnisse sind mit beiden Methoden gleich, die Entscheidung fällt aufgrund des Tumorstadiums, der Größe der Brust und des Wunsches der Patientin.

Nachbestrahlung. Diese wird heute in der Regel nur bei lokal fortgeschrittenen, infiltrierenden und nicht sicher radikal operierten Tumoren angewandt sowie nach brusterhaltender Operation.

Adjuvante Behandlung. Auch scheinbar lokalisierte Tumoren können bereits metastasiert haben. Weder Operation noch Bestrahlung können trotz Intensivierung dies sicher verhindern. Dagegen gelingt es durch postoperative systemische Behandlung (mit Zytostatika oder Hormonen/Ovarektomie), das Überleben zu verbessern und zu verlängern.

Metastasen

Bei Metastasenverdacht muß eine sog. diagnostische Bilanz gezogen werden, die eine vollständige körperliche Untersuchung, Laboruntersuchungen, Röntgenbild des Thorax und evtl. schmerzhafter Skelettabschnitte, Ultraschalluntersuchung des Abdomens, Ganzkörperskelettszintigraphie und evtl. weitere Untersuchungen umfaßt.

Behandlung von Metastasen (Tab. 24.**4**). Die Wahl der Therapie hängt vom Alter bzw. dem Menopausenstatus der Patientin und von der Lokalisation der Metastasen ab. Wir unterscheiden Skelett-, Weichteil- und viszerale (Eingeweide-) Metastasen:

- Weichteilmetastasen (Haut, Lymphknoten) lassen sich mit Bestrahlung, Zytostatika oder Hormonen relativ einfach und erfolgreich behandeln.
- Skelettmetastasen sind schwieriger zu beeinflussen, sprechen aber sowohl auf Hormon- wie auf Chemotherapie oft jahrelang an.
- Viszerale Metastasen sind Beweise eines weit fortgeschrittenen, oft terminalen Tumorleidens (vor allem in Leber und Gehirn). Lungen- und Pleurametastasen haben eine günstige Prognose.

Kombinationstherapie. Es werden heute meist 2–3 Zytostatika mit verschiedenem Wirkungsmechanismus, oft zusammen mit Glucocorticoiden eingesetzt. Damit lassen sich bei 60–70 %

Tabelle 24.**4** Möglicher gestaffelter Therapieablauf bei Patientinnen mit metastasierendem Mammakarzinom (aus Senn, H.-J., P. Drings, A. Glaus, W. F. Jungi, R. Sauer, P. Schlag: Checkliste Onkologie, 3. Auflage. Thieme, Stuttgart 1992)

Metastasierung	„Low-risk"-Patientinnen	„High-risk"-Patientinnen
1. Phase (Nachweis der Metastasierung)	Antihormone* evtl. Ovarektomie ↓	„VAC" (→ „CMF") ↓
2. Phase (Progression)	Wechsel des (Anti-) Hormons** ↓	exp. Chemotherapie Cisplatin-Kombination ↓
3. Phase (Progression)	„LMF" (evtl. „CMF") ↓	Versuch mit hochdosierten Gestagenen ↓
4. Phase (Progression)	„(V)AC", evtl. hochdosierte Gestagene oder niederdosiertes Adriamycin ↓	evtl. neue Zytostatika ↓
5. Phase (Progression)	supportive Therapie und gute Pflege	

* i. d. R. Tamoxifen
** i. d. R. auf Aminoglutethimid

der Patientinnen mit metastasierendem Mammakarzinom Tumorrückbildungen in 1 – 2 Jahren erzielen.

Hormonale Maßnahmen. Bei der jüngeren Patientin müssen Östrogene ausgeschaltet werden, sei es durch Ovarektomie, Antiöstrogene oder LH-RH-Analoge. Nach der Menopause kommen vor allem Antiöstrogene zum Einsatz. Spricht eine Patientin auf die erste hormonelle Behandlung an, soll auch im Rückfall ein zweiter endokriner Behandlungsversuch gemacht werden. Bei Nichtansprechen erfolgt ein Wechsel auf Chemotherapie.

24.7.4 Aspekte der Pflege

Das *Pflegeziel* ist ein zweifaches:
- optimale Unterstützung des Therapieerfolgs und Verhüten von Komplikationen;
- psychosoziale Wiedereingliederung in Familie, Beruf und Gesellschaft.

Die *Pflegemaßnahmen* umfassen die allgemeinen prä- und postoperativen Aufgaben sowie die situationsabhängige und zielorientierte Betreuung und Begleitung der Frau in der Unterstützung der Genesung. Speziell zu beachten sind die folgenden Aspekte:

Bewältigung des Organverlusts

Der Verlust einer Brust ist ein von der Frau nur schwer akzeptierbarer Zustand, vor allem deshalb, weil für die Frau die Brust Symbol ihrer Weiblichkeit ist. Der Verlust führt fast immer zu Unsicherheit, Trauer, Ängsten und Verwirrung. Die hilfreiche Begleitung und Unterstützung ist nur auf der Basis der echten Beziehung und des Vertrauens möglich. Sie umfaßt
- offene Gespräche mit der Frau selber und mit ihren Angehörigen;
- Begleitung durch den Trauerprozeß (S. 546 f.);
- Vermitteln von Kontakten mit Leidensgefährtinnen schon in der präoperativen Phase. Kontaktadressen sowie Informationsmaterial sind bei der Schweizerischen Krebsliga bzw. der Deutschen Krebshilfe erhältlich (s. unten);
- Takt und Einfühlungsvermögen beim Versorgen des Wundgebietes postoperativ.

Verhüten des Lymphödems

Die *Ursache* des sekundären Armlymphödems bei oder nach Brustkrebserkrankung liegt in einer Unterbrechung der axillären und/oder klavikulären Lymphbahn, verursacht durch die axilläre Lymphknotenentfernung oder durch die radiologische Lymphknotenzerstörung, und einer reduzierten Transportkapazität des Umgehungskreislaufs.

Die *prophylaktischen Maßnahmen* beginnen sofort nach der Operation und werden (nach entsprechender Information) von der Patientin auch daheim weitergeführt:
- Gezielte Bewegungstherapie des Schultergürtels und des Armes (später ist auch Schwimmen in nicht zu warmem Wasser erlaubt) zur Erhaltung der Beweglichkeit.
- Häufiges Hochlagern des Armes mit Betätigung der Muskelpumpe zur Förderung des Rückflusses der Gewebeflüssigkeit.
- Keine Überlastung des Armes: Das Heben und Tragen von schweren Gegenständen ist zu vermeiden.
- Schutz vor Verletzung und anderen schädigenden Einflüssen:
  - keine Blutdruckmessung, Blutentnahmen, Injektionen am betroffenen Arm;
  - keine Sonnen- und Hitzeeinwirkung (Lymphstauung!);
  - kein Druck, keine Einschnürung.
- Bei auftretender Schwellung (postoperativ ist eine vorübergehende leichte Schwellung normal), Rötung, Überwärmung ist sofortige Arztkontrolle notwendig.

Ein *aufgetretenes Lymphödem* muß behandelt werden (S. 761 f.).

Versorgung mit Brustprothesen

Bis zur Wundheilung kann der Patientin eine provisorische Prothese (synthetisches Gewebe mit Baumwollhülle) empfohlen werden. Als definitive Prothesen sind verschiedene Modelle im Handel. Die Spezialgeschäfte leisten unentgeltliche Beratungsdienste. Die Kosten werden von der Krankenkasse oder in der Schweiz von der Invalidenversicherung übernommen.

Grundsätzlich bestehen folgende Alternativen (Glaus u. Mitarb. 1992):
- *Flüssigkeitsprothese* (Vollprothese). Die poröse Schaumstoffbasis schmiegt sich dem Körper an und erwärmt sich auf Körpertemperatur, vermittelt damit ein natürliches Gefühl. Die Prothese kann direkt auf der Haut getragen oder in einer Trikothülle in den Büstenhalter eingenäht werden. Diese Prothesen sind pflegeleicht und beständig gegen Sonneneinstrahlung, Chlor- und Salzwasser. Die meisten der heute

„Zurück in den Alltag"

„Sie werden es schaffen", schreibt die Zürcher Frauenzentrale und fügt bei: „Fassen Sie Mut, Sie sind nicht allein! Ihr Wohlbefinden ist nicht nur Sache der ärztlichen Behandlung, sondern ebenso abhängig von Ihrem Lebensmut und Ihrer Bereitschaft, an die Zukunft zu glauben. Ihre Anziehungskraft und Ihre ureigene Persönlichkeit bestehen unverändert."

verwendeten Materialien verhindern ein Auslaufen oder Schrumpfen der Prothese. Sie können direkt in einem gut gearbeiteten Büstenhalter getragen werden.

- *Naturbrustprothese* (meist Schalen- bzw. Hohlraumprothesen). Das hautähnliche Material fühlt sich weich an, ist meist gut verträglich und kann entweder direkt auf der Haut getragen werden (u. U. auf Haftring) oder in einer Prothesentasche aus Baumwolle.

Entscheidend ist die Wahl des für die betreffende Patientin passenden Typs in der richtigen Größe. Als sichere Haltevorrichtung empfiehlt sich ein spezieller Prothesenbüstenhalter.

Wiederaufbauoperationen

Falls eine brusterhaltende Operation nicht möglich war oder aus anderen Gründen nicht durchgeführt wurde, besteht heute die Möglichkeit des plastischen Wiederaufbaus der Brust, oft mit entsprechender Anpassung der Brust der Gegenseite. Dafür stehen verschiedene Methoden zur Wahl. Die Kosten werden von der Krankenkasse übernommen.

Rehabilitation

Zurück zum Alltag ist die Bezeichnung einer von vielen Gruppen von Frauen, die das Schicksal der Brustamputation verbindet. In Informationsbroschüren wenden sie sich an die betroffenen Frauen und vermitteln Orientierung über die psychosoziale Hilfe und Wiedereingliederung: Kontakte mit selbst betroffenen Helferinnen und Selbsthilfegruppen, finanzielle Unterstützungsmöglichkeiten, Beratung bei medizinischen Fragen.

Kontaktadressen sind

- *in der Schweiz:* die Schweizerische Krebsliga (Monbijoustr. 61, Bern) sowie die kantonalen und regionalen Krebsligen, die Frauenzentralen;
- *in Deutschland:* Deutsche Krebshilfe e. V. (Thomas-Mann-Str., 53111 Bonn) sowie verschiedene Beratungsstellen.

24.7.5 Das Lymphödem*

Das gesunde Lymphgefäßsystem – ein Recyclingsystem! – entfernt die sog. lymphpflichtige Last aus dem Interstitium. Abtransportiert werden müssen das Ultrafiltrat aus den Kapillaren, die in geringem Maß ins Interstitium gelangenden Plasmaproteine sowie Zelltrümmer, die z. B. physiologischerweise aus den extravaskulär abzubauenden neutrophilen Granulozyten entstehen. Dies erfolgt durch Makrophagen. Man spricht von lymphatischer Transportkapazität. Der Abtransport ist bei Ödem anderer Ursache (venöse Stauung, Myokardinsuffizienz, Albuminämie) nicht behindert, so daß eine geeignete Medikation oder die Verordnung von Kompressionsmaßnahmen ausreichen kann. Nur beim unbehandelten Lymphödem, bei dem der normale Abstrom der Lymphe behindert oder unterbrochen ist, sammelt sich das eiweißhaltige Material im Gewebe an und bindet zusätzlich Wasser. Die Transportkapazität ist damit überfordert. Die Ödeme werden in Graden (0–6) gemessen (0 = latentes, reversibles Ödem, 6 = elephantiatisches Ödem).

Primäre Lymphödeme

Ist das Lymphsystem nicht oder nur teilweise angelegt, bezeichnet man Ödeme als primäre Lymphödeme, ihre Ursachen sind unbekannt. Sie sind sehr selten.

Sekundäre Lymphödeme

Hier sind die Ursachen bekannt. Wir unterscheiden extra- und endolymphatische Ursachen, die bei Überschreiten der lymphatischen Transportkapazität zu mechanischer Insuffizienz führen. Sekundäre Lymphödeme entstehen, wenn sich Lymphgefäße nach Röntgenbestrahlung, Infektion, Parasitenbefall (Filarien!) verschließen, durch Traumen gequetscht oder zerrissen, durch Opera-

* Nach Informationen von Dr. J. W. Jungi, St. Gallen.

tionen oder durch die Patientin selbst geschädigt werden.

Von Bedeutung in der *Onkologie* sind ausschließlich sekundäre Lymphödeme, in erster Linie Armlymphödeme infolge Brustkrebs (75 % aller sekundären Lymphödeme!). Seltener liegt die Ursache in einer Verlegung der Lymphbahnen durch Tumoren oder Metastasen im Armwurzelbereich → *maligne Lymphödeme.*

Beschwerdebild

Im Vordergrund stehen Schweregefühl, Spannung, rasche Ermüdbarkeit im geschwollenen Glied, ganz im Gegensatz zum malignen Lymphödem, erst in fortgeschrittenen Stadien Spannungsschmerzen. Dazu kommt die oft starke psychische Belastung durch die entstellende Verdickung, vor allem bei Befall des rechten Arms.

Merkblatt für den Patienten mit Lymphödemen

- Jede Lymphabflußbehinderung ist zu vermeiden.
  - Keine einengenden und abschnürenden Kleider.
  - Herunterhängenlassen der Arme sowie langes Stehen und Sitzen vermeiden. Bei Beinödemen ist Liegen und Gehen besser als Sitzen und Stehen.
- Überanstrengung und Übermüdung verstärken das Ödem.
  - Ausgewogene Beschäftigung; Streß und Überforderung vermeiden.
  - Keine Tätigkeiten, die großen Kraftaufwand verlangen (Sport und Arbeit); arbeitserleichternde Methoden einsetzen.
- Verletzungen führen zu Blutaustritt und verstärken die Ödeme.
  - Vorsicht bei der Nagelpflege; auch sog. Bagatellverletzungen sofort pflegen.
  - Unfälle, Schnitt- und Brandwunden, Insektenstiche vermeiden.
- Keine Überwärmung und Unterkühlung; beides führt zu verstärkter Blutzufuhr und Ödemvergrößerung.
  - Keine Thermalbäder, keine heißen Wickel oder Kosmetikpackungen, auch keine Eis- oder Alkoholpackungen.
  - Sonnenbäder meiden, ebenso überhitzte Arbeitsräume; keine Sauna.
  - Schwimmen nur bei Indifferenztemperatur (25–28 °C).
- Übergewicht fördert Ödeme.
  - auf Gewicht achten.
  - kein Übergewicht.

Behandlung des Lymphödems

Zur *„komplexen physikalischen Entstauungstherapie“* (KPE) gehören:

- *Lagerungstherapie.* Durch konsequente Hochlagerung des betroffenen Gliedes können die folgenden Maßnahmen erleichtert und deren Wirkung verstärkt werden.
- *Kompressionstherapie.* Kompressionsbandagen bewirken eine Reduktion des Ödemvolumens (infolge Erhöhung des interstitiellen Flüssigkeitsdrucks wird mehr Flüssigkeit in venöse Kapillarschenkel resorbiert).
  Zur Kompression eignen sich Kurzzugbinden, ergänzt durch Polsterbinden. Später, nach Stabilisierung des Zustands, können maßangefertigte Kompressionsstrümpfe angelegt werden.
- *Lymphdrainage* (auch als manuelle bzw. therapeutische Lymphdrainage bezeichnet). Sie stellt den Kern der KPE dar. Die Therapeuten sind speziell dafür ausgebildete Physiotherapeuten, Krankengymnasten oder medizinische Masseure. Eine stationäre Behandlung ist sinnvoll bei massiven bis monströsen Lymphödemen sowie bei leichtergradigen Lymphödemen, die sich unter ambulanter Behandlung nicht genügend bessern, sowie bei Komplikationen.

Eine stationäre Behandlung dauert je nach Schwere der Erkrankung 3–6 Wochen, mit jeweils zweimal täglich intensiver Lymphdrainagebehandlung und anschließender Kompressionsbandagierung sowie weiteren, je nach Befund notwendigen flankierenden Maßnahmen (Bewegungs-, Atemtherapie usw.). Vor der Entlassung wird für die weitere häusliche Behandlung der maßgefertigte Kompressionsstrumpf angepaßt.

Die Behandlung leichtergradiger Ödeme ist ambulant möglich. Dabei sollte auch in den ersten Wochen bandagiert und nach der Lymphdrainage ein Kompressionsstrumpf getragen werden. Die Behandlungszeit beträgt üblicherweise 45 Minuten. Die Behandlungsfrequenz sollte 2- bis 3mal pro Woche nicht unterschreiten.

Die *Technik der Lymphdrainage* unterscheidet sich von klassischer Massage dadurch, daß sie äußerst zart und relativ langsam ausgeführt wird und damit völlig schmerzfrei sein muß. Die Handgriffe zielen auf die Körperdecke und orientieren sich am anatomischen Verlauf des Lymphgefäßsystems.

Hilfe zur Selbsthilfe

Die Information gefährdeter Personen und bereits vom Ödem Betroffener ist außerordentlich wichtig. Ödemgefährdet ist jede in der Axilla operierte und/oder bestrahlte Patientin.

Ziel ist, eine weitere Schädigung der restlichen Lymphgefäße am Arm zu verhindern und die Bildung von Lymphflüssigkeit möglichst gering zu halten. Diesem Ziel dient auch die postoperative Physiotherapie; zudem bekommen die Frauen spezielle *Verhaltensregeln*.

Die Informationsschrift „Lymphödem" der Zürcher Krebsliga von W. F. Jungi eignet sich zur Abgabe an die Patientinnen. Nebenstehend finden Sie ein adaptiertes Merkblatt.

Weiterführende Literatur

Anders, A., H. Altheide: Krebs – Entstehung und Vorbeugung. Thieme, Stuttgart 1986

Aulbert, E., N. Niederle: Die Lebensqualität des chronisch Krebskranken. Thieme, Stuttgart 1990

Földi, M., E. Földi: Lehrbuch der Lymphologie. Fischer, Stuttgart 1989

Földi, M., E. Földi: Das Lymphödem. Fischer, Stuttgart 1991

Glaus, A., W. F. Jungi, H.-J. Senn: Onkologie für Krankenpflegeberufe, 5. Aufl. Thieme, Stuttgart 1997

Juchli, L.: Pflegen, begleiten, leben, 3. Aufl. Recom, Basel 1992

Jungi, W. F.: Lymphödem – Vorbeugung und Behandlung. Schweizerische Krebsliga, Bern 1993

Kesselring, A.: Krebs. Was bedeuten Krankheit und Unterstützung für den Patienten? Recom, Basel 1987

Meerwein, G.: Einführung in die Psychologie, 3. Aufl. Huber, Bern 1983

Munro, S.: Musiktherapie bei Sterbenden. Fischer, Stuttgart 1986

Niederle, N.: Der Krebskranke und sein Umfeld. Thieme, Stuttgart 1987

Oepen, I., O. Prokop: Außenseitermethoden bei Krebs. Wissenschaftliche Buchgesellschaft, Darmstadt 1986

Scherer, E.: Strahlentherapie. Eine Einführung in die radiologische Onkologie, 4. Aufl. Thieme, Stuttgart 1989

Schüle, K., S. Trimborn: Rehabilitation nach Mammakarzinom. Pflaum, München 1984

Schweizerische Krebsliga: Leben mit Krebs ohne Schmerz. Ein Ratgeber für Betroffene und Angehörige. Bern 1996

Seeger, P. G.: Leitfaden für Krebsleidende und die es nicht werden wollen, 3. Aufl. Mehr Wissen, Düsseldorf 1988

Senn, H.-J., P. Drings, A. Glaus, W. F. Jungi, R. Sauer, P. Schlag: Checkliste Onkologie, 3. Aufl. Thieme, Stuttgart 1992

Simonton, O. C.: Wieder gesund werden. Rowohlt, Reinbek 1983

Vester, F. u. a.: Krebs – fehlgesteuertes Leben. Aktualis 1990

25 Angst und Schmerzen

Immer ist Wandlung Unvorhergesehenes, immer ist das Beständige aus tausend Unbeständigkeiten gefügt. Immer gibt es deshalb auch die Angst, das Glück könnte vorübergehen … und den Schmerz über Verlorenes.
Jean Gebser

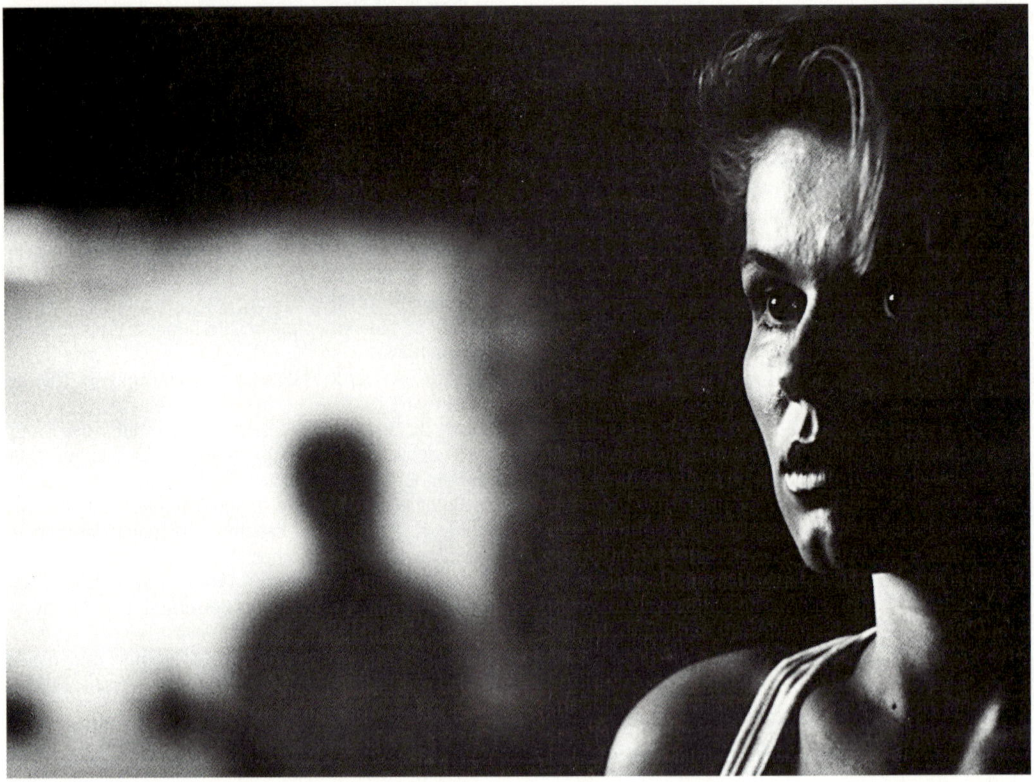

Foto: Süddeutscher Verlag Bilderdienst/Rolf Poss

Sequenzziel

Dieses Kapitel bietet Ihnen Informationen, Erfahrungen und Denkanstöße, damit Sie Patienten in Angst/Furcht und Schmerz/Leid hilfreich begleiten können. Besprochen werden die theoretischen Aspekte zu den Phänomenen Angst und Schmerz sowie die wichtigsten Therapie- und Pflegeansätze. Diese Grundlagen helfen Ihnen, Schmerzsituationen richtig einzuschätzen, Schmerzpatienten situationsgerecht zu begleiten und auf Angstreaktionen adäquat zu reagieren.

Prinzipien

Menschliches Sein wurzelt im Urvertrauen; in ihm beruht die Würde und die Geborgenheit des Menschen. Es gibt jedoch nichts, was nicht seinen Gegenpol hat. Der Gegenpol des Urvertrauens ist die Urangst. In Situationen von Schmerz und Unsicherheit kann sie ungehindert zum Durchbruch kommen und wird dann zur zusätzlichen Belastung, die den Schmerz verstärkt; ein Teufelskreis (Schmerzspirale) setzt ein.

Auch der **Organismus** ist den Gesetzen der Polarität unterworfen: Dem Werden folgt das Vergehen, dem Aufbau der Abbau. Beides verlangt vom Menschen Anpassung, ein Prozeß, der einem Streßreiz mit entsprechenden Symptomen entspricht. Angst- und Schmerzsituationen sind besonders große Streßauslöser und verlangen vom Betroffenen eine Anpassungsleistung, die stets neu bewältigt werden muß.

Umwelt und Mitmenschen sind der Ort, wo Reaktionen von Unsicherheit, Angst und Schmerz sich ausdrücken als Flucht, Aggression oder als Suche nach Zuflucht. Das Miteinander entscheidet über eine gelungene oder verfehlte Überwindung der Angst wie auch über eine hilfreiche Schmerzbewältigung.

Einstimmung

■ **„Am Schmerz und**
an der Angst gesunden
Wie still sich in uns
die Krankheiten die Hände reichen,
um gemeinsam die Zerstörung
an den Punkt zu treiben,
wo Knochen und Muskeln,
Gewebe und Nerven
die seltenen Einsichten
aus uns pressen.
Und darüber wartet die Seele
wie eine Mutter,
wie eine Glocke.
Und darunter stöhnt die Seele
wie eine Tragbahre,
wie Urgestein.
Und darin wächst die Seele
wie Blutbahn
und Atem.
So könnten wir reifen
und dem Schmerz
seine Bestimmung wiedergeben,
um das Neue,
das neue Ichweißnichtwas
zu entdecken.
So,
vielleicht nur so,
tut sich der dunkle Himmel
in uns auf,
und wir gesunden.“ ■

Ulrich Schaffer

■ **„Die Hoffnung findet Wege**
wege
im nebel
ich sehe
nicht weit
was wartet auf mich?
fragt die angst
die zuversicht
schreitet vorwärts
die hoffnung
findet wege
durch alles hindurch.“ ■

Peter Klever

25.1 Situation des Patienten

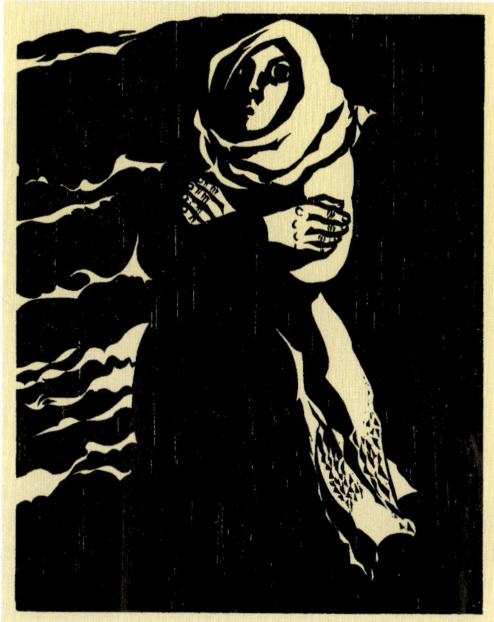

Frau im Sturm

Kranksein ist unweigerlich mit Schmerz und Angst verbunden. *Schmerz* ist ein belastendes körperliches Ereignis, *Angst* ein unlustbetonter seelischer Vorgang; beide sind ein *Leiden*, das den Menschen ganzheitlich trifft.

Ein Mensch, der unter **Schmerzen** leidet, hat gleichsam einen anderen Körper als den gewohnten, er ist nicht mehr Handelnder, er ist Leidender – Homo patiens –, ein *Patient*, ausgeliefert dem, was in und an ihm geschieht, ihn quält und ihm beinahe den Verstand zu rauben scheint. Die Sprache faßt diese Gestalt des schweren Schmerzes in Wortbilder, die überzeugender nicht sein könnten:
- jemand vergeht vor Schmerz,
- wird innerlich zerrissen,
- gerät außer sich und
- ihm platzen fast Kopf und Kragen.

Jeder Mensch leidet individuell, keiner erfährt den Schmerz gleich wie ein anderer (beeinflussende Faktoren S. 772 f.); je nach Lebensphase, Alter, Kräftehaushalt und Einstellung usw. geht der Mensch verschieden damit um.

Auch die **Angst** drückt sich im Empfinden aus. Die Bandbreite erstreckt sich von der akuten hochgradigen Panikattacke auf der einen Seite bis hin zur ängstlich anhaltenden Verstimmung auf

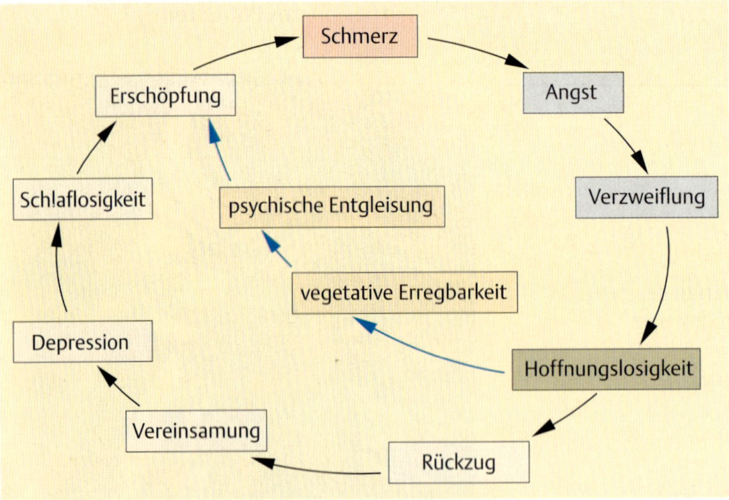

Abb. 25.**1** Schmerzspirale. Wenn die Spirale nicht unterbrochen werden kann, läuft ein Circulus vitiosus ab: Schmerzverstärkung → Angstverstärkung → usw.

der anderen. Auch für die Gefühle der Angst haben wir einen reichen Wortschatz. So erfahren wir Angst zum Beispiel als Bangen, Bedrückung, Sorge oder als Furcht. Andere Ausdrücke sind Entsetzen, Grauen, Gruseln, Unsicherheit, Verlorensein, Panik und Verzweiflung bis hin zum Beben, Zagen und Zittern.

- Die Angst hockt einem in den Knochen,
- läßt Menschen erstarren und frösteln,
- sie verschlägt uns den Atem und
- bleibt uns im Halse stecken.

Angst und Schmerz sind nie unabhängig voneinander, sie beeinflussen sich gegenseitig, schaukeln sich auf und führen schließlich zu einem Teufelskreis der Hoffnungslosigkeit, der Erschöpfung und der Depression (Abb. 25.**1**). Wo Angst und Schmerz zu Gast sind, ist die Depression nicht weit.

25.2 Situation der Pflegenden

Wer von Berufs wegen mit Krankheit und Behinderung umgeht, darf nie vergessen, daß die Gefühle der Angst und das Empfinden von Schmerz anstecken und übertragen werden können.

Eine gesunde Psychohygiene ist notwendig, um nicht in einen Strudel gezogen zu werden. Dabei ist es eine große Hilfe, im Pflegealltag mit dem *Gegenpol*, den es immer gibt, umzugehen. Der Gegenpol von Schmerz und Leid ist Glück und Freude, der Gegenpol von Angst und Furcht das Vertrauen und die Sicherheit (Abb. 25.**2**).

Der Hilfe zum Bewältigen muß somit das **Aktivieren der positiven Kräfte** (Ressourcen) gegenüberstehen. Um diese zu entdecken, braucht es Fantasie und Spürsinn, auch Zeit zum Hinhören und Hinschauen, um so hinter den vordergründigen Ängsten und/oder Schmerzen diese andere Dimension zu entdecken, zuzulassen und der Verwandlung zuzuführen. Hier hat das *helfende Gespräch* (S. 461 ff.) eine wichtige Funktion, besonders aber das Zuhörenkönnen.

Michael Ende erzählt von Momo, daß sie so zuhören konnte, „daß Unglückliche und Bedrückte zuversichtlich und froh wurden". Im Zusammenhang mit *Angst* würde dies bedeuten: so zuhören können, daß Ängstliche und Verzagte wieder Vertrauen finden.

Zum Abschluß noch ein Wort zur **Schmerzphilosophie**. Wir sollten wissen, daß unser *Umgehen mit fremdem Schmerz* nie neutral ist. Wir bringen uns selbst, unser Gewordensein mit ein und damit eben auch unsere eigenen Schmerzerfahrungen und Bewältigungsmuster (das gilt natürlich auch für die Angst). Davon sind Haltung und Einstellung dem anderen gegenüber geprägt. Solche Faktoren sind:

- eigene Toleranzgrenze, die auch bestimmt ist von
- Persönlichkeit und Charakter;
- Ehrlichkeit gegenüber eigenem Schmerz (Tendenz zum Verdrängen oder Aufbauschen);
- Schmerzerfahrung in der eigenen Kindheit, im Kontext von Gesellschaft und Kultur, in der ich lebe;
- Wertsetzung und Sinngebung (religiöse und ethische Werte, die ich vertrete);

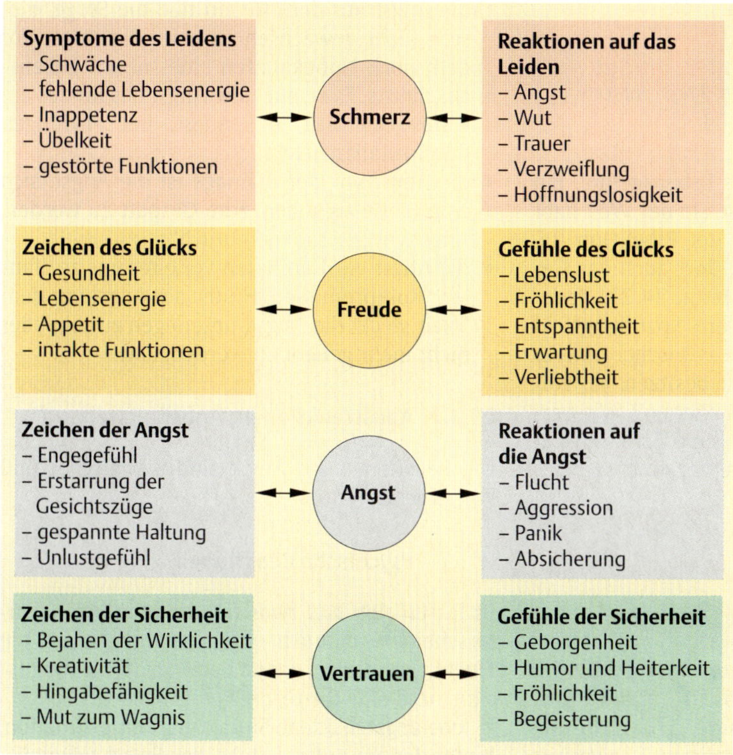

Abb. 25.**2** Schmerz und Leiden und die Gegenkräfte Glück und Freude sowie Angst und ihr Gegenpol Vertrauen (nach Eisner).

- Ausbildung und Prägung durch die Erfahrungen mit Schmerzpatienten, verordnenden Ärzten, Haltung von Stationsschwestern usw.

Das *Umgehen mit Schmerzpatienten* ist davon beeinflußt. Es gilt deshalb, die eigene *Reaktion* auf Schmerzäußerungen zu beachten sowie die bewußten oder unbewußten Mechanismen, die die Handhabung von Schmerzmitteln beeinflussen (Zeitplanung, Dosierung usw.), zu kennen, um sie kontrollieren zu können. Das gleiche gilt natürlich für das Umgehen mit der *Angst*. Die folgenden Übungen dienen der *Selbstreflexion*:

Angst beginnt im Denken

Welche Grundängste kennen Sie?

Angst
- den Boden unter den Füßen zu verlieren,
- krank zu werden,
- vor Schmerzen,
- vor dem Alleinsein,
- zu wenig Zeit zu haben?

Angst
- vor Veränderung,
- vor neuen Situationen
- vor Blamagen ...?

Anfragen zur Schmerzphilosophie

Überprüfen Sie Ihr eigenes Schmerzverhalten, und bringen Sie es in Beziehung zur Schmerzphilosophie auf Ihrer Station.

Wie gehe ich mit eigenem Schmerz um?
- Wie reagiere ich?
- Was sage ich? Wem sage ich es?
- Wieviel sage ich?

Wie groß ist meine Schmerztoleranz?
- Wieviel halte ich aus?
- Wie lange halte ich aus?

Wie bin ich sozialisiert worden?
- Wie gingen meine Eltern mit Schmerzen um?
- Wie reagierten sie auf die Schmerzäußerungen des Kindes?
- Wie wurden meine Erwartungen erfüllt, von wem wurden sie erfüllt (Mutter, Vater ...)?

Welche Schmerzerfahrungen habe ich gemacht?
- Wie war meine Kindheit?
- Wie waren meine Erlebnisse während meiner Schulzeit?
- Wie sind meine beruflichen Erfahrungen?

Welche Schmerzphilosophie beeinflußt mein Verhalten gegenüber Schmerzpatienten?
- Wie reagiere ich auf Schmerzäußerungen?
- Wie sind meine/unsere Spielregeln im Umgehen mit Reservemedikation?
- Wie handhabe ich die Planung und Verabreichung (verordneter) Medikamente?

25.3 Die Angst

Die Angst ist ein elementares Lebensgefühl. Ein Leben ohne Angst gibt es nicht. „In der Welt habt ihr Angst", heißt es schon in der Bibel (Joh. 16, 33). Öfter noch begegnet uns dort auch das Gegenwort „Habt Vertrauen" (Matth. 24, 27). Jeder Mensch bewegt sich in diesem Spannungsfeld von Angst und Vertrauen und wünscht, ersteres zu negieren und letzteres zu besitzen. Ja, wer möchte nicht angstfrei leben können? Wir vergessen dabei aber, daß Angst eine Funktion hat und daß sie auf unserem Reifeweg eine wichtige Rolle spielt.

25.3.1 Formen der Angst

Existentielle Angst

Balthasar Staehelin (1973) bezeichnet die tief im Innern wahrgenommene positive Grundstimmung, die der Mensch als Freude, Liebe, Erlösung und Frieden erfährt, als *Urvertrauen*. Der Verlust des Urvertrauens löst die *Urangst* aus, die sich als Existentialangst, z. B. nach schweren Enttäuschungen, als Folge von Minderwertigkeitsgefühlen oder bei Fehlen von sozialen Anbindungen äußert. Wir kennen sie als

- die Angst vor dem Dunkel, dem Fremden, dem Unbekannten; sie läßt uns den Boden unter den Füßen verlieren;
- die Angst vor Versagen, Alleinsein, Alter, Tod, die angstvolle Beziehungsarmut oder Beziehungslosigkeit;
- die Angst vor Existenzverlust (Verlust von Beruf, Ansehen), die Angst vor der Leere und Ungesichertheit.

Existentiell erfahren wir auch die sog. *Vitalangst*, die von Veränderungen im eigenen Körper ausgeht. Sie tritt auf bei Herz-Lungen-Problemen mit Atemnot, bei Operationen im Bereich des Thorax oder bei terminalmalignen Prozessen. Man spricht von Todesangst.

Angstauslösende Lebenssituationen

Es sind Ängste, die im Verlauf des Lebens anläßlich anstehender Veränderungen auftreten (typisch ist z. B. die Angst der Midlife crisis). Es handelt sich um

- die Angst vor dem Neuen und die Sorge, diesem nicht gewachsen zu sein, die Angst vor dem noch Unbekannten eines neuen Lebensabschnitts. Es ist auch die Angst des Kindes am ersten Schultag, die Angst, bei Prüfungen durchzufallen, usw.;
- die Angst vor der Blamage ist die Angst, sich eine Blöße zu geben, zum Gespött zu werden, Angst vor „Fassadeneinbruch";
- die Angst vor Konflikten verleitet uns zu „faulen" Kompromissen. Hinter der Angst vor dem Streit steckt die Angst, unterlegen zu sein oder nicht mehr geliebt zu werden, usw.

25.3.2 Angstreaktionen, Angstentstehung

Die Reaktionen auf Angst sind psychischer und körperlicher Natur.

Psychische Reaktionen

Es lassen sich *drei typische Reaktionsformen* unterscheiden, nämlich eine passive, das ist die Flucht, eine aktive, das ist der Angriff (die Aggression), und eine dritte, die Suche nach Sicherung.

Jede angstgeladene Situation ist eine Situation, hinter der ein Auftrag steht, das *Entscheidenmüssen*. Je länger wir Entscheidungen in der Schwebe lassen, um so größer wird die Angst, bis sie uns schließlich entscheidungsunfähig und krank macht. Jede Entscheidung muß in Handeln einmünden und verantwortet werden (Schicksal und Freiheit S. 675).

Ausweichen geschieht zum ersten über die **Flucht** in eine Scheinwelt, häufig auch in den Kollektivismus.

- Die Flucht vor Entscheidung und Verantwortung führt in die schwelende Unentschiedenheit.
- Die Flucht aus Angst vor der Wirklichkeit und vor Verantwortung bringt viele Menschen in die Sucht (Drogen, Alkohol, Glücksspiel) oder in den Rückzug, sei es als Flucht in die Krankheit, ins Schneckenhaus (Abkapselung) oder in die Resignation (Kapitulation).

Die **Aggression** äußert sich in Aktion und ist immer Angriff, z. B.

- als Destruktion: Zerstören von Sachen, Verletzen von Menschen (Schlägerei, Vergewaltigung), Zerstören seiner selbst (Suizid);
- als Machthunger, der sich in Karrierebesessenheit oder in „Chefallüren" äußern kann, in Unterdrückung anderer oder im Aufspielen seiner selbst.

In der **Suche nach Sicherung** wird die Verantwortung abgeschoben und an andere übergeben. Man bezahlt dafür willig den Preis der Abhängigkeit. Es ist

- die Reaktion des Kindes, das nach seiner Mutter schreit. Erwachsene gehen dann z. B. auf den „Absicherungstrip", d. h., sie schließen Versicherungen für alles und jedes ab;
- das Sichunterstellen in hierarchische Strukturen, die möglichst jede Entscheidung und Verantwortung abnehmen, z. B. in rigiden Religionsgemeinschaften (Sekten) oder in Banden.

Die Suche nach Sicherheit und Schutz kann vorübergehend ein positiver Ansatz zur Krisenbewältigung sein. Aber sie ist nur so lange konstruktiv, als sie nicht zu negativen Folgen, zum „Drinhängenbleiben" verführt.

Körperliche Reaktionen

Angst hat immer auch eine physiologische Komponente (Abb. 18.**3** S. 581). Das zeigt sich in den begleitenden Körpersymptomen. Beteiligt sind das Sinnes-Nerven-, das Stoffwechsel- und das rhythmische System.

Sinnes-Nerven-System. Die Reaktionen des Sympathikus sind in Tab. 25.**1** zusammengefaßt. Wo auch der Parasympathikus mit reagiert, treten zusätzlich Durchfall, Übelkeit, Erbrechen und häufiges Wasserlassen auf.

Stoffwechselsystem. Dieses Instrument für die Lebensvorgänge reagiert oft in allen Bereichen der ATL. Die Angst kann jegliche Aktivität lähmen. Erschöpfung, Verweigerung oder Depression sind die Folge.

Rhythmisches System (S. 424 f.). Es reagiert äußerst sensibel auf Angstzustände; Angst

- läßt den Herzschlag verstärken,
- schnürt die Kehle zu,
- stört den Schlaf,
- schneidet den Atem ab,
- blockiert schließlich den Fluß der Energien.

Verspannung und Schmerz sind die Folge.

Tabelle 25.**1** Begleiterscheinungen der Angst (nach Kielholz)

- Pupillenerweiterung, gespannte Mimik
- Trockener Mund, feinschlägiger Tremor
- Schweißausbrüche, Blässe des Gesichts
- Tachykardie, Präkardialangst, Extrasystolie
- Magenbeschwerden, Darmspasmen, Diarrhö, Anorexie
- Tachypnoe, muskuläres Atemkorsett, Würggefühle im Hals, Einschlafstörung
- Pollakisurie, Harndrang
- Blutdrucksteigerung
- Erhöhung des Blutzuckers

Je nach Intensität der Reaktion auf Reize spricht man von angepaßter und unangepaßter Angst.

Angepaßte Angst. Sie entspricht der Gefahr, sie ist logisch, nachvollziehbar, von jedermann zu verstehen: Angst vor einer Operation/Narkose, Angst vor den Konsequenzen einer Diagnose (wie gehe ich damit um?).

Unangepaßte Angstreaktion. Sie entspricht in keiner Weise der effektiven Gefahr, kann von Außenstehenden nur schwer nachvollzogen werden: Angst vor Ansteckung (Waschzwang), Angst davor, über einen Platz zu gehen, einen Lift zu benützen (Platzangst) usw. Wo solche Reaktionen zur Gewohnheit werden, werden sie als *neurotisch* bezeichnet, die Gewohnheit selber als *Phobie* (griech. phobos = Furcht).

Die **Angstbereitschaft** (Ängstlichkeit) ist ein Persönlichkeitsmerkmal (wie auch die Reaktion auf Schmerz).

„Angst macht krank" und „Angst steckt an". Wir wissen heute, daß die Seuchenepidemien früherer Zeiten auch „Angstepidemien" waren. Die Ängste des heutigen Menschen sind anderer Art, aber nicht weniger wirklich, denn die Risiken, Gefahren und Bedrohungen in unserer Zeit der weltweit miteinander verflochtenen Systeme können sehr wohl angsterzeugend sein.

Die **Angstformen**, wie sie medizinisch unterteilt werden, sind in Tab. 25.**2** zusammengefaßt.

Entstehung der Angst

Es gibt viele Erklärungsversuche, sog. Angstmodelle (Angsttheorien).

Die **phylogenetische** (die Stammesgeschichte betreffende) Erklärung wird durch die Tatsache belegt, daß spezifische Objekte (Schlangen, Spinnen – tierische Feinde des Menschen) extrem angstauslösend sind, während reale Gefahren (Straßenverkehr) kaum phobisch wirken.

Die **psychologische** Erklärung, z. B. nach Rieman – er spricht von *Grundformen* der Angst: Angst vor Selbsthingabe (Ich-Verlust), vor Selbstwerdung (Selbstentfremdung), vor Wandlung und vor der Notwendigkeit des Unausweichlichen (Todesangst).

Die **psychoanalytische** Deutung sucht die Wurzel der Angst im Spannungsfeld von „Ich" und „Über-Ich" (Erziehungszwänge, Gewissensängste).

Tabelle 25.2 Formen der Angst und ihre medizinische Behandlung (nach Kielholz)

Depressionsangst	tritt häufig auf, ist mit sedierend-anxiolytischen Antidepressiva und psychotherapeutisch zu behandeln
Neurotische Angst	auch als Gewissensangst bezeichnet, entsteht aus frühkindlichen Konflikten; verlangt vor allem Psychotherapie, zusätzlich Anxiolytika
Psychotische Angst	bei schizophrenen und organischen Psychosen; Neuroleptika, gegebenenfalls Behandlung der Grundkrankheit
Existentialangst	bei existentiellen Bedrohungen von außen, die faktisch vorhanden sind oder nicht: eine spezielle Angst, das Dasein, eine Prüfung, eine Aufgabe nicht meistern zu können; evtl. Anwendung eines Betablockers, Hilfe durch Gespräch
Realangst	geht von aktuellen Bedrohungen durch die Umwelt aus, z. B. bei nächtlichem Gang durch eine einsame, unbeleuchtete Straße; eine Signalangst, die keine Behandlung braucht
Vitalangst	bedroht die Persönlichkeit vom eigenen Körper her, z. B. bei Herzinfarkt, bei beginnender Herzinsuffizienz, Arteriosclerosis cerebri, Asthma bronchiale; primär Behandlung des zugrundeliegenden Leidens, Sicherheit

Bei allen diesen Angstformen bedarf es neben der *Behandlung* in erster Linie der *Begleitung* des betroffenen Menschen: Zuwendung, Verständnis, Mitsein.

Die **religiös-philosophische** Deutung schließlich sieht die Wurzel der Angst im Verlust des Urvertrauens. Beim neugeborenen Kind ist das Vertrauen noch sichtbar in jeder Körperhaltung; in Bewegung und Blick kommt dieses Vertrauen zur Welt zum Ausdruck. Langsam entwickelt sich dann die Möglichkeit, Furcht zu empfinden: „beginnend mit dem Geburtsschock und sich zum dritten Lebensjahr steigernd, wo es zu einer gewissen Kulmination kommt. Bis in den Schlaf hinein wird das Vertrauen gestört: angsterregende Träume lassen die Kinder aufschrecken. Oft tritt die Angst vor der Dunkelheit auf" (H. Kientzler).

25.3.3 Angstbewältigung

Angstbeherrschung. Sie ist die fruchtbarste Möglichkeit. Menschen versuchen sich der Angst zu stellen, ihr ins Auge zu sehen. Es geht also nicht um einen Kampf *gegen* die Angst, sondern vielmehr um das Aufbauen des Gegenpols: des Vertrauens und Beheimatetseins

- in der Suche nach einer neuen *Sinngestaltung*: Übernehmen von Aufgaben, Sicheinsetzen für andere (gebraucht werden!), Zulassen von Freude, Erlebniswerten und schöpferischen Werten;
- im *Sichtragenlassen* und Haltfinden: z. B. im religiösen Glauben, in festen Beziehungen (Partnerschaft, Gruppenzugehörigkeit), in Gemeinschaft (Spielen, Wandern, usw.).

Entspannung. Entspannungsübungen (S. 433) wie die „progressive Muskelrelaxation" nach Jacobsen, das „autogene Training" nach J. H. Schultz, die „atemstimulierende Einreibung" nach Bienstein (S. 113 f.) können einen Zustand der Ruhe herbeiführen. Dadurch werden die Muskeln entspannt, und die Bereitschaft zu Ruhe und Frieden nimmt zu, was der Angst entgegenwirkt.

Konditionierung. Gewisse Ängste lassen sich durch eine gezielte Verhaltensänderung verlernen. Die Konditionierung geht davon aus, daß das, was gelernt wurde (die Angst), auch wieder verlernt werden kann.

Paradoxe Intention. Dies ist eine Auseinandersetzung zwischen der geistigen und der psychischen Dimension des Menschen, praktisch ein Zwiegespräch. Daß so etwas möglich ist, liegt in der *Selbstdistanzierungsfähigkeit* des Menschen. Viktor Frankl, der als erster diese Methode beschrieb, nennt als wichtigsten Anwendungsbereich die Angst- und Zwangsneurose. E. Lukas (1986) beschreibt die Methode so:

- „Paradoxe Intention bedeutet soviel wie ‚umgekehrter Wunsch'. Der Patient wird nämlich angeleitet, sich genau das zu wünschen, was er in seinen Ängsten und Zwängen so krankhaft fürchtet und von dem er verzweifelt loszukommen versucht. Das, wovor er flüchtet, holt ihn immer ein, und je mehr der Patient gegen seine Ängste ankämpft, desto mehr ist er ihnen ausgeliefert. Wünscht er sich hingegen das Gefürchtete, unterstützt durch humoristische Formeln, die ihm diesen ‚paradoxen' Wunsch erleichtern, dann – verschwindet die Angst. Das Schwierige ist bloß, den umgekehrten Wunsch zu initiieren, denn niemand ist geneigt, dasjenige herbeizusehnen, was er fürchtet!

Ein gutes Beispiel dafür sind alle Fälle von Prüfungsangst: Die übermäßige Angst verschlechtert stets das Prüfungsergebnis, weil sie den konzentrierten Denkablauf stört. Der Prüfling versagt durch die Angst vor dem Versagen. Gemäß der paradoxen Intention müßte der Betroffene nun angehalten werden, sich ein möglichst schlechtes Prüfungsergebnis zu wünschen und sich dementsprechend vorzunehmen, bei der Prüfung nur Unrichtiges zu Papier zu bringen. Damit es ein bißchen humoristisch klingt, könnte er bei sich selbst denken, er wolle einen ‚Durchfall-Rekord' aufstellen insofern, als kein anderer Prüfling mit einer so hohen Fehlerzahl ‚durchfallen' solle wie er. Eine solche paradoxe Haltung könnte er natürlich nicht ernst nehmen, sie würde ihn höchstens zum Lachen bringen – aber schon darüber lachen zu können würde ihn emotional freispielen für die höchstmögliche Konzentration in der Prüfung. Durch den paradoxen Wunsch schwindet die Angst, und die Prüfung fällt entsprechend der Leistung aus, weil keine Angst-Blockade das Ergebnis verschlechtert." ■

Methoden der Angstbewältigung können hilfreich sein, sie ersetzen aber nie die menschliche Komponente.

Gespräche. Angst ist ein häufiges Begleitsymptom bei Krankheit. Hier ist es wichtig, dem Patienten zu signalisieren, daß wir seine Ängste ernst nehmen, daß sie nichts Abnormales sind oder gar etwas, was nicht sein dürfte. Gespräche „wider die Angst" sind vor allem geboten vor Eingriffen (größeren Untersuchungen, Operationen), in der Konfrontation mit belastenden Diagnosen und unsicheren Prognosen. Hier müßte das helfende Gespräch (S. 461 ff.) oder das Krisengespräch (S. 463 f.) Teil der Pflegeplanung sein.

Alle Ängste sind irgendwie mit der **Urangst** verbunden, deren Gegenpol das **Urvertrauen** ist. Angstgeplagte Menschen brauchen vor allem den *Mitmenschen*. Sie brauchen Menschen, die sie verstehen, und einen Ort, wo sie geborgen sind und sich sicherfühlen können.

Für Begleitende gilt, daß sie diesen Ort ermöglichen, nicht als Ort des Rückzugs (zur guten Mutter, die für alles sorgt), sondern als Ort, wo Wege der Angstbewältigung gesucht und gefunden werden können.

Angstgeplagte Menschen begleiten heißt dann,

- Angstmechanismen und Angstreaktionen kennen, um ihnen entgegenwirken zu können. Sosein respektieren, ohne negative Muster zu verstärken.
- Nähe, Geborgenheit und Sicherheit vermitteln, ohne Abhängigkeit und Rückzugstendenzen zu unterstützen.
- Hoffnung lehren und Hoffnung lernen ermöglichen.
- Kräfte und Energien sich sammeln lassen, damit sie neu kanalisiert werden können: weg von der Angst auf eine sinnvolle Aufgabe hin.

Jean Gebser sagt zur Überwindung der Angst (Steiner u. Gebser 1986):

■ „Es ist bereits eine Leistung, wenn man auch nur einige Formen der Angst zu beherrschen gelernt hat. Wer sie beherrscht, beherrscht auch sich selber. Wer sie meistert, meistert damit auch sein Leben. Dies zu erreichen ist gewiß nicht leicht, wenn man gegen sich selbst und gegen seine Mitmenschen ehrlich bleiben will. Es gibt jedoch noch etwas, das über die bloße Beherrschung der Angst hinausgeht. Solange man sich damit begnügt, Ängste zu beherrschen, ist man noch an sie gebunden und abhängig, so wie der Fischer von den Fischen, der Jäger vom Wild und der Schauspieler von seinem Publikum abhängig ist. Es gilt jedoch mehr: frei zu werden, angstfrei zu werden. Das aber erfordert nicht nur Beherrschung, sondern Überwindung der Angst. Noch als Herrscher sind wir zugleich Sklave. Wer jedoch die Angst überwindet, der trägt selbst das Sterben mit Gleichmut und mit der Ruhe, mit der er auch sein Leben gemeistert hat. Ihm gelingt der entscheidende Schritt: Er hat sein Vertrauen in das Leben und seine Sinnhaftigkeit so gesteigert, daß es der Angst die Waage zu halten vermag. Genauso wie die der Angst entspringende Ungewißheit, so ist auch die aus dem Vertrauen wachsende Gewißheit ein Teil des Lebens. Wer dieses Vertrauen in sich geweckt hat, der kann Ängsten ohne Angst entgegensehen. Sein Ja entwaffnet die Angst, sein Vertrauen überwindet sie. Er vermag das Göttliche klaren Blickes und unbeschwerten Herzens wahrzunehmen." ■

25.4 Der Schmerz

Schmerz ist

- ein neurophysiologisches Geschehen – *somatische Seite;*
- ein komplexes persönliches Erlebnis, eine Erfahrung wie Hunger und Durst, eine Sinneswahrnehmung wie Fühlen und Tasten – *psychische Seite.*
- ein Ereignis, das nie ohne unsere mentale Verflechtung abläuft. Einstellung und Haltung beeinflussen die Toleranzgrenze und das Umgehen damit – *geistige Seite.*

Als komplexes Phänomen hat der Schmerz Anteil an beiden Seiten. Schmerz ist darum **Antwort auf die Bedrohung** der Integrität der Gesamtperson auf allen Ebenen (Leib – Seele – Geist).

Davon abgeleitet könnte man auch sagen: Schmerz ist das **psychische Korrelat** (Ausdruck) eines vitalen Schutzreflexes.

25.4.1 Beeinflussende Faktoren

„Schmerz tut jedem wieder etwas anders weh", d. h., der Schmerz, der „bellende Wachhund unserer Gesundheit", setzt jedem Menschen anders zu. Während der eine schon beim geringsten Wehwehchen Höllenqualen leidet, nimmt der andere selbst heftige Schmerzen gleichmütig hin. Zu unterscheiden sind dabei:

- *Schmerzschwelle.* Der Schmerz tritt auf = physiologische Komponente. Sie ist bei allen Menschen gleich.
- *Schmerztoleranzgrenze.* Schmerz wird empfunden = psychologische Komponente. Sie ist individuell verschieden (personabhängig sowie gesellschaftlich, kulturell geprägt).

Seelisch-geistige Faktoren

Persönlichkeit

Charaktereigenschaften. Von Natur aus ängstliche Menschen ertragen weniger Schmerz als mutige und tapfere.

Urteilsfähigkeit. Personen, die neue Eindrücke unabhängig von Hintergrundinformationen (wie negative Elternbotschaften) beurteilen, entwickeln eine bessere Schmerzbewältigungsstrategie als die „stets leidenden, gebrannten Kinder".

Ähnlich widerstandsfähig sind „Reducer" (Abblocker), die im Gegensatz zu den „Augmentern" (Verstärkern) Reize, die über eine gewisse Stärke hinausgehen, begrenzen und herabdrücken.

Verdrängungsstrategien. Menschen, die unangenehmen Tatsachen über sich selbst nicht ins Auge sehen können (z. B. im Verleugnen einer Krebskrankheit), können erheblich mehr Schmerzen „schlucken" als ehrliche; damit laufen sie aber auch Gefahr, sich über körperliche Alarmsignale hinwegzusetzen und dringende Eingriffe hinauszuzögern. Vielen bekannt ist auch die Flucht vor dem Zahnarzt.

Stimmung und Gefühle

Gefühlszustände beeinflussen das Aushaltevermögen merklich (Tab. 25.**3**).

Heftige Erregungszustände wie auch panische *Angst* betäuben die Schmerzwahrnehmung (Schmerztor schließt sich), wohingegen leichte Nervenanspannung und **Fixierung** auf einen „möglichen Schmerz" besonders empfänglich machen.

Depression geht häufig mit Schmerzbeschwerden einher, und umgekehrt führen anhaltende Schmerzen schließlich zu zunehmender Verstimmung (Schmerzspirale Abb. 25.**1** S. 766).

Tabelle 25.**3** Gefühlszustände und Faktoren, welche die Schmerzschwelle beeinflussen (nach Schara)

Schmerzen verstärkt	Angst Traurigkeit Depression Introversion Isolation soziale Abhängigkeit Sorgen Schlaflosigkeit
Schmerzen verringert	Sorglosigkeit Schlaf Verständnis Familie Zuwendung Zeit Beschäftigung Hoffnung Anxiolytika Antidepressiva

Geistige und kognitive Faktoren

Geistige Prozesse verändern die Schmerzwahrnehmung, das geht aus verschiedenen Forschungsberichten hervor.

So nahmen Versuchspersonen Schmerzen viel gelassener hin, wenn sie von vornherein **bestimmte Vorstellungen** von deren Schwere, Auftretenszeitpunkt und körperlichen Folgen hatten. Es half ihnen auch sehr, wenn sie sich während der Tortur **entspannten**, ihre **Aufmerksamkeit** bestimmten Dingen zuwandten oder das eigene Leiden möglichst sachlich und distanziert zu beschreiben trachteten. Linderung verschafften weiterhin angenehme **bildhafte Vorstellungen**, besonders wenn der Schmerz darin vorteilhaft uminterpretiert wurde, indem man z. B. stechende Kälte als Erfrischung in glühender Hitze auffaßte. Den gleichen Effekt haben zu guter Letzt auch eiserne **Durchhalteparolen**, mit denen der gequälte Mensch an sich selbst appelliert, auch dem bohrendsten Schmerz die Stirn zu bieten. Die Logotherapie spricht von **Einstellungsmodulation** (vom Wie des Umgehens damit).

Soziokulturelle Faktoren

Viele dieser Aspekte beruhen auf Wirklichkeit, andere auf Stereotypien. Letztlich gibt es nur *das* Individuum mit seinen eigenen Reaktionen. Geprägt sind sie jedoch von Erziehung, Umwelteinflüssen, gesellschaftlichen Wertschätzungen.

Die Aussage „Frauen vertragen weniger Schmerz als Männer" rührt in erster Linie von der anerzogenen Vorstellung her, daß Frauen im Vergleich zu Männern ihren Gefühlen eher freien Lauf lassen dürfen („Männer weinen nicht"!).

Angehörige von Kulturen, die den Ausdruck von Schmerz verächtlich machen, sind schmerzresistenter als solche offenherzigerer Nationen; der *Südländer* z.B. empfindet schon Reize als schmerzhaft und unerträglich, die für einen *Nordländer* noch schwach und unbedeutend sind.

Sozialer Status und Zugehörigkeit zu einer bestimmten Gesellschaftsschicht „erlauben" es ihren Mitgliedern, „zimperlich" zu sein (z.B. in der höheren Gesellschaft), oder „verbieten" Schmerzäußerungen (unter harten Arbeitern etwa).

Konditionierung. Hier erfährt ein Mensch, daß er mit seinem Schmerzverhalten Vorteile und Begünstigungen bekommt – *soziale Bedeutung* des Schmerzes. Die Zunahme von chronischem Schmerz in unserer Gesellschaft könnte davon mitverursacht sein.

Das **Alter** ist ein wichtiger Faktor. Mit seiner Zunahme geht die Schmerzwahrnehmungs- und Schmerztoleranzgrenze in die Höhe, zum einen deshalb, weil die Ansprechbarkeit der körpereigenen Schmerzfühler (Nozizeptoren) mit den Jahren nachläßt, zum anderen aber auch, weil ältere Menschen weniger Aufhebens um ihre Beschwerden machen.

25.4.2 Physiologie des Schmerzes

Die Wahrnehmung von Schmerz und das Schmerzverhalten beruhen auf einer Informationsverarbeitung im Zentralnervensystem. Diese Schmerzinformationen verlaufen von den Nozizeptoren (Schmerzrezeptoren) zum Rückenmark und von dort zum Gehirn (Abb. 25.**4**).

Schmerzentstehung

Die Schmerzentstehung ist ein komplexer Vorgang, an dem viele Anteile zusammenwirken (Abb. 25.**3**).

Gewebeschädigung (Schmerzreiz) führt zur Freisetzung von Chemikalien, die normalerweise in den Nervenenden gespeichert sind (Bradykinin, Prostaglandin). Diese Stoffe sensibilisieren die Nervenenden und wirken darin mit, daß der Schmerz von dem verletzten Körperteil an das Gehirn weitergemeldet wird. Prostaglandine verstärken zudem die Blutzufuhr zur verletzten Region; damit lösen sie die Schwellung und Rötung aus, die wir als Entzündung kennen. Des weiteren erregen sie die *Nozizeptoren*. Die ausgelöste Erregung läuft über Nervenfasern (afferente Fasern bzw. A-Delta- und C-Fasern, Abb. 25.**4 a**) zum Hinterhorn des Rückenmarks (Substantia gela-

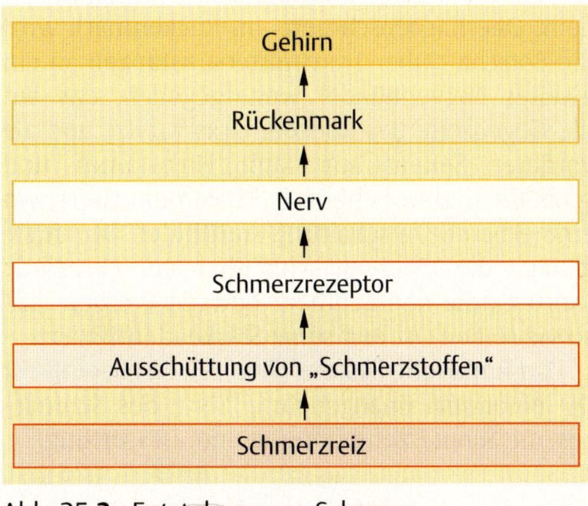

Abb. 25.**3** Entstehung von Schmerz.

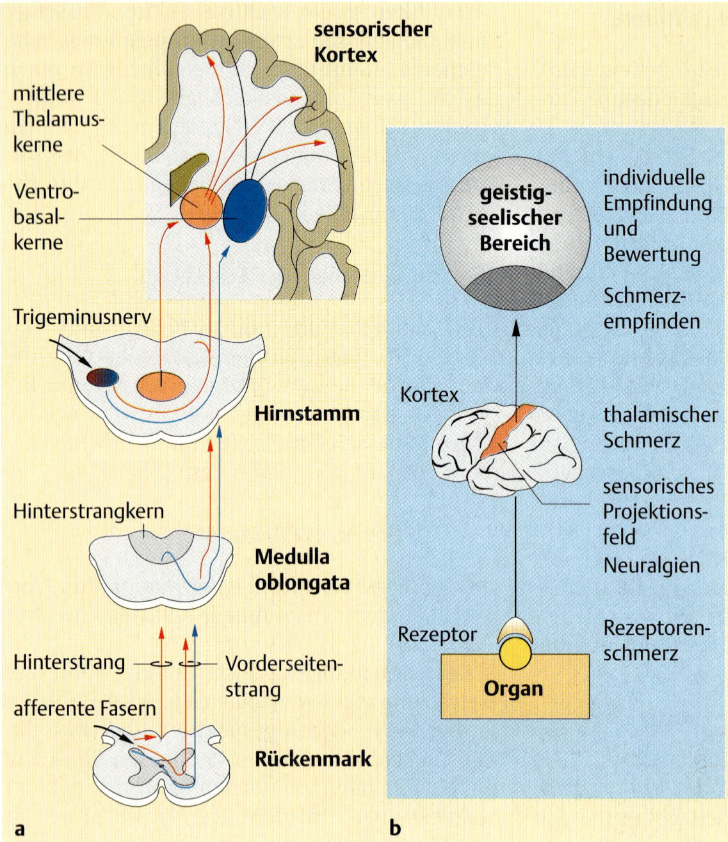

Abb. 25.**4** Schmerz. Schematische Darstellung,
a der für Schmerzleitung und -verarbeitung wichtigen neuronalen Strukturen,
b des limbischen Systems.

tinosa). Die Existenz eines schnelleitenden (A-Delta-Fasern) und eines langsamleitenden (C-Fasern) nervalen Leitungssystems erklärt die *schnell auftretende erste* („helle", scharfe Schmerzempfindung, die zu Fluchtreflexen führt) und die *langsamere zweite* (dumpfe, bohrende; sie führt vor allem zu Schonhaltung) *Schmerzempfindung* beim Oberflächenschmerz. Im Rückenmark wird die Botschaft über Transmittersubstanzen an ein zweites Nervenbündel weitergegeben, das auf die Gegenseite des Rückenmarks kreuzt und als vorderer Seitenstrang zum Hirnstamm und schließlich zum Sehhügel (Thalamus) führt, wo eine erneute Umschaltung stattfindet. Durch sie gelangt die Meldung schließlich zur Hirnrinde (Kortex), die den Schmerz bewußt werden läßt sowie seinen Ort und seine Stärke identifiziert.

Das **limbische System** (Abb. 25.**4 b**) beeinflußt die emotional unangenehme Seite des Schmerzes, die Schmerzempfindung und -bewertung.

Gate-control-Theorie

Der Gate-control-Theorie liegt die Erkenntnis des sog. *Tormechanismus* (engl. gate = Tor) zugrunde. Unser Nervensystem ist so etwas wie ein empfindliches Spürgerät. Die oben besprochenen Abläufe sind zwar grundsätzlich vorgegeben, aber sie reagieren gleichzeitig sehr sensibel auf verschiedene Ereignisse und Impulse. Wenn also Nervenimpulse, die von beschädigtem Gewebe (z. B. einer Fußverletzung) ausgehen, im Rückenmark ankommen, passieren sie gleichsam ein *Kontrollsystem*. Hier wird entschieden, ob und welche Signale und wie rasch sie weitergeleitet werden sollen. Diese Entscheidung hängt sowohl von dem ab, was in der Peripherie (am Fuß) geschieht, wie auch von der Empfindlichkeit der Nervenzellen selbst. Zusätzlich von Bedeutung sind natürlich auch die hochkomplexen Wahrnehmungsaspekte des Gehirns. Sie alle zusammen bewirken, daß der Tormechanismus in Gang kommt – sich öffnet oder sich schließt.

Die Entdeckung dieses *Schaltmechanismus* geht zurück auf die beiden Schmerzforscher Wall und Metzack. Sie nannten ihre Erkenntnis „gate control theory" (Torkontrolltheorie). Diese geht grundsätzlich davon aus, daß das Nervensystem pro Zeiteinheit nur eine bestimmte Menge sensorischer Informationen verarbeitet. Werden zuviele Informationen gesendet, dann unterbrechen bestimmte Zellen im Rückenmark die Signalübertragung, als ob sie ein Schleusentor zumachten. So kann es geschehen, daß Schmerz nicht mehr durch die Schleuse gelangt, wenn zuviele andere Empfindungen, etwa das Reiben der Schmerzstelle, den Andrang vergrößern.

Die Theorie könnte erhellen, weshalb elektrophysikalische Therapiemaßnahmen oft Erfolg zeigen. Dabei werden an der Haut über dem Schmerzbereich Elektroden angebracht, durch die ein schwacher Strom fließt; der elektrische Reiz tritt so in Wettstreit mit den Schmerzsignalen. Auch die Wirkung von Akupunkturnadeln mag zum Teil darauf beruhen, daß sie die Schleusen für Schmerzmeldungen schließen und/oder die Produktion körpereigener schmerzunterdrückender Substanzen anregen.

Die Gate-control-Theorie hat außerdem zur Klärung einiger rätselhafter *psychologischer Aspekte* des Schmerzes beigetragen. Man denke nur an den Fußballspieler, der sich voll auf das Spiel konzentriert und seine ausgerenkte Schulter erst nach dem Abpfiff bemerkt. Das gleiche gilt für den „ausbleibenden Schmerzschrei" auf dem Schlachtfeld oder bei einer Mutter, die trotz eigener Verletzung ihr Kind zu retten versucht.

Die Öffnung des „Schmerztores" (Bewußtwerdung des Schmerzes) hängt auch davon ab, ob Ruhe und Pflege möglich sind oder ob das Überleben vordergründigeres Bedürfnis ist. Im zweiten Fall wird z. B. die verletzte Mutter so lange keine Schmerzen spüren, bis ihr Kind aus dem brennenden Haus gerettet ist; erst dann öffnet sich das „Schmerztor" → der Schmerz kann zugelassen werden. So ergibt sich das folgende Muster:

- Verletzung tritt ein, wird dem Gehirn gemeldet.
- Überlebenskampf ja oder nein?
  Ja: kein Schmerz, Energien werden anders gebraucht, Bewegung ist lebensnotwendig.
  Nein: Bewegungsverbot wird mit dem Signal Schmerz bzw. mit dem „Benötigungsschrei" angeordnet.

So können auch kognitive Prozesse wie Aufmerksamkeit, Gefühl und Erinnerung an frühere Erlebnisse das „Tor" entweder öffnen oder schließen. Angst und Aufregung z. B. öffnen das „Tor" für alle Eingänge an den verschiedenen Körperstellen. „Sich sicher und geborgen fühlen" schließt das Tor und kann Schmerzfreiheit bewirken. Die Konsequenzen für eine *Beziehungspflege* lassen sich mit Leichtigkeit ableiten.

25.4.3 Schmerzausdruck und Schmerzbewertung

Schmerzausdruck

Der Schmerzausdruck wechselt mit dem Alter. Der Säugling und das Kleinkind schreien ihren Schmerz heraus (*„Schreiweinen"*). Sie halten die Augen krampfhaft geschlossen, werfen quere und senkrechte Stirnfalten auf und stoßen durch den viereckig breit geöffneten Mund mit hochgezogener Oberlippe und der vorgeschobenen Unterlippe kurze, scharfe oder klägliche Laute aus (Abb. 18.**2** S. 581). Bei älteren Kindern und beim Erwachsenen (und je älter um so mehr) erfährt dieser Ausdruck mannigfachen Wandel. Aus dem stürmischen wird ein feinstufiger Ausdruck, in dem sich drängender Schmerz mischt mit der instinktiven Bemühung, diesen durch eine entsprechende Körperhaltung in Grenzen zu halten. So entstehen sehr unterschiedliche Schmerzmuster (Abb. 25.**5**).

Neben den physischen Auswirkungen ist die *Vielfalt der Begleiterscheinungen* zu beachten.

Tabelle 25.**4** Auswirkungen körperlicher Schmerzen

Bereich	Auswirkung
Psychischer Bereich	Angst vor Verlust Wut, Aggression Depression, Enttäuschung Hilflosigkeit Selbstmitleid
Geistiger Bereich (Sinnfinden)	Sinn-/Wertlosigkeit Schuldfrage, Strafe Glaubenskrise Hoffnung/Hoffnungslosigkeit Wert des Lebens
Sozialer Bereich	Zeitpunkt im Leben veränderte Rolle Arbeit Wertgefühl Gewohnheiten Sexualität Rituale familiäre Konflikte

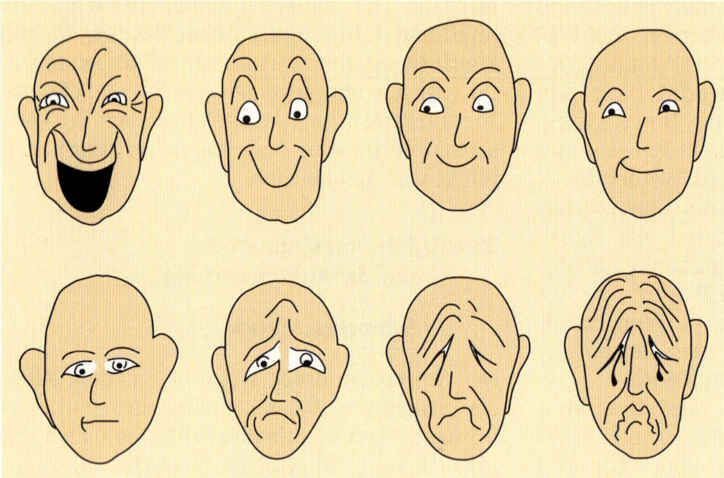

Abb. 25.**5** Versuch einer Schmerzquantifizierung anhand von acht unterschiedlichen Gesichtsausdrücken (nach Lehmann, aus Hertl, M.: Der Gesichtsausdruck des Kranken. Thieme, Stuttgart 1993).

Diese führen zu zusätzlichen Problemen. Die wichtigsten Berührungspunkte sind in Tab. 25.**4** zusammengestellt.

Schmerzmessung

Sowohl die Ansätze der Therapie als auch die Methoden der Schmerzmessung hängen stark vom wissenschaftlichen Verständnis von Schmerz ab. So sind mit dem Aufkommen der Gate-control-Theorie auch neue Methoden der Schmerzmessung entstanden, die dem Arzt zur Verfügung stehen.

Der Schwerpunkt der klassischen psychophysischen Schmerzmessung (Algesimetrie) ist die Bestimmung der *Schmerzschwelle*. Gemeint sind die erste Reaktion des Patienten auf eine schmerzhafte Empfindung (z. B. auf einen Nadelstich) sowie die Bestimmung der *Toleranzschwelle* (wieviel Schmerz hält der Patient aus – ab wann will er den Schmerzreiz abbrechen).

Neben den Schwellen wird auch die *Unterschiedsempfindung*, z. B. linke Extremität – rechte Extremität, gemessen. Aus den so gewonnenen Resultaten läßt sich der *Schmerzempfindlichkeitsbereich* ableiten.

Neuere Schmerzmessungsmethoden basieren auf der *Signal-Entdeckungs-Theorie*. Dabei handelt es sich um ein Verfahren, das eine klare Trennung zwischen der Sensorik (Schmerzreiz) und der Antworttendenz des Betroffenen ermöglicht. Dies kann insbesondere für das Umgehen mit Schmerzen von Bedeutung sein.

Diese wenigen Beispiele zeigen auf, daß die Schmerzerfassung viele Ansatzpunkte hat. Auch wenn die Methoden der Psychophysik immer noch weiter entwickelt werden, gilt, daß auf die **verbalen Methoden** nicht verzichtet werden kann. Nur die direkten Aussagen der Schmerzbetroffenen ermöglichen einen Zugang zum subjektiven Erleben. Sie allein können schließlich das Ausmaß und die Art ihres Schmerzes ausdrücken oder Angaben machen über Erfolg oder Mißerfolg einer Schmerztherapie.

Man spricht von Schmerzanamnese, Schmerzanalyse oder von Schmerzeinschätzung. Dafür wurden verschiedene Verfahren, Skalen und Schmerzbeurteilungsprofile entwickelt.

> Alle Meßinstrumente – auch die besten – sind nur soweit brauchbar, als der Schmerzbetroffene gewillt ist, kooperativ und ausdauernd (über Tage oder Wochen) an der Schmerzerfassung mitzuarbeiten (z. B. durch das Führen eines Schmerztagebuchs).

Schmerzeinschätzung

Das bedeutendste Hilfsmittel zur Schmerzeinschätzung ist zweifellos das *Gespräch*. Es bedarf aber eines hohen Maßes an Einfühlung, um wirklich zu hören, was der andere meint. „Schmerz tut jedem wieder anders weh“ heißt auch: Nicht jeder meint dasselbe mit dem gleichen Wort. Eine große Hilfe ist es, dem Schmerzpatienten/der Schmerzpatientin klare Fragen zu stellen, auf die er/sie mit eindeutigen Antworten reagieren kann.

Der Inhalt eines Schmerzerfassungsgesprächs umfaßt die Intensität, die Lokalisation und die Beschaffenheit des Schmerzes. Wichtig sind auch der Zeitpunkt des Auftretens von Schmerz sowie eventuell damit in Verbindung stehende Ereignisse oder Aktivitäten. Hilfreich dabei sind die *W-Fragen*. Einige Beispiele:

Wo?
- Lokalisierung und Ausbreitung: streng lokal, diffus oder ausstrahlend.
- Ort: organgebunden (Zahnweh, Bauchweh, Ohrenschmerzen, Rückenschmerzen usw.):
  - Oberflächenschmerz (Haut),
  - Tiefenschmerz (z. B. Kopfweh),
  - Eingeweideschmerz (z. B. Kolik).

Wann?
- Dauer und Verlauf: kurz oder andauernd.
- Zeitpunkt und Auswirkung:
  - Initialschmerz tritt gleichzeitig mit der Verletzung auf;
  - verzögert und andauernd bei Schädigung des Gewebes, z. B. bei Entzündungen, Sonnenbrand u. a.;
  - Begleitschmerz infolge von Muskelverspannungen oder segmentaler Ausstrahlung, z. B. Armschmerz bei Herzinfarkt.

Wie?
- Intensität: akut oder schleichend, stark oder schwach (Qualitätscharakter).
- Empfindung: klopfend, stechend, bohrend, ziehend, brennend, zuckend, hämmernd, flatternd, durchbohrend, einschließend, beißend, schneidend, wehen- oder krampfartig.
- Wahrnehmung, Gefühlslage, Einstellung zum Schmerz.

Warum?
- Zusammenhang mit exogenen Faktoren und anderen Symptomen (Erkrankungen) bzw. mit Krisen.

Nicht immer reichen diese Fragen aus, weshalb auch andere **Hilfsmittel** eingesetzt werden, so z. B.:
- Skizzen mit den *Umrissen des menschlichen Körpers*, auf denen die Schmerzregionen eingezeichnet werden können (Lokalisation). Durch den Gebrauch von verschiedenen Farben oder durch die mehr oder weniger starke Farbgebung können auch Aussagen gemacht werden zur Art und Intensität des Schmerzes, wie z. B. hell (akut, scharf) oder dunkel (dumpf, bohrend).
- Der Erfassung der Intensität dient auch die *Schmerzskala*. Dazu eignet sich eine Einstufungsmöglichkeit von 0–4 oder 0–10, wobei eine Legende den Intensitätsgrad festlegen muß (Merkblatt S. 778).
- Ein gutes Schmerzerfassungsinstrument ist auch der *Schieber* (entwickelt von der Firma Mundipharma, Limburg), der den subjektiv empfundenen Schmerzwert in Zahlen umsetzt (Abb. 25.**6**).

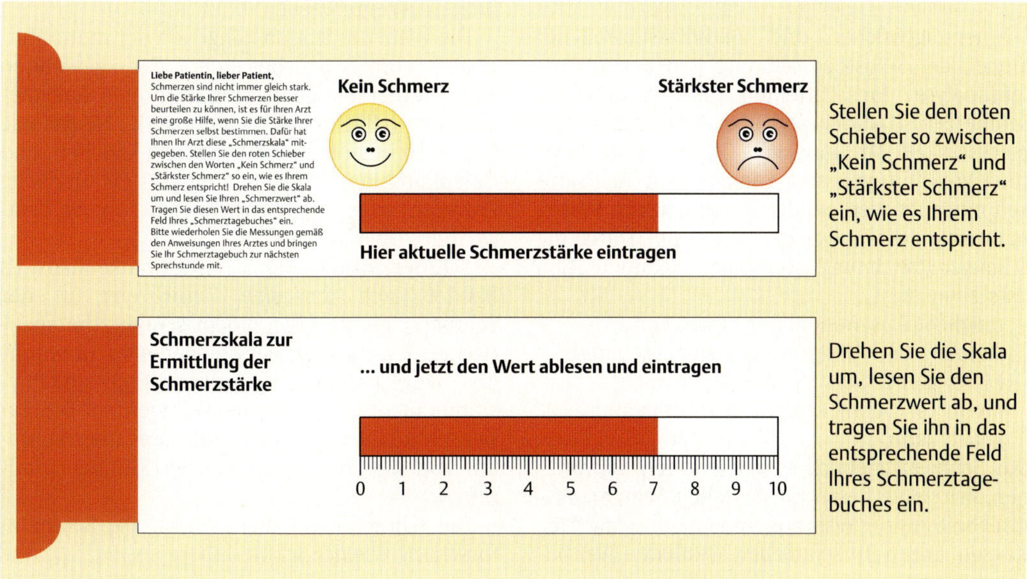

Abb. 25.**6** Schmerzskala als Schieber.

Beurteilung von Schmerzen
(Schweizerische Krebsliga, Bern 1988)

Damit der Arzt und das Pflegepersonal die Schmerzbekämpfung Ihrer persönlichen Situation anpassen können, müssen sie den besonderen Charakter Ihrer Schmerzen und andere Einzelheiten kennen. Ihre Antworten auf die folgenden Fragen sind deshalb ausschlaggebend, zum Beispiel:

- Seit wann treten die Schmerzen auf?
- Häufigkeit (ununterbrochen oder in welchen Abständen)?
- Art des Schmerzes (scharf oder dumpf, Brennen, Hämmern, messerstichartig)?
- Beeinflussen bestimmte Tätigkeiten oder Körperstellungen den Schmerz?
- Lindern die Medikamente den Schmerz?
- Wie lange hält ihre Wirkung an?
- Angabe der Schmerzorte auf dem Bild:
- Ausmaß (zum Beispiel Einschätzung mittels Zahlen gemäß folgender Skala)

schmerzlos	0
sehr leicht	2
mittel	4
stark	6
sehr stark	8
unerträglich	10

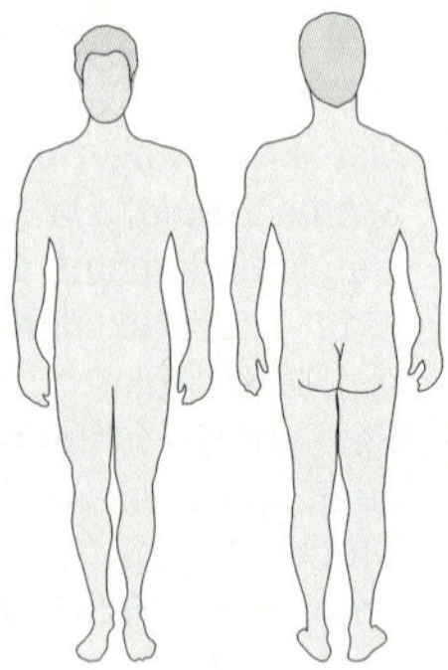

Schmerztagebuch

Schmerztagebücher und Aktivitätstagebücher dienen der Selbstbeobachtung und der Verhaltensanalyse für Patienten mit chronischen Schmerzen. Dadurch soll aber nicht einer Aufmerksamkeit im Sinne von Grübeln und Fixierung Vorschub geleistet, sondern eine Achtsamkeit eingeübt werden, die der **bewußten Wahrnehmung** dessen, was ist, dienen soll. Durch die *Schmerzaufzeichnung* soll eine Dokumentation entstehen, die

- mögliche Zusammenhänge zwischen Schmerz und Alltagserleben aufzeigt und die
- Klärung über Schmerzverlauf, Schmerzintensität (Schmerzpegel) und Schmerzort geben kann.

Das Schmerztagebuch ermöglicht dem Betroffenen, sich selber besser zu verstehen, Schmerzauslöser selbständig wahrzunehmen, um schließlich Konsequenzen für sein Leben abzuleiten (Verhaltenstherapie).

Für die Gestaltung des Schmerztagebuchs sind verschiedene Variationen möglich. Grundsätzlich soll darin festgehalten werden:

- Schmerzverlauf hinsichtlich Ort und Zeit (Tagesschmerzkurve);
- der Einfluß der Schmerzen auf die Stimmung bzw. Zusammenhang von Stimmung und Schmerz im Verlauf des Tages;
- der Medikamentenkonsum (wann, wieviel);
- die verschiedenen Alltagsaktivitäten und der Bezug zum Schmerzpegel (Aktivitätskurve).

25.4.4 Schmerztherapie

Spezielle Schmerzeinrichtungen

Schmerzpraxen. In Schmerzpraxen wird schwerpunktmäßig Schmerztherapie durchgeführt, sei es von einem Arzt (Anästhesist oder Allgemeinpraktiker) oder einem Ärzteteam aus verschiedenen Fachbereichen (multidisziplinäre Schmerztherapie). Es gibt Praxen mit rein ambulanter Versorgung, andere haben Belegbetten in einer Klinik oder unterhalten eine eigene Tagesklinik.

Schmerzambulanzen. Viele der größeren Krankenhäuser, insbesondere Universitätskliniken, führen ein eigenes Schmerzambulatorium, häufig verbunden mit einer Bettenstation. Patienten, die eine Schmerzambulanz aufsuchen, können somit ambulant oder stationär behandelt werden. Wo die Ambulanz keine eigenen Betten hat, werden die Patienten auf anderen Fachabteilungen untergebracht.

Die Wahl der Station hängt von der mutmaßlichen Schmerzursache oder der gewählten Schmerztherapie ab. In Frage kommen Anästhesiologie (allgemeine Schmerzen), Neurologie (Nervenschmerzen), Orthopädie (Knochen und Gelenkprobleme), Rheumatologie (entzündliche Prozesse) oder Psychiatrie (bei psychischer Ursache oder Überlagerung).

Schmerzklinik oder Schmerzkrankenhaus. Es handelt sich um eine Einrichtung, in der Schmerzpatienten von einem schmerztherapeutischen Team (Ärzte verschiedener Fachrichtungen, Pflegepersonen, Psychologen, Ergo- und Physiotherapeuten u. a.) behandelt werden. Die Patienten können ambulant, meistens aber stationär vom Gesamtangebot solcher Kliniken profitieren.

Die Schmerzklinik dient sowohl der Schmerzforschung wie der Schmerztherapie.

Die **Schmerzforschung** hat folgende Ziele:
- Aufklärung der Entstehungsmechanismen akuter und chronischer Schmerzen,
- Verbesserung der Schmerztherapie,
- Aufklärung der Pathogenese chronischer Schmerzen,
- Überprüfen der Wirksamkeit von Schmerzbehandlungsmethoden,
- Aufklärung seelischer Komponenten beim Schmerz und bei der Schmerztherapie.

Die **Schmerztherapie** erstrebt eine bestmögliche Schmerzfreiheit bzw. Schmerzlinderung durch:
- *Beheben der Ursache*, wo möglich – kausale Therapie;
- *Linderung* der Beschwerden – symptomatische Therapie;
- *ganzheitliche Erfassung* des Patienten, denn Schmerz ist ein multifaktorielles Problem und muß deshalb auch multidimensional angegangen werden;
- *Durchbrechen der Schmerzspirale* dort, wo Schmerz zum beherrschenden Faktor im Leben geworden ist, z.B. bei Krebspatienten (Abb. 25.**1**). Wenn wir zudem wissen, was den Schmerz verstärkt, so können wir uns auch auf das einstellen, was die Schmerzen verringert (Tab. 25.**3**). Nicht das Symptom Schmerz soll behandelt werden, sondern der Mensch, der Schmerzen hat.

Wärme- und Kälteanwendung

In diesem Bereich können Pflegepersonen entscheidungsaktiv in den Prozeß der Heilung eingreifen. Hier werden exemplarisch einige Maßnahmen vorgestellt (Tab. 25.**5**).

Kälte bei akutem Schmerz. Die lokale Unterkühlung des Gewebes führt zur Hemmung der *Schmerzrezeptoren* (Kälteanästhesie). Wenn die Kälte in die Tiefe eindringt, wird zusätzlich die Schmerzleitung gehemmt.

Prinzip: je akuter und stärker der Schmerz, desto intensivere Kältetherapie mit Eiswickeln, Gelbeuteln (S. 327 f.). Das Flächenausmaß der Kälteanwendung darf nicht zu eng gewählt werden. In der Regel werden ganze Extremitäten bzw. Schulter- und Beckengürtel oder Wirbelsäulenabschnitte behandelt. Bei sehr intensiver, langdauernder Anwendung muß der Patient gut überwacht werden. Eine Hauthyperämie ist Folge jeder Kälteanwendung, sie kann sich bis zur Kälteurtikaria entwickeln.

Tabelle 25.**5** Schmerzlindernde Maßnahmen bei klar definierter Schmerzursache (aus Schlappbach, P., B. van Hegelsom: Ther. Rdsch. 46 [1989] 8)

Schmerzursache	Sinnvolle Maßnahmen
Umschriebene oder diffuse Muskeltonuserhöhung	akute Schmerzen: – Kälteanwendung chronisches Schmerzproblem: – Wärme, Massage, Traktion, Mobilisations- und Dehnungstechniken
Reduziertes Gelenkspiel (Hypomotilität der peripheren Gelenke und Wirbelgelenke)	– Traktion – aktive und passive Mobilisationstechniken – aktive und passive Dehnungen
Verkürzte Muskulatur	– passive und aktive Dehnung (Wärmevorbehandlung)
Akute muskuläre, artikuläre und periartikuläre Schmerzen	– Kälteanwendungen, zeitlich begrenzte Ruhigstellung
Chronische muskuläre, artikuläre und periartikuläre Schmerzen	– Kombination der drei ersten Maßnahmenbündel
Hypermotilität bzw. Instabilität an peripheren Gelenken bzw. Wirbelgelenken	– Ruhigstellung – isometrische Muskelkräftigung – Verhaltensänderung (Gelenkschutzinstruktion, Rückendisziplin usw.) – Mobilisation der hypomobilen Grenzbereiche
Nervenwurzelkompression	– schmerzreduzierende Lagerungen (Halskragen, Böckligerungen usw.) – Kälteanwendungen (Stöckliwickel) – aktive und passive Mobilisationstechniken – Traktion bei zervikaler Diskushernie – transkutane Elektroneurostimulation (TENS) – Längs-/Quergalvanisation

Wärme bei chronischen Schmerzen, sofern die Muskulatur beteiligt ist. Wärme bewirkt vermehrte Dehnarbeit des Muskels, womit Entspannung erreicht wird. Sie vermindert auch die Viskosität der Gelenkflüssigkeit (die andererseits durch lokale Unterkühlung und Ruhe heraufgesetzt wird). Durch Wärme können die morgendlichen Anlaufschmerzen bei Polyarthritis gemildert werden.

Prinzip: je größer die Ausdehnung der Wärmeeinwirkung, desto intensiver die Wirkung, desto belastender aber auch für Herz und Kreislauf.

Zur Anwendung kommen Bäder, Wickel, Packungen, Umschläge (Wickeltherapie S. 326 ff.).

Auch **Berührung** ist letztlich eine Wärmetherapie, wenn sie bewußt eingesetzt wird. Ihre Heil- und Schmerzlinderung beruht auf einem sehr alten Verfahren, dem Handauflegen (therapeutische Berührung S. 495 ff.).

Physiotherapeutische Maßnahmen

Sie betreffen den Bereich der Physio- und Bewegungstherapie (Tab. 25.**5**).

Massagen. Lockerungsmassage (löst schmerzhafte Muskelverspannung; Reflexzonen- und Bindegewebsmassage verbessert die Durchblutung).

Passive und aktive Bewegung. Dehnungs- und Lockerungsübungen, Gelenkmobilisation, Traktion (passiver Zug) u. a.

Elektrotherapie. Galvanisation, Iontophorese, Interferenzstromtherapie, transkutane Elektroneurostimulation (TENS) u. a. Sie alle beeinflussen die Schmerzrezeptoren bzw. das Schmerztor (S. 773 ff.); Ultraschall vermindert die Schmerzleitung.

Instruktion zur Verhaltensänderung. Rükkendisziplin, Erlernen von Ausweichbewegungen usw.

Schmerzmedikation

Eine *ausreichende* und *kontinuierliche* medikamentöse Schmerzbekämpfung ist bei vielen Patienten zur Verbesserung ihrer Lebensqualität unumgänglich. Entscheidung, Durchführung und Kontrolle der Schmerzmedikation liegen ausschließlich in den Händen des *Arztes*. Doch ist es wichtig, daß auch *Pflegepersonen* über die Prinzipien der Schmerztherapie Bescheid wissen, damit sie eine wirksame Behandlung unterstützen können.

Bei chronischen Schmerzen sind Durchhalteparolen fehl am Platz!

WHO Stufenplan

Die WHO erarbeitete ein nun schon seit Jahren bewährtes Stufenschema zur medikamentösen Therapie von Tumorschmerzen, das von vielen Schmerzexperten auch zur Therapie nichttumorbedingter chronischer Schmerzen empfohlen wird.

Welches Analgetikum eingesetzt wird, ist von Schmerzursache und Schmerzintensität abhängig. Beginnend mit der Stufe 1 WHO werden Nichtopioidanalgetika gegeben. Wenn deren Wirkung bei adäquater Dosierung nicht ausreicht oder Unverträglichkeiten auftreten, wird in der Behandlung auf Stufe 2 WHO (Schwache Opioide) und, falls erforderlich, weiter auf Stufe 3 WHO (starke Opioide) übergegangen. Häufig läßt

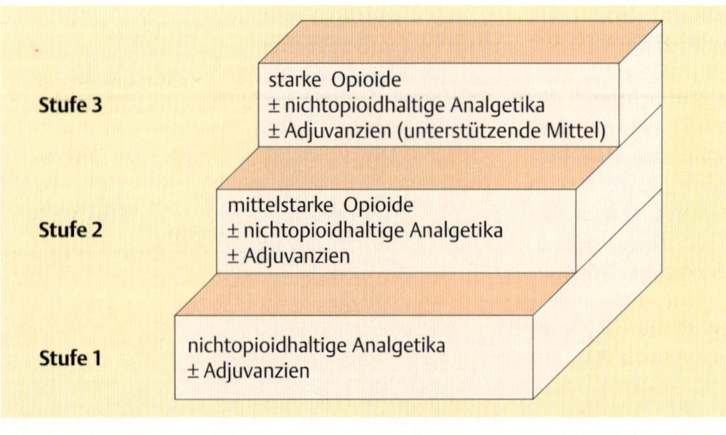

Abb. 25.**7** WHO-Stufenschema der Analgetikatherapie.

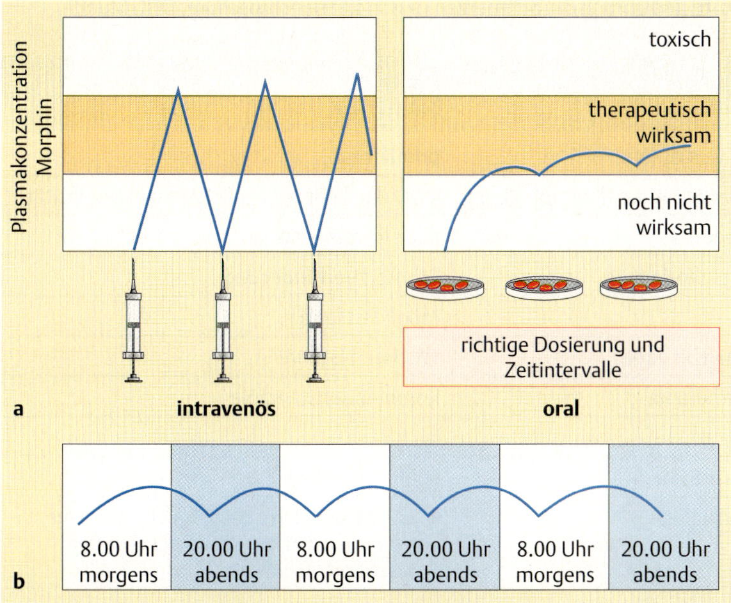

Abb. 25.**8** Schmerztherapie
a Vergleich der oralen und intravenösen Opiatverabreichung. Bei der oralen Anwendung von Morphin liegt der Plasmaspiegel immer im therapeutischen Bereich. Zur Morphintherapie S. 789ff.
b Festes Zeitschema für die Medikamenteneinnahme bei Retardtabletten (Vorteil langer Wirkungsdauer, im Beispiel 12 Stunden).

sich die Analgesiequalität durch die Kombination von Nichtopioiden und Opioiden verbessern (Abb. 25.**7**).

Im Sinne dieses einfachen aber sehr wirkungsvollen Stufenschemas müssen folgende Grundregeln beachtet werden:

1. Möglichst orale Medikation (Begründung Abb. 25.**8**).
2. Regelmäßige Analgetikagabe nach festem Zeitschema.
3. Individuelle Dosisanpassung – Titration nach Schmerzintensität.
4. Prophylaxe von möglichen Analgetikanebenwirkungen (bei Opioiden z. B. Übelkeit oder Obstipation).

Informationen zur *Morphintherapie* S. 789 ff.

Die Schmerzmittel*verabreichung* ist bei *akutem* Schmerz anders zu handhaben als bei *chronischem* (Tab. 25.**6**). Postoperativer Schmerz S. 1040 f.

Schmerz und Plazebo

Plazebo (Scheinmedikament, unwirksame, indifferente Substanz) kommt zur Anwendung, um einem subjektiven Bedürfnis nach medikamentöser Therapie zu entsprechen, häufig auch im Rahmen der klinischen Erprobung neuer Medikamente (Doppelblindversuch). Auf keinen Fall dürfen Plazebos willkürlich von Pflegepersonen eingesetzt werden (z. B. NaCl-Injektionen, wo Morphin verordnet ist).

Eine andere, viel wichtigere Bedeutung hat der *psychologische Plazeboeffekt*, der auf der Stimulation des körpereigenen Endorphinsystems beruht. Forschungen haben gezeigt, daß bei positiver Erregung (Eustreß) und bei Entspannung im Körper Endorphine gebildet werden, welche die Schmerztoleranzgrenze anheben. Davon kann abgeleitet werden, daß vorhandene Schmerzen wesentlich erträglicher werden, wenn man sich z. B. auf eine beanspruchende Tätigkeit (die man gerne tut) konzentriert. Mit diesem Trick können Schmerzmittel gespart werden. Auch die Bedeutung eines Schmerzes entscheidet mit, wie er empfunden wird. Angst, Sorge und Streß können Schmerzen schlimmer erscheinen lassen, als sie sind. Krebsschmerz wird oft verstärkt, weil er vom Patienten als Katastrophensignal verstanden wird. Dagegen können *Hoffnung, Aufmunterung* und *Freude* (ebenfalls Eustreßfaktoren) einen Endorphin ausschüttenden (Plazebo-)Effekt haben,

Gesundheitspflege...

... heißt Prävention und Beratung. Wo Pflegepersonen in der häuslichen Pflege (und bei eigenen Angehörigen) mit Schmerzproblemen konfrontiert werden, können sie, wenn die Schmerzursache bekannt ist, beratend und unterstützend die aktive Selbstverantwortung für die Besserung des Zustandes beeinflussen.

Tabelle 25.**6** Therapieplan für akute und chronische Schmerzen (aus Indikationsbroschüre, DHC Mundipharma, Limburg)

Therapieansatz	Akut-schmerzen	Dauer-schmerzen
Applikationsweg	oral, i.v., s.c., i.m.	primär oral
Dosis	zumeist Standard (lt. Empfehlung)	individuell (Titration nach Schmerzintensität)
Gabe	bei Bedarf	nach festem Zeitplan
Zielsetzung	Schmerz**linderung**	Schmerz**verhinderung**
Wirkdauer	kurz	möglichst lang
Therapiedauer	Stunden bis Tage	Wochen bis Jahre
Therapieart	Monotherapie	Kombinationstherapie
WHO-Stufenplan	nein	ja
Adjuvante Therapie*	selten erforderlich	häufig erforderlich
Patienten-führung	relativ einfach	kann sich schwierig gestalten, da der Patient von negativen Erfahrungen geprägt und desillusioniert sein kann

* *Adjuvanzien* (unterstützende Mittel) sind z. B. Antidepressiva (bei neuropathischen Schmerzen, depressiver Verstimmung), Antiemetika (bei Brechreiz, Übelkeit).

Tabelle 25.**7** Kriterien für Schmerzbedeutung und Schmerzbehandlung

Akuter Schmerz	Chronischer Schmerz
– hat in erster Linie physiologische Bedeutung	– hat immer psychische, geistige und soziale Komponenten
– ist ein Warnsignal des Körpers	– ist eine Krankheit (Schmerzkrankheit)
– Hinweis auf Krankheit, Gewebeschädigung	– der Schmerz selbst ist das belastende Symptom
↓	↓
– kausale Behandlung Ziel der Therapie: Schmerzursache ausschalten	– kausale Behandlung *nicht* möglich Ziel der Therapie: Schmerzlinderung

eine Erkenntnis, die man in der Pflege von Schmerzpatienten sehr wohl nutzen kann.

25.4.5 Hilfe bei chronischem Schmerz

Der chronische Schmerz, oft als „Schmerzkrankheit" bezeichnet, kann nie nur als eine direkte Folge somatischer Schädigung verstanden werden, sondern wird durch kognitiv-emotionale und behaviorale (vom Verhalten bestimmte) Faktoren in der Entwicklung und Aufrechterhaltung wesentlich mitgeprägt (Abb. 25.**9**).

Auch seine Bedeutung ist eine andere als beim akuten Schmerz (Tab. 25.**7**). Die Abgrenzung ist nicht immer einfach, da Schmerz bzw. Schmerzeinschätzung immer ein subjektiver Vorgang ist. Als Regel gilt: Von chronischem Schmerz spricht man, wenn dieser *mindestens 6 Monate* besteht.

Studien haben ergeben, daß 1/3 aller Einwohner der Industrieländer an chronischen Schmerzen (Dauerschmerzen) leidet.

Chronische Schmerzen *verändern das Leben des Menschen in seiner Ganzheit:*

- seine Stimmung und Gefühle;
- seine Gedanken, Einstellungen, Erwartungen;
- sein Verhalten und seine sozialen Beziehungen. Wie einsam Schmerzen machen, können sich wohl die wenigsten Menschen vorstellen;
- seine existentiellen Bedingungen: finanzielle Lage, Berufs- und Lebensplanung.

Alle diese Faktoren sind mehr oder weniger und in wechselnder Gewichtung verändert/betroffen; nie gibt es den Schmerz allein.

Behandlungsplan bei chronischem Schmerz

Chronische Schmerzen sind nicht zum Aushalten da, sondern müssen genauso sorgfältig behandelt werden wie jede andere Krankheit. Das **Ziel** liegt darin, daß der Betroffene so schmerzfrei wie möglich leben kann. Das bedeutet Erleichterung

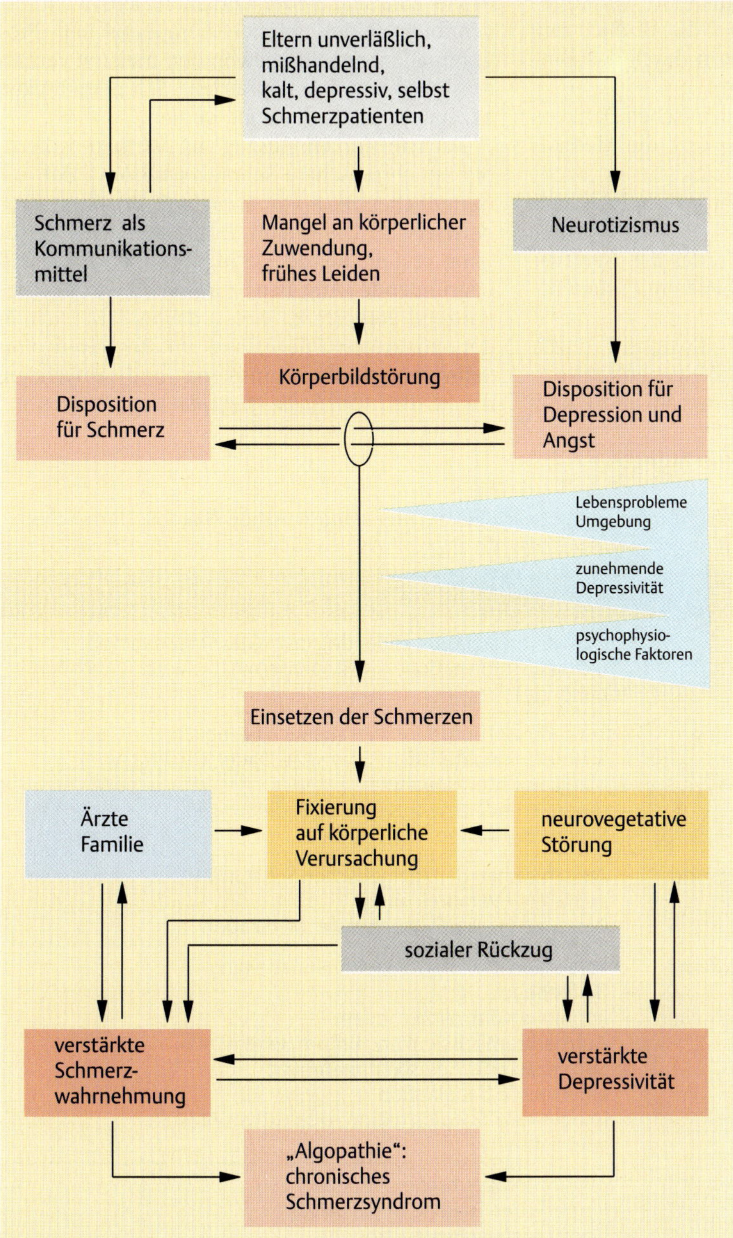

Abb. 25.**9** Entwicklungsprozeß zum chronischen Schmerzpatienten. Das Schema versucht darzustellen, wie die verschiedenen intrapsychischen, kommunikativen, sozialen und psychophysiologischen Faktoren, die heute als wesentlich bei chronischen Schmerzpatienten gesichert sind, zusammenwirken. Der obere Teil gibt die Faktoren wieder, die in der Entwicklung in Kindheit und Jugend die Disposition zur Entwicklung eines Schmerzsyndroms schaffen. Das Einwirken von Lebensproblemen, sozialen und psychophysiologischen Faktoren löst dann die Schmerzsymptomatik aus. Diese bewirkt (auf dem Hintergrund der vor ausgehenden Disposition) eine ausgeprägte Fixierung auf ein rein körperliches Geschehen, die dann noch zusätzlich durch das Verhalten von Arzt (z. B. Medikamente) und Familie (z. B. Entlastung, Zuwendung) verstärkt wird. Der daraus resultierende Rückzug vom Leben hält diesen Circulus vitiosus in Gang und mündet dann über eine Verstärkung von Schmerz und Depressivität im chronischen Schmerzsyndrom („Algopathie") (aus Ther. Rdsch. 46 [1989] 8).

(Schmerzbehandlung) und Lebensqualität (Schmerzbewältigung).

Das *Interventionsprogramm* bei chronischen Schmerzen muß grundsätzlich *interdisziplinär* gehandhabt werden. Es bietet sich dafür idealerweise die Schmerzklinik an. Der Schwerpunkt liegt (nach der kausalen Intervention) im *verhaltensmedizinischen Ansatz.* Im folgenden orientiere ich mich an Kröner-Herwig (1988):

Das *Ziel* liegt in der Minimierung von Schmerzen durch

- *Linderung* bezüglich Intensität, Dauer, Qualität;
- *Bewältigung:* besser damit umgehen können, da meist *keine völlige Schmerzfreiheit* erreicht werden kann;
- *Verstärkung* des Gesundheitsverhaltens.

Eine wirksame Schmerzmedikation vorausgesetzt, ist ein wichtiges *Teilziel* die *Veränderung* des *Selbstkonzepts* des Patienten durch das Hinführen (Einüben, Erlernen) auf

- Aufgeben des einseitig medizinischen Denkens und der Erwartung an den Arzt/die Medikamente als alleinige Helfer;
- Akzeptanz der mitwirkenden psychologischen Faktoren;
- Akzeptanz des Therapieziels, das die „Bewältigung von Schmerz und das Leben mit Schmerzresten" vorsieht;
- Aufgeben des „Konzepts Hilflosigkeit" durch Stärken des Vertrauens in die eigenen Kräfte;
- Bereitschaft zur aktiven Mitarbeit und damit einhergehend
- Abbau von Ängsten und Befürchtungen.

In Tab. 25.**8** sind die wesentlichen Ziele und Interventionen eines schmerztherapeutischen Programms dargestellt, die von den meisten verhaltensmedizinisch orientierten Schmerzkliniken akzeptiert und angewandt werden.

Nachstehend ein Auszug aus „Verhaltenstherapie bei chronischem Schmerzsyndrom", der mir freundlicherweise von Frau Prof. Dr. Birgit Kröner-Herwig, Universität Düsseldorf, zur Verfügung gestellt wurde. Darin sind erklärende und begründende Angaben zum Schmerztherapiekonzept vorgestellt. Vieles davon läßt sich in den konkreten Pflegealltag im **Begleiten von Schmerzpatienten** umsetzen und anwenden, d. h. in die *individuelle Pflegeplanung* integrieren.

Tabelle 25.**8** Überblick über Ziele und Interventionen in der verhaltensmedizinischen Therapie chronischer Schmerzen (nach Kröner-Herwig)

Ziele	Intervention/Maßnahmen
Veränderung der subjektiven Schmerztheorie	edukative (erziehende, bildende), instruktive Maßnahmen (schriftliche Informationen, Gruppenseminar usw., z. T. auch für Angehörige)
Verbesserte Selbstwahrnehmung	Selbstbeobachtung, Schmerztagebuch bezüglich – Schmerzcharakteristika (Intensität, Dauer, Qualität) – Medikamenteneinnahme – modulierende bzw. auslösende Bedingungen – Schmerzverhalten
Verringerung bzw. Optimalisierung der analgetischen Medikation	– Ausschleichen der analgetischen Substanzen – zeitfixierte Verabreichung – Beratung hinsichtlich optimaler Medikation
Erlernen von Schmerzbewältigungsstrategien **Einüben von Entspannungstechniken**	– Relaxationstraining/Entspannungstraining – Biofeedback – kognitive Kontrollmethoden: Aufmerksamkeitslenkung (intern/extern) Somatisierung: Selbstwahrnehmung ablenkende Imagination imaginative Transformation → selektives Ablenken vom Schmerz
Abbau passiven Schonverhaltens/ Aktivitätsaufbau durch – Ermutigen – Fördern	– physiotherapeutische Übungen – körperliches Training (z. B. Laufen) – Üben kreativer Beschäftigung – Einübung bestimmter berufsähnlicher Aufgaben mit Einsatz sozialer Verstärkung und Selbstverstärkung: Löschung von Schmerz- und Rückzugsverhalten
Minderung der psychophysiologischen Risikovariablen durch – Ermutigen – Fördern	z. B. – Kontrolle physiologischer Funktionen durch Biofeedback/ Schulung der Selbstwahrnehmung – Stärkung der Streßbewältigungsfähigkeit – Erhöhung der sozialen Kompetenz und Selbstbehauptung: nicht hilflos sein müssen
Unterstützung der Angehörigen	angemessenes Verhalten unterstützen und fördern

Modell der ganzheitlichen, integrativen Schmerzbekämpfung

Nach einer umfassenden Schmerzanalyse (S. 776 ff.) und einer individuell angepaßten Schmerzmedikation (S. 780 f.) geht es hier um die Aspekte des „Lebens mit einem Schmerzrest". Das bedeutet Anleitung und Einübung zur Einstellungs- und Verhaltensänderung.

Die **Veränderung des subjektiven Schmerzmodells** des Patienten von einem ausschließlich medizinischen zu einem multidimensionalen Konzept ist eine notwendige Voraussetzung für jede ganzheitlich orientierte Schmerztherapie. Der Patient muß erkennen und davon überzeugt werden, daß Schmerz immer auch psychologisch, d. h. durch sein Denken, Fühlen und Verhalten beeinflußt wird. Er muß wissen, daß psychologische Beeinflußbarkeit von Schmerz nichts mit Simulation, Wehleidigkeit oder psychischer Krankheit zu tun hat. Schmerz ist immer und bei jedem auch ein psychologisch modulierbares Phänomen. Günstig – da sind sich eigentlich alle Schmerztherapeuten einig – wäre es, dieses Konzept auch den Angehörigen der Schmerzpatienten nahezubringen. Ansätze dazu werden in den Schmerzkliniken von Seattle und Pittsburgh gemacht. Hier werden Angehörige, die „significant others", einbestellt, wenn die Patienten in die Behandlung aufgenommen bzw. entlassen werden.

Die **Selbstbeobachtung** (Schmerztagebuch) wird nicht nur als wichtiges diagnostisch-evaluatives Instrument in der Schmerztherapie eingesetzt, sondern hat auch ein therapeutisches Ziel. Die Selbstbeobachtung soll zur Auflösung von kognitiven Schemata (z. B. „mein Schmerz ist immer gleich") hin zu einer differenzierten und genaueren Wahrnehmung von Modulatoren und Auslösern des Schmerzes führen sowie zu einer genaueren Wahrnehmung des eigenen Krankheitsverhaltens (Medikamenteneinnahme, Schonverhalten usw.) beitragen. Selbstbeobachtung ist wie in anderen Bereichen auch in der Schmerztherapie der erste Ansatz zur Selbstkontrolle.

Einen großen Anteil innerhalb der Schmerztherapieprogramme nehmen Interventionen zum **Aufbau von körperlichen Aktivitäten** ein. Die Zielerreichung wird durch soziale Bekräftigung durch Therapeuten (und Angehörige) verstärkt. Schmerzklagen bzw. Schon- und Vermeidungsverhalten sollen möglichst gelöscht werden.

Der **Aufbau von Gesundheitsverhalten**, in den in den USA verschiedenste Berufsgruppen wie Psychologen, Ärzte, Physiotherapeuten, Berufsberater und das Pflegepersonal einbezogen werden, beinhaltet also im wesentlichen die Wiederaufnahme der Fähigkeit zur beruflichen bzw. häuslichen Arbeit, zur aktiven Ausfüllung der Freizeit einschließlich kreativer und sozialer Aktivitäten.

Das **Aktivitätstraining** scheint mir besonders wichtig zu sein, weil es neben einer Verhaltensänderung wahrscheinlich auch zu einer *Veränderung des Selbstkonzepts* führt. Der chronische Schmerzpatient erlebt sich vermutlich nicht mehr als ein passiv hilflos Leidender, sondern integriert vermehrt Aspekte von Stärke, Aktivität, Kontrolle in sein Selbstkonzept.

Kein verhaltensmedizinisches Programm darf auf die **Einflußnahme auf den Medikamentenkonsum** verzichten (natürlich unter ärztlicher Anleitung und Kontrolle). Medikamenteneinnahme ist oft am besten als Vermeidungsverhalten zu verstehen, dessen analgetische Funktion gar nicht mehr von den Patienten überprüft werden kann. Auf die iatrogenen Schäden der analgetischen Medikation weisen seit Jahren Pharmakologen hin. So können etwa Dauerkopfschmerzen durch langdauernde Einnahme von Analgetika entstehen, Migräneanfälle aufgrund der Einnahme von vasoaktiven Substanzen verstärkt werden. Die Einnahme von Kombinationspräparaten (z. B. mit Coffein und Barbituraten) kann eine Abhängigkeitsproblematik verstärken.

Als Ziel einer verhaltensmedizinischen Intervention kann insgesamt die Reduktion, wenn nicht gar ein Absetzen der analgetischen Medikamente betrachtet werden. Andererseits kann in bestimmten Fällen ein optimaler Umgang mit Medikamenten (Zeit der Einnahme, Dosis) indiziert sein.

Kaum ein Schmerztherapieprogramm verzichtet auf **Relaxationsmethoden** (progressive Relaxation, autogenes Training, EMG-Biofeedback usw.). Die Wirksamkeit von Relaxationsverfahren als Einzelintervention ist in vielen Studien (z. B. bei chronischem Kopfschmerz) nachgewiesen worden. Der Wirkmechanismus ist dennoch bis heute nicht ganz geklärt. Man weiß zwar, daß sympathische Aktivierung rückkoppelnd Schmerz verstärkt bzw. aufrechterhält, so daß eine Relaxation zu einer Blockierung dieses positiven Rückkopplungskreises und damit zu einer Schmerzlinderung führen kann. Manchmal ist jedoch keine physiologische Entspannung nachweisbar, dennoch wird eine Symptomreduktion beobachtet. Relaxation kann aber auch als

Streßbewältigungsmaßnahme verstanden werden. Damit könnten Stressoren vor der Auslösung von Schmerzattacken sozusagen „entschärft" werden.

Biofeedback wird z.T. als ein Instrument zur Entspannungsinduktion eingesetzt (insbesondere EMG-Feedback, Hauttemperatur-Feedback). Es dient damit ähnlichen Zielen wie die übrigen Relaxationsverfahren.

Kognitive Kontrollstrategien wie die Aufmerksamkeitslenkung, die Somatisierung, Imagination, Transformation sind in ihrer Wirksamkeit bei chronischem Schmerz noch ungeklärt. Möglicherweise sind sie eher für akute Schmerzzustände geeignet. Die Patienten sollten aber dennoch mit diesen kognitiven Kontrollstrategien bekanntgemacht werden. Sie können sie z.B. an experimentell induziertem Schmerz für sich selbst ausprobieren und diejenigen Strategien übernehmen, mit denen sie am besten zurechtkommen.

Zur **Minderung allgemeiner schmerzverstärkender Rahmenbedingungen** können verschiedene Verfahren eingesetzt werden, die generell mit einer Minderung der Streßreaktion verbunden sind. Generell sollen dabei die kognitiv-behavioralen Bewältigungsstrategien verbessert werden (z.B. durch ein Training der sozialen Kompetenz, durch ein Streßimmunisierungstraining usw.).

Wege entstehen, indem wir sie gehen!

Schmerzpatienten durch den Schmerz hindurch begleiten gelingt

- im Mitfühlen, Einfühlen und Verstehen (Befinden wahrnehmen und ernst nehmen (S. 552 ff.);
- im Aushalten und Standhalten von Hilflosigkeit;
- im Überwinden von Sprachlosigkeit hin auf Verändernkönnen;
- im Lehren und Lernen der Hoffnung (S. 647 ff.):
  - im Blick auf das, was ist, geworden ist (Erinnerung) und werden kann (Zukunft trotz allem), wie auch auf das, was (noch) geht: schlafen – aufstehen – sich freuen können ...;
  - neuen Sinn finden im Trotzdem und Dennoch – eine „neue Gesundheit", die nicht nach Wohlbefinden allein fragt, sondern auch nach den Möglichkeiten und Fähigkeiten (Kompetenzen), die geblieben sind; es gilt Grenzen und Chancen in Einklang zu bringen.

Schmerzverhalten und therapeutisches Training

Es sei abschließend ausdrücklich betont, daß eine derartige intensive Behandlung von Schmerzverhalten sehr aufwendig ist. Die Einbeziehung der Familie ist dabei ebenso notwendig wie ein großes Engagement der gesamten Therapiegruppe. Es muß aber vor allem der Betroffene selbst motiviert sein, nur dann kann das therapeutische Training Erfolg haben.

Zusammenfassend zeigt Abb. 25.**10** die Entstehung des Schmerzverhaltens einerseits und die Wirkung des therapeutischen Trainings von nicht schmerzbezogenem Verhalten andererseits.

25.4.6 Häufige chronische Schmerzformen

Krebsschmerzen

Die Angst vor einer Krebserkrankung ist fast identisch mit der Angst vor Schmerzen. Krebskranke und deren Angehörige glauben häufig, die durch die Krankheit verursachten Schmerzen seien unumgänglich. Die heutigen Erkenntnisse aber erlauben die Behauptung, daß nicht alle Krebserkrankungen unausweichlich schmerzhaft sind. Trotzdem bleibt die Tatsache bestehen, daß der Schmerz das häufigste Symptom bei fortgeschrittenem Krebs ist. Statistiken zeigen, daß etwa 60–80 % der Kranken daran leiden. Wichtig ist es nun, sich nicht an dieser Tatsache festzuklammern, denn das muß nicht so bleiben. Dem Betroffenen stehen heute verschiedene und wirkungsvolle Schmerzbehandlungen zur Verfügung (Stufenplan des WHO bei Dauerschmerzen S. 780 f.; Schmerzbehandlung im terminalen Stadium einer Krankheit S. 789).

Altersschmerzen

Der Begriff Altersschmerzen kann irreführend sein, denn das Alter als solches bewirkt keine Schmerzen, wohl aber die Abnutzungserscheinungen und Krankheitsprozesse, die mit zunehmendem Alter zu erwarten sind. Davon ist abzuleiten, daß alte Menschen in direktem Verhältnis zu ihrem fortschreitenden Alter Schmerzen leiden. „40 % der über 80jährigen leiden darunter und 29 % der 71- bis 80jährigen – aber die Ärzte wissen nichts davon", sagt Charles Henry Rapin (Chefarzt der Geriatrischen Abteilung der Universitätsklinik Cesco). Und er fährt fort: „Dabei haben ständige Schmerzen weitere Folgen, wie z.B.

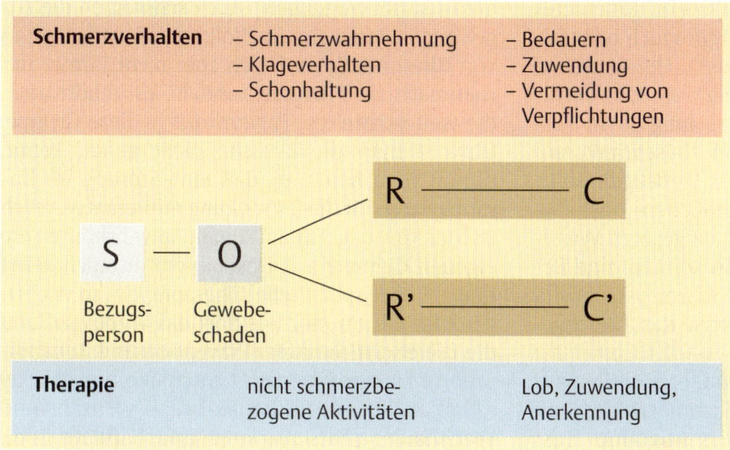

Abb. 25.**10** Verhaltensformel: Schmerzverhalten – Therapie. S = Stimulus durch die Bezugsperson, O = Organismus (Schmerzursache), R – C = Schmerzverhalten, R' – C' = Einfluß des therapeutischen Trainings auf das Schmerzverhalten (nach Kaufer u. Goldstein).

Depression, Schlafprobleme, eingeschränkte soziale Kontakte und damit verbunden Vereinsamung und Isolation."

Alte Menschen müssen ermuntert werden, über ihre Schmerzen zu sprechen. Für uns, die Gesunden (Angehörige, Ärzte, Pflegepersonal) aber gilt, daß wir ihnen glauben und daß wir ohne Wenn und Aber ihre Schmerzäußerungen ernst nehmen. Vor allem aber, daß wir ihnen eine größtmögliche Schmerzminderung ermöglichen!

Kopfschmerzen

Klagt ein Mensch – häufig sind es Frauen – über Kopfschmerzen, so wird das von der Umwelt nicht selten als „kleines Übel" betrachtet, dem mit einer Tablette Aspirin schnell abgeholfen werden kann. Wie groß das Problem in Wirklichkeit ist, zeigt die Statistik, laut der 20 – 25 % aller Erwachsenen (und zunehmend viele Kinder) unter Kopfschmerzen leiden. Die Folgen davon sind meist Leistungsminderung, Beziehungsprobleme, Rückzugstendenzen mit wachsender Vereinsamung, Verlust von Lebensqualität und Lebensmotivation.

Zu den häufigsten Formen chronischer Kopfschmerzen gehört die Migräne. Nach einer Untersuchung in fünf europäischen Ländern leiden durchschnittlich 12 % der Bevölkerung an dieser Krankheit, zwei Drittel sind Frauen (häufig zwischen dem 25. und 54. Lebensjahr). Gemessen an der Intensität und Länge der Schmerzattacken (Durchschnitt 18 Stunden) ergibt sich ein hohes Schmerzpotential. Für Betroffene ist es ein lebenbelastendes Drama. Es ist übrigens das am häufigsten in der Literatur genannte körperliche Leiden. Bei Franz Kafka z. B. sind eindrückliche Tagebucheintragungen diesem Thema gewidmet. Vom „Seufzen über den Druck im Kopf" bis zu „Schilderungen des Grauens" reichen die Schmerzzeugnisse Betroffener.

Kopfschmerzen oder Migräne? Zuerst gilt es festzustellen, ob wirklich eine Migräne vorliegt. Der *Spannungskopfschmerz* (gewöhnliches Kopfweh) hat ganz andere Kennzeichen als die Migräne; am *chronischen* Spannungskopfweh leiden Menschen bis zu 15 Tagen im Monat.

Die *Migräne* hat ihren Rhythmus, im Mittel 1- bis 2mal im Monat. Überempfindlichkeit gehört immer dazu, nicht nur auf Licht und Lärm, meistens auch auf Gerüche, selbst auf Berührtwerden, aber auch auf Medikamente aller Art. Bei der *Migräne mit Aura* (Aura ist das Vorzeichen aus dem Gehirn) treten typische Symptome auf: Sehstörungen, Augenflimmern, Einschlafen von Gliedmaßen; auch Sprachstörungen oder minutenlange Lähmungserscheinungen können dazu kommen. Diese Störungen treten direkt vor Beginn der Kopfschmerzen (oder mit einer Pause von höchstens einer Minute) auf.

Was ist zu tun? Alle Medikamente können die Migräne auch verschlimmern, weshalb Vorsicht geboten ist. Viel wichtiger ist die *aktive Behandlung* (wenn möglich) *ohne Medikamente*: Entspannungsübungen, Akupressur, Bettruhe ohne Licht und Lärm, Kälte- und Wärmeanwendungen (Kältepackung auf der Stirn zusammen mit Wärme auf dem Nacken). Am wichtigsten aber ist die Befreiung von möglichen Ursachen wie Streß, Beziehungsprobleme, unregelmäßiger Schlaf, ungeeignete Ernährung.

Es ist nicht immer einfach ein geeignetes Schmerzmittel zu finden (Übergebrauch oder falsche Mittel lösen Migräne aus!). Heute stehen *neue Anfallsmittel* und *Alternativen* zur Verfügung; das bekannteste ist das *Imigran* in Fertigspritzen zur Selbstinjektion (beschränkt auf vier Injektionen im Monat). Als *Vorbeugungsmittel* wird Dihydergot (bei Jugendlichen) oder Hydergin (bei älteren Menschen) eingesetzt. Weitere Mittel, die u. U. hilfreich sein können, sind Betablocker (bremsen das innere Alarmsystem) und Calciumantagonisten (verbessern das Gleichgewicht im Gehirn).

Informationen für Migränepatienten stellen zur Verfügung: Europäische Kopfschmerzföderation oder in der Schweiz die Swiss Migraine Trust Foundation, Zürich).

Kreuzschmerzen

Fast 5% der Bevölkerung leiden unter Kreuzschmerzen, im Volksmund als „Rückenweh" bezeichnet. Am meisten betroffen ist der untere Rücken (Lendenwirbelsäulenschmerz), jener Teil, der durch den aufrechten Gang des Menschen besonders stark belastet ist. Gleichzeitig sammeln sich hier viele schmerzleitende Nervenfasern, was die große Schmerzempfindlichkeit erklärt.

Kreuzschmerzen können viele Ursachen haben: Haltungsschäden, Irritationen einzelner Nerven, ganzer Nervengeflechte oder peripherer Nerven (typisch der Hexenschuß bzw. der Ischiasschmerz) oder auch Ausstrahlungen aus den Bauch- und Beckenorganen (z. B. Nierenschmerzen). Hier gilt es in erster Linie die Ursache zu behandeln. Als Selbsthilfemaßnahmen eignen sich Wärme- und Kälteanwendungen (S. 320 ff., 324 ff.).

Schmerzen im Stütz- und Bewegungsapparat

Dies ist die Schmerzgruppe, die mit dem Alter am meisten zunimmt (es sind 54% der Schmerzpatienten). Verursacht sind die Schmerzen durch Erkrankungen der großen und kleinen Gelenke infolge Verschleiß (Abnutzung, Degeneration) oder durch chronische rheumatische Prozesse, die den Gelenkknorpel zerstören. Am häufigsten befallen sind Hüft- und Kniegelenke, die Wirbelsäule und gelegentlich auch die Finger. Die Schmerzen entstehen durch den ständigen biochemischen Reiz der Rezeptoren in der Gelenkhaut, den Gelenkkapseln und -bändern. Die Gelenke sind oft verformt und geschwollen, Bewegung tut weh (vor allem die Anlaufbewegungen). Auch schmerzen die zugehörigen Muskeln. Im Volksmund spricht man von **Rheuma**. Es muß sich aber nicht immer um rheumatische Prozesse handeln, es gehört auch die weit verbreitete *Polyarthritis* in diese Gruppe. Obwohl man die Ursache nicht genau kennt, nimmt man heute an, daß eine Störung im Immunsystem für die Erkrankung mitverantwortlich ist (der Körper greift mit seinen Abwehrkräften die eigenen Gelenke an). Deshalb gibt es auch keine ursächliche (spezifische) Therapie. Um so wichtiger sind darum hier wie dort das *Vorbeugen* und die *Lebensertüchtigung* (Prävention und Rehabilitation). *Lindernd* wirken Umschläge und Wickel mit pflanzlichen Antirheumatika: Löwenzahn und Wachholder (entschlackend und harntreibend). Zur Verbesserung der Durchblutung und dadurch der Beweglichkeit eignen sich Wärmeanwendungen mit Heublumen, Kartoffeln, Zwiebeln (Wickel S. 326 ff.).

Bei **Gichtanfällen** Kohlwickel, sie wirken desinfizierend und leiten Giftstoffe ab: Grüne Kohlblätter walzen (bis die Blattrippen weich sind und der Saft austreten kann), für 1 – 12 Stunden auflegen (dachziegelartig) und einwickeln → hat schmerzlindernde Wirkung.

Zur Prävention wie zur Behandlung und Rehabilitation bei Gelenkproblemen haben die Rheumaligen Merkblätter und Programme entwickelt, die sie Rheumakranken und deren Betreuern kostenlos abgeben.

Nervenschmerzen

Diese Schmerzformen kommen zwar weniger oft vor als die oben beschriebenen, aber wo sie auftreten, zehren sie am Lebensnerv. Nervenschmerzen (Neuralgien) werden als messerscharf und zermürbend beschrieben. Ursachen können sein: Nervendegenerationen als Spätkomplikation bei der Zuckerkrankheit (diabetische Neuropathie), Mangeldurchblutungen der Gliedmaßen, Vitaminmangel (Begleiterscheinung bei Alkoholmißbrauch) oder Virusinfektionen der Nerven, bekannt als Herpes zoster (Gürtelrose). Vor allem bei Patienten mit Gürtelrose ist das Schmerzproblem sehr groß. Viele von ihnen entwickeln chronische Schmerzen, die auch heute noch nur schwer beeinflußbar sind.

Phantomschmerzen

Dieser „abnormale Schmerz" ist eine durch Reizung von Nervenstümpfen (z. B. in der Höhe einer

Amputation) ausgelöste und vom Gehirn auf einen nicht mehr vorhandenen Körperteil (z. B. auf eine Extremität) projizierte Schmerzempfindung. Dadurch erleben Patienten das fehlende Glied als noch vorhanden. Hinter dieser sehr abstrakten Aussage verbirgt sich ein oft jahrelang sich auswirkendes Trauma: Gliedmaßen, die schon vor langer Zeit amputiert worden sind, bereiten dem Betroffenen immer noch anhaltende und starke Schmerzen. Das gleiche gilt für eine Verletzung, die, obwohl längst abgeheilt, immer noch zu quälen vermag. Die Beschwerden reichen von Überempfindlichkeit gegen Temperaturen (Heiß und Kalt) und Berühren über Jucken und Brennen bis hin zu einem andauernden stechenden Schmerz.

Obwohl gegen diese Art von Schmerzen schon alle möglichen Medikamente ausprobiert wurden, konnte das Leiden dieser Schmerzpatienten bisher nicht auf Dauer gelindert werden.

25.4.7 Schmerztherapie bei unheilbar Kranken und bei Sterbenden

Die *Angst vor Schmerzen* steht für die meisten Menschen an vorderster Stelle, wenn sie an ihr Sterben denken. Dank des Fortschritts in der Schmerzforschung ist es heute möglich, nahezu allen Menschen für die letzte Phase ihres Lebens Schmerzfreiheit zuzusichern.

Eine optimale Schmerztherapie ist nicht an ein Krankenhaus gebunden; Voraussetzung ist aber, daß Hausärzte und Pflegepersonen ausreichend über die Möglichkeiten der Schmerztherapie unterrichtet sind. Die *Hospizbewegung* (S. 538 f.) hat deshalb einfach durchzuführende Schmerztherapiepläne für die orale Morphinbehandlung entwickelt. Die Anwendung ermöglicht einer Vielzahl von an Krebs und AIDS *terminal* erkrankten Menschen ein menschenwürdiges Dasein in der letzten Phase ihres Lebens. Das *Ziel* der Schmerztherapie liegt in der Erreichung von Schmerzfreiheit, so, daß der Patient dabei wach und beziehungsfähig bleibt. Die 10 Gebote der Schmerztherapie für den Arzt gelten, außer was die Medikamentenverordnung betrifft, auch für das Pflegepersonal (Merkblatt S. 790).

Was ist „terminale Krankheit"?

Von terminaler Krankheit spricht man dann, wenn ein Patient in die Endphase einer chronischen tödlich verlaufenden Krankheit (z. B. Krebs oder AIDS) eingetreten ist. Dies trifft in der Regel dann zu, wenn kurative (also auf Heilung abzielende) Maßnahmen keinen Erfolg mehr versprechen. Alle getroffenen Maßnahmen dienen dann vorrangig dem Ziel der Linderung von Beschwerden, die die Krankheit erzeugt. Dies kann schon viele Monate vor dem Tode des Patienten der Fall sein.

Morphintherapie

Morphinpräparate werden unabhängig von der Krankheitsursache bei heftigen Schmerzen eingesetzt. Morphine blockieren die Schmerzzentrale im Gehirn und verhindern somit, daß die Schmerzreize im Kortex (Abb. 25.**4**) Schmerzalarm auslösen können. Zunehmend setzt sich heute die Erkenntnis durch, daß neben der Krankheitsbehandlung auch eine wirksame Schmerztherapie sinnvoll und notwendig ist. Leider sehen das noch nicht alle Ärzte ein, und auch bei *Pflegepersonen* ist die *Angst* vor Morphinpräparaten noch anzutreffen. Sie sind zuwenig informiert, oder sie meinen „aus dem Gefühl heraus", Morphin mache süchtig. Solche Verhaltensweisen sind unprofessionell. Helfen kann nur die Einstellungsänderung und eindeutiges Sachwissen.

Morphin ist ein Betäubungsmittel und fällt unter die Betäubungsmittelverschreibungsverordnung (BtMVV). Seine Verordnung unterliegt damit strengen rechtlichen Anforderungen und ist dem Arzt vorbehalten. Die *Anwendung* von Morphinpräparaten ist demnach genau das Gegenteil von Mißbrauch. Bei einer gezielten Therapie ist das *Abhängigkeitsrisiko* extrem gering, ja unwahrscheinlich. Dies gilt auch für eine langdauernde Therapie bei Dauerschmerzen. Im folgenden sind die wichtigsten Ängste angeführt, die im Zusammenhang mit Morphin in manchen Köpfen herumgeistern. In Fachkreisen ist dafür der Begriff „Morphinmythos" aufgetaucht.

Der Morphinmythos und seine Korrektur

Opiate machen süchtig. Es stimmt, daß gewohnheitsmäßige und unkontrollierte Einnahme von Opiaten der Erzeugung euphorischer psychischer Zustände dient und zur Sucht führt (Fixer). Im Gegensatz zu einer mißbräuchlichen Anwendung entstehen aber durch eine effektive und ausreichend hoch dosierte Opiatgabe bei Schmerzpatienten weder Sucht noch euphorische Zustände noch beschleunigen sie den Sterbeprozeß. Sie können Sterbenden jedoch leidvolle Schmerzzu-

Die zehn Gebote der Schmerztherapie bei Patienten mit Krebs (Student 1986)

1. **Du sollst nicht davon ausgehen, daß alle Schmerzen des Patienten nur von der tödlichen Erkrankung kommen.**
   Viele Patienten leiden zusätzlich unter Schmerzen durch Verstopfung, Blasenentzündung, Rheuma usw.
2. **Du sollst auch die Gefühle des Patienten beachten.**
   Angst, Wut, Traurigkeit, Langeweile usw. können auch Schmerzen erzeugen oder deren Entstehung fördern.
3. **Du sollst Schmerzmittel niemals „nach Bedarf“ dosieren.**
   Chronische Schmerzen bedürfen – unabhängig von ihrer Ursache – stets regelmäßiger, vorbeugender Therapie.
4. **Du sollst Schmerzmittel stets in der richtigen Menge verschreiben.**
   Der Patient soll weder zuviele Tabletten eines schwachen Schmerzmittels schlucken müssen, noch zu geringe Mengen eines starken Mittels erhalten.
5. **Du sollst es zuerst mit einem schwachen Schmerzmittel versuchen.**
   Leichte Schmerzen können durch regelmäßige Gaben von Acetylsalicylsäure oder Paracetamol aufgehoben werden, und selbst bei starken Knochenschmerzen ist Acetylsalicylsäure wenigstens als Zusatzpräparat hilfreich.
6. **Du sollst keine Angst vor starken Schmerzmitteln haben, die der Betäubungsmittel-Verordnung unterliegen.**
   Regelmäßig alle vier Stunden oral verabreichtes Morphin macht weder süchtig noch erzeugt es Toleranz.
7. **Du sollst dich bei der Schmerzbekämpfung nicht allein auf Schmerzmittel beschränken.**
   Zu einer guten Schmerztherapie gehören sowohl die Behandlung von Nebenwirkungen der Mittel als auch die Anwendung physikalischer Maßnahmen, Visualisierungsmethoden, zwischenmenschliche Kontakte usw.
8. **Du sollst keine Angst davor haben, einen Kollegen um Rat zu fragen.**
   Auch der erfahrene Arzt gelangt bisweilen an Grenzen seines Wissens; außerdem bedarf gute Schmerztherapie oftmals der Zusammenarbeit verschiedener Fachleute wie Radiologen, Onkologen, Anästhesisten, Neuropsychiater usw.
9. **Du sollst dafür sorgen, daß die ganze Familie unterstützt wird.**
   Die Angehörigen (im weitesten Sinne) müssen darin unterstützt werden, daß sie den Tod des Patienten annehmen können. Sonst quälen sie sich selbst und den Patienten.
10. **Du sollst eine Atmosphäre ruhiger Zuversicht und vorsichtigen Optimismus ausstrahlen.**
    Die letzten Tage im Leben eines Menschen erhalten ein ganz neues Gesicht, wenn er wieder nachts schläft und am Tage seine verbleibende Bewegungsfähigkeit schmerzfrei genießen kann.

stände ersparen und ihnen (und damit auch den Angehörigen) die letzten Wochen und Tage gemeinsamen Lebens erleichtern.

Opiate verursachen eine gefährliche Atemdepression. Es stimmt, daß jedes Opiat eine Atemdepression hervorrufen kann. Sicher kann das bei einer hochdosierten intravenösen Verabreichung oder bei einer Überdosierung geschehen. Bei regelmäßiger und individuell geplanter Medikation, wie dies bei der Schmerztherapie der Fall ist, konnten aber kaum je atemdämpfende Nebenwirkungen festgestellt werden. Mit anderen Worten: Wenn Morphin oral gegeben wird und korrekt dosiert ist, kommen Atemstörungen nicht vor.

Opiate sind stark sedierend und behindern dadurch die sozialen Kontakte. Es stimmt, daß Opiate nicht nur eine schmerzlindernde, sondern auch eine sedierende Wirkung haben. Bei akuten Schmerzen ist diese Wirkung geradezu erwünscht, da die Entspannung der Heilung dient. Bei langdauernder Therapie entwickelt der Organismus gegen die sedierende Nebenwirkung eine Toleranz, d. h., sie wird „von selbst“ wieder aufgehoben; die sedierende Wirkung verschwindet. Innerhalb weniger Tage können Patienten am normalen sozialen Leben teilnehmen. Weder Schmerz noch Sedierung hindern sie daran.

Generelle Überlegungen zur Morphintherapie

Die *Verordnung* ist immer Arztsache. Da die Pflegenden näher beim Patienten sind, obliegen ihnen weitgehend die *Einschätzung* und die *Verlaufskontrolle* der Schmerzintensität.

Für die Morphinanwendung gilt:
Bei **akutem Schmerz**, z. B. postoperativ:

- Die *Verordnung* (z. B. 4stündlich) genau einhalten, solange die akute Phase anhält, dann Abbau.

- *Grundsatz:* so lange wie nötig, so viel wie nötig. „Sparen" auf Kosten der Schmerzfreiheit beeinträchtigt den Heilungsvorgang und führt, insbesondere im Bereich der Bauch- und Thoraxchirurgie, zu Schonatmung (gleiche Folge wie zuviel). „Zuviel" (kommt selten vor!) dämpft das Atemzentrum → ungenügendes Durchatmen → Atelektasegefahr.

Bei **Schmerzzuständen:**

- *Richtig angewendet* sind Morphinpräparate ein Segen; sie gewährleisten eine höchstmögliche Lebensqualität, indem sie Schmerzen erträglich machen.

Nebenwirkungen. Wie bei allen stark wirkenden Medikamenten können auch bei Morphinen Nebenwirkungen auftreten: *Verstopfung, Übelkeit/Erbrechen*, anfängliche *Müdigkeit*. Übelkeit und Erbrechen verschwinden meist in der ersten Therapiewoche von selbst. Da Verstopfung unter Morphintherapie immer auftritt, muß diese konsequent (und sofort) durch ballaststoffreiche Ernährung bzw. durch eine gezielte Obstipationsprophylaxe (S. 278) vermieden oder beseitigt werden.

Für die *Anwendung* gilt:

- Der vom Arzt individuell festgelegte *Dosierungsplan* muß genau eingehalten werden.
- Morphin wird *oral* verabreicht. Wo Morphin kombiniert mit einem Psychopharmakum verabreicht wird, spricht man vom „Morphin-" oder „Schmerzcocktail". Er enthält häufig Morphin-Hydrochloricum und Neurocil-Tripur zur 4stündlichen Verabreichung.
- Den *Zeitplan* (Intervalle) exakt einhalten. Nur so kann ein therapeutisch wirksamer Plasmaspiegel erzielt und erhalten werden; gleichzeitig wird verhindert, daß Schmerz überhaupt auftritt.
- Die Notwendigkeit der *Dosisanpassung* mit dem Arzt besprechen (Erfahrungen und Beobachtungen einbringen!). Die Dosisanpassung ist meist während der ersten Behandlungswochen erforderlich, um erneuten Schmerzdurchbrüchen vorzubeugen.
- *Langwirksame Morphintabletten* sind sog. Retardmedikamente. Sie wirken gleichmäßig, langsam und langandauernd. Deshalb reicht in der Regel eine Einnahme morgens und abends (Abb. 25.**7 b**). Die Wirkstärke der Retardmedikation wird genau der Stärke der Schmerzen angepaßt (d.h., sie stehen in verschiedener Dosierung zur Verfügung).
- *Kurz vor Eintritt des Todes* kann eine Dosisreduzierung angezeigt sein. Schmerzforscher haben erkannt, daß auch in der terminalen Bewußtlosigkeit die Morphingaben dem Sterbenden Erleichterung bringen.
- Die *Abenddosis* wird häufig als Doppeldosis verordnet; dadurch kann das 4stündliche Wecken des Patienten vermieden werden. Bekommt er das Mittel am *späten* Abend, schläft er ruhig und schmerzfrei durch.

Weiterführende Verfahren

Wo die orale Morphintherapie nicht genügt, stehen dem Arzt weitere Möglichkeiten zur Verfügung:

Invasive Schmerztherapie. Sie kommt in Frage bei ungenügender Schmerzreduktion oder bei starken, therapieresistenten Nebenwirkungen unter oraler Therapie (i. v. Injektionen).

Parenterale Morphintherapie. Die Verabreichung erfolgt durch kontinuierliche i. v. Gaben mittels transportablem Pumpsystem.

Rückenmarknahe Verabreichung. Die Medikation erfolgt über dünne, epidural oder intrathekal plazierte Katheter. Der Zugang ist entweder *transkutan* (im allgemeinen kurzzeitige, zeitliche Überbrückung) oder durch *Implantation* (Portsystem mit externer Pumpe oder vollimplantiertes Pumpsystem) möglich.

Chemische Neurolyse des Ganglion coeliacum. Gezielte Unterbrechung aller viszeralen Afferenzen und sympathischen Efferenzen aus

Eine gute Schmerztherapie dient dem Leben …

… und der höchstmöglichen **Lebensqualität** bis zuletzt, auch dann, wenn wir Patienten ganz bewußt im Sterben begleiten. Vor dem Sterben – bis zum letzten Augenblick – gilt es zu leben und Leben zu ermöglichen.

Eine solche Einstellung orientiert sich vor allem an den Stärken des Menschen, ohne die Schwächen zu übersehen; sie dient der Hoffnung, ohne den näherrückenden Tod leugnen zu wollen. Und sie dient der Zukunft. Nicht daß diese dem Betroffenen aufgeschwatzt werden könnte, denn Zukunft und Hoffnung sind Kräfte, die *im* Menschen wohnen. Zukunft ist in uns, so wie „in jeder Eichel die Zukunft Eiche enthalten ist". Es ist nicht nötig, daß die Eichel weiß, wann und wo die Eiche stehen wird, wichtig ist nur, daß sie *jetzt* lebt, daß sie jetzt einen *Ort zum Leben* findet.

dem Oberbauch durch Einbringen eines Neurolytikums (chemische Substanz mit nervenausschließenden Eigenschaften). Diese Methode kommt bei sehr schmerzintensiven malignen Tumoren im Oberbauch in Frage. Die chemische Neurolyse kann auch im *spinalen Liquorraum* (bei thorakalen Schmerzen) oder am *lumbalen Sympathikus* (bei Tumoren im Becken-Bein-Bereich) vorgenommen werden.

Kontaktadressen

- Schweizerische Krebsliga, Monbijoustraße 61, 3001 Bern
- Deutsche Schmerzliga e. V., Roßmarkt 23, 60311 Frankfurt/Main
- Schmerztherapeutisches Kolloquium e. V., Hainstraße 2, 61476 Kronberg

Weiterführende Literatur

Angst

Ende, M.: Momo. Deutscher Taschenbuch Verlag, München 1988
Lukas, E.: Von der Trotzmacht des Geistes. Herder, Freiburg 1986
Riemann, F.: Grundformen der Angst, Reinhardt, München 1993
Staehelin, B.: Urvertrauen und zweite Wirklichkeit. Editio Academica Zürich 1973
Steiner, H., J. Gebser: Keine Angst vor der Angst. Rothenhäusler, Stäfa 1987
Walter, R.: Lebenskraft Angst. Wandlung und Befreiung. Herder, Freiburg 1987
Wesiak, W.: Mut zur Angst. Trias, Stuttgart 1992

Schmerz

Auberger, H., E. Biermann: Praktische Schmerztherapie. Thieme, Stuttgart 1988
Broome, A., H. Jellicoe: Mit dem Schmerz leben. Anleitung zur Selbsthilfe. Huber, Bern 1989
Dethlefsen, U.: Chronischer Schmerz – Therapie-Konzepte. Springer, Berlin 1989
Ebell, H., A. Beyer: Die Schmerzbehandlung von Tumorpatienten. Thieme, Stuttgart 1994
Juchli, L.: Wohin mit dem Schmerz? Hilfe und Selbsthilfe bei seelischen und körperlichen Leiden. Herder, Freiburg 1993
Kaganas, G., u. a.: Schmerzbehandlung in der Rheumatologie. Karger, Basel 1989
Kröner-Herwig, B.: Verhaltensmedizinische Konzepte psychologischer Schmerztherapie. Universität Düsseldorf 1988
Mumenthaler, M., F. Regli: Der Kopfschmerz. Thieme, Stuttgart 1990
Schulz, H. J.: Schmerz. Kreuz, Stuttgart 1990
Sölle, D.: Leiden, 6. Aufl. Kreuz, Stuttgart 1984
Student, J. C.: Schmerztherapie bei sterbenden Menschen (die orale Morphintherapie in der Hand des Hausarztes). Georg-August-Universität Göttingen, Betriebseinheit Medien in der Medizin, Fachbereich Medizin 1988
Vetter, H.: Der Schmerz und die Würde der Person. Knecht, Frankfurt 1980
Vogelsberger, W., M. Elies u. a.: Schmerztherapie und Naturheilverfahren. Hippokrates, Stuttgart 1990
Zens, M., I. Jurna: Lehrbuch der Schmerztherapie. Wissenschaftliche Verlagsgesellschaft, Stuttgart 1993
Zimmermann, M.: Epidemiologie des Schmerzes. Internist 35 (1994)

IV Pflege bei Störungen der normalen Funktion

Gesundheit setzt die normale Funktion der Organe und Organsysteme voraus. Wo diese gestört ist, tritt *Krankheit* auf. Der Arzt wird nun in erster Linie die Ursache der Störung suchen. Nicht immer gelingt es, eine Diagnose zu stellen, d.h. genau festzustellen, *wo* eine Störung vorliegt und *wie* sie zu gewichten und dann auch zu behandeln ist. Viele Symptome bleiben unbestimmt, unklar und diagnostisch nur schwer faßbar. Hier liegt das große Feld der *Psychosomatik*.

Das **Empfinden**, krank zu sein, ist aber immer auch unabhängig vom *Befund*. Die Aussage „mein Befinden" sagt etwas aus über die Individualität der Körpererfahrung und der Einzigartigkeit menschlichen Empfindens und Sichausdrückens. „Mein Befinden" spricht weniger von der Krankheit an sich als vielmehr

- von den *Auswirkungen einer Erkrankung* auf den Menschen, unabhängig davon, ob der Arzt dafür einen organisch faßbaren Befund, eine Diagnose, findet oder nicht, und
- von der *Einstellung zur Krankheit*. Diese ist nicht nur abhängig von Diagnose und Prognose des Arztes, sondern auch davon, wie der Kranke selbst seine Situation einschätzt: schwerwiegend – bedrohlich oder unwesentlich – problemlos.

Die einzelnen Organe und Organsysteme haben in diesem Zusammenhang ihre jeweils eigene Wertigkeit, die das Ausmaß von Betroffenheit, Angst, Unsicherheit, Hilflosigkeit und innerer Spannung mitbestimmt. So haben z.B. Herzkrankheiten oder die Diagnose Lungentumor eine viel existentiellere Bedeutung als Gesundheitsprobleme an peripheren Organen, etwa am Skelettsystem.

Im **Befinden des Kranken** kommen immer Somatisches und Seelisches zusammen. Sie bilden in der leiblichen Befindlichkeit eine Einheit: Der Krankheitsprozeß, der sich an einem Organ abspielt, hat auch eine direkte psychische Krankheitsauswirkung. Umgekehrt wirken sich auch psychische Probleme, psychosoziale Belastungsfaktoren und Umwelteinflüsse oft auf die somatische Situation aus.

In der alten *Volksweisheit* finden wir eine Vielfalt von Sprachbildern für diese Zusammenhänge. Wenn wir auf solche Redewendungen hören, spüren wir etwas von der Verbindung zwischen den Organen des Körpers und dem, was der Mensch in seinem Sein auf dem Weg des Lebens erfährt. Das, „was ihm zustößt", trifft immer sein Menschsein ganzheitlich, nie nur ein Organ, nie nur die Seele. Der Körper steht gleichsam als Verbindung von Innen und Außen und umgekehrt.

Jedes Organ muß deshalb nicht nur aus physiologischer (und pathologischer) Sicht, sondern auch psychisch-geistig betrachtet werden. Dazu finden Sie in der jeweiligen *Einstimmung* zu den einzelnen Organsystemen einige Denkanstöße.

Das Leben des Menschen zeigt sich eben nicht nur in der Funktion der Organe, die der Mensch hat, sondern auch im Leib, der er ist, in der Seele, die sich im Körper ausdrückt:

- Was immer am Körper geschieht, ist auch Seelisches.
- Jede Krankheit ist auch seelisches Geschehen und drückt sich im Befinden aus.
- Jedes Kranksein ist Einbruch in die Gesamtheit des Menschenlebens, ist **Krise** – mehr oder weniger kritische Situation.

Es gilt darum weiterführend auch für die Kapitel 26–35, was bereits zu **Begleiten in Krisensituationen des Lebens** (S. 552 ff.) gesagt wurde.

Jede Erkrankung bewirkt eine Störung der Funktion und damit eine *Un-Ordnung* in den inneren Abläufen und Wechselwirkungen. Unordnung wirkt sich immer als Krise aus, und diese erfordert eine Entscheidung. Das bedeutet aber, daß niemals der Arzt allein dem Patienten die Krankheit wegnehmen kann (wo es scheinbar gelingt, kehrt sie vielleicht in anderen Symptomen wieder). Um wieder „in Ordnung zu kommen", muß der Patient das Seine beitragen; er muß selber aktiv werden und muß lernen, seine Krankheit auch als Botschaft zu verstehen. Hier liegen die Chance und der Auftrag der **Selbsthilfeanteile**, ohne die es keine endgültige Heilung gibt und geben kann. Heilung heißt dann u.U. nicht „Wiedererlangung der Funktionstüchtigkeit", sondern etwa „gelingendes Leben trotz bleibender Einschränkung" (Kap. 22).

Dazu braucht der Kranke neben der medizinischen Behandlung auch *Lebenshilfe* als Teil einer ganzheitlichen Therapie. In diesem Bereich ist die **Pflege** gefragt. Pflege als Lebenshilfe hat (zusammen mit der Medizin) zum Ziel, eine *bessere Lebensqualität* zu erreichen, die *der Ganzheit dient*.

Was kranke Menschen aber vor allem brauchen, ist **unsere Offenheit** und **unser Verständnis** für das, was sie bewegt. Und das ist z.B. bei einer Erkrankung des Herzens nie nur das Meßbare, wie der gestörte Rhythmus, die ungenügende Herzaktion, die fehlende Herzmuskelkraft, sondern immer auch Hintergründiges und Tieferes: Gefühle und Strebungen, die eher dem „symbolischen" als dem biologischen Herzen zuzuschreiben sind.

So heißt es etwa in der altchinesischen Herzlehre (Nager 1993):

„Ist das Herz in Ordnung, dann auch die Sinne.
Ist unser Herz in Ruhe, dann auch die Sinne.
Was sie in Ordnung hält, ist das Herz.
Was sie in Ruhe hält, ist das Herz...
Ist das Herz in Ruhe, dann ist Frieden.
Ist das Herz in Ordnung, dann im Land ist Ordnung.
Das, was ordnet, ist das Herz,
ist ein geordnetes Herz im Innern."

Eine Geschichte auf den Weg

Leichte Heilung

Der Neffe des Herrschers Ghabus-Woschmgir war schwer erkrankt. Alle Ärzte des Landes hatten bereits die Hoffnung aufgegeben. Die Medikamente zeigten keine Wirkung. Da die Ärzte nicht weiterkamen, war der Herrscher damit einverstanden, daß Avicena, damals ein junger Mann von 16 Jahren, die Behandlung übernahm. Als Avicena den Palast betrat, staunten alle über seinen Mut, dem Kranken helfen zu wollen, wo doch alle gelehrten Hakim des Landes ihre Ratlosigkeit eingestehen mußten. Avicena sah den Kranken, einen mageren, blassen jungen Mann, auf dem Lager hingestreckt. Auf Fragen gab der Kranke keine Antwort und die Verwandten berichteten, daß er schon seit einiger Zeit kein Wort mehr spreche. Avicena griff nach dem Puls des Kranken und hielt dessen Hand längere Zeit fest. Schließlich hob er bedächtig den Kopf und sagte: ‚Dieser junge Mann muß anders behandelt werden. Dazu brauche ich jemanden, der in dieser Stadt zu Hause ist, alle Straßen und Gassen kennt, alle Häuser und alle Menschen, die in ihnen wohnen.' Alle wunderten sich und fragten: ‚Was hat die Heilung des Kranken mit den Gassen unserer Stadt zu tun?' Trotz ihrer Zweifel gehorchten sie Avicenas Befehl und ließen einen Mann kommen, von dem es hieß, er kenne die Stadt wie seine eigenen Taschen. Ihn bat Avicena: ‚Nenne mir alle Viertel der Stadt.' Dabei griff er nach dem Puls des Patienten. Als ein bestimmtes Viertel genannt wurde, fühlte Avicena, daß sich der Puls plötzlich beschleunigte. Daraufhin ließ er alle Straßen des Viertels nennen, bis bei einem Straßennamen der Puls des Kranken erneut aufgeregt zu pochen begann. Jetzt verlangte Avicena, daß alle Gassen dieser Straße genannt würden. Der Kundige nannte die Gassen, eine nach der anderen, als plötzlich der Name einer kleinen, wenig bekannten Gasse die Erregung des Kranken sprungartig steigerte. Zufrieden befahl Avicena: ‚Holt mir einen Mann, der alle Häuser dieser Gasse samt ihren Bewohnern nennen kann.' Ihn wies Avicena an, alle Häuser dieser Gasse aufzuzählen, und der Pulsschlag des Kranken verriet, welches das richtige war. Als der Helfer zu den Namen der Hausbewohner kam, nannte er auch den Namen eines Mädchens. Mit einem Schlag begann der Puls des Kranken zu rasen. Avicena bemerkte: ‚Sehr gut, alles ist klar. Ich kenne jetzt die Krankheit des jungen Mannes, und die Krankheit ist leicht zu heilen.' Er stand auf und sprach zu den Anwesenden, die ihn staunend anstarrten: ‚Dieser junge Mann leidet unter der Liebeskrankheit. Seine Beschwerden des Leibes haben darin ihre Wurzel. Er ist verliebt in das Mädchen, dessen Namen ihr hörtet. Geht, holt das Mädchen, und werbt es als Braut.' Der Patient, der mit größter Aufmerksamkeit und Erregung den Worten Avicenas gefolgt war, wurde rot bis über beide Ohren und versteckte sich verschämt unter der Bettdecke.

Der Herrscher machte das Mädchen zur Braut seines Neffen, der von dieser Stunde an genas" (nach Mowlana, persischer Dichter).

Was hier vom Herzen gesagt wird, könnte in Abwandlung auch für andere Funktionen des menschlichen Organismus gelten. An diese ganzheitliche Sichtweise – die Körper, Seele und Geist umfaßt – gilt es zu denken, wenn im folgenden vereinfacht von „den Organen und Organsystemen" gesprochen wird. Die These „Ganzheit ist mehr als die Summe ihrer Teile" gilt eben in ganz besonderer Weise hier, wo wir (der Einfachheit halber) von „Störungen der normalen Funktion" sprechen. Sie finden im folgenden Informationen zu den Teilgebieten des Lebens:

26 Atemsystem

Einstimmung

Damit der Mensch am Leben bleibt, bedarf er des **Atems**. Ohne die Atmung kann kein Sauerstoff in die Lungen gelangen, und ohne Sauerstoff können die brennbaren Stoffe unserer Nahrung nicht verbrannt werden. Auch die Organe benötigen den Sauerstoff, besonders empfindlich ist das Gehirn. Es braucht den Sauerstoff so dringend, daß bei Störungen unmittelbare Lebensgefahr besteht.

So kommt es, daß der Atem gleichgesetzt wird mit Leben und Lebenskraft. Eine behinderte Atmung bewirkt schnelle Ermüdung und infolge Spannungsverlust rasche Erschöpfung. Eine gesunde Atmung hingegen kann sich auf das gesamte Lebensgefühl auswirken, der Mensch fühlt sich frisch, unternehmungslustig, belastbar.

Darin wird sichtbar, wie eng auch der Gefühlshaushalt mit der Atmung verbunden ist. Heftige Gemütsbewegungen wirken sich über das vegetative Nervensystem rasch auch auf die Atmung aus (wie auch auf die Herztätigkeit). Angst z. B. führt zu „Engegefühl", es wird eng in der Brust bis hin zum Gefühl des Erstickens. Diese vitale Angst verursacht nun selbst wieder Atemhemmung, wodurch die Atemnot zunimmt. Ein Teufelskreis hat eingesetzt.

Die Volksweisheit kennt diese Zusammenhänge gut, indem sie Stimmungen des Bedrückt- oder Beklommenseins mit dem Atem in Beziehung bringt, wenn etwa gesagt wird, daß „man erstickt vor Angst", „einem die Luft wegbleibt", „der Atem stockt" oder „man kaum zu atmen wagt". Wir sprechen häufig auch von einer „erstickenden Atmosphäre", womit die Beziehung und das zwischenmenschliche Zusammenleben gemeint sind. Das könnte bedeuten, daß die Fähigkeit des Atmens eng zusammenhängt mit der Fähigkeit, in Beziehung zu sein.

In der Fähigkeit des Atmens liegt
- das Einatmen und damit das Aufnehmenkönnen,
- das Ausatmen, was auch heißt, hergeben können.

Aufnehmen und Hergeben sind Grundbedingungen des Lebens und des Menschseins. Ohne dieses Ein und Aus bzw. Hin und Her kann der Mensch nicht leben. Bezogen auf das Zusammenleben heißt das, daß der Mensch ein Gegenüber braucht: Er muß sich ausdrücken können (personare S. 24 f.), und er muß ankommen können. Wie der Atem im Ein und Aus fließen muß, so auch das Inbeziehungsein. Stockt das eine, so stockt bald auch das andere.

So wird im physiologischen Fließen des Atems auch ein inneres, seelisch-geistiges Fließen sichtbar: Der Atem fließt, wenn der Mensch lebendig in Beziehung ist.

Die **Lungen** sind das Organ, an dem der Mensch erfährt, daß
- er atmen muß,
- er ohne Atmen nicht sein kann.

Der Atem geschieht, wie das Leben geschieht. Man kann den Atem nicht machen, aber man kann einen gesunden Atem pflegen, sich darum bemühen, ihn übend verbessern. Genauso ist es mit den menschlichen Beziehungen: Auch diese kann man nicht machen, wohl aber pflegen und übend vertiefen.

Atemprobleme und Erkrankungen der Lungen führen zu Verlust von Lebenskraft und Lebensinitiative, die Kommunikation wird kraftlos, Kreativität und Inspiration erschlaffen, gehen schließlich verloren.

Dies zu wissen ist ebenso wichtig, wenn nicht gar wichtiger wie die Diagnose zu kennen. Lungenpatienten brauchen unsere Aufmunterung und das Bewußtsein, „nicht allein gelassen zu werden". Sie brauchen unsere Zuwendung.

Peseschkian (1992), der mit seinem Ansatz der positiven Psychotherapie sich mit den *positiven Aspekten von Symptomen* befaßt hat, bezeichnet Atemprobleme als „die Fähigkeit, durch das Symptom (röcheln, husten, nach Luft schnappen, blau anlaufen) nachhaltig auf sich aufmerksam zu machen". Vor allem Asthmakranke ringen keuchend nach Luft. Beim sog. nervösen Atmungssyndrom kommt es zu einer erhöhten Atemfrequenz mit überwiegender Brust- oder Thoraxatmung, also einer flachen Atmung. Subjektiv besteht Engegefühl in der Brust, verbunden mit akutem Lufthunger und dem Zwang nach tieferer Durchatmung. Nehmen die Symptome zu, stellen sich Angstzustände (Angst und Enge haben den gleichen

Wortstamm) ein. Diese Angst vor dem Ersticken besteht, obwohl objektiv ausreichend sauerstoffhaltige Luft da ist (so kann ein Asthmaanfall auch im Freien auftreten). Hier ist das oben erwähnte Problem des Aufnehmenwollens und Nichthergebenkönnens offensichtlich: Die Lungen können die Luft weder aufnehmen noch hergeben.

Die sichtbar und hörbar veränderte Atmung hat natürlich auch Symbolcharakter, ist gleichsam eine Mitteilung. Der Körper spricht aus, was der Mensch im Innern erlebt: daß er sich eingeengt, bedrückt, belastet, ja unfrei fühlt.

Im Begleiten dieser Patienten ist es wichtig, an die **Selbsthilfeanteile** zu appellieren. Die folgenden Fragen (Peseschkian 1992) können eine Hilfe sein:

- Können Sie Ihrem Ärger „Luft machen" oder „jemandem etwas pfeifen"?
- Können Sie zum Ausdruck bringen, daß Sie sich eingeengt, bedrückt, belastet fühlen?
- Ist Ihre Beziehung zu Mitmenschen von einer „schlechten Atmosphäre", von „geladener" oder „dicker Luft" gekennzeichnet, was Ihnen „den Atem verschlägt"? Sind bestimmte Menschen „Luft für Sie" oder „atemberaubend"?
- Was ist der Sinn des Lebens für Sie (Antrieb, Ziele, Motivation, Lebensplan, Sinn von Krankheit und Tod, Leben nach dem Tode)?

Atemprobleme bedingen medizinische Intervention; Menschen mit Atemnot brauchen die Zufuhr von Sauerstoff, vielleicht auch Medikamente zur Erweiterung der Atemwege und dadurch zur Atemerleichterung. Alle diese Maßnahmen sind hilfreich, reichen aber nicht aus.

Pflege von Atempatienten muß in erster Linie Beziehungspflege sein. In der Stützung und Förderung der Selbsthilfeanteile können vielleicht neue Lebenszugänge und neue Lebenskraft gefunden werden. Wie sehr dieser psychologisch-geistige Aspekt, also die ganzheitliche Sichtweise, von Bedeutung ist, zeigt auch die folgende Geschichte.

„Gedanken sind wie Keime

Ein Asthmatiker wurde in seinem Bett von einem schweren Asthmaanfall überrascht. Es war dunkle Nacht, und er befand sich in einem Hotel und meinte, er müßte ersticken. Er stürzte zur Tür, öffnete sie und atmete mehrfach tief durch. Die frische Luft tat ihm gut, und sein Asthmaanfall ließ bald nach. Als er am nächsten Morgen erwachte, stellte er fest, daß er nicht die Tür des Zimmers geöffnet hatte, sondern lediglich die Tür des Kleiderschrankes" (Peseschkian 1992).

26.1 Theoretische Grundlagen

26.1.1 Physiologie der Atmung

Hauptaufgabe der Lungen ist der Gasaustausch, d. h. die Aufnahme von Sauerstoff und die Abgabe von Kohlensäure in Form von Kohlendioxid.

Infolge einer Differenz des O_2-Teildrucks (O_2-Konzentration) zwischen Alveolarluft und Kapillarblut diffundiert O_2 von der Alveole ins Blut, und umgekehrt entweicht CO_2 aus dem Blut in die Alveole, weil im Kapillarblut der CO_2-Teildruck höher ist als in der Einatmungsluft.

Diese Diffusion ist nur möglich, wenn alle in Abb. 26.**1** dargestellten Teilfunktionen der Lunge intakt sind. Da die Atemgase mit dem Blut transportiert werden, *bilden Atmung und Kreislauf eine funktionelle Einheit.*

Bei der Atmung, die durch Zentren im Gehirn gesteuert wird, unterscheiden wir:

- Einatmung = Inspiration,
- Ausatmung = Exspiration.

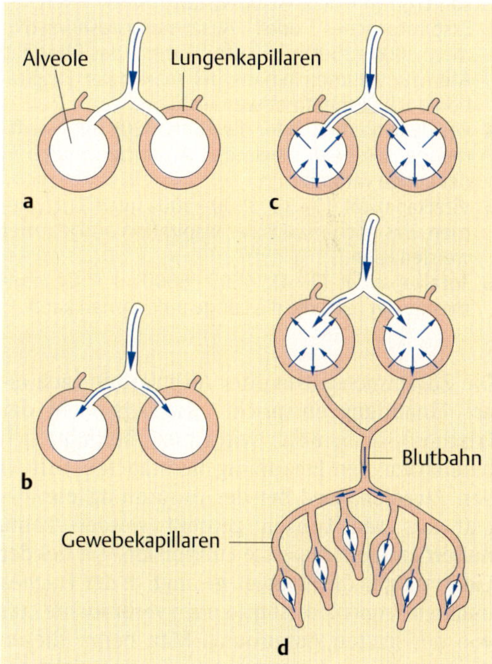

Abb. 26.**1** Lungenfunktion, Teilfunktionen. **a** Ventilation = Luftaufnahme und Luftabgabe. **b** Distribution = gleichmäßige Luftverteilung in die Alveolen der linken und rechten Lunge. **c** Diffusion = Durchtreten der Atemgase durch die Alveolarwände vom und in das Kapillarsystem. **d** Zirkulation des Blutes und dadurch Transport der Atemgase vom und in das zu ernährende Gewebe.

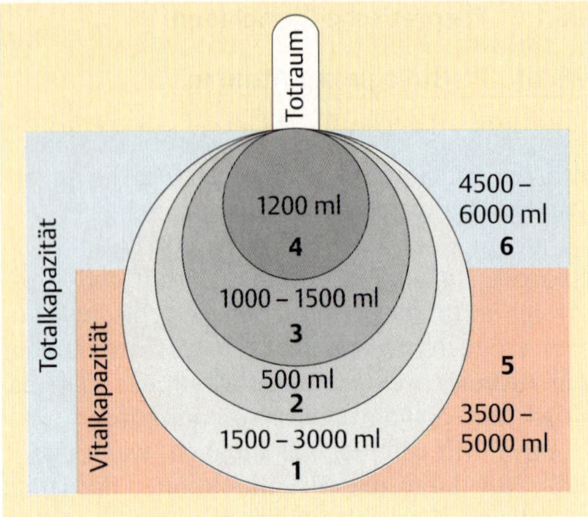

Abb. 26.**2** Atemvolumina (Lungenfunktionsprüfung Kap. 42).

1 Inspiratorisches oder Einatmungsreservevolumen: 1500 – 3000 ml = Luftvolumen, das über das Atemzugvolumen (normale Atmung) hinaus bei maximaler Inspiration noch eingeatmet werden kann.
2 Atemzugvolumen: 500 ml = Luftvolumen, das bei ruhiger Atmung ein- oder ausgeatmet werden kann (gewöhnliche Atmungsluft).
3 Exspiratorisches oder Ausatmungsreservevolumen: 1000 – 1500 ml = Luftvolumen, das über das Atemzugvolumen hinaus bei maximaler Exspiration noch ausgeatmet werden kann.
4 Residualvolumen oder Restluft: 1200 ml = Luftmenge, die nach maximaler Ausatmung noch in der Lunge verbleibt.
5 Vitalkapazität (1 – 3): 3500 – 5000 ml = Luftvolumen, das nach maximaler Inspiration ausgeatmet werden kann.
6 Totalkapazität (1 – 4): 4500 – 6000 ml = Gesamtmenge der Luft, die die Lunge aufnehmen kann.

Die Zusammensetzung der Alveolarluft nach einer Einatmung entspricht allerdings nicht der Frischluft, denn wenn wir atmen, befindet sich bereits vor der Einatmung verbrauchte Luft in den Alveolen, weil bei der Ausatmung nie alle Luft aus den Lungen gepreßt werden kann. Außerdem liegt die erste Luftportion, die bei der Einatmung in die Alveolen gelangt, in der Trachea und den Bronchien, ist also noch verbrauchte Luft von der letzten Ausatmung. Man nennt diesen Raum in den zuleitenden Wegen, der nicht am Gasaustausch teilnimmt, *Totraum*.

Die Lungenvolumina nach normaler und forcierter Ein- bzw. Ausatmung sind in Abb. 26.**2** dargestellt.

26.1.2 Diagnostische und therapeutische Maßnahmen

Die Mithilfe bei diagnostischen und therapeutischen Maßnahmen ist in den Kapiteln 36 – 44 nachzulesen. Sie finden dort sowohl die allgemeingültigen Richtlinien wie die spezifischen Maßnahmen. Bezogen auf die Atemfunktion bzw. die Lungen- und Atemwege sind am wichtigsten:
- Übersichtsaufnahme des Thorax, Tomographie;
- Perfusionsszintigraphie (Darstellung des Lungenparenchyms mittels Isotop), Ventilationsszintigraphie (Darstellung der Atemwege durch Inhalation eines isotophaltigen Gases);
- Computertomographie;
- Bronchoskopie, Mediastinoskopie;
- Spirometrie, Blutgas- und Sputumanalyse.

26.2 Situation des Patienten

26.2.1 Problemfelder

Die wichtigsten Problemfelder wurden in der Einstimmung zum Thema (S. 796 f.) besprochen.

Atemnot. Die Atemnot umfaßt nicht nur die sichtbaren Zeichen einer beschleunigten oder verlangsamten, angestrengten oder mechanisch behinderten Atmung, sondern auch ein subjektives Gefühl, das man am besten mit „Lufthunger" umschreiben kann.

Der medizinische Begriff **Dyspnoe** (griech. pnoe = ich atme, dys = erschwert, gestört) beschreibt demnach eine „gestörte Atmung", die verschiedene Formen ausbilden und unterschiedlich im Schweregrad sein kann. Ateminsuffizienz ist zwar eine objektive Größe, sagt aber wenig aus über das subjektive Empfinden des Patienten. Oft beschreibt er dieses Befinden als Druck oder Beklemmung auf der Brust „wie bei enger Kleidung", was zu ständiger Atemanstrengung herausfordert. Dabei quält vor allem das Gefühl, nicht richtig durchatmen zu können, meist mit dem gleichzeitigen Drang, ja Zwang, durchatmen zu müssen.

Je akuter und vollständiger die **Verlegung der Atemwege** (z. B. beim Kruppsyndrom) erfolgt, um so belastender tritt die Erstickungsangst zutage: weit aufgerissene Augen, weite Nasenlöcher, aufgerissener Mund, gerötetes Gesicht, dazu pfeifende Atemgeräusche.

Blaufärbung. Bei anhaltender Atemnot färben sich Lippen und Haut zyanotisch, sie sind Zeichen eines bedrohlichen Zustands oder Ausdruck einer Chronifizierung (mangelnde O_2-Sättigung).

Husten. Er ist Ausdruck verschiedener Störungen. Es gibt den „Herzhusten", das „Aushusten von Sekret" bei Lungenaffektionen, den „bellenden Husten" bei Erkrankungen des Kehlkopfs (mehr darüber im Kap. 11).

26.2.2 Situationseinschätzung

Sie betrifft vor allem die Analyse der Atemsituation. Dazu eignet sich die *Atemskala* (S. 345). Auch die folgenden Fragen können hilfreich sein:

- Wie sind Atemfrequenz, Atemfluß?
- Liegt Mund- oder Nasenatmung vor?
- Treten Behinderungen auf beim Einatmen, beim Ausatmen, nachts?
- Hat der Patient schon früher Atemprobleme gehabt, besteht ein chronisches Lungenleiden?
- Ist der Patient Raucher, bestehen andere Risikofaktoren?
- Sind atemunterstützende Hilfsmittel notwendig?
- Wie ist sein Luftbedürfnis (offene Fenster)?

26.2.3 Aspekte der Pflege

Auch hier möchte ich auf das in der Einleitung Gesagte verweisen. Das Befinden und die Möglichkeiten der Aktivierung von Selbsthilfeanteilen stehen im Vordergrund. Bezogen auf die **fünf Funktionen der Pflege** könnten die Aspekte der Pflege wie folgt zusammengefaßt werden:

1. Unterstützen und stellvertretende Übernahme der ATL Atmen. Hier gilt grundsätzlich, was im Kap. 11 nachzulesen ist:

- Unterstützen der Atmung, Erleichterung bei Atemnot,
- Sekretlockerung und Sekretentleerung,
- Einüben einer atembewußteren Lebensweise.

2. Begleiten und Hilfeleisten in Krisensituationen. Es handelt sich in erster Linie um die Intensivüberwachung bzw. -pflege bei schweren pulmonalen Störungen sowie beim Beatmungspatienten und nach kardiopulmonaler Reanimation (Kap. 35).

3. Mithilfe bei diagnostischen und therapeutischen Maßnahmen. Sie untersteht der ärztlichen Verordnung und Überwachung (Kap. 36–44).

4. Mithilfe an Programmen der Gesundheitsbildung und Rehabilitation. Sie ist Teil der Pflege selbst und erstreckt sich auf die Mitarbeit in speziellen Arbeitsgebieten wie Höhenklinik, Lungenliga, Atemtherapiegruppen, Selbsthilfegruppen usw.

5. Verbesserung der Pflegequalität und Mitwirken an der Forschung. Hier denke ich vor allem an die Hinterfragung überlieferter Pflegemaßnahmen wie an die systematische Erarbeitung und Überprüfung von Meßinstrumenten zur Erfassung der Atemgefährdung und -beeinträchtigung. Exemplarisch sei die Erstellung der Atemskala durch C. Bienstein und Mitarbeiter erwähnt.

Exemplarische Pflegesituationen

26.3 Chronisch obstruktive Lungenerkrankungen

Drei der häufigsten Lungenerkrankungen, die man unter dem Aspekt „chronisch obstruktiv" einreihen könnte, sind die chronische Bronchitis, das Asthma bronchiale und das Lungenemphysem. Die für alle drei Gruppen gültige Lebens- und Rehabilitationsplanung finden Sie auf S. 801 f.

26.3.1 Chronische Bronchitis

Von chronischer (praktisch nicht mehr ausheilender) Bronchitis spricht man, wenn sie wenigstens 2 Jahre andauert und der Patient während dieser Zeit in jedem Jahr mindestens 3 Monate lang an Husten und Auswurf leidet.

Chronische Atemprobleme nehmen mit zunehmender Industrialisierung zu (Luftbelastung durch Nitrosegase, Schwefeldioxide, Ozon u. a.).

Ursachen. *Exogene* Faktoren sind Rauch (Zigarettenrauch), Staub, Feuchtigkeit (darum jahreszeitabhängig). Von zunehmender Bedeutung ist die schadstoffhaltige Luft.

Endogene Faktoren (Konstitution) sind mitverantwortlich. Bei bestimmten Menschen besteht eine besondere Überempfindlichkeit der Bronchialschleimhaut gegen Umwelteinflüsse.

Krankheitszeichen

Jahrelang fast *symptomloser* Verlauf. Die ersten Beschwerden sind Husten und Auswurf, vor allem morgens. Im Volksmund als *Raucherhusten* bezeichnet. Später treten auf
- bronchiale Infekte, besonders im Herbst und Winter, mit eitrigem Auswurf;
- zunehmende Bronchialobstruktion mit anfallartiger Atemnot, zunächst nur bei Belastung, später auch in Ruhe;
- schließlich Überlastung des rechten Herzens (Rechtsherzinsuffizienz) mit Beinödemen.

Komplikationen. Obstruktive Bronchitis mit Emphysembildung = chronische Emphysembronchitis.

Pflege- und Behandlungsplan

- *Ausschalten der Risikofaktoren.* Luftreinhaltemaßnahmen, Verzicht auf Rauchen, Einschränkung von Alkohol.
- *Symptomatische Therapie.* Hustendämpfung bei trockenem Reizhusten (Antitussiva), schleimlösende Mittel bei zähem Auswurf (Sekretolytika), Infektbekämpfung bei eitrigem Sputum (Antibiotika).
- *Atemtraining, Atemschulung.*
- Bei einer *akuten Bronchitis* genügt meist eine einfache Bronchialtoilette; auswurffördernd und reizmildernd wirken
  - Luftbefeuchtung: Verdampfung/Vernebler;
  - Inhalation mit Kamillenblütenabsud;
  - Wärmeanwendung als heißer Tee, Einreibungen mit hyperämisierenden Salben, Brustwickel (S. 352 f.);
  - medikamentöse Unterstützung (wie oben).

26.3.2 Asthma bronchiale

Als Asthma bezeichnet man eine intermittierende, aber generalisierte Einengung (Obstruktion) der Atemwege, die anfallartig zu Atemnot führt. Erschwert ist insbesondere die *Ausatmung*. Es resultiert eine Lungenblähung, die (im Gegensatz zum Emphysem) reversibel ist.

Ursachen. Das typische Asthma beruht auf einer *Allergie* gegenüber Substanzen wie Pollen, Hausstaub, Tierhaare – Antigen-Antikörper-Reaktion. Dieser sog. *Sofortasthmatyp* tritt vor allem bei Kindern und Jugendlichen auf (verschwindet oft mit zunehmendem Alter).

Zunehmend setzt sich die Erkenntnis durch, daß es sich bei Asthma um eine *Entzündungskrankheit* der Atemwege handelt. Weiter ist auch an die enge Beziehung zwischen Asthma und *Psyche* zu denken. Antwort des Menschen auf eine angstgeladene Umwelt (Abb. 26.**3**).

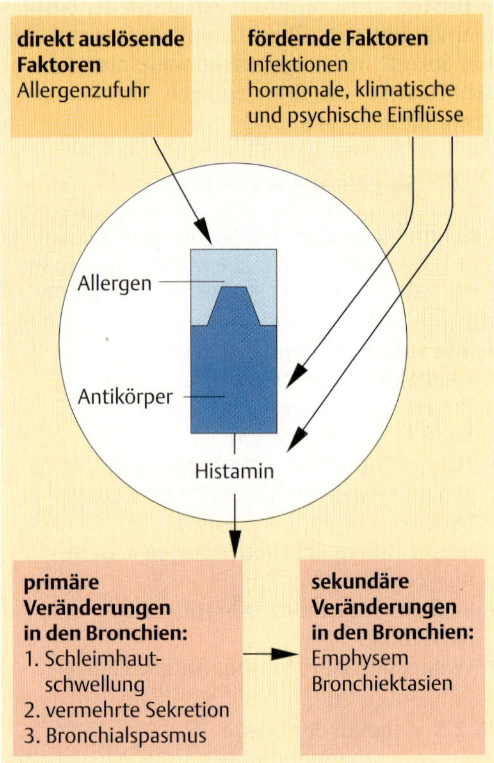

Abb. 26.**3** Einwirkungen und Veränderungen bei Asthma bronchiale (nach Kraepelin).

Krankheitszeichen

- Plötzlich auftretende schwere Atemnot, der meist ein paar Hustenstöße vorausgehen. Erschwert und verlängert ist die *Ausatmung*; pfeifende Atemgeräusche, die Lippen verfärben sich evtl. bläulich.
- Der Patient sitzt aufrecht im Bett, um durch die Atemhilfsmuskulatur die Atmung zu erleichtern.
- Die Anstrengung bewirkt eine Tachykardie und kalte feuchte Haut.
- Die erschwerte Atemarbeit ist begleitet von Angst: Erstickungsangst, Todesangst.

Tritt die Atemnot plötzlich und heftig auf, spricht man von *Asthmaanfall*; hält der Zustand über Stunden oder Tage an, vom *Status asthmaticus*. Beides kann zum Tode führen.

Pflege- und Behandlungsplan

Im Frühstadium. Je früher gegen Asthma Cortisonpräparate eingesetzt werden, um so besser sind die Chancen der Betroffenen. Schon bei leichtem bis mittelschwerem Asthma empfehlen Asthmaspezialisten, pulverförmige *Cortisonpräparate zu inhalieren*. Je früher der Therapiebeginn, um so günstiger ist die Möglichkeit der Verbesserung der Lungenfunktion.

Im Anfall – Notsituation:

- *Atmung erleichtern:*
  - Oberkörperhochlagerung, „Kutschersitz" oder Dehnlage (S. 345 ff.).
  - Frische Luft, Luftbefeuchtung.
  - Patienten zu zweckmäßiger Atmung anhalten, d. h. zu langsamer Ausatmung durch die geschlossenen Lippen – „Lippenbremse" (S. 348).
  - Inhalieren lassen.
  - Sauerstoffzufuhr 1 – 2 l/Minute (nur unter Blutgaskontrolle).
- *Sicherheit gewährleisten,* Angst und Unruhe abbauen:
  - Den Patienten nicht allein lassen, er soll die menschliche Nähe erfahren, durch Zuspruch beruhigen.
  - Überwachung der Vitalzeichen, des Flüssigkeitshaushalts, der Atmung und des Allgemeinzustands.
- *Medikamentöse Unterstützung:*
  - Sympathomimetika und Theophyllinpräparate, um eine bronchiale Erweiterung zu erreichen (Bronchospasmolyse);
  - Glucocorticoide;
  - Sedativa, wenn der Patient sehr unruhig ist;
  - in schweren Fällen Beatmung.

Im anfallfreien Intervall:

- *Desensibilisierung,* wobei die Allergenextrakte in geringer Dosis s. c. injiziert werden.
- *Auslösende Faktoren eliminieren,* evtl. ist ein *Milieuwechsel* notwendig.
- *Psychohygiene,* Lebensstil harmonisieren;
- regelmäßiges *Atemtraining.*

26.3.3 Lungenemphysem

Das Lungenemphysem ist gekennzeichnet durch Überdehnung des Lungengewebes mit Verminderung der Gewebeelastizität und Zerstörung der Alveolarsepten. Dadurch kommt es zu einer Behinderung der Ventilation und zu gestörtem Gasaustausch. Das Emphysem ist meist eine Zweiterkrankung und tritt bei Erkrankungen der Lungen oder Bronchien oder als deren Folgezustand auf – *obstruktives Emphysem.* Als primäre Form gilt das *Altersemphysem,* das durch Alterung des elastischen Gewebes (ab 5. Lebensjahrzehnt) auftritt.

Krankheitszeichen, Komplikationen

- Husten und Auswurf sind langjährige Vorläufer des Emphysems.
- Kurzatmigkeit; zu Beginn abhängig von äußeren Einflüssen (Klima, Jahreszeit), später als Dauersymptom (Dauerdyspnoe) mit zunehmender Leistungsschwäche, Zyanose.
- Der Thorax wird faßförmig (Fixierung in Inspirationsstellung).

In fortgeschrittenen Fällen kommt es zu

- Rechtsherzinsuffizienz mit *Cor pulmonale.*
- Emphysemblasen können platzen (z. B. bei Husten, Niesen) und zum *Pneumothorax* führen. Es muß eine intrapleurale Saugdrainage (Bülau-Drainage Kap. 41) eingelegt und belassen werden, bis die Luftfistel verklebt ist.

Pflege- und Behandlungsplan

Außer den symptomatischen Maßnahmen, die nach Bedarf zu treffen sind, handelt es sich um Maßnahmen der Atemschulung und der Atemunterstützung.

26.3.4 Rehabilitationsplan bei chronisch obstruktiven Lungenerkrankungen

Sorge für eine gesunde Atmung

- Nikotin- und Alkoholabstinenz.
- Berufs- und Umgebungshygiene (auslösende Faktoren vermeiden).
- Schutz vor Nässe und Kälte (im Winter bei geschlossenem Fenster schlafen).
- Luftbefeuchtung in den Räumen.
- Ruhe und Bewegung in gesundem Rhythmus.
- Richtiges Atemverhalten einüben (S. 348 f.):
  - Nasenatmung in Ruhe;
  - Mundatmung = Atmung mit „Nasenenge" oder „Lippenbremse" bei Anstrengung und Atemnot (S. 348). Dadurch wird der Luftaustritt gebremst und der intrabronchiale Druck erhöht. Der häufige exspiratorische

Kollaps kann so vermieden oder abgeschwächt werden;
- beim Aufstehen und Hinsetzen;
- beim Heben und Abstellen eines Gegenstandes;
- beim Treppensteigen.

- Systematisches Training der erschlafften Bauchmuskulatur.

Das richtige Atemverhalten bringt dem Patienten Erleichterung, nimmt ihm das Angstgefühl, hebt sein Selbstvertrauen und seine Leistungsfähigkeit. Er lernt, sich selbst zu helfen, und wird unabhängiger von Medikamenten.

Sekretlösung und Aushusten

- Viel trinken (ohne kardiale Gegenindikation), vor allem warme Getränke. Bei akuter Atembehinderung Infusionen.
- Lockerungs-, Klopf- und Vibrationsmassage (S. 352 f.).
- Expektoranzien, Sekretolytika, Antitussiva.
- Inhalationsbehandlung (S. 356 ff.) mittels
  - *Dosieraerosol.* Es enthält das wirksame Medikament gebrauchsbereit.
  - *Kompressorengerät.* In Frage kommen Broncholytika, Sekretolytika, Antiphlogistika. Eine häufig angewendete Kombination ist z. B. 5 - 8 Tr. Ventolin und Atrovent.

Unterstützung und Hilfe bei Atemnot

- Atemtherapie nach Zustand des Patienten. LLL = Luft, Licht, Liebe (Zuwendung, Dabeibleiben) sind oft ebenso hilfreich wie Medikamente.
- Medikamentöse Behebung der Bronchialwiderstände durch Broncholytika (z. B. Aminophyllin) oder Ventolin, Atrovent.
- *Sauerstoffzufuhr* nach ärztlicher Verordnung. Da sie als *Sofortmaßnahme* bei schweren, akuten Atemstörungen gilt, sind grundsätzlich folgende Überlegungen von Bedeutung:
  - Viele Lungenkrankheiten führen zur Erniedrigung des arteriellen Sauerstoffdrucks (Po_2), die, da das Zentralnervensystem empfindlich auf O_2-Mangel reagiert, rasch behoben werden muß. In diesem Fall braucht der Patient 2 - 3 l Sauerstoff pro Minute intranasal (Nasenkatheter).
  - Bei obstruktiven Lungenerkrankungen führt die durch die O_2-Zufuhr reduzierte Atmungsstimulierung oft zu einer Zunahme der CO_2-Retention, so daß Vorsicht geboten ist. Solche Kranke bekommen höchstens 1 - 2 l Sauerstoff pro Minute, und auch dies nur intermittierend und unter Kontrolle der Blutgase.
  - Im Notfall kann Sauerstoff verabreicht werden, aber der Patient muß gleichzeitig gut *überwacht* sein. Veränderungen der *Bewußtseinslage*, der Atemfrequenz oder -tiefe weisen auf Atemdepression hin. Sauerstoff ist dann gegenindiziert!

26.4 Pneumonien

Die Pneumonie ist eine Entzündung des Lungengewebes mit den typischen *Symptomen* Husten, Auswurf, Fieber, Schmerzen bei der Atmung. Wichtiger als die klassische Einteilung der Pneumonien ist heute die Beurteilung der Gesamtsituation: Erregertypus, Verlauf (akut oder chronisch), Auftreten (im Krankenhaus oder daheim, als Folge einer bestehenden Grundkrankheit oder „aus heiterem Himmel") und Röntgenbefund (Ausdehnung und Verteilung der Herde).

26.4.1 Lokalisation und Verlauf

Aufgrund der Lokalisation werden drei Typen unterschieden:

Alveoläre oder lobäre Pneumonien. Die Erreger (Pneumokokken, Streptokokken, Staphylokokken, Klebsiellen) dringen über den Luftweg ein und breiten sich von Alveole zu Alveole aus, bis schließlich ein ganzer Lungenlappen betroffen ist.

Bronchopneumonie. Die Entzündung breitet sich hier entlang des Bronchialbaumes aus und dringt von da ins umliegende Lungengewebe ein. Meist bleibt die Entzündung begrenzt auf einzelne Segmente (segmentale Pneumonie).

Interstitielle Pneumonie. Bei dieser Form wird vorerst das Lungengerüst betroffen, also das Gewebe rund um die kleinsten Bronchialäste (Bronchioli), sowie die Wand der Alveolen. In der Folge füllen sich die Alveolen herdförmig oder diffus mit entzündlichem Exsudat.

Vom **Verlauf** her unterscheidet man die *chronische*, die *akute* und die *rezidivierende* Form. Die im **Krankenhaus** erworbenen Pneumonien sind meist gegen Antibiotika *resistent*. Man nennt sie **nosokomiale Pneumonien**. Sie treten auf als Begleiterscheinung bei schwerer Grundkrankheit oder wenn eine Immunsuppression besteht. Da es sich hier um eine typische Krankenhausinfektion handelt, gilt das im Kapitel 12 Gesagte.

26.4.2 Atypische Pneumonien

Unter diesem Begriff werden Pneumonieformen zusammengefaßt, die nicht typisch verlaufen, oder es sind Sonderformen, was die Entstehung bzw. den Erreger betrifft.

Aspirationspneumonie. Sie entsteht bei Schluckproblemen, Bewußtseinsstörungen oder bei falsch liegenden Sonden durch Aspiration von Speisen, Flüssigkeit, Magensaft, Erbrochenem. Die beste Therapie ist die Prophylaxe.

Soforthilfe: Absaugen, Gaben von Antibiotika.

Pilzpneumonie. Am häufigsten ist die Candidamykose (Soor, Monilia). Sie befällt eigentlich nur Menschen mit geschwächter Abwehrkraft (Schwerkranke, Patienten mit Zytostatika- oder Cortisontherapie). Der Verlauf ist chronisch, meist schwerwiegend bis lebensbedrohlich.

Therapeutisch sind Antimykotika angezeigt.

Viruspneumonie. Das Erscheinungsbild ist nicht typisch, u. U. treten ähnliche Symptome auf wie beim Virusinfekt (z. B. bei Erkältung): Gliederreißen, Abgeschlagenheit, Fieber (keine hohen Temperaturen). Pneumonieerreger sind die Influenzaviren, Herpesviren, Adenoviren; auch das Masernvirus kann auf die Bronchien übergreifen und wird zum Boden für Staphylokokkeninfektionen.

Die *Behandlung* ist symptomatisch. Eine virostatische Therapie wirkt vor allem prophylaktisch.

26.4.3 Therapie- und Pflegeplan bei Pneumonien

Infektionsbekämpfung

Das **Sputum** kann Hinweise auf den Erreger geben (rostbraun bei Pneumokokken, blutig-gelatinös bei Klebsiellen). Meist wird eine **Blutkultur** angeordnet, um die Erreger festzustellen. Wo keine Resistenz besteht, ist Penicillin G das Mittel der Wahl bei bakteriellen Pneumonien.

Unterstützung der ATL

Oft handelt es sich um ein schweres Krankheitsbild; der Patient braucht Unterstützung in fast allen Bereichen. Es gilt, durch eine gute Situationseinschätzung die individuell notwendigen Maßnahmen schwerpunktmäßig abzuleiten. Zur **Einschätzung der Atemsituation** eignet sich die S. 345 beschriebene **Atemskala**. Dort sind auch die allgemeinen atemunterstützenden Maßnahmen abzulesen. Die Pneumonie- und Atelektaseprophylaxen sind weiterführend S. 359 f. beschrieben.

Ruhen, sich bewegen. Der Patient hält zu Beginn Bettruhe, dann folgt Lehnstuhlbehandlung:
- gezielte Thromboembolieprophylaxe und Dekubitusprophylaxe;
- sorgfältige Mobilisation (Beine einbinden, Kompressionsstrümpfe).

Körperpflege. Im Stadium des akuten Krankheitsgeschehens beruhigende oder belebende Ganzwaschung (S. 214 f.) und erfrischende Mundpflege. Bei Besserung des Zustandes ist die Selbstpflege zu unterstützen bzw. zu fördern.

Atmung. Die Grundlagen wurden in Kapitel 11 besprochen und sind dort nachzulesen. Im einzelnen: atemerleichternde Lagerung; Oberkörper leicht erhöht; zum Schlafen Dehnlage.
- Sekretlösen und Aushusten: Es kommen Inhalation und physikalische Maßnahmen zur Anwendung;
- Befeuchten der Raumluft;
- Anwenden von milden Hautreizmitteln zur lokalen Hyperämie; evtl. Brustwickel.

Ernährung zu Beginn flüssig (Infusionen); der Patient soll so rasch wie möglich kalorienreiche Flüssigkeit, dann vitamin- und kohlenhydratreiche Kost zu sich nehmen. Ernährung bei Fieber S. 320.

Verhütung von Komplikationen

Kontrolle der Vitalzeichen (Puls, Blutdruck, Atmung), Aussehen, Temperatur, Flüssigkeitsbilanz und Sputum. Die Häufigkeit der Kontrollen richtet sich nach dem Zustand des Patienten und der Art der Pneumonie.

Erkennen von Alarmzeichen:
- plötzlicher Fieberabfall → Kollapsgefahr,
- eventueller Fieberanstieg → beginnender Abszeß oder Pleuraempyem,
- Kopf- und Nackenschmerzen → Meningitis.

Den **Prophylaxen** kommt bei Betagten und bei längerdauerndem Fieberzustand besondere Bedeutung zu; es sind dies Dispositionsfaktoren sowohl für *Dekubitus* wie für *Thrombosen* (Maßnahmen S. 158 ff. u. S. 169 ff.).

Pneumonieprophylaxe (S. 359 f.). Das Bronchialsekret ist ein idealer Nährboden für Krankheitserreger. Es ist dafür zu sorgen, daß das Sekret nicht in den Atemwegen liegenbleibt, sondern ausgehustet wird:

- Gut durchatmen lassen, Atemgymnastik.
- Abklopfen des Thorax, Vibrationsmassage, aushusten lassen.
- Befeuchten der Raumluft, gute Mundpflege bei Schwerkranken, evtl. Bronchialtoilette.
- Aspiration vermeiden.

26.5 Tuberkulose

Die Tuberkulose ist eine Infektionskrankheit, die durch Tuberkelbakterien (Mycobacterium tuberculosis) hervorgerufen wird. Sie befällt hauptsächlich die Lungen (Lungentuberkulose) einschließlich des Hilus und der Atemwege (bei ca. 85 % der Fälle). Es ist aber auch eine Beteiligung anderer Organe möglich; man spricht dann von extrapulmonaler Tuberkulose.

Die Tuberkulose ist eher wieder im Zunehmen begriffen. Mehr als 3/4 der Tuberkulosefälle kommen in den Entwicklungsländern vor.

Die Erkrankung an einer aktiven Tuberkulose läßt sich auf drei *pathologisch-genetische Mechanismen* zurückführen (Schettler u. Greten 1990):

1. Die Tuberkulose entwickelt sich aus einer frischen Erstinfektion. Als Infektionsquelle kommt nach Ausrottung der Rindertuberkulose praktisch nur der kranke ansteckungsfähige Mensch in Frage.
2. Die aktive Tuberkulose entsteht nach einer meist viele Jahre bis Jahrzehnte zurückliegenden Infektion als Reaktivierung.
3. Die aktive Tuberkulose entsteht als Rückfall nach einer bereits behandelten, aber unvollständig ausgeheilten Erkrankung.

Während die zuerst genannte pathogenetische Möglichkeit in den letzten Jahren stark zurückgegangen ist, werden wir mit den beiden anderen Entstehungsmodi einer aktiven Tuberkulose noch während mehrerer Jahrzehnte rechnen müssen.

In den *Industrieländern* trifft man die Tuberkulose bei drei Gruppen von Menschen an:

- sozial Benachteiligte, die in engen, unhygienischen Wohnverhältnissen leben und sich oft nur mangelhaft ernähren, sowie Risikogruppen (Suchtverhalten, Verwahrlosung);
- ältere Patienten, die früher eine Tuberkulose durchgemacht haben und bei denen durch Schwächung der Infektabwehr eine Tuberkulose reaktiviert wird;
- Patienten mit Immunschwächekrankheiten (z. B. AIDS), die nur eine geringe Resistenz gegen Tuberkelbakterien haben und die sich deshalb leichter anstecken.

Die **Infektion** erfolgt heute fast ausschließlich über die Atemwege, wobei die von einer sog. offenen Tuberkulose stammenden Tröpfchen in die Lunge eindringen können. Diese Tröpfchen müssen aber frisch und klein genug sein. An der Stelle der Einbettung des Keims entsteht die typische tuberkulöse Entzündung.

Der **Nachweis** von eingedrungenen Tuberkelbakterien erfolgt im Auswurf, gelegentlich durch einen Kehlkopfabstrich oder aus dem Nüchternmagensaft (in welchem häufig über Nacht verschluckte Tuberkelbakterien gefunden werden).

Der Tuberkulintest wird erst 4–8 Wochen nach der Infektion positiv (S. 343 f.).

26.5.1 Tuberkuloseverlauf

Man unterscheidet heute die *Erstinfektion* und die *postprimäre Tuberkulose.*

Im Gefolge der Erstinfektion kommt es durch lymphogene Ausbreitung zum Primärkomplex, der sich aus dem Parenchym und zugehörigen Lymphknoten zusammensetzt.

Unter den heutigen Verhältnissen entwickeln sich höchstens 20 % der aktiven Tuberkulosen unmittelbar im Anschluß an eine Erstinfektion; 60–80 % entstehen durch die Reaktivierung unbemerkt gebliebener alter Herde.

Erstinfektion

Bei der Erstinfektion entwickelt sich im Laufe von ca. 6 Wochen der röntgenologisch meist nicht faßbare *Primärherd.* Er kann einzeln auftreten oder alle Lungenlappen befallen und liegt meist pleuranah. Dieser rasch „verkäsende" Herd ist etwa erbsen- bis haselnußgroß. Über das regionale Lymphabflußgebiet erkranken die dazugehörigen Lymphknoten im Hilusbereich, die ebenfalls verkäsen. Dieser *Primärkomplex* heilt fibrös ab und kann manchmal auch völlig resorbiert werden. Häufiger kommt es innerhalb von Monaten zur Kalkeinlagerung, die nun röntgenologisch nachweisbar wird. In diesem Stadium bleiben etwa 90 % der Infektionen, wobei die abgeheilten Herde aber noch jahrelang vermehrungsfähige

Bakterien enthalten, so daß ein latenter Infektionszustand aufrechterhalten bleibt.

Symptome. Der Primärinfekt verläuft meist unbemerkt oder unter den Zeichen eines grippalen Infekts: subfebrile Temperaturen, Gliederschmerzen, Unwohlsein, Appetitlosigkeit, Müdigkeit, evtl. leichter Husten.

Lymphknotentuberkulose

Wenn sich die Tuberkelbakterien über das bronchopulmonale System ausbreiten (meist zusätzlich auch über die Lymphknoten), entsteht die Bronchial- und Hiluslymphknotentuberkulose, die vor allem im Kindesalter eine Rolle spielt. Die Erkrankung verläuft häufig ohne auffallende Symptome (evtl. Temperaturanstieg und bellender Husten). Die Prognose ist gut. Die Lymphknoten verbacken miteinander und schrumpfen mit nachfolgender Verkalkung, die röntgenologisch während des ganzen Lebens nachweisbar bleibt. Auch hier ist eine Reaktivierung nach Jahren möglich.

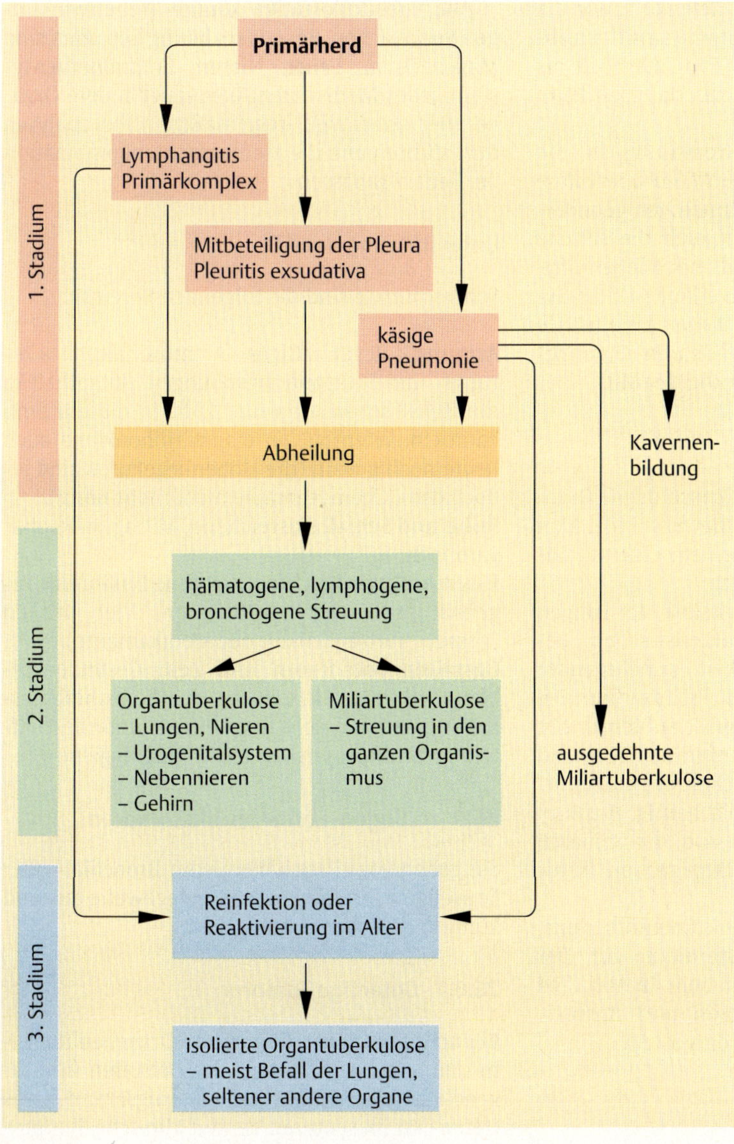

Abb. 26.**4** Die drei Stadien der Lungentuberkulose.

Streuungs- oder Generalisationsphasen

Die postprimäre Streuung beruht auf einer vorwiegend hämatogenen Ausbreitung der Tuberkelbakterien bei noch im Ablauf begriffener Erstentwicklung. Es kommt zu Ansiedlung in verschiedenen Organen. Auch hier verkäsen die Entzündungsherde. Die darin enthaltenen virulenten Keime können aber zu einem späteren Zeitpunkt eine Organtuberkulose verursachen. Die bevorzugte Lokalisation sind die Lungenspitzen.

Betroffen werden können aber auch andere Organe, vorzugsweise die Nieren, die Geschlechtsorgane, die Knochen und die Gelenke sowie die Haut und das Gehirn. Die Symptome sind dann abhängig vom jeweiligen Organ. Die Latenzzeit bis zum Ausbruch solcher Organtuberkulosen kann Jahre betragen.

Bei massiver Keimeinschwemmung in die Blutbahn kann sich das Bild der *Miliartuberkulose* entwickeln. Zur Gruppe der hämatogen generalisierenden Tuberkulose gehört auch die seltene *Sepsis tuberculosa acuta*, die als hochfieberhafte, schwer toxische Erkrankung verläuft. Unter *Typhobacillosis Landouzy* versteht man eine febrile tuberkulöse Streuung ohne faßbaren Organbefund, oft jedoch mit Vergrößerung der Milz.

Miliartuberkulose

Die miliare Aussaat erfolgt praktisch in alle Organe, am häufigsten in Lunge, Leber und Milz. Man unterscheidet zwei Verlaufsformen: eine pulmonale und eine meningeale Form.

Symptome. Die Miliartuberkulose der Lungen beginnt meist mit uncharakteristischen Beschwerden wie Appetitlosigkeit, zunehmender Blässe, leichter Zyanose und Tachykardie. Die Temperaturen sind anfangs meist subfebril. Mit fortschreitender Krankheit werden sie höher und treten sowohl als kontinuierliches wie als remittierendes Fieber auf. Husten ist häufig, Auswurf eher selten. *Röntgenologisch* sind die miliaren (hirsekornartigen), stecknadelkopfgroßen Herdchen zu sehen.

Die **Prognose** ist heute dank Chemotherapie, evtl. unterstützt mit Corticosteroiden, gut. Der Großteil der Erkrankten wird geheilt. In Abb. 26.**4** sind die verschiedenen Stadien und Ausbreitungsformen der Tuberkulose dargestellt.

26.5.2 Pflege- und Behandlungsplan

Infektionsbekämpfung

Chemotherapie (Tuberkulostatika) als Kombinationsbehandlung, z. B. mit Streptomycin, Isoniazid (INH), Rifampicin (RMP) ist der wichtigste Pfeiler der Behandlung. Sie ist mit Sicherheit wirksam, wenn die Medikamente exakt (Zeitabstände/Dosierung) und lange genug eingenommen werden. Die Therapie wird meist stationär begonnen und ambulant (für 1–2 Jahre) weitergeführt (der Patient bekommt eine individuelle Chemotherapiekarte).

Alle Tuberkulostatika können **Nebenwirkungen** verursachen. Besonders häufig betroffen sind Magen/Darm, Leber, Nieren, Zentralnervensystem. Jedes Medikament bevorzugt andere Organe. Der Arzt wird regelmäßige Laboranalysen durchführen und die Medikamentenkombination bei Bedarf anpassen.

Unterstützung der ATL

Schwerpunkte sind die folgenden Bereiche:

Atmung. Regelmäßiges Atemtraining, Lockerungs- und Entspannungsübungen. Aufenthalt in möglichst schadstoffarmer Luft. In diesem Sinn kann ein Aufenthalt in einem Höhenklima auch heute noch guttun (die Höhenliegekuren sind jedoch dank Chemotherapie nicht mehr nötig).
Ruhe und Schlaf. Ausreichend, Mittagsruhe obligatorisch.
Essen und Trinken. Ausgewogene Ernährung, regelmäßige Zwischenmahlzeiten. Viel trinken (bessere Verträglichkeit der Medikamente).
Gestalten von Raum und Zeit. Gesunder Lebensrhythmus, Aktivierung der Selbstheilungskräfte durch musische und befriedigende Beschäftigung; Streßprophylaxe und Psychohygiene.

26.6 Lungen- und Bronchialtumoren

Sie gehen vom Parenchym, vom Bronchial- oder Drüsengewebe sowie vom Bindegewebe aus und können gut- oder bösartig sein.

26.6.1 Gutartige Tumoren

Bronchusadenom. Polypöser Drüsenepitheltumor in den großen Bronchien. Betroffen sind Jugendliche. Der Tumor wächst langsam, d. h., es treten erst im späteren Verlauf klinische Symptome auf. Bei der Erfassung ist deshalb bei 15 % bereits eine maligne Entartung mit Metastasen zu finden. Frauen sind häufiger betroffen als Männer.

Hamartome, Chondrome. Begrenzte, gutartige Mesenchymfehlbildungen (arttypisch differenziertes Keimgewebe), die als solitäre Rundherde erscheinen (knorpel-, epithel-, fett- und muskelartige Mißbildungen); sie können maligne entarten. Männer sind häufiger befallen als Frauen.

Als Therapie kommt nur die operative Entfernung in Frage: Ausschälung oder Keilresektion bei Hamartom, transpleurale Bronchusteilresektion bei Adenom.

26.6.2 Bronchialkarzinom

98 % aller primären Tumoren sind Bronchialkarzinome (Lungenkrebs). Männer erkranken 8- bis 10mal häufiger als Frauen. Die Frequenzspitze liegt zwischen dem 50. und 70. Lebensjahr. Der Anteil der Frauen nimmt in den letzten Jahren zu (Zigarettenkonsum!). Das Bronchuskarzinom setzt rasch Metastasen (Abb. 26.**5**).

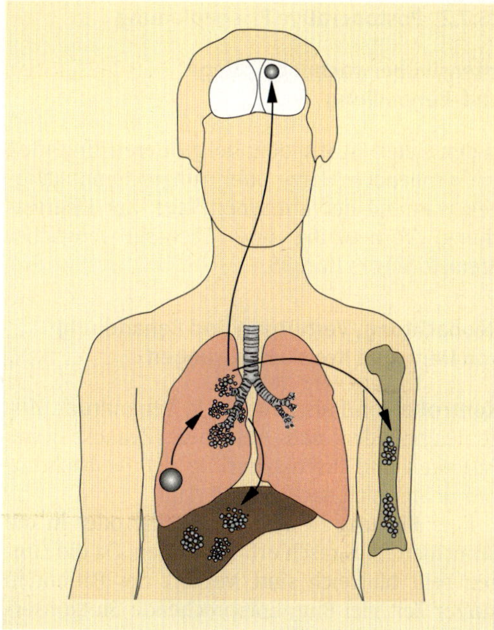

Abb. 26.**5** Metastasierungswege und -organe des Bronchialkarzinoms (nach Largiadèr).

Krankheitszeichen

- Oft rezidivierende Pneumonien;
- Verschlechterung des Allgemeinzustands;
- Husten, später blutiges Sputum;
- oft machen die Metastasen die ersten Beschwerden, und das primäre Bronchuskarzinom ist ein Zufallsbefund.

Pflege- und Behandlungsplan

Je nach Zustand bei der Diagnosestellung (50 % sind inoperabel):

- *Systemtherapie* (Polychemotherapie) und lokale Bestrahlung (Kap. 44).
- *Operation.* Die Prognose ist gut, wenn die regionalen Lymphknoten noch tumorfrei sind.
- *Unterstützende Therapie und Pflege:*
  - *Je nach Befund* Bekämpfung von Reizhusten, Behebung der Atemnot, Prophylaxe von Infektionen und Atelektase, Hebung des Allgemeinzustands.
  - *Je nach Befinden* sollen auch alternative Maßnahmen eingesetzt werden (Kap. 24).

Eine systematische Pflegeplanung ermöglicht die Wahl und den sinnvollen Einsatz all jener Maßnahmen, die der individuellen *Behandlung, Betreuung* und *Begleitung* dienen.

26.7 Lungenchirurgie

26.7.1 Operationsvorbereitung

- Die Vor- und Nachbehandlung wird entsprechend dem Grundleiden mit *Antibiotika* oder *Tuberkulostatika* unterstützt.
- Voruntersuchung von Herz-Kreislauf-Funktion und Digitalisierung bei betagten oder gefährdeten Personen.
- Lungenfunktionsprüfung zur Feststellung der Leistungsgröße.
- Nikotinabstinenz. Information und Kooperation des Patienten sind Voraussetzung.
- Atemgymnastik. Die Ventilation ist postoperativ vor allem in den ersten 24 Stunden (je nach ausgeführter Operation) um 25 – 50 % vermindert. Die Leistungsgröße des gesunden Lungenanteils muß deshalb schon vor der Operation trainiert werden. Dem gleichen Ziel dienen die
- Inhalationen, evtl. mit dem Respirator.

Im weiteren gelten die allgemeinen prä- und postoperativen Maßnahmen (Kap. 36).

26.7.2 Postoperative Pflegeplanung

Intensivüberwachung, -pflege und -behandlung

In den ersten 24 Stunden; bei größeren Eingriffen mit drohenden Herz- oder Lungenkomplikationen während der kritischen Tage. Zur Überwachung, Vorbeugung und Therapie möglicher Atemstörungen Kap. 35.

Beobachtung, Verhütung und Behandlung von Herz- und Kreislaufstörungen

Kontrolle von Puls, Blutdruck, Venendruck, Allgemeinbefinden und Aussehen (Zyanose!) des Patienten und Protokollierung der Beobachtungen richten sich nach dem Verlauf.

Eine **Blutung** in die Pleurahöhle oder in die Bronchien muß rasch erfaßt werden. Da die Lungen sehr blutreich sind, verliert der Patient in kurzer Zeit viel Blut. Entsprechende Blutkonserven müssen vorbereitet sein.

Mobilisation am Nachmittag des Operationstages zuerst am Bettrand, später vorsichtiges Aufstehen. Die Leitungen dürfen dabei nicht abgeklemmt noch darf die Verbindung zum Saugsystem unterbrochen werden.

Ab dem folgenden Tag steht der Kranke zweimal täglich auf, die Spaziergänge richten sich nach der Länge der Absaugschläuche bzw. der Mobilität des Saugsystems.

Thromboembolieprophylaxe (bewegen, Beine einbinden, Mobilisation, Antikoagulation).

Medikamentöse Unterstützung von Herz und Kreislauf: Digitalis, Kreislaufstimulanzien.

Beobachtung, Verhütung und Behandlung von Atemstörungen

Überwachung der Atmung einschließlich der Thoraxbewegung ist äußerst wichtig. Die Häufigkeit richtet sich nach dem Zustand. Zu Atemstörungen neigen vor allem Betagte und Kranke mit vorgeschädigter *Lungenfunktion*. Eventuell muß in diesem Fall die Atmung durch einen Respirator unterstützt werden.

Atemtherapie. Die präoperativ eingeübte Atemtechnik wird sofort nach der Operation weitergeführt.

Für die Pflegegruppe gilt:
- Patienten zum Durchatmen anhalten, sobald er wach ist.
- Halbstündlich, später in größeren Abständen zum Aushusten anhalten, den Patienten dabei unterstützen (Hände auf die Wunde legen).
- Patienten zu regelmäßigen Atemübungen und zum richtigen Atmen anhalten.

Für die Atemtherapeutin gilt:
- In den ersten Tagen wird sie den Patienten 2- bis 3stündlich für die Atemtherapie aufsuchen; evtl. übernimmt sie auch die Überwachung der Inhalationen.

Inhalationen sind therapeutische Interventionen. Zur Anwendung kommen:
- Aerosole mit oder ohne Medikamentenzusatz zur Entschleimung (Sekretolytika) und zur Bronchienerweiterung (Bronchodilatatoren). Sekretlösend wirkt auch die Befeuchtung der Raumluft.
- Sauerstoff 1–3 l/min, meist nur in den ersten postoperativen Stunden. Intermittierende Zufuhr über längere Zeit ist bei Patienten, die zu Atemstörungen neigen, angezeigt.

Lagerung. Grundsätzlich gilt: Sobald der Patient aus der Narkose erwacht, wird das Kopfende des Bettes langsam (halbstündlich) etwas höher gestellt. Bis zum Nachmittag des Operationstages (oder 5 Stunden nach der Operation) muß der Operierte sitzen. Zu diesem Zeitpunkt beginnt auch das Umlagern, das je nach Operation verschieden ist.
- *Pneumektomie.* Lagerung auf die operierte Seite, damit die gesunde Lunge entlastet ist und gut durchlüftet werden kann. Die normalerweise 2stündlich ausgeführte Umlagerung geschieht folgendermaßen: operierte Seite – Rückenlage – operierte Seite usw.
- *Lobektomie* und *Segmentresektion.* Die Lagerung geschieht hier auf die gesunde Seite, damit sich die operierte Lunge richtig entfalten kann. Der Umlagerungsplan sieht so aus: 2stündlich: Rückenlage – gesunde Seite – Rückenlage usw.

Schmerzen, Schmerzmittel. Schmerzen beeinträchtigen die Atmung, weshalb postoperativ nicht mit Schmerzmitteln gespart werden darf. In der Norm liegt die 4stündliche, wenn immer möglich *vor* der Atemgymnastik verabreichte Schmerzmittelmedikation.

> *Nicht ausgehustetes Sekret* führt zu Anschoppung und *Atelektase.*

Röntgenkontrollen des Thorax dienen der Nachkontrolle; im folgenden ein Standard:
- nach Pneumektomie: 1., 4. und 8. Tag, damit eine Anschoppung in der gesunden Lunge frühzeitig erkannt werden kann;
- nach Segment- und Lappenresektion: am 1. und 3. Tag; man will in diesem Fall vor allem die Entfaltung des restlichen Lungenteils kontrollieren.

Aufrechterhaltung von Blutvolumen, Wasser- und Elektrolythaushalt

Infusion während 2 – 3 Tagen; es liegt ein zentraler Venenkatheter.

Elektrolytersatz richtet sich nach dem Zustand des Patienten und den Laborwerten.

Blutersatz ist abhängig vom Verlust. Die genaue Kontrolle der Wundsekrete ist deshalb unerläßlich. Je nach ausgeführter Operation und Handhabung wird der Verlust ganz oder doppelt ersetzt.

Flüssigkeitsbilanz während 3 – 4 Tagen.

Ausgewogene Ernährung

Tee ab Abend des Operationstages. Bei Abbau der Infusionstherapie muß der Patient genügend trinken. Das Einsetzen der *Darmtätigkeit* geschieht meist problemlos. Ein träger Darm wird ab dem 2. Tag angeregt; funktioniert er, kann der Patient normal essen.

Angepaßte Körperpflege

Sie ist wegen der Schmerzen und der Drainagen zu Beginn erschwert. Der Patient soll die Unterstützung bekommen, die notwendig ist. Im übrigen ist aber auf eine rasche Selbständigkeit hinzulenken. Von besonderer Bedeutung sind die *Prophylaxen* und eine *gute Mundpflege*.

Überwachung der Thoraxdrainagen

Das *Prinzip* der Funktion von Lungendrainagen und die möglichen Saugsysteme sind im Kap. 40 ausführlich beschrieben; auch sind dort die heute üblichen Systeme dargestellt (S. 1115 ff.).

Thoraxsog bei Pneumektomie (Abb. 26.**6 a**). Der Sog ist klein: 5 cmH_2O. Dieser geringe Sog genügt, da nur der Sekretabfluß bezweckt wird. Der Schlauch wird in der Regel nach 24 Stunden entfernt.

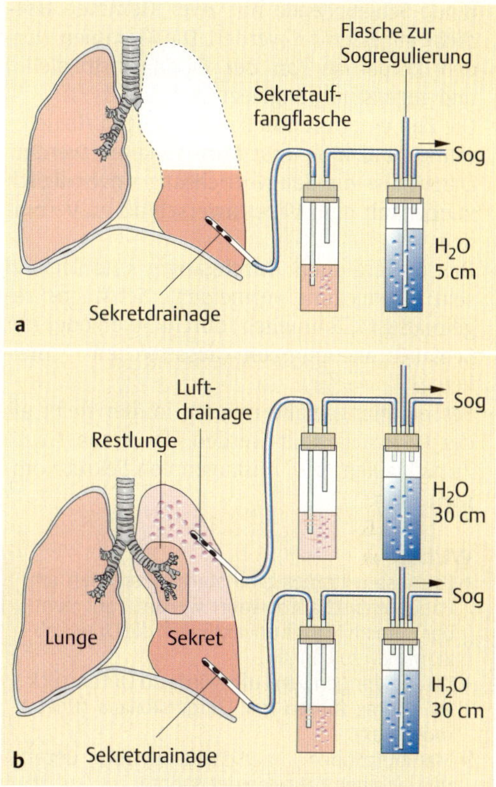

Abb. 26.**6** Lungendrainage, **a** bei Pneumektomie, Sogstärke 5 cmH_2O, **b** bei Lobektomie. Jede Drainage ist angeschlossen an die Auffangflasche und die Sogregulierung. Sog bei beiden Drains: 30 cmH_2O. Bei schlechter Ausdehnung (Segmentresektion) wird der Sog bis 75 cmH_2O erhöht.

Thoraxsog bei Lobektomie und Segmentresektion (Abb. 26.**6 b**). Es sind zwei Drains eingelegt.
- Der *Luftdrain* liegt oben und dient der Entfernung von Restluft (Luft, die durch die Thoraxeröffnung in den Pleuraspalt gelangt ist).
- Der *Sekretdrain* liegt im Wundgebiet (unterer Drain).
- *Umstellen auf Flaschensog* (Hebedrainage), sobald die Lunge dicht ist.

Umgang mit Thoraxdrainagen

Sogeinstellung und -neuanpassung nach Arztverordnung.

❖ Thoraxdrainagen müssen **immer am Sog angeschlossen** sein. Muß der Sog kurzfristig unterbrochen werden, so muß vor der Diskonnektion des Systems das zum Patienten führende Schlauchende mit zwei Klemmen **luftdicht** abgeklemmt werden. Die Klemmen werden körpernah (an der Drainaustrittsstelle) und gegensinnig angelegt (Abb. 26.**7**).

- Die Zeit einer eventuell notwendigen Abklemmung muß möglichst kurz gehalten werden. Danach ist die Saugvorrichtung unverzüglich wieder mit dem Vakuumverschluß zu verbinden.
- Das System muß **durchgängig** und leckfrei sein (Abknickung vermeiden). Schläuche regelmäßig (1/2stündlich) durchkneten oder mit Schlauchrollenpumpen ausstreichen („melken").
- Sekretauffanggefäße müssen immer tiefer als der Patient gestellt werden, da es sonst zum Zurücklaufen bzw. Ansaugen von Sekret kommen kann.

Wichtig

- Es müssen immer zwei starke Klemmen am Patientenbett aufbewahrt werden (gut sichtbar), um im Notfall unverzüglich die Drains abklemmen zu können.
- Das Eindringen von Luft würde zu Unterdruck im Thorax führen mit Lungenkollaps (Pneumothorax).
- Manipulationen am Schlauchsystem unter den üblichen Kautelen der Asepsis.

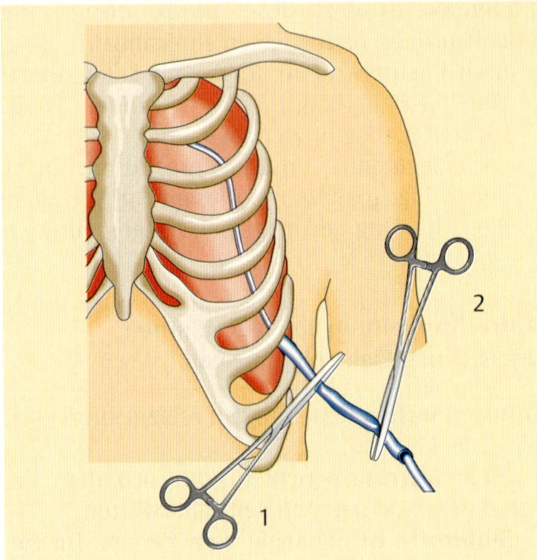

Abb. 26.**7** Abklemmen der Drains bei Manipulation am System möglichst körpernah mit zwei Klemmen.

Entfernen der Thoraxdrains

Bei komplikationslosem Verlauf kann die Drainage nach 3 – 5 Tagen gezogen werden. Nach dieser Zeit ist die Lunge ausgedehnt und das Pleuraleck verklebt (die Sekretmenge soll unter 100 ml liegen). Vorher und nachher erfolgt eine Röntgenkontrolle des Thorax.

Vor dem Entfernen wird die Drainage einige Stunden abgeklemmt, um sicher zu sein, daß die Lungen auch ohne Sog ausgedehnt bleiben bzw. keine Luft in den Pleuraspalt „nachläuft". Nach dem Abklemmen, also vor dem Ziehen, ist nochmalige Röntgenkontrolle notwendig.

Vorgehen. Tablett richten mit Desinfektionsmittel, Watteträgern, Handschuhen, vorbereitetem Dachziegelverband bzw. speziellen Gummi-Gaze-Platten, 3 breiten Heftpflasterstreifen, Schere und Pinzette (alles steril).

- Instruktion des Patienten; das Ziehen des Drains geschieht unter tiefer Inspiration und Luftanhalten.
- Wenn der Arzt die Vorbereitungen getroffen hat (Desinfektion, Entfernung der Hautfäden, Erhöhung des Unterdrucks), liegt die Aufgabe der assistierenden Person im
- Ankleben der Gummi-Gaze-Platte (bzw. des abdichtenden Verbands) mit der linken Hand auf die Drainstelle; langsames Herausziehen des Drains aus dem Thorax, gleichzeitig zieht der Arzt die Tabaksbeutelnaht fest.
- Fixieren des Verbands mit 3 breiten Heftpflasterstreifen, die dachziegelartig aufeinandergeklebt werden.

Wundbehandlung. Die Fäden werden nach 8 – 12 Tagen entfernt. Der Wundverband wird regelmäßig kontrolliert. Nach 3 – 4 Tagen kann ein luftdichter Wundspray den Verband ersetzen.

Der Verband nach der Drainentfernung (Austrittsstelle) kann nach 24 Stunden entfernt werden.

Krankenhausaustritt, Rehabilitation

Bei komplikationslosem Verlauf Krankenhausaustritt nach 2 – 3 Wochen. Die Erholungszeit ist von der Primärerkrankung abhängig; sie muß auf jeden Fall lang genug sein. Der Organismus braucht Zeit, sich an die kleinere Atemfläche zu gewöhnen und sich vom Eingriff zu erholen. Die Atemgymnastik muß weitergeführt werden.

Leben mit einer Lunge bzw. mit reduzierter Atemfläche ist ebensosehr ein psychologisches Problem wie ein physiologisches! Die positive Lebenseinstellung ist der beste Rehabilitationsbegleiter.

Weiterführende Literatur

Cegla, U. H.: Was tun bei Atemerkrankungen? Hippokrates, Stuttgart 1987

Knight, A.: Asthma und Heuschnupfen. Hippokrates, Stuttgart 1983

Krauss, H.: Atemtherapie, 2. Aufl. Hippokrates, Stuttgart 1984

Parow, J.: Die Heilung der Atmung. Übungstechnik der Atemkorrektur, 3. Aufl. Hippokrates, Stuttgart 1981

Peseschkian, N.: Psychosomatik und positive Psychotherapie, 2. Aufl. Springer, Berlin 1992

Reifferscheid, M., S. Weller: Chirurgie, 8. Aufl. Thieme, Stuttgart 1989

Schettler, G., H. Greten: Innere Medizin, Bd. I/II, 9. Aufl. Thieme, Stuttgart 1997

Zenker, W.: Mit Asthma leben. Moewig, Rastatt 1993

27 Herz-Kreislauf- und Gefäßsystem

Einstimmung

Frank Nager (1993) hat die Symbolik des Herzens auf eine eindrückliche Weise beschrieben, indem er der biologischen „Kardiologie" die symbolische „Kordiologie" entgegensetzt. Das Herz der Kardiologie, so schreibt er, „pumpt, versagt, de- und repolarisiert, rupturiert, fibrilliert, wird palpiert, auskultiert, elektro- und echokardiographiert, katheterisiert, biopsiert, digitalisiert, rekompensiert und transplantiert". Das Herz der „Kordiologie" hingegen „singt, lacht, jubelt, weint, erwacht, erblüht, klagt, bebt, zerspringt, blutet, schmachtet, bricht, wird geschenkt, ausgeschüttet, verloren, im Sturm erobert. Es ist treu, trotzig, falsch, abgründig, sitzt am rechten Fleck, zittert, rutscht in die Hose und hüpft im Leibe!"

In solchen Aussagen kommt der Unterschied von *Befund* und *Befinden* sehr anschaulich zum Ausdruck.

Der *Befund* orientiert sich in erster Linie an der Störung des Organsystems (an der Pumpe, den Ventilen und den dazugehörigen Röhren), man spricht von „Durchblutungsgröße", von „Störungen der Versorgung", von „Versagen der Funktion", von „Unregelmäßigkeiten des Rhythmus" usw.

Die Symbolsprache geht vom *Befinden* aus, also davon, was der Patient erfährt, wenn „es nicht mehr so recht geht", wenn das Herz „aus dem Takt" gerät oder den Rhythmus verliert. Oft wird das Herz als „Wurzel unserer Lebenskraft" bezeichnet. Von ihm geht immer neu der lebenserhaltende Blutstrom aus und kehrt zu ihm zurück, um wieder neu in Umlauf gebracht zu werden; ein Symbol für den ständigen Fluß des Lebens, der, wenn er gestört ist, den ganzen Menschen beeinträchtigt.

Seit jeher hat der Volksmund dem Herzen eine große Bedeutung beigemessen. Die Existenz des Menschen beginnt im Herzen, denn Mütter tragen die Kinder „unter dem Herzen". Das „Herz lacht im Leib", wenn wir uns wohlfühlen, und „es zittert in der Gefahr"; die Verletzung des Herzens ist tödlich. Davon sprechen schon die Grundbedeutungen: Das Wort Herz – lat. cor, griech. kardia – geht nach der Meinung vieler Sprachforscher auf den Begriff „kurd" im Sanskrit zurück, was soviel bedeutet wie springen und schwingen, aber auch zittern und zagen.

Darin wird sichtbar, daß das Herz nie nur medizinisch erfaßt und biologisch erklärt werden kann. Alle Gemütsbewegungen, alle Affekte und Emotionen sind mit dem Herzen verbunden. Wo das Herz leidet, leidet der ganze Mensch; umgekehrt reagiert das Herz auf die Art und Weise des Lebens. So sind die Herz- und Kreislaufbelastungen, die auf die Dauer zu Risikofaktoren werden und zum Kranksein führen, auch Zeichen einer Gesellschaft, die Streß diktiert oder Fehlverhalten beim Essen und Trinken geradezu verlangt (essen in einer knapp bemessenen Arbeitspause usw.). Die *Gesundheit des Herzens* ist eben ein Spiegelbild der Gesellschaft wie auch der Lebensgewohnheiten des einzelnen.

Das Herz spricht von Leben und Liebe wie auch von Lebensbehinderung und von Mangel an Beziehung. Es gilt auch auf diese Sprache des Herzens zu hören und mit dem Herzen zu sehen. „Man sieht nur mit dem Herzen gut", läßt Saint-Exupéry den Kleinen Prinzen sagen.

Pflege orientiert sich am *Befinden* und dient der Verbesserung von *Lebensqualität* und *Wohlbefinden* der Person. Kranke Menschen sind angewiesen auf eine gute Therapie, aber sie brauchen ebensosehr eine gute Atmosphäre, einen Ort, „wo sie sein können", wo ihre Erschöpfung und Kraftlosigkeit (die Herzkrankheiten oft begleiten) angenommen und verstanden werden. Rhythmusstörungen treffen den ganzen Menschen, und Herzinsuffizienz ist immer auch Insuffizienz der Lebensqualität in ihrer seelischen Dimension.

Herzpatienten brauchen den Herzspezialisten (den Kardiologen), aber sie brauchen ebensosehr die Herzenswärme einer ihnen zur Seite stehenden Bezugsperson, eines Menschen also, der nicht nur nach dem anatomischen Herzen fragt, sondern auch nach ihrem Wohlbefinden, d.h. nach dem Herzen als Lebens- und Gefühlszentrum.

Zur Berechtigung einer in diesem Sinne heute notwendigen ganzheitlichen Sichtweise (anatomisch *und* symbolisch) zitiert Nager (1993) ein

Traktat von Alfred Polgar. Ich möchte dieses „Traktat vom Herzen" hier abschließend als Anstoß zur Reflexion unseres eigenen Umgehens mit Herzpatienten anfügen:

■ „Zumeist also ist in unserem Denken und Sprechen das Herz metaphorisch gemeint – und solange dies der Fall, bleibt alles, auch wenn es ernst ist, noch Spiel, Spiel, das sich ändern, Verlust noch immer in Gewinn wandeln kann. Wirklich schlimm ist es erst dann um ein Herz bestellt, wenn nicht mehr in Vergleichen und Bildern von ihm gesprochen wird, wenn die Metaphern sich von ihm zurückziehen…, wenn von seinen Bewegungen auch die kühnen und großartigen unerheblich geworden sind und nur noch die meßbaren, die rein mechanischen etwas bedeuten, wenn es auf seine Melodien gar nicht mehr ankommt, nur noch auf den nackten Rhythmus. In solcher Stunde ist wenig Poesie mehr um das arme Ding. Da wird furchtbar gleichgültig, wofür es schlägt, wenn es nur schlägt, da erlassen wir dem edlen Herzen gern jede Funktion, durch die es sich vom Unedlen unterscheidet, wenn es nur die physiologische erfüllt, die es mit ihm gemein hat. Und doch, gerade in solcher Stunde, wenn das Herz keine andere Rolle mehr spielt als die sachliche, die ihm von der Natur übertragen ist, nicht mehr mit seinem Schlag erstrebt als den nächsten, nicht mehr will als sich selbst…, gerade in solcher Stunde, wenn es nur noch ein klägliches, verheddertes Maschinchen ist, dem kein Öl mehr hilft, gerade dann erscheint es als ein Ding von unermeßlicher Würde und Hoheit…" ■

27.1 Theoretische Grundlagen

27.1.1 Physiologie von Herz und Kreislauf

Das Herz ist ein automatisch tätiges Organ, bei dem mit regelmäßigem Rhythmus Systole und Diastole abwechseln. Dies wird möglich durch ein Antriebs- und Leitungssystem, das den gesamten Muskel zeitgerecht und koordiniert zur Kontraktion veranlaßt. Reizbildung und Reizleitung in diesem *Reizleitungssystem* sind gekoppelt an den Kationenaustausch von Kalium und Natrium an der Zellmembran während des sog. *Aktionspotentials*. Hierbei fließen zunächst explosionsartig Natriumionen in die Zelle (Depolarisation), während nachfolgend Kaliumionen austreten (Repolarisation). Es handelt sich um schwache elektrische Spannungsänderungen in der Zellmembran.

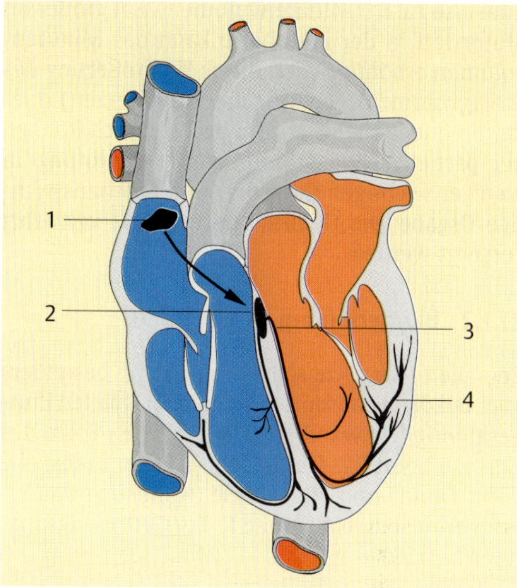

Abb. 27.**1** Reizleitungssystem. 1 = Sinusknoten (Schrittmacher). Die Erregung erreicht über die Vorhofmuskulatur, die dadurch zur Kontraktion angeregt wird, den Atrioventrikularknoten (Aschoff-Tawara) (2), folgt dem His-Bündel (3), läuft in dessen Schenkel spitzenwärts, verteilt sich mittels der Purkinje-Fasern (4) in der Kammermuskulatur und löst deren Kontraktion aus.

Das *Reizleitungssystem* ist aufgebaut aus Sinusknoten (Impulsbildung), Atrioventrikularknoten (AV-Knoten), His-Bündel, Tawara-Schenkel und den sich in die Ventrikelmuskulatur aufzweigenden Purkinje-Fasern (Abb. 27.**1**). Die Impulsbildung erfolgt im Sinusknoten regelmäßig, rhythmisch und völlig automatisch, im Normalfall mit ca. 70 Kontraktionen pro Minute beim Erwachsenen.

Die Fähigkeit der unabhängigen Erregungsbildung und -leitung wird „von außen" durch das vegetative Nervensystem beeinflußt und so die Herzleistung an den augenblicklichen Bedarf des Organismus angepaßt. Dabei stimuliert der Sympathikus die Herzaktion, und der Vagus hemmt sie.

Die *Pumpleistung des Herzens* gewährleistet den Transport (Zirkulation) des Blutes. Dadurch gelangen Sauerstoff und Nährstoffe in die Gewebe und werden CO_2 und Schlackenstoffe abtransportiert. Während es durch die Lungen strömt, gibt es CO_2 ab und nimmt Sauerstoff auf. Atmung und Kreislauf bilden so eine funktionelle Einheit.

Pro Herzschlag werden ca. 70 ml Blut ausgeworfen (Schlagvolumen), bei 72 Schlägen pro Minute also ca. 5 l (Minutenvolumen). Bei größerem Blutbedarf in der Peripherie kann das Minutenvolumen erhöht werden durch Vergrößerung des Schlagvolumens (beim trainierten Herzen) oder der Frequenz (beim untrainierten). Auch können bei partieller Drosselung der Durchblutung in weniger wichtigen Geweben andere lebenswichtige Organe wie Gehirn, Nieren, Herz vermehrt versorgt werden.

27.1.2 Blutgerinnung

Bei allen Herz-Kreislauf-Problemen, besonders aber bei den venösen Erkrankungen, spielen Blutgerinnung (Umwandlung der löslichen Form des Gerinnungsstoffs *Fibrinogen* in die unlösliche Form *Fibrin*) und Fibrinolyse (Auflösung von Fibringerinnseln) eine große Rolle (Gerinnungsanalysen S. 1159).

Hämostase. Die spontan einsetzende Blutstillung verhindert bei Verletzungen das Verbluten und ermöglicht operative Eingriffe. Durch Zusammenziehen verletzter Gefäße (Vasokonstriktion) und Thrombozytenaggregation kommt es zur provisorischen Blutstillung durch Bildung eines Plättchenthrombus. Man versteht darunter die nach wenigen Minuten eintretende Erstarrung des einem Blutgefäß entnommenen Blutes. Normalerweise gerinnt das Blut nur außerhalb der Gefäße (extravasal). Veränderungen an der Gefäßinnenwand, der Blutströme oder der Blutzusammensetzung können zur Gerinnselbildung des Blutes innerhalb der Gefäße, der intravasalen Gerinnung, und zur Thrombenbildung führen.

Die eigentliche Blutgerinnung ist ein komplizierter Vorgang; insgesamt sind daran 13 Faktoren beteiligt. Diese tragen Nummern von I bis XIII, und zwar in der Reihenfolge ihrer Entdeckung. Zum größten Teil werden sie in der Leber gebildet.

Die Reaktionskette läuft in drei Phasen ab mit einer Vorphase. Vereinfacht sieht der Ablauf der Blutgerinnung folgendermaßen aus (Abb. 27.**2**):

Vorphase. Es bildet sich Thrombokinase, die entweder als Gewebsthrombokinase oder Blutthrombokinase vorliegen kann. Daran sind verschiedene Faktoren und Calcium beteiligt.

1. Phase. Die Thrombokinasen aktivieren zusammen mit den Calciumionen das in der Leber unter Einwirkung von Vitamin K gebildete Prothrombin zu Thrombin.

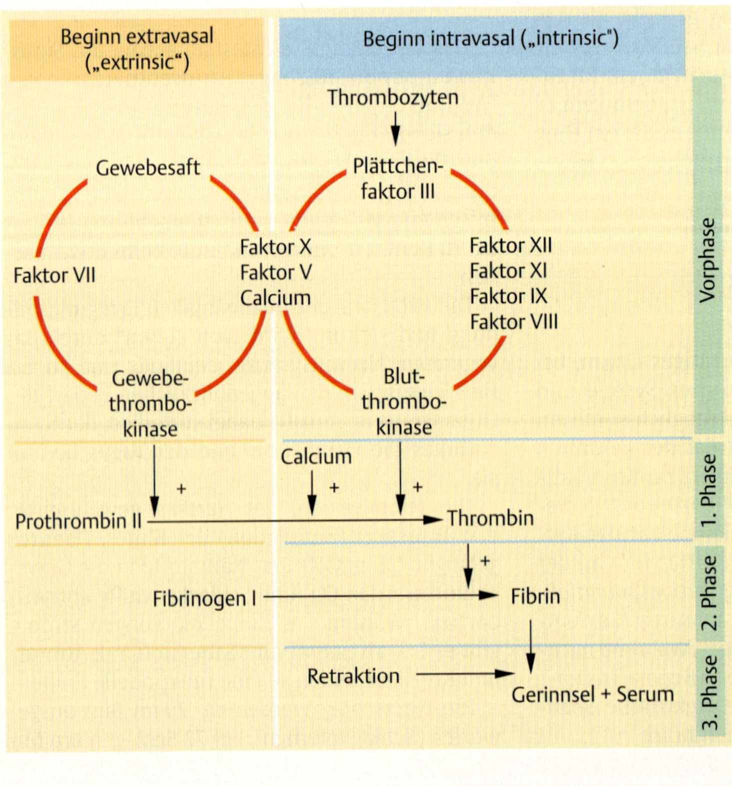

Abb. 27.**2** Vereinfachtes Schema der Blutgerinnung.

2. Phase. Thrombin verwandelt Fibrinogen in Fibrin.

3. Phase. Die Fibrinfäden ziehen sich zusammen und pressen das Serum aus (Retraktion). Es kommt zur Bildung des Gerinnsels (Zellen und Fibrin) – Thrombus.

Fibrinolyse. Mit der Bildung von Fibrin ist die Gerinnung abgeschlossen. Durch die Fibrinolyse kann das gebildete Gerinnsel wieder aufgelöst werden. Ähnlich wie bei der Blutgerinnung erfolgt die Auflösung von Fibrin in Spaltprodukte (z. B. Fibrinogen) unter der Wirkung eines aktivierten Enzyms (Plasmin) und verschiedenen Aktivatoren (Urokinase, Streptokinase).

Diese Aktivatoren können zur Wiederauflösung von Thromben therapeutisch verwendet werden *(Thrombolyse).* Die Lyse kann dabei systemisch oder lokal durchgeführt werden. Sie wird bei venösen und arteriellen Thrombosen angewendet.

Im gesunden Organismus besteht ein Gleichgewicht zwischen Hämostase und Fibrinolyse und verhindert überschießende Reaktionen (Thrombosen oder Blutungsneigung).

Thrombose. Als Thrombose bezeichnet man ein in der Blutstrombahn (Herz, Arterie oder Vene) entstandenes Gebilde aus Blutbestandteilen (Fibrin und Blutzellen – Thrombozytenaggregate), welches das Lumen teilweise oder vollständig verschließt.

Entstehung und *Disposition* S. 831 ff.

Je nach Art der Thrombusbildung unterscheiden wir:

- *Abscheidungsthrombus* (weißer Thrombus): der Gefäßwand anhaftend, entsteht durch Gefäßwandschädigung;
- *Gerinnungsthrombus* (roter Thrombus): entsteht bei Strömungsreduktion, haftet der Wand kaum an und kann sich loslösen → *Embolus.*

Embolie. Unter einer Embolie versteht man ein Steckenbleiben eines Partikels – *Embolus* (Teil eines Thrombus, Luftbläschen, Tumorzellen) in einem Gefäßabschnitt bzw. einer Arterie des großen oder kleinen Kreislaufs.

Der Thrombus kann im Venensystem (Becken, Bein) entstehen und so zur *Lungenembolie* (S. 833 f.) führen oder im Vorhof des Herzens lokalisiert sein und einen akuten Arterienverschluß mit Hirninfarkt (S. 718), Mesenterialinfarkt (S. 871) oder Ischämie im Bereich der unteren oder oberen Extremitäten (S. 828 f.) auslösen.

Antikoagulation

Die medikamentöse Gerinnungshemmung dient sowohl der *Prophylaxe* wie der *Therapie.*

Das **Ziel** liegt im Verhüten von Thrombosen und/oder im Verhindern der Bildung eines roten Gerinnungsthrombus. Damit ist auch die Embolieprophylaxe eingeleitet.

Es stehen uns in erster Linie Heparine und Cumarine zur Verfügung.

Heparin intravenös verabreicht führt zu sofortiger Gerinnungshemmung, indem

- die Wirkung von Thrombokinase verringert und damit die Umwandlung von Prothrombin in Thrombin blockiert wird – *sofortige Antikoagulation*;
- gebildetes Thrombin inaktiviert wird – *antithrombotische Wirkung.*

Cumarine sind Vitamin-K-Antagonisten. Sie unterdrücken die Synthese des Prothrombinkomplexes. Gehemmt wird das als Coenzym wirksame Vitamin K_1. Es setzt eine *langsame Antikoagulation* ein.

Die Hemmung der Thrombinaktivierung (durch Heparin in hoher Dosierung) und die Herabsetzung der Prothrombinkonzentration (durch Cumarin) bedeuten eine Verlängerung der Zeit, bis das Blut gerinnt. Dadurch kann die Entwicklung eines Gerinnungsthrombus verhindert werden, die eigentliche Auflösung des Gerinnsels kann durch Thrombolyse erfolgen. Die verlängerte Gerinnungszeit führt aber auch zu einer größeren Blutungsgefahr.

Thrombozytenaggregationshemmer wirken durch Hemmung der Thromboxan-A2-Synthese direkt auf die Thrombozyten. Dadurch wird deren Zusammenballung, die immer mit dem Austritt gerinnungshemmender Substanzen einhergeht, verhindert. Das wichtigste Mittel ist die Acetylsalicylsäure (ASS).

Anwendung und Kontrolle der Antikoagulation S. 174 und Tab. 27.**1**.

27.1.3 Diagnostische und therapeutische Maßnahmen

Die Mithilfe bei diagnostischen und therapeutischen Maßnahmen ist in den Kapiteln 36 – 44 beschrieben. Sie finden dort sowohl die allgemeingültigen Richtlinien wie auch die Beschreibung spezifischer Maßnahmen.

Tabelle 27.1 Übersicht über Wirkung, Nebenwirkung und Verabreichung von Antikoagulanzien

	Heparin	Cumarin
Präparate	Heparin, Liquemin	Marcumar, Sintrom (Tromexan)
Verabreichungsart	intravenös als Injektion oder Infusion subkutan in die Bauchhaut	oral, in hoher Dosierung, bis eine Sättigung eintritt; die Erhaltungsdosis ist sehr unterschiedlich
Bezeichnung der Dosierung	Einheiten (IE) mittlere Dosierung 5 000 IE 6- bis 12 stündlich subkutan oder 20 000 – 30 000 IE in Dauertropfinfusion pro 24 Std.	Milligramm Anfangsdosis 12 – 14 mg Erhaltungsdosis 2 – 3 mg
Wirkungseintritt	sofort	Wirkungsbeginn nach ca. 12 Stunden, die maximale Wirkung ist aber erst nach 2 – 3 Tagen erreicht
Anwendung	zur raschen Einleitung einer Antikoagulation, zur Zeitüberbrückung, bis die Cumarine wirksam sind	als langdauernde Behandlung
Kontrolle	Bestimmung der Thrombinzeit oder der PTT (partielle Thromboplastinzeit)	Bestimmung der Thromboplastinzeit (nach Quick)
Gefahren	Schleimhautblutungen; Blutungen aus dem Urogenitaltrakt (im Urin), dem Wundgebiet, aus Hämatomen	wie bei Heparin
Antagonist	Protaminsulfat 1 %, intravenös oder intramuskulär verabreicht, neutralisiert das Heparin innerhalb von Minuten	Vitamin K (Konakion, Synkavit) oral oder intravenös hebt den Effekt des Cumarins auf; bei Blutungsbereitschaft genügen 1 – 3 mg; zur Neutralisation 10 – 20 mg
Konsequenzen für die Pflege	– genaue Überwachung der Infusionen und Laborwerte – exakte Dosierung des Heparins (hausinterne Weisungen beachten)	Kontrolle der regelmäßigen Medikamenteneinnahme
Achtung:	❖ Bei Antikoagulation sind intramuskuläre Injektionen verboten! ❖ Beobachtung auf mögliche Blutungsquellen.	

Diagnostische Maßnahmen

Die Anamnese, die Symptome und Informationen des Patienten sind die wichtigste Grundlage für die Diagnosestellung.

Spezifische Maßnahmen, bezogen auf **Herz und Kreislauf,** sind

- Standardmethoden: Blutdruck- und Pulsmessung, Perkussion und Auskultation;
- Herzkatheterismus, Angiographie (S. 1164 f.);
- bildgebende Verfahren: Thoraxröntgen, CT, Echokardiographie, Szintigraphie;
- nuklearmedizinische Untersuchungen;
- Elektrokardiogramm;
- Blut: Enzyme, Elektrolyte.

Gefäße:

- Pulsmessung;
- Funktionsprüfungen;
- bildgebende Verfahren: Sonographie, Kontrastmitteldarstellungen, Arteriographie, Phlebographie, Dopplersonographie.

Therapeutische Maßnahmen

Medikamentöse Therapie

Je nach vorliegendem Herzleiden kommen zur Anwendung:

Herzglykoside (z. B. Digoxin) werden bei chronischer Herzinsuffizienz und bei bestimmten Herzrhythmusstörungen (bei Vorhofflimmern) verabreicht. Bei unsachgemäßer Dosierung kann es zu gefährlichen Überdosierungserscheinungen kommen. Die Wirkung der Herzglykoside liegt in der Verbesserung der myokardialen Kontraktilität. Die therapeutische Breite dieser Substanzen ist gering.

Vasodilatatoren (z. B. Nitrate) dienen der Entlastung des Herzens bei Angina pectoris, Herzinsuffizienz und Hypertonie.

ACE-Hemmer (z. B. Lopirin) fördern u. a. die renale Ausscheidung und bewirken eine Vasodilatation. Dies geschieht über eine Hemmung des Renin-Angiotensin-Systems. Anwendung bei Hypertonie und Herzinsuffizienz. Diese Substanzen können zu einer starken Blutdrucksenkung führen (Orthostase).

Diuretika bewirken eine Herzentlastung durch Steigerung der renalen Flüssigkeits- und Salzausscheidung.

Wichtig: Bei der Diuretikatherapie müssen die Flüssigkeitsbilanz, das Körpergewicht und die Elektrolyte überwacht werden.

Antiarrhythmika werden zum Beheben und/oder Verhindern von Rhythmusstörungen verordnet. Die meisten Antiarrhythmika zeigen mehr oder weniger starke und gefährliche kardiale und extrakardiale Nebenwirkungen (Rhythmusstörungen, Hemmung der Herztätigkeit, Hypotonie, Magen-Darm-Störungen, Beeinträchtigung des Zentralnervensystems usw.). Ihr Einsatz erfolgt deshalb nur unter strenger Beachtung ihrer Vor- und Nachteile. Gebräuchliche Mittel sind Chinidin, Betablocker, Digitalis, Cordarone, Lidocain, Procainamid, Mexitil.

Herzschrittmachertherapie

Bei der Therapie mit einem Herzschrittmacher wird das Herz über eine in der Regel transvenös eingelegte Elektrode stimuliert. Das Gerät befindet sich entweder außerhalb des Körpers (provisorischer Schrittmacher für einige Tage) oder wird im Bereich des M. pectoralis implantiert (definitiver Schrittmacher). Die Herzschrittmachertherapie ist immer dann angezeigt, wenn eine schwere Überleitungsstörung und Bradykardie zu *Adams-Stokes-Anfällen* (vorübergehender Ausfall der Pumpleistung des Herzens mit zerebraler Minderdurchblutung, die je nach Dauer mit Schwindel, Absenzen oder kurzer Ohnmacht einhergeht – Synkopen) oder zu unzureichender Förderleistung des Herzens mit *Herzinsuffizienz* führen.

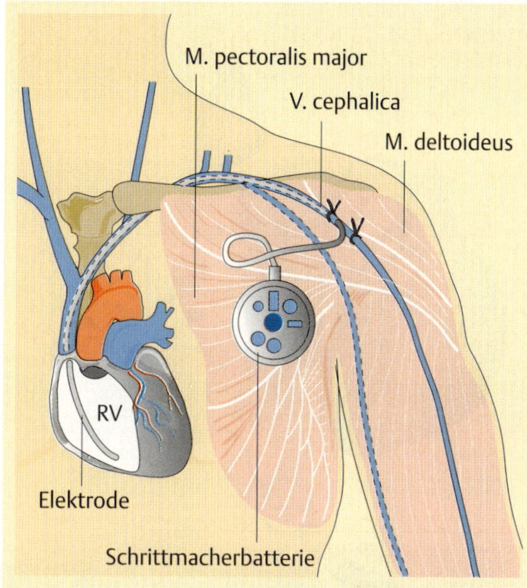

Abb. 27.**3** Beispiel einer Herzschrittmachertherapie. Transvenöse, endokardiale Elektrostimulation durch ein VVI-System (unipolare Elektrode).

Schrittmachertypen/Batterien. Heute werden die sog. Bedarfsschrittmacher (demand pacemaker) implantiert, d. h., der Schrittmacher tritt nur dann in Aktion, wenn die eigene Herzfrequenz die Schrittmacherfrequenz unterschreitet.

Geräte, die über zwei Elektroden den Vorhof und die Kammer getrennt stimulieren, werden als „physiologische" Schrittmacher bezeichnet. Der *programmierbare* Schrittmacher wird von außen mittels elektromagnetischer Impulse in bezug auf Frequenz und Stärke der Impulse eingestellt. Lebensdauer der Batterie je nach Typ 3–15 Jahre. Der Patient wird entsprechend informiert und der Schrittmacher regelmäßig kontrolliert.

Elektrode. Die *endovenöse* Elektrode wird über eine thoraxnahe Vene über den rechten Vorhof in den rechten Ventrikel eingeschwemmt. Durch Fibrosierung kommt es mit der Zeit zu einer festen Verbindung mit dem Herzmuskel (Abb. 27.**3**). Der Eingriff erfolgt in Lokalanästhesie.

Überwachung nach Schrittmacherimplantation:

- Regelmäßige Pulskontrolle, peripher und zentral (Stethoskop). Bei Abfall unter ca. 60 Schläge/Minute Arzt benachrichtigen.
- Unter Umständen bleibt der Patient für 24 Stunden nach Implantation auf der Intensivstation.

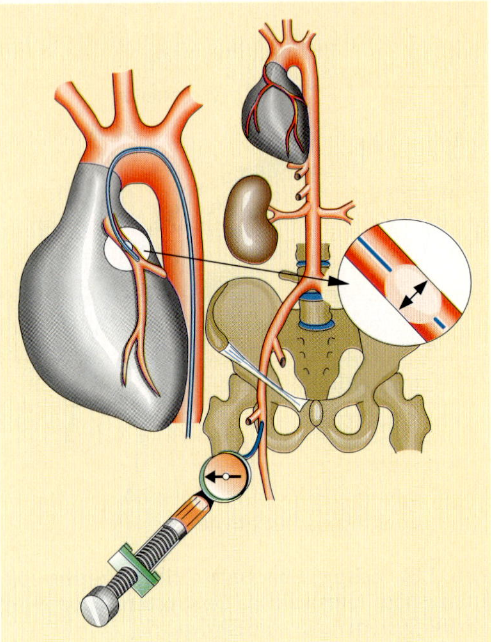

Abb. 27.**4** Perkutane transluminale koronare Angioplastie (PTCA). Punktion der Femoralarterie und Hochschieben des Katheters bis zu den Herzkranzgefäßen, wo die Gefäßverengung mit einem Ballon aufgedehnt wird (aus Paetz, B., B. Benzinger-König: Chirurgie für Pflegeberufe, 18. Aufl. Thieme, Stuttgart 1994)

- Information des Patienten in bezug auf die tägliche (wöchentliche) Pulsmessung, Termin der Schrittmacherkontrolle, Schrittmacherausweis und wichtigste Daten zum Verständnis des Schrittmachers.

PTCA

Bei der perkutanen transluminalen Koronarangioplastie (PTCA) wird ein spezieller Katheter über die Femoralarterie in das Koronargefäßsystem geführt. Durch das Aufblasen eines an der Spitze angebrachten Ballons können Stenosen aufgedehnt werden (Abb. 27.**4**). Diese Behandlung der Koronarkrankheit findet immer mehr Verbreitung.

27.2 Situation des Patienten

27.2.1 Problemfelder

Herzprobleme. Patienten mit Herzkrankheiten, z. B. bei jahrelanger Herzinsuffizienz oder bei akutem Herzinfarkt, sind „leidende Menschen".

Beim *Herzschmerz* können wir verschiedene Qualitäten der Empfindung wahrnehmen, so z. B. einen „hellen Dauerschmerz" bei Entzündungen der Herzhaut oder als „Druckgefühl" bei nervösem Herzen. Typisch für koronare Erkrankungen (Angina pectoris, Myokardinfarkt) ist ein Schmerz hinter dem Brustbein mit reifenartigem Engegefühl der Brust und schmerzhaften Ausstrahlungen in den linken Arm oder in die Halsregion.

Die *Herzangst*, verbunden mit dem Gefühl, unter einer Gewalt zu stehen, wird von Patienten als „Vernichtungsangst" oder als „Todesangst" empfunden, als Angst, nicht genug Luft zu bekommen, zu ersticken.

Gefäßprobleme. Zu den wichtigsten Erkrankungen gehören die Schädigungen der Blutgefäße, bei denen die arterielle Wand verdickt ist und damit Elastizität und Volumen verliert: die *Arteriosklerose* oder, wenn die Krankheit gesehen wird in bezug auf das Geschehen an der Gefäßinnenwand, die *Atherosklerose*. Die Auswirkungen schädigen je nach Lokalisation das Gehirn, die Nieren, die Extremitäten und andere lebenswichtige Organe mit u. U. lebensbedrohlichen Folgen. Störungen dieser Art nehmen im Lauf der Jahre zu und werden oft erst im Alter manifest. Es gilt deshalb, den *Risikofaktoren* besondere Aufmerksamkeit zu schenken: erhöhter Blutdruck (Hypertonie), vermehrte Fettbildung im Blut (Hyperlipidämie), Rauchen (Nikotin), Übergewichtigkeit (Adipositas) sowie Zuckerkrankheit, wenn Diabetiker schlecht eingestellt sind u. a. m. Die Prophylaxe (Gesundheitsbildung, Lebensstil und Lebensgewohnheiten) hat eine große Bedeutung. Hier liegt das breite Feld der Gesundheitspflege.

27.2.2 Situationseinschätzung

Grundsätzlich kann die Atemskala (S. 345) herangezogen werden. Besonders wichtig ist das Erfassen der *Biographie*, insbesondere bezüglich
- Lebensstil und Lebensgewohnheiten (Risikofaktoren wie Rauchen, Übergewicht, Streß und Hektik).

In bezug auf das *Krankheitsgeschehen* sind weitere Aspekte zu beobachten bzw. zu erfragen.
Bei **Herzproblemen**:
- Befinden: Engegefühl, Herzschmerz, Angst (Todesangst);
- Kräftehaushalt: Erschöpfung, Leistungsschwäche;
- Vitalzeichen: Puls, Blutdruck;

- Stauungserscheinungen: kardiale Ödeme (S. 203) treten typischerweise an den tiefliegenden Körperstellen auf: Sakralbereich beim liegenden, Füße und Knöchel beim stehenden Patienten (Rechtsherzinsuffizienz);
- Hustenreiz: tritt auf als Folge von Lungenstauung bei Linksinsuffizienz.

Bei **arteriellen Gefäßproblemen**:
- Art der Störung: chronisch (infolge Arteriosklerose) oder akut (bei arterieller Embolie mit Minderdurchblutung – Ischämie –, die abhängig ist von der Lokalisation);
- Schweregrad des Ischämiesyndroms im Bereich der Extremitäten bei akutem Verschluß → *P-Zeichen:*
  - Schmerz (pain) ganz plötzlich und heftig im Versorgungsgebiet der verschlossenen Arterie,
  - Blässe (paleness) und Kälte der Haut,
  - Sensibilitätsstörung (paraesthesie) mit abnormen Empfindungen (Taubheit, Kribbeln),
  - Pulsverlust (pulselessness) peripher des Verschlusses,
  - Bewegungsunfähigkeit (Paralyse).

Bei **venösen Gefäßproblemen**:
- Art der Störung: akut (Thrombophlebitis, Thrombose) oder chronisch (z.B. im Rahmen einer Varikose bzw. Krampfadern).

27.2.3 Aspekte der Pflege

Die Therapie von Patienten mit Störungen im Bereich von Herz und Gefäßen hängt weitgehend ab vom *Befund* (Schweregrad der Krankheit und Art der medizinischen Intervention). In der akuten Phase bestimmt die *Überlebenshilfe* das Therapiekonzept (medizinischer Bereich).

Die **Aufgabe der Pflege** liegt im Bereich der *Lebenshilfe*. Ausschlaggebend ist dabei das *Befinden* des Patienten. Eine systematische und kontinuierliche Situationserfassung ist Voraussetzung für eine situationsgerechte Pflegeplanung. Je nach Schweregrad und Phase der Erkrankung geht es vordergründig um

- Unterstützung der Aktivitäten des täglichen Lebens;
- Begleiten in der akut bedrohlichen oder der chronisch behindernden Situation; das menschliche Mitgehen in „Herzenswärme" und in „Herzensweisheit";
- Mithilfe bei den diagnostischen und therapeutischen Maßnahmen;
- Planung und Mitarbeit bei den Maßnahmen der Prävention wie Psychohygiene, Streßprophylaxe, Lebensgestaltung usw.;
- Mithilfe bei der Rehabilitation nach schweren, langwierigen oder akuten Problemen: die Rückkehr nach Hause, die Planung von Wiederaufnahme der Arbeit bzw. eines Lebens mit bleibender Behinderung usw.

Im folgenden werden einige der häufigsten Krankheitssituationen etwas näher erläutert. Die Angaben haben grundsätzlichen Charakter und sind der jeweiligen Situation anzupassen.

Exemplarische Pflegesituationen

27.3 Herz und Kreislauf

27.3.1 Herzinsuffizienz

Unter Herzinsuffizienz versteht man die Unfähigkeit des Herzens, das venöse Blutangebot vollständig in das Arteriensystem zu befördern und dadurch den Blutbedarf der Peripherie zu decken.

Es handelt sich infolgedessen um ein Nachlassen und schließlich um ein Versagen der Herztätigkeit. Die Herzinsuffizienz ist keine Primärerkrankung, sondern immer eine Folge von bestehenden Herz- oder Lungenkrankheiten.

Zum Versagen des *linken Herzens* kommt es vor allem bei lang andauernder Hypertonie, Aorten- und Mitralklappendefekten und Koronarerkrankungen. Häufig ist das linke Herz insuffizient, während das rechte seine Arbeit noch normal leisten kann.

Jedes Linksherzversagen führt mit der Zeit über eine Lungenstauung auch zu einer Überlastung des rechten Herzens, so daß der Kranke das ausgeprägte Bild einer Links- und Rechtsherzinsuffizienz (biventrikuläre Herzinsuffizienz) zeigt.

Wird das *rechte Herz* zuerst betroffen, müssen wir die Ursache zumeist bei chronischen Lungen-

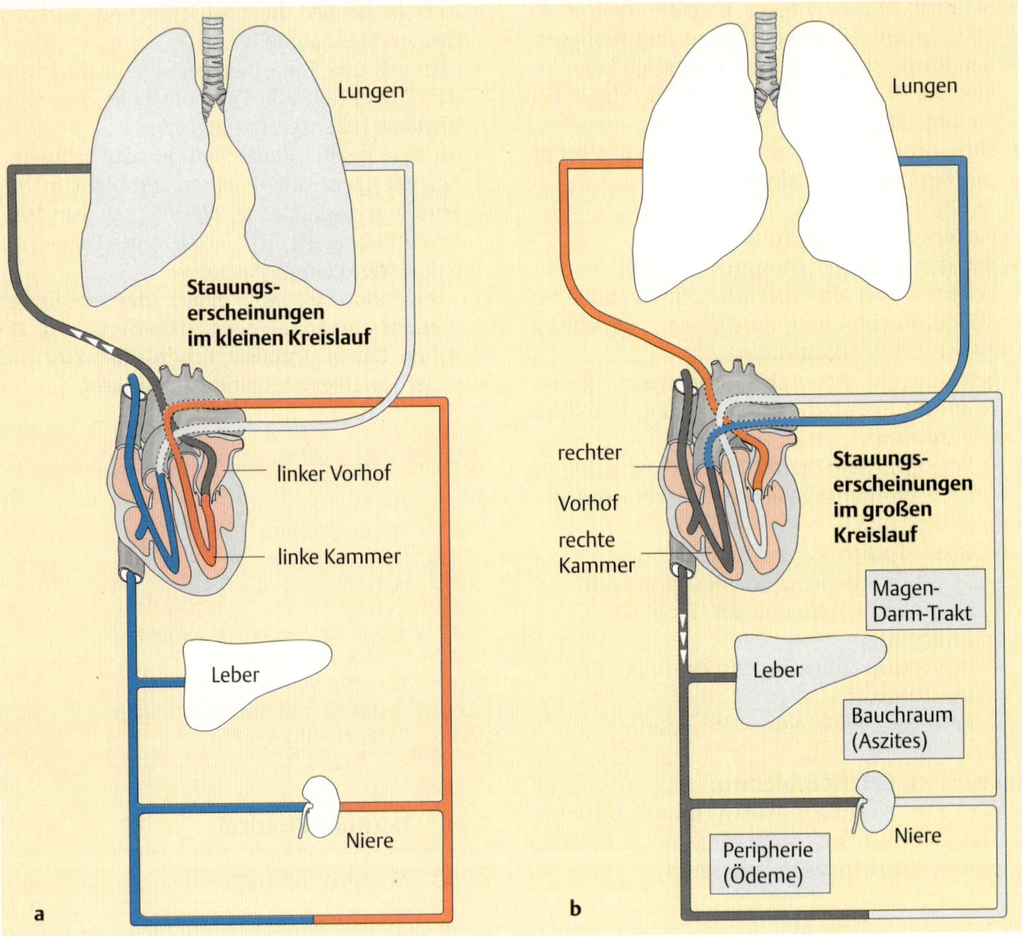

Abb. 27.**5** Stauungserscheinungen, **a** bei Linksherzinsuffizienz, **b** bei Rechtsherzinsuffizienz.

krankheiten (chronische Bronchitis, Emphysem, Bronchiektasen u. a.) suchen. Die Veränderungen des Lungengewebes bedeuten für das rechte Herz eine vermehrte Belastung. Die Folge davon ist das sog. *Cor pulmonale*.

Krankheitszeichen

- *Dyspnoe* ist das führende Zeichen einer Linksherzinsuffizienz. In leichteren Fällen handelt es sich um eine Anstrengungsdyspnoe und Orthopnoe, in schweren um eine Ruhedyspnoe.
- *Zyanose.* Blaurote Färbung, zuerst an Lippen, Nagelbett und Konjunktiva (Zeichen mangelnder O_2-Sättigung), ist die Folge des verminderten Herzminutenvolumens und der sekundären Lungenfunktionsstörung (→ *Ödeme*).
- *Tachykardie.* Versuch des Herzens, das Herzminutenvolumen aufrechtzuerhalten. Evtl. kann eine absolute *Arrhythmie* (Vorhofflimmern) bestehen.
- *Subjektive Beschwerden* je nach Schweregrad: Müdigkeit, Abgeschlagenheit, Leistungsminderung und Magen-Darm-Probleme.

Zeichen der Linksherzinsuffizienz (Abb. 27.**5 a**). Das Blut wird in die Lungengefäße zurückgestaut und verursacht das Bild der *Stauungslunge*:

- *Dyspnoe* zu Beginn nur bei Belastung. Der Patient paßt sich an und registriert die Atemnot oft erst, wenn die Leistungseinbuße sein Leben behindert. Später entwickelt sich die
- *Orthopnoe*, d. h., bei Flachlagerung stellt sich sofort schwere Atemnot ein, verursacht durch die beim Liegen stattfindende orthostatische

Verlagerung des Blutvolumens in den Lungenkreislauf.
- *Tachypnoe* (Atembeschleunigung als Kompensation).
- *Husten, Auswurf* (Zeichen der Stauungsbronchitis).
- In schweren Fällen kommt es zum nächtlich auftretenden *Asthma cardiale* oder zum *Lungenödem* (S. 821 f.).

Zeichen der Rechtsherzinsuffizienz (Abb. 27.**5 b**). Sie sind verursacht durch die *Blutstauung vor dem rechten Herzen*, bedingt durch das dort liegenbleibende Blutvolumen bei erhöhtem Venendruck:
- Prall gefüllte Halsvenen beim Liegen.
- Pfortaderstauung mit *Leberschwellung*. Druckdolenz und Störung der Leberfunktion, Milzvergrößerung, Magen-Darm-Störungen.
- Störung der *Nierenfunktion* mit Oligurie, Nykturie, Albuminurie.
- Entwicklung von *Ödemen*. Durch die Orthostase treten zuerst Knöchel-, dann Unterschenkelödeme, beim Bettlägerigen Sakralödeme auf; anfänglich nur abends, später als Dauerzustand.
- In schweren Fällen Aszites.
- Subjektiv klagen die Patienten über Müdigkeit, Abgeschlagenheit, Leistungsverminderung, Magen-Darm-Beschwerden.
- Atemnot tritt nur bei Beteiligung des linken Herzens auf, man spricht dann von „durchgestauter" Linksherzinsuffizienz.

Treten *Zeichen beidseitiger* Insuffizienz auf, spricht man von **Globalinsuffizienz.** Je nach *Schweregrad* wird auch unterschieden in Ruhe- und Belastungsinsuffizienz.

Pflege- und Behandlungsplan

Beheben des Grundleidens (Arzt!). Zum Beispiel Senkung des erhöhten Blutdrucks, Beseitigung von Rhythmusstörungen, Operation von defekten Klappen.

Schonung des Herzens und Unterstützung des Allgemeinzustands:
- Bettruhe kann in der akuten Situation nötig sein. Die Lagerung ist halbsitzend.
- Stoffwechselgymnastik, Atemgymnastik.
- Sorge für genügend Schlaf und Ruhe, *Entspannung*, z. B. durch autogenes Training.
- Unterstützung bei den ATL soweit nötig und Hilfe zur Anpassung an die (noch) mögliche Herzleistung. Nikotinabstinenz! Gewichtsreduktion!

Ausgewogene Ernährung:
- häufig kleine, eiweißreiche, fettarme Mahlzeiten, dazwischen Reis- und Obsttage;
- Kaliumsubstitution durch Gemüse, Obst, Dörrobst;
- flüssigkeitsarm (höchstens 1 l/Tag), evtl. natriumarm.

Medikamentöse Entlastung des Herz-Kreislauf-Systems. Durch Einsatz von *venösen und arteriellen Dilatatoren* wird das Herz entlastet und arbeitet dadurch besser (z. B. Sorbidilat, Lopirin). Der Einsatz dieser Medikamente, besonders der ACE-Hemmer (Lopirin, Reniten), kann zu einer ausgeprägten Hypotonie führen → Überwachung des Blutdrucks vor allem bei Therapiebeginn sehr wichtig. *Stärkung der Herztätigkeit* durch Herzglykoside, besonders bei Vorhofflimmern (antiarrhythmische Wirkung).

Ausschwemmung der Ödeme. Diuretika evtl. in Kombination mit Herzglykosiden. Flüssigkeitsbilanz, Gewichtskontrolle.

Wiedereingliederung

Je nach Befund und Befinden Mittel und Wege zur bestmöglichen *Lebensqualität* suchen:
- Bei älteren Patienten (Herzinsuffizienz ist auch ein Altersleiden) gilt, was in Kapitel 19 bzw. 23 nachzulesen ist.
- Möglichkeiten der Selbsthilfe klären.
- Biographie und Lebensumstände berücksichtigen. Der Patient soll möglichst in sein gewohntes Umfeld zurückkehren können.
- Beziehungsnetz (Angehörige, Nachbarn) mit einbeziehen, insbesondere dort, wo keine volle Unabhängigkeit erreicht werden kann (Kontrolle der Medikamenteneinnahme usw.).

Asthma cardiale

Nachts oder am frühen Morgen auftretendes Syndrom bei Linksherzinsuffizienz mit heftiger Atemnot, Herzklopfen, Angstgefühl. Der Lufthunger ist so groß, daß der Patient aufsitzen oder aufstehen muß und ans geöffnete Fenster will. Häufig klingen die Symptome nach 10–15 Minuten ab, können sich aber in der gleichen Nacht wiederholen. Der Übergang in ein Lungenödem kann fließend sein (s. unten).

Sofortmaßnahmen
- Fenster öffnen, Ruhe vermitteln.
- Sauerstoffzufuhr.
- Arzt benachrichtigen.

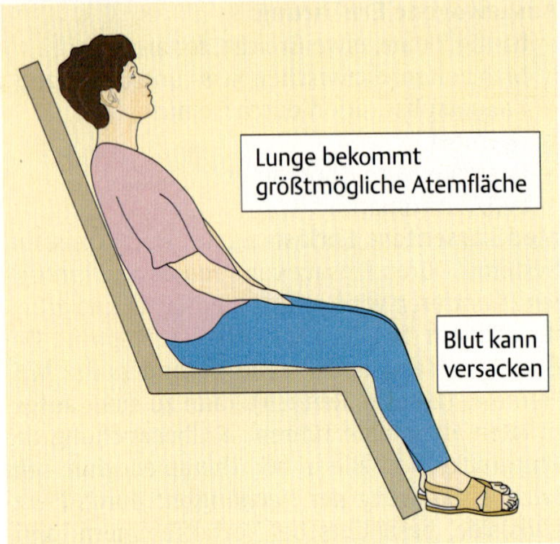

Abb. 27.**6** Lagerung bei Lungenödem. Zusätzliche Erleichterung der Atmung erreicht man durch das Hochbetten der Arme (z. B. auf Kissen).

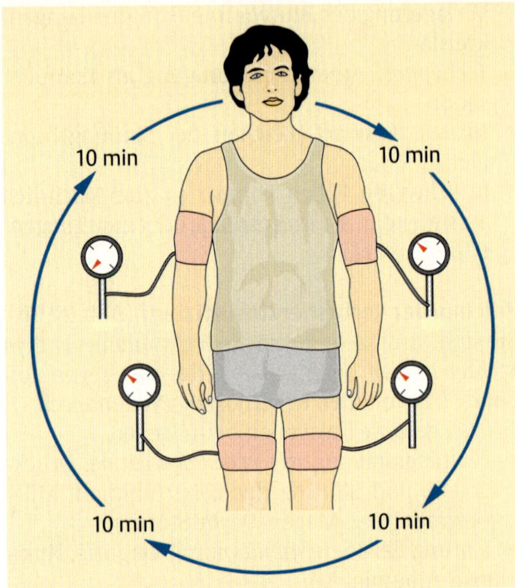

Abb. 27.**7** Unblutiger Aderlaß. Methode zum passageren Ausschalten von Blutvolumen aus der Zirkulation. Venöse Stauung von drei Extremitäten im Wechsel → Öffnen je einer Staubinde (hier rechter Arm) nach je 10 Minuten und Verschieben um eine Extremität.

Lungenödem

Beim Lungenödem tritt Blutflüssigkeit in die Alveolen aus. Es entsteht ein akutes dramatisches Zustandsbild. Ursache: *Linksherzinsuffizienz* mit erhöhtem Blutdruck in den Kapillaren der Alveolen (→ Übertritt von Flüssigkeit → Ausfall des Gasaustauschs).

Die **Zeichen** sind unübersehbar:

- hochgradige Atemnot, der Patient schnappt nach Luft; Sprechen ist ihm meist nicht mehr möglich;
- lautes, röchelndes Trachealrasseln;
- Aushusten von schleimig-schaumig rötlichem Sputum;
- Zyanose, Tachykardie;
- das Gesicht, vor allem die Augen, drücken oft Todesangst aus.

Behandlungsziele (medizinische Intervention):

- Ruhigstellung des Patienten (Sedativa).
- Verminderung des Blutangebotes zum Herzen (Nitroglycerin, Diuretika).
- Verstärkung der Leistung des linken Ventrikels (Digitalis, besonders bei Vorhofflimmern; Dopamin).
- Verbesserung des Sauerstoffangebots.
- Angstfreiheit.
- Bekämpfung der Atemnot.
- Verminderung des Sauerstoffverbrauchs (Ruhigstellung).

Sofortmaßnahmen

- *Lagerung:* Oberkörper hoch, Beine tief (Abb. 27.**6**).
- *Sauerstoffzufuhr.*
- *Arzt* benachrichtigen und *Medikamente bereitstellen:*
  - Morphin: durch die Sedierung sinkt der Sauerstoffbedarf;
  - Nitroglycerin bewirkt ein „Versacken“ des Blutes in der Peripherie, wodurch die Herzbelastung abnimmt;
  - Diuretika (40 – 80 mg Lasix i. v.) zur Entwässerung;
  - evtl. unblutiger Aderlaß (Abb. 27.**7**).

In schweren Fällen:

- Verlegung auf die Intensivpflegestation.
- Intubation und Beatmung.
- Herz und Kreislauf stimulierende Medikamente (Dopamin, Doputrex, Digitalis bei Vorhofflimmern).

Cor pulmonale

Die Ursache des *akuten* Cor pulmonale ist oft eine Lungenembolie. Das *chronische* Cor pulmonale entwickelt sich durch eine Erkrankung der Lunge, die infolge Drucksteigerung im arteriellen Schenkel des kleinen Kreislaufs zu einer Hypertrophie des rechten Herzens geführt hat.

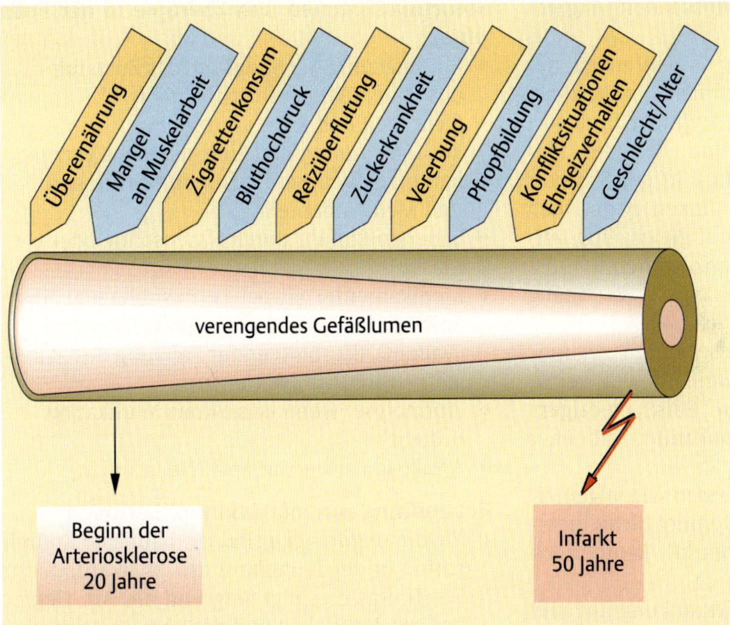

Abb. 27.**8** Risikofaktoren zur koronaren Herzkrankheit (KHK).

Krankheitszeichen

- Belastungsdyspnoe,
- Zyanose (sehr ausgeprägt),
- Synkopen (S. 817),
- Zeichen der Rechtsherzinsuffizienz.

Pflege- und Behandlungsplan

- Beheben bzw. Behandeln des Grundleidens!
- Eventuell *unblutiger Aderlaß*.
- Pflege entsprechend der Situationseinschätzung (Befinden und Befindlichkeit).

27.3.2 Herzinfarkt

Unter Herzinfarkt (Myokardinfarkt) versteht man die Nekrose eines umschriebenen Herzmuskelbezirks infolge unzureichender Blutversorgung über die Koronararterien. In der Regel handelt es sich um einen akuten Verschluß eines sklerotisch veränderten Koronararterienastes (Koronarsklerose, koronare Herzkrankheit).

Risikofaktoren (Abb. 27.**8**). Zum Herzinfarkt neigen vor allem Kranke (in der Mehrzahl der Fälle Männer) mit Übergewicht, Bluthochdruck, Diabetes mellitus, Nikotinabusus, Hyperlipidämie, Gicht. Sehr oft sind es Menschen, die wenig Bewegung haben, psychischen Belastungen ausgesetzt sind oder beruflich dauernd auf Hochtouren laufen.

Infarkttypen. Am meisten betroffen ist die Wand des linken Ventrikels. Es kommt zum *Vorderwandinfarkt* oder *Hinterwandinfarkt*. Nur selten trifft es die rechte Kammer, fast nie die Vorhöfe. Als *Reinfarkt* bezeichnet man einen Infarkt, der in einem deutlichen Abstand vom ersten Ereignis stattfindet. Der *Zweitinfarkt* trifft hingegen den Patienten in unmittelbarer Folge des ersten Infarkts, d.h. noch innerhalb der akuten Phase. Er stellt meist ein sehr ernsthaftes Problem dar.

Diagnosestellung und Verlaufskontrolle:
- *Anamnese, Symptome* (Schmerzverlauf);
- *Elektrokardiogramm.* Es zeigt das Infarktgeschehen und evtl. auftretende Rhythmusstörungen an;
- *Enzyme:* CK, LKMB ab 24 Std., LDH bis 72 Std.;
- *unspezifische Zeichen:* erhöhte Blutsenkungsreaktion, Leukozytose;
- *Koronarangiographie.*

Krankheitszeichen und Pflegeprobleme

Sie sind weitgehend von der Größe und Lage des Infarkts und einer eventuellen Vorschädigung des Herzens abhängig. Ein Myokardinfarkt geht in der Regel mit einem schweren, durch übliche Koronarmittel nicht zu beeinflussenden *Angina-pectoris-Anfall* einher:

- Leitsymptome bei 2/3 der Patienten ist der heftige, anhaltende *Herzschmerz* (präkardial), der auch in Ruhe nicht verschwindet. Er dauert in der Regel länger als 30 Minuten. Andere klagen über Schmerzen im Hals, in der Schulter oder ausstrahlend in den linken Arm. Auch Schmerzen im Oberbauch mit gleichzeitig auftretendem Erbrechen sind anzutreffen.
- *Großes Angstgefühl* (Todesangst), Beengung und Unruhe begleiten den Schmerz.
- *Kardiogener Schock* mit Blässe, kalten, zyanotischen Akren, kaltem Schweiß, Bewußtseinstrübung, kaum tastbarem Puls, niedrigem Blutdruck (gilt als Komplikation mit eher schlechter Prognose).
- *Uncharakteristische Beschwerden* wie allgemeines Unwohlsein, geringe Atemnot, Schwindel- und Engegefühl. Der Infarkt kann auch „stumm" verlaufen!
- *Fieber* tritt ab 2. Tag der Erkrankung auf und hält etwa eine Woche an (Nekroseresorption, Streßreaktion).

Pflege- und Behandlungsplan

Früherkennung und Verhütung von Infarktkomplikationen. Überwachung auf der Intensivstation („coronary care"). In der Frühphase, während 2–3 Tagen:

- Durch die kontinuierliche *EKG-Überwachung* sind Herzrhythmusstörungen sofort zu erfassen und zu behandeln.
- Durch kontinuierliche, intensive Überwachung des Patienten, insbesondere seines Kreislaufs (hämodynamische Situation), werden Funktionseinschränkungen des Herzens sofort erkannt und können rasch behandelt werden. Die wichtigsten Meßwerte neben dem EKG sind *Puls und Blutdruck.*
- Bei einer Verschlechterung der hämodynamischen Situation ist eine *Ausweitung des Monitorings* unerläßlich: zentraler Venenkatheter für die ZVD-Messung, Blasenkatheter für die Diureseüberwachung, Überprüfen des Bewußtseinszustands (gibt Aufschluß über die zerebrale Durchblutung, die von einer genügenden Herzleistung abhängig ist). Es können Synkopen auftreten.
- Bei erneut auftretenden *Schmerzen* müssen sofort geeignete Maßnahmen ergriffen werden. Schmerzfreiheit ist das oberste Ziel der Akutphase.

Sofortmaßnahmen und Therapie in der Frühphase:

- Einschätzung der Situation/des Zustands des Patienten (psychisch/organisch).
- Sicherheit und Ruhe vermitteln.
- EKG-Monitoring und Einlegen eines Venenkatheters (venöser Zugang für Infusionen und Medikamente).
- Sauerstoffzufuhr durch Nasensonde oder Maske.
- Medikamente: Nitroglycerin sublingual oder Spray, Schmerzmittel (Morphin), Sedativa (Valium), Betablocker zur Senkung des Sauerstoffverbrauchs des Herzens.
- Fibrinolyse (wenn keine Kontraindikation besteht).
- Antikoagulationstherapie (Heparin i. v.).

Behandlung von Infarktkomplikationen:

- *Rhythmusstörungen* sind die häufigste Komplikation in der Frühphase des Myokardinfarkts. Die Therapie erfolgt aufgrund der Art, Gefährlichkeit, Häufigkeit und der hämodynamischen Situation des Patienten.
- Bei Zeichen der *Herzinsuffizienz* werden Vasodilatatoren und Diuretika eingesetzt. Bei der Entwicklung eines *kardiogenen Schocks* wird versucht, medikamentös (Dopamin, Dobutrex, Adrenalin) den Kreislauf aufrechtzuerhalten (schlechte Prognose!).
- *Zusätzliche Maßnahmen* ergeben sich aus den eintretenden Komplikationen. Der Patient bleibt so lange auf der Intensivstation, bis die Risikozeit überbrückt ist.

Vermittlung von Sicherheit:

- In der Phase akuter Lebensbedrohung ist der Patient in ein enges Netz von Überwachungs-, Pflege- und Behandlungsmaßnahmen eingeschlossen. Die Abhängigkeit und Organbezogenheit kann dadurch sehr groß sein, gibt dem Kranken aber auch Sicherheit.
- Die Funktionsstörung des Herzens als Vitalorgan wird vom Patienten als äußerst bedrohlich empfunden, er entwickelt Angst und möchte sich passiv verhalten. Wichtig sind:
  - Hilfe durch Information über die mögliche und notwendige Körperleistung; Klärung des Verständnisses in bezug auf die Herzfunktion und die Therapie;
  - Hilfe und Information für eine möglichst aktive Mitarbeit im Aufbautraining;
  - Klima der Geborgenheit und Ruhe: Erregungen fernhalten, keine Hektik in der Pflege, Zeit für Fragen, Offenheit für Gefühle.

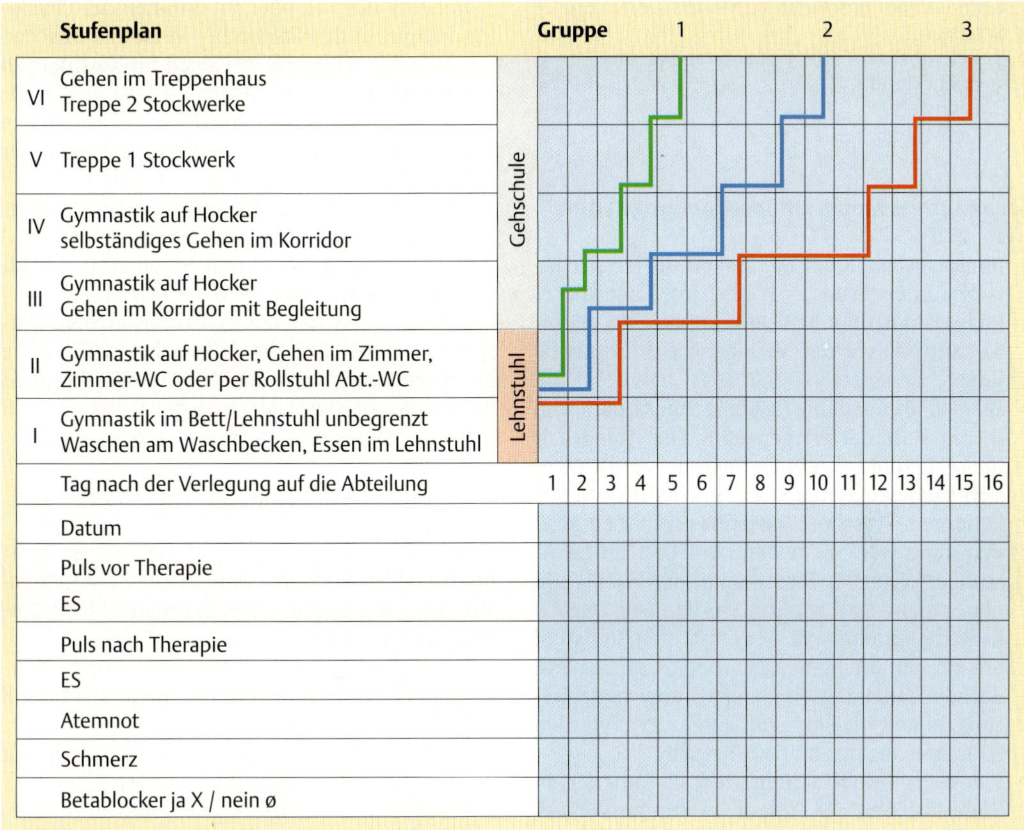

Abb. 27.**9** Sechsstufiges Mobilisationsprogramm (I–VI). Die drei Programme (Gruppe 1–3) tragen dem Schweregrad des Infarktereignisses Rechnung. Gruppeneinteilung in Tab. 27.**2** (Kantonsspital St. Gallen).

Aufbauendes Training von Herz- und Körperleistung

In den letzten Jahren hat sich die Frühmobilisation durchgesetzt. Maßgebend sind dabei immer der Schweregrad und der Verlauf des Infarkts, der individuelle Zustand des Patienten, Konstitution sowie der Trainingszustand. Um diesen Faktoren gerecht zu werden, sind heute in vielen Krankenhäusern *Mobilisationsstufenprogramme* üblich. Dabei werden die Patienten in drei Gruppen eingeteilt und im *Stufenprogramm* entsprechend berücksichtigt (Abb. 27.**9**, Tab. 27.**2**). Die individuelle Mobilisationsstufe muß täglich vom Arzt verordnet werden und betrifft die Pflege ebenso wie die Krankengymnastik.

Tabelle 27.**2** Gruppeneinteilung der Infarktpatienten für das Mobilisationsstufenprogramm

Gruppe 1	Patienten mit unkompliziertem Infarktverlauf in der Intensivphase
Gruppe 2	Patienten mit Komplikationen, die auf die Therapie rasch ansprechen – residuelle Angina pectoris – Herzinsuffizienz – klinisch relevante ventrikuläre oder supraventrikuläre Rhythmusstörungen
Gruppe 3	Patienten mit schwerem Initialverlauf und Komplikationen, die nur ungenügend behandelt werden können (z. B. schwer einstellbare Herzinsuffizienz)

Grundsätzlich geschieht die Mobilisation in drei Schritten:
1. Bettruhe, der Patient ist auf der Intensivpflegestation,
2. Lehnstuhl,
3. Gehschule.

Sechsstufiges Mobilisationsstufenprogramm (Abb. 27.**9**):
- *Intensivbehandlung.* Bei unkompliziertem Infarkt in der Regel 2–3 Tage. Am Ende dieser Phase Lehnstuhlmobilisation unter EKG-Monitorkontrolle vor der Verlegung auf die Abteilung.
- *Lehnstuhlbehandlung* (Mobilisationsstufe I und II) mit Hilfe der Pflegeperson. Der Aufenthalt im Lehnstuhl ist zeitlich begrenzt und richtet sich nach den Symptomen und Wünschen des Patienten. Waschen, Rasieren und Essen können ohne weiteres neben dem Bett im Lehnstuhl erfolgen. Ab Stufe I kann der Nachtstuhl neben dem Bett benützt werden. Ab Stufe II kann das Zimmer-WC – oder mit dem Rollstuhl das WC außerhalb des Zimmers –, ab Stufe III darf das Abteilungs-WC zu Fuß, aber in Begleitung einer Pflegeperson aufgesucht werden (Duschen analog zum WC-Besuch).
- *Gehschule* (Mobilisationsstufe III und IV). In Stufe III bleibt der Patient im Zimmer. Er betritt den Korridor nur in Begleitung für die Benützung des WC oder im Rahmen der Physiotherapie. In den Stufen IV–VI ist das Duschen sowie das selbständige Gehen im Korridor (ab Stufe VI im Hause) in Absprache mit der zuständigen Pflegeperson erlaubt. Spaziergänge im Krankenhausareal bedürfen zusätzlich der Erlaubnis des Arztes.

Nach 2–4 Wochen *Entlassung* aus der stationären Behandlung. *Vor der Entlassung* wird die individuelle Belastbarkeit durch Ergometrie geprüft (und somit dem Patienten demonstriert).

Bei Patienten mit komplikationsreichem Verlauf verzögert sich die Wiederherstellung. Sie brauchen länger Bettruhe. Der Mobilisationsgrad wird langsamer gesteigert; in der Regel gilt, daß keine der Stufen übersprungen werden darf.

Tabelle 27.**3** Aufbauende aktivierende Pflege bei Herzinfarkt (von unten nach oben zu lesen; Abb. 27.**9**)

Stufe IV Treppensteigen	– Patient geht selbständig im Zimmer und Korridor innerhalb der Bettenstation – Patient wäscht sich selbständig – Duschen mit ärztlicher Erlaubnis
Stufe III Gehen	– Patient wäscht Gesicht, Oberkörper und Arme selbständig am Waschbecken (Naßzelle) – Patient sitzt im Lehnstuhl – Patient geht aufs WC, muß die Schwester informieren – Patient darf am Tisch essen
Stufe II Lehnstuhl	– Patient wäscht Gesicht, Oberkörper, Arme selbständig im Bett – Nachtstuhl und Lehnstuhl unter Kontrolle
Stufe I Bettruhe	– Patient hat Bettruhe – Patient wäscht Gesicht, Oberkörper und Arme selbständig im Bett

Unterstützung der eingeschränkten ATL

Unterstützung der Atmung. Sauerstoff ist meist nur im Frühstadium notwendig. Die Atemgymnastik muß durch gutes Durchatmen und Aushusten ergänzt werden.

Sorge für mühelose Darmentleerung. Überwachen der Darmtätigkeit; ein träger Darm muß angeregt werden. Bauchpresse vermeiden.

Mobilisation. Aufstehen, Gymnastik so locker wie möglich. Verspannung vermeiden.

Essen und trinken, sich waschen und rasieren darf der Patient selber, sobald er dazu fähig ist. Das Maß der erlaubten Selbstaktivität bzw. unsere Hilfeleistung ist aus Tab. 27.**3** ersichtlich.

Kommunikation und Beziehungen zu den an der Therapie beteiligten Personen sowie nach außen (Angehörige, Freunde) unterstützen und fördern. Besuche sind dann einzuschränken, wenn sie den Patienten belasten. Nur eine gute Beobachtung ermöglicht ein kluges Abwägen und Eingreifen.

Hilfe zu gesunder Lebensweise und Hinführung zur Rehabilitation

Man spricht auch von einer *sekundären Prävention*, d. h., einem weiteren Infarkt soll vorgebeugt werden.
- Aufklärung des Patienten und seiner Familie über die Risikofaktoren (Nikotin, Streß, Bewegungsmangel, falsche Ernährung).
- Erklärung einer notwendigen weiterzuführenden Präventionsbehandlung bei Hypertonie, Diabetes mellitus, Fettstoffwechselstörungen.
- Besprechung der weiteren Lebensführung in bezug auf

- das *Körpertraining*. Der Patient muß die Richtlinien für ein regelmäßiges Training schriftlich bekommen. Wenn möglich, wird er in einer Therapiegymnastikgruppe oder in einem Herz-Kreislauf-Rehabilitationszentrum (in der Schweiz z. B. Klinik für medizinische Wiedereingliederung, Gais) angemeldet. Der Patient soll über die bei ihm erwünschte *Trainingspulsfrequenz* Bescheid wissen (diejenige Frequenz, die er beim Trainieren erreichen, aber nicht überschreiten soll). Der Trainingszustand ist maßgebend für
- die *Wiederaufnahme der Arbeit*. Im allgemeinen ist dies 8 – 12 Wochen nach dem Infarktereignis möglich;
- die *Ernährung*. Sie soll ausgewogen sein, zucker- und cholesterinarm, aber ballaststoffreich (um der Darmträgheit entgegenzuwirken). Bei Übergewicht: Reduktionsdiät, bis das Normalgewicht erreicht ist (Übergewicht belastet Herz und Kreislauf);
- medikamentöse Therapie weiterführen (ASS, Betablocker u. a. m.).

❖ Trainieren von einfachen *Entspannungsübungen* (S. 433) und richtiger Atemtechnik auch während der Arbeit (S. 348 ff.).

❖ Förderung der allgemeinen *Beweglichkeit* und der Bereitschaft zu gesunder sportlicher Betätigung, die nahtlos dem Trainingsprogramm folgen sollte.

❖ *Psychohygiene* ist vor allem dann notwendig, wenn der Patient aus einem Milieu von Streß, Überbelastung, Konsum- und Leistungszwang kommt, wenn Sorgen oder Verlusterfahrungen die Krankheit mitbeeinflußt haben. Unter Umständen verhilft die ruhige Zeit im Krankenhaus dem Patienten, eine neue Zielsetzung für sein Leben zu finden und somit die Krankheitssituation als Chance zu nützen. Verständnisvolles Zuhören wirkt „psychotherapeutisch“ und fördert den Prozeß der Neuorientierung.

❖ Information in bezug auf das Krankheitsbild und die *Prognose*, Förderung der Selbstverantwortung. Der Patient muß wissen, daß die Spätprognose im wesentlichen zusammenhängt mit den Erkrankungen, die einen Infarkt auslösen, bzw. den ihnen zugrundeliegenden Noxen und mit deren Ausschaltung.

❖ Abgabe von (meist vom Haus zur Verfügung gestellten) Merkblättern und Patienteninformationsschriften (z. B. Schweizerische Stiftung für Kardiologie).

❖ *Kontakte mit Selbsthilfegruppen* herstellen, vor allem bei alleinstehenden Patienten:
  - Schweizerischer Club gegen Herzinfarkt,
  - Bundesverband der Herz- und Kreislaufbehinderten,
  - Stiftung für Kardiologie – sie bietet sehr hilfreiches Material an.

27.3.3 Herzchirurgie

Die Herzchirurgie befaßt sich mit der operativen Behandlung angeborener (bei Säuglingen und Kindern) und erworbener (bei Erwachsenen) Erkrankungen im Bereich des Herzens und der großen herznahen Gefäße.

Der *Zugangsweg* zum Herzen ist nur über die Eröffnung des Thorax möglich.

Man unterscheidet „geschlossene“ Eingriffe ohne Kreislaufunterbrechung und „offene“ Operationen mit Hilfe der extrakorporalen Zirkulation, je nach Situation:

Kurze Kreislaufunterbrechung. Sie ist durch Senkung des Sauerstoffbedarfs des Gehirns möglich, was durch Hypothermie des anästhesierten Patienten auf 30 °C erreicht werden kann. Die Herzeröffnungsdauer ist auf 6 – 8 Minuten beschränkt; deshalb kann diese Methode nur für kurze Eingriffe gewählt werden.

Langdauernde Kreislaufunterbrechung. Sie wird durch die Herz-Lungen-Maschine ermöglicht – extrakorporale Zirkulation (EKK). Sie ersetzt für die Dauer der Operation die Funktion von Herz (Pumpe) und Lunge (O_2-Zufuhr, CO_2-Abatmung).

Operationsziele

❖ Resektion von Perikardschwielen;

❖ Korrektur von Herzfehlern durch Klappenersatz, Klappensprengung, Aortenstenosenresektion mit End-zu-End-Anastomose, Septumdefektverschluß;

❖ Beheben von Reizleitungsstörungen, z. B. durch Einlegen eines Schrittmachers (S. 817 f.);

❖ Überbrückung einer Stenose der Herzkranzarterien mittels venösem Bypass (koronare Revaskularisierung) bei Koronarverschlüssen.

Prä- und postoperative Maßnahmen

Operationen am Herzen erfordern eine engmaschige und aufwendige postoperative Überwachung, weshalb Patienten zunächst auf der Intensivstation betreut werden.

Die *präoperative Vorbereitung* entspricht grundsätzlich derjenigen der Thorakotomie (S. 807).

Die *Nachbehandlung* umfaßt die Sorge für das Wundgebiet, die Herzarbeit, die Verhütung von postoperativen Komplikationen und die Rehabilitation (Entlassungsberatung) des Patienten.

Grundsätzlich gilt, was zur Intensivpflege des Patienten mit kardialen Erkrankungen (S. 1017 f.) und zur Pflege von Herzinfarktpatienten (S. 824 ff.) Gültigkeit hat.

27.4 Gefäße

27.4.1 Arterielle Verschlußkrankheiten

Unter arteriellen Verschlußkrankheiten versteht man alle durch Einengung oder Verlegung des Arterienvolumens bedingten Durchblutungsstörungen. In der Regel ist das gesamte Arteriensystem von den pathogenetisch und morphologisch unterschiedlichen Prozessen betroffen. Dennoch werden einzelne Gefäßabschnitte bevorzugt befallen. Je nach Verschlußtyp kommt es zu den unterschiedlichsten Krankheitsbildern, so entsteht z. B. bei koronaren Verschlüssen der Myokardinfarkt (S. 823), bei intrakraniellen Ischämien die Apoplexie (S. 718).

Von Bedeutung ist auch die Unterscheidung in akute und chronische Arterienverschlüsse.

Chronischer Arterienverschluß

Die generalisierte Arteriosklerose ist die häufigste Ursache einer sich über Jahre entwickelnden *arteriellen Verschlußkrankheit (AVK)*. Sind vorwiegend die unteren Extremitäten betroffen, spricht man von *peripherer arterieller Verschlußkrankheit (pAVK)*. Die Risikofaktoren sind die gleichen wie bei der koronaren Herzkrankheit (Abb. 27.**8**). Sie beschleunigen oder verstärken die bei jedem Menschen mit zunehmendem Alter auftretenden Gefäßveränderungen.

Die **Symptome** sind abhängig von verschiedenen Faktoren:

- Lokalisation und Ausdehnung des Strömungshindernisses,
- dessen zeitliche Entwicklung (langsam, rasch),
- Fließverhalten des Bluts und Qualität des Kollateralkreislaufs.

Das Hauptsymptom, das den Patienten zum Arzt führt, sind die *Schmerzen*. Art und Lokalisation lassen meist Rückschlüsse auf den Sitz des Strömungshindernisses zu. Die international gebräuchliche *Stadieneinteilung* der pAVK bezieht sich auf die untere Extremität und richtet sich ausschließlich nach dem Beschwerdebild. Es werden vier Stadien (nach Fontaine) unterschieden:

Stadium I: Weil sich die Gefäßverschlüsse langsam entwickeln, hat der Organismus Zeit, die drohende Ischämie durch Bildung von Kollateralen zu kompensieren. Deshalb sind diese Patienten beschwerdefrei, auch wenn kein Puls tastbar und die Becken- oder Oberschenkelarterie total verschlossen ist. Wenn die Kollateralen nicht mehr ausreichen, treten Beschwerden bei Anstrengung auf.

Stadium II: Claudicatio intermittens. Durch Muskelischämie treten unter Belastung nach einer bestimmten Gehstrecke Schmerzen auf, die zum Stehenbleiben zwingen. Schon nach wenigen Minuten Ruhe verschwinden die Schmerzen („Schaufensterkrankheit").

- Schmerz im Oberschenkel oder Gesäß: Verschluß im Beckenbereich,
- Schmerzen in der Wade: Verschluß im Oberschenkel,
- Schmerzen im Fuß: Verschluß im Knie und Unterschenkel.

Stadium III: nächtliche *Ruheschmerzen*, besonders in Horizontallage, beim Heraushängen der Beine aus dem Bett oder im Sitzen meist Nachlassen der Schmerzen (Erhöhung des hydrostatischen Drucks).

Stadium IV: trophische *Hautveränderungen* mit peripher trockenen (sterilen) Nekrosen (Mumifizierung) an den Zehen, der Fußkante, über dem äußeren Knöchel und der Fersenregion (Druckstellen) oder feuchten Nekrosen = *Gangrän* als Zeichen eines lokalen Infekts (vor allem bei Diabetikern). Die bakterielle Infektion kann sich rasch ausbreiten und innerhalb von Stunden zur Unterschenkelphlegmone oder Sepsis führen. Entwicklung arterieller Ulzera, meist sehr schmerzhaft, im Bereich von Druckstellen oder nach oberflächlichen Hautverletzungen.

Pflege- und Behandlungsplan

Pflegeprobleme. Bei den peripheren arteriellen Gefäßerkrankungen handelt es sich nicht um ein einheitliches Krankheitsbild. Die Probleme sind abhängig vom *Ausmaß der Arteriosklerose* und/oder der Lokalisation der Arterienveränderungen.

Ziele. Im Vordergrund stehen:

- Ausschließen von Risikofaktoren,
- Verbesserung der Durchblutung,

- gesunde Lebensweise,
- Schutz des defekten Gewebes (Haut).

Wichtig
Bei ischämiebedrohter Extremität (Stadium III und IV)
- Bein nicht hochlagern;
- keine Kompressionsverbände, Beine nicht wickeln.

Spezifische Maßnahmen sind bei schweren Durchblutungsstörungen notwendig.
Medikamentös:
- Herzmittel (Digitalis, Diuretika) zur Behandlung der Herzinsuffizienz;
- Behandlung der arteriellen Hypertonie;
- vasoaktive Medikamente zur Gefäßerweiterung;
- Verlangsamung arteriosklerotischer Prozesse: Thrombozytenaggregationshemmer (Acetylsalicylsäure) und Antikoagulanzien (S. 815);
- Thrombolyse: Auflösung eines arteriellen Thrombus durch lokal applizierte Strepto- oder Urokinase über intraarterielle Katheter;
- interventionelle radiologische Gefäßbehandlung = *Angioplastie*: Aufdehnen kurzstreckiger Stenosen und Verschlüsse mit Ballonkathetern unter Röntgenkontrolle, evtl. kombiniert mit lokaler Thrombolyse.

Chirurgisch: wenn möglich/notwendig.

Akuter Arterienverschluß

Die akute Durchblutungsstörung ist gekennzeichnet durch das *Ischämiesyndrom* („5P" S. 819), das bei der arteriellen Embolie vollständig und bei der arteriellen Thrombose meist unvollständig (vorbestehende Kollateralen) vorhanden ist.

Die häufigste Ursache einer *arteriellen Embolie* ist die Ablösung von Thromben aus dem linken Vorhof des Herzens (Embolusstreuherd) bei Vorhofflimmern (Mitralvitium) oder nach Herzinfarkt (Herzwandaneurysma). Die meisten Embolien betreffen die Hirn- und Beinarterien, seltener die Arterien des Armes und die A. mesenterica superior (Darminfarkt). Der Embolus bleibt in einem gesunden Gefäßabschnitt stecken und führt zu einer schlagartigen Symptomatik. Kleine Embolien gelangen weit in die Peripherie und lösen oft nur uncharakteristische Beschwerden aus (Ausnahme Hirnembolie). Große Emboli können die Aortenbifurkation verschließen und zu einer beidseitigen Unterbrechung der Blutzirkulation der Beine führen (reitender Embolus).

Bei der *arteriellen Thrombose* findet der Gefäßverschluß in einem arteriosklerotisch vorgeschädigten Arterienabschnitt statt, und die akute Symptomatik entwickelt sich über Stunden. In der *Anamnese* (Tab. 27.**4**) finden sich oft Zeichen eines chronischen Gefäßverschlusses (Claudicatio intermittens, Angina pectoris usw.).

Pflege- und Behandlungsplan

Sofortmaßnahmen
- Tieflagerung der betroffenen Extremität.
- Lockerer Watteverband zur Warmhaltung und Vermeidung von Druckstellen an Auflageflächen.
- Schmerzbekämpfung; meist Morphinpräparate.
- Heparinisierung nach Arztverordnung.

Tabelle 27.**4** Klinische Differentialdiagnose von arterieller Embolie und arterieller Thrombose der Extremitäten

	Embolie	Thrombose
Anamnese	Herzerkrankung – Vorhofflimmern – Herzinfarkt	Claudicatio intermittens
Beginn	akut, schlagartig	subakut bis akut
Schmerzen	stark ganz im Vordergrund	mäßig bis stark
Ischämiesyndrom	vollständig	unvollständig
Gefäßsystem	gesund	arteriosklerotisch
Embolischer Streuherd	+	–
Kollateralkreislauf	–	+

Behandlungsmöglichkeiten:

- Bei komplettem Ischämiesyndrom mit bedrohter Extremität: möglichst rasche Embolektomie (S. 835 ff.); die Heilungsaussichten sind innerhalb der ersten 6 Stunden am größten.
- Bei arterieller Thrombose und meist unvollständigem Ischämiesyndrom: Angiographie; eine notwendige Gefäßrekonstruktion ist anspruchsvoll und zeitaufwendig.

27.4.2 Varikosen

Varizen (Krampfadern)

Varizen sind geschlängelte, sackförmige Erweiterungen der Venen des oberflächlichen Venensystems der Beine. Bedingt durch den aufrechten Gang kommt es im Stehen zu einem Rückstrom des Blutes in die Peripherie. Dieses Versacken des venösen Blutes wird durch die Venenklappen verringert. Unvollständiger Verschluß dieser Klappen (Klappeninsuffizienz) und Wandschwäche der Venen führen zu einem erhöhten hydrostatischen Druck und Ausbildung von Varizen. Begünstigend wirken langjährige stehende Tätigkeit, mehrfache Schwangerschaften, Übergewicht, beengende Kleidung. Es besteht eine familiäre Häufung mit einem Überwiegen der Frauen.

Primäre Varizen. Eine eigentliche Ursache ist nicht ersichtlich (s. disponierende Faktoren).

Sekundäre Varizen. Eine Abflußstörung im tiefen Venensystem führt zur Ausbildung von Varizen, z. B. tiefe Bein- oder Beckenvenenthrombose mit postthrombotischem Syndrom (S. 834).

Verschiedene Formen der Varikose:

Stammvarizen der V. saphena magna und parva (Sammelstämme des oberflächlichen Venensystems); die variköse Veränderung erfolgt vor allem durch Klappeninsuffizienz. Die V. saphena magna verläuft am Fußrücken, an der Innenseite des Unter- und Oberschenkels und mündet unterhalb des Leistenbandes in das tiefe Venensystem (V. femoralis). Die V. saphena parva zieht am lateralen Fußrand gegen die Hinterseite des Unterschenkels und erreicht in der Kniekehle das tiefe Venensystem (V. poplitea).

Retikuläre Varizen oder Seitenastvarizen. Sie sind durch netzförmige Venenerweiterung der Seitenäste verursacht, können ohne Beteiligung der Stammvene vorhanden sein; häufig in der Schwangerschaft.

Besenreiservarizen. In der Haut (intrakutan) verlaufende Krampfadern, büschelartige Anordnung („Pinselfiguren").

Krankheitszeichen

- Zunehmende, sichtbare, kosmetisch störende Varizen;
- Zeichen der chronischen venösen Insuffizienz.

Pflege- und Behandlungsplan

Selbstpflege:

- Gesunde Lebensweise und Ernährung (Übergewicht vermeiden), keine beengende Kleidung.
- Langes Sitzen mit herabhängenden und/oder überkreuzten Beinen vermeiden.
- Konsequentes Tragen von Kompressionsstrümpfen (S. 170 ff.).
- Zur Kräftigung der Durchblutung:
  - Regelmäßige Beingymnastik, aktives Gefäßtraining (S. 190 f.).
  - In Bewegung bleiben: regelmäßig schwimmen, radfahren; wenigstens täglich spazierengehen, um die Wadenmuskulatur zu stärken.
  - Einreiben, z. B. mit Roßkastanien- oder Arnikatinktur (10 ml mit 100 ml Wasser verdünnen), damit 2mal täglich leicht die Unterschenkel massieren.
  - Bäder mit Roßkastanienschalen, Eichenrinde, Rosmarin. Die Essenzen sind als Badezusätze im Handel, können auch selber hergestellt werden: eine Handvoll getrocknete Pflanzen in 1 l Wasser aufkochen, den Absud ins Badewasser geben.

Konservativ:

- Ausschwemmung von Ödemen (Lagerung, Kompression, Diuretika).
- Varizenverödung (Sklerosierungstherapie): wiederholte intravenöse Injektionen eines Verödungsmittels in die Krampfadern in mehreren Sitzungen mit anschließender Kompressionsbehandlung (3 Wochen). Geeignet in leichten Fällen.

Operativ:

- Bei primärer Varikose ist die Indikation gegeben, bei sekundärer Varikose nur nach spezieller Abklärung (Phlebographie).
- Entfernung der varikös veränderten Venen (Stamm- und Seitenäste) und Unterbrechung der Verbindungen des oberflächlichen zum tiefen Venensystem.

Varizenoperationen

Operationsvorbereitung

Neben den allgemeingültigen Maßnahmen ist vor allem die *Rasur* (ganze Extremität und Schamhaare) von Bedeutung. Nach dem Bad werden die Varizen vom Arzt auf der Haut eingezeichnet.

Operationsverfahren

- Von einer Hautinzision in der Leistenbeuge wird die Einmündung der V. saphena magna in das tiefe Venensystem (V. femoralis) durchtrennt.
- Freilegung und Durchtrennen der distalen V. saphena magna im Knöchelbereich und Hochschieben einer Sonde durch die Vene bis zur Leiste.
- Die aufgefädelte Stammvene wird über der Sonde herausgezogen („gestrippt").
- Die auf der Haut am stehenden Patienten aufgezeichneten varikösen Seitenäste werden mit kleinen separaten Hautinzisionen durchtrennt.
- Noch auf dem Operationstisch erfolgt das Anlegen eines Kompressionsverbands.

Postoperative Pflege

Das Ziel liegt in der Wiederherstellung der Venentätigkeit unter möglichst optimalen Bedingungen: Kompression und Bewegungstherapie. *Standardisierte Pflegemaßnahmen* sind aus Tab. 27.**5** (S. 836 f.) ersichtlich. Ergänzend ist zu beachten:

Mobilisation. Sie beginnt am Abend des Operationstages mit kurzen Spaziergängen. Ab erstem postoperativem Tag völlige Mobilisation. Der Patient darf nicht herumstehen, nicht sitzen. Die Beine bleiben tagsüber fest eingebunden. Klagt er über zu straff eingebundene Beine, dürfen die Binden abgenommen und die Beine frisch gewickelt werden.

Wundgebiet. Der erste Verbandwechsel wird durch den Arzt gewöhnlich am 1. postoperativen Tag durchgeführt.

Die Fädenentfernung wird fraktioniert vorgenommen: an der Leiste etwa am 5. Tag, an den Beinen am 7. Tag.

Auftretende Hämatome mit Hemeransalbe behandeln; Alkoholwickel (mit steriler Lösung); therapeutischer Ultraschall.

Nachsorge. Der Kompressionsverband und die Bewegungsbehandlung (gefäßaktives Verhalten) sind für 2–3 Monate notwendig. Die Kompressionsstrümpfe müssen gut sitzen (S. 173).

Gefäßaktives Verhalten
- Langes Stehen vermeiden, Beine häufig hochlagern.
- Keine schweren Lasten tragen.
- Sonnenbäder vermeiden (Gefäßerweiterung → Rezidiv).
- Täglich kurz und kalt duschen.
- Regelmäßiges Gefäßtraining.

Eine vermehrte Ermüdbarkeit der Beine bleibt für 2–3 Monate nach der Operation bestehen und verschwindet nur langsam.

27.4.3 Thrombophlebitis, Phlebothrombose

Die schon auf S. 169 erwähnten Entstehungsfaktoren (Virchow-Trias) sind:
- Gefäßwandfaktor: Veränderung der *Gefäßwand* wesentlich für die Lokalisation (Abscheidungsthrombus). Bei arterieller Thrombose im Vordergrund.
- Zirkulationsfaktor: Verlangsamung der *Blutströmungsgeschwindigkeit* und Wirbelbildung (Gerinnungsthrombus).
- Humoralfaktor: Veränderungen im Blut durch vermehrte *Gerinnungsneigung* (Hyperkoagulabilität).

Die Hypozirkulation und die veränderte Blutzusammensetzung spielen bei der Entstehung der venösen Thrombose die wichtigste Rolle.

Akute oberflächliche Thrombophlebitis

Es handelt sich um eine entzündliche Venenwandveränderung mit anschließender Thrombose einer oberflächlichen, in der Subkutis gelegenen Vene, häufig bei vorbestehenden Krampfadern oder bei liegenden Venenkathetern.

Krankheitszeichen

- Unscharf begrenzte Rötung im Bereich der betroffenen Vene;
- lokale Druck- und Spontanschmerzen;
- lokale Überwärmung und Schwellung;
- die Vene kann als Strang getastet werden;
- evtl. allgemeine Entzündungszeichen mit Fieber und Beeinträchtigung des Allgemeinzustands.

Pflege- und Behandlungsplan

Unter Lokalbehandlung rasches Abklingen, dabei Zurücklassen indolenter, meist derber Venenstränge:

- Eventuell liegenden Venenkatheter entfernen.
- Lokale entzündungshemmende (antiphlogistische) Maßnahmen mit Alkoholumschlägen, evtl. heparinoidhaltige Salben.
- *Keine* Bettruhe, sondern aktives Gehen; beim Liegen und Sitzen Beine hochlagern.
- Kompressionsverband.
- Bei Katheter- oder Punktionsthrombophlebitis (iatrogen) Venenkatheter sofort entfernen; bei unklarem Fieber immer an Katheterkomplikation denken.

Akute tiefe Phlebothrombose

Die häufigste Lokalisation der Phlebothrombose betrifft die Becken- und tiefen Beinvenen und steht in unmittelbarem Zusammenhang mit operativen Eingriffen, Trauma und Bettlägerigkeit (S. 169). Zur Vorbeugung tiefer Venenthrombosen und deren Folgen (Lungenembolie, postthrombotisches Syndrom s. unten) hat sich heute die medikamentöse Thromboembolieprophylaxe (S. 173 f. u. 816) durchgesetzt.

Seltenere Lokalisationen akuter Phlebothrombosen: Armvenen, V. cava superior und inferior, Pfortader, Milz- und Nierenvenen.

Tiefe Bein- und Beckenvenenthrombose

Ausgangspunkt der Thrombose sind die tiefen Unterschenkelvenen mit aufsteigender Ausdehnung gegen den Oberschenkel und die Beckenvene.

Auftreten:
- bei jedem operativen Eingriff möglich, gehäuft bei Hüftoperationen (bis 50 %);
- nach Trauma im Bereich der unteren Extremität;
- bei längerer Immobilisierung (z. B. Gips) und Bettruhe;
- bei langem Sitzen (z. B. Interkontinentalflug);
- bei Einnahme von Hormonen (Antibabypille);
- in Schwangerschaft und Wochenbett;
- bei malignen Tumoren (paraneoplastisches Syndrom).

Krankheitszeichen

Die Symptome sind abhängig von Ausdehnung und Lokalisation der Thrombose:
- Schweregefühl in den Beinen;
- Zeichen der venösen Abflußstörung: Ödeme, Zyanose, Spontanschmerz im Unter- und/oder Oberschenkel. Bei bettlägerigen Patienten oft weniger ausgeprägt, kann auch fehlen.
- Klinisch: erhöhte Konsistenz der Wadenmuskulatur; Seitendifferenz des Umfangs über 1,5 cm der Wade, im Kniebereich, des Oberschenkels; Schmerzprovokationszeichen (Abb. 27.**10**).

Der sichere Nachweis (oder Ausschluß) einer Venenthrombose erfolgt mittels Phlebographie. Weitere Untersuchungsmethoden: Doppler-Ultraschall, Szintigraphie (Jodfibrinogentest), Plethysmographie (Messung des venösen Abflusses).

Pflege- und Behandlungsplan

Konservativ:
- Absolute Bettruhe und Hochlagerung bis zum Abschwellen (ca. 8 Tage). Schaumstoffschiene und Deckenheber einbetten. Alkoholwickel (S. 329).

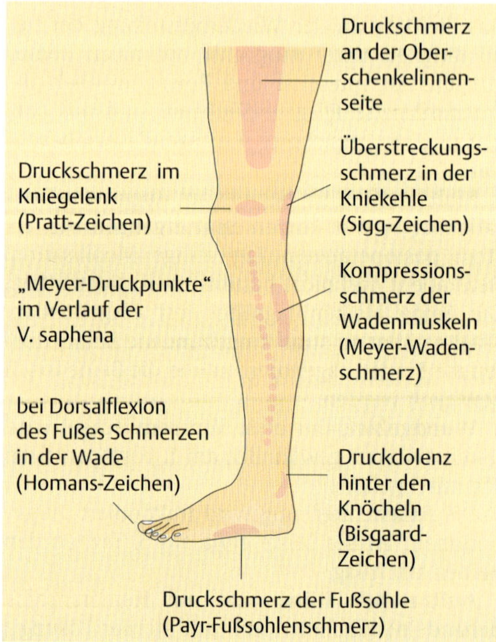

Abb. 27.**10** Druckpunkte bei tiefer Phlebothrombose der Beine.

- ❖ Sorgfältige Mobilisation *nur* mit angepaßten Antithrombosestrümpfen oder Kompressionsverband (S. 172 f.).
- ❖ Antikoagulation: sofort beginnen mit Heparin im Dauertropf während Tagen, überlappend umstellen auf Cumarin während 4–6 Monaten.

Thrombolyse (griech. lysis = Lösung): intravenöse Auflösung eines Thrombus (oder eines Embolus) durch medikamentöse Aktivierung des fibrinolytischen Systems (S. 815) mittels Strepto- oder Urokinase.

Operativ. Venöse Thrombektomie: möglichst früh in Allgemeinnarkose mit Überdruckbeatmung durch Freilegung der Vene von der Leiste aus und Entfernung des Thrombus mit Ballonkatheter (Fogarty-Katheter).

> Jede venöse Thrombose birgt die Gefahr einer Lungenembolie. Als Spätkomplikation entwickelt sich nach Thrombose ein Umgehungskreislauf und führt im Bereich der Beine zum postthrombotischen Syndrom.

27.4.4 Komplikationen und Spätfolgen

Lungenembolie

Durch Ablösen eines Blutgerinnsels (Thrombus) aus dem Venensystem (z. B. Beinvene) und Weitertransport über das rechte Herz in die Lungenarterie (A. pulmonalis) kommt es zu einem mehr oder weniger ausgedehnten Ausfall der Lungendurchblutung durch den Embolus (Abb. 27.**11**).

Bei kleinem und kleinstem Embolus sind keine oder kaum Beschwerden (evtl. atmungsabhängige Thoraxschmerzen) vorhanden (klinisch stumme Lungenembolie), bei massiver Lungenembolie (großer Embolus) stehen akute Dyspnoe und heftige Thoraxschmerzen im Vordergrund, und der Tod kann innerhalb von Minuten eintreten.

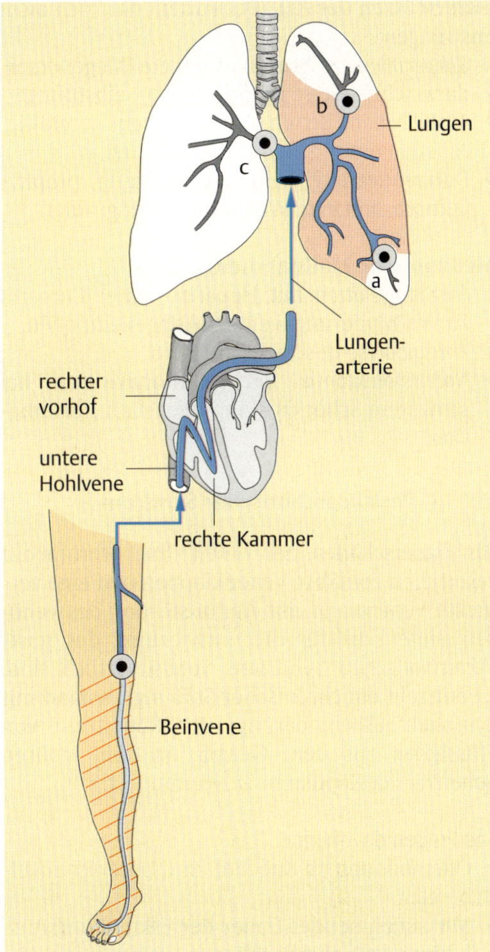

Abb. 27.**11** Weg des Thrombus in die Lungen. **a** Embolie in einem kleinen Gefäß, evtl. stummer Verlauf. **b** Embolie in einem größeren Gefäß mit schweren Krankheitszeichen. **c** Embolus im Gebiet des Hilus mit sofortigem reflektorischem Herztod.

Krankheitszeichen

Je nach Ausmaß der Lungenembolie unterschiedlich ausgeprägt:
- plötzliche Atemnot, oberflächliche, beschleunigte Atmung;
- heftiger, atemabhängiger Thoraxschmerz;
- Kreislaufschock mit Tachykardie und Blutdruckabfall;
- Halsvenenstauung und erhöhter Zentralvenendruck;
- Angstgefühl, Unruhe;
- Husten mit blutigem Auswurf (meist erst nach Tagen).

Pflege- und Behandlungsplan

> **Sofortmaßnahmen**
> - Arzt benachrichtigen.
> - Ruhe und Sicherheit vermitteln.
> - Oberkörper hochlagern.
> - Sauerstoffzufuhr (3 l O_2 pro Minute über Nasensonde).
> - Nach ärztlicher Verordnung: Sedierung und Schmerzmittel (Morphin).
> - Schockbehandlung und Reanimationsmaßnahmen je nach Zustand.

Unterstützen der ATL. Der Patient darf sich nicht anstrengen:

- *Körperpflege* zu Beginn durch die Pflegeperson, dann schrittweise hinführen zur Selbstpflege.
- *Mobilisation:* Betten, Aufsitzen sehr sorgfältig; Aufstehen nur nach Arztverordnung.
- *Darmentleerung:* keine Anstrengung; prophylaktisch sind evtl. Weichmacher angezeigt.

Medizinische Maßnahmen:

- *Antikoagulation* mit Heparin, später Cumarin zur Verhinderung weiterer Lungenembolien.
- *Thrombolyse* in schweren Fällen.
- *Notembolektomie* der Pulmonalarterie bei schwerem Schockzustand oder nach Reanimation.

Postthrombotisches Syndrom

Als Dauerschaden der tiefen Phlebothrombose resultieren zerstörte Venenklappen und eine verdickte Venenwand mit Abflußstörung des venösen Blutes, die für die Entwicklung des postthrombotischen Syndroms verantwortlich sind. Es entsteht ein chronischer Stauungszustand mit Lymphabflußbehinderung; der Rückstrom von Flüssigkeit aus dem Gewebe in den venösen Schenkel der Kapillaren ist vermindert.

Die Folgen davon sind:

- Ödembildung im Knöchel- und Unterschenkelbereich.
- Mit zunehmender Dauer der Erkrankung Ausbildung von oberflächlichen (sekundären) Varizen als Umgehungskreislauf.
- Trophische Hautveränderungen an der Innenseite des distalen Unterschenkels mit Hyperpigmentierung, Induration (Gewebeverhärtung), Ekzembildung (Stauungsdermatose) und mykotischen oder bakteriellen Infektionen.
- Venöses Ulcus cruris: Ulzerabildung meistens an der Innenseite des distalen Unterschenkels und der Knöchelregion (s. unten).
- Gehäuftes Auftreten von Rezidivthrombosen.

Pflege- und Behandlungsplan

- Die Kompressionstherapie ist das A und O jeder Behandlung. Die Patienten müssen selber einen Kompressionsverband anlegen können. Kompressionsstrumpf nach Rückbildung der Ödeme oder abgeheiltem Ulkus.
- Zusätzliche lokale Kompression durch Schaumgummikissen bei Ulcus cruris.
- Förderung des venösen Rückflusses (S. 170).
- Keine beengenden Kleidungsstücke (Sockenhalter, Strumpfbänder).
- Unterstützende Maßnahmen: Physiotherapie (Lymphdrainage, Massage), Gymnastik, evtl. Diuretika zur Ausschwemmung von Ödemen. Verbesserung des venösen Abflusses durch operative Maßnahmen.

Ulcus cruris

In der Umgangssprache wird von „offenen Beinen" gesprochen, und die Betroffenen klagen über schlechte Heilungstendenz. Die Ursache liegt in der ungenügenden Durchblutung der Haut bei **chronisch venöser Insuffizienz**. Durch die Mangeldurchblutung ist die Zufuhr von Sauerstoff und Nährstoffen beeinträchtigt. Diese chronische Unterernährung der Haut führt dazu, daß sie atrophisch wird (blaßgraues Aussehen). Durch kleine Verletzungen, die normalerweise ohne Bedeutung sind, entwickelt sich ein Gewebezerfall, der zu massiven Geschwüren (Ulzera) führt. Die typische braune Pigmentierung der umgebenden Haut ist eine Folge der Zersetzung von Hämoglobin, das zusammen mit den roten Blutkörperchen und dem Blutserum durch die Gefäßwand in den extravaskulären Spalt ausgepreßt wird. Die meisten Beinulzera sind verursacht durch venöse Stauung; seltener sind die **arteriellen** Ursachen. Arterielle Ulzera können überall an den Extremitäten auftreten, meist auch an Stellen vorangegangener Verletzungen, wohingegen die **venös** verursachten Ulzera meist oberhalb des Innenknöchels lokalisiert sind.

Behandlungsgrundsätze

Bei der venösen Insuffizienz ist die *Kompressionsbehandlung* von entscheidender Bedeutung. Zugeschnittene Schaumgummiplatten und Spezialeinlagen ermöglichen eine Übertragung der Kompressionswirkung auch auf die Knöchelregion (wichtig bei Ulzerationen in diesem Gebiet). Danach festsitzenden *Kompressionsstrumpf* anlegen, wie S. 172 f. beschrieben. Eine solchermaßen gezielte Kompression hat erhebliche Vorteile gegenüber Bettruhe und Hochlegen der Beine. Bettruhe fördert zwar die Heilung; da aber dabei schnell eine Muskelatrophie eintritt, entsteht ein ungünstiger Einfluß auf die Muskelpumpe, wodurch die Möglichkeit des Rezidivs erhöht wird.

Regulierung einer ungenügenden *Herzfunk-*

tion, Reduzierung des *Körpergewichts* sowie Behandlung möglicher *Mitursachen* (Diabetes mellitus, Eiweißmangel, Bluthochdruck usw.) gehören mit zum Behandlungsplan.

Lokale Wundbehandlung

Wir können unterscheiden zwischen Mitteln, die auf ein Débridement der Wunde abzielen, Mitteln zur Reinigung und Materialen zum Abdecken der Wunde als Schutz vor äußeren Einflüssen.

Débridement. Entfernung von Krusten und Gewebetrümmern aus der Wunde. Möglichkeiten: *mechanisch* mit Schere und Pinzette (nur durch den Arzt!), *chemisch* mit Hilfe von Enzymen (eiweißspaltende Wirkung führt zur Auflösung von Nekrosen), *autolytisch* durch Aufrechterhaltung eines feuchten Milieus mittels Spezialverbänden. Dies führt zur Unterdrückung und zur Verflüssigung von nekrotischem Material.

Reinigung. Zur Reinigung können physiologische Kochsalzlösung sowie Ringer-Lösung verwendet werden. Unter Umständen werden Lösungen mit antibakterieller Wirkung eingesetzt. Die Reinigung geschieht mit Pinzette und Tupfer. Eventuell ist eine Wundspülung notwendig (Abb. 39.**11** S. 1104). Rund um die Wunde muß die Haut trocken und fettfrei sein.

Wundverband anlegen. Es stehen heute Spezialverbände zur Verfügung (Hydrokolloidverbände, z. B. Varihesive E der Firma Convatec, Mesalet und Ete-Verband von Mölnlycke). Der Wundverband muß so gewählt werden, daß er rundum 3 cm über die Wunde hinausreicht. Schutzfolie abziehen und den Verband mit einer rollenden Bewegung auflegen. Wenn sich der Verband verfärbt (er nimmt Wundsekret auf), muß er gewechselt werden. *Verbandwechsel* in Kapitel 39.

> **Wichtig:** Durch das Ablösen nekrotischer Gewebe zu Beginn der Wundversorgung (z. B. mit Varihesive E) wirkt die Wunde anfangs größer, gleichzeitig verbessert sich aber auch das Aussehen der Wunde. Die Lösung der Nekrose aus dem Wundbett ist Voraussetzung für die *Reepithelisation* der Wunde. In dieser Zeit starker Sekretbildung muß der Verband häufig gewechselt werden, später kann er bis zu 7 Tagen auf der Wunde verbleiben.

Bei anhaltender schlechter Heilungstendenz wird Ulcus cruris mittels eines *Thiersch-* oder *Vollhauttransplantats* gedeckt.

27.4.5 Gefäßchirurgie

Operationsvorbereitung

Neben den allgemeingültigen Maßnahmen (Kap. 36) ist zu beachten:

Information über das Operationsverfahren, da davon die speziellen prä- und postoperativen Maßnahmen abzuleiten sind, z. B. ist bei Operationen im Bereich des Beckens an eine gute Darmentleerung sowie an das Einlegen eines Blasenkatheters zu denken; die Rasur ist lokalisationsabhängig, anschließend wird die betreffende Extremität mit sterilisierten Tüchern eingewickelt.

Unterstützung des Patienten bezüglich
- Informationsverarbeitung (sachlich, emotionell) betreffend Operation und deren Konsequenzen, Erwartungen, Befürchtungen, postoperative Maßnahmen, zu erwartende Einschränkungen usw.;
- Vorbereitung auf „das Leben danach“, da Gefäßoperationen zwar einen Gefäßverschluß beheben, aber häufig keine Heilung der Krankheit bedeuten;
- Verarbeitung von Ängsten und Sorgen.

Postoperative Überwachung

Die Patienten bleiben bis zur Stabilisierung der Lage im Aufwachraum. Besonderer Aufmerksamkeit bedarf das Operationsgebiet. Die wichtigsten Gefahren sind die Blutung sowie der thrombotische Verschluß der Gefäßrekonstruktion; sie bedingen eine möglichst rasche Reoperation.

Postoperative Pflege und Rehabilitation

Ein **Angiologiebett** (vierteiliges Niveaubett mit Knieknickmöglichkeit zur entlastenden Beintieflage) erleichtert die zweckmäßige Lagerung insbesondere nach arteriellen Operationen.

Die **spezielle Überwachung** der Extremitäten erfolgt nach den „5 P“ (S. 819).

Die möglichst **rasche Wiederherstellung** der Unabhängigkeit und des optimalen Wohlbefindens braucht
- *Einfühlungsvermögen*, da die Lage, die Prognose, der Wiederherstellungsgrad usw. bei jedem Patienten anders sind: von vollständiger Wiederherstellung bis zum Verlust einer Extremität;

Tabelle 27.5 Standardisierter Pflegeplan nach Gefäßoperationen

	Thrombektomie bei Phlebothrombose	Varizenstripping	Embolektomie	Gefäßoperation der Beckenarterien	Gefäßoperation der Beinarterien	Extremitätenamputation
Überwachung	allgemeine Maßnahmen	→ zusätzlich: Kontrolle von – Zirkulation – Hautfarbe – Wärme – Sensibilität – Motorik	→	→ →	→ →	→ Besonderes: – Intensivstation, bis keine Blutungsgefahr mehr besteht
Verband	Nachblutungskontrolle	→	→	→	→	→
	Redon-Drainage: Kontrolle von Sog und Menge	→	→	→	→	→
		– evtl. Verband lockern – schmerzhafte Verbände müssen durch den Arzt neu angelegt werden				Stumpfpflege S. 948
	1. Verbandwechsel durch den Arzt; dann nach Bedarf neu verbinden	→	→	→	→	
Lagerung	Trendelenburg-Lage (S. 117), Fußende hoch	Fußende hoch, Oberkörper möglichst flach, kein Knieknick, Bettbogen einbetten	Beine tief, flache Lage	Semiflexion = Knieknick	– Semiflexion – flache Lage, bei guter Gefäßkonstruktion leichte Oberkörperhochlage – Dekubitus- und Spitzfußprophylaxen	Stumpf flach lagern – evtl. Spreukissen auf Oberschenkelstumpf zur Verhütung von Beugekontrakturen
Mobilisation	Op.-Tag: Beine inkl. Oberschenkel einbinden	Op.-Tag: – nicht sitzen, stehen, sondern gehen – gutes Schuhwerk	Op.-Tag: – Bettrand – dann langsam steigernde Mobilisation – Beine gut einbinden	Op.-Tag: – Beine einbinden	Op.-Tag: – Beine nicht zu straff einbinden – auch Bauch einbinden	1. Tag: wenn möglich mit Physiotherapeutin – Bein und Stumpf gut einbinden

Tabelle 27.5 (Fortsetzung)

	Thrombektomie bei Phlebothrombose	Varizenstripping	Embolektomie	Gefäßoperation der Beckenarterien	Gefäßoperation der Beinarterien	Extremitätenamputation
Darmtätigkeit	meist keine Probleme	→	→	Darmstimulation nach Verordnung	wenn nötig, ab 3. Tag stimulieren	ab 3. Tag stimulieren
Ernährung	Op.-Tag: Tee, ab 1. Tag leichte Kost/ Normalkost	→ →	→ →	oral nach Verordnung, aufbauend je nach Darmtätigkeit (S. 866)	Op.-Tag: Tee, ab 1. Tag leichte Kost	→ →
Blasentätigkeit	Patient muß am Abend Wasser lassen (nach 8–10 Std.)	→	→	Dauerkatheter während der ersten Tage	Patient muß am Abend Wasser lassen (nach 8–10 Std.)	u. U. Dauerkatheter während der ersten Tage
Spezielles	Thromboembolieprophylaxe Information über Antikoagulation, Kontrollkarte mitgeben – Spezialstrümpfe anpassen	→ → →	→ → →	→ → →	→ → →	– Rehabilitationsplanung gemeinsam mit Patienten – Prothesenversorgung und -training S. 946 ff.

- *Geschicklichkeit* und *fachliche Kompetenz*, da die postoperative Unterstützungsbedürftigkeit von vielen Faktoren abhängt: Alter, vorbestehende Leiden, Begleitprobleme (Diabetes!), medikamentöse Begleittherapie usw.

Die **Entlassung** und **Rückkehr in den Alltag** bedürfen

- der *Übersicht* über die Situation, der maximal zu erreichenden Selbständigkeit und „Rückkehr ins Leben davor";
- der *klärenden Gespräche* über Nachkontrollen, Lebensführung, Maßnahmen wie Tragen von Spezialstrümpfen, Antikoagulation.

Tab. 27.5 gibt einen informativen Überblick über die gefäßspezifische postoperative Pflegeplanung.

Weiterführende Literatur

Andersen, L.: Gefäßstörungen vermeiden. Hippokrates, Stuttgart 1983

Diehm, C., H. Mörl: Vor und nach dem Herzinfarkt. Hippokrates, Stuttgart 1988

Egger, J., P. Stix: Herzinfarkt und Schlaganfall. Zur seelischen Auseinandersetzung mit einer lebensbedrohlichen Erkrankung. Hippokrates, Stuttgart 1989

Fuchs, M.: Funktionelle Entspannung, 4. Aufl. Hippokrates, Stuttgart 1989

Haid-Fischer, F., H. Haid: Venenerkrankungen, 5. Aufl. Thieme, Stuttgart 1985

Heyden, S., G. Brand: Gesunde Kost – gesundes Herz, 4. Aufl. Trias, Stuttgart 1989

Hochrein, H., P. Bentsen, C. Langescheid, D. Neunberger: Checkliste Kardiologie, 2. Aufl. Thieme, Stuttgart 1993

Jaenecke, J.: Antikoagulanzien- und Fibrinolysetherapie, 4. Aufl. Thieme, Stuttgart 1991

Klepzig, H., H. Klepzig: Herzkrankheiten, 6. Aufl. Thieme, Stuttgart 1992

Klepzig, H.: Das kranke Herz. Trias, Stuttgart 1993

Martin, M.: Phlebologische Krankheitsbilder. Huber, Bern 1990
Nager, F.: Das Herz als Symbol. Edition Roche, Basel 1993
Nelius, D.: Krampfadern und Thrombosen. Ennsthaler, Bamberg 1989
Paetz, B., B. Benzinger-König: Chirurgie für Pflegeberufe. 18. Aufl. Thieme, Stuttgart 1994
Reifferscheid, M., S. Weller: Chirurgie, 8. Aufl. Thieme, Stuttgart 1989
Risch, E.: Gesunde Füße und Beine. Fuß- und Beingymnastik, Venentraining, 3. Aufl. Fischer, Stuttgart 1992
Salzmann, P.: Erkrankungen der Blut- und Lymphgefäße. Trias, Stuttgart 1992
Schettler, G., H. Greten: Innere Medizin, Bd. I, 8. Aufl. Thieme, Stuttgart 1990
Schipperges, H.: Die Welt des Herzens. Sinnbild, Organ, Mitte des Menschen. Knecht, Frankfurt 1989
Vanscheidt, W.: Krampfadern und andere Venenerkrankungen. Birkhäuser, Basel 1987

28 Blut- und Lymphsystem

Einstimmung

Die Volksweisheit spricht in vielen eindrücklichen Sprachbildern vom Blut: „Blut stockt in den Adern"; jemand muß „Blut und Wasser schwitzen"; man kann jemanden „bis aufs Blut reizen"; es ist etwas „in Fleisch und Blut übergegangen"; das „Blut kocht", und oft „steigt es auch zum Kopf", Lyriker lassen es sogar „singen".

In der antiken Medizin war das Blut einer der vier grundlegenden Säfte des Menschen. Noch im Mittelalter wurden wichtige Abmachungen mit dem eigenen Blut unterschrieben.

In vielen Kulturen und Religionen gehört das Blut auch heute noch zu den unantastbaren und heiligen Dingen, die nicht manipuliert werden dürfen. Typisch dafür sind die Zeugen Jehovas, die eine Bluttransfusion kategorisch ablehnen.

„Blut ist ein ganz besonderer Saft." Blutvergießen für jemanden gilt seit alters her als Beweis dafür, daß er oder sie einem wertvoll ist. Der Pelikan, der mit seinem Schnabel die Brust aufreißt, um seine Jungen zu nähren, ist zum Symbol für diese hingebende Liebe geworden.

Viele Menschen können kein Blut sehen, sie haben Angst vor dem Blut und zucken schon bei der kleinsten Blutspur zusammen. Vom psychodynamischen Blickwinkel aus wird diese Abwehr in Beziehung gebracht mit der unbewußten Abwehr dessen, was uns ans Leben geht und uns ganz (mit Fleisch und Blut) einfordern kann. Wo wir solchen Menschen begegnen, geht es aber nicht um Deutungen, sondern um das verständnisvolle und rücksichtnehmende Verhalten: z. B. bei Blutentnahmen ablenken, Blutbeutel (Transfusionsbehandlung) mit einem Tuch umwickeln usw.

Von den Gefahren (Stocken des Blutes führt zum Tode) und dem Lebenspendenden des Blutes erzählt die folgende Geschichte (Peseschkian 1992).

„Das Wunder des Rubins

Ein Scheich erzählte im Kaffeehaus, daß der Kalif den Gesang verboten hätte. Ein Derwisch hörte dies, und sein Innerstes zog sich aus Trauer darüber zu einem Klumpen zusammen, und eine verzehrende Krankheit ergriff von ihm Besitz. Der erfahrene Hakim wurde an sein Krankenbett gerufen. Er fühlte den Puls, untersuchte ihn nach den Regeln seiner Kunst, doch konnte er die Krankheit nicht mit dem in Einklang bringen, was er in den großen Büchern der Medizin gelesen hatte, auch nicht mit den Erfahrungen seiner langjährigen Praxis.

Der Derwisch hauchte sein Leben aus, und der wissensdurstige Hakim schnitt den Leichnam auf. Er fand dort, wo der Schmerz den Derwisch am meisten geplagt hatte, einen großen Klumpen, der rot war wie ein Rubin. Als finanzielle Not ihn plagte, verkaufte der Hakim den Stein. Dieser wanderte von Hand zu Hand, bis er schließlich in den Besitz des Kalifen kam. Dieser ließ ihn in einen Ring einarbeiten.

Eines Tages, als er wieder den Ring trug, begann der Kalif zu singen, im gleichen Augenblick färbte sich sein Gewand blutrot, ohne daß sein Körper auch nur eine Verletzung gehabt hätte. Erstaunt sah er, daß sein Rubin brodelte wie heißes Öl und sich wie Blut über sein Gewand ergoß. Erschrocken ob dieses Wunders, wollte er dem Geheimnis des Rubins auf die Spur kommen. Er ließ die früheren Besitzer des Steines der Reihe nach zu sich kommen, bis hin zum Hakim. Und dieser konnte ihm nun das Geheimnis erklären" (nach Mowlana, persischer Dichter). ■

28.1 Theoretische Grundlagen

28.1.1 Das Blut- und Lymphsystem

Die normale Blutmenge des Erwachsenen beträgt ca. 1/12 des Körpergewichtes, bei einem 70 kg schweren Menschen also etwa 5–6 Liter. Das Blut ist aus geformten und ungeformten Anteilen zusammengesetzt (Abb. 28.**1**):

- *Blutplasma:* Eiweißkörper, Wasser, anorganische Salze, Transportstoffe;
- *Blutkörperchen:* Erythrozyten $4-5 \cdot 10^{12}/l$ (4–5 Mill./μl), Leukozyten $6-8 \cdot 10^{9}/l$ (6000–8000/mm^3), Thrombozyten $200-300 \cdot 10^{9}/l$ (200 000–300 000/mm^3).

Die *Aufgaben* des Blutes können in drei Bereiche unterteilt werden:

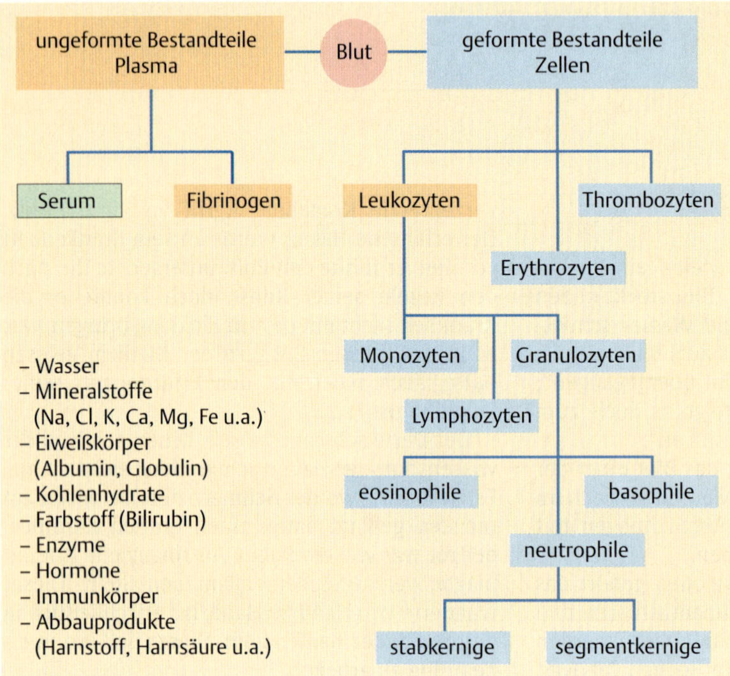

Abb. 28.**1** Geformte und ungeformte Bestandteile des Blutes.

- *Transportfunktion* für Sauerstoff (O_2), Kohlendioxid (CO_2), Nährstoffe für die Körperzellen (Glucose, Aminosäuren usw.), Hormone, Schlackenstoffe (Harnstoffe, Kreatinin, Bilirubin usw.) und für Wärme (im Stoffwechsel produzierte Wärme wird von den Hautgefäßen abgestrahlt). Die Verteilung der Körperflüssigkeiten geschieht durch osmotische Regulation (Kap. 38 Infusionen, Grundlagen);
- *Abwehrfunktionen* durch Antikörperbildung und Phagozytosetätigkeit der Leukozyten;
- *Aufrechterhaltung der eigenen Funktionsfähigkeit* durch Pufferung von Säuren und Basen sowie durch die Gerinnungsfähigkeit.

Das *Blutsystem* steht mit dem *Lymphsystem* in Verbindung (Abb. 28.**2**).

Die *Lymphe* zirkuliert nicht – wie das beim Blut der Fall ist – in einem geschlossenen System. Die Lymphgefäße beginnen blind in den Geweben und nehmen dort diejenige Gewebeflüssigkeit auf, die vom Stofftransport zwischen Blut und Gewebezellen nicht in die Blutkapillaren zurückfließt. Die kleinen Lymphgefäße transportieren diese Flüssigkeit (Lymphe) in den *Hauptlymphgang* (Ductus thoracicus). Auf diesem Weg passiert die Lymphe sog. Filterstellen, die *Lymphknoten*. Diese produzieren zusammen mit der Milz und dem Knochenmark die *Lymphozyten*.

Beim linken Venenwinkel der Schlüsselbeinvene fließt die Lymphe ins Gefäßsystem.

28.1.2 Diagnostische Maßnahmen

Die Mithilfe bei diagnostischen Maßnahmen ist in den Kapiteln 41 – 44 dieses Buches besprochen. Sie finden dort sowohl die *allgemeingültigen Richtlinien* als auch die *spezifischen Maßnahmen*. Bezogen auf die Erkrankungen des Blut- und Lymphsystems sind es

- hämatologische Analysen,
- Knochenmarkpunktion, Lymphknotenpunktion,
- nuklearmedizinische Analysen,
- Röntgen, Ultraschall.

28.2 Situation des Patienten

28.2.1 Problemfelder

Die Vielschichtigkeit der Probleme bei Bluterkrankungen läßt sich ableiten von der Aussage „Blut ist Leben". Blutverlust wäre dann „Verlust von Leben" und krankes Blut „krankes Leben". Damit wird sichtbar, wie sehr Blutkrankheiten immer auch existentiellen (die Vitalkraft des Menschen betreffend) Charakter haben. Je nach-

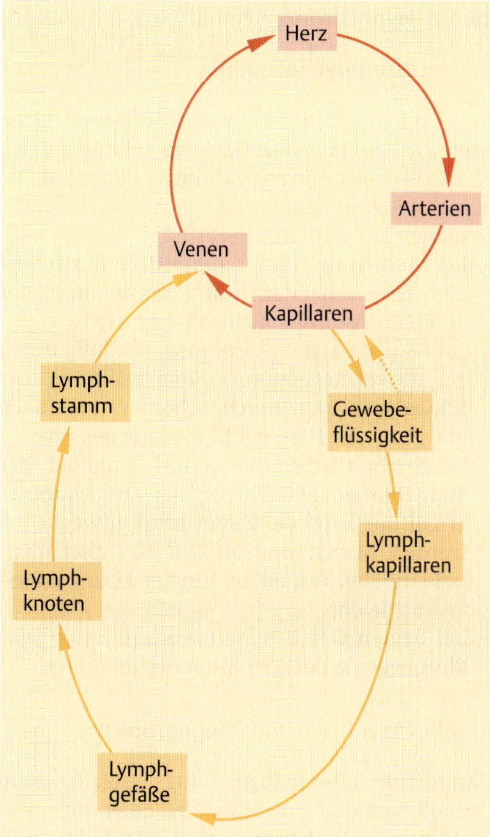

Abb. 28.**2** Verbindung von Blut- und Lymphsystem.

dem, *welche* Zellverbände und *wie* sie betroffen sind, kommt es zu unterschiedlichen Problemen.

Blutmangel. Der Kranke fühlt sich schwach, matt und schwindelig. Die Schleimhäute sind blaß, der Atem ist kurz, und häufig leidet der Patient unter Kopfschmerzen.

Leukämie. Es kommt neben der Schwäche und Müdigkeit zu Gewichts- und Appetitverlust, Neigung zu Blutungen, Infektanfälligkeit, schließlich zu den Zeichen der Anämie (Blutmangel).

Bluter leiden häufig unter Gelenkveränderungen, da etwa bei Prellungen und Verstauchungen große Mengen Blut in die Gelenke eintreten und dort liegenbleiben; Schmerzen und Bewegungseinschränkungen sind die Folge. Im übrigen liegt das Hauptproblem in den Risikofaktoren: Unfall- und Verletzungsgefahr, Zahnextraktionen usw. mit verstärkter Blutung.

28.2.2 Situationseinschätzung

„Blut ist Leben", und unsere Lebensweise wirkt sich auf das Blut aus: Es stockt oder kocht, erstarrt oder brodelt. Solche Redewendungen zeigen den engen Zusammenhang von Organismus und Seele/Geist des Menschen. Bei der Situationseinschätzung muß der **ganze Mensch** mit einbezogen werden:
- Biographie und Persönlichkeit;
- berufliche und familiäre Situation, Lebensstil;
- Krankengeschichte (z. B. beim Bluter oder bei malignen Erkrankungen);
- Krankheitseinsicht, Risikofaktoren;
- Krankheitsbewältigung, insbesondere bei chronischem Verlauf;
- Gesundheitsressourcen und Selbsthilfeanteile.

Bezogen auf das **Blutsystem** sind die folgenden Fragen zu klären:
- Befall: rotes oder weißes System, Gerinnungsfaktoren;
- Auswirkungen auf den Gesamtorganismus: Begleitzeichen, Befinden, mögliche Folgen (Komplikationsanfälligkeit).

Bezogen auf die **Pflege** ist zu fragen nach
- Selbständigkeit/Unselbständigkeit;
- Gefahrenquellen, die einer besonderen Vorbeugung bedürfen.

28.2.3 Aspekte der Pflege

Die Pflege ist abhängig von der Art und dem Schweregrad der Krankheit (akut, chronisch, reversibel, irreversibel). Schwerpunktmäßig sind zu berücksichtigen:
- Unterstützen der ATL dort, wo der Patient (vorübergehend) eingeschränkt und auf Hilfe angewiesen ist. Dies gilt vor allem während Krisensituationen (z. B. bei akuten Blutungen);
- Begleiten von Prozessen des Lernens: Leben mit Krankheit bzw. mit „bedingter Gesundheit", Umgehen mit Einschränkungen und notwendigen Therapien, „gelingendes Leben" trotz allem. Von ganz besonderer Bedeutung sind dabei die *Selbsthilfeanteile*. Es gilt, sie zu entdecken, zu fördern und der bestmöglichen Gesundheit nutzbar zu machen;
- Mithilfe bei den diagnostischen und therapeutischen Maßnahmen.
- Mitarbeit bei Programmen der Prävention und Rehabilitation.

Exemplarische Pflegesituationen

28.3 Anämien
28.4 Polyglobulien
28.5 Hämorrhagische Diathesen
28.6 Agranulozytose
28.7 Leukämien
28.8 Maligne Lymphome
28.9 Knochenmarktransplantation

28.3 Anämien

28.3.1 Ursachen und Symptome

Anämie (Blutmangel) bedeutet: Mangel an zirkulierendem Blutfarbstoff (Hämoglobin). Dabei kann die Zahl der Erythrozyten noch normal sein (nur der Blutfarbstoff ist vermindert – hypochrome Form), oder die Erythrozytenzahl ist bei normalem, vermindertem (normochrom) oder gar erhöhtem (hyperchrom) Farbstoffgehalt (MCH) reduziert. In jedem Fall ist die Transportkapazität des Blutes für Sauerstoff herabgesetzt.

Neben dieser Unterscheidung nach dem Hämoglobingehalt der Erythrozyten gibt es die Differenzierung nach der Ursache:

- *Störung der Neubildung* der Erythrozyten im Knochenmark. Je nach Verteilung der Blutstoffe kommt es zu *hypochromer* Anämie (bei Eisenmangel) oder zu *hyperchromer* Anämie (bei Vitamin-B_{12}- oder Folsäuremangel);
- *Verlust von Erythrozyten* bei Blutungen, es entsteht die *normochrome Anämie*;
- *Verkürzung der Lebenszeit* der Erythrozyten; sie werden zu rasch abgebaut, es entsteht eine *hämolytische* Anämie.

Allgemeine Krankheitszeichen

Unabhängig von der Ursache treten ähnliche Symptome auf. Man spricht vom anämischen Patienten: Haut und Schleimhäute sind blaß. Als Folge der mangelnden Sauerstoffversorgung des Gehirns und der Gewebe kommt es bei ausgeprägter Anämie zu Ohrensausen, Schwindelgefühl, Blutdruckabfall, Herzklopfen und Atemnot. Die Atmung ist beschleunigt und vertieft, der Puls über 80 Schläge/min. Es sind dies Zeichen des Kompensationsversuchs des Organismus, der versucht, das Sauerstoffdefizit durch beschleunigten Blutkreislauf auszugleichen.

Wenn sich die Anämie langsam (über Monate) entwickelt, stehen Müdigkeit und allgemeine Leistungsschwäche im Vordergrund.

28.3.2 Hypochrome Anämie

Eisenmangelanämie

Die Eisenmangelanämie ist die häufigste Ursache einer chronischen Anämie (eine seltenere Form ist die Eisenverwertungsstörung, bekannt als *sideroblastische Anämie*).

Ursachen des Eisenmangels sind:

- bei *Kindern* bis zum 3. Lebensjahr durch vermehrten Eisenbedarf (wachstumsbedingt), der durch die Nahrung nicht gedeckt ist;
- bei *Frauen* entsteht Eisenmangel häufig durch zu starke Regelblutung und während der Schwangerschaft durch erhöhten Verbrauch von Eisen zur Hämoglobinbildung des Fetus. – Durchschnittlicher Blutverlust während der Menstruation 50 – 100 ml; bei ausgewogener Ernährung kann der Eisenverlust ausgeglichen werden. Man nimmt an, daß 10 % aller menstruierenden Frauen an latenter Eisenmangelanämie leiden;
- bei beiden Geschlechtern können chronische Blutungen (s. dort) zu Eisenmangel führen.

Krankheitszeichen und Pflegeprobleme

Chronischer Eisenmangel führt zusätzlich zum Grundleiden und zur Anämie zu einer allgemein gestörten Zellfunktion: spröde Haut, brüchige Nägel, Mundwinkelrhagaden, Brennen der Zungen-, Schlund- und Speiseröhrenschleimhaut (Plummer-Vinson-Syndrom infolge Atrophie mit leuchtend roter Zunge).

Pflege- und Behandlungsplan

Therapeutisch sind die Beseitigung der Ursache und die Gabe von Eisen wichtig. Eisentabletten nur *zwischen* den Mahlzeiten einnehmen mit Saft oder Wasser (Milch, Fett, Eiweiß behindern die Eisenresorption). Die Eisentherapie muß über 3 bis 4 Monate fortgeführt werden, bis die Speicher wieder aufgefüllt sind.

Pflegerisch von Bedeutung sind die Verbesserung der Ernährungs- und Lebensgewohnheiten sowie die Stützung der Ressourcen. Durch eine gezielte Hautpflege (Kap. 7) lassen sich spröde Haut, Mundwinkelrhagaden und Mundprobleme weitgehend behandeln; sicher lassen sich die Beschwerden lindern.

28.3.3 Hyperchrome Anämie

Perniziöse Anämie

Die perniziöse (lat. perniciosus = verderbenbringend) Anämie beruht auf einer Vitamin-B_{12}-Resorptionsstörung. Es fehlt der von den Belegzellen des Magens gebildete sog. Intrinsic-Faktor, der sich mit dem Vitamin B_{12} zu einem Komplex verbinden muß, damit es im Dünndarm resorbiert werden kann. Der *Intrinsic-Faktor-Mangel* kann verursacht sein durch

- Atrophie der Magenschleimhaut mit fehlender Säure- und Enzymproduktion,
- Bildung von Autoantikörpern gegen den Intrinsic-Faktor selbst oder gegen die Belegzellen.

Fehlt das Vitamin B_{12}, so wird die Zellfunktion, insbesondere die Zellteilung, beeinträchtigt, wovon vor allem die *Zellen im Knochenmark* (mit Leuko- und Thrombopenie), die *Zellen der Schleimhaut* (insbesondere des Magen-Darm-Trakts) und die *Nervenzellen* betroffen werden. Die Sicherung der Diagnose erfolgt durch die Vitamin-B_{12}-Bestimmung, die Knochenmarkpunktion sowie das Blutbild.

Krankheitszeichen und Pflegeprobleme

- Probleme durch die Störung im Blutsystem:
  - schleichender Beginn mit Leistungsabfall,
  - fahle Blässe mit gelblichem Kolorit;
- Schleimhautprobleme, sie führen zu:
  - Magen-Darm-Störungen,
  - Zungenbrennen mit hochroter, atrophischer Schleimhaut;
- neurologische Probleme: Kribbeln, Mißempfindungen, Gangunsicherheit, abgeschwächtes Vibrationsempfinden, Konzentrationsschwäche, Stimmungslabilität (funikuläre Spinalerkrankung).

Pflege- und Behandlungsplan

Therapeutisch steht die Gabe von Vitamin-B_{12} im Vordergrund. Nach Auffüllen der Vitamin-B_{12}-Depots bedarf es noch einer längerdauernden Erhaltungstherapie: üblicherweise alle 1 – 3 Monate ein Depotpräparat. Eine positive Retikulozytenkrise (S. 1158) bestätigt den Therapieerfolg (Zeichen verbesserter Zellreifung). Um den erhöhten Eisenverlust auszugleichen und die Anazidität zu kompensieren, sind Salzsäure- und Magenenzympräparate angezeigt.

Da bei Pernizosapatienten gehäuft Magenkarzinome auftreten, wird eine regelmäßige Kontrolle durch Gastroskopie vorgenommen.

Pflegerisch gelten die gleichen Aspekte wie bei der Eisenmangelanämie. Die Patienten sind zur verantwortlichen Einnahme der Medikamente hinzuführen bzw. (wo nötig) zu überwachen.

28.3.4 Normochrome Anämie

Akute Blutungsanämie

Eine akute starke Blutung bedeutet zunächst Verminderung der Gesamtblutmenge ohne Verschiebung des Verhältnisses von Plasma und Zellzahl (darum die Bezeichnung normochrom). Häufigste Blutungsherde sind Ösophagusvarizen, Magenulkus, Tubenschwangerschaft, Wunden z. B. nach Tonsillektomie. Auch Unfälle können zu schweren Blutungen Anlaß geben. Das Ausmaß der Anämie wird erst meßbar, wenn (nach Stunden) zum Ausgleich des Blutvolumens Gewebewasser in das Gefäßsystem einfließt. Im Vordergrund stehen deshalb die klinischen Zeichen des *Volumenmangelkollapses*.

Krankheitszeichen und Pflegeprobleme

- Tachykardie, der Puls wird immer schneller und kleiner;
- Blässe und Schweißausbruch;
- Schwäche, Unruhe, Durst;
- der Blutdruck sinkt nach vorübergehender Gefäßverengung mit Druckanstieg rasch ab;
- schließlich kommt es zum lebensbedrohlichen Schockzustand (Kreislaufschock → Kreislaufversagen).

Pflege- und Behandlungsplan

Therapeutisch lebenserhaltend sind die Blutstillung, die Schockbekämpfung und der Volumenbzw. Blutersatz (Macrodex, Bluttransfusion). Um die Blutneubildung anzuregen kommen Eisengaben in Frage.

Pflegerisch wichtig sind eine gute Situationseinschätzung sowie eine kontinuierliche Überwachung von Aussehen, Vitalzeichen, Venendruck und Urinausscheidung (stündlich mittels Urimeter). Die weiteren Pflegemaßnahmen richten sich nach dem Grundleiden (je nach Ursache und Behandlung der Blutung) und dem Befinden des Patienten. Bei schwerer Blutung ist Bettruhe angezeigt, sorgfältige Mobilisation wichtig. Die Anwesenheit einer Bezugsperson verbessert das Sicherheitsgefühl des Patienten.

28.3.5 Hämolytische Anämie

Es gibt verschiedene Formen von hämolytischer Anämie (Tab. 28.**1**). Allen gemeinsam ist der vermehrte Zerfall von Erythrozyten, wodurch es zu einer kompensatorisch gesteigerten Neubildung kommt und bei deren Versagen zu einer Anämie. Der Zerfall der Erythrozyten wird als Hämolyse bezeichnet. Sie kann intravaskulär (intravasal) oder extravaskulär (extravasal) erfolgen.

Extravasale Hämolyse. Zerfall der roten Blutzellen im RES (retikuloendotheliales System); diese hämolytische Anämie kann angeboren oder erworben sein.

Erworben ist sie bei allen Erkrankungen, die mit einem Milztumor einhergehen.

Angeboren sind die bei uns selten auftretenden Anämieformen wie die Sichelzellenanämie, die Kugelzellenanämie und die Thalassämie (Hämoglobinopathien).

Intravasale Hämolyse. Sie kann verursacht sein durch

- bestimmte Infektionserreger, z. B. Streptococcus haemolyticus, Gasbrandbazillus;
- toxische Chemikalien und Arzneimittel wie Arsen, Blei und gewisse Schlangengifte;
- Transfusionszwischenfälle bei Blutgruppen- oder Rhesusunverträglichkeit; dazu gehört auch die Rhesusunverträglichkeit beim Neugeborenen.

Krankheitszeichen und Pflegeprobleme

Es handelt sich um eine Kombination von *Symptomen* der *Anämie* und der *Hämolyse* (Blässe und Ikterus). Zeichen des vermehrten Zerfalls sind in erster Linie durch Laboranalysen zu erfassen.

- Im Blut: Anstieg des indirekten Bilirubins, des Eisens und von Enzymen (Lactatdehydrogenase); vermehrte Neubildung von Retikulozyten;
  Coombs-Test positiv (Antiglobulintest bzw. Antikörpersuchtest zum Nachweis inkompletter Antikörper).
- Im Urin: Urobilinogenanstieg; dunkle Farbe.

Weitere Symptome je nach Verlauf:

- Akute hämolytische Schübe verursachen Fieber und Schüttelfrost.
- Gallensteine treten häufig auf infolge Anhäufung von Gallenfarbstoff.
- Nierenschädigungen sind die Folge von vermehrt anfallendem Hämoglobin (Hämoglobinurie).

Pflege- und Behandlungsplan

Die **Behandlung** ist kausal, z. B.:

- Behebung des Grundleidens (Infektbekämpfung, aktive Tumorbehandlung, Absetzen toxischer Medikamente usw.).
- Milzentfernung (Splenektomie), sehr wirksame Maßnahme bei verschiedenen Hämolyseformen, vor allem bei der Kugelzellenanämie und bei anderen Krankheiten mit großem Milztumor.

Tabelle 28.**1** Hämolytische Anämien (nach Avenarius)

Anämieform	Charakteristische Merkmale
Angeborene hämolytische Anämien	
– Kugelzellenanämie (Sphärozytose)	– kreisrunde, kleine Erythrozyten im Blutausstrich – herabgesetzte osmotische Resistenz – Familienanamnese (familiäre Häufung) – körperliche Baustörungen (Membrandefekte)
– enzymopenische hämolytische Anämie	– herabgesetzte Enzymaktivitäten im Hämolysat – Familienanamnese (familiäre Häufung)
– Hämoglobinvarianten	– hypochrome Anämie – abweichende Wanderungsgeschwindigkeit in der Hämoglobinelektrophorese – Familienanamnese – körperliche Baustörungen (abnormes Hämoglobin)
Erworbene hämolytische Anämien	
– immunhämolytische Anämie	– Antikörpernachweis (Coombs-Test)
– toxisch bedingte hämolytische Anämie	– Hämolyse bei Zusatz des Toxins zum Citratblut – positiver Coombs-Test

- Immunsuppressive Medikamente wie z.B. Endoxan, Prednison usw. zur Abschwächung bzw. Unterdrückung von „Immunhämolysen" (Antikörperbeschichtung der Erythrozyten).

Die **Pflege** ist situationsbestimmt und therapieabhängig:

- Begleitung in Krisensituationen; akute Schübe können mit Schüttelfrost und Fieber einhergehen.
- Bei Milzentfernung gelten die allgemeinen prä- und postoperativen Maßnahmen.
- Bei immunsuppressiver Therapie steht die Überwachung im Vordergrund (Infektionsanfälligkeit, Allergiebereitschaft u.a.).

28.4 Polyglobulien

Polyglobulie (lat. globulus = Kügelchen) bedeutet Vermehrung der Erythrozyten im Blut – *Erythrozytose*.

Je nach Ursache unterscheidet man die kompensatorische oder symptomatische Form von der echten, der sog. Polycythaemia vera.

Kompensatorische Polyglobulie. Zur kompensatorischen Polyglobulie kommt es durch

- vermehrte Bildung von Erythrozyten mit Anstieg der Erythrozytenmasse infolge Sauerstoffmangels. Der Organismus kompensiert den Mangel durch eine Vermehrung des Sauerstoffträgers, z.B.
  - in großen Höhen,
  - bei bestimmten Lungenkrankheiten (Emphysem, Fibrose), bei Rauchern;
- vermehrte Erythropoetinbildung, z.B. bei manchen Nierentumoren.
- Eine scheinbare Polyglobulie tritt auf bei jeder Form von Exsikkose mit Verminderung des Plasmavolumens (Eindickung des Blutes) ohne Verminderung der Gesamterythrozytenzahl (Pseudoglobulie).

Polycythaemia vera. Bei der Polycythaemia vera ist neben der Erythrozytose meist auch eine Leuko- und Thrombozytose vorhanden (nicht aber bei der kompensatorischen oder symptomatischen Polyglobulie). Im Knochenmark ist eine Vermehrung der Megakaryozyten (Vorläufer der Thrombozyten) nachweisbar.

Symptome

Die Eindickung des Blutes kann so erheblich sein, daß es zu Zirkulationsstörungen kommt. Die Patienten klagen über Kopfschmerzen, Schwindelgefühl, Sehstörungen, Kribbeln in den Beinen. Es können ernsthafte Probleme im Gefäßsystem auftreten (Thrombosen, Embolien, Gefäßverschlüsse). Oft haben die Patienten eine rotbläuliche Gesichtsfarbe, die Bindehaut am Auge ist prall gefüllt.

Alle diese Symptome lassen sich auf das Hauptproblem zurückführen: erhöhtes Blutzellvolumen → erhöhte Viskosität des Blutes → Durchblutungsstörungen mit den Gefahren

- zerebraler oder koronarer Thrombosen, die zu Apoplexie oder Herzinfarkt führen,
- des Übergangs in eine akute Leukämie.

Pflege- und Behandlungsplan

Herabsetzung der Blutviskosität durch viel trinken, evtl. Reinfusion des eigenen Plasmas nach Abzentrifugierung der Erythrozyten.

Hemmung der Blutzellenbildung durch radioaktiv markiertes Phosphor (^{32}P) oder Zytostatikatherapie.

Die **Pflege** und **Unterstützung bei den ATL** muß entsprechend der Situation (Abhängigkeit, Alter usw.) eingeschätzt werden. Die Patienten sollen (wenn keine Gegenindikation besteht) viel trinken.

28.5 Hämorrhagische Diathesen

Hämorrhagische Diathese ist der Sammelbegriff für Krankheiten mit *Blutungsneigung* bzw. Störungen der Blutbildung. Tritt sie infolge Störung der Blutgerinnungsfaktoren auf, so spricht man von *Koagulopathie*, bei Störung der Thrombozyten von *Thrombozytopathie*.

Die folgenden kurzen Definitionen sollen zum besseren Verständnis der Pflege und Therapie beitragen:

Koagulopathien. Koagulopathien sind Bildungs- oder Umsatzstörungen von Gerinnungsfaktoren. Dazu gehören u.a.

- *Hämophilie A* – Strukturdefekt des *Faktors VIII*.
- *Hämophilie B* – Mangel an *Faktor IX*. Sie ist seltener als die A-Form. Beide sind Erbkrankheiten. Auch *alle anderen Faktoren* können infolge Vererbung ungenügend angelegt sein.

- *Vitamin-K-Mangel*, z. B. bei Verschlußikterus, Magen-Darm-Resorptionsstörungen, Leberparenchymschädigung u. a., führt zu verminderter Bildung von Gerinnungsfaktoren (II, VII, IX, X) in der Leber (erniedrigter Quick-Wert u. a.).
- Die *Fibrinolyse* ist eine Gerinnungsstörung infolge vermehrt freigesetzter Substanzen (Kinasen) bei ausgedehntem Gewebezerfall (Verbrennungen, große Operationen).

Thrombozytopathien. Blutungen sind durch einen Mangel (Thrombozytopenie), seltener durch eine Funktionsstörung der Thrombozyten (Thrombozytopathie) verursacht.

- Die *idiopathische* Thrombozytopenie ist unbekannter Genese, wahrscheinlich ist ein schädigender Antikörper für den vermehrten Abbau der Thrombozyten verantwortlich (Morbus Werlhof).
- Die *sekundäre* oder *symptomatische* Thrombozytopenie steht im Zusammenhang mit
  - direkter Schädigung des Knochenmarks durch Röntgenstrahlen, Zytostatika, immunologischen Störungen usw.;
  - Verdrängung der Megakaryozyten bei Leukämie;
  - Verödung des Knochenmarks bei Panzytopenie;
  - Verlust von Thrombozyten infolge Blutung;
  - erhöhtem Abbau in der Milz bei Splenomegalie;
  - nach Vollbluttransfusion.

Gefäßbedingte Blutungsneigung. Bei allen Blutungsneigungen, bei denen keine Veränderung der Blutgerinnung vorliegt, handelt es sich um eine abnorme Durchlässigkeit der Kapillaren. Die Ursachen können ganz verschieden sein:

- infektiös-toxische Schädigungen, z. B. Streptokokkeninfektionen;
- Mangelzustände: Vitamin-C- oder Calciummangel;
- allergische Reaktion bei Einnahme von bestimmten Medikamenten u. a.

Krankheitszeichen und Pflegeprobleme

- Flächenhafte Blutungen bei Koagulopathien;
- punktförmige Blutungen an Haut und Schleimhäuten – Petechien (mit positivem Rumpel-Leede-Test, Kap. 42) bei Thrombozytopathien;
- akute Blutungen bei vorbestehendem disponierendem Grundleiden.

Pflege- und Behandlungsplan

- *Zufuhr* und *Ersatz* der fehlenden Stoffe (Konzentrate von Gerinnungsfaktoren, Vitamin K).
- *Blutungs-* und *Hämatomprophylaxe* vor notwendigen Eingriffen (Zahnextraktion, Operation usw.).
- Keine i. m. Injektionen, Verhüten von Stürzen und Verletzungen.
- *Kontrolle* und Pflege von Haut und Schleimhäuten.
- *Psychosoziale Betreuung* und Begleitung, da immer wieder Blutungsrückfälle, Berufsprobleme u. a. auftreten.

Information an den Patienten

Jede Verletzung bedeutet Blutungsgefahr. Der Lebensstil muß dem entsprechen:

- Risikofaktoren kennen und möglichst ausschließen.
- SOS-Ausweis mit den nötigen Informationen (Diagnose, Sofortmaßnahme usw.) immer mit sich tragen.
- Blutungsantidot bzw. Gerinnungsfaktor bei sich haben.
- Hämophiliepatienten müssen lernen, sowohl Blutungen (z. B. beginnende Gelenk- und Muskelblutungen) zu erkennen wie auch die Injektion der Gerinnungsfaktoren selbst vorzunehmen → Kontrollbogen führen (kontrollierte Selbstbehandlung).
- Notfalltelefonnummer und/oder Hämophiliezentrum kennen.

28.6 Agranulozytose

Unter Agranulozytose verstehen wir das Verschwinden der Granulozyten aus dem peripheren Blut und ihrer Vorstufen aus dem Knochenmark. Meistens sind auch die Gesamtleukozyten im Blut vermindert. In der Regel spricht man bereits von Agranulozytose bei Absinken der Blutgranulozyten unter $0{,}5 \cdot 10^9/l$ (Norm $4-8 \cdot 10^9/l$). Zwischenstufen bezeichnen wir als Granulozytopenie (Leukopenie).

Agranulozytose kann als toxische oder allergische Reaktion auf bestimmte Medikamente auftreten, z. B. auf

- Analgetika und Antipyretika sowie Rheumamittel (Pyramidon, Irgapyrin, Butazolidin usw.);
- Antibiotika (Chloramphenicol, Ampicillin u. a.);
- Sedativa, Barbiturate und Antiepileptika (z. B. Antisacer);

- Antihistaminika (z. B. Phenothiazine);
- Thyreostatika (z. B. Tapazole);
- Tuberkulostatika (z. B. Isoniazid, Rimifon u. a.);
- organische Lösungsmittel (Benzol usw.).

Häufiger sind vorübergehende Agranulozytosen durch

- Zytostatika (Tumorhemmstoffe). Die Wirkung ist dosisabhängig und deshalb bei guter Kontrolle des Patienten steuerbar. Zwischenfälle sind voraussehbar bzw. vermeidbar im Gegensatz zu den oben erwähnten Medikamenten!

Krankheitszeichen und Pflegeprobleme

- Verlust der Vitalkraft: Müdigkeit, Schwäche, Schweißausbrüche;
- Verminderung der Abwehrkraft (durch Fehlen der Leukozyten bzw. der Granulozyten → vermehrte Infektanfälligkeit);
- geschwürige Veränderungen an den Schleimhäuten von Nase, Mund-Rachen-Raum und Ösophagus (Angina necroticans); der Patient hat Schmerzen und vor allem Schluckbeschwerden. Die Ernährung wird oft schwierig.
- Dauert die Agranulozytose mehrere Tage an, so kommt es ohne den besonderen Schutz einer keimfreien Umgebung oft zu plötzlichem *Fieberanstieg*, Schüttelfrost und zur Schockgefahr durch einen *septischen Infekt:* eine lebensbedrohliche Komplikation! Oft sind die Ulzerationen der Schleimhäute des Rachens Eintrittspforten für Bakterien (Viren, Pilze) ins Blut.

Pflege- und Behandlungsplan

Therapeutisch kommt in Frage

- Absetzen aller Medikamente, die als mögliche Ursache in Frage kommen, auch scheinbar „harmlose" können eine Reaktion auslösen;
- Gaben von Antibiotika zur lokalen und allgemeinen Infektionsbekämpfung; evtl. Glucocorticoide bei Autoimmunreaktion;
- Übertragung gesunder Spenderleukozyten, um die körpereigene Neubildung anzuregen und das Fehlen eigener Granulozyten zu überbrücken.

Pflegerisch gilt es, durch eine exakte Pflegeanamnese die notwendigen Maßnahmen zu erkennen, um individuell entsprechend handeln zu können. Grundsätzlich gilt

- *Unterstützung der Vitalkraft,* Lösen der Ernährungsprobleme. Sorge für genügend Flüssigkeit.
- *Prophylaxe und/oder Pflege* von Schleimhautdefekten, Entzündungen.
- Bei einer schweren Agranulozytose liegt das Behandlungs- und Pflegeziel darin, *lebensbedrohliche Infektionen zu vermeiden.* Es sind besondere Isolierungsmaßnahmen notwendig (protektive Isolierung S. 746 f.).

Information an den Patienten

Jede Medikamenteneinnahme bedeutet Gefahr:

- Einen entsprechenden Ausweis mittragen bzw. den Zahnarzt oder einen neuen Arzt darauf hinweisen.
- Keine Selbstmedikation. Schon eine einzige Schmerztablette kann Probleme auslösen.

28.7 Leukämien

Leukämien sind primär generalisierte Tumorkrankheiten des blutbildenden oder lymphatischen Systems („Hämoblastosen"). Defekte im Bereich der „Stammzellen" (Mutterzellen des Knochenmarks oder des lymphatischen Gewebes) führen zu ungeordneter Vermehrung und/ oder Reifungsstörung von Vorstufen der normalen Blutzellen innerhalb der Blutbildungsstätten (Knochenmark) oder auch außerhalb, z. B. in Milz und Leber (extramedulläre = außerhalb des Knochenmarks stattfindende Blutbildung). *Leukämie* („weißes Blut") bedeutet nicht unbedingt eine Vermehrung der Leukozyten im Blut. Die leukämischen Zellen werden bei gewissen Leukämieformen oft nicht aus dem Knochenmark ausgeschwemmt. Im peripheren Blut findet man dann oft normale oder sogar verminderte Zellzahlen (Leukozytopenie, Granulozytopenie, evtl. Thrombozytopenie). Man spricht dann – wenig sinnreich – von „aleukämischer" Leukämie.

Je nachdem, ob es sich um eine leukämische Störung der *myeloischen Zellreihe* (Granulozyten, Monozyten und deren Vorstufen) oder der *lymphatischen Reihe* (Lymphozyten und Vorstufen) handelt, unterscheiden wir *myeloische* und *lymphatische* Leukämien.

Daneben unterteilt man die Leukämien nicht nur aufgrund ihres vorherrschenden Zelltyps, sondern auch noch aufgrund des *Zellreifungstyps* und des *Spontanverlaufs* in

- unreifzellige (akute) Leukämien,
- reifzellige (chronische) Leukämien.

Bei beiden Verlaufsformen treten lymphatische und myeloische Formen auf.

Die *akuten lymphatischen* Leukämien (ALL) werden aufgrund von immunologisch-zytochemischen Differenzierungsmerkmalen unterteilt in

- Common (allgemeine) ALL (c-ALL),
- B-Zell-ALL, Prä-B-Zell-ALL,
- T-Zell-ALL,
- undifferenzierte ALL (Null-ALL).

Die *myeloischen Leukämien* werden anhand der französisch-amerikanisch-britischen (FAB-)Klassifikation unterteilt in

M_0 Myeloblastenleukämie *ohne* Ausreifung,
M_1 Myeloblastenleukämie mit wenig Ausreifung,
M_2 Myeloblastenleukämie *mit* Ausreifung,
M_3 Promyelozytenleukämie,
M_4 myelomonozytäre Leukämie,
M_5 Monozytenleukämie,
M_6 Erythrozytenleukämie,
M_7 Megakarioblastenleukämie.

Die Unterformen haben nicht nur verschiedene *Prognosen*, sondern werden z.T. auch unterschiedlich *behandelt*. Durch die Therapiefortschritte der letzten Jahre haben sich die prognostischen Chancen stark verbessert. Rund die Hälfte der Kinder mit akuter lymphatischer Leukämie – früher ein Todesurteil – kann heute *geheilt* werden, während bei den chronischen Leukämien geringere Fortschritte in der Behandlung erzielt worden sind.

28.7.1 Akute myeloische Leukämie (AML)

Nach meist uncharakteristischem (oft kurzem) Vorstadium von Müdigkeit, Leistungsschwäche und evtl. Fieberschüben tritt rasch ein schweres Krankheitsbild auf. Befallen werden fast ausschließlich *Erwachsene* über 20 Jahre, vor allem im mittleren und höheren Lebensalter.

Krankheitszeichen und Pflegeprobleme

- Fieber (häufig infektionsbedingt infolge Abwehrschwäche);
- schweres Krankheitsgefühl;
- Haut-, evtl. Schleimhautblutungen (Gerinnungsstörungen);
- Ulzerationen der Mundschleimhaut (Stomatitis, Soor usw.);
- selten Milzvergrößerung und Lymphknotenschwellungen.
- Im *Blutbild* Vermehrung oder (häufiger) Verminderung der Leukozyten, selten Zellzahlen über $50 \cdot 10^9/l$, Ausschwemmung von *unreifen myeloischen Zellen* (Myeloblasten, Promyelozyten) ins Blut, jedoch nicht bei allen Patienten. Dazu meist *schwere Thrombozytenverminderung* und mäßige *Anämie*.
- Im *Knochenmarkausstrich* deutliche Vermehrung der Myeloblasten und/oder Promyelozyten („unreife" Vorstufen), Verminderung der Erythroblasten (Vorstufen der Erythrozyten) und der Megakaryozyten (Thrombozytenvorstufen).

Therapie und Verlauf

- Patienten mit AML sind in der Regel zu Beginn schwer krank und *maximal infektions-* und *blutungsgefährdet*. Sie gehören deshalb zur Therapieeinleitung in ein dafür eingerichtetes spezialisiertes Krankenhaus mit allen Möglichkeiten der *Supportivtherapie* (Infektionsprophylaxe, Zellersatz, Infektionsbekämpfung).
- Mit geeigneter, intensiver *Kombinationschemotherapie* (Kap. 24) gelingt es heute bei ca. 70 % der Patienten, eine *Vollremission* mit Wiederherstellung eines praktisch normalen Knochenmarkbildes zu erzielen.
- Remissionen der AML halten in der Regel 10 – 15 Monate an, selten länger. *Langzeitremissionen* sind in ca. 10 – 20 % der AML-Patienten mit Vollremission zu erwarten. Echte Heilungen sind leider selten. Eine *Knochenmarktransplantation* von einem genetisch nahen Spender (meist Geschwister) führt in vielen Fällen zur Heilung.
- Der *Krankheitsrückfall* (Rezidiv) ist z.T. mit neuen Zytostatika nochmals für eine gewisse Zeit zu beherrschen. Die meisten Patienten mit AML sterben aber 1 – 2 Jahre nach dem Rückfall, vorwiegend an *Infektionen* (Sepsis) oder Blutungen.
- Spricht der Patient bereits auf die erste Behandlung *nicht* an, sind seine Überlebenschancen in der Regel sehr kurz, meist nur wenige Wochen bis Monate. Bei diesen Patienten sind symptomatische und palliative Maßnahmen erforderlich, z. B. Bluttransfusionen.

Pflegeplanung

- In der akuten, komplikationsreichen Therapiephase (Infektionen, Blutungsgefahr) stellen sich die Probleme der Abschirmung (S. 746 f.).
- Der Patient ist so aktiv wie möglich in die Pflege mit einzubeziehen. Er soll seine Krankheit verstehen und mit den Einschränkungen und Behinderungen möglichst gut leben lernen: Einübung einer optimal möglichen Lebensqualität in der Remission.
- In Zeiten der Remission sind die Patienten mit AML meist „gesund", außerhalb des Kranken-

hauses, werden ambulant kontrolliert und ggf. behandelt. Sie arbeiten oft wieder normal, brauchen aber dringend ärztliche und menschliche Stützung und Begleitung.
- Im Krankheitsrückfall werden die Therapiechancen schlechter, und die Pflege erhält mehr die Form von Betreuung und seelsorgerlicher Lebens- und Sterbehilfe (Kap. 16).

28.7.2 Akute lymphatische Leukämie (ALL)

Die ALL tritt vorwiegend bei *Kindern* und jugendlichen Erwachsenen unter 20 Jahren auf. Bei älteren Erwachsenen ist sie seltener als die AML. Prognose und Heilungschancen der ALL bei Kindern sind viel besser als bei AML im Erwachsenenalter (s. oben). Durch erhebliche Verbesserung der therapeutischen Strategie in den letzten Jahren sind lange Remissionen und echte Heilungen zunehmend möglich.

Krankheitszeichen und Pflegeprobleme

- Allgemeinzustand weniger gestört als bei AML, oft jedoch auch Fieber, Blutungsneigung.
- Im Gegensatz zur AML häufig *Lymphknoten-* und *Milzvergrößerung*.
- Wird primär oder bei späterem Krankheitsrückfall das Zentralnervensystem mitbefallen *(Meningosis leucaemica)*, bestehen vielfach Kopfschmerz, psychische Störungen und Sehstörungen.
- Im *Blutbild* meist deutliche Vermehrung der Leukozyten, Ausschwemmung von unreifen Lymphoblasten und Prolymphozyten. Anämie und Thrombozytopenie in der Regel weniger ausgeprägt als bei AML.
- Im *Knochenmarkausstrich* Vermehrung unreifer lymphatischer Vorstufen, ebenso in Milz und Lymphknoten.

Therapie und Verlauf

- Junge Patienten mit ALL sind bei Krankheitsbeginn ebenfalls stark infektions- und blutungsgefährdet.
- Da jedoch mit *Zytostatikakombinationen* (z. B. Vincristin + Prednison + Daunorubicin) bei 90 % der ALL-Patienten innerhalb 2 – 4 Wochen *Vollremissionen* der Krankheit zu erzielen sind, ist die Gefahrenperiode kürzer. Kinder und Erwachsene mit ALL gehören jedoch in der *Anfangsphase der Behandlung* in die Obhut speziell für Leukämietherapie ausgerüsteter Kinderkliniken oder onkologischer Zentren.
- Die spätere *Remissionsphase* verläuft meist wenig problematisch. Die Patienten kommen ambulant zum Arzt bzw. ins Tumorambulatorium. Sie sollen möglichst *normal leben* (Schule, Berufsausbildung).
- Besondere Bedeutung kommt der *kurativen* Therapieplanung bei ALL zu: Will man eine langfristige Heilung erzielen, so sind Zusatzmaßnahmen zur Ausschaltung leukämischer Restherde im Körper nötig, vor allem *prophylaktische Gehirnbestrahlung* und *Zytostatikainjektionen in die Gehirn-Rückenmark-Flüssigkeit* (Verhinderung der Meningosis leucaemica!).
- Auch in Phasen eines späteren Krankheitsrezidivs (Rückfall) sind unter neuen Zytostatikakombinationen mit hoher Wahrscheinlichkeit Zweit- und Drittremissionen zu erwarten, allerdings von kürzerer Dauer.

Prognose. Bei intensiver und korrekt durchgeführter Behandlung wird bei 90 % der Jugendlichen und bei ca. 70 – 80 % der Erwachsenen mit ALL eine „Vollremission" erzielt. Die 5-Jahres-Überlebenschance für Kinder mit ALL liegt derzeit um 50 %, echte Heilungen sind in zunehmendem Maße möglich. Bei Erwachsenen (über 20 Jahre) mit ALL beträgt die mittlere Lebenserwartung bei gutem Ansprechen auf die Therapie deutlich weniger, nämlich ca. 1 1/2 – 2 Jahre, echte Heilungen sind hier (wie bei der AML) seltener. Eine weitere Chance bietet die *Knochenmarktransplantation*, in der ersten oder in der zweiten Remission eingesetzt.

Pflegeplanung

Die meisten Patienten mit ALL werden initial *stationär*, später in Remission *ambulant* behandelt in Zusammenarbeit mit einem entsprechenden Fachzentrum. Den Kranken muß und darf vor allem in der nebenwirkungsreichen und intensiven Anfangsphase der Behandlung Mut gemacht werden. Zur Prognose s. oben.

Ein wichtiger Teil der Pflege ist die Sorge dafür, daß die jüngeren Patienten während der nötigen Klinikaufenthalte sinnvoll beschäftigt sind. Die Eltern von Kindern mit ALL sind unbedingt in den Behandlungs- und Pflegeplan einzuweihen und einzubeziehen, was in vielen Zentren durch spezielle Elternabende für Leukämiekinder unterstützt wird. In Endstadien der Krankheit geht es um eine einfühlsame Sterbebegleitung als Hilfe an Kind und Eltern.

28.7.3 Myelodysplastische Syndrome

Darunter werden verschiedene Bluterkrankungen mit Defekten der drei blutbildenden Systeme zusammengefaßt, die nach oft jahrelangem Verlauf in eine akute Leukämie übergehen können. Ihre Behandlung besteht vorwiegend aus Zufuhr der fehlenden Blutbestandteile.

28.7.4 Chronische myeloische Leukämie (CML)

Im Gegensatz zu akuten Leukämieformen beginnt diese Krankheit meist schleichend und hat einen spontan-chronischen Verlauf. Die CML ist eine noch seltenere Krankheit als die AML. Sie befällt vorwiegend Erwachsene.

Krankheitszeichen und Pflegeprobleme

- Langes Vorstadium mit uncharakteristischen Beschwerden wie Müdigkeit, Leistungsverminderung, evtl. phasenweise Fieber, Blutungsneigung in der Haut, Druckbeschwerden von seiten vergrößerter Bauchorgane, vor allem der Milz.
- Auffälligster Befund ist meist eine große, oft bis ins kleine Becken reichende *Milz* mit sekundärer (extramedullärer) Blutbildung.
- *Blutbild.* Starke Vermehrung der Leukozyten, meist über $200 \cdot 10^9/l$ Zellen. *Alle Reifungsstufen* von Myeloblasten (anfangs nicht vermehrt) über Myelozyten bis zu Granulozyten sind vorhanden – „reifzellige" Leukämieform. Thrombozyten anfangs oft vermehrt, in *späteren Phasen* zunehmende Anämie und Thrombozytopenie.
- Im *Knochenmark* starke Steigerung der Granulozytenvorstufen und evtl. Verdrängung der roten Blutbildung.
- Im Blut oder Knochenmark typische Chromosomenanomalie (Philadelphia-Chromosom).

Therapie und Verlauf

- Die starke Vermehrung der granulozytären Zellen kann wirksam eingeschränkt werden durch
  - Zytostatika (meist Myleran oder Litalir);
  - vorübergehend durch Bestrahlung der Milz, evtl. Splenektomie;
  - mit α-Interferon kann in vielen Fällen ebenfalls eine Normalisierung des Blutbildes erzielt werden.
- Zusätzliche Maßnahmen wie Bluttransfusionen, Antibiotika werden in der Anfangsphase der Krankheit selten nötig sein, jedoch in den Phasen späterer Verschlechterung.
- Fast alle Patienten mit CML sprechen initial auf Zytostatika und/oder Milzbestrahlung gut an. Nach 2–4 Jahren günstigem Verlauf kommt es jedoch meistens zur Therapieresistenz mit Ausbildung eines *aplastischen Syndroms* (zunehmende Leukothrombozytopenie mit Knochenmarkfibrose) oder zu einer Transformation der CML in eine akute Leukämie (*„Blastenkrise"*), an welcher die Patienten meist innerhalb weniger Monate sterben. Das Endstadium gleicht demjenigen der therapieresistenten AML (S. 848).
- Die durchschnittliche Überlebenschance beträgt 3–4 Jahre.
- Eine neue Chance bietet auch hier die *Knochenmarktransplantation* in der chronischen Phase. Damit ist echte Heilung möglich.

Pflegeplanung

- *Aktivierende Pflege* so lange wie möglich; die CML-Kranken sind selten im Krankenhaus anzutreffen, außer bei Verschlechterung des Krankheitsbildes (Blastenkrise) im Endstadium. Auch dann ist ihnen möglichst viel Freiraum zu ermöglichen. Generell gilt das auf S. 848 f. Gesagte im fortgeschrittenen Stadium der CML. Die Aufgabe der Pflegegruppe und des Arztes ist in menschlicher Hinsicht groß, weil es sich oft um jüngere Menschen in den besten Jahren („aktives Erwachsenenalter") handelt, die oft eine Familie mit nicht erwachsenen Kindern, ein Geschäft, immer aber ein scheinbar noch nicht erfülltes Leben zurücklassen.
- *Gruppengespräche* des Pflegeteams gemeinsam mit Seelsorger, Angehörigen und Patient können bei der Sinnfindung und bei Bewältigung von Leiden, Angst und Trauer Reifeprozesse unterstützen (S. 535 ff., 552 ff.).

28.7.5 Chronische lymphatische Leukämie (CLL)

Sie ist häufiger als die ALL und betrifft vorwiegend Erwachsene über 50–60 Jahre. Die CLL ist meist eine relativ „gutartige" Leukämieform mit langer Überlebenszeit.

Krankheitszeichen und Pflegeprobleme

- Oft wird eine CLL „zufällig“, anläßlich anderweitiger ärztlicher Untersuchungen (Operationen, Check-up usw.), entdeckt; der Patient spürt während Monaten bis Jahren nichts von seiner Krankheit.
- Schleichender Beginn mit Müdigkeit und Leistungsschwäche;
- Auftreten nicht schmerzhafter Lymphknotenvergrößerungen an mehreren Stellen (Hals, Axilla, Leiste usw.);
- Druckbeschwerden von seiten eines Milztumors, in der Regel weniger groß als bei der CML;
- Haut- und Schleimhautinfiltrate.
- Im *Blutbild* meist Vermehrung der Leukozyten auf Werte von $20-100 \cdot 10^9/l$, selten so hoch wie bei der CML. Über 80% der Leukozyten sind *kleine, reife Lymphozyten*; keine oder wenig Lymphoblasten (im Gegensatz zur ALL). Häufig sind Lymphozytentrümmer (Gumprecht-Schollen) vorhanden.
- Das *Knochenmark* zeigt praktisch dasselbe Bild wie der Blutausstrich: Granulozytäre und rote Vorstufen sind oft stark unterdrückt (Anämie, Granulozytopenie).
- Oft Antikörpermangelsyndrom mit Infektionsneigung.

Therapie und Verlauf

- Eine Behandlung ist erst nötig, wenn die Symptome zunehmen und die Organinfiltration (Lymphknoten, Milz usw.) ausgeprägter wird. Auch ohne Therapie ist in besonders günstigen Fällen ein Überleben von mehreren Jahren möglich.
- Bei *Verschlechterung der Krankheit* (zunehmende Anämie, Thrombozytopenie, Granulozytopenie, Organinfiltration) gelingt es meistens, mit *Zytostatika* (Leukeran, Endoxan) und *Nebennierenrindenhormonen* (Prednison u. a.) langfristige Besserungen zu erzielen.
- Bei Thrombozytopenie (Milztumor! Hämolyse!) ist oft die *Milzentfernung* von großem Erfolg.
- *Bestrahlungen* örtlich begrenzter Lymphknotenschwellungen, der Milz oder des Mediastinums (Thymusdrüse) können von Fall zu Fall von Nutzen sein.
- Bluttransfusionen, Immunglobuline und Antibiotika nach Bedarf, vor allem im Spätstadium der Krankheit.
- Nach anfänglich jahrelang gutem Verlauf treten oft plötzlich *schwere Komplikationen* auf wie *hämolytische Anämie, septische Infekte* (Darniederliegen der Infektabwehr), *Antikörpermangelsyndrom*, die eine oft komplizierte Behandlung und damit Krankenhauseinweisung erfordern.
- Die *Überlebenschance* beträgt im Mittel 4–5 Jahre, bei einem Teil der Patienten auch deutlich länger. Treten Komplikationen auf, wie ausgedehnter *Herpes zoster*, autoimmunhämolytische Anämie usw., werden die Überlebenschancen schlechter.

Pflegeplanung

Es gilt grundsätzlich dasselbe wie bei der CML, mit dem Unterschied, daß es sich bei den CLL-Kranken um ältere Menschen handelt.

28.8 Maligne Lymphome

Maligne Lymphome sind bösartige Tumorkrankheiten des lymphatischen Gewebes. Sie können (anfangs) *lokalisiert* auftreten, haben jedoch ohne Behandlung und bei späteren Krankheitsrezidiven immer die Tendenz zum Befall des gesamten lymphatischen Apparats sowie weiterer Organe (Knochenmark, Leber, Haut, Lunge usw.). Zu den malignen Lymphomen rechnen wir folgende Krankheiten:

- Lymphogranuloma malignum (Morbus Hodgkin),
- Nicht-Hodgkin-Lymphome (mehrere Unterformen).

In der **Behandlung** der malignen Lymphome wurden im Laufe der letzten Jahre sowohl in den Früh- wie in den Spätstadien *große Fortschritte* erzielt dank Verbesserung

- der Diagnostik (genaue Stadieneinteilung, da prognostisch verschiedene histologische Unterformen);
- der Radiotherapie (Hochvoltbehandlung);
- der Chemotherapie (Kombinationschemotherapie);
- der stadiengerechten interdisziplinären Behandlung.

Die **Pflege** dieser Patienten erfordert einen sehr unterschiedlichen Aufwand. Patienten mit malignen Lymphomen sind in der Regel nur zur anfänglichen Stadienabklärung und evtl. zur Durchführung einer intensiven Chemotherapie hospitalisiert, im übrigen erfolgen ihre Behandlung und Kontrolle *meist ambulant*. In der (oft jahrelangen)

Remissionsphase der Krankheit fühlen sich vor allem die jüngeren Patienten mit Morbus Hodgkin oder Nicht-Hodgkin-Lymphomen gesund und sind meist voll arbeitsfähig. Sie benötigen nicht unser Mitleid, sondern (entsprechend ihren Remissions- und Heilungschancen) unsere *Aufmunterung zum Durchhalten.* Auch *Hoffnung* und positive Lebenseinstellung bedürfen der Pflege (S. 647 ff.). Pflegerische Hilfe im Sinne von Unterstützungsmaßnahmen (s. oben) treten erst bei Therapiekomplikationen oder -versagen in den Vordergrund. Für detailliertere und weiterführende Angaben s. Glaus u. Mitarb. 1992.

28.8.1 Maligne Lymphogranulomatose (Morbus Hodgkin)

Diese bösartige Lymphknotenerkrankung tritt in jedem Lebensalter auf, mit zwei Häufigkeitsgipfeln zwischen 15 und 30 Jahren und dann wieder um das 60.–70. Jahr. Männer werden etwas mehr betroffen als Frauen. Die Prognose hat sich heute in allen Stadien entscheidend verbessert.

Krankheitszeichen und Pflegeprobleme

Anfangs lediglich schmerzlose Lymphknotenvergrößerungen, meist am Hals oder in den Supraklavikulärgruben, ohne Beeinträchtigung des Allgemeinzustands.

Nach diesem uncharakteristischen Vorstadium oder bei späterem Krankheitsrückfall nimmt die Krankheit ihren typischen Verlauf:
- Befall weiterer benachbarter und auch entfernter Lymphknoten;
- Milzvergrößerung;
- Befall weiterer Organe wie Lungen, Leber, Haut, Knochen;
- Auftreten von Allgemeinsymptomen wie Fieber, Nachtschweiß, Inappetenz, Gewichtsabnahme, Juckreiz (Pruritus) = sog. B-Symptome.
- In späteren Stadien bestehen meist eine mäßige Anämie und eine Lymphozytopenie, selten eine Eosinophilie. Die *Blutsenkungsreaktion* ist in den Frühstadien (s. unten) meist normal, später stark erhöht.

Stadieneinteilung

Aus prognostischen Gründen und zur Wahl der optimalen Behandlung ist zu Beginn eine genaue Festlegung *des Tumorstadiums* nötig (Tab. 28.**2** und Abb. 28.**3**).

Tabelle 28.**2** Stadieneinteilung bei malignen Lymphomen (Morbus Hodgkin und Nicht-Hodgkin-Lymphome), Ann Arbor 1992 (nach Glaus, Jungi u. Senn)

Stadium I	Befall einer einzigen Lymphknotenregion (I) oder eines einzigen extralymphatischen Organs (I_E)
Stadium II	Befall von 2 oder mehr Lymphknotenregionen auf der gleichen Seite des Zwerchfells (II) oder lokalisierter Befall eines extralymphatischen Organs und einer oder mehrerer Lymphknotenregionen auf der gleichen Seite des Zwerchfells (II_E)
Stadium III	Befall von Lymphknotenregionen beiderseits des Zwerchfells (III), evtl. mit lokalisiertem Befall extralymphatischer Organe (III_E) oder mit Befall der Milz (III A) oder beidem (III B)
Stadium IV	diffuser oder disseminierter Befall von einem oder mehreren extralymphatischen Organen oder Geweben mit oder ohne Befall lymphatischen Gewebes

Dazu gehören:
- genauer klinischer Status (besonders Lymphknoten und Abdominalorgane, Haut, Skelett);
- Labor: ganzes Blutbild mit Leukozytendifferenzierung, Senkungsreaktion, Leber- und Nierenparameter inkl. Harnsäure, vor Therapie Schilddrüsen- und evtl. Geschlechtshormone (Spätfolgen!);
- Knochenmarkbiopsie;
- Röntgen: Thoraxaufnahme in zwei Ebenen (Mediastinum!);
- Computertomographie von Kinn bis Leiste, zusätzlich Sonographie der Bauchorgane.

Die Diagnose eines malignen Lymphoms beruht stets auf entsprechender *Gewebeentnahme* (Biopsie), meist aus vergrößerten Lymphknoten, sei es am Hals, im Mediastinum oder aus dem Bauchraum, und histologischer Untersuchung. Das endgültige Stadium wird durch die Resultate der genannten Untersuchungen bestimmt.

Therapie und Verlauf

- Stadien I und II: kurative, d.h. auf Heilung bedachte Strahlentherapie, meist ohne Chemotherapie.

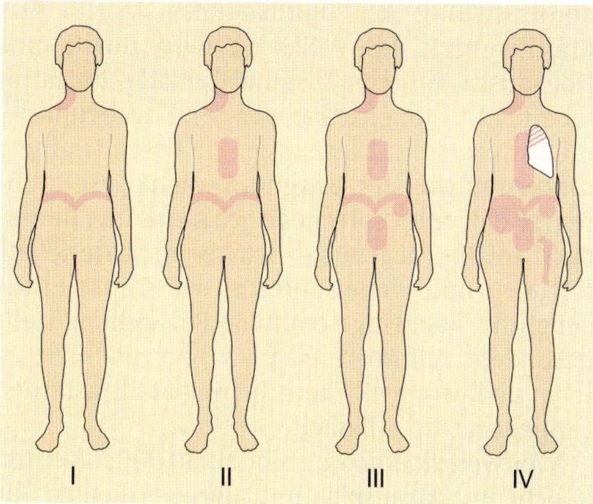

Abb. 28.**3** Stadieneinteilung maligner Lymphome.

- Stadium III A: Strahlentherapie, kombiniert mit Chemotherapie.
- Stadien III B und IV: primäre intensive Kombinationschemotherapie, evtl. zusätzlich gezielte Strahlentherapie.

Die **Prognose** ist in erster Linie abhängig vom initialen Tumorstadium und dem Ansprechen auf die Therapie. In den Frühstadien I und II sind bei optimaler Betreuung die meisten Patienten zu *heilen*. Die 10-Jahres-Überlebenschance liegt bei über 80%.

In den späteren Stadien III und IV sind heute Heilungen und langfristige Remissionen bei bis zu 50–60% möglich. Die Prognose eines Patienten mit fortgeschrittenem Morbus Hodgkin ist besser als diejenige eines gleichaltrigen Patienten z.B. mit Herzinfarkt, Nierenversagen oder anderen „gutartigen" Krankheiten.

Fortschritte in Diagnostik und Therapie haben zur Verminderung von z.T. irreversiblen *Spätfolgen* geführt (Haut- und Nervenschäden nach Bestrahlung, Infertilität/Amenorrhö und Zweittumoren nach Chemotherapie).

Pflegeplanung

Entsprechend der heute erfreulich guten Prognosen in praktisch allen Tumorstadien je nach Situation:

- Unterstützung in Phasen der Therapieeinstellung oder bei Therapiekomplikationen.
- Motivation und Information für eine regelmäßige, meist ambulante Behandlung und Kontrolle.
- Betreuung und Begleitung in Krankheitsschüben bzw. in nicht mehr zu beeinflussenden Krankheitsphasen (Kap. 24).

28.8.2 Maligne Nicht-Hodgkin-Lymphome

Die Nicht-Hodgkin-Lymphome sind häufiger als die Hodgkin-Krankheit und präsentieren sich in ganz verschiedener, andere Krankheiten imitierender Weise. Man unterscheidet viele histologische Unterformen, die je nach vorherrschendem Zelltyp und Tumorstadium (s. oben) verschieden verlaufen. Auch bei dieser Gruppe von malignen Lymphomen hat die Kombination von Chemo- und Radiotherapie große Fortschritte und vermehrt Heilungen und Langzeitremissionen erbracht (ca. 30–40%). Die Rückfalltendenz und der Befall nichtlymphatischer Organe (Knochenmark, Leber, Magen-Darm-Trakt, Haut usw.) sind viel größer als bei Patienten mit Morbus Hodgkin.

28.9 Knochenmarktransplantation*

Analog zur Transplantation einzelner Organe (Grundlagen S. 1023 ff.) kann Knochenmark von einem gesunden Spender auf einen Patienten übertragen werden, wenn dessen Knochenmark nicht oder nur ungenügend funktioniert. Ursprünglich wurde diese Methode vor allem bei angeborener oder erworbener Knochenmarkaplasie (aplastische Anämie, Agranulozytose) oder schwerem kombiniertem Immundefekt eingesetzt. In den letzten Jahren hat sich die Knochenmarktransplantation (KMT) aber auch einen festen Platz in der Behandlung verschiedener hämatologischer und onkologischer Erkrankungen sichern können. Dies gilt vor allem für die sog. allogene KMT, d.h. die Übertragung des Spenderknochenmarks eines Geschwisters, welches in den Gewebeeigenschaften (sog. Histokompatibilitäts- oder HLA-Antigene). Grundidee der KMT bei Leukämien ist, durch massive Erhöhung der Dosis von Zytostatika und das Anfügen einer Ganzkörperbestrahlung die leukämischen Zellen möglichst vollständig und im ganzen Körper zu eliminieren. Voraussetzung ist, daß die sonst dosislimitierende Knochenmarktoxizität mittels eines Spendermarks umgangen bzw. kompensiert werden kann. Damit soll die Chance einer Langzeitremission bzw. Heilung vergrößert werden.

* Zusammenfassung nach B. Osterwalder in Glaus u. Mitarb. (1992)

Anfänglich wurde die KMT erst in Betracht gezogen, wenn alle konventionellen Therapien versagten. Heute weiß man, daß die besten Resultate zu erreichen sind, wenn die Patienten möglichst früh nach Erreichen einer Remission ihrer Leukämie eine Transplantation erhalten. Zu diesem Zeitpunkt ist die Organschädigung durch Zytostatika noch minimal, die Tumorbelastung des Körpers gering und der Allgemeinzustand des Patienten gut. Da eine allogene KMT ein medizinisch, psychologisch und finanziell äußerst belastendes Unterfangen darstellt, darf sie nur in kurativer Absicht vorgenommen werden.

Heute ist eine obere Altersgrenze von 55 – 60 Jahren je nach klinischer Situation akzeptabel. Für einen Erfolg wird eine möglichst vollständige Identität in den HLA-Antigenen angestrebt. Ein Abweichen davon oder Verwendung eines nur teilweise identischen oder zwar identischen, aber nicht verwandten Spenders erhöht das Risiko der posttransplantären Komplikationen (vor allem schwere Graft-versus-host-Reaktion [gegen den Wirt gerichtete Antikörper], interstitielle Pneumonie). Verbesserte immunsuppressive Therapien erlauben aber heute vermehrt, über die Histokompatibilitäts„barriere" hinweg zu transplantieren. Dies hat zum Aufbau von Registern mit potentiellen, unverwandten Knochenmarkspendern (gegenwärtig über 1 Million weltweit) geführt.

Indikationen umfassen maligne hämatologische Erkrankungen wie vor allem akute myeloische und lymphatische Leukämie und chronisch myeloische Leukämie, heute auch Lymphom und multiples Myelom. Bei nichtmalignen hämatologischen Erkrankungen sind Indikationen schwere aplastische Anämie, Thalassämie, symptomatische Sichelzellenanämie sowie verschiedene genetische Erkrankungen wie der schwere kombinierte Immundefekt.

Vorbereitung und Durchführung

Bei der KMT handelt es sich technisch um einen verblüffend einfachen Eingriff. Spendermark im Umfang von 1 – 1,5 l wird mittels multipler Punktionen unter aseptischen Operationsbedingungen am Becken in Vollnarkose aspiriert, heparinisiert, gefiltert und unmittelbar anschließend dem Patienten intravenös über einen zentralvenösen Katheter infundiert. Die im Transplantat enthaltenen hämatopoetischen Stammzellen siedeln sich im Knochenmark des Patienten an und führen innerhalb von 2 – 3 Wochen zur vollständigen Wiederherstellung des blutbildenden Marks. Das Knochenmark des Patienten wird durch eine Hochdosischemotherapie und Ganzkörperbestrahlung (10 Gy) unmittelbar vor der Knochenmarkinfusion zerstört. Diese intensive Vorbehandlung führt zu schwerster Abwehrschwäche des Patienten, so daß er entsprechend schutzlos und besonders anfällig gegenüber schweren bakteriellen, fungalen und viralen Infekten ist. Deren Erfassung und frühzeitige optimale Behandlung stellt besondere Anforderungen an Arzt und Pflegeteam und verlangt Unterbringung in ultrasterilen Laminar-air-flow-Einheiten.

Weltweit sind heute mehr als 10 000 Patienten knochenmarktransplantiert und verdanken ihr Überleben zu einem guten Teil dieser Therapie. Mehr als die Hälfte der in erster Remission transplantierten Patienten mit akuten Leukämien überleben 5 Jahre und sind wahrscheinlich geheilt, die Ergebnisse bei chronischer myeloischer Leukämie in früher chronischer Phase sind sogar besser (55 – 75 %). Die KMT stellt heute für viele Patienten die einzige Möglichkeit einer langdauernden, zytogenetischen und hämatologischen Remission mit Heilungschance bei fast allen potentiell fatalen hämatologischen Erkrankungen dar.

Probleme und Risikofaktoren

Drei Problemkreise gefährden vor allem eine erfolgreiche KMT:
- schwere Infektionen als Folge der Immuninkompetenz,
- Graft-versus-host-Erkrankung und
- leukämische Rezidive.

Von den Spätfolgen sind Wachstumshemmung nach Transplantation im Kindesalter, Unfruchtbarkeit und grauer Star zu erwähnen.

Nur etwa ein Viertel der Patienten mit Leukämien bringt die Voraussetzungen für eine allogene KMT mit. Ein Ausweg, der heute in stark zunehmendem Maße beschritten wird, ist die sog. *autologe* KMT. Dies ist keine Transplantation im echten Sinn, hingegen wird in guter Remissionsphase das Knochenmark des Patienten in identischer Art entnommen und anschließend tiefgefroren aufbewahrt. Beim Auftreten eines Rezidivs kann diesem Patienten nach meist ähnlicher Vorbereitung wie bei der allogenen KMT sein eigenes „gesundes" Mark zurücktransfundiert werden, häufig nach vorheriger „Reinigung". Die Resultate sind vielversprechend, die Beobachtungszeit für eine endgültige Beurteilung ist aber noch zu kurz.

Autologe Knochenmarkretransfusion wird auch bei gewissen soliden Tumoren mit guten Remissionschancen auf Chemotherapie angewandt. Eine weitere Möglichkeit ist heute, unter Einsatz von hämopoetischen Wachstumsfaktoren Stammzellen aus dem peripheren Blut zu gewinnen.

Weiterführende Literatur

Gerlach, U., N. van Husen, H. Wagner, W. Wirth: Innere Medizin für Pflegeberufe, 4. Aufl. Thieme, Stuttgart 1994

Glaus, A., W. F. Jungi, H. J. Senn: Onkologie für Krankenpflegeberufe, 4. Aufl. Thieme, Stuttgart 1992

Lutz, D.: Leukämie und Lymphome. Urban & Schwarzenberg, München 1988

Peseschkian, N.: Psychosomatik und positive Psychotherapie, 2. Aufl. Springer, Berlin 1992

Pralle, H. B.: Checkliste Hämatologie, 2. Aufl. Thieme, Stuttgart 1991

Schimke, R.: Das Blut. Fakten und Versuche. Urania, Leipzig 1989

Senn, H.-J., P. Drings, A. Glaus u. a.: Checkliste Onkologie, 3. Aufl. Thieme, Stuttgart 1992

Simonton, G. C.: Wieder gesund werden. Rowohlt, Reinbek 1992

29 Verdauungssystem

Einstimmung

Die Mitte des Menschen wird oft unterteilt in eine obere Mitte, das Herz, und in eine untere Mitte, den Bauch. Beide, Herz und Bauch, haben eine zentrale Bedeutung.

Auch die Tiefenpsychologie verweist auf die besondere Rolle des Magens und des Darmes bei der Entwicklung des Menschen. Für das Kind sind Gefüttert- und Gestilltwerden nahezu identisch mit Versorgt- und Geliebtwerden, Verbundenheit (mit der Mutter) und Sicherheit. Schon früh lernt das Kind, daß die Nahrungsaufnahme und die Darmentleerung etwas mit Geben und Nehmen zu tun haben. Auch Gehorsam (wenn du brav bist, bekommst du Schokolade) und Leistung (Lob bei Darmentleerung bzw. Ärger bei Verweigerung) werden damit in Beziehung gebracht.

Solche Zusammenhänge kommen in den Redewendungen treffend zum Ausdruck: Da „liegt einem etwas schwer im Magen", jemand ärgert sich „ein Loch in den Bauch" oder „kann etwas nicht verdauen". Man kann „vom Ehrgeiz aufgefressen werden", auch eine Enttäuschung „frißt an einem". Man kann „sauer reagieren" oder auch mal „bissig" werden usw.

Der Magen verarbeitet nicht nur Nahrung, er „schluckt den Ärger mit". Umgekehrt gilt auch: Nicht der Magen hat Hunger, sondern der ganze Mensch. Im übertragenen Sinn ist es der Hunger bzw. das Bedürfnis nach Zuwendung und Liebe. Wo der Kontaktbereich defizitär ist, kommt es besonders gern zu Magen-Darm-Problemen, sei es, daß der Mensch in einer „krampfhaften Suche" nach Zuwendung nicht genug „in sich hineinstopfen" (Adipositas) oder daß er „nichts hergeben" kann (Obstipation).

Die praktische Konsequenz kann nur der einzelne für sich finden. Was wir in der **Begleitung** tun können, ist das Ansprechen der *Selbsthilfeanteile*, denn hinter jedem Symptom liegt ja auch eine Kraft des Lebenwollens. So könnte die Fähigkeit, „vieles hinunterschlucken zu können", einer positiveren Lebensweise zugeführt werden: z. B. Gefühle äußern, statt sie „in sich hineinzufressen"; Probleme aussprechen, statt „bei sich behalten".

Pflege so verstanden fragt nicht in erster Linie nach Diagnosen; nicht um die „Gastritis" geht es und nicht um irgendeinen „Morbus" (z. B. Morbus Crohn), sondern um den Menschen, der an einer Störung (organisch oder funktional) leidet und dessen Leiden im Mittelpunkt seines Denkens und Fühlens steht.

Wo Pflegende die ganzheitliche Sichtweise ernst nehmen und in ihr Umgehen mit dem Patienten einfließen lassen, kann es sein, daß der Betroffene sich aussprechen kann, daß er dadurch etwas von seinen Sorgen loswerden kann und „Unverdautes" vielleicht der Verdauung zugänglich wird. Lebensgefühle, die dadurch wieder befreit werden, helfen mit, daß Krankheit bewältigt wird und Lebenskraft wieder fließen kann.

In diesem Sinn dienen Therapie *und* Pflege im Miteinander der Lebensqualität und der Gesundung des krank gewordenen Menschen, der unsere Hilfe in Anspruch genommen hat.

29.1 Theoretische Grundlagen

29.1.1 Aspekte der Physiologie

Die Funktion des **Verdauungstrakts** wurde bereits im Kapitel 8 „Essen und trinken" besprochen und kann dort nachgelesen werden. Bezogen auf den Leber-Gallen-Stoffwechsel werden ergänzend die wichtigsten **Teilfunktionen der Leber** aufgelistet.

Bildung und Ausscheidung der Galle, Pigmentstoffwechsel. *Gallenfarbstoff* entsteht beim Abbau des Hämoglobins: Die roten Blutzellen werden nach einer normalen Lebensdauer von 100 – 120 Tagen im retikuloendothelialen System (RES, vor allem auch in der Milz) abgebaut. Aus dem Hämoglobin werden Gallenfarbstoffe gebildet, von denen das *Bilirubin* der wichtigste ist. Im Blutsystem wird das wasserunlösliche Bilirubin an die Serumalbumine gebunden (gebundenes oder indirektes Bilirubin). Das direkte Bilirubin entsteht in der Leber durch Koppelung des Bilirubins an Glucuronsäure. Nur dieses Glucuronidbilirubin ist durch die Nieren ausscheidungsfähig. Der größte Teil des im Serum nachweisbaren Bi-

Bilirubinabbau

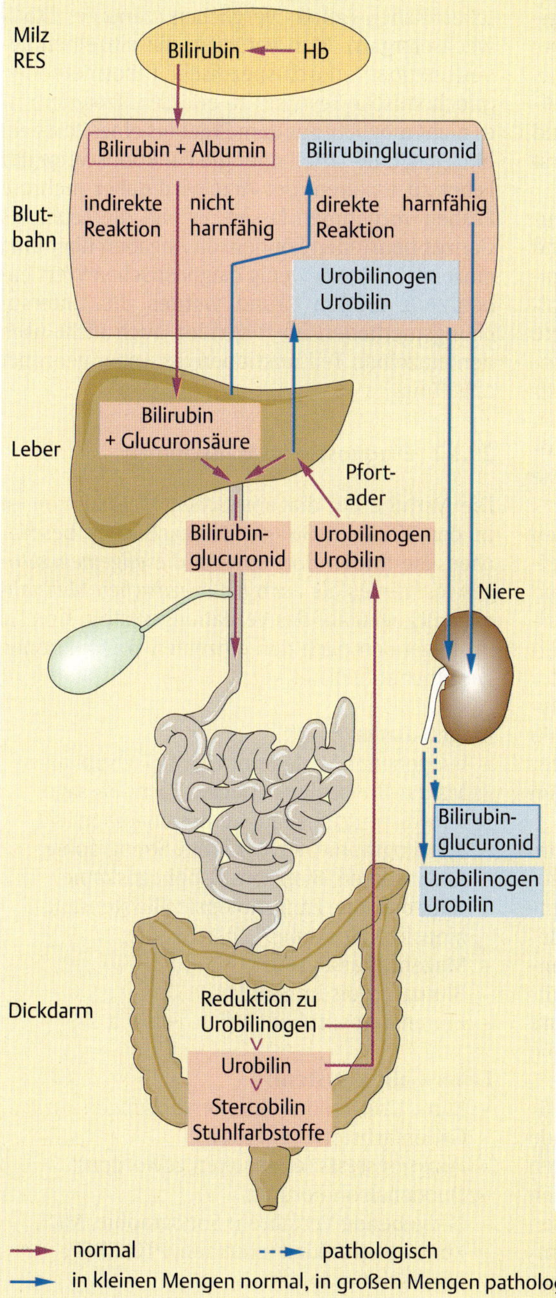

Ikterusformen

prähepatisch

Hämolyse: vermehrter Anfall von Bilirubin → Abbau durch die gesunde Leber → vermehrter Anfall von Urobilinogen im Dickdarm → Resorption → Ausscheidung durch die Nieren

Serum: – indirektes Bilirubin erhöht

Urin:
- dunkel gefärbt
- Schüttelprobe neg. (kein Schaum)
- kein Bilirubin
- Urobilinogen pos.

Stuhl: – normal gefärbt

intrahepatisch

Leberzellschaden: Bilirubin kann zwar noch an Glucuronsäure gebunden werden, geht aber dann weniger in die Gallenkapillaren, sondern zum größeren Teil ins Blut. Das im Dickdarm resorbierte Urobilinogen kann von der kranken Leber nicht mehr verarbeitet werden und gelangt in den allgemeinen Kreislauf. Bilirubinglucuronid und Urobilinogen werden durch die Nieren ausgeschieden.

Serum: – vor allem direktes Bilirubin erhöht

Urin:
- dunkelbraun (wegen Bilirubinglucuronid)
- Schüttelprobe pos. (Schaumbildung)
- Urobilinogen pos.

Stuhl: – schwach gefärbt, hell

posthepatisch

Verschluß der Gallenwege: Rückstauung der Galle, so daß Bilirubinglucuronid ins Blut übertritt

Serum: – direktes Bilirubin erhöht

Urin:
- dunkelbraun (wegen Bilirubinglucuronid)
- Schüttelprobe pos.
- Urobilinogen neg.

Stuhl: – nicht gefärbt (acholisch)

Abb. 29.1 Bilirubinabbau und Ikterusformen.

lirubins ist indirektes Bilirubin, der Anteil des direkten ist normalerweise sehr klein (Abb. 29.**1**).

Kohlenhydratstoffwechsel. Die Leber speichert Glykogen und spielt eine wichtige Rolle bei Bildung und Verwertung von Galactose, Fructose, Glucose und Glykogen. Störungen der Leberzellfunktion führen zu verminderter Glucose- und Galactosetoleranz. Die Störungen treten aber erst im späteren Verlauf einer Leberschädigung auf.

Eiweißstoffwechsel. Die Leber bildet Albumin, Alpha- und Betaglobuline, Prothrombin und Fibrinogen. Es fällt ihr somit eine wichtige Aufgabe zu im Zellaufbau sowie in der Aufrechterhaltung des Gerinnungsmechanismus. Schwere Schädigung der Leberzellen führt zu ungenügender Eiweißsynthese und somit zu gestörtem Zellaufbau (allgemeiner Kräfteverfall), zu Mangel an Plasmaeiweiß (Ödeme und Aszites) und zu Störungen in der Blutgerinnung (hämorrhagische Diathesen).

Fettstoffwechsel. Die von der Leber gebildeten Gallensäuren sind Voraussetzung für die Emulgierung, Verdauung und Resorption der Fette und somit auch der fettlöslichen Vitamine. Die Leberparenchymzellen haben auch Anteil am Lipoidstoffwechsel und sind daher beteiligt an der Regulation der Plasmalipide (Cholesterin, Triglyceride). Bei Leberschädigung werden deshalb auch der Plasmalipidspiegel und bei Fehlen der Galle die Prothrombinbildung (durch das Fehlen von Vitamin K) gestört.

Inaktivierungs- und Entgiftungsfunktion. Die Leber inaktiviert die laufend vom Körper gebildeten Substanzen (z. B. Hormone) und entgiftet ihn von körperfremden Stoffen (Alkohol, Medikamente, Farbstoffe) durch Umbau, Abbau, Bindung an andere Stoffe und Ausscheidung. Das giftige Ammoniak, das beim Abbau der Aminosäure anfällt, baut sie in Harnstoff um, der durch die Nieren ausgeschieden werden kann.

Speicherfunktion. Die Leber ist Depotorgan für das aus dem Hämoglobinabbau freiwerdende Eisen. Dieses Eisen (2–3 g) kann bei größeren Blutverlusten sofort mobilisiert werden. Werden die Leberzellen geschädigt, tritt das Speichereisen ins Blut aus, was zu einem Anstieg des Serumeisens führt. Auch für andere Stoffe ist die Leber Speicherorgan, vor allem für Glykogen und Vitamine, besonders Vitamin B_{12}.

Leberenzyme. Da die Leber rege an den Stoffwechselfunktionen teilnimmt, ist sie reich an Enzymen. Bei Schädigung der Zellen treten sie vermehrt aus, es kommt zum Anstieg der leberspezifischen Enzymaktivität im Serum.

Oft wird die Leber wegen der Vielzahl der Stoffwechselvorgänge, die in ihr ablaufen, mit einer „chemischen Fabrik" verglichen (zentrales Stoffwechselorgan). Man versucht, die einzelnen Leberfunktionen durch spezifische Labormethoden (biochemische Testung) zu erfassen. Trotzdem ist es nicht möglich, aus dem Ergebnis eines Tests ein hinreichendes Urteil über die Funktionsweise der Leber zu erhalten. Der Arzt wird daher mehrere Proben vornehmen lassen. Er will die Leber als Ganzes beurteilen können, da Angaben über eine einzelne Funktion wenig diagnostischen Wert haben. Aus diesem Grund werden die Untersuchungsmethoden im folgenden auch nicht nach den einzelnen Teilfunktionen der Leber geordnet angeführt.

29.1.2 Diagnostische Maßnahmen

Die Mithilfe bei diagnostischen Maßnahmen ist in den Kapiteln 36–44 dieses Buches besprochen. Sie finden dort sowohl die *allgemeingültigen Richtlinien* als auch die *spezifischen Maßnahmen*. Bezogen auf das Verdauungssystem sind sie im folgenden nach den einzelnen Teilfunktionen geordnet aufgelistet:

Magen-Darm-Trakt:
- bildgebende Verfahren: CT, MRT, Ösophagus-Magen-Breischluck, Magen-Darm-Passage, Kontrastmitteleinlauf, Abdominalübersicht, Zöliakographie, Kavographie, Sonographie;
- Endoskopien, Biopsien: Ösophagoskopie, Gastroskopie, Zangenbiopsie, Bürstensaugbiopsie, Koloskopie, Laparoskopie;
- Magensaftanalysen;
- Blutnachweis im Stuhl;
- Eliminationsproben: Milch, Fett u. a.

Leber-Gallen-System:
- Blut-, Urin- und Stuhluntersuchungen auf Gallenfarbstoffe (S. 1154 f.);
- Funktionstests (eher selten geworden);
- Duodenalsondierung;
- bildgebende Verfahren: Sonographie, MRT, Kontrastmitteldarstellungen, PTC, ERCP;
- Leberszintigraphie;
- Laparoskopie mit gezielter Stanz- oder Knipsbiopsie;
- Leberblindpunktion.

29.2 Situation des Patienten

29.2.1 Problemfelder und Situationseinschätzung

So vielfältig die Organstrukturen und die Funktionsabläufe im Bereich des Verdauungssystems sind, so unterschiedlich sind auch die Probleme und Störungen, die den Patienten zum Arzt führen.

Bei den Störungen und Krankheitserscheinungen des Verdauungstrakts ist immer auch an die *ganzheitliche Situation* zu denken. Die beeinflussenden Faktoren bezüglich Essen und Trinken (Kap. 8) und Ausscheiden (Kap. 9) sind dort nachzulesen. Sie stehen in engem Zusammenhang mit einer gesunden bzw. krankmachenden oder doch risikoreichen Lebensführung.

Bei der Situationseinschätzung ist zu denken an
- Risikofaktoren wie Alkohol, Koffein, Medikamente;
- Lebensstil und Lebensgewohnheiten (Streß, Hektik);
- familiäre und berufliche Situation (Ärger, Verdruß, Sorgen usw.);
- Eßgewohnheiten (Menge, Zusammensetzung, Zeit, Ort usw.);
- Selbsthilfeanteile, die zur Verfügung stehen;
- Auffangnetz und soziale Sicherheit;
- usw.

29.2.2 Aspekte der Pflege

Die Pflege orientiert sich an der individuellen Situation des Patienten:
- Befinden und Bedürfnisse sowie Möglichkeiten und Wünsche/Hoffnungen;
- Problemfelder: gestörte Funktionen und beeinträchtigte ATL;
- Gesundheitsressourcen und Selbsthilfeanteile des Betroffenen und seiner Umwelt.

Schwerpunktmäßig sind die folgenden Bereiche zu beachten:

1. Unterstützen der ATL, insbesondere von Essen und Trinken/Ausscheiden. Es handelt sich um Aspekte wie Ernährungsberatung, Hilfe beim Essen und Trinken, künstliche Ernährung, Überwachung der Eßgewohnheiten, des Trinkverhaltens (Bilanzierung), Hilfe bei Übelkeit, Erbrechen, Ausscheidungsproblemen usw.

2. Begleiten in Krisensituationen. Es kann sich dabei um lebensbedrohliche Zustände (akutes Abdomen) handeln oder z. B. um die gezielte Begleitung von Patienten (meist Patientinnen) mit Eßstörungen. Hier ist u. U. psychotherapeutische Unterstützung beizuziehen.

3. Mithilfe bei Diagnostik und Therapie. Dieser Bereich kann in der akuten Phase oder in den ersten postoperativen Tagen vordergründig und für die Pflege ablaufbestimmend sein.

4. Mithilfe bei Programmen der Gesundheitsbildung und Rehabilitation. Die Programme können Teil der alltäglichen Pflege sein, z. B. als Gespräche über gesunde Ernährung (Eßkultur), oder sie sind differenzierter Natur und bedürfen einer Spezialausbildung, z. B. als Stomaberaterin; ihr obliegt eine wichtige Aufgabe in der Betreuung und Rehabilitation der Stomapatienten.

5. Verbesserung der Pflegequalität und/oder Mitwirken bei Forschungsprojekten. Im Krankenhausalltag geht es z. B. um das Befragen/Verändern von Pflege- und Organisationsabläufen wie Essenszeiten; im Pflegeheim um Themen wie Eßkultur und Lebensweise oder um das Einbeziehen von neuem Fachwissen bezüglich Ernährung usw.

Die einzelnen Abschnitte bzw. Funktionseinheiten des Verdauungssystems:

29.3 Ösophagus

Leitsymptome bei den Ösophaguskrankheiten sind die Schluckstörung, die Transportstörung der geschluckten Nahrung in der Speiseröhre, Druckgefühl und Schmerzen hinter dem Brustbein, Sodbrennen. Man spricht von *Dysphagie*. Hochsitzende Störungen führen zum Symptom des „Verschluckens" mit den S. 258 f. *(Schluckprobleme)* besprochenen Folgen.

Ursachen können Entzündungen, Stenosen (Refluxösophagitis), Verätzungen, Divertikel, diffuse Spasmen, Tumoren usw. sein.

Exemplarische Pflegesituationen

29.3.1 Refluxösophagitis

Die Refluxkrankheit ist eines der häufigsten Ösophagusprobleme. Wir alle kennen den sporadisch auftretenden Reflux von Mageninhalt in die Speiseröhre beim Bücken und Pressen. Ein solcher Reflux ist physiologisch; pathologisch wird er erst, wenn er häufig auftritt. Es liegt dann eine Insuffizienz des Magen-Ösophagus-Schließmuskels vor, der den Rückstrom von peptischem Magensaft oder von Galle ermöglicht, was zu schweren Entzündungen, Erosion und Geschwüren des unteren Ösophagus führt. Wird die Ursache nicht behoben und bleibt die Krankheit chronisch, kann es schließlich zur Krebsbildung kommen.

Krankheitszeichen und Pflegeprobleme

- Sodbrennen;
- Schmerzen beim Schlucken, die hinter dem Sternum lokalisiert sind.

Diese Symptome verstärken sich beim Bücken, in Rückenlage, nach Nahrungsaufnahme, auch nach Alkohol- und Nikotingenuß. Sie können periodisch auftreten oder dauernd bestehen.

Pflege- und Behandlungsplan

Ernährung. Eiweißreich und fettarm, keine Säurelockerer, keine Süßspeisen, viel Milch und Milchprodukte; Ballaststoffe, um der Obstipation vorzubeugen. Reduktionsdiät bei Übergewicht. Nahrungsaufnahme in kleinen Mengen auf sechs Mahlzeiten verteilt; immer in sitzender Position, nicht liegen nach dem Essen. Sphinkterschwächende Genußmittel (Alkohol und Nikotin, Kaffee) sind zu meiden.

Lagerung, Bewegung. Kopfende des Bettes hochstellen, nie in Flachlage schlafen oder essen; Bücken vermeiden (Bücktechnik Abb. 29.**2**).

Medikamentös wird durch Gaben von Antazida eine Säure- und Sekrethemmung angestrebt. Gleichzeitig wird der Arzt *Motilitätsregulatoren* zur Normalisierung der Magen-Darm-Motorik (Metoclopramid, Bromoprid) verordnen.

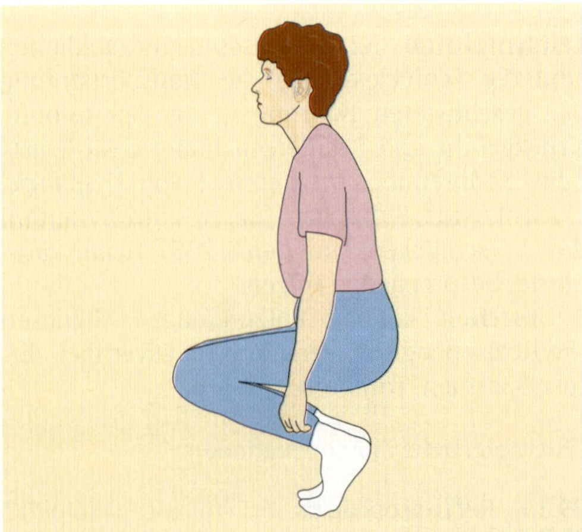

Abb. 29.**2** Spezielle Bücktechnik → aufrechter Oberkörper zur Vermeidung von Reflux von Mageninhalt.

29.3.2 Hiatushernie

Bei der Hiatushernie handelt es sich um den Durchtritt des Magens in den Thoraxraum durch die für die Speiseröhre bestimmte Öffnung des Zwerchfells. Voraussetzung für das Entstehen einer Hernie ist die Ausweitung des Hiatus oesophageus durch nachlassenden Muskeltonus und verminderte Elastizität des Bindegewebes. Disponiert sind daher ältere und adipöse Menschen.

Krankheitszeichen und Pflegeprobleme

Etwa 50 % der Hiatushernien machen keine Probleme. Bei den übrigen kommt es entweder zu *mechanischen* Beschwerden – retrosternaler Druck und Schmerz – oder zur *Refluxösophagitis* (s. oben). Typisch dabei ist das retrosternale Sodbrennen. Eine *Anämie* entsteht infolge Mikroblutungen.

Pflege- und Behandlungsplan

- *Verhindern der Refluxösophagitis* durch die oben beschriebenen Maßnahmen. Wo dies nicht gelingt:
- *Dilatation* mittels Endoskop (evtl. in regelmäßigen Abständen, S. 1173 f.);
- *Operation*, nur wenn die konservativen Maßnahmen nicht ausreichen oder Komplikationen (Blutung) auftreten.

Prä- und postoperative Pflege in Tab. 29.**1**.

29.3.3 Ösophagustumoren

Das rasch infiltrativ wachsende und metastasierende Karzinom befällt vorwiegend Männer. Häufig ist es nicht operabel und verursacht belastende und andauernde Schluck- und Ernährungsprobleme.

Tabelle 29.1 Standardisierter Pflegeplan nach Ösophaguseingriffen

Maßnahmen	Divertikelentfernung	Ösophagusresektion	Hiatushernienoperation (Fundoplikation)	Endoprotheseneinlage
Infusionstherapie, parenterale Ernährung	4–6 Tage	5–7 Tage	2–3 Tage	1–2 Tage
Magensonde *nie* verschieben, nie zurückstoßen, wenn sie herausrutscht (evtl. ist sie angenäht). Arzt rufen bei Zwischenfällen	evtl. keine	3–5 Tage intermittierender Sog, jeweils 1/2 Stunde abklemmen	1–3 Tage	evtl. 1–2 Tage
Kost	erst nach Rö.-Kontrolle – ab 5. Tag: trinken – ab 6.–7. Tag: Schleim, Brei → aufbauend	erst nach Rö.-Kontrolle – ab 5.–6. Tag: trinken – ab 6.–9. Tag: Schleim, Brei → aufbauend; 6 Mahlzeiten pro Tag	– ab 2. Tag: Tee – ab 3. Tag: Schleim, Brei → aufbauend	nach Rö.-Kontrolle nach 24 Stunden: flüssig, nicht zu heiß, ab 2. Tag püriert; essen nur in Oberkörperhochlage
Atemgymnastik	1–2mal täglich	2–3mal stündlich ab sofort; Bird-Inhalation	1–2mal täglich	
Lagerung	ohne Vorschrift	halbsitzend	ohne Vorschrift	strikte Anti-Trendelenburg-Lage
Mobilisation	sofort	sofort, Laparotomiebinde umlegen	sofort, Laparotomiebinde umlegen	sofort
Wundgebiet	*Hals*	Abdomen und Thorax	Abdomen	keine
– Redon-Drain entfernen	1. Tag	1.–2. Tag	1.–2. Tag	—
– Wunddrain abdominal	–	ab 6. Tag kürzen	eventuell	—
– Thoraxdrain	–	Rö.-Kontrolle vor Entfernen	—	—
– Fäden entfernen	ca. 6. Tag	ca. 10. Tag	ca. 10. Tag	—
Entlassung	8–12 Tage	3–4 Wochen*	8–12 Tage	2–4 Tage*

* **Spezielle Instruktion**

Nach Ösophagusresektion:
- Schonkost, 6 Mahlzeiten täglich
- Nahrung gut kauen (evtl. Zahnkontrolle beim Zahnarzt)
- liegen und schlafen mit erhöhtem Oberkörper

Nach Tubuseinlage
- nur pürierte Kost, 6 Mahlzeiten, *viel* trinken (auch zu den Mahlzeiten), evtl. kalorienreiche Diätzusätze
- Anästhesie-Gel 15 Minuten vor dem Essen (Muthesa oder Novesin) zur Anästhesie der gereizten Schleimhaut
- nach dem Essen und Trinken umhergehen
- liegen und schlafen nur in Anti-Trendelenburg-Lage (Kopf hoch, Beine tief); Speisepassage ist nur durch die Schwerkraft möglich. Vorsicht bei Medikamenteneinnahme, keine Dragees
- sofort Arzt aufsuchen, wenn sich die Speisepassage verschlechtert

Krankheitszeichen und Pflegeprobleme

- Schluckstörungen bis Schluckunvermögen bei fortschreitender Stenosierung;
- Symptome der Dysphagie, im Spätstadium blutiges Erbrechen;
- reduzierter Ernährungs- und Allgemeinzustand, Anämie;
- Atembeschwerden bei Mitbefall oder Verdrängung der Luftröhre.

Pflege- und Behandlungsplan

Unterstützung des Patienten in seinem Bemühen zu essen und zu trinken:

- Anästhesie-Gel oder Schmerzmittel 15 Minuten vor dem Essen,
- weiche oder pürierte Kost.

Bremsung der fortschreitenden *Stenosierung*:

- *Strahlentherapie* kann Erleichterung oder zeitweiligen Stillstand der Krankheit bringen.
- *Bougierung* oder *Dilatation* (Erweiterung des sich schließenden Ösophagus mit Endoskop, Kap. 43), ambulant in regelmäßigen Abständen. Die Bougierung ist nicht schmerzhaft. Die unangenehmen Begleiterscheinungen sind heute durch die gezielte Prämedikation weitgehend vermeidbar.

Umgehen der Stenose, wenn Bougierung nicht mehr genügt:

- *Endoprothese.* Endoskopische Einlage eines Tubus (Häring- oder Celestin-Tubus) in die Speiseröhre, wodurch der stenosierte, tumortragende Bereich offengehalten wird (Abb. 29.**3**).

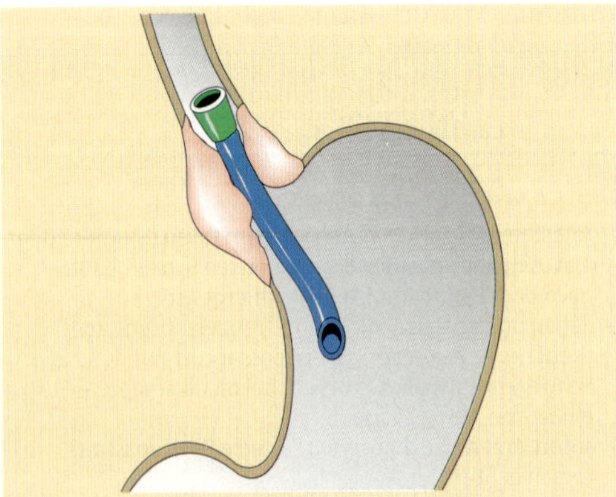

Abb. 29.**3** Überbrückung eines distalen Ösophaguskarzinoms mit einer Endoprothese.

- *Ösophagusresektion* als Teil- oder Totalresektion bei Karzinom. Es müssen eine Laparotomie und evtl. eine Thorakotomie vorgenommen werden.

29.4 Magen

Leitsymptome bei Magenkrankheiten sind: Appetitlosigkeit, Übelkeit, Erbrechen, Nahrungsmittelunverträglichkeit. *Schmerzen* (je nach Lage z. B. eines Ulkus) treten auf als Früh-, Spät-, Nüchternschmerz, nahrungsabhängiger Schmerz oder Dauerschmerz. Charakteristisch ist die Schmerzempfindlichkeit im mittleren, rechten oder linken Oberbauch. *Blutungen* (Bluterbrechen, Teerstuhl) sind Zeichen eines fortgeschrittenen Leidens (Ulkus, Karzinom). Sie bedürfen einer sofortigen Intervention, da es innerhalb kurzer Zeit zu lebensgefährlichem Blutverlust kommen kann (sofortige Krankenhauseinweisung!).

Exemplarische Pflegesituationen

29.4.1 Gastritis

Die Gastritis oder Entzündung der Magenschleimhaut kann akut oder chronisch sein. Die *akute Form* ist als „verdorbener Magen" bekannt, z. B. als Folge eines gröberen Diätfehlers oder nach übermäßigem Alkoholgenuß. Auch können Giftstoffe, die mit der Nahrung aufgenommen werden, eine Gastritis auslösen (Nahrungsmittelvergiftung). Diese zweite Form ist weniger harmlos, sie kann zur schweren Allgemeinerkrankung führen.

Die *chronische Gastritis* tritt bei langdauernder Fehlernährung oder Alkoholabusus auf. Bei nervösen Menschen ist sie oft Vorstufe zu einem Magenulkus. Tritt sie als Begleiterscheinung bei anderen Krankheiten auf, z. B. bei Infektionskrankheiten, als Stauungsgastritis bei Herzinsuffizienz, so spricht man von sekundärer Gastritis.

Krankheitszeichen und Pflegeprobleme

Bei der *akuten* Gastritis:

- Appetitlosigkeit, Übelkeit;
- belegte Zunge, übler Mundgeruch;

- Brechreiz, Erbrechen;
- Beeinträchtigung des Allgemeinzustands;
- Magenschmerzen.

Bei der *chronischen* Gastritis geringfügige, oft sogar fehlende Beschwerden:
- Druck- und Völlegefühl;
- Sodbrennen, Schmerzen;
- Appetitlosigkeit, Unverträglichkeit von schwerverdaulichen Speisen (besonders erhitzte Fette).

Bei *Übergreifen auf den Darm Gastroenteritis* (Darmgrippe S. 867).

Pflege- und Behandlungsplan

Schonung des Magens:
- Nahrungskarenz 24–36 Stunden, möglichst viel trinken lassen (wegen Flüssigkeitsverlust; günstige Teesorten S. 255 f.), dann
- häufige kleine, reizarme Mahlzeiten, gut kauen (Speichel wirkt als Antazidum);
- Ruhe, Bettruhe wenn akut.

Beheben der Symptome:
- lokale Wärmeanwendung (S. 324 f.);
- Analgetika, Spasmolytika;
- Verhüten bzw. Beheben eines Wasser- und Elektrolytverlustes;
- Antiemetika bei Erbrechen, Kohlepräparate bei Durchfall.

Beheben bzw. Ausschließen **der Ursache**.

29.4.2 Ulkuskrankheit

Das *Ulkus* (lat. Geschwür) ist ein Schleimhautdefekt, der sämtliche Schichten der Schleimhaut durchsetzt und bis in die darunterliegenden Schichten reichen kann. Die *Erosion* hingegen ist nur auf die Schleimhaut beschränkt. Die häufigste Lokalisation eines Magenulkus ist die kleine Kurvatur; das *Ulcus duodeni* befällt vorwiegend den Bulbus. *Multiple Ulzera* sind eher selten. Da man heute das Ulkus als Ausdruck einer Allgemeinstörung ansieht, hat sich der Begriff *Ulkuskrankheit* entwickelt (beteiligt an der Störung sind Persönlichkeitsstruktur, Lebensweise, Ernährungsgewohnheiten, Stressoren, Genußmittelabusus usw.). Männer sind doppelt so häufig befallen wie Frauen. Selten handelt es sich um eine einmalige Erkrankung; bei ca. 80 % kommt es zu *rezidivierenden Ulzera.*

Ursachen sind vielschichtig. Sicher ist, daß ein Ulkus immer dann entsteht, wenn ein Mißverhältnis zwischen aggressiven Säuren (Pepsin, Gallensäure, exogenen Noxen) und protektiven (schützenden) Faktoren (Durchblutung, Magenschleim) vorliegt.

Beim *Magenulkus* steht die Beeinträchtigung der Schutzfunktion im Vordergrund, beim *Ulcus duodeni* überwiegt die Säure- und Pepsinaktivität.

Krankheitszeichen und Pflegeprobleme

- *Schmerzen.* Die Patienten klagen oft über unklare, meist intermittierende oder persistierende, vorwiegend epigastrische Schmerzen. Häufig stehen sie in Beziehung zur Nahrungsaufnahme (Besserung oder Verschlechterung). Auch der Schmerzcharakter ist nicht einheitlich (bohrend, stechend, brennend, ziehend, krampfartig oder ganz einfach diffus). Oft sind die Schmerzen jahreszeitabhängig (Rezidivulkus im Frühling).
- *Verdauungsprobleme* äußern sich als Völlegefühl, Aufstoßen, Sodbrennen, Übelkeit, Erbrechen und Blähungen. Es werden vor allem säurelockernde Speisen schlecht vertragen (stark gewürzte Speisen, Süßigkeiten, Alkohol, Kaffee).
- *Beschwerdefreiheit* ist auch möglich bei Vorhandensein eines Ulkus. Es gibt asymptomatische Ulzera (Nonulkusdyspepsie), aber es gibt auch Patienten, die trotz Abheilung des Ulkus nicht beschwerdefrei sind (der Ulkusschmerz wird nicht nur vom Ulkus verursacht, sondern hängt auch mit einer gestörten Magenmotorik zusammen).

Pflege- und Behandlungsplan

Die Wahl zwischen konservativer und chirurgischer Therapie ist vom Verlauf abhängig.

Ziel der konservativen Ulkusbehandlung ist es, den Gewebedefekt auszuheilen und Rezidive zu verhüten. Die grundlegenden Heilungsfaktoren sind *Ruhe und Schonung* für „Mensch und Magen".

Angepaßte Ernährung. Die strengen Diätvorschriften früherer Jahre sind überholt. Grundsätzlich gilt: Der Patient darf essen, was ihm bekommt, und vermeidet Unbekömmliches (S. 887).

Günstig sind kleine Mahlzeiten in Abständen von 2–3 Stunden (gut kauen!).

Sorge für Ruhe und Entspannung. Die Ruhe spielt bei der Heilung eines Ulkus eine große Rolle, besonders wenn Hast, Unruhe und psychische Momente bei der Entstehung mitgewirkt haben.

Der Kranke muß u. U. in den ersten Tagen Bettruhe einhalten.

Ein *Krankenhausaufenthalt* ist für die Ulkusbehandlung grundsätzlich nicht nötig. Eine Überweisung kann sich u. U. im Sinne einer *Milieuveränderung* positiv auswirken. (Dies setzt aber voraus, daß das Krankenhaus nicht neue Belastungen auslöst.) Der Patient soll hier ein Klima des Verständnisses und des Entgegenkommens erfahren, in dem informative, heilungsfördernde Gespräche (in bezug auf Essens- und Lebensgewohnheiten) ein Hauptanliegen sind – *therapeutisches Klima*. Eine Kurklinik wird diesem Anliegen meist besser gerecht werden können als ein Krankenhaus.

Medikamentöse Therapie. Sie dient der Abpufferung der sezernierenden Säuren und der Hemmung der Säuresekretion. Damit erreicht man die
- Beseitigung von Beschwerden,
- Beschleunigung der Heilung,
- Verhinderung von Komplikationen,
- Vorbeugung gegen Rezidive.

Antazida (bestehend aus Aluminium-, Magnesium- und Calciumsalzen) *neutralisieren* die bereits gebildeten Säuren, inaktivieren Pepsin und binden die Gallensalze.

H_2-Rezeptor-Antagonisten und *Anticholinergika* (Pirenzepin) *hemmen* die Produktion der Salzsäure.

Heilung. Unter medikamentöser Therapie heilen ca. 80 % der Ulzera innerhalb von 4 Wochen ab. Von verzögerter Heilung spricht man, wenn das Ulkus nach 6 – 8 Wochen nicht verschwunden ist, und von Therapieresistenz, wenn trotz dreimonatiger Therapie das Ulkus immer noch nachzuweisen ist.

Komplikationen

Zu den Komplikationen des Ulkus zählen die *Blutung*, die *Perforation* (Durchbruch des Geschwürs in die Bauchhöhle), die *Penetration* (begrenzte Durchwanderung des Geschwürs durch die Magenwand), die *Pylorusstenose* (Verengung des Magenausgangs) und selten die maligne *Entartung* des Ulkus.

Symptomatik und Soforthilfe

Ulkusblutung mit Bluterbrechen, Teerstuhl. Es bestehen Anämie bei chronischer Blutung, Schockzeichen bei akut schwerer Blutung. Die schwere Blutung führt rasch zu einer lebensbedrohlichen Situation und bedarf einer raschen Intervention.

Sofortmaßnahmen
- Patient flach lagern.
- Vitalzeichen (Puls, Blutdruck, Atmung) und Aussehen regelmäßig kontrollieren, Überwachungsblatt anlegen.
- Blut- und Gerinnungsfaktoren-Transfusionen vorbereiten (Kontrollen, Bereitstellen nach Bedarf).
- Dauertropfinfusion durch zentralen Venenkatheter, ZVD-Messung.
- Medikamentös: Säurehemmer.
- Eiswasserspülung: Es wird eine doppelläufige Magensonde eingelegt und mit Eiswasser gespült, bis die Spülflüssigkeit klar ist.
- Absolute Nahrungskarenz.
- Eisblase auf den Magen auflegen.
- Kann die Blutung nicht behoben werden, muß operiert werden.

Perforation. Sie kann in freier oder abgedeckter Form erfolgen. Bei der *gedeckten Form* wird die Öffnung sofort durch Nachbarorgane abgedeckt, wodurch der Perforationsschock verhindert wird. Bei der *freien Form* entwickelt sich sofort eine *Peritonitis* mit bretthartem Bauch, Pulsanstieg und Kreislaufkollaps.

Sofortmaßnahmen
- Sofortige Operation (Notoperation oder kausale Ulkusoperation).
- Gleichzeitige Schockbekämpfung (hochmolekulare Lösungen, Plasmaersatz, Blut).
- Hohe Dosen Antibiotika.

Je rascher gehandelt werden kann, um so besser ist die Prognose. Postoperativ stellen sich zusätzlich die Probleme einer mehr oder weniger heftigen Peritonitis (S. 877).

Penetration. Sie erfolgt in die *Nachbarorgane* (Pankreas, Bauchdecke, Lig. hepatoduodenale). Der Patient leidet unter bohrenden Schmerzen, die in den Rücken oder in die linke Schulter ausstrahlen.

Sofortmaßnahmen
- Überwachung des Patienten (Vitalzeichen, Allgemeinzustand, Schmerzen).
- Nahrungskarenz, Infusionstherapie.
- Operation je nach Verlauf und Befund.

Pylorusstenose. Sie ist verursacht durch rezidivierende Ulzera im Bereich des Pylorus. Die immer neue Narbenbildung führt zur Verengung des Magenausgangs mit Passagebehinderung, evtl. -verhinderung. Es kommt zu Symptomen wie Völlegefühl, Übelkeit, Erbrechen und Gewichtsverlust. Die Symptomatik kann schleichend sein oder akut auftreten. In der akuten Situation muß sofort gehandelt werden.

Sofortmaßnahmen
- Magensonde einlegen zum Absaugen des Mageninhalts.
- Infusionen zum Ausgleich des Wasser- und Elektrolythaushalts.
- Anticholinergika zur Hemmung der Sekretion und Motorik.
- Operation (Resektion und Vagotomie), sobald es der Zustand des Patienten erlaubt.

29.4.3 Magenkarzinom

Das Magenkarzinom ist ein häufiges Krebsleiden. Es befällt vorwiegend Menschen im mittleren und höheren Lebensalter (Männer häufiger als Frauen).

Krankheitszeichen und Pflegeprobleme

- Im Frühstadium uncharakteristische, intermittierende Oberbauchbeschwerden.
- Appetitverlust, Abneigung gegen bestimmte Speisen (Fleisch). Änderung der Stuhlgewohnheiten.
- Völlegefühl, Aufstoßen, Übelkeit, Druckgefühl, evtl. krampfartige Schmerzen.
- Erbrechen bei pylorusnahen Tumoren (Passagehindernis).
- Im Spätstadium: Erbrechen, Blutung, Anämie, Kachexie.

Pflege- und Behandlungsplan

Frühestmögliche Diagnosestellung (röntgenologisch, endoskopisch) und operative Resektion des tumortragenden Magens. Postoperative Maßnahmen bzw. Pflegeplanung s. unten.

Bei **inoperablem Tumor** gilt das in Kapitel 24 Gesagte. Im besonderen:
- genügend Eiweiß-, Vitamin- und Mineralsalzzufuhr,
- Berücksichtigen von besonderen Essenswünschen,
- optimale Schmerzlinderung,
- Unterstützung der erlahmenden Vitalkräfte im physischen und psychisch-geistigen Bereich: Dem Patienten zu bestmöglicher *Lebensqualität* verhelfen.

Die Frühdiagnose ist die einzige Möglichkeit, um die Prognose beim Magenkarzinom zu verbessern.

29.4.4 Magenoperationen

Grundsätzlich sind *zwei* Operationsverfahren möglich: Das Resektionsverfahren kommt beim Karzinom, beim Magenulkus und bei größerem Duodenalulkus in Frage. Das organerhaltende Verfahren wird als *Vagotomie* zur Bremsung der Säureproduktion bei Duodenalulkus oder als *Umgehungsoperation* bei inoperablem Karzinom vorgenommen.

Operationsvorbereitungen

Es gelten die üblichen Operationsvorbereitungen, die in Kapitel 36 besprochen werden.

Als spezielle Vorbereitungen kommen in Frage:
- bei Retentionsmagen Entleerung und Spülung des Magens (S. 302 f.) durch Einlegen einer Magensonde;
- Atemtherapie bei vorgesehener totaler Gastrektomie mit Thorakotomie (diese Patienten werden für die ersten postoperativen Tage auf die Intensivstation verlegt und müssen entsprechend informiert werden).

Postoperative Maßnahmen

Überwachung und Unterstützung von Atmung und Herz-Kreislauf-Funktion:
- Häufigkeit der Vitalzeichenkontrolle sowie
- Sauerstoffzufuhr, Schmerzbekämpfung und Atemtherapie sind abhängig von Operationsverfahren und Zustand des Patienten.
- Sorge um das Befinden; Veränderungen können Zeichen einer beginnenden Komplikation sein.

Entlastung des Magens:
- Die Magensonde wird prä- oder intraoperativ eingelegt. Der Sog ist meist intermittierend oder als einfache Ableitung nach dem Heberprinzip angelegt (Kap. 40).
- Keine Manipulationen an der Sonde, evtl. ist sie angenäht.
- Entfernt wird die Sonde nach Einsetzen der Darmtätigkeit am 2.–3. Tag, evtl. später, je nach Operationsmethode bzw. Verordnung.

Schonende **Ernährung:**
- *Infusionen* während 3–4 Tagen als Flüssigkeits- und Elektrolytersatz.
- Je nach ausgeführter Operation bzw. Einsetzen der Darmtätigkeit ab 1.–2. Tag (Vagotomie) oder 3.–4. Tag (Resektion) Tee, dann Schleim, Brei → aufbauend. Bei Totalresektion orale Ernährung erst ab 7.–8. Tag.

Anregen der **Darmtätigkeit:**
- Ab 2.–3. Tag mit Einlauf (500 ml Kamillosan) oder Klistier (Practo-Clyss). Per os Karlsbader Salz oder Agarol ab 3. (bzw. 5.) Tag.

Komplikationslose **Verheilung** des Wundgebiets:
- Zum Aufstehen Leibbinde straff umlegen.
- Wundbeobachtung, Verband muß trocken, luftdurchlässig, sekretaufsaugend sein (bei trockener Wunde ab 2. Tag luftdichter Wundspray), Asepsis!
- Eingelegte Redon-Drains werden ab 1. bis 2. Tag entfernt.
- Wunddrains (Penrose) werden ab 4.–6. Tag gekürzt, ab 6.–8. Tag entfernt.
- Nähte werden ab 7.–8. Tag entfernt.

Hinführung zur **gesunden Lebensführung** als Vorbereitung für den Krankenhausaustritt am 7.–10. Tag (bei Gastrektomie nach 3–4 Wochen):
- Schonkost, Beratung bezüglich Ernährung und Essensgewohnheiten.
- Instruktion bezüglich Arztkontrolle.
- Organisation eines Erholungsaufenthalts.
- Abklärung der Arbeitsplatzsituation, evtl. wird eine Arbeitserleichterung notwendig.
- Gespräche bezüglich Psychohygiene: Wie lebe ich leichter, gesünder und sinnvoller?

Postoperative Frühstörungen

Magenatonie. Sie gehört während der ersten 2 postoperativen Tage zum normalen Verlauf und wird mittels Magensonde und Elektrolytausgleich unter Kontrolle gehalten. Hält sie länger an, muß an eine Oberbauchperitonitis gedacht werden.

Postoperative Magenblutung. Meist handelt es sich um eine Nahtrandblutung nach Resektion. Die Blutung dauert nach der Operation an. Tritt sie erst nach 3–4 Tagen auf, handelt es sich um eine Demarkationsblutung. Eine Gerinnungsstörung muß ausgeschlossen werden (Gerinnungsfaktorenanalyse). Frischbluttransfusion; evtl. muß erneut eine Operation vorgenommen werden.

Darmparalyse. Sie kann u.a. die Folge einer Peritonitis sein, die durch Nahtinsuffizienz entsteht. Rasches chirurgisches Eingreifen zur Oberbauchdrainage ist notwendig.

Spätstörungen

Es können je nach Operation unterschiedliche Transport- oder Enzymstörungen vorkommen.

Postalimentäres Frühsyndrom (Dumping-Syndrom). Es tritt einige Wochen nach der Resektion auf mit Schock- und *Dyspepsiezeichen*: Völlegefühl, Meteorismus, Brechreiz, Schweißausbruch, Herzklopfen, Blässe, Schwindel, Ohnmacht und Diarrhö, die sich 10–15 Minuten nach dem Essen einstellen. Es handelt sich dabei um einen Volumenmangelschock infolge Überdehnung des Darms mit Sekreteinstrom in die Schlinge. Die Störung wird häufig durch eine kohlenhydratreiche Mahlzeit ausgelöst.

Postalimentäres Spätsyndrom. Die Beschwerden treten 2–3 Stunden nach dem Essen auf. Die Kollapserscheinungen (mit Schweißausbruch) sind eine Folge zu rascher Kohlenhydratresorption mit übersteigerter Insulinsekretion. Zur Diagnosesicherung dient der *Insulin-Hollander-Test* (Magensaftanalyse mit Insulinstimulation).

Lactasemangelsyndrom mit Diarrhö infolge Unverträglichkeit von Milch und Milchprodukten.

Postvagotomiesyndrom. Anhaltende morgendliche Diarrhö, die 1/2 Jahr nach einer Vagotomie auftritt.

Diese Störungen können durch Einhalten der folgenden Regeln weitgehend verhütet oder behoben werden.

Verhaltensregeln für Magenoperierte
- Nur kleine Mahlzeiten zu sich nehmen.
- Keine Getränke während des Essens oder, falls der Patient es gewohnt ist, nur kleine Mengen.
- Vermeiden von Süßspeisen, Milch und Zucker.
- Hinlegen nach dem Essen.
- Sind Beschwerden aufgetreten, zusätzlich eine straffe Leibbinde (Laparotomiebinde, Tubigripbinde) tragen. Spasmolytika nach Arztverordnung.
- Regelmäßige Einnahme der Vitamin-B_{12}-Präparate (Substitutionstherapie).

29.5 Darm

Leitsymptome bei Darmproblemen sind *Durchfall* und *Obstipation*. Sie wurden bereits in Kapitel 9 beschrieben. Ein weiteres Symptom ist der *Meteorismus* (Blähungen) infolge geschluckter Luft im Magen oder chemischer Reaktionen (Gasbildung) im Darm durch enzymatische Aufspaltung der Nahrung im Dünndarm oder durch bakteriellen Abbau (Gärung, Fäulnis) im Dickdarm.

Die Symptome des Meteorismus sind Völlegefühl, Glucksen, Plätschergeräusche im Bauch, krampfartige Schmerzen im Bereich des Dickdarms, oft auch Angina-pectoris-artige Beschwerden infolge Zwerchfellhochstands.

Blut im Stuhl kann harmlos, kann aber auch Ausdruck einer schweren Erkrankung sein. Das gleiche gilt für unphysiologische Beimengungen (S. 276).

Im folgenden werden einige allgemeingültige Aspekte zu den Darmerkrankungen beschrieben.

Exemplarische Pflegesituationen

29.5.1 Infektiöse Darmerkrankungen

Es handelt sich dabei um Krankheiten, die durch Infektionen (Viren, Bakterien, Parasiten) oder Intoxikationen (Bakterientoxine, Pilzgifte u. a.) verursacht sind, z. B.:
- *Salmonellosen:* Typhus abdominalis, Paratyphus, Salmonellengastroenteritis;
- *Virusenteritiden:* durch Echoviren, Rotaviren u. a.;
- *Staphylokokkenenteritis:* Nahrungsmittelvergiftung durch das Enterotoxin des Staphylococcus aureus;
- *Botulismus:* Intoxikation durch Speisen, in denen sich Botulinusbazillen vermehrt und Toxin gebildet haben;
- *Vergiftungen:* durch Pilzgifte, verdorbene Nahrungsmittel.

Krankheitszeichen und Pflegeprobleme

- Durchfall (als Hauptsymptom), breiige bis wässerige Entleerungen;
- Übelkeit, Erbrechen;
- Zeichen des Wasser- und Salzverlustes: Adynamie, in Falten abhebbare Haut, Wadenkrämpfe, reduzierter Allgemeinzustand, metabolische Alkalose (wenn das Erbrechen im Vordergrund steht) oder Azidose (bei starken Durchfällen);
- Blutdruckabfall, Tachykardie infolge Hypovolämie mit Übergang in Kreislaufschock.

Pflege- und Behandlungsplan

Korrektur des Wasser- und Elektrolythaushalts:
- Ausreichend Flüssigkeitszufuhr per os: Tee, Schleim, Bouillon mit Kochsalzzusatz. Idealerweise werden mit Elektrolyten angereicherte Speziallösungen verabreicht (S. 254).
- In schweren Fällen Dauertropfinfusionen zur Substitution (Elektrolyt- und Glucoselösungen mit Kaliumzusatz).

Schonung des Darms:
- Nahrungskarenz 1–3 Tage (Nulldiät, parenterale Ernährung), dann Tee, Schleim.
- Langsamer Aufbau der Nahrung: püriert, leicht verdaulich, gut verträglich. Portionen und Zusammenstellung individuell angepaßt (S. 887), evtl. Apfeldiät (frisch geriebene Äpfel).
- Lokale Wärmeanwendung, Bettruhe.

Verhüten von Komplikationen:
- Kontrolle der Vitalzeichen, Aussehen, Bewußtseinszustand.
- Mundpflege: regelmäßig spülen mit Hextril- oder Hibitanelösung.
- Dekubitus- und Pneumonieprophylaxe.
- Intimtoilette mit einer milden Desinfektionslösung: trocken und sauber halten.

Infektionsbekämpfung:
- Chemotherapie je nach Erreger.
- Magenspülung in der Frühphase der Intoxikationen.

Umgebungshygiene:
- Schutzkittel und Handschuhe tragen.
- Ausscheidungen nach Vorschrift desinfizieren (laufende und Schlußdesinfektion S. 402 ff.).
- Bei einigen Infektionen besteht gesetzliche Meldepflicht (Arzt).

29.5.2 Appendizitis

Appendizitis = Entzündung der Appendix vermiformis (Wurmfortsatz). Es ist die häufigste chirurgische Abdominalerkrankung. *Typische Anamnese:* 12- bis 48stündige Vorgeschichte mit Schmerzbeginn in der Nabelgegend oder epigastrisch, Übelkeit, dann Schmerzverlagerung in den rechten Unterbauch (Druckdolenz und Entlastungsschmerz). Dieser typischen Anamnese steht eine Vielzahl von *atypischen* Verläufen mit weniger eindeutigen Symptomen gegenüber. Die Temperatur ist nur mäßig erhöht, rektal um 0,5 °C höher als axillär.

Die *Diagnosestellung* ist besonders bei Kindern schwierig. Es kommt oft zu einer frühzeitigen Beeinträchtigung des Allgemeinzustands; Durchfall, hohes Fieber; bei *Greisen* kann die Symptomatik fast stumm verlaufen.

Die *Hauptkomplikation* ist die Perforation, die u. U. schon sehr früh eintreten kann. Es resultiert der appendizitische Abszeß (bei Abkapselung) oder die diffuse Peritonitis (die früher tödlich verlief, aber auch heute noch ein bedrohliches Geschehen bedeutet).

Appendektomie = Entfernung des Wurmfortsatzes. Sie wird vorgenommen bei akuter Appendizitis (mit Ausnahme des appendizitischen Abszesses) sowie bei jedem appendizitisähnlichen Befund, bei dem nach mehrstündiger Überwachung eine Appendizitis nicht ausgeschlossen werden kann.

Prä- und postoperative Pflege

Präoperative Maßnahmen werden meist notfallmäßig auf der Aufnahmestation oder im Vorbereitungsraum des Operationssaals vorgenommen: Rasur und Desinfektion des Operationsgebietes.

Postoperative Maßnahmen:

- Frühmobilisation.
- Infusionen und Tee bis zum Einsetzen der Darmtätigkeit, dann Schleim, Brei, ab 2.–3. Tag leichte Kost. Evtl. Klistier am 2. Tag.
- Drains: Redon-Drain am 1. Tag entfernen, eventuellen Wunddrain ab 3.–4. Tag kürzen.
- Fäden am 7. Tag entfernen, meist durch den Hausarzt, da der Patient am 4.–6. Tag entlassen wird.

Zeigt es sich intraoperativ, daß bereits *Komplikationen* eingetreten sind, stellen sich die Probleme der Peritonitis (S. 877).

29.5.3 Chronisch entzündliche Darmerkrankungen

Colitis ulcerosa und Morbus Crohn machen über 90 % aller chronisch entzündlichen Darmerkrankungen aus. Sie kommen bei beiden Geschlechtern etwa gleich häufig vor und können in allen Altersstufen auftreten. Überwiegend sind aber Kinder und Jugendliche sowie junge Erwachsene betroffen.

Die *Ursache* ist weitgehend ungeklärt, wahrscheinlich handelt es sich um ein Zusammenwirken von genetischen, immunologischen und Umweltfaktoren, also Faktoren wie Persönlichkeitsstruktur, Ernährungs- und Lebensgewohnheiten, psychische Streßsituationen, verbunden mit Infektionen durch Viren oder Bakterien.

Colitis ulcerosa. Die *Symptome* sind abhängig von der Ausbreitung, der Lokalisation und vom Verlauf (akut oder chronisch) der Entzündung. Je ausgedehnter der Befall der Schleimhaut ist, um so schwerer ist das Krankheitsbild. Bei den meisten Menschen sind die unteren Kolonabschnitte, nur bei 20 % ist das ganze Kolon befallen.

Leitsymptome sind

- blutig-eitrig-schleimige Durchfälle, etwa 4mal täglich bei leichtem Verlauf; diese nehmen zu: 5- bis 8mal täglich bei mittelschwerem und mehr bei schwerem Verlauf.

Hinzu kommen

- Appetitlosigkeit, Gewichtsverlust;
- intermittierender Temperaturanstieg;
- Allgemeinsymptome durch Verlust von Blut, Wasser, Elektrolyten, die im schweren Fall zu Hinfälligkeit und Exsikkose führen.

Der *Verlauf* ist schubweise (Remission wechselnd mit Verschlechterung) oder chronisch unverändert anhaltend.

Morbus Crohn. Der Morbus Crohn kann den ganzen Magen-Darm-Trakt befallen, bevorzugt sind aber das *terminale Ileum* und das *Kolon*. Die Entzündung umfaßt alle Wandschichten. Durch die Mitbeteiligung des Bindegewebes kommt es zu Wandverdickung, verursacht durch Vernarbungs- und Schrumpfungsprozesse; dadurch bilden sich leicht *Stenosen*, *Fisteln* und *Abszesse*.

Der Beginn der Erkrankung ist meist schleichender als bei der Colitis ulcerosa. Auch hier hängt die Symptomatik ab vom Ausmaß und von der Lokalisation der Entzündung.

Leitsymptome sind auch hier

- chronische *Durchfälle* (nicht blutig!), verbunden mit Bauchschmerzen, meist im rechten Unterbauch;
- subfebrile bis febrile Temperaturen, erhöhte BSG;
- Anämie infolge von infektiös-toxisch bedingtem Eisenmangel und Thrombozytose mit Blutgerinnungsstörungen;
- beim Kind Einschränkung des Längenwachstums lange vor Auftreten von Darmsymptomen; bei Erwachsenen Eiweißmangelsymptome, Osteoporose und Osteomalazie – Malabsorptionssymptome.

Pflege- und Behandlungsplan

Da die Ursache nicht eindeutig ist, gibt es auch keine kausale Therapie, weder für Colitis ulcerosa noch für Morbus Crohn. Als Standardbehandlung werden heute *Glucocorticoide* und *Salazosulfapyridin* (SASP) bzw. *5-Aminosalicylsäure* (5-ASA) angewendet. *Prednisolon* ist das Mittel der Wahl bei Morbus Crohn. SASP bzw. 5-ASA kombiniert mit Glucocorticoiden bei Colitis ulcerosa und bei Kolonbefall beim Morbus Crohn (bei Morbus Crohn kombiniert mit Metronidazol).

Bei Dünndarmbeteiligung (Morbus Crohn) sind *Elementardiäten* bzw. totale *parenterale Ernährung* eine Alternative zum Prednisolon. Neben der medikamentösen Behandlung ist daran zu denken, daß chronische Darmentzündungen nur *ganzheitlich* bzw. interdisziplinär (Medizin, Psychosomatik, Chirurgie) behandelt werden können.

Wichtige Pfeiler sind

- Ernährungs- und Lebensberatung (Informationen erteilen auch die Colitis-ulcerosa- bzw. die Morbus-Crohn-Vereinigungen);
- schlackenarme und kalorienreiche Kost; Formeldiäten (Astronautenkost) die gänzlich schlackenfrei sind, sind vorteilhaft;
- chirurgische Sanierung bei Auftreten von Komplikationen.

29.5.4 Darmtumoren

Gutartige Tumoren. Im Dünndarm sind es Adenome, Lipome, Myome, Hämangiome. Im Dickdarm sind die meisten gutartigen Tumoren Adenome und werden unter dem Sammelnamen *Polypen* zusammengefaßt. Sie sind gestielt oder mit breiter Basis aufsitzend. Die generalisierte *Polyposis* ist familiär und neigt zu maligner Entartung.

Bösartige Tumoren. Im Bereich des *Dünndarms* sind sie sehr selten. Sie treten zwischen dem 50. und 70. Lebensjahr auf. Es handelt sich um Adenokarzinome, Karzinoide, Sarkome und maligne Lymphome. Karzinoide produzieren Hormone (Serotonin u. a.), die zu Durchfällen und „Flush" führen können.

Karzinome im Dickdarm – Kolon und Rektum – sind die häufigsten malignen Tumoren im Magen-Darm-Trakt. Sie nehmen langsam zu, was mindestens teilweise auf falsche Ernährung (ballaststoffarm/fettreich) und Bewegungsmangel zurückgeführt wird. Bezüglich Krebssterblichkeit stehen sie an zweiter (Frauen) bzw. dritter (Männer) Stelle.

Ungefähr 50 % sind im Rektum und 20 % im Sigma lokalisiert, der Rest verteilt sich auf den oberen Dickdarm (Abb. 29.**4**). Die Metastasierung erfolgt einerseits in die regionären Lymphknoten, andererseits über die Pfortader in die Leber und sekundär in Lunge, Hirn, Skelett u. a.

Krankheitszeichen und Pflegeprobleme

Sie sind von der Lage des Tumors abhängig. (Bei *rechtsseitigem Sitz* treten sie spät auf, da der Kot noch nicht eingedickt ist und das Hindernis deshalb leichter passiert.) Erste Anzeichen sind:

- Anämie mit entsprechenden Allgemeinsymptomen, Gewichtsverlust,
- dumpfe Bauchschmerzen,
- Wechsel von Obstipation und Diarrhö,
- Blut und Schleim im Stuhl.

Zu den **Komplikationen** zählen Darmverschluß, Blutungen, Perforation, infiltratives Wachstum in die Nachbarorgane und Metastasierung.

Pflege- und Behandlungsplan

Die *Therapie* ist immer chirurgisch bzw. endoskopisch (letztere ist weniger belastend für den Patienten). Die *Pflege* entspricht den jeweiligen prä- und postoperativen Notwendigkeiten (Darmoperationen S. 871 f.).

Häufigste Interventionen:

Endoskopische Abtragung von Kolonadenomen, was bei gestielten Polypen das Mittel der Wahl ist; bei breitbasigen Adenomen steigt bei diesem Verfahren jedoch das Blutungsrisiko.

Endoskopische Exzision ist bei Frühkarzinom möglich, jedoch nur, wenn noch keine regionalen Lymphknoten befallen sind.

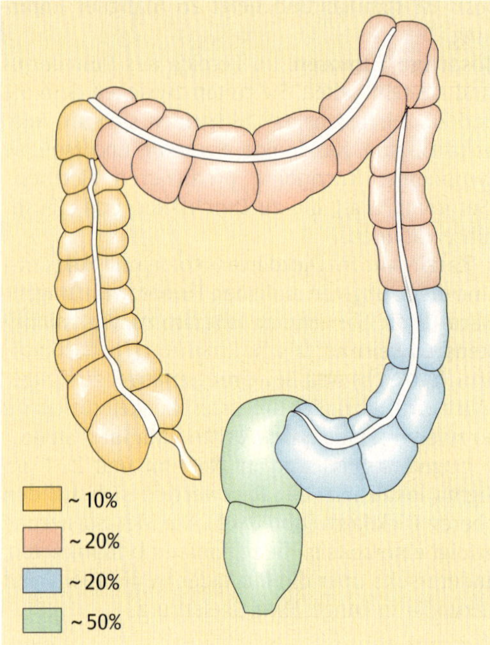

Abb. 29.**4** Lokalisation der kolorektalen Karzinome.

Radikale operative Tumorentfernung ist beim kolorektalen Karzinom unumgänglich. Das Ausmaß der Resektion richtet sich nach der segmentalen Blutversorgung und dem Lymphabfluß. Die Kontinuität des Darms wird durch eine *End-zu-End-Anastomose* wiederhergestellt.

Radikaloperationen mit Anlage eines Anus praeter naturalis (künstlicher Darmausgang/Stoma) lassen sich bei tiefsitzenden Tumoren nicht umgehen (S. 872 f.).

29.5.5 Darmverschluß (Ileus)

Ileus = kompletter oder inkompletter Stopp der Darmpassage infolge eines mechanischen Hindernisses oder funktioneller Störung der Peristaltik (Paralyse des Darms → Fehlen der Darmperistaltik).

Mechanischer Ileus

Ursache. Der mechanische Ileus hat zwei Entstehungsmechanismen, die

- *Obturation* oder *Okklusion* einer Darmschlinge von innen oder von außen ohne Beteiligung der Mesenterialgefäße, z. B. durch Verwachsungsstränge (Briden), Hernien, Tumoren, Fremdkörper u. a.;
- *Strangulation* mit gleichzeitiger Abschnürung der Mesenterialgefäße, wodurch die Blutversorgung gestört wird. Es besteht somit neben der Passagebehinderung eine Gewebeernährungsstörung.

Krankheitszeichen und Pflegeprobleme

Sie sind sehr unterschiedlich je nach Intensität, Lokalisation und Dauer des Verschlusses. Allgemein gilt, daß die *Strangulation* früh, die *Okklusion* dagegen spät zu Ileuserscheinungen führt.

Auch die *Verschlußhöhe* spielt eine Rolle: je höher der Verschluß, um so rascher verschlechtert sich das Zustandsbild; je tiefer der Verschluß, um so langsamer treten Symptome auf.

- Die Stuhl- und Windverhaltung ist immer ein „zu spät" auftretendes, sicheres Ileuszeichen.
- Der Schmerz nimmt allmählich zu und kann sehr intensiv werden („Bauchgesicht", Abb. 7.**2** f. S. 201) oder er setzt plötzlich als Kolik mit lokalisierbarem Dauerschmerz ein.
- Zeichen der Ileuskrankheit: Aufstoßen, Erbrechen, Verschlechterung des Allgemeinzustands, Temperatur- und Pulsanstieg, Oligurie;
- lokalisierbarer Meteorismus, reflektorische Abwehrspannung des Abdomens;
- Hyper- und Widerstandsperistaltik, die hörbar ist (durch Pressen versucht der Darm das Hindernis zu überwinden). Die Peristaltik läßt allmählich nach, um schließlich endgültig zu sistieren (→ paralytischer Ileus).
- Im Serum: Hämatokrit-, Blutzucker- und Harnstoffanstieg, Kaliumabfall und Azidose. Bei Strangulation steigen die Leukozyten an.
- Röntgenologisch geben Lokalisation und Anordnung der überblähten Darmschlingen mit den Gasflüssigkeitsspiegeln Aufschluß über die Verschlußhöhe.

Pflege- und Behandlungsplan

Rascher Ausgleich von Flüssigkeits-, Elektrolyt- und Säure-Basen-Gleichgewicht und Operationsvorbereitung.

- Information und Zuwendung als Begleitung aller therapeutischen Maßnahmen;
- Dauertropfinfusion durch zentrale Leitung (Flüssigkeits-, Elektrolyt-, insbesondere Kaliumersatz) keinerlei orale Zufuhr;
- Magensonde, Dünndarmsonde: Absaugen des gestauten Darminhalts;
- Spasmolytika (sobald die Diagnose gestellt ist), z. B. Novalgin, Buscopan i. v.;

- Einlegen eines Blasenkatheters → Ausscheidung kontrollieren;
- u. U. Volumenersatz (Plasma, Humanalbumin).

Raschestmögliche Behebung des Hindernisses (Bridendurchtrennung, Lösung von Einklemmungen, Beseitigung des Kompressionsauslösers, Darmresektion bei geschädigtem Darm). Bei Dickdarmileus ist häufig ein *dreizeitiges Vorgehen* notwendig: Kolostomie proximal des Verschlusses mit Transversostomie. Der erkrankte Darmteil wird erst 2–6 Wochen später reseziert – Zweiteingriff. Die dabei belassene Kolostomie wird etwa 3 Monate später verschlossen.

Paralytischer Ileus

Ursachen. Sie sind reflektorischer, toxischer, vaskulärer oder myogener Art.

- *Reflektorisch:* Gallen- und Nierenkoliken, Pankreatitis, akute Bauchtraumen, häufig auch ein Myokardinfarkt.
- *Toxisch:* Peritonitis, Urämie, Azidose, Morphinvergiftung u. a.
- *Myogen* als Folge von Hypokaliämie, Hypoproteinämie, Avitaminose.
- *Vaskulär:* Pfortaderstauung, kardiale Stauung, lokale Mangeldurchblutung infolge Mesenterialinfarkt oder -thrombose.

Krankheitszeichen und Pflegeprobleme

- Meteorismus im Bereich des ganzen Darms;
- Stille über dem Abdomen – fehlende Darmgeräusche („Grabesstille");
- aufgetriebene, vorerst weiche Bauchdecken, die bei einsetzender Peritonitis hart und gespannt werden, anhaltender Singultus;
- Schockzeichen, trockene Zunge;
- typisches „Bauchgesicht" (Abb. 7.**2**f. S. 201);
- Überlauferbrechen (Miserere).

Pflege- und Behandlungsplan

Beseitigung der Ursache:
- bei Peritonitis: Laparotomie, Drainage und Spülung der Bauchhöhle, lokale und allgemeine Chemotherapie;
- bei reflektorischer toxischer Paralyse richten sich die Maßnahmen nach der Ursache.

Anregung der Peristaltik:
- durch Rheomacrodex-Infusionen (Dextran 40), intravenöse Verabreichung von Kaliumlactat in Infusion, Dihydergot und hypertoner Kochsalzlösung, Prostigmin, Bepanthen im Wechsel;
- Einlegen eines Darmrohrs, evtl. Wärmeanwendungen.

Entlastung des Darms:
- Dauerabsaugung mittels Dünndarmsonde (Dennis-Sonde, Miller-Abbott-Sonde);
- Anlegen einer Darmfistel, wenn sich der Zustand nicht bessert oder infolge Volumenverschiebung und Zwerchfellhochstand ein lebensbedrohlicher Schock eintritt.

Verhütung von Komplikationen, Hilfe zur Krankheitsbewältigung:
- Vitalzeichen-, Bewußtseins-, Venendruck- und Flüssigkeitskontrolle, um einen hypovolämischen oder septischen Schock rasch zu erfassen;
- Bettruhe, angepaßte Körperpflege, Mundpflege, allgemeine Prophylaxe, insbesondere
- Pneumonieprophylaxe (Atemtherapie, Inhalieren). Wenn infolge des Zwerchfellhochstandes die Atmung ungenügend ist, kann es rasch zu Atelektase und Pneumonie kommen;
- Begleitung des Patienten und seelische Stützung, da sich die Kräfte rasch erschöpfen.

29.5.6 Darmoperationen

Die Wahl des Eingriffs wird vom Ausmaß und der Lokalisation der Erkrankung bestimmt. Meist handelt es sich um Operationen im Bereich des Dickdarms, seltener um Eingriffe im Bereich des Dünndarms. Vordergründig sind die Umgehungs-und Entlastungsoperationen (Anus praeter S. 872 f.).

Operationsvorbereitung

Neben den allgemeingültigen präoperativen Maßnahmen geht es in erster Linie um die *Entleerung, Reinigung und Sterilisierung des Darms*. Dieses Ziel wird in 3–4 Tagen erreicht.

Ernährung. Während 2–3 Tagen schlackenarm (Eier, Zwieback, Suppe, Joghurt). Am Tag vor der Operation nur noch flüssig (Bouillon, Tee).

Darmreinigung. Die Vorschriften können unterschiedlich sein. Hier ein Vorschlag: Zwei Tage vor der Operation: 2mal Cascara-Salax (1 Beutel Salax, 2 Drg. Cascara). Vortag: Einlauf mit 500 ml Wasser; anschließend trinkt der Patient eine hochmolekulare Flüssigkeit (z. B. Fordtranlösung). Es müssen mindestens 3 l dieser Lösung innerhalb von 2 Stunden getrunken werden (evtl. mehr), bis wässerige, *klare* Durchfälle auftreten. Die Lösung kann auch durch die Magensonde appliziert werden (orthograde Spülung S. 301 f.). Bei Brechreiz kann ein Antiemetikum verabreicht werden.

Darmsterilisation. Sie kann u. U. auch weggelassen werden (die Darmreinigung nie!). Eine vollkommene Sterilität des Darms ist ohnehin nicht möglich. Wo erwünscht, kann das Ziel z. B. mittels Neomycin, kombiniert mit einem Sulfonamid, erreicht werden (z. B. 1 g Neomycin und 1,5 g Sulfathalidin in 3stündigen Abständen 8mal vor der Operation).

Bei vorgesehener **Ileostomie** bzw. **Kolostomie** muß der Patient bei der Stomatherapeutin angemeldet werden. Inhalt und Ziel der Vorbereitungsgespräche sind:

- seelische und körperliche Bereitschaft für die Operation;
- Einsicht und Verständnis für die Notwendigkeit des Eingriffs und eventuell zu erwartende Einschränkungen in beruflichen, gesellschaftlichen und sexuellen Belangen;
- Herstellen von Kontakten mit anderen Stomaträgern;
- optimale Wahl der Position des Stomas: Sie ist ideal, wenn sie sich an einer vom Patienten gut überblickbaren Stelle befindet (speziell bei jüngeren Patienten müssen neben Körperform auch Kleidergewohnheiten berücksichtigt werden).

Postoperative Pflegeplanung

Überwachung der vitalen Funktionen. Darmoperationen sind große Eingriffe, weshalb die Überwachung in den ersten 24–48 Stunden sehr wichtig ist (Überwachungsstation).

Entlastung des Darms und der Darmnähte:

- Parenterale Ernährung über 4–6 Tage. Im Dünndarm gilt die Naht ab 7. Tag, im Dickdarm ab 9. Tag als ganz verheilt, danach richtet sich der langsame Aufbau der Ernährung.
- In diesen ersten Tagen bekommt der Patient ca. 3000 ml Mischinfusion/24 Std. mit Vitaminzusätzen oder eine spezielle Nährlösung (parenterale Ernährung Kap. 38).
- Verluste durch Magensonde, Drainagen u. a. müssen ersetzt werden. Flüssigkeitsbilanz und Elektrolytbestimmungen ermöglichen die Errechnung des Verlustersatzes.

Angepaßte Ernährung. Normalerweise darf ab 3. Tag löffelweise Tee gegeben werden. Ab 4.–5. Tag kann der Patient trinken, soviel er mag. Dann Beginn mit Schleim, Brei, Zwieback. Bei komplikationslosem Verlauf ab 6. Tag normale, gut verträgliche Kost. Ein Tag vor Beginn der oralen Ernährung muß für weichen Stuhl gesorgt werden (z. B. 3mal 1 Eßl. Paraffinöl/Tag).

Unterstützung der Blasenentleerung. Bei Rektumamputation wird immer ein Blasenkatheter eingelegt (sonst je nach Situation) und während 4–6 Tagen belassen. Flüssigkeitsbilanz bis zum normalen Funktionieren der Blase oder täglich Gewichtskontrolle.

Verhütung von Komplikationen:

- Thromboembolieprophylaxe durch Frühmobilisation, Antithrombosestrümpfe, Antikoagulation mit Heparin;
- sorgfältige Körper- und Mundpflege;
- Pneumonieprophylaxe durch Aushusten, Atemtherapie, Inhalieren;
- regelmäßige Schmerzmittelverabreichung in den ersten Tagen.

Sauber- und Trockenhalten des Wundgebiets:

- *Abdominalwunde* täglich verbinden. Redon-Drains werden am 1.–2. Tag entfernt, die Nähte am 10. Tag. Intraperitoneal liegende Drains werden ab 2. Tag gekürzt, am 3. Tag entfernt.
- *Perineale Wunde* (bei Rektumamputation). Sie kann offen oder verschlossen sein. Ist sie offen, werden mit NaCl getränkte Gazen aufgelegt. Bei Bedarf Betadine-Sitzbäder vornehmen.
- *Eröffnung des Anus praeter bei Transversotomie.* War ein Ileus Ursache der Operation, wird der Anus praeter unmittelbar nach dem Eingriff eröffnet; im anderen Fall geschieht die Eröffnung nach 24–48 Stunden (mit Elektrokoagulator oder Schere und Klinge). Die unter der Darmschlinge liegende Brücke (Gummi oder Plastik) bleibt ca. 10 Tage liegen.
- *Anspülen* des Anus praeter. Wenn die Darmfunktion nach 3–4 Tagen nicht aktiv ist, wird der Arzt eine Spülung vornehmen. Normalerweise wird dafür lauwarmes Wasser verwendet. Die Spülung muß wegen Perforationsgefahr sehr vorsichtig vorgenommen werden.

Schonende therapeutische Stomaversorgung. Es handelt sich dabei um eine Pflege, die Sicherheit und Routine verlangt, weshalb sie in einem gesonderten Abschnitt besprochen wird.

29.5.7 Kolostomie, Ileostomie

Ein **Stoma** wird vielfach auch als Anus praeter oder künstlicher Darmausgang bezeichnet (Abb. 29.**5**). Je nach Lage sprechen wir von *Kolostomie* = künstlicher Dickdarmausgang oder *Ileostomie* = künstlicher Dünndarmausgang.

Funktion der Kolostomie. Die Form des Stuhls, der sich entleert, ist abhängig von der Lage des Stomas. Je weiter vom After entfernt, um so dünnflüssiger ist der Stuhl, d. h. normaler

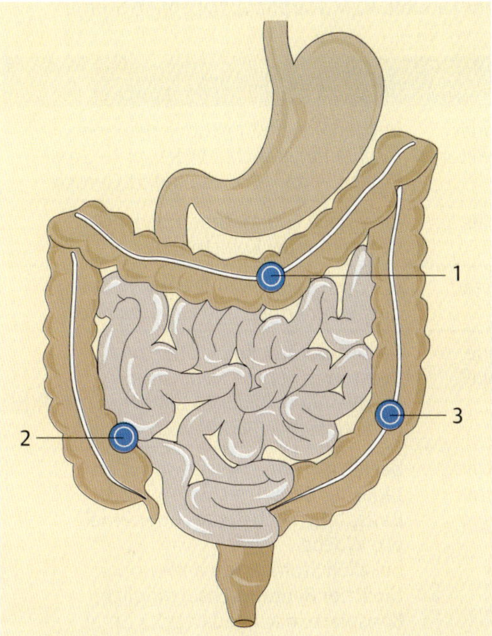

Abb. 29.**5** Lage des Stomas. 1 = Transversostomie, 2 = Ileostomie, 3 = Kolostomie.

Stuhl bei *linksseitiger* Kolostomie. In den ersten Monaten entleert sich der Darm 5- bis 6mal täglich. Bei regelmäßiger Lebensweise und Mahlzeiteneinnahme reguliert sich die Darmtätigkeit.

Funktion der Ileostomie. Aus der relativ engen Öffnung entleert sich zu Beginn anhaltend wässeriger Dünndarminhalt. Die Darmsekrete sind aggressiv und gefährden die Haut um das Stoma. Später erfolgen die Entleerungen schubweise alle 30 – 60 Minuten (individuell verschieden). Die Hautpflege ist ganz besonders wichtig. Bei der *kontinenten Ileostomie* (Kock-Reservoir) sammelt sich der Stuhl in der Tasche und muß mittels Katheter 3- bis 4mal täglich entleert werden. In vielen Fällen erübrigt sich somit das Tragen eines Auffangbeutels, und es genügt der Schutz mit Pflaster oder spezieller Kappe.

Stomaversorgung

Kolostomie. Die erste Stuhlentleerung erfolgt erst nach 2 – 3 Tagen. Postoperativ werden große, transparente Beutel benützt. Sobald der Stuhl fester wird, können geschlossene Beutel (opak) verwendet werden. Zum Hautschutz eignen sich Karayaringe oder Hautschutzplatten.

Ileostomie. Unmittelbar nach der Operation wird das Stoma mit *Hautschutz* und *Ileostomiebeutel* (Ausstreif- oder drainabler Beutel) versorgt. Der Darm entleert sich sehr schnell, schon innerhalb kurzer Zeit kann die Haut geschädigt sein. Versorgt wird die Ileostomie mit Hautschutzplatten (Stomahesive, Combihesive oder Coloplast). Solange die Patienten im Krankenhaus sind, werden transparente Ausstreifbeutel benützt, später undurchsichtige (opake).

Postoperativ muß das System alle 2 – 3 Tage gewechselt werden (nicht warten, bis es leckt).

Stomaversorgungsmaterial

Die **Stomaversorgungssysteme** werden aus geruchsicherem Plastikmaterial hergestellt. Sie sind in verschiedenen Formen, Farben und Größen erhältlich. Die Wahl des Versorgungssystems richtet sich nach der Lage des Stomas, der Hautbeschaffenheit und den Bedürfnissen des Stomaträgers. Die Stuhlbeschaffenheit (fester, breiiger oder flüssiger Stuhl) ist oft entscheidend, ob ein offener oder ein geschlossener Beutel getragen werden kann. Grundsätzlich unterscheidet man

- geschlossene Beutel mit oder ohne integrierten Hautschutz,
- zweiteilige Systeme = Basisplatte mit geschlossenem oder Ausstreifbeutel,
- Ausstreifbeutel mit Klammerverschluß, evtl. mit integriertem Hautschutz.

Tab. 29.**2** stellt die wichtigsten Beutelarten mit ihren Anwendungsbereichen vor.

Hautreinigungs- und -pflegemittel, Hautschutzprodukte. Die Haut um das Stoma ist einer Dauerbelastung ausgesetzt und bedarf einer besonderen Beachtung und Pflege. Die wichtigsten Materialien sind in Tab. 29.**3** zusammengefaßt.

Gebräuchlichste Versorgungsmethoden

Eine **definitive Kolostomie** entleert normalerweise festen Stuhl. Es kann deshalb ein geschlossener Auffangbeutel mit Aktivkohlefilter verwendet werden (Abb. 29.**6a**). Er wird 1- bis 2mal pro 24 Stunden (oder nach Bedarf) gewechselt. Wird eine Spülbehandlung vorgezogen (s. unten), eignet sich die Versorgung mit einem sog. Minibeutel oder Abdeckpflaster (Abb. 29.**6b**).

Eine **temporäre Kolostomie** entleert breiigen Stuhl in größeren Mengen mit häufigem Gasabgang. Hier eignet sich der offene Auffangbeutel mit integriertem Hautschutz. Er wird mit einer Plastikklammer verschlossen (Abb. 29.**6c**).

Tabelle 29.**2** Beutelarten und ihre Anwendungbereiche (aus Landolt, R., V. Harpham: Mit einem Stoma leben. Schweizerische Krebsliga, Bern)

Beutelart	Beschreibung	Anwendungsbereich
Kolostomiebeutel	geschlossener Klebebeutel mit oder ohne Hautschutz und Aktivkohlefilter	bei definitiver Kolostomie geeignet; rascher hygienischer Wechsel 1 – 2mal täglich; Aktivkohle verhindert Geruch
Minikolostomiebeutel	kleiner Klebebeutel mit Aktivkohlefilter	ideal nach Spülmethode und/oder Baden (nur bei Kolostomie)
Abdeckpflaster	hautfreundliches, spezielles Pflaster	nur nach Spülbehandlung bei gut eingespielter Entleerung zu verwenden
Ileostomiebeutel	offener Klebebeutel mit oder ohne Hautschutz und Klammerverschluß	bei temporärer Kolostomie und Ileostomie *nur* mit Hautschutz anzuwenden; häufiges Entleeren möglich ohne täglichen Beutelwechsel
Zweiteiliges Beutelsystem	– Basisplatte mit Rastring und Kolo-, Ileo- oder Urostomiebeutel zum Aufdrücken	bei allen Stomaarten anwendbar; täglicher Beutelwechsel möglich; Basisplatte nach Bedarf oder 2mal pro Woche
	– Basisplatte ohne Rastring und Kolo-, Ileo-, Urostomiebeutel zum Aufkleben	bei allen Stomaarten anwendbar; täglicher Beutelwechsel möglich; Basisplatte nach Bedarf oder 2mal pro Woche

Tabelle 29.**3** Hautreinigungs- und Hautschutzprodukte zur Stomaversorgung (aus Landolt, R., V. Harpham: Mit einem Stoma leben. Schweizerische Krebsliga, Bern)

	Kolostomie	Ileostomie
Reinigungsmittel	Kernseife oder milde alkalifreie flüssige Seife und Wasser	Kernseife oder milde alkalifreie flüssige Seife und Wasser
Hautpflegemittel	spezielle Lotion für Stomapflege	spezielle Lotion für Stomapflege
Hautschutzprodukte		
– Schutzfilmtücher	als Hautschutz bei häufigem Beutelwechsel	als Hautschutz
– Abdichtungsring aus Karaya oder synthetischem Material	als Hautschutz und Abdichtung um das Stoma; verbessert die Haftung des Beutels	als Hautschutz und Abdichtung um das Stoma; verbessert die Haftung des Beutels
– Adhäsivverband	als Hautschutz mit Ausstreifbeutel bei der temporären Kolostomie oder bei entzündeter Haut zur Heilung und zum Schutz	als Hautschutz mit Ausstreifbeutel (übliche Grundversorgung)
– Pasten und Puder	zum Ausbessern von Narben/Falten im Stomabereich; als Abdichtung der Versorgung	zum Abdichten der Versorgung am Stomarand
– Basisplatten mit oder ohne Rastring	als Hautschutz und Versorgungsmöglichkeit mit Kolostomiebeutel	als Hautschutz und Versorgungsmöglichkeit mit Ileostomiebeutel

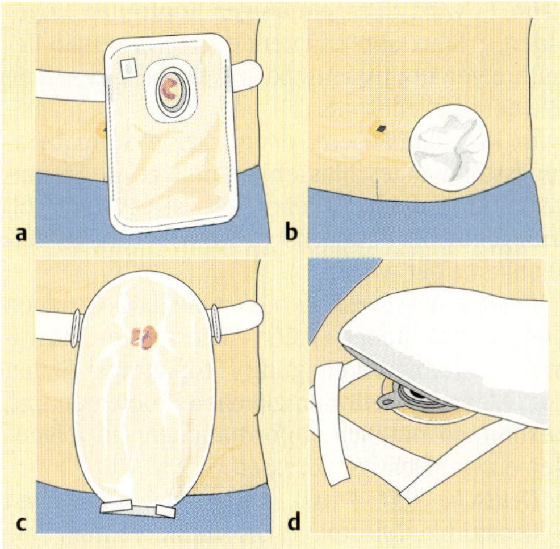

Abb. 29.**6a–c** Kolostomieversorgung. **a** Klebebeutel, Aktivkohlefilter und Gürtel. **b** Minibeutel (nach Spülmethode). **c** Offener Auffangbeutel mit (integriertem Hautschutz und) Klammerverschluß. **d** Ileostomieversorgung. Zweiteiliges Beutelsystem, bestehend aus Basisplatte und Auffangbeutel.

Eine **Ileostomie** entleert aggressiven flüssigen bis breiigen Stuhl in größeren Mengen und zu unregelmäßigen Zeiten. Hier ist immer ein Hautschutz notwendig (Adhäsivverband). Es soll ein Auffangbeutel mit Klammerverschluß verwendet werden (Abb. 29.**6d**).

Stomapflege

Der Patient wird in den ersten postoperativen Tagen mit der Stomapflege vertraut gemacht. Er soll bis zum Krankenhausaustritt sein Stoma selbständig versorgen können. Aus diesem Grund muß die Pflege so einfach wie möglich sein. Im Prinzip geht es darum, die Haut sauber- und trockenzuhalten und sie möglichst wenig zu reizen. Ein Beutel, dessen Klebefläche undicht geworden ist, muß immer sofort, d.h. auch zwischenzeitlich, gewechselt werden; oft ist es aber möglich, daß sich ein regelmäßiger Wechsel (alle 2–3 Tage) einspielt. Im folgenden ist ein Basispflegeset beschrieben. Zusätzliche Salben, Tinkturen, Pasten sollen nur nach Rücksprache mit der Stomatherapeutin bzw. dem Arzt verwendet werden.

Basispflegeset:
- Kolostomie- oder Ileostomiebeutel;
- lauwarmes Wasser, milde Seife;
- Kleenex oder Tela, Wattestäbchen;
- Vlies oder Baumwolläppchen;
- mildes Hautpflegemittel (Dansac-Lotion);
- Entsorgungsbeutel.

Vorgehen. Postoperativ wird die Stomapflege halbliegend vorgenommen. Später lernt der Patient die Versorgung im Stehen.
- Klebebeutel mit mildem Hautpflegemittel (z.B. Dansac-Lotion) oder Wasser wegnehmen.
- Stuhlreste mit Kleenex entfernen.
- Haut mit Wasser und Seife waschen.
- Rille rings um das Stoma mit Wattestäbchen säubern.
- Haut mit Dansac-Lotion pflegen.
- Beutel (Ring, Platte) von unten nach oben auf die trockene Haut kleben (Platten vorbereiten: zuschneiden je nach Größe und Form des Stomas).

Zu dünner Stuhl und zu häufige Stuhlentleerungen erschweren die Versorgung eines Ileostomas. Stuhleindickende Mittel wie Immodium sind neben diätetischen Maßnahmen eine große Hilfe.

Spülmethode

Patienten mit einer definitiven Kolostomie können die Spülmethode anwenden. Wo sie gut funktioniert, ist sie für den Stomaträger eine wesentliche Erleichterung und eine deutliche Verbesserung seiner Stomaversorgung.

Das *Ziel* der Spülung besteht in der kontrollierten Darmentleerung durch tägliche oder zweitägliche Wassereinläufe. Bei erfolgreicher Spülung ist für 24–48 Stunden keine weitere Darmentleerung zu erwarten, wodurch sich das Tragen von großen Auffangbeuteln erübrigt. Sobald sich der Darm an diese Methode gewöhnt hat (das dauert in der Regel 3 Wochen bis 2 Monate), kann das Stoma mit einem Abdeckpflaster oder einem Minibeutel versorgt werden.

Vorgehen (Abb. 29.**7**):
- Spezialsack für die Spülung (entleert sich direkt in die Toilette) mittels Platte anbringen.
- Speziellen Konus am Stoma ansetzen.
- 500–1000 ml Wasser (handwarm) einfließen lassen (Irrigator sollte immer in Schulterhöhe hängen).
- Entleerenlassen dauert 30–60 Minuten. Wenn es dem Patienten gut geht, kann er zwischenzeitlich seine Körperpflege vornehmen.
- Verschließen des Stomas mit Kappe oder kleinem Beutel.

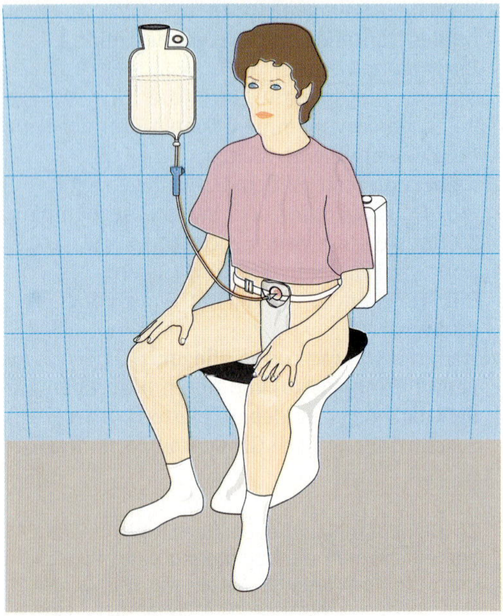

Abb. 29.**7** Spülung der Kolostomie.

Wichtig ist, daß der Patient mit der Spülung vertraut ist. Einführung durch die Stomatherapeutin ist unbedingt notwendig.

Richtige Ernährung

Eine spezielle Diät für Stomaträger gibt es nicht. Die Reaktionsweise des Organismus auf die verschiedenen Nahrungsmittel ist individuell. Es lassen sich daher nur Grundregeln aufstellen:
- Mahlzeiten in Ruhe einnehmen, gut kauen.
- Essenszeiten gleichmäßig über den Tag verteilen.
- Unverträgliche Nahrungsmittel weglassen (z.B. blähende, durchfallerzeugende, S. 887).
- Eher geruchsneutrale Kost zu sich nehmen. Stark gerucherzeugend sind Zwiebeln, Knoblauch, scharfe Käsesorten; u.U. auch Fleisch, Eier, Fisch.

Stomaberatung

Die Kolo- bzw. Ileostomie schafft für den Betroffenen eine neue Lebenssituation. In Krankenhäusern, wo eine *Stomaberatungsstelle* besteht, bekommt der Patient von Anfang an fachgerechte Betreuung, Information und Instruktion. Er verläßt das Krankenhaus mit einem individuell angepaßten Pflegeset und mit der Sicherheit, daß er sich jederzeit an die Beratungsstelle wenden kann. Er wird zu regelmäßigen Kontrollen eingeladen, erfährt unterstützende Hilfe in seinen Bemühungen um psychische, physische und soziale Wiedereingliederung.

In Krankenhäusern, denen keine Stomaberatungsstelle angeschlossen ist, obliegt die Stomaversorgung dem Pflegebereich. Der Patient soll früh genug bei der nächsten Stomaberatungsstelle angemeldet werden.

Praktische Lebenshilfe bieten die ILCO-Gruppen und -kontaktstellen (ILCO – Ileostomie-Colostomie-Urostomie-Vereinigung). Stomaträger finden dort Menschen mit den gleichen Problemen und bekommen nützliche Informationen. Im folgenden einige wichtige Adressen:
- *Deutsche ILCO-Praxis,* Organ der Deutschen Ileostomie-Colostomie-Urostomie-Vereinigung. Sie vermittelt Kontaktadressen für die ILCO-Landesverbände, ILCO-Gruppen, ILCO-Kontaktstellen.
- *Schweizerische Ileo-Colo- und Urostomie-Vereinigung (ILCO).* Die ILCO Schweiz gibt ein jährlich erscheinendes Bulletin heraus.

Stomaberatungsstellen gibt es in allen größeren Städten (s. Telefonbuch).

> Kein Stoma ist wie das andere, eine individuelle Beratung und Versorgung ist notwendig.

29.6 Abdomen

Leitsymptome. Sie sind als „Bauchnotfall" oder „akutes Abdomen" bekannt: heftige Schmerzen, Tachykardie und Erbrechen, Facies abdominalis (Bauchgesicht, Abb. 7.**2** f. S. 201). Diese Symptome sind Ausdruck eines *Viszeralschocks*. Er wird ausgelöst durch toxisch-enzymatische oder bakterielle Bauchfellentzündung, von einem Verschluß der Hohlorgane (Darm, Gallengänge) oder von einer Bauchhöhlen- oder Gastrointestinalblutung. Infolge der Differenziertheit dieser Ursachen sind auch die *Begleitsymptome* des Schocks sehr unterschiedlich (Abb. 29.**8**).

Die häufigsten **Ursachen** sind Appendizitis, Ileus, Magen- oder Darmperforation, Pankreatitis.

Behandlung. Sie erfolgt notfallmäßig als *Schockbekämpfung* mit gleichzeitiger *Elementarvorbereitung* für die Operation (sofern die Indikation besteht). Grundsätzlich gilt: bei Blutung Blutersatz, bei Entzündungszeichen Chemotherapie. Immer werden eine Magensonde eingelegt sowie eine Infusionsbehandlung (Säure-Basen-Ausgleich, Elektrolytersatz) und Heparinisierung eingeleitet.

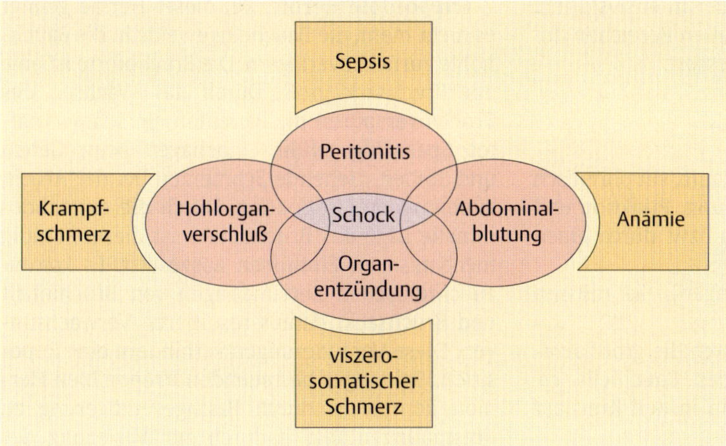

Abb. 29.**8** Akutes Abdomen. Pathophysiologische Charakteristika der Ursachenkomplexe (nach Reifferscheid).

Exemplarische Pflegesituationen

29.6.1 Peritonitis

Peritonitis = Bauchfellentzündung ist eine Sammelbezeichnung für lokalisierte oder diffuse Entzündungen des Bauchfells, verursacht durch Erreger oder toxisch-enzymatische Noxen. Die anfänglich fibrinösen Beläge des Bauchfells werden rasch eitrig, was zu einem äußerst dramatischen Krankheitsverlauf führen kann.

Krankheitszeichen und Pflegeprobleme

- Schmerzen: bei der Perforationsperitonitis plötzlich heftig, sonst eher langsam zunehmender Dauerschmerz. Der Patient liegt still und flach im Bett, fast immer ist das typische „Bauchgesicht" zu beochten (Facies abdominalis S. 201 f.
- Zeichen des paralytischen Ileus: Bauchdeckenspannung und Meteorismus, Übelkeit, Singultus, Erbrechen, Fehlen der Darmgeräusche. Flache Atmung (infolge Zwerchfellhochstands).
- Peritonealer Schock: Hypovolämie, Exsikkose, Tachykardie, Blutdruckabfall, kalter Schweiß, Oligurie, Verwirrungszustände, Kräftezerfall. Typische Komplikationen sind das toxische Nieren- und Leberversagen (Anurie, Ikterus).
- Fieber tritt erst später ein.

Pflege- und Behandlungsplan

Beheben der Ursachen und Beseitigen des toxischen Bauchinhaltes durch
- chirurgischen Verschluß der Infektionsquelle;
- Absaugen und Austupfung der Bauchhöhle sowie Drainage am tiefsten Punkt derselben (Douglas-Raum mit postoperativer Douglas-Lagerung Abb. 5.**9** S. 117); u.U. wird eine bilaterale Drainage zur Gegenspülung oder Perfusion eingelegt;
- Einlegen einer Dünndarmsonde (Miller-Abbot- oder Dennis-Sonde Kap. 40) zur Leersaugung des Darms:

Infektbekämpfung:
- hohe Dosen Antibiotika (Breitband- oder Aminoglykoside-Antibiotika).

Beheben des Schockzustands:
- antitoxische Wirkstoffe (Amikacin, Clindamycin, Doxycyclin);
- Cortison, Gammaglobuline;
- Volumenersatz: Infusionen, Transfusionen.

Überwachung und Unterstützung der vitalen Funktionen:
- Kontrolle von Vitalzeichen, ZVD, Bewußtseinszustand, Allgemeinzustand, Stimmungslage, Reaktionen.
- Ausscheidungen von Sonde, Drainagen, Blasenkatheter messen (zu Beginn stündlich). Die Resultate liegen (mit dem ZVD-Verlauf) der Berechnung der Substitution (Ersatztherapie) von Flüssigkeit, Elektrolyten und Eiweiß zugrunde.
- Sauerstoffzufuhr, Atemtherapie.
- Anregen der Darmtätigkeit (paralytischer Ileus S. 871), Nahrungskarenz.

- Meist liegt der Patient auf der Intensivstation. Er braucht Hilfeleistung in allen Bereichen der ATL, bis sich sein Zustand bessert.

Komplikationen und Prognose

- *Abszeßbildung* im Douglas-Raum, subphrenisch oder subhepatisch. Behandlung: Punktion und Drainage im Douglas-Raum bzw. durch einen Rippenbogenrandschnitt.
- *Adhäsionsileus* (Verwachsungen). Sie müssen operativ gelöst werden.

Die *Prognose* ist ernst, weil durch die großflächige Resorption (Oberfläche des Bauchfells ca. 2 m^2) große Mengen von Toxin in den Kreislauf gelangen.

29.6.2 Hernien, Hernienoperation

Unter einer Hernie versteht man eine Ausstülpung von Peritoneum durch eine schwache Stelle im Bauchraum. Diese Lücke kann angeboren oder erworben sein, z.B. entlang physiologischer Durchtrittsstellen der A. femoralis, des Samenstrangs oder der Speiseröhre (Hiatushernie S. 860). Außer der angeborenen Disposition wird die Bruchentstehung durch mehrere Faktoren gefördert: Bindegewebs- und Muskelschwäche, Adipositas, schwere Berufsarbeit, häufiges Husten, starke Abmagerung, starkes Pressen bei der Defäkation nach Operationen u.a.

Auf 100 Menschen kommen etwa 3–4 Bruchträger. Der Häufigkeit nach teilen sich die Brüche wie folgt ein:

- Leistenbrüche (Inguinalhernien) ca. 85 %,
- Schenkelbrüche (Femoralhernien) ca. 8 %,
- Nabelbrüche (Nabelhernien) ca. 3 %.

Der Rest verteilt sich auf die übrigen Formen. Wir unterscheiden nach *Schweregrad* die einfache, reponible Hernie, die irreponible und die inkarzerierte Hernie; nach *Lokalisation* (Austrittsstelle) den Leistenbruch, die Femoralhernie, die Nabelhernie, die Hernien an der Linea alba sowie Narbenbrüche.

Einfache, reponible Hernie. Dazu gehören jene Hernien, die sich durch vorsichtigen Fingerdruck durch die Bruchpforte zurückschieben lassen. Bei der Entstehung oft ziehende oder bohrende Schmerzen an der Bruchpforte. Beim Husten, Pressen, Niesen usw. verstärken sich diese Schmerzen. Andere Bruchträger werden erst bei einer ärztlichen Untersuchung oder bei Komplikationen (Einklemmung der Hernie) auf ihre Leiden aufmerksam.

Irreponible Hernie. Bei dieser Hernie gelingt es nicht mehr, die Baucheingeweide in die Bauchhöhle zurückzuverlagern. Die Bruchpforte ist eng, der Bruchsack groß. Durch das Wachsen des Bruchs verspüren die Patienten ein schmerzhaftes Spannungsgefühl, Unbehagen beim Gehen und Stehen, ziehende Schmerzen bei der Arbeit, zunehmende Obstipation. Durch die extraabdominelle Lage des Bruchinhalts ist dieser ständig mechanischen Einflüssen ausgesetzt. Es kommt zu chronischen Entzündungen von Bruchinhalt und Bruchsack; daraus resultieren Verwachsungen. Diese Veränderungen verhindern eine Reposition. Bei länger bestehenden irreponiblen Hernien kommt es durch Passageverzögerung zu Kotstauungen und dadurch zur Verlegung des Lumens. Es treten Zeichen eines mechanischen Darmverschlusses auf.

Inkarzerierte Hernie (Brucheinklemmung). Sie ist die wichtigste Komplikation, die unter stürmischen Zeichen verläuft:

- heftige Schmerzen in der Bruchgegend;
- kolikartige Schmerzen im ganzen Abdomen, Stuhl- und Windverhaltung;
- allgemeine Schockzeichen, Erbrechen.

Durch eine intraperitoneale Druckerhöhung (Husten usw.) werden Baucheingeweide in den Bruchsack gepreßt. Die überdehnte Bruchpforte kontrahiert sich alsbald wieder, und der Bruchring umschnürt die ausgetretenen Darmschlingen. Bei noch knapp genügender arterieller Zufuhr ist der venöse Rückfluß gedrosselt, so daß die abgeschnürte Darmschlinge anschwillt, wodurch die Resorption unmöglich wird. Es kommt zur Ernährungsstörung der Darmwand mit Erlahmung der Peristaltik. *Gefahren* sind Nekrose und Perforation mit diffuser Peritonitis. Der Kranke befindet sich in akuter Lebensgefahr und bedarf der sofortigen operativen Hilfe.

Leistenbruch. Er liegt oberhalb des Leistenbandes und tritt zusammen mit dem Samenstrang durch den Leistenkanal. Er kann bis in das Skrotum hinunterreichen (Skrotalhernie).

Femoralhernie. Sie befindet sich unterhalb des Leistenbandes (Durchtritt der A. femoralis), ist oft nicht oder nur schwer sicht- und tastbar. Trotzdem macht sie u.U. erhebliche Schmerzen, Darm- und Blasenbeschwerden.

Nabelhernie. Bei der Bruchpforte handelt es sich um eine Lücke, die als Folge einer nichtverschlossenen Durchtrittsstelle für die Nabelschnurgefäße zurückgeblieben ist. Die operative Korrektur sollte im frühen Kindesalter vorgenommen werden.

Hernien an der Linea alba. Sie treten im Epigastrium, oberhalb und seitlich des Nabels auf, verursachen besonders bei der Rumpfbeugung nach vorn ziehende Schmerzen.

Narbenbrüche. Zu Narbenbrüchen kommt es nach Bauchoperationen infolge einer Wundheilungsstörung, die zur Entstehung von Fasziendefekten führt. Diese entwickeln sich zur Bruchpforte der Narbenhernie.

Behandlungsmöglichkeiten

- Manuelle Reposition von Bruchsack und Bruchinhalt durch die Bruchpforte. Das vorsichtige Zurückschieben kann im warmen Bad geschehen.
- *Tragen eines Bruchbandes* oder einer Leibbinde kommt nur in Ausnahmefällen in Frage (z. B. bei Anus-praeter-Patienten, wo sich häufig kleinere Hernien bilden).
- *Herniotomie* als Definitiv- und Kausalbehandlung. Der Bruchsack wird abgetragen, die Bruchpforte plastisch verengt oder verschlossen – *Hernioplastik*.
- *Darmresektion* bei inkarzerierter Hernie.

Operationsvorbereitungen

Sie sind von der Dringlichkeit der Operation abhängig. Liegt eine Inkarzeration vor, ist ein rascher Eingriff notwendig. Bei der gewöhnlichen Herniotomie gelten die allgemeinen präoperativen Maßnahmen.

Postoperative Pflege

Außer den allgemeinen postoperativen Maßnahmen:

Entlastung der Bauchdecke und Schonen der Hernioplastik:

- Kniestütze; für Männer Skrotalkissen oder Suspensorium.
- Ruckartige Bewegungen vermeiden (beim Mobilisieren, Husten, Niesen usw. → Hände auf die Wunde legen).
- Leibbinde (Tubigrip-Binde) vor dem Aufstehen straff umlegen.
- Klammern oder Fäden bleiben bis zum 5. Tag.
- Vorbestehenden Husten und Obstipation behandeln.
- Für mühelose Darmentleerung sorgen.
- Keine schweren Lasten heben während 3 Monaten (die Wiederaufnahme der Arbeit richtet sich nach der Art der Beschäftigung). Der Patient muß auch darauf aufmerksam gemacht werden, daß beim Fahrrad- und Autofahren brüskes Bremsen vermieden werden muß.

Verhütung von Thrombosen und Embolien:

- Frühmobilisation, viel Bewegung.
- Unter Umständen Antikoagulation, besonders bei älteren Patienten.
- Allgemeine Maßnahmen S. 169 ff.
- Keine Bauchpresse.

Angepaßte Ernährung. Sie richtet sich nach den Bedürfnissen bzw. dem Zustand. In der Regel besteht kein Grund zur Nahrungskarenz. Der Patient darf ab 1. Tag essen.

29.7 Leber und Gallenblase

Leitsymptome. Das wichtigste und auch augenfälligste Symptom ist die *Gelbsucht* (Ikterus), die als Folge unterschiedlicher Leber- und Gallenerkrankungen auftreten kann. Charakteristisch ist die Gelbfärbung der Haut, der Schleimhäute und der Lederhaut (das Weiße) der Augen, was durch eine extrem hohe Konzentration des Gallenfarbstoffs im Blut zustande kommt. Bei der Gallengangsgelbsucht wird der Stuhl hell bis weiß, bei der Lebergelbsucht wird er hell und der Urin dunkel (Farbstoffgehalt). Typische Symptome bei Leberkrankheiten sind neben der Gelbfärbung auch die Spider-Nävi, Hautblutungen, Venenzeichnungen an der Bauchwand, evtl. Aszites. Die Patienten fühlen sich nicht wohl und leiden unter Juckreiz (Hautjucken durch Einlagerung der Gallensalze).

Im folgenden werden die wichtigsten Störungen besprochen.

Exemplarische Pflegesituationen

29.7.1 Virushepatitis

Die Virushepatitis ist eine meldepflichtige, akute, ansteckende Leberkrankheit mit zahlreichen Allgemeinsymptomen. Sie ist weltweit verbreitet. Verschiedene Erreger sind bekannt, die alle ähnliche Krankheitszeichen verursachen.

Es lassen sich drei Typen unterscheiden:
- Hepatitis A: Erreger ist das Hepatitisvirus A (infektiöse Hepatitis, epidemische Hepatitis).
- Hepatitis B: Erreger ist das Hepatitisvirus B (Serumhepatitis, Australia-Antigen oder HB_s-Antigen-positive Hepatitis).
- Hepatitis C (früher als Hepatitis non A non B bezeichnet): Erreger sind eine Gruppe von Viren, mindestens zwei, die weder dem A- noch dem B-Typ entsprechen.

Übertragungswege

Hepatitis A (45 %). Das Virus wird fäkal-oral übertragen (Reisegelbsucht → mangelnde Hygiene); eine parenterale Übertragung ist nicht nachgewiesen.

Inkubationszeit: kurz (5 – 10 Tage); HB_s-Antigen negativ.

Hepatitis B (45 %). Das Virus kann sowohl parenteral (Blut, Spritzen usw.) als auch durch Schmierinfektion, durch Geschlechtsverkehr und durch Insektenstiche übertragen werden.

Inkubationszeit: lang (42 – 240 Tage); HB_s-Antigen positiv.

Hepatitis C (10 %). Der Übertragungsweg ist ähnlich wie jener des AIDS-Virus. Betroffen sind vor allem Drogenabhängige (Spritzentausch).

Inkubationszeit: 15 – 160 Tage.

Laborbefunde, Virusdiagnostik (Abb. 29.9)

Laborsuch- und **Verlaufsproben** sind Bilirubin, Transaminasen, γ-GT, Elektrophorese, Eisen, Quick-Test im *Serum* und Gallenfarbstoffe im *Urin*.

Erreger- bzw. Antigen- und Antikörpernachweis:
- *Typ A.* Erregernachweis im Stuhl schon in der präikterischen Phase. Im Serum weist ein Anstieg des Anti-Hepatitis-A-Titers (Antikörper des Typ A) immer auf eine Virus-A-Infektion. Es bleibt eine langjährige Immunität.
- *Typ B.* Ab 2 – 3 Wochen vor Ausbruch der Krankheitszeichen ist das Hepatitis-B-Virus elektronenmikroskopisch nachweisbar bzw. Partikel, die antigenetisch mit der Hülle des B-Virus identisch sind. Sie werden daher als *HB_s-Antigen* (HB_sAg = *H*epatitis *B* surface [Oberfläche] *A*ntigen) bzw. HB_c-Antigen (C = core = Kern) oder Dane-Partikel bezeichnet. Der Nachweis dieses Antigens, das nach seiner Entdeckung Australia-Antigen genannt wurde, beweist die Infektion des Organismus mit Hepatitis-B-Viren. Antikörper dagegen (Anti-HB_s, Anti-HB_c) treten ca. 3 – 4 Monate später auf.

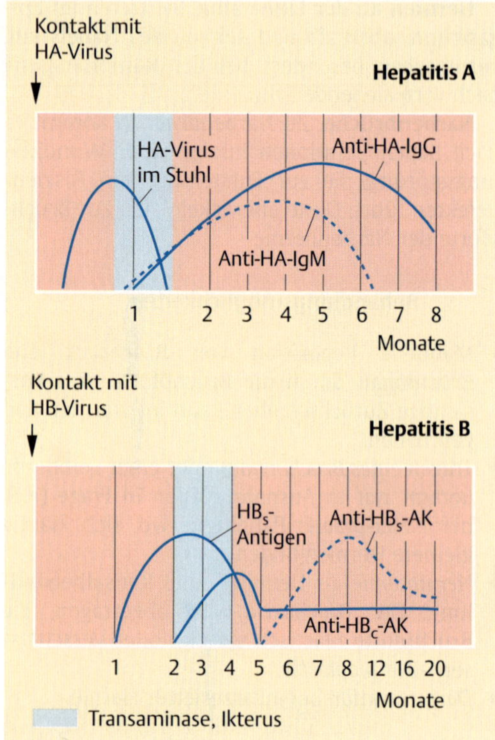

Abb. 29.**9** Klinischer und serologischer Verlauf bei Hepatitis A und Hepatitis B.

Krankheitszeichen und Pflegeprobleme

Das Krankheitsbild ist bei allen drei Formen ähnlich und reicht von einem grippeähnlichen Erscheinungsbild bis zum schweren (sogar tödlichen) Leberversagen. Die Hepatitis A betrifft vorwiegend Jugendliche und ist in ihrem Verlauf meist leichter als die anderen Formen.

Präikterisches Stadium (1 – 2 Wochen):
- Appetitlosigkeit, Übelkeit, Unverträglichkeit von Fett, Alkohol, Nikotin;
- Abnahme der Leistungsfähigkeit, Müdigkeit, Adynamie, evtl. Schwindel;
- Meteorismus, evtl. Durchfall;
- Gelenkschmerzen, Juckreiz, allgemeine Entzündungszeichen;
- die Leber ist druckempfindlich;
- Urin wird allmählich, am Ende des präikterischen Stadiums, dunkel; Stuhl acholisch.

Ikterisches Stadium (2 – 6 Wochen):
- Ikterus, Beginn in den Skleren, Bilirubinanstieg bis 170 μmol/l (10 mg/dl) und mehr;

- Temperatur normalisiert sich, subjektive Beschwerden nehmen ab;
- Leber-, Milz- und Halslymphknotenschwellung;
- Bradykardie, evtl. Gefäßspinnen.

Postikterisches Stadium (1–2 Monate):

- Ikterus klingt langsam ab;
- Urin- und Stuhlfarbe normalisieren sich;
- Müdigkeit und dyspeptische Beschwerden halten sich gelegentlich lange.

Verlaufsformen

Anikterische Hepatitis. Bei etwa 70 % der Fälle steigt der Bilirubinspiegel nicht an, der Verlauf ist relativ milde (häufig bei Kindern).

Cholestatische Hepatitis (Cholestase = Ausscheidungshemmung von Bilirubin in die Gallengänge). Sie beginnt mit einem Ikterus, der 2–6 Monate dauern kann. Die *Kardinalzeichen des Ikterus* sind Gelbfärbung der Haut und Skleren (Einlagerung von Bilirubin), Braunfärbung des Urins, Entfärbung des Stuhls, Juckreiz und Gelenkschmerzen (Gallensäureeinlagerung in Haut und Gelenke). Die eine Cholestase anzeigenden Enzyme steigen an.

Schleichende (protrahierte) Verlaufsform. Die Enzyme und das Bilirubin steigen nur leicht an. Aber auch der Abfall der pathologischen Werte ist verzögert. Der Verlauf dauert (besonders bei Hepatitis B) meist länger als 3 Monate.

Nekrotisierende Hepatitis (fulminante Form). Schweres, akut verlaufendes Krankheitsbild, das innerhalb von Tagen zum Leberkoma und zum Tod führen kann.

Diese Form ist relativ selten (ca. 2,5 %). Die Patienten entwickeln rasch Zeichen der *hepatischen Enzephalopathie*. Sie sind erregt, verwirrt oder somnolent. Die Ausatmungsluft riecht nach frischer Leber (Foetor hepaticus).

Chronische Hepatitis. Von chronisch spricht man, wenn die Symptome länger als 6 Monate anhalten. Durch die Leberbiopsie (Histopathologie) kann die gutartige, chronisch persistente von der chronisch aggressiven Verlaufsform unterschieden werden. Letztere führt häufig zur Leberzirrhose. Es sind immer die Hepatitis B und C, die chronisch werden, eigentlich nie die Hepatitis A.

> Eine überstandene Virushepatitis hinterläßt eine jahrelange, wahrscheinlich lebenslange **Immunität**.

Vorbeugende Maßnahmen

Impfung, Immunisierung (S. 385 ff.):

- passive Immunisierung mit Hepatitisantikörpern bei ausgebrochener Infektion;
- aktive Immunisierung mit Hepatitisantigenen (Vakzinen) als Schutzimpfung (für alle Risikogruppen). Dauer des Impfschutzes 5–6 Monate.

Hygienemaßnahmen. Kontamination mit Hepatitisviren kann überall stattfinden, wo mit menschlichen Ausscheidungen, Blut und Blutbestandteilen umgegangen wird oder wo Gegenstände kontaminiert sein können (Krankenhäuser, Arztpraxen). Eine weitere Gefahrenquelle sind unsaubere öffentliche Einrichtungen, herumliegende Fixerspritzen usw.

Wo mit direktem Kontakt mit Stuhl, Blut und damit kontaminierten Gegenständen zu rechnen ist, müssen *Einmalhandschuhe* getragen werden. Das gleiche gilt für Injektionen, Blutentnahmen usw. *Schutzkittel* sind angezeigt bei Eingriffen, bei denen man mit Blutspritzern oder mit Fäkalien in Berührung kommt. *Laufende* und *Schlußdesinfektion* S. 402 ff.

Isolierung. Hepatitis-A-Kranke können, wenn die Krankheit problemlos verläuft, daheim gepflegt werden. Bei Einweisung ins Krankenhaus ist grundsätzlich eine Isolierung während 2–3 Wochen angezeigt. Isolierung des Hepatitis-B-Kranken ist nicht notwendig; es genügt, daß die Hygienemaßnahmen exakt eingehalten werden. Für die Hepatitis C gelten die gleichen Vorsichtsmaßnahmen wie für die Hepatitis B.

> **Vorsichtig** mit Blut und Exkrementen umgehen! Bei Auftreten von auch nur geringfügigen *Verletzungen* (z.B. mit Injektionskanülen) ist der/die zuständige Vorgesetzte sofort zu informieren, damit die geeigneten Gegenmaßnahmen unverzüglich eingeleitet werden können.

Pflege- und Behandlungsplan

Unterstützen und Heben des Allgemein- und Ernährungszustands:

- *Bettruhe*, die im Verlauf gelockert werden kann; Selbstpflege fördern und stützen.
- *Ernährung*. Im Stadium der Inappetenz Infusionen (Glucose, Lävulose) und traubenzuckerreiche Getränke. Sobald wie möglich Schleimsuppe, Sauermilch, Buttermilch (kalorisch angereichert). Bei Besserung des Zustands Übergang zu *Leberschonkost*, die im Prinzip eine Kost mit leicht verdaulichen, gut aufspaltbaren

Nahrungsmitteln ist (2000 kcal/Tag). Striktes Alkohol- und Barbiturateverbot.

- *Psychische Unterstützung.* Beschäftigung, Kontakte, Gespräche; Bedürfnisse und Wünsche des Patienten berücksichtigen. Depressive Verstimmungen wahrnehmen und auffangen.

Fördern der Gallen- und Darmtätigkeit:

- Täglich 1 Kaffeelöffel Karlsbader Salz.
- Warme Wickel oder Kataplasmen auf den Oberbauch, insbesondere nach dem Essen.

Unspezifische Behandlung zum Schutz bzw. zum Abschwächen des Krankheitsverlaufs:

- menschliches Immunglobulin bei Hepatitis A,
- Anti-HB_s-angereichertes Hyperimmunserum bei Hepatitis B,
- Gammainterferontherapie bei Hepatitis C.

29.7.2 Leberzirrhose

Unter einer Leberzirrhose versteht man einen chronischen nichtreparablen Zustand der Leber, bei dem das normale Lebergewebe und die Blutgefäßstruktur durch die Bildung von regenerierenden *Lebergewebeknoten* zerstört werden. Zwischen den Knoten bildet sich Bindegewebe aus, wodurch die Funktion der Leber beeinträchtigt und die Gefäßleistungen behindert werden (Behinderung der Strömung → portale Hypertonie). Die Leber selbst fühlt sich derb und höckrig an.

Ursachen. In erster Linie sind es die Virushepatitis und der chronische Alkoholabusus. Bei etwa 40 % der Zirrhosen kann keine eindeutige Ursache festgestellt werden. Man spricht von *kryptogenen* Zirrhosen.

Krankheitszeichen und Pflegeprobleme

Nicht alle Patienten haben Beschwerden; auch sind diese im Anfangsstadium oft undeutlich:

- Müdigkeit, Abgeschlagenheit, Unwohlsein;
- Appetitlosigkeit, Magen-Darm-Störungen;
- dumpfer Schmerz in der Lebergegend;
- möglicherweise leichter Ikterus oder bräunlichgelbes Kolorit.

Typische Hautzeichen sind:

- *Gefäßschlängelungen*, besonders im Gesicht (Geldscheinhaut), am Bauch (Caput medusae);
- *Eppinger-Sternchen* (Spinnen- bzw. Spidernävus, Gefäßsternchen) sind zentrale Arteriolen mit spinnenartig abgehenden Gefäßchen, besonders im Einflußbereich der oberen Hohlvene (Gesicht, Hals, Brust);
- *Weißfleckung:* Auftreten von weißen Flecken an Armen und Gesäß, besonders nach Abkühlung; *Weißnägel* mit blasser Zone an der Nagelspitze;
- *Palmarerythem* und *Plantarerythem:* symmetrische, rotfleckige Sprenkelung an den Handinnenflächen bzw. Fußsohlen;
- *Lackzunge* (lackartig, glänzend, glatt);
- *Behaarungsanomalien* als Verlust der Achsel- und Schamhaare;
- *Xanthome* bei biliären Zirrhosen und gestörtem Fettstoffwechsel;
- *Gynäkomastie, Hodenatrophie* (beim Mann), *Menstruationsstörungen* (bei der Frau), weil die gegengeschlechtlichen Hormone nicht genügend abgebaut werden.

Diese typischen Zeichen der Leberinsuffizienz nehmen entsprechend der Verschlechterung des Leberzustands zu, es kommt schließlich zu *Zeichen der dekompensierten Zirrhose* bzw. zu Leberkoma.

Pflege- und Behandlungsplan

- Absolute Alkoholabstinenz.
- *Ernährung:* kochsalzarm, eiweißreduziert, vitaminreich, gut verdaulich. *Infusionsbehandlung:* Bei Eiweißmangel werden Albumininfusionen, zur Behandlung der Enzephalopathie bilanzierte Aminosäurelösungen und Lactulose verabreicht. Gleichzeitig werden Diuretika gegeben.
- *Ruhe und Entspannung* (evtl. warme Leberwickel mit Kamille- oder Melissenzusätzen). Bettruhe im akuten Stadium.
- *Unterstützung der Körperpflege* nach Bedarf. Der Allgemeinzustand ist reduziert, weshalb auf Dekubitus- und Pneumonieprophylaxe sowie auf ausreichende Selbstpflege zu achten ist.
- Vitalzeichen und Bewußtseinslage überwachen, um Komplikationen rasch zu erfassen.
- Biographie und Umfeldprobleme in der Pflegeplanung berücksichtigen.

Verlauf

Unabhängig von der Entstehung ist der Verlauf bestimmt durch das Leberzellversagen (→ Leberkoma) und durch den Pfortaderhochdruck (→ Ösophagusblutung). Sowohl die Therapie wie die Prognose hängen vom Auftreten dieser Komplikationen ab.

Ösophagusvarizenblutung

Sie ist die folgenschwerste Komplikation, da immer Verblutungsgefahr besteht; die Situation verlangt rasches Handeln.

Sofortmaßnahmen
Das Ziel ist, die Blutung zu stillen und den hypovolämischen Schock zu beheben:
- Intensive Überwachung: Vitalzeichen, Blutverlust, Ausscheidungen, Bewußtseinszustand; der Patient wird auf die Intensivstation verlegt.
- Schockbekämpfung mit Frischblut, Blutersatzmitteln, Infusionstherapie.
- Sklerosierung oder Koagulation der blutenden Gefäße (Kap. 43).
- Bei erneuter Blutung Glypressintherapie (gefäßkontrahierende Wirkung).
- Linton- oder Sengstaken-Sonde (Kap. 40).
- Sorge für weichen Stuhl, damit der Patient nicht pressen muß (Duphalac, Lactulose).

Kommt es trotz wiederholter sklerosierender Behandlung zu Rückfällen oder ist die Blutung nicht zu beheben, wird operativ ein Kurzschluß zwischen der Pfortader und der unteren Hohlvene geschaffen *(portokavaler Shunt)*. Dadurch wird der Druck im Pfortadersystem gesenkt. Ein wesentlicher Nachteil dabei ist, daß das Pfortaderblut nun direkt in den großen Kreislauf gelangt (also nicht in der Leber „entgiftet" wird) → Ammoniakintoxikation und Enzephalopathie (s. unten).

Leberkoma

Bei zunehmender Leberinsuffizienz resultiert eine Intoxikation durch mangelnde Entgiftungsfunktion. Es besteht eine Erhöhung des Ammoniakgehalts im Blut (Ammoniak [NH_3] stammt aus dem Eiweißstoffwechsel), was zu Enzephalopathie mit Bewußtseinsstörungen führt.

Je nach Tiefe der Bewußtseinstrübung unterscheidet man drei Stadien:
- *1. Stadium:* Verstimmung, Unruhe, Erschöpfungs- und Depressionszustände, zunehmender Flappingtremor (Muskelzittern). Die Sprache, zu Beginn noch klar, wird verwaschen, die Schrift fahrig (Schrift- und Sternchenprobe), Mundgeruch (Foetor hepaticus). *Verwirrungszustände* können u. U. auch Ausdruck eines *Delirium tremens* sein. Bei Alkoholikern ist immer auch daran zu denken.
- *2. Stadium:* Desorientiertheit, deliröse bzw. apathische Zustände. Der Flappingtremor geht über in Spastizität und Krämpfe. Die Schrift wird unleserlich, da die Bewegungen nicht mehr gesteuert werden können. Tachykardie, Hypotonie.
- *3. Stadium:* Bewußtseinsverlust, Atemstörungen. Im Verlauf des Komas können Blutungen, Nierenversagen, Herz- oder Atemstillstand zum Tode führen.

Je rascher der Patient ins Koma fällt, um so schlechter ist die Prognose. Kurzdauernde Zustände der Bewußtseinstrübung mit neurologisch-psychiatrischen Störungen können behandelt werden.

Pflege- und Behandlungsplan

Überwachen und Unterstützen des Bewußtseins- und Allgemeinzustands:
- *Körperpflege* und *Prophylaxen.* Der Patient hat Bettruhe und bedarf der Unterstützung bei fast allen ATL. Eine gezielte Situationseinschätzung ist notwendig, um den physischen wie psychischen Bedürfnissen/Notwendigkeiten gerecht zu werden.
- *Überwachung* (Intensivstation) von Vitalzeichen, Ausscheidung, psychischer Lage, Bewußtseinszustand, Schriftproben, Sternchenzeichnen, um eine Veränderung (Verschlechterung des Zustands, die oft sehr schnell eintritt) rasch zu erfassen.

Verhinderung der Resorption von vermehrt anfallenden stickstoffhaltigen Substanzen (die durch Bakterien produziert werden), *Senkung des Blutammoniakspiegels:*
- *Diät.* Reine, hochdosierte Kohlenhydraternährung, oral, durch Sonde und als Glucose-Lävulose-Infusionen zu Beginn. Bei Besserung des Zustands wird langsam steigernd Eiweiß zugeführt (Beginn mit 5–10 g/Tag, aufbauend bis 40–60 g/Tag).
- *Abführen,* z. B. mit 30 %iger Magnesiumlösung (40 ml durch die Sonde).
- *Antibiotikum* (2–6 g Neomycin/Tag durch die Sonde), um die Darmbakterien zu zerstören.
- *Metaboliten* des Harnstoffzyklus (Arginin, Apfelsäure u. a.); teilweise noch wenig erprobte Maßnahmen werden versucht.

Verhüten von zusätzlichen Komplikationen:
- *Infektionsanfälligkeit* ist sehr groß (Eiweißmangel = Antikörpermangel!). Sie muß therapeutisch (Antibiotika) und pflegerisch (äußerst

sorgfältige Mundpflege, Hautpflege, Atemunterstützung usw.) angegangen werden.

- *Entgleisung von Wasser- und Elektrolythaushalt.* Oligurie einerseits, Natrium- und Kaliumverlust andererseits verlangen eine gute Kontrolle; osmotische Substanzen werden nur mit gleichzeitiger Natrium- und Kaliumersatztherapie verabreicht (genaue Bilanzierung, gute Beobachtung, Laborkontrollen).

29.7.3 Gallensteinleiden

Als Cholelithiasis (griech. chole = Galle, lithos = Stein) wird das Vorhandensein von Steinen in der Gallenblase und/oder in den Gallengängen bezeichnet. Es handelt sich dabei um die häufigste Erkrankung der Bauchorgane. Mit zunehmendem Alter nimmt die Häufigkeit zu. Man nimmt an, daß nach dem 50. Lebensjahr jede fünfte Frau und jeder zehnte Mann Gallensteinträger sind. Nicht immer kommt es zum Gallensteinleiden; etwa 2/3 der Gallensteinträger sind beschwerdefrei.

Prädestinierende Faktoren sind Adipositas, Diabetes mellitus und hämolytische Anämien.

Steintypen. Die cholesterinhaltigen Steine sind groß (94 %), die bilirubinhaltigen eher klein (6 %). Sie sind röntgenologisch oder mittels Sonographie nachweisbar. Häufigste *Lokalisation* in Abb. 29.**10**.

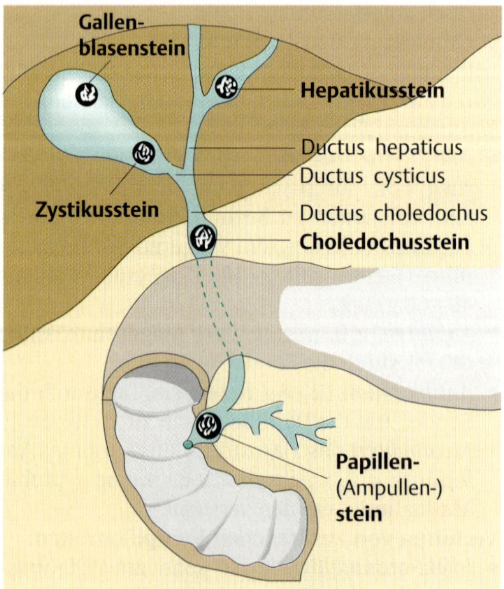

Abb. 29.**10** Lokalisation der Gallensteine.

Zeichen der Gallensteinkolik

Sie äußert sich als *anfallartiger*, unter dem Rippenbogen auftretender Schmerz, der in die rechte Schulter und in den Rücken ausstrahlt.

Uncharakteristische Beschwerden sind Druckgefühl im Oberbauch, Aufstoßen, Übelkeit, Fettunverträglichkeit und Blähungen.

Soforthilfe
- Bettruhe, Nahrungskarenz;
- Schmerzbehandlung durch
  - lokale Entspannung: warme Wickel (Melissen- oder Kamillenzugabe),
  - Spasmolytika, Analgetika.

Später sollte die Kost fettarm sein, da Fette durch Gallenblasenkontraktionen Koliken auslösen.

Bei *rezidivierenden Beschwerden* und bei Komplikationen ist die *Operation* (Cholezystektomie = Entfernen der Gallenblase) angezeigt. Gallenwegsteine können endoskopisch (Papillotomie und Herausziehen des Steins mit Körbchen Kap. 43) entfernt werden. Spontaner Steinabgang ist eher selten.

Medikamentöse Steinauflösung ist in einzelnen Fällen möglich.

Cholezystektomie

Präoperative Maßnahmen

Sobald Diagnose und Indikation gestellt sind, wird der Patient für die Operation vorbereitet; es gelten die allgemeinen Maßnahmen (Kap. 36).

Postoperative Maßnahmen

Regulierung von Ernährung und Darmtätigkeit:
- *Infusionen* für 2–3 Tage, am 1. Tag darf bereits mit Trinken begonnen werden. Ab 3. Tag orale Ernährung, wenn Darmtätigkeit vorhanden. Diese anregen mit Klistier und Karlsbader Salz morgens nüchtern ab 2. Tag.
- *Magensonde:* Sie bleibt liegen, solange Sekret fließt.

Verhütung von Thrombosen:
- Frühmobilisation, Antikoagulation.

Drainage von Galle und Wundsekret:
- *Wunddrain* am 3. und 4. Tag kürzen, am 5. Tag wird er entfernt, sofern das Sekret gallenfrei ist (bei T-Drain bleibt der Wunddrain so lange liegen wie der T-Drain).

- *T-Drain:* Bei gutem Abfluß ins Duodenum (weniger als 300 ml/24 Std.) wird er ab 3. postoperativem Tag über das Abdominalniveau angehoben (höher hängen). Bleibt der Gallenabfluß aus (Hinweis auf guten Abfluß ins Duodenum), kann er am 4. Tag abgeklemmt werden. Nach 6–10 Tagen wird eine Cholangiographie durch den T-Drain gemacht (er kann anschließend entfernt werden, wenn die Gallenwege steinfrei und der Gallenabfluß ungestört ist). *Nach* der Drainentfernung hält der Patient während 24 Stunden Bettruhe, der Verband ist häufig zu kontrollieren, da Galle nachfließen kann.

Krankenhausaustritt nach 6–10 Tagen bei einfacher Cholezystektomie. Der Patient erleidet durch die Gallenblasenentfernung keine Einschränkung, da die Galle direkt ins Duodenum abfließen kann.

29.7.4 Cholezystitis

Die Entzündung der Gallenblase kann akut oder chronisch verlaufen. Entzündungsursachen können sein:

- Steinbildungen in der Gallenblase oder den Gallengängen,
- Bakterien, die in die Galle gelangt sind (z. B. Salmonellen).

Krankheitszeichen und Pflegeprobleme

- Mäßiges Fieber, das aber akut ansteigen kann (Schüttelfrost);
- Schmerzen im Bereich der Gallenblase, Bauchdeckenspannung;
- Übelkeit, Brechreiz;
- Zeichen einer akuten Pankreatitis (unten) durch Steinabgang mit Reflux in den Pankreasgang.

Bei der akuten Cholezystitis können die Krankheitszeichen sehr stürmisch auftreten. Es entstehen Bakteriämie und Sepsis. Die chronische Entzündung verläuft schleichend, oft schubweise. Die Cholezystitis ist insofern ein schweres Krankheitsbild, als *Komplikationen* auftreten:

- *Hydrops* der Gallenblase (Rückstauung der Galle in die Gallenblase) nach Verschluß des Ductus cysticus, sie wird prall voll;
- *Empyem* (infizierte Galle in der Gallenblase) mit septischem Fieber und peritonealen Zeichen;
- gedeckte und freie *Perforation* mit lokaler oder diffuser galliger *Peritonitis* (S. 877 f.);
- *Penetration* und *Perforation* in den Darm mit Fistelbildung oder Auftreten eines Gallensteinileus (mechanischer Ileus S. 870 f.).

Pflege- und Behandlungsplan

Wegen der drohenden Komplikationen wird meist eine Sofort- oder Frühoperation vorgenommen.

Die *konservative* Therapie (kein Steinnachweis!) umfaßt

- Nahrungskarenz, dann Tee, Zwieback, später fettarm;
- Analgetika, Spasmolytika und Breitbandantibiotika;
- Bettruhe und Unterstützung des Allgemeinzustands nach Bedarf.

29.8 Bauchspeicheldrüse

Leitsymptome. Die Erkrankungen der Bauchspeicheldrüse (Pankreas) ergeben ganz verschiedene Probleme.

Die *endokrinen Störungen* führen zum typischen Bild des Diabetes mellitus (Zuckerkrankheit) mit Blutzuckeranstieg. Die Hypoglykämie (anhaltend niedriger Blutzuckerwert) ist ein eher seltenes Krankheitsbild. Die Ursache liegt oft in einem Adenom. Das Krankheitsbild Diabetes mellitus mit der entsprechenden Pflege wurde in Kapitel 22 „Leben mit bedingter Gesundheit" besprochen.

Die *exokrinen Störungen* haben Verdauungsprobleme, Nahrungsunverträglichkeit und Stoffwechselentgleisungen zur Folge. Häufig handelt es sich um Entzündungen.

Exemplarische Pflegesituationen

29.8.1 Akute Pankreatitis

Bei der akuten Pankreatitis handelt es sich um eine plötzlich einsetzende Entzündung der Bauchspeicheldrüse, die durch verschiedene Ursachen hervorgerufen werden kann. Meist nimmt die Erkrankung einen gutartigen Verlauf, sie kann aber auch zum Schock mit tödlichem Ausgang führen.

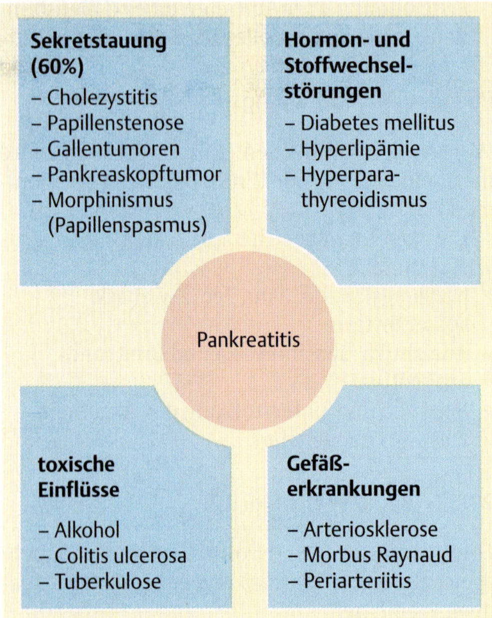

Abb. 29.**11** Entstehungsursachen der Pankreatitis.

Die **Ursachen** sind vielfältiger Natur (Abb. 29.**11**), am häufigsten sind

- *Gallenwegsteine*, die bei Sitz vor der Papilla Vateri den Abfluß des Pankreassaftes verhindern, und der
- *Alkohol*, der das Drüsengewebe schädigt, seltener eine
- *Sekretstauung* infolge Pankreaskarzinoms.

Krankheitszeichen und Pflegeprobleme

Sie sind unterschiedlich und abhängig von auftretenden Komplikationen.

Leitsymptome sind jene des akuten oder subakuten Abdomens (S. 876).

Typisch sind:

- Abdominalschmerzen, oft sehr heftig, gürtelförmig in den Rücken ausstrahlend;
- Übelkeit, Meteorismus, Darmparese;
- Bauchdeckenspannung (Gummibauch);
- Temperaturanstieg.

Im weiteren sind es die Symptome der aufgetretenen Komplikationen:

- Schockzeichen;
- Zeichen des Nierenversagens → Anurie, Oligurie;
- Zeichen der Leberbeteiligung → Ikterus, Subikterus;
- Blutungen in das Pankreas → Hämatemesis, Meläna.

Pflege- und Behandlungsplan

Je nach Schweregrad der Erkrankung und der eingetretenen Komplikationen muß der Patient evtl. auf die Intensivpflegestation verlegt werden.

Die wichtigsten Maßnahmen betreffen:

Engmaschige Überwachung zur Früherkennung (und Therapie) von Komplikationen: Vitalzeichen, d. h. Bewußtsein, Atmung, Ausscheidungen.

Hemmen der Sekretbildung und Enzymaktivität:

- absolute Nahrungskarenz;
- Absaugen der Sekrete im oberen Duodenum durch eine Duodenalverweilsonde; dies ist besonders wichtig bei Ileus- und Subileuszuständen.
- Unterdrücken der Magensaftsekretion durch H_2-Blocker (Antazida).

Schmerzbekämpfung:

- Analgetika sind in hoher Dosierung erforderlich, *kein Morphin* wegen seiner Spasmen erzeugenden Wirkung am Sphincter Oddi.
- Eisblasen auf die Pankreasregion auflegen.

Elektrolyt- und Wasserhaushalt, parenterale Ernährung:

- Infusionstherapie. Die Volumenverluste sind sehr hoch, weshalb die Flüssigkeitszufuhr 2,5–3 l und mehr betragen muß.
- Substitution von Stoffen, die verlorengehen: Elektrolyte, Glucose, Insulin.
- Tägliche Kontrolle von Natrium, Kalium, Chlor, Calcium, Glucose.
- Während der akuten Phase besteht ein hoher Kalorienbedarf, so daß parenteral mindestens 2500–3000 kcal zugeführt werden müssen.

Unterstützen bzw. Übernahme der ATL:

- Sorge für *Ruhe und Schlaf*, entspannende Lagerung (im akuten Stadium *Bettruhe*), Dekubitus- und Thromboseprophylaxe.
- *Mobilisation* nur nach Verordnung; vorsichtig und schrittweise (Kollapsgefahr!).
- *Körperpflege* zu Beginn übernehmen, bei Stabilisierung des Zustands behutsames Hinführen zur Selbstpflege und zur Reaktivierung der Selbsthilfeanteile.

- *Atmung* unterstützen und gezielte Pneumonieprophylaxe. Atemtherapie und Inhalation sind fast immer angezeigt.
- *Psychische Stützung* und Begleitung je nach Situation, Zustand und Bedürfnis – auch religiöse Bedürfnisse beachten.
- *Gesundheitsberatung.* Vordergründig sind gesunde Ernährung und Alkoholabstinenz, d. h. die *Beseitigung auslösender Noxen*. Der Patient braucht nach der Entlassung eine ausreichend lange Erholungszeit.

Chirurgische Behandlung. Bei akuter, ausgedehnter Pankreasnekrose oder bei Abszeßbildung ist ein chirurgischer Eingriff nötig → *Pankreatektomie* und / oder *Pankreasdrainage*.

Die *prä-* und *postoperativen* Maßnahmen entsprechen denjenigen einer Magenoperation (S. 865). Zusätzlich sind

- Pankreasenzyme und Sekretion zu überprüfen, u. U. zu ersetzen (Substitutionstherapie);
- der Blutzuckerspiegel zu überwachen (Blut- und Urinkontrollen).
- Evtl. ist eine Intensivüberwachung notwendig.

Es handelt sich um ein schweres Krankheitsbild mit schwierigem Heilungsverlauf.

29.8.2 Chronische Pankreatitis

Die chronische Pankreatitis verläuft langsam, schubweise, d. h., relativ beschwerdearme Zeiten wechseln ab mit immer wiederkehrenden, heftigen tagelangen Schmerzepisoden, beginnend meist im 3. oder 4. Lebensjahrzehnt. Schließlich kommt es zur Zerstörung von mehr und mehr Pankreasgewebe bis zum Beginn einer *Pankreasinsuffizienz*. Ursache ist meist chronischer Alkoholabusus.

Krankheitszeichen und Pflegeprobleme

- Unwohlsein, Übelkeit, Brechreiz;
- Nahrungsunverträglichkeit (Süßspeisen, Fett, Kaffee, Alkohol), Gewichtsverlust;
- Völlegefühl, Meteorismus, Bauchschmerzen;
- Obstipation oder Durchfälle.

Spätsymptome (nach ca. 5 Jahren):

- Pankreasverkalkungen, die im Bereich der Papilla zu *Stenosen* führen.
- Bei zunehmender *Parenchymverödung* entsteht einerseits ein *Diabetes mellitus* (endokrin), andererseits ein Malabsorptionssyndrom (exokrin) mit gestörter Fettverdauung (Fettstühle).

Eiweiß- und Kohlenhydratverdauung können durch die Magen-Darm-Enzyme noch längere Zeit aufrechterhalten werden. Im Spätverlauf kommt es zur *Kachexie*.

Pflege- und Behandlungsplan

Diätetische Unterstützung:

- im akuten Schub wie oben;
- im Intervall: fettarm, kohlenhydratreich, häufige kleine Mahlzeiten;
- Alkoholabstinenz hat oberste Priorität.

Substitution der Pankreassekrete:

- Pankreasenzyme,
- Insulin bei Diabetes mellitus.

Seelisch-geistige Stützung. Die Patienten sind schwer beeinträchtigt. Sie brauchen

- *Motivation*, um die Einschränkungen, die ihnen die Krankheit auferlegt, durchstehen zu können;
- *Anleitung* in diätetischen Belangen, damit die Kachexie im Rahmen gehalten werden kann;
- *Stützung* der geistig-seelischen Kräfte, um den zunehmenden physischen Abbau zu kompensieren;
- *Linderung von Schmerzen.* Alkoholabstinenz und fettarme Diät führen bei vielen Patienten schon zu Schmerzfreiheit. Oft brauchen sie aber zusätzliche Analgetika. Hilfreich sind warme Wickel.
- *Hilfe zur Selbsthilfe* in den Aktivitäten des täglichen Lebens und Mobilisierung aller Mittel (sozial, psychologisch), die den Patienten in der Lebensbewältigung außerhalb des Krankenhauses unterstützen.

Chirurgische Pankreasresektion wird bei Karzinomverdacht, bei andauernden Schmerzen oder zunehmender Kachexie vorgenommen.

> **Grundsätze zur Ernährung bei Verdauungsproblemen.** Erlaubt ist, was bekömmlich ist! Je nach Wirkungsweise der Nahrungsmittel ist die Kost zu wählen / zu lassen:
> - *Blähend:* Eier, Zwiebel, kohlensäurehaltige Getränke, Bier.
> - *Blähungshemmend:* Preiselbeeren, Joghurt.
> - *Stopfend:* Schokolade, Mais, Weißbrot, Kartoffeln, Rotwein, Heidelbeeren.
> - *Abführend:* Pflaumen- und Sauerkrautsaft, Bohnen.

Weiterführende Literatur

Buss, K.: Leib- und Magenelexiere, 2. Aufl. Econ, Düsseldorf 1988

Feil, H.: Stomapflege, 3. Aufl. Schlüter, Hannover 1989

Largiadèr, F., H. Säuberli, O. Wicki: Checkliste Viszerale Chirurgie, 6. Aufl. Thieme, Stuttgart 1993

Liehr, H.: Leber – Galle – Bauchspeicheldrüse. Trias, Stuttgart 1996

Mischo-Kelling, M., H. Zeller: Innere Medizin für Krankenpflegeberufe. Urban & Schwarzenberg, München 1989

Reifferscheid, M., S. Weller: Chirurgie, 8. Aufl. Thieme, Stuttgart 1989

Säuberli, H., M. L. Hefti, R. Landolt: Intestinale Stomata. Huber, Bern 1985

Schweizerische Krebsliga: Sie sind nicht allein. Merkblatt für Colostomie-, Ileostomie- und Urostomieträger. Krebsliga, Bern o. J.

Wiedmann, K. H.: Therapeutische Probleme bei chronischer Lebererkrankung. Springer, Berlin 1989

Winkler, R.: Stomatherapie. Atlas und Leitfaden für intestinale Stomata, 3. Aufl. Thieme, Stuttgart 1993

Wohlgemuth, B.: Leber, Galle, Bauchspeicheldrüse. Birkhäuser, Basel 1988

30 Ausscheidungssystem

Einstimmung

In einer der bekanntesten Redewendungen wird auf den Zusammenhang von Herz und Nieren hingewiesen, dann nämlich, wenn jemand „auf Herz und Nieren geprüft wird". Diese Prüfung (Analyse) ist sicher nicht nur chemisch-biologisch gemeint, sondern hat noch eine tiefere Bedeutung. Es könnte auch heißen, daß da jemand auf das Wesentlichste hin begutachtet wird: auf sein Menschsein und auf die Art und Weise, wie er lebt und in welcher Beziehung er zum Leben steht.

In der Symbolsprache könnte eine Parallele gesehen werden:

- Der Mensch, der in Beziehung ist (im Lesen, im Schauen, im Hören, im Gespräch), nimmt vieles auf. Einiges behält er, aber nicht alles. Einiges übernimmt er und paßt es seinen Verhältnissen an, anderes „fließt ab", wird gleichsam „ausgeschieden": Man blockt ab, macht zu oder blendet aus, filtriert.
- Auch die Nieren nehmen auf und scheiden Unbrauchbares aus. Dies geschieht unbewußt, der Mensch muß nicht daran denken. Solange die Nieren gesund sind, geschieht ununterbrochenes Fließen und Überfließen (im Ausfließen des unbrauchbaren Restes). Wo dieser Rest liegen bleibt, wo nicht mehr gefiltert werden kann, wird Leben gestört und schließlich vergiftet.

Nierenprobleme führen unbehandelt zu schwerwiegenden Störungen:

- Abfallstoffe bleiben liegen.
- Giftstoffe werden im Blut zurückgehalten, gelangen in den Kreislauf und schließlich ins Gehirn. Damit ist eine lebensbedrohliche Situation entstanden.

In ihrer Aufgabe der Reinigung und Trennung von brauchbaren und giftigen Stoffen haben die Nieren eine zentrale Bedeutung. Ihr Funktionieren oder Nichtfunktionieren betrifft letztlich alle anderen Organe mit – betrifft den ganzen Menschen.

Eine **gestörte Nierenfunktion** muß so rasch wie möglich behoben werden. Heute kennen wir auch die künstliche Ersatzfunktion (die Dialyse der Nieren). Diese verlängert zwar das Leben, kann Funktionen aufrechterhalten, mehr nicht. Sie bleibt eine Ersatzfunktion, die zwar das Überleben ermöglicht und darin dem Leben dient. Sie ist aber, da die Reinigung nicht mehr unbewußt und „aus sich selbst" abläuft, eine Dauerbelastung für den betroffenen Menschen und bedeutet „Kranksein trotz Wiederfunktionieren".

Für die **Pflege** ergibt sich hier ein weites Aufgabenfeld. Bezogen auf die Konzepte *Beziehungsmangel, Beziehungsverlust* oder *Beziehungsarmut* gilt es, Zusammenhänge zu finden, sie zu verstehen und, wo nötig/möglich, Fehlformen zu verändern. Beziehungsfragen betreffen nicht nur andere, sondern auch mich selber.

So kann man z. B. feststellen, daß Menschen mit Nieren- und Blasenproblemen häufig die eigenen Bedürfnisse nicht oder nur widerwillig wahrnehmen. Man hat keine Zeit, auf die Toilette zu gehen, die Arbeit geht vor. Manche gehen sogar so weit, daß sie das Trinken bewußt einschränken, um nicht so häufig das „stille Örtchen" aufsuchen zu müssen (oder bei Bettlägerigkeit, die Schwester nicht bemühen zu müssen). Die Folgen sind leicht abzulesen: Die Durchspülung der Nieren ist unzureichend, was schließlich ihre Funktionstüchtigkeit beeinträchtigt. Manchmal wird der Urin auch deshalb krampfhaft zurückbehalten, weil man beim Aufsuchen der Toilette nicht gesehen werden will (falsche Scham) oder weil man sich scheut, fremde Toiletten zu benutzen (sie könnten nicht sauber genug sein). Solche Menschen sind oft sehr tüchtig und leistungsorientiert, im privaten Leben aber eher kontaktscheu und beziehungsarm.

Daß Ausscheidungsprobleme mit *Ängstlichkeit* zusammenhängen können, wird in vielen Redewendungen sichtbar: „Vor Angst in die Hosen machen" oder „sich verpissen". Meine Großmutter meinte: „Wenn jemand eine schwache Blase hat, ist er auch ein schwacher Mensch." Sie wollte mir damit das Teetrinken „zur Stärkung der Blase" schmackhaft machen.

Aus der Pflege inkontinenter Patienten wissen wir, daß es zum *Peinlichsten* gehört, was einem Menschen passieren kann, seine Ausscheidung nicht im Griff zu haben.

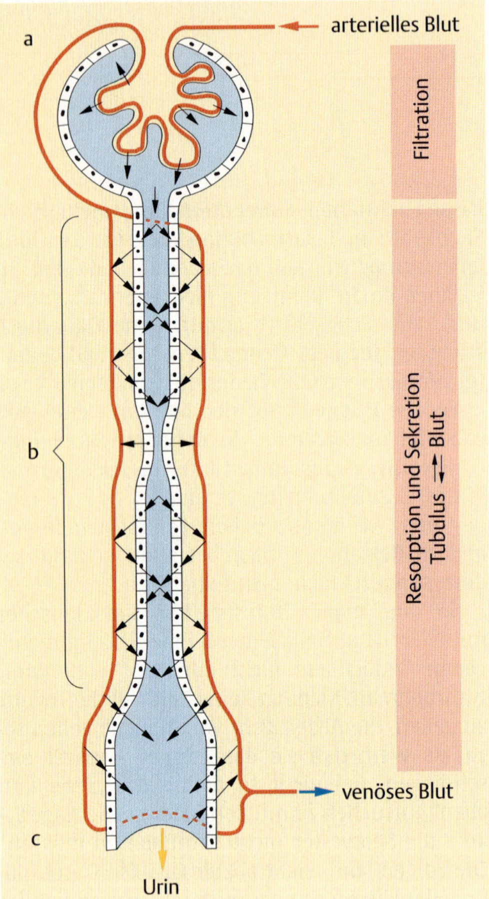

Abb. 30.**1** Schematische Darstellung des Nephrons als Funktionseinheit mit seinen Teilfunktionen: *Glomeruläre Filtration.* Die Glomeruli passieren täglich 1500 l Blut. 180 l Flüssigkeit ohne zelluläre Bestandteile und ohne Eiweiß (Primärharn) werden abgefiltert. Primärharn hat deswegen – bis auf Eiweiß – die gleiche Zusammensetzung wie Plasma (Salz-, Zucker-, Harnstoff-, Aminosäurekonzentration usw.).
Tubuläre Resorption und Sekretion. Von 180 l Ultrafiltrat bzw. Primärharn werden in den Tubuli ca. 178 l rückresorbiert. Im proximalen Tubulus werden Wasser und Salz isoton (d. h. in gleicher Konzentration wie im Plasma) resorbiert. Es sind ca. 75 % des Filtrats oder 135 l. Im distalen Tubulus wird nur Salz, ohne Wasser, resorbiert. In der Henle-Schleife wird mit einem Gegenstrom-Multiplikationssystem ein osmotischer Gradient aufgebaut. Je nach Bedarf kann unter Einfluß des antidiuretischen Hormons das Sammelrohr weiteres Ultrafiltratwasser (mit Hilfe des osmotischen Gradienten entlang des Sammelrohrs) resorbieren. Es können weitere 5–24,5 %, d. h. 9–44 l, resorbiert und hiermit als Endharn 1–20 l und mehr ausgeschieden werden. Im proximalen Tubulus werden neben Salz auch Glucose, Aminosäuren, Bicarbonat und andere Elektrolyte resorbiert. Hinzu kommt Sekretion organischer Säuren (z. B. Penicillin!). Im distalen Tubulus werden unter dem Einfluß des Renin-Angiotensin-Aldosteron-Systems Kochsalz im Austausch zu Kalium- und H^+-Ionen sowie weiteres Bicarbonat je nach Bedarf resorbiert und H^+-Ionen als Ammoniak sezerniert.
a = Glomerulus (Nierenkörperchen), b = Tubuli (Harnkanälchen, proximaler Tubulus, Henle-Schleife, distaler Tubulus); c = Sammelrohr.

So vielfältig die Ausscheidungsprobleme sein können, so vielfältig sind auch die Möglichkeiten, in der Pflege bewußt damit umzugehen.

Abschließend möchte ich Peseschkian (1992) zitieren mit seiner positiven Deutung des Symptoms:

■ „*Positiv* (lat. positivum = das Vorgegebene, das Tatsächliche) bedeutet hier, vom Tatsächlichen auszugehen. Die positive Deutung setzt gewissermaßen das Wissen um die Leiden und Nöte, Schmerzen, Sorgen und Trauer bei einer Krankheit voraus und konfrontiert mit einer weniger bekannten, für das Verständnis und den praktischen Umgang mit dem Leiden um so wichtigeren Seite der Krankheit: mit ihrer Funktion, ihrem Sinn und damit ihren positiven Aspekten.“ ■

Auch **Ausscheidungsprobleme** hätten somit Symbolcharakter und könnten vom Betroffenen (nie von uns für ihn!) auf den Botschaftsgehalt hin befragt werden. Vielleicht wollen die Nierenprobleme auf unhaltbare Zustände hinweisen, die verändert werden müßten.

30.1 Theoretische Grundlagen

30.1.1 Physiologie der Nieren

Die Nieren sind ein wichtiges Regulations- und Ausscheidungsorgan. Im folgenden werden die wichtigsten Teilfunktionen kurz zusammengefaßt (Abb. 30.**1**):

Regulation des Wasser- und Elektrolythaushalts zur Sicherung des konstanten osmotischen Drucks (Isotonie), der konstanten Wassermenge (Volumenregulation) und des konstanten Ionen- bzw. Salzbestands (Konzentrationsausgleich → Isotonie).

Regulation des Säure-Basen-Haushalts zur Sicherung des konstanten pH-Wertes (Isohydrie) durch Bicarbonatresorption und Sekretion von Ammoniak und organischen Säuren.

Ausscheidung harnpflichtiger Substanzen, d. h. der Abfallprodukte des Eiweißstoffwechsels (Harnstoff, Kreatinin usw.) sowie der körperfremden Substanzen (Medikamente, Toxine, Farbstoffe).

Blutdruckregulation. Die Niere ist mit einigen Mechanismen an der Blutdruckregulation maßgeblich beteiligt durch das *Renin*, ein Hormon, das in besonderen Zellen nahe den Glomeruli (juxtaglomerulärer Apparat) produziert wird, falls die Nierendurchblutung (z. B. infolge eines Blutdruckabfalls, aber auch bei einer Nierenarterienstenose) gedrosselt wird. Renin spaltet von einem in der Leber produzierten Eiweiß (Angiotensinogen) 10 Aminosäuren (Polypeptid Angiotensin I) ab. In der Lunge werden durch sog. Converting-Enzyme zwei weitere Aminosäuren von Angiotensin I abgespalten, und es entsteht Angiotensin II (A II). A II bewirkt eine sofortige Verengung der Arterien (vasokonstriktorische Wirkung) und führt damit zur Erhöhung des peripheren Widerstands und zur Blutdrucksteigerung. A II stimuliert Aldosteron, ein Hormon der Nebennierenrinde, das seinerseits die Natriumresorption im Austausch mit Kaliumsekretion stimuliert. Somit wird das Extrazellulär- und Plasmavolumen vergrößert (zu mehr Kochsalz wird aus osmotischen Gründen im Sammelrohr auch mehr Wasser resorbiert), was wiederum zur Steigerung der Herzfüllung, des Herzminutenvolumens und des Blutdrucks führt. Die *Prostaglandine* sind bisher weniger gut erforschte Substanzen, die u. a. im Nierenmark produziert werden, eine gefäßerweiternde Wirkung (Vasodilatation) haben und hiermit eine Blutdrucksenkung hervorrufen.

Knochenstoffwechselregulation. Vitamin D wird in der Niere in eine biologisch aktive Form umgewandelt und ist für die Calciumresorption aus dem Darm sowie für die Calciumaufnahme in die Knochen verantwortlich.

Blutbildungsregulation. Erythropoetin, ein weiteres in der Niere produziertes Hormon, stimuliert die Reifung der Erythrozyten aus den Blutstammzellen.

30.1.2 Diagnostische Maßnahmen

Die Mithilfe bei diagnostischen Maßnahmen ist in Kapitel 9 (Uringewinnung, Messungen) und in den Kapiteln 36–44 dieses Buches besprochen. Bezogen auf die Nieren und Harnwege sind es:

- Blut- und Harnuntersuchungen;
- Prüfung der Nierenfunktion (Clearance-Untersuchungen S. 1153 f.);
- bildgebende Verfahren: Isotopendiagnostik, Nephrosonographie, CT, MRT, Urographie, retrograde Pyelographie, Zystographie, Urethrographie, Nierenarteriographie, Vesikulographie;
- instrumentelle Untersuchungen: Sondierung bzw. Katheterisierung, Endoskopien, Biopsien, Harnflußmessung.

30.2 Situation des Patienten

30.2.1 Problemfelder

Ausscheidungsprobleme. Sie sind vielfältig und je nach Krankheitsbild und Schweregrad der Störung auch unterschiedlich.

Die **Miktionsstörungen** treten auf als gehäuftes Wasserlösen in kleinen Mengen (Pollakisurie), als erhöhte Harnbildung mit entsprechend erhöhter Flüssigkeitsausscheidung (Polyurie) oder als ungenügende Harnbildung und -ausscheidung (Oligurie). Sinkt die Harnproduktion unter 100 ml in 24 Stunden, spricht man von einer Anurie. Gehäuftes Wasserlassen während der Nacht (Nykturie) kommt bei mangelnder Herz- und Nierenleistung vor. Weiter kennen wir die sog. Harnverhaltung, die Harnretention oder Dysurie. Der Patient ist unfähig, Wasser zu lösen, d. h., er leidet an einer Störung der Blasenentleerung.

Näheres zu den Miktionsstörungen und ihren Ursachen und Auswirkungen lesen Sie in Kapitel 9 „Ausscheiden".

Für die Pflege von besonderer Bedeutung ist die **Inkontinenz**, die Situation, in der der Patient seinen Harn nicht zu halten vermag und es zu unfreiwilligem, unwillkürlichem Harnabgang kommt. Am häufigsten anzutreffen ist dies bei Frauen mit Schäden am Blasenschließmuskel, z. B. nach Geburten oder im Alter oder bei Männern mit Prostatahypertrophie, auch bei einer schlaffen Lähmung des Schließmuskels bei Paraplegie oder multipler Sklerose. Zur Gruppe der von Inkontinenz Betroffenen müssen auch die Bettnässerkinder gezählt werden. Mehr zu Inkontinenz lesen Sie auf S. 280 ff.

Rückstauungsprobleme. Wenn die Abflußbehinderung anhält (meist bei einer chronischen Niereninsuffizienz), kommt es schließlich zu einer Stoffwechselstörung, zur **Urämie**. Die Patienten leiden unter Müdigkeit und Mattigkeit, es folgen Somnolenz, Kopfschmerzen, Übelkeit und Erbrechen. Die Kranken wirken tief schläfrig und schwer benommen, sie geben aber noch lange klare Antworten. Im schlimmsten Zustand versinken sie im Koma. Auffallend ist in diesem Stadium der urinöse Mundgeruch; verbunden mit Erbrechen ist er Zeichen einer Begleitgastritis.

30.2.2 Situationseinschätzung

Die oben besprochenen Leitsymptome geben Hinweise auf die Situation des Patienten. Es ist wichtig, den Kranken in der Gesamtheit seiner Situation und seines Befindens zu erfassen. Denkanstöße dazu finden Sie in der Einstimmung zum Thema (S. 889 f.). Zusätzlich sind die folgenden Aspekte zu beachten und zu berücksichtigen:

- Risikofaktoren können eine erhebliche Rolle spielen, z. B. Medikamentenabusus.
- Alter des Patienten und Schweregrad der Krankheit (insbesondere bei Urämie) bestimmen die Wahl der Therapie und beeinflussen die Abhängigkeit/Unabhängigkeit des Patienten.
- Akuter oder chronischer Verlauf spielen für Behandlung und Pflege eine große Rolle.
- Langzeitpatienten sowie Patienten an der Dialyse stellen ganz spezifische Anforderungen.
- Persönlichkeit, Krankheitsverarbeitungskapazität, psychisch-geistige Kräfte, soziales Umfeld sind für das Befinden und für den Verlauf der Krankheit von ausschlaggebender Bedeutung.
- Kooperationsfähigkeit – auch der Angehörigen – bestimmt das Maß der Selbständigkeit in der Langzeitbehandlung, insbesondere bei der Dialyse.
- usw.

30.2.3 Aspekte der Pflege

Die Pflege von Nierenpatienten kann sehr aufwendig sein (Pflege bei Dialyse S. 897 ff.). Im folgenden finden Sie einige Hinweise, die sich an den **fünf Funktionen der Pflege** orientieren:

1. Unterstützen und/oder stellvertretende Übernahme der ATL, die durch die Ausscheidungsstörung beeinträchtigt sind:

- *Ausscheidung.* Beobachten der Miktion, Unterstützen der Ausscheidung mit harntreibenden Tees (Zinnkraut, Wollblumen, Anisöl, Wacholder u. a.). Bei Diuretikatherapie ist Kaliumverlustprophylaxe notwendig.
- *Ernährung.* Nach Zustand bzw. Verordnung.
- *Körperpflege.* Unterstützung brauchen Bettlägerige und Patienten mit Ödemen. Nierenkranke neigen zu Dekubitus und Thrombosen (infolge der Ödeme) sowie zu Hautinfektionen und Pneumonie (infolge mangelhafter Infektabwehr). Die *Prophylaxen* müssen gezielt, systematisch und kontinuierlich ausgeführt werden.
- *Hilfe bei der Schmerzbewältigung, Streßprophylaxe.* Hier muß vor allem an jene Gruppe von Patienten gedacht werden, die infolge andauernder Streßsituationen (mit Leistungsabfall, bohrenden Kopf- oder Rückenschmerzen) zu chronischen Analgetikaverbrauchern geworden sind. Es ist erwiesen, daß es bei regelmäßiger Einnahme von Analgetika über lange Zeit zu einer degenerativen Veränderung im Markinterstitium und schließlich zu chronischer Entzündung kommt – Analgetikanieren. Diesen Menschen wird nicht geholfen, indem einfach das schädigende Medikament verboten wird. Solange Schmerzen und/oder Streßsituationen anhalten, wird der Patient immer wieder zu „seinen Helfern" greifen. Es geht dann darum, daß er lernt, seine Lebenssituation zu überblicken, Stressoren zu erkennen und zu meiden, positive Werte zu aktivieren (Streßprophylaxe S. 430 ff.).

2. Begleiten in Krisensituationen. Nierenkranke sind oft Schwerstkranke und Sterbende (Urämie), oder sie sind infolge der Therapie erheblichen physischen und psychischen Belastungen ausgesetzt (Nierenersatztherapie oder -transplantation). Die Beratung und Begleitung von Patienten und ihren Angehörigen sowie die Schaffung eines Klimas, in dem Ressourcen erkannt und aktiviert werden können, sind dabei vordringlichste Aufgabe.

3. Mithilfe bei diagnostischen, präventiven und therapeutischen Maßnahmen. Sie sind bei den entsprechenden Teilkapiteln nachzulesen.

4. Gesundheitsbildung. Sie spielt bei der Verhütung von Nierenkrankheiten eine sehr große Rolle. Es gilt, Risikofaktoren bewußt zu machen: ungesunde Lebensweise, Medikamentenkonsum (insbesondere Analgetikaabusus). Die **Rehabilitation** betrifft vor allem Patienten mit Dialyseprogrammen.

5. Mitarbeit an der Verbesserung der Gesundheitsqualität der Bevölkerung (z. B. innerhalb des WHO-Programms Gesundheit 2000) oder Mithilfe in Pflegeforschungsprogrammen im Bereich der Nephrologie.

Exemplarische Pflegesituationen

30.3 Entzündungen von Nieren und Harnwegen
30.4 Niereninsuffizienz
30.5 Nierensteinleiden
30.6 Nierenersatztherapie
30.7 Urologische Operationen
30.8 Männliche Geschlechtsorgane

30.3 Entzündungen von Nieren und Harnwegen

Entzündungen können durch Infektionen (Harnwegsinfektionen) oder durch immunologische Faktoren (Glomerulonephritis) ausgelöst werden.

30.3.1 Harnwegsinfektionen

Infektionen der ableitenden Harnwege treten sehr häufig auf. Sie verlaufen meist ohne nachteilige Folgen für die Nieren, können aber als rezidivierende und/oder aufsteigende Form zu Nierenbeteiligung führen.

Je nach Ausbreitung lassen sie sich wie folgt einteilen:

Urethrales Syndrom = symptomatischer Befall der Urethra (meist mit Chlamydien).

Akute Zystitis = Harnblasenentzündung (häufiger bei Kindern und Frauen als bei Männern) mit den typischen *Beschwerden* der Dysurie, Pollakisurie, Blasentenesmen.

Akute Pyelonephritis = Entzündung des Nierenbeckens und des Nierenparenchyms (interstitielle Nephritis), wobei die Bakterien durch die Harnleiter aufsteigen oder hämatogen bzw. lymphogen in die Nieren eindringen. Die *Disposition* und der Einfluß anderer Ursachen spielen dabei eine große Rolle, z. B. bei chronischem Analgetikamißbrauch, Prostatahypertrophie, Schwangerschaft, Diabetes mellitus u. a. Zu den *Zystitisbeschwerden* gesellen sich Fieber, Schüttelfrost, Schmerz und Druck in der Nierengegend und im Rücken, Beeinträchtigung des Allgemeinzustands (Abgeschlagenheit).

Chronische Pyelonephritis. Sie tritt häufig als Rezidiv akut, intermittierend oder latent schleichend auf. Leitsymptome sind neben evtl. noch indifferenten *Beschwerden* die Polyurie, Bakteriurie und erhöhte Blutsenkung.

Asymptomatische Bakteriurie = hohe Keimzahl im Urin ohne Hinweis auf eine Harnwegserkrankung.

Krankheitszeichen und Pflegeprobleme

Sie sind oben ersichtlich:
- Dysurie, Pollakisurie, Tenesmen;

bei Mitbeteiligung der Nieren zusätzlich:
- Fieber, Schüttelfrost;
- allgemeine Entzündungszeichen;
- Beeinträchtigung des Allgemeinzustands.

Der Urin enthält Bakterien, Leukozyten, evtl. auch Erythrozyten und Eiweiß.

Pflege- und Behandlungsplan

Ausschalten der prädisponierenden Faktoren:
- Analgetikaverzicht, Streßprophylaxe, Individualhygiene (mangelnde Intimpflege führt besonders bei Frauen zu rezidivierenden Harnwegsinfekten).

Infektions- bzw. Entzündungsbehandlung:
- Bettruhe, lokale Wärme;
- Anregen der Ausscheidungsfunktion, viel trinken lassen (2 l Tee, z. B. Bärentraubenblätter oder Zinnkraut).
- Bei Blasentenesmen Kompressen mit Eukalyptusöl auflegen (verdünnen 1:10). Sie können mehrere Stunden liegenbleiben.

Antibiotika- oder **Sulfonamidtherapie** nach Sicherung der Diagnose. Die Medikamente werden über einen Zeitraum von 1–3 Wochen verabreicht. Die Behandlung gilt als erfolgreich, wenn nach Absetzen der Antibiotika die Urinkontrolle einen keimfreien Harn ergibt.

Überwachung der Ausscheidung. Urinkontrollen (Menge, Urinkultur, Sediment) sollen auch nach Abschluß der Behandlung regelmäßig durchgeführt werden (Rezidivprophylaxe bzw. rasches Erkennen eines Rezidivs).

30.3.2 Glomerulonephritis

Die Glomerulonephritis geht einher mit den nephritischen Zeichen Hämaturie, Proteinurie, Hypertonie. Der Verlauf kann akut, subakut oder chronisch sein.

Die **akute Glomerulonephritis** ist eine typische Zweitkrankheit, die in der Regel 1–3 Wochen nach einer Infektion auftritt.

Beginn akut mit Hämaturie (Urin ist rostbraun) und Lidödemen.

Urin: Erythrozytenzylinder, Eiweiß.

Blut: Senkung hoch, Komplementreaktion tief (Eiweißkörper, der in der Immunabwehr verbraucht wurde).

Pathogenese: Zum Beispiel wirken Streptokokken als Antigen (Bakterienantigen – BA); dieses bildet zusammen mit dem antibakteriellen Antigen einen Komplex, der bei seiner Filtration durch die Glomeruli eine Entzündung verursacht.

Der *Verlauf* ist beim jüngeren Patienten günstiger als beim Erwachsenen.

Immer ist es ein schweres Krankheitsbild, das in eine **chronische Glomerulonephritis** übergehen kann. Diese kann auch schleichend beginnen oder als subakute Form zur irreversiblen Schädigung der Nieren führen.

Krankheitszeichen und Pflegeprobleme

- Hypertonie, Proteinurie und Hämaturie sowie Ödeme, vorwiegend im Gesicht (Augenlider);
- Fieber, Appetitlosigkeit;
- allgemeines Krankheitsgefühl;
- Rücken- und Nierenschmerzen;
- Urin rötlichbraun, kleine Mengen;
- *kardiovaskuläre Mitbeteiligung:* Dyspnoe, Orthopnoe, Zyanose, ein akutes Linksherzversagen mit Lungenödem ist bei 50 % der Fälle zu erwarten;
- *atypische Beschwerden* mit u. U. Zufallsurinbefund bei der chronischen Erkrankung.

Pflege- und Behandlungsplan

Entlastung von Herz und Kreislauf. Absolute *Bettruhe* während 4–6 Wochen ist angezeigt bei Patienten mit signifikanter Hypertonie und Ödemen. In diesem Fall (eher selten) zusätzlich:

Entlastung der Nierenfunktion durch Einschränkung von Kochsalz, Flüssigkeit und Eiweiß.

Unterstützung der ATL je nach Beschwerdebild: *Dekubitusprophylaxe*, da infolge Eiweißmangel (Ödeme) rasch Druckstellen entstehen. Bei akutem Geschehen bzw. bei Bettruhe ist an die Unterstützung der Körperpflege, *Pneumonieprophylaxe*, sorgfältige *Mundpflege* (Parotitisprophylaxe) zu denken. Nach längerdauernder Bettruhe ist *schrittweise Mobilisation* (aufsitzen, Bettrand, langsames Aufstehen) angezeigt.

Begleitung und psychosoziale Hilfe je nach Zustand, Miteinbeziehen der Angehörigen, Aktivieren aller Gesundheitsressourcen.

Überwachung der Vitalfunktionen. Blutdruck-, Puls-, Temperaturkontrollen. Urinkontrollen betreffend Menge, Aussehen, Eiweiß- und Erythrozytengehalt, Gewichtskurve.

Pharmakotherapie nach Behandlungsplan:

- Infektionsbekämpfung mit hohen Dosen Penicillin, sofern Bakterien die Auslöser sind;
- Unterstützung von Herz und Kreislauf: Digitalis, Diuretika, Antihypertensiva;
- Behandlung im akut schweren Stadium mit Cortison, Immunsuppressoren, Ödemausschwemmung und Hebung des kolloidosmotischen Drucks mit Albuminlösungen;
- Hämodialyse bei Nierenversagen (S. 897 ff.).

Herdsanierung nach Ausheilen der Nephritis (Tonsillen, Zahngranulome, Gallensteine u. a. m.).

30.4 Niereninsuffizienz

Man versteht darunter die eingeschränkte Fähigkeit der Nieren, harnpflichtige Substanzen, vor allem die stickstoffhaltigen Endprodukte des Eiweißstoffwechsels, auszuscheiden. Im fortgeschrittenen Stadium geht auch die Regulationsfähigkeit des Elektrolyt-, Wasser- und Säure-Basen-Haushalts verloren. Man unterscheidet die *akute* und die *chronische* Niereninsuffizienz.

Der Verlauf ist unterschiedlich, Symptome bestehen je nach Stadium.

Pflegeprobleme

Es handelt sich um ein sehr schweres Krankheitsbild, das rasch alle ATL beeinträchtigt.

Wachsein und Schlafen. Abnorme Ermüdbarkeit bei bestehender Unruhe und Schlafstörungen: Kopfschmerzen infolge renaler Hypertonie. Im Spätstadium zerebrale Ausfälle.

Sichbewegen. Verlangsamt bis apathisch (allgemein beeinträchtigendes Krankheitsgeschehen). Im Spätstadium diffuse Knochenschmerzen infolge renaler Osteopathie. Wadenkrämpfe weisen auf urämisch bedingte Polyneuropathie.

Sichwaschen und -kleiden. Antriebsarm, abhängig. Haut und Schleimhäute sind blaß infolge Anämie; typisch ist das schmutzig-gelbe Hautkolorit; es bestehen Juckreiz (eingelagerte Farbstoffe und Urämiegifte). Oft ist die Haut voller Kratzer. Nasenbluten, Zahnfleischbluten sind eine Folge der Thrombozytopenie.

Essen und Trinken. Es bestehen schwerste Appetitlosigkeit, schließlich Übelkeit, Erbrechen, Singultus, Magenschmerzen (urämische Gastritis); Mundgeruch: typischer Foetor uraemicus (harnähnlich).

Ausscheiden. Zuerst Oligurie, dann Polyurie und Nykturie (infolge Isosthenurie); der Urin ist hell. Haut und Schleimhäute trocknen aus (Dehydratation und Exsikkose), oder es bilden sich Ödeme (periphere und Lungenödeme) infolge Natriumretention.

Atmen. Bei akuter Überwässerung kommt es zur Wasserlunge (Fluid lung mit Dyspnoe, begleitet von Todesangst). Bei Übersäuerung des Blutes setzt die Kußmaul-Atmung ein.

Sorge für Sicherheit. Der Patient ist schwer krank; die Abhängigkeit nimmt zu. Die Vitalzeichen sind entsprechend kritisch (Tachykardie, Herzrhythmusstörungen, Bewußtseinstrübungen bis Bewußtlosigkeit).

Kommunizieren. Durch die Apathie und die Erschöpfung erschwert bis gestört.

Sinnfinden. Fragen um Leben und Sterben können drängend werden.

Pflege- und Behandlungsplan

Die *Pflege* entspricht der Situation.

Der Patient braucht Unterstützung, oft stellvertretende Übernahme der ATL (entsprechend den oben beschriebenen Problemfeldern). Die *Behandlung* ist symptomatisch und dem Befund entsprechend. Von großer Bedeutung ist die *exakte Flüssigkeitsbilanz.* Beim akuten Nierenversagen beträgt die erlaubte Flüssigkeitszufuhr 500 ml plus ausgeschiedene Urinmenge, plus Flüssigkeitsverluste über Magen-Darm-Trakt und Haut. Es muß ein Blasenkatheter eingelegt werden; die Urinausscheidung wird stündlich kontrolliert. Weitere Beobachtungswerte sind Gewicht, Blutdruck, Atmung, Bewußtsein, Blut- und Urinanalysen.

Weitere Maßnahmen:

- *Angepaßte Ernährung:* Auf Essenswünsche eingehen (Appetitlosigkeit!), dabei Diät berücksichtigen: kaliumarm bei Hyperkaliämie, natriumarm bei Hypertonie, Eiweißeinschränkung (60 - 40 - 30 g).
- *Vorbereitung auf die Dialyse,* wo möglich und zweckmäßig, oder *Hinführung zur Annahme des Sterbenmüssens,* wo eine Dialyse aussichtslos ist (Kap. 16).

30.5 Nierensteinleiden

30.5.1 Verhüten von Nierensteinen

Die Ursache von Harnwegskonkrementen und Nierensteinen ist nur bei einem kleinen Prozentsatz von Steinbildnern bekannt. Bei ihnen ist die Möglichkeit einer echten *Steinprophylaxe* gegeben:

Gesunde Lebensweise:

- Ausreichend körperliche Bewegung, bei sitzenden Berufen Ausgleich durch Wandern, Schwimmen, Gymnastik. Ungewohnte Anstrengung vermeiden.
- Rumpf- und Bauchübungen regen die Peristaltik an, unterstützen den Harnabfluß.
- Konsequentes Erreichen und Erhalten des Normalgewichts.
- Gesunde Ernährung: normale Mischkost; üppige Mahlzeiten und Alkoholkonsum vermeiden.

Milch und Milchprodukte. „Milch und Milchprodukte verursachen Nierensteine" ist ein gängiger Lehrsatz. Neueste Forschungsergebnisse (Jaeger, Bern) beweisen nun das Gegenteil. Philippe Jaeger sagt dazu:

■ Man hat das geglaubt, weil die Mehrheit der Nierensteine Calcium enthalten und die hohe Milchzufuhr die Calciumausscheidung im Harn fördere. Heute weiß man aber, daß es umgekehrt geht: Wenn man viel Milchprodukte zu sich nimmt (800 - 1000 mg/Tag = 3/4 l Milch), bildet man weniger Nierensteine. Der Grund dafür liegt darin, daß die Milchprodukte das Oxalat im Darm binden und dessen Absorption erschweren: Es erfolgt also eine kleinere Ausscheidung von Oxalsäure im Harn. Da Calcium im Harn viel besser als Oxalat löslich ist, ist es viel besser, viel Calcium und wenig Oxalat als viel Oxalat und wenig Calcium im Harn zu haben. ■

Flüssigkeitszufuhr, Dehydratation vermeiden:

- „Steinbildner" sollen Flüssigkeitsverluste durch Schwitzen vermeiden (Sonnenbäder, Sauna) bzw. Verluste sofort durch *kalkarme* Flüssigkeit ersetzen (wiegen!).

- Reichliche und gleichmäßige Flüssigkeitszufuhr. Es soll ein verdünnter Urin von mindestens 1500 ml mit einem spezifischen Gewicht von 1012 – 1015 ausgeschieden werden. Die Flüssigkeitszufuhr soll an der Ausscheidung bemessen werden (1,5 – 2,5 l).

Behandlung einer Harnwegsinfektion:

- Infektsanierung, Chemotherapie;
- Urin ansäuern (s. unten).

Je nach *Steintyp* bzw. chemischer Zusammensetzung vorgefundener Steine sind als *Rezidivprophylaxe* zusätzlich folgende Ernährungsgrundsätze zu beachten:

Harnsäure- und Uratsteine:

Getränke, die besonders zu empfehlen sind:

- alkalische Mineralwässer: Vichy, Fachinger;
- Zitronensaft (2 – 3 frische Zitronen pro Tag); zur Alkalisierung des Harns Kräutertee;
- *wenig* Kaffee, Kakao, Schwarztee.

Kost basenreich, alkalisierend:

- Harnsäurebildner meiden: Innereien, Fleischextrakt;
- Eiweißzufuhr auf 1 g/kg Körpergewicht reduzieren (Eiweißabbau → Harnsäurebildung).

Alkalisation des Urins (z.B. durch Uralyt U). Der günstige Urin-pH-Wert liegt zwischen 6,4 und 6,7.

- Urin täglich mittels Indikatorpapier kontrollieren und protokollieren → Hausarzt.

Oxalat-, Phosphat-Calcium-Steine:

Getränke:

- viel calciumarme Mineralwässer (Zurzacher), Fruchtsäfte, Früchtetees; keine alkalischen Mineralwässer, kein Kakao.

Kost vitaminreich, calciumarm:

- Rhabarber, Spinat, Beeren, Feigen, Zitrusfrüchte einschränken
- *Milch und Milchprodukte* S. 895.

30.5.2 Therapie von Nierensteinen

Ziel der Behandlung ist der Steinabgang. In einem ersten Schritt wird dies auf konservativem Weg versucht. Eine akute *Steinkolik* wird mit Wärme (lokale Applikationen) und Spasmolytika behandelt. Gleichzeitig wird das Harnvolumen durch vermehrte Flüssigkeitszufuhr erhöht. Der Patient wird zu körperlicher Bewegung angeleitet (Treppensteigen, dosiertes Hüpfen).

Nicht abgangsfähige Steine werden operativ bzw. heute zunehmend durch Steinzertrümmerung mittels *extrakorporaler Stoßwellenlithotripsie (ESWL)* angegangen.

Das *Prinzip* der extrakorporalen Nierensteinzertrümmerung besteht darin, daß von außen über ein flüssiges Medium (Wasser; Patient ist in einer Art Badewanne) direkt auf den Nierenstein gerichtete Stoßwellen in den Körper des Patienten eingebracht werden, die so starke Druckstöße auf den Stein ausüben, daß er in sandkorngroße Teile zerfällt, die auf natürlichem Wege über den Harntrakt ausgeschieden werden.

Falls die Konkremente von sehr großen Nierensteinen nicht von selbst weggeschwemmt werden können, wird die ESWL-Behandlung sinnvollerweise ergänzt durch *zusätzliche Maßnahmen* wie die *perkutane Nephrolitholapaxie* (der Nierenstein bzw. die Fragmente davon werden durch Punktion vom Rücken her angegangen, zerkleinert und entfernt) oder durch die *Ureterorenoskopie* (Entfernung größerer Steinteile durch den Ureter).

Vorteile der ESWL:

- Offene Nierenoperationen können weitgehend vermieden werden.
- Eigentliche Rekonvaleszenzzeit entfällt; der Patient ist nach der Behandlung beschwerdefrei.
- Verfahren kann ohne Gefährdung des Patienten mehrfach wiederholt werden (von Bedeutung bei Rezidivsteinen).

Trotz dieser neuen, unproblematischen Möglichkeit der Nierensteinbehandlung muß man daran denken, daß es sich immer nur um eine *symptomatische* Therapie handelt. Das Nierensteinleiden und damit die Möglichkeit des Wiederauftretens von Steinen bleiben dabei bestehen, weshalb die Steinpropyhlaxe weiterhin wichtig ist.

30.6 Nierenersatztherapie

Erreicht die chronische Niereninsuffizienz das terminale Stadium, muß mit einem Nierenersatzverfahren begonnen werden, sonst treten unweigerlich eine Urämie und der Tod des Patienten ein. Wir unterscheiden prinzipiell zwei Arten des Nierenersatzes: die *Dialyse* und verwandte Methoden sowie die *Nierentransplantation*.

30.6.1 Erfolg der Nierenersatztherapie

Die *Dialyse* ersetzt die Nierenfunktion nicht vollständig. Die exkretorische Nierenfunktion wird nur teilweise ersetzt. Der Wasser-, Elektrolyt- und Säure-Basen-Haushalt wird befriedigend korrigiert. Die Konzentration der harnpflichtigen Substanzen bleibt viel höher als bei Gesunden, etwa auf dem Niveau der sog. präterminalen Niereninsuffizienz. Dies genügt jedoch, daß die Patienten von schweren Urämiesymptomen befreit werden. Die Störungen der endokrinen Funktionen der Niere, d.h. Sekretion von Renin, Erythropoetin und Metabolisierung von Vitamin D, bleiben durch die Dialyse unbeeinflußt. So bleibt bei einem Teil der Patienten, die eine inadäquat hohe Reninsekretion haben, eine Hypertonie weiterhin bestehen und muß medikamentös behandelt werden. Ein Erythropoetinmangel bewirkt, daß auch die Dialysepatienten weiterhin eine renale Anämie haben. Störungen im Calcium-, Phosphat- und Vitamin-D-Stoffwechsel führen zum sekundären Hyperparathyreoidismus, was bei einigen Patienten nach langjähriger Hämodialyse zu schweren Knochenstörungen, zur sog. renalen Osteopathie, führt.

Durch erfolgreiche *Nierentransplantation* werden alle exkretorischen Funktionen der Niere vollständig ersetzt. Es ist sicherlich das beste Nierenersatzverfahren. Leider ist jedoch nicht jede Nierentransplantation erfolgreich, nur 85 % funktionieren ein Jahr lang und 50 % 10 und mehr Jahre. Da auch nicht genügend Nieren zur Transplantation zur Verfügung stehen, bleibt für viele Patienten (ca. 100 Patienten auf 1 Mill. Einwohner) zumindest vorübergehend die Dialyse als einzige Behandlungsmöglichkeit bestehen.

30.6.2 Dialyse

Prinzip der Dialyse

Das Prinzip der Dialyse ist in Abb. 30.**2** dargestellt. Blut und Dialysat sind durch eine semipermeable Membran getrennt. Im Dialysat sind neben Wasser auch die wichtigsten Elektrolyte des menschlichen Körpers (Natrium, Calcium, Kalium, Magnesium, Chlorid) vorhanden. Bicarbonat ist ein wichtiger Puffer im Blut, der lebensnotwendig ist. Früher wurde es durch Acetat oder Lactat ersetzt, heute werden vorwiegend Bicarbonatdialysen durchgeführt; Acetatdialysen eher selten. Die semipermeable Membran hat Poren. Diese Poren sind undurchlässig für Eiweiß und alle größeren Blutbestandteile (wie z.B. Blutkörperchen), frei durchlässig für die kleinen Moleküle (wie Wasser, Elektrolyte, Harnstoffe, Kreatinin). Für die mittelgroßen Moleküle (Molekulargewicht ca. 500–5000), in deren Größenbereich die eigentlichen Urämietoxine vermutet werden, sind die Poren je nach Art der Membran besser (Peritonealdialyse, Hämofiltration) oder schlechter (konventionelle Hämodialyse) durchlässig. Wie in Abb. 30.**2** dargestellt, wandern die harnpflichtigen Substanzen durch Poren der Dialysemembran entlang dem Konzentrationsgradienten auf die Seite des Dialysats (Diffusion). Auch die Elektrolyte des Bluts und des Dialysats diffundieren frei durch die Membran, die Konzentration im Blut gleicht sich der Konzentration im Dialysat an, was zur Normalisierung des Elektrolythaushalts und des Säure-Basen-Haushalts führt. Da jedoch auch Wasser aus dem Körper entfernt werden muß, wenn die eigenen Nieren nicht mehr funktionieren, wird ein weiteres physikalisches Prinzip angewandt: die Ultrafiltration. Dazu ist ein Ultrafiltrationsdruck notwendig, der das Wasser von der Blut- auf die Dialysatseite durchpreßt. Bei der Hämodialyse setzt sich der Ultrafiltrationsdruck aus dem hydrostatischen Blutdruck auf der Blutseite und dem Unterdruck auf der Dialysatseite zusammen; er wird auch Transmembrandruck genannt. Bei der Peritonealdialyse ist als Ultrafiltrationsdruck ein osmotischer Druck des Dialysats wirksam (Peritonealdialysat hat eine höhere Osmolarität als Blut).

Hämodialyse

Die Hämodialyse wurde früher auch als Behandlung mit künstlicher Niere oder Blutwäsche bezeichnet. Das erste Modell der künstlichen Niere haben bereits 1913 *Abel* u. Mitarb. konstruiert. Die erste Hämodialyse am Menschen führte *Haas* in Deutschland im Jahre 1925 durch. *Kolff* entwickelte in Holland Anfang der 40er Jahre die sog. Trommelniere, die bereits als Dialysemembran Zellophan und zur Verhinderung der Blutgerinnung im extrakorporalen Kreislauf Heparin benützte. Es konnte jedoch nur die akute Niereninsuffizienz behandelt werden, ein Hauptproblem war der Zugang zu den Gefäßen. Dieses Problem löste zum ersten Mal 1960 der Amerikaner *Scribner*, der einen nach ihm benannten Shunt (englisch Kurzschluß) entwickelte. Unter einem Shunt verstehen wir eine Verbindung zwischen Arterie und Vene, meist am Vorderarm, die ständig offen bleibt und so wiederholt Anschluß an die künstliche Niere ermöglicht. Seit 1960 ist die chronische Niereninsuffizienz nicht mehr eine tödliche Erkrankung, es begann die Ära der Hämodialyse. Der Scribner-Shunt wurde 1962 weitgehend durch die subkutane Fistel nach Cimino und Brescia verdrängt, die auch heute noch als dauerhafter Gefäßzugang für die Hämodialyse am gebräuchlichsten ist (Abb. 30.**3**).

Technik der Hämodialyse

In Abb. 30.**4** ist die konventionelle Hämodialyse schematisch dargestellt. Das Blut wird aus dem Shunt mit Hilfe einer Blutpumpe dem Filter, der eigentlichen „künstlichen Niere", wo die Dialyse stattfindet, zugeführt. Dabei wird dem Blut mit einer Pumpe kontinuierlich Heparin zugesetzt, um eine Gerinnung des Blutes im extrakorporalen Kreislauf zu verhindern. Auf der anderen Seite der semipermeablen Membran des Filters wird das Dialysat zugeführt. Das Dialysat wird aus einem Elektrolytkonzentrat und enthärtetem Wasser im Verhältnis 1:34 in einem Mischgenerator zubereitet. Das Wasser muß nicht sterilisiert sein, da die semipermeable Membran des Filters für

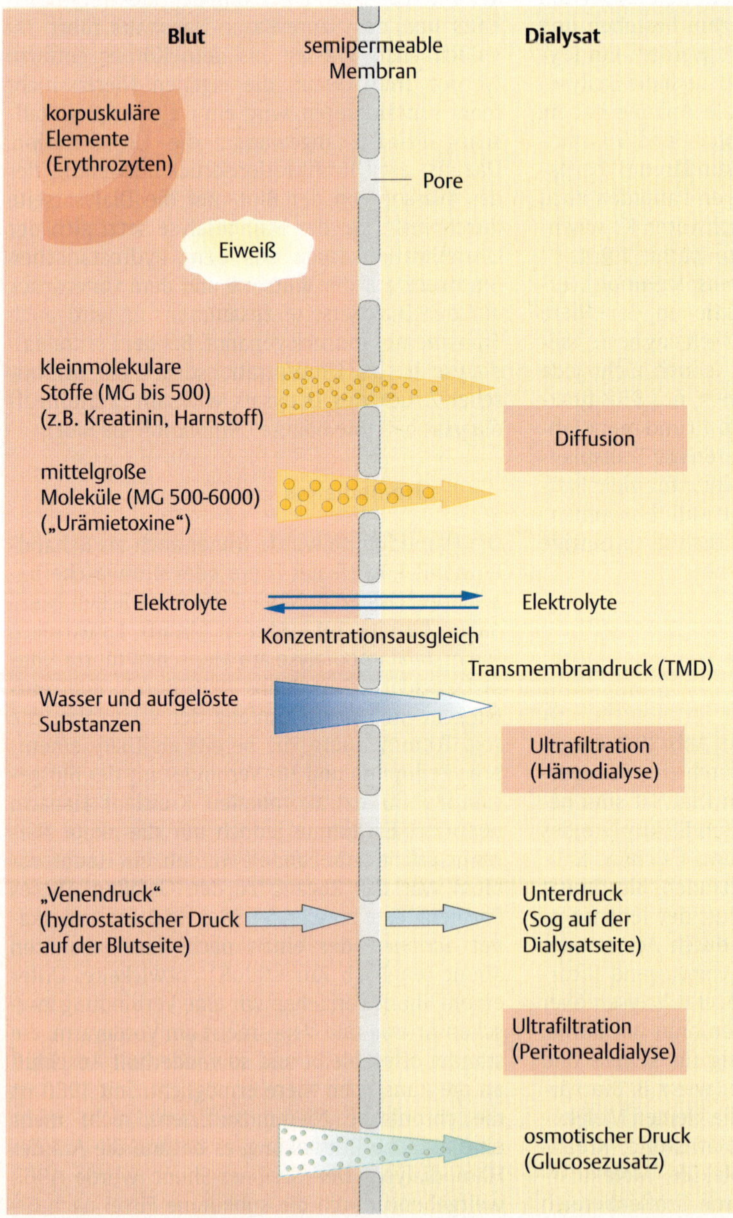

Abb. 30.**2** Prinzip der Dialyse.

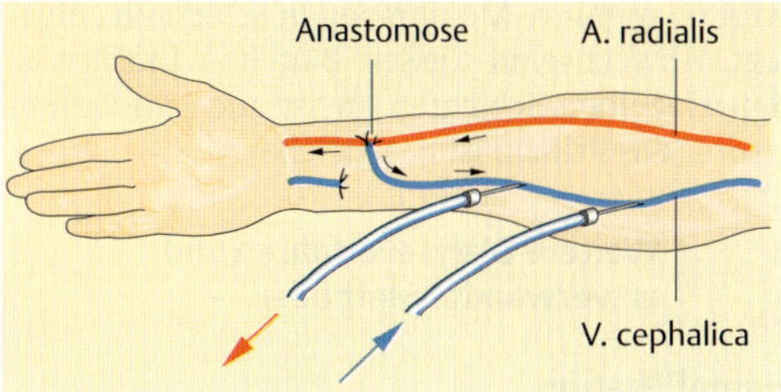

Abb. 30.**3** Cimino-Fistel mit eingelegter arterieller und venöser Kanüle.

Mikroorganismen undurchlässig ist (bei High-flux-Kapillaren ist die Membran durchlässig für Viren). Während der Hämodialyse zirkulieren durch den Filter ca. 200 – 400 ml Blut und 500 ml Dialysat in einer Minute. Dies bedeutet einen Wasserverbrauch von ca. 150 l pro Dialyse. Nachdem das Dialysat den Filter passiert hat, fließt es über eine Unterdruckpumpe in den Ablauf. Die Pumpe erzeugt einen negativen Druck (Sog) auf der Dialyseseite der Membran; dieser Unterdruck bildet zusammen mit dem positiven Druck auf der Blutseite den Transmembrandruck. Der Transmembrandruck ist für die Ultrafiltration (Wasserentzug aus dem Körper) verantwortlich. Neuere Geräte messen das Ultrafiltratvolumen ganz genau und stellen den Transmembrandruck

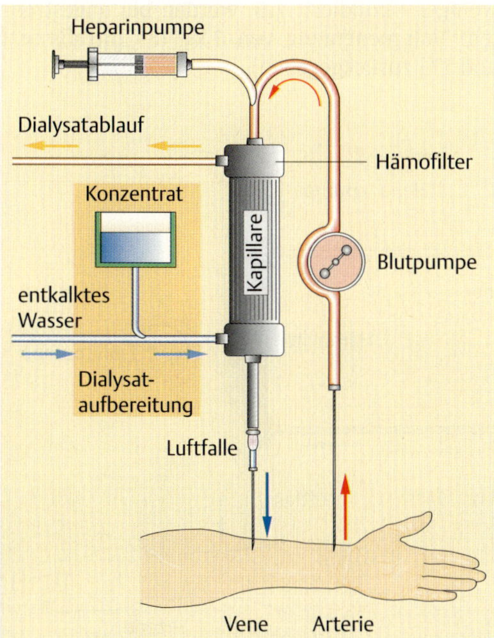

Abb. 30.**4** Prinzip der Hämodialyse.

entsprechend der gewünschten Ultrafiltration automatisch ein (sog. kontrollierte Ultrafiltration).

Nebenwirkungen bzw. *Komplikationen* der Hämodialyse können sein: Blutdruckabfall und Muskelkrämpfe durch Wasserentzug und Elektrolytverschiebungen im Körper, Kopfschmerzen und Hämatome am Shunt. Moderne Dialysegeräte erlauben die Herstellung eines Dialysats mit dem natürlichen Puffer Natriumbicarbonat statt Acetat. Die Verträglichkeit der Hämodialyse wurde dadurch stark verbessert.

Je nach Nierenrestfunktion des Patienten dauert eine Hämodialysesitzung zwischen 3 und 5 Stunden und muß 2- bis 3mal in der Woche durchgeführt werden.

Gefäßzugang

Bei der Cimino-Brescia-Fistel wird durch einen operativen Eingriff eine Vene mit einer Arterie direkt unter der Haut kurzgeschlossen. Meistens geschieht dies am Vorderarm mit der A. radialis und der V. cephalica (Abb. 30.**3**), aber eine solche Fistel kann auch am Oberarm oder am Oberschenkel angelegt werden.

Dank hohem Druck in der Abflußvene wird diese bald erweitert, und die Wände werden dicker (Arterialisation der Vene). Nach ca. 2 – 3 Wochen kann das dicke Gefäß gut punktiert werden.

Wird eine Fistel infolge Thrombosierung unbrauchbar oder hat der Patient keine geeigneten Gefäße für eine gut funktionierende Fistel, wird eine Gefäßkunststoffprothese (PTFE) implantiert.

Die sorgfältige *Shuntpflege* sowie eine vorsichtige Punktion beim Anschluß an die Hämodialyse sind für die langdauernde Funktion des Shunts entscheidend.

Für eine notfallmäßig durchzuführende Hämodialyse, z.B. bei einem akuten Nierenversagen, wird ein dicker ein- oder doppellumiger Katheter in die V. subclavia oder V. jugularis eingelegt. Dieser Gefäßzugang ist sofort für die Hämodialyse zugänglich, kann aber nur für einen kurzen Zeitraum von ca. 3 Wochen belassen werden.

Am **Shunt-Arm** darf
- kein Blutdruck gemessen,
- keine andere Venenpunktion vorgenommen werden.

Filter

Als Filter werden *Kapillarfilter* und *Plattenfilter* verwendet. In Abb. 30.**5** ist ein Kapillarfilter dar-

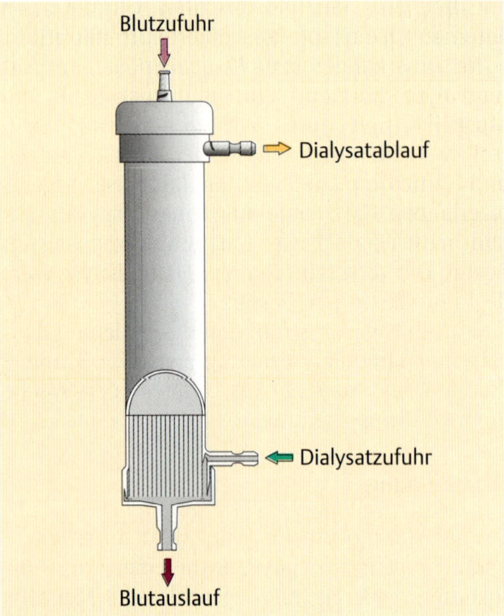

Abb. 30.**5** Prinzip des Kapillarfilters.

gestellt. Das Blut fließt durch dünne Kapillaren mit einem Durchmesser von ca. 300 μm. Verwendet werden High-flux-Kapillaren mit biokompatiblen Membranen, die aus Polysulfon oder Polyacrylnitril bestehen. Die Wandstärke beträgt 9 bis 16 μm. Ein Filter enthält zwischen 10 000 und 15 000 Einzelkapillaren, die vom Dialysat im Gegenstrom umspült werden. Beim Plattenfilter werden mehrere Membranen in Schichten aufgelegt. Abwechselnd fließen Blut und Dialysat in den einzelnen Schichten, meist auch im Gegenstrom (das Prinzip ist das gleiche).

Weitere Dialyseverfahren und artverwandte Methoden

Hämofiltration

Das Schema der Hämofiltration ist in Abb. 30.**6** dargestellt. Für die Reinigung des Blutes ist allein die Ultrafiltration verantwortlich, auf Dialysat wird bei diesem Verfahren verzichtet. Als Filter werden spezielle Kapillarfilter verwendet, die eine semipermeable Membran aus Polyamid haben. Diese Membran hat besondere Eigenschaften:

- eine sehr hohe Ultrafiltrationsleistung und
- etwas größere Poren als die übliche Hämodialysemembran, was eine bessere Entfernung der mittelgroßen Moleküle ermöglicht.

Mittels Unterdruckpumpe wird ein hoher Transmembrandruck erzeugt, der die Ultrafiltration in Gang setzt. Die Menge des Ultrafiltrats wird auf einer Waage genau registriert. Während der Behandlung werden meistens ca. 18 l ultrafiltriert. Gleichzeitig mit der Ultrafiltration wird mittels Pumpe das gewünschte Volumen einer Substitutionslösung in den Kreislauf zurückgegeben. Falls Wasserentzug erwünscht ist, wird entsprechend weniger infundiert (z. B. werden bei angestrebtem Volumenentzug von 1 kg 18 l ultrafiltriert und 17 l zurückgegeben).

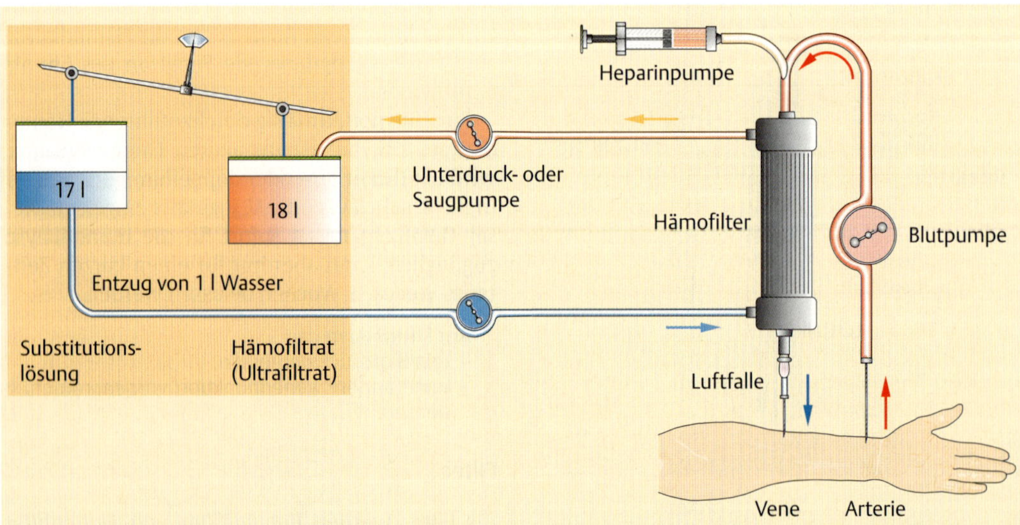

Abb. 30.**6** Prinzip der Hämofiltration.

Der Vorteil der Hämofiltration liegt neben der höheren Effektivität in der Entfernung der mittelgroßen Moleküle, auch ist eine bessere Kreislaufstabilität gewährleistet. Patienten, die bei der Hämodialyse unter schwerwiegenden Nebenwirkungen (Kreislauflabilität, Kopfschmerzen) leiden, werden unter der Hämofiltration oft beschwerdefrei.

Als Sonderformen der Hämofiltration werden besonders in der Intensivmedizin die *kontinuierliche arteriovenöse Hämofiltration (CAVH)* und die *geräteunterstützte venovenöse Hämofiltration (VVH)* eingesetzt, die eine physiologische Filtration über Tage oder Wochen erlauben.

Hämodiafiltration

Bei der Hämodiafiltration handelt es sich um eine Mischform zwischen der herkömmlichen Hämodialyse und der Hämofiltration. Für dieses Verfahren werden spezielle sog. High-flux-Filter verwendet. Diese Filter haben eine sehr hohe Durchlässigkeit in bezug auf Wasser und Moleküle. Einerseits findet bei der Hämodiafiltration ein Stoffaustausch mittels Dialysat statt, und gleichzeitig werden bis zu 24 l Flüssigkeit ultrafiltriert, die dann abzüglich der gewünschten Flüssigkeitsentzugsmenge wieder substituiert werden.

Plasmapherese

Die Plasmapherese ist ein Verfahren, bei dem mittels eines speziellen Filters oder durch Zentrifugieren Blutplasma von den Blutzellen abgetrennt wird. Das Blutplasma enthält neben den Gerinnungsfaktoren auch Plasmaproteine wie z.B. Antikörper, Immunkomplexe o.ä.

Bei der therapeutischen Plasmapherese wird nun das Plasma teilweise durch eine osmotisch aktive Substitutionslösung (frisches Spenderplasma, Humanalbuminlösung u.a.) ausgetauscht. Die Dosierung der Substitutionslösung erfolgt wie bei der Hämofiltration mittels eines Waagesystems. Pathologische Eiweißkörper werden so abgetrennt und immunologische Prozesse unterbrochen.

Indikationen zur Anwendung der therapeutischen Plasmapherese sind z.B. das Goodpasture-Syndrom oder die Wegener-Granulomatose.

Hämoperfusion

Die Hämoperfusion ist ein der Dialyse ähnliches Verfahren, in welchem Blut durch eine Patrone mit Aktivkohle oder mit Ionenaustauschern perfundiert wird. Wie bei der Hämodialyse ist auch hier eine Heparinisierung des Blutes im extrakorporalen Kreislauf notwendig. Aktivkohle oder Ionenaustauscher haben eine riesige Oberfläche, an welcher verschiedene Toxine absorbiert werden. Da kein gleichzeitiger Wasserentzug und keine Normalisierung der Elektrolyte möglich sind, ist dieses Verfahren für chronische Behandlung der Niereninsuffizienz nicht geeignet. Bedeutung hat die Hämoperfusion jedoch zur Behandlung *akuter exogener Vergiftungen* (Schlafmittelintoxikation, Pilzvergiftung u.a.).

Praxis der Dialyse

Dank der modernen Geräte kann die Hämodialyse/Hämofiltration in 3–5 Stunden durchgeführt werden, je nach Restfunktion der Nieren zweimal, ohne Restfunktion dreimal pro Woche. Da immer mehr Patienten der Dialyse zugeführt werden, die dann zeit ihres Lebens davon abhängig sind, sucht man nach immer neuen Wegen, um diese anspruchsvolle Therapieform für den Patienten ertragbarer zu machen. Die heute üblichen Verfahren sind die folgenden:

Zentrumsdialyse. Hier werden die Patienten von einem speziell geschulten Dialyseteam betreut. Jeder Dialyseplatz wird von 2–3 Patienten pro Tag ausgenützt. Die Morgenschicht übernimmt die erste Patientengruppe, führt deren Dialyse durch, entläßt sie auf die Station oder (meistens) nach Hause, sorgt für die Aufbereitung der Geräte, des Bettes usw. Bei Schichtwechsel ist ein reges Kommen und Gehen, bis Personal und Patienten der Morgenschicht fort sind und die zweite Gruppe an die Dialyse angeschlossen ist. Vom Zentrum aus werden auch das Trainingsprogramm und die Überwachung der Heimdialyse durchgeführt.

Heimdialyse. Patienten, die heimdialysefähig und -willig sind, werden durch ein längeres Schulungsprogramm darauf vorbereitet. Auf längere Sicht kann diese Selbstbehandlung nur bei gleichzeitiger hoher Kooperationsbereitschaft des Partners durchgeführt werden.

Limited-care-Dialyse-Stationen sind Einrichtungen, wo der Patient hingehen, das Dialysegerät und – wenn nötig – die Unterstützung der Fachperson in Anspruch nehmen kann, aber dabei die Dialyse möglichst selbständig durchführt. Der Vorteil gegenüber der Heimdialyse liegt darin, daß das Dialysegerät doppelt genutzt werden kann und der Patient Hilfe zur Verfügung hat. Der

Nachteil gegenüber der Heimdialyse ist das Abhängigsein von Ort und Zeitplan.

Vorbereitung und Nachsorge

Patienten, die für die Heimdialyse oder für die Limited-care-Dialyse vorgesehen werden, sowie deren Partner bedürfen über Monate im voraus eines theoretischen Unterrichts und der praktischen Übung. Dieser *Vorunterricht* wird von Ärzten, Pflegepersonen, Dialysetechnikern und Psychologen erteilt. Zusätzlich wichtig ist der Kontakt mit Patienten, die bereits mit der Heim- oder Limited-care-Dialyse Erfahrungen haben. Die *Nachbetreuung* umfaßt eine ständige ärztliche, pflegerische und technische Rufbereitschaft, 8- bis 12wöchige Kontrollen (Laborkontrollen, verbunden mit ärztlicher, pflegerischer und sozialpsychologischer Beratung) sowie die Gewährleistung von Hausbesuchen durch eine fachlich und menschlich qualifizierte Person. Fortbildungs- und Erfahrungsaustausch-Wochenenden werden von den Dialysezentren oder von den *Organisationen* von Nierenpatienten durchgeführt.

Kontaktadressen:
- In Deutschland: Interessenverband der Dialysepatienten Deutschlands.
- In Österreich: Gesellschaft Nierentransplantierter und Dialysepatienten Österreichs.
- In der Schweiz: Verein der Nierenpatienten.

Offizielles Organ dieser Verbände: „Der Dialysepatient"; Zeitschrift für Nierenkranke, deren Angehörige, Ärzte und Pflegepersonal.

Die *Problematik* des Dialysepatienten in medizinischer, psychisch-geistiger und sozialer Hinsicht ist enorm. Pflegepersonen, die in Dialysezentren oder als Hausbesucher(innen) arbeiten wollen, bedürfen einer großen menschlichen Reife und einer fundierten **Zusatzausbildung** für

- den *fachgerechten Umgang* mit der „künstlichen Niere" während der Dialysebehandlung sowie für die Wartung der Geräte;
- die Mitarbeit beim Training der *Heimdialysekandidaten* und deren *Angehörigen*;
- die Mitarbeit bei der stationären Intensivpflege der frisch *transplantierten* Patienten;
- die Mitarbeit bei der *ambulanten Beratung* und *Überwachung* der Heimdialysepatienten (einschließlich Hausbesuche) und der Patienten mit Transplantationen;
- die Mitarbeit bei der Schulung und ambulanten Nachbetreuung von Peritonealdialysepatienten.

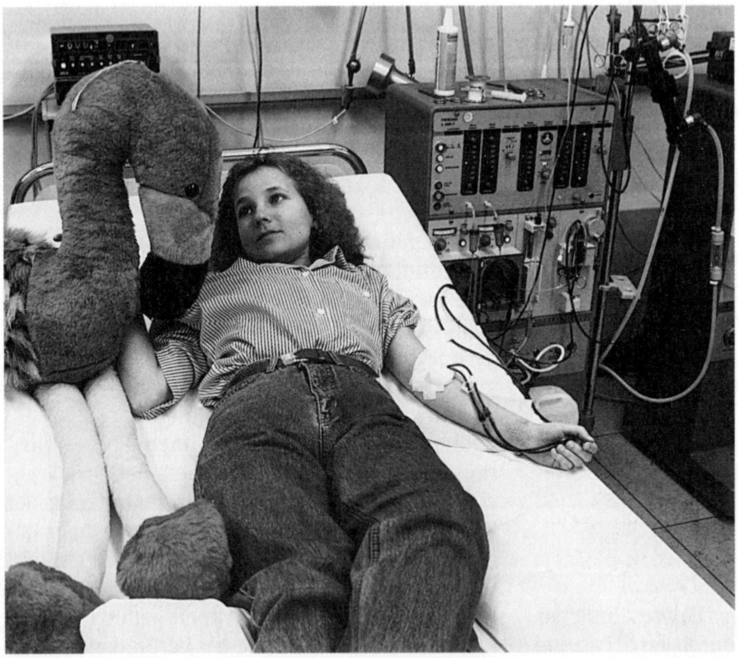

Abb. 30.**7** Lebensqualität trotz Abhängigkeit von Apparaten (Foto: dpa).

Krankheitsbewältigung

Dialysepatienten (Abb. 30.**7**) sind bis zum Tod oder bis zur geglückten Transplantation auf die Dialyse und damit auch auf andere Menschen (Pflegepersonal oder/und Angehörige) angewiesen. Der Bewältigung dieser Situation kommt höchste Bedeutung zu. Es geht um die folgenden *Problemfelder*:

- Abhängigkeit von der Technik (Maschine) und immer wiederkehrende Konfrontation mit dem Pflegepersonal (das auf der Dialysestation häufig wechselt, wodurch auch noch unterschiedliche Ansichten und Anweisungen auf den Patienten zukommen);
- Hoffnung/Enttäuschung im Warten auf eine Spenderniere;
- Einschränkung der Berufsarbeit oder Berufsunfähigkeit und damit Verzicht auf eine Karriere;
- familiäre Probleme durch das Dauerkranksein (Kap. 23) des einen Partners und das Angebundensein des anderen;
- gesellschaftliche Behinderungen – der Dialysepatient darf nicht unkontrolliert trinken und essen, kann kräftemäßig nicht mehr jede Party durchhalten, der Urlaub ist auf Orte beschränkt, wo es Feriendialysezentren gibt.

Das *Verstehen* ist die beste Ausgangslage zum Umgehen mit diesen Patienten. Auf unsachliche oder „anklagende" Reaktionen („jetzt haben Sie schon wieder zuviel zugenommen") reagiert der Patient mit Aggression oder Regression.

Die Grundpfeiler helfender Begleitung gelten auch hier (Kap. 14):

- Offenheit und Interesse zeigen, um Zusammenhänge und biographische Prägungen mitzubekommen.
- Verständnisvoll reagieren, um Kooperation nicht abzublocken.
- Hilfestellung anbieten (Copingstrategien S. 700 ff.).

Peritonealdialyse

Das Prinzip entspricht der Hämodialyse mit dem Unterschied, daß die Peritonealdialyse nicht außerhalb des Körpers stattfindet. Als Membran dient das Peritoneum. Das sterile Dialysat (in der Regel 2 l) wird mittels Katheter (z. B. Tenckhoff-Katheter) in die Bauchhöhle eingebracht. Durch ständiges Wechseln des Dialysats kann ein hohes Konzentrationsgefälle zwischen Blut und Dialyse aufrechterhalten werden. Der Tenckhoff-Katheter

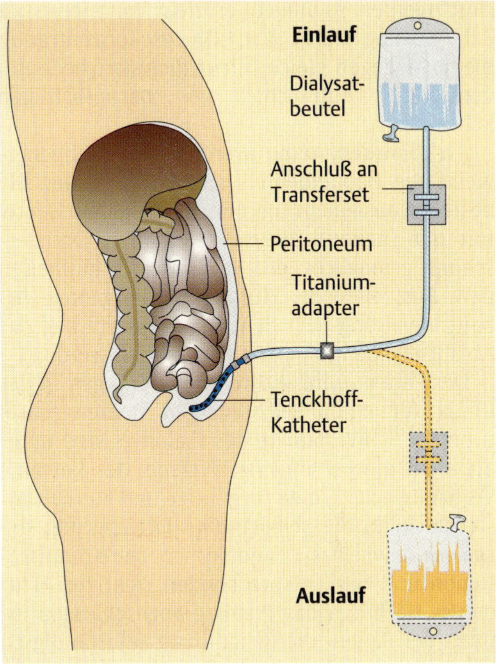

Abb. 30.**8** Prinzip der kontinuierlichen ambulanten Peritonealdialyse (CAPD). Verwendet wird das hier gezeigte Einbeutelsystem oder ein Doppelbeutelsystem (s. Text).

wird chirurgisch in die Bauchhöhle eingeführt. Die Spitze des Katheters wird im tiefsten Punkt des Beckens, dem Douglas-Raum, plaziert (Abb. 30.**8**). Gegenüber den früheren Kathetern hat er den Vorteil, daß er extrem gewebefreundlich ist und über mehrere Jahre problemlos funktioniert. Am Ende des Katheters wird ein Metallstück, ein sog. Titaniumadapter, eingesetzt. Er schafft eine sichere Verbindung zum Transferset und senkt wesentlich die Peritonitisgefahr. Das Transferset führt zu einem Plastikbeutel mit der Dialyseflüssigkeit. In einem Beutel sind 2 l Dialysat mit ähnlicher Zusammensetzung wie bei der Hämodialyse (statt Acetat wird meist Lactat verwendet). Als osmotisches Agens, das eine Ultrafiltration und somit einen Wasserentzug aus dem Körper ermöglicht, wird Glucose in verschiedener Konzentration (1,36 – 3,86 % nach Baxter) zugesetzt. Durch höhere Glucosekonzentration und somit höhere Gesamtosmolarität kann bei Bedarf ein entsprechend höherer Wasserentzug aus dem Körper erzielt werden (d. h. der höhere Wasserentzug erfolgt durch Osmose). Der Entzug von harnpflichtigen Substanzen hingegen erfolgt mittels *Diffusion*. Muß also ein Patient „mehr dialysiert“ werden, so braucht es mehr Volumen (statt 2,0 l Lösung 2,5 l). Die Glucosekonzentration bleibt hingegen gleich (*mehr dialysiert* bedeutet vermehrten Abtransport von harnpflichtigen Substanzen).

Als **Dialysesysteme** werden heute üblicherweise die Doppelbeutelsysteme verwendet. Sie bestehen aus einem Leerbeutel und einem Beutel mit der (neuen) Dialysatlösung. Ein Drehverschluß ermöglicht das erwünschte Einfließen bzw. Ausfließen der Flüssigkeit (die genaue Arbeitsanweisung liegt dem Beutelsystem bei, das Ablaufschema muß exakt eingehalten werden).

Der Patient wird während ca. 10 Tagen in der Klinik für einen selbständigen Beutelwechsel trainiert. Schwerpunkte des Trainings sind unter anderem die persönliche Hygiene, der korrekte Verbandwechsel, eine sorgfältige und sterile Umstecktechnik, die selbständige Bilanzierung der Dialyse sowie das Kennenlernen der Komplikationen und des entsprechenden richtigen Handelns.. Nachdem das Training abgeschlossen ist, führt der Patient die Behandlung selbständig zu Hause durch. Neben manuellem Geschick, gutem Sehvermögen und Verständnis für die Abläufe setzt das Training auch eine hohe Kooperationsbereitschaft des Patienten voraus.

Die Nachbetreuung umfaßt neben einer ständigen ärztlichen und pflegerischen Rufbereitschaft auch regelmäßige Heimbesuche und alle 4–6 Wochen eine Kontrolle in der Klinik. In der Klinik wird das Transferset unter sterilen Bedingungen gewechselt. Bestehende Probleme, z. B. in der Bilanzierung, können mit dem Patienten besprochen werden.

Der *große Vorteil* dieser Behandlung sind die Unabhängigkeit vom Krankenhaus und von einer Dialysemaschine, niedrigere Kosten sowie kurze Lernzeit. Ein weiterer Vorteil ist eine bessere Clearance der mittelgroßen Moleküle, verglichen mit der Hämodialyse, oft bessere Blutdruckeinstellungen bei Hypertonikern und deutlich bessere Einstellung des Blutzuckers bei Diabetikern, da das Insulin intraperitoneal verabreicht werden kann und so kontinuierlich aufgenommen wird. Der Patient braucht keine einschränkende Diät zu halten, er sollte nur genügend Eiweiß zu sich nehmen, da durch die Peritonealdialyse auch Plasmaeiweiß verlorengeht. Die wichtigste Komplikation ist eine Peritonitis. Durch Anwendung eines geschlossenen Beutelsystems sowie einer sorgfältigen Technik kann die Peritonitisrate jedoch wesentlich reduziert werden. Kommt es zu schmerzhafter Peritonitis, erfolgt eine stationäre Behandlung. Peritonitiden mit Staphylococcus epidermidis treten infolge fehlerhafter Durchführung des Beutelwechsels auf. Peritonitiden mit Staphylococcus aureus werden meist durch Katheteraustrittsinfektionen verursacht. Der Katheter muß entfernt und darf erst nach Abheilen der Infektionen wieder implantiert werden. Pilzperitonitiden treten heute nur noch selten auf; sie sind meist lebensbedrohlich. Eine Fortsetzung der CAPD ist danach kaum mehr möglich.

Heute gibt es neben Sets mit abnehmbaren Beuteln (die auch kosmetisch akzeptabler sind) und diversen technischen Hilfsmitteln die Möglichkeit der apparativen bzw. der automatischen Peritonealdialyse (APD), die vor allem bei Kindern und zunehmend auch bei Erwachsenen zum Einsatz gelangt. Mit der APD können häufigere Beutelwechsel mit kürzerer Verweilzeit durchgeführt werden. Mehr Volumen wird ausgetauscht. Die Dialyse wird vom Patienten selber (normalerweise nachts) durchgeführt. Dialysedauer bei der APD 8–10 Stunden; die Verweilzeit beträgt 30 Minuten, das Behandlungsvolumen bis zu 19 l. Am Morgen entfernt der Patient das Set und ist für den Rest des Tages frei. Das Training mit dem Gerät findet ebenfalls in der Klinik statt.

Ob die CAPD oder die APD zur Anwendung kommen, hängt von der vorhandenen Restnierenfunktion ab, d. h., die CAPD muß bei zunehmender Symptomatik durch die APD ersetzt werden.

Da bei jedem Patienten das Peritoneum unterschiedlich beschaffen ist, muß mit Hilfe des PET-Tests (peritonealer Äquilibrationstest) die Höhe der Permeabilität festgestellt werden. Dadurch kann für den einzelnen Patienten ein individuelles Programm erstellt werden.

Nierentransplantation. Die Transplantation einer gesunden Spenderniere bedeutet für viele Patienten neue Lebenshoffnung. Die Grundlagen zu „Chance und Problematik der Organtransplantation“ werden in Kap. 35 besprochen.

30.7 Urologische Operationen

30.7.1 Präoperative Maßnahmen

Grundsätzlich gilt, was in Kap. 36 nachzulesen ist.

Besonderheiten sind:

- Prüfung der Nierenfunktion, Förderung der Diurese, evtl. wird bereits präoperativ ein Verweilkatheter eingelegt.

Tabelle 30.**1** Standardisierter Pflegeplan bei urologischen Operationen

Pflegeplan	Nephrostomie *	Nephrektomie	Thorakoperitoneale Nephrektomie	Plastische Operationen *	Supravesikale Harnableitung
Drainagen/ Katheter	- Nephrostomiedrain: Kontrolle von Lage und Funktion, Drain darf nicht verrutschen; bei Verstopfung mit physiol. NaCl-Lösung anspülen - Wunddrain: Kontrolle auf Blutung; Entfernung am 2.–10. Tag * von der Pflege und sorgfältigen Handhabung der Drainagen ist der Operationserfolg abhängig	- Redon-Drain für 1–2 Tage - Wunddrain: Kontrolle auf Blutung; Entfernung am 4–6. Tag - Blasenkatheter je nach Ausgangslage; er bleibt entsprechend lang liegen	- Thoraxdrain am Dauersog von 3 kPa (30 cmH_2O) - Wunddrain retroperitoneal: Kontrolle auf Blutung; Entfernung nach 7 Tagen →	- Nephrostomiedrain: Kontrolle von Lage und Funktion; bei Verstopfung mit physiol. NaCl-Lösung anspülen - Uretersplint: Kontrolle von Lage und Funktion; Entfernung je nach Operation, z. B. nach Nierenplastik am 13. Tag - retroperitonealer Drain bleibt 9 Tage liegen - Blasenkatheter bis zur Wundheilung (→ Ruhigstellung der Blase)	- Urostomieüberwachung und -pflege (S. 872 ff.) - Darmrohr zur Drainierung des Darmes wird schon vor der Operation eingelegt und bleibt einige Tage liegen - Wunddrain und Redon-Drainagen bedürfen der sorgfältigen Überwachung und Pflege
Infusion/ Trinkmenge	während 2–3 Tagen, Tee ab 2. Tag, steigern bis 2 l und mehr (zum Durchspülen der Harnwege)	→	→	→	→

Fortsetzung S. 906

- Bei der *thorakalen Nephrektomie* gilt zusätzlich die Einübung der Atemtechnik (S. 348 f.).
- Ist eine *Urostomie* vorgesehen, so muß eine gezielte psychologische Vorbereitung getroffen werden. Sie entspricht grundsätzlich derjenigen der Ileostomie oder Kolostomie (S. 872 ff.).

30.7.2 Postoperative Pflege

Das Ziel liegt in der Erhaltung oder Wiederherstellung der Nieren- bzw. Ausscheidungsfunktion und der Rehabilitation des Patienten.

Die *Maßnahmen*, die getroffen werden, sind je nach Zustand des Patienten, Operationsverfahren, Erfolg der Operation und individuell erreichbaren Zielen verschieden.

Behandlung

Für die Behandlungspflege ist die Arztverordnung maßgebend. Orientierungshilfen sind die *allgemeingültigen Maßnahmen* (Kap. 36) sowie die *standardisierten Pflegepläne* (wie exemplarisch aus Tab. 30.**1** ersichtlich). Die wichtigsten spezifischen Maßnahmen sind die folgenden:

Sorge für Katheter und Drainagen (Abb. 30.**9**, 30.**10**): Abfluß, Durchgängigkeit, Lagestabilität, Infektverhütung.

Der übliche *Wunddrain* kann nach Eröffnung und Naht der Harnwege manchmal neben dem gewöhnlichen Wundsekret beträchtliche Urinmengen ableiten (die natürlich der Ausscheidungsmenge zugerechnet werden müssen), weil die Harnwegsnaht selten ganz wasserdicht und

Tabelle 30.1 (Fortsetzung)

Pflegeplan	Nephrostomie *	Nephrektomie	Thorakoperitoneale Nephrektomie	Plastische Operationen *	Supravesikale Harnableitung
Mobilisation	sofort	sofort	sofort	je nach Plastik Bettruhe für 2 – 3 Wochen	sofort
Thromboembolieprophylaxe	unspezifisch	unspezifisch	unspezifisch	Antikoagulation, sobald der Urin aus der Nephrostomie nicht mehr blutig ist	unspezifisch
Darmtätigkeit	stimulieren ab 3. Tag	→	→	→	→
Ernährung	nach Einsetzen der Darmtätigkeit Ernährung steigern	→	→	→	→
Krankenhausaustritt	2 Wochen	2 Wochen	2 – 3 Wochen	3 – 4 Wochen	2 – 3 Wochen
Nachkontrollen und Rehabilitation	– Nephrostomiekatheter zum erstenmal frühestens nach 6 – 8 Wochen wechseln, dann alle 4 Wochen – für Kontrolle und Katheterpflege evtl. Anmeldung bei Gemeindeschwester – Patient soll viel trinken	Erholungsaufenthalt einplanen	Erholungsaufenthalt einplanen	Erholungsaufenthalt einplanen; in den ersten 4 Wochen keine schweren Lasten heben (entsprechende Information)	– Urostomie-Versorgungssystem anpassen und einüben. Im Prinzip gilt alles, was bei der Kolostomie/Ileostomie auf S. 872 ff. nachzulesen ist – Kontakte mit Urostomieträger-Gesellschaft aufnehmen

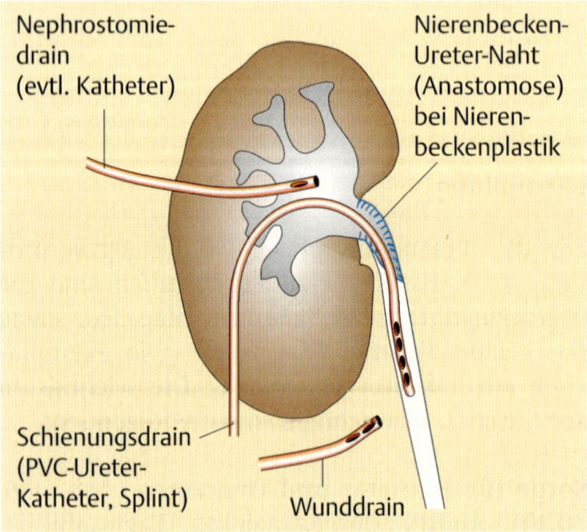

Abb. 30.9 Mögliche Drainagen nach Nierenoperationen.

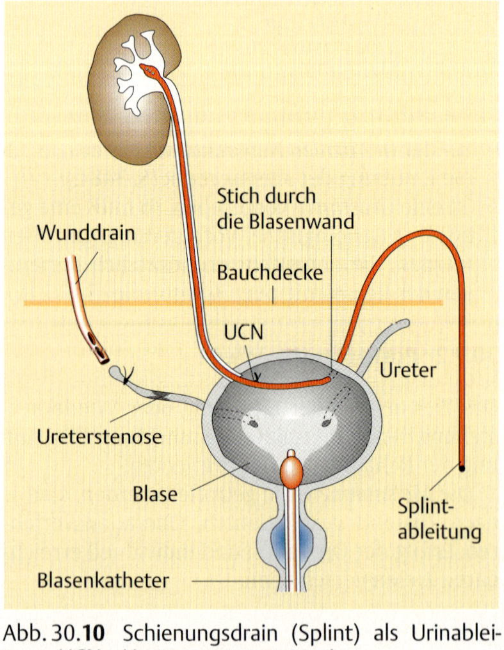

Abb. 30.10 Schienungsdrain (Splint) als Urinableitung. UCN = Ureterozystoneostomie.

der normale Harnabfluß vorübergehend gestört ist.

- Der *Nephrostomiedrain* ist meist ein relativ dicker Schlauch (oder ein Katheter), der durch das Nierengewebe hindurch in das Nierenhohlsystem eingeführt wird. Er hat die Aufgabe, den Harn der betreffenden Niere vorübergehend direkt nach außen abzuleiten, um den plastisch operierten Harnwegen die Aufgabe der Harnableitung bis zur Wundheilung abzunehmen. Dauernde und exakte Überwachung des Urinabflusses aus einer Nephrostomie ist entscheidend, da bei Verstopfung des Drains infolge Überdrucks im Nierenbecken der Erfolg der Operation in Frage gestellt wird. *Nie* abklemmen! Spülungen (z.B. mit physiologischer Kochsalzlösung) sollten wenn möglich unterlassen oder höchstens vom Arzt vorsichtig durchgeführt werden. Ein *reichlicher Urinfluß* (gute Diurese) gewährleistet die Draindurchgängigkeit.
- Der *Schienungsdrain* (Splint) ist meist aus gewebefreundlichem Kunststoffmaterial (PVC, Silicongummi). Er liegt in den ableitenden Harnwegen und hält diese durchgängig während der Zeit der Wundheilung. Ist der Nierenurin durch eine separate Nephrostomie abgeleitet, führt er meist keine wesentlichen Urinmengen. Bei Harnleiterneueinpflanzungen (UCN = Ureterozystoneostomie) und bei Antirefluxoperationen dient der Schienungsdrain meist gleichzeitig als Urinableitung (Abb. 30.**10**) aus der betreffenden Niere.
- Ein *Blasenkatheter* hat bei Operationen am blasennahen Harnleiter, bei Harnleiterneueinpflanzungen (UCN) und bei plastischen Operationen an der Blase (z.B. auch bei Korrektur von vesikoureteralem Reflux) die Aufgabe, die Blase bis zur Wundheilung ruhigzustellen, von Druck zu entlasten und das Zurückfließen von Harn aus der Blase in den Ureter zu verhindern.

Unterstützung und Förderung der Diurese durch reichliche Flüssigkeitszufuhr (Infusionen und reichliches Trinken, sobald als möglich). Eventuell muß die Diurese durch Diuretika (Mannitol oder Lasix) forciert werden. Eine Abnahme der Ausscheidungsmenge ist unverzüglich dem Arzt zu melden.

Kontrolle von Sekreten/Urin durch Messen, Abschätzen der Blut- und Urinbeimengung aus den Drainagen, exakte *Bilanzierung. Ersetzen* von Verlusten nach individueller Verordnung (Infusionsplanung Kap. 38).

Betreuung und Begleitung

Unterstützung bei den ATL. Sie ist situationsabhängig. Ältere Patienten oder Patienten mit vorbestehenden Leiden sind oft sehr pflegebedürftig. Alle sind in den ersten Tagen durch die Drainagen und Katheter behindert, was besonders die *Mobilisation* und die *tägliche Toilette* erschwert. Thorakotomierte Patienten brauchen Unterstützung der *Atmung*. Orale *Ernährung* und Flüssigkeitszufuhr ist abhängig von der *Ausscheidung*. Sie muß überwacht, kontrolliert und nach Bedarf (und Verordnung) angeregt werden. Bei liegendem Katheter ist die Katheterpflege wichtig. Der *Schlaf* ist in den ersten postoperativen Tagen immer beeinträchtigt (Behinderung durch Drainagen usw.). Die *Schmerzbekämpfung* richtet sich nach den allgemeingültigen Richtlinien bzw. nach der Größe des Eingriffs. Der Arzt wird nicht mit Analgetika sparen, damit nicht unnötige Verspannungen den Abfluß behindern.

Sorge für die Sicherheit. Sie umfaßt die Überwachung, Prophylaxe und Früherfassung von eventuellen Komplikationen wie
- Blutungen, Urinfisteln,
- Inkrustationen der Drains/Katheter,
- Abflußbehinderung (Steinrezidiv, Stenosen),
- Infektion (evtl. ist eine antibiotische Abschirmung verordnet).

Versorgung der Urostomie. Es gibt die klebende Versorgung und die haftende (Adhäsivverbände). Als Beutel kommen der Urinbeutel, der Beinbeutel und sog. Nachtbeutel in Frage. Versorgung und Selbstversorgung (S. 873 ff.).

Psychosoziale Wiedereingliederung. Größere Probleme stellen sich vor allem nach wiederholten Eingriffen bei bleibender Inkontinenz und bei der Notwendigkeit einer Urostomie. Liegt ein Karzinom vor (z.B. Blasenkarzinom, Hypernephrom), so ist der Heilungserfolg oft nur vorübergehend, es stellen sich Probleme wie beim Tumorkranken (Kap. 24). Grundsätzlich ist zu sagen, daß die Pflege von urologischen Patienten eine anspruchsvolle Pflege ist, die viel Einfühlungsvermögen und menschliches Mitgehen voraussetzt.

30.8 Männliche Geschlechtsorgane

30.8.1 Spezifische Probleme

Die Entwicklung der Gesellschaft bringt es mit sich, daß auch Männer in steigendem Maße bei sexuellen und biologischen Problemen, bei Fragen um Potenz und Impotenz, Fertilität und Sterilität, bei psychogen-funktionellen wie auch bei organisch bedingten Beschwerden den Arzt aufsuchen. In der Parallele zum traditionellen Frauenarzt *(Gynäkologe)* müßte demnach im Bereich der Urologie vom „Männerarzt" *(Androloge)* gesprochen werden. Die Probleme des Patienten sprengen den Rahmen einer organisch gedachten Urologie. Sie betreffen nicht nur das Urogenitalsystem, sondern immer den Menschen in seiner Ganzheit sowie in seinen Bezügen zur Umwelt, als Mann mit seinen spezifischen Bedürfnissen, Gefühlen und Verhaltensweisen (s. dazu Frau, Mann sein, Kap. 15). Die häufigsten, primär organisch bedingten Probleme verursacht die Prostata (Prostatahypertrophie s. unten). In der Krebsmortalität des Mannes steht das Prostatakarzinom an dritter Stelle (nach dem Bronchus- und Magen-Darm-Karzinom), ein typisches „Altersleiden", das nach dem 50. Lebensjahr auftritt. Bei einer gewissen Größe kann es rektal palpiert werden (Abb. 30.**11**). Blut im Urin könnte ein relatives Frühwarnzeichen sein.

30.8.2 Prostatahyperplasie

Prostatazeichen

Die Lage der Prostata ist aus Abb. 30.**11** ersichtlich. Es ist eine Geschlechtsdrüse, deren Sekretion von endogenen und nervösen Faktoren abhängt. Die tägliche Produktion von 1 – 2 ml Sekret enthält das Ejakulat und wird mit dem Urin ausgeschieden.

Die Prostatahyperplasie ist das häufigste Leiden aller Männer zwischen 60 und 70 Jahren. Die zunehmend knötchenartige Vergrößerung der Drüse verdrängt den Blasenhals und verursacht die typischen *Prostatikerbeschwerden*. Sie werden in drei Stadien eingeteilt:

- *Stadium I:* Dysurie, dünner Harnstrahl, evtl. Harnverhaltung, terminales Nachträufeln, Pollakisurie, Nykturie (Prostatazeichen).
- *Stadium II:* Prostatazeichen + Resturin. Hämaturie, Fieber infolge Harnwegsinfekt, stauungsbedingte Nierenschmerzen, Inkontinenzzeichen (Überlaufinkontinenz S. 281).

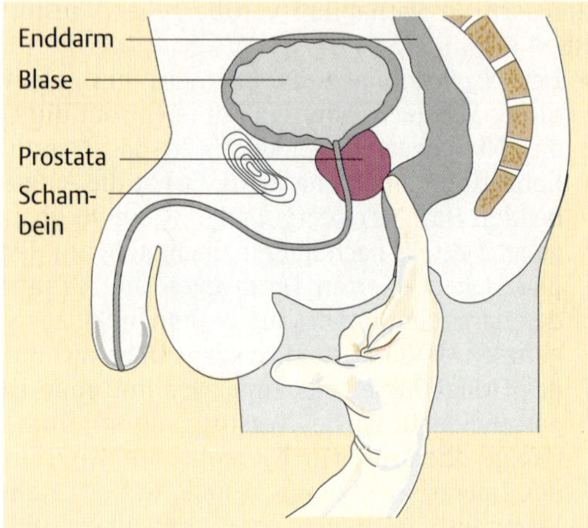

Abb. 30.**11** Palpation der Prostata bei der Rektaluntersuchung.

- *Stadium III:* Prostatazeichen + Restharn + Niereninsuffizienz → Urämie.

Die Behandlung ist stadiumabhängig. Bei einer „noch nicht" oder „nicht mehr möglichen" Operation ist die Therapie symptomatisch. Das *Ziel* liegt in einer größtmöglichen Beschwerdefreiheit:

- Beheben der Dysurie mit Wärme und Anticholinergika.
- Behandeln einer Harnwegsinfektion, je nach Uricultprobe (Abb. 42.**7** S. 1149).
- Dauerkatheterbehandlung mit intermittierender oder freier Urinableitung bei inoperablem Zustand bzw. bis zur Operationsfähigkeit.

Prostatektomie

Je nach Zugang unterscheidet man (Abb. 30.**12**):

- *retropubische* Prostatektomie (extravesikal) bei mittleren bis großen Adenomen;

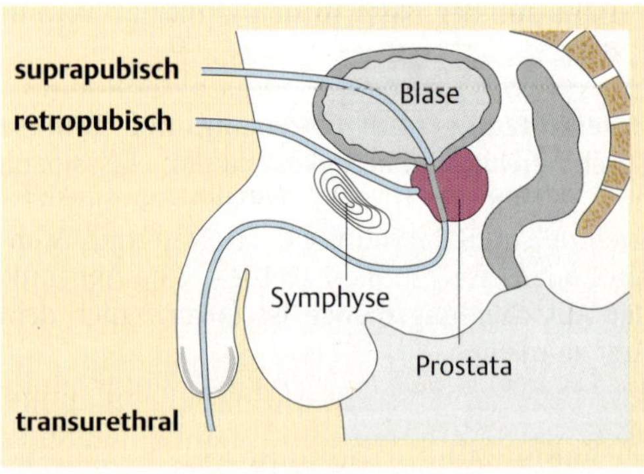

Abb. 30.**12** Prostatazugänge.

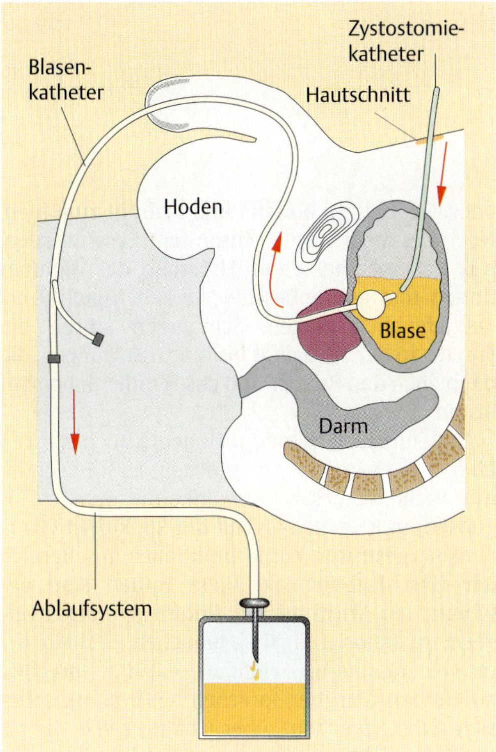

Abb. 30.**13** Spülsystem nach Prostatektomie.

- *suprapubische* Prostatektomie (transvesikal) für große Adenome;
- *transurethrale* Prostatektomie oder Elektroresektion (TUR) für kleinere bis mittlere Adenome.

Seltenere Methoden sind die sog. Kryochirurgie (Vereisung) und die totale Prostatektomie (inkl. der Samenblasen) bei Malignomen.

Postoperative Pflegeplanung

Sie entspricht derjenigen der urologischen Operationen. Besonderer Beachtung bedürfen *Katheter, Spülung* und *Drainagen* (Abb. 30.**13**).

Nach **retropubischer** Operation:
- Kontinuierliche Spülung durch die Zystostomie für 2 – 3 Tage.
- Sobald der Urin klar und eine Spülung nicht mehr notwendig ist, wird der Harnröhrenkatheter u. U. entfernt.
- Einübung der normalen Miktion (Blasentraining S. 283).
- Entfernung der Wunddrains am 5. bis 7. Tag.
- Entfernung der Zystostomie am 10. Tag.

Nach **transvesikaler** Operation.
- Am 4. postoperativen Tag Entfernung der Tamponade unter Analgetika (sehr schmerzhaft!) und maximaler Spülung durch den Zystostomiekatheter.
- Entfernung des Zystostomiekatheters je nach Resturin.
- Entfernung der Wunddrains am 7. Tag.
- Entfernung des Blasenkatheters am 10. Tag.

Nach **transurethraler** Operation:
- Spülung durch den Blasenkatheter nach Bedarf.
- Entfernung des Katheters am 3. – 5. Tag.

Rehabilitationsplanung

Sie ist ein wichtiger Teil der Pflegeplanung und bedarf gezielter Maßnahmen:
- *Zeitpunkt des Krankenhausaustritts vorbereiten:* bei komplikationslosem Verlauf nach 2 – 3 Wochen, nach transurethraler Resektion schon nach 10 – 14 Tagen.
- Die *Blasenentleerung* muß eingeübt sein. Kriterium: negative Restharnbestimmung (S. 283) sowie willkürliche Blasenkontrolle.
- Als *Harnwegsinfektionsprophylaxe* bekommt der Patient für 2 – 3 Monate ein harndesinfizierendes Medikament, der Urin muß sauer bleiben und der Patient über die Wichtigkeit der Diurese (reichlich trinken) orientiert sein.
- *Nachkontrolle* – vor allem die erste Arztkontrolle – muß organisiert sein.
- *Betreuung* und *Begleitung* sowie die Sicherstellung der eventuell notwendigen Hilfe muß bis zur Wiedererlangung der Selbständigkeit in allen Belangen gewährleistet sein.

Weiterführende Literatur

Colombi, A.: Hämodialyse-Kurs für Ärzte und Pflegepersonal mit Fragen und Antworten, 5. Aufl. Enke, Stuttgart 1991
Colombi, A.: Kontinuierliche ambulante Peritonealdialyse und verwandte Verfahren. Enke, Stuttgart 1988
Franz, H. E.: Dialysebehandlung und Nierentransplantation. Trias, Stuttgart 1994
Hauri, D., P. Jaeger: Checkliste Urologie, 3. Aufl. Thieme, Stuttgart 1993
Kluthe, R., H. Quirin: Diätbuch für Nierenkranke. Trias, Stuttgart 1993
Peseschkian, N.: Psychosomatik und positive Psychotherapie, 2. Aufl. Springer, Berlin 1992
Scheler, F.: Praxis der CAPD. Bibliomed, Melsungen 1981
Sökeland, J.: Urologie für Krankenpflegeberufe, 6. Aufl. Thieme, Stuttgart 1990
Sökeland, J.: Urologie, 11. Aufl. Thieme, Stuttgart 1993

31 Weibliche Geschlechtsorgane

Einstimmung

Der Mensch ist ein Geschlechtswesen. Das bedeutet nicht nur, daß er weibliche oder männliche Geschlechtsorgane hat, sondern daß er auch in seinem Denken und Empfinden, in seinem Selbstverständnis und der Wahrnehmung der Welt von seinem Geschlecht her bestimmt ist. Das gilt für den Mann, und es gilt für die Frau. Dieses Kapitel befaßt sich mit der **Frau** bzw. mit den typischen Frauenproblemen und Frauenkrankheiten, der **Frauenheilkunde** (Gynäkologie). Wenn im folgenden auch gynäkologische Fachbegriffe gebraucht werden (sie sind in der Pflege sehr gebräuchlich), ist dennoch zu bedenken, daß wir es mit Frauen zu tun haben, die ihren Körper nicht in der gynäkologischen Begrifflichkeit erfahren. Unser Fachjargon mutet sie eher beunruhigend denn informativ an. Insbesondere bei psychosomatischen Beschwerden versperren fachliche Worthülsen oft den Zugang zu der Frau in ihren Ängsten und Schmerzen, Unsicherheiten und Schamgefühlen (Kap. 15).

Gynäkologische Beschwerden sind nie einfach Organbeschwerden. Das gilt zwar für jedes Organsystem, muß aber in ganz besonderer Weise im Bereich der Geschlechtsorgane beachtet werden. Die Zusammenhänge mit Sexualität und Fortpflanzung dürfen nicht übergangen oder gar überspielt werden.

Frauen mit „Unterleibsbeschwerden" kann nicht durch eine Diagnose, meist auch nicht durch einen gynäkologischen Eingriff wirksam geholfen werden. Sie brauchen Gesprächsmöglichkeiten und Verständnis für ihre gesundheitlichen Probleme. Nicht der objektiv meßbare Befund ist ausschlaggebend, sondern ob Ängste vorliegen, Gefühle der Hilflosigkeit und/oder Abhängigkeit. Diese Frauen brauchen einen Gesprächspartner, idealerweise eine Gesprächspartnerin, die sie in ihrem Sosein an- und ernstnimmt. Oft reicht schon ein einmaliges informatives Gespräch, andere Frauen brauchen das Gefühl von Solidarität und Verständnis über längere Zeit.

Es muß keine lebensbedrohliche Krankheit oder Krebsdiagnose vorliegen, um sich von immer wiederkehrenden Schmerzen, Beschwerden oder Unwohlsein belastet und bedroht zu fühlen. Noch viel mehr werden chronische Beschwerden, z. B. Dauerschmerzen im Unterleib, das Wohlbefinden und das unbeschwerte Lebensgefühl erheblich einschränken. Schmerzen stören die Freude an der Sexualität bis hin zu Störungen, die dann auch den Partner und das Familienleben belasten.

Vielen Frauen fällt es auch heute noch schwer, über ihre Sexualität zu sprechen. Es ist leichter, mit Fachausdrücken und Etikettierungen (Diagnosen) umzugehen als mit der konkreten Wirklichkeit gestörter Körperfunktionen im Bereich der Geschlechtlichkeit. Viele Frauen sind gewohnt, die Vorgänge im Unterleib stillschweigend zu ignorieren, und brauchen deshalb Ermunterung und u. U. Hilfe, um darüber sprechen zu können. Darüber sprechen heißt dann, „über sich selbst sprechen", über jene Bereiche, die als „Intimbereich" tabuisiert sind. Es ist nicht einfach, lebenslang erlernte Taburegeln von heute auf morgen außer Kraft zu setzen; dazu braucht es schon ein Klima der Sicherheit und des Vertrauens. Krankenhäuser sind nicht unbedingt der geeignete Ort dafür, wenn nicht ganz bewußt darauf hingearbeitet wird und Frauen schon beim Eintritt spüren, daß sie in ihrem ganzen Frausein (und nicht in ihrer Diagnose) willkommen sind. Der Weg dahin beginnt bei der ersten Begegnung, beim Erstgespräch (der Pflegeanamnese). Je feinfühliger diese Begegnung geschieht, um so größer ist die Chance, daß die Frau sich angenommen fühlt. Dadurch erwächst ihr die Möglichkeit, sich sicher zu fühlen. Ängste und Ängstlichkeit können abgebaut und durch Gespräche verarbeitet werden.

Gynäkologische Pflege bedeutet in erster Linie Beziehungspflege und die Ermöglichung eines Klimas, in dem Intimbereiche geschützt sind, aber wie selbstverständlich „dazugehören".

Pflegende müssen für sich ihre eigene Sexualität integriert haben, um mit einer Patientin darüber sprechen zu können. Wo dies nicht der Fall ist, weicht man allzuleicht aus auf die gynäkologische Fachsprache, die die Frau in ihren existentiellen Problemen nicht erreicht und sie in ihren Gefühlen allein läßt. Pädagogische Kompetenz bedeutet auch zu lernen, wie man hilfreich über sexuelle Funktionen, zwischenmenschliche Beziehungen, Ursachen und Folgen von gynäkologischen Eingriffen sprechen kann.

31.1 Gynäkologische Untersuchung

Für viele Frauen ist die gynäkologische Untersuchung eine enorme psychische Belastung. Schon der „gynäkologische Stuhl" (die Untersuchung wird in Steinschnittlage vorgenommen) löst bei vielen Frauen widersprüchliche Gefühle aus, und es kann ihnen regelrecht Angst machen, sich auf diesen Stuhl legen zu müssen. Dazu kommen die Sorge über das zu erwartende Resultat, Scham, sich in die Scheide hineinschauen zu lassen, usw.

Alle diese Bedenken lassen sich nicht mit einigen beruhigenden Worten oder mit rationalen Argumenten vom Tisch wischen. Frauen brauchen in dieser Situation die Erfahrung, daß sie in ihren Ängsten und Sorgen ernst genommen werden. Angstmildernd ist auch das Gespräch über die Untersuchungssituation und die Information über das Warum und Wie der geplanten Untersuchungsmethoden. Es ist wichtig, daß sich die Frau im voraus vorstellen kann, was der Arzt/die Ärztin an ihr vornehmen wird.

Der **Ablauf der gynäkologischen Untersuchung** wird meist in der folgenden Reihenfolge vorgenommen:

- *Allgemeine* und *gynäkologische Anamnese.* Letztere umfaßt Fragen über Zyklus, Menarche, Zyklusablauf, Menopause, jetzige Beschwerden.
- *Inspektion* des äußeren Genitales auf Entzündungen, trophische oder neoplastische Veränderungen sowie Senkungszustände.
- *Spekulumuntersuchung.* Mittels Spekula (getrennte Blätter – Abb. 31.**1** – oder aufklappbares Spekulum) wird die Scheide entfaltet und die Portiooberfläche freigelegt. Dann kann der Arzt folgende Untersuchungen vornehmen:
  - *Inspektion* des unteren Genitales.
  - *Sekretentnahme* mit Watteträger (→ Objektträger) am Zervikalkanal (Zervixabstrich), evtl. zusätzlich am hinteren Scheidengewölbe. Bei der *Nativuntersuchung* sind Epithelzellen, Döderlein-Stäbchen, Pilzfäden (vor allem Soor), Bakterien und besonders die sich lebhaft bewegenden Trichomonaden sowie Leuko- und Erythrozyten zu erkennen. Eine *Gramfärbung* ist bei Verdacht auf Gonorrhö notwendig.

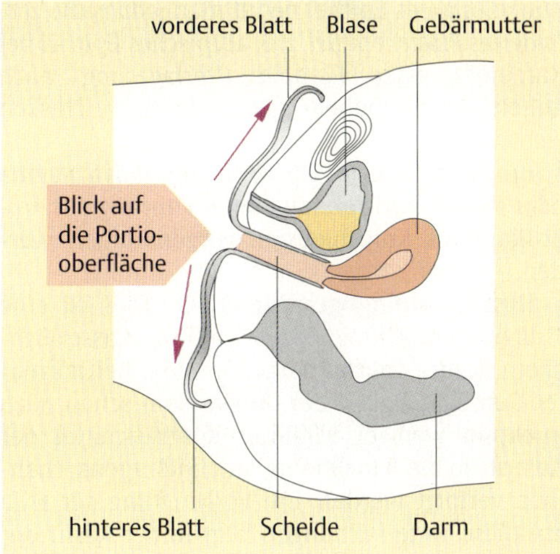

Abb. 31.**1** In die Vagina eingeführtes Spekulumpaar.

  - *Zytologischer Abstrich* mit Watteträger (→ Fixation in Ätheralkohol oder mit Fixierspray) von Portiooberfläche und Zervikalkanal. Die *Färbung nach Papanicolaou* und deren Einstufung basieren auf der Zellkernmorphologie und werden in fünf Stadien (I und II = negativ, III = suspekt, IV und V = positiv) eingeteilt.

Stadium III bedarf einer weiteren Abklärung (Kürettage, Konisation) zur Feststellung der Diagnose (chronische Entzündung, Krebs).

Suspekt bedeutet, daß eine Diagnosestellung notwendig ist. Es kann sich um eine chronische Entzündung handeln. Nach entsprechender Therapie ist der Befund wieder negativ. Es ist wichtig, daß die Frau weiß, daß Stadium III kein Anlaß für Krebsangst ist.

Kolposkopie. Betrachtung der Portiooberfläche mit dem Kolposkop (Prinzip der Endoskopie Kap. 43), wobei zur Verbesserung des Oberflächenreliefs eine leichte Anämisierung durch Auftragen von 3 %iger Essigsäurelösung vorgenommen wird. Das kolposkopische Bild wird geprägt von der Oberflächenstruktur, den Zervixepithelien sowie deren Transparenz.

Schiller-Jodprobe. Sie wird nach der Kolposkopie vorgenommen. Normales Plattenepithel enthält reichlich Glykogen, das durch Jod dunkelbraun gefärbt wird. Bringt man eine 3%ige Jodlösung auf die Portiooberfläche, so färben sich Bezirke mit normalem Plattenepithel dunkelbraun an. Epithelien, die wenig oder kein Glykogen enthalten, färben sich nicht oder sind als hellbraune oder ockerfarbene Flecken sichtbar. Normales dunkelbraunes Epithel nennt man *jodpositiv*. *Verändertes Plattenepithel*, z. B. atypisches Epithel bei Karzinom oder Ektopie (Verlagerung nach außen), ist als jodhelle oder *jodnegative* Flecken sichtbar.

Biopsien (Prinzip Kap. 41) an der Vulva, Vagina oder an der Portio können unter Führung des Kolposkops als Knipsbiopsien vorgenommen werden.

Hysterosalpingographie (HSG). Dies ist eine Tubenuntersuchung. Sie wird mit wasserlöslichem Kontrastmittel vorgenommen. Bei normaler Durchgängigkeit der Tuben kann schon nach Injektion weniger Milliliter Kontrastmittel der Austritt in die Bauchhöhle durch Röntgenaufnahmen verfolgt werden. Die *Vorbereitung* der Frau auf diese Untersuchungen liegt in der Rasur der Schamhaare, Blasen-Darm-Entleerung und der Verabreichung einer Prämedikation.

31.2 Situation der Patientin

31.2.1 Problemfelder

Die Probleme, die die Frau zum Gynäkologen/zur Gynäkologin führen, sind vielfältiger Natur. Nie handelt es sich dabei um organische Störungen allein, immer hängt die Qualität sexuellen Erlebens und Empfindens damit zusammen. Die Folge davon sind häufig zwischenmenschliche Probleme. Der Kontaktbereich zum Partner ist konfliktbeladen: Versagensängste, Trennungsängste und Schamgefühle vermischen sich mit den körperlichen Beschwerden. An diese Zusammenhänge ist immer zu denken (Einstimmung S. 910).

Im folgenden werden exemplarisch einige typische Probleme angesprochen:

Zyklus- und Menstruationsstörungen

Probleme, die im Zusammenhang mit der Geschlechtsreife der Frau auftreten können, sind
- Zyklusstörungen: verkürzte, verlängerte, unregelmäßige Zyklusabschnitte;
- Blutungsstörungen als Verringerung, Ausbleiben oder Vermehrung der Blutung;
- prämenstruelle Beschwerden;
- klimakterische Probleme.

Siehe dazu S. 481 ff.

Ausfluß/Fluor

Unter *Fluor genitalis* versteht man den Ausfluß aus dem weiblichen Genitale als Folge gesteigerter Sekretion.

Eine geringe Sekretion ist immer vorhanden, da die Vagina durch Transsudation im Bereich der Vagina selbst sowie durch Sekretion der Zervixdrüsen feucht gehalten wird.

Fluor kann aus den höher oder tiefer gelegenen Genitalabschnitten stammen. So spricht der Arzt z. B. von zervikalem Fluor, vaginalem Fluor oder Fluor von der Vulva. Ursachen:
- funktionelle Störungen, Infektionen;
- chemische Milieuveränderung in der Scheide;
- Fremdkörper, Karzinome u. a.

Juckreiz als eventuelle Begleiterscheinung von Ausfluß ist für die Frau oft ebenso unangenehm wie der Ausfluß selbst.

Funktioneller Fluor. Er findet sich bei jungen Mädchen häufig zusammen mit vegetativer Dystonie. Therapeutisch kommen eine Umstellung der Lebensweise (Schlaf, Ernährung) und physikalische Maßnahmen wie Saunabäder oder Solebäder, Gymnastik und Schwimmen in Frage. Funktioneller Fluor tritt auch auf bei reduziertem Allgemeinzustand, psychischen Belastungen oder als Begleiterscheinung z. B. bei Infektionskrankheiten. Mit der Behebung der Ursache verschwindet auch der Ausfluß.

Entzündlicher Fluor. Fluor ist ein obligates Symptom aller entzündlichen Veränderungen im Bereich der Vagina. Als Erreger kommen Trichomonaden, Strepto- und Staphylokokken, Kolibakterien, Gonokokken, Candida albicans (Soor), Chlamydien u. a. in Frage.

Fluor bei Karzinom (Scheidenkarzinom, Zervixkarzinom oder Korpuskarzinom) ist meist bräunlich bis eitrig-blutig.

Vermehrter Fluor bei Gravidität ist normal und braucht keine besondere Behandlung, wenn nicht gleichzeitig eine Kolpitis (Scheidenentzündung) vorliegt.

Harninkontinenz

Die Inkontinenz (Ursachen und Behandlung) wurde S. 280 ff. besprochen. Unbeabsichtigter Harnabgang oder Harnträufeln ist aber nicht nur ein allgemeines medizinisches Problem, sondern auch ein typisches Frauenleiden jenseits der Menopause. Da die ATL „Ausscheiden“ auch heute noch gesellschaftlich tabuisiert ist (S. 272), sprechen viele Frauen aus *falschem Schamgefühl* nicht darüber.

Beim *Entstehen* der Inkontinenz bei Frauen in und nach den *Wechseljahren* spielt neben dem ganz normalen Alterungsprozeß auch der auftretende Hormonmangel eine Rolle (S. 483 f.). Die Folge davon ist, daß die Funktion der Schleimhaut von Harnröhre und Blase beeinträchtigt wird. Gleichzeitig kommt es zu Minderdurchblutung und Elastizitätsverlust sowohl des Bindegewebes als auch der Muskulatur des Beckens. Der Schließmuskel der Blase wird geschwächt; verbunden mit einer allgemeinen Erschlaffung der Beckenbodenmuskulatur entsteht schließlich die Inkontinenz. Zusätzlich disponiert sind vor allem Frauen, die mehrere Geburten hinter sich haben. Auch Übergewicht und eine angeborene Bindegewebsschwäche unterstützen das Entstehen.

Die medizinische Unterscheidung der Inkontinenzformen sind S. 280 f. beschrieben; von Bedeutung sind die *Streß-* und *Dranginkontinenz*. In der Praxis ist die Unterscheidung zwischen den beiden Ursachen nicht streng zu sehen. Bei den meisten Frauen liegt eine Kombination beider Formen vor.

Treten die Beschwerden zeitlich *mit* der veränderten Hormonsituation auf, soll an einen Hormonmangel gedacht werden. In diesem Fall kann die **Hormonsubstitution** sinnvoll und wirksam sein. Bei anatomischer Veränderung des Bindegewebes ist *physikalische Therapie*, insbesondere *Beckenbodengymnastik* (S. 916 f.), angezeigt.

Die **Beckenbodengymnastik** ist gleichzeitig die beste Vorsorge. Ein kontinuierliches Training der Beckenbodenmuskulatur kann die Symptomatik des Harnverlustes aber auch wesentlich verbessern. Meist kann dadurch eine Operation vermieden werden. Nur ausgeprägte Formen (sog. Senkung dritten Grades) müssen operativ behandelt werden. Meist wird der Gynäkologe von der Scheide ausgehend eine Raffung des Beckenbodens vornehmen. Man spricht von Plastik.

Einige Tips

- Versuchen Sie, beim Urinieren willkürlich den Harnstrahl zu unterbrechen, danach entleert sich die Harnblase leichter und vollständig; gleichzeitig wird der Schließmuskel trainiert.
- Versuchen Sie, den Muskel im Takt mit einem schnellen Rhythmus abwechselnd anzuspannen und wieder zu entspannen.
- Bei Vorliegen auch einer sehr geringfügigen Inkontinenz entsprechende Einlagen tragen. Sie fangen nicht nur Flüssigkeit auf, sondern sind auch geruchsbindend. Viele Warenhäuser bieten ein großes Sortiment an. Jede Frau wird finden, was sie braucht.
- Sprechen Sie über die Inkontinenz mit Ihrem Arzt. Ein falsches Schamgefühl ist fehl am Platz. Es gilt über den eigenen Körper und die Veränderungen, die hauptsächlich während der Menopause auftreten, frei und ohne Peinlichkeitsgefühle sprechen zu lernen.

Gynäkologische Schmerzen

Schmerzen sind nach Blutung und Fluor die *dritthäufigste* Klage von Frauen, die die gynäkologische Sprechstunde aufsuchen. Schmerz als subjektives Symptom muß objektivierbar werden, d. h. in einen Zusammenhang mit anderen *Befindlichkeitsstörungen* gebracht werden.

Zyklische Schmerzen – in Perioden auftretende Beschwerden. Ein Beispiel dafür ist die Dysmenorrhö (Menstruation mit deutlich stärkeren Schmerzen als die üblichen Menstruationsbeschwerden). Auch Myome können zuweilen zu verstärkten Schmerzen während der Menstruation führen. Gelegentlich klagen Frauen über einen Schmerz in der Mitte des Zyklus (Mittelschmerz), der mit dem Eisprung in Zusammenhang steht.

Azyklische Schmerzen – nicht an Perioden gebundene Schmerzzustände. Zu azyklischen Schmerzen führen vor allem Entzündungen wie die Adnexitis (Eileiterentzündung) oder die Endometritis (Gebärmutterschleimhautentzündung). Relativ häufig treten bei einer Endometriose Schmerzen auf, die azyklisch oder zyklisch sein können.

Situationsabhängige Schmerzen beim Gehen, Stehen, nach dem Aufstehen oder im Zusammenhang mit Inkontinenz weisen auf eine Gebärmuttersenkung (Deszensus) hin, Schmerzen beim Wasserlassen auf eine Zystitis. Kreuzschmerzen sind etwa in der Hälfte der Fälle gynäkologisch bedingt, ebenso häufig orthopädisch, urologisch oder psychosomatisch verursacht.

Je genauer die *Schmerzangaben* sind (zeitliches und örtliches Auftreten, auslösende Momente usw.), um so besser kann der Arzt eine Diagnose stellen und die Therapie einleiten.

Sterilität, Infertilität

Die ungewollte Kinderlosigkeit ist für ein Ehepaar eine große Belastung.

Sterilität kann von Beginn an bestehen (primäre Sterilität) oder nach Eileiterentzündungen, Abtreibungen, Fehlgeburten erworben sein (sekundäre Sterilität). Die Ursache kann grundsätzlich beim Mann *oder* bei der Frau liegen.

Infertilität ist die Unfähigkeit, ein lebensfähiges Kind auszutragen, z. B. bei Rezidivaborten. Man spricht von *Frühabort* bis zur 16. Woche, von *Spätabort* zwischen der 16. und 24. Woche, danach von *Frühgeburt*.

Je früher die Fertilitätschancen beider Ehepartner untersucht werden, um so höher ist die Erfolgsquote der Behandlung. Beide Partner bedürfen dabei oft großer Geduld. Die Beratung soll in erster Linie unterstützend sein.

31.2.2 Situationseinschätzung

Voraussetzung für eine gute Situationseinschätzung ist schon der erste Kontakt mit der Patientin. Dieser entscheidet häufig darüber, ob eine vertrauensvolle Beziehung aufgebaut und das Klima für ein echtes (nicht nur oberflächliches) Gespräch geschaffen werden kann. Es gilt der Patientin zu helfen, daß sie sich in der neuen Situation zurechtfindet, Fragen stellen und über Unsicherheiten und Unklarheiten sprechen kann.

Der Weg dahin beginnt mit einer behutsamen *Pflegeanamnese*. Dazu gehört der pflegliche Umgang miteinander. Jede Frau ist anders, und jede bringt andere Probleme und ihre eigene Biographie mit. So gleichbleibend anscheinend die Fragen auf der gynäkologischen Station sind, so vielschichtig ist der Hintergrund und so unterschiedlich die Situation der einzelnen Patientin. Sie begegnet uns z. B. als

- Wartende auf ein Untersuchungsergebnis (Angst, Befürchtung, Erwartung, Hoffnung);
- Frau nach einem Abort (ungewollter Verlust des Kindes, Schwangerschaftsunterbrechung) oder bei drohendem Abort mit gleichzeitig großer Hoffnung der Erhaltung;
- Betroffene von einer Krankheit, die tiefgreifend ihr Frausein bedroht, z. B. die Notwendigkeit der Entfernung der Geschlechtsorgane oder einer Brust;
- Leidende bei fortgeschrittener Krankheit mit dem Wissen (oder der Verdrängung von Wissen) um das unausweichliche Schicksal.
- usw.

31.2.3 Aspekte der Pflege

Je vielschichtiger die Probleme der Patientin sind (schwierige Partnersituation, lebensbedrohliche Diagnose, chronische Zustände usw.), um so mehr gilt es die **gesunden Anteile** und die **Selbsthilfemöglichkeiten** bewußtzumachen und zu unterstützen. Symptome und Störungen verdecken immer auch Ressourcen, die zu aktivieren sind. Heilung ist nicht immer möglich, wohl aber *Begleitung, Unterstützung* und *Orientierung* bzw. *Neuorientierung am Lebenssinn*.

Pflegeziele könnten dann sein:

- Erreichung optimal möglicher Lebensqualität;
- Erhaltung oder Wiederherstellung eines gesunden Selbstwertgefühls und
- erfülltes Frausein trotz eventueller biologischer oder krankheitsbedingter Grenzen und Einschränkungen;
- Freude am Möglichen, am Erreichbaren, Annahme des Unausweichlichen.

Bezogen auf die **fünf Funktionen der Pflege** sind die folgenden Aspekte zu bedenken:

1. Unterstützen der Aktivitäten des täglichen Lebens. Hier gilt es behutsam zu erspüren, wieviel Hilfe die Frau braucht und in welchen Bereichen sie Hilfe annehmen kann und will.

2. Begleiten in Krisensituationen. Je nach vorliegender Situation können Krisen offensichtlich oder versteckt sein. Im folgenden drei Aspekte, die exemplarischen Charakter haben:

- Die *ganz junge Frau* braucht Hilfe im Prozeß des Erwachsenwerdens, insbesondere im Umgang mit der erwachenden Sexualität.
- *Frausein* ist nie endgültig. Wachstums-, Werde- und Reifeprozesse (z. B. Verlust eines Kindes durch Abort, ein schwieriges Klimakterium) brauchen zur positiven Bewältigung die Begleitung.
- *Kranksein* – insbesondere wenn es sich um ein terminales Krebsleiden handelt – betrifft die Frau ganzheitlich. Nie kann die Krankheit losgelöst von der Identität als Frau betrachtet werden. Sie braucht Lebens- und wo nötig Sterbebegleitung.

3. Mithilfe bei diagnostischen und therapeutischen Maßnahmen S. 911 f.

4. Mithilfe an Programmen der Gesundheitsbildung und Rehabilitation. Hier zeichnen sich große, z. T. ganz neue Aufgabenfelder ab: die Mitarbeit in Frauengruppen, Frauenhäusern, bei der AIDS-Hilfe; die Auseinandersetzung bezüglich Geschlechterrollen, Geschlechtsverhalten (Suchen von frauenfreundlichen Schwangerschafts- und Familienplanungsmöglichkeiten usw.).

5. **Reflexion der Pflege** und des Verhaltens auf typischen Frauenstationen (Gynäkologie und Geburtshilfe).

Spezifische Pflegemaßnahmen

Auf gynäkologischen Stationen bzw. in der Pflege von Frauen mit geschlechtsspezifischen Problemen gibt es einige typische, immer wiederkehrende Pflegehandlungen, die im folgenden kurz besprochen werden:

Hygiene und Intimtoilette

Infektionen, insbesondere deren Folgen (aufsteigend, übergreifend auf das Urogenitalsystem), bedeuten eine große Gefahr für die Frau und müssen möglichst vermieden werden:

- Sauberkeit von Bettwäsche, Pflegemitteln und -hilfsmitteln (Steckbecken, Unterlagen).
- Sorgfältige Körperpflege, tägliches Duschen, wo möglich (Individualhygiene S. 204 ff.).
- Regelmäßige Intimpflege: Waschung, Abspülung, Gebrauch eines Closomaten.
- *Abspülen der Genitalien* durch die Schwester nach Bedarf und je nach Operation. Zum Spülen eignet sich z. B. Kamillosanlösung. Die Flüssigkeit wird über die inneren Oberschenkel und das Genitale gegossen. Durch leichtes Spreizen mit der behandschuhten Hand können auch die kleinen Schamlippen und der Vorhof gesäubert werden. Anschließend Abtrocknen mit sauberen Kompressen.
- Einwandfreies Umgehen mit Vorlagen, häufiges Wechseln (nur mit Handschuhen!), sorgfältige Entsorgung.

Die gynäkologische Pflege ist eine Pflege, die aufs engste mit den *Scham- und Tabuzonen der Frau* in Berührung steht. Nur wer gelernt hat, mit Einfühlungsvermögen, Takt und Ehrfurcht auf den Mitmenschen zuzugehen, wird den Intimbereich eines anderen „betreten" können, ohne ihn zu verletzen oder zu beschämen (Scham und Schamgefühl S. 493 f.).

Vaginaltabletten und -spülung

Zur lokalen Bekämpfung entzündlicher Vorgänge in der Scheide werden vorwiegend Adstringenzien und Chemotherapeutika als Vaginaltabletten oder als Vaginalspülung angewendet.

Vaginaltabletten. Sie werden auch Ovula, Globuli oder Vaginalkugeln genannt; ihnen wird heute der Vorzug gegeben. Es handelt sich um Arzneimittel zur vaginalen Anwendung aus elastischen oder festen Substanzen, die bei Körpertemperatur schmelzen oder sich im Vaginalsekret auflösen. Die Grundmasse ist eine Gelatine- oder Suppositorienmasse.

Präoperativ (z. B. für die Mikrochirurgie) werden sie zur Reinigung der Scheide (z. B. Betadine-Ovula) verabreicht.

Die Einführung des Ovulums in die Scheide geschieht mit einem kleinen Trägergerät oder mit der behandschuhten Hand:

- Spreizen der großen und kleinen Schamlippen.
- Einführen des Ovulums. Beim Einführen mit der Hand muß mit dem Zeigefinger nachgeschoben werden, damit das Ovulum richtig in die Vagina zu liegen kommt. Anschließend soll die Patientin ca. 30 Minuten liegen.
- Vorzugsweise werden die Ovula vor dem Schlafengehen verabreicht.

Vaginalspülung. Sie wird nur noch selten durchgeführt, z. B. bei Frauen mit Genitalkarzinom bei starkem Ausfluß (etwa bei exulzerierendem Zervixkarzinom) zur Erleichterung der Pflege. Vorgenommen wird die Spülung mit spezieller Spülflasche und *Vaginalrohr* (Mutterrohr). Die Spülflüssigkeit (nach Verordnung) muß körperwarm sein. Heute sind auch gebrauchsfertige Lösungen im Handel – *Vago-Clyss* (ähnlich den Practo-Clyss).

Zusätzlich zu richtende Gegenstände sind Handschuhe, Klemme, Steckbecken, Schale, Tuch zum Trocknen.

Ausführung:

- Die Patientin soll Wasser lassen und dann so auf die Bettschüssel sitzen, daß die Spülflüssigkeit hineinlaufen kann.
- Mit der linken, behandschuhten Hand die Schamlippen spreizen.
- Mit der rechten Hand das Vaginalrohr in die Scheide einführen, den Irrigator anheben und die Spülflüssigkeit ohne Druck einlaufen lassen.
- Durch leicht drehende Bewegung am Mutterrohr werden die Scheidengewölbe, insbesondere das längere hintere, gründlich gespült.
- Vaginalrohr herausziehen und mit einem kleinen Rest von Spülflüssigkeit das äußere Genitale abspülen.
- Trocknen des Genitales, Spülflüssigkeit auf Beimengungen kontrollieren und entsprechend protokollieren (evtl. Binde vorlegen).

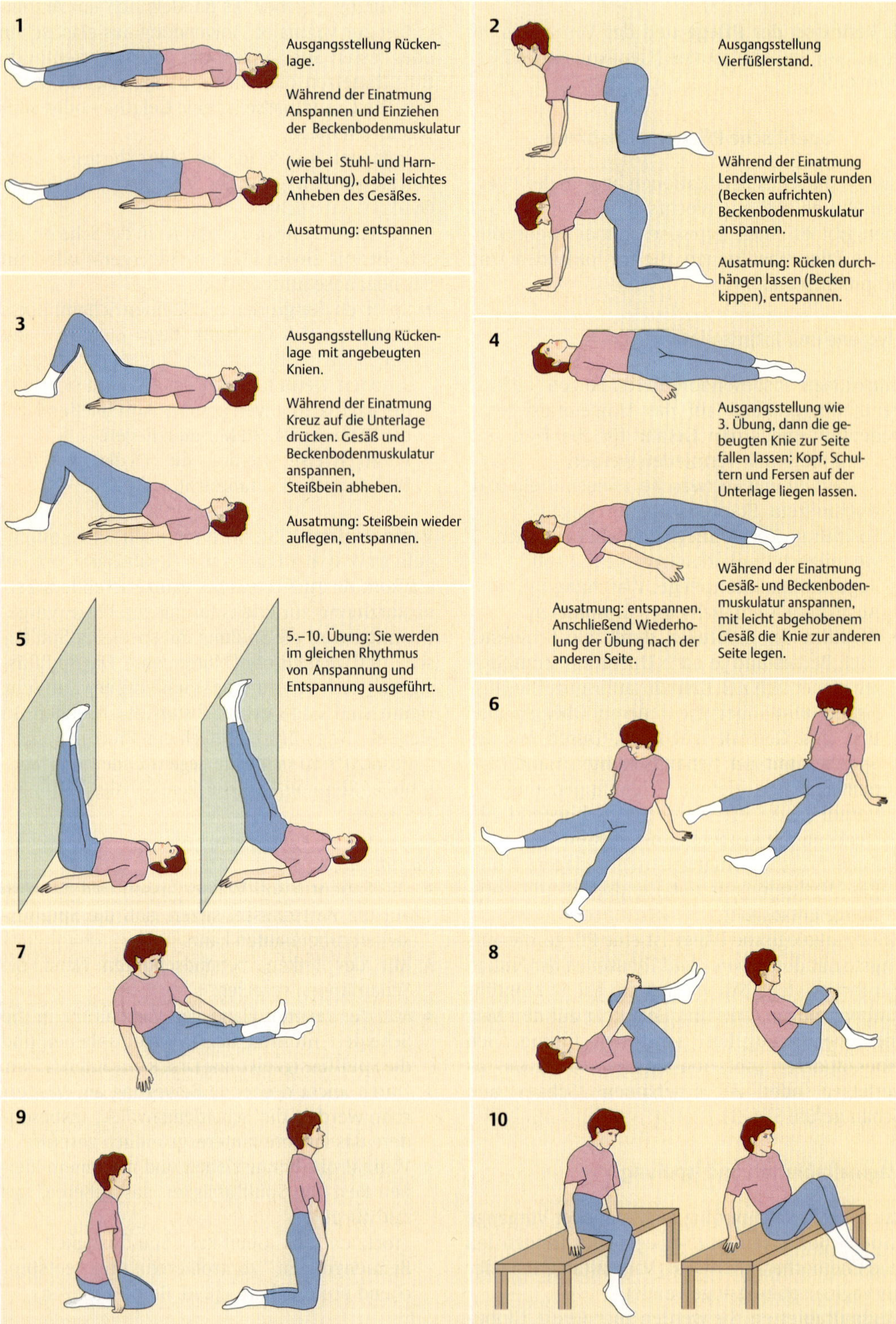

Abb. 31.**2** Beckenbodengymnastik nach Semm und Penning.

Beckenbodengymnastik

Neben der Stoffwechselgymnastik (S. 190), die der Thromboembolieprophylaxe dient, ist insbesondere die Beckenbodengymnastik notwendig für den Therapieerfolg nach vaginalen Operationen. Dadurch wird die postoperative (schmerzbedingte) Schonhaltung des Beckenbodens gelockert und die Muskulatur gefestigt. Die Beckenbodengymnastik muß besonders nach Prolapsoperationen eingeübt und über 2 – 3 Monate weitergeführt werden. Wo keine Physiotherapeutin für die Übungen zur Verfügung steht, ist es wichtig, daß die Pflegeperson ein einfaches Gymnastikprogramm (Abb. 31.**2**) vermitteln und überwachen kann.

31.3 Gynäkologische Krankheiten

Die Krankheitszeichen sind allgemeiner und spezifischer Natur. Die *allgemeinen* sind jene, die bei allen übrigen Organsystemen auch auftreten:

- Mißbildungen, Rückbildungen,
- Entzündungen (durch Bakterien oder Pilze),
- gutartige Tumoren (Polypen, Fibromyome) und Neubildungen (Zysten),
- bösartige Tumoren.

Die *spezifischen* Probleme sind:

- ungewollte Sterilität bei Mann und Frau;
- spezifische Infektionskrankheiten, insbesondere die sog. venerologischen oder Geschlechtskrankheiten;
- Lageveränderungen des Genitales, so z. B. die Vaginal- oder Gebärmuttersenkung (Descensus vaginae, Descensus uteri);
- gynäkologische Urologie.

31.3.1 Gynäkologische Operationen

Grundsätzlich unterscheidet man die *vaginalen* von den *abdominalen Eingriffen*. Je nachdem, welcher Zugang gewählt wird, entstehen auch unterschiedliche pflegerische Probleme.

Operationsvorbereitungen

Es gelten die allgemeinen Maßnahmen (Kap. 36), die je nach Situation modifiziert und ergänzt werden müssen. Beeinflussend sind insbesondere die folgenden Aspekte:

- Ist die Patientin über die Operation und deren Folgen informiert, bzw. hat sie die vom Arzt gegebenen Informationen verstanden? Kann sie sie verarbeiten? Braucht sie besondere Unterstützung und/oder Anleitung?
- Wird ein großer oder kleiner Eingriff vorgenommen? Hat er hormonelle Umstellungen zur Folge?
- Ist der Zugang abdominal oder vaginal (entsprechend sind die Vorbereitung des Operationsgebietes und die Rasur)?
- Sind Ovula zur Desinfektion der Vagina notwendig?
- Ist eine Vollnarkose, eine Kurznarkose oder eine Lumbalanästhesie vorgesehen?
- usw. (Checkliste Abb. 36.**2** S. 1032).

Postoperative Pflege

Das *Ziel* liegt in der raschest- und bestmöglichen Wiederherstellung der Selbständigkeit und des Wohlbefindens:

Kontrolle und Überwachung während der Aufwachphase; es gelten die allgemeinen Richtlinien zur postoperativen Pflege (Kap. 36).

Verhütung von Komplikationen: vordergründig sind die

- *Thromboembolieprophylaxe.* Sofortmobilisation (außer bei Cerclage, drohendem Abort), Bett- oder Stoffwechselgymnastik mindestens 2mal täglich, Anlegen von Stützstrümpfen vor dem Aufstehen (S. 170 ff.).
- *Blaseninfektionsprophylaxe.* Vor bzw. nach gynäkologischen Eingriffen wird oft ein *Blasenkatheter* (suprapubisch und/oder transurethral) eingelegt. Die *Katheterpflege* ist auf S. 290 f. nachzulesen.

Die **Entfernung des Blasenkatheters** – transurethral oder suprapubisch – wird von Haus zu Haus verschieden gehandhabt. Im folgenden ein allgemeingültiges Behandlungsschema:

- bei abdominaler Hysterektomie, Second look, Mikrochirurgie, vaginaler Hysterektomie – transurethraler Katheter – nach 24 Stunden (1. postoperativer Tag morgens) ohne Gabe eines Harnwegsdesinfektionsmittels;
- bei vaginaler Hysterektomie mit vorderer und/oder hinterer Raffung (VHR) – suprapubischer Katheter – nach Blasentraining und Restharnbestimmung ab 3. postoperativem Tag (bei Restharn unter 100 ml); u. U. wird die Instillation eines Harnwegdesinfektionsmittels verordnet (z. B. Furadantin retard oder Bactrim forte);

- bei Zystourethropexie nach Marshall-Marchetti – suprapubischer Katheter – nach Blasentraining und Restharnbestimmung ab 5. postoperativem Tag (bei Restharn unter 100 ml);
- bei Wertheim-Operation – transurethrale oder suprapubische Harnableitung – wenn nötig wird der Arzt Blasentraining und Restharnbestimmung verordnen.

Regulierung von Darmtätigkeit, Ernährung und Flüssigkeitszufuhr. Sie ist abhängig von der Art der ausgeführten Operation. Ab 2. Tag soll der Darm stimuliert werden (milde Laxanzien, Klysma; je nach Arztverordnung). Tee wird ab 1. postoperativem Tag gegeben, jedoch soll mit der Ernährung bis zum Einsetzen der Peristaltik gewartet werden. Nach abdominalen Operationen ist während 3 Tagen parenterale Ernährung angezeigt.

Pflege des Wundgebiets, abdominal und/oder vaginal:

- *Abdominalwunde.* Redon-Drains können am 1.–2. Tag entfernt werden, Klammern am 8. bzw. Fäden am 10. Tag – je nach Arztverordnung. Verbandwechsel nach Bedarf.
- *Dammpflege.* Das nach der Operation abfließende Wundsekret findet in der Vagina und am äußeren Genitale ein außergewöhnlich gutes Milieu für die Zersetzung vor. Es ist deshalb notwendig, der Intimtoilette spezielle Beachtung zu schenken.

Kräftigung der Beckenbodenmuskulatur durch spezielle Gymnastik (S. 916 f.) ist grundsätzlich nach allen gynäkologischen Eingriffen notwendig, unerläßlich nach Prolapsoperationen.

Regel: während 3 Monaten Beckenbodengymnastik, nicht mehr als 5 kg heben und tragen.

Psychosoziale Begleitung und Beratung können, je nach Erkrankung bzw. vorgenommenem Eingriff, von übergeordneter Bedeutung sein. Eine echte tragende Beziehung kann es möglich machen, daß die Frau Probleme aussprechen und krankheitsbedingte oder sonstwie Not-wendende Veränderungen ihres Lebens in Partnerschaft, Alltag und Beruf zu realisieren beginnt. Unter Umständen müssen die Möglichkeiten eine weiterführenden Begleitung erwogen werden.

Brusterkrankungen und operative Eingriffe an der Brust. Da es sich häufig um Krebsprobleme handelt, wird dieser Themenkreis im Kapitel 24 (S. 758 ff.) behandelt und ist dort nachzulesen.

Weiterführende Literatur

Amendt, G.: Die bevormundete Frau oder die Macht der Frauenärzte, 8. Aufl. Fischer, Frankfurt/M. 1992

Baltzer, J., H. Mickan: Gynäkologie. Ein kurzgefaßtes Lehrbuch, 5. Aufl. Thieme, Stuttgart 1994

Barth, V.: Erkrankungen der weiblichen Brust. Trias, Stuttgart 1991

Benz, J., E. Glatthaar: Checkliste Gynäkologie, 4. Aufl. Thieme, Stuttgart 1990

Brehm, H. K.: Frauenheilkunde und Geburtshilfe für Krankenpflegeberufe, 8. Aufl. Thieme, Stuttgart 1995

Keep, P.: Die Wechseljahre der Frau, 4. Aufl. Econ, Düsseldorf 1991

Langenbucher, H.: Sprache des Körpers, Sprache der Seele. Herder, Freiburg 1993

Schneider, J., C. Goecke, E. Zysno: Praxis der gynäkologischen Balneo- und Physiotherapie. Hippokrates, Stuttgart 1988

Stingl, A.: Frauenheilkunde und Geburtshilfe, 5. Aufl. Urban & Schwarzenberg, München 1980

Trömel-Plötz, S.: Frauensprache: Sprache der Veränderung, 12. Aufl. Fischer, Frankfurt/M. 1992

Weller, S.: Schmerzfreie Regel, 2. Aufl. Trias, Stuttgart 1989

32 Endokrines System

Einstimmung

Endokrine Drüsen (griech. krinein = trennen, auch verwandt mit „Krise“) sind Drüsen mit innerer Sekretion, die maßgeblich an der Regulation der unterschiedlichsten Körperfunktionen beteiligt sind. Sie produzieren die **Hormone**, die auch als „Informationsträger zwischen den verschiedenen Zellarten“ bezeichnet werden. Grundsätzlich unterscheidet man zwei Gruppen körpereigener Hormone, die Steroidhormone und die Polypeptidhormone. Die Wirkung der Hormone auf den menschlichen Organismus und das Gesamtbefinden der Person kann aber nie nur physiologisch gesehen werden. Frauen kennen dieses Phänomen der u. U. massiven psychischen Beeinflussung und Beeinträchtigung in der Erfahrung des sog. **prämenstruellen Syndroms** (PMS). Dieser Begriff steht für eine oft sehr belastende Situation für Frauen, die davon betroffen sind. Es hilft ihnen nicht viel, wenn man ihnen sagt, daß es sich dabei bloß um **hormonelle Schwankungen** handelt, die wieder vorbeigehen. Neben den störenden Einflüssen auf den Wasserhaushalt mit Kopfweh, geschwollenen Füßen und Händen und gespanntem Leib kommt es zu einer oft massiven *seelischen Beeinträchtigung*. Die Frauen verlieren vorübergehend die Balance, fühlen sich am „Nullpunkt“; u. U. kann eine extreme psychodynamische Situation auftreten, über die die Frau keine Kontrolle mehr hat. Ist das PMS vorbei, ist auch die Gemütslage (und Handlungskompetenz) wieder normal. An diesem Beispiel wird sichtbar, wie sehr die Hormone das Gesamtwohlbefinden, ja sogar unser Handeln beeinflussen und unser Leben bestimmen. Vor allem gilt dies auch für die Gefühle.

Die **Gefühle** als Ausdruck seelischer und leiblicher Energiezustände mobilisieren und tonisieren unser gesamtes Lebensgefühl. Störungen im endokrinen System führen zu Hormonentgleisungen und damit unweigerlich auch zu Störungen des Gefühlslebens. So kann man davon ausgehen, daß bei allen hormonellen Problemen auch das Affektsystem mitbetroffen ist. Die Affekte/Gefühle bestimmen wesentlich Ausmaß und Rhythmik von Stimmung, Laune, Impulsvitalität und Aktivität im Wechsel mit Verstimmung, Mißlaunigkeit, Hemmung, Passivität und Depression. Wo der Hormonhaushalt gestört ist, ist dieser Ausgleich der Gefühle immer mitgestört: Es ist schwierig, die richtige Mitte zu finden; der Umgang mit sich selbst und das adäquate Reagieren werden problematisch. Umgekehrt dient ein gesunder Lebensstil natürlich auch dem reibungslosen Funktionieren des Hormonhaushalts. Ein ausgeglichenes Leben, die Bereitschaft zum gegenseitigen Sichverstehen und -annehmen ist ein weiteres Prinzip des inneren Gleichgewichts.

In der kurzen Betrachtung dieser Zusammenhänge (Hormonhaushalt – Affektlage) wird sichtbar, daß Menschen bei *Störungen des Hormonhaushalts* nicht nur medizinische Hilfe brauchen, sondern auch Beratung für eine harmonisierende Lebensgestaltung und Lebensführung. Hier gilt es vor allem bei den **Selbsthilfeanteilen** anzusetzen, mit dem Ziel, daß der/die Rat und Hilfe Suchende die eigene Kompetenz (wieder) bewußter wahrnehmen kann. Vielleicht können die folgenden Denkanstöße hilfreich sein:

- Wieviel Raum gebe ich meinen Gefühlen? Dürfen sie sein? Pflege ich sie, statt sie zu unterdrücken?
- Kann ich Schwankungen zulassen, oder gehe ich davon aus, daß ich immer reibungslos funktionieren muß?
- Gebe ich meinen kreativen Kräften genügend Spielraum? Pflege ich auch die Muße, den Ausgleich der Kräfte?
- Kann ich Konflikte aushalten? Pflege ich eine positive, lebensfreundliche Kompromißbereitschaft?

Hormone sind Informationsträger, sie werden auch „Sendboten“ genannt. Dies gilt auch im übertragenen Sinne: Sendboten sind Vermittler von Botschaften. So gilt es auch die **Botschaften des Körpers** (Symptome, Krankheit) zu verstehen. Nicht immer können Zusammenhänge so eindeutig aufgedeckt werden wie in der Geschichte S. 795 „Leichte Heilung“. Sie lenkt aber unsere Aufmerksamkeit auf die Bedeutung **psychosozialer Konflikte** und auf die Notwendigkeit von Einstellungs- und Verhaltensänderung als Grundlage erfolgreicher Heilung.

32.1 Theoretische Grundlagen

32.1.1 Physiologie und Pathologie

Die endokrinen Drüsen bzw. deren Hormone wirken fördernd und hemmend – also regulierend – aufeinander ein. Der *Hypothalamus* (Zwischenhirn) und die *Hypophyse* bilden eine enge zentrale Einheit. Die Hypophyse greift regulierend in die Funktion aller anderen endokrinen Drüsen ein, unterliegt dabei selbst einem weiteren übergeordneten Kontrollmechanismus, der im Hypothalamus gelegen ist. Seine „Releasing-Hormone" (release = loslassen) beeinflussen die Ausschüttung der glandotropen (drüsengleichgerichteten) Hormone der Hypophyse, diese wiederum diejenigen der peripheren Drüsen und umgekehrt. Um die Hormonausschüttung den jeweili-

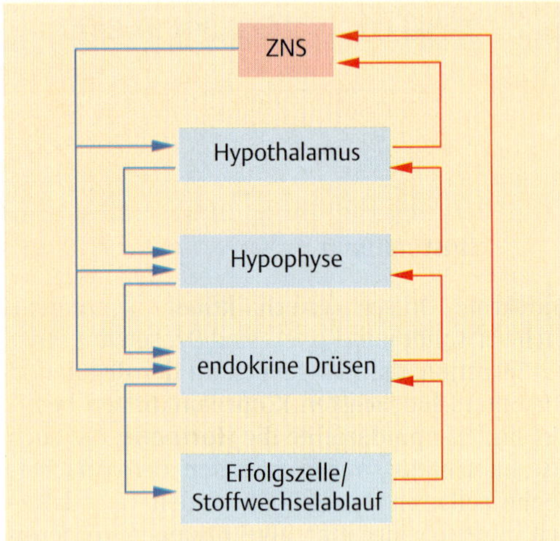

Abb. 32.**1** Mögliche Rückkoppelungsmechanismen.

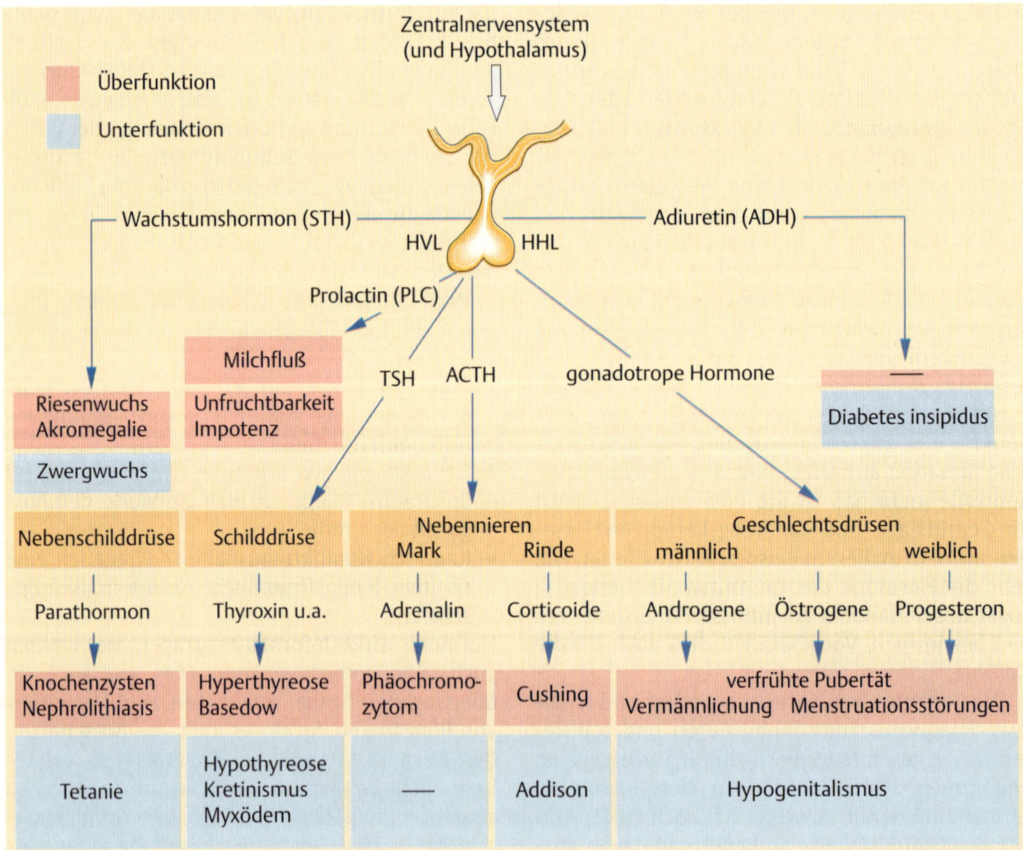

Abb. 32.**2** Die Hypophyse als übergeordnete Drüse und ihre Hormonwirkung.

gen Bedürfnissen des Organismus anzupassen, sind Regelmechanismen, sog. *Rückkoppelungsmechanismen* eingebaut, die einfach, komplex oder mehrstufig verlaufen können (Abb. 32.**1**) = Feedbacksystem nach dem Thermostatprinzip.

Im folgenden wichtige Zusammenhänge der einzelnen Funktionen (Abb. 32.**2**).

Hypophyse

Vorderlappenhormone

- HGH (*h*uman growth *h*ormone) = STH (somatotropes Hormon) = Wachstumshormon: fördert in erster Linie das Längenwachstum.
- ACTH (*a*drenocortico*t*ropes *H*ormon): stimuliert die Nebennierenrinde.
- TSH (*t*hyreoidea*s*timulierendes *H*ormon): stimuliert die Schilddrüse.
- Gonadotropine (LH = *l*uteinisierendes *H*ormon, ICSH = *i*nterstitium[zwischenzellen]-*s*timulierendes *H*ormon, FSH = *f*ollikel*s*timulierendes *H*ormon): stimulieren die weiblichen und männlichen Geschlechtsdrüsen.
- Prolactin: fördert die Milchsekretion.
- MSH (*m*elanozyten*s*timulierendes *H*ormon): steigert die Hautpigmentierung.

Hinterlappenhormone

Diese werden im Hypophysenhinterlappen gespeichert, jedoch im Hypothalamus produziert.
- Vasopressin: fördert die Wasserrückresorption in der Niere.
- Oxytocin: fördert die Wehen (Geburt) und die Milchsekretion.

Abnorme Funktion der Hypophyse

Kleinwuchs (100 – 110 cm Länge), proportioniert; es sind „echte Zwerge“:
- bei Wachstumshormonmangel (angeboren oder erworben); ist durch Behandlung mit menschlichen Wachstumshormonen *korrigierbar*;
- bei fehlendem oder ungenügendem Ansprechen auf vorhandenes Wachstumshormon; ist nicht korrigierbar.

Großwuchs (Gigantismus):
- familiär (Erbfaktoren);
- sehr selten durch übermäßige Wachstumshormonproduktion.

Akromegalie. Übermäßige Produktion von Wachstumshormon in einem hypophysären Adenom (Tumor) bei ausgewachsenen Individuen. Nur noch die Nase, das Kinn, die Hände und Füße (Akren) können wachsen. Die Veränderungen treten langsam auf. *Therapie:* Hypophysektomie.

Diabetes insipidus. Bei Mangel an Vasopressin (angeboren) oder nach Schädelbasisverletzung und gewissen Hypophysentumoren kommt es zu Wasserverlust durch die Nieren von bis über 20 l Urin/24 Std. Um diesen Wasserverlust zu ersetzen, *muß* der Patient entsprechend viel trinken. Mit Vasopressin (meist als Nasenspray) wird die Polyurie korrigiert.

Schilddrüse

Die Produktion und Ausschüttung der Schilddrüsenhormone wird vom thyreotropen Hormon (TSH) reguliert, das seinerseits unter der Kontrolle eines Releasing-Hormons des Hypothalamus (TRH) steht (Abb. 32.**3**). Die Schilddrüse bildet zwei Hormone: das *Thyroxin* = T_4 (50 – 100 µg/Tag und das *Trijodthyronin* = T_3 (ca. 5 – 10 µg/Tag).

Diese Hormone und Jod sind für eine normale geistige und körperliche Entwicklung unbedingt nötig. Fehlen sie während der *Schwangerschaft* und kurz nach der Geburt, so kommt es zu einem irreparablen Gehirnschaden und Schwachsinn.

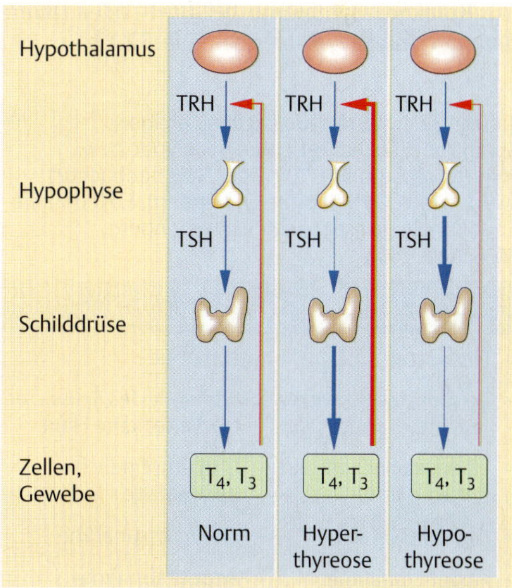

Abb. 32.**3** Regelmechanismus und Grad der Wechselwirkung der Schilddrüsenfunktion.

Fehlen sie während der *frühen Kindheit*, so bleibt das Wachstum der Röhrenknochen (Arme und Beine) zurück, und es entsteht ein unproportionierter Kleinwuchs. Menschen mit solchen Wachstumsstörungen und Schwachsinn wegen frühkindlicher Hypothyreose nennt man *Kretins*. Da Jod für die Schilddrüsenhormonsynthese unbedingt erforderlich ist, führt der Jodmangel, wenn er schwer ist, zu ungenügender Hormonproduktion und dadurch zu einer Schilddrüsenschwellung – *Struma*.

Das alimentär aufgenommene Jod wird in der Schilddrüse gespeichert und für die Hormonsynthese gebraucht (der tägliche Jodbedarf beträgt 150 – 200 µg). Da es Gegenden gibt, wo der Jodgehalt von Boden, Nahrung und Wasser sehr niedrig ist, sind früher lokal sich häufende Kropfendemien (Kropfbildung) als Kompensationsversuch des Körpers aufgetreten. Heute wird dem Kochsalz Jod zugesetzt (dem üblichen Kochsalz wird in den Schweizer Salinen 20 mg Kaliumjodid auf 1 kg Salz beigefügt).

Abnorme Funktion der Schilddrüse

Die Wirkung der Hormone beeinflußt
- das Wachstum und die Differenzierung (s. oben):
- den Grundumsatz, die Wärmeproduktion, die Eiweißsynthese, den Cholesterinabbau, die Peristaltik und die Hämodynamik.

Die Krankheitssymptome bei *Über-* oder *Unterfunktion* sind davon ableitbar (Tab. 32.**1**).

Tabelle 32.**1** Zusammenstellung einiger Symptome, die bei Patienten mit Hyper- bzw. Hypothyreose in 50 – 100 % der Fälle beobachtet werden (aus K. Hierholzer, D. Neuberg, F. Neumann: Endokrinologie II. Urban & Schwarzenberg, München 1977)

Hyperthyreose	Hypothyreose
– Nervosität	– Lethargie
– vermehrtes Schwitzen feuchte, warme Haut	– vermindertes Schwitzen trockene, kalte Haut
– Überempfindlichkeit gegen Wärme	– Überempfindlichkeit gegen Kälte
– Gewichtsverlust	– Gewichtszunahme
– Appetitzunahme	– Appetitabnahme
– vermehrter Stuhlgang	– Obstipation
– Tachykardie	– Bradykardie

Hyperthyreose. Sie verursacht Schlafstörungen, Überaktivität, Wärmeüberempfindlichkeit, Muskelschwäche, Gewichtsverlust, Tachykardie, Herzklopfen u. a.

Hypothyreose. Sie äußert sich in Verlangsamung, Obstipation, Kälteüberempfindlichkeit, großem Schlafbedürfnis u. a.

Die *Struma* (Kropf) kann hyperthyreot, euthyreot oder hypothyreot sein (S. 927).

Nebenschilddrüse

Die Nebenschilddrüsen (Parathyroideae) produzieren das Parathormon als wichtigen Regulator des Calciumstoffwechsels, bei dem eine weitere wichtige Rolle das Vitamin D und das noch relativ wenig erforschte Hormon Calcitonin spielen. Die komplexen Wechselwirkungen von Calciumaufnahme (Nahrung), Resorption ins Blut unter Vitamin-D-Einfluß, Bindung an Bluteiweiß bzw. Einlagerung in die Knochen, Ausscheidung durch die Nieren usw. können in diesem Zusammenhang nicht näher erläutert werden. Der *Phosphathaushalt* ist eng mit dem Calciumhaushalt verknüpft. Beide sind für den *Knochenaufbau* notwendig. Calcium ist zusätzlich ein unentbehrlicher Faktor der *Nerven-* und *Muskelfunktion*.

Abnorme Funktion der Nebenschilddrüse

Überfunktion. Bei der Überfunktion wird zuviel Parathormon produziert (Hyperparathyreoidismus), der Blutcalciumspiegel steigt (Hyperkalzämie), der Phosphor sinkt. Appetitlosigkeit, Brechreiz, Verstopfung, starker Durst, Müdigkeit sind Hauptsymptome. Nierensteine und Knochenveränderungen sind typische Folgen. Heilung ist nur durch eine operative Entfernung der Nebenschilddrüse möglich.

Unterfunktion. Sie verursacht einen Mangel an Parathormon (kann nach Strumektomie auftreten) und führt infolge Calciummangels im Blut zu erhöhter neuromuskulärer Reizbarkeit, Kribbeln und Ameisenlaufen in den Händen, Füßen und im Mundgebiet, evtl. bis zu schmerzhaften Krämpfen und Steifigkeit *(Tetanie)*. Beim eigentlichen *Hypoparathyreoidismus* können auch Veränderungen der Nägel und Haare mit mehr oder weniger stark ausgeprägter Störung der geistigen Entwicklung auftreten. Die Behandlung besteht in der Zufuhr von Calcium für die sofortige Behebung der Symptome, vor allem aber von Vitamin-D-Präparaten und calciumreicher Kost für die Langzeittherapie.

Nebennierenrinde

Die Nebennierenrinden (NNR) stehen unter dem Einfluß des hypophysären Hormons ACTH und produzieren drei Hormone: Cortisol, Aldosteron und Androgen (letzteres ist ACTH-unabhängig).

Wirkung der Glucocorticoide (Cortisol)

- Beeinflussen Zucker- und Fettstoffwechsel.
- Fördern die Wasserausscheidung, die Blutbildung und heben den Blutdruck.
- Vermehren die Magensaftsekretion (Ulkusbegünstigung).
- Beeinflussen im katabolen Sinn (abbauend) den Knochen- und Muskelstoffwechsel.
- Unterdrücken entzündliche und allergische Reaktionen.
- Ermöglichen unter Einwirkung von ACTH (ACTH → Cortisolausschüttung) die lebenserhaltende Streßüberwindung (S. 432 ff.). Durch exogene Zufuhr von Steroiden kann dieser Adaptationsmechanismus therapeutisch unterstützt werden.

Wirkung der Mineralocorticoide (Aldosteron)

Sie steuern den Wasser- und Salzstoffwechsel, indem sie die Ausscheidung von Kalium und die Retention von Natrium (und von Wasser) fördern. Dadurch werden auch der Blutdruck sowie das Säure-Basen-Gleichgewicht im Organismus wesentlich beeinflußt.

Wirkung der Androgene

Genitale Wirkungen. Im *männlichen* Organismus Entwicklung der primären Geschlechtsorgane (Hoden, Prostata, Samenleiter, Penis) und der sekundären Geschlechtsmerkmale. Im *weiblichen* Organismus Virilisierung (tiefe Stimme, übermäßiger Haarwuchs, Klitorisvergrößerung). Bei beiden Geschlechtern Steigerung des Geschlechtstriebs.

Extragenitale Wirkungen. Steigerung des *Eiweißaufbaus* = protein-anaboler Effekt und dadurch Muskelaufbau („body building", Doping im Sport) sowie *Förderung des Skelettwachstums* beim noch wachsenden Menschen.

Die Androgene werden nur bei der Frau vorwiegend in den Nebennierenrinden gebildet, beim Mann hingegen in den Hoden (Testosteron).

Abnorme Funktion der Nebennierenrinden

Cushing-Syndrom. Bei der Nebennierenrindenüberfunktion, dem Cushing-Syndrom, wird Cortisol im Überschuß gebildet. Charakteristische Zeichen sind das rote Vollmondgesicht, die Stammfettsucht und die Muskelatrophie (Schwäche, Müdigkeit). Es können ein Diabetes mellitus, eine Osteoporose (durch Schwund der eiweißhaltigen Grundsubstanz der Knochen) und eine Hypertonie auftreten. Häufig weisen diese Patienten mehr oder weniger ausgeprägte psychische Verstimmungen auf (endokrines Psychosyndrom).

Die Ursache liegt entweder in einer hypophysären ACTH-Überproduktion (meist gutartiges Hypophysenadenom), einer ektopen (außerhalb der Hypophyse) ACTH-Produktion durch einen Tumor oder in einer erhöhten Cortisolbildung durch einen Nebennierentumor. Die Behandlung ist operativ, meist mit anschließender Dauersubstitutionstherapie.

Bei langdauernder *Cortison-(„Steroid-")Therapie* für entzündungshemmende oder antiallergische Zwecke werden hohe Cortisondosen meist von Cortisonderivaten (Prednison oder Dexamethason) verabreicht; damit wird ein Cushing-Syndrom nachgeahmt. Auf die entsprechenden Therapiekomplikationen oder Nebenwirkungen (Hypertonie, Diabetes mellitus, Magenulkus, Infektanfälligkeit) muß speziell geachtet werden durch intensive Überwachung, insbesondere beim Absetzen der Therapie, da es zu einer vorübergehenden NNR-Unterfunktion und zu depressiven Verstimmungen kommen kann.

Conn-Syndrom. Es ist die Auswirkung einer Überproduktion der *Mineralocorticoide* mit den Leitsymptomen Hypertonie, Polyurie, Muskelschwäche und Kaliummangel. Häufig klagt der Patient über schwere, hartnäckige Kopfschmerzen.

Adrenogenitales Syndrom (AGS). Es stellt eine meist angeborene Störung der Cortisolsynthese in der Nebennierenrinde dar (Enzymdefekt). Da kein oder viel zu wenig Cortisol produziert wird, wird wegen der Rückkoppelungsmechanismen vermehrt ACTH ausgeschüttet und damit die Nebennierenrinde zur übermäßigen Hormonproduktion stimuliert. Anstelle des gewünschten Cortisols werden aber die *Androgene vermehrt produziert*, die beim Mädchen zu einer Vermännlichung, beim Knaben zu einer verfrühten Pubertät führen.

Therapeutisch substituiert man Cortison, wodurch die ACTH-Sekretion gebremst und die Androgenproduktion normalisiert wird. Setzt die

Therapie zu spät ein, können gewisse Vermännlichungssymptome nicht mehr rückgängig gemacht werden: Stimmbruch, Klitorishypertrophie, Kleinwuchs. Zum Kleinwuchs kommt es, weil die Androgene zu vorzeitigem Epiphysenschluß und somit zu vorzeitigem Wachstumsstillstand führen.

Morbus Addison. Bei der Unterfunktion, dem Morbus Addison, stehen die allgemeine Schwäche, Müdigkeit, Gewichtsabnahme, Adynamie, Appetitlosigkeit und Durchfälle sowie vermehrte Hautpigmentation im Vordergrund. Der Zustand kann so schwer werden, daß der Patient innerhalb kurzer Zeit in eine lebensbedrohliche *Addison-Krise* gerät: Dehydratation, Kreislaufversagen, Hyperthermie, Verwirrungszustände bis hin zum Koma.

Bei der Nebennierenrindeninsuffizienz werden grundsätzlich die umgekehrten Zeichen der Überfunktion beobachtet: Hypoglykämie, Hypotonie, Anämie. Das Kalium steigt, Natrium sinkt.

Therapie ist die lebenslange Substitution.

Nebennierenmark

Im Nebennierenmark (NNM) werden die sog. *Catecholamine*, Adrenalin und Noradrenalin, gebildet. Bildungsstätte des letzteren sind auch die Nervenendigungen des vegetativen Nervensystems. Die Hormonausschüttung steht unter Kontrolle des Nervensystems und wird durch Sympathikusstimulierung angeregt (Alpha- und Betarezeptoreneffekt, der auch medikamentös ausgenutzt wird).

Die Fähigkeit des Organismus, kurzfristig Adrenalin und Noradrenalin auszuschütten, ist für die Bewältigung von Notsituationen unerläßlich. Sie unterstützt den Hypophysenvorderlappen-Nebennierenrinde-Regelmechanismus bei physischen und psychischen Streßsituationen (Adaptation); die Adrenalinausschüttung löst zudem die unmittelbare Flucht- oder Kampfbereitschaft des Organismus aus.

Die Hauptwirkung der Catecholamine reguliert Blutdruck, Atmung sowie Blutzucker und Fettstoffwechsel.

Abnorme Funktion des Nebennierenmarks

Von Bedeutung ist eine Überfunktion, die durch das *Phäochromozytom* verursacht ist.

Die Blutdrucksteigerung ist das typische Symptom. Sie tritt auf als

- *paroxysmaler Anfall mit Blutdruckkrisen.* Es werden bis zu 200–300 mmHg gemessen; entsprechende Begleitzeichen sind Tachykardie, Herzklopfen, Blässe, Schweißausbrüche, Kopfschmerzen. Diese Krise kann Minuten bis Tage andauern;
- *Dauerhypertonie.* Sie ist häufiger.

Catecholaminhemmende Medikamente oder die operative Entfernung des (gutartigen) Phäochromozytoms sind die Therapien der Wahl.

32.1.2 Endokrine Diagnostik

Die endokrine Diagnostik ist sehr differenziert und auch abhängig von den zur Verfügung stehenden Analysemethoden.

Grundsätzlich handelt es sich um drei Gruppen von Untersuchungsmethoden:

- *Hormonbestimmung*, also die klinisch-chemische Diagnostik der wesentlichen Hormone bzw. Hormonachsen der verschiedenen endokrinen Drüsen. Eine Übersicht über die wichtigsten Hormone und Hormonmetaboliten finden Sie in Tab. 42.**8** S. 1157.
- *Stimulationstests.* Sie spielen vor allem bei der Unterfunktion eines endokrinen Organs eine Rolle;
- *Suppressionstests* werden angewendet, um bei Hormonspiegeln im oberen Grenzbereich zu differenzieren, ob es sich um einen Normalwert handelt, der reguliert werden kann, oder ob eine autonome Überfunktion ohne Beeinflußbarkeit vorliegt.

Da in der Praxis nicht nur sehr unterschiedliche Tests benützt und diese auch (je nach Labormethode) verschieden gehandhabt werden, wird hier auf eine Beschreibung verzichtet. Hinweise finden Sie in der entsprechenden medizinischen Literatur (z. B. bei Schettler u. Greten 1990). In erster Linie sind die hausinternen Laborvorschriften zu beachten.

32.2 Situation des Patienten

32.2.1 Problemfelder

Die bei Störung einer oder mehrerer endokriner Drüsen auftretenden Probleme sind komplex. In erster Linie sind sie bestimmt vom betroffenen Organ bzw. von der vorliegenden Funktionsstörung, die als Unterfunktion (mangelnde Hormonbildung oder -ausschüttung) oder als Überfunktion (überschüssige Hormonproduktion oder -ausschüttung) auftreten kann.

Beeinträchtigung der persönlichen Integrität

Hormonelle Störungen – unabhängig davon, ob es sich um eine Unterfunktion oder um eine Überfunktion handelt – treffen wie kaum eine andere Organstörung den Menschen *in seiner Ganzheit*. Das ist bedingt durch das enge Zusammenspiel der einzelnen Drüsen mit dem Hypophysen-Hypothalamus-Zentralnerven-System und somit durch die enge Verbindung zu den zentralen wie auch den psychisch-geistigen Kräften der menschlichen Person.

Endokrine Funktionsstörungen beeinträchtigen den Menschen deshalb immer ganzheitlich. Parallel zu den körperlichen Funktionsstörungen, die den Kreislauf, die Ausscheidung, die Verdauung, die Motorik usw. betreffen können, stehen die psychisch-geistigen Beeinträchtigungen, die das Fühlen, Denken, Empfinden, Erkennen usw. berühren (S. 919).

Die *Problembündel* sind davon geprägt, ob es sich um eine Überfunktion (+) oder um eine Unterfunktion (–) handelt, und davon, welche Drüse in erster Linie gestört ist.

Probleme bei Schilddrüsenstörung

+ *Hyperthyreose.* Da sie häufig anzutreffen ist, wird sie anschließend ausführlicher besprochen (S. 927 f.).
– *Hypothyreose.* Dank der Früherfassung kann sie heute beim Neugeborenen weitgehend verhütet werden, weshalb die schweren Schäden seltener geworden sind. Patienten mit einer Unterfunktion der Schilddrüse leiden insbesondere an der Verlangsamung aller Funktionen. Der Verlust der Energie und Vitalkraft schafft eine Kette von sekundären Problemen im psychisch-geistigen Bereich (Denkverlangsamung, Lernhemmung) wie auch in den psychosozialen Bezügen (Leistungsabfall → Berufsprobleme → Verlust der Sicherheit → Apathie). Dieser Circulus vitiosus kann nur durch eine gute und tragende Führung durchbrochen werden. Die Substitutionstherapie muß überwacht werden.

Probleme bei Nebenschilddrüsenstörung

– *Tetanische Krämpfe* (Mangel an Parathormon) müssen z. B. postoperativ rasch erfaßt werden. Calciumzufuhr führt unmittelbar zur Behebung der Symptome. Durch eine gute Beobachtung und Kombinationsgabe können tetanische Krämpfe infolge Hyperventilation (übermäßige Abatmung von CO_2, was zu respiratorischer Alkalose führt) von denjenigen bei Parathormonmangel unterschieden werden, was für die Soforthilfe von großer Bedeutung ist.
+ Der *Hyperparathyreoidismus* führt mit der Störung des Calciumstoffwechsels nicht nur zu Beeinträchtigung der Eß-, Trink- und Ausscheidungsfunktion, sondern auch zu Nierenproblemen durch Bildung von rezidivierenden Nierensteinen, zu Bewegungsstörungen und Skelettschmerzen infolge „Entkalkung" der Knochen (Mobilisation des Calciums aus den Knochen) sowie zu anderen Organkrankheiten.

Probleme bei Nebennierenrindenstörung

+ Das *Cushing-Syndrom* ist eine Krankheit, die den Menschen als Person und Persönlichkeit trifft. Die oft starke Veränderung des Aussehens (durch Vollmondgesicht, Stammfettsucht), die Störungen im Sexualbereich, das Nachlassen der körperlichen Leistungsfähigkeit und des psychischen Wohlbefindens sind nur die Oberbegriffe einer Fülle von Symptomen, Mißempfindungen und Befindlichkeitsstörungen. Die Überfunktion kann durch die operative Entfernung der Nebennieren zwar behoben werden, der Patient bleibt aber sein Leben lang angewiesen auf eine angepaßte, kontrollbedürftige Substitutionstherapie.
+ Vom *adrenogenitalen Syndrom* sind vorwiegend die Mädchen betroffen. Bleibende Probleme entstehen, wenn die Krankheit nicht frühzeitig erfaßt werden konnte. Der Verlust der Weiblichkeit (ausgeprägte Entwicklung der Muskulatur – „infantiler Herkules"), Veränderungen der Geschlechtsmerkmale u. a. bedürfen der organischen Behandlung, aber ebensosehr einer psychisch-geistigen wie sozialen Hilfe und Stützung zur Identitäts- und Rollenfindung (Sexualität und Persönlichkeitsentwicklung S. 475 ff.).
– Der *Morbus Addison* kann chronisch verlaufen und bedeutet dann für den Menschen einen dauernden Konflikt, da Leistungswillen und -anspruch sowohl im Gegensatz zum verfügbaren Kräftepotential stehen als auch zu den vorhandenen Vital- und Libidokräften. Depressive Verstimmungen sind häufige Begleiter der

Nebennierenrindenunterfunktion. Bleibt diese unbehandelt, kann sie besonders während einer Streßsituation zur zum Tode führenden Stoffwechselkrise führen.

Probleme bei Nebennierenmarkstörung

+ Das *Phäochromozytom* ist ein „Hochdruckproblem" mit allen Nebenerscheinungen und Befindlichkeitsbeeinträchtigungen (Kopfschmerzen, Nervosität, Schwindel, Tachykardie). Auftretende paroxysmale Hochdruckkrisen sind häufig von großer Angst begleitet, was die Symptome verstärkt.

32.2.2 Situationseinschätzung

Je besser wir uns auf den Menschen und seine Probleme einstellen können, um so mehr wird es uns gelingen, ihm in seiner Situation gerecht zu werden. Eine umfassende *Pflegeanamnese* ist die Grundlage für die Problemdefinition und Ressourcenklärung (*Pflegediagnose*). Die folgenden Fragen können als Raster gelten:

- Wie ist das Befinden des Kranken? Welche ATL sind auffällig, welche potentiell beeinträchtigt?
- Ist die Lokalisation der Störung bekannt, bzw. können die Symptome einer bestimmten Drüse zugeordnet werden?
- Liegt eine familiäre Häufung von hormonellen Erkrankungen vor?
- Handelt es sich um eine Unter- oder Überfunktion der betreffenden Drüse?
- Ist die Krankheit akut, chronisch, frisch entdeckt oder länger bekannt? Weiß der Patient darüber Bescheid?
- Liegen körperliche Auffälligkeiten vor: Kleinwuchs, Riesenwuchs, extreme Verlangsamung, Hyperaktivität, Exophthalmus, extreme Magerkeit, Adipositas usw.?
- Bestehen akute vitale Bedrohungen, oder sind solche zu erwarten (endokrine Krise, Kreislaufkollaps, Hypertonieanfall u. a.)?
- Bestehen latente Gefahren: Infektionsanfälligkeit, Hypertoniekomplikationen?
- Sind die (bei endokrinen Erkrankungen immer mit anwesenden) psychisch-geistigen oder psychosozialen Probleme vordergründig, versteckt, stark oder kaum wahrnehmbar? (Bei schweren Störungen kann sich ein endogenes Psychosyndrom entwickeln.)
- Ist der Patient kooperationsbereit und -fähig für die Maßnahmen der Diagnostik und Therapie? (Unterfunktionen führen im allgemeinen zu verlangsamter Aufnahmefähigkeit, Entwicklungsstörungen, Flexibilitätsmangel; Überfunktion zu Konzentrationsverlust.)
- Können Ressourcen signalisiert werden (Patient selber, Angehörige)? Welche Lern- und Selbsthilfeanteile können genutzt, welche Möglichkeiten gefördert werden?

32.2.3 Aspekte der Pflege

Eine sinnvolle Pflegeplanung ist nur *mit* dem Patienten (und seinen Angehörigen) möglich. Die Effizienz der *Pflegevereinbarung* setzt Kooperation voraus, die wieder abhängig ist von Verständnis und Einsicht des/der Betroffenen.

Mögliche Pflegeziele

- Unterstützung und Hilfe (bzw. Hilfe zur Selbsthilfe) bei den ATL mit dem Ziel der optimal möglichen Selbstkompetenz;
- Wiederherstellung und Aufrechterhaltung einer u. U. „bedingten" Gesundheit, d. h.
- Befähigung zu einem Leben mit einer Dauersubstitutionstherapie in bestmöglicher Selbstverantwortung;
- Stärkung und Training des Muskel-, Kräfte- und Energiehaushalts (Übungsprogramme!);
- Psychische Stabilisierung bzw. Mobilisierung aktivierbarer Ressourcen zur psychisch-geistigen Stützung;
- Stärkung des Selbstbewußtseins und einer „gesunden Ich-Stärke" (insbesondere bei nicht rückgängig zu machenden persönlichkeitsverändernden Merkmalen);
- Kompetente und sichere Durchführung der vom Arzt angeordneten Therapie:
  - Substitution der fehlenden Hormone und der anderen Stoffe;
  - Behebung der Überfunktion (medikamentös, operativ mit anschließender Substitution);
  - Krisenbewältigung und Stabilisierung von Kreislauf, Hormonhaushalt und Stoffwechsellage bei akuten Entgleisungen.

Substitutionstherapie

Die Stützung und Begleitung der Substitutionstherapie (Ersatztherapie) bedarf einer guten Kenntnis von Wirkung und Nebenwirkung der zu verabreichenden Pharmaka. Die Besprechung der einzelnen Wirkstoffe würde den Rahmen dieses Lehrbuches sprengen. Grundsätzlich gilt:

- Ersetzt wird, was fehlt.
- Der Ersatzstoff wird so physiologisch wie möglich gewählt.
- Die Dosierung entspricht individuell dem vorliegenden Mangel; das Medikament muß regelmäßig – auf Zeit oder auf Dauer – eingenommen werden.

Beispiele:
- Wachstumshormonpräparate bei hypophysärem Zwergwuchs;
- ADH-Behandlung bei Diabetes insipidus;
- Thyroxinpräparate bei Hypothyreose und nach Strumektomie;
- Vitamin D und Calcium als Dauertherapie bei Hypoparathyreoidismus;
- Cortisontherapie bei Morbus Addison.

Psychosoziale Hilfe und Begleitung

Einzelne endokrine Erkrankungen führen schon primär zu psychischen Störungen und Streßsituationen. Dazu kommt, daß Patienten, die über Jahre mit einer Krankheit zu leben haben, die ihnen Einschränkungen auferlegt (z. B. diätetische Maßnahmen) oder die sie von einem Medikament abhängig macht (Substitution), eher zu Depressionen und/oder Aggressionen neigen als andere Menschen. Die Wechselwirkung von Psyche und endokrinen Drüsen hat u. U. schon bei der Entstehung des Leidens eine ausschlaggebende Bedeutung.

Daran muß bei der Betreuung von Patienten mit endokrinen Funktionsstörungen gedacht werden. Meist brauchen sie – außer in der akuten Krisensituation oder in der postoperativen Phase (nach Entfernung eines Tumors oder der tumortragenden Drüse) – keine „spezielle Pflege". Sie sind selbständig, häufig sogar in der Lage, in Eigenverantwortung ihren Therapieplan einzuhalten (Termine in der Physiotherapie, Einnahme der Medikamente usw.). Trotzdem darf nicht übersehen werden, daß gerade die Pflegeplanung für diese Patienten einer besonderen *Einfühlung* bedarf, damit jene Stützung, Lebens- und Alltagsbewältigung besprochen und eingeübt werden kann, die die „bedingte Gesundheit" des Betreffenden auch wirklich ermöglicht (Kap. 22).

Unterstützender *Begleitung* und *Beratung* bedürfen häufig auch die Angehörigen, denen die nicht leichte Aufgabe zufällt, dem bedingt Gesunden eine Entlassung in ein „freilassendes und doch geschütztes Klima" zu ermöglichen. Einfache Rezepte, die für die evtl. sehr komplexen Fragen und Probleme eine Antwort bereithalten, gibt es nicht. Von Bedeutung ist eine Beziehung, die die Selbsthilfeanteile stützt und die Lebensqualität fördert.

Exemplarische Pflegesituationen

Die weitaus häufigsten endokrinen Krankheiten stellen die Schilddrüsenerkrankungen dar. Bei einem Viertel dieser Patienten liegen Schilddrüsen*funktionsstörungen* vor, bei drei Vierteln der Fälle bestehen nur *Veränderungen der Form und Struktur* der Schilddrüse.

32.3 Hyperthyreose
32.4 Euthyreote Struma

32.3 Hyperthyreose

Die Hyperthyreose kann mit vergrößerter Schilddrüse (Struma) oder mit normaler Schilddrüsengröße einhergehen. Andererseits gibt es vergrößerte Schilddrüsen mit normaler Thyroxinproduktion *(euthyreote Struma)*.

Bei einer Hyperthyreose im eigentlichen Sinn handelt es sich um eine Hyperaktivität der Schilddrüse, die eine übermäßige Menge von Hormon bildet und ans Blut abgibt (die Schilddrüse arbeitet autonom und wird nicht mehr durch die Hypophyse gesteuert). Es kann sich dabei um eine diffuse Hyperplasie der Schilddrüse *(Morbus Basedow)*, eine Überfunktion eines *Knotenkropfes* oder um ein *toxisches Adenom* handeln.

Symptome der Hyperthyreose

- Gewichtsverlust bei gutem Appetit;
- Muskelschwäche und Energieverlust (signe du tabouret), d. h., der Patient kann von einem Schemel oder Stuhl nur durch Abstützen der Hände aufstehen;
- beschleunigte Darmperistaltik, die mit Durchfällen einhergeht;
- Tachykardie und Herzklopfen, evtl. Rhythmusstörungen und leichter Blutdruckanstieg;
- feuchte und gut durchblutete Haut, typisch sind die feuchten Hände;
- Schweißausbrüche (Wärmeintoleranz);
- feinschlägiger Tremor der Finger, allgemeine rastlose und lebhafte Motorik;
- Schlaflosigkeit, Nervosität, Unruhe, Gereiztheit, Erregbarkeit;
- Augensymptome: Exophthalmus, Glanzauge, starrer Blick;

Von einem **Morbus Basedow** spricht man, wenn die folgenden drei Symptome *(Merseburger Trias)* vorliegen:
- Exophthalmus (vorstehende Augen),
- Struma (vergrößerte Schilddrüse/Kropf),
- Tachykardie (Pulsfrequenz in Ruhe über 100 Schläge/Minute).

Die schwere Form einer Hyperthyreose ist die **thyreotoxische Krise** (Thyreotoxikose), die mit einer extrem hohen Thyroxinausschüttung einhergeht. Diese Situation ist für den Organismus äußerst bedrohlich. Bei 30–50% kommt es zum Tod durch Herzversagen bei massiv gesteigertem Grundumsatz.

Die **psychische Situation** von Patienten, die an einer Überfunktion der Schilddrüse leiden, beschreibt K. Engelhardt (1971) unter dem Titel *Selbstentfremdung* folgendermaßen:

■ „Patienten mit Schilddrüsenüberfunktion: Die Kranken werden nervös, die Erregbarkeit erscheint ihnen fremd, sie erkennen sich häufig selbst nicht wieder und verlieren in einem gewissen Sinn ihre Wesensidentität. Jede kleine Aufgabe kann den Kranken zu schaffen machen, sie fühlen sich abgearbeitet [...]. Die Wahrnehmung der Umwelt wird verändert, wirkt laut, eindringlich, belastend [...]. Während die Kranken ihre Innenwelt als fremd und störend empfinden, wirkt gleichzeitig die Welt hektisch und aufdringlich." ■

Pflege- und Behandlungsplan

Das **Ziel** liegt in der Schaffung eines Klimas, in dem die Probleme der Überfunktion ausgeglichen und die Stoffwechsellage stabilisiert werden können.

- Für Ruhe sorgen: ruhiges Zimmer, Hektik vermeiden, Stressoren ausschalten.
- Stützung und Begleitung sind wesentlicher Teil der Behandlung.
- Hilfe zur Selbsthilfe: Lebensbewältigung, Umgehen mit sich selbst (Anregungen zu Entspannung, Streßabbau, gesunder Lebensführung), Umweltbewältigung im Klären der familiären und beruflichen Situation (unterstützende bzw. beratende Gespräche ermöglichen).
- Unterstützung bei den ATL soweit nötig und Anregung zu „ökonomischer Haushaltung" mit den Kräften.
- Anwendung bzw. Assistenz bei der vom Arzt verordneten Therapie.

Thyreostatika (z.B. Tabazol, Neo-Mercazole). Sie hemmen die Aktivität der Schilddrüse und damit die Hormonsynthese. Die Dosis ist abhängig vom Ausmaß der Krankheit. Thyreostatika werden vorwiegend beim Morbus Basedow ohne große Struma angewendet sowie vor Strumektomie bei hyperthyreoten Strumen, um eine euthyreote Stoffwechsellage zu erzielen. Nach Verschwinden der Hyperthyreosesymptome muß die Therapie weitergeführt werden, um die normale Funktion zu erhalten (Überwachung der Blutwerte).

Radiojodbehandlung. Bei der Behandlung mit radioaktivem Jod geht man davon aus, daß dieses, wenn es zugeführt wird, überwiegend in der Schilddrüse gespeichert wird. Die lokale radioaktive Strahlung führt zum Untergang von Schilddrüsengewebe. Man spricht auch von *Radiojodresektion* (Resektion = Teilentfernung) der Schilddrüse. Diese Therapie wird meist bei Patienten über 40 Jahre ohne bzw. mit kleiner Struma oder bei inoperablen Karzinomen angewendet.

Gefahren: Strahlenbelastung, Hypothyreose.

Operation. Der Vorteil der chirurgischen Intervention liegt in einer raschen funktionellen Sanierung. Sie kommt in Frage bei einem Adenom, bei Schilddrüsenvergrößerung und bei Nichtgenügen einer medikamentösen Therapie (s. unten).

32.4 Euthyreote Struma

Die euthyreote Struma ist die häufigste Form der Struma, die auch als *Kropf* bezeichnet wird. Sowohl „Struma" wie „Kropf" bedeutet nichts anderes als *Vergrößerung der Schilddrüse*, unabhängig von Unter- oder Überfunktion des Hormonhaushaltes.

Die euthyreote Struma (auch *blande Struma* genannt) meint eine Vergrößerung der Struma bei normaler Hormonsituation. Seltener ist die hyperthyreote Struma (Überfunktion und Kropf) oder die hypothyreote Struma (Kropfwachstum bei gleichzeitiger Unterfunktion).

Je nach Art der Strumavergrößerung unterscheidet man die *Struma diffusa* (diffuser Kropf) von der *Struma nodosa* (Knotenbildung).

Von einer *retrosternalen Struma* spricht man, wenn der Kropf aufgrund seiner Größe hinter das Brustbein taucht (Tauchkropf).

Die **Ursache** der euthyreoten Struma ist fast immer *Jodmangel* infolge von ungenügender Zufuhr oder erhöhtem Verbrauch.

Bei Jodmangel infolge vermindertem Jodangebot in Nahrung und Wasser (häufig in Gebirgsgegenden – man spricht dann auch von endemischer Struma) kommt es zu gestörter Biosynthese. Den so entstehenden Mangel beantwortet die Hypophyse mit vermehrter TSH-Ausschüttung mit der Folge eines vermehrten Schilddrüsenwachstums zur besseren Ausnutzung des wenigen Jods. Heute wird dieser Situation mittels prophylaktischer Jodgaben vorgebeugt (S. 922).

Gesteigerter Jodbedarf bei gleichbleibendem Angebot. Es handelt sich hier um die Pubertäts- oder juvenile Struma. Sporadisch kommt sie auch in der Schwangerschaft vor. Sie ist rückbildungsfähig.

Funktionsausfall als Zustand nach Entzündungen (Strumitis). Solche Entzündungen können viral-bakteriell oder autoimmun bedingt sein.

Metabolische Störung der Jodverwertung und Hormonsynthese. Sie kann kongenital (Enzymdefekt) oder als Folge von Medikamenteneinnahme (z. B. Sulfonamide) verursacht sein.

Struma maligna. Bei jeder Schilddrüsenvergrößerung muß auch an eine maligne Wucherung gedacht werden. Malignome sind aber sehr selten (nur 0,5 % aller Krebserkrankungen). Das Schilddrüsenkarzinom metastasiert häufig in die Halslymphknoten und durch hämatogene Streuung in Knochen und Lungen.

Hauptsymptome der vergrößerten Struma sind die *mechanischen Kompressionszeichen*, die mit *inspiratorischem Stridor* einhergehen können (infolge Druck auf die Luftröhre); Druck auf die Speiseröhre führt gelegentlich zu *Schluckproblemen*. Malignome haben die Tendenz zu infiltrativem Wachstum, wodurch die Stimmbandnerven beeinträchtigt werden. Es kommt zu Lähmungserscheinungen, die als *Rekurrensparese* bekannt sind.

Operationsindikation bei Struma

Die häufigste Indikation ist die Problematik der Vergrößerung, sind also die mechanischen Druckschäden und die ästhetische Störung. Entfernt werden müssen selbstverständlich alle Karzinome und karzinomverdächtigen Knoten. Hyperthyreote Strumen werden operiert, wenn die medikamentöse Therapie nicht genügt (bei jüngeren Menschen) oder eine Radiojodtherapie bei älteren Menschen nicht erfolgreich ist.

Operationsvorbereitung

Sie ist allgemeiner Natur (Kap. 36); dazu:

- *lokale Hautvorbereitung:* Rasur des Halses, anschließend Alkoholumschläge; die Haare werden unter einer Mütze „versorgt";
- *Stimmbandprüfung* (Laryngoskopie) durch den Hals-Nasen-Ohren-Arzt (anmelden);
- *Verabreichung von Thyreostatika* bei hyperthyreoter Struma zur Normalisierung der Stoffwechsellage, d. h., bis sich der Puls auf 100 Schläge/min gesenkt hat (postoperativ noch 3 – 4 Tage).
- Am *Operationsmorgen* Luftbefeuchter bereitstellen. Für das Bett sind eine Nackenrolle und eine Fußstütze zu richten.

Postoperative Pflege

- Da das Operationsgebiet im Bereich der Atmungs- und Stimmorgane sowie der großen Gefäße liegt, bedarf der Patient der sorgfältigen *Überwachung* (Kap. 36).
- *Lagerung* halbsitzend bis sitzend, sobald der Patient wach ist. Mit einer Nackenrolle oder einem zusätzlichen kleinen Kissen verhindert man ein Überstrecken im Halsbereich. Diese Lagerung erleichtert auch die *Atmung* und verhindert das Zurückfließen von Sekret (Pneumonieprophylaxe). Aus dem gleichen Grund sind die *Atemwege feuchtzuhalten* → Luftbefeuchter während der ersten Tage.
- *Mobilisation* am Operationstag, sorgfältig. Alle ruckartigen Bewegungen sind zu vermeiden, dies gilt vor allem beim Aussteigen aus dem und Einsteigen ins Bett. Man stelle das Kopfende so steil wie möglich. Der Patient fixiert seinen Kopf und dreht sich dabei an den Bettrand. Der Kopf soll auch beim Hinaufrutschen mit den Händen fixiert werden (der Patient faßt mit der linken Hand an die Haare und kann so seinen Kopf halten, mit der rechten Hand zieht er sich am Bettbügel hoch).
- *Wundgebiet:* Redon-Drains werden nach 24 – 48 Stunden entfernt, Klammern am 1. postoperativen Tag gelockert, am 3. entfernt.
- *Essen/Trinken:* Trinken am 1. postoperativen Tag, evtl. schon am Operationstagabend, in kleinen Mengen. Der erste Trinkversuch unter Überwachung. Schluckreflex beobachten, denn vorübergehende Schwellungen im Bereich von Kehlkopf und Speiseröhre können den Schluckakt stören. Ab 2. Tag breiige oder sehr weiche Kost, steigern nach Befinden. Bei starken

Schluckbeschwerden kann eine halbe Stunde vor dem Essen ein Schmerzmittel verabreicht werden (z.B. 15 Tr. Valeron).

- *Nachkontrolle* der Stimmbänder kann durch die Laryngoskopie erfolgen; definitive Laryngoparesen kommen in weniger als 2% der Strumektomien vor.
- *Schilddrüsenfunktionskontrolle* erstmals 3–4 Wochen postoperativ (ambulant!); u.U. zeigt sich, daß eine Kropfrezidivprophylaxe mit T_4-Gaben (z.B. Eltroxin 0,1 mg/Tag) angezeigt ist.
- *Rückkehr zur Arbeit* ungefähr 3 Wochen postoperativ. Hyperthyreosepatienten bedürfen einer längeren Erholungsphase und der Information über Streßprophylaxe (S. 430 ff.).

Postoperative Komplikationen

- *Nachblutung* nach innen oder außen (gezielte Atem- und Wundkontrolle!).
- *Rekurrensparese* mit Heiserkeit, häufig kurzzeitig, vorübergehend, infolge Schwellung des Wundgebiets. Auch ein *Trachealkollaps* kann auftreten (Luftröhrenknickung, Kompression der Trachea mit Ateminsuffizienz).
- *Hypoparathyreoidismus* mit tetanischen Krämpfen an Händen, Fingern, Zehen, evtl. auch an der Kehlkopfmuskulatur – *Laryngospasmus*. Soforthilfe: Calciumzufuhr.
- *Hypothyreose* nach radikaler Entfernung einer malignen Struma; Symptome treten frühestens nach einer Woche auf.

Weiterführende Literatur

Engelhardt, K.: Der Patient in seiner Krankheit. Thieme, Stuttgart 1971

Geisler, L.: Innere Medizin II, 14. Aufl. Kohlhammer, Stuttgart 1992

Marek, H.: Endokrine Erkrankungen. Fischer, Stuttgart 1985

Pfannenstiel, P.: Nichts Gutes im Schilde – Krankheiten der Schilddrüse. Trias, Stuttgart 1994

Reinwein, D.: Checkliste Endokrinologie und Stoffwechsel, 3. Aufl. Thieme, Stuttgart 1996

Schettler, G., H. Greten: Innere Medizin, 8. Aufl. Thieme, Stuttgart 1990

33 Bewegungssystem

Einstimmung

Die *Knochen* stehen für Haltung, Festigkeit, Dauerhaftigkeit und Stabilität, die *Gelenke* hingegen für Beweglichkeit und Flexibilität. Zusammen mit *Muskeln* und *Sehnen* dienen beide der lebendigen Leibgestalt des Menschen: Wir bekommen den nötigen Halt und erlangen Gelenkigkeit und Belastbarkeit.

In der Erziehung spielt die **Haltung** eine große Rolle. Wer kennt nicht aus seiner eigenen Kindheit Anweisungen wie diese: „Mach keinen Buckel", „halte dich gerade", „setz dich gefälligst gerade hin" usw. Dieses Haltung-annehmen-Müssen wird gleichsam gedrillt, ohne daß die innere Haltung dabei mit angesprochen wird. So wird das Sichaufrichten oder das Sichgeradehinsetzen künstlich und fällt, kaum ist die Aufforderung verklungen, wieder in sich zusammen. Äußeres und Inneres gehen zusammen und wirken aufeinander ein.

Dies zeigt sich auch, wenn wir den Begriff *gekrümmt* etwas genauer anschauen. Etymologisch finden wir das Grundwort „kranc" und in Entsprechung Bedeutungen wie hinfällig, schwach, leidend, krumm. „Gekrümmt" wird in Beziehung gebracht zu „schmerzhaftem Krampf durch Zusammenziehen der Muskeln". Dem Überbegriff „Kringel" (germanische Wortwurzel) entsprechend wird darunter auch ein Kreis angedeutet: etwas das Kreise zieht, was soviel heißt wie „immer weiter sich fortsetzen", „eingekreist" und „in der Klammer festgehalten sein". Darin läßt sich auch der Teufelskreis von Rückenproblemen ablesen: Schmerz → Verspannung → mehr Schmerz → mehr Verspannung → usw.

Im **Pflegealltag** begegnen uns viele Menschen, die in diesem Sinn „gekrümmt sind", im Schmerz fixiert oder/und verspannt. Ihnen zu sagen, sie sollen sich aufrichten, sich gerade halten oder ihre Spannungen loslassen, kann auf die Dauer nichts verändern.

Was hingegen etwas bewirken kann, ist die *Zuwendung*, das behutsame Auflegen der Hände, das sorgsame Streicheln (Streichelbewegungen) und warme bzw. heiße Wickel. Was hier zur Wirkung kommt, ist das *gute Berühren* (S. 495 ff.). Es sind die Berührungsqualität und -intensität im Tonus, in der Bewegung sowie im Atemablauf, die schließlich etwas zu verändern vermögen. Nicht augenblicklich und schon gar nicht „auf Kommando", aber nach und nach können gebückte Menschen sich aufrichten, können gekrümmte Rücken ein bißchen gerader werden, womit auch die Lebensqualität und das Innere des Menschen sich verändern. Die Krümmung ist ja nie nur ein Wirbelsäulenproblem, sondern auch der Ausdruck einer inneren Gestimmtheit und somit die Folge von Erfahrungen, die sich auf den Körper niedergeschlagen hat.

In der *Beobachtung von Menschen* (Situationseinschätzung) geht es immer auch darum, unterscheiden zu können, ob sich ein Mensch mit seiner äußeren Haltung identifiziert oder ob sie Ausdruck momentaner Abwehr ist.

Nicht immer ist es möglich, eine gekrümmte oder gebückte Haltung zu verändern; vielleicht müssen Betroffene das Annehmen und das Damit-leben-Können lernen. Zwischen Annehmenmüssen und Veränderkönnen zu unterscheiden, wird uns dann gelingen, wenn wir uns bemühen, den betroffenen Menschen in der Ganzheit seines Gewordenseins zu sehen und zu verstehen, anzusprechen und anzurühren.

Die *Gelenke* sorgen zusammen mit *Muskeln* und *Sehnen* für die **Beweglichkeit** des Menschen. Redewendungen, die uns dazu in den Sinn kommen, sind z. B. „jemanden zusammenstauchen" oder gar „prellen"; man kann „fixiert und festgefahren" oder gar „erstarrt" sein; weiter sind es Begriffe wie „überspannt", „verspannt" oder gar „verdreht".

Man kann ein Gelenk verrenken oder einrenken, aber das gleiche gilt auch für das Umgehen mit Lebenssituationen, Sachlagen und Beziehungen. Auch die Spannung der Muskeln und die Bewegungsimpulse sind nie nur physiologisch bedingt; sie sind immer auch Ausdruck des Befindens, der inneren Beweglichkeit und Gestimmtheit sowie von Emotionen, von Zorn, Ärger, Wut (Anspannung) wie von Niedergeschlagenheit, Hilflosigkeit oder Trauer (Spannungsverlust).

Im Zusammenhang mit **Erkrankungen der Wirbelsäule** (in erster Linie handelt es sich dabei um Bandscheibenprobleme) setzt sich immer mehr die Erkenntnis durch, daß die Psyche eine große Rolle spielt. Daß Menschen bei „untragbaren Belastungen“ und „unter Druck“ besonders gern in jenem Teil des Körpers reagieren, der für das Tragen von Lasten da ist, ist offensichtlich. Diese Erkenntnis hat *praktische Konsequenzen* in der **Begleitung und Beratung** von Menschen mit Rückenleiden (insbesondere bei Bandscheibenvorfall). Es gilt, diese Menschen dort abzuholen, wo sie stehen, was auch heißt, ihre *Selbsthilfeanteile* zu entdecken und zu fördern. Hilfreich bzw. notwendig können sein:

- das Praktizieren von Entspannungstechniken,
- die Sorge für Ausgleich und Muße,
- die Verarbeitung von schwelenden Konflikten und die Bewältigung von psychosozialen Problemen,
- das Einüben gesunder Haltung, Bewegung und Beweglichkeit.

Abschließend möchte ich zwei Stimmen zitieren: Peseschkian (1992) beschreibt die positive Bedeutung der Symptome bei Rückenleiden (Bandscheibenvorfall) als „die Fähigkeit zu zeigen, daß man etwas nicht mehr ertragen kann; die Fähigkeit, Spannungen und Konflikte motorisch und statisch zu verarbeiten und sich den gegebenen Umständen anzupassen...“

Vom Traum, „aufrecht gehen zu können“, spricht Kurt Marti:

■ **sein traum**
der
mit dem
krummen rücken
(denk ich)
niedergebeugt
von der last
seiner
menschen
des buckels wegen
verachtet
zum krüppel
geschrieben
der
mit dem
krummen rücken
(denk ich)
träumt
vom aufrechten gang ■

33.1 Theoretische Grundlagen

33.1.1 Physiologische Aspekte

Die komplizierte Architektur unseres Knochengerüsts mit seinen stützenden und tragenden Strukturen ermöglicht uns das Stehen und die vielfältigen Bewegungen.

Das knöcherne Skelett hat neben der *Stütz-* und *Schutzfunktion* auch eine wichtige Aufgabe im *Mineralstoffwechsel*. Für den *Knochenaufbau* sind spezifische Zellen verantwortlich, die *Osteoblasten*; sie bilden die gallertartige, eiweißhaltige Knochengrundsubstanz, in welche sich dann Calcium-, Phosphat- und andere Ionen einlagern. Die organische Grundsubstanz verleiht dem Knochen eine gewisse *Elastizität*, während ihm die Mineralsalze *Härte* und *Festigkeit* geben. Der *Abbau* erfolgt durch die *Osteoklasten*. Der lebende Knochen wird den Bedürfnissen entsprechend in einer Wechselwirkung von Osteoblasten und Osteoklasten laufend umgebaut. Dieser Prozeß ist beim gesunden Individuum im Gleichgewicht. Der Mineralstoffwechsel wird reguliert durch das *Parathormon* der Nebenschilddrüse und das Vitamin D (Parathormon löst Calcium und Phosphat aus dem Knochen und sorgt für die Konstanterhaltung des Calciumspiegels im Plasma, Vitamin D fördert die Calciumresorption aus dem Darm und den Calciumeinbau im Knochen). Außerdem wird er beeinflußt durch verschiedene andere Hormone. Hinweis auf einen gesteigerten Knochenstoffwechsel gibt das Enzym, das von den Osteoblasten gebildet wird, die *alkalische Phosphatase*. Ein Teil der *sauren Phosphatase* stammt ebenfalls aus den Knochen, möglicherweise von den Osteoklasten.

33.1.2 Diagnostische Maßnahmen

Die Mithilfe bei den diagnostischen Maßnahmen ist in den Kapiteln 42–44 beschrieben. Außer den Labormethoden, die vor allem der Untersuchung von Calcium- und Phosphathaushalt und der Bestimmung der alkalischen und der sauren Phosphatase dienen, kommen zur Anwendung:

- funktionelle Messungen;
- bildgebende Verfahren: Tomographie, CT, MRT, Arteriographie, Szintigraphie;
- Elektromyelographie (EMG);
- Arthroskopie;
- Knochenbiopsie, Gelenkpunktion.

33.2 Situation des Patienten

33.2.1 Problemfelder

Wichtige Informationen dazu wurden bereits auf S. 931 besprochen. Im folgenden einige spezifische Aspekte.

Schmerzen und Bewegungseinschränkung. Sie treten vor allem auf bei degenerativen und entzündlichen Gelenkaffektionen. Lokalisation und Ausstrahlung, Intensität und Erscheinungsform (sporadisch, dauernd, in Ruhe, nachts, lage- und bewegungs- oder belastungsabhängig) geben dem Arzt wichtige Informationen zur Diagnosestellung.

Entzündungserscheinungen können lokaler und allgemeiner Art sein. Schmerz, Rötung und Überwärmung einzelner Regionen sind Hinweise auf eine akute Entzündung. Allgemeinsymptome treten auf bei Chronifizierung des Zustands oder bei systemischem Befall. Die Allgemeinsymptome sind dann Fieber, Müdigkeit, Leistungsminderung, Schwäche und Gewichtsabnahme.

33.2.2 Situationseinschätzung

Erkrankungen, Funktionsstörungen und Fehlformen des Stütz- und Bewegungsapparats sind für Patienten nicht nur mit Schmerzen und Einschränkung verbunden, sie sind darüber hinaus meist auch langwierige, geduldfordernde Prozesse. Es ist ein Unterschied, ob junge (im Erwerbsleben stehende) Menschen oder ältere betroffen sind, ob mit einem chronischen Verlauf gerechnet werden muß und wie die Prognose ist. Die folgenden Fragen können zur Einschätzung der Situation hilfreich sein:

- Wie lange ist der Patient schon krank?
- Wie groß ist seine Behinderung oder Einschränkung?
- Lassen sich Selbsthilfeanteile feststellen?
- Wie ist sein Auffangnetz (Familie, Freunde), wie gehen sie mit der Situation um?
- Kennt er die für ihn wichtigen Selbsthilfegruppen und Beratungsstellen: Rheumaliga, Rehabilitationshilfen usw.?
- Kennt er arztunabhängige Behandlungsmethoden wie Wickel, Bäder, Einreibungen usw.?
- Weiß er über die möglichen Versicherungsträger und Sozialhilfen Bescheid?
- Wie geht er um mit Schmerzen, wie groß ist seine Toleranzgrenze?
- Wie ist seine Einstellung zu Medikamenten, nimmt er verordnete Medikamente regelmäßig ein, weiß er über Wirkung und Nebenwirkungen Bescheid?
- Welchen Einfluß hat die Erkrankung auf seine Einstellung zur eigenen Zukunft und auf seine Zukunftsperspektiven?
- Sind Zeichen der Hoffnung und des Vertrauens in eine bessere Zukunft festzustellen?

33.2.3 Aspekte der Pflege

Die Pflege ist immer abhängig und bestimmt von der Situation, wobei *Befinden* und *Befund* eine Rolle spielen. Grundlegende Hinweise finden Sie exemplarisch bei den im folgenden besprochenen Pflegesituationen.

Bezogen auf die **fünf Funktionen der Pflege**:

1. Unterstützen und/oder stellvertretende Übernahme der ATL. Hier gilt es daran zu denken, daß Bewegungseinschränkung alle anderen ATL mit betrifft und das Selbstpflegedefizit daher vielschichtig sein kann. Wichtigste Regel: so rasch und so viel wie möglich hinführen zur Selbständigkeit und Eigenaktivität.

2. Begleiten in Krisensituationen. Auch scheinbar „kleine Eingriffe" ins gesunde Leben (z.B. durch Unfall) können vom Betroffenen kritisch erfahren werden (Unterbrechung von Studium, Karriere usw.). Um so mehr trifft es jene, die mit einer Langzeit- oder Dauerbehinderung zu rechnen haben. Begleitung von Langzeitkranken und Behinderten s. Kapitel 23.

3. Mithilfe bei diagnostischen und therapeutischen Maßnahmen. Sie ist abhängig vom Maß der Unselbständigkeit (Behinderung), von der Größe des jeweiligen Eingriffs und vom Alter des Patienten. Ältere Menschen brauchen mehr Hilfe als junge.

4. Mithilfe an Programmen der Gesundheitsbildung und Rehabilitation. Sie ist ein wesentlicher Teil der Pflege und betrifft die Mitarbeit bei Rehabilitationsmaßnahmen, Umschulung, Beratung, Lebenshilfe.

5. Verbesserung der Pflegequalität und Mitwirken an der Forschung. Hier denke ich vor allem an die Befragung traditionell überlieferter Pflegemaßnahmen wie an die systematische Erarbeitung und Überprüfung von prophylaktischen Maßnahmen (Dekubitus, Kontrakturen, Lagerungen usw.).

Exemplarische Pflegesituationen

33.3 Osteoporese

Die heute wichtigste Knochenkrankheit ist die Osteoporose. „Bis ins Jahr 2020 werden diese Gesundheitsschäden um rund 50% ansteigen, falls es nicht gelingen sollte, vor allem auch Kinder zu einer Erhöhung der Calciumzufuhr zu bewegen" (Ph. Jaeger, Bern). Mit diesem Zitat ist auch etwas über das *Wesen der Krankheit* und deren *Ursache* ausgesagt: Es handelt sich bei der Osteoporose um eine quantitative Verminderung des Knochengewebes bei erhaltener Knochenstruktur. Hervorgerufen ist dieses Problem einerseits durch einen gesteigerten Knochenabbau (insbesondere bei Frauen nach der Menopause infolge Östrogenmangels) sowie durch einen ungenügenden Anbau (Calciummangel im Wachstumsalter, z. B. bei Fehlernährung). Die Krankheit tritt in der zweiten Lebenshälfte auf, der Verlauf ist schleichend. Zuerst betroffen sind die Wirbelkörper, durch den Knochenschwund werden sie porös und können im schlimmsten Fall einbrechen. Sind die anderen Knochen betroffen, brechen sie leicht (Neigung zu Schenkelhalsfrakturen) bis hin zu Spontanfrakturen. Daß davon vorwiegend Frauen betroffen sind (bei Männern nimmt die Brüchigkeit der Knochen erst im hohen Alter zu), hängt mit der *Umstellung im Hormonhaushalt* zusammen: Östrogen wirkt direkt auf die knochenbildenden Zellen, wodurch die Osteoblasten in ihrer Tätigkeit gefördert werden. In der Menopause mit ihrem Östrogenmangel „schläft" der Knochenstoffwechsel praktisch ein. Das Calcium, das teilweise mit Hilfe des weiblichen Hormons reguliert wird, kann nicht mehr eingebaut werden. Es kommt zur Abnahme der Knochendichte.

Diagnosestellung. Heute kann durch die *Messung der Knochendichte* festgestellt werden, welche Frauen eine Osteoporose und deshalb ein Risiko für osteoporoseabhängige Frakturen haben.

Behandlungsplan

Unterstützung des Knochenaufbaus durch Zufuhr einer optimalen Menge von Calcium, insbesondere in der vorpubertären Phase. Die wünschbare tägliche Calciummenge für adoleszente und erwachsene Menschen beträgt 1200–1500 mg (neuere Studien zeigen, daß die Calciumzufuhr bei Jugendlichen in der Schweiz lediglich 400–500 mg/Tag beträgt, was im späteren Alter zu osteoporosebedingten Frakturen führen wird (Jaeger, Bern).

Minderung des Knochenabbaus ist vor allem ein Thema für Frauen im Zuge des Älterwerdens. Sie sollten frühzeitig mit ihrem Arzt die Vor- und Nachteile bzw. die eventuell notwendige Hormonsubstitution erwägen (Klimakterium S. 483 f.).

Calciumversorgung. Das Mittel der Wahl sind Milch und Milchprodukte. Im Osteoporosezentrum Bern gibt man den Ratsuchenden folgende „magische Formel" mit:

1 l Milch = 1200 mg Calcium; 100 g Hartkäse = 1000 mg Calcium; 100 g Weichkäse = 400 mg Calcium; 100 g Joghurt = 270 mg Calcium; daraus kann man wählen und das eigene Menü mit den minimal 800–1000 mg Calcium pro Tag gestalten (möglichst verteilt auf den ganzen Tag).

Frisches Gemüse und Obst (besonders Zitrus- und Dörrfrüchte sowie Mineralwasser tragen ebenfalls zur Deckung des Calciumbedarfs bei, ohne jedoch die Milchprodukte ersetzen zu können.

Vorsicht ist geboten bei Spinat und Rhabarber. Sie enthalten Oxalsäure, die die Calciumaufnahme im Körper hemmt. Das gleiche gilt für die Gerbsäure in Kaffee und Schwarztee sowie für Phosphate. *Vitamin D* begünstigt die Aufnahme von Calcium aus der Nahrung.

Neben calciumreicher Ernährung ist *Bewegung* (zur Knochenstärkung) wichtig.

33.4 Rheumatische Erkrankungen

Der Begriff **Rheumatismus** faßt etwa achtzig schmerzhafte Krankheiten des Bewegungsapparates verschiedenen Schweregrades zusammen. Man unterscheidet drei Hauptgruppen:

- *entzündlicher Rheumatismus* – dazu gehören die Arthritis, die chronische Polyarthritis und die Spondylitis (z. B. die Bechterew-Krankheit);
- *degenerativer Rheumatismus* – es sind die Arthrosen und Spondylosen (z. B. Hexenschuß, Ischias);
- *Weichteilrheumatismus* – unter diesem Begriff werden die Reizzustände von Muskelansätzen, Sehnen und Bindegeweben zusammengefaßt, die u. U. zu der steifen Schulter oder zum Tennisellenbogen führen können.

Arthrosen

Arthrosen, also Abnützungserscheinungen an der Knorpelsubstanz (und später am Gelenkknochen), treten am häufigsten an den Knie- und Hüftgelenken auf. Sie werden begünstigt durch Übergewicht und schlechte Blutzirkulation. Es ist daher in erster Linie darauf zu achten, daß Übergewicht abgebaut wird, so daß die dauernde Überbelastung dieser Gelenke wegfällt.

Ebenso wichtig ist die gute Durchblutung der die Gelenke umgebenden Gewebe, der Muskeln und Bänder. Ein Zuviel an gesättigten Fetten läßt zuviel Cholesterin entstehen, das sich dann in den Arterien niederschlägt und die Blutgefäße buchstäblich verstopfen kann. Bei gesunder Ernährung mit viel Rohkost und Vollkorn bleibt das Gefäßsystem hingegen elastisch und leistungsfähig. Der guten Blutzirkulation förderlich ist auch ein regelmäßiges, dem Alter angepaßtes Bewegungsprogramm.

Chronische Polyarthritis

Sie ist auch bekannt als rheumatoide Arthritis. Man versteht darunter eine schubweise, progredient verlaufende systemische Entzündung vorwiegend der Hand- und Fingergelenke. Die Patienten leiden unter Schmerzen und klagen über Morgensteifigkeit. Es können sämtliche Gelenke einschließlich der kleinen Wirbelgelenke, Sehnenscheiden und Weichteile betroffen sein.

Der *Verlauf* kann in folgende *vier Stadien* unterteilt werden:

1. Gelenkentzündung ohne Beeinträchtigung der Funktion,
2. Bewegungseinschränkung,
3. Gelenkdeformierung,
4. schmerzhafte Versteifung mit hochgradiger Achsenabweichung.

In Abb. 33.**1** sind typische Polyarthritishände zu sehen.

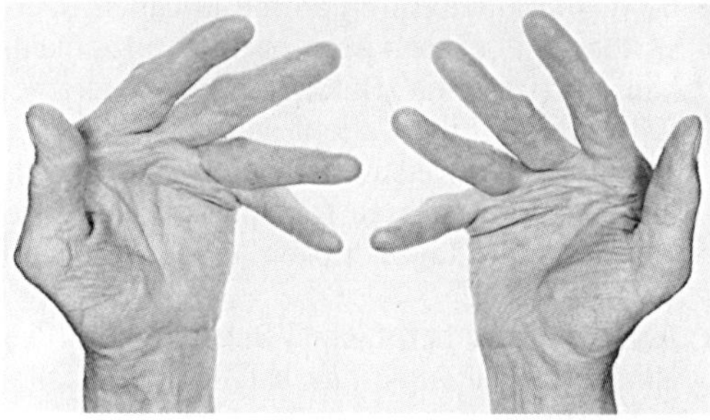

Abb. 33.**1** Schwere Deformation und Behinderung der Hände bei Polyarthritis (Foto: Schulthess-Klinik, Zürich).

Pflege- und Behandlungsplan bei rheumatischen Erkrankungen

Medikamentöse Therapie. Dem Arzt stehen folgende Möglichkeiten zur Verfügung:

Symptomatische Therapie mit nichtsteroidalen *Antirheumatika.* Sie hemmen die Prostaglandinsynthese und damit die Entzündung. Sie wirken antiphlogistisch und analgetisch. Das älteste Antirheumatikum ist das Aspirin. Die Wirkung und Verträglichkeit können individuell sehr verschieden sein.

Steroide. Sie werden nur in akuten Phasen und kurzfristig angewendet. Bei längerer Anwendung können schwere Nebenwirkungen auftreten.

Langzeittherapie. Parallel zur symptomatischen Therapie werden als sog. Basistherapie Medikamente eingesetzt, die einen Einfluß auf den Krankheitsprozeß selbst haben. In Frage kommen Goldpräparate, Methotrexat, Mercaptyl.

Alle diese Medikamente verursachen Nebenwirkungen. Es können Allergien auftreten, Magenunverträglichkeit und Störungen des Blutbildes.

Physikalische Therapie. Im *akuten* Stadium werden Kälteanwendungen eingesetzt. Eventuell ist eine vorübergehende Ruhigstellung angezeigt; die passive, später aktive Mobilisation muß vorsichtig vorgenommen werden. Sie ist notwendig, um Fehlstellungen, Kontrakturen und Muskelatrophien vorzubeugen.

Ideal sind Bewegungen im Bewegungsbad, das Mitmachen in Gymnastikgruppen, z. B. im Rahmen von Angeboten der Rheumaliga oder anderer Selbsthilfegruppen.

Begleittherapie. Wie bei allen *chronischen* Krankheiten braucht der Patient u. U. Dauerhilfe und -begleitung. Die Schmerzproblematik bei chronischem Rheuma wurde bereits im Kapitel 25 besprochen und kann auf S. 788 nachgelesen werden.

Weiter ist zu beachten:

- Stützung und Aktivierung der Selbsthilfeanteile. Patienten sollen selber herausfinden, was ihnen hilft (außer der medizinischen Therapie): Wickel, Umschläge, Bäder, Einreibungen usw.

- Bewegungsübungsprogramme aufbauen, überwachen. Sie müssen auch nach dem Krankenhausaustritt ohne Unterbrechung weitergeführt werden (der Patient soll entsprechende schriftliche Anweisungen mitbekommen). Je nach Situation müssen Transport zur Therapie, Aufenthalt in Tageskliniken usw. organisiert werden.
- Abklärung der beruflichen Rehabilitation, der Hilfsmittel bei Funktionsausfällen, Haushaltshilfen u. a.
- Eventuell ist die Organisation eines Mahlzeitendienstes notwendig, wenn durch die Behinderung die Selbstversorgung zu Hause zu stark erschwert ist.
- Integration der Angehörigen in den Therapieplan: Information, Anleitung, Besprechung des Alltags daheim.
- Kontaktadressen von Hilfs- und Selbsthilfeorganisationen vermitteln, evtl. erste Kontakte ermöglichen. Adressen im Telefonbuch:
  - Schweizerische Rheumaliga,
  - Deutsche Rheumaliga e. V.

Operative orthopädische Therapie. Synovektomie (Entfernung des hypertrophen Synovialgewebes, wenn möglich vor Einsetzen der Knochendestruktion), Arthrodesen, Gelenkersatz (S. 942).

33.5 Erkrankungen der Wirbelsäule

Erkrankungen der Wirbelsäule (WS) können auftreten als

- angeborene und erworbene Wachstumsstörungen und Fehlbildungen: Skoliose, Scheuermann-Erkrankung u. a.;
- degenerative Schäden: Bandscheibenerkrankung, Osteoporose, Wirbelgelenkarthrose;
- entzündliche Veränderungen: Spondylitis (durch unspezifische oder spezifische Erreger), Morbus Bechterew (unbekannte Ursache);
- traumatische Schäden mit oder ohne Verletzungen des Rückenmarks und/oder der Nervenstränge – neurologische Mitbeteiligung, die zu Ausfallerscheinungen führt.

33.5.1 Fehlformen und Haltungsschäden

Krankheitszeichen und Pflegeprobleme

Sie sind abhängig von der Art und Dauer des Wirbelsäulenschadens. Sie treffen immer das „typisch Menschliche“: *die aufrechte Haltung*. Denn,

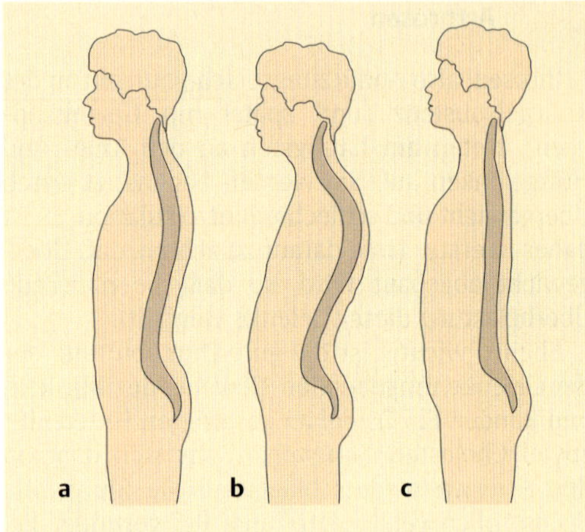

Abb. 33.**2** Haltungsformen. **a** Normale Haltung, **b** Rundrücken, **c** flacher Rücken.

so sagt schon Aristoteles: „Der Mensch geht als einziges von den Lebewesen aufrecht, da seine Natur und sein Wesen göttlich sind.“ Diese *gerade Haltung* wird durch die normale Krümmung der Wirbelsäule ermöglicht (Abb. 33.**2**).

- Abweichungen von der geraden Haltung werden als *Rund-* oder *Flachrücken* bezeichnet – *Haltungsschäden.*
- Fehlhaltungen sind die *Kyphose*, die *Lordose* oder die *Skoliose – Haltungsanomalien.*
- Störungen von Bewegungsabläufen sind immer auch *Gangstörungen*. Sie verursachen
- *Gleichgewichtsstörungen.*
- Krankhafte Haltung – Schmerz- und Schonhaltung.
- Eingefallene Haltung kann Ausdruck einer Störung (Verlust) der psychisch-geistigen Ganzheit der Persönlichkeit sein.

Pflege- und Behandlungsplan

Das **Ziel** liegt in der Rückführung der Wirbelsäule zur geraden Haltung (soweit möglich) und der Wiederherstellung eines stabilen, schmerzfreien, muskelkräftigen Rückens („Muskelkorsett“).

Therapeutische Maßnahmen. Sie können außerordentlich aufwendig und zeitintensiv sein (Wochen bzw. Monate). Sie führen nur dann zum Ziel, wenn die Behandlungs- und Pflegegruppe Kooperation, Disziplin, Heilungs- und Gesundungswille des Patienten gewinnen und aufrechterhalten kann.

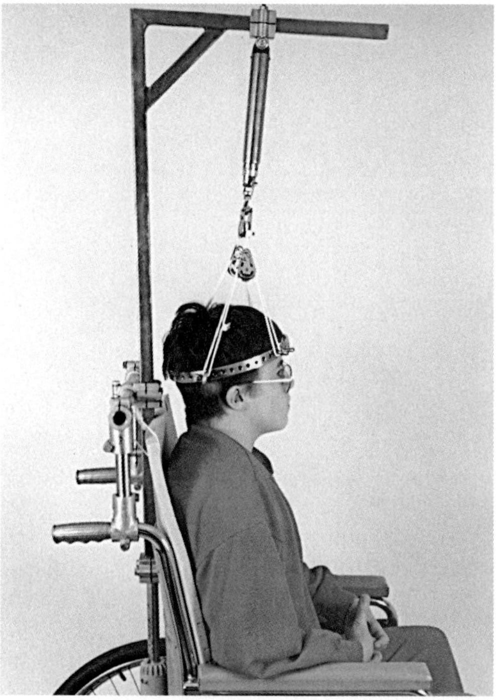

Abb. 33.**3** Skoliosepatientin in Streckextension. Der Rücken wird zur „Geraden“ gezogen (Foto: Schulthess-Klinik, Zürich).

Beispiele:

- *Rückenschule* im Sinne gezielten Aufrichtens und Bewegens, wo dies noch möglich ist.
- *Aufrichten* der Wirbelsäule mittels *Cotrel-Extension* (Beckengurt, Glisson-Schlinge, Selbstextension) oder *Haloextension* (Anlegen eines Kopfringes und Zug [Abb. 33.**3**], evtl. mit anschließender *Spondylodese* (Fixierung der Wirbelsäule durch operative Versteifung), z. B. bei Skoliose.
- *Übungsbehandlung* der Rückenmuskulatur und *Wirbelkörperaufrichtung* mit Gipsschale oder Dreipunktekorsett bei einfachen Wirbelsäulenverletzungen.
- *Reposition einer Luxation* oder Luxationsfraktur der Halswirbelsäule mittels Haloextension.
- *Chirurgische Reposition:* Verblockung der unstabilen Wirbel mittels körpereigenem Knochenbolzen (vom Beckenkamm) zur Stabilisierung der Wirbelgelenke.

Unterstützende Pflegemaßnahmen:

- *Selbstextensionen* müssen vom Patienten erlernt werden, damit er unabhängig an der Aufrichtung seines Rückens mitarbeiten kann.
- *Haloextensionen* werden am Rollstuhl fixiert, damit der Patient nicht im Bett bleiben muß. Er soll so aktiv an der Therapie teilnehmen, wie es die Korrekturmethode zuläßt.
- Für die *Mobilisations-* und *Wirbelsäulengymnastik* ist der (die) Physiotherapeut(in) zuständig. Für die Einübung und Kontinuität trägt die Pflegegruppe die Mitverantwortung.
- *Bauchmuskel-, Zwerchfell-, Atem-* und *Konditionstraining* sind vor allem bei Extensionsbehandlung ein wichtiger Faktor, da sie die Lungenfunktion und den Rehabilitationserfolg verbessern.
- Die *Lagerung* von Rückenpatienten ist flach, auf harter Unterlage, Kopf auf kleinem Kissen, Schultern frei, die Knie stundenweise mit Knierolle unterlegt. Die Dauer der Ruhigstellung hängt vom Verletzungsgrad bzw. von der vorgenommenen Operation ab (Bettbügel entfernen, Bettmotor des Kopfteils ausschalten).
  Operierte Patienten liegen in Rücken- oder Seitenlage und werden regelmäßig gedreht, oder sie liegen im Dreh- oder Kippbett. *Drehen:* Es sind drei Personen notwendig, wovon eine Person oberhalb des Kopfendes steht und mit beiden Händen seitlich den Kopf des Patienten faßt (bei Extension muß sie auch auf den Zug achten). Sie gibt das Kommando zum Drehen „en bloc“ und hält den Kopf unter leichtem Zug fest, bis die Pflegehandlung abgeschlossen ist.
- Das *Ausführen der ATL* in Rückenlage (essen, trinken, waschen, ausscheiden usw.) ist erschwert, die notwendigen Hilfsmittel sollen entsprechend gewählt, die Unterstützung muß angepaßt sein (Sorge für Darmentleerung, Dekubitusprophylaxe usw.).
- *Beweglichkeit* und *Aktivität* sind eingeschränkt, müssen es z. B. postoperativ vorerst sein: Persönliche Dinge in Reichweite geben, Lesetisch installieren (zu Strukturierung der Zeit Kap. 13). Für Kinder stellt sich zusätzlich die pädagogische Aufgabe (Führung, Spiel, Schule u. a. Kap. 18).
- *Mobilisation.* Der Patient muß das En-bloc-Aufstehen über die Seitenlage (Abb. 33.**4**) und die korrekte Sitz-bück-Technik erlernen. Prinzip: gerade, aufrecht, ohne Spannung. Um Ermüdung und Schmerzen zu vermeiden, sollte die Körperhaltung öfter gewechselt werden. Richtige Haltung einüben: Bauch entspannt, Rücken flach, Knie locker.

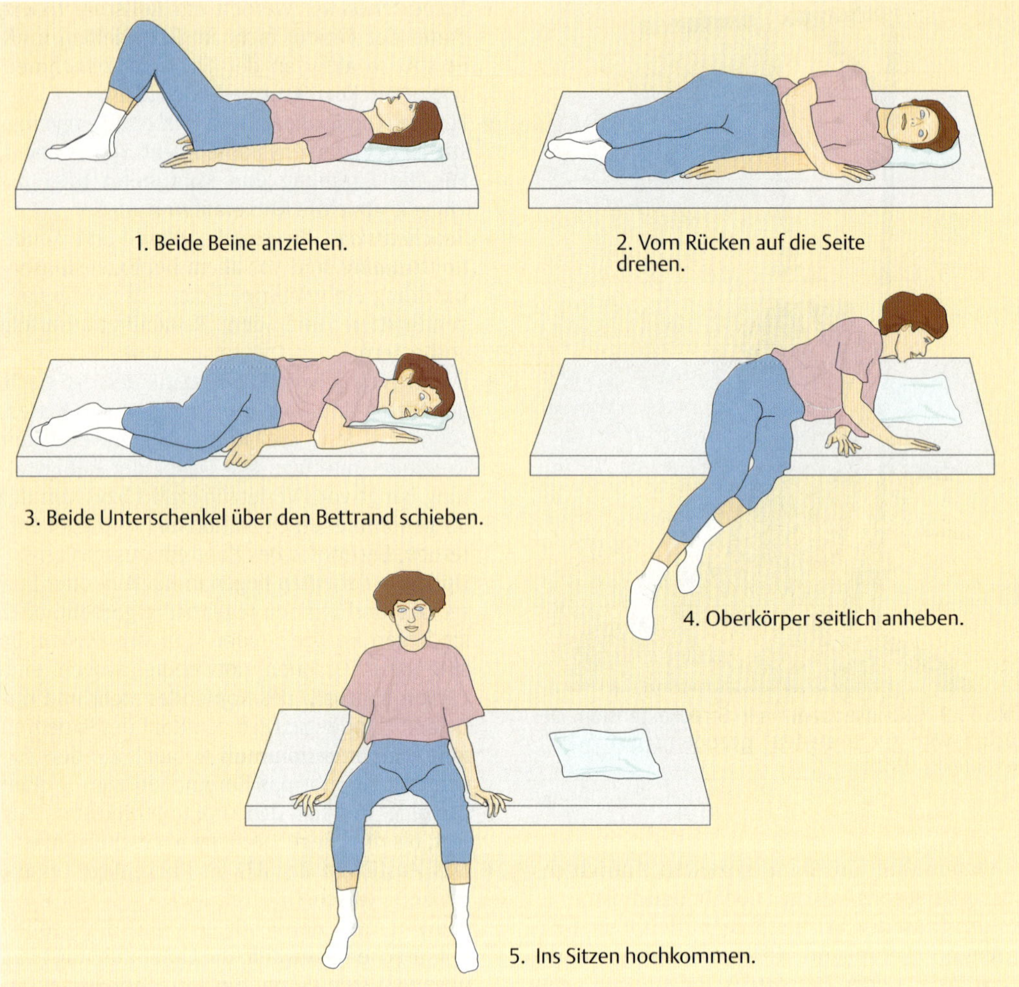

Abb. 33.**4** En-bloc-Aufstehen.

33.5.2 Diskushernie

Bandscheibenkrankheit als Berufskrankheit. Rükkenschäden treten häufig zwischen dem 20. und 30. Jahr auf. Dieses Lebensalter entspricht dem der größten körperlichen Aktivität. Zu diesem Zeitpunkt beginnen auch die ersten Degenerationsvorgänge.

Die körperlich Arbeitenden – dazu gehört auch das *Pflegepersonal* – machen den größten Anteil der Betroffenen aus. *Heben* und *Tragen* sind oft unumgänglich, um so wichtiger ist die richtige Technik. *„Bandscheibenbewußtes Leben"* ist prophylaktisch für den körperlich Arbeitenden von ebenso großer Bedeutung wie für den Bandscheibengeschädigten. Es beinhaltet:

- Körpertraining (Bauch- und Gesäßmuskeln), z. B. durch regelmäßiges Rückenschwimmen und Ausgleichsgymnastik (S. 146 ff.);
- Körperhaltung (aufrecht, gerade) einüben, Lendenlordose vermeiden; Muskelanspannung beim Heben von Lasten (S. 150 ff.).
- Prinzipien der Kinästhetik anwenden (S. 154 ff.).

Die *Bandscheibe* (Discus intervertebralis; Abb. 33.**5 a**) besteht aus einem strukturlosen Gallertkern (Nucleus pulposus), der von einem derben Faserring umgeben ist. Das ganze Gebilde ist einem Wasserkissen vergleichbar, das gute Beweglichkeit gestattet. Nimmt der Quelldruck des Diskus ab, wird die Bandscheibe platt- und über die Wirbelkörperränder hinausgedrückt: Bandscheibenvorfall.

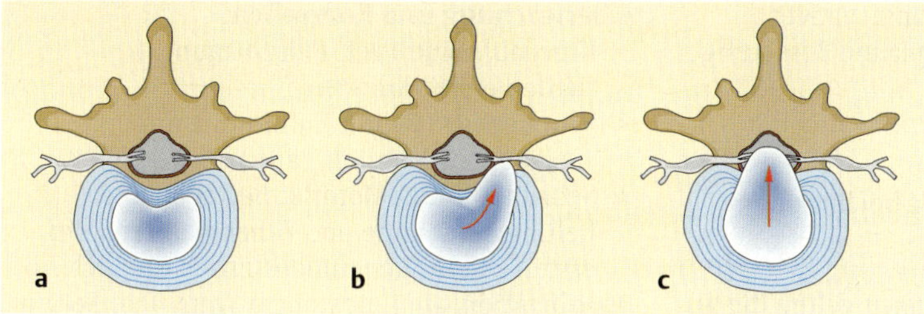

Abb. 33.**5** Bandscheibenschäden.
a Normale Lendenbandscheibe. **b** Lateral gelegener Pulposusprolaps mit Wurzelkompression.
c Medial gelegener Pulposusprolaps mit Kompression des Duralsacks und der Cauda equina.

Bandscheibenvorfall (Diskusprolaps)

Das prolabierte Gewebe kann je nach Austrittsstelle das Rückenmark und die durch die Foramina intervertebralia hindurchtretende Nervenwurzel komprimieren und dadurch *heftige Schmerzen* (Leitsymptom) hervorrufen. Typisch ist das Lasègue-Zeichen (das gestreckte Bein wird angehoben, wobei es infolge starker Dehnung des N. ischiadicus zu Schmerzen auf der erkrankten Seite kommt).

Die *Schmerzausstrahlung* ist abhängig von der Lokalisation und davon, ob einzelne oder mehrere Segmente betroffen sind. Weiter kommt es zu *sensiblen Störungen* (Parästhesien und Hyperästhesien) sowie zu *motorischen Ausfallerscheinungen*, evtl. auch zu *trophischen Störungen* der betreffenden Segmente.

Lokalisation und Auswirkungen

Lumbale und zervikale Diskushernie. Infolge der Beweglichkeit und entsprechend starker Beanspruchung sind die lumbalen und zervikalen Wirbelsäulenanteile bevorzugt befallen. Am häufigsten betroffen sind L5 / S1 und L4/L5. Bei Befall der Wurzel (L5) treten die Schmerzen auf der Außenseite des Beines auf = Generalstreifen (Abb. 33.**5 b**).

Medialer Bandscheibenvorfall im Lumbalbereich. Hier kommt es zur Schädigung der Wurzeln mit der Folge einer Blasenlähmung und von Mastdarmstörungen, zu Hypästhesie bzw. Anästhesie perianal (Reithosengebiet) sowie zum Fehlen eines oder beider Analreflexe = *Cauda-equina-Syndrom* (Abb. 33.**5 c**).

Lumbago (Lumbalgie, Hexenschuß), oft als Muskelrheumatismus der Lendenwirbelsäule bezeichnet. Hier handelt es sich meist um degenerative Wirbelsäulen- oder Bandscheibenveränderungen, seltener um einen tumorösen Prozeß, die Rückwirkung auf den Muskelapparat haben.

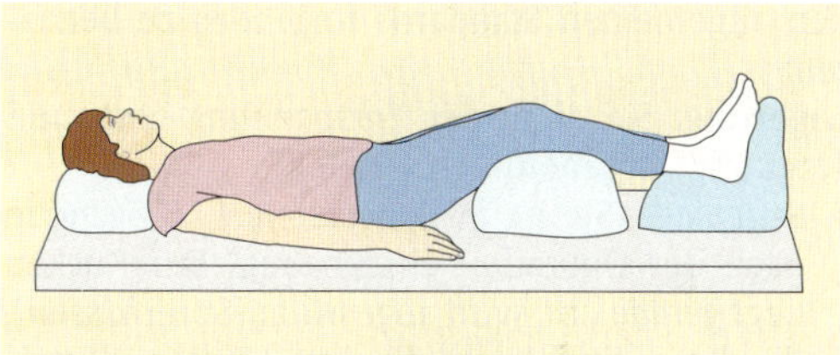

Abb. 33.**6** Entlastungslagerung.

Von *Lumbago-Ischias-Syndrom* spricht man sowohl bei Bandscheibenschäden als auch bei Bandscheibenvorfall.

Pflege- und Behandlungsplan

Die **konservativ-orthopädische Therapie** dient in erster Linie der Ruhigstellung, der Schmerzlinderung und der Entspannung der Wirbelsäule bzw. der Muskulatur.

- Bettruhe, Flachlagerung (Brett unter die Matratze, Kissen weg).
- Extension durch Dauerzug mittels Glisson-Schlinge bei zervikalem Vorfall.
- Entlastungslagerung (Abb. 33.**6**) stundenweise, evtl. Extension zur Kyphosierung der Wirbelsäule.
- Wärmeapplikation; im akuten Schmerzzustand Eiswickel.
- Schmerzmittel nach Bedarf: Antiphlogistika, Myotonolytika (evtl. lokale Anästhesierung).

Chemonukleolyse: neurochirurgisches Verfahren zur chemisch-enzymatischen Auflösung des Bandscheibengewebes.

Die **operative Therapie** ist indiziert, wenn

- ein Prolaps mit Paresen und Sphinkterstörungen vorliegt;
- bei akut auftretender motorischer Parese (z. B. vertebraler Peronäuslähmung);

- wenn trotz konsequenter konservativer Therapie nach 6–8 Wochen keine Besserung des Zustands eintritt;
- bei Rezidiven mit Beschwerden.

Prä- und postoperative Pflege bei lumbaler Diskushernie

Für die *präoperativen Maßnahmen* gelten die allgemeinen Richtlinien in Kapitel 36.

Bei den *postoperativen Maßnahmen* ist neben den allgemeinen Standards folgendes zu beachten:

Lagerung. Sie dient der *Entspannung* und muß sorgfältig vorgenommen werden:

- *Seitenlage.* Sie ist in den ersten 4–6 Stunden nach der Operation einzuhalten. Der Rücken liegt *gerade* und wird abgestützt (Spreukissen), die Knie sind leicht flexiert (Kissen dazwischen). Das obere Bein darf in der Hüfte nicht abkippen.
- *Rückenlage.* Der Rücken liegt *gerade*. Bett flach, unter dem Kopf ein kleines Kissen, Schultern frei. Zur Entlastung Spreukissen unter die Beine.
- *Regelmäßige Lagekontrolle* und evtl. Korrektur der Lagerung sollen eine Lordose verhindern.
- *Drehen.* Der Patient soll die Hände über der Brust kreuzen und die Beine einzeln anziehen. Die Pflegeperson faßt ihn an Schulter und Knien → En-bloc-Drehen.

Mobilisations-Gymnastikprogramm

1. Tag:	Stoffwechselübungen mit beiden Füßen. Isometrische Quadrizepsübungen in Rückenlage.
2. Tag:	Der Patient soll oft und kurz gehen – kurze Strecken, sich wieder hinlegen. Zum Ausruhen nicht sitzen, immer liegen; zum Essen stehen; später, nach Entfernen der Fäden, ist kurzes Sitzen (langsam steigern) erlaubt.
3. Tag:	Mit angespannter Bauchmuskulatur die Knie einzeln beugen und strecken.
ab 6. Tag	bzw. 3 Tage nach Mobilisation: Versuch des Treppensteigens. Die Steigerung der Belastung richtet sich grundsätzlich nach dem Zustand des Patienten, da Verlauf und Anamnese sehr individuell sind.
8. Tag:	Krankenhausaustritt. Nachkontrolle nach 8 Wochen. Ambulante Bewegungstherapie über 6–8 Wochen. *Rehabilitation:* s. oben, „bandscheibenbewußtes Leben".

Überwachung und Kontrollen:

- Kreislauf: Blutdruck, Puls, Atmung (in den ersten Stunden);
- Wundgebiet (Redon-Entfernung am 1. postoperativen Tag, Fäden am 8. Tag);
- Sensibilität und Motorik: Bewegen und Befühlen der Füße und Zehen während der ersten 24 Stunden mindestens 2stündlich.

Mobilisation ab 1. postoperativem Tag. Sorgfalt ist oberstes Gebot.

- Aufstehen und Wiederhinlegen „en bloc".
- Der Patient soll oft kurze Strecken gehen.

Physiotherapie, Krankengymnastik. Stoffwechselgymnastik, Bewegungsübungen im Bett, am Boden, später im Gehbad (Beispiel für ein Gymnastikprogramm s. Merkblatt).

Ernährung und Darmtätigkeit. Sie stellen keine besonderen Probleme. Der Patient darf essen und trinken, sobald die Nachwirkungen der Narkose überwunden sind. Bis zum 3.–4. postoperativen Tag muß der Patient das Essen liegend einnehmen. Für eine mühelose Darmentleerung sorgen. Bei Bedarf am 3. Tag Verabreichen eines Laxativums, z. B. Agarol, am 4. Tag soll der Patient Stuhl haben, sonst muß ein Klistier verabreicht werden.

Blasentätigkeit überwachen, wenn nötig unterstützen (besonders bei vorbestehender Störung).

Gute Information fördert die Kooperation des Patienten und diese den komplikationslosen Heilungsverlauf.

> **„Rückenpatienten"** sind oft Patienten, die nicht nur einen „verspannten Rücken" haben, sondern sich häufig auch in einer *gespannten Lebenslage* befinden. „Das innere abgewehrte Kreuz verlagert sich auf das äußere Kreuz und wird auch dort abgewehrt." Verspannungen führen (auch postoperativ) immer neu zu Rückenbeschwerden, wenn dem Patienten nicht zur Einsicht geholfen werden kann. Wir können versuchen, ihn zu einem „liebevollen Umgehen" mit seinem Rücken zu führen (Art und Weise, wie er die in der Therapie gelernten Übungen ausführt). Die *Entspannung* soll auf den *ganzen Menschen* übergehen, nur der entspannte Mensch, „der Mensch im Lot", wird beschwerdefrei bleiben.

33.6 Orthopädische Behandlung

33.6.1 Konservative Frakturbehandlung

Die Frakturbehandlung muß schon am Unfallort durch korrekte, sorgfältige Ruhigstellung und Fixierung einsetzen. Reposition und definitive Fixation der Frakturenden werden unterschiedlich ausgeführt:

konservativ:
- Reposition und Gipsfixation,
- Extension;

operativ (Osteosynthese).

Pflege bei Gipsverband

Gipsverbände werden als Gipskorsetts (Wirbelsäule), als zirkulärer Gips oder als Gipsschiene (Abb. 33.**7** Extremitäten) angelegt. Anstelle des herkömmlichen Gipsverbandes wird heute in vielen Fällen ein schnellhärtender *Kunststoffverband* verwendet (z.B. Hexelit, Bajcast u.a.). Bei Patienten mit Gipsverband ist eine besonders sorgfältige Kontrolle von Hauttemperatur, Hautfarbe, Motorik und Sensibilität an Fingern und Zehen notwendig. Der Gips soll möglichst saubergehalten werden. Schmerzäußerungen können Hinweise auf entstehende Druckgeschwüre sein. Ein Gips kann über 4–8 Wochen liegen.

Grundsätzlich sind die folgenden drei Pflegeregeln richtungweisend und *streng* zu beachten:

1. Der Gipsverband soll fest sitzen, aber nicht drücken.
2. Die im Gipsverband ruhiggestellten Gelenke sollen nicht bewegt werden können.
3. - Schmerzen,
   - Klopfen der Wunde,
   - Anschwellen des Fußes oder der Zehen, der Hand oder der Finger,
   - Kälte- oder Hitzegefühl im Bereich der betroffenen Gliedmaßen,
   - Steifheit der Finger- oder Zehengelenke,
   - blaurote Verfärbung oder fahle Blässe der Haut,
   - Gefühllosigkeit im Bereich der betroffenen Gliedmaßen

   weisen auf eine Störung des Heilungsverlaufs hin und müssen unverzüglich dem Arzt gemeldet werden.

   Tritt eines (oder mehrere) der oben genannten Zeichen auf, muß der zirkuläre Gips gespalten oder entfernt werden. Nach Abklingen der Schwellung wird er neu angelegt.

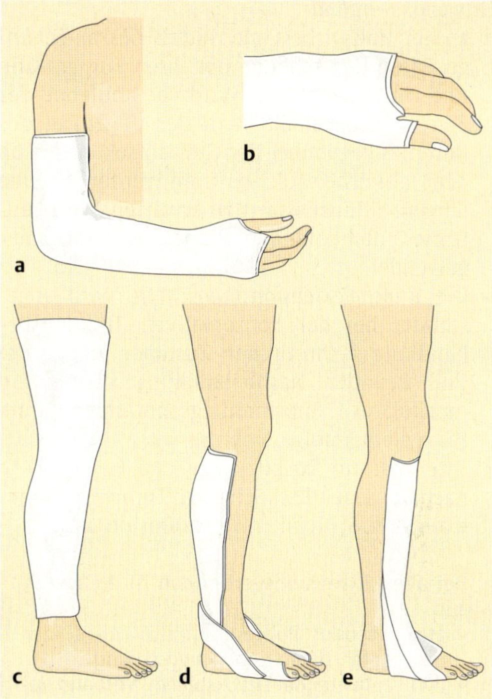

Abb. 33.**7** Stützverbände. **a** Zirkulärer Oberarmgips. **b** Navikularegips. **c** Oberschenkelgipshülse. **d–e** Unterschenkelgipsschienen: **d** L-Schiene, **e** Steigbügelschiene (statt der Gips- wird heute auch die leichtere Fractomedschiene verwendet).

Pflege bei Extension

Die Extension (Zug) geschieht über die Haut mittels Binden, Pflaster, Zinkleimextensionsverband, Manschetten und entsprechender Aufhängevorrichtung (Flaschenzug) oder mit Drähten/Nägeln, die durch den Knochen fixiert werden.

- Die Haut muß für die Einbringung von Extensionsdrähten, -nägeln oder -schrauben aseptisch vorbereitet werden. Die Ein- und Austrittsstelle ist wie eine aseptische Wunde zu pflegen.
- Die Wirksamkeit des Zuges ist abhängig vom Zuggewicht, von der richtigen Lagerung (möglichst flach) sowie vom optimalen Ansatzpunkt für den gewünschten Zug und Gegenzug. Die entsprechenden Pflegeanweisungen müssen schriftlich festgehalten sein.
- Lochstabgeräte, Rollen u.a. dürfen nicht verschoben werden, die Schienen müssen auf einer glatten Unterlage feststehen, Extensionsbügel und -gewichte frei schweben.

Extensionsverbände:

- an der Halswirbelsäule mittels *Glisson-Schlinge.* Diese Kopfschlinge übt ihren Zug an Kinn und Hinterhaupt aus. Wird das Kopfende des Bettes hochgestellt, kann der Gegenzug des Rumpfes gegenüber der Gewichtsextension an der Halswirbelsäule wirksam werden. Ist eine längere Extensionszeit zu erwarten, wird heute die Crutchfield- oder die Mayfield-Zange angewendet.
- Die *Knöchelextensionsmanschette* wird angewendet bei der konservativen Traktionsbehandlung arthrotischer Zustände der Hüfte und bei der Nachbehandlung vorwiegend muskulärer Entspannungsoperationen am Hüftgelenk infolge Arthrose.
- *Extension am Skelett* = Zug und Gegenzug je nach vorliegendem Schaden: Femurkondylenextension, Schienbeinkopfextension usw.

Bei allen Extensionsverbänden ist zu achten auf

- ausreichende Polsterung, besonders der druckgefährdeten Knochenvorsprünge;
- evtl. auftretende Druckstellen: Verband regelmäßig kontrollieren;
- aseptisches Behandeln der Ein- und Austrittsstelle der Nägel. Es besteht die Gefahr der Infektion der Wundkanäle.

33.6.2 Orthopädische Eingriffe

Operationsmethoden

Osteosynthese. Operative Vereinigung von Knochenfragmenten mittels Schrauben, Platten, Drähten, Marknagel, Fixateur externe (äußere Fixation mit Spannern). Die Osteosynthese wurde in den 60er Jahren von der Arbeitsgemeinschaft für Osteosynthesefragen ausgearbeitet. Sie ist heute allgemein unter der Abkürzung *AO* bekannt.

Arthroskopien (Gelenkspiegelungen) an Knie, Ellenbogen, Schulter, Sprunggelenk.

Arthroplastik der Gelenke (Gelenkersatz, Totalprothese). Einsetzen eines künstlichen Gelenks an Hüfte (Abb. 33.**8**), Knie, Ellenbogen, Finger, Schulter.

Arthrotomien. Operative Eröffnung eines Gelenks bei verschiedenen Ursachen.

Osteotomie, Osteointerposition. Bei Durchtrennung des Knochens mit Meißel und Säge und Entnahme eines Knochenkeils kann gleichzeitig die Knochenachse verändert werden.

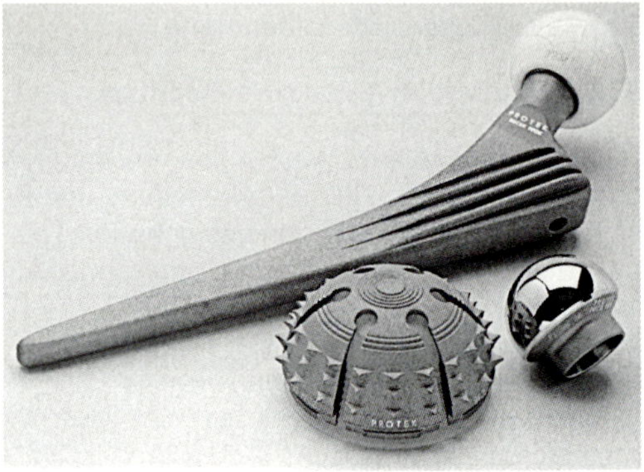

Abb. 33.**8** Beispiel einer Hüftprothese nach Spotorno.

Korrekturosteotomie. Korrektur einer Fehlstellung, kommt an den oberen und unteren Extremitäten (Humerus, Vorderarm, Femur, Knieachse, Sprunggelenk) zur Anwendung. Anschließend wird ein Gips angelegt oder eine Osteosynthese vorgenommen.

Knochentransplantationen. Diese können mit körpereigenen (autologen) oder mit körperfremden Knochen (aus der Knochenbank) vorgenommen werden. Durch die Verwendung eines Knochenspans kann in geeigneten Fällen rascher eine knöcherne Konsolidierung erzielt werden.

Arthrodesen. Künstliche Versteifung eines Gelenks, z. B. bei schwerer Zerstörung infolge von Krankheiten oder Unfällen. Operationen dieser Art werden (nach ihrer Häufigkeit) vorgenommen an

- Sprunggelenk,
- Handgelenk,
- Knie, Schulter, Hüfte.

Vorbereitung auf die Operation

Grundsätzlich gelten die allgemeingültigen Maßnahmen (Kap. 36). *Spezifische Maßnahmen* sind das Richten des notwendigen Lagerungsmaterials (Schienen, Halterungen usw.) sowie die spezielle Vorbereitung des Operationsfeldes, Information über den Operationsschnitt und entsprechende Rasur sowie Hautdesinfektion.

- *Eingriffe an den Extremitäten* bedürfen außer der oben erwähnten Hautpflege keiner besonderen Vorbereitung.
- *Eingriffe an der Wirbelsäule* verlangen zusätzliche Vorbereitungsmaßnahmen, wie sie bei abdominalen Operationen notwendig sind (Abführen, leichte Kost usw.).

Übernahme nach der Operation

Bei der Übernahme des Patienten nach der Operation (bzw. nach der Aufwachphase) gelten die üblichen Grundsätze (Kap. 36). Von besonderer Bedeutung sind die Informationen über *Lagerung, Mobilisation, Belastung* bzw. *Belastungsverbot*. Neben standardisierten Mobilisations-, Gymnastik- und Rehabilitationsplänen sind die individuellen Verordnungen bzw. Bedürfnisse zu beachten.

Lagerung und Mobilisation

Die *Lagerung* entspricht der ausgeführten Operation. Die notwendigen Schienen (autonome Bewegungsschiene [Kinetec-Schiene] Abb. 33.**9**), Extensionen, Verbände usw. werden im Operationssaal angelegt bzw. eingebettet.

- Lagerungen dürfen ohne spezielle Arztverordnung nicht verändert werden.
- Schmerzen sind zu erwarten. Übermäßige oder anhaltende Schmerzen sind ein Zeichen, daß die Lagerung oder die Verbände nicht richtig sind; sie können auch Folge von Druckstellen oder Zeichen von Komplikationen sein → Arzt informieren.

Die *Mobilisation* geschieht nach Verordnung. Vorbestehende Leiden, Gebrechlichkeit, Adipositas, Operationen an den unteren Extremitäten und am Rücken erschweren das Aufstehen. Grundsätzlich gilt:

- *Eingriffe an den oberen Extremitäten* erlauben sofortige Mobilisation am 1. postoperativen Tag. Die Extremität muß entsprechend hochgelagert sein.
- Das gleiche gilt für Eingriffe an *Fuß, Unterschenkel, Oberschenkel, Knie, Hüfte.*
- *Operationen an Becken und Wirbelsäule* erfordern u. U. eine längerdauernde Bettruhe.

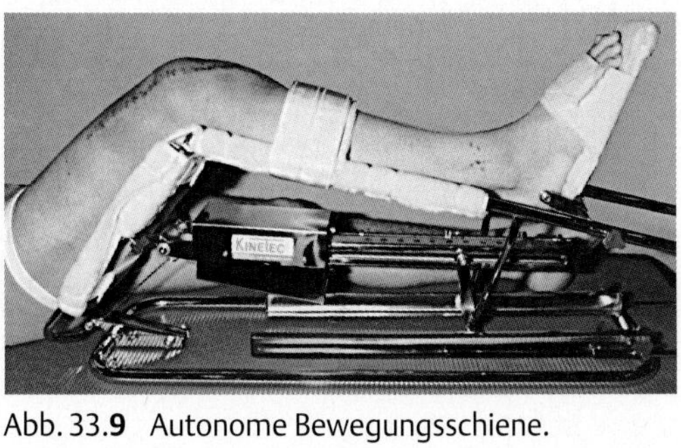

Abb. 33.**9** Autonome Bewegungsschiene.

Überwachung des Wundgebietes

Verbände, Drainagen nach Verordnung handhaben, gut überwachen: Blutung, Schwellung, Druck. In der Regel können die Verbände (außer Gips) am 3. postoperativen Tag entfernt werden. Meist wird der Arzt anschließend die Wunde offen lassen, es sei denn, es liegt noch eine Sekretion aus der Wunde oder eine leichte Blutung vor. In diesem Fall wird ein lockerer Verband angelegt. *Drainstellen* werden immer mit einer sterilisierten Kompresse bedeckt. Die Fäden werden in der Regel nach 14 Tagen entfernt.

Extremitäten auf Durchblutung prüfen (insbesondere Zehen und Finger): Hauttemperatur, Farbe, Beweglichkeit, Sensibilität, Auffälligkeiten sind sofort zu melden. Besonderer Aufmerksamkeit bedürfen Gipsverbände (S. 941).

Unterstützung der ATL

Essen und Trinken richten sich nach der Lokalisation des Eingriffs bzw. nach der Anästhesieart. Nach Extremitätenoperationen kann der Patient essen: sofort nach Epiduralnarkose; nach 1–2 Stunden nach Spinalanästhesie; nach 6 Stunden nach Intubationsnarkose.

Nach Becken- und Wirbelsäulenoperationen haben die Richtlinien für abdominale Operationen Gültigkeit. Ausschlaggebend ist die **Darmtätigkeit**. Sie wird ab 3. Tag stimuliert.

Im übrigen sind Situation und Lage des Kranken zu berücksichtigen, um jene Hilfe und Unterstützung zu ermöglichen, die die Heilung fördern, Komplikationen verhüten, dem Wohlbefinden dienen, die Rehabilitation einleiten.

Gymnastik/Übungsbehandlung

- *Fußgymnastik* dient der Thrombose- und Embolieprophylaxe. *Regel:* 21mal pro Stunde rasch hintereinander den Fuß anziehen und strecken sowie 21mal im Fußgelenk kreisen (die Zahl 21 hat psychologischen Charakter).
- *Stoffwechselgymnastik* (S. 190).
- *Übungsbehandlung* je nach Operation. Sie dient der Erhaltung bzw. Verbesserung der Muskelkraft, der Ausdauer, der Beweglichkeit und somit der Rehabilitation.
- *Gehschule* an Stöcken, mit anderen Gehhilfen, ohne Hilfsmittel (S. 181 ff.).

Tabelle 33.1 Standardisierter Pflegeplan für die Pflege nach orthopädischen Operationen

Häufige Operationen	Verbände/ Drains	Lagerung	Lagerungs-hilfen	Mobilisation Belastung	Physiotherapie Ergotherapie	Spezielles
Hand **– Finger-sehnenruptur, PCP**	– Verband – Redon-Drain – Gipsschiene	– Hochlage – Ruhigstellung für 5 Tage	– Handsack zum Hochhängen von Hand und Arm – Fingerkuppen möglichst frei	– je nach Art des Eingriffs	– isometrische Fingerübungen	– Kontrolle der Sensibilität und Zirkulation
– Karpaltunnel-syndrom	wie oben, sofort Mobilisieren der Finger (Faust-schluß)	Hochlage wie oben	– Kissen unter den Oberarm – Handsack	– Ruhigstellung, Sehnenrupturen bedingen eine mindestens 6wöchige Ruhigstellung	– Schulter und Ellenbogen durch-bewegen, täglich 100mal Pump-bewegungen mit der Hand	
– Dupuytren-Kontraktur	– Gipsschiene	wie oben	– Handsack – Gipsschiene – Kissen unter Oberarm und Ellenbogen			wie oben
– Epping-Plastik oder Trapezium-ersatz	– Kunststoff-schienen		– Gipsschiene	– 5 Wochen Ruhigstellung	– stationäre Mobilisation mit Physio- und Ergotherapie	
Ellenbogen **– Prothesen**	– Verband – Redon-Drain – gepolstert wird der Sulcus ulnaris	– Ruhigstellung in Gipsschiene für 5 Tage, dann alternierende Lagerungen in der Mitella	– Kissen – Handsack – evtl. Mitella	– Ruhigstellung für 5 Tage – vorsichtige Mobilisation in Flexion und passive Extension nach 1 Woche	– Mobilisation der Schulter – passive Mobilisation – Ergotherapie nach Wund-heilung	
– Synovektomie	– leichter Kompressions-verband – Redon-Drain – Verbandwechsel am 3. Tag	– auf Kissen	– Kissen – Handsack	– evtl. Armschiene ab 7. Tag – Pumpübungen mit der Hand am 1. – 3. Tag	– Handbewegun-gen, Schulter-bewegungen – vorsichtige Mobilisation des Gelenks – Ergotherapie ab 10. Tag	– beim Bewegen des Ellenbogens soll das Hand-gelenk fixiert werden
Schulter **– habituelle Schulter-luxation**	– Gilet ortho-pédique – Redon-Drain – Fädenent-fernung nach Wundheilung	– kleines Kissen zur Unter-stützung des Oberarms	– Kissen	– Außenrotation erst ab 6. Woche		
– Operation nach Neer bei Schulter-luxation	– Gilet ortho-pédique	– Mobilisation bis 0° AR-CAR-Außenrotation (ambulant)			– Außenrotation ab 6. Woche	
– Schulter-prothese	– Verband – Redon-Drain – Gilet ortho-pédique	– evtl. auf spezielle Abduktions-schiene	– evtl. Schaum-stoffschiene	– ab 2. Tag passive Therapie Hand, Ellenbogen	– Außenrotation ab 6. Woche	
– Rotatoren-manschetten-ruptur	– Verband – Redon-Drain	– auf speziell maßgefertigte Abduktions-schiene	– spezielle Abduktions-schiene	– ab 1. Tag passive Bewegung der Hand – ab 5. Tag Ellen-bogen durch-bewegen	– Pendelübungen ab 3. – 7. post-operativem Tag – Außenrotation erst ab 6. Woche	– Abduktions-schiene für 5 – 6 Wochen – nach 6 Wochen Schultermobili-sation unter Weglassen der Abduktions-schiene (meist ambulant)

- Alle Erstlagerungen immer nach Rücksprache mit dem Operateur vornehmen.
- Gute Beobachtung, Veränderungen melden.

Tabelle 33.1 (Fortsetzung)

Häufige Operationen	Verbände/ Drains	Lagerung	Lagerungshilfen	Mobilisation Belastung	Physiotherapie Ergotherapie	Spezielles
Wirbelsäule **– Skolioseoperation mit CD-Instrumentarium**	– Saug-Deck-Verband – Redon-Drains	– Rückenlage – Seitenlage nach Absprache mit dem Arzt – keinen Bettbügel	– Kissen	– Patient muß 2mal täglich gedreht werden – Aufstehen am 2. postoperativen Tag	– Atemgymnastik – vorsichtige Stoffwechselgymnastik	– Pflege und Ernährung wie bei Diskushernienoperation – neurologische Überwachung
– Spondylodese dorsal ventral	– Verband – Redon-Drains	– Rückenlage – Drehen en bloc oder Drehbett, je nach Operationstechnik	– evtl. Kragen, Korsett, Mieder		wie oben	– Entlassung teils mit Korsett, teils ohne, evtl. Halskragen – neurologische Überwachung
Hüfte **– offene Reposition bei kongenitaler Hüftluxation (Kinder)**	– Verband – Redon-Drain – meist Beckengips	– Bettruhe für große Kinder 2 – 4 Wochen kleine Kinder 4 – 8 Wochen		– Aufstehen im Schede-Rad – Gehen am Eulenburg, dann Stöcke	– beschäftigen – Schule, Kindergarten, je nach Alter der Kinder	– Gipspflege – Lagerung seitlich, auf nichtoperierter Seite
– intertrochantäre Femurosteotomie	– Kompressionsverband – Redon-Drains	– leichte Flexion der Hüfte – Rückenlage – selten Bauchlage	– Kissen unter Kniegelenk	– ab 3. Tag Bettrand – aufsitzen über die operierte Seite mit gestrecktem Knie – für 3 Monate nicht tief sitzen (Sattelstuhl)	– spezielle Gehübungen mit überkreuzten Beinen	– Krankenhausaufenthalt 4 – 6 Wochen – 1/2 Jahr mit Stöcken gehen
– Totalprothese	– Kompressionsverband – Redon-Drain	– Rückenlage – operiertes Bein in Schaumstoffschiene – Innen- und Außenrotation je nach chirurgischem Zugang – gewünschte Stellung mittels Keil aufrechterhalten	– Schaumstoffschiene – bei Disposition zu Luxation Unterschenkelgips mit Brett	– Frühmobilisation: 1. postoperativer Tag Bettrand und aufstehen – evtl. Gehen am Eulenburg, dann Stöcke für 8 Tage	– Gehschule	– Blutung nach Operation kontrollieren – Eis auflegen – Nachttischchen auf die operierte Seite – evtl. Kinetec-Schiene für Knie
Knie **– Knieband-plastik** **– Rekonstruktion der Kniebänder**	– Kompressionsverband, Redon Verbandwechsel am 2. Tag, dann Knie mit Eis behandeln	– Hochlagerung – ab 2. postoperativem Tag autonome Bewegungsschiene	– Kissen – Fractomed-schiene		– Remobilisation ab 1. postoperativem Tag – Gehschule	– Fractomed-schiene möglichst vor der Operation anpassen
– Knieprothese	– Kompressionsverband – Redon-Drain	– erste 24 Std. Strecklagerung in der Schaumstoffschiene	– elektrische Schiene, ab 2. postoperativem Tag bis Schmerzgrenze (2mal täglich 1 Std.)	– Sitzen am Bettrand ab 3. postoperativem Tag	– Flexionsübungen täglich 2mal – während 6 Wochen Entlastung an Stöcken	– Hämatomgefahr – Eisbeutel auflegen
Fuß **– Hallux valgus und Hammerzehen**	– Kompressionsverband – Redon-Drain	– Gipsschiene – für 5 Tage Hochlagerung – dann Nachtschiene (Gips) – Sandalen mit Fußbett	– Kissen – Bettfußende hochstellen – evtl. Bettbogen	– ab 5. Tag (Verbandwechsel) Gehen auf Fersen – tagsüber ca. 6 Wochen lang Halluxverband zur Schienung der Zehe	– Fußgymnastik (Zehen)	– offenes Schuhwerk, Sandalen – Sensibilitätskontrolle
– Klumpfuß (je nach Eingriff)	– Kirschner-Draht – Oberschenkelliegegips – Redon-Drain	– Hochlagerung	– Kissen – Bettfußende evtl. hochstellen	– ab 3. Woche Unterschenkelgehgips für 4 Wochen – Gipsentfernung und Nachtschienen noch über 6 Wochen		

Wichtig für Patienten mit Kunstgelenken
(Schulthess-Klinik, Zürich)

Sie sind Träger eines oder mehrerer Kunstgelenke aus synthetischen Materialien. Diese sollten möglichst lange in Ihrem Körper die gewünschte Aufgabe erfüllen.
Sobald an einem anderen Ort im Körper eine Infektion auftritt, besteht die Gefahr der Übertragung in den Bereich des Kunstgelenks.
Deshalb sollten Sie in folgenden Fällen Ihren Arzt aufsuchen:
- Entzündung der Mandeln (Tonsillitis),
- Zahninfektion (Abszeß),
- Infektion der Atemwege (Bronchitis, Sinusitis),
- akute Blasenentzündung (Zystitis),
- Furunkel, infizierte Wunde, Hauteiterungen.

Ihr Arzt verordnet Ihnen zum Schutz das entsprechende *Antibiotikum*.

Standardisierter Pflegeplan

In vielen orthopädischen Kliniken stehen für die prä- und postoperative Pflege standardisierte Pflegepläne zur Verfügung. Sie unterstützen eine *sichere Pflege*, wenn sie nicht starr gehandhabt werden. Für eine *angemessene* oder *optimale Pflege* bedarf es jedoch zusätzlich der Berücksichtigung der individuellen Bedürfnisse und Pflegeprobleme des einzelnen Patienten. Tab. 33.**1** (S. 944f.) faßt exemplarisch einige standardisierte Pflegepläne zusammen.

Entlassung des Patienten

Nach orthopädischen Operationen müssen die Physiotherapie und/oder die entsprechende Lebensweise nahtlos gewährleistet sein. Der Patient bekommt Informationen bezüglich Nachbehandlung, Selbsttraining und Verhaltensmaßnahmen (Merkblatt; Beispiele S. 940 und oben).

33.7 Amputation von Gliedmaßen

Amputation = Absetzen eines Körperteils.
Amputationen können notwendig werden bei
- schwerer Zertrümmerung von Weichteilen und Knochen (Unfälle),
- lebensbedrohlichen Wundinfektionen,
- bösartigen Tumoren (Knochensarkom),
- arteriellen Durchblutungsstörungen, aufsteigender Nekrose oder Gangrän.

Das *Ziel* der Operation ist ein schmerzfreier, gut durchbluteter, aktiv frei beweglicher und prothesenfähiger Amputationsstumpf.

Erfolgt die Amputation durch ein Gelenk, spricht man von *Exartikulation.*

Amputationen der oberen Extremitäten sind seltener als diejenigen der unteren, was auf den erheblichen Anteil der *Gefäßerkrankungen* zurückzuführen ist. Um eine optimale *Stumpfdeckung* und Prothesenversorgung zu erlangen, ist eine entsprechende Operationstechnik, die sog. *Myoplastik*, notwendig (die antagonistischen Muskeln oder Sehnen werden vor dem Stumpfende aneinandergenäht).

Pflege nach Amputation

Übergeordnetes Pflegeziel. Führung zu optimaler Unabhängigkeit, Gehfähigkeit und Leben mit der Prothese ist nur durch viele kleine Lernschritte sowie Übung und Ausdauer zu erreichen.
Amputationswunde. Sie wird aseptisch versorgt. Da die Stumpfhaut sehr empfindlich ist, sind anstelle von Heftpflaster Schlauchverbände oder elastische Binden zu verwenden.
Stumpfbandagierung. Sie hat die Verhütung eines Wundödems zum Ziel. Sie muß deshalb äußerst korrekt erfolgen, d.h., die Bandagierung muß *distal* stets einen *größeren Druck* ausüben als *proximal.* Die Binden sollen möglichst elastisch sein (längs- und querelastische Dauerbinden), sie werden in Achtertouren vom Stumpfende her angelegt (Abb. 33.**10**). Der elastische Verband muß täglich zweimal entfernt und nach 10–20 Minuten wieder angelegt werden. Er darf die Beweglichkeit der Gelenke nicht einschränken, bzw. der Stumpf muß auch eingebunden aktiv bewegt werden können.
Lagerung. Sie geschieht in normaler *Streckstellung*, u.U. muß das Kniegelenk (bei Unterschenkelamputation) zusätzlich gestreckt werden, um eine *Beugekontraktur* zu verhindern:
- Anlegen einer Gipsschiene,
- Auflegen von Sandsäcken,
- zeitweise Bauchlagerung.

Mobilisation so rasch wie möglich. Bei Amputation der unteren Extremität ist sie je nach der Prothesenversorgung mehr oder weniger schwierig. Die *aktive Bewegungstherapie* und das *Muskeltraining* müssen sofort einsetzen.
Prothesenversorgung. Als Sofortversorgung, Frühversorgung oder definitive Versorgung.
- *Sofortversorgung.* Direkt nach der Operation wird ein gut gepolsterter Prothesengips angelegt, an den schon am 1. postoperativen Tag eine Behelfsprothese angelegt werden kann. Der Vorteil dieser Sofortbelastung ist eine ra-

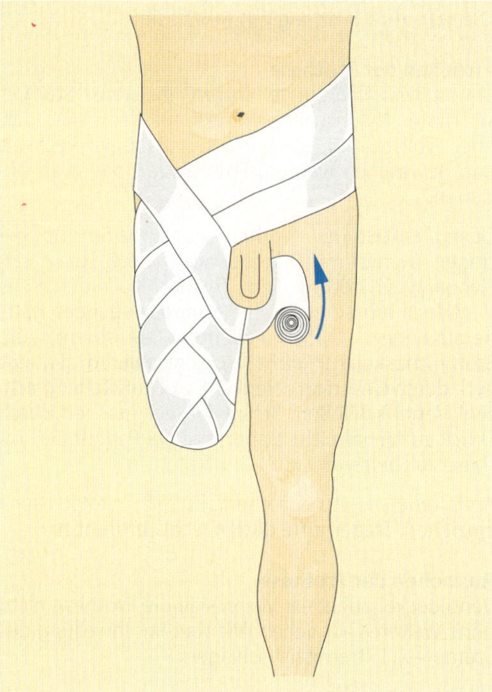

Abb. 33.10 Beim Wickeln eines Amputationsstumpfes muß der Druck von distal nach proximal abnehmen. Beim Oberschenkelstumpf wird die Fixierung über die Hüfte geführt (aus W. Heckl u. a.: Rehabilitation und Krankenpflege. Thieme, Stuttgart 1991).

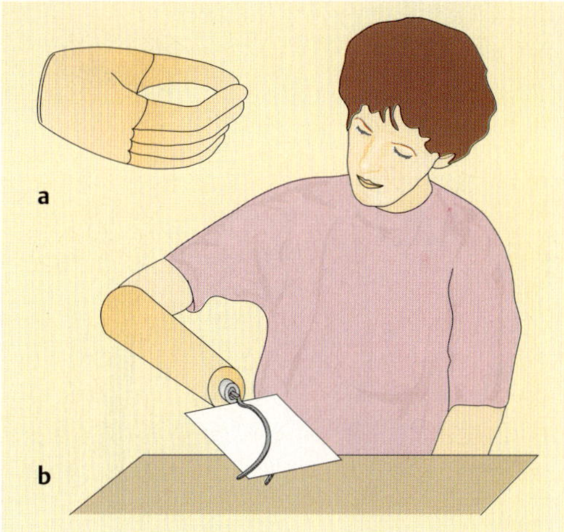

Abb. 33.11 Greiforgane bei Prothesen der oberen Extremität. **a** Handnachbildung, **b** Greifgerät (aus W. Heckl u. a.: Rehabilitation und Krankenpflege. Thieme, Stuttgart 1991).

schere Resorption des Wundödems. Die Belastung erfolgt langsam. Am 4. Tag dürfen bereits Schrittübungen gemacht werden. Am 14. Tag wird der Gipsköcher entfernt und eine Übungsprothese abgegossen. Jetzt kann mit dem eigentlichen Prothesentraining begonnen werden.

- *Frühversorgung.* Grundsätzlich ist der Vorgang der gleiche wie oben, nur daß das Anlegen der Behelfsprothese erst nach erfolgter Wundheilung, ca. 2–3 Wochen nach der Operation, vorgenommen wird.
- Die *definitive Prothese* wird vom *Orthopädietechniker* hergestellt, der möglichst früh, evtl. schon vor der Operation, mit dem Patienten in Kontakt gebracht werden muß.

Das *Anfertigen* einer Prothese ist eine Kunst, die großer Einfühlungsgabe bedarf. Je besser die Kommunikation *Patient/Prothesentechniker* gelingt, um so größer ist die Chance, daß der Betroffene eine Beziehung zu seiner Prothese finden und sie als „Stück seiner selbst" annehmen kann. Damit stehen und fallen häufig das Selbstwertgefühl und die Sicherheit des Sichbewegens in Gesellschaft, Beruf und Alltag. Die Pflegegruppe kann Prothesentraining und Kontakte mit dem Prothesentechniker wesentlich unterstützen und fördern.

Prothesenschulung. Sie umfaßt das Bedienen und Anlegen der Prothese, das Einüben der einzelnen Bewegungsfunktionen, Übungen mit angelegter Prothese, Gebrauch von Hilfsmitteln u. a. An vielen Orten gibt es spezielle *Gehschulen* für Beinamputierte.

Armprothesen dienen sowohl der kosmetischen als auch der funktionellen Versorgung (Abb. 33.**11**):

- *Schmuckarme* bzw. *Schmuckhände* in perfekter Form und Farbe; sie haben keine funktionelle, wohl aber psychologische Bedeutung.
- *Passive Greifarme* sind Ersatzstücke (Haken, Haltevorrichtungen), die für die Kraftübertragung bei vorwiegend kraftfordernden Betätigungen genutzt werden können (Arbeitshand).
- *Aktive Greifarme* ermöglichen die Übertragung körpereigener Bewegung auf die Hand.
- *Fremdkörperprothesen* werden pneumatisch oder elektrisch in Bewegung gesetzt und gesteuert.

Beinprothesen sind ein rein passiver Ersatz. Abhängig von der jeweiligen Stumpflänge ist es eine Unterschenkel- oder Oberschenkelprothese. Je nach Amputationshöhe sind verschiedene Funktionsteile als Gelenkersatz eingebaut.

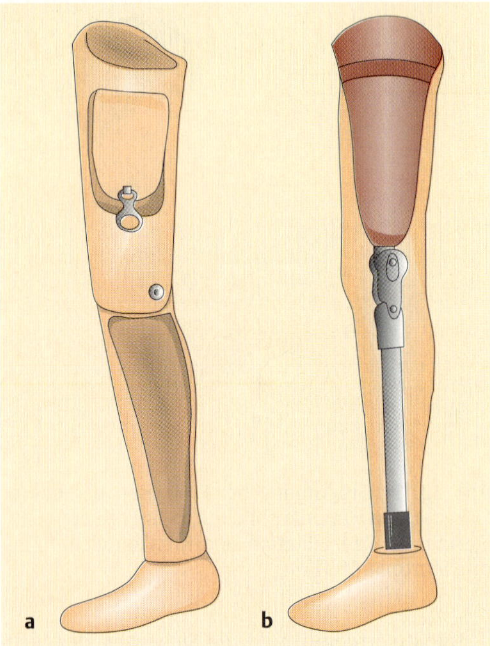

Abb. 33.**12** Die beiden Prothesensysteme für eine untere Extremität. **a** Schalenbauweise, **b** Prothese mit Rohrskelett.

Gliedmaßenprothesen bestehen grundsätzlich aus zwei Teilen:

- Der *Prothesenschaft* besteht aus Holz oder Kunststoff und wird vom Prothesenfachmann in Handarbeit angepaßt. Er dient der Übertragung der Körperlast auf die Prothese.
- Die *Prothesenpaßteile* sind industriell gefertigt. Man unterscheidet heute zwei Systeme:
  - Der *Schalenbau* ist die herkömmliche Art. Die Schale besteht aus Holz oder Kunststoff und ist zur Gewichtsverminderung innen hohl (Abb. 33.**12 a**).
  - *Prothesen mit Rohrskelett*, das mit Schaumstoff ummantelt ist. Schaumstoff ist formbar und kann der Kontur des gesunden Beines angepaßt bzw. nachgeformt werden (Abb. 33.**12 b**).

Stumpfpflege. Sie muß sorgfältig und kontinuierlich geschehen, da immer wieder *Hautprobleme* auftreten. Bei Druckstellen muß abgeklärt werden, warum diese aufgetreten sind. Eine sofortige Rücksprache mit dem Prothesentechniker ist notwendig.

Regeln zum Umgang mit Prothesen

Anziehen der Prothese

Unterschenkelamputierte tragen meistens Stumpfstrümpfe: Nylonstrumpf direkt auf der Haut, darüber Wollstrumpf. Diese müssen täglich gewechselt und gewaschen werden. Stumpfstrümpfe straff anziehen.

Oberschenkelstumpf. Prothese wird ohne Strumpf getragen. Stumpf mit Trikotschlauch in den Schaft einziehen, wenn nötig pudern. Trikotschlauch durch das Ventilloch führen und unter Pumpbewegungen ganz herausziehen. Dabei Patienten auffordern, die Stumpfmuskulatur nicht zu kontrahieren (Patient evtl. durch Gespräch ablenken). Auf Fußstellung achten! Ventil schließen. Schaft luftleer machen durch Druck auf Ventilmitte. Dabei muß der Patient die Prothese voll belasten.

Armprothesen. Stumpf ebenfalls mit Trikotschlauch einziehen. Trägergurte dürfen nicht verdreht sein.

Ausziehen der Prothese

Ventildeckel anheben. Wenn sich die Prothese nicht ohne weiteres ausziehen läßt (bei Anschwellung des Stumpfes), Extremität hochlagern.

Prothesenpflege

Ventil über Nacht offen lassen. Schaft austrocknen (der vom Prothesenschaft umschlossene Stumpf schwitzt sehr). Defekte an den Hilfsmitteln sofort durch den Hersteller beheben lassen.

- Stumpf *abhärten*: Luft, Sonne, Bürstenmassage u. a.
- Stumpf *reinigen*: täglich waschen oder baden (kurz, um die Haut nicht aufzuweichen); nur hautfreundliche Pflegemittel benützen; Stumpfstrümpfe täglich waschen.
- *Hautaffektionen* sorgfältig pflegen. Nur spezielle Stumpfpflegemittel verwenden (z. B. PC 30 V).

Stumpfschmerzen, Phantomschmerzen (S. 788 f.). In den ersten Tagen nach der Amputation gehören Stumpfschmerzen zum normalen Heilungsverlauf. Gleichzeitig hat der Amputierte das Gefühl, als ob der abgesetzte Gliedabschnitt noch vorhanden, ja beweglich und empfindlich sei (Phantomempfinden). Bei ungestörtem Verlauf verliert der Stumpf die Schmerzhaftigkeit, auch gehen die unangenehmen Beschwerden im *Phantom* (dem in der Vorstellungswelt des Patienten noch vorhandenen Gliedabschnitt) zurück.

Situation nach der Amputation

Der Verlust einer Gliedmaße führt immer zu schwerwiegenden Umstellungsproblemen. Zum Einüben des Umgehens mit Amputationsstumpf und Prothese kommt die seelische Situation, die bewältigt werden muß. Es ist auch ein Unterschied, ob die Amputation plötzlich und unvorhergesehen (nach einem Unfall) vorgenommen werden mußte oder ob sich der Patient darauf einstellen konnte. Fast immer reagieren amputierte Menschen mit starker Verzweiflung und Depression auf den Verlust einer ihrer Gliedmaßen. Das Verlaufsmuster dieser Reaktion entspricht im wesentlichen den Trauerphasen, die schon in Kapitel 16 (S. 546f.) beschrieben wurden. Ängste und Unsicherheiten sind über lange Zeit Begleiter dieser Menschen. Erst wenn die Rehabilitationsmaßnahmen greifen und sie mit der neuen Situation zurechtkommen, finden sie zu ihrer emotionalen Stabilität zurück. Immer bleibt aber die körperliche Versehrtheit bestehen, das gewohnte Körperbild ist und bleibt gestört, was vor allem für junge Menschen mit dem Anspruch eines „idealen" Körperbildes (S. 142) eine große Herausforderung bedeutet. Hier kann die Bewußtmachung der verbleibenden, positiven Selbsthilfeanteile eine große Hilfe sein.

Weiterführende Literatur

Baud, B.: Leben mit der Bandscheibe. Ein Brevier für Bandscheibengeschädigte, 5. Aufl. Huber, Bern 1990

Baumgartner, R.: Checkliste Orthopädie, 3. Aufl. Thieme, Stuttgart 1992

Beitel, H.: Wirbelsäulengymnastik, 4. Aufl. Müller & Steinicke, München 1992

Heckl, R. W., G. Ade, W. Schell: Rehabilitation und Krankenpflege. Thieme, Stuttgart 1991

Held, T.: Fit durch Gymnastik, 3. Aufl. Thieme, Stuttgart 1991

Hettenkofer, H. J.: Rheumatologie, 2. Aufl. Thieme, Stuttgart 1989

Kersten, H.: Gehschule für Beinamputierte, 2. Aufl. Thieme, Stuttgart 1975

Kratzsch, G.: Rheumatologie in der Praxis. Hippokrates, Stuttgart 1989

Peseschkian, N.: Psychosomatik und positive Psychotherapie, 2. Aufl. Springer, Berlin 1992

Risch, E.: Gesunder Rücken – gesunder Nacken, 2. Aufl. Fischer, Stuttgart 1992

Sacks, O.: Der Tag, an dem mein Bein fortging. Rowohlt, Reinbek 1989

Schlegel, K. F.: Orthopädie für Krankenpflegeberufe, 3. Aufl. Thieme, Stuttgart 1986

Schweiz. Rheumaliga: Hilfsmittelsortiment; Rheuma und partnerschaftliche Beziehung, Zürich (diverse Broschüren)

34 Sinnessysteme Augen, Hals-Nase-Ohren-Bereich, Haut

Einstimmung

Der Mensch ist seinem Wesen gemäß auf Beziehung angelegt (Kap. 2). Er will und muß sich ausdrücken können und braucht den Austausch von innen nach außen und umgekehrt „Alles wirkliche Leben ist Begegnung“ (Buber). Otto Schärli (1991) drückt es so aus: „Der Mensch ist mit einem Gesamtvermögen ‚Sinn‘ ausgestattet, das sich wie das Spektrum des Lichtes in verschiedene Sinnesqualitäten aufgliedert, die aber unter sich in enger Verbindung stehen. Die Sinne sind die Tore zwischen Innen-Welt und Außen-Welt.“

Dabei gilt, daß jedes dieser Tore auch eine einmalige Bedeutung hat, keines kann durch ein anderes ersetzt, höchstens kompensiert werden (z. B. durch Verbesserung des Hörens und des Tastsinnes bei Sehverlust).

Traditionellerweise kennen wir *fünf Sinne*, den

- Seh-Sinn – die Augen,
- Hör-Sinn – die Ohren,
- Tast-Sinn – die Haut,
- Geschmack-Sinn – die Zunge,
- Geruch-Sinn – die Nase.

Wenn wir von **Sinnerfahrungen** sprechen, spüren wir etwas von der Vielfalt und Vielfältigkeit der Sinne. Wir nehmen in vielen Dimensionen wahr, und wir erfahren und empfinden die Welt – und unser In-der-Welt-Sein – nie nur durch diese fünf Sinne allein. Rudolf Steiner geht denn auch von zwölf Sinnen aus und beschreibt in seiner Sinneslehre u. a. auch den Gleichgewichtssinn und den Bewegungssinn. Besondere Bedeutung hat bei Steiner der Lebenssinn, mit dem wir überhaupt erst Leben wahrnehmen: aufbauende und abbauende Prozesse, sich gesund und wohl oder sich krank oder unwohl fühlen. Als Organ für den Lebenssinn wird das Herz genannt (Herz und Leben S. 812 f.).

Wo die Sinnesorgane erkranken oder wo wir die Sinne nicht pflegen, verkümmern sie, und verkümmerte Sinne geben einen verkümmerten Lebenssinn. Die Folge davon ist der Verlust von Sinn, von Sinnerfüllung und Sinngestaltung. Die Sinnlosigkeit und Sinnleere ergreift Besitz vom Menschen.

Die Augen und der Seh-Sinn

Das Auge hat eine große Bedeutung für die Welterfahrung und die Kommunikation. Das Auge läßt nicht nur Eindrücke herein, es ist auch ein Ausdrucksmittel von innen nach außen. Novalis hat die Augen einmal als „das Sprachrohr des Gefühls“ bezeichnet.

Das Auge wird auch als „Spiegel der Seele“ beschrieben. So ist z. B. der Blickkontakt ausschlaggebend dafür, ob eine Begegnung zwischen Menschen wirklich eine Begegnung ist oder eher ein „Aneinandervorbei“. Der „offene“ oder der „verschlossene“ Blick wird zum Gradmesser für seine Einstellung und Haltung. So bezeichnen wir Menschen, die sich dem Leben entziehen, als „kurzsichtig“ oder gar als „blind“, obwohl ihre Sehkraft absolut intakt ist. „Liebe macht bekanntlich blind.“ Es kann aber auch sein, daß „uns etwas so sehr ins Auge sticht“, daß wir für nichts anderes mehr aufnahmefähig sind; es nimmt uns den klaren Blick und die Übersicht. So sind „Kurzsichtigkeit“ und „Weitsichtigkeit“ nie nur funktionale Erscheinungen des Sehorgans, sondern immer auch subjektive Phänomene. Dethlefsen sagt vom Kurzsichtigen: „Er betrachtet alles durch die *eigene Brille* und fühlt sich bei jedem Thema persönlich betroffen. *Man sieht nur bis zur Nasenspitze* – und dennoch führt dieser enge Gesichtskreis nicht zur Selbsterkenntnis. Konkret heißt das, daß zwar der Mensch alles auf sich bezieht, aber sich weigert, sich darin selbst zu sehen und zu erkennen.“

Das Auge wird oft auch als **Lernorgan** bezeichnet. Immer wieder sehen wir Neues oder nehmen bis dahin Unbekanntes wahr. Immer wieder können wir die Dinge anders sehen. Unsere Sprache kennt auch dafür viele Ausdrücke. Wenn es einem Menschen „wie Schuppen von den Augen fällt“, merkt er, daß in ihm noch viel „Blindheit“ steckt. Wer von „Blindheit geschlagen ist“, hat für vieles keinen Blick. Umgekehrt kann jemand „etwas im Auge haben“, was soviel bedeutet wie „sich auf ein Ziel hin konzentrieren“.

Wo Menschen etwas besonders Schönes entdecken, „gehen ihnen die Augen über“. Die Rührung des Herzens und das ganzheitliche Angerührtsein und Berührtsein drücken sich im Auge aus, können etwa auch „von den Augen abgelesen werden". Die bekannte Aussage von Saint-Exupéry, „man sieht nur mit dem Herzen gut", meint auch: Der Mensch lernt ein Leben lang, richtig zu sehen und die richtigen Dinge zu sehen.

Dieses Lernen des **richtigen Sehens** ist in der **Pflege** von ganz besonderer Bedeutung. Um den anderen Menschen – den Kranken – wirklich wahrnehmen zu können, brauchen wir mehr als ein intaktes Sehorgan, wir brauchen den ganzheitlichen Sehsinn, also auch das liebevolle Sehen, das geduldige Beobachten und das einfühlsame Schauen. Den anderen dort abholen, wo er steht, können wir nur, wenn wir zum äußeren Sehen auch das innere Wahrnehmen üben. Das aber braucht ein hohes Maß an Einfühlung, denn die Welt des anderen Menschen ist immer anders als die eigene.

Die Ohren und der Hör-Sinn

Vieles, was oben für das Auge gesagt wurde, gilt natürlich auch für das Ohr. Diese beiden Sinnesorgane wirken miteinander. Wir nehmen mit „Aug und Ohr" die Welt und die Menschen wahr, oder wir sind „taub und blind" für das, was um uns her geschieht. Menschen, die „ein offenes Ohr haben", die „uns Gehör schenken" und uns „ihr Ohr leihen", erfahren wir positiv und heilsam.

Zuhörenkönnen ist eine Gabe, die für eine tragende Beziehung unabdingbar ist (Kap. 14).

Die Redewendung: „Wer nicht hören will, muß fühlen", weist noch auf eine andere Dimension des Hörens hin, nämlich auf das *Horchen*, das mit dem *Ge-horchen* verwandt ist. „Wer schlecht hören kann, will nicht gehorchen. Solche Menschen überhören einfach, was sie nicht hören wollen", sagt Dethlefsen und fährt fort: „Genauso ist es mit der sog. Lärmschwerhörigkeit. Nicht die Lautstärke an sich schädigt, sondern der psychische Widerstand gegen den Lärm, das ‚Nicht-hereinlassen-Wollen' führt zum ‚Nicht-herein-lassen-Können'." In diesen Zusammenhang wird heute auch der „Hörsturz" gebracht. Dethlefsen definiert den Hörsturz psychosomatisch als „die Aufforderung, nach innen zu horchen und der inneren Stimme zu gehorchen. Taub wird nur der, der für seine innere Stimme schon lange taub ist". In der konkreten Situation mit hörbehinderten Menschen gilt es solche Aussagen sehr sorgfältig abzuwägen. Nie dürfen wir sie einem anderen Menschen überstülpen. Viel wichtiger ist auch hier das Hinhören auf das, was *er* uns sagt, das Verstehen dessen, was er auszudrücken versucht.

Von diesem Hinhören ist letztlich unser ganzes Leben bestimmt. Andere sprechen zu uns, und wir geben Antwort. **Kranke** rufen uns, und wir setzen uns in Bewegung. Das Hören und Hinhören (und nicht unsere Interpretation) ist die erste Stufe des Beziehungs- und Problemlösungsprozesses. So hat in der *Pflegeplanung* das Ohr entscheidende Bedeutung. Das „geneigte Ohr" – die Hinwendung – ist das äußere Merkmal für die Hörbereitschaft. Erst im rechten Zuhören ist Einschätzung und Wertschätzung möglich. Interpretationen, gute Ratschläge und allgemeine Trostworte lassen sich leicht dahersagen. Aber für das richtige Wahrnehmen müssen wir gleichsam den ganzen Leib, also alle unsere Sinnesorgane (verbunden mit dem ganzheitlichen Sinn) zum Ohr machen.

Die Haut und der Tast-Sinn

Zur Haut wurde im Kapitel 7 „Sich waschen und kleiden" schon sehr viel gesagt. Die Haut dient dem Menschen ja nicht nur zur Umhüllung und Eingrenzung seines Organismus, sondern weist darüber hinaus verschiedenste Funktionen auf, der Tastsinn ist nur eine davon. Der Tastsinn ist für das Kleinkind das wichtigste Instrument zur Weltwahrnehmung. Dieses „alles in die Hände nehmen wollen" bleibt uns bis ins Erwachsensein erhalten. So gilt das „bitte, nicht berühren" bei Ausstellungen ebenso Erwachsenen wie Kindern. Dies wird verständlich, wenn wir die Haut von ihrem Umfang her betrachten: Sie ist das größte Sinnesorgan des Menschen, das allgemeine Sinnesqualität vermittelt. Im Ertasten begreifen wir, im Ertasten empfinden wir auch (z.B. Wärme, Kälte und Schmerz). Durch den Tastsinn erleben wir die sinnlich erfaßbare Außenwelt, nehmen sie nicht nur wahr, sondern schätzen sie auch ein.

Die Haut ist ein sensibles Organ. Im extremen Fall kann sie mit Ausschlag (Allergie) reagieren. Hier wird der Zusammenhang zur Seele offensichtlich. Es gibt empfindliche Menschen, die sehr rasch reagieren, andere sind widerstandsfähiger. Wir sprechen dann von „dünnhäutigen" oder „dickhäutigen" Menschen. Den einen geht sehr rasch „etwas unter die Haut", andere können auch „haarsträubende Situationen" ertragen, sie bekommen nicht einmal „eine Gänsehaut". Solche Menschen sind gleichsam „lederhäutig", sie wollen nichts durchlassen, weder von außen noch von innen. Allerdings kann bei diesen Menschen der Tastsinn auch verkümmern, wodurch viele seelische Empfindungen betroffen sind, vor allem die **Berührungsqualität**, die in der **Pflege** eine große Bedeutung hat. Die heilende Berührung lebt aus der Wahrnehmung des Tastsinns wie aus der Ganzheit des menschlichen Miteinander. Die zwischenmenschliche Beziehung ist letztlich immer auch eine zwischenleibliche – eine Beziehung, in der durch die Berührung Geborgenheit und Zuneigung vermittelt wird.

Die Zunge und der Geschmack-Sinn

Der Geschmacksinn wird so selbstverständlich vorausgesetzt, daß wir kaum einmal darüber nachdenken. Und doch kann schon eine Grippe bewirken, daß die Geschmacksempfindung ausfällt und alles, was wir essen, fad und öde erscheint. Diese Situation bringt es mit sich, daß die ohnehin schon bestehende Appetitlosigkeit noch verstärkt wird. Anatomisch sind die Geschmackskörperchen als Papillen an der Zungenoberfläche angereichert. Sie entscheiden darüber, ob wir eine Speise süß oder salzig, bitter oder sauer, geschmackvoll oder fade empfinden. Der Geschmacksinn ist eng mit dem *Genießen* verbunden. Wir alle kennen den Genuß eines guten Essens. Besonders gute Speisen lassen wir gleichsam „auf der Zunge zergehen". Eine „dicke und schwere Zunge" hingegen macht das Essen zur Qual. Es ist die empfindsame Zunge, die über den Gaumengenuß entscheidet. Wenn uns „ein bitterer Geschmack auf der Zunge liegt", können auch die besten Speisen verdorben scheinen. Der Bezug von Überanstrengung und Appetit läßt sich an Redewendungen wie den folgenden ablesen: Wenn uns „die Zunge zum Hals heraushängt" oder „die Zunge am Gaumen klebt", steht uns der Sinn nicht nach Essen. Umgekehrt können seelische Belastungen zu fast unkontrollierbaren Gelüsten führen. Es werden Berge von Süßigkeiten verschlungen, ohne daß der Appetit gestillt würde.

Mit diesen wenigen Beispielen wird sichtbar, wie sehr der Geschmacksinn auch zusammenhängt mit dem Seelenleben und der inneren Befindlichkeit des Menschen. Appetitstörungen sind oft seelische bzw. psychosozial mitverursachte Störungen. Daran gilt es in der Begleitung von Patienten mit **Eßproblemen** zu denken, denn Essen ist immer ein ganzheitlicher Vorgang, und Eßstörungen können nur von einer ganzheitlichen Sichtweise des Menschen her verstanden und behandelt/verändert werden.

Die Nase und der Geruch-Sinn

Der Geruchsinn ist bei Kleinkindern, vor allem bei Neugeborenen, sehr ausgeprägt. Das Riechorgan ist die Nase. Durch ihre Geruchskörperchen hat sie die Fähigkeit, Düfte und Gerüche wahrzunehmen und über die Geruchsnerven dem Gehirn weiterzuvermitteln. Hier liegt auch der Zusammenhang zum oben besprochenen Vorgang des Essens bzw. des Appetits. Essen und Trinken beginnen eigentlich schon mit dem Wahrnehmen des Duftes einer wohlschmeckenden Mahlzeit. Solche verlockenden Düfte wirken auf die Nase ein. Wir blähen unsere Nasenflügel, und wir „schnüffeln", um so viel wie möglich von den vielversprechenden Gerüchen mitzubekommen. So essen wir gleichsam schon, bevor die Speisen auf dem Tisch stehen.

Der Geruchsinn hilft uns auch, angenehme Gerüche von unangenehmen zu unterscheiden. Spontan halten wir uns die Nase zu, wenn ein übelriechender Duft auf uns zukommt. Ekelerregende Einwirkungen berühren den ganzen Körper: Wir wenden uns ab, laufen weg oder, wo wir das nicht können, verspannen wir uns, halten den Atem an, oder wir geben durch Nasenrümpfen unserem Unwillen und unserer Unlust Ausdruck. Solche Gesten drücken aus, daß wir auf Distanz aus sind und die Geruchsempfindung als nicht angenehm wahrnehmen.

Krankheit steht oft mit unangenehmen Gerüchen in Zusammenhang. Ausscheidungen und Ausdünstungen wirken auf unseren Geruchsinn ein, und nicht immer können wir ihnen ausweichen. Wo Patienten merken, daß sie die Ursache für unangenehme Gerüche sind, leiden sie oft an einer belastenden Scham. Über Schamgefühl und taktvolles Umgehen damit wurde an anderer Stelle schon geschrieben (S. 493 f.).

Unsere Nase ist aber – gerade im Wahrnehmen von ungewohnten Gerüchen – auch ein wichtiges **Beobachtungsorgan**. Manchmal ist es die Nase, die zuerst bemerkt, daß sich im Zustand eines Patienten etwas verändert hat oder daß seine Ausscheidungen nicht in Ordnung sind. „Eine feine Nase haben" kann also auch ein Vorteil sein. Es gibt Pflegende, die dafür bekannt sind, daß sie „einen guten Riecher haben" für Situationen und Zustände. Sie erkennen Veränderungen meist früher als andere.

Die Nase kann uns nicht nur angenehme oder unangenehme Gerüche signalisieren. Im übertragenen Sinn ist sie auch das Organ, das die *Atmosphäre* wahrnimmt. Man „ist verschnupft über etwas" oder „hat die Nase voll". Beziehungsprobleme zeigen sich, wenn wir „jemanden nicht riechen können" oder wenn jemand „seine Nase in die Angelegenheiten anderer steckt". Es gibt noch viele ähnliche Redewendungen, die zeigen, wie sehr die Nase mit dem Leben verbunden ist. Unsere Nase weist nach vorn und gibt deshalb die Richtung an. Nicht immer genügt das „immer der Nase nach", es braucht dazu die Fähigkeit des Reflektieren- und Entscheidenkönnens – beides sind Begabungen des Herzens wie des Verstands. Hier verbindet sich der Geruchsinn mit dem Lebenssinn und wird zur ganzheitlichen Sinnerfahrung.

34.1 Augen

34.1.1 Theoretische Grundlagen

Physiologie und Pathologie

Der **physiologische Vorgang** des Sehens ist sehr kompliziert. Im folgenden einige grundlegende Angaben zu den Voraussetzungen für das normale Sehen:

- ungetrübte Lichtdurchlässigkeit von Hornhaut, Kammerwasser, Linse und Glaskörper;
- Brechung der Lichtstrahlen durch Hornhaut, Linse und Glaskörper so, daß auf der Netzhaut ein scharfes Bild entsteht. Das bedeutet:
  - normal langer Augapfel,
  - normale, regelmäßige Krümmung der Hornhaut,
  - Anpassungsfähigkeit der Linsenkrümmung an die Entfernung des betrachteten Objektes und Steuerung derselben durch den Ziliarmuskel;
- normale Funktion der Netzhaut, deren Sinneszellen durch die Lichtstrahlen gereizt werden;
- intakte Erregungsleitung über den Sehnerv;
- richtige Verarbeitung der Erregungen im Gehirn.

Die **Störungen** entsprechen den verschiedenen Teilen des Auges. Tab. 34.**1** gibt eine kurze Übersicht über die wichtigsten Erkrankungen im Bereich des Auges.

Diagnostische Maßnahmen

Zu den wichtigsten Untersuchungen am Auge gehören (neben den subjektiven Aussagen des Patienten) die Untersuchung des äußeren Auges und des Augeninnern sowie die Funktionsprüfungen.

Äußeres Auge

Untersuchung der Tränenwege und der Tränensekretion; u. U. wird anschließend eine Spülung der Tränenwege vorgenommen.

Untersuchung der Bindehaut. Durch bloße *Betrachtung* ist nur die Bindehaut des Augapfels im Bereich der Lidspalte zugänglich. Die übrigen Abschnitte können durch das Umstülpen der Lider (Ektropionieren) eingesehen werden.

Für die *bakteriologische Untersuchung* muß ein *Bindehautabstrich* vorgenommen werden.

Man unterscheidet zwei Arten von Vorgehen:

Ausführung mit Watteträger:
- Patienten nach oben blicken lassen (nach vorheriger Information).
- Mit dem sterilisierten Watteträger direkt aus dem Bindehautsack Sekret entnehmen.
- Watteträger sofort in das Transportmedium stecken und den hinteren Teil abknicken → bakteriologisches Labor zur Kultur- und Resistenzprüfung.

Ausführung mit Platinöse (vorher spült der Arzt die Tränenwege):
- Spiritusflamme anzünden (vorherige Information des Patienten).
- Platinöse ausglühen und erkalten lassen (ca. 30 Sekunden).

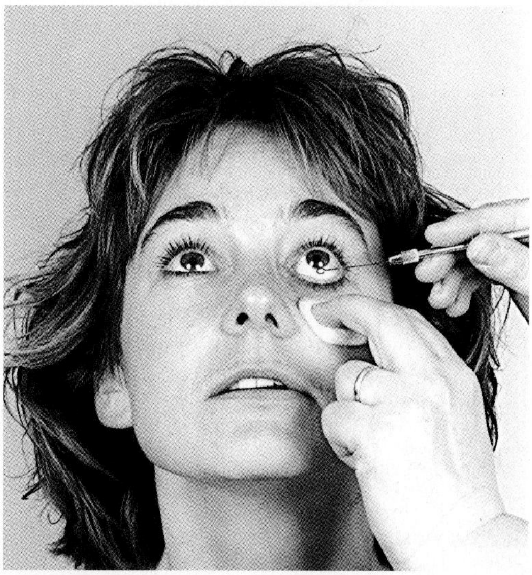

Abb. 34.**1** Entnahme von Bindehautsekret aus der unteren Übergangsfalte mit der ausgeglühten Platinöse zur mikroskopischen Untersuchung der Keime (Foto: Kantonsspital St. Gallen).

Tabelle 34.**1** Stichworte zur Pathologie des Auges

Lider	Entzündungen, Stellungsanomalien, Tumoren
Tränenorgane	Entzündungen, Tränen (Epiphora), verminderte Sekretion
Bindehaut (Konjunktiva)	Entzündungen, degenerative Veränderungen, Tumoren
Hornhaut (Kornea)	Entzündungen, Formanomalien, degenerative Veränderungen
Lederhaut (Sklera)	Entzündungen, Vorwölbungen, blaue Skleren
Regenbogenhaut (Iris) und Strahlenkörper (Ziliarkörper)	Mißbildungen, Entzündungen
Linse	Lageveränderungen, Trübungen der Linse = Katarakt, grauer Star
Erhöhter Augeninnendruck = grüner Star (Glaukom)	primäres, sekundäres, malignes, absolutes Glaukom
Glaskörper	Glaskörperdestruktion, hintere Glaskörperabhebung, Glaskörpertrübungen
Aderhaut und Netzhaut (Chorioidea, Retina)	Entzündungen, Degenerationen, Gefäßerkrankungen, Fundusveränderungen, Netzhautablösung, Tumoren
Sehnerv	Entzündungen, Stauungspapille, Durchblutungsstörungen, Optikusatrophie
Augenhöhle (Orbita)	Orbitaphlegmone, endokriner Exophthalmus
Schielen (Strabismus)	Abweichung der Augen aus der Parallelstellung, Bewegungsstörungen der Augenmuskeln: Begleitschielen, Lähmungsschielen
Verletzungen des Sehorgans	Fremdkörper, Verbrennungen, Verätzungen, Kontusion/Prellung, perforierende Augenverletzungen
Brechungsfehler (Refraktionsanomalien)	Weitsichtigkeit, Kurzsichtigkeit, Stabsichtigkeit (Astigmatismus)
Naheinstellung des Auges (Akkommodation)	Alterssichtigkeit = verminderte Naheinstellungsreaktion = Presbyopie

- Patienten nach oben blicken lassen.
- Aus der unteren Übergangsfalte Epithel, d. h. etwas von der oberflächlichen Schicht abschaben (Abb. 34.**1**) und in der Mitte des Objektträgers ausstreichen. Es genügt nicht, lediglich Bindehautsekret zu entnehmen, da manche Keime im Epithel sind.

Mit einer evtl. notwendigen antibakteriellen Behandlung soll (wenn möglich) erst *nach dem Abstrich* begonnen werden.

Untersuchung der Hornhaut. Von Bedeutung sind Größe, Wölbung, Oberflächenglanz, Durchsichtigkeit und Berührungsempfindlichkeit.

Inneres Auge

Augeninnendruck. Er wird mit dem Tonometer gemessen – *Tonometrie*. Die Messung ist sowohl für die Diagnose als auch für die Kontrolle der Behandlung des grünen Stars von Bedeutung. Zur Anlegung einer *Augen-Tagesdruckkurve* wird der Druck 4mal/Tag gemessen.

Gesichtsfeld – Wahrnehmungsfeld eines Auges bei unbewegtem Geradeausblick (S. 106).

Augenhintergrund (Fundus oculi). Die Untersuchung geschieht mit dem Augenspiegel – *Ophthalmoskopie*. Durch die Pupille können Sehnervpapille, Netzhaut und Macula lutea betrachtet werden.

Spezielle Methoden sind:

- Dreispiegelkontaktglas (ein dem Auge anliegendes Kontaktglas wird in den Strahlengang der Spaltlampe gebracht). Es wird nach oberflächlicher Tropfanästhesie direkt auf die Hornhaut gesetzt;
- Fluoreszenzangiographie: fotografische Darstellung des Gefäßsystems des Augenhintergrundes.

Ultraschall-Echoverfahren (Kap. 44) ermöglichen Aussagen über die Dichte eines verdrängenden Prozesses, seine Lokalisation und Ausbreitung; das Echo dient auch der Ausmessung (Biometrie) der Kunstlinse, die heute in der Regel bei Kataraktoperationen eingesetzt wird.

Funktionsprüfungen

Prüfung des Sehvermögens und der Sehschärfe.

Man unterscheidet dabei:

- *Sehleistung* = Sehwert ohne korrigierendes Glas,
- *Sehschärfe* = Sehwert mit bestmöglich korrigierendem Glas,
- *Sehvermögen* = Gesamtleistung des Sehorgans (Visus, Gesichtsfeld, Farbensehen, Dunkelsehen).

Die Prüfung geschieht für jedes Auge einzeln (monokular), sodann für beide Augen gemeinsam (binokular), für Ferne und Nähe:

- Die *Fernprüfung* (5 m Abstand) mittels Sehzeichen bzw. Leseprobetafeln erfaßt die Sehleistung.
- Die *Nahprüfung* (30 – 40 cm Abstand) mit Lesetafeln (nach Nieden oder Jäger) erfaßt die Lesefähigkeit.
- Für die *Brillenbestimmung* braucht man das Probierbrillengestell, den Probiergläserkasten oder den Phoropter (modernes Sehprüfgerät, das sämtliche Probierbrillengläser für jedes Auge getrennt enthält).

Untersuchung des Lichtsinns = Anpassungsfähigkeit des Auges an verschiedene Helligkeiten: Hellanpassung, Anpassung an Dämmerung und Dunkelheit. Eine wichtige Bedeutung hat die Prüfung der *Nachtfahrtauglichkeit.*

Untersuchung des Farbsinns. Feststellung der Farbtüchtigkeit. Praktische Bedeutung hat die Rot-Grün-Störung.

Pupillenreaktion S. 656.

Untersuchungen beim Schielen. Reflexbilder auf der Hornhaut, Abdeckprobe, Beweglichkeit der Augen und ihre Stellung zueinander usw.

34.1.2 Situation des Patienten

Problemfelder

Schmerzende Augen

- Umschriebener Druckschmerz bei Gerstenkorn, Tränendrüsen- oder Tränensackentzündung.
- „Oberflächliche" Augenbeschwerden wie Zukken, Brennen, Kratzen, Stechen bei Bindehautentzündung (verklebte Lider), Schmerzen bei Augenverletzungen, Hornhautentzündungen; starke Lichtscheu mit Lidkrampf und vermehrtem Tränenfluß („Abwehrtrias") bei entzündlichen Erkrankungen im Bereich der vorderen Augenabschnitte.
- Tiefer Augenschmerz von bohrendem Charakter, der häufig in die Umgebung des Auges ausstrahlt, ist typisch für die akute Regenbogenhautentzündung oder das akute Glaukom (grüner Star); beim akuten Glaukom oft zugleich Kopfschmerzen, Übelkeit, Erbrechen.
- Schmerzen hinter dem Auge bei Augenbewegungen oder Druck auf den Augapfel lassen z. B. an Retrobulbärneuritis (Sehnerventzündung) denken.
- Augenbedingte Kopfschmerzen.
- Augenschmerzen bei Erkrankungen in der Umgebung des Auges kommen vor bei Sinusitis, Trigeminusneuralgie usw.
- Keine Schmerzen verursachen Erkrankungen der Linse, des Glaskörpers, der Aderhaut und der Netzhaut.

Sehstörungen

Plötzliche, meist einseitige Erblindung oder hochgradige Sehverschlechterung, z. B. bei Verschluß der Netzhautzentralarterie (ohne Schmerzen); rasche Sehverschlechterung bei akutem Glaukom (unerträgliche Augen- und Kopfschmerzen). Sofortmaßnahmen sind erforderlich!

Allmähliche, meist doppelseitige Abnahme des Sehvermögens beim älteren Menschen:

- Altersweitsichtigkeit: herabgesetztes Sehvermögen, besonders in die Nähe;
- beginnende Katarakt (grauer Star) oder Makuladegeneration: herabgesetztes Sehvermögen in die Ferne *und* Nähe;
- Netzhautveränderungen bei Diabetes mellitus: herabgesetztes Sehvermögen.

Art der Sehstörung:
- Unscharfes Sehen bei Brechungsfehlern, Altersweitsichtigkeit usw.
- Verschleiertes Sehen spricht für Trübungen in der Hornhaut, in Kammerwasser, Linse und Glaskörper: typisch für Glaskörpertrübungen ist das Sehen von „fliegenden Mücken".
- Ausfälle im Gesichtsfeld, Sehen von Schatten bei Erkrankungen von Aderhaut, Netzhaut, Sehnerv, Sehbahn.
- Verzerrtsehen ist typisch für Krankheitsprozesse der Netzhautmitte (Netzhautablösung, Entzündungs- und Degenerationsherde in der Makulagegend).
- Wahrnehmung farbiger Ringe um Lichtquellen beim akuten Glaukom.
- Doppelsehen bei Augenmuskellähmung (evtl. Doppelsehen bei Katarakt, bei Linsenluxation nur von einem Auge wahrgenommen).
- Farbensinnstörungen.
- Beeinträchtigung des Sehens in der Dämmerung oder Dunkelheit bei Nachtblindheit.

Situationseinschätzung

Die Situation von Augenpatienten ist nicht nur abhängig von der Art der Krankheit (also vom Befund), sondern auch
- vom vorgegebenen Abhängigkeitsgrad: betagte Menschen oder Kinder stellen zusätzliche bzw. jeweils andere Anforderungen an die Pflegenden;
- vom Entwicklungsstand und der Fähigkeit, die Welt bzw. die Situation zu sehen, wie sie ist – Realitätsbewußtsein bezüglich Gesundheit, Krankheit, Krankheitsbewältigung;
- von der Dauer der Behinderung – es ist ein Unterschied, ob ein Mensch z. B. von Geburt an blind ist und damit aufwächst oder ob er als Erwachsener umlernen muß oder mußte.

34.1.3 Aspekte der Pflege

Es gelten die allgemein gültigen Regeln der Pflege kranker Menschen, entsprechend den *fünf Funktionen der Pflege* (S. 55 f.). Erschwerend ist das (vorübergehende) Fehlen der Sehfähigkeit z. B. bei postoperativ abgedeckten Augen.

Die wichtigsten augenspezifischen Pflegehandlungen werden im folgenden besprochen:
- Schutzmaßnahmen und Soforthilfe,
- Umgang mit Sehbehinderten,
- Anwendung lokaler Wirkstoffe,
- Augenprothesen, Kontaktlinsen.

Schutzmaßnahmen und Soforthilfe

Allgemeine Schutzmaßnahmen

Das Auge ist ein äußerst empfindliches Organ und bedarf der Sorge und des Schutzes:
- Gute Beleuchtungsverhältnisse mit richtiger Schattenverteilung am Arbeitsplatz und optimale Gläserkorrektur (Brille).
- Sonnen-, Schutzbrille bei ultravioletten Strahlen (Höhensonne, Hochgebirge, Schweißarbeiten).
- Angurten in Kraftfahrzeugen (Windschutzscheibenverletzungen).
- Vorsicht bei Kindern mit spitzen Gegenständen (Pfeil, Luftgewehr, Bleistift).
- Vorsicht mit Laugen (Kalk) und Säuren.
- Schutzmaßnahmen bei Staub, Gasen und Dämpfen und chemischen Giftstoffen.
- Schutzgläser bei infraroten Wärmestrahlen (Glasbläser).

> Bei allen Manipulationen am Auge ist die Hygiene (Asepsis) sehr wichtig und unbedingt zu beachten (Hände, Tropfen, Salben, Instrumente).

Augenentlastungsmaßnahmen

Ein zunehmendes Problem des Computerzeitalters sind *überlastete Augen*. Dies äußert sich in verschwommenem Sehen, Doppelsehen, Augenbrennen und -rötung, erhöhter Blendempfindlichkeit. Wichtig ist es zu wissen, daß es sich bei diesen Problemen nicht um Dauerschäden handelt. Eine spezielle, der Situation genau angepaßte *Arbeitsbrille* sowie ein konsequentes *Entspannungstraining für die Augen* können wesentliche Erleichterung schaffen.

Möglichkeiten der Selbsthilfe:

Palmieren. Die Ellenbogen werden aufgestützt, die Augen mit den Händen bedeckt. So können sich die Augenmuskeln entspannen, die Augen in ihre Ruhelage (leicht auseinander und nach oben gedreht) abweichen. Dazu ruhig und tief atmen. Mehrere Minuten in dieser Stellung verharren.

Blick in die Ferne richten. Bei intensiver Bildschirmarbeit spätestens nach 30 Minuten. So können Akkommodation (Distanzeinstellung) und Konvergenz (Ausrichten beider Augen auf einen Gegenstand) entspannt werden.

Zwischendurchübungen

- *Klopfmassage am Kopf* mit lockerer Faust oder flacher Hand: fördert die Hirndurchblutung und damit die Sehkraft.
- Dem *Zeigefinger nachsehen* auf und ab, kreisen, eine liegende Acht (Lemniskate) in die Luft zeichnen und mit den Augen folgen: beruhigt und ist ein gutes Augenmuskeltraining.
- *Daumen/Hände reiben:* zum Anregen der Reflexzonen.
- *Ohrmassage*, von oben nach unten (wichtigste Reflexzone): gleicht aus, entlastet.
- *Fenster öffnen*, ins Grüne gehen, Farben wahrnehmen: ermöglicht eine Erholung nicht nur für die Augen, sondern für den ganzen Körper.
- *Dunkelheit auskosten*, die *Dämmerung wahrnehmen*, statt sofort das Licht anzuzünden. Den Augen diese Erholungsphase bewußt gönnen. Aus dem gleichen Grund zwischendurch auch mal die Brille weglegen.

Auflegen von Augenkompressen. Wir brauchen dazu Kräuter (z. B. Kamille, Augentrost) und ein sauberes Taschentuch. Teeaufguß zubereiten, das Taschentuch hineintauchen und es ca. 10 Minuten auf die Augen legen. Bei Augenproblemen (Entzündungen, Heuschnupfen, Gerstenkorn) mindestens 2mal täglich wiederholen.

Erste Hilfe bei Augenverletzungen

Schnitt- und Kratzverletzungen. Das verletzte Auge sanft und ohne Druck möglichst steril abdecken (z. B. Gazekompressen).

Prellungen des Augenbereichs. Kalte Kompressen auflegen.

Verätzungen (z.B. durch aggressive Reinigungsmittel). Das Auge sofort während 15–20 Minuten mit handwarmem Wasser ausspülen. Den Kopf dabei so drehen, daß das verletzte Auge seitlich nach unten kommt. Das Augenlid gespreizt halten und das Wasser drüberfließen lassen (das gesunde Auge abdecken).

Fremdkörper im Auge. Kleine Fremdkörper (wie z. B. Staubkörnchen) auf dem Weißen des Auges oder auf der Lidinnenseite können mit dem angefeuchteten Zipfel eines sauberen Papiertaschentuches in Richtung Augeninnenwinkel herausgewischt werden. *Große* Fremdkörper nie selber entfernen. Beide Augen möglichst steril abdecken und zum Augenarzt gehen.

Generell: Nach schneller erster Hilfe sofort zum Augenarzt oder sich in die nächste Klinik bringen lassen.

Umgang mit Sehbehinderten

Ohne Einfühlung in die Situation des Sehbehinderten ist „Hilfe" eher eine Qual für ihn. Nützliche und vor allem menschliche Hilfe setzt die richtige Geste im richtigen Augenblick voraus.

Neben der völligen Erblindung im wissenschaftlichen Sinne (keine Lichtwahrnehmung = Amaurose) besteht der Begriff der *sozialen Blindheit*: Blind im Sinne des Gesetzes ist jemand, der auf dem besseren Auge 1/50 oder schlechter sieht bzw. eine gleichwertige Behinderung aufweist. Diese Menschen sind auf fremde Hilfe angewiesen. Zur Erleichterung ihrer Situation stehen *Hilfsmittel* zur Verfügung: weißer Blindenstock, gelbe Armbinde mit drei schwarzen Punkten, Blindenhund.

„Lesen" ist durch die Braille-Blindenschrift möglich, auf Schallplatten und Tonband gesprochene Bücher erleichtern den Zugang zu geschriebenen Informationen.

Jedes blinde Kind, jeder Neuerblindete oder von Erblindung Bedrohte soll möglichst schnell der zuständigen *Blindenorganisation* gemeldet werden, damit Betreuung, sachgemäße Beratung und Ein- bzw. Umschulung unverzüglich in die Wege geleitet werden können (Sonderschulen, Berufsberatung, Berufsbildungsstätten, Selbsthilfetraining usw.).

Kontaktadressen (s. Telefonbuch):

- *Schweiz:* Schweizerischer Zentralverein für das Blindenwesen (SZB) und regionale Blindenverbände.
- *Deutschland:* Deutscher Blindenverband e. V.

Zum *Umgang mit Sehbehinderten im Krankenhaus* s. die beiden Merkblätter S. 958.

Umgang mit Sehbehinderten (Merkblatt des Schweizerischen Zentralvereins für das Blindenwesen)

Einem ungezwungenen Umgang mit Sehbehinderten liegen u. a. folgende Regeln zugrunde:

- Trotz seiner äußeren Abhängigkeit von der Umwelt steht beim Sehbehinderten der Mensch mit eigener Persönlichkeit im Vordergrund, nicht das Behindertsein. Diese Persönlichkeit ist ernst zu nehmen.
  Sprechen Sie daher ihn an (nicht seine Begleitperson), wenn Sie eine persönliche Auskunft benötigen. Fragen Sie jeweils, ob und wie Sie ihm helfen können. Begegnen Sie ihm so unbefangen und natürlich wie möglich. Mitleidsäußerungen, taktlose Fragen oder Bemerkungen wirken verletzend und stören die gegenseitige Beziehung.
- Erklären Sie dem Sehbehinderten bald nach Krankenhauseintritt, wo sich was im Zimmer befindet. Es ist dabei von Vorteil, wenn Sie systematisch vorgehen und den Sehbehinderten die einzelnen Gegenstände abtasten lassen, damit er sich eine genaue Vorstellung von ihnen und deren Standort machen kann. Lassen Sie ihn, sobald er sich etwas auskennt, möglichst viel selbständig tun. Ein solches Vorgehen – den individuellen Möglichkeiten des Patienten angepaßt – kann den Sehbehinderten aktivieren, seine Selbständigkeit fördern, sein Selbstvertrauen stärken und damit zu seinem allgemeinen Wohlbefinden sowie zur Entlastung des Pflegepersonals wesentlich beitragen.
- Sprechen Sie den Sehbehinderten an, wenn Sie sein Zimmer betreten, und teilen Sie ihm Ihren Weggang mit. Sollte er Sie an der Stimme nicht sofort erkennen, so stellen Sie sich mit Ihrem Namen vor. Bei Ihren Verrichtungen im Zimmer, am Krankenbett oder am Patienten selber erzählen Sie ihm, was Sie gerade tun, damit er durch ungewohnte Geräusche oder eine unerwartete Berührung nicht verängstigt wird. Sagen Sie ihm jeweils, was es zu essen gibt, wo sich der Teller, das Glas, das Besteck usw. auf dem Tisch befinden. Fragen Sie ihn beim Schöpfen, wieviel er möchte, und beschreiben Sie, wie die Speisen auf dem Teller angeordnet sind (z. B. nach dem Uhrzeigersinn: Fleisch bei 12, Spinat bei 3, Kartoffeln bei 6 Uhr usw.). Schenken Sie Gläser oder Tassen nicht zu voll ein, um die Gefahr des Ausschüttens zu verringern.
- Wenn Sie den Sehbehinderten zum Röntgen, ins Labor usw. führen, bieten Sie ihm Ihren Arm an, und gehen Sie immer voraus. Es genügt, die Hand des Sehbehinderten auf die Stuhllehne zu legen, damit er die Sitzfläche findet.

Weitere Hinweise für den Umgang mit Sehbehinderten finden Sie im Büchlein „Nicht so – sondern so“, herausgegeben vom Schweizerischen Zentralverein für das Blindenwesen. Wer im Krankenhaus mit Sehbehinderten zu tun hat, sollte diesen kleinen Ratgeber unbedingt kennen. Der Zentralverein vermittelt auch die Adresse der für das Wohngebiet Ihres Patienten zuständigen Beratungsstelle, die Ihnen bei allen weiteren Fragen gerne beisteht. Auch gutgemeinte Ratschläge können beim Patienten Hoffnungen wecken, die sich bei näherer Abklärung seiner persönlichen Situation oft zerschlagen. Aus dieser Erfahrung empfiehlt es sich, die Beratung eines Sehbehinderten den hierfür spezialisierten Fachleuten zu überlassen.

Wünsche eines sehgeschädigten Kindes an das Pflegepersonal
(Schweizerischer Verein Kind und Krankenhaus)

- Sage mir, wer Du bist.
- Laß mir Zeit, Dich (Arzt, Schwester) kennenzulernen.
- Nenne mich bei meinem Namen, wenn Du mit mir sprichst.
- Sage etwas zu mir, bevor Du mich berührst, pflegst, denn ich kann Dich nicht sehen.
- Sprich viel mit mir, damit ich hören kann, wo Du bist, und genügend Erklärungen bekomme.
- Sprich eine bildhafte, klare, einfache, für mich verständliche Sprache (Alter).
- Erkläre mir, was Du an mir machst.
- Stelle mir die Patienten im gleichen Zimmer vor.
- Erkläre mir Zimmer und Toilette. Mache einen Rundgang mit mir und laß mir Zeit, damit ich die wichtigsten Sachen betasten und ausprobieren kann.
- Verändere die Ordnung im Zimmer und bei meinen Sachen nicht, ohne es mir zu sagen.
- Hilf mir bei den alltäglichen Lebensverrichtungen, denn mein Sehen ist evtl. nach einer Operation vorübergehend noch schlechter geworden. Zum Beispiel führe meine Hand zum bereitgestellten Stuhl oder erkläre mir mein Essen.
- Weil ich nicht gut sehe, möchte ich bekannte Sachen (Spielsachen) nahe bei mir haben, evtl. in einer Schachtel.

Anwendung lokaler Wirkstoffe

Wirkstoffgruppen und deren Wirkung am Auge

Verordnung immer durch den Augenarzt; keine kritiklose Selbstmedikation!

- Oberflächenanästhetika: Betäubung der vorderen Augenabschnitte; nicht selten verursachen sie Allergien; langfristige Anwendung führt zu schweren Hornhautschäden.
- Gefäßverengung, Schleimhautabschwellung: bei Reizzuständen der Bindehaut, bei chronischer Bindehautentzündung (z.B. Oculosan, Otriven); bei allergischen Entzündungen der vorderen Augenabschnitte (Antistin-Privin).
- Betablocker: zur intraokularen Drucksenkung durch Hemmung der Kammerwasserproduktion.
- Antibiotika: bei infektiösen Entzündungen, als Infektionsprophylaxe; bei perforierenden Augenverletzungen und intraokularen Eingriffen (z.B. Spersanicol, Statrol, Neotracin).
- Glucocorticoide (oft mit Zusatz von Antibiotika): symptomatische lokale Entzündungshemmung (z.B. Maxitrol, Spersadex, Prednitracin).
- Gefäßerweiternde und resorptionsfördernde Medikamente (z.B. Priscol).
- Epithelregeneration bei Trophik der Hornhaut: bei Erosionen, Ulzera und anderen typischen Störungen (z.B. Vitamin-A+D-Salbe, Keratyl).
- Virushemmende Medikamente: z.B. bei Herpes corneae (z.B. Zovirax).
- Pupillenerweiternde Mittel (Mydriatika, z.B. Atropin, Mydriaticum): zu diagnostischen Zwecken und bei Entzündungen zur Ruhigstellung der Iris; durch falsche Anwendung kann u.U. ein Glaukomanfall ausgelöst werden.
- Pupillenverengende Mittel (Miotika): bei Glaukom (z.B. Sperascarpin). *Nebenwirkungen:* vorübergehende Kopfschmerzen, Übelkeit.

Anwendung von Augentropfen und -salben

Es ist streng darauf zu achten, daß
- ein Verwechseln von Medikamenten ausgeschlossen ist;
- das Verfalldatum nicht überschritten ist;
- keine Verfärbung, Ausflockung besteht;
- die Tropfen auf Zimmertemperatur erwärmt sind;
- die Hygienemaßnahmen einwandfrei sind;

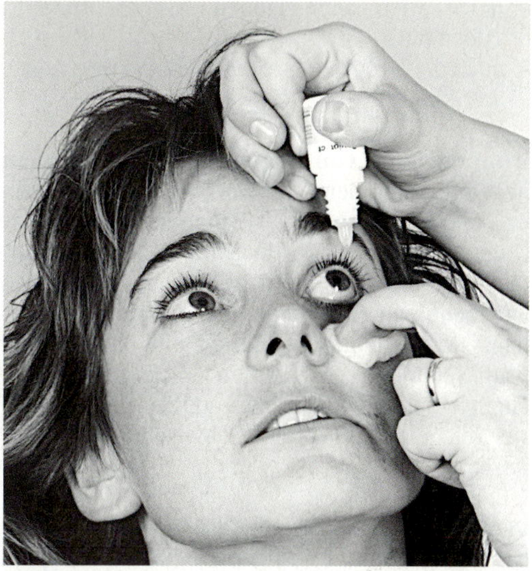

Abb. 34.**2** Richtiges Eintropfen von Augentropfen. Die körperwarmen Augentropfen werden in den Bindehautsack getropft, wo sie sich mit der Tränenflüssigkeit mischen, und benetzen erst nach dem Lidschlag die Hornhaut (Foto: Kantonsspital St. Gallen).

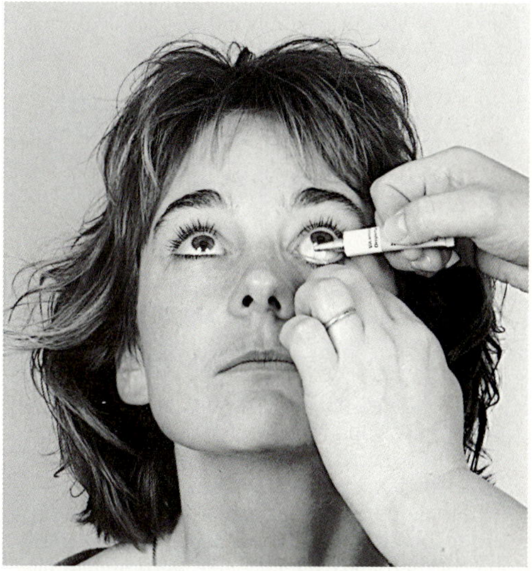

Abb. 34.**3** Die Augensalbe wird am linken Auge mit der rechten Hand nach leichtem Abziehen des Unterlids in den unteren Bindehautsack gestrichen, und zwar von der Nase zur Schläfe hin (Foto: Kantonsspital St. Gallen).

- jeder Patient seine eigenen Fläschchen und Tuben hat;
- auch die Deckel derselben nicht verwechselt werden.

Verabreichung von Augentropfen. Der Patient liegt oder sitzt, neigt den Kopf leicht nach hinten und *blickt nach oben.* Der Behandelnde zieht das Unterlid nahe dem Wimpernrand *leicht* nach unten und läßt aus dem senkrecht gehaltenen Fläschchen einen Tropfen in den unteren Bindehautsack fallen; anschließend bleibt das Auge ein paar Sekunden geschlossen (nicht zukneifen). Fließt ein wenig Flüssigkeit aus dem Auge, wird sie mit einem Tupfer abgewischt (Abb. 34.**2**, 34.**4**).

Verabreichung von Augensalbe. Der Vorgang bei der Anwendung von Augensalben ist prinzipiell gleich: Einen ca. 5 mm langen Salbenstrang horizontal in den Bindehautsack einstreichen. Während der Patient das Auge schließt, das Unterlid mit Tupfer noch leicht festhalten, somit wird die Salbe nicht durch die Lidspalte hinausgepreßt (Abb. 34.**3**, 34.**4**).

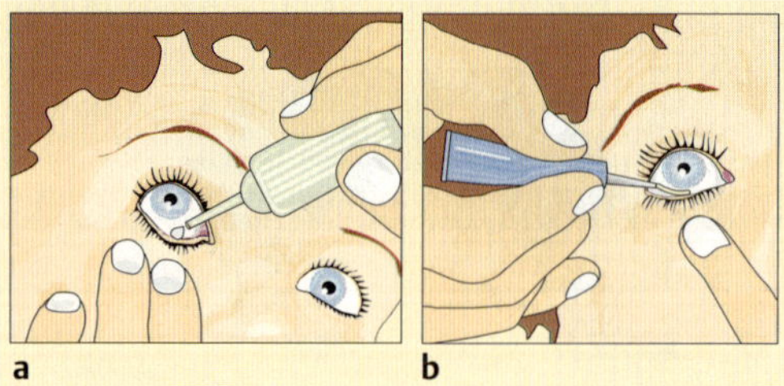

a b

Abb. 34.**4** Anwendung von Augentropfen (**a**) und -salben (**b**). Selbstmedikation am besten vor dem Spiegel oder im Liegen.

- Braucht der Patient Tropfen und Salbe zugleich, so haben die Tropfen den Vortritt.
- Braucht der Patient zweierlei Tropfen zugleich, dazwischen 5 Minuten warten.
- Niemals mit dem Fläschchen, der Pipette oder der Tube Wimpern, Bindehaut oder gar Hornhaut berühren (Gefahr der Verunreinigung und oberflächlichen Hornhautverletzung).
- Unterlid nicht zu fest hinunterziehen, da sonst die Flüssigkeit wieder hinausläuft (Gefahr der Ektropiumbildung = Umstülpung des Lides nach außen).
- Beim Einträufeln mit dem Watte- oder Gazetupfer einen leichten Druck auf den nasalen Augenwinkel ausüben (damit werden die Tränenkanälchen kurzfristig verschlossen, und das Medikament hat Zeit, in die Bindehaut und durch die Hornhaut einzudringen).

Augenverbände

Augenverbände sind sorgfältig, unter Beachtung der Asepsis, mit hautschonendem Heftpflaster anzulegen. Auch die Verbandentfernung soll behutsam ausgeführt werden (empfindliche Gesichtshaut).

Vor dem Anlegen des Verbandes soll der Patient das Auge schließen.

Für den **einfachen Augenverband** verwendet man eine ovale Augenkompresse (sterilisiert), die von oben innen nach unten aufgelegt und mit 2–3 schmalen Heftpflasterstreifen befestigt wird. Dieser Verband dient als Schutz vor Infektionen und äußeren Einwirkungen und zur Erwärmung des Auges (Abb. 34.**5**). Zusätzlich mit einer Plastikschale darauf dient er auch als Schutz vor Stößen nach intraokularen Operationen.

Für den **Druckverband** verwendet man 2 Augenovalen, zwischen welche man 2 Wattekugeln legt, und befestigt ihn mit breiterem Heftpflaster. Der Patient soll die Lider unter dem Verband *nicht* mehr bewegen können. Dieser Verband

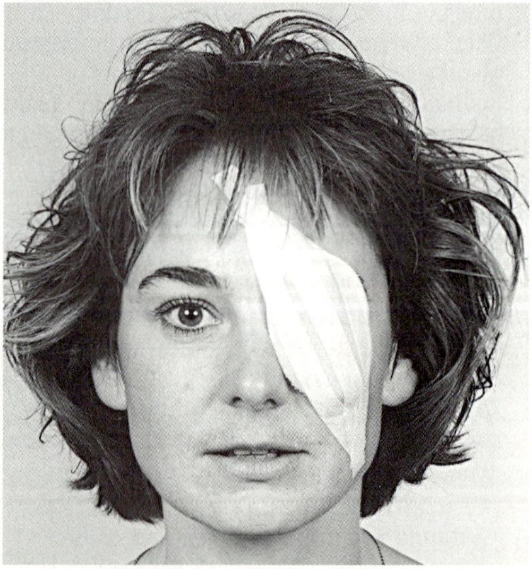

Abb. 34.**5** Augenverband. Einseitiger ovalärer Augenverband mit drei hautschonenden Pflasterstreifen auf der Stirn und über dem Jochbein befestigt. Zuerst wird der mittlere Pflasterstreifen über die Längsachse des ovalären Augenverbands mit Fixierung auf der Stirn und über dem Jochbein plaziert. Anschließend werden die beiden äußeren Streifen halbbogenförmig über den freien Rand des Verbands gelegt und an Stirn und Jochbein über dem zuerst geklebten Pflasterstreifen fixiert (Foto: Kantonsspital St. Gallen).

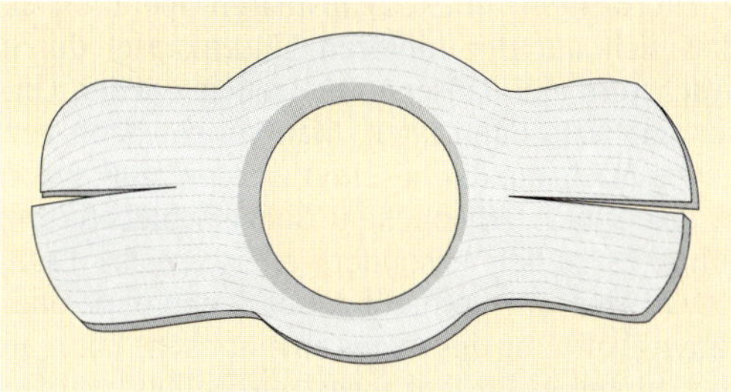

Abb. 34.**6** Gebrauchsfertiger Uhrglasverband.

wird bei Verletzungen des Hornhautepithels angelegt.

Der **Uhrglasverband** (Abb. 34.**6**) wirkt wie eine feuchte Kammer. Er besteht aus durchsichtigem Plexiglas, das dem Rand der Augenhöhle aufliegen muß. Man benützt ihn, wenn kein Lidschluß möglich ist (z. B. bei Fazialislähmung, bei Bewußtlosen). Fehlender oder schlechter Lidschluß führt zur Hornhautaustrocknung und Geschwürsbildung. Auch nach Augenoperationen, wenn das andere Auge blind ist, wendet man ihn an.

Augenprothesen

Bei bösartigen Tumoren, bei schwerer Bulbusruptur, bei Vereiterung des ganzen Auges (Panophthalmie) und bei schmerzhaftem Sekundärglaukom wird das Auge operativ entfernt (Enukleation). Das hat für den Betroffenen schwerwiegende Konsequenzen:
- Verlust eines Organs;
- Angst, den Beruf aufgeben zu müssen;
- Angst vor der Reaktion der Familie und Gesellschaft;
- verändertes Aussehen, Hemmungen;
- Risiko für das gesunde Auge.

Vor dem Eingriff wird dem Patienten möglichst Zeit gelassen zur Vorbereitung auf den Verlust des Auges und zur Zustimmung zur Operation. Einige Zeit nach der Operation wird die kosmetische Entstellung durch das Einsetzen einer individuellen, geblasenen, doppelwandigen Glasschale, die farbengleich zum Partnerauge paßt, behoben.

Einsetzen und Herausnehmen

Das Einsetzen und Herausnehmen der Augenprothese muß vom Patienten erlernt werden. *Eingesetzt* wird das in lauwarmem Wasser angefeuchtete künstliche Auge, indem man es an der breitesten Stelle faßt und den stumpfen Teil unter das hochgehaltene Oberlid schiebt. Der größere Teil kommt nach der Schläfe zu liegen, der kleinere, spitzere Teil nach der Nase zu. Ein geringes Abziehen des Unterlides genügt, um die Prothese in die richtige Lage zu bringen. *Herausgenommen* wird das Auge, indem man das Unterlid mit dem Zeigefinger etwas nach unten drückt, wodurch die Prothese meist schnell entfernt ist. Wenn nötig, benutze man ein Glasstäbchen. Ein weiches Tuch ist als Unterlage ratsam, damit das Kunstauge nicht hart fällt.

Pflege der Augenprothese

Gereinigt wird die Prothese zweckmäßig durch kurzes Aufweichen der Schmutz- und Salbenreste in lauwarmem Wasser. Nach etwa 10 Minuten Prothese mit einem trockenen Tuch abwischen; damit ist sie vollends gesäubert.

Die Prothese sollte täglich einmal herausgenommen und gereinigt werden. Bei leichten Entzündungen kann eine milde Augensalbe oder spezielles Prothesenöl angewendet werden.

Kontaktlinsen

Kontaktlinsen (Haftschalen) sind kleine Schalen aus lichtbrechenden Materialien, die zum Ausgleich einer refraktionsbedingten Fehlsichtigkeit (Brechungsfehler) unmittelbar auf der Hornhaut getragen werden (Verordnung durch den Augenarzt).

Harte Kontaktlinsen haben eine gute optische Qualität und sind pflegeleicht. Allerdings bedarf die Angewöhnung längerer Zeit (bis zu 6 Monaten).

Weiche Kontaktlinsen weisen zwar eine geringere optische Dichte auf, haben aber den Vorteil einer erheblich besseren Verträglichkeit. Bei schnellen Kopf- und Blickbewegungen bleiben sie haften. Sie splittern nicht bei Traumen. Eine sorgfältige Pflege ist unerläßlich.

Weiche Kontaktlinsen finden auch als Therapeutikum Verwendung, denn durch ihren Schutzeffekt für die Hornhaut können sie zur Epithelisierung bei Oberflächendefekten beitragen.

Pflegegrundsätze. Wichtig ist das sorgfältige (vorgeschriebene) Reinigen (auch der Kontaktlinsenbehälter braucht regelmäßige Reinigung).

Während des Tragens von Kontaktlinsen dürfen keine Augentropfen und -salben ohne Erlaubnis des Arztes verabreicht werden.

34.1.4 Katarakt (grauer Star)

Bei fortgeschrittenen Trübungen der Linse (grauer Star) leidet der Patient an der allmählichen Abnahme der Sehschärfe sowie an vermehrtem Geblendetwerden. Er sieht „wie durch Nebel" oder sogar nur noch einen Lichtschein, hat aber keine Schmerzen oder sonstige Beschwerden. Er kann nicht mehr lesen (handarbeiten) und ist in der Verrichtung der täglichen Arbeit sehr eingeschränkt.

Die einzig wirksame Behandlung ist die operative Entfernung der getrübten Linse.

Exemplarische Pflegesituationen

34.1.4 Katarakt
34.1.5 Glaukom
34.1.6 Netzhautablösung
34.1.7 Entzündungen

Behandlung der Katarakt*

Operationsindikation

Da jeder operative Eingriff Risiken mit sich bringt, soll die Katarakt erst operiert werden, wenn dies unbedingt erforderlich ist. Der Operationszeitpunkt läßt sich mit einem festen Sehschärfenwert nicht bestimmen, vielmehr kommt es darauf an, welche Sehschärfe der Patient für seine täglichen Aufgaben benötigt. Ein Berufskraftfahrer muß beispielsweise schon bei einer Sehschärfe operiert werden, die für einen Landwirt noch völlig ausreichend wäre.

Operationsmethoden

Intrakapsuläre Staroperation. Entfernung der ganzen Linse (einschließlich Linsenkapsel).

Extrakapsuläre Staroperation. Bei dieser Methode wird zunächst nur die vordere Linsenkapsel entfernt, anschließend der Linsenkern herausgedrückt, und schließlich werden die verbliebenen Rindenmassen herausgespült. Der Linsenaufhängeapparat mitsamt der hinteren Linsenkapsel verbleibt im Auge und bildet eine Begrenzung zum hinter der Linse gelegenen Glaskörper.

Ein Nachteil der extrakapsulären Operation ist, daß sich auf der hinteren Linsenkapsel durch Wachstum der Linsenepithelzellen wieder Linsenmaterial bilden kann. Man spricht dann von einem Nachstar, der beseitigt werden muß, wenn er zu einer erheblichen Sehverschlechterung führt. Es stehen besonders energiereiche Laser (YAG-Laser) zur Verfügung, mit denen ohne operative Eröffnung des Auges eine optische Lücke in der hinteren Linsenkapsel geschaffen werden kann.

Phakoemulsifikation. Variante der extrakapsulären Staroperation. Bei dieser Methode werden nach Entfernung der vorderen Linsenkapsel die Augenlinse durch Ultraschalleinwirkung zerstört und die zerkleinerten Linsenfasern abgesaugt. Ein Vorteil der Phakoemulsifikation ist, daß der Schnitt zur Eröffnung des Auges kleiner angelegt werden kann.

Korrektur der Linsenlosigkeit

Nachdem die Augenlinse entfernt wurde, muß ihre Brechkraft durch eine entsprechende optische Korrektur ersetzt werden, um eine scharfe Abbildung auf der Netzhaut zu erreichen. Hierfür stehen drei Möglichkeiten zur Verfügung:

Starbrille. Sie ist die älteste Methode zur Korrektur der Linsenlosigkeit (Aphakie). Es handelt sich um eine Brille mit Sammellinsen einer Stärke von etwa +13 dpt bei Normalsichtigen.

Nachteile der Starbrille sind, daß es sich um relativ starke und damit schwere Gläser handelt, die zu einer etwa 30%igen Bildvergrößerung führen. Alle vertrauten Gegenstände erscheinen dem Patienten deshalb nach der Operation um ein Drittel größer. Da der Patient nur durch die Mitte des Brillenglases scharf sieht und die Vergrößerung zu einer Gesichtsfeldeinengung führt, kann es anfänglich zu Gewöhnungsschwierigkeiten kommen. Alle diese Nachteile der Stargläser lassen sich jedoch durch moderne, hochbrechende Brillengläser mit speziellem Schliff günstig beeinflussen.

Kontaktlinsen. Sie haben gegenüber den Stargläsern nur eine etwa 8%ige Eigenvergrößerung und gestatten ein gutes peripheres Sehen. Leider vertragen nicht alle Patienten Kontaktlinsen. Kinder sowie ältere Patienten sind zudem oft mangels manueller Fertigkeit nicht in der Lage, die Linsen einzusetzen und herauszunehmen. Für diesen Kreis stehen neuerdings Dauertragelinsen zur Verfügung, die jedoch engmaschige augenärztliche Kontrolluntersuchungen erfordern.

---

* In Anlehnung an W. Daus, in Deutsche Krankenpflegezeitschrift 1985, Heft 7.

Intraokularlinsen. Bei den Intraokularlinsen handelt es sich um Plexiglaslinsen mit geeigneter Halterung, die in der Regel unmittelbar nach der Entfernung der getrübten Linse für immer in das Auge eingesetzt werden.

Vorteile einer implantierten Linse sind, daß nahezu identische optische Brechungsverhältnisse wie vor Eintritt der Linsentrübung geschaffen werden. Dadurch ist die Sehqualität maximal, und es treten keine Eingewöhnungsschwierigkeiten nach der Staroperation auf. Trotz dieser Vorteile muß die Intraokularlinse als Fremdkörper im Auge angesehen werden, der durch entzündliche Reaktionen das Auge gefährden kann.

Pflege- und Behandlungsplan

Für die prä- und postoperativen Maßnahmen gelten die allgemeingültigen Richtlinien, die Pflegestandards und die Verordnungen des jeweiligen Arztes bzw. der Klinik.

Postoperativ gilt es speziell zu beachten:

Überwachung:
- Bei Schmerzen den Arzt benachrichtigen. Sie können u. U. durch einen intraokularen Druckanstieg verursacht sein.
- Den Patienten, insbesondere den *betagten*, gut überwachen. Der Orts- und Umgebungswechsel genügt oft, um vorübergehende Verwirrtheit und Desorientiertheit auszulösen. Eventuell Bettrahmen anbringen.

Applikation von Augentropfen/-salben nach Verordnung:
- Ab 3. Tag wird oft von Salben auf Augentropfen umgestellt, abends Salbe mit Verband.
- Der Patient soll auch nach dem Krankenhausaustritt mit der Therapie fortfahren (Kontrolle und Verordnung des weiterbehandelnden Arztes).

Ruhigstellung, Mobilisation:
- Grundsätzlich geschieht die Mobilisation langsam, vorsichtig und schrittweise. Meist liegt ein Mobilisationsplan vor, in dem auch Weisungen für das Verhalten *nach* Klinikaustritt enthalten sind.
- Austritt je nach Verlauf und Situation, meist am 3.–5. Tag. Oft sind die Patienten alt, es muß auf die Möglichkeiten und Grenzen alter Menschen Rücksicht genommen werden (Kap. 19).

34.1.5 Glaukom (grüner Star)

Akutes Glaukom

Beim akuten Glaukom (krankhafte, plötzliche Erhöhung des intraokularen Drucks durch Verlegung der Abflußwege bei verengtem Kammerwinkel) leidet der Patient an vorübergehenden Gesichtsfeldverdunklungen, Nebelsehen, Regenbogenfarben um Lichtquellen (Hornhautepithelödem), Druckgefühl oder plötzlich heftigen bis unerträglichen Schmerzen, die häufig in die Umgebung des Auges (Stirn, Schläfe, Oberkiefer, Zähne) ausstrahlen, oft verbunden mit Übelkeit oder Erbrechen. Fast immer ist das Sehvermögen hochgradig herabgesetzt. Der Arzt findet ein palpatorisch steinhartes, gerötetes, tränendes Auge, manchmal mit Blepharospasmus (Lidkrampf), mäßiges Lidödem, übermittelweite, etwas entrundete, oft lichtstarre Pupille usw.

Die *Behandlung* muß sofort (notfallmäßig) einsetzen.

Das *Ziel* liegt in der möglichst schnellen Herabsetzung des intraokularen Drucks, um eine Sehnervschädigung zu verhüten. Die *Arztverordnungen* betreffen
- Schmerzlinderung;
- Augendrucksenkung:
  - Pupillenverengung durch Pilocarpin,
  - Herabsetzung der Kammerwasserproduktion durch Tropfen (Betablocker),
  - Wasserentzug aus dem Körper und dem Auge (Diamox, Mannitol),
  - evtl. YAG-Laser-Iridotomie.

Unter dieser Therapie soll der Druck raschestmöglich absinken. Nach Drucksenkung und Abklingen der entzündlichen Reizung wird eine operative Behandlung vorgenommen.
- *basale Iridektomie* (operativer Ausschnitt der Regenbogenhaut);
- *Trabekulektomie* (s. unten) bei Zustand nach wiederholten akuten Anfällen bzw. chronischem Winkelblockglaukom, das sich aus einem akuten Glaukom entwickeln kann.

Weitwinkelglaukom

Beim *Glaucoma chronicum simplex*, dem Weitwinkelglaukom, besteht eine krankhafte Erhöhung des intraokularen Drucks durch anlagebedingte Veränderungen im Abflußsystem des Kammerwassers, trotz meist normal weitem Kammerwinkel. Der Patient hat *keine* Beschwerden, keine Kopfschmerzen! Es besteht ein langsamer Erkrankungsverlauf mit nur *mäßiger Drucksteigerung* (oft über viele Jahre, Druckwerte zwischen 25 und 40 mmHg). Einmalig gemessene normale Druckwerte schließen ein Glaucoma chronicum simplex nicht aus. Infolge längere Zeit bestehender ständiger (oder zeitweiser) Druckerhöhung im Auge kommt es durch Druckschädigung des Sehnervs im Laufe von Jahren zur glaukomatösen Exkavation (Aushöhlung) der Papille (Sehnervenkopf). Diese Druckschädigung der Sehnervenfasern führt zu *typischen Gesichtsfeldausfällen*, die *irreversibel* sind. Erst im Spätstadium dieser *gefährlichen*, chronischen Erkrankung nimmt die zentrale Sehschärfe ab, und schließlich tritt die vollständige Erblindung ein.

Jede Therapie kann bestenfalls die Erhaltung der noch vorhandenen Sehfunktion bewirken, weshalb die Früherkennung sehr wichtig ist.

Es wird empfohlen, ab dem 40.–45. Lebensjahr regelmäßig den Augendruck kontrollieren zu lassen.

Bei *Glaukomverdacht* wird der Patient u.U. zur sicheren Diagnostizierung ins Krankenhaus eingewiesen:
- Erstellen einer Tagesdruckkurve (Druckmessung mindestens 3mal täglich);
- Frühdruckmessung frühmorgens vor dem Aufstehen;
- Gesichtsfelduntersuchung;
- Gonioskopie (Inspektion des Kammerwinkels).

Das *Behandlungsziel* liegt in der Drucknormalisierung und -stabilisierung durch medikamentöse Maßnahmen; Augentropfen und -salben:
- Miotika (z.B. Spersacarpin, Carbachol);
- Medikamente, die die Kammerwasserproduktion herabsetzen (z.B. Timoptol).

Das Gesichtsfeld wird weiter kontrolliert und die Tagesdruckkurve weitergeführt.

Vor der Druckmessung dürfen keine Medikamente verabreicht werden.

Bleibt der Augendruck erhöht und/oder verfällt das Gesichtsfeld weiter, wird eine Laserbehandlung oder Glaukomoperation vorgenommen.

Operationsmethoden

Lasertrabekuloplastik. Teilweise Koagulation des Trabekelwerks mit dem Zweck, die Poren zu erweitern und damit den Abfluß des Kammerwassers zu verbessern.

Trabekulektomie. Häufigste, fistelbildende Operation, die dem Kammerwasser einen Abfluß unter die Bindehaut ermöglicht; wirkt wie ein „Überlaufventil". Als Zeichen ausreichender Funktion entsteht eine kissenartige Vorwölbung der Bindehaut (Filterkissen).

Trabekulotomie. Eröffnung des Schlemm-Kanals von außen zur Vorderkammer.

Zyklodialyse. Es wird eine Verbindung zwischen Vorderkammer und suprachorioidealem (über Aderhaut) Raum geschaffen, in dem das Kammerwasser absickern und dann von der Aderhaut resorbiert werden kann (dabei teilweise Ablösung des Ziliarkörpers von seiner Basis). Diese Operation wird vor allem bei Aphakie gemacht.

Die Operationen werden meist in Lokalanästhesie durchgeführt. Der Patient bekommt bis zum Vortag wie üblich seine Glaukomtherapie. Sonstige Vorbehandlungen, postoperative Maßnahmen und Verhaltensregeln wie bei Kataraktoperationen (S. 962 f.).

Wird der Patient mit einer medikamentösen Glaukombehandlung nach Hause entlassen, ist es außerordentlich wichtig, daß er
- seine Augentropfen und -salben zuverlässig immer zur gleichen Zeit appliziert. Er soll das Einträufeln möglichst selber erlernen;
- die regelmäßigen Nachkontrollen beim Augenarzt einhält.

Die Glaukomtherapie verlangt von allen Beteiligten Geduld und Disziplin, meistens bis ans Lebensende.

34.1.6 Netzhautablösung

Eine Abhebung der Netzhaut (Amotio, Ablatio) von ihrer Unterlage entsteht meistens durch Rißbildung in der Netzhaut. Dabei kann die Disposition eine Rolle spielen, wie Alter (Sklerose), Myopie (Kurzsichtigkeit) und Aphakie (Linsenlosigkeit). Zunächst entstehen eine Verflüssigung des Glaskörpers (Alter, Myopie) und eine hintere Glaskörperabhebung. Durch die Schleuderbewegungen (rasches Umherblicken) des Glaskörpers wird an der Glaskörper-Netzhaut-Befestigung gezogen, wodurch es zum Netzhautloch kommt (Hufeisenriß). Durch das Loch dringt verflüssigter Glaskörper und führt zur Ablösung der Netzhaut.

Sekundär entsteht eine Amotio durch Rißbildung nach Verletzungen (Kontusion, Perforation) oder nach Entzündungen. Der Patient hat *keine Schmerzen*. Als frühe Sehstörung nimmt er Lichtblitze, Funken oder Rußregen (sich bewegende schwarze Punkte) wahr, später allmählich größer werdende *Schatten* oder *Vorhang* vor dem Auge. Nähert sich die Amotio der Makulagegend (Notfallsituation), so sieht der Patient *verzerrt*, die Sehschärfe nimmt dann sehr stark ab bis auf Wahrnehmung von Handbewegungen.

Behandlung, Operation

Bei **Netzhautlöchern** wird eine Koagulation mit *Laserstrahl* oder eine Kryokoagulation gemacht. Als Folge von solchen kleinen Verbrennungsherden um das Loch kommt es zur Vernarbung (Verklebung) und somit zur Verwachsung der Netzhaut mit ihrer Unterlage. So kann sich also kein verflüssigter Glaskörper mehr zwischen Netzhaut und Aderhaut drängen. Die Laserkoagulation wird an der Spaltlampe mit Kontaktglas durchgeführt. Die Pupille muß möglichst weit sein. Die vorderen Augenabschnitte werden mit Tropfen betäubt. Diese Behandlung ist schmerzlos und kann auch ambulant durchgeführt werden. Der Patient soll sich nachher ruhig verhalten.

Bei **abgelöster Netzhaut** kommt nur die *Operation* in Frage, so früh wie möglich, denn unbehandelt kommt es fast immer zur Erblindung: Verschluß des Netzhautlochs durch *Aufnähen* einer *eindellenden Plombe* auf die Lederhaut über dem Netzhautloch. Unter Umständen kommt auch eine temporäre Plombe (Ballonplombe) in Frage. Zusätzliche Verschweißung der umgebenden Netzhaut mit Kryo- (Kälte) oder Diathermie (Hitze).

Unter der Netzhaut liegende Flüssigkeit wird durch Punktion abgelassen; bei schwerer Amotio zusätzlich Umschnürung des Augapfels (Cerclage), vor allem bei Aphakie-Amotio und Reamotio.

Diese Eingriffe werden meistens in Narkose vorgenommen.

Pflegeplanung

Es gelten die allgemeinen prä- und postoperativen Maßnahmen (Kap. 36). Die standardisierte Pflegeplanung hat nur wegweisenden Charakter. In erster Linie sind der Zustand und das Befinden sowie die jeweiligen Verordnungen des Arztes maßgebend.

- *Spezielle Seitenflachlagerung* ist gelegentlich vor und nach der Operation notwendig (je nach Lokalisation der Ablatio), Bettruhe nach Verordnung, Thromboseprophylaxe.
- Leseverbot (2–3 Wochen) je nach Schweregrad der Ablatio.
- Bei postoperativer Lidschwellung werden Glucocorticoide, kombiniert mit Breitbandantibiotika (oral), verordnet.
- Schmerzbekämpfung.

Der Augenarzt empfiehlt nach Operationen am Auge sowie bei Patienten mit Myopie (ab 35.–40. Lebensjahr) oder Aphakie regelmäßige Untersuchungen der Netzhaut.

34.1.7 Entzündungen

Lider

Gerstenkorn (Hordeolum) = akute Infektion der Lidranddrüsen durch Staphylokokken:
- diffuse Rötung mit Spannungs- und Druckgefühl;
- später umschriebene Rötung und Schwellung am Lidrand mit Ausbildung eines kleinen Eiterpünktchens, stärkere Schmerzen bei Berührung;
- spontaner Durchbruch des Eiters und Abheilung.

Behandlung:
- 2- bis 3mal täglich Rotlichtbestrahlung (10 Minuten);
- sonst keinen Verband (Sekretstauung, Keimverschleppung);
- desinfizierende oder antibiotische Augentropfen, -salben.

Hagelkorn (Chalazion) = chronische Entzündung der Meibom-Drüsen infolge Sekretstauung.
Behandlung:
- Nach Abklingen der Entzündung wird der indolente Knoten in Lokalanästhesie operativ entfernt → histologische Untersuchung;
- für kurze Zeit Verband mit antibiotischer Salbe.

Lidabszeß = lokale Infektion nach Verletzung oder Insektenstich, Infektion eines Lidhämatoms oder fortgeleitet bei eitriger Sinusitis mit
- starker entzündlicher Rötung und Schwellung;
- starken Schmerzen bei Berührung;
- Fieber, Krankheitsgefühl.

Behandlung:
- Meistens operative Eröffnung und Drainage;
- Abstrich zur bakteriellen Untersuchung und Resistenzprüfung;
- lokale Umschläge;
- orale Antibiotikagaben.

Wegen der Gefahr einer eitrigen Sinusthrombose (Sepsis, Endokarditis), vor allem bei Lidabszeß in der Nähe des inneren Lidwinkels, wird der Patient stationär behandelt: Isolierung, gute Prophylaxe, vermeiden der Keimverschleppung.

Bindehaut

Die Ursachen der Bindehautentzündung sind sehr vielfältig:
- Bakterien: Pneumokokkenkonjunktivitis → Abstrich zur bakteriellen Untersuchung;
- Viren: Keratoconjunctivitis epidemica, sehr ansteckend, Mitbeteiligung der Hornhaut: vorübergehend beeinträchtigtes Sehvermögen, manchmal über Monate;
- Verätzungen, Verletzungen;
- allergisch: Medikamente, Pollenstaub.

Allgemeine Symptome:
- Brennen der Augen,
- Jucken, Kratzen,
- Druck- oder Fremdkörpergefühl,
- verklebte Lider am Morgen,
- keine stärkeren Schmerzen,
- Schwellung, Rötung der Bindehaut.

Die *Behandlung* richtet sich nach den Ursachen und kann ambulant stattfinden:
- mehrmalige Reinigung der Lidränder;
- Anwendung desinfizierender und adstringierender oder antibiotischer Augentropfen und -salben;
- keine Verbände.

Die Prognose ist meistens gut, die Abheilung ohne Narben; bei der *Keratokonjunktivitis* kann sie ernster Natur sein.

Hornhaut

Die Ursachen sind auch hier sehr verschieden: exogen, trophisch, endogen.

Allgemeine Symptome:
- Fremdkörpergefühl;
- stechender Schmerz;
- Lichtscheu, Tränenfluß und Blepharospasmus (sog. Abwehrtrias);
- rotes Auge;
- Hornhauttrübung mit mattem Hornhautspiegelbild infolge Epithelödem oder Oberflächendefekt;
- geringe bis stärkere Sehverschlechterung je nach Sitz des Entzündungsprozesses.

Kriechendes Hornhautgeschwür (Ulcus serpens) = bakterielle Infektion nach oberflächlicher Hornhautverletzung (Erosio corneae). In wenigen Tagen entwickelt sich ein schnell größer werdendes Ulkus mit gleichzeitiger Eiteransammlung am Boden der Vorderkammer (Hypopyon).

Die möglichst schnelle *Behandlung* und *Früherkennung* kann über das Schicksal des Auges entscheiden:
- Abstrich zur Keim- und Resistenzprüfung,
- subkonjunktivale Antibiotikainjektionen,
- antibiotische Augentropfen und -salben, 1%ige Atropinsalbe,
- antibiotische Infusionstherapie,
- Isolierung des Patienten,
- evtl. operative Bindehautdeckung bei Gefahr der Perforation.

Keratitis dendritica = virale Infektion (Herpes simplex) der oberflächlichen Hornhautschichten. Diese Erkrankung führt gerne zu Rezidiven. Behandlung möglichst früh:
- Virostatikum: Zovirax-Augensalbe oder TFT-Tropfen.

Tiefe Form der herpetischen Keratitis (Keratitis disciformis). Sie ist eine ernste Erkrankung, da die scheibenförmige Trübung und Verdickung der Hornhaut zu (Hornhaut-)Narben führt. Eine häufige Komplikation ist die Iridozyklitis (s. dort) mit nachfolgendem Sekundärglaukom. Bei intaktem Epithel erfolgt die Behandlung mit lokalen Glucocorticoiden.

Keratitis e lagophthalmo. Sie entsteht bei Austrocknung und mechanischer Schädigung infolge mangelhaften Lidschlusses bei Faszialislähmung (häufig bei Hemiplegie) mit Gefahr der Ulkusbildung und Infektion.

Behandlung:
- Tränenbildende Tropfen (z.B. Oculotect), Vitamin-A+D-Salbe und abends Neotracinsalbe;
- Uhrglasverband;
- evtl. teilweise Vernähung der Lidspalte.

Regenbogenhaut und Strahlenkörper

Die Ursache der *Iritis* und *Iridozyklitis* bleibt in den meisten Fällen ungeklärt. Es wird aber eine genaue Durchuntersuchung des Patienten vorgenommen:
- Untersuchung auf einen Infektionsherd (HNO-Bereich, internistischer Bereich, Genitalorgane);

- verschiedene Blutuntersuchungen auf Toxoplasmose, Leptospirosen, Brucellen;
- Untersuchungen auf Tuberkulose, Morbus Boeck, Rheumatismus.

Symptome bei akuter Iritis:
- starke Schmerzen in der Tiefe des Auges,
- Abwehrtrias,
- Herabsetzung des Sehvermögens,
- rotes Auge, Hornhaut klar,
- Trübungen des Kammerwassers,
- Irisstrukturen verwaschen, Pupille eng.

Bei chronischer Iridozyklitis:
- häufig nur geringe oder keine Beschwerden,
- Herabsetzung des Sehvermögens (mehr oder weniger),
- zipflige hintere Synechien,
- Glaskörpertrübungen.

Behandlung. Beheben der Ursache; Unterstützung durch
- Glucocorticoide (Tropfen, Salben, subkonjunktivale Spritzen);
- Mydriatika (Atropin oder Scopolamin);
- evtl. Antibiotika.

Komplikationen. Sekundärglaukom, Linsentrübungen, Glaskörpertrübungen usw.

Sehnerv

Retrobulbärneuritis = Entzündung des Sehnervenabschnitts, der hinter dem Auge liegt; die Papille ist oft unauffällig. Typisches Symptom: „Der Patient sieht nichts, und der Arzt sieht auch nichts." Der Patient hat Schmerzen hinter dem Auge bei Blickbewegungen oder Druck auf den Augapfel.

Behandlung. Je nach Ursache:
- orale Gaben von Cortison;
- viel Ruhe, Bettruhe.

Die Retrobulbärneuritis kann ein Frühsymptom der multiplen Sklerose sein. Oft kommt es zu raschem Abklingen der Entzündung, manchmal zu neuen Schüben.

34.2 Hals-Nase-Ohren-Bereich

34.2.1 Theoretische Grundlagen

Physiologische Aspekte

Neben den in der Einleitung besprochenen Sinnestätigkeiten, dem Hörsinn, dem Geschmacksinn und dem Geruchsinn, haben diese Organe zusätzliche differenzierte Funktionen zu erfüllen. Erwähnen möchte ich hier noch die Sprache bzw. die *Bildung der Stimme.*

Die gespannten Stimmbänder werden durch die vorbeiströmende Luft in Schwingung versetzt → bei starker Spannung entsteht ein höherer Ton als bei mäßiger Spannung. Lange Stimmbänder (Männer) ergeben tiefere Töne als kurze (Frauen, Kinder). Die Lautstärke ist abhängig von der Stärke des Luftstroms. Durch die mitschwingenden Lufträume von Nase, Nebenhöhlen und Rachen bekommt die Stimme ihre charakteristische Klangfarbe. Die verschiedenen Vokale werden durch Veränderung der Rachenweite gebildet. Abb. 34.**7** zeigt das Zusammenwirken der am Sprechen beteiligten Organe.

Diagnostische Maßnahmen

Ohren

Hörprüfungen

Lautstärke eines Tons (Amplitude) und Tonhöhe (Frequenz) sind definierte Meßgrößen. Die Intensität wird in *Dezibel* (dB), die Höhe in *Hertz* (Hz) ausgedrückt. Die Hörfähigkeit kann gemessen bzw. geprüft werden.

Die Hörprüfung setzt einen schallgedämpften Raum voraus. Sie umfaßt in der Regel:
- *Prüfung des Sprachgehörs* durch einfaches Sprechen und Nachsprechenlassen von zweisilbigen Zahlworten aus verschiedener Distanz, sodann mit Hilfe der Flüstersprache die *Hörweitenbestimmung*;
- *Stimmgabeltest*; er gibt Aufschlüsse über den mutmaßlichen Sitz der Hörstörung (Versuche nach Weber, nach Rinne);
- *Tonaudiometrie* = Hörschwellenmessung für Laut- und Knochenleitung = Schwellenaudiometrie.
  Differenziertere Verfahren sind u. a. die *überschwellige Audiometrie* – Lautheitsausgleichprüfung oder Geräuschaudiometrie – sowie die *Sprachaudiometrie.* Es handelt sich dabei um eine verfeinerte Hörweitenbestimmung und um eine Prüfung des Sprachverständnisses. Ausschlaggebend ist nicht die Distanz, aus der noch gehört wird, sondern die Intensität des Hörens von standardisierten viersilbigen Zahlen und Einsilbenwörtern.

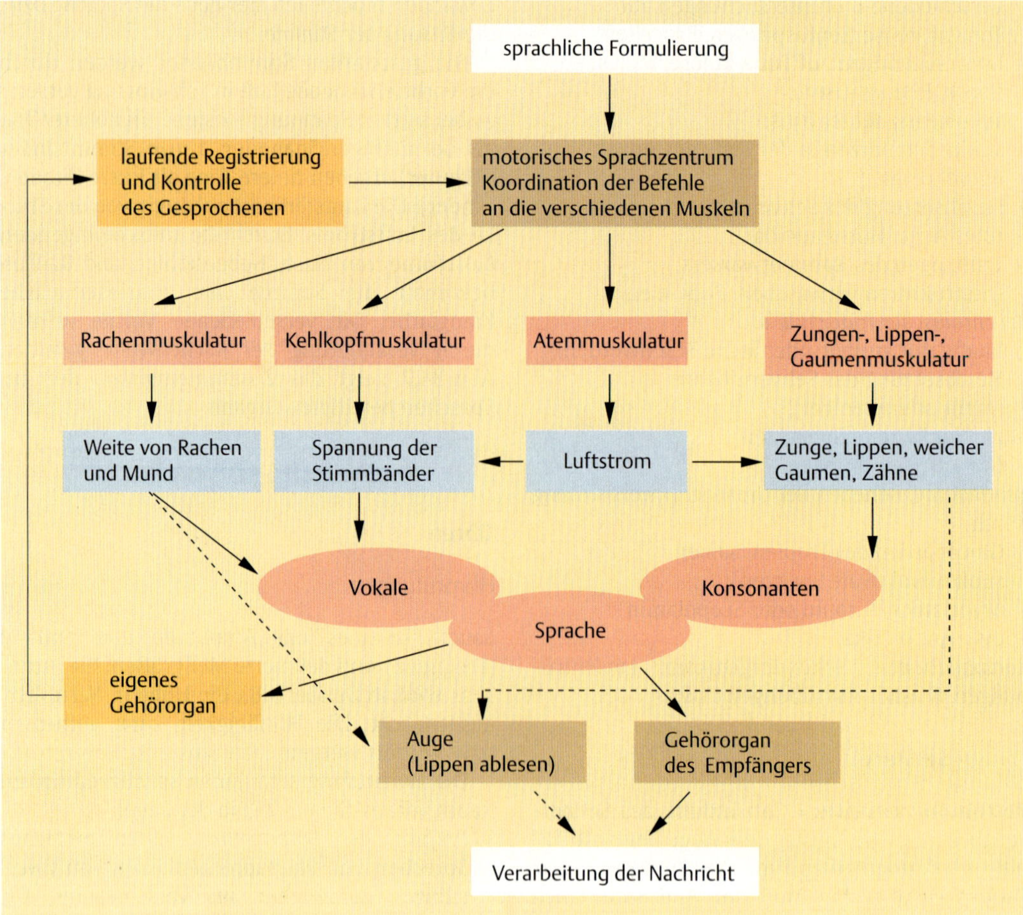

Abb. 34.**7** Zusammenwirken der am Sprechen beteiligten Organe.

Gleichgewichtsprüfung

Die Gleichgewichts- oder Vestibularisprüfung erfordert einen abgedunkelten Raum. Geprüft wird die Fähigkeit der Aufrechterhaltung des Gleichgewichts beim Stehen, Gehen, Bewegen und in verschiedenen Lagen.

- Bei Dreh- und Pendelbewegungen können *Unsicherheitsgefühl, Schwindelerscheinungen* und andere Mißempfindungen diagnostisch erfaßt werden.
- Eine Zusatzprüfung ist die *Untersuchung der Nystagmen*. Nystagmus = ruckartige Bewegung beider Augen (bei Erkrankung der Gleichgewichtsorgane und deren Steuerzentralen).

Besichtigung (Inspektion) des Ohres

Die wichtigsten Untersuchungen des Ohres sind:

- *Trommelfelluntersuchung* = Otoskopie. Farbe, Form und Beweglichkeit sowie Narben oder Löcher (Perforationen) lassen Rückschlüsse zu auf die sich in den Hohlräumen des Mittelohres abspielenden Prozesse.
- *Prüfung der Tubenfunktion.* Die Durchgängigkeit ist eine wichtige Voraussetzung für die Hörfunktion. Die Prüfung geschieht mittels Luftdusche oder Tubenkatheterismus.

Standard-Instrumentarium (Abb. 34.**8**):

- Ohrtrichter verschiedener Größe aus Metall oder Kunststoff zur Inspektion von Gehörgang und Trommelfell;
- Ohrtamponzängchen, knieförmig abgebogen oder

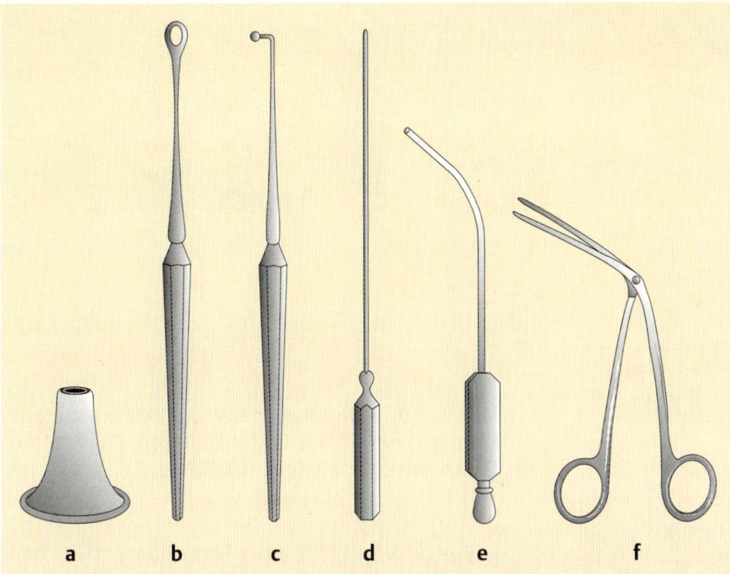

Abb. 34.**8** Standard-Instrumentarium zur Ohruntersuchung.
a Ohrtrichter,
b Zerumenöse (Kürette),
c Ohrhäkchen,
d Ohrwatteträger (gerieft),
e Ohrsauger,
f Ohrtamponzange.

- Kniepinzette zur Manipulation im Gehörgang;
- Sauger, leicht abgebogen, zum Absaugen von Sekret und Schuppen;
- Häkchen, Küretten zur Entfernung von Hautschuppen, Ohrschmalz und kleinen Fremdkörpern; Watteträger zur Sekretentfernung;
- feine Silbersonden zum Betasten der Strukturen.

Ergänzende Instrumente zur orientierenden Tubenfunktionsprüfung und zur Luftdusche des Mittelohres durch die Ohrtrompete sind
- Pollitzer-Ballon mit Oliven;
- Hörschlauch, Tubenkatheter;
- Ohrenspritze mit Gummiball.

Nase, Nebenhöhlen

Prüfung des Riechvermögens

Die *Geruchsprüfung* gibt Auskunft über die quantitative und qualitative Leistungsfähigkeit des Geruchsinnes. Bei der *Riechprobe* (qualitative und halbquantitative Messung) werden dem Patienten verschiedene bekannte Riechstoffe vor die Nasenöffnung gehalten (die Stoffe müssen in regelmäßigen Abständen erneuert werden).
Bereitzuhalten sind Fläschchen mit
- Vanillin, Lavendelöl;
- Holzteer, Terpentinöl;
- Kaffeepulver;
- Essigsäure, Salmiak.

Besichtigung der Nase

Unter Verwendung des *Stirnreflektors* oder einer Stirnlampe wird Licht in das Naseninnere gebracht und nach Abspreizen des Nasenflügels mit einem *Nasenspekulum* Einblick in die Nasenhöhlen gewonnen.
Möglichkeiten:
- *Vorderer Naseneinblick* = Einblick in die Nasenhaupthöhle. Dazu braucht der Arzt die obenerwähnten Gegenstände.
- *Hinterer Naseneinblick* (Nasenrachen, Nasenhöhlen- und Tubenöffnungen). Es werden zusätzlich ein langer Spiegel (Postrhinoskop) und ein Zungenspatel gebraucht (Abb. 34.**9**).
- *Nasen-Rachen-Endoskopie.* Nach Einführen eines kurzen Endoskops durch die Nase kann der Nasen-Rachen-Raum besichtigt werden.
- *Kieferhöhlenendoskopie* (Sinuskopie) = Einblick in die Kieferhöhle.
  Die beiden letzten Untersuchungen erfordern eine Anästhesie der Nasen-Rachen-Schleimhaut.
- *Diaphanoskopie* (Ausleuchten von Kieferhöhle, Siebbeinzellen und Stirnhöhle mit Glühlampe).

Kehlkopf

Zur Anwendung kommen die *indirekte* Spiegelung mittels Kehlkopfspiegel und die *direkte* mittels Laryngoskop.

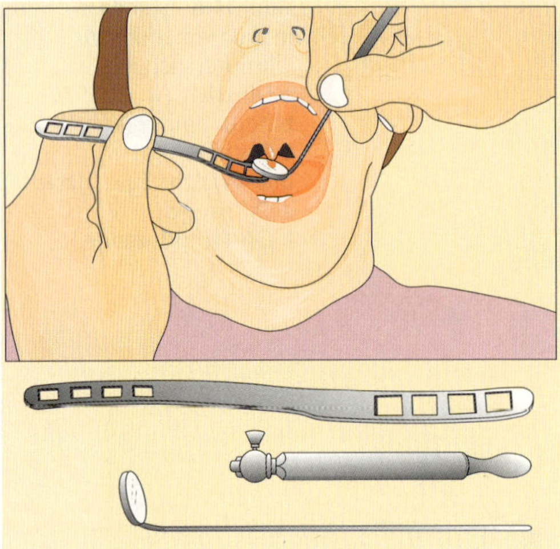

Abb. 34.**9** Hinterer Naseneinblick und Nasen-Rachen-Untersuchung (Postrhinoskopie). Im Spiegel werden die Rückseite des Zäpfchens und die beiden hinteren Nasenöffnungen (Choanen) sichtbar. Darunter Instrumente: Zungenspatel nach Brünings, Nasen-Rachen-Spiegel mit aufschraubbarem Handgriff (nach Fleischer).

Kehlkopfspiegelung

Das Kehlkopfgebiet wird mit Hilfe des in den Rachen eingeführten Kehlkopfspiegels betrachtet.

Instrumentarium:

- *Kehlkopfspiegel* verschiedener Größe zur Inspektion des unteren Rachenabschnitts und des Kehlkopfes;
- *Läppchen* aus Leinen oder Einwegmaterial zum Heraushalten der Zunge;
- *Kehlkopfwatteträger* lang, gebogen, zum Aufpinseln von Oberflächenbetäubungsmitteln oder ätzenden Lösungen;
- *Kehldeckelhalter* (nach Reichert) zum Hochhalten eines überhängenden Kehldeckels, da sonst die Sicht auf die Stimmbänder verdeckt ist.

Durchführung. Die Kehlkopfspiegelung wird am sitzenden Patienten vorgenommen (Abb. 34.**10**):

- *Oberflächenbetäubung* (wenn nötig). Das Anästhetikum wird mit Watteträger oder Zerstäuber auf die Schleimhaut gebracht (z.B. 1%ige Pantocainlösung).
- *Erwärmung des Kehlkopfspiegels*, damit ein Beschlagen des Spiegels durch die feuchtigkeitsgesättigte Atemluft verhindert wird → Spiegelfläche ca. 1 Sekunde über Wärmequelle halten.

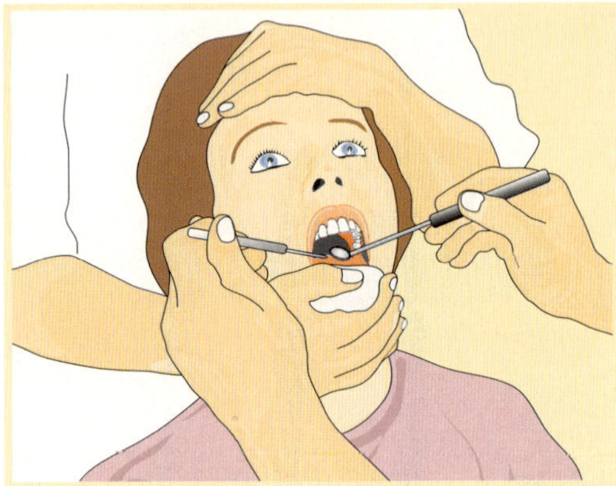

Abb. 34.**10** Hilfestellung bei der Kehlkopfspiegelung; gleiche Hilfeleistung auch bei der Kehlkopfprobeexzision im Sitzen (nach Fleischer).

- *Zunge* wird mit einem Läppchen gefaßt, herausgezogen (vom Patienten selbst oder durch einen hinter ihm stehenden Helfer).
- *Biopsiematerial* wird sogleich in eine Fixierlösung gegeben und umgehend zur Untersuchung gebracht.

Nachsorge. Nahrungskarenz während 2–4 Stunden, falls anästhesiert wurde. Der Patient soll während dieser Zeit überwacht werden.

Laryngoskopie

Mittels Laryngoskop ist eine direkte Betrachtung des Kehlkopfes möglich. Zur Einführung des Laryngoskops muß der Kopf des liegenden Patienten stark nach hinten gebeugt werden. Zusätzlich zur Besichtigung können weitere diagnostische und therapeutische Maßnahmen durchgeführt werden:

- mittels zwischengeschaltetem Mikroskop kann ein Laserstrahl in den Kehlkopf geleitet werden und dort mit großer Präzision punktförmige und unblutige Gewebezerstörung vornehmen – *Kehlkopfmikrochirurgie*;
- es können die Bewegungen des Kehlkopfes verfolgt – *Stroboskopie* – und
- Gewebeentnahmen vorgenommen werden – *Probeexzision, Biopsie.*

Vorsorge und *Nachsorge* entsprechen den allgemeinen Richtlinien der Endoskopie (Kap. 43). Bei der Nachkontrolle gilt es besonders auf eine eventuelle Nachblutung und Atemprobleme zu achten.

Röntgenuntersuchungen

Im HNO-Bereich handelt es sich immer um selektive oder umfassende Schädelaufnahmen (Kap. 44).

Zur Abbildung des Gesichtsschädels mit seinen Nebenhöhlen eignet sich vor allem die

- *halbaxiale Aufnahme* (Röntgenstrahl vom Hinterhaupt kommend → auf dem Bild erscheinen die Nebenhöhlen beider Seiten);
- *Tomographie* zum Nachweis von ausgedehnten Frakturen und Tumoren.

Ohrenspezifisch sind

- Standardaufnahmen des Schläfenbeins (nach Schüller und Stenvers),
- Schichtaufnahmen (Tomographie).

34.2.2 Situation des Patienten

Problemfelder

Je nach betroffenem Teilgebiet sind die Probleme sehr unterschiedlich. Sie werden im folgenden entsprechend unterteilt.

Ohren

Schwerhörigkeit

Die Zahl der Schwerhörigen und Ertaubten steigt in der immer lauter werdenden Umwelt an. Schwerhörigkeit ist für den Arzt ein medizinisches Problem, für den Patienten eine schwere Behinderung bzw. ein Verlust, für die Mitwelt, insbesondere für die im Gesundheitsdienst tätigen Personen, eine nicht immer leichte Aufgabe. Je nach Ursache ist für den betroffenen Patienten nach entsprechender Therapie eine Heilung möglich, für die meisten aber bedeutet sie einen Dauerzustand, eine Beeinträchtigung, die ihr ganzes Leben verändert, und ein Leiden, das für den Du-ausgerichteten Menschen nur schwer akzeptierbar ist.

Der Arzt unterscheidet (je nach Ursache)

- die *Schalleitungsstörung* infolge Ohrschmalzpfropfes, Gehörgangsentzündung, Tubenkatarrh, Mittelohrentzündung, Otosklerose u. a.;
- die *Schallempfindungsschwerhörigkeit*. Sie ist durch äußere Einflüsse verursacht (Lärmeinwirkung, ohrschädigende Medikamente, z. B. Streptomycin). Sie kann aber auch eine Folge von Tumoren, Menière-Krankheit, eines Hörsturzes oder angeboren sein. Am häufigsten handelt es sich um ein degeneratives, nicht rückgängig zu machendes Altersleiden – *Altersschwerhörigkeit*.

Schwerhörigkeit muß erfaßt, abgeklärt und, wenn möglich, behandelt werden. Dies gilt ganz besonders im *Kindesalter*; für Kinder ist eine ihrer Behinderung angemessene Schulung ganz besonders wichtig. Sofern mit medizinischen Maßnahmen nichts erreicht werden kann (insbesondere bei *Altersschwerhörigkeit*), muß eine apparative Versorgung erwogen werden.

Ein großer Teil der Schallempfindlichkeitsstörungen ist mit *Ohrengeräuschen* (Tinnitus) verbunden. Sie sind die unangenehmsten Begleiterscheinungen der Schwerhörigkeit und werden vom Betroffenen häufig schlechter ertragen als die Höreinbuße selber. Dauernde Ohrengeräusche können einen Menschen zermürben, sie lösen Ängste aus (z. B. vor einem Hirnschlag) und haben die Tendenz, die Gedanken und Gefühle zu absorbieren. Die Folge davon sind Beziehungsprobleme → Isolation und Mißtrauen → Rückzug auf die Hör- bzw. Geräuschprobleme → noch größere Beziehungsprobleme: ein Circulus vitiosus, der nur durch helfende, klärende Gespräche durchbrochen werden kann.

Taubheit

Die Taubheit *beim Kind* muß anders gesehen werden als die Taubheit eines Menschen, der erst im späteren Leben oder im Alter taub geworden ist. Ohne Gehör erlernt das Kind die Sprache nicht. Ohne Sprache fehlt ihm ein wesentliches Merkmal des Menschen. Es bleibt u. U. intelligenzmäßig und seelisch retardiert (Probleme, die für das Kind, die Eltern und die Betreuer enorm sind und riesigen Einsatz verlangen). Der *erst später Ertaubte* muß eine ungeheure Umstellung durchmachen. Mit dem Verlust des Hörvermögens verliert der Mensch die bis dahin vertraute und gewohnte Verständigung mit den Mitmenschen. Nicht immer gelingt die Umstellung auf die anderen Sinne (Sehen, Tasten) bzw. das optimale Freisetzen von Ressourcen und Anpassungsmechanismen. Bleibt das Kompensationsvermögen aus, sind häufig Resignation, Isolation und schwerwiegende seelische Einsamkeit die Folge. Dazu kommt, daß die Mitwelt im allgemeinen gerade dieser Behinderung gegenüber weniger Toleranz und Einfühlungsvermögen zeigt als z. B. für Blinde. Taube und Schwerhörige werden „übersehen", „ignoriert", häufig sogar als „dumm und unverständig" abgeschoben.

Es ist für den Gesunden schwer, das harte Los des Ertaubten zu ermessen. Da auch das spontane Mitgefühl erschwert ist, soll dem Lernenden *Gelegenheit zur Selbsterfahrung* ermöglicht werden durch
- Testen des eigenen Hörens;
- Simulieren des Verlusts (z.B. mit Wachskugeln im Ohr) in der Spiel- und Übungssituation;
- Auswerten der gemachten Erfahrungen mit dem Ziel der Sensibilisierung für die großen Probleme des Hörbehinderten und Ertaubten.

Ohrschmalz, Ohrpfropf

Das von den Talg- und Ohrschmalzdrüsen des Gehörgangs gebildete bräunliche, wachsartige Ohrschmalz entleert sich normalerweise in kleinen Schüppchen. Bei übermäßiger Produktion kann es sich zum *Pfropf* ansammeln und schließlich den Gehörgang verschließen. Es entsteht eine *Schalleitungsschwerhörigkeit*, gelegentlich verbunden mit *Ohrensausen*. Die Behandlung besteht im Ausspülen des Gehörgangs. Für viele Patienten ist der Ohrpfropf ein sich wiederholendes Leiden, das mit Gefühlen von Scham und Peinlichkeit verbunden ist. Sie bringen den Ohrpfropf mit mangelnder Hygiene in Zusammenhang und fühlen sich schuldig. Ein klärendes Gespräch kann eine große Hilfe bedeuten und unnötige Probleme beheben.

> Gehörgang *nie* mit Wattestäbchen reinigen.
> - Die Schüppchen werden zurückgestoßen → fördert die Pfropfbildung;
> - Verletzungsgefahr.

Nase

Behinderung der Nasenatmung

Eine intakte Nasenatmung dient der Erwärmung, Befeuchtung und Säuberung der Einatmungsluft. Sie kann deshalb auf die Dauer nicht durch die Mundatmung ersetzt werden, ohne schädliche Auswirkungen zu haben. Die Störung der Luftdurchgängigkeit der Nase ist auch ein psychisches Problem. Eine „verstopfte Nase" verursacht Mißempfindungen, der Mensch fühlt sich gestört, nicht intakt, krank. Ursachen der Behinderung der Nasenatmung sind
- *sporadisch auftretende Störungen:* der Schnupfen (Virusinfektion), die Rhinopathie (oft infolge Allergenen, z.B. als Heuschnupfen);
- *organische Veränderungen:* Nasenpolypen, Tumoren, Verkrümmung der Nasenscheidewand, vergrößerte Rachenmandeln u.a.

Alle diese Störungen können Anlaß oder Auslöser einer *Sinusitis* (Nebenhöhlenentzündung) sein (S. 980).

> Lindernde Maßnahmen bei Schnupfen (S. 317):
> - japanisches Heilpflanzenöl,
> - Heilmassage für die Nase.

Nasenbluten

Nasenbluten (Epistaxis) kann eine harmlose, flüchtige Erscheinung oder Begleitzeichen von ernsten Erkrankungen sein. Da die Nasenschleimhaut viele oberflächlich gelegene Blutgefäße hat (feinste Äderchen, die platzen können), tritt Nasenbluten auf bei
- erhöhter Blutungsneigung (hämorrhagische Diathese), Antikoagulation;
- erhöhtem Blutdruck, Arteriosklerose, Herz- und Nierenkrankheiten;
- vermehrter Blutgefäßfüllung bei Infektionskrankheiten (Scharlach, Masern, Grippe).

Patienten, die zu Nasenbluten neigen, müssen die einfachen *blutungshemmenden Maßnahmen* kennen und anwenden können:

> - Sitzen, Kopf stützen, Beine tief lagern; dadurch kann der Blutdruck im Kopfbereich gesenkt werden.
> - Kalte Kompresse oder Eiskrawatte auf den Nacken legen → reflektorische Kontraktion der Schleimhautgefäße.
> - Nasenflügel der blutenden Stelle fest mit dem Finger an die Nasenscheidewand pressen → Kompression der Gefäße.

Eine anhaltende Blutung bedarf der ärztlichen Therapie: blutstillende Medikamente, Ätzen der Schleimhaut, Tamponade der Nase (Austamponieren mit Mullstreifen, Einführen eines speziellen Tampons (Bellocq-Tamponade durch den Mund in den Nasenrachen).

Obwohl Nasenbluten bei einem sonst Gesunden selten ein dramatisches, lebensbedrohliches Ereignis ist, löst es Angst, Sorge und Unruhe aus. Wenn diese Faktoren nicht durch Ruhe und Sicherheit vermittelnde Betreuer gemindert werden, können sie tatsächlich die Blutung verstärken (der Blutdruck steigt an → die Blutung verschlimmert sich). Bei nervösen Patienten kann etwas Baldrian helfen.

Rachen, Kehlkopf

Heiserkeit

Die Heiserkeit ist häufig Zeichen einer Entzündung der Schleimhaut des Rachens oder des Kehlkopfes. *Es ist das erste und einzige Frühsymptom eines Kehlkopftumors.* Je nach Schwere der Mitbeteiligung des Stimmapparats erscheint sie in allen Abstufungen von leicht „belegter" Stimme über Schwierigkeiten bei der Tongebung bis zur völligen *Tonlosigkeit.* Forciertes Sprechen führt zu einer schädigenden Überbeanspruchung des Stimmapparats, weshalb oft striktes Sprechverbot zur Ruhigstellung der Stimmbänder notwendig ist. Zum Problem der Stimmlosigkeit (Verlust der Stimme), z. B. nach Kehlkopfentfernung, S. 982 f.

Atemnot

Eine Verlegung oder Verengung des Rachen-Kehlkopf-Bereichs führt immer auch zu Atembehinderung, Ateminsuffizienz oder sogar zum Atemstillstand.

Schmerzen

Schmerzen im Bereich des *Gesichts* sind häufig unerträgliche Schmerzen. Sie werden intensiver wahrgenommen, stärker empfunden und rascher mit Gefühlen von Bedrohung und Angst belegt, als dies bei den anderen Körperregionen der Fall ist. Schmerzäußerungen sind zudem immer Alarmzeichen und bedürfen der Abklärung.

Situationseinschätzung

Es ist nicht so, wie häufig angenommen wird, daß die Pflegeprobleme auf HNO-Stationen klein und leicht zu bewältigen sind. Zwar gibt es Patienten, die für kleine und kleinste Eingriffe auf die Station kommen. Jeder Patient bringt aber sich selber mit, seine Biographie, Probleme, Sorgen usw. – der Eingriff ist ein Einschnitt in sein Leben und daher immer wichtig, nie einfach klein. Daneben handelt es sich stets um Eingriffe, die die Sinneswelt, die Sprache, die Nahrungsaufnahme, die Atmung und das sichtbare Äußere des Patienten betreffen. Die Routine der „immer gleichen Operationen" darf den Blick auf diese Dimension nicht verstellen. Daneben gibt es aber auch jene Patienten, die mit der Last einer lebensverändernden Diagnose, z. B. für eine Kehlkopfresektion, ins Krankenhaus eintreten. Die Anforderungen, die dann an die Pflegegruppe gestellt werden, können sehr groß sein. Die Situationseinschätzung hat sich demnach zu orientieren an

- der organischen/medizinischen Ausgangslage;
- der Befindlichkeit, dem Befinden und der Lebenssituation (Biographie, Gewohnheiten);
- der psychischen Belastung bzw. Belastbarkeit und an der Verarbeitungsfähigkeit des Kranken;
- der sozial-rehabilitativen Situation;
- den Gesundheitsressourcen usw.

34.2.3 Aspekte der Pflege

Die allgemeingültigen Aspekte der Pflege bei Patienten mit Erkrankungen im Hals-Nase-Ohren-Bereich sind sehr vielfältig. Einerseits geht es um die Unterstützung bei Behandlungsmaßnahmen, andererseits um den Umgang mit Schwerhörigen und Tauben. Im folgenden einige Grundlagen.

Umgang mit schwerhörigen und tauben Menschen

Folgende Grundsätze sind zu beachten:

Richtiges Sprechen schafft Vertrauen:

- Langsam, deutlich sprechen mit zugewandtem Gesicht;
- nicht zu laut, mit kleinen Pausen zwischen den Satzteilen; keine Verschachtelungen, keine Fremdwörter.

Richtige Beleuchtung fördert das Verstehen:

- Nicht zwischen Lichtquelle (Fenster) und Patient stehen.
- Gesicht des Sprechenden beleuchten, besonders wichtig in der Dämmerung und nachts (Nachtwache).

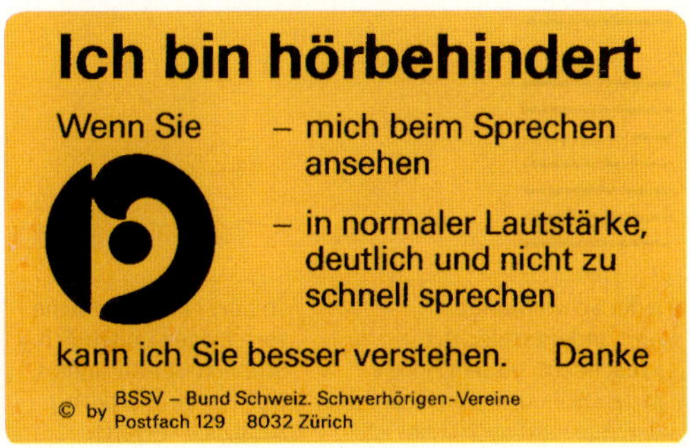
Ich bin hörbehindert
Wenn Sie
– mich beim Sprechen ansehen
– in normaler Lautstärke, deutlich und nicht zu schnell sprechen
kann ich Sie besser verstehen.
Danke
© by BSSV – Bund Schweiz. Schwerhörigen-Vereine
Postfach 129 8032 Zürich

Abb. 34.**11** Identitätskärtchen für Hörbehinderte. Entsprechende Karten gibt es auch für Taubstumme und Taubblinde.

Das gehörlose Kind im Krankenhaus (Arbeitsgruppe von Gehörlosen und Hörenden, Zürich 1981)

1. Das gehörlose Kind hört nicht – es liest Ihnen die Sprache vom Munde ab. – Sprechen Sie bitte schriftdeutsch, mit deutlichen Lippenbewegungen, langsam, aber fließend in kurzen, klaren Sätzen und in gewöhnlicher Lautstärke. Achten Sie darauf, daß Ihr Gesicht gut beleuchtet ist; wenn es dunkel ist, kann das Kind nicht ablesen.
2. Das gehörlose Kind lernt in einer Sonderschule sprechen. Es hört sich selber kaum. Seine Stimme ist daher oft monoton, unmelodisch und nicht immer sofort verständlich.
3. Das gehörlose Kind beobachtet sehr gut. Lassen Sie Ihre Mimik spielen. Wenn Sie Ihre Aussagen bisweilen mit einfachen, ruhigen Gesten begleiten, kann das gehörlose Kind Sie besser verstehen.
4. Das gehörlose Kind kann nicht gleichzeitig Ihre Erklärungen vom Mund ablesen und das Vorzeigen einer praktischen Tätigkeit verfolgen. – Sprachliche Erklärungen und Anschauungen müssen einander folgen. Benützen Sie evtl. Bilderbücher und Zeichnungen, wenn die sprachlichen Möglichkeiten noch begrenzt sind.
5. Das gehörlose Kind will am Leben seiner Umwelt teilnehmen. – Nehmen Sie sich als Pflegeperson, als Angehörige, als Mitpatient in regelmäßigen Abständen Zeit für den Kontakt.
6. Bei Gehörlosen finden sich alle Begabungsgrade. Beachten Sie das Interesse von intelligenten Gehörlosen. Zeigen Sie Verständnis und Geduld mehrfachgeschädigten Gehörlosen gegenüber.
7. Das gehörlose Kind wünscht kein falsches Mitleid. Pflegen Sie eine partnerschaftliche Beziehung zu ihm!
8. Das gehörlose Kind braucht Kontakt mit Hörenden. – Scheuen Sie sich nicht, ihm zu begegnen. Wagen Sie es, mit ihm ins Gespräch zu kommen!

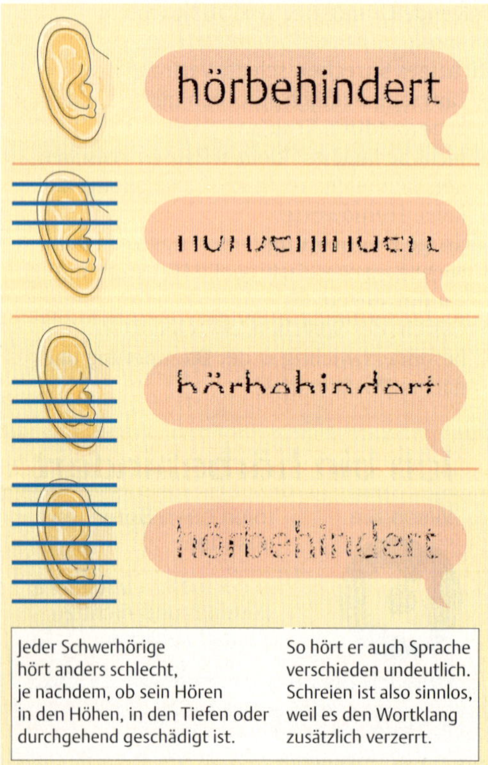
hörbehindert
Jeder Schwerhörige hört anders schlecht, je nachdem, ob sein Hören in den Höhen, in den Tiefen oder durchgehend geschädigt ist.
So hört er auch Sprache verschieden undeutlich. Schreien ist also sinnlos, weil es den Wortklang zusätzlich verzerrt.

Abb. 34.**12** Schwerhörigkeit und Sprache. Verschiedene Hörbehinderungen (nach Sandberger).

Richtige Information bzw. „Behinderung nicht vergessen“:

- Schwerhörigensignet in die Patientendokumentation.
- Kärtchen über dem Patientenbett anbringen und evtl. dafür sorgen, daß der Patient es bei sich trägt (Abb. 34.**11**).

Richtiges Einschätzen der Hörbehinderung:

- Befund in Beziehung bringen zur Physiologie des Ohres: Welcher Teil fällt aus? Wie könnte sich das auswirken? (Abb. 34.**12**).
- Einfühlung bedeutet Akzeptanz. Akzeptanz fördert das Vertrauen und damit die vorhandenen Kräfte / Ressourcen.

Mit dieser Vertrauensbildung geben wir dem Patienten Mut, Bestätigung und die Gewißheit, daß er trotz seiner Behinderung ein „gesundes Leben“ führen kann. Drei Merkblätter – Erfahrungen, die Ihnen helfen können, sich gegebenenfalls richtig zu verhalten – finden Sie oben sowie S. 975 u. 976.

Verabreichung von Tropfen und Salben

Tropfen und Salben sind Wirkstoffe, die zur Abschwellung der Schleimhaut bei Entzündungen, vor Untersuchungen, zur Schmerzlinderung usw. angewendet werden, z. B.

Schwerhörigkeit im Krankenhaus
(mit freundlicher Genehmigung von Pfarrer Martin Ost, Schwerhörigenseelsorge Unteraltenbernheim)

Zwei Mißverständnisse über Schwerhörigkeit sind auszuräumen:

1. Schwerhörigsein heißt nicht, daß man alles leiser hört, sondern Schwerhörigsein bedeutet, bestimmte Laute der Sprache gar nicht mehr zu hören oder nicht klar von anderen unterscheiden zu können. Schwerhörigsein bedeutet also bruchstückhaftes Hören.
2. Schwerhörigkeit ist eine unheilbare Behinderung; ein Hörgerät ist kein Heil-, sondern ein Hilfsmittel. Der schwerhörige Patient braucht also immer eine besondere Zuwendung, auch wenn er ein Hörgerät trägt. Dies bedeutet im einzelnen:
   - Sprechen Sie langsam und deutlich und dann erst laut, aber nicht zu laut.
   - Sehen Sie den Schwerhörigen an, wenn Sie mit ihm sprechen.
   - Stellen Sie sich so, daß das Licht auf Ihr Gesicht fällt, so daß der Schwerhörige von Ihrem Mund ablesen kann.
   - Sprechen Sie in kurzen, bildhaften Sätzen ohne Fremdworte.
   - Ihr Mund muß frei sein (kein Kugelschreiber, kein Kaugummi, keine Hand vor dem Mund usw.).
   - Sie können davon ausgehen, daß der Schwerhörige Lautsprecherdurchsagen grundsätzlich nicht versteht, er wird in aller Regel nicht einmal bemerken, daß eine Durchsage gemacht worden ist.
   - Wenn Sie für das ganze Zimmer etwas anzusagen haben oder wenn Sie eine Frage an alle Patienten eines Zimmers richten, dann stellen Sie sich so, daß der Schwerhörige Sie sehen und verstehen kann. Sie können davon ausgehen, daß alle anderen Ihre Ansage auch verstanden haben, wenn der Schwerhörige sie verstanden hat.
   - Haben Sie mit einem Schwerhörigen etwas Wichtiges zu besprechen, so sagen Sie am Anfang gleich, worüber Sie mit ihm reden möchten, z. B.: „Ich möchte mit Ihnen jetzt über Ihre Operation morgen sprechen", und versichern Sie sich, daß der Schwerhörige diese Überschrift verstanden hat. Er wird dann alles folgende leichter verstehen.
   - Hat er Sie trotzdem einmal nicht verstanden, so fragen Sie ihn, was er verstanden hat. Sie brauchen dann nicht noch einmal ganz von vorne mit Erklärungen zu beginnen, sondern können das Unverstandene mit anderen Worten noch einmal sagen. In aller Regel wird ein Schwerhöriger Sie dann verstehen.
   - Im dunklen Röntgenraum wird ein Schwerhöriger Ihre Aufforderungen zum Einatmen, Luftanhalten usw. in aller Regel nicht verstehen. Besprechen Sie mit ihm vorher, solange das Licht noch an ist, wie er sich verhalten soll, und vereinbaren Sie mit ihm entsprechende Zeichen.
   - Achten Sie darauf, daß ein Schwerhöriger, der ein Hörgerät hat, dieses auch trägt, insbesondere bei Visiten und wichtigen Besprechungen. Es kann sogar nötig sein, auch auf dem Weg zum OP das Hörgerät noch im Ohr des Schwerhörigen zu lassen, wenn da noch wichtige Dinge zu besprechen wären.
   - Sollte das Hörgerät nicht oder nicht befriedigend funktionieren, so sind in aller Regel die Batterien verbraucht. Die Batterien halten durchschnittlich eine Woche; wiederaufladbare Batterien müssen jeden Abend herausgenommen und gegen frisch geladene ersetzt werden.
   - Machen Sie, wo nötig, auch die Ärzte darauf aufmerksam, welcher Patient schwerhörig ist. Die Ärzte können dann nicht nur ihre Sprechweise auf den Schwerhörigen einstellen, sondern auch bei der Anwendung der Medikamente auf die Schwerhörigkeit Rücksicht nehmen.
   - Dies sind nur einige grundsätzliche Hinweise; für den speziellen Fall muß man noch zusätzliche Überlegungen anstellen. Ein Hilfsmittel ist es, wichtige Einzelheiten des Gespräches oder unverstandene Worte aufzuschreiben. Zu diesem Zweck eignet sich besonders eine Wachstafel, wo man ohne Schwierigkeiten Geschriebenes wieder löschen kann. Zum Gespräch mit dem Schwerhörigen empfiehlt es sich, auf jeden Fall Papier und Bleistift mitzunehmen.
   - Seien Sie dem Schwerhörigen nicht böse, wenn er Ihnen mißtrauisch begegnet. Dieses Mißtrauen ist Folge seiner Behinderung.
   - Bedenken Sie bitte immer, daß ein Schwerhöriger gerade im Krankenhaus ein besonders einsamer Mensch ist, da er an den Gesprächen in seinem Zimmer in aller Regel nicht teilnehmen kann. Er ist häufig auch von besonderen Ängsten geplagt, da ihm all die Geräte, mit denen er in Berührung kommt, unbekannt sind und er fürchtet, Erklärungen, wozu diese Geräte dienen könnten, überhört zu haben.

Umgang mit Hörgeräten (Schweizerische Schwerhörigenvereine)

Allgemeine Hinweise

1. Den Patienten niemals durch plötzliches Anreden oder Berühren erschrecken; ihn vielmehr durch immer gleiches Erkennungszeichen (z. B. Betätigen des Lichtschalters) auf sich aufmerksam machen. Sich vergewissern, ob das Hörgerät eingeschaltet ist.
2. Die Funktionstüchtigkeit des Hörgerätes überprüfen.
3. Mit dem schwerhörigen Patienten deutlich, etwas langsamer und nicht zu laut sprechen. Mit Gehörlosen in der Regel hochdeutsch sprechen. Sich so in das Gesichtsfeld des Hörbehinderten stellen, daß er gut ablesen kann. Nachts eigenes Gesicht beleuchten.
4. Dem Patienten alle ihn betreffenden Vorgänge und Maßnahmen erklären. Prüfen, ob er die Mitteilung richtig verstanden hat. Nichtverstandene Äußerungen mit anderen Worten umschreiben. Wichtige Mitteilungen schriftlich abgeben.
5. Immer Kontakt mit Angehörigen aufnehmen und Informationen vermitteln.
6. Den schwerhörenden Patienten ins allgemeine Gespräch miteinbeziehen. Ärzte, Pflegepersonal und Mitpatienten informieren (Eintragung in die Krankengeschichte bzw. in den Pflegebericht, Kardex).
7. Zum Röntgen, bei Strahlen- und Wassertherapien darf das Hörgerät nicht getragen werden; Verständigungsmöglichkeit vorher vereinbaren.
8. Beim Patienten mit Hörgerät harte Geräusche, z. B. durch metallene Gegenstände, vermeiden. Sie werden besonders laut und schmerzhaft empfunden.
9. Telefonapparat mit Verstärker beschaffen (Magazin/PTT).

Bedienung der Hörgeräte

Hinterohrgerät oder Hörbrille

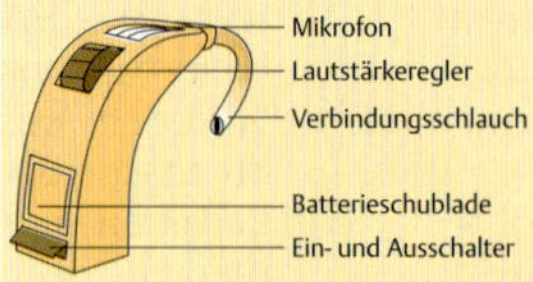

Im-Ohr-Gerät

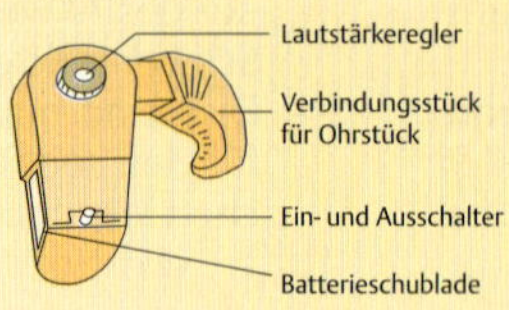

Ein- und Ausschalten: mit Schalter +, – oder 0 (Null). Bei Nichtgebrauch Gerät abschalten (Batterie sparen!)
Lautstärke regulieren: mit kleinem Rad, das meistens mit Zahlen versehen ist
Tonübertragung:
M = Mikrofon eingeschaltet (Normalstellung)
T = Telefonspule zum Telefonieren und für Ringhöranlagen
MT = beide Möglichkeiten kombiniert

Mögliche Störungen des Hörgerätes

Ursache	Behebung
keine oder schlechte Tonübertragung	
– Schalter steht auf 0 oder T anstatt auf M	– ein- oder umschalten
– Batterie ist verbraucht	– neue Batterie einlegen
– Ohrstück ist verstopft	– Ohrstück von Apparat entfernen. Putzen, in Seifenwasser oder Zahnprothesenmittel einlegen, spülen und durchblasen. – gut trocknen lassen
– Kabel ist defekt (bei Taschengeräten)	– Kabel auswechseln (Träger hat meistens ein Reservekabel bei sich)
Gerät pfeift	
– schlechter Sitz des Ohrstücks	– Ohrteil mit Drehbewegung gut in den Gehörgang stoßen, Ohrteilspitze muß in der Ohrfalte liegen
– der Patient liegt auf dem Hinterohrgerät	– Lagewechsel oder Gerät herausnehmen
– im Gehörgang des Trägers ist ein Ohrschmalzpfropf	– fachgerecht entfernen lassen
– Gehörgang hat sich ausgeweitet	– neues Ohrstück durch den Hörgeräteakustiker anpassen lassen
andere Störungen	
– der Verbindungsschlauch zum Ohrteil (Hinterohrgerät) ist hart, brüchig oder gerissen	– Schlauch ersetzen lassen
– das Mikrofon (beim Taschengerät) hat nicht genügend Abstand zum Lautsprecher im Ohrteil	– richtige Distanz herausfinden und einhalten

internationales Signet für Schwerhörigkeit

- Tropfen und Sprays, die vasokonstriktive Substanzen (Adrenalin) enthalten;
- anästhesierende Tropfen, Salben, Sprays;
- Chemotherapeutika (z. B. Antibiotika, Glucocorticoide) usw.

Ohrentropfen

- Der Patient legt sich auf die Seite.
- Tropfen auf Körpertemperatur wärmen.
- Verordnete Tropfenzahl ins obenliegende Ohr einfließen lassen.
- Den Patienten 15 – 20 Minuten so liegen lassen (evtl. Tropfen nachher ausschütteln lassen, keine Watte ins Ohr geben).
- Tropfenverabreichung nach Perforation des Trommelfells kann Schwindel verursachen, darum soll eine Applikation nur nach spezieller Verordnung und im Liegen vorgenommen werden.

Nasentropfen

- Einträufeln der verordneten Tropfenzahl in beide Nasenseiten. Der Patient neigt dabei seinen Kopf leicht nach hinten und zur Seite und zieht die Flüssigkeit hoch. Dadurch wird ein rasches Ablaufen durch den Rachen verhindert.
- Nasentropfen, die über lange Zeit verabreicht werden, können zu Austrocknung der Schleimhaut, zu Dauerschwellung oder Atrophie führen (Arztverordnung erneuern lassen).

Ohren- und Nasensalben

Die Verabreichung geschieht grundsätzlich wie die Tropfenapplikation. Die Menge der zu applizierenden Salbe muß bekannt sein.

> Tropfengläschen, Pipetten, Tuben sind peinlich sauberzuhalten. Die Anweisungsvorschriften (z. B. Aufbewahrung im Kühlschrank) und Verfalldatum sind zu beachten.

Ohrenspülung

Indikation. Ausspülen von Sekret, Ohrschmalz, Ohrpfropf, Fremdkörper aus dem äußeren Gehörgang.

Gegenindikation. Bestehende Trommelfellperforation. Es besteht die Gefahr von Schwindel, Entzündung der Mittelohrschleimhaut.

Durchführung:

- Mit großer Ohrspritze (50 – 100 ml) oder mit einer speziell installierten Spüleinrichtung wird körperwarmes Leitungswasser ohne Zusätze unter Sicht des Auges in den Gehörgang gespritzt.
- Die aus dem Gehörgang zurückfließende Spülflüssigkeit wird in eine Nierenschale, die unterhalb des Ohrläppchens gehalten wird, aufgefangen.
- Ein harter Ohrpfropf wird vor der Spülung aufgeweicht. Dazu eignen sich 3%iges Wasserstoffperoxid, Borglycerin, Cerumenex-Tropfen, Olivenöl.

Kieferhöhlenspülung

Die Kieferhöhle kann vom Arzt mittels abgebogenem stumpfen Spülröhrchen durch ihre natürliche Öffnung im mittleren Nasengang erreicht werden.

Häufiger wird die Höhle vom unteren Nasengang aus nach Durchstechen der dünnen Wand zwischen Nase und Kieferhöhle punktiert.

Benötigte Gegenstände:

- Nasenspekulum;
- sterilisierte Spülröhrchen, scharf oder stumpf;
- Gummischlauch als Zwischenstück;
- Spritze, falls keine „Behandlungseinheit“ vorhanden ist, Spülwasser;
- Watteträger, Watte;
- Medikament zur Schleimhautabschwellung (Privintropfen);
- Oberflächenanästhetikum (Pantocainlösung 1 %);
- Schutztuch, Nierenschale.

Durchführung:

- Abschwellen der Nasenschleimhaut und Oberflächenanästhesie, die mittels Watteträger unterhalb der unteren Nasenmuschel appliziert wird.
- Einführen bzw. Durchstoßen des Spülröhrchens (der Kopf muß von der assistierenden Pflegeperson geradegehalten werden).
- Spülung mit körperwarmem Leitungswasser (mit Spritze oder Spülvorrichtung):
  - Zwischen Nadel und Handstück bzw. Spritze wird zum Druckausgleich ein dünner, nachgiebiger Schlauch eingesetzt.
  - Das Spülwasser fließt durch die normale Öffnung der Kieferhöhle unterhalb der mittleren Nasenmuschel ab.
  - Zur Spülung wird der Kopf nach vorne geneigt, damit die Spülflüssigkeit durch die

Nase abfließen kann. Damit der Patient „sich nicht verschluckt", soll er durch den Mund einatmen und durch die Nase ausschneuzen.
- Ausfließende Spülflüssigkeit auf Beimengungen kontrollieren.

Exemplarische Pflegesituationen

34.2.4 Ohren
34.2.5 Nase und Nebenhöhlen
34.2.6 Rachen und Kehlkopf

34.2.4 Ohren

Man unterscheidet
- Krankheiten des *äußeren Ohres*: Otitis externa, Stenosen, Fremdkörper;
- Krankheiten des *Mittelohres*: Tubenkatarrh, einfache Mittelohrentzündung, Cholesteatom, Otosklerose u. v. a.;
- Krankheiten des *Innenohres*: Knallschäden, Menière-Erkrankung, Altersschwerhörigkeit, Taubheit, Hörsturz.

Krankheitszeichen und Pflegeprobleme

Sie sind von der Art, der Lokalisation, der Intensität des Auftretens abhängig.
- *Entzündungszeichen:* Ohrenschmerzen, Ohrfluß (vermehrte Sekretion), evtl. Fieber. Bei der Mittelohrentzündung kann ein Trommelfellloch entstehen, durch das Sekrete/Eiter aus der Paukenhöhle in den Gehörgang übertreten und durchs Ohr auslaufen. Diese *Spontanperforation* des Trommelfells führt zum Rückgang der Schmerzen; das Loch schließt sich später wieder. Beim chronischen Verlauf (Otitis media chronica) entsteht eine Perforation, die sich nicht schließt.
- *Schwerhörigkeit* tritt bei Erkrankungen des Mittel- und Innenohres auf.
- *Schwindel* – häufig verbunden mit Hörproblemen, Nystagmus, Übelkeit, Brechreiz, Erbrechen – weisen, wenn sie anfallsweise immer wieder auftreten, auf eine *Menière-Krankheit* hin (Störung des Labyrinths).
  Diese Symptome können aber auch Zeichen einer *zentralen Hör-* und *Gleichgewichtsstörung* sein. Die Art und Weise, wie die Symptome auftreten, geben dem Arzt Hinweise für die Lokalisation der *Vestibularisstörung*. Sie sprengen z. T. den HNO-Bereich und sind mit neurologischen Problemen verquickt. Man spricht dann auch von *Neurootologie*.
- *Akuter Hörverlust*, auch *Hörsturz* genannt, ist Zeichen einer plötzlichen Funktionsstörung des Innenohres. Sie tritt meist einseitig auf, ist oft begleitet von klingenden Ohrgeräuschen. Es handelt sich um eine sehr ernste Erkrankung. Die Ursache ist ungeklärt, man denkt an eine plötzliche Drosselung der Blutzufuhr und damit an eine Ernährungsstörung der Sinneszellen; möglich ist auch eine Virusinfektion mit einer Schädigung des Hörnervs (Vestibularneuritis).

Therapeutisch wird versucht, durch Infusionen von durchblutungsfördernden Mitteln wie Rheomacrodex die Durchblutung zu verbessern.

Pflege- und Behandlungsplan

Das *Ziel* liegt im Wiederherstellen, Erhalten oder im bestmöglichen Ersatz der Hörfähigkeit. Die Maßnahmen sind:

Beheben, Behandeln von Entzündungen:
- Ruhigstellen, evtl. Bettruhe;
- Schmerzbekämpfung, Ohrentropfen;
- Antibiotika je nach Erreger und Schweregrad.

Rehabilitation des Schwerhörigen:
- hörverbessernde Operationen und/oder
- apparative Versorgung bei Innenohrschwerhörigkeit oder bei inoperabler Schalleitungsschwerhörigkeit (Hörgeräteanpassung);
- Training des Lippenablesens, Fördern und Unterstützen des Sprachverständnisses;
- Information über Hörmittelzentralen, Schwerhörigenvereine, Hörtrainings- und Sprachpflegekurse.
  Kontaktadressen:
  - *Deutschland:* Deutscher Schwerhörigenverbund e. V., Deutsche Gesellschaft zur Förderung der Hör-Sprach-Geschädigten e. V.
  - *Schweiz:* Bund Schweizerischer Schwerhörigenvereine BSSV.

Chirurgische Korrektur, z. B. als
- *Korrektur* von Mißbildungen (abstehende Ohren);
- Einlage von *Paukenröhrchen* zur Belüftung des Mittelohres bei Kindern mit chronischem Tubenkatarrh;
- *Tympanoplastik:* Trommelfellverschluß und evtl. hörverbessernde Operation bei chronischer Mittelohrentzündung. *Prinzip:* Ersatz des Trommelfells durch Faszie und Wiederaufbau einer funktionierenden Gehörknöchelchenkette;

Tabelle 34.**2** Standardisierter Pflegeplan bei Ohrenoperationen

	Otoskleroseoperation (Stapesplastik)	**Tympanoplastik Fazialisdekompression**	**Operationen am äußeren Ohr (z. B. abstehende Ohren)**
Operationsvorbereitung	allgemeine Maßnahmen (Kap. 36)	→	→
– Röntgen	– Schädelaufnahme nach Schüller	– Schädelaufnahme nach Schüller und Stenvers	
– Rasur und Operationsgebiet reinigen, desinfizieren; sterilisierte lockere Kompresse und Ohrkappe auflegen	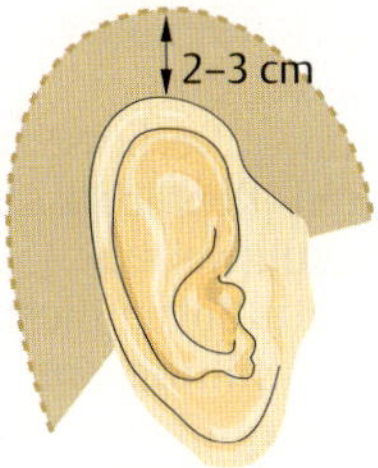	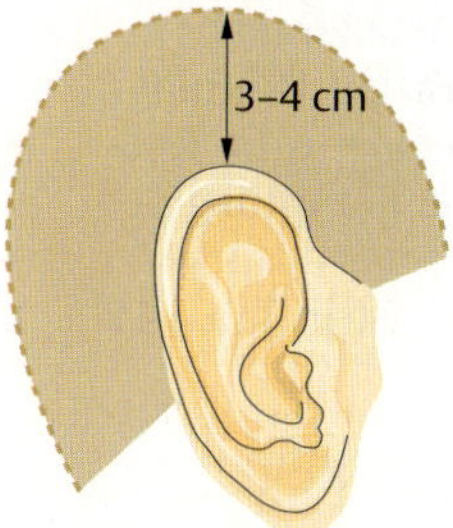	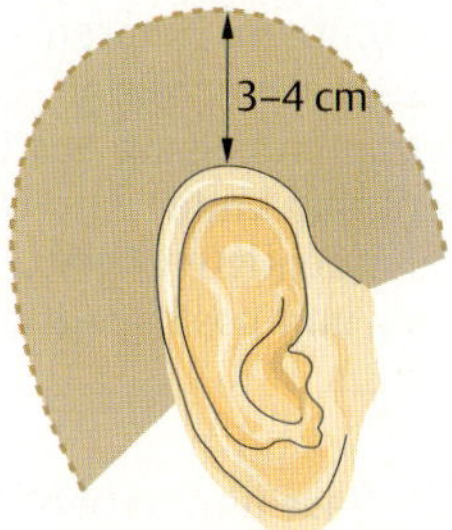
Postoperative Maßnahmen **– Verband**	– äußeren Verband am 3. Tag wechseln – inneren Verband am 5. Tag durch den Operateur wechseln	→ – inneren Verband am 7. Tag durch den Operateur wechseln	– Ohrverband für 10 Tage (nur bei Schmerzen); Verbandwechsel durch den Arzt
– Lagerung	– Rückenlage – Kopf ruhig halten – keine brüsken Bewegungen (Schwindel, Brechreiz)	– keine Vorschriften	– keine Vorschriften
– Mobilisation Betten	– am Operationstag Bettruhe, nur kurz aufstehen, in Begleitung	– am Operationstag Bettruhe, dann aufstehen zum Betten, Essen usw.	– sofortige Mobilisation
– Ernährung	– Tee nach 4 Std. – ab ca. 8 Std. weiche Kost, ab 3. Tag normales Essen – für weichen Stuhl sorgen	– Tee nach 4 Std. →	– Tee nach 4 Std. →
– Spezielles	– bei starkem Erbrechen Infusionen, Nahrungskarenz, Antiemetika bis zur Stabilisierung des Zustands – Schneuzverbot	– Schneuzverbot	– Patient hat postoperativ heftige Schmerzen; genügend Schmerzmittel geben
– Krankenhausaustritt und Nachkontrollen	– am 6. postoperativen Tag – Gehörkontrolle 5 Wochen nach Austritt – Arztkontrolle organisieren	– am 3.–8. postoperativen Tag – Gehörkontrolle 5 Wochen nach Austritt – nach ca. 2 1/2 Wochen Nachkontrolle mit Foto	– am 4. postoperativen Tag – Ohrenklappe nach Verband- und Fädenentfernung →

- *Cholesteatomausräumung* (Cholesteatom = geschwulstige Wucherung von äußerer Haut ins Mittelohr unter Zerstörung von Gehörknöchelchen, sie tritt nach Mittelohreiterungen auf). *Prinzip:* Radikaloperation des Ohres, meistens mit Rekonstruktion der Gehörknöchelchenkette und des Trommelfells;
- *Otoskleroseoperation* (Otosklerose = Fixation des Steigbügels durch abnormen Knochen). *Prinzip:* Ersatz des fixierten Steigbügels durch eine Prothese (Knorpel oder Metalldraht);
- *Fazialisdekompression* (bei Fazialislähmung). *Prinzip:* Freilegung des Gesichtsnervs im Knochenkanal hinter dem Ohr und Entlastung des beeinträchtigten Nervs.

Die *prä-* und *postoperative Pflege* ist in Tab. 34.**2** aufgeführt.

34.2.5 Nase und Nebenhöhlen

Die Nasenerkrankungen werden unterschieden in Krankheiten der

- *äußeren Nase:* Entzündungen, Verletzungen, Frakturen, Fehlstellungen, Tumoren;
- *inneren Nase:* Fremdkörper, Septumdeformitäten, Polypen, Nasenschleimhautentzündungen (Rhinitis), Stinknase (ausgeprägte Verkrustung), Geruchsstörungen;
- *Nebenhöhlen:* Nebenhöhlenentzündung (Sinusitis). Sie tritt auf als Sinusbronchitis bei Kindern, als Kieferhöhlenentzündung (Sinusitis maxillaris), Stirnhöhlenentzündung (Sinusitis frontalis).

Krankheitszeichen und Pflegeprobleme

- *Behinderung der Atmung* infolge Schwellung bei Entzündung, Verlegung durch Tumoren, Polypen, Septumverkrümmungen.
- *Entzündungszeichen* sind in erster Linie das „Nasenlaufen“, vermehrte Sekretion und Verstopfen der Nase. Die akute Nasenentzündung ist im allgemeinen harmlos, sie kann aber von einer Nebenhöhlen- oder Mittelohrentzündung gefolgt sein, kann chronischen und/oder atrophischen Charakter annehmen. Steigen die Erreger über die natürlichen Verbindungswege in die benachbarten Höhlen, so resultiert die
- *Nebenhöhlenentzündung* (Sinusitis). Man unterscheidet die *akute* Sinusitis, die mit heftigen Symptomen einhergeht (Schnupfen, Eiterabsonderung, Kopfschmerzen, gelegentlich Fieber) und sich rasch entwickelt, von der *chronischen* Sinusitis. Diese verläuft schleichend, kann Wochen und Monate dauern.

Pflege- und Behandlungsplan

Die *Behandlung* einer Sinusitis ist je nach Art der Entzündung (betroffene Höhle) verschieden. Immer geht es darum, den Abfluß aus der Höhle sicherzustellen und für ihre Belüftung zu sorgen:

- Abschwellen der Schleimhäute durch Nasentropfen oder Einlage von entsprechenden Mullstreifen;
- Durchblutung verbessern durch Wärmeanwendungen (Kopflichtkasten, Dampfinhalationen, evtl. Kurzwellen).

Entleert sich das Sekret nicht, nimmt der Arzt die **Nebenhöhlenspülung** vor, oft mit gleichzeitiger Instillation eines Chemotherapeutikums. Treten Nebenhöhlenentzündungen gehäuft auf, liegen oft ungünstige Abflußbedingungen vor; sie können durch einen *Korrektureingriff* verbessert werden:

Die wichtigsten **chirurgischen Eingriffe** sind:

- *Entfernung* von Nasenpolypen:
- *Septumplastik* – Begradigung der verkrümmten Scheidewand.
- *Kieferhöhlenoperation.* Verbesserung der ungünstigen Abflußverhältnisse durch
  - Anlegen einer bleibenden Öffnung (Fenster): *endonasale Kieferhöhlenfensterung* nach Claoué (von der Nase her ausführbarer Eingriff mittels Bohrer und Stanze);
  - *Radikaloperation* nach Caldwell-Luc – vollständige Entfernung der geschädigten Schleimhaut und Herstellung einer breiten Öffnung zur Nase.
- *Stirnhöhlenoperation.* Herstellung einer Verbindung zwischen den Stirnhöhlen und der Nase. Sie wird in der Regel von außen durchgeführt.

Die *prä-* und *postoperative* Pflege ist in Tab. 34.**3** zusammengefaßt.

34.2.6 Rachen und Kehlkopf

Rachen

Häufigste Rachenerkrankungen sind die

- Vergrößerung der Rachenmandeln,
- Mandelentzündungen (akute, chronische Tonsillitis; Angina).

Rachenkranke (im Krankenhaus) sind in erster Linie Patienten nach Tonsillektomie (Entfernung

Tabelle 34.**3** Standardisierter Pflegeplan bei Nasen-, Kieferhöhlen- und Rachenoperationen

	Nasenseptum- und Nasenplastikoperation	Kieferhöhlenoperation	Tonsillektomie nach Negus (bei Erwachsenen)
Präoperativ **– Vortag**	allgemeine Maßnahmen – Nasenschleuderreserven richten	→ →	→ – Patient soll nicht rauchen, keinen Alkohol trinken
Postoperativ **– Verband**	– Nasenschleuder nach Bedarf wechseln – (bei Nasenplastik ist ein Gips angelegt) – Tampon entfernen am 2.–5. postoperativen Tag (Arzt), Schmerzmittel	– Nasenschleuder nach Bedarf wechseln – Eisblase schwebend auf die Wange; erneuern während 1–2 Tagen – Tampon entfernen am 2.–4. postoperativen Tag (Arzt)	– sofort nach der Operation Eiskrawatte um den Hals legen; erneuern bis 1.–4. postoperativen Tag am Abend → Blutungsprophylaxe
– Lagerung	– Oberkörper leicht erhöht	→	– Seitenlage oder halbsitzend
– Mobilisation	– aufstehen am Operationstag	→	→ – 1. postoperativer Tag: gelockerte Bettruhe
– Ernährung	– 5–6 Std. nach der Operation Tee – 1.–2. Tag Milch oder Ovomaltine, weiche Kost, dann normal essen	→ am Abend: Café complet – ab 1. Tag pürierte Kost, während 5–6 Tagen	– 5 Std. nach der Operation kalter Tee – ab 1. postoperativem Tag: püriert, kalt (keine Früchte, Säuren, Gewürze)
– Darmtätigkeit	– meist ohne Unterstützung	→	– anregen ab 2. Tag
– Medikamente nach Verordnung	– Antiphlogistika, evtl. Antibiotika	– Antiphlogistika – Antibiotika	– 1/2 Std. vor dem Essen ein Analgetikum-Supp., ab 2. Tag als Tabl., keine Salicylate, sie wirken blutungsfördernd
– Spezielles		– nach dem Essen Mund spülen (Kamillosan)	– gute Überwachung: Nachblutungsgefahr bis zum 1. postoperativen Tag – Zähne putzen erst ab 3. Tag (nur vordere Schneidezähne) – keine Bäder, Duschen, Haare nicht waschen
– Krankenhausaustritt	– nach Septumoperation am 3.–6. Tag – nach Nasenplastik am 6. postoperativen Tag	– am 6.–7. postoperativen Tag – es kann noch längere Zeit ein Taubheitsgefühl zurückbleiben	am 6. Tag *Verhaltensregeln* (für die 1. Woche nach Austritt): – *keine* Sonnenbäder, übermäßige Anstrengung, lange Reisen, Sport – keine heißen Vollbäder, Haare nicht waschen, vorsichtig Zähne putzen (Zahnpasta nicht mit dem Wundbett in Berührung bringen), nicht gurgeln – Kost: weich, ohne Gewürze – kein Alkohol, nicht rauchen

der Gaumenmandeln) oder Adenotomie (Entfernung der Rachenmandeln).

Zur *prä-* und *postoperativen* Pflege Tab. 34.**3**.

Komplikationen. Nach Rachenoperationen steht die Gefahr der Nachblutung im Vordergrund. Zeichen sind Blutung nach außen, Blutschlucken oder Zeichen eines beginnenden Schocks: zunehmende Blässe, flacher Puls, oberflächliche Atmung (bei Kindern oft erstes Zeichen einer Nachblutung).

Kehlkopf

Als wichtigste Kehlkopferkrankung gilt das *Kehlkopfkarzinom*. Es trifft vor allem Männer, bevorzugt ist das höhere Lebensalter. Die Wucherung beginnt oft an den Stimmbändern, weshalb die Heiserkeit als Frühsymptom betrachtet werden kann. Die Krebserkrankung des Kehlkopfes hat – offenbar im Zusammenhang mit *Rauchen* und *Alkoholkonsum* – erheblich zugenommen.

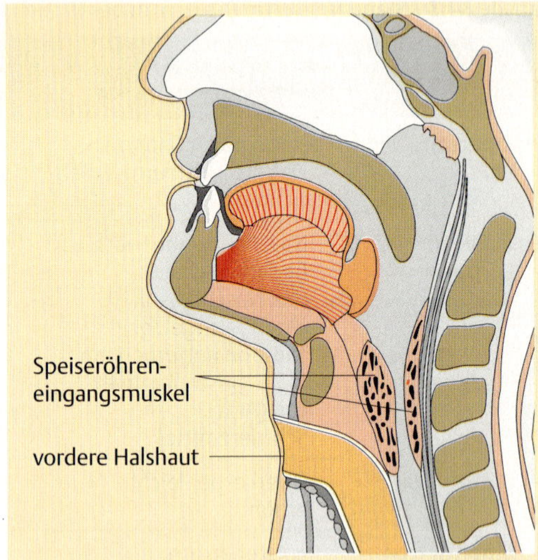

Abb. 34.**13** Zustand nach Entfernung des Kehlkopfes. Die Luftröhre mündet in die vordere Halshaut (nach Fleischer).

Behandlung des Kehlkopfkarzinoms

- Im *Frühstadium*: Strahlentherapie (Kobaltanwendung Kap. 44).
- *Chirurgische Therapie als Kehlkopfteilresektion* mit Erhalten der Funktion des Kehlkopfes kann nur in wenigen Fällen angewendet werden. Meist ist eine *Totalexstirpation* mit Anlegung eines definitiven *Tracheostomas* notwendig. Dadurch verlieren der Schlund und der Speiseröhreneingang die Beziehung zu den Luftwegen: Trennung der beim Gesunden sich kreuzenden Atem- und Speisewege. Die Atmung beginnt nun mit dem Tracheostoma (Abb. 34.**13**). Die Nase fällt aus, damit auch die *Luftfiltration, Befeuchtung* und teilweise das *Geruchsvermögen*. Das *Sprechvermögen* geht durch Verlust der Stimmbänder verloren.

Aus dem Wissen um diese Zusammenhänge ist die große *Problematik* des Kehlkopflosen ableitbar. Sie bestimmt die Pflege.

Pflegeplanung nach Kehlkopfexstirpation

Die *Ziele* umfassen die optimale Wundheilung, das Erlernen der Tracheostomapflege sowie die psychosoziale Wiedereingliederung in Familie, Beruf und Gesellschaft. Wichtigstes Anliegen dabei ist die Erlernung einer Ersatzsprache (s. unten). Die *Maßnahmen* umfassen neben der allgemeingültigen prä- und postoperativen Pflege (Kap. 36) in erster Linie die folgenden.

Wundversorgung. Kontrolle, später Entfernung der Redon-Drains, Pflege der Halswunde, Sauberhalten des Tracheostomas. Wunde und Luftröhre sondern zu Beginn reichlich Sekrete bzw. Schleim ab. Der Verband muß daher häufig gewechselt werden.

Tracheostoma- und Kanülenpflege. Die mit einer Kanüle versehene Luftröhre muß (nach Bedarf) abgesaugt werden. Zu
- Absaugen,
- Kanülenpflege (Abb. 34.**14**),
- Kanülenwechsel (Abb. 34.**15**)

sind unter dem Stichwort „Tracheotomie" auf S. 1011 ff. alle notwendigen Informationen aufzufinden. Nach Abheilen des Wundgebiets können die Maßnahmen der Asepsis gelockert werden. Der Patient bekommt eine einfache Selbstpflegeanweisung (S. 984).

Ernährung. Sie muß in der ersten Zeit durch eine Sonde sichergestellt werden. Sobald es der Zustand des Patienten erlaubt und er sich kooperativ verhält, lernt er, die Sondenernährung selbständig auszuführen. Das Ziel liegt in der raschestmöglichen Unabhängigkeit (Sondenkost S. 264 f.). Im Normalfall kann die Sonde später (nach Prüfung der Dichtigkeit der Naht im unteren Rachen) entfernt werden (nach ca. 10 Tagen).

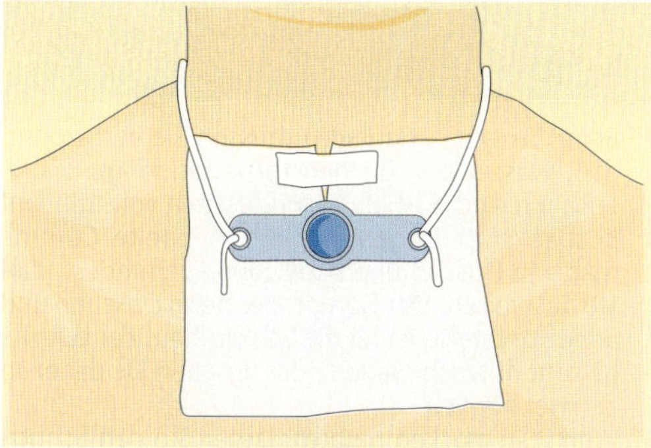

Abb. 34.**14** Kanülenträger mit Schutzverband. Über die Kanüle wird ein leichtes Halstuch getragen.

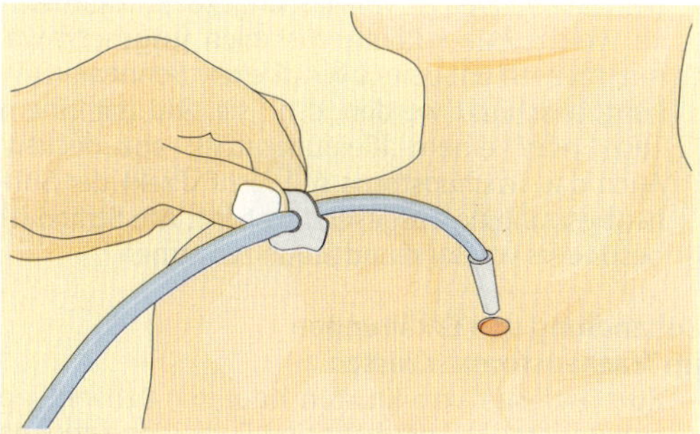

Abb. 34.**15** Einführen der Trachealkanüle mit einem Führungskatheter.

Sprache, Ersatzstimme

Der kehlkopflose Patient hat die Fähigkeit zur normalen Tonbildung verloren. Die Konsonanten können zwar wie beim Gesunden durch die von der Operation nicht betroffenen Artikulationsorgane Lippen, Zunge, Gaumen usw. gebildet werden, die *Vokalbildung* muß der Betroffene aber neu lernen. Durch das kontrollierte Einüben eines „Rülpstones" entwickelt sich die *Speiseröhrensprache* (Bauchreden). Die meisten Kehlkopflosen sind nach anfänglichen Schwierigkeiten in der Lage, mit dieser Speiseröhrenersatzstimme verständlich zu sprechen.

Für diejenigen, denen das Erlernen der Speiseröhrensprache nicht gelingt, stehen sog. *Sprechapparate* zur Verfügung. Dies sind Instrumente, die auf elektrischem Weg einen kräftigen, schnarrenden Ton erzeugen. Setzt man das Gerät außen an die Haut des Mundbodens, wird die Luft im Innern des Rachens in tönende Schwingungen versetzt. Der sich so im Rachen ausbreitende Ton kann mit Hilfe der noch erhaltenen Rachen- und Mundmuskeln zu den verschiedenen Vokalen umgeformt werden (es lassen sich auch die Konsonanten bilden). So entsteht eine gut verständliche Sprache, der aber jede menschliche Wärme abgeht (Robotersprache). Das ist ein bleibendes Problem, das nicht nur die Patienten selber, sondern auch deren Angehörige erschreckt.

Die **Sprachprobleme** sind in der ersten postoperativen Phase sehr groß. Vorübergehend können *Sprechhilfen* (S. 459 ff.) eine Hilfe sein.

- *Pflegende*, die auf HNO-Stationen arbeiten, sollten Anleitung bekommen, damit sie die „laut- und stimmlose Sprache" der Patienten verstehen und das Ablesen der Konsonanten lernen können. Wo diese Fähigkeit fehlt – oder auch bei häufigem Personalwechsel –, leidet nicht nur die Kontinuität der Pflege, sondern auch die Qualität der Kommunikation und damit ganz wesentlich die Lebensqualität der Betroffenen.
- Die *Patienten* brauchen fachgerechte Hilfe in der Bewältigung ihrer Stimmlosigkeit. Es gilt, die individuell bestmögliche *Bewältigungsstrategie* zu finden und die notwendigen Schritte in die Pflegeplanung mit einzubeziehen.

Psychosoziale Rehabilitation

Durch die neue Situation – ein Leben ohne die gewohnte Stimme führen zu müssen – steht der Kranke plötzlich vor einer Menge Probleme, die nur schwer voraus abschätzbar sind. Die postoperative Phase hat eine enorme Bedeutung für

- die *Auseinandersetzung* mit dem unausweichlichen Schicksal und der damit verbundenen Sinnfrage, die Trauerarbeit über den Verlust der Stimme, die Bewältigung der Angst (Angst vor Selbstverlust, da die Sprache ein wesentlicher Teil der gewordenen Persönlichkeit ist);
- das *Erlernen* der Ersatzstimme, der Kanülenpflege und die Auseinandersetzung mit allen Einschränkungen, Behinderungen und Verzichtleistungen, die damit verbunden sind;
- die *Umschulung*, wenn der Betroffene noch erwerbstätig ist und seinen Beruf nicht mehr ausüben kann.

Für diese und viele andere Fragen und Probleme stellen sich die Beratungsstellen für die psychosoziale Betreuung von Kehlkopflosen sowie die entsprechenden Selbsthilfegruppen zur Verfügung. Dort sind auch Informationen und Selbsthilfeprogramme erhältlich, wie z.B. das Merkblatt S. 984.

Praktische Ratschläge für Kehlkopfoperierte
(Schweizerische Krebsliga, Union schweizerische Kehlkopflosen-Vereinigung)

- Da bei Ihnen der Kehlkopf entfernt werden mußte, strömt die Luft beim Atmen nicht mehr durch Mund und/oder Nase. Sie wird somit nicht mehr gefiltert, gereinigt und vorgewärmt. Die Öffnung der Halsluftröhre (Trachea), das Tracheostoma, durch welche die Luft ein- und austritt, liegt zudem tiefer und ungeschützt direkt über dem Brustbein.
- Während Sie Ihre Essensgewohnheiten nicht zu ändern brauchen, verlangt das Tracheostoma eine gewisse Pflege, gewisse Vorsichtsmaßnahmen sind zu beachten. Folgen Sie diesen Regeln, damit Sie auch als Kehlkopfloser Ihr Leben weitgehend ohne allzu große Schwierigkeiten weiterführen können.

Pflege der Kanüle und des Tracheostomas

- Reinigen Sie die ganze Kanüle wenigstens einmal täglich. Nachdem Sie die Kanüle entfernt haben, nehmen Sie die Innenkanüle heraus. Beide Kanülen unter fließendem Wasser mit einem feinen Flaschenputzer reinigen. Nachher während einer Viertelstunde auskochen. Die wieder erkaltete Kanüle mit etwas Paraffinöl bestreichen und wieder einführen.
- Während Sie die Kanüle auskochen, wird die Umgebung des Tracheostomas mit einem weichen, feuchten Tuch gewaschen. Benützen Sie keine Seife, sie kann Hustenreiz erzeugen. Auch Watte ist ungeeignet. Um die Haut geschmeidig und reizlos zu halten, empfiehlt sich das Auftragen von Vaseline oder Borcoldcreme.
- Müssen Sie *keine* Kanüle tragen, so reinigen Sie das Tracheostoma mindestens morgens und abends wie oben beschrieben.
- Der *Schutzvorhang* vor dem Tracheostoma funktioniert wenigstens teilweise als Filter. Er soll aus luftdurchlässigem Material sein. Er hilft auch, die Luftfeuchtigkeit zu regulieren, und versteckt das Tracheostoma vor der Umwelt.

Vorsichtsmaßnahmen

- Da die Luft nicht mehr durch die Nase angefeuchtet wird, müssen Sie für eine genügende *Luftfeuchtigkeit* sorgen. Ein *Luftbefeuchter* soll die Zimmerluft immer über 50% Feuchtigkeit halten. Es empfiehlt sich, mit einem sog. Hygrometer (Feuchtigkeitsmesser) die Feuchtigkeit stets zu prüfen. Am besten eignen sich Luftbefeuchtungsapparate, welche Dampf erzeugen. In größeren Räumen müssen u.U. zwei oder sogar mehrere Apparate aufgestellt werden.
- Beim *Duschen* und *Baden* müssen Sie verhindern, daß Wasser ins Tracheostoma eindringt. Handduschen sind deshalb Wandduschen vorzuziehen! Sitzbad statt Liegebad! Eine gerippelte Gummimatte in Dusche und Badewanne verhindert, daß Sie ausgleiten. Der Dampf, der beim Duschen und Baden entsteht, ist für die Schleimhaut der Luftwege sehr nützlich. Baden oder duschen Sie daher so oft wie möglich.
- Wenn Sie trocken *rasieren,* lassen Sie den Schutzvorhang über dem Tracheostoma, damit die feinen Härchen nicht eingeatmet werden. Rasieren Sie mit Seifenschaum, binden Sie ein Tuch um den Hals, und beginnen Sie die Rasur an Kinn und Hals.
- Beim *Sonnenbad* ist Vorsicht angezeigt. Hautbezirke, welche früher Röntgenstrahlen ausgesetzt waren, müssen unbedingt vor direkter Sonneneinwirkung geschützt werden, d.h., sie sind mit einem Tuch oder einem Kleidungsstück abzudecken. Auch das Tracheostoma soll nicht direkt der Sonnenbestrahlung ausgesetzt werden. Am Strand ist besonders vor Sand und Staub zu warnen.

Behandlung von Erkältungen im Tracheostoma, Krusten

- Zum Ablösen von Krusten oder zur Behandlung entzündeter Schleimhaut sind Dampfinhalationen sehr zu empfehlen, mit oder ohne Medikamente. Diese müssen immer vom Arzt verordnet sein.
- Gießen Sie kochendes Wasser in ein Gefäß. Setzen Sie sich davor und bedecken Sie Kopf, Schulter und Gefäß mit einem großen Tuch. Atmen Sie normal während 10–15 Minuten den warmen Dampf ein. Die äußeren Krusten oder zäher Schleim können nun mit einer ausgekochten Pinzette leicht entfernt oder mit starkem Hustenstoß ausgehustet werden.
- Vor dem Spiegel unsichtbare Krusten müssen immer vom Arzt entfernt werden.
- Geben Sie nie Tropfen oder Sprays ins Tracheostoma, ohne daß der Arzt Ihnen diese Behandlung verschrieben hätte.
- Nehmen Sie auch keine Medikamente ohne Verordnung des Arztes. Gewisse Medikamente gegen Erkältung trocknen die Schleimhaut der Luftröhre aus. Auch Alkohol und Rauch sind für die Schleimhaut schädlich.
- Wenn Probleme entstehen, so zögern Sie nicht, Ihren Hausarzt oder Ihren Hals-Nasen-Ohren-Arzt aufzusuchen.

Kontaktadressen:
- *Schweiz:* Schweizerische Kehlkopflosen-vereinigung.
- *Deutschland:* Bundesverband für die Kehlkopflosen e. V.

34.3 Haut

34.3.1 Theoretische Grundlagen

Physiologie der Haut

Die Physiologie der Haut spielt insbesondere in der *Hautpflege* eine wichtige Rolle. Die grundlegenden Aspekte wurden deshalb schon in Kapitel 7 „Sich waschen und kleiden" besprochen und können dort nachgelesen werden.

Weitere Informationen finden Sie zu Beginn dieses Kapitels, in der Einstimmung, wo die Haut als Sinnesorgan bzw. als Trägerin des Tastsinnes beschrieben wurde (S. 951 f.).

Für ausführlichere Informationen betreffs Anatomie und Physiologie sei auf die entsprechende Fachliteratur verwiesen.

Diagnostische Maßnahmen

Die Maßnahmen dienen in erster Linie der allergologischen Diagnostik (die Allergie betreffend).

Epikutanproben

Auf die Haut wird Testsubstanz zur Feststellung von *Kontaktallergien* verabreicht. Zur Anwendung kommen:

Einfache epidermale Tests = Patch-Tests (Läppchenprobe). Die zu prüfende Substanz wird auf ein Leinenläppchen oder ein spezielles Epikutanpflaster gegeben und für 24 Stunden mit einem Testpflaster auf die gesunde Haut (meist Rücken) geklebt. Danach wird das Pflaster abgenommen und nach 30 – 60 Minuten die Reaktion sowie nach weiteren 24 und evtl. 48 Stunden die Spätreaktion abgelesen.

Positiver Ausfall: Rötung, Infiltration, Knötchenbildung wird mit I, II oder III bewertet. Die Blasenbildung entspricht einer toxischen Reaktion.

Belichtete epidermale Tests werden bei Verdacht auf Photoallergie vorgenommen.

Abrißproben. Hier wird durch Aufkleben und Abreißen von Celluxklebeverband die Hornhaut stark verdünnt, bevor der Patch-Test vorgenommen wird.

Reibetest. Bei hochgradiger Allergie (z. B. auf Tierhaare, Pollen, Fisch) kann durch kräftiges Reiben auf der Volarseite des Unterarms mit dem Allergen nach 2 – 3 Minuten eine Soforttypreaktion ausgelöst werden.

Alkaliresistenz. Durch Aufbringen von Natronlauge auf die Volarseite des Unterarms kann nach 10, 20 und 30 Minuten abgelesen werden, ob eine Überempfindlichkeit (keine Allergie!) auf alkalische Substanzen (z. B. Shampoo, Seife, Bad-Dusch-Mittel, Spülmittel) besteht.

Kälte-Wärme-Test bei Verdacht auf Kälte-Wärme-Urtikaria.

Drucktest zum Feststellen individueller Reaktion auf mechanische Einwirkung.

Intrakutanproben

In die Haut, meist an der Volarseite des Unterarms, wird eine Testsubstanz verabreicht, um Reaktionen (Intradermoreaktionen) auszulösen (typisches Beispiel ist die Tuberkulinprobe):

Pricktest. Der Teststoff wird mit spezieller Nadel in die Haut gestochen (ohne eine Blutung hervorzurufen).

Scratch-Test = mit Lanzette in die Haut geritzt (ohne Blutung).

Intrakutantest = intrakutane Injektion des Stoffes.

Spezielle Testmethoden

Konjunktivaltest. Aufbringen der verdächtigen Substanz auf die Augenbindehaut (entspricht der Wirkung eines Intrakutantests).

NPT-Test – nasaler Provokationstest. Aufbringen der Testsubstanz auf die Nasenschleimhaut.

Oraler Provokationstest – Expositionstest. Die verdächtige Substanz wird in steigender Konzentration (der Patient ist nüchtern) geschluckt. Der Patient wird über Stunden beobachtet; der Test ist nicht ungefährlich, da beim Soforttyp massive Reaktionen auftreten können.

Anstrengungstest. Anstrengungsreaktionen werden mittels Treppensteigen oder Fahrradfahren geprüft.

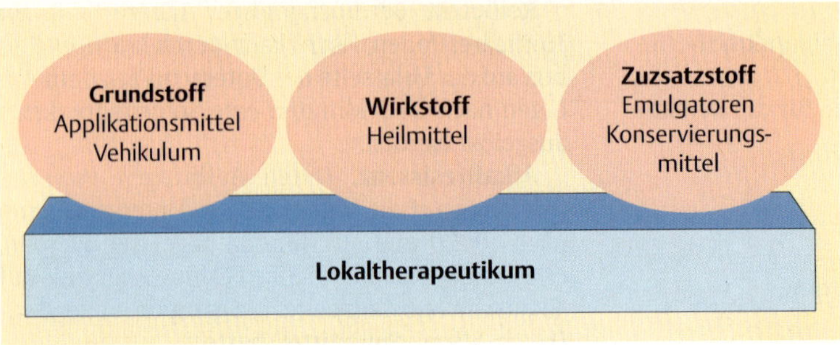

Abb. 34.**16** Zusammensetzung der Lokaltherapeutika.

34.3.2 Dermatotherapie

In der Dermatotherapie unterscheidet man die externe (lokale) und die interne Therapie. Zur Anwendung kommen

- pharmakologisch-chemische Substanzen als allgemeine und systemische Therapie,
- Physiotherapie,
- operative Therapie.

Pharmakologisch-chemische Therapie

Wirkungsbereich, Grundstoffe

Man kann Arzneimittel direkt an den Wirkungsort bringen (Lokaltherapie). Der Erfolg oder Mißerfolg ist jederzeit an der Haut ablesbar.

Lokaltherapeutika sind mit *Trägersubstanzen* (Grund- und Zusatzstoff) aufbereitete Wirkstoffe (Abb. 34.**16**). Je nach Zusammensetzung spricht man von einem ein-, zwei- oder dreiphasigen System (Abb. 34.**17**). Man unterscheidet dabei drei *elementare Grundstoffe:*

- flüssige: z. B. Wasser, Alkohol, Äther;
- feste: Puder, Pulver, z. B. Zinkoxid;
- Fette und Öle: z. B. Vaseline, Lanolin, Mandelöl, Rosenöl.

Der Grundstoff sagt noch nichts aus über die Wirkung; dazu braucht es die Zufügung der *Wirksubstanz.* Man kann folgende Wirksubstanzen unterscheiden: Adstringenzien, Anästhetika, Antibiotika, Antimykotika, Antiparasitaria, Antiphlogistika, Antipruriginosa, Antipsoriatika, Antiseborrhoika, Ätzmittel, Desinfizienzien, Keratolytika, Teere.

Anwendung, Wirkungen und Nebenwirkungen sind in Tab. 34.**4** und 34.**5** zusammengefaßt. Allein schon die richtige Wahl des Grundstoffs kann eine Heilung einleiten.

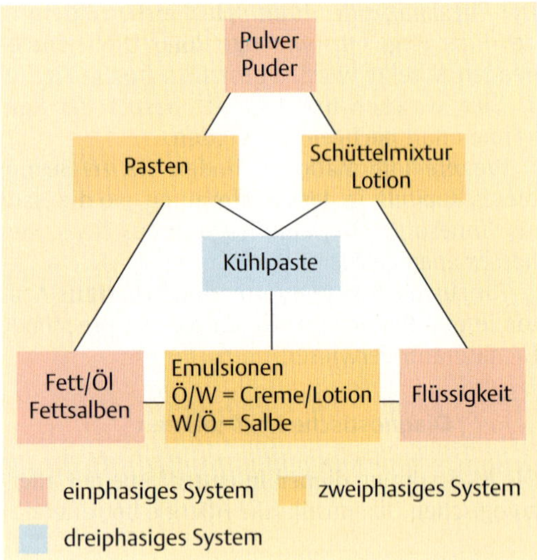

Abb. 34.**17** Das Wirkungsdreieck der Grundstoffe.

Anwendungsbereiche

Die Verordnung von Therapeutika ist immer Arztsache. Der Pflegeperson obliegt die Anwendung (Applikation) sowie die Überwachung der Wirkung und der evtl. auftretenden Nebenwirkungen. Damit sie diesen Bereich kompetent wahrnehmen kann, braucht sie Informationen (Wissen) und eine gute Beobachtungs- und Interpretationsgabe bzw. *Handlungsverantwortung* und *-kompetenz.*

Die wichtigsten Anwendungsarten sind

- interne Therapie, z. B. Cortison-, Antibiotikagaben;
- Lokaltherapie als Einreibungen, Auflagen;
- Bäder: Ölbäder, Schwefelbäder, Teerbäder, Bäder mit Desinfizienzien oder Adstringenzien.

Tabelle 34.**4** Anwendung, Wirkung und Nebenwirkung der wichtigsten Lokaltherapeutika

Wirkstoff	Applikation	Konzentration	Nebenwirkungen	Indikation
Adstringenzien (adstringierend, antiphlogistisch, exsikkierend, leicht antibakteriell)				
Gerbsäure (Acid. tannic.)	Teil-/Vollbad	s. Pack.	– bei zu hoher Konzentration zu stark austrocknend	– Entzündung
Silbernitrat (Arg. nitric.)	betupfen Umschlag	0,1 – 10 %	– bei zu hoher Konzentration ätzend	– nässende Dermatosen
Eichenrinde	Teilbad	s. Pack.	– bei zu hoher Konzentration stark austrocknend	– Hyperhidrose
Kaliumpermanganat	Umschlag, Teil-/Vollbad	hellrosa	– bei zu hoher Konzentration stark austrocknend	– Entzündungen (leicht antibakteriell)
Huminsäure (Salhumin)	Umschlag, Teil-/Vollbad	s. Pack.	– bei zu hoher Konzentration ätzend	
Anästhetika (lokal betäubend)				
Hexoral	Spülung	s. Pack.		– Schleimhauterosion
Phenol. liquefactum	Lotion, Paste, Spülung	nur bis 2 %		
Thesit	Lotion, Paste, Salbe	bis 5 %		– Hauterosion
Antibiotika				
Neomycin Kanamycin Gentamicin Tetracyclin Paromomycin Meclocyclin Metronidazol Sulfonamide Erythromycin	Salbe, Creme, Lösung, Gel, Spray	s. Pack.	– Sensibilisierungen (Allergien) werden beobachtet – lokal nur anwenden, wenn wirklich nötig – kein Penicillin lokal verwenden!	– Infektionen der Haut und Schleimhaut
Antimykotika (pilztötend)				
Anthrarobin (Tinct. Arning)	Lösung	1,5 – 3 %		– Ekzeme + Mykose
Fuchsin (Color Castellani)	Lösung	0,5 %		– Ekzeme + Mykose
Gentianaviolett (Pyoctanin)	Lösung	0,5 (– 1) %		– Infektionen + Mykose + Ekzem
Brillantgrün	Lösung	5 %		
Jod	Lösung	0,3 %	– Allergie manchmal	– Mykose
Vioform	Puder, Salbe	5 %	– Allergie manchmal	– Infektionen
Schwefel	Puder, Salbe, Bad	5 % s. Pack.	– Vorsicht bei Kindern	– Mykose + Parasiten
Hexachlorcyclohexan	Creme	1 %	– Vorsicht bei Kindern toxisch bei zu langer Anwendung	– Mykose + Parasiten + Skabies
Antiparasitika (gegen Epizoonosen – Skabies, Filzläuse, Kopfläuse)				
Jacutin Hexachlorcyclohexan	Emulsion, Gel Creme	0,3 % 1 %	– Kontraindikation bei Schwangerschaft und Stillen kann bei zu langer Anwendung toxisch wirken (vor allem 1 %)	– Skabies – Kopf-/Filzläuse – Pulikosis – Phthiriasis
Mesulfen	Salbe	5 %		
Benzylbenzoat	Creme	25 %	– auch für Schwangere und Kleinkinder geeignet	

Fortsetzung S. 988

Tabelle 34.**4** (Fortsetzung)

Wirkstoff	Applikation	Konzentration	Nebenwirkungen	Indikation
Antiphlogistika (entzündungs-/ ekzemhemmend)				
NaCl 0,9 %	Umschlag	0,9 %	– bei zu langer Anwendung zu starke Austrocknung bzw. Quellung der Hornschicht	akute exsudative Ekzemphase
Ringer-Lösung	Umschlag	s. Pack.		
Ichthyolwasser	Umschlag	2–5 %		
Aqua Alibour	Umschlag	1:10 (Wasser)		
Schwarztee	Umschlag	dunkelbraun		
Adstringenzien	s. dort	s. dort	s. dort	
Desinfizienzien	s. dort	s. dort	s. dort	
Keratolytika	s. dort			subakute nichtexsudative entzündliche Phase
Teere	s. dort			
Glucocorticoide	s. dort			
Antipruriginosa (juckreizhemmend)				
Euraxil	Lotion, Paste, Salbe	10 %		– juckende Dermatosen
Menthol	in Alkohol	bis 1 %	– Allergien wurden beobachtet	
Phenol. liquefactum	Lösung, Salbe, Puder	bis 0,1 %		
Thesit	Lotion, Paste, Gel	bis 5 %		
Tumenol	Lotion, Paste, Salbe	bis 10 %		
Antihistaminika	s. dort		s. dort	
Glucocorticoide	s. dort		s. dort	
Physikalische Mittel	Umschlag Dusche, Bad	kaltes Wasser lauwarm	– Austrocknung und Mazeration der Haut bei zu häufiger Anwendung	
Antipsoriatika				
Dithranol (Cignolin)	Creme, Stift Paste, Salbe	0,25–2 %	– bei zu schneller Steigerung Überreizung der Haut	– Psoriasis
Pyrogallol	Salbe, Tinktur	bis 10 %		
Teere	s. dort		s. dort	– Psoriasis und verschiedene Ekzemformen
Glucocorticoide	s. dort		s. dort	
Antiseborrhoika (gegen zu fette Haut)				
Ichthyol	Lotion, Salbe, Paste	bis 5 %		– Akne – Furunkel
Schwefel	Puder, Lotion, Salbe, Paste	bis 5 %		– Akne – schuppende Dermatosen
Zinnober	stets kombiniert bei Aknemitteln			
Ätzmittel				
Höllensteinstift	Stift	10 %	– Achtung, Verätzungsgefahr	– Rhagaden – Hypergranulationen
Sabinapuder	Puder	s. Pack.		– spitze Kondylome
Podophyllin	alkalische Lösung	25 %	– nicht bei Schwangeren, – nicht auf Schleimhäute – Alkoholabstinenz – Verätzungsgefahr	– spitze Kondylome

Tabelle 34.**4** (Fortsetzung)

Wirkstoff	Applikation	Konzentration	Nebenwirkungen	Indikation
Desinfizienzien				
Chinosol	wäßr. Lös., Umschlag, Bad	1 ‰		- infizierte nässende Dermatosen oder Ulzera
Chloramin	wäßr. Lös., Umschlag, Bad	1 ‰		
Dermatol	Puder, Lotion, Paste	bis 5 %		
Formalin	alk. Lös.	10 %	- gelegentliche Allergie	
Hexachlorophen	alk. Lös., Salbe	0,2 % 1 %	lichtsensibilisierend	
Kaliumpermanganat	s. Adstringenzien			
Merfen	Pinselung	0,066 g/100 ml		
Salicylsäure	s. Keratolytika			
Schwefel	s. Antiseborrhoika			
Spiritus dilutus	Pinselung	70 %		
Sterosan	Puder	s. Pack.		
Vioform	Puder, Lotion, Salbe, Paste	2–5 %		
Farbstoffe	s. Antimykotika		- verschmutzen stark die Wäsche und das Mobiliar – Achtung	
Keratolytika (schuppenlösend)				
Resorcin	Paste oft kombiniert	bis 20 %	- bei zu starker Konzentration oder zu langer Anwendung Reizungen und/oder massive Hautauflösungen (epidermal)	- niedere Konzentration zur milden Schuppenauflösung - hohe Konzentration zur Hornhaut- oder Warzenauflösung
Salicylsäure (Acidum salicylicum)	Salbe Pflaster Öl manchmal kombiniert	bis 10 % bis 80 % bis 5 %		
Schwefel (Sulfur praecip.)	Puder Lotion Paste, Salbe	bis 5 % bis 10 % bis 5 %		
Teere				
Steinkohlenteer (Pix lithantrac.)	pur + überpudern Lotion Paste Salbe	10 % bis 10 % bis 10 % bis 10 %	- Follikulitisgefahr im Haarbereich (Teerakne), lichtsensibilisierend - kann reizen	- antiakanthotisch (bis 10 Tage) - antikeratoplastisch (über 10 Tage)
Liquor-carbon.-Detergens	Tinktur, Pinselung, Lotion, Salbe, Paste	bis 20 % bis 20 %	- kann reizen	- antiinfektiös - antiekzematös - antiinfiltrativ
Birkenholzteer (Pix betulina)	Lösung	bis 2 %		- antipruriginös
Schieferöle und Derivate				
Ichthyol	Lotion, Salbe, Paste	bis 5 % bis 5 %		- antiakanthotisch - antiinfiltrativ - antiseptisch - gegen Reifung von Furunkeln
Tumenol	Lotion, Salbe, Paste	bis 2 % bis 2 %		- antipruriginös

Tabelle 34.5 Beispiele dermatologischer Krankheiten. Ursache, Morphologie und Möglichkeiten der Therapie

Krankheit	Ursache	Morphologie	Therapie intern	Therapie extern (lokal)
Erythematosquamöse Dermatosen				
Pityriasis rosea	unbekannt	akut entzündlich ovuläre Plaques am Stamm	keine; spontane Abheilung in 2 – 3 Wochen	– evtl. kurzfristig Glucocorticoide – Fetten der Haut – Ölbäder, Lotion alba
Parapsoriasis en plaques	unbekannt	am Stamm Erwachsener: ovuläre, bräunlich-rötliche, schwach infiltrierte, leicht schuppende Herde, parallel zu den Hautlinien, jahrelanger Verlauf	keine	– SUP- oder UVB- oder PUVA-Lichttherapie – evtl. kurzfristig Glucocorticoide – Fetten der Haut
Lichenoide Dermatose Lichen ruber planus	unbekannt	Erkrankung von Haut (flache Papeln) und Schleimhaut (netzförmige Streifung der Wangenschleimhaut), meist spontane Abheilung innerh. 1 – 2 Jahren	kurzfristig Glucocorticoide (beim exanthemat. Befall) Glucocorticoid-Kristallsuspension i. v. (beim hypertrophen Lupus)	– kurzfristig Glucocorticoide – PUVA – Fetten der Haut
Granulomatöse Erkrankung Sarkoidose	unbekannt	Multisystemkrankheit, befällt vorwiegend hiläre Lymphknoten, Lunge und Haut, kann jedes Organ befallen	richtet sich nach dem jeweiligen Gesamtbefund	wie interne Therapie
Nekrobiotische Dermatose Granuloma anulare	unbekannt	asymptomatisch, bogig gruppierte Papeln mit Selbstheilungstendenz, ringförmig hautfarbene Papeln, oft zentral eingesunken, meist 1, selten mehrere Ringe an den Streckseiten der Extremitäten	kurzzeitig Glucocorticoide (bei generalisierter Form)	– PUVA – Glucocorticoid-Kristallsuspension, Glucocorticoide unter Okklusion – Spontanheilung kann eintreten

Fortsetzung S. 991

Physikalische Therapie

Die wichtigsten Maßnahmen sind
- Klimatherapie: Hochgebirge, Meer (z. B. Kuren am Toten Meer),
- Röntgentherapie,
- UV-Therapie,
- Kälte- und Wärmeanwendungen.

Die Kälte- und Wärmeanwendungen wurden ausführlich in Kapitel 10 beschrieben; ihre Wirkung kann dort nachgelesen werden.

In der Dermatologie werden Kälte und Wärme in den folgenden Formen angewendet:

Kälte als
- *Stickstoff* (N_2) *flüssig* bei Nekrosen, vulgären und seborrhoischen Warzen, Hämangiomen;
- *CO_2-Schnee* bei Nekrosen, Akne, Hämatomen;
- *Eisumschläge* bei akuten Entzündungen (kühlend und schmerzlindernd).

Wärme wird direkt zugeführt (Umschläge, Auflagen) oder indirekt als Wellen. Wärmeanwendungen eignen sich zum Ausreifenlassen von Prozessen (z. B. Abszesse):
- warme *Umschläge*;
- *Kurzwellen* = Wärme- und Mikromassage bei Neuralgien (Herpes zoster), Ulzera, Abszessen, Phlegmonen, Durchblutungsstörungen;

Tabelle 34.**5** (Fortsetzung)

Krankheit	Ursache	Morphologie	Therapie intern	Therapie extern (lokal)
Genodermatose Psoriasis, z. B. - P. vulgaris - exanthematische P. - P. inversa - P. intertriginosa - P. guttata - P. erythrodermatica - P. pustulosa - P. arthropathica	Vererbung Ursache unbekannt	kleine, leicht erhabene Papeln, scharf und unregelmäßig begrenzt, rötliche Plaques, groblamelläre, silbrigweiße Schuppung, neigt zum „Zusammenfließen"	Retinoide, meist in Kombination mit PUVA Glucocorticoide (bei erythrodermatischer Form) Methotrexat (Zytostatikum) bei schweren Fällen nichtsteroidale Antiphlogistika bei psoriatr. Arthropathie	- Glucocorticoide bei erythrodermat. Form oder zur kurzzeitigen Unterstützung anderer Therapien - Dithranoltherapie (Cignolin oder Ingram oder Minutentherapie) - Color Castellani in intertriginösen Arealen (Achseln, submammär) - Salicylsäure in Vaseline 5 % zur Schuppenlösung - Glucocorticoide am Kopf - UVB-Therapie - PUVA-Therapie - Teer + UVB
Atopie Neurodermitis = atopische Dermatitis	Vererbung genaue Ursache unbekannt IgE spielt eine Rolle (erhöht in akuter Phase)	meist starker Juckreiz, trockene, teils verdickte, schuppende Haut bevorzugt Ellen- und Kniebeugen kann generalisiert sein gerötete Haut (Akutphase)	Antihistaminika (bei Juckreiz besonders) Glucocorticoide (selten) oder ACTH	- fettende Salben - Ölbäder, Ichthyol - Tumenol - Farbtherapien (z. B. Color Castellani, Arningsche Lös.) - Glucocorticoide kurzzeitig - UVA-Therapie, selt. UVB

- *Rotlicht* = Wärme bei Entzündungen, aber nicht bei Dermatosen;
- *Licht* und *UV-Licht* bei Dermatosen wie Psoriasis, Neurodermatitis, subkutanen Entzündungen, Akne, Furunkulose und Vitiligo;
- *ionisierende Strahlen* bei Tumoren und schlecht heilenden Dermatosen wie z. B. Ekzem, Psoriasis, Pruritus, Erythrodermie, Mycosis fungoides u. a.

Operative Therapie

Zur Anwendung kommen neben der klassischen Chirurgie (Exzision, Thiersch-Lappen):

- *Chemochirurgie.* Einbringen von Chemotherapeutika in den Krankheitsherd oder dessen Umgebung;
- *Elektrochirurgie.* Koagulation z. B. von Blutungsherden;
- *Laserchirurgie.* Anwendung von Laserstrahlen zum Abtragen von Tumoren oder verbrannter Haut;
- *Kryochirurgie.* Anwendung von Kälte (sehr tiefe Temperaturen), die nekrotisierenden oder verklebenden Effekt hat.

Psoriasis (Schuppenflechte) als Beispiel praktischer Anwendung der Dermatotherapie

Ursache. Unbekannt, oft familiär vorkommend (Vererbung der Disposition).

Definition. Es ist eine chronische bzw. in Schüben verlaufende, charakteristisch schuppende, exanthematische Erkrankung, die durch epidermale Hyperproliferation (Verhornungsstörung) bedingt ist. Die Psoriasis verläuft meist harmlos, kann aber in seltenen Fällen von schweren extrakutanen Symptomen begleitet sein.

Morphologie (morphe = Gestalt, Form). Kleine, leicht erhabene Papeln, scharf und unregelmäßig begrenzt. Rötliche Plaques mit silbrigweißer, großer, groblamellöser Schuppung. Die einzelnen Herde neigen zum „Zusammenfließen". Vereinzelt kann es zu schweren dermalen Verläufen kommen (Psoriasis pustulosa generalisata, Psoriasis erythrodermatica).

Interne Therapie

- Retinoide (Tigason), meist in Kombination mit PUVA (s. unten);
- Glucocorticoide bei erythrodermatischer Form;
- Methotrexat (Zytostatikum) bei schweren, therapieresistenten Verläufen;
- nichtsteroidale Antiphlogistika bei psoriatischer Arthropathie.

Externe Therapie

- Glucocorticoide bei erythrodermatischer Form oder zur kurzzeitigen Unterstützung anderer Therapieformen;
- Diathranoltherapie (Cignolin, Ingram, Minutentherapie);
- Color Castellani, vor allem in intertriginösen Arealen;
- Salicylsäure 5 % in Vaseline zur Schuppenauflösung;
- Glucocorticoidlösungen am Kopf;
- UV-Bestrahlung (Höhensonne, UV-Lampe);
- Verbindung von UV-Bestrahlung mit innerlichen Gaben von Retinoid hat sich bewährt.
- Methode nach Göckermann. Hier wird die Wirkung der Teersalbe (Anwendung über Nacht) mit einer genau dosierten UV-Bestrahlung kombiniert.
- Phototherapie. Behandlung mit UV-Strahlen, die sowohl UVA als auch UVB enthalten.
- Photochemotherapie (synonym für PUVA = Psoralen + UVA). UVA-Strahlen werden mit Psoralen (Meladinine) kombiniert. Dadurch wird eine photochemische Reaktion (antimitotisch) in der Haut ausgelöst, die sich zur Linderung von Psoriasis gut bewährt hat.

34.3.3 Wahl der Wirkstoffe

Jedes äußerlich (extern) angewendete Medikament besteht aus Grundstoffen, also der Trägersubstanz, und Wirkstoffen (Abb. 34.**16**). Zur Verfügung stehen Flüssigkeiten, Puder, Pasten, Salben, Cremes, Emulsionen (Lotion, Schüttelmixtur), Öle und Gele.

Tabelle 34.**6** Wahl der Trägerstoffe und der Anwendung

Hautprobleme	Empfehlenswert	Weniger geeignet
Akute Rötung	Puder, Schüttelmixtur, Creme	Pasten, Salben, Fettsalben
Rötung, Schwellung	wie oben, evtl. feuchte Umschläge	wie oben
Bläschen	Puder, Zinkschüttelmixtur, Gele	Salben, Fettsalben, weiche Pasten
Blasen	feuchte Verbände, fettfeuchte Verbände	Puder, Schüttelmixturen, lipophile Cremes, Salben, Fettsalben
Erosionen	feuchte Verbände, fettfeuchte Verbände, Salben	Puder, Schüttelmixturen, Fettsalben
Krusten	feuchte Verbände, fettfeuchte Verbände, weiche Pasten, Salben, Fettsalben	Puder, Schüttelmixturen, harte Pasten, hydrophile Cremes, Gele
Schuppen	fettfeuchte Verbände, weiche Pasten, Salben, Fettsalben	Puder, Schüttelmixturen, Gele, harte Pasten, hydrophile Cremes
Keratosen	fettfeuchte Verbände, weiche Pasten, Fettsalben	Puder, Schüttelmixturen, harte Pasten, Gele, hydrophile Cremes
Chronisch entzündliche Infiltration und Lichenifikation	weiche Pasten, lipophile Cremes, Salben, Fettsalben	Puder, Schüttelmixturen, harte Pasten, Gele, hydrophile Cremes
Narben	weiche Pasten, Salben, Fettsalben, Öle	Puder, Schüttelmixturen, Gele, hydrophile Cremes
Atrophie	weiche Pasten, lipophile Cremes, Salben	Puder, Schüttelmixturen, harte Pasten, hydrophile Cremes, Fettsalben

Nach dem Hautzustand (schuppig, trocken, exsudativ, fettig, juckend, spannend, entzündlich) wird der jeweilige *Trägerstoff* ausgewählt, je nach Situation mit oder ohne medikamentöse Beimischung. Auch die Form der Erkrankung ist ausschlaggebend für die Auswahl der Trägerstoffe; Tab. 34.**6** gibt einige Beispiele dazu.

Die *Wirkstoffe* werden in exakter Dosierung dem Trägerstoff beigemischt. Nach Möglichkeit wird nur eine Wirksubstanz (oder so wenige wie möglich) verwendet, da die Mischung verschiedener Wirkstoffe in einem Therapeutikum ihre Wirkung verändern (verstärken, verlängern, vermindern) oder gar aufheben kann.

Die wichtigsten Anwendungsbereiche der Dermatotherapie exemplarisch

34.3.4 Salbengrundlagen
34.3.5 Applikation lokaler Wirkstoffe
34.3.6 Einsalben des Patienten
34.3.7 Leben mit Hautkrankheiten

Als Spezialgebiet wird anschließend besprochen

34.3.8 Die Verbrennung

34.3.4 Salbengrundlagen

Die *wichtigsten Wirkstoffe* zu Salbengrundlagen sind Glucocorticoide, chemotherapeutische Wirkstoffe, Keratolytika, Mittel gegen Juckreiz, Stoffe zur Granulationsförderung. Manche Stoffe lassen sich in mehreren Gruppen einordnen, z.B. wirkt Salicylsäure desinfizierend, ätzend in hoher Konzentration, schälend in niederer Konzentration und als Antioxidans (z.B. in Dithranolsalben = Antipsoriatika).

Im folgenden eine Auswahl.

Glucocorticoide

Cortisonpräparate haben in der Hautbehandlung eine große Bedeutung. Da sie oft auch unkritisch und in zu hoher Dosierung verwendet werden oder umgekehrt ihre Verwendung radikal abgelehnt wird (es bestehen z.T. große Ängste), sind die folgenden Informationen etwas ausführlicher. Das Ziel ist die bessere Beratung der Patienten. Die Wirkung der Glucocorticoide hängt ab von
- Auswahl des Derivats,
- Konzentration,
- Trägersubstanz,
- Applikationsart,
- Applikationsort.

Nach Sneddon lassen sich die Glucocorticoide in vier Klassen unterteilen:
- Klasse 1 – sehr stark wirksam: Dermovate, Temetex forte, Synalar ultra;
- Klasse 2 – stark wirksam: Diprosone, Betnovate, Temetex, Synalar, Topsym, Locacorten, Halciderm, Ledercort;
- Klasse 3 – mittelstark wirksam: Emovate, Topsymin, Locoid;
- Klasse 4 – schwach wirksam: Hydrocortison-Acetat 0,5 – 1 %.

Nebenwirkungen. Während selbst große Mengen von Glucocorticoiden der Klasse 3 und 4 auch bei längerem Gebrauch geringe bis keine Nebenwirkungen machen, verursachen Glucocorticoide der Klasse 1 und 2 relativ häufig und früh vor allem lokale Nebenwirkungen (Atrophie der Haut, Teleangiektasien).

Vorsicht bei Anwendung im Gesicht, an Hals, Brust (bei der Frau), Skrotum.

Wirkungsspektrum der lokalen Glucocorticoide:
- *antiphlogistisch/phlogostatisch* auf alle chronischen Entzündungsprozesse der Haut, unabhängig von ihrer Natur;
- *epidermostatisch* (antihyperplastischer Effekt) auf das Oberhautgewebe → Antischuppenwirkung;
- *antiallergisch*, unterdrückt allergische Reaktionen in allen Schichten der Haut;
- *Hypästhesiewirkung*, lokale kontaktanalgetische Wirkung.

Behandlungsplan. Eine sehr *starke* Dermatose wird vernünftigerweise zu Beginn (die ersten 2 – 3 Tage) mit Glucocorticoiden der Klasse 1 und 2 abgeblockt, dann soll ein schwächeres Steroid angewendet werden (bessere Verträglichkeit, besonders bei chronischen Prozessen). Bei einer *leichten* Dermatose Beginn mit schwachwirksamer Dosierung.

In der Regel kann man davon ausgehen, daß ca. 10 % der lokalen Glucocorticoide zwar resorbiert, aber nicht notwendig systemisch wirksam werden. Als Ersatzstoffe für lokale Glucocorticoide wurden verschiedene andere Substanzen entwickelt (ähnliche Wirkung, aber weniger Nebenwirkungen), wie z. B. Bufexamac (Parfenac).

Schäl- und Desinfektionsmittel

Salicylsäure. Je nach Dosierung ist sie
- ein Desinfektionsmittel;
- in hoher Konzentration ein Ätzmittel;
- in niederer Konzentration ein Schälmittel, d.h., sie erweicht Keratin und löst Krusten ab:
  1–2% keratoplastisch = hautaufbauend,
  über 2% keratolytisch = schuppenlösend;
- unter bestimmten Bedingungen, z.B. in Dithranolsalben (Antipsoriatikum), ein wichtiges Antioxidans;
- ihr wird auch ein „Gleitschieneneffekt" nachgesagt (hilft Medikamente besser in die Haut einzuschleusen).

> **Vorsicht** beim Auftragen auf größere Flächen oder in hoher Konzentration sowie in der Anwendung bei Kindern.
> Salicylsäure wird in den Organismus aufgenommen und kann dort eine toxische Wirkung entfalten (Nierenschädigung).

Resorcin. Ähnlich wie die Salicylsäure ist es ein Desinfektions-, Schäl- und Ätzmittel. Vorsichtsmaßnahmen wie bei der Salicylsäure.

Schwefel. Antiekzematös, leicht antibakteriell, antiparasitär, entschuppend (5% und höher), antimykotisch. Dem Schwefel wird auch ein hemmender Einfluß auf die Talgsekretion nachgesagt.

Harnstoff (N_2) wirkt proteolytisch (desinfizierend), keratolytisch, penetrationsfördernd („Gleitschieneneffekt"), wasserbindend und juckreizhemmend.

Milchsäure und verwandte Säuren werden zunehmend diversen Externas beigefügt; sie wirken wasserbindend und leicht keratolytisch.

Teere werden gewonnen aus Laub- und Nadelhölzern (sauer) und aus Steinkohle (z.T. alkalisch). Die Wirkung ist leicht desinfizierend, juckreizstillend, ekzemhemmend, leicht entschuppend (antiphlogistische Wirkung?).

Teer wird verschiedenen Wirkstoffen beigesetzt (z.B. Locacorten-Tar-Salbe, Teervaseline, Teersalicylvaseline). Die häufigsten Nebenwirkungen sind
- erhöhte Lichtempfindlichkeit der Haut (besonders bei Steinkohlenteer);
- follikuläre Pusteln (Teerakne);
- bei großflächiger Anwendung kann es zu Vergiftungserscheinungen (Carbolharn, Nephritis, Lähmungen) führen.

Dithranol (Cignolin u.a.) ist ein altbekanntes (seit ca. 70 Jahren) Psoriasismittel; es hat auch heute seine Bedeutung nicht verloren.

Wirkung. Guter, lokal antipsoriatischer Effekt, hingegen keine systemische Wirkung. Dithranol kann mit verschiedenen zusätzlichen Therapieformen ergänzt werden, z.B.
- Cignolin + UV-Bestrahlung, UVB;
- Cignolin + Retinoide (z.B. Tigason).

Vorteile:

- Es wird in der Haut, dem Zielorgan, vollständig metabolisiert und inaktiviert.
- Es ist durch Veränderung der Konzentration, der Applikationszeit und der Grundlage sowie durch die Kombination mit anderen Therapieformen auch zur ambulanten Therapie geeignet.
- Als sog. Minutentherapie wird die Creme einmal täglich während 10–30 Minuten auf die befallene Haut aufgetragen und leicht eingerieben (dann abwaschen und abduschen). Die Behandlung wird in steigender Konzentration, je nach Verträglichkeit, durchgeführt.
- Keine Spätschäden, weshalb auch wiederholte Anwendung problemlos möglich ist.
- Geringe Kosten.

Nachteile:

- Rötlichbraune Verfärbung der Haut am Rande der Psoriasisherde; verschwindet allmählich nach Beendigung der Therapie (leichte Hautirritation ist zu erwarten; ist sie stark → Dosierung verringern).
- Bei Anwendung über Nacht verfärbt sich die Bett- und Leibwäsche braun bis braunviolett (ältere Bett- und Leibwäsche verwenden).

Granulationsfördernde Mittel

Die granulationsfördernde Wirkung und somit die Epithelialisierung z.B. von Ulzera ist nicht auf einen Wirkstoff beschränkt. Angewendet werden u.a.
- hypertonische Lösungen,
- kolloidale (okklusive) Wundverbände wie Varihesiv, Comfeel,
- Benzoylperoxid, Epigard, Kollagen.

Eine hervorragende Wirkung hat auch Perubalsam. Da er aber häufig Allergien verursacht, kommt er in reiner Form nicht mehr zur Anwendung.

34.3.5 Applikation lokaler Wirkstoffe

> **Goldene Regel der Dermatologie**
> - Auf *nasse* Dermatosen immer eine „nasse Therapieform" (z. B. Umschläge, Tinkturen, Schüttelpinselungen, Bäder).
> - Auf *trockene* Dermatosen immer eine fettende Therapieform (z. B. Salben, Cremes, je nach Trockenheit).

Flüssigkeiten

Bei der Anwendung von Flüssigkeiten spricht man von *Umschlägen* (Auflagen).

Wirkung. Durch die *Verdunstung* der Flüssigkeit wird die Hautoberfläche gekühlt. Der Hornschicht werden wasserlösliche Substanzen entzogen; die Wasserbindungsfähigkeit nimmt ab. Daher trocknet die Hautoberfläche aus. Durch die Kühlung wird ein schmerz- bzw. juckkreizlindernder, entzündungshemmender und abschwellender Effekt erzielt. Eine weitere Wirkung ist die Reinigung (z. B. von Wunden). Häufig verwendete Flüssigkeiten/Lösungen sind NaCl 0,9 %, Phenoxetol 2 %, Aqua D'Alibour, Kaliumpermanganat (verdünnt auf hellrosa!).

Anwendung bei Umschlägen
- Die Lösung wird kalt (Raumtemperatur) verwendet.
- Umschläge: *nasse* (fast tropfende) Umschläge, 2- bis 3lagig zur Reinigung; *feuchte* Umschläge, 1- bis 2lagig zur Kühlung, entzündungshemmend. Bei Hautdefekten immer sterilisiertes Material (Baumwolle, Gaze usw.) verwenden; bei jedem Wechsel frisches Material nehmen.
- Einwirkungszeit, je nach Art der Lösung, in der Regel 20–40 Minuten.
- Ist die akute Entzündungs- oder Reinigungsphase vorüber, sollten zwischen den einzelnen Umschlagerneuerungen 30–60 Minuten (später auch 2–4 Stunden) liegen, da sonst die Haut mazeriert (erweicht) wird.
- Bei längerer Anwendung (nach 2–4 Tagen) muß die Umgebungshaut mit Salben oder Cremes gepflegt und gestützt werden. Die intakte Haut rund um den Krankheitsherd wird zwangsläufig mitbehandelt, was zur Austrocknung führt.

Schüttelpinselungen, Öle

Schüttelmixturen sind Aufschwemmungen von Pudern in Wasser oder in Alkohol. Grundsätzliche *Wirkung* einer Schüttelpinselung (ohne medikamentöse Zusätze):
- austrocknend, adstringierend,
- schützend, kühlend,
- juckreizlindernd.

Zugegebene Wirkstoffe sind häufig Teer, Cortison, Resorcin, Tumenol. Die Wirkung ist dann *zusätzlich spezifisch.*

Öle werden in der Hautpflege, Narbenpflege und in der Bädertherapie oder als Trägersubstanz (z. B. Zinköl, Salicylöl) verwendet:
- Paraffinöl (mineralisch) findet Anwendung in der Balneotherapie als rückfettender Zusatz (z. B. Balneum-Hermal; ein rückfettendes Duschmittel ist Wolo-Öl-Dusch). Auch viele Wundgazen enthalten Paraffinöl.
- Erdnußöl, Sojaöl (pflanzlich) sind in vielen Badezusätzen enthalten.
- Mandelöl, Olivenöl (pflanzlich). Anwendung
  - in der Psoriasistherapie des Kopfes (in Verbindung mit Salicylöl 5 %) zur Entschuppung;
  - zur Reinigung der Haut wie auch zum Auflösen von Salben- und Pastenrückständen;
  - zum Schutz der Haut (besonders Mandelöl). Öl hält oder macht die Haut geschmeidig, z. B. bei großen Operationsnarben, zur Pflege der Haut bei Ulcus-cruris-Behandlung.

Tinkturen, Lösungen

Es handelt sich um *Medikamente* oder *Farbstoffe* (Wirkstoffe), die in Wasser (Lösung, Solution) oder in Alkohol (Tinktur) oder in Äther gelöst sind. Grundsätzliche Wirkung (ohne medikamentöse Zusätze):
- kühlend (Alkohol und Äther stärker als Wasser, dafür aber auch kürzer),
- desinfizierend (Alkohol),
- austrocknend (besonders Äther und Alkohol),
- leicht abschwellend (besonders Wasser und Alkohol).

Häufig verwendete Wirkstoffe sind die Farbstoffe Color Castellani, Brillantgrün, Eosin, die Arningsche Tinktur (verdünnt oder unverdünnt), Liquor carbonis detergens usw.

Das Anwendungsfeld von Tinkturen und Lösungen ist auch in der modernen Dermatologie sehr breit. Sie müssen jedoch gezielt eingesetzt werden. Das *Wirkungsspektrum* muß bekannt sein. Es wirken z. B.

- antibakteriell: Color Castellani, Pyoctanin, Eosin, Arningsche Tinktur;
- antimykotisch: Color Castellani, Pyoctanin, Arningsche Tinktur, Brillantgrün;
- antipruriginös: Color Castellani, Arningsche Tinktur, Eosin;
- ekzemhemmend: Color Castellani, Arningsche Tinktur, Eosin;
- antipsoriatisch: Arningsche Tinktur, Liquor carbonis, Eosin.

In intertriginösen Regionen (genital, submammär, interdigital, anal, axillär) sind Tinkturen oft die idealen Therapeutika.

Anwendung von Tinkturen. Sie werden normalerweise 1mal/Tag eingestrichen (wenn nötig auch 2mal/Tag). Nach wenigen Tagen ist es nötig, durch zusätzliches Eincremen oder Einsalben die Haut geschmeidig zu halten. Zwischen der Tinkturbehandlung und dem Eincremen sollten 3–5 Stunden liegen, damit die Tinktur ihre Wirkung voll entfalten kann. Ist das nicht möglich, sollte die Tinktur wenigstens kalt oder lauwarm trockengefönt werden – jedoch nie bei offenen Wunden.

Heilkräuteressenzen, wie sie in der Volksheilkunde eingesetzt werden, z. B. Arnika-, Ringelblumen-, Kamillenextrakt, werden in der Dermatologie nicht angewendet, weil sie leicht Allergien auslösen können.

Salben, Pasten, Puder

Salben unterscheiden sich von Cremes durch ihren geringeren Wasser- und hohen Fettanteil, z. B. Vaseline, Adeps lanae (Wollwachs), Cera alba (Bienenwachs). Sie können in reiner Form zur Therapie (Fettung) von trockenen Dermatosen verwendet werden oder als Trägersubstanz für verschiedenste medikamentöse Zusätze dienen (z. B. Salicylvaseline, Teervaseline, Vioform-Salicylvaseline usw.), da sie durch ihre okkludierende (abdichtende) Eigenschaft die Wirkung des Medikaments verstärken.

Salbe wird praktisch nicht am Kopf verwendet, weil sie die Haare zu stark verklebt.

Wirkung:

- fettend (vermindert dadurch das Spannungsgefühl und den Juckreiz),
- vermindert Abdunstung (Austrocknung) der Haut,
- verstärkt die Wirkung medikamentöser Zusätze,
- als Trägersubstanz.

Cremes haben einen im Verhältnis zur Salbe geringeren Fettanteil und höheren Wasseranteil.

Sie werden sehr häufig angewendet, entweder in „reiner" Form oder als Trägersubstanz für verschiedenste medikamentöse Zusätze (z. B. Cortison, Antibiotika, Menthol). Bei wäßrigeren Cremes (mit hohem Wassergehalt) kann es bei zu häufiger Anwendung zum Austrocknen der Haut oder zum Aufquellen der Hornschicht mit anschließender Entzündung kommen (z. B. bei zu häufiger Anwendung von kosmetischen „Feuchtigkeitscremes").

Wirkung:

- pflegend (je nach Fett-/Wassergehalt etwas verschieden),
- feuchtigkeitsspendend,
- lindernd (auf Spannungsgefühl und Juckreiz),
- als Trägersubstanz.

Pasten sind Mischungen von Puder und Salben. Pasten werden vorzugsweise in „feuchten Regionen" (Analspalt, Ulkusumgebung, submammär usw.) angewendet, entweder als „reine" Paste oder als Trägersubstanz (z. B. für Antimykotika, Cortison, Zink, Tumenol usw.). Sie können aber auch großflächig angewendet werden, z. B. als Tuchbehandlung oder als Verband mit Tumenol-Zink-Cold-cream bei juckender, gemischter – teils trockener, teils nässender – Dermatose.

Wirkung:

- austrocknend auf nässenden Arealen,
- pflegend auf trockenen Arealen,
- juckreizlindernd,
- entzündungshemmend,
- als Trägersubstanz.

Puder. *Mineralische* Puder sind Zinkoxid, Talk; *pflanzliche* sind Weizenstärke, Reisstärke (quellend).

Puder in reiner Form kommt in der Dermatologie kaum mehr zur Anwendung, auch nicht in den intertriginösen Stellen, weil er vermischt mit Feuchtigkeit (Schweiß) Klümpchen bildet, was zu sekundärer Reibung (Hautreizung) führt. In Verbindung mit Sekret bilden sich rasch Krusten (behindern die Wundheilung). Puder kommen hingegen noch als Zusatz in Schüttelmixturen (z. B. weißer, roter, Tumenol-, Teerschüttelmixtur) zur Anwendung.

Wirkung:
- austrocknend,
- kühlend (durch Vergrößerung der Hautoberfläche),
- leicht juckreizhemmend.

Vorsicht
- Für Kinder möglichst keine Salicylsäure verwenden.
- Bei großflächiger Anwendung von Salicylsäure, Resorcin und Teer auf Nebenwirkungen achten.
- Im Haar, wenn möglich, keine reinen Teerprodukte anwenden (Follikulitisgefahr), auch keine Salben, Pasten oder Schüttelmixturen (lassen sich nur schwer auswaschen).
- Im Gesicht keine Tinkturen und Farblösungen auftragen; wenn es unumgänglich ist: größte Sorgfalt, da Konjunktivitisgefahr.
- Immer Handschuhe tragen, sowohl beim Einreiben wie auch beim Auftragen von Lösungen, Tinkturen usw. → Selbstschutz.

34.3.6 Einsalben des Patienten

Das Einsalben ist eine der Hauptaufgaben in der Dermatologie, deshalb ist die richtige Handhabung sehr wichtig. Üblicherweise wird der Patient 1- bis 2mal, evtl. bis 3mal täglich behandelt; zu Hause, wenn die Dermatose geheilt ist, meist nur noch 1mal. Zwischen den Behandlungen sollten etwa gleich lange behandlungsfreie Intervalle liegen, z.B.

1. Einsalbung um 9.00 Uhr,
2. Einsalbung um 13.00 Uhr,
3. Einsalbung um 18.00 Uhr.

Je nach Art und Ort der Anwendung kann die Creme oder Salbe eingestrichen oder als *Verband* oder *Tuchbehandlung* appliziert werden. Die Dicke der Creme- oder Salbenschicht richtet sich nach dem Hautzustand und den Aussagen des Patienten. Die Auflagen sollten im allgemeinen nicht zu dick sein, außer man will dicke Schuppenauflagerungen ablösen.

Wichtig ist das Gespräch

Von großer Bedeutung ist die Situationseinschätzung, das Gespräch mit dem Patienten. Außer was die rein medizinische Sachlage betrifft, ist *er* der beste Informationsträger. Er spürt am besten, was ihm guttut.

Einsalben oder Eincremen sollte immer in kreisenden Bewegungen vorgenommen werden, da die gesamte Haut von Spaltlinien durchzogen ist, die je nach Körperregion verschieden verlaufen. Einreiben mit leichtem Druck, aber ohne Kraftanwendung.

Befestigen der Salbenauflagen. Es eignen sich:
- *Schlauchverbände.* Es sind rundgestrickte, elastische Schläuche, die im Bereich des ganzen Körpers verwendet werden können zur intensiven Fettung bei extrem trockener Haut (sehr aufwendig).
- *Tuchbehandlung* – Einwickeln mit Tüchern. Es wird eine gute Fettung und Linderung von Juckreiz erreicht.
- *Tuch oder Verband* ist angezeigt, um eine Intensivierung der Lokaltherapie zu erreichen und das Eindringen des Wirkstoffs zu verbessern.

Teilverbände

Hand-/Fußverband. Wird die Salbe dick eingestrichen (Hornhaut, Fußpsoriasis), so ist ein Verband nötig, um die Salbe an der Haut zu halten (sonst wird sie abgestreift). Man kann mit einem doppelten Tubegazestrumpf einen sehr komfortablen und atmungsaktiven Verband anlegen, der sich exakt den Körperteilen anpaßt.

Für Fingerverbände eignen sich Nr. 1 oder 12, für die Arme und Unterschenkel Nr. 58, für die Oberschenkel Nr. 76, für den Körper T2. Muß die Salbe extra dick aufgetragen werden, ist es von Vorteil, als erste Lage Baumwolläppchen zu verwenden und den Schlauchverband darüberzuziehen.

Kopfverband. Schlauchverband wie oben. Zur Anwendung kommt er z.B. bei Psoriasis, Ekzem, Milchschorf u.a.

Verbände bei Kindern

Kinder werden noch mehr als Erwachsene dem Drang nachgeben, bei Juckreiz zu kratzen. Ermahnungen helfen da nicht viel, da sie diese sehr schnell wieder vergessen. Insbesondere bei Kleinkindern gilt es daher, dem Kratzen vorzubeugen, ohne die Bewegungsmöglichkeit einzuschränken:
- Betroffene Hautstelle verbinden.
- Finger- und Fußnägel kurz schneiden.

- Hände einpacken: Baumwollhandschuhe, Schlauchbinden, verlängerte Ärmel (Ärmel des Jäckchens über die Hände ziehen, vorn zubinden).
- Das Kind ablenken und mit „schönen Dingen" beschäftigen. Nie tadeln, wenn es kratzt, sondern loben, wenn es sich nicht kratzt.

34.3.7 Leben mit Hautkrankheiten

Leben mit einer Hautkrankheit (Psoriasis, Ekzem, Neurodermitis) kann eine dauernde Herausforderung bedeuten für die Betroffenen selbst, aber auch für ihren Familien- und Freundes- bzw. Berufskreis. Je besser der Betroffene lernt, daß er selber vieles zu einem erträglichen, beschwerde- und erscheinungsfreien Zustand beitragen kann, um so mehr ist eine optimale Bewältigung möglich.

Mit chronischem Ekzem leben, heißt nicht nur Hautprobleme zu behandeln, sondern auch, neue Schübe zu verhindern. Das bedeutet:

Pfleglich mit der Haut umgehen; ihr das geben, was sie braucht und was ihr guttut. Was das ist, muß letztlich jeder selbst für sich herausfinden und dann auch konsequent durchführen. Trägheit oder Gleichgültigkeit sind schlechte Begleiter.

Pfleglich mit dem Körper verfahren. Die Haut ist „nur der Mantel", und dieser reagiert eben auch auf den Träger. Über das Umgehen mit dem Körper, Leibbewußtsein und Körpertherapien, finden Sie Informationen in Kapitel 6 (Sich bewegen) und Kapitel 15 (Kind, Frau, Mann sein). Wohltuendes Berühren, Beruhigung und Entspannung wirken sich auf jeden Fall positiv aus, sowohl bei Bestehen von Hautproblemen wie auch zu ihrer Verhütung. Zu empfehlen sind z.B. das entspannende Yoga, die beruhigende Atemschulung, das gleichgewichtsfördernde autogene Training. Visualisierung bzw. Ablenkungsübungen eignen sich als „Antikratzübungen".

Sich pfleglich verhalten gegenüber sich selbst und dem Leben. Dies ist einleuchtend und rasch hingeschrieben, aber schwierig im Umsetzen, bedarf es doch eines anhaltenden Bewußtseinsprozesses, der oft den „gängigen Maßstäben von viel, schnell, schön und perfekt" diametral entgegenläuft. Letztlich geht es um das Finden einer *Lebensform*, die der individuellen Wirklichkeit entspricht, und eine harmonische Lebensführung ermöglicht. Beides hilft, um „menschlich zu leben". Entsprechende Hinweise finden Sie bei allen ATL unter der Überschrift „gesundes Leben". Sie finden dort Anregungen bezüglich der

- *Eigenwelt.* Umgehen mit sich selbst, Anpassen an eigene Rhythmen, Wahl der Ernährungs- und Genußmittel usw.
- *Mitwelt.* Zusammenleben (Nähe und Abgrenzung) im privaten Bereich sowie in der Gestaltung von Arbeit und Freizeit.
- *Umwelt.* Umgehen mit den Umweltfaktoren (Luft, Wasser, Klima), der entsprechende Umgang mit Wärme und Kälte sowie die Reflexion der Gewohnheiten des Wohnens und der Kleidung.

Von besonderer Bedeutung sind die Psychohygiene (S. 427 f.) und die Streßprophylaxe (S. 430 ff.).

Über allem aber gilt: Es gibt auch für das Leben mit Hautproblemen keine Rezepte. Jede(r) muß selber abwägen, was ihm guttut, was er meiden oder anwenden sollte und wie er mit seinem Ekzem (seiner Neurodermitis, seiner Psoriasis) am besten leben kann. Es ist schon viel gewonnen, wenn die Krankheit nicht verdrängt oder ignoriert und wenn das Gespenst des nächsten Schubes nicht zum Dauerbrenner und allgegenwärtigen Panikmacher wird.

Nicht ignorieren bzw. vernünftig damit leben heißt auch Schübe einkalkulieren, was u.a. bedeutet:

- Die vom Arzt verordneten Maßnahmen nicht vernachlässigen.
- Bei Reisen (Ferien) Verbandmaterial, Salben und, wenn nötig, besondere Wäsche mitnehmen.
- Unverträglichkeit mancher Textilien beim Kleidungskauf berücksichtigen. Überhaupt muß die Kleiderfrage (was ist vorteilhaft, was verdeckt evtl. Verbände?) stets neu gelöst werden.

Akzeptieren heißt, wie für jeden anderen chronisch Kranken (Kap. 23) auch, sich selbst annehmen mit und trotz der Hautkrankheit. Denn jeder Mensch hat sein eigenes Schicksal und jeder seine eigene Art, gesund zu sein, zu bleiben und auch wieder zu werden. Im Bejahen eines unabänderlichen Schicksals wächst die Möglichkeit gelingenden Lebens trotz Einschränkung und wächst die Chance der Bewältigung von (schwierigen) Lebensbedingungen.

34.3.8 Die Verbrennungskrankheit

Das Verbrennungstrauma reißt den Betroffenen meist unerwartet aus dem vollen Leben heraus. Das Ausmaß und die Schwere der Erkrankung sind für Patient und Angehörige nur schwer realisierbar.

Tabelle 34.**7** Verbrennungsgrade

	Befallene Schicht	Pathologie	Heilungsaussichten
1. Grad	nur Oberhaut (Epidermis)	Rötung, Hyperämie, evtl. Ödem	spontane Heilung durch trockenes Abschuppen
2. Grad	Lederhaut (Korium)	Brandblasen, Nekrose der Epidermis, Exsudat zwischen Epidermis und Korium	spontane Heilung möglich durch Epithelisation
3. Grad	Subkutis (bis ins subkutane Fettgewebe)	trockener, evtl. schwarzer Schorf, Nekrose der Epidermis und des Koriums, Zerstörung der epithelialen Hautanhangsgebilde	spontane Heilung unmöglich, Abstoßen der Nekrose, künstliche Nekroseentfernung und plastische Deckung notwendig

Die **Pflege** dieser kritisch Kranken stellt eine Herausforderung für das gesamte Behandlungsteam dar. Die Rehabilitation beginnt mit der Aufnahme im Krankenhaus, wo möglich in speziellen Verbrennungszentren, und dauert lange über die Entlassung hinaus. Es kann ungemein schwierig werden, die Patienten langfristig zu motivieren und die Ressourcen hervorzulocken bzw. zu erhalten und zu fördern.

Für die **Behandlung** ist die Kenntnis des *Schweregrades* entscheidend (Tab. 34.**7**). Ausschlaggebend ist aber nicht nur die Ausdehnung (sie wird nach der Neunerregel berechnet), sondern auch die Schwere eines eventuellen Inhalationstraumas (durch thermische oder toxische Schädigungen der oberen Luftwege und der Lungen) sowie sonstige Begleitverletzungen und Vorerkrankungen des Patienten.

Pathophysiologie

Pathophysiologisch unterscheidet man bei der Verbrennung eine Akut- und eine Spätphase. In der Akutphase steht der Volumenverlust, in der Spätphase die Infektion im Vordergrund.

Akutphase. Sie umfaßt die ersten 48 Stunden und steht unter dem Zeichen des *Volumenverlustes*. Es kommt zu

- Hypovolämie → hypovolämischer Schock mit gleichzeitiger
- Hämokonzentration und Viskositätssteigerung des Blutes (Blutstromverlangsamung, Sauerstoffmangel),
- Senkung des kolloidosmotischen Drucks durch Verlust von Plasmaeiweiß,
- Verminderung der Abwehrkraft durch Verlust der Immunglobuline.

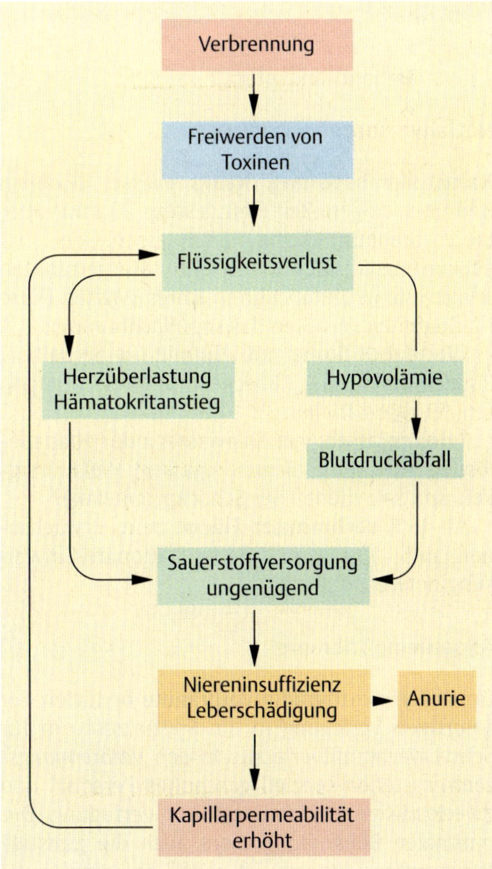

Abb. 34.**18** Circulus vitiosus des Verbrennungsschocks.

Die zahlreichen Faktoren, die zum Verbrennungsschock führen, beeinflussen sich gegenseitig (Abb. 34.**18**).

Spätphase. Sie umfaßt den 3.–7. Tag. Im Vordergrund steht die *Infektionsgefahr* durch die Möglichkeit der Keimbesiedlung der Wunde des Patienten, der ein immunologisches Defizit hat und dessen „Infektionsbarriere Haut" geschädigt ist. Trotz strenger Asepsis kommt es bei ca. 40% der Patienten mit schweren Verbrennungen zu einer Keimbesiedlung, die zum infektiösen Schock führen kann. Durch den Flüssigkeitsrückstrom aus der Verbrennungswunde in den Intravasalraum kann es zur *Überlastung des Kreislaufs* kommen → Herzinsuffizienz.

Phase der Rehabilitation. Sie beginnt ab der 2. Woche. In dieser Phase normalisiert sich die Stoffwechsellage, die Hautprobleme stehen im Vordergrund.

Behandlungsplan

Notfallversorgung am Unfallort

Kaltwasserabspülung. Kaltes Wasser reichlich und über längere Zeit (mindestens 20 min) über die Verbrennungsfläche fließen lassen. Oder: Eispackungen, Umwickeln mit kaltwassergetränkten Tüchern bzw. Eintauchen in kaltes Wasser. Diese Maßnahmen verhüten das sog. Nachbrennen.

Wundabdeckung mit Alufolie (keine Salben, Puder, Sprays) oder Abdecken mit frisch gebügelten, feuchten Tüchern.

Trinkenlassen von Salzwasser oder Haldanelösung (kein reines Brunnenwasser). Viel Flüssigkeit und Salz dienen der Schockprophylaxe.

Ab 15% verbrannter Fläche beim Erwachsenen, ab 5–10% beim Kind ist stationäre Einweisung notwendig (Arzt).

Allgemeine Therapie

Großflächig drittgradig Verbrannte bedürfen der sofortigen Verlegung in ein Spezialzentrum für Schwerverbranntverletzte. In den *Verbrennungszentren* stehen speziell geschultes Personal und zweckmäßige Einrichtungen zur Verfügung. Der optimalen Behandlung dient auch die günstige Raumtemperatur von 28–32 °C bei einer Luftfeuchtigkeit von 20–40%.

Schockbekämpfung. Sie ersetzt die Verdunstungsmenge und den hochgradigen Energie- und Kalorienverlust durch die Wundsekrete. In den ersten 24 Stunden hat der isotonische Volumenersatz Vorrang. Anschließend wird der Zusatzbedarf nach der Baxter-Formel errechnet:

- 4 ml/kg Körpergewicht mal Prozent verbrannte Körperoberfläche in den ersten 24 Stunden,
- davon die Hälfte in den ersten 8 Stunden, die andere Hälfte in den verbleibenden 16 Stunden.

Überwachung. Engmaschig müssen kontrolliert werden:
- Herz-Kreislauf-Funktion: Blutdruck, Puls, ZVD, Urinmenge;
- Blutwerte: Blutbild, Elektrolyte, Protein, Gerinnungsfaktoren, Blutgase.

Heparinisierung ist notwendig, um eine intravasale Gerinnung zu verhindern.

Ernährung. Infolge schockbedingter Minderdurchblutung des Magen-Darm-Trakts neigen Verbrennungspatienten zu paralytischem Ileus. Eine parenterale Ernährung ist aber meist nur kurzfristig notwendig. Sie soll parallel zum Nahrungsaufbau weitergeführt werden. Um den hohen Energiebedarf zu decken, sind 3000–4000 kcal/Tag notwendig.

Schmerzbehandlung. Sie muß großzügig gehandhabt werden: Morphin in regelmäßigen Abständen (zu festen Zeiten) und immer vor der Wundbehandlung, zu der am Anfang u. U. sogar eine Kurznarkose notwendig ist.

Lokale Therapie

Die Behandlung wird unter streng aseptischen Kautelen vorgenommen. Verbandstoffe, Gesichtsmasken, Schutzkittel und Handschuhe müssen sterilisiert sein.

Nekroseentfernung möglichst rasch (Frühnekrotomie), damit eine Einschwemmung von Toxinen aus dem nekrotischen Gewebe (Infektion, infektiöser – septischer – Schock) vermieden werden kann. Wenn immer möglich, werden die durch die Nekrotomie entstandenen Hautdefekte sofort mit Spalthaut gedeckt. Nur wenn dies nicht möglich ist (bei ausgedehnten Verbrennungen), wird Epigard (Fremdhaut, auch Schweinehaut) verwendet. Pro Eingriff sollten nicht mehr als 10% der Körperoberfläche abgetragen und neu gedeckt werden (hoher Blutverlust!).

Wundbehandlung. Grundsätzlich gilt:

- *offene Wundbehandlung* bei großen Wundflächen. Zur Prophylaxe einer Keimbesiedlung werden mehrmals täglich Oberflächentherapeutika auf die Verbrennungswunde aufgetragen (oder ins Badewasser gegeben). Ein sehr wirkungsvolles Mittel ist z. B. das Polyvinylpyrrolidon-Jod (Betadine). Es wirkt oxidierend und jodizierend und vermindert dadurch das Wachstum der Mikroorganismen.

- *Geschlossene Wundbehandlung.* Es eignen sich Salben und Salbenkompressen (Gittertülle), die der Heilung dienen und die Verbrennungsoberfläche geschmeidig halten.
  Als *Prinzip* könnte (außer bei Aluminiumverbrennungen) gelten:
  - bis die Wunde sauber ist: Flamazine,
  - bis zur Vernarbung: Fettgaze (z. B. Bronolynd),
  - danach: Vitaminsalben (Vitamin-A-Salbe, Bepanthen).
- *Débridement.* Entfernung von Blasenresten, schmierigen Belägen, Brandschorf u. a. durch einen Wasserstrahl (Jet-Spray), ein Schleifgerät (Dermabrasion) oder mit einem chirurgischen Messer (Exzision, Entlastungsschnitte = Escharotomie oder Fasziotomie).

Die **Ruhigstellung** geschieht so, daß bei den Gelenken die Funktionsstellung fixiert wird (z. B. Handgelenk extendiert, Fingergrundgelenke gebeugt, Daumen opponiert). Die verbrannten Extremitäten werden hochgelagert.

Rehabilitation und Spätversorgung. Im Vordergrund steht die Narbenkorrektur; frühzeitig im Gesicht, an den Gelenken und Händen. Alle anderen Korrekturen werden erst nach frühestens 6 Monaten vorgenommen.

Aspekte der Pflege

Die großflächige Verbrennung stellt therapeutisch *und* pflegerisch große, häufig fast unlösbare Probleme. Schmerzen, toxische Einwirkungen, Verlustgefühle u. v. a. sind für den Patienten zermürbend. Besonders problematisch wirken sich thermische Schädigungen im Bereich des Gesichts, der Hände und der Genitalregion aus. Hier wiegt jede Defektheilung sowohl ästhetisch als auch funktionell doppelt schwer. Das Gesamt der Probleme kann nur bewältigt werden, wenn

- das *gesamte Pflege- und Behandlungsteam* (Verbrennungszentren verfügen zusätzlich über einen Psychiater) sich gemeinsam um die *ganzheitliche* Betreuung bemüht und sich mit den psychologischen Problemen auseinandersetzt;
- der *einzelne* an der Pflege Beteiligte eine große *Toleranzgrenze* besitzt und Leiden aushalten kann, denn auch große Schmerzmittelgaben können den Patienten auf die Dauer nicht schmerzfrei halten;
- bei der Pflege (d. h. für Behandlung, Betreuung und Begleitung) *genügend* Zeit investiert werden kann;
- *Pflegehilfsmittel* wie Spezialbetten, Lagerungshilfen (Superweichmatratzen) und spezielle Verbrennungswäsche (sterilisiert) zur Verfügung stehen;

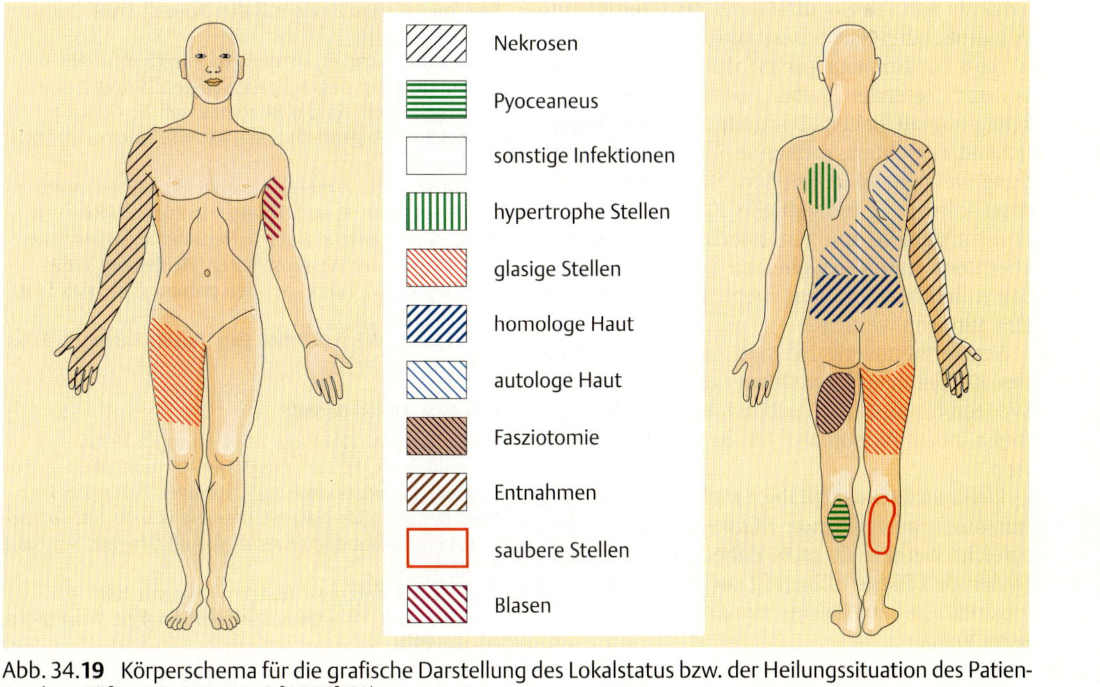

Abb. 34.**19** Körperschema für die grafische Darstellung des Lokalstatus bzw. der Heilungssituation des Patienten (aus Käfner, C.: intensiv 3 [1995] 61).

❖ die Bereitschaft aller Beteiligten für eine *kreative Pflege* vorhanden ist.

Pflegedokumentation des Lokalstatus

Ab Aufnahme des Patienten wird zusätzlich zur üblichen Pflegedokumentation eine grafische Darstellung von Wundstatus und Lokaltherapie durchgeführt. Als Raster dient ein Körperschema (Vorder- und Rückseite; Abb. 34.**19**), in das die Wundflächen sowie die wichtigsten Veränderungen im Verlauf eingezeichnet werden. In Verbrennungszentren gibt es dafür festgelegte Farben, z. B.
- Schwarz für Nekrosen,
- Dunkelblau für Eigenhauttransplantate,
- Braun für Fasziotomie,
- Violett für Entnahmestellen usw.

Die grafische Darstellung wird ergänzt durch Beobachtungen und spezielle Therapieverfahren. Eine solche Dokumentation ermöglicht allen an der Pflege und Behandlung Beteiligten einen raschen Überblick über die Heilungssituation des Patienten.

Rehabilitationsbemühungen

Ab Krankheitsbeginn bis über den Krankenhausaufenthalt hinaus ist eine intensive und konsequent durchgeführte *Bewegungstherapie* sowohl aktiv als auch passiv unbedingt erforderlich, um den drohenden Narbenkontrakturen entgegenzuwirken. Die *Narbenpflege* erfolgt mit Öl (Mandelöl) und fettenden Salben, um die Narben geschmeidig zu halten. Dadurch wird die Beweglichkeit erleichtert, drohende Sekundärwundbildung weitgehend vermieden. Noch im Krankenhaus wird eine individuelle Kompressionskleidung angepaßt, um ein überschießendes Wuchern des Narbengewebes zu verhindern. Diese soll mindestens ein Jahr möglichst rund um die Uhr getragen werden.

Schwerbrandverletzte sind Langzeitpatienten. Ihre Krankenhausverweildauer reicht von einigen Wochen bis zu einem halben Jahr. Danach folgen meist noch Aufenthalte in Rehabilitationszentren.

Ein dauerhaft akzeptabler Heilungserfolg kann nur durch ausreichende *Mitarbeit des Patienten* erreicht werden. Er muß daher im Sinne einer fördernden Pflege frühzeitig zur Eigenversorgung angeregt und zur Lösung seiner Probleme angeleitet werden.

Mitarbeit des Patienten. Die großflächige Verbrennung ist ein langwieriges Leiden. Oft bleiben Narben und soziale Probleme (Wiederaufnahme der Arbeit usw.). Besprochen werden müssen:
- *Umgehenkönnen mit Narben:* Pflege, Entstellungen, Restschmerzen und/oder Behinderungen. Was hilft? Was kann der Patient selber tun?
- *Verarbeitung des Verbrennungstraumas.* Braucht der Patient spezielle Begleitung und Hilfe? Was kann/muß in die Wege geleitet werden? Ist familiärer und sozialer Rückhalt gegeben?
- *Rehabilitation.* Mögliche und notwendige Trainingsprogramme (Muskeln, Gelenke, Kraft, Bewegung) und Nachoperationen: wann, wo, wie, wie lange? und: wer bezahlt (Versicherung, Zusatzleistungen usw.)?
- *Berufliche Situation.* Wiedereinstieg klären; eventuelle Umschulung in die Wege leiten.

Weiterführende Literatur

Dethlefsen, Th., R. Dahlke: Krankheit als Weg. Bertelsmann, München 1986

Schärli, O.: Werkstatt des Lebens. Durch die Sinne zum Sinn. AT-Verlag, Aarau 1991

Augen

Benjamin, H.: Ohne Brille bis ins hohe Alter, 19. Aufl. Bauer, Freiburg 1989

Brückner, R.: Probleme mit den Augen? Trias, Stuttgart 1989

v. Dyck, H.: Nicht so, sondern so. Ratgeber für einen guten Umgang mit Sehgeschädigten. Schweizerischer Zentralverein für das Blindenwesen, St. Gallen o. J.

Hollwich, F.: Augenheilkunde, 11. Aufl. Thieme, Stuttgart 1988

Hollwich, F., B. Verbeck: Augenheilkunde für Krankenpflegeberufe, 4. Aufl. Thieme, Stuttgart 1988

Hubel, D.: Auge und Gehirn. Neurobiologie des Sehens. Spektrum der Wissenschaften, Heidelberg 1989

Leydhecker, W.: Alles über den grünen Star. Trias, Stuttgart 1989

Leydhecker, W., F. Grehn: Der Augen-Ratgeber. Trias, Stuttgart 1996

Hals-Nase-Ohren-Bereich

Frank-Auth, M.: Hörsturz. Trias, Stuttgart 1993

Boenninghaus, H. G.: Hals-Nasen-Ohrenheilkunde. Für Medizinstudenten, 9. Aufl. Springer, Berlin 1993

Fleischer, K.: Hals-Nasen-Ohren-Heilkunde für Fachberufe im Gesundheitswesen, 6. Aufl. Thieme, Stuttgart 1994

Ganz, F.-J.: Ohrgeräusche. Trias, Stuttgart 1989

Hamann, K.-F., W. Schwab: Schwerhörigkeit. Trias, Stuttgart 1991

Haut

Achenbach, R. K.: Gesunde und kranke Haut. Trias, Stuttgart 1989
Achenbach, R. K.: Neurodermitis. Trias, Stuttgart 1989
Brehm, G.: Haut- und Geschlechtskrankheiten. Ein Lehrbuch für Krankenpflegeberufe, 6. Aufl. Thieme, Stuttgart 1993
Herzog, I., K. Reul, W. Jenninger: Verbrennungen. Kohlhammer, Stuttgart 1989
Marks, R.: Psoriasis. Hippokrates, Stuttgart 1984
Schell, H.: Akne. Trias, Stuttgart 1992
Ständer, Chr.: Praxis der Haut- und Geschlechtskrankheiten, 4. Aufl. Urban & Schwarzenberg, München 1986
Steiner, E., J. Geißler: Neurodermitis. Trias, Stuttgart 1989
Sterry, W., H. Merk: Checkliste Dermatologie und Venerologie, 3. Aufl. Thieme, Stuttgart 1997
Zündorf, R.: Mit Neurodermitis. Wie man das chronische Ekzem günstig beeinflussen kann, 7. Aufl. Haug, Heidelberg 1990

35 Intensivpflege

Intensiv	–	*Mensch sein*	**Intensiv**	–	*lernen*
bewußt	–	**pflegen**	*Freude am*	–	**pflegen**
Intensiv	–	*Medizin*	**Intensiv**	–	*arbeiten*
Spitzen	–	**Pflege**	*im Team*	–	**pflegen**

Christel Kurmann

Einstimmung

■ „Die Intensivstation war leicht zu erreichen, vorbei an der Pförtnerloge, 40 m geradeaus zur linken Hand war die Glastür mit der Aufschrift: kardiologische Intensivstation. Sie war mit einer Glocke versehen, ‚Besucher bitte läuten' stand daran. Auf das Läuten hin wurde man eingelassen, man trat in einen Vorraum, in den vier Krankenzimmertüren mündeten...

Wenn ich draußen vor dem Zimmer warten mußte, stand ich fasziniert vor dem Fernsehapparat, der die EKG-Ableitungen aller anwesenden Kranken wiedergab. Da waren Arkaden und Girlanden, die in verwirrender Fülle über den Bildschirm liefen. Manche EKGs liefen wie stille, stumme Bilder mit großer Regelmäßigkeit ab, gestochen, sauber, klar. Andere verwirrten sich immer wieder, zeigten kaum einen Ausschlag, kamen in unregelmäßigen Abständen in die Höhe oder in die Tiefe. Ich hatte das Gefühl, den Menschen nahe zu sein, deren Herzschlag sich auf dem Bildschirm widerspiegelte. Mein Herz begann zu klopfen, weil ich meinte, das Leben dieses Menschen verfolgen zu können, immer in der Furcht, daß es im nächsten Augenblick verlöschen könne. Ich sah auch, daß einzelne Anstrengungen, z. B. das Aufrichten eines Patienten, eine Unregelmäßigkeit im EKG hervorriefen.

Mit der Zeit entdeckte ich, daß der Bildschirm nicht nur die EKG-Ableitungen wiedergab, sondern auch Ausschnitte aus den Krankenzimmern. Ich sah auf dem Bildschirm schwer atmende Kranke mit zurückgelegtem Kopf, die um Luft rangen, Schwerkranke, vielleicht Sterbende.

Die Pflegerinnen waren ununterbrochen mit diesen Bildern konfrontiert. Wie ertragen sie es, ständig diese Not und dieses Sterben zu sehen! N. habe ich auf diesem Bildschirm nie erblickt" (Kautzky 1981). ■

■ „Diese ‚Eindrücke auf einer Intensivstation' sprechen für sich. Viele Menschen und nicht zuletzt auch die Medien haben ein unklares Bild von der Intensivmedizin. Die Intensivstation wird da als ‚Sterbestation' gesehen, es wird nicht selten von einer ‚unmenschlichen, übertechnisierten' Pflege gesprochen. Es ist jedoch wichtig, die Intensivmedizin ins rechte Licht zu rücken. Erst durch sie ist es zum Beispiel möglich, daß es bei einem vorübergehenden Ausfall der Atemmuskulatur nicht zum Erstickungstod kommt. Daß zum Beispiel lebensbedrohliche Komplikationen nach einem Herzinfarkt früher erkannt und therapiert werden können. Daß beispielsweise ein vorübergehender Ausfall der lebenswichtigen, steuernden Hirnfunktionen (durch Medikamente, Intoxikation, neurologische Erkrankungen) durch entsprechende Maßnahmen überbrückt werden kann.

Durch neue medizinische Erkenntnisse und vor allem durch die Technologie wurden therapeutische Möglichkeiten geschaffen, die vor 20 Jahren noch undenkbar waren.

Die Intensivmedizin und die Intensivpflege haben wesentlich dazu beigetragen, daß die Mortalität und die Krankheitsdauer schwersttraumatisierter Patienten reduziert werden konnten.

Das Ausschöpfen aller technischen Möglichkeiten hat jedoch ethische Grenzen. Diese sind da erreicht, wo sie nicht mehr das Leben, sondern das Sterben verlängern. Die Entscheidung, wann dieser Punkt erreicht ist, ergibt eine hohe ethische Verantwortung für das Team auf der Intensivstation.

Der überlegte Einsatz der technischen Möglichkeiten hat das Ziel, eine menschliche Medizin und Pflege zu unterstützen, nicht diese zu ersetzen.

Eine Medizin, die dazu beiträgt, Leben zu erhalten und Leiden zu verringern, ist eine menschliche Medizin. Unter diesem Gesichtspunkt ist die Intensivmedizin zu sehen, und so wird sie auch in das rechte Licht gerückt" (W. Harzenetter, St. Gallen). ■

35.1 Theoretische Grundlagen

35.1.1 Definition und Indikation

Unter **Intensivpflege** verstehen wir eine kontinuierliche, professionelle Pflege und Überwachung des Patienten, der in der momentanen Situation teilweise oder ganz abhängig ist.

Intensivbehandlung bedeutet das Wiederherstellen, Unterstützen und Aufrechterhalten der vitalen Funktionen eines Patienten, die vorübergehend lebensbedrohlich gestört sind. Intensivpflege und -behandlung sind nur auf einer speziell eingerichteten Station optimal möglich: Der räumliche, materielle und personelle Aufwand, den eine solche Station erfordert, ist groß und kostspielig. Das Ziel besteht darin, die gefährdeten Kranken zu zentralisieren, um ihnen durch speziell ausgebildetes Personal die Pflege, Überwachung und Behandlung zukommen zu lassen, die ihr momentaner Zustand erfordert. In erster Linie geht es dabei darum, alle vitalen Funktionen wie Atem-, Herz- und Kreislauffunktion zu überwachen und bei Bedarf zu unterstützen. Eigentlich umfaßt das Ziel eine unspezifische Therapie, nämlich die Erhaltung aller lebenswichtigen Funktionen, um Zeit für die Behandlung des Grundleidens zu gewinnen. Dadurch werden gestörte, lebenswichtige Organsysteme eines Patienten in Grenzwerte zurückgeführt, die mit dem weiteren Leben vereinbar sind.

35.1.2 Intensivstation

Es handelt sich um eine Betteneinheit für Schwerstkranke, deren vitale Funktionen in lebensbedrohlicher Weise gestört sind und wiederhergestellt oder durch besondere Maßnahmen aufrechterhalten werden müssen. Intensivpflegestationen (IP), wie wir sie heute kennen, haben ihren Ursprung in den 30er Jahren. Die damals bedeutenden Chirurgen F. Sauerbruch und M. Kirschner verlangten Räume für die Überwachung Frischoperierter. Während der Polioepidemien 1947–1952 schuf man die ersten Beatmungsstationen. Verschiedene Anästhesisten und Chirurgen übernahmen den Grundgedanken zentraler Überwachungsstationen und gründeten Intensivpflegestationen. Medizinische IP-Stationen gibt es seit 1965. Großkrankenhäuser haben heute mehrere Intensivstationen. Sie sind den einzelnen Kliniken/Fachbereichen zugeordnet.

Die **Grundkonzeption der räumlichen Gestaltung** unterscheidet sich für die verschiedenen IP-Stationen nicht wesentlich. Folgende Kriterien sollten berücksichtigt sein:

- direkte Sicht auf die zu überwachenden Patienten (vom Arbeitsplatz der Schwester aus), unterstützt durch Monitoranlagen;
- Möglichkeit, die Patienten voneinander zu isolieren (z.B. durch einen Vorhang, möglichst aus Einmalgebrauchsmaterial);
- unmittelbare Nähe zur Operations- bzw. Anästhesieabteilung;
- kurze Arbeitswege;
- zentrale Alarmanlage;
- Gegensprechanlage (wenn möglich auch mit dem Anästhesie- bzw. Reanimationsteam).

35.1.3 Monitoring

Die apparative Überwachung (Monitoring) auf IP-Stationen ist eine notwendige Ergänzung der unmittelbaren Patientenüberwachung durch Ärzte und Pflegepersonen. Sie kann diese aber nie ersetzen. Denn nach wie vor ist es der Mensch und nicht die Maschine, der Veränderungen am Patienten, oft intuitiv, erfaßt und entscheidend bei der Erkennung lebensbedrohlicher Situationen mitwirkt. Zusätzlich eingesetzte Monitorgeräte können aber bei sinnvollem Einsatz

- Störungen exakter aufzeigen und objektivieren,
- bestimmte Meßwerte kontinuierlich ermitteln und speichern,
- die differenzierte Überwachung erleichtern.

Heute steht eine große Auswahl von Überwachungssystemen zur Verfügung. Grundsätzlich soll auf einer IP-Station für jedes Patientenbett eine *Überwachungseinheit* mit Grenzwertmelder zur Verfügung stehen, der bei individuell einstellbarer Unter- und Überschreitung kritischer Meßwertbereiche selbständig akustisch und optisch Alarm auslöst. Neben dieser sog. *individuellen Monitoreinheit* stehen in größeren Stationen *zentrale Monitoreinheiten* zur Verfügung, die zusätzlich die Meßwerte aller angeschlossenen Patienten aufnehmen, auf einem Bildschirm aufzeichnen und speichern (wodurch die Ergebnisse jederzeit abrufbar sind). An solchen Monitorzentralen können auch Patienten angeschlossen bleiben, die auf eine Normalstation verlegt werden = *Telemetrie* (drahtlose Überwachung vom Telemetriesender, der am Patienten befestigt ist, zum Telemetrieempfänger in einer Zentrale, wo das EKG oder andere Meßwerte umgesetzt und auf einem Oszilloskop sichtbar werden).

Wichtigste *apparative* Überwachungsparameter sind

- EKG, Herzfrequenz;
- Temperatur, Atemfrequenz;
- Blutdruck (arteriell, venös);
- Sauerstoffsättigung (Pulsoxymetrie);
- Beatmungsparameter.

Dazu kommen spezielle Überwachungsmaßnahmen bei bestimmten Krankheitssituationen, z.B.:

- Pulmonaliskatheterisierung und Herzzeitvolumenmessung bei instabilen Herz-Kreislauf-Verhältnissen;
- Hirndruckmessung bei Hirnödem.

Wichtigste *klinische* Überwachungsparameter sind:

- Palpieren des Pulses (zentral und peripher);
- Bewußtseinslagen, psychischer Zustand;
- Atmung (Typ, Frequenz, Rhythmus), Hautfarbe, Temperatur;
- Diurese, Bilanzierung der Ein- und Ausfuhr.

Abb. 35.**1** zeigt das System der individuell und zentral kombinierten Monitoreinheit.

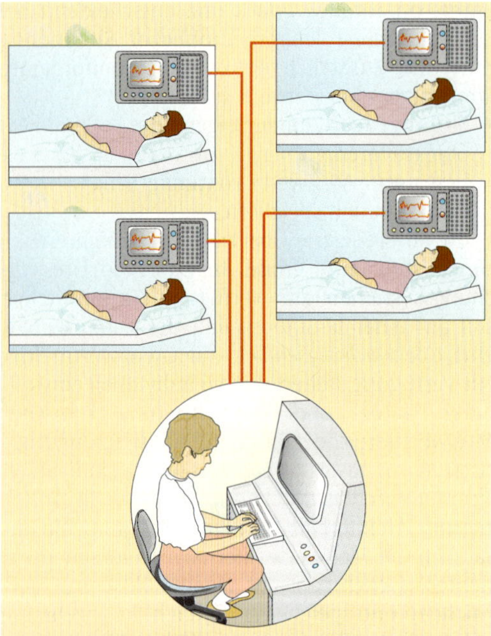

Abb. 35.**1** Beispiel einer kombinierten Überwachungsanlage mit bettseitigen Überwachungsgeräten und zentralem Alarmkontrollgerät.

> Die elektronische Überwachung ist eine große Hilfe in der IP-Pflege. Sie dient aber nicht primär der Rationalisierung der Pflege, sondern der Optimierung einer lückenlosen Patientenüberwachung.

35.2 Situation des Patienten

Die *Einweisung* oder *Überweisung* eines Patienten auf die IP-Station geschieht häufig, ohne daß er diese Entscheidung mitvollziehen kann, sei es, daß er

- als Notfall (bei akuter lebensbedrohlicher Erkrankung oder nach einem schweren Unfall) direkt auf die IP-Station eingewiesen wird;
- infolge lebensbedrohlicher Komplikationen von einer Normalstation verlegt werden muß;
- oder zur engmaschigen Überwachung auf die Intensivstation kommt, um Veränderungen rasch zu erkennen und therapeutische Maßnahmen frühzeitig einzuleiten und so eine kritische Situation so gut und schnell wie möglich zu bewältigen.

Vorgesehene Verlegungen, bei denen der Patient vorbereitet werden kann (z. B. vor einem großen Eingriff) sind eher die Ausnahme.

Die *Verweildauer* des Patienten ist beschränkt. Es handelt sich um eine typische Übergangsstation: für Tage, bei andauernd bedrohlichem Zustand aber auch für Wochen. Der Patient ist in vielen seiner ATL eingeschränkt und in hohem Maß vom Intensivpflegeteam und der Technik *abhängig*. Nicht wenige Patienten sind in ihrer Kommunikationsfähigkeit beeinträchtigt (z. B. durch Intubation oder Tracheotomie, störende Apparategeräusche, sedierende Medikamente oder Bewußtseinsstörungen).

Der Kontakt mit den *Angehörigen* und den betreuenden Personen ist erschwert und eingeschränkt. Angst und Unsicherheitsgefühle bezüglich des Krankheitsverlaufs können sehr groß sein.

Intensivpatienten müssen meist kontinuierlich (rund um die Uhr) betreut und *überwacht* werden. Das bedingt den 3-Schichten-Betrieb und damit für den Patienten drei verschiedene Pflegepersonen im Verlauf von 24 Stunden, in denen sein normaler Tag-Nacht-Rhythmus häufig gestört, die Unabhängigkeit und Selbstbestimmung eingeschränkt oder aufgehoben sind. Um in dieser Situation nicht nur „überleben", sondern auch „leben und sein" zu können, bedarf der Kranke einer liebevollen Zuwendung (professionelle Empathie), die ermöglicht, daß der Faden nach draußen (zum Leben, zu den Angehörigen) nicht abreißt, auch dann nicht, wenn sein Bewußtsein und sein eigenes Wollen und Können getrübt oder (scheinbar) aufgehoben sind.

35.2.1 Problemfelder

Diese einleitenden Gedanken führen unmittelbar zu den Belastungsmomenten, die als Problemfelder in der Pflege mitgesehen werden müssen.

Krankheitsbezogene Belastungen. Diese sind natürlich je nach Situation (Diagnose, Prognose) sehr unterschiedlich und abhängig von der Schwere und Lebensbedrohlichkeit der Krankheit. Dazu gesellen sich die *psychologischen* Aspekte wie Angst, Unsicherheit, Hilflosigkeit, die vom Krankheitsverlauf ausgelöst sind, diesen aber auch beeinflussen können. Die *körperlichen* Symptome können vielfältig sein. Je nach betroffenem Organsystem bzw. Mehrschichtigkeit des Geschehens sind zu erwarten: Atembeschwerden, Schmerzen, Eß- und Ausscheidungsstörungen, Temperaturschwankungen usw.

Behandlungsbezogene Belastungen. Infolge Intensivüberwachung und Intensivbehandlung können diese sehr ausgeprägt sein. Je mehr Geräte eingesetzt werden, um so größer ist die Belastung für den Patienten. Die Verbindung mit Drainagen oder/und Apparaten beeinträchtigt die Mobilität; permanente Überwachungsmaßnahmen stören die Ruhe und den Schlaf-wach-Rhythmus. Es kommt zum Schlafentzug, was immer auch eine psychologische Belastung bedeutet.

Kommunikationsbezogene Belastungen. Die Sozialkontakte können durch verschiedene Faktoren gestört sein. Alle oben erwähnten Belastungsmomente wirken sich auch auf die Sozialkontakte aus. Dazu kommen Wahrnehmungs- und Orientierungsstörungen, z. B. infolge dauernder Rückenlage (ausschließlich Blick zur Decke). Monotonie (Apparategeräusche, fehlendes Tageslicht) kann ebenso zu Kommunikationsproblemen führen wie ein „hektischer Rund-um-die-Uhr-Betrieb". Für Angehörige kann die Fremdheit der Umgebung spontane Kontakte stören oder unmöglich machen. Noch befremdlicher wird die Situation bei tracheotomierten und intubierten oder bei bewußtseinsgestörten Patienten. Hier wirken immer die extremen apparativen Umgebungsbedingungen mit ein. Auch psychische Extremreaktionen (beim Patienten oder bei den Angehörigen) können zu Kommunikationsproblemen führen.

35.2.2 Situationseinschätzung

Die Situationseinschätzung auf der IP-Station ist ein kontinuierliches Geschehen, das dem u. U. stündlich wechselnden bzw. dem veränderlichen Zustand des Patienten Rechnung tragen muß. Praktisch heißt das, daß es für heute keine gültigen *Informationen* gibt, die gestern für die Pflege richtungweisend waren, daß der aktuelle Zustand bzw. die eben noch gültigen Behandlungs- und Pflegeschritte schon in einer Stunde ungültig sein können usw. Da die einzelne Pflegeperson auf der IP-Station meist nur für einen Patienten zu sorgen hat, hat sie den Vorteil des kontinuierlichen Realisierens und Erkennens seiner Situation.

Die Erfassung des *klinischen* Zustands ist durch die Intensivüberwachung sichergestellt. Die Kontrollkriterien sind vorgegeben bzw. im Behand-

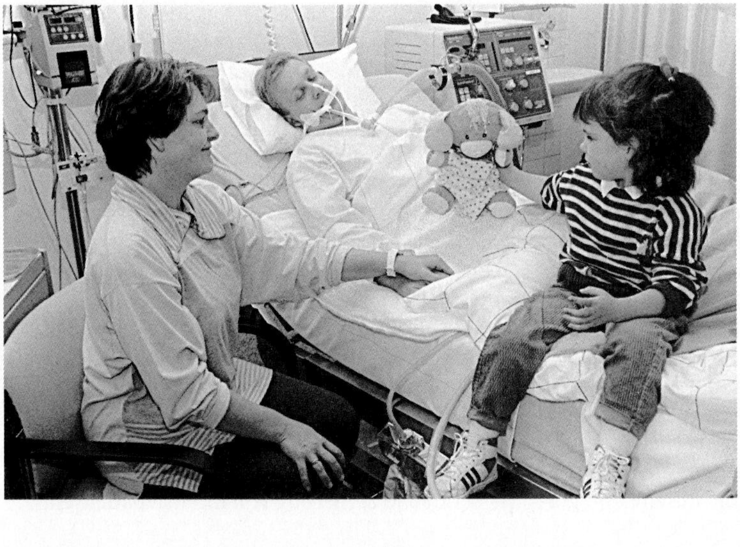

Abb. 35.**2** Beziehungen nicht abbrechen lassen (Foto: Kantonsspital St. Gallen).

lungsplan (Verordnung) abzulesen. Anders ist es mit den *psychosozialen* und *spirituellen* Aspekten. Im folgenden einige Fragen, die bei der Situationseinschätzung beachtet werden müssen:

- Wie ist der Realitätsbezug des Patienten? Wo liegen Störfaktoren, die gemildert werden könnten?
- Wie sind die Sozialkontakte? Wie gestalten sich die Beziehungen zu den Angehörigen? Brauchen sie Hilfe zur Überwindung von Barrieren, Anleitung zum Berühren trotz Maschinen, trotz Koma, trotz Sprachlosigkeit (Abb. 35.**2**)?
- Wie belastend ist der Geräuschpegel? Was läßt sich abbauen (z. B. durch Ausschalten der Systolentöne am EKG-Monitor, wenn dies vertretbar ist und die Alarmgrenzen gesichert sind, oder durch möglichst geräuscharme Einstellung von Thoraxdrainagen usw.)?
- Wie ist der Tagesablauf? Ruhezeiten – gestörte Zeiten? Schlaf-wach-Rhythmus?
- Wie ist das Befinden? Welche Bedürfnisse (Wünsche, Sorgen, Ängste) werden – vielleicht auch nur nonverbal – signalisiert?
- Können auch religiöse Bedürfnisse angesprochen werden? Diese sind in Situationen der Todesnähe oder während existentieller Krisen stärker vorhanden als in „normalen" Situationen.

35.2.3 Aspekte der Pflege

Das **Ziel** der Intensivpflege ist ein zweifaches:

- die Unterstützung und Gewährleistung der Intensivüberwachung und Intensivbehandlung,
- die ganzheitliche Betreuung des Patienten rund um die Uhr.

Das ist ein hoher Anspruch und umfaßt alle Bereiche der Pflege: erhaltend, unterstützend, begleitend, wiederherstellend.

Bezogen auf die **fünf Funktionen der Pflege** können die folgenden Überlegungen hilfreich sein (nach W. Harzenetter, IP-Station, St. Gallen):

1. Unterstützen der Aktivitäten des täglichen Lebens. Der Patient ist in diesen Bereichen u. U. stark von der Pflegegruppe abhängig (z. B. der bewußtlose Patient). Bei der Unterstützung der ATL in der Orientierung nach dem biomedizinischen Modell ist die Intensivpflege recht hoch entwickelt. Die Integration des humanistischen (ganzheitlichen) Pflegeverständnisses könnte ein lohnendes Ziel der Weiterentwicklung der Intensivpflege sein. Ich denke an die rasche Förderung der Selbständigkeit des Patienten, die Einbeziehung der Bezugsperson, die bewußtere Integration der psychosozialen Aspekte usw. Hier liegt die große Chance der Eigenständigkeit pflegerischen Handelns: die Kompetenz in der ganzheitlichen Erfassung und Pflege des Patienten.

2. Begleiten in Krisensituationen. Krisensituationen und Sterben sind auf Intensivstationen (in konzentrierter Form) alltäglich. Die Bewältigung dieser oft sehr komplexen Situationen erfordert einerseits eine bessere Koordination und Kompetenzabsprache des Pflegebereichs mit dem ärztlichen Bereich (z. B. wenn es um das Gespräch mit den Angehörigen eines sterbenden Patienten geht), andererseits aber eine solidere Schulung in Gesprächsführung und Krisenbegleitung auch in der IP-Weiterbildung. (Nicht selten wird den Anforderungen der Krisenbegleitung und Sterbebegleitung durch „Vortäuschen und Selbsttäuschung" ausgewichen, indem die Priorität medizinischen und pflegetechnischen Maßnahmen gegeben wird.)

3. Mithilfe bei diagnostischen und therapeutischen Maßnahmen. Sie erfordert einen hohen Ausbildungsstand im Bereich der Behandlungspflege, gute Koordination mit dem ärztlichen Bereich, engmaschige Zusammenarbeit und gemeinsame Zielorientierung. Dieser Bereich der Pflege hat in der Zusatzausbildung zur Intensivpflegeperson bereits einen hohen Stellenwert. Er könnte zugunsten der anderen Funktionen eher etwas zurückgestellt (nicht vernachlässigt!) werden.

4. Mitarbeit in der Prävention und Rehabilitation. Die Bereiche der Prävention sind in der Intensivpflege noch wenig bewußt (sie sind auch nicht vordergründig relevant). Vor allem die Frührehabilitation bekommt langsam ein größeres Gewicht und muß noch gefördert werden, so z. B. die basale Stimulation, rehabilitierendes Kleiden, Lagern, Waschen; Atemstimulation, vestibuläre Stimulation (Bienstein u. Fröhlich 1991).

5. Qualitätssicherung und Forschung. Die Mithilfe bei medizinischer Forschung wird von den Pflegenden fast selbstverständlich geleistet. Offen ist noch ein weites Forschungsgebiet im Bereich der Intensiv*pflege*, also die Erforschung der Wirkung gegebener Pflege bei Intensivpatienten. Beispiele sind

- Auswirkungen auf Patienten, die zum „Selbstschutz" fixiert werden, gegenüber Patienten, die in ähnlichen Situationen nicht fixiert werden;
- Auswirkungen routinemäßiger Pflegemaßnahmen, wie z. B. das 2stündliche Absaugen;
- sinnvolle Sedierung von Intensivpatienten;

- Auswirkungen einer gezielt angewendeten basalen Stimulation.

Ansätze zur Qualitätsverbesserung gibt es auch im Bereich der Intensivpflege immer mehr, sie werden in den nächsten Jahren ausgebaut werden müssen.

Intensivpflege ist fast immer **Pflege unter erschwerten Bedingungen**. Sie erfordert neben guter Fachkompetenz (Wissen und Können) auch ein hohes Maß an Sozialkompetenz, so z.B. die Fähigkeit zur persönlichen Ansprache und Zuwendung trotz geräteabhängiger Versorgung (Abb. 35.**3**).

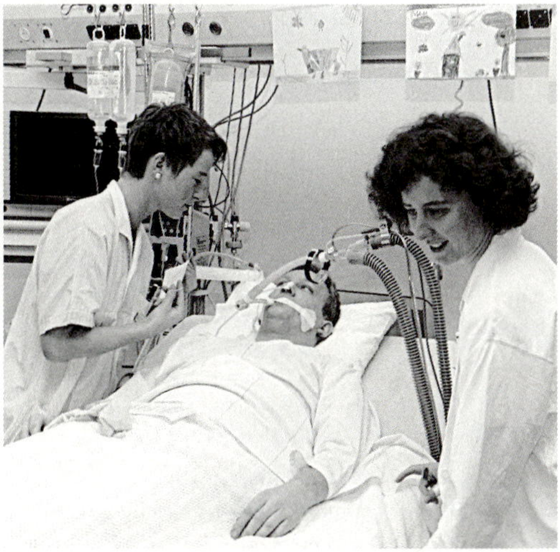

Abb. 35.**3** Persönliche Ansprache und Zuwendung trotz geräteabhängiger Versorgung (Foto: Kantonsspital St. Gallen).

35.2.4 Spezifische Pflegesituationen

Die Pflegesituationen sind vielfältig und abhängig von vielerlei Faktoren. Immer aber handelt es sich um schwerkranke Patienten, um Personen, die einer intensiven Überwachung, Behandlung und Betreuung bedürfen. Das **Spezielle** der Intensivpflege könnte, modern ausgedrückt, gesehen werden als Pflege zwischen High-Tech (Hochtechnologie) und High-Touch (hohe Beziehungsqualität).

In diesem Buch werden nur einige ausgewählte Situationen besprochen; es ersetzt kein Intensivpflege-Lehrbuch. Wer längere Zeit auf einer Intensivstation arbeiten möchte, braucht dazu neben der Motivation eine Spezialausbildung als Intensivfachschwester/-pfleger.

Exemplarisch ausgewählte Situationen

35.3 Pulmonale Störungen
35.4 Intubation, Tracheotomie
35.5 Beatmung mit Respiratoren
35.6 Kardiopulmonale Reanimation
35.7 Organtransplantation

35.3 Pulmonale Störungen

35.3.1 Ateminsuffizienz

Sie wird definiert als eingeschränkte Fähigkeit der Lungen, das Blut mit Sauerstoff zu versorgen und aus dem Blut Kohlendioxid zu eliminieren. Dabei ist der Gasaustausch zwischen Außenluft, Lungen, Blut und Gewebe lebensbedrohlich gestört.

Zwischen Atmung, Herz/Kreislauf und Gehirn besteht eine Wechselwirkung. Jede Störung von Lunge, Herz oder Gehirn beeinflußt immer auch die Funktion der anderen Organe (Abb. 35.**4**).

Eine Ateminsuffizienz hat charakteristische Veränderungen der Gasspannungen im arteriellen Blut zur Folge. Anhand der Blutgasanalyse kann sie daher unterschieden werden in

- *Partialinsuffizienz* – Störung der O_2-Aufnahme (ins Blut) bei intakter CO_2-Abgabe;
- *Globalinsuffizienz* – Störung der O_2-Aufnahme *und* der CO_2-Abgabe.

Ursachen:

- *pulmonal:* Verteilungsstörungen, z.B. Atelektasen, Schmerz; Diffusionsstörungen, z.B. akutes Atemnotsyndrom des Erwachsenen (ARDS), Lungenödem, Pneumonie (verminderte Diffusionskapazität für O_2, wobei es zu O_2-Mangel kommt);
- *extrapulmonal:* Ventilationsstörungen, z.B. Verlegung der Luftwege, Depression des Atemzentrums durch Medikamente, hohe Querschnittlähmung.

35.3.2 Atemregulationsstörungen

Dies sind pathologische Atemformen infolge Ausfalls der Steuermechanismen, z.B. Cheyne-Stokes-Atmung, Schnappatmung (S. 338 f.), zentral bedingte Störungen.

Folgen der Atemstörung:

- *Hypoxämie:* Sauerstoffmangel im *Blut*, d.h. erniedrigter P_{O_2} (Sauerstoffdruck) im arteriellen

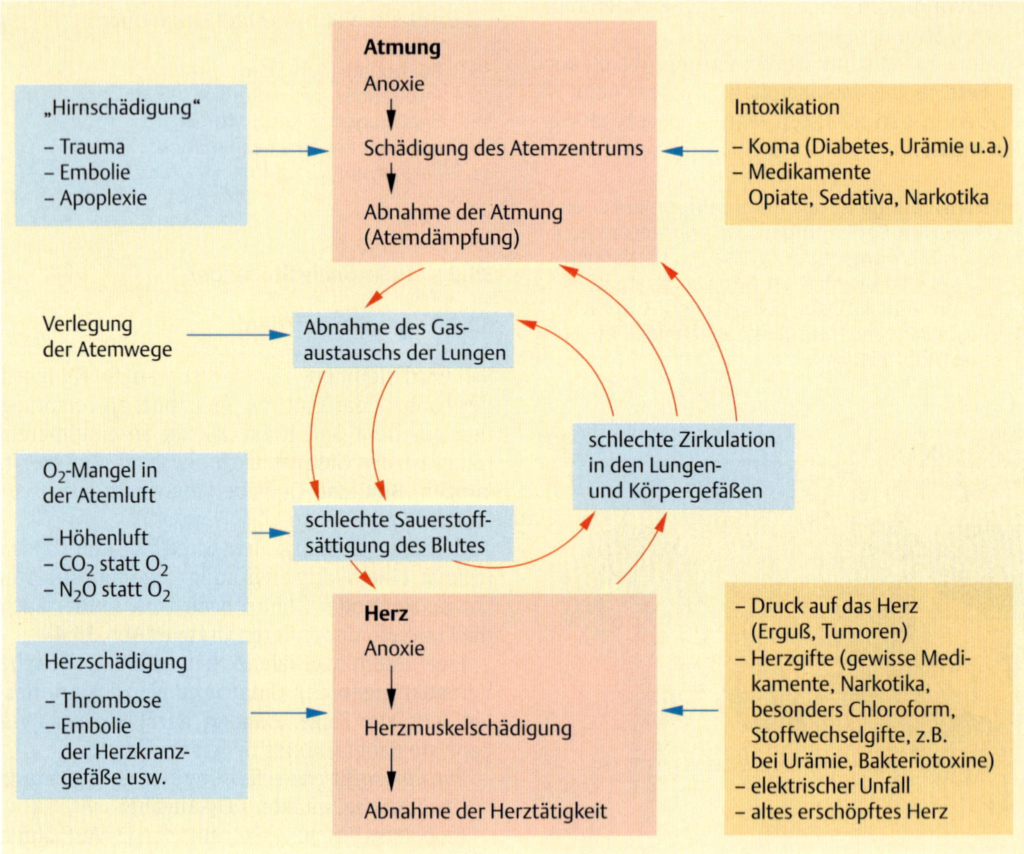

Abb. 35.**4** Circulus vitiosus von Atem- und Kreislaufstörungen. Er erklärt das weitgehend uniforme Bild, gleichgültig, wo primär die Ursache war, da der Zusammenbruch des einen Systems rasch und mit Sicherheit auch den des anderen nach sich zieht (nach Hossli).

Blut und damit mangelhafte Sauerstoffbeladung des Hämoglobins.
- *Hypoxie:* Sauerstoffmangel in den *Geweben.*
- *Hypokapnie:* Erniedrigung des PCO_2 (Kohlendioxiddruck) im arteriellen Blut.
- *Hyperkapnie:* erhöhter PCO_2 im arteriellen Blut.
- *Asphyxie:* Erstickung – Kombination von Hypoxie und Hyperkapnie.

Zeichen und Therapie der Hypoxämie

- *Aussehen:* blaßgraue Haut, evtl. Zyanose, kalter Schweiß.
- *Neurologische Zeichen:* Angst, Unruhe, Verwirrtheit, Apathie. Somnolenz, Bewußtseinstrübungen (sinkt die Sauerstoffsättigung unter 60–65 %, tritt Bewußtlosigkeit auf), Zuckungen, Krämpfe. Tonus- und Reflexverluste, weite, nicht mehr reagierende Pupillen.
- *Atmung:* primär evtl. Hyperventilation; Atmung evtl. oberflächlich und kurz, Tachypnoe und Dyspnoe möglich; schließlich kommt es zu Schonatmung und Atemstillstand.
- *Kreislauf:* anfänglich Blutdruckanstieg möglich. Zunehmende Hypoxie führt zu Herz-Kreislauf-Versagen mit einem raschen oder langsamen, schwachen Puls, Blutdruckabfall. Es tritt Kreislaufstillstand ein.

Behandlung. Die Ursache, die zum Sauerstoffmangel geführt hat, muß sofort behoben werden:
- Sicherstellung der Atmung: Sauerstoffgabe, evtl. Unterstützung der Spontanatmung (PEEP S. 1016).
- Unterstützen der Kreislauffunktion mit vasoaktiven Substanzen.

Zeichen und Behandlung der Hyperkapnie

- *Aussehen:* gerötete Haut (durch vermehrte Hautdurchblutung), Schweißausbruch.
- *Neurologische Zeichen:* Unruhe bis Somnolenz, zunehmende Bewußtseinstrübung bis Bewußtlosigkeit.
- *Atmung:* verlangsamt oder hochfrequent, oberflächlich.
- *Kreislauf:* Puls rasch, kräftig. Blutdruckanstieg, später -abfall und Eintreten des Kreislaufstillstands.

Behandlung:

- Sicherstellung der Atmung durch Freihalten der Atemwege (meist ist Intubation notwendig).
- Unterstützung der Spontanatmung oder Beatmung.
- Ursache beheben, z. B. bei Muskelrelaxansnachwirkung Antagonisten (Prostigmin, Mestinon) verabreichen.

Die besondere Gefahr der Hyperkapnie besteht darin, daß durch die rosige Hautfarbe, den kräftigen Puls sowie durch den guten Blutdruck normale Atem- und Kreislaufverhältnisse vorgetäuscht werden.

35.4 Intubation, Tracheotomie

35.4.1 Definition und Indikation

Intubation. Einlegen eines Schlauches durch Mund oder Nase in die Luftröhre. Man unterscheidet:

- *oraler Tubus* – Einführung einfach und schnell;
- *nasaler Tubus* – Alternative zur Tracheotomie bei längerdauernder Beatmung auf IP-Stationen. Wird von wachen Patienten meist besser toleriert als der orale Tubus. Nachteile: erhöhte Gefahr von Drucknekrosen im Nasenbereich und Infektionen der Nasennebenhöhlen (Sinusitis).

Tracheotomie. Operativ angelegter Luftröhrenschnitt zum Einlegen einer Kanüle.

Intubation und Tracheotomie haben folgende Funktion:

- Freihalten der Atemwege. Dazu ist, abhängig von der Größe des Patienten, ein bestimmtes Mindestlumen erforderlich;
- Abdichten der Trachea durch die Cuffmanschette. Der Cuff ist eine aufblasbare Manschette, welche die Trachea abdichtet. Sie wird mit so wenig Luft wie möglich und so viel wie notwendig aufgeblasen, bis der Patient bei der Inspiration der Beatmung keine Luft mehr verliert. Dadurch wird eine Beatmung mit positivem Druck möglich. Gleichzeitig wird eine massive Aspiration von evtl. zurückfließendem Magensaft verhindert.

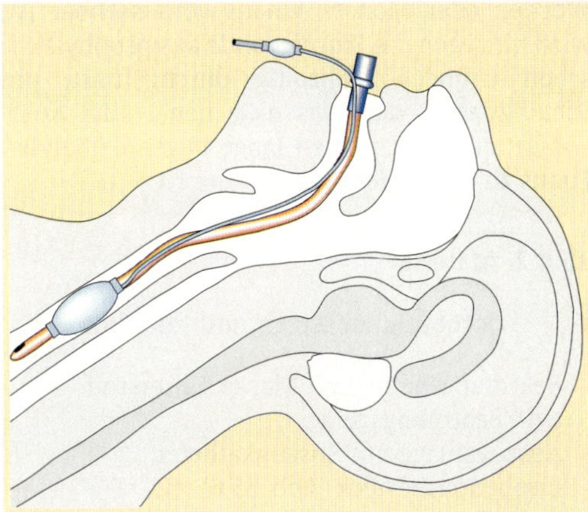

Abb. 35.**5** Endotracheal eingelegter Tubus mit aufgeblasener abdichtender Manschette. Dadurch wird die Freihaltung der Atemwege in jeder Lage bedeutend erleichtert; ferner kann über den endotrachealen Tubus leicht künstlich beatmet werden.

Bei allen akut einsetzenden Störungen der Atmung ist die *endotracheale Intubation* die Methode der Wahl (Abb. 35.**5**). Sie ist die sicherste und schnellste Technik zur Herstellung freier Atemwege und zur Verhütung einer Aspiration. Sie ermöglicht das Absaugen von Bronchialsekret, ausreichende O_2-Insufflation, kontrollierte bzw. assistierte Beatmung und bietet die Voraussetzung für die gefahrlose Durchführung einer Tracheotomie ohne Zeitnot. Dadurch ist die Tracheotomie nur noch in wenigen Fällen, z. B. bei Kehlkopfzertrümmerung und ausgedehnten Gesichtsverletzungen, eine Notoperation. Bei einigen Krankheiten, die noch vor kurzer Zeit eine absolute Indikation zur Tracheotomie darstellten, besteht heute zunehmend die Tendenz, den endotrachealen Tubus bis zu 2 Wochen oder mehr zu belassen. Dies ist möglich bei Erkrankungen mit kurzfristiger Ateminsuffizienz (Status asthmaticus, postoperative und posttraumatische Ventilationsstörungen, Vergiftungen, Schädel-Hirn-Traumen u. a.). Die sog. *prolongierte Intubation* ist gegenüber der Tracheotomie mit weniger Komplikationen verbunden. Bei der Pflege bewußtloser und atemgelähmter Patienten, deren Krankheitsverlauf über

Wochen oder Monate hinaus voraussehbar ist, wird hingegen die *Tracheotomie* aus prophylaktischen Gründen frühzeitig durchgeführt, um Schädigungen des Nasen-Rachen- und Kehlkopfraumes durch einen lange liegenbleibenden Tubus zu vermeiden.

35.4.2 Material

Intubationsbesteck und -zubehör

- Beatmungsbeutel mit Maske, Sauerstoff, evtl. Beatmungsgerät,
- Absauganlage mit Absaugkatheter,
- Intubationsbesteck (Abb. 35.**6**),
- Heftpflaster oder Stoffband zur Tubusfixation,
- Schleimhautanästhetikum bei nasaler Intubation,
- endotracheale Tuben verschiedener Größen und passende Ansatzstücke.

Zur *kurzfristigen Intubation* (Narkosen und Zwischenfälle) werden zum Teil noch Gummituben verwendet. Diese sollten spätestens nach 24 Stunden entfernt oder ausgewechselt werden.

Zur *Langzeitintubation* werden heute nur noch Einmaltuben aus gewebefreundlichen Materialien gebraucht. Sie haben meist spezielle Abdichtungsmanschetten (Low-pressure-Cuffs). Der Cuffdruck kann bei diesem durch ein geeignetes Manometer überprüft werden (im Idealfall weniger als 25 mmHg). Der Vorteil dieser Tuben ist, daß es weniger Schäden an Trachea und Schleimhaut gibt.

Tracheotomiekanülen

- Silberkanülen, bestehend aus Innen- und Außenkanüle ohne Cuff = Sprechkanülen für Dauerkanülenträger (S. 983);
- Gummikanülen, z. T. mit Spiralfeder versehen (z. B. Tracheoflexkanüle);
- Kunststoffkanülen (z. T. mit Innenkanülen und mit Cuffmanschette, Abb. 35.**7**).

35.4.3 Pflege bei Intubation und Tracheotomie

Ziele sind das Freihalten der Atemwege und das Verhüten von Schäden durch
- Absaugen von Mund-, Rachen- und Nasensekret;
- absolut aseptische Trachealtoilette (endotracheales Absaugen);
- Cuffdruckkontrolle;
- Befeuchten von Einatmungsluft und Luftwegen;
- Kanülenpflege bei Kanülenträgern;
- gute Mund- und Nasenpflege;
- gute Fixation der Tuben bzw. Trachealkanülen.

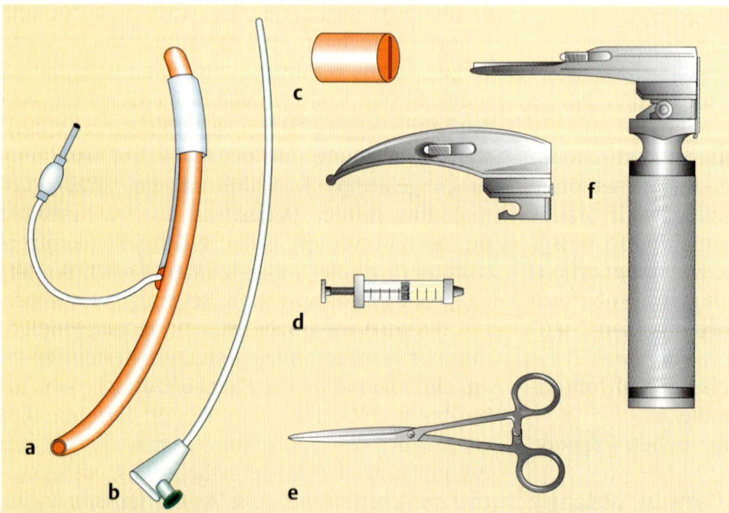

Abb. 35.**6** Intubationsbesteck für Erwachsene.
a Endotrachealer Tubus.
b Führungsdraht mit verschiebbarem, festsetzbarem Reiter, der das Abweichen des Tubus beim Einführen verhindert.
c Mundpfropf aus Hartgummi, der neben dem Tubus zwischen die Zähne in den Mund eingelegt wird, um das Zusammenbeißen des Tubus unmöglich zu machen.
d Luftspritze zum Aufblasen der Abdichtungsmanschette.
e Klemme zum Verschließen des Luftschläuchleins nach dem Aufblasen des Cuffs und des kleinen Prüfballons (moderne Tuben haben selbstschließende Ventile, bei ihnen ist zum Abdichten keine Klemme notwendig).
f Laryngoskop mit Griff, der die Batterie enthält, und geradem Leuchtspatel, daneben gebogener Leuchtspatel.

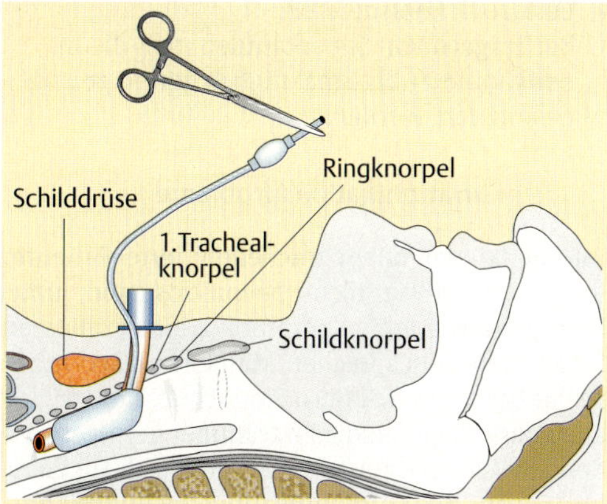

Abb. 35.**7** Einliegende Beatmungstracheotomiekanüle mit blockierender Gummimanschette.

Endotracheales Absaugen

Allgemeine Richtlinien

Der Infektionsprophylaxe durch exaktes Einhalten der Krankenhaushygiene kommt eine große Bedeutung zu: aseptisches Vorgehen, Händedesinfektion vor und nach dem Absaugen, korrektes Entsorgen des Materials.

- Mit Mundschutz und sterilen Handschuhen arbeiten.
- Die Flüssigkeit zum Verflüssigen des Bronchialsekrets darf nur aus sterilisierten Ampullen entnommen werden, um Kontaminationen zu vermeiden.
- Physiotherapeutische Hilfe beim Husten des Patienten unterstützt die Wirkung des Absaugens (z.B. Druck auf unteren Thorax).
- Beim Absaugen sollte die Magensonde immer *offen* am Sog oder der Ableitung sein (sonst Aspirationsgefahr!).
- Anschließend an die Trachealtoilette wird (mit einem frischen Katheter) falls nötig *oral* abgesaugt und bei Bedarf die Mundpflege durchgeführt. Bei wachen, kooperativen Patienten müssen Mundpflege und orales Absaugen den Bedürfnissen des Patienten angepaßt werden, evtl. kann der Patient mit unserer Unterstützung diese Maßnahme selber durchführen.
- Die Absaugeinheit (Geräte, Absaugkatheter) muß den Hygienerichtlinien entsprechen.

Beachte: Die Häufigkeit des Absaugens richtet sich nach der Menge des Sekrets. Die momentane Befindlichkeit des Patienten ist dabei zu berücksichtigen. So kann. beispielsweise nach Maßnahmen, wo das Sekret gelöst wird (Mobilisation, Physiotherapie) häufigeres Absaugen nötig sein. Bei Schlafphasen des Patienten kann aber durchaus auch einmal ein paar Stunden gewartet werden. Es gilt der Grundsatz: So oft wie nötig, aber nicht öfter als nötig.

Das bedeutet auch: kein Absaugen nach starrem Schema, sondern Entscheidung je nach individueller Situation treffen!

Ausführung (Abb. 35.**8** S. 1017)

- Patienten informieren, Hände desinfizieren, Mundschutz anlegen.
- Verpackung von Katheter und Zwischenstück öffnen.
- Katheter und Absaugzwischenstück einsetzen.
- Absaugvorrichtung einstellen (Sog in der Regel 2 mWs = ca. 20 kPa).
- An beide Hände sterilisierte Handschuhe anziehen, rechte Hand sterilhalten für den Katheter (bei Rechtshändern, sonst umgekehrt).
- Mit der linken Hand Beatmungssystem entfernen.
- Katheter *ohne* Sog einführen bis zur Bifurkation (Widerstand), dann 1 cm zurückziehen. Sog herstellen und unter leichten Drehbewegungen Katheter langsam zurückziehen. Der sog. *atraumatische* Katheter wird hingegen *mit* Sog eingeführt.
  Dauer des Absaugvorgangs: nicht länger als 10 – 15 s.
- Verbindung zum Beatmungssystem wiederherstellen.
- Absaugkatheter um die Hand wickeln. Handschuh darüber stülpen und in den Abfallsack geben.

- Den Patienten an der Maschine 10 Atemzüge durchatmen lassen; dann, wenn nötig,
- Absaugung wiederholen, dafür evtl. neuen Katheter und frische Handschuhe nehmen.

- Absaugschlauch und -zwischenstück durchspülen.
- Dann bei Bedarf Mund und Rachen absaugen.
- Saugvorrichtung abstellen, Zwischenstück in Desinfektionslösung geben, Hände desinfizieren.
- Beatmung und Sauerstoffzufuhr kontrollieren.
- Nach dem Absaugen bei Bedarf Mundpflege.

Gefahren des Absaugens

- Hypoxie durch zu langes Absaugen (bei gefährdeten Patienten präoxygenieren und mit Pulsoxymeter überwachen);
- Schleimhautschäden der Trachea;
- Bradykardie durch Vagusreiz;
- Keimeinschleppung durch unhygienisches Vorgehen;
- psychische Dekompensation, vor allem bei wachen Patienten.

Fast alle befragten ehemals beatmeten Patienten geben das endotracheale Absaugen als eine der belastendsten Pflegemaßnahmen an.

Kanülenpflege

Die Kanülenpflege wird unter aseptischen Verhältnissen 1- bis 2mal täglich vorgenommen.

Material. Auf Tablett oder Mehrzweckwagen griffbereit:

- geeignetes Desinfektionsmittel, evtl. zusätzlich 3 %ige Wasserstoffperoxidlösung,
- sterilisierte Watteträger,
- eingeschnittene Gazen, sterilisiert,
- Kanülenbändchen,
- 1 sterilisierte anatomische Pinzette,
- Spritze oder Manometer für Cuffkontrolle,
- Klemme (Péan), Schere,
- Einweghandschuhe, Abfallsack,
- Mundschutz (Einwegmaske).

Ausführung

- Situation einschätzen, Patient informieren.
- Bei Bedarf in Trachea und Mund absaugen.
- Entfernung der aufgelegten Gaze mit Handschuhen.
- Reinigung der Wundränder des Luftröhrenschnitts mit Watteträger und Desinfektionslösung.
- Haut und Kanüle mit antiseptischer Lösung behandeln.
- Mit Hilfe der Pinzette die frische, eingeschnittene Gaze um die Kanüle legen.
- Neues Kanülenbändchen befestigen, erst dann das alte abschneiden. Man achte darauf, daß das Bändchen straff sitzt (Kontrolle mit zwei Fingern, die sich noch knapp hineinschieben lassen müssen).
- Luftdruck kontrollieren.
  Bei Trägern von Silberkanülen muß die Innenkanüle 2- bis 3mal täglich gereinigt und desinfiziert werden.

Kommunikationsprobleme

Intubierte, vor allem tracheotomierte Patienten leiden, wenn sie nicht bewußtlos sind, unter schwerwiegenden Kommunikationsproblemen. Sie können nicht sprechen, können ihre Bedürfnisse nur beschränkt äußern, und schließlich reagiert auch das Pflegepersonal mit immer geringer werdenden Rückmeldungen – so bahnt sich ein Circulus vitiosus der Kommunikationsunfähigkeit an.

Sprechhilfen (technische Hilfsmittel S. 459 ff.) können die Situation erleichtern, aber nicht beheben. Mehr als andere sind diese Patienten auf die Bereitschaft und Fähigkeit der Pflegenden angewiesen, Bedürfnisse wahrzunehmen, damit die Kommunikation aufrechterhalten werden kann.

Einige Tips

- Nehmen Sie sich Zeit zum Zuhören.
- Haben Sie mit sich selbst Geduld, wenn Sie nicht sofort verstehen, was der Patient mit seinen verbliebenen „Ausdruckresten" sagen will; Humor ist eine gute Hilfe dabei.
- Suchen Sie – gemeinsam mit allen Beteiligten (Patient, Mitarbeiter, Angehörige) – geeignete Hilfsmittel; evtl. müssen vorliegende angepaßt oder neue entwickelt werden.
- Versuchen Sie neuartige, auch ungewohnte Schritte der Problemlösung. Jedes neue Hilfsmittel entsteht auf der Basis der Kreativität und des Ausprobierens.
- Auch die *Copingstrategie* kann hilfreich sein: Fragen, die der Bewältigung dienen, sind Fragen bezüglich der
  - *Orientierung:* Welche Möglichkeiten, Hilfsmittel, Tips, Ressourcen usw. stehen zur Verfügung?
  - *Identifikation:* Wie geht der Patient mit der Einschränkung um? Wie reagiert er? Welche Lösungen entwickelt er aus sich selbst? Wie kann er Ideen umsetzen, wie mit angebotenen Hilfsmitteln umgehen? Was können wir von ihm lernen?
  - *Autonomie:* Wie „selbständig" geht er mit den eingesetzten Hilfsmitteln um? Welche Impulse eigenständiger Problembewältigung zeigt er?

- Denken Sie auch daran, daß verschiedene Sedativa und Analgetika die Wahrnehmung verändern können. Bestimmte Sedativa bewirken eine Amnesie, d. h., der Augenblick wird erlebt und gehört, wir können mit dem Betroffenen kommunizieren, aber die Erinnerung fällt weg. Solche Patienten brauchen u. U. wiederholt die gleichen Informationen.

Komplikationen und Gefahren

Bei *liegendem Tubus* oder *Kanüle:*
- Herausfallen oder Tieferrutschen des Tubus/der Kanüle;
- Nasenwandschäden und Nasenhöhleninfektionen bei nasaler Intubation;
- Druckstellen oder Schleimhautdefekte durch den liegenden Tubus;
- Verstopfung durch Sekrete (ungenügende Befeuchtung);
- Entzündung oder Arrosion der Kehlkopf- oder Trachealschleimhaut durch den mechanischen Tubus- oder Kanülenreiz, durch Infektion, Blutung oder Verletzung durch unsachgemäßen Umgang beim Absaugen.

Nach *Extubation/Entfernung der Kanüle:*
- Heiserkeit,
- Ulzerationen und Granulationen an den Stimmbändern,
- Glottisödem mit Stridor.
- Spätfolgen können Stenosen, Granulome und Narben sowie tracheoösophageale Fisteln sein.

Konsequenzen für die Pflege. Tracheotomierte und intubierte Patienten bedürfen einer intensiven Überwachung durch geschultes Personal, das in der Lage ist, bei Komplikationen (die rasch lebensbedrohlichen Charakter annehmen) *gezielt und zweckmäßig* zu handeln.

> Die Gegenstände für einen Kanülen- oder Tubuswechsel müssen griffbereit sein.

35.5 Beatmung mit Respiratoren

35.5.1 Definition und Indikation

Künstliche Beatmung bedeutet Ersatz oder Unterstützung der Spontanatmung. Durch die teilweise oder vollständige Übernahme der Atemarbeit wird eine ausreichende alveoläre Ventilation ermöglicht.

Anwendung und Ziel

Die Beatmung hat das Ziel, die Atemarbeit zu ersetzen oder teilweise zu übernehmen, um so eine effiziente Atmung sicherzustellen. Damit wird die Lunge mit ihren lebensnotwendigen Funktionen so lange unterstützt, bis die Ursache der Ateminsuffizienz durch entsprechende Maßnahmen (Therapien) behoben ist.

Beatmungsprinzipien und -geräte

Die Techniken der Beatmung unterliegen einem großen Wandel. Früher blieb nur die Wahl zwischen voller Beatmung und Spontanatmung. Häufig mußten die Patienten vollständig sediert und relaxiert werden. Die Entwöhnung war meist schwierig, die lange Dauer der Beatmung brachte eine größere Gefahr von Komplikationen mit sich. Nicht zuletzt durch den Einsatz der Elektronik (Mikroprozessorentechnik) sind heute physiologischere Beatmungsformen möglich, die den Patienten in seiner Atemarbeit angepaßter unterstützen und daher auch besser toleriert werden. Die Vorteile sind, daß weniger sediert und relaxiert werden muß und die Entwöhnung vom Respirator in kürzerer Zeit und schonender erfolgen kann. Dadurch werden die Gefahr von Komplikationen reduziert und die Beatmungsdauer verkürzt.

Die zunehmenden technischen Möglichkeiten machen es immer schwieriger, die Beatmungsformen und -geräte einzuteilen.

Die Aufteilung in Tab. 35.**1** berücksichtigt einige häufig angewandte *Beatmungsformen* und *Geräteprinzipien*. Sie sind beispielhaft zu sehen. Für alle anderen Beatmungsformen und spezifischere technische Informationen muß auf die weiterführende Fachliteratur verwiesen werden.

Ein modernes Beatmungsgerät (Abb. 35.**8** zeigt z. B. den Ventilator „Veolar") bietet heute folgende Möglichkeiten:
- einfache Einstellung differenzierter Beatmungsformen (kontrollierte Beatmung → unterstützte Beatmung → Spontanatmung);
- differenzierte Überwachung und Alarmauslösung:
  - Überdruckalarm,
  - zu hohes oder zu tiefes Atemminutenvolumen bzw. Atemzugvolumen,
  - O_2-Konzentration,
  - Atemfrequenz,
  - Temperatur des Atemgases,
  - Apnoealarm (bei Spontanatmung),

Tabelle 35.**1** Beatmungsformen und ihre Anwendung

Beatmungsformen	Indikationen	Leistung des Patienten	Leistung des Beatmungsgeräts
SB (*s*pontaneous *b*reathing) Spontanatmung bei intubierten Patienten 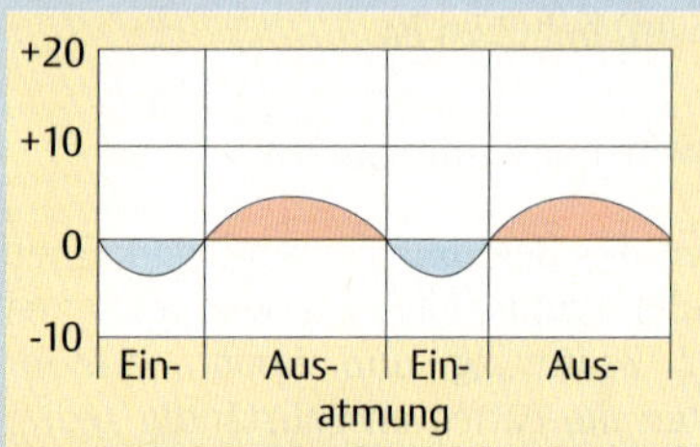 	❖ Freihalten der Atemwege ❖ letzte Phase der Entwöhnung	der Patient bestimmt bei normalem Luftwegdruck das Atemzugvolumen und die Frequenz	liefert erwärmtes und befeuchtetes Gasgemisch mit der eingestellten O_2-Konzentration
PEEP (*p*ositive *e*nd*e*xspiratory *p*ressure) – kontinuierlich positiver Luftwegdruck – kann bei allen Beatmungsformen angewandt werden			
CPAPB (*c*ontinuous *p*ositive *a*irway *p*ressure *b*reathing) Spontanatmung mit kontinuierlich positivem Luftwegdruck 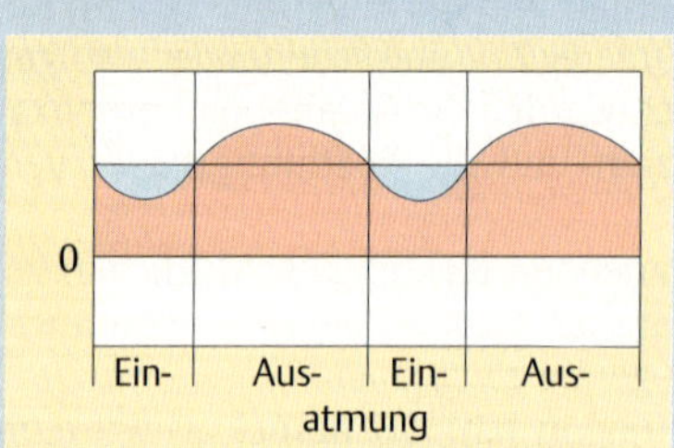 	❖ respiratorische Partialinsuffizienz – Lungenödem interstitiell oder alveolar ❖ schwere Sekretretention bei nichtkooperativen Patienten – Verflüssigung des Sekrets und Bronchialtoilette – Verhindern und Behandeln von Atelektasen ❖ Phase der Entwöhnung	der Patient bestimmt bei kontinuierlich positivem Luftwegdruck das Atemzugvolumen und die Frequenz selbst	s. oben zusätzlich PEEP
SIMV (*s*ynchronized *i*ntermittent *m*andatory *v*entilation) synchronisierte intermittierende Beatmung auf Abruf 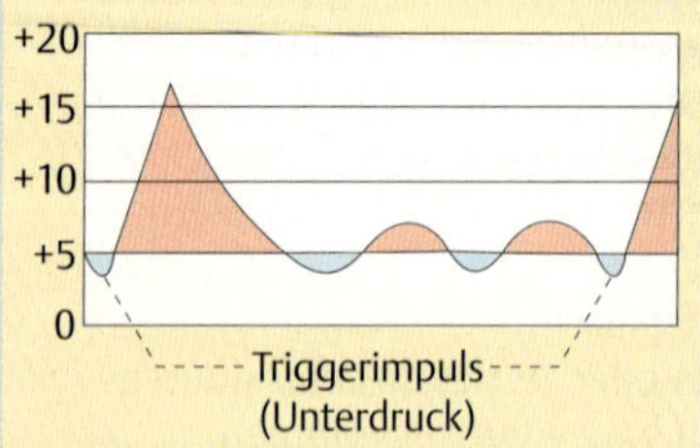 	❖ respiratorische Globalinsuffizienz, sofern ein Teil des Atemminutenvolumens vom Patienten selbst erbracht werden kann ❖ Entwöhnung von CV (s. dort) durch zunehmende Reduktion der Maschinenatemzüge	der Patient atmet einen Teil des Atemminutenvolumens spontan und gibt den Triggerimpuls für die Maschinenatemzüge	liefert intermittierend und synchronisiert das eingestellte Atemzugvolumen

Tabelle 35.**1** (Fortsetzung)

Beatmungsformen	**Indikationen**	**Leistung des Patienten**	**Leistung des Beatmungsgeräts**
CV (controlled ventilation) kontrollierte Beatmung 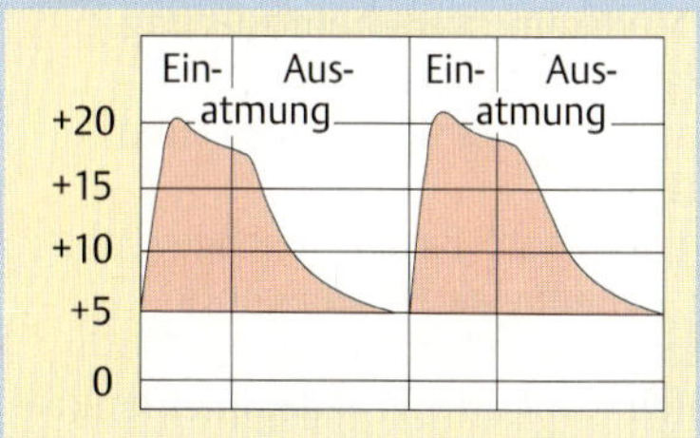	❖ therapeutische Hyperventilation – Patienten mit instabilem Thorax ❖ kurarisierte und narkotisierte Patienten, Globalinsuffizienz, Übernahme der ganzen Atemarbeit, z. B. – Hypothermie – nach schwerem Herzinfarkt	keine	Maschine übernimmt Atemzugvolumen und Frequenz = Atemminutenvolumen
PS (pressure support) druckunterstützte Spontanatmung 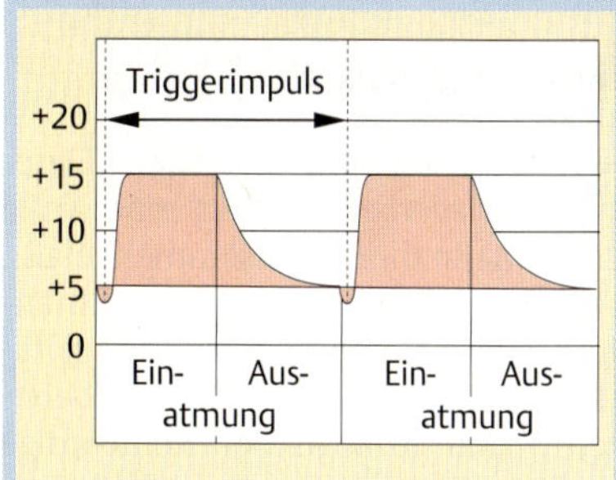	❖ Unterstützung der Atemarbeit des Patienten, sofern dieser triggern und einen Teil der Atemarbeit selber übernehmen kann ❖ zur schonenden Entwöhnung	❖ der Patient gibt den Triggerimpuls; er bestimmt den Atemzug und die Frequenz selber ❖ ohne Leistung des Patienten übernimmt das Gerät keine Atemarbeit	das Gerät unterstützt jeden spontanen Atemzug des Patienten während der gesamten Inspirationsdauer mit einem bestimmten Druck

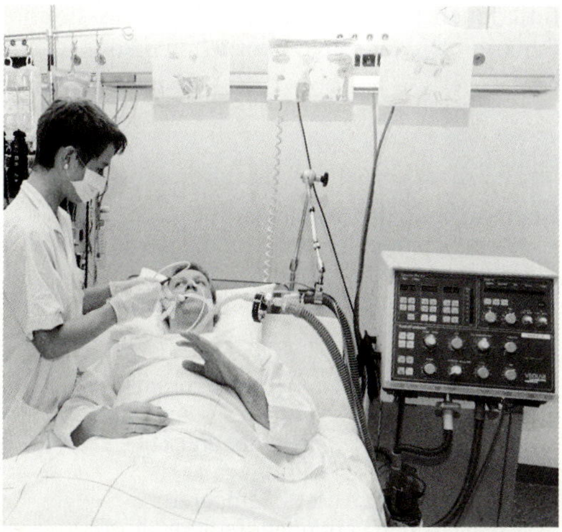

Abb. 35.**8** Intratracheales Absaugen unter streng aseptischen Bedingungen (Foto: Kantonsspital St. Gallen).

- Alarm bei Medienausfall (O_2, Druckluft, Strom),
- Alarm bei technischen Störungen.

❖ Ein effizientes Befeuchtungssystem mit patientennaher Temperaturkontrolle ist integriert.

35.5.2 Pflege des Patienten am Respirator

Es gelten die allgemeingültigen Prinzipien der Pflege des Intensivpflegepatienten. Die *zusätzlichen Kontrollen* umfassen:
- Funktion des Respirators,
- Beatmungseffekt (z. B. Blutgasanalysen).

Da die Ausgangslage (Art des Respirators, stationsabhängige Schwerpunktsetzung usw.) sowie die Situation des Patienten sehr unterschiedlich sind, muß auf die entsprechenden Vorschriften verwiesen werden. Für die *Betreuung* und *Begleitung* dieser Patienten gilt insbesondere, was oben gesagt wurde (tracheales Absaugen, Kommunikationsprobleme beim intubierten bzw. tracheotomierten Patienten). Für die *Beobachtung* und *Überwachung* gibt das Merkblatt (unten) eine Leitlinie.

Voraussetzung für die sichere Betreuung von Beatmungspatienten sind fundiertes Wissen, Beherrschen der Technik und intensivpflegerische Erfahrung. Schülerinnen und Schüler, die im Rahmen ihres Intensivpflegepraktikums einen beatmeten Patienten zur Pflege übernehmen, bedürfen der kontinuierlichen Betreuung durch eine in Intensivpflege erfahrene Pflegeperson.

35.6 Kardiopulmonale Reanimation

35.6.1 Kreislaufstillstand

Definition des akuten Herz-Kreislauf-Stillstands (P. Safar): Der Herzstillstand ist das klinische Bild des Kreislaufstillstands bei einem Patienten, dessen Tod zu dieser Zeit nicht erwartet wurde. Die Folge des Herz-Kreislauf-Stillstands ist die Unterbrechung der Blutzirkulation. Daraus resultiert ein zellulärer O_2-Mangel, der über eine Funktionsstörung zum Zelluntergang führt (besondere Empfindlichkeit der Hirnzellen).

Am Herzen sind beim Kreislaufstillstand grundsätzlich drei Zustände möglich:
- Kammerflimmern,
- Asystolie,
- elektromechanische Dissoziation (elektrische Herzfunktion noch intakt, jedoch ohne effektive Auswurfleistung, früher auch als „weak action" bezeichnet).

Ursachen können sein:
- Hypoxie bei akuter Atemstörung (z. B. Verlegung der Atemwege, Ertrinken);
- Schock im Endstadium (Blutung, kardiogen, septisch);
- primäre Herzrhythmusstörungen bei Myokardinfarkt;
- toxisch – Medikamentenüberdosierung (z. B. Herzglykoside, Narkotika);
- Elektrolytstörung (vor allem Hypo- und Hyperkaliämie);
- Störungen des Säure-Basen-Gleichgewichts;
- allergisch – anaphylaktischer Schock (z. B. Kontrastmittel, Seren);
- Elektrounfall – vor allem Niederspannung (50 – 500 Volt).

Die *Symptome* des akuten Kreislaufstillstands sind in Tab. 35.**2** zusammengefaßt.

35.6.2 Reanimation

Definition und Indikation

Reanimare = wieder beseelen, beleben. Unter dem Begriff der *Wiederbelebung* ist eine Kette therapeutischer Maßnahmen zusammengefaßt, die geeignet ist, einen drohenden Sauerstoffmangel vitaler Organe zu verhindern und einen gerade eingetretenen zu überbrücken oder zu beheben. Rechtzeitig und in logischer Reihenfolge durchgeführt, können damit irreversible Organschäden verhindert werden, es wird Zeit gewonnen, um insuffiziente oder erloschene Organfunktionen unterstützen zu können, bis sie ihre Funktion wieder selber übernehmen können.

Überwachung und Beobachtung des Patienten am Respirator

Da bei jedem auch nur teilweise beatmeten Patienten andere Vitalfunktionen gestört sein können, gehört zur **Überwachung des Patienten** am Respirator automatisch auch die Überwachung aller anderen Vitalfunktionen.
1. Atmung (Atemtyp, Thoraxbewegung)
2. Bewußtseinslage
3. Blutdruck, ZVD
4. Puls: Frequenz und Rhythmus (Monitor)
5. Haut: Aussehen und Temperatur (Peripherie), Schweiß
6. Urinausscheidung
7. Trachealsekret
8. kontinuierliche Sauerstoffsättigung (Pulsoxymetrie)

Überwachung des Respirators
- Alarmsysteme: Überdruck- und Unterdruckalarm (Monitor)
- O_2-Konzentration im Inspirationsgas (Oxymeter)
- Atemfrequenz
- Atemzugvolumen
- Atemminutenvolumen (mit Spirometer und Stoppuhr)
- Beatmungsdruck („Patientendruck"): Verlauf, Kontrolle PEEP
- Befeuchter: Aqua dest.? Temperatur
- Schläuche und Verbindungsstücke: dicht? Kondenswasser
- Ambu-Beutel: An jedem Bett muß ein Ambu-Beutel mit passender Maske und Verbindungsschlauch zu O_2-Spender bereit sein

Tabelle 35.2 Symptome des akuten Kreislaufstillstands

- Bewußtlosigkeit - Krämpfe und „Verdrehen" der Augen	→ 6 – 12 s nach Kreislaufunterbrechung
- Pulslosigkeit	→ tritt sofort auf
- Zyanose	→ bei primärem Atemstillstand
- Graue Hautfarbe - Schnappatmung - Atemstillstand	→ 15 – 30 s nach Kreislaufunterbrechung
- Weite Pupillen	→ bis 1 min nach Kreislaufunterbrechung

Die Bemühungen der Wiederbelebung sind nur sinnvoll, solange die Wiederherstellung ausreichender Organfunktionen möglich ist (Zeitfaktor) und solange die vitale Bedrohung nicht durch ein inkurables Grundleiden ausgelöst wird, so daß sie anhaltend nicht zu beheben ist. Letztlich ist Wiederbelebung nur dann ein positiver Gewinn für den Patienten, wenn auch die Erhaltung des Menschen als geistiges Wesen möglich ist. Prinzipiell sollte die Pflegegruppe vom Arzt immer informiert sein, *ob* im Falle eines Kreislaufstillstandes Reanimationsmaßnahmen eingeleitet werden müssen oder nicht.

Reanimationsmaßnahmen

Bei **Atemstillstand**
- Freilegen der Atemwege,
- Freihalten der Atemwege,
- künstliche Beatmung.

Bei offensichtlicher Verlegung der Atemwege muß logischerweise diese Reihenfolge eingehalten werden, denn die künstliche Atmung wäre bei verlegten Atemwegen zwecklos. Andererseits ist aber oft gerade in Wiederbelebungssituationen der sofortige Beginn der Beatmung angezeigt; eine eventuelle Verlegung der Atemwege, die selbstverständlich dann unverzüglich behoben werden muß, wird ja ohnehin schon beim ersten (Insufflations-)Beatmungsstoß erkennbar.

Freilegen der Atemwege:
- Kopf-Kiefer-Griff,
- Inspektion von Mund und Rachen,
- Reinigen von Mund und Rachen (Schleim, Blut, Erbrochenes, Zahnprothese).

Freihalten der Atemwege:
- Kopf-Kiefer-Handgriff,
- Seitenlagerung,
- Einlegen eines Tubus: Nasen-Rachen-Tubus nach Wendel oder Guedel bzw. endotracheale Intubation.

Beatmung. Sie ist mit und ohne Hilfsmittel möglich:
- Mund-zu-Mund-Beatmung,
- Mund-zu-Nase-Beatmung,
- Mund-zu-Tubus-Beatmung,
- Beatmung mit Beutel (Maske, Tubus).

Technik der Beatmung. Der Ablauf ist in Abb. 35.**9** abzulesen. Im Krankenhaus wird dazu meistens ein Beatmungsbeutel (Ambu-Beutel) eingesetzt. Von großem Vorteil ist dabei, daß höhere Sauerstoffkonzentrationen zugeführt werden können und der Patient mit dem Mund nicht berührt werden muß (Infektionsgefahr, Hygieneproblem). Das Umgehen mit diesem Gerät muß aber gelernt und geübt werden (Abb. 35.**10**).

Bei **Kreislaufstillstand**
- externe Herzmassage,
- elektrische Defibrillation,
- Medikamente.

Thoraxkompression. Durch *Druck auf den Thorax* wird das Herz zwischen Sternum und Wirbelsäule rhythmisch komprimiert und der Druck im Thorax erhöht, so daß ein regelmäßiger Volumenauswurf zustande kommt.

Der Patient muß auf dem *Rücken* und auf einer *harten Unterlage* liegen (evtl. Brett unterschieben).

Zur *Technik* Abb. 35.**11** S. 1026.

Defibrillation. Sie dient der Therapie des Kammerflimmerns.

Durch *einen* gezielten *elektrischen Stromstoß* werden die Zellen am Herzen für den Bruchteil einer Sekunde depolarisiert, wonach ein intakter

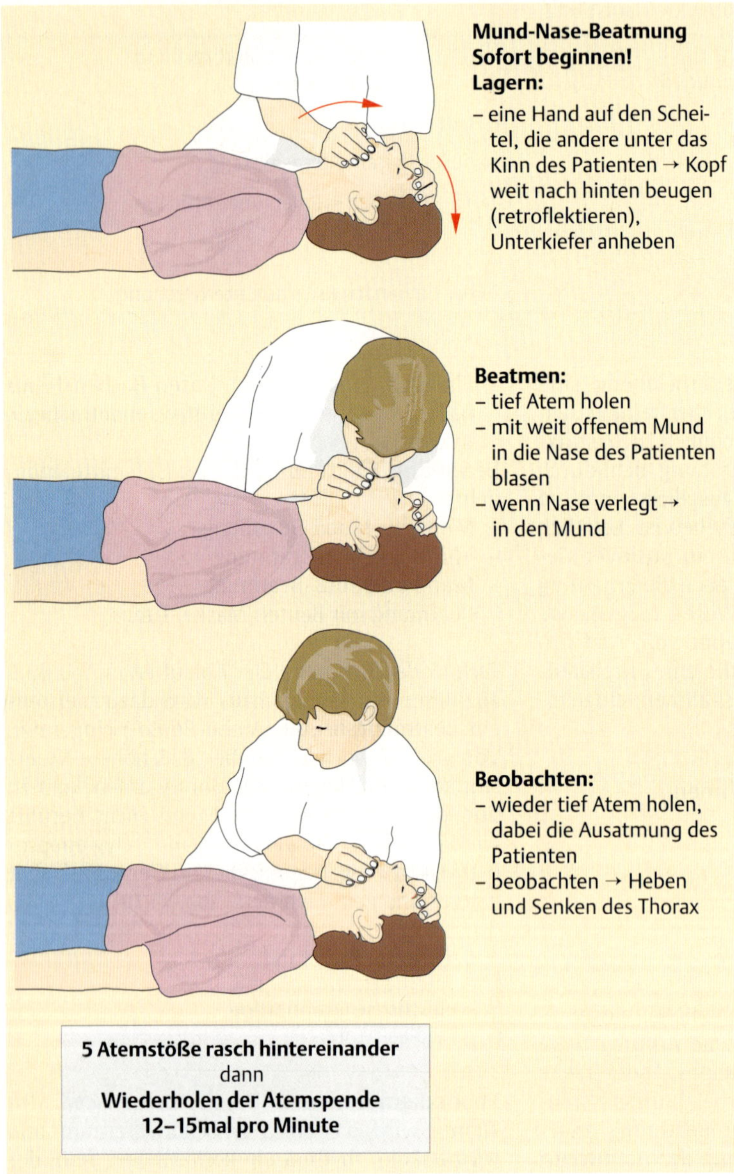

Abb. 35.**9** Beatmung.

Sinusknoten die Rhythmusführung wieder übernehmen kann (depolarisiert = alle Muskelfasern sind entladen, für einen neuen Reiz empfänglich).

Während der Defibrillation darf der Patient nicht berührt werden (→ Stromstoß).

Medikamente. Bei der Reanimation *müssen* alle Medikamente intravenös verabreicht werden (evtl. intratracheal über Tubus), da subkutan oder intramuskulär verabreichte Substanzen wegen der schlechten Gewebedurchblutung nicht oder nur verzögert wirken.

Die wichtigsten Medikamente (die rasch bereitgestellt werden müssen) sind in Tab. 35.**3** zusammengestellt.

35.6.3 Reanimation auf der Krankenstation

Die Maßnahmen der Reanimation sind nicht auf die Intensivstation beschränkt. Notfallsituationen treten auf allen Stationen eines Krankenhauses auf. Prädisponiert sind alle Patienten mit Herz-Kreislauf-Krankheiten (Angina pectoris, koronare

Tabelle 35.**3** Medikamente zur Reanimation

Medikament	Gruppe	Verabreichungsform	Wirkung
Adrenalin	Sympathikomimetikum	i.v. Injektion	– Erhöhung der Herzfrequenz und Kontraktionskraft – Erhöhung des Herzminutenvolumens – Erhöhung der Reizbildungs- und Reizleitungsfähigkeit – Verbesserung der zerebralen Durchblutung unter Thoraxkompression.
Atropin	Vagolytikum	i.v. Injektion	– Steigerung der Herzfrequenz
Lidocain (Xylocain)	Antiarrhythmikum	i.v. Injektion oder Infusion	– Prophylaxe/Behebung von Tachykardien und ventrikulären Herzrhythmusstörungen
Natriumbicarbonat	Puffersubstanz	Infusion	– Korrektur der metabolischen Azidose (nur bei ausgeprägten Störungen)

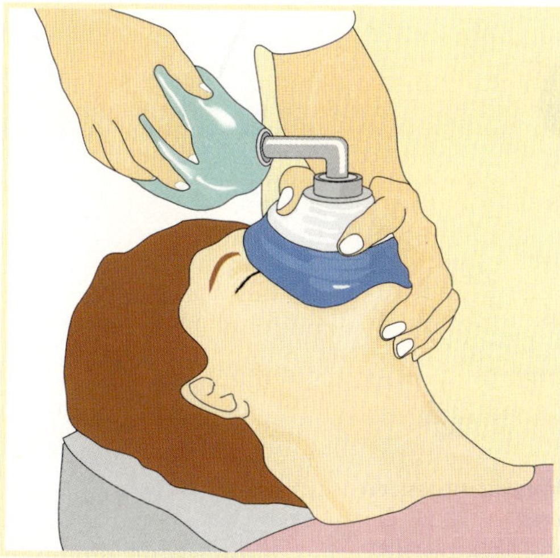

Abb. 35.**10** Beutelbeatmung über die Gesichtsmaske.

Herzkrankheiten, Herzrhythmusstörungen, Herzinfarkt). Bei ihnen muß immer mit einem akuten Herz-Kreislauf-Stillstand gerechnet werden. Auch postoperativ können kardiovaskuläre Störungen auftreten und zu Notfallsituationen führen. Für das Intensivpflegepersonal ist der Umgang mit Nofallsituationen alltäglich, sie haben eine entsprechende Zusatzausbildung. Pflegepersonen auf Stationen außerhalb der IP müssen ihr Wissen und die praktischen Fertigkeiten in der kardiopulmonalen Reanimation im Interesse der ihnen anvertrauten Patienten regelmäßig auffrischen. Nur dann können sie lebensrettende Sofortmaßnahmen in den ersten Minuten nach dem Zwischenfall einsetzen, bis speziell geschultes Personal eintrifft.

Organisation der Reanimationsmaßnahmen

Größere Krankenhäuser haben ein *Reanimationsteam*, bestehend aus einem Arzt (Anästhesist) und einer Fachschwester/einem Fachpfleger für Intensivpflege oder Anästhesie. Das Team kann über eine einheitliche Telefonnummer oder einen zentralen Herzalarm rund um die Uhr gerufen werden. Die Notrufnummer sollte allen Pflegenden bekannt sein, zusätzlich muß sie sichtbar (beim Telefon) angebracht sein. Innerhalb von wenigen Minuten sollte das Team die Stationen erreichen können.

Wo ein Reanimationsteam zur Verfügung steht, bringt dieses auch die Notfallausrüstung mit. Somit werden Reanimationsgeräte effektiv genutzt, und für die Station entfällt der Aufwand der regelmäßigen Wartung.

In Krankenhäusern ohne Reanimationsteam steht der *Reanimationskoffer* auf der Station. Der Schrank, in dem er aufbewahrt wird, muß gut sichtbar mit einem SOS-Signet bezeichnet sein. Alle Pflegepersonen müssen wissen, wo der Koffer steht.

Damit in Notsituationen ein rasches und effizientes Handeln gewährleistet ist, muß

- das Pflegepersonal regelmäßig sein Wissen und seine Fertigkeiten auffrischen,
- ein Notfallplan ausgearbeitet und allen bekannt sein (Merkblatt S. 1023),

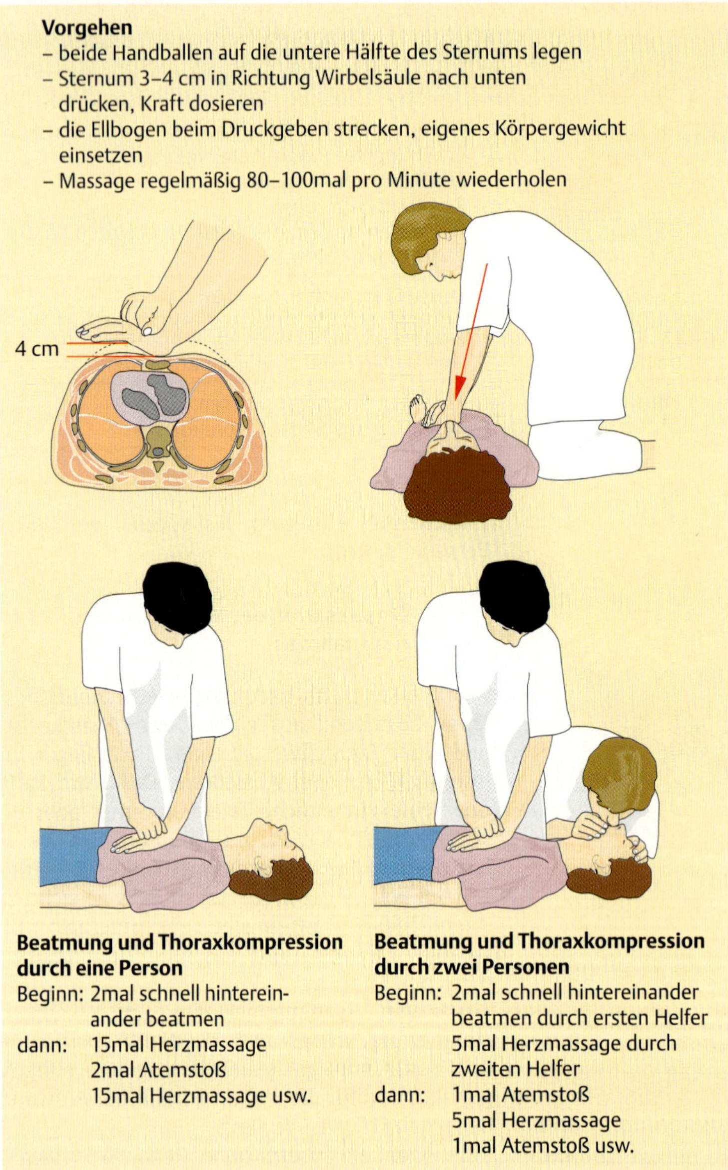

Abb. 35.**11** Thoraxkompression und Beatmung.

- neu eintretendes Personal über Standort der Reanimationsgeräte informiert und mit dem Ablauf vertraut gemacht werden,
- das Notfallinventar regelmäßig überprüft werden. Hier kann eine Checkliste hilfreich sein: Verfalldatum von Medikamenten und Sterilgut, Funktionstüchtigkeit der Geräte, Vollständigkeit des Materials (gebrauchtes muß sofort ersetzt werden) usw.

Notfallplan

Es kann hier nicht ein Notfallplan angeboten werden, der für alle Kliniken Gültigkeit hätte. Jedes Krankenhaus ist anders strukturiert und hat andere organisatorische Möglichkeiten. Trotzdem sind grundsätzliche Schritte zu berücksichtigen (Merkblatt S. 1023).

Notfallalarmplan

Erkennen eines Notfalls bzw. Auffinden eines Notfallpatienten:
- Überprüfen der Bewußtseinslage,
- Überprüfen der Atmung,
- Überprüfen des Kreislaufs.

Sofort Notruf veranlassen!

Alarmierung des Reanimationsteams bzw. des diensthabenden Arztes über Funk.

Merke: deutlich durchsagen: „Notfall – Kreislaufstillstand auf Station..."

Notfallkoffer mitnehmen und lebensrettende Maßnahmen einleiten, bis Arzt und weitere Hilfspersonen eintreffen.

Reanimationsablauf

Gleichzeitig mit der Notfallalarmierung muß die Reanimation einsetzen (noch bevor das Reanimationsteam eintrifft). Die ersten Minuten sind entscheidend. Der Reanimationsablauf ist standardisiert und entspricht den Schritten in Abb. 35.**9**; sobald ein Ambu-Beutel zur Verfügung steht, entsprechend Abb. 35.**10**.

Zu beachten ist auch:
- Nervosität und Aufregung verschärfen die ohnehin schon hektische Situation; deshalb soll das Reanimationsteam abgeschirmt werden.
- Pflegenden, die nicht an der Reanimation teilnehmen, fällt die Aufgabe zu, andere Patienten zu informieren und zu begleiten („das könnte ja auch mich treffen", ist eine typische Angstreaktion) und/oder sie in ein anderes Zimmer zu verlegen.
- Leere Ampullen, die während der Reanimation anfallen, sind aufzubewahren, sie müssen anschließend dokumentiert und entsprechend entsorgt werden.

Der *Transport auf die Intensivstation* soll vom Reanimationsteam begleitet werden, da unterwegs Komplikationen auftreten können. Während des Transports ist der Patient ggfs. zu beatmen und weiter zu therapieren. Idealerweise steht ein Transportmonitor zur Verfügung. Mit einer Dekompensation muß jederzeit gerechnet werden.

Beachte: Nur eine Ausbildung des gesamten Pflegepersonals in der Herz-Lungen-Wiederbelebung durch regelmäßige innerbetriebliche Schulung (Theorie und praxisnah gestaltete Fertigkeitsübungen) kann den Erfolg der klinischen Notfallversorgung gewährleisten. Jede Pflegeperson hat die Pflicht, die lebensnotwendigen Sofortmaßnahmen sachgerecht durchzuführen. Sie muß sich um entsprechende Weiterbildung bemühen.

35.7 Organtransplantation

Das Transplantationswesen gewinnt immer mehr an Bedeutung und berührt auf zweierlei Art die Pflege auf der Intensivstation:
- die anspruchsvolle Pflege nach Transplantationen,
- die Pflege von „toten" Organspendern.

Die Organtransplantation beschäftigt aber nicht nur das betroffene Pflegepersonal; Fragen wie die folgenden werden zunehmend auch in den Medien diskutiert:
- Was kann heute transplantiert werden? Ist alles Machbare auch sinnvoll?
- Wer soll (noch) transplantiert werden? Die Triage ist sowohl ein ethisches als auch ein ökonomisches Problem.
- Organhandel (z. B. von der dritten in die erste Welt).
- Lebendspende, freiwillige Organspende.
- Rechtliche Aspekte/Kosten.
- Psychologische Aspekte für den Empfänger (der andere mußte sterben, damit ich leben kann).
- Spirituelle/religiöse Aspekte (die Ganzheit des Menschen und die Zusammensetzung der Teile).

35.7.1 Pflege nach Transplantation

Die steigende Anzahl von Organtransplantationen konfrontiert das IP-Fachpersonal zunehmend mit der Pflege von Patienten nach entsprechenden Eingriffen. Die Schwerpunkte der Pflege sind abhängig vom transplantierten Organ, vom Allgemeinzustand des Patienten und von möglichen Komplikationen.

Probleme, die zu erwarten sind:
- Schäden durch die Grundkrankheit,
- Versagen von transplantierten Organen infolge von Abstoßung,
- Ischämie,

- Nebenwirkungen von Medikamenten sowie
- erhöhtes Infektionsrisiko durch die unumgängliche immunsuppressive Therapie.

> Wichtig ist die frühzeitige Erkennung von Funktionsminderung/Abstoßung durch eine engmaschige Überwachung.

Spezielle Transplantationen

Das am häufigsten transplantierte Organ ist die *Niere*. Viele der Dialysepatienten (S. 897 ff.) warten auf eine passende Spenderniere. Eine besondere Intensivpflege ist bei diesen Patienten (wenn keine Komplikationen auftreten) nicht notwendig.

Anders ist es bei der Transplantation von *Pankreas, Leber, Herz, Lunge* und *Knochenmark*, weil hier das Überleben des Patienten direkt mit der Funktion des transplantierten Organs zusammenhängt.

Exemplarisch ist die Knochenmarktransplantation in Kapitel 28 beschrieben.

Abstoßungsreaktion

Die Abstoßungsreaktion ist die gefürchtetste Komplikation nach Transplantationen. Um sie geringzuhalten, werden, wenn möglich, Transplantate von Lebendspendern (am besten von nahen Verwandten) verwendet. Die verschiedenen Abstoßungsreaktionen werden je nach zeitlichem Abstand zur Transplantation in akute und chronische unterteilt.

Die *akute* Reaktion ist in den ersten 3 Monaten zu erwarten. Die *chronische* Form entwickelt sich schleichend und kann schon bald oder auch erst später auftreten.

Immunsuppressive Therapie

Die Unterdrückung von Abwehrreaktionen des Körpers auf das transplantierte Organ geschieht *medikamentös*. Die Medikamente müssen zu diesem Zweck ein Leben lang eingenommen werden.

Zur Dauerprophylaxe von Abstoßungsreaktionen wie zur Therapie von bereits eingetretener Abstoßungskrise dienen die gleichen Pharmaka. Es wird nur die Dosis und die Kombination variiert, je nach zeitlichem Abstand zur Transplantation, Art des Organs, aktueller Indikation und Erfahrungswerten.

Als *Substanzen* kommen in Frage: Corticosteroide, Azathioprin, Ciclosporin A, Antilymphozyten- bzw. Antithymozytenglobulin und in neuerer Zeit die monoklonalen Antikörper. Alle diese Medikamente beeinträchtigen auf die eine oder andere Weise die zelluläre Abwehr, indem sie an verschiedenen Stellen die zytotoxischen T-Zellen hemmen.

Durch die Kombination verschiedener Substanzen können die toxischen Nebenwirkungen der einzelnen Medikamente reduziert werden bei gleichzeitiger Summierung der immunsuppressiven Wirkung.

35.7.2 Pflege „toter“ Organspender

Für den *Organempfänger* bedeutet die Transplantation Hoffnung auf ein neues Leben. Der *Spender* aber ist tot. Für die Pflegenden stellt sich eine ganz neue Frage, die die beiden Krankenschwestern Kramer und Zumsteg (Basel) wie folgt formulieren: „Wir haben uns für den Lebenden eingesetzt – wie pflegen wir jetzt den Toten?“ Und wenn sie den an die Geräte angeschlossenen atmenden, durchbluteten Körper sehen, kommt die Frage auf: „Ist er wirklich tot?“

Ich zitiere diese innere Auseinandersetzung:

■ **„Organspender??**
Jetzt pflegen wir einen toten Patienten.
Aber ein Patient ist es nicht; der wäre nicht tot.
Aber ein Toter ist es auch nicht, weil er zu leben scheint,
aber tot muß er sein,
denn allenfalls Toten dürfte man Organe entnehmen.
Aber um Tote zu pflegen haben wir diesen Beruf nicht erlernt.
Er darf eigentlich nicht tot sein.
Was heißt Pflege eines Toten?
Muß er noch angesprochen werden?
Muß er noch gewaschen, rasiert werden?
Muß er gelagert, gebettet werden?
Muß er abgesaugt werden, werden Verbände erneuert, Katheter kontrolliert, Mund-, Nasen- und Augenpflege durchgeführt?
Wir sind unsicher, und es gibt verschiedene Meinungen. Es geht um die Würde des Patienten bis zuletzt.“ ■

Das medizinisch Machbare ist zu verstehen, die Maßnahmen, die bis zum Zeitpunkt der Organentnahme zu treffen sind, sind erlernbar und unterscheiden sich kaum von anderen Vorbereitungskriterien für einen operativen Eingriff.

Emotional stehen wir auf einer ganz anderen Ebene, und wir stoßen an Grenzen, die kein Standardplan auffangen oder reglementieren kann:

■ „Wir stoßen an Grenzen der bisher gültigen ethischen Normen, haben sie sogar bereits überschritten.

Und bewegen uns in einem unbekannten Bereich, dessen Dimension wir nie bewußt erfassen werden" (Striebel u. Link 1991). ■

Weiterführende Literatur

Ahnefeld, F.: Kardiopulmonale Reanimation. Wissenschaftliche Verlagsgesellschaft, Stuttgart 1991

Baust, G.: Sterben und Tod. Medizinische Aspekte. Ullstein, Berlin 1992

Bienstein, C., A. Fröhlich: Basale Stimulation in der Pflege. Bundesverband für spastisch Gelähmte, Düsseldorf 1991

Birkenfeld, R.: Überwachung und Pflege beatmeter Patienten. Fischer, Stuttgart 1988

Hossli, G., R. Jenny: Grundlagen 1. Anästhesiologie und Intensivbehandlung, 3. Aufl. Huber, Bern 1989

Klapp, B. F.: Psychosoziale Intensivmedizin. Untersuchungen zum Spannungsfeld von medizinischer Technologie und Heilkunde. Springer, Berlin 1985

Kretz, F. J.: Intensivmedizin für Krankenpflegeberufe, 3. Aufl. Thieme, Stuttgart 1994

Larson, R.: Anästhesie und Intensivmedizin. Springer, Berlin 1987

Lawin, O.: Praxis der Intensivbehandlung, 6. Aufl. Thieme, Stuttgart 1993

Leist, M.: Sterben im Krankenhaus. Herder, Freiburg 1990

Lotz, P.: Grundbegriffe der Beatmung. GIT-Verlag, Darmstadt 1984

Schuster, H. P., T. Pop, L. S. Weilemann: Checkliste Intensivmedizin, 3. Aufl. Thieme, Stuttgart 1988

Striebel, H. W., J. Link: Ich pflege Tote. Recom, Basel 1991

V Mithilfe bei diagnostischen und therapeutischen Maßnahmen

Aufgabenbereiche

Die diagnostischen und therapeutischen Maßnahmen sind Teil des medizinischen Behandlungsplans und liegen deshalb **immer im Kompetenzbereich des Arztes/der Ärztin**. Ihnen obliegt die Entscheidung, Planung (Verordnung) und Auswertung. Das heißt auch, daß diagnostische und therapeutische Maßnahmen grundsätzlich **immer** in den **Zuständigkeitsbereich und in den Verantwortungsbereich des Arztes/der Ärztin** gehören (dies betrifft auch alle Maßnahmen der folgenden Kapitel).

Was die *Durchführung* betrifft, können sie diese ganz oder teilweise delegieren (Weisungsbefugnis) an

- speziell ausgebildetes Fachpersonal, z. B. Röntgen-, Labor-, Funktionsdiagnostik;
- therapeutisch geschulte Spezialisten und Spezialistinnen verschiedener Bereiche wie Physio-, Ergotherapie;
- den Pflegedienst (Krankenstation, Behandlungseinheit, krankenhausexterne Bereiche) oder an medizinisch-technische Assistenten/Assistentinnen.

Ob eine, zwei oder eine ganze Gruppe von Personen an der Durchführung beteiligt sind, hängt ab von der Komplexität der Maßnahmen.

Die grundsätzliche Arbeitsteilung bzw. Zusammenarbeit ist in Abb. V.**1** abzulesen (exemplarisch auch Abb. 42.**1**).

Die Aufgabenbereiche der einzelnen Disziplinen sind je nach Fachkompetenz verschieden. Für die *Pflege* beschreibt die Funktion 3 (S. 55 f.) sie als „Mithilfe", was soviel bedeutet wie Assistenz (ich helfe mit) oder Übernahme von Teilbereichen (ich führe dies auf Weisung hin selbständig durch).

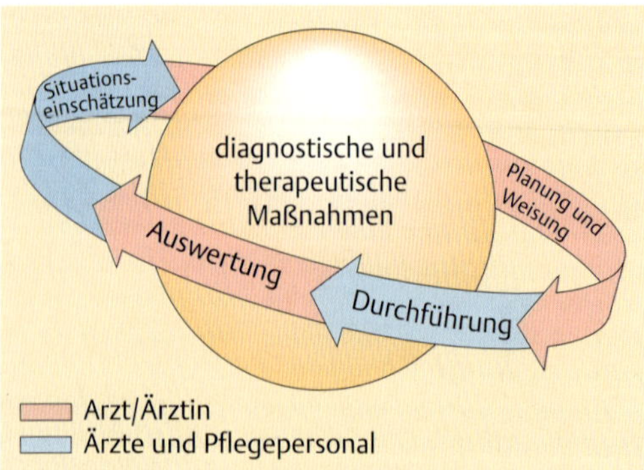

Abb. V.**1** Zusammenarbeit von ärztlichem Team und Pflegepersonal.

Mit der Übernahme einer entsprechenden Verordnung, die eindeutig und schriftlich erfolgen muß, steht die ausführende Person in der **Handlungskompetenz**. Handlungskompetenz bedeutet, daß jemand für sein Tun ausgebildet, qualifiziert und zuständig ist, d. h., die Person übernimmt für ihr Tun die volle Verantwortung. Das heißt aber auch, daß sie weiß, welche Maßnahmen sie übernehmen kann und darf und wofür sie nicht zuständig sein kann. Sie hat demnach das Recht und die Pflicht, Weisungen, für deren Ausführung sie nicht ausgebildet ist, abzulehnen.

> Mithilfe bei diagnostischen und therapeutischen Maßnahmen bedeutet demnach:
> - die *Anweisung* (Verordnung) des Arztes muß vorliegen – *Weisungsabhängigkeit*;
> - die *Durchführung* (Ausführung der Technik) muß gekonnt sein: Ausbildung → Einüben → Qualifikation – *Handlungskompetenz;*
> - die Verantwortung muß bekannt sein – *Durchführungsverantwortung*.

Risiken und Gefahren

Für Patienten. Jeder Eingriff am menschlichen Organismus bedeutet auch ein *Risiko* für die Betroffenen:

- Infektionsgefahr bei Schaffung einer Verbindung ins Körperinnere (bei Injektion, Punktion, Katheterisierung usw.);
- Blutungsgefahr bei größeren Eingriffen (Biopsie oder therapeutische Endoskopie);
- Strahlenschäden bei der diagnostischen und therapeutischen Radiologie.

Die entsprechenden Vorbeugungs- und Schutzmaßnahmen sind bei den einzelnen Maßnahmen nachzulesen.

Für das Personal. Bei vielen der im folgenden beschriebenen Maßnahmen kommen wir mit Blut und anderen Körperflüssigkeiten in Berührung. Dadurch besteht Infektionsgefahr. Von besonderer Bedeutung sind die durch *Blut* übertragbaren Viren, insbesondere das HBV → *Hepatitis B*, das HCV → *Hepatitis C* und das HIV → *AIDS*.

Die häufigste Ursache von Hepatitis- und HIV-Infektionen beim Pflegepersonal ist die Nadelstichverletzung, die verbunden ist mit der Gefahr des direkten Kontaktes mit Blut und Körperflüssigkeiten.

Der wichtigste Schutz (bei HIV und HCV der einzige, da keine Impfung möglich) ist das konsequente Einhalten der *Vorsichtsmaßnahmen* (Grundlagen dazu finden Sie S. 528 ff.). Da diese

Checkliste: Vermeidung von durch Blut übertragbaren Infektionen

Zu vermeiden sind
- Gefahrenquellen bei Injektionen und Blutentnahmen: Manipulationen mit ungeschützten Injektionskanülen (Entfernen der ungeschützten Nadel von Hand, zweihändiges Recapping), Injektion von Blut in Blutsammelröhrchen durch Gummipfropfen von Probebehälter, Blutentnahme mittels Nadel statt geschlossenem System, Nadelwechsel bei Blutkulturenabnahme
- Entsorgung von nichtgeschützten scharfen Instrumenten mit bloßen Händen
- Überfüllen von Entsorgungsbehältern
- offenes Herumtragen ungeschützter scharfer Instrumente (spitze oder scharfe Gegenstände in Gaze oder Tücher einwickeln und so entsorgen oder transportieren)
- Mundpipettieren
- Streßsituationen, Zeitknappheit, Übermüdung mit den daraus entstehenden Fehlleistungen

bei fast allen der folgenden Kapitel von Bedeutung sind, sollen sie hier zusammenfassend erwähnt werden.

Sicherheitsstandard

Sicherheit am Arbeitsplatz (in diesem Fall Sicherheit vor durch Blut übertragbaren Infektionskrankheiten) ist ein Grundbedürfnis des Menschen (Sicherheitsbedürfnis S. 376 ff.). Um dieses Ziel zu erreichen, braucht es überprüfbare Richtlinien, sog. **Sicherheitsstandards**. Grundsätzlich sind dabei drei Bereiche zu beachten:
- *technische* Maßnahmen:
  - Arbeitsinstrumente, die sicher und einfach zu handhaben sind. Beispiele: Sicherheitslanzetten, Kanülen mit Schutzhüllen, Butterfly mit Schutzmechanismus, Adapter für Blutkulturenflaschen usw.;
  - Schutz gewährleistende Hilfsmittel wie Handschuhe, Schutzkittel, Schutzbrillen usw.;
- *verhaltensbezogene* Maßnahmen:
  - Anwendung der allgemeingültigen Sicherheitsmaßnahmen, die auf der Annahme basieren, daß bestimmte Körperflüssigkeiten als potentiell infektiös zu betrachten sind: Non-touch-Pflegemethoden, korrekte Händehygiene, Vermeidung von Verletzungen mit scharfen Gegenständen;
  - Schulung des Personals: Motivation, Wissen und Können;
- *organisatorische* Maßnahmen:
  - sichere und zweckmäßige Entsorgungssysteme und Arbeitsabläufe;
  - Maßnahmenkatalog nach relevanter Exposition, z. B. nach Stichverletzung: Meldewesen, Sofortmaßnahmen;
  - Angebot für Hepatitis-B-Schutzimpfung und Titerkontrollen (S. 388).

Vorsicht bedeutet Schutz und Sicherheit.

In der **Praxis des Pflegealltags** sind vor allem die Non-touch-Methoden und das Vermeidungsverhalten von Bedeutung, mit anderen Worten: Blut und Körperflüssigkeiten sind potentiell infektiös und entsprechend zu behandeln. Die obige Checkliste zeigt grundsätzliche Standardrichtlinien.

Wichtig ist die Schulung der Wachsamkeit und Verantwortlichkeit. Denn Wissen allein genügt nicht, um Ziele zu erreichen wie
- absolutes Einhalten der Hygiene- und Desinfektionsmaßnahmen;
- Verletzung vermeiden. Aufgetretene, auch kleinste (Stich-)Verletzung sofort melden.

Selbstschutz und *Schutz der Patienten* gleichwertig beachten.

Im folgenden sind die wichtigsten Themen der Diagnostik- und Therapiemaßnahmen aufgelistet. Alle anderen Maßnahmen sind in den Bereichen der Aktivitäten des täglichen Lebens (Kap. 5 – 16), der speziellen Pflegesituationen (Kap. 17 – 25) oder im Zusammenhang mit den Organkrankheiten (Kap. 26 – 35) zu finden. Zum Aufsuchen dienen das Sachverzeichnis und das Inhaltsverzeichnis.

36 Prä-, intra- und postoperative Pflege

36.1 Situation des Patienten

Eine bevorstehende Operation löst beim Patienten zwiespältige Gefühle, oft sogar Angst aus; Angst davor, den Ärzten ausgeliefert zu sein, nicht zu wissen, was mit ihm geschieht, nicht zu wissen, was und wer im Operationssaal auf ihn wartet. Ganzheitliche Pflege darf sich deshalb nicht auf die *prä-* und *postoperative Phase* erstrecken, sondern muß die *intraoperative* mit einbeziehen. Dies ist zunehmend wichtig, weil heute ein Großteil der Patienten in Lokalanästhesie operiert wird, was vom Operationspersonal eine bewußtere Auseinandersetzung mit dem „wachen Patienten" verlangt. Nur eine gute Pflegeplanung vermag die Nahtstellen zwischen der prä-, intra- und postoperativen Pflege zu schließen und dem Patienten eine bereichsübergreifende Pflege – und darin Sicherheit – zu gewährleisten. Die intraoperative Pflege und Betreuung des Patienten obliegt in erster Linie dem Anästhesiepflegepersonal. Mehr als früher befassen sich auch die Operationsschwestern und -pfleger mit den menschlichen Belangen, die neben den technischen (Vorbereiten, Instrumentieren, Gerätepflege) die Operationssituationen bestimmen.

Die Krankheit ist eben nicht nur eine Störung der Organfunktion, sondern immer auch ein empfindlicher Eingriff in das Gleichgewicht der menschlichen Dimension. Und jede Operation, sei sie noch so klein, ist ein nicht zu unterschätzender Eingriff in das Leben eines Menschen. Sie steht nie isoliert, sondern im Kontinuum von Gesundheit und Krankheit.

Daran zu denken und danach zu handeln, ist die Voraussetzung für eine individuelle, d. h. patientengerechte Pflege, sowohl *vor* dem Eingriff als auch *im* Operationssaal und *nach* der Operation.

Je besser die *Einschätzung der Situation* beim Eintritt des Patienten vorgenommen wird und auch dem Operationsteam zur Verfügung steht (was dank der Pflegedokumentation möglich ist), desto wirkungsvoller können situationsgerechte Maßnahmen (Begleitung, Prophylaxen, Lagerung usw.) getroffen werden. Neben den allgemein biographischen Informationen sind Fragen bezüglich der individuellen Ausgangslage zu stellen. Je nachdem handelt es sich um

- *gesunde Menschen*, die für einen zwar notwendigen, aber nicht akut dringenden Eingriff ins Krankenhaus eintreten (z. B. Korrekturen von Fehlstellungen, Hernien, Narben usw.). Die Gestimmtheit dieser Menschen gleicht häufig einer Mischung von Furcht/Angst und erwartungsvoller Offenheit;
- *äußerlich gesunde Menschen*, bei denen anläßlich einer Routineuntersuchung ein *Befund* (z. B. ein Knötchen in der Brust) festgestellt wurde, der einen Eingriff nötig macht. Hier nimmt die Erwartungsangst oft einen sehr großen Raum ein;
- *akut erkrankte Menschen*, die sich einer plötzlich oder schleichend einsetzenden Krankheit gegenübersehen, wo die Operation unausweichliche Notwendigkeit wird. Die Hoffnung und Erwartung auf Schmerzbehebung und/oder Heilung ist hier häufig größer als die Angst;
- *verunglückte Menschen*, die von der Straße weg ins Krankenhaus eingewiesen werden, fühlen sich oft in ihrem Leben bedroht und haben Angst, es zu verlieren. Sie wollen, daß man ihnen so schnell wie möglich hilft.

Die Gefühle des Betroffenen und somit seine Befindlichkeit sind von dieser Ausgangslage geprägt, und sie beeinflussen sein Verhalten bzw. die Art und Weise, wie er mit Krankheit, Schmerz und einer neuen Situation umgehen kann. Die Frage nach dem Menschen als *Person* stellt sich daher *vor* der Frage nach der *Diagnose* oder der vorgesehenen *Operation*.

Diese Erkenntnis hat zunehmend auch die *Operationsprogramme* beeinflußt, denn nicht „eine Cholezystektomie", sondern ein Mensch (der einen Namen trägt und eine Person ist) wird zur Operation gebracht.

Die Operation selber bringt zusätzliche Belastungsfaktoren. Einschränkungen und Beschränkungen bestimmen insbesondere in der ersten postoperativen Phase den Ablauf des Tages. Die Patienten sind verunsichert, wagen aber oft nicht, Fragen zu stellen, oder sie unterdrücken Bedürfnisse aus Scheu, falscher Scham oder wegen Hemmungen. Sie passen sich an, auch dort, wo sie verordnete Maßnahmen nicht verstehen usw. Echte und heilungsfördernde Kooperation ist aber nur dort zu erwarten, wo Patienten ihre Ängste aussprechen, ihre Fragen stellen und ihre Unsicherheiten klären können. Dafür ein Klima zu schaffen, ist die wichtigste Grundlage für die prä- und postoperative Pflege.

Auch die **Angehörigen** brauchen, vor allem in Notfallsituationen (bei plötzlichem Krankheitseinbruch, bei Unfällen oder bei schweren Eingriffen mit unsicherem Ausgang), Verständnis und Hilfe. Je besser sie informiert sind, um so leichter können sie die Situation verkraften. Umgekehrt sind es oft die Angehörigen, die uns die notwendigen Informationen geben können, insbesondere bei Kindern, alten Menschen oder Bewußtseinsgestörten. Eine gute Zusammenarbeit hilft allen Beteiligten.

36.2 Präoperative Pflege

36.2.1 Vorbereitungsstandards

Je nach Situation sind unterschiedliche Vorbereitungen für die Operation zu treffen. Man unterscheidet

- *Elementarvorbereitungen*, die sich auf die Operation beziehen und die dem einzelnen Patienten angepaßt werden (Abb. 36.**1**);
- *spezielle Vorbereitungen* sind vom Grundleiden und vom Zustand des Kranken abhängig. Sie erfordern meist eine längere präoperative Phase und dienen der
  - *Erkennung von vorhandenen Leistungsminderungen* der Vitalorgane und des Stoffwechsels. Es werden die notwendigen Untersuchungen vorgenommen;
  - *Einleitung der notwendigen Behandlungsmaßnahmen* wie Herzunterstützung oder parenterale Ernährung bei Mangelzuständen usw.;
- *Notfallvorbereitungen*. Der Arzt handelt nach dem Prinzip: so viel wie nötig, so rasch wie möglich.

Elementarvorbereitung für **Name:** *X. Y.* **Diagnose:** *Inguinalhernie Raucherbronchitis*
Operation: *Herniotomie*

Gewünschtes ankreuzen und präzisieren						
x	Nahrungskarenz	*ab Vorabend 24.00 h*				
x	Darmreinigung					
x	Atemtraining	*je nach Indikationsstellung*				
	spezielle Krankengymnastik					
x	Rasur des Operationsfeldes					
x	Thromboseprophylaxe	*Heparinisierung*				
x	Befragung nach Allergiebereitschaft					
	parenterale Ernährung					
x	Blutdruck	EKG	*x*	Blutgruppe		Blut bestellen
x	Gewicht	Thorax		Testblut		
x	Urinstatus	*postoperative Diurese*				
	Blutbild					
	Gerinnungsfaktoren					
x	*Quick*					
x	*Blutchemie*	*s. Laborkarte*				
x	Prämedikation	*s. Anästhesieverordnung*				

Abb. 36.**1** Ausgefülltes Schema der Operationsvorbereitung für eine Herniotomie.

Name:	Operation:
Einüben postoperativer Fertigkeiten – Atemtechnik – Miktion in Rückenlage – postop. Aufstehen –	**Besondere Maßnahmen** – venöser Zugang – Magensonde – Blasenkatheter – suprapubische Urinableitung – ....
Operationsgebiet – Rasur – Bad/Dusche –	**Prämedikation** – Unterlagen gerichtet – Medikation verabreicht – ....
Darmreinigung – Reinigungseinlauf – orthograde Spülung – Laxanzien –	**Labor/EKG/Röntgen Lungenfunktion** – Routine – .... – .... – Blutkonserven bestellt
Nahrungskarenz – ab Uhr nüchtern – Magenspülung – .... –	**Operationstag** – Prothesen, Schmuck, Kleidung entfernt – Blase entleert – Unterlagen vollständig – Patientenplatz gerichtet
Thromboseprophylaxe – TED-Strümpfe – Beine gewickelt – Low-dose-Heparinisierung –	.... Datum Unterschrift

Abb. 36.**2** Beispiel einer Checkliste für die präoperative Vorbereitung. Ausgefüllt und individuell ergänzt dient sie der Pflegegruppe als Arbeits- und Kontrollinstrument (nach P. Jacobs, Institut für Anästhesiologie, Universität München).

36.2.2 Operationsvorbereitungen

Standardpläne (Abb. 36.**1**) und Checklisten (Abb. 36.**2**) erleichtern die Planung und Durchführung der notwendigen Operationsvorbereitung. Verbunden mit der individuellen Situationseinschätzung ermöglichen sie ein sach- und persongerechtes Verhalten und Handeln.

Im folgenden werden die wichtigsten präoperativen Maßnahmen besprochen.

Vorbereiten des Operationsgebiets

Prinzip. Das Operationsgebiet muß absolut sauber und frei von Körperhaaren sein.

Hautreinigung und -desinfektion

Meist genügt die übliche Hautreinigung (Duschen, Bad, Ganzwaschung). Bei Eingriffen im Bauchraum ist dem Nabel spezielle Aufmerksamkeit zu widmen. Eine zusätzliche Vorbereitung der Haut (Desinfektion, einpacken mit sterilen Tüchern) muß nur auf spezielle Verordnung hin vorgenommen werden. Unter Umständen bestehen entsprechende Richtlinien, z. B. in orthopädischen Kliniken.

Präoperative Rasur

Die Rasur wird idealerweise *2 Stunden* vor der Operation vorgenommen. Eine zu frühe Rasur (Vorabend) vergrößert das Infektionsrisiko, eine zu späte Rasur (direkt vor der Operation) den Streß oder die Arbeitsbelastung im Operationssaal.

Methode. Die Verwendung von Einmalrasierern, flüssiger Seife (Rasierschaum) oder eines entsprechenden Hautdesinfektionsmittels ist unerläßlich. Die Trockenrasur ist zu vermeiden, da sie immer Reste von Haaren und Zellen hinterläßt, die auch durch sorgfältiges Waschen nicht restlos beseitigt werden können.

Die *Größe des zu rasierenden Feldes* ist vom Operationsschnitt abhängig. Prinzipiell ist die Rasur von der Schnittführung des Operateurs abzuleiten (Abb. 36.**3**). Als Faustregel gilt, daß etwa 15–20 cm im Umkreis des vorgesehenen Schnitts rasiert werden muß. Ausgenommen ist der Gesichtsbereich; so dürfen z. B. Augenbrauen nie ohne spezielle Genehmigung abrasiert werden.

Vorgehen. Die Rasur soll ruhig und in einem geschützten Klima vorgenommen werden (Schutz der Intimsphäre, Schutz vor Zugluft). Das Hautgebiet wird gründlich mit Rasierseife oder Rasierschaum befeuchtet. Nach einer kurzen Einwirkungszeit von etwa einer Minute werden die Haare mit einem Einmalrasierer entfernt. Man rasiert normalerweise von der Mitte des Operationsfelds nach außen. Das Rasiermesser ist in einem Winkel von 30–45 Grad zu führen.

Nach der Rasur wird das Hautgebiet gründlich gewaschen und getrocknet. Anschließend soll der Patient duschen (wo nicht möglich, wird eine Ganzkörpertoilette vorgenommen).

> **Wichtig:** Entstandene Verletzungen, bestehende Defekte und eventuelle Ekzeme oder andere Hautaffektionen sind unverzüglich zu melden!

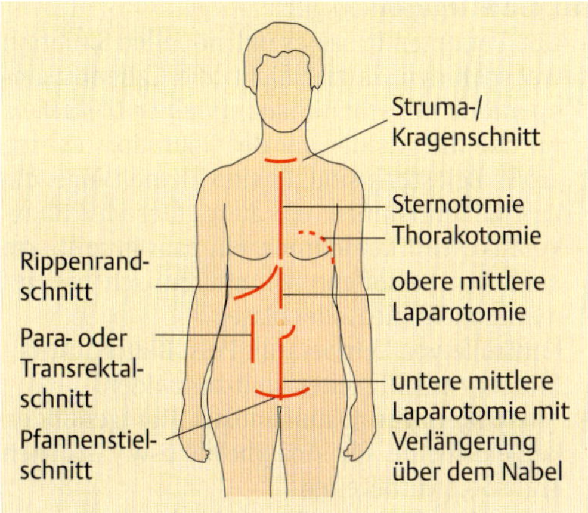

Abb. 36.**3** Typische Schnittführung im Bereich des Abdomens und des Thorax. Das Rasurfeld kann davon abgeleitet werden. Regel: je 20 cm im Umkreis.

Depilation. Statt der Rasur können chemische Substanzen angewendet werden. Diese Art der Enthaarung (Depilation) kann als die hautschonendste betrachtet werden. Sie ist deshalb der Rasur vorzuziehen. Da keine Gefahr von Hautverletzungen besteht, kann sie auch einige Stunden vor der Operation (z.B. am Vorabend) durchgeführt werden. Ein weiterer Vorteil liegt darin, daß der Patient die Enthaarung selber vornehmen kann, was vor allem für Patienten mit Operationen im Genitalbereich eine Erleichterung bedeutet.

Eine gute *Anleitung* (den Produkten liegt eine Gebrauchsanweisung bei, die exakt zu befolgen ist) und anschließende Kontrolle des Operationsgebiets ist notwendig. Wie nach der Rasur ist auch hier anschließend eine gründliche Hautsäuberung (waschen und anschließend duschen) angezeigt.

Wichtig: Patienten können auf chemische Mittel allergisch reagieren. Es sollte deshalb am Vortag ein Test vorgenommen werden: Etwas Enthaarungssubstanz wird in der Ellenbeuge des Patienten aufgetragen und auf eine eventuelle Reaktion beobachtet.

Darmreinigung und Nahrungskarenz

Die *Darmreinigung* dient der Entleerung des Darmes. Sie wird nach Vorschrift bzw. nach Notwendigkeit (je nach Art und Größe des Eingriffs) vorgenommen. In Frage kommen Laxanzien, Klistiere, Einläufe oder die Darmspülung (Trinken von Perfusionslösung, evtl. orthograde Spülung). Siehe dazu die jeweiligen Vorschläge bei den einzelnen Operationen (Kap. 26 – 34).

Aus anästhesiologischer Sicht ist eine präoperative *Nahrungskarenz* von 4 – 6 Stunden vor Operationsbeginn wünschenswert. Jedoch ist auch die Einhaltung dieser Zeit kein Garant für einen leeren Magen (Beispiel: Pilze liegen lange „schwer im Bauch"). Sofern der Patient nicht nüchtern oder grenzwertig nüchtern und eine zeitliche Verschiebung der Operation nicht möglich ist, wird sich der Anästhesist für eine Intubationsnarkose entscheiden. Sie bietet den sichersten Schutz gegen eine Aspiration und garantiert eine effektive Beatmung. Bei nicht nüchternen Patienten wird nach der Intubation eine Magensonde eingelegt; der Mageninhalt wird soweit möglich abgesaugt.

Unsere *Verantwortung* liegt im Informiertsein (ist der Patient wirklich nüchtern? hat er nicht heimlich oder aus Versehen etwas gegessen? usw.) und im Informieren von eventuellen Unregelmäßigkeiten so rasch wie möglich.

Bei *größeren Operationen* (insbesondere im Verdauungssystem) ist eine längere Nahrungskarenz, u.U. eine parenterale Ernährung notwendig. Im einzelnen gilt die jeweilige Verordnung oder grundsätzlich, was bei den einzelnen Organen nachgelesen werden kann.

Prophylaxen und gesunde Funktionen

Das *Einüben postoperativer Fähigkeiten* betrifft Verrichtungen, die für den Betroffenen postoperativ wichtig oder die voraussichtlich erschwert sind. Sie werden vorteilhaft vor der Operation eingeübt und besprochen.

Einige Beispiele:

- Erlernen richtiger Atemtechnik und richtigen Aushustens, z.B. Atemübungen zur Entspannung, zur Schmerzminderung, zur Vergrößerung der Atemoberfläche;
- Miktion in flacher Rückenlage;
- postoperatives Aufstehen, Beinübungen zur Thromboseprophylaxe;
- Gehen an Krücken usw.

Die *Thromboseprophylaxe* dient der Venenstabilisierung und muß präoperativ eingeleitet werden (S. 169 ff.). Zu den Standardmaßnahmen gehören:
- Injektion von Heparin s.c.;
- Anlegen von sog. Antithrombosestrümpfen (z.B. TED-Strümpfe, S. 170 ff.); sie werden in den ersten Tagen auch nachts belassen.

Prämedikation

Der Anästhesist macht am Vortag die sog. Anästhesievisite. Er nimmt Kontakt mit dem Patienten auf, orientiert sich über seine physische Lage und psychische Gestimmtheit und verordnet schriftlich die Prämedikation. Sie umfaßt

- *für den Vorabend* (Nachtwache informieren):
  - ein Schlafmittel oder Sedativum, zusätzlich
  - bei Schmerzen ein Analgetikum,
  - bei Fieber ein Antipyretikum;
- *vor der Operation* (45 – 30 Minuten vor Narkosebeginn):
  - ein Sedativum (z. B. Dormicum). Es wird heute die orale Verabreichung der Injektion vorgezogen.

Immer häufiger wird schon am Vorabend Tranxillim verabreicht. Das Medikament wirkt anxiolytisch (angstlösend) und nicht sedierend. Dadurch bleibt die von uns gewünschte Kooperation des Patienten erhalten. Tranxillium hat eine sehr lange Wirkungszeit, und es erübrigt sich, den Patienten am Operationstag ein weiteres Medikament zu geben. Die Applikation ist mit Angabe der Uhrzeit und Unterschrift auf dem Anästhesieblatt zu protokollieren.

Zur wirkungsvollen Prämedikation gehört das *präoperative Gespräch*, damit Ängste und Sorgen abgebaut werden können (S. 1035).

36.2.3 Operationstag

Vordergründig wichtig ist ein Klima der Ruhe und Sicherheit. Hast ist ein schlechter Operationsbegleiter.

Für den Patienten gilt:

- Nüchtern bleiben, Rauchen unterlassen.
- Morgentoilette gründlich, aber ruhig vornehmen (genügend Zeit einplanen).
- Kosmetika und Nagellack entfernen (sie verhindern eine klare Situationseinschätzung bezüglich Hautfarbe).
- Alle „Anhängsel" ablegen: Schmuck, Prothesen jeder Art (Zahnprothesen, Kontaktlinsen, Brillen usw.).
- Offenes Krankenhaushemd anziehen (andere Kleidungsstücke nur mit ausdrücklicher Erlaubnis).
- Wertgegenstände wegschließen (keine Geldbeutel u. ä. im Nachttisch liegen lassen).
- Blase und Darm entleeren; ein evtl. notwendiger Dauerkatheter wird normalerweise intraoperativ eingelegt.

Für die Pflegeperson gilt:

- Den Patienten in seiner individuellen Situation wahrnehmen. Es gibt nicht „die Gallenblasenoperation", es gibt nur *den einzelnen Menschen*, für den die Stunden vor der Operation oft eine große Belastung sind. Es sind kleine Dinge, die ihm helfen können: ein aufmunternder Blickkontakt, ein Händedruck, ein paar gute Worte usw. Der Betroffene soll spüren: Ich bin gemeint, nicht die Gallenblase.
- Kontrolle von Temperatur, Puls, Blutdruck, Befinden; Auffälligkeiten sind zu melden.
- Alle Unterlagen (Krankenblatt, Röntgenbilder, Begleitscheine für Anästhesie usw.) für den Transport vorbereiten.
- Prämedikation zeitlich und bezüglich Art und Dosierung nach Verordnung. Idealerweise wird diese Handlung verbunden mit einem *kurzen Gespräch*, so daß der Kranke seine Unsicherheiten und Ängste aussprechen, Anliegen vorbringen und letzte, bedrängende Fragen stellen kann.
- Transport in den Operationssaal. Begleiten muß eine qualifizierte und, wenn immer möglich, die für den Patienten zuständige Pflegeperson.
- Übergabe des Patienten an das Anästhesieteam, sei es im Vorbereitungsraum oder an der Schleuse. Der Patient soll die Übergabe mitvollziehen können und spüren, daß er erwartet wird.

Für das Operationsbett wird bereitgelegt:

- Bettschutz, das Bett wird flach gestellt;
- Lagerungsmaterial je nach Operation;
- Aufhängevorrichtung für Infusionen, Sekretflaschen, Urinbeutel, Nierenschale u. a.

Je nach Situation und Einrichtung kommt der Frischoperierte

- ins Zimmer zurück (kleinere Eingriffe);
- in den Aufwachraum (für die ersten Stunden);
- auf die Wachstation oder die Intensivstation (nach großen Eingriffen).

Die entsprechende Information muß *vor* der Operation gegeben werden.

36.2.4 Angst und Entspannung

Wohl nie sonst muß sich ein Mensch derart auf andere verlassen können wie während einer Operation. Hat die Narkose begonnen, hat der Patient nicht mehr die kleinste Möglichkeit einzugreifen. Er ist den Maschinen und fremden Menschen vollkommen ausgeliefert.

Nicht minder ausgeliefert fühlt sich der Patient in Lokalanästhesie: vollwach, aber ohne Bewegungsfreiheit. *Angst* oder mindestens ein Gefühl von Hilflosigkeit wird da wohl jedermann befallen, mag er sich noch so sehr dagegen wehren.

Studien haben ergeben, daß ungefähr 32 % der Patienten Angst haben, 39 % unangenehmen Gefühlen ausgesetzt sind und 29 % angeben, keine Angst zu verspüren. Männer neigen vermehrt dazu, Angst und innere Spannung zu verdrängen, jüngere Patienten stehen unter ausgeprägterer Spannung als ältere Menschen.

Die Angst vor Narkosen und Operationen nimmt mit der Erfahrung kaum ab. Negative Erlebnisse steigern Angst und Spannungszustände in extremer Weise. Bedeutend ruhiger sind oft ältere Menschen und Patienten, die in ihrem Leben Sinn und geistigen Halt gefunden haben.

Entspannungsformen

In erster Linie ist das *präoperative Gespräch* zu nennen. Ein Gespräch, das nicht nur auf medizinische Fakten ausgerichtet ist, sondern auf das Befinden und die aktuelle Gefühlslage, sowie das Besprechen von Fragen, welche die postoperative Zeit betreffen, helfen dem Patienten, die Streßsituation zu meistern und sich besser auf das Geschehen im Operationssaal einzustellen. Zusätzlich dazu wurden in den letzten Jahren eigentliche *Entspannungstechniken* auf ihre Wirkung für die prä- und intraoperative Anwendung geprüft. Es sind dies:

- *aktive*, also von Patienten selber anwendbare Formen: Entspannungsübungen (autogenes Training, Atemübungen, Eutonie), Visualisierungsübungen (bildliche Vorstellung von Ruhe, Wohlbefinden und Förderung des Heilungsprozesses):
- *passive* Formen: akustische und optische Reize zur Ablenkung, Hypnose und Suggestion, Massageformen;
- *gemischte* Formen: geführte Entspannungstechniken, Verbindung von Musik und Suggestion.

Hypnose in der Anästhesiepflege

Für die Pflege in der Anästhesie gilt: Je sicherer sich ein Mensch in seiner jeweiligen Situation fühlt, desto besser und schneller kann er sich erlauben loszulassen. Er kann sich entspannen und in eine Welt eintauchen, in der es für ihn keine Kontrolle mehr gibt.

Es ist daher von größter Bedeutung, den Menschen in dieser Ausnahmesituation zu begleiten und ihn über den geplanten Ablauf verständlich zu informieren. Je klarer dem Patienten der Ablauf ist, desto weniger Angst vor dem Unbekannten bleibt ihm. Je besser die Kommunikation zwischen Patienten und Anästhesiepflegepersonal ist, desto positiver und motivierter werden sie gemeinsam das gesteckte Ziel des schmerzarmen, ruhigen Erwachens erreichen.

Mit positiven Hypnoseinduktionen kann der Weg zur Entspannung erleichtert und zeitlich verkürzt werden. Positive Induktionen ermöglichen ein ruhiges, vertrauensvolles Einschlafen und Erwachen. Außerdem haben sie eine positive Wirkung auf die Genesung.

Bedingungen für die Anwendung von Entspannungstechniken zur Herabsetzung präoperativer Ängste

- Ausreichende Kenntnis der angewandten Techniken, Gesprächsbereitschaft.
- Genügend Zeit.
- Möglichst ruhiger Ort.
- Möglichst ruhige und ausgeglichene Haltung der betreuenden Person (aus der Gruppe des den Patienten betreuenden Anästhesiepersonals sollte ein und dieselbe Person die Verantwortung für das psychische Wohlbefinden des Patienten während der prä-, peri- und postoperativen Zeit übernehmen).
- Bereitschaft des Patienten zu den angewandten Methoden.
- Erkennen der Ängste des Patienten.
- Vertrauen zwischen Bezugsperson und Patient.
- Mitverantwortung des Patienten, freiwilliger Entscheid für das eine oder andere Vorgehen (die Wahl des Patienten ist vor allem abhängig von seiner Motivation und dem Vertrauen, das er in uns und unsere Methoden haben kann).
- Gebrauch einer gut verständlichen Sprache und positiver Formulierung (anstelle von „Angst“ und „Furcht“ die Wörter „Sorge“, „Besorgnis“ oder „unangenehmes Gefühl“ benutzen; „Operationstisch“ = „Operationsbett“; „stechen“ = „die Infusion anlegen“; „Schmerzen haben“ = „etwas verspüren“, „ein Brennen, Ziehen bemerken“ usw.).

(B. Bettschen-Steiner: Krankenpflege 1985, H. 11)

Die Induktionen müssen jedem Menschen individuell angepaßt werden und können bereits in einem Gespräch am Vorabend der Operation begonnen werden. Sie müssen in Sprache und Bild dem jeweiligen Menschen entsprechen. Unserer Phantasie und kreativer Kommunikation sind dabei keine Grenzen gesetzt. Durch das Verankern von Suggestionen, z. B. mittels einer Berührung, können diese jederzeit wieder aktiviert werden.

Kombinationen von Atementspannungsübungen oder das Abspielen von ausgewählter Musik zusammen mit Hypnoseinduktionen bewähren sich bestens.

Die Bedingungen zur Anwendung von Entspannungstechniken sind im untenstehenden Merkblatt nachzulesen.

36.3 Intraoperative Pflege

Es gilt, dem *Menschlichen* (personal-individuelle Ebene) und dem *Eingriff* (körperliche und technische Ebene) gerecht zu werden.

36.3.1 Der Eingriff

Als Eingriff sind alle in die Struktur und Ganzheit des Organismus eingreifenden therapeutischen Maßnahmen zusammengefaßt (Injektionen, Punktionen, Eröffnungen von Körperhöhlen usw.). Allen gemeinsam ist die direkte mittelbare oder unmittelbare *Verbindung mit dem Körperinnern* und damit die *Infektionsgefahr*.

Der Aufwand an *Vorsichtsmaßnahmen* wie

- Desinfektion, Sterilisation (Geräte, Instrumente usw.),
- Raumwahl (Krankenzimmer, Untersuchungszimmer, Operationssaal),
- Schutzkleider, Abdecktücher, Masken usw.

richtet sich nach dem Ausmaß bzw. der Größe und/oder Tiefe des Eingriffs.

Der *Operationssaal* bietet als keimärmster Raum des Krankenhauses die anspruchsvollsten prophylaktischen Möglichkeiten zur Infektionsverhütung. Das Prinzip der Keimarmut wird auch innerhalb der Operationsabteilung genau beachtet:

- „Aseptische" und „septische" Operationsräume sind streng voneinander getrennt.
- Personal- und Patientenschleuse bilden notwendige Barrieren.
- Der Waschraum bietet Gelegenheit für die sog. chirurgische Händedesinfektion.
- Intubations- und Extubationsräume ermöglichen Vorbereitungs- und Nachsorgearbeiten außerhalb des eigentlichen Operationssaales.

36.3.2 Anästhesie

Es gibt verschiedene Anästhesietechniken:

- Allgemeinanästhesie,
- Regionalanästhesie.

Allgemeinanästhesie

Darunter versteht man das Ausschalten des Bewußtseins, der Schmerzempfindung und die Erschlaffung der Muskulatur. Das Narkosemittel kann auf verschiedenem Weg dem Organismus zugeführt werden. Der Zustand der Bewußtlosigkeit ist reversibel; d. h., stoppt man die Verabreichung des Narkosemittels, erwacht der Patient relativ rasch. Es bleiben keine Schäden zurück.

Inhalationsanästhesie. Die Aufnahme und Ausscheidung der Inhalationsanästhetika erfolgt über die Atmung. Inhalationsanästhetika sind Flüssigkeiten, die in speziellen Geräten verdampfen und somit eingeatmet werden können. Die verschiedenen Produkte heißen Ethran, Isofluran, Sevofluran und Halothan. Halothan wird mittlerweile nur noch in der Kinderanästhesie angewendet. Inhalationsanästhetika wirken hypnotisch, etwas muskelerschlaffend und etwas analgetisch. Wo genau sie wirken, ist nicht bekannt. Die reine Inhalationsanästhesie kommt heutzutage aber kaum mehr zur Anwendung, weil sehr hohe Konzentrationen erforderlich sind, um einen chirurgischen Eingriff durchzuführen. Das kann eine schwere Herz-Kreislauf- und Atemdepression zur Folge haben.

Weitere Gründe, die dagegen sprechen:

- langsame Einleitung,
- Erregungszustände, besonders während der Einleitung.

Aus diesen Gründen führt man heutzutage die sog. Kombinationsanästhesien durch.

Kombinationsanästhesie. Man spritzt zum Einschlafen ein kurzwirkendes Hypnotikum intravenös. Zur Erschlaffung der Muskulatur verabreicht man ein Muskelrelaxans. Dieses kann am Ende des Eingriffs mit Neostigmin antagonisiert werden. Damit der Patient nach dem kurzwirkenden Hypnotikum weiterschläft, werden Inhalationsanästhetika über die Atmung zugeführt. Um eine gute Analgesie zu erreichen, gibt man zusätzlich ein Opioid. Im Gegensatz zur reinen Inhalationsanästhesie werden die Komponenten

Schlaf, Schmerz und Muskelerschlaffung von jeweils spezifischen Medikamenten übernommen. Die Dosierung eines jeden Medikamentes kann somit niedrig gehalten werden. Dadurch vermeiden wir die toxischen Bereiche. Die Narkosetiefe richtet sich nach der Herz-Kreislauf-Situation des Patienten und nach dem chirurgischen Eingriff. Herz-Kreislauf- und Atemdepression sind nicht mehr gravierend.

Es gibt verschiedene Allgemeinanästhesietechniken. Jede hat ihre spezielle Indikation.

Intubationsnarkose. Sie ist die häufigste Allgemeinanästhesietechnik. Sie findet Anwendung bei allen abdominalen und thorakalen Eingriffen, Eingriffen mit großen Blutverlusten, Eingriffen an Kopf und Hals, langen Eingriffen und bei nicht nüchternen Patienten.

Um eine Intubation durchführen zu können, braucht es ein Muskelrelaxans. Da dieses auch die Atemmuskulatur lähmt, ist eine künstliche Beatmung erforderlich. Ein Trachealtubus wird in die Trachea eingeführt. Dieser ist im unteren Viertel mit einem Ballon ausgerüstet, der mit Luft gefüllt werden kann. Das Prinzip entspricht etwa dem eines Dauerkatheters. Füllt man den Ballon mit Luft, wird die Trachea nach außen abgedichtet. Das Narkosegerät wird am Tubus angeschlossen, und der Patient wird damit künstlich beatmet. Dabei können Inhalationsanästhetika zugeführt werden. Der mit Luft gefüllte Tubusballon verhindert ein Eindringen von Magensaft oder sonstigen Fremdsubstanzen ins Atemwegsystem und ein Entweichen des Beatmungsgemisches nach außen. Der Patient ist vor einer Aspiration geschützt. Eventuelles Sekret wird durch den Tubus aus der Trachea abgesaugt.

Maskennarkose. Sie wird bei kurzen Eingriffen und nüchternen Patienten angewendet. Die Einleitung erfolgt gleich wie bei der Intubationsnarkose, nur daß auf das Muskelrelaxans verzichtet wird. Die Spontanatmung bleibt erhalten. Das Inhalationsanästhetikum wird über eine Atemmaske zugeführt, welche dicht auf dem Gesicht des Patienten gehalten werden muß. Inhalationsanästhetika führen, wie schon erwähnt, über längere Zeit zu einer Atemdepression, deshalb eignen sich Maskenanästhesien nur für kürzere Eingriffe. Da Maskenanästhesien keinen Aspirationsschutz bieten, ist es notwendig, daß der Patient nüchtern ist. Anstelle der Atemmaske kann auch eine Larynxmaske benutzt werden. Diese wird anstatt auf dem Gesicht im Larynx des Patienten plaziert. Sie bietet ebenfalls keinen Aspirationsschutz, der Patient muß also nüchtern sein.

TIVA = totale intravenöse Anästhesie. Auch sie ist eine Kombinationsanästhesie. Man verzichtet bei dieser Technik auf die Inhalationsanästhetika und auf das Lachgas. Die Anästhesie wird wie üblich mit einem kurzwirkenden Hypnotikum eingeleitet, in diesem Fall mit Propofol. Der Schlaf wird aber mit diesem aufrechterhalten. Propofol wird über eine Spritzenpumpe kontinuierlich und in der Dosierung exakt verabreicht. Die Muskulatur wird ebenfalls mit einem Muskelrelaxans gelähmt und am Ende der Operation antagonisiert. Das erfordert ebenfalls eine künstliche Beatmung über einen Tubus. Das Gasgemisch ist nicht Sauerstoff/Lachgas und Inhalationsanästhetikum, sondern Sauerstoff und Luft. Zur Erreichung der Analgesie kommen Opioide zur Anwendung. Diese werden entweder in regelmäßigen Intervallen gespritzt oder ebenfalls über eine Spritzenpumpe kontinuierlich verabreicht. Der Unterschied ist ersichtlich: Der Schlaf kommt vom intravenösen Hypnotikum, die Schmerzbekämpfung erfolgt kontinuierlich mit Opioiden. Die Muskelrelaxierung bleibt gleich. Die TIVA kann auch als Maskennarkose oder mit einer Larynxmaske durchgeführt werden. Man verzichtet dann auf das Muskelrelaxans und wählt ein sehr kurz wirkendes Opioid. Die Spontanatmung bleibt erhalten, kann aber aufgrund der Opioide ungenügend werden. Auch hier gilt: Maskennarkosen nur bei nüchternen Patienten für kürzere Eingriffe.

Vorteile der TIVA. Die Wirkungsweise der Medikamente ist bekannt. Die Opioide können antagonisiert werden. Propofol führt zu einem angenehmen Einschlafen und Aufwachen. Die Patienten fühlen sich nach der Operation klar und gut. Propofol wird schneller abgebaut als seine Vorgänger, z. B. die Barbiturate. Unmittelbar postoperativ haben die Patienten weniger Schmerzen. Die Luft des Aufwachraums und der Operationssäle wird nicht kontaminiert. Die Umwelt wird nicht durch fluoreszierende Kohlenwasserstoffe (Inhalationsanästhetika) belastet.

Nachteile der TIVA. Das Verfahren ist sehr teuer. Es kann zur Kumulation der Medikamente kommen und im schlimmsten Fall zur Medikamentenintoxikation. Es besteht postoperativ die Gefahr der Atemdepression.

Regionalanästhesie

Bei der Regionalanästhesie wird die Nervenleitung für die Impulsübertragung zum Gehirn blockiert (am Gehirn selbst geschieht nichts, der

Patient bleibt wach), so daß die Schmerzempfindung ausgeschaltet wird. *Wirkungseintritt* nach Minuten. Je nach Dosierung des Lokalanästhetikums (LA) kann zunächst nur die Schmerzempfindung unterbrochen sein, während mit höheren Dosen auch die Motorik der betreffenden Region ausgeschaltet wird. Die *Wirkungsdauer* des LA hängt von der chemischen Struktur, der Resorptionsgeschwindigkeit und dem Abbaumechanismus ab. Durch den Zusatz von Adrenalin wird eine Vasokonstriktion und damit eine verzögerte Resorption mit längerdauernder Anästhesiewirkung erreicht. Für die Wahl der Lokalanästhesie sind die anatomischen Gesetzmäßigkeiten ausschlaggebend:

Man unterscheidet:

Oberflächenanästhesie. Sie dient der Betäubung von sensiblen Nervenendigungen in Haut und Schleimhaut. Der häufigste Anwendungsbereich sind Mundhöhle, Nasen-Rachen-Raum sowie die Endoskopie und die Augenheilkunde (für das Auge als Anästhesielösung, für die Schleimhäute als Spray oder Gel, häufig in 4%iger Lösung). Es werden nur kleine Mengen benutzt, da das Mittel resorbiert wird.

Infiltrationsanästhesie. Sie dient der örtlichen Betäubung kleiner umschriebener Bezirke. Anwendungsbereiche: kleine Eingriffe wie Punktionen, Zahnheilkunde, Unfallchirurgie. Das Medikament (z.B. 0,5- bis 2%ige Xylocainlösung) bewirkt durch eine horizontal um das Gebiet verlaufende Einspritzung und durch Infiltration tieferer Gewebeschichten die Blockade von Nervenendigungen und endständigen Nervenbahnen.

Leitungsanästhesie. Durch Blockade großer Nervenstämme können größere Gebiete unempfindlich gemacht werden, indem alle Nervenleitungen blockiert werden, die diesen Bezirken entsprechen, z.B. Plexusanästhesie für chirurgische Eingriffe an Arm und Hand. Es werden 1- bis 2%ige Anästhesielösungen verwendet.

Vorsichts- und Überwachungsmaßnahmen.

- Prophylaxe und Therapie von *Blutdruck-* und *Pulsabfall*; Verabreichung von Vasokonstriktoren (Ephedrin) und *häufige Blutdruck-* und *Pulskontrollen.*
- Verhüten von Kopfschmerzen (Übelkeit, Erbrechen) durch Verwendung von extradünnen Kanülen.
- Das Wasserlösen kann in den ersten Stunden erschwert bzw. nicht kontrollierbar sein.

Information der Patienten über zu erwartende Empfindungen und vorübergehende Ausfallerscheinungen (z.B. die Beine nicht bewegen können) ist sehr wichtig, um unnötigen Ängsten und Besorgnissen vorbeugen bzw. entgegenwirken zu können.

Periduralanästhesie. Bei dieser Methode wird das Anästhetikum in den Periduralraum, also außerhalb des Durasacks, in den Wirbelkanal injiziert – epidural (darum auch Epiduralanästhesie genannt). Wird im Bereich der Lumbalwirbelsäule injiziert, spricht man von einer *lumbalen Periduralanästhesie*; injiziert man dagegen durch den Sakralkanal, so wird das als *Kaudal-* oder *Sakralanästhesie* bezeichnet (auch eine thorakale PDA ist möglich).

Das Anästhetikum trifft dort auf die austretenden Nervenstränge, wodurch ein gürtelförmiger Bezirk schmerzunempfindlich wird. Die Periduralanästhesie wird heute häufig auch zur postoperativen *Schmerztherapie* angewandt. Es wird ein feiner Katheter in den Epiduralraum eingeführt, den man beliebig lang liegen lassen kann. Durch Injektion von Lokalanästhetika und/oder Opioiden kann eine Schmerzfreiheit über mehrere Stunden erreicht werden.

Spinalanästhesie. Darunter versteht man die Injektion von Lokalanästhetika in den Liquorraum.

Die Punktionsstelle entspricht derjenigen der Lumbalpunktion. Der anästhesierte Bezirk hängt von den Bereichen des Rückenmarks ab, die direkt mit dem verabreichten Anästhetikum in Kontakt stehen. Die aus diesem Bereich abgehenden Nerven werden blockiert, und dadurch wird ihr typischer Versorgungsbereich anästhesiert (Becken, untere Extremitäten).

Durchführung. Die Spinalanästhesie entspricht grundsätzlich der auf S. 1137f. besprochenen Lumbalpunktion. Diese erfolgt nach Setzen einer Hautquaddel und subkutaner Infiltration mittels *extrafeiner Lumbalkanüle*: → Aspiration von Liquor → Injektion des Lokalanästhetikums. Die Dosierung hängt von der gewünschten Ausbreitung und Intensität der Anästhesie ab. Wird dem Anästhetikum 10%ige Glucoselösung beigemischt, so entsteht gegenüber dem Liquor eine sog. hyperbare (überschwere) Lösung mit einem höheren spezifischen Gewicht. Dadurch kann der Anästhesist die Spinalanästhesie gut begrenzen.

36.3.3 Aspekte der Pflege

Die fünf Funktionen in der Anästhesiepflege

Im Bereich des Operationssaals arbeiten Pflegende aus verschiedenen Fachgebieten zusammen. In erster Linie geht es dabei um die Bedürfnisse des Patienten, aber auch um Assistenzaufgaben zugunsten des Patienten im chirurgischen bzw. anästhesiologischen Bereich.

Um diese vielfältigen Tätigkeiten übersichtlich darstellen zu können, bietet sich das vom Schweizerischen Roten Kreuz erstellte Ausbildungsmodell an. In diesem Modell wird die Pflege in fünf Funktionen aufgeteilt (S. 55 f.).

1. Unterstützen oder stellvertretende Übernahme der Aktivitäten des täglichen Lebens (ATL). In verschiedenen Situationen in der Anästhesie ist der Patient nicht fähig, die Aktivitäten des täglichen Lebens aufrechtzuerhalten. Diese müssen stellvertretend übernommen werden. Das Ausmaß hängt von der Art und dem Stadium der Anästhesie ab.

2. Begleitung in Krisensituationen und während des Sterbens. Mit Krisensituationen in der Anästhesie sind einerseits die psychischen Belastungen (Ausnahmesituation Operation, Notfall, Untersuchung), andererseits physische Notsituationen (Schock, Atem-, Kreislaufstillstand) des Patienten gemeint.

3. Mithilfe bei diagnostischen, therapeutischen und präventiven Maßnahmen. In dieser Funktion ist die anästhesiologische Tätigkeit des Anästhesiepflegepersonals umfassend beschrieben.

4. Beteiligung an Programmen der Krankheits- und Unfallverhütung, der Gesundheitserhaltung oder -förderung sowie an (Wieder-) Eingliederungsmaßnahmen. Im Rahmen der Anästhesiepflege sind unter dieser Funktion das grundsätzliche Verhalten zur Unfall- und Infektionsverhütung bis hin zum Großereignis in Form von Katastrophen beschrieben.

5. Mitwirkung bei der Verbesserung der Qualität und Wirksamkeit der Krankenpflege und an der **Entwicklung des Berufes** der Krankenpflege sowie an **Forschungsprogrammen** im Gesundheitswesen. Diese Funktion ist die Grundlage, um in den anderen Funktionen die Qualität zu überprüfen und die beruflichen Fähigkeiten zu entwickeln.

36.3.4 Intraoperative Begleitung

Was oben bereits zum Thema Angst und Entspannung gesagt worden ist, gilt auch hier. Studien haben ergeben, daß das Zentralnervensystem trotz Narkose fähig bleibt, Reize und Botschaften aufzunehmen. Das Einsetzen von *Musik* und *Entspannungstechniken* (und die Kontrolle über die geführten Gespräche!) kommt dieser Erkenntnis entgegen. Alle *ATL* (Funktion 1) haben größte Bedeutung für die intraoperative Phase (Krankenpflege im Operationssaal 1988, Nr. 9). Im folgenden einige Beispiele:

Wach sein und schlafen:
- Für Ruhe und gelöste Atmosphäre bei der Ankunft des Patienten im Operationssaal sorgen.
- Vermeiden von lauten Auseinandersetzungen oder Privatgesprächen.
- Bewußtseinszustand überwachen.

Sich bewegen:
- Patient gut und bequem umlagern. Druckstellen vermeiden!
- Einschränkungen durch Gebrechen, Lähmungen, Frakturen mit einbeziehen.

Körpertemperatur regulieren:
- Patient nach der Umlagerung und besonders Patienten in Lokalanästhesie mit warmen Tüchern zudecken (Schultern und Füße besonders warm halten.).
- Für langdauernde Eingriffe in Lokalanästhesie Wärmematratze benützen.

Sich beschäftigen:
- Patienten in Lokalanästhesie miteinbeziehen, z. B. Musik anbieten, informieren darüber, was gemacht wird.

usw.

36.4 Postoperative Pflege

Das **Ziel**, die raschmögliche Wiedererlangung der Selbständigkeit und Unabhängigkeit, wird in zwei Etappen erreicht:

- durch kontinuierliche *Überwachung* in der ersten postoperativen Phase (Phase, in der die Aufrechterhaltung und Wiederherstellung des inneren Gleichgewichts (Homöostase) im Vordergrund steht (s. unten);
- durch unterstützende *Therapie* (Arztverordnung) und *begleitend-unterstützende Pflege* im Sinne der Hilfeleistung nach Bedarf in allen Bereichen der ATL.

36.4.1 Postoperative Überwachung

Aufwachraum

Der Aufwachraum ist normalerweise direkt an die Operationsabteilung angegliedert. Er untersteht der *ärztlichen Leitung* der Anästhesieabteilung und ist mit speziellen Überwachungsgeräten ausgestattet. Hier werden die durch die Narkose teilweise ausgeschalteten oder beeinträchtigten Funktionen (Atmung, Kreislauf, Bewußtsein) so lange überwacht, bis sie voll wiederkehren und sich stabilisiert haben.

Übernahme des Frischoperierten

Der Anästhesist und die Anästhesiepflegeperson begleiten den Operierten zum Aufwachraum und informieren über den Verlauf der Narkose und die weiterführenden Maßnahmen. Folgende Informationen sollen mündlich *und* schriftlich erfolgen:
- Infusionslösungen, Infusionsgeschwindigkeit;
- Schmerzmittel, Antiemetika u. a.;
- Laborkontrollen;
- eingelegte Drainagen, Sonden, Verluste von Sekret- und Blutmengen sowie Verordnungen betreffs Ersatz, Sogstärke usw.;
- Vermerk bezüglich Lagerung, Mobilisation und Verlegung des Patienten usw.;
- vorbestehende Erkrankungen;
- vorbestehende Medikation und deren Weiterführung;
- pflegerische Besonderheiten (z. B. Schwerhörigkeit usw.).

Atmung

Die meisten Patienten kommen extubiert und unter Spontanatmung aus dem Operationssaal. Die Atemkontrolle ist nötig, weil der aus der Narkose erwachte Patient in einen tiefen Nachschlaf versinken kann, sobald die Stimulation durch Operation, Absaugen und Extubation vorbei ist. Dadurch kann die Spontanatmung wieder insuffizient werden. Bei Erschlaffung der Kiefermuskulatur können auch die Atemwege durch die zurückfallende Zunge verlegt werden. In diesem Falle wird ein Wendel- oder Guedel-Tubus eingelegt und Dauerüberwachung angeordnet. Patienten mit *schwacher Spontanatmung* bleiben vorerst intubiert, bis eine sicher ausreichende Atmung vorhanden ist. Unter Umständen wird sie vorübergehend maschinell unterstützt.

Schmerzen

Eine gute Behandlung des Schmerzes ist ein Gebot der Menschlichkeit. „Schmerz ist, was der Patient sagt und wann immer er es sagt" (Mc Caffery).

Schmerzen verursachen eine Sympathikusstimulation, d. h., der Patient wird tachykard und hyperton. Eine längerdauernde Tachykardie kann vor allem bei älteren Menschen zu einer Minderdurchblutung des Myokards und im schlimmsten Fall einen Infarkt auslösen.

Schmerzen führen zu einer Verschlechterung der Atmung. Der Patient atmet nicht mehr tief durch, deswegen entstehen Atelektasen, Pneumonien und in jedem Fall eine Verminderung der Sauerstoffaufnahme. Dies kann zu einer Hypoxie führen.

Eine umfassende Schmerzeinschätzung ist bei der postoperativen Schmerzbehandlung notwendig. In den ersten Stunden nach der Operation genügt es oft, nur nach Intensität und Qualität der Schmerzen zu fragen. Der postoperative Schmerz verlangt nach einer *sofortigen* Behandlung.

Schmerzeinschätzung/-beurteilung:
- Schmerzintensität,
- Schmerzqualität,
- Schmerzlokalisation,
- Schmerzursache.

Diese Einschätzung muß systematisch und regelmäßig durchgeführt werden. Für die Einschätzung der Schmerzintensität verwenden wir allgemeingültige Instrumente:
- Verbale Skala. Der Patient beschreibt in Worten seine Schmerzintensität in Ruhe und bei Bewegung:
  - keine,
  - schwache,
  - mäßige,
  - starke,
  - sehr starke

  Schmerzen.
- Visuelle Skala (Abb. 25.**5** S. 776). Die visuelle Skala eignet sich besonders gut bei fremdsprachigen Patienten und bei Kindern.

Schmerzbehandlung

Um eine möglichst rasche und wirksame Schmerzlinderung einzuleiten, müssen folgende Fragen gestellt werden:
- Welches Medikament hilft dem Patienten am besten und schnellsten?

– Auf welchem Weg soll es verabreicht werden – s. c., i. v., rektal usw.?

Viele Operationen verlangen nach einer Schmerzbehandlung mit Opioden. Da Morphin ein gut verträgliches und hochwirksames Schmerzmittel ist, ist es in vielen Kliniken das Mittel der Wahl. Soll die Schmerzlinderung schnell einsetzen, eignet sich die intravenöse Verabreichung am besten. Die Wirkung von Morphin ist nach ca. 5 Minuten spürbar und nach ca. einer Viertelstunde voll erreicht. Bei einer subkutanen Verabreichung tritt die Wirkung unter normalen Verhältnissen nach 30 – 45 Minuten ein und erreicht die volle Wirkung nach 2 Stunden.

Bei Patienten mit einer Hypovolämie und/oder einer Hypothermie ist die Resorption bei einer subkutanen Gabe massiv verzögert und nicht berechenbar. Kleinere, aber häufiger wiederholte intravenöse Dosen sind hier vorzuziehen.

Weitere Punkte, die bei der Schmerzbehandlung zu beachten sind:

- Schmerzintensität nicht zu stark ansteigen lassen.
- Keine zu langen Intervalle zwischen den Schmerzmittelgaben.
- Regelmäßige Schmerzmittelgabe, bevor der Schmerz wiederkehrt (Prophylaxe).

Verabreicht man ein Schmerzmittel regelmäßig, ist der Medikamentblutspiegel dauernd im therapeutischen Bereich und der Patient leidet nicht an starken Schmerzen und deren negativen Folgen. Die präventive Schmerzmittelgabe ist sinnvoll, da ein etablierter starker Schmerz sehr schwierig unter Kontrolle zu bringen ist.

Der Patient muß darüber informiert werden, daß starke Schmerzen einen negativen Einfluß auf seine Heilung haben können. Mit anderen Worten: „Es lohnt sich nicht, zu leiden."

Ausgezeichnete, aber invasivere Schmerzbehandlungen sind die *patientenkontrollierte Analgesie (PCA)* und die kontinuierliche *Periduralanästhesie (PDA)*. Sie verbessern die Qualität der Schmerzbehandlung, verlangen jedoch eine intensive und systematische Patientenüberwachung.

Bei der PCA bestimmt der Patient die Intervalle seiner Analgetikaverabreichung selbst. Dazu gibt es spezielle Pumpen und Geräte. Ein kooperativer Patient ist die Voraussetzung für eine erfolgreiche PCA.

Die allgemeinen Grundlagen zu Schmerz und Schmerztherapie sind in Kap. 25 beschrieben.

Atemkomplikationen

Gründe sind

- die verschlechterte Atmung wegen der Schmerzen. Hier muß schnell eine adäquate Schmerztherapie einsetzen;
- der Relaxanzienüberhang, bei welchem der Patient wach, ansprechbar und sehr unruhig ist. Seine Bewegungen sind zuckend, und er klagt über Atemnot. Seine Atemmuskulatur gehorcht ihm noch nicht vollständig. Dem Patienten wird über eine Maske sofort Sauerstoff gegeben. Der zuständige Anästhesist muß unverzüglich benachrichtigt werden. Dieser wird eine nochmalige Antagonisierung mit Neostigmin verordnen;
- der Opioidüberhang, bei welchem der Patient langsam und tief atmet. Er ist schläfrig, aber meist ansprechbar. Er klagt nicht über Atemnot. Auf Anweisung der Pflegeperson atmet der Patient genügend. Wird er in Ruhe gelassen, fällt er wieder in den langsamen Rhythmus. Die Atmung kann auch ganz aufhören. Diese Patienten sind sehr stark gefährdet, da sie sich ruhig verhalten und „schlafen". Sie fordern die Aufmerksamkeit des Pflegepersonals nicht. Bei dieser Atemstörung muß der Patient ebenfalls Sauerstoff erhalten, und der Anästhesist soll benachrichtigt werden. Er wird eine Antagonisierung des Opioids oder eine Intubation in Betracht ziehen. Diese Atemstörung tritt bei zunehmender Anwendung der TIVA möglicherweise etwas häufiger auf.

Die **Sauerstoffzufuhr** in der ersten postoperativen Phase dient der Vermeidung einer Hypoxie (Sauerstoffmangel in den Gewebezellen). Üblicherweise wird Sauerstoff über eine Maske verabreicht. Die Kontrolle über eine genügende Sauerstoffversorgung des Gewebes liefert uns die Pulsoxymetrie.

Herz- und Kreislauffunktion

Zur Herz-Kreislauf-Überwachung wird der Patient u. U. an einen EKG-Monitor mit Herzfrequenzmesser angeschlossen. Außerdem werden in Abständen von 15 Minuten Kontrollen vorgenommen:

- Pulsfrequenz, Urinausscheidung,
- Blutdruck, evtl. Venendruck,
- Hautdurchblutung, -farbe und -feuchtigkeit.

Patienten mit bestehender Kreislauflabilität und/oder Kollapsbereitschaft werden medikamentös unterstützt (z. B. durch Vasokonstriktoren). *Blut-*

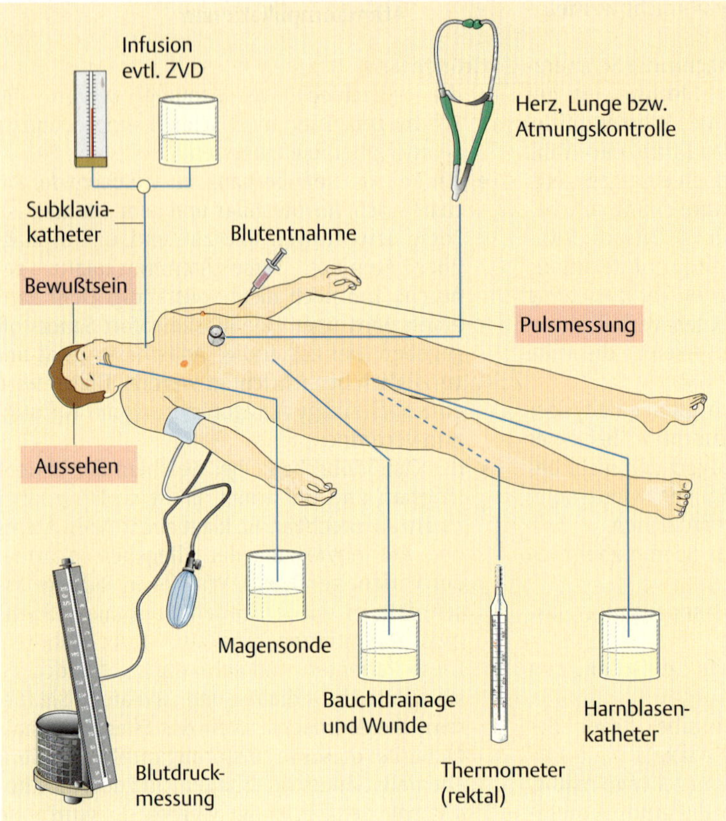

Abb. 36.**4** Postoperative Überwachung (nach Reifferscheid).

druckabfall ist häufig ein Zeichen von Volumenverlust. Zur Therapie stehen Plasmaersatz- und Expanderlösungen zur Verfügung (Kap. 38). Hat der Patient eine Hypertonie und eine Tachykardie, soll abgeklärt werden, ob er Schmerzen hat. Wenn ja, sollen diese behandelt werden. Wenn der Patient nicht richtig und genügend atmet, muß die Atemstörung behoben werden. Es können aber auch ohne Schmerzen eine Tachykardie und eine Hypertonie vorliegen. Dann sollte man daran denken, daß der Patient möglicherweise eine gefüllte Blase hat, sich aufregt, schlecht liegt usw.

Bewußtsein

Die Überprüfung der Ansprechbarkeit und Reaktionsfähigkeit des Operierten soll behutsam vorgenommen werden. Zur Stimulierung eignen sich Streichelbewegungen, Ansprechen in normaler Tonlage (den Patienten nicht durch Kneifen u. ä. erschrecken).

- Neurochirurgische Patienten. Bei ihnen besteht in ganz besonderem Maße die Gefahr einer Eintrübung durch Komplikationen.
- Komatöse Zustände sind meist verbunden mit anderen postoperativen Komplikationen. Sie bedürfen einer sofortigen Intervention, verbunden mit einer Intensivüberwachung (Monitoring).

Zu Bewußtsein und Bewußtseinsstörungen finden Sie grundlegende Informationen im Kapitel 5, die Prüfung des Pupillenreflexes ist S. 656 f. nachzulesen.

Überwachungs- und Therapieplan

Neben den oben erwähnten Beobachtungsgrößen sind je nach Ausmaß und Schwere des Eingriffs weitere Kontrollen und Therapiemaßnahmen notwendig:

- Temperaturüberwachung, besonders bei Säuglingen und Kleinkindern oder nach Hypothermie.

- Infusionstherapie fortsetzen, entsprechend der Verordnung.
- Drainage und Sonden ableiten und auf freie Durchgängigkeit achten. Thoraxdrainagen an Sog anschließen (S. 809 f.).
- Verbandkontrolle.
- Bilanzierung zwischen Infusionstherapie und Ausscheidung einschließlich Verlust aus Drainagen, Sonden und evtl. Nachblutungen.
- Kontrolle von Blutwerten (Hämoglobin, Hämatokrit, Elektrolyte, Blutgase u. a.) nach Verordnung.

Abb. 36.**4** zeigt schematisch die zu überwachenden Parameter nach größeren Eingriffen.

Der Arzt muß gerufen werden bei plötzlicher Veränderung eines Vitalwertes, z. B. bei plötzlicher Tachykardie, Hyper- oder Hypotonie, Atemproblemen, Unruhe und Schwitzen sowie bei Bewußtseinstrübungen.

Starke Schmerzen, Blutungen aus Wunde oder Drainagen sowie das Nachlassen der Urinproduktion sind weitere Zeichen, die der sofortigen Intervention bedürfen.

36.4.2 Unterstützende Pflege

Bewegung, Mobilisation

Die **Lagerung** im Bett erfolgt je nach Operation abwechselnd halb sitzend oder flach, außerdem mit Drehen auf die rechte oder linke Seite. Ausnahmen sind

- *Thoraxoperierte:* Seitenlage je nach operierter Seite bzw. Art der ausgeführten Operation;
- *Rückenoperierte:* flache Rückenlage bzw. Verordnung des Operateurs;
- *Schädeloperierte:* Verordnung des Operateurs;
- *Orthopädie:* die Lage wird von Schienen und/oder Extension bestimmt.

Die **Physiotherapie** ist ein wesentlicher Teil der *Frühmobilisation* und der Prophylaxen. In der Regel umfaßt sie

- Atemgymnastik: atmen, aushusten, abklopfen sowie
- Bettgymnastik: Stoffwechselgymnastik, passive und aktive Bewegungstherapie.

Das **erste Aufstehen** erfolgt so rasch wie möglich, meist am Operationsnachmittag: Bettrand → neben das Bett stehen → gehen. Dem Patienten soll vorher wenn nötig ein Schmerzmittel gegeben werden.

Körperpflege

Das **Ziel** der Körperpflege dient dem Wohlbefinden und der Unterstützung der Genesung (beruhigend oder vitalisierend S. 212 ff.).

Das Maß der Hilfeleistung ist auch abhängig vom Zustand und den beeinträchtigenden Bedingungen (Drainagen, Sonden, Kathetern). Grundsätzlich gilt: So viel Hilfe wie nötig, so wenig wie möglich, so behutsam wie denkbar. Das richtige Maß wird dann gefunden, wenn die Situation gezielt eingeschätzt und die Pflege entsprechend angepaßt wird. Besondere Aufmerksamkeit ist den Prophylaxen zu schenken (S. 158 ff.).

Wach sein und schlafen

Die *Bewußtseinsüberwachung* wurde oben schon erwähnt. Der *Schlaf* ist in der ersten postoperativen Phase fast immer gestört. Daran sind viele Faktoren beteiligt: ungewohnte Lage, eingeschränkte Bewegung, behindernde Leitungen, Schmerzen, psychische Beeinträchtigung durch Ängste und Sorgen u. a.

Schlaf-, Beruhigungs- oder **Schmerzmittel** (in den ersten Tagen als Injektion) sind so einzusetzen, daß nicht ein *Zuwenig* zu schmerzvollen Nächten oder ein *Zuviel* zur Betäubung auch tagsüber Anlaß geben (zu Schmerz S. 780 ff. u. 790 f.).

Ruhezeiten. Der Frischoperierte braucht viel Ruhe, damit sich sein Organismus und seine seelisch-geistigen Funktionen erholen bzw. stabilisieren können. In Mehrbettzimmern kann nur das disziplinierte Einhalten der Ruhezeiten (durch Besucher *und* Personal) die notwendige Ruhe gewährleisten.

Ausscheidung

Blasenfunktion. Miktionsschwierigkeiten sind, wenn kein Katheter liegt, sowohl nach Lokalanästhesie wie nach Narkose häufig. Sie beruhen auf der anfänglich geringen Urinproduktion und auf Anpassungsschwierigkeiten körperlicher und psychischer Natur. Vielfach kann der Entleerungsreflex durch einfache Hilfsmittel unterstützt werden: Warmes Wasser in Bettschüssel geben, hörbar Wasser laufen lassen, private und gelöste, d. h. angst- und schmerzfreie Atmosphäre schaffen. Helfen diese Mittel nicht, wird der Arzt u. U. Gaben von Doryl i. m. oder i. v. verordnen. Hat der Patient nach 6–8 Stunden keine Spontanmiktion, so ist die Blase ggf. durch Einmalkatheterismus zu entleeren. Von Bedeutung für die Entscheidung sind die Wirkungsdauer von Anästhetika, Anästhesietechnik und Operationsdauer. Man kann erst mit einer Spontanmiktion rechnen, wenn die Kontraktionskraft des Detrusors (Schließmuskel) wieder eingesetzt hat.

Bei *Dauerkatheter* (transurethral oder retropubisch) wird die Durchgängigkeit geprüft. Die Entfernung erfolgt nach Verordnung.

Urinkontrolle. Zu Beginn stündlich (bei größeren Eingriffen, urologischen Operationen mittels Urimeter), dann 24-Stunden-Diurese.

Die Urinmenge und das spezifische Gewicht geben Auskunft über die Herz-Kreislauf- und Nierentätigkeit. Auffälligkeiten sind sofort zu melden. Harnretention kann Zeichen eines Volumenmangels oder einer Niereninsuffizienz sein.

Darmfunktion. Nach jedem abdominalen Eingriff muß mit einer vorübergehenden Darmatonie gerechnet werden (s. unten).

Zur Anregung der Darmtätigkeit kann das Darmrohr eingelegt oder lokale Wärme angewendet werden. Abführmittel, Klysmen und Einläufe werden nach ärztlicher Verordnung am 2. bis 3. postoperativen Tag verabreicht.

Sekrete. Sekrete aus Sonden und Drainagen müssen mit zu den Ausscheidungen gerechnet werden. Gleichzeitig wird das *Wundgebiet* kontrolliert und wenn nötig ein Verbandwechsel durchgeführt.

Essen und trinken

Die Ernährung bzw. Nahrungskarenz richtet sich nach der Art der ausgeführten Operation und dem Zustand des Patienten.

Nach Operationen außerhalb des Abdomens oder nach laparoskopischen Eingriffen (bzw. ohne Eröffnung des Peritoneums) kann der Patient trinken, sobald er will, wach ist und keinen Brechreiz verspürt. Beginn mit kleinen Mengen Tee, steigern und Übergang auf Suppe/Creme und gut bekömmliche Kost bei normalem Verlauf bzw. nach Einsetzen der Darmtätigkeit (wichtigstes Zeichen ist Windabgang).

Nach Operationen im Bereich des Magen-Darm-Trakts ist eine längere Nahrungskarenz notwendig: im Bereich des *Ösophagus* bis 8 Tage, des *Magens* 2 – 4 Tage und des *Darmes*, insbesondere des Dickdarmes, 5 – 8 Tage, d. h. so lange, bis einerseits die Magen- und/oder Darmatonie behoben ist, andererseits die Nähte (insbesondere Ösophagus- und Darmnähte) verheilt sind. Der Aufbau geschieht langsam nach vorgegebenem Schema bzw. individueller Verordnung.

Infusionen, Ersatztherapie. Bei kleineren Eingriffen kann die Infusion nach 24 Stunden entfernt werden. Bei großen Eingriffen bedeutet sie u. U. eine aufwendige Berechnungs- und Angleichungsmaßnahme. Ersetzt wird, was fehlt: Volumen, Elektrolyte, Blutzellenpräparate, Plasmafraktionen, Vitamine usw. (Infusionstherapie Kap. 38, insbesondere parenterale Ernährung S. 1067 und Infusionstherapieplan S. 1079).

Temperaturregulierung

Die Temperatur ist ein Parameter für die Anpassungsvorgänge im Organismus. Die Operation wirkt im Sinne eines Stressors, der die Homöostase bedroht und somit die Anpassungsmechanismen aktiviert. Dadurch kommt es vorübergehend zu unspezifischen Reaktionen wie Temperaturanstieg, Kräfteverlust, Gefühl des Krankseins. Eine *leichte, vorübergehende Temperaturerhöhung* ist daher die Regel. *Anstieg auf Werte* über 37,8 °C ist Hinweis auf eine Infektion. Der Arzt wird therapeutisch, u. U. auch prophylaktisch Antibiotika verordnen. Sehr *hohes Fieber* kann zentralbedingt sein und ist z. B. bei hirnoperierten Patienten Hinweis auf eine hyperaktive Stoffwechsellage. Es werden hypothermische Maßnahmen verordnet.

Prophylaktische Maßnahmen

Thromboembolieprophylaxe

Sie dient der Verhütung von *Thrombosen* und *Embolien*, wozu besonders adipöse Menschen sowie Patienten mit Varizen, Polyglobulie u. a. neigen. Die Maßnahmen haben ein zweifaches Ziel:

- *Steigerung der Blutstromgeschwindigkeit* durch physikalische Maßnahmen wie das Hochstellen des Fußendes des Betts, das Ausstreichen der Beinvenen (keine Massage!), Antithrombosestrümpfe, Bettfahrrad, Atemübungen (10mal kurz hintereinander atmen), Frühmobilisierung am Operationstag, Fußspitzenstand und das Anstemmen der Füße gegen das Bettende (Einzelheiten S. 169 ff.).
- *Medikamentöse Maßnahmen zur Gerinnungshemmung.* In der Chirurgie wird üblicherweise, wie bereits erwähnt, die Heparinisierung präoperativ (S. 815) angewendet. Auch die Infusionstherapie wirkt durch Verdünnung des Blutes (Hämatokritsenkung) prophylaktisch.

Überwachungsblatt
Therapie und Flüssigkeitsbilanz

Name	Geb.-Datum	Patienten-Nr.	Zimmer-Nr.	Blatt-Nr.
R.Z.	28.2.1940		A2 Z 16	1

Datum und Zeit	Puls	Blutdruck	Temperatur	Atmung	Medikamente/ Infusionen	Beobachtungen/ Pflegemaßnahmen	Flüssigkeitszufuhr per os	Flüssigkeitszufuhr Infusionen	Ausscheidung Urin	Ausscheidung Varia
12.7					Macrodex 6% 300			300		
					in NaCl 0,9%					
					Glucose 5% 1000 ml					
11 h	80	115/90		18		zurück vom Op				
12 h	84	120/90			Novalgin 2 ml i.v.					
13 h	96	120/80								Erbr.100
14 h	84	120/80				Seitenlage			500	
15 h	88	125/90	37,2	25			100			
18 h	80	120/90						1000		
20 h	76	120/80		20	Hartmannsche Lösung 1000 ml					
22 h	80	120/80			Novalgin 2 ml i.v.		200			
2 h	84	125/90				schläft gut				
6 h	76	115/80	37,0	20		stand gut auf		1000	1200	
							300	2300	1700	100
					Einfuhr 2600					
					Ausfuhr 1800					
					Bilanz +800					

Abb. 36.**5** Beispiel eines Überwachungsblatts.

Lungen- und Herz-Kreislauf-Prophylaxe

Für **Pneumonie und Atelektase** infolge ungenügend belüfteter Lungenbezirke sind vor allem Raucher, adipöse, betagte Menschen und sog. Vorgeschädigte (z. B. der Asthmatiker) disponiert. Oberbaucheingriffe führen öfter zu Atemstörungen, da sie durch ihre Nähe zum Zwerchfell eine Schonatmung zur Folge haben.

Die *Prophylaxe* (und eine evtl. Therapie) besteht in Atemgymnastik, gezieltem Aushusten, Schmerztherapie, Aerosoltherapie, evtl. Trachealtoilette.

Andere Lungenkomplikationen sind die Insuffizienz (Atemdepression, Atemstillstand), das Lungenödem bei Linksherzversagen, die Übersättigung mit Kohlensäure (Hyperkapnie) oder der Sauerstoffmangel (Hypoxie) u. a.

Zur *Behandlung* solcher Störungen muß der Kranke auf die Intensivstation verlegt werden.

Kardiale Störungen können neben leichten Kollapsneigungen schwere, lebensbedrohliche Formen annehmen, die ebenfalls eine Verlegung auf die Intensivstation notwendig machen (Herzinsuffizienz, Rhythmusstörungen, Herz-Kreislauf-Stillstand).

Blutungen führen rasch zu lebensbedrohlichen Kreislaufsituationen. Die Blutung nach innen (ins Körperinnere) äußert sich durch einsetzende Schockzeichen (S. 843), nach *außen* (durch die Wunde) zusätzlich durch Blutung in den Verband oder durch große blutige Sekretmengen.

Prophylaktisch werden gestörte Gerinnungsmechanismen behandelt. Eine Blutung muß rasch erkannt (genaue Kontrolle von Zustand, Befinden, Wundgebiet) und zweckmäßig behandelt werden (→ Blut- und Blutersatztherapie).

Magenatonie- und Ileusprophylaxe

Die wichtigsten Probleme, die auftreten können:

Die **postoperative Magenatonie** (Atonie = fehlender oder stark herabgesetzter Tonus) äußert sich als akut auftretendes Überlauferbrechen von Galle, Magen- und/oder Darmsekreten. Sie ist die Folge einer Lähmung der motorischen Funktion der Magenmuskulatur mit Organerweiterung, Sekretstau und Reflux.

Prophylaktisch wird eine Magenverweilsonde eingelegt, meist mit intermittierendem Sog. Auch *therapeutisch* ist die Absaugung (und Spülung) des Magens die erste Maßnahme, gleichzeitig müssen die verlorenen Sekrete ersetzt (Flüssigkeit, Elektrolyte) und die Peristaltik angeregt werden.

Übelkeit und Erbrechen. Übelkeit beeinträchtigt das Wohlbefinden. Erbrechen führt zusätzlich zu Flüssigkeits- und Elektrolytverlust; die dabei hervorgerufene Bauchpresse ist eine Gefahr für die frische Wunde.

Prophylaktisch sind Antiemetika zu verabreichen (DHBP, Paspertin). Die eingelegte Magensonde dient der Prophylaxe *und* der Therapie.

Die **postoperative Darmträgheit** ist eine häufige Operationsfolge. Sie wird mit Klysmen, Einläufen und/oder Laxanzien angegangen.

Von großer *prophylaktischer* Bedeutung ist neben der Anregung der Darmtätigkeit die raschestmögliche Wiederaufnahme der normalen Lebensgewohnheiten.

Schwere Störungen führen rasch zu Ileuserscheinungen, die eine intensive konservative und/oder operative *Therapie* erfordern.

Zusammenfassend sei auf das *Überwachungsblatt* hingewiesen, das in den ersten postoperativen Stunden oder Tagen der *Protokollierung* der wichtigsten Meßwerte, Beobachtungen und Therapien dient. Abb. 36.**5** zeigt exemplarisch ein einfaches Therapie- und Bilanzblatt.

Seelisches Gleichgewicht

Eine Operation ist nicht nur ein Eingriff in das unmittelbare Gefüge des Organismus, sondern immer auch ein Eingriff in die Strukturen der menschlichen Person. Die Beeinträchtigung der Homöostase (Gleichgewicht) und der Funktionsfähigkeit der Regelmechanismen ist daher nie genau vorhersehbar. Die Reaktionen sind individuell und auch abhängig von vorhandenen Ressourcen, von Dispositionen und Anfälligkeiten (Streß S. 430 ff.). Diese Gesetzmäßigkeit ist in der postoperativen Phase oft sehr deutlich erfahrbar. Wird ein „Gesunder", d. h. ein im Gleichgewicht stabiler Mensch operiert, verläuft die Wiederherstellungsphase meist rasch und komplikationslos. Ganz anders beim reduzierten, geschwächten oder kranken Menschen, bei dem die Ressourcen klein oder nur schwer aktivierbar sind. Sein Befinden ist häufig unstabil und schwankend. Solche Überlegungen helfen uns, den postoperativen Verlauf in seinem Auf und Ab, insbesondere die Phasen der häufig eintretenden Erschöpfung (2 – 4 Tage nach dem Eingriff und nachdem es dem Patienten doch so gut ging!) zu verstehen. *Unsere Enttäuschung* über schwierig zu bewältigende Tage (Mißbehagen, depressionsähnliche Zustände, Auftreten von Fieber u. a.) wirkt sich auf den Kranken ebensosehr aus wie *unsere Hoffnung* auf Besserung und auf Heilung und unser *Glaube* an innere, mobilisierbare (weil vorhandene) Ressourcen bzw. Selbsthilfeanteile. Ein sinnvolles Maß von Aktivierungs- und Ruhezeiten unterstützt auch eine positive Affektlage, die wiederum einer heilungsfördernden Beeinflussung des Immunsystems dient (S. 426 f.).

Konsequenzen für die Pflege

Je bewußter wir die *Selbsthilfeanteile* schon in der präoperativen Phase miteinbeziehen, um so leichter wird die postoperative Situation bewältigt werden können.

Je besser wir die Situation des Patienten kennen (Biographie, Persönlichkeit, Befinden), um so gezielter können wir Pflegeprobleme wahrnehmen und darauf reagieren: Ängste und Unsicherheiten schon im Vorfeld angehen, um depressiven Zuständen vorzubeugen; Abhängigkeiten klären, um Hilflosigkeit zu vermeiden usw.

Je gezielter wir die Pflege planen, durchführen und auf ihre Wirksamkeit hin überprüfen, um so hilfreicher und heilungsfördernder wird unser Beitrag für den Betroffenen in seiner Bemühung um Genesung/Rehabilitation sein.

Weiterführende Literatur

Ahnefeld, F. W. et al.: Fachschwester – Fachpfleger, Anästhesie-Intensivmedizin. Weiterbildung, Teile 1 – 4, 2. Aufl. Huber, Bern 1982

Auberger, H., H. C. Niesel: Praktische Lokalanästhesie, Regionale Schmerztherapie, 5. Aufl. Thieme, Stuttgart 1990

Dick, W., H.-P. Schuster, A. Encke: Prä- und postoperative Behandlung. Wissenschaftliche Verlagsgesellschaft, Stuttgart 1995

Droh, R., R. Spingte: Angst – Schmerz – Musik in der Anästhesie. 1. Internationales Symposium, Sportkrankenhaus Hellson, Lüdenscheid. Roche, Basel 1988

Firestone, L. L., Ph. L. Lebowitz, Ch. E. Cook: Praktische Anästhesie, 2. Aufl. Thieme, Stuttgart 1990

Oppikofer, C.: Operationsführer. Das Patientenhandbuch durch die Chirurgie. Unionsverlag, Zürich 1988

Sacks, O.: Der Tag, an dem mein Bein fortging. Rowohlt, Reinbek 1991

Schindler, H.: Arbeitsgebiet Operationssaal, 2. Aufl. Enke, Stuttgart 1989

37 Injektionen

37.1 Zuständigkeitsbereiche

Immer wieder ist der Themenbereich „Zuständigkeit für Injektionen" Anlaß zu Diskussionen.

Grundsätzlich gilt das auf S. 1028 f. zur „Mithilfe bei diagnostischen und therapeutischen Maßnahmen" Gesagte auch hier. Im einzelnen gelten folgende Regeln:

- *Intramuskuläre, subkutane* und *intrakutane Injektionen.* Sie werden in der Krankenpflegeausbildung erlernt und unter unmittelbarer Anleitung einer diplomierten Pflegeperson eingeübt. Die Verantwortung trägt vorerst die *anleitende* Pflegeperson.
  Wer entsprechend ausgebildet ist, hat sich die *Handlungskompetenz* erworben und übernimmt für sich selbst die *Durchführungsverantwortung.* Die *Anordnung* liegt *immer* beim Arzt.
- *Intravenöse Injektionen.* Die Entscheidung, ob die Durchführung einer i.v. Injektion immer von den Ärzten vorgenommen oder ob sie an qualifizierte Pflegepersonen delegiert werden soll, entscheidet in der Regel der Chefarzt gemeinsam mit der Leiterin des Pflegedienstes. Die Weisungen sollen schriftlich festgehalten werden und jederzeit einsehbar sein. Der Berufsverband für Deutschland nimmt dazu wie folgt Stellung:

■ „Die Krankenpflegeausbildung vermittelt die notwendigen Kontakte über Wirkung und Nebenwirkung von Medikamenten und über Punktions- und i.v. Injektionstechniken *nicht.* Ebenso darf die Krankenpflegeperson im Falle einer unerwünschten oder unerwarteten Reaktion nicht selbständig das notwendige Medikament anordnen und verabreichen.

I.v. Injektionen können zwar vom Arzt an die 3jährig ausgebildete Krankenpflegeperson delegiert werden; da diese dann jedoch für die Durchführung allein haftbar ist, ist sie berechtigt, die Tätigkeit abzulehnen, ohne daß ihr daraus arbeitsrechtliche Konsequenzen erwachsen." ■

- *Intraarterielle Injektionen.* Sie gehören immer in den Tätigkeits- und Verantwortungsbereich des ärztlichen Sektors. Sie werden *nicht* von Pflegepersonen durchgeführt.

Wichtig
- Für die Verordnung des zu injizierenden Medikaments ist *immer* der Arzt zuständig. Eine schriftliche Verordnung muß vorliegen und aufbewahrt werden.
- Wer eine Weisung/Verordnung annimmt, ist für die sachgerechte Durchführung in jedem Fall verantwortlich und deshalb auch haftbar.
- Jede durchgeführte Injektion muß sofort dokumentiert und signiert werden.

37.2 Spritzen und Kanülen

Injektionsspritzen und -kanülen werden heute vorwiegend aus Kunststoff als *steril verpacktes Einwegmaterial* angeboten. Metall-Glas-Spritzen werden nur noch in Ausnahmefällen bzw. als Spezialanfertigungen (Ohrenspritze, Saugspritze, Blasenspritze usw.) gebraucht. Die folgenden **Anforderungen** müssen erfüllt sein:

Spritzen sind zu überprüfen auf
- gute, zuverlässige Dichtigkeit,
- leichtes, ruckfreies Gleiten des Kolbens,
- präzise Graduierung, gute Ablesbarkeit,
- zuverlässige Arretierung.

Kanülen müssen Sicherheit gewährleisten:
- leicht zu handhabende Verpackung,
- geprüfter, rostfreier Stahl,
- kurz- oder langgeschliffene Spitzen.

Injektionsspritzen sind mit einer Millimeterskala versehen, die normalerweise bis in Zehntel eingeteilt sind. Eine *Spezialgraduierung* haben Insulin- und Tuberkulinspritzen. Das Fassungsvermögen ist bei den Spezialspritzen 1 bis 2 ml, bei allen anderen Injektionsspritzen 2, 5, 10 oder 20 ml. Je nach Bedarf haben sie unterschiedliche Ansätze (s. unten und Abb. 37.**1**).

Injektionskanülen sind Hohlnadeln, bestehend aus *Kanülenschaft* in unterschiedlicher Länge, der meist auch die Spitzenlänge entspricht (Abb. 37.**1 c**); es gibt normale *Spitzen* (intramus-

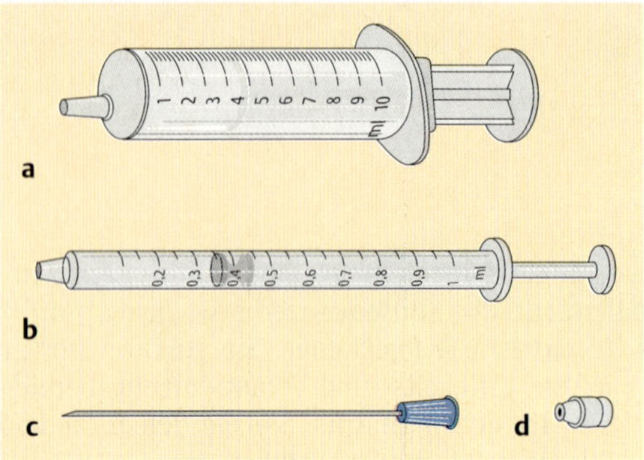

Abb. 37.**1** Injektionsgeräte. **a** Injektionsspritze, **b** Spritze mit Spezialgraduierung (Tuberkulinspritze), **c** Kanüle, **d** Spritzenverschluß.

kulär), kurze Spitzen (intravenös), extrakurze (intrakutan). Die Größen (Durchmesser/Länge) sind nach teilweise internationalen Tabellen (Konversionstabellen) genormt und durch Farben gekennzeichnet.

Die **Wahl der Kanüle** richtet sich nach dem Injektionsort und der Injektionsart (Tab. 37.**1** S. 1050). Bei der intramuskulären Injektion muß auch die Konstitution des Patienten berücksichtigt werden; bei adipösen Patienten braucht es u. U. extralange Kanülen. Bei eher dickflüssigen Medikamenten ist ein größerer Durchmesser zu wählen.

Aufziehkanülen haben in der Regel einen Durchmesser von 1,2 mm und eine Länge von 38 mm.

Ansatz (Kegelschaft, Konus). Die meisten Spritzen gibt es je nach Ausführung mit unterschiedlichen Ansätzen, wie z. B. Luer, Record, Luer-Lock. Wichtig dabei ist, daß dieser sog. männliche Teil zum entsprechend weiblichen, der Kegelhülse (z. B. der Kanüle), paßt – *Kegelverbindung*. Der heute gebräuchliche *Luer-Ansatz* kann durch das *Luer-Lock-System* ergänzt werden. Das Lock-Gewinde ermöglicht durch eine feste Verschraubung eine zusätzliche Sicherheit, was z. B. bei zentral liegendem Venenkatheter von höchster Wichtigkeit ist.

Ergänzungsstücke. Das Angebot ist groß und entspricht den verschiedenen Spritzenmodellen und dem Bedarf. Erhältlich sind u. a.:
- Spritzenverschlüsse (Abb. 37.**1 d**),
- Kanülendeckel,
- Verbindungsstücke (S. 1068 f.).

Beachte
- Spritzen und Kanülen müssen auf Sterilität überprüft sein: intakte Packung, Sterilindikator, Verbrauchsdatum.
- Handhaben nur unter absoluter Beachtung der Hygienerichtlinien. Jegliche Kontamination ist zu vermeiden. Spritzenkonus, Stempel, Kanülenansatz und -schaft dürfen ebensowenig berührt werden wie die Kanüle selbst.

37.3 Wirkstoffe und Lösungen

Von Injektionslösungen spricht man bei Mengen bis zu 20 ml. Größere Mengen werden als Infusionen (Kap. 38) bezeichnet.

Die injizierbare Arzneimittelform bietet gegenüber der äußeren (oralen, rektalen) wesentliche Vorteile:
- Wirkungseintritt, -dauer und Lokalisation lassen sich durch die Wahl des Injektionsortes beeinflussen (Tab. 37.**1**).
- Der Magen-Darm-Trakt kann umgangen werden, was bei Stoffen, die dort inaktiviert (z. B. Insulin), unvollständig und/oder unkontrolliert resorbiert bzw. nicht aufgenommen würden oder nicht verabreicht werden könnten, eine große Rolle spielt.
- Bei spezieller Bearbeitung der Wirkstoffe kann eine Depotwirkung erzielt werden, die bei oraler Verabreichung unmöglich ist.

Voraussetzungen

Für Injektionen (und Infusionen) gilt, was für die Arzneistoffe bezüglich Zubereitung, Wirkung und Nebenwirkung gesagt wurde (S. 410 ff.). Zusätzlich ist zu beachten:
- Der Wirkstoff muß absolut steril, d. h. frei von Schwebestoffen und Keimen sein.
- Der vorgeschriebene Applikationsweg (z. B. nur i. v., nur i. m.) muß eingehalten werden.
- Eine schriftliche Arztverordnung (Menge, Applikationsart) muß vorliegen.

Nebenwirkungen (Injektionszwischenfälle) treten bei korrekter Einhaltung der Vorschriften relativ selten auf. Eine lokale Unverträglichkeit führt zu Gewebeschädigung (aseptische Nekrose), eine allgemeine Unverträglichkeit entspricht den Nebenwirkungen des entsprechenden Medikaments. Sie treten meist rascher auf als bei oraler Gabe.

Kontrolle. Jedes Medikament (Ampulle) auf Trübung, Ausflockung, Verfärbung und intakte Verpackung (Verfalldatum!) anschauen.

Behälter, Ampullen

Die Injektionsstoffe werden in folgenden Behältern aufbewahrt:

Glasampullen. Sie enthalten eine Einzeldosis. Eine Einengung am unteren Teil des Ampullenhalses ermöglicht das Aufsägen (mit Ampullenfeile oder Cupfix-Gerät) (Abb. 37.**2a**). Von *Knickampullen* spricht man, wenn sie einen weißen Halsring haben; sie müssen nicht angesägt, sondern können aufgebrochen werden.

Doppelampulle. Die Ampulle A enthält das Medikament, B das Lösungsmittel. Beide werden in *eine* Spritze aufgezogen, wodurch sie sich mischen.

Trockenampulle und Solvens. Die Trockensubstanz darf erst unmittelbar vor Verabreichung aufgelöst werden (wegen Unstabilität der Medikamentenlösung).

Durchstichflasche (Einstichflasche, Flaschenampulle, Stechkappenflasche oder Stechampulle). Sie gestattet die mehrmalige Entnahme von Einzeldosen. Die Flasche ist mit einem Gummistopfen verschlossen. Ein gebördelter Aluring gewährleistet den sicheren Verschluß (Abb. 37.**2b**).

Fertigspritzen. Das Medikament wird injektionsbereit geliefert (Abb. 37.**2c**).

Zweikammerspritzenampullen enthalten Injektionslösung A und B. Durch Druck auf den Kolben strömt Lösung B in Lösung A. Die fertige Injektionslösung kann nun injiziert werden.

Zylinderampullen sind die gebräuchlichsten Behälter für Lokalanästhetika. Beim Einsetzen der Ampulle in die Spezialspritze perforiert das hintere Ende der Spezialkanüle die Ampulle. Durch Druck auf den Spritzenkolben wird die Lösung ausgepreßt. Das gleiche gilt für die *Manolen* (gebräuchlich in Zahnarztpraxen).

37.4 Vorbereitung und Durchführung

Prinzip. Die Injektion ist ein Einstich ins Körperinnere mit Hilfe einer Spritze und einer Kanüle zwecks Verabreichung eines Medikaments ins Gewebe oder in die Blutbahn.

Injektionsstellen und *-arten* sind in Tab. 37.**1** zusammengefaßt.

37.4.1 Injektionstablett

Es wird *vor jedem Gebrauch* frisch desinfiziert (abwischen mit einem mit Desinfektionsmittel getränkten Tupfer).

Auf dem Tablett bereitstellen:
- sterile Einmaltupfer;
- Hautdesinfektionsmittel, möglichst mit kurzer Einwirkungszeit
- sterile Spritze, Kanüle, Aufziehkanüle;
- Ampullenfeile;
- Injektionslösung (Medikament);

zusätzlich für die i. v. Injektion:
- Stauschlauch, Schnellverband.

Wahl des Hautdesinfektionsmittels

Die Desinfektion der vorgesehenen Einstichstelle erfolgt mit einem farblosen Desinfektionsmittel. Die vom Hersteller empfohlene Einwirkungszeit ist unbedingt einzuhalten. Hautdesinfektionsmittel haben in der Regel eine Einwirkungszeit von *einer Minute*. Neuerdings gibt es aber Präparate, die schon nach *15 Sekunden* eine wirksame Desinfektion ermöglichen. Da bei der alltäglichen Injektion immer wieder die Gefahr besteht, die Wartezeit von einer Minute nicht einzuhalten, sollte ein Präparat mit *Sofortwirkung* (15 Sekunden) zur Verfügung stehen. Nach dem Desinfizieren darf die Hautstelle nicht mehr berührt oder abgetupft werden.

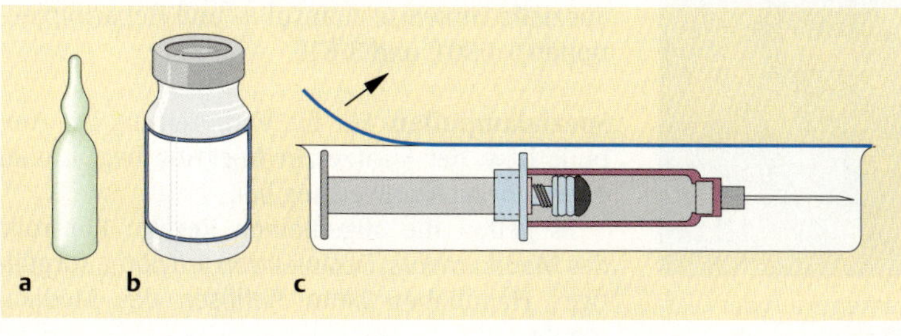

Abb. 37.**2** Behälter.
a Glasampulle,
b Stechampulle,
c Fertigspritze.

Tabelle 37.1 Injektionsstellen und -arten und entsprechende Kanülenwahl

Injektionsart	Injektionsstelle	Resorption	Kanülenwahl Ø mm	Länge mm
Intrakutan – i. c.	oberste Hautschicht: Unterarminnenseite	sehr langsam	0,3 – 0,5	13/16
Subkutan – s. c.	Unterhautzellgewebe: mittleres äußeres Drittel Oberschenkel, Mitte außen Oberarm, Bauchdecke, Flanke, ober- und unterhalb des Schulterblatts	langsam	0,4 – 0,7	12/14/16 für 45° 18/20 für 90°
Intramuskulär – i. m.	Muskelgewebe: Mitte Oberschenkel, Oberarm Mitte Außenseite (M. deltoideus)	schnell, bei öligen Lösungen verzögert	0,9	38/60
Ventroglutäal – v. g.	mittlerer Gesäßmuskel		0,9	55/60/70
Intravenös – i. v. (Arzt)	Vene: Ellenbeuge, Unterarm	sofort	0,6 – 0,9	30/32
Intraarteriell – i. a. (immer Arzt)	Arterie: A. femoralis, A. radialis	sofort	je nach Lokalisation	

37.4.2 Aufziehen der Injektion

Für alle Injektionen gilt:
- Hände und Spritzentablett desinfizieren.
- Überprüfen des Medikaments (S. 411 f.).
- Absolut aseptisches Vorgehen, nur sterilisiertes Material verwenden.

Glasampullen:
- Ampullenhals und Feile desinfizieren.
- Ampulle auffeilen und/oder aufbrechen; vorher Injektionslösung, die im Ampullenkopf ist, in den Ampullenkörper fließen lassen, damit kein Wirkstoff verlorengeht.

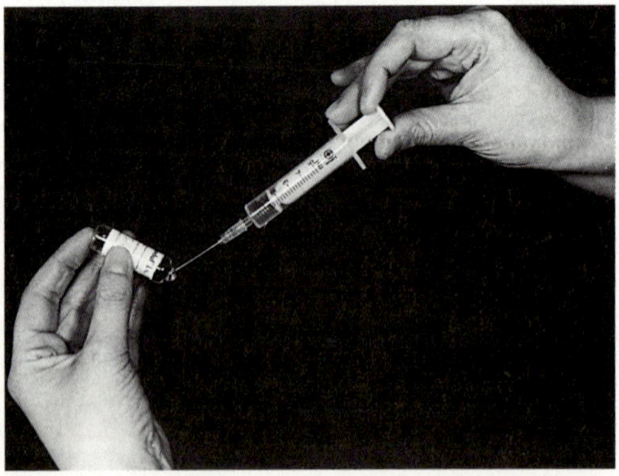

Abb. 37.3 Aufziehen des Medikaments aus der Glasampulle (Foto: Marianne Abel, Hildesheim).

- Spritze und Aufziehnadel zusammensetzen.
- Medikament aufziehen (Abb. 37.3).
- Spritze luftleer machen, auf verordnete Menge einstellen, Aufziehnadel entfernen.
- Injektionskanüle aufsetzen, Kanülenschutz belassen.
- Leere Ampulle auf dem Tablett liegen lassen.

Stechampullen:
- Metalldeckel entfernen.
- Gummikappe desinfizieren, Tupfer auf Gummikappe liegen lassen.
- Spritze und Aufziehkanüle zusammensetzen.
- Stechampulle kippen, gewünschte Medikamentenmenge aufziehen.
- Spritze luftleer machen, verordnete Menge genau einstellen, Aufziehkanüle entfernen.
- Injektionskanüle aufsetzen, Schutzkappe belassen.
- Stechampulle bis nach der Injektion auf dem Tablett stehen lassen.

Spezielle Hinweise zu Insulin- und Heparininjektionen S. 690 f. und S. 816.

Spezialampullen. Für die Vorbereitung der Ampulle bzw. der Spritze zur Injektion liegt immer eine Gebrauchsanweisung bei.

Es gelten die allgemeinen Regeln: Kontrolle des Medikaments, Desinfektion wo nötig, sorgfältiges Handhaben beim Auflösen des Medikaments.

- *Doppelampullen.* Beide Ampullen öffnen, Lösungsmittel aufziehen und in Glasampulle mit Trockensubstanz spritzen. Abwarten, bis das Medikament aufgelöst und klar ist, dann aufziehen.
- Bei *Zweikammerspritzen* gute Durchmischung von Lösung A und B abwarten.
- *Doppelstechampullen.* Lösungsmittel aufziehen, Spritze luftleer machen, dann Lösung in Stechampulle mit Trockensubstanz spritzen. Kanüle und Spritze in Stechampulle stecken lassen. Abwarten, bis das Medikament aufgelöst und klar ist. Medikament aufziehen.

Beachte: Injektion erst vor Gebrauch vorbereiten. Wo aus organisatorischen Gründen mehrere Spritzen miteinander vorbereitet werden müssen, darauf achten, daß bis zur Applikation höchstens 30 – 60 Minuten vergehen:
- Medikamente können sich verändern (Licht).
- Sicherheit/Sterilität sind beim Liegenlassen gefährdet.
- gekühlt aufbewahrte Medikamente vor Applikation in der Hand erwärmen.

37.4.3 Vorbereiten des Patienten

Information über Vorgang (Stich, eventuelle Schmerzen) und Zweck:
- *Individuelle Situation* erfassen; jeder Mensch hat andere Erwartungen und/oder Befürchtungen. Je besser man den Patienten kennt und um seine Lage weiß, desto besser kann erspürt werden, was er braucht.
- Die *Lagerung* entspricht der Injektionsart und dem Befinden des Kranken (liegend, sitzend).
- *Schmerzen* bzw. Schmerzempfindungen sind individuell. **Auslöser** können sein:
  - der *Stich* durch die Haut (objektiv kaum wahrnehmbar);
  - der *lokale Reiz* (Brennen) durch das Medikament, vor allem bei gewebeunfreundlichen Stoffen (z.B. Vitamine, Impfstoffe) oder bei größeren, muskelzellgewebeverdrängenden Mengen.

  Schmerzverminderung:
  - Desinfektionsmittel antrocknen lassen, damit es nicht in den Stichkanal gelangt (löst Brennen aus).
  - Medikamente körperwarm (Ampullen aus dem Kühlschrank in der Hand erwärmen).
  - Angenehme, entspannte Lage ermöglichen.
  - Körperkontakt herstellen: die Injektionsstelle nicht „zaghaft anfassen“, sondern *in die Hand nehmen* und während der Injektion einen sanften Druck ausüben.
  - Der Patient soll vor der Injektion einatmen und während der Injektion ausatmen.
  - Medikament langsam injizieren.

Beachte
- Zur Information des Patienten gehört auch seine Einwilligung. Grundsätzlich muß diese immer vorausgesetzt werden (Verweigerung dem Arzt melden und neue Weisung abwarten).
- Sich für die Injektion genügend Zeit nehmen, sie nicht im Stehen ausführen. Sich hinsetzen bedeutet auch „ich bin jetzt für Sie da“.
- Injektionen nie in ödematöses oder entzündliches Gewebe, auch nicht in Narbengewebe, gelähmtes Gewebe oder Hämatome geben.

37.4.4 Durchführung der Injektion

Nach Information und Lagerung des Patienten:
- Einstichstelle desinfizieren, Wischdesinfektion mit sterilisierten Tupfern; strichweise und kräftig über die Einstichstelle fahren. Einwirkungszeit abwarten.
- Haut spannen oder Hautfalte abheben, je nach Injektion.
- Kanüle einstechen, sich vergewissern, daß sie richtig liegt.
- Stempel zurückziehen, beobachten, ob Blut aspiriert wird – *Aspirationsversuch* (Abb. 37.**13**; Blut ist nur bei der Injektion in Gefäße erlaubt).
- Injektionslösung sorgfältig und langsam verabreichen. Den Kranken gut *beobachten.*
- Kanüle entfernen (Spritze und Kanülenansatz festhalten).
- Mit Tupfer Stichkanal verschließen; Kreisbewegungen bei Injektion ins Muskelgewebe; Kompressionsdruck nach Gefäßpunktion.
- Sichtkontakt zum Kranken herstellen, Befinden ablesen, eventuelle Reaktionen zu erkennen suchen.
- Verabreichte Injektion protokollieren (Zeit, Dosis, Verabreichungsart, Reaktion des Patienten, Signatur).
- Gebrauchtes Material entsorgen.
- Je nach Applikationsform, evtl. bei Erstinjektionen, immer bei unklarem oder schwerem Allgemeinzustand ist das Befinden des Patienten auch nachträglich zu kontrollieren.

Beachte
- Kanülen sofort und ohne unnötige Manipulation (ohne Schutzkappe) in festen Behälter (z. B. in leere Infusionsflasche) werfen → Schutz vor Verletzung.
  Ist eine Verletzung passiert, gilt, was auf S. 529 f. gesagt wurde.
- Tablett und Flasche mit Desinfektionsmittel desinfizieren.

37.5 Injektionsarten

37.5.1 Intrakutane Injektion

Intrakutane Injektionen (Abb. 37.**4**) kommen zur Anwendung bei Impfungen und Sensibilisierungstests (Allergieprobe, Tuberkulintest). Injektionsstelle und Kanülenwahl Tab. 37.**1** S. 1050.

Durchführung der i. c. Injektion

- Händedesinfektion.
- Kanülenschutz entfernen.
- Haut spannen. Einstich mit der Kanülenspitze flach zur Haut (Abb. 37.**5**).
- Langsam injizieren. Die intrakutan injizierte Lösung bewirkt eine sofortige Quaddelbildung.
- Trockenen Tupfer auf Einstichstelle legen, Kanüle herausziehen.
- Injektionsstelle bezeichnen (einkreisen mit Fettstift oder Kugelschreiber, evtl. Zeit und Datum dazuschreiben).
- Patient informieren, daß er die Injektionsstelle nicht berührt, während 48 Stunden nicht wäscht, reibende Kleidung vermeidet.

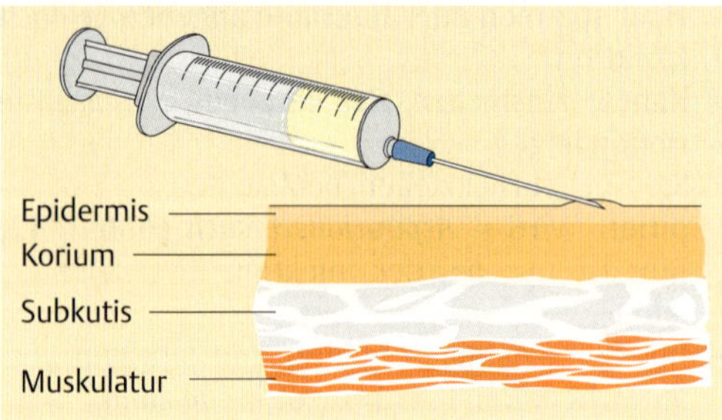

Abb. 37.**4** Intrakutane Injektion.

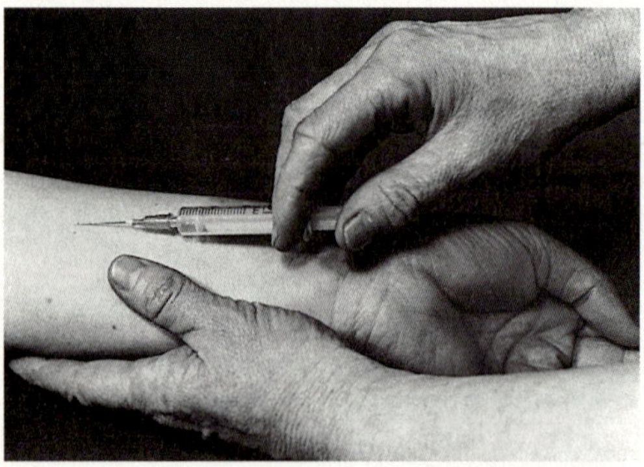

Abb. 37.**5** Ausführung der intrakutanen Injektion. Kanüle flach zur Hautoberfläche einführen (Foto: Marianne Abel, Hildesheim).

37.5.2 Subkutane Injektion

Die Injektion (nur wäßrige Lösungen) erfolgt unter die Haut (Abb. 37.**6**). Injektionsstellen und Kanülenwahl Tab. 37.**1** S. 1050.

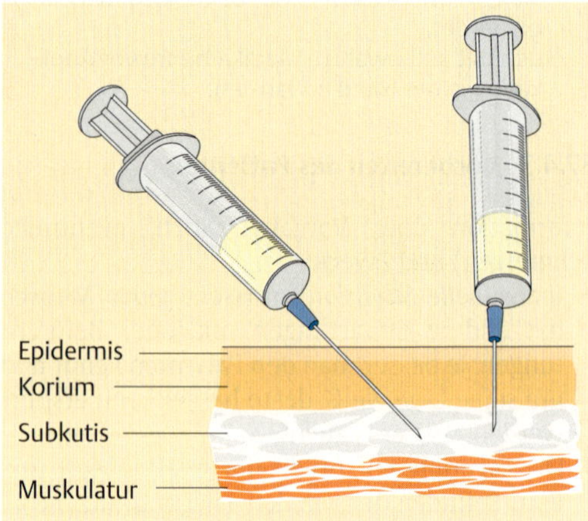

Abb. 37.**6** Subkutane Injektion im Winkel von 45° und im Winkel von 90°.

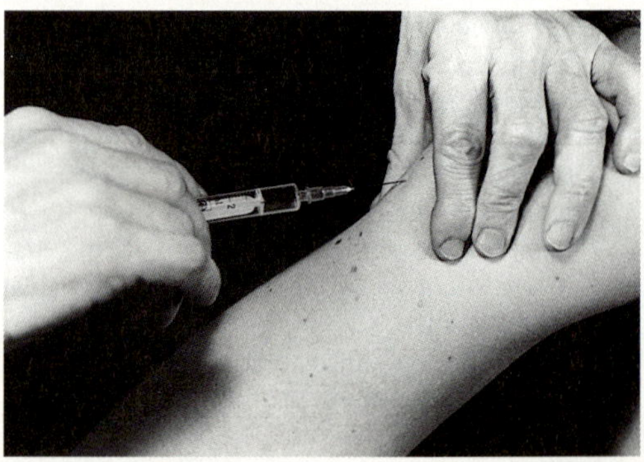

Abb. 37.**7** Ausführung der subkutanen Injektion. Hautfalte abheben und Kanüle in einem Winkel von 45 Grad einführen (Foto: Marianne Abel, Hildesheim).

Durchführung der s. c. Injektion

- Händedesinfektion.
- Desinfektion der Einstichstelle, Einwirkungszeit abwarten.
- Kanülenschutz entfernen.
- Einstich mit *längerer Kanüle* (18 – 20 mm): Hautfalte abheben, Kanüle im Winkel von 45° zügig einstechen (Abb. 37.**6**), aspirieren und langsam injizieren
  oder
  Einstich mit *kurzer Kanüle* (12 – 15 mm) bei einer Injektionsmenge von maximal 1 ml. Die Nadel wird senkrecht, in einem Winkel von 90° eingeführt (Abb. 37.**6**). Aufgrund der kurzen Kanüle kann kein großes Gefäß getroffen werden, folglich ist Aspiration unnötig.
- Kanüle herausziehen, Tupfer auf die Einstichstelle legen und mit leichtem Druck das Medikament verteilen (nicht bei Heparinpräparaten und Insulin).
- Kontrolle der Einstichstelle und des Befindens des Patienten.

Spezielles zur *Insulininjektion* S. 690 f.

37.5.3 Intramuskuläre Injektion

Die Injektion erfolgt in den Muskel (Abb. 37.**8**). Bei normalgewichtigen Menschen besteht nur ein geringer Unterschied der Gewebedicke, weshalb im allgemeinen eine 6 cm lange Kanüle benutzt werden kann. Bei adipösen Patienten muß die Stärke des Fettpolsters berücksichtigt werden, weshalb eine Länge von 7 – 8 cm benötigt wird, um sicher den Muskel zu erreichen.

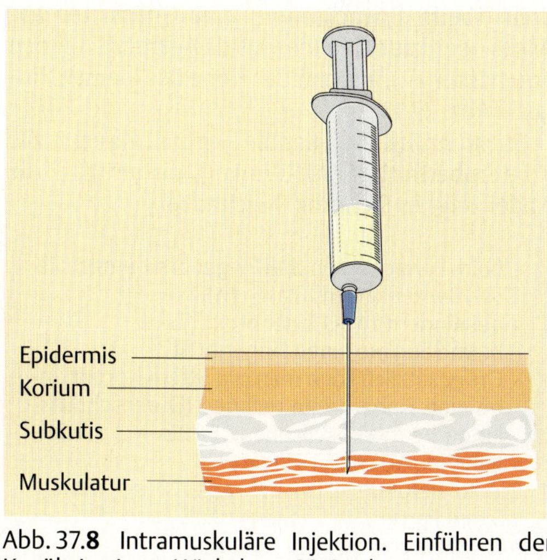

Abb. 37.**8** Intramuskuläre Injektion. Einführen der Kanüle in einem Winkel von 90 Grad.

Methoden, Injektionsstellen

- Injektion in das mittlere Drittel der Außenseite des Oberschenkels,
- Injektion in das mittlere Drittel der Außenseite des Oberarmes,
- ventroglutäale Injektion nach Hochstetter (nicht für Kinder geeignet),
- ventroglutäale Injektion nach Sachtleben (Crista-Methode),
- intramuskuläre Injektion nach Lanz/Wachsmuth.

Oberschenkel

Das Injektionsfeld liegt im mittleren Drittel an der mediolateralen Außenseite des Oberschenkels. Weil die großen Gefäße medial verlaufen, sticht man etwas lateral der Mittellinie (Abb. 37.**9**).

Stichführung. Der Einstich erfolgt senkrecht zur Hautoberfläche. Dabei *darf das Bein nicht außenrotiert liegen*, da sich dadurch die Injektionsrichtung verschieben würde und Gefäße getroffen werden könnten. Der Einstichwinkel muß in Richtung Oberschenkelknochen (Femur) gerichtet sein.

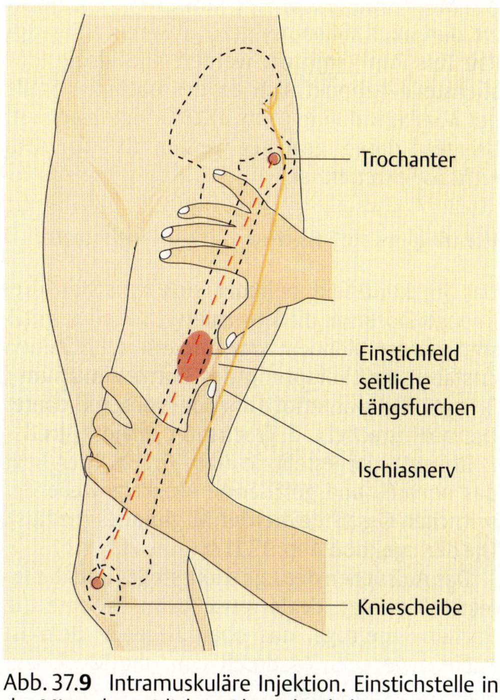

Abb. 37.**9** Intramuskuläre Injektion. Einstichstelle in der Mitte des seitlichen Oberschenkels.

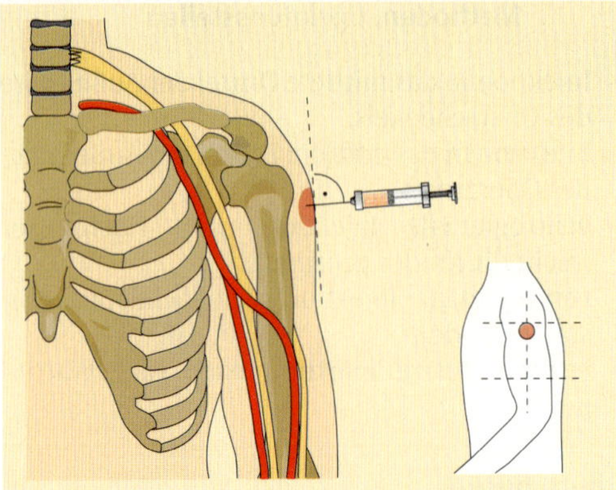

Abb. 37.**10** Injektion in den Oberarmmuskel.

Oberarm

Das Injektionsfeld ist die obere Region (oberes mittleres Drittel) der Oberarmaußenseite im M. deltoideus.

Diese Injektionsart ist für den Patienten relativ schmerzhaft, auch ist die Gefahr, Nerven und Gefäße zu treffen, größer als bei anderen Injektionsorten. Aus diesem Grund sind andere Injektionsorte vorzuziehen.

Stichführung. Die Kanüle wird senkrecht (im Winkel von 90°) eingeführt. Aufgrund der geringen Muskelmasse soll eine kurze Kanüle gewählt werden, auch sollen nur geringe Mengen Flüssigkeit (bis 2 ml) injiziert werden. Die ideale Einstichstelle befindet sich an der höchsten Stelle der Muskelwölbung (Abb. 37.**10**). Auch hier muß dringend darauf geachtet werden, daß der Arm *nicht außenrotiert* ist.

Ventroglutäale Injektion nach v. Hochstetter

Das Injektionsfeld befindet sich zwischen drei Knochenhöckern, die normalerweise leicht getastet werden können: das Dreieck 1. Eminentia cristae iliaca (Vorsprung des Darmbeinkamms), 2. Spina iliaca anterior superior (vorderer, oberer Darmbeinstachel), 3. Trochanter major (großer Rollhügel), dargestellt in Abb. 37.**11 a**. Hier liegt das nerven- und gefäßarme Muskelgewebe der seitlichen Gesäßregion (der M. glutaeus medius). Ort der Injektion Abb. 37.**11 b**.

Das Aufsuchen der Injektionsstelle (und die Injektion) erfolgt idealerweise beim Patienten in flacher Seitenlage, das oben liegende Bein ist leicht angezogen (dadurch wird die Muskelanspannung verkleinert).

Aufsuchen der Injektionsstelle. Anlegen der nichtinjizierenden Hand auf der *linken Hüfte*, und das gedachte Dreieck suchen (Abb. 37.**11 c**): Der Mittelfinger tastet den vorderen, oberen Darmbeinstachel (S), der Zeigefinger fährt den Darmbeinkamm entlang, bis er den höchsten Punkt, den Darmbeinhügel, erreicht hat (E). Der Handteller wird nun um ca. 2 cm ventral (bauchwärts) verschoben, bis er auf dem großen Rollhügel (T) zu liegen kommt (der Zeigefinger verschiebt sich um zwei Querfinger).

Nichtinjizierende Hand auf der *rechten Hüfte* anlegen und das gedachte Dreieck suchen (Abb. 37.**11 d**): Der Zeigefinger tastet den vorderen, oberen Darmbeinstachel (S), der Mittelfinger fährt den Darmbeinkamm entlang bis zum höchsten Punkt (E). Der Handteller wird um 2 cm bauchwärts verschoben, bis er auf dem Rollhügel (T) zu liegen kommt. Dabei bleibt der Zeigefinger auf dem Darmbeinstachel liegen, und der Mittelfinger wird um zwei Querfinger verschoben.

Stichführung. Die Haut wird zwischen Zeige- und Mittelfinger gespannt und die Kanüle im Winkel zur Körperoberfläche bauchwärts (senkrecht, ventral) eingeführt (Abb. 37.**11 e–h**).

Cristamethode nach Sachtleben

Die Injektion erfolgt wie bei der Methode nach Hochstetter in den M. glutaeus medius. Das Aufsuchen der Injektionsstelle ist aber wesentlich einfacher:

Der Patient liegt auf der rechten Seite. Die linke Hand wird in die Flanke des Patienten gelegt. Der Zeigefinger liegt dabei auf der Knochenleiste des Darmbeinkamms. Die Injektionsstelle liegt dann (beim Erwachsenen) drei Querfinger abwärts oder kaudal (oder, was dasselbe ist, auf den Trochanter zu), also auf der Höhe des kleinen Fingers (Abb. 37.**12**).

Stichführung. Die Kanüle wird senkrecht zur Körperoberfläche (90°-Winkel) eingeführt, die Nadel zeigt in Richtung Bauchnabel.

- beim Erwachsenen drei Finger breit unterhalb des Beckenkamms (ca. 5 cm),
- bei Kindern zwei Finger breit,
- beim Säugling einen Finger breit.
- Grundsätzlich kann man pro 50 cm Körperlänge eine Fingerbreite rechnen (Durchschnittslänge beim Erwachsenen 150 cm = 3 Finger, Säugling 50 cm = 1 Finger).

Die so gefundene Einstichstelle ist die *seitlich-laterale* Partie des Gesäßmuskels (also die *ventrale*, in Abgrenzung zur dorsalen).

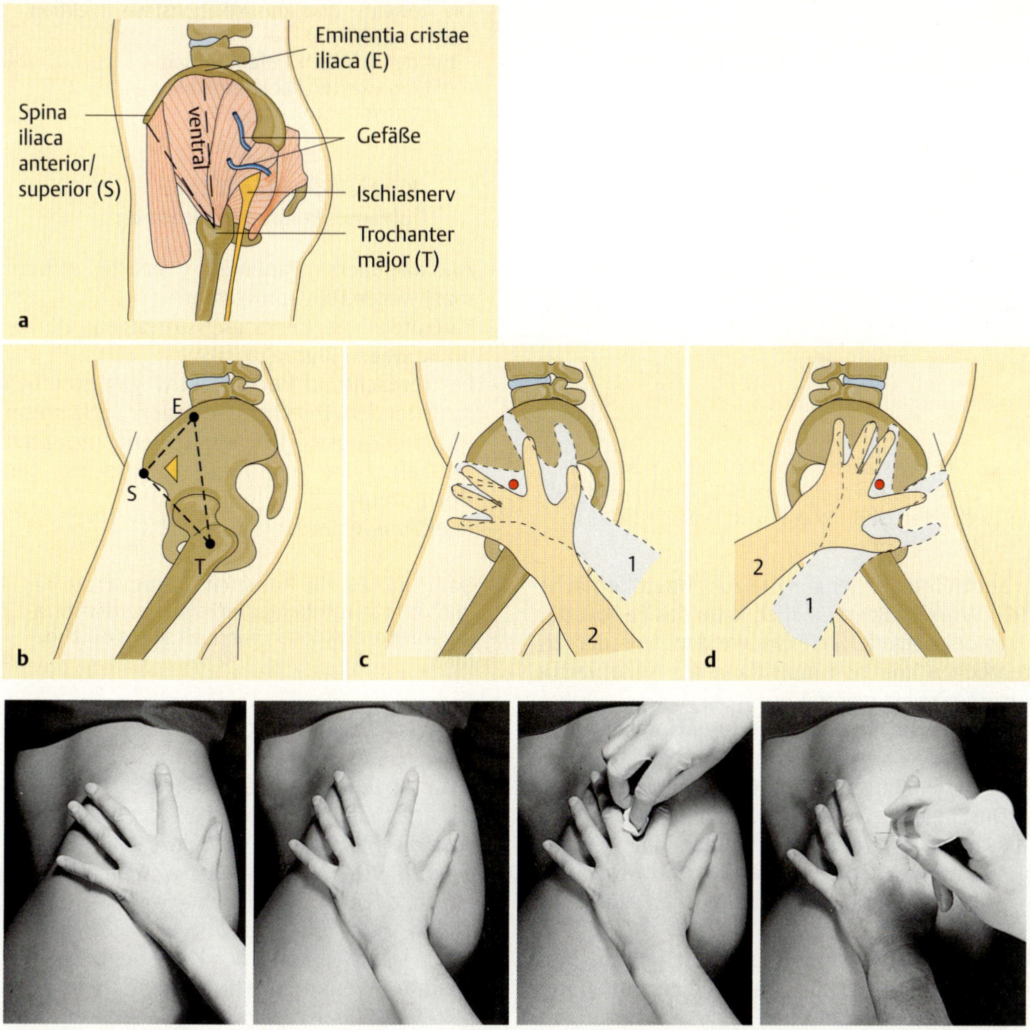

Abb. 37.**11** Methode nach v. Hochstetter. **a** Gesäßmuskulatur nach Entfernung des großen Gesäßmuskels mit eingezeichnetem Dreieck Spina – Eminentia – Trochanter. **b** Die drei Markierungspunkte und die Einstichstelle zur v. g. Injektion. **c** Handgriff zur v. g. Injektion nach v. Hochstetter auf der linken Hüfte. Abtasten der Knochenvorsprünge (1). Durch leichtes Abdrehen von ca. 2 cm ventral kommt der Handballen auf den Trochanter zu liegen (2). Richtige Einstichstelle: unterer Teil des abgegrenzten Dreiecks (roter Punkt). **d** Handgriff auf der rechten Hüfte. **e–h** Die Fotos illustrieren den Vorgang an der linken Hüfte; **e** Lage der Hand vor dem Verschieben. **f** Lage der Hand nach dem Verschieben. **g** Desinfektion der Einstichstelle. **h** Die Einstichstelle liegt zwischen den Fingern (hier zur Demonstration noch aufliegend) (Fotos: Marianne Abel, Hildesheim).

Methode nach Lanz/Wachsmuth

Hier wird ein halbmondförmiges Gebiet im Bereich des M. glutaeus vorgeschlagen. Es wird kaudal durch eine Verbindungslinie zwischen dem hinteren und vorderen oberen Darmbeinstachel (Spina iliacae posterior und anterior superior) begrenzt (Abb. 37.**13**).

Die Injektion erfolgt also immer in den von der derben Faszie bedeckten Teil des M. glutaeus medius oder in den ventralen Teil des M. glutaeus minimus. Dieses Feld ist praktisch frei von größeren Nervensträngen und Gefäßen. Ein weiterer Vorteil liegt darin, daß das Injektionsfeld weniger begrenzt ist als bei der Injektion nach Hochstetter, was vor allem bei Serieninjektionen vorteilhaft ist.

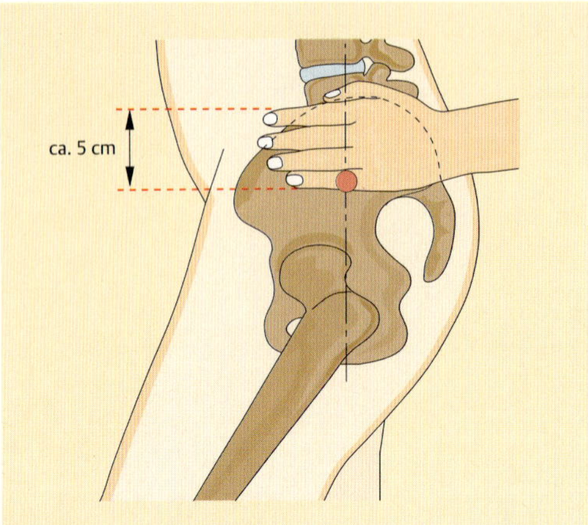

Abb. 37.**12** Cristamethode. Die Injektionsstelle liegt beim Erwachsenen drei Finger breit (5 cm) unterhalb der gedachten Linie (roter Punkt: Einstichstelle).

Stichführung. Senkrecht zur Hautoberfläche (90°-Winkel). Beim Einstich kann das Periost der Darmbeinschaufel erreicht werden. Vor der eigentlichen Injektion muß dann die Nadel leicht zurückgezogen werden.

Für **alle intramuskulären Injektionen** gilt:
- Exaktes Aufsuchen der Injektionsstelle.
- Nach dem Einstich aspirieren (s. unten).
- Die eingeführte Kanüle soll am Ansatz ca. 1 cm sichtbar sein (ein Kanülenbruch kann nie mit 100%iger Sicherheit ausgeschlossen werden).
- Falls die Kanüle auf den Knochen stößt, sie 1 cm zurückziehen.
- Nach der Injektion sterilen Tupfer auf die Einstichstelle legen und das Medikament unter leichtem Druck verteilen.
- Kontrolle der Einstichstelle und des Befindens.

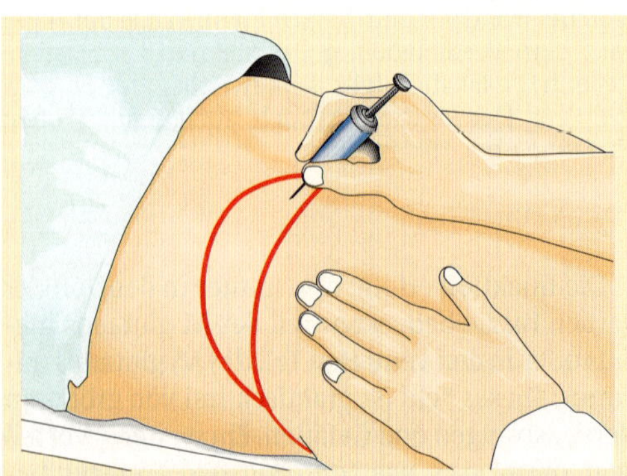

Abb. 37.**13** Glutäalinjektion nach Lanz/Wachsmuth mit eingezeichnetem Injektionsfeld.

Die korrekte und komplikationslose Injektion steht und fällt
- mit der richtigen Tiefenführung,
- mit der exakten Injektionsstelle,
- mit der korrekten Aspiration.

Kontraindikation für alle intramuskulären Injektionen

- Antikoagulierte Patienten (Heparin, Marcumar) wegen Hämatomgefahr;
- Patienten mit Gerinnungsstörungen, Hämophilie wegen Blutungsrisiko;
- bei Verdacht auf Herzinfarkt wegen eventuell anstehender Lysetherapie oder verfälschter Enzymdiagnostik (jede Muskelverletzung setzt Muskelenzyme frei, diese entsprechen den Herzenzymen);
- infektionsgefährdete Patienten.

Da heute fast alle Patienten (postoperativ, bei Immobilität) **antikoaguliert** sind, werden intramuskuläre Injektionen nur noch selten durchgeführt.

Blutaspirationsprobe

Wo die Injektionskanüle in Gewebe eingeführt wird, das mit Blutgefäßen versorgt ist, besteht immer die Möglichkeit, daß ein Gefäß angestochen wird. Viele Medikamente werden aber deshalb i. m. oder s. c. verabreicht, weil eine direkte Injektion in die Blutbahn unerwünscht ist oder sogar zu lebensbedrohlichen Zwischenfällen führen würde. Wenn nun bei der Aspirationsprobe (Abb. 37.**14**) Blut in die Spritze gelangt, weiß man mit Sicherheit, daß sich die Nadelspitze in einem Gefäß befindet, so daß man dementsprechend ihre Lage *korrigieren* muß. Wurde Blut aspiriert, Nadel herausziehen, Medikament frisch aufziehen und an anderer Stelle Injektion wiederholen.

Komplikationen

Sie sind selten und bei korrekter Technik vermeidbar:
- *Abbrechen der Injektionskanüle* (sie wandert rasch in die Tiefe): Kanüle nie ganz bis zum Ansatz einführen → Sicherheitsabstand.
- *Anstechen eines Gefäßes und Hämatombildung:* Injektion sofort abbrechen; die Behandlung wird mit Heparinsalbe eingeleitet.
- *Anstechen eines Nervs* mit Sofortschmerz und Sofortlähmung oder subakut (langsam) auftre-

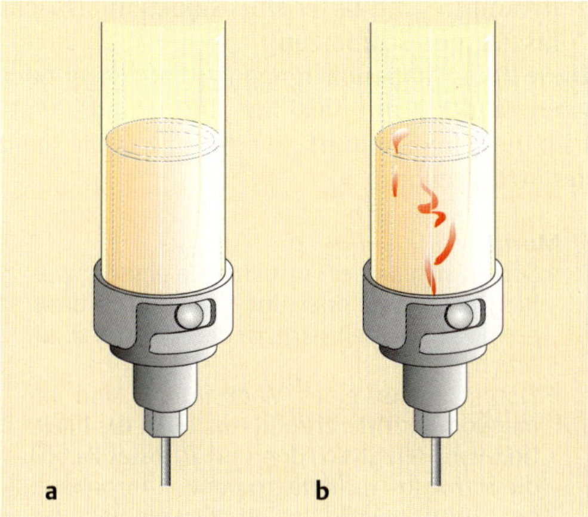

Abb. 37.**14** Kontrollaspiration vor der Injektion. **a** Kein Blut: weiter! **b** Blutspuren: halt!

tend. Folge des direkten Verletzens oder über die Ausbreitung eines Injektionsdepots.

- *Abszeßbildung* (Spritzenabszeß) als Folge einer primären oder sekundären Infektion der Injektionsstelle bzw. eines Hämatoms (häufig bei bestehenden sog. konsumierenden Krankheiten, wo die Abwehrkraft fehlt).
- *Aseptische Nekrose:* Unverträglichkeit des eingespritzten Medikaments mit dem Gewebe.

37.5.4 Intravenöse Injektion

Typische Applikationsorte sind (in der Reihenfolge der Punktionshäufigkeit) die *Venen*
- der Ellenbeuge,
- des Vorderarms (die entsprechenden Venen sind in Abb. 37.**15** ersichtlich),
- des Handrückens,
- des Fußrückens (möglichst zu umgehen → Thrombosegefahr mit gefährlicheren Auswirkungen als bei den oberen Extremitäten),
- Schädelvenen beim Säugling.

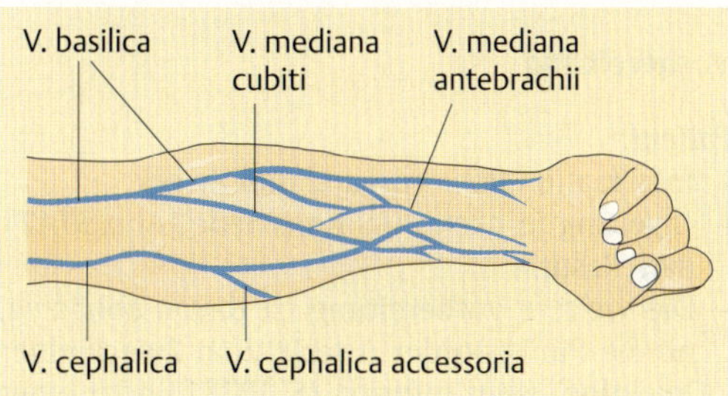

Abb. 37.**15** Venen des Vorderarms.

Kanülenwahl

Länge und Dicke der Kanüle hängen vom Zweck der Venenpunktion ab:
- kurze dünne Kanüle für die einmalige Injektion,
- Verweilkanülen oder -katheter für die Infusion (S. 1069 f.),
- dicke Nadel oder Spezialset für die Blutentnahme (S. 1127 f.).

Aufsuchen und Anstechen der Venen

Zum Aufsuchen und Punktieren der Venen ist die eigene **innere Ruhe** Voraussetzung. Man soll sich nicht nur äußerlich, sondern gleichsam auch „*innerlich hinsetzen*".

Wärme – vor allem feuchte Wärme (Handbad, warmer Wickel) – fördert die periphere Durchblutung, schlecht sichtbare Venen füllen sich. Auch Pumpbewegungen (Öffnen und Schließen der Faust) oder Herunterhängenlassen des Armes können die Venenfüllung fördern (bei gleichzeitiger Blutentnahme für Kalium ist das Pumpen unerwünscht → verändert die Werte).

Dem **Fingerspitzengefühl** kommt eine erhebliche Bedeutung zu. Wer sich Zeit nimmt, das Fingerspitzengefühl zu testen, wird erfahren, daß Unterschiede bestehen zwischen links und rechts, zwischen den einzelnen Fingern überhaupt. (Übung: Welcher Finger ertastet am leichtesten eine unter eine nicht zu dünne Tischdecke gelegte Nähnadel? Mit diesem Test können wir *denjenigen* unserer Finger herausfinden, mit dem wir am besten nicht oder schlecht sichtbare Venen palpieren können.)

Einwandfreie Stauung mittels Stauschlauch oder Staubinde (eine Handbreit über der Punktionsstelle). Der arterielle Zufluß muß ungehindert verlaufen, der venöse Rückfluß völlig gestaut sein (Hilfe: Blutdruckmessung → Manschettendruck etwas höher als beim diastolischen Druck beibehalten).

Anstechen der Vene. Gabka schlägt vor, die Vene prinzipiell nicht direkt, sondern indirekt anzustechen (Abb. 37.**16**). Gründe: Eine Vene, die direkt angestochen wird, weicht logischerweise zurück (Kontraktion des Gefäßes), oder sie kann durch einen nicht gut abgeschätzten Stich durchstochen werden. Idealerweise wird die Haut 3 – 6 mm neben der zu punktierenden Vene durchstoßen, dann wird die Kanülenspitze der Vene genähert, und man läßt sie hineingleiten.

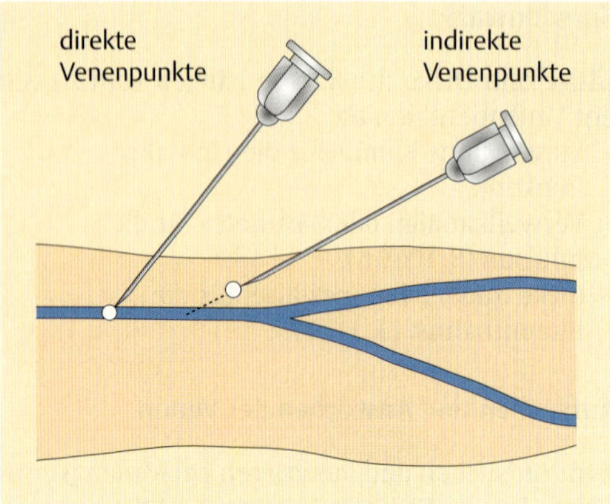

Abb. 37.**16** Schematische Darstellung einer direkten und indirekten Punktion der Vene.

Durchführung der i.v. Injektion

In Deutschland wird die i.v. Injektion in der Regel nur vom *Arzt* vorgenommen. Die Aufgabe der Pflegeperson beschränkt sich auf die Assistenz.
- Allgemeine Vorbereitung S. 1049.
- Aufsuchen und Punktieren der Vene (s. oben).
- Der kontinuierliche Blutrückfluß zeugt von der richtigen Lage der Kanülenspitze.
- Staubinde vorsichtig öffnen.
- Medikament langsam injizieren (wenn keine Spezialvorschrift besteht: 1 ml/min), evtl. zwischendurch aspirieren, dabei den Kanülenansatz halten und die Kanüle nicht verschieben.
- Während der Injektion den Patienten und die Einstichstelle beobachten.
- Nach beendigter Injektion einen trockenen Tupfer auf die Einstichstelle legen, die Kanüle schnell herausziehen, einige Zeit einen leichten Druck auf die Einstichstelle ausüben.
- Hat die Injektion am Arm stattgefunden, soll er eine Weile gestreckt hochgehalten werden.
- Schnellverband anlegen.

Komplikationen

- Durchstechen der Vene mit Verletzung des umliegenden Gewebes: paravenöse Injektion oder Hämatombildung.
- Nekrosegefahr durch paravenöse Injektion (schon kleinster Mengen!), z.B. bei Eisenpräparaten, Zytostatika.
- Nekrose → Abszeßbildung bei Unverträglichkeit des Medikaments (aseptischer Abszeß).
- Örtliche Gefäßschädigung als Phlebitis oder Thrombophlebitis.
- Irrtümlich intraarterielle Injektion (macht rasch große Schmerzen).

Diese Komplikationen können geringfügiger oder gravierender Natur sein. Sie sind Gründe, weshalb diese Injektionsart *grundsätzlich in die Hand des Arztes* gehört.

Merke
- Sobald sich an der Einstichstelle eine Schwellung entwickelt oder der Kranke über brennende Schmerzen klagt, ist die Injektion abzubrechen.
- Erstinjektionen eines Medikaments sind *immer* vom Arzt durchzuführen, auch die Injektion von Herzglykosiden und Zytostatika soll die Schwester *nicht* übernehmen (Ausnahme: bei Spezialausbildung IP, Onkologie); die schriftliche Kompetenzbescheinigung *muß* vorliegen.
- Die Beobachtung des Kranken während und nach der Injektion ist sehr wichtig, damit Reaktionen rasch wahrgenommen werden können.

37.5.5 Intraarterielle Injektion

Der intraarterielle Gefäßzugang wird für diagnostische und therapeutische Zwecke gebraucht:
- *diagnostisch:* Gewinnung von Blut, z.B. für die Blutgasanalyse, Injektion von Kontrastmittel zur radiologischen Gefäßdarstellung;
- *therapeutisch:* Injektion von Medikamenten, meist zur Gefäßdilatation;
- *Einlegen eines Katheters:* zur arteriellen Blutdruckmessung (Herz- und Kreislaufuntersuchungen) oder zur Infusionstherapie (Gefäßdilatation).

Applikationsorte

Die Mehrzahl der therapeutischen Arterienpunktionen wird an der *A. femoralis* vorgenommen. Zur Druckmessung wird die *A. radialis* und zur Arteriographie häufig die *A. carotis* benutzt.

Vorbereitung

Patient:
- Information über Vorgang und Zweck;
- Lagerung je nach Punktionsstelle (Abb. 37.**17**), evtl. Rasur.
- Die weitere Vorbereitung ist davon abhängig, ob die Punktion der Arterie zum Zweck einer Injektion, einer Infusion (S. 1073 f.) oder einer Blutentnahme für Blutgasanalysen (S. 1130) vorgenommen wird.

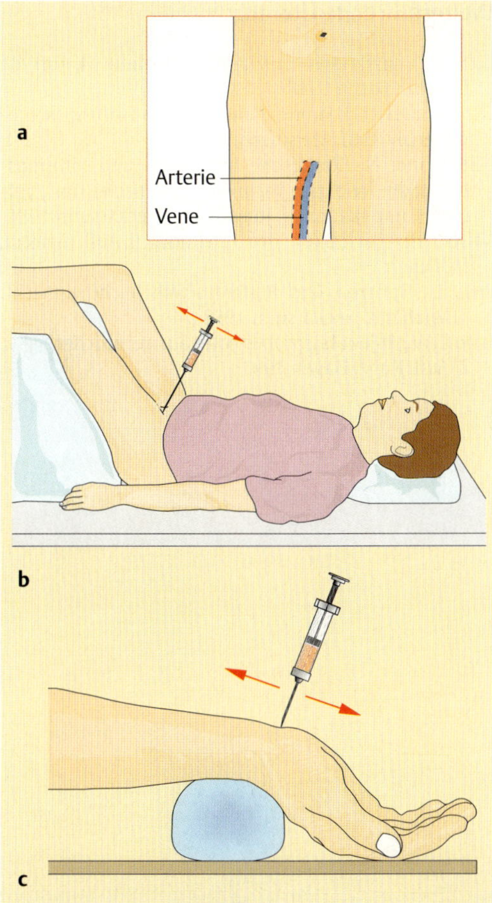

Abb. 37.**17** Arterienpunktion. **a** A. femoralis. **b** Lagerung des Patienten. **c** A. radialis. Erreicht die Kanüle die Arterie, kommt es zu deutlichem Pulsieren der Kanüle und der Spritze.

Material:
- alles zur Desinfektion;
- Kanüle (je nach vorgesehener Einstichstelle), Spritze;
- Tupfer, Kompressen, Deckverband, Sandsack.

Zusätzlich je nach Bedarf:
- Medikament für die Injektion;
- vorbereitete Infusion mit Zubehör, Nadel und Nadelhalter, Verbandmaterial beim Legen eines i.a. Katheters (S. 1082 f.), u.U. Meßgerät für die i.a. Druckmessung;
- heparinisierte Spritze oder Spezialset für die Blutentnahme (S. 1130).

Durchführung der i.a. Injektion

Das Aufsuchen und Punktieren der Arterie ist **immer Sache des Arztes**. Wir können seine Bemühungen durch zweckmäßige *Lagerung* (Abb. 37.**17 b, c**) unterstützen. Die Umgebung der Punktionsstelle muß evtl. rasiert werden (Leiste).

- Nach Desinfektion der Haut sticht der Arzt die Kanüle ein und schiebt sie vor. Bei Annäherung an die Arterie bzw. beim Anliegen des Kanülenlumens am Gefäß werden die Pulsationen der Arterie auf die Kanüle übertragen (Vibration).
- Nach Anstechen der Arterie fließt Blut aus der Kanüle, nach Ansetzen der Spritze läuft es ohne Aspiration pulsierend in die Spritze.
- Die Injektion bzw. die Blutentnahme kann vorgenommen werden.
- Nach Entfernen der Kanüle muß die Punktionsstelle der Arterie während 2–3 Minuten mit Fingerdruck (Mittel- und Zeigefinger) komprimiert werden. Anschließend ist für ca. 20 Minuten ein Sandsack aufzulegen.

Nachkontrollen

- Einstichstelle und Verband: Blutung, Rötung, Hämatombildung;
- Peripherie: Wärme, Farbe, Puls, Sensibilität, Schmerzen;
- Vitalzeichen und Allgemeinzustand.

Je nach vorgenommener Maßnahme soll der Patient für 1–6 Stunden Bettruhe einhalten. Das gilt *immer* bei antikoagulierten Patienten.

Kompression der Punktionsstelle
- Die sachgerechte Kompression liegt im Verantwortungsbereich der Pflege.
- Falsches oder ungenügendes Komprimieren kann zu erheblichen Hämatomen führen. Zur Erinnerung sei gesagt, daß nicht die Haut, sondern die darunterliegende Arterie komprimiert werden muß.

37.5.6 Intraport-Injektion

Es handelt sich um Injektionen in ein Kathetersystem (Portcath), das unter die Haut eingesetzt wurde, wodurch ein ständiger Gefäßzugang möglich ist. Man unterscheidet den *venösen* (S. 1070 f.) und den *arteriellen* Port.

Anwendung:
- langdauernde Chemotherapie,
- häufiger Injektionsbedarf (Intervallinjektionen), insbesondere bei schlechten Venenverhältnissen.

Besonderheiten zur Injektion in das Portsystem

- Nur Luer-Lock-Spritzen verwenden, Huber-Nadel (22 G) aufsetzen; sie hat einen Spezialschliff und kann somit die Siliconschicht nicht ausstanzen.
- Desinfektion der Haut.
- Einstich durch die Haut und das Septum in die Kammer und Injektion des Medikaments (Arzt) (Abb. 38.**13**, S. 1071).
- Nach Entfernung der Kanüle verschließt sich das Septum vollständig.

Weiterführende Literatur

Gabka, J.: Injektions- und Infusionstechnik, 4. Aufl. de Gruyter, Berlin 1988

Grundmann, U., J. Simon: Punktions- und Infusionstechnik. Bibliomed, Melsungen 1986

Hildebrand, N.: Praktische Injektions- und Infusionstechniken. Wichtige Techniken, praktische Tips, typische Komplikationen. Jungjohann, Neckarsulm 1984

Kaiser, H.: Techniken der Injektion, 6. Aufl. Selecta, München 1987

Ruff, E.: Spritzen und Blutentnahme leicht gemacht. Jungjohann, Neckarsulm 1988

Schell, W.: Injektionsproblematik aus rechtlicher Sicht, 2. Aufl. Kunz, Hagen 1991

38 Infusionen, Transfusionen

38.1 Zuständigkeitsbereiche

Die **Infusionstherapie** ist eine medizinische Maßnahme; der Arzt kann Teile der Durchführung delegieren.

Die *Mithilfe* erstreckt sich grundsätzlich auf

- das Vorbereiten der Infusionslösung einschließlich der Zugabe von verordneten Medikamenten,
- das Wechseln von Infusionslösungen bei liegender Infusion.

Die *Pflegeperson* ist dabei *weisungsabhängig* (die Verordnung muß schriftlich vorliegen); sie übernimmt aber die Durchführungsverantwortung. Man spricht von *Handlungskompetenz.*

Durch Ausbildung und Training kann sie sich zusätzlich die Durchführungskompetenz aneignen bezüglich

- Anlegen einer Infusion,
- Injektion von Medikamenten in den Infusionsschlauch.

Die **Transfusionstherapie** (Blut und Blutderivate) ist ebenfalls eine ärztliche Maßnahme. Sie wird (in Deutschland *immer*) vom Arzt angelegt. Dem Pflegepersonal obliegt die Verantwortung für die Überwachung.

Wo *Pflegepersonen* Blutkonserven vorbereiten (und anhängen), ist dies unter unmittelbarer Aufsicht (Arzt, Stationsschwester, eine zweite diplomierte Pflegeperson) durchzuführen. *Zu zweit* müssen sie sich von der Identität (Übereinstimmung) des Patienten mit den die Konserve begleitenden Personalangaben vergewissern. Sie tragen für die Richtigkeit dessen, was sie tun, *Verantwortung.*

Grundlegende Informationen zu Weisung (Verordnung durch den Arzt), Kompetenz und Verantwortung auf S. 1047.

38.2 Grundlagen der Infusionstherapie

38.2.1 Wasserhaushalt

Der Mensch besteht zu 40 % aus fester und zu 60 % aus flüssiger Substanz. Bei einem 60 kg schweren Menschen ergibt sich somit folgende Verteilung:

- feste Substanz 24 kg,
- flüssige Substanz 36 l.

Die 36 l Körperwasser verteilen sich auf drei durch Membranen getrennte Räume, weshalb man vom *Dreikammersystem* spricht (Abb. 38.**1**).

Beim Säugling ist der Wasseranteil erheblich größer als beim Erwachsenen (bis zu 90 %), beim alten Menschen nimmt er ab (trockene Haut).

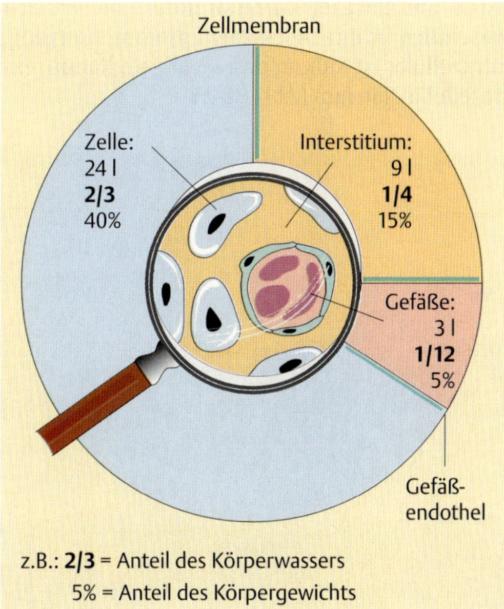

Abb. 38.**1** Verteilung des Körperwassers im Dreikammersystem.

38.2.2 Gelöste Stoffe

Bestandteile des Körperwassers

Ionen oder Elektrolyte. Kochsalz besteht aus den Elementen Natrium (Na) und Chlor (Cl). Gibt man Kochsalz in Wasser, so zerfällt es in ein positiv geladenes Na-Teilchen und ein negativ geladenes Cl-Teilchen. Solche elektrisch geladenen Teilchen nennt man *Elektrolyte* oder *Ionen*; die positiv geladenen heißen Kationen (z. B. Na^+), die negativ geladenen Anionen (z. B. Cl^-). Die wichtigsten Elektrolyte sind Natrium, Kalium, Chlorid, Calcium, Magnesium und Phosphat.

Außer diesen Elektrolyten enthält die Körperflüssigkeit auch **Kristalloide (Mikromoleküle)**, das sind ungeladene Teilchen. Sie werden deshalb auch als Nichtelektrolyte bezeichnet, z. B. Glucosemoleküle, Harnstoffmoleküle.

Infundierte *Kristalloidlösungen* verteilen sich im Gesamtkörperwasser.

Kolloide (Makromoleküle) sind großmolekulare Teilchen mit unterschiedlichen elektrischen Ladungen, z. B. Eiweißmoleküle.

Infundierte *Kolloidlösungen* (Blut, Plasma, Dextran) verteilen sich nur im Intravasalraum.

Ionogramm

Extra- und Intrazellulärraum unterscheiden sich wesentlich in ihrer Elektrolytzusammensetzung. Intrazellulär ist Kalium das wichtigste Kation, extrazellulär Natrium (Abb. 38.**2**).

Für die Infusionstherapie ist vor allem die Elektrolytkonzentration im Plasma (Extrazellulärraum) von Bedeutung (Abb. 38.**2a**). Links sind die Kationen und rechts die Anionen dargestellt, je ca. 150 mmol/l, zusammen also ca. 300 mmol/l (genau 288 mmol/l).

Wie aus dem Ionogramm ersichtlich, machen Na^+ und Cl^- den größten Anteil aus. Im Vergleich dazu ist die Teilchenzahl der kleinen organischen Moleküle (Glucose, Kalium usw.) mit ca. 10 mmol/l sehr gering.

Es ergeben sich z. B. folgende *Normalwerte im Serum:* Natrium 136 – 142 mmol/l, Kalium 4,1 – 5,6 mmol/l.

Unter einer gegenüber dem Serum *isotonischen Lösung* versteht man eine Lösung, die pro Liter ca. 300 mmol gelöste Teilchen enthält, gleichgültig welcher Art. Eine isotone Glucoselösung enthält 280 mmol Glucose/l = 280 · 180 mg/l = 50 g/l = 5 g/dl = 5%ige Lösung. Wenn alle Teilchen aus Na und Cl bestehen, so ergibt nach analoger Rechnung die 0,9%ige Gewichtskonzentration einer isotonischen Kochsalzlösung.

Diese isotonischen Lösungen werden auch physiologische Lösungen genannt. Das bedeutet aber nicht, daß die Glucose- bzw. NaCl-Konzentration dieser Lösungen mit der Normalkonzentration des betreffenden Stoffes im Serum übereinstimmt (Glucose im Blut normal ca. 5 mmol/l = 90 mg/dl!), denn im Serum bildet dieser Stoff ja nur einen Teil der insgesamt 300 mmol. Eine *hypertonische Lösung* enthält mehr als 300 mmol Teilchen pro Liter, eine *hypotonische Lösung* weniger als ca. 280.

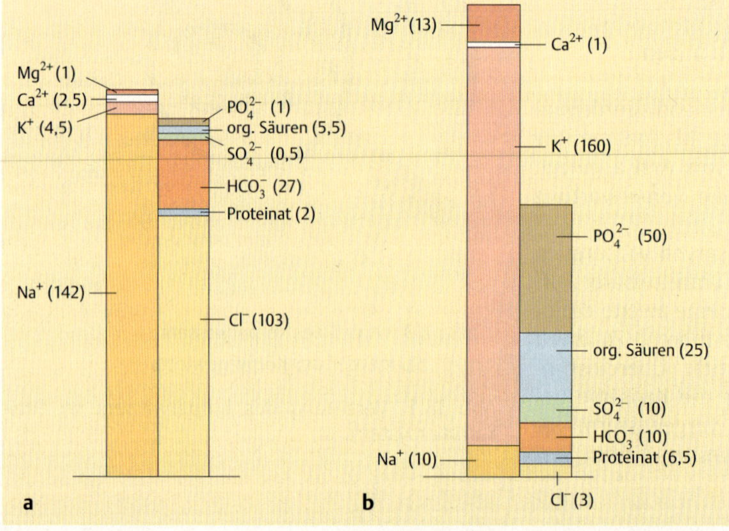

Abb. 38.**2** Elektrolytkonzentrationen (mmol/l),
a im Plasma (Extrazellulärraum) und
b im Intrazellulärraum. Der osmotische Wert (Summe von Kationen und Anionen) ist in beiden Räumen identisch (288 mmol/l). Es herrscht Elektroneutralität, weil einzelne Ionen zwei- und mehrwertig sind.

38.2.3 Wasser- und Elektrolytausgleich

Diffusion und Osmose

Wenn wir ein Stück Zucker auf den Grund einer Tasse Kaffee geben, wird nach einiger Zeit auch die oberste Kaffeeschicht süß, weil sich die gelösten Zuckermoleküle langsam verteilen, auch wenn wir nicht umrühren. Weil alle gelösten Moleküle dauernd kleine Bewegungen in zufälliger Richtung ausführen (Molekularbewegung), ist es eine einfache physikalische Gesetzmäßigkeit, daß sie mit der Zeit von einem Ort höherer Konzentration zu einem Ort mit niedrigerer Konzentration wandern (unabhängig von der Schwerkraft). Es besteht also immer die *Tendenz zum Konzentrationsausgleich*. Diese passive Verschiebung von Molekülen nach physikalischen Gesetzen nennt man *Diffusion*.

Wenn eine Lösung mit hoher Konzentration von einer solchen mit niedriger Konzentration durch eine poröse Membran getrennt ist, deren Poren sowohl Lösungsmittel als auch die gelösten Stoffe durchlassen, so diffundiert der hochkonzentrierte Stoff auf die andere Seite. Wenn aber die Poren der Membran zu klein sind für die gelösten Moleküle und nur das Lösungsmittel durchlassen, wird der Konzentrationsausgleich angestrebt, indem Lösungsmittel von der weniger konzentrierten Seite in die stärker konzentrierte Lösung hinüberdiffundiert und diese damit verdünnt (Abb. 38.**3**). Diese Diffusion durch eine halbdurchlässige (semipermeable) Membran nennt man *Osmose*. Man könnte sagen, daß die konzentrierte Lösung auf die weniger konzentrierte einen Sog ausübt, der um so größer ist, je größer das Konzentrationsgefälle ist.

Diese Sogwirkung heißt *osmotischer Druck* (ein Sog ist ja ein negativer Druck).

Dem osmotischen Druck entgegen wirkt der Flüssigkeitsdruck, den die Glucoselösung in Abb. 38.**3** auf die Membran ausübt, denn die Flüssigkeit hat ja ein Gewicht, das auf die Membran drückt. Wenn osmotischer Druck und Flüssigkeitsdruck gleich groß sind, verändert sich der Spiegel im Rohr nicht mehr.

Im *Organismus* sind die *Zellmembranen semipermeabel*, d.h., sie lassen nur Wassermoleküle passiv durchtreten. Bringt man Erythrozyten in eine isotonische Lösung (isotonisch = gleicher osmotischer Druck), so verändert sich nichts. Bringt man sie aber in eine hypotonische Lösung oder in Wasser, so diffundiert Wasser in die Zellen, bis der Flüssigkeitsdruck im Innern so groß wird,

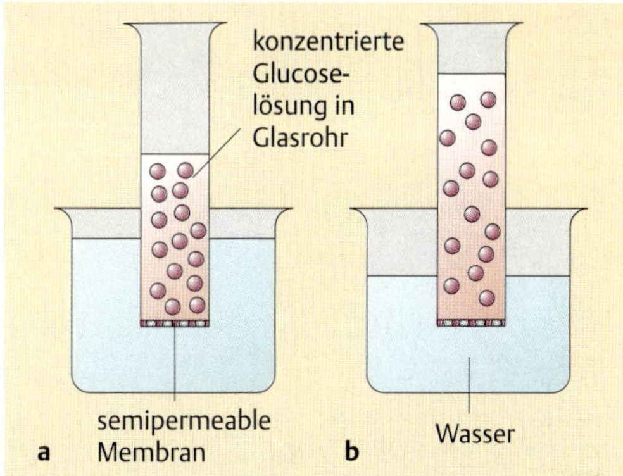

Abb. 38.**3** Osmose. **a** In ein Glasrohr, das unten mit einer semipermeablen Membran verschlossen ist, gibt man konzentrierte Glucoselösung und hängt es in ein Gefäß mit Wasser. **b** Obwohl die semipermeable Membran Wasser durchläßt und der Spiegel im Rohr bei **a** höher war als im Gefäß, ist nach einiger Zeit der Spiegel der Glucoselösung gestiegen, weil durch ihre osmotische Wirkung Wasser aus dem Gefäß angesaugt wurde.

daß sie platzen (Hämolyse: das Hämoglobin tritt ins Wasser und färbt dieses homogen rötlich). Bringt man die Erythrozyten in hypertonische Lösung, so tritt Wasser aus, und die Zellen schrumpfen (Stechapfelform unter dem Mikroskop; im Reagenzglas sinken sie ab und geben einen roten Bodensatz in der farblosen Lösung).

> Wenn wir also Flüssigkeit infundieren wollen, ohne die Zellen zu schädigen, so muß diese isotonisch sein (das heißt aber nicht, daß sie die gleiche Zusammensetzung wie das Serum haben muß).

Neben diesen passiven physikalischen Vorgängen der Diffusion und Osmose an der Zellmembran gibt es auch aktive, energieverbrauchende Prozesse, die nur die *lebende* Zelle ausführen kann.

Wie bereits erwähnt, ist im Innern der Zelle die Kaliumkonzentration höher und die Natriumkonzentration niedriger als außerhalb. Um dieses lebensnotwendige Konzentrationsgefälle aufrechtzuerhalten, braucht es aktive (im einzelnen sehr komplizierte) Transportmechanismen (Abb. 38.**4**).

Während die Zellmembran die intrazelluläre von der interstitiellen Flüssigkeit trennt, bildet die Kapillarmembran die Trennung zwischen Interstitium und Blut (Abb. 38.**1**). Auch die Kapillarmembran ist semipermeabel, doch sind ihre Po-

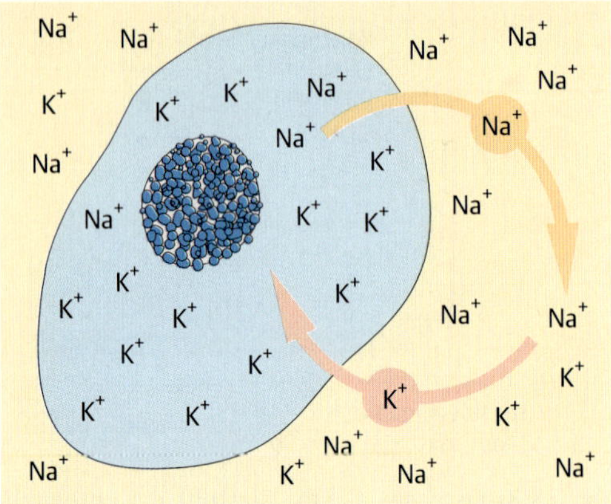

Abb. 38.**4** „Bergauf"-Transport durch die Natriumpumpe. Intrazellulär ist K^+ hoch und Na^+ tief, extrazellulär ist es umgekehrt: K^+ ist tief und Na^+ ist hoch. Ununterbrochen wird Na^+ aus der Zelle gepumpt. Umgekehrt wird durch einen aktiven Transportvorgang K^+ in der Zelle angereichert.

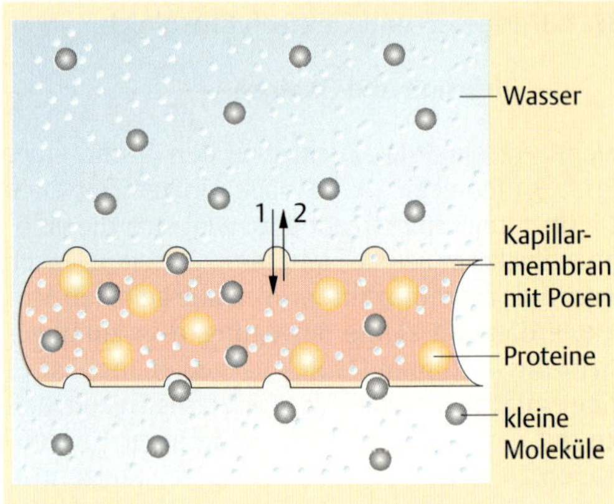

Abb. 38.**5** Wirkung von onkotischem Druck (1) und Blutdruck (2) auf die Kapillarmembran.

ren größer als die der Zellmembran. Sie lassen nicht nur Wasser, sondern auch kleinmolekulare Stoffe (Elektrolyte, Glucose, Aminosäuren u.a.) durchtreten, sind aber zu klein für große Moleküle (Proteine = Kolloide) und Blutkörperchen. Demnach *wirken die Proteine osmotisch*. Sie üben einen Sog auf die interstitielle Flüssigkeit aus. Diesem *kolloidosmotischen* oder *onkotischen Druck* (oder besser „Sog") wirkt wieder der Flüssigkeitsdruck, d.h. der Blutdruck in den Kapillaren, entgegen (Abb. 38.**5**).

Therapeutische Konsequenz. Wir leiten davon ab, daß

- Elektrolyte, Glucose- und Aminosäurelösungen aus dem Gefäßsystem ins Interstitium austreten.
  Sie sind daher zur Erhaltung des Wasser- und Elektrolytgleichgewichts und als Ersatzlösung bei vermehrten Wasserverlusten geeignet;
- großmolekulare Lösungen oder Kolloidlösungen (Blut, Plasma, Dextranlösungen) im intravasalen Raum bleiben.
  Will man den Kreislauf auffüllen, z.B. bei Schockzustand, wird man demnach diese Lösungen anwenden müssen.

Physiologische Differenzen zwischen onkotischem Druck und Blutdruck führen übrigens zum dauernden Flüssigkeitsaustausch zwischen Kapillaren und Interstitium. Am Anfang der Kapillaren überwiegt der Blutdruck, so daß Flüssigkeit aus den Kapillaren ins Interstitium austritt. Im Verlauf der Kapillaren nimmt der Blutdruck infolge Reibung des Blutes an den Gefäßwänden ab, bis er kleiner ist als der onkotische Druck (Sog), so daß am Ende der Kapillaren wieder Gewebeflüssigkeit in die Kapillaren übertritt.

Bei Eiweißmangel im Blut ist der onkotische Druck gegenüber dem Flüssigkeitsdruck zu gering, so daß Flüssigkeit ins Interstitium austritt (sog. Eiweißmangelödeme).

Regulation des Säure-Basen-Haushalts

pH = Maßeinheit für die Konzentration von Wasserstoffionen in wässerigen Lösungen, die den Säure- bzw. Laugengehalt der Lösung bestimmt. Eine Lösung, die weder sauer noch basisch, sondern neutral ist wie Wasser, hat einen pH-Wert von 7,0 (Abb. 38.**6**).

- pH über 7,0 = alkalische Reaktion (Lauge),
- pH unter 7,0 = saure Reaktion (Säure).

Dabei bedeutet eine pH-Verschiebung um 1 eine Verstärkung oder Abschwächung des Säuregrades um das Zehnfache, d.h., eine Lösung mit pH 5 enthält 10mal mehr Wasserstoffionen als eine Lösung mit pH 6.

Der *Blut-pH-Wert* entspricht demnach einer Wasserstoffionenkonzentration (H^+-Ionen-Konzentration) im Plasma und gibt Auskunft über dessen Säure-Basen-Gehalt.

Normalerweise übernehmen die Nieren und die Lungen die Ausscheidung der im Körper anfallenden überschüssigen Säuren. Bei Störungen

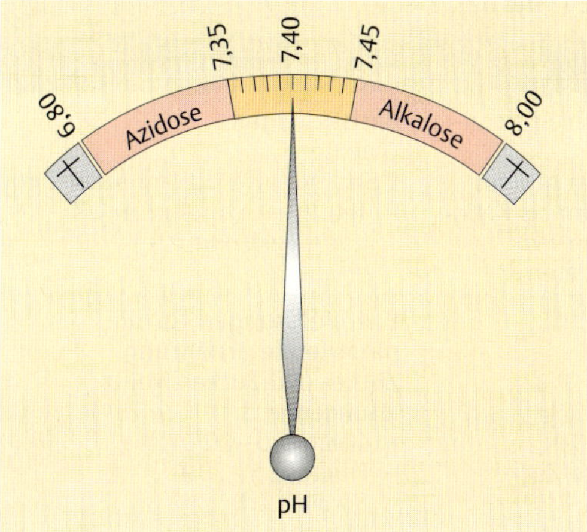

Abb. 38.**6** Säure-Basen-Haushalt. Der normale pH-Wert des menschlichen arteriellen Blutes beträgt 7,40. Ersichtlich sind die physiologischen Schwankungen (7,35 – 7,45), die Azidose und die Alkalose.

eines oder beider Organe, bei übermäßiger Belastung des Organismus mit sauren bzw. basischen Stoffen oder durch abnormen Verlust von Säuren und Basen kommt es zu einer *Abweichung des pH-Wertes von der Norm:*

- pH unter 7,35 = *Azidose*, Anstieg der Säuren (Erhöhung der H^+-Ionen-Konzentration des Blutes),
- pH über 7,45 = *Alkalose*, Anstieg der Basen (Erniedrigung der H^+-Ionen-Konzentration des Blutes).

Damit eine solche Abweichung möglichst rasch behoben werden kann, verfügt der Körper über *Puffersysteme*, die je nach Bedarf H^+-Ionen binden (bei pH-Erniedrigung) oder abgeben (bei pH-Erhöhung). Diese Pufferkapazität hat aber ihre Grenze erreicht, wenn die Puffersubstanzen aufgebraucht sind (Puffersubstanzen sind Bicarbonat, Phosphat, Proteine; am wichtigsten ist Bicarbonat HCO_3: zusammen mit H^+ gibt es H_2CO_3 = Kohlensäure, die zerfällt in H_2O, und CO_2, welches abgeatmet wird).

Die mittel- und langfristige Regulation des pH geschieht durch *Ausscheidung* der überschüssigen sauren bzw. basischen Stoffe durch die Lungen (raschwirkend: mehr oder weniger starke Abatmung von CO_2) und die Nieren (langsam wirkend: Ausscheidung von sauren bzw. basischen Stoffen durch die Harnkanälchen).

Versagen die Ausscheidungsmechanismen und ist die Pufferkapazität erschöpft, so kommt es zur *Störung des Säure-Basen-Gleichgewichts* (zur pH-Verschiebung). Liegt die Ursache in einem pulmonalen (atmungsbedingten) Versagen, spricht man von einer *respiratorischen*, anderenfalls von einer *metabolischen* (stoffwechselbedingten) *Azidose* bzw. *Alkalose*.

Therapeutische Konsequenz
- Durch die Zufuhr von geeigneten Infusionen kann außer dem Wasser- und Elektrolythaushalt auch der pH-Wert des Blutes reguliert werden.
- *Alkalisierende* Substanzen sind z. B. Natriumhydrogencarbonat, Lactat, THAM. *H^+-Lieferanten* (ansäuernde Substanzen) sind z. B. Ammoniumchlorid und Argininhydrochlorid. Die Lösungen sind als gebrauchsfertige Infusionen oder als Zusatzampullen, die der Infusion nach Bedarf beigegeben werden können, im Handel.

38.3 Ziele der Infusionstherapie

Das **Ziel** der Infusionstherapie ist die parenterale Zufuhr von Flüssigkeit. Infusionen korrigieren *Bilanzstörungen* (Ungleichgewicht von Aufnahme und Verlust), *Verteilungsstörungen* (Extrazellulärraum – Intrazellulärraum) und *Defizite*. Infusionen dienen demnach der *Erhaltung*, der *Korrektur* und dem *Ersatz*:

- Ausgleich von Wasserverlusten,
- Herstellung und Erhaltung normaler intra- und extrazellulärer Elektrolytkonzentration,
- Normalisierung des Säure-Basen-Gleichgewichts,
- Deckung des Energie- und Eiweißbedarfs,
- Ersatz von Defiziten.

Infusionen dienen auch als *Trägersubstanzen* für Medikamente, die langsam oder über eine längere Zeitspanne verabreicht werden müssen (Therapie), oder für Teststoffe und Kontrastmittel (Diagnostik).

Eine weitere Indikation ist das *Offenhalten einer Vene*, z. B. wenn mehrere Blutentnahmen gemacht werden müssen. Eine offene Vene ist auch erwünscht bei Eingriffen, wo Kollapsneigung besteht.

38.4 Infusionslösungen

Das Angebot an Infusionslösungen ist sehr groß; sie werden industriell oder in der krankenhauseigenen Apotheke hergestellt und müssen absolut *steril* (frei von Keimen und Schwebestoffen) und *pyrogenfrei* (frei von fiebererregenden Stoffen) sein. Vorbereitung, Zumischung S. 413 f.

Tabelle 38.1 Systematisierung der Infusionstherapie (nach Schmitz)

Erwünschte Zufuhr	Gruppe	Auswahl an Infusionslösungen
- freies Wasser mit geringem Kohlenhydratanteil 5 %, 7,5 % - Wasser und Elektrolyte - Wasser, Elektrolyte und Kohlenhydrate	- elektrolytfreie Kohlenhydratlösung - Elektrolytlösungen mit ausschließlich Natrium als Kation - Elektrolytlösungen mit Kationenkonzentraten	**Basislösungen** Glucose Elektrolyte mit oder ohne Sorbitol - Tutofusin, Sterofundin - Kochsalzlösung 0,9 %
- Energie und Wasser (partielle parenterale Ernährung – ppE) - Energie, Elektrolyte und Wasser (ppE) - Proteinbausteine (Aminosäuren, Eiweißhydrolysate), Elektrolyte und Wasser (ppE) - Proteinbausteine, Elektrolyte, Energie und Wasser (ppE) - Proteinbausteine, Elektrolyte, Energie und Wasser (komplette parenterale Ernährung – kpE)	- hochkonzentrierte Zuckerlösungen - Aminosäurelösungen Eiweißhydrolysate - Fettlösungen	**Energielösungen für die parenterale Ernährung** Zucker und Zuckeralkohollösungen, z. B. - Glucose 5–20 % - Fructose 5–20 % - Sorbitol 5 % - Mannitol 10–20 % Aminosäurelösungen, z. B. - Alvesin - Aminofusin - Aminoplasmat - Aminosteril Fettemulsionen, z. B. - Intralipid 10 %, 20 % - Lipofundin
- Osmo- und Onkoosmotherapie	- Lösungen zur Osmotherapie - Lösungen zur Onkoosmotherapie	**Osmotherapeutika** - Dextran = Plasmaexpander, z. B. Macrodex, Rheomacrodex, Physiogel - Mannitol 40 % u. a. (S. 1068)
- Korrektur des Säure-Basen-Haushalts (Azidose, Alkalose) - Korrektur des Elektrolythaushalts	- Lösungen zur Korrektur des Säure-Basen-Haushalts - Konzentrate	**Korrekturlösungen** je nach Priorität der Störung - Elektrolytkonzentrate - Puffersubstanzen - Osmotherapeutika

Tab. 38.**1** gibt einen *Überblick* über Bedarf und Angebot von Infusionslösungen (Transfusionslösungen – Blut und Blutderivate – s. Tab. 38.**5** S. 1085, 38.**6** und 38.**7** S. 1090 f.)

Effizienzkontrolle

Infusionen dienen einer gezielten Therapie, weshalb ihre Wirkung (Effizienz) in regelmäßigen Abständen kontrolliert werden muß. Der Arzt wird üblicherweise die folgenden Laborwerte bestimmen lassen: Blutbild, Hämatokrit; im Serum Gesamteiweiß, Glucose, Kreatinin, Elektrolyte (Kalium, Natrium, Chloride); meist auch den Säure-Basen-Status, Lactat, Phosphat, Triglyceride und Calcium.

Zusätzlich: Flüssigkeitsbilanz (S. 1079 f.).

38.4.1 Basislösungen

Sie dienen
- der Flüssigkeitszufuhr;
- als Ergänzungslösung (zusätzlich zu den Korrekturlösungen);
- als Trägerlösung für Medikamente (Therapie) und Kontrastmittel (Diagnostik);
- zum Offenhalten von Gefäßen (offene Leitung).

Die *drei Hauptgruppen* sind:

- elektrolytfreie Infusionslösungen: Glucose 5 %, Fructose 5 %;
- Elektrolytlösungen mit Glucose (Sorbitol) = Mischinfusion; sie deckt bei genügender Dosierung den Tagesbedarf an Wasser und Elektrolyten;

- isotonische Elektrolytstörungen (nur in kleinen Mengen zu infundieren).

38.4.2 Energielösungen

Die **parenterale Ernährung** dient der Aufrechterhaltung des Energiehaushalts. Indiziert ist sie bei Verlustursachen und bei erhöhtem Bedarf. Eine vollständige parenterale Ernährung setzt sich zusammen aus Flüssigkeit, Nährstoffen (Kohlenhydrate, Eiweiß, Fett), Mineralien, Spurenelementen und Vitaminen.

- Zucker, Eiweiß und Fett können als Infusionen verabreicht werden;
- Spurenelemente und Vitamine sind Substitutionszusätze, die durch Zusatzinjektionen zugeführt werden müssen.

Hochkalorische Infusionen kommen bei all jenen Patienten in Frage, die nicht essen können, wollen oder dürfen. Sie werden nach Kilogramm Körpergewicht (KG) pro Tag berechnet.

Indikationen sind z. B.

- *prä- und postoperative Zustände* bei länger als 3 Tage dauernder Nahrungskarenz zur Verhütung oder Behebung einer katabolen Stoffwechsellage;
- *posttraumatische Zustände.* Bei Patienten nach Schädel-Hirn-Traumen, Verbrennung u. a. tritt häufig eine hypermetabole, d. h. überaktive Stoffwechsellage auf, die eine Zufuhr von 4000 – 5000 kcal am Tag erforderlich macht.

Die *Überwindung* eines durch Erkrankung, Unfall oder Operation bedingten *Stresses* hängt ab vom vorhandenen Energiepotential, der Situation im Proteinhaushalt, der Funktionstüchtigkeit des Herzens und der Stoffwechselschlüsselorgane (Leber, Lunge, Nieren) sowie der Effizienz der therapeutischen Maßnahmen, u. a. auch der „Ernährungstherapie“.

Zucker, Zuckeralkohollösungen

Sie sind die unmittelbarsten Energiespender des Körpers. Der Kohlenhydratstoffwechsel reagiert auf Stressoren und Traumen (Operationstrauma, Verbrennung) sehr rasch. Der Mehrbedarf wird aus den körpereigenen Glykogendepots gedeckt. Sind diese erschöpft, greift der Körper auf die „freien Funktionsproteine“ und die Fette zurück. Es kommt zur *metabolischen Azidose* (S. 1065).

Zuckerlösungen stehen als Glucose, Fructose (Lävulose), Sorbitol, Xylitol sowie als Mischungen zur Verfügung. Die Tagesdosis wird der Stoffwechsellage angepaßt.

> **Wichtig:** Die Infusionsgeschwindigkeit darf höchstens 7,5 ml/kg/Stunde für Glucose (im Streß nur 2,5 ml/kg), 2,5 ml/kg/Stunde für Fructose und Sorbitol, 1,25 ml/kg für Xylitol betragen.

Werden hohe Dosen infundiert, muß die *Toleranzgrenze* durch häufige Blut- und Urinzuckerkontrollen ermittelt werden, u. U. sind *Insulingaben* notwendig.

Aminosäurelösungen

Eiweiß (Proteine) ist für den ungestörten Heilungsverlauf notwendig. Folgen des nichtkompensierten *Eiweißmangels* sind erhöhte Ödem- und Schockbereitschaft, geschwächte Infektionsabwehr und gestörte Wundheilung. *Verluste* entstehen bei chronisch konsumierenden Krankheiten, sezernierenden Wundflächen insbesondere bei Verbrennung sowie bei Polytraumen (Mehrfachverletzungen). Die Eiweißregeneration geschieht nur langsam, weshalb die Zufuhr von großer Bedeutung ist. Bei katabolen Zuständen (infolge Verlusten, Verbrauch) braucht der Organismus pro Tag statt wie üblich 0,6 – 1,0 g Eiweiß 2,0 g/kg Körpergewicht. Die Zufuhr von Eiweiß wird mit Zuckergaben kombiniert.

Beispiel: Aminofusin L 600: Aminosäure 50 g, Sorbitol 50 g = 600 kcal sowie Elektrolyte: Na^+ 40, K^+ 30, Mg^{2+} 5, Acetat 10, Cl^- 14 mmol.

> **Wichtig:** Langsam einlaufen lassen (0,1 g/kg/Std.), da die Lösung sonst durch die Nieren ausgeschieden wird und unwirksam ist.

Nebenwirkungen sind keine zu erwarten; selten beobachtet man Übelkeit, Erbrechen, Fieber.

Fettemulsionen

Fette sind sowohl Energieträger als auch in ihren Lipoproteinverbindungen Bausteine für Leber, Gefäße und ZNS. Da auch sie in der katabolen Situation für den Glykogenaufbau (s. oben) herangezogen werden, ist ihr Ersatz, wenn auch erst in einer späteren Phase, von Bedeutung.

Fettemulsionen bestehen aus Triglyceriden (z. B. Sojabohnenöl). Erwachsene benötigen 1 – 2 g Fett pro kg Körpergewicht und Tag.

Beispiel: Intralipid 10% Vitrum: Sojaöl 100 (Fettanteil g/l), Eilecithin 12 (Emulgator g/l), Glycerol 25 (Zuckeralkohol g/l) = 1100 kcal.

> **Wichtig:** Langsam bzw. exakt nach Verordnung infundieren. Beginn mit einigen Tropfen; bei guter Verträglichkeit steigern bis 1,0 ml/kg/Stunde. Fettinfusionen (je 500 ml) sollen nur in Abständen von 2–3 Tagen infundiert werden (Plasmalipide kontrollieren!).

Es ist vorteilhaft, wenn Fett- und Aminosäurelösungen parallel einlaufen. Eventuell wird zur Steigerung des Stoffwechsels und zur Minderung der Koagulationsbereitschaft bei hohem Fettspiegel im Blut *Heparin* verabreicht.

Nebenwirkungen sind möglich: Temperaturanstieg, Hitze- oder Kältegefühl, Gesichtsrötung, Übelkeit, Erbrechen, Kopf-, Rücken-, Brust- und Knochenschmerzen = *Frühreaktionen* → Infusion langsamer laufen lassen.

> - Da gleichzeitig mehrere Substanzen infundiert werden müssen, sind entsprechende Zufuhrmöglichkeiten zu überlegen, z.B. über den Mehrlumenkatheter (Y-Stück, Mehrfachkonnektor), die Anwendung von sog. Komplettlösungen (z.B. TPE 1800 – einfachste Handhabung) oder das Mischen der Tagesdosis in Mischbeuteln (z.B. in Infumix-Pfrimmer-Beuteln) → unter aseptischen Bedingungen!
> - Hochprozentige Zuckerlösungen können zu Venenwandreizungen führen. Es wird meist ein zentraler Venenkatheter gelegt.
> - Verträglichkeitsprobleme können immer auftreten → gute Überwachung.

38.4.3 Osmotherapeutika und Korrekturlösungen

Osmotherapeutika oder Osmodiuretika werden in erster Linie zur Prophylaxe und Therapie von Ausscheidungsstörungen gebraucht sowie zur Ausschwemmung von peripheren Ödemen und Hirnödemen. Zur Anwendung kommen Dextranlösungen, z.B. die 40%ige Sorbitollösung oder die 10- bis 20%ige Mannitollösung.

> **Wichtig:** Dosierung, Einlaufzeit und Urinproduktion sind wichtige Therapiemaßstäbe und können sehr variieren. Die Dosierung bei der Prophylaxe ist anders als bei der Therapie. Unter Umständen wird der sog. *Mannitoltest* verordnet: 75–100 ml 20%ige Mannitollösung werden innerhalb von 5–10 Minuten intravenös verabreicht. Steigt die Urinproduktion danach auf 30–40 ml/Stunde an (positiver Mannitoltest), wird die Behandlung fortgesetzt.

Für **Korrekturlösungen** ist ausschlaggebend der Bedarf an *korrigierenden* Lösungen und Konzentraten, die der Aufrechterhaltung bzw. der Wiederherstellung des Elektrolyt- und/oder des Säure-Basen-Haushalts dienen:

- *korrigierende Elektrolytlösungen:* isotonische, kalium- und chloridreiche Lösungen (Darrow-Lösung) oder Pufferlösungen (z.B. Trometahmol);
- *Elektrolytkonzentrate:* Natrium-, Kalium- und Chloridkonzentrate, die in mmol/l milliliterweise der Basislösung *zugegeben* werden.

> **Wichtig:** Zu hohe Dosierungen führen rasch zu lebensbedrohlichen Zuständen, weshalb bei einer verordneten Zumischung genaue Angaben vorliegen müssen. Die Tropfgeschwindigkeit muß exakt eingestellt und überwacht werden. Elektrolytkonzentrate **nie** direkt i.v. applizieren, immer in die Basislösung geben!

38.5 Infusionsgeräte

38.5.1 Infusionsbehälter und -zubehör

Infusionsbehälter aus Glas oder Kunststoff gibt es in verschiedenen Größen.

Infusionsgeräte (System, Besteck) sind in ihrem Aufbau in Abb. 38.**7** dargestellt. Zusätzlicher *Entlüftungsschlauch* (kurzer Schlauch mit Ansatz und Luftfilter), wenn nicht schon im System eingebaut; ist bei weichen Behältern nicht nötig.

Spezialzubehör sind Anschlüsse und Verbindungsstücke, z.B.

- *Koppelungsstücke* (Schlauch – Kanüle/Katheter). Sie werden bei ungleichen Systemen, z.B. Rekord-Luer-Verbindung, gebraucht;
- *Mehrfachverbindungsstücke* (Mehrfachkonnektoren) für Simultaninfusionen: 2-, 3- oder 4fach (Abb. 38.**8**);
- *Zwei-* und *Dreiwegehahn* (Abb. 38.**9**);
- *Tropfregler*, wenn der systemeigene nicht genügt (Quetschklemmen sind weniger zuverlässig): Schraubklemmen, Regulierventile (z.B. Dial-A-Flow-Ventil; durch Drehen an den Einstellrändern kann die Einlaufrate von 5–250 ml/Std. eingestellt werden);
- *Verschlußkappen* (Obturatoren). Sie werden verwendet, wenn eine Kanüle/ein Katheter bei nichtlaufender Infusion belassen wird. Zum Verschließen des Venenzugangs dienen Verschlußkappen (Abb. 38.**10 a**); wenn er über 8 Stunden liegenbleibt, empfiehlt sich ein Kunststoffmandrin (Abb. 38.**10 b**).

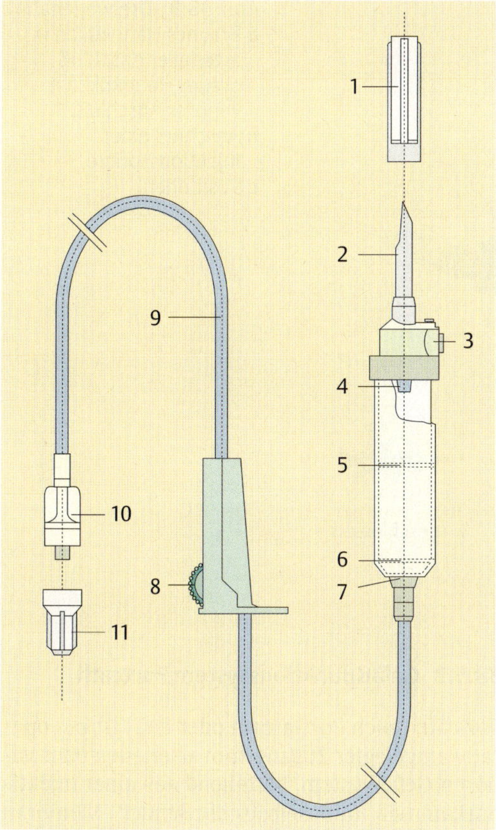

Abb. 38.**7** Schematische Zeichnung eines Infusionsgerätes.

1 Schutzkappe
2 Einstichteil
3 Belüftungs- und Rückschlagventil (schützt das Luftfilter vor Benetzen mit Infusionslösung)
4 Tropfenrohr (Standard 20 Tropfen ≙ 1 g ± 0,1 g)
5 Tropfkammer mit Niveauring
6 Flüssigkeitsfilter
7 Lichtschutzhülle
8 Durchflußregler
9 Schlauch
10 Kanülenhalter (Luer-Lock)
11 Schutzkappe

Beim Gebrauch von Verschlußkappen beachten: Venenzugänge, die nicht mit einer laufenden Infusion verbunden sind, müssen durch regelmäßiges Spülen durchgängig gehalten werden. Sofort nach der Applikation und nach jedem Gebrauch (z.B. nach einer Injektion von Medikamenten) wird die liegende Verweilkanüle bzw. der liegende Katheter mit 3–5 ml physiologischer NaCl-Lösung gespült.

Luer-Lock-Sicherheitsmechanismus zur Verhütung von Dekonnektion (Venenkatheter → Infusionsschlauch) einsetzen. Der Luer-Lock-Schraubmechanismus verhindert das Abrutschen der Kanüle.

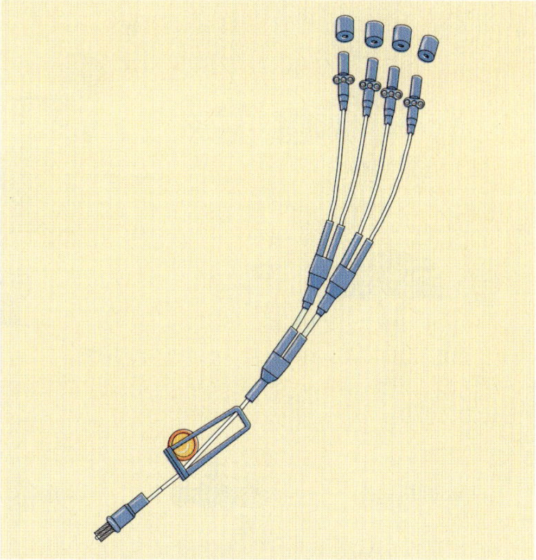

Abb. 38.**8** Mehrfachverbindungsstück mit Y- bzw. V-förmig angeordneten Anschlußstutzen (auch Mehrfachkonnektoren oder Bypass genannt).

38.5.2 Kanülen und Katheter

Ausschlaggebend für die Wahl sind die Viskosität (Zähflüssigkeit) der Infusionslösung, die Venenverhältnisse und die Verweildauer in der Vene.

Normale Kanülen werden nur für eine einmalige Kurzinfusion verwendet. Für ein längeres Offenhalten einer Vene steht heute ein großes Sortiment von Spezialkanülen zur Verfügung. Im folgenden eine Auswahl:

Venenverweilkanülen wie Venflon, Venülen, Braunülen u.a. Sie bestehen aus Kunststoff und haben einen eingelegten Metallmandrin. Dieser wird nach der Venenpunktion entfernt, so daß nur die Kunststoffhülle in der Vene liegenbleibt (Abb. 38.**10 a**, 38.**11 a**).

Anwendung: bei prophylaktischem Venenzugang, Kurzzeitinfusion, Transfusionen, wenn kein Venenkatheter gelegt wird.

Dünnwandnadeln, z.B. Butterfly (feine Kanüle mit Kurzkatheter und zwei schmetterlingsflügelartigen, biegsamen Ansatzstücken). Hochgeklappt erlauben sie, die Punktionskanüle sicher zu führen. Nach der Punktion legen sie sich der Haut platt an und lassen sich mit Klebstreifen gut befestigen (Abb. 38.**11 b**).

Anwendung: bei dünnen, feinen Venen zur intravenösen Medikation (Zytostatikatherapie in der Onkologie und für Kurzinfusionen).

Venenverweilkatheter. Sie dienen der langfristigen Infusionstherapie (Abb. 38.**11 c**). Der Ver-

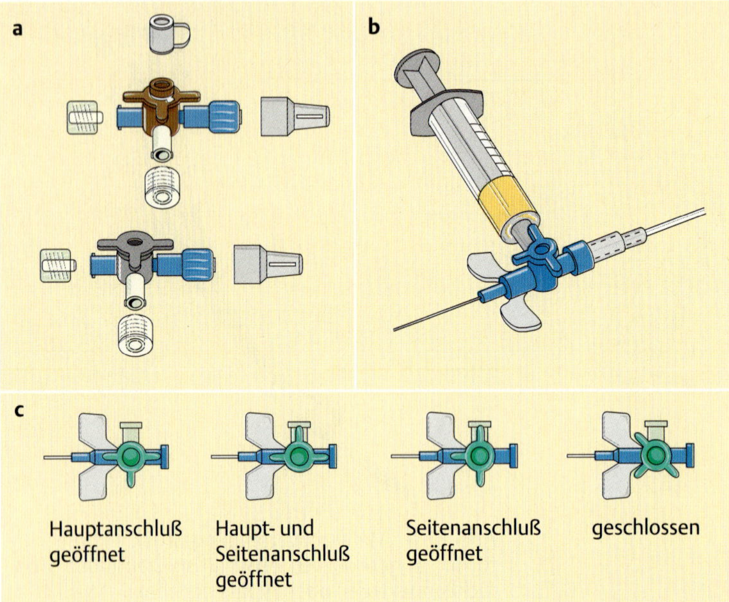

Abb. 38.**9** Dreiwegehahn.
a Braunes Hahnküken = arterieller Anschluß, graues Hahnküken = venöser Anschluß,
b Anschluß einer Injektionsspritze,
c Positionen.

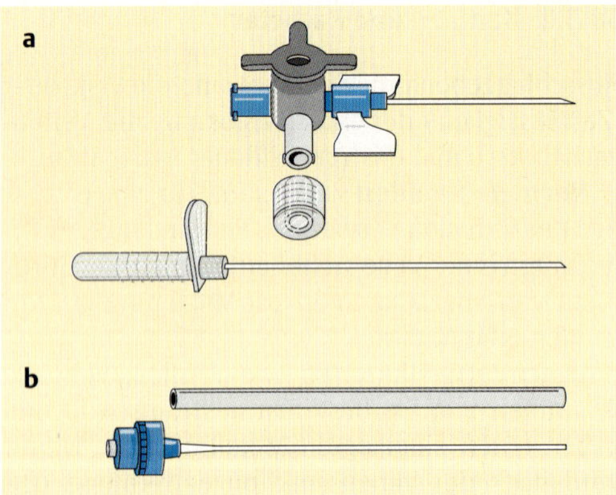

Abb. 38.**10a** Venenverweilkanüle mit Dreiwegehahn und Verschlußkappe. **b** Luer-Lock-Verschluß und Verschlußmandrin (Obturator).

weilkatheter kann *peripher* eingelegt werden, wird aber, wenn er länger liegenbleiben muß, vorteilhaft in eine große Vene vorgeschoben *(zentraler Katheter* oder *Kavakatheter).*

Der **Venenzugang** erfolgt üblicherweise *perkutan* – nach der Venenpunktion wird der Katheter durch die Kanüle in die Vene vorgeschoben (Abb. 38.**12**).

38.5.3 Gefäßpunktionssystem Portcath

Portcath (auch Port-a-cath oder PAC) ist ein operativ eingelegter Zugang zum arteriellen oder venösen Gefäßsystem, bestehend aus einer Injektionskammer mit selbstschließender Membran und einem Verweilkatheter (Abb. 38.**13**). Zur *Anwendung* kommt er für Dauerinfusionen (arteriell, venös), z.B. bei Chemo- oder Schmerztherapie, bei schlechten Venenverhältnissen und häufigen Intervallinjektionen. Dauerinfusionen sind meistens mit einer Infusionspumpe kombiniert.

Das *Einlegen* des PAC wird unter streng aseptischen Verhältnissen im Operationssaal vorgenommen, nachdem der Katheter und die Injektionskammer mit Heparinlösung gespült worden sind und das günstigste Gefäß gefunden worden ist (häufig die V. subclavia oder die V. jugularis). Die Injektionskammer kann sofort nach der Implantation mit der speziellen *Huber-Nadel* punktiert werden. Bei *Infusion* braucht man eine Huber-Nadel mit rechtem Winkel. Es wird eine sterile, eingeschnittene Kompresse unterlegt, eine durchsichtige sterile Schutzfolie darüber geklebt und der Infusionsschlauch mit Heftpflaster fixiert.

Der PAC darf nur von speziell geschultem Personal bedient werden.

Injektion in das Portsystem S. 1059 f.

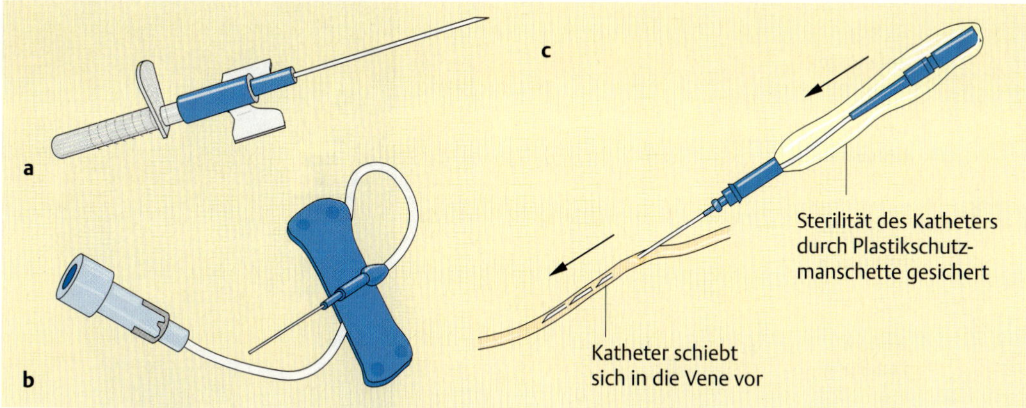

Abb. 38.**11** Venenverweilkanülen und -katheter. **a** Venenverweilkanüle mit transparentem Blutindikator. **b** Verweilkanüle mit Kurzkatheter (Butterfly). **c** Venenverweilkatheter (die Länge wird nach Zugangsort gewählt).

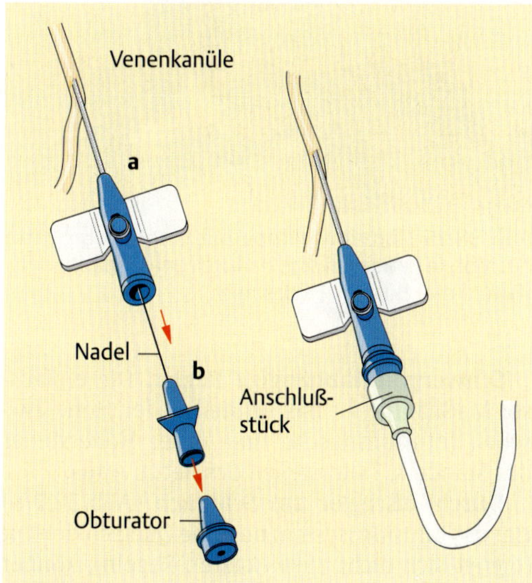

Abb. 38.**12** Perkutaner Zugang. **a** Venenpunktion und Mandrinentfernung. **b** Aufsetzen des Infusionsbestecks.

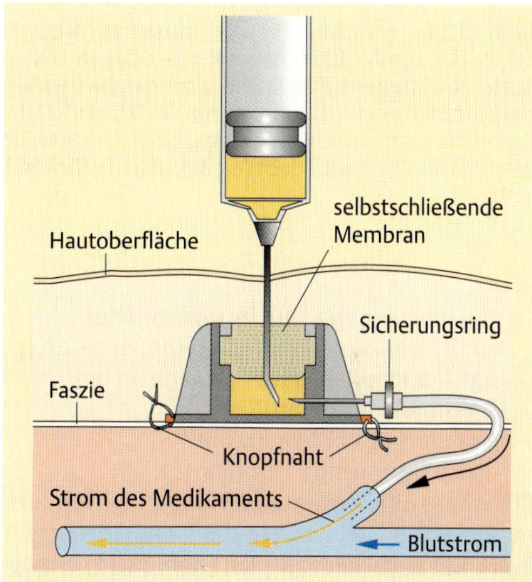

Abb. 38.**13** Einstich in das Portcathsystem im Schnitt. Wahl der Huber-Nadel: gerade für Bolusinjektionen und Blutentnahmen, *gebogene* für Infusionen und Bluttransfusionen.

38.5.4 Durchflußregler und -pumpen

Die DIN 4C091 regelt die Konstruktion von Infusionssystemen. Dadurch wird eine *regelmäßige Einlaufgeschwindigkeit* gewährleistet. Sie kann aber durch viele Faktoren beeinträchtigt werden:
- Höhe der Infusionsflasche in bezug zum Kranken bzw. zur Vene;
- Zusammensetzung der Infusionslösung (spezifisches Gewicht);
- Druckänderung in der Infusionsflasche (bei Volumenabnahme);
- Störungen der Belüftung der Infusionsflasche;
- Änderung des venösen Drucks (durch Aufsetzen oder Aufstehen des Kranken steigt der venöse Druck, die Tropfenzahl nimmt ab);
- unkontrolliertes Öffnen des Durchflußreglers (Quetsch- und Rollklemmen bieten keine absolute Sicherheit);

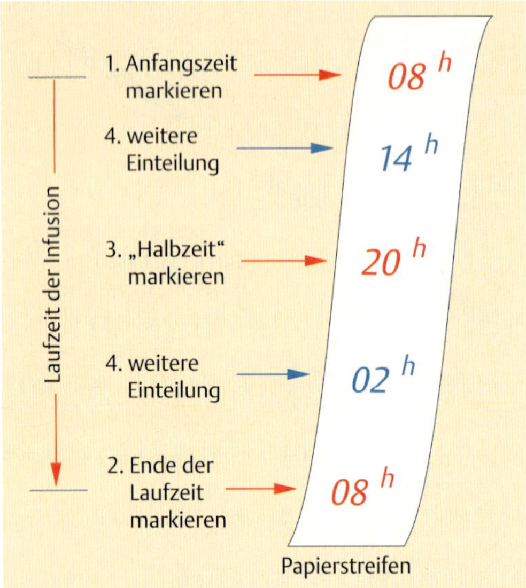

Abb. 38.**14** „Fahrplan" für die Infusionseinlaufzeit. Dauer der „Laufzeit" markieren, z. B. 8 bis 18 Uhr → Mitte des Streifens = Halbzeit, also 20 Uhr (markieren), Streifen nochmals unterteilen: 14 Uhr und 2 Uhr. Damit hat man fünf Orientierungszeiten. Der Streifen wird auf die Flasche geklebt (eignet sich nur für stabile Behälter).

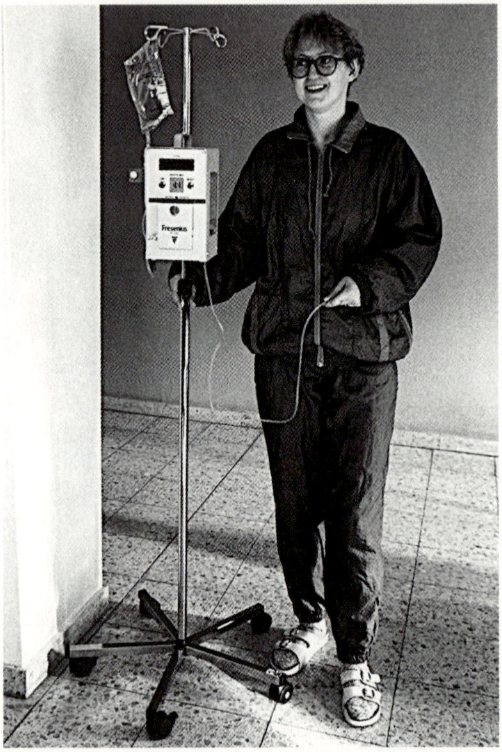

Abb. 38.**15** Infusionspumpe mit eingebauter Batterie. Mobile Patienten sind dadurch „netzunabhängig" (Foto: Peter Bergen, Hildesheim).

- Durchmesser und Durchgängigkeit der Kanüle bzw. des Katheters (Pfropfenbildung);
- Lage der Kanülenspitze (sie kann an der Venenwand anstoßen);
- Veränderung der Venenwand (durch beginnende Thrombose).

Bei wenig differenzierten Lösungen spielen kleine Einlaufunregelmäßigkeiten keine allzu große Rolle. Ein einfacher Fahrplan (Abb. 38.**14**) ermöglicht die Übersicht über die Einlaufzeit. Wo aber hochwirksame Medikamente, z. B. Akrinor, Dopamin oder Heparin, eine *zeitgesteuerte* Zufuhr notwendig machen oder wenn große Mengen Flüssigkeit in kurzer Zeit infundiert werden müssen (z. B. als Volumenersatz, bis die Blutkonserve infusionsbereit ist), genügen solche einfachen Hilfsmittel nicht. Es müssen spezielle *Infusionsregler* oder *-pumpen* eingesetzt werden, die eine gleichmäßige Einstellung einer *Infusionsmenge pro Zeiteinheit* gewährleisten.

Anwendung von Reglersystemen

Je nach Bedarf können verschiedene Reglersysteme eingesetzt werden:

Schwerpunktabhängige Regler. Die einfachste Maßnahme ist das Verstellen der Höhe zwischen Infusionsflasche und Vene: Höherstellen des Ständers, Tieferstellen des Bettniveaus.

Durchflußregler am Schlauch (Abb. 38.**7**/8). Hat das Infusionssystem nur eine Quetschklemme (eignet sich nicht zum exakten Regeln), können Schraubenklemmen, Präzisionstropfenregler oder Ventile (Dial-A-Flow) zwischengeschaltet werden.

Infusionspumpen. Es stehen unterschiedliche Systeme zur Verfügung. Das Prinzip „eingebauter Regler" ist aber bei allen gleich. Beispiele (Abb. 38.**15**):

- elektromechanische Rollenpumpen mit zeitgesteuerter Applikation bestimmter Infusionsmengen (z. B. Infusomat, Vario-Infusor);
- elektronisch geregelte tropfenzahlgesteuerte Pumpen. Diese äußerst sicheren Pumpgeräte vergleichen ständig die vorgewählte Tropfenrate (Soll-Wert) mit der tatsächlich verabreichten Tropfenrate (Ist-Wert). Weichen die Werte voneinander ab, veranlaßt die Steuerelektronik das Pumpwerk zur Anpassung. Dadurch wer-

den Abweichungen, die durch Störungen von außen auftreten, automatisch aufgehoben (Chronomat-Infusionscomputersysteme).

Zur Anwendung ist die jeweilige Gebrauchsanweisung exakt zu befolgen. Zwischenfälle sind auch bei modernsten Geräten nicht auszuschließen, weshalb eine regelmäßige Überwachung (auch bei eingebautem Alarmsystem) unerläßlich ist. „Die Maschine ist eine große Hilfe, ersetzt aber nicht den Menschen."

Eingebaute *Alarmsysteme* reagieren normalerweise optisch und akustisch. Wenn Alarm gegeben wird, ist die Pumpe sofort zu stoppen (sofern dies nicht automatisch geschieht) und das System zu kontrollieren.

Schwerkraftabhängige Reglersysteme und Druckinfusionen zum raschen Einlaufen bei Hypovolämie zum Volumenersatz bergen immer das Risiko zu schnellen Einfließens mit der Gefahr der
- Volumenüberlastung → Lungenödem,
- Venenruptur, paravenösen Infusion bei schlechter Katheterlage,
- Luftembolie (undichtes System).

Umgehen mit Druckinfusionen S. 1089.

38.6 Infusionstechnik

38.6.1 Vorbereiten der Infusion

Vor jeder Handlung am Infusionssystem oder bei laufender Infusion ist exakte Desinfektion der Hände vorzunehmen. Handschuhe dienen dem Selbstschutz. Eventuell ist das Tragen eines Mundschutzes notwendig (vorliegende Hygienerichtlinien beachten).

Bereitstellen der Gegenstände

- Infusionsständer oder -haken;
- Infusionslösung mit Aufhängevorrichtung und Infusionsbesteck;
- Tablett mit
  - Venenpunktionskanülen (Venülen oder Katheter), 2-ml-Spritze;
  - Desinfektionsmittel, Tupfer, Kompressen, Handschuhe (steril);
  - Staubinde;
  - Leukoplast, evtl. Netzverband oder Folienverband;
- evtl. verordnete Medikamente in Zusatzampullen, entsprechende Spritzen und Kanülen;
- Lagerungskissen, Abdecktuch.

Bereitstellen der Infusion

Sind Beutel und Besteck gebrauchsfertig verbunden, erübrigt sich das *Zusammenstecken*, das unter absolut *aseptischen* Bedingungen vorgenommen werden muß.

Grundsätzlich gilt folgendes Vorgehen:

- Einstichstelle am Behälter desinfizieren.
- Schlauchklemme schließen.
- Einstichkanüle langsam drehend einstechen, soweit wie möglich einschieben, damit sie gut im Behälter sitzt. Eventuellen *Belüftungsschlauch* ebenfalls anschließen, und zwar so, daß das offene Ende (Filter) über dem Flüssigkeitsspiegel liegt.
- Bei hängendem Behälter durch kurzen Druck auf Tropfenzähler die Tropfkammer auf 2/3 füllen (Abb. 38.**7**/5).
- Schlauch vollständig füllen, bis keine Luftblasen mehr feststellbar sind.

Zugabe von Zusatzlösungen

- In die *Glasflasche*: Die Medikamente vor der Herstellung der Verbindung mit dem Infusionsbesteck durch die desinfizierte Gummikappe spritzen.
- In den *Plastikbeutel* mittels Kanüle oder spezieller Einlaßkanüle an desinfizierter, markierter Einstichstelle (Einstichstopfen) einspritzen; Schutzkappe auf Kanüle lose anbringen.

Um eine *homogene Durchmischung* zu erreichen, müssen Infusionsbehälter nach dem Zuspritzen von Zusätzen *sorgfältig bewegt* oder *gekippt* werden; dies ist besonders wichtig, wenn die Behälter in Infusionsposition sind oder die Beutel die Zugabestelle in der Nähe des abgehenden Schlauchs haben. „Infusionszusätze haben in der Regel ein höheres spezifisches Gewicht als die Infusionslösung, bleiben also im unteren Teil der Lösung oder setzen sich. Versuche zeigen, daß sogar bis 80 % der zugemischten Lösung mit den ersten 60 ml der Infusion infundiert werden können" (Hausmann, Kantonsapotheke St. Gallen).

Die Durchmischung von Infusions- und Zusatzlösung ist abhängig von der
- Dichte von Infusion und Zusatz,
- Position des Behälters – hängend (Infusionsposition), aufrechtstehend oder liegend (Vorbereitungsposition),
- Art des Behälters und Kanülenlänge.

Unsachgemäße Durchmischung kann für den Patienten gefährliche Folgen haben.

Zumischen von Medikamenten. Medikamente nicht „auf Vorrat" in Infusionslösungen geben, sondern

- möglichst unmittelbar vor Gebrauch.
- Medikamente, die lichtempfindlich sind (alle Vitamine, Antibiotika), in die Restinfusion geben bzw. als Kurzinfusion (100 ml physiologische Kochsalzlösung) im Bypass infundieren (Lichtschutzhüllen anbringen).
- Zur Vermeidung von Unverträglichkeitsreaktionen zwischen verschiedenen Lösungen und Medikamenten ist die Information wichtig. Es gibt entsprechende Listen (Apotheke).
- Zur Vermeidung von Kontamination sind die Regeln der Asepsis exakt zu beachten.
- Exakte Angaben der Zumischung auf Zusatzetikett.

Vorbereitung des Patienten

Der Kranke soll vom Arzt so gut wie möglich über Zweck, Ziel, vorgesehene Dauer und Konsequenzen der Infusionstherapie *informiert* werden. Grundsätzlich muß der Patient seine **Einwilligung** erteilen; das setzt voraus, daß er auch über mögliche Nebenwirkungen und Gefahrenquellen unterrichtet wird. Gut informierte Patienten können viel zum Gelingen einer risikofreien Infusion beitragen.

Die weiteren Maßnahmen sind:

- Wahl und Vorbereitung der Vene (S. 1057 f.):
  - Unterarm für Kurzzeitinfusion (linken Arm wählen bei Rechtshändern und umgekehrt),
  - Klavikulagegend für die Punktion der V. subclavia oder V. jugularis;
- Rasieren der Einstichstelle im Umkreis der notwendigen Fixierung (besonders bei Männern);
- Punktionsgebiet mit sterilen Tüchern abdecken.

38.6.2 Periphere Infusion

Legen der Infusion

Kompetenz und Verantwortung sowie die allgemeinen Vorbereitungsmaßnahmen sind oben nachzulesen. Zum Ablauf gilt:

- Desinfektion der eigenen Hände (1–2 Minuten) und Handschuhe anziehen.
- Nochmaliges Überprüfen der Lösung und des Systems (luftfrei).
- Desinfektion und Punktion der Vene (S. 1057 f.).
- Nach gelungener Punktion wird die Stauung gelöst und der Katheter mit leichter Hand vorgeschoben.
- Blutrückfluß in den Katheter nach erwünschter Einschublänge gilt als Kontrolle der korrekten Katheterlage.
- Entfernen der Schutzkappe vom Konus des Infusionssystems und Verbinden mit Kanülen- bzw. Katheterkonus.
- Einstichstelle verbinden und Kanüle bzw. Katheter fixieren. Zur sicheren Fixierung eingeschnittene sterile Kompresse, Fixomollverband.
- Auf Leukoplaststreifen Datum und Einschublänge vermerken.

Überwachen der Infusionstherapie

Der *Patient* wird beobachtet auf

- Beschwerden, Schmerzen; sie können durch ungünstige Lage des Armes (der Kanüle) verursacht sein → Lagewechsel;
- Verträglichkeit der Infusionen (mögliche Nebenwirkungen sind abhängig von der Reaktion des Körpers auf bestimmte Stoffe; Beispiele S. 1067 f.). Bei Unverträglichkeitserscheinungen Infusion abstellen, Arzt benachrichtigen.

Die *Infusion* wird beobachtet auf

- Tropfenzahl und Einlaufzeit (Berechnung s. Kasten);
- Lage und Funktion von Dreiwegehahn oder Mehrfachkonnektoren bei Simultan- oder Shuntinfusionen;
- Lage der Kanüle oder des Katheters;
- Einstichstelle, Verband;
- Dichtigkeit und freie Lage des Einlaufsystems.

Das *Protokoll* betrifft Infusionsmenge, Verträglichkeit, Begleiterscheinungen, besondere Umstände.

Formeln zur Tropfenberechnung

Soll die Einlaufzeit errechnet werden, so verwendet man die Formel:

$$\text{Std.} = \frac{\text{Infusionsmenge in ml} \cdot 20}{\text{Tropfenzahl/min} \cdot 60}$$

Sind Infusionsmenge und Infusionsdauer angeordnet, so rechnet man nach der Formel:

$$\text{Tr./min} = \frac{\text{Infusionsmenge in ml}}{\text{Infusionsdauer in Std.} \cdot 3}$$

Wechseln des Infusionsbehälters

Müssen leer werdende Behälter ausgewechselt werden, ist darauf zu achten, daß
- der Infusionsschlauch nicht leerläuft (läuft er leer, muß das Besteck gewechselt werden → luftfreies System gewährleisten),
- das Wechseln des Beutels unter streng aseptischen Bedingungen vorgenommen wird,
- die Tropfenzahl neu kontrolliert, evtl. neu eingestellt wird.

Für das Auswechseln des Infusionssystems sind die allgemeinen Richtlinien zu beachten (Regel: alle 24 – 48 Stunden).

Entfernen der Infusion

Ist die Infusionstherapie abgeschlossen oder muß die Infusion wegen geschädigter Vene (Thrombophlebitis) entfernt werden:
- Infusionsschlauch abklemmen.
- Pflasterstreifen lösen.
- Sterilisierten Tupfer auf die Punktionsstelle legen (noch nicht komprimieren, da die scharfe Kanüle die Vene verletzen könnte), Kanüle entfernen.
- Punktionsstelle komprimieren.
- Schnellverband anlegen; spezielle Venenpflege, wenn nötig.
- Gebrauchtes Material entsorgen.
- Abschluß der Infusionstherapie protokollieren.

Peripher angelegte Infusionen bedeuten
- eine Behinderung der Bewegungsfreiheit des Patienten,
- einen andauernden Reiz der Venenwände (→ Phlebitisgefahr, Schmerzen). Die Schädigung der Venenwände nimmt zu, wenn
  - die Verweilkanüle länger liegenbleibt,
  - zusätzlich venenschädigende Substanzen (Antibiotika, Zytostatika, Kalium oder konzentrierte Lösungen) verabreicht werden.

Aus diesen Gründen wird für eine längerfristige Therapie ein zentraler Venenkatheter eingelegt.

38.6.3 Zentrale Infusion

Zentrale Venenkatheter werden gelegt bei
- voraussehbaren Langzeitinfusionen,
- parenteraler Ernährung mit hyperosmolaren Lösungen,
- wiederholten Injektionen von Pharmaka mit stark vom Physiologischen abweichendem pH-Wert,
- Notwendigkeit der zentralen Venendruck-(ZVD-)Messung.

Zugänge

Man unterscheidet grundlegend zwischen *peripheren* und *zentralen* Zugängen zur V. cava superior:
- zentral: V. subclavia oder V. jugularis;
- peripher: V. basilica, V. cephalica (Ellenbeuge) oder V. femoralis (Leiste).

Details über die Punktion oder die Punktionsstellen betreffen den Arzt und werden hier nicht näher erläutert.

Legen des zentralen Katheters

Gegenstände

- Bereitgestellte Infusion;
- Hautreinigungs- und Desinfektionsmittel;
- Anästhetikum, 0,9%ige NaCl-Lösung;
- Tupfer, evtl. Watteträger;
- Injektionsspritzen, 2 ml, 5 ml und Kanülen;
- Venenkatheter zur Auswahl (es gibt verschiedene Modelle);
- *Instrumentarium:* 2 Klemmen, Messerklinge, atraumatisches Nahtmaterial, 1 anatomische Pinzette, Schere;
- Set mit Schlitztuch, Abdecktücher, 5 Kompressen, 8 – 10 Tupfer, Handschuhe.

Vorgehen

Das benötigte Material wird vorbereitet, die Kathetertechnik und -wahl vom Arzt festgelegt.
- Information, Vorbereiten und Lagern des Kranken; Kopfkissen entfernen.
- Hände desinfizieren. Handschuhe und Gesichtsmaske anziehen.
- Sterile Fläche richten (Abb. 38.**16**).
- Desinfektionsmittel und 0,9%ige NaCl-Lösung sowie Anästhetikum vorbereiten.
- Bett auf Arbeitshöhe einstellen, Kopfteil in Tieflage stellen → dadurch erreicht man einen positiven Venendruck → Minderung der Luftemboliegefahr (das gleichzeitige Anhalten des Atems wird teilweise gefordert, teilweise nicht). Sterile Tücher auslegen.
- Der Arzt punktiert nach Desinfektion und Anästhesie die gewünschte Vene und schiebt den Katheter ins Kavasystem vor (Abb. 38.**17 a – c**).
- Die Punktionskanüle wird zurückgezogen und der Katheter mit dem Infusionssystem verbunden.

a

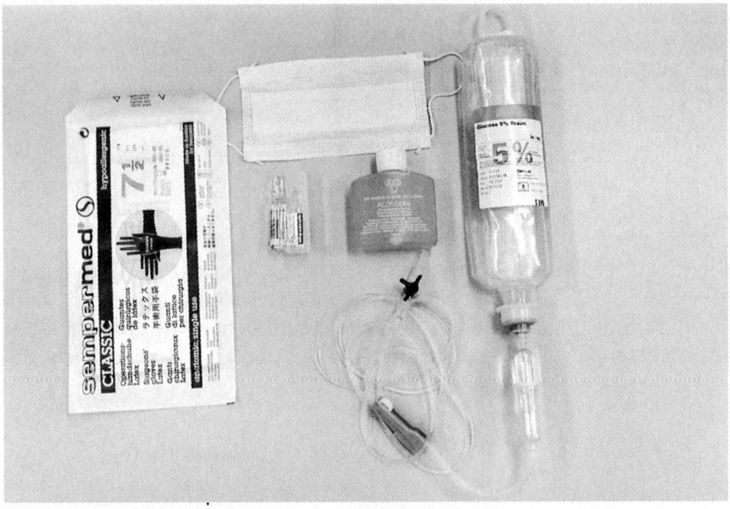

b

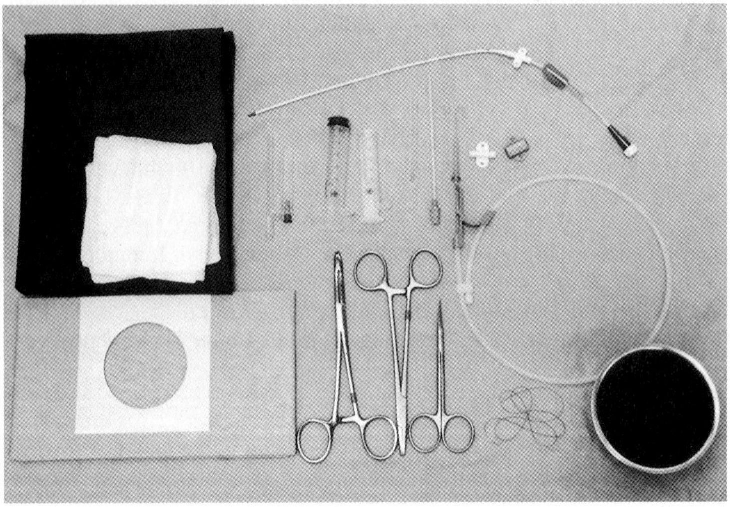

Abb. 38.**16** Herrichten
a der Gegenstände und
b der Sterilfläche (die Handschuhe werden evtl. ausgepackt und zur Sterilfläche gelegt).

- Die Lage des Katheters im Hohlvenensystem wird nun mittels **EKG** (T-Welle bei Ableitung I) oder **röntgenologisch** überprüft. Bei richtiger Lage kann mit der Infusionstherapie begonnen werden.
- Der Katheter wird durch einen Hautstich fixiert, die Einstichstelle antiseptisch behandelt (z. B. Betadinelösung) und sorgfältig abgedeckt (Abb. 38.**17 d–f**).
- Auf einem Leukoplaststreifen am Rande des Verbandes Datum und Einschublänge vermerken.
- Laufende Infusion kontrollieren.

Blutentnahmen aus dem zentralen Venenkatheter

Nur bei zwingenden Gründen! Patient in flache oder Kopftieflage bringen. Blutentnahme aus dem Dreiwegehahn vornehmen:
- Tupfer unter den Dreiwegehahn legen.
- Vacutainersystem oder Spritze ansetzen.
- Ca. 10 ml Blut entnehmen (verwerfen).
- Eigentliche Blutentnahme für die Untersuchung.
- Katheter und Dreiwegehahn mit 0,9%iger NaCl-Lösung spülen, um das Verstopfen des Katheters durch Blutkoagula zu verhindern.

Zentrale Venenkatheter können schwere Komplikationen verursachen:

- Luftembolie (S. 1078f.) im Zusammenhang mit der Punktion bei Diskonnektion (Auseinanderfallen der Schlauchverbindungen);
- Thrombosen, Embolien;
- Pneumothorax, Hämatothorax (punktionsbedingte Verletzung).

Aus diesen Gründen

- werden zentrale Venenkatheter nur durch Ärzte und speziell geschultes Anästhesiepersonal eingelegt (immer mit EKG- oder Röntgenkontrolle);
- werden die Leitungen oft über Infusomaten kontrolliert;
- verlangt die Pflege von Langzeitvenenkathetern von allen Beteiligten Erfahrung, Sicherheit und Zuverlässigkeit;
- ist die Überwachung und klinische Beobachtung insbesondere in den ersten Stunden nach dem Einlegen sehr wichtig;
- nie versuchen, verstopfte Katheter unter starkem Druck freizumachen.

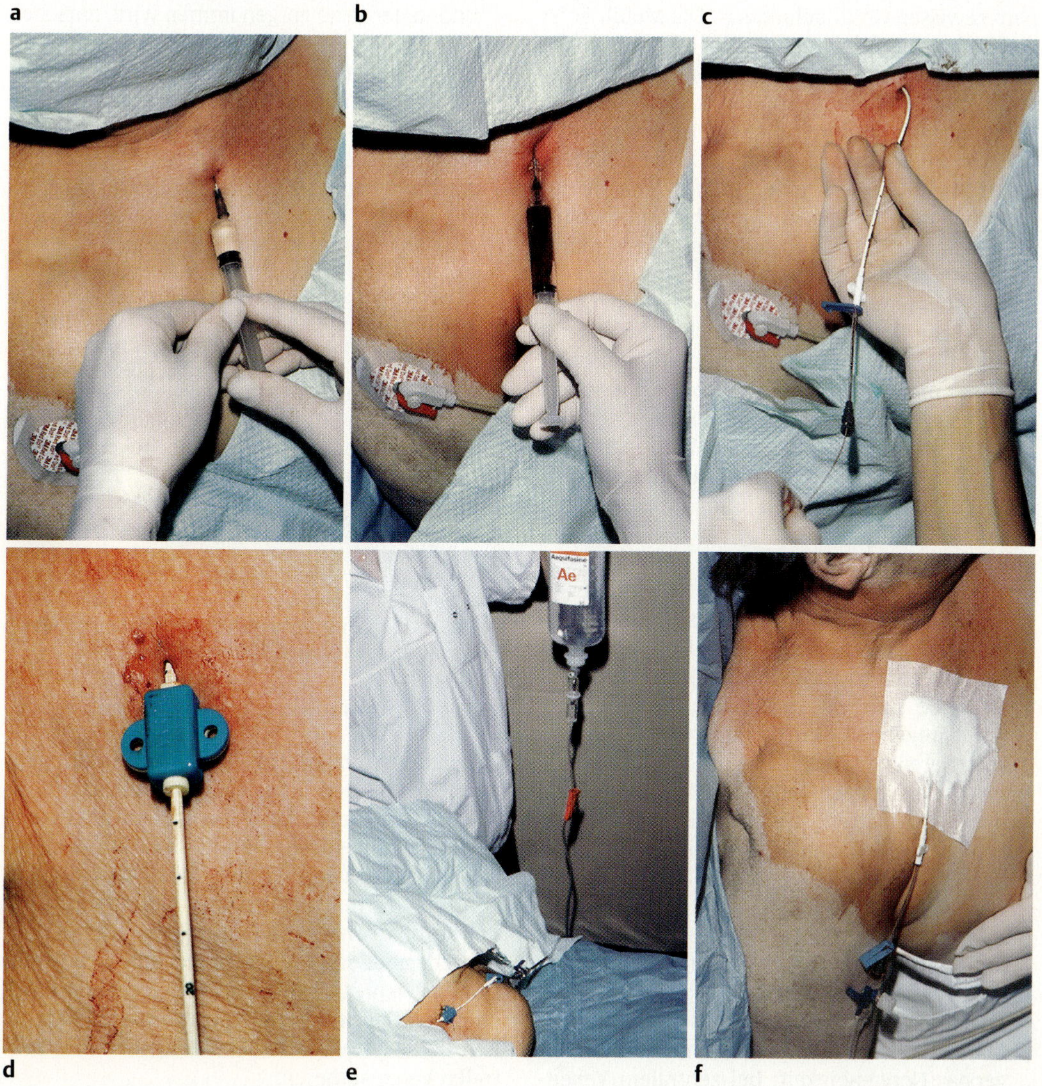

Abb. 38.**17** Zentraler Venenkatheter. **a** Lokalanästhesie (links EKG-Elektrode). **b** Einstich in die V. subclavia. **c** Einschieben des Katheters. **d** Fixieren des vorgeschobenen Katheters mittels Plastikklemme nach Lokalisierung durch EKG. **e** und **f** Der Katheter ist an der Haut angenäht und mit Verband versorgt, die Infusion ist angeschlossen.

38.7 Überwachung und Pflege bei Langzeitinfusionen

38.7.1 Pflegemaßnahmen

Situation des Patienten

Die Situation ist nicht nur vom Venenkatheter bestimmt, sondern vom allgemeinen Befinden und vom Schweregrad der vorliegenden Krankheit. Bezogen auf die Infusion ist zu beachten:

Patienten mit länger liegendem Venenkatheter oder länger liegender Verweilkanüle sind zu einem gewissen Grad „behindert": Die Mobilität ist eingeschränkt, für viele ist auch der Schlaf gestört (weil die Infusion stört). Ängstliche Patienten befürchten Komplikationen oder das Herausfallen der Kanüle durch ihre eigene Ungeschicklichkeit; sie wagen sich kaum zu rühren. Andere Patienten entwickeln eine eigene Dynamik im Umgehen mit der Infusion: Sie gehen mit dem Infusionsständer spazieren, wieder andere manipulieren die Tropfgeschwindigkeit usw. Das zeigt, daß es keine Regeln gibt für das Umgehen mit diesen Patienten. Die einen brauchen Aufmunterung und Entängstigung (durch Information/Gespräche), andere müssen eher gebremst werden.

Die *Pflege der Einstichstelle* dient je nach Katheter (Portsystem → spezielle Weisungen beachten) in erster Linie dem Verhüten von Infektionen und thrombotischen Komplikationen.

Infusion und Zusätze

- Einlaufenlassen der Infusionslösung gemäß *Infusionsplan*. Verordnungen betreffs Tropfenzahl, Laufzeit usw. genau einhalten.
- Laufende Infusion regelmäßig kontrollieren, um Unregelmäßigkeiten rasch feststellen und korrigieren zu können.
- Zusätze exakt nach Vorschrift (Zeitpunkt, Dosis usw.) unter streng aseptischen Bedingungen applizieren. Zusatzetikett anbringen.

Besteck und Ansätze

- Infusionsbesteck nach Vorschrift erneuern.
- Keine unnötigen Zwischenstücke; ungebrauchte Zugänge gut verschließen.
- Manipulation am offenen System nur bei dringender Notwendigkeit; bei zentralem Venenkatheter nur bei positivem Venendruck, d.h. bei Kopftieflage des Patienten. Nach jeder Manipulation Ansätze desinfizieren (jodieren).

Venen und Wundgebiet

- Den Verbandwechsel nach Bedarf durchführen, in der Regel jeden 2. Tag. Feuchte Verbände sofort wechseln → Infektionsgefahr!
- Gleichzeitig Einstichstelle und umgebende Haut auf Veränderung kontrollieren, gründlich desinfizieren; je nach Verordnung antimikrobielle Salbe oder Spray auftragen.
- Lokale Venenpflege mit antiphlogistischen Salben (Heparin), wenn zweckmäßig.
- Ob eine Heparinisierung zur Prophylaxe von Gerinnungsvorgängen an der Katheterspitze und in der Vene vorgenommen wird, entscheidet der Arzt.
- *Bei auftretender Entzündung* müssen der Katheter entfernt (Arzt!) und die Venen mit Alkohol- oder Antiphlogistikaverbänden behandelt werden. (Die Katheterspitze wird bakteriologisch untersucht.)

Infusion bedeutet immer *offener Zugang ins Körperinnere* und damit Gefahr, insbesondere des Einschleppens von Krankheitskeimen.
- Infusionslösungen müssen absolut steril sein. Angebrauchte Flaschen sofort entsorgen.
- Händedesinfektion vor jeder Manipulation am System. Behandlung von Behälter, Schlauch, Verbindungsstücken usw. unter absolut aseptischen Bedingungen. Abkoppelung nur, wenn absolut notwendig.
- Regelmäßige Kontrollen: Einlaufgeschwindigkeit, Luftleere des Systems, Befinden des Patienten.
- Bei *Zwischenfällen*: Infusion stoppen, Leitung belassen (offene Vene für eine eventuelle Medikation), Arzt benachrichtigen. Patient überwachen, beruhigen, Hilfe nach Bedarf.

Luftembolie

Die Luftembolie ist eine Folge des Eindringens von Luft in den Kreislauf. Werden mehr als 70 cm^3 Luft durch das Venensystem angesaugt, führt dies zur spastischen Kontraktion der Pulmonalarterienäste und zum Leerlaufen des linken Herzens mit rückläufigem Bluteinpressen in die Koronarvenen. Die Luftembolie entsteht bei unsachgemäßem Umgehen mit Überdruckinfusionen (wenn Luft in die Venen getrieben wird) oder bei fehlerhaften Manipulationen am herznahen Gefäßsystem (z.B. beim Einlegen eines zentralen Venenkatheters).

Die *Symptome* sind dieselben bei der Thromboembolie (S. 833 f.)

Sofortmaßnahmen bei Luftembolie
- Kopftieflagerung bzw. Trendelenburg-Lage (S. 117) und Arzt benachrichtigen.
- Sauerstoffzufuhr bzw. O_2-Überdruckbeatmung.
- Verlegung auf die Intensivstation im schweren Fall → Luftabsaugung durch Rechtsherzkatheter.

38.7.2 Infusionsplan

Der Therapieplan wird vom Arzt anhand der ihm zur Verfügung stehenden Informationen aufgestellt und täglich (oder mehrmals täglich) modifiziert (Abb. 38.**18**). Bei der Informationsbeschaffung ist er auf die Unterstützung der Pflegegruppe angewiesen.

Summe der Informationen

Sie setzt sich zusammen aus

Beobachtungen am Kranken:
- Ernährungs- und Allgemeinzustand, subjektives Befinden, Durst-, Hungergefühl;
- Hautelastizität;
- Feuchtigkeit von Zunge und Schleimhäuten;
- Ödembildung, Gewichtskurve;
- Funktionstüchtigkeit der vitalen Organe, Ausscheidung (Nieren), Puls, Blutdruck, Venendruck (Herz/Kreislauf), Atmung (Lungen).

Sammeln des 24-Stunden-Urins:
- Messen, Bilanzerstellung (s. unten);
- pH-Bestimmung (Schnelltest), Elektrolytnachweis (Labor).

Blutkontrollen: Eine Infusionstherapie ist ohne regelmäßige Bestimmung der Blutwerte nicht steuerbar (Effizienzkontrolle S. 1066).

38.7.3 Bilanzierung

Mit der Bilanzierung können Teilfunktionen gemessen werden. Gegenübergestellt werden:

Aufnahme von Wasser, Elektrolyten, Stickstoff u. a. mit der Nahrung, mit Getränken oder parenteral sowie

Ausscheidung von Wasser, Elektrolyten, Stickstoff u. a. im Urin und Stuhl.

Auch *Sekretableitungen* werden quantitativ und in ihrer Zusammensetzung genau bestimmt und der Ausscheidung zugerechnet.

Weitere an der Bilanz beteiligte Faktoren müssen überschlagmäßig mitgerechnet werden, nämlich auf der *Plusseite* das Oxidationswasser (Wassergewinn durch Einschmelzung von Körpergeweben) innerhalb 24 Stunden = ca. 300 ml. Auf der *Minusseite* die Flüssigkeitsabgabe durch Haut und Lungen (Perspiratio insensibilis und Perspiratio sensibilis) innerhalb 24 Stunden = ca. 1000 ml.

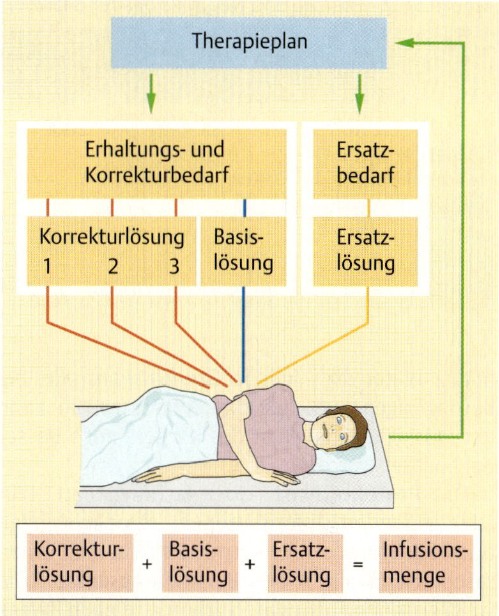

Abb. 38.**18** Therapieplan nach Hartig. Überlegungen des Arztes zur Festlegung der Infusionsmenge.

Bilanzen werden für die einzelnen Anteile des Gesamtstoffwechsels getrennt aufgestellt, z. B. als Wasser-, Natrium-, Kalium-, Stickstoffbilanz. Die häufigste Bilanzierung betrifft den Flüssigkeitshaushalt.

Flüssigkeitsbilanz

Das Pflegepersonal ist für die Flüssigkeitsbilanzierung zuständig. Sie umfaßt das Notieren der Trink- und Infusionsmenge (Zufuhr) und das Sammeln, Messen und Protokollieren der Ausscheidungswerte. Meist stehen spezielle Bilanzblätter zur Verfügung, oder sie wird im allgemeinen Protokollblatt festgehalten (Abb. 36.**5**, S. 1045). Man unterscheidet die *positive* (Zufuhr übertrifft den Verlust), die *ausgeglichene* (Zufuhr entspricht dem Verlust) und die *negative Bilanz* (Verlust übertrifft die Zufuhr).

Die *registrierbare* Bilanz entspricht bei einer Plusbilanz von ca. 700 ml der *effektiven* (zu kalkulierenden) Bilanz (Tab. 38.**2**); das ist der Grund, warum in der Regel eine mäßige Plusbilanz erwünscht ist. Eine Ergänzung zur Flüssigkeits-

Tabelle 38.2 Positiva und Negativa bei der Bilanzierung von Flüssigkeit

	Registrierbare Bilanz +	–	Effektive Bilanz +	–
Flüssigkeitszufuhr (oral, Infusionen)	2000		2000	
Oxidation			300	
Ausscheidung (Urin, Drainagen, Stuhl)		1300		1300
Schwitzen, Verdunstung				1000
	2000	1300	2300	2300
Bilanz	+ 700		ausgeglichen	

bilanz bietet die tägliche *Gewichtskontrolle*, bei Bettlägerigen evtl. mit der Bettwaage. So kann der Flüssigkeitshaushalt des Körpers noch besser beobachtet werden.

Das **Protokollblatt** (Überwachungsblatt) hält alle laufenden Informationen, Beobachtungen und Therapien fest. Es vermittelt dem Arzt einen raschen Einblick in den Behandlungsablauf. Die vorgegebenen Formulare variieren je nach Zweck und Informationsbedarf. Grundsätzlich enthalten sie je eine Rubrik für die

- *Vitalzeichen* – Puls, Blutdruck, Atmung – sowie für andere Messungen wie Temperatur, ZVD, Körpergewicht u. a.;
- *Flüssigkeitsbilanz*, geteilt in Einfuhr (Infusionstherapie, orale Zufuhr, Sondenernährung) und Ausfuhr (Urin, Drainagen, Stuhl, Erbrechen);
- *Therapie* und spezielle *Beobachtungen*.

Ein Beispiel finden Sie in Kapitel 36 (S. 1045).

38.8 Zentrale Venendruckmessung

Der zentrale Venendruck (ZVD) ist eine dynamische Größe des zirkulierenden Blutvolumens im Verhältnis zur Leistungsfähigkeit des rechten Ventrikels. Dieser Druck kann im Hohlvenensystem mit Hilfe eines in die V. cava superior vorgeschobenen Katheters durch Flüssigkeitsmanometrie gemessen werden.

38.8.1 Prinzip der Messung

Die Messung des ZVD erfolgt über einen liegenden zentralen Venenkatheter (zum Einlegen des Venenkatheters S. 1075 ff.).

Der in der oberen Hohlvene liegende Katheter, dessen Spitze dem inneren Nullpunkt entspricht, wird in das Meßsystem eingeschaltet und mittels Dreiwegehahn an ein Steigrohr mit Meßplatte angeschlossen. Dann wird die Nullinie der Meßskala so gerichtet, daß sie mit dem inneren Nullpunkt (Höhe des rechten Vorhofs) korrespondiert (Abb. 38.**20**).

Werte. Der ZVD wird in cmH_2O gemessen. Man will den Druck, der *vor* dem rechten Herzen herrscht, erfahren. Dies ist eine Hilfe, um Veränderungen der Druckwerte im Kreislauf frühzeitig zu erkennen.

Normalwerte: 4 – 12 cmH_2O. *Erniedrigte* Werte sind zu erwarten bei Hypovolämie, *erhöhte* Werte bei Hypervolämie, Stauung im rechten Herzen bei Behinderung des Blutstroms im Herzen (Pulmonalstenose), bei Rechtsherzinsuffizienz mit verminderter Förderleistung oder wegen Veränderung in der Lungenstrombahn.

38.8.2 Vorbereiten der Messung

Es sind drei Schritte erforderlich:

1. Vorbereitung der Infusion und des Meßbestecks,
2. Bestimmung des äußeren Nullpunkts,
3. Einrichten des Meßsystems.

Anschließend kann die Messung durchgeführt werden.

Vorbereiten des Meßsystems

Das Venendruckmeßbesteck wird mit Flüssigkeit gefüllt.

Vorgehen:

- Infusionsständer, Meßskala, Steigrohr richten.
- Infusion mit Meßsystem verbinden (Abb. 38.**20**):
  - der *erste Schenkel* (I) hat einen Einstichteil, der in den Infusionsbehälter eingestochen wird;
  - der *zweite Schenkel* dient (in Verbindung mit dem Steigrohr) der Messung (M);
  - der *dritte Schenkel* (K) ist die Verbindung zum Venenkatheter.

- ❖ Meßsystem mit 0,9%iger NaCl-Lösung füllen. Die Luftblasen müssen in allen Teilen entfernt werden; abklemmen.

Bestimmung des äußeren Nullpunkts

Mit Hilfe der Thoraxschublehre (nach Burri, Abb. 38.**19**) wird der äußere Nullpunkt bestimmt. Die Schublehre ermöglicht die Unterteilung des Thoraxdurchmessers in 2/5- und 3/5-Abstände. Damit kann die Vorhofhöhe (innerer Nullpunkt) außen am Thorax bestimmt werden.

Vorgehen:

- Patient flach lagern.
- Schublehre einschieben (Abb. 38.**19**).
- Den oberen Arm des Geräts auf der oberen Thoraxwand anlegen (Höhe des 4. Interkostalraums) und die Schublehre mit Hilfe einer *Wasserwaage* ins Lot bringen.
- Der rote Zeiger weist nun auf den äußeren Nullpunkt.
- Markierung des Nullpunkts an der seitlichen Thoraxwand.

Einrichten des Meßsystems

Das Meßsystem wird mit dem *liegenden Zentralvenenkatheter* verbunden (Abb. 38.**20**).

Vorgehen:

- ❖ Anbringen der Meßplatte am Ständer. Der beim Patienten festgestellte Nullpunkt muß mit dem Nullpunkt an der Meßlatte übereinstimmen.

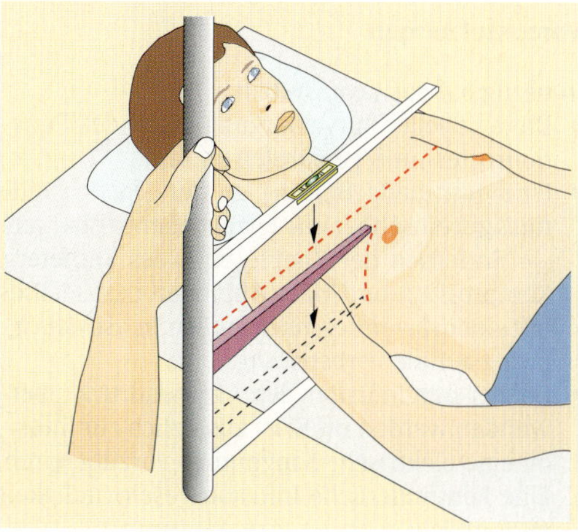

Abb. 38.**19** Anlegen der Thoraxschublehre zur Lokalisierung des Nullpunkts.

- ❖ Meßsystem am Venenkatheter anschließen (K), muß eine Schlaufe bilden. Sobald die Verbindung hergestellt ist, bewegt sich die Meßsäule atemsynchron.

Lagerung des Patienten

Der Patient wird flach oder mit leicht erhöhtem Oberkörper gelagert. Gerade bei Patienten mit Orthopnoe führt eine absolute Flachlagerung zu Atemnot, Angst und auch zu Fehlmessungen (→ Veränderung der Hämodynamik).

Gründe, die gegen Flachlage sprechen:

- Es fließt mehr Blut zurück als vorher, und das geschwächte Herz ist nicht in der Lage, diese Menge weiterzutransportieren.
- Angst und Erregung lösen Preßatmung aus. Durch den höheren intrathorakalen Druck wird das Blut vor dem rechten Herzen gestaut.
- Lagewechsel kann Schmerzen verstärken, wodurch das Atemniveau verändert wird. Auch dies bewirkt einen höheren intrathorakalen Druck.

> Die Messung sollte immer in gleicher Körperlage erfolgen (Oberkörper aber möglichst nicht mehr als 45° erhöht).

38.8.3 Durchführung der Messung

Voraussetzungen

- ❖ Der Patient liegt seit einigen Minuten in der Meßposition.
- ❖ Kontrolle und eventuelle Korrektur des Nullpunkts vornehmen.
- ❖ Die Lage des Katheters muß frei und die Infusionsströmung unbehindert sein. Man läßt vor der Messung die Infusion während einiger Sekunden rascher laufen, damit der Venenkatheter durchgespült wird.
- ❖ Für die Messung wird eine physiologische Lösung (z. B. 0,9%ige NaCl-Lösung) verwendet. Sie muß zusätzlich angehängt werden, wenn Nährlösungen infundiert werden.

Messung

Durch Abklemmen von K kann das Meßsystem gefüllt, durch Öffnen von K und Abklemmen von I die Messung durchgeführt werden (Abb. 38.**20**). Dies entspricht folgendem *Vorgehen*:

- K abklemmen.
- I abklemmen, K öffnen.

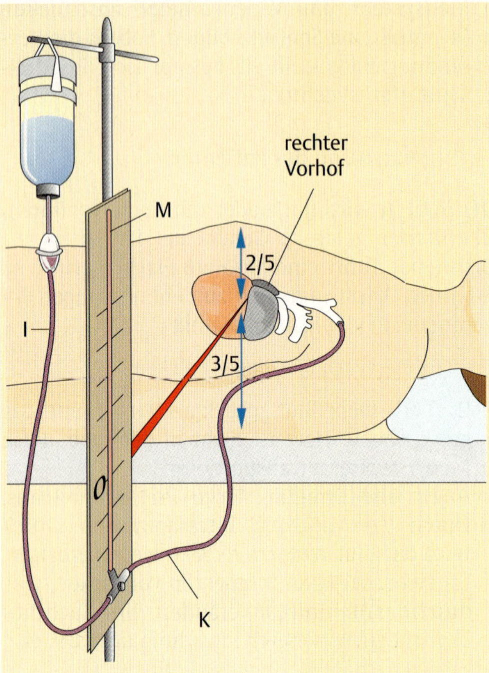

Abb. 38.**20** Der Nullpunkt am Patienten muß vor der Messung exakt dem Nullpunkt am Meßschenkel entsprechen (Bettniveau anpassen). I = Infusionsschlauch, M = Meßschenkel, an der Meßlatte befestigt, K = Verbindung zum Katheter.

- In Schenkel M senkt sich die Flüssigkeitssäule zunächst rasch, dann langsamer. Sie stabilisiert sich unter atemsynchronen Schwankungen auf der Höhe, die dem Druck im oberen Hohlvenensystem entspricht.
- Wert ablesen und als Plus- oder Minuswert (ausgehend vom Nullpunkt) aufschreiben.
- M abklemmen.
- I öffnen und gewünschte Tropfenzahl für die Infusion einstellen.

Häufigkeit der Messung. Nach Arztverordnung z. B. stündlich oder bei großen Infusionsmengen nach jeweils 1 000 ml. Übersteigt der ZVD Werte von 12 – 15 cm Wassersäule (Zeichen einer Hypervolämie), so muß die Einlaufgeschwindigkeit der Infusion gedrosselt werden (Arzt!).

Elektronische Messung. Eine Alternative zur ZVD-Messung mittels Wassersäule stellen elektronische Meßverfahren dar (10 cmH_2O ~ 7,5 mmHg).

Fehlerquellen sind rasch zu erkennen und zu beheben. Ursachen für mögliche falsche Resultate können sein:

falsch tiefe Werte:

- tiefe Atemzüge des Patienten → Patient wiederholt tief durchatmen lassen;
- falscher äußerer Nullpunkt → Kontrolle;
- falscher innerer Nullpunkt → Katheterlage prüfen (Arzt);

falsch hohe Werte:

- Schmerzen, Angst führen zu Spannung und Pressen → beruhigen;
- plötzliche Flachlagerung (vor allem bei Patienten mit Atemnot oder Herzinsuffizienz) → Lage belassen;
- Flachlagerung bei Patienten mit Ileus oder Aszites sowie bei Patienten nach thorakalen und abdominalen Operationen → Lage belassen.

Allgemein kann gesagt werden, daß nicht der absolute Wert (Zahl) des ZDV entscheidend ist, sondern sich abzeichnende Veränderungen in eine bestimmte Richtung Anlaß zur Kontrolle bzw. zum Handeln sind.

38.9 Intraarterielle Infusion

Indikationen sind:

- lokale Langzeitbeeinflussung der distalen Arterien, z. B. Verbesserung der Mikrozirkulation mit Rheomacrodexinfusion,
- Offenhalten einer Arterie für die kontinuierliche direkte arterielle Blutdruckmessung oder wiederholt notwendige Blutgasbestimmung (nur auf Intensivstation).

Voraussetzungen

In bezug auf das *Gefäßsystem*:

- Die arterielle Blutversorgung distal des Punktionsortes muß gewährleistet sein.
- Eine eventuelle Blutung an der Einstichstelle muß gut einsehbar und leicht beherrschbar sein (→ Entfernen der Kanüle bzw. des Katheters, Kompression und/oder Abbinden des Gefäßes mit einem *bereitliegenden großen Stauschlauch*).

In bezug auf die *Vorbereitung*:

- Da bei der Infusion der Arteriendruck überwunden werden muß, ist zusätzlich zur Infusion eine elektrische Saugpumpe vorzubereiten. Eine kontinuierliche Infusionsgeschwindigkeit muß gesichert sein.
- Der Patient soll möglichst flach liegen.

- Die Einstichstelle und die Umgebung sollen frei von Körperhaaren sein; Rasur nach Bedarf.

Durchführung

- Punktion der Arterie wie S. 1058 f.
- Kanüle (Katheter) durch Lock-System mit Infusionsschlauch verbinden (Dekonnektion muß unbedingt vermieden werden).
- Die intraarteriell liegende Leitung gut sichtbar als „arteriellen Weg" bezeichnen.

Überwachung

Zur Vermeidung von Komplikationen ist bei jeder Manipulation am System absolute Asepsis zu gewährleisten. Zusätzlich ist auf eine eventuelle Blutung zu achten. Unregelmäßigkeiten (System, Tropfgeschwindigkeit usw.) sowie Reaktionen des Patienten sind rasch zu erfassen.

Nach *Entfernung* der Infusion muß das Gefäß komprimiert werden.

38.10 Subkutane Infusion

Wie der Name sagt, handelt es sich hier um das Einfließenlassen von größeren Flüssigkeitsmengen unter die Haut. Die s.c. Infusion kommt weniger im Krankenhaus zur Anwendung als in der Heimpflege oder in der Geriatrie.

Die subkutane Infusion ist eine einfache Möglichkeit, einen Flüssigkeitsmangel zu kompensieren. Die Tageszufuhr darf aber 1000–1500 ml nicht überschreiten, da größere Mengen nicht resorbiert werden können. Zur besseren Resorption wird vor der Infusion ein Resorptionsmittel (z.B. Permease, Kinetin) langsam injiziert.

Infusionslösungen. Es eignen sich nur physiologische Lösungen:
- 0,9 %ige Kochsalzlösung,
- 5 %ige Traubenzuckerlösung.

Medikamente dürfen *nicht* beigemischt werden.

Einstichstellen. Außenseite und Vorderseite des Oberschenkels, u.U. auch die Bauchdecke. Es empfiehlt sich, jeweils die Hälfte der Flüssigkeit in den rechten und linken Oberschenkel einfließen zu lassen. Die Firmen stellen *zweischenkelige Infusionssysteme* zur Verfügung mit entsprechenden (langen) Kanülen.

Kontraindikation. Wasser-, Elektrolyt- und Stoffwechselentgleisungen, Störungen der Blutgerinnung, Schockzustände. In diesen sowie in Notfallsituationen ist immer ein intravenöser Zugang notwendig.

Die **Vorbereitung** und **Durchführung** entspricht grundsätzlich der oben besprochenen i.v. Infusion (außer dem s.c. Zugang). Die Tropfgeschwindigkeit soll so eingestellt werden, daß die Infusion in 4–6 Stunden einlaufen kann (wenn keine andere Verordnung vorliegt).

38.11 Blut- und Blutderivatinfusionen

38.11.1 Blutgruppensysteme

AB0-System

Dieses zuerst entdeckte Blutgruppensystem (Landsteiner 1901) ist auch heute noch für die Transfusionspraxis am wichtigsten. Die *Merkmale* (Antigene) findet man an der Oberfläche der Erythrozyten und an fast allen Zellmembranen des menschlichen Organismus. Sie sind durch entsprechende Erbanlage (Gene) kontrolliert, und zwar sind es A, B und 0, von denen jeweils eines den dafür zuständigen Chromosomenplatz besetzt. Das Gen A bewirkt, daß alle Körperzellen (also nicht nur die Erythrozyten) die für die serologische A-Eigenschaft spezifische Gruppensubstanz (Mucopolisaccharid) ausbilden. Man spricht von *Antigen*, Agglutinogen oder von antigenen Haftstellen, da sie mit dem entsprechenden *Antikörper* in Form einer *Agglutination* der Zellen reagieren. Dasselbe trifft auch für das B zu. Das 0 hat hingegen keine nachweisbare antigene Eigenschaft, es gibt kein Anti-0. So entsteht das in Abb. 38.**21** ersichtliche Muster. Ein einfaches Reaktionsschema ist in Abb. 38.**22** dargestellt. Sind die Resultate nicht eindeutig, müssen zusätzlich die Untergruppen bestimmt werden.

Antikörpersystem

Neben der AB0-Eigenschaft müssen auch die für die einzelnen Blutgruppen typischen Antikörper im Serum (Anti-A und Anti-B) = *reguläre* Antikörper sowie die selteneren sog. *irregulären* Antikörper (Kälteagglutinine) bestimmt werden. Die Antikörper werden *Isoagglutinine* genannt.

Rh-System

Dieses von Landsteiner u. Wiener (1940) entdeckte System hat eine entscheidende Bedeutung und hat die komplikationslose Transfusion erst richtig ermöglicht.

Die Rhesusantigene (es sind sechs; D, d, C, c, E, e) sind ebenfalls Erbanlagen, die als Genpaare Dd,

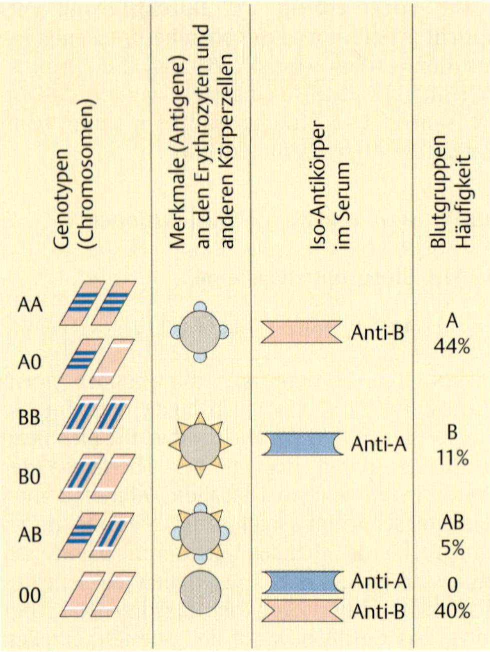

Abb. 38.**21** Die Bezeichnung von Genen, Antigenen und Isoantikörpern zu Genotypen und Blutgruppen im AB0-System (aus Spielmann, W., S. Seidl: Einführung in die Immunitätshämatologie und die Transfusionskunde, 2. Aufl. Verlag Chemie, Weinheim 1980).

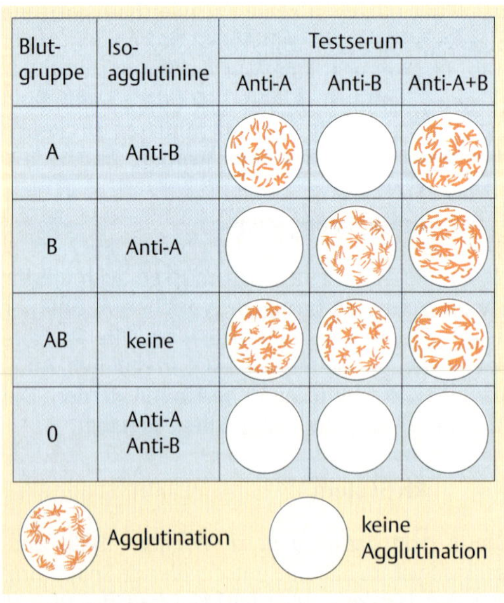

Abb. 38.**22** Einfaches Reaktionsschema für die AB0-Blutgruppenbestimmung.

Cc, Ee gekoppelt sind. Bestimmte Genpaare sind häufiger, andere seltener. Der mit dem großen Buchstaben bezeichnete Faktor ist stets dominant, und unter diesen hat D die stärkste Ausprägung. Daher werden D-Träger als Rhesus-positiv (Rh^+) bezeichnet. Das D-Antigen ist bei 83 % der weißen Bevölkerung vorhanden, fehlt es, spricht man von Rhesus-negativen Personen (rh^-).

Die *Antikörper* des Rh-Systems sind vorwiegend *Immunantikörper* (sie entstehen durch Transfusion oder Gravidität). Der häufigste Antikörper ist das Anti-D oder Anti-Rho. Insgesamt gibt es über 30 Antikörper im Rh-System.

Andere Blutgruppensysteme

Neben diesen wichtigsten Blutgruppensystemen gibt es noch eine große Anzahl *seltener Gruppen* (z. B. das Kell-, Duffy-, Kidd-, MNSs-System u. a.).

38.11.2 Blutkonservierung

Blutkonservierungen sind erst möglich, seitdem die gerinnungshemmenden Substanzen wie das Natriumcitrat (Dagote u. Mitarb. 1914) und das Heparin (McLean 1916) entdeckt wurden.

Natrium citricum 3,13 % vermag das Blut im Verhältnis 1 : 9 für einige Stunden und im Verhältnis 1 : 5 für einige Tage ungerinnbar zu machen. Will man eine längere Haltbarkeit, so ist der Zusatz eines *Konservierungsmittels* erforderlich. Die so entstandene Konservierungslösung ist als *ACD-Stabilisator* bekannt (A = Acidum citricum, C = Natrium citricum, D = Dextrose).

Die zulässige *Konservierungsdauer* beträgt bei + 4 bis + 6 °C drei Wochen.

Risiken der Blutübertragung

Trotz der großen Fortschritte auf dem Gebiet der Transfusionsmedizin lassen sich Transfusionszwischenfälle (bis zu 2 % aller Transfusionen) nicht ganz vermeiden. Die häufigsten Risiken sind aus Tab. 38.**3** ersichtlich, die Anforderungen an den Blutspender aus Tab. 38.**4**.

Alle Blut- und Plasmaderivate sind auf Abwesenheit von HB_S-Antigen, HC- und HIV-Antikörper getestet. Auch sind die Präparate antiviral. Eine Einschränkung: HC- und HIV-Antikörper sind erst 2 – 6 Monate nach der Infizierung nachweisbar; Bluttransfusionen *könnten* also infiziert sein, der Prozentsatz sei (bei verantwortlichem Handhaben!) allerdings verschwindend klein, sagen die Fachleute.

Tabelle 38.**3** Risiken der Blutübertragung (aus Abdulla, W., R. Frey: Bluttransfusion und Blutgerinnung. Fischer, Stuttgart 1979)

Immunologisches Risiko	– pyretische Reaktion – anaphylaktische Reaktion – hämolytische Reaktion
Metabolisches Risiko	– Hypothermie – Gerinnungsstörung, Mikroaggregation – Azidose – Hämolyse – Hyperkaliämie – Ammoniakerhöhung – Citratüberschuß
Infektionsrisiko	– Kontamination – Hepatitis – AIDS – Lues – Malaria – Entero-, Herpesviren

Tabelle 38.**4** Anforderungen an den Blutspender

Gesundheitszustand	– gute Gesundheit – nicht unmittelbar nach Impfungen – nicht unmittelbar nach Krankheit
Alter	18 bis ca. 65 Jahre
Gewicht	über 50 kg
Risikoträger	müssen ausgeschieden sein: – durchgemachte Risikokrankheiten, insbesondere Hepatitis – AIDS-Antikörper-Träger
Häufigkeit	2 – 3 Spenden pro Jahr

38.11.3 Blut- und Blutderivate

Der Begriff „Bluttransfusion" (lat. transfundere = hinübergießen) stammt aus der Zeit der *direkten* Transfusion. Blut wurde von einem Menschen zum anderen herübergeleitet. Heute werden die Blutspenden so verarbeitet, daß eine sog. Substitutionstherapie (ersetzt wird, was fehlt) vorgenommen werden kann – *Hämotherapie nach Maß*. Dadurch können die Blutspenden maximal verwertet und das Übertragungsrisiko vermindert werden (größere Wirkung bei kleinerem Risiko). Vollblut wird nur noch höchst selten benötigt.

Man unterscheidet die *Zellpräparate* (Erythrozyten, Thrombozyten, Leukozyten) und die *Plasmafraktionen* (Abb. 38.**23**).

Tab. 38.**5** gibt einen Überblick über die gebräuchlichsten Blutkonserven und -konzentrate.

Tabelle 38.**5** Blutkonserven und Blutpräparate

Blutkomponente	Lagerungsdauer	Bestandteile (Besonderes)	Anwendung
Erythrozytenkonzentrat	im geschlossenen Beutel abhängig vom Stabilisator 3 – 6 Wochen	leukozytenarm und buffy-coat-frei	Bei größerem Blutverlust und Anämien; erhöht die O_2-Transportkapazität
Gewaschene Erythrozyten	6 Std.	leukozytenarm und praktisch eiweißfrei durch 5 – 6malige Waschung zwecks Plasmafreiheit	z. B. bei Allergien gegen homologes Plasma und zur Vermeidung der K-Übertragung bei chronischer Niereninsuffizienz
Thrombozytenreiches Plasma	5 Tage	–	bei Thrombozytopenie, steigert Plättchenkonzentration
Thrombozytenkonzentrat	bis 48 Std.	–	bei Blutgerinnungsstörungen infolge Thrombozytopenien (Spezialfilter benutzen)
FFP – Fresh-frozen-Plasma	bei – 30 °C bis 1 Jahr	tiefgefrorenes Einzelspenderplasma mit minimalem Zellgehalt	bei Gerinnungsstörungen, Nasenblutungen, Leberversagen

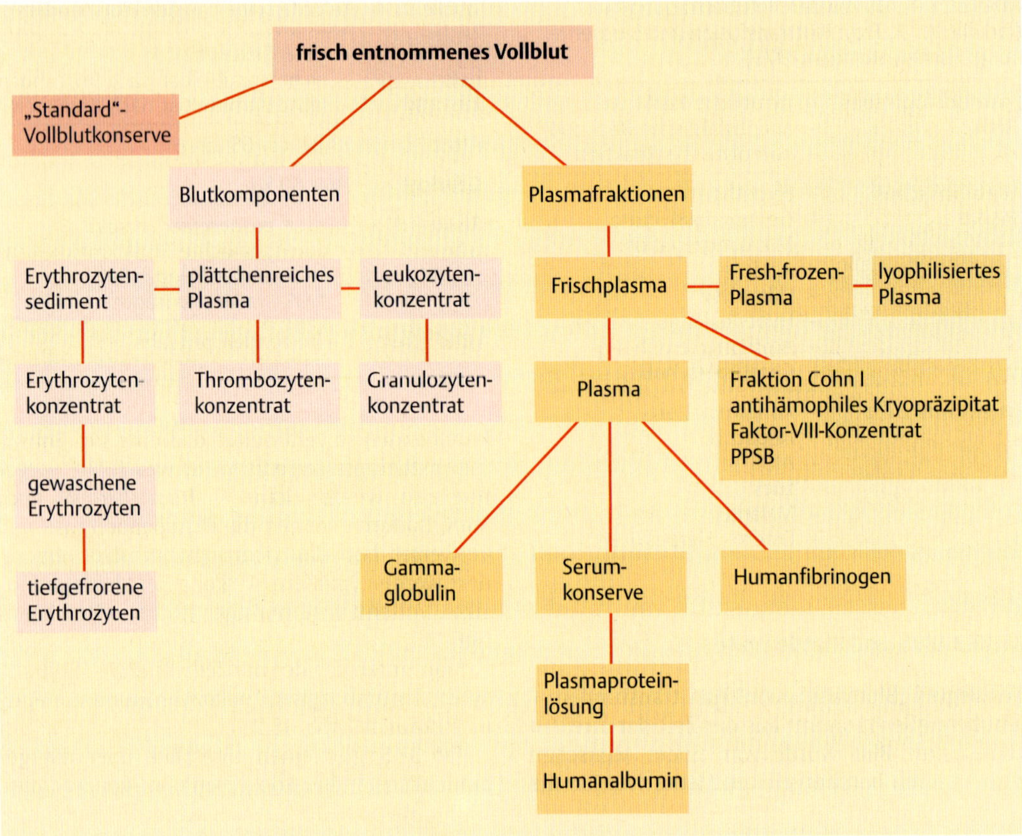

Abb. 38.**23** Schematische Aufgliederung der Blut- und Plasmaderivate (aus Abdulla, W., R. Frey: Bluttransfusion und Blutgerinnung. Fischer, Stuttgart 1979).

Prinzipien der Ersatztherapie

Massive Blutverluste müssen sofort und gezielt angegangen werden. Lebensbedrohlich sind:
- Blutvolumenmangel,
- mangelhafte O_2-Versorgung,
- Blutstillungsstörung.

Ein onkotisches Defizit ist nicht akut lebensbedrohlich. Die damit verbundene Überwässerung der Haut und der Schleimhäute kann deshalb nach erfolgter chirurgischer Blutstillung mit konzentrierten Albuminlösungen behoben werden.
Deshalb gilt folgende Regel:
- Erythrozytenkonzentrate bei Blutverlust,
- Plasmaersatzlösungen als Volumenersatz,
- Albuminlösungen bei onkotischen Defiziten.

Soweit als möglich werden heute Eigenblutspenden bevorzugt (Autotransfusion oder autologe Transfusion):
- Bei geplanten Eingriffen wird das Blut vorher in mehreren Dosen entnommen und aufbereitet für denselben Patienten.
- Während des Eingriffs wird das abgesaugte Blut samt der abgesaugten Spülflüssigkeit filtriert und dem Patienten retransfundiert.
- Das sich in den Redons und anderen Sammelbehältern von Wunddrains ansammelnde Blut kann aufbereitet und filtriert retransfundiert werden.

38.11.4 Blutgruppenbestimmung und Verträglichkeitsproben

Blutgruppenbestimmung

Blutgruppe und Rhesusfaktor werden von einer Blutzentrale oder einem Labor bestimmt. Der Blutgruppenausweis sollte wie der Personalausweis immer bei sich getragen werden.

Bei Transfusionen von Blutkonserven, Zellpräparaten und frischgefrorenem Plasma ist vor der Anwendung eine Bestimmung der Zelleigenschaften (Agglutinogene, Antigene) des Patienten notwendig. Das Labor braucht dazu 10 ml Nativblut.

Verträglichkeitsproben

Sie werden in Speziallabors durchgeführt. Getestet werden Empfängerblut (Patient) und Spenderblut (gruppengleiche vorgesehene Konserve). Ist die Reaktion negativ, so bedeutet dies, daß eine „Verträglichkeit" besteht und daß die Konserve für den getesteten Patienten freigegeben werden darf (getestetes Blut muß bald verabreicht werden, der Test ist zeitlich limitiert).

Zur Verträglichkeitsprobe werden 10 ml Nativblut gebraucht.

Zeitbedarf. Für eine Routine-Verträglichkeitsprobe braucht das Labor normalerweise 2 Stunden; in Notfallsituationen kann sie in einer Stunde verfügbar sein (nur ungetestete Blutkonserven könnten sofort übertragen werden).

Sicherheitskontrolle am Krankenbett

Unmittelbar vor der Verabreichung muß die Blutkonserve geprüft (in Deutschland vom Arzt, in der Schweiz von zwei diplomierten Pflegepersonen) und die Freigabe mit der Unterschrift bestätigt werden.

Etikett. Nummer des Spenders (Blutkonserve) mit Nummer des Pilotröhrchens und Nummer der Karte, Entnahmedatum, Verfalldatum, Name, Vorname und Geburtsname des Patienten müssen vermerkt sein.

Verträglichkeitsprobekarte. Vielerorts ist die Kontrolle mittels Bedside-Test oder Eldon-Karte üblich. Dabei handelt es sich um eine Testkarte, mit der die Blutgruppe und der Rhesusfaktor des Patienten vor der Transfusion nochmals geprüft werden. Die Testseren müssen beim *Bedside-Test* zugetropft werden, bei der *Eldon-Karte* sind sie auf den einzelnen Feldern aufgebracht und eingetrocknet (Anti-A, Anti-B und Anti-A-B).

Durchführung der Kontrolle mit der Eldon-Karte

- In eine Pipette Leitungswasser aufziehen und auf jedes Feld einen Tropfen geben. Die Pipette muß senkrecht gehalten werden und darf die eingetrocknete Substanz nicht berühren.
- Die Trockensubstanz durch Umrühren mit einem Stäbchen auflösen. Für jedes Feld ein eigenes Stäbchen benützen.
- Auf jedes der vier Felder einen Tropfen Patientenblut geben und mit einem jeweils frischen Stäbchen verrühren.
- Die durch die Agglutination festgestellte Blutgruppe und den Rhesusfaktor mit denen des Konservenblutes vergleichen und nach Identität die Transfusion anschließen.
- Sollte keine Übereinstimmung bestehen, darf auf keinen Fall transfundiert werden.

Aus haftungstechnischen Gründen muß der vorgenommene Test dokumentiert werden. Dazu genügt es, den rechten Teil der Karte aufzubewahren.

38.11.5 Durchführung der Transfusion

Vorbereitung

- Patient informieren und (wenn möglich) seine Genehmigung einholen (Angehörige der Zeugen Jehovas lehnen Transfusionen oder plasmahaltige Infusionen ab. Zur Sicherstellung der Angelegenheit tragen sie in aller Regel ein Dokument zur medizinischen Versorgung bei sich. Dieses ist amtlich beglaubigt, trägt die Unterschrift des Patienten, entbindet Ärzte und medizinisches Personal von den eventuellen Folgen einer nicht verabreichten Transfusion und zeigt die biblischen sowie rechtlichen Quellen dieser Entscheidung.) Je besser der Patient informiert ist, um so größer ist seine Bereitschaft, auf evtl. auftretende Reaktionen zu achten und diese zu melden (Transfusionszwischenfälle S. 1088 f.).
- Frühzeitige Bestellung und Testung der Blutkonserve; falls das Testblut älter ist als zwei Tage, neues Testblut abnehmen. Die *Blutkonserven* werden im Laborkühlschrank aufbewahrt, nicht auf der Abteilung. Sie sollen nach Ankunft auf der Station sofort verabreicht werden (nicht herumliegen lassen). Aufwärmen nur nach spezieller Verordnung; üblicherweise haben die Beutel bis zur Transfusion Zimmertemperatur erreicht.

- Material vorbereiten: alles zur Venenpunktion bzw. zum Legen einer Infusion (S. 1073 f.); es wird ein *spezielles Transfusionsbesteck* mit eingebautem Filter in der Tropfkammer gebraucht.
- Lagerung des Patienten vornehmen.

Durchführung

- Beutel oder Flasche mehrere Male sorgfältig kippen (nicht schütteln).
- Infusionsbereitschaft herstellen. Besteck montieren je nach Beutel- oder Flaschensystem: Füllen der Tropfkammer, des Filters und des Schlauches. Schlauchsystem muß luftleer sein.
- Nochmalige Sicherheitskontrolle direkt vor der Venenpunktion, wie oben beschrieben.
- Punktion der Vene (S. 1057 f.).
- Anschließen des Transfusionssystems, gut fixieren, Klemme lösen.
- Tropfgeschwindigkeit regulieren. Arztverordnung exakt einhalten. Normalerweise läuft die Transfusion in den ersten 15 Minuten langsam (außer bei Notfällen), dann meist 40–60 Tropfen/min.

Überwachung

Zu Beginn ist eine kontinuierliche Überwachung angezeigt (meist während 15 Minuten), dann sporadisch kontrollieren. Mögliche Zeichen einer *Inkompatibilität* (Unverträglichkeit) sind Rötung oder Blässe der Haut, Ausschläge, Ödeme, Kopfschmerzen, Schüttelfrost, Fieber, Atemprobleme, Blutdruckabfall, Rückenschmerzen, Erbrechen usw. Auch auf geringfügige Zeichen einer Transfusionsreaktion muß sofort reagiert werden (s. unten).

Abschluß der Transfusion

- Der Schlauch wird abgeklemmt, die Pflasterstreifen werden gelöst. Ein steriler Tupfer wird auf die Einstichstelle gedrückt und die Kanüle entfernt (wenn nicht eine weitere Infusion angeschlossen wird bzw. die Vene offengehalten werden muß).
- Liegt ein Venenkatheter, wird er mit physiologischer Kochsalzlösung gespült.
- Blutbeutel mit Blutrest (in der Regel 10 ml) und Pilotröhrchen zurück ins Labor geben.
- Transfusionsbericht ausfüllen bzw. vervollständigen. Wo üblich, vom Arzt unterschreiben lassen und an die Blutzentrale zurückschicken. Eine Kopie wird an die Patientendokumentation geheftet.
- Nachkontrolle des Patienten: Zustand, Befinden, Vitalzeichen, später auch Urin (Gallenfarbstoffe). Transfusionsreaktionen können auch *nach* der Übertragung auftreten.

> - Die Richtlinien der Infektions- und Kontaminationsprophylaxe exakt einhalten (Handschuhe tragen).
> - Bluterwärmung ist nur bei raschem Einlaufen notwendig (s. Massentransfusion): nur spezielle Geräte benützen, wie Durchlauferwärmer, elektrische Blutwärmer.

Transfusionsreaktionen und Sofortmaßnahmen

Transfusionsreaktionen können lebensbedrohlich sein. Überwachung einer laufenden Transfusion sowie rasche Reaktion bei Auftreten von Symptomen sind oberstes Gebot.

> **Wichtig:** Bei ersten, unklaren Symptomen ist die Transfusion sofort zu unterbrechen und der Arzt zu benachrichtigen. Infusion von NaCl-Lösung bereitstellen, wenn nötig anschließen. Den Venenzugang unbedingt erhalten. Im übrigen gelten die jeweiligen Arztverordnungen.

Unverträglichkeit oder Hämolyse:
- Kopf-, Gelenk-, Gliederschmerzen;
- Unruhe, Beklemmungsgefühl, Atemnot;
- Übelkeit, Erbrechen;
- evtl. Schockzeichen: Tachykardie, Blutdruckabfall, Oligurie.

Sofortmaßnahmen: Transfusion abbrechen → Arzt → Schockbehandlung.

Allergie, kann bei wiederholter Transfusion auftreten:
- Urtikaria, Hautrötung;
- Temperaturanstieg, Blutdruckabfall.

Sofortmaßnahmen: Transfusion langsam stellen → Arzt → weitere Weisungen abwarten (meist symptomatische Hilfe).

Bakterielle oder pyrogene Reaktion bei kontaminiertem Blut oder System (infolge langer Standzeit):
- Schüttelfrost, Fieber;
- evtl. septische Spätfolgen.

Sofortmaßnahmen: Transfusion unterbrechen → Arzt → symptomatische Therapie und Pflege dem Befinden entsprechend.

Kontrollen und Überwachung:
- Blutentnahme (10 ml Nativblut). Entnommenes Blut, Konserve mit restlichem Blut, Pilotröhrchen, frisch entnommene Urinprobe sofort ins Labor (Blutzentrale) schicken.
- Kontinuierliche Überwachung des Patienten (Monitoring je nach Zustand) über längere Zeit, um Spätkomplikationen zu erfassen.
- Urin sammeln zur 24-Stunden-Flüssigkeitsbilanz zur Früherfassung einer Nierenschädigung.
- Exakte und laufende Dokumentierung.

38.11.6 Spezielle Transfusionen

Massentransfusion

Von Massentransfusion spricht man, wenn größere Mengen Blut transfundiert werden müssen. Große Blutmengen sind erforderlich
- bei großem Blutverlust,
- bei großen Operationen im Thorax- oder Bauchraum,
- zum Blutaustausch, z. B. nach Transfusionszwischenfällen.

Zu beachten:
- Der Patient darf nicht alleingelassen werden.
- Das Blut soll auf ca. 35 °C erwärmt werden, da bei zu kaltem Blut (wenn dieses rasch verabreicht wird) die Gefahr von Arrhythmie und Kammerflimmern besteht (insbesondere bei Kavakatheterzugang). Bei kaltem Blut ist zudem das Sauerstoffbindungsvermögen der Erythrozyten herabgesetzt.

Vorsicht
- ❖ Eine einmal erwärmte Konserve muß sofort verwendet werden. Nie für einen späteren Gebrauch aufbewahren!
- ❖ Eine Übererwärmung des Blutes führt zu Hämolyse und Eiweißdenaturierung.

Drucktransfusion

Schnelltransfusion unter Überdruck, z. B. bei Massentransfusion. Es sollen dafür nur spezielle emboliesichere Methoden angewendet werden:
- ❖ *Druckinfusionsgeräte* (S. 1072 f.);
- ❖ *Druckmanschetten*, die speziell für die Beutel angefertigt sind. Die Handhabung ist ähnlich wie bei der Blutdruckmessung: Der Druck entsteht durch Zusammendrücken des Beutels.
- ❖ *Ungesicherte Luftgebläse*, die mit einem zwischengeschalteten V-Stück angeschlossen werden, dürfen *nur* von geübten Personen angewandt werden. Der Druck entsteht durch Einblasen von Luft in den Beutel/die Flasche, wodurch infolge Überdruck der Blutstrahl in die Vene gepreßt wird. Der Druck muß vor dem Leerlaufen der Konserve aufgehoben sein, da sonst eine Luftembolie entsteht.

Vorsicht
- ❖ Eine zu hohe Transfusionsgeschwindigkeit kann zu Kreislaufüberlastung führen, was ein Lungenödem zur Folge haben kann.
- ❖ Drucktransfusionen gut überwachen, sowohl den Patienten wie das System.

Autotransfusionen

Die Infektionsgefahr bei der Transfusion von Blut und von Blutderivaten (Erythro- und Thrombozytenkonzentration) ist, wie S. 1084 beschrieben, nie ganz auszuschließen. Ein Ausweg sind Erythropoetingaben zur Bildung roter Blutkörperchen sowie die stabilen Blutprodukte (Humanalbumin, Plasmaproteine, Plasmaproteinfraktionen) und das fremdblutfreie Operieren bzw. die *Eigenbluttransfusion*. Letztere ist auch eine Variante für Personen, die aus religiösen Gründen keine Fremdblutübertragung annehmen können.

Prinzipiell werden *folgende Verfahren* angewendet:
- präoperative Blutentnahme und Reinfusion der gefilterten und tiefgekühlten Blutkonserve;
- intraoperative maschinelle Autotransfusion mittels Spezialgerät;
- postoperative Autotransfusion, insbesondere nach Hüftoperationen.

Die Vorteile der Eigenbluttransfusion liegen neben der Infektionsfreiheit auch in der Allergievermeidung, der Knochenmarkstimulierung und der Kostenersparnis.

Austauschtransfusion

Diese Sonderform der Transfusion ist notwendig beim Morbus haemolyticus neonatorum, und zwar immer dann, wenn der Bilirubinspiegel über 20 mg/dl liegt. Die Hämolyse der kindlichen Erythrozyten kann heute dank verbesserter Diagnostik schon in den ersten Tagen nach der Geburt festgestellt werden. Steigt der Bilirubingehalt im Serum am ersten Lebenstag über 8 mg/dl an, kann man davon ausgehen, daß er sich bis zum 4. – 5. Tag auf über 20 mg/dl erhöht.

Vorgehen:

- Eine Kanüle oder ein Kunststoffkatheter wird in die Nabelvene eingeführt.
- Mit einer Spritze mit Dreiwegehahn wird in 20-ml-Portionen das Rh-positive Blut entfernt und rh-negatives Blut zugeführt. Insgesamt wird das Zwei- bis Dreifache des Blutvolumens des Kindes ausgetauscht. Es sind also 600–900 ml Blut nötig.

38.11.7 Plasma und Plasmaderivate

Plasma wird durch Zentrifugieren der Blutkonserve oder durch Plasmaphorese gewonnen. Der Eiweißgehalt liegt zwischen 7 und 8 g/dl, davon sind 4–5 g Albumine und 0,2–0,4 g Fibrinogen, der Rest setzt sich aus den Globulinen zusammen. Die wichtigsten *Plasmaderivate* sind

- Albuminlösungen,
- Konzentrate von Gerinnungsfaktoren,
- Konzentrate von Gerinnungsglobulinen.

In Tab. 38.**6** und 38.**7** finden Sie die wichtigsten Informationen zu **Indikation** und **Verabreichung**.

Vorbereitung der Plasmafraktion

- Verfalldatum beachten.
- Trockensubstanz unter streng aseptischen Bedingungen auflösen. Beiliegende Überleitungsgeräte und Lösungsmittel bzw. Aqua destillata verwenden. Sicheres Handhaben muß gewährleistet sein.
- Präparate, die aus dem Kühlschrank kommen, auf Zimmertemperatur erwärmen. Damit sich das Präparat rascher löst, empfiehlt es sich, die Lösungsmittelflasche während einiger Minuten in ein Wasserbad von maximal 37 °C zu stellen (vollständiges Auflösen ist wegen Substanzverlust dringend zu beachten!).

Tabelle 38.**6** Plasmaderivate (Schweizerisches Rotes Kreuz)

Bezeichnung	Besonderheit	Indikation	Verabreichung
Albuminpräparate			
– pasteurisiertes Plasmaprotein PPL 5 %	Lösung der Albuminkomponente des Blutes, isoonkotisch	Kreislauffüllung bei Blutverlust und Wundschock	als Infusion in Flaschen (zu 100–500 ml) 60–80 Tr./min
– Humanalbumin Albumin 20 %	wie oben	i. v. Eiweißzufuhr bei Eiweißmangelzuständen	Kurzinfusion (2 ml/min) (Flasche zu 20–100 ml)
Gerinnungspräparate			
– Fibrinogen 1 g	enthält die Fraktion Cohn I, gefriergetrocknet	Blutstillung bei auf Fibrinogenmangel beruhender Gerinnungsstörung	Trockensubstanz auflösen → Kurzinfusion (30–40 Tr./min)
– antihämophile Fraktion	enthält den Gerinnungsfaktor VIII	Behandlung, evtl. Verhütung von auf Faktor-VIII-M (Hämophilie A) beruhender Blutung	wie oben
– Faktor-VIII-Konzentrat	enthält 200 bzw. 500 IE Faktor VIII + 75 bzw. 150 mg Fibrinogen	zur Prophylaxe und Therapie von Blutungen bei Hämophilie A	wie oben
– Faktor-IX-Komplex	mit Gerinnungsfaktor IX angereichert; enthält zusätzlich therapeutische Menge Faktor II, VII, X und ist mit Heparin stabilisiert	Behandlung, evtl. Verhütung von auf Faktor-IX-Mangel (Hämophilie B) beruhender Blutung	Trockensubstanz auflösen → i. v. Injektion

Tabelle 38.7 Immunglobuline (Schweizerisches Rotes Kreuz)

Bezeichnung	Besonderheit	Indikation	Verabreichung
Globuline	Immunglobuline, die aus gepooltem Plasma von 8000 menschlichen Spenden isoliert werden	– alle Formen von angeborenen und erworbenen Antikörpermangelzuständen (Agammaglobulinämie, Hypogammaglobulinämie u. a.) – Prophylaxe bei gesunden Individuen mit erhöhtem Expositionsrisiko, z. B. Hepatitis A, Masern, Röteln – Prophylaxe und/oder Therapie bei reduzierter Immunabwehr infolge immunsuppressiver oder zytostatischer Behandlung, z. B. Varicella-Zoster, Zytomegalie – schwere bakterielle und virale Allgemeininfektionen in Ergänzung zur Antibiotikatherapie – idiopathische thrombozytopenische Purpura	Trockensubstanz auflösen → Kurzinfusion
Gammaglobulin 16 %	Immunglobuline, die aus mindestens 1000 menschlichen Spenden isoliert werden	Verhütung und Abschwächung von Viruskrankheiten wie Masern, Hepatitis A	i. m. Injektion
Immunglobuline Anti-D	wird aus Muskelplasma hergestellt, das von rh-negativen Spenderinnen stammt, die durch Schwangerschaft gegen den Rhesusfaktor D sensibilisiert worden sind	Verhütung der auf einer Rhesusunverträglichkeit zwischen Mutter und Kind beruhenden „Rhesuskrankheit des Neugeborenen" und deren Komplikationen	i. v. Injektion
Wichtig:	Verabreichungsart (i. m., i. v.) genau nach Vorschrift. Beipackzettel bzw. Arztverordnung beachten.		

Immunglobuline: Antivaccina (Pocken), Antivaricella (Windpocken), Antitetanus, Antihepatitis B s. Immunisierung S. 385 ff.

Wichtig

- Aufgelöste Substanzen innerhalb von 10 Minuten infundieren, angebrochene Ampullen verwerfen.
- Applikation (Verabreichungsart, Tropfgeschwindigkeit, Besonderheiten) der Ampullenpackung entnehmen oder Arztverordnung einholen.
- Die einzelnen Präparate sind kodiert. Dieses Code-Etikett muß in die Patientendokumentation geklebt werden.
- Bei der Verabreichung von Humanalbumin kann es zum anaphylaktischen Schock kommen. Die Verabreichung muß deshalb langsam und unter Beobachtung erfolgen.

Weiterführende Literatur

Gabka, J.: Injektions- und Infusionstechnik, 4. Aufl. de Gruyter, Berlin 1988

Glück, D., B. Kubanek: Transfusionsmedizin. Fischer, Stuttgart 1989

Grundmann, U., J. Simon: Punktions- und Infusionstechnik. Bibliomed, Melsungen 1986

Hildebrand, N.: Praktische Injektions- und Infusionstechniken. Jungjohann, Neckarsulm 1984

Lawin, P.: Neue Aspekte und Trends in der parenteralen Ernährung. Springer, Berlin 1989

Lutz, H.: Plasmaersatzmittel, 4. Aufl. Thieme, Stuttgart 1986

Metaxas-Bühler, M.: Blutgruppen und Transfusion. Huber, Bern 1986

Mueller-Eckhardt, Chr.: Transfusionsmedizin. Springer, Berlin 1988

Roth, E.: Handbuch der Infusionstherapie und klinischen Ernährung, Bd. II: Grundlagen und Techniken der Infusionstherapie und klinischen Ernährung. Karger, Basel 1985

Spielmann, W.: Transfusionskunde, 4. Aufl. Thieme, Stuttgart 1990

Zumkley, H.: Wasser-, Elektrolyt- und Säure-Basen-Haushalt. Thieme, Stuttgart 1976

39 Wundbehandlung, Wundpflege

39.1 Die Wunde

Jede Durchtrennung von Haut oder Schleimhaut wird als Wunde bezeichnet. Wunden werden üblicherweise nach der Art der einwirkenden Schädigung unterteilt. Die meisten Wunden sind mechanisch verursacht.

Eine *Sonderform* der Schnittwunde ist die **Operationswunde**. Da sie unter aseptischen Bedingungen entsteht, hat sie die geringste Infektionsgefahr und die beste Heilungstendenz. Man nennt diese Wunden *iatrogen* (vom Arzt verursacht), in Abgrenzung zur *unfallbedingten* Gewebezerstörung.

39.1.1 Einteilung

Die Einteilung ergibt sich aus *Ursache* und *Auswirkung*. So unterteilt man in:
- *Mechanische* Wunden. Je nach ihrer Entstehung gibt es die Schürf-, Quetsch-, Schnitt-, Stich-, Platz-, Schuß- oder Rißwunden; dazu kommen die Bißwunden (meist Tier-, seltener Menschenbiß) sowie die Insektenstichwunden.
- *Thermische* Wunden infolge Verbrennung oder Unterkühlung (Hitze- und Kälteschäden).
- *Chemische* Wunden. Stoffe, die chemische Wunden (Verätzungen) hervorrufen, sind Alkalien, Säuren, Metallsalze, Kampfstoffe.
- *Bestrahlungsschäden.* Sie treten auf nach Nuklearexplosionen oder Strahlenunfall.

Eine andere Einteilung ist jene, die für die Wundpflege und -behandlung Bedeutung hat – *aseptische, kontaminierte, septische* (S. 1095) – und die in offene und geschlossene Wunden:

Offene Wunden sind Wunden, bei denen die Haut- oder Schleimhautoberfläche zerstört ist. Je nach Tiefe und Ausmaß unterscheidet man:
- *Oberflächliche* Wunden. Es sind Wunden, die die Epidermis nicht durchtrennen (Erosion, Schürfung).
- *Perforierende* Wunden. Hier sind alle Hautschichten betroffen.
- *Komplizierte* Wunden. Es liegt eine mehrschichtige Verletzung vor, wobei meist nicht nur die Haut betroffen ist, sondern auch Muskeln, Nerven, Gefäße, Knochen und Organe beteiligt sind; es können Körperhöhlen eröffnet sein.

Geschlossene Wunden sind tiefe, unter intakter Haut entstandene Wunden. Die häufigsten Ursachen sind die Gehirnerschütterung, die Distorsion (Verstauchung), die Luxation (Verrenkung), geschlossene Frakturen, Muskel- und Sehnenrisse.

39.1.2 Begleiterscheinungen

Je nach Ausmaß der Wunde sind die Beschwerden unterschiedlich.

Schmerzen. Sie sind abhängig von der Mitbeteiligung der Nerven bzw. der Reizung der Nervenendigungen. Schmerzen entstehen durch Druck, Freilegung oder Verletzung von Nerven.

Blutung. Sie ist abhängig vom Ort und von der Tiefe der Verletzung, also davon, ob Arterien (arteriell), Venen (venös) oder Kapillaren (kapillär) betroffen sind. Das Ausmaß der Blutung hängt auch ab von der Wundentstehung. Schnittwunden bluten stärker als Quetschwunden, da bei den letzteren die Gefäße zusammengedrückt werden, wodurch sich rasch ein Thrombus bildet.

Arterielle Blutungen sind stark und spritzend, pulsierend. Der Patient verliert rasch viel Blut, und es stellt sich relativ rasch ein Schockzustand ein oder ein Volumenmangel, der zum Tode führen kann.

Venöse Blutungen sind weniger bedrohlich, können aber, wenn größere Venen betroffen sind, auch ein beträchtliches Ausmaß annehmen. Zu fast unstillbaren Blutungen kommt es, wenn ganze Venengeflechte verletzt sind; typisch ist das Nasenbluten.

Kapilläre Blutungen sind auch als Sickerblutungen bekannt. Sie zeigen ein punktförmiges Aussehen (Blutung unter der Haut).

Zu gefährlichen Blutungen kann es bei *Gerinnungsstörungen* kommen, beim Bluter oder bei Personen, die einen niederen therapeutischen Quick-Wert haben.

Störung der Wundheilung

Jede Wunde (auch eine durch Naht verschlossene postoperative Wunde) ist Gefahren ausgesetzt. Die wichtigsten sind:

Hämatom. Ein Bluterguß entsteht durch Nachblutung aus kleineren Gefäßen im Wundbereich. Häufigster Sitz ist das Unterhautfettgewebe (Subkutanbereich). Die Wunde schwillt an und ist schmerzhaft. Meistens kommt die Blutung spontan zum Stillstand, das Hämatom wird dann im Laufe einiger Wochen resorbiert. Die Blaufärbung der darüberliegenden Haut ist durch eingelagerte Abbauprodukte des Hämoglobins bedingt. Ein großes Hämatom muß chirurgisch ausgeräumt werden.

Infektionen. Jede Wunde ist ein Zugang ins Körperinnere und birgt die Gefahr der Keimeinschleppung. Bei Unfallwunden befürchtet man das Eindringen von anaeroben Keimen, vor allem von Tetanus- und Gasbranderregern. Die Mehrzahl der Keime ist aber avirulent, weshalb die Wunde nach „Anfrischen der Wundränder" sofort vernäht werden kann. Virulent werden die Keime in einer nicht versorgten Wunde erst nach Stunden, dann entsteht die Infektion mit allen Zeichen der *Wundentzündung.*

Wo die Keime schon beim Eintritt in eine Wunde virulent sind, z. B. Eintritt von virulenten Krankenhauskeimen in eine Operationswunde, hat der Organismus keine Zeit mehr zur Abschirmung. Solche Infektionen sind deshalb auch sehr gefährlich (Krankenhausinfektionen S. 389 ff.).

Der Grad der Wundinfektion hängt infolgedessen ab von Keimart, Keimzahl, Keimvirulenz (Vermehrung von Toxinprodukten), Wundbeschaffenheit und Abwehrlage des Patienten.

Dehiszenz = Aufplatzen einer Wunde nach primärem Nahtverschluß. Dies geschieht nach wenigen Tagen bei noch liegenden Fäden (Frühdehiszenz), gelegentlich aber auch erst nach 2 bis 3 Wochen. Ursache ist dann meist eine generelle Abwehrschwäche (z. B. beim Diabetiker) oder bei schlechtem Allgemeinzustand. Auch eine lokale Infektion kann zu Dehiszenz führen. Von einem *Platzbauch* spricht man, wenn sich der Bauchdeckenverschluß nach einer Laparotomie öffnet, so daß der Darm sichtbar wird. Hier bedarf es sofortiger chirurgischer Intervention. Oberflächliche Hautdehiszenzen brauchen hingegen keine spezielle Behandlung.

39.1.3 Wundheilung

Unter Wundheilung versteht man regenerative Vorgänge zur Behebung einer Wunde durch Neubildungen. Die Phasen sind in Abb. 39.**1** abzulesen.

Durch die Wundbehandlung soll erreicht werden, daß diese Selbstregulation nicht gestört wird. Man unterscheidet zwischen der „primären" und der „sekundären" Wundheilung.

Primäre Wundheilung. Für eine primäre Wundheilung müssen folgende Voraussetzungen gegeben sein: kein zu großer Gewebeverlust, keine Infektion mit virulenten Keimen, eine normale Heilungstendenz. Bei der primären Wundheilung verkleben die aneinanderliegenden Wundränder durch Fibrinausscheidung und verwachsen unter minimaler Neubildung von Gewebe (nur geringe Narbenbildung, keine Infektion).

Sekundäre Wundheilung. Ihr liegen in der Regel ausgedehnte Gewebedefekte zugrunde, welche eine ausgeprägte entzündliche, granulierende Reaktion hervorrufen. Hier klaffen die Wundränder auseinander, häufig unter Absonderung von Sekreten.

Diese Art der Wundheilung dauert erheblich länger, und die Ausfüllung der Wundlücke erfor-

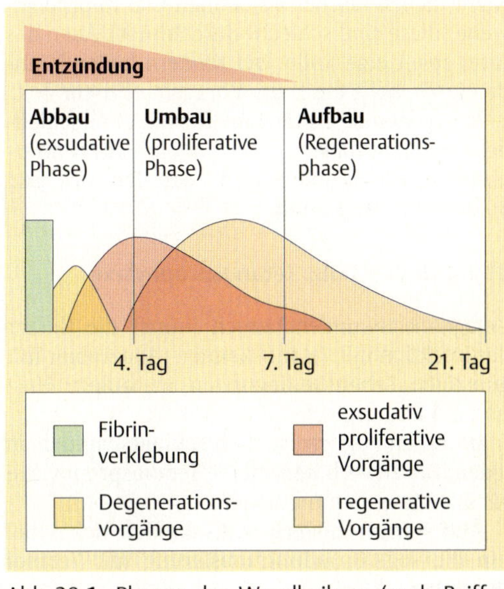

Abb. 39.**1** Phasen der Wundheilung (nach Reifferscheid u. Weller).

dert eine umfangreichere Neubildung von Gewebe. Es entsteht eine Narbe.

Erschwerte Wundheilung. Außer den lokalen Faktoren, die eine Wundheilung beeinflussen, gibt es allgemeine Störfaktoren, so z. B.

- Lebensalter: Eine ältere, unelastisch gewordene Haut, die zudem schlecht durchblutet ist, bietet keine guten Voraussetzungen für die Wundheilung.
- Eiweißmangel infolge schlechter Ernährung führt ebenfalls zu einer schlechten Heilungstendenz, ebenso
- metabolische Faktoren (Stoffwechselstörungen);
- neurogene Störungen und Mikroangiopathien, z. B. beim Diabetes mellitus (Spätkomplikation);
- Druckischämie mit der Folge von Dekubitalgeschwüren;
- strahlen- und chemotherapeutische Eingriffe (Strahlenulzera).

Heilungsdauer

Ob eine Wunde rasch heilt oder langsam, hängt von vielen Faktoren ab. Eine keimfreie Wunde wird schneller heilen als eine verschmutzte/infizierte. Das gleiche gilt für eine gut durchblutete Wunde und für eine Wunde, die ruhiggestellt werden kann. Auch die Lokalisation spielt eine Rolle bzw. das Gewebe, das betroffen ist. Schleimhäute und Parenchymgewebe (Leber, Niere) heilen rascher als Sehnen und Knorpelgewebe (diese sind schlecht durchblutet). Auch das Alter spielt eine Rolle: bei Kindern heilen Wunden rasch, bei alten Leuten braucht es mehr Zeit.

Eine generelle Zeitangabe für die unterschiedliche Heilungsdauer sowie für die Fädenentfernung bei Hautwunden ist in den Tab. 39.**1** und 39.**2** zusammengestellt.

Tabelle 39.**1** Heilungsdauer verschiedener Gewebe (aus Paetz, B., B. Benzinger-König: Chirurgie für Pflegeberufe, 18. Aufl. Thieme, Stuttgart 1994)

Schleimhaut	3 Tage
Haut (Tab. 39.**2**)	5 – 21 Tage
Parenchymatöse Organe (z. B. Leber, Niere)	5 – 7 Tage
Darmanastomosen	5 – 9 Tage
Sehnen und Bänder	6 Wochen
Knorpel	6 Wochen
Knochen	3 Wochen bis 3 Monate
Faszie	3 Monate

Tabelle39.**2** Zeitpunkt der Fädenentfernung bei Hautwunden (aus Paetz, B., B. Benzinger-König: Chirurgie für Pflegeberufe, 18. Aufl. Thieme, Stuttgart 1994)

Gesicht (Kinder)	4 – 5 Tage
Gesicht (Erwachsene)	5 – 7 Tage
Hals (z. B. Strumaoperation)	5 – 6 Tage
Bauchschnitte (Magen, Galle, Kolon)	10 – 12 Tage
Bauchschnitte nach Relaparotomie oder zytostatischer Vorbehandlung	21 Tage
Wunden an Extremitäten	14 Tage
Wunden an Extremitäten (in Gelenknähe)	21 Tage und länger
Wunden unter Spannung (nach Hautexzision)	21 Tage und länger

39.1.4 Impfschutz, Tetanusprophylaxe

Gelegenheitswunden bergen immer die Gefahr der Infektion mit Tetanuskeimen (Anaerobier mit günstigen Lebensbedingungen in faulem Holz und in Kulturerde).

Da es unmöglich ist, Gelegenheitswunden in jedem Fall zu verhüten, ist die Tetanusprophylaxe für alle Menschen notwendig.

Aktive Immunisierung. Es handelt sich dabei um die sog. Grundimmunisierung mit Tetanol (Impfplan S. 386 f.).

Passive Immunisierung mit dem Tetanusantitoxin. Hier werden 250 IE Antitoxin i. m. injiziert. Der Schutz besteht bereits nach 24 Stunden und hält ca. 4 Wochen an.

Simultanimmunisierung. Wenn im Verletzungsfall kein ausreichender Schutz besteht (z. B., weil die Impfung zu weit zurückliegt), gilt die folgende Regel (Abb. 39.**2**):

1. Injektion mit 0,5 ml Tetanol i. m. in den rechten M. glutaeus und 250 IE Antitoxin in den linken M. gluteaus.
2. Injektion: 0,5 ml Tetanol nach 4 Wochen.
3. Injektion: 0,5 ml Tetanol nach weiteren 4 Wochen bis zu einem Jahr.

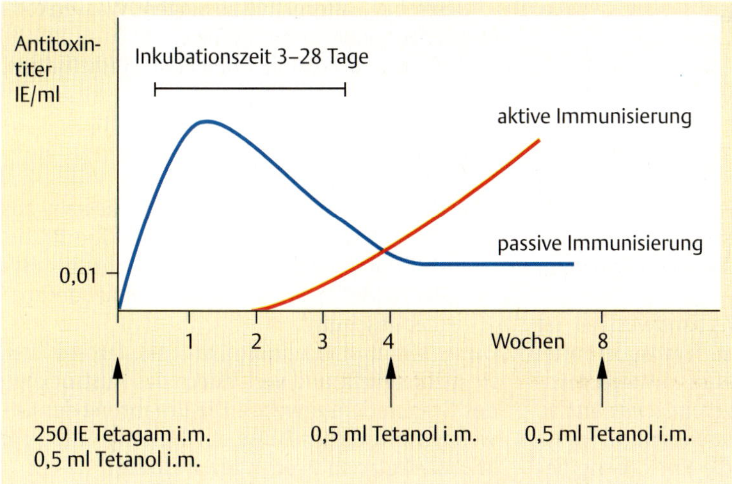

Abb. 39.**2** Antitoxintiter bei Simultanimmunisierung, die im Verletzungsfall vorgenommen wird (S. 1094).

Wichtig: Ein Patient, der seine Grundimmunisierung nicht schriftlich dokumentieren kann (Impfausweis), gilt juristisch als nicht geimpft.

Die Tetanusinfektion (Starrkrampf) ist auch heute trotz moderner Therapiemöglichkeiten (Entkrampfung durch Kurarisierung unter gleichzeitiger Dauerbeatmung) eine ernste Erkrankung. Durch genügenden Impfschutz kann sie vermieden werden. (Die Inkubationszeit liegt durchschnittlich bei 7 – 14 – 28 Tagen.)

39.2 Wundbehandlung

Ziel der Wundbehandlung ist die primäre, komplikationslose Heilung einer Wunde ohne zurückbleibende Funktionseinbuße. Um dies zu erreichen, muß die Wunde

- innerhalb von 8 Stunden versorgt werden (Wundausschneidung, Wundverschluß und Wundverband),
- so behandelt werden, daß eine bisher nicht infizierte Wunde nicht kontaminiert wird. Jede Kontamination führt zu Wundinfektion und zu sekundärer Wundheilung.

Eine **infizierte Wunde** muß so rasch wie möglich saniert und therapiert werden. Eine nichtbehandelte infizierte Wunde wird zur Streuquelle und zur Infektionsgefahr.

39.2.1 Unterscheidung der Wunden

Drei Arten von Wunden haben in der Wundbehandlung und -pflege eine unterschiedliche Bedeutung: die aseptische, die kontaminierte und die infizierte Wunde.

■ *„Aseptische und diesen gleichzusetzende Wunden* sind solche, die nach aseptischen Eingriffen durch Naht verschlossen wurden und keine Zeichen von Wundheilungsstörungen aufweisen. Ebenso als aseptisch einzustufen sind Hautdefekte, die nach bedingt aseptischen Eingriffen durch Naht verschlossen wurden und ohne Wundheilungsstörung verheilen, sowie Wunden, die nach Verletzung durch Wundausschneidung und Naht versorgt wurden und ebenfalls störungsfrei heilen.

Kontaminierte und potentiell kontaminierte Wunden sind alle offen behandelten Wunden, solange keine Zeichen einer Infektion vorliegen. Im einzelnen kann es sich dabei um offen behandelte Verletzungen, eröffnete Wundhämatome oder Wundserome, Verbrennungswunden, Drainageaustrittstellen, Anus-praeter-Austrittstellen, jedoch auch Ulcera cruris oder Dekubiti handeln. Voraussetzung für die Zuordnung ist, daß diese Wunden keine Infektion aufweisen.

Infizierte septische Wunden sind eröffnete Eiterherde (z. B. Abszeß, Phlegmone, Panaritium); Wunden, welche zunächst durch Naht verschlossen waren (z. B. nach bedingt aseptischen Eingriffen oder Wundversorgungen), bei Auftreten von Zeichen einer Infektion; und kontaminierte oder bedingt kontaminierte Wunden mit Symptomen einer Infektion" (Wille, in Bienstein u. Mitarb. 1992). ■

39.2.2 Anforderungen an die Wundbehandlung

In den Richtlinien für die „Erkennung, Verhütung und Bekämpfung von Krankenhausinfektionen" (Ziffer 5.1) ist ein besonderer Passus für die Wundversorgung aufgeführt. Diese Richtlinien haben grundsätzlich wegweisenden Charakter für den Verbandwechsel. Burkard Wille (in Bienstein u. Mitarb. 1992) hat die Vorgaben wie folgt zusammenfaßt:

■ „Für Wundverband und Verbandwechsel ist das *Setsystem* zu bevorzugen. Transportmittel wie Tabletts, Fahrtisch oder Verbandwagen müssen eine ausreichende, leicht zu *reinigende und zu desinfizierende Arbeitsfläche* aufweisen. Es müssen Beutel oder Behälter für die Entsorgung benutzter Materialien und Instrumente vorhanden sein. Die Arbeitsfläche muß mindestens täglich desinfiziert und gereinigt werden. Bezüglich der Verbandwagen wird gefordert, daß diese ausschließlich zum Transport und zur Lagerung von Verbandmaterial und der zum Verbandwechsel notwendigen Materialien sowie auch nur zur Vorbereitung eines Verbandwechsels benutzt werden.

Zwei Personen sollten den Verbandwechsel vornehmen. Dabei ist die sogenannte *Non-touch-Technik* anzuwenden, d. h., es sollten Instrumente zu Hilfe genommen werden. Es müssen *Einmalhandschuhe,* falls notwendig, sterile Handschuhe, getragen werden, gleichermaßen sind *sterile Instrumente* zu benutzen. Das gebrauchte Verbandmaterial ist sofort nach Abnehmen in geeignete Behältnisse zu legen, die nach dem Verbandwechsel zu verschließen und zu entsorgen sind. Benutzte Instrumente sollten unverzüglich der Aufbereitung zugeführt werden. Nach dem Verbandwechsel ist eine *hygienische Händedesinfektion* erforderlich." ■

39.2.3 Behandlung infizierter Wunden

Je nach Schweregrad und Ort der Infektion werden (nach operativer Sanierung) angewendet:

- *Sekretableitung* mit Drainage (Heber- oder Saugprinzip). Nach Bedarf wird eine Spülung angeschlossen (Spül-Saug-Drainage).
- *Wundreinigung.* Dazu stehen unterschiedliche Präparate zur Verfügung. Die häufigste Methode ist die Reinigung durch Spülung oder feuchte Kompressen mit Ringer- oder NaCl-Lösung.
- *Infektionsbekämpfung* durch bakterizid wirkende Verbände (z. B. mit Betadine, Jodobac, Destrobac), alternative Lösungen (Wasserstoffperoxid) oder Epigardauflagen.
- *Förderung der Granulation und Epithelisation.* Bewährte Mittel sind
  - Salbenkompressen: Jelonet, Adaptic, Sofra-Tüll usw.;
  - Kohlepräparate (Altisorb);
  - Der Adhäsiv-Varihesiv-Verband besteht aus einer flexiblen wasserdichten Oberfläche. Die untere selbsthaftende Schicht aus Hydrokolloiden wird durch Siliconabdeckpapier geschützt.

Diese Mittel sind antibiotika- und farbstofffrei, sie kleben nicht und verhindern das Austrocknen des Granulationsgewebes. Die Ernährung des Gewebes ist in dieser Phase der Heilung durch die Mikrozirkulation wieder gewährleistet.

Wundverband. Er entspricht den obigen Angaben und umfaßt grundsätzlich diese Schritte:

- Anfeuchten/Säubern mit Kochsalzlösung oder Ringer-Lösung,
- Auflegen der Heilsubstanz (bakterizid oder granulationsfördernd),
- Abdecken der Wunde mit zweckmäßig gewählten Gewebematerialien.

Nicht zu empfehlen sind:
Salben (außer gezielt verordneten, wie z. B. Flannazine, Iruxol). Sie verhindern den Sauerstoffzutritt und bilden luftdichte Kammern, die ideale Nährböden für das Bakterienwachstum sind.
Puder. Sie trocknen das Granulationsgewebe aus und verhindern die Wundsäuberung.
Gefärbte Lösungen. Sie erschweren die Beurteilung des Zustands der Wunde.

39.3 Verbandmaterialien

39.3.1 Verbandstoffe und Wundauflagen

Verbandstoffe sind Gewebe aus natürlichen und künstlichen Fasermaterialien. Es lassen sich vier Gruppen unterteilen:

- *natürliche Fasergewebe:* Leinen, Baumwolle, Zellstoff;
- *Vliesstoffe* (Faserverbundstoffe) aus Natur- und/oder Kunstfasern;
- *synthetische Materialien:* Polyamid, Polyester, Hautersatzmaterialien aus Polyurethan-Schaumstoff. Zu den synthetischen Verbänden gehören auch die Schnell- und Fertigverbände, wie Tegaderm-Transparent-Dressing, Varihesiv-Verbände usw., sowie die synthetischen Sprühverbände.

- *Wundauflagen:*
  - *sterile Kompressen* aus Fasergewebe oder Vliesstoff;
  - *imprägnierte Verbandstoffe* (Fasergerüst in Fett getränkt) für großflächige Wunden, z. B. Verbrennungswunden. Sie verkleben weniger mit dem Wundgrund. Diese Stoffe sind auch Grundlage für die
  - *therapeutischen Wundauflagen.* Sie sind mit Wirkstoffen beschichtet, z. B. mit Antibiotika, blutstillenden Substanzen, Lokalanästhetika oder Vaseline.
  - *Epigard* ist ein nichttextiler, mikroporöser Spezialverband ohne medikamentöse Imprägnierung. Das Material ist zweischichtig. Die Unterseite bildet eine offene Matrix aus elastisch-weichem Polyurethan-Schaumstoff. Die Oberseite besteht aus dünner, mikroporöser Polytetrafluoräthylen-Folie. Epigard dient sowohl der Wundreinigung (täglich wechseln!) wie auch *nach* Wundreinigung als synthetischer Hautersatz (kann mehrere Tage liegenbleiben).
  - *Debrisan* (Debrisorb = Dextranom) besteht aus sterilisierten Mikroperlen ohne zusätzliche Wirkstoffe. Nach Applikation einer 3–4 mm dicken Debrisanschicht auf die feuchte Wunde saugen sich die Perlen mit Exsudat voll und quellen auf. Toxine, Bakterien, Sekrete werden nach oben, also vom Wundgrund weg, abtransportiert. Es bildet sich zusätzlich ein Drainageweg zu den darunterliegenden Ödemen. Der *Verbandwechsel* wird vorgenommen, sobald das Debrisan vollgesaugt ist.
- *Wundvakuumtherapie.* Bei der Vakuumtherapie wird die Wunde mit einem PU-Schaumstoff, der mit einem Drain versehen ist, ausgelegt und mit einer atmungsaktiven Folie luftdicht abgeklebt. Durch eine spezielle Saugpumpe kann nun Wundsekret kontinuierlich abgesogen werden. Das Ausüben eines Unterdrucks auf Wunden beschleunigt die Bildung von Granulationsgewebe. Wundödem sowie Beläge und Bakterienkolonisation werden bedeutend reduziert.

Alle Verbandmaterialien und Wundauflagen werden einem Sterilisationsverfahren unterzogen. Je nach Aufbewahrung und Handhabung spricht man von

- *nichtsterilisiertem Material* – Material für äußere Verbände oder Fixierungen;
- *sterilisiertem Material* – alle Materialien, die mit der Wunde in unmittelbare oder mittelbare Berührung kommen. Sie müssen sterilisiert und keimfrei in Einzel- oder Mengenverpackungen aufbewahrt sein.

39.3.2 Instrumente

Instrumente für die Wundversorgung – Verbandwechsel, Entfernen von Fäden/Klammern, kleine therapeutische Eingriffe – müssen auf der Station vorrätig sein. Sterilisiert und einzelverpackt sind dies vor allem:

- gerade, spitz-stumpfe Schere,
- gerade Fadenschere,
- gebogene Fadenschere,
- anatomische Pinzette,
- chirurgische Pinzette,
- Klammersetzer und -entferner,
- gebogene Klemme nach Kelly,
- gerade Péan-Klemme,
- Knopfsonde und Knopfkanüle.

Vorrätig und sofort erreichbar sein müssen auch *sterilisierte*

- Spritzen und Kanülen,
- Schalen für Spüllösungen,
- Spatel, Watteträger, Sicherheitsnadeln,
- Fadenmesser oder -klingen.

Spezialinstrumente für Punktionen, größere Wundbehandlungen usw. werden nur bei Bedarf bzw. nach Bestellung auf die Station geliefert.

> Sterilisiertes Material korrekt aufbewahren (S. 409 f.), regelmäßig kontrollieren:
> - Steril- und Verfalldatum,
> - Verpackung auf eventuelle Schäden.
>
> Material, das nicht mehr gebraucht wird, an die Zentralsterilisation zurückgeben.

39.4 Wunddrainage

Drainagen dienen der Ableitung von Blut und Wundsekreten (Gewebedrainagen):

- *kurative* Drainage = Ableitung von Sekret bei infizierten Wunden oder Fisteln;
- *präventive* Drainage = kurzfristige (24–48 Stunden) Drainage, die vorübergehende Blut- und Sekretaustritte ableitet. Der Drain wird meist nach 24–48 Stunden mobilisiert (gekürzt) bzw. gezogen.

Zur Anwendung kommen:

Sekretdrainage. Es werden häufig mit Kunststoff ummantelte Mulldochte, sog. Penrose-Drains, Wellgummidrains oder Kunststoffschläuche eingelegt = *offene Ableitung.*

Der Drain kann *offen* liegenbleiben (es wird

wenig Sekret erwartet), oder er wird *abgeleitet* in aufklebbare Adhäsivbeutel (Coloplast, Uretroplast) oder in Sekretsack (es wird meist ein Urinsack benützt).

Wo viel Sekret erwartet wird, ist u.U. der *Robinson-Drain* zu verwenden; er hat ein Auslaßventil.

Redon-Drainage (Henri Redon, französischer Chirurg). Bei dieser gebräuchlichsten Gewebedrainage handelt es sich um ein geschlossenes Vakuumsaugsystem (kein Sog einstellbar). Der dünne Kunststoffschlauch hat seitlich mehrere Perforationen, so daß Sekret aus dem gesamten Wundbereich abgesaugt werden kann. Außen ist der Schlauch mit einer Vakuumflasche verbunden (Einweggefäße verschiedener Größen). Auch das Schlauchsystem ist in verschiedenen Stärken erhältlich (z.B. Miniredons für kleine Wundgebiete). Durch den kontinuierlichen Sog werden die Wundflächen fest aneinandergepreßt und Hohlraumbildungen verhindert. Damit wird dem Blutaustritt (Hämatombildung) entgegengewirkt, denn jeder Bluterguß erhöht die Infektionsgefahr und beeinträchtigt infolge Spannung der darüberliegenden Haut die Wundheilung.

Damit das Saugsystem die erwünschte Wirkung erbringen kann, muß das Vakuumgefäß nach Bedarf (Arztverordnung) erneuert werden. Häufiger Wechsel ist bei starker Sekretion bzw. Blutung notwendig. Das System kann nach Erfüllen seiner Funktion entfernt werden. Redon-Drainagen sind fast immer Blutungsdrainagen. Sie können nach dem Stehen der Blutung, also nach 1–2–3 Tagen gezogen werden.

Wechseln der Redon-Flasche:

Nach kleineren Eingriffen genügt meist ein einmaliges Wechseln am 1. postoperativen Tag.
- Umgebung schützen, Handschuhe anziehen.
- Drain abklemmen und gebrauchte Sekretflasche abnehmen.
- Sofort frischen Behälter anschließen.
- Klemme öffnen (der Patient kann leichte Schmerzen verspüren, weil der Sog im ersten Moment stark ist).
- Redon-Flasche auf Sog prüfen, am Bett aufhängen. Den aufsteigenden Schenkel nie höher als Soghöhe.
- Gebrauchte Sekretflasche kontrollieren (Farbe, Konsistenz). Sekret messen, protokollieren (Bilanz). Flasche desinfizieren, reinigen und zur Sterilisation geben.

Entfernen eines Redon-Drains:

- Drain unter Sog und gleichmäßigem Zug ziehen. Bei Widerstand oder Schmerzen Sog ablassen (nicht reißen → Verletzungsgefahr, unnötige Schmerzen).

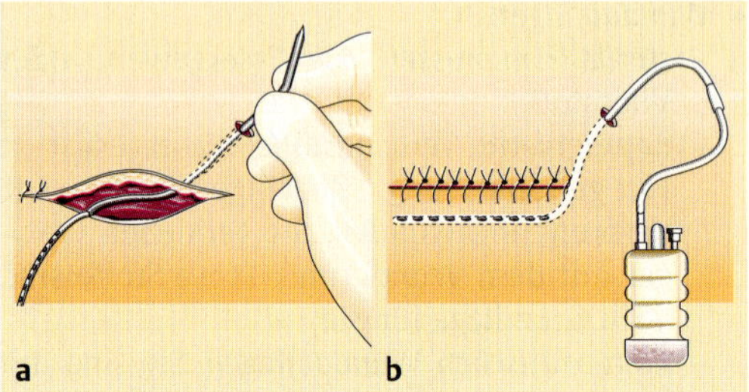

Abb. 39.**3** Redon-Drainage. **a** Bei noch offener Wunde wird der Drain mit einem Metallspieß durch die Haut gezogen und in das Unterhautfettgewebe oder subfaszial plaziert. **b** Nach Verschluß der Wunde wird eine Vakuumflasche angeschlossen (aus Paetz, B., B. Benzinger-König: Chirurgie für Pflegeberufe, 18. Aufl. Thieme, Stuttgart 1994).

Drainpflege und -kontrolle

Manipulationen an Drainagen dürfen nur unter streng aseptischen Bedingungen vorgenommen werden. Zug am Drain vermeiden.
- Die *Drainageaustrittstelle* ist aseptisch abzudecken (eingeschnittene Kompresse um die Austrittstelle legen). Darauf achten, daß Verbindungsstellen dicht bleiben.
- Der Drain ist *angenäht*; wird er mobilisiert, ohne ganz gezogen zu werden, muß er durch Ankleben mit Pflasterstreifen fixiert oder es muß eine sterilisierte Sicherheitsnadel gesteckt werden (Abb. 39.**4**). Vorgehen S. 1104.
- Zug am Drain ist zu vermeiden; den Patienten entsprechend informieren.

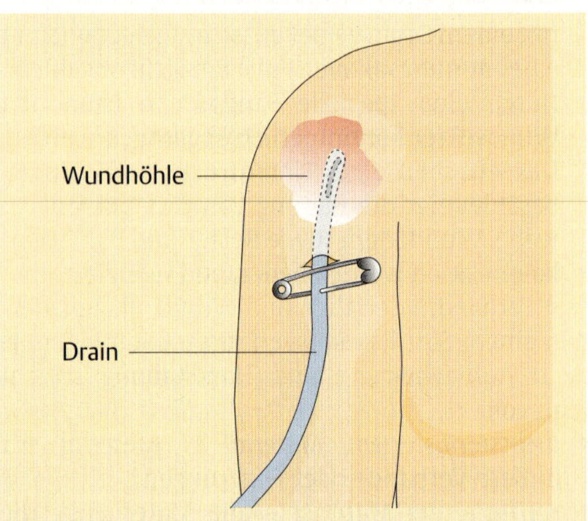

Abb. 39.**4** Schema einer drainierten Wundhöhle. Der Drain ist durch eine Sicherheitsnadel fixiert, damit er nicht in die Tiefe rutschen kann.

- *Ableitungen* kontrollieren, *Sekrete* messen und protokollieren (S. 1045), nach Bedarf Auffanggefäß bzw. -beutel wechseln.

Mehr zu Drainagen in Kapitel 40.

39.5 Verbandwechsel

Der Verbandwechsel dient der Wundpflege. Er wird vorgenommen unter Beobachtung der folgenden Kriterien: Wohlbefinden, Sicherheit, Wirksamkeit und Wirtschaftlichkeit.

Wohlbefinden ermöglichen:
- Umfassende Information, so daß der Kranke versteht, was gemacht wird, und sich entsprechend verhalten kann.
- Schmerzmittelgaben abklären und planen. Bei Bedarf sind sie zeitgerecht zu verabreichen bzw. ist die Wirkung abzuwarten.
- Schutz der Intimsphäre in bezug auf Abdecken des Körpers und der Wunde. Es gilt, Rücksicht zu nehmen auf die Gefühle des Patienten, z.B., wo er seine Wunde nicht anschauen oder nicht über sie sprechen kann/will.
- Bestmögliche Bewegungsfreiheit durch korrekt angelegten Verband.

Sicherheit gewährleisten:
- Korrekte und sichere Verbandtechnik; Non-touch-Technik anwenden (sterilisierte Handschuhe und Instrumente benutzen).
- Zweckmäßige, frischdesinfizierte Arbeitsfläche vorbereiten; korrekt aseptisches bzw. antiseptisches Vorgehen; gebrauchtes Material sofort entsorgen/aufbereiten. Weisungen der Krankenhaushygiene exakt einhalten (Kap. 12).
- Hygienische Händedesinfektion mittels alkoholischem Einreibepräparat vor und nach dem Verbandwechsel.

> - Wegen nicht auszuschließendem Verdacht oder Diagnose einer durch Blut übertragbaren Infektion beim Patienten (z.B. Hepatitis B, Hepatitis C, HIV/AIDS usw.) sowie bei infizierten Wunden sind *immer* Handschuhe zu tragen.
> - Bei großflächigen Wunden Mundschutz (evtl. auch für den Patienten) und Schutzkittel tragen.
> - Spezielle Hygienemaßnahmen bei infizierten Wunden und infektiösen Patienten S. 402ff.

Wirksamkeit unterstützen:
- Beobachten des Wundgebiets und angepaßtes Handeln.
- Korrekte Anwendung der therapeutischen Maßnahmen.
- Regelmäßige Berichterstattung mündlich und schriftlich.

Wirtschaftlichkeit berücksichtigen:
- Überlegtes Arbeiten. Grundsätzlich gilt: Möglichst wenig Material kontaminieren, um möglichst wenig Material dekontaminieren zu müssen;
- Gezielter, verantwortlicher Materialverbrauch. Diese Überlegungen dienen gleichzeitig der *ökologischen* Verantwortlichkeit.

39.5.1 Situationseinschätzung

Wie bei jeder Maßnahme der Behandlungspflege gilt auch hier, daß diese nie isoliert betrachtet werden kann. Es gibt nicht „die Wunde" oder „den Verbandwechsel", sondern immer **die Person**, die eine entsprechende Behandlung bzw. Pflegemaßnahme braucht. Daran ist zu denken bei der Einschätzung der Situation. Fragen wie die folgenden können hilfreich sein:
- Wer ist der Patient/die Patientin (Alter, Biographie, Persönlichkeit)?
- Wie ist das Befinden? Hat die Wunde Einfluß auf den Allgemeinzustand oder der Allgemeinzustand auf die Wunde?
- Wie verarbeitet die Person die Situation? Wie reagiert sie auf Probleme (verzögerte Heilung, Entzündungszeichen usw.)?
- Wie sind ihre Bedürfnisse bezüglich Information, Intimsphäre, Wohlbefinden?
- Gibt es Wünsche, die wir berücksichtigen können, oder Einschränkungen (z.B. bezüglich Mobilität), die der Patient verstehen müßte bzw. nicht verstehen kann/will? Wenn ja, wie können wir damit umgehen?

In bezug auf die **Wunde/Wundbehandlung** sind die folgenden Aspekte zu berücksichtigen:
- Welche Arztverordnungen liegen vor?
- Wie war der Verlauf bis jetzt (Pflegebericht konsultieren)? Gibt es Veränderungen? Brauche ich zusätzliche Informationen?
- Kann ich die Wunde allein verbinden, oder brauche ich die Mithilfe einer zweiten Pflegeperson? Bei größeren Wunden und komplizierten Verbänden *immer* zu zweit verbinden.
- Worauf ist beim Verbandwechsel zu achten? Beobachtungskriterien, Pflegestandard usw.
- Was muß dokumentiert werden?

Grundsätzlich haben die S. 1095f. erwähnten Richtlinien Gültigkeit.

Kompetenz und Verantwortung. Der Arzt kann die Maßnahmen der Wundbehandlung an die Pflegegruppe delegieren. Voraussetzung ist die schriftliche Verordnung der Behandlung. Mit der Verordnung übernimmt die Pflegeperson, die durch ihre Ausbildung die Handlungskompetenz erworben hat, die Verantwortung sowohl für die Überwachung wie für die Durchführung der notwendigen Verbände.

39.5.2 Grundsätzliches Vorgehen

Zur Vorbereitung → die W-Fragen:

- **Was** brauche ich? Entsprechendes Material auf desinfizierter Arbeitsfläche (Fahrtisch) bereitstellen. Den Verbandwagen der Abteilung nur wenn notwendig mit ins Patientenzimmer nehmen.
- **Wie** organisiere ich den Ablauf? Zweckmäßiges Plazieren der Gegenstände (Abb. 39.**5**):
  - Entsorgungssack patientennah (4),
  - nichtsterilisiertes Material patientennah (2) (Flaschen, Tuben, geschlossene Sets, Heftpflaster usw.),
  - sterilisiertes Material patientenfern (1),
  - gebrauchtes Material in Desinfektionsmittelschale (3).

  Die Arbeitsfläche (Fahrtisch, ausgezogener Nachttisch) immer neben der Pflegeperson, nie hinter ihr.
- **Wer** hilft mir? *Wie* koordinieren wir das Vorgehen?
- **Welche** Schutzmaßnahmen sind zu treffen?
  - bezüglich Patient: aseptisches bzw. antiseptisches Vorgehen;
  - bezüglich Pflegeperson: Handschuhe, Mundschutz, Schutzkittel.
- **Wo** liegen Störfaktoren (Umgebung)?
  - gute Beleuchtung;
  - genügend Platz, keine Schnittblumen in der Nähe;
  - Bettvorhang oder Stellwand: Intimbereich schützen.
- **Wem** dienen die Maßnahmen?
  - Patient informieren über Zweck, Vorgehen, Verhalten (Hände nicht in den Handlungsbereich bringen, nicht sprechen).
  - Schmerzmittel (z. B. bei Verbrennungswunden, beim Ziehen eines T-Drains oder eines Tampons) 1/2 Stunde vor dem Verbandwechsel verabreichen.
  - Bequeme, zweckmäßige Lagerung.
  - Zeit einräumen für Fragen.

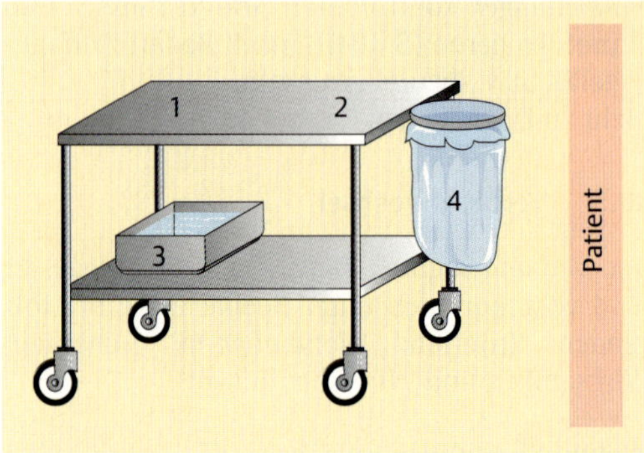

Abb. 39.**5** Fahrtisch. 1 und 2 = Abstellfläche oder Arbeitsfläche (sterile und unsterile Seite), 3 = Schale mit Desinfektionslösung für die gebrauchten Instrumente. 4 = in Ring eingeklemmter Plastiksack für das gebrauchte Verbandmaterial (der Sack muß nach jedem Verbandwechsel geschlossen in den Sammel-Entsorgungssack gegeben werden).

Zur Durchführung → Standardplan:

- Patient in richtige Lage bringen, abdecken.
- Händedesinfektion, Handschuhe anziehen (weiterer Schutz nach Bedarf).
- Material entsprechend der Wunde bzw. notwendigen Wundbehandlung wählen und in Griffnähe stellen.
- Verband sorgfältig wegnehmen (wenn er verklebt ist, mit NaCl- oder Ringer-Lösung lösen) und in den Entsorgungssack geben.
- Wunde mit gewebefreundlichem Desinfektionsmittel desinfizieren; Watteträger (Tupfer) in den Entsorgungssack geben.
- Handschuhe für die Wundbehandlung wechseln.
- *Wundbehandlung* nach Verordnung bzw. Notwendigkeit, dann
- mit Pinzette neuen Verband auflegen; Pinzette in Schale legen.
- Verband befestigen.
- Gebrauchtes Material sofort entsorgen:
  - Instrumente in Desinfektionslösung einlegen und nach Vorschrift behandeln (hausinterne Richtlinien beachten!).
  - Verbandmaterial in den Entsorgungssack; äußeres Fixierungsmaterial (z. B. elastische Binden) zur Wiederaufbereitung aussortieren.
  - Verbandwagen/Fahrtisch mit Desinfektionsmittel abwischen.
- Händedesinfektion vornehmen.

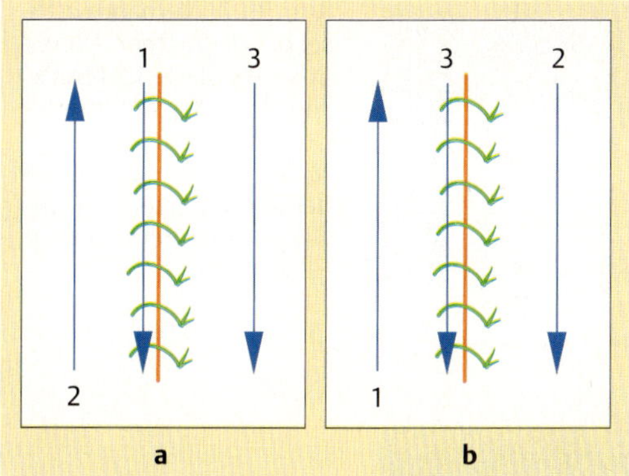

Abb. 39.**6a** Desinfektion bei aseptischer Wunde. Von innen nach außen mit Watteträger oder Tupfer einmal über das zu desinfizierende Feld fahren, bei Bedarf wiederholen. **b** Desinfektion bei septischer Wunde. Von außen nach innen mit Watteträger/Tupfer einmal über das zu desinfizierende Feld fahren, dann wechseln bzw. mit frischem Material wiederholen.

Regeln zur Wunddesinfektion (Abb. 39.**6**)

Aseptische Wunden:

- Mit Desinfektionsmittel gut benetzen, von innen nach außen.
- Mit Tupfer oder Watteträger nur einmal über dieselbe Stelle wischen (mindestens drei Tupfer/Watteträger brauchen).

Sezernierende Wunden:

Desinfizieren von außen nach innen bzw. vom sauberen zum weniger sauberen Gebiet.
- Mit Tupfer oder Watteträger nur einmal über dieselbe Stelle wischen, *aber* so lange, bis die Wunde und ihre Umgebung vollständig gereinigt ist.
- *Immer* Handschuhe tragen. Wechseln nach Bedarf.

Narbenpflege

Das verheilte Narbengebiet (insbesondere nach größeren Wunden) kann sich unangenehm bemerkbar machen. Die frühzeitige Pflege der Narbe und deren Umgebung erhält die Haut geschmeidig. Das Einreiben kommt zudem einer leichten Gewebemassage gleich und wirkt wohltuend. Es eignen sich dazu Öle, z. B. Johannisöl, Mandelöl; zweimal täglich mit Wattebausch auftragen. Den Patienten vor der Entlassung informieren und zur Selbstpflege anleiten.

39.5.3 Aseptische Wunden

Hier sind all jene Wunden gemeint, die komplikationslos verheilen. Es sind Operationswunden und Wunden, die durch Wundausschneidung und Naht versorgt wurden.

Häufigste Maßnahmen sind der Verbandwechsel, das Entfernen von Klammern und Nähten, das Kürzen oder Entfernen von Drains.

Verbandwechsel

Situation einschätzen (in bezug auf den Kranken als Person, die Wunde, auf das zur Verfügung stehende Material, die Umgebung) und entsprechende *Vorbereitungen* treffen.

Material richten:

Der Materialbedarf richtet sich nach der Größe der Wundfläche. Die folgenden Angaben entsprechen einer kleineren Wunde (bei größerem Wundgebiet entsprechend mehr richten):
- 2 anatomische Pinzetten, sterilisiert;
- 4–6 Tupfer, 2–3 Kompressen, sterilisiert;
- Benzin, Hautdesinfektionsmittel;
- Verbandschere, Pflaster;
- sterilisierte Handschuhe, evtl. Gesichtsmaske;
- Entsorgungssack, Schale (Abb. 39.**5**).

Durchführung:

- Hände desinfizieren (evtl. Gesichtsmaske anziehen).
- Gegenstände richten (Abb. 39.**7**).
- Einweghandschuhe anziehen.
- Verband bis auf die unterste Gaze entfernen (Heftpflaster mit Wundbenzin lösen).
- Verband und Handschuhe in den Entsorgungssack werfen.
- Unterste Gaze mit der Pinzette entfernen.
- Mit neuer Pinzette und Tupfer oder Watteträger Wunde desinfizieren (39.**6a**).
- Neuen Verband mit derselben Pinzette auflegen.
- Oberste Gaze von Hand auflegen und Verband fixieren (Gaze nur an einer Ecke anfassen!).

Abschließende Handlung:

- Patient zudecken, lagern.
- Entsorgungssack verschließen.
- Verbandwechsel und eventuelle Veränderungen der Wunde protokollieren, Auffälliges sofort melden.
- Material aufräumen und Hände desinfizieren.

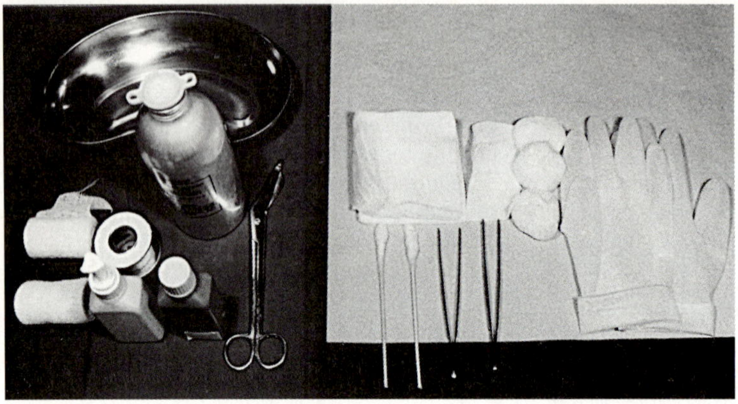

Abb. 39.**7** Verbandwechsel bei aseptischer Wunde. Das sterilisierte Material liegt auf einer sterilisierten Unterlage. Alles übrige Material steht daneben auf der desinfizierten Abstellfläche (Foto: Peter Bergen, Hildesheim).

Fäden und Klammern entfernen

Vorbereiten und Verband wie oben.

Fäden

Zusätzliches sterilisiertes Material:
- Pinzette und Fadenschere oder
- Pinzette und Fadenklinge oder
- Pinzette und spitzes Skalpell für tiefsitzende, verwachsene Nähte.

Vorgehen:
- Faden *mit Pinzette am Knoten hochziehen* und, wie in Abb. 39.**8** ersichtlich, durchtrennen und ziehen.
- Abgeschnittenen Faden auf sterilem Tupfer abstreifen.

Klammern

Zusätzliches sterilisiertes Material:
- Klammerentferner je nach Klammerart.

Vorgehen:
- einzeln gesetzte Klammern werden, wie in Abb. 39.**9** ersichtlich, entfernt.

Heute werden zunehmend Einmal-Hautklammergeräte verwendet. Sie stehen mit 5–35 Klammern zur Verfügung. Diese Hautklammern sitzen sehr oberflächlich und können daher ohne Lokalanästhesie eingesetzt werden. Zur *Entfernung* gibt es entsprechend Hautklammerentferner.

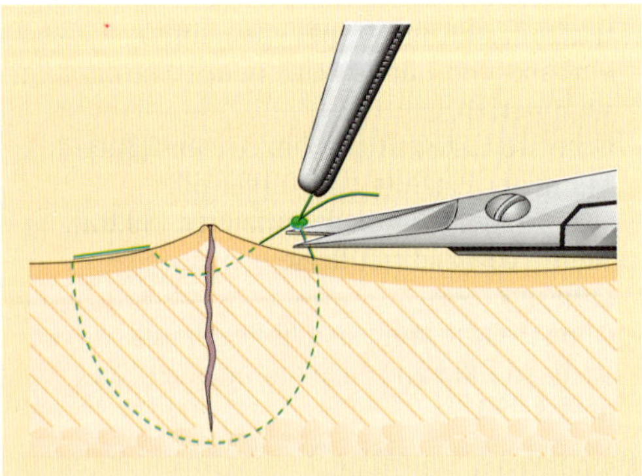

Abb. 39.**8** Fadenziehen. Nach Desinfektion wird der Faden mit einer anatomischen Pinzette angehoben und direkt oberhalb der Haut durchtrennt. So vermeidet man das Durchziehen eines unsterilen Fadenanteils durch den Stichkanal (Keimverschleppung) (aus Paetz, B., B. Benzinger-König: Chirurgie für Pflegeberufe, 18. Aufl. Thieme, Stuttgart 1994).

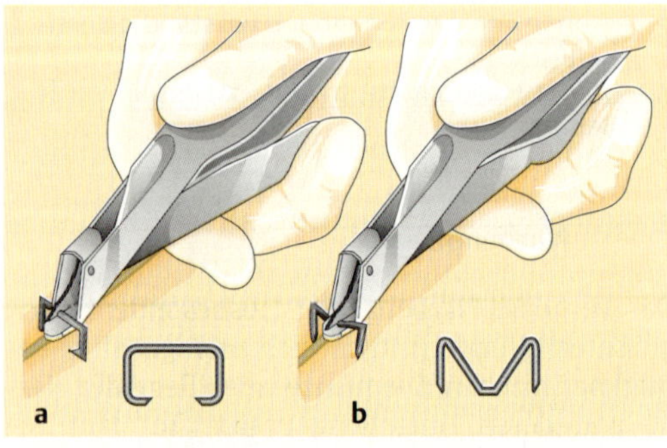

Abb. 39.**9** Hautklammerentfernung. **a** Der speziell dafür entwickelte Hautklammerentferner wird mit seiner unteren Gabel zwischen Haut und Klammer geschoben. **b** Durch Zusammendrücken der Griffe wird die Metallklammer aufgebogen, so daß sie sich aus der Haut herausheben läßt (aus Paetz, B., B. Benzinger-König: Chirurgie für Pflegeberufe, 18. Aufl. Thieme, Stuttgart 1994).

39.5.4 Infizierte Wunden

Bei infizierten (auch bei kontaminierten und potentiell kontaminierten) Wunden kann der Verbandwechsel zu einer zusätzlichen Keimverschleppung Anlaß geben. Deshalb müssen Patienten mit infizierten (septischen) Wunden und solche mit aseptischen Wunden in getrennten Zimmern untergebracht werden.

Es gelten strenge Hygiene- und Desinfektionsmaßnahmen. Zum Verbandwechsel sind Schutzkittel, Gesichtsmaske und Handschuhe zu tragen.

Häufigste septische Wunden sind das Dekubitalgeschwür, das Ulcus cruris, die Verbrennung. Die Wunden können infiziert (verunreinigt), sezernierend, nekrotisch oder gangränös sein.

Verbandwechsel

Situation und *Materialbedarf einschätzen* und entsprechende *Vorbereitungen* treffen, Material und Instrumente richten, Bettschutz bereitlegen.

Durchführung:
- Hände desinfizieren, Schutzkittel und Gesichtsmaske anziehen.
- Gegenstände richten (Abb. 39.**10**).
- Handschuhe (unsterile) anziehen.
- Verband bis auf die unterste Gaze entfernen, in den Entsorgungssack werfen.
- Handschuhe wechseln (sterile anziehen).
- Unterste Gaze (Mêche) mit Pinzette entfernen und entsorgen.
- Mit neuer Pinzette und Tupfer Wunde reinigen und desinfizieren. Umgebung in genügendem Umkreis einbeziehen (Abb. 39.**6b**). Pinzette in Desinfektionslösung legen, Handschuhe entsorgen.
- Verband mit neuer Pinzette auflegen.
- Oberste Gaze mit der sauberen Hand auflegen und fixieren (Gaze nur an einer Ecke anfassen).
- Patient zudecken und in die gewünschte Lage bringen.

Aufräumen:
- Plastiksack zuknüpfen → entsorgen.
- Instrumente und übriges Material nach Hygienevorschriften behandeln.
- Gebrauchte Gegenstände desinfizieren.
- Abschließende Händedesinfektion.

- ❖ Verordnete Wundbehandlung konsequent über 5 Tage einhalten. Dann neue Beurteilung und Entscheidung für das weitere Vorgehen.
- ❖ Wundverbände locker anlegen. Bei sezernierenden Wunden auf gutes Abschließen nach außen achten.
- ❖ Der Verband ist zu erneuern, wenn der Verdacht auf eine vermehrte Absonderung von Sekret besteht.
- ❖ Großflächige Wunden mit größerem Verbandwechsel nicht im Mehrbettzimmer behandeln, sondern in speziellem Verbandraum (Schutz der anderen Patienten). Es ist Schutzkleidung sowie Mund- und Haarschutz zu tragen.
- ❖ Für eine Langzeitbehandlung von großflächigen Wunden eignen sich individuell zusammengestellte Verbandsets, die dem zu erwartenden Bedarf entsprechen. Es kann dadurch Verpackungsmaterial eingespart werden.

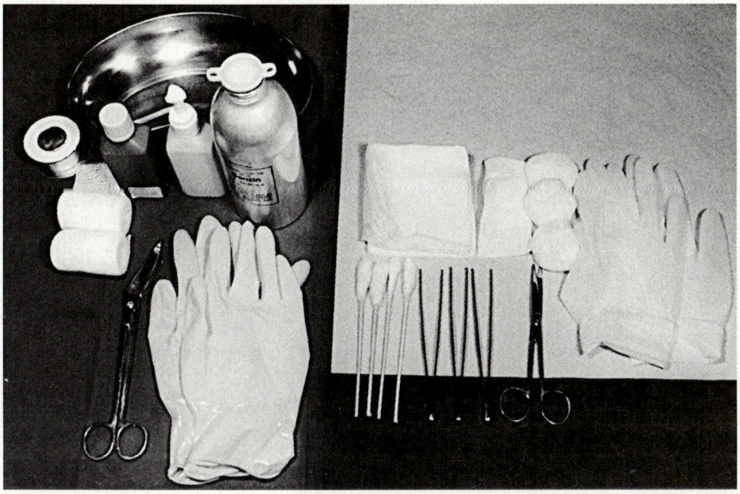

Abb. 39.**10** Vorbereitete Fläche für den Verbandwechsel bei infizierter Wunde. Zusätzliche Tupfer und Kompressen (steril verpackt) sind in Reserve zu halten. Bei stark sezernierenden Wunden braucht es mehr Reinigungsmaterial (Foto: Peter Bergen, Hildesheim).

Drains mobilisieren (kürzen)

Mobilisieren heißt bewegen. Je nach Verordnung bedeutet es, den Drain zu ziehen (entfernen) oder ihn innerhalb des Wundgebiets zu verschieben (kürzen). Wenn das Mobilisieren nicht vom Arzt vorgenommen wird, muß eine schriftliche Verordnung (wieviel kürzen) vorliegen.

Vorbereitung und Verband wie oben.

Zusätzliche sterilisierte Gegenstände:
- 1 Schere, Sicherheitsnadeln, evtl. Faden mit Nadel;
- 2 eingeschnittene Kompressen oder Adhäsivbeutel;
- 1 Paar Handschuhe.

Durchführung:
- Verband entfernen wie oben; evtl. Faden schneiden.
- Drain mit Pinzette wie angeordnet herausziehen (leichten Gegendruck setzen).
- Wundgebiet mit Pinzette und Tupfer reinigen und desinfizieren.
- Pinzette in Schale legen.
- Sterile Handschuhe anziehen.
- Beim Kürzen: neue Sicherheitsnadel ca. 1/2 cm oberhalb des Wundrandes durch den Drain stechen (Abb. 39.**4** S. 1098).
- Drain 2–3 cm oberhalb der Wunde abschneiden; evtl. frisch annähen.
- Schere in Schale legen, Handschuhe ausziehen → Entsorgungssack.
- Mit neuer Pinzette Wunde desinfizieren.
- Eingeschnittene Kompresse zwischen Wunde und Sicherheitsnadel legen *oder* Adhäsivbeutel aufkleben (s. unten).
- Wunde abdecken und Material entsorgen wie oben.

Adhäsivbeutel wechseln

Situationseinschätzung und Vorbereitung wie infizierte Wunde.

Zusätzliches sterilisiertes Material:
- Adhäsivbeutel (z. B. Coloplast);
- anatomische Pinzette, Schere;
- Watteträger;
- Bettschutz, Schale.

Durchführung:
- Verband entfernen wie oben.
- Beutel sorgfältig entfernen, in die Schale legen.
- Mit Pinzette und Tupfer die Haut reinigen.
- Umgebung des Drains desinfizieren.
- Beutel aus der Verpackung nehmen.
- Wenn nötig mit sterilisierter Schere die Öffnung dem Drain entsprechend vergrößern.
- Beutel sorgfältig auf die Haut legen und gut andrücken.
- Verband fertig machen und gebrauchtes Material in Desinfektionslösung legen bzw. entsorgen.

Wundspülung

Vorbereitung und Verband wie oben.

Zusätzliches sterilisiertes Material (Abb. 39.**11**):
- Spüllösung, meist Ringer- oder 0,9%ige NaCl-Lösung, evtl. zusätzliche Wirksubstanz;
- 20-ml- (evtl. 100-ml-)Spritze;
- Knopfkanüle oder feinen Katheter;

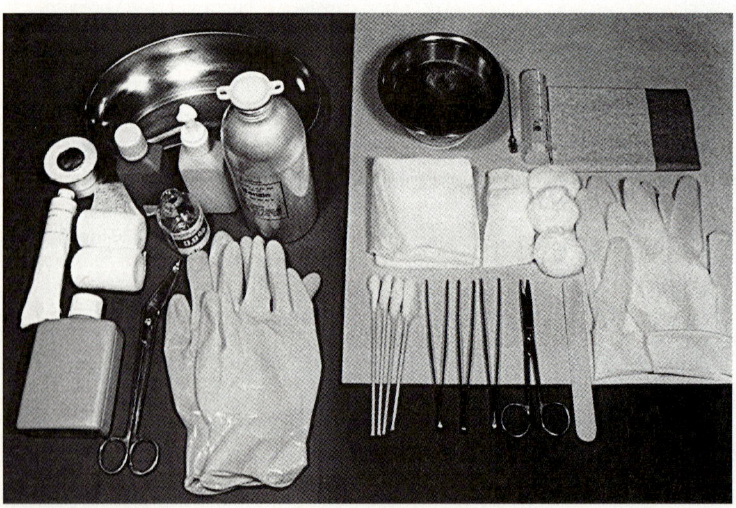

Abb. 39.**11** Vorbereitete Fläche für den Verbandwechsel, exemplarisch bei Ulcus cruris in der Säuberungsphase: Instrumente, Verbandmaterial, Spül- bzw. Reinigungslösung, Öl und Salbe zum Schutz der umgebenden Haut und der Wundränder, Schalen für die Lösungen (Foto: Peter Bergen, Hildesheim).

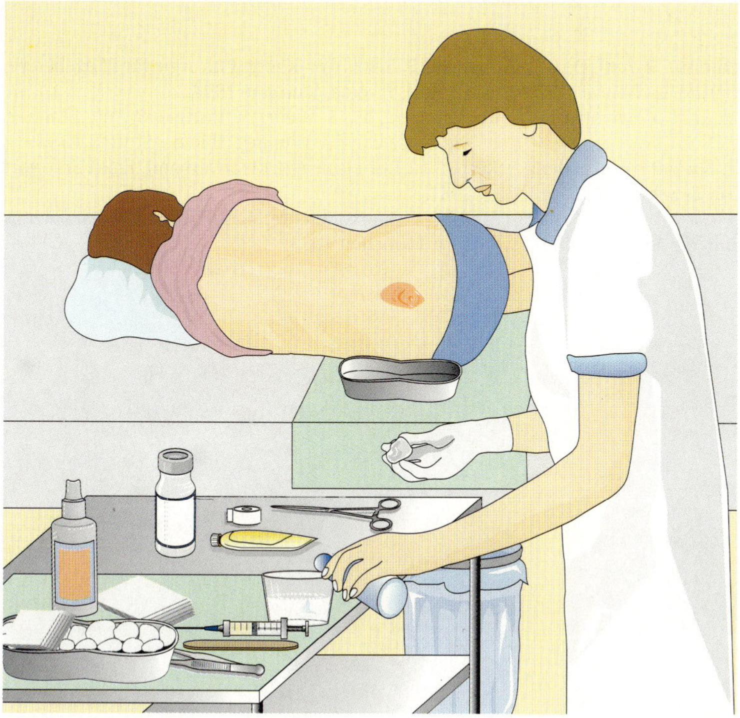

Abb. 39.**12** Vorbereitung für einen Verbandwechsel: Säubern und Spülen der Wunde.

- Gefäß für Spüllösung;
- Handschuhe, Abdecktücher, Schale.

Durchführung:

- Spülflüssigkeit in sterilisiertem Gefäß richten.
- Nierenschale auf Bettschutz in Wundhöhe stellen.
- Spülflüssigkeit in Spritze aufziehen.
- Knopfsonde oder Katheter behutsam in die Wunde (Wundtaschen) einführen.
- Spülen nach Bedarf.
- Nach dem Spülen Wundumgebung sorgfältig säubern und trocknen (Handschuhe wechseln oder ohne Handschuhe mit Pinzette weiterarbeiten).
- Wundränder desinfizieren.
- *Wundbehandlung* nach Verordnung. Es ist daran zu denken, daß auch die *Haut der Wundumgebung* Schutz und Ernährung braucht (Decksalbe oder Öl auftragen).
- Kompresse auflegen, fixieren.
- Gebrauchtes Material in Desinfektionslösung legen bzw. entsorgen.

Allgemeine Richtlinien

- Sind mehrere Verbandwechsel durchzuführen, so ist gute Arbeitsplanung notwendig. Die aseptischen Wunden sind zuerst zu verbinden, die kleinen vor den großen.
- Die Durchführung des Verbandwechsels ist von der vorgegebenen Situation (Größe und Schwierigkeit des Verbands), vom zur Verfügung stehenden Material sowie von der Verpackungsart abhängig. Den Vorüberlegungen und Vorbereitungsmaßnahmen kommt besondere Bedeutung zu.
- Anordnung der vorbereiteten Fläche für den Verbandwechsel, wie aus Abb. 39.**10**–39.**12** ersichtlich.
- Wundbehandlung und Verbandwechsel protokollieren (Pflegebericht).
- Auffälligkeiten so rasch wie möglich dem Arzt melden.

Weiterführende Literatur

Bienstein, C., G. Schröder u. a.: Dekubitus, 2. Aufl. Deutscher Berufsverband für Pflegeberufe, Eschborn 1992

Fries, M. u. a.: Der Verbandwechsel. Ein Unterrichtsmittel. Recom, Basel 1986

Köhnlein, E., E. Müller, H. D. Seitz: Spezielle Methoden in der Behandlungspflege. Urban & Schwarzenberg, München 1981

Most, D., D. Havemann: Kompendium der Verbandlehre, 2. Aufl. Thieme, Stuttgart 1992

Paetz, B., B. Benzinger-König: Chirurgie für Pflegeberufe, 18. Aufl. Thieme, Stuttgart 1994

Reifferscheid, M., S. Weller: Chirurgie, 8. Aufl. (Kapitel: Die Lehre von der Wunde). Thieme, Stuttgart 1989

Rütten, L.: Der elastische Klebeverband. Enke, Stuttgart 1981

Stenger, E.: Verbandlehre, 4. Aufl. Urban & Schwarzenberg, München 1985

40 Sonden, Drainagen, Saugsysteme

Sonden und **Drainagen** sind künstliche Verbindungswege ins Körperinnere. Es können Flüssigkeit, Nahrung und Gase zugeführt bzw. Flüssigkeiten (Sekret, Blut) und Luft weggeleitet oder über **Saugsysteme** abgesogen werden.

Kaliber. Die gängige Stärkenangabe von Drainagen, Sonden und Kathetern erfolgt in der Einheit Charrière (französischer Instrumentenbauer, 1803 – 1876), Abkürzung „Ch" oder „Charr.". Diese Zahl entspricht dem äußeren Umfang der Drainage in mm ($2\pi r$). Der Durchmesser beträgt also etwa 1/3 des in Charrière angegebenen Umfangs. 1 Charrière = 1 French.

Beispiel: Charrière 18 = 6 mm Außendurchmesser (18 : 3).

40.1 Sonden

Sonden (lat. subundare = untertauchen) sind flexible oder starre, meist röhrenförmige Instrumente zur Einführung ins Körperinnere (Kanäle, Hohlorgane).

Je nach Zweck bzw. Lokalisation kommen ganz unterschiedliche Sonden zur Anwendung. Man unterscheidet Hohl-, Verweil-, Ballon- und Doppelballonsonden, Dilatations- und Kompressionssonden. Manchmal benennt man Sonden auch nach der spezifischen Anwendung, so z. B. die Ernährungssonde, die Sauerstoffsonde. Knopfsonden sind Metallröhrchen, die in der Wundbehandlung (zum Austasten von Wunden und Fisteln) gebraucht werden.

Sonden dienen *diagnostischen* und *therapeutischen* Zwecken:
- Offenhalten eines natürlichen oder künstlich geschaffenen Gangsystems;
- Zufuhr von Flüssigkeiten, Nährstoffen, Sauerstoff, Medikamenten;
- Ableiten von Sekreten und Gasen;
- Kompression von Blutgefäßen bei Blutungen;
- Dilatation bei Verengungen.

Die am häufigsten gebrauchten Sonden sind in Abb. 40.**1** abgebildet.

40.1.1 Pflege bei nasaler Sonde

Die meisten Verweilsonden sind nasal eingelegt, z. B. die Sauerstoffsonde, die Nährsonde und die verschiedenen in den Ösophagus-Magen-Darm-Trakt eingelegten Sonden.

Problemfelder

Jede liegende Sonde ist ein Fremdkörper (Abb. 40.**2 a**) und wird vom Patienten als Störfaktor wahrgenommen. Betroffen sind:
- das *Wohlbefinden*: es hängt dauernd etwas vor dem Mund bzw. im Gesicht;
- das *ästhetische Empfinden*: ein Hauptproblem ist der Ekel vor abfließenden Sekreten (z. B. Blut bei Blutung, Stuhl bei Ileus);
- das *Schlucken*: es ist durch die liegende Sonde behindert oder wird gar als schmerzhaft empfunden;
- die *Austrittstelle* der Sonde ist eine stete Reibungsfläche, was zu schmerzhaften Nasenulzera führen kann.

Kontrolle und Pflege

Das **Ziel** ist die Erreichung eines höchstmöglichen Wohlbefindens und das Verhüten von Schäden:
- Fixieren der Sonde mit hautfreundlichem Heftpflaster so angenehm wie möglich (Abb. 40.**2**). Die Lage der Situation anpassen, nach Bedarf wechseln.
- Markieren der Sondenaustrittstelle mit Fettstift, um eine Lageverschiebung sofort zu erkennen → korrigieren.
- Regelmäßiges Lockern und Neufixieren der Sonde → Dekubitusprophylaxe; Nasenpflege bzw. Pflege der Austrittstelle der Sonde.
- Lage und Durchgängigkeit der Sonde kontrollieren.
- Weitere Maßnahmen je nach Indikation und Verordnung.

Besonderheiten bei der Nährsonde und Sondenernährung sind in Kapitel 8 Essen und trinken auf S. 261 ff. nachzulesen; bei der Sauerstoffsonde gelten die Richtlinien S. 362.

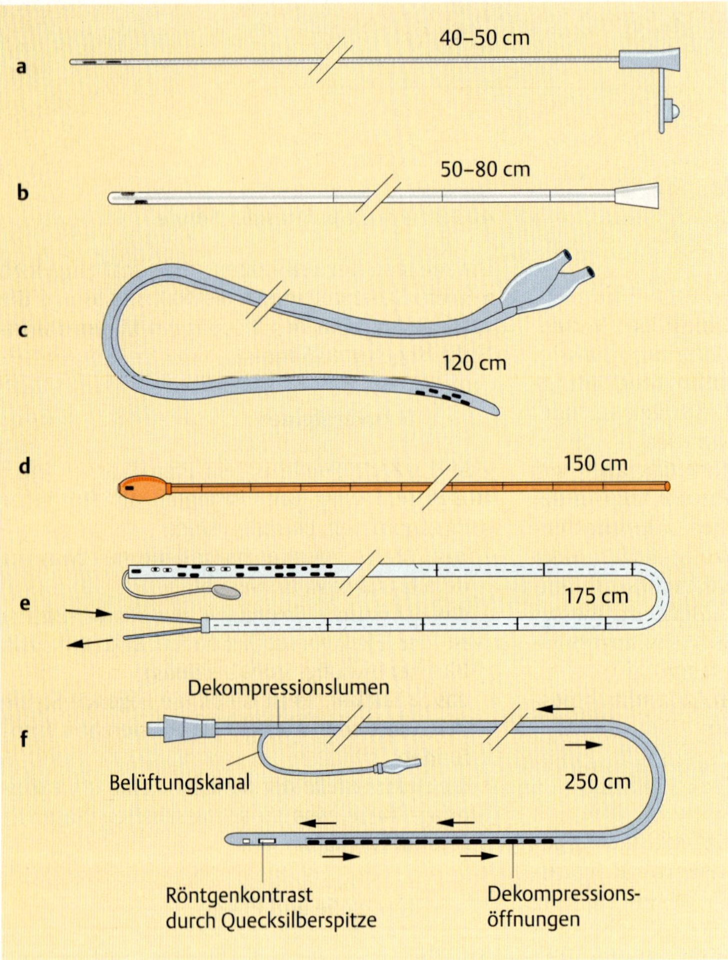

Abb. 40.**1** Sonden.
a Ernährungssonde,
b Magensonde,
c doppelläufige Magensonde,
d einläufige Duodenalsonde nach Einhorn,
e doppelläufige Duodenalsonde nach Lagerlöf,
f intestinale Dekompressionssonde.

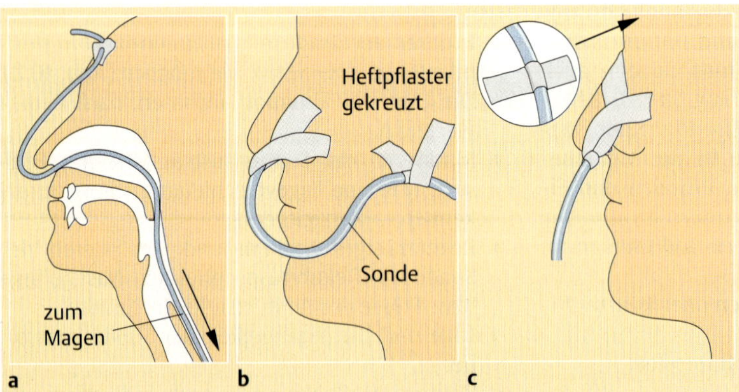

Abb. 40.**2** Nasale Sonde.
a Lage.
b Fixieren an Nasenöffnung und Wange.
c Fixieren nur an der Nase. Variante: Sonde nach oben auf die Stirn führen und dort mit Heftpflasterstreifen befestigen.

Gefahren und prophylaktische Maßnahmen

Nasendekubiti:
- regelmäßige Lockerung, Reinigung und Neufixierung;
- sorgfältige und wiederholte Nasenpflege;
- Wechseln der Sonde nach Bedarf bzw. nach Standardplanung.

Soor, Parotitis:
- Mundhygiene sowie Soor- und Parotitisprophylaxe (S. 228 f.). Günstig: Dörrfrüchte, Kaugummi kauen lassen.

Pneumonie, Aspirationspneumonie:
- Fühlt sich der Patient durch die Sonde behindert, neigt er zu Schonatmung → Pneumoniegefahr. Liegenbleibendes Sekret kann aspiriert werden: Maßnahmen der Pneumonieprophylaxe S. 359 f.
- Sondenlage kontrollieren.

Herausreißen und Verschieben der Sonde:
- Daran ist bei unruhigen und verwirrten Patienten zu denken. Eventuell wird die Sonde am Nasenflügel angenäht, was zwar das Herausrutschen verhindert, aber den Schmerz bei unkontrolliertem Ziehen verstärkt.

> Sorgfältige Beobachtung und individuelle Pflege sind die beste Prophylaxe gegen Komplikationen.

40.1.2 Magensonden

Zweck und Art der Sonden

Magensonden sind dünne, lange Schläuche (∅ ca. 5 mm) aus Weichkunststoff oder Gummi mit Längenmarkierungen (Abb. 40.**1 a – c**), evtl. mit „Röntgenfaden".

Außer der schon besprochenen Ernährungssonde (S. 261 ff.) gibt es die
- *einläufige Sonde*, z. B. als
  - kurzfristige Verweilsonde zu diagnostischen Zwecken (Entnahme von Magensaft),
  - langfristige Verweilsonde zu therapeutischen Zwecken – Absaugen oder Drainage des Mageninhalts (prä- und postoperativ);
- *doppelläufige Verweilsonde.* Sie kommt zur Anwendung bei intensivmedizinischen Problemen (z. B. bei Magenblutung) oder bei verzögerter bzw. unterbrochener Magen-Darm-Passage (z. B. bei Magenatonie).

Zweck der therapeutischen Sonden ist die Vorbeugung einer Aspiration von Mageninhalt mit der Folge einer Aspirationspneumonie und/oder die Entlastung des Magens.

Ableitung

Heberprinzip in Beutel. Von Bedeutung ist die *Aufhängehöhe* des Beutels:
- tiefhängen, wenn Sekrete abfließen sollen, z. B. nach Operationen, bei Pankreatitis;
- hochhängen (etwa 50 cm über dem Magen des Patienten), wenn *keine* wertvollen Sekrete abfließen sollen, z. B. in der Intensivpflege, wo die Magensonde bei Beatmungspatienten zu den obligatorischen Sicherheitsmaßnahmen gehört → Prophylaxe von Aspiration bei eventuellem Erbrechen.

Sog in Sekretflaschen. Dem *kontinuierlichen* Sog – bei dem sich die Sonde gerne festsaugt → Schleimhautläsion, Ablaufstörung – wird der *intermittierende Sog* vorgezogen. Der dabei zwischen Vakuumregler und Sekretglas eingeschaltete Unterbrecherapparat gibt periodisch eine Öffnung zum atmosphärischen Druck frei. Dadurch wird der Sog zur Sonde immer wieder aufgehoben.

Saugphase und Pause dauern je etwa 1 Minute und sind nicht genau regulierbar.
- Einstellen des Sogs: 1,2 – 1,5 mH_2O. Die Sogstärke ist am Manometer des Unterbrechers ablesbar.
- Der Sog kann auf intermittierend oder kontinuierlich eingestellt werden.

Hebersystem S. 1115, Saugsystem S. 1118 ff.

Einlegen der Sonde

Material:
- Magensonde vorbereitet, evtl. gekühlt;
- Gleitmittel oder 1 Glas mit Wasser;
- Papiertaschentücher, Schutztuch;
- Indikatorpapier (Lackmus), Stethoskop;
- 20-ml-Spritze, Klemme;
- Heftpflaster, Handschuhe;
- Auffangbeutel oder Saugsystem.

Patient:
- Schutz vor Zuschauern;
- Information über Zweck und Vorgehen beim Einlegen. Der Patient muß auch über die Konsequenzen bei liegender Sonde informiert sein: Bewegungseinschränkung, Abflußsysteme usw.;
- Lagerung halbsitzend, bei Störungen des Bewußtseins Seitenlage (Absaugmaterial bereithalten).

Vorgehen:

- Einlegen der Sonde wie bei der Nährsonde (S. 263).
- Ableiten der Sonde nach Vorschrift, entweder
  - abklemmen, Sondenöffnung schützen oder
  - Beutel anhängen, tief oder hoch (s. oben);
  - Sog nach Verordnung.

Kontrolle und Pflege

Es gilt grundsätzlich, was zu *Pflege bei liegender Sonde* (oben) gesagt wurde. *Zusätzlich* ist zu beachten:

- *Kontrolle von Magensaft* in Beutel oder Flasche auf Menge und Aussehen. Wird der Magensaft grünlichgelb und von der Konsistenz her ölig, liegt die Sonde wahrscheinlich zu tief (im Duodenum). In diesem Fall gehen wertvolle Sekrete verloren. Die Kontrolle durch Indikator zeigt eine leicht basische Reaktion.
- *Kontrolle der Ableitungen.* Sie dürfen nicht abknicken, nicht verstopfen. Regelmäßiges Kneten erleichtert den Abfluß.
- Bei Verstopfung Sonde spülen oder wechseln.
- *Protokollieren* und bilanzieren (S. 1045).

- Ballonsonden sind auf die Dichtigkeit ihrer Ballons zu prüfen. Dazu wird vor dem Einlegen der Ballon mittels Spritze mit Luft gefüllt. Der Ballon wird abgeklemmt und in eine Schale mit Wasser getaucht. Entstehen keine Bläschen, ist er dicht.
- Infektionsprophylaxe gemäß Richtlinien der Krankenhaushygiene. Es dürfen nur sterilisierte bzw. desinfizierte Sonden benützt werden.

40.1.3 Dünndarmsonden

Es sind 120 – 160 bzw. 310 cm lange Schläuche aus Weichgummi, die röntgenfähig sind.

Dünndarmsonden (Duodenalsonden) **zu diagnostischen Zwecken** → Gewinnung von Duodenalinhalt. Es sind 120 – 150 cm lange weiche Gummischläuche mit einer perforierten Metallolive. Man unterscheidet

- einläufige Sonde nach *Einhorn* (Abb. 40.**1 d**). In ähnlicher Ausführung gibt es die *Canter-*, die *Johnston-*, die *Levin-*, die *Ryle*-Duodenalsonde u. a.;
- zweiläufige Sonde nach *Lagerlöf*, evtl. mit Metallolive als Lotse (Abb. 40.**1 e**), oder die *Plazer*-Gastroduodenalsonde;
- dreiläufige Sonde nach *Barthelheimer*. Das dritte Lumen ermöglicht die separate Gewinnung von Pankreassaft.

Duodenalsonden **zu therapeutischen Zwecken** sind die Dauerablaufsonden oder die intestinalen Dekompressionssonden. Sie sind meistens zweiläufig. Die Spitze der Sonde ist mit einem Beutel (eingekapselte Quecksilber- oder Wasserfüllung) versehen, um den Einführvorgang zu erleichtern. Das doppelte Lumen und das Schlürfprinzip gewährleisten eine sichere Dekompression, ungehinderten Abfluß der Flüssigkeiten und reduzieren die Gefahr von Blockierungen und Schleimhautläsionen. Durch das zweite Lumen können, falls erforderlich, ein Kontrastmittel oder andere Flüssigkeiten appliziert und, wenn gewünscht, auch wieder entfernt werden. Zur Anwendung kommen

- intestinale Dekompressionssonde (Abb. 40.**1 f**),
- Miller-Abbott- oder Dennis-Sonde (Abb. 40.**3**).

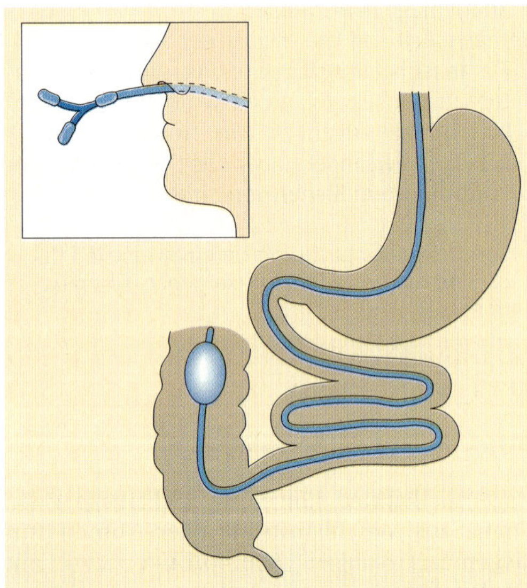

Abb. 40.**3** Die 3 m lange, doppellumige Miller-Abbott-Sonde verhindert Darmabknickungen bei rezidivierendem Adhäsionsileus, und es besteht die Möglichkeit, liegenbleibenden Darminhalt abzusaugen.

Einführen der Sonde

Wenn sie nicht intraoperativ eingelegt wird, ist folgender Handlungsablauf zu beachten:

- Material richten und vorbereiten wie bei der Magensonde.
- Gewünschte Sonde mit Zubehör bereitlegen.
- Ballon- und Doppelballonsonden vor dem Einlegen auf Dichtigkeit prüfen (s. oben).
- Einführen der Sonde in den Magen wie oben.

- Dann Patienten Rechtsseitenlage einnehmen lassen, evtl. Becken hochlagern. Auf diese Weise erreicht man ein leichtes Passieren der Sonde vom Magen in den Zwölffingerdarm.
- Sonde langsam weiter schlucken lassen.
- Lage der Sonde röntgenologisch kontrollieren.
- Ist die Sonde im absteigenden Dünndarm sichtbar, kann der Ballon gefüllt werden (je nach Verordnung mit Luft oder Wasser).
- Sonde an den Sog anschließen und fixieren, wenn die gewünschte Tiefe erreicht ist.

Kontrolle und Pflege

Es gilt, was unter *Pflege bei liegender Sonde* (S. 1107 ff.) nachzulesen ist. *Zusätzlich* ist zu beachten:

- ❖ Darmsonde erst fixieren, wenn sie die erwünschte Tiefe erreicht hat (Arztverordnung!).
- ❖ Sondenlage und Absaugvorrichtung kontrollieren.
- ❖ Ballon regelmäßig vom Druck entlasten, jedoch nicht ohne eindeutige Anweisung durch den Arzt.
- ❖ Sekretmenge, -geruch, -farbe, -konsistenz festhalten; Sekretmenge in der Bilanzierung mit einrechnen.
- ❖ Spülen der Sonde nach Bedarf und Verordnung.

Entfernen der Sonde

- Ballon entleeren.
- Sorgfältiges, intermittierendes Entfernen der Sonde, d. h., die Sonde stündlich ca. 20 cm zurückziehen (bei raschem Herausziehen besteht die Gefahr der Darminvagination).
- Sonde jedesmal fixieren, um ein erneutes Tieferrutschen zu verhindern, und das zurückgezogene Stück der Sonde reinigen.
- Den Patienten Mund spülen lassen.
- Die letzten 50 cm werden auf einmal herausgezogen (Vorsicht beim Passieren des Ballons durch die Nase).
- Sonde in desinfizierende Lösung einlegen, reinigen, sterilisieren bzw. entsorgen.

- ❖ Darmsonden sind vorsichtig (mit drehenden Bewegungen) einzuführen und zu entfernen.
- ❖ Liegende Sonden dürfen nicht ohne spezielle Arztverordnung mobilisiert oder entfernt werden.
- ❖ Länger gelegene Sonden entsorgen, nicht aufsterilisieren.

40.1.4 Ösophagussonden

Zur Blutstillung bei blutenden Ösophagusvarizen kommt die endoskopische Sklerosierung (S. 1173 f.) oder die Tamponade mittels Spezialsonden zur Anwendung. Zur Verfügung stehen die Einballonsonde (Linton-Nachlas-Sonde) und die Doppelballonsonde (Sengstaken-Blakemore-Sonde).

Die *Linton-Nachlas-Sonde* ist eine Einballon-Doppelsonde. Der birnenförmige Ballon wird mit Luft aufgeblasen (ca. 600 ml) und durch Zug belastet. Allein schon der Zug auf die Drainage erzeugt die Tamponade der Blutung; daher sollte das Zuggewicht nicht unter 1 kg liegen. Die beiden Lumina erlauben eine getrennte Aspiration, womit unterschieden werden kann, ob es sich um eine Varizen- oder eine Ulkusblutung handelt. Die Linton-Nachlas-Sonde wird bei Fundusvarizenblutungen der Sengstaken-Blakemore-Sonde vorgezogen (Abb. 40.**4a**).

Die *Sengstaken-Blakemore-Sonde* verfügt über drei Lumen und zwei Ballons. Der große, langge-

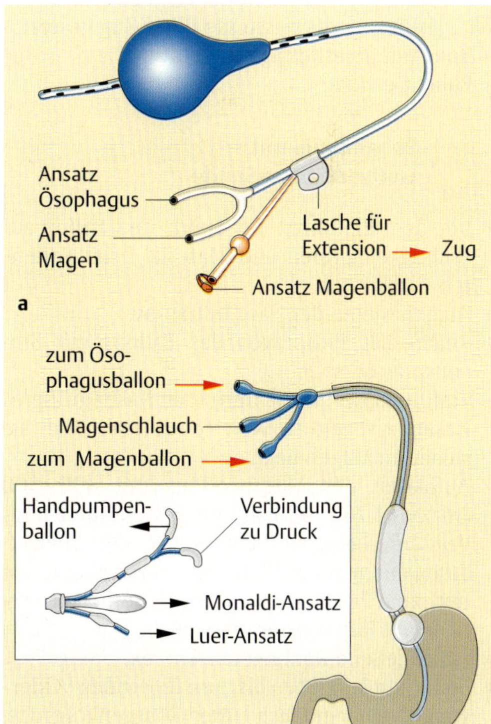

Abb. 40.**4** Ösophagus-Kompressionssonden. **a** Linton-Nachlas-Sonde, **b** Sengstaken-Blakemore-Sonde.

zogene Ballon dient zur Tamponade der Blutung (vom Lumen der Speiseröhre aus), der kleinere zur Fixation der Sonde im Magen (der Magenballon verhindert das Zurückweichen der Sonde nach oben). Der in den Magen ragende Sondenteil ermöglicht das Absaugen des blutigen Mageninhalts, ferner die Sondenernährung und die Medikamentenzufuhr (Abb. 40.**4 b**).

Material zum Einlegen der Sonde

- Verordnete Sonde mit Zubehör (Abb. 40.**4 a** oder **b**);
- Handschuhe;
- Spritze 50 – 100 ml;
- 3 Klemmen (Greifende mit Gummischlauchstück überzogen);
- Druckmanometer;
- Laryngoskop, Magill-Zange;
- Absauggerät, Absaugkatheter;
- anästhesierender Rachenspray;
- anästhesierendes Gel oder Siliconspray;
- Watteträger und Watte, Zungenspatel;
- Gefäß mit Wasser, 2 Nierenschalen;
- Auffangbeutel, Schutztuch;
- Zellstoff/Papiertaschentücher, Leukoplast.

Wird die Kompressionssonde unter Zug gesetzt:

- Rolle mit Befestigungsvorrichtung;
- Band, Gewicht.

Behandlung mit Linton-Nachlas-Sonde

- Vor dem Einführen der Sonde den Ballon auf Dichtigkeit prüfen und Material beim Patienten vorbereiten.
- Anästhesieren der Nase mit Spray.
- Reichliches Einsprayen des Ballons mit Siliconspray oder Öl.
- Einführen der Sonde durch die Nase (größeres Nasenloch) und so weit vorschieben, daß sie sicher im Magen liegt.
- Aufblasen des Magenballons mit 400 – 500 (maximal 700) ml Luft, am besten unter Bildverstärkerkontrolle. Entsprechendes Ansatzstück mit weicher Klemme sofort abklemmen und zum Verhindern eines irrtümlichen Öffnens mit Heftpflaster umwickeln.
- Anschließend Röntgen des Thorax.
- Sonde zurückziehen bis zum federnden Widerstand, wenn möglich unter Röntgenkontrolle. Zugseil in die mit einem Loch versehene Lasche einhängen und über ein geeignetes Rollensystem leiten. Extension mit 500 – 1000 g Gewicht (je nach Toleranz durch den Patienten) unter Verwendung von 100 g-Gewichtscheiben.
- Nach jeweils 6 Stunden Liegedauer Extensionsgewicht während 10 Minuten vollständig entfernen (um ischämische Schleimhautschäden zu verhindern).
- Spülung des Magens mit Wasser durch den mit „Magen" gekennzeichneten Ansatz alle 1/2 bis 1 Stunde (Kontrolle der Blutstillung).
- Absaugen des Speichels durch den mit „Ösophagus" bezeichneten Ansatz mindestens alle 30 Minuten, evtl. Dauersog (mit 100 – 200 mmHg Unterdruck) wegen der Gefahr der Aspiration.

Vorsicht: Niemals durch den Ansatz „Ösophagus" spülen!

Entfernen der Sonde

Die Sonde darf einschließlich Dekompressionszeit höchstens 36 Stunden liegenbleiben.

Die Reduktion des Extensionsgewichts und der Ballonkompression muß *langsam geschehen*, damit nicht durch plötzliche Dekompression eine Rezidivblutung auftritt.

Vorgehen:

- Extensionsgewicht pro Stunde um 100 g reduzieren.
- Wenn das Gewicht vollständig entfernt ist und kein Hinweis für eine erneute Varizenblutung besteht, pro Stunde 100 ml Luft aus dem Magenballon ablassen.
- Wenn der Ballon geleert ist, Sonde vorsichtig herausziehen (Sonde entsorgen).

Asphyxiegefahr! Luft darf erst abgelassen werden, wenn die Extensionsgewichte vollständig entfernt sind, sonst besteht die Gefahr der Asphyxie (Atemstillstand infolge Atemwegsverlegung) durch den heraufgezogenen aufgeblasenen Ballon.

Behandlung mit Sengstaken-Blakemore-Sonde

- Vor dem Einführen Sonde und Ballon auf Dichtigkeit und Durchlässigkeit prüfen.
- Anästhesierung der Nase mit Spray.
- Befeuchten der Sonde mit Öl.
- Einführen der Sonde bis zur Marke „50 cm".
- Aufblasen des Magenballons mit 150 ml Luft, dann sofort abklemmen; Klemme mit Heftpflaster umwickeln, um irrtümliches Öffnen zu vermeiden.

- Sonde bis zum federnden Widerstand an der Kardia zurückziehen und nach Unterlegen des Schaumgummistücks unter Zug an der Nase fixieren.
- Ösophagusballonverbindung an Quecksilbermanometer anschließen. Druck für die ersten 6 Stunden 4,7 - 6,0 kPa (35 - 45 mmHg); dann nach Vorschrift senken, z. B.
  - 6 - 24 Stunden 4,0 - 4,7 kPa (30 - 35 mmHg),
  - ab 24 Stunden 3,3 - 4,0 kPa (25 - 30 mmHg).

Kontrollen und Richtlinien

- Kontinuierliche Druckkontrolle im Ösophagusballon (Portex-Manometer).
- Druckentlastung zur Verhütung von Schleimhautnekrosen: Alle 6 Stunden Druck während 5 Minuten auf Null absinken lassen.
- Das dritte Lumen der Sonde hat vier Öffnungen in das Mageninnere. Durch Spülung und Aspiration kann man sich jederzeit von der Wirksamkeit der Tamponade überzeugen.
- 24 Stunden nach Einlegen der Sonde mit dem Arzt Rücksprache nehmen. Er entscheidet, ob der Ösophagusballon entleert und ob die Fixierung, die den Zug der Sonde und die Komprimierung der Varizen an der Kardia ausmacht, gelöst werden dürfen. Die Sonde wird danach ***bei gefülltem Magenballon*** etwas in den Magen zurückgeschoben.
- *Manipulationen* an der Sonde (einschließlich Einlegen und Entfernen) sind immer vom Arzt vorzunehmen.

Aspirationsgefahr! Patient kann den Speichel nicht schlucken. Daher spätestens alle 30 Minuten den Speichel aus dem Pharynx absaugen (wenn möglich dem Patienten die „Sugi" in die Hand geben).

Entfernen der Sonde

Die Sonde darf nicht länger als 3 Tage liegenbleiben.

Vorgehen:

- Steht die Blutung (Zeichen dafür: es wird kein Blut mehr aspiriert) während der ersten 24 Stunden, so wird der Ösophagusballon entleert und die Sonde bei gefülltem Magenballon etwas in den Magen vorgeschoben.
- Nach weiteren 24 Stunden können der Magenballon entleert und die Sonde vorsichtig entfernt werden.
- Sonde und Zubehör in desinfizierende Lösung einlegen, reinigen, sterilisieren bzw. entsorgen.

Gefahren der Behandlung

Die Ausgangslage der Behandlung mit der Linton- oder Sengstaken-Sonde ist eine lebensbedrohliche Blutung. Die liegende Sonde ist zwar eine notwendige therapeutische Maßnahme, ist aber gleichzeitig auch eine zusätzliche Gefahrenquelle. Zur Überwachung der Vitalzeichen und der allgemeinen prophylaktischen Maßnahmen gelten die folgenden spezifischen Richtlinien bezüglich *Gefahren* und *Vorsichtsmaßnahmen*:

- *Druckulzera*. Vermeiden von
  - Nasenulzera durch richtige Lage der Sondenansätze sowie durch Verhindern von Druck- und Scheuerkontakt mit dem Nasenloch (Polsterung täglich erneuern);
  - Ösophagusulzerationen durch strenge Rükkenlage des Patienten. Den Druck im Ballon alle 6 Stunden auf Null ablassen (spätestens nach 24 Stunden). Bei Unruhe den Kopf evtl. mit Sandsäcken keilen. Bei Bedarf sind Sedativa zu verabreichen (Arzt).
- *Aspiration* von Speichel. Er wird nach Bedarf, mindestens alle 30 Minuten, aus dem Pharynx abgesaugt. Wenn möglich, wird der Patient zum Ausspeien angehalten.
- *Asphyxie* durch Heraufrutschen des aufgeblasenen Ballons und Verschluß des Larynx.
- Ösophagusruptur, Ösophagitis.

40.2 Drainagen

In der Medizin dienen Drainagen (engl. Entwässerung) der Ableitung von Sekreten wie Blut, serösen Flüssigkeitsansammlungen aus Gelenken und Körperhöhlen, Eiter sowie von Urin und Magen-Darm-Sekreten. Man unterscheidet

- *kurative Drainage:* Ableitung unphysiologischer Flüssigkeiten, wie z. B. bei Pleuraempyem, Fisteln usw.;
- *präventive Drainage:* kurzfristige Ableitung von Wundsekreten nach operativen Eingriffen.

40.2.1 Drains und Drainagen

Drainarten

Drains sind Kunststoffrohre, Gummirohre oder Gazestreifen. Sie werden eingelegt in Hohlräume, Hohlorgane und Ausführungsgänge sowie in Wundgebiete oder in Gewebe, in das sich Flüssigkeit angesammelt hat.

Drainagen werden bezeichnet z. B. nach ihrer *Lage*:
- Gastrostomiedrain – im Magen,
- Ileostomiedrain – im Ileum,
- Zystostomiedrain – in der Blase,
- Nephrostomiedrain – in den Nieren;

nach ihrer *Form*:
- T-Drain (nach Gallenwegsrevision); er liegt im Ductus choledochus mit Ableitung über die Bauchdecke;

nach ihrem *Erfinder*:
- Bülau- und Monaldi-Drain, sie liegen im Pleuraraum;

nach ihrer *Funktion*:
- Wunddrain, Ableitungsdrain,
- Schienungsdrain, z. B. der Harnleiter.

Drainagearten

Drainagen ohne Sogsystem. Flüssigkeit entleert sich infolge Gewebedruck in Auffangbeutel, Coloplastsack, Adhäsivbeutel oder in den Verband. Man spricht auch von *Schwerkraftdrainagen*.

Drainagen mit Sogsystem. Flüssigkeit wird abgesaugt mit Vakuum (Redon-Flasche), Heberprinzip, Wasserstrahlpumpe, elektrischen Saugapparaten, zentraler Vakuumpumpe.

Prinzip. In allen diesen Systemen wird ein Unterdruck außerhalb des Körpers hergestellt, so daß sich durch das geschlossene Drainagesystem der Druckunterschied innen/außen ausgleichen kann → *Entleerung nach außen*.

Sogmessung und Sogstärke. Das Saugsystem und die Sogstärke werden vom Arzt verordnet. Ausschlaggebend sind die Situation des Patienten und die erwünschte Wirkung. Die Sogmessung geschieht durch
- Messung des Höhenunterschieds (h) zwischen Drainspitze und Flüssigkeitsspiegel in der Sekretflasche = Heberprinzip;
- Manometer: 1 – 4 mH_2O = Grobregulierung;
- Wassermanometer: 5 – 50 cmH_2O = Feinregulierung.

Erläuterungen zu den verschiedenen *Drainagesystemen* sowie zu *Druck* und *Sog* S. 1115 ff.

Wunddrain und Wunddrainage (einschließlich Redon-Drainage) wurden in Kapitel 39 besprochen.

40.2.2 Pflege bei liegenden Drainagen

Drainagen sind für den Patienten ebensosehr ein *psychologisches* wie ein *medizinisches* Geschehen, weshalb in der Pflege beide Aspekte beachtet werden müssen.

Auswirkungen auf den Patienten

Saugdrainagen können sich positiv und negativ auf den Patienten auswirken.

Positive Auswirkungen:
- Die Drainage bedeutet eine Entlastung für den Patienten, sie fördert einen evtl. störenden Sekretabfluß und unterstützt die Heilung.
- Saugsysteme müssen regelmäßig kontrolliert werden, was die Kontakte Patient – Schwester fördern und verbessern *kann*.

Negative Auswirkungen:
- *Der Patient kommt sich sehr krank vor*, ausfließende Sekrete erinnern ihn dauernd an sein Kranksein. Er kann daran leiden, darüber nachgrübeln.
- *Der Patient hat Angst.* Er sieht Apparate, Schläuche, Anschlüsse, Klemmen. Das Gefühl der Bedrohung nimmt vor allem dann zu, wenn er ungenügend informiert wird oder wenn jemand sich unsicher im Umgang mit dem Saugsystem zeigt.
- *Der Patient schläft evtl. schlecht*, sei es, daß die Geräusche, die durch das Saugsystem verursacht werden, ihn stören oder daß er das Gefühl hat, er müsse den Apparat überwachen und es könne etwas passieren, wenn er einschläft (Ohrenschutz anbieten).
- *Der Patient empfindet Schmerzen.* Die Drains können ungünstig liegen oder ziehen. Manipulationen können zu Reizungen an der Einstichstelle und am Ort des liegenden Drains (Wundbett) führen.
- *Der Patient verspürt Abneigung und Ekel vor dem Sekret*, dies besonders dann, wenn die Sekretflasche in seinem Gesichtsfeld hängt oder wenn man beim Wechseln der Flasche rücksichtslos damit umgeht.
- *Der Patient wagt nicht, sich zu bewegen;* er fühlt sich durch Drains und Ableitungen eingeengt, fürchtet auch, diese bei unkontrollierter Bewegung zu verschieben oder gar aus dem Wundbett zu zerren. Wenn er das Bett verläßt, muß er die Sekretflaschen mitnehmen (in Taschen stecken).

Tabelle 40.**1** Überwachung der Drainage

Ort	Gefahren	Vorbeugende oder helfende Maßnahmen
Austrittstelle des Drains	– der Verband kann feucht sein – der Drain kann sich lösen und verschieben (Undichtigkeit)	– regelmäßige Kontrolle; Verbandwechsel nach Bedarf; Haut auf Veränderungen beobachten – Drain sicher fixieren, Fixation und Zusammensetzung des Drainagesystems regelmäßig überprüfen; Verbindungsstelle gut abdichten
Ableitungen	– sie können verstopfen – sie können abknicken, ziehen	– regelmäßig durchkneten, nicht durchhängen lassen; Sekretablauf kontrollieren – zweckmäßige Fixation
Sekret und Sekretflasche	– Menge fällt auf (sehr wenig, sehr viel) – Verlust von lebensnotwendigen Stoffen (Elektrolyte, Eiweiß u. a.) – Sekret kann ins Saugsystem gelangen (teure Reparaturen!)	– kontrollieren, messen, registrieren; Auffälligkeiten sofort dem Arzt melden – diese müssen ersetzt werden (Laboranalysen) – Sekretflasche regelmäßig auswechseln; sie darf sich nicht mehr als 1/3 mit Sekret füllen
Sogerzeuger	– Defekt an elektrischer Leitung – Unterbrechung der Leitung (z. B. Herausziehen des Steckers durch eine Person der Putzkolonne) – Sogregulation ist ungenau oder entspricht nicht mehr der Verordnung	– Defekt rasch erkennen und beheben lassen – Vorbeugen durch Befestigen des Steckers mit Heftpflaster – regelmäßige Kontrolle des Sogs und Neueinstellen nach Bedarf und Verordnung

Unsere Hilfeleistung

Sie muß dort einsetzen, wo die Nöte und Ängste des Patienten sind, z. B.:

- Den Patienten angemessen, verständlich informieren.
- Drains, Sekretflaschen, Saugsystem sicher handhaben (Gefahren und vorbeugende Maßnahmen sind in Tab. 40.**1** nachzulesen).
- Regelmäßige Überwachung der Drainagen immer mit persönlichem Kontakt zum Patienten verbinden.
- Schmerzäußerungen ernst nehmen, nach der Ursache suchen (ziehende, eingeklemmte Drains), wenn nötig dem Arzt melden.
- Sekretflasche außerhalb des Gesichtsfeldes des Patienten hängen; sorgfältiges und unauffälliges Auswechseln der Flaschen, vor allem dann, wenn das Sekret unansehnlich ist.
- Dem Patienten zu erholsamer Nachtruhe verhelfen (beruhigendes Gespräch, Oropax, Medikamente nach Arztverordnung).
- Drains und Ableitungen so fixieren, daß der Patient sich sicher fühlt und er möglichst viel Bewegungsfreiheit hat.
- Patient sorgfältig betten und lagern, verbunden mit allen notwendigen Prophylaxen.

- Händehygiene und aseptisches Vorgehen bei allen Manipulationen an Drains und Drainagen ist oberstes Gebot. Eine Kontamination kann zu gravierenden Infektionen führen.
- Sekretmengen messen und notieren, bei der Bilanzierung mitrechnen.
- Schläuche nicht durchhängen lassen. Sie sollen nötigenfalls mit Heftpflaster in Schleifen ohne Durchhang fixiert werden (sobald aufsteigende sekretgefüllte Schleifen Soghöhe erreicht haben, wird der Sog unwirksam).

40.2.3 Drainagesysteme

Heberdrainage

Das **Heberprinzip**, das hier zur Wirkung kommt, ist auf S. 1120 erklärt.

Anwendung:

- Magenausheberung, Magenspülung, Duodenal- und Dünndarmsondierung;
- Drainagen der Gallengänge, der Blase und des Abdomens (Abb. 40.**5**);
- Lungendrainage (Abb. 40.**6**).

Das Sekret wird mittels Höhenunterschied (h) in die Sekretflasche gesogen. Der mit Flüssigkeit gefüllte Schlauch mündet unterhalb des vorgegebenen Flüssigkeitsspiegels in die Sekretflasche.

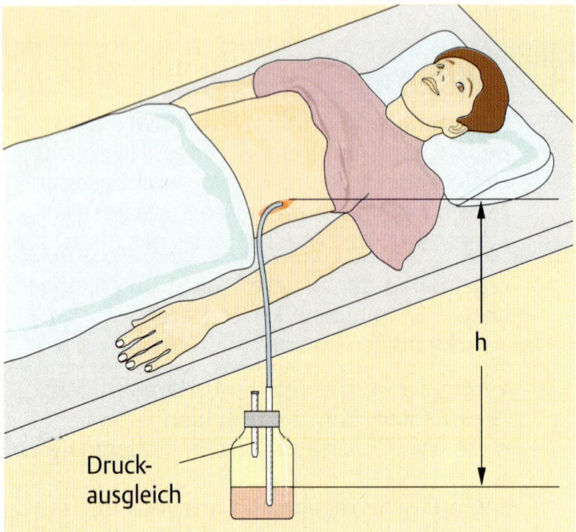

Abb. 40.**5** Drainage des Abdomens. Zur Wirkung kommen der Gewebedruck und das Heberprinzip. h = wirksame Höhendifferenz.

Vorteile:

- billiges System;
- keine Schleimhautreizung, da nur geringe Sogwirkung;
- feiner, jedoch nur ungefähr einstellbarer Sog (durch Variation der Höhe h).

Nachteile:

- Genaue Messung und Kontrolle des Sogs sind nicht möglich;
- nur kleine Saugwirkung.

Vorsicht: Sekretbehälter nie in die Höhe halten, ohne abzuklemmen → Rücklaufgefahr.

Thoraxdrainage

Traditionell unterscheidet man die *Monaldi-Drainage* (wenn sie im 2.–3. Interkostalraum – ICR – liegt) von der *Bülau-Drainage* (im 5.–7. ICR).

Thoraxdrainagen dienen der fortlaufenden Entleerung eines Pleuraergusses, eines Pleuraempyems oder eines Pneumothorax (Erguß, Eiter oder Luft im Pleuraspalt). Das *Zielgebiet* der Thoraxdrainage ist immer die Pleurahöhle.

Der (intraoperativ) eingelegte Drain ist ein Gummirohr von ca. 28 Ch. Er wird an ein luftdichtes **Ableitungssystem** angeschlossen. Einzelheiten zur Handhabung von Thoraxdrainagen sowie zur prinzipiellen Sogeinstellung und Sogwirkung ist auf S. 809 f. nachzulesen. Im folgenden werden mögliche Ableitungs- und Sogsysteme beschrieben:

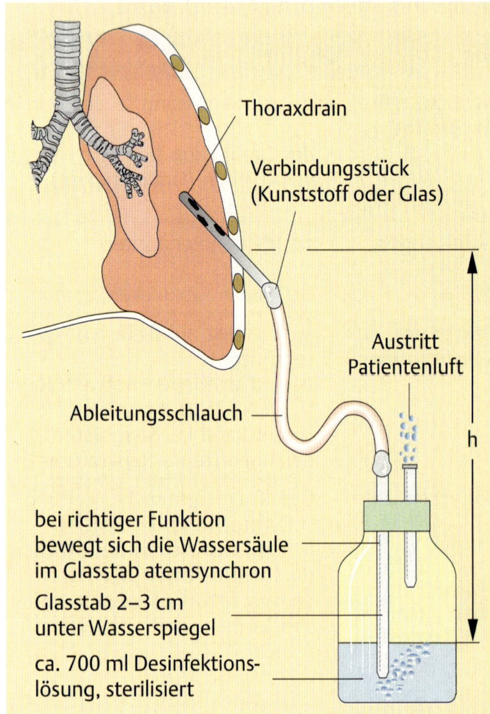

Abb. 40.**6** Prinzip der Bülau-Heberdrainage. „Saugen und Sammeln" in einer Flasche. h = wirksame Höhendifferenz.

Heberdrainage. Es handelt sich um eine Unterwasserdrainage nach dem Heberprinzip (Abb. 40.**6**). Sie wird eher selten angewendet.

Saugdrainage. Hier wird der freie Schenkel mit einem Absaugsystem verbunden. Der Sog wird bei allen Indikationen außer bei der Pneumektomie auf 20–25 cmH_2O eingestellt. Es stehen verschiedene Systeme zur Verfügung:

Das **Wassermanometer** (Wassersäule/röhrenförmiges Gefäß mit sterilem Aqua dest.) dient als „Wasserschloß", durch das der Rückstrom von Außenluft in den Thoraxraum verhindert wird. Es wird mit einer Sekretflasche und von dort mit dem Thoraxdrain verbunden (Abb. 40.**7**). Das System muß absolut dicht sein.

Dreikammersaugsystem. Dieses Einwegsystem wird steril verpackt mit Gebrauchsanweisung geliefert, je nach Firma mit unterschiedlichen Namen, z. B. *Sentinel-Seal-System* (Abb. 40.**8**) oder *Pleur-Evac-System.* Weil es sich um eine Dreiflascheneinheit handelt, wird es auch *Thoraxdrain III* genannt. Das System kann ans Bett gehängt oder auf den Boden gestellt werden (es muß aufrechtstehen, darf nicht umkippen!). Die

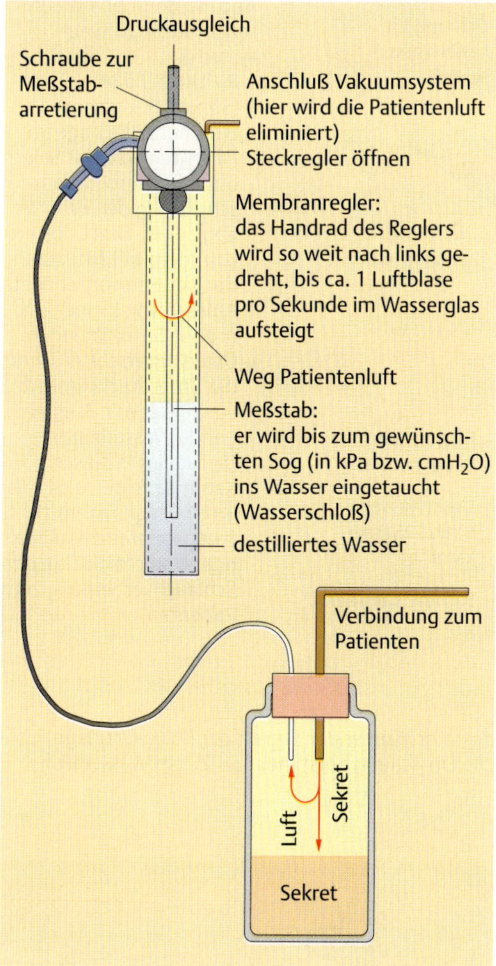

Abb. 40.**7** Thoraxsaugsystem mit Wassermanometer.

Handhabung des Systems ist in der Gebrauchsanweisung ausführlich beschrieben und ist exakt einzuhalten. Prinzipiell sind die folgenden Schritte nötig:

1. *Wasserkammer* (Unterwasserschloß) bis zur Markierung mit Aqua destillata füllen (ca. 90 ml). Ein eingebauter Ventilmechanismus gewährleistet auch bei hohem negativem Druck die richtige Funktion.
2. *Saugkammer* (Manometer) mit Aqua destillata füllen (ca. 30 ml). Dadurch kann mit einem Unterdruck bis zu 25 cmH_2O gesaugt werden.
3. Der Schlauch der *Sammelkammer* – in ihr können bis zu 2 500 ml Sekret aufgefangen werden – wird mit dem Thoraxdrain verbunden.

Sogregulierung

Die mit dem Thoraxdrain verbundene Sogquelle muß nun mit dem Sogregler verbunden werden. Dann wird die Saugleistung eingestellt, wonach die Klemmen geöffnet werden können.

Beim *Dreikammersystem* wird der Wandsauger auf 160 mmHg oder die mobile Pumpe auf 50 cmH_2O eingestellt. Unter Beobachtung des Manometers wird der Sogregler so weit aufgedreht, bis er den gewünschten Unterdruck anzeigt (System muß aufrechtstehen).

Beim *Wassermanometer* wird mittels Wasserstab (Regulierrohr) der gewünschte Feinsog eingestellt. Dann wird der Grobsog so weit aufgedreht, bis Luft durch das Regulierrohr angesogen wird. Es erscheinen Luftblasen im Wassermanometer, und leichtes Brodeln setzt ein. Damit ist sichergestellt, daß der gewünschte Feinsog wirklich erreicht ist, aber auch nicht überschritten wird.

Kontrollen. Drainagen und Ableitungen müssen regelmäßig überwacht und kontrolliert werden (S. 809 f.):

- Der *Wasserstand* im Manometer muß mindestens 3mal täglich überprüft werden, da er durch Verdunstung relativ rasch absinkt. Das Wasser mit Aqua destillata auffüllen (nicht mit gewöhnlichem Wasser, da zu kalkhaltig → Kalkablagerungen im Glas).
- Die *Sogeinstellung* kann gestört werden (führt zu gestörtem Unterdruck im Patienten). Zur Kontrolle Saugschlauch auf Knicke prüfen, Einstellung der Saugquelle kontrollieren:
  - zu starker Sog führt zu Gewebeschädigung, Blutung;
  - zu schwacher Sog zu Flüssigkeitsstau.
- *Sekretmenge* ablesen und dokumentieren, je nach Verordnung alle 12 – 24 Stunden. Gegebenenfalls die Sammelkammer bzw. die Sekretflasche auswechseln. Beim Flaschensystem wird oft eine zweite Sicherheitsflasche mit einem Kugelventil eingeschaltet, um ein Überlaufen der Sekretflasche zu verhüten (führt zu Verklebung des Saugapparats).
- *Drainentfernung.* Prüfung der Dichtigkeit des Pleuraraumes und Sicherheitsmaßnahmen S. 810.

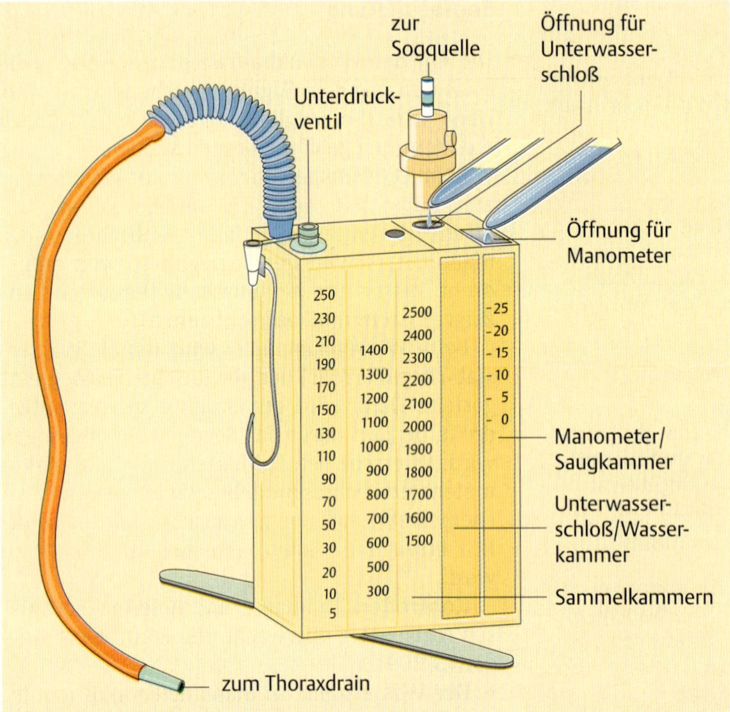

Abb. 40.**8** Dreikammersaugsystem (Einwegsystem).
- *Auffangbehälter* (Sammelkammern). Von der Thoraxdrainage im Patienten wird das Sekret über den Verbindungsschlauch in den Behälter abgeleitet. Drei Unterkammern mit fortlaufender Skala ermöglichen das Ablesen von kleinen und großen Sekretmengen.
- *Unterwasserschloß.* Trennt die Unterdruckkammer vom Reservoir. Aufsteigende Wasserblasen (Sprudeln) in dieser Kammer zeigen ein Leck im Drainagesystem an (Lungenparenchymfistel oder Undichtigkeit in der Schlauchverbindung zum Patienten).

- *Manometersaugkammer.* Sie ist mit einem Schlauch an den Vakuum-Wandanschluß angeschlossen. Die Sogstärke wird eingestellt. Je höher die Wassersäule, desto größer ist der Sog an der Bülau-Drainage. Übliche Einstellung bei minus 15 – 20 cm Wassersäule.

40.3 Saugsysteme

40.3.1 Druck und Sog

Druck. Überall auf der Erdoberfläche ist ein bestimmter Luftdruck vorhanden. Dieser variiert je nach Höhenlage. Auf Meereshöhe beträgt er ziemlich genau 1 kg/cm², d.h., auf eine Fläche von 1 cm² drückt eine Kraft von 1 kg. Taucht man ein vollständig mit Quecksilber (Hg) gefülltes Glasrohr, das an einem Ende zugeschmolzen, am anderen Ende jedoch offen ist, mit dem offenen Ende senkrecht in ein mit Quecksilber gefülltes Gefäß, so wird aus dem Rohr soviel Quecksilber abfließen, daß nur eine Säule von 760 mm Höhe über der Quecksilberoberfläche des Gefäßes übrig bleibt (Abb. 40.**9 b**). Wird der gleiche Versuch mit Wasser durchgeführt, so wird die stehende Säule 10,332 m lang, da das spezifische Gewicht von Wasser 13,6 mal kleiner ist als dasjenige von Quecksilber (Abb. 40.**9 a**). Die genannten Werte beziehen sich auf Meereshöhe, was einem Druck von 1,0332 kg/cm² entspricht.

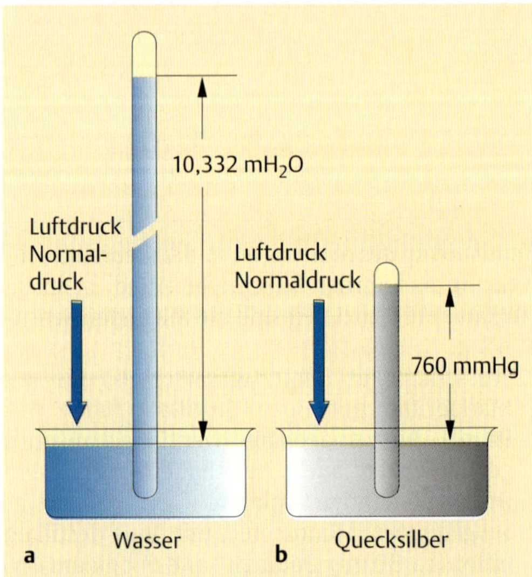

Abb. 40.**9** Luftdruck, bezogen auf die Meereshöhe.

Tabelle 40.**2** Umrechnungstabelle für die Einheiten von Druck und Sog

Druck	Umrechnungsfaktor								
	Pa	bar	kp/cm²	kp/m²	Torr	mmH_2O	mH_2O	atm	psi
1 Pa	1	10^{-6}	$1{,}01972 \cdot 10^{-5}$	0,101972	$7{,}5 \cdot 10^{-3}$	0,101972	$1{,}01972 \cdot 10^{-4}$	$9{,}87 \cdot 10^{-6}$	$1{,}45 \cdot 10^{-4}$
1 bar	10^5	1	1,01972	$1{,}01972 \cdot 10^4$	750,062	$1{,}01972 \cdot 10^4$	10,1972	0,98692	14,5038
1 kp/cm²	$9{,}80665 \cdot 10^4$	0,9807	1	10^4	735,56	10^4	10	0,96784	14,2223
1 kp/m²	9,80665	$9{,}807 \cdot 10^{-5}$	10^{-4}	1	$7{,}356 \cdot 10^{-2}$	1	10^{-3}	$9{,}6784 \cdot 10^{-5}$	$1{,}422 \cdot 10^{-3}$
1 Torr	$1{,}33322 \cdot 10^2$	$1{,}33322 \cdot 10^{-3}$	$1{,}359 \cdot 10^{-3}$	13,5951	1	13,5951	$1{,}35951 \cdot 10^{-2}$	$1{,}32 \cdot 10^{-3}$	$1{,}934 \cdot 10^{-2}$
1 mmH_2O	9,807	$9{,}807 \cdot 10^{-5}$	10^{-4}	1	$7{,}35556 \cdot 10^{-2}$	1	10^{-3}	$9{,}7 \cdot 10^{-5}$	$1{,}42 \cdot 10^{-3}$
1 mH_2O	$9{,}807 \cdot 10^3$	$9{,}807 \cdot 10^{-2}$	0,1	10^3	73,5556	10^3	1	$9{,}678 \cdot 10^{-2}$	1,4223
1 atm	$1{,}0133 \cdot 10^5$	1,01325	1,03323	$1{,}03323 \cdot 10^4$	760	$1{,}0332 \cdot 10^4$	10,332	1	14,6966
1 psi	$6{,}89476 \cdot 10^3$	$6{,}895 \cdot 10^{-2}$	$7{,}031 \cdot 10^{-2}$	$7{,}0306 \cdot 10^2$	51,174	$7{,}0306 \cdot 10^2$	0,70306	$6{,}8043 \cdot 10^{-2}$	1

Pa = Pascal (N/m²)
bar = Bar
kp/cm² = Kilopond pro Quadratzentimeter (= at = techn. Atm.)
kp/m² = Kilopond pro Quadratmeter
Torr = Torr (= mmHg)
mmH_2O = Millimeter Wassersäule
mH_2O = Meter Wassersäule
atm = physikalische Atmosphäre
psi = pound-force per square inch (= ib/in² = psig)

Im Zusammenhang mit der Einführung der international gültigen SI-Maßeinheiten ist für den Druck die Maßeinheit Pascal (Pa) festgelegt worden. Da es sich um eine sehr kleine Größe handelt, werden Drücke häufig in Kilopascal (kPa; 1 kPa = 1000 Pa) angegeben. Um die Umstellung etwas zu erleichtern, werden während einer Übergangsperiode an Druckmeßgeräten doppelte Meßskalen aufgeführt (Beispiel: bei Sogmeßgeräten Pa bzw. kPa und cmH_2O bzw. mH_2O). Die für den Klinikgebrauch wichtigsten Umrechnungsfaktoren und Äquivalente sind aus Tab. 40.**2** ersichtlich.

Wird der Luftdruck (Normaldruck) verkleinert, z. B. durch Absaugen der Luft aus einem luftdichten Behälter, so spricht man von Unterdruck, Vakuum oder Sog (Abb. 40.**10**).

Sog. Wir unterscheiden in der Medizin zwei Arten von Sog:

- *Grobsog.* Darunter versteht man denjenigen Unterdruck, der ein Absinken der Wassersäule (WS = H_2O) um 1 – 4 m bewirkt. Ein solcher Sog ist notwendig für das Absaugen von Sekreten aus offenen Operationswunden und für die Schleimentfernung aus Mund, Rachen und Trachea. Der Mittelwert des Endvakuums beträgt ca. 2,5 mH_2O.
- *Feinsog.* Darunter versteht man denjenigen Unterdruck, der ein Absinken der Wassersäule um 5 – 50 cm bewirkt. Ein solcher Sog ist notwendig für das Absaugen von Sekreten aus sekundär verheilenden Tiefwunden mittels Sonden und Drainagen, z. B. nach Lungenoperationen. Mit Regulierventil läßt sich das Endvakuum einstellen.

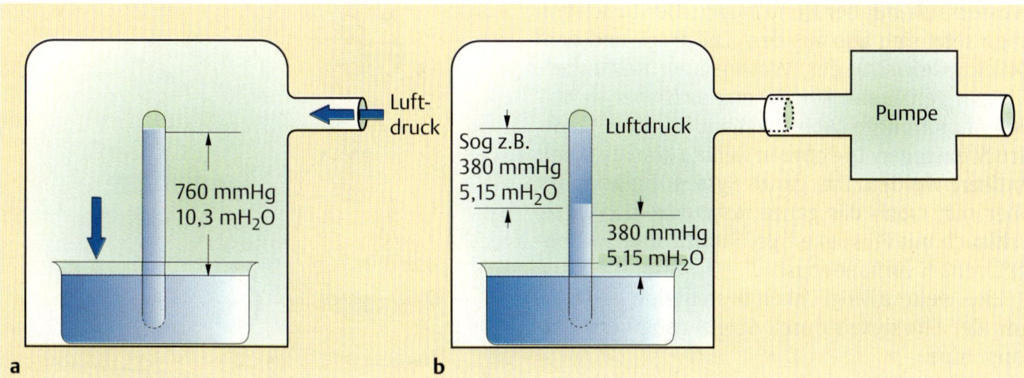

Abb. 40.**10** Unterdruck, Vakuum, Sog.

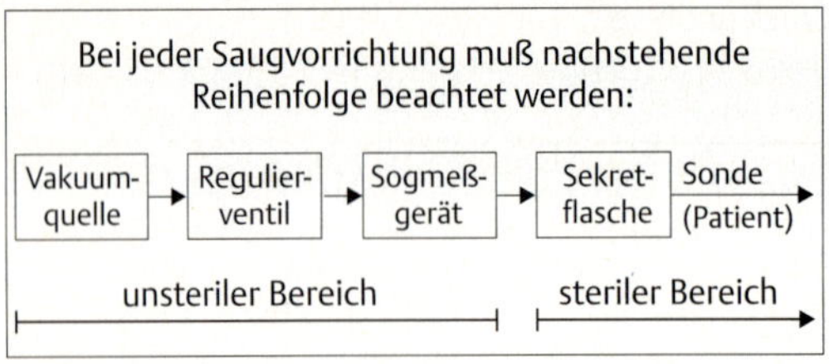

Anwendungsgrundsätze

- Bei allen motorbetriebenen Geräten auf das Vorhandensein von Überlaufsicherungen achten.
- Unterbrecherapparat für intermittierenden Sog zwischen Sekretglas und Vakuumregler einbauen.
- Wassermanometer so keimfrei wie möglich halten (Kupferplättchen ins Wasser legen, Wasser erneuern).
- Vor Beginn des Absaugens das System auf Funktionstüchtigkeit kontrollieren (Apparat zuerst anschließen, dann erst einstellen).
- Nach Gebrauch Geräte desinfizieren (einlegen), reinigen und aufbereiten, meist über die Zentralsterilisation.

40.3.2 Heberprinzip

Der Luftdruck wirkt in der Darstellung Abb. 40.**11 a** auf die Wasseroberfläche des Behälters und auf die Austrittstelle am Rohr- oder Schlauchende, bei Darstellung Abb. 40.**11 b** auf die Wasseroberfläche des oberen und unteren Behälters. Da sich Flüssigkeiten nicht komprimieren lassen, wird dieser Druck auch gleichmäßig weitergeleitet. Betrachten wir nun die Austrittstelle in Abb. 40.**11 a** oder die Wasseroberfläche in Abb. 40.**11 b**, so kommt noch das Gewicht der Wassersäule mit der Höhe h dazu. Der Druck von oben setzt sich also aus dem Luftdruck und dem Druck (Gewicht) der Wassersäule zusammen. Diesem genannten Druck setzt sich aber in beiden Anordnungen (Abb. 40.**11 a** u. **b**) nur der Luftdruck entgegen. Die oberen Gefäße können somit entleert werden. Das ganze System funktioniert aber nur, wenn das ganze Rohr oder der ganze Schlauch mit Flüssigkeit gefüllt und eine Höhendifferenz h vorhanden ist.

Eine weitere Möglichkeit besteht durch Ansaugen der Flüssigkeit durch Spritzensog oder Ballonpumpe.

Herrscht im abzusaugenden Gebiet ein Überdruck, so erübrigt sich das Ansaugen.

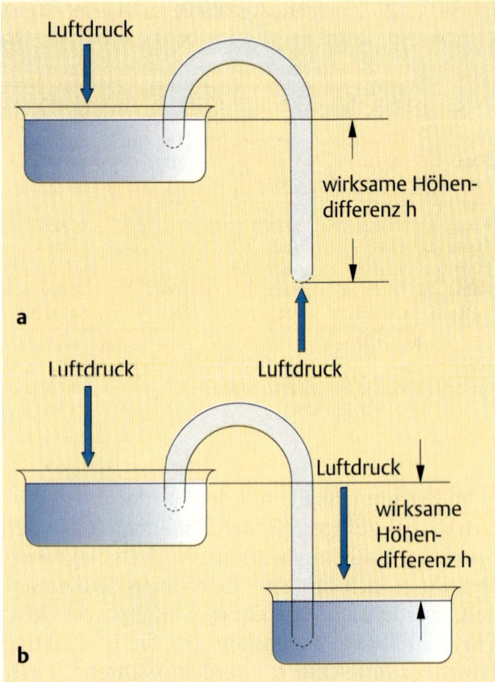

Abb. 40.**11** Heberprinzip.

40.3.3 Elektrische Saugpumpen

Die Elektrosaugpumpe (Abb. 40.**12**) ist eine Luftpumpe mit einer konstanten Saugleistung. Diese kann auf einen beliebigen Wert eingestellt werden, entweder durch Variation der Tourenzahl, durch Membranregler oder Wassermanometer.

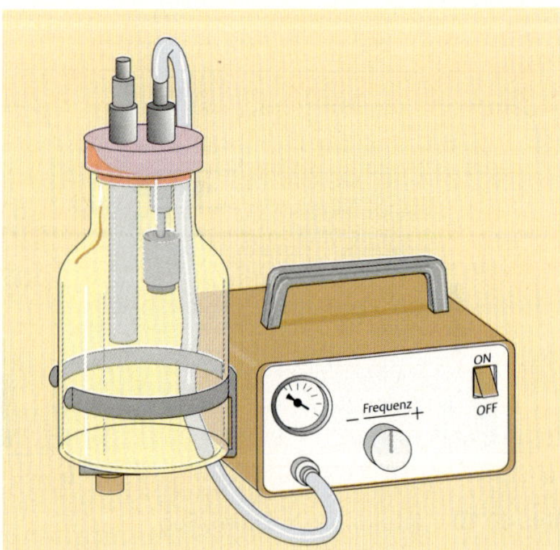

Abb. 40.**12** Beispiel einer Absaugpumpe mit Vakuummeter 0–1 bar, automatischer Überlaufsicherung und Sekretflasche.

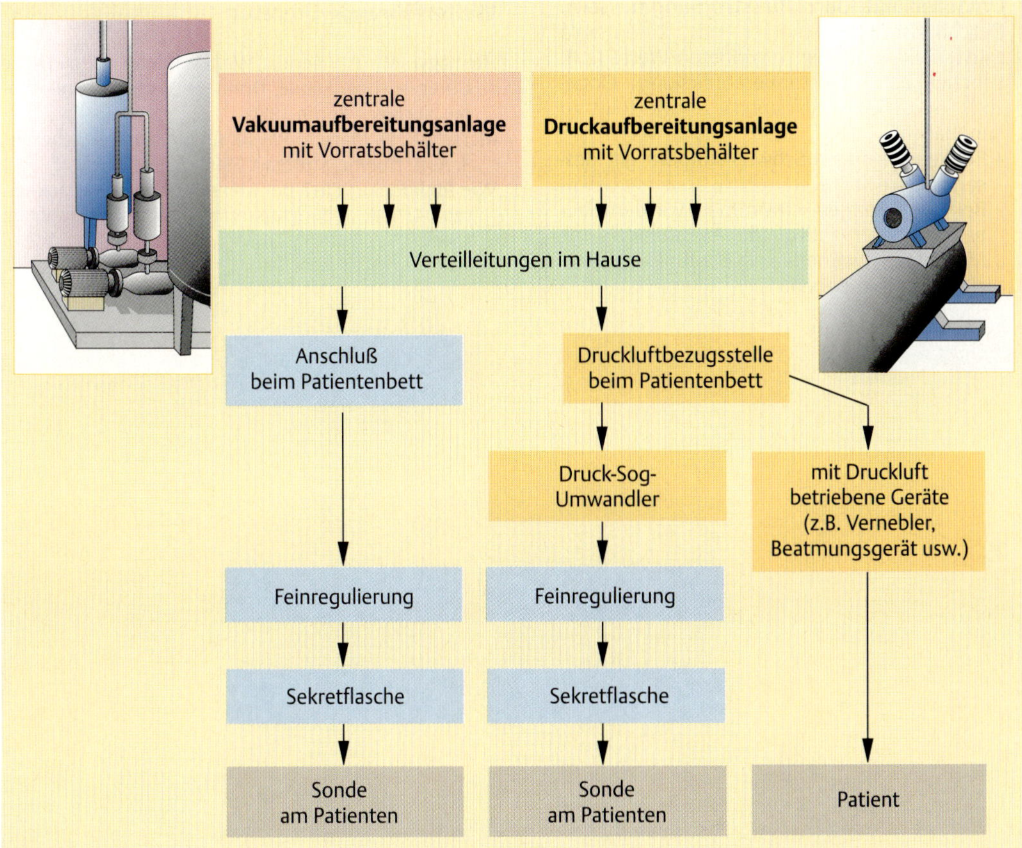

Abb. 40.**13** Schematischer Aufbau je einer zentralen Vakuum- und Druckluftaufbereitungsanlage.

Einsatzmöglichkeiten

- Für den *kurzzeitigen Sog ohne Druckregulation* (Grobsog) bei Trachealtoilette, offenen Wunden (intraoperativ) u. a.;
- für den *Dauersog mit Druckregulation* (Grob- oder Feinsog) zum Absaugen von Sekreten, Luft, Spülflüssigkeit;
- für den *intermittierenden Sog*. Die Saug- und Ruhezeiten sind variabel.

Vor der Elektrosaugpumpe muß zur Sicherheit des Motors eine *Überlaufsicherungsflasche* eingebaut werden. Der gewünschte Sog wird bei nur einstufigen Saugpumpen mittels *Wassermanometer* und *Reduzierventil* eingestellt. Das Rohr des Wassermanometers wird auf den Soll-Wert ins Wasser getaucht. Anschließend wird die Pumpe eingeschaltet und das Reduzierventil so weit geöffnet, bis im Wassermanometer nur noch eine schwache Luftblasenbildung vorhanden ist.

40.3.4 Zentrale Sauganlagen

Es handelt sich um *Vakuumanlagen* oder um *Druckluftanlagen* (Abb. 40.**13**) mit konstanter oder intermittierender Saugleistung. Bei letzterer muß ein *Druck-Sog-Umwandler* eingeschaltet werden.

Die Druck- und Sogleistung der Anlage steht in den Patientenzimmern zur Verfügung, als

- *Saugleistung*, die auf einen beliebigen Wert eingestellt werden kann (Thoraxdrainage S. 1116 f.);
- *Druckluft* für Vernebler, Sauerstoffgeräte usw. Zur Dosierung gibt es Durchflußströmungsmesser (Abb. 11.**20** S. 361).

Umgehen mit Durchflußströmungmessern. Durchflußströmungsmesser mit Ziffernskala müssen exakt auf die verordneten Werte (z. B. Literzahl bei Sauerstoffverabreichung) eingestellt werden. Die *Ablesmarke* ist wie folgt zu handhaben:
- Bei kegelförmigen Schwebekörpern gilt dessen oberste Kante.
- Bei kugelförmigen Schwimmern wie dem Sauerstoffregulierventil gilt der Äquator, d. h., die Mitte des Schwimmers muß auf der entsprechenden Linie stehen.

Weiterführende Literatur

Helmâgyi, M., T. Valerius: Weiterbildung 4. Praktische Unterweisung. Sonde, Drainage, Katheter, Endoskopie. Springer, Berlin 1980

Marsch, F., D. Marsch: Physik für Krankenpflegeberufe, 4. Aufl. Thieme, Stuttgart 1992

Wie funktioniert das? Der Mensch und seine Krankheiten, 4. Aufl. Bibliographisches Institut, Mannheim 1988

41 Biopsien, Punktionen, Blutentnahmen

41.1 Theoretische Grundlagen

41.1.1 Definitionen und Begriffe

Als Punktion bezeichnet man den Einstich einer Hohlnadel (Kanüle) in Blutgefäße oder (Hohl-) Organe

- zur therapeutischen bzw. diagnostischen Entnahme von Körperflüssigkeiten oder Gewebe,
- zur Einbringung von Diagnostika (z.B. Kontrastmittel) oder Therapeutika (Medikamente).

Es sind folgende Begriffe zu unterscheiden:

Biopsie (griech. bios = Leben, opsis = Betrachtung): Entnahme von Gewebe am Lebenden, um dieses zu betrachten; das entnommene Gewebe wird histologisch oder zytologisch untersucht.

Zur Gewebeentnahme eignet sich das Ansaugen mit sehr dünner Nadel (Nadelbiopsie, Feinnadelbiopsie) oder mittels Sonde (einfache Saugbiopsie), das Ausschneiden mittels Skalpell (Probeexzision) oder die Exstirpation (endoskopische Zangenbiopsie).

Punktion (lat. pungere = stechen): Einstechen zwecks Entleerung von Flüssigkeiten aus Körperhöhlen mittels Hohlnadel (Injektions- oder Punktionskanüle) oder Trokar (in einem Röhrchen steckende, dolchartige, starke Nadel mit Griff und dreikantiger Spitze; die Nadel kann nach dem Einstechen in Körperhöhlen unter Zurücklassen des Röhrchens entfernt werden). Punktiert werden Blutgefäße und Hohlräume wie Abdomen, Gelenke, Pleuraspalt, Lumbalsack.

In der Praxis werden die beiden Begriffe vereinfacht so gehandhabt: *Biopsie:* Entnahme von Gewebe (Gewebezylinder, Gewebelamellen) für die histologische Untersuchung; *Punktion:* Einstich in den Körper.

Die Punktion kann ohne Sichtkontrolle als *Blindbiopsie/Blindpunktion* erfolgen oder als gesteuerte Punktion unter direkter oder indirekter *Sichtkontrolle* (Sonographie, Röntgen, Endoskopie).

Biopsiematerial = Haut, Schleimhaut-, Muskel-, Lymphknoten-, Gewebezylinder.

Punktionsmaterial = Blut, Liquor, Knochenmark (physiologische Materialien) oder *Erguß*, der unter pathologischen Bedingungen entstanden ist. Ist er entzündlich verursacht, spricht man von Exsudat, sonst (infolge Stauung z.B. bei Herzinsuffizienz) von Transsudat.

Die *häufigsten Punktionen/Biopsien* sind aus Abb. 41.**1** ersichtlich. Der **Zugang** erfolgt je nach Lage des zu punktierenden Organs perkutan (dorsal oder ventral) bzw. durch eine physiologische Öffnung (Mund, Darm, Ureter).

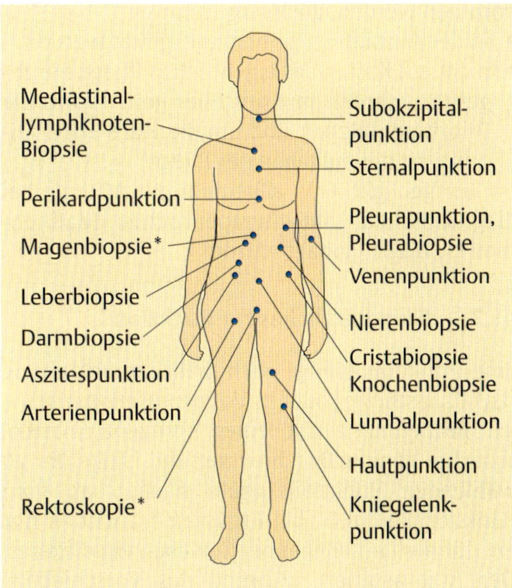

Abb. 41.**1** Übersicht über die wichtigsten Punktionen und Biopsien. * = in Zusammenhang mit Endoskopie.

41.1.2 Zuständigkeitsbereiche

Biopsien und Punktionen. Sie sind diagnostische oder therapeutische Eingriffe, die zum *Verantwortungsbereich des ärztlichen Sektors* gehören, sowohl was die Anordnung als auch was die Durchführung betrifft.

Die *Aufgaben der Pflegegruppe* erstrecken sich auf

- Vorbereitung des Patienten;
- Koordination der Dienste, wenn die Maßnahme im Bereich der Funktionsdiagnostik vorgenommen wird, oder
- Assistenz bei der Durchführung, wenn die Punktion auf der Station (ohne Hinzuziehung von Personal der Funktionseinheit) stattfindet. In diesem Fall ist sie auch für den sachgerechten Transport der Entnahmematerialien verantwortlich;
- Überwachung des Patienten und Nachsorge.

Gefäßpunktion und Blutentnahme. Auch Gefäßpunktionen sind Eingriffe, die zur medizinischen Kompetenz gehören. Wo sie zum Zweck der *venösen* oder *kapillären Blutentnahme* vorgenommen werden, können sie grundsätzlich in den *Tätigkeitskatalog des Pflegepersonals* aufgenommen werden, doch *nur*, wenn sie

- in der Ausbildung gelehrt und geübt werden;
- nicht auf Kosten der eigentlichen Pflege durchgeführt werden müssen. Hier geht es um die Prioritätensetzung und um die klare Entscheidung *für* die Aufgaben der Pflege.

Im übrigen gilt, was allgemein zur *Mithilfe* bei diagnostischen und therapeutischen Maßnahmen (S. 1028 f.) gesagt wurde.

41.2 Grundsätzliches zur Punktion

Eine Punktion erfolgt nach örtlicher Betäubung (Lokalanästhesie) oder in Vollnarkose *unter sterilen Bedingungen* mit einer spritzenarmierten, scharfen Kanüle. Durchmesser und Länge der zu wählenden Punktionskanüle hängen ab vom Punktionsziel; d. h., bei Ergüssen braucht es nur ein dünnes Lumen und bei Geweben ein dickeres. Der Arzt aspiriert während des Vorschiebens ständig, ebenso beim Herausziehen. Die Einstichstelle muß anschließend sofort mit einem Desinfektionsmittel betupft und steril abgedeckt werden. Das gewonnene Material ist so rasch wie möglich zur Untersuchung zu bringen. Dieses Vorgehen bestimmt das zu richtende Material.

41.2.1 Entnahmegeräte

Kanülen und Zubehör

Für die Punktion sind sterilisierte Spezialkanülen, Spezialspritzen und entsprechende Bestecke notwendig. Die notwendigen Materialien sind bei der jeweiligen Punktion/Biopsie nachzulesen. Grundsätzlich handelt es sich um

- spezielle Hohlnadeln,
- Feinnadelpunktionskanülen mit eingeschliffenem Mandrin,
- Saugspritzen mit Zubehör.

Probeentnahmeröhrchen

Das entnommene Punktat bzw. Biopsiematerial muß zum Transport ins Labor vorbereitet werden, in

- *Biopsieröhrchen.* Sie enthalten ein Konservierungsmittel (Fixierlösung). Das aspirierte Gewebematerial wird unverzüglich hineingegeben → Labor → Ausstrichpräparate;
- *Kulturröhrchen* (für Blut, Urin u. a.). Sie sind mit einer Agarsubstanz beschickt;
- *Rundboden-*, *Zentrifugen-*, *Mikro-* und *Pipettenröhrchen.* Sie dienen der Aufnahme von Blut, Urin, Liquor, Gewebeflüssigkeit usw.

Ausführliche Informationen zur **Präanalytik**: Auftragsformular, Probenbehälter, Stör- und Einflußfaktoren finden Sie in Kapitel 42 S. 1144 f.

41.2.2 Lokalanästhesie

Viele Punktionen/Biopsien werden unter Lokalanästhesie durchgeführt. Man versteht darunter eine vorübergehende Ausschaltung der Impulsleitung von peripheren Nerven und damit von Schmerz (mehr darüber S. 1037 f.).

Lokalanästhetika sind z. B. Lidocain, Procain, Scandicain, Mepivacain. Man unterscheidet zwischen Lokalanästhetika *ohne* und *mit gefäßverengendem Zusatz* (Adrenalin, Suprarenin, Ephedrin, Octapressin u. a.).

Der gefäßverengende Zusatz bewirkt einen langsameren Abtransport des injizierten Anästhetikums, wodurch die anästhesierende Wirkung länger anhält. Es ist daran zu denken, daß gefäßverengende Zusätze *nicht* verwendet werden dürfen an Akren (Finger, Zehen, Penis) und anderen wenig durchbluteten Hautbezirken (nie bei Mangeldurchblutung!).

Kontraindikationen für eine Lokalanästhesie sind
- Gerinnungsstörungen,
- Infektion im Anästhesiegebiet,
- Allergiebereitschaft,
- Bewußtseinsstörungen, Schockzustand.

Material:
- alles zur Hautdesinfektion (um die desinfizierte Stelle besser sichtbar zu machen, wird u.U. farbiges Desinfektionsmittel gewünscht);
- Spritzen (1 ml und 5 bzw. 10 ml), dünne Kanülen (kurz und länger) in Einwegverpackung;
- Lokalanästhetikum nach Verordnung (Konzentration, Zusätze).

Vorgehen. Die Lokalanästhesie ist Sache des Arztes. Aufgabe der *Pflegeperson* ist die *Vorbereitung* und *Assistenz*. Der Arzt
- sucht und markiert die gewünschte Stelle;
- desinfiziert seine Finger und die Injektionsstelle;
- setzt eine intradermale Injektion mit feiner Kanüle (und 1-ml-Spritze) → Hautquaddel und verabreicht dann das Anästhetikum (5-10-ml-Spritze, längere Kanüle) im gewünschten Gebiet unter Aspiration und Rotation um 180 Grad, um eine intravenöse Injektion zu vermeiden;
- desinfiziert die Haut, zieht sterile Handschuhe an und deckt das Punktionsgebiet steril ab;
- prüft die eingetretene Wirkung des Anästhetikums mit einer sterilen Kanüle oder Pinzette → Patient sollte nichts spüren: Die Punktion kann beginnen.

41.2.3 Durchführung der Punktion

Das Prinzip einer Punktion bleibt immer gleich, egal, welches Organ punktiert wird. Unterschiedlich ist das Maß der Vorbereitung, Unterstützung und Nachsorge.

Diese richten sich nach der Art der gewählten Zugangsmethode und der Situation bzw. dem Zustand (Befinden, Befund) des Patienten.

Prinzipiell kann das folgende für alle Biopsien/Punktionen gelten.

Vorbereitung

Patient:
- Situationseinschätzung in bezug auf seinen Zustand, seine Belastbarkeit und sein Informationsbedürfnis.
- Information über Zweck, Ziel, Dauer und evtl. zu erwartende Unannehmlichkeiten.
- Lagerung entsprechend den anatomischen Gegebenheiten, d.h. je nach Art der Punktion.
- Vorbereiten der Punktionsstelle soweit notwendig (Rasur).
- Prophylaktische und unterstützende Maßnahmen nach Bedarf, wie Bestimmung von Blutgruppe, Quick-Test, Gerinnungsfaktoren oder Verabreichung von Schmerzmitteln.
- Unter Umständen muß der Patient nüchtern bleiben (Narkose oder evtl. bei längerdauernden endoskopischen Biopsien).

Material (sterilisiert):
- für die Desinfektion: Desinfektionsmittel, Tupfer oder Wattestäbchen;
- für die Lokalanästhesie: 1–2-ml- und evtl. 5–10-ml-Spritze, feine Kanülen, Anästhetikum;
- für die Punktion: Punktionskanülen, Spezialspritzen und -bestecke bzw. Zubehör (evtl. Klammer- und Klammersetzer);
- Probeentnahmeröhrchen, evtl. zusätzliches Auffanggefäß, Begleitzettel;
- sterile Handschuhe, Abdecktücher, evtl. Gesichtsmaske;
- Schnellverband, Deckverband oder Kompressionsverband.

Durchführung, Nachsorge

Die Maßnahmen sind entsprechend dem Ablaufschema in Abb. 41.**2** zu planen.

Wichtige Grundsätze

Vor der Punktion wird der Patient angehalten, Blase und Darm zu entleeren. Es ist Zeit einzuräumen zum Klären von Fragen und Unsicherheiten. Seine Einwilligung zu dem Eingriff ist einzuholen, u.U. ist eine schriftliche Einverständniserklärung notwendig (krankenhausabhängig).

Während der Punktion soll der Patient nur so weit abgedeckt sein, als eine ungehinderte Durchführung gewährleistet ist. Der Raum muß warm und zugluftfrei sein, die Intimsphäre ermöglichen und den Richtlinien der Infektionsprophylaxe entsprechen. Das Befinden des Patienten wird überwacht, bei größeren Eingriffen werden die Vitalzeichen kontrolliert und die Werte protokolliert.

Nach der Punktion das gebrauchte Material gemäß Richtlinien desinfizieren und entsorgen, das entnommene Material sofort ins Labor bringen. Dem Patienten eine situationsgerechte Nachbetreuung zukommen lassen.

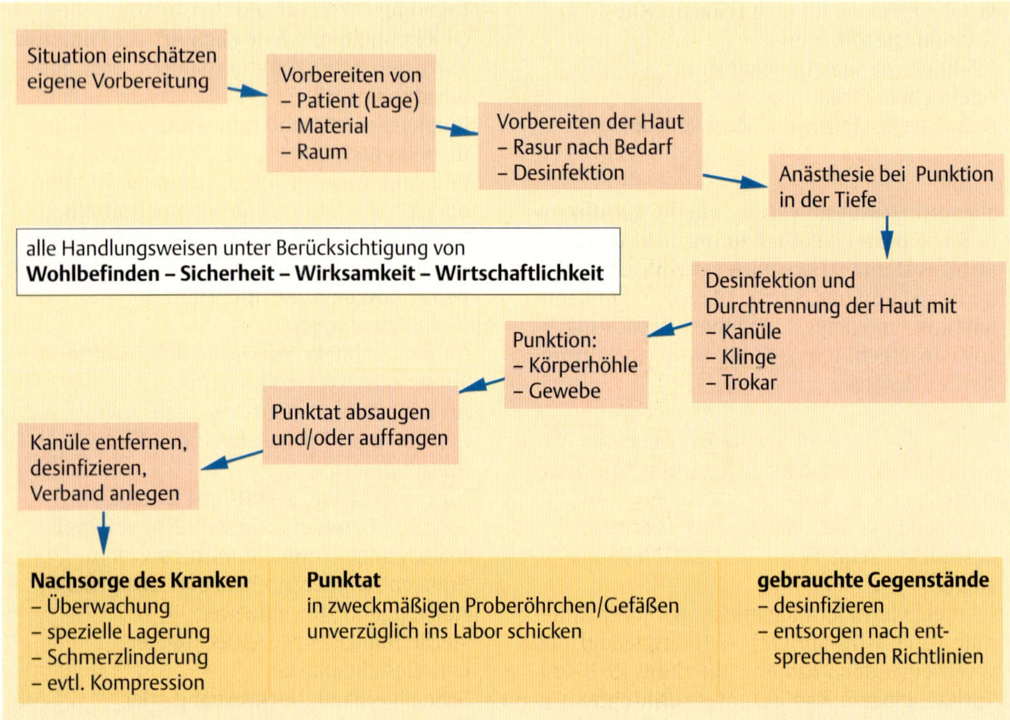

Abb. 41.**2** Ablauf der Punktion.

41.2.4 Risiken der Punktion

Jede Punktion/Biopsie ist mit Risiken verbunden. Grundsätzlich kann man davon ausgehen, daß eine periphere Punktion (z.B. Hautbiopsie, Venenpunktion) weniger Risiken birgt als eine Punktion in die Tiefe (Leber, Nieren); hier muß in der Regel „unter Sicht" gearbeitet werden (Endoskopie, Sonographie, Röntgen).

Im folgenden eine *Übersicht über die wichtigsten Gefahrenquellen.*

Spezifische Gefahren bei der *Punktion der* **Hohlorgane** sind z.B.

- bei *Pleura*punktion die Verletzung der Lunge mit nachfolgendem Pneumothorax oder die Blutung aus einem angestochenen Lungengefäß;
- bei Punktion des *Abdomens* die Verletzung innerer Organe, z.B. Perforation des Darmes (bei Verwachsungen), Perforation eines Gefäßes mit Blutung;
- bei *Gelenk*punktion Verletzung von Gewebe (Knorpel, Gefäße, Nerven) und als Spätkomplikation Gelenkinfektion, Gewebeinfektion, Schäden nach Verletzung von Gewebe (z.B. von Knorpel, führt zu Arthrose);
- bei *Lumbal*punktion die Kleinhirneinklemmung im Tentorium (Kleinhirnzelt), evtl. mit Atem- und Kreislaufproblemen. Bei Fehlpunktion Lähmungserscheinungen.

Bei der **Gewebeentnahme** (Biopsie) aus Organbezirken ist die Komplikationsart vom punktierten Organ abhängig. Von besonderer Bedeutung sind dabei

- die *Lungen* – Gefahr der Blutung aus dem Bronchialsystem in die Pleurahöhle (Pneumothorax);
- die *Leber* – insbesondere bei Blindpunktion besteht die Gefahr der Blutung (peritoneal oder intrapleural), des Gallenaustritts mit peritonealer Reizung oder bei Verletzung der Pleura des Pneumothorax.

Bei der Punktion **infizierter Gewebe** wie Drüsen und Abszesse ist an folgende Risiken zu denken:

- Infektion des Punktionskanals mit Ausbreitung der Erreger in die Nachbarschaft;
- nachfolgende Blutung, Verletzung von Nachbargewebe, dann auch Fistelbildung bei Abszeßpunktion.

Bei *jeder Punktion* wird ein Zugang ins Körperinnere geschaffen. Jede Verbindung ins Körperinnere bedeutet **Kontaminationsgefahr**. Es gelten die allgemeinen Richtlinien der Asepsis und der Infektionsprophylaxe (Kap. 12).

Regeln, die immer zu beachten sind:
- *Vor* jeder Punktion Händedesinfektion.
- *Für* die Punktion sterile Handschuhe und Mundschutz anziehen, Punktionsgebiet steril abdecken; absolut aseptisches Vorgehen.
- *Nach* der Punktion Händedesinfektion, sorgfältiges Entsorgen des Materials bzw. Desinfektion nach vorgegebenen Richtlinien.
- Infektiöses (auch verdächtiges) Material nach Vorschrift behandeln.

41.3 Gefäßpunktionen

Punktiert werden, je nach gewünschter Blutuntersuchung, die
- *Venen = venöse* Blutentnahme – Ausführung durch den Arzt, die Pflegeperson, die Laborantin;
- *Kapillaren = kapillare* Blutentnahme – Ausführung wie venös;
- *Arterien = arterielle* Blutentnahme = Ausführung *nur* durch den Arzt.

Standardbedingungen für die Blutentnahme sind auf S. 1148 nachzulesen.

Gefährliche Arbeitsabläufe vermeiden (Sicherheitsstandard S. 1029)

Vorsicht im Umgang mit Blut
Jeder Patient ist potentieller Infektionsträger (z. B. Hepatitis-B-, Hepatitis-C-, AIDS-Viren usw.), weshalb bei *allen* Blutentnahmen Handschuhe zu tragen sind.

Vorsicht im Umgang mit Kanülen
- Kanülen nach Gebrauch *sofort in feste Behälter* entsorgen; keine unnötigen Manipulationen, kein Recapping (Schutzkappe nicht wieder aufsetzen wegen der Verletzungsgefahr).
- Eine aufgetretene Verletzung *unverzüglich* dem Personalarzt melden.

41.3.1 Venöse Blutentnahme

Es ist die häufigste Blutentnahmemethode. Als Entnahmestelle wird in der Regel die Kubitalvene der Ellenbeuge gewählt. Bei „schlechten" Venenverhältnissen und bei häufigen Punktionen wird der gesamte Unteram und der Handrücken auf mögliche Venenzugänge inspiziert (Abb. 37.**15** S. 1057).

Vorbereitung

Patient:
- Informieren über Zweck und Vorgang.
- Punktionsstelle anschauen, abtasten: Hautbeschaffenheit, Verlauf der Gefäße und Wahl des Punktionsorts.
- Lagerung so bequem wie möglich, am besten liegend (Kollapsgefahr), Arm auf Herzhöhe.
- Venenfüllend wirken das Herunterhängenlassen des Armes, ein warmes Handbad oder ein warmer Wickel.

Material:
- Blutentnahmegeräte: Kanüle und Spritze bzw. Vacutainersystem oder Monovette (steril);
- Blutröhrchen, entsprechend Tab. 42.**1** S. 1145;
- Desinfektionsmittel, sterile Tupfer;
- Staubinde, Schnellverband, Handschuhe;
- Lagerungskissen, Einmalschutztuch.

Zusätzliches Material für Senkungsreaktion S. 1143.

Zeitpunkt und Zusätze

Der *Zeitpunkt* der Entnahme spielt für viele Bestimmungen eine Rolle und muß eingehalten werden. Die entsprechenden Informationen sind in Kapitel 42, insbesondere auf S. 1147 ff., nachzulesen. Das gleiche gilt für die *benötigte Blutmenge* und für eventuelle *Zusätze* (Vacutainer- und Monovettenröhrchen stehen mit und ohne Zusätze zur Verfügung, was bei der Vorbereitung entsprechend zu beachten ist).

Durchführung

- Händedesinfektion.
- Kontrolle von Blutröhrchen, Beschriftung, Verordnung, Name des Patienten.
- Lagerung des Armes, so daß der Zugang unbehindert ist. Handschuhe anziehen.
- Aufsuchen und Punktion der Vene:
  - stauen
  - aufsuchen
  - desinfizieren
  - punktieren

  } i. v. Injektion S. 1057 f.
- Blut sorgfältig ansaugen, Schaumbildung vermeiden durch langsames Füllen der Röhrchen und Abfließenlassen am Rand.
- Staubinde öffnen, Kanüle herausziehen; gleichzeitig
- trockenen Tupfer auf die Punktionsstelle drücken (Arm hochhalten).
- Schnellverband anlegen.

- Blutröhrchen
  - verschließen, Röhrchen mit Zusätzen sofort sorgfältig mehrmals kippen (nicht schütteln),
  - nochmals Kontrolle (Röhrchen, Zettel),
  - Transport nach Vorschrift, *infektiöses* Blut speziell gekennzeichnet.
- Material entsorgen:
  - Tablett, Staubinde, Lagerungskissen in Desinfektionslösung einlegen;
  - Einwegmaterial in die entsprechenden Entsorgungssäcke geben (Kanülen in festen Behälter werfen).

Ansaugtechniken

Punktion mit **Vacutainersystem**:
- Kanüle in Halter einschrauben; Röhrchen bis zur Ringmarkierung (Abb. 41.**3a**) in den Halter einführen. Das Röhrchen federt beim Loslassen des Halters leicht zurück.
- Staubinde anlegen; Venenpunktion.
- Sobald die Kanüle im Venenlumen liegt, Röhrchen auf Stopfen aufschieben, Staubinde lösen → Blut strömt ins Röhrchen (Abb. 41.**3b**).
- Gefülltes Röhrchen sorgfältig aus dem Halter ziehen (Abb. 41.**3c**), evtl. zweites Röhrchen einschieben usw.

Punktion mit **Monovette**:
Die Monovette (Abb. 41.**4**) ist ein Blutentnahmegerät, bei dem die Spritze als Blutröhrchen verwendet werden kann.
- Blutentnahme durch Ansaugen mittels Kolben (nur bis zur Markierung ziehen, damit kein Blut nachtropft).
- Beim Herausziehen aus der Vene bis zum Anschlag ziehen.

Punktion mit **Spritze und Kanüle**:
- Kanüle mit Schliff nach oben richten.
- Haut straff über Punktionsstelle spannen (Vene fixieren).
- Vene punktieren, bis Blut zurückkommt.
- Blut mit Spritze aspirieren, oder
- Tupfer unter Kanülenansatz legen und Blut ins vorbereitete Röhrchen tropfen lassen.
- Faust kann geöffnet werden, Staubinde belassen, bis das Röhrchen gefüllt ist.

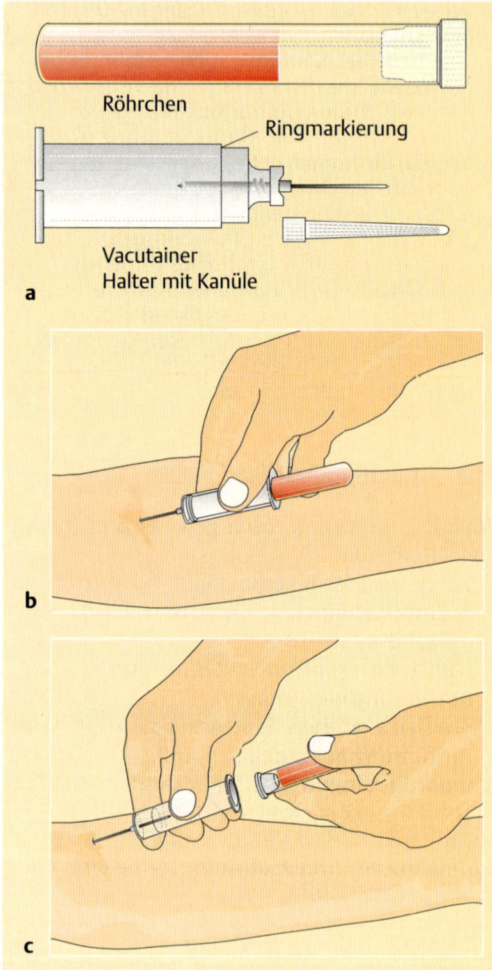

Abb. 41.**3** Blutentnahme. **a** Vacutainersystem. **b** Ansaugenlassen des Blutes. **c** Fixieren des Halters → Röhrchen herausziehen → nach Bedarf zweites Röhrchen einstecken (auch mehrere) → Schluß: Kanüle mit Halter entfernen.

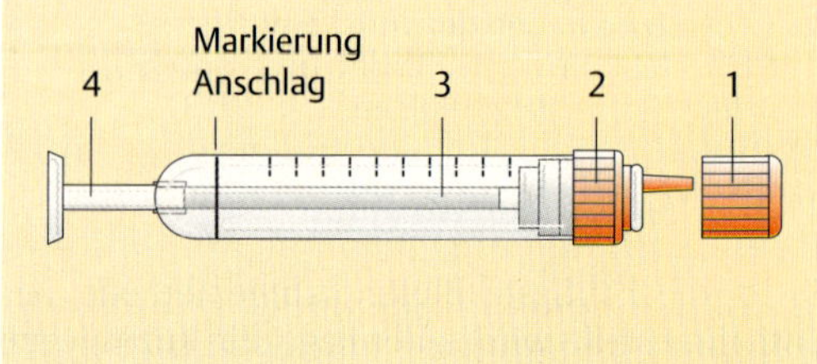

Abb. 41.**4** Monovette. 1 = Verschlußkappe für die sichere Versendung, 2 = Schraubverschluß mit Konus: wird im Labor entfernt, 3 = Monovettenzylinder als gleichzeitiges Zentrifugenröhrchen, 4 = Kolbenstange: wird nach der Entnahme ausgeschraubt.

- Venenpunktionen grundsätzllich im Sitzen vornehmen: Der *Patient* sitzt (wenn er nicht im Bett liegt) wegen Kollapsgefahr, die *Pflegeperson* sitzt, um größere Ruhe zu haben.
- *Stauung* nicht zu stark anlegen; sie behindert den arteriellen Zufluß und kann Laborwerte verändern und/oder eine Hämolyse verursachen: Puls fühlen, er muß noch tastbar sein = richtige Stauung.
- *Röhrchen*, die einen Zusatz enthalten, sofort mehrmals kippen. Bei flüssigen Zusätzen Mischverhältnis genau einhalten.
  Bei mehreren gleichzeitigen Entnahmen Reihenfolge einhalten (Tab. 42.**1**).
- Wenn nach dem Einstich *kein Blut aspiriert* werden kann, die Kanüle etwas verschieben; oft genügt es, den Winkel nur leicht zu verändern.
- Bei *Mißerfolg* erneutes sorgfältiges Punktieren mit frischer Kanüle. Nach zweimaligem Versuch soll eine erfahrenere Person zugezogen werden (nicht weiter probieren). Mißerfolg erzeugt Nervosität und umgekehrt Erfolg Ruhe.

Fehlerquellen

- „Pumpen" mit der Faust führt zu einem beträchtlichen Kaliumanstieg und ist deshalb zu unterlassen.
- Lange Stauung (> 30 s) verursacht Hämokonzentration und ergibt falsch hohe Werte von Serumprotein, Zellzahlen usw.
- Hämolyse vermeiden durch
  - angemessene Stauung,
  - scharfe (neue) Kanüle,
  - sanftes Aufziehen,
  - Vermeiden des Schüttelns,
  - Verwendung von trockenen Spritzen bzw. Einmalartikeln.

Die Auffassung, weitlumige Kanülen seien besser geeignet, eine Hämolyse zu vermeiden, ist wissenschaftlich widerlegt.

Weitere Information zu Fehlerquellen und *Einflußfaktoren* finden Sie auf S. 1146 f.

41.3.2 Kapillare Blutentnahme

Zur Entnahme von Hautblut (Kapillarblut) eignet sich die *Entnahmestelle* seitlich an der Fingerkuppe (in der Regel des Ringfingers). Das Ohrläppchen ist unempfindlich, aber weniger gut durchblutet. Beim *Säugling* mediale Fersenkante wählen (Abb. 41.**5 a**).

Arterialisiertes Kapillarblut für die Bestimmung der *Blutgase* (Blutgasanalysen) erhält man durch *Hyperämisierung* mittels Reiben, warmem Wasserbad, Wärmelampe, in seltenen Fällen durch medikamentöse Durchblutungsförderung.

Vorbereitung

Patient:
- Information über Zweck und Vorgehen.
- Entnahmestelle/Finger wählen, den der Patient weniger benötigt (Links-rechts-Händigkeit beachten).
- Punktionsstelle muß gut durchblutet sein (evtl. vorwärmen).

Material:
- Desinfektionsmittel, Tupfer, Handschuhe;
- Stichlanzette, sterilisiert;
- Blutentnahmepipette bzw. nach Bedarf: Kapillaren, Objektträger, Teststreifen.

Durchführung

- Desinfektion der Einstichstelle, Haut mit sterilisiertem Tupfer trocknen.
- Finger am Mittelglied gut komprimieren (Abb. 41.**5 b**) und leicht seitlich punktieren (rasch und gut dosiert).

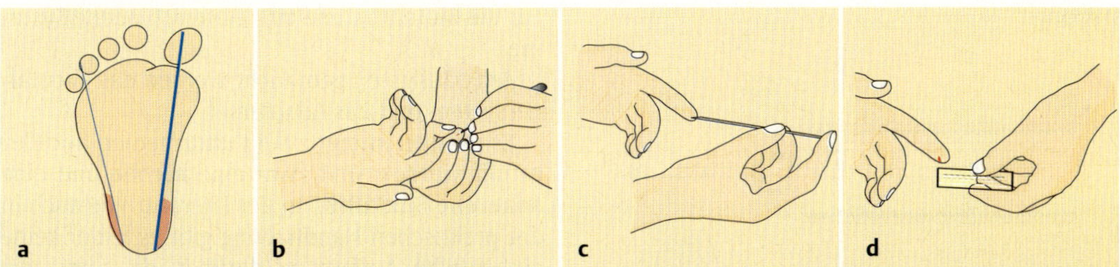

Abb. 41.**5** Kapillare Blutentnahme. **a** Empfohlene Punktionsstellen beim Neugeborenen (rot), um Kalkaneusverletzungen zu vermeiden. Einstich nicht tiefer als 2,4 mm. Füßchen gut vorwärmen (Einwickeln in warmes, feuchtes Flanelltuch während 3 Minuten). **b–d** Blutentnahme am Finger. **b** Einstich mit Lanzette. **c** Auffangen des Blutes in der Kapillare, die verschlossen ins Labor gebracht wird. **d** Auffangen auf Objektträger.

- Die ersten Tropfen Blut wegwischen (enthält Gewebeflüssigkeit).
- Proximal der Punktionsstelle komprimieren, so daß der arterielle Zufluß erhalten bleibt.
- Blut je nach Verfahren auffangen: in Kapillare (Abb. 41.**5c**), auf Objektträger (Abb. 41.**5d**) oder auf Teststreifen.
- Abtupfen, Schnellverband anlegen.

- Nur intakte Haut punktieren.
- Nur Einweglanzetten benutzen → Infektionsprophylaxe.
- Nicht punktieren bei schlechter Hautdurchblutung (Hand wärmen).
- Starkes Komprimieren vermeiden → falsche Laborresultate infolge Serumaustritts.

Unterschiede zu Venenblut: Glucose ist im Kapillarblut höher, Kalium, Calcium und Proteine sind hingegen tiefer.

41.3.3 Arterielle Blutentnahme

Die Blutentnahme aus dem arteriellen Gefäßsystem dient fast immer der **Blutgasanalyse**. Sie wird angewendet, wenn arterialisiertes Kapillarblut (nach Hyperämisierung) nicht genügt, z.B. bei Schockzuständen, Rechtsherzinsuffizienz mit erhöhtem Venendruck, oder wenn höchste Ansprüche an die Exaktheit der Werte gestellt werden.

Blutgasanalyseparameter sind: P_{CO_2}, P_{O_2}, Standardbicarbonat, evtl. Basenexzeß, Sauerstoffsättigung (S. 1154).

Blutentnahme zur Blutgasanalyse

Es gibt heute die Möglichkeit, mittels spezieller Kapillaren sog. *Mikroblutgasanalysen* (arteriell, kapillär) vorzunehmen. Andere Systeme sind an liegende Katheter angeschlossen und ermöglichen eine kontinuierliche Messung (auf Intensivstationen).

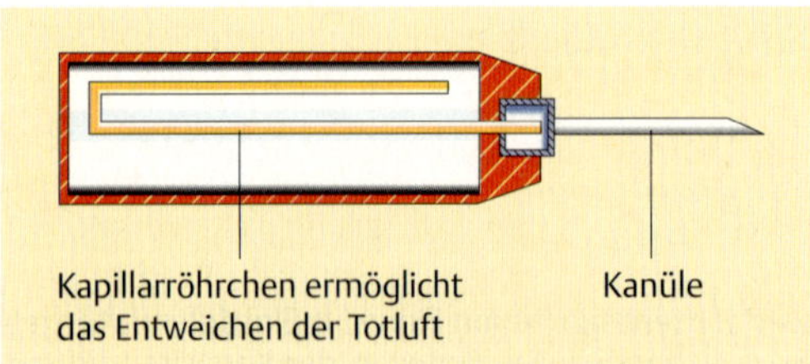

Abb. 41.**6** Spezialset zur Blutentnahme für Blutgasanalysen.

Die *Technik der Arterienpunktion* entspricht der arteriellen Injektion (S. 1058 f.).

Zur Blutgewinnung ist zu beachten:

- *Luftzufuhr* unbedingt vermeiden: keine Luftblasen, kein Schaum; Spritze sofort verschließen (Käppchen, Kitt), nur dichte Systeme benutzen. Idealerweise Spezialset gebrauchen (Abb. 41.**6**).
- Keine Plastikspritzen verwenden; sie sind nicht dicht genug und ermöglichen eine *Gasdiffusion* (wie auch undichte Stellen im System).
- *Gerinnung* vermeiden durch Zugabe einer geringen Menge von Heparin (Heparinisierung der Spritze mit 2 Tropfen bzw. 10 IE Heparin).
- *Metabolismus* der Blutzellen unterdrücken → entnommenes Blut in Eisbehälter geben, der sofort ins Labor gebracht wird.

Nach der Punktion: Kompression der Einstichstelle wie S. 1059.

41.3.4 Blutentnahme für Blutkultur

Die Blutkultur dient dem Erregernachweis durch Keimzüchtung im entnommenen Patientenblut. Aus diesem Grund ist der Zeitpunkt der Blutentnahme wichtig: bei/im Fieberanstieg, bei Schüttelfrost, im Stadium des höchsten Fiebers.

Die *Blutentnahme* (meist durch Venenpunktion) muß unter strengsten Kautelen der Asepsis vorgenommen werden, um jegliche Kontamination zu vermeiden.

- Mundschutz und Handschuhe tragen.
- Wenn möglich, nicht sprechen während der Blutentnahme.
- Auch für den Patienten gilt: nicht sprechen, nicht nießen, sich ruhig verhalten. Idealerweise trägt auch er einen Mundschutz.
- Desinfektion der Hautstelle (wie bei Blutentnahme), Einwirkungszeit gut einhalten.

Für die Blutentnahme gibt es verschiedene Systeme.

Am häufigsten gebraucht werden das Vacutainersystem und das Adapterset.

Es müssen immer zwei Kulturmedien mit Blut gefüllt werden, und zwar eine **aerobe** und eine **anaerobe** Blutkultur. In der Literatur wie auch in der praktischen Handhabung gibt es leider keine einheitliche Auffassung darüber, ob zuerst die Flasche für die aerobe oder die anaerobe Kultur gefüllt werden soll. Die Begründungen dafür oder dagegen sind nicht stichhaltig. Auch die Meinung, daß wegen Restluftspuren im System zuerst die

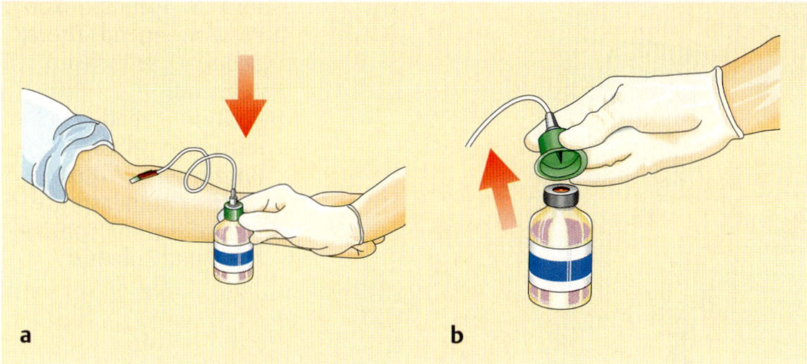

Abb. 41.**7** Blutentnahme für Kultur mit Adapter.

aerobe Flasche angeschlossen werden soll, scheint wegen der geringen (unbedeutenden) Luftmenge belanglos zu sein (in der Literatur wird auf Vorschläge verzichtet). Priorität haben deshalb die *hausinternen* Weisungen.

Im folgenden werden zwei Varianten aus der aktuellen Blutkulturdokumentation vorgestellt.

Durchführung mit dem **Vacutainersystem**:

- Grundsätzliches Vorgehen wie Abb. 41.**3** (S. 1128).
- Nach Desinfektion des Gummistopfens (Einwirkungszeit beachten) das Kulturröhrchen einführen und 3 – 10 ml Blut einfließen lassen.
- Röhrchen aus dem Halter nehmen und das zweite Röhrchen einführen, ebenfalls 3 – 10 ml Blut einfließen lassen.
- Für mehrere Blutkulturpaare gleiches Vorgehen.

Durchführung mit **Adaptersystem**:

- Adapter mit Entnahmeschlauch zusammensetzen (wo nicht schon als geschlossenes System zur Verfügung).
- Venenpunktionsstelle desinfizieren, Venenpunktion durchführen.
- Den Adapter auf die Flasche niederdrücken (Abb. 41.**7 a**); während der Entnahme den Adapter so halten und dabei auf ordnungsgemäßen Blutfluß und Blutmenge achten. Die Flasche sollte bis zum obersten Strich gefüllt werden.
- Nach Erreichen der gewünschten Blutmenge den Adapter entfernen (Abb. 41.**7 b**); Flasche wechseln.

Für **beide Systeme** gilt

- Nach Entnahme beide Flaschen mehrmals kippen, nicht schütteln.
- Das Etikett „aerob“ bzw. „anaerob“ nicht mit dem Patientenetikett überkleben.
- Kulturröhrchen sofort in den Wärmeschrank bzw. in den Blutkulturautomaten (Labor) zum Bebrüten geben. Mit den neueren Methoden kann bereits nach 4 Stunden das Wachstum der Keime abgelesen werden.
- Nach Gebrauch das Blutentnahmegerät nach Vorschrift entsorgen.

- ❖ Kontamination durch unsauberes Arbeiten verfälscht die Resultate.
- ❖ Sicherheit im Umgang mit dem vorhandenen Entnahmesystem ist Voraussetzung für eine korrekte Kulturgewinnung.
- ❖ Vorschrift zur Reihenfolge „aerob“, „anaerob“ beachten.
- ❖ Wenn Labor nicht sofort erreichbar, Blut in Wärmeschrank stellen (37 °C).
- ❖ Meist ist eine dreimalige Abnahme der Blutkultur in kurzen Abständen erforderlich (Intervalle von 1 – 3 Stunden). Dadurch besteht eine höhere Chance, auf die zirkulierenden Keime zu stoßen.

41.4 Lungen und Pleura

41.4.1 Pleurapunktion

Prinzip. Schaffen eines Zugangs zum Pleuraraum zu therapeutischen und/oder diagnostischen Zwecken.

Zweck:

- Probepunktion zur Exsudatanalyse;
- Entleeren eines Pleuraergusses;
- Druckentlastung bei Spannungspneumothorax;
- Instillation von sklerosierenden und/oder antineoplastischen Medikamenten;
- Einlegen eines Katheters für die Ableitung von Erguß und Saugdrainage.

Der Pleuraraum enthält normalerweise ca. 4 ml Flüssigkeit. Es herrscht Unterdruck. Bei Entzündungen, Tumoren, infolge Stauung bei Herzinsuf-

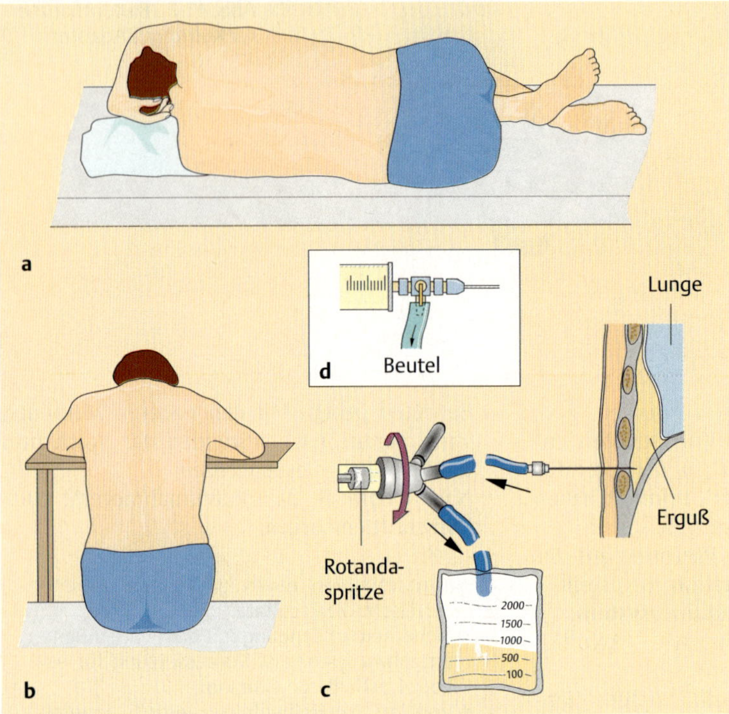

Abb. 41.**8** Pleurapunktion.
a Position liegend (Thorax gedehnt), seitlich am Bettrand.
b Position sitzend, leicht nach vorn gebeugt.
c Prinzip der Punktion mittels Rotandaspritze.
d Pleurafixset mit Spezialnadel und Zubehör.

fizienz nimmt die Flüssigkeit zu (Erguß). Man unterscheidet zwischen Exsudat (proteinreich), Transsudat (proteinarm), blutigem Erguß und eitrigem Erguß.

Vorbereitung

Patient:
- Information über Zweck und Vorgehen sowie über Atemtechnik; kein Husten, kein Pressen;
- Prämedikation nach Verordnung/Bedarf (gegen Husten, Schmerzen).
- Rasur, wenn nötig.
- Röntgenbilder bereitlegen.
- Lagerung sitzend, liegend (Abb. 41.**8a** u. **b**).

Material:
- Einweghandschuhe, Mundschutz
- alles zur Hautdesinfektion;
- alles zur Lokalanästhesie;
- alles zur Punktion (steril):
  - Abdecktuch (mit Selbstklebeband), Kompressen 10 × 10 cm,
  - spezielle Punktionskanüle mit Zubehör (Abb. 41.**8c** u. 41.**8d**),
  - evtl. dünnen Katheter mit Schlauch, Auffangbeutel,
  - Stilett oder Skalpell;
- Analyseröhrchen/Monovetten (für Zytologie, Bakteriologie usw.);
- Meßglas, Urometer, evtl. Absauggerät;
- Verbandmaterial, Entsorgungssack.

Durchführung (evtl. unter Sonographie)

- Aussehen, Puls und Atmung des Patienten werden vor, während und nach der Punktion beobachtet.
- Nach der Lagerung wird der Arzt die Punktionsstelle festlegen und markieren. Anschließendes Vorgehen wie folgt:
- Lokalanästhesie, Wirkung abwarten, nochmalige Desinfektion.
- Hautschnitt und Einführen der Punktionskanüle.
- Kanüle mit Klemme fixieren oder festhalten. Beim Wechseln der Spritze darf der Patient nicht atmen, damit keine Luft in den Pleuraraum gelangt (ausatmen lassen und Atempause).
- Den Erguß aspirieren, dann durch Senken des Schlauches (Hebergesetz) die Flüssigkeit abfließen lassen.
- Nach Entfernen der Kanüle Kompression der Einstichstelle und Schutzverband.

- Punktat messen, spezifisches Gewicht bestimmen. Probematerial ins Labor schicken.

Nachsorge

- Bequeme Lagerung mit leicht erhöhtem Oberkörper. Bettruhe oder Lagewechsel nach Verordnung.
- Beobachten von Vitalzeichen (Puls, Blutdruck, Atmung), Aussehen und der Punktionsstelle.
- Röntgenkontrollaufnahme.
- Komplikationen S. 1126 f. Besonderheiten sind unverzüglich dem Arzt zu melden.

> Werden große Ergußmengen abpunktiert, besteht die Gefahr eines Lungenödems bzw. der Hypovolämie wegen Versackung von Blut in der wieder ausgedehnten Lunge. Der Arzt wird die Hypovolämie therapeutisch angehen oder nicht mehr als 1000 ml abpunktieren.
>
> Wird bei der Punktion Eiter festgestellt, legt der Arzt sofort einen Spüldrainageschlauch und leitet eine Saug-Spül-Drainage ein (S. 1113 f.).

41.4.2 Pleurabiopsie

Prinzip. Das parietale Blatt der Pleura kann mit *blinder Nadelbiopsie* bei vorbestehendem Pleuraerguß oder Schwartenbildung biopsiert werden. Das Biopsiematerial dient der Diagnostik bei unklaren Pleuraprozessen.

Vorbereitung und *Nachsorge* entsprechen denjenigen der Pleurapunktion (s. oben). Auch die *Gegenstände* sind die gleichen, außer der speziellen Biopsiekanüle = *Abrams-* oder *Ramel-Nadel* (Ramel-Biopsie-Set).

Durchführung

- Nach Durchleuchtung (bzw. Ultraschall) wird die günstigste Biopsiestelle markiert.
- Nach Desinfektion und Lokalanästhesie wird die Biopsiekanüle eingeführt.
- Die Gewebeentnahme erfolgt durch Drehung der im Instrument befindlichen sog. Schneidekanüle.
- Herausziehen der Biopsiekanüle und Kompression der Einstichstelle (Schnellverband anlegen).

41.4.3 Lungenbiopsie

Prinzip. Gewinnung von Lungengewebe zur Klärung diffuser Lungenerkrankungen oder isolierter Tumoren.

Biopsiemöglichkeiten:

- *transbronchiale* Zangenbiopsie, s. Mediastinoskopie, S. 1171 f.;
- *peribronchiale* Punktion, vorwiegend der bronchopulmonalen Lymphknoten bei der Bronchoskopie (S. 1171);
- *transthorakale* Nadelbiopsie in Lokalanästhesie, vorwiegend bei isolierten Lungenherden;
- *Thorakotomie* (Eröffnung des Thorax S. 809), wenn die Herde diffus oder über den Bronchialweg nicht erreichbar sind.

Vorbereitung und *Nachsorge* sind je nach Art des Zugangs unterschiedlich und dort nachzulesen.

41.5 Knochenmark, Lymphknoten

41.5.1 Knochenmarkbiopsie

Prinzip. Entnahme von Knochenmark zur histologischen Untersuchung (quantitative Beurteilung des Markzellengehalts).

Vorkenntnisse

Methoden:
- *Nadelpunktion* unter Verwendung von Spezialnadeln mit Hemmschloß bzw. Arretiervorrichtung gegen zu tiefes Eindringen: Sternal-, Lumbalwirbeldornfortsatz- oder Beckenkammpunktion.
- *Ausstanzung oder Bohrung* (wenn Nadelpunktion unergiebig). Entnahme eines Knochenzylinders am Beckenkamm mit Stanzen und Hohlbohrern.

Wahl der Punktionsnadel. Sie richtet sich nach dem Ort und der Art der Punktion:
- Kanüle mit Hemmschloß für Sternalpunktion (Abb. 41.**9 b**);
- Kanüle ohne Hemmschloß für Spinapunktion (Abb. 41.**9 a**);
- Myelotomieinstrumentarium: Bohrer, Hammer, Pinzette, Klammern, Klammersetzer (auch für Knochenbiopsie).

Verarbeitung des aspirierten Materials. Die Ausstriche werden sofort am Krankenbett angefertigt (damit das Material nicht gerinnen kann). Idealerweise steht dem Arzt eine geübte Laborantin zur Verfüguung:
- Das gewonnene Material wird auf einige entfettete, ungeschliffene, schräggestellte Objektträger aufgetragen, so daß das Blut abfließen

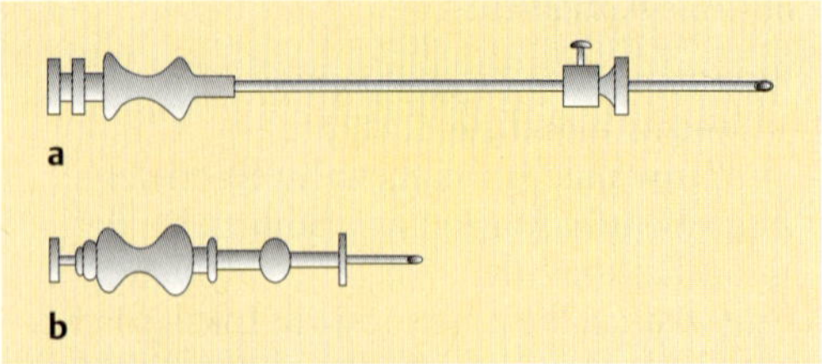

Abb. 41.**9** Punktionskanülen. **a** Kanüle ohne sichere Arretierung für die Spinapunktion. **b** Kanüle mit sicherer Arretierung (Hemmschloß) für die Sternalpunktion.

kann und die Markbröckel hängenbleiben. Diese werden dann mit einem zweiten Objektträger ausgestrichen.
Evtl. wird zusätzlich ein Teil des gewonnenen Materials auf sterilisierte Uhrglasschälchen gespritzt, mit NaCl- oder EDTA-Lösung (evtl. Heparin oder Citrat) gespült, dann ausgestrichen. *Auswertung* S. 1158.

- Weitere Untersuchungen: bakteriologisch, histologisch (Spezialröhrchen mit Heparinzusatz für Typisierung).

Vorbereitung

Patient:

- Information über Zweck, Durchführung und zu erwartende Schmerzen (starker Sogschmerz bei Sternalpunktion, nur geringer Schmerz bei Beckenkammpunktion).
- Lagerung:
  - Sternalpunktion: Rückenlage.
  - Spinapunktion: flache Bauchlage, evtl. Seitenlage.
- Evtl. Rasur der Punktionsstelle.

Material:

- alles zur Desinfektion;
- alles zur Lokalanästhesie;
- Punktionskanüle und Zubehör nach Wahl, Klemme;
- Stilett, 20-ml-Spritze;
- Uhrglasschälchen, Objektträger, Filterpapier;
- Fixierlösung (Formalin) für den Knochenzylinder, Laborröhrchen (mit Heparinzusatz);
- Abdecktücher, Kompressionskissen;
- Verbandmaterial, Entsorgungssack.

Durchführung

- Hautdesinfektion, Lokalanästhesie (Wirkung abwarten), nochmals Desinfektion.
- Hautschnitt mit Stilett und Einführen der Punktionsnadel. Mandrin entfernen und auf steriles Tuch legen.
- Spritze dicht aufsetzen, Aspiration von 1 – 2 ml Knochenmark (muß *sofort* durch Laborantin ausgestrichen werden).
- Beendigung der Punktion, Einstichstelle komprimieren und Verband anlegen.

Nachsorge

- Kompression der Einstichstelle: bei Patienten mit Antikoagulation mindestens 5 – 10 Minuten mit dem Finger, dann Kompressionssack auflegen.
- Blutungskontrolle nach 10 und 20 Minuten, bei Thrombozytopenie während 30 – 60 Minuten.
- Blutentnahme für Blutbild möglichst noch am gleichen Tag.

41.5.2 Lymphknotenpunktion

Die Lymphknotenpunktion ist für den Patienten ein kleiner, gefahrloser Eingriff. Punktiert werden die oberflächlich gelegenen, palpablen Lymphknoten. Tiefergelegene Lymphknoten werden über den Weg der *Mediastinoskopie* oder unter *Ultraschall-* oder *Computertomographie*-Kontrolle punktiert. Es ist keine spezielle Vorbereitung und Nachbehandlung notwendig, außer ggf. der Rasur der Punktionsstelle.

Material:

- alles zur Desinfektion;
- Punktionsset (sterilisiert), enthaltend
  - Lymphknotenpunktionskanüle oder feine Punktionsnadel,
  - 20-ml-Spritze,
  - Schälchen mit Tupfer;
- Objektträger mit Zubehör für den Ausstrich, Fixationsspray;
- Schnellverband, Schere, Schale, Entsorgungssack.

41.6 Leber, Abdomen

41.6.1 Leberbiopsie

Prinzip. Punktion des Lebergewebes mit spezieller Kanüle zur Gewinnung eines Lebergewebezylinders. Dieser wird durch den Pathologen in Lamellen geschnitten und kann histologisch auf die Beschaffenheit des Leberparenchyms untersucht werden.

Die Leberbiopsie kann *blind von außen* = perkutan (Leberblindpunktion) oder *gezielt* mit der Laparoskopie verbunden (unter Sicht) vorgenommen werden (s. unten, Bauchhöhlenpunktion). Heute wird die Leberbiopsie meist unter *Sonographiekontrolle* durchgeführt.

Vorbereitung

Patient:
- Information über Lagerung, Zweck.
- Quick-, Thrombozyten-, Blutgruppenbestimmung.
- Nahrungskarenz 4 Stunden vor dem Eingriff.
- Puls und Blutdruckmessung.

Material:
- alles zur Desinfektion;
- alles zur Lokalanästhesie;
- alles zur Punktion (steril verpackt):
  - Hepafix-Spezialset (Braun Melsungen),
  - Punktionsspritze (10 ml) mit 2–3 ml NaCl-Lösung 0,9 %,
  - Stilett oder Skalpell,
  - Handschuhe, Abdecktücher (mit Selbstkleberand),
  - Kompressen 10 × 10 cm, Tupfer;
- Schutz- und Kompressionsverband.
- Für das Punktat (je nach Methode):
  - Fixierlösung für Biopsiematerial,
  - Uhrglasschälchen und Filterpapier.

Durchführung

Der Patient liegt auf dem Rücken oder auf der linken Seite, die Flanke durch Unterlage oder kleines Kissen erhöht.

Der Arzt macht nach Desinfektion und Anästhesie einen kleinen Hautschnitt. Dann führt er die Spezialnadel, an der Spritze befestigt, bis zur Leberkapsel. Durch geringen Druck auf den Spritzenkolben wird die Kanüle durchgängig gemacht. Der Patient wird kurz vor der Stichbewegung zum Atemanhalten in Exspiration aufgefordert. Jetzt sticht der Arzt blitzschnell ins Lebergewebe, nachdem er in der Spritze ein Vakuum erzeugt hat, und aspiriert einen Lebergewebezylinder. Dieser wird sorgfältig aus der Kanüle in das Uhrglasschälchen gespritzt.

Nachsorge

- Rechte Seitenlage für 2–3 Stunden, wobei die Punktionsstelle auf eine Eisblase (und Kompressionskissen) zu liegen kommt.
- Puls- und Blutdruckkontrolle während 12 Stunden, zu Beginn viertelstündlich. Abweichungen sind sofort dem Arzt zu melden.
- Nahrungskarenz während 6 Stunden.
- Bettruhe ist 1–2 Tage einzuhalten.
- Blutbildkontrollen (Erythrozyten und Hämoglobin) erfolgen 8 und 24 Stunden nach dem Eingriff.

Komplikationen S. 1126 f.

41.6.2 Bauchhöhlenpunktion

Sie dient der Gewinnung von Flüssigkeit aus dem Peritonealraum zu diagnostischen oder therapeutischen Zwecken. Da es sich meistens um eine therapeutische Entlastungspunktion bei Aszites (Ansammlung von Flüssigkeit in der freien Bauchhöhle) handelt, wird meistens von **Aszitespunktion** gesprochen.

Weil mit dem Abpunktieren des Aszites auch Eiweiß verlorengeht, versucht man, prophylaktisch durch Diuretikagaben überflüssiges Wasser auszuschwemmen.

Die *Punktionsstelle* liegt meistens im linken Unterbauch zwischen Nabel und Darmbeinstachel.

Vorbereitung

Patient:
- Information (Zweck, Vorgehen); der Patient muß nicht nüchtern sein.
- Blase entleeren lassen, evtl. Rasur.
- Bauchumfang messen, notieren.
- Lagerung: Rückenlage mit leicht seitlicher Drehung gegen den linken Bettrand → guten Zugang zum Punktionsgebiet schaffen (Abb. 41.**10 a**); Bett schützen.

Material:
- alles zur Desinfektion und Anästhesie;
- alles zur Punktion (steril verpackt). Nach Wahl
  - Trokar mit Schlauch und Spritze,
  - Matthis-Drain mit Kanüle, Dreiwegehahn, Spritze,
  - Pleurafixset mit Zubehör (Abb. 41.**10 b**);
- Klammer und Klammersetzer, Stilett oder Skalpell;
- Abdecktuch, Handschuhe, Kompressen, Tupfer;
- Auffangbeutel, Meßzylinder, Urometer;
- Röhrchen für Untersuchungsmaterial;
- Schutzverband, Bauchbinde;
- Entsorgungssack, Bandmaß.

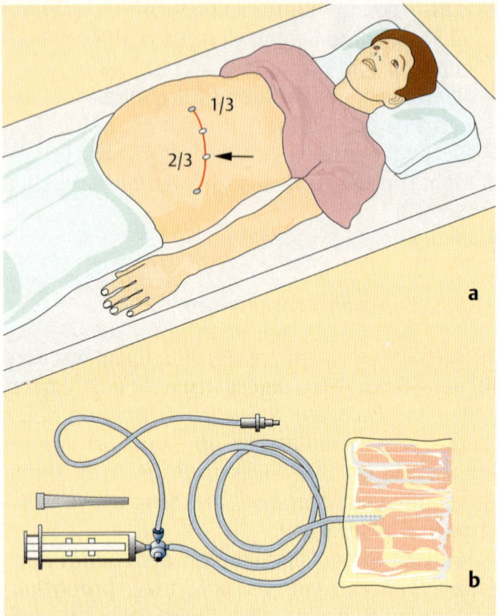

Abb. 41.**10** Aszitespunktion. **a** Lagerung des Patienten und Festlegen der Einstichstelle. **b** Punktionsgeräte (Pleurafix).

Durchführung

Der Arzt wird nach Desinfektion, Anästhesie, erneuter Desinfektion sterile Handschuhe überziehen und das Punktionsgebiet steril abdecken. Die Punktion erfolgt mittels gewählter Punktionskanüle und der Abfluß entsprechend dem Zubehör. Nach dem Einstich:

- Schlauch ansetzen, ins Auffanggefäß leiten. Die Flüssigkeit fließt spontan ab (Hebergesetz).
- Nach Beendigung der Punktion Kanüle entfernen, evtl. Klammer setzen, Einstichstelle verbinden.
- Wurden größere Mengen abpunktiert → Bauchbinde umlegen. Der Druck von außen wirkt einem eventuellen Schocksyndrom entgegen.
- Punktat messen, spezifisches Gewicht bestimmen, evtl. zur Untersuchung ins Labor bringen.
- Bauchumfang messen, notieren.

Nachsorge

- Kontrolle der Einstichstelle auf Nachsickern von Flüssigkeit, Blutung.
- Kontrolle des Allgemeinbefindens, evtl. auch der Vitalzeichen. Infolge Druckentlastung im Abdomen können Schocksymptome auftreten.
- Blutkontrollen (Eiweiß, Elektrolyte, Kreatinin, Blutharnstoff-Stickstoff sowie Hämoglobin und Gerinnungsfaktoren), damit der Arzt entsprechende Verluste erfassen und kompensieren kann.
- Klammer entfernen (S. 1102) nach Verordnung.

Komplikationen S. 1126 f.

> **Vorsicht:** Werden größere Mengen Flüssigkeit abgelassen, besteht *Kollapsgefahr*. Es werden maximal 2 l abpunktiert. Der Arzt verordnet, *wann* der eingelegte Drain/Schlauch geöffnet werden und weitere Flüssigkeit abfließen darf. Während und nach der Punktion müssen die Vitalzeichen (Puls, Blutdruck) sowie das Aussehen des Patienten kontrolliert werden.

41.7 Urogenitalsystem

Es werden Biopsien in allen Teilbereichen des Urogenitalsystems vorgenommen: Nieren-, Blasen-, Prostata- und Hodenbiopsien. Exemplarisch wird im folgenden die Nierenbiopsie besprochen.

41.7.1 Nierenbiopsie

Prinzip. Gewinnung von Nierengewebe durch eine offene Biopsie mit Probeexzision oder häufiger durch eine perkutane Nadelbiopsie unter Ultraschall- (oder Röntgen-)Kontrolle = Feinnadelbiopsie mittels Silvermann-Kanüle. Der Arzt wird die Indikation abwägen, da immer das Risiko einer Nachblutung und Schädigung der Niere besteht.

Zweck. Die Nierenbiopsie ist ein wichtiges Mittel zur Diagnostik von diffusen Nierenparenchymerkrankungen: Glomerulonephritis, Phenacetinniere, interstitielle Nephritis.

Vorbereitung und Durchführung

Grundsätzlich gilt, was bei der Leberbiopsie gesagt wurde (S. 1134 f.).

- Gerinnungsfaktoren (Quick-Wert, Thrombozytenzahl) müssen in Ordnung sein.
- Patient bleibt nüchtern.

Nachsorge

- Engmaschige Überwachung des Patienten: Puls, Blutdruck, Urin, Punktionsstelle.
- Patient soll viel trinken (Diurese anregen).
- Komplikation: eine eventuelle Nachblutung muß rasch erfaßt werden.

41.8 Gehirn und Rückenmark

Hier geht es um die Entnahme von *Liquor cerebrospinalis* (lat. cerebrum = Gehirn, spina = Wirbelsäule). Die Gehirn-Rückenmark-Flüssigkeit, die in den vier Hirnventrikeln und den subarachnoidalen Räumen enthalten ist, beträgt ca. 120–200 ml.

Gewinnung durch
- Lumbalpunktion,
- Zisternenpunktion (subokzipital),
- Ventrikelpunktion.

41.8.1 Lumbalpunktion

Prinzip. Zugang zum Subarachnoidalraum auf der Höhe der lumbalen Wirbelsäule zu diagnostischen und/oder therapeutischen Zwecken. Es ist die häufigste und übliche Punktion zur Liquorentnahme.

Zugang. Punktiert wird der Duralsack zwischen dem 3. und 4. oder dem 4. und 5. Lendenwirbeldornfortsatz mit langer Hohlnadel (Abb. 41.**11**).

Zweck. Liquorentnahme zur Entlastung oder Untersuchung:
- *diagnostisch* zur Messung des Liquor-(Hirn-) Drucks, Bestimmung der Qualität des Liquors (Liquoruntersuchung S. 1161). Prüfung der freien Liquorzirkulation, Injektion von Röntgenkontrastmitteln (selten Luft) mit anschließender radiologischer Untersuchung;
- *therapeutisch* zur Verringerung des Gehirndrucks (Druckentlastung) bei Hydrozephalus, Meningitis usw. Injektion von Medikamenten.

Der *Queckenstedt-Versuch* (Abb. 41.**11**) dient zur Prüfung der freien Liquorpassage. Er wird ausgeführt, nachdem der Arzt das Steigrohr angeschlossen hat. Die Hilfsperson komprimiert auf Aufforderung hin die Jugularisvene am Hals. Die Behinderung des Blutabflusses aus dem Schädelinnern führt nun zu einer Drucksteigerung, die sich über den Liquor in den Spinalraum fortsetzt. Die Liquorsäule steigt an und fällt nach Aufhebung des Drucks wieder ab (positiver Versuch). Ist die Liquorpassage nicht frei, beispielsweise durch einen Tumor verlegt oder durch eine Entzündung mit Verklebung der Arachnoidea, bleibt der Queckenstedt-Versuch negativ. Norm 20 cmH_2O.

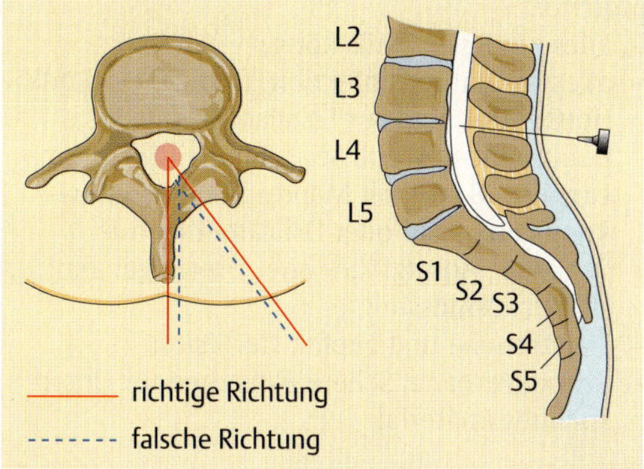

Abb. 41.**11** Lumbalpunktion. Einstich in den Duralsack.

Vorbereitung

Patient:
- Information über Lagerung, Schmerz (leichter Schmerz ist beim Einstich in die Dura zu erwarten). Er soll möglichst entspannt liegen, normal atmen, nicht pressen, nicht husten.
- Darm und Blase entleeren lassen.
- *Lagerung:* Die Punktion kann am sitzenden oder liegenden Patienten vorgenommen werden. Die Wirbelsäule muß möglichst stark gebeugt sein (Katzenbuckel), damit die Dornfortsätze auseinandertreten. Wird die Punktion am ***liegenden*** Patienten vorgenommen, faßt die Pflegeperson den Kranken um den Nacken und um die Knie, der Kopf ist gebeugt, die Knie sind angewinkelt (Abb. 41.**12**).

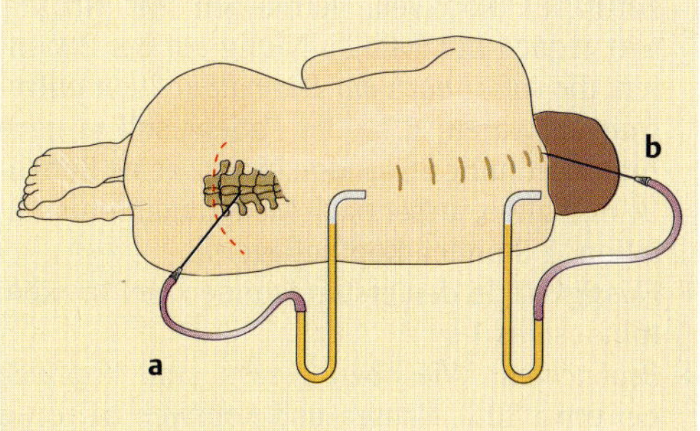

Abb. 41.**12** Lagerung und Instrumentarium beim Queckenstedt-Versuch und Lage der Kanüle. **a** Lumbalpunktion, **b** Subokzipitalpunktion.

Material:
- alles zur Rasur (falls nötig);
- alles für Hautdesinfektion (farbiges Desinfektionsmittel) und zur Lokalanästhesie;
- Punktionsset, sterilisiert: Kanüle (∅ 1,5 mm, Länge 7 – 8 cm) mit Mandrin und Arretierknopf, Steigrohr oder Druckmesser mit Schlauch, Ansatzstück oder Dreiwegehahn (für Druckmessung);
- Handschuhe und Tupfer, sterilisiert;
- Schnellverband, Schere, Röhrchen für Untersuchungsmaterial.

Durchführung

- Sorgfältige Desinfektion und Anästhesie.
- Einstich der Lumbalnadel durch den Arzt.
- Mandrin wird herausgezogen (steril ablegen).
- Sobald der Liquor tropft: Steigrohr ansetzen und den Liquordruck an der Liquorsäule ablesen (Queckenstedt-Versuch s. oben).
- Nun läßt man einige Milliliter Liquor zur Untersuchung oder Entlastung ausfließen; normaler Liquor ist wasserklar.
- Zuletzt wird der sterilisierte Mandrin (Führungsstab) wieder in die Nadel gesteckt, diese herausgezogen und die Einstichstelle mit einem Schnellverband bedeckt.
- Liquor sofort ins Labor schicken.

Nachsorge

- *Lagerung:* Es hat sich gezeigt, daß die traditionell verordnete 24-Stunden-Bettruhe *überflüssig* ist. Etwa 30 % aller Patienten bekommen nach der Punktion Kopfweh (mit oder ohne Bettruhe). Kopfweh, verbunden mit Nausea, tritt jedoch nur halb so häufig auf bei Patienten, die *sofort nach der Lumbalpunktion aufgestanden* waren; d. h., der Patient soll je nach Arztanordnung 2 Stunden bis gar keine Bettruhe einhalten, außer nach Medikamenteninstillation: 2 Stunden Kopftieflage.
- *Flüssigkeit:* In den ersten Stunden viel trinken; mindestens 1 l.
- *Beobachten:* Wie oben gesagt, sind Kopfweh bei etwa 30 %, Nausea und Kopfweh bei etwa 10 % zu erwarten. Sie sind harmlos und verschwinden bald wieder. Ein anhaltendes Postpunktionssyndrom (Kopfweh, Übelkeit, Erbrechen) kommt vor, ist aber sehr selten.

Komplikationen S. 1126 f.

- Die Lumbalpunktion darf *nicht* durchgeführt werden bei erhöhtem Hirndruck. Zur Sicherheit (um einen erhöhten Druck auszuschließen) wird vor der Punktion eine Spiegelung des Augenhintergrundes vorgenommen.
- Druckmessung und Queckenstedt-Versuch *nicht* beim sitzenden Patienten vornehmen.
- Die punktierte Liquormenge soll gering sein (höchstens 3 – 5 ml).
- Vor Beginn einer Antibiotikatherapie (Meningitis) sollte aus dem Liquor eine Bakterienkultur angelegt werden → Verlaufskontrolle.

41.9 Gelenke und Haut

41.9.1 Gelenkpunktion

Prinzip. Punktion von Gelenkspalten (Sekret, Erguß im Gelenkraum) zu diagnostischen und therapeutischen *Zwecken*:
- *diagnostisch zur serologischen, bakteriologischen* und *histologischen* Untersuchung. Die Zusammensetzung des Sekrets gibt dem Arzt Anhaltspunkte über die pathologischen Vorgänge im Gelenk;
- *therapeutisch zur Entlastung* bei einem *Erguß*, der serös, serofibrinös, eitrig oder blutig sein kann, oder zur *intraartikulären Injektion:*
  - Der *seröse Erguß* (Reizerguß) entsteht durch entzündliche Veränderungen der Gelenkkapsel bzw. der Gelenkschleimhaut (Synovia), z. B. bei Traumen, gelenknahen Affektionen, Rheuma, Gicht u. a.
  - Der *serofibrinöse Erguß* entsteht z. B. bei chronischen Polyarthritiden,
  - der *eitrige* bei bakterieller Infektion (von außen oder innen),
  - der *blutige* bei Traumen, Hämophilie, Tumoren.

Häufigste *Punktionsstellen* sind (in der Reihenfolge der Aufzählung) Kniegelenk, Ellenbogengelenk, Schultergelenk, Sprunggelenk, Handgelenk.

Vorbereitung

Patient:
- bequeme und punktionsgerechte Lagerung;
- Information bezüglich Zweck, Vorgehen, zu erwartende Schmerzen, Infektionsprophylaxe (er muß Mundschutz tragen);
- evtl. Rasur des Punktionsgebiets.

Material:
- alles zur Desinfektion, Anästhesie;
- zur Punktion (steril verpackt) Kanüle und Spritze, Stilett, Tupfer, Kompressen;
- Röhrchen für Untersuchungsmaterial.

Durchführung

- ❖ Desinfektion, Anästhesie, Desinfektion.
- ❖ Punktionsgebiet steril abdecken, Mundschutz und sterile Handschuhe anziehen.
- ❖ Punktion mit Kanüle und Spritze:
  - Entnahme von Material,
  - Instillation von Medikamenten.
- ❖ Punktionsstelle aseptisch abdecken.
- ❖ Punktat ins Labor bringen.

Nachsorge

- Gelenk ruhigstellen (Verband, Schiene, Lagerung).
- Kontrolle der Punktionsstelle (Blutung, Nachsickern von Erguß).
- Gebrauchtes Material entsorgen.

41.9.2 Hautpunktion

Prinzip. Entnahme von Hautpartikeln zur Diagnosefindung bei unklaren Hautaffektionen.

Die *Entnahme* geschieht je nach Situation (lokale oder generalisierte Erkrankungen) an einer oder mehreren Stellen. Es wird eine möglichst typische Effloreszenz exzidiert und histologisch untersucht.

Vorbereitung

Patient:
- Die Haut muß gereinigt sein, frei von Salbenrückständen.

Material:
- alles zur Desinfektion und Lokalanästhesie,
- Stanzbiopsiematerial,
- kleine Schere und Pinzette,
- Gläschen mit Fixierlösung, beschriftet,
- Schnell- und Druckverbandmaterial.

Durchführung, Nachsorge

- ❖ Hautschonend desinfizieren (Hornschicht nicht wegreiben).
- ❖ Anästhesie und Biopsie durch den Arzt.
- ❖ Fixierlösung bereitstellen und Entnahmestelle(n) auf Gläschen vermerken (mit Begleitzettel ins Labor bringen).

Nachsorge: nichts Besonderes.

Weiterführende Literatur

Boerlin, M. u.a.: Entnahme am Patienten. Ein Unterrichtsmittel zu den Prinzipien und Techniken. Recom, Basel 1985

Huber, A., B. Karasek-Kreutzinger, U. Jobin-Howald: Checkliste für Krankenpflege, 4. Aufl. Thieme, Stuttgart 1994

Reifferscheid, M., S. Weller: Chirurgie, 8. Aufl. Thieme, Stuttgart 1989

Ruff, E.: Spritzen und Blutentnahme leicht gemacht. Jungjohann, Neckarsulm 1988

42 Laboratoriumsmedizin, Funktionsdiagnostik

42.1 Theoretische Grundlagen

42.1.1 Zuständigkeitsbereiche

Die Laboratoriumsmedizin ist Teil der medizinischen Diagnostik, an der drei Arbeitsbereiche beteiligt sind: ärztlicher Dienst, Pflegedienst, Laboratorium.

Für den **Mediziner** sind die Laborresultate ein wichtiger Teil der Gesamtdiagnostik. Er ordnet die Untersuchung an und verarbeitet den Befund für die Diagnosefindung oder als Teil der Verlaufskontrolle (Therapie- und/oder Krankheitsverlauf).

Dem **Pflegedienst** obliegt in erster Linie die Vorbereitung und Information des Patienten, die selbständige und/oder unterstützende Mitarbeit in der Gewinnung der Proben sowie die Sorge für den zweckmäßigen Transport.

Im **Laboratorium** werden die Proben von speziell ausgebildeten Personen – medizinisch-technische Assistenten/Assistentinnen und klinische Chemiker(innen) – untersucht, und es wird ein Befund erstellt.

Entscheidend für die Zuverlässigkeit der Laborresultate ist die *Qualität des Untersuchungsmaterials.* Diese ist weitgehend vom Pflegepersonal beeinflußt:
- gewährleistet durch eine sichere Handhabung,
- verfälscht durch fehlerhafte Gewinnung.

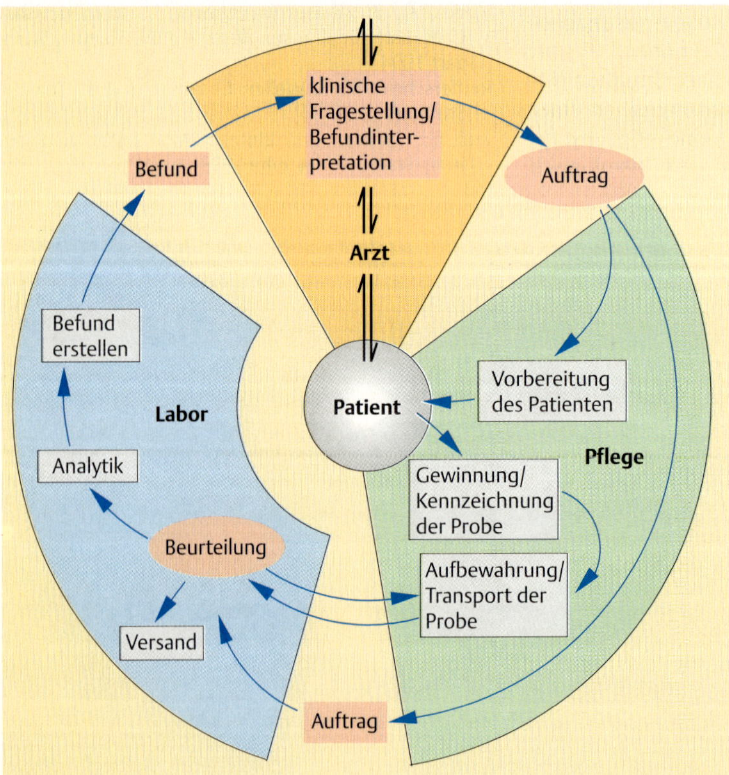

Abb. 42.**1** In der Laboranalytik können die Arbeitsbereiche ärztlicher Dienst, Pflegedienst und Laboratorium im Sinne eines Regelkreises miteinander verknüpft werden. Die Kooperation mit dem Patienten ist insbesondere im Pflegebereich von großer Bedeutung.

42.1.2 Regelkreis der Labordiagnostik

Die drei Arbeitsbereiche – ärztlicher Dienst, Pflegedienst und Laboratorium (meist Labor genannt) – sind im Sinne eines Regelkreises miteinander verknüpft (Abb. 42.**1**). Dabei ist die Pflegestation gleichsam die Drehscheibe, wo die einzelnen Elemente zu einem funktionierenden Ganzen zusammengefügt werden. Bindeglied zwischen Arzt und Pflegedienst ist der Auftrag. Er gelangt als Informationsträger ins Laboratorium. Der Informationsfluß wird abgeschlossen durch den Befund, den der klinische Chemiker an den Arzt übermittelt. Die *Gewinnung der Probe*, Vorbereitung und Transport obliegen in der Regel dem Pflegedienst. Sie umfaßt ein sehr breites Spektrum und betrifft folgende Proben:
- Ausscheidungen – Urin, Stuhl, Sputum;
- Blut – venös, kapillär, arteriell;
- Punktate und Biopsiegewebe;
- Wundsekrete und Abstrichmaterial von Haut und Schleimhaut, Augen, Hals-Nasen-Rachen-Raum und von weiblichen Geschlechtsorganen.

Entscheidend für die **Qualität der Resultate** sind die korrekte
- ❖ Vorbereitung und Information des Patienten,
- ❖ Gewinnung und Kennzeichnung der Probe,
- ❖ Aufbewahrung und Transport der Probe.

42.2 Nachweise auf der Station

42.2.1 Urinuntersuchungen

Zur raschen Untersuchung von Urin werden heute eigentlich nur noch Teststreifen (Stix) eingesetzt. Der ***Universalteststreifen*** (z. B. Combur-9-Test) umfaßt folgende Meßgrößen: Leukozyten, Nitrit, pH, Eiweiß, Glucose, Keton, Urobilinogen, Bilirubin, Blut. Weitere Untersuchungen sind nur beim positiven Ausfall eines dieser Tests notwendig. Der ***indikationsspezifische Teststreifen*** ist
- ❖ eine Einzeluntersuchung, z. B. für Zucker, Eiweiß usw., oder
- ❖ eine kombinierte Untersuchung z. B. von
  - Zucker und Aceton (Keto-Diastix) für Diabetiker,
  - Bilirubin, Urobilirubin zum Nachweis von Gallenfarbstoffen.

Vorgehen und Ablesen

Da jedes Testfeld alle benötigten Reagenzien in standardisierter und stabilisierter Form enthält, ist die Untersuchung des Harns mit Teststreifen einfach:
- ❖ Frischen, unzentrifugierten Harn verwenden, Harnprobe gut durchmischen:
  1. Teststreifen kurz (maximal 1 Sekunde) in den Harn eintauchen.
  2. Beim Herausnehmen seitliche Kante am Gefäßrand abstreifen, um überschüssigen Harn zu entfernen.
  3. Nach 60 Sekunden (Leukozytentestfeld nach 120 Sekunden) Reaktionsfarbe mit der Farbskala vergleichen.
- ❖ Ablesen des Teststreifens (Beispiel Abb. 42.**2**).

Die Teststreifen der verschiedenen Herstellerfirmen entsprechen sich nur grundsätzlich, weshalb bezüglich *Farbskala* und *Zeitfaktor* des Ablesens die einschlägige Verpackungsliteratur zu berücksichtigen ist.

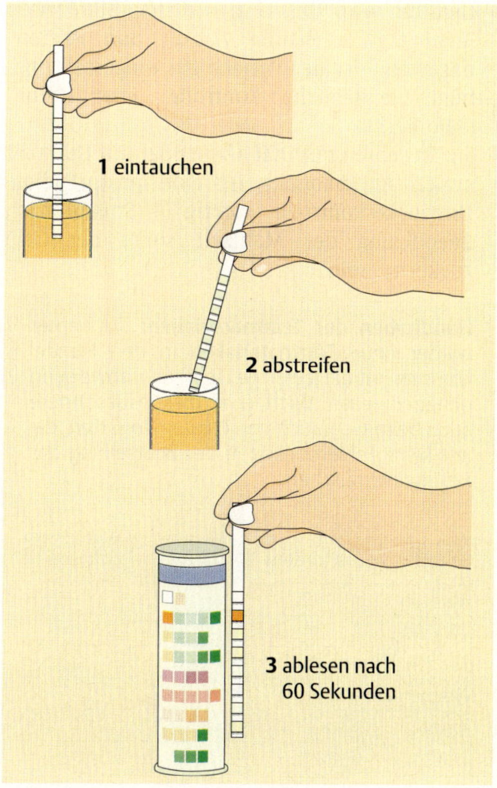

Abb. 42.**2** Schnelltest mit Teststreifen.

Haltbarkeit der Teststreifen

Die Teststreifen sind in einem handlichen, mit einem Trockenmittelstopfen verschlossenen Behälter verpackt. Auf diese Art sind sie vor Luftfeuchtigkeit geschützt. Bei vorschriftsmäßiger *Aufbewahrung* sowie sachgemäßem *Gebrauch* ist die Haltbarkeit der Testsubstanzen bis zu dem auf der Packung vermerkten Datum gewährleistet.

Einsatz beim Diabetiker

- *Qualitative Bestimmung* anhand der Farbskala des verwendeten Tests (Stix) für *Zucker* (Tes-Tape, Clinistix) und *Aceton* (Acetest, Ketostix).
- *Semiquantitative Bestimmung* mit Angabe in Prozent bzw. Farbe des verwendeten Tests für Zucker (Clinitest, Diaburtest).
- *Quantitative Bestimmung* = Zuckermenge, die während einer bestimmten Zeitperiode ausgeschieden wird: im Tagesurin, Nachturin, 24-Stunden-Urin.

Zu beachten:
- Getestet wird der Urin *vor* den Mahlzeiten 3mal täglich (häufig Zucker *und* Acetonnachweis). Ist der Patient gut eingestellt, genügt die tägliche Kontrolle „über Kreuz" (Abb. 42.**3**).
- Für Patienten mit Diät allein oder mit Diät und oralen Antidiabetika ist eine postprandiale Urinzuckerkontrolle wichtig (1 Stunde nach Beendigung der Mahlzeit sollte der Urin zuckerfrei sein).

Handhaben der Testmaterialien: Da immer wieder neue Testmaterialien in den Handel kommen, ist die jeweilige Gebrauchsanweisung genau zu lesen. Wichtig ist dies insbesondere auch beim Gebrauch von *Clinitest-Tabletten*, damit keine Fehlerquellen in der Beurteilung das Resultat verfälschen.

z.B.	morgens	mittags	abends
Montag	×		
Dienstag		×	
Mittwoch			×
Donnerstag	×		
Freitag		×	
usw.			×

Abb. 42.**3** Tägliche Zucker-Aceton-Kontrolle „über Kreuz" = Schachbrett.

42.2.2 Blutuntersuchungen

Blutzuckerbestimmungen

Der *Teststreifen* dient zur vorläufigen Bestimmung im Notfall, zur Verlaufskontrolle auf der Abteilung sowie zur Selbstkontrolle des Diabetikers.

Durchführung

- Kapillarblutentnahme, wie auf S. 1129 f. nachzulesen.
- Teststreifen (z. B. Glucostix) auf saubere Unterlage legen.
- Blutstropfen mit der Testfläche abnehmen, nicht verschmieren, Zeit stoppen.
- Nach genau 1 Minute das Blut sorgfältig und mit mäßigem Druck mit sauberer Verbandwatte (keine Zellstofftupfer verwenden!) abwischen und mit dem sauberen Teil der Watte zweimal leicht nachwischen.
- Nach einer weiteren Minute den Farbton des Teststreifens anhand der Vergleichsfarben bewerten.

Die *Auswertung* kann auch mit entsprechenden Geräten erfolgen (Abb. 42.**4**); das Resultat wird angezeigt.

Fehlerquellen

- Teststreifen vor Feuchtigkeit und direktem Sonnenlicht schützen.
- Packung zwischen + 2 und + 30 °C aufbewahren.
- Test zwischen + 18 und + 35 °C durchführen.
- Die Haut muß vor der Blutentnahme völlig trocken sein.

Einsatz beim Diabetiker

Von Bedeutung sind:
- Nüchternblutzuckerbestimmung;
- Blutzuckerprofil: nüchtern und vor den Hauptmahlzeiten und/oder postprandial messen zur Ermittlung von Schwankungen und Gipfeln (möglichst unter normalen Bedingungen, gewohnte Lebensweise, Diät). Das Blut kann venös oder kapillär entnommen werden.

Indikation und Kriterien zur Bestimmung der Blutglucose sowie Idealwerte bei gut eingestelltem Diabetes S. 1156.

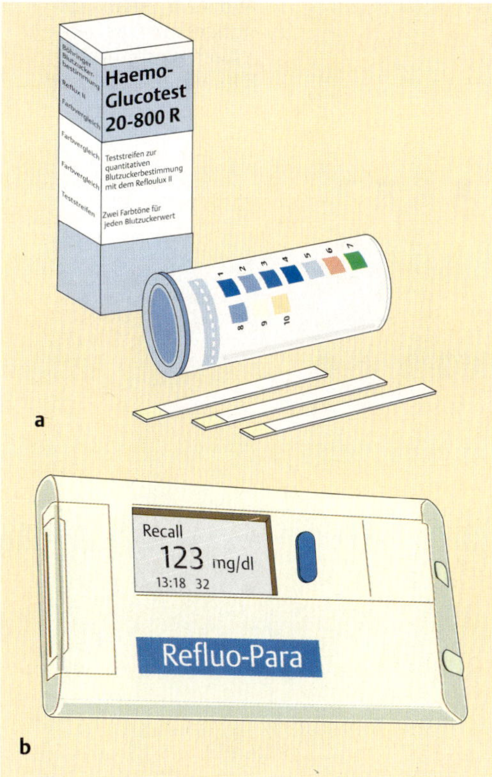

Abb. 42.**4** Blutzuckerbestimmung mit Teststreifen. Die Auswertung kann **a** visuell (Haemo-Glucotest 20–800 R) oder **b** elektronisch mittels Gerät und Codestreifen (Accutrend) vorgenommen werden.

Blutsenkungsreaktion

Gemessen wird die Geschwindigkeit des Absinkens der roten Blutkörperchen im ungerinnbar gemachten Blut. Die Senkungsreaktion (BSG, BSR oder SR) ist abhängig

- vom Albumin-Globulin-Verhältnis im Blut. Bei einer Eiweißverschiebung zugunsten der Globuline sinken die roten Blutkörperchen rascher;
- vom elektrischen Ladungszustand der Erythrozyten, deren Membran normalerweise negativ geladen ist;
- von der Menge und der Größe der Erythrozyten.

Vollblut (1,6 ml) wird mit 3,8%iger Natrium-citricum-Lösung (0,4 ml) gemischt und in den Senkungsständer gestellt.

Die *Senkungswerte* werden nach 1 Stunde abgelesen (es wird die Grenze der festen und flüssigen Bestandteile festgestellt).

Benötigtes Material

- Gegenstände zur Venenpunktion;
- 3,8%ige Natrium-citricum-Lösung;
- 2-ml-Spritze und Kanüle für Westergren-System oder Vacutainersystem (z. B. Seditainer);
- Senkungsständer je nach Methode:
  - Westergren-Ständer und 20 cm lange Pipetten (zum Einfüllen des Blutes, Abb. 42.**5 a**),
  - Vacutainerständer zum Einsetzen des Röhrchens (die Senkung findet im Röhrchen statt, Abb. 42.**5 b**).

Vorgehen

- Spritze oder Vacutainerröhrchen vorbereiten: 0,4 ml Natriumcitrat auf 2 ml Blut.
- 1,6 ml Venenblut entnehmen.
- Spritze bzw. Vacutainerröhrchen sorgfältig schwenken (Blut muß rasch mit dem Citrat vermischt werden).
- In den Senkungsständer einsetzen, vorher
  - bei Westergren-Methode in die Pipette aufziehen (bis Marke 0),
  - bei Vacutainer nochmals 8- bis 10mal schwenken und in den Ständer stellen, Blutpegel exakt auf die Nullmarke einstellen.
- Nach 1 Stunde Senkungswert ablesen (Wecker einstellen).

Referenzwerte der Blutsenkung

- Männer nach 2 Stunden bis 13 mm,
- Frauen nach 2 Stunden bis 21 mm.

Beschleunigt ist die Senkung bei den meisten fieberhaften Erkrankungen, bei traumatischen Prozessen wie Herzinfarkt, bei ausgedehnten Entzündungen, Gelenkrheumatismus, konsumierenden Erkrankungen wie aktive Tuberkulose, Tumoren sowie bei Dys- und Paraproteinämien.

Verzögert bei Polyglobulie, Polycythaemia vera, manchen Ikterusformen sowie bei vegetativ bedingten Erkrankungen (bei letzteren schwankt sie sehr stark, häufig sogar innerhalb eines Tages).

Auffallende Plasmaveränderungen

- Dunkelgelb bei Ikterus,
- sehr hell bei Eisenmangelanämie,
- milchig bei hohem Cholesterin- und Triglyceridgehalt.

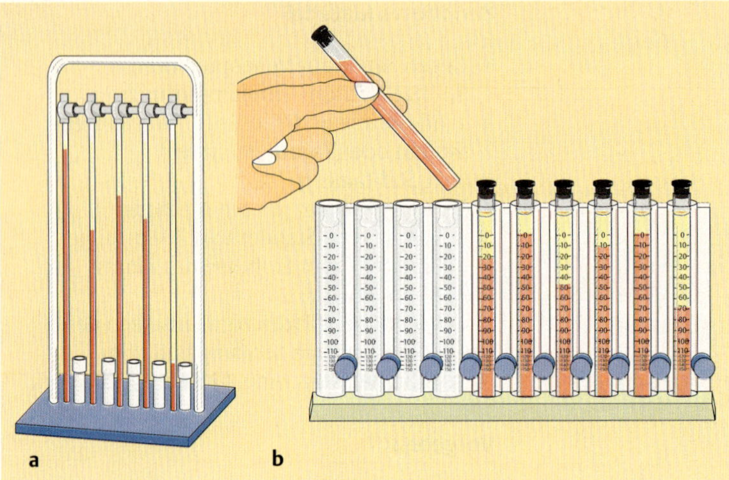

Abb. 42.**5** Senkungsständer mit Pipetten.
a Nach Westergren,
b für Vacutainersystem.

42.2.3 Gefäßtest

Bei *Blutungsneigung* bzw. hämorrhagischer Diathese (Hämorrhagie = Blutung, Diathese = Krankheitsneigung) kann neben den Blutgerinnungsfaktoren (S. 1159) auch die Beschaffenheit der *Blutgefäße* eine Rolle spielen.

Bestimmte Erkrankungen, z. B. solche entzündlicher oder allergischer Natur oder erhöhte Gefäßbrüchigkeit (Arteriosklerose), können zu einer verminderten Kapillarresistenz, d. h. zu einer vermehrten Durchlässigkeit der Kapillarwände für Erythrozyten führen.

Die *Kapillarresistenz* kann mit *Gefäßtests* gemessen werden. Der einfachste und häufigste Versuch ist der Rumpel-Leede-Test.

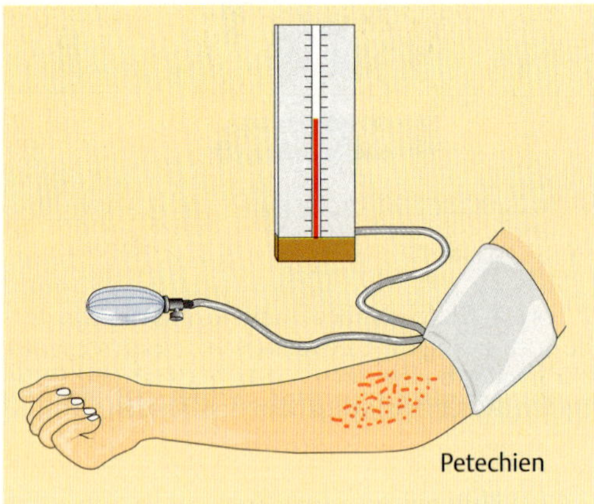

Abb. 42.**6** Positives Rumpel-Leede-Phänomen.

Stauversuch nach Rumpel-Leede

Durchführung

- Der Blutdruckwert des Patienten muß bekannt sein.
- Mit Blutdruckmanschette wird nun während 5 Minuten der Arm gestaut, und zwar in der Mitte zwischen systolischem und diastolischem Druck. Beispiel: Blutdruck 120/80 mmHg → Stauung 100 mmHg.

Aussage

- *Negativ:* keine Petechien (keine kapillaren Hautblutungen), 1 – 2 Pünktchen gelten noch als negativ;
- *positiv:* es treten Petechien auf (Abb. 42.**6**) – Hinweis auf Kapillarstörung und auf Thrombozytopenie.

42.3 Präanalytik

Darunter sind alle Schritte zusammengefaßt, die *vor* der eigentlichen Analyse ablaufen: Verordnung, Planung, Entnahme und Transport.

Der Arzt, der die *Verordnung* bestimmt, muß wissen, daß nicht alle Analysen jederzeit im Labor gemacht werden können. Die zeitliche Verfügbarkeit ist in der Regel in ein Dreistufenprogramm gegliedert:

- *Notfallparameter* – verfügbar über 24 Stunden, Lieferzeit ca. 30 Minuten.

- *Routineuntersuchungen* – verfügbar zur Bürozeit; Resultate in der Regel am selben Tag, Programm gemäß Auftragsformular.
- *Spezialbestimmungen* – verfügbar z.B. 2mal pro Woche; Lieferzeit variabel; Auswahl gemäß Untersuchungsprogramm des betreffenden Krankenhauses.

42.3.1 Laborauftrag

Die *ärztliche Verordnung* umfaßt eine klare Fragestellung sowie die zu bestimmenden Meßgrößen bzw. Nachweise. Das *Auftragsformular* ist normalerweise so gestaltet, daß alle allgemeinen Informationen darauf festgehalten werden können. Es sind folgende Angaben zu machen:

Patientenidentifikation:
- Name und Vorname des Patienten,
- Geburtsdatum,
- Abteilung bzw. Adresse, Arzt,
- Krankenkasse samt Sektionsnummer.

Patientencharakteristika:
- Krankheit bzw. Symptome (Anlaß),
- je nachdem weitere relevante klinische Informationen (z.B. Gewicht, Zyklustag, Schwangerschaftswoche, Medikamente, insbesondere Ovulationshemmer, Zustand des Patienten – z.B. nüchtern).

Tabelle 42.**1** Blutmenge, Röhrchenwahl und Reihenfolge der Entnahme (Beispiel)

Stopfen	**(lila)**	**(hellblau)**	**(schwarz)**	**(grün)**			**(rostrot)**	**(rostrot)**			
Entnahmereihenfolge / **Verwendung**	**5ml EDTA**	**3,15ml Citrat**	**2ml Citrat**	**9,5ml Heparin**	**Kapillare Fluorid**	**2-ml-Spritze Heparin**	**10ml**	**5ml**	**Spezialentnahme**	**Bemerkungen**	
Hämatologie	×									mehrmals vorsichtig kippen	
Gerinnung		×								mehrmals vorsichtig kippen	
Blutsenkungsreaktion			×							mehrmals kippen Ausführung auf Abteilung	
Chemie				×							
Ausnahmen – Glucosetagesprofil Glucosetoleranz					×						
– Elektrophorese								×			
– Ammoniak	×										
– Blutgasanalyse						×				bzw. spezielle Kapillaren	
– Spurenelemente (Cu, Zn)							×				
Immunhämatologie							×				
Serologie								×			
Mikrobiologie – Blutkulturen									10ml BHI		
– Spritzen (Katheter, Drain) Gewebestücke									Thioglykolat	halbflüssig	
– Watteträger Abstriche (Wunde, Vagina, Augen)									Stuart	fest	im Labor anfordern
– Abstrich für Gonokokken									GO-Cult		
– Weitere Materialien									steriles Plastikgefäß Spritze	roter Deckel	

Entnahmematerial (Proben):
- Zeit der Entnahme,
- Art des Materials (z. B. Pleurapunktat, Liquor),
- Konservierungsmittel

(sofern diese Informationen nicht durch das Probengefäß gegeben sind).

Zusätzliche Informationen im Bereich der Pharmakologie/Toxikologie. Es sind Angaben zu machen bezüglich
- Medikamenteneinnahme: was, wieviel, wann, wie?
- Zustand des Patienten: Bewußtseinsstand, Pupillen, Vitalzeichen usw.

Richtlinien zum Auftrag

In der Regel gibt das Labor Richtlinien zum Auftragswesen. Teilweise können sie direkt den Auftragsformularen entnommen werden. Sie beziehen sich auf
- Probenbehälter: zu wählende Röhrchen (Tab. 42.**1**), Beschriftung, Markierung infizierter Proben usw.;
- Materialannahme: Annahmezeiten, Verfahren bei Notfällen, Verhalten außerhalb der normalen Dienstzeiten, Probentransport;
- Resultatübermittlung: Standardzeiten, Standardadressen.

42.3.2 Einflußgrößen- und Störfaktoren

Die Sicherheit der Laborresultate ist nicht nur abhängig von der qualifizierten Analytik im Labor selbst, sondern auch von den Umständen *vor* oder *bei* der Probeentnahme:
- Zustand des Patienten,
- biologische Einflußgrößen,
- Störfaktoren, seien es
  - Faktoren, welche die Konzentration des zu messenden Materials in vivo oder in vitro verändern (z. B. Kalium infolge Hämolyse),
  - Faktoren, welche von der zu messenden Kenngröße verschieden sind, aber die Analytik stören.

Störfaktoren der Laboranalytik
- chronobiologische Faktoren,
- Orthostase (Änderung der Körperlage),
- körperliche Belastung,
- Ernährung,
- Streß,
- Desinfektionsmittel,
- Stauung (Hämolyse),
- unsachgemäße Technik,
- fehlerhaftes Material.

Für die Praxis wesentlich ist die Kenntnis derjenigen Faktoren, die durch Standardisierung der Probeentnahmen zu eliminieren sind. Im folgenden die wichtigsten Einflußgrößen und Störfaktoren:

Arzneimittelinterferenzen:
- Arzneimittel oder deren Stoffwechselprodukte im Untersuchungsmaterial können den chemischen und/oder physikalischen Ablauf des analytischen Verfahrens stören. Dabei kann es zu falsch hohen oder aber zu falsch tiefen Werten kommen.
- Arzneimittel können in den Stoffwechsel der zu bestimmenden Meßgröße eingreifen. Gemessen werden objektiv richtige Resultate, die indessen klinisch unerwartet sind und deshalb als unglaubhaft abgelehnt werden. Solche Störungen sind besonders häufig.

Diagnostische und therapeutische Maßnahmen, z. B.
- *Stichverletzungen,* i. m. Injektionen, Biopsien und perkutane Endoskopien setzen Muskelenzyme frei, die die Resultate bei Enzymanalysen verfälschen. Blutentnahmen für die Bestimmung von CK, ASAT, LDH sollen deshalb frühestens 24 Stunden nach solchen Eingriffen erfolgen.
- *Röntgenkontrastmittel* stören insbesondere die Serumproteinelektrophorese, die Bestimmung aller Serumenzyme sowie Schilddrüsenfunktionstests.

Tabelle 42.**2** Gegenüberstellung der Meßgrößen, die von der Ernährung beeinflußt bzw. nicht beeinflußt werden (S = Serum, P = Plasma)

Vor der Blutentnahme 12stündige Nahrungskarenz erforderlich	Eine leichte Mahlzeit hat keinen Einfluß auf
Natrium (S)	Thromboplastinzeit (P)
Kalium (S)	Leukozyten
Phosphat (S)	Hämatokrit
Eisen (S)	Hämoglobin
Harnsäure (S)	Calcium (S)
AP (S)	Chlorid (S)
Triglyceride (S)	Harnstoff (S)
Adrenalin (S)	Kreatinin (S)
Noradrenalin (S)	Blutgasanalyse
Dopamin (S)	Cholesterin (S)
Cortisol (S)	Protein (S)
	Proteinelektrophorese (S)
	Transaminasen (S)
	LDH (S)

Tabelle 42.**3** Einfluß der Orthostase auf Meßgrößen des Labors (S = Serum, P = Plasma)

Signifikante Orthostaseabhängigkeit	Keine signifikanten Unterschiede
Erythrozyten Leukozyten Hämatokrit Hämoglobin Protein (S) Cholesterin (S) Triglyceride (S) Bilirubin (S) Calcium (S) Phosphat, AP, CK, LDH, ASAT (S) Hormone, sofern an Protein gebunden (P) Metalle (S)	Harnstoff (S) Glucose (S) Harnsäure (S) Kreatinin (S) Natrium (S) Chlorid (S) und weitere niedermolekulare Komponenten, sofern nicht an Protein gebunden

- Nach *operativen Eingriffen* wird fast regelmäßig eine Hyperbilirubinämie beobachtet. Erhöhte Enzymaktivitäten hängen stark von der Art und der Lokalisation des Eingriffs ab.
- *Streß* führt insbesondere bei Hormonbestimmungen zu signifikanten Veränderungen.

Ernährung. Es ist wichtig zu wissen, welche Meßgrößen nicht merklich auf eine leichte Mahlzeit reagieren und wo *unbedingt eine 12stündige Nahrungskarenz* eingehalten werden muß. Tab. 42.**2** gibt eine entsprechende Übersicht.

Bei den Genußmitteln ist der Einfluß von Alkohol auf die Laborparameter am meisten zu beachten. Beim chronischen Alkoholiker sind insbesondere γ-GT, ALAT, MCV und Triglyceride erhöht. Hoher Alkoholspiegel verlängert die Thromboplastinzeit.

Orthostase und körperliche Betätigung. Bei der Änderung der Körperlage vom *Liegen zum Stehen* kommt es zu einem Versacken von Wasser ins Gewebe und damit zu einer Hämokonzentration (Tab. 42.**3**). Der Effekt ist nach 10–20 Minuten Liegen aufgehoben.

Im gleichen Sinn wie Orthostase wirkt *körperliche Betätigung*; diese Tatsache ist besonders zu beachten, wenn Patienten ambulant zur Untersuchung kommen. Am häufigsten beobachtet werden Erhöhungen von CK, CK-MB, LDH sowie der Gerinnungsfaktoren.

Zeitaspekte. Wie schon auf S. 425 erwähnt, haben chronobiologische Aspekte einen Einfluß sowohl auf *biologisch-chemische* Abläufe wie auch auf die Wirkung bestimmter *Medikamente*. In diesem Zusammenhang von Bedeutung sind

- die zirkadianen Rhythmen, d. h. die im Laufe eines Tages auftretenden Schwankungen von klinisch-chemischen Meßgrößen (Beispiele in Tab. 42.**4**);
- das Zeitintervall, d. h., die Einhaltung des richtigen Intervalls zwischen Medikation und Probeentnahme ist für die korrekte Messung von

Tabelle 42.**4** Signifikante zirkadiane Schwankungen klinisch-chemischer Meßgrößen (S = Serum, U = Urin)

Meßgröße	Maximum (Uhrzeit)	Minimum (Uhrzeit)	Schwingungsbreite (% des Gleichwertes)
Cortisol (S)	5.00 – 8.00	21.00 – 3.00	180 – 200
Cortisol (U)	5.00 – 8.00	21.00 – 3.00	180 – 200
Testosteron (S)	2.00 – 4.00	20.00 – 24.00	30 – 50
Prolactin (S)	5.00 – 7.00	10.00 – 12.00	80 – 100
Aldosteron (S)	2.00 – 4.00	12.00 – 14.00	60 – 80
Renin (S)	0.00 – 6.00	10.00 – 12.00	120 – 140
Adrenalin (S)	9.00 – 12.00	2.00 – 5.00	30 – 50
Noradrenalin (S)	9.00 – 12.00	2.00 – 5.00	50 – 120
Adrenalin (U)	9.00 – 12.00	2.00 – 5.00	80 – 160
Noradrenalin (U)	9.00 – 12.00	2.00 – 5.00	50 – 100
Vanillinmandelsäure (U)	14.00 – 16.00	2.00 – 5.00	30 – 50
Eosinophile	4.00 – 6.00	18.00 – 20.00	30 – 40
Eisen (S)	14.00 – 18.00	2.00 – 4.00	50 – 70
Phosphor (S)	2.00 – 4.00	8.00 – 12.00	30 – 40
Natrium (U)	4.00 – 6.00	12.00 – 16.00	60 – 80
Kalium (U)	4.00 – 6.00	12.00 – 16.00	60 – 80
Calcium (U)	4.00 – 6.00	12.00 – 16.00	60 – 80
Phosphor (U)	18.00 – 24.00	4.00 – 8.00	60 – 80

Medikamentenkonzentrationen im Serum von ausschlaggebender Bedeutung. In der Regel wird die „Talkonzentration" bestimmt, d.h. Probenentnahme unmittelbar vor der nächsten Medikamentengabe.

42.3.3 Probengewinnung

Je nach benötigtem Material kann die Beschaffung delegiert werden:

- an den Patienten selbst bzw. an seine Betreuer, wo es um das Sammeln von Proben *ohne Eingriffe* in den Körper geht;
- an qualifiziertes Pflege- (oder Labor-)Personal, wo es um *einfache Eingriffe* geht, wie z.B. venöse, kapilläre (*nicht* arterielle) Blutentnahme, Katheterismus der Harnblase;
- *größere* Eingriffe wie Biopsien und Punktionen sind vom Arzt durchzuführen. Er braucht dabei die Mithilfe von speziell dafür ausgebildetem Fachpersonal.

Standardbedingungen zur Blutentnahme

Der häufigste Vorgang der Gewinnung von Probenmaterial ist die *venöse* Blutentnahme. Bezogen auf die oben besprochenen Einfluß- und Störfaktoren ist zu beachten:

- Entnahme zwischen 7.00 und 9.00 Uhr;
- in der Regel nüchtern;
- keine erschöpfende körperliche Aktivität in den letzten 3 Stunden;
- keine kürzlichen Alkoholexzesse;
- nach Absetzen von Medikamenten oder wenigstens deren anamnestischer Erfassung;
- nach 15 min Liegen;
- bei normaler Raumtemperatur;
- Öffnen und Schließen der Faust vermeiden;
- zum Einstechen der Kanüle maximal 30 s stauen, Stauung lösen, Blut entnehmen.

Kennzeichnung der Proben

Die Probenbehälter (Röhrchen, Auffanggefäß) werden nach Weisung des Auftragsformulars bzw. entsprechend den Laborrichtlinien vorbereitet (Tab. 42.**1**). Die folgenden *Forderungen* müssen beachtet und erfüllt sein:

- Jedes Röhrchen korrekt beschriften: Name, Vorname, Geburtsdatum, Abteilung.
- Aus hygienischen Gründen darauf achten, daß Röhrchen und Etiketten nicht mit Blut verschmiert sind.
- Bekannt infizierte Proben (insbesondere Hepatitis B, C und HIV) auf Röhrchen und Auftragsformular bezeichnen.
- Röhrchen so etikettieren, daß man
  - den Inhalt sieht,
  - bei vorgeschriebenem Volumen (z.B. Citratblut) den Füllungsstand kontrollieren kann,
  - den Stopfen leicht entfernen kann,
  - das Röhrchen samt Etikett ungehindert zentrifugieren kann.

> Die **zweimalige Kontrolle** gewährleistet Sicherheit:
> - Vergleich von Auftragsformular und Probenbehälter anläßlich der *Vorbereitung der Entnahme.*
> - Vergleich von Patient und Auftrag: Name auf dem Röhrchen, Name des Patienten *direkt* vor der Entnahme.

42.3.4 Probenaufbewahrung und -transport

Proben sind stets in geschlossenen Gefäßen aufzubewahren. Andernfalls können flüchtige Substanzen verdunsten (die Konzentration nichtflüchtiger Substanzen kann sich erhöhen), Gase aus der Raumluft absorbiert werden, Staubpartikel sich absetzen.

Einzelne Materialien sind lichtempfindlich; Proben im Dunkeln aufbewahren (Schachteln, umwickeln mit Alufolie, getöntes Gefäß).

In einer Blutprobe geht der *Stoffwechsel* weiter. Dies hat Bedeutung bei der Bestimmung von

- *Glucose* und *Lactat* – die Glykolyse wird durch Zugabe von Fluorid (im Spezialröhrchen) gehemmt;
- *Blutgase* – Blut rasch ins Labor bringen. Bei Verwendung von Plastikspritzen muß die Analyse innerhalb von 15 Minuten vorgenommen werden. Glasspritzen sind sofort zu kühlen (Eisbehälter).

Für *alles Untersuchungsmaterial* gilt das Prinzip: möglichst sofort ins Labor bringen. Eine *Urinkultur* sollte innerhalb von 20 Minuten angelegt werden; die Untersuchung der *Gerinnung* (insbesondere der Thrombinzeit) sowie des *Urinsediments* sollte innerhalb 1 Stunde erfolgen; *Differentialblutbilder* sollten innerhalb von 3 Stunden gemacht, *Chemie*proben möglichst bald zentrifugiert werden (Kontakt mit Erythrozyten beeinflußt insbesondere den Kalium- und den LDH-Wert).

Konservierung. Für einzelne Analysen muß den Proben (Urin, Punktat, Abstriche) ein Konservierungsmittel (Salzsäure, Soda, Thymol u.a.)

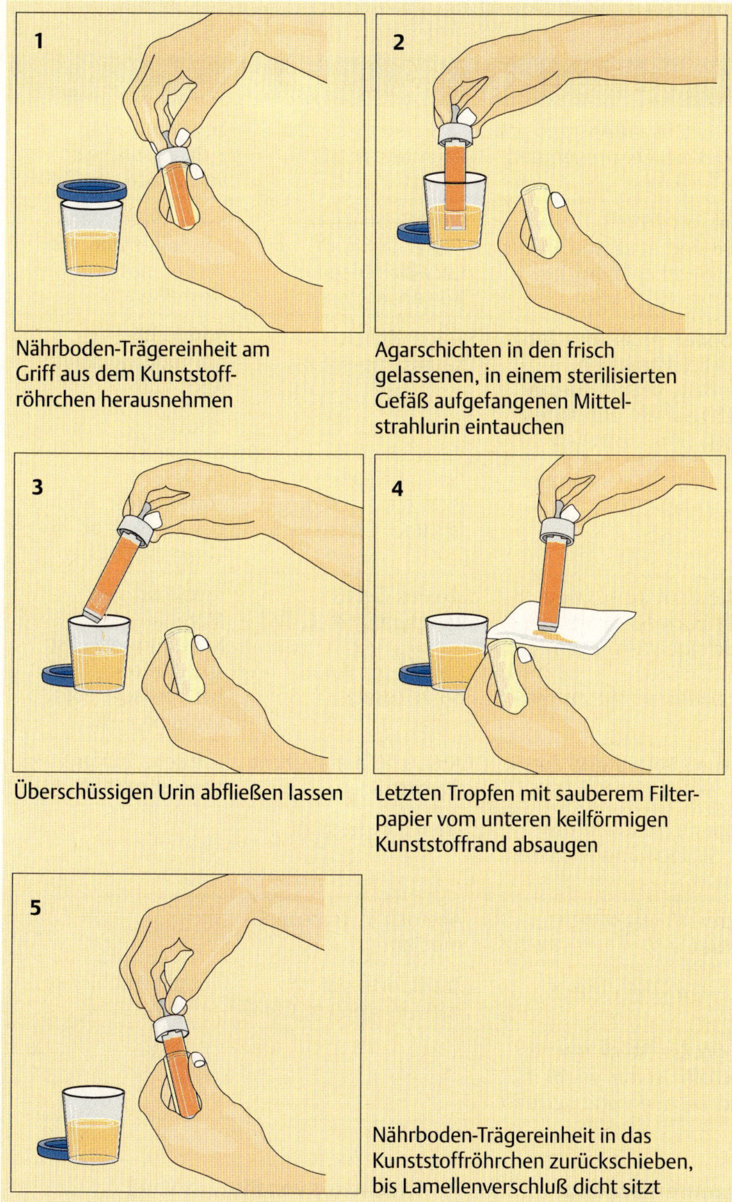

Abb. 42.**7** Vorgehen beim Vorbereiten des Uricult-tests. Eine Variante, anstelle des Eintauchens, ist das Überfluten der Trägereinheit mit Urin.

beigegeben werden. Es sind die hausinternen Regelungen bzw. die Angaben des verarbeitenden Labors einzuhalten; die Vorschriften variieren sehr stark.

42.3.5 Spezielle Probenvorbereitung

Im folgenden werden einige Proben vorgestellt, bei denen eine spezielle Handhabung bezüglich Entnahme und/oder Transport notwendig ist.

Einzelheiten zu den mikrobiologischen Tests sind in Tab. 42.**5** nachzulesen.

Tabelle 42.**5** Übersicht über die häufigsten mikrobiologischen Entnahmearten sowie die Kriterien, die zu beachten sind

Fragestellung	Entnahme	Transport	Bemerkungen
Bakteriämie	10 – 20 ml Vollblut im Abstand von 1 – 2 Std., bei Neugeborenen und Säuglingen 1 – 5 ml	in Blutkulturflasche Raumtemperatur	aerob / anaerob 3 Paare innerhalb von 24 Std. (S. 1130 f.)
Eitrige Prozesse	viel Material (bis 10 ml) stets aerobe und anaerobe Kultur verlangen (Mischinfektion)	Spritzenbehälter, Tupfer in Stuart- bzw. Cary-Blair-Medium (für Anaerobier)	keine Wattetupfer zur Sammlung von Proben aus Abszessen
Harnwegsinfekt	Tauchnährboden 3mal vollständig in frischen Mittelstrahlurin eintauchen bzw. beim Urinieren mit dem Mittelstrahl überfluten; überflüssigen Urin abstreifen	Trägereinheit Raumtemperatur	Beschichten der Nährbodeneinheit Abb. 42.**7**
Gonokokken (kult.)	Ausstreichen auf körperwarmen Thayer-Martin-Agar	Go-cult (Roche) Biocult GC (Orion) Jembec (Gibco)	bessere Materialbeschaffung bei Zervikal- als bei Vaginalabstrichen
Tuberkulose	Sputum: 3 getrennte Morgenproben (gilt auch für Urin) an 3 aufeinanderfolgenden Tagen	steriles Gefäß Temperatur 4 °C	möglichst viel Material Sputum möglichst speichelfrei
	Urin: morgendlicher Mittelstrahlurin	ohne Zusatz	bei Verdacht auf Urogenital-Tbc
Chlamydien	Abstriche von Urethra und Zervix	Abstriche auf spezielle Objektträger	spezielle Tupfer bzw. Bürstchen
Dermatomykosen	Hautschuppen am Rande der Läsion mit Skalpell und Pinzette entnehmen	Transportmedium	
Genitale Mykosen	Vaginalsekret, Vulvaabstrich, Urethralsekret	Abstrich in Transportmedium	
Viren	Abstriche, Urin, Stuhl, Liquor	Transportmedium nativ in sterilem Gefäß	enthält Antibiotika
Darmparasiten	ein erbsengroßes Stück frischen Stuhl innerhalb 10 min zu 10 ml SAF-Lösung zugeben und verrühren		

Bakteriologische Harnuntersuchung

Prinzip. Im Urin vorhandene Bakterien bleiben an dem als Nährbodenträger auf beiden Seiten mit einer Agarschicht überzogenen Objektträger haften. Sie wachsen bei der Inkubation zu makroskopischen Kolonien aus. Die Koloniendichte ist demnach proportional zur Bakterienkonzentration im Urin.

Über das *Vorgehen* orientiert Abb. 42.**7**. Die so vorbereitete Trägereinheit wird ohne Verzug an das Labor weitergeleitet zur Inkubation, Auswertung, evtl. Kultur und Resistenzprüfung.

Nachweis von Blut im Stuhl

Prinzip. Ziel der Untersuchung ist der Nachweis *kolorektaler Neoplasien*. Das Testbriefchen besteht aus einem mit Guajakharz imprägnierten Filterpapier, auf das die Stuhlprobe dünn ausgestrichen wird. Beim Entwickeln im Labor kommt es in Anwesenheit von Blut durch die Peroxidaseaktivität des Hämoglobins zu einer Blaufärbung. Man spricht von einer positiven Probe (negativ = keine Reaktion).

Fehlerquellen

- Durchfall (Stuhl zu verdünnt);
- Medikamente (wie Acetylsalicylsäure, Glucocorticoide, Antirheumatika), die Mikroblutungen verursachen können;
- Peroxidasen pflanzlicher oder tierischer Herkunft.

Durchführung

- 3 Tage hämoglobin- und peroxidasefreie Kost (Peroxidasen sind Enzyme, die oxidierend wirken). Verboten sind rohes Fleisch, Blutwurst, grüne Salate, Tomaten, Bananen.
- Der Patient darf kein Zahnfleischbluten oder Nasenbluten haben.
- Er soll während dieser 3 Vorbereitungstage mindestens einmal täglich Stuhlgang haben.
- Ab dem 4. Tag an 3 aufeinanderfolgenden Tagen Stuhlproben zur Untersuchung ins Labor geben.

Mikrobiologische Untersuchungen

Prinzip. Nachweis von Mikroorganismen in Blut (Blutkultur), Sekreten (Abstriche), Ausscheidungen und Körperflüssigkeiten.

Durchführung

- *Vorbereitung* der Trägereinheit (Blutkulturflaschen, Spritze, Objektträger usw.).
- *Entnahme* unter hygienisch einwandfreien Bedingungen, um jegliche zusätzliche Kontamination auszuschließen. Das Material sofort in die Trägereinheit bzw. ins Transportmedium geben. Handhabung Abb. 42.**8**.
- *Untersuchungsmaterial* unverzüglich ins Labor schicken.

Tab. 42.**5** gibt eine Übersicht über die häufigsten mikrobiologischen Untersuchungen bezogen auf das Untersuchungsmaterial:
- Entnahmekriterien,
- Transportbedingungen bezüglich Träger und Temperatur,
- Besonderheiten.

> Das Untersuchungsmaterial ist – wenn immer möglich – *vor* einer Antibiotikatherapie zu entnehmen, **Wundabstriche** an der Grenze von gesundem Gewebe.

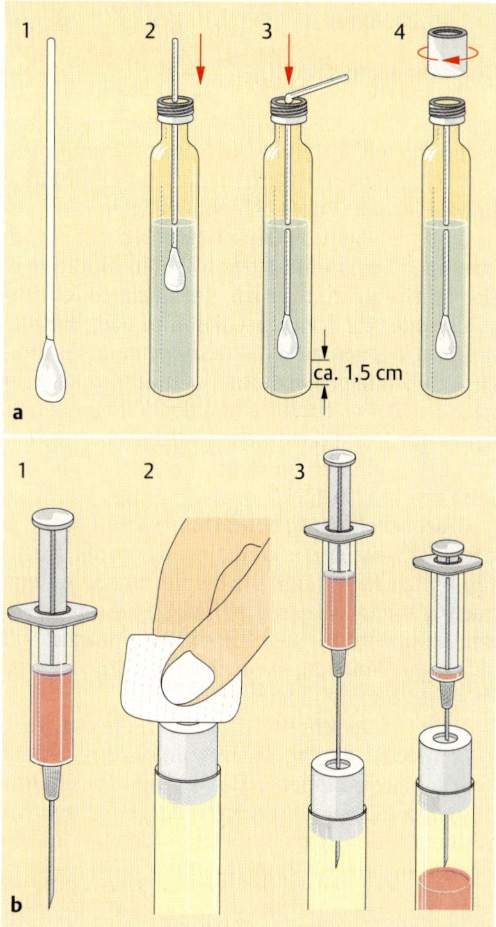

Abb. 42.**8** Handhabung mikrobiologischer Transportmedien (Becton Dickinson). **a** Abstriche. 1. Mit Tupfer Abstrich entnehmen. 2. Tupfer nicht bis zum Boden durchstechen. 3. Trägerende direkt am Röhrchenhals abbrechen. 4. Röhrchen verschließen. **b** Punktate, Blut. 1. Flüssiges Untersuchungsmaterial/Blut entnehmen. 2. Stopfen desinfizieren. 3. Luft aus der Spritze entfernen und diese über dem festen Medium entleeren.

42.3.6 Funktionsprüfungen

Exemplarisch werden im folgenden einige der häufig vorkommenden Funktionstests beschrieben.

Pankreas

Diabetessuchtests

Prinzip. Bei Verdacht auf das Vorliegen eines Diabetes können sog. *Belastungs-* oder *Toleranzproben* vorgenommen werden, wobei der Gesunde und der Kranke unterschiedlich reagieren.

Glucosebelastung beim Gesunden. Führt man ihm nach Bestimmung des Nüchternblutzuckers Kohlenhydrate zu in Form eines Belastungsfrühstücks oder als Traubenzucker oral oder intravenös und werden die Blutzuckerwerte in den folgenden Stunden bestimmt, so findet man kurz nach der Zuckerzufuhr einen deutlichen Anstieg, der in der 1. Stunde seinen Höchstwert erreicht.

Nach 2 Stunden sinkt der Blutzucker auf den Ausgangswert zurück.

Glucosebelastung beim Diabetiker. Hier ist je nach Schwere der Erkrankung schon der Nüchternblutzucker erhöht. Die Blutzuckerkurve steigt nach Traubenzuckerzufuhr infolge unzureichender Abgabe von Insulin durch das Pankreas auf sehr hohe Werte an, die auch nach 3 Stunden und mehr noch nicht absinken.

Nach Überschreiten der Nierenschwelle (10 mmol/l), die bei Nierenschädigung erhöht sein kann, wird in jeder Harnportion Zucker ausgeschieden. Beim Gesunden hingegen finden wir während der ganzen Untersuchung keinen Zucker im Urin.

Oraler Glucosetoleranztest (GTT)

Vorbedingungen (nach den Richtlinien der WHO 1980): normale Ernährung während 3 Tagen vor dem Test mit mindestens 150 g Kohlenhydratgehalt pro Tag.

Ausführung:
- Nüchternblutzuckerbestimmung morgens, anschließend
- Einnahme von 75 g Glucose in 250 – 300 ml Wasser,
- Blutzuckerbestimmung 1 und 1 1/2 bzw. 2 Stunden nach der Glucoseeinnahme (Abb. 42.**9**).

Bewertung bei kapillärer Blutentnahme. Der Nüchternblutzucker darf 6,7 mmol/l nicht erreichen, und der 2-Stunden-Wert liegt beim Stoffwechselgesunden unter 7,8 mmol/l.

Es wird ein Diabetes mellitus diagnostiziert, wenn der Nüchternblutzucker 6,7 mmol/l erreicht oder darüber liegt und/oder wenn der 2-Stunden-Wert 11,1 mmol/l erreicht oder darüber liegt. Liegt der 2-Stunden-Glucosewert im Grenzbereich zwischen 7,8 mmol/l und 11,1 mmol/l, so wird von einer verminderten Glucosetoleranz gesprochen.

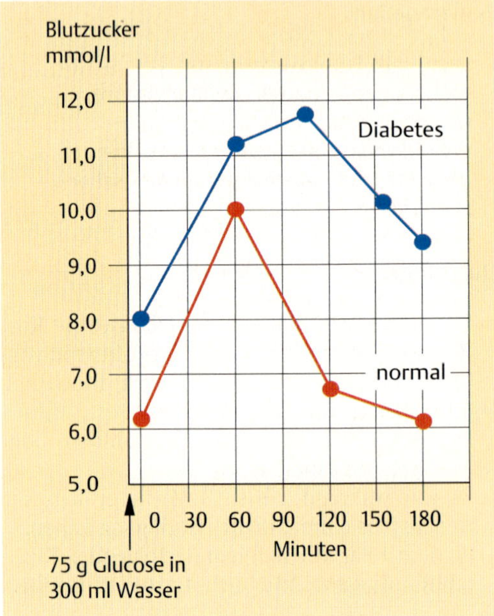

Abb. 42.**9** Oraler Glucosetoleranztest (GTT).

Bewertung bei venöser Blutentnahme. Der Nüchternblutzucker darf, wie bei der kapillären Blutentnahme, 6,7 mmol/l nicht erreichen.

Es wird ein Diabetes mellitus diagnostiziert, wenn der Nüchternblutzucker 6,7 mmol/l erreicht oder übersteigt und/oder wenn der 2-Stunden-Wert 10,0 mmol/l erreicht oder übersteigt. Liegt der 2-Stunden-Glucosewert im Grenzbereich zwischen 6,7 und 10,0 mmol/l, so wird von einer verminderten Glucosetoleranz gesprochen.

Eine wichtige Rolle bei der Diagnosestellung nehmen die Untersuchungsresultate von Glykohämoglobin und C-Peptid ein.

Magen-Darm-Trakt

Absorptionstests

Prinzip. Störungen der Nahrungsmittelabsorption können auf einer mangelhaften Verdauung *(Maldigestion)* oder auf einer Transportstörung *(Malabsorption)* beruhen. Verdauungs- und Absorptionsvorgänge sind eng miteinander verknüpft (die

Begriffe Absorption und Resorption stehen synonym).

Eine *Funktionsstörung* wird unter bestimmten Bedingungen (Belastung und/oder Elimination) diagnostisch erfaßt:

- Stuhl- und Serumlipidbestimmung,
- Vitaminbelastungstests (Vitamin A, K),
- Eiweißbestimmungen im Blut, ^{51}Cr-Albumin-Test,
- Kohlenhydratbelastungstests: Glucose, Disaccharide (Lactase),
- Eisenbelastungstest, Serumeisen,
- Vitamin-B_{12}-Resorption: z. B. Schilling-Test.

Nieren

Prüfung der Nierenfunktion

Prinzip. Auf der Fähigkeit des Nierenparenchyms, körpereigene oder dem Körper zugeführte Substanzen in *bekannter Menge und Zeit* auszuscheiden, beruhen sämtliche Funktionsproben der Nieren.

Unter *Clearance* versteht man diejenige Plasmamenge, die beim Durchfluß durch die Nieren in einer Sekunde vollständig von der betreffenden, harnpflichtigen Testsubstanz befreit (gereinigt, geklärt) wird.

Durch die Wahl der Testsubstanz kann man verschiedene Teilfunktionen der Niere messen (Abb. 42.**10**):

GFR (glomeruläre Filtrationsrate). Testsubstanz nur glomerulär filtriert, keine tubuläre Sekretion oder Resorption; gilt für Inulin und teilweise für Kreatinin. Norm: 85 – 150 ml/min. Die Inulin-Clearance wird heute praktisch nur noch zu wissenschaftlichen Zwecken bestimmt. Die endogene (Ausscheidung eines körpereigenen Stoffes) Kreatinin-Clearance ist hingegen die häufigste Nierenfunktionsprüfung. Sie ist notwendig vor allem bei normalem oder nur wenig erhöhtem Plasmakreatinin (bis ca. 200 µmol/l). In diesem Bereich ist die Kreatinin-Clearance ein guter Maßstab für die GFR. Bei stärker eingeschränkter Nierenfunktion ändern sich jedoch die Ausscheidungseigenschaften des Kreatinins (tubuläre Sekretion und Rückdiffusion), so daß die Clearance-Messung der tatsächlichen GFR nicht mehr entspricht.

RPF (renal plasma flow = Gesamtplasmadurchstrom durch die Niere). Testsubstanz wird glomerulär filtriert und tubulär sezerniert; gilt für PAH (Paraaminohippurat) oder radioaktiv markiertes ^{131}I-Hippuran. Norm: 550 – 720 ml/min.

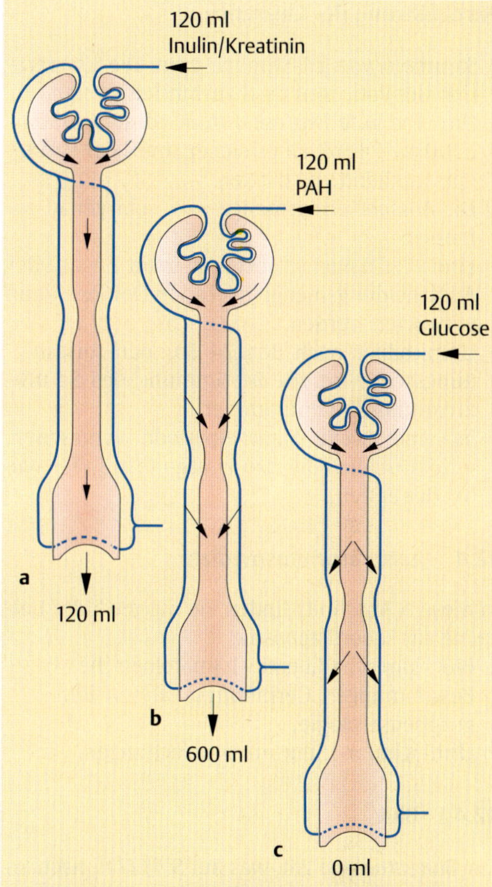

Abb. 42.**10** Clearance-Methoden. **a** Inulin- oder Kreatinin-Clearance. Inulin (und/oder Kreatinin) wird filtriert. Im Normalfall erscheint die gleiche Menge, die in die Blutbahn gebracht wurde, im Harn. Inulin und Kreatinin sind daher ein Maß für die Glomerulusfiltration. **b** PAH-Clearance. PAH wird sowohl filtriert als auch tubulär ausgeschieden und ist deshalb ein Maß für den Plasmadurchfluß. **c** Bestimmung der Glucoseausscheidung. Glucose wird filtriert und normalerweise vollständig rückresorbiert. Sie erscheint also nicht im Harn.

Die PAH-Clearance wird heute wegen des zu großen Aufwandes und relativ wenig Zusatzinformation gegenüber der Kreatinin-Clearance im klinischen Alltag nur selten durchgeführt. Interessiert jedoch die prozentuale Verteilung der Funktion auf beide Nieren, wird die Isotopennephrographie durchgeführt. Bei dieser Untersuchung kann auch die ^{131}I-Hippuran-Clearance (Maßstab für RPF) bestimmt werden.

Durchführung der Clearance

- Sammeln von 24-Stunden-Urin. Die Kooperation des Patienten muß gewährleistet sein.
- Um eine gute Diurese von mindestens 1500–2000 ml/24 Std. zu erreichen, muß der Patient entsprechend viel trinken.
- Die Ausscheidungsmenge wird sehr genau gemessen.
- Einen Teil davon schickt man unter Angabe der Ausscheidungsmenge ins Labor. Der Rest kann verworfen werden.
- Unmittelbar nach den 24 Stunden Ausscheidungszeit wird zur Bestimmung des Serumkreatinins Blut entnommen.
- Ist eine *zweite* Sammelperiode vorgesehen, wird anschließend damit begonnen (alles wie bei der ersten).

42.4 Laboratoriumsmedizin

In diesem Abschnitt finden Sie ausgewählte Beispiele zur Labordiagnostik:

- Blut: klinische Chemie, hämatologische Bestimmungen, Gerinnungsanalysen, Blutgruppenserologie;
- Urin-, Liquor-, Sputumuntersuchungen.

42.4.1 Blut

Zur *Blutentnahme* gilt, was auf S. 1127 ff. nachzulesen ist. *Röhrchenwahl* Tab. 42.**1**.

Klinische Chemie

In Tab. 42.**6** finden Sie eine Übersicht über die üblichen blutchemischen Untersuchungen sowie die Referenzintervalle bei Erwachsenen.

Blutgasanalyse

Prinzip. Der im Blut herrschende Sauerstoffdruck sowie die Kohlendioxidspannung und der pH-Wert sind meßbare Größen.

Unter Blutgasanalyse versteht man demzufolge die Messung der Blutgase im arteriellen Blut (seltener im Venen- oder Kapillarblut). Sie gibt Auskunft, ob die Sauerstoffsättigung und der Sauerstofftransport genügend oder ungenügend sind.

Meßgrößen:

- *Sauerstoffdruck* (pO_2). Er ist vor allem bei Verteilungsstörungen vermindert.
- *Kohlendioxiddruck* (pCO_2). Ein erniedrigter CO_2-Druck bedeutet Hyperventilation, bei erhöhtem Druck liegt eine alveoläre Hypoventilation vor.
- *pH-Wert.* Er gibt Auskunft über das Säure-Basen-Gleichgewicht, das durch Lungen und Stoffwechsel reguliert wird. Man spricht deshalb von einer respiratorischen oder *metabolischen Azidose* (pH unter 7,34) bzw. *Alkalose* (pH über 7,43).
- *Alkalireserve* bzw. Standardbicarbonat bedeutet Bicarbonatgehalt, der unter standardisierten Bedingungen gemessen wurde. Er zeigt vor allem die metabolische Azidose bzw. Alkalose an.

Eisenstoffwechsel

Eisen (Symbol Fe = Ferrum) ist ein lebenswichtiger Bestandteil des Organismus.

Eisenreserven (Depot) sind sehr gering, weshalb eine tägliche Eisenzufuhr von 4 mg nötig ist.

Eisenverlust durch Blutungen, evtl. infolge mangelhafter Ausnutzung von Nahrungseisen.

Meßgrößen:

- *Serumeisen* hat große physiologische Schwankungen. *Erhöhte* Werte bei Leberparenchymerkrankungen (bis 45 µmol/l und mehr, z.B. bei akuter Hepatitis). Bei Stauungsikterus bleibt es im Normbereich.
  Von Bedeutung ist auch die pathologisch vermehrte Eisenspeicherung, insbesondere bei der *Eisenspeicherkrankheit* (Hämochromatose oder Siderophilie).
- *Transferrin* (Trägerprotein, Transporteiweiß),
- *Ferritin* (Speichereiweiß).

Gallenfarbstoffe

Gallenfarbstoffe werden im *Blut* als direktes und indirektes Bilirubin, im *Urin* als Bilirubin, Urobilin und Urobilinogen, im *Stuhl* schließlich als Stercobilinogen (gewöhnlich als Urobilinogen bezeichnet) nachgewiesen.

Gallenfarbstoffe im Blut:

Bilirubin im Serum, davon

- *direktes* Bilirubin bis 4,3 µmol/l → vermehrt bei hepatischem oder posthepatischem Ikterus;
- *indirektes* Bilirubin bis 12,8 µmol/l → vermehrt bei prähepatischem Ikterus (z.B. bei hämolytischer Anämie).

Tabelle 42.**6** Klinische Chemie – Referenzintervalle beim Erwachsenen

Osmolalität	280–300 mmol/kg	**ASAT**	♀ bis 36 U/l
Natrium	135–148 mmol/l		♂ bis 41 U/l
Kalium	3,8–4,8 mmol/l	**ALAT**	♀ bis 37 U/l
Calcium	2,10–2,50 mmol/l		♂ bis 41 U/l
Chlorid	96–108 mmol/l	**CK**	♀ bis 160 U/l
Magnesium	0,70–0,95 mmol/l		♂ bis 299 U/l
Phosphat anorganisch	0,80–1,55 mmol/l	**CK-MB**	bis 25 U/l bzw. < 6 %
pO_2(unter 30 Jahren)	12,0–13,3 kPa	**LDH**	bis 430 U/l
(über 40 Jahre)	10,0–12,0 kPa	**AP**	bis 108 U/l
O_2-Sättigung	> 94 %	**γ-GT**	♀ bis 45 U/l
pO_2	♀ 4,2–5,6 kPa		♂ bis 64 U/l
	♂ 4,6–6,0 kPa	**α-Analyse**	60–200 U/l
pH	7,37–7,44	**Lipase**	7,7–56,4 μg/l
Basenabweichung	♀ –3,3 bis +1,2 mmol/l	**ChE**	♀ 4,3–11,5 kU/l
	♂ –2,4 bis +2,3 mmol/l		♂ 5,4–13,2 kU/l
Hydrogencarbonat	♀ 20–24 mmol/l	**Cortisol 0900**	220–718 nmol/l
	♂ 22–26 mmol/l	**1600**	55–497 nmol/l
Eisen	♀ 7–25 μmol/l	**2400**	< 166 nmol/l
	♂ 11–28 μmol/l	**Thyroxin (T_4)**	64–148 nmol/l
Transferrrin	2–4 g/l	**Trijodthyronin (T_3)**	1,2–3,0 nmol/l
Ferritin	junge ♀ 10–155 μg/l	**TSH**	0,4–4,0 mU/l
	♂ 14–250 μg/l	**Immunglobuline**	
Harnstoff	♀ 3,0–7,4 mmol/l	**IgA**	0,9–4,5 g/l
	♂ 3,5–8,5 mmol/l	**IgG**	8–18 g/l
Kreatinin	♀ bis 110 μmol/l	**IgM**	0,6–2,8 g/l
	♂ bis 120 μmol/l	**IgE**	< 290 μg/l
Bilirubin	gesamt bis 20 μmol/l	**Komplementfaktoren**	
	direkt bis 4,3 μmol/l	**C3**	0,85–1,8 g/l
Proteine gesamt	62–80 g/l	**C4**	0,1–0,64 g/l
Albumin	36–54 g/l (55–69 rel. %)	**CEA**	< 3,0 μg/l
α_1-Globuline	2,0–2,5 g/l (2–5 rel. %)	**Prostataphosphatase**	< 3,0 μg/l
α_2-Globuline	6,5–8,4 g/l (5–11 rel. %)	**PSA**	< 4,0 μg/l
β-Globuline	7,4–9,6 g/l (8–14 rel. %)	**α-Fetoprotein**	< 10 μg/l
γ-Globuline	8,8–11,4 g/l (12–18 rel. %)	**HCG**	< 5,0 μg/l
C-reaktives Protein	< 5 mg/l		
Harnsäure	♀ 140–340 μmol/l		
	♂ 180–420 μmol/l		
Glucose	venös 3,9–5,6 mmol/l		
	kapillär 4,7–6,1 mmol/l		
Glucosetoleranz (2 Std.)	bis 7,8 mmol/l		
Glykohämoglobin	3,4–6,1 %		
Lactat (vP)	0,63–2,44 mmol/l		
Cholesterin	akzeptabel bis 5,2 mmol/l		
Triglyceride	akzeptabel bis 2,3 mmol/l		

Gallenfarbstoffe im Harn:

- *Bilirubin* im Harn: bei Leberparenchymschädigung und Verschlußikterus. Der Harn ist braun, enthält gelben Schüttelschaum.
- *Urobilinogen*, Norm 0,8 – 6,7 μmol. Anstieg des Urobilinogens deutet darauf hin, daß aus dem in den Darm ausgeschiedenen Bilirubin vermehrt Urobilinogen gebildet und resorbiert wird. Da die Leber nicht alles anfallende Urobilinogen wieder ins Gallensystem ausscheiden kann, gelangt es ins Blut und wird durch die Nieren ausgeschieden (Abb. 29.**1** S. 857). Anstieg bei prä- und intrahepatischem Ikterus.

Gallenfarbstoffe im Stuhl (Urobilinogen oder Stercobilinogen). Norm 170 – 420 μmol. Die Menge bestimmt die Farbe des Stuhls. Vermehrte Bilirubinbildung, z. B. bei Hämolyse, vergrößert die Stercobilinogenmenge (dunkle Farbe des Stuhls). Verringerung der Bilirubinmenge im Darm infolge Stauungs- oder Parenchymikterus verringert den Stercobilinogengehalt, der Stuhl wird acholisch.

Enzymdiagnostik

Jedes Organsystem besitzt mehr oder weniger spezifische Enzyme, so daß der Enzymspiegel im Serum einen Hinweis auf das erkrankte Organ geben kann. Es wird dabei auf den Zeitpunkt des Enzymanstiegs im Serum sowie auf das Verhältnis der Enzyme untereinander geachtet (Enzymmuster).

Beim **Herzinfarkt** gelangen infolge Herzmuskelnekrose Zellenzyme in den Extrazellulärraum. Die entsprechende Enzymaktivität steigt an:
- CK = Kreatinkinase,
- CK-MB = herzspezifische Fraktion der Kreatinkinase,
- ASAT = Aspartataminotransferase,
- LDH = Lactatdehydrogenase.

Zwischen Schweregrad des Myokardinfarkts bzw. Ausmaß der Nekrose sowie Höhe und Dauer des Enzymanstiegs im Serum besteht ein Zusammenhang, weshalb die Enzymbestimmung neben dem EKG der wichtigste Meßwert beim Herzinfarkt ist.

Die wichtigsten **Leberenzyme** sind die *Transaminasen*:
- ALAT = Alaninaminotransferase,
- ASAT = Aspartataminotransferase.

Eine Leberzellschädigung führt je nach Schweregrad zum Austritt der Enzyme. Bei akuten Entzündungen steigen ALAT und ASAT sehr rasch an. Chronische, nur mäßig aktive Krankheitsprozesse zeigen auch nur mäßig erhöhte Transaminasen.

Alkalische Phosphatase. Sie ist ein *Knochenenzym*, kommt vor allem in den Osteoblasten vor und wird über die Galle ausgeschieden. Bei Rückstauung der Galle (Verschlußikterus, Cholestase) steigt sie an (sie ist nicht leberspezifisch); von Bedeutung ist sie auch in der Diagnostik von Knochenkrankheiten.

Die **γ-Glutamyltransferase** ist ein membrangebundenes *Zellenzym*, vorwiegend der Tubuluszellen der *Nieren*, des *Pankreas-*, *Leber-* und *Gallenepithels*. Eine Erhöhung findet sich fast ausschließlich bei Erkrankungen der Leber und der Gallenwege (insbesondere infolge Alkoholschädigung). Wichtige Untersuchung zur Verlaufskontrolle bei alkoholbedingten Leberschäden.

Pankreasenzyme. Von Bedeutung sind Erhöhungen der *Amylase* und *Lipase* im Serum. Diese Enzyme werden im Pankreas (Amylase auch in der Ohrspeicheldrüse) gebildet und im Urin ausgeschieden.

Erhöhte Werte im Serum bei *Pankreatitis* und *Sekretstauung* (z.B. bei Tumoren).

Glucose

Indikationen zur Bestimmung der Blutglucose sind:
- Erkennen einer diabetischen Stoffwechselstörung;
- Therapiekontrolle bei Diabetes mellitus (gegebenenfalls auch Selbstkontrolle),
- Nachweis einer Hypoglykämie.

Die *Meßresultate* sind im venösen Blut 5–10% niedriger als im arteriellen; der Gehalt im Vollblut liegt etwa 15% tiefer als im Plasma. Es ist deshalb wichtig, daß immer mit demselben Probenmaterial gearbeitet wird.

Ziel der Diabetestherapie ist eine möglichst normale Kohlenhydratstoffwechsellage, vor allem bei der schwangeren Diabetikerin. Wenigstens die Werte von Tab. 42.**7** sollten erreicht werden.

Tabelle 42.**7** Blutglucosewerte bei guter Diabeteseinstellung

Behandlung	Nüchtern (mmol/l)	Postprandial (mmol/l)
Diät orale Antidiabetika	unter 6,66	unter 8,88
Insulin (Erwachsene)	unter 7,77	unter 9,99
Insulin (Kinder)	unter 8,88	unter 11,1

Fettstoffwechsel

Die Vermehrung der Blutfette gilt neben dem Zigarettenrauchen und der arteriellen Hypertonie als wichtigster kardiovaskulärer Risikofaktor. Die wasserunlöslichen Lipide sind im Plasma an Transportproteine (Apolipoproteine) gebunden; den Komplex bezeichnet man als *Lipoproteine*.

Bei der Suche nach einer *Hyperlipoproteinämie* ist die Bestimmung von *Gesamtcholesterin* der erste Schritt. Erhöhte Werte müssen zunächst in einer zweiten Blutentnahme überprüft werden. In einer nächsten Stufe wird das *HDL*-(high-density lipoprotein-)Cholesterin bestimmt. Spezielle Fälle werden durch die Bestimmung der *Apolipoproteine* (A-I, B) differenziert. Beurteilung gemäß Abb. 42.**11**.

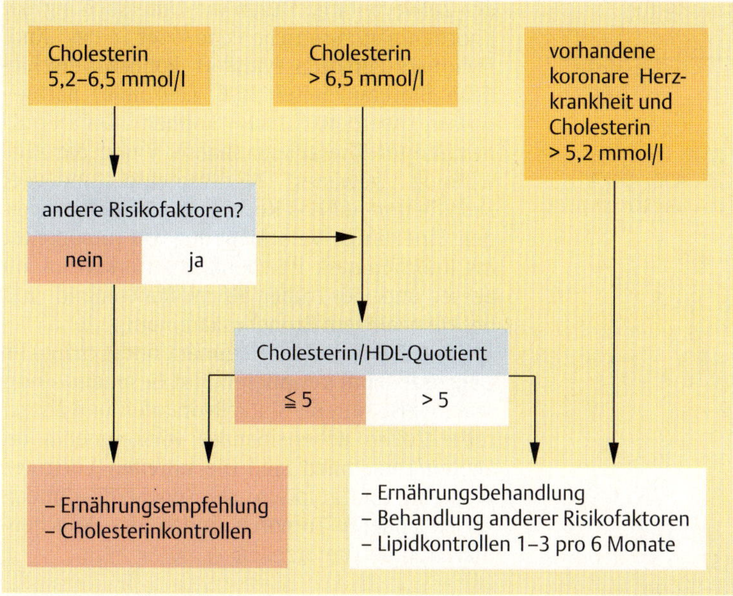

Abb. 42.**11** Bewertung von Cholesterinresultaten.

Hormonanalysen

Zur Abklärung von endokrinen Funktionsstörungen können quantitative Hormonanalysen in Blut und Urin oder hormonale Funktionstests vorgenommen werden.

Häufig werden im Serum der *Gesamthormonspiegel* und im Urin dessen *Hauptmetabolit* bestimmt, z. B. Progesteronnachweis im Blutserum und Pregnandiolbestimmung im 24-Stunden-Urin.

Die wichtigsten Hormone und Hormonmetaboliten sind in Tab. 42.**8** aufgelistet.

Tabelle 42.**8** Hormone und Hormonmetaboliten

Im Blut (Plasma oder Serum)	Im Harn (24-Stunden-Urin)
HGH	HGH
Prolactin	freies Cortisol
ACTH	17-Hydroxycorticosteroid
Cortisol	17-Ketosteroide
TSH	Catecholamine (Adrenalin, Dopamin u. a.)
T_4, FT_4, T_3	
LH	Vanillinmandelsäure (VMS)
FSH	Aldosteron
HCG	cAMP
Östradiol, Östriol	Hydroxyindolessigsäure
Testosteron	Gonadotropine (LH, FSH)
Parathormon	Östrogene
Calcitonin	HCG

Hämatologische Bestimmungen

Das *Blutbild* (Hämogramm, Blutstatus) ist
- eine *Nebeneinanderstellung* der aus einer Blutprobe durch *Zählung* ermittelten Werte von Erythrozyten, Leukozyten, Thrombozyten und Retikulozyten sowie
- eine *Differenzierung* mit Feststellung der kernhaltigen Blutkörperchen durch *Auszählung* eines Blutausstrichs – Blutbilddifferenzierung.

Die Referenzintervalle für Erwachsene können in Tab. 42.**9** abgelesen werden.

Weißes Blutbild

Bestimmt werden die *Leukozyten* und ihre *Differenzierung*:
- Leukozytose: über $10 \cdot 10^9/l$,
- Leukopenie: unter $4 \cdot 10^9/l$.

Differenziertes Blutbild. Es werden die verschiedenen Zelltypen ausgezählt.

Tabelle 42.**9** Blutbildreferenzintervalle für Erwachsene

Erythrozyten	
Männer	4,6 – 6,2 · 10^{12}/l
Frauen	4,2 – 5,4 · 10^{12}/l
Retikulozyten	0,8 – 1 %
Thrombozyten	150 – 400 · 10^{9}/l
Leukozyten	4,8 – 10 · 10^{9}/l
– stabkernige neutrophile Granulozyten	< 3 %
– segmentkernige neutrophile Granulozyten	60 – 70 %
– eosinophile Granulozyten	1 – 5 %
– basophile Granulozyten	< 1 %
– Lymphozyten	20 – 30 %
– Monozyten	2 – 6 %
Hämoglobin (Hb)	
Männer	140 – 180 g/l
Frauen	120 – 160 g/l
Hämatokrit	
Männer	0,40 – 0,54
Frauen	0,37 – 0,47
Hb_E (MCH)	28 – 32 pg
MCV	84 – 100 fl
MCHC	310 – 350 g Hb/l Ec

Die **Granulozyten** (polymorphkernige Zellen) werden in drei verschiedene Formen unterteilt:
- *neutrophile Granulozyten*, davon etwa 3 % stabkernige, die restlichen sind segmentkernig. Die stabkernigen Zellen sind die jugendlichen Formen. Sie steigen an bei akuten Entzündungen und Infektionskrankheiten, und zwar um so höher, je akuter das Geschehen ist. Man spricht von *Linksverschiebung*;
- *basophile Granulozyten* (die Granula [Körner] färben sich blau an);
- *eosinophile Granulozyten* (die Granula färben sich rot an).

Monozyten. Sie stammen aus dem Knochenmark oder aus Makrophagen.

Lymphozyten. Bildungsort sind die Lymphknoten und die Milz.

Knochenmarkuntersuchung

Das Knochenmark wird durch Punktion von Brustbein (Sternum) oder Beckenkamm/Spina (Crista iliaca dorsalis) gewonnen (S. 1133 f.).

Das entnommene Knochenmark (Bröckel, mit Knochenmarkblut vermischt) wird nach Verarbeitung im hämatologischen Labor untersucht. Gewöhnlich erfolgt eine qualitative Beurteilung des Markzellgehalts und der Zellmorphologie sowie meistens auch eine quantitative Bewertung der Zellverteilung. Durch die Untersuchung der Knochenmarkausstriche und/oder eines Knochenmark-Punktionszylinders können verschiedene Blutkrankheiten (z.B. Leukämie) nachgewiesen werden. Auch können der Erfolg bestimmter Therapiemaßnahmen und die Auswirkung gewisser Medikamente und/oder Krankheiten auf das Knochenmark erkannt werden. Eine diffuse Verschleppung von Tumorzellen ins Knochenmark ist ebenfalls zu erkennen, oft besser und viel früher als im Röntgenbild (z.B. bei kleinzelligem Bronchuskarzinom).

Auswertung. Im Knochenmark findet man – im Gegensatz zum peripheren Blut Gesunder – normalerweise unreife Blutzellvorstufen und ausgereifte Zellen nebeneinander vorkommend. Bei akuten Leukämien sind die unreifen Vorstufen vermehrt und atypisch. Bei Knochenmarkmetastasen anderer Tumoren finden sich knochenmarkfremde Tumorzellen.

Rotes Blutbild

Dazu gehört die Bestimmung von
- Erythrozyten,
- Hämoglobin,
- Färbeindex bzw.
  - Hb_E = Hämoglobingehalt des einzelnen Erythrozyten (MCH),
  - MCHC = Hämoglobinkonzentration des Durchschnittserythrozyten,
  - MCV = mittleres Zellvolumen des Erythrozyten,
- Retikulozyten (s. unten),
- Hämatokrit (s. unten).

Retikulozyten. Der Retikulozyt ist die letzte Stufe in der Reifung der Erythrozyten. Er unterscheidet sich von der ganz ausgereiften Zelle dadurch, daß er noch eine feinkörnige Netzstruktur besitzt.

Besteht ein pathologischer Zustand von Reifungsstörung und Knochenmarksperre, wie dies z.B. bei der perniziösen Anämie der Fall ist, kann sie durch Zufuhr von Vitamin B_{12} behoben werden. Die Reifungsstörung wird aufgehoben, und es erscheinen massenhaft Retikulozyten im Blut – *Retikulozytenkrise* (Abb. 42.**12**).

Retikulozytenanstieg bei verstärktem, überstürztem Abbau (Hämolyse S. 1063).

Hämatokrit. Der Hämatokrit gibt Auskunft über den Prozentsatz von geformten Bestandteilen im Blutvolumen, d.h. über Wasserverschiebungen

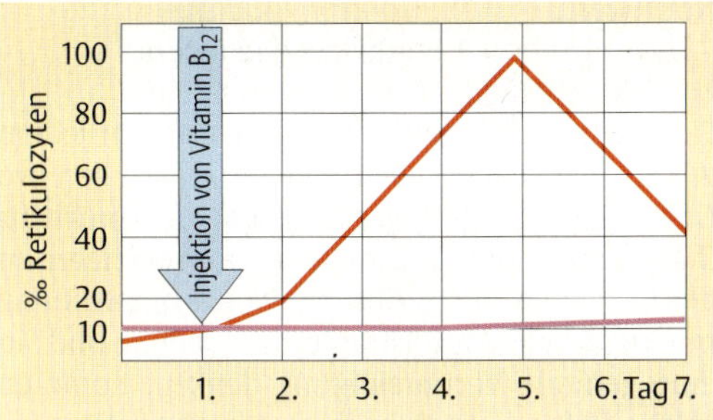

Abb. 42.**12** Möglicher Kurvenverlauf bei Retikulozytenkrise. Flache Kurve bei Anämie, die nicht auf Vitamin B_{12} anspricht; Kurve mit steilem Gipfel bei Anämie, die auf Vitamin B_{12} anspricht. Die Retikulozyten werden vor der Verabreichung von Vitamin B_{12} und nach 2 – 5 Tagen bestimmt.

zwischen Plasma und Erythrozyten sowie zwischen Blut und Gewebe. Die Bestimmung hat in der postoperativen Phase sowie bei Patienten mit Dauerinfusionstherapie, bei bestimmten Erkrankungen und bei der Verbrennung große Bedeutung.

Die Hämatokritbestimmung kann im Venen- und Kapillarblut vorgenommen werden (meist anstelle der Hämoglobinbestimmung).

Gerinnungsanalysen

Blutgerinnungsstörungen werden durch den Mangel oder durch das Fehlen einzelner Gerinnungsfaktoren verursacht. Es sind viele plasmatische Gerinnungsfaktoren bekannt, die mit römischen Ziffern, und fünf thrombozytäre Faktoren, die mit arabischen Ziffern bezeichnet werden. Blutgerinnung S. 814 f.

Unter dem *Gerinnungsstatus* wird eine Zusammenstellung der wichtigsten *Blutungs-* und *gerinnungsanalytischen Untersuchungen* verstanden. Der Arzt kann einzelne oder alle der folgenden sechs wichtigsten Tests verordnen:

1. Blutungszeit nach Duke oder Ivy, Norm 3 – 5 min.
2. PTT = partielle Thromboplastinzeit (Zeit in Sekunden), Norm: bis 45 s.
3. Thromboplastinzeit (Quick-Wert), Norm > 70 %.
4. Thrombinzeit, Norm 13 – 18 s.
5. Fibrinogenbestimmung, Norm 2,6 – 5,6 g/l.
6. Thrombozytenzahl, Norm 100 – 400 · 10^9/l.

Prinzip der Blutungszeit (1). Es wird nach Stichinzision in die Haut unter standardisierten Bedingungen die Zeit bis zum endgültigen Blutungsstillstand gemessen.

Prinzip aller Gerinnungsanalysen (2 – 4). Es wird im Citratblut die Zeit bis zum Auftreten eines Fibringerinnsels gemessen und als Maß für bestimmte Faktoren der Faktorengruppen bzw. deren Verminderung genommen. Durch überschüssige Zugabe geeigneter Faktoren als Reagenzien (z. B. Thromboplastin und Calcium für die Quick-Bestimmung) können verschiedene Teilmechanismen oder einzelne Faktoren des Gerinnungsvorgangs geprüft werden.

Blutgruppenserologie

Grundsätzlich müssen zur Bluttransfusion die AB0-Blutgruppe und das Rhesusmerkmal D bekannt und die Verträglichkeit überprüft sein.

Die **Blutgruppenbestimmung** und die **Verträglichkeitsproben** wurden in Kapitel 38 (S. 1083 ff.) besprochen.

42.4.2 Urin

Dichte

Die relative Dichte sagt aus, um wieviel schwerer oder leichter ein Stoff ist als das gleiche Volumen Wasser (spezifisches Gewicht). Sie ist ein Maß für die Menge der gelösten Stoffe. Die Osmolalität gibt die Anzahl der gelösten Teilchen wieder.

Übliche Werte der Dichte des Urins sind 1010 – 1039, je nach Trinkmenge bzw. Konzentration des Urins. Große Urinmengen haben normalerweise eine niedrige Dichte, kleine Urinmengen sind hochkonzentriert und weisen eine entsprechend hohe Dichte auf.

Wird bei Funktionsstörungen nur noch ein schwach konzentrierter Harn ausgeschieden, spricht man von *Hyposthenurie*. Eine ständig gleichbleibende Dichte, etwa bei 1010, wird als *Isosthenurie* bezeichnet, d. h., Verdünnungs- und Konzentrationsvermögen sind eingeschränkt.

Urinsediment

Fällt im Teststreifen der Leukozyten-, Nitrit-, Eiweiß- oder Bluttest positiv aus, muß eine Urinsedimentuntersuchung durchgeführt werden.

Technik. Vor Abfüllen des Urins in ein Reagenzglas wird dieser kurz aufgeschüttelt. Abfüllmenge 12 ml. Im Reagenzglas wird der Urin während 5 Minuten bei einer Drehzahl von 3000/min zentrifugiert.

Makroskopische Beurteilung. Jedes mit bloßem Auge sichtbare, festgeformte Sediment zuunterst im Sedimentglas wird in Höhe (mm) und Farbe registriert:

- rotbraunes, festes Sediment: Erythrozyten;
- pastellrosa, festes Sediment: amorphe Urate (sog. Ziegelmehl);
- gelbweißgraues, festes Sediment: Leukozyten (Pyurie) oder Plattenepithelien (Fluor) oder amorphe Phosphate oder Restmaterial von Vaginalovula (Stärkekörner).

Anschließend wird das Reagenzglas durch Kippen geleert und sorgfältig abgetropft. Der Restüberstand wird mit dem Sediment gründlich homogenisiert (mit Pasteur-Pipette), ein kleiner Tropfen auf den Objektträger gebracht und mit einem Deckglas zugedeckt.

Mikroskopische Beurteilung. Das angefertigte Präparat wird zuerst mit 100facher Vergrößerung unter dem Mikroskop beurteilt. Dabei wird auf die Verteilung der Zellelemente geachtet und nach Zylindern gesucht.

Die eigentliche Untersuchung wird mit 400facher Vergrößerung durchgeführt.

Wichtigste Befunde. *Leukozyten, Erythrozyten.* Zur semiquantitativen Beurteilung wird die minimale und maximale Zellzahl registriert, die in fünf willkürlich eingestellten Gesichtsfeldern (400fache Vergrößerung) gefunden wurde.
Normwerte:

- 0 – 2 Erythrozyten pro Gesichtsfeld, sicher pathologisch: mehr als 5;
- 0 – 5 Leukozyten pro Gesichtsfeld, sicher pathologisch: mehr als 10.

Erythrozytenmorphologie. Neuere Untersuchungen haben gezeigt, daß man Erythrozyten glomerulären Ursprungs (bei einer Glomerulonephritis), die beim Durchgang durch Glomeruli typisch verformt wurden, von Erythrozyten anderen Ursprungs (z. B. Nierengeschwulst, Blasenentzündung), die unbeschädigtes Aussehen haben, unterscheiden kann.

Epithelzellen. Man unterscheidet Plattenepithelien (Ursprung Harnröhre, Genitalorgane) und Rundepithelien (Ursprung Urothel der ableitenden Harnwege, tubuläre Nierenepithelien und Basal- und Parabasalzellen des genitalen Plattenepithels).

Normwert:

- „vereinzelt" = 1 Epithelzelle in jedem 5. Gesichtsfeld.

Finden sie sich „mäßig" (1 Epithelzelle in jedem 2. – 4. Gesichtsfeld), „viel" (1 – 3 Epithelzellen pro Gesichtsfeld) oder sogar „massenhaft" (mehr als 3 Epithelien pro Gesichtsfeld), so muß man an der korrekten Durchführung der Harngewinnung mit dem sog. Mittelstrahlurin zweifeln und an eine genitale Verunreinigung denken. Kommen solche Befunde auch nach mehrmaliger Harngewinnung vor und werden jedesmal auch Bakterien nachgewiesen, so muß zum sicheren Nachweis der Bakteriurie der Urin durch eine Blasenpunktion gewonnen werden.

Zylinder. Die Zylinder müssen wegen der großen diagnostischen Bedeutung sehr sorgfältig gesucht werden. Hyaline Zylinder kommen auch bei Gesunden vor (Dursten, Diuretika). Wachszylinder sind Ausdruck einer Nierenparenchymerkrankung, die mindestens 4 Wochen dauert.

Granulierte Zylinder geben einen unspezifischen Hinweis auf eine Nierenparenchymerkrankung.

Leukozytenzylinder stammen aus dem Nierenparenchym (meist bei Pyelonephritis).

Erythrozyten- und Hämoglobinzylinder beweisen die Nierenparenchymherkunft der Erythrozyten bei einer Hämaturie (Glomerulonephritis).

Erreger. Bei Harnwegsinfektionen können Bakterien, Pilze (Hefe) und Trichomonaden erkannt werden. Vorteilhaft ist dazu eine Phasenkontrasteinrichtung. Die Trichomonaden erkennt man zuverlässig an ihrer charakteristischen Beweglichkeit. Diese hält jedoch nur so lange an, wie der Urin noch warm ist. Aus diesem Grunde ist für die Trichomonadendiagnose eine sofortige Untersuchung nach der Miktion notwendig.

Lipide. Sie kommen bei einer Vielzahl von Erkrankungen (Proteinurie, Hyperlipidämie, Schockniere) vor. Die diagnostische Bedeutung ist nur gering. Cholesterinkristalle leuchten im polarisierenden Licht mit einer Malteserkreuzform auf.

Kristalle. Sehr wichtig ist die Erkennung der Cystinkristalle (sechseckig). Diese Kristalle kommen im Urin nur bei Zystinose (Stoffwechselerkrankung) und bei tubulärer Aminoazidurie (defekte Tubuli, die Aminosäuren mangelhaft resorbieren) vor. Der Urinbefund ist für diese Diagnosen entscheidend.

Quantitative Bestimmungen

Darüber hinaus wird im Urin – analog zum Serum – eine ganze Anzahl Meßgrößen quantitativ bestimmt (Tab. 42.**10**).

Tabelle 42.**10** Urinanalyse

α–Amylase	bis 500 U / l
Proteine	bis 0,15 g / Tag
Glucose	bis 0,8 mmol / Tag
Harnstoff	82 – 517 mmol / Tag
Harnsäure	1,5 – 4,5 mmol / Tag
5-Aminolävulinsäure	bis 45 µmol / Tag
4-Hydroxy-3-methoxy-mandelsäure	bis 38 mmol / Tag
Natrium	95 – 310 mmol / Tag
Kalium	40 – 100 mmol / Tag
Calcium	3,5 – 7,5 mmol / Tag
Phosphor anorganisch	16 – 48 mmol / Tag
Osmolalität	50 – 1400 mmol / kg
pH	5 – 7

Mikrobiologische Resistenzprüfung

Wenn ein pathogener Keim isoliert und kultiviert werden konnte, interessiert klinisch seine *Empfindlichkeit auf Antibiotika.*

Der zu prüfende Bakterienstamm wird auf einem Standardnährboden als homogener Rasen ausgeimpft. Die in Frage kommenden Antibiotika sind in definierter Konzentration auf Filterpapierblättchen aufgebracht. Werden diese auf die Oberfläche des Nährbodens aufgelegt, diffundiert der Wirkstoff ins Medium. Je besser die Wirkung des Medikaments auf den Erreger ist, um so größer wird die Hemmzone um das Blättchen herum (Abb. 42.**13**).

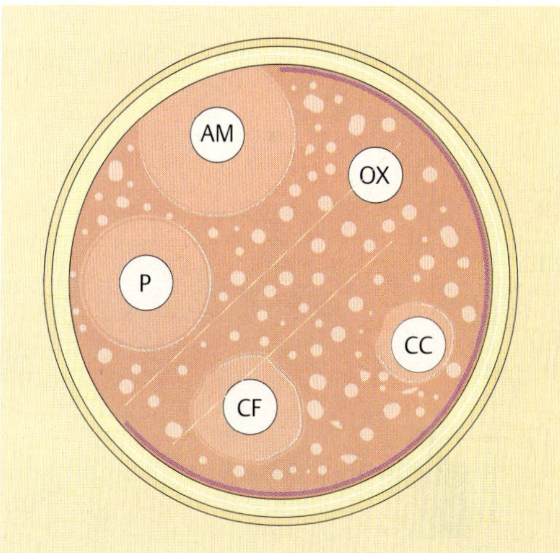

Abb. 42.**13** Beispiel des Resistenzverhaltens von Enterokokken im Agar-Diffusionstest. P = Penicillin G, AM = Ampicillin, OX = Oxacillin, CF = Cephalotin, CC = Clindamycin.

Überwachte Uringewinnung

Im Rahmen der Analytik von suchterzeugenden Drogen versuchen die Probanden immer wieder, falsch negative Ergebnisse zu erreichen. Wichtigstes Mittel ist Wasser zur Urinverdünnung, entweder in großen Mengen getrunken oder der Probe zugesetzt. Weitere Störsubstanzen, die, wenn in den gelösten Urin gegeben, die Analytik stören können, sind Kochsalz, Säure, Javelle-Wasser (z. B. WC-Reiniger), flüssige Seife, Visine-Augentropfen.

Als Glied einer Verantwortlichkeitskette hat die Pflegeperson durch eine angemessene Überwachung der Uringewinnung sicherzustellen, daß derartige Verfälschungen ausgeschlossen sind.

42.4.3 Liquor

Die Liquorentnahme erfolgt durch Punktion des Wirbelkanals: Lumbal- oder Subokzipitalpunktion (S. 1137 f.).

Meßgrößen (Tab. 42.**11**):
- Bestimmung der Zellzahl;
- Differenzierung der Zellen – Erythrozyten, Granulozyten, Lymphozyten;
- Untersuchung des Liquorsediments; wenn Hinweise auf eine Entzündung bestehen, sucht man nach Erregern;
- Bestimmung des Proteingehalts;
- Glucose – normal ca. 2/3 der Serumkonzentration; erniedrigt bei bakteriellen Meningitiden;
- Lactat (ein Stoffwechselprodukt der Glucose) – erhöht bei bakteriellen Meningitiden.

Tabelle 42.**11** Meßgrößen für Liquor (lumbal)

Protein	190 – 420 mg / l
Glucose	2,7 – 4,2 mmol / l
Lactat	1,1 – 1,9 mmol / l
Leukozyten	$< 4 \cdot 10^6$ / l

42.4.4 Sputum

Man unterscheidet:

Mikroskopische Untersuchung. Mikroskopisch nachweisbar sind z. B.
- eosinophile Granulozyten, bei allergischem Asthma vermehrt;
- elastische Fasern als Zeichen von Gewebezerfall.

Bakteriologische Untersuchung. Kulturen werden angelegt
- bei allen auf Tuberkulose verdächtigen Patienten zum Nachweis von Tuberkelbakterien. Es sind wiederholte Untersuchungen notwendig, da Tuberkelbakterien schwer nachweisbar sind;
- bei Patienten mit Pneumonie und Bronchitis zum Nachweis des Erregers und zur Resistenzprüfung.

Zytologische Untersuchung
- zum Nachweis von Krebszellen (Bronchuskarzinom).

42.5 Medizinische Funktionsdiagnostik

Die medizinische Funktionsdiagnostik wird in kleineren Krankenhäusern häufig auf der Station vorgenommen. In arbeitsteiligen Organisationsstrukturen wird der Patient an die „Funktionseinheit Diagnostik" übergeben. Die Arbeit der Pflegegruppe erstreckt sich auf die
- Information des Patienten,
- die Koordination der Dienste.

Im folgenden finden Sie Informationen zu den häufigsten Funktionsprüfungen der Vitalorgane Lungen, Herz, Gehirn.

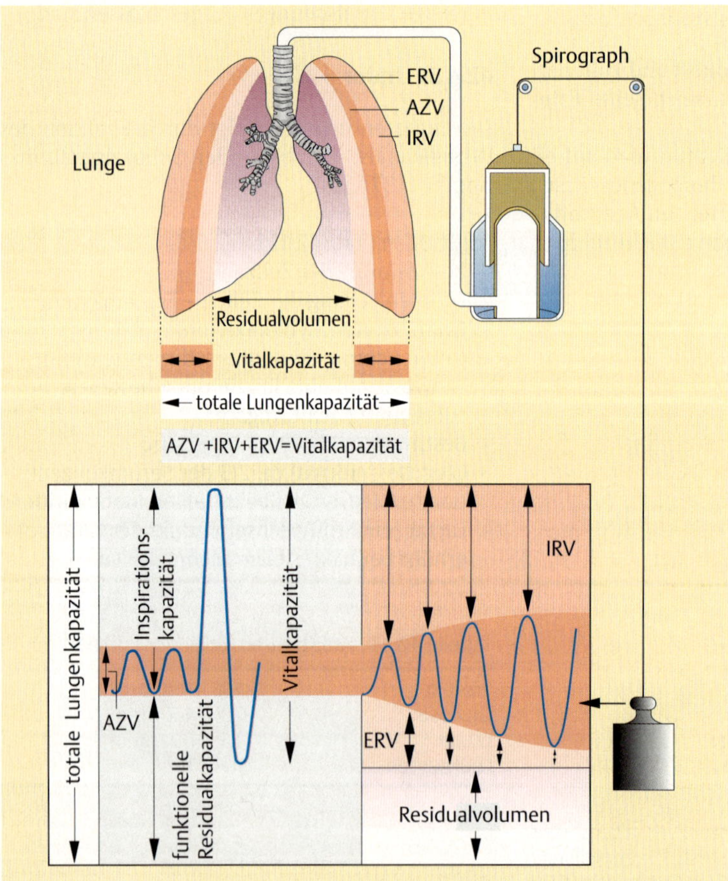

Abb. 42.**14** Messung der Lungenfunktion mit dem Spirographen. Atemzugvolumen (AZV), inspiratorisches und exspiratorisches Reservevolumen (IRV und ERV) = Vitalkapazität. Totale Lungenkapazität = maximale Inspiration und Exspiration.

42.5.1 Lungenfunktion

Spirometrie

Prinzip: Messung und graphische Darstellung (Spirogramm) der Atmung (Abb. 42.**14**); man unterscheidet dabei *Lungenvolumina* (Unterteilung der maximal möglichen Gasvolumina der Lungen in statische Volumengrößen) und *Ventilationsgrößen* (Lungenfunktionsprüfung).

Vorbereitung des Patienten:

- Zum Vergleich mit den Standardwerten sind folgende Angaben nötig: Gewicht, Körperlänge, Alter, Geschlecht.
- Den Patienten gut informieren und ihm den Vorgang so erklären, daß er ihn verstehen kann. Von seiner Kooperation hängt der Aussagewert der Resultate ab.

Die *Lungenfunktionsprüfung* umfaßt die Überprüfung der Mechanik und des Gasaustausches der Lungen in Ruhe und unter Belastungsbedingungen. Die wichtigsten Prüfgrößen sind:

Vitalkapazität (Abb. 42.**15 a**). Luftmenge, die zwischen maximaler Ein- und Ausatmung bewegt wird; Norm 3500 – 5000 ml pro Atemzug. Eingeschränkt ist sie bei restriktiven Ventilationsstörungen (durch Verminderung des Gesamtatmungsvolumens wegen herabgesetzter Dehnbarkeit des Thorax), z. B. bei Lungenfibrosen. Die Vitalkapazität nimmt innerhalb gewisser Grenzen mit der Körpergröße zu. Man kann daher auch eine Korrelation zur Körperoberfläche herstellen und kommt dann auf Werte von durchschnittlich 2,5 l/m². Sie sind bei der Frau etwas niedriger als beim Mann. Die relativ großen Schwankungen sind dem unterschiedlichen Trainingszustand der Patienten zuzuschreiben.

Tiffeneau-Test (Abb. 42.**15 b**). Es wird diejenige Luftmenge gemessen, welche maximal pro Sekunde ausgeatmet wird – *Sekundenkapazität.*

Der Patient wird zur maximalen Einatmung angehalten und dann aufgefordert, forciert auszuatmen.

Bei normaler Lungenfunktion atmet er in der ersten Sekunde 75 – 80 % der eingeatmeten Luft wieder aus.

Eine verlangsamte Ausatmung finden wir bei Widerständen aller Art in Lungen und Atemwegen (obstruktive Ventilationsstörungen durch Erhöhung des Strömungswiderstands in den Atemwegen).

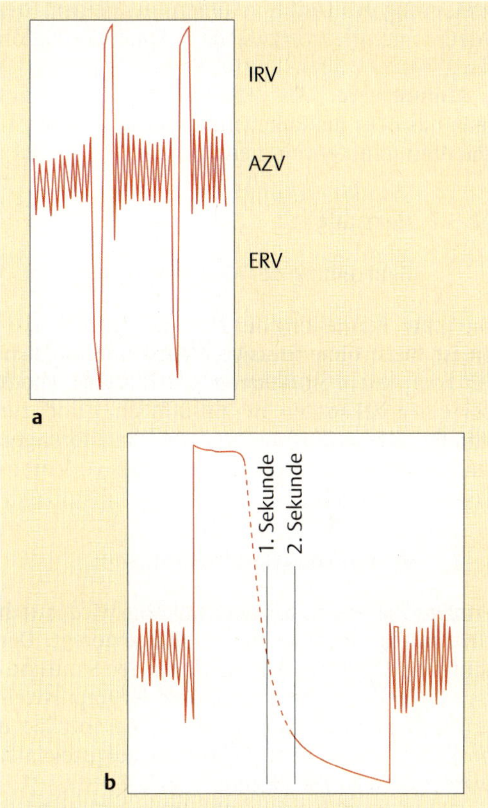

Abb. 42.**15** Lungenfunktionsprüfung mit Spirometer. **a** Vitalkapazität, IRV/ERV = inspiratorisches/exspiratorisches Reservevolumen, AZV = Atemzugvolumen. **b** Tiffeneau-Test.

Bei der *erweiterten Lungenfunktionsprüfung* werden zusätzlich gemessen:

Atemzeitvolumen. Gasvolumen, das während 1 Minute Ruheatmung ein- oder ausgeatmet werden kann (Atemzugvolumen).

Residualvolumen, Restluft. Gemessen wird die Luftmenge, die nach maximaler Exspiration noch in der Lunge verbleibt. Dieser Teil des Lungenvolumens kann nicht durch direkte Spirometrie bestimmt werden, sondern muß indirekt ermittelt werden. Dazu wird ein Fremdgas (Helium) verwendet. Der Versuch dauert 7 – 10 Minuten. Norm 1200 ml.

Atemgrenzwert. Man versteht darunter die willkürlich durchgeführte, maximal mögliche Ventilationssteigerung, die während 10 – 15 Sekunden durchgeführt wird. Der ermittelte Wert wird auf eine Minute umgerechnet. Norm 120 – 130 l/min.

Der Atemgrenzwert nimmt mit zunehmendem Alter ab. Er ist bei allen Erkrankungen mit Verminderung des Lungenvolumens verkleinert (bei Pneumonie, Pleuraerguß, nach Lungenresektion u.a.).

Atemreserve. Als Atemreserve bezeichnet man das über die Ruheventilation hinaus mögliche Atemminutenvolumen.

42.5.2 Herztätigkeit

Beurteilung der Kreislauffunktion

Die grobe Beurteilung der Herz-Kreislauf-Funktion ist meist ohne invasive Maßnahme möglich. Für komplexere Situationen (z.B. Blutungsschock bei einer bekannten Herzinsuffizienz) und zur differenzierten Diagnose von Kreislaufstörungen sind jedoch oft aufwendige und invasive Methoden unumgänglich.

Prüfung des Herzrhythmus

Prinzip. Die Herzmuskelkontraktion wird durch rhythmische elektrische Impulse angeregt. Der führende Schrittmacher ist dabei der Sinusknoten. Die Leitungsgeschwindigkeit der Impulswelle (Aktionsströme) kann auf die Körperoberfläche projiziert und mittels Elektroden aufgezeichnet werden – *Elektrokardiogramm* (EKG).

Elektrokardiogramm-Ableitung. Zur Registrierung eines Standard-EKG mit 12 Ableitungen werden je eine Elektrode an den Extremitäten und sechs Elektroden an der Brustwand befestigt. Ein Mehrfachschreiber zeichnet dann die Kurven auf.

Die Herzstromkurve (Abb. 42.**16**) besteht aus fünf Zacken, die mit den Buchstaben P, Q, R, S, T bezeichnet werden.

Die P-Zacke ist Ausdruck der Erregungsausbreitung in beiden Vorhöfen. Ihr folgt die negative Q-Zacke, die den Beginn der Kammererregung anzeigt. Die steil ansteigende R-Zacke fällt rasch zur negativen S-Zacke ab. Der sog. QRS-Komplex entspricht der Erregungsausbreitung in beiden Ventrikeln. Es folgt eine normalerweise isoelektrische Linie, die in die T-Welle, welche von einer fast flach verlaufenden U-Welle gefolgt sein kann, übergeht. Die Strecke von S-Ende (Beginn der isoelektrischen Linie) bis T-Ende entspricht der Erregungsrückbildung in beiden Ventrikeln.

Man unterscheidet
- Ruhe-EKG: Aufzeichnung der Herzmuskelarbeit nach Ruhezeit (ca. 1/2 Stunde);
- Belastungs-EKG: Elektrokardiogramm, das während Belastung (z.B. durch Radfahren) geschrieben wird;
- 24-Stunden-EKG.

EKG-Veränderungen sind typisch bei
- Herzinfarkt,
- vermehrter Herzbelastung (Links-rechts-Insuffizienz),
- Erregungsbildungs- und Leitungsstörungen.

Der Patient soll so gekleidet sein, daß Oberkörper und Extremitäten bequem freigemacht werden können.

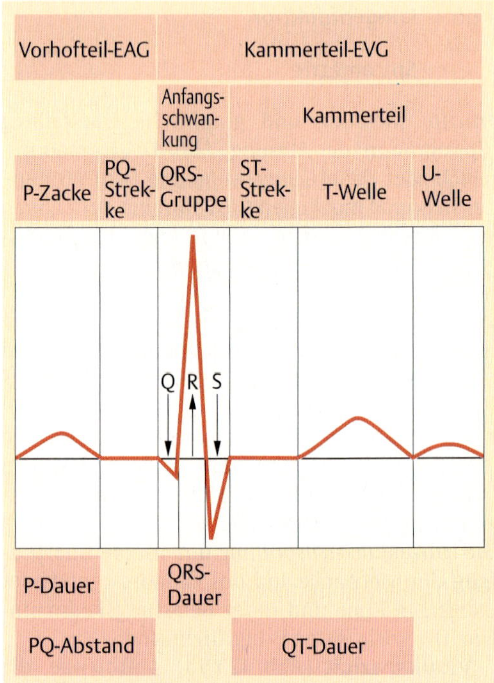

Abb. 42.**16** Benennung der Abschnitte und Ausschläge des Elektrokardiogramms.

Herzkatheterismus

Prinzip. Untersuchung am Herzen nach Punktion eines Gefäßes. Es wird ein spezieller Katheter ins Herz vorgeschoben.

Arten von Herzkatheterismus (Abb. 42.**17**):
- *Rechtskatheter:* venöse Katheterisierung. Der Katheter wird von der Brachialvene über die obere Hohlvene in den rechten Vorhof und die rechte Kammer in die A. pulmonalis vorgeschoben.

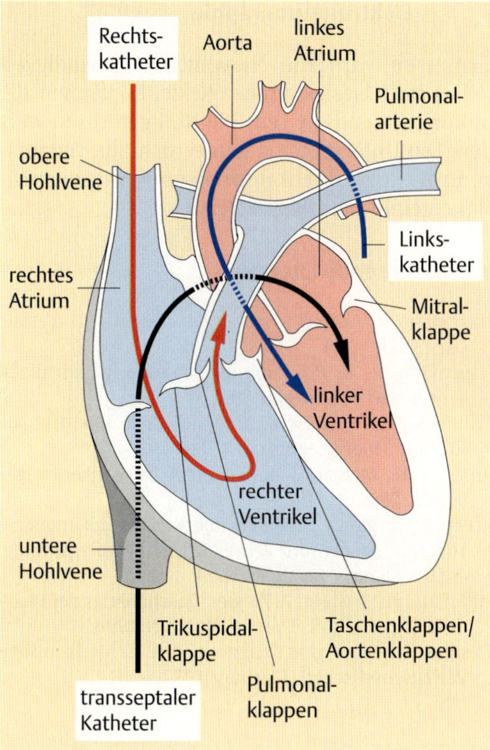

Abb. 42.**17** Herzkatheterismus. Wege der verschiedenen Herzkatheter.

- *Linkskatheter:* arterielle Katheterisierung. Er wird in die A. femoralis, gegen den Blutstrom in die Aorta und bis in den linken Ventrikel geschoben.
- *Transseptaler Katheter.* Dieser wird durch die untere Hohlvene in den rechten Vorhof geführt. Dann wird mittels einer feinen Kanüle, welche durch den Katheter geschoben wird, das Septum durchstochen. Der Katheter gelangt so durch den linken Vorhof in die linke Kammer.

Diagnostischer Herzkatheterismus. Der Herzkatheterismus kann *vielerlei Informationen* liefern:
- Durch die mit Kochsalzlösung gefüllte Katheterlichtung können mit Hilfe von mechanoelektrischen Druckwandlern die in den Herzhöhlen und Gefäßen des Kreislaufs herrschenden *Drücke* gemessen werden.
- Verschiedene Methoden ermöglichen die Messung der Blutströmung, insbesondere die Bestimmung der vom Herzen geförderten Blutmenge *(Herzminutenvolumen).*
- Besonders aufschlußreich ist die *selektive Angiokardiographie.* Durch den im gewünschten Herz- oder Gefäßabschnitt liegenden Herzkatheter wird ein Kontrastmittel maschinell mit hohem Druck eingespritzt und dessen Fortbewegung im Blutstrom durch eine Röntgenkamera mit hoher Bildfrequenz (25 – 90 Bilder/s) aufgezeichnet. Damit werden nicht nur Funktionsstörungen, sondern auch Strukturveränderungen im Bereich des Herzens, der Koronararterien und der großen Gefäße bildlich dargestellt.

Therapeutischer Herzkatheterismus:
- Zum Einbau des transvenösen Schrittmachers (S. 817),
- zur Dilatation verengter Koronararterien mittels Ballonkatheter.

Vorbereitung des Patienten:
- Voruntersuchungen: Blutdruck, Puls, EKG, Gewicht, Größe, Blutgruppe, Gerinnungsstatus, Lungenfunktion.
- Information über Zweck, Dauer (unangenehmes Liegen auf dem Untersuchungstisch) und Verlauf der Untersuchung.
- Rasur der Leistengegend rechts. Bei starkem Haarwuchs Oberschenkel bis Knie und untere Bauchpartie (ohne Schambehaarung).
- Nüchtern lassen.

Nachbehandlung und -kontrollen richten sich nach der Art des vorgenommenen Katheterismus. Grundsätzlich gilt:
- *Kompressionsverband* und Sandsack (7 – 12 Stunden belassen).
- *Kontrollen.* Blutdruck, Puls, Fußpuls und Einstichstelle (Blutung) während 2 Stunden 1/2stündlich, dann während 4 Stunden stündlich.
- *Lagerung.* Flach lagern, rechte Hüfte und Knie gestreckt. Regelmäßige Quadrizepsübungen, ohne Biegen im Kniegelenk. Flexion/Extension im Fußgelenk. Nach 6 Stunden Entfernen der Lagerungsrolle. Bettruhe bis zum nächsten Morgen.
- *Essen und trinken.* Sofort nach der Untersuchung zu trinken geben (Kontrastmittelelimінierung). Nach 2 – 3 Stunden leichte, kleine Mahlzeit. Zur Nahrungsaufnahme Kopfende des Bettes nur leicht anheben.

Komplikationen. Bei Fußpulsabschwächung, Blutung, Angina pectoris, Allergie oder anderen Problemen sofort den zuständigen Arzt benachrichtigen.

Die Maßnahmen der Vorbereitung sowie der Nachkontrolle und Behandlung gelten auch für die *Koronarangiographie*.

42.5.3 Gehirn- und Nervenfunktion

Die wichtigsten Nervenfunktionsprüfungen sind die elektrophysiologischen Untersuchungen.

Elektroenzephalographie

Mit Hilfe der Elektroenzephalographie (EEG) können die Aktionsströme der Hirnrinde registriert werden. Das EEG ist somit ein *Hirnstrombild.*

Das EEG ermöglicht Aussagen über
- Funktionsstörungen allgemeiner Art,
- umschriebene Gehirnschädigungen, wie z.B. Epilepsie (Herdbefunde).
- Beim Hirntod verschwinden die Aktionsströme ganz → Nullinie.

Durchführung. Ableitung mit Elektroden, die auf die Kopfhaut aufgesetzt werden. Der Patient befindet sich in halbsitzender oder liegender Stellung und wird gegen störende Reize (Lärm, Licht) abgeschirmt.

Vorbereitung:
- Unruhige Patienten sedieren.
- Die Haare sind sauber, frei von Haarspray u.a.

Spezielle EEG-Arten:
- Photostimulation, Schlaf-EEG zur Diagnosestellung;
- Telemetrie zum Erfassen von nur sporadisch auftretenden Störungen (über 24 Stunden).

Elektromyographie

Bei der Elektromyographie (EMG) werden die Aktionsströme der Muskulatur abgeleitet.

Die Elektroden werden auf dem zu untersuchenden Muskelgebiet aufgesetzt. Die Ableitung erfolgt in Ruhe und unter Muskeltätigkeit. Abweichungen vom normalen Kurvenverlauf treten bei Muskellähmungen oder bei veränderter Tonuslage des Muskels auf. Das EMG erlaubt dem Arzt festzustellen, ob eine motorische Störung die Folge einer Muskelerkrankung oder einer Schädigung der peripheren Nervenleitung ist. Es läßt sich somit unterscheiden, ob es sich bei einer Lähmung um eine *myogene*, eine *psychogene* oder eine *neurogene* Parese handelt.

Elektroneurographie

Gemessen wird die Nervenleitgeschwindigkeit (NLG) mittels elektrischer Reize. Es können die motorische und die sensible NLG gemessen werden. Die Untersuchung eignet sich zur Verlaufskontrolle und zur Lokalisation umschriebener Läsionen eines peripheren Nervs.

Weiterführende Literatur

Hagemann, P.: Auftrag – Spezimen – Befund. GIT-Verlag, Darmstadt 1989

Hagemann, P., K. Rosenmund: Laboratoriumsmedizin, 4. Aufl. Hirzel, Stuttgart 1991

Hallmann, L.: Klinische Chemie und Mikroskopie, 11. Aufl. Thieme, Stuttgart 1980

Jüngst, B. K.: Medizinisches Rechnen für Krankenpflegeberufe. Thieme, Stuttgart 1982

Kretz, F., A. Kretz, S. Reichenberger: Medikamentöse Therapie. Arzneimittellehre für Krankenpflegeberufe, 4. Aufl. Thieme, Stuttgart 1993

Lüllmann, H., K. Mohr, A. Ziegler: Taschenatlas der Pharmakologie, 2. Aufl. Thieme, Stuttgart 1994

Thomas, L.: Labor und Diagnose, 4. Aufl. Medizinische Verlagsgesellschaft, Marburg 1992

43 Endoskopie, endoskopische Eingriffe

43.1 Theoretische Grundlagen

Die Möglichkeit, kleinste und feinste Instrumente herzustellen (Endoskope, Sonden, Linsen, Objektive), sowie die Entdeckung des Laserlichts machen es dem Arzt heute möglich, fast jedes Organ im Körperinnern zu erreichen, zu betrachten, videographisch festzuhalten und evtl. pathologische Veränderungen sofort zu behandeln.

Die meisten Endoskopien werden unter Lokalanästhesie und/oder leichter Sedation durchgeführt. Bei größeren Eingriffen (Laparoskopie, Mediastinoskopie) wird meist die Narkose eingesetzt.

43.1.1 Tätigkeitsbereiche

Die Endoskopie ist eine medizinische Maßnahme, deren Gelingen von einer guten *interdisziplinären Zusammenarbeit* abhängig ist. Die Aufgabenteilung kann wie folgt gesehen werden:
- Vorbereitung der Patienten und Nachsorge: Pflegepersonal (Hausarzt bei ambulanten Patienten).
- Durchführung: Arzt/Ärztin.

Tabelle 43.**1** Endoskopiearten (nach Huber)

Zielorgan	Bezeichnung	Diagnostische und therapeutische Möglichkeiten
Gehörgang, Trommelfell	Otoskopie	optische Beurteilung, Abstriche, Entnahme für zytologische Untersuchung, Einlegen von Gaze, Spülungen, kleinchirurgische Eingriffe am Trommelfell und Gehörgang, Fremdkörperentfernung
Nasenhöhle	Rhinoskopie	optische Beurteilung, Abstriche, zytologische Entnahme, Einlagen von Gaze, Blutstillung, Fremdkörperentfernung, kleine Eingriffe
Kehlkopf	Laryngoskopie	optische Beurteilung, Abstriche, Intubation, Sekret- und Fremdkörperentfernung, Blutstillung
Bronchien (Larynx, Trachea)	Bronchoskopie	optische Beurteilung, Abstriche, Zangenbiopsie, Sekret- und Fremdkörperentfernung, Blutstillung, Bronchiallavage, Tubuseinlage, Kontrastmitteleingabe zur Röntgenuntersuchung
Lungen	Thorakoskopie	endotracheale Inspektion und gezielte Nadelbiopsie peripherer Lungen- und Pleurabefunde
Mediastinum	Mediastinoskopie	Beurteilung intratrachealer Zustände, Histologiegewinnung
Magen-Darm-Trakt		Tab. 43.**2**
Bauchhöhle, innere Organe	Laparoskopie	optische Beurteilung, Abstriche, Punktionen und Biopsien, Blutstillung, Spülung, Draineinlage, kleine chirurgische Eingriffe
Vagina, Muttermund	Kolposkopie	optische Beurteilung, Gewinnung von Untersuchungsmaterial, Blutstillung, Spülung, kleine chirurgische Eingriffe, Einlagen, Fremdkörperentfernung, Röntgenuntersuchung
Harnblase	Zystoskopie	optische Beurteilung, gezielte Biopsie, Entfernung von Steinen
Gelenke	Arthroskopie	optische Beurteilung, intraartikuläre Eingriffe

- Vorbereitung der Untersuchung, Assistenz während der Maßnahme und Entsorgung des gebrauchten Materials: speziell ausgebildete und qualifizierte Pflegepersonen und/oder medizinisch-technische Assistenten.

Für Pflegepersonen, die sich für dieses Fachgebiet interessieren, werden entsprechende Weiterbildungslehrgänge angeboten.

43.1.2 Einsatzgebiet

Man unterscheidet Endoskopien und endoskopische Eingriffe.

Endoskopien (Innenspiegelung): optisches Einsehen von Organsystemen mittels Spezialinstrument (Endoskop). Sie werden nach ihrem Zielorgan benannt (Tab. 43.**1**).

Endoskopische Eingriffe sind z.B. die Polypektomie, die endoskopische Blutstillung, die Bougierung von Stenosen, die Implantation von Endoprothesen in die Speiseröhre, die Papillo- und Sphinkterotomie sowie die Gallengangsdrainage; ferner die Gastrostomie, die Fremdkörperentfernung aus dem oberen und unteren Intestinaltrakt sowie aus dem Bronchialsystem, die Sondeneinführung zur Dekompression beim Ileus u.v.a.

43.1.3 Gerätekunde

Es gibt eine Vielzahl von Endoskoparten; die Eigenheiten und die Handhabung sind aber für die meisten Geräte ähnlich.

Funktionsprinzip

Endoskope sind medizinische Geräte, die es dem Arzt gestatten, Körperhohlräume zu betrachten und in ihnen Eingriffe vorzunehmen, ohne diese Hohlräume vorher operativ freizulegen. Je nach Lage, Zugänglichkeit und Beschaffenheit dieser Hohlräume werden dazu *starre* (z.B. Zystoskop, Tracheoskop, Mediastinoskop) oder *flexible* (Gastroskop, Bronchoskop) Instrumente verwendet.

In dieses starre oder flexible Rohr ist ein spezielles optisches System für die Beleuchtung des Hohlraumes und zur Betrachtung, auch unter Vergrößerung, eingebaut. Ferner enthält dieses Rohr in der Regel noch einen oder mehrere Kanäle für Absaugung, Spülung, Einführung von Instrumenten usw. Abb. 43.**1** zeigt ein starres und ein flexibles Endoskop mit Zubehör.

Endoskope sind sehr empfindliche Präzisionsgeräte, die entsprechend vorsichtige und sachkundige Handhabung verlangen, auch bezüglich Aufbewahrung, Reinigungs- und Desinfektionsverfahren.

Wartung und Pflege

Die von den Herstellern zur Verfügung gestellten **Bedienungs-** und **Pflegeanleitungen** sind genau zu befolgen. Nicht alle Endoskopieteile kann man in Desinfektionslösung legen, nicht alle lassen sich sterilisieren (z.B. Lichtkabel, Generatoren).

Die **Funktionsprüfung** muß vor jedem Gebrauch vorgenommen werden: Lichtleiter, Lichtkabel, Optik, Spül-, Saug- und Instrumentenkanäle usw.

Anwendung. Bei der Handhabung ist folgendes zu beachten (v. Mosel: Schwester Pfl. 1988, H. 11):

- Wegen Bruchempfindlichkeit darf das distale Ende eines Endoskops keinerlei Schlag- oder Stoßwirkung ausgesetzt werden.
- Distale Abwinkelungsteile dürfen nur über die dafür vorgesehenen Verstellhebel bewegt werden, niemals direkt von Hand am distalen Ende.
- Einführungsteile und -kabel für Instrumente dürfen nicht geknickt werden.
- Lichtkabel zur Verbindung des Endoskops mit der Lichtquelle nicht stark krümmen. Dies gilt ganz besonders für Fluid-Lichtkabel, die steifer sind als Glasfaser-(Fiberglas-)Kabel.
- *Vorsicht! Der Name „Kaltlichtquelle" ist irreführend.* Die hohe Lichtkonzentration am Ende des Lichtkabels und am distalen Ende des Endoskops führt zu erheblicher Wärmeentwicklung im Brennpunkt der Optik. Bei längerer Einwirkung können dadurch Verbrennungen verursacht werden. Ende des Lichtkabels daher nie auf Abdeckung oder die Haut des Patienten legen!
- Beim Anschließen und Anziehen von Lichtkabeln an der Lichtquelle und am Endoskop Kabel stets nur am Griffstück fassen, *nie am Lichtkabel selbst ziehen!*
- Bei oraler Anwendung von flexiblen Endoskopen zur Vermeidung von Bißschäden am Instrument stets dem Patienten vorher ein Mundstück einsetzen.
- Bei Anwendung von Hochfrequenzchirurgie stets Isolationsschutzhüllen für Okular, Kamera und Teacher benützen, falls diese nicht aus Kunststoff sind.
- Bei Anwendung von Laser stets Schutzbrille tragen.

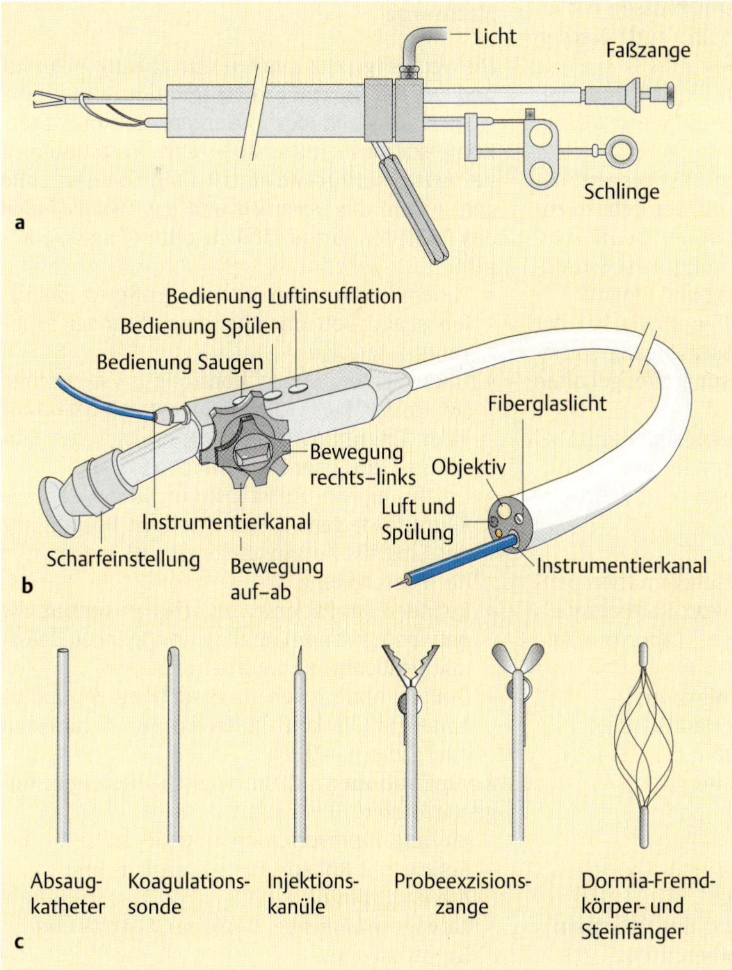

Abb. 43.1 Endoskopie.
a Starres Endoskop (Rektoskop mit eingeführter Zange und elektrischer Schlinge.
b Flexibles Fiberendoskop (für Ösophago-Gastro-Enteroskopie).
c Zubehör zur therapeutischen Endoskopie (aus Reifferscheid, M., S. Weller: Chirurgie, 8. Aufl. Thieme, Stuttgart 1989).

- Alle sonstigen in den Betriebsanleitungen aufgeführten Maßnahmen sind sorgfältigst zu beachten.

Nach dem Gebrauch sind alle Geräte sorgfältig zu desinfizieren, zu reinigen, evtl. zu sterilisieren.

43.2 Mithilfe bei der Endoskopie

Die Mithilfe hängt weitgehend davon ab, ob eine spezielle Endoskopieabteilung besteht und wieweit das Pflegepersonal für die Vorbereitung und Nachsorge zuständig ist. Ein weiteres Kriterium ist die Größe des Eingriffs, ob es sich um einen einfachen Zugang, wie z.B. bei der Anoskopie, handelt oder ob das Endoskop in den Bauchraum (Laparoskopie) eingeführt wird. Entsprechend größer oder kleiner sind die Gefahrenquellen. Auch die therapeutischen Maßnahmen beeinflussen sowohl die Vorbereitung wie die Nachsorge. Pflegende müssen sich informieren. In erster Linie gelten die hausinternen Vorschriften (sog. Vorbereitungs- und Nachsorgestandards). Im folgenden finden Sie die allgemeingültigen Regeln.

Vorbereitung

Patient:

- Information über Zweck und Art der Untersuchung. Der Patient muß sein Einverständnis geben. Patientendokumentation und Röntgenbilder bereitlegen.
- Vor dem Eingriff bleibt der Patient nüchtern; er soll Blase und Darm entleeren, bei oralen Eingriffen und Narkose Zahnprothesen entfernen.

- Blutbild und Gerinnungsstatus müssen vorliegen, Blutgruppe bekannt sein (evtl. werden Blutkonserven getestet).
- Prämedikation wird je nach Eingriff und Zielorgan zusammengestellt. Sie ist meist lokaler und allgemeiner Art.
- Bei Eingriffen in den *oberen* Gastrointestinaltrakt werden zur Ausschaltung der Reflexe zusätzlich 0,5 mg Atropin verordnet, beim *unteren* Darmteil ist Abführen nötig, evtl. Durchspülung mit Perfusionslösung und Einlauf.
- Bei therapeutischen Eingriffen sowie bei der Laparoskopie wird ein venöser Zugang vorbereitet, der z. B. mit NaCl-Lösung offengehalten wird.
- Reinigung, Rasur und Hautdesinfektion bei perkutanen Endoskopien sowie steriles Abdecken bei Laparo-, Mediastino- und Arthroskopien.

Instrumentarium und Material:

- je nach Zielorgan und vorgesehenen therapeutischen Maßnahmen: Endoskop, Kaltlichtquelle, Zubehör, Medikamente, Laborröhrchen usw.;
- Anästhetikum: Spray oder Injektion;
- Abdecktücher, Kompressen, Handschuhe, Tupfer, Watteträger, sterilisiert;
- Reanimationsset in Reichweite.

Durchführung

Die *Assistenz* ist eine zweifache:

- Unterstützung und Begleitung des *Patienten*:
  - Lagerung und weitere Vorbereitung, je nach vorgesehenem Eingriff;
  - Überprüfung der Vitalzeichen und des Befindens;
  - Beruhigung und Hilfe nach Bedarf.
- Hilfe an den *Arzt*:
  - beim Einführen des Endoskops;
  - Zureichen der Instrumente;
  - bei therapeutischen Maßnahmen wie Spülung, Sklerosierung usw.;
  - Entgegennehmen und Weiterleiten von Untersuchungsmaterial, entsprechende Probenröhrchen bereithalten;
  - Desinfizieren, Reinigen, evtl. Sterilisieren der Instrumente, gebrauchtes Material entsorgen.

Nachsorge

Die Nachsorgemaßnahmen sind abhängig von Art und Ort des Eingriffs sowie von der Ausgangssituation (Zustand des Patienten, Risikofaktoren, Komplikationsbereitschaft). Die Verordnungen des Arztes sind genau einzuhalten. In erster Linie geht es um die *Sicherheit* und das *Wohlbefinden* des Patienten. Grundsätzlich gelten folgende Regeln:

- Patient bequem lagern, nach größeren Eingriffen ist evtl. Bettruhe über einige Stunden angezeigt.
- Überwachung und Kontrolle: Vitalzeichen (Blutdruck, Puls), Allgemeinzustand; bei thorakalen Eingriffen Atmung; bei urologischen Eingriffen Urin (über 2 – 6 Stunden).
- Ernährung: bei Anästhesie im Mund-Rachen-Raum frühestens 2 Stunden nach Beendigung des Eingriffs zu trinken geben; im weiteren je nach Verordnung.
- Befinden des Patienten zu erfassen suchen, die notwendige Unterstützung ermöglichen, Informationsbedürfnis wahrnehmen.
- Dokumentation von Untersuchung, Besonderheiten im Verlauf, Auftreten von Schmerzen oder Zwischenfällen.

Komplikationen. Grundsätzlich bestehen folgende *Risiken*:

- Blutung, Keimverschleppung (Sepsis);
- Reflexe mit Kollaps, Herz-Kreislauf- und Atemstillstand;
- Laryngospasmus bei Broncho-, Gastro- und Laryngoskopie;
- Reaktion auf Kontrastmittel, Medikamente;
- Angstreaktion mit vegetativen Erscheinungen.

Vorbereitungs- und Nachsorgestandards

- Sie haben allgemeingültigen Charakter. Höchste Priorität hat aber immer die individuelle Situation: Befinden des Patienten, ärztliche Verordnungen.
- Bei therapeutischen Eingriffen ist die Gefahr der Komplikationen größer als bei diagnostischen Eingriffen. Entsprechende Vorsorgemaßnahmen sind z. B.: Legen einer Infusion, Testen von Blutkonserven, engmaschige Überwachung.

Infektionsprophylaxe

- Es gelten die allgemeinen Richtlinien der Krankenhaushygiene.
- Absolut aseptische Bedingungen sind unabdingbar für Laparoskopie, Arthroskopie, Mediastinoskopie und Zystoskopie, um eine Kontamination auszuschließen. Es gelten die Regeln für einen operativen Eingriff.

43.3 Bronchien, Mediastinum

43.3.1 Bronchoskopie

Prinzip. Spiegelung der größeren Äste des Bronchialbaums mit einem durch die Nase oder den Mund eingeführten Bronchoskop zu diagnostischen und therapeutischen Zwecken:
- Gewebeentnahme bei Verdacht auf Adenome, Karzinome;
- Bronchiallavage bei Aspiration;
- Fremdkörperentfernung, Adenomabtragung.

Ein Hilfsmittel zur Lokalisation der Biopsie und zur Früherfassung kann die **Fluoreszenzbronchoskopie** mit dem Krypton-Laser-Bronchoskop nach i. v. Injektion von Hämatoporphyrin sein.

Vorbereitung des Patienten

Die Vorbereitung ist davon abhängig, ob die Bronchoskopie in Schleimhautanästhesie oder Narkose gemacht wird. Es gelten die entsprechenden allgemeinen Maßnahmen.

Grundsätzlich gilt:
- ❖ Information über den zu erwartenden Eingriff.
- ❖ Der Patient soll nüchtern bleiben, Darm und Blase entleeren.
- ❖ Prämedikation: leichte Sedierung sowie Reflex- und Sekrethemmung (Atropin wirkt gleichzeitig bronchodilatorisch).
- ❖ Oberflächenanästhesie der Schleimhaut von Nase, Rachen und Kehlkopf durch Inhalation von Xylocain oder ähnlichem.

Durchführung

- ❖ Lagerung liegend oder in halbschräger Oberkörperhochlage.
- ❖ Anästhesie der Schleimhäute (wenn keine Narkose eingeleitet wurde).
- ❖ Einführen des Bronchoskops über das Laryngoskop. Nachdem die Lichtquelle angeschlossen ist, kann die Schleimhaut betrachtet werden.
- ❖ Entnahme von Gewebe (bei verdächtigen Stellen) mittels Exzisionszange. Der Gewebezylinder wird in ein Gefäß mit physiologischer Kochsalzlösung gelegt.

Nach den notwendigen Maßnahmen (diagnostisch und/oder therapeutisch) wird der Arzt das Bronchoskop entfernen.

Nachsorge

- Beobachtung der Vitalzeichen (Puls, Blutdruck, Atmung), Aussehen, Temperatur. Röntgenkontrollen nach Verordnung
- Nahrungs- und Flüssigkeitskarenz während 2 Stunden (nach Narkose länger).

Komplikationen (allgemeine Risiken S. 1170):
- Blutung an der Biopsiestelle, Endobronchialblutung oder Hämatothorax;
- Perforation eines Bronchus, der während der Untersuchung verletzt wurde;
- Pneumothorax.

> ❖ Mit Hustenreiz und Husten ist nach der Bronchoskopie zu rechnen. Das abgehustete Sekret kann durch kleine Blutbeimengungen leicht rötlich sein.
> ❖ Beginn einer eigentlichen Blutung oder auftretende Atemnot muß sofort dem Arzt gemeldet werden (→ Sauerstoffzufuhr bei Atemnot).

43.3.2 Mediastinoskopie

Prinzip. Besichtigung des Mediastinums zur Klärung intrathorakaler Krankheitszustände. Die Mediastinoskopie ist ein operativ-endoskopischer Eingriff und muß in Intubationsnarkose durchgeführt werden.

Indikationen sind Histologiegewinnung bei Verdacht auf Sarkoidose, Morbus Hodgkin oder andere unklare Mediastinalbefunde.

Vorbereitung

Patient:
Da es sich um eine kleine Operation handelt, sind die allgemeinen präoperativen Maßnahmen zu beachten. Im besonderen gilt:
- Am Vorabend nur leichte Kost geben, am Untersuchungstag Patient nüchtern lassen.
- Gerinnungsstatus und Blutgruppe müssen bekannt sein.
- Rasur: Unterseite des Kinns bis Armansatz, Brusthöhe.
- Prothesen, Schmuck, Make-up entfernen.
- 1/2 Stunde vor der Untersuchung Mund spülen lassen.

Instrumentarium sterilisiert:
- Mediastinoskop und stumpfes Saugrohr zur Präparation und Koagulation, Biopsiezangen, Tupferzangen, Probepunktionskanülen, Kaltlichtquelle;

- Abdecktücher, Kompressen, Tupfer;
- Klammern, Klammersetzer, Skalpell.

Durchführung

Unter Narkose wird nach Hautschnitt (oberhalb des Jugulums) das Mediastinoskop eingeführt. Zusätzlich zur Spiegelung wird eine Lymphknotenbiopsie vorgenommen. Der Hautschnitt wird anschließend mit 3–4 Klammern verschlossen.

Nachsorge

- Beobachtung der Vitalzeichen (Puls, Blutdruck, Atmung), Temperatur, Aussehen und Wundgebiet während 2 Stunden 1/2stündlich → Blutungsgefahr nach innen und nach außen.
- Lagerung mit leicht erhöhtem Oberkörper.
- Mobilisation am gleichen Tag.
- Nahrungskarenz während 3–6 Stunden, dann darf der Patient trinken, später leichte Kost zu sich nehmen; ab 2. Tag Normalkost.
- Infusionen während 1–2 Tagen.
- Klammern werden am 3. Tag entfernt.

Komplikationen. Blutung infolge Gefäßverletzung, Rekurrensparese, Pneumothorax oder Hämatothorax, Infektion.

43.4 Magen-Darm-Trakt, Abdomen

43.4.1 Magen-Darm-Spiegelungen

Die häufigsten Endoskopien betreffen den Magen-Darm-Trakt. Neben den bildgebenden Verfahren gehören sie zu den wichtigsten *diagnostischen* Maßnahmen. Je nach Zielorgan wird der Eingriff von oben (oral) oder von unten (anal) vorgenommen. Er kann selektiv (nur Abschnitte betreffend) sein oder ein größeres Gebiet umfassen.

Eine Übersicht mit den wichtigsten *therapeutischen* Indikationen bietet Tab. 43.**2**.

Vorbereitung

Bei allen Magen-Darm-Untersuchungen gelten in bezug auf die Vorbereitung des Patienten folgende Grundregeln:

- nüchtern lassen, bei analen Endoskopien ist ein leichtes Frühstück erlaubt: Tee (keine Milch), Zwieback.
- Nicht rauchen.
- Am Vortag nur leichte Kost (ballastarm).
- Keine Medikamente, die Einfluß auf die Peristaltik und/oder Sekretion haben können.
- Prämedikation nach Bedarf: Sedierung von unruhigen Patienten, Anästhesie des Rachens (Novesine-Spray) und Entfernen von Zahnprothesen bei oraler Endoskopie.
- Gerinnungsstatus bestimmen.

Tabelle 43.**2** Endoskopien des Gastrointestinalraumes

Zielorgan	Spiegelung mit oder ohne Biopsie	Therapeutische Endoskopie
Ösophagus	– Ösophagoskopie	– Dilatation oder Bougierung von Stenosen (Abb. 43.**2**) – Einführung von Endoprothesen (S. 862) – Varizensklerosierung (Verödung)
Magen-Duodenum	– Gastroskopie – Gastroduodenoskopie – obere Panendoskopie	– Fremdkörperentfernung – Polypektomie, Sondeneinlage – Stillen einer Blutung, Spülung
Dünndarm	– Duodenoskopie – Enteroskopie	– wie oben – nicht routinemäßig möglich
Kolon	– Rektosigmoidoskopie – Koloskopie	– Polypektomie – Stillen einer Blutung
Rektum/Anus	– Rektosigmoidoskopie – Rektoskopie – Anoskopie	– Hämorrhoidensklerosierung – Hämorrhoidenligatur – Fistelspaltung
Duodenum-Pankreas-Gallengang	– endoskopisch-retrograde Cholangiopankreatographie (ERCP), – endoskopisch-retrograde Pankreatographie (ERP)	– Papillotomie mit Gallenstein-extraktion (Abb. 43.**3**) – Gallendrainage – medikamentöse Auflösung von Gallensteinen

Bei den *analen* Endoskopien kommt dem *Abführen* eine besondere Bedeutung zu. Der Darm muß entleert, bei der Kolostomie auch möglichst „sauber" sein. Fast jedes Haus hat Spezialvorschriften, die sehr unterschiedlich sein können. Statt einer bestimmten Methode der Darmreinigung hier einige Standards:

Koloskopie. Am Vortag bekommt der Patient eine sog. Darmperfusionslösung (2–3 l) zu trinken, dann nur noch leichte Kost. Am Untersuchungstag erneutes Trinken der Spüllösung; Einlauf eine Stunde vor der Untersuchung.

Rektosigmoidoskopie, Anoskopie. Klistier oder Microklist 15–30 Minuten vor der Untersuchung (meist auf Abruf).

Durchführung

- Lagerung je nach Zugang: meist Seitenlage bei den oralen Endoskopien, Steinschnittlage (Rückenlage mit gespreizten, in Knie- und Hüftgelenk gebeugten Beinen) bei analem Zugang.
- Zugang und Ablauf ist abhängig von den vorgesehenen Maßnahmen. Im folgenden einige Beispiele:

Polypektomie. Dabei wird der Stiel bzw. die Basis des Polypen unter Sicht mit der elektrischen Schlinge gefaßt; unter wiederholter Applikation von Koagulations- und Schneidestrom wird die Schlinge vorsichtig zugezogen, bis die Basis des Polypen von der übrigen Schleimhaut abgetrennt ist. Die Wucherung kann dann mit der Schlinge geborgen und zur histologischen Untersuchung eingeschickt werden.

Risiken: Blutung (arteriell oder venös) infolge ungenügender Koagulation der Gefäße oder Perforation der Darmwand durch die unter Strom stehende Polypenschlinge.

Endoskopische Blutstillung. 80 % aller Blutungsquellen sind im oberen Gastrointestinaltrakt lokalisiert. Dem Arzt stehen verschiedene Verfahren zur Verfügung: die Elektrokoagulation, die Blutstillung mit der Elektrohydrothermosonde, die Photokoagulation.

Sklerosierung von Ösophagusvarizen. Sie wird vorgenommen bei akuten Varizenblutungen oder im Blutungsintervall als Rezidivverhütung – Varizenverödung.

Bougierung und Dilatation von Ösophagusstenosen (peptische Stenosen nach Refluxösophagitis, Stenosen nach Varizenverödung, nach Bestrahlung, bei inoperablen Tumoren usw.). Dem Arzt stehen dafür das sog. Mehrstufenbougie oder der Ballonkatheter zur Verfügung (Abb. 43.**2a**). Mit einem Maximaldruck von 40 kPa (300 mmHg) kann eine Dehnung bis zu 4 cm bewirkt werden, was dem Patienten für einige Zeit Erleichterung bringt. Bei Wiederauftreten der Beschwerden muß die Bougierung wiederholt werden. Wo dies nicht genügt, kommen die

endoskopische Tubusimplantation (Abb. 43.**2b**) bzw. das Anlegen einer Endoprothese (Abb. 43.**2c**) zur Anwendung.

Die **endoskopisch retrograde Cholangiopankreatikographie** (ERCP, Abb. 43.**3**) ermöglicht die Darstellung der Gallen- und Pankreasgänge sowie Eingriffe an der Papilla Vateri.

Nachsorge

Je nach vorgenommener Maßnahme, Art der Anästhesie und Zustand des Patienten. Grundsätzlich gilt:

- Nach Rachenanästhesie 1–2 Stunden nüchtern lassen (Aspirationsgefahr), nach Magenbiopsie 3 Stunden.
- Beobachtung der Nachwirkung der Prämedikation (4–6 Stunden) und Kreislaufkontrolle.

Komplikationen. Nach diagnostischen Maßnahmen sind sie relativ selten. Nach therapeutischen Interventionen (je nach Art und Ausmaß des Eingriffs) kann es zu Nachblutung und zu Perforation, nach Ösophagusmanipulationen auch zu Aspirationspneumonie kommen. Nach ERCP können Pankreatitis, Cholangitis und Perforation des Gallengangs auftreten.

43.4.2 Laparoskopie

Prinzip. Ausspiegelung des Bauchraumes mit Hilfe eines starren Endoskops. Sie erlaubt die Betrachtung der gesamten Leberoberfläche sowie die Inspektion mehrerer Organe und die gezielte Gewebeentnahme.

- *Diagnostische Laparoskopie.* Sie ergänzt die Ultraschalluntersuchung bei Lebererkrankungen (zur Sicherung der Diagnose bei Fettleber, Hepatitis, Zirrhose durch eine gezielte Leberbiopsie). Sie wird auch im Bereich der *Gynäkologie* eingesetzt.
- Die *therapeutische Laparoskopie* dient chirurgischen Eingriffen, z. B. zur Adhäsiolyse (Lösen von Verwachsungen).

Die Untersuchung wird in Lokalanästhesie, seltener in Narkose durchgeführt. Sie entspricht einem operativen Eingriff.

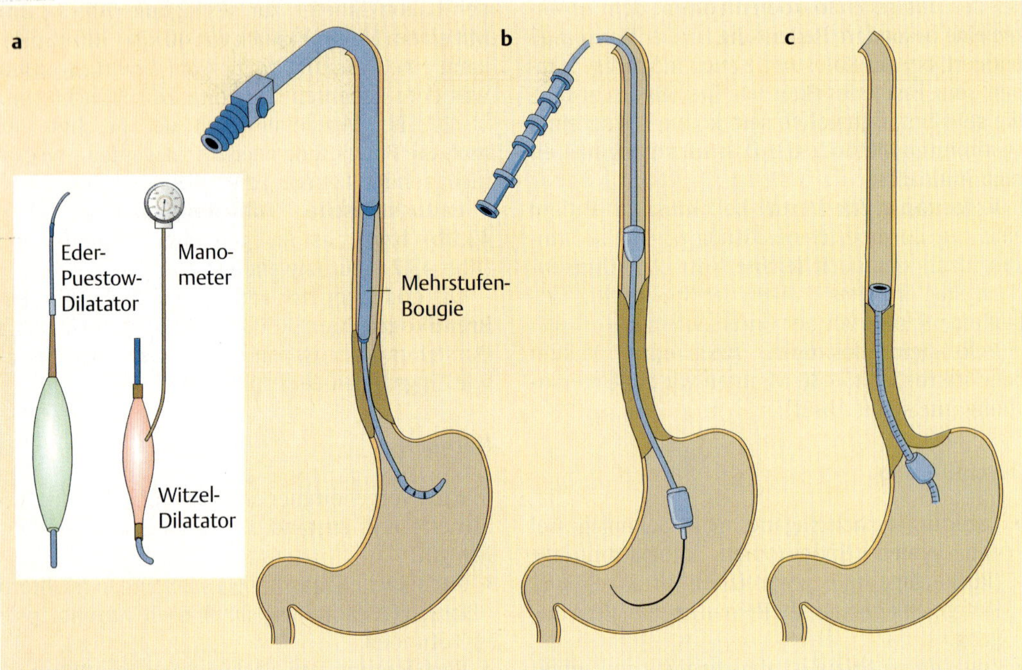

Abb. 43.**2** Therapeutische Maßnahmen. **a** Dilatation und Bougierung einer Ösophagusstenose. **b** Endoskopisches Einlegen eines Tubus bei maligner Ösophagusstenose (aus Reifferscheid, M., S. Weller: Chirurgie, 8. Aufl. Thieme, Stuttgart 1989). **c** Überbrückung eines distalen Ösophaguskarzinoms mit Endoprothese.

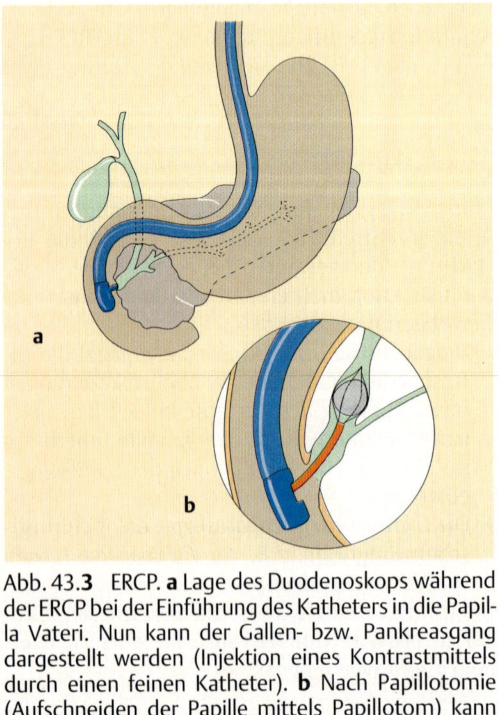

Abb. 43.**3** ERCP. **a** Lage des Duodenoskops während der ERCP bei der Einführung des Katheters in die Papilla Vateri. Nun kann der Gallen- bzw. Pankreasgang dargestellt werden (Injektion eines Kontrastmittels durch einen feinen Katheter). **b** Nach Papillotomie (Aufschneiden der Papille mittels Papillotom) kann mit dem Steinfänger ein Stein entfernt werden.

Vorbereitung

Neben den allgemeinen Maßnahmen ist zu beachten:

Patient:
- Reinigung und Rasur der Bauchhaut,
- Blasen- und Darmentleerung (evtl. Einlauf),
- Prämedikation, evtl. Sedierung.

Instrumente:
- Laparoskop mit Instrumentierkanal, Optik, Kaltlichtquelle, Pneukanüle (nach Veress), Zangen u. a., Zusatzgeräte und Hilfsinstrumente;
- Trokar mit Hülse, Klammer, Klammersetzer.

Durchführung

Die Untersuchung wird in Sedierung mit Analgetika und unter Kontrolle der Vitalzeichen durchgeführt.

❖ Nach Abdecken, Desinfektion und Lokalanästhesie der Punktionsstelle sticht der Arzt mit der *Veress-Nadel* in den Bauchraum, insuffliert ca. 3 l Lachgas oder CO_2 bis zu einem intraabdominalen Druckanstieg auf 1,6 – 1,9 kPa (12 – 14 mmHg).

- Nach Entfernen der Nadel wird an gleicher Stelle der Trokar eingeführt und das Laparoskop nachgeschoben.
- Jetzt kann die Inspektion oder der therapeutische Eingriff (Punktion, Absaugung, Verwachsungsdurchtrennung) vorgenommen werden. Dann
- Absaugung des Gasdrucks, Wundverschluß mit Klammer und sterilem Verband.

Nachsorge

- *Überwachung* von Puls, Blutdruck und Verband zuerst 1/4stündlich, nach 3 Stunden noch 1/2stündlich (im ganzen 6 Stunden). Pulsanstieg von mehr als 15 Schlägen/Minute über dem Ruhewert sofort dem Arzt melden.
- *Schmerzmittelgabe* nach Arztverordnung.
- *Lagerung:* flache Rückenlage während 24 Stunden, nach therapeutischen Maßnahmen und Biopsien Sandsack auflegen.
- *Ernährung:* Nahrungskarenz während 6 Stunden; löffelweise Tee, evtl. schon etwas früher.
- Temperaturkontrolle.
- *Wundklammern* am 3. Tag entfernen, Fäden meist am 7. Tag.

Komplikationen. Es können Schmerzen auftreten infolge Gasresorption, seltener ein Haut- und Mediastinalemphysem; ein Kollaps (Kreislaufversagen), eine Bauchdeckenblutung sowie eine Blutung ins Abdomen, insbesondere nach Organpunktionen, Verletzung von Hohlorganen wie Magen, Gallenblase und Darm mit Peritonitis.

43.5 Urogenitalsystem

Prinzip. Spiegelung der Harnblase (Zystoskopie) nach Auffüllen der Blase mit sterilisierter Flüssigkeit. Durch einen dünnen Harnleiterkatheter, der über Spezialeinsätze in die Nieren vorgeschoben wird, kann die Ureterozystoskopie vorgenommen werden.

Diagnostische Maßnahmen. Spiegelung der Blase, röntgenologische Darstellung des Nierenbeckenkelchsystems (Abb. 43.**4**) oder Vornehmen einer Biopsie.

Therapeutische Maßnahmen. Über das Einlegen einer Schlinge können Steine aus den Harnleitern entfernt bzw. zertrümmert werden. Weiter sind Eingriffe möglich wie die Verschorfung von Papillomen, Prostataresektion u. a.

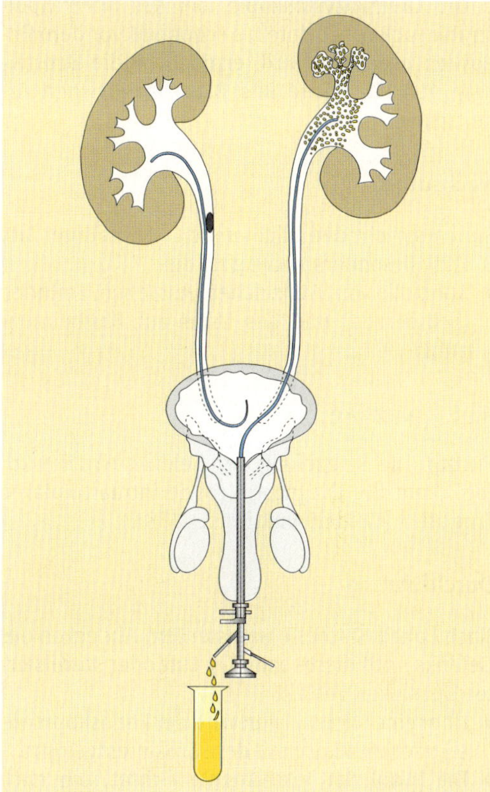

Abb. 43.**4** Sondierung und Auffangen des Harns der linken Niere mit Ureterkatheter oder retrograde Darstellung, rechts innere Schienung (nach Sökeland).

Vorbereitung

Alles, was auf S. 1169 f. gesagt wurde. Besonders zu beachten:

- Anregen der Diurese, mindestens 300 ml Tee trinken lassen.
- Intimtoilette; eventuellen Dauerkatheter entfernen.
- Gegebenenfalls verordnet der Arzt ein Analgetikum (besonders bei Männern, da das Einführen des Zystoskops viel schmerzhafter ist als bei Frauen).
- Kommt anschließend eine retrograde Pyelographie in Betracht, muß der Patient auch abgeführt sein.

Durchführung

Einführen des Zystoskops unter streng aseptischen Bedingungen. Es gilt das bei der Katheterisierung Gesagte.

Die Urethrozystoskopie, bei der unter Spülstrahldruck die Harnröhre schonend vor dem Endoskop erweitert wird, ermöglicht die Beurteilung von Harnröhre und Blase im gleichen Arbeitsgang.

Nachsorge

Sie entspricht den allgemeinen Maßnahmen auf S. 1170. Besonders wichtig ist die

- Kontrolle von Vitalzeichen, Aussehen, Befinden (Schmerzen) und des Urins auf Blutbeimengung.

43.6 Gelenke

Prinzip. Die Spiegelung der Gelenke (Arthroskopie) dient der Diagnostik sowie intraartikulären Eingriffen (Gelenkpunktion S. 1138 f.).

Durchführung

Nach Lokalanästhesie und sterilem Abdecken des Gelenks wird dieses mit CO_2, Luft oder sterilisierter Flüssigkeit gefüllt.

- Über eine Stichinzision wird der Endoskopmantel oder die Hülse mit dem Trokar eingeführt.
- Die Wahl der Instrumente richtet sich nach dem Gelenk: 5 mm dicke Arthroskope für das Kniegelenk, Nadelarthroskope bis zu 2 mm Dicke bei kleineren Gelenken wie Schulter, oberes Sprunggelenk usw.
- Nach Herausziehen des Trokars werden die Optik sowie an anderer Stelle die Instrumente für den vorgesehenen Eingriff eingeführt (Abb. 43.**5**). Je nach Art des Eingriffs lassen sich dann Zange, Sonde, Messer oder Rotationszange einschieben und unter Führung und Bildschirmkontrolle bedienen.
- Nach Abschluß der Arthroskopie wird das behandelte Gelenk steril verbunden.

Komplikationen. Ergußbildung, Nachblutungen ins Gelenk (Hämarthros) und sehr selten ein Emphysem.

Nachsorge

Im Normalfall wird der Eingriff ambulant durchgeführt. Eine längerdauernde Ruhigstellung und Entlastung ist meist nicht nötig.

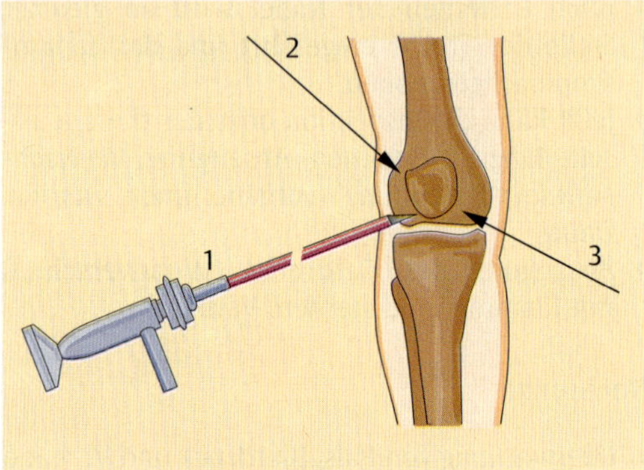

Abb. 43.**5** Kniegelenkarthroskopie. 1 = Endoskop, 2 und 3 = Operationsinstrumente.

Weiterführende Literatur

Anders, A., A. v. Ahlften, H.-J. Altheide: Laser – das andere Licht. Trias, Stuttgart 1989

Blackstone, M. O.: Endoskopie in der Gastroenterologie. Thieme, Stuttgart 1987

Krentz, K.: Endoskopie des oberen Verdauungstraktes. 2. Aufl. Thieme, Stuttgart 1982

Reifferscheid, M., S. Weller: Chirurgie, 8. Aufl. Thieme, Stuttgart 1989

Schroll, P.: Assistenz in der gastroenterologischen Endoskopie. Kohlhammer, Stuttgart 1986

Sökeland, J.: Urologie für Krankenpflegeberufe, 6. Aufl. Thieme, Stuttgart 1990

44 Bildgebende Verfahren und Strahlentherapie

44.1 Theoretische Grundlagen

44.1.1 Anwendungsbereiche

Bildgebende Verfahren

Sie dienen in der *medizinischen Diagnostik* dem Sichtbarmachen von Strukturen, Organen und Organteilen des menschlichen Körpers. Es werden dazu verschiedene Techniken angewandt:

Abstrahlung von Wärme (Infrarot). Die Bildkontraste ergeben sich durch die unterschiedliche Durchblutung der Gewebearten: Thermographie (seltene Anwendung).

Durchstrahlung des Körpers mit Röntgenstrahlen. Hier entstehen die Abbildungskontraste durch Absorptionsdichteunterschiede der verschiedenen Gewebearten: Durchleuchtung, Röntgenbild, Computertomographie.

Beschallung des Körpers mit Ultraschall. Die Abbildungskontraste ergeben sich aus der Reflexion der Schallwellen an den Grenzflächen hintereinanderliegender Gewebe; z. B. als Bildechoverfahren-Sonographie.

Emission. Hier werden im Gewebe strahlende Substanzen angereichert. Der Speicherungsgrad entspricht der Funktionsfähigkeit des Gewebes: Szintigraphie.

Änderungen des Magnetfeldes: Kernspintomographie (Magnetresonanztomographie).

Strahlentherapeutische Verfahren

Sie dienen der Therapie gutartiger und bösartiger Neoplasmen (Tumoren). Die prinzipiellen Anwendungsgrundlagen sind:

Dosiswirkung. Sie hängt ab von der Gesamtdosis (Herddosis), von der Dosis pro Bestrahlungssitzung (Fraktionierung) und der Dosisleistung während der Bestrahlung (Protrahierung).

Einwirkungsart der Strahlen. Sie hängt ab von der Bestrahlungsmethode:

- *Perkutane Bestrahlung.* Bestrahlung von außen durch die Haut, häufig als Mehrfeldertechnik (zur Hautentlastung) angewandt. Durch die sog. Bewegungsbestrahlung kann neben der Hautschonung u. a. die Fokussierung gesteigert werden (z. B. als Pendel-, Konvergenz- oder Pendel-Konvergenz-Bewegungsbestrahlung oder als Hochenergiestrahlungstherapie).
- *Intrakavitäre Bestrahlung.* Die Bestrahlung geschieht durch in Körperhöhlen eingebrachte strahlende Materialien (z. B. Radiumtherapie bei Uteruskarzinom).

44.1.2 Tätigkeitsbereiche

Die Arbeitsteilung bzw. die Verantwortungsbereiche sehen folgendermaßen aus:

Der **behandelnde Arzt** verordnet in Absprache mit dem Röntgenarzt die notwendigen Maßnahmen.

Der **Radiologe** (Spezialist für medizinische Radiologie) erstellt den Behandlungsplan im Bereich der Strahlentherapie oder anhand der ausgeführten Maßnahmen den Untersuchungsbefund. In Zusammenarbeit mit dem zuständigen Arzt wird, wenn nötig, das weitere Prozedere besprochen.

Der/die **medizinisch-technische Radiologieassistent/in** führt die radiologischen Untersuchungen und Behandlungen in enger Zusammenarbeit mit dem Radiologen durch. Er/sie betreut den Patienten während der Untersuchung oder Behandlung und ist mit zuständig für den reibungs- und fehlerlosen Ablauf der Untersuchungs- und Therapiemaßnahmen.

Der **Pflegedienst** (bei ambulanten Patienten der Hausarzt) ist verantwortlich für die notwendigen Vorbereitungsmaßnahmen wie Abführen und Nahrungskarenz bei Abdominal- und urologischen Aufnahmen, bei Kontrastmitteluntersuchungen sowie für die sachgerechte Nachsorge bei größeren Eingriffen (Angiographien, therapeutische Maßnahmen usw.).

44.2 Medizinische Radiologie

Radiologie bedeutet *Lehre von den Strahlen*. In der Medizin geht es um die Nutzbarmachung bestimmter Strahlungsarten für die *Diagnose* und die *Therapie*. Es lassen sich die Arbeitsbereiche der Röntgendiagnostik, Nuklearmedizin und der Strahlentherapie unterscheiden; letztere ist seit einigen Jahren ein eigenständiges Fachgebiet neben der Radiologie (es wird im dritten Teil dieses Kapitels behandelt).

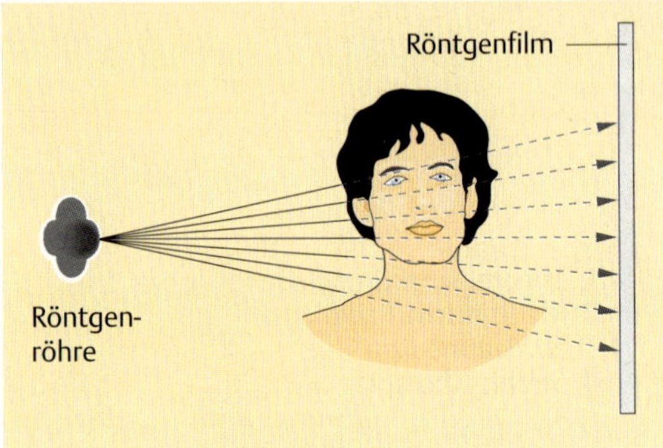

Abb. 44.**1** Prinzip der Durchleuchtung. Werden die Strahlen auf dem Röntgenfilm festgehalten, bekommt man das Röntgenbild.

44.2.1 Diagnostische Radiologie

Röntgendiagnostik

Die Röntgendiagnostik bedient sich der **Durchleuchtung** und/oder der *Röntgenaufnahme*. Hierbei werden Röntgenstrahlen eingesetzt, die beim Durchstrahlen eines Körpers bzw. Körperteils durch die verschiedenen Gewebe unterschiedlich geschwächt werden und dementsprechend nach ihrem Austritt aus dem Körper zu einer unterschiedlichen Belichtung („Schwärzung") des Röntgenfilms und damit zu einem **Röntgenbild** führen (Abb. 44.**1**).

Eine ergänzende röntgenologische Methode, die eingesetzt wird, wenn die Röntgenübersichtsaufnahmen infolge von Überlagerung keine ausreichende Information bieten, steht in Form der **Tomographie** (griech. Tomos = Schnitt oder Schicht) zur Verfügung. Die Tomographie findet häufig Anwendung in der Lungen-, Nieren- und Knochendiagnostik.

Durch den Einsatz von **Kontrastmitteln** können im normalen, sog. Nativröntgenbild nicht erkennbare Organe oder Organteile (z. B. Magen, Nieren, Gefäße) sichtbar gemacht werden. Man unterscheidet hierbei positive und negative Kontrastmittel. Positive Kontrastmittel besitzen als wesentliche schattengebende Substanzen Jod oder Barium. Jodkontrastmittel werden zur Darstellung der Nieren, des Gallengangssystems, des Herzens, der Gefäße, der Lymphbahnen und Lymphknoten sowie des Magen-Darm-Traktes bei Perforationsverdacht angewendet. Bariumsuspensionen dienen in Kombination mit Luft oder kohlensäureentwickelnden Präparaten (negative Kontrastmittel) zur Doppelkontrastdarstellung des gesamten Verdauungstraktes.

Komplikationen durch Kontrastmittel sind bei Verwendung moderner, insbesondere nichtionischer Kontrastmittel selten geworden. Dennoch sollte man bei der Applikation von Kontrastmitteln auf systemische und lokale Reaktionen vorbereitet sein.

Systemische Komplikationen können in Form eines anaphylaktischen Schocks, einer Urtikaria, eines Quincke-Ödems, eines Asthma-bronchiale-Anfalls, funktioneller Kreislaufdysregulationen, Übelkeit und Erbrechen auftreten.

Lokale Reaktionen können in einer Schädigung einzelner Organe infolge direkter Einwirkung des Kontrastmittels bestehen. Kritische Organe sind insbesondere Nieren und Gehirn.

Zu beachten bei Kontrastmittelapplikation

- Kontrastmittelinjektionen dürfen nur vom Arzt vorgenommen werden.
- Es können Kontrastmittelreaktionen auftreten. Dabei besteht die Gefahr des Erbrechens und der Aspiration von Mageninhalt in die Lungen → Aspirationspneumonie. Deshalb
  - Patient nüchtern lassen bzw. Nahrungskarenz von ca. 5 Stunden (nicht essen, nicht trinken).
- Kontrastmittel können eine Nierenschädigung bewirken.
  - Bestimmung des Kreatininwertes. Bei erhöhten Werten (vorgeschädigte Nieren) wird die Untersuchung nicht durchgeführt. Ausnahmen stellen akut lebensbedrohliche Situationen dar.
- Je nach *Zielorgan* sind besondere Maßnahmen nötig. Sie sind bei der jeweiligen Untersuchung nachzulesen.

Im folgenden werden die wichtigsten *Untersuchungsmethoden* angeführt. Sie betreffen Thorax, Abdomen/Nieren und Gefäße.

Thorax

Die Röntgenuntersuchung des Thorax ist für die Diagnostik aller Lungenerkrankungen unerläßlich. Normalerweise stehen die *Thoraxaufnahmen* (Abb. 44.**2**) und die *Durchleuchtung* zur Verfügung, die bei speziellen Fragestellungen durch die Tomographie, Computertomographie, Kernspintomographie, Bronchographie und selten durch eine Angiographie ergänzt werden müssen.

Tomographie. Hierbei werden Röntgenröhre und Film während der Aufnahme so bewegt, daß nur eine bestimmte Schicht der Lunge scharf abgebildet wird, während die übrigen Teile verwischen (Schichtaufnahmeverfahren).

Bronchographie. Zur Beurteilung peripherer Bronchialveränderungen werden mittels Katheter die unteren Luftwege (Bronchien) mit jodhaltigen Kontrastmitteln gefüllt und röntgenologisch dargestellt.

Vorbereitung. Da bei der Bronchographie Kontrastmittel appliziert wird, muß der Patient wegen der Gefahr der Aspiration von Mageninhalt in die Lungen 5 Stunden vor Untersuchungsbeginn nüchtern sein.

Nachsorge. Die Nahrungskarenz muß im Anschluß an die Untersuchung für weitere 6 Stunden eingehalten werden (Gefahr der Aspirationspneumonie). Danach

- ausreichende Flüssigkeitszufuhr und
- Gabe von Expektoranzien zur verbesserten Sekretolyse; Atemgymnastik.
- Den Patienten zum Aushusten auffordern.

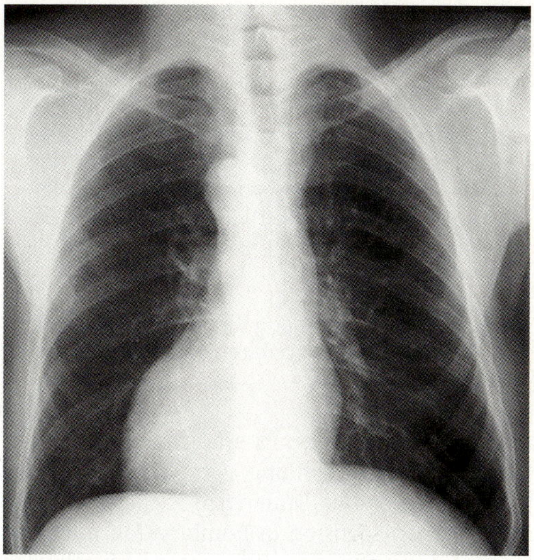

Abb. 44.**2** Negatives Thoraxröntgenbild.

- Nach 24 Stunden wird eine Kontrollröntgenaufnahme vorgenommen.

Abdomen

Abdomenleeraufnahme. Die Nativröntgendiagnostik des Abdomens wird üblicherweise mittels *Abdomenübersichtsaufnahmen* im Liegen und Stehen durchgeführt. Hierbei gelingt der Nachweis freier Luft (bei Perforation), Spiegelbildungen (bei Subileus, Ileus) und spontan schattengebender Konkremente (Cholezystolithiasis, Nephrolithiasis).

Tabelle 44.**1** Kontrastmitteldarstellung des Magen-Darm-Traktes

Passage	Kontrastmittelverabreichung	Darstellung
Ösophagus	per os	– Schluckakt – Veränderungen wie Stenose, Tumoren, Divertikel, Spasmen
Magen (Magen-Darm-Passage = MDP)	per os	Füllung des Magens – Aussparungen bei Tumor – nischenartige Ausbuchtung bei Ulzera Entleerung des Magens – Verlangsamung bei Atonie, Stenose
Duodenum/Dünndarm	per os Duodenalsonde	– Darstellung der Duodenalschleife und der Papilla Vateri
Dickdarm	Kontrastmitteleinlauf (Doppelkontrastdarstellung des Kolons)	– Darstellung der unteren Darmabschnitte

Kontrastmitteldarstellungen des Magen-Darm-Traktes. Sie sind in Tab. 44.**1** zusammengefaßt.

> **Bei allen Kontrastmittelaufnahmen ist zu beachten:** Der Patient darf 12 Stunden vor der Untersuchung nicht essen und rauchen (bei der MDP auch nicht trinken). Medikamente, die einen Einfluß auf die Peristaltik oder Sekretion haben, sind wegzulassen (außer bei spezieller Verordnung).
>
> *Nach* der Untersuchung für eine rasche Darmentleerung sorgen (abführen), da Barium gern zu Obstipation führt.

Magen-Darm-Passage. Es erfolgt meist eine sog. Doppelkontrastdarstellung von Ösophagus, Magen, Duodenum und Dünndarm nach oraler Gabe von Bariumsuspension in Kombination mit kohlensäureentwickelnden Präparaten. Mittels der Bariumsuspension wird ein Beschlag der Schleimhaut erreicht, entzündliche, polypöse oder tumoröse Prozesse können aufgedeckt werden. Zur Erzielung einer Erschlaffung des Verdauungstraktes kann Buscopan oder Glucagon intravenös verabreicht werden.

Das **Abstinenzgebot** (12 Std. nicht essen, trinken und rauchen) ist hier besonders wichtig, da sonst ein ausreichender Beschlag der Schleimhaut mit Barium nicht gewährleistet ist; auch könnten Speisereste zu Verwechslungen mit polypösen oder tumorösen Prozessen führen.

Kolonkontrasteinlauf. Die Kontrastmitteluntersuchung des Dickdarms kann durch zwei Methoden erfolgen:

- als *Einfachkontrastdarstellung*, indem das ganze Kolon mit einer Bariumsuspension rektal aufgefüllt wird und jeweils in Prallfüllung und nach Entleerung Aufnahmen des Kolons angefertigt werden;
- heute meist als *Doppelkontrastuntersuchung*, wobei nach Applikation der Bariumsuspension auf die Abbildung der Prallfüllung verzichtet wird. Nach der Entleerung erfolgt eine rektale Luftinsufflation, dann wird das ganze Kolon im „Doppelkontrast" (Barium/Luft) abgebildet. Zusätzlich wird, um eine Erschlaffung der Darmwand zu bewirken, Buscopan oder Glucagon intravenös injiziert. An der mit Barium benetzten Darmwand stellen sich Tumoren, Polypen, Divertikel und entzündliche Veränderungen dar.

Spezielle Vorbereitung. Die beste Vorbereitung zum Kontrasteinlauf sind diätetische Beschränkungen und Abführmittel. Das Ziel ist ein leerer und gereinigter Darm.

- Am Vortag nur noch schlackenarme Kost, ab 16 Uhr flüssig. Trinken lassen von 2–3 l Perfusionslösung (z. B. Foxtran); abführen (z. B. X-Prep, Prepacol) und Reinigungseinlauf.
- Am Untersuchungstag nüchtern lassen, Perfusionslösung trinken und Einlauf.

Bei ungenügender Entleerung und Reinigung des Dickdarms ist die diagnostische Aussagekraft des Kolonkontrasteinlaufs eingeschränkt, da im Darm noch befindliche Nahrungsreste mit polypösen oder tumorösen Prozessen verwechselt werden können.

Cholezystangiographie (Cholegraphie). Darstellung der Gallenblase und der Gallenwege mit Kontrastmitteln, die über das Leber-Galle-System ausgeschieden werden.

Vorbereitung:

- Am Vortag keine blähende oder schlackenreiche Kost, da sonst durch eine Darmgasüberlagerung der Gallenblase und Gallenwege die Beurteilbarkeit der Aufnahmen eingeschränkt sein kann.
- Der Patient darf 12 Stunden vorher nicht essen, trinken und rauchen.
- Bestimmung des Bilirubinwerts. Dieser Wert soll unter 85 µmol/l betragen. Bei höheren Werten kommt es aufgrund der Funktionseinschränkung der Leberzellen zu keiner ausreichenden Kontrastmittelausscheidung und Kontrastierung der Gallenblase bzw. Gallenwege.
- Bei oraler Kontrastmittelgabe: Einnahme der Kontrastmittelkapsel unzerkaut am Vorabend.

Nachsorge. Keine besonderen Maßnahmen.

Perkutane transhepatische Cholangiographie (PTC). Unter Lokalanästhesie wird eine Nadel in die Leber vorgeschoben und ein Gallengang punktiert. Nach Kontrastmittelinjektion über diese Nadel in den Gallengang erfolgt die Darstellung der intra- und extrahepatischen Gallenwege. Das Kontrastmittel fließt über die extrahepatischen Gallenwege in das Duodenum ab.

Vorbereitung:

- Patient bleibt 5 Stunden vor der Untersuchung nüchtern (Kontrastmittelgabe!).
- Bestimmung der Gerinnungsparameter (z. B. Quick-Wert, PTT, Thrombozyten). Bei einer Störung des Gerinnungssystems ist die Untersuchung wegen der Blutungsgefahr nach der Punktion nicht durchführbar.

Nachsorge:

- Überwachung von Puls, Blutdruck und Verband während der ersten Stunden (in festgelegten Zeitabständen);
- Bettruhe während 24 Stunden.

Nieren

Ausscheidungsurogramm (i. v. Urogramm). Darstellung der Nierenbecken-Kelch-Systeme, der ableitenden Harnwege und der Harnblase nach Injektion eines nierengängigen Kontrastmittels. Hiermit lassen sich Aussagen über die Ausscheidungsfunktion der Nieren und über die Ausschüttung des Kontrastharns aus dem Nierenbecken-Kelch-System über die Harnleiter in die Harnblase treffen. Des weiteren läßt sich die Morphologie der Harnwege beurteilen.

Vorbereitung:

- Abführmittel und leichte, schlackenarme, wenig blähende Speisen am Vortag, um eine Überlagerung durch Darmgase zu vermeiden.
- Der Patient bleibt ca. 5 Stunden vor der Untersuchung nüchtern (Gefahr der Aspiration bei Erbrechen).
- Bestimmung des Kreatininwerts. Da Kontrastmittel eine Nierenschädigung bewirken können, sollten Untersuchungen mit Kontrastmitteln bei bereits vorgeschädigten Nieren (erhöhter Kreatininwert) nicht durchgeführt werden. Ausnahmen stellen akut lebensbedrohende Situationen dar.
- Unmittelbar vor der Untersuchung sollte der Patient die Harnblase entleeren, um eine bessere Ausschüttung des Kontrastharns und eine bessere Kontrastierung der Harnblase zu ermöglichen.

Nachsorge:

- Der Patient soll viel trinken, um die Ausscheidung des Kontrastmittels über die Nieren zu fördern.

Gefäße

Angiographie. Bei der Angiographie werden Gefäße durch Injektion von Röntgenkontrastmitteln sichtbar gemacht. Die angiographische Diagnostik erfaßt sowohl primäre Gefäßerkrankungen und Anomalien als auch sekundäre Einbeziehungen von Arterien und Venen in organische Erkrankungen. Die Kontrastmittelinjektion erfolgt meist direkt in das zu untersuchende Gefäß (in die zuführende Arterie vor dem vermutlich erkrankten Organ oder in ableitende Venen). Dies setzt eine Katheterisierung oder eine Direktpunktion mit Blutgefäßkathetern voraus.

Digitale Subtraktionsangiographie (DSA). Die digitale Subtraktionsangiographie ist ein Verfahren zur Darstellung isolierter Gefäßbilder. Von einer Körperregion werden vor und nach einer Kontrastmittelinjektion Bilder in zeitlicher Serie angefertigt. Ein Leerbild (sog. Maske) und ein Bild der mit Kontrastmittel angefärbten Gefäße werden voneinander subtrahiert; dabei entsteht ein reines Gefäßbild, das Subtraktionsbild. Die Kontrastmittelinjektionen werden je nach Untersuchung entweder periphervenös oder über einen Katheter zentralvenös bzw. intraarteriell vorgenommen.

Vorbereitung:

- Nüchtern lassen bzw. Nahrungskarenz von mindestens 5 Stunden (Begründung und Gefahren bei Kontrastmittelgaben S. 1178).
- Bestimmung der Gerinnungsparameter (z. B. Quick-Wert, Thrombozyten, PTT). Bei einer gestörten Blutgerinnung ist die Blutstillung nach Punktion eines Gefäßes nur schwer möglich (Gefahr der Nachblutung).
- Bestimmung des Kreatininwerts. Da Kontrastmittel zu einer Nierenschädigung führen können, werden bei vorgeschädigten Nieren (erhöhter Kreatininwert) außer in Notsituationen keine Kontrastmittel appliziert.

Nachsorge:

- Bettruhe während 24 Stunden.
- Kontrolle der Vitalzeichen in festgelegten Zeitabständen sowie
- Kontrolle der Punktionsstelle, um eine Nachblutung oder Hämatombildung frühzeitig zu erkennen.
- Patient auffordern, viel zu trinken, sofern keine Gegenindikation besteht. Eine gute Diurese fördert die Ausscheidung des Kontrastmittels über die Nieren.

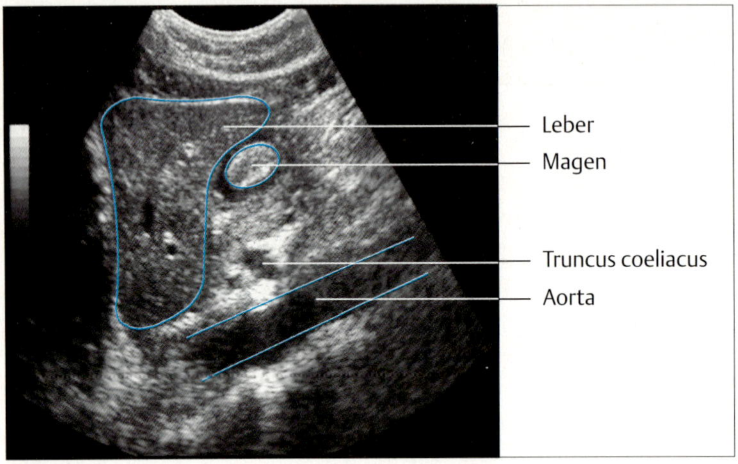

Abb. 44.**3** Sonogramm des Oberbauchs, sagittal.

Interventionelle Maßnahmen. Es handelt sich dabei um therapeutische Maßnahmen unter röntgenologischer Kontrolle, die von außen (perkutan) mittels Punktionsnadeln und Kathetern, jedoch nicht operativ durchgeführt werden. So können z. B. Gefäße rekanalisiert und/oder erweitert bzw. auch verschlossen (Embolisation) werden. Weitere Maßnahmen sind die Entfernung von intravasalen Fremdkörpern (z. B. Venenkathetern) oder die intraarterielle Verabreichung von Pharmaka (z. B. die Chemotherapie bei Tumorpatienten).

Vorbereitung und Nachsorge. Es gilt alles oben Gesagte. Zusätzlich

- Rasur der Punktionsstelle.
- Engmaschige Kontrolle (während und nach der Untersuchung). Die Komplikationshäufigkeit ist höher als bei der Angiographie, da die Untersuchungszeit länger ist, dickere Katheter gebraucht werden und größere Kontrastmittelmengen sowie häufige Katheterwechsel nötig sind. Bei Auftreten von Komplikationen sofort den Arzt benachrichtigen.
- Weitere Maßnahmen je nach durchgeführter Untersuchung bzw. Verordnung des Arztes.

Nicht gefäßbezogene interventionelle Maßnahmen, d. h. therapeutische Eingriffe, die unter Röntgenkontrolle durchgeführt werden, sind z. B.

- Drainagen wie Pleura-, Zysten-, Abszeßdrainagen;
- Endoskopien und einzelne Biopsien (s. dort).

Schnittbildgebende Verfahren

Sonographie

Prinzip. Bei der Sonographie werden Schallwellen, die von einem Schallkopf erzeugt werden, in den Körper geschickt. Diese Schallwellen breiten sich mit der Schallgeschwindigkeit im Körper aus. An den Grenzflächen unterschiedlicher Gewebe werden sie teilweise reflektiert und kehren somit zum Schallkopf zurück. Diese reflektierten Echos der Grenzflächen werden dann über einen Verstärker als Helligkeitswerte zu einem Schnittbild verarbeitet (Abb. 44.**3**). Schallwellen können Luft im Magen-Darm-Trakt nicht durchdringen, sondern werden total reflektiert. Daher ist bei einer Darmgasüberlagerung die Sonographie in ihrer Aussagekraft eingeschränkt.

Vorbereitung. Die Vorbereitungsmaßnahmen dienen der

- Vermeidung von Luft im Magen-Darm-Trakt. Luft reflektiert den Schall und vermindert die Beurteilbarkeit.
  - Patient nüchtern lassen.
  - Bei Meteorismus sollen am Vortag ein Antiblähmittel sowie nichtblähende Speisen verabreicht werden.
- Erzeugung von flüssigkeitsgefüllten Räumen zur Nutzung als Schallfenster bzw. zur besseren Beurteilung der Hohlorgane und deren Umgebung: gefüllte Gallenblase beim nüchternen Patienten bei der Suche von Gallensteinen; gefüllte Harnblase bei Untersuchungen im Beckenbereich.
  - Patient darf die Blase nicht entleeren;
  - evtl. trinken lassen (Tee, Wasser).

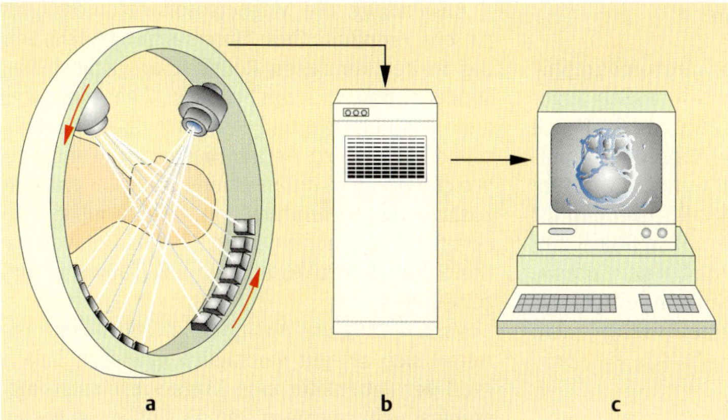

Abb. 44.**4** Prinzip der Computertomographie.
a Die Röntgenanordnung wird um den liegenden Patienten herum bewegt.
b Aus den Hunderttausenden von Meßwerten errechnet der Computer innerhalb weniger Sekunden ein Schnittbild (**c**). Bei geringem Dosisbedarf werden so Details weit unter 1 mm sichtbar.

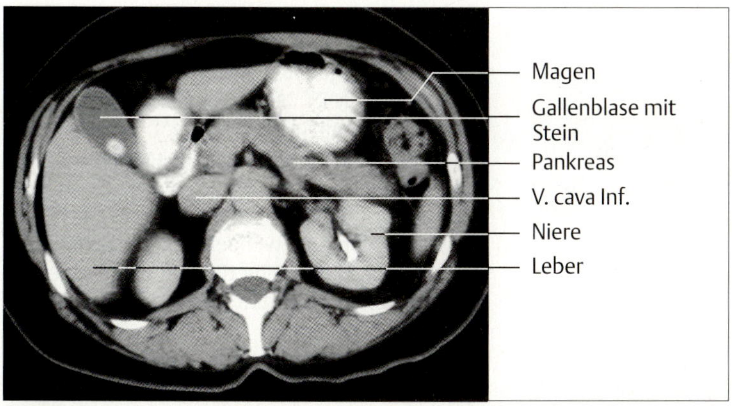

Abb. 44.**5** Computertomogramm des Oberbauchs.

Nachsorge. Es sind keine besonderen Maßnahmen nötig.

Computertomographie

Prinzip. Mit der Kombination von Röntgen- und Computertechnik gelingt es, durch selektive Röntgenstrahlenexposition einer ausgewählten Schicht Querschnittbilder des menschlichen Körpers zu gewinnen. Hierbei rotiert ein Röntgenstrahl um den auf einem Untersuchungstisch liegenden Patienten. Beim Durchdringen des Körpers werden die Röntgenstrahlen geschwächt. Diese Schwächungswerte werden durch Detektoren registriert und durch einen Computer zu einer Abbildung in Grauwerten umgesetzt (Abb. 44.**4**).

Anwendung. Die Computertomographie (CT) wird zur Diagnostik im Bereich des ganzen Körpers eingesetzt, wobei zwischen *Schädel-CT*, die vor allem das Gehirn betrifft, und *Ganzkörper-CT*, die hauptsächlich den Rumpf angeht (Abb. 44.**5**), unterschieden wird.

Vorbereitung. Wird die Aufnahme ohne Kontrastmittel vorgenommen, ist keine besondere Vorbereitung nötig.

- Nüchtern lassen bzw. 5 Stunden Nahrungskarenz bei intravenöser Verabreichung von Kontrastmitteln (Nebenwirkungen S. 1178).
- Trinken lassen von ca 1 l Kontrastmittel bei Abdomen-CT. Trinkzeit: 1 Stunde vor Untersuchungsbeginn bis kurz vor Aufnahmebeginn.
- Kontrastmitteleinlauf bei CT im Beckenbereich. Der Einlauf wird üblicherweise in der Röntgenabteilung vorgenommen. Eventuell ist die Applikation eines Scheidentampons notwendig.

Nachsorge. Keine besonderen Maßnahmen.

Magnetresonanztomographie

Prinzip. Bei der Magnetresonanztomographie (MRT) wird der Patient einem von außen angelegten Magnetfeld ausgesetzt (Abb. 44.**6**). Durch Einstrahlung von Radiowellen (Anregungsimpulsen) werden die Wasserstoffkerne aus ihrem Gleichgewicht gebracht. Bei der Rückkehr in ihr Gleichgewicht senden diese Kerne ein Signal aus, aus dem dann anschließend (wie bei der Computertomographie) nach digitaler Verarbeitung das Bild in Grautönen zusammengesetzt wird (Abb. 44.**7**).

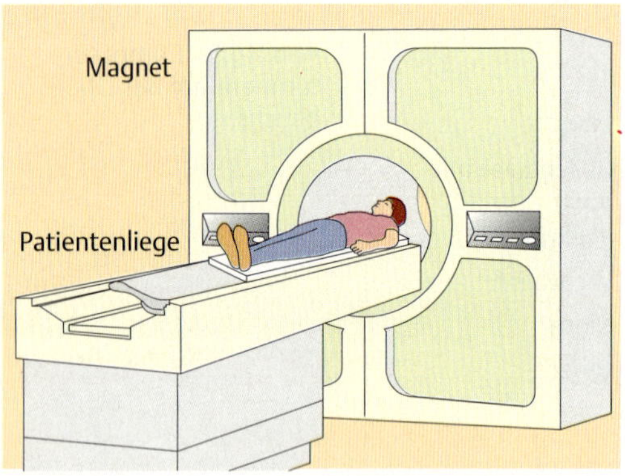

Abb. 44.**6** Das Magneton besteht aus der Patientenliege und dem Magnetfeld, das den liegenden Patienten umgibt.

Anwendung. Die Magnetresonanztomographie ist ein empfindliches Untersuchungsverfahren, das in der klinischen Routinediagnostik, insbesondere im Bereich des Schädels (Abb. 44.**8**), aber auch des Rumpfes und der Extremitäten zunehmend Verbreitung findet. Hierbei ist es möglich, Weichteile sehr differenziert darzustellen. Eine zusätzliche Anwendung von MRT-Kontrastmitteln führt zu einer besseren Abgrenzung von pathologischen Strukturen, wie z. B. Tumoren, Entzündungen.

Vorbereitung und Nachsorge. Da MRT-Kontrastmittel sich als gut verträglich erwiesen haben, muß der Patient für eine Magnetresonanztomographie nicht nüchtern sein. Es sind keine besonderen Vorbereitungs- und Nachsorgemaßnahmen notwendig.

Vorteile:

- Bessere Bildqualität gegenüber anderen Techniken. Das MRT bietet dreidimensionale Darstellungsmöglichkeiten mit z. T. höheren Bildkontrasten im gesunden und kranken Gewebe als das CT.
- Keine Strahlenbelastung, da keine ionisierenden Strahlen angewendet werden. Schädigungen durch das Magnetfeld und die Hochfrequenzwellen auf den menschlichen Körper sind nicht bekannt.
- Schichtbilder sind in allen Positionen möglich, ohne daß der Patient umgelagert werden muß.

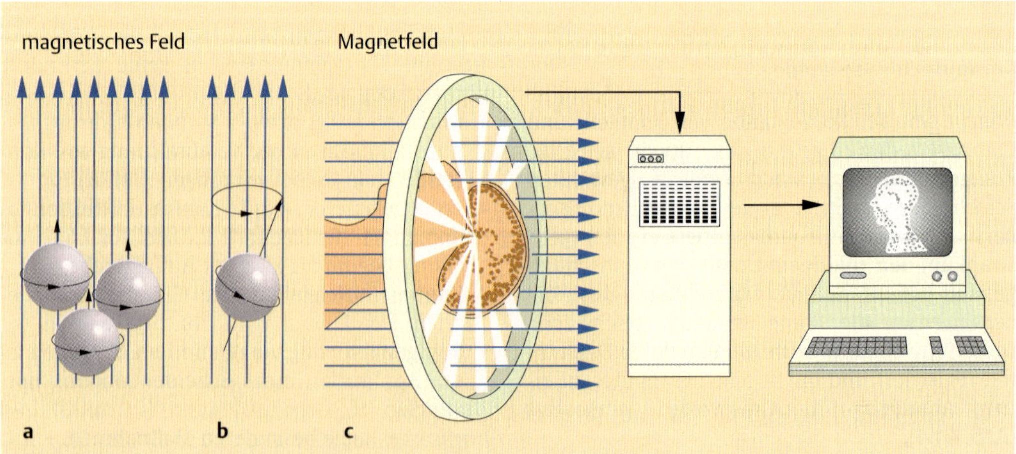

Abb. 44.**7** Prinzip der Kernspintomographie. **a** Protonen im homogenen Magnetfeld. **b** Anregung des Kernspins. **c** Prinzip der Anlage.

a

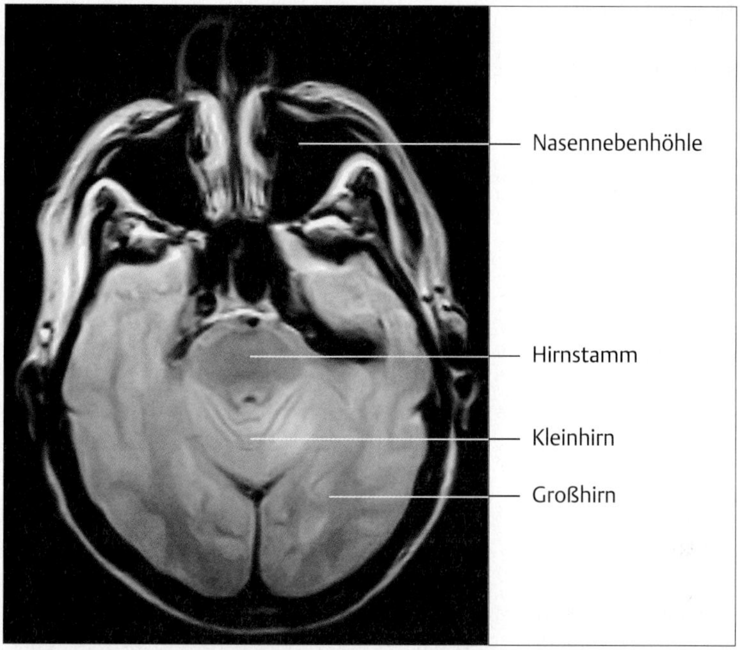

b

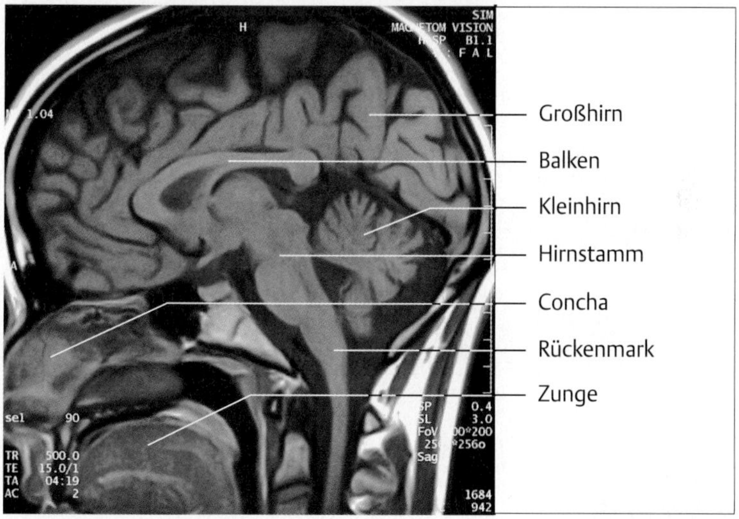

Abb. 44.**8** Kernspintomographie des Kopfes,
a axial,
b sagittal.

Nachteile:

- Lange Untersuchungszeit, was eine hohe Kooperationsbereitschaft des Patienten voraussetzt. Für unruhige Patienten eignet sich die Untersuchung nicht (ruhiges Liegen ist für das Gelingen der Aufnahmen notwendig).
- Die Kosten sind hoch.

44.2.2 Strahlenschutz in der diagnostischen Radiologie

Strahlenexposition

Radioaktivität bedeutet für uns Menschen etwas Unheimliches, weil wir diesen Zerfall von instabilen Atomen und die dabei entstehende Strahlung nicht sehen, riechen oder fühlen können. Die Strahlung ist gefährlich, weil sie die Zellen schädigen kann, sie ist jedoch meßbar, was Vergleiche ermöglicht.

Die durchschnittliche, natürliche Strahlenbelastung pro Jahr und deren Zusammensetzung ist in Abb. 44.**9** ablesbar.

Für die *künstliche* Strahlenexposition (vertretbares Berufsrisiko, z.B. von Röntgenpersonal) besteht eine Strahlenschutzverordnung, deren Grenzwerte eingehalten werden müssen. Die beste Vorsorge ist die Reduzierung der einwirkenden Strahlendosis.

Strahlenschutz des Patienten

Eine Reduzierung der Strahlenbelastung für den Patienten in der Röntgendiagnostik kann erreicht werden durch

- Verwendung hochempfindlichen Aufnahmematerials;
- fundierte Kenntnisse über Strahlenwirkung und Schutzmaßnahmen;
- Abschirmung der Geschlechtsorgane (Keimdrüsen) durch Abdeckung mit einer Bleiplatte oder -kapsel, z.B. bei Aufnahmen im Bereich des Beckens, Abdomens und der Hüftgelenke;
- weitgehenden Verzicht auf Röntgenuntersuchungen in der Schwangerschaft.

Strahlenschutz des Personals

Eine Reduzierung der Strahlenbelastung in der Röntgendiagnostik für das dort tätige Personal kann erreicht werden durch

- Tragen von Schutzkleidung (Bleimantelschürzen und Bleihandschuhe sowie Bleiglasbrillen);
- Vermeidung eines unnötigen Aufenthalts im Arbeitsraum während der Röntgenuntersuchung;
- Abschirmung des Untersuchungsraumes durch Bleieinlagen in den Türen und Trennwänden.

Das Tragen eines *Dosimeters*, der die aufgenommene Strahlendosis kontinuierlich digital anzeigt, ist obligatorisch. Die durch die Röntgenverordnung zulässige Dosis darf nicht überschritten werden.

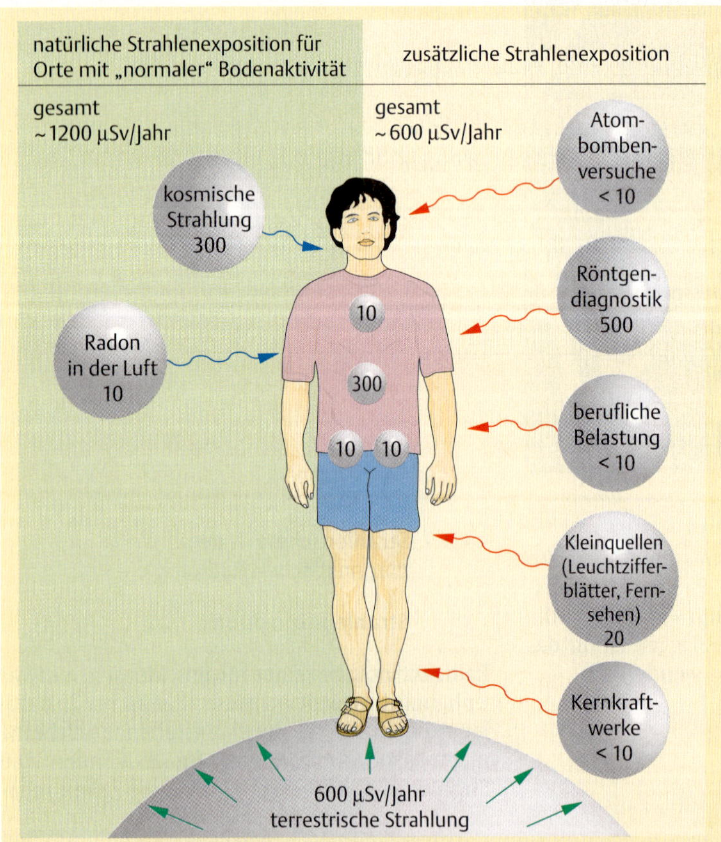

Abb. 44.**9** Mittlere genetische Strahlenexposition des Menschen in Deutschland. In der Schweiz und in Österreich sind die Zahlen ähnlich (nach Frommhold).

Zusammenfassende Grundsätze

- Abschirmung des Körpers (Bleiplatten, Bleischürzen).
- Hinreichend große Entfernung von der Strahlenquelle.
- Möglichst kurzfristiges Verweilen im Strahlenfeld.

44.3 Nuklearmedizin

Die Nuklearmedizin beschäftigt sich mit der Anwendung von offenen radioaktiven Stoffen in der Medizin. Diese radioaktiven Stoffe verteilen sich im Körper und geben Strahlung nach außen ab. Die Strahlung kann mit Szintillationsdetektoren, z. B. Gammakameras, von außen geortet und gemessen werden. Nuklearmedizinische Untersuchungen eröffnen Einblicke in funktionell-morphologische Vorgänge.

Vorgehen. Radiopharmaka, die auf das jeweils zu untersuchende Organ abgestimmt sind, werden dem Patienten je nach Art der Untersuchung entweder injiziert, oral verabreicht oder vom Patienten inhaliert. Mittels Gammakameras werden dann Aufnahmen (Szintigramme) angefertigt (Abb. 44.**10**).

Da die Nuklearmedizin eine Vielzahl von Untersuchungsverfahren umfaßt, sollen im folgenden exemplarisch nur einige Methoden kurz dargestellt werden.

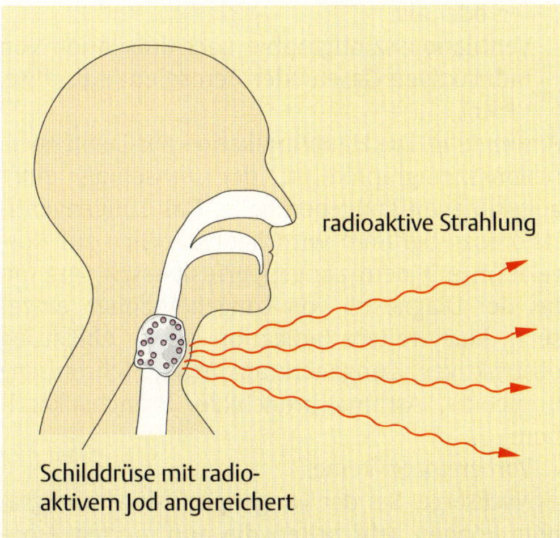

Abb. 44.**10** Prinzip der Szintigraphie. Radioaktives Jod, das sich in der Schilddrüse gesammelt hat, gibt nach außen Signale ab. Mit dem Scanner erfolgt die punktförmige Bildaufzeichnung – Szintigramm.

44.3.1 Nuklearmedizinische Methoden

Skelettszintigraphie

Das *Untersuchungsprinzip* besteht darin, daß nach Injektion von ^{99m}Tc-markierten Phosphonatverbindungen diese sich durchblutungsabhängig an die Calciumapatitkristalle des Knochens anlagern und somit den Knochenstoffwechsel widerspiegeln. In bestimmten Zeitabständen werden Aufnahmen mit einer Gammakamera zur szintigraphischen Darstellung von Knochengewebe angefertigt.

Anwendung. Die klinisch wichtigsten Indikationen der Skelettszintigraphie sind die Metastasensuche, die Erkennung und Differentialdiagnose von entzündlichen, degenerativen und traumatischen Knochenveränderungen.

Vorbereitung:

- Falls keine Kontraindikationen (Nieren- und Herzinsuffizienz) bestehen, sollte der Patient vor der Untersuchung mindestens 1 l Flüssigkeit trinken, um die über die Nieren einsetzende Ausscheidung des Radiopharmakons zu beschleunigen.
- Metallteile (Ketten, Ringe, Gürtelschnallen, Schlüssel und Geldbörsen) müssen vor der Untersuchung abgelegt werden, da sie Strahlung absorbieren und so Minderanreicherungen vortäuschen und daher zu Fehldiagnosen führen können.
- Vor Anfertigung der 2-Stunden-Aufnahmen soll der Patient die Blase entleert haben, um Überlagerungen von Blase und Beckenknochen zu vermeiden.

Nachsorge:

- Um die Strahlenbelastung zu reduzieren, wird der Patient aufgefordert, nach der Untersuchung möglichst viel zu trinken und häufig die Blase zu entleeren.

Schilddrüsenszintigraphie

Prinzip. 20 Minuten nach Injektion von ^{99m}Tc-Pertechnetat, das in die Schilddrüse aufgenommen wird, erfolgt die Untersuchung an der Gammakamera mit Aufnahmen.

Anwendung. Mittels der Schilddrüsenszintigraphie in Kombination mit einer Hormonbestimmung kann die Schilddrüse bezüglich Form, Größe, Lage und Funktion beurteilt werden. Pathologische Prozesse, die eine Über- oder Unter-

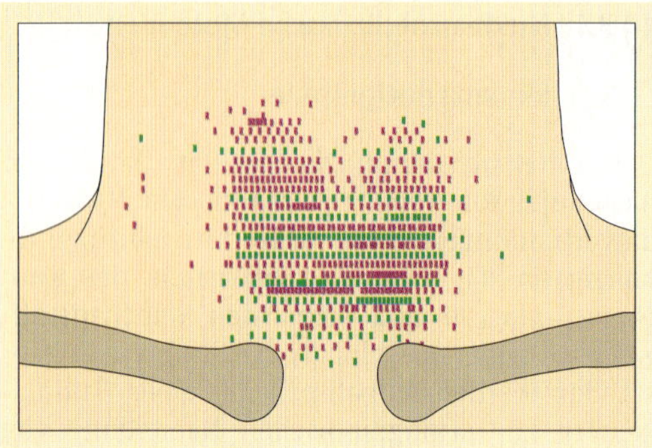

Abb. 44.**11** Normales Schilddrüsenszintigramm. Wird statt des Scanners eine Gammakamera verwendet, entsteht eine sog. momentane Bildaufzeichnung.

funktion bedingen, Fehlanlagen, Strumen, funktionslose Knoten, Zysten und Karzinome können diagnostiziert werden (Abb. 44.**11**).

Vorbereitung:

- Vor einer Schilddrüsenszintigraphie muß eine Medikation mit Schilddrüsenhormonen und schilddrüsenblockierenden Medikamenten in der Regel 3 Wochen abgesetzt sein, da sonst eine Anreicherung des Radiopharmakons in der Schilddrüse verhindert wird.
- Aus demselben Grund darf vorher keine Untersuchung mit jodhaltigen Röntgenkontrastmitteln stattgefunden haben.

Nachsorge. Keine besonderen Maßnahmen.

Nierenszintigraphie

Mit entsprechenden, auf die jeweilige Fragestellung abgestimmten Radiopharmaka (z. B. ^{99m}Tc-DTPA, ^{131}J-Hippuran, ^{99m}Tc-MAD3) können die Nieren und ableitenden Harnwege szintigraphisch dargestellt und in ihrer Funktion (Clearance) und Morphologie beurteilt werden (Abb. 44.**12**).

Vorbereitung:

- 3 Tage vor der Untersuchung sollte keine Kontrastmitteluntersuchung mit nierengängigen Substanzen durchgeführt werden.
- Eine halbe Stunde vor Untersuchungsbeginn muß der Patient mindestens einen halben Liter Flüssigkeit getrunken haben, damit eine gute Hydrierung erreicht wird.
- Unmittelbar vor Beginn der Aufnahme muß der Patient die Blase entleeren.

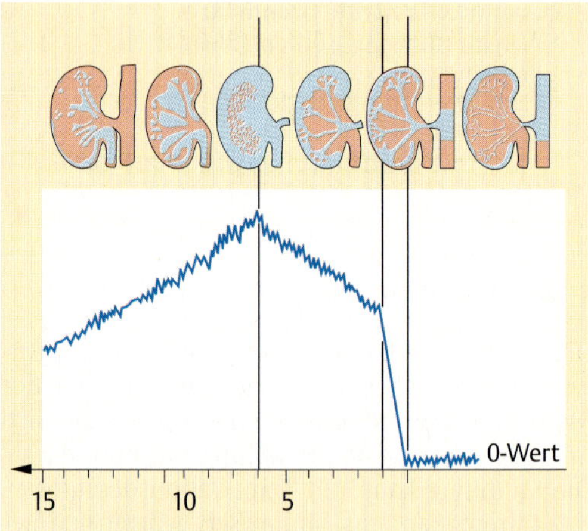

Abb. 44.**12** Funktionsuntersuchung der Nieren. Entstehung der normalen Kurve des Isotopennephrogramms. Die blau gezeichneten Gewebeteile stellen die Organabschnitte mit hohem Aktivitätsgehalt dar.

Nachsorge:

- Um die Strahlenbelastung zu reduzieren, sollte der Patient nach der Untersuchung viel trinken und häufig die Harnblase entleeren.

Lungenszintigraphie

Prinzip. Durchführung entweder als

- Perfusionsszintigraphie nach intravenöser Injektion von ^{99m}Tc-Makroalbumin-Aggregaten (^{99m}Tc-MAA) oder ^{99m}Tc-Albumin-Mikrosphären oder als
- Ventilationsszintigraphie nach Inhalation von radioaktiven Gasen oder Aerosolen (z. B. ^{133}Xe, ^{81m}Kr).

Anwendung. Die Hauptindikation zur Lungenperfusionsszintigraphie ist der Ausschluß einer abgelaufenen Lungenembolie. Das Lungenventilationsszintigramm wird hauptsächlich zur Korrelation mit dem Lungenperfusionsszintigramm bei der Diagnostik von Lungenembolien eingesetzt. Eine weitere Indikation ist die Abklärung obstruktiver Lungenerkrankungen (chronische Bronchitis, Asthma bronchiale, Bronchialkarzinom).

Vorbereitung: keine.

Nachsorge. Bei der Lungenperfusionsszintigraphie können sehr selten die applizierten Albuminpartikel zu Überempfindlichkeitsreaktionen führen. Daher ist der Patient hinsichtlich etwaiger Reaktionen zu überwachen.

44.3.2 Strahlenschutz in der Nuklearmedizin

Strahlenschutz für den Patienten

Der erste Schritt zum Strahlenschutz für Patienten ist die gezielte Indikationsstellung zur Untersuchung sowie die sachgerechte Durchführung.

Zu beachten ist weiterhin:
- Schwangere dürfen grundsätzlich nicht nuklearmedizinisch untersucht werden. Ausnahme ist der extrem seltene Fall, daß eine akut lebensbedrohliche Situation nicht durch andere Maßnahmen abgeklärt werden kann.
- Bei Radiopharmaka, die über die Nieren ausgeschieden werden, muß der Patient aufgefordert werden, viel zu trinken und häufig die Blase zu entleeren. Dadurch werden der Harnfluß erhöht und die Gesamtkörperbelastung und besonders die Blasen- und Gonadenbelastung reduziert.
- Bei Säuglingen und Kleinkindern muß die Windel häufig gewechselt werden, um die Gonadenbelastung gering zu halten.

Strahlenschutz für das Personal

Die Strahlenschutzverordnung enthält spezielle Vorschriften, die beim Gebrauch von Radionukliden eingehalten werden müssen. Bei direktem Umgang mit radioaktiven Stoffen werden zur zusätzlichen Kontrolle Ringdosimeter eingesetzt. Eine weitere Vorschrift ist die Anwendung des internationalen Zeichens für Radioaktivität (Abb. 44.**13**) an Türen, Gefäßen usw.

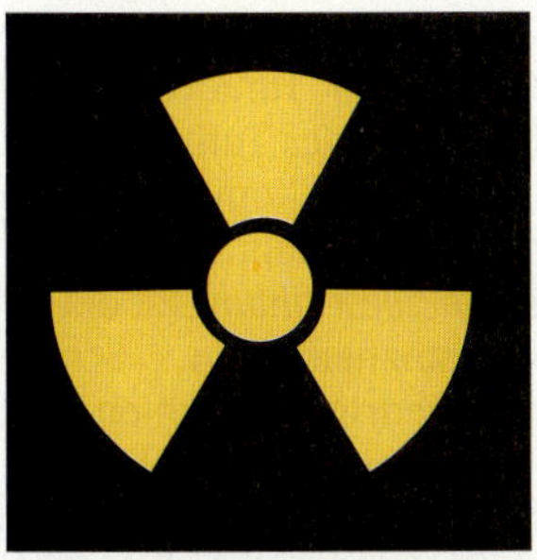

Abb. 44.**13** Internationales Zeichen für Radioaktivität.

Eine *Reduzierung der Strahlenbelastung* für das Personal kann erreicht werden durch
- exakte Beachtung der Strahlenschutzvorschriften sowie durch sorgfältiges und sauberes Arbeiten. Es ist dies die Grundlage für den Strahlenschutz überhaupt.
- Abstand halten! Da die äußere Strahlenbelastung mit dem Quadrat des Abstandsgesetzes abnimmt, sollte man stets von allen Strahlenquellen so weit wie möglich Abstand halten.
- Entsorgung radioaktiver Abfälle sofort in bleiabgeschirmten Behältern.
- Es gelten die *Grundsätze* auf S. 1187.

44.4 Strahlentherapie

Bei der Strahlentherapie werden Krankheiten mit energiereichen Strahlen behandelt. Ziel einer Strahlentherapie ist es, den Krankheitsherd maximal zu schädigen und andererseits das umgebende gesunde Gewebe möglichst zu schonen. Dies ist möglich, da die Strahlenempfindlichkeit der einzelnen Tumoren und der normalen Gewebe verschieden ist. Um einen malignen Tumor mit hoher Wahrscheinlichkeit vernichten zu können, ist eine bestimmte Dosis erforderlich, die Tumorvernichtungsdosis. Bei jeder Strahlenbehandlung muß auch die Dosis an den bestrahlten gesunden Organen beachtet werden. Um nicht schwerwiegende Schädigungen zu riskieren, darf sie einen bestimmten kritischen Wert, der abhängig ist von der Art des Organs, der Größe des bestrahlten Volumens und der Fraktionierung, nicht überschreiten.

44.4.1 Strahlenwirkung

Ionisierende Strahlen verlieren beim Durchtritt durch Materie (biologisches Gewebe) einen Teil ihrer Energie durch Absorption (Abb. 44.**14**). Die Energieabgabe erfolgt durch Anregung (Erhöhung des Energiezustandes des Atoms im durchstrahlten Material) und Ionisation (Erzeugung von Ionen im durchstrahlten Material). Im biologischen Gewebe ist nur die absorbierte Energie der Strahlung wirksam, sie ruft Zellschäden hervor. Treten diese Schäden an lebenswichtigen Biomolekülen der Zelle auf, kann es zu ihrem Absterben kommen. Das Prinzip der Strahlenbehandlung beruht nun darauf, daß sich das Normalgewebe von einer Strahleneinwirkung weitgehend erholen kann, während im Tumorgewebe Reparatursysteme weniger funktionstüchtig sind.

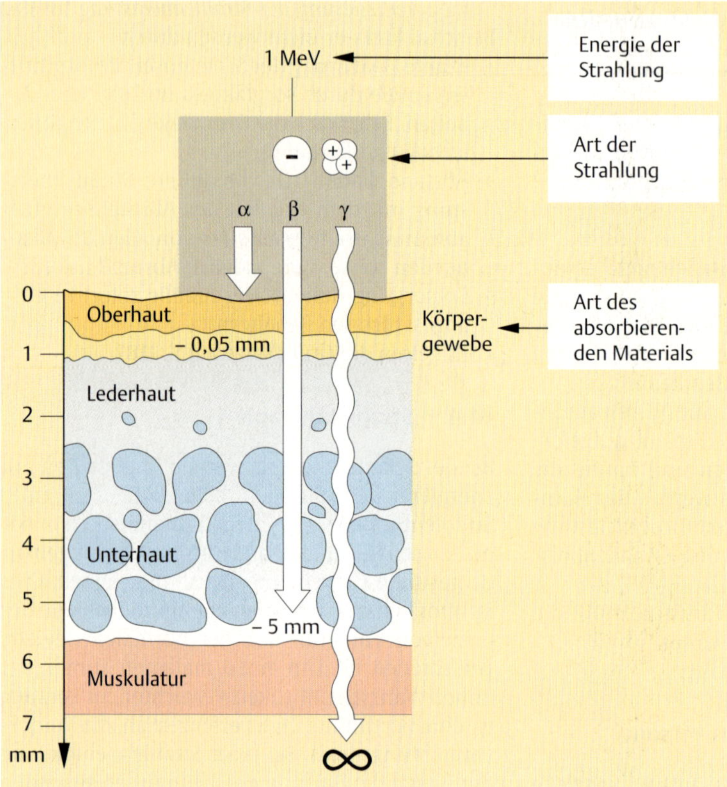

Abb. 44.**14** Eindringtiefe von Strahlen in Gewebe, bedingt durch Energie und Art der Strahlung sowie Art des absorbierenden Materials (nach Frommhold).

44.4.2 Strahlenbehandlung

Gutartige Erkrankungen. Die Strahlentherapie als Entzündungs- und Reizbehandlung führt zu einer Anregung der Stoffwechselabläufe und zur Beseitigung chronisch entzündlicher Prozesse. Schmerzzustände wie z. B. bei der Periarthritis humeroscapularis, Epikondylitis, Peritendinitis können gebessert werden.

Bösartige Erkrankungen. Viele bösartige Erkrankungen können mit einer Strahlentherapie besser als mit anderen Verfahren (z. B. Chemotherapie) geheilt werden. Des weiteren kann eine Strahlentherapie zur symptomatischen Behandlung angewandt werden. Grundsätzlich unterscheidet man:

- *kurative Radiotherapie.* Das Ziel liegt in der Tumorheilung, häufig kombiniert mit operativer oder Chemotherapie;
- *palliative Radiotherapie.* Hier geht es um Linderung der Beschwerden, sei es durch die Schmerzbestrahlung oder die Stabilisierungsbestrahlung.

Die **palliative Strahlentherapie** ist indiziert bei fortgeschrittenen Malignomen ohne kurative Möglichkeiten, bei irreversibel schlechtem Allgemeinzustand oder schweren Organinsuffizienzen (z. B. schmerzhaften Metastasen, drohenden Frakturen infolge von Knochenmetastasen.

- Man unterscheidet zwei Formen der palliativen (lindernden) Radiotherapie:
  - Die *Stabilisierungsbestrahlung* versucht das Wachstum von Tumoren aufzuhalten (zu stabilisieren) oder Tumoren zu verkleinern. Dadurch können Komplikationen verringert und die Lebensqualität verbessert werden.
  - Die *Schmerzbestrahlung* ist ein wichtiger Teil einer ganzheitlichen Schmerztherapie. Schon niedrige Strahlendosen wirken schmerzlindernd. Dadurch können die Analgetikadosen in einem für den Patienten annehmbaren Rahmen gehalten werden, wodurch er auch die letzte Phase seines Lebens bei vollem Bewußtsein verbringen kann, was die Lebensqualität erheblich verbessert.

Bei der **kurativen Strahlentherapie** unterscheidet man:
- *Präoperative Strahlentherapie.* Sie dient der Verkleinerung und besseren Abgrenzung eines Tumors, d.h. den Tumor von einem inoperablen in ein operables Stadium zu überführen, sowie der Verminderung des Risikos einer intraoperativen Tumorzellverschleppung.
- *Postoperative Strahlentherapie.* Sie dient dazu, das Wachstum von Lokalrezidiven zu verhindern und Tumorreste, die im Operationsgebiet verblieben sind, zu zerstören.
- *Kombinierte Radiochemotherapie.* Durch Kombination einer Chemotherapie mit einer Strahlentherapie kann das Tumorgewebe durch bestimmte Chemotherapeutika (sog. Radiosensitizer) gegenüber Strahlen sensibilisiert werden.

44.4.3 Bestrahlungsverfahren

Zur Strahlentherapie muß ein Bestrahlungsverfahren gewählt werden, mit dem es gelingt, unter möglichst weitgehender Schonung des normalen Gewebes die erforderliche Dosis in das Tumorgebiet (Zielvolumen) zu bringen.

Hierzu gibt es folgende Möglichkeiten:

- *Perkutane Bestrahlung.* Bestrahlung von außen durch die Haut.
- *Intrakavitäre Bestrahlung.* Strahlende Materialien werden in natürliche oder künstliche Hohlräume eingebracht.
- *Interstitielle Bestrahlung.* Strahlendes Material wird in den Tumor implantiert.
- *Kontakttherapie.* Strahlende Materialien werden direkt auf die Körperoberfläche plaziert.

44.4.4 Pflegerische Konsequenzen

Die Reaktion einzelner Gewebe auf ionisierende Strahlung ist unterschiedlich. Gewebe mit hoher Zellteilungsrate reagieren besonders strahlensensibel. Da bei einer Strahlentherapie eine Vielzahl von **Nebenwirkungen** auftreten kann, sollen hier kurz die wichtigsten beschrieben und die entsprechenden prophylaktischen und pflegerischen Maßnahmen angegeben werden (s. auch Kap. 24).

Haut

Die Stärke der Hautreaktion hängt von der Dosis und individuellen Gegebenheiten ab. Es kann zu einer *akuten Radiodermatitis* kommen, die sich in Hautrötung (Erythem), Schuppung (Desquamation), Ödem und feuchten Epitheliolysen äußert.

Die *chronische Radiodermatitis* besteht aus einer Pigmentverschiebung (bräunliche Hautverfärbung oder Entfärbung des bestrahlten Hautareals, Teleangiektasien, Ulzera und Narben).

Prophylaxe:
- Vermeidung mechanischer, thermischer und chemischer Reize wie z.B. Waschen, Bürsten, Sonneneinstrahlung, beengende Kleidungsstücke, Deodoranzien und Kosmetika;
- Tragen von Wäsche aus Naturfasern;
- Auftragen von Puder mehrmals täglich: gute Kühlwirkung und Feuchtigkeitsbindungsvermögen (Azulon).

Therapie. Eine eigentliche Behandlung wird notwendig, wenn stärkeres Schuppen, Ziehen, Jucken oder Brennen der Haut auftritt. Im folgenden einige Behandlungsvorschläge:
- Zur *Hautpflege* Wasser-in-Öl-Emulsionen (Cremes), z.B. Lipo-Cordes-Creme oder Babyöl. Öl-in-Wasser-Emulsionen (Salben), z.B. Azulon-Homburg-Salbe, Bepanthensalbe, schmieren gern und sind deshalb weniger zu empfehlen.
- Bei *Exsudation* Reinigen mit Kamillosan oder Kaliumpermanganat und Auflegen von Salbenkompressen mit Bepanthensalbe, Azulonsalbe oder Ringelblumensalbe.
- Bei *Defekten* sind Spülungen mit 0,9%iger NaCl-Lösung mehrmals täglich zu empfehlen (mit Fön trocknen) und Auflegen von Salbenkompressen. Eventuelle *Nekrosen* müssen chirurgisch oder medikamentös abgetragen werden.

Haarausfall

Mit Haarausfall ist immer zu rechnen. Je nach Dosis ist er vorübergehend oder bleibend. Der frühzeitige Gang zu einem Perückenspezialisten ist ratsam, damit eine Perücke noch angepaßt werden kann, bevor die Haare ausgefallen sind. Die Kosten übernimmt die Krankenkasse (Deutschland, Österreich) oder die Invalidenversicherung (Schweiz).

Mund-Hals-Bereich

Die wichtigsten Nebenwirkungen einer Strahlentherapie im Mund-Hals-Bereich bestehen in einer Schädigung der Mundschleimhaut *(Mukositis)*, die sich in einem Geschmacksverlust, Mundtrockenheit, Verschleimung, schmerzhafter Rötung, Schleimhautdefekten mit Belägen äußern kann. Superinfektionen mit Pilzen *(Soor)* sind häufig. Im Normalfall bilden sich die Symptome innerhalb von 2 Wochen nach Bestrahlungsende zurück. Der Geschmack ist nach 3–6 Monaten wieder da. Die Mundtrockenheit kann jedoch zu einem Dauerproblem werden.

In dem Maße, wie die Speichelproduktion versiegt, leidet auch die Selbstreinigung der Mundhöhle, was zu *Zahnproblemen* führt: Das Zahnfleisch retrahiert, die Zahnhälse liegen frei. Karies und Parodontose treten selbst bei vorher intakten Zähnen auf.

Prophylaxe. Um die Reaktionen zu vermindern, werden die Patienten hyperkalorisch ernährt: 2000–3000 kcal/Tag. Die Nahrung soll weich, nicht sauer und nur wenig gewürzt sein. Unter Umständen muß eine Nährsonde gelegt werden. Zusätzliche Reizauslöser wie Alkohol und Nikotin sind verboten. Der Patient soll mehrmals täglich inhalieren und den Mund spülen (mit Kamillosan, Salbei, Azulon oder Bepanthenlösung). Zum gründlichen Zähneputzen anleiten. Grundsätzliches zur Mundpflege in Kapitel 7.

Therapie:
- Spülung mit Bepanthenlösung;
- bei Schmerzen Gabe von Analgetika;
- bei Pilzbefall antimykotische Therapie (Ampho-Moronal).

Thoraxbereich

Die wichtigste Nebenwirkung im Bereich des Thorax besteht in einer Strahlenreaktion der Lunge. Sie kann in Form einer *Strahlenpneumonitis* ablaufen, die entweder symptomlos bleibt oder zu Schmerzen beim Atmen, zu Kurzatmigkeit, Husten, Auswurf und Fieber führt. Als Spätfolge kann sich eine *Lungenfibrose* ausbilden.

Prophylaxe. Da es gegen die Strahlenfibrose keine wirkungsvollen therapeutischen Maßnahmen gibt, ist die Prophylaxe von ganz besonderer Bedeutung:
- Nikotinabstinenz,
- regelmäßige Inhalationen (Bisolvan, Ventolin, Corticoide),
- hyperkalorische Ernährung, Polyvitamingaben.

Therapie:
- Zusätzlich Antibiotika, Sekretolytika, Expektoranzien;
- Atemgymnastik;
- evtl. ist eine Strahlentherapiepause notwendig.

Eine weitere Folge einer Bestrahlung im Thoraxbereich kann eine *Schädigung der Ösophagusschleimhaut* sein, die sich durch Schluckbeschwerden (Dysphagie) äußern kann.

Therapie: Gabe von Bepanthen-Lutschtabletten.

Abdominalbereich

Entsprechende strahlenbedingte Veränderungen im Abdominalbereich betreffen vorwiegend die Darmschleimhaut in Form einer Strahlenenteritis (Dünndarmschleimhautentzündung) sowie Strahlenproktitis (Enddarmschleimhautentzündung).

Die **Strahlenenteritis** äußert sich in der klassischen Trias Übelkeit, Erbrechen und Durchfall. Weitere Symptome sind Meteorismus, Tenesmen, Blut- und Schleimabgänge. Die Strahlenenteritis tritt bei großflächigen Abdominalbestrahlungen auf.

Prophylaxe:
- Dafür sorgen, daß der Darm weitestmöglich aus dem Bestrahlungsfeld herausgelagert wird (durch gefüllte Blase, Lagewechsel während der Bestrahlung);
- leichtverdauliche, schlacken- und fettarme Kost;
- Elektrolyt- und Flüssigkeitsersatz;
- evtl. intravenöse Hyperalimentation (kalorienreiche Nahrung).

Therapie:
- Medikamentöse Beeinflussung: Antazida, Antiemetika, Spasmolytika; Anticholinergika und Tranquilizer je nach Situation und Notwendigkeit.
- Behandlung der Diarrhö mit Imodium und Reasec, bei Obstipation Gaben von Stuhlgleitmitteln.
- Im schweren Fall hat sich Salazosulfapyridin (Azulfidine) bewährt..

Die **Strahlenproktitis** äußert sich bei Bestrahlung des kleinen Beckens in häufigen, evtl. schmerzhaften, schleimigen Stuhlentleerungen, welche u.U. mit Blut vermischt sind. Auch hier gibt es *keine Prophylaxe*. Die *Therapie* besteht in stuhlregulierenden Maßnahmen. Günstig wirkt auch die Gabe von glucocorticoidhaltigen und lokalanästhetischen Suppositorien (Scheriproct) oder salicylathaltigen Suppositorien (Salofalk) oder entsprechenden Salben. Des weiteren können Spasmolytika (Buscopan) in Kombination mit Analgetika verabreicht werden; bei Diarrhö Imodium, Reasec; bei Ostipation Paraffinöl. Auch Vitamin-A- und Öleinläufe haben oft eine gute Wirkung. Die Kost soll leichtverdaulich sein. In extrem seltenen Fällen ist zur Entlastung der Enddarmschleimhaut die operative Anlage eines Anus praeter erforderlich.

Grundsätze zur Pflege von Bestrahlungspatienten

Strahlenreaktionen sind nicht zu vermeiden. Der Patient soll entsprechend informiert sein. Je besser seine Kooperation ist, um so besser können Nebenwirkungen erkannt bzw. prophylaktisch (u. U. therapeutisch) angegangen werden.
Notwendige *Kontrollmaßnahmen* allgemeiner Art sind:

- Überwachung der Nahrungsaufnahme und Eßgewohnheiten des Patienten.
- Sorge für hochkalorische und proteinreiche Zwischenmahlzeiten, evtl. durch eine kommerziell hergestellte Formuladiät ergänzen.
- Gewichtskontrolle: Wenn der Gewichtsverlust 5 kg (bzw. 10 % des Körpergewichts) in der 3.–4. Behandlungswoche übersteigt, ist Sondenernährung angezeigt. Die tägliche Kalorienzufuhr soll 2000–3000 kcal betragen.
- Regelmäßige Laborkontrollen (nach Arztverordnung).

Weiterführende Literatur

Braun, B., R. Günter, W. B. Schwerk: Ultraschalldiagnostik, Lehrbuch und Atlas, 7. Aufl. Ecomed, Landsberg 1990
Felix, R., M. Lüning: Komplexe bildgebende Diagnostik, Abdomen. VEB Thieme, Leipzig 1989
Fritz-Niggli, H.: Strahlengefährdung/Strahlenschutz, 2. Aufl. Huber, Bern 1988
Glaus, A., W. F. Jungi, H.-J. Senn: Onkologie für Krankenpflegeberufe, 5. Aufl. Thieme, Stuttgart 1997
Günther, R., M. Thelen: Interventionelle Radiologie, 2. Aufl. Thieme, Stuttgart 1996
Hübener, K. H.: Computertomographie des Körperstammes, 2. Aufl. Thieme, Stuttgart 1985
Kadir, S.: Diagnostic Angiography. Saunders, Philadelphia 1986
Laubenberger, T.: Technik der medizinischen Radiologie, 6. Aufl. Deutscher Ärzteverlag, Köln 1994
Lissner, J.: Radiologie 1, 4. Aufl. Enke, Stuttgart 1992
Lüning, M., R. Felix: Komplexe bildgebende Diagnostik: Becken. Thieme, Stuttgart 1994
Möller, T. B., K. T. Klose: Rezeptbuch der Radiologie. Springer, Berlin 1989
Schaub, Th.: Nuklearmedizin. Thieme, Stuttgart 1990
Thurn, P., E. Bücheler: Einführung in die Röntgendiagnostik, 9. Aufl. Thieme, Stuttgart 1992

Sachverzeichnis

A

B

C

D

E

F

G

H

I

J

K

O

P

Q

R

T

U

V

Z